# 睡眠医学
## ——理论与实践
## Principles and Practice of Sleep Medicine

（第7版）　　　　（下　卷）

原　著　Meir Kryger MD，FRCPC · Thomas Roth PhD
Cathy A. Goldstein MD · William C. Dement MD

主　译　陆　林

北京大学医学出版社

**SHUIMIAN YIXUE——LILUN YU SHIJIAN（DI 7 BAN）**

**图书在版编目（CIP）数据**

睡眠医学 ： 理论与实践 ： 第7版 ： 上下卷 / （美）迈尔·克利格（Meir Kryger）等原著 ； 陆林主译. 北京 ： 北京大学医学出版社，2025. 3. -- ISBN 978-7-5659-3268-7

Ⅰ. R749.7

中国国家版本馆 CIP 数据核字第 2024P7W954 号

**北京市版权局著作权合同登记号：图字：01-2024-4396**

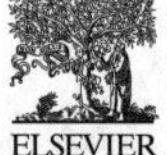

Elsevier (Singapore) Pte Ltd.
3 Killiney Road, #08-01 Winsland House I, Singapore 239519
Tel: (65) 6349-0200; Fax: (65) 6733-1817



**睡眠医学——理论与实践（第 7 版）**

**主　　译：**陆　林
**出版发行：**北京大学医学出版社
**地　　址：**（100191）北京市海淀区学院路 38 号　北京大学医学部院内
**电　　话：**发行部 010-82802230；图书邮购 010-82802495
**网　　址：**http://www.pumpress.com.cn
**E-mail：**booksale@bjmu.edu.cn
**印　　刷：**中煤（北京）印务有限公司
**经　　销：**新华书店
**策划编辑：**冯智勇　袁帅军
**责任编辑：**袁帅军　张李娜　阳耀林　**责任校对：**靳新强　**责任印制：**李　啸
**开　　本：**889 mm×1194 mm　1/16　**印张：**125.75　**字数：**4435 千字
**版　　次：**2025 年 3 月第 1 版　2025 年 3 月第 1 次印刷
**书　　号：**ISBN 978-7-5659-3268-7
**定　　价：**850.00 元（上下卷）

# 译者前言

《睡眠医学——理论与实践》(*Principles and Practice of Sleep Medicine*)是睡眠医学和精神病学领域经典的教科书，由该领域专家编著，为世界各国该领域医学生和从业者提供简明、准确的专业指导。该书自1989年第1版出版以来，一直与时俱进，不断更新，至今已经出版了7版。因该书专业内容更新及时、实用性强，被众多国外医学专业列为必需参考书。在北京大学医学出版社的支持下，我们有幸承担了《睡眠医学——理论与实践(第7版)》的翻译工作。希望该书中文版的出版和推广，可以帮助更多以睡眠医学为终身事业的同道和对睡眠医学感兴趣的朋友。

睡眠是人类不可或缺的基本生命活动之一，占据着生命三分之一的时间。随着社会压力的增大，睡眠障碍的发病率逐渐升高，严重影响人们的身体健康和生活质量。睡眠障碍与多种精神疾病和躯体疾病的发生发展密切相关(如抑郁、焦虑、痴呆、高血压以及癌症等)，睡眠问题不仅影响个体的健康和生活质量，还会对国家经济造成重大损失。近30年睡眠医学得到了迅速发展，多学科的融合以及基于强大的科研和实践的基础，睡眠医学已经成为一门独立的学科，但是在国内该领域仍缺乏一本专业的参考书，而《睡眠医学——理论与实践(第7版)》的翻译出版可以填补这一空缺。《睡眠医学——理论与实践(第7版)》分为两大部分，总体目标是归纳和总结迄今为止在学术文章和一些专著中传播的科学思想。该版除了继承以前版本总结睡眠医学领域的新发现之外，在内容上做了诸多更新，涵盖了遗传学、生物节律学和睡眠监测等前沿研究领域，新增了“从儿童到成人”这一全新篇章。尽管全书约75%的章节都较前版有改动，但是该书仍然是睡眠医学领域的标准参考书，是医学生进入这一领域的入门必读书，更为经验丰富的临床医生在治疗睡眠障碍患者时提供重要参考。

《睡眠医学——理论与实践(第7版)》中文版的所有译者均为国内精神病学、睡眠医学、心理学、神经科学领域的高水平专家，对专业的领悟高、功底深厚、翻译和写作经验丰富、责任心强，确保了本书翻译工作的高质量完成。本书在翻译过程中虽多次校对和反复修改，但可能仍有表达不当之处，欢迎广大读者批评指正。

中国科学院院士
北京大学第六医院院长
北京大学精神卫生研究所所长

# 目录

## 第1部分 睡眠医学理论

# 神经系统疾病

# 第12篇



## 导论

## 第 101 章


*Guy Leschziner*

章守业　译　王玉平　审校


尽管人们很早就认识到“睡眠属于大脑、由大脑控制、为大脑服务”，但令人有些惊讶的是，直到最近，广大神经病学界似乎对睡眠普遍不感兴趣。专门从事脑部疾病的医生似乎不愿意研究中枢神经功能或功能障碍。也许这是因为睡眠在神经学上被认为不是“纯粹的”，而是神经生物学、心理、环境和行为的综合体。

如果拿我自己的神经科学学习经验（还不是在遥远的过去）作为参考，那么大多数神经科医生都注意到了睡眠障碍与偏头痛和癫痫等疾病之间的联系，但很大程度上仅限于纯粹的神经性睡眠障碍，诸如发作性睡病、不宁腿综合征和睡眠相关的运动过度性癫痫等疾病。人们对失眠的了解、评估和治疗都很不足。昼夜节律紊乱在很大程度上被忽视。睡眠呼吸暂停只是气道的机械问题，留给肺科医生解决。

时代变迁，在过去的一二十年里，人们对睡眠这一领域的兴趣大增。炎症、痴呆、卒中、神经康复、癫痫和运动障碍等领域的神经科医生现在都认识到睡眠及其障碍对患者的根本重要性，睡眠障碍不仅是生活质量的问题，也不单纯是特定神经系统疾病的患者患某些睡眠障碍的风险会增加。我们现在知道，如果不加以治疗，这些睡眠障碍可能会影响这些疾病的自然病史，可能会影响康复，或使症状和体征复杂化；其中一些睡眠障碍实际上可能会在我们临床上看到的疾病（如卒中或痴呆）的病理生理学中发挥作用；某些睡眠障碍可能是一种有用的临床工具，可以理清或缩小潜在神经系统疾病的鉴别诊断范围；甚至某些睡眠障碍可能预示着数十年后广泛的神经系统疾病，或者可以对特定患者的病程进行预测。

接下来的章节极好地总结了近年来取得的巨大进展，通过世界各地临床医生和科学家的努力，我们对睡眠与神经系统疾病之间的关系有了丰富的了解。

在第 102 章中，Isabelle Arnulf 和 Ron Postuma 阐述了睡眠障碍对帕金森病的影响，以及帕金森病对睡眠的影响。我们了解到睡眠障碍的识别和治疗如何对患者及其伴侣产生积极影响，提供预后信息，并在极少数情况下挽救生命。

Claudio Bassetti（第 103 章）讨论了睡眠呼吸暂停和睡眠障碍在卒中的病理生理学中的作用，以及睡眠障碍如何阻碍康复。

睡眠障碍和睡眠呼吸紊乱是神经肌肉疾病患者多学科评估和管理中非常重要的组成部分，Michelle Cao、Kevin Gipson 和 Christian Guilleminault（已故）在第 104 章中对此进行了详细介绍。

Dominique Petit 等（第 105 章）描述了睡眠与神经退行性病变之间的双向关系（目前这是一个特别研究的重点领域，旨在努力确定痴呆症的可改变风险因素），并展示了痴呆症患者和神经退行性疾病患者睡眠障碍的特征以及如何治疗这些障碍。

在癫痫领域，Milena Pavlova 和 Sanjeev Kothare（第 106 章）引导我们了解昼夜节律、睡眠障碍和癫痫之间的关系，以及这种关系的复杂性。我们了解到睡眠对癫痫的影响、癫痫对睡眠的影响以及癫痫治疗的微妙之处及其对睡眠质量的影响。

Alexander Nesbitt 和 Peter Goadsby（第 107 章）强调了与睡眠最明显相关的原发性头痛疾病，以及这类患者的一些机制和治疗注意事项。

Christian Baumann 和 Philip Valko 在第 108 章中对有关创伤性脑损伤和睡眠的文献进行了精辟的总结。他们强调了创伤性脑损伤患者睡眠障碍的沉重负担和普遍性，以及对这一患病人群进行睡眠临床评估的特殊困难。患者群体的主观睡眠体验和客观测量的相关性往往极差。特别是对于这类患者，睡眠障碍的及时诊断和治疗不仅影响生活质量，而且影响康复。

Tiffany Braley、Carles Gaig 和 Mini Singh 探讨了自身免疫性神经系统疾病（第 109 章）。从中可以了解多发性硬化症睡眠障碍的本质，以及它们如何导致疲劳和情绪障碍，从而影响生活质量。他们还讨论了自身免疫性脑炎这一令人振奋的领域，以及我们如何开始更好地了解这些疾病中多种形式的睡眠障碍的本质。最后，SARS-CoV-2 感染会对神经系统产生急性和慢性影响，从而影响睡眠。这一主题将在第 213 章中介绍。

现实情况是，对于那些寻找本书内容的神经科医生或其他医生来说，存在着明显的选择偏倚。他们已经意识到睡眠及其疾病在神经科诊所患者管理中的重要性。对于那些临床医生来说，这些章节将作为有用的提醒和指导，帮助他们了解这些疾病的治疗细节。这些章节说明了我们在过去几年中对这一医学领域的认识取得了很大的进步，也强调了我们需要学习的东西还有很多。但对于那些尚未了解睡眠和神经系统疾病之间复杂性质的人来说，这些内容将是一个极好的教育和培训资源。

## 参考文献和拓展阅读

*请扫描书后二维码，获取参考文献和拓展阅读资源。*

# 帕金森综合征

# 第 102 章

*Ronald Postuma*，*Isabelle Arnulf*
郝文思　译　王玉平　审校

**章节亮点**

- 睡眠问题在帕金森病（Parkinson disease，PD）患者中极为常见，是导致残疾的主要原因。睡眠调节结构的神经变性和运动障碍是 PD 患者睡眠相关问题的主要来源。
- 尽管阻塞性睡眠呼吸暂停（obstructive sleep apnea，OSA）在 PD 中没有明显增加，但针对严重 OSA 的治疗可能会改善一些患者的嗜睡症状。吸入性夜间喘鸣可能与呼吸性猝死有关，在大多数情况下需要持续正压通气治疗。
- 失眠通常以睡眠维持障碍为特征，可通过夜间运动症状的优化治疗、严格的锻炼、失眠的认知行为治疗和药物（艾司佐匹克隆、多塞平、曲唑酮，可能还有非典型的抗精神病药）来治疗。
- 不宁腿综合征（restless legs syndrome，RLS）通常与 PD 相关。由于运动波动和其他相关症状与 RLS 相近，鉴别诊断很困难。PD 患者可能倾向于强化治疗，因为他们需要持续的多巴胺能治疗。
- 嗜睡在晚期 PD 中更为常见，可能是觉醒系统退化的结果，PD 的药物治疗也可能起作用。缓解策略包括减少用药、强光疗法、莫达非尼、咖啡因、哌甲酯和羟丁酸钠。
- 多达 60% 的 PD 患者会出现快速眼动睡眠行为障碍，通常在运动症状出现前几年就开始了。主要治疗包括床上采取安全保护措施、氯硝西泮和褪黑素。

帕金森综合征是一种常见的致残疾病，大约 2% 的 65 岁以上的成年人患有此病。在过去的几十年里，运动症状的治疗取得了重大进展，至少在特发性帕金森病（PD）方面。因此，非运动症状和治疗耐药症状（跌倒、痴呆等）是预后的主要决定因素。过去，帕金森患者的睡眠异常大多被认为是该疾病的“间接损害”，直到近十年来，人们证明了睡眠障碍的核心作用。对非运动性 PD 的兴趣不断增加，导致了 PD 患者睡眠障碍的第一次治疗试验。

## 定义

### 帕金森综合征：概述

帕金森综合征是一种以运动迟缓加上肌张力增高或 4 ～ 6 Hz 静止性震颤为特征的综合征[1]，PD 是最常见的病因。运动 PD 通常以不对称、缓慢进行性恶化和症状对左旋多巴的持续反应为发病特征，发病和疾病进展越来越多地与神经退行性变的特定模式相关联，最终的共同临床表现为终末期运动和认知症状[2]。PD 是由弥漫性突触核蛋白介导的神经退行性变，通常首先累及嗅觉和脑干下部区域（如迷走神经核），然后扩散到黑质，最终扩散到皮层。帕金森病主要是一种老年疾病。其患病率随年龄增长而增加，60 ～ 69 岁人群中约为 0.5%，80 岁以上人群中为 2% ～ 3%，男性患病率为 1.5 倍[3]。很少有人在 45 岁之前患上帕金森病，年轻发病的患者更可能有遗传原因。最重要的遗传原因包括富亮氨酸重复激酶 2、葡萄糖脑苷酶和 α 突触核蛋白基因的突变，以及年轻发病病例有 *parkin* 和 *PINK-1* 基因的突变。然而，每年都有许多致病基因和全基因组关联分析中的基因关联被发现[4]。

PD 的主要运动治疗是左旋多巴（L-DOPA），可辅以其他多巴胺能药物（如多巴胺激动剂、单胺氧化酶抑制剂等）。通常，经过数年使用多巴胺能治疗控制症状后，患者会出现运动并发症，包括在峰值剂量时运动障碍（异常的不自主运动），以及剂末期，当左旋多巴的作用逐渐消失时，患者会出现全身减缓和疼痛。然后，随着疾病的进展，治疗变得更加困难。许多病程长达 10 年的患者可能每天服用 20 片药物，包括频繁服用左旋多巴、多巴胺激动剂、单胺氧化酶抑制剂，以及避免多巴胺治疗副作用（恶心、体位性低血压、幻觉）和治疗非运动症状的药物。功能性神经外科手术或持续多巴胺能输注治疗用于那些经历严重运动波动和运动障碍的患者。

最近，越来越多的人认识到帕金森病不仅仅是一种运动疾病。PD 的病理分期系统记录了 PD 早期的自主调节、嗅觉、情绪和睡眠退化的控制结构，而认知功能受损，特别是在老年患者中[5-6]。这些症状通常对左旋多巴没有反应，通常在第一次运动症状出现前几年出现，尽管许多症状可以通过其他方法治疗。一旦 PD 发生，左旋多巴抵抗的运动症状，如跌倒、冻结、构音障碍、流涎和吞咽功能障碍会经常发生。运动症状在 PD 的病理过程中相对较晚，因此 PD 前驱期可以通过多种非运动症状来定义，包括便秘、尿功能障碍、勃起功能障碍、体位性低血压、抑郁、焦虑、认知丧失、嗅觉丧失以及认知和行为改变[7]。睡眠障碍，包括快速眼动睡眠行为障碍（rapid eye movement sleep behavior disorder，RBD）、不宁腿综合征（RLS）和嗜睡，也可能是 PD 前驱期的特征。

路易体痴呆（dementia with Lewy bodies，DLB）是仅次于阿尔茨海默病的第二常见痴呆原因。与 PD 一样，路易体痴呆是一种突触核蛋白相关的路易体疾病，并不是 PD 的相互排斥诊断（如果患者符合两种诊断标准，则可以同时患有这两种诊断）[8]。路易体痴呆患者出现认知障碍，主要影响注意力 / 警觉性和视觉空间表现且记忆恢复受损。临床特征包括视幻觉、帕金森综合征（通常是左旋多巴敏感）和警觉性数日或数周的波动。RBD 在阿尔茨海默病和其他非路易体痴呆中很少见，因此在痴呆综合征中存在 RBD 是路易体痴呆的一个强有力的诊断标志[9]。事实上，在目前的路易体痴呆标准中，多导睡眠图（polysomnography，PSG）证实痴呆患者存在 RBD，本身就足以满足路易体痴呆的诊断标准[10]。

### 非典型帕金森综合征

区分 PD 与非典型帕金森综合征很重要，因为治疗和预后是不同的。事实上，超过 10% 的患者患有以不同神经病变为特征的非典型帕金森综合征[11]，主要是其他突触病［多系统萎缩（multiple system atrophy，MSA）］、tau 蛋白病或药物诱导的帕金森综合征，tau 蛋白病包括进行性核上性麻痹，表现出帕金森综合征、扫视减慢、垂直凝视障碍、吞咽问题、构音障碍、额叶认知障碍、早期跌倒，也包括皮质基底综合征。一般来说，非典型帕金森综合征的预后更差，多巴胺能反应减少或不存在。睡眠问题在 MSA 中尤其频繁和严重（例如，喘鸣，见后文）。这种疾病的特点是进行性非多巴敏感性帕金森综合征、小脑综合征和锥体损伤，以及各种组合的自主神经衰竭。与睡眠异常和睡眠呼吸暂停相关的喘鸣最近也被描述为一种罕见的与免疫球蛋白样细胞黏附分子 -5（IgLON-5）抗体相关的 tau 病[12]。“血管性帕金森综合征”可单独发生，也可作为 PD 的合并症发生，由额叶白质和基底神经节多发梗死引起，其特征是明显的步态功能障碍，对称的运动僵硬症状，以及大多数非运动特征障碍。其他罕见的帕金森综合征有 Guadeloupean 帕金森病[13]和帕金森-低通气综合征。轻度帕金森症状也可在亨廷顿病和脊髓小脑性共济失调患者中观察到。上述神经退行性疾病的分类依据是神经元机能丧失是与路易小体 α 突触核蛋白、tau 蛋白沉积有关，还是继发于遗传性多谷氨酰胺疾病（表 102.1）。虽然本章的主要重点是 PD，但许多讨论也适用于与帕金森综合征相关的其他退行性疾病。

## 发病机制

帕金森综合征患者正常睡眠和清醒的中断可能是由以下原因引起的：①负责睡眠和觉醒调节的大脑区域的神经退行性损伤；②伴随该病的行为、呼吸和运动系统现象；③可能引起噩梦、夜间活动、失眠或嗜睡的药物的有害影响。

这三种因素对临床症状有不同程度的影响，例如，有更有力的证据表明神经元丧失是 RBD 的主要原因，而不是失眠。

### 失眠和睡眠片段化

失眠是一种非特异性症状，不一定是由任何睡眠

**表 102.1　神经退行性疾病快速眼动睡眠行为障碍的患病率**

| 疾病 | 患病率（%） |
|---|---|
| **核蛋白病** | |
| 帕金森病 | 15 ～ 60 |
| 多系统萎缩 | 88 ～ 90 |
| 路易体痴呆 | 76 ～ 86 |
| **tau 蛋白病** | |
| 进行性核上性麻痹 | 10 ～ 11 |
| 阿尔茨海默病 | 4.5 ～ 7 |
| 皮质基底节变性 | 案例报告 |
| 额颞叶痴呆 | 0 |
| 苍白球脑桥黑质变性 | 0 |
| Guadeloupean 帕金森综合征 | 78 |
| **遗传疾病** | |
| 亨廷顿病 | 8 |
| 脊髓小脑性共济失调 3 型 | 56 |
| *parkin* 突变 | 9 ～ 60 |

系统的选择性损伤引起的。一般因素，如衰老、焦虑和抑郁可能是 PD 患者夜间睡眠中断的原因。睡眠质量差与抑郁和焦虑得分相关，而且，就像在正常人中一样，情绪障碍可能会导致早醒症状。

在所有导致睡眠受损的原因中，夜间运动现象和残疾可能是最重要的。失眠的频率随着 PD 运动期的进展而增加，每日需要更高剂量的多巴胺能治疗[14]。运动缓慢、夜间运动障碍（难以在床上翻身和调整毯子）、疼痛、痉挛、夜间或清晨肌张力障碍（通常指足趾的爪状收缩）和频繁需要小便是导致他们失眠的主要原因。有开-关现象的老年患者和有幻觉的患者特别容易受到严重睡眠中断的影响。多巴胺能系统在失眠发病机制中的作用可以通过夜间使用丘脑底核刺激后清醒时间和主观睡眠质量的改善来说明[15-16]。与关期无关的 RLS 可能导致失眠，通常表现为入睡困难。在丘脑底核刺激下出现的 RLS 和周期性睡眠肢体运动（periodic limb movements of sleep，PLMS）提示 RLS 不受基底神经节控制。

关于 PD 患者的昼夜节律系统是否受到影响，尤其是夜间失眠和日间思睡的患者，目前仍存在争议。一些患者可能表现出昼夜节律提前，因为即使是轻度 PD 患者（即没有任何运动问题）也总是报告早睡早起。PD 患者的夜间核心体温与对照组相似，而 MSA 患者的夜间体温下降较为迟钝[17]。然而，研究表明 PD 患者褪黑素分泌的昼夜节律缓慢，在嗜睡患者中更为明显[18]。

最后，药物的有害影响也可能导致 PD 患者睡眠不佳，这些影响可以是直接的，例如，司来吉兰被代谢为苯丙胺类，多巴胺能药物可能具有警戒特性，尽管嗜睡作用在临床上更为常见。如果潜在的幻觉或精神病加剧，试图改善运动状态也会使睡眠恶化。多巴胺激动剂与多巴胺失调综合征和冲动控制障碍有关，导致夜间过度活跃的行为，如使用电脑、赌博、强迫性网上购物、暴饮暴食或性欲亢进，导致睡眠剥夺。这些冲动控制障碍影响了多达 11% 的 PD 患者，多见于使用高剂量的多巴胺激动剂时[19]。

## REM 睡眠行为障碍

帕金森综合征的 RBD 可能是由 REM 睡眠期间控制张力系统的非多巴胺能损伤引起的[20-22]。黑质似乎与 RBD 的产生无关[23]。损伤猫的蓝斑旁 α 区（脑桥）（一个与去甲肾上腺素能蓝斑相邻的区域）会产生 RBD 的动物模型，并在 REM 睡眠期间观察到复杂的行为，包括梳理毛发、跳跃、监视和捕捉看不见的猎物[24]。在大鼠模型中，在损伤类似区域——脑桥背外侧核后，肌张力失调也会减少[25-26]。

在人类中，与这些核团相当的是蓝斑下核，这是一个已知在 PD 和 MSA 中退化的脑桥区域[27-28]。值得注意的是，在患有 RBD 的 PD 患者（不包括没有 RBD 的 PD 住院患者或对照组）中，蓝斑下 / 蓝斑复合体的磁共振成像神经黑色素信号减少与 REM 睡眠中肌张力的丧失成比例[29]。位于桥脚被盖核的胆碱能神经元也被假设有助于 REM 睡眠期间的肌张力失调，但在患有路易体痴呆或 MSA 的患者中，无论有无 RBD，胆碱能神经元也会受到类似的损伤[30]。控制 REM 肌张力失调的腹侧髓质区域的缺失可能导致 RBD[31]。

此外，RBD 可被某些药物触发或加重，特别是抗抑郁药，如 5- 羟色胺再摄取抑制剂。这可能是由于运动神经元的直接激活[21]。由于 PD 患者的 RBD 症状与新皮质、边缘皮质和丘脑胆碱能去神经支配有关，但与 5- 羟色胺能或黑质纹状体多巴胺能去神经支配无关[32]，因此 RBD 症状的存在可能是胆碱能系统变性的信号。

在非典型帕金森综合征中，病变是广泛的，使临床病理相对复杂化。如表 102.1 所示，突触核蛋白病比 tau 病和多聚谷氨酰胺病更常与 RBD 相关，这表明 REM 睡眠中负责肌张力失调的神经元更容易受到 α 突触核蛋白相关的神经退行性变的影响，而不是其他机制的损伤。

导致 RBD 的关键区域在 PD 早期就退化了。60 岁以上临床正常人群中，10% ～ 15% 的大脑中检出含有 α 突触核蛋白沉积的路易小体；当与 PD 无关时，称为偶发性路易体病。蓝斑下 / 蓝斑复合体常在偶发性路易体病中受到影响[33]。此外，最近的 PD 分期系统表明，α 突触核蛋白病最初影响嗅区和延髓，并按等级顺序影响到更多的吻侧脑区[33-34]。在这个模型中，位于脑桥的蓝斑下核应该比位于中脑的黑质更早受到影响[35]。这为 RBD 先于 PD 提供了病理基础。然而，只有 1/3 的 PD 患者在帕金森综合征发病前发生 RBD，即使在晚期 PD 患者中，RBD 的患病率也不是 100%。因此，这种分期模型在临床上并不总是能观察到。

## 日间过度思睡

PD 患者嗜睡和睡眠发作的机制可能包括复杂的药物-疾病相互作用。大多数唤醒系统（表 102.2）受到 PD 患者大脑中神经元丢失和路易小体的影响，包括蓝斑的去甲肾上腺素神经元[36]、中脑的 5- 羟色胺神经元[36]、下丘脑的下丘脑分泌素神经元[37-38]，以及桥脑底被盖核和基底前脑的胆碱能神经元[36]。值得注意的是，PD 患者对桥脑脚区域核团进行脑深

表 102.2　帕金森综合征患者觉醒系统的神经元丢失

| 核 | 主要的神经递质 | 帕金森综合征患者脑内神经元丢失（%） |
|---|---|---|
| 蓝斑 | 去甲肾上腺素 | 40 ~ 50 |
| 中缝 | 5- 羟色胺 | 20 ~ 40 |
| 导水管周围灰质 | 多巴胺 | 9 |
| 脚间脑桥被盖 | 乙酰胆碱 | 50 |
| 结节乳头 | 组胺 | 酶活性不变 |
| 外侧下丘脑 | 下丘脑分泌素 | 23 ~ 62 |
| 基底前脑 | 乙酰胆碱 | 32 ~ 93 |

部刺激，当核团被高频电流阻断时，可引起立即嗜睡，当核团被低频电流刺激时，可引起警觉[39-40]。与此相反，PD 患者大脑腹侧导水管周围灰质中活跃的多巴胺神经元和下丘脑中的组胺神经元是完整的[41]。在 MSA 中，下丘脑分泌素神经元也明显减少[42]，多达 28% 的 MSA 患者反映日间思睡[43]，而 36% 的患者表现出发作性睡病样表型[44]。

在 PD 中，嗜睡在疾病晚期患者中更为常见[45]。失眠导致的睡眠剥夺通常被认为是嗜睡的潜在原因，但 PD 患者日间思睡实际上与夜间睡眠时间较长有关，这表明总体上睡眠驱动增强[46-47]。同样，睡眠呼吸暂停（在 20% ~ 30% 的 PD 患者中观察到）、PLMS 和睡眠碎片化与 PD 患者的日间思睡无关[46-47]。然而，这并不意味着治疗对个别病例没有好处。正如后面所讨论的，多巴胺药物会增加睡眠发作的风险[48]，一些患者在服用左旋多巴后可能会睡半小时。目前还不清楚刺激警戒系统（尤其是在睡前）的药物是如何同时起到镇静作用的。在动物实验中描述的高剂量多巴胺激动剂的双相效应（低剂量时的突触前镇静作用，高剂量时的突触后警戒作用）不能解释这种效应。相反，D1 或 D2 受体的不同选择性可能很重要，D1 激动剂和小剂量多巴胺可增加大鼠下丘脑分泌素神经元的放电，而高浓度多巴胺和 D2 激动剂可减少甚至阻断这种放电[49]。如果将这一概念应用于 PD，那么部分下丘脑分泌素缺乏的患者将被 D2-D3 激动剂或高剂量左旋多巴镇静。

## 帕金森综合征睡眠障碍的临床特征和评价

在临床实践中，帕金森患者通常会因以下三种主诉到睡眠中心就诊：失眠、睡眠时运动异常或日间思睡。这些症状可能单独出现，也可能同时出现。详细的访谈，有时还有视频多导睡眠图，对于了解和充分治疗这些患者至关重要。帕金森综合征患者的睡眠病史应包括从任何有睡眠问题的患者那里获得的相同特征。此外，医生应询问有关夜间运动障碍、与药物摄入有关的日间疲劳和精神症状的疾病特异性问题。床伴的仔细描述对于确定睡眠、觉醒和白天困倦期间运动是否存在、时间和频率至关重要。虽然一般人群的睡眠问卷通常非常有用，但也有两种 PD 特定的量表，即 PD 睡眠量表和 SCOPA- 睡眠量表，可以帮助研究 PD 患者的睡眠质量[50-51]。在调查 PD 患者的睡眠情况时，有用的问题清单见表 102.3。

### 失眠和睡眠碎片化

睡眠问题，尤其是失眠，在所有形式的帕金森综合征中都很常见。一项基于社区的调查确定，60% 的 PD 患者有睡眠问题，显著高于糖尿病患者（45%）和老年对照受试者（33%）[52]。在医院病例样本中报告“睡眠中断”的 PD 患者中，这一比例增加到 76%。多达 53% 的 MSA 患者反映睡眠破碎，而 PD 患者的这一比例为 39%[53]。进行性核上性麻痹患者的失眠可能非常严重[54-55]。

一般来说，PD 患者在睡眠维持方面比入睡方面有更多的问题[52]。许多患者反映夜间有 2 ~ 5 次长时间清醒时间（比对照组多 2 倍），持续时间为夜间的 30% ~ 40%[56]。在中度至重度 PD 患者中，应特别注意夜间的焦虑、抑郁、幻觉和感觉 / 运动症状。夜间感觉不适在 PD 中很常见，可表现为运动不安和疼痛性肌张力障碍。清晨肌张力障碍包括在夜间结束和醒来时发生的持久的、有时是疼痛的足趾屈伸收缩（有时伴有踝关节内旋）。严重的肌张力障碍或腿部、颈部和背部肌肉僵硬只可能发生在夜间，此时多巴胺水平较低。患者通常还会出现夜间运动迟缓，难以在床上翻身、调整毯子或枕头、坐起来和上厕所。夜间行动困难会进一步增加焦虑程度。总体来说，这些症状可能会延长清醒时间，从而使睡眠减少 1/3，甚至更多。

### 不宁腿综合征

不宁腿综合征（RLS）是普通人群中失眠的常见原因，在 PD 中患病率为 15% ~ 20.8%[57-58]。然而，患病率的估计是不确定的，因为 RLS 很难与帕金森综合征的其他症状区分，包括腿部疼痛、关期疼痛阈值普遍升高、关期肌张力障碍等[57]。PD 合并 RLS 的患者的铁蛋白水平低于未合并 RLS 的患者，这表明 RLS 本身是导致某些症状的原因[57]。随着病程的延长，RLS 的患病率明显增加。一个重要的原因可能是那些可能患有亚临床 RLS 的人表现为完全的 RLS，

表 102.3　帕金森病的睡眠和夜间问题及建议的处理

| 问题 | 诊断 | 建议 |
|---|---|---|
| **夜尿频繁（±2 次 / 夜）** | | |
| 尿量正常 | 睡眠呼吸暂停综合征 | 检查睡眠呼吸暂停并适当治疗 |
| 尿量较少，泌尿不畅 | 前列腺增生 | 咨询泌尿科医生 |
| 尿量较少，泌尿顺畅 | 帕金森综合征及相关夜尿症 | 鼻内去氨加压素、口服阿米替林或罗替高汀透皮贴剂；如果逼尿肌不稳定：奥昔布宁、托特罗定、米拉贝隆<br>减少晚间液体摄入量，睡前排空膀胱，避免晚间服用利尿剂、抗高血压药或血管扩张剂 |
| **入睡困难** | | |
| 傍晚 | 关灯过早<br>焦虑或行为失眠症 | 晚些关灯睡觉<br>睡眠卫生，治疗焦虑，晚上服用褪黑素、艾司佐匹克隆、多塞平 |
| 不能安宁 | 不宁腿综合征 | 检查铁蛋白水平是否过低；停用抗抑郁药物；如果诊断不确定，可考虑多导睡眠图和腿部监测；尝试加巴喷丁、普瑞巴林或阿片类药物，如曲马多 |
| 深夜 | 生理周期改变 | 睡眠卫生，晚上减少左旋多巴 / 多巴胺激动剂<br>在睡前 1 ～ 2 h 服用褪黑素 |
| 深夜，轻微躁狂 | 评估冲动控制障碍 | 减少多巴胺激动剂，继续左旋多巴单药治疗，密切的神经心理学随访 |
| **难以恢复睡眠** | | |
| 抽筋，肌肉疼痛，行动迟缓 | 夜间运动迟缓 | 在醒来时用 1 杯水服用即释型左旋多巴<br>持续给药（罗匹尼罗透皮贴剂，普拉克索或缓释罗匹尼罗，阿扑吗啡注入，肠内左旋多巴-卡比多巴输注）<br>缎面床单有助于床上活动 |
| 不能安宁 | 不宁腿综合征 | 类似于夜间运动迟缓的治疗 |
| 焦虑 | 焦虑症 | 晚间抗抑郁药（米氮平、多塞平、帕罗西汀） |
| 情绪低落 | 抑郁障碍 | 治疗抑郁症 |
| **噩梦、激动** | | |
| 晚上醒来时感到困惑 | 幻觉、精神病、意识模糊 | 停用或减少多巴胺激动剂或抗抑郁药的夜间剂量，评估睡眠呼吸暂停，抗精神病药物（喹硫平、氯氮平） |
| 踢、喊、打 | 快速眼动睡眠行为障碍 | 保护床上环境，停止抗抑郁药，评估睡眠呼吸暂停的可能性（治疗前进行视频 PSG）<br>褪黑素，晚上 3 ～ 9 mg；氯硝西泮，晚上 0.5 ～ 2 mg |
| **日间思睡** | | |
| 意外入睡 | 睡眠发作 | 检查可能的镇静药物（如多巴胺激动剂），并停用或更换；警告患者不要开车 |
| 比以前更容易入睡 | | 考虑 Epworth 嗜睡评分，询问相关的幻觉，考虑 PSG 和 MSLT<br>严重时治疗睡眠呼吸暂停<br>白天减少 / 停止多巴胺激动剂和其他镇静药物<br>咖啡因，莫达非尼，哌甲酯 |

因为频繁使用左旋多巴引发了症状增强。

RLS 可以在疾病早期发现，可能先于 PD 的临床诊断。一项研究发现，最近诊断为 RLS 的男性在接下来的 4 年里被诊断为 PD 的风险约为 1.5 倍[58]。然而，没有证据表明早期的 RLS 症状易导致 PD 的后续发展。

## REM 睡眠行为障碍和其他睡眠异常

睡眠中的异常运动通常代表异态睡眠或 PLMS。刻板和周期性运动提示 PLMS，而非刻板运动提示异态睡眠，通常为 RBD。其他潜在睡眠运动包括肌阵挛、静止性震颤、肌张力障碍和磨牙，这些在睡眠中不存在，但在醒来时可能出现。

第 118 章详细介绍了 RBD。RBD 影响 30% ～ 90% 的突触核蛋白病患者，但在其他神经退行性疾病中并不常见[59]。RBD 在有帕金森综合征的各种疾病中的患病率见表 102.1。横断面研究发现，1/3 的 PD 患者每周至少有一次 RBD 发作[60]，利用 PSG 检测无症状性 RBD 或无症状性 REM 肌张力丧失的研究通常发现 RBD 的比例为 40% ～ 60%[60-61]。需要注意的是，RBD 在整个疾病过程中经常起起落落，因此 PD 患者 RBD 的终生患病率可能更高。大多数伴有帕金森综合征的 RBD 患者系列表现出男性优势特征[62-63]，这与特发性 RBD 中不太一致[64]。值得注意的是，RBD 在所有突触核蛋白病中都很常见，约 75% 的 MSA 和路易体痴呆患者发生 RBD。

在临床上，RBD 包括梦的行为再现，如在睡眠中笑、说、哭、踢、与看不见的敌人战斗等[65]。RBD 的剧烈程度足以扰乱睡眠，并导致自己或床伴受伤，尽管这在 PD 中相对罕见。与特发性 RBD 患者通常选择性地涉及暴力行为相比，PD 患者的 RBD 较少表现出这样的特征且行为暴力性也较弱[63]。事实上，安静的行为，包括吃 / 喝、唱歌或讲课，经常被床伴偶然提到[66]。除复杂行为外，患者还可能出现突然的运动和抽搐。RBD 患者通常有正常的睡眠模式，除了 PLMS 的数量高于非 RBD 患者。RBD 一般不会引起日间思睡或失眠。一些 PD 患者被噩梦和声音或剧烈运动（包括从床上摔下来）引起的觉醒所困扰。

非快速眼动（non-rapid eye movement，NREM）异态睡眠常与 RBD 相似。一般来说，RBD 和 NREM 异态睡眠可以通过病史来区分。然而，需要注意的是，同时伴有梦游和 RBD 的 PD 患者也有报道（即异态睡眠重叠）[67]。

一个独特的发现是在 RBD 发作期间帕金森综合征消失。在一个大的系列研究中，PD 患者的配偶报告说，患者在 RBD 期间有异常强烈和快速的运动，好像他们暂时“治愈”了 PD[60]。在停止多巴胺能药物 12 h 后进行的睡眠视频监测证实了这种临床改善。在 MSA 和进行性核上性麻痹中也有类似的发现[68]，了解这种自发改善的原因可能会产生新的治疗方法（例如，新的手术靶点）的发展，并有助于阐明睡眠时运动控制的机制。基底节区运动环路可能在 REM 被绕过，因此对 PD 运动症状可能产生有害影响。这一理论得到了加强[60]，在 PD 患者的 RBD 运动期间，功能成像观察到丘脑下和运动皮层活动之间缺乏耦合且基底节区缺乏活动[69-70]。

尽管 30% ～ 60% 的 PD 患者会经历 RBD，但越来越多的证据表明 RBD 标志着 PD 的一种亚型。在早期人群中，RBD 患者较少出现震颤，更多伴有跌倒和冻结以及心血管自主神经功能障碍（特别是体位性低血压），并在详细的神经心理测试中表现出更多的认知功能障碍。因此，RBD 可能是 PD“弥漫性恶性”亚型的标志[71]。特别重要的是，RBD 与 PD 患者痴呆之间存在密切联系，在大多数研究中，基线 RBD 的存在使痴呆的相对风险增加了 5 倍或更多[72-73]。

总体来说，RBD 最重要的意义是它可以预测 PD 和其他突触核蛋白病的发展。在对最初的特发性 RBD 队列的 5 年随访中，Schenck 等发现[74]，38% 的患者最终发展为 PD，在继续随访中，81% 的患者发展为神经退行性疾病。这一发现现已在许多独立的队列研究中得到证实[75-78]。最近，RBD 研究组报告了一项涉及 23 个中心的针对 1280 例患者的神经退行性结局研究，发现总体表型转换率为每年 6% ～ 7%[79]，如果存在其他神经退行性体征（如嗅觉丧失、精细运动功能障碍），年转换率可增加到 10% ～ 20%。患者患原发性帕金森综合征（PD 和 MSA）或原发性痴呆（路易体痴呆）的风险大致相等；最终，大多数患者会同时患上帕金森综合征和痴呆。这种高风险对 PD 的神经保护治疗具有重要意义，因为特发性 RBD 患者是神经保护试验的理想候选者。

## 日间思睡

平均而言，1/3 的 PD 患者日间过度思睡。在不同国家进行的病例对照研究一致发现，与年龄和性别匹配的对照组相比，PD 患者的嗜睡得分和异常嗜睡比例（16% ～ 74%）更高[44-46]。在没有药物治疗的情况下，PD 发病时很少出现嗜睡[80]。然而，嗜睡可能先于 PD 的发生，因为在一项大型亚洲纵向研究中，嗜睡的成年人在生命后期患上 PD 的概率是不嗜睡的成年人的 3.3 倍[81]，PD 患者的嗜睡随着时间的推移而发展，在前瞻性研究中每年的发生率为 6%[82]。痴呆患者通常会嗜睡，这可能是痴呆患者注意力不集中的一个标志。

嗜睡是包括左旋多巴在内的所有多巴胺类药物的常见副作用。左旋多巴引起的嗜睡通常发生在峰值剂量，许多患者注意到，在服用任何大剂量的左旋多巴后，都需要睡眠 30 ～ 60 min。多巴胺受体激动剂在剂量增加时尤其会引起嗜睡。有些人会经历睡眠发作（或突然入睡），经常在刺激性生活条件下入睡，比如吃饭（头耷拉在盘子里）、走路、参加工作，以及在最危险的情况下，如开车时[83]。由于困倦的驾驶员发生事故的风险较高，PD 患者必须定期检查白天的困倦程度，特别是在改变多巴剂量治疗后。PD 患者经历过睡眠发作或“无前驱症状的突然睡眠发作”

的比例从 1% 到 14% 不等，而 1% ～ 4% 的 PD 患者报告在驾驶时经历过睡眠发作[84-85]。幸运的是，大多数患者事先都有一些预警。

Epworth 评分是 PD 患者最常用和最有效的嗜睡量表[86]，但它对睡眠发作的预测效果很差[84]。一些作者增加了一些具体的问题，比如在评估开车、吃饭、工作或在家做日常活动时入睡的能力[84]，以更好地预测驾驶事故的风险。询问日间思睡的患者关于幻觉的情况是有用的，因为这两种症状通常是相关的，而由于许多患者害怕被认为有精神病，所以被低估了。虽然自我报告可能有用，但可靠的嗜睡史的关键是在场照护者提供的信息，因为有些患者明显没有意识到自己的嗜睡。

### 睡眠呼吸暂停和喘鸣

睡眠呼吸暂停在帕金森综合征中的作用是有争议的。大多数研究尚未发现 PD 患者中阻塞性睡眠呼吸暂停（OSA）的发生率比一般人群增加。这可能与一些保护 PD 患者免受 OSA 影响的特征有关，例如，较低的体重和 REM 睡眠中保持的肌张力。此外，大多数临床研究未能发现伴有或不伴有 OSA 的 PD 患者之间的可测量差异；甚至嗜睡与 PD 患者的 OSA 也没有一致的联系[87-88]。评估阻塞性睡眠呼吸暂停治疗有效性的研究是有限的，并且显示出不一致的效果。一项随机试验表明，嗜睡指标有所改善，但没有认知方面的益处[89]。然而，关于阻塞性睡眠呼吸暂停治疗的潜在益处的进一步研究正在进行中。

喘鸣是由喉部部分阻塞引起的，导致发出刺耳的、高音调的吸气噪声。与阻塞性睡眠呼吸暂停不同，阻塞性睡眠呼吸暂停不会使患者立即面临风险，而喘鸣是一种危及生命的疾病。喉部梗阻通常在夜间开始，在 42% 的 MSA 患者中可以观察到[90]。通过向护理人员模仿或通过夜间录音可以很容易地识别，但在通常的呼吸暂停监测设备上无法检测到。值得注意的是，夜间喘鸣可以通过应用鼻腔持续气道正压通气（CPAP）来缓解，这可以避免气管切开术，并在睡眠质量和中位生存时间方面提供长期益处[90-91]。通气的选择取决于喘鸣是孤立的（固定 CPAP），还是伴有阻塞性（自动调节 CPAP）或中枢性（自适应通气）睡眠呼吸暂停[92]。

### 睡眠获益

在 PD 患者中，在药物摄入之前，从睡眠中醒来时可以观察到活动能力的积极恢复，这被称为“睡眠获益”。根据问卷调查，这种现象的发生率在 PD 患者中是不一样的，大约为 10% ～ 55%。恢复的活动能力平均持续 84 min，患者可以免除服用他们的第一顿左旋多巴。然而，当对清醒时睡眠获益患者进行检查时，运动获益可能客观上不存在或十分轻微[93]，并且似乎与睡眠结构、左旋多巴血清水平或睡眠类型无关[94]。

## 帕金森病的多导睡眠图

与其他疾病一样，临床访谈对于诊断帕金森综合征患者睡眠障碍的原因至关重要（表 102.3）。然而，在帕金森综合征中，如果仔细分析疾病的各个方面（睡眠和清醒时的运动方面）和睡眠，视频 PSG 带来的信息是重要和有用的。当团队不习惯监测残疾、焦虑的患者时，在睡眠病房对帕金森综合征患者进行记录可能会很困难，这些患者经常因夜尿症醒来，需要每隔几小时给药，夜间需要定期帮助，当他们出现剧烈痉挛或肌张力障碍时需要按摩，当他们感到困惑或产生幻觉时必须安抚他们。

视频 PSG 应包括通常的睡眠导联模式（脑电图、眼电图、刻下肌电图）、心电图、鼻压、胸腹用力、血氧饱和度、腿部肌电图，但也需包括音频监测，因为喘鸣可能被误认为是打鼾。如果怀疑 RBD，同步红外视频和上肢肌电图电极（手而不是肩膀 / 手臂肌肉）增加检测 RBD 的灵敏度[95]。视频监控还可以识别 PD 中其他常见的夜间运动问题，包括痉挛、肌张力障碍、震颤和不宁腿行为。帕金森综合征患者的睡眠分期可能特别困难和耗时，因为睡眠阶段通常不稳定，有多次清醒阶段。因此，视频监控也可以帮助睡眠分期，因为改变的脑电图特征干扰了区分 RBD 发作和清醒行为的能力。视频对准确诊断喘鸣也很重要。应考虑脑电图的特定缺陷，例如，PD 患者在 NREM 期间的睡眠纺锤波数量减少，脑电图 α 活动可能在 PD 患者的所有睡眠阶段都出现，给人一种整晚完全清醒的错误印象。相比之下，在患有路易体痴呆或进行性核上性麻痹的患者中，清醒时的 α 背景节律可能转变为接近 5 ～ 7.5 Hz 的缓慢规律节律，所有 NREM 睡眠频率进一步转向慢波活动[96]，因此，睁眼清醒患者可能伴随有与 N3 睡眠一致的脑电图。此外，在 NREM 睡眠期间也可观察到慢速或快速眼动的序列[97]。

与正常人的安静睡眠相反，肌张力增加和简单、复杂运动异常常见，也使 PD 患者的 PSG 评分复杂化。在清醒时，震颤可能在下颏或腿部产生 4 ～ 6 Hz 的规律伪影（图 102.1）。虽然这种情况随着 N1 睡眠的开始而消失，但在 N1 睡眠的醒来、觉醒和身体运动期间，震颤可能作为孤立的 PSG 发现持续存在。

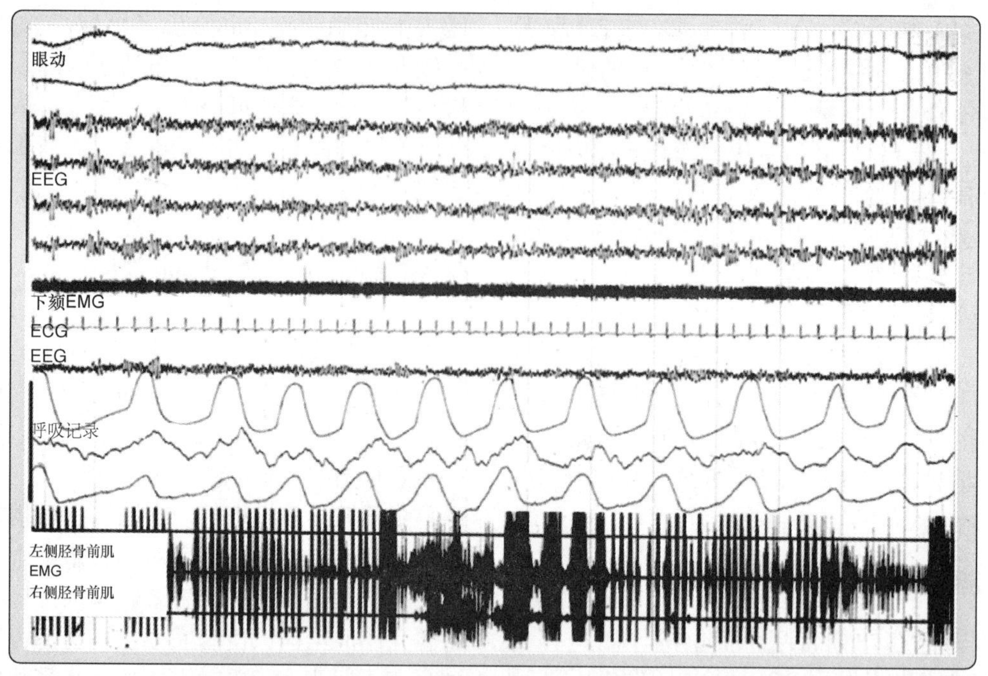


**图 102.1**　帕金森病合并右腿夜间静止性震颤患者的多导睡眠图，发生在清醒和 1 期睡眠之间。正常的单侧静止性震颤被双侧运动活动打断。通道从上到下：1～2：眼动；3～6：脑电图；7：下颏肌电图；8：心电图；9：附加脑电图；10～12：用胸腹带记录呼吸；13：无记录；14：左侧胫骨前肌肌电图；15：右侧胫骨前肌肌电图。ECG，心电图；EEG，脑电图；EMG，肌电图

睡眠中其他非典型的简单运动活动模式包括睡眠开始时反复眨眼，NREM 睡眠期间的快速眼动，REM 开始时的眼睑痉挛，NREM 期间肢体伸肌或屈肌的强直性肌肉活动增加。在 REM 睡眠期间，下颏肌张力可能会增加，这一特征通常与临床 RBD 相关（图 102.2）。值得注意的是，PD 患者在 REM 睡眠期间不仅肌张力增强的时间延长，强直性肌张力的幅度也增加，这表明 PD 相关的肌张力过高和 RBD 相关的肌

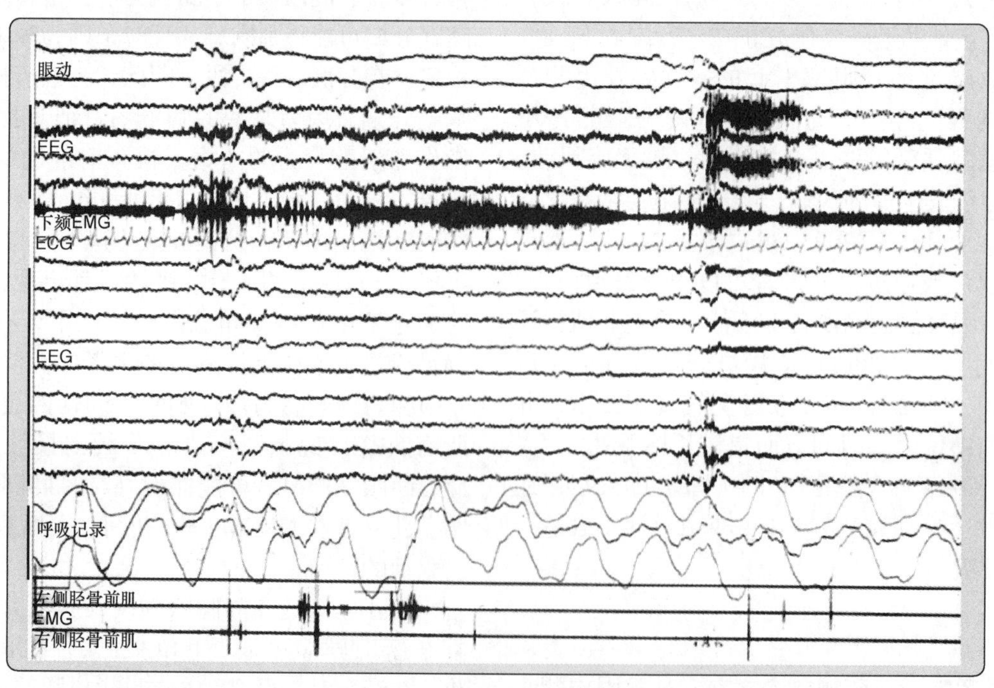


**图 102.2**　帕金森病合并快速眼动睡眠行为障碍患者的多导睡眠图。下颏肌电图显示明显升高的肌张力，记录中出现运动活动，双腿的肌电图通道中出现典型的肌肉抽搐。通道从上到下：1～2：眼动显示典型的快速眼动睡眠模式；3～6：脑电图；7：下颏肌电图显示肌张力增高；8：心电图；9～17：脑电图通道显示眼球运动的肌肉伪影；18～20：用胸腹带记录呼吸；21：无记录；22～23：左侧和右侧胫骨前肌肌电图。ECG，心电图；EEG，脑电图；EMG，肌电图

张力增强在 REM 睡眠期间并存[98]。RBD 发作期间的睡眠记录示例如图 102.2 所示。

PD 患者 PSG 的脑电图和视频分析通常显示睡眠严重碎片化。除了通常的报告外，更详细的脑电图描述的 PSG 报告可能更好，例如，α 背景频率，因为缓慢（例如，6.5 ~ 7.8 Hz）的频率与 RBD 和可能的皮质变性有关。异常睡眠阶段的存在，包括 NREM 睡眠期间的 REM，以及无张力的 REM 睡眠也应加以说明。多达 51% 的 PD 患者（对照组为 15%）在 REM 睡眠期间表现出轻微的行为事件，这些行为事件不符合 RBD，但可能在发病之前发生。这种类型的患者最终更有可能发展为完全的 RBD[99]。

睡眠结构已在大型病例对照系列中进行了研究。PD 发作时，除了 REM 睡眠潜伏期延长外，睡眠结构与对照组相比没有变化[100]。经治疗或较晚期 PD 患者的总睡眠时间较短，睡眠效率较低，REM 潜伏期较长，N1 比例较高，REM 睡眠比例较低[101]。PD 患者的睡眠图示例见图 102.3。在多次睡眠潜伏期试验（Multiple Sleep Latency Test，MSLT）中，对 54 名 PD 患者的日间睡眠进行了评估，通过小睡试验，超过一半的困倦患者在 5 min 内入睡，这是病理性嗜睡的客观指标[46]。此外，41% 的困倦患者至少有两次睡眠性快速眼动期（sleep-onset REM period，SOREMP）。这种“发作性睡病样”的短睡眠模式意味着在进行 MSLT 时的睡眠潜伏期发生 SOREMP 在 15% 的 PD 患者、一些 MSA 患者和路易体痴呆患者中观察到，但在进行性核上性麻痹患者中没有观察到。在患有严重幻觉的 PD 患者中，幻觉与夜间

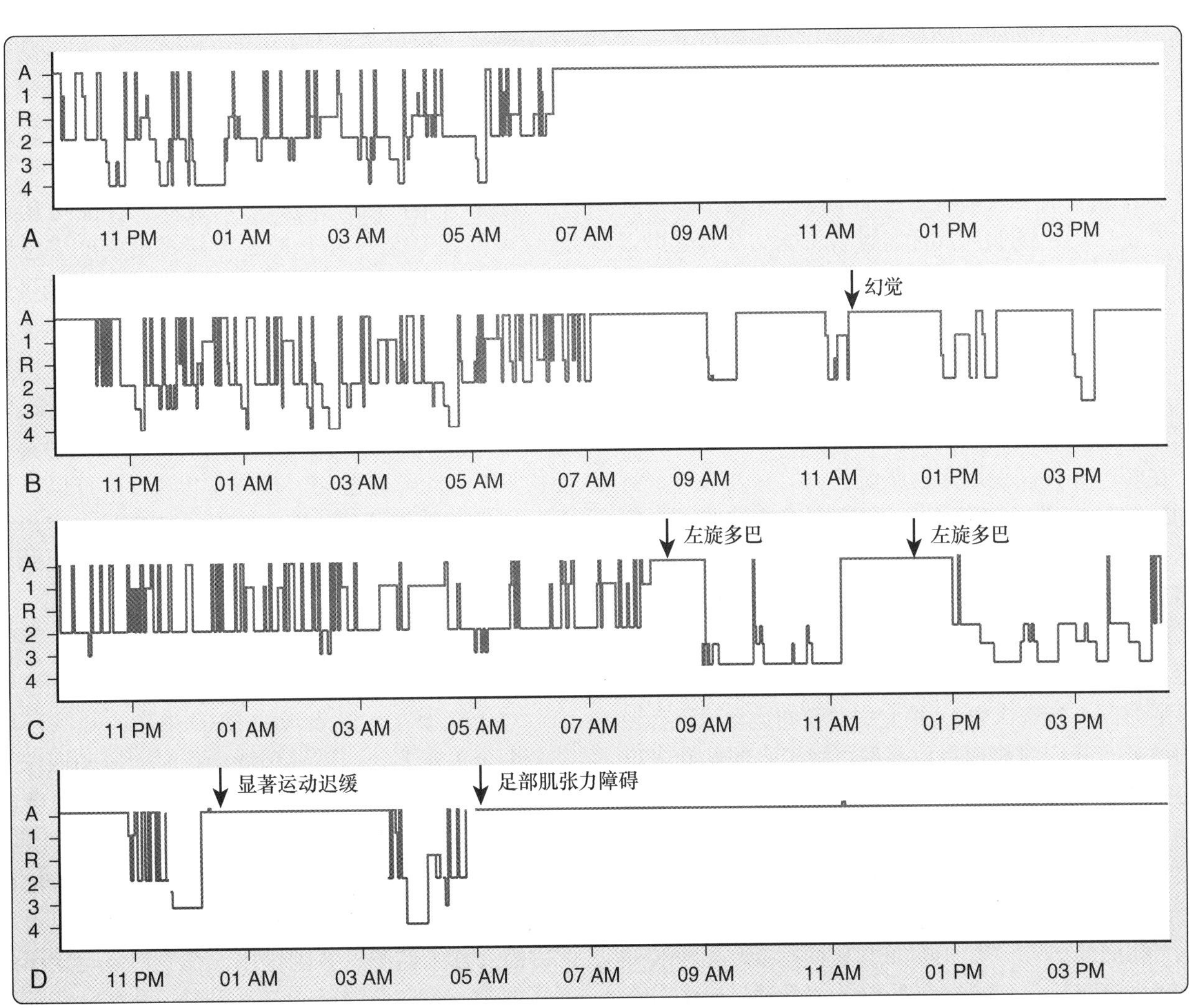


**图 102.3**　四个 24 h 睡眠图。（**A**）一位健康的 60 岁女性，睡眠正常。（**B**）一名 54 岁女性帕金森病（PD）患者接受左旋多巴 300 mg/d 和溴隐亭 30 mg/d 的治疗，报告夜间频繁醒来，日间思睡和幻觉［箭头表示：看到房间里有陌生人，与异常的日间快速眼动睡眠发作同步（发作性睡病样表型）］。（**C**）80 岁男性，轻度 PD，每次左旋多巴摄入 2 ~ 3 h 后入睡（箭头），表现为严重嗜睡。（**D**）72 岁男性，PD 晚期，开关期波动。午夜醒来后（箭头）出现了严重的运动迟缓，伴有轴向性疼痛的肌张力障碍，使他无法恢复睡眠。凌晨 4:30，出现足部肌张力障碍（清晨肌张力障碍）。所有这些运动现象都延长了他清醒的时间。*x* 轴显示昼夜时间，*y* 轴显示睡眠和清醒阶段：觉醒（A）、NREM 1（1）、NREM 2（2）、NREM 3（3）、NREM4（4）和 REM（R）

REM 睡眠和日间 REM 睡眠发作有关，如发作性睡病一样。在其他 PD 患者中，幻觉发生在夜间 REM 睡眠之后，以及白天清醒或 N1 睡眠期间。睡眠发作也可能包括快速过渡到 N2 睡眠[102]。

## 治疗

帕金森综合征患者睡眠障碍的管理取决于病史和睡眠实验室检查确定的病因。表 102.3 列出了常见问题和相应的基于经验的管理方法[103]。

### 失眠

尽管失眠在 PD 中很常见，但对其治疗的研究仍然有限。因此，PD 患者失眠的治疗更多的是基于经验而不是基于证据。

帕金森病患者在夜间的舒适度可以通过使用便于活动的床单、没有纽扣的丝绸睡衣、左旋多巴片、在床头柜上放一瓶水，以及用晚间鼻内使用的去氨加压素暂时阻断夜间多尿来改善。在疾病的晚期，患者的配偶可能倾向于睡在不同的床或房间，但不幸的是，这些患者通常需要夜间看护帮助下床，使用浴室，并服用左旋多巴。配偶或其他照顾者可能无法忍受患者睡眠障碍，休息不足，送患者去住院。

对于运动症状波动的患者，在白天和夜间重建持续的多巴胺能刺激可能是改善夜间运动障碍的一线策略。仔细记录症状出现的时间，并将其与服药时间联系起来，可以帮助确定夜间多巴胺能刺激的间隙。然而，在晚上和夜间使用多巴胺能药物的好处必须与潜在的风险效应进行权衡[104]。在晚上或睡前使用左旋多巴可以改善主观睡眠质量，减少夜间活动。夜间左旋多巴的控释剂型尚未与左旋多巴的正常释放剂型进行系统的比较。在小型非盲试验中，控释剂型并不能改善睡眠的主观方面（一般质量、睡眠发作潜伏期、总睡眠时间、醒来次数），但它们对夜间运动障碍有轻微的益处。我们对快速释放剂型可溶于水的左旋多巴或碾碎的常规左旋多巴片在半夜醒来时服用有很好的经验。白天和夜间经皮罗替戈汀改善了睡眠质量和症状的大多方面，包括清晨运动不能。当比较罗替高汀和每天口服三次普拉克索治疗运动症状时，在晚期 PD 中获得了相似的结果[106]。丘脑底核刺激持续改善睡眠时间，减少夜间觉醒，减少晚期 PD 患者的清晨肌张力障碍，但会加重不宁腿症状（可能是由于多巴胺激动剂的减少）[15-16，107]。

除了多巴胺能制剂优化之外，一项小型随机对照试验表明，认知行为疗法对主观睡眠测量有好处[108]。一项关于睡眠卫生干预的研究表明，其主观睡眠有所改善，但对 PSG 睡眠监测指标没有影响[109]。更值得注意的是，同样的研究表明，锻炼对 PSG 有显著益处，但对主观睡眠效率没有益处。一项小型随机研究表明低剂量（10 mg）的多塞平（一种镇静抗抑郁药）的作用[108]，这与阿尔茨海默病的研究结果类似。在一项随机对照试验中，50 mg 曲唑酮显示出明显的益处。曲唑酮和多塞平由于抗胆碱能作用而引起的认知副作用在这些研究中通常没有得到证实，因为在低剂量下没有看到其抗胆碱能特性[110]。另一项随机试验显示艾司佐匹克隆的疗效模棱两可，虽然对于主要结果（总睡眠时间）是无益的，但在一些主观测量上是有益的[111]。匹莫范色林是一种 5- 羟色胺 2A（5-HT2A）逆激动剂，对 PD 合并精神病患者的睡眠障碍有益[112]。同样，小型开放标签研究表明喹硫平可以减少失眠（嗜睡是一种非常常见的副作用）[113]。这些药物，包括氯氮平配合适当的白细胞计数监测，在出现令人不安的幻觉或其他精神病症状时特别有用。其他催眠药在临床实践中经常使用；对已存在的 RLS、RBD、幻觉或日间嗜睡的恶化需要进行监测。

除了有指征时补充铁剂外，PD 患者夜间 RLS 的治疗可能很复杂。由于 RLS 可能是由夜间多巴胺刺激不足引起的，晚上额外剂量的多巴胺激动剂可能是有益的，然而，这一情况因慢性多巴胺治疗可能导致原本亚临床的 RLS 症状恶化而变得复杂。在出现症状恶化的非 PD 患者中，减少多巴胺的日剂量通常是有益的，然而，这不是一个实用的策略，因为其有可能使 PD 运动障碍恶化。夜间加巴喷丁 / 普瑞巴林和更少用的阿片类药物（在无幻觉的非痴呆患者中）可以谨慎使用，然而，在文献中，很少有关于这些替代方案的指导。

### REM 睡眠行为障碍

对于有潜在危险表现的 RBD 患者，睡眠环境的安全性至关重要。当需要药物治疗时，氯硝西泮（睡前 0.5 ～ 2 mg）治疗可使 78% 的患者得到中度或更大程度的改善[114]。虽然氯硝西泮通常耐受性良好，但在 PD 患者中，氯硝西泮可引起日间思睡、加重睡眠呼吸暂停、加重认知障碍，并增加跌倒的风险。因此，需要仔细监测这些副作用，在受伤风险较小的轻度病例中，氯硝西泮可能并不需要。观察性非随机研究表明，褪黑素（睡前 3 ～ 9 mg）至少对 48% 的患者有中度改善（低于氯硝西泮）[114]，但 RBD 视觉模拟评分的平均降低程度与氯硝西泮相似。与氯硝西泮相比，褪黑素对认知或步态的副作用可能更小[114]。多巴胺能疗法可能对 RBD 有帮助，尽管结果好坏参半。我们经历了多巴胺能疗法对 RBD 的不同影响，包括减少、个别情况下加剧梦境演绎。通常，特发性 RBD 患者转化为帕金森综合征时，左旋多巴会短暂减轻 RBD 症状。其他可能的治疗方法，仅在病例研究或小系列研究中有记录，包括多奈哌齐和佐匹克隆[115]。

## 日间过度思睡

寻找和治疗 PD 患者日间思睡的原因需要对夜间障碍、幻觉、近期多巴胺能和精神药物治疗的变化进行仔细的回顾，有时还需要夜间 PSG 来确定可治疗的原因，如 OSA。持续气道正压通气（CPAP）对嗜睡的短期益处（用 MSLT 而不是 Epworth 嗜睡量表测量）最近在 PD 伴嗜睡和呼吸暂停低通气指数中度升高的患者中得到证实[89]。此外，应努力减少所有镇静药物（氯硝西泮、其他苯二氮䓬类药物、多巴胺激动剂、镇静抗抑郁药、阿片类药物、非典型神经抑制剂）。在一项随机对照试验中，与昏暗的红光安慰剂相比，强光疗法使 Epworth 嗜睡评分提高了 2.8 分[116]。主观和体动计参数也有所改善。鉴于其安全性和低成本，强光疗法可被视为一线治疗选择，特别是对于基线光照不足的患者（例如，高纬度地区的冬季、住院患者等）。晨光、夜间褪黑素和日间锻炼可能是改善 PD 患者日间思睡和夜间失眠的低成本干预措施[117]。

如果需要，有几种药物可供选择。咖啡因可能会适度改善困倦程度，但这是暂时的[118]，因此很适合在短期内根据需要使用，如在人们希望保持清醒的情况下（间歇性的社交活动）。莫达非尼在 PD 患者中耐受性良好，并且在三个随机试验中的两个试验中显示出积极效应[119]。然而，促觉醒作用是有限的，只有不到 1/3 的患者有反应[119]。哌甲酯是另一种选择，在最近的一项旨在缓解步态冻结的对照试验中，哌甲酯减少了日间过度思睡，在 Epworth 嗜睡量表上减少了 3 分，而没有恶化睡眠质量[120]。在认知障碍患者中使用兴奋剂须谨慎，因为可能会出现精神错乱和暴力行为。最近的一项随机试验显示，与安慰剂相比，睡前服用和半夜再次服用的羟丁酸钠改善 Epworth 评分 4.2 分，并将 MSLT 的睡眠潜伏期缩短 2.9 min[121]。鉴于其强大的镇静特性，须相当谨慎，并且在许多情况下其成本可能令人望而却步。

### 临床要点

- 对于帕金森综合征患者，临床医生应询问夜间运动迟缓、关期肌张力障碍、清晨运动障碍、震颤、不宁腿综合征、呼吸障碍、失眠、快速眼动行为障碍或药物相关因素引起的精神病及其对睡眠问题的影响。
- 具体的干预措施可能会改善睡眠质量，减少白天的嗜睡，从而提高 PD 患者的生活质量。
- 夜间喘鸣是多系统萎缩的一种危及生命的症状，可从持续气道正压通气治疗中获益。

## 总结

多达 60% 的 PD 患者患有失眠，30% ～ 60% 患有 RBD，30% 患有日间过度思睡。这些频率在非典型帕金森综合征中可能更高。帕金森综合征患者的睡眠和清醒中断是由负责睡眠的大脑区域的神经退行性损伤、唤醒和生物钟控制、药物的副作用，以及伴随疾病的行为、呼吸和运动现象共同引起的。睡眠维持性失眠可能是 PD 的内在特征，但也可能由运动障碍、疼痛性肌张力障碍、RLS、排尿困难、焦虑和抑郁引起。通过治疗改善夜间运动控制，治疗夜尿症、焦虑和抑郁，进行严格的锻炼，使用苯二氮䓬受体激动剂、多塞平、曲唑酮、匹莫范色林和喹硫平都有帮助。RBD 通常是一种剧烈的梦境，可造成夜间伤害，通常是由快速眼动睡眠系统的神经变性引起的。RBD 通常先于帕金森综合征（或路易体痴呆），多达 90% 的特发性 RBD 患者最终发展为突触核蛋白病。因此，特发性 RBD 患者通常有其他神经退行性变的征象，包括嗅觉、认知和自主神经障碍，多巴胺能传递减少，脑电图节律减慢。在一些 PD 患者的 RBD 发作期间，帕金森综合征可以暂时逆转。RBD 主要用褪黑素和氯硝西泮治疗，但疗效仍有待确定。日间思睡和发作性睡病样症状也见于 PD，嗜睡是药物的常见副作用。强光疗法、药物调整和精神兴奋剂可减轻日间过度思睡。MSA 患者也可能在睡眠中出现危及生命的喘鸣，应迅速用气道正压通气治疗。

## 参考文献和拓展阅读

请扫描书后二维码，获取参考文献和拓展阅读资源。

# 第 103 章 睡眠–觉醒障碍和卒中

Claudio L.A. Bassetti

李宗珊 译 王玉平 审校

**章节亮点**

- 睡眠–觉醒障碍（sleep-wake disturbances，SWD）和卒中是常见且互为因果的两种神经系统疾病，其中一种疾病可能导致另一种疾病的发生，两种疾病均可由相似的诱发因素触发。
- 临床医生在 SWD 或卒中的诊疗中应该充分意识到这种潜在的合并症及其临床意义。
- 在卒中患者中，合并 SWD 常见（20% ～ 50%），针对 SWD 的治疗可改善卒中预后并降低其复发风险。

## 疾病发展史

睡眠和卒中的关系早在 19 世纪、20 世纪初就已经被发现。Cheyne（1819）和 Broadbent（1887）首次报道了卒中后睡眠呼吸障碍（sleep-disordered breathing，SDB）[1-2]。Charcot（1884）和 Wildbrand（1887）描述了枕叶梗死导致做梦能力丧失，Freund（1913）和 Lhermitte（1922）观察到丘脑和中脑梗死后发生睡眠增多症[3-4]。

在过去的 30 年，人们逐渐认识到睡眠和卒中之间存在复杂的双向关系，包括以下因素：① SDB 和其他非呼吸性睡眠–觉醒障碍（SWD）是卒中的独立危险因素；② SDB 和 SWD 在卒中患者中十分常见，可能对卒中的临床结局产生不良影响；③在动物实验和人类中进行睡眠干预对卒中的病情演变和临床结局产生积极影响；④睡眠脑电图（electroencephalogram，EEG）在大脑健侧和患侧的改变为理解卒中后神经可塑性变化提供一个独特的视角。

## 卒中

卒中是一种急性起病、血管起源的局灶性神经功能缺损综合征。其中缺血性卒中占 65%，脑出血占 15%，短暂性脑缺血发作（transient ischemic attacks，TIA）占 20%。TIA 的神经功能缺损多在 1 h 内缓解。

据估计，25 岁及以上人群一生中发生卒中的风险约为 25%，卒中已经成为全球第二大常见死因和影响伤残调整生命年（disability-adjusted life years，DALY[5]）的原因。随着预防和治疗措施的不断改善，卒中发病率在不断下降，但由于人口老龄化，预计未来几十年其患病人数还会逐年增加[6]。

卒中的危险因素包括心房颤动、高血压、高脂血症、糖代谢紊乱、超重（特别是腰臀比异常）、过量饮酒、吸烟和缺乏运动。此外，有心脏病、无症状颈动脉狭窄、短暂性脑缺血发作史、抑郁症、心理社会压力大，以及年龄超过 65 岁的患者也具有更高的卒中风险[7]。卒中的主要预防措施包括危险因素的控制，如体育锻炼、减重、心房颤动的抗凝治疗和动脉内膜切除术等。

急诊治疗包括系统溶栓和血管内治疗（血栓切除术）。急性卒中管理包括将患者安置在卒中单元、尽早识别并发症，以及应用抗血小板聚集的药物。对于可触及部位（如小脑）的出血和恶性大脑中动脉闭塞患者，可考虑手术治疗。

卒中后治疗包括神经康复和预防卒中复发，预防复发包括使用抗血小板药物、降压药、他汀类药物，以及其他危险因素的控制，特定患者还需接受抗凝和动脉内膜切除术等治疗。

## 卒中前的睡眠–觉醒障碍：卒中的独立危险因素

越来越多的证据表明，不仅 SDB（见第 150 章），非呼吸性 SWD 也可单独增加卒中风险[8-13]。表 103.1 总结了目前不同 SWD 对卒中的影响。

## 睡眠时长

2019 年发表的一项系统综述和荟萃分析报告了 8 项评估睡眠时长和卒中风险的研究[9]。大多数研究将脑血管危险因素（只有 2 项研究将抑郁 / 抑郁症

**表 103.1 卒中危险因素：睡眠–觉醒障碍[a]**

| | 研究数目 | 对卒中的影响 |
|---|---|---|
| 睡眠呼吸障碍（SDB） | 37 项 | OSA 使卒中风险加倍（RR 2.02 ～ 2.24） |
| SDB 的治疗 | 13 项 | 使用 CPAP ＞ 4 h/d 可降低卒中风险 |
| 睡眠时长 | 8 项 | 睡眠时间长可增加卒中风险（RR 1.24 ～ 3.09） |
| 干预 | 无 | |
| 失眠 | 6 项 | 影响不明确 |
| 失眠的治疗 | 3 项 | 苯二氮䓬类药物可增加卒中风险 |
| 日间过度思睡（EDS） | 17 项 | EDS 可增加卒中风险（RR 1.09 ～ 1.98） |
| 干预 | 无 | |
| 不宁腿综合征（RLS）/PLMS | 34 项（26 项 RLS/8 项 PLMS） | RLS 不会增加卒中风险，而 PLMS 会增加卒中风险 |
| RLS/PLMS 的治疗 | 无 | |
| 昼夜节律紊乱 | 50 项 | 轮班工作 / 工作时间长会轻微增加卒中风险 |
| 干预 | 无 | |

[a] 该表格总结了最新的系统综述及荟萃分析[1-5]的结果。

CPAP，持续气道正压通气；OSA，阻塞性睡眠呼吸暂停；PLMS，周期性肢体运动障碍；RR，相对危险度。

1. Gottlieb E，Landau E，Baxter H. The bidirectional impact of sleep and circadian rhythm dysfunction in human ischaemic stroke：A systematic review. Sleep Med Rev. 2019；45：54-69. 2. Rivera AS，Akanbi M，Dwyer LC，et al. Shift work and long work hours and their association with chronic health conditions：A systematic review of systematic reviews with meta-analyses. PLOS One. 2020；15/4）：e0231037. 3. Wang BH，Liu W，Heizhhati，et al. Association between excessive daytime sleepiness and risk of cardiovascular disease and all-cause mortality：A systematic review and meta-analysis of longitudinal cohort studies. J Am Med Dir Assoc. 2020；S1525：https://doi.org/10.1016/j.jamda.2020.1005.1023. 4. Lin HJ，Yeh JH，Hsieh MT，et al. Continuous positive airway pressure with good adherence can reduce risk of stroke in patients with moderate to severe obstructive sleep apnea：An updated systematic review and meta-analysis. Sleep Med Rev. 2020；54：101354. doi：101310.101016/j.smrv.102020.101354. 5. Bassetti CLA，Randerath W，Vignatelli L，et al. EAN/ERS/ESO/ESRS statement on the impact of sleep disorders on risk and outcome of stroke. Eur J Neurol. 2020；55：1117-1134.

状）作为协变量。绝大多数研究被认为质量良好。在这 8 项研究中，有 7 项报告睡眠时间长（即睡眠时间超过 8 h）与缺血性卒中死亡率或发病率存在显著关联。相对危险度（relative Risk，RR）从 0.24 到 3.90 不等。只有一项研究报告睡眠时间短（7.5 h）会增加缺血性卒中的患病风险。然而，已发表的研究存在一个主要局限性，即缺乏对睡眠时长的客观测量。

卒中风险的增加可能与长时期睡眠及其与某些心血管风险因素的关联有关，如 C 反应蛋白（CRP）水平升高、脑白质病变以及心房颤动[9, 14-16]。然而，睡眠时长可能仅仅是反映健康状况不佳及睡眠需求增加的一个标志。

目前尚无研究评估睡眠时长变化对卒中风险的影响。

## 失眠

在 2020 年发表的一项系统综述和荟萃分析中，有 6 项研究评估了失眠对卒中风险的影响[13]。大多数研究被认为质量良好。与之前发表的研究不同[9, 17]，该研究通过荟萃分析得出结论：尽管失眠会轻微增加心血管事件（cardiovascular events，CVE）的风险，但对卒中的影响尚不明确[13]。

随后发表了一项来自中国长达 10 年的队列研究，该研究包含 487 200 名成年人（年龄在 30 ～ 79 岁）的数据，不仅报告了失眠症状［如入睡困难或睡眠维持困难、早醒、和（或）每周至少 3 天的日间功能障碍］与缺血性心脏病风险间的关系，还报告了其与缺血性和出血性卒中风险间的关系[18]。

目前已发表的大多数研究存在局限性，包括对失眠的定义不一致，缺乏对睡眠质量 / 失眠的客观测量。事实上，客观睡眠时间短的失眠似乎与高血压和糖尿病等心血管危险因素有关[19]。

通过治疗 / 减少失眠观察其对卒中风险影响的研究较少。然而，有研究发现苯二氮䓬类药物会增加卒中风险，尤其是在大剂量和长期服用的情况下[13, 20]。

有人提出几种机制来解释失眠与心血管事件间的关系，包括交感神经系统的激活、糖耐量受损和炎症细胞因子水平升高[15, 21]。

实验研究表明，卒中后前几天的睡眠剥夺和片段化对功能恢复和神经可塑性的结构 / 分子标志物会产生长期不利的影响[22-24]。相反，增加慢波睡眠的药物（γ 羟丁酸钠巴氯芬）在大鼠和小鼠身上都能促进卒中后的功能恢复和神经可塑性[25-26]。

值得注意的是，在卒中前立即进行睡眠剥夺（作为缺血预处理的一种形式）在动物实验中被证明具有神经保护作用[27-28]。对缺血信号反应的有利变化与快速眼动（rapid eye movement，REM）睡眠和食欲素 / 黑色素聚集激素传递的增加有关[27]。

## 日间过度思睡

在 2020 年发表的一项系统综述和荟萃分析中，有 17 项研究评估了日间过度思睡（excessive daytime sleepiness，EDS）对卒中风险的影响[10]。EDS 被发现是心血管事件、冠心病、卒中和全因死亡率的一个较弱但具有统计学意义的预测指标。合并后的风险相对增加为 0.47（范围为 0.9 ～ 1.98）。

EDS 与卒中间的关系可通过以下事实来解释：作为疾病负担的一个标志，EDS 通常由重叠的病因或合并症等多因素引起。

尚没有研究评估治疗 / 减少 EDS 对卒中风险的影响。

## 不宁腿综合征 / 周期性肢体运动障碍

在 2020 年发表的一项系统综述和荟萃分析中，分别有 26 项和 8 项研究报告了不宁腿综合征（restless legs syndrome，RLS）和周期性肢体运动障碍（periodic limb movements of sleep，PLMS）发生卒中的风险[13]。其中大多数研究被认为是低至中等质量的，证实了之前的部分结果。这些研究得出结论：PLMS 会增加卒中的风险，但 RLS 不会[13，29-30]。有两种机制可以解释 PLMS 与卒中间的关系，包括交感神经系统激活和炎症细胞因子水平升高[31-32]。尚没有研究评估治疗 RLS/PLMS 对卒中风险的影响。

## 昼夜节律紊乱

缺血性卒中、心肌梗死和猝死最常发生在清晨，尤其是在觉醒后。一项包含 31 篇论著、针对 11 816 例卒中患者昼夜节律的荟萃分析发现：从早上 6 点至中午，各种类型卒中（如缺血性卒中、出血性卒中、TIA）的发病风险增加了 49%[33]。针对这种现象的可能解释是：随着身体和精神活动的觉醒和恢复，血小板聚集、血栓溶解、血压、心率，以及血儿茶酚胺水平发生昼夜节律变化或伴随姿势的改变而变化[34-35]。此外，已知最长的 REM 期发生在近觉醒的时候，这也是自主神经系统最不稳定的时期[36]。使用阿司匹林治疗不会改变卒中发病的昼夜节律[37]。

在 2020 年发表的一项系统综述和荟萃分析中，有 50 项研究评估了轮班工作或长时间工作对心血管事件（包括卒中）风险的影响[12]。大多数研究被认为是低至中等质量的。他们发现轮班工作（RR：1.13，1.08 ～ 1.20）和长时间工作（RR：1.33，1.11 ～ 1.61）会中等程度增加卒中风险。其中两项研究发现，晚睡类型的受试者发生卒中风险增加[38-39]。通过模拟轮班工作的昼夜节律失调，发现昼夜节律紊乱对心血管系统 / 风险状况产生负面影响[40]。尚没有研究评估治疗 / 改善昼夜节律紊乱（circadian disturbances，CD）对卒中风险的影响。

## 其他睡眠障碍和多种组合

一项研究通过有效的问卷评估发现，疑诊快速眼动期睡眠行为异常（rapid eye movement sleep behavior disorder，RBD）患者发生卒中的风险增加[41]。在一项包含英国生物银行数据库中 385 292 名最初未患心血管疾病的参与者的研究中，有睡眠障碍的患者在超过 8.5 年的随访中发生卒中的风险比无睡眠障碍的患者高 34%（25% ～ 42%）。这项研究是根据以下五个睡眠特征定义相关群体：早睡型、每天睡 7 ～ 8 h、从不 / 很少失眠、不打鼾、不经常发生 EDS。

# 卒中后的睡眠-觉醒障碍：发病率及其对预后和卒中复发的影响

越来越多的证据表明，SDB（见第 150 章）和非呼吸性 SWD 常见于卒中，并对卒中的病情演变和预后产生负面影响[8-9，13]。一项对 438 名患者进行的前瞻性研究也表明，合并多种 SWD 的患者可能会大大增加其发生心 / 脑血管事件的风险[42]。这些负面作用可能与炎症过程、交感神经激活和突触可塑性降低有关。表 103.2 总结了目前关于卒中患者不同 SWD 的发病率及其对卒中预后影响的认识。

一些实验研究和少量临床观察表明，针对 SWD 的治疗，例如持续气道正压通气（continuous positive airway pressure，CPAP）治疗阻塞性睡眠呼吸暂停和睡眠增强技术（如药理学、光遗传学）可能具有神经保护作用，并对神经可塑性和功能预后产生有利影响[25-26，43]。

最后，极少数的实验和首次临床观察表明，卒中后的神经可塑性过程可能通过病灶周围及健侧大脑清醒和睡眠时 EEG 的改变来反映[44-48]。换而言之，该睡眠研究提供一个独特的窗口，用于监测和理解卒中恢复的可塑性变化[49-54]。

不受干扰的睡眠 / 治疗后的 SWD 和受干扰的睡眠 /SWD 的影响如图 103.1 所示（修改后[55]）。

## 睡眠时长

卒中后的睡眠时长很少有研究。几个系列研究表明，丘脑旁正中区梗死和严重脑梗死后睡眠时长会增加，该指标可以通过体动仪记录[56-57]。这种现象的

**表 103.2　卒中后睡眠-觉醒障碍：发病率及对卒中预后的影响[a]**

| | 研究数目 | 发病率 | 对卒中预后的影响 |
|---|---|---|---|
| 睡眠呼吸障碍（SDB）<br>SDB 的治疗 | 132 项，13 项 RCT | AHI ＞ 30 占 30% | OSA 增加复发风险 / 可恶化预后<br>CPAP 可改善预后 |
| 失眠<br>失眠的治疗 | 28 项<br>无 | 20% ～ 30%（2% ～ 59%） | 与预后不良有关 |
| 疲劳<br>疲劳的治疗 | 24 项<br>无 | 50% | |
| 日间过度思睡（EDS）/ 睡眠增多症<br>EDS/ 睡眠增多症治疗 | 27 项<br>无 | 10% ～ 20%（9% ～ 72%） | |
| 不宁腿综合征（RLS）/ 周期性肢体运动障碍（PLMS）<br>RLS/PLMS 的治疗 | 15 项 /10 项<br>无 | 5% ～ 15% | 与预后不良有关 |
| 昼夜节律紊乱<br>干预 | 8 项<br>无 | 大多数情况下 | 与预后不良有关 |

[a] 该表格总结了最新的系统综述及荟萃分析的结果。

AHI，呼吸暂停低通气指数；CPAP，持续气道正压通气；OSA，阻塞性睡眠呼吸暂停；RCT，随机对照试验。

Gottlieb et al.[9]；Bassetti et al.[13]；Hasan F，et al. Dynamic prevalence of sleep disorders following stroke or transient ischemic attack. Systematic review and meta-analysis. Stroke. 2021；52.；Cumming，et al. The prevalence of fatigue after stroke. Int J Stroke. 2016；11：968-977.；Lin HJ，et al. Continuous positive airway pressure with good adherence. Sleep Med Rev. 2020；54.

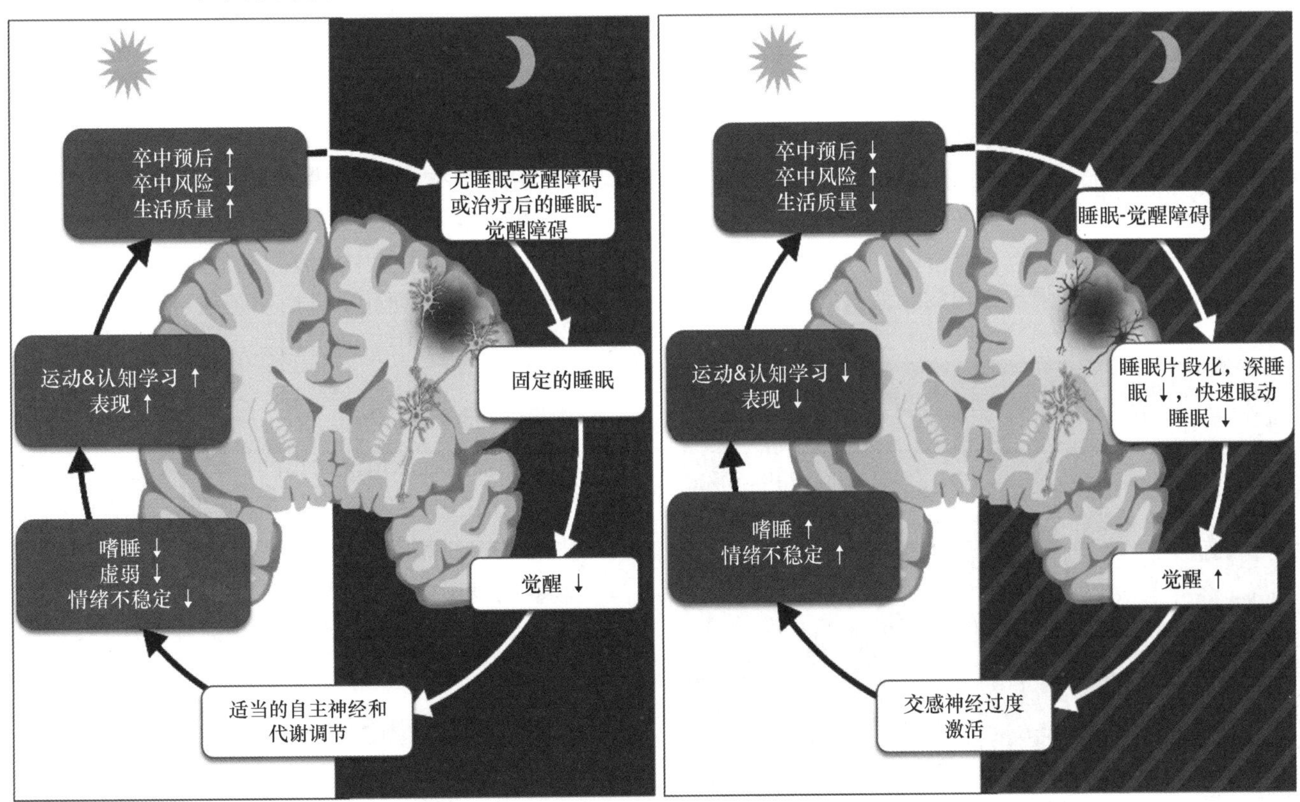


**图 103.1**　卒中后的睡眠神经可塑性和预后。这两个圆圈分别展示不受干扰的睡眠［以及睡眠-觉醒障碍（sleep-wake disturbances，SWD）的治疗］和受干扰的睡眠（睡眠剥夺，SWD）对卒中的病情演变及预后的影响。（Modified from Duss et al. Curr Neurol Neuorsci Rep. 2018.）

病理生理机制和临床意义尚不清楚。

## 失眠

### 流行病学和影响

在 2020 年发表的一项系统综述和荟萃分析中，有 8 项研究评估了卒中后失眠的发生率和影响[13]，大多数研究被认为是低至中等质量的。据估计，卒中后失眠的发生率约为 30%。不同的失眠评估方法以及卒中后的间隔时间均可解释文献报道的失眠发生率的高度异质性（2.3% ～ 59.5%）[58-59]。

此外，卒中后失眠的病情演变尚不清楚。一些数据表明，卒中后失眠可能会持续多年。

### 影响因素和病理生理学

卒中后失眠与女性、抑郁、焦虑和功能障碍有关[9，13]。在极少数情况下，卒中会通过干扰睡眠机制“从头开始”导致失眠。例如，脑桥梗死患者失眠会持续 1 ～ 2 个月[60-62]。尾状核或皮层下（图 103.2）、丘脑、丘脑中脑结合处和脑桥被盖部梗死患者可能出现失眠，并伴有睡眠-觉醒周期颠倒、夜间失眠和烦躁不安、EDS/ 日间睡眠增多症[61，63-64]。卒中后失眠也可能是新发（或放大先前存在的）RLS/PLMS 的结果（图 103.3）。

除了脑损伤外，其他因素也可能导致卒中后失眠，包括焦虑、痴呆、内科疾病（如心力衰竭、肺部疾病）、SDB、精神类药物的使用、感染及发热、缺乏活动、环境干扰、压力以及抑郁。

### 诊断和治疗

诊断是根据临床情况做出的。调查问卷（如失眠严重程度指数）和体动仪可用于识别卒中后失眠[58]。多导睡眠监测仪适用于不明确的、严重的或持续的卒中后失眠。

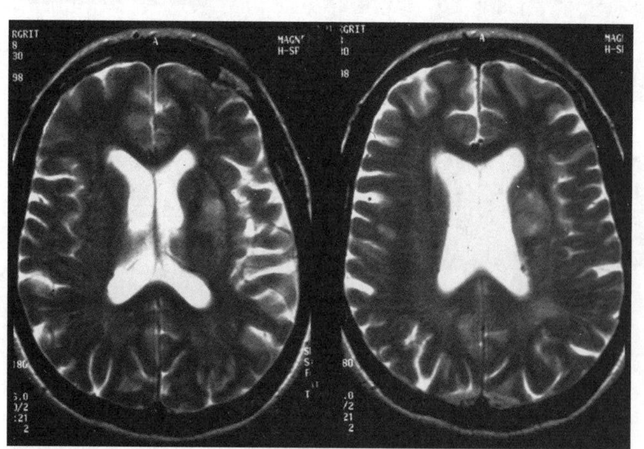

**图 103.2**　皮层下梗死后失眠。一名 68 岁的女性发生左侧大脑半球皮层下梗死（辐射冠），其临床表现为轻度右半球综合征，美国国立卫生研究院（National Institute of Health，NIH）卒中量表评分为 6 分。2 周后，EDS 恢复并且失眠得到改善（每晚睡 2 ～ 3 h）；4 周后，睡眠-觉醒功能恢复至正常

卒中后失眠的治疗应侧重于认知行为疗法，如夜间将患者安置在私人房间，减少夜间噪声和光线的影响及白天暴露在光线下的活动。如有必要，可以考虑短时间使用相对没有认知副作用的催眠药，如唑吡坦、佐匹克隆和一些苯二氮䓬类药物[66-67]。尽管如此，这些物质仍应谨慎使用，因为它们会导致谵妄并加重神经功能缺损[68]。据报道，自然光可以改善卒中后的睡眠质量和疲劳[69]。

## 疲劳

疲劳是指身体疲乏和精力不足，伴有强烈的睡眠欲望，睡眠倾向性通常正常（或矛盾地减少）。

### 流行病学和影响

在卒中后 0.3 ～ 2 年接受评估的 235 名患者中，46% 的患者报告异常疲劳［疲劳严重程度量表（Fatigue Severity Scale，FSS）≥ 4.0］，而且疲劳和卒中后时间间隔无相关性[70]。使用相同的疲劳截值，一项 2016 年发表的包含 24 项研究的系统综述和荟萃分析发现，卒中后疲劳的发生率相近，约为 50%[71]。卒中后疲劳往往会随着时间的推移而持续[72]。在这种情况下，它预示着住院和死亡风险[73]。

### 影响因素和病理生理学

在 2020 年发表的一项系统综述和荟萃分析中，有 14 项研究评估了卒中后疲劳的危险因素[74]。其中女性、抑郁、丘脑梗死、脑白质疏松、睡眠障碍、糖尿病和焦虑均与卒中后疲劳相关。

### 诊断和治疗

诊断是根据临床情况做出的。调查问卷（如 FSS）通常用于识别卒中后疲劳[70]。抗抑郁药，如金刚烷胺、替拉扎特和莫达非尼可以改善卒中后疲劳[72，75]。自然光也被报道可以改善卒中后疲劳[69]。一项系统综述和荟萃分析报告了几种非药物干预措施的疗效，包括认知行为疗法[75]。

## 日间过度思睡和睡眠增多症

卒中后嗜睡表现为不同表型。患者最常出现 EDS、睡眠需求增加（睡眠增多症）或两者兼有（图 103.4）。EDS/ 睡眠增多症偶尔可与失眠交替出现[76]。

睡眠增多症起病前通常表现为嗜睡或昏睡，逐渐演变为冷漠、缺乏自发性（和主动性）以及动作迟

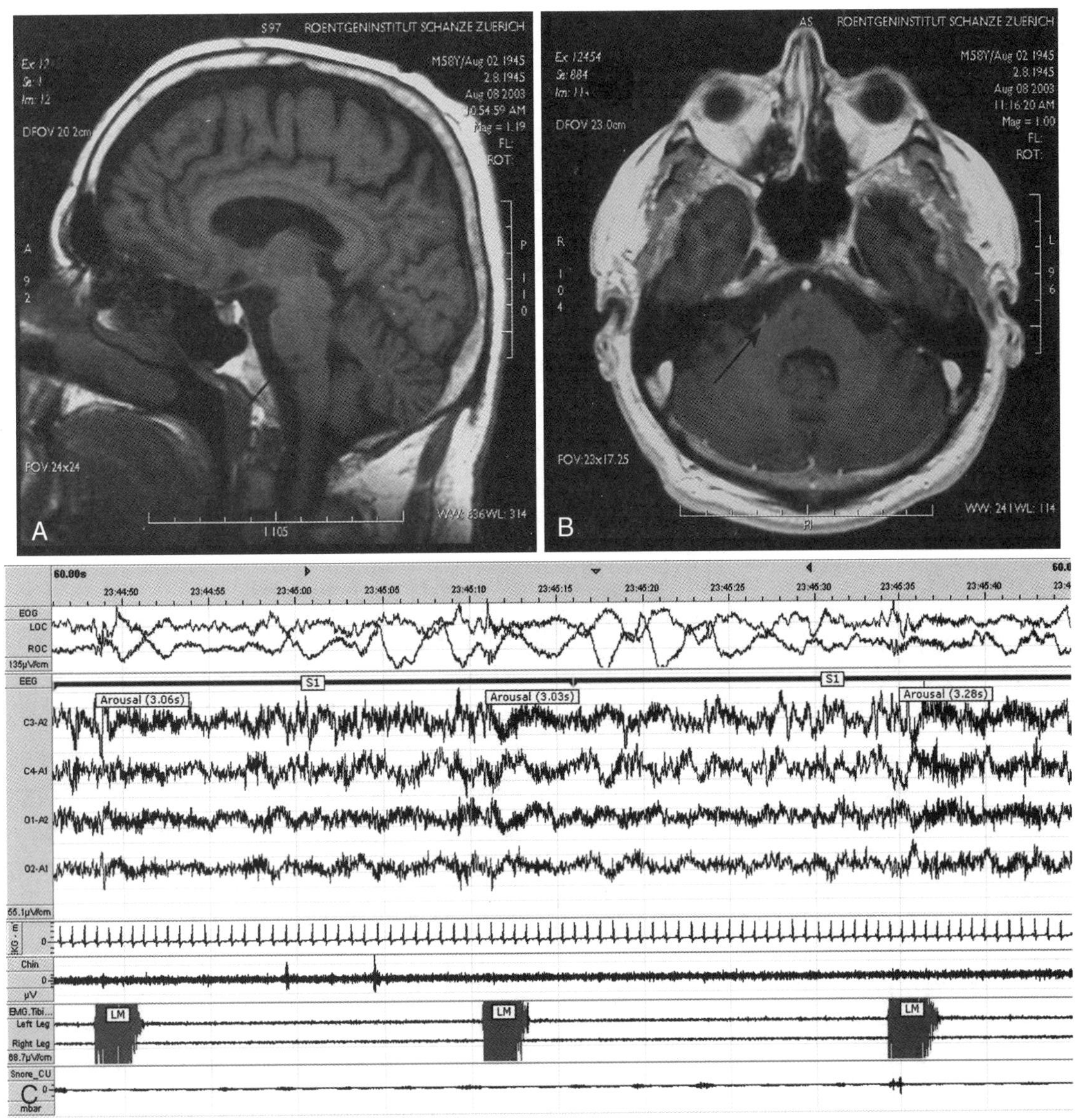

图 103.3　右侧脑桥旁正中梗死后失眠和左侧周期性肢体运动障碍。一名 60 岁的患者发生右侧脑桥旁正中腔隙性梗死（**A** 和 **B**），随后出现急性严重失眠，表现为入睡及睡眠期间，左侧肢体出现周期性不自主抽搐及震颤样动作（**C**），又称为周期性肢体运动（periodic limb movements，PLM）。该患者否认有不宁腿的症状

缓（和减少）（所谓无动性缄默症）。有时大脑半球深部（皮层下）以及丘脑梗死患者表现出所谓的睡前行为，如打哈欠、伸展身体、闭眼睛、蜷缩身体，并采取一种正常的睡姿，同时会抱怨存在持续的睡眠冲动[77]。将这些患者从床上移开可能会导致他们反复尝试躺下并采取一种睡姿。然而，在白天的睡眠期，对问题或要求相对迅速的反应表明他们保持清醒。对于这种在保留异动的情况下缺乏自发活动的奇特分离现象，人们创造出了“*athymormia*”或“单纯型精神运动障碍”这一术语[78]。

## 流行病学和影响

根据文献中的 27 项研究结果，卒中后 EDS 的发生率约为 10%～30%[79]。不同的失眠评估方法以及卒中后的间隔时间解释了文献中报道的 EDS 发生率的高度异质性（9%～72%）[58, 79]。然而，卒中后睡眠增多症的发生率未知。卒中后 EDS 的病情演变尚不清楚。一些数据表明，EDS 可能会持续多年。

卒中后睡眠增多症通常会改善，但在严重病例中（例如，丘脑旁正中区梗死后），这种情况可能会持续多年[80]（图 103.5）。

## 影响因素和病理生理学

上行网状激活系统受损而导致的觉醒水平降低是卒中后发生睡眠增多症最常见的原因，而 SDB 是相对罕见的潜在主因[81]。内侧病变似乎对心理觉醒影响更严重，而外侧病变对运动觉醒（包括自发的运动活动）影响更严重[82-83]。在大面积大脑半球梗死中，

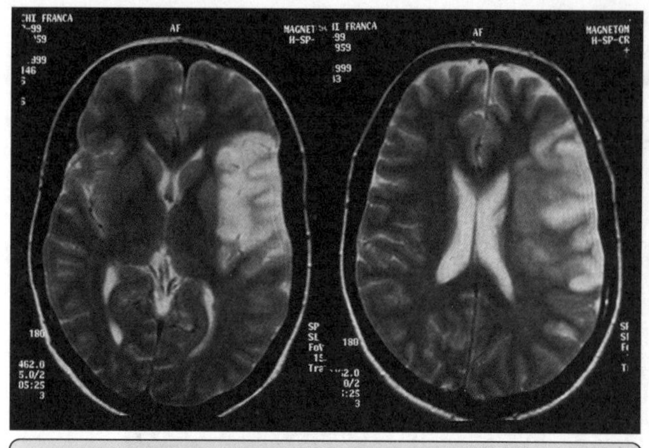

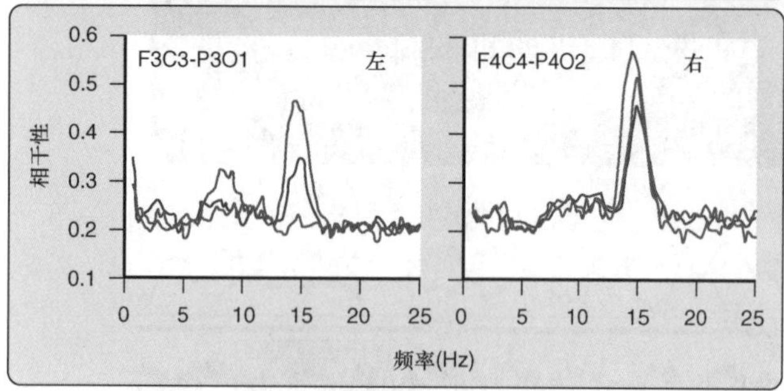


**图 103.4** 左侧大脑中动脉梗死后睡眠增多症及睡眠脑电图改变。一名 39 岁的女性卒中患者，临床表现为失语症、右侧偏瘫、情绪低落和哭闹，美国国立卫生研究院（National Institute of Health，NIH）卒中量表评分为 16 分。在卒中后的第 1 ～ 2 周，该患者睡眠需求增加（12 h/d，而卒中前 7 h/d），随后出现轻度白天过度嗜睡（Epworth 嗜睡量表评分为 12 分）。在卒中后的第 12 个月，患者报告睡眠需求减少（10 h/d）。多次进行的多导睡眠监测记录（分别在卒中后第 2、8 和 70 天记录）显示，受影响的（左侧）和未受影响的（右侧）半球的纺锤波（12 Hz 左右的震荡活动）逐渐恢复

由于脑水肿和脑疝继发脑干上部损伤，可能会发生意识丧失和昏迷。丘脑、中脑或脑桥梗死引起的睡眠增多症伴有睡眠产生过多，可通过多导睡眠图进行记录，但较为罕见[56, 80, 84-85]。

最严重且持续的睡眠增多症通常发生在双侧丘脑旁正中区（图 103.5）、丘脑-底丘脑区和中脑被盖区病变的患者身上。在这些结构中，上行激活通路的纤维被捆绑在一起，即使是相对较小的病变也可能造成严重损伤。半球梗死后的睡眠增多症（图 103.4）通常发生在大的病变中，左侧多于右侧，前部多于后部[86-88]。脑桥被盖上部和桥脑延髓旁正中区病变也可伴有 EDS/ 睡眠增多症（图 103.6）[84, 89]。

除了脑损伤外，其他因素也可能导致卒中后 EDS/ 睡眠增多症，包括内科疾病（如心力衰竭、肺病、感染）、SDB、使用精神类药物和抑郁。

### 诊断和治疗

诊断是根据临床情况做出的。问卷调查（如 Epworth 嗜睡量表）和体动仪可用于识别卒中后睡眠增多症[58, 80-81]。多导睡眠监测和警惕性测试仅用于不明确的、严重的或持续的卒中后 EDS/ 睡眠增多症。

卒中后睡眠增多症的治疗通常很困难。然而苯丙胺类、莫达非尼、哌甲酯和多巴胺能药物据报道可以改善症状[81]，溴隐亭可以改善淡漠和睡前行为[78]。应用抗抑郁药治疗相关的抑郁症状也可能有帮助。值得注意的是，哌甲酯（5 ～ 30 mg/d）和左旋多巴（100 mg/d）对卒中后的早期康复都有积极的影响，这种影响部分与觉醒的改善有关[90-91]。

## 不宁腿综合征 / 周期性肢体运动障碍

### 流行病学和影响

根据现有文献中的 8 项研究，可以估计卒中后 RLS 的发生率约为 5% ～ 15%[13, 58, 92-94]。在一项研究中，卒中患者 RLS 的发生率高于对照组[93]。在 SAS-CARE 研究中，通过多导睡眠监测分别在卒中后第 1 周（$n$ = 169 人）和 3 个月（$n$ = 191 人）评估是否发生 PLMS，发现卒中患者中 PLMS 发生率与对照组相似[95]。在最近的一项研究中，卒中后 PLMS 在有 RLS 患者中的发生率高于无 RLS 患者[94]。卒中后发生 RLS 预示着 3 个月和 12 个月的预后较差，生活质量较低[96-97]。

### 影响因素和病理生理学

据报道，卒中后 RLS 与女性、抑郁和血清铁蛋白水平低有关[94]。卒中后 RLS 可能是新发的，也可能是先前存在的疾病。卒中后 RLS 在皮层下（如尾状核）、丘脑和脑桥梗死中更为常见[92, 98-101]。它可能是双侧的，也可能仅累及瘫痪侧[99]。卒中后，PLMS 可能恶化（甚至重新出现）并导致失眠（图 103.3）。PLMS 也可能发生在单侧大脑半球和脊髓梗死后。在一项研究中，1/4 患者的卒中后 RLS 得到自行缓解[92]。

### 诊断和治疗

诊断是根据临床情况做出的。调查问卷（如 RLS 严重程度评分）通常用于评估其严重程度。卒中后 RLS 的治疗尚未得到系统研究，极少数报告表明其对多巴胺能药物有良好反应[92]。

## 昼夜节律紊乱

在 2019 年发表的一项系统综述和荟萃分析中，有 9 项研究评估了卒中后昼夜节律紊乱的发生率[9]，

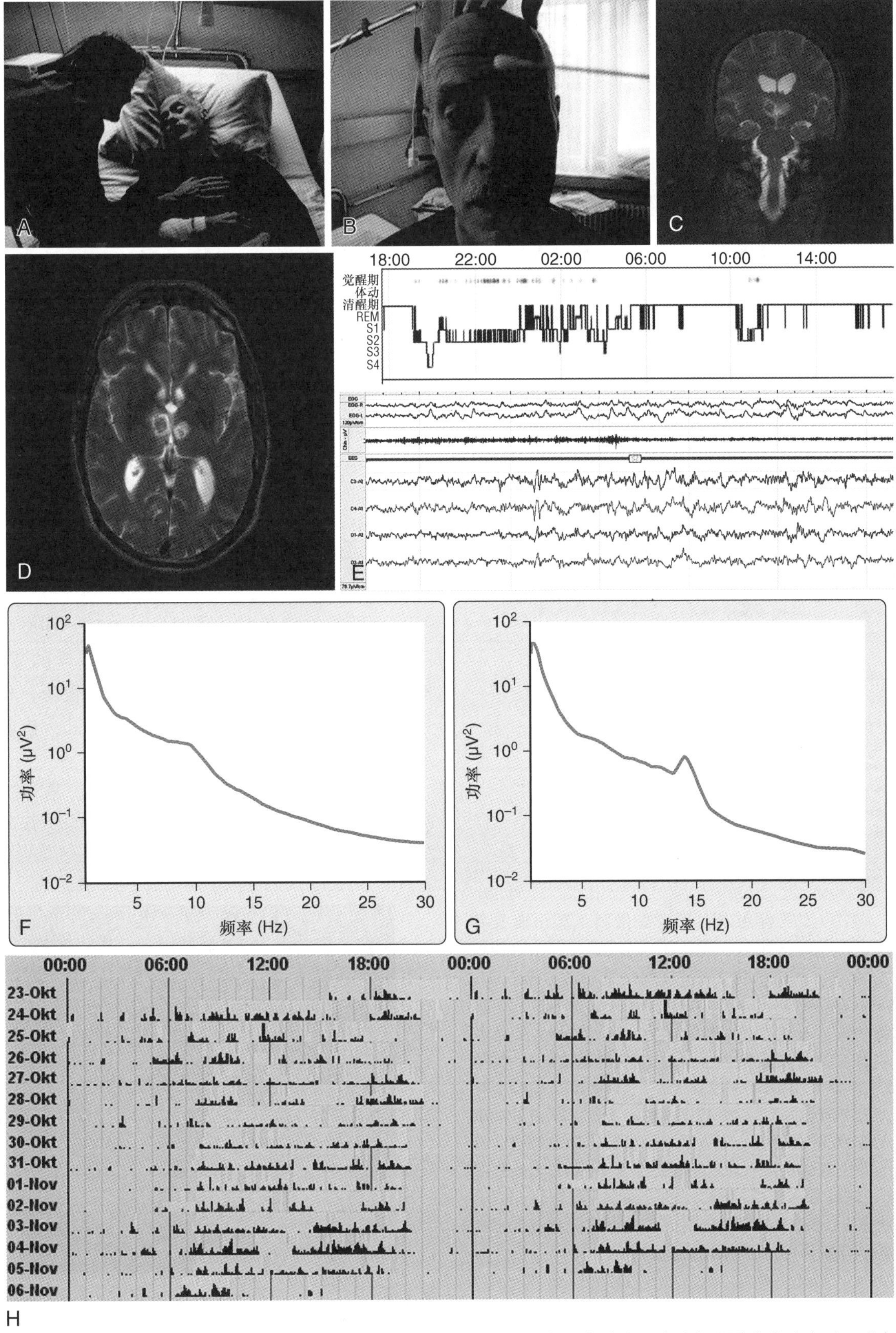


**图 103.5**　双侧丘脑旁正中区梗死后睡眠增多症。一名 65 岁男性患者，最初表现为昏迷，随后出现严重嗜睡（**A**）、垂直凝视麻痹（**B**）、健忘症和时间感知障碍（"Zeitgefühl"）。颅脑磁共振成像（magnetic resonance imaging，MRI）显示双侧丘脑旁正中区梗死（**C**，**D**）。在卒中发病后第 12 天进行多导睡眠监测，频谱分析显示与正常对照（**G**）相比，该患者睡眠纺锤波显著减少（**E**），纺锤波波峰（12～14 Hz 活动）消失（**F**）。在急性期（没有任何心功能不全的征象）观察到严重的中枢性呼吸暂停（呼吸暂停低通气指数为每小时 54 次），但在随后几个月的随访中没有观察到该现象。卒中后第 1 个月进行的体动仪显示，61% 的记录时间（2 周）处于"睡眠状态"（小憩或睡眠）（**H**）。卒中 1 年后，患者仍报告睡眠需求增加（15 h/d）、淡漠，以及注意力和记忆力受损。每天 200 mg 的莫达非尼可以改善其睡眠增多症（Modified from Bassetti，Sleep and stroke. In：Handbook of Clinical Neurology. Sleep disorders，2011.）

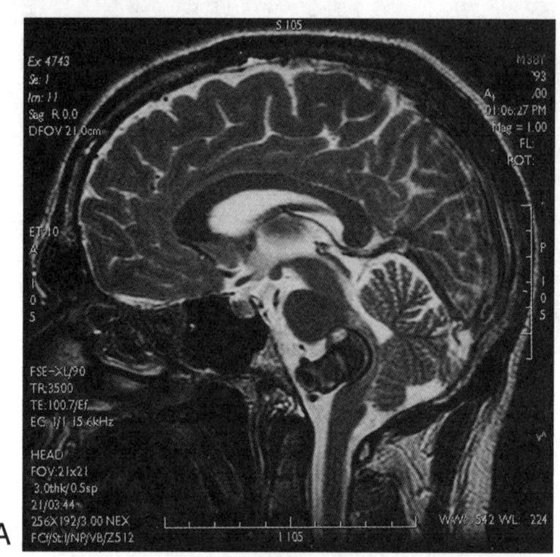


**图 103.6**　一名 39 岁男性患者在经历蛛网膜下腔出血及基底动脉巨大动脉瘤栓塞术后出现脑桥-延髓缺血，导致脑桥延髓梗死，随后出现睡眠增多症 / 日间过度思睡（excessive daytime sleepiness，EDS）（**A**）。临床表现为脑干综合征，伴呃逆，左侧第Ⅸ、Ⅹ和Ⅻ对脑神经麻痹，构音障碍，步态共济失调，以及左侧轻度偏瘫。干预后 EDS 严重（Epworth 嗜睡量表：23/24 分），睡眠需求增加（12 ～ 14 h/d）。夜间多导睡眠监测（图中未显示）：睡眠效率 97%，慢波睡眠占总睡眠时长 8%，无睡眠呼吸暂停，无睡眠周期性肢体运动障碍。日间多次睡眠潜伏期试验：平均睡眠潜伏期为 1 min，无睡眠起始 REM 期。体动仪（**B**）：在 43% 的记录时间（2 周）内处于“睡眠状态”（小憩或睡眠）的时间。脑脊液促食欲素水平正常。患者拒绝接受 EDS/ 睡眠增多症的治疗

绝大多数研究被认为是中等质量的。大多数研究报告了卒中后昼夜节律的改变（通过体动仪或夜间血清褪黑素评估），以及自我报告的睡眠时间类型与较差卒中功能预后的关系。结果表明昼夜节律紊乱与卒中严重程度或功能预后间存在关联[9]。

## 异态睡眠、睡眠幻觉 / 做梦和其他睡眠障碍

据报道，RBD 可发生在脑桥被盖区梗死后[102-103]。一项研究估计，11% 的卒中患者存在 RBD[104]。

脑桥、中脑或丘脑旁正中区梗死患者可能会出现大脑脚幻觉，其特征是复杂的、通常丰富多彩的、梦幻般的视幻觉，尤其是在晚上和睡眠开始时出现（图 103.7）[4，105-106]。大脑脚幻觉可能代表 REM 期睡眠精神活动的释放，并且可能与失眠有关。

Charcot-Wilbrand 综合征患者会丧失做梦的能力，也可能仅限于梦的视觉成分的改变[107-108]。它可发生在顶枕叶、枕叶或额叶深部梗死，这些梗死通常是双侧的[109-111]。患者还经常表现出再认缺陷、地形失忆症和面孔失认症。REM 睡眠可能得到保护[110]。据报道，延髓外侧梗死也会出现失梦伴失眠[64]。卒中后做梦的频率或生动性可能会增加，尤其是丘脑、顶叶和枕叶梗死[111]。

继发于卒中的局灶性（颞叶）癫痫发作可导致梦境-现实混淆或反复噩梦，右侧病变可能更常见[112]。

少数患有严重运动障碍的患者称，在卒中后的几年里，他们的梦中似乎一直保持着正常的运动功能。对这些患者来说，早晨醒来是痛苦的根源；相反，其他患者的运动障碍可能在卒中发生后几天内就显现出来并融入梦中。

其他睡眠障碍包括清醒与睡眠状态间的异常转换，伴梦境-现实混淆，以及对时间的感知改变（称为“Zeitgefühl”，图 103.5 和图 103.7）[113-114]。

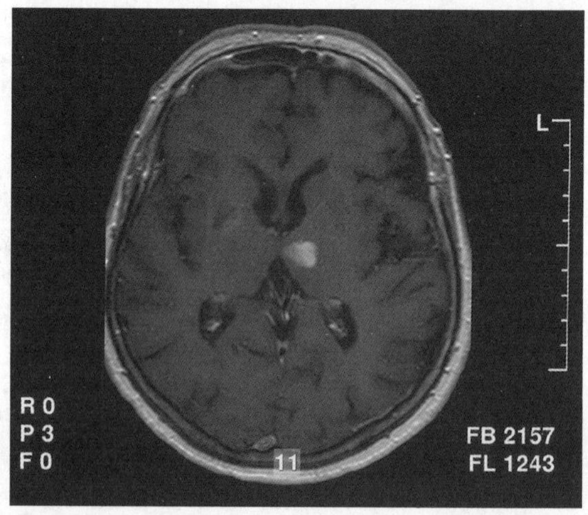


**图 103.7**　一名 62 岁的患者在发生左侧丘脑旁正中区梗死后出现梦境般的幻觉，该患者在没有严重睡眠-觉醒障碍的情况下，临床表现为精神错乱、意志缺乏、命名障碍，以及中重度健忘症。在入院后的前几天，患者反复出现视幻觉和听幻觉，幻觉多以人物（大部分是亲属）形式出现在右侧视野，患者形容这些幻觉就像做梦一样。卒中后 7 个月，患者出现持续的记忆障碍。患者称几乎每天都会出现精神幻觉（“感觉到存在”）以及时间感知错乱（“Zeitgefühl”）

## 卒中后睡眠 EEG/ 多导睡眠监测

在 2016 年发表的一项系统综述和荟萃分析中，有 44 项研究对卒中后患者进行多导睡眠监测 / 睡眠 EEG 评估，其中 15 项研究还包含对照组[48]。该荟萃分析显示，与对照组相比，卒中患者的睡眠较差（表现为睡眠效率较低、总睡眠时间较短、第 2 阶段睡眠时间较少）。该系统综述显示，对卒中早期阶段的研究存在严重偏倚[48]。

卒中后睡眠 EEG 的变化取决于以下因素：①既往状况（如年龄、SDB）；②脑损伤的解剖部位和大小；③卒中并发症（如 SDB、发热、感染、抑郁、焦虑）；④药物；⑤卒中发病后的间隔时间。急性心肌梗死患者也会出现睡眠 EEG 变化，这一事实强调了非脑因素的影响[115]。

几项研究表明，卒中后急性期睡眠 EEG 的变化，如睡眠效率低，纺锤波、慢波睡眠和 REM 睡眠减少，均与功能预后的恶化有关[47，53，116-117]。

与清醒 EEG 一样，睡眠 EEG 在卒中后的急性期也会发生变化，不仅反映整体恢复情况，还反映神经可塑性过程，甚至可以反映治疗干预情况[47，49，51，54-55，118]。

### 幕上梗死

急性幕上梗死表现为非快速眼动（non-rapid eye movement，NREM）睡眠和总睡眠时间减少以及睡眠效率降低[117，119-123]。丘脑和皮层－皮层下梗死时可以观察到纺锤波减少（图 103.5）[56，80，124-125]。单侧丘脑梗死时，睡眠纺锤波可能会被保留[56，80，126-127]。在大脑中动脉供血区梗死的急性期，睡眠纺锤波和慢波偶尔会增加[116，120]。在某些情况下，皮层梗死时慢波睡眠的增加反映了睡眠和清醒时病变区 δ 活动的增加[44，128]。

在实验动物和人类的幕上梗死急性期，均可观察到 REM 睡眠的减少，这与较差的预后有关[53，116，120-121，129]。大面积脑半球梗死后，尤其是右侧，双侧锯齿波均会减少[123]。皮质盲与 REM 减少有关[130]。

在脑半球梗死中，即使是大面积病变（体积大于 50 ml），睡眠 EEG 变化也可随时间推移而恢复[123]。在丘脑旁正中区梗死中，尽管纺锤波 /NREM 睡眠持续减少，但临床仍可以恢复（图 103.5）[56，80]。

### 幕下梗死

中脑梗死可以增加 REM 睡眠。脑桥中脑梗死可减少 NREM 睡眠而不影响 REM 睡眠[62]。单侧脑桥梗死不仅会改变同侧的睡眠 EEG，而且可以选择性地消除 REM 或 REM 睡眠[131-135]。双侧脑桥背侧梗死可以减少 NREM 和 REM 睡眠[84，134，136-139]。单纯的 REM 睡眠缺失可以持续存在数年，而不会伴有明显的认知或行为异常[137-138]。

### 临床要点

- 临床医生应将 SWD 视为卒中的潜在危险因素，以及卒中预后的调节因素。
- 对卒中后 SWD 的研究为我们提供了一个独特的机会，以扩展我们对参与睡眠－觉醒调节相关大脑机制的认识。

## 总结

SWD，包括 OSA、睡眠时间长、失眠、EDS、PLMS（但不是 RLS）和昼夜节律紊乱，是卒中的独立危险因素。在卒中患者中，20% ～ 50% 的患者可观察到 OSA 和非呼吸性 SWD，它们是由先存因素（如年龄）、脑损伤和卒中并发症（如疼痛、情绪变化、体位固定、药物）引起的，并对卒中的病情演变和预后产生负面影响。卒中后睡眠 EEG 的变化可反映梗死解剖部位及严重程度，同时也可反映神经可塑性变化和功能恢复过程。动物和人类的观察结果都支持这样的假设，即睡眠和 SWD 的治疗会对卒中的预后产生积极影响。

## 参考文献和拓展阅读

请扫描书后二维码，获取参考文献和拓展阅读资源。

# 第 104 章 睡眠与神经肌肉疾病

*Kevin S. Gipson*，*Christian Guilleminault*[†]，*Michelle T. Cao*

李莹萱 译 王玉平 审校

章节亮点

- 神经肌肉疾病患者面临睡眠相关问题，包括睡眠呼吸障碍，夜间低通气，严重时出现日间低通气和呼吸功能不全。
- 多种因素可能导致神经肌肉疾病患者睡眠质量和睡眠时长较差。
- 对神经肌肉疾病患者治疗的最大进步来自对睡眠呼吸障碍的有效管理。无创通气支持装置的使用改善了此类患者的发病率和死亡率。

神经肌肉疾病（neuromuscular diseases，NMD）是指由下运动神经元、神经根、周围神经、神经肌肉接头和肌肉组成的运动单元的疾病。

患有 NMD 的患者出现睡眠相关问题的风险更高。虚弱、僵硬和痉挛可能会限制一个人在睡眠中活动和调整体位的能力，从而引起不适、疼痛和睡眠中断。难以保持舒适的姿势可能会导致抽筋、不正常和不受控制的运动，以及虚弱，所有这些也会导致睡眠质量变差。括约肌控制异常可引起夜尿、排尿不全或尿失禁、便秘或排便疼痛。

与睡眠相关的呼吸变化通过损害功能，使得 NMD 患者处于危险之中。在大多数患者中，慢性呼吸衰竭通常发展多年。最初可表现为睡眠呼吸障碍（sleep-disordered breathing，SDB），随后进展为夜间低通气，进一步可出现日间低通气、肺心病，最终出现呼吸衰竭和终末期疾病。在某些疾病中，呼吸衰竭的缓慢进展可能在一段时间内未被发现，因此可能导致这一人群的死亡率增加。

通常，睡眠相关问题对 NMD 患者的影响没有得到足够的重视，主要是因为大多数睡眠医学的医务工作者只接诊到极少数的 NMD 患者。即使在专门的神经肌肉诊所，也只有少数患者被问及他们的睡眠问题或提前接受过睡眠评估[1]。此外，一些睡眠医学专家在处理这些人群中的常见问题时感到棘手，比如痉挛、括约肌功能障碍、疼痛、异常运动和觉醒混乱，这些都会导致睡眠碎片、失眠、睡眠异常、白天疲劳和嗜睡。因此，NMD 患者应受益于多学科的治疗方法，这也应被视为标准的治疗方案。

† 已故。

## 流行病学和遗传学

每种 NMD 都有独特的发病机制和流行病学特征。尽管描述 NMD 总体患病率的可靠累积数据仍难以确定，但加拿大最近的一项研究表明，在死亡率下降的背景下，NMD 的患病率在所有年龄组中每年增加约 8% ～ 10%[2]。许多神经系统疾病，如麦芽糖酶缺乏症、肌病、强直性肌营养不良、Rett 综合征和家族性自主神经异常，都有明确的遗传起源。其他 NMD 可能继发于创伤性、感染性、血管性、恶性或退行性疾病。

虽然有很多研究针对 NMD 患者的睡眠和呼吸异常，但少有大型研究描述这些患者中 SDB 的患病率[3-6]。美国新墨西哥州的一项研究尝试从整个神经肌肉诊所的就诊人群中收集信息[1]。尽管只有 60 例患者（占临床总人数的 20%）有完整的数据，但调查人员发现超过 40% 的患者存在睡眠和呼吸异常[1]。如此高的患病率并不令人惊讶，因为这类患者易受与睡眠相关的肌肉张力和整体通气减少的影响。目前脊髓损伤患者已得到较好的研究。与正常人群相比，脊髓损伤患者具有显著的入睡困难，主观体验的睡眠质量差；他们还经常需要处方助眠剂，睡眠时间更长，小睡更频繁且时间更长，同时出现打鼾的概率更大[7]。

## 病理生理学

在清醒和睡眠时，膈肌是主要的呼吸肌。在非快速眼动（non-rapid eye movement，NREM）睡眠期间，由于化学感觉的改变和呼吸系统阻抗的增加，通气总体减少。

然而，胸腔活动仍然存在（尽管减少），膈肌活动也是如此。膈肌的重要性在快速眼动（rapid eye movement，REM）睡眠中尤为明显。在快速眼动睡眠期间，躯体运动神经元存在突触后抑制，导致肋间肌和其他呼吸肌的张力进一步降低或完全丧失，然而膈肌相对不受影响。任何影响膈肌的病理过程，无论是通过肌病还是破坏其神经支配，都可以显著减少快速眼动睡眠期间的通气和氧合。依赖副呼吸肌呼吸的双侧膈肌麻痹患者，在快速眼动睡眠期间可出现明显的氧饱和度降低[8-9]。快速眼动睡眠相关的肋间副肌抑制导致该阶段严重的低通气。肌肉无力和胸壁受限导致潮气量降低，从而导致持续的微肺不张、肺顺应性恶化和通气 / 灌注不匹配，形成“恶性循环”[10]。

在一些遗传性 NMD 中，肌肉无力可在发育早期开始，干扰颅骨和面部骨骼的正常发育。例如，面部肌肉无力影响上颌骨和下颌骨的生长，导致先天性强直性肌营养不良所见的“长脸”[11]。在恒河猴中，通过结扎实验性地缩小鼻孔大小，使鼻腔呼吸受损，从而导致面部肌肉异常收缩和继发性口面骨生长异常[12-13]。同样，人类鼻腔呼吸受阻会导致咬肌异常收缩，从而限制口面部的生长[14]。牙弓变窄、上颌弓长度减少、前牙反𬌗、上颌骨突出和面部骨骼区域整体变窄是肌肉收缩变化的结果。这些面部骨骼的变化使上气道直径减小，从而增加了其在睡眠时的塌陷性。

根据 NMD 的类型，睡眠相关的呼吸异常可能表现为中枢性呼吸暂停、阻塞性呼吸暂停、鼻腔气流受限或长时间通气不足，或者可能是一种组合而使得治疗难度增加。伴有频繁皮层觉醒的睡眠中断可能是由于某些体位不适、肌肉痉挛、分泌物清除与括约肌控制困难，或与肌肉无力和继发性颅面改变相关的上呼吸道阻力增加。低通气在 NMD 中相当普遍[15]。低通气可导致唤醒、睡眠时间减少，以及因氧气和二氧化碳（$CO_2$）水平变化引起的换气和唤醒反应所导致的睡眠剥夺。虽然这些变化可能在短期内保护通气，但随着时间的推移，对氧气和二氧化碳水平变化的通气反应变得迟钝，导致低通气情况进一步恶化，最终在清醒和睡眠期间均有发生。

# 常见于大多数神经肌肉疾病的临床特征

非特异性主诉，如疲劳加重、白天嗜睡或睡眠中断，通常是成年起病、缓慢发展的 NMD 的微妙的初始表现[1]。这种非特异性主诉也可能是进行性 NMD 的唯一指征。口咽气道清除和胃肠道转运的问题可导致明显的流口水，食管反流，或因误吸或残留分泌物引起的肺部感染。咳嗽机制损害可进一步损伤清除分泌物的能力。

自主神经功能障碍可能表现为对温度或压力异常敏感，伴有使用床单和毯子相关的不适。与其他慢性疾病一样，NMD 患者存在焦虑、抑郁和失眠的风险增加。规定在晚上服用的 NMD 药物可能有警醒作用，而在早上使用的药物可能导致白天嗜睡。总之，慢性 NMD 患者可能有许多干扰睡眠的因素，从而使白天的功能和生活质量恶化。

## 涉及运动神经元的神经退行性疾病

肌萎缩侧索硬化（amyotrophic lateral sclerosis，ALS）是一种涉及上下运动神经元的退行性运动神经元疾病，可导致全身肌肉无力和萎缩。据估计，ALS 影响了大约 0.005% 的美国人口。尽管 ALS 还没有被直接证明影响大脑的睡眠调节区域，但这种疾病的间接影响很可能会导致睡眠中断[16-18]。据报道，17% ～ 76% 的 ALS 患者存在 SDB[19]。呼吸功能正常、膈肌运动反应正常、肌电运动单位保存的 ALS 患者仍可能存在周期性氧饱和度降低的 SDB，且不依赖于睡眠阶段（REM 或 NREM）[20]。然而，呼吸相关的睡眠中断通常不明显，直到膈运动神经元参与和膈肌力量变弱。当膈肌受累时，会发生严重的低通气和低氧血症，几乎所有的患者都需要某种形式的呼吸支持。与觉醒和 SDB 相关的周期性肢体运动可能导致 ALS 患者睡眠中断。部分无呼吸障碍或周期性肢体运动的 ALS 患者仍存在睡眠片段化，且与年龄无关。这表明还有其他因素导致睡眠紊乱，如焦虑、抑郁、疼痛、咳嗽或窒息、分泌物过多、肌肉收缩、痉挛以及无法找到舒适的姿势或在床上自由翻身。端坐呼吸为 ALS 的常见症状，也可能导致睡眠中断[17-18]。

## 脊髓疾病

脊髓灰质炎病毒感染通过损伤颅运动核和脊髓前角细胞，以多种方式攻击神经系统，导致急性麻痹和损害正常呼吸。Plum 和 Swanson 在 1958 年描述了急性期和恢复期脊髓灰质炎患者呼吸的中枢调节异常[21]。随后中枢性、混合性和阻塞性呼吸暂停也有报道[22]。睡眠和呼吸异常不仅见于在睡眠中使用呼吸辅助设备（例如，使用摇床增加通气）的患者，也见于开始使用呼吸辅助设备之前[23]。这些异常包括睡眠效率下降，觉醒频率增加，不同程度的呼吸暂停和低通气。在治疗睡眠和呼吸异常后，许多通常归因于脊髓灰质炎后综合征（postpolio syndrome，PPS）的症状确实有所改善。尽管并非 PPS 的所有症状都可以解释，但白天过度嗜睡和疲劳可能是由睡眠时呼吸异常导致的睡眠质量差所致[24-25]。

脊髓灰质炎可在急性感染后几十年改变中枢和外周呼吸功能，这是 PPS 的一个重要因素[24]。肌肉萎缩和不活动可导致脊柱后凸和通气受限。脊髓灰质炎造成的解剖畸形可能导致慢性疼痛和随之而来的睡眠异常。延髓球部受累可能影响上气道肌肉，导致 SDB 和气道清除问题。据报道，31% 的 PPS 患者有 SDB[24]。快速眼动睡眠潜伏期的延长可能与脑桥被盖受损神经元的恢复时间延长有关[26]。

遗传性代谢性疾病，如亚急性坏死性脑脊髓病（Leigh 病），通常出现在儿童时期，可能与呼吸障碍有关。罕见情况下，这种疾病可能出现在成年期，伴睡眠时呼吸衰竭[27]。当脊髓空洞累及球部和高颈神经元时，可伴有中枢、混合性和阻塞性呼吸暂停[28]。颅底畸形或高颈交界处畸形（颈斜畸形、Chiari 畸形）可引起中枢性和阻塞性睡眠呼吸暂停[29]。

在过去的 30 年里，由于交通事故和军事冲突的增加，创伤性脊髓损伤的频率急剧增加。发病率最高的年龄段是 10 ～ 40 岁，随着长期支持治疗的改善提供更长的预期寿命，脊髓损伤的患病率可能会继续增加[30]。总体来说，颈椎和胸高位脊髓病变的发病率和死亡率更高，特别是在依赖呼吸机的个体中[31-33]。在一项来自斯德哥尔摩的流行病学调查中，肌肉痉挛、疼痛、感觉异常和排尿问题被认为是导致睡眠障碍的最重要原因[7]。

四肢瘫痪患者脊髓病变越高，损害越明显，不仅表现为膈肌、肋间肌、腹肌无力，还表现为咳嗽等喉肺廓清反射受损[32-33]。与自主神经功能障碍相关的胃肠道问题，包括胃肠运动障碍和反流恶化常见。此外，脊髓损伤增加了神经源性肥胖的发生[33a]。所有这些因素加在一起会损害呼吸，尤其是在睡眠时[31, 33]。高位脊髓损伤可中断调节褪黑素分泌的颈上交感神经节的通路[34-35]。

脊髓损伤患者使用的药物（抗痉挛药、镇痛药、治疗自主神经功能异常的药物、精神活性物质）也会扰乱睡眠和清醒。颈椎损伤的一个重要特征是在损伤后第 15 天至第 13 周之间，通常在患者从急性护理环境中出院后，出现睡眠期间进行性通气障碍。正如在一项针对中下颈椎脊髓损伤患者的队列研究的报道，这一恶化可能导致睡眠期间死亡的比例更高[36]。

## 多发性神经病

与 SDB 相关的最常见的多发性神经病是 Charcot-Marie-Tooth 病（CMT）[37]。CMT 的特点是周围神经和神经根的慢性变性，导致远端肌肉萎缩，从足和腿开始，随后波及手部。SDB 可能发生在这些患者中，这是由于咽神经病变导致上气道阻塞（阻塞性呼吸暂停，上气道阻力综合征）或继发于膈肌功能障碍[38-39]。继发性自主神经病变，例如与未控制的 1 型糖尿病相关的病变可能与对 $CO_2$ 的化学敏感性受损有关，尽管其对睡眠和呼吸的影响并不一致[40]。

## 神经肌肉接头疾病

重症肌无力（myasthenia gravis，MG）是一种神经肌肉连接处的自身免疫性疾病，可导致骨骼肌无力和疲劳。睡眠时可能出现呼吸异常（由于膈肌或咽肌无力）。MG 患者发生与睡眠相关的通气问题的危险因素包括年龄、限制性肺综合征、膈肌无力和日间低血压[41]。病程较短的年轻患者不太可能出现与睡眠相关的低通气或低氧血症，而体重指数增加、总肺活量异常和日间血气异常的老年患者更容易出现呼吸不足或呼吸暂停，特别是在 REM 睡眠期间[42-43]。在一项研究中，60% 的 MG 患者被诊断为睡眠呼吸暂停，即使处于临床稳定阶段[44-45]。Nicolle 等[46]在一项前瞻性研究中发现，阻塞性睡眠呼吸暂停（obstructive sleep apnea，OSA）是主要的异常，发生在 36% 的 MG 患者中，与年龄、男性、体重指数升高和皮质类固醇的使用有显著关联。

其他可扰乱睡眠的 NMD 包括先天性肌无力综合征、肉毒杆菌中毒、高镁血症和蜱麻痹[47]。在这种情况下，仔细了解病史对诊断非常有帮助。呼吸困难随着活动而加重，清晨头痛、阵发性夜间呼吸困难、睡眠碎片化和白天嗜睡是 SDB 在这些综合征中最常见的症状。

## 肌肉疾病

### 强直性肌营养不良

强直性肌营养不良（myotonic dystrophy，MD）是一种常染色体显性遗传病，可引起肌强直、肌肉无力和白天嗜睡。此病累及面部、咬肌、提睑肌、胸锁乳突肌、前臂、手部和胫骨前肌。因此，MD 在某种意义上是一种远端肌病。然而，咽部和喉部肌肉也可能受累，以及呼吸肌，特别是膈肌。

中枢神经系统异常也发生在 1 型和 2 型 MD 中（1 型更严重），通过不同的机制导致白天睡眠过多[11, 48-49]。例如，丘脑背内侧核的神经退行性变可导致以冷漠、记忆丧失和智力退化为特征的内侧丘脑综合征。在多次睡眠潜伏期试验中，中隔背核和中央上核的 5- 羟色胺神经元的缺失，以及下丘脑的下丘脑分泌素–促食欲素系统的功能障碍，可导致睡眠潜伏期短和睡眠起始快速眼动期[48-51]。白天嗜睡在 MD 患者中尤为常见，发生率为 33% ～ 77%，并且与较低的生活质量评分相关[52-53]。

累及呼吸肌可导致 SDB，包括以快速眼动睡眠为主的肺泡通气不足、阻塞性呼吸暂停和中枢性呼吸暂停[54-56]。然而，MD 中 SDB 异常的发生并不仅仅是由肌无力引起的。将 MD 患者与非肌强直性呼吸肌无力患者进行比较，MD 患者的通气不足和呼吸暂停（中心性和阻塞性）发生频率高于具有相同程度肌无力（通过最大吸气和呼气压力测量）的非肌强直性呼吸肌无力患者[57]。这一发现提示中枢神经系统对呼吸控制的改变是 MD 患者呼吸异常的原因之一。

同样，对缺氧和高碳酸血症的通气反应降低以及对镇静药物的极度敏感表明了 MD 呼吸障碍的中心起源[58-59]。鉴别诊断需要进一步的检查。评估呼吸控制的一个标准技术是评估动脉二氧化碳增加时的通气增加反应。然而，当呼吸肌无力时，如 MD，可能很难解释通气反应减弱。也就是说，化学感受器活性和传递给呼吸肌的传出信号可能完好，但虚弱或低效的呼吸肌可能无法对高碳酸血症或低氧刺激产生正常的通气反应。另一种评估呼吸中枢输出损伤的方法是测量短暂性阻塞呼吸开始时的口腔压力（闭塞压力，$P_{0.1}$）[60-61]。MD 住院患者在休息和刺激呼吸时的 $P_{0.1}$ 可能与对照组一样高或更高，尽管总体通气量较低[59, 62]。尽管通气整体较低，但跨膈压（Pdi）仍较高，这提示呼吸系统阻抗增加导致通气不能完全转化或呼吸中枢输出量增加。

皮层磁刺激结合膈神经记录也可以用来测试皮质脊髓束到膈肌运动神经元通路，是诊断和监测中枢呼吸驱动受损患者的可靠方法[63-64]。经皮质和颈部磁刺激的使用表明，超过 20% 的 MD 患者存在中枢呼吸驱动受损[64]。在伴有肺泡通气不足的 MD 患者中，背侧中央、腹侧中央和三叉神经下延髓核的神经元缺失，以及脑干被盖区严重的神经元缺失和胶质增生，也支持中枢异常[65-66]。

MD 患者的另一个问题是生命早期的口面部生长障碍。颅面肌无力会在发育过程中对骨骼生长产生负面影响，尤其是涉及刺激生长区域的颅面肌，例如通常在 15 岁左右变得不活跃的颌间透明软骨结合。由于肌肉无力，MD 患者颅面结构的发育受损。这些患者可能比正常人有更多的面部垂直生长，因此在腭架之间测量的上颌弓和腭相对狭窄，深度更深。由于上颌骨和下颌骨变小，这些颅面变化可能导致阻塞性睡眠呼吸暂停的发生，从而限制了上呼吸道的大小，导致睡眠时上呼吸道塌陷。

### 其他肌病

睡眠和呼吸异常已被报道发生在一系列孤立的 NMD 患者中，如先天性肌病（线状或先天性纤维型失调肌病）或代谢性肌病（线粒体肌病，如卡恩斯-塞尔综合征和酸性麦芽糖酶缺乏症）[67-71]。在所有这些病例中，呼吸控制和呼吸模式都有各种改变，包括通气不足、阻塞性呼吸暂停和中枢性呼吸暂停。所有伴有口面部无力的遗传性肌病都有类似的骨生长受损的风险，特别是在上颌骨和下颌骨上，正如在 MD 患者中[13-14]。严重的中枢性睡眠呼吸暂停和明显的低氧血症，特别是在快速眼动睡眠期间，导致缺氧性肺动脉高压、日间过度思睡、心力衰竭、清晨头痛和罕见的夜间癫痫发作，可能见于先天性肌肉萎缩症患者[72]。Thomsen 病（先天性肌强直）也有 OSA 的描述[73]。

肌病如进行性假肥大性肌营养不良（duchenne muscular dystrophy，DMD）可引起限制性肺疾病和胸壁畸形[74-75]。这些改变还会导致通气功能障碍、睡眠碎片化、高碳酸血症和低氧血症（在快速眼动睡眠时更严重）、畸形、慢性疼痛和不适[76-77]。在患有 DMD 的儿童中，SDB 呈双模态表现，其中 OSA 在 10 岁以下的儿童中更为常见[78-79]。在年龄较小的 DMD 患儿中，腺扁桃体切除术可以改善 OSA，而在已经出现通气不足的年龄较大的患儿中，无创通气可以更好地控制 OSA。年轻 DMD 患者可能易发生与慢性糖皮质激素治疗相关的中心性肥胖[80]。总体而言，DMD 患者睡眠效率显著下降，快速眼动睡眠潜伏期增加，总快速眼动时间减少，呼吸暂停低通气指数恶化（特别是阻塞性呼吸暂停）[81]。

酸性麦芽糖酶缺乏症可引起 SDB，在其他骨骼肌无力之前，膈肌就会出现迅速而显著的损害[82]。事实上，SDB 和继发性白天疲劳可能是肌病的症状[82]。

面肩肱型肌营养不良（facioscapulohumeral muscular dystrophy，FSHD）是一种常染色体显性疾病，是继 DMD 和 MD 之后第三种最常见的肌肉营养不良形式。Della Marca 等[83]对 FSHD 患者进行了评估，发现睡眠质量受损与疾病的严重程度直接相关。在 46 例 FSHD 患者中，27 例有打鼾，12 例有睡眠呼吸暂停[83]。

## 诊断性评估

有效的诊断策略将根据神经系统疾病的类型、感觉和运动损伤的程度以及由此导致的残疾、相关的自主神经缺陷以及疾病对患者情绪的影响来确定。了解患者与社会和家庭的互动是制定可行治疗决策的一个至关重要的因素。需要详细的睡眠病史，以概述睡眠相关问题的严重程度和类型。即使临床医生注意到 NMD 人群中睡眠呼吸障碍的风险增加，对该人群进行睡眠呼吸障碍筛查的努力也可能会因其独特的特性而受阻。在 NMD 的 SDB 早期表现中，患者通常不困倦，因此 Epworth 评分可能不是一个有用的筛查工具[84]。一般评估还应确定疼痛和不适的程度（特别是在仰卧位和睡眠时），清醒和睡眠时是否存在括约肌问题和泌尿或消化功能障碍，以及清醒时已经存在和睡眠时怀疑存在的自主神经功能障碍的证据。特别是患者报告的端坐呼吸（例如，躺在床上或躺在浴缸里时呼吸困难的感觉）是一个明显的筛查发现，可能提示膈肌无力。其他额外的诊断测试可以补充对 NMD 患者睡眠的评估。这些包括残疾指数量表、睡眠障碍问卷、睡眠日志或活动记录仪（有助于调查 24 h 内的日常节律和睡眠-觉醒障碍）。重度呼吸功能不全问卷是一种多维健康相关的生活质量工具，可用于辅助通气的 NMD 患者[85]。

临床医生应仔细检查患者的颅面异常，包括高而窄的硬腭、牙齿拥挤、舌压痕，以及用于评估上呼吸道大小的 Mallampati 和 Friedman 评分量表[85-86]。所有患者在首次就诊时均应进行常规肺功能［肺活量测定、最大吸气压（maximal inspiratory pressure，MIP）、最大呼气压（maximal expiratory pressure，MEP）］和气体交换［动脉氧分压（$PaO_2$）和动脉二氧化碳分压（$PaCO_2$）］测量。直立和仰卧 15 min 后的静态肺容积测量经常显示由呼吸肌无力，特别是膈肌无力引起的显著变化。用力肺活量（forced vital capacity，FVC）小于预测值的 50%，$PaCO_2$ 大于 45 mmHg，且基础超过 4 mmol/L 或更高表明存在明显的通气障碍，（至少）应实施夜间无创通气支持。如果患者表现出提示早期夜间呼吸障碍的征象，特别是如果 FVC 预测值大于 50% 或其他日间呼吸功能测试（MIP、MEP）最低限度受损或在正常范围内，则应考虑进行夜间多导睡眠检查。仰卧位吸气肺活量测量值分别低于 70%、50% 和 25% 可能会导致快速眼动睡眠期间、夜间和白天的通气不足[3, 75, 87]。膈肌强度最好通过 MIP、从直立到仰卧的 FVC 测量、正式的夜间血氧仪记录和 $PaCO_2$ 测量相结合来监测[88]。尽管 MIP 是 NMD 患者膈肌强度的重要替代指标，但由于延髓球部和面部无力、患者的用力欠佳以及使用 MIP 接口的困难，可能会对准确测量产生不利影响[89]。在这些情况下，“嗅”鼻吸气压（“sniff” nasal inspiratory pressure，SNIP）可能会有所帮助。平均吸气和呼气压力以及咳嗽峰值流量还可以帮助进一步了解患者的咳嗽强度和清除气道分泌物的能力（表 104.1）。

对于处于疾病早期的患者，夜间多导睡眠监测是确定其睡眠和呼吸情况的关键（详见第 201 章）。参与的实验室评估允许进行重要测量，如经皮或呼气末 $CO_2$，从而可以连续跟踪睡眠期间的通气，并指导夜间辅助通气的决策[89a]。值得注意的是，由于大

**表 104.1　呼吸功能不全的诊断检测**

| 检测 | 推荐 | 考虑 |
|---|---|---|
| 肺功能检测 | 是 | |
| 仰卧位肺功能检测 | 是（常规直立肺功能检测） | |
| 最大吸气压和最大呼气压 | 是 | |
| 咳嗽峰值流量 | 是 | |
| 含有 $CO_2$ 监测的夜间多导睡眠图（$Tcco_2$，$Etco_2$） | 是（常规肺功能检测） | |
| 嗅鼻吸气压力 | | 是 |
| 动脉血气 | | 是 |
| 夜间脉搏血氧测定 | | 是 |
| 血清碳酸氢盐 | | 是 |

$CO_2$，二氧化碳；$Etco_2$，呼气末二氧化碳；$Tcco_2$，经皮二氧化碳

多数睡眠实验室不再常规纳入食管测压或膈肌电图，NMD 的膈肌无力可能会被误解为中心性或阻塞性呼吸暂停[90]。Ⅰ级参加的实验室多导睡眠监测仍然是已知或疑似 NMD 儿童的护理标准[91]。不建议 NMD 成人患者进行家庭睡眠检测。

## 神经肌肉疾病患者睡眠异常的治疗及后遗症

NMD 医学管理的一些最大进步来自夜间或日间通气功能障碍的早期诊断和及时实施 NIV[92]。这些患者的目标是恢复正常的睡眠结构，随后改善睡眠、白天功能和生活质量。简单的措施，如床上用品，往往被忽视。专用的床和床垫可以方便地改变体位，避免压力点处的皮肤损伤，并提供节段性的膨胀或收缩（例如，气垫），从而改善自主神经功能障碍、痉挛、痉挛性收缩和僵硬。应该尽最大努力减少任何形式的痛苦和不适。异常行为和觉醒混乱的治疗可能需要使用镇静剂，如苯二氮草类药物，但只有在仔细评估通气功能和与睡眠相关的异常呼吸恶化的风险后，才应考虑这种治疗。睡眠期间呼吸异常的治疗应基于多导睡眠监测的结果，并应定期随访进行调整，同时考虑临床症状和多导睡眠监测的相关研究。各种疗法均可以改善夜间低通气或抵消随之而来的氧饱和度下降。

辅助供氧已用于缓解 DMD 住院患者与 REM 睡眠相关的氧饱和度降低，但未明显改善睡眠[93]。反复的夜间缺氧可加重肌无力，进而引起进一步的氧饱和度下降，而低氧血症的逆转可使肌无力进展停止。

在 1 例接受夜间氧疗的酸性麦芽糖酶缺乏症患者中，低氧血症和肌无力在 8 年期间未进展[94]。由于大多数低通气发生在 REM 睡眠期间，使用三环类抗抑郁药物抑制 REM 睡眠是一种理论上的选择。在一项针对 DMD 患者的小型研究中，protrityline 显著改善了夜间血氧饱和度[95-96]。然而，抗胆碱能副作用限制了这种疗法的广泛应用。吸气肌训练改善了 1 例酸性麦芽糖酶缺乏症患者清醒状态的呼吸，夜间氧饱和度也有明显改善。

在儿童中，有两种综合征有较高的睡眠低通气发生率：DMD 和脊髓性肌萎缩。这两种情况都会导致睡眠期间进行性通气不足，随着病情的发展，还会导致清醒时的通气不足。在这个年轻的年龄组中，开始气道清除和引进能够保持或增强肺生长和胸壁灵活性的无创通气支持的适当时间必须仔细评估。必须评估机械负荷和呼吸肌能力之间是否存在不平衡，因为可能会出现疲劳，导致呼吸衰竭。吸气肌训练能显著改善这些患者的呼吸参数[97]。由继发于遗传性全身性肌营养不良的肌肉收缩异常导致的口面骨发育受损的儿童可能受益于肌功能再教育（例如，口面部肌肉练习，旨在改善吸、咀嚼、吞咽和鼻腔呼吸）[98-99]。

明智地使用促进清醒的药物，如莫达非尼或阿莫非尼，可以提高白天的警觉性，而不会扰乱夜间的睡眠。对 MD、ALS 和多发性硬化症患者的研究表明，莫达非尼对改善白天疲劳有益[100-102]。巴氯芬可以减少肌肉痉挛，帮助夜间睡眠，但可能会加重白天的嗜睡。用阿片类药物治疗疼痛可能会诱发睡眠低通气或中枢性睡眠呼吸暂停，使 SDB 的治疗复杂化。

## 无创气道正压通气

自脊髓灰质炎流行以来，机械通气一直是支持通气的主要手段。在过去，摇动床、负压“铁肺”呼吸机、通过气管切开术的正压通气和铁甲通气都是长期的选择[103]。然而，所有这些选择都很麻烦，严重限制了患者的行动能力，并可能产生不必要的并发症。相应地，其他形式的辅助通气已经被开发出来，包括膈神经起搏和无创正压通气（noninvasive positive-pressure ventilation，NIPPV）装置[104-105]。

正压通气（positive airway pressure，PAP）设备，包括具有备用呼吸频率的双水平治疗，以及通过可变吸气压力支持的以潮气量和每分通气量为目标的先进 PAP 设备，已用于治疗 NMD 的通气不足。低通气的治疗需要足够的潮气量和维持每分通气量来有效地清除 $CO_2$，这就是为什么持续气道正压通气（continuous positive airway pressure，CPAP）在治疗低通气方面的作用有限。双水平治疗作为无创呼吸机和支持通气的同时，还可以治疗晚期 NMD 患者常见的 $CO_2$ 潴留。夜间睡眠时可将低流量氧送入鼻罩，但通常不需要，也不常规推荐。CPAP 禁用于 NMD，因为它会增加呼吸做功。

在过去的 20 年里，NIPPV 显著改善了 NMD 的自然病程，现在被认为是呼吸障碍的一线干预措施。NIPPV 已被证明可以改善 NMD 患者的生活质量和提高生存率[106-110]。在 PPS 中，预期寿命延长的中位时间超过 20 年。在 2 型和 3 型脊髓性肌营养不良、DMD 和酸性麦芽糖酶缺乏症患者中，预期寿命的中位改善时间为 10 年。在 MD 中，预期寿命的中位改善时间是 4 年，在 ALS 中是 1 ～ 2 年[101，111-112]。与气管造口通气相比，通过鼻接口和便携式呼吸机进行 NIPPV 是目前首选的辅助通气方式，因为它操作更简单，更舒适，并且降低了成本。

随着脊髓灰质炎在世界大部分地区的根除，ALS 已成为使用 NIPPV 治疗的最常见的 NMD。在唯一一项证明无创通气支持价值的随机对照临床试验中，有端坐呼吸、最大吸气压低于预期的 60% 或有症状的日间高碳酸血症的 ALS 患者，NIPPV 显著改善了无严重延髓球部功能障碍患者的生活质量、睡眠相关症状和生存率[106]。NIPPV 现在是护理标准，建议在研究开始之前实施。NIPPV 带来的改善仍然大于目前任何药物疗法所能达到的改善程度。因此，对于姑息指征，NIPPV 在 ALS 患者中的试验可能是必要的，甚至在那些有严重的延髓球部功能障碍的患者中。最近的研究也显示，NIPPV 在严重延髓球部受累患者中具有良好的耐受性[113]。

患者在睡眠期间可能需要更多的通气支持，特别是进行性肌肉和膈肌无力的情况下。先进的 NIPPV 设备专门用于治疗睡眠期间的低通气，其目标是潮气量或每分通气量［例如，平均容积保证压力支持（average volume-assured pressure support，AVAPS）和智能容积保证压力支持（intelligent volume-assured pressure support，iVAPS）］[114]。容积保证装置可根据患者的呼吸循环一次又一次地调整压力支持，可适应疾病严重程度的变化，因此是睡眠低通气或进行性呼吸功能不全的理想选择（进一步讨论见第 140 章）。容积保证压力支持（VAPS）通气使用专有算法来动态调整压力支持，以满足患者的呼吸需要。较新的设备还提供自动滴定呼气气道正压（expiratory positive airway pressure，EPAP），已被证实不劣于固定 EPAP 设置，并且有望更好地维持整个夜间的气道通畅[115-116]。通过双水平 ST（自发定时）和 AVAPS PAP 方式对 NMD 患者进行序贯滴定的研究表明，AVAPS 可改善潮气量、NREM 最低点周围毛细血管血氧饱和度、呼吸速率、经皮二氧化碳和觉醒指数[117]。

适应性伺服通气（adaptive servoventilation，ASV）是一种反循环的 PAP 装置，当阿片类药物摄入因中枢性呼吸暂停数量多而使临床表现复杂化时，在通气不足不显著的情况下，应考虑 ASV[118-119]。然而，ASV 通常禁用于 NMD，因为其算法的目标是比患者自身通气更低的每分通气量或峰值流量，导致睡眠期间一定程度的通气不足。在弥漫性肌病的情况下，ASV 也禁用于心脏射血分数低的患者。

选择 NIPPV 时设置的选择会影响 NMD 患者的睡眠结构和质量。强烈建议根据个人的呼吸强度调整设置（可根据使用的便携式呼吸机进行选择），而不是通常的或默认的参数，这与更好的夜间气体交换、快速眼动睡眠百分比和睡眠质量有关[120]（表 104.2）。例如，AVAPS 模式需要根据患者的理想体重（ideal body weight，IBW）计算预先确定的潮气量，建议使用 6 ～ 8 ml/kg 的 IBW 而不是实际体重。然而，如果胸腔和腹部肌肉较弱，患者推荐的容积设置可能过高，在胸部扩张时可能会出现疼痛，在这些情况下，我们建议将预定的潮气量减少到 6 ～ 7 ml/kg（IBW）。

另一个可能直接影响患者舒适度和依从性的参数是“压力上升时间”（1/10 s 内气流从呼气到吸气的速度）（译者注：即吸气压力上升至目标压力的时间）。它是根据胸肌无力的严重程度、肺膨胀能力和气道中积累的分泌物量来调整的。吸气时间是另一个重要的参数，如果设置得当，可以防止吸气周期过早结束。NMD 患者可能能够自发触发，但呼吸肌无力可能阻止实现完整吸气周期的能力，因此患者的自发吸气周期可能过早切断。当这种情况发生时，可能无法提供完整的潮气量。我们建议在稳定的门诊患者中，吸气周期至少为 1.0 ～ 1.5 s。对于某些设备，吸气时间仅在压力控制模式下被激活，而在其他设备中，临床医师能够设定最低和最高吸气时间，因此保证了最低吸气持续时间。我们强烈建议临床医生熟悉给定设备的算法和技术特征，因为这对有效的通气管理很重要[121]。

**表 104.2　神经肌肉性呼吸衰竭的无创气道正压通气（NIPPV）设置建议**

| 设置 | 推荐 |
|---|---|
| 模式 | 自主 / 时间，压力控制，± 容积保证压力支持 |
| 呼气气道正压 | 低 |
| 自动呼气气道正压 | 无（使用呼气气道正压设置） |
| 吸气气道正压 / 压力支持 | 中到高 |
| 潮气量 | 6 ～ 8 ml/kg（理想体重） |
| 压力上升时间 | 中等到缓慢（对于延髓球部无力） |
| 吸气时间 | 长 |
| 备份速率 | 是 |
| 平均容积保证压力支持（如果有） | 中等 |
| 触发敏感性 | 高 |
| 周期敏感性 | 低 |

NIV 面罩界面的选择是成功治疗中一个微妙且常被忽视的方面。治疗引起的上气道阻塞与 ALS 患者和其他 NMD 患者使用口鼻面罩相关，并且可能与舌或下颌后移位相关[122]。对于 NMD 患者，鼻罩或枕头接口可能更可取，因为它们与舒适性和依从性改善有关，并且不会带来严重阻塞的风险。NMD 患者可能会因咬肌无力而习惯性口呼吸，因此可能需要对一定程度的漏气 / 口腔压力释放进行耐受[88]。

许多患者受益于日间通气支持，这可能有助于维持通气和维持肺容量复张，以及保持咳嗽和吞咽力量[123-125]。咬嘴通气（mouthpiece ventilation，MPV），又称小口通气，在 NMD 患者中是一种有用的日间辅助呼吸支持，通过小咬嘴的“小口”正压，允许按需的正压以促进白天的呼吸堆积和肺容量恢复[126]。MPV 是一种非侵入性选择，仅适用于特定的便携式呼吸机，可设置为白天和晚上使用两种或更多不同的模式。MPV 在 DMD 人群中取得了成功，因为 DMD 患者的球部损伤相对较少。在 DMD 患者中，MPV 已被证明可以预防低通气和气管切开，保存 FVC、咳嗽、语言和吞咽力量[148]。对于 ALS，MPV 可以成功治疗无延髓球部无力的患者[150]。

与绕过上气道的气管插管或气管切开术不同，NIV 需要上气道通畅才能有效通气[121]。因此，我们建议始终保持较低的 EPAP，在 4 ～ 6 cm $H_2O$，以维持上气道通畅。高 EPAP 可增加呼气时的呼吸功。除了确定适当的吸气和呼气压力外，建议在严重通气不足或患者无法持续触发支持时，需要一个备用呼吸频率来增加通气[80]。备用频率通常设定为每分钟 10 ～ 12 次呼吸，但需要根据综合征的严重程度和演变进行调整。NIPPV 的使用显著改善了 NMD 患者的生活质量和死亡率，并使患者能够重返工作甚至旅行，这在以前是不可能实现的，因为患者需要依靠摇摆床或气管切开进行夜间呼吸支持。

## 辅助夜间通气的决策

夜间 NIPPV 应在夜间通气不足时开始。低通气的临床症状和生理指标可评估疾病严重程度，并有助于决定是否启动夜间 NIPPV。患者通常首先出现夜间低通气，然后出现日间低通气并伴有相关临床症状，可导致急性呼吸衰竭。

在夜间睡眠研究中，通过潮气末二氧化碳或经皮二氧化碳连续监测动脉二氧化碳是必要的，以记录夜间低通气，这可能只发生在 REM 睡眠期间。动脉血气和血清化学测定可以记录日间低通气：动脉血二氧化碳（$PaCO_2$）升高、动脉血氧（$PaO_2$）降低、pH 相对正常和血清碳酸氢盐升高。许多临床医生考虑在动脉 $PaCO_2$ 大于 45 mmHg 且动脉 $PaO_2$ 小于 70 mmHg 时开始 NIPPV。单独的夜间血氧饱和度变化不足以决定患者是否需要呼吸辅助。然而，持续的夜间低氧饱和度可能是夜间低通气的一个指标。

总之，对于严重进行性 NMD 的治疗，长期以来已达成共识，其中呼吸衰竭在疾病的自然史中发挥重要作用[127-128]。自 20 世纪 80 年代引入 PAP 以及随后不久引入 NIV 以来，无创通气支持对 NMD 患者的积极影响变得非常明显。引入 NIPPV 的最有效时间是 SDB（包括夜间低通气）发生时。可以认为，当肺功能下降时（如 FVC ＜ 50% 预测值）启动无创通气为时已晚，我们错过了在早期呼吸障碍开始时进行干预的机会。必须考虑生活质量和家庭 / 照护者支持等问题。当开始 NIV 治疗时，密切随访以确保最佳的早期体验和促进适应是培养依从性的核心，患者家庭 / 照护者教育也是如此[129]。每位患者都必须详细评估，临床医生必须牢记，夜间（以及后来的 24 h）通气只能治疗这种疾病的一个方面（尽管很重要）。

展望未来，新兴的药物疗法在改善 NMD 中肺功能下降的通常进程方面提供了巨大的希望。接受外显子跳跃药物 eteplirsen 治疗的年轻 DMD 患者，与对照组相比，通过 FVC（% 预计值）测量的呼吸肌功能下降显著较少[130-131]。在一项研究中，脊髓性肌萎缩患儿自婴儿期开始接受鞘内反义寡核苷酸 nusinersen 注射治疗，在大约 3 年的随访中，所有患儿都仍然存活，并且没有人需要永久性的通气支持[132-133]。这些卓越的医学疗法和其他进步最终将如何影响 NMD 住院患者呼吸和睡眠的复杂相互作用还有待观察，但毫无疑问，这在未来将是睡眠医学专家的一个充满活力的领域。

## 临床要点

- 对于 NMD 患者来说，睡眠是一种脆弱状态，因为正常的 REM 睡眠相关的通气变化由于肌肉无力而被放大，从而导致低通气和氧饱和度下降。
- 除了睡眠呼吸障碍外，痉挛、分泌物清除不良、括约肌功能障碍、无法翻身、疼痛和自主神经功能障碍也可能干扰睡眠。所有这些因素都会损害睡眠，加重日间残疾。
- 无创通气是 NMD 呼吸系统受累患者的金标准治疗方法，可降低发病率，提高预期寿命。
- 引入无创通气支持的最有效时间是睡眠呼吸紊乱发生时，包括 REM 期和 NREM 期睡眠低通气。
- 持续气道正压治疗是神经肌肉性呼吸无力患者的禁忌。根据呼吸受累的阶段，建议使用带备用呼吸频率的呼吸辅助装置或便携式呼吸机。
- 更新的先进无创通气模式，如保证容量的压力支持，被频繁用于 NMD 患者的通气不足（尽管与基本的双水平气道正压通气模式相比，优越性的证据有限），因为它以潮气量或每分通气量为目标，因此可以治疗低通气和二氧化碳潴留。
- 整夜多导睡眠监测仍然是诊断夜间呼吸障碍的金标准检查，但它不是启动无创通气支持的必要检查，而应该根据呼吸障碍的分期。

# 总结

NMD 包括伴有运动系统损伤的中枢和周围神经疾病。NMD 患者的残疾在睡眠中加重，睡眠异常和继发的日间功能损害进一步降低生活质量。夜间睡眠中断可由与虚弱、僵硬或痉挛相关的疼痛和不适引起，这些疼痛和不适限制了运动和姿势。自主神经功能障碍、括约肌控制不良、分泌物清除困难以及睡眠期间异常的运动和行为也可能导致睡眠中断。最重要的是，与睡眠有关的换气不足在 NMD 中很常见，忽视这一点可能会导致死亡。日间评估将确定残疾的严重程度，但可能无法确定睡眠相关障碍的存在及其严重程度。白天疲劳和困倦的非特异性症状可能表明这些患者睡眠不佳。持续监测 $CO_2$ 的多导睡眠图是唯一能够客观识别和评估睡眠相关障碍及呼吸功能障碍严重程度的检测方法。在白天呼吸障碍发生之前，及早发现和治疗与睡眠有关的问题，这些患者可以获得更好的生存和生活质量。

## 参考文献和拓展阅读

请扫描书后二维码，获取参考文献和拓展阅读资源。

# 第 105 章 阿尔茨海默病和其他痴呆

Dominique Petit，Erik K. St Louis，Diego Z. Carvalho，Jacques Montplaisir，Bradley F. Boeve

杨晓桐 译 王玉平 审校

## 章节亮点

- 本章概述了轻度和重度认知障碍中的睡眠障碍、睡眠结构和微结构的特征，包括遗忘型和非遗忘型轻度认知障碍、阿尔茨海默病、进行性核上性麻痹、帕金森病、路易体痴呆、血管性痴呆、亨廷顿病、克雅病和额颞叶痴呆。
- 本章回顾了近年来阐述睡眠状态与神经退行性疾病之间双向关系的研究，包括睡眠状态如何影响中枢神经系统中蛋白质生物标志物的转化，这可能影响神经退行性疾病的发病机制。
- 某些睡眠障碍，包括合并轻度认知障碍的快速眼动期（rapid eye movement，REM）睡眠行为障碍（sleep behavior disorder，RBD），大大增加了患痴呆和帕金森病的风险。
- 对痴呆患者的睡眠障碍治疗应侧重于控制特定症状，包括失眠或睡眠碎片化、日间过度思睡、睡眠-觉醒昼夜节律的改变以及夜间过度的活动，包括睡眠行为障碍、周期性腿动（periodic leg movements，PLMS）和夜间躁动或徘徊。

随着预期寿命的稳步增长，痴呆和神经退行性疾病的患病率迅速上升。据估计，65 岁后，每 5 年痴呆的患病率翻 1 倍。《精神障碍诊断与统计手册》第 5 版将神经退行性疾病分为轻度和重度神经认知障碍，严重程度是根据独立生活能力的保留或损害来划分的。在神经退行性疾病中，众多并存的睡眠障碍可能加重认知损害，降低患者和照料者的生活质量，并可能导致患者过早入住机构。另一方面，睡眠障碍有时可以帮助进行鉴别诊断或预测痴呆风险。

## 阿尔茨海默病

阿尔茨海默病（Alzheimer disease，AD）是一种以缓慢起病、进行性记忆力和其他认知域功能下降为特征的神经退行性疾病，是老年人中出现不可逆性痴呆的主要原因。诊断标准首先由美国国家神经疾病和卒中-阿尔茨海默病研究所及相关疾病协会工作组建立，并于 2011 年根据新标志物的发现、脑成像发现和脑脊液中淀粉样蛋白 β（aβ）和 tau 蛋白分析进行了修订[1]。虽然正常大脑中也有 aβ 和 tau 蛋白，但在阿尔茨海默病患者大脑中，这些蛋白异常聚集并沉积。磷酸化 tau 蛋白（p-tau）的积累似乎比 aβ 沉积更能引起神经功能障碍。经典的阿尔茨海默病病理分期描述了最早且最突出的受累部位为内嗅皮层，继而是边缘结构（海马和杏仁核）和基底前脑（Meynert 基底核），最后扩散至广泛的新皮层。然而，最近有证据表明，在皮层下核团，尤其是蓝斑和其他与睡眠-觉醒周期有关的有广泛皮层投射的核团中，tau 蛋白的病理性沉积开始得更早。神经病理学发现包括神经纤维缠结、神经炎性斑和神经元丢失。

值得注意的是，睡眠可能在防止毒性蛋白积聚方面发挥保护性作用，而且大脑的“淋巴”系统（胶质细胞和神经元周围间隙）似乎在中枢神经系统的蛋白质稳态中发挥关键作用，因为与清醒时相比，在睡眠和药物诱导麻醉期间，aβ 的清除率更高[2]。需要进一步的动物和人的研究来证实大脑淋巴系统在睡眠期的“管家”作用是否影响潜在的毒性蛋白积累和神经退行性变。睡眠、神经退行性改变和中枢神经系统蛋白质稳态 / 转化之间的双向关系将在以下部分中讨论。

### 睡眠问题

轻度至中度阿尔茨海默病患者中，睡眠障碍的发生率高达 25%，而中度至重度阿尔茨海默病中约有 50% 的患者存在睡眠障碍。在这些患者中可以看到多因素导致的多种睡眠问题，既包括日间过度思睡，也包括失眠。入睡困难和睡眠维持障碍可能主要是由频繁的夜间觉醒和早醒引起的[3]。睡眠问题会带来额外的功能障碍；日间思睡与阿尔茨海默病患者的认知损害严重程度无关，但与更严重的损害相关[4]。睡眠障碍是早期住院的主要原因。

对于阿尔茨海默病患者来说，可能最为困扰的睡眠问题是日落现象，这是一种类似谵妄的状态，表现为在傍晚或夜间出现混乱、烦躁、焦虑和频繁的攻击行为，可能伴有危险的夜间徘徊。这种现象至少可以部分地解释为下丘脑视交叉上核的功能受损导致的生物钟的改变[5]。许多激素的分泌节律在老年人中受到影响，但在阿尔茨海默病患者中更加紊乱[6]。生物钟的时间提前，这可以通过两个常见的指标来证实：核心体温和血浆褪黑素[6]。

一系列的病理生理研究发现为阿尔茨海默病患者的昼夜节律紊乱问题提供了一些线索。甚至早在阿尔茨海默病的临床前阶段[8]，褪黑素的产生和节律就已受到干扰[7]。这可能是由于视交叉上核对松果体褪黑素分泌的交感调节功能紊乱所致[7]。视交叉上核受到 Meynert 基底核的调节作用[9]，而 Meynert 基底核在阿尔茨海默病早期就会退化。此外，日落现象可能是由于 Meynert 基底核对新皮质的觉醒信号加工的控制缺陷导致的[9]。

阻塞性睡眠呼吸暂停（obstructive sleep apnea，OSA）在阿尔茨海默病患者中比在普通人群中更常见[10]。阿尔茨海默病与载脂蛋白 E（ApoE）之间的关系首次在 20 世纪 90 年代初被注意到[11]。ApoE 是一种在肝和大脑中产生的脂蛋白，参与胆固醇的转运和沉积。阿尔茨海默病的患病风险与 ApoE-ε4 等位基因的纯合和杂合有关。ApoE-ε4 等位基因与阻塞性睡眠呼吸暂停之间也存在关联[12]。事实上，阻塞性睡眠呼吸暂停和阿尔茨海默病还共享其他许多神经病理过程，例如氧化应激、代谢紊乱、炎症以及淀粉样蛋白和 tau 病理，这些过程的标志物在阻塞性睡眠呼吸暂停和阿尔茨海默病中都被研究过[13]。

最后，与阿尔茨海默病相关的快速眼动（REM）睡眠行为障碍很少见，相反，大多数睡眠行为障碍病例与潜在的突触核蛋白病变神经退行性病理有关[14]。

## 多导睡眠图的发现

阿尔茨海默病患者通常存在睡眠结构异常，其中大多数改变代表了通常与年龄相关的睡眠障碍的加速进展。阿尔茨海默病患者表现出觉醒次数增多，觉醒持续时间延长，以及 N1 期百分比增加。与正常老年对照组相比，阿尔茨海默病患者还表现出 N3 期（慢波睡眠）百分比减少，这是报道的轻至中度阿尔茨海默病最一致的改变。随着阿尔茨海默病严重程度的增加，睡眠结构障碍往往持续恶化[15]。

阿尔茨海默病患者 N2 期脑电图特征发生改变，睡眠纺锤波和 K 复合波形成不良，与同年龄段的正常对照相比，这些波的波幅低、持续时间短且数量少[16-17]。快纺锤波的减少与阿尔茨海默病患者即刻回忆能力较差相关[18]。随着阿尔茨海默病的进展，N2 期脑电图特征丧失，区分 N2 期和 N1 期变得更加困难。随着慢波睡眠高电压（> 75 μV）δ 波的消失，无法确定的非快速眼动（non-rapid eye movement，NREM）睡眠的比例进一步增加。

相反，在阿尔茨海默病中观察到的其他睡眠改变与衰老加速的表现不一致。尽管 REM 睡眠期百分比在正常衰老中保持稳定，但与对照组相比，阿尔茨海默病患者 REM 睡眠减少，主要是由于平均 REM 期持续时间的缩短[16]。然而，在轻度阿尔茨海默病患者中 REM 期的启动以及其他特征，包括 REM 密度、REM 睡眠周期数、REM 睡眠潜伏期、肌肉松弛和相位肌电活动通常保持不变[16, 19]，可能是因为这些方面受到在轻度阿尔茨海默病中尚未累及的桥脑被盖胆碱能神经元的控制。REM 睡眠期百分比降低可能是由于 Meynert 基底核胆碱能神经核团的退化，该核团通常对丘脑网状核起抑制作用[20]。失去了持久而强烈的抑制，丘脑的节律发生器可以触发纺锤波振荡，从而缩短 REM 睡眠期（详见第 7 章和第 8 章）。

阿尔茨海默病患者清醒期脑电活动也发生了变化，表现为与健康老年人相比，枕部优势节律减慢。与同年龄对照组相比，阿尔茨海默病患者 θ 和 δ 活动增加。有几项研究试图将清醒状态下的定量脑电图与阿尔茨海默病临床严重程度相关联，但没有得出一致性结论。

阿尔茨海默病患者脑电活动减慢在 REM 期比清醒期更为明显[21-22]，呈现出阿尔茨海默病患者特有的颞顶叶和额叶区域 REM 睡眠脑电图减慢的地形模式[24]，这与神经放射学[23]和神经病理学[24]研究发现相一致，而清醒状态下的脑电图则没有观察到这种模式。阿尔茨海默病患者 REM 期脑电图功率比与简易智能精神状态量表和局部脑血流的半球间不对称性相关[25]。可能是因为在阿尔茨海默病中，最早退化的基底前脑胆碱能神经元在 REM 期比清醒期更为活跃[26]，并且胆碱能活动不像在清醒状态下那样被其他激活的神经递质系统所掩盖，所以在识别与阿尔茨海默病相关的神经退行性变方面，REM 期脑电图优于清醒期脑电图。

由于睡眠期间脑电图 δ 波活动显著，在 NREM 期区分病理性与正常生理性的 δ 波颇为困难。与年龄匹配的对照组相比，阿尔茨海默病患者在听觉刺激下产生的 K 复合波频率较低、幅度较小[27]，这表明阿尔茨海默病患者可能在 NREM 期产生正常的生理性高幅度慢波的能力受损。

### 作为阿尔茨海默病前驱期的轻度认知障碍

过去 20 年来，阿尔茨海默病研究中的一个重要进展是对前驱期，即轻度认知障碍（mild cognitive impairment，MCI）有了更好的理解。从轻度认知障碍到阿尔茨海默病的转化率在 3 年内约为 50%[28]。遗忘型轻度认知障碍亚型更有可能发展为阿尔茨海默病，而非遗忘型轻度认知障碍更常转化为路易体痴呆（dementia with Lewy bodies，DLB）。睡眠问题是轻度认知障碍的四种最常见的神经精神症状之一。一项荟萃分析表明，15% ～ 59% 的轻度认知障碍患者报告存在睡眠障碍[29]。与对照组相比，轻度认知障碍患者，特别是携带 ApoE-ε4 基因的个体，具有更高密度的慢波睡眠觉醒和更短的 REM 期持续时间[30]。正如对阿尔茨海默病的研究所显示的那样，与清醒状态下的测量相比，REM 期的测量更有助于将遗忘型轻度认知障碍患者从正常人群中区分出来[31-32]。遗忘型轻度认知障碍患者也表现出睡眠纺锤波减少、慢波睡眠时间减少[33]。与对照组相比，轻度认知障碍患者入睡后的清醒时间更长，REM 睡眠潜伏期延长，暗光褪黑素起效时间提前（但总褪黑素分泌水平相似）[34]。褪黑素起效时间提前与轻度认知障碍患者的记忆力差有关[34]。

### 睡眠状态与神经退行性疾病的发病机制

最近的研究阐明了正常和异常睡眠对神经退行性疾病发病机制的可能贡献，提示在睡眠和神经退行性疾病，尤其是阿尔茨海默病之间存在双向关系[35]。被认为参与神经退行性疾病发病机制的 aβ 和其他潜在的神经毒性蛋白的积累主要有两个基本因素：蛋白质产生增加和（或）蛋白质清除减少。睡眠可能通过这两种机制促进病理蛋白的沉积，因为持续的清醒和（或）睡眠中断可能导致蛋白质产生增加，而睡眠时间的减少可能会降低蛋白质的清除。在动物模型和人类研究中已证明睡眠状态与 aβ、tau 和突触核蛋白的稳态密切相关，甚至发现一次失眠就与小鼠脑和人类脑脊液中 aβ 和 tau 水平的增加，以及通过淀粉样蛋白正电子发射断层扫描脑成像研究所证实的，aβ 在边缘结构中的选择性积累有关[36-40]。睡眠时间延长与这些阿尔茨海默病标志物的降低成比例。N3 期睡眠的减少和紊乱还与脑脊液中 aβ-42 淀粉样蛋白的增加有关[41-43]。对于认知正常的社区居民，在阿尔茨海默病发病前的很长时间，aβ 病理和睡眠障碍之间的关系也被证明是双向的；睡眠碎片化的测量指标与脑脊液中 aβ 的水平相关[39, 43]。日间过度思睡与大脑加速衰老和 aβ 纵向积累相关[44-45]。睡眠丧失的程度和数量对促进脑脊液中淀粉样蛋白和其他病理蛋白的增加有何影响目前尚不清楚，因为最近的一项慢性部分性睡眠限制（每晚 4 h×5 晚）的研究显示，尽管观察到脑脊液中轻微且可能是适应性增加的促食欲素（下丘脑分泌素），但对脑脊液中的淀粉样蛋白、tau 或其他神经元或胶质细胞标志物水平没有影响[46]。中年期自我报告的睡眠减少预示着晚年颞叶淀粉样蛋白和 tau 负担的增加，而这分别与慢波振幅的降低和慢波纺锤波耦合的减少相关[47]。动物模型的证据表明，淀粉样蛋白和 tau 病理会改变海马神经元的兴奋性，可能也会改变局部和广泛分布的神经网络兴奋性，从而可能影响睡眠的慢波振荡。通过外部施加声音刺激或经颅交流电刺激，可以增强健康年轻人和老年人的睡眠慢波，而增强的睡眠慢波与记忆力改善相关[48-50]。关于睡眠慢波振荡能否用于预防或逆转症状性认知障碍患者神经退行性蛋白的沉积和记忆损害的进展，仍然是一个前沿研究领域。

## 进行性核上性麻痹

进行性核上性麻痹（progressive supranuclear palsy，PSP），又称 Steele-Richardson-Olszewski 综合征，是一种神经退行性 tau 蛋白病，其特征为进行性轴性强直、姿势不稳和核上性凝视麻痹。进行性核上性麻痹痴呆主要反映了额叶皮质下神经网络的功能障碍[51]。

日间过度思睡是进行性核上性麻痹患者的常见症状。下丘脑分泌素 1（促食欲素 A）水平在进行性核上性麻痹中是降低的，且其与进行性核上性麻痹的病程呈负相关[52]。与对照组相比，进行性核上性麻痹患者睡眠潜伏期延长、睡眠效率降低、慢波睡眠减少，且 REM 睡眠明显减少[53-55]。不宁腿综合征在进行性核上性麻痹患者中出现频繁，可能会导致睡眠效率降低、睡眠持续时间减少[56]。尽管 REM 睡眠持续时间减少，但据报道，进行性核上性麻痹中有 15% ～ 20% 的患者发生睡眠行为障碍和 REM 睡眠期肌肉失松弛（REM sleep without atonia，RSWA）现象[57]。相比帕金森病或多系统萎缩患者，进行性核上性麻痹中 RSWA 的发生显著较少；RSWA 的存在往往可以区分出具有潜在突触核蛋白病变的患者[53, 58-59]。进行性核上性麻痹中也报道了较弱的昼夜节律信号（中值、振幅和稳定性），并且发现其与疾病的严重程度增加相关[60]。

认知下降反过来在清醒状态下表现为额区脑电活动减慢[55]，与神经心理学中额叶功能损害的表现一致。REM 睡眠期缺乏脑电波减慢的现象[55]提示清醒时的脑电波减慢可能不是由胆碱能损害引起的，这与进行性核上性麻痹患者的新皮质和海马胆碱乙酰转移酶活性正常的研究结果一致[61]。然而，进行性核上性麻痹患者的尾状核、壳核和黑质中多巴胺水平严重降低[61]。纹状体-苍白球复合体多巴胺能缺乏引起的额叶去传入可能是导致进行性核上性麻痹损害的原因，因为这些深部核团与前额叶区域之间有广泛的纤维连接。

## 帕金森病痴呆

帕金森病（Parkinson disease，PD）是一种以肌强直、静止性震颤、运动迟缓以及姿势反射和步态的损害为特征的进行性神经系统疾病，部分是由黑质多巴胺能神经元的退化所致。帕金森病患者所经历的睡眠改变在第 102 章中有所讨论，因此，本章只关注与帕金森病相关的痴呆。

帕金森病中显性痴呆的发生率相对较高。在一项针对帕金森病痴呆的基于人群的研究显示，大约 80% 的非痴呆帕金森病患者在 8 年内发展为痴呆[62]。风险因素包括高龄起病、严重的运动症状（尤其是运动迟缓）、与左旋多巴相关的意识模糊或幻觉、言语和轴性受累、抑郁以及非典型的神经系统症状，例如对多巴胺能药物反应不明显或早期自主神经功能障碍[63]。

有痴呆的帕金森病患者常出现幻觉。一项研究发现，具有 REM 睡眠异常的患者比没有这种异常的患者更容易出现幻觉[64]。睡眠减少，特别是 REM 睡眠减少，可能会因为在清醒状态下出现 REM 睡眠特征而引发幻觉。幻觉与睡眠行为障碍的出现以及使用多巴胺能药物的数量显著相关，与年龄、性别、病程或统一帕金森病评定量表的分数无关[65]。越来越多的证据表明，睡眠行为障碍是神经退行性疾病的早期表现，尤其是突触核蛋白病（如路易体痴呆、帕金森病和多系统萎缩）[66-67]，并且是帕金森病中快速和严重认知下降的最强风险因素。编码 α 突触核蛋白的基因 *SNCA* 的 5′ 区突变与帕金森病痴呆、路易体痴呆和特发性 / 孤立性睡眠行为障碍有关[68]。帕金森病中睡眠行为障碍的发生率通过结构化问卷估计为 15%[69]，但通过多导睡眠监测上升至 33%[70]，仅有一半的病例能够在临床访谈中被检测出来。RSWA 可能导致在按照标准标记睡眠阶段时难以区分出 REM 睡眠。在 RSWA 情况下，睡眠阶段的准确性可能面临挑战，这至少部分解释了帕金森病患者中报告的 REM 睡眠减少，因为在有 RSWA 的情况下准确地识别和标记 REM 睡眠需要丰富的经验和使用替代性评分标准[71]。

无论是否伴有痴呆症状，约 1/3 的帕金森病患者具有脑电图减慢[65]，而且尽管在一些无痴呆症状的帕金森病患者中出现了局灶性颞-枕区和额区脑电图减慢[72]，但只有帕金森病-睡眠行为障碍的患者表现出枕区优势节律减慢[73]。帕金森病-睡眠行为障碍和特发性睡眠行为障碍患者在清醒状态下，额区、颞区、顶区和枕区的 θ 功率较没有睡眠行为障碍的患者和对照组增高[74]。多导睡眠监测的脑电图特征在帕金森病和痴呆中也发生了变化，除了一项研究外[78]，大多数研究显示睡眠纺锤波的密度降低[75-77]。顶区和枕区的低幅睡眠纺锤波也预示着帕金森病患者会发展为痴呆[79]。

在标准化的测试中，相较于不伴睡眠行为障碍的帕金森病患者和健康对照组，帕金森病-睡眠行为障碍患者的情景词语记忆、执行功能、视空间和视知觉加工方面的表现明显较差[80]。值得注意的是，特发性 / 孤立性睡眠行为障碍患者在执行功能和词语记忆测试中的表现也比对照组差[81]。

一项研究更直接地显示了帕金森病中睡眠行为障碍与痴呆之间的关系[82]。在 65 例帕金森病患者中，有 24 例患者有睡眠行为障碍。与无痴呆症状的帕金森病组相比，合并有痴呆症状的帕金森病组中睡眠行为障碍的发生率显著增高（分别为 27% 和 77%）。没有睡眠行为障碍的帕金森病患者出现痴呆症状的比例较低（7.3%），而有睡眠行为障碍的帕金森病患者的痴呆出现率较高（42%）。

有充分的理由相信睡眠行为障碍可能经常作为帕金森病痴呆或路易体痴呆的前驱症状。在帕金森病-睡眠行为障碍中观察到的脑电图减慢的分布与路易体痴呆相关的功能神经影像灌注不足和代谢减退的区域类似[83-84]。此外，帕金森病-睡眠行为障碍患者的认知障碍表现与路易体痴呆类似[85]，并且许多睡眠行为障碍患者后来发展为路易体痴呆[86-87]。因此，在帕金森病患者中存在睡眠行为障碍可能是发展为痴呆的早期征象。一些证据表明，皮质 Lewy 小体样变性是帕金森痴呆的主要原因[88]。其他研究还指出，α 突触核蛋白阳性的皮层（尤其是额叶）Lewy 小体与认知功能障碍相关，与阿尔茨海默病的病理过程无关[89-90]。需要更多的研究来确定帕金森病痴呆的病理和神经化学基础。

## 路易体痴呆

路易体痴呆是老年期痴呆的第二常见的神经退行性疾病。路易体痴呆的核心临床特征包括进行性认知功能减退、自发性帕金森综合征、反复出现的视幻觉、波动性的认知和警觉度以及睡眠行为障碍[91]。常伴有自主神经功能障碍。路易体痴呆的病理特征是在边缘系统和新皮层结构中出现 Lewy 小体。

一项问卷研究显示，路易体痴呆患者整体睡眠障碍、睡眠时的运动障碍和日间思睡较阿尔茨海默病患者更为严重[92]。根据 Epworth 嗜睡量表的结果，50% 的路易体痴呆患者有日间过度思睡[93]。然而，有日间思睡的路易体痴呆患者脑脊液中下丘脑分泌素 -1 水平正常，说明路易体痴呆中的嗜睡症状并非主要与下丘脑分泌素神经传递的功能障碍相关[52, 94]。另外，与主流观念相反，通过客观方法测量的白天警觉度波动与认知波动无关[95]。一项多导睡眠监测研究发现，72% 的路易体痴呆患者睡眠效率低于 80%[96]。然而，睡眠效率与痴呆症状的严重程度没有相关性。这些患者中很多有病理性呼吸障碍指数（70.5%）或有睡眠中伴随觉醒的周期性腿动（45%）[96]。与帕金森病类似，路易体痴呆患者中的不宁腿综合征（restless legs syndrome，RLS）和周期性腿动确实比较常见，可能导致入睡困难、夜间觉醒和清醒状态[97]。然而，路易体痴呆患者中有相当比例的高觉醒指数与周期性腿动或呼吸障碍无关[96]。

有许多研究或综述报告了睡眠行为障碍在路易体痴呆中普遍存在[86-87]。在一个纳入 78 例路易体痴呆患者的大型队列研究中，96% 的患者有反复的梦境行为史，83% 的患者证实有 RSWA，伴或不伴行为表现[96]。将睡眠行为障碍纳入路易体痴呆核心诊断标准列表中可以提高路易体痴呆诊断的灵敏性和特异性[85, 87, 98]，因此在路易体痴呆联盟的第四次报告中，将睡眠行为障碍作为路易体痴呆诊断的核心特征之一[91]。值得注意的是，睡眠行为障碍的有无与路易体痴呆的临床和病理特征有关。伴有睡眠行为障碍的路易体痴呆患者的帕金森症状和视幻觉症状出现较早、痴呆持续时间较短、Braak 分期较低、神经炎斑评分较低[99]。定量脑电图研究显示路易体痴呆患者在清醒状态下的脑电图减慢，与认知波动和痴呆的严重程度相关[100-104]。

## 血管性痴呆

血管性痴呆包括一系列不同病因引起的问题，包括多梗塞性痴呆（multiinfarct dementia，MID；现在是一个相对过时的术语）、皮质下缺血性血管性痴呆（subcortical ischemic vascular dementia）和 Binswanger 病。在睡眠医学中，研究最多的血管性痴呆类型可能是多梗塞性痴呆，但也意识到误诊并不少见。一项体动记录研究发现，多梗塞性痴呆的患者睡眠-清醒周期明显受到干扰，与阿尔茨海默病患者相比，睡眠质量更差[105]。然而，睡眠紊乱的程度与智力退化的程度之间并没有相关性。与阿尔茨海默病或其他痴呆相比，多梗塞性痴呆与阻塞性睡眠呼吸暂停的关联性更强[106-107]。睡眠呼吸暂停被认为是血管性痴呆的风险因素[108]。血管性痴呆患者患失眠的风险是阿尔茨海默病患者的 2 倍[107]。一项人群队列研究也显示，在基线时有日间思睡的老年男性在 10 年后患血管性痴呆的风险是没有睡眠障碍的男性的 4.44 倍，即使在调整可能的混杂因素（包括认知功能）后仍然如此[109]。对血管性痴呆患者清醒时的脑电图进行的频谱分析表明，患者全脑和枕区均明显减慢，且与精神状态和神经心理功能的相关性不一，可能有助于与阿尔茨海默病患者进行区分[110-115]。

## 亨廷顿病

亨廷顿病（Huntington disease，HD）是一种显性遗传病，与基底节（尤其是尾状核）萎缩有关，以舞蹈性动作及与精神病特征相关的进行性痴呆为特征。位于 4 号染色体短臂上的 *HTT* 基因中的胞嘧啶-腺苷-鸟嘌呤（CAG）三核苷酸重复是导致该病的原因[116]。

亨廷顿病患者的昼夜活动模式被打乱，在动物模型中也观察到类似的现象。携带亨廷顿病突变的转基因小鼠表现出昼夜活动紊乱，随着疾病的进展而加重，但也表现出在视交叉上核、运动皮层和纹状体中 *mPer2* 表达显著减少、*Bmal1* 表达紊乱[117]。泛素-蛋白酶体功能障碍被认为在亨廷顿病的发病机制中发挥作用[118]，在亨廷顿病转基因小鼠的视交叉上核中也发现了这种内含物[119]。在人类的一项尸检研究中发现，亨廷顿病患者的视交叉上核中血管活性肠肽神经元减少了 85%，精氨酸-升压素神经元减少了 33%[120]。亨廷顿病患者暗光褪黑素的发动延迟 1.5 h，日间褪黑素的水平与功能损害的严重程度相关[121]。在亨廷顿病患者中，睡眠阶段延迟还与抑郁、高度焦虑和认知功能障碍相关[122-123]。对亨廷顿病转基因小鼠每日使用阿普唑仑治疗可逆转 *Per2* 和 *Prok2*（一种控制行为节律的视交叉上核输出因子）的表达失调，也能显著改善视觉辨别任务中的认知表现[124]。在转基因小鼠模型中，明亮光照治疗与限制时间的自主运动相结合，可改善行为与光-暗周期的同步性，并延缓休息-活动节律的瓦解[125]。因此，恢复亨廷顿病患者的昼夜节律可能有助于改善该病最具特征性的认知功能障碍。

对多项多导睡眠监测研究的荟萃分析显示，与年龄匹配的对照组相比，亨廷顿病患者睡眠效率较低，慢波睡眠和 REM 睡眠所占比例较低，N1 睡眠占比较高[126]。睡眠失调，包括慢波睡眠减少、清醒时间延长，与尾状核萎缩程度和临床症状严重程度相关[127]。*HTT* 基因携带异常 CAG 重复扩展的症状前患者的 REM 睡眠持续时间显著缩短，并随疾病进展而进一步减少。25 名亨廷顿病患者中有 3 名患有睡眠行为障碍。最后，与对照组相比，亨廷顿病患者白天并未表现出更多的困倦，但周期性腿动的出现较多。不同于其他神经退行性疾病患者，亨廷顿病患者比健康对照者的睡眠纺锤波密度更高[76, 127]。然而，CAG 重复长度与睡眠障碍之间没有相关性[128]。最后，亨廷顿病患者和对照组在睡眠呼吸变量上没有差异[128]。随着亨廷顿病病情进展，清醒时的脑电图呈逐渐减慢和振幅减弱的趋势，清醒定量脑电图显示与对照组相比减慢，但与阿尔茨海默病患者程度相似[129]。

## 克-雅病

克-雅病是一种与朊蛋白相关的可传播海绵状脑病，导致广泛的神经变性和病理改变，特别是在大脑皮质，从而引起肌阵挛和快速进展性痴呆，最终导致死亡。克-雅病通常在 50 ～ 70 岁起病。起病年龄越小，伴有睡眠障碍和其他症状的可能性越大[130]。患者的平均生存期为 4 ～ 8 个月[131]，但有 5% ～ 10% 的患者的临床病程可持续 2 年或更长。

三项大样本研究[132-134]报告称，超过一半的克-雅病患者有睡眠障碍，有时为嗜睡，但主要表现为严重失眠。在一些患者中，睡眠障碍是一种前驱症状或首发症状[135]，而且克-雅病和家族性致死性失眠（fatal familial insomnia，FFI）之间存在连续性。在克-雅病和家族性致死性失眠中均存在密码子 178 处的朊蛋白基因突变。在密码子 129 处的共同多态性（是缬氨酸还是甲硫氨酸）似乎决定了是克-雅病还是家族性致死性失眠。然而，仅有密码子 129 多态性（在普通人群中常见）似乎与多导睡眠监测变量的重要改变或失眠症状无关[136]。家族性致死性失眠的特征为显著的丘脑病变，皮质受累较少，而克-雅病则通常表现为皮质功能进行性损害[137]。克-雅病的多导睡眠监测研究显示其睡眠模式紊乱，睡眠阶段之间存在突然转换，N2 期（可能难以与 N3 期区分）几乎没有睡眠纺锤波和 K 复合波，慢波和慢波睡眠减少，REM 睡眠百分比和 REM 密度降低[134, 138-140]。一些患者报告了夜间梦幻发作，有时伴随着梦境和现实的混淆，并表现出攻击行为[132, 139]。在这些患者[139]和家族性致死性失眠患者[140]中也观察到了不确定状态（既非清醒状态也非明确的睡眠状态）。激动性失眠（agrypnia excitata）是指睡眠缺失或严重不足（伴有睡眠结构紊乱），同时伴有自主神经过度兴奋和运动过度活跃。其最初在家族性致死性失眠中被描述，并归因于丘脑退变导致的丘脑失连接，从而造成下丘脑和脑干网状结构失抑制。类似的表现随后也在患有电压门控钾通道自身免疫介导的边缘性脑病和酒精戒断性谵妄的患者中观察到[141]，这涉及丘脑边缘系统的功能障碍。中央性和阻塞性睡眠呼吸暂停也常在克-雅病中出现。

在克-雅病患者中，清醒脑电图特征是在弥漫性低电压慢波背景下出现周期性尖慢复合波，这与弥漫性的脑病理学改变相一致[131, 142]。这些周期性尖慢复合波通常是广泛性的双相复合波，在患者临床上出现明显肌阵挛之前必然存在，且通常在起病后的 3 个月内出现[142]。这些周期性尖慢复合波是可能的克-雅病的诊断标准之一[143]，因为约有 2/3 的患者会有这种表现，而在其他神经退行性疾病中仅有 9% 的患者出现[144]，具有高度特异性。睡眠脑电图研究也报告了在症状出现后 1 ～ 3 个月就能发现周期性尖慢复合波[145-146]。还有研究描述了周期性复合相与半节律性 θ-δ 波活动交替出现的循环性变化[145-146]。

## 额颞叶痴呆

额颞叶痴呆（frontotemporal dementia，FTD）是与 tau 蛋白（例如 Pick 病、皮层基底节退行性变、进行性核上性麻痹）或分子量 43 的转录激活响应（transactivation response，TAR）元件 DNA 结合蛋白的积累相关的神经行为综合征。额颞叶痴呆是一种逐渐发展的退行性疾病，其特征包括执行能力或语言能力的丧失以及其他神经行为特征，如洞察力丧失、过度活动、缺乏社交意识、脱抑制和个人卫生缺乏[147]。大约有 5% ～ 15% 的痴呆患者属于额颞叶痴呆谱系疾病。额颞叶痴呆可能被低估了，因为它与阿尔茨海默病有一些相似之处，尤其是在疾病发展的后期。然而，与阿尔茨海默病不同，额颞叶痴呆最初表现为进行性失语和（或）人格改变，而记忆力往往保持相对完好。结构和功能性脑成像显示额叶和前颞叶区域出现萎缩、脑血流减少或葡萄糖代谢减低[147]。

与阿尔茨海默病类似，额颞叶痴呆通常伴随着 α 节律和睡眠-觉醒节律的紊乱，随着疾病的进展而恶化[148]。与对照组相比，额颞叶痴呆患者在夜间活动增多[149][尤其是行为变异型额颞叶痴呆（85%）相比于语义变异型原发性进行性失语（3%）[150]]，早晨活动较少，睡眠效率较低[149]。在认知损害程度相似的情况下，不论是否伴有睡眠呼吸暂停或其他原发性睡眠障碍，相较于阿尔茨海默病患者，额颞叶痴呆患者的睡眠碎片化程度更高，整体睡眠结构更差[151]。睡眠呼吸障碍似乎在额颞叶痴呆和阿尔茨海默病中同样普遍[152]。然而，与额颞叶痴呆相比，阿尔茨海默病中的 REM 睡眠参数的改变更大[153]。在额颞叶痴呆中，尤其是在前头部 δ 和 θ 功率增加的情况下，观察到清醒时脑电图减慢[154-156]。

## 痴呆患者睡眠障碍的治疗

在处理痴呆患者的睡眠障碍时，一个有用的方法是将症状划分为四个主要类别：失眠或睡眠碎片化、日间过度思睡、睡眠-觉醒节律改变，以及夜间过度运动，包括睡眠行为障碍、周期性腿动以及夜间躁动或徘徊[157]。睡眠障碍可能由不宁腿综合征、阻塞性睡眠呼吸暂停、情绪或疼痛障碍、营养不良、感染、药物效应（通常是多药治疗）、膀胱导尿、大便梗阻或环境因素干扰所引起，通常需要识别和治疗潜在的医学或精神障碍。对于这四类睡眠障碍，我们回顾了适当的药物和非药物治疗策略。在表 105.1 中还列出了特定药物的建议用量和逐渐增量的方法摘要。

### 失眠

失眠可能影响到 40% ～ 60% 的痴呆患者[152]。痴呆患者中常见失眠与其他睡眠障碍并存的情况（在最近一篇由 Dauvilliers 撰写的综述中有描述[158]）。有认知障碍的患者通常无法解释为什么他们无法整夜安睡，因此照料者和医生应该仔细调查失眠的可能原因。对疼痛、并发症和药物的评估是成功治疗患者的关键。例如，未经治疗的抑郁和一些抗抑郁药物（文拉法辛、氟西汀和安非他酮）都可能导致失眠。胆碱酯酶抑制剂，如多奈哌齐，可改善阿尔茨海默病患者的认知和行为症状，但也可能引起失眠。“激活性”抗抑郁药物、胆碱酯酶抑制剂和兴奋剂可能导致或加重失眠，特别是在晚上临睡前服用时。这个问题通常可以通过将药物在晚餐时间之前服用来避免，但在一些个体中，这些药物必须在早晨服用以避免导致或加重失眠。在多中心、安慰剂对照试验中，褪黑素对治疗阿尔茨海默病患者的失眠无效[159-160]。

首先应尝试进行行为干预，包括建立规律的睡眠时间表和日常作息，限制咖啡因和酒精的摄入量，增加日间活动，并避免长时间的日间瞌睡。一项对社区内可能的阿尔茨海默病成年居民进行的随机对照试验发现，步行、明亮光照或二者结合都可以减少夜间的清醒时间[161]。在使用处方药物治疗失眠之前，临床医生应该牢记许多催眠药物，特别是苯二氮䓬类药物，可能会加重认知障碍和阻塞性睡眠呼吸暂停，并因遗留效应而加重白天嗜睡。在急诊环境中使用镇静催眠药会延长住院时间并大大增加跌倒风险[162]。如果找不到失眠的原因，可以考虑使用曲唑酮或水合氯醛，但一些研究表明，在接受镇静催眠药物治疗的住院痴呆患者中，睡眠体动记录参数的变化很小。近期一项针对阿尔茨海默病和失眠患者的随机对照试验显示[159]，10 ～ 20 mg 促食欲素受体拮抗剂苏沃雷生也显著改善了客观测量的总睡眠时间[163]。

在一些情况下，失眠可能是由未被识别或未经治疗的不宁腿综合征引起的。根据近期的两项研究，大约有 4% ～ 5% 的痴呆患者出现不宁腿综合征，其发病率可能至少与普通人群相同[152, 164]。在认知障碍患者中，诊断不宁腿综合征可能较为困难。近期一项研究对 59 例痴呆患者进行了可能的不宁腿综合征的分析，两名专家评估发现 24% 的患者有可能的不宁腿综合征，其与夜间不安行为有关[165]。在另一项研究中，不宁腿综合征患者和早期痴呆患者常表现出重复性动作和坐立不安，不宁腿综合征的行为与选择性 5- 羟色胺再摄取抑制剂的使用以及多导睡眠监测中的周期性腿动指数大于每小时 15 次相关[166]。一些药物，特别是多巴胺受体激动剂，在治疗不宁腿综合征方面表现出了良好的疗效和耐受性（相关内容请参阅第 121 章）。但这些药物在痴呆患者中的疗效和安全性尚未被报道。在一些患者中，多巴胺能药物可能会导致兴奋和失眠，而在其他患者中可能会出现嗜睡，或者诱发或加重精神症状。

### 日间过度思睡

日间过度思睡主要见于帕金森病。日间思睡可能是由于睡眠质量差、应用多巴胺能药物、昼夜节律紊乱或合并的阻塞性睡眠呼吸暂停，或者可能是帕金森病本身造成的[167]。此外，阿尔茨海默病、路易体痴呆和额颞叶痴呆患者也可能出现非其他原发性睡眠问题导致的嗜睡。在这种情况下，哌甲酯（在较低剂量下）、莫达非尼或阿莫非尼可有效提高警觉性而不产生明显的不良反应，但应密切监测血压，以确保在使用兴奋剂时不会出现血压升高。

阻塞性睡眠呼吸暂停也会引起过度嗜睡，该病通常与退行性疾病，尤其是阿尔茨海默病和血管性痴呆相关。阻塞性睡眠呼吸暂停与痴呆之间关系复杂。阻塞性睡眠呼吸暂停与认知功能损害有关，一些损害可能通过持续正压通气（continuous positive airway pressure，CPAP）治疗得到改善[168]。曾有阻塞性睡眠呼吸暂停患者在接受 CPAP 治疗后，认知障碍得到改善[169]。有一项研究显示，长期 CPAP 治疗成功地

**表 105.1　痴呆的睡眠障碍和紊乱：推荐用药及应用方案[a]**

| 起始药物 | 起始剂量 | 建议的递增方案 | 常用剂量范围 |
|---|---|---|---|
| **失眠** | | | |
| 曲唑酮 | 25 mg 睡前 | 每 3 ～ 5 天增加 25 mg | 每晚 50 ～ 200 mg |
| 水合氯醛 | 500 mg 睡前 | 每 5 ～ 7 天增加 500 mg | 每晚 500 ～ 1500 mg |
| 褪黑素 | 3 mg 睡前 | 每晚服用 3 ～ 6 mg | 每晚 3 ～ 12 mg |
| 喹硫平 | 25 mg 睡前 | 每 3 天增加 25 mg | 每晚 25 ～ 100 mg |
| 唑吡坦 | 5 mg 睡前 | 如有必要，可以增加到 10 mg 睡前 | 每晚 5 ～ 10 mg |
| 苏沃雷生 | 10 mg 睡前 | 如有必要，可以增加到 20 mg 睡前 | 每晚 10 ～ 20 mg |
| **不宁腿综合征、睡眠周期性肢体运动** | | | |
| 普拉克索 | 0.125 mg 睡前 | 每 2 ～ 3 天增加 0.125 mg | 每晚 0.125 ～ 0.50 mg |
| 加巴喷丁 | 100 mg 睡前 | 每 2 ～ 3 天增加 100 mg | 每晚 300 ～ 1800 mg |
| 普瑞巴林 | 25 ～ 50 mg 睡前 | 每 3 ～ 7 天增加 25 ～ 50 mg | 每晚 100 ～ 600 mg |
| **日间过度思睡** | | | |
| 哌甲酯 | 2.5 mg 每天早上 | 每 3 ～ 5 天增加 2.5 ～ 5 mg，分两次服用（早上和中午） | 5 mg 每天早上至 30 mg 每日两次 |
| 莫达非尼 | 100 mg 每天早上 | 每 5 ～ 7 天增加 100 mg，分两次服用（早上和中午） | 100 mg 每天早上至 400 mg/d（400 mg 每天早上或 200 mg 每日两次） |
| 阿莫非尼 | 50 mg 每天早上 | 从 50 mg 每天早上逐渐增加至 250 mg 每天早上 | 50 ～ 250 mg 每天早上 |
| 苯丙胺 / 右苯丙胺 | 5 mg 每天早上 | 每 7 天增加 5 mg，分 1 ～ 2 次服用（早上和中午） | 5 mg 每天早上至 20 mg 每日两次 |
| **快速眼动睡眠行为障碍** | | | |
| 氯硝西泮 | 0.25 mg 睡前 | 每 7 天增加 0.25 mg | 每晚 0.25 ～ 2.0 mg |
| 褪黑素 | 3 mg | 每晚 3 ～ 6 mg | 每晚 3 ～ 12 mg |
| **精神症状、行为控制障碍、夜间躁动、夜间徘徊** | | | |
| 多奈哌齐 | 5 mg 每天早上 | 4 周后增加至 10 mg 每天早上 | 5 ～ 10 mg 每天早上 |
| 卡巴拉汀[b] | 1.5 mg 每日两次 | 每 4 周增加 1.5 mg，分两次服用（早上和睡前） | 3 ～ 6 mg 每日两次 |
| 加兰他敏[b] | 4 mg 每日两次 | 每 4 周增加 4 mg，分两次服用（早上和睡前） | 4 ～ 12 mg 每日两次 |
| 利培酮 | 0.5 mg 睡前 | 每 7 天增加 0.5 mg，分两次服用（早上和睡前） | 0.5 mg 睡前至 1.5 mg 每日两次 |
| 奥氮平 | 5 mg 睡前 | 每 7 天增加 5 mg，分两次服用（早上和睡前） | 5 mg 睡前至 10 mg 每日两次 |
| 氯氮平[c] | 12.5 mg 睡前 | 每 2 ～ 3 天增加 12.5 mg | 12.5 ～ 50 mg 睡前 |
| 喹硫平 | 25 mg 睡前 | 每 3 天增加 25 mg | 25 ～ 100 mg 睡前 |
| 丙戊酸[c] | 125 mg 睡前 | 每 3 ～ 7 天增加 125 mg，分 2 ～ 3 次服用 | 250 mg 睡前至 500 mg 每日三次 |
| 卡马西平[c] | 100 mg 睡前 | 每 3 ～ 7 天增加 100 mg，分 2 ～ 3 次服用 | 200 mg 睡前至 200 mg 每日三次 |

[a] 免责声明：必须个体化选择使用哪种药物和推荐哪种用药方案。在向任何患者（包括上述列出的患者）使用任何药物之前，临床医生必须考虑潜在的副作用、药物相互作用、过敏反应、生命威胁性反应（例如，氯氮平引起白细胞减少）以及由于肾功能或肝功能障碍而需要调整剂量等因素。Petit 医生、Montplaisir 医生、Carvalho 医生、St. Louis 医生、Boeve 医生、他们所在的机构以及 Elsevier 不会对因本信息内容导致的任何患者的任何不良反应负责。

[b] 如果失眠造成困扰，第二剂药物应在晚餐时间之前给予。

[c] 需要进行定期的实验室监测，请参考生产厂家的指示以进行实验室监测。

Modified from Boeve BF. Update on the diagnosis and management of sleep disturbances in dementia. Sleep Med Clin. 2008；3（3）：347-60.

减缓了有阿尔茨海默病和阻塞性睡眠呼吸暂停的患者的认知退化，改善了其睡眠和情绪[170]。尽管我们的临床经验表明，只有少数痴呆患者的功能和心理测试中的表现在 CPAP 治疗后得到显著改善，但绝大多数患者能够耐受 CPAP 并且每晚使用，且当痴呆患者接受 CPAP 治疗时，其配偶通常可以更好地享受连续的睡眠[170]。

## 昼夜节律紊乱

多项研究表明，睡眠-觉醒节律紊乱常在痴呆患者，尤其是阿尔茨海默病和额颞叶痴呆患者中出现。实际上，失眠和日间过度思睡可能是原发性昼夜节律障碍的表现。生物钟、下丘脑视交叉上核和松果体的退行性改变，伴随着褪黑素产生减少，可能是导致昼夜节律紊乱和平坦化的原因[6, 8]。褪黑素可以帮助改善痴呆患者的睡眠-觉醒节律障碍，改善睡眠，减轻日落现象，并延缓阿尔茨海默病患者功能损害进展[171-172]。在傍晚进行明亮光照疗法可能能够缓解痴呆患者的睡眠-觉醒节律障碍，并改善其夜间睡眠的稳定性[173-175]。在一些患者中，经常接触日光也能改善昼夜颠倒问题。

## 夜间过度运动

相比于阿尔茨海默病、额颞叶痴呆、进行性核上性麻痹，突触核蛋白病在多导睡眠监测期间更常记录到睡眠行为障碍和 RSWA，可帮助诊断该类疾病[14]。近期两项多导睡眠监测 RSWA 的研究比较了临床上可能的认知（路易体痴呆）和运动症状（帕金森病、多系统萎缩）的突触核蛋白病与阿尔茨海默病和其他 tau 蛋白病（进行性核上性麻痹、皮质基底节变性）的患者，发现 RSWA 增多可很好地区别出突触核蛋白病患者[58, 176-177]。虽然睡眠行为障碍症状的严重程度在患者间存在较大差异，但随着疾病进展，症状通常会减轻。仔细询问病史对于区分睡眠行为障碍和夜间徘徊来说至关重要。当诊断不确定且存在受伤的风险时，应进行带有视频记录的多导睡眠监测。治疗睡眠行为障碍的第一步是确保患者的安全，包括将卧室中潜在的危险物品移除，在床边的地板上放置软床垫，以及移除卧室中的枪支。对于非痴呆人群，传统的睡眠行为障碍治疗首选氯硝西泮，但它可能加重认知障碍，并且可能加剧阻塞性睡眠呼吸暂停。在开具氯硝西泮处方之前，必须先排除阻塞性睡眠呼吸暂停，或确保患者对 CPAP 治疗具有依从性，且使用有效的治疗压力。临床经验表明，氯硝西泮通常耐受性良好，并产生较少的认知副作用，尽管褪黑素也已被证明可改善睡眠行为障碍症状，并且在老年人中可能更容易耐受[178-180]。如果患者同时存在抑郁症状，应避免使用奈法唑酮，因为这种药物会增加 REM 睡眠（与大多数其他抗抑郁药物相反），因此可能加重睡眠行为障碍。褪黑素受体激动剂阿戈美拉汀可能改善睡眠行为障碍症状，并且可能有助于治疗伴发的抑郁症[181]。胆碱酯酶抑制剂卡巴拉汀在一项针对帕金森病患者的初步治疗试验中也降低了睡眠行为障碍症状的出现率[182]。需要来自大样本、有确切结论的随机对照试验的更高级别证据，以支持特定的睡眠行为障碍治疗方法[183]。

痴呆患者中周期性腿动的患病率尚无明确估计。然而，已知周期性腿动在痴呆患者中增加，尤其是在突触核蛋白病中[184]。如果没有进行多导睡眠监测，很难评估周期性腿动的严重程度和临床意义。如果周期性腿动对患者造成困扰，或者由于睡眠碎片化导致白天嗜睡，可以考虑使用多巴胺能激动剂进行治疗，但在有精神症状的患者中应谨慎使用该类药物。

对于老年痴呆患者家庭来说，最沉重的负担之一，也是导致患者入住机构的主要原因之一，是夜间躁动或夜间徘徊导致的睡眠不足。夜间躁动可能是由于不适（便秘、膀胱充盈、衣物、热、寒冷）、疼痛（压疮、感染）或环境干扰（工作人员的噪声、灯光）。因此，明确潜在的不适和疼痛的来源至关重要。与失眠的管理一样，戒酒并限制咖啡因的摄入可以改善夜间躁动。在使用精神类药物或镇静催眠药物之前，应首先尝试行为疗法。在必要时，药物选择包括非典型抗精神病药物（利培酮、奥氮平、氯氮平、喹硫平）、抗癫痫药（卡马西平、拉莫三嗪、丙戊酸、加巴喷丁）、苯二氮䓬类药物（氯硝西泮、劳拉西泮）、曲唑酮或水合氯醛，这些药物可治疗夜间躁动（详见表 105.1，包括用药剂量和递增方案）。胆碱酯酶抑制剂可以显著减少对幻觉感到害怕或极度困扰的患者的幻觉。对于这些患者，应减少或停止使用可能产生幻觉副作用的药物（左旋多巴、多巴胺激动剂、抗胆碱能药物、金刚烷胺、司来吉兰）。

# 结论

痴呆患者经常会出现睡眠障碍，虽然在痴呆患者中可以观察到常见的睡眠障碍模式，但对特定睡眠变量的研究可能是帮助诊断和评估行为及药物治疗的重要工具。

### 临床要点

- 痴呆患者通常会出现严重且令人不安的睡眠问题，这可能导致过早入住机构。

- 在治疗痴呆患者的睡眠问题时，临床医生应仔细寻找潜在的原因。
- 在考虑应用可能加重认知功能障碍或阻塞性睡眠呼吸暂停的精神药物或镇静催眠药物之前，应首先采取非药物治疗和基本的健康睡眠原则，同时，一旦发现这些症状，也应及时诊断和治疗。
- 当需要药物治疗时，一个有效的方法是直接针对症状，这些症状可分为四类：①失眠或睡眠碎片化；②日间过度思睡；③睡眠-觉醒节律改变；④夜间过度运动，包括快速眼动期睡眠行为障碍、睡眠周期性腿动，以及夜间躁动或徘徊。

## 总结

痴呆患者常出现睡眠失调，其睡眠通常更加碎片化，频繁醒来，觉醒的持续时间延长；慢波睡眠减少；睡眠纺锤波和 K 复合波形成不良或数量减少，因此睡眠阶段更难区分；REM 睡眠可能会减少。痴呆患者通常伴有睡眠障碍，包括阻塞性睡眠呼吸暂停、周期性腿动和睡眠行为障碍。随着痴呆的进展，患者的睡眠问题通常会加重，与神经退行性疾病的进展密切相关。

## 致谢

Montplaisir 博士得到了加拿大卫生研究所的资助，Boeve 博士得到了美国国立卫生研究院、Mangurian 基金会、Little Family 基金会和 Turner 基金会 AG045390、AG052943、AG038791、AG056270、AG054256、NS100620、AG050326、AG056639 和 AG062677 资助。St. Louis 博士得到了美国国立卫生研究院、国立老年研究所、国立神经疾病与卒中研究所及国立心、肺和血液研究所的资助，还获得了 Michael J. Fox 基金会、Sunovion 制药公司的支持，以及 Mayo Clinic 临床和转化科学中心的资助，编号为 1 UL1 RR024150-01。Carvalho 博士没有披露任何利益冲突。

### 参考文献和拓展阅读

请扫描书后二维码，获取参考文献和拓展阅读资源。

# 第 106 章　癫痫、睡眠和睡眠障碍

Milena K. Pavlova，Sanjeev V. Kothare
李雪玮　译　王永祥　审校

章节亮点

- 癫痫发作可能会影响睡眠，而睡眠减少和睡眠障碍可能会加重癫痫。本章概述了睡眠和癫痫之间复杂、双向的相互作用。
- 癫痫是一种慢性疾病，癫痫发作通常发生在一天中特定的时间和睡眠期。
- 本章概述了以夜间癫痫发作为主的癫痫综合征。
- 夜间癫痫发作和异态睡眠之间的鉴别有一定困难，本章提供了更好地识别癫痫发作的临床线索。

## 引言

癫痫和睡眠障碍是常见的共患病。睡眠可以影响癫痫发作的发生、阈值以及扩散，而癫痫也可以对睡眠-觉醒周期和睡眠结构产生深远影响。很多因素可以导致癫痫患者睡眠中断，包括睡眠卫生不良、共患睡眠障碍、昼夜节律紊乱、癫痫本身、癫痫发作频率以及抗癫痫药物的影响。

## 什么是癫痫?

癫痫的特点是反复性、非诱发性发作。发作可以是自发发生或是由闪光或者其他感官刺激反射性诱发。癫痫[1]的诊断需要符合下列条件之一：

- 相隔超过 24 h 发生至少两次非诱发性（或反射性）发作。
- 发生一次非诱发性（或反射性）发作，并且在未来 10 年内进一步发作的概率类似于两次非诱发性发作后的再发风险率（至少 60%）。
- 癫痫综合征的诊断。

癫痫可由遗传、结构、代谢、外伤、感染或者未知原因引起。

癫痫发作是由于大脑神经元异常、过度或同步化放电导致的短暂性大脑功能紊乱，临床表现为一过性的体征和（或）症状。如果发作起源于一侧大脑半球，则可能是局灶性（或部分性），如果发作起源于两侧大脑半球，则可能是全面性。发作可以根据观察到的运动活动类型进一步分为少动性、过度运动性或者自动性，或者可能包括强直性和（或）阵挛性运动，或者可能是失张力性（肌张力突然丧失）或肌阵挛性。当发作呈局灶性时，根据导致发作的大脑区域（致痫区）可以观察到各种运动症状，例如刻板言语或动作，刻板感觉（例如，特定的嗅觉或幻觉），头、眼或者四肢的偏转运动，自动症，或者有时突然停止活动。这些异常可能与意识改变有关。

可以通过明显的、有节律的电图癫痫样波型（图 106.1）来识别癫痫发作，这种波型会破坏正常的脑电图（electroencephalographic，EEG）背景，在波幅和频率上发生演变，癫痫样波型常常会扩散到其他大脑区域，并且突然结束，随后通常会出现受影响区域脑电图节律的减慢或抑制。在癫痫发作间期，癫痫患者常出现被称为“棘波”和“尖波”的脑电图异常，这两种波是背景中突出的轮廓清晰的波，通常伴随一个慢波（图 106.2）。棘波时限通常为 30 ～ 70 ms，而尖波时限为 70 ～ 200 ms，两者具有相似的临床意义。

### 癫痫综合征

部分患者表现出一系列特殊的临床和电生理学特征，可根据这些特征诊断特定的癫痫综合征。另一部分患者中，癫痫是非综合征型的。现已定义了超过 50 种不同的癫痫综合征，接下来的部分将回顾几种和睡眠密切相关的综合征。

### 睡眠相关的癫痫综合征

#### 儿童期的癫痫综合征

**良性 Rolandic 癫痫。**也称良性癫痫伴中央颞区棘波。良性 Rolandic 癫痫是儿童最常见的部分性癫痫综合征，3 ～ 13 岁发病，青春期缓解[2]。典型特征是部分性发作，表现为下面部的感觉异常、强直性或阵挛性运动以及与后者有关的流涎和构音障碍。大

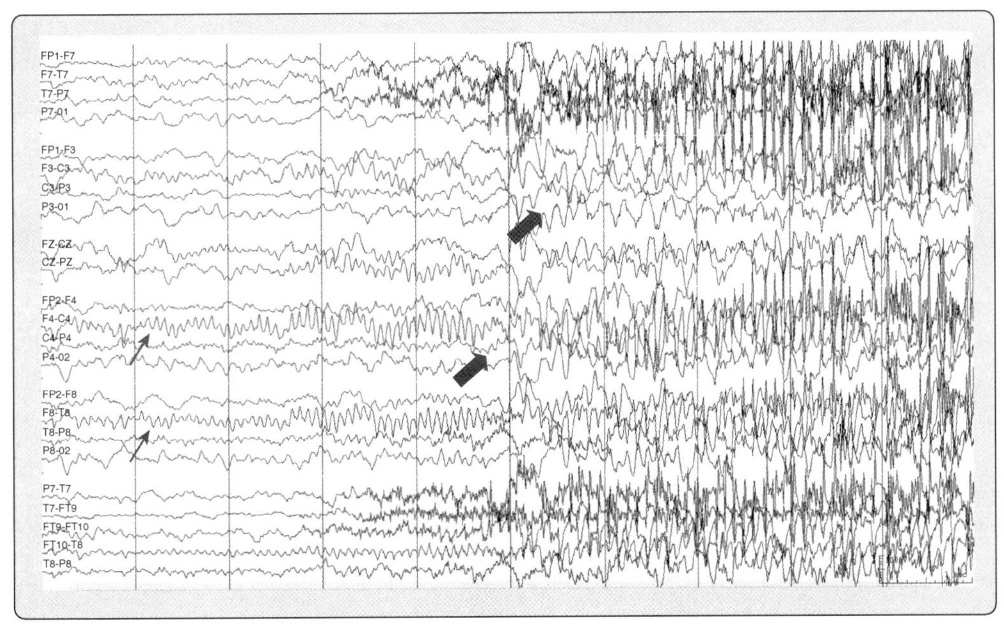


**图 106.1**　脑电图显示局灶性癫痫发作，继发泛化。节律性活动始于中央颞区（F4/C4-F8/T8，小箭头），并在几秒钟内扩散到两侧大脑半球（大箭头）

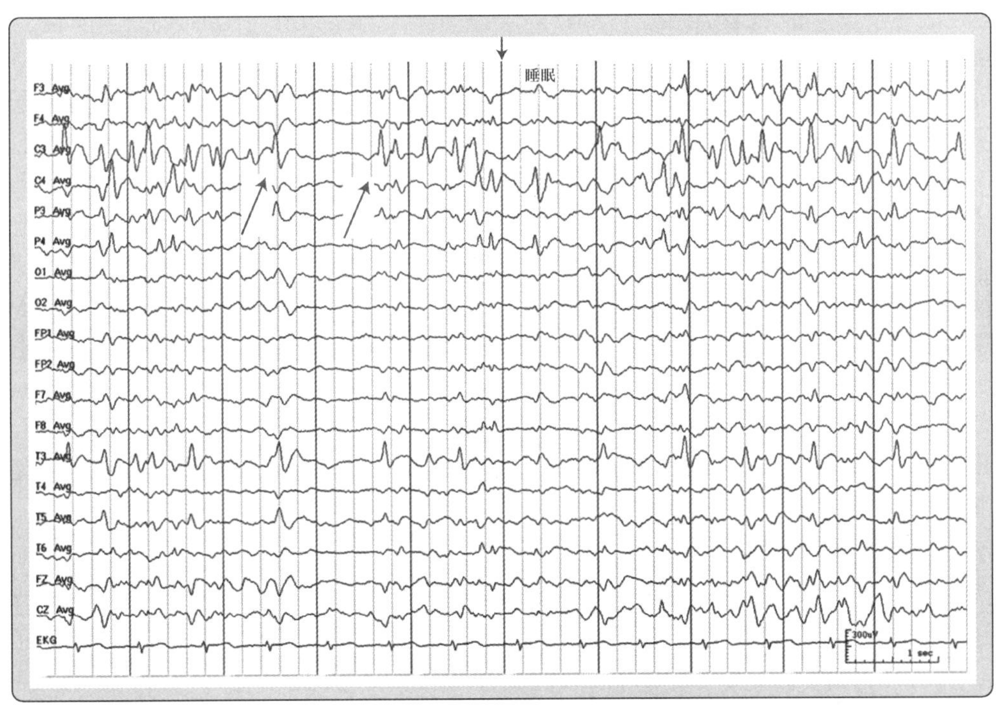


**图 106.2**　棘波：癫痫患者脑电图上的常见异常。多发棘波（箭头）可见于良性癫痫伴中央颞区棘波。棘波独立发生（通道 C3-T3 至 C4-T4），在双侧中央颞区最明显

部分癫痫在夜间发作，55% ～ 59% 的患者仅在睡眠中发作[3]。脑电图可显示特征性独立发生的双侧中央区和颞区棘波，该波在非快速眼动（non-rapid eye movement，NREM）睡眠期间增强（图 106.3）。与清醒时的记录相比，在困倦和浅睡期放电频率增加而棘波形态没有变化。尽管睡眠中癫痫发作和棘波频率有所增加，但不影响睡眠结构，不干扰睡眠。该综合征的药物治疗效果极好，从癫痫的角度看，预后普遍良好。然而，这些孩子通常在视觉短时记忆、注意力和认知灵活性、图片命名、视觉感知能力和视觉运动协调方面存在缺陷，可能与夜间棘波有关。降低夜间棘波指数可以改善认知，但存在显著的副作用[4]。通常可以在接受睡眠监测来排除阻塞性睡眠呼吸暂停（obstructive sleep apnea，OSA）的患者和从未有过明

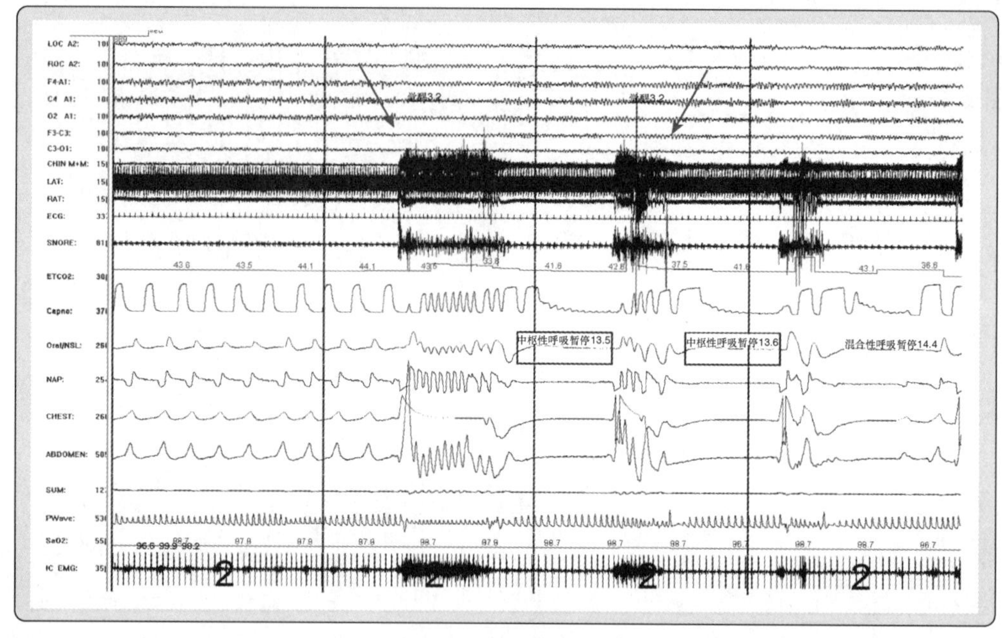


**图 106.3**　强直性癫痫发作（箭头），发作期间伴有呼吸过速和心动过速，随后出现中枢性呼吸暂停

显癫痫发作的患者中偶然发现这些棘波[5]。

**良性枕叶癫痫**。其婴幼儿变体伴有枕部发作（又称 Panyiotopoulos 综合征）是另一种发生于 2 ～ 6 岁儿童的良性癫痫综合征，其特征是长时间的眼偏和自主神经不稳定（呕吐、体温、心率、呼吸、血压）以及睡眠时偏侧惊厥和全面强直-阵挛性发作，醒来时呕吐。脑电图在发作间期显示为枕区棘波，而发作期表现为睡眠时起源于枕区的脑电发作[6]。该类癫痫大部分在起病 2 年内缓解。

**慢波睡眠中癫痫性电持续状态**。慢波睡眠中癫痫性电持续状态（electrical status epilepticus in slow wave sleep，ESES）的特征是在 NREM 睡眠期间"连续"出现棘慢复合波，而未出现在清醒或快速眼动（rapid eye movement，REM）睡眠期[7]。"连续"一词仅适用于在 NREM 睡眠期间频繁出现棘波（≥ 85% 或持续状态）且脑电图异常在 1 个月内出现 3 次或更多。

癫痫发作通常在 4 ～ 5 岁出现，是部分性或全面性的。主要发生在睡眠期间，清醒时伴凝视行为（非典型失神发作），同时伴行为和语言退化。50% 的患者出现认知功能障碍和精神发育迟缓。消除发作期脑电图异常的积极治疗包括皮质类固醇、静脉注射丙种球蛋白和大剂量抗癫痫药物。

**Landau-Kleffner 综合征**（Landau-Kleffner syndrome，LKS）。这是一种获得性癫痫性失语，表现为具有与年龄相当言语能力的儿童（通常 3 ～ 8 岁）出现伴言语听觉失认症的语言退化、睡眠期间癫痫样活动、行为障碍，有时还会有明显的癫痫发作（更常见于睡眠中）[7]。癫痫发作［全面强直-阵挛性、局灶阵挛性和（或）非典型缺席］发生在睡眠中，其发生频率和严重程度比 ESES 低 20% ～ 30%，行为问题较 ESES 少。

ESES 和 LKS 之间有一些相似之处。这两种综合征在清醒时都显示为正常的脑电图背景伴罕见的局灶性或全面性棘慢波放电。然而，在睡眠期间，ESES 的放电呈全面性，而 LKS 的棘慢波活动主要在颞区。在 ESES 中，由于癫痫样活动在 NREM 睡眠期间几乎是连续的，故可能无法辨别睡眠分期。

**婴儿痉挛症**。这是一种灾难性癫痫综合征，以癫痫性身体屈 / 伸肌痉挛、多种智力障碍和混乱（或称为高度节律失调）脑电图三联征为特征，3 ～ 18 个月起病。痉挛多在早晨觉醒后成串发作[8]。

## 主要在成年期发生的癫痫综合征

**乙酰胆碱受体突变**。常染色体显性遗传夜间额叶癫痫（autosomal dominant nocturnal frontal lobe epilepsy，ADNFLE）是一种夜间发作的成人癫痫综合征，典型在青年时期（20 岁左右）起病，但也可在儿童期和青少年时期发生[9]。癫痫发作具有刻板性，但临床表现因人而异，即使同一个体也会有所变化，包括伴肌张力障碍或运动障碍的突然觉醒（近期文献中该类患者占 42%）[10]，复杂行为（13%），以及睡眠中的暴力行为（5%）。相应的脑电图结果包括发作性癫痫样异常，31% 的患者主要发生在额叶区域，另有 47% 的患者在较大的前皮质区域出现节律性慢波发作。ADNFLE 可能是由烟碱型乙酰胆碱受体（CHRNA4 或 CHRNB2）的 α4 和 β2 亚单位编码基因突变引起，目前，这是唯一一种确定病因为参与睡眠调节的受体异常的癫痫综合征。此外，1/3 的患者伴 NREM 异态睡眠。

**其他与睡眠有关的癫痫**。癫痫发作的特定综合征模式被描述为其他综合征，例如，觉醒时全面强直-阵挛性发作包括发生在早晨的全面性发作；青少年肌阵挛癫痫以肌阵挛性、缺席性和全面强直-阵挛性发作为特征，其中，肌阵挛性发作多发生在早晨，肌阵挛（四肢抽搐）常在醒后不久，通常在早餐前出现。除 ADNFLE 外，额叶癫痫通常发生在夜间和睡眠期间，后文将进一步详细论述。

## 癫痫发作频率模式

由各种原因（颞叶内侧硬化、肿瘤、血管畸形等）引起的癫痫发作时间常遵循一定的规律，在白天或睡眠期的特定时间发作，并因癫痫发作起始区（导致个体癫痫发作的大脑部分）而异。

### 睡眠期对癫痫发作的影响

许多研究检查了特定睡眠期和清醒状态下癫痫发作的频率。最引人注目、结果一致的发现是，癫痫发作在 REM 睡眠中极为罕见。近期发表的综述纳入 42 项研究的 1458 名患者（头皮和颅内脑电图记录），结果显示与其他所有状态相比，REM 睡眠中癫痫发作频率最低[11]。清醒状态下局灶性癫痫发作的频率比 REM 睡眠高 8 倍。此外，在 NREM 睡眠 N1 期和 N2 期，癫痫发作频率最高（分别是 REM 睡眠的 87 倍和 68 倍），而 N3 期癫痫发作频率略低（是 REM 睡眠的 51 倍）。

目前尚不清楚是 REM 睡眠的哪些生理特征导致了这种异常现象。一些研究人员的假设是 REM 睡眠的脑电图去同步化可能反映了一种独特的神经元连接模式，这种模式可以提供某些保护，从而防止癫痫发作。

### 昼夜节律对癫痫发作的影响

即使在相同状态下，癫痫发作频率也会随时间变化，这可能是由于内源性昼夜节律对大脑活动的影响。几项研究描述了在医院连续脑电图监测期间捕获的癫痫发作。其中，早期研究报道颞叶癫痫发作频率在下午 3 点左右达高峰[12]，成人颞叶癫痫发作的分布与此相似。该现象在动物模型中也可观察到[13]并通过余弦分析对此进行了评估（余弦波分布）。此外，不同脑区癫痫发作发生时间不同[13]。50% 的颞叶癫痫发作发生在 15:00 ～ 19:00，这与颞叶外癫痫发作的时间分布不同，这种情况表明癫痫发作频率的高峰时间因致痫区而异。进一步的成人研究使用更精确的定位技术（使用颅内电极）证实了癫痫发作时间的一致峰值取决于其位置：枕叶是 16:00 ～ 19:00；顶叶是 4:00 ～ 7:00；额叶是 4:00 ～ 7:00；颞叶内侧是 16:00 ～ 19:00 达峰，7:00 ～ 10:00 达较小峰值[14-15]。

儿童的模式略有不同。阵挛性、失张力性、少动性和肌阵挛性发作在白天更为常见，而自动性和过度运动性发作则以夜间发生为主，尤其在睡眠期间[16]。全面性和枕叶癫痫发作多发于白天（6:00 ～ 18:00），而颞叶和额叶癫痫发作多发于夜间（18:00 ～ 6:00），通常由清醒和睡眠引起。

以上研究均存在明显的局限性。在医院进行这些研究的同时还会定期进行许多活动（测量生命体征、定期检查等）。光照时间通常较长，这可能通过抑制褪黑素分泌或改变其分泌模式来影响昼夜节律。此外，停用抗癫痫药物（通常有助于记录癫痫发作）也可能影响癫痫发作的时间。一项研究通过纳入有连续家庭脑电图记录和症状日记的患者来解决这一局限性，结果显示，额叶癫痫表现为夜间发作，颞叶癫痫发作以夜间为主[17]。

由于一种癫痫的新型治疗方法，近期获得了更多前沿信息。反应性神经刺激系统是一种颅内植入装置，通过刺激引发癫痫发作的大脑区域来治疗癫痫发作。为了达到这种效果，可将神经刺激器和两根电极导线连接（深部电极或硬膜下条状电极，每根电极导线有 4 个电极触点），而这些导线被植入一或两个癫痫发作起始区。通过上述操作可在直接颅内输入的长期记录中监测癫痫发作频率，从而最大限度减少大脑外人工制品对癫痫发作的掩盖，并使数据分析时间远长于门诊头皮脑电图。使用这种方法，Spencer 等的研究[18]描述了 191 名成人癫痫患者癫痫样放电的昼夜节律和次昼夜节律模式，发现短暂癫痫样放电表现出明显的夜间模式，这可见于所有被测的癫痫发作起始区；而较长时间的发作则根据引发癫痫发作的大脑区域有不同模式。起源于新皮质的癫痫发作具有明显的单相昼夜节律模式，在清晨出现高峰期；而颞叶内侧癫痫发作通常具有双相模式。这些数据支持先前的报告，即癫痫发作的时间在很大程度上取决于癫痫发作的起始位置，而不是时间段。

### 服用抗癫痫药物以减少夜间癫痫发作

上述有关癫痫发作频率模式的认识可优化其治疗。最近一项研究[19]报告了对夜间或清晨癫痫发作的 17 名儿童的治疗，即在晚上用相对更大剂量的抗癫痫药物，并对癫痫发作的结果和副作用进行了回顾性研究。这种差异给药改善了患者的健康状况，65%（11/17）的患者无癫痫发作，88%（15/17）的患者癫痫发作减少了 50% 以上。

## 癫痫对睡眠的影响

癫痫患者常出现睡眠片段化和白天过度嗜睡[20-22]，原因包括干扰睡眠的原发性睡眠障碍（如睡眠呼吸暂停、肢体运动）、导致睡眠片段化的夜间癫痫发作以及药物的影响。据报道，40% ～ 51% 的癫痫患者存在失眠[23-24]。此外，伴有失眠的癫痫患者出现抑郁症状的频率更高，生活质量更差[23]。

睡眠片段化是一种常见的主诉，在许多患者中睡眠中断的原因可能是夜间癫痫发作。早期发表的一篇文章有关于个体癫痫发作的直观例子，即在未接受抗癫痫药物治疗的癫痫患者的多导睡眠图（polysomnogram，PSG）中显示癫痫发作可引起觉醒[25]，而治疗后患者的睡眠更加连续。

癫痫患者的睡眠结构也可能发生改变。一些研究人员已经报道了在癫痫患者中 REM 睡眠可减少[26-27]。

原发性睡眠障碍在癫痫患者中相对常见。最近的一份报告包括了对 40 名癫痫患儿[28]进行的一项睡眠研究的结果，这些儿童因各种睡眠相关主诉参与了这项研究。33 例患者（83%）出现打鼾（42.5%）、睡眠呼吸障碍（阻塞性通气不足占 12.5%，OSA 占 20%，上气道阻力综合征占 7.5%），或睡眠周期性肢体运动（10%）。与无癫痫发作或可良好控制癫痫发作的儿童相比，癫痫发作控制较差的儿童睡眠质量明显较差，觉醒指数较高，REM 睡眠比例较高。与无并发症的 OSA 患者相比，癫痫共病 OSA 患者的体重指数（body mass index，BMI）显著更高、睡眠潜伏期更长、觉醒指数更高、呼吸暂停低通气指数更低、饱和度下降明显更严重。在合并多种睡眠问题且接受 PSG 监测的癫痫患儿中，有很大一部分表现为睡眠呼吸障碍（包括 OSA），成人癫痫患者 OSA 的患病率也较高[29]。

## 睡眠对癫痫的影响

### 睡眠剥夺对癫痫发作的影响

在癫痫患者中，睡眠减少是诱发癫痫发作的一个主要因素。最近一项研究[30]表明超过 97% 的癫痫患者至少有一种诱发癫痫发作的因素，前三名是急性因素，可能还有慢性睡眠减少、疲劳和应激。

睡眠剥夺经常被用于癫痫监测单元，以增加癫痫发作频率。此外，睡眠剥夺后发作间期癫痫样放电也更加明显[31]。

### 阻塞性睡眠呼吸暂停对癫痫的影响

对耐药性癫痫患者进行 PSG 监测[32]，发现 1/3 的患者患有 OSA（呼吸暂停低通气指数 ≥ 5）。此外，癫痫发作控制不佳的老年人更易患 OSA[33]。一项关于气道正压通气（positive airway pressure，PAP）控制癫痫发作有效性的安慰剂对照试验显示，在患 OSA 的癫痫患者中，接受治疗性持续气道正压通气（continuous positive airway pressure，CPAP）治疗的患者（32%）比接受假 CPAP 治疗的患者（15%）癫痫发作频率降低 50%。在这项研究中，一些癫痫发作频率大幅降低的只有轻度 OSA 患者[34]。虽然此研究未发现细微差异，也未根据呼吸暂停的严重程度或患者特征进行分层，但研究的总体结果支持治疗睡眠呼吸暂停可以更有效地控制癫痫发作的观点。

在最近的一项关于 OSA 和癫痫的成人共病患者 CPAP 依从性的研究中，28 名患者依从 CPAP 治疗，13 名患者不依从 CPAP 治疗[35]。在依从组，CPAP 治疗可将癫痫发作频率从每月 1.8 次降低到每月 1 次（$P = 0.01$）。在非依从组，基线（每月 2.1 次）和 6 个月随访（每月 1.8 次，$P = 0.36$）时的癫痫发作频率无显著差异。28 名 CPAP 依从的被试者中有 16 名无癫痫发作，而 13 名非 CPAP 依从的被试者中只有 3 名无癫痫发作（相对风险率为 1.54，$P = 0.05$）。因此，对于 OSA 和癫痫共病患者，良好的 CPAP 依从性可以减少癫痫发作频率。

在儿童中也有类似的发现。最近的一项研究随访了 27 名接受腺样体扁桃体切除术治疗的 OSA 和癫痫的共病患儿[36]。手术 3 个月后，10 名患者（37%）癫痫发作消失，3 名患者（11%）癫痫发作减少超过 50%，6 名患者（22%）癫痫发作频率有较小幅度下降，而 2 名患者（7%）癫痫发作频率没有变化，6 名患者（22%）癫痫发作频率增加。手术前每月癫痫发作频率的中位数为 8.5（四分位距，2 ～ 90）；手术后癫痫发作中位数减少了 53%，为 3（四分位距，0 ～ 75）。多元分析表明，BMI 和早期手术年龄每增加一个百分位数，癫痫发作消失的趋势就会增加。因此，儿童 OSA 的腺样体扁桃体切除术可能降低癫痫发作频率，尤其是对于 BMI 评分较高以及手术时年龄较小的儿童。

## 癫痫治疗对睡眠的影响

抗癫痫治疗可能影响睡眠[37-39]，影响因药物类型和共患病而异。通常，随着癫痫发作得到控制，睡眠周期的规律性得到改善，睡眠状态变得更加稳定。然而，一些抗癫痫药物与失眠或日间过度嗜睡有关（表 106.2）[37]。

迷走神经刺激（vagus nerve stimulation，VNS）是一种非药物治疗，已获准用于难治性癫痫患者。植入的

**表 106.1　夜间癫痫发作与异态睡眠的鉴别诊断**

| 特征 | 癫痫发作 | 异态睡眠 |
|---|---|---|
| 发病年龄 | 可变 | 通常在儿童期发作 |
| 疾病过程随时间的变化 | 稳定 | 通常在成年期消失 |
| 睡眠期 | NREM：N2 期更频繁 | 慢波睡眠 |
| 夜间的时间 | 任何时间，通常是前半段 | 通常是夜间的前 1/3 |
| 持续时间 | ≈ 30 s 至 2 ～ 3 min | 几分钟，可能持续约 30 min |
| 个体疾病的进程 | 开始、演变和结束 | 可能是消长变化的 |
| 行为类型 | 刻板性、无目的，可见偏转动作和肌张力障碍性姿势 | 复杂、随着疾病变化，可表现为有目的 |
| 疾病发作结束 | 突然 | 意识逐渐恢复 |
| 同一晚疾病发作次数 | 通常多次（＞ 3 次） | 1 ～ 2 次 |
| 疾病发作期间脑电图 | 当可见时，可看到伴有时间和空间评估、突然结束的局灶节律性活动。通常，肌肉伪迹可能会模糊脑电图 | 正常。通常，肌肉伪迹可能会模糊脑电图 |
| 疾病发作间期脑电图 | 发作间期放电具有高度特异性，但脑电图正常不能排除癫痫 | 正常 |

注：NREM，非快速眼动。

**表 106.2　与抗癫痫药物相关的副作用**

| 中度至重度嗜睡 | 失眠 | 焦虑或更严重的抑郁症状 |
|---|---|---|
| 布瓦西坦 | 拉莫三嗪 | 布瓦西坦 |
| 卡马西平 | 非尔氨酯 | 左乙拉西坦 |
| 氯巴占 | | 奥卡西平 |
| 氯硝西泮 | | 吡仑帕奈 |
| 地西泮 | | 噻加宾 |
| 艾司利卡西平 | | 托吡酯 |
| 加巴喷丁 | | 丙戊酸盐 |
| 拉考沙胺 | | |
| 左乙拉西坦 | | |
| 劳拉西泮 | | |
| 奥卡西平 | | |
| 吡仑帕奈 | | |
| 苯巴比妥 | | |
| 苯妥英（Dilantin） | | |
| 普瑞巴林 | | |
| 扑米酮 | | |
| 芦非酰胺 | | |
| 噻加宾 | | |
| 托吡酯 | | |
| 丙戊酸盐（Depakote） | | |

设备被编程为用电脉冲刺激迷走神经，通常在药物治疗不成功或常规手术指征不符 / 失败时使用。VNS 也可能影响睡眠，特别是睡眠结构和呼吸，研究发现 VNS 治疗可改善嗜睡和睡眠结构[40]。然而，VNS 也可能增加睡眠呼吸障碍的发生率而导致 OSA[41]。因此，对于接受 VNS 治疗的患者，可能需要对 OSA 进行评估和治疗（如果存在）。较新版本的 VNS（Sentiva）允许在日间和睡眠中对编程进行不同的更改，可以检测仰卧位和俯卧位睡眠，从而允许进行体位干预和监测。

## 夜间癫痫发作与其他事件的鉴别诊断

临床上，将夜间癫痫发作与运动障碍、心因性非癫痫性发作和异态睡眠相鉴别有一定困难。与周期性肢体运动障碍不同，癫痫性惊厥的节律性运动频率更快，并且有明显的开始、演变和结束。心因性非癫痫性发作很少（尽管已经报道了个别患者）发生在睡眠中[42]。通常心因性非癫痫性发作持续时间更长，波动较大，并且常发生在他人可以目睹的情况下。

最关键的是鉴别夜间癫痫发作和 NREM 异态睡眠。由于疾病发生在夜间，病史通常很少，并且即时可用的测试可能难以监测，这可能导致错误诊断，例如有报告表明超过一半的 ADNFLE 患者被误诊为异态睡眠[10, 42]。这两种疾病均发生在夜间、降低睡眠质量、可因应激或睡眠片段化而恶化，并且都可能与对该疾病的遗忘有关，因此难以鉴别。而发作间期的癫痫样异常非常有助于对癫痫的阳性识别，但该异常在任何形式的额叶癫痫患者中均少见，在常规的 30 min 脑电图甚至夜间记录中可能缺失。

病史中对诊断有帮助的因素包括发病年龄、持续时间、在同一晚上发生多次发作、发作频率以及对发病的描述。Derry 等[43]研发了一种标准化工具——额叶癫痫和异态睡眠（frontal lobe epilepsy and parasomnia，FLEP）量表，这使研究病史的方法系统化。通常，预示更易出现夜间癫痫发作的特征包括持续时间相对较短（＜ 2 min）、刻板行为、成串发作（同一晚多次发作）和明显的肌张力障碍性姿势或四肢强直性伸展（表 106.1）。该量表已成功用于临床实践[44]。

视频和（或）脑电图有助于捕捉癫痫发作，然而，缺乏典型的脑电图特征并不能完全排除癫痫发作的可能性，运动产生的肌肉伪迹可能会模糊脑电图，此外，使用标准 PSG 蒙太奇可能捕捉不到局灶性癫痫发作[45]。而使用扩展的脑电图蒙太奇可以更好地监测局灶性癫痫发作和发作间期放电[46]。

针对对视频记录的分析，Derry 等[47]根据以下特征提出了一种决策树以区分癫痫发作和 NREM 异态睡眠：

1. 是否有意识完全清醒以及这是如何发生的。如果患者确实觉醒，是突然发生的还是逐渐发生的，患者是保持仰卧或俯卧位还是坐着时有更复杂的行为，例如，疾病发作结束后起床。

2. 活动期间出现任何偏转运动或肌张力障碍性姿势。偏转运动、肌张力障碍性姿势、患者突然结束保持的俯卧位提示癫痫发作，而复杂行为、起床则提示异态睡眠。

由于疾病发作相对罕见并且可能不发生在录制当晚，难以通过单个夜晚的 PSG 捕捉到个体疾病发作。在许多临床情况下，延长记录的长度可能有助于捕捉疾病发作。入院进行连续视频脑电图监测可得到最可靠的诊断，其目的是捕捉一次或多次疾病发作。这允许：①长时间记录，这有助于捕捉发作间期的异常；②检查是否有发作期脑电图异常；③如果捕捉到多次发作，回顾视频中的任何典型发作现象或者刻板性现象。在经济或逻辑上不可行的情况下，可以考虑门诊连续脑电图记录。门诊检查的检出率受到视频缺乏和脱落电极的脑电图信号丢失可能性的限制。动态脑电图记录的典型长度为 48 ～ 72 h，从技术方面看，可能可实现更长时间的记录，但伴随患者的大量活动和动作，脑电图信号逐渐减弱，最终变得难以监测。

涉及额叶的癫痫发作，无论是起源于额叶还是扩散至涉及额叶，通常都表现为剧烈的运动，这使癫痫和异态睡眠之间的鉴别诊断变得复杂，为了更好地鉴别诊断，提出了一种特殊的疾病，即睡眠相关过度运动性癫痫（sleep-related hypermotor epilepsy，SHE）。癫痫发作的原因呈多样化，根据既有出版物[48]，制定标准如下：

“SHE 的特征是发生短暂（＜ 2 min）的癫痫发作，表现为突然发生和终止，个体有刻板运动模式。SHE 主要表现为“过度运动性”事件。SHE 的癫痫发作主要发生在睡眠期间，然而清醒时可能也会出现癫痫发作。”

诊断标准包括：

“SHE 的诊断主要基于临床病史，在清醒和睡眠期间，缺乏明确的发作间期和发作期脑电图相关性不能排除 SHE 的诊断。”

“诊断的确定性可分为三个级别：目击（可能）SHE、视频记录（临床）SHE 和视频-脑电图记录（确诊）SHE。”

## 癫痫的后果

### 癫痫发作期间心肺异常

癫痫与心肺异常发病率和死亡率增加有关。癫痫最严重的后果是癫痫猝死（sudden unexpected death in epilepsy patients，SUDEP），这是年轻以及其他健康的癫痫患者死亡的主要原因。癫痫患者猝死的发生率比非癫痫患者至少高 20 倍。最近的一篇论文表明，SUDEP 在儿童与成人中一样常见，为 1/1000[49-50]。大多数 SUDEP 患者的死亡发生在睡眠中，体位为俯卧位。很大一部分癫痫患者在癫痫发作期间出现心脏和呼吸系统并发症，这可能导致 SUDEP。

呼吸系统变化通常出现在全面性和局灶性癫痫发作中，尤其是由颞叶内侧结构引起的癫痫发作。这些变化包括中枢性呼吸暂停和阻塞性呼吸暂停、通气不足伴高碳酸血症和血氧饱和度下降，以及呼吸性和代谢性酸中毒、呼吸过慢及呼吸过速[51]。心脏异常包括心动过速、心动过缓、低血压、高血压、快速型心律失常、缓慢型心律失常（包括心脏停搏）和 QTc 间期延长[52]。这些变化取决于多种因素（包括年龄和癫痫的严重程度）。最近的一项研究发现，发作后中枢性呼吸暂停是 SUDEP 的可靠预测指标[53]，睡眠期似乎也可能影响癫痫发作引起的生理上的疼痛，最近在小鼠身上进行的一项研究[54]报告 REM 睡眠中的癫痫发作普遍是致命的。

综上，意识状态可能直接影响癫痫发作期间人体自我保护机制的激活或失败。例如，睡眠中的癫痫发作会导致非常严重的呼吸异常：饱和度降低更严重，恢复到发作前水平的时间更长[55]。最近的一项流行病学研究[56-57]使用了瑞典的国家数据库，该研究比较了死于 SUDEP 的个体与活着并患有癫痫的个体在癫痫发作类型和生活条件方面的差异。他们确定了 255 例 SUDEP 病例，并将其风险因素与 1148 名存活且性别匹配的癫痫患者进行了比较，发现在前一年内发生过夜间惊厥的人患 SUDEP 的风险高 15 倍。进一步的风险与干预有关：独居患者的死亡风险增加了 5 倍，而其中超过 2/3 患者的死亡可以预防。其他危险因素包括使用娱乐性药物和饮酒。

SUDEP 的风险并不针对 SHE 或任何特定的癫

痫，全面性癫痫患者也有显著的 SUDEP 风险[58]。因此，夜间癫痫发作，特别是夜间惊厥，对于所有负责治疗的临床医生（无论是什么专业）来说是一个警报。评估缓解因素和优化治疗以最大限度减少夜间癫痫发作，以及处理生活方式问题和合并症（包括睡眠障碍），可能挽救生命[58]。

### 临床要点

- 癫痫患者常有睡眠问题，睡眠障碍可能会加重癫痫。
- 睡眠障碍的治疗有助于癫痫的控制。
- 癫痫发作的发生模式取决于睡眠期和昼夜节律。将癫痫发作的治疗与时间生物学的知识相结合可以优化治疗方案。
- 有时难以区分癫痫发作和非快速眼动异态睡眠。成串发作（同一晚多次发作）、刻板行为、肌张力障碍性的姿势或偏转运动提示癫痫发作，而持续时间更长、行为复杂更常见于异态睡眠。

## 总结

癫痫是一种以反复发作为特征的慢性疾病，癫痫发作的频率可能受到睡眠期和昼夜节律的影响，这取决于致痫灶。几种癫痫综合征主要表现为或仅表现为夜间癫痫发作，其中包括儿童期预后良好的综合征，如良性癫痫伴中央颞区棘波和良性枕叶癫痫；一些成人癫痫，如 ADNFLE 以及其他预后较差的综合征（如睡眠中癫痫性电持续状态）。其他癫痫发作，如颞叶癫痫发作往往发生在清醒时，最常见在下午中后段。

夜间癫痫发作应与运动障碍和异态睡眠相鉴别。在行为上，癫痫发作具有刻板表现、持续时间短（30 s 至 2 min）和成串发作趋势（同一晚多次发作），而异态睡眠夜间病情波动较大，可能包括复杂的非刻板行为。通过识别典型的脑电图模式（发作期或发作间期）以及仔细分析视频中捕捉到的疾病的刻板特征，可以进行准确的诊断。

### 参考文献和拓展阅读

请扫描书后二维码，获取参考文献和拓展阅读资源。

# 第 107 章 睡眠与头痛

Alexander D. Nesbitt，Peter J. Goadsby

李雪玮 译 王永祥 审校

**章节亮点**

- 头痛是就医的最常见原因之一。睡眠、生物节律和原发性头痛之间存在多种潜在的关系，包括发病机制、临床和治疗相互作用。
- 睡眠性头痛、丛集性头痛和偏头痛是与睡眠最密切相关的原发性头痛疾病，其中睡眠呼吸暂停性头痛可能是医生最熟悉的疾病。本章概述了每种疾病的临床特征及其与睡眠和生物节律的关联。
- 本章强调如何识别和区分这些疾病，因为它们的治疗选择有很大差异。

头痛是就医的最常见原因之一。在全球范围内，据估计，每年约有 30 亿人经历一种原发性头痛疾病，如偏头痛。社会经济研究估计仅在欧洲就有大约 1.53 亿患者，每年的经济负担高达 430 亿欧元[1]。这种负担如此之重，主要是由于与该问题相关的生产力下降，以至于世界卫生组织将头痛列为全球 20 大最重要的失能原因之一。尽管长期以来一直假设睡眠、生物节律和头痛之间存在潜在关系，但它们在很大程度上仍然是推测性的，并且在治疗上未得到充分利用。这些相互作用在几种头痛疾病中具有显著特征，即睡眠性头痛（hypnic headache，HH）、丛集性头痛（cluster headache，CH）和偏头痛，其发作可能由睡眠引起、受其调节并与睡眠相关，并且更有可能在 24 h 内的某些时间发生。对这些关系进行更集中和详细的了解可能对头痛患者大有裨益。本章从机制、临床和治疗的角度回顾了目前已知的这些关系。

## 机制

头痛被认为是三叉神经血管系统内伤害性信号通路激活或感知的结果（图 107.1）[2-3]。该系统整合了以三叉神经颈复合体（trigeminocervicalcomplex，TCC）为中心的上行躯体感觉和下行调节神经通路的网络，它位于脊髓三叉神经尾核和上颈髓（C1 和 C2）。上行通路包括三叉神经的感觉传入神经，支配较大的血管和颅骨的硬脑膜，在 TCC 中形成突触上行至丘脑，并向上进入不同的皮质感觉网络。三叉神经自主神经反射的基础是从 TCC 到面神经上泌涎核的反射连接，这对于持续疼痛和产生某些头痛疾病的一些特定的颅骨自主神经特征很重要（图 107.1）。三叉神经血管系统处于许多下行通路的调节控制之下，该系统起源于不同的大脑区域，包括下丘脑、脑干和边缘系统，它们对三叉神经血管系统传递不同程度的兴奋或抑制。这些调节通路的功能障碍是导致头痛产生和持续的原因。

参与三叉神经血管系统的许多结构和神经递质也与唤醒、睡眠-觉醒控制有关，在一定程度上也与生物节律性有关[4]。这些特定的区域和分子以及它们在头痛中的作用基础和临床依据，分别汇总在表 107.1 和表 107.2 中。

## 与睡眠有关的头痛

首先，必须明确区分一次性发作和短暂、反复发作的严重头痛，发作时可能会导致睡眠中断，而后者发作频率更高，时间更长。在前一组中，蛛网膜下腔出血的常见症状是睡眠时出现极度霹雳样头痛，可逆性脑血管收缩综合征的连续发作也会出现极度霹雳样头痛，但通常只发生几次。急性闭角型青光眼通常发生在清晨，会导致睡眠中断，明显的眼部症状（尽管较少发生）有助于鉴别。

由睡眠引起的反复发作的刻板头痛更可能是原发性头痛，不是其他疾病导致的头痛，其中一些头痛与睡眠的关联比其他疾病更强。头痛与睡眠的关系根据其紧密程度包括仅在睡眠期而非清醒期发作的疾病，到通常在清醒期发作的疾病，其中夜间睡眠期发作的头痛患者往往不是被头痛惊醒，而是在夜间清醒期发作。按照它们与睡眠的关联排序，这些疾病将在后

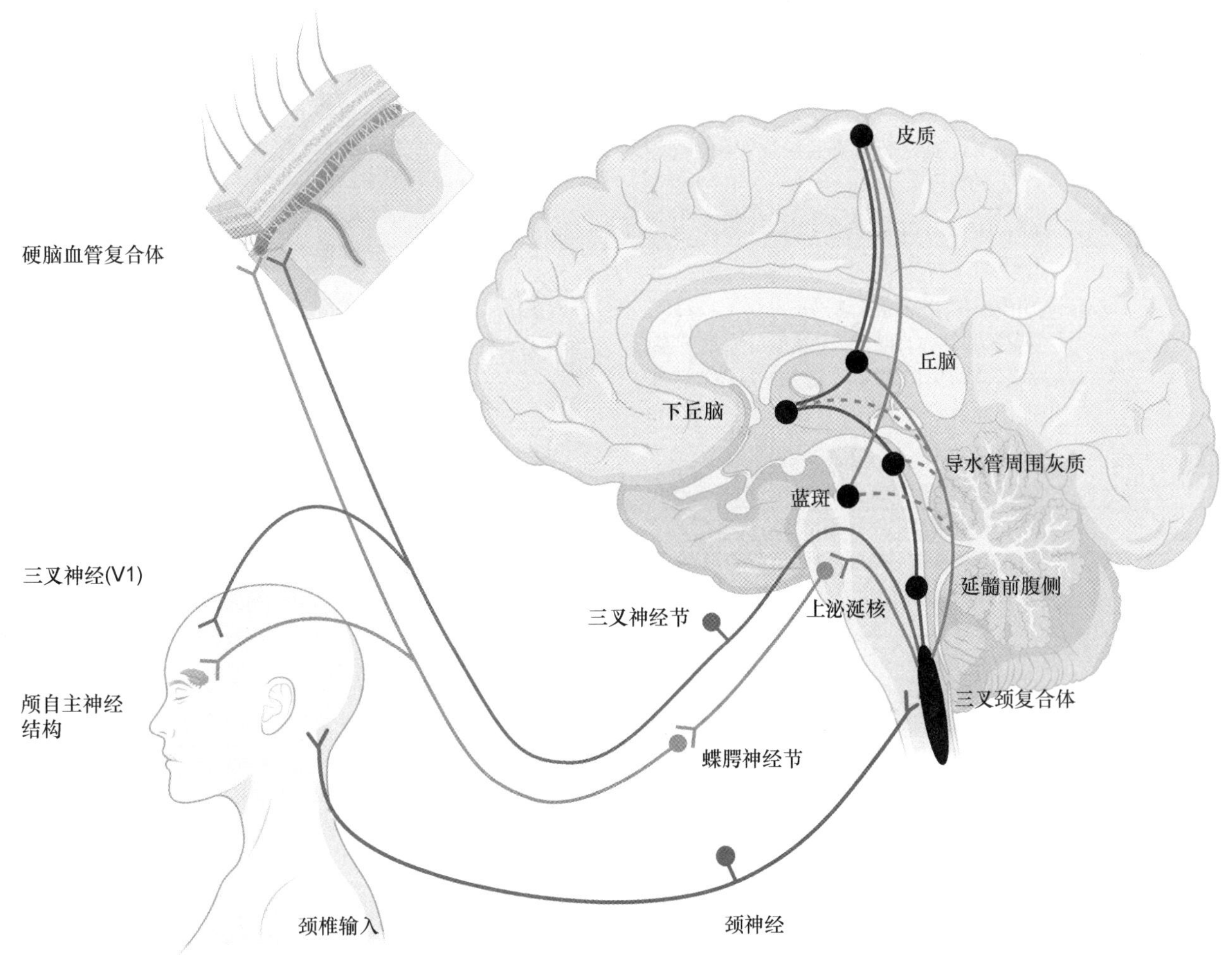


**图 107.1**　三叉神经血管系统。支配头部和颈部的感觉纤维，包括痛觉血管和颅顶硬脑膜（硬脑血管复合体），作为三叉神经或枕大神经通过颈神经节（cervical ganglion，CG）到达三叉颈复合体（trigeminocervical complex，TCC），它们在 TCC 与二级神经元形成突触（以粉红色显示）。这些上升的二级神经元通过丘脑束（以蓝色显示）投射到丘脑，并且直接投射到蓝斑（locus coeruleus，LC）、导水管周围灰质（periaqueductal gray，PAG）和下丘脑（以蓝色虚线显示）。这些结构依次向皮质发送上升信号。TCC 中的二级神经元与面神经的上泌涎核（superior salivatory，SuS）也存在反射连接，后者介导硬脑血管复合体内的颅脉管系统以及颅自主神经结构的副交感神经流出，例如泪腺通过蝶腭神经节（sphenopalatine ganglion，SPG）流出（以绿色显示）。这种三叉神经自主反射导致了几种原发性头痛（例如丛集性头痛）中的颅自主神经特征。同时也存在从皮质到丘脑、下丘脑和 LC 的下行投射（以红色显示）。TCC 神经元的下行调节由下丘脑和 PAG 通过其与延髓前腹侧（rostroventral medulla，RVM）的连接介导（见彩图）

面讨论，用于区分它们的特征总结在表 107.3 中。本节继续讨论继发性头痛疾病（头痛是另一种疾病的症状）以及它们与睡眠的关联，尤其是睡眠呼吸暂停性头痛。

## 睡眠性头痛

HH 是典型的与睡眠相关的原发性头痛，20 世纪 80 年代中期首次被提及[5]。其发作只在睡眠时出现，清醒时不会发作[6]。该疾病的一个具体特征是患者必须被头痛惊醒，而不是伴随着头痛醒来。真正的 HH 是非常罕见的，最近的系统性回顾研究表明 HH 包含了 348 种表述[7-8]。这些病例形成了目前对该疾病的临床理解并定义了其当前的诊断标准（框 107.1）[9]，这使得 HH 即使在专科环境中也难与偏头痛区分。与头痛疾病不同的是，至少 90% 的病例似乎都在 50 岁之后发病[8]。尽管如此，在儿科人群中仍有罕见病例的报道[10-12]。女性发病略多，约占 65%[8]。

大约 2/3 的患者有轻度至中度的钝性头痛，其余患者有更剧烈的疼痛，同时可能伴有抽动感[8]。尽管偶尔也有单侧发作的病例，但发作通常是双侧的，额颞部或全脑性的[13-14]。20% 的患者会有一些恶心的症状，但通常只有一小部分（7%）患者在发作期间有不同程度的畏光或恐声症[8]。颅骨自主神经特征通常不存在，但多达 15% 的病例有轻度鼻部症状[15-16]。大多数 HH 患者会在发作时离开床并进行一些其他活动，例如看电视或喝水，与偏头痛不同，偏头痛患者

**表 107.1　参与睡眠–觉醒调节和头痛的大脑区域**

| 结构 | 在头痛中的作用 |
|---|---|
| 腹外侧导水管周围灰质 | 抑制 TCC 中疼痛诱发的放电<br>阻断 P/Q 型钙通道导致 TCC 中疼痛诱发的放电 |
| 延髓头端腹内侧区 | ON 神经元具有促伤害作用<br>OFF 神经元具有抗伤害作用 |
| 蓝斑 | 功能成像活跃的区域<br>刺激引起颅内血管收缩和颅外血管舒张<br>损伤抑制 TCC 中疼痛诱发的放电<br>损伤降低 CSD 触发的阈值 |
| 下丘脑（后部） | 在 TAC 发作的功能像研究中活跃的区域<br>CH 和 HH 患者中观察到体积改变<br>TAC 中给予 DBS 局部治疗<br>伤害性硬脑膜刺激会引起激活，尤其是在低促泌素能神经元中 |
| 室旁核 | 调节三叉神经血管反应，特别是对压力的反应 |
| A11 | 激活可减少 TCC 中疼痛诱发的放电<br>破坏会增加 TCC 中疼痛诱发的放电<br>在 RLS 病理生理学中的作用 |
| 视交叉上核 | *CSNK1D* 突变导致 FASPD2（FASPD 加先兆偏头痛）<br>*CSNK1D* 突变的小鼠 CSD 触发阈值降低 |
| 丘脑 VPM | 多种头痛药物作用于 VPM 神经元 |
| 皮质 | NREM 因 CSD 的影响而增加<br>皮质在偏头痛中同时过度兴奋和低兴奋 |

注：CH，丛集性头痛；CSD，皮质扩散性抑制；CSNK1D，酪蛋白激酶 1δ 编码基因；FASPD2，家族性晚期睡眠–觉醒时相障碍 2 型；HH，睡眠性头痛；NREM，非快速眼动；RLS，不宁腿综合征；TAC，三叉神经自主神经性头痛；TCC，三叉颈复合体；VPM，腹侧后内侧核。

**表 107.2　参与睡眠–觉醒调节和头痛的神经肽和神经递质**

| 肽 / 递质 | 在头痛中的作用 |
|---|---|
| 褪黑素 | 松果体消融使三叉神经血管激活增强，外源褪黑素给药使三叉神经血管激活正常化<br>褪黑素可抑制 CSD<br>CH 和慢性偏头痛患者中褪黑素含量较低<br>褪黑素治疗偏头痛和慢性 CH |
| 下丘脑分泌素 | 下丘脑注射下丘脑分泌素 1 可减少 TCC 中疼痛诱发的放电<br>下丘脑注射下丘脑分泌素 2 会增加 TCC 中疼痛诱发的放电 |
| 腺苷 | 有镇痛作用的 A1 受体激动剂<br>A1 受体激动剂使伤害性眨眼反射减弱<br>有先兆偏头痛中描述的受体多态性 |
| PACAP | 下丘脑给药促进三叉神经伤害性感受<br>可能与偏头痛的畏光症有关 |
| 一氧化氮 | 一氧化氮供体可引发偏头痛，包括前兆阶段（打哈欠等） |
| 视黑蛋白 | ipRGC 介导偏头痛的畏光症 |

注：A1，腺苷 1；CH，丛集性头痛；CSD，皮质扩散性抑制；ipRGC，本质性光敏视网膜神经节细胞；PACAP，垂体腺苷酸环化酶激活多肽；TCC，三叉颈复合体。

通常卧床不起[16-17]。而对于 CH 患者，经常表现为强烈的精神运动性激越。HH 至少每月有 10 个晚上发作，大多数患者平均每月有 20 个晚上发作。尽管 2/3 的患者的发作会持续 2 h 或更长时间，一些研究也表明可能会持续更长时间，但这些发作通常是短暂的[18]。

HH 可继发于颅后窝[19-21]或垂体肿瘤[22-23]。此外，夜间高血压在少数报告中也被描述为致病因素[24-26]。鉴于这些关联，在 HH 发作期间应谨慎进行磁共振成像（MRI）检测和血压记录。睡眠研究有助于排除阻塞性睡眠呼吸暂停（obstructive sleep apnea，OSA）。

据报道，尽管 HH 发作持续时间短且病程具有自限性，但使用咖啡因是 HH 在清醒期发作最有效的急性治疗方法[16-17, 27-29]，其次是阿司匹林[6, 27, 30]。每晚睡前服用碳酸锂、咖啡因和吲哚美辛是最常用的预防性治疗方法[8]。然而，这些药物仍存在潜在的副作用，尤其是长期服用时。还应注意同时使用锂盐和吲哚美辛会导致锂中毒[31]。吲哚美辛会加重 OSA，而锂会加重不宁腿综合征（restless legs syndrome，RLS）和周期性肢体运动[32]。托吡酯、褪黑素和加巴喷丁也可用于个别病例的潜在预防性治疗[8]。

## 睡眠性头痛的时间

HH 的发作与醒来的时间一致是一种常见的现象，并因此称为"闹钟头痛"[27]。与 CH 的发作不同，CH 的发作通常发生在入睡后的前 2 h 内，可能在整个晚上重复发生，而 HH 的发作可能发生在凌晨 2:00 到 4:00，这表明——如果我们假设这些患者的平均睡眠–觉醒时间——它们发生在夜间睡眠时段的后期。尽管 HH 存在每晚多次发作的情况，但通常在晚上只发作一次[6, 16, 18, 33-34]。值得注意的是，发作也可发生于日间小憩[27, 35]和入睡后同一时间，无论当地时区如何，正如一位从巴西飞往葡萄牙的患者的病例报告中所述[36]。这可能被视为轶事证据，表明稳态睡眠相关机制比这些发作的昼夜节律时间更重要。

## 睡眠和睡眠性头痛

尽管 HH 较为罕见，但仍有许多多导睡眠监测（polysomnography，PSG）研究 HH[33-34, 37-42]。然

**表 107.3　与睡眠相关的原发性头痛疾病之间的差异**

| | 睡眠性头痛 | 从集性头痛 | 偏头痛 |
|---|---|---|---|
| 发作由睡眠引起 | 仅由睡眠引起 | 经常由睡眠引起 | 偶尔由睡眠引起 |
| 被发作惊醒或因发作而醒来 | 被发作惊醒 | 被发作惊醒 | 伴随发作醒来 |
| 白天是否有发作 | 没有 | 时常有 | 常常有 |
| 夜间计时 | 夜间第二个 1/3 | 夜间前 1/3 | 夜间后 1/3 |
| 每晚反复发作 | 极少 | 常常 | 从不 |
| 患病率 | 罕见 | 少见（约 0.12%） | 常见（约 14.4%） |
| 常见发病年龄 | 60 岁以后 | 30 岁以后 | 20 岁以后 |
| 性别 | 女＞男 | 男＞女 | 女＞男 |
| 疼痛严重程度 | 中度 | 极重度 | 中度至重度 |
| 疼痛特征 | 钝痛，持续性痛 | 锐痛，刺痛 | 搏动性疼痛，钝痛 |
| 疼痛部位 | 双侧 | 单侧 | 单侧或双侧 |
| 颅自主神经症状 | 无 | 明显，与疼痛同侧 | 偶尔，轻微 |
| 疼痛持续时间 | ＜ 2 h | 15 min 至 3 h | 4 ～ 72 h |
| 发作频率 | ＞ 15 晚 / 月 | 每 48 h 发作 1 次至每 24 h 发作 8 次，发生在“发作中” | 多变，慢性≥ 15 天 / 月 |
| 发作表现 | 起床做事情 | 90% 患者踱步、摇晃、撞头 | 卧床 |
| 伴发恶心 | 极少 | 可能：多达 50% | 十分常见 |
| 运动时疼痛加剧 | 无 | 无 | 有 |
| 光线和噪声会使疼痛加剧 | 无 | 可能：多达 50%，通常仅限于发作的同侧 | 有 |
| 急性治疗 | 咖啡因、阿司匹林 | 高流量吸氧、皮下或鼻腔用舒马普坦、nVNS | 非甾体抗炎药、曲坦类药物 |
| 预防性治疗 | 咖啡因、吲哚美辛、褪黑素 | 维拉帕米、托吡酯、锂、褪黑素、nVNS、CGRP 抗体在阵发性丛集性头痛中的应用 | TCA、普萘洛尔、托吡酯、肉毒杆菌毒素 A、CGRP 抗体 |

注：CGRP，降钙素基因相关肽；NSAIDs，非甾体抗炎药；nVNS，无创迷走神经刺激；TCA，三环类抗抑郁药。

**框 107.1　第 3 版国际头痛疾病分类：睡眠头痛的诊断标准**

A. 复发性头痛发作符合标准 B ～ E
B. 仅在睡眠期间发作并导致醒来
C. 发作时间≥ 10 天 / 月，持续时间＞ 3 个月
D. 醒来后持续 15 min 至 4 h
E. 无颅自主神经症状或烦躁不安 [a]
F. 无法通过另一个 ICHD-3 诊断更好地诊断

注：[a] 颅自主神经症状包括结膜充血、流泪、上睑下垂 / 瞳孔缩小、眼睑水肿、额头和面部出汗、耳闷胀。ICHD-3，第 3 版国际头痛疾病分类。

而，这些研究没有显示与任何睡眠阶段或其他定性睡眠脑电参数有一致的关联。其中一些研究已经证明 HH 可同时伴发 OSA [34, 38]，尽管只有两名患者的记录，但在接受 OSA 治疗的同时，HH 发作有所改善：其中一位采用持续气道正压通气（continuous positive airway pressure，CPAP）[38]，另一位采用下颌前移装置 [43]。同时还描述了周期性肢体运动，这可能反映了锂治疗的效果 [44]。

除了临床睡眠研究之外，基于体素的形态学分析已经证明：在 HH 患者中，下丘脑后部区域的体积显著减少，左侧比右侧更明显 [45]。这与 CH 的两项研究形成对比，其中一项表明同一区域的体积增加 [46]，另一项则没有发现差异 [47]。一项电生理学研究发现，HH 对伤害性瞬目反射或三叉神经痛相关诱发电位的易化或习惯化没有影响 [48]，这与所有其他电生理学研究的原发性头痛障碍类别形成了鲜明对比 [49]。此外，HH 患者似乎具有正常的褪黑素分泌曲线 [50]。

## 丛集性头痛

几乎没有疾病会造成比 CH 更剧烈的疼痛[51]。患者将单次发作的疼痛描述为：比他们经历过的任何疼痛都要严重，包括分娩。“丛集性头痛”一词起源于密集且持续数周的发作（“发作中”）倾向，两次发作之间的缓解期至少为 1 个月（“发作结束”）。CH 是一组被称为三叉神经自主神经性头痛（trigeminal autonomic cephalalgias，TAC）的原发性头痛疾病中最常见的亚型，这些疾病都具有明显的症状，例如流泪和眼睛发红、鼻塞和流涕，且通常与极度头痛同侧出现[52]（图 107.1）。

框 107.2 概述了 CH 的诊断标准，表 107.3 总结了用于鉴别 CH 与其他睡眠相关性头痛疾病的临床特征。还需要强调的是，CH 的治疗不同于其他头痛疾病[51]。对于个别发作，起效迅速的方法为肠外使用曲坦类药物（皮下或经鼻使用舒马普坦，或经鼻使用佐米曲普坦）或高流量氧疗，这两种方法通常都会在治疗后 15 min 内中止发作[51, 53]。预防性药物治疗旨在降低发作频率和强度，通常使用维拉帕米、托吡酯或锂。高剂量褪黑素有时用于辅助治疗，特别是在慢性 CH 中[54]。近期，针对降钙素基因相关肽（calcitonin gene-related peptide，CGRP）的单克隆抗体 galcanezumab 已显示出作为偶发性 CH 预防性治疗的功效[55]。在开始预防性治疗或口服皮质类固醇时[56-57]，枕大神经的靶向局部麻醉剂和皮质类固醇阻滞剂通常是有效的[58]。近期，可以无创刺激迷走神经[59]和微创刺激蝶腭神经节[60]的装置在急性和预防性治疗方法中均已证明有效。

## 时间和丛集性头痛

CH 发作的持续时间为 15 ～ 180 min，但是，它们很少会持续更长时间。发作频率介于每 48 h 发作 1 次到 24 h 内发作 8 次。英国的一项大型队列研究发现，平均每天经历最频繁的发作次数为 4.6 次，其中 37% 的人报告了白天可预测的发作时间，72% 的人报告了夜间可预测的发作时间，这将他们从睡眠中唤醒[61]。CH 的这种惊人的、规律的、超电周期性的发作，可能早在 17 世纪就在西方医学文献中提到过[62-63]，在 20 世纪已有更系统的记录[64-67]。来自其他大型回顾性临床系列研究的数据证实，大约 70% 的患者报告了可预测的发作时间，尽管随着疾病持续时间的延长[61, 68-76]，这种情况就越不明显。回顾性记录个人发作时间模式的研究表明，清晨、下午三点和晚上为发作高峰期[77-79]。一项记录了数千次发作病例的前瞻性研究也报告了发作频率存在潜在的超电峰，但存在高度的变异性[80-81]。

**框 107.2 第 3 版国际头痛疾病分类：丛集性头痛的诊断标准**

A. 至少五次发作满足标准 B ～ D
B. 持续 15 ～ 180 min 的严重或非常严重的单侧眼眶、眶上和（或）颞部疼痛（未经治疗时）
C. 满足以下一项或两项：
  1. 头痛同侧至少出现以下一种症状或体征：
    a. 结膜充血和（或）流泪
    b. 鼻塞和（或）鼻漏
    c. 眼睑水肿
    d. 额头和面部出汗
    e. 瞳孔缩小和（或）上睑下垂
  2. 存在不安感或兴奋感
D. 发生频率介于每两天 1 次和每天 8 次之间
E. 无法通过另一个 ICHD-3 诊断更好地诊断

注：ICHD-3，第 3 版国际头痛疾病分类。

大多数患有 CH 的人每年都会发作一次，在英国系列研究中表现为单峰频率分布且平均发作持续时间为 8.6 周。然而，某些人可能会好几年不发作（在某些情况下可达 20 年），而另一些人每年发作的频率可能更高[61]。CH 在一年中的特定时间（通常是春季和秋季）发作频率更高，而在一些慢性 CH 患者中，发作的频率和强度也可能表现出类似的季节性恶化趋势[61, 82-84]。

这些关于 CH 发作时间特征的临床观察强调了一个相当模糊的概念，即昼夜节律生物钟的失调可能是该疾病病理生理学的基础。此观点从脑功能像的研究中得到了证明，该研究表明下丘脑区是 CH 发作的核心[85]，随后对该区域进行的深部脑刺激对一些慢性 CH 患者具有治疗作用[86]。然而，虽然存在间接的证据，但是没有直接的证据证明 CH 中生物钟的功能障碍。例如，慕尼黑时间型问卷在大型患者队列中的应用显示，与慢性 CH 患者和对照组相比，偶发性 CH 晚间发作类型的患病率略高[87]，最近的一项研究还发现，患有 CH 的女性可能比男性更早经历发作高峰[88]。一项对 CH 患者 PER3 可变数目串联重复序列多态性的遗传分析并未显示出任何关联[89-90]。然而，同样的队列研究表明与时钟变异基因的另一个多态性存在额外的关联，但关联并不强[91]。早期的临床研究发现，CH 患者褪黑素的分泌发生了多种变化，最显著的是处于发作状态时，其分泌量降低[92-96]，尽管这一发现的意义很难解释，特别是当松果体接受蝶腭和颈上神经节的神经支配时，前者在 CH 发作期间被高度激活[97-98]。

## 睡眠与丛集性头痛

最近一项大型临床队列研究证实，通过匹兹堡睡眠质量量表测量，CH 与对照组相比睡眠质量较差，鉴于其发作主要发生在夜间，结果在预期之内[87]。尽管对少数患者进行的早期 PSG 研究称 CH 发作完全由快速眼动（rapid eye movement，REM）睡眠引起[99-100]，但目前的证据表明情况并非如此，近期的研究无法证明发作与宏观 PSG 变量之间存在明确的联系[101-102]。然而，对 CH 的 REM 生理学研究仍然是热点话题，CH 患者 REM 的潜伏期延长是迄今为止唯一具有统计学意义的发现[103-105]。PSG 和体动仪显示入院患者的睡眠潜伏期、卧床时间和总睡眠时间有所增加[106-107]。少数 PSG 和多导生理记录仪研究表明 CH 和 OSA 之间存在关联，而最近的一系列研究发现这一关联并不成立，除了一项病例对照研究显示在偶发性 CH 发作期间 OSA 的发病率较高[113]。OSA 是一种常见疾病，尤其在男性吸烟者中[114]，男性吸烟者在 CH 临床人群中的比例过高，这可能促成了这种潜在但不确定的关联[115]。此外，使用 CPAP 治疗 OSA 不一定会对 CH 有任何影响[113]，除了一些个别的报告[116-117]。有报告称 40% 的患者患有慢性失眠[106，118]。与偏头痛不同，在一项小型病例对照队列研究中，CH 似乎与 RLS 没有关联[119]。存在 1 例 CH 患者患有磨牙症合并 OSA 的病例报告[120]。

尽管对下丘脑视网膜系统在 CH 中的潜在作用有研究，但支持性的临床数据参差不齐。两项遗传相关的研究发现 CH 患者的下丘脑分泌素受体基因存在多态性[121-122]，但这在随后的研究中并未重现[123-124]。一项对 CH 患者的脑脊液研究发现，与基于临床的对照组相比，CH 患者的下丘脑分泌素 1 水平略低但在可接受的正常范围之内[125]。

## 其他三叉神经自主性头痛和睡眠

与在 CH 中观察到的显著时间模式和睡眠关联相比，对罕见 TAC 中的这些关联知之甚少[52]。尽管阵发性偏头痛患者的病例系列[126-127]和报告[128]表明发作可能发生在夜间，并将患者从睡眠中惊醒，但与睡眠相关的夜间发作的比例并不像在 CH 中所见的那么高[126]。只存在一份 PSG 记录表明发作与 REM 锁定，这一记录从未被重现过[129]。同时，在伴有结膜充血和流泪的短暂单侧神经痛样头痛发作（short-lasting，unilateral，neuralgiform headache attacks with conjunctival injection and tearing，SUNCT）和伴有自主神经症状的短暂单侧神经痛样头痛发作（short-lasting，unilateral，neuralgiform headache attacks with autonomic symptoms，SUNA）中，这些发作也没有显示出明显的夜间倾向，只有 7% 的 SUNCT 患者在小型病例系列中报告主要睡眠相关[130]。SUNCT 样发作与垂体瘤之间的关联已得到充分证实[131]，例如，一名仅在夜间发作 SUNCT 的患者患有垂体微腺瘤[132]，这也说明垂体功能测试和成像对于这种疾病的诊断很有价值。在一项睡眠研究中，一名接受后下丘脑深部脑刺激成功治疗的 SUNCT 患者表现为频繁从 REM 睡眠中醒来，入睡后醒来的时间明显增加[133]。在连续性偏头痛病例系列中，只有超过 1/3 的人报告不规律的睡眠增加了病情恶化的可能性[134]。

## 偏头痛

与前面描述的原发性头痛疾病相比，偏头痛与睡眠和生物节律的关联可能较少，但显然偏头痛仍然会被睡眠影响。偏头痛的发作可以在睡眠前或睡眠期间开始，尽管因偏头痛醒来的情况可能较为罕见，但患者也可因偏头痛发作醒来。此外，患者称，一旦发作，睡眠可以起到治疗作用。尽管睡眠通常以一种非特异性的方式引起偏头痛，但睡眠作为偏头痛的诱因也被广泛接受，无论是在睡眠或睡眠障碍方面，还是在头痛本身的性质方面[135]。

偏头痛是最常见的原发性头痛[136]，据估计是全世界第二常见的疾病，阵发性偏头痛的人群患病率为约为 14.7%[137]，慢性偏头痛的患病率约为 2%[138]。它大致以两种形式存在——有先兆偏头痛和无先兆偏头痛——并且可能是阵发性的或慢性的。除了典型的头痛外，偏头痛发作还会出现由中枢神经系统内的偶发性功能障碍引起的一系列症状。这些症状通常显示以下丘脑功能障碍为先兆症状，包括疲劳和食欲增加，以及自主神经症状，如流泪、打哈欠和排尿增多[139-140]，其中许多症状可能在白天出现，然后偏头痛发作在睡眠期间出现。在 30% 的患者中，在这些先兆症状之后可能会出现一系列短暂的神经系统阳性症状，例如视觉障碍或感觉异常，通常持续 5 ～ 60 min，这代表皮质神经元的去极化和复极化，以波的形式向前传播，这一过程称为皮质扩散抑制[141]。

在超过一半的患者中，疼痛是单侧的和搏动性的，并且大多数人的疼痛会随着劳累而恶化。发作持续时间的中位数为 24 h（范围为 4 ～ 72 h）[142]。其他常见的症状包括畏光和恐声症，以及头皮异常性疼痛。超过一半的患者会出现恶心[143]。在发作停止后，一部分患者会出现病后症状，如各种睡眠不适，包括嗜睡或失眠[144]。

治疗分为急性治疗与高频发作性和慢性偏头痛的预防性治疗。急性治疗主要是使用非甾体抗炎药或曲坦类药物终止个体发作。预防性治疗的药物包括阿米替林、普萘洛尔和托吡酯，以及注射肉毒杆菌毒素

A，后者用于慢性偏头痛的治疗。也可使用针对涉及三叉神经伤害性感受的 CGRP 或其受体的单克隆抗体治疗[145-146]。

### 偏头痛的发作周期

通过回顾性分析患者的病程来研究偏头痛发作的周期性。在 24 h 以内，两项研究表明早上醒来时偏头痛发作的高峰期明显更高。第一个峰值出现在 4:00 至 9:00 之间，在女性患者中尤为明显[147]，第二个峰值出现在 6:00 至 12:00 之间，晚上睡觉前发作的频率显著降低[148]。一项使用 Twitter 进行的研究发现，在为期 1 周的美国人群样本中，偏头痛在早晨达到峰值[149]。然而，这些研究并没有揭示这是昼夜节律的影响还是仅仅与睡眠有关。另外两项相互矛盾的研究发现了 1 周中发作概率的模式，其中一项研究称头痛最有可能在星期日发作[150]，但另一项研究表明星期日最不可能发作[151]。这表明发作概率在 1 周中（除周日外）均匀分布。

1 月份是偏头痛发作频率最高的月份[150]。相反，另一项来自北极圈的研究表明，在初夏，女性出现先兆偏头痛的频率更高，这可能与该时期出现的共病性失眠有关[152]。

最近一项进行良好但规模较小的研究表明，偏头痛严重程度评分较高的慢性偏头痛患者的相位角（睡眠开始与褪黑素峰值之间）更大，这表明睡眠昼夜节律失调是偏头痛的重要影响因素[153]。与 CH 类似，与对照组相比，慢性偏头痛患者的褪黑素水平较低[154]。

### 偏头痛睡眠

与 CH 和 HH 相比，PSG 对偏头痛的研究相对较少。然而，对偏头痛患者进行的睡眠脑电检查研究报告了一系列发现，但意义存疑。其中包括在三项研究中，与对照受试者相比，快速眼动睡眠的唤醒率有降低的趋势[155-157]；监测阶段的睡眠潜伏期略有缩短；在醒来后报告偏头痛的患者中觉醒指数略有增加；慢波活动水平较高，表明先前睡眠不足[158-159]；睡眠效率降低，慢波降低[160]。儿童的快速眼动睡眠和慢波睡眠也有所减少[161]。

关于测试偏头痛变量间的相互作用或治疗性睡眠的研究较少。一项探索这些关系的研究报告称，对于 N3 期睡眠比例较高的偏头痛患者，他们的三叉神经痛的阈值较低。这意味着他们更有可能存在长期睡眠不足[162]。

### 睡眠障碍和偏头痛

偏头痛和不宁腿综合征间存在最强的关联，最近的一项荟萃分析证实，病例对照研究中的优势比为 4.19，队列研究中的优势比为 1.22，这表明这种关联取决于研究设计[163]。这种关联具有研究价值，因为联系这两种疾病的潜在解剖位点位于下丘脑的多巴胺能 A11 核中[164-165]。目前没有研究检验未经治疗的 RLS 从发作性偏头痛转变为慢性偏头痛的风险或评估 RLS 的治疗对偏头痛频率的影响。

失眠是偏头痛第二强的关联，对大规模人群研究的荟萃分析显示，失眠的优势比为 1.4 ～ 1.7，而对于严重或慢性头痛（包括偏头痛），该优势比上升到 2.0 ～ 2.6[166]。同时，一些研究可能缺乏区分偏头痛与其他头痛疾病、失眠与其他睡眠障碍的特异性。然而，这种联系在理论上得到了合理的生物行为模型的支持，该模型将这两种疾病联系在一起[167]。

在时间生物学上，偏头痛和生物节律之间存在重要的联系。*CSNK1D* 基因的显性遗传突变——该基因编码酪蛋白激酶 1δ（一种磷酸化 PER2 蛋白的酶），并参与视交叉上核的转录翻译反馈环路过程——不仅会导致罕见的家族性睡眠觉醒时相障碍，而且似乎与先兆偏头痛有关[168]。尽管小型病例系列研究表明偏头痛与 OSA[166, 170]、发作性睡病[171-172]、克莱恩-莱文综合征（复发性嗜睡症）[173]、异态睡眠[174]和睡眠-觉醒时相延迟障碍[175]之间存在关联，但目前尚无强有力的流行病学证据支持这些关联。

### 睡眠呼吸暂停性头痛

在第 3 版国际头痛疾病分类中，睡眠呼吸暂停性头痛是一种继发性头痛，可归因于内环境平衡紊乱，并被细分为因缺氧和（或）高碳酸血症而引起的头痛（框 107.3）。然而，没有任何显著的机制支持这种分类。

睡眠呼吸暂停性头痛在早晨醒来时发作，通常是双侧的，性质类似于压痛，并且没有偏头痛的任何其他特征，例如恶心、畏光症，恐声症或颅自主神经特征。它通常会在醒来后 4 h 内消失，并且每月超过一半的天数会出现。诊断该疾病的必要条件是存在 OSA（诊断标准中定义为呼吸暂停低通气指数≥ 5 次 / 小时），并且在 OSA 得到充分治疗后头痛明显缓解[176]。如果没有这些条件，就会诊断为醒来时的无差别头痛。

可以从成人的横断面研究中推断睡眠呼吸暂停性头痛的患病率，该研究发现，11.6% ～ 18% 的打鼾和（或）OSA 患者经常或非常频繁地出现晨间头痛症状，但只有 4.6% ～ 7.6% 的不打鼾和（或）非 OSA 人群出现晨间头痛症状[176]。根据 OSA 严重程度进行分级时，OSA 患者的头痛患病率没有明显差异[177]。挪威进一步的流行病学研究也表明偏头痛或紧张型头痛

**框 107.3 第 3 版国际头痛疾病分类：睡眠呼吸暂停性头痛的诊断标准**

A. 醒来时出现头痛且满足标准 C
B. 呼吸暂停低通气指数≥ 5，已诊断为睡眠呼吸暂停
C. 符合以下至少两项关系：
  1. 头痛的发生与睡眠呼吸暂停的发生有时间关系
  2. 满足以下一项或两项：
    a. 头痛随着睡眠呼吸暂停的恶化而恶化
    b. 睡眠呼吸暂停得到改善或缓解后，头痛显著改善或缓解
  3. 头痛至少具有以下三个特征之一：
    a. 复发频率≥ 15 天 / 月
    b. 满足以下所有症状：
      i. 双侧发作
      ii. 压痛
      iii. 不伴有恶心、畏光或恐声症
    c. 4 h 内缓解
D. 无法通过另一个 ICHD-3 诊断更好地诊断

注：ICHD-3，第 3 版国际头痛疾病分类。

与 OSA 之间没有关联[169, 178]。

尽管一项基于人群的机制研究显示，与没有 OSA 的晨起头痛患者相比，患有睡眠呼吸暂停性头痛的患者氧饱和度低于 90% 的时间更长，并且氧最低值更低，但两组之间其他睡眠变量没有差异[177]。这些数据表明缺氧不是睡眠呼吸暂停性头痛的病理生理基础。

尽管相关领域的研究还较少，但其他类型的睡眠呼吸障碍也可能与头痛有关。打鼾可能会导致睡眠碎片化，这可能会导致一些打鼾者在没有 OSA 的情况下出现头痛[179]。另一方面，患有肥胖性低通气综合征的患者醒来时感到头痛是由于缺氧和高碳酸血症，这或许与高原性头痛的发病机制类似。

## 清醒时反复头痛

因头痛醒来通常发生在主要睡眠阶段之后，但有时也发生在长时间的小睡之后。但其症状和病因尚不明确。与睡眠呼吸暂停性头痛类似，人们可能会认为醒来时或晨起头痛是双侧的，轻度至中度的，无特征的，并且在醒来或起床后会很快消失。

在缺乏偏头痛或 OSA 诊断特征的情况下，这可能会带来挑战。然而，通常有其他原因可能导致睡眠中断，包括失眠、睡眠不足和慢性睡眠限制；“反弹”睡眠延长（通常在周末）；觉醒导致的睡眠碎片化（自发性，自主性，打鼾或肢体运动相关，异态睡眠相关）；睡眠与昼夜节律相位错位（轮班工人和时差反应）。磨牙症也可能与晨起头痛有关，与颞下颌关节功能障碍无关[180]。可能存在导致睡眠连续性差或睡眠碎片化的共病疾病，包括夜尿症（无 OSA）、夜间癫痫发作、夜间高血压、1 型糖尿病伴晨起低血糖，以及其他内分泌疾病，如皮质类固醇不足和慢性疼痛疾病。同时，可能存在共存的精神疾病，例如抑郁和焦虑，这些疾病也会影响睡眠。醒来时反复发作的头痛可能是由药物副作用引起的，但极少由饮酒引起。环境危害也可引起头痛，例如因供暖系统维护不善而排放一氧化碳[181]。

头痛可能与姿势有关，这是由颅内压升高引起的，仰卧位时头痛会加剧。尽管这可能发生，但通常还有其他的临床特征，例如，呕吐、视物模糊以及咳嗽、打喷嚏、瓦尔萨尔瓦动作或向前弯腰时疼痛加剧。通常可能存在颅内压升高的其他征象，例如视乳头水肿。颅内压升高可由颅内肿瘤引起，例如颅后窝肿瘤，以及特发性颅内高压疾病。这种颅内压升高通常与 OSA 有关[182-183]。然而，尽管 OSA 与颅骨内压力增加存在联系，但将这两种疾病联系起来的临床证据并不明显。

对于某些个体来说，醒来时反复发作头痛可能是睡眠不足的附带现象，并且更有可能发生在患有原发性头痛疾病、具有原发性头痛生物学标志物（例如偏头痛家族史、既往病史）的个体中，也可能发生在有晕车或饮酒后出现严重宿醉的经历的个体中。然而，针对该领域的研究至今尚不明确，还需要进一步探究清醒状态下头痛的表型和联系。

## 其他头痛

虽然头部爆炸感综合征经常在睡眠和头痛的综述中被提及，但它不是头痛，而是一种入睡前的感觉现象[184-186]。然而，4% 的患者会经历一种非常短暂、尖锐且轻微的头部疼痛感，同时伴有巨响或爆炸声[187]。然而，病例系列中约 1/3 的患者有多种合并的原发性头痛，包括较罕见的头痛类型，例如伴有脑干先兆的偏头痛、原发性刺痛性头痛、原发性运动性头痛和与性活动相关的原发性头痛[187-189]。这种关联导致一些人推测头部爆炸感综合征可能代表某些个体的偏头痛先兆现象[190-191]。事实上，在一些更严重的偏头痛病例中，也可使用对慢性偏头痛有预防作用的药物进行治疗[187, 192]。

## 儿童睡眠和头痛

人们特别关注儿童头痛疾病（尤其是偏头痛）与睡眠障碍之间的潜在关联[193]。一项针对意大利青少年和年轻人的临床研究发现，偏头痛儿童最常见的问题是睡眠障碍，其次是焦虑[194]。正如其他研究员指出，睡眠中断在何种程度上会导致偏头痛或成为

偏头痛一部分（尤其是在儿童中）的因果关系尚不明确。睡眠中断，即缩短或延长睡眠，似乎对儿童期偏头痛发作的影响比成年期更明显，同样，与成人相比，睡眠对于儿童更具治疗作用，终止头痛发作的效果更好。

在儿童中，非快速眼动（non-rapideyemovement，NREM）觉醒异态睡眠与偏头痛（尤其是青春期慢性偏头痛）的发生之间似乎存在更强的关联[174，195-196]。这种明显的关联强度表明，儿童时期的 NREM 觉醒异态睡眠可能是一种偏头痛前兆疾病，类似于周期性呕吐综合征[196]。儿童时期的夜间遗尿症也与偏头痛有关[197]。与成人一样，不宁腿综合征似乎与儿童偏头痛并存[198]，与阻塞性睡眠呼吸暂停和磨牙症的关系更明显[199-200]。同时存在与睡眠-觉醒时相延迟障碍相关的青少年头痛的病例报告[175]。

# 治疗

## 行为学治疗

在成人中，针对慢性偏头痛和慢性失眠患者进行失眠认知行为疗法（CBT-I）和对照治疗的两项小型随机对照试验显示，CBT-I 组的头痛频率较低，睡眠参数有所改善，效果持续时间更长[201-202]。一项对患有偏头痛和失眠的青少年进行认知行为疗法（CBT）干预的单治疗组研究也表明，这种方法对于青少年来说是可行且可接受的[203]。

从理论上讲，改善睡眠行为可能有助于偏头痛患者的治疗。这些方法包括固定起床时间并确保睡眠不足的人有足够的睡眠时间，以及对失眠的人引入刺激控制并避免白天小睡。偏头痛是 CBT-I 睡眠限制治疗的相对禁忌证，应改用更温和的睡眠压缩法。

## 药物治疗

一般来说，头痛的药物治疗分为急性和预防策略，其中许多疗法可能会影响睡眠[204]。表 107.4 总结了这些药物最常见的睡眠影响以及应谨慎用药的情况。

有少量证据表明褪黑素可用于某些原发头痛疾病的预防性治疗。在偏头痛中，一项小型随机对照试验表明 3 mg 速释褪黑素作为预防用药比 25 mg 阿米替林更具优越性和耐受性[205]，而另一项试验显示 2 mg 缓释褪黑素和安慰剂之间没有差异[206]。在 CH 中，一项小型随机对照试验表明褪黑素优于安慰剂[207]。小型病例系列和病例报告还记录了褪黑素在 HC[208]、HH16 和原发性刺痛性头痛中的应用[209]。

**表 107.4 常用的头痛药物及其对睡眠的影响**

| 治疗 | 应用 | 对睡眠的影响 | 注意事项 |
|---|---|---|---|
| **急性治疗** | | | |
| 非甾体抗炎药 | | | |
| 布洛芬、萘普生、双氯芬酸 | 偏头痛 | 小，减少褪黑素分泌 | |
| 阿司匹林 | 偏头痛，HH | 小，减少褪黑素分泌 | |
| 吲哚美辛 | HH | 减少褪黑素分泌 | OSA（加重或恶化） |
| 咖啡因 | HH | 增加 SL，在第二个周期增加 SWS | 失眠 |
| 曲普坦类（舒马普坦、佐米曲普坦等） | 偏头痛，CH[a] | 减少褪黑素分泌；有嗜睡症状，但尚不清楚其对偏头痛的紧急止痛效果和副作用 | |
| **预防性治疗** | | | |
| 三环类药物（阿米替林、去甲替林等） | 偏头痛 | REM 潜伏期增加，减少 REM 睡眠，睡眠惯性 | RLS，睡眠惯性 |
| β 受体阻滞剂（普萘洛尔等） | 偏头痛 | 减少褪黑素分泌，REM 碎片化，生动梦境 | 失眠，噩梦 |
| 维拉帕米 | CH | | 增强苯二氮䓬类药物和 Z 药物的作用 |
| 锂 | CH，HH | 增加 SWS，减少 REM 睡眠，昼夜节律影响? | RLS，与吲哚美辛合用时有毒性 |
| 吲哚美辛 | HC，PH，HH | 减少褪黑素分泌 | OSA（加重或恶化） |

注：[a] 只有肠外使用曲坦类药物对丛集性头痛有效。CH，丛集性头痛；HC，持续性偏头痛；HH，睡眠性头痛；OSA，阻塞性睡眠呼吸暂停；PH，阵发性偏侧头痛；REM，快速眼动；RLS，不宁腿综合征；SL，睡眠潜伏期；SWS，慢波睡眠。

## 临床要点

准确诊断睡眠相关头痛的临床表型非常重要，特别是注意睡眠性头痛（HH）、丛集性头痛和偏头痛的诊断标准差异，因为每种疾病的治疗方法差异很大。在 HH 中，发作期间必须进行磁共振成像和血压测量。识别和治疗偏头痛中的共病失眠、不宁腿综合征和打鼾对于降低从发作性偏头痛转变为慢性偏头痛的风险是有价值的。睡眠呼吸暂停性头痛的发生与 OSA 的严重程度无关，并且在病理生理学上与氧饱和度降低无关。头痛的药物治疗会产生一系列潜在的睡眠影响，这些影响可能是不利的或有利的，当睡眠是一个重要的辅助因素时，应加以关注。

# 总结

睡眠以及生物节律对头痛的影响（反之亦然）早已备受重视，但仍未得到充分研究。存在许多层次的潜在关系，包括常见的神经解剖位点和生理机制，产生头痛和大脑内警觉状态的改变（包括睡眠），睡眠和生物钟在触发或调节各种原发性头痛疾病的个体发作中的作用，以及一系列睡眠病症导致的头痛症状。与睡眠最显著的关联发生在 HH、CH 和偏头痛中，本章介绍了这些关联，并进一步详述了它们与睡眠相关的表现。此外，本章还概述了与睡眠障碍有关但较不明确的头痛症状，最明显的是睡眠呼吸暂停性头痛。睡眠和头痛之间的关系在儿童中比在成人中更为明显，并且本章对其中一些观察结果进行了讨论。头痛仍然是最容易治疗的神经系统疾病之一，本章概述了这些治疗对睡眠的影响，无论是有利的还是不利的。

## 参考文献和拓展阅读

请扫描书后二维码，获取参考文献和拓展阅读资源。

# 第 108 章 颅脑损伤后的睡眠障碍

Philipp O. Valko, Christian R. Baumann

李雪玮 译 王永祥 审校

**章节亮点**

- 颅脑损伤（traumatic brain injury，TBI）是慢性残疾最常见原因之一，好发于年轻人，但创伤后睡眠-觉醒障碍的高患病率和负担近期被重视。
- 最常见的创伤后睡眠-觉醒障碍是觉醒受损，包括白天过度睡眠、嗜睡和疲劳。失眠也很频繁，但可能是过度诊断，因为创伤后昼夜睡眠-觉醒障碍导致的夜间睡眠紊乱经常被误诊为创伤后失眠。
- TBI 幸存者不能准确感知他们的睡眠-觉醒障碍，并且中-重度 TBI 后常忽视各种睡眠-觉醒障碍。被忽视的睡眠-觉醒障碍可能会影响 TBI 恢复，降低生活质量，因此即使 TBI 患者否认任何障碍，也必须仔细检查。
- 创伤后睡眠-觉醒障碍是由多种复合因素导致的，因此其治疗存在较大挑战，需进行多学科综合治疗。现存治疗策略有限，但最近对病理生理学的深入研究推动了新型和专属治疗的开发。

## 引言

每年，全球大约有 1000 万人遭受颅脑损伤（traumatic brain injury，TBI）[1]，男性比女性更频发。TBI 是儿童和青少年死亡及长期伤残的主要原因[2-3]。根据一项涵盖 1990—2005 年的文献综述，TBI 的年发病率大约在每 10 万人中有 108 ～ 332 例[4]。由于大部分轻度 TBI 患者并未就医，因此真实 TBI 的发病率可能高于报道数据。最近新西兰的一项流行病学研究显示，发病率可能高达每年每 10 万人群中 749 例新发 TBI[5]。在年轻人中机动车事故是最常见的原因，然而社会老龄化加剧导致由跌倒所致 TBI 的比例显著增加[2]。其他引起 TBI 的常见原因是高接触性运动，例如，美式足球、拳击和战争相关事件（爆炸伤、钝器致伤以及穿透伤）[6-7]。

TBI 的急性期临床特点是意识丧失、顺行性和逆行性遗忘以及其他神经系统症状。TBI 的严重程度在临床上用格拉斯哥昏迷量表（Glasgow Coma Scale，GCS）分为轻度（格拉斯哥昏迷量表 13 ～ 15 分）、中度（格拉斯哥昏迷量表 9 ～ 13 分）和重度（格拉斯哥昏迷量表 3 ～ 9 分）TBI（图 108.1）[8]。急性 TBI 的核心神经功能缺损是一种定量和定性的警觉性损伤，范围从严重 TBI 时的昏迷到轻微 TBI 时的嗜睡和注意力不集中。

TBI 的恢复可能持续数月至数年。由于在病因、机械性冲击、继发性损伤（尤其是颅内压增高的脑水肿和颅脑再灌注损伤）、合并症以及个体易感性中的显著异质性，预测 TBI 的预后比较困难（图 108.2）。然而，TBI 的幸存者数量在稳步增长，因为 TBI 的发病率持续增长，轻度 TBI 患者的识别得到改进，在过去 20 年中，严重 TBI 后的死亡率从大约 55% 下降到 20%[9-11]。因此，医学界和大众对于长期神经和神经精神病学的后遗症的认识有了显著的提高，包括睡眠-觉醒障碍[12-15]。

本章节从临床的角度回顾了创伤后睡眠-觉醒障碍，并且阐述了目前已发现的有效治疗方法，但是并未涉及创伤后睡眠-觉醒障碍的病理生理学和机制。对该快速发展领域转换的详细研究见第 32 章，正如 Sandsmark、Elliott 和 Lim 所述，考虑到人类 TBI 和睡眠-觉醒后遗症的异质性，从动物模型转换到人类情况对探索损伤后睡眠-觉醒障碍的机制和时间进程至关重要[16]。

## 创伤后睡眠-觉醒障碍概述

1949 年，英国神经外科医生休·凯恩斯（Sir Hugh Cairns）在他的维克多·霍斯利（Victor Horsley）纪念演讲中着重讲述意识障碍，并报告了几例由 TBI 引起的急性昏迷患者[17]。一名年轻士兵患有严重 TBI 并长期昏迷，住院超过 5 个月。他完全恢复意识花费数周，然而 5 个月后，他仍然抱怨难以“理解图

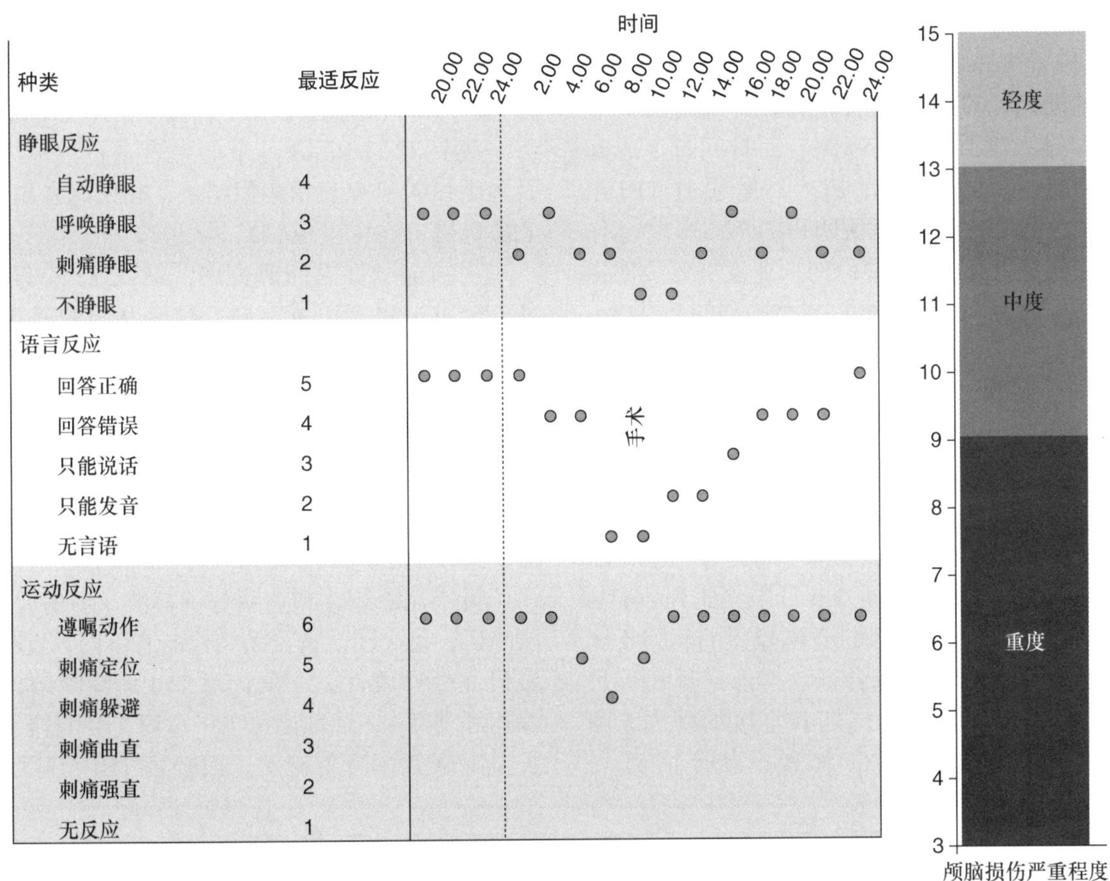


**图 108.1**　格拉斯哥昏迷量表用于颅脑损伤严重程度的初始分类及系列评估

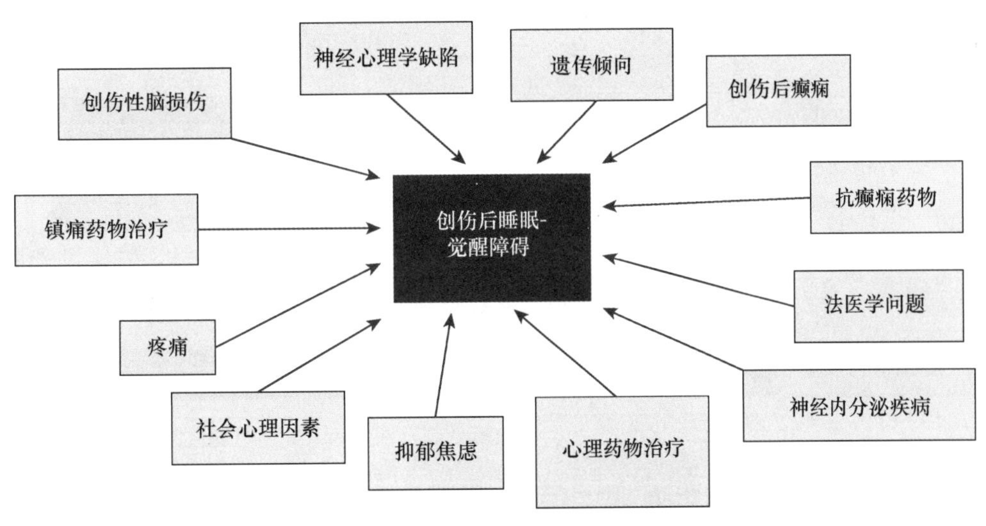


**图 108.2**　创伤后睡眠-觉醒障碍潜在因素

片的意义”。凯恩斯在观测逐渐恢复的意识时指出：“我们无法用言语描述处于昏迷和清醒意识之间的状态[17]。”此描述可被解读为广泛创伤后觉醒障碍的早期阐释。尽管凯恩斯未使用“觉醒、嗜睡、睡眠需求增加、疲劳”这样的词，但他的患者确实在不同时期表现以上所有觉醒障碍。5 个月后，此士兵仍有某种精神疲劳，但他是否持续患创伤后睡眠-觉醒障碍尚不明确。科学文献中，创伤后睡眠-觉醒障碍的问题长期被忽视。30 年后，美国俄克拉何马州的研究人员观测到伤后 6 ～ 59 个月，对照组和 TBI 患者之间睡眠记录的差异，他们疑惑，“患者伤后 6 月余是否仍表现睡眠异常[18]？”10 年后，以色列一项基于问卷的研究比较了 22 名康复中心的住院患者与 77 名出院患者亚急性与慢性创伤后睡眠-觉醒障碍的频率及类型[19]。住院 TBI 患者中（伤后中位时间为 3.5 个月），73% 存在睡眠-觉醒障碍；出院 TBI 患者中（伤后中位时间为 29.5 个月)，仍有超过一半(52%)患者存在睡眠-觉醒障碍。但这两组在主诉类型上有差异。亚急性期内，81.2% 的创伤后睡眠-觉醒障碍患者失眠，即难入眠且难维持睡眠，而日间过度思睡(excessive daytime sleepiness，EDS)是慢性 TBI 组首要症状，占创伤后睡眠-觉醒障碍的 72.5%[19]。作者也指出创伤后睡眠-觉醒障碍对职业发展有负面影响，并强调早期治疗创伤后睡眠-觉醒障碍的必要性。

此领域第一个系统性和前瞻性研究出现在 2007 年[20-21]。如今可知，TBI 后 3～6 个月睡眠-觉醒障碍高发，并可持续数年[20-22]。TBI 后 6 个月，65 位患者中 47 例(72%)出现新生睡眠障碍，患者受伤之前无相似症状[20]。觉醒障碍是最常见类型，55% 有 EDS/疲劳，22% 有创伤后嗜睡(定义为与 TBI 前相比，每 24 h 需要多睡至少 2 h)[20]。此外，43% 的患者无明显导致创伤后睡眠-觉醒障碍的病因(例如，阻塞性睡眠呼吸暂停综合征、抑郁、睡眠不足综合征)，表明创伤性脑损伤是其直接的病因(图 108.3)。在一项随访研究中，作者重新评估 51 名 TBI 后 3 年的患者，创伤后睡眠-觉醒障碍患病率仍非常高：67% 的患者仍有症状，包括疲劳(35%)、创伤后嗜睡(27%)、EDS(12%)及失眠(10%)[22]。另一项针对 TBI 后 3 月余的患者进行的临床前瞻性及睡眠试验研究显示相似结果，46% 患者出现睡眠-觉醒障碍，25% 出现 EDS[21]。

一项前瞻性对照研究中，纳入 42 名 TBI(脑损伤 6 个月)患者以及年龄、性别和睡眠状况匹配的健康人，通过体动仪评估的 TBI 患者每 24 h 平均睡眠需求与对照组相比明显增加(8.3 h *vs.* 7.1 h)，57% 的创伤患者白天嗜睡，健康受试者仅 19%[23]。患者(而非对照组)主观上明显低估过度睡眠需求和 EDS。创伤后 18 个月的随访研究显示，嗜睡和创伤后嗜睡以及对这些症状的忽视会持续很长时间[23]。

最近几篇综述和荟萃分析都涉及创伤后睡眠-觉醒障碍，每个团队得出的结论略有不同，反映了该领域研究的异质性。一项针对 TBI 后睡眠结构的系统综述和荟萃分析总结出，中-重度 TBI 与慢波睡眠延长及睡眠效率降低有关，而轻度 TBI 与睡眠结构中

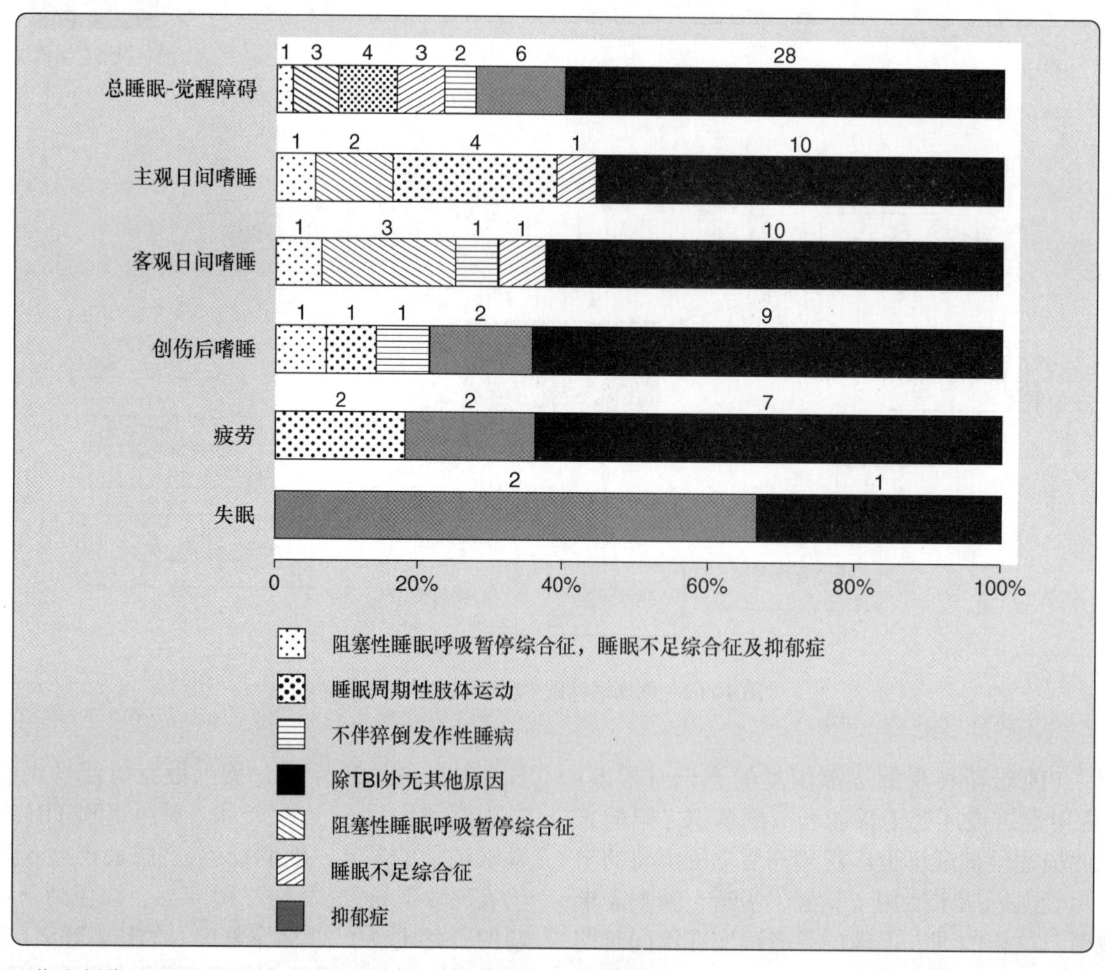


**图 108.3**　可作为创伤后睡眠-觉醒障碍潜在原因的不同疾病及合并症的概述。尽管多数患者进行过全面诊断检查，但病因仍不明。这些患者中，创伤性脑损伤可能是睡眠-觉醒障碍首要因素。TBI，颅脑损伤(Reproduced from Baumann et al 2007,[20] with permission from Oxford University Press.)

任何显著改变无关[24]。然而，作者也证实，并非所有研究都发现此结果。在另一项荟萃分析中，通过多导睡眠图研究显示，社区人群中的 TBI 患者和健康对照人群相比，慢波睡眠并未增加，但其快速眼动（rapid eye movement，REM）睡眠减少[25]。

## 创伤后睡眠–觉醒障碍临床意义

越来越多的证据表明及时诊断及治疗创伤后睡眠–觉醒障碍的重要性。创伤后睡眠–觉醒障碍降低生活质量，且影响患者的康复结果[26-27]。一项研究表明，夜间睡眠中断的 TBI 患者白天状态不佳，需要更多紧急护理及康复治疗[28]。创伤后睡眠障碍的存在可引发或加重其他 TBI 相关症状，如疼痛、易怒、头痛、疲劳和认知缺陷[29-30]。此外，创伤后睡眠–觉醒障碍患者的长期功能预后会降低[31]。

睡眠质量下降与创伤后心理困扰之间也存在明确关联。在最近一项对 29 640 名美国海军和海军陆战队男性的前瞻性纵向调查中，睡眠问题被确定为增加后期创伤后应激障碍（posttraumatic stress disorder，PTSD）风险的早期标志[32]。许多有 TBI 病史的服役人员在从部署返回时报告睡眠问题，但仅数月后就表现出抑郁或 PTSD。更新的一项研究应用夜间多导睡眠监测，检查 76 名患有和未患有 PTSD 的退伍军人的大脑连贯性标记[33]，发现基于大脑连贯性标记的睡眠脑电图可用作评估 PTSD 存在和严重程度的客观工具。

最后，许多 TBI 幸存者都经受法医学问题困扰。一项研究报告表称，超过 50% 的创伤后 EDS 患者与他们的保险公司及其他经济事务存在纠纷[34]。总体来说，创伤后睡眠–觉醒障碍的 TBI 幸存者可能表现出较差的职业结局[35]。

### 创伤后日间过度思睡

尽管方法各异，但大多数研究已确定 EDS 为最普遍的创伤后觉醒障碍之一。EDS 可被定义为主观［艾普沃斯嗜睡量表（Epworth Sleepiness Scale，ESS）评分＞ 10］或客观的，即基于多次睡眠潜伏时间试验（Multiple Sleep Latency Test，MSLT）或清醒维持测验（Maintenance of Wakefulness Test，MWT）的较短平均睡眠潜伏时间。ESS 评分与 MSLT 结果间相关性通常较差[36-37]。同样，71 名成人 TBI 后 38±60 个月接受检查时，ESS 评分与 MSLT 的平均睡眠潜伏时间之间不相关[38]。此项研究中，47% 的成人 MSLT 平均睡眠潜伏时间不超过 10 min，18% 的潜伏时间不超过 5 min[38]。重点是，30% 的患者患 EDS，但在多导睡眠监测中呼吸及周期性肢体运动指标正常，表明 EDS 的原因不是睡眠障碍，准确来说创伤后 EDS 的潜在原因不是睡眠障碍。这与 Guilleminault 等的早期研究相反，他们认为睡眠呼吸暂停可能是创伤后 EDS 的主要原因[39]，而其他研究小组未发现任何导致创伤后 EDS 的严重的睡眠–觉醒障碍或其他神经系统障碍[20]。前瞻性纵向研究的结果表明，创伤后 EDS 的频率逐渐减少[22, 40]，但部分从 EDS 中恢复的患者随后仍感觉持续疲劳[22]。然而，许多早期研究未设立对照组，基于大量人群队列的研究表明，MSLT 平均睡眠潜伏时间短暂在正常人中比以往估量的更为普遍[41]。对照前瞻性方法中，我们证实与健康对照组相比，EDS 患病率增加（未发表的结果）。同一项研究中，我们发现 MSLT 评估的 EDS 比 ESS 主观评估的 EDS 更直观、更频繁。这表明患者可能低估创伤后 EDS，这在处理诸如驾驶机动车的能力等法医学问题时必须谨记。

创伤后 EDS 可较为严重，可类似嗜睡症。下文将讨论这一诊断中的挑战。

### 创伤后嗜睡

夜间睡眠时间延长是 TBI 后常见症状。与骨科或脊髓损伤患者相比，损伤后 20±15 天内，多导睡眠监测显示重度 TBI 患者的夜间睡眠时间明显更长[42]。作者总结出，过度睡眠可能反映关键的睡眠–觉醒调节脑区的损害，或大脑需要强化，也需要长时间睡眠来恢复。

在损伤后亚急性及慢性阶段，TBI 后的主要问题是睡眠需求增加，如今被称作创伤后过度睡眠。然而，过度睡眠的定义不一且时常与嗜睡通用[40, 43]。重要的是，TBI 后睡眠需求增加并不总伴 EDS，即使不伴 EDS，睡眠时间显著延长也可能是神经衰弱的症状。可能会影响患者的社交、家庭及事业。因此，有必要为 TBI 患者此类常见病症定义一个专业术语，作者提出 pleiosomnia（睡眠过多）一词，该词源于希腊语“pleio”（增多，过度）及罗马语“somnus”（睡眠）[44]。睡眠过多定义为：与 TBI 前相比，每 24 h 睡眠需求增加至少 2 h。

一项大型前瞻性研究报告了 22% 的 TBI 患者睡眠过多[20]。而一项更具体的创伤后睡眠过多随访研究显示，3 名创伤后睡眠过多患者中有 2 名 24 h 睡眠时间延长，慢波睡眠增加，但无主观性 EDS[44]。同样，MSLT 中，仅 42% 的患者平均睡眠潜伏时间小于 8 min，此为客观 EDS（图 108.4）。一项重要观察结果显示，一些创伤后睡眠过多患者周末代偿性睡眠增加，与睡眠不足综合征的体动监测模式表现一致。因此，

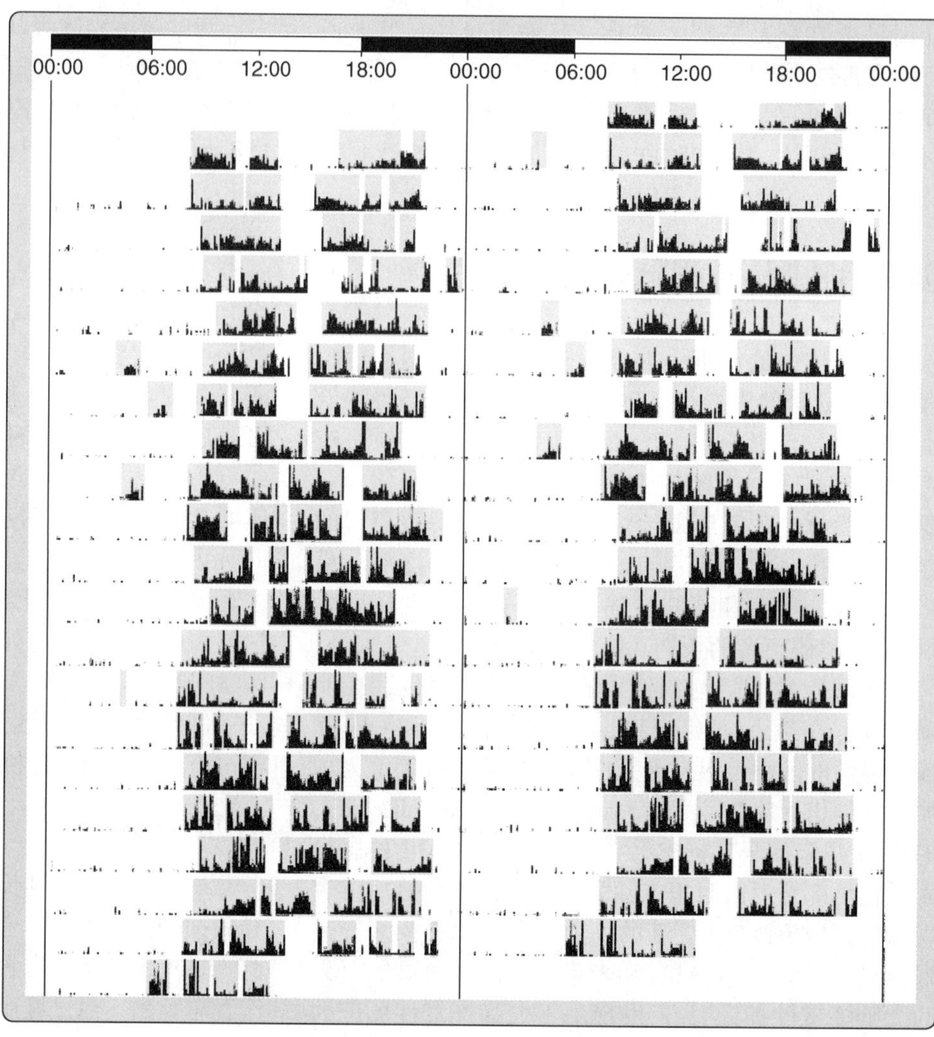


**图 108.4**　一例创伤后过度睡眠患者的体动监测。轻度创伤性脑损伤 12 个月后体动监测报告每 24 h 睡眠量增加（54%），夜间睡眠时间延长，日间多次休息。多次睡眠潜伏时间试验下平均睡眠潜伏时间为 18 min，清醒维持测验下平均睡眠潜伏时间为 40 min。患者表现创伤后过度睡眠不伴日间过度思睡

睡眠不足综合征可导致创伤后睡眠过多患者继发 EDS，尤其是重返工作岗位和（或）养育幼子的年轻患者。此外，根据 56 名轻度 TBI 患者 1 个月内体动监测记录，新的证据表明睡眠需求增加可能与疼痛相关[45]。

最后，TBI 患者可能低估自己的实际睡眠时间，睡眠过多患者的记录中每 24 h 睡眠时间明显短于同步的体动监测值（未发表的结果）[20, 44]。

## 创伤后疲劳

疲劳通常被定义为一种主观疲惫感，即身体、精神疲乏，冷漠和持续缺乏能量[46-47]。当今文献报告了大量疲劳相关的自我报告调查问卷，但无客观测量方法。因此，大量的创伤后疲劳相关文献往往会报告不一致的结果。TBI 幸存者的疲劳患病率在 16% 到 80% 之间[48]。创伤后疲劳是 TBI 后最持久的症状之一，在一项损伤后 10 年的纵向研究中，它仍是最常见主诉（连同平衡问题）[49-52]。最近一项对 22 名中至重度 TBI 成人患者的研究表明，创伤后 1 ～ 11 年，疲劳比 EDS 更明显[53]。创伤后疲劳与日常活动受限有关[54]，高度创伤后疲劳与生活质量下降有关[55-56]。创伤后疲劳对其他症状的影响尚不明。例如，几项研究表明创伤后疲劳与认知能力下降存在关联[56-57]，但其他研究未发现任何强关联[58-59]。在许多其他病因中，神经内分泌异常同样影响创伤后疲劳，较低基础皮质醇水平与较高疲劳评分尤其相关[60-61]。TBI 后好发抑郁及焦虑也与疲劳相关[22, 48, 56]。然而，相当多创伤后疲劳患者未表现情绪障碍，说明另有原因，从而证实多方面因素综合导致情绪障碍。更具体阐述，在 TBI 背景下，有研究表明创伤后认知疲劳存在两方面潜在原因：首先，它可能是由于创伤性打击后大脑处理信息的损耗增加，其次，它可能与创伤后睡眠-觉醒障碍相关[62]。

## 创伤后失眠

计量及定义的差异导致了对创伤后失眠患病率估量的差异。多数报告表明失眠影响 30% ～ 70% 的 TBI 患者[26]，但一项使用体动监测及多导睡眠图等客观测量方法的前瞻性研究发现，失眠 TBI 患者仅占 5%[20]。事实上，其他研究表明，TBI 患者可能高估失眠症状：与失眠主观评估，如问卷调查相比，两晚

多导睡眠图显示低频次睡眠中断[63]。一项基于问卷（匹兹堡睡眠质量指数）的前瞻性研究中，50 名 TBI 连续患者中 30% 失眠[64]。根据 DSM-Ⅳ标准，116 例战斗相关 TBI 连续患者中，55.2% 失眠[65]。疼痛是 TBI 常见并发症及导致睡眠不安的高频因素[66]。一项回顾性研究中，184 名嗜睡性 TBI 幸存者，45% 表现为失眠，主要基本特征为疼痛[40]。其他病因包括头晕、焦虑和抑郁[67]。另外，创伤后失眠影响康复，因为它通常可加重头痛、情绪困扰等其他症状，还可加重认知障碍[68]。事实上，通过比较患和未患创伤后失眠的 TBI 患者，Bloomfield 等研究发现患创伤后失眠的 TBI 患者持续注意力显著降低[69]。轻度 TBI 工人中，失眠、疼痛、抑郁及焦虑会造成更严重的后果[70-71]。

使用多导睡眠图的研究显示，TBI 患者睡眠效率降低，睡眠片段增加，入眠时间增加[68, 72-74]。睡眠片段化在轻度 TBI、焦虑和抑郁患者中尤为显著[73]。事实上，轻度 TBI 患者更常表现为失眠症状，并伴高度疲劳、抑郁及疼痛[68]。另外，伊拉克一家 TBI 诊所中 150 名男性军人患者显示，再发 TBI 加重失眠[75]。其他研究未表明损伤变量与失眠发生率相关[76]。

## 创伤后昼夜睡眠-觉醒障碍

有少量研究报告 TBI 后昼夜睡眠-觉醒障碍，但大多数研究缺乏体温和褪黑素测量[14, 20]。然而，由于容易混淆失眠与开始 / 维持睡眠等问题，创伤后昼夜节律紊乱可能被低估。事实上，Ayalon 等通过体动监测、唾液褪黑素测量及体温测定，系统研究 42 例轻度 TBI 后失眠患者时，发现 36% 的患者患昼夜节律睡眠障碍——包括睡眠-觉醒时相延迟障碍及不规则睡眠-觉醒节律障碍（图 108.5）[77]。其他研究也证实创伤后昼夜节律紊乱的高患病率[78-82]。此外，23 例创伤后 1 年以上 TBI 患者的夜间褪黑素分泌明显低于 23 例健康对照组[83]。其他研究表明严重 TBI 患者中，夜间褪黑素分泌减弱，分泌时间延迟[83]。这些研究表明，TBI 可能与持续昼夜睡眠-觉醒障碍及褪黑素合成受损相关[84]。

然而，TBI 后急性期情况尚不明确。近期一项研究报告，42 例急性（损伤后约 1 个月）中重度 TBI 患者比院内 34 例非 TBI 患者的睡眠-觉醒障碍更严重，但两组昼夜褪黑素分泌模式相似[85]。此结果表明，尽管急性 TBI 患者 24 h 睡眠-觉醒周期不受控，但生物钟信号正常。

## 其他创伤后睡眠觉醒障碍

### 发作性睡病

20 世纪初，当发作性睡病能否作为一种独立疾病仍具争议时，一些所谓创伤后发作性睡病相关报告却出现在文献中[86-89]。直至近 25 年才出现创伤后发作性睡病其他相关报告[20, 34, 90-97]。

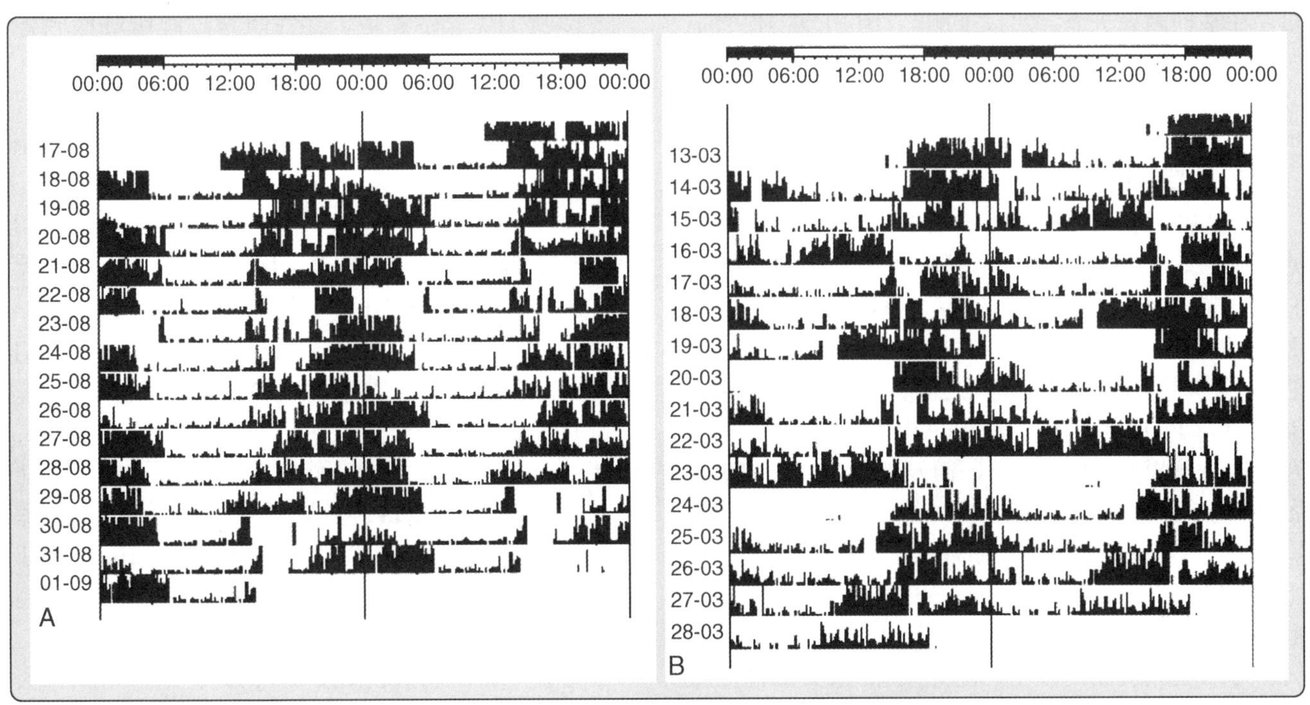


**图 108.5**　两例不同创伤后昼夜睡眠-觉醒障碍患者的体动监测。第一位患者（**A**）患睡眠时相延迟综合征，第二位患者（**B**）患不规律睡眠-觉醒模式（Reproduced from Ayalon L，Borodkin K，Dishon L，Kanety H，Dagan Y. Circadian rhythm sleep disorders following mild traumatic brain injury. Neurology. 2007；68：1136-140 with permission from Lippincott，Williams & Wilkins.）

本研究报告这些患者大多患创伤后 EDS，而非发作性睡病。"创伤后发作性睡病"一词表明，TBI 直接破坏下丘脑后部分泌促食欲素的神经元，从而导致发作性睡病，包括 EDS、猝倒、睡眠幻觉及睡眠麻痹。事实上，急性 TBI 与脑脊液（cerebrospinal fluid，CSF）中严重（却短暂的）促食欲素缺乏相关[20, 98]，严重 TBI 患者死后研究报告，下丘脑受损，包括部分分泌促食欲素在内的多种神经元丧失[99-100]。然而，多数报道的创伤后发作性睡病患者无典型猝倒，并缺乏促食欲素脑脊液水平检查。但即使报告证实促食欲素脑脊液缺乏且 MSLT 阳性，这些患者症状的最佳描述也应为 TBI 后发作性睡病。正如大量继发性发作性睡病相关文献报告称，如果 TBI 引发的脑损伤涉及下丘脑损坏，预期的睡眠-觉醒障碍症状将明显超出典型伴猝倒发作性睡病[101-102]。另一局限性与基于 MSLT 诊断不伴猝倒发作性睡病的低特异性相关，包括平均睡眠潜伏时间小于 8 min 及多次睡眠起始快速眼动期（sleep-onset REM sleep periods，SOREMP）[103]。例如，最新研究报告一名 27 岁男性 TBI 后 6 年患发作性睡病样 EDS，包括多次 SOREMP 及 MSLT 平均睡眠潜伏时间仅 4.5 min[96]。

另外，研究报告 37 例伴明显猝倒发作性睡病的连续患者中，7 例有 TBI 病史，伴脑脊液促食欲素缺乏及 HLA DQB1*0602 单体型阳性[97]。除 1 例外，所有患者 TBI 及发作性睡病间潜伏期均在 2 年以内。发作性睡病患者的 TBI 极高发病率（19%）提示两者间存在某种因果关系。可以推测，TBI 引发的促食欲素神经元部分丧失足够削减易感患者的促食欲素信号，随后伴发明显发作性睡病[97]。

### 克莱恩-莱文综合征

克莱恩-莱文综合征是一种假定起源于下丘脑的罕见睡眠障碍，特征是反复发作的极度嗜睡及行为障碍，如性欲亢进及贪食症[104]。约一个世纪前首次提及克莱恩-莱文综合征，但病因仍存疑。一些研究报告了克莱恩-莱文综合征与 TBI 发病之间的时间联系[105-111]。Billiard 及 Podesta 回顾了多数病例，大多数患者表现为真性克莱恩-莱文综合征，而其他患者中，TBI 与症状发生的间歇说明 TBI 与克莱恩-莱文综合征无因果关系[112]。克莱恩-莱文综合征的最大规模综述为 186 例病例，TBI 是其中 9% 的病例的诱发因素，而感染诱发 38% 的病例[105]。TBI 如何促进克莱恩-莱文综合征发展机制尚不明，但克莱恩-莱文综合征患者脑脊液促食欲素 -1 及组胺可逆变化水平提示，这似乎与下丘脑功能障碍相关[113-114]。因此，下丘脑创伤性损伤可诱导下丘脑潜在功能障碍，近期报告一名轻度脑外伤诱导下克莱恩-莱文综合征日本患者脑脊液促食欲素 -1 水平波动[115]。

### 阻塞性睡眠呼吸暂停

创伤后睡眠-觉醒障碍前瞻性研究报告，仅 11% 的人患阻塞性睡眠呼吸暂停[20]，而其他研究报告阻塞性睡眠呼吸暂停频率更高，从 23% 至 36% 不等[21, 34, 65, 116]。一组研究广泛评估了包括与床伴访谈在内的 TBI 前行为，并得出结论，阻塞性睡眠呼吸暂停是大量 TBI 幸存者的创伤后新生特征[34]。116 例战斗相关 TBI 患者中，多变量分析报告钝性创伤（相对于爆炸伤）是阻塞性睡眠呼吸暂停显著预测因素[65]。

TBI 与睡眠呼吸障碍间联系尚不明。阻塞性睡眠呼吸暂停引发的 EDS 增加 TBI 风险，尤其在驾驶时。因此，睡眠呼吸暂停可能是多数患者 TBI 发生的危险因素，而非创伤后果。另一方面，创伤后遗症，如身体残疾、抑郁、疼痛相关行动不便，及创伤后癫痫或情绪障碍的药物治疗，都可增加体重，进而增加阻塞性睡眠呼吸暂停风险[66]。TBI 患者分泌促食欲素的神经元部分丧失也可增加体重[100]。此外，TBI 后常见神经内分泌紊乱[117]。最后，载脂蛋白 ε4（apolipoprotein ε4，APOE ε4）等位基因与健康受试者及 TBI 患者认知能力下降及痴呆发展相关，似乎也增加 TBI 患者睡眠呼吸暂停的风险[118]。因此，APOE ε4 等位基因与睡眠呼吸暂停结合可导致 TBI 患者的认知功能受损。

诊断 TBI 幸存者是否存在阻塞性睡眠呼吸暂停尤其关键，因为阻塞性睡眠呼吸暂停与 EDS 显著相关，并导致认知障碍[39, 119]。相反，创伤后精神障碍，如 PTSD，可能会影响持续气道正压通气（continuous positive airway Pressure，CPAP）治疗的依从性[120]。

### 异态睡眠，睡眠麻痹，入睡前幻觉

通过访谈、调查问卷及电生理检查，评估了 184 例头颈部外伤患者，多达 53% 的患者存在入睡前幻觉，15% 患睡眠麻痹，9% 患 REM 睡眠行为障碍[34]。Rodrigues 及 Silva 报告了一例 28 岁严重 TBI 患者，昏迷 2 个月后缓慢恢复，伴发一过性综合征，特征为发作性睡病样 EDS，多导睡眠图记录下 REM 睡眠行为障碍及睡眠周期性肢体运动（periodic limb movements of sleep，PLMS）[121]。另一项对 60 例 TBI 患者的回顾性研究报告，1/4 患各类异态睡眠，部分患合并症，包括表演梦（8.3%）、噩梦（6.7%）、梦游（8.3%）、睡眠麻痹（5%）、夜间遗尿症（5%）、猝倒（3.3%）及夜间进食（3.3%）[116]。显然，此类患者 TBI 前无任何睡眠问题[116]，说明创伤引发的调节睡眠-觉醒行为的脑回损伤导致创伤后异态睡眠。本研究报告，TBI 患者中睡眠麻痹（5%）与入睡前幻觉（5%）发病率同样很低，甚至低于正常人群[20]。另外，伴 PTSD 的 TBI 幸存者更可能发展为 REM 睡眠行为障碍，与是否再发 TBI 无关[122]。

### 梦魇

TBI 患者的梦可因 TBI 后时间点、其他合并症及 TBI 前的记忆而改变。尽管 REM 睡眠正常，但 TBI 后急性期可能减少甚至完全丧失梦境回忆[18, 123]。恢复期 TBI 幸存者睡眠时间更长、更稳定，但梦境回忆仍减少，梦生动性降低[124-125]。另外，TBI 幸存者常伴持续噩梦，并可通过打断睡眠加重创伤后睡眠-觉醒障碍[126-127]。Guilleminaul 团队报告多达 41% TBI 患者伴噩梦[34]。

### 睡眠相关运动障碍

磨牙症是一种普遍的睡眠相关运动障碍，特征为睡眠中磨牙或咬牙，伴发口面部疼痛。焦虑及压力是磨牙症的风险因素，因此 TBI 患者磨牙症的患病率较高。磨牙症已被确定为创伤后头痛的一个未被充分认识的因素，特别是如果后者控制不佳[128]。部分研究推荐 A 型肉毒毒素治疗创伤后磨牙症[129-131]。其他领域创伤后磨牙症的相关文献极为稀缺。

目前 TBI 相关文献提供 PLMS 数据较少，但相比于唤醒障碍及失眠，创伤后 PLMS 综合征并不表现为 TBI 相关症状[20-21, 38, 116, 132]。患者极少能感知自身睡眠中的肢体运动，并且 TBI 后感知的运动通常无法与 TBI 前比较，因此很难评估 TBI 与 PLMS 增加是否相关。然而，近期 Albrecht 及 Wickwire 通过使用一项大型商业保险数据库，比较 65 岁以上 TBI 患者（$n = 78\ 044$）及非 TBI 患者（$n = 76\ 107$）的睡眠障碍[133]。此研究报告，相比于非 TBI 患者，TBI 成人患者不宁腿综合征（restless legs syndrome，RLS）患病率增加，但此类 RLS 增加在 TBI 前 12 个月已存在，并且在 TBI 后 12 个月保持相对稳定[133]。因此，尽管 RLS 增加 TBI 风险，但 TBI 似乎不助长 RLS 患病率。

TBI 伴脊髓损伤情况明显不同。部分研究报告不同程度脊髓损伤患者均好发 PLMS[134-137]。此外，一项基于多导睡眠图的研究报告，24 例脊髓损伤患者的 PLMS 指数明显高于 16 例对照组[138]。

### 儿童创伤后睡眠-觉醒障碍

尽管 TBI 是儿童长期失能最常见的原因，但儿童相关创伤后睡眠-觉醒障碍数据稀缺[139-141]。鉴于越来越多证据强调睡眠对学习、记忆及神经可塑性的重要性，相关研究是必要的[142-144]。

一项研究调查了 19 名 TBI 3 年后患睡眠障碍的青少年[145]。相比对照组，多导睡眠图及体动监测显示，此类患者睡眠效率明显降低，觉醒次数及时间均延长。另一前瞻性和纵向研究报告 TBI 后睡眠障碍长达 24 个月[146]。本研究报告轻度 TBI、频繁疼痛及社会心理问题是睡眠障碍危险因素。反过来，睡眠障碍预示中重度 TBI 儿童功能预后不佳[146]。一项大型问卷调查及体动监测比较了轻度 TBI 患者和健康青少年各 50 名，报告损伤后主观及客观睡眠障碍，伴体动监测睡眠效率不佳，将持续长达 1 年[141]。据报道，急性 TBI 也改变婴儿及幼儿睡眠模式[140]。

目前少数创伤后睡眠-觉醒障碍相关研究集中关注睡眠问题，而较少关注日间警觉性受损[147-149]。一项前瞻性研究比较了 6 ～ 12 岁伴中度 TBI 病史（$n = 56$）或重度 TBI 病史（$n = 53$）的儿童与仅伴骨科损伤的对照组（$n = 80$）TBI 后 6 个月、12 个月及 48 个月睡眠问题发生频率[148]。研究报告中度 TBI 及骨科损伤患儿无睡眠问题，仅重度 TBI 组患更多睡眠问题。相比之下，另一同龄儿童相关研究也考虑了父母层面，结果报告，相比仅患骨科损伤的儿童父母，轻度 TBI 后 6 个月儿童多见睡眠障碍的父母[149]。值得注意，轻度 TBI 儿童缺乏严重睡眠问题的自我报告，因此严格检测 TBI 儿童睡眠-觉醒障碍是必要的。Sumpter 团队收集了 15 名中重度 TBI 儿童的体动监测及问卷调查，报告低质量睡眠患病率增加，包括睡眠起始时间延长，睡眠维持受损，但未报告昼夜节律紊乱或日间小睡更频繁的相关表现[150]。

## 创伤后睡眠–觉醒障碍诊断

及时评估与管理创伤后睡眠障碍至关重要。了解治疗 TBI 患者的最佳方法应从多学科出发。睡眠专家及神经科医生，重症监护病房及康复中心的神经外科与内科医生，以及全科与精神科医生，都必须掌握创伤后睡眠-觉醒障碍。睡眠-觉醒障碍的类型、频率及严重程度可随时间改变。尤其在 TBI 后急性及亚急性期，其他更显著临床症状可掩盖睡眠-觉醒障碍症状。此外，除创伤后睡眠增多相关颅内出血外，无其他预示 TBI 后某些睡眠-觉醒障碍发展的危险因素或生物学标记[23]。因此，我们应考虑每名 TBI 患者睡眠-觉醒障碍发作的可能性，理应定时重复进行 TBI 患者睡眠-觉醒障碍筛查。数年前已发表此主题相关详细概述[151]。

创伤后睡眠-觉醒障碍的评估包括结构性访谈、半定量测量问卷与纵向监测，以及睡眠实验室检查，如整夜多导睡眠图、MSLT、MWT 与体动仪。多数自我报告量表可评估睡眠-觉醒障碍，然而大多数还未针对 TBI 患者开发与验证[152]。

详细病史及自我报告问卷是重要诊断工具，但许多研究报告，主观评估与睡眠实验室检查结果差异显著。观测到差异存在于两方面，中至重度 TBI 患者常低估睡眠-觉醒障碍，而轻度 TBI 患者易高估睡眠-觉醒障碍。表 108.1 报告了创伤后睡眠-觉醒障碍主客观测量结果间的差异。矛盾的是，大多创伤后睡眠-觉醒障碍相关研究最统一的发现即此类 TBI 患者低估 / 高估睡眠-觉醒障碍的差异现象[20, 38, 44, 49, 68]。此类差异潜在机制尚不明，但可包含神经或神经精神系统合并症引发的扭曲感知、额叶执行功能缺陷，以及自我意识受损[44, 84, 152-154]。患者能力评定量表是 TBI 患者自我意识评估常用工具[155]。通过比较 30 例高水平自我意识 TBI 患者与 32 例自我意识受损 TBI 患者，Noé 团队报告能准确感知症状的患者神经心理功能更好，功能独立性更高[153]。TBI 后自我意识受损的不良影响可包括治疗结果较差、住院与康复时间较长以及依从性较差[154]。

此外，一项研究通过比较整晚夜间睡眠体动监测与标准多导睡眠测定，分析不同灵敏度设置下体动监测分析的有效性，以优化其作为记录 TBI 患者睡眠模式的替代方法[156]。观测 227 名病情稳定的 TBI 连续患者后，本研究报告体动监测会低估睡眠中断程度，且异于多导睡眠图测定的睡眠。尽管另一研究观测 17 例住院 TBI 患者后报告，相比多导睡眠图，体动监测在夜间睡眠监测方面敏感性、特异性及准确性均更佳[157]，但此发现证实了多导睡眠图及基于脑电图的实验室睡眠检查在 TBI 队列中的重要性，并验证了 TBI 动物模型中基于活动-休息的睡眠-觉醒研究的应用。

TBI 患者的诊断必须考虑到上述特征。因此临床工作中应高度怀疑 TBI 患者患潜在睡眠-觉醒障碍。睡眠-觉醒障碍可能存在时，临床医生应向家属及护工询问相关睡眠情况并评分。最后，应降低睡眠实验室检查门槛。

## 创伤后睡眠-觉醒障碍治疗

主治医师通常应考虑创伤后睡眠-觉醒障碍的多重因素。例如，即使成功治疗睡眠呼吸紊乱，但如果未解决疼痛及抑郁等伴随症状，失眠可持续存在。这也可解释为何部分 TBI 患者专属治疗研究未显著改善创伤后睡眠-觉醒障碍[158-159]。另外，成功治疗创伤后睡眠-觉醒障碍可改善疼痛、沟通、认知及情绪障碍，进而可以取得更好的治疗效果[160]。目前，未接受充分治疗的 TBI 患者数量极多。例如，Ouellet 团队报告，60% 患慢性及重度失眠综合征的 TBI 患者未接受任何治疗[68]。

创伤后睡眠-觉醒障碍治疗包括药物及非药物治疗。应鼓励所有 TBI 患者保持睡眠卫生良好，尽管最新研究报告此方法未明显改善症状[161]。研究报告认知行为疗法对创伤后失眠患者疗效显著[162-163]。一项全面综述推荐下列认知行为疗法关键部分用于治疗 TBI 后失眠患者：刺激控制、睡眠限制、认知治疗、睡眠卫生教育及疲劳管理[164]。

一项随机、安慰剂对照研究中，Sinclair 团队报告了蓝光治疗对创伤后疲劳及 EDS 的正面影响[165]。近期一项随机对照试验也证实了蓝光治疗对严重 TBI 后疲劳的正面影响[166]。此外，此干预可直接利于脑损伤恢复与修复：一项探究蓝光照射对轻度 TBI 后睡眠及大脑结构、功能与认知恢复影响的随机双盲安慰剂对照试验中，一项行为及神经影像研究报告，清晨蓝光可提前睡眠时间，减少日间嗜睡，改善执行功能[167]。此外，此干预与后丘脑（即丘脑枕）体积增加、丘脑皮质功能连接性增强及上述通路轴突完整性增加相关，进而证实了昼夜节律及睡眠系统对大脑修复发挥重要作用的假设[167]。

尽管数据稀缺，但药理学治疗可缓解 TBI 相关睡眠-觉醒节律障碍症状。一项随机、双盲、安慰剂对照研究中，100 ～ 200 mg 莫达非尼可显著改善 MWT 中 ESS 评分及平均睡眠潜伏时间（图 108.6）[168]。此外，体动监测报告每日清醒时间增加近 2 h，但无统计学意义。莫达非尼无法改善疲劳[168]，但治愈相关疼痛或抑郁可改善疲劳。一项包含 33 例轻至重度 TBI 患者的随机、双盲、安慰剂对照交叉研究中，相比安慰剂，2 mg 缓释褪黑素能降低全球匹兹堡睡眠质量指数评分，改善睡眠质量[169]。

### 临床要点

- TBI 幸存者好发睡眠-觉醒障碍，但难以诊断。唤醒障碍是最常见的创伤后睡眠-觉醒障碍类型，包括嗜睡、EDS 及疲劳。由于 TBI 患者较少主动报告上述问题，临床上应高度警惕创伤后睡眠-觉醒障碍。睡眠-觉醒障碍不诊治将影响恢复及功能结果。

**表 108.1　几项研究强调 TBI 患者主观测量与客观睡眠实验室结果相关性较差**

| 睡眠–觉醒障碍类型 | 研究者 | 研究设计 | 患者（年龄） | TBI | 主观测量 | 客观测量 | 结局 |
|---|---|---|---|---|---|---|---|
| 失眠 | Ouellet 等（2006[63]） | 前瞻性<br>14 位优质睡眠的健康人 | 14 位 TBI 患者 | 轻度：$n = 4$<br>中度：$n = 5$<br>重度：$n = 5$ | 失眠严重程度<br>TBI：18.3±3.5<br>对照组：1.7±1.6 | 睡眠潜伏期 / 效率（PSG）<br>TBI：23±21 min/87±7%<br>对照组：20±9 min/91±3 | 尽管多导睡眠图得出相似结果，但 TBI 患者主观上报告明显失眠 |
| 嗜睡症 | Sommerauer 等（2013[44]） | 回顾性病例对照 | 36 位创伤后嗜睡症患者（36±12 岁）<br>36 位年龄 / 性别相符对照组 | 轻度：$n = 13$<br>中度：$n = 7$<br>重度：$n = 16$ | 睡眠记录<br>TBI：9.4 h（6.8 ～ 15.0 h）<br>对照组：7.5 h（6.1 ～ 9.3 h） | 体动监测<br>TBI：10.8 h（8.0 ～ 15.6 h）<br>对照组 7.3 h（5.7 ～ 9.2 h） | TBI 患者明显低估他们的睡眠需求（$P = 0.02$）。相反，对照组的自我报告与体动监测结果十分相似 |
| EDS | Baumann 等（2007[20]） | 前瞻性 | 65 位患者（39±17 岁），TBI 后 6 个月 | 轻度：$n = 26$<br>中度：$n = 15$<br>重度：$n = 24$ | 艾普沃斯嗜睡量表<br>18 位患者中 7.5（2 ～ 20）<br>≥ 10（28%） | MSLT<br>平均睡眠潜伏时间：9±5 min<br>16 位患者≤ 5 min（25%） | 38% 的患者同时表现主观及客观 EDS，但仅 9% 主观与客观相符。同样，ESS 评分与 MSLT 结果也不相符 |
| EDS | Masel 等（2001[38]） | 前瞻性 | 71 位患者（32±11 岁）<br>损伤后 38±60 个月<br>患客观 EDS 的患者（$n = 33$）与无客观 EDS 者（$n = 38$）相比 | 各种颅脑损伤（83% 患意外 TBI） | 艾普沃斯嗜睡量表<br>无客观 EDS：6.0±5.3<br>患客观 EDS：6.5±4.3 | 平均睡眠潜伏时间（MSLT）<br>无客观 EDS：14.3±2.4 min<br>患客观 EDS：6.4±1.9 min | 患客观 EDS（MSLT 报告平均睡眠潜伏时间≤ 10 min）与无客观 EDS 的患者对睡眠的评估相仿，说明创伤后 EDS 无法感知 |
| 莫达非尼改善 EDS | Kaiseret 等（2010[168]） | 双盲，随机，安慰剂对照 | 20 位患 EDS 或疲劳的患者 | GCS：7 ～ 8<br>损伤后 2 年 | 100 ～ 200 mg 莫达非尼或安慰剂对警觉障碍改善的评估 | MWT（平均睡眠潜伏时间增加）<br>莫达非尼：8.4±9.6 min<br>安慰剂：0.4±6.2 min | 莫达非尼与安慰剂改善警觉的主观评估相仿，但显著提高白天维持清醒的能力（$P = 0.005$） |

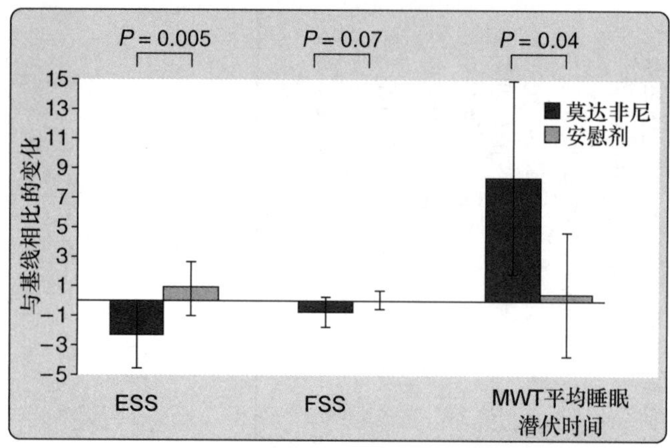


**图 108.6**　莫达非尼对创伤后日间过度思睡（EDS）及疲劳的影响。莫达非尼（每天 100 ～ 200 mg）改善主观及客观创伤后 EDS，但未改善疲劳。ESS，艾普沃斯嗜睡量表；FSS，疲劳严重程度量表；MWT，清醒维持测验（Reproduced from Kaiser PR，Valko PO，Werth E，et al. Modafinil ameliorates excessive daytime sleepiness after traumatic brain injury. Neurology. 2010；75：1780-785 with permission from Lippincott，Williams & Wilkins.）

# 总结

本章节概述了创伤后睡眠-觉醒障碍相关流行病学、临床多样性以及诊断与治疗挑战。不同类型睡眠-觉醒障碍特征包括警觉性受损、睡眠巩固障碍及昼夜节律紊乱。本研究同样概述了与 TBI 联系尚不明确的少见睡眠-觉醒障碍，如创伤后发作性睡病、睡眠呼吸暂停综合征及异态睡眠。小儿 TBI 应单独处理，因为创伤后睡眠-觉醒障碍对心理社会功能、学习表现及生产力的有害影响在此年龄段尤为严重。本章旨在指导 TBI 患者睡眠及觉醒障碍的管理及治疗。

## 参考文献和拓展阅读

请扫描书后二维码，获取参考文献和拓展阅读资源。

# 自身免疫性疾病（自身免疫性脑炎和多发性硬化症）

# 第 109 章

Tiffany Braley，Carles Gaig，Mini Singh

李雪玮　译　王永祥　审校

**章节亮点**

- 多发性硬化症（multiple sclerosis，MS）和自身免疫性脑炎是累及中枢神经系统的炎症性疾病，许多患者并发睡眠障碍和严重的致残性疲劳。
- 睡眠障碍在 MS 患者中特别常见。大约 50% 的 MS 患者存在某种形式的睡眠障碍，包括失眠、中枢性或阻塞性睡眠呼吸暂停和不宁腿综合征。最近的研究还表明，睡眠障碍可能会导致疲劳和抑郁，从而影响功能结局和生活质量。
- 自身免疫性脑炎患者也可能出现睡眠障碍，这与免疫攻击调控睡眠与觉醒的神经结构有关。
- 本章在疾病特异性变量的前提下回顾了 MS 中最常见且最值得注意的睡眠障碍，而疾病特异性变量可能会影响致病危险因素或对治疗的反应，这为 MS 患者睡眠障碍的评估和治疗提供了一种实用而有效的方法。同时，本章对另一种炎症性疾病——视神经脊髓炎谱系障碍也作了简要讨论。
- 本章讨论了自身免疫性脑炎［例如，抗 Ma2 脑炎、抗富含亮氨酸胶质瘤失活蛋白（LGI1）抗体相关脑炎、CASPR2 脑炎、抗 N- 甲基 -D- 天冬氨酸受体（N-methyl-D-aspartate-receptor，NMDAR）脑炎和抗 IgLON5 脑炎］中的睡眠问题。自身免疫性脑炎患者常共病不同类型的睡眠障碍，包括日间过度思睡伴发作性睡病、严重失眠伴昼夜睡眠-觉醒节律紊乱、睡眠结构紊乱、快速眼动睡眠行为障碍、其他睡眠异常和睡眠呼吸困难（睡眠时通气不足、阻塞性呼吸暂停及喘鸣）。

## 多发性硬化症患者的睡眠障碍

多发性硬化症（multiple sclerosis，MS）是一种累及中枢神经系统的慢性、进行性自身免疫疾病，可导致脱髓鞘病变和轴突变性。据统计，全球超过 230 万人饱受此类神经系统疾病折磨，在美国，近 100 万人受到影响[1]。此外，MS 也是导致青年人非创伤性神经功能障碍的主要原因[2]。

MS 的自然病程因人而异，大约 85% ～ 90% 的患者首次发病表现为复发缓解型多发性硬化症（relapsing remitting multiple sclerosis，RRMS）。RRMS 病程的特征表现为离散的神经功能障碍（复发或加重），其间伴有以缓解为特征的临床静止期[3]。

然而，在大多数未经治疗的 RRMS 病例中，其离散的复发最终会被缓慢而隐蔽进展的症状所取代，如瘫痪、偏瘫或皮质下痴呆[4]。大多数 RRMS 患者在出现初始症状后 10 ～ 20 年内发展为继发进展型多发性硬化症（secondary progressive multiple sclerosis，SPMS）。而原发进展型多发性硬化症（primary progressive multiple sclerosis，PPMS）所占比例较少，其从发病开始表现为隐匿的慢性神经功能恶化，无缓解复发过程，最常见的临床特征是痉挛性瘫痪，其次是小脑功能障碍和偏瘫。

除身体残疾外，MS 患者还不成比例地患有各种“隐形”症状，这些症状可能会严重影响生活质量，包括认知障碍、疼痛、抑郁、焦虑和疲劳，而且所有 MS 亚型都会出现此类症状。

MS 最常见和最具影响的症状之一是认知功能障碍，常发生在疾病早期，可能会影响约 40% ～ 70% 的 MS 患者的多个认知域，例如信息处理、记忆力、执行功能、视空间功能和语言功能[4]。与复发型 MS 相比，认知功能障碍在进展型 MS 中更为普遍，且认知功能障碍的程度在两者之间会有所不同[5]。

疲劳是 MS 患者最常见且导致虚弱的症状之一，大约 80% 的 MS 患者在整个病程中都会出现疲劳[6]。

这种高度虚弱的症状不仅是导致患者生活质量下降的主要原因，而且会造成严重的社会经济负担。然而，由于其判断的主观性以及缺乏统一的定义和金标准，对MS患者的疲劳的研究仍知之甚少。疲劳通常被定义为“个人或照护者主观上认为身体和（或）精神能量的缺乏干扰日常或期望的活动”[7]，但是也有许多患者使用其他术语来描述该症状，如疲倦或疲惫。

尽管在过去的20年里，基于免疫的抑制疗法在预防MS相关失能的进展方面已经取得重大突破，但改善疲劳或神经功能缺损等现有症状的干预措施仍然十分有限。因此，识别导致现有临床症状或失能和降低生活质量的可治疗疾病是MS患者护理的一个重要组成部分。在这些可治疗的疾病中，睡眠障碍由于其高患病率和潜在影响而备受重视。但是睡眠障碍在MS患者中的患病率历来被低估，一系列的研究表明，睡眠障碍在MS患者中的患病率明显高于普通人群，患病率为25%～54%[8-11]。此外，睡眠障碍与MS多种最易致人虚弱的症状有关，包括疲劳、疼痛和抑郁[12]，提示睡眠是缓解这些症状的重要潜在治疗靶点。睡眠障碍、疼痛和抑郁之间的双向关系也较常见[13-14]。

以下部分将回顾MS患者中最常见的睡眠障碍及其后果，并讨论可能使该人群易患睡眠障碍的MS相关的潜在危险因素，以及诊断和治疗的注意事项。

## 睡眠相关呼吸障碍

睡眠相关呼吸障碍（sleep-related breathing disorders，SRBD）是以睡眠中发生异常呼吸事件为特征的一组与睡眠相关的呼吸疾病。MS患者同时存在阻塞性睡眠呼吸暂停（obstructive sleep apnea，OSA）和中枢性睡眠呼吸暂停（central sleep apnea，CSA）的风险，可能是因为维持夜间上呼吸道通畅或呼吸驱动的重要脑干通路被中断，但具体发病机制仍需要探索。详情请参阅第14篇。

两项已发表的评估OSA患病率的研究表明，4%～21%的MS患者可能患有OSA[15-16]。此外，该研究还发现，根据OSA筛查工具STOP-BANG问卷的调查，MS患者患OSA的风险更高（38%～56%）[17]，表明MS患者对OSA的识别存在显著差异。

除了年龄、体重指数和男性性别等一般危险因素外，与MS相关的神经解剖学和免疫学特征在一定程度上可以解释OSA患病率上升。在睡眠期间，Ⅹ和Ⅻ脑神经通过传出运动神经调节腭肌和颏舌肌以维持上呼吸道通畅所需的咽张力，同时会受到上呼吸道压力感受器、主动脉和颈动脉体外周化学感受器以及脑干呼吸中枢的传入感觉神经的影响[18-19]。因此，干扰这些严密调控呼吸的脑干通路的病理生理过程可能会阻碍夜间呼吸[20-21]。先前一项针对转诊至睡眠学术中心进行夜间多导睡眠图监测的患者研究中，MS患者，尤其是脑干受累的MS患者所患的OSA比未合并MS的患者病情更严重[22]。在MS患者中，进展型MS也可以预测呼吸暂停的严重程度，表明广泛的中枢神经系统损伤同样是OSA的潜在危险因素[22]。相反，疾病修正疗法的使用成为减轻呼吸暂停严重程度的有效方法，同时也是减轻OSA中局部和（或）全身性炎症的潜在方法[22]。

与OSA不同，CSA是指由于完全或部分缺乏呼吸中枢驱动而发生的低通气或呼吸暂停[23]。先前的研究表明，CSA在MS患者中患病率约为1%～4%[24-25]，在无其他合并症的MS患者中CSA患病率高达8%[26]。尽管CSA在MS中的确切患病率仍不清楚，但最近几项病例报道和两项横断面研究表明脑干受累或残疾程度较重的MS患者患CSA的风险更高[27-28]。此外，Braley等在上述研究中还发现脑干受累MS患者所患CSA的病情更严重。

此外，中枢性肺泡低通气综合征以前被称作“翁丁的诅咒”，很少有报道其会影响MS患者[29]。该疾病的典型表现是清醒时通气良好，但在非快速眼动（non-rapid eye movement，NREM）睡眠时呼吸不足导致高碳酸血症。虽然该疾病先天性类型最常见，但是获得性类型与脑桥和延髓呼吸发生器以及孤束核的病变有关。2例在睡眠中死亡的MS患者的尸检病例报告显示，在延髓网状结构内存在病变斑块[30]。

除了对普通人群造成损伤外，OSA对MS患者造成的严重损伤也有广泛的报道。目前证据表明未经治疗的OSA对MS患者的损伤较大。确诊为OSA的MS患者和患OSA高风险患者与未确诊或低风险患者相比存在疲劳症状的概率增加[17，24，31-32]。此外，OSA也是预测MS患者生活质量下降的重要因素[33]，初步研究表明呼吸暂停的严重程度可能与MS的认知功能障碍相关[34]。多种原因可导致OSA认知功能障碍，主要原因为睡眠破碎和低氧血症。OSA患者夜间低氧可导致特定皮质区域的神经影像学和神经病理学异常，而MS患者的该皮质区域可能也会受到不成比例的影响[35]。

因为OSA和慢性MS存在相似的临床症状，以及未经治疗的睡眠呼吸暂停相关并发症会进一步增加致残风险，所以临床医师应高度重视早期OSA筛查并及时转诊至专业的睡眠专家。应询问MS患者是否存在典型的OSA症状，例如打鼾、床伴观察到睡眠呼吸暂停、苏醒时喘息或窒息、非恢复性睡眠、日间过度嗜睡或疲劳、认知功能障碍和夜间觉醒，这些症状可能部分源于潜在的 OSA。构音障碍或吞咽困难可能反映脑干功能障碍，也可能预示患 OSA 或 CSA 的高风险。临床医师应把 OSA 的非 MS 解剖危险因素（肥胖、颈围增加、咽腔狭窄、下颌后缩或小颌畸形）和上述症状相结合，并及时考虑转诊至睡眠门诊。

针对 MS 患者的 OSA 风险评估尚未得到验证，但是 STOP-BANG 问卷是 MS 研究中最常用的 OSA 筛查工具之一[36]。尽管 STOP-BANG 问卷并未在 MS 中得到确切验证，但其或许为评估 MS 患者 OSA 的一般危险因素提供了一种有效的方法。然而，由于该问卷不包含关于 MS 特定风险因素的问题（例如脑干受累的特征），因此在确定是否需要诊断检查时，低 STOP-BANG 评分不应取代临床诊断[37]。

对于睡眠呼吸暂停的诊断，应由专业的睡眠技师通过多导睡眠图（PSG）在睡眠实验室进行，而不是进行家庭睡眠呼吸暂停监测。因为家庭监测的诊断方法尚未在神经系统疾病（如 MS）患者中得到有效验证，而且对 MS 患者更常见或更严重的 CSA 监测效果较差[38]。

对合并睡眠呼吸障碍的 MS 患者需要多学科结合的治疗方法，并需要考虑患者的原发性呼吸暂停亚型，呼吸暂停严重程度、合并症和表现，神经系统症状和 MS 相关失能[38]。气道正压（positive airway pressure，PAP）通气治疗一方面可改善非 MS 患者的疲劳和嗜睡，另一方面是 MS 合并 OSA 患者的金标准治疗方法。

尽管 PAP 治疗对 MS 患者的治疗效果尚未得到有效验证，但是与普通人群相比，PAP 治疗对 MS 患者的健康状况和临床症状改善同样有益，这应该由患者来进行评价[39]。如果选择 PAP 治疗，在选择面罩接口时应考虑现有的神经功能缺损症状。对于运动障碍或偏瘫的患者，应避免使用涉及复杂紧固件或设置的口罩。对于有三叉神经痛病史的患者应使用能够尽量减少面部接触的口罩。对合并 OSA 的 MS 患者，目前的研究尚未评估口腔矫治器或手术（如腭垂腭咽成形术）等替代方法的疗效。尽管手术没有绝对的禁忌证，但是由于睡眠呼吸障碍的特殊的神经解剖学基础以及 MS 患者对改善神经功能症状的预期，手术未必是较好的治疗手段[37]。此外，应慎重考虑 MS 患者的术后风险，特别是对于正在接受疾病修正疗法的患者，因为该疗法会影响患者的免疫系统功能。如需手术，则必须做好必要的术前知情告知[39]。

CSA 应对因治疗，并限制使用中枢神经系统抑制剂，如阿片类药物或抗痉挛药物，该类药物可能会导致 CSA 恶化。对 CSA 合并严重脑干病变的患者应进行个体化治疗，可采用多种方式，包括自发定时模式双水平正压通气、机械通气气管造口术或膈肌起搏[40-41]。

## 睡眠相关运动障碍

睡眠相关运动障碍包括不宁腿综合征（restless leg syndrome，RLS；也称为 Willis-Ekbom 病）和周期性肢体运动障碍（periodic limb movement disorder，PLMD）。虽然这两种疾病是独立的，但因为有相似的发病机制，所以都有可能导致睡眠中断，并且在 MS 患者中的患病率增加[42-43]。

对 RLS 和 PLMD 的回顾详见第 121 章。目前研究表明，MS 中 RLS 的患病率比普通人群约高 3 ～ 5 倍，其患病率为 13.3% ～ 65.1%[44-45]。

多巴胺功能紊乱可导致 RLS。由于铁是合成多巴胺的辅助因子[46]，低铁储存也与 RLS 的发病机制有关。位于 A11 区的多巴胺能神经元是脊髓多巴胺通路的来源。一些研究者提出 RLS 发病机制包括下游多巴胺通路功能障碍，即从 A11 区投射到脊髓的间脑脊髓和网状脊髓通路障碍[47]。该通路具有抑制感觉输入和运动兴奋的作用，并且容易受到影响脊髓疾病的损害。该假说可以解释 RLS 在某些神经系统疾病中的患病率增加，包括脊髓损伤和 MS。Manconi 等研究证明，RLS 与颈髓髓鞘病变有关[42, 48]，其他临床证据也证明了 RLS 与原发性进展型 MS 亚型之间的联系，并且 RLS 加深了 MS 患者的神经功能障碍[49]（图 109.1）。

一项研究表明，MS 患者 PLMD 的患病率为 36%，而健康对照人群为 8%[24]。与没有 PLMD 的 MS 患者相比，MS 患者和 PLMD 与脑幕下区更高的磁共振成像损伤负荷相关[26]。虽然对 MS 患者的研究尚不清楚，但 PLMD 也经常在未合并 RLS 的非 MS 人群中发生[49]。

与没有 RLS 的 MS 患者相比，合并 RLS 的 MS 患者存在日间过度嗜睡（excessive daytime sleepiness，EDS）过多、睡眠质量下降、临床失能加重和生活质量下降[50-52]。

与需要多导睡眠图诊断的 PLMD 相比，RLS 是一种临床诊断，有四个基本的诊断标准（必须全部满足）：①腿部不适（手臂少见）；②休息时症状加重；③运动可缓解症状；④傍晚或夜间症状加重。此外，ICSD-3 规定上述症状不能用其他的医学或行为疾病来解释，并导致感觉不适、睡眠障碍或日间损伤[53]。因为 MS 患者也可能存在被误诊为 RLS 的症状，例如合并痉挛、阵挛、痉挛或神经性疼痛[54]，所以诊断 MS 患者时考虑上述因素尤为重要[54-55]。在 MS

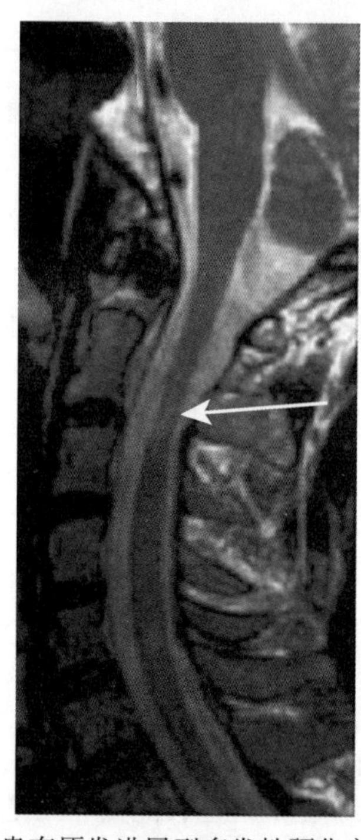

**图 109.1**　一名患有原发进展型多发性硬化症的 54 岁男性的矢状位 T2 加权图像显示颈脊髓出现高信号病变。脊髓损伤与 RLS 的高风险相关（From Zivadinov R，Cox JL. Neuroimaging in multiple sclerosis. In：International Review of Neurobiology. Academic Press；2007：449-74.）

患者中神经性疼痛的症状与 RLS 相似。在没有其他干扰的情况下，患者的症状可能在夜间更为明显，这表明上述病症有昼夜节律的倾向。在这种情况下，通过运动来缓解症状是一种可行的治疗手段，虽然只能暂时缓解，但持续运动为 RLS 也提供了帮助。相反，如果运动未能缓解持续性疼痛，说明患者是神经性疼痛，痉挛或阵挛也会在夜间和傍晚的疲劳期表现得更为明显。如果随意运动能缓解腿部紧绷，提示是 RLS，而即使存在昼夜节律，不自主的抽搐也提示是痉挛。如果腿部通过伸展或做出某些姿势引发节奏性的不自主运动，说明发生阵挛。在这方面，不宁腿综合征诊断指数（restless leg syndrome-diagnostic index，RLS-DI）是可以排除假阳性诊断的有效方法。

与无 MS 症状的患者一样，RLS 的治疗应首先侧重于缓解可逆性病因，例如缺铁或医源性原因会引发或恶化 RLS 与 PLMD。如有可能，应尽量减少使用加重 RLS 的药物，包括多巴胺拮抗剂、锂、选择性 5- 羟色胺再摄取抑制剂、5- 羟色胺去甲肾上腺素再摄取抑制剂、抗组胺药、三环类抗抑郁药、酒精、烟草和咖啡因。同时建议筛查低铁储存，如果血清铁蛋白水平小于 75 ng/ml [56-59]，建议补充铁元素。RLS 如未继续恶化（或解决上述因素后仍不能充分缓解症状），则需要对患者进行药物治疗。多巴胺受体激动剂（普拉克索、罗匹尼罗和罗替高汀）和 α-2-δ 配体加巴喷丁恩那卡比是美国食品和药物管理局（Food and Drug Administration，FDA）唯一批准的治疗中到重度 RLS 的一线药物。然而，其他的 α-2-δ 配体（加巴喷丁或普瑞巴林）也对治疗 RLS 有效，同时对治疗神经性疼痛也有益处 [60]。在担心多巴胺能治疗会产生副作用或扩散的情况下，此类药物可以视为多巴胺受体激动剂的有效替代品。有些患者在清晨时会出现扩散现象，RLS 会发生恶化并扩散到身体的其他区域，多达 80% 的患者出现这种情况与使用多巴胺能药物有关 [61]。

最近一项研究显示 MS 患者的体力活动、久坐行为与 RLS 严重程度之间存在关系。研究结果表明，轻度体力活动和久坐行为模式可能是前瞻性行为干预措施，这些干预措施旨在缓解 MS 患者的轻度 RLS [62]。

## 失眠

失眠的特征是难以入睡或难以维持睡眠。失眠可以是一种症状，也可以是一种疾病——在这种情况下，失眠与睡眠质量不佳导致的不良情绪有关，失眠还会影响患者的社会生活、学业或工作。该问题在第 10 篇进行了详细讨论。虽然基于人群的预测很少，但 MS 人群中的失眠率约为 30% ～ 40% [63]。

所有存在日间功能障碍或者睡眠潜伏期延长、碎片化睡眠、睡眠不解乏或早醒的 MS 患者都应评估是否存在失眠。失眠严重程度指数（insomnia severity index，ISI）是一份包含七个项目的调查问卷，旨在评估成人失眠的性质、严重程度和影响 [64]，能有效识别并筛选此类患者。

MS 患者常见症状包括由神经源性膀胱引起的夜尿症、疼痛综合征、痉挛和心境障碍（如抑郁和焦虑），这些症状通常会导致患者难以入睡或难以维持睡眠 [63]。

包含非处方药物在内的某些药物可以缓解慢性 MS 症状，但也可能影响患者睡眠。服用选择性 5- 羟色胺再摄取抑制剂能够帮助治疗抑郁症，但也可能加重患者失眠 [63]。兴奋剂通常被用于治疗与疲劳相关的病症，如果患者在傍晚时刻服用兴奋剂，可能会影响入睡。多达 25% 的 MS 患者使用抗组胺药充当安眠药 [66]，但服用抗组胺药可能会导致 RLS 的恶化，并加重起始失眠的症状。

建议采取系统的方法来治疗 MS 患者的失眠。应尽可能限制或停止使用导致失眠的药物。应谨慎使用兴奋剂，如有必要，建议预先管理药剂的用量。应对膀胱过度活动症予以治疗，如有必要，患者应转诊至泌尿科。通过对北美 MS 研究委员会（north American research committee on MS，NAR-COMS）

登记处提供的数据进行辅助分析也支持上述措施，数据显示只有 43.3% 的中至重度膀胱过度活动症患者接受了泌尿科的评估，其中只有 51% 的患者接受了抗胆碱能药物治疗[67]。

免疫调节治疗，特别是干扰素治疗，是导致失眠频繁发生但未被公认的因素之一。流感样副作用、疲劳、睡眠质量下降和失眠都是这些药物导致的常见副作用[68]，改在晨间用药可以最大限度地减少副作用的影响[69]。

神经病理性或神经肌肉性慢性疼痛是另一种常见症状，慢性疼痛会影响患者的睡眠质量和日常生活。三环类抗抑郁药和 α-2-δ 配体普瑞巴林是治疗 MS 神经病理性疼痛的有效药物，会引发嗜睡[70]。同样，抗痉挛药物如巴氯芬或替扎尼定也可能会有嗜睡的副作用。苯二氮䓬类药物是有效的肌肉松弛剂，可在特定情况下使用，但是这些药物也可能使镇定效果持续至第二天[37]。

约 50% 的 MS 患者在病程某一阶段会受到抑郁的影响，最近研究表明，患有抑郁症的 MS 患者失眠率高于未患抑郁症的 MS 患者[37]。因此，治疗失眠应从潜在的共病心理障碍开始。

对于没有明显合并症症状的 MS 患者，如果治疗合并症后失眠仍存在，可以考虑心理和行为治疗。首先要强调睡眠卫生的重要性，这就需要一种更结构化和正式化的方案。失眠认知行为疗法（cognitive behavioral therapy for insomnia，CBT-I）可培养患者健康的睡眠习惯，改善引发失眠的因素，其中包括行为因素、心理因素和生理因素[37]。失眠认知行为疗法也是治疗 MS 合并抑郁症的有效方法[71]。

如果较为保守的治疗方案已用尽或治疗结果不完全有效，可以考虑药物治疗。苯二氮䓬类、苯二氮䓬类激动剂（唑吡坦、唑吡坦缓释剂、扎来普隆、艾司佐匹克隆）和褪黑素受体激动剂（雷美替安）是研究最为广泛的药物催眠疗法，用于治疗无 MS 的慢性失眠患者，促食欲素受体拮抗剂也被认可为治疗失眠的新疗法。2014 年 8 月，美国 FDA 批准了首个用于治疗慢性失眠的促食欲素受体拮抗剂（苏沃雷生）。虽然通常药物耐受性良好，但潜在的副作用包括日间嗜睡、镇静增加、梦境生动、抑郁恶化和夜间行为复杂，伴发发作性睡病的患者禁用促食欲素拮抗剂[37]。

## 多发性硬化症中的嗜睡

嗜睡（或 EDS）是 MS 中被忽视的一种症状，它与疲劳不同。嗜睡被定义为“无法在白天保持清醒和警觉，出现不可抑制的睡眠需求或无意中陷入困倦或睡眠”。EDS 易导致日常功能障碍[72]。相反，疲劳被定义为“个人或照护者主观感觉缺乏身体或精神能量，干扰正常和期望的活动”[6]。MS 患者有上述两种症状的风险。

EDS 可以用 Epworth 嗜睡量表（Epworth sleepiness scale，ESS）进行主观测量，也可以用多次睡眠潜伏时间试验（multiple sleep latency test，MSLT）进行客观测量。利用这些工具，一些研究发现了 MS 伴随疲劳症状的患者嗜睡的证据。此外，研究发现嗜睡与匹兹堡睡眠质量指数评分、睡眠效率指数、睡眠连续性指数、入睡后的唤醒时间、总唤醒指数和周期性肢体运动唤醒指数之间的关系存在异常，从而得出 MS 可能导致睡眠碎片化的结论[73]。

## 发作性睡病

发作性睡病是一种中枢性嗜睡，每 2000 人中约有 1 人受到影响[74]。这一主题将在第 111 章和第 112 章中进一步详述。

MS 患者的发作性睡病发病率尚不清楚，因为还未进行过大型研究。一项关于发作性睡病继发性病因的研究表明，MS 是继遗传性疾病、中枢神经系统肿瘤和脑损伤之后的第四大常见原因。在这项研究中，12% 的继发性发作性睡病病例是由 MS 引起的。已知这两种疾病都与人类白细胞抗原 DQB1*0602 有关，这可能表明类似的自身免疫过程在疲劳与嗜睡的发展中十分重要[74]。下丘脑 MS 病变导致脑脊液下丘脑分泌素减少在嗜睡患者中已有描述。

视神经脊髓炎（neuromyelitis optica，NMO）是一种以严重的视神经炎（optic neuritis，ON）和脊髓炎发作为特征的中枢神经系统自身免疫性炎症疾病。自从发现针对水通道蛋白 -4（aquaporin-4，AQP4）的特异性自身抗体后，NMO 的诊断已经从历史描述演变为一种更广泛的谱系障碍［NMO 谱系障碍（NMO spectrum disorder，NMOSD）］[75]。

2006 年 Pittock 等报道，无症状脑部病变在 NMO 中十分常见，NMO 脑部病变主要发生在下丘脑和脑室周围区域，这与 AQP4 高表达的脑区相对应。此外，Nakashima 等在 71% 的 NMO-IgG 阳性的日本患者脑部 MRI 上检测出异常[76]。嗜睡或发作性睡病可能是 NMO 的初始表现或复发症状。其中许多病例都伴有神经影像学发现的下丘脑病变（图 109.2）。

与没有 MS 的患者一样，如果 MS 患者怀疑有发作性睡病，建议咨询睡眠专家进行发作性睡病的评估和处理。发作性睡病的诊断需要使用 MSLT，病症处理可以通过定时小睡提高警觉性和精神运动表现。促醒剂或兴奋剂可用于提高清醒度和警觉性，此外还可用于治疗 MS 疲劳。羟丁酸钠［一种内源性伽马氨

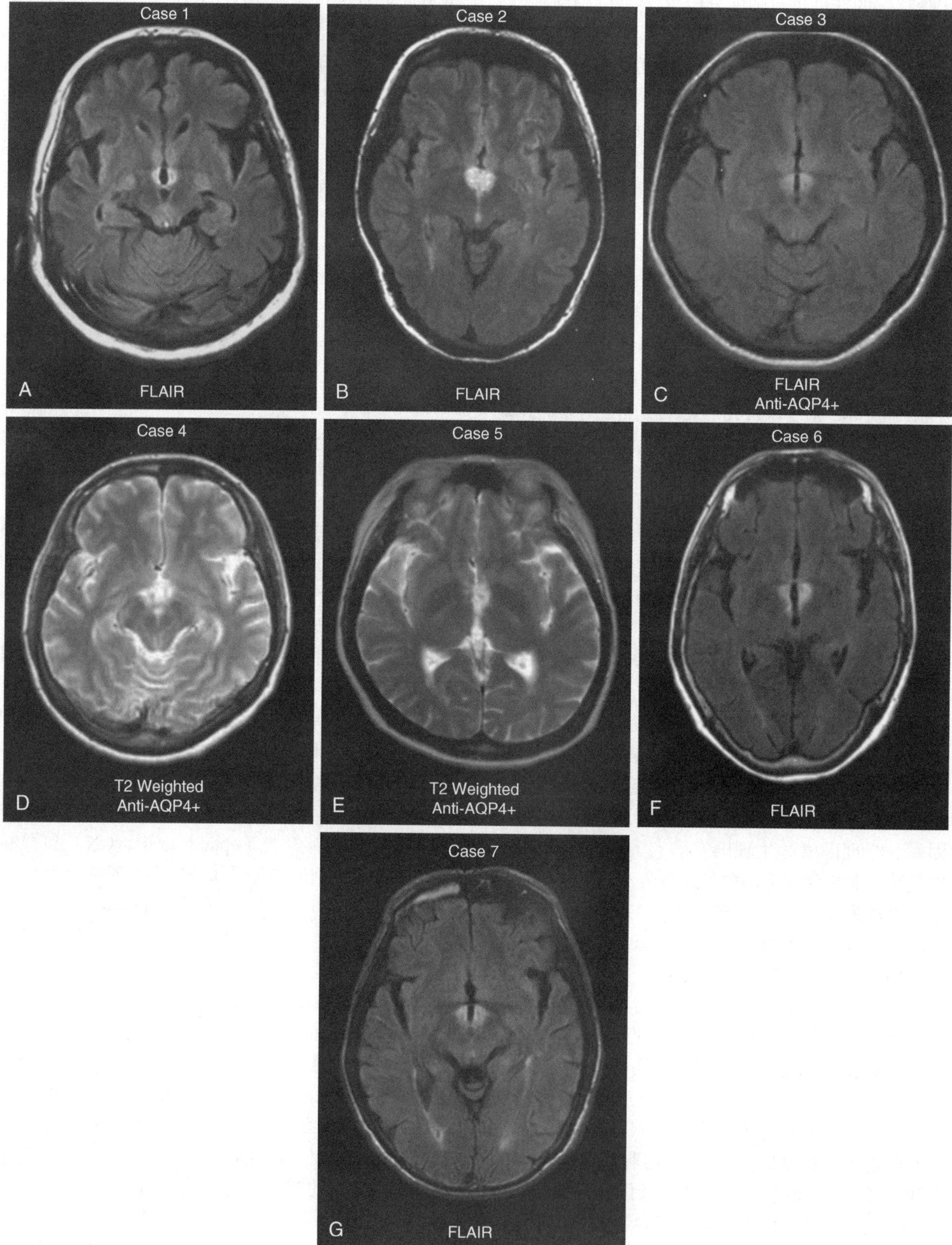


**图 109.2**　Magnetic resonance imaging findings of a series of patients with neuromyelitis optica spectrum disorder. A typical horizontal slice including the hypothalamic periventricular area from each case is presented. AQP4, Aquaporin 4；+，positive.［From Kanbayashi T, Shimohata T，Nakashima I，et al. Symptomatic narcolepsy in patients with neuromyelitis optica and multiple sclerosis：new neurochemical and immunological implications. Arch Neurol. 2009；66（12）：1563-66.］（受第三方版权限制，此处保留英文）

基丁酸（gamma-aminobutyric acid，GABA）代谢物］被美国 FDA 批准用于治疗猝倒和嗜睡，可用于特定患者。抑制快速眼动（rapid eye movement，REM）的抗抑郁药可能对猝倒和睡眠瘫痪有效。在继发性发作性睡病病例中，如果发现新的 MS 或 NMO 下丘脑病变，应考虑大剂量类固醇试验。对类固醇无效的患者可能需要血浆置换[37]。

### 快速眼动睡眠行为障碍

快速眼动睡眠行为障碍（REM sleep behavior disorder，RBD）是一种异态睡眠，其特点是在 REM 睡眠期间患者失去运动抑制，导致夜间过度、甚至暴力的发声或运动以及做梦。特发性（主要）和继发性两种形式都存在[37]。第 118 章将详细讨论 RBD。

继发性 RDB 最常与影响脑桥 REM 发生器的疾病关联，包括 MS[77]。病例报告描述了 RBD 与 MS 急性发作的相关症状，并作为 MS 的初始临床表现。

需要使用夜间 PSG 确认 REM 张力消失，并排除其他可能加剧或类似 RBD 的情况，如睡眠呼吸暂停、夜间癫痫或其他睡眠障碍。鉴于 RBD 在健康的年轻人中极其罕见，出现 RBD 症状的患者应接受神经系统的全面检查，并考虑进行大脑 MRI 检查。已知患有新发 RBD 的 MS 患者也应评估是否存在放射学进展的征象[37]。

对于没有 MS 的患者，治疗的第一步应着重于患者和床伴的安全。如果采取安全措施后症状仍未缓解或具有潜在风险，治疗药物首选氯硝西泮。如果怀疑 RBD 与急性脑干炎症病变有关，应考虑使用大剂量的甲泼尼龙。褪黑素和佐匹克隆也被证明对 RBD 患者有效。相反，抗抑郁药物，如三环类抗抑郁药和选择性 5- 羟色胺再摄取抑制剂（selective serotonin reuptake inhibitors，SSRI）可能引发或加重 RBD[37]。

## 自身免疫性脑炎中的睡眠

自身免疫性脑炎是以针对不同脑区的自身免疫攻击为特征的神经系统疾病。这些疾病通常与血清和脑脊液中针对神经元表面蛋白（如离子通道或受体）或细胞内蛋白的抗体有关。其中一些脑炎可能是副肿瘤性的，因为它们与特定的恶性肿瘤有关[78]。自身免疫性脑炎患者可能存在明显的睡眠问题，特别是当涉及调节睡眠和觉醒周期的间脑和脑干结构时。本节将回顾睡眠障碍中常见的自身免疫性脑炎（表 109.1）。

### 抗 Ma2 脑炎

抗 Ma2 脑炎是一种副肿瘤性神经系统综合征，通常与睾丸癌和肺癌有关，影响边缘、间脑和脑干结构。抗 Ma2 抗体针对神经细胞内蛋白和肿瘤蛋白。抗 Ma2 脑炎呈亚急性发作，伴有记忆丧失、癫痫发作、帕金森病、凝视麻痹和下丘脑功能障碍（如体温过高、尿崩症、体重增加）。1/3 的患者存在嗜睡和其他睡眠问题，这与下丘脑和脑干受累有关[79]。患者通常存在严重的 EDS，其特征为发作性睡病样，包括猝倒、入睡幻觉、脑脊液下丘脑分泌素 -1 水平低，以及 MSLT 中多次出现 REM 睡眠发作。视频 PSG 显示患者睡眠结构紊乱，缺乏睡眠纺锤波或 RBD，通常还缺少发作性睡病典型的 HLADQB1*0602 基因[80-81]。脑部 MRI 可能显示下丘脑高密度影，但在严重失眠的情况下也属于正常现象。尸检显示下丘脑中有细胞毒性 CD8＋T 淋巴细胞的炎症反应，缺少产生下丘脑分泌素的神经元[82]。原发性癌症的免疫治疗和睡眠问题治疗具有多样性，但这种副肿瘤性脑炎的预后效果不佳。

### LGI1 抗体相关的边缘系统脑炎

与 LGI1 抗体相关的边缘系统脑炎常在中年人和老年人中发病，与抗富含亮氨酸胶质瘤失活蛋白 1（leucine-rich glioma inactivated 1，LGI1）的抗体相关，LGI1 蛋白是位于神经元表面的电压门控钾通道复合体的组成部分。这种脑炎通常呈良性，只有 10% 的病例与肿瘤相关，主要是胸腺瘤和肺癌。免疫损伤主要针对包括海马体和杏仁核在内的近中颞叶区域，导致边缘系统脑炎的典型临床表现，即亚急性认知障碍、发作性记忆丧失和震颤、面臂肌张力障碍性癫痫和大脑 MRI 内侧颞叶高信号[78]。一些患者存在失眠、EDS 和 RBD 等睡眠障碍。视频 PSG 显示 REM 睡眠肌电活动增加，并伴有典型的 RBD 肢体痉挛。这种边缘系统脑炎与 RBD 之间的关联证实了这种睡眠异常和边缘系统之间存在病理生理联系，并解释了 RBD 梦中典型强烈情绪发作的原因。脑脊液中的下丘脑分泌素 -1 水平正常。包含 RBD 和其他睡眠障碍的临床综合征可以通过免疫治疗部分或完全改善（图 109.3）[83-84]。

### CASPR2 抗体相关的脑炎

其他针对钾通道复合体的抗体与接触蛋白相关蛋白 -2（contactin-associated protein-2，CASPR2）结合，导致亚急性神经系统疾病，主要发病于老年男性。只有 5% 的患者患有胸腺瘤或肺癌等肿瘤。CASPR2 脑炎包括认知功能下降、癫痫发作、周围神经系统过度兴奋（如神经性肌强直、肌纤维震颤、痉挛和肌束震颤）或小脑症状。这些症状与严重失眠和自主神经功能障碍（如出汗过多、心动过速和高血压）的显著睡

表 109.1　自身免疫性脑炎患者的睡眠异常

| | 一般临床特征 | | 睡眠异常 | | | | |
|---|---|---|---|---|---|---|---|
| | 年龄、性别和相关肿瘤 | 神经综合征 | 日间过度嗜睡 | 失眠 | NREM 睡眠 | REM 睡眠 | 睡眠呼吸障碍 |
| 抗 Ma2 脑炎 | 中年，男性>女性（2∶1），睾丸生殖细胞瘤或肺癌（约 100%） | 亚急性记忆丧失、癫痫、帕金森病、凝视麻痹、下丘脑功能障碍（尿崩症）、多动症 | 伴有发作性睡病特征的严重嗜睡（猝倒、下丘脑分泌素缺乏症、MSLT 中多次 REM 睡眠） | — | 可改变 NREM 睡眠结构，无睡眠纺锤波和 K 复合波 | RBD 可存在 | — |
| LGI1 抗体相关的边缘系统脑炎 | 老年或中年，男性>女性（2∶1），胸腺瘤或小细胞肺癌（约 10%） | 亚急性边缘系统脑炎伴记忆丧失和精神错乱，面臂肌张力障碍性癫痫 | 日间轻至中度嗜睡 | 轻至中度失眠 | — | RBD 可存在 | — |
| CASPR2 抗体相关的脑炎 | 老年男性，胸腺瘤或小细胞肺癌（约 5%） | 亚急性睡眠障碍伴失眠、自主神经功能障碍和神经性肌强直（Morvan 综合征）、认知障碍、癫痫、小脑症状 | — | 严重失眠，失去昼夜睡眠模式，并伴有不活跃的梦境行为（梦境性昏迷） | θ 活动伴随着短暂的 REM 睡眠（N1-REM 期或亚清醒）。没有 K 复合波、纺锤波和慢波活动（N2 和 N3 期消失） | 短暂的 REM 睡眠期肌电失弛缓 | — |
| 抗 NMDA 受体脑炎 | 儿童和年轻妇女，卵巢畸胎瘤（约 50%） | 急性精神病、遗忘症、意识错乱、癫痫、运动障碍、紧张症、自主神经不稳定、昏迷 | 康复后日间嗜睡 | 早期严重失眠 | — | — | 中枢换气不足 |
| 抗 IgLON5 脑病 | 50～80 岁，男性=女性，与肿瘤无关 | 慢性睡眠障碍伴 NREM 和 REM 睡眠障碍，患有睡眠障碍、延髓症状（构音障碍、吞咽困难）、步态不稳（跌倒）、舞蹈病、认知障碍 | 日间可发生轻至中度嗜睡 | 睡眠效率轻至中度下降，患者主诉非恢复性睡眠且睡眠质量差（保持昼夜睡眠节律） | NREM 睡眠起始异常，表现为未分化的 NREM 睡眠和结构不佳的 NREM 睡眠，伴有频繁的发声、运动和复杂行为。正常 NREM 睡眠周期（N2 期和 N3 期） | REM 睡眠期肌电失弛缓，肢体和身体频繁抽搐 | 喘鸣（由于声带麻痹）和频繁的阻塞性睡眠呼吸暂停 |

注：MSLT，多次睡眠潜伏时间试验；RBD，快速眼动睡眠期行为障碍。

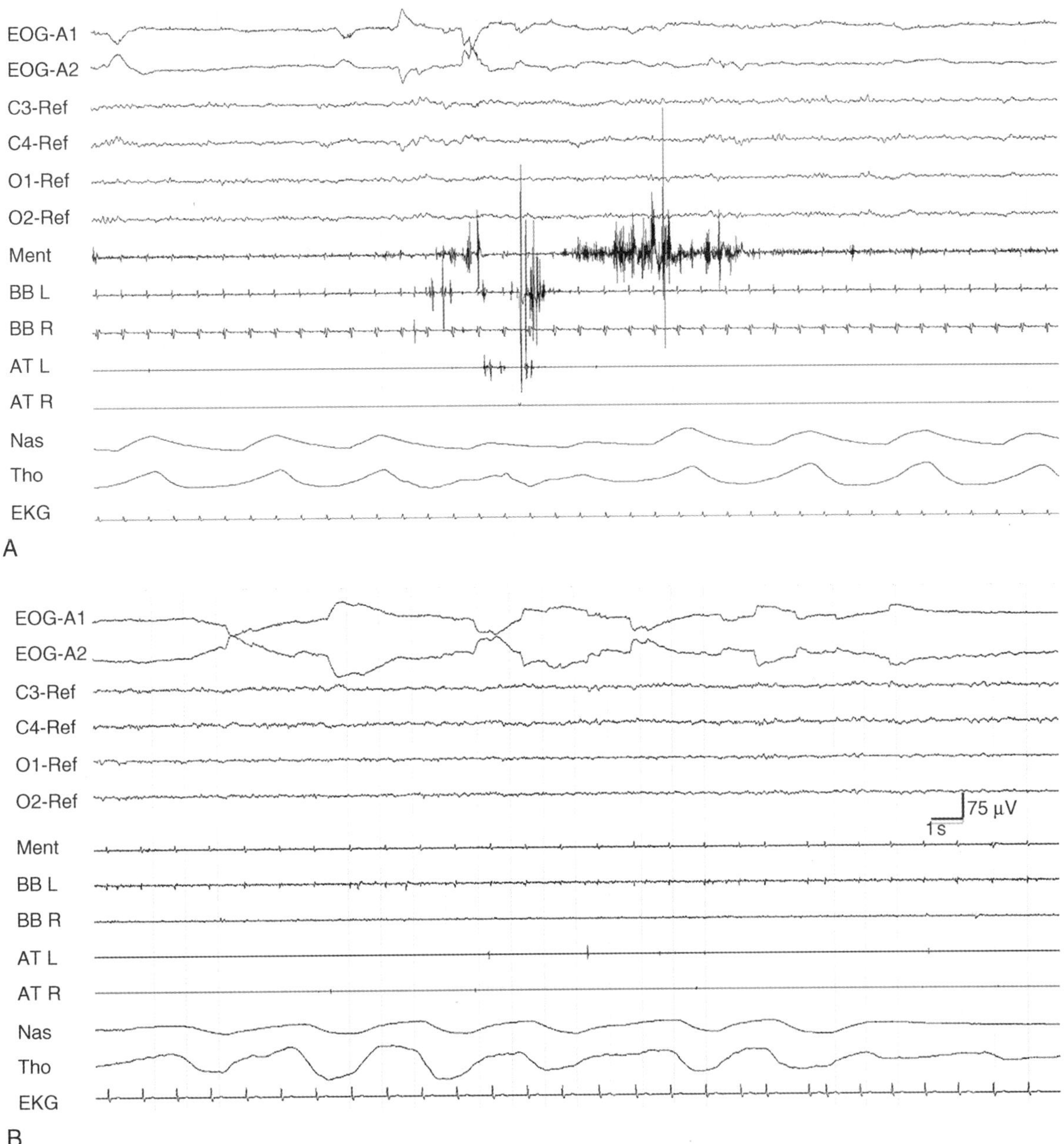


**图 109.3**　脑炎中与富含亮氨酸胶质瘤失活蛋白 1（LGI1）抗体相关的快速眼动睡眠期行为障碍。**A.** 一名患有 LGI1 脑炎的 65 岁男性 REM 睡眠期行为障碍的典型特征是颏肌和四肢肌中出现过度紧张和时相肌电图（EMG）活动。**B.** 免疫疗法（静脉注射免疫球蛋白和类固醇）3 个月后，REM 睡眠正常化，并保持肌肉无力。AT，左（L）和右（R）胫骨前肌的 EMG；BB，左（L）和右（R）肱二头肌的 EMG；EKG，心电图；EOG，眼电图；Ment，颏肌 EMG；Nas，鼻气流；Tho，胸部呼吸运动。注意时间 / 脑电图电压的校准标记。所有的数字代表一个 30 s 的时间节点。参考电极：脑电图电极参照双耳电极

眠–觉醒障碍被合并称为 Morvan 综合征，该综合征的大多病例与 CASPR2 抗体有关[75, 85-86]。Morvan 综合征患者患有严重的的失眠症状，这与睡眠–觉醒模式的改变有关。在这种模式下，患者会失去昼夜节律，产生精神错乱、幻视和几乎持续 24 h 的异常运动，并伴有躁动、肌阵挛抽搐和做梦行为[85]。视频 PSG 显示患者睡眠效率不佳。在短时睡眠期间，背景脑电活动为短暂的 REM 睡眠期（N1-REM 期或亚清醒）的 θ 活动和短暂的 REM 睡眠期肌电失弛缓交替出现。K 复合波、纺锤波和慢波活动大量减少和消失，导致实际上 N2 和 N3 期不存在。夜间或放松清醒时的行为特点是频繁出现做梦行为，让人联想到日间日常活动，如吃、喝、穿衣、安装设备，或者指向或处理不存在的物体。这些发作被称为“*oneiric stupor*（梦境性精神恍惚）”，可在睁眼或闭眼时发生，常伴有类似处于梦境的精神状态或幻觉（例如单一的梦境场景），并可出现于任何睡眠–觉醒状态（放松清醒状态、N1-REM 阶段或无张力的 REM 睡眠）[87]。激动性失眠是一种以严重的睡眠–觉醒障碍为特征的综合征，伴有运动性激越和自主神经过度激

活的症状，除了 Morvan 综合征外，还可能发生在震颤性谵妄或致命性家族失眠病等朊病毒相关疾病中。激动性失眠及其睡眠–觉醒障碍的潜在发病机制与 Morvan 综合征患者的严重丘脑边缘功能障碍有关，CASPR2 抗体被认为是免疫介导产生的[88]。在大多数 CASPR2 脑炎病例中，免疫治疗对 Morvan 综合征和睡眠问题（包括失眠、梦境性昏迷和睡眠–觉醒周期紊乱）有效。

## 抗 NMDA 受体脑炎

抗 NMDA 受体脑炎是最常见的自身免疫性脑炎，与神经元表面的 N- 甲基 -D- 天冬氨酸（N-methyl-D-aspartate，NMDA）受体的致病抗体有关。该疾病可发生在任何年龄，但通常发病于儿童或年轻妇女，在他们身上经常发现卵巢畸胎瘤。抗 NMDA 受体脑炎通常始于行为的改变（例如，焦虑、易怒、激越）、妄想、幻觉、意识错乱和短期记忆丧失，在几天或几周内发展为癫痫、运动障碍（口面部和四肢运动障碍）、自主神经不稳定、昏迷和中枢换气不足。多数患者的脑部 MRI 结果正常，但可以检测到内侧颞叶、基底节和脑干区域部分异常，患者通常在免疫治疗和肿瘤切除后康复[78]。睡眠问题在抗 NMDA 受体脑炎中很常见，但尚未进行详细研究。最常见的睡眠异常是早期出现的严重失眠并伴有精神病。恢复后可能会出现睡眠颠倒，伴有夜间轻至中度失眠和日间嗜睡，部分患者可能会出现意识模糊性觉醒[89-91]。

## 抗 IgLON5 脑病

这种神经系统疾病与抗 IgLON5 抗体有关，IgLON5 是神经元表面一种功能未知的细胞黏附蛋白。该疾病通常始于 50 ～ 80 岁，与癌症无关，发作隐蔽且发展缓慢[92]。抗 IgLON5 脑病表现为明显的睡眠障碍，伴有延髓功能受损（如构音障碍、吞咽困难、声带麻痹或呼吸衰竭）、步态不稳，以及其他不常见的神经系统问题，包括认知能力下降、舞蹈症、动眼神经异常、轻度自主神经功能障碍和外周神经系统过度兴奋（如僵硬、痉挛、抽筋或肌束震颤）。通常患者的脑 MRI 和脑脊液分析正常，但该疾病与 60% ～ 80% 的患者存在的 *HLA DRB1*1001* 和 *DQB1*0501* 等位基因密切相关。一些患者在接受免疫治疗后会有所好转，然而多达 60% 的患者会死亡，通常是发生在睡眠或清醒时的猝死[93-94]。抗 IgLON5 脑病的神经病理学显示了一种新的神经元 tau 蛋白病理特征，即在脑干和下丘脑被盖处伴有神经元丢失和 tau 蛋白沉积[92]。该疾病的确切发病机制目前尚不清楚，但所有特征表明可能涉及神经退行性病变和自身免疫。

多达 90% 的抗 IgLON5 脑病患者存在睡眠问题，其临床特征是与睡眠相关的异常发声、运动和行为。患者不会意识到自己的异常睡眠行为，只有床伴才会注意到，除此之外还会发现患者经常在睡眠时出现呼吸暂停和呼吸声音“响亮”的现象。患者通常自诉失眠，非恢复性睡眠且睡眠质量差，并伴有轻至中度 EDS。昼夜睡眠–觉醒节律保持不变，夜间总睡眠时间仅略微减少[94]。视频 PSG 显示出一种涉及 NREM 和 REM 睡眠的复杂异态失眠，伴有频繁的 OSA 和喘鸣。无论是在睡眠开始还是夜间醒来之后，NREM 睡眠启动都是异常的，并伴有未分化的 NREM 睡眠（特征是弥漫性不规则的 θ 活动，没有顶波、K 复合波、睡眠纺锤波或 δ 波减慢）和结构不佳的 N2 NREM 睡眠（具有稀疏但明确的睡眠纺锤波和 K 复合波）（图 109.4）。未分化的 NREM 睡眠和结构不佳的 N2 睡眠与异常运动激活有关，这些异常与发声（如喃喃自语、低语、呻吟或说话）和简单动作（如举起手臂、手指轻敲或抓握）或带有目的性的动作（如类似日常生活中的活动，如吃东西、操纵电线或捡起物体）有关。与 Morvan 综合征的梦境性昏迷不同，抗 IgLON5 脑病患者发病于睡眠期间，从未发生在日间清醒状态，并且与做梦或幻觉无关。在抗 IgLON5 脑病患者中，如果觉醒没有中断异常的 NREM 睡眠，NREM 睡眠会逐渐正常化，具有正常的 N2 和 N3 期，伴有频繁的睡眠纺锤波、K 复合波和 δ 波减慢，无运动激活。REM 睡眠的特征是肌张力丧失，伴有频繁的肢体和身体抽搐，这是 RBD 的典型特征。最后，OSA 和喘鸣在正常的 NREM 睡眠期间尤为频繁和突出。抗 IgLON5 脑病的睡眠障碍通常不会经过免疫治疗改善，但 OSA 和喘鸣可通过持续的正压通气治疗或气管切开术改善[95]。

### 临床要点

MS 患者睡眠障碍的早期诊断和治疗可帮助改善慢性症状，特别是日间疲劳症状。因此使用专业的筛查工具来及时诊断至关重要。

及时诊断自身免疫性脑炎非常重要，因为早期使用免疫治疗（以及在癌症或肿瘤出现时进行肿瘤治疗）可以显著改善病情，甚至可以完全恢复包括睡眠问题在内的神经症状。如果伴有神经系统疾病的患者发生特定的睡眠障碍（如梦境性昏迷、NREM 睡眠异常和 RBD 伴 OSA 和颤音，或有发作性睡病特征的嗜睡），应考虑患者可能存在某些自身免疫性疾病（分别为 CASPR2 脑炎、抗 IgLON5 脑病或抗 Ma2 脑炎）并及时进行抗神经元抗体检测确诊。

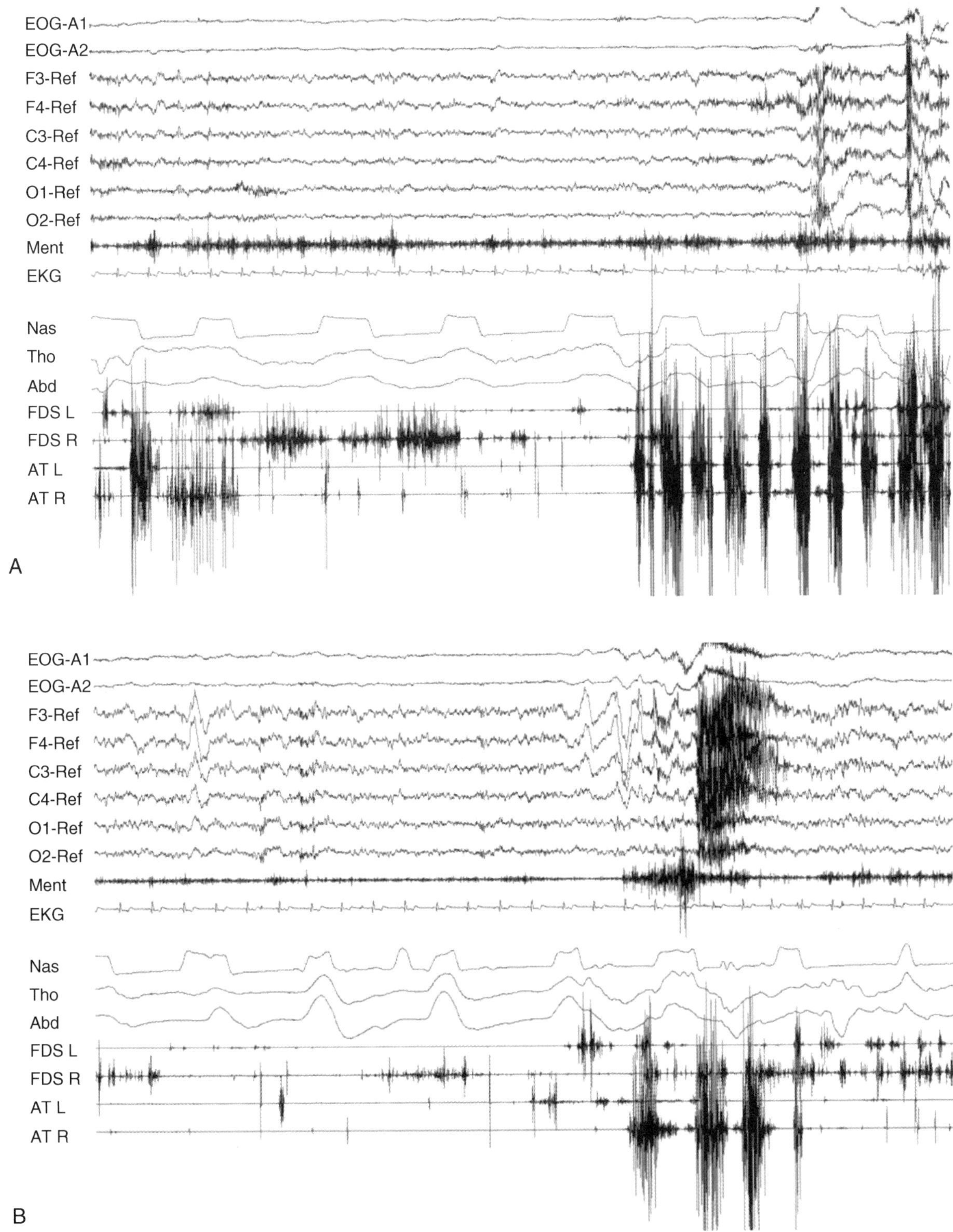


**图 109.4**　抗 IgLON5 脑病的 NREM 睡眠异常。**A.** 未分化的 NREM 睡眠，弥漫性不规则的 θ 活动，62 岁男性，IgLON5 抗体阳性。**B.** 同一患者结构不佳的 NREM 睡眠中有稀疏但定义明确的 K 复合波。未分化的 NREM 睡眠和结构不佳的 NREM 睡眠与肢体肌电图（EMG）中频繁的肌肉活动相关，这与发声、简单动作和带有目的性的动作相关。Abd，腹部呼吸运动；AT，左（L）、右（R）胫骨前肌的 EMG；EKG，心电图；EOG，眼电图；FDS，左（L）、右（R）指浅屈肌的 EMG；Ment，颏肌 EMG；NAS，鼻气流；THO，胸部呼吸运动。注意时间 / 脑电图电压的校准标记。所有的数字代表一个 30 s 的时间节点。参考电极：脑电图电极参照双耳电极

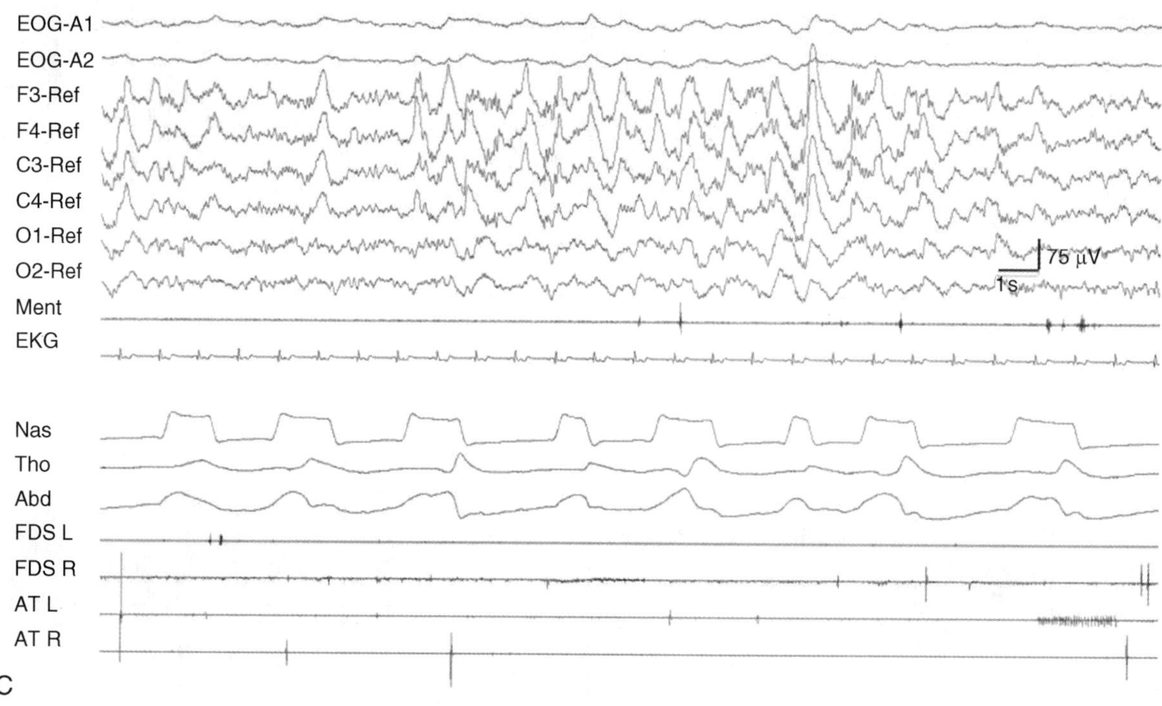


**图 109.4（续）** C. 此患者为正常的 N3 期。Abd，腹部呼吸运动；AT，左（L）、右（R）胫骨前肌的 EMG；EKG，心电图；EOG，眼电图；FDS，左（L）、右（R）指浅屈肌的 EMG；Ment，颏肌 EMG；NAS，鼻气流；THO：胸部呼吸运动。注意时间 / 脑电图电压的校准标记。所有的数字代表一个 30 s 的时间节点。参考电极：脑电图电极参照双耳电极

## 小结

越来越多的 MS 患者存在睡眠障碍，所有治疗这类患者的临床医生都应该定期对患者进行睡眠障碍筛查，需要更加重视 MS 患者睡眠障碍的早期诊断和治疗。MS 患者中最常见且可治疗的睡眠障碍包括慢性失眠、OSA 和 RLS。通过提高患者群体对睡眠障碍的认知并且进行适当治疗，可以显著改善患者的 MS 症状和整体生活质量。

睡眠障碍在一些自身免疫性脑炎中也很常见，涉及产生和调节睡眠-觉醒周期的大脑区域。抗 Ma2 脑炎影响下丘脑，可导致严重的嗜睡，并继发下丘脑分泌素缺乏所致的发作性睡病症状。抗 IgLON5 脑病表现为一种独特的异态睡眠，除 OSA 和喘鸣外还涉及 NREM 和 REM 睡眠。产生上述睡眠障碍的原因是下丘脑和脑干被盖区域的病理性受累，它们调节 NREM 和 REM 睡眠，并控制睡眠期间的声带运动和呼吸。CASPR2 脑炎与 Morvan 综合征有关，其特征是严重失眠和极端状态分离，由于免疫调节的丘脑边缘功能障碍而导致睡眠-觉醒周期紊乱。LGI1 脑炎与边缘系统脑炎相关，部分患者出现 RBD，失眠症状在抗 NMDA 受体脑炎的早期阶段出现。

### 参考文献和拓展阅读

请扫描书后二维码，获取参考文献和拓展阅读资源。

# 嗜睡

# 第 13 篇



# 中枢性嗜睡障碍

## 第 110 章

*Kiran Maski，Thomas E. Scammell*
张益萌　译　詹淑琴　审校

## 引言

本章中的中枢性嗜睡障碍是导致持续过度嗜睡的疾病，通常是由中枢神经系统功能失调所致。在《国际睡眠障碍分类（第 3 版）》（ICSD-3）中[1]，这些中枢性嗜睡障碍包括 1 型发作性睡病（narcolepsy type 1，NT1）、2 型发作性睡病（narcolepsy type 2，NT2）、特发性嗜睡（idiopathic hypersomnia，IH）和克莱因-莱文综合征（Kleine-Levin syndrome，KLS）。

研究人员和临床医生有时将日间过度思睡（excessive daytime sleepiness，EDS）、过度睡眠需求（excessive need for sleep，ENS）、嗜睡（hypersomnolence）和睡眠增多（hypersomnia）这几个术语互换使用，但应更精确地使用这些术语。在 ICSD-3 中，嗜睡被定义为“每天发作性无法抑制的睡眠需求或白天间歇性入睡”，因此，该术语包括了过度睡眠需求和日间过度思睡的症状（即在正常清醒时间内无法保持清醒）。相比之下，睡眠增多源自希腊语单词“hyper”（过度）和“somnus”（睡眠）[2]，指的是每 24 h 内对睡眠时间增加的需求或倾向。例如，与发作性睡病患者相比，IH 患者睡眠时间更长，夜间睡眠效率更高，而白天入睡没有那么快[3]。KLS 患者在发作期间会反复出现过度嗜睡的时间，每 24 h 睡眠时间约为 18 h。相比之下，NT1 患者通常每 24 h 睡眠约 7.5 ~ 8 h，但他们在保持清醒方面极度困难，并且抱怨严重的白天嗜睡。NT2 似乎是一种更为异质的疾病，处于 NT1 和 IH 的中间地带；其病因尚不清楚，但一些患者可能存在部分下丘脑分泌素神经元丧失，并且脑脊液中的下丘脑分泌素水平轻度降低。

## 诊断面临的挑战

慢性嗜睡的疾病诊断可能较为困难，因为许多疾病都会引起嗜睡，术语可能令人困惑，症状不一致，并且这些疾病具有异质性。夜间多导睡眠监测后的多次睡眠潜伏期试验（multiple sleep latency test，MSLT）是一种客观评估 EDS 和异常入睡期始发的 REM 睡眠的极好的方法，在患有 NT1 的人群中具有较高的诊断准确性和可靠性[4]。然而，在 IH 患者中，常规的 PSG 和 MSLT 并不能测量每 24 h 内的过度睡眠量，这是 IH 的核心症状，可能导致诊断的准确性和可靠性较差。在 NT2 中，EDS 和 REM 睡眠调节失调的严重程度可能更加多变，从而导致 PSG 和 MSLT 的可靠性较低。MSLT 的可靠性较差可能会随着更多关注测试前的饱和睡眠状态、矫正或考虑昼夜节律的问题，以及适当停用影响觉醒和睡眠的药物 / 物质而得到改善。目前，大多数卫生保健提供者依靠 PSG 和 MSLT 来诊断 IH，因为 ICSD-3 鼓励的其他客观测试选项（如行为观察法和延长 24 h PSG）通常不易获取或获得报销。随着新的证据逐渐出现，未来几年的诊断测试和方案可能会发生变化。

因此，在很大程度上，嗜睡的诊断依赖于从患者和家庭中仔细了解病史，并在了解其适用性和局限性的情况下使用诊断测试。例如，在患有 IH 的患者中，传统的 PSG 没有帮助，但是 36 h 延长的 PSG 则非常具有有效性和可靠性[5]。IH 患者经常抱怨严重的睡眠惰性[6-7]，这可以通过注意力、工作能力和睡眠质量来客观地测量[8]。KLS 可以在发作间期影响行为和思维，并且在无症状期间的功能性脑成像显示顶叶颞叶交界处和内侧颞叶的轻度低灌注，以及丘脑的不对称灌注，这可能有助于支持诊断。

## 目前的治疗方法与展望

对睡眠-觉醒机制的更好理解有助于推动更好治疗方法的发展。在 NT1 的治疗中已经取得了极大进展，因为症状定义明确，它可以被确诊，并且我们知道它是由选择性丧失产生下丘脑分泌素的神经元引起的。就在过去几年中，研究人员已经开始定义 NT1 的潜在免疫病理生理学，并且在未来，可能会测试免疫调节药物以减缓或阻止疾病进展。由于下丘脑分泌素缺乏可能是 NTl 的大多数症状的基础，现在正在大力开发小分子下丘脑分泌素受体激动剂，期望帮助 NTl 患者，并且可能帮助具有下丘脑分泌素水平降低的其他疾病。IH 和 NT2 的治疗受到的关注较少，部分原因是异质性症状可能产生更多可变的治疗反应，并且难以获得药物的保险支持，但目前正在进行针对这些疾病的临床试验。KLS 非常罕见，因此临床试验是一个挑战。最近的研究表明，静脉注射类固醇可以缩短持续时间较长 KLS 发作[9]，这是朝着正确方向迈出的一步。

中枢性嗜睡障碍会损害学习和工作表现，影响社会交往和家庭动态，并在驾驶时带来真实的风险。正如在这些章节中所提到的，倾听患者的声音对于正确的诊断和治疗至关重要。允许患者用自己的话描述他们的症状，并区分日间过度思睡、过度睡眠需求和疲劳，可以为临床医生提供正确的诊断测试。识别和治疗患者最棘手的症状，提供学习和工作场所及驾驶方面的预期指导，以及常规筛查医学疾病，认知和精神病合并症也可以极大地改善生活质量。完整的参考文献列表可以在 ExpertConsult.com 在线找到。

### 参考文献和拓展阅读

请扫描书后二维码，获取参考文献和拓展阅读资源。

# 发作性睡病：病理生理学和遗传倾向

# 第 111 章

*Emmanuel Mignot*

张益萌 译 詹淑琴 审校

**章节亮点**

- 发作性睡病是过去专门用于猝倒患者的术语，现在用于无法解释的日间嗜睡和多次睡眠潜伏期试验（MSLT）阳性的患者。因此，1 型发作性睡病（伴猝倒，NT1）和 2 型发作性睡病（无猝倒，NT2）现在在国际分类中有所区分。NT1 是一种独立的疾病实体，具有特定的原因：下丘脑分泌素 / 促食欲素缺乏。相反，NT2 可能在假阳性 MSLT 的情况下被过度诊断，这些 MSLT 重复性差，也不容易与特发性嗜睡区分开。我们可以预见未来国际分类的变化。
- NT1 是一种 T 细胞介导的自身免疫性疾病，靶向攻击下丘脑后部的促觉醒神经元——下丘脑分泌素 / 促食欲素神经元。在 NT1 患者中，97% 的人携带 DQB1*06:02 基因，因此在标记物中缺乏这种人类白细胞抗原（HLA）几乎可以排除诊断。下丘脑分泌素缺乏可以通过测量脑脊液中的下丘脑分泌素 -1（促食欲素 A）来证明，这是一项高度特异性和敏感性的测试，前提是在非危重患者中进行。
- NT1 是由于遗传易感因素以特定方式增加 T 细胞应答，然后暴露于能触发对下丘脑分泌素神经元的自身免疫攻击的非常特异性的病原体。特异性甲型流感亚型（如 H1N1）可以引发强烈的 T 细胞反应，与翻译后修饰的下丘脑分泌素部分交叉反应，导致下丘脑分泌素细胞的损失。细胞丢失是不可逆的，因此发作性睡病是终身的。
- 目前的治疗方法虽然有效，但主要通过调节单胺能（抗抑郁药和兴奋剂）和 GABA 能系统（羟丁酸钠）发挥作用。随着对发作性睡病认识的不断提高，我们有望开发出新的治疗方法，并可能改进诊断程序。我们有可能使用不含特定表位的改良流感疫苗来预防发作性睡病，这种疫苗不仅可以预防流感，还可以防止可能发生交叉反应的免疫反应。如果及早发现，免疫抑制剂可能会阻止下丘脑分泌素神经元的丢失，以免为时已晚。最重要的是，下丘脑分泌素 / 促食欲素受体 2 激动剂目前正在开发中，并在动物模型和人类中显示出非常有前景的疗效。

## 引言

长期以来，发作性睡病的特征是“白天过度思睡，伴有猝倒和其他快速眼动（REM）睡眠现象，如睡眠瘫痪和睡眠幻觉”[1]。因此，猝倒（与大笑、开玩笑或愤怒相关的肌肉突然出现无力）被认为是诊断的必要条件[2-4]。几乎所有报告的患者都有猝倒，只有少数人通常在几年内发生猝倒，很少需要几十年。最近，越来越多的患者在幼儿期疾病刚发作时被发现，在这些患者中，猝倒可能不典型，表现为无明显情绪诱因的全身性肌张力低下，或者自发性做鬼脸或张口伴伸舌[5]。发作性睡病患者会快速过渡到 REM 睡眠，多次睡眠潜伏期试验（MSLT），一种白天的 5 次小睡测试，最初旨在测量困倦，现在被调整为测量睡眠起始 REM 期（SOREMP）。在小睡期间[6]和夜间 REM 睡眠开始后不久的多次 SOREMP 对诊断发作性睡病具有高度的特异性（97%）和敏感性（92%），是客观确诊的一种实用方法[7]。1 型发作性睡病（NT1，发作性睡病伴猝倒）是一种独立的疾病实体，与 HLA-DQB1*06:02 密切相关，并且具有针对下丘脑分泌素 / 促食欲素神经元的独特自身免疫病理生理，大多数患者的脑脊液下丘脑分泌素 -1 水平低[8]，特异性多态性调节树突状细胞对 CD4 ＋ T 细胞的抗原呈递和 CD8 ＋ T 细胞的活性已经在 NT1 患者中发现[9]。甲型流感（尤其是 H1N1 流感）可引发自身免疫性疾病，并涉及 CD4 ＋ T 细胞靶向特定的流感肽序列与下丘脑分泌素肽发生交叉反应，随后募集 CD8 ＋ T 细胞杀死下丘脑分泌素神经元这一过程[10]。鉴于这些新发现，我们正在见证免疫调节疗法和下丘脑分泌素受体激动剂治疗 NT1 研发的过程。这些将补充目前通过对单胺能神经递质传递的下游效应来调节症状的治疗方法。这些结果还将提高我们对 NT2 和特发性嗜睡（睡眠增多）这两种定义不清且难以区分的疾病的理解和治疗。

## 1 型发作性睡病的患病率和发病率

由于猝倒可以通过问卷调查来确定，许多研究基于人群样本评估了发作性睡病伴猝倒的患病率，发现大多数国家的患病率大致相同，一般在 0.02% 至 0.05% 之间[11-13]。在大多数研究中，猝倒患者通过访谈、MSLT 和人类白细胞抗原（HLA）阳性来进行验证。然而，许多人并不知道自己患有发作性睡病，这与估计结果一致。即使在高度医疗意识的国家，只有大约一半的 1 型发作性睡病患者得到诊断。这可能是因为临床医生并不总是识别到这种疾病，患者可能不会报告他们的症状，或者认为这些症状是正常的一部分。另外，症状通常在刚发病前后最为严重，随着时间的推移逐渐减轻，猝倒的严重程度随着时间的推移而降低。关于发病率的研究相对较少，只有在医疗保健系统充分而广泛的斯堪的纳维亚国家进行的研究才比较可靠。在芬兰的一项研究中[160]，报告了儿童和青少年中发作性睡病伴猝倒的基础年发病率为 0.31/100 000 人年。考虑到这种疾病是终身性的，大约一半的患者在 18 岁之前开始发病，这与芬兰报告的 0.023% 的患病率大致一致。其他发病率估计值也在类似范围内，每年 100 000 人中有 0.5 ～ 1 人患病[15]。多个人群中已经确定了发作性睡病的高峰发病年龄，通常在 15 岁左右达到高峰，30 岁左右可能出现较小的发病高峰，而成年晚期的发病则较为罕见[16-17]。然而，现在报道的儿童期发病更为常见，这可能这可能反映了向早期发病的真实的转变（可能与 2009 年 H1N1 流感的出现有关，见下文）。

## 人类发作性睡病的家族因素

Westphal 1877 年首次报告发作性睡病-猝倒的家族性发病[18]。在各项研究中，相对于发作性睡病-猝倒的第一级亲属，已证明患病的风险为 1%（见 Mignot[11] 和 Yan 等[19] 的研究。当排除其他原因导致的日间嗜睡时，更大比例（2% ～ 4%）的亲属可能有孤立的日间嗜睡[11]。这些数字对于让患者放心其子女和亲属的风险非常重要。尽管 1% 的风险比一般人群高 10 ～ 40 倍，但仍然是可控的。2% ～ 4% 的日间思睡风险不容忽视，但一般人群中也报道了与发作性睡病无关的类似日间过度思睡的发生率[20-23]。这些家族成员中的一部分可能患有不明原因的嗜睡，且无猝倒，可能是轻度的发作性睡病（NT1）并涉及部分下丘脑分泌素缺乏[19]。

## I 型发作性睡病的谱系族病

除此之外，一些个体可能有下丘脑分泌素神经元的部分自身免疫性丧失，因此可以被认为是轻度 NT1，没有猝倒。一个尸检病例证实了这一点，其中神经元丢失率为 85%，而在猝倒病例中超过 90%[24]。尽管在睡眠诊所中很少发现无猝倒但伴有下丘脑分泌素缺乏的发作性睡病（大多数脑脊液中的下丘脑分泌素 -1 正常），但根据几项观察，它们可能代表了一般人群中的一个较大群体。首先，存在没有猝倒但具有脑脊液中下丘脑分泌素 -1 水平减低和 HLA-DQB1*06 阳性的患者，并且他们在 MSLT 中呈阳性。尽管这种情况在睡眠诊所中罕见（在较早的系列中可能占约 15% 的患者），其中约一半的患者估计会在其一生中发展为猝倒[25]。这些个体通常在 MSLT 中表现出比其他受试者更多的 SOREMP[25]。其次，在 NT1 患者的家庭成员中，长期观察到了一些没有猝倒的较轻的发作性睡病表现[11]。大约 1% 的一级亲属患有伴随猝倒的 NT1，另外 1% 的一级亲属有 MSLT 阳性和 HLA 阳性，并且在某些情况下有脑脊液中下丘脑分泌素减低的情况，但没有猝倒[19]。再次，尽管在排除混杂因素的人群中进行了系统的 MSLT 测试，并仅在少部分人中重复了睡眠测试，但在一个包括 1300 名受试者的队列中，已经确定了一个具有猝倒的病例和一个没有猝倒的病例[26]。此外，许多研究表明随着年龄的增长，猝倒症状会改善；因此，可以想象一些年长患者不再经历这种症状。综合而言，这些研究结果表明，可能多达 0.1% 的一般人群具有下丘脑分泌素缺乏的 NT1 病症，其中 1/3 至一半具有明显的猝倒症状，并且只有一部分被正确诊断，最常见的情况是在有猝倒症状的情况下。这些发现使人联想到在其他自身免疫性疾病中观察到的情况，其中较轻的形式较为常见，有时仅表现为自身抗体的存在。将来，如果能够开发出检测下丘脑分泌素自身免疫性的血液测试，就有可能验证这一观点。

## 发作性睡病的双胞胎研究

对 30 多对患有 NT1 的同卵双胞胎的研究表明，只有 25% ～ 30% 的患者在疾病方面是一致的[11, 27-30]。因此，遗传相似个体的低一致性表明发作性睡病需要额外随机和环境因素才能发展。这一点也得到以下事实的证实，即发病不是在出生时就发生，而是在青少年时期发生[16-17, 31-33]，表明儿童或青春期可能是触发因素。正如后文所述，流感可能是主要的触发因素，并且该发病与先前暴露于多种感染的历史有关。

## 犬发作性睡病以及促食欲素的发现

在过去的 40 年里，由于存在独特的动物模型，促进了发作性睡病的研究。在 1973 年，Knecht[34]和 Mitler[35]首次报道了犬发作性睡病的存在。早期试图建立遗传传播的模型并不成功，这表明在大多数情况下存在非遗传因素。然而，在 1975 年的一次研究中[36]，报告了一窝中有两只发作性睡病的杜宾犬，进一步的繁殖研究发现了完全外显的常染色体隐性遗传，从而使得斯坦福大学建立了一个种群。类似地，在拉布拉多猎犬和腊肠犬中也有家族性发作性睡病的报道[36-37]。这些基因杂合子犬表现出亚临床异常，例如，在特定发育时期，增加胆碱能和减少单胺能神经递质传递的药物（已知促进 REM 睡眠的方法）可以诱导猝倒症状[38]。

人类的 NT1 和犬的发作性睡病之间存在惊人的相似性。在类似于 MSLT 的测试中，发作性睡眠犬进入非快速眼动（NREM）和 REM 睡眠的潜伏期较短[39]。对睡眠的记录显示了睡眠片段化和更多的白天困倦[40]。最后，与人类相似，在强烈的积极情绪时，通常是在进食或玩耍时，类似于猝倒的肌肉无力会发生（图 111.1）。这些发作持续几秒钟，优先影响后腿、颈部或面部，并可能升级为完全瘫痪，腱反射消失。在这些事件中，动物是有意识的，通常能够在视觉上跟踪附近的运动。多导睡眠监测显示，在猝倒发作时出现失同步的、类似于觉醒的脑电图模式，随后出现 θ 波活动增加和持续时间较长的真正快速眼动睡眠[41]。

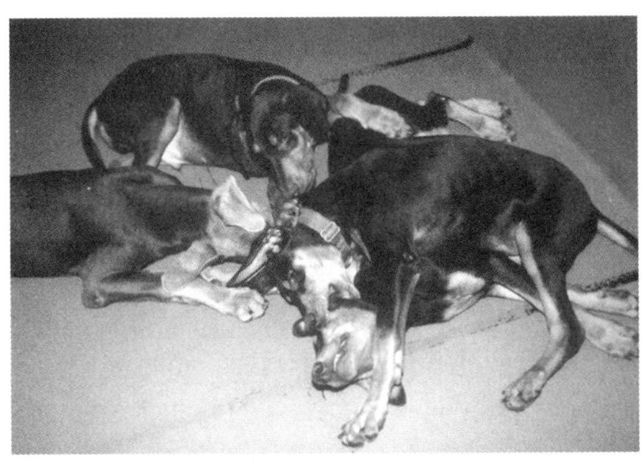

**图 111.1**　发作性睡病杜宾犬猝倒发作时的情况。注意眼睛是睁开的。犬发作性睡病的常染色体隐性形式是由于下丘脑分泌素受体 -2 基因突变所致［Modified from Lin L，et al. The sleep disorder canine narcolepsy is caused by a mutation in the hypocretin（orexin）receptor 2 gene. Cell. 1999；98（3）：365-76.］

1999 年的定位克隆研究表明，常染色体隐性遗传性犬发作性睡病是由于下丘脑分泌素受体 -2（也称为促食欲素 2 受体）编码基因突变所致[37, 42]。确定了导致受体完全功能障碍的三种不同突变[37, 42]。后来发现，散在的犬发作性睡病病例与脑脊液中下丘脑分泌素水平低和大脑下丘脑分泌素肽几乎缺失有关[43]，这与人类发作性睡病中的情况相同[24, 44]。相反，家族性犬发作性睡病病例具有正常的脑脊液中下丘脑分泌素，但缺乏促食欲素 2 受体[43]。

在人类患者和发作性睡病犬中，已经对 200 多种具有不同作用模式的化合物进行了研究（见 Nishine 和 Mignot[39]的研究）。几乎所有研究案例中都发现了类似的效果[39]。例如，抗抑郁药主要通过抑制肾上腺素再摄取来减少猝倒[45-46]，而兴奋剂通过抑制多巴胺再摄取或增加多巴胺释放来增加觉醒[47-50]。几乎所有单胺能和胆碱能化合物都显示出显著的效果。由于猝倒比犬的睡眠更容易研究，因此大多数针对发作性睡病犬的研究都集中在猝倒上。与 REM 睡眠一样，通过增强胆碱能信号传导的药物可以增加猝倒，而通过增加单胺能张力的药物可以减少猝倒。在犬中，毒蕈碱 M2 或 M3 受体介导胆碱能效应，而单胺能效应主要由突触后肾上腺素能 α1 受体和突触前 D2/D3 自身受体调节[39]。

许多研究表明，苯丙胺和苯丙胺类药物的促醒作用主要是通过抑制多巴胺（DA）的释放和再摄取来实现的，尽管肾上腺素能的释放和再摄取抑制可能对促醒产生额外的、独立的作用，特别是索安非托。莫达非尼被认为是一种选择性地抑制 DA 再摄取的药物[48]。在犬中，具有选择性影响多巴胺传递的化合物对猝倒没有影响，而具有多巴胺和肾上腺素双重作用的苯丙胺类化合物在高剂量下显示出一定的抗猝倒特性[45, 51]。苯丙胺类兴奋剂的肾上腺素能作用也与这些化合物对正常 REM 睡眠的影响相关[39, 51]。与肾上腺素能或 5- 羟色胺能化合物相比，选择性抑制 DA 摄取的药物（如莫达非尼）对 REM 睡眠的影响较小[39]。多巴胺摄取阻滞剂的主要作用是减少总睡眠时间和慢波睡眠[52]。然而，索安非托可能是一个例外，尽管它具有肾上腺素和多巴胺的双重再摄取抑制作用，但对猝倒没有影响。尚不清楚这种差异的原因，这突显了将临床前药理学转化为临床实践的复杂性。

虽然 NT1 的主要原因是下丘脑分泌素缺乏，但研究表明，在患有发作性睡病的人或犬的脑和脑脊液样本中，胆碱能和单胺能受体密度以及神经递质水平异常[39, 53-57]。这些异常与某些功能有关[58-60]。因此，胆碱能超敏反应、多巴胺能异常和异常的组胺能张力可能是发作性睡病症状中下丘脑分泌素缺乏的关键下游介质。在发作性睡病犬的特定脑区进行的局部注射研究也支持这些异常与特定功能的相关性。在下丘脑分泌素受体 -2 突变杂合子无症状犬中，联合使用胆碱能激动剂和 α1 阻滞剂或 D2/D3 激动剂可以诱发猝倒症状[38]。此外，NT1 患者的大脑中组胺能神经元数量增加[55-56]，并且在下丘脑的后下部，下丘脑分泌素受体 -2 的局灶性表达可以挽救这些突变小鼠的嗜睡表型[61]。最近开发的组胺能 H3 受体拮抗剂（如替洛利生）证实了这些发现的应用，替洛利生通过刺激 H3 受体来增加组胺的释放，作为一种新型促觉醒药和治疗发作性睡病的抗猝倒药物[62-63]。2019 年，美国食品和药物管理局批准替洛利生用于治疗发作性睡病的嗜睡，而欧洲已多年使用该药治疗该病症。

## 发作性睡病的啮齿动物下丘脑分泌素 / 促食欲素模型

多种发作性睡病啮齿类动物模型可以被获取。Chemelli 等开发了前下丘脑分泌素基因敲除小鼠模型[64]，并报道了该模型中的睡眠片段化、从清醒快速过渡到 REM 睡眠以及可逆性类似瘫痪的猝倒状态[64]。在其他模型中，通过使用下丘脑分泌素启动子驱动的毒性转基因，产生了不同程度下丘脑分泌素细胞损失的动物模型，这些模型也表现出发作性睡病的特征[65-66]。当下丘脑分泌素神经元损失超过 90% 时，会产生发作性睡病。此外，还可以获得部分下丘分脑泌素细胞损失的大鼠模型[67]和缺乏下丘脑分泌素受体 -1 和 -2 中任一种的小鼠模型[61, 68-70]。在这些模型中，只有下丘脑分泌素受体 -2 敲除小鼠会出现猝倒的症状，尽管发作次数很少，并且没有像下丘脑分泌素肽敲除小鼠那样明显[68]。下丘脑分泌素受体 -1 敲除动物几乎正常，只有轻度的片段睡眠和 REM 睡眠异常，但没有猝倒[69]。下丘脑分泌素受体 -1 和下丘脑分泌素受体 -2 双重敲除小鼠呈现了下丘脑分泌素肽敲除小鼠的完整表型，这表明在小鼠中下丘脑分泌素受体 -1 增加了下丘脑泌素受体 -2 表型的严重程度[68]，只有当两种受体都缺失时才会完全呈现发作性睡病表型。

## 动物模型的局限性

这些模型的使用以及近期的研究进展使得有可能通过光刺激的方式选择性地增加下丘脑分泌素细胞的放电率[71]，这对该领域来说是一项革命性的研究。然而，重要的是要意识到人类相比近亲繁殖的啮齿动物具有更多的遗传多样性，并且在生态位上也存在独特之处[72]，这可能解释了下丘脑分泌素调节和功能在不同物种之间的差异。这可以解释为什么下丘脑分泌素受体 -2 突变体在狗和小鼠中表现出更明显的猝倒症状，而在人类中尚未发现下丘脑分泌素受体 -2 突变导致发作性睡病（可能是因为该表型在人类中可能较为轻微而未引起注意）。同样，小鼠在食物剥夺（长达 31 h）后会增加觉醒状态，这可能是由于它们迫切需要寻找食物，但是在缺乏下丘脑分泌素的小鼠中，这种反应会明显减弱[73]。然而，与这些结果相反，发作性睡病患者通常使用食物限制来保持清醒，并且在晚上可能会出现异常暴食[74-76]。在下丘脑分泌素缺乏的啮齿类动物中观察到的食物摄入量减少可以部分解释为唤醒的碎片化[67]。此外，不同物种对药物的药理学反应也有所不同。例如，$\alpha_2$ 受体拮抗剂育亨宾在狗中是一种强烈的唤醒剂和抗猝倒药物，但在人类中几乎没有效果[39]。在狗中，抗抑郁药物的抗癫痫作用是通过抑制肾上腺素的再摄取来介导的[45]，而临床经验表明，在人类中，肾上腺素和 5- 羟色胺的双重再摄取抑制（例如，文拉法辛）可能比单独抑制 5- 羟色胺（例如，艾司西酞普兰）或单独抑制肾上腺素（例如，托莫西汀）更为有效[77]。

## 发作性睡病与人类白细胞抗原 Dq0602（HLA-DQB1*06：02）之间存在强相关性

HLA 基因又称主要组织相容性复合体基因，位于人类 6 号染色体上，是一组与免疫调节相关的基因。这些基因编码的蛋白质在其肽结合区域非常多态，特别是与抗原结合相关的小区域。HLA 分子的作用是呈递外源抗原肽片段（例如，病毒或细菌来源的肽）给 T 细胞，这是免疫系统的主要效应细胞。由于每个人的 HLA 基因组合不同，它们结合的肽抗原也有所不同，因此每个人的 T 细胞只能识别特定的抗原肽。它们在作为肽结合区的蛋白质的小区域中是多态的。HLA 分子呈递外源抗原（例如，衍生自病毒或细菌的肽片段）至 T 细胞，免疫系统的主要效应细胞。由于每个人都有一组特定的 HLA 基因，这些基因结合的肽抗原（肽库）略有不同，因此每个人的 T 细胞只能“看到”一组特定的抗原肽。因此，HLA 多态性是免疫应答中许多个体间遗传变异的起源。因此，对感染的免疫应答因 HLA 亚型而异（并且这些基因受到强大的进化压力），尽管由于大多数感染涉及数千个表位和多个基因，因此在单个基因水平上对感染结果的影响是适度的，并且 HLA 多态性调节感染性疾病的严重程度而不是调节发生。相反，如后面所讨论的，大多数与 HLA 强烈相关的疾病是自身免疫性的，可能涉及特定 HLA 亚型对一些特定自身抗原的呈递，解释了强相关性。

发作性睡病与 HLA 基因的关联首先在日本被观察到[78-79]，与 HLA-DR2 和 DQ1 亚型相关（图 111.2A）。然而，进一步的研究发现，真正与发作性睡病相关的主要 HLA 基因是 DQ0602（由 DQA101：02 和 DQB106：02 编码）。DQ0602 由 DQA1 和 DQB1 基因编码的 DQα 链和 DQβ 链组成，这两个基因位于距离彼此 20 kb 的区域内[80-81]。这两个基因的特定等位基因组合被称为单倍型，其中最常见的是 DQA101：02 和 DQB106：02。由于 DQA1 和 DQB1 基因的紧密连锁不平衡，使得特定的 DQA1-DQB1 单倍型非随机地存在。这是由于进化的限制，因为不是所有的 DQα 链和 DQβ 链都能够结合在一起形成功能性的 DQ 蛋白质。功能研究表明，广泛的 DQ1 亚型（细分为 DQ5 和 DQ6）的 DQα 链可以与其他亚型异源二聚化，但与序列上非常不同的亚型则不能。命名法中的序列同源性反映了这种相关性，其中 DQ 家族的基因产物与特定的 DQA101 和 DQB105 或 DQB1*06 亚型具有相关性。

DQB1*06 亚型与非 DQA1*01DQ α 链相邻的情况非常罕见；在这些患者中，将产生非功能性异二聚体，因此可能通过进化而被消除。

群体中许多其他 DQ 单倍型携带 DQA1*01：02 无 DQB1*06：02（相反，其他的可以与 DQA1*01：02 形成二聚体的 DQB1*05 或 *06 亚型存在），并且不容易发生发作性睡病[82]。相反，尽管 DQB1*06：02 受试者几乎总是 DQA1*01：02 阳性，但对照人群中偶尔观察到有 DQB1*06 02 但不含 DQA1*01：02 者[82]，DQA1*01：02 和 DQB1*06：02 等位基因共存（也称为 DQ0602 异二聚体）是发作性睡病易感性所需的[82]，这是合乎逻辑的，因为 DQα 和 DQβ 区域的多态性有助于肽结合。

在多个种族群体中，DQ0602（DQA1*01：02 和 DQB1*06：02）几乎是发生发作性睡病所需的，并且 DQ0602 纯合子个体发生发作性睡病的风险大约是其 2 倍[83-86]，表明 DQ0602 异二聚体的量增加了风险[87]。此外，DQB1*05：01、DQB1*06：01、DQB1*06：03 及其他 DQ1 等位基因与其他广泛 DQ 组（DQ2、3 和 4）的等位基因不同[84-86, 88-90]，彼此“相容”，这意味着它们具有序列相似性和通过不变链结合选择的正确折叠（相反，非 DQ1 亚型如 DQ2 和 DQ3 通常彼此相容）（图 111.2B）。在估计相对风险时，我们注意到 DQ0602/ 其他 DQ1 的风险约为 DQ0602/ 其他的 1/2，这表明存在反 DQ1 等位基因编码的非 DQ0602 的竞争，减少了 DQ0602 的量，从而降低了风险，我们称这种现象为等位基因竞争[85-86]（图 111.2B）。该模型很好地解释了为什么 DQ0602/DQ0601、DQ0602/DQ0603 和 DQ0602/DQ0501 对发作性睡病具有相对保护作用。

与其他组合相比，DQB1*06：02/DQB1*03：01 增加了风险[84-86, 88, 91]，这是一种难以解释的效应，因为它发生在多个 DQ α 相关等位基因（d，DQA1*03：02，DQA1*05：05 和 DQA1*06：01）的背景下，表明它不是通过 DQ α/β 介导的。此外，这些 DQA 1 不会与 DQB 1*06：02 异二聚化。这种额外作用的原因尚不清楚，但与 DQ 0602 剂量不同，DQB 1*03：01 降低了发作性睡病的发病年龄，因此在早发性发作性睡病中相关性更强[92]。一种可能性可能是 DQB 1*03：01 的存在以增加携带致病性自身免疫性 CD 4+ T 细胞克隆的风险的方式塑造了 DQ 0602 受试者中的 T 细胞受体（TCR）库[93]。

## 其他调节发作性睡病风险的人类白细胞抗原位点

尽管 HLA-DQ 是与发作性睡病相关的主要遗传因子（DQ 0602 剂量和 DQB 1*03：01 作用于早发），但 HLA 区域内的其他作用增加了进一步的调节。Ollila 等[94]比较了对照组和 HLA-DQ 完全匹配的发作性睡病受试者，发现 DPB 1*04：02 具有保护作用（比值比［OR］≈ 0.5），DPB 1*05：01 具有易感性作用（OR ≈ 2）。HLA-DP 的额外匹配（即，DR、DQ 和 DP 的匹配）显示在 HLA Ⅰ类区域中存在微弱但显著的残留效应（图 111.3）。由于 HLA-Ⅱ类与 CD 4+ T 细胞相互作用（见下文），而 HLA-Ⅰ类与 CD 8+ T 和 NK 细胞相互作用，这些数据表明多种免疫群体参与发作性睡病的病理生理学，如下文所述。

## 人类白细胞抗原分型在临床实践中的作用

HLA 分型在临床实践中的用途受到几个因素的限制。首先，仅在 NT1 患者中 HLA 相关性非常高（97%），并且如在临床实践中所见，大多数 NT1 患者具有猝倒。第二，大量对照个体（在日本约 12%，在白人和中国人中 25%，在黑人中 38%）具有 DQB1 06：02 而没有发作性睡病。在最近的一项研究中，9

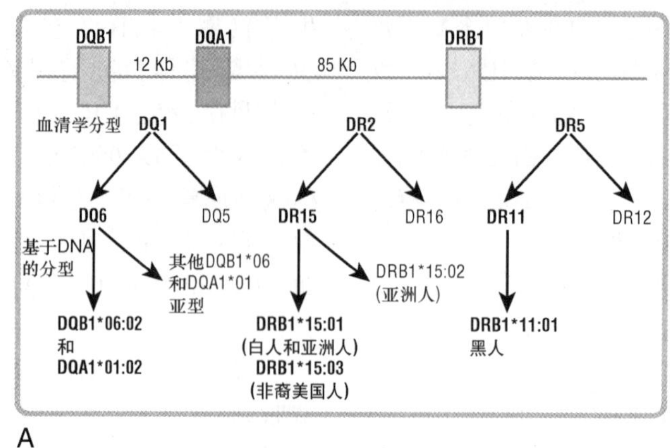


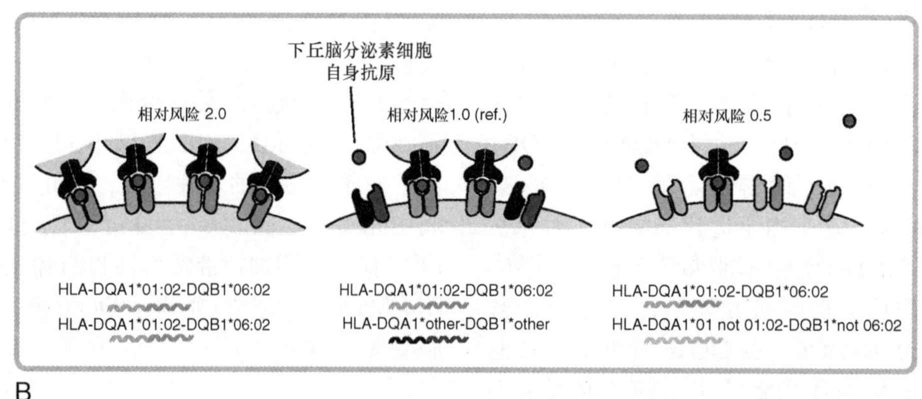


**图 111.2**　发作性睡病中常见的人类白细胞抗原（HLA）DR 和 HLA DQ 等位基因。**A.** DR 和 DQ 基因在染色体 6p 21 上彼此非常接近，并且是 HLA 基因的 HLA Ⅱ类家族的一部分。这些基因编码由 α 链和 β 链组成的异二聚体 HLA 蛋白，所述 α 链和 β 链与位于 CD 4＋ T 细胞上的 T 细胞受体（TCR）相互作用。在 DQ 基因座中，DQα 和 DQβ 链都具有许多多态性残基，并且分别由两个多态性基因 DQA 1 和 DQB 1 编码。DR（αβ）水平的多态性主要由 DRB 1 基因编码，因此在该图中仅描绘了该基因座。DQB1*06：02 是血清学定义的 DQ 1 抗原的分子亚型（后来分为 DQ 5 和 DQ 6），是所有种族中发作性睡病的最特异性标志物。它总是与 DQA 1 亚型 DQA 1*01：02 相关，形成 DQ（αβ）异二聚体 DQ 0602。**B.** 研究表明 DQ 0602 的等位基因剂量影响发作性睡病风险。正因为如此，纯合子发生发作性睡病的风险大约是其 2 倍，而与其他 DQ 1 亚型杂合子的受试者风险降低（Modified from Ollila et al.[86]）

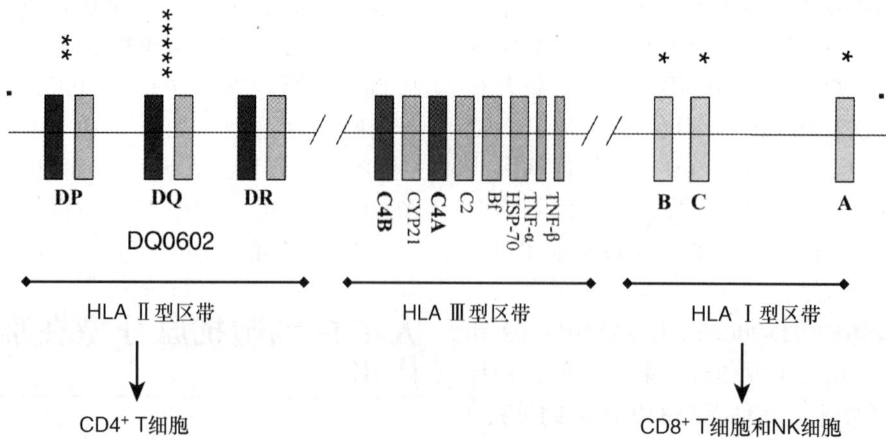


**图 111.3**　人类白细胞抗原（HLA）基因座（HLA-DQ 除外）的影响。DQ 以外的 HLA 基因座也影响发作性睡病，特别是 HLA Ⅱ类基因 DPB 1*04：02（保护性）和 DPB 1*05：01（易感性）。此外，特异性 HLA Ⅰ类基因等位基因的作用也是明显的。HLA Ⅰ类基因将肽呈递给位于 CD 8＋细胞毒性 T 细胞上的 T 细胞受体，或者可以与自然杀伤（NK）细胞相互作用，表明这些细胞参与发作性睡病的病理生理学（From Ollila et al.[9]）

例缺乏 DQB1*06：02 且脑脊液下丘脑分泌素 -1 水平较低的受试者中有 4 例为 DPB1 09：01 阳性，这是一种罕见的亚型（约 3%）[95]。实际上，确定患者是否携带 DQB1 06：02 仅是有帮助的。排除下丘脑分泌素缺乏作为临床主诉的原因，尤其是在进行腰椎穿刺以测定脑脊液中下丘脑分泌素 -1 水平之前，是很重要的。对于是否存在一个最终的生物学基础的症状，取决于个体临床医生的偏好和判断。有些医生可能更倾向于在症状出现前排除其他可能的生物学原因，而有些医生可能更愿意关注症状本身并基于临床表现进行诊断。在确定最终的生物学基础之前，综合病史、体检和其他相关检查结果的评估是非常重要的。在我看来，确定患者是否存在下丘脑分泌素缺乏症对临床医生来说是有帮助的，因为它可以帮助医生决定是否对选择的治疗采取更积极的措施。对于没有明确原因的症状，医生必须不断重新评估情况。在这种情况下，脑脊液下丘脑分泌素检测在 HLA-DRB1 阳性的边缘患者中可能是非常有用的，因为在这些患者中，很难确定患者是否真正患有猝倒，或者 MSLT 测试结果是否出人意料地正常。这些检测结果可以提供有关患者病情的额外信息，有助于确定最合适的治疗方案。

## 人类白细胞抗原以外的遗传因素

如前所述，HLA 以外的遗传因素可增加发作性睡病的风险。一级亲属中家族性风险增加（日本人为 10 倍，白人为 20 ～ 40 倍）不能仅通过 HLA 亚型的共享来解释，据估计，这可以解释风险增加 2～3 倍[11]。此外，如下文所述，通过全基因组关联研究（GWAS）已经建立了其他关联。最后，儿茶酚 -O- 甲基转移酶基因（儿茶酚胺降解的关键酶）的多态性可能调节疾病的严重程度[96-97]。

此外，罕见的 HLA- 阴性家族的存在（以及偶尔无法解释的具有典型症状和正常脑脊液下丘脑分泌素的病例）表明疾病的异质性和其他基因的可能参与。这些个体中的许多人脑脊液下丘脑分泌素正常，但下丘脑分泌素受体基因缺乏突变[95]。在一个罕见的 DQB 1*06：02 阴性和脑脊液下丘脑泌素水平较低的多重家族中，发现髓鞘少突胶质细胞糖蛋白（MOG）突变与发作性睡病相关[98]。在任何其他脑脊液下丘脑泌素水平较低的 HLA- 阴性患者中尚未发现 MOG 突变[95]。在一个非常早发病（6 个月大）的猝倒和 HLA 阴性个体中发现一例前促下丘脑泌素突变[44]。

自 2000 年以来，研究已经转向使用 GWAS 设计的系统性基因组覆盖[9, 90, 92, 99-102]。在第一项研究中，Miyagawa 等[99]发现了 rs5770917 的参与，这是一种位于 CPT 1B 和 CHKB 之间的多态性，分别调节胆碱能代谢和 β 链脂肪酸氧化。rs5770917 的类似作用（和显著的 HLA 关联）也在患有“特发性睡眠增多综合征”的患者中观察到，“特发性睡眠增多综合征”是一种较温和形式的发作性睡病，其定义为嗜睡、有精力恢复感的小睡但没有猝倒[99]，表明疾病连续性。

Hallmayer 等[100]使用更大样本发现，发作性睡病不仅与 HLA 密切相关，还与 TCRα 基因的特定多态性密切相关[100]。虽然与 HLA 多态性的影响相比，遗传风险不高（OR ≈ 2），但该发现非常显著：它进一步证明了免疫系统在发作性睡病中的作用。这也是一个不寻常的发现，因为进行 GWAS 分析的其他自身免疫性疾病都没有 TCR 基因座作为易感因素。

在更大样本中的进一步研究也包括其他种族群体，特别是中国人，日本人和黑人，鉴定了其他相关基因，最已知的是参与其他自身免疫疾病[9, 92,10-102]及或病毒免疫应答。这些包括 TCRα 和 β 基因；TNFSF 4 是一种用于 T- γ 细胞活化的共刺激受体；组织蛋白酶 H 是一种可能参与抗原加工并与 1 型糖尿病相关的酶；ZNF 365 是一种与炎症性肠病相关的转录因子；IFNAR 1 是一种对参与病毒免疫的 1 型干扰素应答的调节重要的基因；langerin，一种对流感病毒进入树突细胞很重要的蛋白质；P2 RY 11，一种 ATP 受体，调节免疫细胞死亡和趋化性，以及穿孔素，一种参与 CD 8＋ T 细胞杀死靶细胞的细胞溶解分子。

## 与发作性睡病相关的 T 细胞受体多态性形成 T 细胞受体库

如前所述，这些遗传分析的一个惊人发现是，除了 HLA 之外，NT1 与特定的 TCRA 多态性密切相关，在 TCRB 基因座内的作用较弱[9, 100]。100 个 CD 4＋和 CD 8＋细胞表达 TCR，并且当肽分别在 HLA Ⅱ类（DR、DQ、DP）和Ⅰ类（A、B、C）分子存在下呈递给这些细胞时，TCR 被激活。与大多数 HLA 基因一样，TCR 是由 α 和 β 链构成的异二聚体，尽管在这种情况下，两条链的编码在不同的染色体上并且在遗传上不具有连锁效应。与 HLA 不同，这些受体的序列多样性也不是由于遗传编码的变异，而是个体 T 细胞中的 DNA 重组事件的结果，其导致以几乎随机的方式在 TCR 基因座内连接 V、D 和 J 区段，非常像免疫球蛋白基因如何产生抗体多样性。TCR 基因具有大约 50 个不同的 V 和 J 序列，一些基因座具有多个 D 序列，甚至在这些区段连接的水平上添加或减去氨基酸，从而产生可以产生数十亿个可能的 TCRa 和 TCRP 序列的系统，其具有识别与 HLA 结合的任何肽的潜力。这些随机的“重组”T 细胞接下来在胸腺中被过滤以用于功能性（正选择），并且如果与自身免疫抗原交叉反应则被去除（负选择），从而产生幼稚 T 细胞（以及当以低亲和力识别自身免疫抗原时的调节性 T 细胞）的库。当 TCR 结合由 HLA 呈递的匹配肽时，相应的 T-E 细胞克隆将增殖并参与免疫应答。因此，成年同卵双胞胎的 TCR 序列几乎与无关受试者一样不同，因为 TCR 多样性主要是随机的；T 细胞克隆的生长取决于生命中遇到的感染或其他环境因素。

基于前面提到的材料，TCR 基因座的多态性如何影响发作性睡病的易感性？个体间 TCR 库的差异确实大多是随机的，并取决于过去的感染史，但 TCR 基因座内的多态性轻微调节 TCR 库的组成，无论是当 V、D 或 J 区段内存在编码多态性时，还是当这些区段周围的调节序列改变特定 V、D 或 J 区段彼此重组的表达概率时[93]。最后，各种区段的优先使用部分由 HLA 类型决定，因为一些 HLA 分子优先与特定 TCR 序列相互作用，在胸腺中产生阳性选择。

在 NT1 的情况下，与疾病相关的两个 TCR 多态性具有非常特异性的作用。一个位于 TCRA 内，将 J24 序列中的氨基酸 L 改变为 F，在该区域中预测所得 TCR 结合由 HLA 呈递的肽。由于该多态性也与附近的其他 DNA 变化相关，因此该 NT1 相关多态性也降低了 J24 阳性克隆的发生率（因此杂合子中 J24 F/L 序列的比例仅约为 40%），并增加了 J28 阳性克隆的发生率（也称为“使用率”），可能是通过调节表达[93]。在 TCRB 相关多态性的情况下，影响更简单，多态性只是增加了库中 VB 4-2 片段的使用率[93，100]。基于该结果，强烈表明在发作性睡病的病理生理学中，在 TCRα 序列中含有 J24 F 而不是 L 或含有 J28 且在 TCRVβ 链中含有 TCRVB 4-2 的 T 细胞克隆在触发发作性睡病中一定很重要。例如，如果含有这些序列的 TCRa/β 识别由 DQ 0602 呈递的自身抗原，则可能导致下丘脑分泌素细胞损失。值得注意的是，只有约 0.7% 至 0.8% 的 TCR 含有这些区段中的任一个，因此该发现可能将潜在的引起发作性睡病的受体的群体从每个受试者数十亿减少到数十万[100]。J24 现象可能在理解某些 TCR 克隆如何引起发作性睡病中是必不可少的。

## 人发作性睡病中的下丘脑分泌素 / 促食欲素缺乏

在人中，大多数发作性睡病是散发性的，并且不像在狗或小鼠中那样完全遗传，因此，尽管进行了广泛的遗传筛查研究，但在人发作性睡病中未发现前下丘脑分泌素或下丘脑分泌素受体突变并不奇怪[36，44，103]。迄今为止，仅鉴定出一个人具有前下丘脑泌素基因的信号肽突变。该个体具有极早的发病（6 个月）、严重的发作性睡病-猝倒、DQB1*06：02 阴性和不可检测的下丘脑分泌素 -1 脑脊液水平[104]。该重要观察结果表明下丘脑分泌素系统，基因突变可以引起人类和动物的发作性睡病，但它们似乎非常罕见。

在克隆了犬发作性睡病基因后，我们和其他人发现，大多数散发性、HLADQB1*06：02 阳性发作性睡病伴猝倒的患者在脑脊液中的下丘脑分泌素 -1 免疫反应性检测不到或较低（≤ 110 pg/ml）[105-110]。对 10 例发作性睡病患者进行的后续神经病理学研究也表明，发作性睡病患者的大脑和下丘脑中下丘脑分泌素 -1、下丘脑分泌素 -2 和前下丘脑泌素 mRNA 显著丢失（图 111.4）[24，44]。如前所述，这些受试者没有下丘脑分泌素基因突变[32]，典型的青春期或青春期后疾病发作而前下丘脑分泌素突变受试者的发病时间为 6 个月[44]。

## 脑脊液下丘脑分泌素 -1 作为发作性睡病的诊断试验

NT1 脑脊液中下丘脑分泌素 -1 降低的观察结果提供了一种有用的诊断方法（表 111.1 和图 111.5）。质量受试者工作曲线（QROC）分析表明，110 pg/ml（平

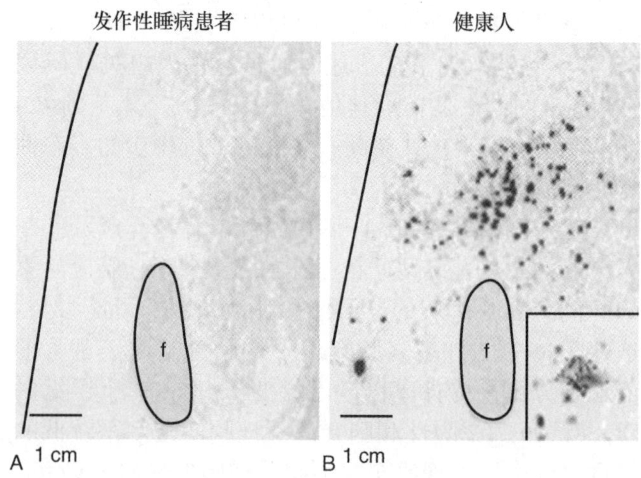


**图 111.4**　对照和发作性睡病受试者下丘脑中的下丘脑分泌素。在对照（**B**）而不是发作性睡病（**A**）受试者的下丘脑中检测到前下丘脑分泌素 mRNA 分子。插图，示例高倍放大的前下丘脑分泌素阳性神经元。f，穹窿［Modified from Peyron et al. A mutation in a case of early onset narcolepsy and a generalized absence of hypocretin peptides in human narcoleptic brains. Nat Med. 2000. 6（9）：991-997.］

**表 111.1 国际睡眠障碍分类（ICSD-3）：定义和病理生理学**

| 疾病分类 | 诊断标准 | 病理生理 |
|---|---|---|
| 发作性睡病 1 型 | 符合≥以下 2 项：猝倒、MSLT 阳性和（或）脑脊液下丘脑分泌素 -1 水平低 | 促食欲素缺乏<br>—98% HLA-DQB1*06：02 阳性 |
| 发作性睡病 2 型 | MSLT 阳性；通常不伴有猝倒 | 不清楚，异质性<br>—16% 促食欲素缺乏<br>—40% HLA-DQB1*06：02 阳性 |
| 继发性发作性睡病 | 神经系统疾病继发 | 伴或不伴促食欲素缺乏（表 111.2） |
| 特发性嗜睡 | 无猝倒发作，MSLT 无 SOREMP 现象 | 不清楚，可能是异质性 |

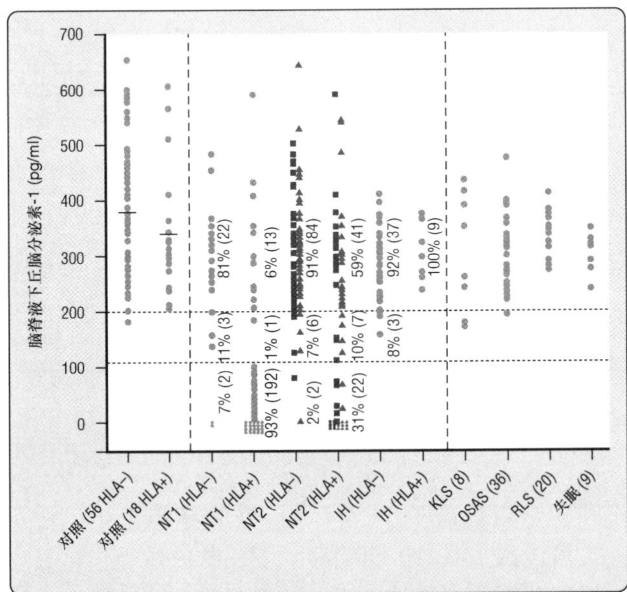


**图 111.5** 对照组与发作性睡病和其他睡眠障碍受试者的脑脊液下丘脑分泌素 -1 浓度（来自斯坦福大学发作性睡病研究中心数据库）每个点表示在单个个体的脑脊液中测量的下丘脑泌素 -1 的浓度。根据 HLA DQB 1*0602 状态区分受试者，并包括对照（在夜间和白天采集的样品）。患者被分类为具有或不具有猝倒的发作性睡病，并且没有猝倒的个体被细分为具有非典型（三角形）和没有猝倒（正方形）的那些。临床亚组包括患有发作性睡病伴猝倒（NT1）和不伴猝倒（NT2）、特发性睡眠过度（IH）、Kleine-Levin 综合征（KLS）、阻塞性睡眠呼吸暂停综合征（OSAS）、不宁腿综合征（RLS）和失眠的患者。不包括患有继发性发作性睡病 / 睡眠过度的个体。虚线表示下丘脑分泌素水平低（＜ 110 pg/ml）、中等（111 ～ 200 pg/ml）或正常（＞ 200 pg/ml）。请注意，这些 pg/ml 值在很大程度上是人为的，并且意味着代表在给定中心使用直接放射免疫测定法和一组健康对照测试的平均控制值的约 30%[8]。平均脑脊液下丘脑分泌素 -1 浓度在 HLA DQB 1*0602 阳性和阴性对照之间没有显著差异。NT1，HLA－；NT1，HLA＋；NT2，HLA－；NT2，HLA＋患者的低下丘脑分泌素水平分别为 7%、93%、2% 和 31%。NT1，HLA－；NT1，HLA＋；NT2，HLA－；NT2，HLA＋；IH，HLA－患者中等下丘脑分泌素水平分别为 11%、1%、7%、10% 和 8%。正常下丘脑分泌素水平在 NT1，HLA －；NT1，HLA＋；NT2，HLA －；NT2，HLA＋；IH，HLA－；IH、HLA＋的患者正常下丘脑分泌素水平分别为 81%、6%、91%、59%、92% 和 100%

均对照值的 30%）的截止值对猝倒患者的预测性最强[8]。在无猝倒的患者中，QROC 分析中，200 pg/ml 的截止值最具预测性，这突出表明，在少数 NT2 患者中，可能存在部分下丘脑分泌素缺乏症。此外，一些患有 NT2 的患者可能后来发展出猝倒，甚至出现下丘脑分泌素水平下降[25]。特发性嗜睡、睡眠呼吸暂停、不宁腿综合征或失眠患者的下丘脑分泌素水平正常。脑脊液下丘脑分泌素不能在昏迷或严重神经缺陷的情况下解释[111]。

使用 110 pg/ml 的临界值，脑脊液下丘脑分泌素 -1 的测量在明确猝倒的患者中尤其具有预测性（100% 特异性，83% 灵敏度）。在大多数病例系列中，约 8% ～ 12% 的发作性睡病伴猝倒或下丘脑分泌素缺乏的患者具有假阴性 MSLT。因此，当 MSLT 为阴性时，测量脑脊液下丘脑分泌素可能有助于猝倒患者排除可能的功能性神经障碍。大多数非典型猝倒或无猝倒的患者脑脊液下丘脑分泌素水平正常，脑脊液下丘脑分泌素 -1 测量在该组中的预测能力有限，特异性高（99%），但敏感性低（16%）（见 Mignot 等[8]的工作和图 111.5）[8, 108, 110]。将脑脊液下丘脑分泌素的临界值提高至 200 pg/ml，HLA 阳性敏感性提高至 41%，这表明 200 pg/ml 与 HLA 分型相结合可能为这些患者提供信息，如果存在其他神经系统疾病，特异性可能较差[111]。对于个体患者，脑脊液下丘脑分泌素 -1 测量的诊断价值必须与获得脑脊液相关的创伤相权衡。因为 HLA 在 97% 的患者中是阳性的，所以我们建议仅在验证受试者是 DQB1*06：02 阳性之后测量脑脊液下丘脑分泌素 -1。如果受试者是 0602 阴性，低下丘脑分泌素是非常不可能的；如果受试者有猝倒，则只有大约 2% ～ 3% 的概率，如果没有猝倒，则可能更低[95]。

脑脊液下丘脑分泌素 -1 检测的另一个潜在应用领域是与创伤、肿瘤、感染、退行性疾病以及遗传性疾病相关的神经系统疾病相关的发作性睡病和嗜睡的复杂领域（框 111.1）。von Economo 是第一个提出

**框 111.1 可能引起脑脊液下丘脑分泌素 1 水平降低的临床疾病 [a]**

| | |
|---|---|
| **继发性嗜睡伴促食欲素 < 110 pg/ml**<br>急性播散性脑脊髓炎<br>常染色体显性遗传性小脑性共济失调、耳聋和发作性睡病（DNMT1 突变）<br>可能累及下丘脑的大垂体腺瘤<br>迟发型通气不足综合征，可能为快速发作的肥胖伴下丘脑功能障碍、通气不足，和自主神经失调（ROHHAD）<br>有双侧下丘脑斑块的多发性硬化患者<br>副肿瘤综合征（精原细胞瘤）Ma2 抗体综合征，伴有思睡和猝倒<br>丘脑肿瘤及手术切除后<br>Prader-Willi 综合征（15 q11-q13）<br>与自身免疫性甲状腺炎相关的类固醇反应性脑病<br>伴中枢神经系统受累的 Whipple 病（伴睡眠过度）[b]<br><br>**继发性嗜睡伴中等水平促食欲素（pg/ml）**<br>常染色体显性遗传性小脑性共济失调、耳聋和发作性睡病（*DNMT1* 突变）<br>Moebius 综合征<br>尼曼-皮克病 C 型伴猝倒（*NPC1* 突变）<br>Norrie 综合征（X 染色体上 *MAO* 基因缺失）<br>间脑后卒中伴下丘脑和中脑病变 | 头部外伤后（但不清楚是否介导症状）<br>Prader-Willi 综合征（15 q11-q13）<br><br>**继发性嗜睡伴促食欲素水平正常（> 200 pg/ml）**<br>急性播散性脑脊髓炎（ADEM）伴嗜睡<br>HIV 脑病伴嗜睡<br>嗜睡伴抑郁<br>与帕金森病相关嗜睡<br>与 1 型强直性肌营养不良相关的嗜睡（DM1 突变）<br>1 型强直性肌营养不良（DM1 突变）<br>下丘脑和其他部位的脑囊肿<br>尼曼-皮克病 C 型无猝倒（*NPC1* 突变）<br>发作性睡病-猝倒丘脑辐射后<br>脑桥病变<br>丘脑皮质卒中<br><br>**其他中等或低促食欲素水平（未报告但可能有睡眠症状）[c]**<br>创伤性脑损伤（可能是短暂的）<br>感染性脑炎<br>吉兰-巴雷综合征和其他炎性神经病变<br>感染或创伤引起的昏迷 |

[a] 纳入了在斯坦福大学或使用相同标准测量脑脊液样本中心的患者，其他不同测量方式的结果无法比较。
[b] 另一例 Whipple 病患者伴长期顽固性失眠无嗜睡、脑脊液下丘脑分泌素水平中等。
[c] 这些可能反映了非特异性作用或不直接影响下丘脑，伴有脑脊液下丘脑分泌素 -1 的潜在可逆变化

发作性睡病可能起源于下丘脑后部的人。在他对昏睡性脑炎的经典研究中，von Economo 将患者分为三类：一组为嗜睡和眼球运动异常（嗜睡-眼球麻痹），一组为失眠和多动性运动障碍（有时伴有睡眠周期逆转），一组为帕金森综合征（“肌静止-运动不能”，通常为残留形式）[112]。神经病理学研究显示，在嗜睡变体中涉及中脑导水管周围灰质和后下丘脑（延伸至动眼神经核，解释了动眼症状）。在失眠症变异型中观察到下丘脑前部受累并延伸至基底神经节（解释了经常同时发生的舞蹈病）。这使得 von Economo 推测，下丘脑前部包含一个促进睡眠的区域，而从第三脑室后壁到第三神经的区域（包括下丘脑后部和导水管周围中脑区域的一部分）参与促进觉醒。他还推测，大约 50 年前描述的发作性睡病-猝倒[18]是由于该一般区域的损伤[113]。有人指出，肿瘤或病变接近第三脑室也与继发性发作性睡病有关[114-115]。在 20 世纪 40 年代之前，下丘脑被认为是导致发作性睡病的原因，但在精神分析盛行的时期被忽视，脑干假说取而代之[116]。

发作性睡病可能是由于第三脑室附近的各种病变，包括下丘脑和中脑上部[113, 115, 117-119]。除了脑炎外，发作性睡病还与创伤性脑损伤、急性播散性脑脊髓炎、下丘脑结节病、组织细胞增生症 X、多发性硬化和帕金森病有关[111, 120-121]。在一些患者中，使用磁共振成像（MRI）明确显示下丘脑区域受损，其中包括下丘脑分泌素神经元，如下丘脑病变、第四水通道蛋白 -4 抗体和第三脑室肿瘤[111, 122-121]。这些患者可能出现猝倒，并且脑脊液中下丘脑分泌素 -1 的水平可能处于发作性睡病范围内（< 110 pg/ml）或介于中间范围[8, 111]（表 111.2）。此外，后续研究表明，在亨廷顿病和帕金森病患者中[111]，下丘脑分泌素细胞数量分别减少了 30% 和 50%，但脑脊液中的下丘脑分泌素 -1 水平保持正常[8]。这种中间或正常水平的下丘脑分泌素 -1 可能反映了受损周围促食欲素神经环路的投射，提供足够的保护机制使下丘脑分泌素 -1 的产生保持在可检测的水平。此外，其他类型的损伤，如在上中脑和下丘脑之间的神经元投射的刺激，也可能导致症状增加，尤其是睡眠和睡眠时间的增加，最初由 von Economo 提出[113]。

自身免疫性疾病也经常与发作性睡病发生合并。然而，尽管已经报告了与多发性硬化症、红斑狼疮或其他常见自身免疫性疾病相关的发作性睡病的个案，但在自身免疫状况患者或家庭成员中并不存在一致的合作模式。相反，支持着发作性睡病是一种罕见的自身免疫性疾病的可能性，这一观点得到了脑脊液中低下丘脑分泌素的记录，而这种现象在其他两种自身免

**表 111.2　脑脊液促食欲素和人白细胞抗原结果：继发性发作性睡病和睡眠增多示例**

| 临床病例 | 脑脊液促食欲素 | 治疗要点 |
|---|---|---|
| 8 岁男童无猝倒（6 个月内发作） | 88 pg/ml HLA＋，MSLT＋ | 发作性睡病Ⅰ型，用莫达非尼治疗，后来发生猝倒并用文拉法辛治疗， |
| 17 岁男孩，有强奸幻觉，可疑但难以访谈，可能猝倒 | 无法检测到（＜40 pg/ml）HLA＋，拒绝 MSLT | 发作性睡病Ⅰ型，与精神病相关，文拉法辛治疗 |
| 16 岁女性患者有 5 年抑郁症和耐药失眠病史 | 无法检测到（＜40 pg/ml）HLA＋，未见 MSLT | 发作性睡病Ⅰ型，目前使用羟丁酸钠、莫达非尼和托莫西汀治疗 |
| 32 岁男性，下丘脑颅咽管瘤切除术后，可能伴有猝倒 | 152 pg/mLl HLA－，未见 MSLT | 继发性发作性睡病；其他区域可能出现病变 |
| 33 岁女性，无猝倒，成功使用 D- 苯丙胺和氟西汀治疗 | （＜40 pg/ml）HLA＋无 MSLT | 发作性睡病Ⅰ型，考虑莫达非尼治疗 |
| 15 岁女性，有嗜睡，无猝倒 | 310 pg/ml HLA＋，MSLT＋ | 发作性睡病Ⅱ型，用莫达非尼治疗 |
| 67 岁的男性，在 50 岁时被诊断发作性睡病，不伴猝倒。AHI＝25 次 / 小时，未予 CPAP 治疗 | （＜40 pg/ml）HLA＋ | 发作性睡病Ⅰ型，试用文拉法辛无效，后使用羟丁酸钠，反应佳 |

疫性疾病中也有所观察，其中之一是与精原细胞瘤相关的罕见副肿瘤综合征，伴有抗 Ma2 抗体[122-123]。在某些案例中，观察到 CD8＋T 细胞主要浸润下丘脑，并且观察到几乎完全丧失促食欲素神经元[124]。类似地，在另一个案例中，出现了肺换气不足综合征[125]，与下丘脑异常有关，发现脑脊液中下丘脑分泌素 -1 水平非常低，这解释了患者出现困倦和猝倒等症状[8]。最近，这种疾病被重新命名为快速出现的肥胖，其基础是下丘脑功能障碍、肺换气不足、自主神经失调，并被认为是一种自身免疫性疾病，涉及下丘脑中淋巴细胞和组织细胞的广泛浸润[126-127]。

因此，以前的研究表明，脑脊液中促食欲素 -1 水平可能有助于解释复杂的临床情况，其中病史、多导睡眠图和（或）多重睡眠潜伏期数据很难解释（表 111.2）。然而，应该谨慎解释促食欲素值，因为在一个纳入了一系列各种神经系统疾病的研究中，我们发现 15% 脑脊液下丘脑分泌素 -1 值在中间范围内；大多数患者有严重脑疾病，尤其是头部外伤、脑炎和蛛网膜下腔出血[106-111]。这些患者的下丘脑分泌素 -1 水平降低可能反映了下丘脑分泌素神经元损伤的变化。有研究表明，脑脊液流量或蛋白酶水平及脑脊液蛋白结合影响肽降解[127a]。其他研究表明，随着 5- 羟色胺再摄取抑制剂减少脑脊液下丘脑分泌素 -1 随着动物的运动活动而增加[128]。因此，在中间范围内发现下丘脑分泌素 -1 水平应提醒临床医生潜在脑疾病的可能性，这可能需要额外的临床评估、实验室测试或影像检查。真正的下丘脑分泌素缺乏是否可以解释这些神经系统疾病的睡眠异常，还需要进一步研究[111]。

## 下丘脑分泌素参与产生发作性睡病症状

自从发现下丘脑分泌素 / 促食欲素以来，人们已经了解了很多关于它们如何调节睡眠的信息。中枢（脑室内或局部注射）而非外周给予下丘脑分泌素 -1 刺激觉醒并减少 REM 睡眠。下丘脑分泌素拮抗剂促进动物和人类的 NREM 和 REM 睡眠[129-130]，而使用下丘脑分泌素激动剂的情况则正好相反[131]。在大鼠和猴子中，脑池中的下丘脑分泌素 -1 水平呈波动变化，最高水平出现在活跃期结束时（啮齿动物的夜间），最低水平出现在非活跃期结束时（约为最高水平的 40% 幅度）[1332-134]。使用体内透析技术，在大鼠的脑细胞外液中观察到类似的特征[132]。在白天活动的清醒的松鼠猴中，从小脑延髓池收集的脑脊液中的下丘脑分泌素水平在深夜达到峰值，大约在睡前，昼夜波动幅度约为 40%[134]。这些研究结果表明，下丘脑分泌素可能有助于促进灵长类动物的夜间觉醒。在这个模型中，下丘脑泌素对抗清晨积累的睡眠压力，从而使得清醒水平在一天中保持恒定[134]。其他研究表明，下丘脑泌素释放的昼夜波动直接由生物钟驱动，也间接由睡眠压力增加驱动[72]。昼夜节律的作用可以解释为什么位于 HCRTR 2 区域内的多态性与昼夜相关[135]，并且由于下丘脑泌素水平在睡眠剥夺期间保持较高，因此可能在抵抗睡眠压力方面发挥作用，解释了发作性睡病每隔几个小时小睡一次的需求。然而，尚不清楚下丘脑分泌素释放 / 活性如何在各个睡眠阶段（REM 与 NREM 睡眠）中波动，尽管单细胞活性表明 NREM 和 REM 睡眠期间的活性降低。值得注意的是，通常从人类的腰椎间隙收集脑脊液，并且下丘脑分泌素的水平只有 10% 的昼夜波动，其中早晨水平最低。这表明在到达腰囊时，下丘脑分泌素的变化受到了抑制和延迟的影响[128]。由于在腰椎脑脊液中测量下丘脑泌素的时间分辨率很差，因此对于发作性睡病的诊断目的，脑脊液采集的时间对结果没有显著影响[8, 136]。

报告的最密集的下丘脑分泌素投射是蓝斑（产生去甲肾上腺素）、黑质 / 腹侧被盖区（产生 DA）、中缝（产生 5- 羟色胺）和结节乳头体神经元（产生组胺）的单胺能细胞群。DA 和组胺细胞群具有非常高的下丘脑分泌素受体 -2 密度[137]，这特别重要[37, 138-140]。杏仁核中的 DA 水平升高是犬发作性睡病中报告的最一致的神经化学异常之一[53, 57]，该区域的 GABA 能神经元可能对触发猝倒很重要[141]。在发作性睡病犬的大脑中也观察到组胺水平降低[142]，尽管在人类中，报告了组氨酸脱羧酶阳性细胞数量增加[55-56]，脑脊液中的组胺水平可能降低[143-145]。体内透析研究表明 DA 中边缘和中皮质系统在调节警觉性和由情绪触发猝倒中起关键作用。长期以来，组胺能传递被认为是一种关键的促进觉醒的神经递质[146]。因此，DA 和组胺能投射可能在中枢参与控制猝倒和警觉[61]。与 REM 睡眠类似，猝倒可能由脑桥胆碱能 REM 开细胞和蓝斑胺能 REM 关细胞控制[39]。失去对单胺细胞群的兴奋性下丘脑分泌素投射可降低单胺能张力，并产生胆碱能-儿茶酚胺能失衡，导致发作性睡病的嗜睡和异常 REM 睡眠。下丘脑分泌素投射到基底前区（发作性睡病动物中具有胆碱能超敏反应的区域）也可能参与其中[39]。下丘脑分泌素还可能有助于将睡眠调节与代谢状态相结合，尽管这种作用的重要性可能取决于物种。最近的睡眠-觉醒调节模型重点关注下丘脑分泌素 / 促食欲素系统整合在促进睡眠和觉醒的神经复杂网络的作用[147-149]，但仍有许多其他未知系统尚未被发现。

## 流感和其他上呼吸道感染在引发 1 型发作性睡病中的作用

上呼吸道感染如流感和可能的化脓性链球菌感染可能引发发作性睡病，至少在儿童中是这样。从 2000 年开始，对年幼儿童发作性睡病的认识增加，导致人们认识到这种疾病通常发生在链球菌性咽喉炎之后，并且在临近发作性睡病起病时，受试者通常具有抗链球菌溶血素 - “O” 的滴度升高，这是最近感染链球菌的标志物[150]，提示这可能继发于流感效应。Han 等研究了 1000 多名患者的发病情况，发现儿童发作性睡病的发病率每年波动很大，春季和夏季的发病率是冬季的 6 倍（图 111.6），这表明冬季感染引发了一个过程，在数月内导致下丘脑分泌素神经元丢失[10]。

2010 年春季，许多事件表明 2009 年 H1N1 流感大流行引发了幼儿发作性睡病（图 111.6）。2009 年春季，墨西哥出现了一种可能来源于猪的新型甲型 H1N1 流感病毒株，该病毒株在人类中迅速传播，并影响到年轻人，报告的病死率高达 0.4%[151]，死亡率如此之高引起了人们的警觉。当新病毒在次年冬天袭击世界人口时，全世界可能有数百万人死亡。面对这种威胁，世界卫生组织（WHO）和其他组织鼓励疫苗制造商开始大规模生产针对新毒株的疫苗，该毒株未被纳入 2009—2010 年常规三价季节性流感疫苗[152]。使用 A/ 加州 /7/2009（H1N1）-pdm 09 样重配病毒，其含有来自 A/ 加州 /7/2009 的 1 型血凝素、1 型神经氨酸酶（即 H1N1）和聚合酶碱性 1 蛋白，在主链 H1N1 病毒 PR8 上，该病毒 PR8 衍生自较老的 A/ 波多黎各 /8/1934 H1N1 病毒[153-155]。

幸运的是，死亡率并没有预期的那么高，更接近于常规季节性流感[156]。然而，在 2010 年春季，我们注意到，与前几年相比，有更多近期发生发作性睡病的儿童被转诊至斯坦福大学[157]。此外，在中国，2010 年春季和夏季，新发发作性睡病儿童的数量比前几年增加了 3 ～ 5 倍（图 111.3B），在 H1N1 感染高峰后 4 ～ 6 个月达到高峰，台湾地区也有类似的发现[159]。

## 2009 年 H1N1 欧洲接种 Pandemrix 引发的发作性睡病

与此同时，最引人注目的是，在芬兰和瑞典，数百名儿童在接种称为 Pandemrix 的特定 pH1N1 流感疫苗制剂几个月后出现 NT1；其他研究证实，这种疫苗在挪威、英国、法国和爱尔兰也有类似的效果，但重要的是要认识到，接种 Pandemrix 疫苗的儿童中只有约 1/15 000 发生发作性睡病（包括 DQ 0602 兄弟姐妹和至少一个不一致的双胞胎）。重要的是，其他 pH1N1 疫苗没有明显引发发作性睡病[166-167]。Pandemrix 是一种独特而有效的疫苗，由 Glaxo Smith Kline（GSK）生产，使用特定的生产工艺（Fluarix）分离表面抗原[153-155, 168]。此外，还添加了一种特定的佐剂 AS 03 A，即角鲨烯、DL-α-α 生育酚和聚山梨酯 80 的混合物。这种 AS 03 A 佐剂在刺激 CD 4＋ T 细胞应答方面是有效的[169]，并且清楚的是疫苗功效高；一次注射足以获得高覆盖率，如 HA 抗体检测

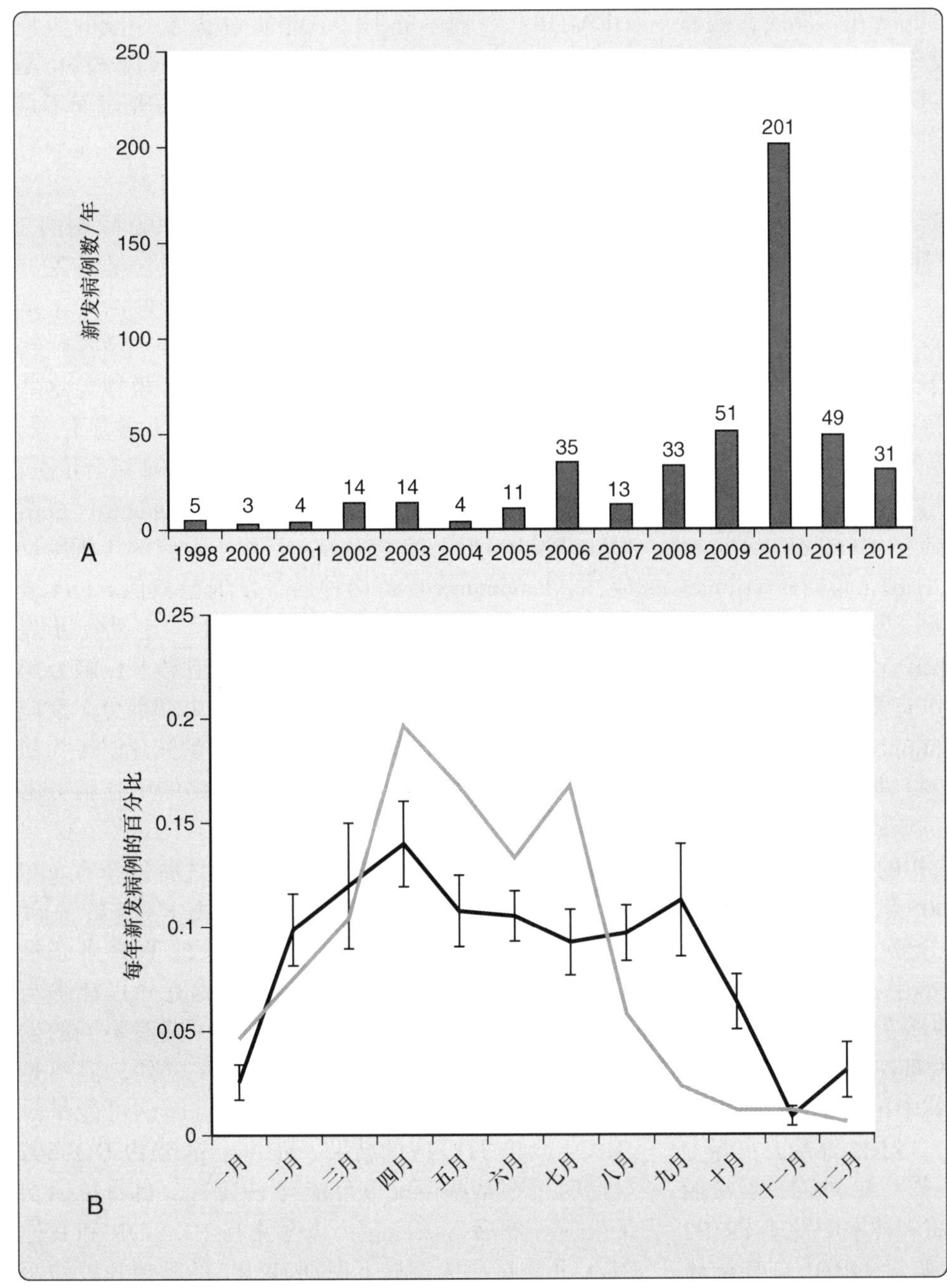


**图 111.6**　发作性睡病发作的时间模式。**A.** 在 2009 年 H1N1 大流行之后，2010 年近期发病（发病一年内诊断）的年度发生率急剧增加，随后几年恢复到基线状况。**B.** 中国患者发作性睡病发病的季节性模式显示，与初冬相比，春季和夏季发作性睡病的风险高度增加。数据表示为 12 个月的年度分数，如果发作在一年中随机分布，则 0.083（8.3%）将是每个月的预期值。黑线表示 2002—2009 年这一年度比例的平均值 ± 标准误，在冬季后期新发水平非常低。灰线代表 2009 年 pH1N1 流感大流行后的 2010 年的数字，并显示了一个更明显的年周期模式，在春季和夏季达到峰值［**A** modified from Han F et al. Decreased incidence of childhood narcolepsy 2 years after the 2009 H1N1 winter flu pandemic. Ann Neurol. 2013；73（4）：560；Han F et al. Narcolepsy onset is seasonal and increased following the 2009 H1N1 pandemic in China. Ann Neurol. 2011：70（3）：410-17.］

所示［153-155］。

其他含佐剂的 H1N1 疫苗使用不同的方案分离表面抗原和（或）不同的佐剂，但这些并没有明显增加发作性睡病的风险［166-167，170］。Arepanrix 也是 GSK 生产的疫苗，除了在不同的地点使用稍微不同的分离表面抗原的方法制备外，几乎与 Pandemrix 相同［154］。Focetria 是诺华公司的疫苗，也与 Pandemrix 相对相似，使用仅含角鲨烯的 MF59 佐剂和更纯的血凝素制剂［153-154，168］。在美国，使用无佐剂或减毒活 H1N1 疫苗。令人感兴趣的是，自 2009 年以来使用的所有季节性三价裂解或亚单位疫苗仍然含有 A/ 加州 /7/2009（H1N1）-pdm 09- 样重配株作为所涵盖的三种毒株之一。尽管这一点尚未得到充分研究，并且有零星患者的报告，但无佐剂疫苗的发作性睡病风险似乎很小或不存在。总之，2010 年春季和夏季，在中国观察到的发作性睡病儿童数量似乎高于正常水平，可能在其他国家和地区（德国、中国台湾和美国）也观察到了发作性睡病儿童数量，与任何疫苗接种无关［10，158-159］。此外，儿童发作性睡病也发生在对 Pandemrix 的反应中，尽管总体风险很小（1/16 000 名接种者）。野生型病毒和 Pandemrix 的共同抗原可能参与其中［154］。Pandemrix 而不是其他疫苗引发发作性睡病的原因尚不清楚，但可能与这些疫苗的生产方式［154］、遗传和既往感染以及不同的流感疫苗［166］有关。Pandemrix 在欧洲的使用与大流行性流感感染本身一致，如果受试者在感染时接种疫苗，特别是暴露于首次流感的幼儿（大多数儿童在 7 岁前首次感染流感），这可能增加了发生发作性睡病的风险[166]。需要进一步研究作性睡病患者对各种流感毒株的既往免疫史，以及额外的疫苗成分研究，以进一步了解这些差异。

## 发作性睡病的自身免疫机制

在发作性睡病的研究中，目前没有强有力的证据表明自身免疫机制涉及针对下丘脑分泌素肽的自身抗体[172-175]。组织化学染色研究也未发现人类发作性睡病血清中存在针对下丘脑分泌素神经元的自身抗体[176-178]。虽然有一些关于自身抗体的研究，但这些研究结果难以复制。最近，Cvetkovic-Lopez 等[179]发现单个记录中增加了 Trib2（蛋白质 Tribbles 同系物 2）自身抗体，该抗体被认为与下丘脑分泌素细胞的增加有关。作者证明在最近的个案中，Trib2 自身抗体增加与发作性睡病发作有关，并且一些血清样本显示对下丘脑分泌素神经元的反应性[176-178]。然而，这方面的研究仍处于初步阶段，需要进一步的研究来确认和了解自身免疫机制在发作性睡病中的作用。TRIB2 抗体的发现在最初的研究之后得到了复制[180-181]，使用了 1990—2005 年期间收集的受试者血清样本。然而，下丘脑分泌素神经元的染色与发作性睡病患者的血清样本中没有观察到相关性[176-178，182]。进一步的研究使用了类似的方法，但另一个信使 RNA 结合蛋白被发现在一些表达下丘脑分泌素神经元基因的细胞中，其中包括 TRIB2。根据 Cvetkovic-Lopez 等的研究[179]，TRIB2 等基因实际上在促食欲素神经元中丰富表达[183-185]。然而，后续的研究并未在最近的发作性睡病患者样本中发现 TRIB2 自身抗体[157-175]。因此，我们假设 TRIB2 自身抗体可能标志着与发作性睡病发病相关的联合感染，这些患者在 20 世纪 90 年代和 21 世纪 00 年代发病。这个假设得到了与甲型 H1N1 和 TRIB2 自身抗体水平相关性的研究结果的支持[130]。

由于 TCR 相关性的研究正在寻找 T 细胞的自身反应性与发作性睡病之间的关联，这进一步支持了这一假设。最初的实验结果通常是阴性的[186-187]，但现在越来越多的研究形成了一种共识，即 T 细胞的反应可能会增加促食欲素水平[188]。通过使用细胞试验，已经证明发作性睡病患者相较于对照组对促食欲素具有更强的 T 细胞反应，即使在匹配 DQ0602 的情况下也是如此[188-189]。各种技术已被使用，大多数是克隆分离 CD4＋ T 细胞，这表明 HLA-Ⅱ类分子的表达。然而，问题在于整体 CD4＋ T 细胞反应主要由 HLA-DR[189]而不是 HLA-DQ 促食欲素片段的免疫细胞反应性，因此不能真正解释为什么 NT1 与 HLA-DQ 相关联。一项研究发现这种反应仅在儿童而不是成年人中发现[186]。

基于这一限制，Luo 等[190]和 Jiang 等[191]采用了不同的方法，重点研究与 HLA-DQ0602 限制的 T 细胞反应性相关的小部分促食欲素片段。早在 2005 年，我和我的同事们注意到，促食欲素肽的 C 末端和 pH1N1 的 $pHA_{275\sim287}$ 片段与 DQ0602 序列结合，并且存在同源性，这表明 T 细胞的分子模拟与这些抗原表位可以解释为什么 NT1 与 H1N1 病毒有关。2018 年，Luo 等筛选了所有潜在的 DQ0602 结合位点，这些位点位于关键的流感病毒蛋白和 Pandemrix 疫苗中，并发现 DQ0602 患者和对照组中对应的 T 细胞反应性。Pandemrix 疫苗接种后，发现与其他 H1N1 表位相比，对 $pHA_{275\sim287}$ 的反应性增加[190]。进一步观察，我们还发现发作性睡病中 T 细胞对下丘脑分泌素肽（$HCRT_{56\sim68}$ 和 $HCRT_{87\sim99}$ 的 C 末端部分）反应性增加，但仅当该抗原的羧基末端被酰胺化时（为简化起见，表示为 $HCRT_{NH2}$），就像分泌的下丘脑分泌素 -1 和 -2 肽天然发生的那样[190]。

进一步揭示的事实是，一些识别 $HCRT_{NH2}$ 和 $pHA_{275\sim287}$ 克隆使用 VB4-2，识别 $HCRT_{NH2}$ 的克隆使用 TRAJ24（由与发作性睡病相关的 TCR 多态性调节的 TCR 片段），表明这些 T 细胞克隆可能参与分子模拟和自身免疫。Jiang 等报告了略有不同的发现，他们发现 J24 识别相同的 HCRT 序列，但不是脱酰胺片段。这些结果表明，发作性睡病可能是对 $pHA_{275\sim287}$ 过度反应的结果，$pHA_{275\sim287}$ 当由 DQ0602 呈递时，在某些情况下可能与 $HCRT_{NH2}$ 自身抗原交叉反应。然后，该应答可以募集在 HLA DR 和其他 HLA Ⅱ类抗原的背景下识别 HCRT 的其他片段的额外的 CD4＋ T 细胞（表位扩散）[189]，最终涉及识别其他含下丘脑分泌素细胞的蛋白质的 CD8＋ T 细胞并导致 HCRT 细胞损失（已知 CD8＋ T 细胞更频繁地靶向细胞内抗原）。与该假设一致，与对照相比，在 DQ0602 阳性患者中报道了更高数量的对细胞内 HCRT 细胞富集的转录因子如 Lhx3 和 Rfx4 反应的 CD8＋ T 细胞[192]。在 HCRT 细胞中表达新抗原的动物模型中人工创建了涉及 CD4 辅助 T 细胞和 CD8 介导的下丘脑分泌素神经元的 T 细胞杀伤的这种模型，显示该机制可以杀伤 HCRT 神经元。穿孔素亚型多态性对发作性睡病具有遗传保护作用，这也表明 CD8 参与了发作性睡病[9]。图 111.7 总结了发作性睡病可能涉及的自身免疫过程，假设 CD4＋和 CD8＋ T 细胞均参与其中。

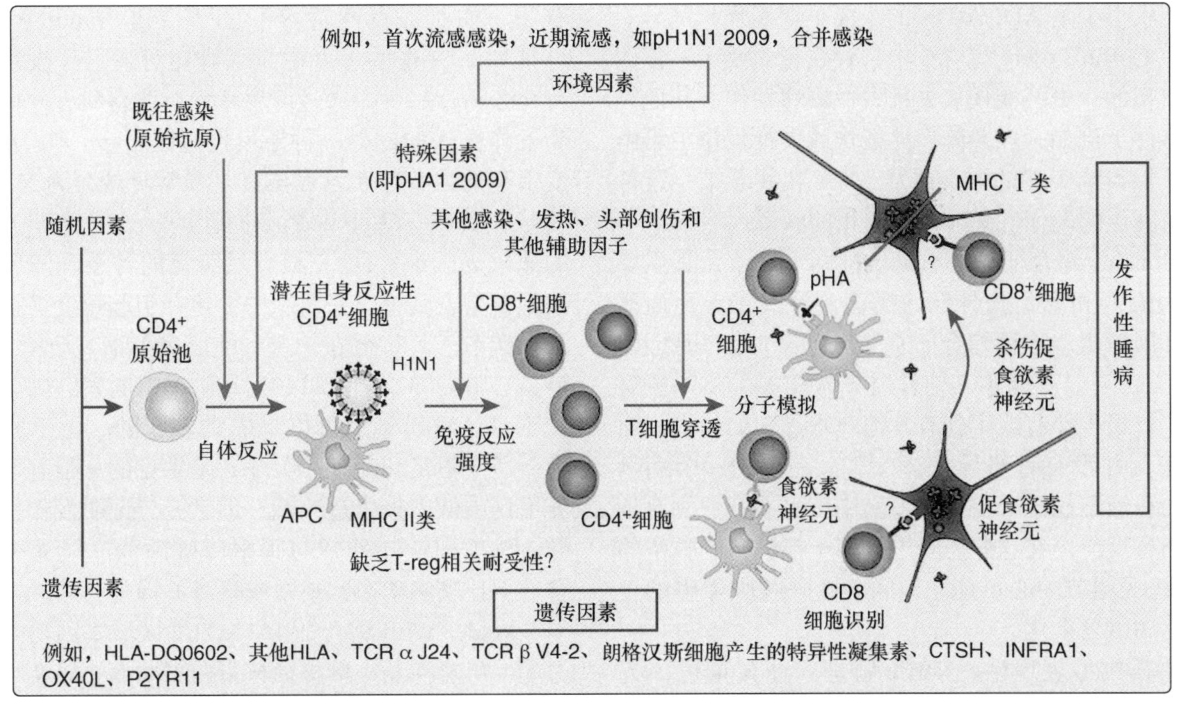


**图 111.7**　自身免疫性发作性睡病的假想病理生理学模型。发作性睡病很可能是一种自身免疫性疾病，涉及 CD4＋和 CD8＋ T 细胞的特定亚群，并且可能很少（如果有）涉及 B 细胞、自身抗体。发作性睡病的发生可能是由许多不太可能的事件引起的。首先，DQ0602 必须几乎都存在，而其他位点的遗传背景也会影响易感性。携带特异性受体的 CD4＋ T 细胞是随机产生的，但受 T 细胞受体位点多态性的影响，和自身反应性细胞被胸腺清除，而其他细胞作为 naïve T 细胞释放。我们假设只有人群的一部分可能有 naïve T 细胞，这些细胞有可能成为致病性和诱发发作性睡病的细胞，当 DQ0602 呈现时，最有可能对 $HCRT_{NH2}$ 产生反应的细胞。在许多患者中，这些细胞可能变得无反应性，或者将进入调节性 T 细胞室，而调节性 T 细胞室会抑制自身免疫，但胸腺通常不呈递翻译后修饰的抗原 ( 如分泌型 C - 酰胺化 HCRT)，这一事实有利于负向选择的逃脱。在一些不幸的个体中，对外部感染 ( 如 2009 H1N1) 的免疫反应可能通过与类似 $HCRT_{NH2}$ 的序列 ( 如血凝素 $pHA_{275\sim287}$) 的交叉反应性，使这些交叉反应性 naïve T 细胞参与。这可能更容易发生在有特定感染史（或缺乏）的年轻人中。事实上，在许多受试者中，这种感染首先会刺激识别共享表位且无致病性的记忆 CD4＋ T 细胞。可能参与将平衡向发作性睡病倾斜的其他因素可能是免疫应答的强度 ( 合并感染，佐剂 )、有漏洞的血脑屏障等。CD4＋ T 细胞参与后，CD8＋ T 细胞也可能参与，并且可能在介导下丘脑分泌素细胞杀伤中起重要作用

## 发作性睡病和遗传综合征中的发作性睡病样症状

发作性睡病样症状，如日间过度思睡，SOEREMP，和（或）猝倒样症状已经在多种遗传性疾病中报道，包括常染色体显性遗传性小脑性共济失调、耳聋及发作性睡病（ADCA-DN、MIM 604121、*DNMT1* 突变）、Coffin-Lowry 综合征（MIM 303600，*RSK2* 突变）[193]、Moebius 综合征（MIM 157900，异质性）[194-196]、强直性肌营养不良（MIM 160900 和 602668，*MD1* 和 *MD2* 突变）[197]、尼曼-皮克病 C1 型（MIM 257219，*NPC1* 突变）[8，198-200]、Norrie 病（MIM 310600，Xp11.4-p11.23 缺失，包括 *NDP* 和猝倒患者的 *MAO* 基因）[194，201-202] 和 Prader-Willi 综合征 (MIM 176270，15q11.2 缺失的最常见结果包含印迹 *SNRPN* 和 *NDN* 基因的父本拷贝）[8，194]。然而，DQ0602 与这些疾病无关。研究人员已经研究了这些疾病患者的脑脊液中下丘脑分泌素 -1 水平，并发现大多数患者是正常或中等水平（>110 pg/ml）[8]。这些特殊的病因将在下文中描述。

常染色体显性小脑性共济失调、耳聋和发作性睡病 (ADCA-DN) 是一种迟发性神经退行性疾病 ( 发病年龄 30 ～ 40 岁 )，伴共济失调、耳聋和发作性睡病猝倒以及中低水平脑脊液下丘脑分泌素 -1 [203]。发作性睡病是一种早期表现，在这个阶段，脑脊液下丘脑分泌素 -1 可能是正常的，只有在疾病的晚期才会下降[203-205]。耳聋是早期症状，其次是小脑共济失调、眼神经萎缩和神经退行性变，导致 5 ～ 10 年死亡。这种疾病最近被发现是由 DNA 甲基化酶 1（*DNMT1*）基因 21 外显子突变引起的，该基因位于基因的调控区域，它与外显子 20 的 *DMNT1* 突变及遗传性感觉和自主神经病变 2 型（MIM 614116，HSAN2）密切相关，其综合征相似，但首先表现为周围神经病变，

这一症状很少是 ADCA-DN 的主要早期表现[204]。

在 Coffin-Lowry 综合征中，存在智力残疾，猝倒是非典型的，更可能代表失张力性癫痫发作。其他类型的事件（例如，强直阵挛性发作或失神发作）可由情绪、惊讶或突然的噪声诱发[193]。在我看来，这种疾病与真正的发作性睡病没有真正的联系。

Moebius 综合征是一组异质性脑干异常，其主要表现为第六和第七脑神经的损害，导致先天性面瘫和眼外展障碍。这种综合征通常与包含 *MBS1* 基因的 13q12.2 缺失以及偶尔其他骨骼异常相关。在一些病例中，有报告伴有或不伴有其他睡眠异常的猝倒，而这些病例并没有骨骼异常[194, 196]。在其中一个病例中，脑脊液下丘脑分泌素水平呈中度水平。一例对抗抑郁药有反应。在这些患者中，脑干损伤影响脑桥的 REM 睡眠调节中心可能是原因。睡眠呼吸障碍的存在会使病情复杂化。

在其典型表现中，Norrie 病是一种 X 染色体连锁的隐性疾病，其特征是由视网膜神经元的退行性和增殖性变化引起的极早期儿童失明，以及频繁发生的听力缺陷和神经精神症状[206]。许多病例继发于包含 *NRD* 基因的 Xp11.3p11.4 缺失。由于 *NRD* 的突变也引起 Norrie 病及其眼部表现，因此该基因是该综合征的病因。猝倒患者出现了各种微缺失综合征，但在具有孤立 *NDP* 突变的个体中未出现[194, 201-202]。此外，包含单胺氧化酶基因缺失且不影响 *NDP* 基因的家族或病例表现出严重的发育迟缓、间歇性肌张力减退和刻板的手部运动[207-208]。我见过一名猝倒患者，智力残疾但无眼部症状，缺失仅限于 *MAO* 基因，表明这些单胺能基因确实对这种表现至关重要。考虑到去甲肾上腺素能蓝斑的光遗传学刺激可以产生觉醒，随后伴有行为停滞[209]，并且猝倒会因哌唑嗪而加剧[39]。

尼曼-皮克病 C 型是一种与 *NPC1* 和 *NPC2* 基因突变和胆固醇代谢异常相关的溶酶体贮积病。发病通常在 10 岁之前（在 20 岁之前死亡），但该疾病可以在更晚的年龄表现出来。尼曼匹克病 C 型具有广泛的临床谱系，其可包括肝脾大和广泛的神经异常（例如，小脑共济失调、震颤、癫痫发作、吞咽困难、构音障碍、张力减退、肌张力障碍、精神疾病、痴呆和其他精神症状）。第三脑神经受累的垂直凝视麻痹通常是早期和典型的特征。猝倒值得注意，因为猝倒可以是明确的，由典型的情绪（笑）触发[198]，并且对抗猝倒治疗有部分反应。据我所知，所有猝倒患者都是携带 *NPC1* 突变的儿童。已在多名患者中测量了脑脊液下丘脑分泌素 -1，并在几名猝倒患者中发现了中等水平下丘脑分泌素。

一些疾病与发作性睡病和睡眠呼吸障碍的发生有关，如肌强直性营养不良[197]和 Prader-Willi 综合征[8]，在这些患者中，只有在对睡眠呼吸紊乱进行充分治疗后，白天过度思睡没有改善时，才应诊断为发作性睡病或另一种原发性睡眠增多。由 *DM1* 突变引起的强直性肌营养不良是最常见的，为 X 连锁，并且在其临床表现中是多向性的。这是由于 *DMPK* 的非编码区中 CTG 三核苷酸重复的种系和随后的体细胞扩增，其可以在组织中变化并引起可变剪接事件的误调节。其特征在于进行性肌肉萎缩 / 无力、白内障、心脏传导缺陷、胃肠运动缺陷、脱发、内分泌病和不育。发病年龄可以是非常多变的。由于肌肉无力，通气不足和睡眠呼吸障碍是常见的。强直性肌营养不良中从未报告过猝倒，但已充分证明发作性睡病样 MSLT 和认知异常与睡眠呼吸障碍[210]无关。脑脊液下丘脑泌素通常正常或略有下降[211]。

Prader-Willi 综合征由 15q11.2 区域基因功能丧失引起，可能涉及小核核糖核蛋白多肽 N（*SNRPN*）和 necdin（*NDN*）基因，导致复杂的遗传失调级联反应。大多数患者（70%）具有父系来源的缺失（在这种情况下，当母系拷贝被印迹时发生功能丧失），并且在大多数其他患者中，这是由于母系单亲二体性（两个失活的母系拷贝的遗传）。其特征在于典型的面部外观、智力残疾、肌张力减退、食欲过盛和许多其他症状。肥胖、肌张力减退和睡眠呼吸紊乱是与发作性睡病相关的并发症，这些并发症可以导致发作性睡病。虽然在 MSLT 中观察到 SOREMP 现象很常见，但几乎可以确定这涉及中枢神经系统的效应[212]。Prader-Willi 综合征是一个值得注意的例子，因为患者很少因大笑而引发典型的猝倒。在我所见过的一个患有 15q 缺失的患者中，肥胖并不是一个明显的特征，而由于使用肾上腺素再摄取抑制剂托莫西汀，该患者的猝倒症状得到了改善。然而，在更高剂量下，该药物加剧了该患者失神发作。该患者的脑脊液下丘脑分泌素水平一般为中等水平[213]。

总之，一些遗传性疾病与 REM 睡眠异常和猝倒样特征相关。对相关下游机制的研究可能有助于阐明 REM 睡眠调节和 2 型发作性睡病。

## 1 型发作性睡病与 2 型发作性睡病和特发性睡眠增多

在临床实践中，发作性睡病的定义一直在扩大，这导致了对发作性睡病的概念变得模糊。事实上，这种疾病的新定义慢慢出现，包括嗜睡和 REM 睡眠异常、MSLT 期间的 SOREMP、睡眠瘫痪或睡眠幻觉（“无猝倒的发作性睡病”）的患者。这些患者被诊断为发作性睡病而无猝倒（“2 型”，NT2）（表 111.1）[214]，并且它们通常具有正常的脑脊液下丘脑分泌素和仅略微升高的 HLA DQB 106：02 比例（40%），表明在大多数患者中存在不同的病因。关于 NT2 的神经病理学几乎没有记载，但是在一个受试者中下丘脑分泌素神经元明显减少，另外两个患者中度减少[215]。

虽然最初 NT2 患者的数量很低（占老年队列中病例的 10% ～ 15%），但现在已经增加到大多数睡眠中心基于单个 MSLT 诊断 NT2 比 NT1 更频繁的程度。然而，有问题的是，考虑到 NT1 的患病率（0.02% ～ 0.1%）和 MSLT 的假阳性率（≈ 3%），在大量主诉嗜睡的受试者（＞ 4% 的人群）中进行 MSLT 将导致假阳性诊断。举例说明这一点，最近的四项研究发现，NT2 受试者中的阳性 MSLT 仅在 10% ～ 40% 的患者重复出现[217-220]，表明在许多情况下，NT2 的诊断是假阳性的。阳性 MSLT 在昼夜节律异常的情况下也更常见，如轮班工作或慢性睡眠受限[26]。由于临床上难以区分 NT2 与特发性睡眠增多，迫切需要修订的疾病分类学。

## 下丘脑分泌素化合物是未来理想的发作性睡病治疗方式

研究人员已经研究了经鼻、全身和中枢给药［例如脑室内注射和（或）在所选脑区域中的局部灌注］。例如，将下丘脑分泌素 -1 中枢给药至野生型啮齿动物或正常犬的侧脑室，可强烈促进觉醒[222]，并逆转发作性睡病小鼠的猝倒和睡眠异常[223]。作用可能部分由下丘脑分泌素受体 -2 介导，因为脑室内给予相同剂量（10 ～ 30 nmol）的下丘脑分泌素 -1 对下丘脑分泌素受体 -2 突变的发作性睡病犬没有作用[222]。脑室内给予下丘脑分泌素 -2 即使在正常动物中也几乎没有中枢作用，可能是因为它在生物学上不稳定且降解迅速。这种不稳定性也可以解释为什么在天然脑脊液中无法检测到下丘脑分泌素 -2[224]。

在下丘脑分泌素受体 2 突变犬和两只下丘脑泌素缺陷发作性睡病犬中进行了静脉注射下丘脑分泌素 -1 后进行的实验。尽管有先前的报告[225]，我和我的同事们在下丘脑分泌素受体 -2 突变动物中即使在极高剂量下也无法检测到任何显著的效果。考虑到在缺乏下丘脑分泌素受体 -2 的动物中以相同剂量进行中枢给药后缺乏效果（见前文），这并不让人惊讶[222]，更值得注意的是，在极高剂量下，在一只缺乏下丘脑分泌素的发作性睡病动物中观察到可能非常轻微且短暂的猝倒抑制[222]。

啮齿动物和人类中下丘脑分泌素 -1 鼻内给药的效果也被研究，希望下丘脑分泌素 -1 通过筛状区渗透到大脑中。Deadwyler 等[228]发现，在恒河猴中鼻内给予下丘脑分泌素 -1（1.0 μg/kg）后，睡眠剥夺诱导的 MRI 异常显著逆转。Weinhold 等[229]发现，发作性睡病患者在鼻内给予下丘脑分泌素 -1（435 nmol）后，注意力得到改善，觉醒至 REM 睡眠的转换减少，REM 睡眠减少，但对白天保持清醒的测试没有影响，表明临床意义有限。我和我的同事还通过在一只下丘脑分泌素缺乏的发作性睡病犬的枕大池中植入 Medtronic 泵并进行导管插入检查了鞘内给药（高达 96 μg/kg 的非常大剂量）的可能性[230]。我们希望在高剂量下，会有一些回流到更深的脑结构中，从而提供治疗。阳性结果将具有治疗应用，因为这些泵经常用于人类，用于鞘内给药治疗疼痛或痉挛。小鼠的初步结果表明这个方案是有潜力的[231]。然而，令人失望的是，我们没有观察到对猝倒的任何显著影响，可能是因为下丘脑分泌素没有扩散到上脑室。需要使用脑室内而不是脑池内注射的其他研究来验证下丘脑分泌素缺乏的发作性睡病犬的反应。然而，在小鼠中，发现鞘内注射下丘脑分泌素可以抑制猝倒发作[231]。

下丘脑分泌素的发现及其与发作性睡病的关系导致一些制药公司开发下丘脑分泌素受体拮抗剂治疗失眠。这些化合物中的两种，suvorexant 和 lemborexant，双重下丘脑分泌素受体 1 和 2 拮抗剂（称为 DORA，双重促食欲素受体拮抗剂），已被批准用于治疗失眠，并且许多其他化合物正在开发中。与发作性睡病更相关的是，现在已经成功地合成了脑渗透性下丘脑泌素激动剂。这些化合物可促进觉醒，并成功逆转缺乏促食欲素的发作性睡病小鼠模型中的所有异常[131]。在概念验证研究的背景下，对其中一种化合物 TAK 925 在患有发作性睡病的人类患者中进行了研究，但需要注意的是，由于其半衰期短且吸收不佳，因此需要静脉注射。尽管如此，在对照组中只有适度影响的剂量下，它显著地改善了 NT1 患者的清醒维持试验（MWT）睡眠潜伏期，在每 40 min 的小睡测试中，从基线的每几分钟就要入睡到后面的持续保持觉醒[232]。针对发作性睡病的口服化合物，如 TAK-994，正在进行临床试验。值得注意的是，目前的化合物主要是下丘脑分泌素受体 2（促食欲素受体 2）的激动剂，因为下丘脑分泌素受体 2 是与发作性睡病动物研究相关的主要受体。然而，可能需要同时激活下丘脑分泌素受体 1 和受体 2，才能完全恢复功能，因为患者缺乏下丘脑分泌素 -1 和下丘脑分泌素 -2，受体 1 和受体 2 的信号传导都可能存在缺陷。另一种可能性是使用单独的下丘脑分泌素受体激动剂，在治疗各种睡眠障碍中找到优先的适应证。

## 结论

NT1 既是一种常见的神经系统疾病，也是一种模型疾病，有助于我们进一步了解 REM 睡眠和嗜睡调节。在过去的 50 年里，犬发作性睡病模型的存在已经大大促进了研究，现在被啮齿动物模型取代。发作性睡病-猝倒，现在被重新分类为 NT1，最常见的是由下丘脑中产生下丘脑分泌素的神经元的损失引起的。脑脊液下丘脑分泌素 -1 水平降低可用于 NT1 的诊断。该病症与 HLA-DQB 1*06：02、其他 HLA 基因和免疫系统基因中的多态性（诸如 TCR 多态性）相关，表明大多数患者的病因是下丘脑分泌素神经元的自身免疫性破坏。对发作性睡病犬的研究证实了猝倒的药物控制与 REM 睡眠的药物控制之间的紧密相关。使用该模型，研究人员发现，兴奋剂药物的作用模式是多巴胺能传递的突触前刺激，而抗猝倒化合物主要通过肾上腺素能摄取抑制发挥其治疗作用。下丘脑分泌素系统向单胺能细胞发送强烈的兴奋性投射，并且下丘脑分泌素的丢失可能在发作性睡病中产生胆碱能-单胺能失衡。异常敏感的胆碱能传递和抑制的多巴胺能和组胺能传递被认为是犬发作性睡病中异常 REM 睡眠和白天嗜睡的基础。该模型解释了为什么单胺能化合物如苯丙胺类、抗抑郁药和 H3 拮抗剂对发作性睡病有活性，但解释不了为什么 γ 羟基丁酸酯（GHB）在夜间给药时具有积极作用。然而，已知 GHB（一种已知的 GABAB 激动剂）[233-236] 调节多巴胺能传递 [39, 233, 235]，并且可以增加可用于白天警觉性的 DA 储存。虽然这些化合物在治疗发作性睡病中具有很大的功效，但理想的理论治疗将是下丘脑分泌素激动剂，其最近已成功地生产，并且在 NTl 患者中进行了初步测试，结果是很有希望的。

越来越多的证据表明，下丘脑分泌素细胞的自身免疫破坏是由上呼吸道感染，特别是流感引发的。在儿童中，当发作性睡病的发生往往更突然时，经常报告链球菌性咽喉炎的病史。儿童发作性睡病的发病是季节性的，在春季和夏季达到高峰，这强烈表明冬季感染可能会在几个月后诱发发作性睡病。最引人注目的是，2010 年初，继 2009 年 H1N1 猪流感大流行之后，中国发现儿童发作性睡病的发病率增加，美国也可能如此。在欧洲使用 Pandemrix 的 H1N1 疫苗接种使新发发作性睡病病例增加了许多倍，这强烈表明 H1N1 本身也参与其中。然而，更神秘的是，其他品牌的 H1N1 疫苗的风险并没有增加，这可能是因为各种疫苗的含量不同，AS03 是刺激 CD 4＋ T 细胞的特别强的佐剂。

最近的研究表明，发作性睡病主要是 T 细胞介导的疾病，并且该过程是由 CD 4＋ T 细胞在 DQ 0602 呈递时将流感肽与下丘脑分泌素本身混淆而引发的。这将触发导致下丘脑分泌素神经元的 CD 8＋ T 细胞破坏的级联事件。可以使用脑脊液下丘脑分泌素 1 测试来评估疾病早期阶段下丘脑分泌素细胞损失的程度（例如，在儿童中），从而促进可以阻止或至少延迟疾病进展的治疗的开发。使用免疫抑制的类似策略已用于其他自身免疫性疾病，如 I 型糖尿病。在一个病例中，在突然起病 2 个月后，我和我的同事尝试了大剂量泼尼松，但没有观察到对症状和脑脊液下丘脑分泌素 -1 水平的显著影响 [237]；然而，在这种情况下，已经观察到非常低的下丘脑分泌素水平，表明下丘脑泌素神经元已经发生不可逆损伤的可能性。在其他近期发病的患者中，静脉注射免疫球蛋白在一些但不是所有的开放标签研究中报告了积极的效果 [238-243]，表明需要进行安慰剂对照研究 [244]。更有效的干预措施可能涉及 T 细胞抑制剂，如阻断 T 细胞进入中枢神经系统的化合物。我们预期，随着时间的推移，处于发作性睡病风险中的患者将通过基因分型、生物标志物测量（例如，测量携带特异性 TCR 独特型的 T 细胞群，特异性感染的发生）来评定风险，因此允许早期干预以停止下丘脑泌素细胞免疫破坏。这些干预措施之一可能涉及改良现有的流感疫苗。

### 临床提示

发作性睡病仍然是一种临床诊断。如果猝倒是明确的和存在的，MSLT 是作为一个确认和排除转换障碍的可能性的手段。在这些患者中，确定了嗜睡和其他症状的原因，并且治疗发作性睡病应该是高于所有其他相关睡眠障碍（例如，睡眠呼吸暂停）的优先事项。除非这些是危及生命的。如果患者没有明显的猝倒，临床医生在进行诊断时不应过于依赖 MSLT 上 SOREMP 的存在。日间嗜睡的其他原因，如其他疾病、睡眠呼吸暂停、睡眠剥夺和昼夜节律问题，应仔细排除，然后可以使用与用于 NT1 类似的化合物进行对症治疗，记住根本问题的原因和演变尚未确定。HLA 分型和脑脊液下丘脑分泌素 -1 测量在患有疑似转换障碍或精神共病的患者，或在没有猝倒的患者中，或在具有高概率患有 NT1 而没有猝倒（例如，多次 MSLT 的患者均出现多个 SOREMP）的患者中最有帮助，阳性结果将证明更积极的治疗是合理的。

## 总结

发作性睡病（Narcolepsy）可以分为两个亚型，即 NT1 和 NT2，这些亚型在临床上通过 MSLT 在诊断上得到定义。在 NT1 中，疾病由下丘脑分泌素 / 促食欲素下丘脑肽系统的缺陷引起，几乎所有被诊断的患者都表现出猝倒、脑脊液中的下丘脑分泌素 -1 水平减低以及 HLA-DQ 0602 的存在。NT1 还与免疫相关基因中的多个遗传多态性相关，特别是与 T 细胞受体（TCRA 和 TCRB）基因座中的多态性有关。遗传和环境因素都与 NT1 易感性有关，上呼吸道感染，尤其是 2009 年的 H1N1 流感，被认为在触发自身免疫过程中发挥作用，最终通过 T 细胞介导的自身免疫反应针对下丘脑分泌素肽导致下丘脑分泌素细胞的损失。相比之下，NT2 患者在 MSLT 中呈阳性结果，通常不表现出猝倒症状，并且具有正常的脑脊液中的下丘脑分泌素 -1 水平。根据目前的诊断标准，NT2 可能难以与特发性睡眠增多区分。在极少数情况下，发作性睡病和发作性睡病样病症可以由遗传病症、脑肿瘤、创伤性脑损伤或炎性疾病引起，其中一些损伤会涉及下丘脑和（或）下丘脑分泌素系统。然而，脑脊液中的下丘脑分泌素 -1 降低也可能在患有严重脑病的患者中非特异性地出现。目前的治疗方法包括行为矫正、兴奋剂、抗抑郁药物和 γ 羟丁酸盐（GHB）。下丘脑分泌素 / 促食欲素受体激动剂目前正在研发中，并且初步结果非常有希望。

### 参考文献和拓展阅读

请扫描书后二维码，获取参考文献和拓展阅读资源。

# 第 112 章 发作性睡病：诊断和治疗

*Kiran Maski*，*Christian Guilleminault*[†]

张益萌 译 詹淑琴 审校

**章节亮点**

- 发作性睡病会破坏清醒和睡眠状态的维持，导致白天嗜睡和夜间睡眠中断。它也会产生介于清醒和快速眼动睡眠期之间的状态，表现为猝倒、睡眠幻觉和睡眠瘫痪。
- 一些症状，如猝倒，对发作性睡病有高度特异性，但其他症状，如白天嗜睡、入睡前幻觉和睡眠瘫痪，可以在其他睡眠障碍和睡眠不足时出现。
- 1 型发作性睡病（NT1，伴猝倒发作性睡病）是由下丘脑分泌素 / 食欲素神经元丧失引起的，诊断通常很直接。2 型发作性睡病（NT2，不伴猝倒发作性睡病）的病因尚不清楚，其诊断具有挑战性，因为它需要对现有的诊断检测及其局限性有深刻的理解。
- 由于下丘脑分泌素 / 促食欲素影响许多神经功能，发作性睡病与多种合并症相关，除了治疗发作性睡病外，识别和治疗这些合并症也很重要。
- 虽然没有治愈发作性睡病的方法，但通常有效的治疗方法包括行为学和药物疗法。

Félineau[1]在 1880 年首次创造了“发作性睡病”这个术语，用来指一种以不可抗拒的、短时间间隔反复出现的睡眠为特征的病理状态。虽然 West-phal[2]和 Fisher[3]之前发表了患者有日间过度思睡（EDS）和发作性肌无力的报告，但 Gélineau 是第一个将发作性睡病描述为一种独特综合征的患者。他写道，跌倒（或“不能站立”）有时会伴随发作。Henneberg[4]后来将这些发作称为猝倒。20 世纪 20 年代，von Economo[5-6]假设发作性睡病是由下丘脑神经元损伤引起的。20 世纪 30 年代，Daniels[7]强调了白天嗜睡、猝倒、睡眠瘫痪和入睡前幻觉与发作性睡病之间的关联。Yoss 和 Daly[8]及 Vogel[9]将这些症状称为临床四联征，他们报道了发作性睡病患者夜间睡眠起始快速眼动（REM）期，这一发现在随后的几年里得到了证实[10-11]。

在过去 20 年中，由于发现了下丘脑分泌素 / 食欲素神经肽（通常称为食欲素）[11-12]，下丘脑外侧区的下丘脑分泌素 / 食欲素投射到大脑许多部位，包括睡眠–觉醒和自主神经调节系统[13]，以及发现在发作性睡病患者的大脑中，产生食欲素的神经元被破坏[14-15]，我们对发作性睡病的理解有了极大的改善。

伴猝倒发作性睡病可能是由自身免疫攻击下丘脑分泌素 / 食欲素生成神经元引起的（见 111 章）[16]。Honda 和 Juji[17]首次发现发作性睡病与人类白细胞抗原（HLA）DR2 有关。进一步的研究已经在所有种族中证实了这种 DR2 的相关性主要是由于 DQB1 的等位基因 DQB1*0602[18]。最近的研究已经在发作性睡病患者中发现了 CD4＋ T 细胞[19]和细胞毒性 CD8＋ T 细胞[20]，这些细胞靶向下丘脑分泌素 / 食欲素肽的片段。这些 T 细胞还与流感抗原发生交叉反应[21-22]，这提示分子模拟可能是攻击产生下丘脑分泌素 / 食欲素的神经元的基础。其他病理过程（例如创伤、肿瘤、感染）[23]对下丘脑分泌素 / 食欲素神经元或其投射的非特异性破坏更为少见，这可能导致继发性伴猝倒发作性睡病[24]。

产生下丘脑分泌素 / 食欲素的神经元控制着许多功能，而发作性睡病的症状不仅仅是嗜睡和异常的 REM 睡眠。发作性睡病破坏清醒和睡眠阶段的稳定；发作性睡病患者可以进入完全清醒状态、非快速眼动（NREM）睡眠和 REM 睡眠，但无法维持这些状态。此外，发作性睡病患者的睡眠状态可能是混合的，比如猝倒和睡眠瘫痪，这可能是清醒和 REM 睡眠的瘫痪的结合[25]。

## 临床特征

第 3 版《国际睡眠障碍分类》将发作性睡病分为 1 型发作性睡病（NT1，伴猝倒发作性睡病）和 2 型

[†] 已故。

发作性睡病（NT2，不伴猝倒发作性睡病）[26]。典型的五联征包括 EDS 加上不同程度的猝倒、睡眠瘫痪、入睡前和（或）觉醒前的幻觉以及夜间睡眠中断。所有发作性睡病患者都有 EDS，但只有大约 1/4 的人这五种症状都存在。自动行为（昏昏欲睡时无意识地做出的刻板或重复的行为）也经常发生。任何严重睡眠剥夺的人都可能出现提示发作性睡病的症状，但只有猝倒是发作性睡病独有的。发作性睡病的人群患病率为 0.02% ～ 0.06%[27-30]，男女患病情况相同。

## 嗜睡

大多数患有发作性睡病的人每天都会有好几次不受控制的睡眠发作，通常是在单调的久坐活动期间或饱餐一顿后，但偶尔，当人们完全参与一项任务时也会打瞌睡。睡眠的持续时间可能从几秒钟到几个小时不等，这取决于一天中的情况和时间。许多发作性睡病患者每天会小睡一到两次（15 ～ 30 min），然后在接下来的 1 ～ 2 h 内保持清醒。这些相对短暂且有恢复感的小睡可以帮助区分发作性睡病患者和特发性睡眠增多患者，后者往往需要长时间且非恢复性的小睡。尽管白天会感到困倦，但与没有发作性睡病的人相比，发作性睡病患者在 24 h 内的睡眠时间通常并不多。除了快速进入睡眠（有时被称为“睡眠发作”）之外，发作性睡病患者还报告说，他们会持续感到困倦，导致学习和工作表现不佳，注意力不集中，记忆力减退。

### 猝倒

60% ～ 70% 的发作性睡病患者会发生猝倒[26, 31]。猝倒是突然、短暂的肌张力下降，最常由大笑、愤怒和惊讶等强烈情绪引起。猝倒也可由听音乐、看书或看电影时的兴高采烈诱发，但突如其来的新情况所引发的一定强度的相关情绪是一个重要因素。猝倒可以仅仅通过回忆一个快乐或有趣的情景、期待和（或）惊喜而触发。

猝倒可能涉及某些肌肉或大部分随意肌。猝倒发作时，突然的肌肉抑制可被正常肌张力的反复爆发打断，导致节律性无力，类似震颤。猝倒发作的严重程度和范围可以从累及所有随意肌导致跌倒的完全猝倒状态，到某些肌群有限受累或仅有短暂无力感的部分猝倒状态不等。如果累及上肢，患者可能会抱怨“笨拙”，在惊讶和大笑时掉落杯盘或溅出液体。典型的全身性猝倒发作时，下巴下垂，头部向前倾，手臂向一侧下垂，膝盖弯曲。很少的情况下，在严重的猝倒发作中，会出现肌张力的完全迅速丧失，从而导致跌倒和受伤。在大多数情况下，发作性睡病患者可能会察觉到这种逐渐加重的无力，通过靠墙坐着或站着，以防止跌倒。在整个发作过程中都保持着意识。熟练的医生必须谨慎，不要过度诊断正常现象，比如在公众演讲焦虑之前出现的“橡胶膝盖”或“在地上打滚大笑”。

部分猝倒比完全猝倒更常见。在一项研究中，NT1 患者在一个月内报告了 29 次部分猝倒和 8 次完全猝倒[32]。部分猝倒表现为低头、言语不清和（或）下颌松弛伴 / 不伴伸舌。由于轻度猝倒与典型的全面性猝倒不同，可能会被家人和医师忽视[33]。如果虚弱仅涉及下颌或言语，患者可能表现为广泛的咀嚼运动、构音障碍或不寻常的言语结巴发作。

短暂发作是猝倒的最常见表现。每次猝倒发作的持续时间不等，无论是部分猝倒还是完全猝倒，持续时间从几秒到 2 min 不等，罕见的发作持续时间可达 30 min。猝倒持续状态是持续数小时的长时间猝倒的罕见表现。在成人中，它主要发生在突然停药或睡眠不足时，但在儿童中，它可能是一个主要症状。

在儿童中，通常在症状出现后的前 6 个月，在没有情绪触发的情况下，可以发生形式更复杂的猝倒，而在成人中很少发生。这种复杂猝倒的一种形式以阴性运动症状为特征——持续、全身性张力低下，通常伴有步态不稳和“猝倒面容”（下颌松弛、吐舌和上睑下垂）[34-35]。与运动障碍类似的阳性运动症状（即伸舌，用嘴咀嚼运动）也可发生在 NT1 患儿中，特别是那些有阴性运动症状的患儿[34-35]。这些形式更复杂的猝倒往往在症状出现几个月后好转，然后演变成更典型的情绪诱发的猝倒[36]。

### 睡眠瘫痪

睡眠瘫痪发生在入睡或从睡眠中醒来时。这些症状可能发生在快速眼动睡眠-觉醒状态转换期间，是快速眼动睡眠的肌张力弛缓与觉醒时的清醒意识的结合。发作性睡病患者可能感觉意识清醒，但四肢瘫痪，无法移动四肢，无法说话，甚至无法深呼吸。患者意识完全清醒，可以认识到这种情况，以后可以完全回忆起来。这种状态可能伴有幻觉。在许多睡眠瘫痪发作中，尤其是第一次发作时，患者可能会对无法活动感到焦虑，而伴随的幻觉会加剧这种焦虑。随着时间的推移，患者通常了解到发作是短暂且良性的，持续时间很少超过几分钟，而且睡眠瘫痪很少需要药物治疗。在 7.6% 的正常人群中，睡眠瘫痪也可作为孤立的间歇性现象发生[37]。

### 幻觉

生动且通常不愉快的听觉、视觉或触觉幻觉可在入睡时（入睡前幻觉）或醒来时（醒后幻觉）、白天小睡时或夜间发生[38]。这些与睡眠相关的短暂幻觉可能反映了一种混合了快速眼动睡眠的梦样意象的清醒状态。视觉幻觉可以是具有威胁性的图像（例如，可怕的图形），也可以是简单的形式（彩色的圆圈、物体的一部分），这些形式要么是恒定的，要么是大小不断变化的。动物或人的形象可能会突然出现，通常是彩色的。幻听的范围从电话铃响到复杂的旋律。这些幻觉通常被认为是如此生动逼真，以至于患者感到害怕。在一些伴有入睡前 / 醒后幻觉未被识别的发作性睡病病例中，患者可能被误诊为精神疾病[39]。

#### 梦 / 噩梦

患有发作性睡病的人通常会做噩梦、生动的梦和清醒的梦（梦中意识到自己在做梦）[40]。更独特的是，发作性睡病患者报告有梦境错觉。梦境错觉是指非常生动和现实的梦，并且会产生错误的记忆，这种信念可能持续数天或数周[12]。在一项研究中，83% 的发作性睡病患者报告他们把梦和现实混淆了，相比之下，只有 15% 的健康对照受试者有过这种情况[41]。例如，一个患有发作性睡病的男人让他的妻子打开当地的新闻，因为他梦见一个年轻的女孩在附近的湖里淹死了，他坚信这个事件会被新闻报道。

### 睡眠破碎

发作性睡病患者通常会经历夜间睡眠破碎[13]。患有发作性睡病的人抱怨他们在晚上难以入睡，尽管他们可能在白天反复入睡。根据多导睡眠图的研究，他们的睡眠经常被反复醒来打断，与健康对照者相比，他们的浅睡眠时间更多[42]。其他与发作性睡病睡眠相关的症状包括周期性肢体运动和 REM 睡眠行为障碍。周期性肢体运动可能会很严重，10% 的发作性睡病患者的周期性肢体运动指数超过每小时 15 次[43]。20% ～ 60% 的发作性睡病成人和儿童存在 REM 睡眠行为障碍，这可能是由下丘脑分泌素缺乏导致的 REM 睡眠生理失调所致[44-46]。发作性睡病患者在做梦时往往会有类似打手势的行为[45, 47]，相反，帕金森病患者所描述的梦境则更为暴力。

## 共病

超重和肥胖常见，在发作性睡病幼儿中，体重增加可能很快[47a, b, c]。17% 的发作性睡病儿童发生性早熟，与肥胖无关[48]。

据报道，NT1 在睡眠期间出现自主神经功能障碍，无预期的血压下降（非勺型模式）[49] 和由生理活动触发（如觉醒）引起的心率钝化[50]。

精神科共病常见，包括抑郁、焦虑、强迫症，以及较少见的精神分裂症[51]。与注意缺陷多动障碍（ADHD）类似的症状在成人和儿童发作性睡症患者中都很常见[52]，并且会影响工作和学习成绩。虽然注意力不集中可能与 EDS 有关，但单靠促觉醒药物改善嗜睡的治疗并不能逆转类似 ADHD 的症状[52]，表明发作性睡病患者可能存在内在的执行功能障碍。

总体来说，发作性睡病症状和共病大大降低了生活质量[53-56]。美国一项涉及 55 871 名受试者（包括 9312 名发作性睡病组患者和 46 559 名匹配的对照组受试者）的大型研究描述了大量诊断为发作性睡病的患者的医疗利用、费用和生产力，研究表明，发作性睡病及其共病与巨大的个人和经济负担相关，表现为显著较高的医疗利用率和医疗费用[57]。发作性睡病还与较高的事故发生率、短期残疾导致的员工缺勤、解雇和提前退休相关[58]。必要时，临床医师应为发作性睡病患者提供工作和（或）学校住宿，使其能够安排午睡、运动休息和其他对有效工作有必要的支持。

## 临床症状的起病和纵向病程

发作性睡病症状发病的高峰年龄为 10 ～ 25 岁[49, 60]。一项对 157 例发作性睡病患者的调查发现，约 80% 的患者在 30 岁之前出现症状[61]，但在 35 ～ 45 岁和接近绝经的女性中发现了第二个小的发病高峰。在 60 岁或 60 岁以后发病的患者中，猝倒是最常见的首发症状[61]。最小年龄的患者，有一例 6 个月大的婴儿由于下丘脑分泌素 / 食欲素基因突变而发生 NT1 的病例报告[62]。

2009—2010 年，北欧的一些儿童和青少年在接种 Pandemrix（一种不再使用的特定品牌 H1N1 流感疫苗）后不久就患上了 NT1，导致 NT1 发病率增加了 5 ～ 14 倍[63]。在这些接种疫苗后的病例中，NT1 开始于较早的年龄，并且比未接种疫苗的病例表现出更严重的症状[64-66]。

EDS 通常是发作性睡病的第一个症状，最严重时是发病初期[36]。随着年龄的增长，嗜睡及其对日常生活的影响可能会略有减轻，但不会完全缓解，猝倒可在 EDS 发病数年后发生[67]，导致诊断从 NT2 转变为 NT1。猝倒发作的频率不一，从患者一生中的几次发作到每天 1 次或数次发作，并可能随着生活事件（如妊娠和生活压力）而波动。最近的纵向数据提示，猝倒发作频率随着年龄的增长而降低[68]。

## 发作性睡病的诊断

NT1 和 NT2 的诊断需要 EDS 的临床病史（NT1 患者有猝倒）和多次睡眠潜伏期试验（MSLT）的确诊结果，平均睡眠潜伏时间为 8 min 或更短，两次或更多睡眠起始快速眼动期（SOREMP）[26]。夜间 SOREMP（睡眠开始 15 min 内的 REM 睡眠）可被纳入 SOREMP 的计数[26]，这是一种高度特异性生物标志物[69-70]。

另外，如果脑脊液中下丘脑分泌素/食欲素水平低，也可诊断为 NT1。大于 90% 的 NT1 患者脑脊液下丘脑分泌素 1/食欲素 A 水平小于或等于健康受试者的 1/3；在标准放射免疫测定中，该截止值为 110 pg/ml[71]。

虽然 NT1 是一种独特的现象，在诊断标准上有很强的共识，但研究人员对 NT2 是一种独特的现象还是发作性睡病和特发性睡眠增多的一部分存在争议。这种模糊性在很大程度上是由 NT2 中 MSLT 结果的可重复性差引起的（本节进一步讨论）和缺乏额外的生物标志物，因为脑脊液下丘脑分泌素/促食欲素水平在 NT2 中几乎总是正常的。因此，临床判断对于鉴别 NT2 较典型的 REM 睡眠相关症状与特发性睡眠增多的非恢复性睡眠和长时间睡眠至关重要[72]。

发作性睡病的正确诊断通常要延迟 10 年以上，尤其是在最初没有猝倒症状的情况下[73]。造成这种延误的原因是医护人员对发作性睡病症状普遍缺乏认识[74]，以及将发作性睡病误诊为癫痫、情绪障碍和注意缺陷障碍等其他疾病[75]。

## 嗜睡的评估

Epworth 嗜睡量表是最常用的评估成人主观嗜睡指标（见第 207 章）。儿童和青少年 Epworth 嗜睡量表（ESS-CHAD）[76] 和儿科日间嗜睡量表[77] 已被验证可用于儿童和青少年。通常，发作性患者会报告严重的 EDS（在 Epworth 量表上得分为 15 或更高）。斯坦福嗜睡量表（Stanford Sleepiness Scale）[78] 是一种 7 分制量表，用于量化个人全天的主观嗜睡程度，但人们通常很难每隔 15～20 min 就准确地给自己打分。

### 多导睡眠监测

多导睡眠监测（PSG）应该总是在 MSLT 的前一天晚上进行，因为它可以测量夜间睡眠的总时长，并有助于排除其他睡眠障碍，如阻塞性睡眠呼吸暂停（OSA）。应仔细检查 PSG 的前 15 min 是否存在 REM 睡眠（夜间 SOREMP），因为睡眠开始后 15 min 内的 REM 睡眠对 NT1 具有高度特异性，并与脑脊液下丘脑分泌素 1/食欲素 A 水平低相关[79]。发作性睡病患者 PSG 也可能发现 REM 睡眠肌张力迟缓，N1 睡眠增加，频繁从清醒或 N1 睡眠过渡到 REM 睡眠；这些电生理生物标志物支持发作性睡病的诊断[44, 46, 80]。其他睡眠障碍，包括 REM 期行为障碍和睡眠中的周期性肢体运动，可能在发作性睡病患者中被发现[43]。OSA 可与发作性睡病同时发生。在一项研究中，作者报告了 25% 的发作性睡病患者的呼吸暂停低通气指数大于 10/小时[81]，如果将 OSA 解释为主要诊断，这一发现可能会延迟发作性睡病的诊断。

### 多次睡眠潜伏期试验

MSLT（见第 207 章）在没有警示因素的情况下测量生理性睡眠倾向[82]。该测试包括 5 次预定的小睡，通常在上午 10 点、中午 12 点，以及下午 2 点、4 点、6 点，在这段时间里，受试者穿着便装，在舒适、隔音、黑暗的卧室里接受多导睡眠监测。在每 20 min 的监测期之后，患者会保持清醒，直到下一次预定的小睡。MSLT 的主要终点是每次小睡的潜伏期时间（熄灯和睡眠开始之间的时间），所有小睡的平均睡眠潜伏时间，以及小睡期间 REM 睡眠的存在[83]。平均睡眠潜伏时间小于 8 min 通常被认为是嗜睡的诊断。大于 10 min 被认为是正常的。8～10 min 的平均睡眠潜伏时间为灰色区域[54]。在其中一次小睡期间发生的 REM 睡眠被认为是白天的 SOREMP。支持发作性睡病诊断的 PSG-MSLT 阳性要求平均睡眠潜伏时间为 8 min 或更短，加上两次 SOREMP（包括夜间 SOREMP）。

在诊断发作性睡病时是否依赖阳性的 MSLT 结果存在争议。一般人群调查表明，健康的人，特别是那些睡眠时间短和轮班工作的人，可以有两次或两次以上的 SOREMP[85]。一项研究表明，16% 患有睡眠时相延迟障碍的青少年在白天会出现多次 SOREMP[86]。因此，记录之前的睡眠病史非常重要，最好是使用体动仪，或至少在测试前 2 周记录睡眠日志，并纠正不规律的睡眠，以避免假阳性结果。此外，使用 REM 睡眠抑制药物，如选择性 5-羟色胺再摄取抑制剂（SSRI）、5-羟色胺–去甲肾上腺素再摄取抑制剂（SNRI）、可乐定、胍法辛和传统兴奋剂，可能导致假阴性检测，因此需要在检测前 2 周或更长时间停用[87]。

尽管 MSLT 是一种客观的睡眠测量方法，但它也有局限性。与青春期后的儿童相比，青春期前的儿童似乎更警觉[88]，这可以延长 MSLT 的睡眠潜伏时间。最近的一项研究表明，目前的 PSG-MSLT 诊断值对 9 ～ 18 岁人群的 NT1 诊断有效[89]，但年龄小于 9 岁的受试者太少，无法评估对于年轻人群的影响。MSLT 也忽略了短暂的睡眠，在边缘情况下，这可能导致传统分析无法评分的日间损伤，从而导致对客观 EDS 的低估。MSLT 的另一个潜在缺点与方法有关。尽管美国睡眠医学会（American Academy of Sleep Medicine）发布了关于如何进行 MSLT 的指导方法[90]，但睡眠实验室在方法上差异很大，包括标准的执行和识别 SOREMP 的评分者之间的可靠性。

尽管如此，PSG-MSLT 的平均睡眠潜伏时间为 8 min 或更短，加上两次或更多的 SOREMP 对于诊断 NT1 来说是有效和可靠的，灵敏度为 80%，特异性为 95%[71]，可靠性为 81% ～ 87%[91-92]。这些 PSG-MSLT 截断值对于 NT2 不太可靠。由于平均睡眠潜伏时间和 SOREMP 的差异，在不同时间分别进行 PSG 和 MSLT 测试评估的 NT2 患者的诊断一致性仅为 18% ～ 47%[91-93]。这种较差的测试重复可靠性可能是由于不稳定的 NT2 生理学或患者行为与 PSG 和 MSLT 测试方案不一致。目前，如果 NT2 诊断不确定，建议重复测量 PSG 和 MSLT。

### 基因检测

遗传因素影响患 NT1 的风险。同卵双胞胎 NT1 的一致率约为 20% ～ 30%[58]。此外，只有 1% ～ 2% 的 NT1 患者的直系亲属受到该疾病的影响。虽然这个频率很小，但 NT1 患者的一级亲属的相对风险大约是一般人群的 10 ～ 40 倍[94]。

基因检测有时被用于发作性睡病的临床诊断。HLA DQB1*06：02 是所有种族中发作性睡病最常见的遗传标记，在 85% ～ 95% 的 NT1 患者中发现[1]。纯合 DQB1*06：02 使 NT1 和 NT2 的风险增加 2 ～ 4 倍[95]。然而，在 NT2 中，只有 40% 的受试者有 DQB1*06：02[16]，所以 HLA 检测通常对没有猝倒的人没有帮助。重要的是，这种基因检测本身不足以诊断发作性睡病，因为 DQB1*06：02 在 12% ～ 25% 的普通人群中也可以被发现。

其他 HLA 等位基因和基因影响发作性睡病的风险。例如，DQB1*03：01 和 DRB1*15：01 增加风险，而 DQB1*05：01 和 DQB1*06：01 具有保护作用[96-98]。NT1 还与编码 T 细胞受体 α 亚基、组织蛋白酶 H 和 OX40L 的基因多态性有关，这可能影响抗原呈递和 T 细胞功能。总体而言，这些遗传关联凸显了免疫系统在发作性睡病发生中的作用。

### 脑脊液中下丘脑分泌素 1/ 食欲素 A 的测量

测量脑脊液中下丘脑分泌素 1/ 食欲素 A 是诊断 NT1 最准确的技术。下丘脑分泌素 / 食欲素神经元在发作性睡病患者中选择性死亡[99]，脑脊液中非常低或不存在的下丘脑分泌素 / 食欲素水平可以确诊 NT1[100-104]。脑脊液下丘脑分泌素 1/ 食欲素 A 水平低于 110 pg/L（使用放射免疫测定法测量）对发作性睡病有很高的阳性预测价值（94%）[99，105]。相反，NT2 中下丘脑分泌素 1/ 食欲素 A 水平通常正常，具体来说，只有 24% 的 NT2 患者脑脊液下丘脑分泌素 1/ 食欲素 A 水平低，这在患有 NT2 的非裔美国人中更为常见[106]。在极少数情况下，脑脊液下丘脑分泌素 1/ 食欲素 A 水平低可能是由于神经系统疾病（如脑肿瘤、脑炎、血管疾病和脑外伤）损伤了下丘脑分泌素 / 促食欲素神经元[99]。

### 清醒维持试验

清醒维持试验（maintenance of wakefulness test，MWT）不用于诊断发作性睡病的标准实践，但可以帮助评估治疗效果和评估与特定工作或活动相关的入睡风险[107]。MWT 测试患者在黑暗房间中以舒适的坐姿保持清醒的能力，白天每隔 2 h 进行不同的试验。MWT 每隔 2 h 进行 4 次测试（上午 9 点、上午 11 点、下午 1 点和下午 3 点），并要求患者保持清醒 40 min。在测试期间平均不到 8 min 入睡被认为是不正常的。一项研究表明，平均睡眠潜伏时间小于 12 min 的 MWT 对发作性睡病的敏感性为 84%，特异性为 98%[108]。MWT 已经通过不同的性能测试（包括驾驶模拟）进行了验证[109]，并且通常用于临床药物试验。

## 治疗

所有治疗方法的目标都是优化对发作性睡病症状的控制，并让患者有一个完整的个人和职业生活。治疗目标应集中在改善最困扰发作性睡病患者的症状，即典型的嗜睡和猝倒。在选择药物时，临床医师必须考虑可能的副作用，因为发作性睡病是一种终身疾病，患者将不得不接受多年的药物治疗。发作性睡病的治疗必须在维持积极生活与避免副作用和对药物的耐受性之间取得平衡[110]。

### 行为治疗

行为疗法是治疗发作性睡病的一个重要方面。白天小睡 15 ～ 20 min 后，白天的困倦通常会改善 1 ～ 2 h，一些发作性睡病患者可以从两次小睡中获益。必要时，临床医师应与学校和雇主合作，帮助安排午睡的机会。此外，其他重要的行为治疗目标包括保持规律的睡眠-觉醒时间表，避免频繁更换时区，以及养成良好的睡眠卫生习惯（表 112.1 和表 112.2）。

职业咨询也很重要，因为发作性睡病患者和他们的雇主必须接受教育，了解在白天嗜睡的情况下可能很难完成的工作，包括需要轮班和随叫随到的工作。应该劝阻发作性睡病患者不要从事需要长时间不间断地持续关注的工作，尤其是在单调的条件下，比如商业驾驶和交通行业。

发作性睡病影响生活的许多方面，许多患者从患

**表 112.1　儿童初始治疗方案示例**[a]

| 青春期前的儿童 | 青少年 |
|---|---|
| **一般措施** | |
| 联系学校提醒老师 | 联系学校提醒老师 |
| 强调需要有规律的夜间睡眠，夜间睡眠至少 9 ～ 11 h | 强调有规律的夜间睡眠安排的必要性，以及至少 8 ～ 10 h 的夜间睡眠 |
| 午睡时间＜ 30 min，每天 1 ～ 3 次 | 午睡时间＜ 30 min，每天 1 ～ 3 次 |
| **治疗嗜睡的药物** | |
| 莫达非尼 50 ～ 200 mg/d[b, c] | 莫达非尼 100 ～ 400 mg/d[b]<br>阿莫非尼 50 ～ 250 mg[b] |
| 若患者体重小于 45 kg，羟丁酸钠剂量按照体重计算 | 羟丁酸钠 6 ～ 9 g[d, e] |
| 哌甲酯 IR 或 ER 0.5 ～ 1 mg/(kg · d)（通常最大剂量 40 mg/d） | 哌甲酯 ER 18 ～ 54 mg（通常最大剂量 60 mg/d） |
| 右苯丙胺-苯丙胺 IR/ER[e] 5 ～ 40 mg/d | Adderall IR/ER 5 ～ 40 mg/d |
| 托莫西汀 0.25 ～ 1.2 mg/（kg · d） | 托莫西汀 10 ～ 80 mg/d |
| **治疗猝倒的药物**[e] | |
| 若患者体重低于 45 kg，羟丁酸钠的剂量按照体重计算 | 羟丁酸钠 6 ～ 9 g[c, d] |
| 文拉法辛 XR 37.5 ～ 150 mg（早上服用）[f] | 文拉法辛 XR 37.5 ～ 225 mg（早上服用） |
| 氟西汀 5 ～ 20 mg（早上服用） | 氟西汀 10 ～ 40 mg（早上服用） |

[a] ＜ 18 岁的儿童的剂量和安全性尚未确定，除羟丁酸钠和传统兴奋剂外。≥ 6 岁儿童的用药剂量基于 Lexicomp 和 Lecendreux M 等：Pediatr Drugs 16：363-372，2014。
[b] 莫达非尼和阿莫非尼未被美国食品和药物管理局（FDA）批准用于 17 岁以下人群。
[c] 根据临床经验给药。
[d] 羟丁酸钠需要滴定[171]。最大剂量：20 ～ 30 kg，3 g，每晚 2 次；30 ～ 45 kg 3.75 g，每晚 2 次；≥ 45 kg 为 4.5 g，每晚 2 次。
[e] 已获得美国 FDA 批准用于治疗儿童发作性睡病。
[f] Lexicomp 的说明的剂量为 75 mg，但临床剂量可能更高。
ER，缓释；IR，即释；XR，延长释放。

**表 112.2　成人初始治疗方案示例**

**一般措施**

避免改变睡眠时间。
避免暴饮暴食和酗酒。
夜间有规律的睡眠时间：晚上 10 点半到早上 7 点。
小睡：如果有可能，定时有计划的小睡（例如，午餐时间睡 15 min，下午 5:30 时睡 15 min）

**治疗嗜睡的药物**

兴奋剂药物对发作性睡病患者的影响差别很大。药物的剂量和时间应该个性化，以优化性能。根据需要，可以建议在预期的困倦期间增加剂量。
莫达非尼：100 ～ 200 mg（早上醒来时服用），午餐或午休时服用 100 ～ 200 mg，或
阿莫非尼：50 ～ 250 mg/d
替洛利生：17.8 ～ 35.6 mg 每日晨服一次，或
索安非妥：75 ～ 150 mg 每日晨服一次，或
羟丁酸钠[a]：必须从低剂量 2.25 g 开始，每晚服用 2 次（上床时和上床后 2.5 ～ 4 h）；将总剂量每周增加 0.75 g/ 次，至每晚 2 次，每次 3.5 ～ 4.5 g。不要增加超过 9 g，因为在睡眠中有严重副作用的风险。白天症状的改善可能需要 2 个多月的时间，而猝倒的改善可能比白天过度思睡更快。如果患者已经在服用日间兴奋剂，可以减少兴奋剂的剂量或一旦达到治疗剂量的羟丁酸钠就停药。
哌甲酯 XR：每天早晨服用 18 ～ 54 mg，或哌甲酯 IR 5 ～ 20 mg，每天 2 ～ 3 次。如果空腹服用，效果更佳。

**如果仍有困难**

莫达非尼：早上 200 mg，午餐时 200 mg（每日总剂量 400 mg），或
替洛利生：17.8 ～ 35.6 mg，每天早晨服用一次，或
索安非妥：75 ～ 150 mg，每天早晨服用一次，或
睡前服用羟丁酸钠（GHB）：剂量必须像上面提到的那样低
哌甲酯（SR）：早上 20 mg，IR 午睡时 5 mg，下午 4 点 5 mg，或
苯丙胺[b]（XR）：早上 10 ～ 20 mg，IR 午睡时 5 mg，下午 4 点 5 mg，或
托莫西汀（可能多用于青少年）：1 周内以 0.5 mg/kg 开始，至 1 ～ 1.2 mg/kg 的适当剂量，早上服用

**治疗猝倒的药物**[b]

羟丁酸钠（见上文）
文拉法辛 XR 37.5 ～ 225 mg
氟西汀 20 ～ 60 mg（早上服用）

**若没有效果**

氯米帕明 10 ～ 75 mg 或普罗替林 2.5 ～ 5 mg 每日 3 次

[a] 羟丁酸钠的效果缓慢。
[b] 可在晚上临睡前服用的药物（羟丁酸钠、氯米帕明、丙米嗪）、仅在早晨服用的药物（氟西汀），或在早晨和午餐时间服用的药物（维洛沙秦、文拉法辛）。美国 FDA 专门批准用于治疗发作性睡病的药物只有莫达非尼、苯丙胺和羟丁酸钠。
ER，缓释；IR，即释；SR，持续释放。

者支持小组的参与中受益。这些活动有时由当地睡眠障碍中心或国家组织开展，如发作性睡病网络、唤醒发作性睡病和其他国家的类似组织。发作性睡病患者也可以在美国睡眠医学学会、斯坦福大学和哈佛大学的网站上找到有用的信息。

## 药物治疗

药物治疗列于表 112.1 ～ 112.3。

### 日间过度思睡

#### 莫达非尼

莫达非尼是一种促觉醒药物，可能通过阻止多巴胺的再摄取来促进觉醒[111-114]。缺乏多巴胺转运体的小鼠在服用莫达非尼后未表现出觉醒增加[114]。相反，苯丙胺可阻止多巴胺、去甲肾上腺素和 5- 羟色胺的再摄取，一些发作性睡病患者发现，莫达非尼在促觉醒方面的效力不如苯丙胺。

莫达非尼改善发作性睡病患者的 EDS，副作用相对较少。头痛是最常见的主诉，其次是紧张、恶心和口干。这些症状可以通过缓慢增加剂量来减轻。应监测血压，因为该药可能引起血压升高。莫达非尼很少会引起 Stevens-Johnson 综合征或其他严重的皮疹。莫达非尼成瘾、滥用或耐受的可能性非常低。莫达非尼的半衰期为 10 ～ 12 h，可以在早上单次给药（200 ～ 400 mg），但一些有发作性睡病的患者发现在早上和中午分开给药很有帮助。莫达非尼会降低口服避孕药的效果，因此发作性睡病患者应使用其他避孕方法。莫达非尼可能有致畸作用，应在受孕、妊娠和哺乳前停药[115]。

表 112.3　目前可用的发作性睡病药物

| 药物 | 使用剂量[a] |
|---|---|
| **嗜睡的治疗[b]** | |
| 莫达非尼 | 每天 100 ～ 400 mg |
| 哌甲酯 | 每天 10 ～ 60 mg |
| 托莫西汀 | 每天 10 ～ 25 mg |
| 右苯丙胺 | 每天 5 ～ 60 mg |
| 羟丁酸钠 | 每晚 6 ～ 9 g（上床时和 3 ～ 4 h 后分开） |
| 替洛利生 | 每天 17.8 ～ 35.6 mg |
| 索安非妥 | 每天 75 ～ 150 mg |
| **猝倒的治疗** | |
| 羟丁酸钠 | 每晚 6 ～ 9 g（上床时和 3 ～ 4 h 后分开） |
| 文拉法辛 XR | 每天 37.5 ～ 225 mg |
| 氟西汀 | 每天 10 ～ 60 mg |
| 度洛西汀 | 每天 60 mg |
| 普罗替林 | 每天 2.5 ～ 20 mg |
| 丙米嗪 | 每天 25 ～ 200 mg |
| 氯米帕明 | 每天 25 ～ 200 mg |
| 地昔帕明 | 每天 25 ～ 200 mg |

[a] 有时，根据临床反应，剂量可能超出通常的剂量范围。

[b] 根据半衰期的不同，一些促觉醒药物应该分剂量服用，通常在早上和午餐时间服用。

XR，延长释放。

#### 阿莫非尼

阿莫非尼是莫达非尼的活性 R 异构体，已被美国 FDA 批准用于治疗发作性睡病患者的 EDS。在一项对 196 名发作性睡病患者进行的多中心、随机、双盲、安慰剂对照试验中，阿莫非尼显著改善了全天的 EDS[116-117]。与普通莫达非尼相比，它对 EDS 的改善可能更持久，因为它的半衰期更长，为 12 ～ 15 h。剂量范围为 50 ～ 250 mg/d。副作用与莫达非尼相似，包括头痛、恶心、头晕和失眠。

#### 苯丙胺和苯丙胺样中枢神经系统兴奋剂

兴奋剂包括苯丙胺（如右苯丙胺和混合苯丙胺盐）以及苯丙胺样药物（包括哌甲酯）。像莫达非尼一样，这些药物阻止多巴胺的再摄取，但它们也阻止去甲肾上腺素和 5- 羟色胺的再摄取。较高剂量的苯丙胺可导致这些单胺神经递质从神经末梢流出，而单胺的突然增加可能促进了它们的成瘾性。这些神经递质都促进觉醒，抑制 REM 睡眠，因此，兴奋剂改善 EDS，增加到 NREM 和 REM 睡眠的潜伏时间，减少 REM 睡眠的百分比。苯丙胺 IR 通常分 2 ～ 3 次给药，通常每剂 10 ～ 20 mg。缓释形式可在白天提供渐进和延迟的反应。超过 60 mg/d 的哌甲酯和苯丙胺往往会产生副作用，包括更多的夜间睡眠中断以及更高频率的精神病、偏执狂和精神病住院治疗。苯丙胺剂量越大，反跳性嗜睡越频繁。这些兴奋剂有很高的滥用和耐受的可能性，因此应以最低的有效剂量使用。

#### 替洛利生

替洛利生是一种组胺 H3 受体反向激动剂，于 2016 年在欧洲被批准使用，2019 年在美国被批准用于治疗 NT1 和 NT2 患者的 EDS。在大脑中，组胺促进清醒，并可能抑制 REM 睡眠。H3 受体是一种抑制性自身受体，可减少组胺、乙酰胆碱和其他单胺神经递质的释放[118]。替洛利生可阻断这一效应，导致组胺和其他神经递质水平升高[119]。

替洛利生是一种中等效力的 EDS 治疗方法，优于安慰剂，与莫达非尼相似[120]。此外，与安慰剂相比，替洛利生可适度降低猝倒频率[121]，但尚未在美国被批准作为抗猝倒药。替洛利生每日 1 次，剂量为 8.9 mg/d，可增加至 35.6 mg/d。替洛利生耐受性良好，不良反应轻微，恶心和肌肉骨骼疼痛最常见，还可引起头痛、失眠、腹痛和 QT 间期延长，但焦虑不常见[120]。关于妊娠和哺乳期影响的数据有限。替洛利生因其滥用可能性低而未列入管制药物[122]。值得注意的是，替洛利生可经肝代谢，禁止用于重度肝损害患者。

索安非妥

索安非妥（solriamfetol）是一种选择性多巴胺和去甲肾上腺素再摄取抑制剂，于 2019 年在美国被批准用于治疗因嗜睡引起的成人 EDS 患者。与苯丙胺不同，索利非妥不促进单胺的释放[123]。

在一项针对成人发作性睡病患者的三期随机、安慰剂对照研究中，接受索安非妥治疗的患者在主观和客观 EDS 测量方面都比安慰剂有很大改善[124]。副作用为轻至中度，包括头痛、恶心、食欲抑制、焦虑、失眠，以及小剂量依赖性血压和心率升高。索安非妥的起始剂量为每日 1 次，每次 75 mg。可根据需要每 3 日将剂量增加至每日 150 mg（美国批准的最大剂量）。该药的平均半衰期为 7.1 h，主要通过尿液排出。关于该药对妊娠和哺乳期的影响，现有数据有限。同时使用单胺氧化酶抑制剂或在过去 14 天内使用过对索安非妥是禁忌的。

羟丁酸钠

羟丁酸钠是 γ 羟丁酸的钠盐，被美国 FDA 批准用于治疗发作性睡病的嗜睡和猝倒。羟丁酸钠如何改善发作性睡病的症状，目前尚不完全清楚。羟丁酸钠促进深度 NREM 睡眠，这种急性镇静作用可能是由 γ 氨基丁酸 B 受体介导的[125]。在几周至几个月的时间里，羟丁酸钠还能改善白天的嗜睡和猝倒，但这一作用是如何发生的尚不清楚。

在多中心大型研究中，羟丁酸钠已显示出改善发作性睡病 EDS 和猝倒的功效[126-127]。羟丁酸钠通常在已卧床的患者就寝时服用，以避免因急性镇静（有时为强镇静）而跌倒。第一次给药后约 2.5 ～ 4 h，患者躺在床上时服用第二次。它的半衰期是 90 ～ 120 min。许多发作性睡病患者开始时每晚总剂量为 4.5 ～ 6 g，根据 EDS 和猝倒的改善情况，剂量在 2 ～ 3 个月内逐渐递增至 6 ～ 9 g。这些剂量还可减少睡眠片段化、睡眠瘫痪、睡前幻觉和噩梦[128]。较深的夜间睡眠在治疗早期很明显，但可能需要 3 个多月才能看到药物对 EDS 和猝倒的全部改善。当与莫达非尼合用时，羟丁酸钠对 EDS 有增加效果的作用[129]。急性撤药不会产生强烈的反跳性猝倒或嗜睡。

如果发作性睡病患者在服药后 1 ～ 2 h 醒来，他们可能会出现意识错乱、恶心和遗尿，尤其是在较大剂量和首次开始用药时。羟丁酸钠可引起呼吸抑制（尤其是与镇静药物联用时）以及阻塞性和中枢性呼吸暂停[126-138]，应谨慎用于有睡眠呼吸紊乱的发作性睡病患者。不建议在妊娠期使用。羟丁酸钠禁止与镇静剂或酒精联用，也禁止用于琥珀酸半醛脱氢酶缺乏症患者。在美国，羟丁酸钠的临床使用需要通过联邦药物安全项目［风险评估和缓解策略（Risk Evaluation and Mitigation Strategy，REMS）］进行密切的安全性监测。

托莫西汀

托莫西汀是一种 5- 羟色胺–去甲肾上腺素再摄取抑制剂，已在回顾性队列研究和病例报告中用于治疗发作性睡病[139-140]。在一项研究中，NT1 患儿的日间嗜睡、猝倒和睡眠中断有所改善，但未采用标准化结局指标[139]。副作用包括食欲抑制和情绪障碍。目前，关于治疗效果的证据相当有限[141-143]。

## 猝倒和 REM 睡眠相关症状

猝倒被认为是 REM 睡眠肌张力弛缓侵入清醒状态。REM 睡眠受到去甲肾上腺素和 5- 羟色胺的强烈抑制，而增加这些神经递质水平的药物通常对抑制猝倒有效。专家一致支持在适应证外使用抗抑郁药治疗猝倒，因为它们具有抑制 REM 睡眠的能力，但没有随机对照试验证实其疗效。

单胺类非特异性再摄取抑制剂

三环类抗抑郁药是最早用于治疗猝倒的药物。较老的三环类抗抑郁药包括丙米嗪（imipramine）、氯米帕明（clomipramine）和前普替林（proyptiline）[144-146]。三环类抗抑郁药抑制单胺（5- 羟色胺、去甲肾上腺素、多巴胺）再摄取，阻断胆碱能、组胺能和 α 肾上腺素能的传递，以前是首选药物，尤其是前普替林。然而，它们有显著的抗胆碱能副作用，包括口干、出汗、便秘、心动过速、排尿困难，尤其是性功能障碍，导致 40% 以上男性发作性睡病患者阳痿。三环类抗抑郁药现在很少使用，当患者需要一种强效药物，在可能会发生猝倒时偶尔使用。

选择性 5- 羟色胺再摄取抑制剂（SSRI）

SSRI 类药物被认为对猝倒治疗有效且耐受性良好。氟西汀治疗猝倒的典型起始剂量为上午 10 ～ 20 mg，可增加至 60 mg/d。25 ～ 200 mg/d 的氟伏沙明也被证明对猝倒有轻度疗效。与传统的三环类抗抑郁药相比，SSRI 类药物副作用少，效果好。不良反应包括失眠、恶心和性困难。对这类药物不产生耐受性。

5- 羟色胺-去甲肾上腺素再摄取抑制剂（SNRI）

SNRI 类药物可显著减少猝倒、睡眠瘫痪和入睡前 / 醒后幻觉，是推荐的药物，因为它们副作用少，疗效好。这类药物中最常用的是文拉法辛 XR，它是一种有效的 5- 羟色胺和去甲肾上腺素能再摄取抑制剂，也是一种弱的多巴胺再摄取抑制剂。文拉法辛 XR 的剂量为 37.5 ～ 225 mg，是这些化合物中最广泛用于成人和儿童的；与三环类抗抑郁药相比，文拉法辛 XR 具有良好的疗效和更好的耐受性。度洛西汀（每天早晨 60 mg）是另一种减少猝倒的 SNRI 类药物[147]。

SNRI 和 SSRI 类药物在妊娠期间使用时属于 C 类药物（帕罗西汀属于 D 类）。关于孕妇使用抗抑郁药的信息大多来自观察性研究，但数据提示无致畸作用[148]。抗抑郁药也会在睡眠中产生周期性肢体运动[149-150]和快速眼动睡眠行为障碍（REM sleep behavior disorder）[151]，但尚不清楚服用 SSRI/SNRI 类药物的发作性睡病患者是否会加重这些症状。

### 儿童的治疗

关于儿童发作性睡病药物治疗效果和安全性的大多数数据都是基于观察性数据。在一项对 13 名儿童（平均年龄 11.0 岁）进行的研究中，莫达非尼（平均剂量 346 mg/d）在 MSLT 中增加了睡眠潜伏时间（从 6.6 min 增加到 10.2 min），减少了 90% 受试者的睡眠发作，并且似乎安全且耐受良好，持续时间超过 1 年[152]。50 ～ 200 mg 的莫达非尼在上午和中午给药时似乎效果最好。如果需要，孩子放学回来时可加用小剂量的即释哌甲酯。该药不能给得太晚，以免诱发入睡困难。

由于 Stevens-Johnson 综合征的病例报告，莫达非尼和阿莫非尼未被美国 FDA 批准用于 17 岁以下的患者。在一项关于儿童发作性睡病患者使用莫达非尼的 meta 分析中，副作用包括易激惹、口干、恶心、食欲不振和头痛，但未报告严重不良反应[153]。如果不能开出莫达非尼，则哌甲酯是次佳选择。它有立即释放、缓慢释放和延长释放的剂型[154]。儿童推荐剂量基于体重（通常为每日 0.5 ～ 1 mg/kg，最大剂量＜ 50 ～ 60 mg/d），我们使用长效制剂以提高依从性并减少成瘾的可能性。我们更倾向于使用哌甲酯，而不是苯丙胺，因为一项对 ADHD 儿童开展的研究表明，使用苯丙胺时发生精神病的风险较高[155]。

在一项随机对照试验中，羟丁酸钠改善了 NT1 儿童 / 青少年的 EDS 和猝倒，并且在 1 年的研究期间治疗反应持续，未出现耐受性[156]。副作用一般较轻，与成人相似，包括恶心、体重减轻、头晕和夜间遗尿。然而，一些受试者有抑郁、自杀意念以及阻塞性和中枢性睡眠呼吸暂停[156]。羟丁酸钠也可引起 NREM 异态睡眠（如梦游、夜惊），尤其是在较高剂量下[157]。

### 新兴疗法和正在研究中的药物

理想情况下，人们会用下丘脑分泌素 / 食欲素治疗 NT1，但这种方法有几个挑战。一个局限性是该肽必须穿过血脑屏障才能到达中枢神经系统[158-162]。对患有 NT1 的人进行的鼻内下丘脑分泌素 1/ 食欲素 A 的小型研究表明，REM 睡眠时间减少，清醒到 REM 睡眠过渡减少，但嗜睡或猝倒没有改善[163-159]。可以考虑将多能干细胞产生的产生下丘脑分泌素 / 食欲素的神经元进行移植，但主要问题是移植的产生下丘脑分泌素 / 食欲素的神经元存活率较低，以及对这些细胞的自身免疫攻击[162]。

新出现的发作性睡病治疗方法包括下丘脑分泌素 / 食欲素激动剂、免疫疗法、SNRI、微量胺相关受体 1（TAAR1）脑穿透激动剂、现有药物的重组，以及目前使用的治疗方法和其他治疗方法的组合或变化[128-129]。TAK-925，一种下丘脑分泌素 / 促食欲素 2 受体激动剂，在 NT1 小鼠模型中显著增加清醒[164]，临床试验评估下丘脑分泌素 / 促食欲素激动剂的安全性、耐受性和药代动力学正在进行中。另一种新兴的发作性睡病治疗方法涉及微量胺，这是氨基酸的代谢产物，其结构与经典的生物胺相似。新型的、可穿透大脑的 TAAR1 激动剂作为单胺能神经传递的负调节剂，在小鼠和大鼠中显示出剂量依赖性的觉醒增加和 REM 睡眠减少[165]。另一种单胺能方法是瑞波西汀（AXS-12），它能特异性地阻断去甲肾上腺素的再摄取，并在下丘脑分泌素 / 促食欲素缺乏的小鼠中比 5- 羟色胺再摄取抑制剂治疗猝倒更好[166]。瑞波西汀用于治疗 NT1 患者的猝倒和 EDS 的临床试验正在进行中。

由于 NT1 可能是由自身免疫过程引起的，研究人员也在探索免疫疗法作为 NT1 的治疗方法，包括皮质类固醇、血浆置换和静脉注射免疫球蛋白[167-170]。一项开放标签的静脉注射免疫球蛋白研究报告了有限的成功和症状减轻情况，这提示即使获得了治疗获益，也可能受到治疗时机（即发病时）和症状严重程度的限制[153]。目前，不建议静脉注射免疫球蛋白和皮质类固醇，我们需要进一步试验来确定免疫调节剂在发作性睡病治疗中的可能作用[170]。

## 临床要点

- 发作性睡病的临床特征是 EDS、猝倒、睡眠瘫痪、入睡前 / 醒后幻觉和夜间睡眠中断。所有发作性睡病患者都有 EDS，但其他症状只出现在一部分人身上。猝倒是发作性睡病特有的症状，其他症状则是非特异性的。
- 发作性睡病与多种共病有关，包括肥胖、睡眠呼吸暂停和情绪障碍，包括抑郁症。
- Ⅰ型发作性睡病（NT1）的诊断需要 EDS 病史和以下条件之一：①脑脊液下丘脑分泌素 1/ 食欲素 A 水平低；②猝倒和多次睡眠潜伏期试验（MSLT）结果阳性。Ⅱ型发作性睡病（NT2）的诊断需要有 EDS 病史和 MSLT 阳性结果。
- 人类白细胞抗原（HLA）DQB1*06：02 基因检测在 95% 的 NT1 患者和 40% 的 NT2 患者中呈阳性，然而，由于该等位基因在 18% ～ 35% 的普通人群中被发现，不建议将 HLA 检测作为诊断工具。
- MSLT 之前必须先进行夜间多导睡眠图检查，以排除其他睡眠障碍并记录充足的睡眠。MSLT 可能因轮班工作、睡眠呼吸暂停或睡眠剥夺而呈假阳性，并受年龄、性别和青春期的影响。
- 莫达非尼、阿莫非尼、替洛利生和索安非妥可以减少 EDS，而且副作用比苯丙胺少。
- 羟丁酸钠可以改善猝倒、EDS 和夜间睡眠中断。

## 总结

发作性睡病是一种慢性神经性睡眠障碍，由于下丘脑分泌素 / 食欲素神经元丧失，导致 EDS，夜间睡眠紊乱，REM 睡眠进入清醒状态，如猝倒、睡眠瘫痪和入睡前 / 醒后幻觉。该综合征与多种共病相关。在整夜 PSG 后进行的 MSLT 显示睡眠潜伏时间短（平均入睡潜伏时间≤ 8 min）和两次或两次以上的 SOREMP。伴猝倒发作性睡病可能与位于下丘脑外侧的下丘脑分泌素 / 食欲素神经元的自身免疫破坏有关，导致脑脊液下丘脑分泌素 1/ 食欲素 A 的严重减少。随着时间的推移，治疗发作性睡病的药物得到了改进，与苯丙胺和三环类抗抑郁药相比，新型化合物提供了良好的疗效，且副作用更少。莫达非尼、阿莫非尼、索安非妥和替洛利生可改善日间嗜睡，羟丁酸钠可改善猝倒和日间嗜睡等多种发作性睡病症状。根据患者需求、药物风险和获益、患者成本和依从性，推荐个体化治疗方案。行为治疗方法，包括学校和工作住宿、午睡机会、睡眠卫生和心理支持，对于优化疾病管理至关重要。

## 致谢

Christian Guilleminault 写了这一章的原始版本，我们对他的去世感到悲伤。我们感谢他的出色工作，同时我们感谢 Michelle Cao 对本章早期版本的贡献。

## 参考文献和拓展阅读

请扫描书后二维码，获取参考文献和拓展阅读资源。

# 第 113 章 特发性睡眠增多

*Yves Dauvilliers*，*Claudio L.A. Bassetti*

程岳阳 译 詹淑琴 审校

**章节亮点**

- 特发性睡眠增多（idiopathic hypersomnia，IH）是一种罕见的中枢神经系统睡眠增多疾病，临床表现为白天过度嗜睡，常伴有长时间且无恢复感的小睡，夜间睡眠时间长且不受干扰，入睡后难以醒来和"起床"（睡眠惯性）。
- 多导睡眠图常显示夜间睡眠正常，睡眠效率高，无睡眠呼吸暂停或周期性肢体运动。多次小睡潜伏期试验要求平均睡眠潜伏期短（< 8 min），伴有一个或更少的睡眠起始快速眼动期。另外，IH 可以通过连续 24 h 监测多导睡眠图的总睡眠时间超过 10 h 或至少 7 日的体动记录仪检查平均总睡眠时间超过 10 h 来诊断。
- IH 的病理生理机制尚不清楚。在缺乏特异性生物标志物的情况下，IH 是一种排除性诊断，包括非典型抑郁症、Ⅱ型发作性睡病（NT2，不伴猝倒发作性睡病）、睡眠呼吸暂停综合征和行为诱发睡眠不足综合征。
- IH 的药物选择类似于发作性睡病的治疗，包括莫达非尼、哌醋甲酯、替洛利生、右苯丙胺和羟丁酸钠。
- IH 的症状可能是严重和持久的，但大约 1/3 的患者嗜睡可以有自发改善。

## 历史

特发性睡眠增多（idiopathic hypersomnia，IH）这个术语早在 1829 年（"die idiopathische chronische Schlafsucht"）就被用于描述原因不明的日间过度思睡（excessive daytime sleepiness，EDS）[1]。20 世纪 50 年代末，Bedrich Roth 首次描述了一种综合征，其特征是 EDS、长时间睡眠和睡眠宿醉，而且没有"睡眠发作"、猝倒、睡眠瘫痪和幻觉。最初提出了"独立型睡眠宿醉"和"伴睡眠宿醉的嗜睡"这两个术语[2-5]。一开始发现了本病与发作性睡病的重叠特征，并因此使用了原发性发作性睡病、独立发作性睡病和非快速眼动（NREM）睡眠发作性睡病等标签[6-7]。其他术语，包括特发性中枢神经系统嗜睡、功能性嗜睡、伴有自动行为的嗜睡、和谐性嗜睡和 IH，也在 1990 年版的《国际睡眠障碍分类》（ICSD）中被提出。2005 年版的 ICSD 将睡眠时间较长的 IH（> 10 h；多症状型，典型 IH）和无长睡眠时间的 IH（单症状型）进行了区分。最新的 ICSD（第 3 版，ICSD-3）将这两种情况（有和没有长睡眠时间）合并为一种异质性情况，因为研究人员无法根据夜间睡眠时间的长短客观地区分两种形式的疾病。睡眠时间超过 10 h 的患者，Epworth 嗜睡量表（Epworth Sleepiness Scale，ESS）、多次睡眠潜伏期试验（Multiple Sleep Latency Test，MSLT）评估的日间嗜睡无显著性差异，睡眠惯性和非恢复性小睡的受试者百分比无显著性差异[8-9]。虽然最近的研究提供了一些有趣的发现，但 IH 的病理生理学仍不清楚。EDS 是一种多维的主诉，与睡眠需求增加有质的区别。IH 患者表现出嗜睡的不同表现，通常合并有 EDS 或睡眠需求增加（即客观评估时的嗜睡）。由于缺乏 IH 的特异性生物标志物，加上存在可能与 IH 类似的微妙形式的睡眠呼吸障碍和慢性睡眠不足，对 IH 的真实频率和临床表现提出了疑问。

## 流行病学

由于缺乏系统研究，IH 的确切患病率和发病率仍不清楚。一些报告表明，IH 患者仅占神经睡眠中心就诊患者的 1%，比发作性睡病患者少 5 ~ 10 倍[8, 10]。因此，一般人群中 IH 的患病率估计约为 50/100 万，这一数字远低于直到 20 世纪 80 年代初提出的 300/100 万～600/100 万[4-5, 11]。在已发表的一项大型系列研究中，IH 患者占在一个呼吸睡眠中心就诊的 6000 例患者的 1%。因为 IH 的发病率比发作性睡病少 2 倍，出现了关于诊断准确性的问题[12-14]。

症状出现的年龄各不相同，但常在 10 ～ 30 岁。而 1 型发作性睡病（NT1，伴猝倒发作性睡病），其发病年龄有时难以确定，因为嗜睡的起病隐匿。确诊后，症状一般稳定且持续时间长。然而，在多达 1/3 的患者中可以观察到 EDS 自发改善。在一些病例系列中发现女性多于男性，但并非所有病例系列都有这种情况[9-10, 12, 15]。

## 病因

### 基因和环境因素

1/3 ～ 2/3 的 IH 病例可在家庭中出现，这些人更有可能有较长的睡眠时间。在极少数情况下，IH 和发作性睡病可同时发生于同一家系[8, 10, 16]。对常染色体显性遗传方式进行了讨论，女性可能更常受影响[9]。然而，尚未在该领域开展过良好的研究。在一些病例系列中，我们观察到与糖尿病或肥胖相关[10, 17]。

鉴于 IH 和发作性睡病之间存在重叠特征（见后文），人们对 IH 的潜在人类白细胞抗原（HLA）标志物产生了兴趣。尽管有报道称 HLA-DQ1[10]、HLA-DR5、HLA-Cw2[18] 和 HLA-DQ3[19] 增加，HLA-Cw3 减少[20]，但没有一致的发现。目前 HLA 分型对 IH 的诊断没有作用。

最近的一项研究调查了 10 例 IH 患者与健康对照者的皮肤成纤维细胞中生物钟基因表达的动态变化。在两个昼夜周期内，IH 患者细胞中 *BMAL1*、*PER1* 和 *PER2* mRNA 的节律幅度受到抑制，并且 *BMAL1* 的总体表达显著降低[21]。

睡眠增多通常在不知不觉中开始。偶尔，短暂的失眠、睡眠-觉醒习惯突然改变、过度劳累、情绪变化、全身麻醉、病毒性疾病或轻度头部外伤后会首先出现 EDS，然而，这些潜在的触发因素不是 IH 特有的[10]。

### 神经化学

Montplaisir 等发现，在 IH 患者和发作性睡病患者中，多巴胺和吲哚乙酸减少[21]。Faull 等发现发作性睡病患者的多巴胺系统和 IH 患者的去甲肾上腺素系统失调[22-24]。这些代谢数据提示 IH 患者的胺能觉醒系统可能存在功能障碍。其他实验和人体数据也支持这一假设。在猫中，增加的去甲肾上腺素能通路受损可诱发嗜睡和单胺类紊乱[25]。IH 患者的脑脊液下丘脑分泌素 1 水平正常[15, 26-28]。几项研究在 IH 和其他中枢性睡眠过多患者中检测了脑脊液组胺水平，但结果不一致[29-31]。Dauvilliers 等利用一种高度敏感和选择性的超高效液相色谱串联质谱分析法同时定量组胺及其主要代谢物远端甲基组胺，结果发现，在Ⅰ型发作性睡病（NT1）、Ⅱ型发作性睡病（NT2）或 IH 患者与无客观基础病因但主诉 EDS 的患者之间，这两种胺无差异[31]。此外，脑脊液组胺与远端甲基组胺、主观或客观白天嗜睡或使用精神兴奋剂之间没有关联。

Rye 等在非下丘脑分泌素缺乏的中枢神经系统嗜睡患者中检测了 γ 氨基丁酸（GABA）信号的调节因子，其中一些患者符合 IH 的标准。他们发现，在存在 GABA 的情况下，这些患者的脑脊液在体外电生理测定（即全细胞膜片钳记录，以测量 $GABA_A$ 受体电流的增强）中增强了 $GABA_A$ 受体功能[32]。在本实验中，与对照组相比，当细胞暴露于 GABA 和嗜睡患者的脑脊液时，抑制性氯电流增加。此外，氟马西尼（一种拮抗苯二氮䓬类药物镇静催眠作用的药物）逆转了 $GABA_A$ 信号的这种增强作用，并且可能改善了一些嗜睡患者的警觉性。然而，在不同的中枢嗜睡障碍（CDH）之间没有观察到差异，没有发现 GABA 增强和警觉性的测量之间的相关性，并且脑脊液的生物活性成分仍然未知。此外，尽管这些结果仍有争议，但这些结果并没有在不同的具有明确特征的 IH 患者人群中与 NT1 患者和对照组患者进行体外电压夹闭的非洲爪蛙卵母细胞试验得到证实[33-35]。在这项研究中，在 CDH 中没有发现 $GABA_A$ 受体信号传导的增强，下丘脑分泌素缺乏和非下丘脑分泌素缺乏的患者与神经系统对照组和仅主观报告嗜睡的对照组相比没有显著差异。进一步的研究需要包括表型良好的患者，以更好地理解 IH 的病理生理学和识别特异性生物标志物。

### 神经生理学

研究人员假设，IH 的嗜睡可能是由睡眠调节的内稳态和昼夜节律紊乱以及唤醒系统活动不足引起的。

一些研究者报告了异常高水平的慢波活动（SWA），其原因可能是 SWA 的异常缓慢衰减，也可能是 SWA 水平增强后的正常衰减[36-37]。在另一项研究中，IH 患者的慢波睡眠周期交替模式率降低，这提示 IH 患者的慢波睡眠比正常受试者更稳定，但慢波睡眠的百分比无差异[38]。最近一项包含 10 项关于 IH 患者夜间睡眠的研究的 meta 分析表明，与对照组相比，IH 患者的慢波睡眠百分比降低，快速眼动（REM）睡眠增加[39]。这些发现与之前的观察结果部分相反，提示 IH 患者的睡眠微观结构发生了改变，IH 患者的恢复性睡眠可能较少，白天嗜睡可能较少。

有报告显示，睡眠开始和结束时睡眠纺锤波活动增加，褪黑素和皮质醇分泌开始延迟（和减少），这提示 IH 存在原发性昼夜节律缺陷[40-41]。遗憾的是，尚未在 IH 中报告核心温度记录（一种更可靠的昼夜节律指标）。

IH 患者在觉醒后检测到延迟和较小的 P300 电位，这提示皮质激活问题可能与睡眠惯性有关，但这种现象的起源尚不清楚[37, 42]。

## 临床特征

### 日间过度思睡

IH 患者描述了一种持续的、每日的 EDS，只在极少数情况下导致不自主的小睡（“睡眠发作”）。Epworth 嗜睡量表（ESS）评分通常增加（＞ 11/24）。与其他形式的 EDS 一样，酒精、运动、暴饮暴食和温暖的环境会加重 EDS。白天嗜睡导致午睡时间通常延长（通常为 1 h），与发作性睡病患者相比，IH 患者通常将午睡描述为无法恢复精神[10]。午睡不能恢复精力和与醒来相关的睡眠惯性导致患者与困倦作斗争，尽可能长时间地避免午睡。

不午睡的患者特别容易出现嗜睡和无意识行为。在发作期间，患者可能会凝视，并因 EDS 而出现有目的但不适当的行为。患者报告说，他们发现自己开车时离家很远，在咖啡上撒盐，把脏盘子放进干衣机并打开机器，在课堂上写不连贯的句子，大声地说一些不相干的话等等。对这种情况的遗忘是常见的，尽管患者之后面对他们的自动行为的结果时通常意识到他们已经有了一次“嗜睡”发作。

一些 IH 患者（通常睡眠时间正常）可能出现与发作性睡病重叠的症状。在这些发作性睡病 /IH 的“边界”病例中，人们报告，他们偶尔会有无法抗拒的睡眠，以及短暂而提神的小睡[10]。

### 夜间睡眠

夜间睡眠通常被报告为主观上较长且不被干扰，通常睡眠时间超过 10 h。在大多数 IH 患者中，EDS 并不会随着睡眠时间的延长而改善。在睡眠不受限制的情况下，IH 患者可能报告每天睡眠时间为 12 ～ 19 h（周末和节假日）。

患者难以醒来，并经历睡眠惯性，即睡眠和觉醒之间的过渡状态，表现为表现受损、警觉性降低和重返睡眠的欲望[43]。睡眠惯性通常发生在夜间睡眠结束时，但也可能发生在患者午睡醒来时。患有 IH 的人报告，如果被唤醒，即使是在他们自己的要求下，他们也会表现出攻击性、言语和身体上的虐待。患者可能神志不清，在清醒时无法对外界刺激作出充分反应。早上起床所需的时间可能长达 2 ～ 3 h；严重时，有时被称为睡眠宿醉（见 Evangelista 等的研究[13]）。40% ～ 60% 的 IH 患者报告有睡眠宿醉或意识错乱性觉醒（也称为 d’Elpénor 综合征，因为尤利西斯最年轻的战友在一次不完全清醒发作中坠亡）[5, 10, 12-13]，但也可见于其他形式的 EDS。当患者从午睡中醒来时，睡眠惯性也很常见。

### 相关特征

睡眠麻痹和幻觉在发作性睡病中很常见，但在 IH 中不太常见[10, 28, 44]。值得注意的是，15% ～ 25% 的 IH 患者有抑郁症[5, 10, 15, 45-46]。不符合情感性障碍诊断的情绪变化可能在 EDS 发病之前或之后独立发展。原发性重度抑郁症的存在与 IH 的诊断是不相容的（稍后讨论）。据报道，大约 30% 的 IH 患者患有偏头痛和紧张性头痛。偶尔可观察到其他部位的疼痛主诉。还观察到自主神经性症状，如手脚冰凉、站立时头晕、直立性低血压或晕厥[3, 10, 14, 47-48]。然而，这些症状在发作性睡病和 IH 中出现的频率相似[14]。有些病例系列中发现 IH 患者的体重指数增加[10, 16]。

为了评估 IH 的临床负担，最近的一项研究开发并验证了特发性嗜睡严重程度量表（IHSS）[49]。IHSS 是一份简短的自我报告问卷，用于评估 IH 患者的症状频率、严重程度和结局。无药物 IH 患者的 IHSS 评分高于对照组，治疗组低于未治疗组，显示出治疗敏感性。

## 诊断

### 诊断标准

ICSD-3 重新定义了 IH 的标准，导致了比之前版本（ICSD-2）更多样化的诊断，其中区分了两种形式，有睡眠时间延长和没有睡眠时间延长。ICSD-3 诊断标准包括：

1. 3 个月以上的时间，每天都有不可抗拒的睡眠需求，或者白天进入睡眠状态。

2. 无猝倒。

3. 在 MSLT 中少于两个睡眠起始快速眼动期（SOREMP）（如果夜间 REM 潜伏期≤ 15 min，则应少于一个）。

4. 存在以下至少一种情况：

- MSLT 显示平均睡眠潜伏期为 8 min 或更短。
- PSG 监测的 24 h 总睡眠时间为 660 min 或更长（通常为 12 ～ 14 h），监测应在纠正慢性睡眠剥夺后进行或通过体动记录仪联合睡眠日记一起记录（至少平均超过 7 天的无限制睡眠）。

5. 排除睡眠不足综合征（如果认为有必要，通过充分尝试增加夜间卧床时间后嗜睡没有改善来排除，最好通过至少 1 周的腕动仪确认）。

6. EDS 或 MSLT 的发现不能用另一种睡眠障碍、医学或神经障碍、精神障碍、药物使用或药物滥用来更好地解释。对于已知会影响睡眠、睡眠潜伏期和日间警觉性的药物，必须仔细评估，并应在客观测试前停药至少 2 周。

一些作者最近提出了更严格的 IH 诊断标准，包括严重程度标准，以及更积极地排除 EDS 的潜在原因，如睡眠剥夺和轮班工作[49]。

## 多导睡眠监测

IH 的典型 PSG 表现为睡眠潜伏期短、睡眠效率高（通常 > 90%，图 113.1 和 113.2）[3, 10, 12, 50]。最近一项关于 IH 患者夜间睡眠结构的 meta 分析显示，和正常人群相比，总睡眠时间和 REM 睡眠时间增加，而睡眠潜伏期缩短，慢波睡眠比例下降[39]。这些发现是非特异性的，也可见于行为诱发的睡眠不足综合征（BIISS，见后文）。在 IH 中，睡眠纺锤波的数量（整个睡眠期间或夜间开始和结束时）可能升高[8, 40]（图 113.3）。睡眠起始 REM 睡眠少见，通常觉醒指数、呼吸暂停低通气指数和周期性肢体运动指数低。

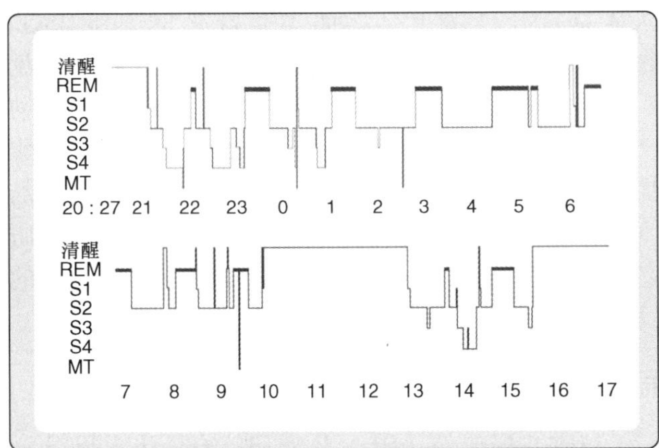


**图 113.1**　特发性睡眠增多患者的 24 h 连续睡眠图。一名 24 岁女性，表现为 EDS，长期无恢复感睡眠，睡眠宿醉。患者的 ESS 得分为 18/24。患者在入睡或醒来时有频繁的幻觉，但无睡眠瘫痪或猝倒。患者体重指数是 24，有 EDS 的阳性家族史。多导睡眠图显示睡眠效率为 98%，NREM 2 睡眠潜伏期为 10 min，慢波睡眠占总睡眠时间的 26%。患者无打鼾、呼吸暂停或周期性肢体运动。她的 MSLT 显示平均睡眠潜伏期为 4.8 min，但没有 SOREMP。24 h 连续多导睡眠图显示，夜间总睡眠时间为 12 h 44 min，日间睡眠时间为 2 h 36 min（单次长午睡）。脑脊液下丘脑分泌素 1 正常。HLA-DQB1*0602 阳性。精神评估正常。莫达非尼剂量为 600 mg/d，EDS 略有改善，但睡眠惯性没有改善

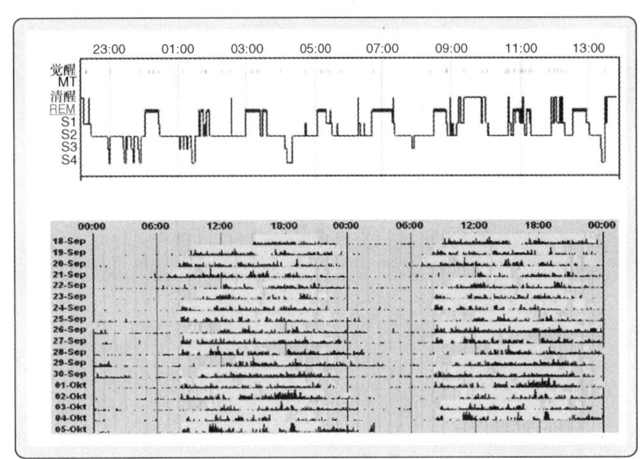


**图 113.2**　特发性睡眠增多患者的多导睡眠图和体动仪。32 岁男性，表现为 EDS，长时间无恢复感睡眠，长达 13 ~ 18 h，并伴有睡眠宿醉。ESS 量表得分为 19/24。偶有睡眠瘫痪和幻觉。患有偏头痛，体重指数为 27，没有 EDS 家族史。16 h 的任意多导睡眠图显示，睡眠效率为 92%，总睡眠时间为 14.7 h，NREM 2 潜伏期为 22 min，慢波睡眠占睡眠时间的 6%。患者无打鼾、呼吸暂停或周期性肢体运动。MSLT 显示平均睡眠潜伏期为 4.3 min，无 SOREMP。两周的体动仪显示，平均睡眠时间（休息 / 睡眠）超过记录时间的 48%。脑脊液下丘脑分泌素 1 水平正常，HLA-DQB1*0602 阴性。精神评估正常。患者接受莫达非尼、哌甲酯或褪黑素治疗后未改善

## 多次睡眠潜伏期试验

MSLT 通常显示平均睡眠潜伏期为 8 min 或更短，少数 IH 患者的平均睡眠潜伏期小于 5 min[9-10, 12]。小睡时出现 SOREMP 的概率为 3% ~ 4%，但从未超过一次[10, 12]。

MSLT 对睡眠时间较长的 IH 患者的诊断价值可能有限。第一个原因是在测试前和测试间歇期通常很难使患者保持清醒。第二个原因是需要在早上唤醒患者进行 MSLT，从而排除了长时间夜间睡眠（长时间睡眠的 IH 的典型和诊断症状）的记录。考虑到这些限制，一些 IH 患者的平均睡眠潜伏期可能超过 8 min，甚至 10 min[8-10, 12]。此外，一项研究表明，在接受两次诊断性 MSLT 的非下丘脑分泌素缺乏症中枢神经系统嗜睡症（如 IH）患者的临床人群中，MSLT 的测试-再测试可靠性较差[51]。第一次和第二次测试的平均睡眠潜伏期之间没有发现相关性，42% 的患者由于平均睡眠潜伏期的差异而发生诊断的变化。最近的两项研究证实了这些发现，IH 患者缺乏稳定的 PSG-MSLT 测量，导致频繁的诊断变化[52-53]。

## 其他多导睡眠监测方案

由于典型的 PSG-MSLT 方法具有这些局限性，建议在任意睡眠-觉醒状态下延长（长达 24 ~ 32 h）连续 PSG 作为 IH 的诊断工具。该方案允许记录主要

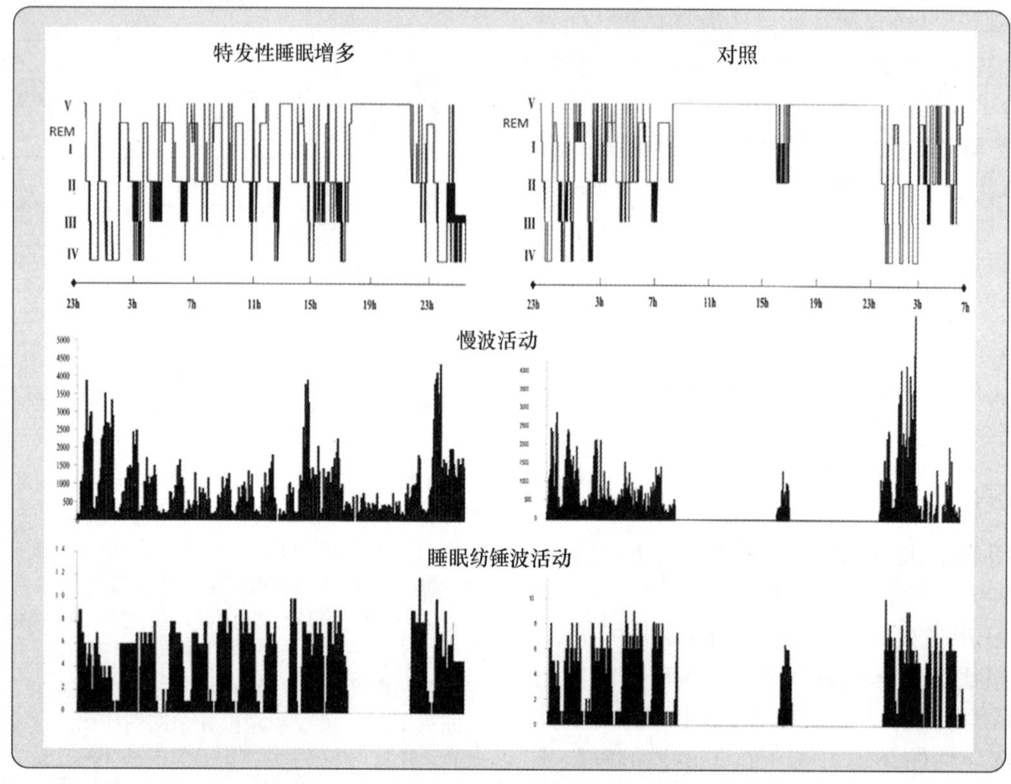


**图 113.3**　特发性睡眠增多（IH）患者睡眠增加、慢波和纺锤波增多。一名 26 岁 IH 且睡眠时间过长的女性（左）和一名 28 岁的对照者（右）的延长（32 h）多导睡眠图。IH 患者总睡眠时间增加，持续高慢波活动（SWA）和持续的睡眠纺锤波。该患者白天睡眠也增加，包括下午 3 点左右的高 SWA

睡眠发作（＞ 10 h）和白天睡眠发作持续时间超过 1 h（图 113.1 和 113.3）。因此，当有客观证据表明睡眠需求增加时，可以通过体动仪和 PSG 来证实嗜睡。一些研究人员甚至建议进行几次 24 h 的记录，以确保患者有足够的睡眠时间[48, 54]。

然而，这些方案有几个缺点。第一，我们仍缺乏标准化和验证，尤其是在记录期间允许的身体和社交活动水平方面。例如，在全程记录期间，患者应该卧床还是进行一些体力活动，以及活动到什么程度？这些长时间的多导睡眠图必须在门诊进行还是仅在实验室进行？年龄和性别是否会影响正常对照者和 IH 患者夜间和白天的睡眠量？第二，睡眠时间延长并非 IH 所特有，它见于与神经系统疾病相关的睡眠亢进患者，而很少见于伴有 EDS 的抑郁症患者[55-58]。第三，如果可能诊断 NT2，仍然需要标准的 MSLT。第四，长期的 PSG 记录给诊断工作增加了相当大的成本。

基于这些局限性，最近的一项研究在嗜睡患者和对照组中量化了 32 h 控制性卧床条件下的总睡眠时间，并在此之前进行了 PSG 改良的 MSLT，以更好地定义睡眠时间作为 IH 诊断标准的界值[13]。在标准化和受控的严格条件下，最优区分 IH 患者与非 IH 患者的最佳临界值是在 32 h 的测试期内总睡眠时间为 19 h（敏感性 91.9%，特异性 81.2%）。此外，MSLT 上睡眠潜伏期较短的患者也往往有更多的总睡眠时间。

### 体动仪

连续数日的体动仪监测可以显示 IH 特有的长时间休息（图 113.2）[16]，而不是额外的 24 h PSG。此外，体动仪有助于排除可能导致 EDS 的 BIISS（见下文）和其他昼夜节律紊乱。然而，在 IH 中，体动仪方案尚未标准化或得到验证，而且很难区分清醒状态下的睡眠和休息（恋床），尤其是在轻度抑郁的情况下[16]。因此，最近一项针对小样本 IH 人群的研究表明，在估计睡眠时间时，应仔细考虑体动仪的设置[59]。

### 其他检查

脑磁共振成像、HLA 分型和脑脊液下丘脑分泌素 1 水平的评估对诊断 IH 没有帮助（见上文），但可以排除 EDS 的其他原因。

## 鉴别诊断

### Ⅰ型和Ⅱ型发作性睡病

发作性睡病是常见的鉴别诊断，但并不是最困难的，大型比较研究也证明了这一点[8, 10, 12, 14]。在有 EDS 合并明确的猝倒、MSLT 上出现 ≥ 2 个 SOREMP 以及脑脊液下丘脑分泌素 1 水平低或检测不到（ICSD-

3）的患者中，NT1 通常很容易诊断。夜间睡眠时间长、睡眠惯性或睡眠宿醉、夜间睡眠效率高、PSG-MSLT 中仅出现一次或未出现 SOREMP 则支持 IH 的诊断。正如刚指出的那样，一些符合 ICSD-3 诊断标准的患者报告了不可抗拒的睡眠发作，以及短暂且有精力恢复感的小睡。另一方面，有报告称 NT1 患者可以表现为非强制性 EDS、午睡时间延长和夜间睡眠时间长[10, 44, 60]。发作性睡病患者最初可能表现为不伴或伴轻度或罕见猝倒的 EDS，并且阳性诊断可能会存疑数月甚至数年。最后，IH 和 NT2 之间可能存在重叠，因为这两种疾病可能有相似的临床症状，而且中枢性嗜睡症患者在连续两次 MSLT 期间发生的 SOREMP 数量变化可能改变诊断。脑脊液下丘脑分泌素 1 水平在不伴猝倒发作性睡病（80%）和 IH（100%）患者中均正常[16, 26-27]。当 CDH 患者脑脊液下丘脑分泌素 1 水平低或缺失时，即使没有猝倒，也会根据 ICSD-3 标准将其重新分类为 NT1。

## 睡眠呼吸障碍综合征

IH 应与睡眠呼吸障碍综合征，包括上气道阻力综合征（upper airway resistance syndrome，UARS）相鉴别[61]。UARS 患者主诉为孤立性 EDS 和打鼾。检查显示三角形面或陡峭的下颌平面，高腭弓，Ⅱ类畸形，有时下颌后倾，但患者不一定肥胖。头影测量 X 线片显示舌基底后存在一个小间隙（后气道间隙），通常靠近舌骨位置。在一项研究中，一组 IH 患者出现了持续 3 ～ 14 s 的重复短 α 脑电图觉醒，这一觉醒会规律打断异常高的吸气努力，否则这些吸气努力确实符合低通气或呼吸暂停的定义[61]。这些受试者的标准 PSG 记录提示了 UARS 的诊断，因为在觉醒前出现了这些重复的、短暂的打鼾增加，以及吸气时间的增加和呼气时间的减少，这些都是使用校准良好的传感器确定的。$SaO_2$ 无明显变化，呼吸障碍指数较低（＜ 5/h）。

必须在所有睡眠检查中纳入鼻导管测压，在罕见的可疑病例中还包括食管测压，以确认 UARS 的诊断。对于单纯打鼾合并 IH 的患者，可能需要进行持续气道正压通气试验。无改善将支持后一种诊断[10, 62]。

## 行为诱发睡眠不足综合征、慢性睡眠不足和长睡眠者

为了将 IH 患者与表现为 EDS 的 BIISS（慢性夜间睡眠不足）患者区分开来，需要详细的病史[63-64]。患者应在 PSG 前至少 2 周建立规律的睡眠-觉醒时间表，并完成完整的睡眠日记（或体动仪）。BIISS 患者在周末的睡眠时间通常比工作日长 2 ～ 3 h。BIISS 的 PSG 和 MSLT 结果可能与 IH 相似（见前文）。

由于病史可能具有误导性或不确定性，通常需要使用体动仪来排除 BIIS。特别困难的是识别长睡眠者的相对睡眠不足。除了睡眠时间长的人，有些人可能仅仅只是更容易出现嗜睡并伴有睡眠不足（图 113.4）。

一些作者认为 IH 可能代表了长睡眠者的一种极端表型[8, 37]。然而，睡眠不足的患者，在延长睡眠时间或允许自由睡眠时，表现出主观和客观的 EDS 改善，这在 IH 患者中不会见到。

## 与精神疾病相关的日间过度思睡 / 睡眠增多

与精神疾病（例如非典型抑郁、双相抑郁、心境恶劣或神经性抑郁、神经性嗜睡）相关的嗜睡可能难以与 IH 鉴别[65-66]。这两种疾病都可能包括非强制性嗜睡、长时间小睡无法恢复精力、睡眠时间过长、睡眠惯性和情绪抑郁。“非典型性或植物性抑郁”一词用来表示重性抑郁与这些症状之间的联系。特别困难的是区分 IH 和轻度抑郁或心境恶劣。虽然与精神疾病相关的嗜睡患者通常 NREM 1 期的数量较多，SWS 较少，睡眠效率较低，但 PSG 的结果可能非常相似[67-69]。在与精神疾病相关的 EDS/ 嗜睡患者中，MSLT 通常显示正常的平均睡眠潜伏期，但这些患者中多达 25% 的 MSLT 结果可能异常[65, 70]。此外，这些患者可能在床上花费大量时间，并承认有大量时间休息，但意识清醒（恋床）。与精神疾病相关的嗜睡

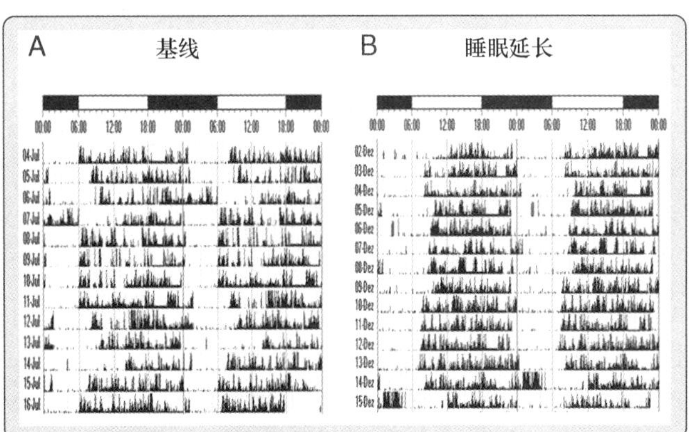


**图 113.4**　伴有慢性睡眠不足的嗜睡患者的体动仪。22 岁男性，表现为 EDS 和睡眠宿醉。患者最初的 Epworth 嗜睡量表（ESS）评分为 20/24。觉醒时偶有睡眠瘫痪。患者无猝倒或幻觉。体重指数 24，无 EDS 家族史。最初，患者否认睡眠不足。MSLT 显示，平均睡眠潜伏期为 6 min，有 3 次睡眠起始快速眼动期。**A.** 两周的体动仪（工作日）显示睡眠-觉醒节律不规则，平均睡眠时间（休息 / 睡眠）超过记录时间的 35%。脑脊液下丘脑分泌素 1 正常。HLA-DQB1*0602 阳性。精神评估正常。**B.** 延长睡眠时间超过 1 h/d，平均睡眠时间（休息 / 睡眠）超过记录时间的 41%，主观困倦完全消退，ESS 评分正常化（4/24）

患者可表现出明显的平均睡眠时间占整个体动仪记录时间的 50% ～ 60%，但与健康对照者相比，他们在随意 PSG 中睡眠时间更长并不常见[16, 71-73]。最后，冬季加重的 EDS、肥胖和抗抑郁药改善的 EDS 是与精神疾病（包括季节性情感障碍）相关的嗜睡症的其他典型特征。

然而，与精神疾病相关的嗜睡也可能伴有异常的 MSLT 表现（在一个系列的病例中为 36%[70]），相反，IH 患者可能表现出正常的 MSLT 表现[11, 16, 74]。对于不明原因的病例，需要进行正式的精神病学评估。对于精神疾病可能引起 EDS 的患者，可考虑使用激活性抗抑郁药［选择性 5- 羟色胺再摄取抑制剂（SSRI）、单胺氧化酶抑制剂（MAOI）、去甲肾上腺素再摄取抑制剂］而不是兴奋剂治疗。

## 慢性疲劳综合征

慢性疲劳综合征（chronic fatigue syndrome，CFS）的特征是持续或复发性疲劳，睡眠或休息不能缓解。临床困难之一是 CFS 是一种定义不清的诊断，患者和临床医师可能难以区分疲劳与睡眠欲望、EDS 和睡眠需求。CFS 的临床表现与与精神疾病相关的睡眠增多患者相似。除疲劳外，患者主诉认知困难、情绪差、焦虑、发热和肌痛。CFS 患者 PSG 可表现为睡眠效率下降和反复发作的 α 干扰，MSLT 一般正常。少数 CFS 患者可能有特定的睡眠诊断［例如，睡眠呼吸暂停、不宁腿综合征（RLS）、周期性肢体运动障碍（PLMD）］[75]。

## 不宁腿综合征和睡眠相关运动障碍

睡眠相关运动障碍包括 RLS 和 PLMD 等几种情况。患者或同床者可能抱怨在睡眠前或睡眠中有活动。夜间睡眠障碍以及疲劳和 EDS 主诉常见[76]。

临床访视应针对以下症状：夜间躁动和不活动期间的四肢不适（运动后缓解）。PSG 显示睡眠中周期性、高度刻板的肢体运动，成年人每小时超过 15 次。PLMD 必须在患者相关主诉的背景下进行解读，根据腿部运动指数，有症状和无症状患者之间有重要重叠[113]。

## 昼夜节律紊乱

睡眠-觉醒时相延迟综合征患者在上午出现 EDS，睡眠-觉醒时相提前综合征患者在下午出现 EDS，可能会导致诊断方面的问题。然而，适当的睡眠史、覆盖 15 天的睡眠记录，以及如果需要，体动仪显示正常的总睡眠时间和异常的入睡时间和醒来时间，这与 IH 不同。

## 白天过度思睡 / 睡眠增多与神经和内科疾病

疾病状态可能导致嗜睡和模仿 IH，伴有 EDS、自动行为、睡眠时间延长和睡眠宿醉。EDS 通常与潜在疾病的其他表现有关。偶尔，嗜睡、EDS 或疲劳可能是唯一或主要症状。

几种神经系统疾病可引起嗜睡和 EDS，其严重程度和临床表现差异很大[77-79]。脑肿瘤、脑炎、中风和丘脑、下丘脑或脑干的其他病变可引起嗜睡，可能模仿 IH 的临床症状，但通常还包括睡眠连续性的改变和神经系统检查的明显异常，包括异常眼动、皮质脊髓受累、记忆和认知受损[80]，神经退行性疾病如阿尔茨海默病、帕金森病或多系统萎缩也与 EDS 和嗜睡有关[81]。虽然嗜睡存在于这些神经疾病中，但必须排除其他可能导致 EDS 的原因，如夜间睡眠片段化、睡眠呼吸障碍、药物和周期性肢体运动。

患有特定遗传性疾病（Norrie 病、Niemann-Pick C 型、Prader-Willi 综合征、肌强直性运动障碍）的患者可能会出现严重的 EDS，这也可归因于睡眠呼吸障碍或周期性肢体运动共病。

睡眠增多和 EDS 偶尔见于糖尿病、代谢性脑病（如肝性脑病、尿毒症脑病、高碳性脑病）、甲状腺功能减退症和肢端肥大症。这些情况下的 EDS 也可归因于睡眠呼吸障碍和 PLMD 共病。垂体功能不全和无睡眠呼吸障碍的肥胖可能与情感淡漠、EDS 或嗜睡有关[82-83]。

创伤后嗜睡是神经系统嗜睡的另一个原因，在第 32 章中有详细讨论。在一项针对创伤性脑损伤患者的研究中，28% 的患者报告主观 EDS（ESS 评分 ≥ 10），25% 的患者报告客观 EDS（MSLT 上的平均睡眠潜伏期＜ 5 min）[84]。除了嗜睡外，创伤性脑损伤后的患者通常还会出现夜间睡眠觉醒障碍、记忆力和注意力受损以及头痛，这些都与生活质量下降密切相关。

在急性病毒感染（如单核细胞增多症、肺炎）后，患者可能出现（病毒后）EDS 综合征或睡眠增多，其特征与慢性疲劳和 IH 相似[85]。在其中一些患者中，脑病过程或炎症细胞因子水平升高可能起作用[86-87]。

非洲锥虫病是由采采蝇传播锥虫引起的，是西非（冈比亚布氏锥虫）和东非（罗得西亚布氏锥虫）严重睡眠增多的常见原因。在最初阶段发生广泛的免疫反应后，随后会出现严重的睡眠和觉醒障碍，此时出现的障碍被称为“昏睡病”。在过去的 20 年里，锥虫病已经变得不那么常见了，但在患有 EDS 的旅行者和来自非洲的移民中应该考虑到这一点。

### 周期性睡眠增多

周期性和复发性嗜睡，包括 Kleine-Levin 综合征，通常仅从病史上就很容易与 IH 的慢性嗜睡区分开来[88-92]。

### 药物、物质使用和滥用

许多药物可引起疲劳、EDS 和睡眠增多，包括 β 受体阻滞剂、其他抗高血压药、多巴胺能药、抗抑郁药和阿片类药物[93]。在不确定的情况下，在 MSLT 时筛查尿液中的药物可能是有帮助的。

## 治疗

由于 IH 的根本原因尚不清楚，通常是对症治疗。建议延长睡眠时间[10]，但通常被证明对改善日间功能无效。尽管如此，仍建议采取行为方法和睡眠卫生措施来预防相对不足的睡眠，通常建议这一人群每晚至少睡眠 9 h。限制卧床时间和缩短计划的午睡时间可能有利于减少觉醒时的睡眠惰性，但仅产生的积极影响可能很小。

IH 的药理学选择与发作性睡症的 EDS 治疗相似。然而，与发作性睡病相比，尤其是夜间睡眠时间延长的患者，对治疗的反应往往较弱[10]。许多药物已在 IH 患者中进行了试验，包括兴奋剂（即莫达非尼、哌甲酯、替洛利生、马吲哚和右苯丙胺）和羟丁酸钠、氟马西尼、克拉霉素、三环抗抑郁药、MAOI、SSRI、可乐定、左旋多巴（单独或联合）、溴隐亭、司来吉兰和金刚烷胺。总体而言，只有约 50%～70% 的患者报告有显著改善，最常使用的药物是莫达非尼或苯丙胺[10，12]。

我们使用莫达非尼作为 IH 的一线治疗。剂量通常从 100 mg 开始，然后逐渐增加。剂量通常是 200 到 400 mg/d，每天服用 1～2 次，在某些情况下，处方的剂量高达 600 mg，尽管这是超适应证使用的[94]。最常见的副作用是头痛，如果逐渐增加剂量，头痛的问题就会小一些。在患有 IH 的儿童中也观察到积极的效果[95]。在一些病例系列中，超过一半的 IH 患者出现了良好的治疗反应[10，12，96-97]。莫达非尼在 IH 中似乎具有良好的收益-风险比，与它在发作性睡病中的效果相似[97]。不同研究之间的差异很可能是由于不同研究人员采用了或多或少严格的标准来排除导致嗜睡的其他原因（其中一些对兴奋剂有反应）。最近一项随机、安慰剂对照研究包括 33 名 IH 患者，报告莫达非尼改善了 ESS 评分，但没有改善清醒维持测试的表现[98]。另一项随机、交叉、双盲安慰剂对照试验显示，与发作性睡病相同，莫达非尼改善了 IH 患者的驾驶表现[99]。

其他增加单胺信号传导的药物可能对 IH 有效。最近，两项回顾性研究报告，在患包括 IH 在内的嗜睡障碍的耐药性患者中，马吲哚（一种三环性、食欲减退性、非苯丙胺兴奋剂）和替洛利生（一种增强觉醒的药物，通过阻断突触前组胺 3 的再摄取来增加脑内组胺释放）[100]具有良好的获益风险比[101-102]。然而，尽管使用了药物，IH 患者的睡眠惯性仍然持续[8]。对于不能肯定排除精神障碍或抑郁障碍的患者，可以首先考虑使用抗抑郁药（SNRI、某些 SSRI，以及很少情况下的 MAOI），而不是兴奋剂。Fantini 和 Montplaisir 报告他们的 10 例患者中有一半改善，这些患者尝试了褪黑素（睡前给予 2 mg 缓释剂）[62]。一项回顾性单中心研究强调了羟丁酸钠对 IH 的潜在益处：IH 患者的 EDS 改善情况与 NT1 患者相当，71% 的患者报告睡眠惯性有改善。然而，这项研究的总体退出率高，IH 患者报告羟丁酸钠的不良反应比 NT1 患者更频繁[103]。一项关于未发表的羟丁酸钠配方的随机对照试验的数据（截至本版出版）表明，Epworth 嗜睡量表、患者总体印象变化量表和特发性嗜睡严重程度量表得到了改善。该药物于 2021 年 8 月获批用于 IH 适应证。羟丁酸钠的低钠制剂是美国 FDA 批准的第一种治疗 IH 的药物。

基于 IH 中 GABAA 受体活性异常的假说，研究者研究了苯二氮䓬类拮抗剂氟马西尼的作用。在一项观察性研究中，在 153 例中枢性嗜睡障碍患者中，约 63% 报告氟马西尼改善了他们的症状，但尚不清楚氟马西尼如何具体使 IH 获益。此外，不良副作用包括短暂性脑缺血发作和狼疮血管病（作者指出，尚不清楚这些事件是否由氟马西尼引起）[104]。在另一项研究中，7 例服用氟马西尼的嗜睡患者的警觉性改善［根据精神运动性警觉性测试和斯坦福嗜睡量表（Stanford Sleepiness scale）评估］[32]。

克拉霉素是一种口服药物，是潜在的 $GABA_A$ 受体拮抗剂，也已经被研究。克拉霉素治疗对传统精神兴奋剂难治的嗜睡患者的临床经验已被报道，其脑脊液在体外增强了 $GABA_A$ 受体功能[105]。在一项单盲研究中，2/3 的患者报告了短期治疗期间嗜睡的主观改善，38% 的患者报告了长期治疗期间嗜睡的主观改善，但潜在的副作用包括胃肠道问题、抗生素耐药和感染。一项随机、安慰剂对照、双盲、交叉试验对 20 名嗜睡综合征患者（例如，IH 和 NT2 的混合，一些患者已经接受了促进清醒的药物治疗）进行了 2 周的克拉霉素 500 mg 治疗，结果显示 ESS 主观改善，但精神运动警觉性测试没有客观改善[106]。

使用莫达非尼或其他兴奋剂治疗 IH 患者 EDS 的建议目前仅基于专家意见。我们需要在设计良好的对照试验中进一步评估这些药物在 IH 中的疗效和安全性[107]。美国 FDA 批准羟丁酸钠用于治疗 IH 很有前景，但将会有更多的临床经验用于 IH。此外，在未来的临床试验中，需要采用经过验证的 IH 诊断标准和评估主要症状严重程度和结局的 IHSS 等临床工具，以更精确地评估对治疗的反应[49]。

## 临床病程及预防

IH 的总体社会心理负担与发作性睡病相似[108-110, 112]。有时，损害严重时可能危及生命，例如，有报告称 IH 患者有自动行为发作，导致三度烧伤，或在未点燃的情况下打开煤气炉或炉灶，导致 1 例严重爆炸[110]。IH 患者的症状可能稳定且持久，但多达 1/3 的患者 EDS 可自发改善。这种疾病无法预防[10, 12, 14, 52]。

## 陷阱

由于 IH 罕见，基本上是一种排除性诊断，因此主要的缺陷是未能做出准确诊断。术语日间过度思睡（*EDS*）、睡眠增多（*hypersomnolence*）、嗜睡（*hypersomnia*）、特发性睡眠增多（*IH*），以及嗜睡（*hypersomnia*）不是同义词。不同的研究小组在历史上使用不同的诊断标准，因此难以在不同研究之间进行比较。在未排除与精神疾病相关的轻度睡眠呼吸障碍、BIISS 和嗜睡的病例系列中尤其如此。

详细询问病史、睡眠问卷、体动仪、全面体格检查、整夜 PSG 和 MSLT 对 EDS 的诊断至关重要，更重要的是排除其他原因。对于不明原因的病例，可能需要通过延长 PSG、正式的精神检查、脑脊液下丘脑分泌素 1 测定和脑部磁共振成像来证实睡眠时间增加，以确认诊断和排除 EDS 的其他原因。

主要争议涉及：①世界各地睡眠中心诊断 IH 患者的不同程序；② IH 与精神疾病、轻度睡眠呼吸暂停、NT2 和 BIISS 相关的嗜睡在临床和神经生理学上的重叠；③潜在的自发的改善；④ IH 中 MSLT 的复测一致性较低，导致诊断类别的变化；⑤目前未知的 IH 病理生理学。需要进一步的研究来了解 IH 的病理生理学，确定是否存在不同的 IH 临床亚型（例如，有和没有长睡眠时间的形式），并验证当前和未来的生物标志物，以更好地诊断和个性化治疗。最后，需要前瞻性研究来获得药物治疗 IH 疗效的客观证据，并澄清 IH 患者的情绪变化是由于难以适应疾病还是原发性脑功能障碍所致[111]。

### 临床要点

- 临床医师在鉴别诊断有 EDS（平均发病年龄 15 ~ 25 岁）、睡眠持续没有精力恢复感、早晨或午睡后难以醒来的患者时应考虑 IH。
- 在诊断 IH 之前，临床医师应排除 EDS 的其他原因，包括睡眠不足综合征、非典型抑郁、睡眠呼吸暂停综合征和发作性睡病。
- IH 的症状通常是严重和持久的，与发作性睡病一样治疗需要兴奋剂。
- IH 可在 20% ~ 40% 的患者中缓解，临床医生应定期重新评估诊断和治疗方案。

## 总结

IH 是一种罕见的以嗜睡为主要临床特征的疾病，表现为长时间没有精力恢复感的小睡、长时间不受打扰的夜间睡眠，睡眠后难以醒来和“行动”（睡眠惯性）。在生理学上，IH 的主要特征是 PSG 表现为高睡眠效率和长睡眠时间，MSLT 表现为平均睡眠潜伏期缩短和出现或不出现 SOREMP。IH 的病理生理学尚不清楚，但可能包括遗传因素以及单胺能缺陷和 GABA 能异常信号传导。在缺乏特异性生物学标志物的情况下，IH 是一种排除性诊断，有广泛的鉴别诊断，包括 NT2、非典型抑郁症、昼夜节律障碍和 BIISS。对兴奋剂的反应不一，症状可能缓解。

### 参考文献和拓展阅读

请扫描书后二维码，获取参考文献和拓展阅读资源。

# Kleine-Levin 综合征

# 第 114 章

*Isabelle Arnulf*

张慧敏 译 詹淑琴 审校

**章节亮点**

- Kleine-Levin 综合征是一种罕见的复发-缓解性疾病，主要影响青少年人群。其特点是发作持续一周至数周的嗜睡，伴认知、行为和精神障碍。
- 患者在发作间期是正常，但反复发作后，15% 的患者可能出现一些残余的轻度认知障碍，20% 的患者（大多数是在发作期有精神症状的女孩）可能出现心理精神性焦虑和情绪障碍。
- 该综合征主要影响青少年人群，男女比约 2∶1，但约 10% 的患者在 12 岁之前和约 10% 的患者在 20 岁之后开始发病。
- 突然的、严重的（每天超过 18 h 的睡眠）、反复的嗜睡和精神迟钝有助于将 Kleine-Levin 综合征与其他类似精神疾病区分开来。
- 所有患者在发作期均出现现实解体（一种明显的梦中感觉）、意识混乱和淡漠，而脱抑制行为（食欲亢进、性欲亢进或缺乏礼貌）较少见。1/3 的 Kleine-Levin 综合征患者在发作期有精神病性症状。
- 随年龄增长，发作频率减少，嗜睡程度变轻，甚至症状消失。然而，28% 的患者仍有长时间（＞30 天）发作，大约 15% 的病人患病超过 20 年后仍没有恢复的征象。
- 频繁发作的患者可以用锂剂治疗预防发作，长时间发作的患者可以从静脉使用类固醇治疗中获益。

Kleine-Levin 综合征（Kleine-Levin syndrome，KLS）是一种以反复发作的严重嗜睡以及认知、行为和心理障碍为特征的罕见疾病[1]。典型表现是前一天完全正常的青少年突然（通常是在流感、饮酒或睡眠不足的情况下）看起来疲惫，每天需要睡眠 18～20 h，变得沉默不语，对问题只回答“是”或“不是”，诉有“不真实”感觉。在黑暗的房间里面患者可以睡 1～2 周，仅在吃饭和上厕所时有下床活动，然后立即回到床上。青少年患者不再接听手机，不再使用社交网络和电脑游戏。几周后，大多数患者的发作会以 1 到 2 天的失眠而结束。在接下来的几周或几个月里，青少年会变得健谈，并恢复正常的睡眠、认知和行为，直到新的发作开始。

由于嗜睡症状突出，KLS 被归类为中枢性嗜睡，许多症状提示更广泛的大脑功能障碍，可能涉及联合皮质，这些症状包括疲劳、精神迟钝、严重的淡漠以及现实解体。在一些（但不是所有）患者中，行为紊乱包括与额叶功能障碍类似的各种形式的脱抑制，包括粗鲁、对某些食物的贪婪摄入或不适当的性暴露。呆滞或悲伤的情绪（典型的面无表情）以及可能的幻觉和偏执妄想是更常见的精神症状。脑功能成像是目前研究 KLS 的一种广泛使用的工具，无论是在 KLS 发作间期还是发作期间（这可能具有挑战性），它显示顶颞叶和中颞叶联合皮层持续性的活动减弱[2-3]。KLS 的病因尚不清楚，但遗传因素可能起作用，因为多发家系占病例总数的 2%～5%。此外，炎症/自身免疫起源也受到重视[4]。

## 历史

关于 KLS 的报告见于 19 世纪（见框 114.1）[5]。1925 年，Kleine 报告了 9 例周期性嗜睡患者（2 例伴有食物摄入增加，1 例伴有月经相关嗜睡）[6]。1936 年，Levin 强调了一名患者周期性嗜睡与病态饥饿之间的关联[7]。1942 年，克里奇利创造了 Kleine-Levin 综合征（KLS）这个名字。他认为男性、青春期起病、周期性嗜睡、强迫进食和自发缓解是 KLS 特有的特征，将先前报道的女性病例和无进食过度的患者排除在外[8]。他的观点一直占上风[9]，直到报道了一系列 KLS 女性患者[10]以及许多无进食过多的患者[11-12]。2000 年之后，来自各大洲的几个大型病例系列更好地描述了 KLS 谱系的特征[3, 11, 13-28]，发现除了嗜睡、认知迟钝、淡漠和现实解体外，只有 1/3～1/2 的患者还有社交破坏性的症状，如性欲亢

**框 114.1　1862 年第一个可能的 KLS 病例报告**

英国米德尔塞克斯医院的 Wilson 医生观察到一个非常引人注目的“双重心理”的儿童病例。该患者目中无人、胆怯腼腆，饮食有节制。他平时是一个诚实和谨慎的人，但一旦疾病复发，他就失去了所有这些品质。他睡得很多，且很难唤醒，一旦醒来，他就即兴唱歌、背诵和表演，而且表现得非常热情和镇定。不睡觉时，他会狼吞虎咽地进食。一起床，就会走到另一个患者的床边，毫无顾忌地抓住他能找到的所有食物。除了这一引人注目的疾病外，他很聪明灵巧（作者翻译）。

进和进食过多，而且不是每次发作时都有[11, 15, 17]。目前的 KLS 研究主要集中在“无症状期”的残余症状[17, 20, 24]、脑功能成像[3, 29]、遗传学[22, 28]、可能的自身免疫[19]和治疗[18, 26]。

## 临床特征

### 发作期

KLS 的国际诊断标准如下[1]（框 114.2[1]）。该病通常为复发–缓解型（图 114.1）。约半数的 KLS 病例发作是突然开始（即在数小时内），而其他病例病情是逐渐开始的（即在数天内）[11]。当发作突然结束时，患者经常会有 1～3 个晚上的失眠和轻度兴奋；但当发作逐渐结束时，情况并非如此。发作期中位数为 13 天，平均每 3 个月发生 1 次[11, 17]。然而，临床有很大差异性，年轻患者有每月的短期发作（例如 7 日），或者有以淡漠和认知改变为主的 6 个月或更长时间的长期发作。在 1/3 的患者中观察到长时间发作（超过 1 个月）[11, 17]。相比之下，一些患者（主要是在接受治疗时）会出现短暂的精疲力竭感和现实解体感，持续 1 天甚至几小时，在睡眠后消失[18]。在大多数患者中，发作是单相的，所有症状总是在整个发作期出现，而少数患者是双相发作，包括第一个阶段的兴奋、脱抑制，有时会失眠几天，然后是较长时间的嗜睡（按照这个顺序或相反的顺序）。发作的频率和持续时间是不可预测的。以长发作起病的 KLS 患

**框 114.2　KLS 的诊断标准（ICSD-3）**

A. 患者至少有两次反复发作的过度嗜睡，持续 2 天至 5 周。
B. 发作通常每年复发 1 次以上，或每 18 个月至少复发 1 次。
C. 患者在发作间期的警觉性、认知功能、行为和情绪正常。
D. 患者在发作期间必须至少表现出以下一种情况：认知功能障碍、感知改变、进食障碍（厌食或摄食过多）或脱抑制行为（如性欲亢进）。
E. 嗜睡及相关症状不能用其他睡眠障碍、内科疾病、神经精神疾病（特别是双相障碍）或药物与物质滥用更好地解释。

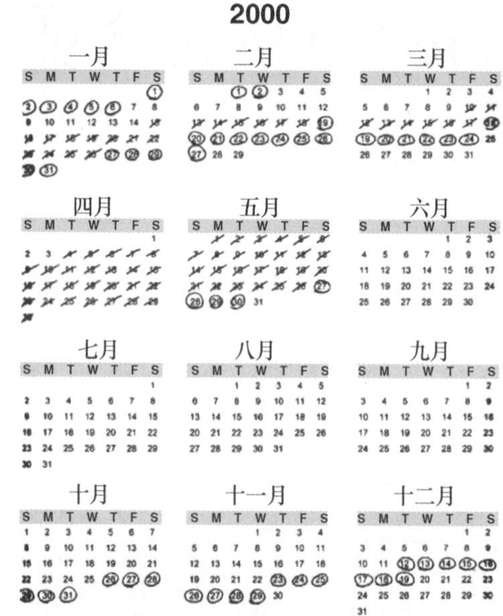


**图 114.1**　一位母亲报告，她 15 岁女儿患病 1 年内的 KLS 发作日记。圆圈表示有完全嗜睡的天数，而删减的天数表示有异常感觉（不真实感、冷漠、意识模糊），但没有嗜睡

者，其随后的发作持续时间更长，病程更长[17]。在 108 例患者中，平均发作 19 次，持续时间 13 天[11]。发作间期为 0.5～66 个月，平均 5.7 个月。在数年期间，发作的频率和持续时间往往减少[12-13]，一般发病 5 年后会稳定[26]。

#### 病程

随着年龄增加，发作逐渐不那么频繁，然后消失。事实上，大多数受到影响的青少年在 30 多岁时就不再发作了[4, 12-13]。准确的病程只能在有长期随访的患者中评估，因为儿科医师随访的患者可能在向成年期过渡期间失访，以及患者可能不会告知医师远期复发（有时在缓解 15 年后发作）。如果将疾病的结束定义为最长发作间隔时间的 2 倍之后不再发作，则使用精算曲线评估最近一系列病例的疾病持续时间（中位数为 13.6±4.3 年）[11]。在对 168 例病例进行的 meta 分析中，疾病开始时的高发作频率与较短的病程相关[30]，但在最近的一项单中心大型研究中，这一点并不显著[17]。男性、发病年龄在 12 岁之前或 20 岁之后以及发作期存在性欲亢进则预示着更长的疾病病程[4, 11]。约 15% 的患者（包括超过一半的成人期发病的患者）在发病 25 年后仍有反复发作[11, 17]。

#### 触发事件

89% 的患者能回忆起与疾病发作密切相关的事件，最常见的是感染（72%，25% 有伴发热的感冒样症状）、饮酒（23%）、睡眠剥夺（22%）、异常压力（20%）、体力消耗（19%）、旅行（10%）、头部外

伤（9%）和吸食大麻（6%）。在感染触发的 KLS 中，KLS 症状在发热后不久（3 ～ 5 天）出现。引起首次感染的病原体主要包括病毒（如 EB 病毒、水痘-带状疱疹病毒[11，31]、H1N1 和其他季节性流感[17，32-33]、肠道病毒[34]）以及伤寒沙门菌[35]和链球菌[36-37]。伤寒破伤风联合疫苗[36]、结核病疫苗[11]、乳头状瘤病毒疫苗和 H1N1 疫苗[17]等接种是罕见的触发因素。引发复发的因素类似，但在 15% ～ 20% 的复发中无法确定任何诱发因素。在一项针对中国台湾 30 位青少年 KLS 患者的队列研究中，患者在被严密追踪随访至少 2 年后，研究发现该病的起病和反复均与社区爆发的上呼吸道感染（如急性支气管炎、毛细支气管炎、咽炎和鼻咽炎）显著相关（相关系数为 0.45 ～ 0.55）[15]。

## 发作期间症状

至少在发病的最初几年，一些核心症状几乎总是存在，包括嗜睡、认知障碍、现实解体、淡漠和心理变化。其他症状（如性欲亢进、摄食过多、幻觉、妄想和头痛）的出现频率因患者而异，也可因发作间期而异[15]。

### 睡眠症状

KLS 患者均有嗜睡，它是诊断所必需的。KLS 发作期嗜睡的主要特征之一是睡眠时间极度延长（尤其是青少年），平均每天睡眠时间为 18 h。在最近的系列研究中，患者在发作期的睡眠时间显著增加，每 24 h 睡眠平均时间 18±4 h[11，17]。大多数患者在发作期难以醒来，并报告有多梦和频繁的睡前幻觉。睡眠瘫痪不常见，也没有猝倒。然而，患者仍可觉醒，自发醒来排尿和进食，但在觉醒或无法入睡时患者表现易怒、烦躁或具有攻击性。睡眠症状从第一次发作时的明显嗜睡转变为后期发作时的严重疲备感，有种“仿佛在睡眠和觉醒之间的朦胧状态”的感觉[13]，特别是在长时间发作时。大多数患者在夜间会有一段主要的长时间睡眠，大约在中午结束，然后在下午有一段无法恢复精神的长时间小睡。在晚上 6 点左右，患者可能会有一小段清醒的时间。

### 认知症状

在发作期，最明显的认知症状是思维迟缓。患者看起来疲惫不堪；他们不会主动发起对话，回答速度很慢，只回答“是”或“不是”。他们经常在时间定位力上出现错误，但空间定向力很少错误。尽管如此，当被要求时，他们可以写作、阅读和计算，并且能够区分左右。他们所写的或所发送的短消息经常是混乱的（图 114.2）。这些令人困惑的沟通可能会引起人们对其酒精或物质使用的担忧。顺行性遗忘是常见的。在发作期，一些青少年被不恰当地送到学校，他们无法跟上课程和完成考试，也记不住学习的内容。可能有些轻度失用症：一些患者报告称他们不记得如何穿 T 恤衣服，也不记得如何使用工具。患者还报告说他们不“理解”周围的世界：他们看电视时，却不能理解其内容。除了这些异常精神状态外，其余神经系统检查结果均正常。认知障碍再加上明显的淡漠和现实解体，往往提示发作期有联合皮质功能障碍。认知功能的改变可能会在发作结束后的几天或几周内持续存在，特别是在发作逐渐终止的情况下，因此，青少年患者返回学校前需要谨慎评估。

### 现实解体

几乎所有（98% ～ 100%）的患者报告说，他们周围的世界似乎不真实，就好像他们“在一个气泡中”或“在一个梦里”[38]，感觉他们的感知是不真实的或有改变的，有从远处的视角观察现场，或身心脱离的感觉[3]。相比之下，灵魂出窍的经历是罕见的。一些年轻的患者问他们的母亲：“我是死是活？”[11]。视觉（比如透过玻璃窗，或看到二维空间，难以辨别轮廓）、听觉（对噪声过敏，声音似乎很遥远）、触觉、

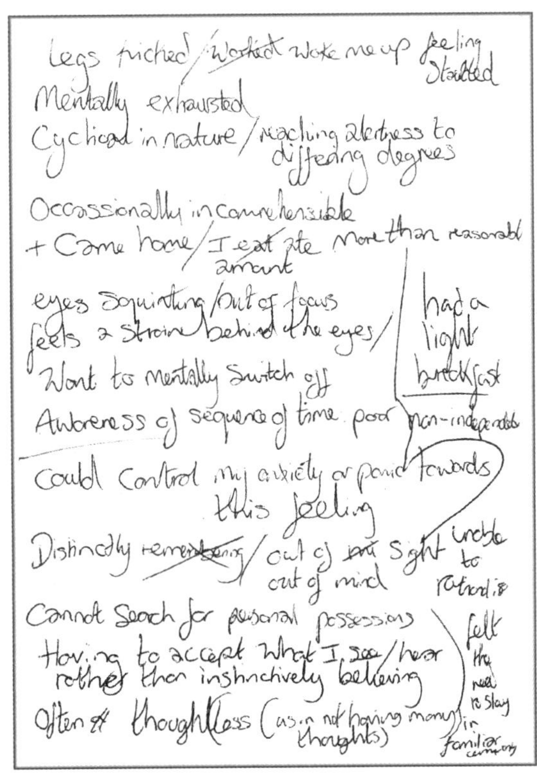


**图 114.2**　一名患有 KLS 的 18 岁男孩在发作期间的症状报告。注意他的症状和异常的不连贯的书写都说明存在认知问题

嗅觉、味觉、温度觉和疼痛可能会让人觉得"不正常"，这些感觉令人不愉快，导致一些患者检测他们所处的环境，例如向脸上喷洒水或数手指，以确保一切都是正常。洗澡可能会让患者感到不舒服，因为他们可以看到水在他们身上流动，却同时感觉不到它，以致难以评估水温，这表明难以处理交叉知觉模式的感觉刺激。有些人不喜欢照镜子，因为他们很难认出自己[3]。患者在发作期的人格解体/现实解体量表得分（70±22 分）明显高于发作间期（13±18 分）[17]。

## 情感淡漠

几乎所有的 KLS 患者都有明显的情感淡漠[17]。与他们惯常的青少年期习惯形成鲜明对比，患者突然停止使用手机、玩电子游戏、看电视节目、上社交媒体、见朋友、梳头、化妆或涂发胶、洗澡（除非父母强迫）、发起对话和（或）吸烟等。相反，他们呆在自己的房间里，关着窗帘躺在床上。当患者发作期住院时，他们被观察到看起来疲惫不堪，睡觉或闭着眼睛，完全不理会医生查房。事实上，与家属沟通更能得到相关信息。在有症状期，斯塔克斯坦情感淡漠量表（范围 0 ～ 40 分）的平均评分为 30±8 分，而在无症状期为 9.5±5 分，这表明几乎完全丧失了自发活动[17]。说话似乎需要努力。一些患者仍能机械地完成日常生活。一名年轻患者（一名有天赋的滑雪运动员）在一次发作期间像机器人一样跟随哥哥滑雪，没有做任何冒险和主动性动作[4]。患者无法正确认知新环境，这一复杂情况使其在发作期间不适合开车。我们的一名患者在发病初期开车时尾随哥哥的车，他跟错车超过 600 km，越过边境，买了汽油，最后发生了车祸，但患者完全忘记了事件。食欲下降和性欲下降很常见（见后文）[21]。

## 脱抑制行为

暴饮暴食和性欲亢进常被认为是 KLS 的特征或典型症状[9, 39]，但只有 9% ～ 57% 的患者有暴饮暴食，只有 18% ～ 53% 的患者有性欲亢进，而且这些症状仅发生于一些发作，并不是所有发作都有[11, 15, 17, 20, 40]。单一病例报告可能夸大了这些症状[9, 39]，因为在 2005 年和 2013 年国际定义之前[1, 42]，这些症状是 KLS 诊断的必备条件[41]。暴饮暴食不同于贪食症，患者没有自愿呕吐或试图控制体重。患者对特定的食物和礼仪不再受限制，以至于"偷朋友包里的糖果"，或"吃所有能吃到的食物"[5, 43]。一些患者报告，他们每天吃一次大量的食物，并立即恢复睡眠。家长可能会发现糖果和蛋糕藏在患者的床下。有些患者对特定食物有强迫摄入需求（例如只要求每天喝 8 L 橙汁）。许多患者有一些进食增加的发作，另外一些患者有进食减少的发作。相反，34% ～ 59% 的患者实际上吃得更少（作为主要情感淡漠的一部分），一直在睡觉，当被叫到家庭餐桌时，他们会机械地吃东西[17, 21, 40, 44-45]。

在至少一次发作期间，18% ～ 53% 的患者会发生性欲亢进，但在其他精神综合征中不常见（这可能有助于识别 KLS）。这是公共场合最尴尬的症状之一，如果不加以预防，可能会导致法医鉴定问题。这种精神、身体和行为上的性抑制丧失对男孩的影响比女孩更常见（58% *vs.* 35%），表现为手淫增多（"到出血的程度"），对性伴侣的要求增加，不适当的性行为，如暴露或触摸自己性器官，在父母和医生面前手淫、咒骂，向老师询问性问题，触摸护士的乳房，以及提出不适当的建议[35, 46]。例如，我们的一名患者在一次发作期间机械地陪伴家人去了海边。在海滩上他穿上泳衣，就开始公然在他的祖母、阿姨、父母和妹妹面前手淫。一名 13 岁的患者走进正在洗澡的继母的浴室，向她求婚。14 例患者性激素（睾酮、黄体生成素、卵泡刺激素）正常，2 例轻度下降[30]。重要的是，睾酮在 KLS 发作期间没有增加。

有些患者会出现蹦跳或玩手指[47]、用孩子气的声音或语气讲话、让母亲睡在身边[41, 45]等退化行为。有些父母用特定的（低）心理年龄来限定每一次发作。年轻的患者会发脾气，特别是当他们无法休息或睡眠，或被带到医疗机构时[48-51]。重复的、强迫性的行为也很常见。1/3 的患者唱歌、踱步、轻拍、打响指，反复听相同的音乐，或连续循环观看相同的视频[11, 15, 52-53]。

## 情绪、焦虑和精神病症状

50% ～ 62% 的患者有情绪低落、悲伤[11, 15, 24]。女生比男生更容易出现抑郁情绪[11, 24]。18% ～ 22% 的患者报告有自杀意念和死亡想法（主要是由于难以忍受发作的经历、现实解体引起的严重焦虑，或者认为发作永远不会结束），但很少导致患者企图自杀（1.8%）[24, 54-55]。严重的情感淡漠可能阻止了这一结果发生。当悲伤存在时，它与少见的内疚或绝望感相关，但是与悲伤相关的认知较差（一般认知迟钝）[24]。发作的突然终止通常表现为持续 1 ～ 3 天的轻松和兴奋的感觉，伴有多语和寻回失去时间的狂热欲望。当一段发作缓慢终止时，悲伤情绪可能会持续存在。在发作期，焦虑比例（52% 的患者）可能很高。患者可能害怕被单独留在家里，当被单独留在医院等不熟悉的环境中、外出或与人见面时，可能会感到恐慌[45]。通常情况下，患者会待在自己的房间里，拒绝朋友或亲人的探访。在病情较轻的时候，他们可以在客厅呆上几个小时；在极少数情况下，他们可以走出家门，但大多是在不拥挤的地方。他们不给访客开门。

33%～46% 的患者报告有短暂的简单幻觉（视觉幻觉：床旁有一条蛇，医院电梯里有一个危险的人带着一只熊；听觉幻觉：有人叫他们的名字，但没有任何侮辱性的内容）[24, 25]。妄想即使存在，通常也是孤立的。最主要的妄想是牵连观念（即患者外出时有被他人监视的感觉，以及周围的敌意）。有时患者会有一种不愉快的感觉，他们的不安情绪容易被他人察觉。在极少数情况下，妄想是类似精神病样发作的一部分，包括以迫害为主题的理解（例如，"有隐藏的电影摄像机在看着我"）或带有自大狂的想法（"我可以驾驶这架飞机""我知道每辆车要去哪里""我是耶稣"）[24, 56]。精神病症状通常只持续几小时到几天，并自行停止。

## 自主神经症状

头痛、畏光和听觉过敏常见。大多数患者仍然躺在黑暗的房间里。青少年在发作期间的表情通常是疲惫的，呆滞和眼神空洞。患者排尿频率可能较低（例如每天仅 1 次），并且在极少数情况下出现尿潴留。体位性低血压和 24 h 低血压常见，尤其是在患者长期卧床的情况下[21]。其他的自主神经症状少见，包括异常高血压[44]、心动过缓或心动过速[57]以及共济失调或过度通气[58-59]。

## "无症状"期间

在无症状期间，患者通常睡眠时间正常，无精神或认知症状，焦虑、抑郁和饮食态度测试评分正常，体重指数较高[11]或正常[17]。一项长期随访研究报告，25 例 KLS 患者在停止发作数年后健康状况良好，提示 KLS 良好预后，可以完全恢复[13]。然而，病例报告和近期的纵向研究对此提出了质疑，这些研究表明,KLS 平均 5 年病程后，一部分患者（15%～20%）在"无症状"期仍有残余的轻度睡眠、认知或精神症状。在无症状期间脑功能成像中几个脑区的异常灌注或代谢支持这些最新的研究结果[3]。

## 残留睡眠症状

在一项对照研究中，与对照组相比，120 名 KLS 患者睡得更早、睡得更好、睡得更久（平均多出半小时），白天的警觉性更高[17]。他们是否自发地注意到睡眠剥夺会引发发作，从而比对照组有更好的睡眠卫生习惯，或者这是否是反复嗜睡的长期后果，目前尚不清楚。

## 残留认知症状

在无症状期，认知功能一般不受影响。一次发作之后，青少年们回到学校，完成他们错过的课程。然而，他们中的一半人表示学习成绩下降[17]。此外，在 1925—2004 年发表论文中的 168 例患者很少进行认知测试[30]，而来自瑞典的 30 例病例报告描述了与发作间期颞叶残余灌注不足相关的持续性认知障碍[16]。在一项关于无症状期认知状态的系统性研究中，124 例 KLS 患者与健康对照相比，在情景词语记忆中，逻辑推理和非语言智商评分较低，处理速度较慢，注意力降低，检索能力降低。具体而言，37% 的 KLS 患者有即刻回忆语言情景记忆的改变，但没有延迟回忆的改变，这表明在编码后立即进行信息检索有困难（指出了额叶-皮质下认知网络的问题，而不是海马缺陷）。执行功能、视觉构建能力和非语言记忆均完好。其中 44 例患者在 2 年后重新评估了认知状态：处理速度仍然降低，对言语情景记忆的检索能力变得更差。因此，15% 的轻度认知障碍患者可能要减少他们在学校的学习负担，在做作业时定期休息，并被给予额外的时间来完成考试。根据患者个人情况，可选择认知疗法和哌甲酯药物给与患者治疗建议。

## 残留精神症状

KLS 是否促进了双相障碍或精神病这一问题反复出现，但实际情况并不支持这一猜测。与双相障碍患者兄弟姐妹患病的高频率不同，在病例 meta 分析中，重度抑郁和双相障碍的家族史罕见[30]，这与两项大型对照研究中的对照相似[11, 24]。在由精神科医师定期随访的 115 例年轻 KLS 患者组成的队列中，只有 1 例 KLS 患者在发病后发生了双相Ⅰ型障碍，与正常人群一样，这一比例预期较低。

然而，在随访期间对 115 例 KLS 患者进行的这些定期精神病学评估获得了共病（非双相）精神障碍的新信息，在 KLS 发病后平均 5 年的无症状期间，21% 的患者出现了共病（非双相）精神障碍[24]。心境障碍尤其突出（14/23），而焦虑症（7/23）和各种其他障碍（6/23，包括 1 例合并分裂情感性障碍，1 例合并精神病性障碍）较为罕见。由于焦虑和情绪障碍是与慢性疾病相关的最常见的精神障碍，因此这一结果并不令人惊讶。女性、KLS 病程长、失能时间长、发作期精神症状多为发生精神障碍的危险因素。精神障碍患者也更经常在精神科病房住院，在无症状期间更经常出现轻微的焦虑和抑郁残余症状，并且更难适应 KLS。建议关注 KLS 患者新发精神障碍，尤其是女性、病程长、发作期伴随抑郁的患者，密切随访，并建议锂盐治疗。

## 疾病的临床亚型

KLS 可以是轻度、中度或重度的。轻度青少年患者每年会经历 2 ～ 3 次为期 1 周的症状期。中度、快速循环形式患者（主要见于儿童和青少年）可能每月发作 7 ～ 10 天[60-61]。在 1/3 的患者中观察到持续 1 个月以上的发作，通常是自发病以来。最近的一项研究提示，当 KLS 在 20 岁之后开始时，向治愈的演变可能不是绝对的，因为这些患者中只有不到一半在患病 25 年后得到治愈[11]。最后一项结果提示，在一些少见病例中，尤其是成人发病的 KLS 永远不会完全缓解。

家族性 KLS 病例见于 8% 的病例（见“KLS 的遗传学”部分）。其临床症状与散发病例相似，但略轻于散发病例（发作频率较低，发作终止较剧烈，发作后失眠较少）[22]。兄弟姐妹不会在一年中的相同时期出现发作。

### 月经相关性嗜睡

当发作在时间上与月经相关时（刚好在月经之前或同时），这种情况被称为“月经相关性嗜睡”[62]，全世界只报告了 18 名女性有这种情况[9]。这些病例中的嗜睡发作与强迫饮食（65%）、性的脱抑制（29%）和抑郁情绪（35%）相关[9]。发作持续 3 ～ 15 天，每年复发少于 3 次。值得注意的是，一名患有 KLS 的男孩的姐姐受到“月经相关性嗜睡”的影响[63]。此外，有典型 KLS 发作的女孩大多（但不完全）与月经相关[6, 33, 36]。由于这些症状与 KLS 的症状相似，在 ICSD-3 中，月经相关嗜睡被认为是 KLS 的一个变异型。在极少数情况下，使用避孕剂量的雌激素和孕激素可改善症状[64]。

## 鉴别诊断

由于 KLS 非常罕见，应首先考虑几种更常见的疾病。当首次发病被带到急诊室时，大多数患者会接受针对青少年的急性意识错乱和突然的行为变化的常规检查：查验酒精、处方药和非法物质的摄入；磁共振成像或其他影像学检查以排除肿瘤、创伤或卒中；或者炎症，比如多发性硬化。第三脑室内的肿瘤（如胶样囊肿、带蒂星形细胞瘤，在某些情况下，颅咽管瘤）可产生间歇性脑室脑脊液循环障碍，导致头痛、呕吐和阵发性警觉障碍。脑电图有助于排除复杂的部分性发作。多达 70% 的 KLS 患者可观察到少数非特异性脑电尖波和局限性或广泛性脑电慢波背景。除基本的实验室检查外，还检查血清（有助于排除高氨性脑病）、肉碱[65]、叶酸、维生素 $B_{12}$、丙酮酸盐和乳酸水平。评估可能的内分泌疾病和自身免疫疾病，以及间歇性卟啉病和莱姆病的检查也是必需的。通常建议进行腰椎穿刺（尤其是在发热的情况下）以排除脑炎[66]。重度基底型偏头痛可能与 KLS 相似，但通常病程较短[17, 67]。

KLS 与复发性精神障碍的鉴别可能很棘手。反复发作的嗜睡可发生于精神疾病，如抑郁症、双相情感障碍、季节性情感障碍和躯体形式障碍[17, 68]。脱抑制行为也可能在一些注意力缺陷 / 多动障碍青少年中比较突出。先前正常的青少年出现的幻觉和妄想可引起短暂的精神病样发作。因此，一些 KLS 患者可能在做出正确诊断之前被送入精神科病房。伴精神病性症状的 KLS 与精神病性障碍的区别在于前者妄想和幻觉的突然出现和消失、缺乏妄想信念的长期存在、存在相关症状（主要是嗜睡、迟钝、困惑和遗忘）以及症状的反复发作。KLS 的情绪变化和抑郁障碍之间的区别在于，在以前快乐的青少年中，前者症状是突然出现和消失，伴有认知和行为症状。与慢性心境障碍相关的嗜睡通常与失眠交替发生，而在 KLS 中，失眠通常非常短暂（2 ～ 3 天），且仅在发作开始或发作结束时发生。过度嗜睡可发生于药物或物质使用、阻塞性睡眠呼吸暂停、发作性睡病、特发性嗜睡或睡眠不足。然而，在这些疾病中，嗜睡每天都会发生，通常不具有周期性。在特发性睡眠增多中，嗜睡程度可能随着一些“较好”时期波动，但睡眠时间仍然较长（例如每天 12 ～ 14 h）[69]。“特发性”昏迷是一种罕见且有争议的疾病，通常发生于中年人，昏迷发作持续不超过 48 h，与苯二氮䓬类药物中毒有关[70]。

## 多导睡眠监测

多导睡眠监测的结果取决于睡眠监测是仅监测夜间还是 24 h，是在发作开始时还是发作结束时，是在发病初期还是病程后期。24 h 多导睡眠监测显示总睡眠时间延长（12 ～ 14 h）[12-14]，在一些报告中甚至达到 18 h 或更多[71]。在一项 meta 分析中，40 名患者夜间的平均总睡眠时间为 445±122 min（N1，6%；N2，56%；N3，19%；快速眼动睡眠，19%）[30]。然而，在接受 24 h 监测的 15 例患者中，睡眠时间为 740 min。在以色列的一个由 14 例患者组成的系列中，睡眠效率降低，频繁觉醒，N1 期和 N2 期过多[13]。夜间睡眠时间从无症状期的平均 384 min 增加到有症状期的平均 568 min[13]。17 例 KLS 患儿在发作期前半段夜间慢波睡眠比例减少，发作期后半段 REM 睡眠比例减少[72]。7 例中国患者 KLS 发作时夜间睡眠时间及结构正常[73]。

多次睡眠潜伏时间试验（MSLT）的结果取决于受试者的合作意愿，可能是正常的[72]，也可能是异常的，如潜伏期缩短或多次 SOREMP[73]，并且在多达 21% 的患者中有发作性睡病样的睡眠模式[30]。随着疾病的发展，患者可能不能连续睡眠，而是闭眼卧床。他们报告说，这种睡眠形式是由严重的疲劳驱使的，减少了不真实的感觉。

## 其他测试

脑脊液检查显示细胞、蛋白质和寡克隆条带均无异常。发作期脑脊液下丘脑分泌素 1 水平多在正常范围内[21, 43, 74-75]，但与无症状期相比，有症状期的下丘脑分泌素 1 水平降低 1/3[21]，这一结果可能难以解释发作期间的重度嗜睡。在 6 例 KLS 患者的脑脊液分析中，多巴胺和 5- 羟色胺代谢是正常，这表明 KLS 不是单胺类生物源性疾病，情感淡漠可能与多巴胺能的功能低下无关[76]。CT 和 MRI 正常或发现与疾病无关的异常病变。最有意思的是，在大多数情况下，脑功能成像检查是异常的（见“发病机制”）。

## 流行病学

KLS 的确切患病率尚不清楚，但它被认为是一种极其罕见的疾病，每百万人中 3 ～ 4 人患有该病[11, 13, 15, 17, 68]，发病率为每年每百万居民新增 0.3 例病例[17]。然而，它在所有大洲和大多数国家都有描述。虽然最初在以色列频繁报告 KLS 病例[13]，但 KLS 似乎在美国的犹太人中更常见[11]，而在法国人中并不常见[17]。男女比例从 2∶1 到 3∶1 不等[11, 15, 17, 77]。在大规模病例研究中，80% 的患者在 13 ～ 19 岁首次发病，10% 在 13 岁之前发病（儿童期），10% 在 20 岁之后发病（成人期）[11, 17, 21]。发病年龄最小 4 岁[78]，最大 82 岁[79]。

出生和发育异常是发生该病的危险因素，在两项大型系列研究中，多达 1/3 的患者有分娩困难或发育异常[11, 17]。在由同一名精神科医师定期随诊的 115 例患者（及其家属）中，16.5% 的患者在 KLS 发病前存在各种精神障碍（其中 84% 为儿童期焦虑障碍）[24]。由于这一比例与一般人群中观察到的一致，这不明说明儿童期的精神障碍易导致 KLS 的发病。

## 发病机制

### 症状的机制

许多神经精神性 KLS 症状，如现实解体、情感淡漠和脱抑制行为，提示联合皮质功能改变。丘脑、下丘脑和基底前脑的功能障碍可能导致嗜睡[9, 29]。发作期的脑功能成像显示丘脑[15]、下丘脑、中颞叶和额叶的代谢降低，并且约半数患者在无症状期间持续存在[2-3, 29]。41 例患者在无症状期的 SPECT 成像显示，与对照组相比，下丘脑、丘脑（主要是右后区）、尾状核和皮质联合区（前扣带回、眶额叶和右颞上皮质）灌注不足[3]（图 114.3）。有症状期间出现了

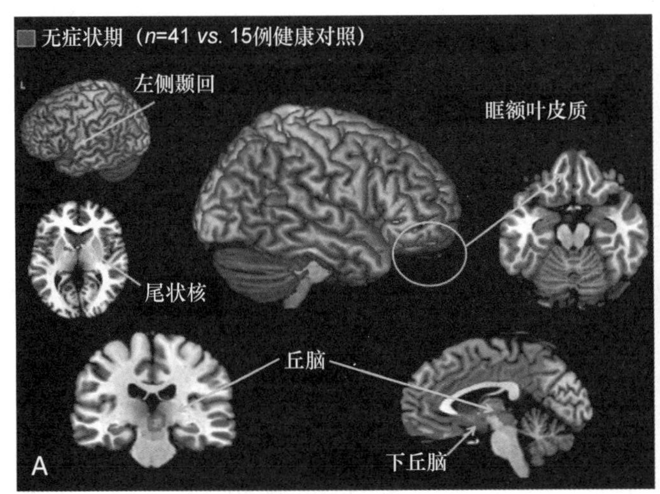


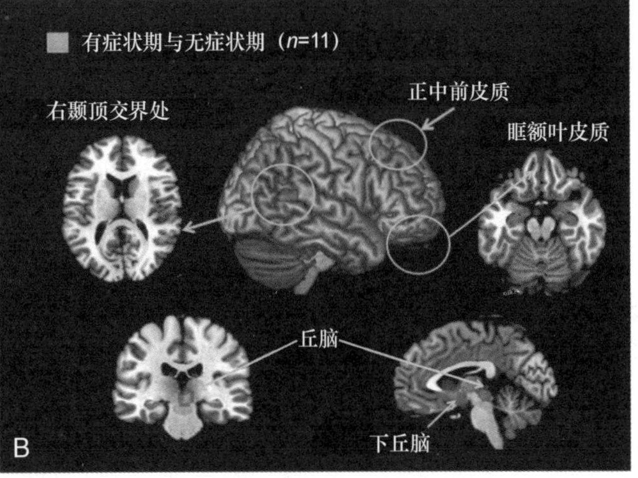


**图 114.3** KLS 患者在发作间期（**A**）和发作期间（**B**）的单光子发射计算机断层扫描（SPECT）。对 41 例 KLS 患者进行的组别分析显示，与健康对照者（**A**）相比，在无症状期间，下丘脑、丘脑、尾状核、左侧颞上回和眶额皮质的灌注减少（红色）。与无症状期（**B**）相比，右侧顶颞交界区和右侧背内侧前额叶皮质呈现低灌注（绿色）。现实解体越严重的患者右侧顶颞交界区活动越低[3]（见彩图）

另外两个低灌注区域，分别位于右侧背内侧前额叶皮质（可能是导致情感淡漠的原因）和右侧顶颞交界区（可能是导致现实解体的原因）[3]。执行工作记忆任务时，KLS 患者需要整合不同的网络（包括丘脑活动增加，扣带回活动和邻近前额叶皮质减少，如功能 MRI 所示），以达到与对照组相似或较差的表现，这提示患者在无症状期间需要更大努力和代偿[81-82]。138 例未经治疗的 KLS 患者在无症状期进行了 FDG-PET/CT 检查，其中 70% 患者脑部有低代谢，主要累及后联合皮质和海马。代谢低下与年龄较小、近期病程（< 3 年）以及前一年发病次数较多有关[83]。

### 疾病的机制

KLS 的发病机制尚不清楚。KLS 可能不是一种癫痫，因为癫痫样活动非常罕见[84-86]，且发作期间使用抗惊厥药物不能改善症状。目前已经提出了导致 KLS 的几种机制，包括自身免疫、遗传和代谢起源，从而导致局限性、复发性脑炎。

### 脑部检查提示局限性脑炎

4 例 KLS 患者（2 例原发性和 2 例继发性）的神经病理学检查提示轻度局限性脑炎[58, 87-89]。3 例患者在下丘脑、杏仁核、颞叶灰质、丘脑、间脑和中脑中发现了血管周围淋巴细胞浸润。在第 4 个病例中，报道了蓝斑变小，黑质色素沉着减少。

### KLS 的自身免疫

临床上提示该疾病有自身免疫基础，原因包括青春期发病，复发-缓解的特点，常常与感染、头部创伤和酒精摄入（增加血脑屏障通透性，可能促进抗体通过）有关[90]。静脉注射类固醇治疗复发患者部分有效。迄今为止，尚无 HLA 基因型或抗体与 KLS 相关。在 108 例美国患者[11]、28 例中国台湾儿童[15]和 120 例法国患者[17]中均未发现与 30 例欧洲 KLS 患者相关的 HLA DQB1*02 基因型[14]。51 例 KLS 患者在症状期和无症状期的血清细胞因子水平均正常[19]。伴有主要睡眠症状的自身免疫性脑炎的最新发现（见第 109 章）将推动未来对 KLS 自身抗体的研究。

### KLS 的遗传学

虽然家族性风险低（每一级亲属 1%），但 8% 的病例有一名受累的家族成员，这提示一级亲属的风险增加 1280 ～ 6400 倍[22]。已报告了几个多重 KLS 家系，包括同一代内的传播（4 对同卵双胞胎[21, 91-92]、6 个兄弟姐妹[11, 17, 43]）和垂直传播（母亲-儿子[14]、父亲-儿子[11]、1 名父亲及其 10 名子女中的 5 名[93]、1 名叔叔和 2 名侄子）[17, 94-95]。来自法国的 112 例患者染色体核型分析正常，只有 1 例散发的 KLS 患者存在 Xp22.31 的重复片段[22]。在沙特一个大型多重 KLS 家系中，连锁分析和外显子组测序发现了 *LMOD3*（位于 3 号染色体上的基因，与杆状体肌病相关）的低频变异[28]。此外，38 例欧洲散发 KLS 病例中有 7 例（18.4%）携带 *LMOD3* 错义变异，51 例英国散发病例中有 4 例（8.9%）携带 2 种 *LMOD3* 变异[28]。对 844 例患者进行的全基因组关联研究发现，与对照组相比，在有分娩困难的患者中，*TRANK1*（也位于 3 号染色体上的基因）的基因多态性更常见（OR 1.48 ～ 1.54）[28]。总而言之，一些基因（尤其是与 KLS 密切相关的 TRANK1 基因）可能会增加 KLS 的风险，但不会直接导致疾病发生。

## 治疗

### 综合管理

尽管有Ⅳ级证据表明静脉注射类固醇可以减少长发作（> 30 天）的持续时间[26]，而锂剂可以减少频繁发作（> 4 次 / 年）的频率[18]，但目前尚无标准的 KLS 治疗方案。患者和家属受益于简单、舒适的睡眠卫生条件和居家管理。在发作期间，考虑到与新奇感相关的焦虑和令人尴尬的公共行为的风险，建议让患者在家人监督下在家里的熟悉环境中睡觉，而不是让他们去住院，因为这种方法可以保证患者的安全。重要的是要向家属解释，试图唤醒或刺激患者是无用的和令其痛苦的。在发作期间应坚决禁止开车，因为嗜睡、自动行为和感知改变会增加交通事故的风险。在发作期间，家属应定期检查患者饮水和进食是否充足（以防减少饮食）或不过多（以防暴饮暴食），每天至少小便一次（避免尿潴留），无自杀想法或严重攻击行为（在这些情况下患者需要住院治疗）。在无症状期，患者应保持规律的睡眠-觉醒习惯（因为睡眠剥夺可能引发发作），避免饮酒和毒品，并避免与可能具有传染性疾病的其他人接触。

### 发作期间用药

一旦发作开始，没有证据表明药物可以阻止其发展，但静脉注射甲泼尼龙除外。静脉注射甲泼尼龙（1 g/d，持续 3 天）可使 40% 的 KLS 患者平均 7 天内发作终止，如果在发作的前 10 天内使用，60% 以上的患者可能有效[26]。由于药物使用及其作用的延迟通常超过 7 天，不建议将该药用于短暂发作（7～10 天）患者，而仅用于既往有过长发作（＞30 天）的患者。静脉注射类固醇的耐受性良好，只有少数轻微的副作用（如失眠），没有食欲亢进或精神躁狂[26]。在其他情况下，金刚烷胺（一种抗病毒和兴奋剂）可以至少尝试 1 次，因为一项横断面调查研究中有一半的患者报告了它可能有助于终止发作[11]。

发作期间，20% 的患者[11]和 40% 的医师[30]报告兴奋剂（莫达非尼、哌甲酯、苯丙胺）可能部分改善警觉性，但这些药物对情感淡漠、现实解体和意识混乱无作用，因此许多患者宁愿睡觉，也不愿忍受现实解体。在回顾性和横断面研究中，当精神病症状持续且突出时，利培酮可能比其他抗精神病药更有用[11, 30]。在发生严重焦虑的情况下，苯二氮䓬类或羟嗪可能会有一些帮助。

### 预防新发作的药物

当发作频繁（例如，每年发作超过 3～4 次）、失能（例如，有严重妄想或攻击性等主要症状）或持续时间长（例如，至少 1 次发作超过 1 个月）时，推荐使用预防性药物，尤其是锂剂。在一项大规模、前瞻性、开放式对照研究中，71 例患者接受锂剂治疗的获益风险比优于 49 例未用锂剂治疗的患者，从而支持锂剂具有抗炎和神经保护作用的观点[18]。当血清锂浓度保持在 0.8～1.2 mmol/L（根据服药后 12 h 的检测结果）时，35% 的患者发作完全停止，另有 45% 的患者发作频率减少或严重程度降低，并且在停用锂剂后 2 日内立即病情复发；仅有 20% 的患者锂治疗无效[18]。锂剂治疗的潜在风险是甲状腺功能异常和肾功能不全[96]，因此，充分水化和定期监测血清锂浓度、促甲状腺激素和肌酐水平很重要[18]。锂剂可在完全获益数年后或 30 岁以后逐渐减量。

根据我们的经验，抗癫痫情绪稳定剂（如丙戊酸盐）似乎不如锂盐有效[11, 30]。在患月经相关 KLS 的女性中，可以尝试使用雌激素-孕激素合剂[62]，但我们的团队未观察到任何明显益处（除了预防严重的性脱抑制患者意外妊娠之外）。抗抑郁药似乎对 KLS 没有治疗作用[11, 30]。

### 临床要点

- 在 KLS 的诊断中，与患者家属的沟通是最重要的部分，因为在 KLS 发作期间，由于遗忘和感知改变，患者的诉说经常是模糊不清的。在发作期间，家属录制行为改变的视频非常有帮助。发作期间的睡眠监测的结果不一致，无法帮助诊断。
- 至少在发病最初几年内，必须记录明确的睡眠、认知和行为改变的发作（至少两次），以及明确的无症状时期。父母应该准备一个日历记录发作期和发作间期。
- 诊断基本上是临床回顾性的，因此病史非常重要，重点关注情感淡漠（例如，患者不再用手机）和现实解体（感觉“在梦中”或“不真实”）的症状。在无症状期，脑功能显像显示 70% 的患者有后联合皮质和海马轻度低灌注。
- 28% 的患者出现长时间发作（超过 1 个月）。它们可以从起病即开始，并且有长时间发作者疾病持续时间更长，对生活质量的影响更大。
- Ⅳ级证据表明，在长时间发作期间，静脉注射类固醇可减少发作持续时间，而锂剂可减少发作频率。

## 总结

KLS 是一种罕见的、原因不明的缓解-复发性疾病。该病通常在青春期发病，男性居多（66%），1/3 的患者有出生困难或发育异常史。其特征是反复发作的嗜睡（＞18 h/ 天）持续 1 周至数周，伴有认知障碍、现实解体、情感淡漠和行为改变。较少见的发作包括伴摄食过多和性欲亢进的脱抑制行为，或者抑郁、幻觉和妄想。在两次发作之间，患者在 1 个月至数月内睡眠、情绪、认知和行为是正常的，但 15%～20% 的患者在 KLS 发病 5 年后病情仍在发展，一些患者出现轻度认知障碍或精神障碍。发作可能由感染、酒精摄入或睡眠剥夺引起。到 30 岁时，发作的频率和严重程度通常会降低。KLS 没有诊断性检查，但在发作期间和发作间期，脑功能成像一般是异常的。锂剂治疗可减少发作频率，静脉注射类固醇可减少长发作持续时间。

### 参考文献和拓展阅读

请扫描书后二维码，获取参考文献和拓展阅读资源。

# 第 14 篇 异态睡眠



## 第 115 章 异态睡眠和睡眠相关运动障碍：概述和方法


*Bradley V. Vaughn*

程金湘 译 宿长军 审校


**章节亮点**

- 异态睡眠和睡眠相关运动障碍是发生夜间事件的一大类疾病的一部分。
- 异态睡眠可分为非快速眼动睡眠相关异态睡眠、快速眼动睡眠相关异态睡眠，以及特定睡眠期转换或非特异睡眠阶段相关异态睡眠。
- 睡眠相关运动障碍最常出现在从清醒到睡眠的过渡阶段或浅睡眠阶段。
- 对异态睡眠和睡眠相关运动的评估取决于准确地采集病史和清晰地描述事件。
- 病史、体格检查和多导睡眠图的关键特征有助于区分异态睡眠和睡眠相关运动。
- 异态睡眠和睡眠相关运动为诊断其他潜在的睡眠障碍、内科疾病、神经或精神疾病提供了机会。

异态睡眠和睡眠相关运动障碍是发生于夜间事件的一大类疾病的一部分。这些夜间活动现象可能成为床伴或室友讲述的趣事的一部分。但是，细心的临床医生了解这些事件可能会导致受伤、睡眠中断和社会心理障碍，同时也有机会诊断引发该行为的其他潜在的睡眠障碍或内科疾病[1]。这一系列夜间事件通常可分为异态睡眠、睡眠相关运动，或其他神经、内科或精神相关事件。

异态睡眠是指在入睡时、睡眠期间或从睡眠中醒来时发生的非自主的身体事件或感官体验。大多时候，这些事件可能包括常见的和平常的行为，但也可能包括奇怪的和不寻常的事件，比如看似有目的的动作、感知、做梦和自主反应[2]。睡眠相关运动的主要特征是离散的，通常是特定的，干扰或破坏睡眠的运动[3]。

《睡眠障碍国际分类》第 3 版将异态睡眠分为三大类：非快速眼动（non-rapid eye movement，NREM）睡眠相关异态睡眠、快速眼动（rapid eye movement，REM）睡眠相关异态睡眠和其他类型的异态睡眠[4]（表 115.1）。除了异态睡眠，一些患者可能在清醒和睡眠之间的过渡时期或睡眠期间出现运动障碍，这可能与异态睡眠混淆，但仍然有受伤的风险[3]。夜间活动还可能包含超出睡眠状态的病理生理学改变，为诊断和潜在治疗其他内科、神经或精神事件提供了机会[2-3]。本篇（第 115 ～ 122 章）讨论了经典的

**表 115.1　异态睡眠分类**

| |
|---|
| **NREM 睡眠相关异态睡眠** |
| 觉醒障碍（来自 NREM 睡眠） |
| 意识模糊性觉醒 |
| 睡行症 |
| 睡惊症 |
| 睡眠相关进食障碍 |
| **REM 睡眠相关异态睡眠** |
| 快速眼动睡眠行为障碍 |
| 反复发作的孤立性睡瘫 |
| 梦魇障碍 |
| **其他异态睡眠** |
| 爆炸头综合征 |
| 睡眠相关幻觉 |
| 遗尿症 |
| 躯体疾病引起的异态睡眠 |
| 药物或物质导致的异态睡眠 |
| 未分类的异态睡眠 |

NREM 和 REM 相关的异态睡眠，并回顾了其他异态睡眠和睡眠中运动问题。

## 异态睡眠的分类

随着我们对睡眠和觉醒机制的理解不断加深，对夜间活动的分类也在不断发展。早期的分类和命名法将行为的性质作为对事件进行分类的突出特征。这一传统的命名特点仍然存在，如睡行症、睡眠相关进食障碍和睡眠性交症。然而，随着我们对睡眠–觉醒状态的神经驱动和意识组成因素的进一步了解，我们已经将事件分类到原始的睡眠–觉醒状态，以及在一定程度上限制于常见的病理状态[2，4]。对脑内三种截然不同的状态起始的理解有助于我们理解异态睡眠形成和存在的基础，形成了 NREM 睡眠相关的异态睡眠、REM 睡眠相关的异态睡眠，以及与清醒和睡眠之间转换相关的异态睡眠[5]。这种方案也使我们朝着更符合生理学和随后的潜在病理学的分类结构迈进。

有些异态睡眠可能代表了多种状态的混合[2，5-6]。该模型最好的例子就是 NREM 睡眠相关睡眠异常或觉醒障碍（见第 116 章）。觉醒障碍（睡惊症、睡行症和意识模糊性觉醒）与 NREM 睡眠和清醒状态的混合有关（表 115.1）。这些障碍很可能并非截然不同，而是代表了具有 NREM 睡眠特征的一系列连续行为：与较低的认知水平、对事件的遗忘有关，且具有清醒时的特征，如睁眼（表 115.2）。这些事件表现为非刻板的行为，更容易发生在受到刺激、经历睡眠剥夺或社会心理压力之后。有些患者主诉有模糊的视觉印象和听觉印象的记忆。虽然尚未发现清晰、统一的神经病理学机制，但早期的研究表明，这些异态睡眠者可能从睡眠中彻底觉醒的能力受到抑制或者完全受损[7-8]。因此，这些异态睡眠可能是其他睡眠破坏疾病的早期指标。类似地，睡眠相关进食障碍（一种 NREM 睡眠异常）以进食行为为主。该疾病具有一些独有的特征，使其与通常的睡行症区别开来，而且还可能与其他潜在的心理问题有关[8]。

在 REM 睡眠相关异态睡眠中，反复发作的孤立性睡瘫可能是清醒期和 REM 睡眠的混合状态（表 115.2，见第 118 章）。虽然该疾病多数与发作性睡病有关，但这种疾病独有的特征是 REM 睡眠相关的睡瘫侵入到清醒期[9-10]。其他 REM 睡眠相关的异态睡眠可能局限于 REM 睡眠状态。梦魇障碍通常独立存在于 REM 睡眠期，但痛苦的特征会延续到清醒状态（见第 60、61 和 119 章）[10-11]。REM 睡眠行为障碍是 REM 睡眠相关及障碍失迟缓回路神经功能障碍的一个例子[10，12]。该疾病的特点通常为梦境演绎行为，通常这些行为比较暴力，且一般无 REM 睡眠期的瘫痪[12]（表 115.2）。REM 睡眠行为障碍与帕金森病、多系统萎缩和路易体痴呆有关，可能比其他症状早出现几十年[12-13]。REM 睡眠行为障碍意味着睡眠特定的神经回路在特定类型的神经退行性变化或损伤中更容易受损[14]。

许多被归类为“其他异态睡眠”的疾病代表了发生在清醒和睡眠转换期间的事件（表 115.1，第 120 章）。一些感觉事件，如爆炸头综合征和睡眠相关幻觉，可能发生在患者进入浅睡眠时，同时也可能发生在觉醒时[4，15-16]。另外，有一组异态睡眠发生在整个睡眠周期，或许代表着无法区分睡眠–觉醒状态。异态睡眠可由药物或其他神经、精神或躯体疾病引起[8，17-21]。一些半衰期短的镇静催眠药与异态睡眠行为的启动有关[8，17-18]。据报道，一些导致觉醒的躯体疾病，如慢性阻塞性肺疾病或肾疾病，可导致异态睡眠行为。异态睡眠与其他神经退行性疾病和自身免疫性疾病有关[19，22]。最近发现的一种新的异态睡眠与针对免疫球蛋白样细胞黏附分子 5 的抗体有关，这为夜间事件发生提出了一种新的病理生理机制[22-23]。一些研究人员假设存在一种重叠障碍，患者缺乏明确的睡眠分期[24]。

一些事件也可能发生在夜间，这些事件可能不是真正睡眠的一部分。大约 20% 的明确癫痫诊断的患者的癫痫发作主要发生在夜间，其行为可能经常与异态睡眠的行为重叠[25-26]。癫痫发作事件的关键特征是刻板行为，这种刻板行为通常出现在事件起始阶段。其他神经系统疾病，如与谵妄或痴呆相关的意识模糊，可表现为夜间事件[27]。精神疾病，如惊恐发作或分离事件，在夜间发生时可能主要表现为夜间事件[28]。其

**表 115.2　夜间事件的鉴别特征**

| 特征 | 觉醒障碍 | 睡眠相关进食障碍 | 快速眼动睡眠行为障碍 | 反复发作孤立性睡瘫 | 爆炸头综合征 | 睡眠周期性肢体运动 | 心因性事件 | 夜间癫痫发作 |
|---|---|---|---|---|---|---|---|---|
| 行为 | 意识模糊，睁眼状态下半有目的的活动 | 吃典型高热量食物，睁眼 | 有时为闭眼状态下的打斗行为 | 发作时不能移动 | 头内部无痛性爆炸感 | 通常腿部三关节屈曲 | 多变 | 取决于涉及的脑区 |
| 起病年龄 | 童年或青春期 | 多变 | 老年 | 多变 | 成年 | 可以出现在任何年龄，但更常见于成年人 | 青春期到成年 | 多变 |
| 发生时间 | 整晚的前 1/3 | 前半夜 | 快速眼动睡眠期 | 主要发生在觉醒期 | 通常发生在入睡期，但可变 | 在前半夜更常见 | 任何时间 | 任何时间 |
| 事件发生频率 | 少于每晚 1 次 | 多变 | 每晚多次 | 多变，但少于每周 1 次 | 少见 | 每 10 ～ 90 s | 多变 | 额叶癫痫：每晚多次 |
| 持续时间 | 数分钟 | 数分钟 | 数秒到数分钟 | 数秒到数分钟 | 数秒 | 通常少于 5 s | 多变，数分钟或更长 | 通常少于 3 min |
| 对事件的回忆 | 通常没有 | 通常没有或有限 | 梦境回忆 | 有 | 有 | 多变 | 没有 | 通常没有 |
| 刻板动作 | 无 | 无 | 无 | 无 | 相似的感觉 | 有 | 无 | 有 |
| 多导睡眠监测 | 从慢波睡眠中觉醒 | 从非快速眼动睡眠中觉醒 | 快速眼动睡眠期间肌张力增加 | 从快速眼动睡眠中觉醒 | 通常发生在浅睡眠中 | 周期性肢体运动 | 发生在清醒状态 | 潜在的癫痫样活动 |

他内科疾病也可引起伴有精神障碍的觉醒，夜间注射胰岛素引起的低血糖可在清晨引起伴有认知损害的觉醒[21]。同样，睡前服用的认知抑制药物也可能损害个人夜间醒来时的认知能力。

与睡眠相关的运动也难以鉴别。其中，最常见的是睡眠中的周期性肢体运动及其对不宁腿综合征的感觉综合征的作用（见第 121 章）。不宁腿综合征与周期性肢体运动的联系为医务工作者提供了一个动态机会去更好地了解感觉、运动相互作用和知觉所组成的复杂系统[29-30]。虽然大多数周期性肢体运动相对轻微，但其中一些运动可能更剧烈，容易与其他运动障碍混淆。睡眠中的其他运动会导致严重的睡眠中断或困扰（见第 122 章）[30]。这些其他疾病可能与潜在的睡眠或其他神经系统疾病混淆，或为其提供线索。

## 区分夜间事件的方法

对存在夜间事件的患者进行评估的目的是预防后续的伤害。首次的疾病访谈应注意以下问题：①患者是否对他人是潜在伤害或者导致伤害的风险因素？②是什么导致了这些事件的出现？③这些事件是否提示存在另一种潜在的疾病？

一般来说，人们可以通过寻找关键的特征来区分异态睡眠（表 115.2）。对任何夜间事件进行评估的基础是全面的病史和体格检查。虽然并非绝对，但评估的基础是能对行为提供准确证词的目击者对事件的清晰描述。事件的历史特征，如夜间的发生时间、持续时间、发生频率、每次事件的行为特征、睁眼或闭眼、是否可以回忆、发病年龄和夜间事件家族史，都可以帮助区分这些疾病[2, 4]。医生还应寻找诱发异态睡眠的因素，如睡眠环境差、不恰当的睡眠卫生习惯、睡眠剥夺、昼夜节律异常、其他睡眠障碍、内科问题、发热或其他疾病、情绪压力、药物使用、入睡前摄入酒精或镇静剂[2, 17-18, 31]。对其他神经系统症状的进一步调查，如嗅觉减退、便秘或其他自主神经问题，可能会为 REM 睡眠行为障碍提供诊断线索。同样，提示成人认知能力下降的特征可能为进一步研究脑病过程或痴呆提供契机。

多导睡眠监测可以为确定夜间事件的病因提供重要信息，其目的是捕获每种睡眠状态的生理变化，并评估其他睡眠障碍的可能性[4]。如果病史不典型，思睡明显，怀疑有其他睡眠障碍，或患者有自伤或伤人的危险，则需要进行夜间多导睡眠监测（表 115.3）[32-33]。多导睡眠监测应包括完整的呼吸监测、时间同步的视频监测、额外的四肢肌电记录、完整的脑电电极，以及可以回看的脑电图[32-34]。联合使用完整的 10 ～ 20 导联系统和在 10 s 窗口内查看动态变化的功能对评估癫痫发作和从潜在的正常变异或伪影中区分癫痫样放电十分必要[34]。

**表 115.3 夜间事件进行多导睡眠监测的适应证**

| |
|---|
| 异态睡眠的非典型表现（夜间的时间、行为描述） |
| 伤害性事件或具有重大潜在风险的伤害性事件 |
| 严重干扰患者的家庭生活 |
| 异常的发病年龄 |
| 事件刻板或重复 |
| 事件的异常频率 |
| 患者有日间过度思睡或失眠主诉 |
| 主诉提示存在睡眠呼吸暂停、周期性肢体运动或其他睡眠障碍 |

### 临床要点

觉醒障碍在儿童中更常见，但也可能出现在成人中。当患者反复出现睡行症、睡惊症或意识模糊性觉醒时，临床医生应询问可能引起觉醒的其他特征。与睡眠相关的事件，如睡眠呼吸暂停、肢体运动，甚至药物治疗，都可能引发异态睡眠，而异态睡眠是其他睡眠问题的标志性前哨症状。

## 总结

异态睡眠作为众多的夜间活动的一部分，使我们能够诊察与睡眠中觉醒相关的异常行为之间的相互作用。虽然我们认识了清醒、NREM 睡眠和 REM 睡眠这三种正常状态，但我们明白，这些不同的状态之间的切换可能不像“按开关就开关灯”那样明显，决定一种存在状态的神经过程的破坏会导致这些状态的混合，因此，通常伴随一种状态的行为可能会侵入另一种状态。决定不同状态区分的机制也可能受损，并允许这些状态的混合，例如在觉醒障碍中，这种状态变化的过程可能被引起觉醒的睡眠障碍疾病所破坏，例如睡眠呼吸暂停或睡眠环境不佳。同样，夜间事件可能是神经回路受到疾病影响的表现，比如 REM 睡眠行为障碍。此外，睡眠相关运动很容易被误判为异态睡眠的一部分，就像其他内科、神经或精神疾病一样，详细的病史和对事件的清晰描述可能有助于找到潜在病因。临床医生面临的挑战是认识到并利用这些夜间事件诊断和治疗其他潜在问题。

### 参考文献和拓展阅读

请扫描书后二维码，获取参考文献和拓展阅读资源。

# 第 116 章

# 觉醒障碍

Alon Y. Avidan

程金湘　译　宿长军　审校

**章节亮点**

- 非快速眼动（non-rapid eye movement，NREM）异态睡眠所涉及的临床范围广泛，从轻度、非破坏性的发作，如轻度意识模糊性的睡眠中说话，到具有攻击性和潜在伤害性的行为异常，如睡行症和睡惊症。通常持续几秒到几分钟，伴有部分性或完全性遗忘。
- NREM 相关异态睡眠被认为发生在 NREM 深睡眠向觉醒的不完全转换过程中。
- 基本的生理驱动，如饥饿、攻击和性，可能通过与睡眠相关的进食、暴力或性行为表现出来。尽管 NREM 异态睡眠的临床表现奇异，但易于解释、诊断和管理。
- 共病睡眠障碍，如睡眠呼吸暂停，可能引起部分觉醒，从而引起 NREM 相关异态睡眠事件。

## 定义

非快速眼动（Non-rapid eye movement，NREM）相关异态睡眠是指从 NREM 睡眠向觉醒转换时出现的非自主的、异常的行为或主观体验[1-5]。发作可能包括异常运动、行为、情绪和自主神经活动，大多易于诊断和管理[2, 4, 6-9]。这些异态睡眠可能是对身体本身事件，如呼吸暂停和发热的反应，也可能由外部刺激诱发。

《睡眠障碍国际分类》(第 3 版)(International classification of sleep disorders-third edition，ICSD-3)[10]对 NREM 异态睡眠进行了详细分类，如下所示。觉醒障碍（disorders of arousal，DOA）包括意识模糊性觉醒、睡惊症、睡行症和睡眠相关进食障碍（sleep-related eating disorder，SRED）[11-13]。睡眠相关异常性交行为被归类为意识模糊性觉醒的一个亚型，但也与睡行症相关，一些睡眠专家认为这是一种不同的异态睡眠[14]。

## 觉醒障碍的分类

ICSD-3 中觉醒障碍的诊断标准见框 116.1[10]。表 116.1 强调了可以帮助鉴别不同觉醒障碍亚型的特征性行为表现。通常，所有发作均与遗忘相关。通常从 N3 期慢波睡眠的部分觉醒开始，持续时间通常短暂，但也可以呈迁延性，持续达 30 min。

觉醒障碍的一般特征包括[3, 5, 15-17]：

**框 116.1　ICSD-3 觉醒障碍的标准**

确定诊断必须符合所有 5 项标准。发作通常出现在主要的睡眠期[14]。患者通常在发作后数分钟或更长时间出现定向障碍和意识模糊。因为觉醒障碍出现在 N3 期，即慢波睡眠，它们通常发生在典型睡眠期的前 1/3 或前半部分，或其他加深慢波睡眠的时期，如睡眠剥夺后的恢复睡眠期间，但很少发生在日间小睡后。

1. NREM 睡眠中反复发作的部分或不完全觉醒。
2. 在发作期间对他人的干预或引导反应异常或无反应。
3. 事件发生后很少或没有认知或梦境意象。
4. 对发作过程片段回忆或无回忆。
5. 不能由其他原发性睡眠障碍、精神障碍、身体疾病、药物或物质使用来解释。

Modified from American Academy of Sleep Medicine. The International Classification of Sleep Disorders，Revised：Diagnostic and Coding Manual. 3rd edition. Darien，Il：American Academy of Sleep Medicine；2014.

- 认知功能下降：高级认知功能受损或缺失。
- 行为困惑、目光凝视：发作时眼睛往往睁得很大，目光呈现迷茫、呆滞的凝视。
- 对外界刺激缺乏或作出不恰当的反应：患者可能很难唤醒，即使成功唤醒，也不容易恢复到基础意识水平。
- 突然发作：患者通常表现为突然爆发性发作，伴有各种异常运动、行为、自主神经或感觉症状。

尽管患者经常遗忘，但有些患者可能报告出现梦境样思维或类似的意识状态改变。觉醒可能出现在任

**表 116.1　根据观察到的行为区分觉醒障碍的关键行为表现的临床谱**

| 行为症状学 | 觉醒障碍 |
|---|---|
| 觉醒到坐在床上、言语混乱、行为困惑和定向障碍。如果发生离床活动，则归类为睡行症 | 意识模糊性觉醒 |
| 觉醒后意识模糊，定向障碍，出现自主行为和离床活动。可能表现为简单的自主的非目标导向的行为到更复杂、暴力、不恰当、激越的行为 | 睡行症 |
| 进食可食用和不可食用物的行为 | 睡眠相关进食障碍（睡行症亚型） |
| 不恰当性行为，与性格不符，典型行为更倾向于患者旁边的床伴或旁观者 | 睡眠相关异常性交行为（意识模糊性觉醒亚型） |
| 尖叫、交感神经反应性增强和攻击性。试图中断行为会增加意识模糊和攻击性 | 睡惊症 |

所有的发作通常都与广泛性的遗忘相关。

Modified from American Academy of Sleep Medicine. The International Classification of Sleep Disorders，Revised：Diagnostic and Coding Manual. 3rd edition. Darien，IL：American Academy of Sleep Medicine；2014.

何 NREM 睡眠阶段，但主要发生在夜晚睡眠的前 1/3 阶段[18]。

觉醒障碍在儿童中很常见，通常被认为是年龄相关的正常睡眠表现，通常不需要特殊的干预措施[19-20]。如图 116.1 所示，易感因素包括发热性疾病、情绪紧张、睡眠剥夺、饮酒、膀胱充盈以及作用于中枢神经系统的药物[20-24]。在成人和儿童中，如睡眠呼吸暂停和周期性肢体运动等原发性睡眠障碍也可能引起觉醒障碍[25]。

## 觉醒障碍的病理生理学

已提出几种生理机制来解释觉醒障碍，但目前主流的理论是，它们是一种睡眠状态向另一种睡眠状态的不完全转换的结果[1, 22, 26]。睡眠阶段的进展需要多个神经中枢协调，从而进入确定的睡眠阶段。如图 116.2 所示，NREM 睡眠和觉醒状态之间最容易出现不完全转换。在状态混合的睡眠阶段，一种状态侵入另一种状态可能导致复杂的行为[17]。对这种混合睡

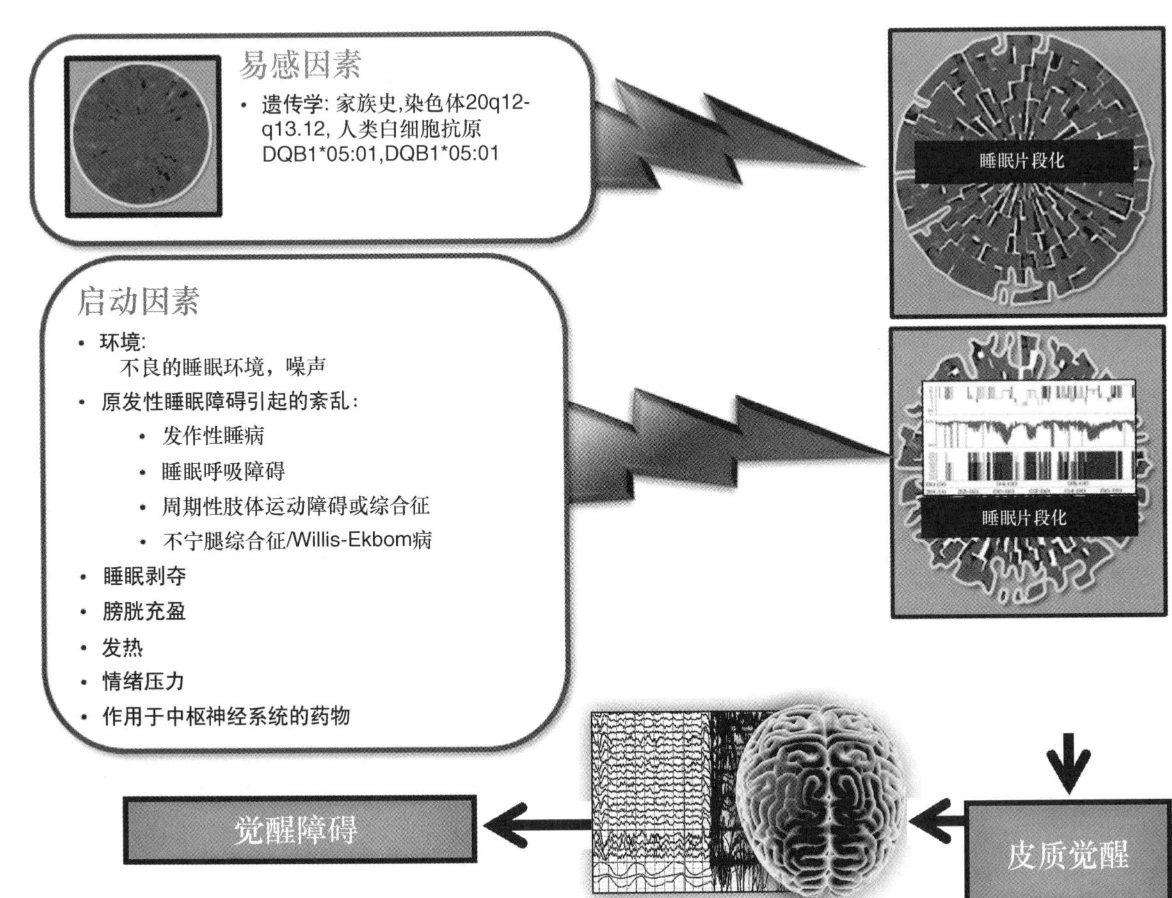


**图 116.1**　导致觉醒障碍的诱发条件。如本例中的阻塞性睡眠呼吸暂停作为诱发因素，多导睡眠监测的趋势图中，患者发生睡眠呼吸暂停时（图中底部蓝色条示）会出现觉醒（图中顶部蓝色条示）及氧饱和度下降（图中红色条示），导致睡眠结构片段化。在易感个体中（如存在 NREM 异态睡眠家族史的患者中），易感因素触发脑电觉醒，降低皮质觉醒的阈值，出现觉醒障碍（Polysomnogram slide courtesy Timothy Hoban，MD，Professor of Pediatrics and Neurology，University of Michigan，Ann Arbor，Michigan）（见彩图）

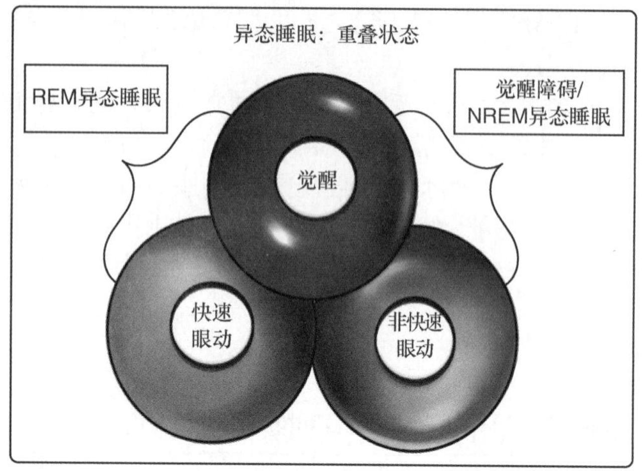


**图 116.2**　作为状态解离障碍的异态睡眠。在不同的条件下，可能发生三种睡眠-觉醒状态的异常混合——NREM 睡眠、REM 睡眠和觉醒，并随之重叠，引起异态睡眠。觉醒和睡眠不是相互排斥的状态，睡眠-觉醒解离、从一种睡眠状态到另一种睡眠状态的不完全转换或振荡导致异态睡眠。假定异态睡眠是由多种睡眠-觉醒状态下大脑组织的改变所致：觉醒状态侵入 NREM 睡眠导致觉醒障碍，觉醒状态侵入 REM 睡眠产生 REM 睡眠异态睡眠，其中 REM 睡眠行为障碍（REM sleep behavior disorder，RBD）最引人注目，在临床上也最重要（Modified from Mahowald MW，Schenck CH. Non-rapid eye movement sleep parasomnias. Neurol Clin. 2005；23：1077-106，vii；and Avidan AY，Kaplish N. The parasomnias：epidemiology，clinical features，and diagnostic approach. Clin Chest Med. 2010；31：353-70.）

眠状态研究的一些证据表明，受影响的患者可能出现觉醒机制受损。部分觉醒状态可激活神经轴中离散的中枢模式发生器，产生复杂的无意识的行为事件，如睡行症，如图 116.3 中所示[27-28]。

## 觉醒障碍的临床特征

觉醒障碍根据以下共同特征进行分类：①基础病理生理学特征的典型表现是从 N3 睡眠期的觉醒受损；②具有基因和家族的遗传模式；③睡眠片段化导致症状加重；④事件发生期间认知功能受损；⑤对该事件部分或完全遗忘[3, 13, 19, 26, 29-30]。

觉醒障碍也具有基于以下属性的独特特征：

> 行为学和症状学通常是复杂的，临床特征各不相同。多数情况下患者睁着眼睛，但没有与周围环境互动。意识模糊性觉醒表现为突然觉醒，伴有意识模糊、定向障碍，有时出现难以理解的言语[3, 19, 31]。如果发生离床活动，则该事件被重新归类为睡行症。睡行症可能包括一系列行为，表现从常见的简单、自主、非目标导向的行为到不太常见的更复杂、暴力、不恰当、激越行为。睡惊症的特征是尖叫，提示异常觉醒与交感神经活性和攻击性的增加相关[32]。
>
> 发病常在儿童期或青春期，到青春期后渐趋停止，但觉醒障碍可持续至青年期。
>
> 事件的发生频率和时间通常为每月或每周几次，罕见情况下每晚一次以上，事件通常发生在前半夜。如果发作频繁，临床医生应考虑其他诱发因素，如睡眠呼吸暂停所产生的影响。
>
> 事件的持续时间通常为 20 s 至数分钟不等，可能会延长，尤其在睡眠惯性延长情况下[32]。通常对发作过程不能回忆。

尽管觉醒障碍具有这些共同的特征，但这些事件在症状学方面可以区分：即具有独特的临床表现和行为的“指纹”。睡惊症开始于交感神经活动的突然爆发、痛苦和恐惧的表达，随着时间的推移而减少，而意识模糊性觉醒和睡行症很少从痛苦开始。意识模糊性觉醒通常包括正常的觉醒行为，持续时间不定，很少表现为爆发性痛苦或运动行为[31-33]。睡行症包括发作时的正常觉醒行为，进展为非激越的运动行为，包括无痛苦表现的行走[34-35]。图 116.4 以图形表示觉醒障碍的行为表现谱，描述每个行为的特征属性：持续时间、离床活动的范围或行走，以及发作期间痛苦的程度和强度[30]。有时，多种行为类型的混合可能同时消长[30]。所有事件通常出现在 N3 期睡眠，终止于完全的清醒或浅睡眠的 NREM 睡眠期。发作通常是短暂的（图 116.4 中的实线），但偶尔可能延长（阴影线）。如果观察者试图中断行为，有时会出现这种延长的情况[30]。

## 觉醒障碍的临床评估

对疑似觉醒障碍患者的评估应重点关注其临床特征，最好有观察者（如家庭成员或其床伴）协助确诊。这些关键特征主要依赖于患者和观察者提供的病史特征，同时需要寻找其他相关特征和诱发因素[19, 26]。一般而言，NREM 异态睡眠患者不需要实验室检查，除非存在伤害自己或他人的风险或怀疑存在其他睡眠障碍或内科疾病共病，或这些事件导致失眠、思睡或日间功能受损。在首次评估中要明确临床表现的关键要素：发病年龄、频率、严重程度、复杂性和持续时间。从患者和目击者的角度，共同对独立事件进行清晰和详细的描述，对于提供最可能的病因至关重要。患者可能有一些类型的视频记录，显示事件发作的后续过程，尽管这些记录可能是有帮助的，但关于事件开始的重要细节可能

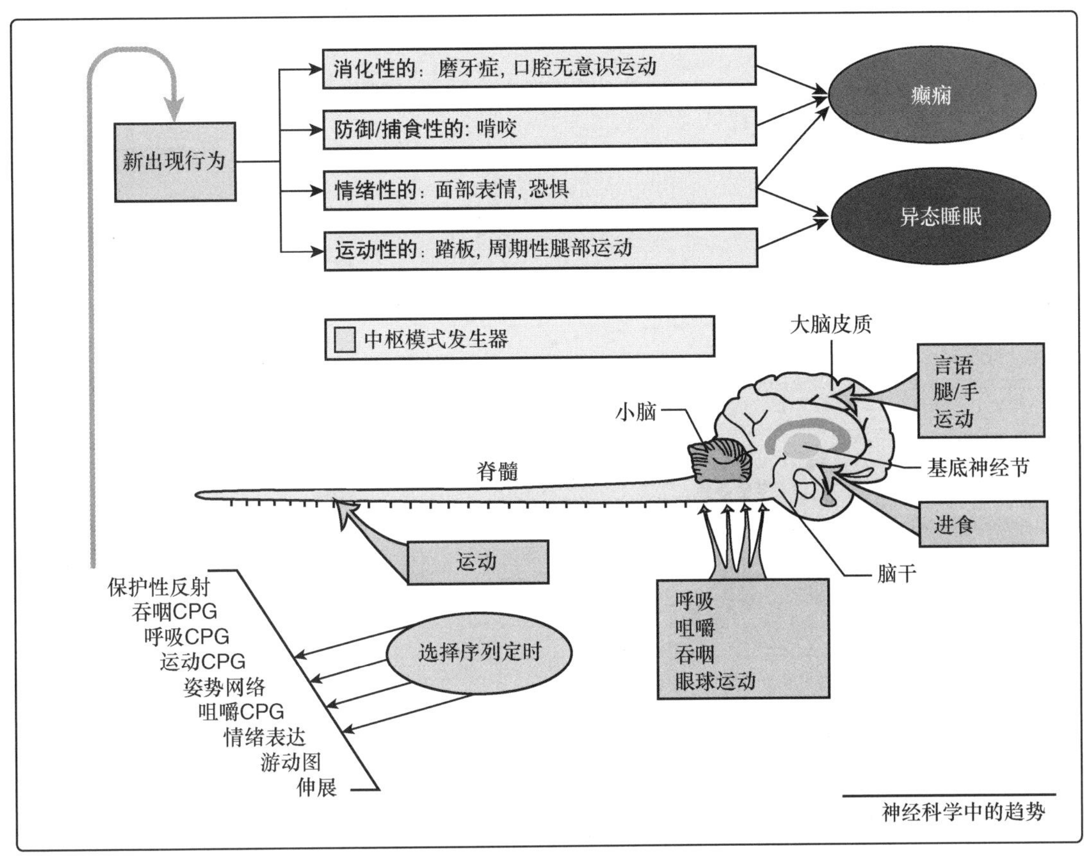


**图 116.3**　中枢模式发生器（CPG）。CPG 是存在于神经轴多个水平的神经元网络（黄色）。当被激活时，它们会产生不同类型的行为（蓝框）。CPG 可导致单一和刻板行为，其模式与睡眠相关癫痫或复杂（运动）多态行为一致，其病因可能归因于异态睡眠［Modified from Grillner S. The motor infrastructure：from ion channels to neuronal networks. Nat Rev Neurosci. 2003；4：573-586；and Tassinari C，et al. Neuroethological approach to frontolimbic epileptic seizures and parasomnias：the same central pattern generators for the same behaviours. Rev Neurol（Paris）. 2009；165：762-8.］（见彩图）

会被忽略，因为目击者在事件发作初始阶段可能已经睡着。除详细的病史外，患者还应进行一般体格检查和详细的神经系统检查，以明确是否存在睡眠或神经系统疾病的线索（见第 115 章）。患者大多数的结果正常，但如果存在内科或神经系统疾病的发现可能提示需要进一步评估。此外，应询问因事件导致身体损伤的体征，并考虑其在事件发生期间发生身体损伤的可能性。这些发现强调了多导睡眠监测的必要性[36]。

## 觉醒障碍的鉴别诊断

觉醒障碍必须与其他异态睡眠和夜间事件相鉴别。如果与事件相关的行为与进食密切相关，则考虑睡眠相关进食障碍。在其他 NREM 睡眠事件中，所有觉醒障碍行为也可能包括各种说话和随机对话；然而，睡眠中仅仅说话而没有其他行为特征的情况被认为是正常变异[10]。临床医生还应考虑 REM 相关的异态睡眠、睡眠相关的癫痫和其他原因引起的发作性脑病（见第 115 章）[30，37-38]。需要鉴别的最常见的两种病因是 REM 异态睡眠和睡眠相关癫痫[39]。尽管可能发生其他夜间事件，但这两种事件最常见，可能与觉醒障碍表现重叠。

REM 睡眠行为障碍（REM sleep behavior disorder，RBD）典型的表现为 REM 睡眠肌张力失弛缓伴随梦境演绎行为（见第 118 章）[40-41]。RBD 多见于老年人，显示梦境相关的心理状态和可回忆梦境[42]。患者通常闭眼，行为随梦而异。这些事件多见于夜间睡眠的后 1/3，可整夜多次发生。RBD 患者很少离床超过几英尺，通常会瞬间醒来，并能回忆梦境相关的内容[42]。RBD 可出现在 50 岁以下的患者中，并与发作性睡病、其他 NREM 异态睡眠、使用 5- 羟色胺能抗抑郁药、注意缺陷 / 多动障碍谱系或癫痫共存[43-45]。

睡眠相关癫痫（sleep-related epilepsy，SRE）也可能在夜间多次发生，或者可能只是偶发（见第 106 章）。与癫痫发作相关的关键表现是事件通常以几乎相同的行为开始，行为刻板。事件发生后患者可能会感到迷茫或完全清醒。对事件的记忆具有高度变异性，因为癫痫发作必须涉及两个内侧颞叶结构才能引

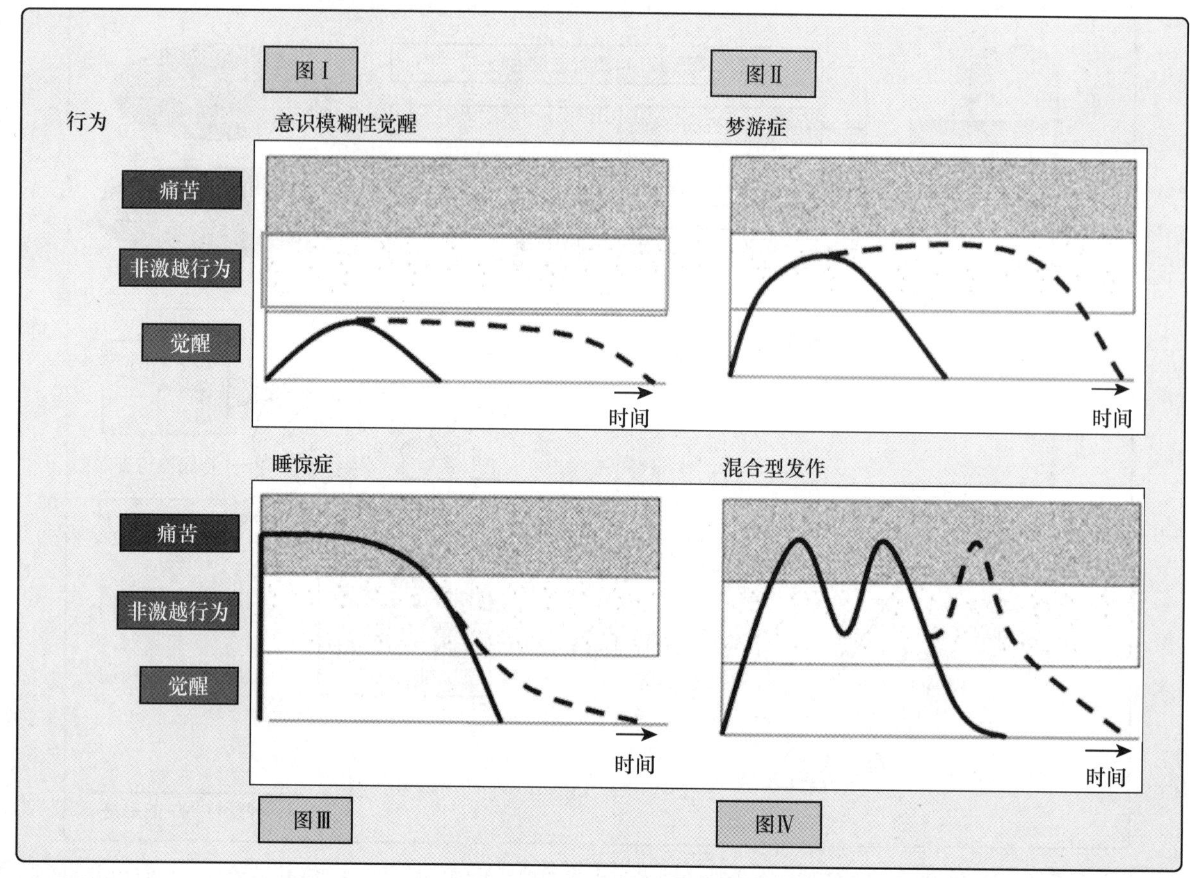


**图 116.4** 觉醒障碍症状学时间函数图示。常见觉醒障碍行为症状模式的时间函数图示。描述的是垂直轴上三种行为状态（觉醒→非激越行为→痛苦状态）的分层组合，在水平轴上的时间（1 ～ 10 min）函数。图Ⅰ代表典型的意识模糊性觉醒。此类异态睡眠由正常的觉醒行为组成，但是仅持续的时间异常。图Ⅱ描述了一个典型的梦游事件，包括发作时的正常觉醒行为，进展为非激越运动行为。图Ⅲ显示典型的睡惊症，开始为强烈的自主神经兴奋，出现痛苦，并出现通常突然发作的主要负性情绪行为；在这些事件期间（通常在发作时或之后）也观察到运动和正常觉醒行为。图Ⅳ是一种混合型，由两种不同的觉醒障碍组成，简称混合型发作或混合型异态睡眠，具有多种行为类型的增强或减弱。所有事件通常开始于 N3 期 NREM 睡眠，并终止于觉醒或较浅的 NREM 睡眠。发作通常是短暂的（实线），但有时可以延长（阴影线）。从意识模糊性觉醒开始出现运动和离床的患者将被归类为梦游症（Modified from Derry CP，et al. NREM arousal parasomnias and their distinction from nocturnal frontal lobe epilepsy：a video EEG analysis. Sleep. 2009；32：1637-44.）

起全面遗忘[46]。睡眠相关癫痫通常出现在 10 ～ 20 岁，但也可在成年后发病。

与睡眠相关癫痫相比，异态睡眠发生的频率通常较低，且更为复杂和多样，而睡眠相关癫痫患者的症状刻板且特定在夜间的发作频率较高[49]。

## 特定的觉醒障碍

### 意识模糊性觉醒

#### 基本和相关特征

意识模糊性觉醒，也称为“睡醉”，由慢波睡眠觉醒后短暂的意识模糊和定向障碍组成[50-51]。对观察者来说，患者表现出意识模糊和定向障碍，存在不恰当的行为和迟滞或不良的精神状态。发作时间最常见于前半夜，与从 N3 期睡眠中觉醒有较高的一致性[36]。意识模糊性觉醒通常持续几分钟，当患者再次入睡时结束（图 116.5）。这些发作与逆行性遗忘（唤醒后无法回忆过去的记忆）和顺行性遗忘（唤醒后难以产生新的记忆）相关。睡眠相关异常性交行为被认为是意识模糊性觉醒的一个亚型，由不恰当的遗忘性性行为组成，有时由原发性睡眠障碍引发[52, 55]。框 116.2 总结了 ICSD-3 定义的意识模糊性觉醒的诊断标准。

意识模糊性觉醒的病理生理学是从慢波睡眠的不完全觉醒，导致正常睡眠惯性期的强化和延长。诱发因素可能包括睡眠剥夺和睡眠剥夺后恢复、昼夜节律性睡眠障碍（尤其是倒班工作障碍）、发热、睡眠呼吸障碍、抑制中枢神经系统的药物（尤其是酒精、镇静催眠药和抗组胺药）、暴露于兴奋剂，或任何其他加深睡眠和增加觉醒阈值的因素[36, 56]。意识模糊性觉醒可通过尝试从慢波睡眠中强迫觉醒以及在成人中从睡眠剥夺中恢复的方法进行实验诱导。

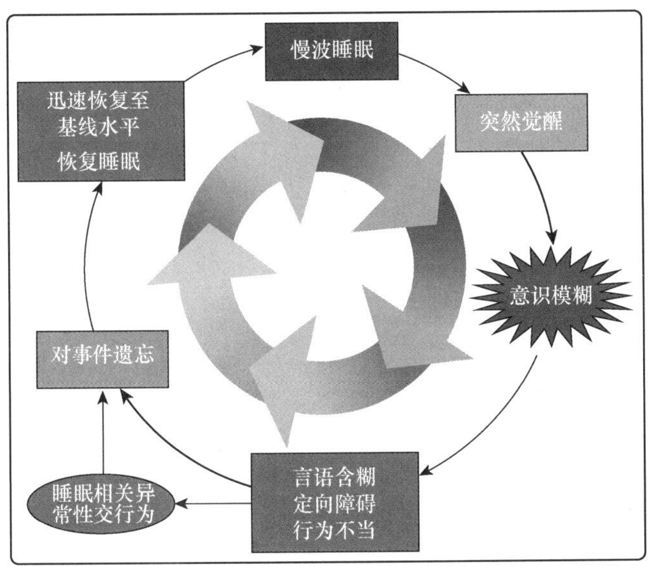


**图 116.5**　意识模糊性觉醒的典型模式。意识模糊性觉醒是指从深度睡眠中迅速、突然发生的觉醒，以意识模糊、精神行为不当和最小的运动或自主神经活动为界限，但通常会迅速恢复至意识清醒状态，并伴有对刚刚发生的事件的遗忘。《睡眠障碍国际分类》(第 3 版)(ICSD-3) 将睡眠相关异常性交行为归类为意识模糊性觉醒的一种亚型，表现为对床伴的不恰当的性行为，随后对该行为完全遗忘[14](Courtesy of Alon Y. Avidan，MD，MPH.)

**框 116.2　ICSD-3 意识模糊性觉醒的诊断标准**

为了确定意识模糊性觉醒的诊断，ICSD-3 要求符合以下标准：

1. NREM 睡眠中部分或不完全觉醒的反复发作。
2. 患者反应不恰当，或对观察者在发作期间干预或引导反应异常或无反应。
3. 事件发生后很少或没有认知或梦境意象。
4. 对发作过程片段回忆或无回忆。
5. 无其他原发性睡眠障碍、精神障碍、身体疾病、药物或物质使用来帮助解释该障碍。

Modified and revised from American Academy of Sleep Medicine. The International Classification of Sleep Disorders, Revised: Diagnostic and Coding Manual. 3rd edition. Darien, IL: American Academy of Sleep Medicine; 2014.[14]

## 人口统计学特征和流行病学

意识模糊性觉醒在 3 岁以下儿童中几乎普遍存在，在年长儿童中较少见。成年人群中的患病率约为 4%[57]。在一项涉及 15 岁及以上患者的欧洲研究中，2.9% 的受试者报告了意识模糊性觉醒[33]。在美国的一项横断面研究中调查了 19 136 名 18 岁以上的健康成年人，15.2% 的参与者报告了前一年曾出现过意识模糊性觉醒，男性和女性的发生率相同。在报告有意识模糊性觉醒的 31 例患者中，8.6% 描述了对发作事件的完全或部分遗忘，14.8% 有睡行症发作[31]。在成人中，人口统计学评估确定风险人群包括患有基础精神疾病的人群。本调查发现意识模糊性觉醒与精神合并症之间存在显著重叠：37% 的意识模糊性觉醒成人患者报告了精神障碍的伴随症状，31% 正在服用精神药物，70.8% 的症状提示存在潜在的睡眠障碍[31]。同一研究组在一项类似的流行病学研究中发现，超过一半存在意识模糊性觉醒的受试者也有焦虑或抑郁的症状[33, 58]。其他危险因素包括昼夜节律性睡眠障碍和睡眠不足，以及睡眠时相异常延长，持续时间为 9 h 或更长时间[31]。尽管有证据确实提出了重要的问题，但其他研究者并没有发现其存在密切的联系。Labelle 等发现，有 NREM 异态睡眠记录的个体的精神病理学水平与普通人群相似[59]。这些发现强调需要更明确的机制来识别异态睡眠患者。

## 客观可验证指标

**多导睡眠图特征。**意识模糊性觉醒代表觉醒与 NREM 睡眠的混合[36]。患者觉醒时部分表现出明显的意识模糊、精神反应迟滞、定向障碍、知觉障碍和逻辑错误。发作期间的多导睡眠图记录显示，脑电呈现慢波伴随短暂的 δ 波活动、N1 期 θ 模式、反复呈现的微睡眠或弥漫性低反应性 α 节律的觉醒(图 116.6)[36]。发作的持续时间通常在 30 s 至数分钟之间，记录期间的脑电图(electroencephalogram，EEG)显示 N3 期睡眠的特征，具有 δ 至 θ 范围活动[60]。与梦游症和睡惊症不同，意识模糊性觉醒中的运动事件不太复杂，通常不包括任何形式的行走或交感神经激活(图 116.7)[60]。

## 鉴别诊断

区分意识模糊性觉醒与其他发作性疾病和正常觉醒在诊断上可能是一个挑战(表 116.2)。意识模糊性觉醒与其他异态睡眠(如梦游症)的区别在于前者无下床或行走的情况出现。意识模糊性觉醒发作缺乏急性恐惧成分，强烈的尖叫 / 哭闹和自主神经过度兴奋更多见于睡惊症，意识模糊性觉醒也没有复杂的梦境演绎行为[17]。与 RBD 不同，意识模糊性觉醒通常于发生于儿童，在 N3 期睡眠和前半夜发作。对觉醒前事件的遗忘是意识模糊性觉醒的典型表现。额叶或颞叶下内侧起源的复杂部分性夜间额叶癫痫发作可表现为意识模糊的遗忘症状。然而，与意识模糊性觉醒不同的是，发生意识模糊的 SRE 发作从更刻板的行为开始，发作频次可变，可能出现发作性 EEG 波形[46, 61]。

Kleine-Levin 综合征(KLS)被归类为中枢性嗜睡，被描述为周期性嗜睡疾病。其与睡眠惯性 / 醉

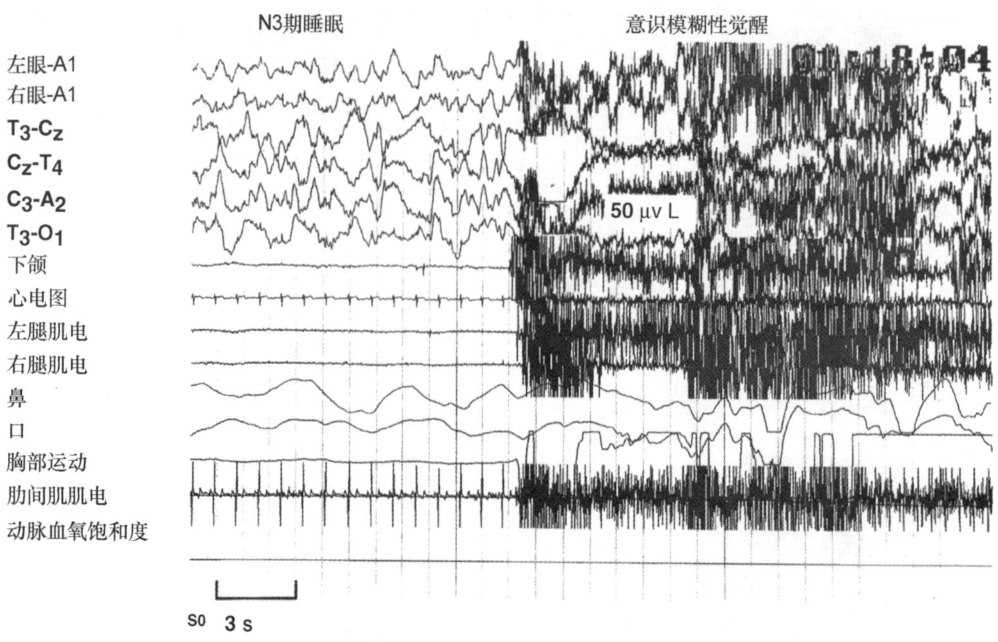


**图 116.6**　患者女，45 岁，有心理社会应激史，因“意识模糊、突然惊恐地从睡眠中醒来”就诊。多导睡眠图记录了她的典型发作，在 N3 期睡眠期间她突然醒来并坐起。她的行为显示惊吓和困惑，但缓慢改善，认知功能逐渐恢复到基线清醒水平，醒后对事件记忆模糊，对特定事件的梦境无特定回忆

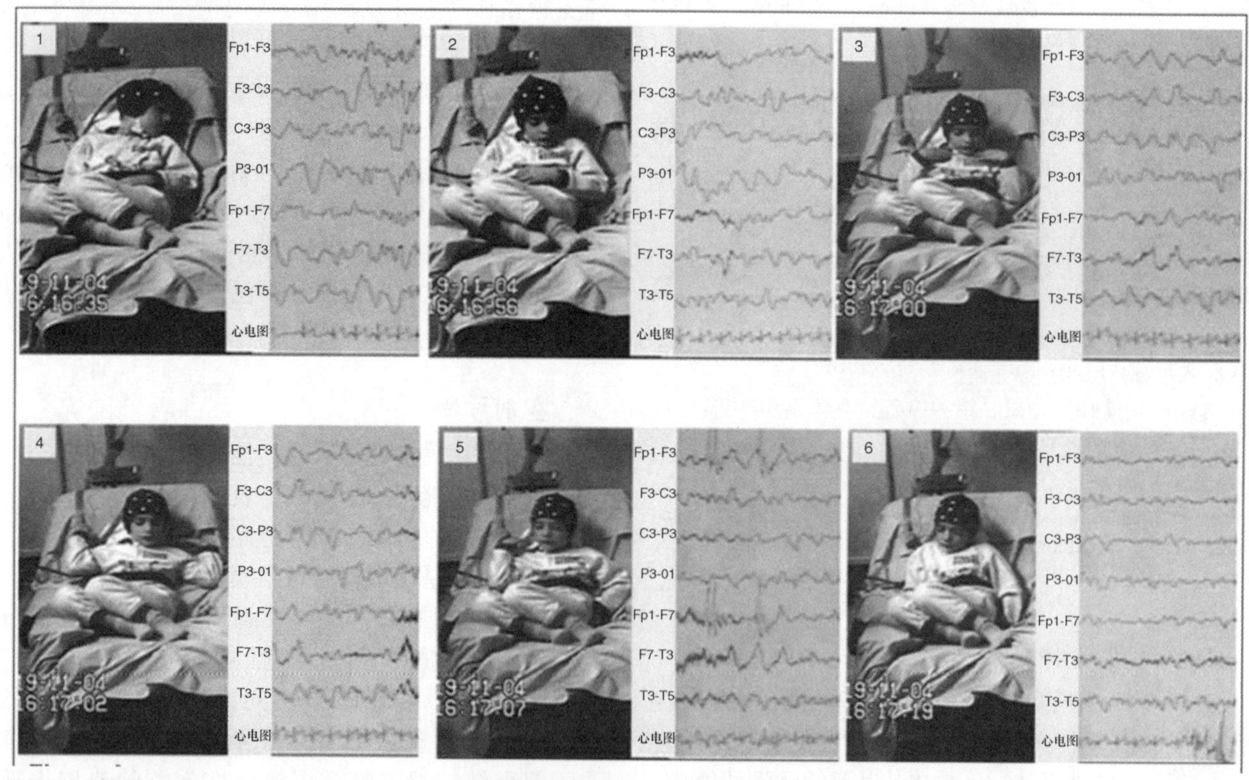


**图 116.7**　一名 7 岁的意识模糊性觉醒的男孩。该患者异态睡眠始于 N3 期 NREM 睡眠。图 1 右侧显示 δ 活动。图 2 显示头部抬高。图 3 显示双手置于胸部。随后进展为图 4 的抬起手臂触摸扶手椅。进而将身体重新定位在扶手椅上，如图 5 和 6 所示。发作的总持续时间长于 30 s，但 EEG 仍然是慢波睡眠的特征，在相应的运动行为时呈现 δ 至 θ 范围活动。与梦游和睡惊症患者相反，意识模糊性觉醒患者在床上表现为不太复杂的活动事件，但从未表现为行走或恐怖行为［From Tinuper P，Bisulli F，Provini F. The parasomnias：mechanisms and treatment. Epilepsia. 2012；53（Suppl 7）：12-9.］

酒的症状类似可能导致误诊，因为可能难以与意识模糊性觉醒相鉴别。KLS 的特征表现是睡眠时间延长和短暂的觉醒时间混合，期间有精神错乱、语无伦次、易激惹、认知障碍、食欲亢进和性欲亢进[62-63]，

**表 116.2　非快速眼动异态睡眠、快速眼动异态睡眠以及夜间癫痫发作之间的关键相似性和区分特征**

| | 觉醒障碍 | | | REM 异态睡眠 | | |
|---|---|---|---|---|---|---|
| | 意识模糊性觉醒 | 睡行症 | 睡惊症 | REM 睡眠行为障碍 | 梦魇 | 夜间癫痫发作 |
| 在夜间的时间和睡眠阶段特异性 | 通常发生在前半夜，典型的 N3 期慢波睡眠 | | | 发生在 REM 睡眠中，通常发生在夜间的最后 1/3 | | 在夜间的任何时间，但通常处于 NREM 睡眠状态。同步 EEG 时支持发生 |
| 家族史 | 相似事件通常呈阳性 | | | 无 | 可能为阳性 | 可能为阳性 |
| 行为症状 | 突然觉醒，随后出现意识模糊、定向障碍和遗忘 | 突然觉醒后意识模糊 / 如果受到干扰，表现为激越，结束后遗忘 | 突然强烈的觉醒，尖叫、无法安慰的哭闹、激越和高度自主神经放电 | 有目的的梦境演绎行为，包括喊叫、拳击、踢腿、与假定的入侵者 / 动物战斗 | 阵发性觉醒伴焦虑和梦境回忆 | 刻板、单调、发作性事件常伴肢体肌张力障碍、发声和意识模糊。可能有部分回忆 / 遗忘 |
| 事件持续时间 | 数秒至数分钟 | 通常为 1 ～ 10 min | 数秒至数分钟 | 通常＜ 10 min | 数秒至数分钟 | 数秒至数分钟 |
| 频率 | 每周–每月数次，极少＞ 1 次 / 晚 | | | | | 频繁：可能在夜间多次发生 |
| 事件后行为 | 仅限于对意识模糊事件无回忆 | | | 回忆通常呈现出生动的细节。RBD 患者通常描述需要保护自己免受攻击者（动物 / 入侵者）的攻击 | | 完全 / 部分回忆到遗忘和意识模糊 |
| 多导睡眠监测 | 意识模糊性觉醒 / 睡行症 / 睡惊症分别表现为从慢波睡眠（N3 期）中突然觉醒后出现意识模糊 / 下地行走 / 强烈惊恐，随后恢复睡眠。增加循环交替模式 | | | 颏或肢体肌电张力异常增加（在正常 REM 睡眠期间观察到肌张力迟缓） | REM 期间的密集眼球（时相性）运动 | 有限的脑电图导联上表现为癫痫样活动 / 肌肉伪影 / 或正常 EEG |
| 治疗 | 采取安全干预措施，保护患者，拿走卧室内的尖锐物体，遮盖窗户，遮挡家具，放置门警报。避免促发因素，保护睡眠环境，改善睡眠卫生，避免睡眠剥夺。催眠、预期觉醒是有帮助的。如果发作频繁、严重且干扰睡眠连续性，或导致日间思睡或损伤，考虑药物治疗 | | | REM 睡眠行为障碍<br>A 级：确保安全<br>B 级：褪黑素或氯硝西泮药物治疗<br>梦魇：安慰、避免损伤、治疗易感因素 | | 抗癫痫药物，卡马西平最常用于癫痫发作 |

Modified after Avidan AY，Kaplish N. The parasomnias：epidemiology，clinical features，and diagnostic approach. Clin Chest Med. 2010；31：353-70.

KLS 还可能与睡眠进食和睡眠性活动发生相关，临床表现不易于鉴别，但其他睡眠特征有助于区分这种疾病[62，64]。

流行病学数据显示，13.2% 的意识模糊性觉醒患者患有阻塞性睡眠呼吸暂停，而阻塞性睡眠呼吸暂停患者中无意识模糊性觉醒的比例为 2%[33]。睡眠相关呼吸障碍患者在呼吸暂停发作后可出现多种特殊行为。图 116.8 显示了一名 54 岁男性的诊断性多导睡眠图，该患者有破坏性夜间意识模糊和唱歌行为史。在事件记录期间，从慢波睡眠中觉醒，观察到患者手臂外展，然后观察到他“拍打”手臂，技术人员描述为“像鸭子一样发出嘎嘎的叫声”[26]。在睡眠呼吸暂停的情况下诱发觉醒可能导致意识模糊性觉醒，在某些情况下，低氧血症可能引起清醒时的行为缺陷[33]。

### 行为和药物治疗选择

与其他异态睡眠一样，治疗应侧重于安全措施。应检查睡眠环境是否存在可能的安全问题：睡床置于地板上，窗户有防护装置，附近没有尖锐或危险的物品。在大多数情况下，该疾病随年龄增长而缓解，可通过避免诱发因素（例如，睡眠剥夺、兴奋剂、引起觉醒的其他问题）来预防或限制发作。意识模糊性觉醒可通过避免睡眠剥夺、防止不规律的睡眠–觉醒时间模式、限制中枢神经系统抑制剂的使用和管理共存的睡眠障碍来保守治疗。如果确定，应治疗其他睡眠障碍，如睡眠呼吸暂停。通常不需要药物治疗，因为觉醒发作是自限性的。在难治性病例中，一些患者对三环类抗抑郁药，如氯米帕明有反应（表 116.3）。

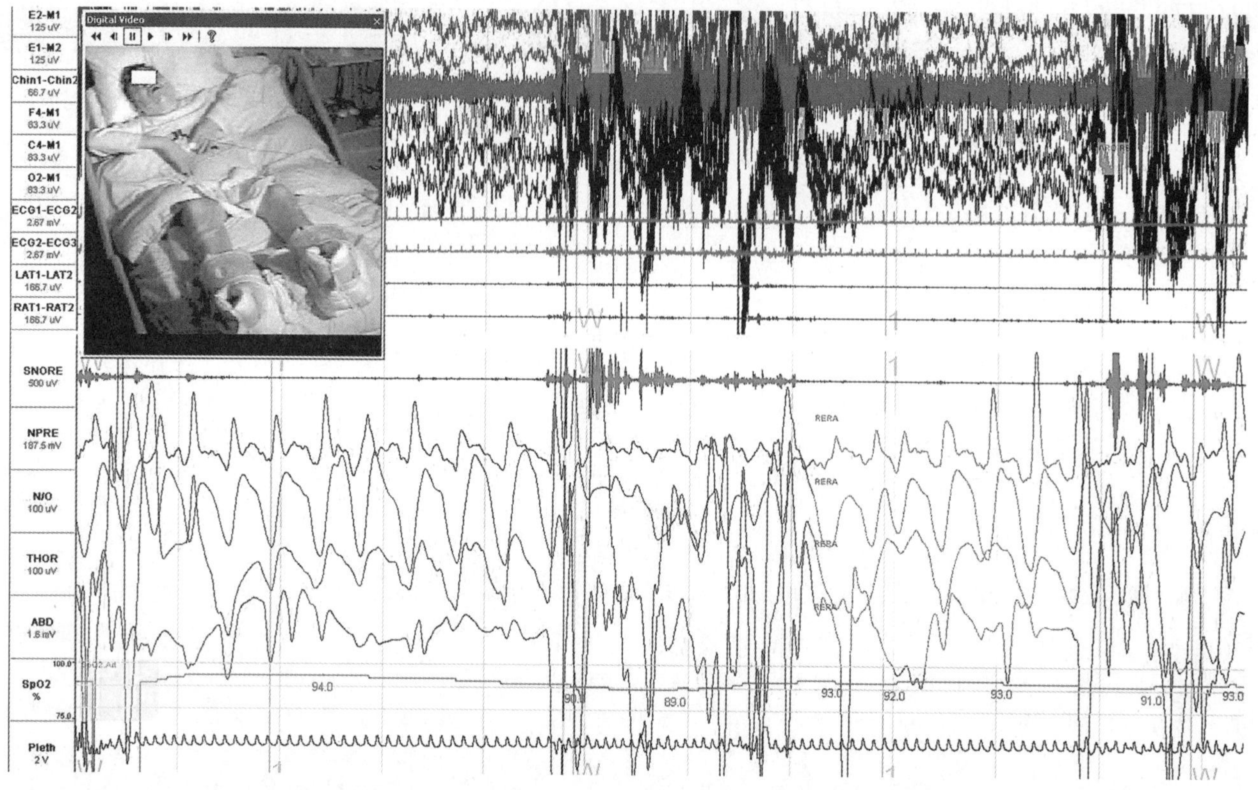


**图 116.8**　睡眠呼吸障碍继发的意识模糊性觉醒。诊断性 PSG 的 120 s 时段，用于评估一例 54 岁男性的意识模糊性觉醒和唱歌行为。图示为患者的代表性事件：由慢波睡眠引起的觉醒，由星号分界，患者手臂外展（“拍打”他的手臂，技术人员也描述他“像鸭子一样发出嘎嘎的叫声”）。通道如下：眼电图（左：E1-M2；右：E2-M1），颏 EMG（Chin1-Chin2），EEG（左：额 F3，中央 C3，枕 O1，左乳突 M1；右：额 F4，中央 C4，枕 O2，右乳突 M2）；2 次 ECG，两侧肢体 EMG（LAT，RAT），打鼾，鼻-口气流（N/O），鼻压信号（NPRE），呼吸努力（胸，腹），血氧饱和度。ECG，心电图；EEG，脑电图；EMG，肌电图；LAT，左胫骨前肌；RAT，右胫骨前肌（Modified from Avidan AY，Kaplish N. The parasomnias：epidemiology，clinical features，and diagnostic approach. Clin Chest Med. 2010；31：353-70.）（见彩图）

### 睡眠相关异常性交行为（意识模糊性觉醒的一种亚型）

睡眠相关异常性交行为是意识模糊性觉醒中一个更奇怪的类型，又称梦游性行为或“睡眠性交”[14, 52]。睡眠相关异常性交行为常表现为夜间突然发作的不恰当的性行为，在行为过程中意识有限，对外界环境相对无反应，对发作事件遗忘[55]。

睡眠相关异常性交行为患者常发生不恰当的遗忘性性行为，包括自慰、尝试与同床同睡的伴侣发生性行为，还可能包括尝试与不同床或房间的非伴侣发生性行为[14]。睡眠相关异常性交行为的后果可以是严重的，导致婚姻困扰，甚至在攻击性、不恰当的案例或涉及未成年儿童的案例中会产生法医学影响[14]。虽然睡眠相关异常性交行为的根本原因尚不清楚，但疲劳、压力、饮酒和药物滥用以及与床上其他人的身体接触等因素可促使发作[65]。睡眠相关异常性交行为的患病率尚不清楚，该疾病可能被低估。最近来自西班牙的一篇综述显示，睡眠相关异常性交行为的表现可从对床伴的温柔和深情到暴力的爆发性性行为，该行为通常不符合患者的性格特质[65]。与任何行为一样，性行为可发生在多种疾病中，包括作为觉醒障碍、RBD、癫痫发作和精神病事件的一部分[65]。这些事件可能具有重大的法医学意义（见第 73 章）。一些证据表明，成功改善睡眠相关异常性交行为事件需要以下方法：优化安全性、增强睡眠卫生措施、确保最佳睡眠时间，尤其是在焦虑、心理治疗和压力管理技术的患者中[52, 54, 66]。苯二氮䓬类，特别是氯硝西泮，可考虑作为一线药物治疗，推荐剂量为睡前 0.25 ～ 2 mg（表 116.3）[67]。

## 睡行症 / 梦游症

### 基本特征和相关特征

梦游症或称睡行症，是指起源于慢波睡眠的复杂行为，导致睡眠中下地行走（图 116.9）。发作通常持续 1 ～ 5 min，可能包括各种活动。典型的发作包括从简单平静地坐在床上、简单的行走到焦躁不安的行走等复杂行为，在少数、极端情况下，试图

**表 116.3 觉醒障碍的治疗选择：预防、行为方法和药物治疗**

| 组成 | 意识模糊性觉醒 | 睡眠相关异常性交行为 | 梦游症（睡行症） | SRED | 睡惊症 |
|---|---|---|---|---|---|
| 环境安全 | ✓ | ✓ | ✓ | ✓ | ✓ |
| 安慰、改善睡眠卫生、CBT、MBSR、治疗睡眠 / 躯体疾病共病 | ✓ | ✓ | ✓ | ✓ | ✓ |
| 计划 / 预期唤醒 | ✓ | | ✓ | | ✓ |
| "通用"药物治疗 | 氯硝西泮、褪黑素（优选，因为安全性好和副作用少）。褪黑素也可能在神经发育障碍的儿童睡眠障碍的觉醒障碍中发挥作用 | | | | |
| 行为管理 | 告知疾病预后良好，避免诱发因素：睡眠剥夺、酒精、CNS 抑制剂 | 增强睡眠卫生，确保最佳睡眠时间。心理治疗和压力管理。共病心境障碍或焦虑 | 避免促发因素：睡眠剥夺、非苯二氮䓬类 BZRA | 避免 BZRA | 告知疾病预后良好，放松疗法，催眠 / 自生训练[b]，心理治疗 |
| 特异性药物管理 | **苯二氮䓬类：**氯硝西泮<br>**抗抑郁药：**丙米嗪、氯米帕明 | **苯二氮䓬类：**氯硝西泮<br>**抗抑郁药：**SSRI：舍曲林<br>**AED：**拉莫三嗪、丙戊酸 | **苯二氮䓬类：**氯硝西泮、地西泮、三唑仑、氟西泮<br>**抗抑郁药：**TCA：丙米嗪；SSRI：帕罗西汀、舍曲林<br>**抗精神病药：**喹硫平、替马西泮、奥氮平、比哌立登<br>**褪黑素能药物：**褪黑素 | **苯二氮䓬类：**氯硝西泮<br>**多巴胺激动剂：**普拉克索<br>**抗抑郁药：**SSRI<br>**AED：**托吡酯[a]<br>**褪黑素能药物：**阿戈美拉汀或褪黑素缓释剂 | **苯二氮䓬类：**氯硝西泮、地西泮（成人患者）<br>**褪黑素制剂：**褪黑素（儿童患者）<br>**抗抑郁药：**SSRI：帕罗西汀；TCA：丙米嗪、氯米帕明、曲唑酮<br>**抗抑郁药：**羟色氨酸 |

[a] 副作用包括体重减轻、认知障碍、感觉异常、视觉症状，以及较少见的肾结石。

[b] 自生训练是一种类似冥想的特殊放松技术。

AED，抗癫痫药物；BZRA，苯二氮䓬类受体激动剂；CBT，认知行为治疗；CNS，中枢神经系统；MBSR，正念减压术；SRED，睡眠相关进食障碍；SSRI，选择性 5- 羟色胺再摄取抑制剂；TCA，三环类抗抑郁药（Sources：Drakatos P，et al. NREM parasomnias：a treatment approach based upon a retrospective case series of 512 patients. Sleep Med. 2019；53：181-8. Proserpio P，et al. Drugs used in parasomnia. Sleep Med Clin. 2018；13：191-202.）

逃离感知到的有威胁的环境，有时伴有不恰当的行为，如排尿[68]。典型发作频率范围为每周数次至仅当存在诱发因素时发生[4, 69]。梦游症偶尔可能因跌倒和在试图"逃跑"或行走时受伤。框 116.3 总结了 ICSD-3 定义的睡行症的诊断标准。

睡行症多见于儿童，但通常是良性且自限性的过程，可能与暴力行为、睡行者或床伴受伤、睡眠中断、思睡、焦虑、心理痛苦和生活质量改变有关[70-71]。诱发因素包括使用镇静剂、急性睡眠剥夺和引起觉醒的特定原因，如外在刺激（如噪声）[71]。此外，选择性 5- 羟色胺再摄取抑制剂（selective serotonin reuptake Inhibitors，SSRI）[72-73]、安非他酮[74]、米氮平[75]、帕罗西汀[76]和去甲肾上腺素再摄取抑制剂等药物可能诱发睡行症[77]。

其他影响因素，如发热、未经治疗的睡眠呼吸暂停、压力和膀胱充盈可能会增加睡行症发作的频率。这些事件表明，睡眠片段化和睡眠剥夺可以增加睡行症发作，并支持这些假设：睡眠稳态机制或觉醒机制受损[49-50]。

## 人口统计学特征和流行病学

在最近对大量成人的回顾性研究发现，夜间游走伴意识状态异常的终生患病率为 29.2%，而 3.6% 的受试者在过去前一年有一次以上发作。这一数字极高，临床医生应关注，夜间游走的发生可能有许多潜在的神经或精神病因，可能包括睡行症。一般儿科人群中睡行症的患病率为 1% ～ 17%，成人接近 4%[59, 78]。一项涵盖 1000 名以上来自洛杉矶的儿童的大型研究报告称，睡行症的患病率为 2.5%[79]，而一项针对瑞典学龄儿童的研究显示，睡行症的患病率为 7%[80]，儿童在 4 ～ 8 岁达到峰值[81-82]。男女发病率之比为 1∶1，家族模式常见[2]。最近发现一种特异性人类白细胞抗原基因（*DQB1*）可增加睡行症的易感性[83]。

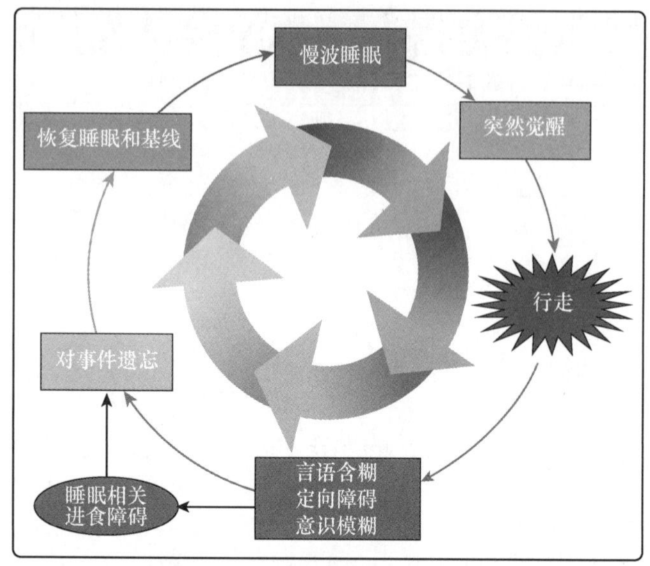


**图 116.9**　睡行症的特征模式。睡行症（梦游症）包括突然的觉醒，随后是奇怪的行为活动，通常是行走，但偶尔有其他有目的的任务，如移动物体、表达难以理解的言语，伴最小的攻击性、自主性或情感参与。当进食或饮水时，则诊断为睡眠相关进食障碍（Courtesy of Alon Y. Avidan，MD，MPH.）

**框 116.3　ICSD-3 睡行症标准**

**诊断标准**

要求同时满足标准 A 和 B。

A. 该疾病符合框 116.1 中列出的 NREM 睡眠障碍的一般标准。

B. 觉醒与行走（离床活动）相关，但也可能包括下床的其他复杂行为

Modified from American Academy of Sleep Medicine. The International Classification of Sleep Disorders，Revised：Diagnostic and Coding Manual. 3rd edition. Darien，IL：American Academy of Sleep Medicine；2014.

## 客观可验证指标

**多导睡眠图特征。**标准多导睡眠监测在评估睡行症时主要是排除潜在的病因，如夜间癫痫发作和 RBD 以及可能导致这种异态睡眠的其他原发性睡眠障碍。然而，两个基础的问题阻碍了准确描述该病的能力：①梦游行为不是每晚发生；②当发作确实发生时，通常情况下睡行症行为不如患者或家庭成员之前描述的那样引人注目或复杂。睡行症患者的多导睡眠图表现通常表现为慢波睡眠频繁的觉醒，觉醒前和觉醒时出现超同步慢波 EEG，δ 活动减弱。这些发现可能代表了睡眠早期慢波睡眠的不稳定性[18，84-85]（图 116.10）。然而，这些常见的多导睡眠图对睡行症不具有确诊作用。这些生物标志物缺乏特异性和敏感性，降低了其作为异态睡眠临床或法医学确诊工具的实用性[85-86]。

**影像学和 EEG。**最近的一项 EEG 和影像学研究证实，在睡行症的运动表现出现之前，觉醒相关的额叶扣带回运动区激活[23]，进一步证实了一个假设，即睡行症的发生及其导致的运动可能与负责控制运动的皮质区域觉醒相关去抑制有关。

## 鉴别诊断

睡行症需要与其他觉醒障碍进行鉴别，如睡惊症和意识模糊性觉醒，以及 RBD。RBD 患者发作时处于 REM 睡眠中，表现出梦境演绎行为。睡惊症和意识模糊性觉醒在发作时更突然，多导睡眠监测可以记录到典型的超同步和高振幅 δ 活动[87-88]。同样，RBD 患者很少在没有觉醒的情况下从床上走几步以上。Pedley 和 Guilleminault 发表的关于睡眠相关部分性复杂癫痫发作伴行走自动症的早期报告将这些事件称为“发作性夜间游走”，其特征为发作性行走和睡眠期间奇怪的行为表现[49，67]。发作性夜间游走性发作可能代表复杂部分性发作，但也可被视为一种癫痫发作后状态，酒精中毒期间的表现、痴呆表现或与中枢神经系统活性药物有关的表现[89]。

## 行为和药物治疗选择

最大限度地增加安全性干预是有效管理睡行症和其他觉醒障碍的最佳治疗方法。这可以通过避免诱发因素和确保安全的睡眠环境来实现，包括移除家具的尖锐边缘、遮盖窗户和减少障碍物；锁门、使

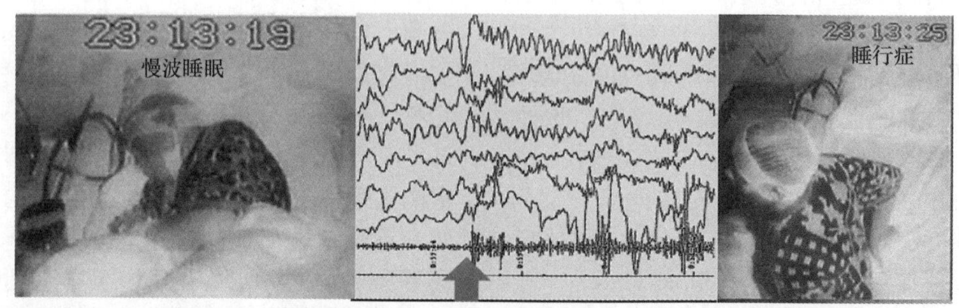


**图 116.10**　多导睡眠图：慢波睡眠不稳定。多导睡眠图片段突出了 N3 期睡行症发作期间的不稳定性（箭头），以突然出现的弥漫性、高波幅节律性 δ 活动区分。患者可走动，出现意识模糊；同时记录的脑电图（EEG）显示弥漫性 θ 活动伴 α、β 和 δ 混合活动（Modified from Bassetti C，et al. SPECT during sleepwalking. Lancet. 2000；356：484-5.）

用门铃警报和提供尽可能安全的睡眠环境，如住在楼宇的底层而不是楼上，或住在下铺而不是上铺。经常有睡行的旅行者可能需要在预定一楼的酒店房间，要求房间没有阳台，或没有游泳池。与药物治疗方式相比，使用有计划唤醒的行为干预可以成功改善睡行发作，具有避免药物作用于中枢神经系统的额外优势[68]。该方法要求父母在儿童通常出现典型的睡行发作之前约 15 ～ 30 min 轻轻唤醒患者。一旦孩子有反应，指导家长让孩子重新入睡。指导父母继续有计划唤醒的行为干预长达 4 周，并记录在此期间的发作频率[90]。尽管目前缺乏确切的疗效数据，但有计划唤醒的行为干预治疗背后的理论表明，改变患者的睡眠模式可减少慢波睡眠的破坏[91]。或者，该技术可以在觉醒事件之前训练患者的自我觉醒，从而完全避免觉醒事件，或者可以使患者的总睡眠时间正常化并提高睡眠效率[90]。在成人睡行症中，以睡眠障碍为重点的心理治疗和催眠构成了药物治疗的有效替代方案。当发作对上述行为 / 环境改变难以起效且发作频繁、严重或出现损伤时，有必要使用三环类抗抑郁药或苯二氮䓬类药物进行确定性药物治疗[2, 87-92]。睡行症治疗总结见表 116.3。

## 睡惊症

### 基本特征和相关特征

睡惊症又称夜惊（pavor nocturnus），从慢波睡眠突然觉醒，表现为刺耳的尖叫，伴有高度的自主神经兴奋和极度恐惧的行为表现（图 116.11）。这是 DOA 中最显著的，进一步表现为极度惊恐和意识模糊，与交感神经活性增加相关，表现为心动过速、呼吸急促、皮肤阻抗降低反射性多汗、皮肤潮红和瞳孔放大。患者处于脑高反应状态，表现为极度激越、逃避行为和明显的意识模糊[3, 90]。发作后通常不能回忆和呈现定向障碍，偶尔会出现明显的活动和离床活动，导致身体损伤[4, 93-95]。睡惊症的发作可能暴力，可能导致患者和床伴受伤，文献中的证据表明事件具有法医学意义[96-98]。事件的持续时间通常在 30 s 到几分钟之间。一个普遍的特征是无法安抚，父母、床伴或观察者试图中断发作或缓解会使得发作进一步加重、加剧或延长。患者通常看起来是清醒的，有时可能会错误地感知环境的性质或出现自动活动，例如跑去开门或者开窗。框 116.4 总结了 ICSD-3[99]定义的睡惊症诊断标准[99]。

### 人口统计学特征和流行病学

青春期前儿童中睡惊症的患病率约为 1% ～ 6%，成人中约为 1%。男性发病多于女性，发病高峰在 5 ～ 7 岁[100-101]。青春期早期发作频率有减少或停止的趋势。精神状态受损在儿童中并不常见，但在成人患者中可能更多见[92]。与睡行症一样，睡惊症在成年人中可能比通常所认为的更普遍[99]。

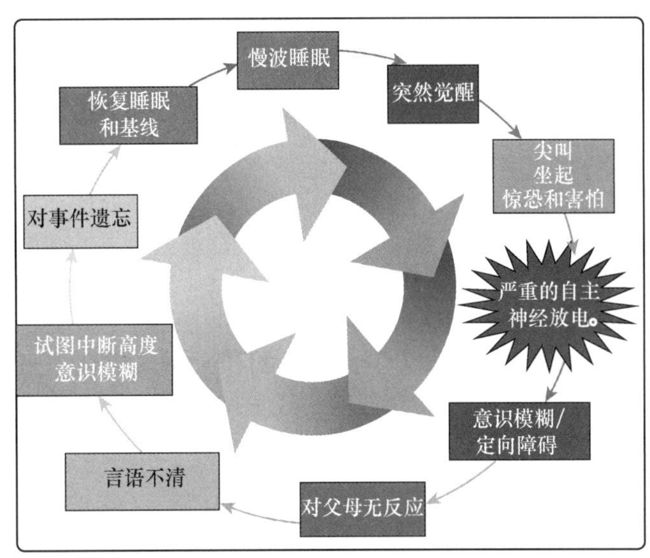


**图 116.11**　睡惊症的临床过程。睡惊症是一种戏剧性事件，其特征为突然、迅速的觉醒，伴有惊恐的尖叫、激越、强烈焦虑和高度自主神经活动 ✪。一般持续时间约为 1 min，但可持续长达 10 min。无法安慰几乎是普遍性的，患者对他人努力安慰的反应迟钝。孩子语无伦次，对环境的感知发生改变，显得迷茫。这种行为可能具有潜在危险，并可能导致损伤（Courtesy of Alon Y. Avidan，MD，MPH.）

**框 116.4　ICSD-3 睡惊症标准**

必须符合标准 A ～ C

A. 该疾病符合 NREM 睡眠觉醒障碍的一般标准。

B. 觉醒的特征是突然的恐怖发作，通常从惊人的发声开始，如可怕的尖叫。

C. 发作时有强烈的恐惧和自主神经觉醒的体征，包括瞳孔放大、心动过速、呼吸急促和出汗

Modified from American Academy of Sleep Medicine. The International Classification of Sleep Disorders，Revised：Diagnostic and Coding Manual. 3rd edition. Darien，IL：American Academy of Sleep Medicine；2014.

### 客观可验证指标

**多导睡眠图特征。**虽然睡惊症通常仅根据临床标准诊断，但对于非典型发作（即反复发作，每晚发生数次，或刻板行为模式）或可能患有潜在睡眠障碍或神经或精神问题的患者应进行增加 EEG 导联的视频多导睡眠监测[36, 85, 102]。

睡惊症发作通常发生在夜间的前几个小时内，即 N3 期睡眠期间。在睡惊发作之前，脑电图通常显示高波幅、对称、超同步的慢波活动。在睡惊发作期间的特征性多导睡眠图可显示从有规律的、有节律的慢

波活动模式的慢波睡眠中突然的和不完全的觉醒，伴有肌张力的显著增加以及呼吸和心率的变化，哭闹伴随尖叫，交感神经过度兴奋[94-96]。图 116.12 中 PSG 记录了 N3 睡眠的睡惊事件。

在儿童中睡眠呼吸障碍、睡眠中周期性肢体运动障碍可能诱发睡行症或睡惊症，治疗这些原发性睡眠障碍可能减少异态睡眠行为[11, 15-16]。当 DOA 患者接受标准的多导睡眠监测时，详细检查鼻导管 / 压力传感器系统和（或）食管测压计对于识别容易诱发异态睡眠的呼吸暂停和低通气或更细微指征的上呼吸道阻力至关重要[15-16]。

## 鉴别诊断

鉴别诊断应包括 REM 睡眠梦魇、与阻塞性睡眠呼吸暂停相关的夜间焦虑发作、夜间心肌缺血和 SRE。与梦魇的鉴别是最重要的，梦魇可以与睡惊相区别，前者通常与 REM 睡眠期间梦境事件的生动回忆相关，临床表现不太显著，许多患者没有出现典型的自主神经过度兴奋的症状，这是后者的特征[2-3, 35]（表 116.4）。睡惊症主要发生在 N3 期慢波睡眠[95]，普遍表现为不能回忆，但有报告患者必须保护自己免受威胁（蜘蛛、怪物、蛇）的零碎模糊回忆。鉴别睡惊症和 SRE 有时可能很困难，使用脑电图对发作不典型、发作异常频繁或对处理反应较差的患者有帮助[49, 103]。夜间发作，特别是颞叶和额叶起源的复杂部分性发作，可能有一个主要的恐惧成分，并表现出许多在睡惊症中发现的特征，包括尖叫、惊恐、恐惧、心动过速和模糊的恐惧感觉（图 116.13）[49]。因此，单纯的病史和临床症状学不足以最终鉴别睡惊症和癫痫发作。在这些具有挑战性的病例中，当发作频繁、重复或对常规治疗效果不佳或具有非典型特征时，使用全套 EEG 导联进行视频多导睡眠图记录至关重要[37]。视频多导睡眠图可以记录多个事件，可能有助于提示癫痫起源的刻板行为，即使 EEG 没有特征性变化也能提示癫痫的可能[103]。

## 行为和药物治疗选择

治疗应以患者的安全为重点。如果发作罕见，保守治疗为主，但当发作频繁、强烈、破坏患者睡眠并使患者处于危险或他人处于危险之中，应采取更积极的治疗。第一步是采取安全措施，因为这些措施在保护患者免受伤害方面至关重要。与睡行症一样，确保

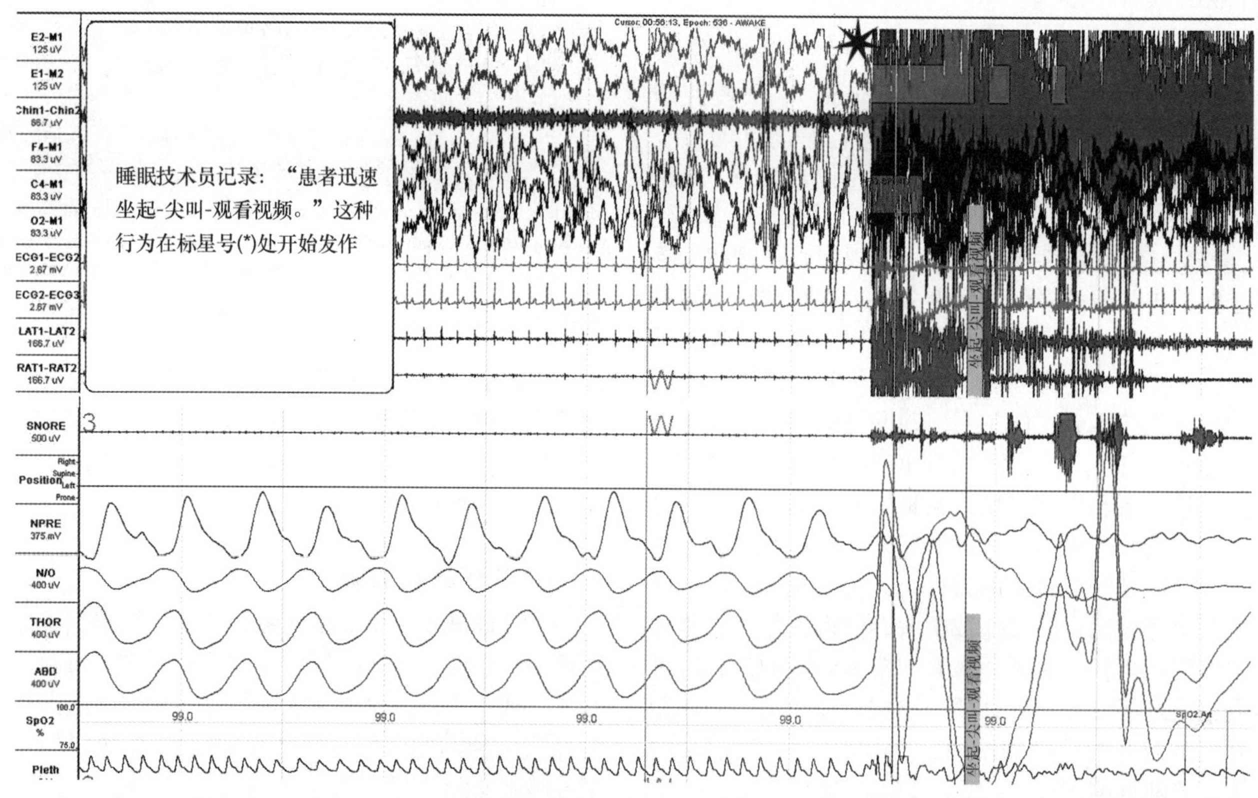


**图 116.12**　2 min 一帧的诊断性多导睡眠图，评估 9 岁男孩与尖叫和无法安抚的哭闹相关的觉醒。该图为患者的一次代表性睡惊发作，在慢波睡眠期出现尖叫伴觉醒，患者的手臂屈曲并保持靠近胸部（好像害怕并保护自己）。通道如下：眼电图（左：E1-M2，右：E2-M1），颏 EMG（Chin1-Chin2），脑电图（右：额 F4，中央 C4，枕 O2，右乳突 M2），两个 ECG 通道，两侧肢体 EMG（LAT，RAT），鼾声通道，鼻-口气流（N/O），鼻压信号（NPRE），呼吸努力（胸，腹）和血氧饱和度（$SaO_2$）（Polysomnogram slide courtesy Timothy Hoban，MD，Professor of Pediatrics and Neurology，University of Michigan，Ann Arbor，Michigan.）（见彩图）

**表 116.4　睡惊症与快速眼动睡眠梦魇之间的比较**

| 特征 | 睡惊症 | 梦魇 |
|---|---|---|
| 夜间发作时间 | 前 1/3（深睡眠慢波睡眠） | 最后 1/3（REM 睡眠） |
| EEG 特征 | N3 期睡眠 | REM 期 |
| 运动 | 常见 | 罕见 |
| 焦虑水平 | 高（难以控制） | 最低 |
| 严重程度 | 重度 | 轻度 |
| 发声 | 常见 | 罕见 |
| 自主神经放电 | 重度、强烈 | 轻度 |
| 回忆 | 否（遗忘，偶尔有碎片回忆或可怕的印象） | 是（回忆良好） |
| 清醒状态 | 迷糊、意识模糊、定向障碍 | 功能良好、生动、清晰 |
| 损伤 | 常见 | 罕见 |
| 暴力 | 常见 | 罕见 |
| 离床活动 | 常见 | 非常罕见 |

Modified from Avidan AY，Kaplish N. The parasomnias：epidemiology，clinical features，and diagnostic approach. Clin Chest Med. 2010；31：353-70.

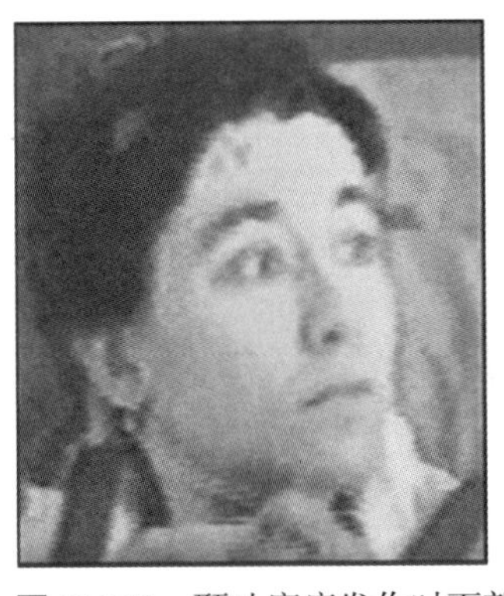

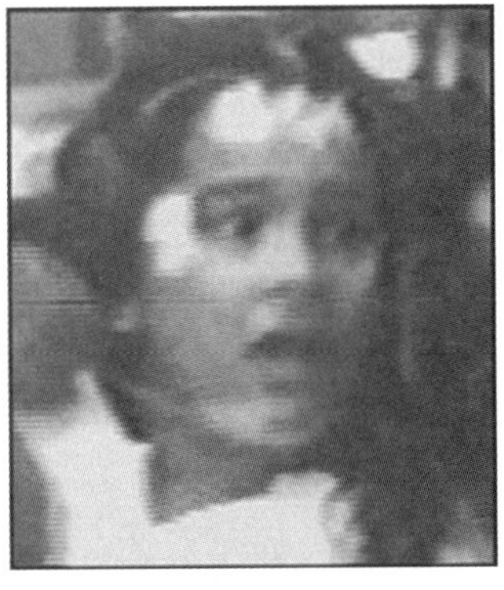

**图 116.13**　颞叶癫痫发作时面部表情惊讶（左）和夜间额叶癫痫发作时恐惧（右）。（Modified from Tassinari CA. Relationship of central pattern generators with parasomnias and sleep-related epileptic seizures. Sleep Med. Clin. 7：125-34. Copyright © 2012 Elsevier Inc.）

患者免受外部环境的伤害。典型措施包括：①确保患者的睡眠区域在一楼；②避开双层床的上铺；③移除靠近床区的尖锐家具；④遮挡窗户；⑤为门窗提供专用螺栓；⑥使用门铃、警报器，以便于孩子离开房间并及时提醒家属[98]。父母和患者需要接受教育，了解这些发作是短暂的和自限性的，通常会随着时间的推移而消失。其他措施应侧重于保持规律的睡眠-觉醒时间表，减少或完全消除含咖啡因的饮料。与其他觉醒障碍一样，最好不要在发作期间对抗、约束或唤醒患者，因为此类干预可能延长、加剧或恶化睡惊的行为[98]。

在定期发作前的计划或预期唤醒具有显著获益[91，104-105]。当发作时间一致时，该技术尤其有用。预期或有计划唤醒技术包括三个不同的阶段[106]。基线阶段包括使用睡眠日志收集发作时间的数据。这一时期通常持续约 1 ～ 2 周，直至有足够的数据计算觉醒的最佳时间。接下来是干预阶段，指导父母 / 观察者在通常发作发生时间前 15 ～ 30 min 轻轻唤醒儿童。这一时期通常发生在入睡后 90 ～ 180 min。指导父母或观察者确保当儿童 / 患者醒来后，睁开眼睛做出反应。在治疗消退和终止阶段结束，评估继续监测睡眠日志时异态睡眠行为的减少。如果异态睡眠行为复发，则重复该计划。计划唤醒被假设为通过改变睡眠状态治疗 DOA。其优点是疗效与药物相当，而无镇静或日间思睡的副作用。潜在并发症包括对父母睡眠的影响以及患者的睡眠片段化或剥夺的风险[106]。

催眠是另一种实用、廉价、有效的治疗方法，尤其是催眠后建议用于帮助降低对不愉快的夜间感觉体验[75，99-102]。有精神疾病史的成人患者可能从心理治疗和减压以及安慰中获益[6，104-106]。药物治疗应保留用于严重、频繁和难治性睡惊症发作的患者。治疗选择包括氯硝西泮和三环类抗抑郁药。接近睡前给药时，低剂量苯二氮䓬类（氯硝西泮、地西泮）可能有效[107]（表 116.3）。

## 睡眠相关进食障碍（见第 117 章）

睡眠相关进食可被视为意识模糊性觉醒和睡行症行为谱的一部分。通常，SRED 通常由与强迫性饮食行为相关的遗忘性夜间梦游事件组成，发作时伴波动性意识水平受损，有时与暴露于精神药物（例如，唑吡坦、奥氮平）相关[24，107-108]。这些进食事件发生在从睡眠中不完全觉醒后，患者可能食用不寻常的食物，如不可食用的物质（如肥皂条）或不寻常或奇怪的食物选择或组合（如从罐中吃蛋黄酱、食用冷冻披萨或准备猫粮-洗碗剂三明治）。SRED 的主要后果是患者在准备食物（即切割和烹饪）期间的安全性以及潜在的代谢障碍（肥胖、血糖控制不佳）。疾病的进一步描述见第 117 章。

### 临床要点

- **鉴别**

觉醒障碍可能使患者处于睡眠相关损伤的高风险中，并可能对生活质量产生不利影响。因此，临床医生和医疗保健提供者需要充分筛查、正确分类和恰当管理这些疾病[32，36]。

- **易感性**

正如前面提到的，家族史和遗传因素在常染色体显性遗传的易感患者中起重要作用，而睡眠片段化（如阻塞性睡眠呼吸暂停）和中枢神经系统抑制被认为是诱发因素（图 116.1）。

- **评价**

即使是最热情的临床医生，评估夜间事件也可能具有挑战性，需要仔细关注细节。在某些情况下，需要使用夜间多导睡眠监测进行正式评估，特别是当怀疑癫痫发作时，完整的 EEG 配置结合视频多导睡眠监测，延长的视频 EEG 有助于区分异态睡眠、其他睡眠事件、睡眠相关癫痫和其他非癫痫事件[36，103]。觉醒障碍的多导睡眠图特征包括超同步慢波，但也包括 N2 期睡眠的 K 复合波在内的 EEG 异常[109]。DOA 的独特遗传标记包括染色体 20q12 ～ q13.12、HLA DQB1*05：01 和 DQB1*05：01[88，110-111]。

- **管理**

识别、消除或解决引起异态睡眠的因素是治疗的关键组成部分，评估和干预的因素包括环境问题、药物和其他物质以及伴随的睡眠障碍[35]。尽量减少卧室中的刺激，包括无关的声音和灯光，可能会限制事件的发生。酒精仍然是一些觉醒障碍的已知促发因素，但其在引发睡行症中的作用仍存在争议[35，112]。对其他睡眠障碍进行正式评估和治疗是成功管理的关键。迄今为止，最大规模的研究之一是针对欧洲超过 500 例大部分为成年人的 DOA 患者，研究平均超过 7.5 年，其中强调了改善睡眠卫生建议作为第一步并继续管理共病睡眠障碍和治疗诱发因素（如焦虑）的价值，最终采用药物治疗，对多达 60% 的患者有效[88]。值得注意的是，数据支持保守的非药物治疗方式，多达 1/3 的患者有效[110]。氯硝西泮已在 2/3 的患者中证明有效，并可被视为 DOA 伴损伤背景下的一线治疗。褪黑素也有效，考虑到其优越的安全性特征，可能是首选。

## 总结

觉醒障碍是一组独特的睡眠障碍，具有相似的特征，具有共同的潜在病理生理学。成功的治疗取决于准确的诊断，其中包括识别关键的区分特征。对于不太引人注目的非暴力异态睡眠，主要是解决安全问题和认知教育。安全预防措施和良好的一般睡眠卫生措施至关重要，因为睡眠剥夺和各种其他因素可加重此类疾病。当夜间发作频繁或涉及攻击性或激烈的行为时，睡前给予苯二氮䓬类药物，尤其是氯硝西泮是一种有效的方法。另一种疗法依赖于在睡惊症的情况下使用短效苯二氮䓬类药物，如地西泮和阿普唑仑，或三环类抗抑郁药。放松训练和意向引导可能有益于 DOA 患者。

### 参考文献和拓展阅读

请扫描书后二维码，获取参考文献和拓展阅读资源。

# 睡眠相关进食障碍

# 第 117 章

*Lauren A. Tobias*

程金湘　译　宿长军　审校

**章节亮点**

- 睡眠相关进食障碍是一种非快速眼动（non-rapid eye movement，NREM）期的异态睡眠，其特征是睡眠觉醒期间反复出现的不自主的进食行为，并伴有相关的意识水平降低及事后不能或者部分记忆其行为。
- 睡眠相关进食障碍患者通常在成年早期出现症状，可能与进食障碍等精神障碍共病相关。
- 许多患者在夜间进食发作，发作频率每晚一次甚至多次，主要进食高热量、奇怪的食物，甚至不可食用的食物。
- 体重增加和肥胖是睡眠相关进食障碍患者的主要不良后果。由于患者非自主性进食，常规治疗效果欠佳。
- 通过夜间事件发生时患者的意识水平受损程度可以鉴别睡眠相关进食障碍和夜间进食综合征。
- 睡眠相关进食障碍患者应该对潜在的诱因进行详细的评估，包括镇静催眠药物的使用和睡眠呼吸障碍（sleep-disordered breathing，SDB）。对于这些患者，减少或停止诱发药物或治疗共病睡眠呼吸障碍症状可能会缓解睡眠相关进食障碍。
- 对于非药物或睡眠呼吸障碍原因引起的患者，药物治疗可能会有效。

## 引言

睡眠相关进食障碍（Sleep-related eating disorder，SRED）的特征是反复发作性从夜间睡眠期间部分觉醒后进食和饮水。这种 NREM 异态睡眠被认为与觉醒障碍（disorders of arousals，DOA）不同，因为该行为主要与进食相关。患者通常将这些事件描述为非自主的或"失控的"，且对这些事件的回忆受损或缺失。1991 年，Schenck 等首次描述了 SRED[1]。虽然 SRED 的理解在不断进展，但是目前仍缺乏对 SRED 的充分认识[2]。

SRED 可能导致体重增加和肥胖的不良健康后果，降低生活质量。患者通常认为其睡眠质量下降，主要是因为晨起乏力和日间功能障碍。

SRED 可以由特定的药物，特别是镇静催眠药，或其他共病的睡眠障碍引起。因此，全面的临床评估对于确定治疗策略至关重要。SRED 也可能作为其他 NREM 异态睡眠症状的一部分。

## 定义

SRED 是 NREM 期异态睡眠的一种亚型，是发生在睡眠期、睡眠起始或结束时的一种不良的躯体事件或感觉体验。该类型的异常睡眠与 DOA 存在明显区别，尽管 DOA 患者也可能存在进食行为。对于 SRED 患者而言，异常睡眠行为主要与进食有关。SRED 曾经被认为其是日间进食障碍的一种特殊表现，但根据目前的概念，SRED 表现代表了不同的疾病。

《睡眠障碍国际分类》(第 3 版)(international classification of sleep disorders，ICSD-3）中 SRED 的诊断标准（ICD-9327.49，ICD-10G47.59）在框 117.1 中列出。其中的关键点包括反复在睡眠中突然出现的进食事件，无意识的进食发作，进食包括特殊食物或物质并导致不良后果，不能用其他睡眠障碍或物质使用更好地解释。

## 流行病学

异态睡眠主要发生在儿童和青少年，而 SRED 更多见于 25 岁左右[3]。受潜在的社会歧视影响，患者在确诊前很久就存在症状而未就诊。在一项对 34 名 SRED 患者进行 5 年随访的研究中，SRED 症状早在确诊 8 年前已经出现，因此本病为慢性病程[3]。该病患者以女性为主，占目前患者的 60% ～ 83%[1,4-5]。最近日本的一项人口学研究发现，53% 的 SRED 患者是女性。有潜在进食障碍的人群中 SRED 更常见[6]。

**框 117.1　睡眠相关进食障碍诊断标准**

A. 睡眠期觉醒后反复发作的异常进食
B. 反复发作的无意识进食发作必须伴有以下一种或多种情况：
　（1）食用特殊类型的食物或食物组合、不能食用的物质或有毒的物质
　（2）在寻找食物或烹饪食物时出现睡眠相关的损伤或潜在损伤行为
　（3）反复夜间进食产生不良的健康后果
C. 进食发作时部分或者完全失去意识，并伴有回忆障碍
D. 不能用其他类型睡眠障碍、精神障碍、躯体疾病、药物或物质使用更好地解释

Modified from the International Classification of Sleep Disorders: Diagnostic & Coding Manual, 3rd ed. ICSD; 2014.

一项针各种环境下进食障碍患者的调查发现，17% 的住院和 8% 的门诊进食障碍患者的症状与 SRED 一致[7]。相反，同一研究团队的另一项研究发现，40% 的 SRED 患者也被诊断患有某种进食障碍[8]。

目前该病在一般人群中的患病率尚不清楚。一项针对大学生的研究发现，其中存在 SRED 症状者近 5%，但另一项睡眠中心的患者中发现，只有 0.5% 的人符合 SRED 的标准[2]。日本的调查表明有 2.2% 的人口存在类似 SRED 的行为[6]。在诊断为精神疾病的患者中该病患病率较高，可能属于药物相关性 SRED[9]。由于独居的成年人可能无法识别 SRED 的症状，在这个人群中 SRED 患病率较低。就像有研究发现，夫妻之间报告存在睡行症的可能性高于单身人士[10]。

## 危险因素

虽然目前无大规模的人群研究确定其危险因素，但一系列病例报道确定了一些特定的相关因素（框 117.2）。大多数 SRED 病例报道发现该事件的出现与原发性睡眠障碍或使用镇静催眠药物有关。一些研究者发现在既往或现有睡行症的人群中具有更高的 SRED 患病率，并且将 SRED 作为梦游的一种特殊形式[5]。该病患者与其他睡眠疾病共病很常见，一项研究报道，近 80% 的患者患有另一种睡眠障碍，最常见的是不宁腿综合征（restless legs syndrome，RLS）、周期性肢体运动（periodic limb movements of sleep，PLMS）或睡行症[8]。在一项针对 RLS 患者的调查中，超过 1/3 的患者报告存在 SRED 相同的症状[11]。而且 SRED 常与 SDB 共病，通过睡眠呼吸障碍的治疗可改善 SRED 症状。

**框 117.2　睡眠相关进食障碍危险因素**

- 青年期（20 多岁）
- 进食障碍史
- NREM 异态睡眠史
- 催眠药物使用

在过去的 10 年中，越来越多的研究探讨异态睡眠的潜在家族易感性，包括与某些人类白细胞抗原（human leukocyte antigen，HLA）基因型的关联[12]。有研究表明 SRED 存在一定遗传性[2, 8, 13]，但未确定其遗传模式。

## 临床表现

SRED 的特征是反复发作的与意识水平改变相关的不可控制的夜间进食。患者对进食行为部分或完全遗忘，并自己描述当时处于“半醒半睡”状态。与睡行症等其他异态睡眠一样，患者在事件发生期间可能难以达到清醒的意识水平，通常不能回忆事件经过。虽然 SRED 行为表现各异，不具有刻板性，但所有事件都以进食为主题。发作过程持续时间数分钟至 10 min 不等，通常发生在 NREM 睡眠占主导地位的前半夜，一般在入睡后的 2 ～ 3 h 内。大多数患者在夜间发作，发作频率每周 1 次到同一晚上多达 10 次不等[1]。

对患者而言，进食可能呈现出奇怪和怪异的行为，他们可能会选择与白天饮食完全不同的食物[14]。这些食物通常是高脂肪或高糖的食物，也可能包括不同寻常的物品，如生培根或冷冻比萨饼，甚至是无营养或不可食用的物质，如香烟、咖啡渣、蛋壳、肥皂、胶水、香水或猫粮。患者可能会进行烹饪等食物制作过程，由于其意识水平较低，存在潜在的危险。通常患者在准备和进食时场面凌乱，将食物洒在自己身上或在头发上，或者将食物掉落和散落在家中的地板上[1]。患者次日醒来后可能由于前晚的暴饮暴食而出现饱胀感或厌食而感到“积食”。

## 鉴别诊断

SRED 作为一种异态睡眠，应与其他夜间行为相鉴别（框 117.3）。夜间行为包括其他异态睡眠、夜间癫痫发作和其他行为事件。异态睡眠中，SRED 以进食为主要特征，而其他 NREM 和快速眼动（REM）异态睡眠的行为表现各异，通常不包括进食。夜间癫痫发作也很少涉及进食行为，并且发作具有刻板性。

最重要的是，SRED 必须与另一种夜间进食障碍疾病——夜间进食综合征（nocturnal eating syndrome，

**框 117.3 睡眠相关进食障碍的鉴别诊断**

- 夜间进食综合征
- 神经性贪食症伴夜间进食
- 暴食症
- 低血糖
- 克莱恩-莱文综合征
- 分离性障碍
- 克-布（Klüver-Bucy）综合征
- 觉醒障碍
- 药物所致谵妄

NES）鉴别[16-18]。表 117.1 总结了 SRED 和 NES 之间的区别。

NES 是一种在完全清醒期出现夜间进食过多[19]，在晚餐后至少增加 1/4 每日热量的进食障碍疾病。患者夜间食欲过盛、失眠伴觉醒期间食物摄入、晨起厌食，并且通常每周出现至少 2 次的夜间摄入发作。NES 被认为与食物摄入的昼夜延迟有关，甚至脱离睡眠-觉醒节律。虽然这种疾病具体患病率尚不清楚，但据估计 1% ～ 4% 的一般人群和 6% ～ 16% 的肥胖患者符合 NES 的标准[22-23]。由于 NES 不是《精神障碍诊断和统计手册》中的独立诊断，患者通常被诊断为“进食障碍，其他特定的进食障碍”[25]。

临床上，SRED 和 NES 可根据患者发作时是否存在意识或记忆力受损来区分。尽管有人可能将进食描述为“自动的”，但 NES 于记忆完全状态下出现。NES 患者可能会描述对特定食物的渴望，存在睡眠中断的痛苦，有强迫进食的感觉，或必须吃东西才能入睡的信念。NES 患者共病抑郁和焦虑很常见，应激生活事件期间发作概率增加。

**表 117.1 睡眠相关进食障碍与夜间进食综合征的比较**

| | 睡眠相关进食障碍 | 夜间进食综合征 |
|---|---|---|
| 发作期间的意识 | 意识受损 | 意识清晰 |
| 对事件的记忆 | 失忆或部分回忆 | 完全回忆 |
| 进食时间 | 从睡眠中醒来进食 | 可在睡前或夜间醒来时进食 |
| 食用不适当或奇怪的物质 | 可能有 | 无 |
| 共病睡眠障碍 | 常见 | 不常见 |
| 发病率 | 低 | 高 |
| 夜间暴饮暴食 | 无 | 有 |
| 夜间食欲过盛 | 无 | 有 |
| 晨起厌食 | 可能存在 | 有 |
| 镇静催眠药物诱导所致 | 有 | 不确定 |

虽然有些人认为 SRED 和 NES 可能是疾病前后不同阶段，但目前认为是具有不同临床表现的独立疾病。从广义上讲，SRED 患者被认为是碰巧吃了东西的睡行者，而 NES 患者则有暴饮暴食症，且恰好在晚上表现出来[26]。由于描述这两种疾病的术语在不断演变，既有分歧，又有重叠，导致了疾病描述上的混乱。这种缺乏明确性的原因可能是由于先前的诊断标准（ICSD-2）允许将这两种疾病诊断合并在一起，而且没有对 SRED 患者中意识受损的程度有具体要求。据报道，这两种疾病的共存率很高[4]。两种疾病重叠部分的潜在解释是 SRED 可能由镇静药物引发，而 NES 患者在服用镇静药物后可表现出对事件发生时呈现模糊的意识。鉴于这两种疾病的共同特征，可能难以确定患者的表现是否符合 SRED 或 NES。

## 评估和诊断

临床准确诊断 SRED 需要获得全面的睡眠病史，包括目击者对事件的描述。有些患者可能会感到尴尬或不愿意描述他们的行为，但清晰而详细地描述整个事件过程对疾病诊断至关重要。患者的动作行为、夜间发作发生的时间、眼睛睁开或闭合、说话方式、潜在的刺激和其他相关的特征是用于诊断的可靠信息。与其他异态睡眠一样，临床医生应询问潜在的诱发因素，包括睡眠不足、昼夜节律紊乱、其他睡眠障碍（如 SDB）、身体问题、发热或其他急性疾病、药物使用以及饮酒或服用非法药品等。同时应询问患者的睡眠环境及其发作时的状态，特别注意可能会引发睡眠异常事件的刺激事件，并且评估患者和家人的状态，以确保他们免受潜在伤害。异态睡眠的家族史也是该病易感因素。临床医师应需询问患者家属有关患者饮食情况，因为 SDB 在进食障碍患者中非常普遍（一项研究中，9% 的门诊患者和 17% 的住院患者患有此病）[7]，因此，进食障碍患者需要进行全面的饮食调查评估。标准减肥治疗无效的肥胖症患者应考虑 SRED 和夜间进食综合征。对患者而言，压力或戒烟使夜间发作变得更加频繁，因此对潜在压力源的分析可能有助于识别其他诱发因素[27]。

## 多导睡眠监测结果

多导睡眠监测（polysomnography，PSG）并非诊断 SRED 所必需的辅助检查，但可以捕捉夜间特征性发作事件，同时识别可能引发事件的其他睡眠问题。典型的睡眠相关进食障碍发生在睡眠 N2 或 N3

期，很少出现在 R 期。在典型的发作期间，PSG 具有不同程度的背景脑电活动减慢和觉醒的混合表现。患者可能会出现眼睛睁开，动作缓慢或表情迷茫的情况。

多导睡眠监测还可以证实发作事件是否由睡眠呼吸相关疾病或可能的运动障碍引起。推荐进行 PSG 的情况包括患者病史不详细、存在导致患者或床伴有受伤的风险（如体重增加或中毒物质摄入），或怀疑有其他神经系统疾病发作，如癫痫发作，在这些情况下，建议同时扩展脑电导联。一般而言，通过睡眠剥夺、将睡眠时段转移到白天以及在慢波睡眠期间引入听觉刺激可增加观察到觉醒障碍患者的这些事件的概率。这些干预措施对 SRED 患者的适用性有待确定[28]。

## 临床预后

SRED 患者通常晨起有非恢复性睡眠和饱胀感。可能是由于睡眠片段化或深睡眠的破坏导致白天症状，包括疲劳和思睡。其他身体不良的临床后果可能更加明显。

SRED 患者的一个更严重的临床后果是由于过多的热量摄取导致体重增加和肥胖。患者在发作期间经常食用高热量食物，而且这种非自愿进食使体重难以控制地增加，从而引起不良的代谢后果，包括糖耐量受损、糖尿病和高脂血症[28]。病例报道 SRED 患者中超重或肥胖的患病率为 15% ～ 39%。然而，值得注意的是，这些研究是在 20 年前进行的，当时肥胖的流行程度还未达到目前的比例，因此目前 SRED 患者的超重或肥胖率可能更高。

睡眠相关的危害也是 SRED 患者值得关注的问题。既往病例报告了进食有害甚至有毒物质的病例。进食或弄洒热的食物和液体，或随意使用炉子或烤箱、面包机，都可能会造成烧伤。患者也可能不小心使用厨房用具，有报道称有患者在切食物时划破手指。最后，SRED 也会对牙齿造成不良后果，在唾液分泌的昼夜节律下降的情况下，吃着食物入睡会增加龋齿的发生风险。

## 睡眠相关进食障碍与药物治疗的关系

镇静催眠药物是所有 NREM 异态睡眠最大的影响因素，它们在 SRED 中的作用已被广泛认可（框 117.4）。在一项对 30 例 SRED 患者的随访中，研究者发现 1/3 的病例可能与镇静催眠药物（最常见的是苯二氮䓬类药物或苯二氮䓬受体激动剂）有关，并与

**框 117.4　药物诱发的睡眠相关进食障碍的相关药物**[4, 37-45]

- 氯硝西泮
- 溴西泮
- 依替唑仑
- 氟硝西泮
- 锂剂
- 米氮平
- 硝西泮
- 奥氮平
- 利培酮
- 三唑仑
- 扎来普隆
- 唑吡坦
- 佐匹克隆

药物开始服用的时间有关[4]，重要的是，SRED 的症状在减少剂量或停止使用这些药物后完全消退。另外在一项 28 例伴或不伴 SRED 症状的睡行患者的研究中，喹硫平是最常见的相关药物[29]。当停用或减少抗精神病药物剂量时，或当用持续气道正压通气治疗共病睡眠呼吸暂停时，所有患者的 SRED 症状均得到缓解。综上所述，大多数药物引起的 SRED 症状是可逆的。正如人们所假设的，睡眠相关的遗忘行为的发生频率随镇静催眠药物的使用逐渐增加[30]。

## 管理

SRED 治疗的目标是减少夜间进食发作的频率，防止体重增加，防止受伤。无论选择哪种治疗方案，强烈建议进行定期密切的临床随访，直至发作症状控制良好。随访的目的是重新评估症状的严重程度，评价治疗的效果，并监测治疗过程中的副作用。同样，如果事件的发生频率突然增加或性质发生变化，则应重新评估患者。鼓励患者记录已发生的发作事件和可能的诱发因素，以便容易识别细微的变化。

患者和家属经常带着对事件的误解和困惑来找临床医生。患者主要咨询三方面的问题：患者和家属的安全，了解 SRED 疾病，制订避免恶化和加剧病情的策略。SRED 患者管理的一个关键是预防睡眠相关损伤。患者及家属需要检查患者床边是否有可能伤害患者自己或床伴的家具或物品，如有必要，应改变卧室环境，防止出现与睡眠有关的伤害。通过锁门和厨房橱柜，防止患者食用某些食物。还应建议患者避免受刺激，并确保黑暗、安静和舒适的卧室环境。

无论选择哪种治疗，所有患者都应接受睡眠卫生和避免睡眠剥夺的教育，并确保安全的睡眠环境[31]。

## 避免或消除诱发因素

避免诱发因素是 SRED 治疗的关键。详细的睡眠史采集应注意可能导致睡眠中断或睡眠剥夺的因素（框 117.5）。由于 SDB 或 RLS 与 SRED 密切相关，筛查 SDB 或 RLS 的症状也很重要。例如，功能失调的夜间进食通常可以通过诊断和治疗共病 RLS 而得到控制[11]。如前所述，某些药物包括镇静催眠药可能是夜间进食事件的原因。一项小型研究发现，镇静催眠药从缓释型转换为速释型有助于缓解 SRED 症状[32]。

## 药物治疗

SRED 患者开始药物治疗的指征取决于发作频率和对患者的困扰程度，以及对体重增加的影响。例如，当摄入过多热量导致显著的超重或其他代谢障碍时，可以考虑药物治疗。

虽然目前没有高质量的随机对照试验评估药物治疗 SRED 的疗效，但文献中报道了几种有前景的药物治疗[31]。一项 34 名患者的随机对照试验发现，托吡酯显著降低了一半以上的 SRED 事件发生频率[33]。另一项 SRED 患者的描述性研究中，发现 77% 的患者接受药物治疗，托吡酯是其中最常用的药物；其中 85% 的患者已经成功缓解或减少 SRED 发作，而 30% 的患者因不良反应而停用托吡酯，最常见的不良反应是头晕。在一项 25 例 SRED 患者的研究中发现托吡酯有效，其中 68% 的患者治疗有效，而近一半的患者在服用 1 年后由于不良反应而停止用药[34]。其他一线治疗方案包括选择性 5- 羟色胺再摄取抑制剂（SSRI）和褪黑素相关药物[35-36]。苯二氮䓬类药物如氯硝西泮，经常用于 SRED 患者，其确切机制尚不清楚，可能与抑制觉醒有关，但目前缺乏对该适应证的批准。

**框 117.5 睡眠相关进食障碍发作的潜在诱因**

- 睡眠剥夺
- 不规则睡眠-觉醒周期
- 压力
- 酒精
- 戒烟
- 节制饮食
- 镇静催眠药使用
- 兴奋剂
- 发热
- 疼痛
- 睡眠呼吸障碍

治疗的选择也可能受其他睡眠障碍共病的影响。SDB 的治疗可以改善睡眠异常事件。同样，多巴胺能药物可改善不宁腿综合征相关的 SRED 事件。一项小型、双盲、安慰剂对照试验通过体动仪记录发现，多巴胺受体激动剂普拉克索可减少夜间活动[13]。

### 临床要点

- SRED 的特征是在 NREM 睡眠期的觉醒引起的反复发作的不可控制的夜间进食并存在意识受损。
- SRED 是一种基于 ICSD-3 标准的临床诊断（表 117.1）。在病史不典型、症状与夜间进食综合征重叠、事件使患者或同床伴侣存在受伤风险或怀疑同时存在神经系统或睡眠障碍（如 SDB）的情况下，可考虑使用视频多导睡眠监测。
- 大部分患者对自身症状的尴尬描述和临床医生对该疾病的认识不足，导致 SRED 目前可能未被充分认识。
- SRED 经常出现在使用精神药物的情况下。当停用催眠药物或减少其剂量时，大部分的患者 SRED 显著改善甚至消退。
- SRED 常与其他睡眠障碍同时发生，包括 SDB、RLS 和 PLMS，治疗共病睡眠障碍可以改善 SRED。

# 总结

SRED 是一种特殊的 NREM 异态睡眠，其特征是睡眠觉醒期间反复出现的不自主的进食行为。SRED 的定义及其与夜间进食综合征的区别随着时间的推移而演变，目前认为两者为单独的疾病，并且 SRED 通过是否存在意识受损进行鉴别。最常见于女性，通常起病于成年早期，通常与进食障碍共病。症状最常于夜间发作，患者可能会进食特殊或不可食用的物质。上述症状通常存在近 10 年后才得以确诊。SRED 的主要临床后果是体重增加和肥胖，导致代谢和心血管并发症。初期治疗应集中于减少或消除诱发因素，如精神药物、共病睡眠呼吸障碍和睡眠不足。虽然它被认为是一种慢性疾病，但当减少药物诱发因素后，SRED 的症状可能会减轻或消失。

## 参考文献和拓展阅读

请扫描书后二维码，获取参考文献和拓展阅读资源。

# 第 118 章 快速眼动睡眠相关异态睡眠

Michael H. Silber，Erik K. St Louis，Bradley F. Boeve

程金湘 译 宿长军 审校

章节亮点

- 快速眼动（rapid eye movement，REM）睡眠行为障碍（rapid eye movement sleep behavior disorder，RBD）是一种独特的异态睡眠类型，主要特点包括 REM 睡眠肌张力失弛缓和梦境演绎行为。本章探讨其流行病学、临床特点、病理生理、诊断和管理。
- RBD 常见于帕金森病、路易体痴呆和多系统萎缩等以突触核蛋白病变为特征的神经退行性疾病。当 RBD 发生时未共病神经系统病变或存在其他可能的原因，考虑为特发性 RBD。研究证据表明大多数特发性 RBD 患者也有突触核蛋白病变的病理特点。RBD 的发生也可能与抗抑郁药的使用、某些罕见的自身免疫性疾病和发作性睡病相关。
- RBD 通过临床病史和多导睡眠监测诊断。REM 睡眠中肌肉活动的定量评估可以增加诊断准确性。
- RBD 的管理包括预后咨询和伤害的预防，具体措施包括保持卧室安全和使用褪黑素和氯硝西泮等药物。
- 其他的 REM 睡眠相关的异态睡眠包括梦魇障碍、反复孤立性睡瘫和睡眠相关性痛性勃起，本章将讨论后两种情况的流行病学、临床特征和治疗。

## 快速眼动睡眠行为障碍

### 概述

快速眼动（rapid eye movement，REM）睡眠是由时相性和紧张性两种表现组合而成，包括脑电图活动不同步、快速眼动、做梦和骨骼肌失张力（图 118.1）。在发作性睡病等疾病中，这些现象可出现分离，导致在清醒期间出现肌肉瘫痪（猝倒和睡瘫）。相反，在 REM 睡眠期间，肌张力弛缓会变得失调或丧失，称为 REM 睡眠肌张力失弛缓（REM sleep without atonia，RSWA）（图 118.2）。其可导致快速眼动睡眠行为障碍（rapid eye movement sleep behavior disorder，RBD）患者出现梦境演绎行为。

这种分离状态首次在动物研究（猫）身上描述。在实验猫的研究中，脑桥损伤导致了 REM 睡眠期间的运动行为[1]。1972 年以人为对象对氯米帕明引起的 REM 睡眠肌张力的保留进行了研究[2]。在酒精戒断期间的睡眠中也有类似的发现，这种状态被称为“第一阶段 REM 睡眠”[3]。Carlos Schenck 和 Mark Mahowald 两位学者在 1986 年和 1987 年发表了 10 例病例报告，其中 3 例与神经退行性疾病有关，并对此类疾病进行了命名。随后对临床特征、病理生理学、病因学和治疗的广泛研究，使人们对这种异态睡眠的复杂性和广泛含义有了更深入的了解。

### 流行病学

一些以老年受试者为基础的人群研究试图确定 RBD 的患病率。在一项以中国香港社区为基础的研究中调查了 1034 名 70 岁或以上的受试者，RBD 患病率估计为 0.38%[6]。经调整年龄和性别后，韩国 60 岁及以上人群中经多导睡眠监测（polysomnography，PSG）确诊的 RBD 患病率为 2.01%，特发性 RBD（idiopathic RBD，iRBD）患病率为 1.34%[7]。一项针对 60 岁及以上人群的西班牙研究（包括视频 PSG）表明，iRBD 的患病率为 0.74%[8]。瑞士的一项研究显示，包括 PSG 诊断在内的平均年龄为 59 岁的受试者中，RBD 的患病率为 1.06%[9]。

RBD 多见于男性。来自美国、欧洲和中国 717 例患者的汇总数据显示，男性占 79%[10-16]。这种差异在 50 岁以下的 RBD 患者中不太明显（52% ～ 59% 的男性）[12-13, 17]。RBD 最常见于中老年人；在几个研究中，出现 RBD 症状的平均年龄为 45 ～ 63 岁[10-13, 16]，诊断时的平均年龄为 52 ～ 68 岁[10-13, 15-16]。

在 316 例 iRBD 患者的问卷调查中，13.8% 的患者有疑似 RBD 家族史，而对照组的这一比例为 4.8%[18]。一项基于社区的研究表明，RBD 与低教育水平、煤

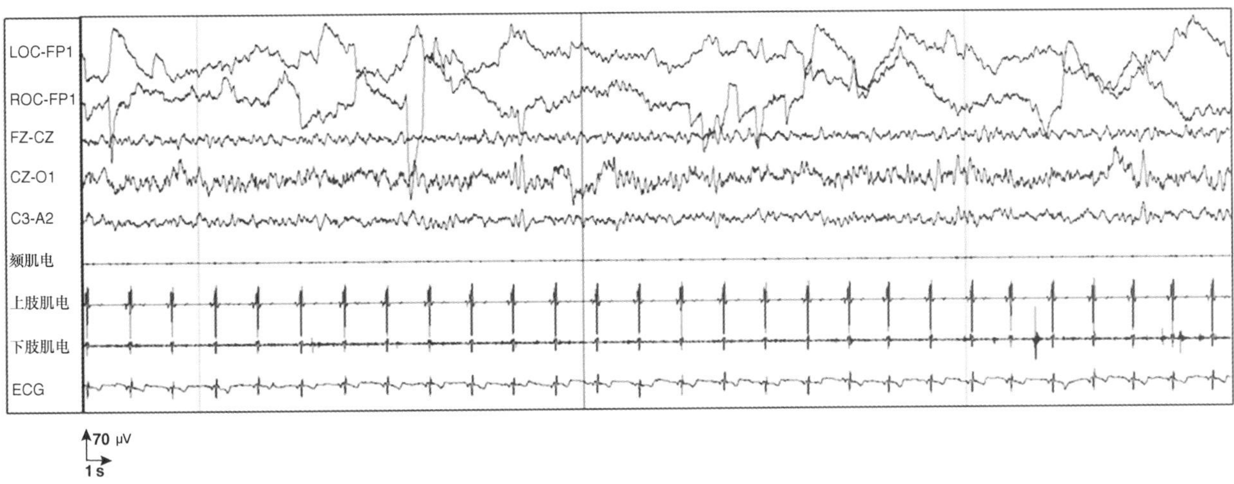


**图 118.1**　正常快速眼动睡眠肌张力弛缓。30 s 一帧多导睡眠图的肌电显示，在颏肌、上肢和胫骨前肌腿导联的正常 REM 睡眠时肌张力水平

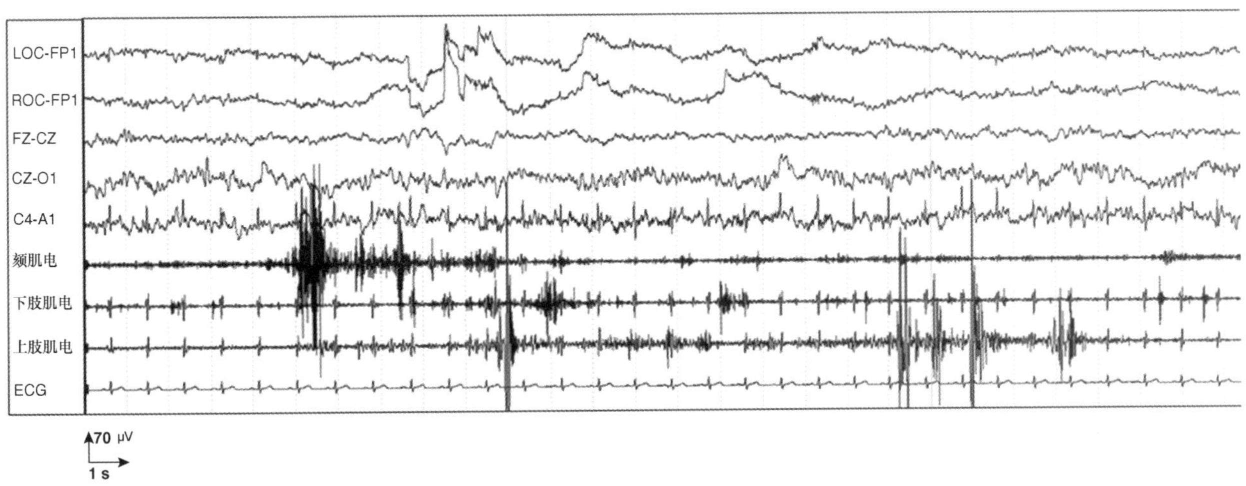


**图 118.2**　快速眼动睡眠肌张力失弛缓。30 s 一帧多导睡眠图的肌电显示，在颏肌、上肢和胫骨前肌显示时相性 / 短暂肌电活动增加。在颏肌电和上肢肌电通道中，持续超过一半帧的低幅度的持续肌张力代表紧张性肌张力增高

矿开采、体力活动减少、头部损伤和各种心血管危险因素显著相关[19]。一项对 347 例 iRBD 患者的环境风险因素研究发现，与对照组相比，吸烟、既往头部损伤、农业职业和农药暴露与 iRBD 相关[20]。在另一项病例对照研究中证实了与吸烟的关系[21]。虽然上述许多因素也与帕金森病有关，但相比之下，吸烟与患帕金森病的风险较低有关[22]。

## 临床特征

RBD 患者在 REM 睡眠期间表现出异常的运动行为，包括尖叫、说话、咒骂、挥舞手臂、做手势、拳打脚踢、在床上跳跃或坠床[11, 16]等。除了典型的床上活动外，11% 的患者还会离床行走或逃跑行为[11]。尽管暴力行为是最常见的，但 18% 的患者有时会发生非暴力活动，如大笑、吹口哨、唱歌和手淫[23]。32% ～ 76% 的患者报告有自伤[11, 13, 16, 24]，包括撕裂伤、瘀斑、肢体骨折和硬膜下血肿[11, 22]，大约 11% 的患者需要得到医疗救治和护理。当患者从床上摔下或四肢撞到墙壁、床头板或床边家具时会发生受伤。偶有患者试图从窗户跳下去。64% 的床伴报告被患者的动作和行为所干扰，约 21% 的人受伤[11, 16, 22]。伤害行为包括打、拍打、踢、拉头发和企图勒死床伴[5-6, 11, 22]。由于对这种疾病不了解，患者和他们的伴侣常常对这种行为常有羞耻感；有些患者在床上设计屏障，甚至在睡觉时戴着手铐，以避免伤害他们的配偶[11, 25]。动作行为的频率和严重程度是高度可变的。在一些伴有神经退行性疾病的患者中，事件发生的频率似乎随着时间的推移而减少，其原因不明[11, 26]。

在大多数情况下，RBD 的梦境内容会发生变化，并变得更加暴力。在 93 个病例中，80% 的梦涉及睡眠者对攻击进行防御（65% 来自人类攻击，35% 是动物攻击），7% 的梦对来自亲人的攻击进行防御，9% 涉及冒险，2% 涉及体育活动，但只有 2% 的梦涉及

做梦者的主动攻击[11]。在一项研究中，RBD 患者报告的 98 个梦境与 69 个对照组做梦者的梦境相比，RBD 梦境具有更高水平的攻击性和更高频率的动物特征[27]。尽管梦具有攻击性的本质，但白天攻击性问卷调查的结果在正常范围内，甚至在身体攻击量表上的数值比对照数据更低[27]。

## 病因和相关疾病

### 与神经退行性疾病的关联

突触核蛋白病是一组神经退行性疾病，其中 α 突触核蛋白在神经元或少突胶质细胞的细胞体或轴突中异常积聚形成包涵体。突触核蛋白病包括路易体病，表现为帕金森病样症状、路易体痴呆、单纯自主神经衰竭和多系统萎缩。RBD 在这些疾病中非常常见，越来越多的证据表明，大多数 iRBD 病例都是其他无症状的突触核蛋白病的表型。

帕金森病的临床特征通常是不对称的静止性震颤、强直、对左旋多巴有良好反应的运动迟缓以及姿势不稳。病理组织学检查提示与黑质和其他结构中含有 α 突触核蛋白的神经元内路易小体相关，并导致多巴胺能黑质纹状体通路变性[29]。据报道，帕金森病中 RBD 的发生率为 15% ～ 65%[30-34]。路易体痴呆的临床特征不同于阿尔茨海默病，可能包括注意力和视觉空间组织受损、波动过程、视幻觉、帕金森症状、妄想和抑郁。路易小体存在于皮质、边缘结构和黑质神经元中。如果痴呆发生在帕金森病运动特征出现之前或同时出现，则诊断为路易体痴呆，而如果痴呆发生在运动特征出现至少 1 年后，则使用“帕金森病伴痴呆”的名称。伴有痴呆和 RBD 的患者其临床和心理特征更提示路易体痴呆，而不是阿尔茨海默病[36-38]。据报道，路易体痴呆中 RBD 的发生率为 68% ～ 80%[39]。

多系统萎缩是一种神经退行性疾病，伴有自主神经异常和帕金森症状（对左旋多巴反应不良）以及小脑和皮质脊髓束功能障碍[40]。睡眠呼吸障碍，包括阻塞性睡眠呼吸暂停（obstructive sleep apnea，OSA）、中枢性睡眠呼吸暂停和夜间喘鸣在该疾病中常见。与帕金森病和路易体痴呆不同，α 突触核蛋白见于少突胶质细胞的非路易体包涵体中。60% ～ 90% 的多系统萎缩患者发生 RBD，包括小脑表型和帕金森表型[41-42]。

许多横断面研究表明，具有明显 iRBD 的患者有提示突触核蛋白病前驱期的生理和影像学异常[43]（表 118.1）。与帕金森病患者相似[46]，嗅觉功能丧失见于 58% ～ 93% 的 iRBD 患者，显著高于对照组[44-45]。同样，在 iRBD 患者和帕金森病患者中也发现了色觉异常[47]。iRBD 患者嗅觉和色觉异常的存在可增加 5 年后转变为帕金森病或痴呆的风险[48]。自主神经症状[49-50]和心血管自主神经功能异常[50-51]在 iRBD 患者中比对照组更常见。病理研究发现，在 RBD 患者的近端和远端皮肤的自主神经和躯体感觉神经纤维中[52-53]、颌下腺的自主神经纤维中[54-55]和结肠黏膜中，存在神经元内磷酸化 α 突触核蛋白的聚集[56]。在 iRBD 患者中发现了运动功能的细微异常，包括步态改变和手灵活性下降[49, 57]。在认知测试中，视觉空间功能明显异常，与对照组相比，脑电（electroencephalogram，EEG）频谱分析表明，清醒时 θ 波功率增加，REM 睡眠时 β 波功率降低[59]，在 NREM 睡眠时 δ 波[58]功率增加。

一系列影像学研究表明，iRBD 患者存在异常，特别是与帕金森病有关的黑质纹状体系统（表 118.1）。经颅超声显示 36% ～ 63% 的 iRBD 患者存在中脑高回声[45, 60-61]，与帕金森病患者类似。单光子发射计算机断层扫描（single-photon emission computed tomography，SPECT）使用示踪剂 $^{123}$I- 氟丙基（FP）-CIT［2β- 碳甲氧基 -3β-（4- 碘苯基）-N-（3- 氟丙丁烷基）- 去甲基丙烷］或 $^{123}$I-IPT［（N）-（3- 碘丙烯 -2- 丁烷基）-2β-

**表 118.1 特发性快速眼动睡眠行为障碍患者完全表达的突触核蛋白病的前驱特征**

| |
|---|
| **生理异常** |
| 嗅觉减退 |
| 色觉减退 |
| 自主神经功能障碍（症状，心血管检查，$^{123}$I-MIBG 心肌闪烁图） |
| 运动功能障碍 |
| 认知功能障碍 |
| EEG 异常 |
| **影像学异常** |
| 中脑：经颅超声 |
| 纹状体多巴胺转运体：SPECT 扫描 |
| 壳核体积：MRI 扫描 |
| 帕金森病相关协方差模式：PET 和 SPECT 扫描 |
| 不同脑区高灌注和低灌注：SPECT 扫描 |
| 脑桥和中脑异常：MRI 扩散张量成像 |
| 海马体灰质：基于体素的形态测量 |
| 小脑和脑桥被盖：基于体素的形态测量 |
| 脑干胆碱能神经支配增加：PET 扫描 |
| **病理异常** |
| α 突触核蛋白沉积于： |
| 皮肤 |
| 唾液腺 |
| 结肠黏膜 |

EEG，脑电图；MIBG，间位碘代苄胍；MRI，磁共振成像；PET，正电子发射断层扫描；SPECT，单光子发射计算机断层扫描

碳甲氧基-3β-（4-氯苯基）托烷］显示，36%～40%的 iRBD 患者纹状体多巴胺转运体减少[45, 61-62]。这种纹状体多巴胺能的活性降低与进展为完全表型的突触核蛋白病相关[61, 63]。在 3T 磁共振成像（MRI）扫描的体积测量中，iRBD 患者的壳核体积比对照组小[64]。$^{18}$F-氟脱氧葡萄糖正电子发射断层扫描（$^{18}$F-fluorodeoxyglucose positron emission tomography，PET）和半胱氨酸二聚体乙酯 SPECT 扫描评估帕金森病中异常的脑网络（即帕金森病相关协方差模式）显示，iRBD 患者类似的异常很明显，提示这种影像学异常的 iRBD 患者随后表型转化为帕金森病或路易体痴呆的可能性更大[65-66]。一项评估胆碱能活动的 PET 研究显示，与 REM 睡眠相关的脑干区域胆碱能神经支配增加，可能代偿性上调[67]。MRI 弥散张量成像显示 RBD 患者的脑桥和中脑异常[68-69]。

这些数据表明，许多 iRBD 患者也呈现出突触核蛋白病中的生理、病理和影像学等的异常，并且这些变化预示着转化为帕金森病或痴呆表型。这种转化在几项前瞻性研究中进行了评估。在一项早期研究中，29 名 50 岁以后被诊断为 iRBD 的男性中，38%的人在平均 3.7 年后出现了帕金森病[70]。当 16 年后对同一队列进行重新评估时，80.8% 的患者发展为帕金森病或痴呆，从 iRBD 发病到表型转化平均为 14.2 年[71]。在一项研究中，对 93 名 iRBD 患者的生存分析估计[72]，从诊断 12 年后，转化为帕金森病或痴呆表型的风险为 52.4%。在 174 例 iRBD 患者的随访中，从诊断后平均随访 4 年期间，生存分析预测 5 年表型转换率为 33.1%，10 年为 75.7%，14 年为 90.9%[73]。一项大规模的前瞻性研究对欧洲、亚洲和美洲 24 个睡眠中心的 1280 名患者进行了研究，发现诊断 12 后年的预测转换率为 73.5%，年总体表型转换率为 6.25%[74]（图 118.3）。存在嗅觉减退、色觉障碍、勃起功能障碍和多巴胺转运体 SPECT 异常的患者转化率增加。因此，大多数 iRBD 患者如果生存时间足够长，就会出现帕金森病或痴呆。在一项社区研究中，观察到 44 名神经功能正常的 70～89 岁的 iRBD 患者的转换率显著。在中位观察时间 3.8 年后，14 人出现轻度认知障碍（通常是痴呆的前兆），1 人出现帕金森病。与此相比，在对照受试者中，通过风险比估计表型转化的风险为 2.2（范围为 1.3～3.9）[75]。iRBD 发病和表型转化之间的潜伏期可能非常长。回顾性研究中发现，27 例完全表达的神经退行性病变出现前至少 15 年被诊断为 iRBD，中位时间间隔为 25 年，最大时间间隔为 50 年[76]。

RBD 在其他非突触核蛋白病的神经退行性疾病中也有报道。在 45 例临床诊断为进行性核上性麻痹

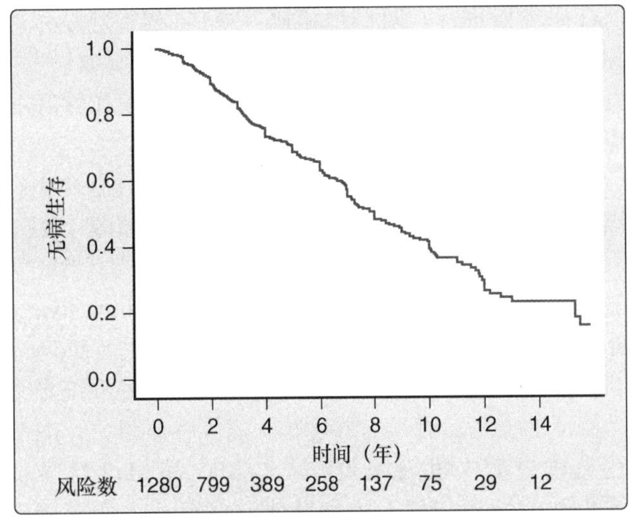


**图 118.3**　从特发性 REM 行为障碍（iRBD）到进展为完全发展的突触核蛋白病。Kaplan-Meier 曲线显示从 iRBD 向完全发展的突触核蛋白病的进展率（Modified from Postuma RB，Iranzo A，Hu M，et al. Risk and predictors of dementia and parkinsonism in idiopathic REM sleep behavior disorder：a multicenter study. Brain. 2019；142：744-59；with permission.[74]）

（progressive supranuclear palsy，PSP）（一种与 tau 蛋白相关的疾病）的患者中，13% 的患者报告有 PSG 证实的 RBD，另有 14% 的患者报告有 RSWA[79]。相比之下，9 例 PSP 患者的床伴（1 例经病理证实）均未报告有梦境演绎的存在[78]。在 15 例临床诊断的阿尔茨海默病患者中，1 例（7%）患者经 PSG 证实为 RBD，27% 存在 RSWA[79]。然而，疑有阿尔茨海默病的患者常同时出现路易体痴呆和阿尔茨海默病的病理改变，而且可能在死亡前无法诊断。RBD 也被认为与亨廷顿病[80]和另一种 tau 蛋白病——Guadeloupean 帕金森病有关[81]。

一项对 172 例 RBD 患者的研究证实了 RBD 与突触核蛋白病的关联。研究纳入临床和 PSG 诊断的患者，并进行了尸检分析[82]。93% 的患者（82 例经 PSG 证实的 RBD 患者）发现突触核蛋白变性。其中 82% 患有路易体病变（34% 伴有阿尔茨海默病改变），11% 患有多系统萎缩。在 PSG 组中，仅 1 例患者单独发现阿尔茨海默病，另 1 例患者发现进行性核上性麻痹。1 例死亡的 iRBD 患者未发展成其他明显的神经系统疾病，尸检发现路易体病理改变[83]。一种特定的神经退行性疾病是否与 RBD 相关似乎取决于该疾病累及脑桥延髓神经元的倾向，而不是聚集的蛋白质化学性质。这个问题将在随后的病理生理学部分进一步讨论。

## 与其他神经系统疾病的关联

REM 睡眠运动控制障碍是发作性睡病的常见特征。

PSG 研究发现，与对照组相比，32.5% 的 1 型发作性睡病儿童有 RBD[84]，REM 睡眠肌肉活动增加[84-85]。发作性睡病患者的 RBD 发病年龄早于非发作性睡病患者[86]，并且可能在发病之初就出现[87]。

RBD 在一些罕见的副肿瘤和自身免疫性脑病中有描述。电压门控钾通道复合体［接触蛋白相关蛋白 2（contactin-associated protein 2，CASPR2）或富含亮氨酸的胶质瘤失活蛋白 1（leucine-rich glioma-inactivated protein 1，LGI1）］抗体与边缘性脑炎相关。Morvan 综合征是一种以失眠、自主神经和周围神经系统异常为特征的疾病，有时与恶性胸腺瘤等肿瘤相关，RBD 在上述患者中都有报道[88-89]。Ma1 和 Ma2 自身抗体相关的脑病与睾丸癌和其他癌症有关，临床表现可能包括发作性睡病和 RBD[90-91]。针对 IgLON5（一种神经元细胞黏附分子）的抗体表现为一组独特的神经系统综合征，其特征为进行性步态障碍、球部症状、喘鸣、中枢性通气不足、自主神经功能障碍和眼球运动异常[92]，所有 8 例患者在 REM 和 NREM 睡眠期间均表现出异常运动，其中 4 例经 PSG 诊断为 RBD[92]。这些特殊的抗体与 RBD 症状的关联在其他疾病并不常见，具有高度特异性；一项对 318 例 iRBD 患者的对照研究并未显示 RBD 组自身免疫性疾病的发生率更高[21]。

RBD 也见于一些其他神经系统疾病，包括 Machado-Joseph 病（脊髓小脑萎缩 3 型）[94-95]、成人起病的常染色体显性遗传性脑白质营养不良[96]、肌强直性营养不良 2 型[97]、自闭症[98]、抽动秽语综合征[99]、Möbius 综合征[100-101]和 Smith-Magenis 综合征[101]。脑干结构性病变也可引起 RBD，包括多发性硬化[102]、星形细胞瘤[101]、听神经瘤[103]、血管畸形[104-105]、中枢神经系统血管炎[106]和脑梗死[107-108]。

### 与抗抑郁药的关系

RSWA[109-110]和 RBD[12, 111]与抗抑郁药的使用有关。一项研究表明，与未治疗的抑郁症患者相比，服用抗抑郁药的患者即使未出现 RBD，REM 睡眠期肌肉活动也会增加[112]。与未服用抗抑郁药物的 iRBD 患者相比，抗抑郁药物组患者的 RBD 发病更早，女性比例也更高[113]。在一项关于早发性 RBD 与晚发性 RBD 的研究中，早发性 RBD 的精神疾病诊断和抗抑郁药物使用频率更高[16]。一个多中心对照研究中纳入了 318 例 iRBD 患者，结果显示 RBD 组抑郁和使用抗抑郁药的比例更高[94]。研究人员提出了各种假说来解释这种联系[16, 114]。抗抑郁药可能通过与突触核蛋白病无关的机制，在少数接受治疗的患者中特异性引起 RBD。另外，抗抑郁药物可能会暴露亚临床突触核蛋白病患者的 RBD，导致 RBD 提前出现。最后，抗抑郁药的使用可能是抑郁症的代名词，抑郁症是突触核蛋白病的独立的前驱特征[115]。为了探索这些可能性，研究者对 100 名 iRBD 患者进行了平均 4.5 年的随访，其中 27 人服用抗抑郁药物[114]。服用和不服用抗抑郁药物的组在嗅觉、色觉、自主神经和运动测试中显示出相同的异常频率，这表明抗抑郁药物组患者容易发展为完全表达的突触核蛋白病。然而，在服用抗抑郁药物组中，表型转化为完全表达的突触核蛋白病的速度较慢，这意味着 RBD 出现的时间比不服用抗抑郁药物的患者要早。相比之下，如果抑郁症是突触核蛋白病的最初表现，那可以预测表型转化的发生速度至少与未服用抗抑郁药的组相同，甚至可能更快。

### 与其他药物的关联

巴比妥类药物[116]和乙醇[117]戒断引起的急性、短暂的 RBD 已有报道。β 受体阻滞剂和咖啡因滥用也可能诱发 RBD。

## 病理生理学

REM 睡眠主要产生于脑桥腹侧被盖部的一小部分区域并略微偏向蓝斑嘴侧部位。根据研究对象和物种的不同，该区域被称为蓝核下核、蓝核周围核、下外背侧被盖核或脑桥网状核喙侧[118-119]。该附近的谷氨酸能神经元主要负责 REM 睡眠张力弛缓的调节。这些神经元既直接投射到脊髓前角的抑制性中间神经元，也投射到延髓腹内侧神经元，包括巨细胞神经元群和大细胞神经元群[119-120]。脊髓中间神经元和延髓腹内侧神经元通过释放抑制性神经递质甘氨酸和 γ 氨基丁酸（gamma-aminobutyric acid，GABA）抑制脊髓腹侧角的前角细胞，导致骨骼肌张力迟缓[118, 120]。因此，理论上 RBD 可能是由脑桥、延髓或脊髓水平的这些通路中断引起的。

各种动物模型证实了这些假设[121]。猫的双侧脑桥被盖损伤会导致 REM 睡眠期肌张力失弛缓和梦境演绎行为，这些表现取决于损伤的确切位置和程度[122]。在脑桥背侧亚核受损的大鼠中，可观察到 REM 睡眠肌张力失弛缓和复杂运动行为[123]。猫的延髓巨细胞核损伤可导致 REM 睡眠肌张力失弛缓[124]。表达甘氨酸和 GABA 抑制活性降低的转基因小鼠在 REM 睡眠中可表现出运动行为，并伴有肌张力失弛缓[125]。在人类中，脑桥被盖局灶性病变引起 RBD 的罕见病例已有报道[102, 104, 106, 121, 126-127]。在帕金森病中，路易小体见于脑桥蓝斑下核的神经元和延髓的大细胞网状结构[128]。在对 24 名帕金森病患者（12 名 RBD 患者和

12 名非 RBD 患者）的 MRI 研究中，蓝斑–蓝斑下复合体的信号强度降低，在 RBD 亚组中更为明显[129]。信号强度降低的程度与 REM 睡眠中异常肌肉活动的百分比相关。

该模型符合 Braak 帕金森病病理特征分期[130]。在 Braak 分期中，路易体病的病理改变首先发生在延髓迷走神经背核和嗅球（1 期），随后上升到影响桥脑延髓结构，包括巨细胞和蓝核下 / 外侧背核（2 期和 3 期）。只有在第 4 期出现黑质受累，导致明显的帕金森病，而在第 5 和第 6 期皮质受累时，会出现轻度认知障碍和痴呆。其解剖进展可以解释 iRBD 在许多情况下是帕金森病后期发展的前驱症状。实验证据表明，这种相对刻板的病理进展可以用类似朊病毒样的机制来解释，即 α 突触核蛋白聚集体可以通过跨神经元之间诱导，并进一步作为蛋白质错误折叠的模版，从而引起神经退行性病变[131]。

虽然这个假设得到了实验证据的支持，但模型本身并不能解释这种疾病的所有方面。如前所述，iRBD 患者表现为亚临床嗅觉下降、色觉受损、自主神经障碍和认知功能减退，表明在疾病早期涉及中枢和周围神经系统的多个区域。此外，iRBD 患者在结肠黏膜、皮肤和唾液腺的神经纤维中存在 α 突触核蛋白沉积[53-57]。因此，突触核蛋白病的多灶起源仍然是可能的，某些区域表现出对病理反应的选择易感性。此外，Braak 分期方案并不适合所有的路易体病。在一些帕金森病患者中，RBD 与帕金森病同时发病或随后发生[11]，而在路易体痴呆患者中，认知障碍先于明确的帕金森病[128]。未来，需要进一步的动物和人类研究来更准确地定义 RBD 相关神经变性的起源和进展的性质。

## 诊断

RBD 的诊断标准包括 PSG 上存在 RSWA（图 118.2），有睡眠相关的伤害性或潜在的伤害性行为，和（或）在 PSG 期间异常的 REM 睡眠行为，在 REM 睡眠期间无癫痫样活动（除非 RBD 可以与任何并发的与 REM 睡眠相关的癫痫明确区分开来），以及对这种睡眠紊乱没有更好的解释[132]。然而，鉴于 PSG 的难以获取，“可能的 RBD”的定义可以适用于具有明确的梦境行为病史，但缺乏 PSG 证实的 RSWA（未能完成 PSG，或者 PSG 中未能记录到 REM 睡眠）。患者可能由于无法获得 PSG 检测，或是因为由于 PSG 监测期间没有记录到 REM 睡眠。此外，由于在 PSG 中很少发现梦境行为，RBD 的诊断通常依赖于梦境演绎行为的历史，以及 RSWA 的记录[132-133]。

在流行病学研究或临床实践中，如果没有条件进行 PSG 监测，可以使用经过验证的问卷筛查工具来筛查“可能的 RBD”[134-141]。快速眼动睡眠行为障碍单问题筛查问卷（REM Sleep Behavior Disorder Single-Question Screen，RBD1Q）可用于评估是否存在梦境演绎，在一项大型多中心验证研究中对帕金森病的 RBD 诊断提供了 93.8% 的敏感性和 87.2% 的特异性[137]。梅奥睡眠问卷（Mayo Sleep Questionnaire，MSQ）是另一种经过验证的工具，可以对患者或床伴进行筛选问卷，其中报告者（床伴）版本对老年患者特别有用[141-142]。MSQ 床伴版本对 RBD 的敏感性为 100%，特异性为 95%，而 MSQ 患者版本对 RBD 的敏感性为 100%，特异性为 73%[143]。快速眼动睡眠行为障碍问卷–香港（REM Sleep Behavior Disorder Questionnaire-Hong Kong，RBDQ-HK）提出了 13 个关于梦境行为的频率和严重程度的问题，满分 100 分，18 分为界值，阳性和阴性预测值均大于 80%[135]。REM 睡眠行为障碍筛查问卷（REM Sleep Behavior Disorder Screening Questionnaire，RBDSQ）是一份由患者自行评定的 10 个项目问卷，得分范围从 0 分到 13 分，RBD 患者的平均得分为 9.5 分，无 RBD 的对照组平均得分为 4.6 分[135]。尽管这些问卷在筛查上有用，但很难排除 RBD 的相似表现（例如，REM 睡眠期间非典型觉醒的 OSA，NREM 异态睡眠和夜间癫痫），通常需要通过 PSG 证实 RSWA[14, 28, 132, 144-147]。

多导睡眠图中的 RSWA 表现在颏肌、胫骨前肌和上肢的肌电图（electromyogram，EMG），特别是指浅屈肌（flexor digitorum superficialis，FDS）和肱二头肌[133, 148-150]，肌电导联（包括 FDS）已被证明识别 RSWA 最敏感[149-150]。RSWA 确定的金标准是使用 1992 年首次提出的视觉评分方法[151]，随后进行了修改[133, 149-150, 152-153]。RSWA 分为时相性（短暂的）或紧张性肌肉活动（图 118.2）。时相性肌电活动是指超过 50% 的 3 s 迷你帧（30 s 一帧中包含 10 个迷你帧）包含时相性肌电活动，波幅超过 REM 背景幅度至少 2 倍，持续 0.1 ～ 5.0 s。紧张性肌电活动是指 REM 肌电活动超过背景波幅的 2 倍，并且在 30 s 内持续时间超过 15 s[133, 148, 152]。任一肌电活动指的是紧张性活动、时相性活动或者在 3 s 的迷你帧二者都存在，是一个更包容、更容易应用于临床的指标[151-152]。最新的美国睡眠研究会评分手册将任何颏肌或肢体肌电图活动指定为可接受的 RSWA 评分方法——如果该活动大于 REM 睡眠肌肉张力的 2 倍，并且出现在超过 50% 的 3 s 迷你帧[133]。然后，通过将 3 s 迷你帧（时相和任一）肌电图活动的总数和 30 s 一帧的紧张性肌电活动的数量除以总 REM 时间（首先考虑并从计算中删除在正常 REM 睡眠唤醒期间发生的任何生理性 REM 睡眠肌肉活动，这些活动不被认为是 RSWA）[148, 151-152]。许多研究表明，与没有 RBD 的对照组相比，RBD 患者的紧张性和时相性肌肉活动明显升高，并确定了单个和组合肌肉的诊断临界值[148, 150, 152, 154-155]。

各种时相性、紧张性和任一肌电活动临界值已用于诊断 RBD，且具有 100% 特异性。SINBAR（“Sleep Innsbruck Barcelona”）研究小组提出，联合颏肌和双侧 FDS 肌电图，任一肌电活动诊断 RBD 的界值为 31.9%[150]。对于 OSA 合并 RBD 患者，无论是分夜或整夜 PSG，联合颏肌和胫骨前肌肌电图，任一肌电活动诊断 RBD 的界值为 43.4%[152]。时相性肌电活动持续时间可以进一步区分 RBD 患者和对照组[152]。在来自不同中心的几项研究中，颏肌电的时相性肌电活动和任一肌电活动的界值非常相似：15% ～ 20%（蒙特利尔 15%，SINBAR 18%，梅奥 21.6%）[148, 150, 152]。然而，在没有梦境演绎的成人中，标准 RSWA 值发现低于队列的 95 百分位数，这表明病例对照研究设计可能为 RBD 诊断设置了过高的标准[153]。在一项 118 名年龄 21 ～ 88 岁没有梦境演绎的成人中，95% 颏肌电活动百分比为时相性 8.6%，任一 9.1%，紧张性 0.99%，而胫骨前肌活动的百分比为时相性 / 任一均为 17%，而颏肌 / 胫骨前肌的活动百分比为时相性 22.3%，任一 25.5%[153]。

在没有梦境演绎的患者中，孤立的 RSWA 水平升高在 PSG 记录中也经常发现，特别是在老年男性和服用抗抑郁药的患者中[153, 156-157]。孤立的 RSWA 对将来发生梦境演绎或神经退行性变的意义尚不清楚，尽管曾有进展为突触核蛋白病的病例报道[136]。此外，一项针对 14 例孤立性 RSWA 患者的纵向研究发现，在平均随访时间 8.6±0.9 年后，1 例患者发展为 RBD，4 例患者出现黑质高回声，10 例（71%）存在至少一种神经退行性标志物，包括嗅觉减退、直立性低血压、色觉辨别能力下降、精细运动任务减慢或认知障碍，类似于特发性 RBD 中突触核蛋白病的“软症状”[136, 157]。无临床梦境的孤立性 RSWA 在帕金森病和其他突触核蛋白病中经常发生，这表明可能存在其他结构的病变导致 RBD[31]。

几种用于 RSWA 分析的计算机自动化方法显示出与劳动密集型视觉方法相当的诊断效果，包括 REM 肌张力弛缓指数（REM Atonia Index）[153-155]，一种用于测量短时间和长时间肌肉活动持续时间的技术[158]，用于分析颏肌和 FDS 肌肉活动的自动化 SINBAR 方法[159]，以及数据驱动的机器学习方法[160]。这些方法有待于在大型多中心队列中进一步的外部验证，以确定其最终的临床应用。

## 快速眼动睡眠行为障碍变异型

RBD 被描述为与三种变异综合征相关联，其中梦境演绎和 RSWA 与其他睡眠异常或睡眠结构紊乱有关。异态睡眠重叠障碍的特征是 RBD 与睡眠觉醒异常的 NREM 异态睡眠临床特征重叠，如睡行、夜惊、意识模糊性觉醒或相关事件包括睡眠进食或睡眠性行为[161-162]。最近对 144 例病例的回顾表明，异态睡眠重叠障碍是一种独特的临床类别。在患有这种疾病的患者中，69% 的 RBD 叠加异态睡眠是特发性的，发病年龄比单独患有典型 RBD 的患者早。异态睡眠重叠患者的 NREM 特征比 REM 特征更突出，RBD 轻微或偶然发现[163]。尽管帕金森病中也出现了异态睡眠重叠，但与典型 RBD 相比，异态睡眠重叠与突触核蛋白病关系似乎不明确，需要进一步的研究来阐明异态睡眠重叠是否具有与典型 RBD 不同的自然史[164]。

状态解离是一种罕见的情况，涉及清醒和睡眠状态完全被破坏，导致警觉性、认知功能和睡眠运动控制紊乱。由于清醒、NREM 睡眠和 REM 睡眠状态的神经生理特征混合在一起，在 PSG 期间进行常规的睡眠阶段判读难以完成[165-166]。激越性失眠是另一种罕见的、与无法入睡密切相关的症状，伴有大量的运动和自主神经活动。激越性失眠的 PSG 显示 N3 睡眠、纺锤波和 K 复合波缺失，N1 结构持续存在，REM 睡眠失张力持续时间短[167]。梦境行为（类似于简单的白天活动和手势的复杂运动行为，如咀嚼、梳头或指向性动作）也是激越性失眠的特征[168]。状态解离可见于某些脑桥中脑病变和晚期神经退行性疾病，包括多系统萎缩和其他突触核蛋白病。激越性失眠被认为是由与震颤性谵妄、致死性家族性失眠和某些自身免疫性脑病［包括电压门控钾通道（CASPR2 或 LGI1）抗体（Morvan）综合征］相关的丘脑边缘叶功能障碍引起的[169]。据报道，氯硝西泮对治疗状态解离有效[165]；除支持性治疗外，激越性失眠症的治疗方法尚未被描述。

## 鉴别诊断

RBD 的鉴别包括梦魇、NREM 异态睡眠、夜间癫痫、OSA 伴有“伪 RBD”型的从 REM 睡眠中出现的意识模糊性觉醒、与创伤相关的睡眠障碍，以及精神疾病，如创伤后应激障碍（posttraumatic stress disorder，PTSD）或夜间惊恐发作[144, 170-171]。梦魇患者在梦中可能会发声或轻微移动，但通常缺乏与梦境内容相关的复杂运动行为。这些病人在 PSG 期间未出现 RSWA。夜间癫痫，尤其是额叶或颞叶癫痫，在某些情况下可能与 RBD 非常相似，尽管夜间癫痫通常是通过事件之间的相对刻板印象和缺乏伴随的梦境状态来区分。在某些情况下视频脑电图 PSG，包括一个完整的脑电图导联是必要的，以便排除夜间癫痫。阻塞性睡眠呼吸暂停可表现出梦境演绎行为，成功的经鼻持续正压通气治疗可使其消失。在没有共病 RBD 的 OSA 患者中，PSG 中未观察到 RSWA[170]。

创伤相关睡眠障碍是一种可能的异态睡眠，其特征是与梦境相关的夜间暴力行为，特别是与以前的重大生活创伤有关，并且出现在比典型 RBD 患者年轻的患者群体中。创伤相关睡眠障碍最初是在 4 名年轻的美国现役男性士兵（22 ～ 39 岁）身上发现的[17]，目前尚不清楚创伤相关睡眠障碍是简单的 RBD 还是可能是 NREM 异态睡眠的变异，或者它是否是一种独特的异态睡眠，因为 RSWA 并非在所有病例中都出现。据报道，哌唑嗪有助于控制与创伤相关睡眠障碍的令人不安的夜间行为。精神疾病，如创伤后应激障碍和惊恐发作，有时很难与 RBD 区分开来，实际上 PTSD 也与 RBD 和 RSWA 有关。在接受 PSG 研究的 394 名退伍军人中（94% 为男性，54.4±15.5 岁），31% 的患者存在梦境演绎但无 RSWA，而 9% 的患者有 RBD，7% 的患者有孤立的 RSWA。在这个队列中，RBD 诊断在 PTSD 患者中最常见（15%），特别是在有创伤性脑损伤史的患者中（11%）[172]。RBD 和 RSWA 通常与抑郁症和抗抑郁药的使用有关，一些患有潜在抑郁症、创伤后应激障碍或惊恐障碍的患者可能同时患有这两种疾病。可靠的 RBD 诊断需要全面的临床病史和检查，并根据 PSG 的金标准确定 RSWA[14, 132, 144]。

## 管理

RBD 治疗的目标是减少梦境演绎行为的频率和严重程度，防止受伤。应向所有患者建议卧室安全原则，包括移除或填充带有尖角的床边家具，通过增加床架、将床垫降至地面平齐或在床附近放置垫子、在患者和床伴之间设置枕头屏障以及从卧室中移除枪支，来最大限度地减少跌倒相关伤害的可能性[136, 144]。床上报警系统也可在病人离床时提醒患者或照料者[173]。

褪黑素和氯硝西泮是 RBD 药物治疗的两种主要药物[11, 174-176]，在减少梦境行为方面似乎同样有效。然而，尽管氯硝西泮和褪黑激素都能减轻 RBD 症状，但这些药物很少能真正阻止 RBD 行为[174]。因此，需要更多的前瞻性治疗试验，开发其他治疗 RBD 的新药物[177]。

氯硝西泮一直是 RBD 首选的传统药物，据报道睡前中位有效剂量在 0.25 ～ 2.0 mg。尽管没有足够有力的对照试验，但在开放标签研究中，大约 90% 的受试者报告对该药物有部分或完全反应。氯硝西泮（0.5 mg）的一项小型、随机、安慰剂对照试验发现，1 个月后临床总体印象评分没有差异[11, 174, 176, 178]。氯硝西泮一些副作用可能会限制它在大多数老年患者中的应用，包括加重 OSA、认知功能障碍，以及与剂量相关的副作用，包括思睡、头晕、行走不稳和性功能障碍[144, 174]。褪黑素和氯硝西泮均不同程度地减少 PSG 记录的 REM 睡眠中的运动活动[151, 175-176, 179-182]。

**表 118.2　快速眼动睡眠行为障碍首要治疗**

| 药物 | 可能的机制 | 剂量 | 不良反应 |
| --- | --- | --- | --- |
| 氯硝西泮 | $GABA_A$ 受体激动剂 | 0.25 ～ 2 mg | 镇静，头晕，性功能障碍，加重睡眠呼吸紊乱 |
| 褪黑素 | 未知 | 3 ～ 15 mg | 镇静 |

$GABA_A$，γ 氨基丁酸 A 型（受体）

一些回顾性和小型前瞻性研究支持使用褪黑素治疗 RBD[173-174, 178, 180-181, 183-185]。褪黑素可能在减少伤害方面有更强的效果，不良反应较少[174]。但尚未与氯硝西泮进行前瞻性比较[177]。褪黑素可能尤其对老年患者更有效和可耐受，尤其是那些有认知障碍或帕金森病的患者[174]。

褪黑素的副作用包括白天思睡和头晕，偶尔有头痛和幻觉的报告[173-174]。据报道，睡前使用褪黑素剂量为 3 ～ 15 mg（偶尔患者使用高达 25 mg 的剂量）是有效的，中位剂量为 6 mg[174]（表 118.2）。然而，最近的一项小型、随机、安慰剂对照的褪黑素对症治疗帕金森病相关 RBD 的临床试验对该治疗的有效性提出了质疑，因为它显示褪黑素缓释剂型（4 mg）与安慰剂之间没有统计学上的显著差异[175]。

其他药物也有减轻 RBD 症状的报道，包括普拉克索[186-187]、佐匹克隆[179]、佐尼沙胺[188]、多奈哌齐[189-190]、雷美替安[191]、阿戈美拉汀[192]、美金刚[193]、大麻二酚[194]和草药制剂益肝散[195]。

# 其他快速眼动睡眠异态睡眠

## 梦魇

梦魇在第 119 章讨论。

### 反复发作的孤立性睡瘫

长期以来，睡瘫在不同的文化中都有，通常会有超自然的解释[196]。它表现为在睡眠开始或从睡眠中醒来时不能活动或说话，但至少有部分意识保留。躯干和四肢都可受累[197-198]。这种瘫痪在感官受到刺激后就会消失，比如有人触摸患者。这些事件通常与严重的焦虑有关[197]。21% ～ 24% 的睡瘫患者会出现生动的幻觉或入睡前幻觉[199-200]，但与运动、触觉和听觉相关的幻觉可能更常见[200]。这些事件在醒来时比在睡眠开始时更常见[199]。失眠[200]、睡眠惊跳、与睡眠相关的腿痉挛和梦呓[199]在睡瘫患者中比对照组更常见。PSG 的研究表明，睡瘫可能发生在 REM 睡眠解离期间，表现为意识保留和 α 活动侵入到不同步的 REM 睡眠脑电图中[196]。

睡瘫在发作性睡病中很常见，但在一般人群中经常单独发生。不同研究报告的睡瘫患病率差异很大，在学生、精神疾病患者和惊恐发作患者样本中报告的发病率较高[201]。在一项基于 8085 名受试者的大型人群研究中，患病率为 6.2%[199]。睡瘫的预测变量包括双相情感障碍和抗焦虑药物的使用。睡瘫可以在任何年龄开始，但发病可能最常见青年期和中年期[199]。关于家族性睡瘫也有报道[197]，有 3 ～ 4 代的家庭，可能有母系遗传模式[198]。

只有当睡瘫反复发作并导致临床显著的痛苦，包括上床焦虑或入睡困难时，才应被认为是一种疾病[132]。解释和安慰通常就足以解决患者的忧虑。偶尔有人尝试过抗抑郁药物，可能是为了抑制 REM 睡眠，但没有充分的药物干预研究报告。

### 睡眠相关痛性勃起

睡眠相关痛性勃起是一种罕见疾病，病因不明。诊断时的平均年龄为 39.8 岁，出现症状的平均时间为 5.4 年[202]。痛性勃起通常发生在 REM 睡眠时，通常为每晚一次，有时为每晚数次[203]。性交或手淫时勃起是无痛的[204]，阴茎未出现结构异常。PSG 显示睡眠效率降低，入睡后清醒时间增加，REM 睡眠的比例下降[203]。一项研究显示迷走神经活动减少，在自发的身体运动时，心率有加速的趋势[203]。据报道，在单个患者或短期系列报告中，各种药物的有效性可达数周至数月[204]，药物包括普萘洛尔[202]、氯硝西泮[205]、巴氯芬[205]和各种抗抑郁药（阿米替林[205]、帕罗西汀[202]和文拉法辛[205]），但没有进行系统性长期管理研究。

### 临床要点

- 快速眼动睡眠行为障碍（RBD）主要发生在男性（79% 的患者），但是当这种疾病在 50 岁之前开始时，这种差异不明显。
- RBD 会对患者以及他们的床伴造成严重伤害，包括骨折、硬脑膜下血肿、瘀斑、撕裂伤和牙齿损伤。
- RBD 与完全表达的突触核蛋白病密切相关（帕金森病、路易体痴呆和多系统萎缩），74% 的特发性 RBD 患者会在 RBD 的 12 年内发展为完全表达的突触核蛋白病。
- 特发性 RBD 患者嗅觉下降，色觉变化和自主神经异常的可能提示其潜在突触核蛋白病的风险较大。
- 虽然氯硝西泮和褪黑素都有效，但氯硝西泮治疗 RBD 存在很多副作用，尤其是对于老年人和神经功能障碍者，褪黑素应该是治疗这些患者的首选药物。
- 反复发作的孤立性睡瘫可能发生在 6% 的人群中，但只有当它导致严重的痛苦，包括睡前焦虑或难以入睡时，才应被视为一种疾病。

## 总结

REM 睡眠的解离导致许多疾病，对阐明睡眠和神经系统疾病具有广泛的影响。过去 50 年的临床和基础科学研究对 RBD 的了解超过了任何其他异态睡眠。它是一种解剖、生理和病理与临床和多导睡眠监测表现密切相关的睡眠障碍。越来越复杂的诊断工具用于临床，有效的管理形式已经出现。RBD 可作为完全表达的突触核蛋白病发生的生物标志物，未来研究的一个重要目标将是寻找治疗药物，以延缓或防止表型转化为显性神经退行性疾病。抗抑郁药在 RBD 发病机制中的作用尚不明确，需要进一步的研究来确定这些药物是主要病因还是仅仅暴露了一种进展中的突触核蛋白病。其他 REM 异态睡眠从非常常见（梦魇和睡瘫）到罕见（睡眠相关痛性勃起），进一步调查他们的病理生理和最佳管理是必要的。

### 参考文献和拓展阅读

请扫描书后二维码，获取参考文献和拓展阅读资源。

# 噩梦与梦魇障碍

# 第 119 章

*Isabelle Arnulf*

王 颖 译 王 赞 审校

**章节亮点**

- 梦魇障碍很常见，有很多原因。
- 梦魇障碍指恐怖的梦境体验，会导致患者非常痛苦或社交、职业及其他方面功能受损。
- 梦魇障碍可以和其他睡眠和神经系统疾病同时出现。
- 大约 70% 的成年人觉醒障碍中会有一次恐怖的梦境记忆，与睡行症和睡惊症的运动症状发作相关。
- 快速眼动睡眠行为障碍患者易出现含有攻击性和带动物成分的梦境，并演绎出与梦境内容一致的行为。
- 发作性睡病患者在快速眼动起始的睡眠中会有漫长而紧张的梦境（伴有愉快的飞行探索），伴有大量清醒梦和噩梦。发作性睡病的入睡前幻觉也提示清醒梦。

从传统意义上讲，噩梦被定义为睡眠中做的令人恐惧或痛苦的梦。然而，患者可能在各种情况下使用“噩梦”一词，包括经典的快速眼动（rapid eye movement，REM）睡眠相关的噩梦、创伤后应激障碍、与精神疾病相关的噩梦、与药物和物质或神经系统疾病相关的噩梦、入睡前幻觉、睡惊症（sleep terrors，ST），快速眼动睡眠行为障碍（REM sleep behavior disorder，RBD）、状态解离和多梦。患者感官特征的心理体验，包括结构、开始时间、持续时间和发生背景以及相关的行为、伴随的自主神经体征、识别不真实心理体验的能力，及相关疾病，多导睡眠监测有助于明确诊断（表 119.1）。例如：一名 62 岁的患者，他反复做噩梦，每天晚上不得不吞下几条黄色的大蛇，因此他害怕睡觉，每天晚上都推迟就寝时间。通过长时间的随访，我们发现这名患者没有使用任何刺激性药物，没有创伤后应激障碍，也从来没有接触过蛇。视频多导睡眠监测和多次睡眠潜伏时间试验没有显示 ST 和 RBD 的证据，我们得出结论，这名患者患有发作性睡病相关的入睡前幻觉。

这个病例表明，主诉为噩梦或令人恐怖的梦的患者，不会像睡眠专家一样，将“噩梦”一词的使用限制在 REM 睡眠相关的噩梦。在机制方面，最近的研究表明，很多神经系统疾病中的心理体验可能会为我们提供睡眠–觉醒网络结构的相关线索。

## 梦魇障碍

### 诊断

梦魇障碍的特征是反复出现的强烈的令人烦躁的梦境（包括威胁、焦虑、恐惧或惊恐、愤怒、尴尬和厌恶的感觉），主要发生在 REM 睡眠期，通常会导致觉醒，使患者非常痛苦或社交、职业及其他方面功能受损[1]。梦魇障碍往往发生在睡眠后半段，此时 REM 睡眠最明显。噩梦内容通常侧重于对个人即将发生的躯体危险，但也可能涉及其他令人痛苦的内容。大多数患者能够在醒来时详细描述噩梦的内容。梦魇障碍与焦虑梦不同，焦虑梦是一种只有在早上醒来后才会想起的可怕的梦境体验，通常情绪反应不如梦魇障碍强烈[2]。身体攻击是梦魇障碍中最常见的内容，而人际冲突在焦虑梦中占主导地位[2]。梦魇障碍会导致睡眠回避和剥夺，引起更强烈的噩梦，从而引起失眠或其他日间功能紊乱。梦魇障碍与异态睡眠相关的噩梦不同，前者没有梦境演绎行为。

### 标准

梦魇障碍的诊断应符合以下标准：

1. 反复出现的广泛的、强烈的焦虑和记忆清晰的威胁生存、安全和躯体完整性的梦境。

2. 一旦从焦虑的梦中醒来，患者的定向力和警觉性完好。

3. 梦境体验或从梦中醒来造成的睡眠紊乱，两者导致患者非常痛苦或社会、职业等方面功能受损[1]。

表 119.1　神经系统疾病中"噩梦"和梦魇障碍的病因和症状

| | 内容 | 相关疾病 |
|---|---|---|
| 生动的梦 | 飞行的梦，噩梦 | 发作性睡病 |
| | 与动物搏斗，侵略性 | 帕金森病<br>路易体痴呆 |
| | 与自主神经功能障碍和状态解离相关 | 吉兰-巴雷综合征 |
| 入睡前幻觉 | 多模式，令人恐惧<br>经常与 RBD 和睡瘫相关 | 发作性睡病 |
| | 人类和动物的存在、经过、视幻觉 | 帕金森病<br>路易体痴呆 |
| | 视觉，空间倾斜，听觉 | 吉兰-巴雷综合征 |
| | 与自主神经功能障碍和状态解离相关 | |
| NREM 异态睡眠 | 与尖叫、心动过速、突然觉醒、离开床有关 | 睡惊症<br>意识模糊性觉醒 |
| | 大多数是不幸（被活埋、天花板坍塌、危及生命的危险） | |
| REM 异态睡眠 | 通过人类或动物的攻击、踢打、拳击、大喊大叫、咒骂来演绎梦境 | 快速眼动睡眠行为障碍（特发性、帕金森病、痴呆、发作性睡病） |
| 状态解离 | 持续产生视幻觉的梦（患者可能看起来醒着） | 吉兰-巴雷综合征<br>震颤性谵妄<br>家族性致死性失眠症<br>Morvan 舞蹈症与神经退行性疾病 |

## 流行病学

儿童偶尔会做噩梦（60% ～ 75%，从 2 岁半开始，6 ～ 10 岁达到高峰）。每周≥ 1 次噩梦的儿童仅占 2% ～ 8%，但通常会持续到成年[3]。女孩和男孩同样受到影响，直到青春期晚期，女孩比男孩受到的影响更大。大约 4% 的成年人患有梦魇障碍。精神障碍患者的噩梦频率更高，包括创伤后应激障碍、药物滥用、压力和焦虑、边缘人格以及其他精神疾病，如精神分裂症谱系障碍。噩梦尤其发生在创伤后，多达 80% 的创伤后应激障碍患者在创伤后 3 个月内出现噩梦。大约 50% 的创伤后应激障碍在 3 个月内消失，但部分创伤后噩梦可能会持续一生。

## 临床评估

夜间多导睡眠监测不常规用于评估梦魇障碍，但可以适当地进行，以排除其他睡眠障碍或睡眠呼吸障碍。梦魇障碍的多导睡眠记录偶尔会显示，在 REM 睡眠中突然醒来之前，心率和呼吸频率会加快。值得注意的是，创伤后噩梦既出现在 REM 睡眠中（有时不到 1 min 的 REM 睡眠），也出现在 NREM 睡眠中（包括睡眠起始）。高度恐怖的梦境内容经常与相对较小的自主神经变化（例如，没有肉眼可见的眼泪）和缺乏发声或行为（没有大喊大叫，没有试图突然逃离床）形成鲜明对比，这是与 ST 的主要区别。在创伤后应激障碍的急性期，少数退伍军人描述了这一规则的例外。有些患者可能真的会大喊大叫，攻击他们的床伴，或者在梦中重演创伤经历时离开床。这些在创伤后应激障碍中偶尔发生的噩梦导致一些作者建议在下一版的《国际睡眠障碍分类》（ICSD）中建立一个新的睡眠障碍类别，称为创伤相关睡眠障碍[4]。

相比之下，RBD 表现出显著的行为，通常防御侵略者，而之前没有创伤经历，并且只在 REM 睡眠中发生。幻觉和睡瘫可以被描述为"噩梦"，但它们特别发生在睡眠起始和结束时，瘫痪会影响全身并导致呼吸困难。ST 与详细的心理意象无关。严重的睡眠呼吸暂停可能与不愉快的睡眠相关心理状态有关，通过治疗呼吸暂停可以得以解决。

## 神经生理学

最近一系列正常受试者实验将连续觉醒与梦境回忆、高密度脑电图（EEG）和脑功能成像相结合，显示了以下内容：

1. 在恐惧的梦中，岛叶和中扣带回皮质的活动会增加（就像他们在清醒时经历恐惧时一样）。

2. 据报道，梦中恐惧发生率较高的受试者，清醒时岛叶、杏仁核和中扣带回皮质对恐惧刺激的情绪激活唤醒和功能磁共振成像反应降低[5]。

3. 与更好的情绪调节过程一致，这类受试者表现出内侧前额叶皮质活动的增加。

这些发现支持梦中和清醒时的情绪反应累及相似的神经结构，并表明在梦中经历的恐惧增强清醒时对威胁信号的适应能力。

### 治疗

特发性梦魇障碍最好的治疗是意象训练疗法，此外也建议进行系统脱敏和渐进式深部肌肉放松训练[6]。在意象训练治疗过程中，训练患者将噩梦变成梦境[7]。患者被要求写下重复噩梦中不太痛苦的部分，确定故事的负面转折点。从转折点开始，他们被要求想象噩梦故事情节的一些变化（例如，改变一个角色，将故事的结局改为更普通或更快乐的结局），这些变化会带来更积极的情绪。必须通过意象而并非书写来训练这些变化。每天晚上睡觉前，他们都应该通过意象训练新的梦境，直到他们不再经历这种特殊的噩梦。还进行了心理意象练习。系统脱敏是一种行为疗法，原则是逐渐让患者暴露在他们害怕的事物中[8]。患者在暴露于恐惧的物体或场景之前，接受了应对和管理压力的训练。

清醒梦疗法和暴露疗法的证据级别较低。在创伤后应激障碍相关噩梦的药物治疗中，哌唑嗪具有 a 级推荐，而可乐定的益处尚不清楚。然而，最近一项针对退伍军人的随机试验中未发现哌唑嗪对创伤后噩梦的益处[9]。低级别证据的治疗方法包括以下几种药物，如曲唑酮、非典型抗精神病药物、托吡酯、低剂量皮质醇、氟伏沙明、三唑仑和硝西泮、苯乙肼、加巴喷丁、赛庚啶[10]和三环类抗抑郁药。一些行为疗法也有低级别证据，如暴露、放松和重写疗法、睡眠动态疗法、催眠、眼动脱敏再处理，以及证词疗法。

## 药物相关噩梦

反复噩梦也可能是常见药物的不利影响（表 119.2）[11]，包括抗抑郁药（5-HT 再摄取抑制剂比三环类药物更常见）[10]、降压药（β 受体阻滞剂[12]、α 受体激动剂、依那普利、氯沙坦、维拉帕米）、多巴胺受体激动剂、胆碱酯酶阻滞剂（多奈哌齐、卡巴拉汀和他克林）[13-14]、伐尼克兰（一种烟碱型乙酰胆碱受体阻滞剂）[15-16]、尼古丁贴片[15-16]和更昔洛韦。同样，REM 睡眠抑制剂（抗抑郁药、苯二氮䓬类药物、巴比妥类药物、乙醇）的撤药或使用唑吡坦等短效催眠药后出现夜间 REM 睡眠反弹，都会引发噩梦。

## 觉醒障碍的梦境和噩梦

### 概述

睡行症（sleepwalking，SW）和 ST 由一系列异常的精神经历和复杂的行为组成，这些经历和行为与从慢波睡眠（或 N3 期）不完全觉醒时的肾上腺素能神经元突然放电有关，因此 SW 和 ST 被称为“觉醒障碍”[1]。大多数活动始于抬头，睁眼，目光呆滞，有时伴随言语。除了这种常见的模式外，SW 患者还会站起来行走，ST 段患者会发出尖叫，并有强烈的恐惧感（见第 116 章）[17]。

### 与睡行症和睡惊症相关的梦境

与普遍的看法相反，超过 70% 的患有 SW/ST 的成年人会记得至少一个与异常行为有关的梦境事件（他们经常将其认定为梦境或噩梦）[19]。这些梦境大多是短暂的、视觉上的、令人不愉快的，涉及对自身或爱人的威胁。SW 和 ST 做梦的频率和内容并无太大差异。在另一个关于 73 名 SW/ST 的成年人的研究中，53% 的人报告了噩梦内容，伴有生命威胁，并需要在运动场景中逃离危险[20]。

39% 的 SW/ST 的患者描述了梦境中出现一个人，这个人做梦者或做梦者的亲属（33%）都不认识。11% 的患者描述过令人恐惧的动物[19]。大多数（80%）的梦境内容都是负面的，与攻击性（26%）和不幸（54%）有关，84% 的人感到担忧。患者从来不是主要的攻击者。在关于友好行为的报告中（12%），患者与某人成为朋友，并试图保护他们（通常是亲属）免受危险[19]。在另一个报道中，多达 70% 的 SW/ST 期间的梦境中包含威胁，通常是不幸和灾难，而不是攻击。在几乎一半的睡行症患者梦中出现了卧室[21]。房间的心理图像投影表明，睡行症患者的眼睛看到的真实图像和心理图像同时激活（图 119.1）[22]。几个病例报告通过事件视频证实了心身同型论，随后报告了一个与之前观察到的行为一致的梦境[23]。

### 机制

关于异常梦境的机制存在几个假说。短暂场景可能是 N3 期睡眠中出现的幻觉，而非经典的梦境。也可能是长梦的最后部分，在觉醒时被部分遗忘[19]，或者在觉醒之前或刚觉醒时，由环境噪声或身体接触引发的阶段性、短暂的梦[22, 24]。值得注意的是，肾上腺素能觉醒发生在 N3 睡眠的运动觉醒前 4 s，这

表 119.2　常见药物对噩梦的影响（增加 / 减少）

| 药物类型 | 对 CNS 的影响 | 梦境改变的类型 |
|---|---|---|
| **抗过敏和抗炎药** | | |
| 赛庚啶 | 减少 5-HT | 减少创伤后噩梦 |
| 孟鲁司特（白三烯受体拮抗剂） | 没有阐明 | 促进噩梦的发生 |
| **抗抑郁药** | | |
| 选择性 5-HT 再摄取抑制剂 | 增加 5-HT、NA（$\alpha_2$）、DA、Ach，减少 H | 促进噩梦和 RBD 的发生 |
| 5-HT 和去甲肾上腺素再摄取抑制剂 | | |
| **降压药** | | |
| β 受体阻滞剂，尤其是能通过血脑 | 阻断 NA（β）受体 | 促进令人不安的生动的噩梦产生 |
| 屏障的亲脂性药物（普萘洛尔、拉贝洛尔、美托洛尔） | 减少褪黑素释放 | |
| 哌唑嗪 | 阻断 NA（$\alpha_1$）受体 | 减少创伤后急性 PTSD 的噩梦，但不减少慢性 PTSD 的噩梦 |
| **多巴胺能药物** | | |
| 普拉克索，左旋多巴 | 增加 DA | 促进生动的梦境和噩梦 |
| **抗感染药** | | |
| 依非韦伦 | 增加 5-$HT_2$ | 促进罕见的噩梦的发生 |
| 甲氟喹 | 减少 5-HT 和 GABA<br>阻断突触连接 | 促进异常梦境的发生 |
| **戒烟药物** | | |
| 伐尼克兰 | 增加 ACh（烟碱类激动剂） | 促进异常梦境和梦 / 睡眠相关行为 |
| 尼古丁贴片 | 增加 ACh（烟碱类）和 DA | 促进异常梦境的发生 |
| **催眠药** | | |
| 非苯二氮䓬类受体激动剂（唑吡坦、扎来普隆、佐匹克隆） | 增加 GABA | 促进噩梦、梦样幻觉和梦 / 睡眠相关行为（自动症-失忆综合征） |
| 大麻隆 | 大麻素受体 | 减少创伤后噩梦 |
| **增强记忆的药物** | | |
| 胆碱酯酶抑制剂（加兰他敏，多奈哌齐） | 增加 Ach | 促进噩梦的发生 |

注：ACh，乙酰胆碱；CNS，中枢神经系统；DA，多巴胺能；GABA，γ-氨基丁酸；5-HT，5-羟色胺能；H，组胺能；NA，去甲肾上腺素能；PTSD，创伤后应激障碍。

表明睡眠中的事件（可能是令人担忧的睡眠心理状态或局部皮质下觉醒）会导致运动觉醒[25]。慢波睡眠期间的功能影像和深部脑电观察到，出现与梦境相关的负面情绪时，脱离前额叶皮层控制的杏仁核-颞叶-岛叶脑区同时激活（运动和情绪激活，如恐惧和徘徊）[26-27]。异态睡眠的情绪和运动特征被解释为调节先天自动和生存行为的皮层下中心模式发生器的抑制释放[28]。个体在 ST 期间相对一致的梦境内容（天花板坍塌、被活埋和逃离危及生命的事件），以及常见的飞行反应支持这一概念[21]，正如梦的威胁模拟理论所预测的那样[29]。临床上，这些梦境内容不愉快经历较多，因为这些患者会更易频繁就医。

ST/SW 期间的精神障碍和噩梦可能表明睡眠期间的情绪处理异常。据报道，心理创伤会影响梦境内容，最近的压力事件可能会引发 SW/ST 发作[30]。在一项研究中，与 SW 相比，成年 ST 患者的焦虑、强迫行为、恐惧和抑郁水平更高[31]。然而，大多数研究表明，这些患者没有精神障碍[32]。SW/ST 患者的焦虑抑郁得分略高于健康对照组，但与 RBD 患者无差异[21]。除此之外，他们白天的攻击性得分正常[21]。

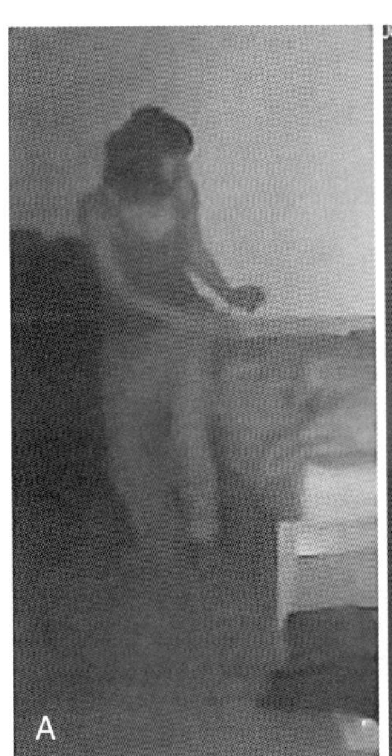


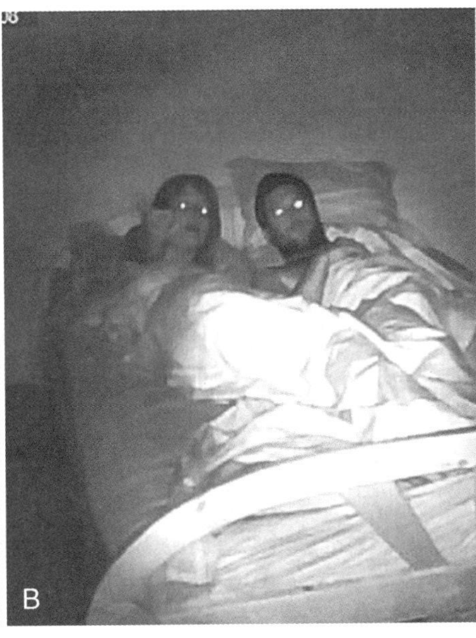


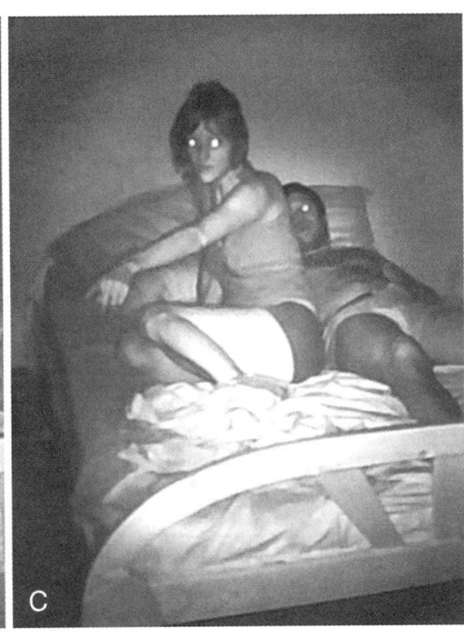


**图 119.1** 一位 33 岁的睡行症患者梦见孩子即将从摇篮里掉下来。她突然站起来，抓住婴儿，小心翼翼地把她抱到床上，说明了梦游时梦境内容和真实行为的一致性（**A**，来自红外视频剪辑）。患者注视着一个不存在的人，并用手指着他，试图让丈夫相信这个幻影，就好像她产生了幻觉（**B** 和 **C**），说明了梦境是如何投射到真实的卧室场景中的

另一项针对 105 名 SW 患者的研究表明，SW 患者的抑郁和焦虑得分与普通成年人群相似，但精神障碍患者做噩梦的频率更高，并有潜在的伤害行为[33]。在 100 名 SW/ST 成年患者中，成功治疗抑郁障碍后，对异态睡眠没有影响，这表明并发的精神障碍没有在 SW/ST 发生和发展中发挥重要作用，或者情绪和异态睡眠的改善是不同的机制[34]。

#### 治疗

引起噩梦的 SW 和 ST 应采用治疗觉醒障碍的标准疗法：加强安全措施（避免睡眠不足和其他诱因，如酒精、暴饮暴食、体温过高或白天压力过大；安静地引导患者回到床上；关上门窗）、行为疗法（放松训练、催眠），或药物（苯二氮䓬类药物、抗抑郁药、卡马西平、加巴喷汀）。然而，这些疗法都没有经过随机试验。根据我们团队的经验，SW/ST 的治疗通常也能改善梦境。

## 快速眼动睡眠行为障碍的梦魇

### 快速眼动睡眠行为障碍的梦和噩梦

RBD 患者在无肌张力的 REM 睡眠中会演绎暴力的梦境[1]。RBD 在突触核蛋白病患者中非常常见（60% ～ 100% 的患者，包括路易体痴呆、帕金森病和多系统萎缩，可能在这些疾病之前几年发生），在其他神经退行性疾病中很罕见（见第 118 章）。RBD 是从外部研究做梦过程的一个独特窗口，通常与患者在 RBD 出现前所经历的不同。大多数描述强调了这些行为是暴力的，通常与生动、不愉快和活跃的梦境有关[35-36]。大约 20% 的患者中可以观察到常见的非攻击性行为[37]。与 RBD 类似，帕金森病患者无论是否患有 RBD，其梦境内容包括攻击性和动物相关的内容[38]。

### 快速眼动睡眠行为障碍异常梦境的机制

RBD 与引起 REM 睡眠期肌无力的脑干局灶性病变密切相关。尽管梦境内容的确切来源尚不清楚，但在引起 RBD 的局灶性动物模型中，RBD 行为多数是暴力行为（追逐或打斗），少数是非暴力行为（舔舐自己或梳理毛发）[39-40]。无论是否伴 RBD，攻击样梦境内容都与帕金森病患者中严重的额叶功能障碍有关，因此 RBD 梦境可能是额叶功能障碍引起的，而非脑干病变[41]。此外，RBD 患者中观察到强烈的情绪，表明存在杏仁核的激活，如正常 REM 一样[38]。另一种机制可能与梦境的一般功能有关，正如威胁刺激理论提出的[29]。该理论认为，做梦的功能是在虚拟环境中模拟威胁事件，并演练威胁识别和威胁规避，以提高生存率。如果这是真的，这种威胁模拟在帕金森病患者的梦中会加剧，可能与额叶功能障碍有关。这些与野生动物和侵略者战斗的梦境与性格无关，RBD 患者白天性格温和，没有攻击性[21, 35]。

### 治疗

几项大型临床研究显示褪黑素（睡前 3 ～ 12 mg，一项研究是双盲和安慰剂对照）[42]和氯硝西泮（睡前 0.5 ～ 2 mg）[36]对 RBD 的噩梦和相应行为有好处[43]。最近的一些观察表明，佐匹克隆和胆碱酯酶抑制剂

（卡巴拉汀瓦斯汀、多奈哌齐）也可能对噩梦有帮助[44]。目前还不完全确定这些药物是减轻梦境中的负面情绪，还是只是减少梦境演绎行为。

## 发作性睡病的梦魇、噩梦和幻觉

发作性睡病患者经常主诉频繁和强烈的梦境（图 119.2）。在一个由 53 名患者组成的对照组中，发作性睡症患者平均每月记住 49 个梦，而对照组平均每月记住 15 个梦，包括频繁的假醒梦[45]。在 REM 期睡眠开始时，梦境会更长、更复杂[46-47]。发作性睡病患者梦境中的消极情绪比健康对照组更多[48]。和对照组相比，发作性睡病患者反复做梦，或出现失眠[45, 49]。33% 至 83% 的发作性睡病患者报告频繁做噩梦（图 119.2）[45, 50-51]，猝倒型比非猝倒型更严重，发作性睡病患者比对照组和失眠患者更严重[45, 49]。

多达 85% 的发作性睡病患者也经历过“梦幻觉”，即难以区分梦境和现实，他们将生动的梦境误认为是真实的经历[52]。一名男子在梦见一名年轻女孩在附近的湖中溺水身亡后，要求妻子打开当地新闻，非常期待这一事件会被报道。

大约 3/4 的发作性睡病患者是经常做清醒梦的人[45-46]，他们利用清醒将反复出现的噩梦变成令人愉快的梦，如以下例子所示[45]。

“我被攻击者追赶，为了躲避攻击者，我把自己扔到了一个带电的围栏上，然后醒了。”

“我被士兵追赶，为了摆脱他们我飞了起来。”

“我自己建了一间紧急避难的房间，在那里可以摆脱噩梦中的危险人群。”

“我看到我的家人被折磨致死，我认为这不是真的，因为我们正在排练一部戏剧或电影，我在镜头后面。”[45]

噩梦是由 REM 系统过度激活，还是由抗抑郁药或精神兴奋药的副作用引起的尚不清楚。REM 系统过度激活表现为睡瘫、REM 睡眠片段化、杏仁核异常激活、日间压力增高。伴噩梦的发作性睡病患者清醒时间更长，N1 期睡眠比例更高，表明噩梦干扰了睡眠，或浅睡眠促进噩梦发生[51]。一小部分（11%，54 名患者中有 6 名）患者报告称，发作性睡病药物（主要是抗猝倒药物）减少了噩梦的发生[51]。

## 其他神经疾病的梦魇障碍

### 帕金森病

1/3 的帕金森病患者报告生动的梦境，做噩梦的频率很高，尤其是在进行多巴胺能治疗的情况下[53]。与对照组相比，患者梦境中情绪低落与杏仁核和内侧前额叶皮层的厚度有关，这两个关键结构与睡眠中做梦和情绪调节有关[54]。相比之下，Borek 等发现，与不伴 RBD 的患者相比，伴 RBD 的帕金森病患者攻击性频率相对较高，尽管女性帕金森病患者做梦的攻击性低于男性[55]。做梦活动的改变与频繁觉醒和

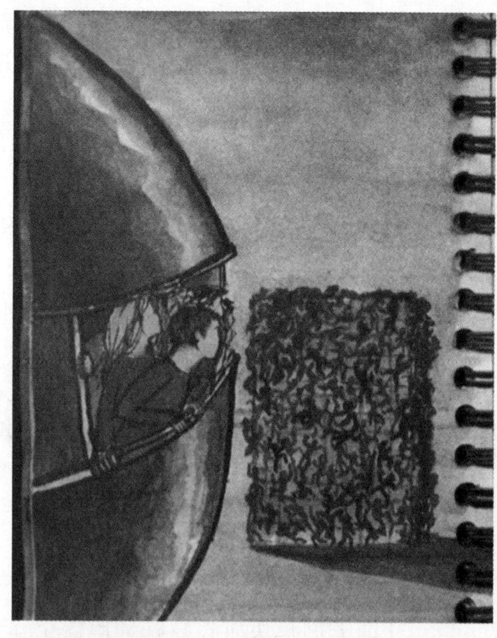

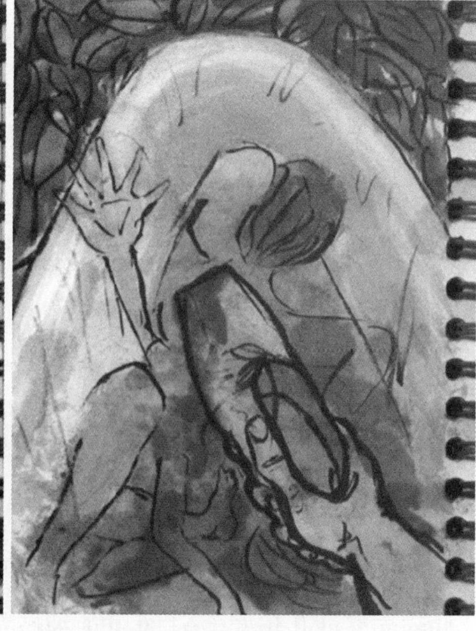

**图 119.2**　一名 9 岁的发作性睡病患者所画的生动梦境。“我们和全班同学一起进行实地考察，乘坐一个巨大的球体在沙漠上空静静地漂浮。突然我们看到一座移动的大型建筑。当我们走近时，我们发现移动物表面由数千名蜘蛛侠组成。我们饶有兴趣地靠了靠”（左图）。“在这场噩梦中，我不得不用放在后院的管子杀死我的全家，不得不用舞鞋杀死他们，这是一次漫长、乏味和可怕的经历”（右图）

幻觉有关，但与特定的（左旋多巴，多巴胺激动剂）药物无关[56]。“点燃”现象，即从改变的梦境开始，演变为轻微的幻觉，然后是严重的幻觉，最终是精神病，这种现象是令人怀疑的[57]。然而，在一项为期10年的前瞻性研究中，生动的梦/噩梦的存在与并发幻觉相关，但当幻觉发生在非幻觉者身上时，并不能预测幻觉的发展。然而，队列研究中，RBD 被证明是并发幻觉和偶发幻觉，以及精神病和痴呆症的后期发展的主要决定因素[58-59]。值得注意的是，15% 至 20% 的帕金森病患者（主要是白天过度嗜睡的患者）具有类似发作性睡病的表型，白天睡眠开始于 REM 睡眠期，导致该类人群产生幻觉和梦魇障碍[60]。

帕金森病和其他神经退行性疾病的噩梦和幻觉的治疗通常需要减少或停止启动药物（通常是多巴胺受体激动剂和抗抑郁药），评估 RBD（并用褪黑素或氯硝西泮充分治疗），如果症状严重，则使用喹硫平或氯氮平等非典型抗精神病药物。

## 吉兰-巴雷综合征

吉兰-巴雷综合征是一种急性、严重、罕见的多神经根病，是一种自身免疫性疾病。尽管吉兰-巴雷综合征主要影响外周神经系统，但也有中枢神经功能障碍的表现，如 RBD[61]、思睡嗜睡、幻觉、抗利尿激素分泌异常和脑脊液下丘脑分泌素水平降低[62]。139 名没有任何精神药物和阿片类药物的吉兰-巴雷综合征的患者报告有生动的梦（19%），幻觉（30%，包括虚假的身体倾斜）、幻觉（60%，主要是视幻觉）和妄想（70%，主要是偏执狂）[63]。患者幻觉期的多导睡眠图显示出以严重失眠为特征的状态解离，所有出现幻觉的人都出现骨骼肌张力失弛缓的 REM 睡眠，N2 睡眠期的 REM 爆发，REM 起始的睡眠现象，以及在清醒、N1 和 REM 睡眠阶段之间连续快速转换。此外，还有自主神经功能障碍的表现。当幻觉消失时，这种状态逐渐消失。在这种情况下，状态解离（而不是“孤立的”RBD）伴随着梦魇障碍和幻觉。

## 震颤性谵妄、家族性致死性失眠症和 Morvan 综合征：激越性失眠

值得注意的是，一些状态解离包括持续做梦和幻觉、运动行为和完全丧失清醒-睡眠界限，患者在 N1/REM 和清醒期之间持续转换[64]。这种状态解离也见于帕金森病、路易体痴呆、吉兰-巴雷综合征、酒精戒断综合征（震颤性谵妄），家族性致死性失眠症和 Morvan 综合征[65]。这种现象被博洛尼亚研究人员命名为激越性失眠，法国文献中称其为梦醒状态，但这些名称指的是对严重视觉幻觉和梦境演绎（类似于连续 RBD，但眼睛睁开）的相同观察。IgLon-5 自身免疫性脑炎患者状态解离的特定变异包括伴简单运动和最终行为的异常 N2 期睡眠和 RBD[66]。

### 临床要点

临床医生应该意识到，一些患者使用“做不安梦”和“噩梦”这两个词不仅是为了表明经典的 REM 睡眠期噩梦障碍、创伤后应激障碍，以及与精神疾病、药物和物质相关的痛苦梦境，也用于报告与入睡前幻觉、ST、SW、RBD 和状态解离相关的精神体验。他们心理体验的特征（类型、结构、时间、持续时间和背景），相关的行为、伴随的自主神经体征和相关的障碍，以及同步音视频多导睡眠监测，对做出诊断至关重要。

# 总结

大多数患有觉醒障碍的成年患者都记得与 SW 和 ST 相关的内容，主要是短暂的视觉场景，包括不幸、恐惧和危及生命的危险。观察到的伴随行为和言语与心理内容是一致的。在 RBD 期间，患者大多会做暴力梦，在梦中他们会受到人类和动物的攻击，并进行反击，尽管他们清醒时性格沉静。然而，大约 20% 的行为和伴随梦境是精心策划的非暴力内容，包括大笑、履行职责或与人交谈。发作性睡病患者的梦境比对照组更长、更强烈、更清醒，噩梦更频繁，与 REM 起始的睡眠有关。神经退行性变（主要是突触核蛋白病，包括帕金森病和路易体痴呆）、自身免疫性疾病（特发性发作性睡病、吉兰-巴雷综合征、Morvan 综合征）和酒精戒断（谵妄性震颤）引起的清醒梦、错觉、幻觉和精神错乱似乎与 REM 睡眠异常和状态解离有关。

## 参考文献和拓展阅读

请扫描书后二维码，获取参考文献和拓展阅读资源。

# 第 120 章 其他异态睡眠

Alex Iranzo

王 颖 译 王 赞 审校

### 章节亮点

- 其他异态睡眠包括睡眠相关幻觉、爆炸头综合征和睡眠遗尿症。梦呓被认为是一种孤立的症状或正常变异，也在本章节进行阐述。
- 其他异态睡眠出现频繁、短暂，通常为良性的，但有时提示罕见的潜在疾病。
- 在大多数情况下，医生应给予患者提供教育和安慰，让他们相信这些睡眠相关经历是无害的。当经历令人烦恼、不愉快、可怕或经常导致睡眠困难时，这些少数情况可以考虑治疗。
- 尽管大多数病例是良性和特发的，但也有一些与严重疾病有关。例如，睡眠相关幻觉在发作性睡病患者中可能表现为入睡前幻觉，在脑干卒中患者中表现为复杂的夜间视幻觉。儿童睡眠遗尿症可能表明存在潜在的阻塞性睡眠呼吸暂停或复发性尿路感染。

## 引言

异态睡眠是指在入睡、睡眠期或觉醒时发生的不理想的个体事件或经历。《国际睡眠障碍分类》第 3 版（ICSD-3）将其他异态睡眠归类为与特定睡眠阶段无关的现象，包括睡眠相关幻觉、爆炸头综合征、睡眠遗尿症、继发于其他疾病和药物或物质滥用的睡眠障碍，以及梦呓的正常变异[1]。本章描述了其他异态睡眠类别中列出的情况，并将讨论可能的流行病学、病理生理学和临床干预[1]。

## 睡眠相关幻觉

### 定义、诊断标准和分类

幻觉是指缺乏环境刺激情况下的感官体验，患者意识存在，能详细描述感知事物的细节，无论是否洞察感知内容的不真实性。幻觉应该与错觉区分开来，后者对应于对真实外部刺激的误解或扭曲感知。幻觉也不应该被误认为是梦，梦是当个体睡着时发生的经历，并在醒来时被回忆起来[1]。幻觉是在清醒-睡眠转换过程中神经感知异常加工的结果［例如，入睡前幻觉（hypnagogic hallucinations，HH）、醒后幻觉（hypnopompic hallucinations，HPH）］，感觉剥夺（如 Charles Bonnet 综合征中的严重视力丧失）、大脑结构损伤（如卒中）、神经系统疾病（如帕金森病、路易体痴呆）、精神疾病（如精神分裂症）、代谢性疾病（如缺氧性脑病）及药物使用和撤药（如多巴胺能药物）。

尽管幻觉可能在白天清醒、睡眠期和从睡眠中觉醒时发生，但白天幻觉比睡眠相关幻觉更频繁[2-3]。ICSD-3 关于睡眠相关幻觉的诊断标准包括：①入睡前、夜间觉醒或早晨觉醒时反复出现幻觉；②幻觉以视幻觉为主；③不能用其他类型睡眠障碍（尤其是发作性睡病）、精神障碍、疾病、药物或物质滥用更好地解释[1]。

睡眠相关幻觉根据其发生时间、临床特征和潜在疾病可分为两种不同形式：① HH（发生在入睡前的幻觉）和 HPH（发生在觉醒时的幻觉），这些体验是特发性或与其他疾病有关，尤其是发作性睡病；②复杂的夜间视幻觉（complex nocturnal visual hallucinations，CNVH），发生在夜间突然醒来后，不是简单的经历，几乎总是与潜在疾病有关，通常是神经、精神、代谢和眼科疾病[2]。

#### 入睡前幻觉和醒后幻觉

##### 临床表现

HH 和 HPH 包括视觉（例如，感觉房间里有人或物；简单的基本形式，如火花、线条、闪光、五彩纸屑和阴影；复杂的形式，如瀑布、黄瓜、动物，已知或未知的人或面孔、侏儒、小偷、消防员和栩栩如生的场景）、听觉（例如，脚步声、爆炸声、枪声、手机嘟嘟声、已知或未知人员的声音、熟悉或不熟悉的歌曲）、触觉（例如，有人抓住物体，虫子在皮肤上爬行，刺痛，疼痛）、味觉（例如，金属味）、嗅觉（如香水、古龙水、粪便、烟雾）和运动幻觉（例如，漂浮、飞行、跳跃、坠落、离体体验、悬浮）。大多数经历过 HH 和 HPH 的人都知道，这些感知是不真实的。尽管如此，一些幻觉，如看到和听到人，可能会令人不快、恐惧，而且非常生动，以至于很难将其与真实事件区分开来[3-4]。运动幻觉非常奇怪，可能会导致过度自信，或被误认为妄想型精神分裂症。

#### 流行病学

由于幻觉的定义和数据获取方法（电话采访、问卷调查）的差异，流行病学研究很少，对患病率的估计也不同。HH 比 HPH 更常见。来自英国的 49 772 名 15 ～ 100 岁的社区样本接受了电话采访，37% 的人报告患有 HH，12.5% 的人报告 HPH[5]。在一项纳入 134 名平均年龄 22 岁的西班牙健康医学生的观察性研究中，13% 的人报告了睡眠相关幻觉[6]。

#### 联系

睡眠相关幻觉没有已知的家族或遗传倾向，HH 或 HPH 最重要的易感因素是白天小睡或夜间睡眠中出现睡眠剥夺。许多药物和精神活性物质都与 HH 和 HPH 有关，如大麻、阿片类药物、苯丙胺类药物、可卡因、催眠药和佐匹克隆[4]。发作性睡病患者和睡眠剥夺的健康人同时出现 HH/HPH 和睡瘫是很常见的。

发作性睡病患者 HH 比 HPH 更常见，59% 的伴猝倒发作性睡病患者出现幻觉，28% 的不伴猝倒发作性睡病患者出现幻觉[7]。幻觉 55% 发生于入睡前，3% 发生于觉醒时，42% 发生于入睡前和觉醒时。95% 出现视幻觉，75% 出现听幻觉，55% 出现运动幻觉，33% 出现触幻觉，10% 患者经历过真人的穿越或出现，没有报告嗅幻觉和味幻觉。当发作性睡病患者出现睡瘫时，最常见的幻觉是触幻觉（例如，胸部受到可怕的压力）和视幻觉（例如，感觉到有人或阴影）。对一些人来说，这些事件是如此生动，以至于一些未确诊的发作性睡病患者可能会确信他们正在经历异常事件[8]。发作性睡病 HH 和 HPH 主要发生在仰卧位，可能是因为仰卧位快速眼动（REM）相关的阻塞性睡眠呼吸暂停（OSA）加剧，导致不完全觉醒，从而产生幻觉体验[9]。

#### 病因

HH 和 HPH 被认为是 REM 睡眠中典型的梦境突然插入清醒期，乙酰胆碱、5-HT 和多巴胺功能障碍与幻觉的潜在机制有关[10]。

#### 管理

当特发性 HH 和 HPH 出现在正常健康个体中时，需要确信它们是正常现象，而不是精神病、发作性睡病或异常经历的表现。应该知道幻觉是发作性睡病患者疾病过程的一部分。幻觉频繁出现或令人烦恼时，睡前服用 10 ～ 75 mg 氯米帕明可能是有效的，尤其是对那些有睡瘫的人。抗精神病药物，如喹硫平，在睡前也可能有效。羟丁酸钠对发作性睡病患者幻觉的影响尚不清楚[11-12]。

### 复杂的夜间视幻觉

#### 临床表现

复杂的夜间视幻觉（CNVH）通常发生在突然觉醒之后，可能是原发性的，也可能是更常见的继发性疾病。尽管可能导致 CNVH 的情况多种多样，但视幻觉的类型却非常相似。CNVH 是复杂的、生动的、详细的、相对刻板的、静态的或移动的、丰富多彩的人、动物的图像，以及像梦境一样精心设计的场景。夜间视幻觉可以是短暂的，持续几秒钟，也可以持续几个小时。如果睁开眼睛或打开房间灯，夜间视幻觉通常会消失。有时图像的形状或大小会失真，比如爱丽丝梦游仙境综合征中的图像。在极少数情况下，视幻觉可能与听幻觉（例如，一首歌、一群人在说话或唱歌）或触幻觉（例如，刺痛、疼痛）有关。与 HH 和 HPH 相比，对复杂的夜间视幻觉的洞察力更差，患者可能会相信幻觉是真的，并离开床去调查图像是否真实。在其他患者中，洞察力得以保留，但幻觉被认为是令人烦恼和痛苦的。CNVH 可能与 HH 和 HPH 同时发生。继发性 CNVH 可能与清醒时的幻觉并存[1, 13-14]。

#### 联系

CNVH 的诱因取决于潜在疾病的性质，包括睡眠不足、发热、创伤、电解质紊乱、药物变化、视力差和环境光照强度低。与 HH 和 HPH 相比，CNVH 继发于大量不同来源的疾病（框 120.1）[13-29]。

约 25% 的帕金森病患者会出现幻觉[15]，危险因素包括年龄较大、疾病持续时间长、运动功能障碍增加、抑郁、认知障碍、思睡、快速眼动睡眠行为障碍（RBD）以及多巴胺能激动剂和抗胆碱能药的使用[7, 15]。在帕金森病患者中，轻微的幻觉通常先于结构良好的视幻觉发作[30]。幻觉大多是视觉的、反复出现的、静止的或移动的、刻板的或生动的，阴影、无声移动的动物和人，以及静静地出现或经过的人或宠物。它们大多出现在昏暗的环境或夜晚。触觉、听觉和运动幻觉是罕见的。尽管帕金森病中这些幻觉的病因尚不清楚，REM 睡眠突然插入清醒期还是出现感知障碍仍存在争议[7, 16-18, 31]。

视幻觉是路易体痴呆的主要诊断标准之一[19]。在特发性 RBD 患者中，CNVHs 的发生可能是即将发生的认知障碍的指标。在一项研究中，一名患有路

**框 120.1 与睡眠相关幻觉有关的情况**

**入睡前或觉醒前幻觉**

睡眠剥夺[1]

发作性睡病[7-8]

**复杂的夜间视幻觉**

帕金森病[7, 13, 15-17]

路易体痴呆[19-20]

大脑脚幻觉[13, 21, 23-24]

Charles Bonnet 综合征[13, 25]

精神分裂症[13]

代谢性脑病[13]

大脑后动脉梗死[13]

震颤性谵妄[13]

偏头痛[13]

局灶性癫痫[13]

吉兰 - 巴雷综合征[28]

睡行症[1, 2, 29]

睡惊症[1-2]

特发性嗜睡[14]

焦虑障碍[14]

酒精戒断综合征[12]

巴比妥类药物戒断[14]

苯二氮䓬类药物戒断[14]

亲脂性 β 受体阻滞剂[1-2]

多巴胺能药物[1-2]

具有致幻性的物质，如麦司卡林、麦角酸二乙基酰胺（LSD）、苯丙胺和可卡因[1-2]

易体痴呆症的患者经历了 CNVH 发作，多导睡眠图（PSG）显示从 N2 期睡眠中觉醒[20]。另一名患者视频 PSG 显示患者闭着眼睛做手势（从空中挑选不存在的物体），脑电图（EEG）显示中等幅度的弥漫性缓慢 θ/δ 活动，随着目的行为而减弱。当患者安静休息、闭着眼睛清醒、开灯时，也可以看到这种脑电图模式[32]。另一名患者有夜间说话数小时的 6 年病史，视频 PSG 发现在闭着眼睛、做手势、亲吻动作以及话题演讲 3 h 的情况下，有复杂的运动和声音表现。言语发作期间的同时脑电图显示，在闭眼和开灯的安静清醒期，α 节律与 θ 波混合，θ/δ 波减慢，没有 α 节律[32]。许多患有路易体痴呆症和其他形式痴呆的患者很难将 CNVH 与梦境区分开。

大脑脚幻觉是脑桥、中脑或丘脑损伤导致 CNVH[13, 21]。最常见的病因是血管因素，但肿瘤和炎症因素也有描述[22]。这些刻板事件通常是自限性的，始于卒中后几天，通常与过度思睡有关。这些事件通常发生在晚上，持续几分钟或几个小时，睁眼后就会消失[13]。患者可能缺乏洞察力，并可能通过进行虚假目的活动（例如，使用螺丝刀、穿裤子或说话）与幻觉互动。PSG 研究表明，幻觉发生在枕叶 α 节律保留的清醒–睡眠转换期[23-24]。

Charles Bonnet 综合征的特点是老年患者伴有继发于双眼病变（如黄斑变性、白内障、青光眼）的严重视力丧失，出现 CNVH[33]。幻觉是视觉性的，由生动的物体组成，容易反复出现。该综合征可能由任何影响视觉通路的病变引起，包括视神经、视交叉、颞叶和枕叶。对于这些患者来说，CNVH 发生在傍晚和夜间，此时患者昏昏欲睡，但眼睛仍然睁开。患者通常对自己感知的性质有深刻的认识，他们的认知和精神评估是正常的[34]。病程和治疗方法取决于潜在的病理学机制。非典型抗精神病药物（如奥氮平）和抗惊厥药物（如左乙拉西坦）的对症治疗可能有效[13, 25]。

**多导睡眠监测**

极少数描述 CNVH 的 PSG 的研究表明，CNVH 出现于 N2 和 N3 期，而不是 REM 睡眠期。在事件发生期间，脑电图显示枕部 α 节律，没有癫痫样活动，表明患者是清醒的[14, 26]。帕金森病患者的 CNVH 可能由四种不同的情况引起：①在肌张力失弛缓的 REM 睡眠期；②从非快速眼动（NREM）睡眠中觉醒时；③白天清醒 -NREM 转换期；④在清醒状态下[27]。在路易体痴呆的情况下，CNVH 可能出现在清醒期，脑电图可能显示出与清醒期相同的缓慢活动[32]。

**病因**

CNHV 的解剖基础涉及一个共同通路，在该通路中感觉传入减少，枕叶视皮质生成虚假图像。传入减少可能来自枕叶皮质本身（例如，路易体痴呆）或丘脑传入（例如，大脑脚幻觉）、脑干传入（例如，帕金森病）和视网膜传入（例如，Charles Bonnet 综合征）[13]。

**管理**

在大多数情况下，安慰就足够了。对潜在疾病的充分治疗可能会消除 CNVH。停用药物（如 β 肾上腺素能拮抗剂、多巴胺能药物、抗胆碱能药物）通常会导致 CNVH 的消退[14]。在需要治疗的情况下，抗多巴胺能精神药物（如利培酮、喹硫平、奥氮平和氯氮平）、抗胆碱酯酶抑制剂（如卡巴拉汀）或褪黑素可能有效[35]。

## 爆炸头综合征

### 定义和诊断标准

爆炸头综合征（exploding head syndrome，EHS）是一种头部剧烈爆炸的感觉，会导致患者觉醒[36]。ICSD-3 对 EHS 的诊断标准包括：①在清醒向睡眠转换时或夜间醒来时，头部突然体验到噪声或爆炸感；②在事件发生后突然觉醒，通常伴有恐惧感；③这种经历与明显的疼痛无关。因为疼痛通常是不存在的，EHS 不能被视为一种头痛。

## 临床表现

患者突然被想象中的、突然的、剧烈的、可怕的爆炸感吵醒，这种爆炸感出现在头中央或头后部或附近位置[36-37]。患者对事件有清晰的记忆，没有任何发作后的困惑。发作出现在一瞬间或持续几秒钟，在患者醒来时完全消失[38]。大多数患者报告在清醒向睡眠转换时出现 EHS 发作，但在睡眠向清醒期转换时并不常见[39]。双耳都能感受到噪声[40]，但少数患者描述仅有单侧耳朵可以听到声音[41-42]。在一项研究中，26% 的 EHS 右侧耳朵出现噪声，19% 左侧耳朵出现噪声，55% 双侧耳朵出现噪声[39]。患者报告的是噪声，而非疼痛，通过各种方式描述了这种经历，比如，“头上突然砰的一声”[37]“雷声”[37]“喊叫声”[40]“猎枪声”[43]“巨大的金属噪声”[43]“钹的碰撞声”[43]“‘砰’的关门声”[43]“高频噪声”[43]“人或东西撞到墙上”[39]“烟花声”[39]“‘砰’的一声”[39]“玻璃碎了”[39]“车祸声”[39]“敲门声”[39]“‘叮当’声”[39]“火车噪声”[39]“鼓声”[39]“金属锅砰砰作响”[39]“东西被打碎的声音”[39]。一些患者对爆炸感感到恐惧，认为这是卒中或脑瘤的症状[40]。爆炸声有时可能伴随眼前闪光点[40, 43]、全身或肢体抽搐[40, 46, 48]、恐惧感[43]、呼吸困难[39]、心悸[39]、胃部和心脏周围的感觉[39]、灵魂出窍感[39]、身体漂浮感和自我复制现象[39]。在一个病例中，EHS 后出现睡眠瘫痪[45]，通常发生在睡眠期，或从清醒向睡眠转换时，很少发生在从睡眠中清醒时，尤其是夜间。在少数情况下，发作仅出现在夜间睡眠[41, 47]或白天小睡时[47]。仰卧位睡眠时容易出现 EHS[39]。

## 流行病学

医学文献中报道的 EHS 病例不足 150 例，但它可能远远不止这些，并未被报道出来[36-37]。流行病学研究表明，普通人群中 EHS 的患病率至少为 10%。一项纳入 211 名本科生的研究中，平均年龄为 20 岁，18% 的人经历过一次 EHS，16% 的人经历过 EHS 复发[49]。在另一项纳入 199 名女性本科生（平均年龄为 20 岁）的研究中，EHS 的患病率为 37.19%，其中 6.54% 的人每月至少发作一次[50]。在同一研究的另一个样本中，1683 名参与者（平均年龄 34 岁，53.0% 为女性），EHS 的患病率为 29.59%，3.89% 的人每月发作一次[50]。发作通常在 50 岁之后，但可能始于儿童和青少年。与男性相比，女性发作似乎更多。

## 自然病程

发作频率变化很大，从一生发作两到三次到几周内每晚发作几次。一些患者会出现持续数周至数月的发作期，然后经历较长的缓解期。大多数患者不区就医，只有少数患者认为这种经历具有临床意义，病情可以自行缓解并好转[36]。

## 实验室检查

神经系统体格检查、脑磁共振成像、血管造影术、脑电图和发作间期 PSG 均正常。睡眠研究表明，EHS 可能从清醒转变为 N1[40, 51]和 N2 期时发生[42, 51]，也可能从 N1 期转变为清醒时发生[46]。在 PSG 期间，发作可由间歇性光刺激引起[52]。发作中未发现癫痫活动、呼吸暂停事件或心电图异常。

## 联系

EHS 可以有家族史，但非常罕见[46]。没有可识别的诱因，尽管少数患者表示发作时往往处于压力大或非常疲劳的时候。事件与任何类型的神经、精神和听觉疾病无关。EHS 发生在 37% 的孤立性睡瘫者中[49]。据报道，EHS 也发生各种头痛者身上，如有先兆或无先兆的偏头痛、慢性紧张型头痛、原发性针刺样头痛、性活动相关的原发性头痛[53]。一例 EHS 与自发性睡眠相关的性高潮及入睡抽动和中枢性睡眠呼吸暂停有关[54]。失眠在 EHS 患者中也很常见[50]。

## 病因

EHS 的病因尚不清楚。它是一种发生在清醒向睡眠转换过程中的异常感觉现象。这些事件可能代表睡眠相关的听幻觉或入睡抽动的感觉变异[2]。一些研究人员认为，这些事件可能与脑干网状结构异常、伴听觉先兆的偏头痛或中耳咽鼓管功能障碍有关[41]。

## 管理

EHS 是一种随着时间而逐渐缓解的良性疾病，通常不需要治疗。为了减少恐惧和焦虑，有必要对 EHS 患者进行无害教育和安慰。当发作干扰睡眠或引起压力时，可以尝试药物治疗。目前还没有研究 EHS 治疗方案的临床试验。既往报道表明，氯米帕明[55]、阿米替林[53]、托吡酯[46]、氟桂利嗪[48]、硝苯地平[56]、度洛西汀[52]、氯巴嗪[57]或氯硝西泮[54]有益处。

# 睡眠遗尿症

### 定义

睡眠遗尿症（sleep enuresis，SE），也称为尿床或夜间遗尿，是指 5 岁以上人群在睡眠期间发生的无意识的反复排尿，每周至少 2 次，持续 3 个月以上[1]。

## 分类

SE 分为原发性和继发性两种，这取决于患者是否有至少 6 个月的缓解期。原发性 SE 的特征是缺乏 6 个月的缓解期，而继发性 SE 则有 6 个月的缓解期，造成这种区别是二者尽管临床症状相关，但病因有所不同。原发性 SE 比继发性 SE 更常见[1]。

### 原发性 SE

#### 诊断标准

ICSD-3 关于原发性 SE 的诊断标准包括：①年龄大于 5 岁；②睡眠中反复出现无意识排尿，每周至少发生 2 次；③持续时间至少 3 个月；④睡眠期间尿床症状从未消失[1]。

#### 流行病学

学龄儿童 SE 的患病率为 4% ～ 16%[58-60]。一项关于儿童期至青春早期异态睡眠的研究表明，1353 名儿童中有 16% 发生遗尿症，其中 12% 持续到青春期[60]。SE 的患病率随年龄增长而下降，6 岁儿童 SE 患病率约为 10%，12 岁儿童 SE 患病率约为 3%[60]，成人 SE 很罕见，患病率约为 0.5% ～ 3%，通常与潜在疾病有关。儿童原发性 SE 男孩比女孩更常见，成年原发性 SE 女性更常见[1]。

#### 多导睡眠监测

研究表明，SE 发生在清醒到睡眠的任何阶段。在睡眠期，39% 的 SE 发生在 N2 期，20% 发生在 N3 期，9% 发生在 REM 期。大多数事件发生在整夜睡眠的前 1/3。PSG 研究表明，SE 患者睡眠觉醒次数增加[61]。儿童 SE 患者中 8% ～ 47% 患有 OSA[62]。

#### 联系

约 2/3 的原发性 SE 是家族性的，1/3 是散发性的。当父母双方都患有 SE 时，77% 的儿童会发生 SE；当父母一方有 SE 病史时，44% 的儿童会发生 SE[63]。同卵双胞胎的一致性高于异卵双胞胎[64]。遗传模式可以是常染色体显性或常染色体隐性遗传[64]。连锁研究表明，原发性 SE 通常与清醒期的无意识排尿无关。SE 可能会导致尴尬和自卑，给患者带来心理压力。

#### 病因

原发性 SE 的病因尚不清楚，但其病理生理学可能涉及以下机制：①多尿导致夜尿症；②膀胱功能容积下降（膀胱排空的体积减少）；③夜间膀胱活动增加；④夜间血管加压素（抗利尿激素）分泌减少；⑤从睡眠中觉醒困难。后者可能是原发性 SE 最重要的因素。一些研究人员认为 SE 是由于中枢神经系统发育延迟，导致觉醒系统对膀胱充盈感的反应减弱。研究发现，与年龄匹配的对照组相比，SE 男孩更难从睡眠中觉醒[65-66]。一小部分原发性 SE 儿童在睡眠中血管加压素水平降低，导致夜间尿量增加[67]。

#### 管理

父母和孩子的参与、激励和合作至关重要。为了避免尴尬和自卑导致的患者心理社会压力，父母必须支持孩子，并对他们的正向行为进行积极强化。晚上限制液体和安排半夜起床小便通常是无效的。治疗包括日间膀胱控制训练的行为疗法[68]，警报系统的调节疗法[69-70]，以及药物治疗，如丙米嗪、奥昔布宁和去氨加压素[71]。

### 继发性 SE

#### 诊断标准

ICSD-3 关于继发性 SE 的诊断标准包括：①年龄大于 5 岁；②睡眠中反复出现无意识排尿，每周至少发生 2 次；③持续时间至少 3 个月；(4）至少连续 6 个月睡眠期间无尿床[1]。

#### 联系

继发性 SE 是由后天因素引起的，包括液体摄入过多、糖尿病、尿崩症、泌尿生殖道畸形、复发性尿路感染、慢性便秘和对膀胱产生外源性压力、严重的心理社会压力、注意力缺陷多动障碍、儿童精神发育迟缓、OSA、充血性心力衰竭、睡眠癫痫、卒中、帕金森病、多发性硬化症、多发系统萎缩、任何类型的痴呆、脊髓损伤和多发性硬化的神经源性膀胱及利尿剂的使用[1]。

#### 病因

病因取决于潜在疾病。总体来说，继发性 SE 的病理生理学包括尿液重吸收功能下降、尿量增加、膀胱功能亢进和泌尿生殖道畸形。当膀胱充满尿液时，无法从睡眠中觉醒也可能发生在少数继发性 SE 病例中，但这是一个主要与原发性 SE 相关的因素。

#### 管理

在症状治疗之前，应首先治疗潜在疾病（泌尿系统感染、泌尿系统畸形、睡眠呼吸暂停、糖尿病、尿崩症）。在儿童中，应在继发性 SE 患者中尝试原发性 SE 的特异性治疗。

# 梦呓

## 定义和分类

梦呓（sleeptalking，ST）指人睡着时说话，这应该与夜间清醒或觉醒时的谈话区分开。ST 可能会被误认为是睡眠中的其他声音，如夜间呻吟、打鼾、喘鸣、窒息和咳嗽。ST 有两种形式：①一种主要形式是一种孤立的表现；②一种次要形式是不同潜在疾病的临床特征之一，如觉醒障碍和 RBD（见第 116 章和第 118 章）。

### 孤立的梦呓

#### 临床表现

孤立的 ST 是一种正常的睡眠变异，是一种良性现象，除了说话之外，个体保持不动，并且通常在第二天早上醒来时无法回忆。在大多数情况下，说话发声不会引起觉醒，通常被床伴或家庭成员注意到[72]。在大多数人中，发作是散发的、自限的和短暂的，通常持续不到 1 分钟。有时，这些事件可能会在夜间成串发生，尤其当处于情绪压力下。梦话内容可能从一个单词或一句话到精心编排的对话。内容可能是有意义的，也可能是无稽之谈。ST 似乎要么在自言自语，要么在进行对话。声音可以与清醒状态相同，也可以不同。有时 ST 可能伴有其他声音，如窃窃私语、喃喃自语、哼唱、呻吟、哭泣、咯咯笑和喊叫。ST 很少伴随着哭、笑和唱歌[72]。西班牙北部巴斯克地区使用两种完全不同的官方语言（巴斯克语和西班牙语），在该地进行的一项研究中，大多数儿童在说梦话时使用主导（母语）语言，但 4% 的儿童使用非主导语言[73]。

#### 流行病学

ST 在普通人群中非常常见，大约一半的儿童每年至少出现一次 ST，但每天出现 ST 的儿童不到 10%[73-74]。儿童 ST 随着年龄的增长而减少，男孩（53%）比女孩（47%）更常见[60]。

#### 病程

发病年龄通常为 3 ～ 10 岁，但也可能始于青春期，甚至成年早期。该过程是可变的，因为它可能只存在几天，成串复发，或者可能持续几个月或几年。在儿童中，ST 通常在青春期或成年期自行消失。

#### 多导睡眠监测

PSG 评估孤立的 ST 的研究很少。这些研究表明，ST 发生在所有睡眠阶段，50% ～ 60% 与 N1 和 N2 有关，20% ～ 25% 与 N3 有关，20% ～ 25% 与 REM 睡眠有关[75]。一些人只在 NREM 睡眠期经历 ST，一些人仅在 REM 睡眠期经历 ST，大多数人在 NREM 和 REM 睡眠期都经历 ST[75]。当一个人经历 ST 并从 REM 睡眠期醒来可以回忆起 79% 的梦，从 N2 期醒来可以回忆起 46% 的梦，从 N3 期醒来可以回忆起 20% 的梦。REM 期发生的 ST 比 N2 和 N3 期更长、更清晰[58]。在 REM 睡眠期，ST 发作时 EEG 为持续的 α 波[76]。

#### 联系

大多数 ST 与医学疾病和精神状态无关。易感因素包括焦虑、睡眠不足和发热。如果父母童年时有睡行症，孩子有可能经历复发性 ST[77]。

#### 病因

病因尚不清楚。有些患者有明显的家族遗传倾向，可能与遗传因素有关[78]。

#### 管理

孤立的 ST 是良性的，很少有人因说梦话而就诊于睡眠中心。然而，如果说梦话频繁、过长或大声，以及内容包括淫秽内容和讨论亲密经历，可能会让患者和床伴感到不安。孤立的 ST 段没有特定的药物治疗，但适当的睡眠卫生和减轻情绪压力可能会有所帮助。

### 继发性 ST

ST 可能是第 116 ～ 118 章所述疾病的临床表现之一（框 120.2）[1, 79-91]。

# 疾病导致的异态睡眠

当异态睡眠由潜在的神经或其他系统疾病引起时，则诊断为疾病导致的异态睡眠[1]。其他章节涵盖

**框 120.2　与继发性 ST 有关的疾病**

意识模糊性觉醒[79]
夜惊症[79]
睡行症[79]
睡眠相关进食障碍[80]
睡眠相关异常性交行为[81]
REM 睡眠行为障碍[82-85]
状态解离[86]
异态睡眠重叠障碍[87]
激动性失眠[88]
抗 IgLON5（免疫球蛋白样细胞黏附分子 5）疾病[89]
睡眠相关过度运动性癫痫[1]
周期性肢体运动障碍[90]
阻塞性睡眠呼吸暂停[91]
夜间惊恐发作[1]
睡眠相关分离性障碍[1]

了继发性 NREM 和 REM 异态睡眠。

## NREM 异态睡眠

意识模糊性觉醒、夜惊症和睡行症是特发性觉醒障碍，与任何特定的精神、心理、神经或医学疾病无关（见第 116 章）。觉醒障碍患者不会随着时间的进行而发展为神经退行性疾病。尽管这些与其他疾病无关，但睡眠剥夺、夜班、发热、酒精、噪声、触摸、心理压力和焦虑可能会引发觉醒障碍[92]。睡眠中同时存在 OSA 和周期性肢体运动可能会引发不完全觉醒，导致易感者出现觉醒障碍和睡行症的变异（睡眠相关进食障碍、睡眠驾驶和睡眠相关异常性交行为）。睡眠相关进食障碍与睡行症、睡眠吸烟、睡眠相关异常性交行为[81]、伴猝倒发作性睡病[93]、不宁腿综合征[94]、夜间进食综合征[94]和抑郁症有关（见第 117 章）[80, 95]。

## NREM 和 REM 异态睡眠同时出现

### 异态睡眠重叠障碍

异态睡眠重叠障碍是指同一患者同时存在觉醒障碍（NREM 异态睡眠）和 RBD（REM 异态睡眠）（见第 118 章）。主要影响年轻人，临床和多导睡眠监测提示 NREM 异态睡眠占优势。然而，只有少数患者通过视频 PSG 记录到两种异态睡眠[96-97]，其中 2/3 为特发性[86-87, 98]，其余 1/3 与疾病有关，如 Möbius 综合征[86]、发作性睡病[86]、多发性硬化[86]、第四脑室星形细胞瘤切除术[86]、头部创伤[86]、睡眠房颤[86]、多发性硬化[86]、创伤后应激障碍[86]、酒精滥用[86]、丑角综合征[99]、甘氨酸受体基因突变引起的诵读困难[100]和脑干结构损伤[101]。另一方面，小时候有觉醒障碍的人之后几十年后发展为 RBD，这种 NREM 异态睡眠和 RBD 的联系是偶然的。NREM 异态睡眠包括睡惊症、意识模糊性觉醒、睡行症、睡眠相关进食障碍和睡眠相关异常性交行为[96, 102]。在更严重的重叠障碍病例中，患者的睡眠和觉醒特征和行为退化，以至于在状态解离下无法区分。

#### 抗 LgLON5 疾病

抗 IgLON5（免疫球蛋白样细胞黏附分子 5）疾病[89]是一种新型的神经系统疾病，临床表现为神经和睡眠症状，呼吸暂停事件、喘鸣、失眠、白天过度思睡、睡眠行为异常和其他清醒期的神经症状，如步态不稳、构音障碍、吞咽困难、舞蹈病、认知障碍和自主神经功能障碍[103-104]。患者以前没有觉醒障碍病史，也不了解自己的睡眠行为，而这些常被床伴注意到。视频 PSG 显示了一种非常复杂的模式，其特征是：①清醒时正常的枕叶 α 节律；②总睡眠时间和睡眠效率轻中度减少；③睡眠起始和醒来后重新进入睡眠，其特征是长时间的 θ 活动，伴快速重复的肢体运动，不符合睡眠中周期性肢体运动标准；④正常 N2 期睡眠减少；⑤弥漫性 δ 活动期，典型的 N3 期夹杂着睡眠纺锤波；⑥异常 N2 期睡眠，其特征是清晰睡眠纺锤波和 K 复合波，频繁发声（如说话、大笑、哭泣），简单动作（如举起手臂、拳击）和复杂行为（如目标导向行为，如在明显进食时吮吸拇指、操纵电线）；⑦睡行症、夜惊症和意识模糊性觉醒不会发生；⑧ RBD 的特点是肢体和身体抽动，但没有暴力或最终行为；⑨ OSA 和继发于声带麻痹的吸气性喘鸣音，在正常 N3 期尤为显著（图 120.1 和 120.2）。在所有患者中都发现了针对神经元细胞黏附蛋白 IgLON5 的自身抗体。单倍型 DQB1*0501 和 DRB1*1001 非常常见。该疾病预后很差，但一些患者可能会通过免疫疗法获得临床改善。神经病理学提示为一种 tau 蛋白病变，主要累及脑干被盖和下丘脑，其潜在的病理生理过程尚不清楚。

## REM 异态睡眠

正如 ICSD-3 中所指出的，当满足 RBD 的诊断标准时，应该对 RBD 进行更具体的诊断，就像其他异态睡眠一样[1]。在某些情况下，RBD 可能是一个重要的临床特征，而在另一些情况下，它没有临床意义，并被其他症状和体征（如痴呆、意识模糊、癫痫发作）所掩盖。RBD 常见于 25% ～ 58% 的帕金森病[82, 105-108]、50% ～ 80% 的路易体痴呆[32, 82, 105, 109]、90% ～ 100% 的多系统萎缩以及其他神经退行性疾病[82, 105, 110]、自身免疫性疾病（如发作性睡病）和脑干结构病变（见第 118 章）[82]。

# 药物或物质滥用导致的异态睡眠

药物导致的异态睡眠关注开始服药和出现异常睡眠行为的时间，以及停药后异常睡眠行为是否缓解，突发性异态睡眠可以是新发的异态睡眠、慢性间歇性异态睡眠加重或既往异态睡眠再出现[1]。

## NREM 异态睡眠

诱发 NREM 异态睡眠的最常见药物是唑吡坦（用于失眠的治疗剂量）[111]和羟丁酸钠（用于治疗发作性睡病正常剂量范围上限）[112]。这两种药物都会导致睡行症、睡眠相关进食障碍、睡眠驾驶和睡眠相关异常性交行为[111-112]。没有强有力的证据表明酒精会导致睡行症或其他 NREM 异态睡眠，但酒精会增加睡眠呼吸暂停，从而引发异态睡眠[1]。

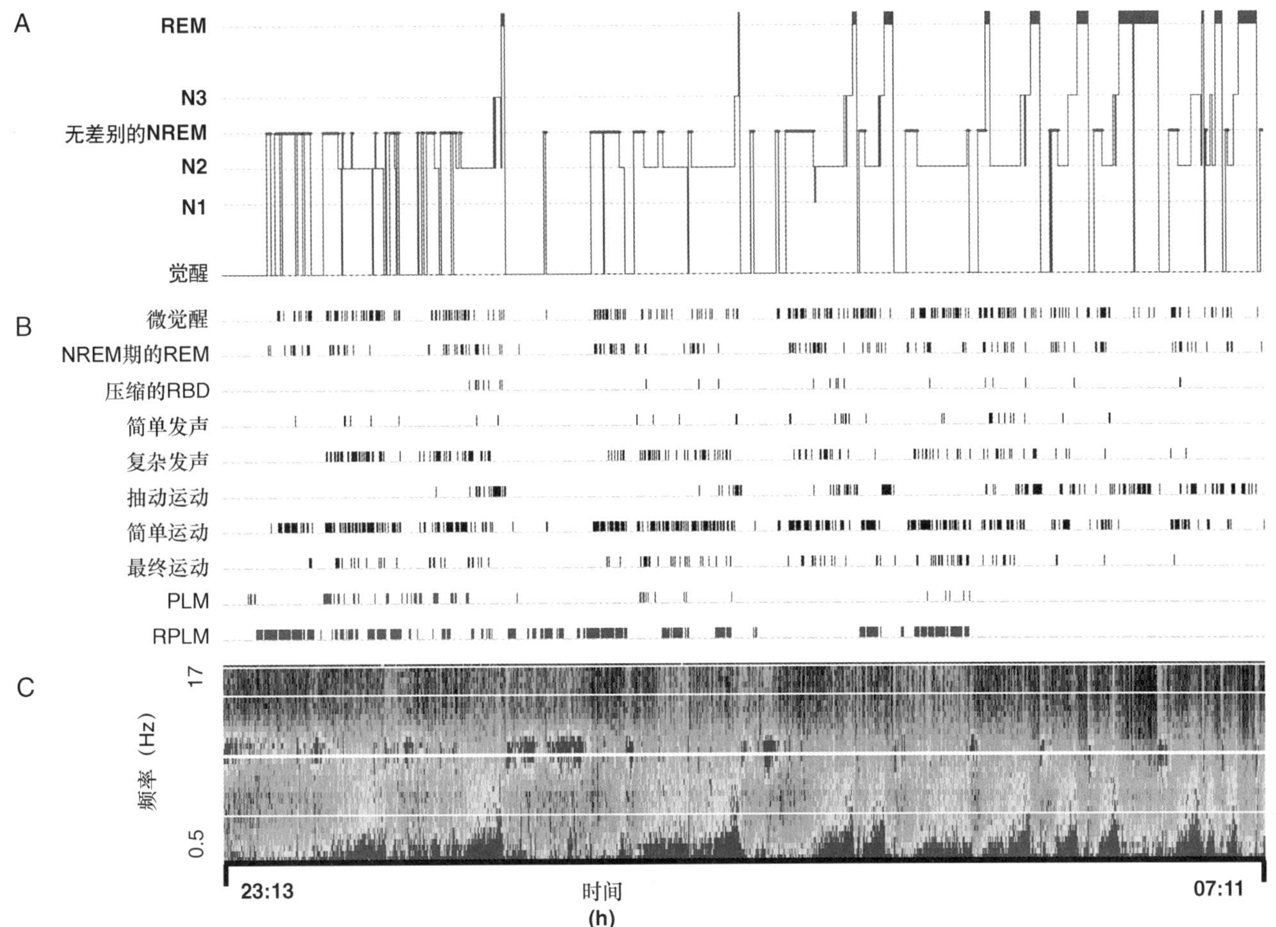


**图 120.1**　IgLON5 异态睡眠患者的 CPAP 睡眠记录。（**A**）睡眠分期图。（**B**）觉醒、解离和异常运动。（**C**）密度谱阵列，显示电极 C3 相对于电极 O2 的脑电图频率（0 ～ 17 Hz）的功率谱。颜色越暖表示主频越高。CPAP，持续气道正压通气；IgLON5，免疫球蛋白样细胞黏附分子 5；NREM，非快速眼动；PLM，周期性肢体运动；RBD，快速眼动睡眠行为障碍；REM，快速眼动；RPLM，快速周期性肢体运动（见彩图）

## REM 异态睡眠

抗抑郁药会诱发或加重 RBD，包括三环类、选择性 5-HT 再摄取抑制剂和选择性去甲肾上腺素再摄取抑制剂，例如氯米帕明、丙米嗪、去甲哌啉、米氮平、氟西汀、文拉法辛、帕罗西汀、舍曲林、西酞普兰和艾司西酞普兰[82, 113-114]。

亲脂性 β 受体阻滞剂（如比索洛尔）也会诱发 RBD[115]。也有报道称因撤除甲丙氨酯和酒精会诱发 RBD[116]。Suvorexant 可能导致睡瘫[117]。

### 临床要点

当遇到因睡眠中异常行为或经历而就医的患者时，临床医生应该意识到除了 NREM 异态睡眠、REM 异态睡眠和睡眠相关运动障碍，还应考虑“其他异态睡眠”，包括与睡眠相关的幻觉、爆炸头综合征、睡眠遗尿症和 ST，这些疾病需要仔细进行病史采集、关键临床特征来确定诊断。

## 总结

本章包括 ICSD-3 中“其他异态睡眠”类别的一组异态睡眠。睡眠相关幻觉是在从觉醒向睡眠转换期、夜间觉醒或早晨觉醒时的感知体验。HH 和 HPH 在普通人群和发作性睡病中很常见，而 CNVH 通常与潜在疾病有关，如帕金森病、路易体痴呆、脑干结构损伤和严重视力丧失。EHS 可能是一种听幻觉，其特征是一种良性、无痛的头部剧烈爆炸感，足以使患者从睡眠中醒来。SE 的特征是 5 岁以上儿童在睡眠中反复出现无意识排尿。SE 通常是特发、短暂性的，但也可能与 OSA 和泌尿生殖道畸形等其他疾病有关。孤立的 ST 是一种常见的正常睡眠变异，包括在个体在睡觉时说话。然而，ST 也发生在 NREM 和 REM 相关的异态睡眠中，这些异态睡眠可能是其他疾病标志或被其他疾病诱发。同样，药物可以引发 NREM 和 REM 相关的异态睡眠，尤其是唑吡坦引发的 NREM 异态睡眠。抗 IgLON5 疾病的特征是 OSA、

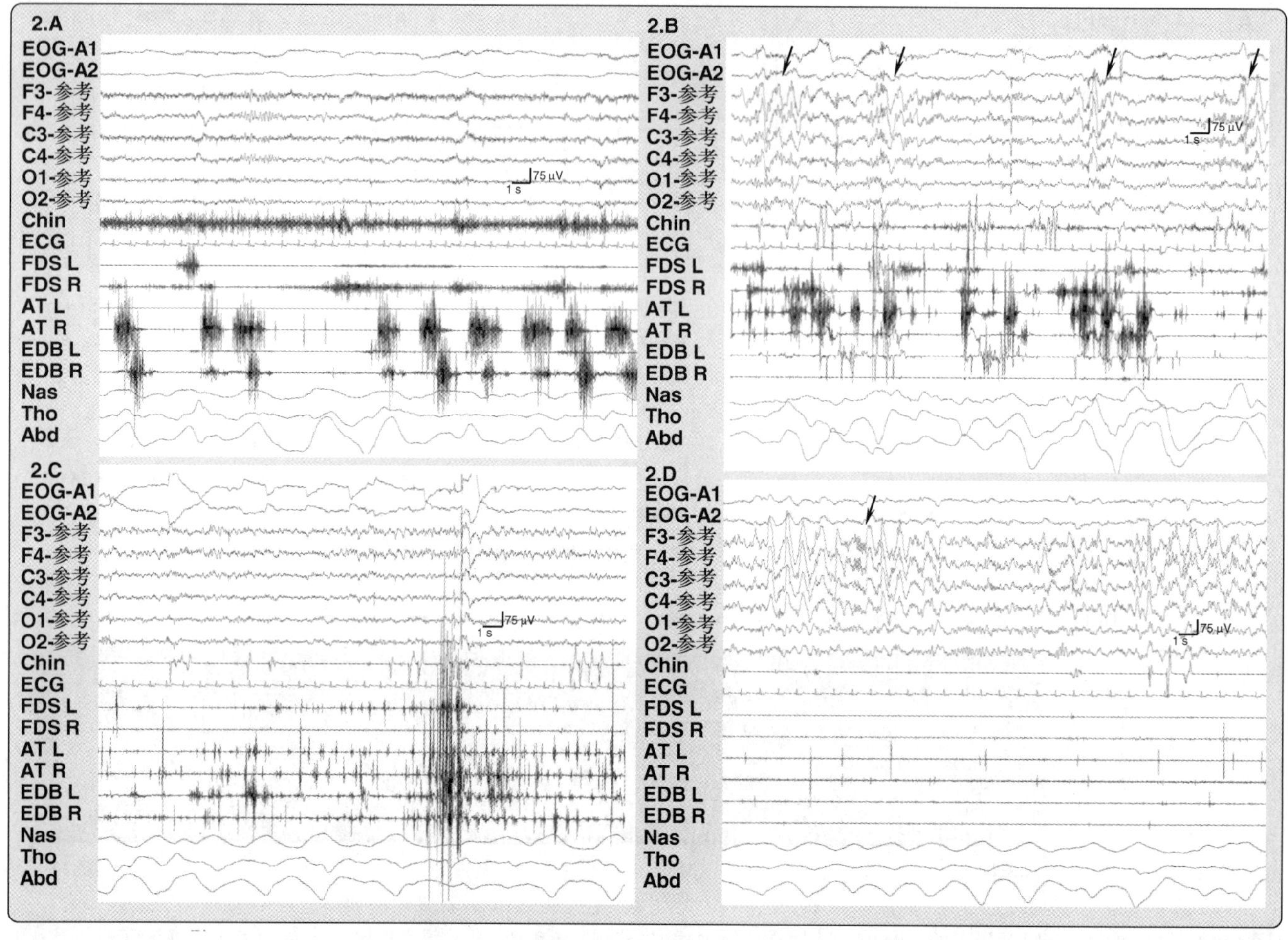


**图 120.2**　IgLON5 异态睡眠患者每种睡眠状态的多导睡眠图。**A.** 睡眠发作的特点是无差别的 NREM 睡眠，具有弥漫性 θ 活动和快速周期性肢体运动，在右胫骨前肌肌电图通道尤为突出。**B.** N2 期有两个或三个连续的 K 复合波（箭头），肢体肌电图的肌肉时相活动频繁，与最终动作相关。**C.** 具有典型快速眼动的快速眼动睡眠和具有时相性的肌肉活动和肢体抽动的脑电图特征，表明快速眼动睡眠行为障碍。**D.** N3 具有弥漫性 δ 活动，在 13 Hz（箭头）下混合有明确的睡眠纺锤波，既没有发声也没有运动。Abd，腹部呼吸运动；AT，胫骨前肌［左（L）和右（R）］；Chin，颏肌肌电图；EDB，趾短伸肌［左（L）和右（R）］；ECG，心电图；EMG，肌电图；EOG，眼电图；IgLON5，免疫球蛋白样细胞黏附分子 5；FDS，指浅屈肌［左（L）和右（R）］；Nas，鼻腔气流；Tho，胸部呼吸运动

异常睡眠结构、NREM 和 REM 睡眠期的异常行为，在实验室评估脑干和下丘脑病变及抗 IgLON5 疾病之前，都需要进行详细病史采集和体格检查。

## 参考文献和拓展阅读

请扫描书后二维码，获取参考文献和拓展阅读资源。

# 不宁腿综合征（Willis-Ekbom 病）和睡眠中周期性肢体运动

# 第 121 章

Richard P. Allen[†]，Jacques Montplaisir，Arthur S. Walters，Birgit Högl，Luigi Ferini-Strambi
王　颖　译　王　赞　审校

**章节亮点**

- 不宁腿综合征（restless legs syndrome，RLS），也叫 Willis-Ekbom 病（Willis-Ekbom disease，WED），RLS 是根据临床症状定义的，包括迫切活动肢体的冲动，安静状态下出现或加重，活动后缓解，傍晚或夜间多见。
- 睡眠中周期性肢体运动在 RLS 人群中相对常见，是 RLS 的一种敏感但非特异性的运动征象。
- RLS 病情的严重程度不同，从令人苦恼到丧失劳动能力，自然病程也各不相同，从间歇发作（缓解和复发）到逐渐进展。严重时影响工作效率和生活质量，甚至导致心血管危害。
- 铁代谢和 RLS 密切相关。治疗中应首先考虑口服或静脉补铁治疗，这可能改善某些患者的病情。
- 多巴胺受体激动剂应谨慎使用，因为它们可能改变疾病进程，出现症状恶化。
- α2δ 钙通道配体类药物和阿片类药物同样有效，但症状恶化的风险低。

## 临床表现

### 感觉症状

不宁腿综合征 /Willis-Ekbom 病（RLS/WED）是根据感觉症状和感觉异常的三个特征来定义的（框 121.1）。早在 1672 年 Willis 对 RLS 进行了描述[1-2]，但直到 1945 年瑞典神经学家 Carl Ekbom 才将其列为一个单独的临床疾病[3]。RLS 患者报告傍晚或夜间休息时有迫切活动腿部的冲动，这种静坐不能通常但并不总是与感觉异常有关[4]，患者对感觉异常的描述非常不同，例如：不舒服、不愉快、爬行感、神经过敏、瘙痒感或电击样感觉。高达 50% 的 RLS 患者描述为疼痛感。然而，一些人仅描述活动冲动，并没有任何感觉异常。这些感觉症状通常出现在单侧 / 双侧的大腿 / 小腿的大部分范围。这些感觉异常来自下肢深部，很少局限于关节，也不包括双足。

"不宁腿" 这个词可能会产生误解。RLS 患者腿部静坐不能并不是烦躁不安——像许多人久坐时出现的烦躁不安；相反，它是一种专注的、奇怪的、有意识的想活动腿部的冲动感。运动冲动必须包含腿部，但有时候也会扩展到身体其他部位，例如手臂[5]。

RLS 患者感觉异常的三个重要特征（框 121.1）。第一，症状在休息和不活动状态下出现或加重[4]。患者通常描述单调乏味的场景中症状出现或加重，例如，看电视、长时间驾车 / 飞行、开会、上床睡觉等。症状随着警觉度的下降而恶化。第二，活动可以减轻这些症状[4]。患者采用各种运动方法来缓解不适，例如，吃饭、洗澡、大幅度移动腿、弯曲、伸展腿部或肢体交叉、起身和行走。部分或完全缓解通常在活动开始时或活动开始不久后，并在活动期间持续。然而，活动结束后这些症状再次出现。在严重的病例中，患者可能在傍晚或夜间行走好几个小时来减轻不适。然而，一些非常严重的 RLS 患者发现活动减轻症状的作用有限。第三，夜间症状更重[4]。整体活动量不同并不能解释这种现象。使用改良恒定常规方案的三项研究表明这些症状具有昼夜节律性，其中午夜最重，与总体活动量无关[6-8]。症状的昼夜节律与主观警觉性、核心体温及唾液褪黑素分泌水平有关。因此，感觉症状在傍晚或夜间更严重，并遵循昼夜节律的变化，例如时差。

### 其他临床表现

RLS 的症状严重程度和发生频率具有显著差异性。症状严重程度分为轻度、中度、重度，频率从每年不到一次到每天均发生。欧洲和美国的一项大型临床研究发现，37% 的 RLS 患者有中重度症状[9]。

夜间睡眠中断，白天几乎没有睡意。在一项 133

**框 121.1　国际不宁腿综合征研究小组制定的诊断标准**

**基本特征（诊断必须满足所有五个特征）**

1. 有一种想活动腿的强烈欲望，常常伴有腿部不适或由腿部不适而导致。
2. 症状在休息和安静状态下出现或加重，如躺着或坐着。
3. 症状可在活动后部分或完全缓解，比如走路或伸展腿部。
4. 症状仅出现在傍晚或夜间，或与白天相比夜间症状更明显。
5. 以上特征要除外由其他病因或行为习惯所致（例如，肌痛、静脉淤滞、腿部水肿、关节炎、腿部痉挛、姿势不当、习惯性踮脚）。

**RLS/WED 的临床病程**

1. 慢性持续性 RLS：在最近 1 年内，未经治疗的患者出现症状的频率平均每周 2 次或以上。
2. 间歇发作型 RLS：在最近 1 年内，未经治疗的患者出现症状的频率平均每周小于 2 次，且一生中至少有 5 次 RLS 事件。

**RLS/WED 的影响**

RLS 的临床症状对睡眠、精力 / 活力、日常活动、行为、认知或情绪产生影响，从而导致社会、职业、教育或其他重要领域的功能受到干扰。

**非必要但常见的特征**

1. PLM：睡眠或清醒安静状态下 PLM 的出现频率或严重程度高于年龄或药物导致的。
2. 多巴胺能治疗反应：至少在最初接受多巴胺能治疗时症状减轻。
3. 一级亲属有 RLS 家族史。
4. 缺乏严重的日间思睡

注：PLM，周期性腿部运动；RLS，不宁腿综合征。

From Allen RP，Picchietti DL，Garcia-Borreguero D，et al. Restless legs syndrome/Willis-Ekbom disease diagnostic criteria：updated International Restless Legs Syndrome Study Group（IRLSSG）consensus criteria—history，rationale，description，and significance. Sleep Med. 2014；15（8）：860-73.

名患者的研究中，85% 的患者有入睡困难，86% 的患者有睡眠维持困难[10]。中度至重度 RLS 患者出现睡眠问题，但约 2/3 的轻度 RLS 患者没有出现睡眠问题[11]。睡眠监测结果证实，与对照组相比，中度至重度的 RLS 患者，NREM2 期睡眠减少，NREM1 期睡眠增加，REM 睡眠或慢波睡眠几乎没有变化[12]。患者常诉白天疲劳，但大多数患者无夜间睡眠紊乱引起的日间思睡[13-14]。因此，RLS 似乎存在觉醒能力增强，以减少睡眠紊乱的影响。

### RLS 的运动标志：睡眠中周期性肢体运动

睡眠中周期性肢体运动的敏感性很高，但特异性不强，详见上一节描述，如图 121.1 所示。

### 临床病程

RLS 可以发生在从儿童到老年的任何年龄段。家族性 RLS 发病年龄较早，通常在 30 岁之前[15-17]。症状严重程度和发生频率在一生中经常波动，可能受到缺铁状态和活动水平的显著影响。RLS 症状突然恶化的患者应评估缺铁状态的变化。然而，有些患者存在症状缓解和复发交替出现，缓解期可持续数月甚至数年，缓解和复发均无明显原因。症状严重程度随着年龄的增长而逐渐增加[18]。

## 流行病学与疾病负担

### 流行病学

RLS 是最常见的睡眠障碍疾病之一。欧美人的 RLS 患病率约为 7%，中重度 RLS 的患病率为 2.7%[9]。欧洲人群中经临床医生诊断的 RLS 比例为 2.7%[11]。中重度 RLS 患病率随诊年龄的增长而增加，儿童期 RLS 患病率为 0.5%[19]，70 岁以上老年人 RLS 患病率为 5%[9]。40 岁以上的成年人 RLS 女性患病率约为男性的两倍，但儿童[19]和年轻人[9] RLS 患病率无性别差异。性别差异似乎与怀孕有关，未生育妇女

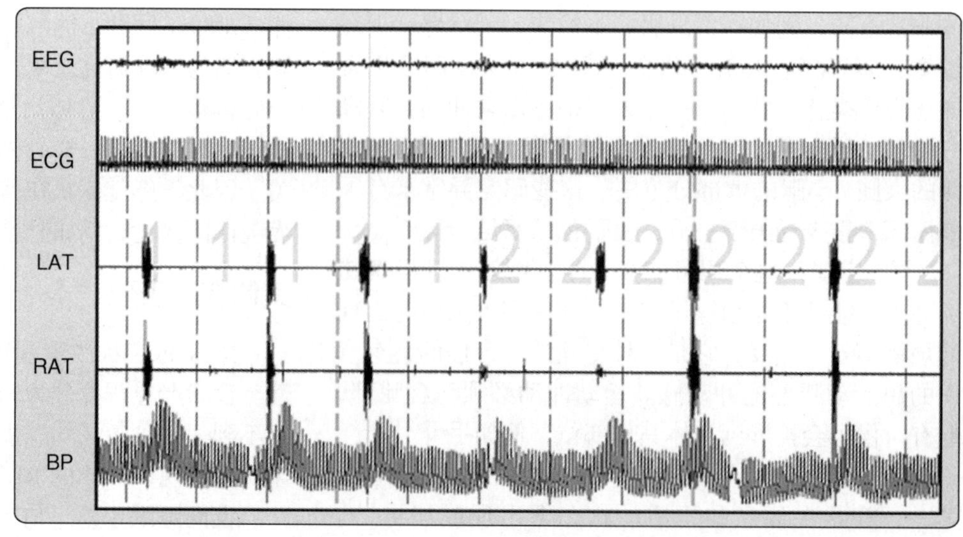


**图 121.1**　RLS 患者睡眠中肢体周期性运动的多导睡眠图。该图显示了腿部运动的周期性，并显示了与每一次周期性肢体运动相关的血压显著升高。BP，血压；ECG，心电图；EEG，左中央脑电图；LAT，左胫骨前肌肌电图；RAT，右胫骨前肌肌电图；RLS/WED，不宁腿综合征 / Willis-Ekbom 病。

的 RLS 患病率与男性相同[20-21]。

### 疾病负担

轻度 RLS 对个人健康或社会功能无显著影响[22]，而中重度 RLS 对工作效率、生活质量、认知功能产生不利影响。中重度 RLS 患者的工作效率降低 20%，极重度 RLS 患者的工作效率降低 50%[22]。RLS 的生活质量也显著降低，36 项自我报告的简单健康调查的结果显示：活力、身体问题导致的角色限制、身体疼痛、身体功能和一般健康存在明显损害，社会功能、情绪问题导致的角色限制和心理健康存在轻度损害[9]。RLS 患者生活质量降低程度和其他慢性病（如：糖尿病、抑郁症、骨关节炎、高血压）一样严重[9]。RLS 患者也出现认知功能受损，主要为睡眠不足导致的前额叶认知功能障碍[23-24]。

### 心血管疾病、心血管事件和高血压

横断面和纵向研究对 RLS 与心血管疾病（cardiovascular disease，CVD）、心血管事件（cardiovascular events，CVE）及高血压的关系产生了不同结果。2017 年，一项纳入 20 项横断面研究的系统综述中，其中 14 项研究支持 RLS 与 CVD 有关，其余 6 项研究支持无关[25]。这项综述还纳入了 13 项持续 1 年及以上的纵向研究，评估了 18 个研究队列，发现原发性 RLS 或 PLMS 可能与 CVE 和全因死亡率相关。CVE 包括中风、心律失常、充血性心力衰竭和冠状动脉疾病。RLS 和 CVE 的相关性在 8 个队列中进行了评估，其中的 4 个队列显示具有显著相关性。在 8 个队列中进行了 RLS 和全因死亡率相关性的评估，其中只有 3 个队列显示具有显著相关性。仅有两项关于 PLMS 的研究报告了 PLMS 和 CVE 及死亡率之间具有显著相关性。总之，支持 RLS 预测 CVE 或相关死亡率的证据尚无统一定论。然而，两项继发 RLS 的研究发现 RLS 对 CVE 的显著预测作用[26-27]。以上两项研究发现无论是否伴微觉醒，PLMS 均可以显著预测 CVE 和死亡率[28-29]。

几项横断面研究发现 RLS 和高血压之间存在相关性[30-35]，但在控制其他危险因素后一些研究并未发现相关性[36-38]。最近的一项荟萃分析报告了 RLS 和高血压之间的显著相关性，但这在很大程度上归因于其他风险因素例如：吸烟[39]。一项回顾性队列研究提示 RLS 对高血压的预测作用有限[27]。据报道，RLS 患者存在非杓型血压，可能会增加高血压的患病风险[40]。

这些临床研究有几个局限性。这些纳入的研究主要依靠问卷调查，纳入人群中 50% 没有 RLS[11]。因此，横断面研究不够充分，纵向研究很少，许多研究未能控制吸烟或药物等混杂因素。此外，探讨 RLS 影响机制的证据有限。目前已有的证据包括：① PLMS 和瞬时心率、血压升高的关系[41-44]；②关于非杓型血压的研究[40]；③对睡眠中频繁、短暂觉醒的研究[27]。最近的一项研究表明，觉醒相关的 PLMS 可能会引发非持续性室性心动过速[45]。

## 临床诊断和严重程度评估

### 临床诊断

诊断 RLS 没有有效的生物标志物，主要根据对患者的临床评估进行。1995 年，国际 RLS 研究小组（IRLSSG）建立了诊断 RLS 的四个基本标准，并在美国国立卫生研究院 RLS 共识研讨会上进一步完善[46]，这些标准足以用于临床实践。然而，当该标准用于人群调查时，大约一半 RLS 并没有这种疾病，而是 RLS 模拟病[11，47]。因此，2014 年修订的 IRLSSG 官方诊断标准包括第五个标准，需要鉴别诊断以排除其他情况[4]。诊断不能通过问卷形式进行，但需要仔细的临床评估以排除模拟病[11]。框 121.1 中列出了 RLS 5 个诊断标准[4]，还涉及“临床影响”和“临床病程”，强调 RLS 临床表现的异质性。此外，支持证据可以减少诊断的不确定性，如 RLS 家族史，PLMS 的高发病率和对多巴胺能药物的治疗反应。

### 临床评估

鉴于铁对 RLS 的重要性，应评估每位患者的铁代谢状况，必须包括早晨禁食状况下的血清铁、铁蛋白、总铁结合力和转铁蛋白饱和度。其他常用的血液检查对缺铁不敏感，例如血红蛋白或红细胞压积，尽管有严重的铁缺乏这些值也可能正常。当发现铁含量较低时，建议进行进一步的医学评估，以确定任何可能的原因，通常包括失血或缺铁饮食[48]。

应回顾用药史，以了解与 RLS 症状恶化或发作时间的关系，特别是已知的会产生或加重 RLS 的药物，例如抗抑郁药（安非他酮和曲唑酮除外）[49]、碳酸锂、多巴胺 $D_2$ 受体阻断剂（神经抑制剂、多巴胺能止吐药）、抗组胺药、酒精和多塞平（抗组胺作用）。

相当一部分 RLS 患者患有周围神经病变[50-51]，因此如果有神经病变的迹象，应回顾感觉和运动病史，并进行进一步评估。

在记录病史时，RLS 和 PLMS 应与其他感觉运动障碍区分开来，例如姿势不当、强直性肌阵挛、腿痛趾动综合征、夜间腿部痉挛、神经抑制剂诱导的静坐不能及血管或神经源性间歇性跛行。当诊断存疑

**表 121.1　成人 RLS 的的管理**

| 药物 / 每日剂量 | 不良反应 | 处理措施 |
|---|---|---|
| **第 1 步：口服铁剂：RLS 的一线治疗，血清铁蛋白≤ 75 μg/L，转铁蛋白饱和度＜ 45%，前提是无禁忌且能耐受** | | |
| **步骤 1A：硫酸亚铁**<br>（325 mg 硫酸亚铁＋100 mg 维生素 C 1 次 / 日）<br>12 周后评估疗效；如果无效，考虑静脉注射 | 便秘、胃部不适和疼痛 | 减少剂量，停止服用，与食物一起服用<br>如果不耐受或疗效差，则改用静脉注射。 |
| **步骤 1B：静脉注射铁：RLS 的一线治疗，血清铁蛋白≤ 100 μg/L，转铁蛋白饱和度＜ 45%，前提是不能口服铁或口服铁无效** | | |
| 羧麦芽糖铁，500 ～ 750 mg 共 2 次，间隔 5 天<br>（总计 1000 ～ 1500 mg）<br>低分子量右旋糖酐，1000 mg 1 次或 500 mg 2 次，间隔 5 天<br>其他综合方式未在 RLS 中进行充分测试，不推荐 | 短暂性面部潮红、头晕、恶心、收缩压升高 | 观察，应在注射后 30 min 内解决<br>低分子右旋糖酐只需要小的测试剂量，然后观察 30 min，如果没有发生显著的不良反应，则给予剩余剂量 |
| **第 2 步：α2δ 钙通道配体：一线治疗，特别是存在睡眠障碍、疼痛或焦虑的情况下** | | |
| *美国 FDA 批准*<br>加巴喷丁恩那卡比<br>傍晚或上床前服用<br>起始剂量（按年龄）/ClCr[a]<br>＜ 65 岁，600 mg<br>≥ 65 岁或 ClCr ＜ 30 ml/min，300 mg<br>通常每日有效剂量 600 ～ 1200 mg | 抑郁症——自杀意念<br><br><br>头晕 | 轻度抑郁症：减少剂量，增加替代药物，或停药并改用替代药物<br>自杀意念、中度抑郁：停止并改用替代药物<br>减少剂量，增加替代药物<br>如果有跌倒风险，则停药并改用替代药物 |
| *未经美国 FDA 批准*<br>普瑞巴林<br>傍晚或睡前<br>根据年龄 /ClCr[a] 选定起始剂量<br>＜ 65 岁，75 mg<br>≥ 65 岁或 ClCr ＜ 30 ml/min，50 mg<br>通常每日有效剂量 150 ～ 400 mg<br>加巴喷丁<br>傍晚 / 睡前或一天中分次给药<br>按年龄或 ClCr[a] 选定每日剂量<br>＜ 65 岁，300 mg<br>≥ 65 岁或 ClCr ＜ 30 ml/min，100 mg<br>通常每日有效剂量 900 ～ 2400 mg<br>高剂量分次给药 | 思睡、日间疲劳<br><br>药物耐受<br><br>体重增加 | 减少剂量，需要对增加替代药物<br>如果副作用严重，则停药并改用替代药物<br>停药，一段时间后恢复用药<br>改用替代药物<br>减少剂量，增加替代药物<br>如果副作用严重，则停药并改用替代药物 |
| **第 3 步：多巴胺能药物治疗：二线治疗，除非首次尝试 α2δ 治疗抑郁问题严重（限制加量以最大限度地降低症状恶化的风险）** | | |
| **步骤 3A：多巴胺受体激动剂** | | |
| 从最低剂量开始，逐渐（每 3 ～ 7 天）增加至有效或最大剂量<br>普拉克索，0.125 ～ 0.5 mg（欧洲为 0.75 mg）[a, b]<br>罗匹尼罗，0.5 ～ 4.0 mg[b]<br>罗替高汀，1 ～ 3 mg/24 h | 恶心和直立性低血压 | 减少剂量，然后缓慢增加剂量和（或）添加多潘立酮（如有）（10 ～ 30 mg） |
| | 失眠 | 增加或改用 α2δ 配体<br>小剂量苯二氮䓬类药物与多巴胺受体激动剂联合使用 |
| | 日间疲劳和思睡 | 减少剂量或停用多巴胺受体激动剂 |
| | 强迫或冲动行为 | 减少剂量，增加替代药物<br>如果副作用严重，则停药并改用替代药物 |
| | 药物耐受 | 停药并改用长效多巴胺受体激动剂或替代药物 |
| | 症状恶化 | 停药并改用替代药物或长效多巴胺受体激动剂 |

**表 121.1　成人 RLS 的的管理（续）**

| 药物 / 每日剂量 | 不良反应 | 处理措施 |
|---|---|---|
| **步骤 3B：多巴胺前体：对间歇性治疗有用（例如，每周 2 次）** | | |
| 左旋多巴 / 苄丝肼或左旋多巴 / 卡比多巴（定期或缓慢释放）100/25 或 200/25 mg[c] | 和多巴胺受体激动剂一样 | 同多巴胺受体激动剂的应对措施 |
| | 晨起症状反弹或傍晚症状恶化 | 白天使用额外小剂量左旋多巴，或减少剂量，或将左旋多巴与多巴胺受体激动剂或苯二氮䓬类药物联合使用，或停用左旋多巴（如果症状严重且持续） |
| | 症状恶化 | 不要每天使用，停用或改用多巴胺受体激动剂或非多巴胺能药物 |
| **第 4 步：苯二氮䓬类药物：有助于促进睡眠** | | |
| 氯硝西泮，0.5 ～ 2.0 mg/d[d]<br>替马西泮，15 ～ 30 mg[d] | 白天思睡 | 减少剂量 |
| 硝西泮，5 ～ 10 mg[a] | 药物耐受 | 暂时停药 2 周，然后低剂量使用 |
| **第 5 步：阿片类药物：二线治疗** | | |
| 羟考酮-纳洛酮（每日 10/5 ～ 40/20 mg）<br>美沙酮，2.5 ～ 20 mg/d | 便秘 | 对症治疗 |
| 羟考酮，5 ～ 40 mg | 药物依赖 | 暂时停药 |
| | | 停药并改用其他药物 |

ClCr, 肌酐清除率。

[a] ClCr, 肾清除率。低 ClCr 者调整剂量。

[b] 在晚上症状出现前 1 h，如果晚上没有症状，则在睡前 1 ～ 2h。

[c] 最适合每周按需给药≥ 3 次，而不是每天使用。

[d] 睡前使用，通常用于促进有 RLS 时的睡眠。

时，可以考虑使用多导睡眠图（PSG）监测 PLMS 或多夜体动仪[52]。

### 睡眠监测室诊断睡眠中周期性肢体运动

尽管没有常规指示，但 PSG 可用于测量 PLMS，即 RLS 的运动体征。PLMS 为 RLS 疾病严重程度的诊断和评估提供了有用的客观证据。PLMS 指数儿童≥ 3 次 / 小时[53]或成人≥ 13 次 / 小时[54]可支持诊断 RLS。但 PLMS 也发生在多种其他疾病和老年人身上（见“睡眠中周期性肢体运动”和“周期性肢体运动障碍”部分）。PSG 还有助于识别其他导致患者睡眠问题的睡眠障碍。

### 强制性静止试验

强制性静止试验用于评估清醒状态下 RLS 的感觉和运动症状[55]。该试验通常在睡前进行，患者以 45° 角躺在床上，双下肢伸展，睁开眼睛 1 小时，保持放松、清醒但不动。平均腿部不适评分（每 5 min）和清醒期周期性肢体运动指数的敏感性和特异性约为 80% ～ 85%[56]。该试验可以在一天中重复几次，两次测试间隔 1 h，以捕捉 RLS 的变异性和昼夜节律[57]。

### 严重程度评估

包含 10 个问题的国际 RLS 严重程度量表（IRLS）是公认的 RLS 严重程度评估标准[58-59]（样本副本见 IRLSSG.org）。该量表总分从 0 分到 40 分，包括两个分量表：症状量表和症状影响量表[58, 60]。总分低于 10 分表示轻度症状，总分大于 24 分表示中重度症状[61]。大多数临床试验要求总分大于 15 分。这种量表和标准临床总体印象几乎用于所有的药理学临床试验。调查中经常使用的另一种具有临床意义的疾病标准是每周出现至少两次症状，严重程度至少为中度[9]。RLS-6 是另一种经过验证但较少使用的 RLS 严重程度量表[62]。

## 共病

### 与不宁腿综合征密切相关的合并症

RLS 与多种医学疾病有关，但只有少数病例表明存在这种关联。其中三种情况具有非常强的共病关系，表明 RLS 症状的发展可能是由其他原因引起的。这三种情况都会影响铁代谢状态，RLS 可以通过补铁改善症状，通常会使 RLS 完全治愈。RLS 与其他共病的关系不太清楚[63]。

#### 尿毒症

RLS 与尿毒症同时发生，20% ～ 60% 的血液透析患者患有 RLS[64-67]。多种因素导致尿毒症患者易患 RLS，特别是贫血和铁代谢受损。铁似乎是至关重要的，因为静脉注射铁可以减少 RLS 症状[68]。RLS 与终末期肾病患者的死亡率增加有关[69]。肾移植可使 RLS 症状完全消失，RLS 症状复发可能是肾移植失败的早期指标[70]。

#### 贫血

大约 35% 的缺铁性贫血患者患有 RLS[71-72]，无贫血的缺铁患者中 RLS 发生率略低[73]。静脉补铁治疗解决了贫血问题，也解决大多数患者贫血相关的 RLS[74]。

#### 妊娠

大约 15% ～ 30% 的孕妇患有 RLS，主要发生在妊娠晚期。症状可能在分娩前减少，在分娩后很快消退[75-77]。缺铁常见于妊娠期，与 RLS 的发生有关[78-79]。对 2 名血清铁蛋白（≤ 50 μg/L）[80] 较低的女性和 19 名血清铁低于 35 μg/L 或血红蛋白低于 11 g/dl 的女性[81]，妊娠期静脉补铁治疗使 RLS 症状减少或消失。

### 与不宁腿综合征相关的其他合并症

#### 神经病变

神经病变似乎会增加 RLS 的患病风险。然而，神经病变和 RLS 难以鉴别，以及对照组检测疼痛混杂因素的有限性，使此类研究变得很复杂。然而，由于神经病变和 RLS 的鉴别诊断问题，以及对照受试者在检测可能的混杂疼痛影响方面的有限使用，使这些研究变得复杂。一项研究发现，8% 的糖尿病神经病变患者发生 RLS，3.9% 骨关节炎患者发生 RLS[82]。然而，尚不清楚这些结果是否适用于所有神经病变。一项研究显示，RLS 患者的亚临床小纤维神经病变发生率很高（32%），与无 RLS 家族史和症状发作年龄较晚显著相关[51]。因此，神经病变与 RLS 之间的关系尚未得到明确解释。

#### 帕金森病

RLS 常见于帕金森病（Parkinson disease，PD）患者，治疗 RLS 的主要多巴胺能药物也用于治疗 PD。PD 患者的 RLS 通常在多巴胺开始治疗 PD 后出现，并且未经治疗的 PD 中 RLS 的患病率没有增加[83]。因此 RLS 并非 PD 的合并症，反而使用多巴胺能药物治疗 PD 会产生或加剧 RLS。

#### 其他医学和神经系统疾病

已发现其他几种疾病的 RLS 发生率显著较高。所有与缺铁相关的疾病似乎都显示出患 RLS 的风险增加，包括乳糜泻[84]、频繁献血者[73] 和肠易激综合征[85]。RLS 也常与多种疾病一起出现，例如甲状腺功能减退和甲状腺功能亢进、慢性肺病、白血病、肌强直综合征、僵人综合征、亨廷顿舞蹈症、多发性硬化症、特发性震颤、偏头痛和肌萎缩侧索硬化症。考虑到许多研究中 RLS 的高患病率和鉴别诊断的不确定性，应谨慎解释这些相关性。然而，在患有多种合并疾病的患者中，RLS 的发生率可能会增加[86]，这表明多种复杂的相互作用增加了 RLS 的发生率。在所有这些研究中，炎症反应可能会影响铁代谢状态，从而导致 RLS 的发生。总体而言，除非另有说明，否则任何疾病与 RLS 的相关关系都应归因于铁代谢异常。

### 共病精神疾病

一个纳入 1024 名受试者的研究发现，在过去一年中，患有 RLS 与不患有 RLS 的人的出现精神疾病的比值比为 2.0（95%CI 0.6 ～ 7.3），广泛性焦虑症为 2.7（95%CI 1.1 ～ 6.7），强迫症为 5.6（95%CI 1.4 ～ 21.9），惊恐障碍为 5.3(95%CI 2.0 ～ 14.0）[87]。RLS 似乎会增加患这些其他疾病的风险，可能是因为一些共同的生物学特征或对 RLS 的反应。

## 病因和发病机制

### 遗传学

大量证据表明 RLS 与遗传相关。超过 50% 的原发性 RLS 有阳性家族史[3, 15, 18, 88-89]，通常为常染色体显性遗传，外显率超过 90%[15]。然而，家族性 RLS 的连锁分析表明，发现多条染色体的基因均与 RLS 弱相关。到目前为止，还没有发现任何 RLS 相关的特定基因。

大规模的全基因组关联研究发现，*MEIS1*、*BTBD9*、*PTPRD*、*MAP2k/SKOR1*、*TOX3/BC034767* 基因突变和 2 号染色体上的基因间区（rs6747972）变异与 RLS 风险增加密切相关。*MEIS1* 变异者 RLS 的患者风险最大，这表明 RLS 的可能神经发育因素与该基因在早期发育中的作用一致[90-91]。*BTBD9* 突变与 RLS 中血清铁蛋白的降低有关[92]，表明该基因在 RLS 患者铁代谢过程中发挥着遗传作用。*BTBD9* 突变也与 PLMS 密切相关，而独立于 RLS[92]，大多数 RLS 相关的其他变异与 PLMS 也有一定相关性[93]。然而，已知的 RLS 相关的常见变异仅占 7%[94-95]，基因缺失可能涉及尚未发现的常见等位基因、罕见变异或表观遗传学特征。例如，已经发现与 RLS 相关的 9 个新的罕见变异[96]和 *MEIS1* 的罕见等位基因突变[95]。

## 铁

铁在 RLS 的发病中起着重要作用。RLS 与潜在的铁缺乏有关：大多数影响铁代谢状态的疾病也会增加 RLS 的风险，铁缺乏几乎在所有 RLS 共病中都起着核心作用，补充铁对 RLS 的治疗是非常有效的。20 世纪中期，铁在 RLS 发病中的作用被 Ekbom 和 Norlander 等所认识[3, 99]。RLS 铁的病理生理学有两个主要特征：①脑铁而非外周铁缺乏；②区域性而非全脑铁缺乏，尤其是黑质（substantia nigra，SN）和丘脑。美国和日本的两项独立研究表明，尽管 RLS 患者外周铁正常，但脑脊液铁蛋白降低，表明可能存在脑铁缺乏[100-101]。25 项 RLS 脑铁研究中，23 项发现脑铁缺乏。其中 8 项使用磁共振成像（MRI）[102-109]，3 项使用脑脊液分析[100-101, 110]，5 项使用尸检[111-115]，7 项使用中脑超声成像[106, 116-121]。两个脑区似乎与 RLS 脑铁缺乏相关性最大。8 项 MRI 研究中的 5 项、7 项超声研究和 4 项尸检中，SN 区域均缺铁。两项使用不同测量方法的研究发现，RLS 患者的丘脑中存在铁缺乏[103, 105]。SN 和丘脑铁缺乏对 RLS 的感觉运动症状具有明显意义。RLS-SN 脑区的尸检分析显示，脑铁缺乏是一种复杂的铁代谢异常模式，包括线粒体铁蛋白增加，胞质铁蛋白减少[112]，转铁蛋白受体减少[115]，血脑屏障改变[112]，以及缺氧诱导因子增加[123]。

铁在中枢神经系统多巴胺能通路中起着作用。实验诱导大鼠脑铁缺乏，使大鼠纹状体中细胞外多巴胺增加、多巴胺转运体（dopamine transporter，DAT）减少以及 D2 和 D1 受体减少，与在 RLS 中的发现一致[124]。一种 RLS-SN 脑铁缺乏但外周铁含量不低的遗传动物模型，依然产生了 RLS 症状[125]，为假定的因果关系提供了有力的支持[126]。因此，铁代谢异常或大脑铁缺乏可能是 RLS 的主要原因之一。怀孕会增加晚年 RLS 的风险[20-21]，这一发现提出了一个有趣的概念，即严重缺铁的环境因素可能会产生表观遗传学变化，改变 RLS 的易感性。

## 神经基质

既往研究证实，RLS 脑铁缺乏会影响髓鞘形成，从而减少大脑白质，但对灰质的影响有限。RLS 的外周或中枢神经系统中没有显著的细胞缺失或变性[115, 127]。尸检结果发现，RLS 大脑的组织病理无异常[115]，尤其是多巴胺能区（SN[115]和 A11[127]）。MRI 研究未发现大脑形态学异常或灰质缺失[128-129]。然而，RLS 的脑白质减少，特别是在胼胝体、前扣带和中央前回[102, 111, 131]。髓鞘异常缺失与铁缺乏的动物模型结果一致。这些异常可能累及 RLS 躯体感觉传导通路。

## 中枢神经系统功能异常

RLS 在无症状时普遍存在中枢神经系统轻度功能异常。据报道，RLS 的皮质[132-134]和脊髓[135]兴奋性发生了变化，后者可能是由于皮质抑制的丧失。丘脑感觉运动通路以及丘脑腹侧核[136]、丘脑背侧核[137]、扣带回和脑干网络[138]在无症状静息状态下的连接也发生了改变。无症状 RLS 的默认模式网络异常有昼夜节律模式[139]，对多巴胺能治疗有反应[140]。以上这些变化与神经基质的异常一致。

## 神经递质异常

### 多巴胺

左旋多巴和多巴胺受体激动剂显著减少了 RLS 的临床症状和 PLMS，表明 RLS 患者多巴胺信号传导通路可能发生改变。正电子发射断层扫描（PET）研究结果显示 RLS 的 DAT 降低[141]，但单光子发射计算机断层扫描研究显示 DAT 没有变化[142-143]。铁缺乏的动物模型也显示 DAT 降低[144]。中重度 RLS 的 PET 研究中，与多巴胺受体结合的雷氯必利（多巴胺受体拮抗剂）减少[145]。在尸检研究中，纹状体 D2 受体显著减少，与 RLS 的严重程度相关[146]。DAT 和 D2 受体的减少与纹状体突触间隙多巴胺的增加一致。脑脊液研究显示 3- 甲基多巴胺增加，表明多巴胺的产生可能增加[147]。因此，RLS 突触前膜多巴胺能生成增加，导致突触后多巴胺能反应代偿性减少。在多巴胺分泌周期的最低点产生 RLS 症状，此时少量补充多巴胺会使多巴胺信号传导正常，从而减少 RLS 症状。总体而言，RLS 表现为纹状体高多巴胺能状态[124]。

### 阿片类药物

阿片类治疗的积极作用[148-150]以及阿片受体阻滞剂纳洛酮[151-153]对治疗的逆转作用表明[151-153]RLS 和 PLMS 中可能存在内源性阿片系统功能障碍[151]。药理学研究表明，阿片类物质可能通过影响多巴胺能信号通路从而改善 RLS 症状[154-155]。一项 PET 扫描研究显示，RLS 患者突触后阿片类受体无异常[156]。尸检研究显示，RLS 患者的内源性阿片类物质 β 内啡肽和脑啡肽减少[157]。阿片类物质敲除 RLS 小鼠模型在非活动期表现出显著的多动，但纹状体中的 D1 和 D2 受体或多巴胺水平没有显著变化[158]。

#### 其他神经递质

RLS 脑铁缺乏与除多巴胺外的神经递质变化有关，如谷氨酸、组胺和腺苷[159]。一项 MRS 研究报告了 RLS 中谷氨酸和谷氨酸能活性降低的 α2δ 钙通道配体异常[160]，为 RLS 治疗提供了一个新靶点[161-162]。在一项小型开放标签试验中，双嘧达莫通过抑制腺苷转运蛋白增加细胞外腺苷，有效减少 RLS 症状[165]。通过缺铁饮食使大鼠 SN 脑区铁缺乏中，会出现纹状体组胺异常，H3 受体增加，这种情况发生在 PLMS 的进展过程中，因此 PLMS 可以通过 H3 受体拮抗剂来治疗[166]。

## 成人治疗

### 非药物治疗

RLS 患者应保持良好的睡眠卫生习惯，以防止出现心理生理性失眠。患者也应避免晚上饮酒，饮酒会加重大多数人的 RLS 症状。一些患者在症状出现时进行活动，在症状缓解后推迟睡觉时间[6]。

### 铁

与其他治疗方法不同，RLS 铁剂替代治疗试图纠正脑铁缺乏，铁剂替代治疗是首选治疗方法，可能会减少其他治疗药物剂量。所有 RLS 患者在初次治疗时、继续接受铁剂治疗时以及 RLS 症状发生变化时，应常规检测空腹血清铁、总铁结合力、转铁蛋白饱和度和铁蛋白水平。铁剂治疗不应用于空腹转铁蛋白饱和度≥ 45% 的患者。口服铁治疗有限制，铁吸收入血缓慢，会出现多种常见的不良反应。关于铁治疗的指南及一些更新总结如下[167]：

#### 口服铁治疗

当患者的铁蛋白水平低于 75 μg/L[168]，给予 325 mg 硫酸亚铁或其等效物，以及 100 ～ 200 mg 维生素 C，每天空腹服用一次。口服一定剂量铁后数小时内，阻断铁吸收的铁调素会增加，因此每天补铁治疗超过一次几乎没有好处，反而会增加不良反应[169]。口服铁治疗可能需要数周才能缓解 RLS 症状，但如果 3 个月内症状未见好转，则考虑静脉注射铁治疗。是否需要继续口服铁治疗应通过铁代谢结果来确定，但可能需要长期维持治疗以保持足够的铁水平。

#### 静脉注射铁治疗

静脉注射铁剂 1000 ～ 1500 mg（而非 500 mg）为成人 RLS 提供有效治疗[170]。不同静脉注射制剂释放铁的速度有很大差异。蔗糖铁和葡萄糖酸铁这两种制剂可以快速释放铁，从而增加不与转铁蛋白结合的游离铁水平。游离铁会产生的常见副作用包括潮红、腹胀和恶心。因此，这些铁剂每次 200 mg，每天重复 5 次，间隔 2 ～ 5 天，不建议用于成人静脉注射铁治疗。其他铁剂在数小时内缓慢释放到血液中，即低分子量（LMW）右旋糖酐铁、异麦芽糖酐铁、羧麦芽糖铁（FCM）和纳米氧化铁。这些制剂通常可以一次 1000 mg 剂量或两次 500 ～ 750 mg 剂量给药，间隔 5 天。

三项 1000 mg FCM 治疗 RLS 的安慰剂对照盲法临床试验中，两项在 4 周和 6 周的研究终点显示出显著疗效[98, 171]，第三项在治疗后 12 周显示出疗效，但在计划的 4 周研究终点没有显示出疗效[172]。这些数据符合 1000 mg FCM 静脉注射治疗对 RLS 有效的循证推荐标准。其他缓慢释放铁的制剂尚未得到充分研究，但被认为可能对治疗 RLS 有效。静脉注射铁治疗的获益时间差异很大，在未增加其他治疗的情况下，约 30% 的患者在静脉注射补铁治疗至少 4 ～ 6 个月后表现出长期疗效。RLS 症状复发时给予重复剂量对部分患者有效[173]。

静脉注射 FCM 和 LMW 右旋糖酐铁在几项研究中是有效的，耐受性良好，没有重大不良事件[170-172, 174]。除了 LMW 右旋糖酐铁（一种不可再用的制剂）外，静脉注射铁治疗的过敏反应或严重不良反应风险非常少[176]。尽管如此，仍应有标准的过敏反应治疗方案。LMW 右旋糖酐铁治疗需要小剂量测试，观察一段时间后给予剩余剂量，但其他制剂不需要这样做。

静脉注射铁治疗有三个地方需要注意：①临床延迟反应，有些立即起效，但通常治疗 4 ～ 6 周后起效，应根据需要将延迟反应告知患者。②大约 30% ～ 40% 的患者没有反应，有限的数据表明增加剂量可能对这些患者没有帮助[98]。目前还没有方法识别哪些患者会有反应。③临床研究仅包括少数铁蛋白值在 100 ～ 200 μg/L 范围内的患者，其中约一半对治疗有反应[167]。然而，基于对安全性的担忧和有限的临床经验，指南共识将静脉注射铁治疗范围限制在初始治疗血清铁蛋白≤ 100 μg/L，重复治疗血清铁蛋白≤ 300 μg/L。

静脉注射铁治疗的难题是 30% ～ 40% 的 RLS 患者完全没有反应。一项临床前研究表明，静脉注射铁治疗可使 RLS 小鼠模型中的脑铁缺乏正常化[177]。

一项小型研究表明，静脉注射铁治疗对超声显示 SN 铁缺乏程度更高的患者更有效，但是，除一名患者外，其余患者在超声检查中都患有黑质铁缺乏[178]。治疗前转铁蛋白饱和度较低（< 30%）也可能表明对静脉注射铁治疗有更大的反应[172, 179]。缺铁的患者对静脉注射铁剂的反应可能更好，但还有许多其他重要影响因素，如铁的储备、运输、损失和检测准确性。静脉注射铁治疗也不能根本纠正 RLS 脑铁缺乏，这种基础可能会持续存在，使长期结果复杂化。

## 成人药物治疗

除了补铁治疗，RLS 治疗还包括姑息性药物治疗。不幸的是，大多数药物临床研究仅持续了 3 ~ 6 个月，但部分多巴胺能治疗明显的并发症出现在首次治疗 6 个月后[180]。以下强调了长期治疗的药物选择。

四类药物通常用于治疗 RLS：多巴胺能药物、α2δ 配体、阿片类药物和苯二氮䓬类药物。

### 多巴胺能药物

多巴胺能药物虽然非常有效，但通常应避免使用，或尽可能降低剂量。它们是治疗 RLS 最常见的处方药，通常具有良好的短期疗效，会产生一种错误的印象，即这些药物是治疗 RLS 最有效的长期药物。一项 1 年治疗试验表明，α2δ 钙通道配体比多巴胺受体激动剂更有效[180]。多巴胺能药物在长期治疗中也会产生严重的不良反应。

多巴胺能药物治疗的长期并发症存在三个问题：①大多数患者长期治疗后，会出现潜在症状恶化[181]；②少数患者出现强迫行为和思睡，大多数接受高剂量多巴胺能药物治疗[182]；③戒断症状伴严重睡眠不足[183]，使停药变得困难。

RLS 症状恶化是指 RLS 症状比治疗前更严重的现象，包括 RLS 症状在一天中发生得更早，出现时强度更大，影响更多的身体部位，周期性肢体运动增加，以及服用药物后缓解期缩短[46, 181, 184-185]。症状恶化导致需要增加药物剂量来控制症状，并在一天中早些用药来阻断症状发作。因此，在临床实践中，需要在一天的早些时候（下午、早上）增加剂量以阻断症状恶化[181]。即使在服用高剂量多巴胺能药物的情况下，症状恶化也会产生 24 h RLS 症状。

症状恶化因药物而异，通常作用时间短的药物症状恶化更常见，并且可能在治疗 10 年内发展[186]。在一项人群研究中，约 75% 的患者在多巴胺受体激动剂治疗后 1 ~ 8 年内出现症状恶化[181]。使用作用时间长、剂量低、不超过批准剂量的多巴胺受体激动剂可以降低症状恶化的风险，并且在稳定治疗后不增加剂量。临床上需要增加剂量是症状恶化的警示信号。

症状恶化需停止目前的多巴胺能药物治疗[185]，改用长效多巴胺受体激动剂或逐渐减少多巴胺能药物。改用长效多巴胺能药物似乎不是令人满意的最终解决方案，因为即使是持续活性的透皮多巴胺受体激动剂罗替高汀最终也很可能出现症状恶化[187-188]。首选改用非多巴胺能药物，逐渐撤除多巴胺受体激动剂药物，停止所有治疗 5 ~ 7 天后，开始使用非多巴胺能药物。或者在缓慢撤除多巴胺受体激动剂药物的过程中，逐渐加入一种新的非多巴胺能药物，以减少明显的撤药反应。这种方式减少了患者的痛苦，但使多巴胺受体激动剂停药后确定最小有效药物剂量变得复杂。然而，可能需要几周到几个月的时间才能使症状恶化完全好转[189]。

经过长期多巴胺受体激动剂治疗后出现症状恶化，撤药后重新启动多巴胺能药物治疗，可能使症状更快复发[190]，表明症状恶化后多巴胺能刺激的敏感性长期变化。

长期使用高剂量多巴胺受体激动剂可能会产生强迫行为和思睡，这可能与 D2 受体的过度刺激有关[182, 191]。长期使用高剂量多巴胺受体激动剂使患者出现赌博行为，造成了巨大的经济损失，也产生了不适当的性行为。所有接受多巴胺治疗的 RLS 患者都应注意这些问题。然而，患者通常不会将这些视为异常行为。一般使用较高剂量的多巴胺能药物，少数患者会突然出现思睡[182]。

多巴胺受体激动剂的突然或逐渐停药会导致失眠，停药前 2 ~ 5 天 RLS 症状增加[183]，这可能使一些患者重新开始多巴胺受体激动剂治疗。α2δ 钙通道配体的停药反应似乎不太常见[183]。

常用的多巴胺能药物包括左旋多巴、普拉克索、罗匹尼罗和罗替高汀。

#### 左旋多巴

几项开放标签、安慰剂对照研究报告称左旋多巴与多巴脱羧酶抑制剂（苄丝肼或卡比多巴）复合剂对特发性 RLS[192-196] 和尿毒症相关 RLS 有益处[197-199]。不良反应包括恶心、呕吐、心动过速、直立性低血压、幻觉、失眠、日间疲劳和日间思睡。RLS 早晨可能出现症状反弹，发生在药物即将失效时。症状恶化很常见（60% ~ 82%），可能很严重，需要调整药物。使用左旋多巴，症状恶化可以在首次治疗 6 个月内发生，甚至可以在低剂量（50 mg 左旋多巴）下发生[200]。根据需要，以每周 1 ~ 2 次的频率使用较低剂量（每天 50 ~ 100 mg）左旋多巴发生症状恶化的风险较小。

#### 多巴胺受体激动剂

多巴胺受体激动剂比左旋多巴更有效，产生的不良反应更少（尤其是症状恶化）[201]，已成为 RLS 的一线治疗方法之一。现在使用低剂量多巴胺受体激动剂以避免长期治疗并发症，特别是症状恶化。已经研究了几种治疗 RLS 的多巴胺受体激动剂。

长效麦角衍生物卡麦角林虽然对 RLS 有效[202-203]，但会产生腹膜后纤维化和胸膜肺纤维化[204]，不推荐用于 RLS 治疗。

两种持续时间中等的非麦角衍生物普拉克索和罗匹尼罗已被广泛用于治疗 RLS，两者均有效且耐受性良好。普拉克索是一种对 D3 受体具有优先亲和力的 D2 类受体激动剂，疗效可持续 3 ～ 12 个月[205-208]，美国食品药品监督管理局（FDA）批准夜间 0.25 ～ 0.5 mg 的普拉克索用于 RLS 治疗，欧洲药品评估协会（EMEA）批准夜间 0.25 ～ 0.75 mg 的普拉克索用于 RLS 治疗，罗匹尼罗与普拉克索的药理作用相似，但半衰期略短，持续疗效长达 12 个月[209-210]，被美国 FDA 和欧洲、中东和非洲地区批准用于 RLS 治疗，夜间剂量不超过 4 mg。约 1/3 的患者治疗 3 年后[207, 211]和 75% 的患者治疗 8 年后出现症状恶化[181, 186]。

#### 罗替高汀

罗替高汀 24 h 透皮给药，可提供持续的多巴胺刺激，疗效可持续 5 年[188, 212-214]。罗替高汀[188]对 D2 类受体具有高度亲和力，与普拉克索和罗匹尼罗不同的是，它对 D1、D5 和 α2β 肾上腺素受体也具有显著亲和力。罗替高汀被美国 FDA 及欧洲、中东和非洲批准用于治疗中重度 RLS，剂量为每 24 h 1 ～ 3 mg。在一项为期 5 年的罗替高汀前瞻性试验中，39% 的患者坚持用药基本上没有任何 RLS 症状[188]，50% 的患者停止了治疗，其中 30% 因不良反应，11% 因疗效缺乏。5 年平均症状恶化发生率为 7.2%，临床上 RLS 症状明显的恶化发生率为 2.6%[188]。普拉克索和罗匹尼罗长效制剂也可以有效治疗 RLS，症状恶化可能较少[215]，但尚缺乏对其进行更充分研究。

#### α2δ 钙通道配体

α2δ 钙通道配体作用于电压依赖性钙通道的 α2δ 亚基，以减少钙离子流入神经元，从而减少一些神经递质的释放，特别是谷氨酸、去甲肾上腺素和 P 物质。与多巴胺不同，这些药物在长期治疗中似乎不会引起症状恶化[162]。因此，当无不良反应时，这些药物是 RLS 的首选治疗方法。这些药物的主要不良反应是头晕、思睡、外周水肿和体重增加。这类药物已被美国 FDA 认定可能产生自杀倾向，在 RLS 研究中并没有被认定，但应用于患有严重抑郁症和自杀倾向的人应谨慎。一般来说，α2δ 钙通道配体应以低剂量开始，每周逐渐增加一次剂量，直至达到治疗水平。与 DA 不同，治疗当天晚上不会立即起效，需逐渐增加剂量至治疗水平才能起效。目前有三种 α2δ 制剂用于治疗 RLS。

### 加巴喷丁恩那卡比

加巴喷丁恩那卡比是加巴喷丁的前药，经美国 FDA 批准用于 RLS 治疗，每日剂量为 600 mg，这种制剂吸收快，血药浓度可维持在较高水平。研究发现，它在 24 h 内对 RLS 的治疗非常有效，可以减少白天、傍晚和夜间症状[216-220]。

#### 普瑞巴林

普瑞巴林通常用于减轻疼痛。在 12 个月的治疗中，普瑞巴林 100 mg 与 0.5 mg 普拉克索一样有效，比 0.25 mg 普拉克索更有效[180]。与安慰剂相比，普瑞巴林症状恶化发生率低（1.7% *vs.* 1 ～ 2%）[221]，明显低于 0.5 mg 普拉克索（9.0%）[180]。安慰剂和普瑞巴林的症状恶化反映了疾病的自然发展过程，例如症状波动或疾病逐渐进展。

#### 加巴喷丁

加巴喷丁已被广泛用于减轻神经性疼痛，几项小型开放标签试验[222-226]和一项小型安慰剂对照研究[227]表明，加巴喷丁对治疗中重度 RLS 也有效。加巴喷丁的疗效因药物吸收难而降低，即使使用给定剂量的药物，血清药物水平也是可变的[228]。美国 FDA 或欧洲、中东和非洲地区均未批准普瑞巴林和加巴喷丁用于 RLS 的治疗。

### 阿片类药物

Ekbom 注意到了阿片类药物的治疗效果，并在几项开放标签对照临床试验中得到了证实[149-150, 229-230]。阿片类药物的持续疗效在长期随访研究中得到了证明[229-230]。阿片类药物通常用于重度 RLS 患者，尤其是其他治疗方法无效的患者。一项安慰剂对照研究发现，羟考酮纳洛酮缓释片（剂量为 5 ～ 40 mg 羟考酮 /2.5 ～ 20 mg 纳洛酮，每日两次）对改善多巴胺能药物无效的 RLS 患者症状有益[150]，该药物已被批准在欧洲用作二线治疗。美沙酮也用于治疗难治性严重 RLS，每日总剂量通常为 2.5 ～ 20 mg，低于镇痛剂量，其主要优点是减少药物依赖问题，而且不会激活可能与阿片类药物成瘾有关的通路[155]。

尽管文献中几乎没有证据表明 RLS 对阿片类药物有耐受性或成瘾性，但数据很少，因此阿片类药仅限于既往没有药物滥用史的患者。阿片类药物也应谨慎用于打鼾和有睡眠呼吸暂停综合征风险的患者[229-231]。便秘、思睡和情绪低落是阿片类药物治疗

RLS 的常见副作用。

**苯二氮䓬类药物**

苯二氮䓬类药物氯硝西泮[232]、硝西泮[233]和替马西泮[44, 234]可改善 RLS 患者的睡眠质量并减少 PLMS 相关的微觉醒。然而，苯二氮䓬类药物对 RLS 主观症状评分的改善效果不明显。奇怪的是，尽管这些药物可以减少觉醒，但并不能减少 PLMS 的发生[232]。苯二氮䓬类药物和其他 γ 氨基丁酸活性催眠药主要用于改善睡眠，治疗无因 RLS 症状觉醒的患者。

### 临床方法

总之，口服和静脉注射铁剂应是治疗 RLS 的首选治疗，检测早晨空腹血清铁代谢至关重要。若能耐受 α2δ 钙通道配体，应将其作为标准药物治疗的首选方法，因为它们具有长期良好的治疗效果，且不会出现症状恶化，特别适合焦虑、睡眠障碍和 RLS/ 神经性疼痛的患者。如果 RLS 疗程是间歇性的，也应该考虑这些药物，以及未来的非药物试验，因为它们很少有药物戒断症状[183]。在这些药物中，只有加巴喷丁恩那卡比被美国 FDA 批准用于 RLS 治疗。由于加巴喷丁的药物吸收问题，一些对加巴喷汀没有反应的患者可能对加巴喷丁恩那卡比或普瑞巴林有反应。

由于存在症状恶化风险，多巴胺受体激动剂现在被认为是 RLS 长期治疗的二线方法，对抑郁症和跌倒风险大的患者特别有用。多巴胺受体激动剂的主要优点是快速产生治疗效果，即刻不良反应相对少见。罗匹尼罗、普拉克索和罗替高汀是唯一获得美国 FDA 和 EMEA 批准的多巴胺受体激动剂。一些对短效多巴胺受体激动剂反应不佳的患者可能对长效药物反应更好，如罗替高汀或罗匹尼罗和普拉克索的长效制剂[215]。长期使用多巴胺受体激动剂应保持低剂量，即低于 FDA 批准的最大日剂量（0.5 mg 普拉克索、4 mg 罗匹尼罗和 3 mg 罗替高汀），如果症状再次出现，则更换成另一种药物。

RLS 症状可在数周甚至数月内自行缓解，可以根据需要在出现症状时使用药物。如果患者主诉每周至少两晚出现症状，令人痛苦并影响其各种功能，则应每日进行药物治疗。可以偶尔断药来评估是否需要继续治疗。除铁剂以外的所有药物治疗都是姑息性的，不会延缓疾病的发展过程。一些患者在不增加其他药物的前提下，仅补铁治疗可能会改变疾病的进程，产生持续几个月的疗效，这可能是通过改善 RLS 脑铁缺乏状况，如临床前研究[177]和一项使用超声测量 SN 铁状态的小型临床研究所示[178]。相比之下，多巴胺能药物的长期治疗可能会使病情恶化。因此，临床医生应同时考虑长期疗效、不良反应的严重程度和花费的差异。

治疗流程图如表 121.1 所示。每种药物都有常用的治疗剂量、最常见副作用及处理措施。所有药物都应谨慎考虑更高剂量，尤其是多巴胺能药物，其症状恶化的风险随着剂量的增加而增加[162]。羟考酮 / 纳洛酮缓释片[150]和美沙酮[186, 230]被认为是良好的二线治疗方法。静脉注射铁剂、阿片类药物，尤其是美沙酮，对没有症状恶化的难治性 RLS 患者有效[176, 230]。RLS 症状明显恶化的患者可以用 α2δ 配体或阿片类药物治疗，尤其是美沙酮，不确定补铁治疗是否会减少症状恶化。

## 儿童不宁腿综合征

RLS 和 PLMS 在儿童中的患病率为 0.5% ～ 2%[235-237]。儿科 RLS 诊断[237]需要符合成人诊断标准（框 121.1）。年龄较大的儿童可以用自己的语言描述腿部不适。与成人一样，多巴胺能治疗对儿童 RLS 有效[238]。PLMS 是 RLS 的运动体征，在儿童 RLS 中发生率为低至中等（＞2 次 / 小时），PLMS 在健康儿童中很少发生，与健康成人的情况不同[53, 239]。因此，PLMS 是强烈支持儿童 RLS 的诊断，前提是排除患有 PLMS 的其他疾病，如发作性睡病[53]，注意缺陷 / 多动障碍（ADHD）[240-242]和睡眠呼吸暂停[243]。一些具有临床意义的儿童睡眠障碍综合征没有 RLS 或 PLMS，但可能符合新提出的儿童睡眠障碍综合征的标准[244-245]。儿童 RLS 与成人 RLS 大多有相同的合并症，例如偏头痛[246]和慢性肾疾病[247]，并与儿童常见的生长痛[248]、多动症[249-251]和焦虑症[251]有关。

儿童 RLS 的药物治疗尚未得到充分研究。已有一些关于低剂量左旋多巴[238, 252]及两名患者应用多巴胺受体激动剂培高莱的研究[252]。建议对清晨空腹血清转铁蛋白饱和度低于 45% 和铁蛋白低于 50 μg/L 的儿童进行口服补铁治疗，对治疗 RLS 和 PLMS 均有效[167, 253-257]。有报道称尤其是当口服补铁失败时，静脉注射补铁治疗也对儿童 RLS 有效[167, 258]，但鉴于临床经验有限，应非常谨慎地使用。

## 睡眠中周期性肢体运动

### 定义和监测方法

PLMS 在睡眠期间发生，大部分腿动每 20 ～ 40 s 重复一次，持续时间从几分钟到大部分睡眠时间。PLMS 通常包括足踝的背屈和踇趾的伸展，但也可能发生更严重的腿部运动。

世界睡眠医学协会和 IRLSSG 已经制定了 PLMS 的记录和评分标准[259]。腿部运动定义：起始为胫骨前肌肌电波幅较静息状态增加 8 μV 以上，持续 0.5 ～ 10 s，结束为肌电波幅与静息状态相比小于 2 μV 且持续时间至少 0.5 s。PLMS 定义为至少连续出现 4 次腿部运动，周期长度 10 ～ 90 s。PLM 在夜间变化很大，每个人需要 3 ～ 5 个晚上的评估[52]。PLM 主要发生在 NREM 睡眠中，并在持续几分钟到几个小时内发作。肌电表现为一到多个峰值的持续收缩，但必须具有 0.5 s 的持续活动期，平均肌电波幅较静息值增加 2 μV 以上。每小时 PLM 数量被称为 PLM 指数（PLMI）。PLMS 周期性指数不太常用，定义为 PLMS 占所有腿部运动的百分比，这个值的夜间可变性较小[260-261]。

若无睡眠呼吸紊乱，腿部活动测量仪为 PLMS 的评估提供了一种替代方案，可提供 3 ～ 5 个晚上的数据，纠正了 PLMS 较大的夜间变异性[52]。

## 睡眠中周期性肢体运动与不宁腿综合征和其他疾病的关系

PLMS 支持 RLS 的诊断并提示其严重程度。与健康对照组相比，PLMI ≥ 13 对成人 RLS 的诊断具有 85% 的敏感性和 87% 的特异性[54]，这适用于美国人和欧洲人，但 PLMS 仅发生在约一半的韩国 RLS 患者中[262]。PLMS 提示 RLS 的严重程度[263]，表明脑组织缺铁，尤其是丘脑[103]。

PLMS 在其他疾病中[264]（例如，快速眼动行为障碍[265]、发作性睡病[266-268]、多动症[241, 250]）以及健康的老年人中也有很高的发生率。60 岁以下的健康成年人的平均 PLMS 为 5 ～ 15 次 / 小时，但健康老年人高于 20 次 / 小时[239]。

## 临床意义

RLS 患者中 1/3 的 PLMS 与皮质脑电觉醒有关[269]。PLM 事件也与短暂心动过速有关[269]，还与收缩压和舒张压升高（分别为 22 mmHg 和 11 mmHg）有关（图 121.1）[42, 43]。RLS 患者升高幅度大于健康成年人[270]，可能对心血管健康产生不利影响，增加心律失常的风险[45, 271-273]。

### 周期性肢体运动障碍

周期性肢体运动障碍诊断包括睡眠中周期性肢体运动事件增多，引起睡眠质量变差（如失眠、思睡、疲劳）且没有其他 PLMS 病因（如药物、其他睡眠障碍，例如 RLS）。然而，临床报道的睡眠主诉和 PLMS 之间的关系可能是巧合，因为老年人主诉 PLMS 和睡眠障碍都很多。研究普遍支持 PLMS 与成人睡眠-觉醒之间无相关的关系[274-278]，但也有一项研究报告了中年人 PLMS 指数与主观睡眠质量之间存在明显相关。鉴于研究结果相互矛盾，对老年人应谨慎诊断周期性肢体运动障碍，然而，儿童 PLMS 伴有严重的睡眠-觉醒问题，可以诊断为周期性肢体运动障碍[280-282]。

**临床要点**

RLS 患者可以使用各种语言来描述迫切想活动腿部的欲望或休息时难以舒服地保持静止。尽管最近出现了很多治疗方法，但这种疾病很常见却诊断不足。对于临床医生来说，症状特征和模拟病的仔细鉴别很重要。这种疾病有很强的遗传成分，与大脑缺铁有关。治疗的关键是准确的临床评估、病情加重的评估以及清晨空腹血液评估，包括血清铁蛋白、总铁结合力、转铁蛋白饱和度、铁和血红蛋白。在纠正缺铁状态后，使用 α2δ 药物提供了有效的长期治疗，与左旋多巴和多巴胺受体激动剂相比，症状恶化的风险更小。

# 总结

RLS 是一种神经系统疾病，其主要临床特征是迫切活动双腿的欲望，通常在傍晚和晚上休息时出现异常感觉，早上或白天很少出现。诊断主要基于临床病史，PLMS 和家族史可支持诊断，其严重程度分为轻度、中度、重度。中重度 RLS 会降低睡眠质量、生活质量和工作效率。它可能会增加心血管疾病风险。成年人中重度 RLS 发生率约为 1% ～ 3%，儿童中重度 RLS 发生率为 0.5%。

RLS 发生在许多疾病中，通常涉及脑铁异常，并与铁状态密切相关。RLS 发生常有家族史。全基因组关联研究已经确定了增加 RLS 风险的常见和罕见等位基因突变。

应首先考虑补铁治疗，补铁治疗通常有长期益处，并加强其他药物疗效。α2δ 制剂提供了有效的一线治疗，没有显著的症状恶化风险。应谨慎使用短效至中效的多巴胺能药物，因为尽管最初治疗效果良好，但长期使用往往会导致疾病（恶化）。阿片类药物，特别是美沙酮，对难治性 RLS 有效。

## 参考文献和拓展阅读

请扫描书后二维码，获取参考文献和拓展阅读资源。

# 睡眠相关运动障碍及独特的运动表现 第 122 章

*Lana M. Chahine*，*Aleksandar Videnovic*
王 颖 译 王 赞 审校

**章节亮点**

- 《国际睡眠障碍分类》第 3 版提出 10 种睡眠相关运动障碍，其特征是相对简单、刻板的运动，会干扰入睡、睡眠维持或睡眠质量。还提出四种孤立的运动相关症状，这些症状被认为是正常变异。
- 熟悉所有睡眠相关运动障碍，以确定具有临床意义的运动障碍，并确定它们是否是神经退行性疾病或其他疾病的表现。

睡眠中可能会出现各种简单和复杂的动作，有些被认为是正常变异，但也有一些可能有临床意义。《国际睡眠障碍分类》第 3 版（ICSD-3）[1] 提出 10 种睡眠相关运动障碍（sleep-related movement disorders，SRMD）和 4 种孤立的睡眠相关运动。SRMD 的共同点是出现相对简单、刻板的运动，干扰睡眠或入睡。鉴别 SRMDs 和睡眠期的正常生理运动、其他睡眠障碍（如异态睡眠）、运动障碍模拟病（如夜间癫痫发作）很重要。本章概述了睡眠期常见的运动（图 122.1），主要关注其他章节中未具体涵盖的睡眠相关运动（生理性和病理性）。这些睡眠相关运动分为三类：①正常的生理运动；②孤立的睡眠相关运动和正常变异；③ SRMD。正常的生理运动和孤立的睡眠相关运动是良性的，不是一个病理过程。SRMD 包括一系列与临床症状相关的简单、重复运动。区分睡眠期正常运动和有临床意义的运动障碍可通过以下特征，包括病史、发病年龄、运动症状、受累部位、发生时间和多导睡眠图（PSG）的表现。

## 睡眠期的正常生理运动

需要了解睡眠期的正常生理运动，以确保对睡前和睡眠中发生的运动进行全面的鉴别诊断。其中包括快速眼动（rapid eye movement，REM）睡眠期的短暂痉挛和大体动（major body movements，MBM）。

### 快速眼动睡眠期的时相性颤搐

快速眼动睡眠期的时相性颤搐是骨骼肌突发、短暂收缩，通常发生在时相性快速眼动睡眠期。短暂的肌肉收缩可能会转化为面部或四肢的短暂痉挛，但不会引起大关节的运动。肌肉收缩呈现短暂（通常＜ 0.10 s）的重复突发模式，突出于肌电图的背景信号上（图 122.2）。

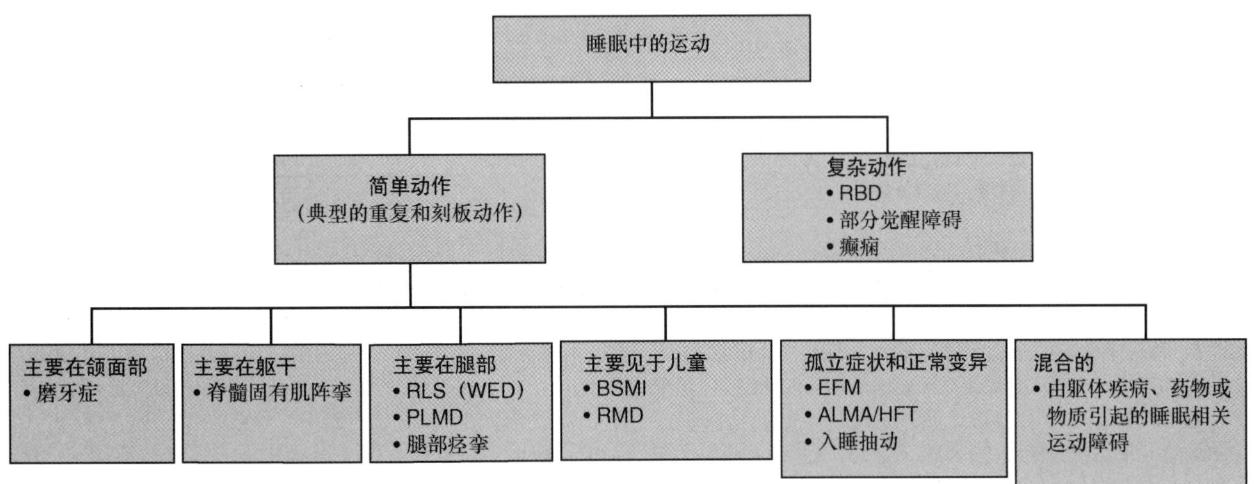


**图 122.1** 睡眠相关运动障碍的鉴别诊断方法流程图。ALMA，交替性腿部肌肉活动；BSMI，婴儿良性睡眠肌阵挛；EFM，多发片段肌阵挛；HFT，睡前足震颤；PLMD，周期性肢体运动障碍；RBD，快速眼动睡眠行为障碍；RLS（WED），不宁腿综合征 /Willis-Ekbom 病；RMD，节律性运动障碍

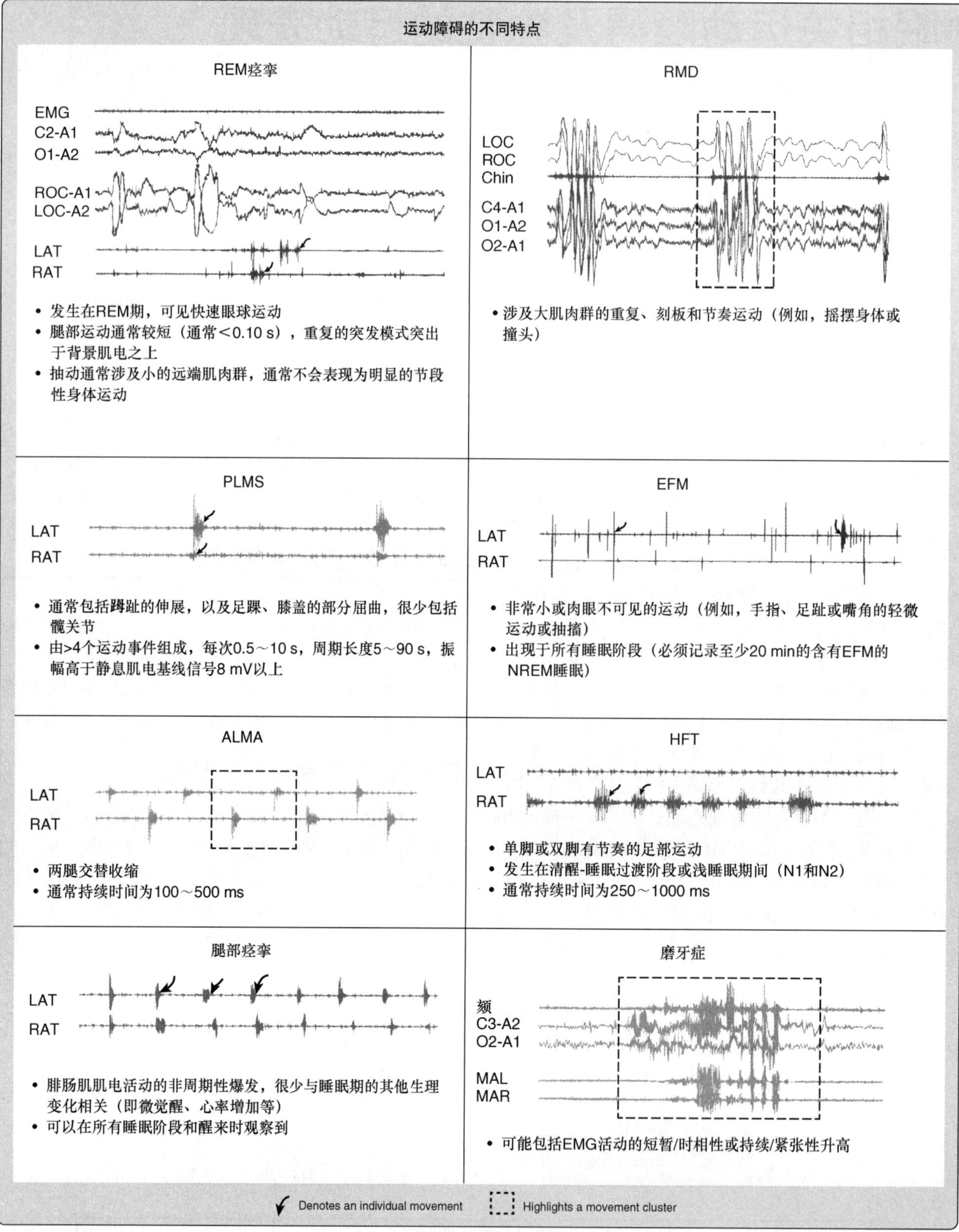


**图 122.2** 睡眠中常见的运动。快速眼动（REM）睡眠期抽动、节律性运动障碍（RMD）、睡眠中周期性肢体运动（PLMS）、多发片段肌阵挛（EFM）、交替性腿部肌肉活动（ALMA）、睡前足震颤（HFT）、腿部痉挛和磨牙症的临床和多导睡眠图特征。A，耳廓（如 C4-A1）；C，中央区（如 C4-A1）；EMG，肌电图；LAT，左胫骨前肌；LOC，左眼电；MAL，左咬肌；MAR，右咬肌；NREM，非快速眼动；O，枕区（如 O1-A2）；RAT，右胫骨前肌；ROC，右眼电

### 大体动

美国睡眠医学学会（American Academy of Sleep Medicine，AASM）评分手册认为 MBM 是一种正常现象，是由于个体在睡眠期间移动或改变体位而导致的身体运动[2]。当身体运动和肌肉干扰占某一记录帧的一半以上，被称为大体动。如果此记录帧部分含有后优势节律，或大体动帧之前或随后记录帧为觉醒状态，则该帧判读为觉醒状态。其他情况下，当大体动前后帧未表现为微觉醒或觉醒时，大体动帧判读为与其随后一帧相同。如果大体动后为微觉醒或觉醒，大体动被认为是觉醒状态；如果体动发生在两帧觉醒帧之间，也考虑为觉醒帧。

## 孤立的睡眠相关运动和正常变异

ICSD-3 提出了 4 种孤立的睡眠相关运动和正常变异。

### 多发片段肌阵挛

多发片段肌阵挛（excessive fragmentary myoclonus，EFM）是肌肉活动的快速爆发，口角、手指或足趾产生轻微的运动。EFM 在非快速眼动（NREM）睡眠期间，肌电图爆发持续 20 min 以上，每分钟至少 5 次，每次持续约 150 ms（图 122.2）[2]。EFM 通常与脑电变化无关（如微觉醒）。然而，在振幅相对较高的情况下，可能会观察到相关的 K 复合波或 EEG 频率的变快。EFM 主要发生在成年男性中，在 NREM 睡眠期间出现，通常是一种良性事件。在极少数情况下，EFM 可能导致睡眠片段化，可能与睡眠呼吸障碍、发作性睡病、周期性肢体运动障碍和失眠有关[1]。

### 睡前足震颤

睡前足震颤（hypnagogic foot tremor，HFT）是指发生于入睡前或浅睡期的足部或足趾的节律运动[4]，类似于足部敲击，其特征是至少 4 次肌电图爆发，每次持续时间为 250 ～ 1000 ms，频率范围为 0.3 ～ 4.0 Hz，通常持续几秒至 15 s（图 122.2）。HFT 表现为单侧或双侧腿部的反复肌电图电位信号，类似于交替性腿部肌肉活动。与 HFT 相比，睡眠中周期性肢体运动（periodic limb movements in sleep，PLMS）的运动间隔更长（5 s）。HFT 在睡眠障碍患者中很常见。在一项针对 375 名睡眠障碍患者的单中心研究中，HFT 的患病率为 7.5%[4]。尽管 HFT 可能与 PLMS 和睡眠障碍（包括不宁腿综合征和阻塞性睡眠呼吸暂停）共病，但通常被认为是一种良性的偶然发现[4]。

### 交替性腿部肌肉活动

交替性腿部肌肉活动（alternating limb movement activity，ALMA）代表睡眠期双侧腿部的交替肌电图爆发，通常持续数秒，频率为 0.5 ～ 3.0 Hz 的运动，每次持续 100 ～ 500 ms，至少出现 4 次（图 122.2）。尽管 ALMA 的病理生理机制尚不清楚，但 ALMA 与脊髓网络中的 5- 羟色胺能和多巴胺能通路之间存在关系。ALMA 与 PLMS 的区别在于前者运动间隔时间短。尽管 ALMA 在大多数情况下不需要治疗，但对睡眠片段化的患者可以考虑进行治疗。ALMA 的治疗缺乏相关证据，研究表明多巴胺受体激动剂普拉克索可以减少 ALMA 以及相关失眠和日间嗜睡的发生[4]。

### 入睡抽动

入睡抽动指一次快速的局灶性或轴向肌肉收缩，通常会引起身体的不对称性。入睡抽动发生于清醒-睡眠过渡阶段，通常不会重复出现[1]。入睡抽动可能是自发的，也可能是由触觉或听觉刺激引起的。PSG 结果显示，入睡抽动通常发生于清醒-睡眠过渡阶段，尤其是睡眠发作时，EMG 显示短暂高振幅电位（75 ～ 250 ms），可能孤立或连续发生。入睡抽动通常与感觉（如跌倒、疼痛、刺痛感）、听觉（如“砰砰”声、敲击声或爆裂声）或视幻觉（如闪光灯）有关。尖锐的叫喊声可能与入睡抽动同时发生。如果没有造成觉醒，机体可能醒后无法回忆起入睡抽动。入睡抽动可以发生在任何年龄和性别。入睡抽动最初在头部创伤患者中报道[5]，后来发现与帕金森病[6]、癫痫[7-8]也有关，评估扩展脑电导联的 PSG 和同步音视频有助于和肌阵挛性癫痫鉴别。入睡抽动非常常见，影响一半以上的成年人[1, 9]，通常被认为是良性生理性肌阵挛，对这类人的管理主要以安慰和患者教育为主。然而，当入睡抽动出现频繁而剧烈，可能导致失眠。过量使用咖啡因、睡眠剧烈运动、睡眠不足、睡眠环境不适和情绪压力都会增加入睡抽动的频率和严重程度，因此，询问这些诱因和恶化因素对减少入睡抽动者的焦虑十分重要。

### 睡眠中周期性肢体运动

PLMS 在成年人中经常出现，但并不一定诊断周期性肢体运动障碍。如果 PLMS 是良性的，睡眠期出现偶发的腿部不自主运动，未导致症状或产生其他临床后果，应被视为一种孤立的睡眠相关运动。PLMS 的特征是跗趾的上翘及足踝、膝盖和臀部的部分屈曲[1]。尽管这些运动主要发生在腿部，但也可能累及上肢。根据 AASM 评分标准，PLMS 由至少连续出现 4 次的腿动事件组成，每次持续 0.5 ～ 10 s，周期长度为 5 ～ 90 s，振幅高于静息基线肌电信号 8 mV 以上（图 122.2）。PLMS 指数定义为每小时出现 PLMS 的数量。一般来说，儿童 PLMS 指数超过 5，成人 PLMS 指数超过 15，则认为 PLMS 指数异常[1]。大约 5% 的成年人 PSG 上表现出偶发的、无症状的 PLMS，被认为是良性现象。图 122.2 显示了区分 PLMS 与其他孤立的睡眠运动和正常变异的生理特征。对于症状相关的 PLMS，建议行进一步的临床评估。PLMS 与周期性肢体运动障碍、不宁腿综合征（RLS）和其他睡眠障碍的关系详见第 121 章。

## 睡眠相关运动障碍

SRMD 包括一系列简单、刻板的运动，可能与临床各种功能障碍（如睡眠质量差、非恢复性睡眠、疲劳）相关。SRMD 中观察到的运动特征有助于和异态睡眠中的复杂运动鉴别。ICSD-3[1] 包括 10 种睡眠相关运动障碍疾病，包括 RLS、周期性肢体运动障碍、睡眠相关腿痉挛、睡眠相关磨牙、睡眠相关节律性运动障碍、婴儿良性睡眠肌阵挛、入睡期脊髓固有肌阵挛、医疗活动引起的 SRMD、药物或物质滥用引起的 SRMD 以及未明确的 SRMD。表 122.1 显示了医疗活动引起的 SRMD 和药物或物质滥用引起的 SRMD。RLS 和周期性肢体运动障碍详见本书第 121 章。

## 睡眠相关腿痉挛

### 临床特征

睡眠相关腿痉挛是一种突发下肢肌肉不自主强直收缩伴疼痛，通常发生在小腿和足部[1]。腿痉挛发生在睡眠期间，通过用力伸展可缓解疼痛。睡眠相关腿痉挛通常会突然发作，也可能缓慢发作，持续几秒钟到几分钟。睡眠相关腿痉挛患者也可能有其他睡眠障碍疾病，如打鼾、睡眠不足、白天过度思睡和生活质量下降[10]。睡眠相关腿痉挛可能是特发性的，也可能与脑血管病、腰椎管狭窄、肝硬化、血液透析、妊娠、神经肌肉病及其他疾病（如代谢紊乱）有关。此外，某些药物也可能导致睡眠相关腿痉挛。继发性睡眠相关腿痉挛可能在白天也会出现腿痉挛[11]，此类患者应考虑继发因素[12-13]。全面的体格检查非常重要，实验室检查和其他检查，如肌电图和神经传导检查也可在适当的情况下进行[11]。

### 流行病学

偶发腿痉挛很常见，大多数 50 岁以上的成年人一生中至少出现过一次。6% 的普通人群腿痉挛每月可发生至少 5 次[14]，并可能导致失眠。尽管年龄是危险因素[12-13]，但睡眠相关腿痉挛可发生在任何年龄[14-15]。睡眠相关腿痉挛在儿童和青少年中的发病率约为 7%，但很少发生在 8 岁之前。妊娠和睡眠相关腿痉挛相关，33% ～ 50% 的孕妇会出现腿痉挛，症状随孕周的增加而加重，分娩后往往会消失。剧烈运动、使用某些药物（如萘普生、静脉注射蔗糖铁、结合雌激素和特立帕肽）、脱水、体液和电解质紊乱及减少个体活动能力的疾病均可能引发睡眠相关腿痉挛。此外，糖尿病、睡眠呼吸暂停[16]、血管疾病、代谢紊乱以及神经肌肉疾病患者可能更容易出现睡眠相关腿痉挛。

### 鉴别诊断

睡眠相关腿痉挛可能与 RLS 的腿部不适相混淆。RLS 可能表现为痉挛感，需要全面的病史采集和体格检查来加以区分。两者的关键区别是睡眠相关腿痉挛是不自主的、可感知的、疼痛的、肉眼可见的持续肌肉收缩，而 RLS 并非如此。此外，与 RLS 的典型症状相比，腿痉挛事件往往有更明确的发生期，通常在傍晚或前半夜。睡眠相关腿痉挛也应和局灶癫痫发作相鉴别，鉴别点是腿痉挛持续时间更短，分布更集中。主动肌和拮抗肌的持续共同收缩可以从电生理学上将足部肌张力障碍与睡眠相关腿痉挛区分开。此外，发作性肌张力障碍非常罕见，其发作持续时间比睡眠相关腿痉挛的几秒钟更长。

### 多导睡眠图评分标准和运动特征

睡眠相关腿痉挛在电生理上表现为睡眠期腓肠肌肌电图活动的非周期性爆发，产生之前没有任何特定生理变化[1]。所有睡眠阶段都可以看到睡眠相关腿痉挛。

### 病理生理学

睡眠相关腿痉挛是由支配相关肌肉的运动单位持续募集引起的，与脊髓前角细胞的高波幅自发放电有关。可能的病理生理机制包括脊髓兴奋、脊髓去抑制、运动神经末梢兴奋性异常以及由相邻神经元交叉激活引起的肌肉收缩增强[12-13]。局部缺血或代谢异常可能是疼痛的原因。几种药物可能是导致睡眠相关腿痉挛的原因，如表 122.1 所示。

### 治疗

睡眠相关腿痉挛的治疗包括非药物治疗，如频繁拉伸或按摩肌肉、热疗或活动受累肢体[17]。一项关于药物治疗的系统综述发现，奎宁可以减少每晚腿痉挛的频率和严重程度[18]，但奎宁不良反应（包括血小板减少症和心律失常）严重，尽管短期使用（＜60 天）奎宁使腿痉挛发生率降低。其他治疗方法包括镁、地尔硫䓬和抗惊厥药（如加巴喷丁），疗效证据有限。对中度至重度睡眠呼吸暂停患者使用持续气道正压通气可以改善睡眠相关腿痉挛[16]。

## 睡眠相关磨牙症

### 临床特征

磨牙症（来自希腊语 brugmos，意思是“咬牙切齿”）是清醒和睡眠时反复出现的下颌肌肉活动，导致咬牙或磨牙，以及下颌骨伸展。磨牙症会引起一系列躯体症状，如牙齿磨损、牙齿疼痛、颞下颌关节功能障碍和头痛。

诊断睡眠相关磨牙症根据睡眠期间频繁磨牙声的临床病史，且至少与以下列一种情况相关：牙齿异常磨损、晨起下颌肌肉疼痛或疲劳、颞部头痛和醒来时下颌固定[1]。睡眠相关磨牙症的强度和持续时间是可变的，睡眠期肌肉收缩可能发生数百次。颞部头痛通常在清醒时或清醒不久后出现，在磨牙症患者中很常见。其他相关症状包括牙齿疼痛、下颌活动受限、下颌活动疼痛、颞部疼痛、牙齿磨损，在极端情况下还有牙齿骨折。口腔黏膜损伤可能是由过度磨牙症引起的[1, 19]。磨牙症也会影响床伴的睡眠。

### 流行病学

睡眠相关磨牙症通常是家族性的，一半以上的患者至少有一个亲属磨牙。遗传原因尚未确定。磨牙症在儿童时期更为常见，但一半以上的儿童磨牙症可能会持续到成年。一般成年人磨牙症的患病率约为 8%，老年人磨牙症的患病率为 3%（尽管老年磨牙症可能被低估）[1, 19]。诱发因素包括紧张的生活事件和焦虑症[1]。睡前数小时接触尼古丁和咖啡因可能导致睡眠相关磨牙症的发生[19]（表 122.1）。

**表 122.1 因药物或身体因素导致的睡眠相关运动障碍**

| 睡眠相关运动障碍 | 引起特定疾病的药物 | 引起特定疾病的身体因素 |
|---|---|---|
| 睡眠相关腿痉挛 | 利尿剂、$\beta_2$ 激动剂、他汀类药物 | 低钾血症<br>神经退行性帕金森综合征<br>肾疾病<br>神经病变<br>怀孕 |
| 睡眠相关磨牙症 | 选择性 5-HT 再摄取抑制剂<br>5-HT/ 去甲肾上腺素再摄取抑制剂 | |
| 脊髓固有肌阵挛 | 喹诺酮类<br>青霉素类 | 脊髓损伤<br>功能性（心因性） |

### 鉴别诊断

睡眠相关磨牙症需要与睡眠中其他原因引起的颌面运动鉴别，如癫痫发作、肌阵挛、快速眼动睡眠行为障碍（RBD）和下颌肌张力障碍。日间症状和检查结果的存在有助于鉴别睡眠相关磨牙症和口下颌肌张力障碍。吞咽异常和胃食管反流病有助于和胃肠道疾病鉴别。

### 多导睡眠图评分标准和运动特征

尽管睡眠相关磨牙症通常根据临床症状诊断，但 PSG 的发现可能有助于诊断。磨牙症可以记录在肌电导联上。PSG 可用于评估睡眠呼吸障碍和（或）与其他病因区分[1]。同步音视频有助于确认声音的性质（如磨牙、打鼾）和运动类型（如紧咬或有节奏的下颌运动）。睡眠相关磨牙可为短暂性（时相性）或持续性（紧张性）颏肌电活动增强，其波幅为背景肌电的 2 倍以上。PSG 检查时应将肌电电极放在咬肌或颞肌上[2]，短暂的肌电增高每次持续 0.25 ～ 2 s，至少规律出现 3 次，可能与“咔哒”声相关。对于紧张性肌肉收缩，肌电活动必须持续 2 s 以上才能被评定为磨牙症。判读夜间磨牙必须有至少 3 s 的背景稳定肌电[20]。同步音视频记录到“咯吱”声证实磨牙症的诊断。睡眠相关磨牙症的肌电图变化必须与简单运动、肌阵挛、撞头和其他有节奏的颌面活动（如睡眠中无意识咀嚼）的变化鉴别。磨牙症没有报告标准，通常用每小时发作次数来表示。

### 病理生理学

在没有明确病因，如药物、毒品或各种神经系统疾病（帕金森病、RBD、脑瘫和唐氏综合征）的情况下，睡眠相关磨牙症可以是原发或特发性的[1]。睡眠相关磨牙症也可以发生在睡眠呼吸障碍患者中，与 OSA 有共同联系[1]。儿茶酚胺（如去甲肾上腺素和多巴胺）在磨牙症的发生发展中起着重要作用[21]。

### 治疗

由于其他睡眠障碍会加重磨牙症，睡眠专家应该评估和治疗磨牙症的继发原因，包括药物、未诊断的睡眠呼吸暂停、癫痫、抽搐或口下颌肌张力障碍。口腔矫治器、行为改变、减少焦虑、药物治疗可能对一些患者有帮助。在随机对照试验中，向咬肌和（或）颞肌注射肉毒杆菌毒素进行化学去神经支配已被证明是有效的[22]。肉毒杆菌毒素可降低肌肉收缩强度，在严重病例中可考虑使用[23]。

## 睡眠相关节律性运动障碍

### 临床特征

睡眠相关节律性运动障碍（rhythmic movement disorder，RMD）是以重复、刻板的节律性动作为特征，干扰正常睡眠或引起显著的日间症状，甚至造成自体损伤。诊断主要依据病史和神经检查。RMD 的亚型包括身体摇摆、头部撞击、头部滚动（头部的左右运动），以及两种和两种以上的类型。随着动作的进行，可能会听到节奏性的“嗡嗡”声[1]。其他动作也有报道，如身体翻滚、腿部撞击和腿部翻滚。有时一个人同一个夜晚可能会同时出现几种 RMD 的类型[24]。每次发作时间通常不超过 15 min，但持续时间可能从几分钟到 1 h 不等。重复运动以每秒 0.5 ～ 2 次的频率发生。动作和相关的声音可能相当大，环境噪声或干扰可能导致动作停止。睡眠相关 RMD 可能发生在思睡状态或睡眠的任何阶段[1, 25]。儿童 RMD 患者可能会出现失眠、异态睡眠（如梦游）和日间思睡。尽管发现这些刻板动作可能会自我缓解，但这些动作行为可能令他们的床伴或其他家庭成员感到担忧。成年人也可能出现失眠和严重的日间思睡[26]。除了对睡眠 / 思睡的影响外，RMD 还与受伤风险有关。在成年人中，RMD 可能与其他原发性睡眠障碍有关，如 OSA、发作性睡病、RBD 和注意缺陷多动障碍。RLS 患者睡眠期的 RMD 甚至可以缓解 RLS 感觉障碍症状。发作性睡病患者表现出节律性运动[27]，这可能与睡瘫结束有关[28]。

### 流行病学

睡眠相关节律性运动障碍主要见于儿童，成年人也可见到。据报道，59% 的 9 个月大婴儿表现出一种或多种睡眠相关节律性运动，18 个月大时发生率下降到 33%，5 岁时下降到 5%。据估计，5% 的学龄前儿童会出现严重的睡眠相关节律性运动，即 RMD[29-30]。尽管 RMD 通常发生在健康的儿童或成人身上，但 RMD 的危险因素包括发育迟缓、行为障碍、注意缺陷障碍和焦虑[31]。如前所述，其他睡眠障碍，包括 RLS、睡眠呼吸暂停和 RBD，也与 RMD 风险增加有关。

### 鉴别诊断

RMD 是排他性诊断，通常通过患者提供的病史或视频记录来确定。当单纯的临床病史不足以诊断明确，或者当动作不典型或剧烈时，可行 PSG 检查辅助诊断。二便失禁、舌咬伤、口吐白沫，或有癫痫发作的个人或家族史，应注意与癫痫发作相鉴别，PSG 检查期间应考虑行完整的脑电图导联监测。异态睡眠，如 RBD，也应与 RMD 鉴别。RBD 发作往往是复杂的和有目的性的，而 RMD 是简单的、无目的性的。睡眠相关肌阵挛和磨牙症也应与 RMD 鉴别。RMD 应该与震颤鉴别，震颤以身体任何部位有节奏的不自主运动为特征，主要发生在清醒期，但也可能持续到 N2 或 N3 期睡眠，与 RMD 相反，震颤的刻板动作是儿童在清醒或安静 / 思睡状态下经常出现的重复性有节奏的运动，不会干扰睡眠，导致白天思睡或伤及自身。

### 多导睡眠图评分标准和运动特征

根基 AASM 评分手册，RMD 的诊断标准判读节律性运动的频率范围为 0.5 ～ 2 Hz，一组节律性运动至少需要 4 次独立运动（图 122.2）。视频 PSG 研究表明，大多数有节奏的运动发生在清醒期，但在 N1、N2 和（或）REM 睡眠阶段也很常见[31]。值得注意的是，节律性运动在成年人 REM 期发生得更频繁。

### 病理生理学

RMD 的病理生理机制尚不清楚。由于 RMD 在婴儿和幼儿中很常见，可能与针对前庭刺激产生的自我缓解作用有关[31]。由于 RMD 发生在思睡或睡眠过渡阶段，可能与脑干中枢运动模式发生器介导的觉醒震荡有关[7]。

### 治疗

大多数运动轻微的患者不需要治疗。如果 RMD 导致严重的睡眠中断、白天思睡或自体或床伴有受伤风险，则应考虑治疗。通常强调安全预防措施（即防护头戴）。药物疗效证据有限，可以考虑使用氯硝西泮[32]和丙米嗪，但在许多情况下，尽管服用了药物，这些运动仍会持续。其他可能有用的治疗方法包括行为干预、催眠和睡眠限制。OSA 的治疗可以改善 RMD 合并症[11]。

## 婴儿良性睡眠肌阵挛

### 临床特征

婴儿良性睡眠肌阵挛（benign sleep myoclonus of infancy，BSMI）（也称为新生儿良性睡眠肌阵挛）的特征是四肢、躯干或少数面部出现肌阵挛性抽搐，发生在新生儿和婴儿身上（例如，出生至 6 个月大），仅在 SRMD 中考虑，因为它容易与癫痫发作混淆[1]。

运动往往存在于双侧，且幅度较大。症状可能会持续几天到几个月。这些运动发生在睡眠期，有时发生在睡眠-觉醒过渡期，但不会发生在清醒期[33]。大多数受影响的婴儿神经系统正常[33]，只有当其他病因（如药物或其他睡眠或神经疾病）不能更好地解释症状时，才能诊断为 BSMI[1]。

### 流行病学

BSMI 的患病率尚不清楚，估计发病率为 0.8/1000 ～ 3/1000[34]。男性比女性受影响更大。

### 鉴别诊断

BSMI 是良性的，但经常与癫痫混淆，特别是肌阵挛性癫痫发作和肌阵挛性脑病[33]。在肌阵挛发作期进行同步视频脑电图记录有助于诊断，脑电图不会有癫痫样活动。患有 BSMI 的婴儿的神经系统检查通常是正常的。然而，在一些患者中，可能出现非特异性神经体征或表达性语言发育迟缓。评估包括同步视频脑电图、代谢和毒物筛查。轻微摇晃可能会诱发 BSMI 事件，可能是脑电监测过程中有用的刺激措施，有助于鉴别 BSMI 和癫痫发作。表 122.2 列出了鉴别 BSMI 和其他神经系统疾病的关键特征。

**表 122.2　婴儿良性睡眠肌阵挛常见相似疾病**

| 相似疾病 | 鉴别特征 |
| --- | --- |
| 肌阵挛性癫痫发作 | BSMI 仅在睡眠期间发生并停止<br>当婴儿被唤醒时会突然停止，而癫痫发作可能发生在清醒期<br>癫痫样活动在肌阵挛性癫痫发作时出现，但在 BSMI 时不出现<br>BSMI 常见于神经系统发育正常的婴儿，而肌阵挛性癫痫发作可能与围产期疾病（即缺氧缺血性脑病、感染或代谢异常）有关 |
| 婴儿痉挛症（West 综合征） | 通常在出生后第 1 个月出现，表现为突然头部屈曲、上肢伸展、下肢屈曲<br>脑电图出现癫痫样活动，通常与高度节律失常脑电有关 |
| 维生素 $B_6$ 依赖性癫痫 | 可在婴儿清醒时发生，而 BSMI 在婴儿被唤醒时突然停止<br>脑电图活动减慢支持脑病而非 BSMI<br>对维生素 $B_6$（吡哆醇）有反应 |
| 过度惊吓 | 清醒时全身僵硬<br>夸张的惊吓反射<br>典型的动作是对刺激的过度反应，如触摸或大的噪声 |
| 神经过敏 | 清醒时对触觉或听觉刺激有反应，而 BSMI 发生在睡眠期 |

### 多导睡眠图评分标准和运动特征

BSMI 事件的 PSG 表现为阵发性身体抽动，通常每组 4 ～ 5 次，每次持续时间为 40 ～ 300 ms。一旦 BSMI 发作，阵发性身体抽动可以在几分钟内成串发作，很少持续超过 1 h。BSMI 发作期间的视频 PSG 显示了睡眠期间发生的事件，通常没有观察到微觉醒或清醒。发作期或发作间期癫痫样活动的缺失有助于鉴别 BSMI 和癫痫发作。

### 病理生理学

BSMI 的病理生理学尚不清楚。有人提出可能是大脑对脊髓的下行抑制机制力不成熟，包括婴儿期中枢神经系统髓鞘发育不全[1]。

### 治疗

家长教育和安慰是 BMSI 管理的重要组成部分。这是一种自限性疾病，准确诊断以避免不必要的干预很重要。

## 入睡期脊髓固有肌阵挛

### 临床特征

入睡期脊髓固有肌阵挛是罕见病，特点是清醒至睡眠转换过程中腹部和躯干肌肌阵挛抽动[1, 35]，临床表现为放松休息和思睡期的突然抽动，主要在躯干、颈部或腹部，随着睡眠的开始而消失，睡眠过程中不发生，对患者和床伴造成困扰，导致失眠和生活质量下降。肌阵挛抽动和平卧位有关[36]。

### 流行病学

入睡期脊髓固有肌阵挛是一种罕见病，流行病学数据也很少，该病似乎在男性中更常见[35]。

### 鉴别诊断

脊髓固有肌阵挛通常表现为具有刻板性和节律性的全身抽动，可能与癫痫肌阵挛混淆，发作期脑电图有助于鉴别二者。仔细询问病史有助于鉴别脊髓固有肌阵挛的不自主运动和 RLS 感觉障碍引发的自主运动。脊髓固有阵挛未表现出 PLMS 中的节律性。入睡抽动容易和脊髓固有肌阵挛混淆，但前者持续时间更短，电生理学表现不同。

### 多导睡眠图评分标准和运动特征

PSG 显示在清醒或向睡眠期转换过程中出现的高波幅肌电活动。放电从颈段或胸段开始，缓慢地向头端和尾端扩散，但不包括头部[36]。放电通常持续 100 ～ 300 ms，主动肌和拮抗肌共同收缩。抽动可能是孤立的，也可能以固定时间间隔（每 5 ～ 40 s）发生。

### 病理生理学

尽管脊髓固有肌阵挛的病理生理尚不清楚，但在某些情况下，脊髓可能是运动的潜在发生器。令人感兴趣的是，白天发生的持续性脊髓固有肌阵挛与结构性脊髓疾病有关。在其他情况下，脊髓固有肌阵挛与结构性脊髓疾病无关，由心因性或功能性因素引起[35]。

### 治疗

与大多数 SRMD 一样，经过全面评估以排除严重疾病后建议进行健康教育。氯硝西泮或丙戊酸可能对一些患者有效[35]。

### 临床要点

- 睡眠相关运动障碍（SRMD）的特点是在思睡、向睡眠期转换或睡眠期发生的简单刻板的运动。
- 不同年龄段可发生不同的 SRMD。婴儿良性睡眠肌阵挛仅发生在新生儿期。睡眠相关节律性运动障碍和磨牙症在儿童时期更为常见，但可能会持续到成年。睡眠相关腿痉挛在所有年龄段都会发生，尤其是老年人。
- 睡眠相关腿痉挛有很多病因，可通过病史、体格检查和实验室检查进行评估。
- 入睡期脊髓固有肌阵挛可能是由脊髓疾病引起的，但更多是由心理因素引起的。

## 总结

ICSD-3 目前提出 10 种不同的 SRMD 和 4 种独立的睡眠相关运动，它们可能会导致睡眠中断和生活质量下降。它们相对常见，并容易合并其他疾病。全面的病史采集和检查对评估疑似 SRMD 患者至关重要。结合电生理结果有助于与异态睡眠或癫痫鉴别。

## 致谢

作者感谢 Anthony Kwan 先生对图 122.1 的原创性工作以及 Seulah Choi 女士对图 122.2 的原创性工作。

### 参考文献和拓展阅读

请扫描书后二维码，获取参考文献和拓展阅读资源。

# 睡眠呼吸障碍

# 第 15 篇



# 导论

## 第 123 章

*Robert Joseph Thomas，Andrey V. Zinchuk*
李桃美　郝凤仪　译　唐向东　审校

## 写在前面

BC/AC：持续气道正压通气（continuous positive airway pressure，CPAP）之前（before CPAP，BC）和 CPAP 之后（after CPAP，AC）。本书的大部分读者都没有亲身经历过 CPAP 出现之前的睡眠医学和睡眠呼吸暂停的治疗。CPAP 的简单性和生物学疗效是医学中无与伦比的治疗方法之一。在 20 世纪 80 年代，CPAP 不仅改善了生活质量，还挽救了生命，是神话般的存在。过去 30 年中，尽管新的机器、人机交互界面和替代疗法不断发展，但这个用于支撑上呼吸道塌陷的简单工具仍然占据着至高无上的地位，推动睡眠医学领域和行业的发展。

本篇的内容将带领我们体验一场睡眠呼吸医学的迷人之旅，从病理生理学到临床表现，再到表型、治疗和目前睡眠呼吸障碍对脑结构和功能影响的理解。然而，令人深思的是，对于普通患者来说，除了机器和人机交互界面的人体工程学改进之外，这些材料中的大部分研究尚未应用于临床，睡眠呼吸暂停的治疗仍然主要采用与 30 年前相同的概念和方法，而这是需要改变的。依据本篇各章节中所描述的新知识，该领域正迈出开发新治疗方法的第一步，用于了解哪些人对呼吸暂停相关的压力源最易感（或最有承受力），同时为我们的患者提供个性化医疗。

## 什么是睡眠呼吸暂停?

当呼吸的潮气量和节律波动超过一定阈值时，我们就会对呼吸事件进行判读。当呼吸事件的频率超过一个阈值时，我们就会诊断为睡眠呼吸暂停。但是，这些阈值对某些患者可能具有意义，而对其他患者却没有。大部分人群都存在一定频率的呼吸事件，但在主观和下游生物学影响方面均是无症状的，因此区分是测量时出现的现象还是疾病至关重要。例如，呼吸事件的影响 / 生物学联系可以从无到自主神经激活、觉醒、睡眠片段化、窒息感、触发心律失常或日间过度嗜睡。我们需要更好地了解疾病过程中异常呼吸在独立事件和累积水平上的生物学恢复情况，以确定对个体而言什么是具有生物学意义和相关性的。第 125 ～ 129 章和第 138 章描述了对睡眠呼吸障碍传统和新兴的理解，第 141 章深入探究在高海拔地区人类的呼吸系统受挑战而出现睡眠呼吸暂停的关键机制。

## 睡眠呼吸暂停什么时候出现以及如何随年龄的增长而变化?

睡眠呼吸暂停在受孕时出现吗？上气道、呼吸控制和睡眠稳态系统由大量基因调节。睡眠呼吸暂停的家族性风险可能与所有这些系统有关。颅面形态学显示儿童期上气道阻塞是一个风险因素，尽管真实世界的长期随访数据很少，而且极难获得（例如，从儿童时期开始连续数十年的头部测量或磁共振成像）。然而，最近根据更精确的表型，如头部测量、舌部脂肪和非解剖的亚型（例如，呼吸事件持续时间和觉醒阈值）以及大规模的多维度数据集，阐明了一些睡眠呼吸暂停易感和导致其后果的基因，这些后果包括炎症、内皮功能紊乱和认知障碍。早期干预是否可以预防睡眠呼吸暂停（控制肥胖后）？除了保持理想体重外，阻塞性睡眠呼吸暂停的自然病程是否也会改变？在第 128、142 和 139 章中能找到这些问题的答案。

根据不同的年龄，呼吸暂停低通气指数（apnea-hypopnea index，AHI）界定是否异常的阈值可能从 1 突然转变到 5，这还有很多不足之处。由于种族差异、夜间变异和个体差异（例如，慢波功率、呼吸暂停时间、觉醒强度）可能会被目前的判读规则弱化，因此所有年龄阶段 AHI 的常模数据是有限的[1-2]。

## 无症状患者是否应该接受治疗?

可测量的病理–临床影响关系的极端患者通常能够为疾病的病理生物学带来新的见解。例如，严重的无症状睡眠呼吸暂停在临床是一个谜团。目前尚缺乏足够的证据来证明存在严重睡眠呼吸暂停但无症状是对患者是保护性还是危害的。流行病学数据表明，没有嗜睡症状的患者出现心血管结局的风险更低[3]，但是，机制研究发现治疗睡眠呼吸暂停后能够改善内皮功能[4]，内皮功能受损是心血管疾病的前兆。血液中的生物标志物、内皮功能、动态血压以及脑影像和功能研究可以明确哪些人存在风险或处在组织损伤的早期阶段。这个话题我们将在第 131、136 和 137 章中进行讨论。睡眠呼吸障碍很少单独发生，我们将在第 137 和 138 章以及专门介绍诊断分类的章节［例如，阻塞性睡眠呼吸暂停（第 131 章）、中枢性呼吸暂停（第 124 和 126 章）和肺泡低通气（第 138 章）］中探讨睡眠呼吸障碍与其他常见慢性疾病的相互作用。

## 从表型的理论到实践

本版中有几个章节涉及了睡眠呼吸暂停的表型（第 128、129 和 130 章以及专门介绍诊断分类的章节）。目前在会议和发表的论文中讨论致病表型或临床表型是非常时兴的，但要将其应用于临床实践则非常困难。最近的研究阐明了不同临床亚型（嗜睡型、失眠型与轻度症状型）、多导睡眠图亚型（低氧型与觉醒型为主）以及内在分类亚型（高环路增益与低环路增益）在 CPAP 治疗的耐受性、心血管结局以及非 CPAP 治疗的反应性方面存在差异，但这些新的知识尚未传达给患者。例如，尽管 1/3 的睡眠呼吸暂停患者表现为失眠表型，但失眠管理的临床指南中并没有包括客观的睡眠测试，特别是对于同时存在睡眠呼吸暂停的患者。该领域有望在诊断和个体化治疗方面取得进展，主要针对不良事件发生风险最高以及可能对治疗反应最好的个体。由于针对驱动表型的辅助治疗在很大程度上是通用的，如氧疗、镇静剂和乙酰唑胺，需要政府、学术机构和行业之间的合作来推动该领域而避免一刀切。

## 呼吸暂停的单模式与多模式治疗

如果呼吸暂停存在多个疾病驱动因素，仅针对其中一个因素很可能无法充分治疗该疾病。因此针对疾病驱动因素、下游影响，甚至康复动力学的多模式治疗的疗效评估应运而生。

从商业 / 产品开发的角度来看，评估单一疗法疗效并获得美国食品和药品管理局（FDA）的批准是可以理解的。但是，在临床实践中，几乎在所有存在多种治疗方法的疾病中，联合治疗是常规的治疗方式（例如，糖尿病、哮喘、风湿性疾病、心力衰竭）。然而，睡眠呼吸暂停通常只使用单一的治疗方法。例如，美国的医疗保险 Medicare 禁止口腔矫形器和气道正压通气（positive airway pressure，PAP）的联合治疗。因此，我们获得了一个基于生物学原理评估联合治疗疗效的巨大机会。联合治疗可以更合理地针对驱动机制和（或）下游影响，例如高血压和内皮功能障碍。第 132 和 140 章讨论了 PAP 的核心治疗、在该领域的先进技术以及如何根据特定疾病（例如，心力衰竭所致周期性呼吸的伺服式通气）个体化调整 PAP。辅助疗法（第 133、134 和 139 章）可针对睡眠呼吸暂停的单一病理（如阻塞）或联合病理（如高环路增益）进行治疗。

## 如何定义成功的治疗而不仅仅是“最低可接受的依从性”

CPAP 作为一线和最常见的治疗方法，其治疗是否成功主要由保险公司决定。对一种终身性疾病而言，治疗是否成功定义为在治疗的最初几个月中超过 70% 的夜晚使用时间超过 4 小时，这是不合理的。因为数据显示，睡眠呼吸暂停的症状和功能会随着 CPAP 每小时的使用而改善，所以是时候放弃将“超过 70% 的夜晚使用时间超过 4 小时”作为衡量标准了。将这样的标准作为金标准限制了我们对影响治疗效果的患者因素和治疗因素的理解。以下是美国 CPAP 供应商发送给患者的信件内容：

> “恭喜你！在最初治疗的 3 个月中，您连续 4 周至少 70% 的夜晚使用 CPAP 超过 4 小时。”（这封信是发给一位存在严重残留嗜睡和残留 AHI 17 次 / 小时的患者）
>
> “在最初治疗的 3 个月中，您并没有连续 4 周至少 70% 的夜晚使用 CPAP 超过 4 小时。由于您没有进行该治疗，因此在医学上认为是不必要的。我们将联系您并安排退还 CPAP 设备。”（这封信是发给一位存在严重阻塞性呼吸暂停、心力衰竭和反复住院的患者）

## 除了呼吸暂停低通气指数和日间过度嗜睡，但改变是困难的

将总睡眠时间、治疗时的残留呼吸暂停以及治疗后的残留呼吸暂停整合到治疗效果评估指标中可能更有意义。重要的是，治疗有效性的评估还必须包括主观的、以患者为中心的结局（例如，症状和功能）。

在这个版本中有几章讨论了除 AHI 和日间过度嗜睡之外的描述睡眠呼吸特征的方法（第 129 和第 130 章）。机器学习和计算技术可以从呼吸信号中获取新的信息，而临床表型如嗜睡、无症状和失眠亚型在睡眠诊所中也是很容易识别的。该领域正致力于解决个体化治疗在所有治疗中是否存在比 CPAP 更多的益处。

短睡和长睡是另外两个关键睡眠表型，这两个表型可以改变睡眠呼吸障碍的治疗。短睡可能是自然现象，也可能是失眠、焦虑、抑郁、心房颤动、心力衰竭、创伤性脑损伤、神经退行性疾病或双相情感障碍（甚至在缓解期）的一个组成部分。长睡最常见于特发性嗜睡，但也可发生在创伤性脑损伤后、抑郁症（特别是季节性恶化）以及自然长睡者。显然，依从性的标准需要修改以适应不同的睡眠时间。

## 姑息治疗

睡眠呼吸暂停的治疗很少会采取姑息治疗，但基于患者偏好、预期寿命和生活质量的考虑是有意义的。为什么不使用镇静剂治疗失眠呢？我们已经更好地认识到非快速眼动（non-rapid eye movement，NREM）睡眠中的觉醒能加重呼吸暂停。以 NREM 为主的更轻的呼吸暂停可能是对镇静剂更有效的一种可能表型。用于治疗日间过度嗜睡的促醒药物？非勺型血压患者在睡前服用降压药？氧气治疗用于夜间低氧或周期性呼吸？在许多疾病中，我们关注的是症状减轻和生活质量，为什么不是睡眠呼吸暂停呢？这个领域发表的论文很少，因此有较大的发展空间。

## 消费者诊断和移动监测结果

预计经过美国 FDA 批准的医疗级别的睡眠呼吸暂停诊断设备将可通过非处方渠道获得，并且所有领域内的相关变动会随之而来。当前和正在发展中的技术可通过可穿戴设备与智能手机配对来记录呼吸、睡眠、心率动力学、运动、认知、情绪和生活质量。通过每天向患者提供关于 CPAP 使用和有效性的简单反馈来改善使用情况[5-6]。移动设备收集的纵向、多维度数据有可能帮助了解睡眠呼吸暂停的患病情况并让患者参与疾病管理。

## 设备数据跟踪的准确性

目前，不同制造商的治疗设备对呼吸事件的探测都采用其特定的专有算法，各制造商之间甚至没有一个统一的标准，科学学会也没有相关推荐。这种基于规则的算法的准确性变化较大，无法估计稳

定的呼吸。伺服式通气设备的准确性甚至比 CPAP 和双水平呼吸机更低，因为在估计治疗效果时并没有将设备的压力曲线考虑进去。尽管残留的不稳定呼吸与治疗依从性下降有关，但是其具体的影响在很大程度上是不清楚的。明确血压、自主神经指标或残留嗜睡 / 认知是否受残余不稳定呼吸的影响至关重要，但要做到这一点，必须要有标准化且准确的评估呼吸不稳定性的方法。

## 针对下游病理学的治疗

对基于强制保险预期设备或治疗的关注淡化了睡眠呼吸暂停的临床意义和可测量的下游影响。这些影响包括情绪、注意力、炎症、心脏肥大、白质高信号、代谢和内皮功能障碍以及基于血液学的健康生物标志物。与糖尿病这种需要跟踪和管理的多器官系统损害的疾病相比，呼吸暂停相关的多系统紊乱尚未成为临床实践的一部分。例如，针对睡眠呼吸障碍所致的下游心血管结局的辅助药物治疗可能对缺乏现有临床指征的（特定处方）睡眠呼吸暂停病患者是有益的[7]。这是一个具有巨大研究和转化机会的领域。

## 睡眠呼吸暂停的康复动力学

我们对于日间过度嗜睡恢复的时间进程已经有一些了解，但对其他相关特征的了解却很少，比如情绪障碍、注意力不集中、偏头痛、高血压、内皮功能紊乱、炎症、脑白质改变。我们不清楚特定患者临床表现的预测因素（例如，疲劳与嗜睡、高水平与正常水平的 C 反应蛋白）或者促进恢复的因素。必须进行相关研究来填补这一关键知识的空白，考虑到这种研究的固有费用，建立合作登记研究可能是一种可供选择的途径。

## 睡眠和脑健康

睡眠呼吸暂停会导致痴呆吗？睡眠呼吸暂停导致血管性痴呆似乎更容易理解，因为夜间高血压会导致白质损伤。然而越来越多的证据表明，睡眠呼吸暂停与淀粉样蛋白生成相关。睡眠呼吸暂停可能会加速认知储备在衰老过程中的下降。但是，探讨通过治疗睡眠呼吸暂停来改善痴呆的研究是一项艰巨而漫长的任务。第 135 章和第 142 章介绍了这一领域的进展和未来方向。

治疗睡眠呼吸暂停是否可以改善抑郁症的结局，包括难治性抑郁症？临床研究结果发现，短时间（约 3 h）的 CPAP 治疗也可以改善抑郁症状。这种结论可能不是通过 CPAP 与无 CPAP 或者假 CPAP 比较而得出的，而是通过“睡眠呼吸暂停治疗”（包括 CPAP、口腔矫形器、舌下神经刺激、上下颌前移手术和胃肠减重手术中的一个或多个）与对照比较而得出的。

## 心房颤动

尽管似乎有很多证据支持睡眠呼吸暂停会导致心律失常，包括心房颤动，但对心房颤动患者进行常规睡眠呼吸暂停的筛查是否合理？目前存在两个具体的挑战：具有明显睡眠呼吸暂停的患者中有很大比例的无症状患者，以及高环路增益型睡眠呼吸暂停的患病率高。目前需要通过临床研究评估这类人群中睡眠呼吸暂停诊断和治疗的有效性。

## 心力衰竭

在有良好睡眠医疗的国家，由睡眠呼吸暂停直接引起心力衰竭的情况比以前少见。考虑到心力衰竭中睡眠呼吸暂停复杂的病理生理学特征（包括阻塞性呼吸暂停、高环路增益和睡眠片段化），使用单模式（氧疗、PAP）进行治疗性研究可能是一场艰苦的战斗。

## 患者参与（在研究和医疗中）

我们已经在研究评估“硬性结局”（死亡率、心脏疾病发病率、CPAP 治疗后血压下降 2 mmHg 等），但是，我们需要听取患者的意见来了解对他们来说什么是重要的。功能和生活质量等指标对于评估睡眠呼吸暂停治疗的有效性至关重要，以患者为中心的疗效研究所（Patient-Centered Outcomes Research Institute）资助的研究是杰出的示范。

## 冠状病毒

这是另一个影响睡眠医学领域的 BC/AC。毫无疑问，这个领域将更多关注移动的和一次性的睡眠呼吸暂停诊断。在没有传统实验室测试的情况下，学会如何管理中度或更复杂的患者是有必要的。这种管理将需要进行仔细的数据跟踪，并提高远程数据监测的质量。时间将告诉我们，睡眠呼吸医学实践是否会发生持久的变化。

## 我们如何结束？个体化睡眠呼吸暂停治疗的需求

经过数十年对疾病的“标准化”管理，“个体化”医疗进程正蓄势待发，这在肿瘤学中得到了最好的证明。目前有充足的机会推动睡眠呼吸的个体化医疗[8-10]，包括：①严重程度；②疾病驱动表型分析和靶向治疗；③症状表型；④自然睡眠时间；⑤呼吸异常对直接（例如，低氧、自主神经激活）和更远端（例如，内皮功能障碍）效应的下游影响；⑥精确性要求（什么是“正常化”？睡眠呼吸暂停治疗应该有多精准：消除呼吸的每一次微小变化，甚至达到一般人群中不可见或更低的水平？糖尿病患者的血糖控制很少正常化。精准是否需要个性化？也就是说，低氧性呼吸暂停的终点是否应该与轻度低氧但存在明显上呼吸道抵抗的呼吸暂停不同？合并症将如何影响治疗目标？）；⑦治疗前风险分层（例如，心力衰竭、慢性阻塞性肺疾病、脂肪肝、抑郁、偏头痛、认知障碍）；⑧患者偏好；⑨针对特定症状（例如，日间嗜睡和失眠）或特定生物学下游效应（例如，高血压、炎症和血糖异常）的姑息和辅助策略。

欢迎来到睡眠和睡眠呼吸管理的美丽新世界。

## 参考文献和拓展阅读

请扫描书后二维码，获取参考文献和拓展阅读资源。

# 第 124 章 中枢性睡眠呼吸暂停：定义、病理生理学、遗传学和流行病学

Madalina Macrea，Eliot S. Katz，Atul Malhotra

谭 璐 冷思琪 译 唐向东 审校

章节亮点

- 睡眠呼吸障碍中多种临床表现与多个病理生理学机制重叠出现有关。在睡眠呼吸障碍谱系中定义中枢性睡眠呼吸暂停（central sleep apnea，CSA）对于临床医生、教育工作者和研究人员之间的交流至关重要。
- CSA 包括多种异质性综合征，其中许多在日常医疗实践中很常见。最近的科学证据使得我们能够更全面地了解 CSA 的流行病学、遗传学、病理生理学以及相关的发病率和死亡率。
- 呼吸调控涉及多种机制。本文详细介绍了与 CSA 相关的化学、机械、神经病理生理学机制及其临床意义。
- 我们对与 CSA 相关呼吸调控的理解已经取得了相当大的进展，这些新发现对患者的医疗具有重要意义。只有通过进一步的机制研究，才有可能涌现新的治疗策略。

## 定义与分类

睡眠呼吸障碍（sleep respiratory disorders，SBD）是指在睡眠过程中反复出现的呼吸气流消失（即呼吸暂停）或呼吸气流下降（即低通气）的情况。SBD 的多种临床表现归因于多个重叠的病理生理机制。中枢型事件主要是控制呼吸节律的脑桥延髓信号输出暂时性丧失而导致呼吸肌肉（包括膈肌、胸部及腹部的肌肉）功能丧失。阻塞型事件主要是由咽喉扩张肌肉松弛导致口咽向内塌陷，引起上气道狭窄而导致气流消失[1]。中枢型和阻塞型呼吸事件都会导致夜间频繁觉醒及日间过度嗜睡的症状。

使用多导睡眠图定义 SBD 事件的终点（即中枢性睡眠呼吸暂停（central sleep apnea，CSA）和阻塞性睡眠呼吸暂停（obstructive sleep apnea，OSA）是一个最直接的方法。在 CSA 中，口鼻气流和胸腹运动均不存在，也就是说，在气流暂停期间没有呼吸努力。在 OSA 中，口鼻气流消失期间仍然有持续增加的呼吸努力。相比而言，若不通过食管压监测来量化呼吸努力，很难区分 SBD 疾病谱中的呼吸事件（即“中枢型”和“阻塞型”低通气）。但由于食管压监测是轻微有创的且临床应用较少，所以通常通过呼吸感应体积描记术监测胸部和腹部运动以判断低通气期间的矛盾呼吸（与阻塞暂停一致）或同相呼吸（与降低的中枢驱动一致）。因此，中枢型低通气的特点为胸腹部运动比例同步减少，而阻塞型低通气的特点为肋骨矛盾性内缩运动或胸腹部运动非同步减少（图 124.1）。鼻压力气流信号有时用于上气道狭窄的替代评估指标，因为扁平吸气波形已被证明与吸气气流受限相关。此外，阻塞型和中枢型呼吸暂停可能在同一事件中重叠：这种“混合型”呼吸暂停同时具有两者的特征，呼吸暂停开始时中枢驱动降低（“中枢型”呼吸暂停），但随后呼吸努力逐渐增加以对抗阻塞的上气道（“阻塞型”呼吸暂停）。

### 定义

根据《国际睡眠障碍分类》第 3 版（International Classification of Sleep Disorders，third edition；ICSD-3）中的定义，CSA 包括 6 种异质性成人综合征（框 124.1）[2-3]。其中几类 CSA 具有一种共同的渐强渐弱的通气模式。

1. 陈-施呼吸（Cheyne-Stokes breathing，CSB）是一种异常的呼吸模式，其特点是潮气量在呼吸暂停或低通气的低谷与过度通气的高峰之间波动，呼吸幅度上纺锤样的渐强渐弱模式[4]。根据美国睡眠医学会的标准[5]，成人 CSB 的判读需要同时满足以下两个条件：①连续出现 3 次或 3 次以上的中枢型呼吸暂停或中枢型低通气或两者同时出现，被渐强渐弱的呼吸幅度变化分隔，周期长度至少为 40 s（通常为 45 ~ 90 s）；②在至少 2 h 的监测中记录到 5 次或 5 次以上的中枢型呼吸暂停或中枢型低通气或两者同时

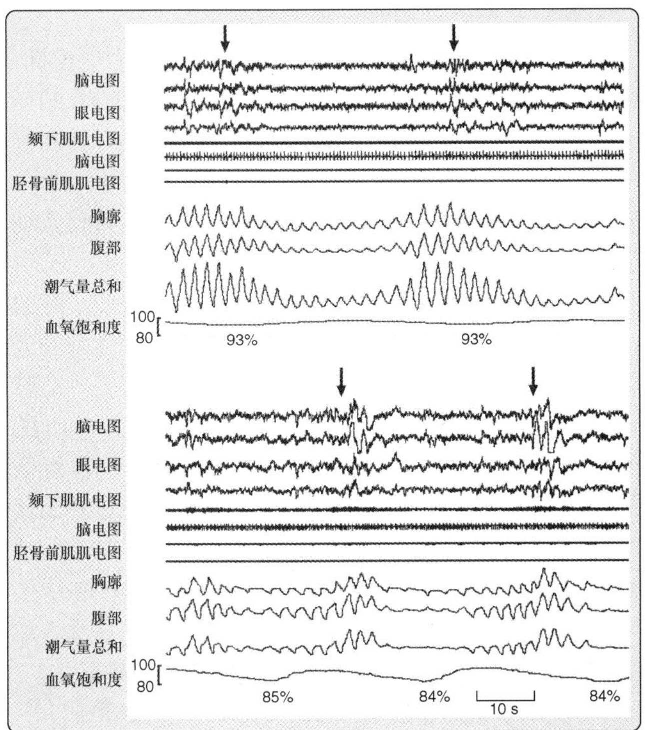


**图 124.1**　使用呼吸感应体积描记术记录心力衰竭患者中枢型和阻塞型低通气的多导睡眠图。上半部分展示了中枢性睡眠呼吸暂停伴陈–施呼吸的患者在非快速眼动睡眠 2 期的中枢型低通气。注意过度通气期间潮气量的同步渐强渐弱和低通气期间血氧饱和度的轻微下降。低通气终止后几次呼吸后出现觉醒。下半部分展示了阻塞性睡眠呼吸暂停患者中的阻塞型低通气。与中枢型低通气不同，阻塞型低通气的肋骨和腹部运动是相反的且血氧饱和度下降更明显，事件终止后通气的增加更显著，过度通气的时间更短。此外，觉醒发生在低通气终点之前。箭头（↓）表示觉醒（From Central sleep apnea and Cheyne-Stokes respiration，vol 5，issue 2，The Proceedings of the American Thoracic Society.）

**框 124.1　中枢性睡眠呼吸暂停的异质性成人综合征**

中枢性睡眠呼吸暂停伴陈–施呼吸
内科疾病所致中枢性睡眠呼吸暂停不伴陈–施呼吸
高海拔周期性呼吸所致中枢性睡眠呼吸暂停
药物或物质所致中枢性睡眠呼吸暂停
原发性中枢性睡眠呼吸暂停
治疗后中枢性睡眠呼吸暂停

出现。在心力衰竭患者中，相较于阻塞型事件，中枢型呼吸暂停和低通气期间血氧饱和度下降没有那么明显[6]。

2. 原发性中枢性睡眠呼吸暂停与陈–施呼吸类似，但循环周期较短，觉醒出现时间更早（原发性中枢性睡眠呼吸暂停的觉醒出现在呼吸暂停终止时，陈–施呼吸的觉醒出现在接近或者在最大通气努力时），呼吸恢复更加突然而不是逐渐增强的，通常呼吸量较大。诊断性多导睡眠监测（polysomnography，PSG）显示每小时睡眠中出现 5 次及以上的呼吸暂停，中枢型呼吸暂停或中枢型低通气次数超过总呼吸暂停和低通气次数的 50% 且不存在 CSB。需要排除内科或神经系统疾病、药物使用或物质使用障碍。

3. 高海拔周期性呼吸，在生活于海拔大于 7600 m 的人群中常见，某些情况下在较低海拔中也会出现（参见第 144 章）。这种呼吸模式的特征是交替出现的过度通气和呼吸暂停[7]，循环周期通常为 12～34 s。PSG 显示主要出现在非快速眼动（NREM）睡眠期的反复出现的每小时 5 次及以上的中枢型呼吸暂停或低通气。

4. 内科疾病所致中枢性睡眠呼吸暂停不伴陈–施呼吸，是指在心脏、肾和神经肌肉疾病患者中出现的 CSA，但不伴 CSB。

5. 药物或物质所致中枢性睡眠呼吸暂停常见于长期使用阿片类药物的患者，通过作用于延髓腹侧 μ 受体来引起呼吸抑制。PSG 显示每小时睡眠中出现 5 次或 5 次以上的中枢型呼吸暂停或低通气或两者同时出现，中枢型呼吸暂停或中枢型低通气的次数占总呼吸暂停和低通气次数的 50% 以上，但不伴 CSB。

6. 治疗后中枢性睡眠呼吸暂停（treatment emergent central apnea）（或称“复杂性”睡眠呼吸暂停）也被纳入了 ICSD-3，指不能被其他中枢性呼吸暂停障碍（如伴陈–施呼吸的中枢性睡眠呼吸暂停或药物或物质所致中枢性睡眠呼吸暂停）所解释的 CSA。诊断性 PSG 显示每小时睡眠中出现 5 次或 5 次以上阻塞型呼吸事件。无备频的持续气道正压通气（continuous positive airway pressure，CPAP）治疗的 PSG 显示阻塞型呼吸事件消失而中枢型呼吸暂停或中枢型低通气出现或持续存在，同时每小时中枢型呼吸暂停 / 低通气指数大于等于 5 次并且中枢型呼吸暂停或中枢型低通气的次数占总呼吸暂停和低通气次数的 50% 以上。

## 病理生理学

Cherniack[8] 在 20 世纪 80 年代初指出，健康人清醒时的呼吸是一个没有停顿的、平滑、规律、重复的吸气和呼气过程。呼吸频率和深度由负反馈控制系统调节，使动脉二氧化碳分压（partial pressures of carbon dioxide，$PaCO_2$）和氧分压（partial pressures of oxygen，$PaO_2$）维持在相对恒定的水平。当肺部或胸壁疾病导致低氧血症和低碳酸血症或高碳酸血症时，通常不会影响呼吸的规律性。多种机制及其相应的控制会影响呼吸的节律。我们在讨论 CSA 病理生理学及其临床转化时使用的路线图详见表 124.1 和表 124.2。

## 机制

多种类型的受体及其相关的传入和传出神经通路参与维持规律的正常呼吸。

### 通气的化学机制

通气反应在觉醒和睡眠状态之间，以及在快速眼动（REM）睡眠和 NREM 睡眠之间变化很大。睡眠期的通气调控很大程度上与清醒期的呼吸驱动机制类似[9]，但是行为的影响[10]在清醒-睡眠过度期和睡眠时会被抑制。因此，中枢型呼吸暂停事件很少出现在清醒状态下[11-12]或 REM 睡眠[13]。但是，NREM 睡眠呼吸模式的变化主要受化学因素的调控，这是临界 $PaCO_2$ 水平之间良好平衡的结果，低于此水平（即暂停阈值）会引起中枢性呼吸暂停；除此之外还受触发因素（主要是低碳酸血症）和应答受体（即中枢和周围化学感受器）的调控。此外，呼吸节律紊乱的通气在觉醒时增加，导致短暂的过度通气伴低碳酸血症（低于暂停阈值）[14]，因此，中枢型呼吸暂停事件最开始主要出现在 NREM 睡眠。

**表 124.1　与中枢性睡眠呼吸暂停相关的常见非心源性疾病**

| 疾病 | 患病率（%） | 作者 |
| --- | --- | --- |
| 多发性硬化 | 18 | Braley 等[154] |
| 中枢神经系统肿瘤幸存者 | 12.9 | Mandrell 等[155] |
| 脑血管意外 | 7 | Johnson 等[156] |
| 先天性肌营养不良症 | 55 | Pinard 等[158a] |
| 血液透析的终末期肾病 | 17 | Tada 等[157] |
| 糖尿病 | 3.8 | Resnick 等[158] |

**表 124.2　用于探讨中枢性睡眠呼吸暂停病理生理学的路线图**

| 机制 | 调控 | 临床病理生理转化 |
| --- | --- | --- |
| 化学性 | 代谢性 | 陈-施呼吸<br>OHS<br>清醒-睡眠过渡期呼吸暂停<br>CCHS |
| 机械性 | 代谢性<br>神经性 | 肌肉退行性变<br>觉醒后 / 叹气后中枢性呼吸暂停 |
| 神经性 | 神经性 | 脑卒中<br>CCHS |

注：CCHS，先天性中枢性肺泡低通气；OHS，肥胖低通气综合征。

#### 缺氧刺激与外周和中枢化学感受器

参与通气反应的化学感受器包括外周性及中枢性，两者以复杂的相互作用来应对动脉 $PO_2$ 和 $PCO_2$ 的变化。在哺乳动物中，外周化学感受器位于主动脉体和颈动脉体。颈动脉体是感受急性、慢性[15-16]和间歇性[17]低氧引起的通气刺激的主要感受器。它包含的胶质细胞能通过多种神经递质（如乙酰胆碱、P 物质和三磷酸腺苷）以曲线上升的形式应对动脉血中氧气浓度的变化[18]。相反，主动脉体仅在颈动脉体被慢性抑制的情况下上调，并通过目前尚不明确的机制来应对动脉 $PO_2$ 的变化[19]。值得注意的是，在长期患有 OSA 的患者中的研究表明，颈动脉体在长期暴露于间歇性低氧通气刺激后可能会出现敏感性降低[20-22]。与外周化学感受器相比，中枢化学感受器在脑干中有广泛的解剖分布（特别是在伏束神经核、蓝斑、缝合核和后传前索核中），并同时在觉醒[23]和睡眠时[24]通过增加肺泡通气量来应对中枢神经系统中的特异性低氧。

#### 高碳酸血症刺激与外周和中枢化学感受器

颈动脉体除了能够应对低氧外，还可以作为肺泡通气是否充足的敏感感受器[25]。但是，在没有伴随动脉 $PO_2$ 改变的情况下，颈动脉体化学感受器对通气的反应似乎较慢，需要高出正常呼吸 10 mmHg 的 $PaCO_2$ 才能触发超过 10 L/min 的过度通气反应[26]。由于中枢化学感受器没有确切的生物学定义，大多数人认为中枢化学感受器的细胞是胶质或血管细胞，通过旁分泌机制调节周围神经元的活动，并迅速应对局部神经元 pH 的变化[27-28]。在解剖学上，斜方体后核（RTN）被认为是整合中枢化学感受器冲动的主要位置[29]。与大多数脑血管对高碳酸血症导致的血管扩张和低碳酸血症导致的血管收缩具有高度敏感的血管反应性相反，RTN 血管对局部动脉 $pCO_2$ 的变化似乎没有反应。RTN 化学反应性的高敏感性基于 $H^+$稳态的破坏。

#### 暂停阈值及其对中枢性睡眠呼吸暂停的影响

与清醒相比，NREM 睡眠呼吸肌的运动输出显著降低，导致所有健康人均出现轻到中度的持续性低通气（$PaCO_2$ 为＋2 ～＋8 mmHg）。如果出现相对的过度通气并且 $PaCO_2$ 低于每个个体的特定值（暂停阈值），就会发生中枢性睡眠呼吸暂停（图 124.2）[30]。低碳酸血症所致的暂停阈值不是一个恒定的值，但通常非常接近清醒期正常呼吸的 $PaCO_2$ 水平，$PaCO_2$ 轻微下降大约 2 ～ 5 mmHg。

从机制上来讲，为了到达暂停阈值，短暂的过度通气是必要的，这种过度通气通常由短暂的觉醒及随之发生的过度通气及低碳酸血症导致。或者说，为了超过暂停阈值从而恢复呼吸节律，$PaCO_2$ 需要高于暂

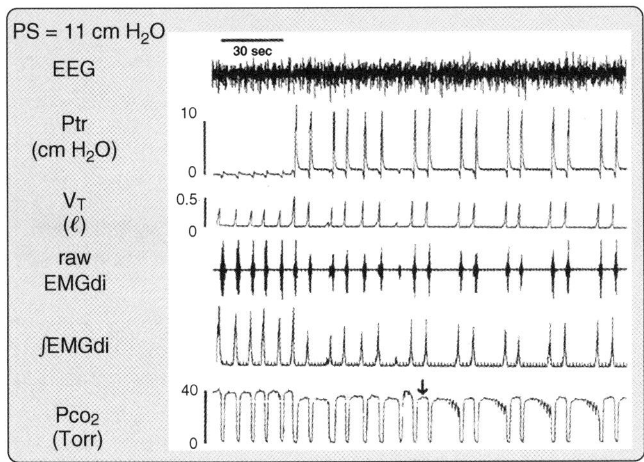


**图 124.2** Polygraph record of one pressure support（PS）trial（11 cmH$_2$O）in which ventilatory instability was achieved in dogs. A reduced diaphragmatic electromyelogram（EMGdi）and inspiratory effort on the seventh ventilator cycle was insufficient to trigger a ventilator breath. Clear periodicity developed after the ninth ventilator cycle. The arrow marks the petCO$_2$ considered to be the apneic threshold. EEG，Electroencephalogram；Ptr，tracheal pressure；V$_T$，tidal volume.（Modified from Nakayama H，Smith CA，Rodman JR，et al. Effect of ventilatory drive on carbon dioxide sensitivity below eupnea during sleep. Am J Respir Crit Care Med. 2002；165：1251.61.）（受第三方版权限制，此处保留英文）

停阈值 1 ～ 4 mmHg，这种差异反映了一种称为“惯性”的暂停后控制系统，旨在增强过度通气后的化学感受器刺激。

**中枢和外周化学感受器之间的相互作用**

中枢和外周化学感受器在许多解剖和功能上的连接（例如，RTN 直接接收 NTS 的输入信号，也就是颈动脉体的信号）[31] 发挥双重趋化作用（外周和中枢），提出这两类化学感受器之间可能存在相互依赖的问题。由于实验方案不同，没有明确证据证明只存在一个模型。目前文献中描述了可能存在的三种相互作用方式：加性（两个反应简单相加），超加性（两个反应相乘），或次加性（每个反应之和小于它们的数学总和）。无论最终的增强反应如何具体表现，颈动脉体化学感受器是可以对低碳酸血症做出即刻反应的感受器[32]，因为当碳酸和血氧维持在颈动脉体正常水平时，中枢化学感受器对全身低碳酸血症缺乏短期反应[33]。但是，仅依赖于外周感受器并不能引起低碳酸血症性呼吸暂停，这一点可在孤立颈动脉体低碳酸血症不能引起呼吸暂停的实验模型中得到证实[34]。因此，中枢和外周化学感受器必须相互作用并对过度通气引起的低碳酸血症作出反应，才能在睡眠期间引起中枢型呼吸暂停。

## 通气的机械机制

上气道机械通气功能障碍是 OSA 的病理生理学基础。但是，由于上气道易塌陷性而导致通气不稳定，在 CSA 中也能观察到这种功能障碍。

上气道两个主要的塌陷力是管腔内负压（吸气时由膈肌产生）和腔外软组织（例如，由气道周围骨性结构周围中的脂肪沉积产生）。这些力主要由咽喉扩张肌对抗，这些肌肉活性或随每次呼吸变化而变化（颏舌肌等呼吸相位肌），或在呼吸循环中保持相似的活动（腭帆张肌等姿势肌）。此外，这些肌肉的活性依赖于机械感受器和化学感受器的影响。动物研究表明，化学感受器的激活导致吸气性和呼气性舌下运动神经元去极化增强，从而为动脉化学感受器在整个呼吸周期中维持上气道通畅提供了证据[35]。此外，最重要的咽喉扩张肌——颏舌肌的活性在低氧时增强，在高氧时减弱[36]。或者，外周和中枢化学感受器水平的高碳酸血症导致舌下运动神经元的传入增加和颏舌肌激活的阈值降低。在机械感受器和化学感受器作为上气道激活调节因素的定量比较中发现化学感受器更强，尽管跟单一刺激相比，两种刺激的结合可能会相互作用来增强上气道肌肉活性[37]。除了上气道肌肉，化学刺激的波动也会影响膈肌活性。动物研究表明，膈肌肌电活动是化学感受器冲动的线性叠加[38]。在诱发和自然发生的中枢型呼吸暂停时进行内镜检查发现，在 CSA 事件的前 10 s，发生上气道阻塞时没有吸气努力[39]。因此，在这些不同类型的 SBD 中，神经肌肉呼吸病理学有部分重叠，因而在阻塞型和中枢型事件之间作出明确的分界比较困难。

## 通气的神经机制

呼吸神经元分为吸气和呼气两组。前者属于位于 NTS 区的背侧呼吸组，后者属于位于疑核附近的腹侧呼吸组[40]。尽管外周和中枢化学感受器的低氧和高碳酸血症传入反应激活了某些呼吸神经元群体，但这种复杂过程的细节仍然未知，同样，每个神经元群体对中枢性呼吸暂停发病机制的相对贡献也是未知的[41]。对几种先天性疾病的研究提供了关于中枢性呼吸暂停神经元通气功能障碍的信息，有助于更好地理解婴儿猝死综合征。这些罕见的先天性疾患包括 Leigh 综合征，这是一种线粒体脑病，其表现为频繁的叹气后呼吸暂停，这是由于肺牵张感受器阻止迷走神经传入，形成异常 NTS[42]。另外一个疾病是福山型先天性肌营养不良，其猝死通常与延髓部结构迁移障碍导致弓状核病理改变有关，而弓状核是对高碳酸血症敏感的中枢化学感受器[43]。

但是，正如 Harper 等[44] 在近期发表的综述中提到，CSB 伴或不伴 CSA 都会影响呼吸节律以外的大脑结构和功能，并涉及激素、自主神经功能和行为（情感、记忆和认知）。在 CSB 伴或不伴 CSA 的心力衰竭患者中，延髓腹外侧区和背侧区的神经损伤很常见，会影响交感神经末梢递质释放和交感神经调节通路[45]。先天性中枢性肺泡低通气（congenital central hypoventilation syndrome，CCHS）的神经病理也涉及延髓腹外侧区，伴随呼吸时相转换功能障碍[46]。在 CCHS 中，中缝系统、蓝斑（去甲肾上腺素能神经元）、腹侧中脑、下丘脑和基底神经节（多巴胺能纤维）中也发现了神经递质系统的损伤[47]。大脑皮质在这两种情况下都不能幸免；心力衰竭患者中右脑岛叶的缺血性损害显著增加，并且其 OSA 和 CSB 的发生率也较高[48]。本质上来说，由于海马损伤，短期记忆和认知障碍在 CCHS 中也很常见。

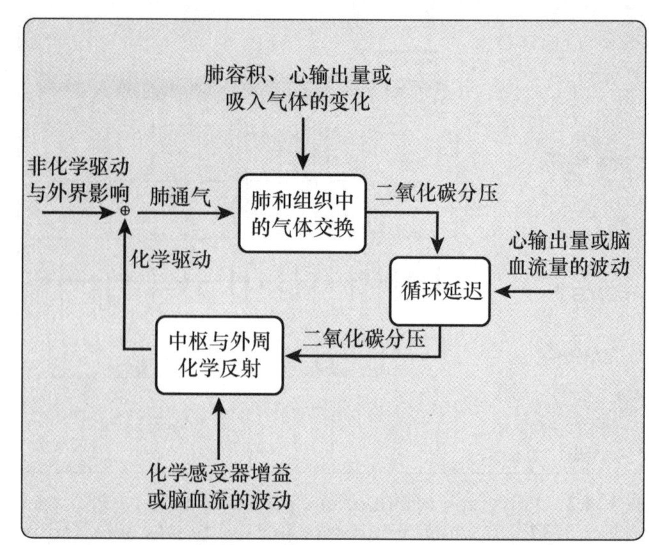


**图 124.3**　化学和非化学输入对呼吸变异性的作用

## 中枢性睡眠呼吸暂停的通气控制

### 通气的代谢控制

睡眠期正常的呼吸节律是由一个复杂的反馈机制来维持的，这种反馈机制的最佳描述是“环路增益”，与介于正常呼吸和呼吸暂停之间的 $CO_2$ 反应性有关[49]。环路增益是一个工程学术语，用于描述由三个元素组成的多种机械通气机制的动态反馈：①控制器增益（化学反应性，包括对高于或低于正常呼吸的 $PaO_2$ 和 $PaCO_2$ 的通气反应）；②效应器增益（机体从这种通气反应中排出 $CO_2$ 的有效性）；③混合增益（例如，肺和周围及中枢化学感受器之间的循环延迟）。简单来说，环路增益可以定义为通气反应的幅度与通气障碍的比率。环路增益小于 1 时会伴随呼吸变异性低的稳定通气系统，在这个系统中，呼吸紊乱引起的反应更小而能够快速回到稳定模式。相反，环路增益大于 1 时会伴随呼吸变异性高的不稳定通气系统，在这个系统中，呼吸紊乱会引起不成比例的较大响应而导致形成一个渐强渐弱的呼吸模式。通气控制系统是动态的，化学和非化学物质的输入都会导致呼吸变异，详见 Khoo 提出的模型[50]（图 124.3）。

通气变异性是由低氧和高碳酸血症化学敏感性的不稳定反馈引起的。例如，短暂的过度通气最终会导致通气减少，但由于循环时间导致的化学反应滞后，最初的纠正性通气反应发生在过度通气期间。这种短暂的低通气或呼吸暂停会引发类似的滞后反应，导致持续的过度通气-低通气振荡模式，其幅度和持续时间在很大程度上取决于通气控制系统的净效应。有一些影响每个增益的因素：①控制器增益受外周化学感受器对气体分压变化的敏感性、中枢对外周化学感受器的敏感性以及支配呼吸肌的下运动神经元兴奋性和完整性的影响；②效应器增益取决于呼吸频率、$PaCO_2$、$PaO_2$、通气-灌注匹配和无效腔通气量[51]；③混合增益取决于循环延迟时间、胸腔血容量和脑细胞外液体积。除了环路增益之外，影响通气稳定性的另一个因素是 $PaCO_2$ 储备，即正常呼吸时的 $PaCO_2$ 水平和暂停阈值（$PaCO_2$）之间的差值。$PaCO_2$ 储备越低，达到暂停阈值和发生中枢型呼吸暂停所需的通气增加量就越小。相反，当暂停阈值时的 $PaCO_2$ 远离正常呼吸的 $PaCO_2$，较大的通气量改变才能将 $PaCO_2$ 降到暂停阈值以下，降低发生中枢型呼吸暂停的可能性。一些因素会改变暂停阈值。在健康男性中，醋酸亮丙瑞林可抑制其睾酮分泌，从而增加 $PaCO_2$ 储备[52]。另外，激素替代疗法可增加绝经后妇女的 $PaCO_2$ 储备[53]。相反，随着年龄的增长，$PaCO_2$ 储备降低，这解释了为什么老年人在 NREM 睡眠中更容易发生中枢型呼吸暂停[54]。

通气不稳定性和环路增益概念的理论应用已经通过几个临床试验进行了临床转化。其中，最常见的是多位作者描述的肺泡通气（$V_A$）与肺泡 $PCO_2$ 的病理生理关系[55-57]；Dempsey 等[49]对此进行了整理说明，如图 124.4 所示。

在低氧和常氧情况下由乙酰唑胺导致的代谢性酸中毒，其伴随的过度通气会导致 $V_A$ 增加，从而使 $PaCO_2$ 降低至暂停阈值来对抗呼吸暂停和呼吸不稳定。尽管低氧和常氧情况下的过度通气都有类似的效应器增益减少的途径，但是与非低氧性过度通气相比，低氧时通气反应的斜率增加，因此低于正常呼吸的 $CO_2$ 储备减少而容易发生通气不稳定（图 124.5）[58]。

效应器增益的增加也会促进通气不稳定性，如 $NaHCO_3^-$ 诱导的代谢性碱中毒会使 $CO_2$ 储备减少而不影响低于正常呼吸时的 $CO_2$ 反应斜率[59]。控制器增益的增加和减少均通过外周化学感受器敏感性的药

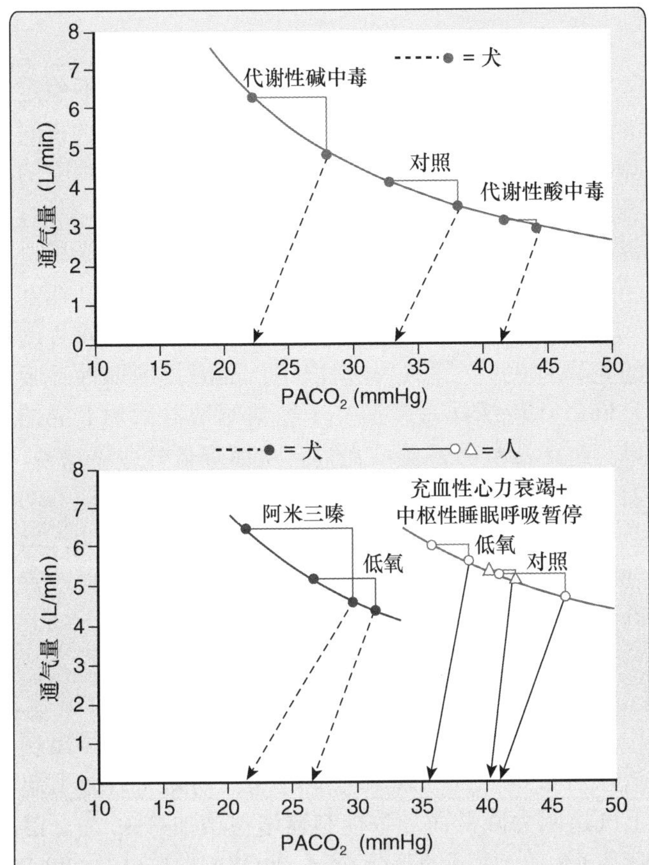


**图 124.4**　改变背景呼吸驱动对睡眠时的犬和人在低于正常呼吸时的 $CO_2$ 水平的通气反应增益、“效应器增益”以及 $CO_2$ 储备的影响（Δ 正常呼吸时的二氧化碳分压–呼吸暂停末的二氧化碳分压）。数据分别用不同的等代谢线来表示犬［$CO_2$ 流量（$VCO_2$）= 150 ml/min］和人（$VCO_2$ = 250 ml/min）。对角的虚线或实线连接正常呼吸和呼吸暂停终点，其斜率表示在每种情况下，低碳酸通气反应在低于正常呼吸的增益。等代谢线上方垂直线的高度表示将 $PaCO_2$ 降低到呼吸暂停阈值（即效应器增益的倒数）所需的 $VCO_2$ 增加量。$CO_2$ 储备是指正常呼吸时的 $PaCO_2$ 与暂停阈值之间的差值

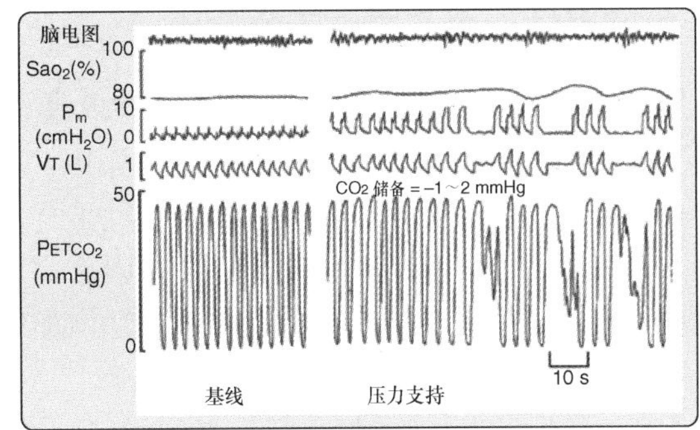


**图 124.5**　低氧使 $CO_2$ 储备降低。健康人在 NREM 睡眠中暴露于中度低氧（$PaO_2$ 80%）15 ～ 20 min 会引起轻度过度通气。随后应用压力支持通气时，$PaCO_2$ 仅需短暂降低 1 或 2 mmHg 即可引起呼吸暂停和周期性呼吸。这一效应与常氧条件下需要 $PaCO_2$ 下降 3 ～ 5 mmHg 才能引起呼吸暂停相反。在低氧条件下 $CO_2$ 储备显著降低，尽管存在 $PACO_2$ 和效应器增益下降，因为在低于正常呼吸的 Δ VA − Δ $PaCO_2$ 的斜率显著增加。EEG，脑电图；Pm，平均气道压；$V_T$，潮气量（From Braley TJ，Segal BM，Chervin RD. Sleep-disordered breathing in multiple sclerosis. Neurology. 2012；28：929.36.）

**表 124.3　临床疾病中的环路增益异常**

| 效应器增益增加 | 效应器增益减少 | 控制器增益增加 | 控制器增益减少 | 混合增益增加 |
|---|---|---|---|---|
| 肥胖低通气综合征（OHS） | 先天性中枢性肺泡低通气 | 陈–施呼吸（CSB） | OHS | CSB |
| 神经肌肉无力 | 高碳酸血症性慢性阻塞性肺疾病 | 高海拔周期性呼吸 | | 原发性肺动脉高压 |
| | | 治疗后中枢性睡眠呼吸暂停 | | |

理学得到证实；静脉注射多巴胺可导致通气量下降和 $O_2$ 敏感性降低（即控制器增益减小）[60]，而给予多巴胺 $D_2$ 受体拮抗剂多潘立酮则可导致颈动脉体对 $O_2$ 的敏感性增加（即控制器增益增加）[61]。如图 124.5 所示，$VACO_2$-$PACO_2$ 的斜率越陡峭，达到暂停阈值所需的 $PaCO_2$ 变化量越小，控制器增益越高。许多临床疾病与一个或多个环路增益异常相关，如表 124.3。

## 通气的神经控制

中枢型呼吸暂停通气控制的神经机制可能与代谢途径同样重要，它会决定清醒期的行为、影响气道通畅性和控制呼吸可塑性。清醒期的刺激包括来自所谓的网状结构、脑干多巴胺能系统和下丘脑食欲素神经元紧张的兴奋性输入[62]。Younes[63] 使用相关性分析证明上气道和胸壁呼吸肌的有效神经控制比气道固有的被动易塌陷性更重要。

呼吸可塑性即长时程易化（long-term facilitation，LTF），这个术语用于描述急性间歇性低氧后持续存在的呼吸活动增加[64]。长时程易化通过几种受体介导，包括 5- 羟色胺能和 N- 甲基 -D- 天冬氨酸，这种反应在睡眠中的目的是通过增加每分通气量（即通气 LTF）[65]，降低吸气时上气道阻力[66]和增加颏舌肌肌电活动（即上气道 LTF）[67]来稳定通气。但是，从中枢型呼吸暂停的病理生理学方面来说，Chowdhuri 等[68]证实在接受经鼻无创通气改善低碳酸血症性中枢型呼吸暂停的健康受试者中，低碳酸血症通气反应的增加会导致 $CO_2$ 储备显著降低，从而抵消了 LTF 的保护作用。

## 病理生理学转化为临床应用的实例

### 陈-施呼吸伴或不伴中枢性睡眠呼吸暂停

CSB 的特点是几种增益的不稳定相互作用：具体而言，在控制器增益和效应器增益不稳定性最突出时就会出现 CSA。较高的控制器增益可归因于对 $CO_2$ 的超敏通气化学反射。尽管这种化学敏感性增加的确切机制尚不清楚，但充血性（例如，肺水肿[69]和左心房扩张[70]）和非充血的（例如，颈动脉血流量减少[71]）因素均通过迷走神经传入来刺激呼吸中枢控制中心，从而不会让 $PaCO_2$ 在睡眠开始时增加[72]。充血性心力衰竭（CHF）患者的通气控制也受到影响，因为脑血管对 $PaCO_2$ 变化的反应性减弱[73]。混合增益是一个有时用来定义循环延迟如何使通气变得不稳定的概念。化学感受器位于颈动脉体和脑干而非肺部是导致呼吸不稳定的原因之一，如果化学感受器位于肺部，则不太可能发生周期性呼吸。Guyton 等在经典实验中诱导了循环延迟[74]，他们发现在动物中诱导周期性呼吸有时需要几分钟的延迟（超出了临床上可能发生的情况）。随后的研究表明，CHF 合并 CSB 患者和心力衰竭严重程度匹配而不合并 CSB 的患者的循环延迟类似。但也有一些研究表明，循环延迟的改善与环路增益的改善［从而改善呼吸暂停低通气指数（apnea-hypopnea index，AHI）］有关。因此，总结来说，研究数据表明，在大多数情况下，循环延迟是有必要的，但不足以使通气不稳定。因此，CSB 的总体响应是环路增益效应的增加，表现为通气不稳定性增加。CSB 伴 CSA 时，觉醒多发生在过度通气的前半段或接近过度通气的起始点[75]。近期在 CHF 患者中的研究表明，CSA 伴 CSB 具有两种模式：正性模式：呼气末肺容积大于等于功能残气量；负性模式：呼气末肺容积低于功能残气量。证据表明，CSA 伴 CSB 负性模式患者的心功能比正性模式患者更差[76]。

在脑血管意外（cerebrovascular accident，CVA）和慢性肾衰竭患者中也发现 CSA 伴 CSB。在 CVA 合并 CSA 的患者中，CSB 中较长的过度通气和循环周期时间以及在过度通气时逐渐上升至峰值的潮气量与左心室收缩功能障碍相关，而与脑卒中的部位或类型无关。这个研究的作者指出，与本身脑卒中相比，CSA 伴 CSB 与左心室收缩功能障碍的关系更密切[77]。Yamamoto 和 Mohri[78]探讨了慢性肾功能不全对症状性慢性心力衰竭患者 SBD 的影响，他们发现这些患者中大多数出现未特指的中枢型事件，同时估计肾小球滤过率在非 SBD 组和 SBD 组之间具有可比性。他们认为，肾功能损害在慢性心力衰竭的呼吸异常中起着相对次要的作用。

### 高海拔周期性呼吸

高海拔周期性呼吸是另外一个通气控制不稳定的例子，通常发生在个体上升到中等和高海拔的夜间睡眠时（见第 144 章）。个体对高海拔周期性呼吸的易感性是由多种遗传因素驱动的；多基因的多态性，包括低氧反应转录因子亚基 *EPAS1*/*HIF2α* 和低氧诱导因子（HIF）通路中与血红蛋白水平相关的其他基因，这些均与不同个体急性高原病易感性或严重程度的差异有关[79-80]。这种情况下，高海拔周期性呼吸是低氧环境诱导过度通气（控制器增益增加）的结果，进一步导致低碳酸血症，从而降低效应器增益。但是，总体而言，控制器增益控制着降低的效应器增益，从而导致周期性呼吸[78]。最近的研究表明，增加的脑血流量通过减少中枢化学感受器的刺激而改善高海拔周期性呼吸的严重程度[81]。

### 治疗后中枢性睡眠呼吸暂停

部分患者在滴定过程中和 CPAP 治疗后均可出现治疗后 CSA。这一现象可能与漏气消除无效腔引起上气道阻力降低而导致控制器增益增加有关[82]。治疗后 CSA 与较高的基线 OSA 或 CSA 指数以及 CPAP 滴定后较高的残留 AHI 有关[83]。最近一项关于 CPAP 治疗 OSA 轨迹的研究监测 CPAP 滴定后第 1 周和第 13 周治疗后 CSA 情况，发现短暂性 CSA 的发生率为 55.1%，持续性 CSA 的发生率为 25.2%。一项平行对照研究发现，环路增益在治疗后 CSA 的患者中更高，这些患者在 CPAP 治疗 1 个月后仍持续存在中枢型呼吸暂停；在这些患者中进行环路增益的测量可以早期确定哪些患者需要使用替代模式的气道正压通气[84]。

### 肥胖低通气综合征

肥胖低通气综合征（obesity-hypoventilation syndrome，OHS）的特征是同时存在肥胖（体重指数 $> 30\ kg/m^2$）和清醒时动脉高碳酸血症（$PaCO_2 > 45\ mmHg$）（见第 138 章）。OHS 是呼吸力学和通气驱动相互作用的结果，主要由脂肪组织产生的循环蛋白瘦素发挥作用。在瘦素基因缺陷的 *ob/ob* 小鼠模型中，这种脂肪因子的缺乏会导致呼吸力学受损，通气反应性降低和清醒期高碳酸血症[85]。在小鼠中，给予瘦素可通过激活前脑（可能在背内侧下丘脑）来缓解睡眠呼吸暂停中的上气道阻塞[86]。因此，由于瘦素替代治疗在小鼠中可逆转 OHS，近期的研究聚焦在瘦素对 OHS 患者的潜在作用。研究结果推测，OHS 中枢性瘦素抵抗或相对瘦素缺乏的发展可能有助于通过改变呼吸驱动输出来改善清醒期通气不足，同时也可影响肺和胸壁的机械特性，削弱个体应对肥胖相关呼吸负荷的正常代偿机制[87]。与非 OHS 的同等肥胖患者相比，OHS 患者对低氧和高碳酸血症的通气反应性降低，并且小幅度的通气量下降出现较大幅度的 $PaCO_2$ 升高（效应器增益增加），从而增加总体发生中枢型呼吸暂停事件的概率。

#### 先天性中枢性肺泡低通气

CCHS 是一种罕见的先天性疾病，由 *PHOX2B* 基因突变导致中枢驱动减少和 $PaCO_2$ 通气反应降低（控制器增益降低），尽管肺和呼吸肌功能正常[88]。

#### 阿片类药物所致中枢性睡眠呼吸暂停

目前对阿片类药物所致呼吸暂停的确切病理生理学机制仍然知之甚少，但很可能与阿片类药物所致的脑干前包钦格复合体产生的呼吸抑制有关[89]。在阿片类药物慢性使用个体中，可在 NREM 睡眠发现周期性、非渐强渐弱和簇状呼吸模式，每种呼吸模式都伴有中枢型呼吸暂停[90]。阿片类药物慢性使用是发生 CSA 和共济失调呼吸的危险因素[91]，但它很少与白天高碳酸血症有关。

## 遗传学

### 先天性中枢性肺泡低通气

成年人中的大多数 CSA 疾病并不与特定的基因型有关。唯一例外的是 CCHS，它是一种与弥漫性自主神经失调相关的中枢性呼吸控制的单基因疾病[93]，有时还存在先天性巨结肠和神经胶质瘤[94]。CCHS 表现为特定的面容，如箱形脸和上唇外轮廓线下弯[95]。CCHS 具有家族性，位于 4p12 染色体上的 *PHOX2B* 基因突变已被确认为该疾病的诊断基因[96-99]。CCHS 是一种终身性疾病，诊断标准为排除其他系统相关疾病，同时 *PHOX2B* 筛查试验或全基因 *PHOX2B* 测序试验阳性[100]。临床上，CCHS 被定义为不能适当地适应所需要的通气变化；这些患者在清醒时出现呼吸急促的感觉改变或缺失，并在睡眠期出现严重的危及生命的低通气[101]。CCHS 患者在 NREM 睡眠出现呼吸暂停或严重的呼吸过慢。但是，该疾病的表达是高度可变的，有些在新生儿期发病，另外一些在成年期发病，这在很大程度上取决于基因型。大约 90% 的突变涉及 *PHOX2B* 基因多聚丙氨酸重复序列过多，远远高于正常人群中的 20/20 模式。20/25 ～ 20/33 的多聚丙氨酸重复序列通常在出生就出现通气不足。相比之下，20/24 基因型的人可能在新生儿期之后，包括成年期出现通气不足。大约 10% 的 CCHS 患者存在非多聚丙氨酸重复突变（移码、错义或无意义突变），通常在出生时就受到影响，并在清醒和睡眠时出现通气不足。在治疗上，CCHS 患者在睡眠期需要气管内或无创正压通气，约 1/3 的患者在清醒状态下还需要额外的呼吸机支持，包括正压通气或膈肌支持[102]。一般情况下，20/24 基因型的成年 CCHS 患者通常只存在轻度的通气不足，可在睡眠期使用无创通气来治疗。

## 流行病学

### 危险因素

CSA-CSB 的几个独立危险因素已经被证实。在左心室射血分数降低的 CHF 患者中，CSA-CSB 的危险因素包括年龄大于 60 岁、男性、存在心房颤动和低碳酸血症[103-105]。对于治疗后的 CSA 患者，基线 AHI 或觉醒指数较高、高血压、使用阿片类药物、冠状动脉疾病、脑卒中、CHF 均为危险因素[106]。

### 患病率

根据 ICSD-3，大于 5% ～ 10% 的 SBD 患者存在 CSA，包括 OSA、睡眠相关肥胖低通气障碍和睡眠相关低氧血症[107]。此外，CHF 患者血流动力学的变化会使其每天夜间主要类型的呼吸暂停发生改变（有时在同一晚），从 OSA 到 CSA 或者相反[108-109]。在以 CSA 为主的左心室功能障碍的患者中，CSA 的发生频率和持续时间都在后半夜的 NREM 睡眠更多和更长[110]。

#### 陈-施呼吸

不论病因（缺血性与特发性）、类型（射血分数正常或降低）、纽约心脏病协会（New York Heart Association，NYHA）心功能分级和事件急慢性（急性或慢性心力衰竭），CSA-CSB 在左心功能不全患者中的患病率均较高[111]。CSA-CSB 可出现在清醒期和睡眠期，睡眠期主要发生在睡眠的后半程中枢型呼吸暂停负荷（次数和持续时间）增加时[108]。夜间 CSA-CSB 在稳定代偿性心力衰竭中研究最多，在射血分数降低的心力衰竭（heart failure with a reduced ejection fraction，HFREF）患者中多达 69%[112-113]，在射血分数保留的心力衰竭患者中多达 27%[114]。CSA-CSB 在清醒期也常见，在收缩性心力衰竭患者中高达 57%[115]。CSA-CSB 也会发生在心肌梗死和不稳定型心绞痛后，并且在这两种情况下较为常见，存在于超过 60% 的患者中[116]。

#### 原发性中枢性睡眠呼吸暂停

原发性 CSA，以前被归类为特发性 CSA，并不常见。原发性 CSA 在一般人群中的患病率尚不清楚。但是，睡眠中心患者人群中的患病率为 4% ～ 7%。在老年患者中特发性 CSA 的患病率较高[117]。这些患者通常存在日间过度嗜睡、失眠或睡眠中呼吸困难的临床表现[118]。

#### 高海拔周期性呼吸

尽管高原疾病的易感性存在相当大的异质性，但在足够高的海拔下，几乎所有个体都会出现循环出现的中枢型呼吸暂停和低通气形式的周期性呼吸[119]。

#### 治疗后中枢性睡眠呼吸暂停

当治疗后 CSA（或"复杂"的 CSA）被简单定义为 OSA 患者接受 PAP 治疗期间和之后出现中枢型呼吸暂停和低通气时，其在普通睡眠中心患者人群中的估计总患病率为 8%，范围波动在 5% ～ 20%。与整夜滴定相比，分夜滴定中治疗后 CSA 的患病率往往更高。危险因素包括男性、较高的基线 AHI 和诊断研究时的中枢性呼吸暂停指数[120]。CPAP 治疗 13 周后，55.1% 的患者出现短暂性 CSA，25.2% 的患者出现持续性 CSA。

#### 内科疾病所致中枢性睡眠呼吸暂停

与 CSA 事件相关的几种常见非心源性疾病的描述见表 124.1。在一些与左心疾病无关的心脏疾病患者中，经 PSG 确诊的 CSA 发生率为 10.6%。这些患者的心脏功能发展为 NYHA Ⅱ级和Ⅲ级，由特发性肺动脉高压、慢性血栓栓塞性肺动脉高压、慢性阻塞性肺疾病、间质性肺疾病等疾病引起。PSG 和动态心肺睡眠研究发现，39% 的特发性肺动脉高压患者和 NYHA Ⅱ～Ⅳ级的慢性血栓栓塞性疾病合并肺动脉高压患者[122]以及 20% 的肥厚型心肌病患者[123]存在 CSA。

#### 药物或物质所致中枢性睡眠呼吸暂停

从 2000 年以后，阿片类药物所致 CSA 才被人们认识到[124]。据研究报道，接受美沙酮疼痛治疗的患者[125]或使用阿片类药物缓解疼痛的癌症患者[126]中，阿片类药物所致 CSA 的患病率为 30%。鉴于阿片类药物在肿瘤性疾病和慢性疾病症状管理中的使用逐渐增加，在临床睡眠实践中这种 CSA 将越来越多。

### 年龄

在一般人群和心力衰竭人群中，CSA-CSB 更常见于高龄患者[127]。儿童 CHF 患者中，CSA-CSB 相当罕见[128]。Bixler 等[129]在 20 ～ 100 岁随机男性样本中进行睡眠实验室评估以及电话调查后发现，45 ～ 64 岁人群 CSA 患病率为 0.4%，65 ～ 100 岁人群 CSA 患病率为 1.1%。其他研究中[130]报告的 CSA-CSB 患病率更高，在 71 岁及以上人群中为 17%。

### 性别

在健康中年人中，总体上男性（7.8%）CSA 综合征的患病率比女性（0.3%）高[131]。例如，一项纳入稳定性心力衰竭患者的研究（女性比例较高）发现，心力衰竭患者中的 CSA 患病率为 0.05%，而射血分数保留的患者中未发现 CSA[132]。CSA 在绝经前女性中并不常见，与男性相比，女性更不容易出现低碳酸血症 CSA[133]。尽管绝经后女性 OSA 的患病率升高，但是在 CSA 中缺乏类似的数据。

### 种族

据我们所知，目前尚无关于 CSA 综合征种族分布的数据。

### 患病率

#### 中枢性睡眠呼吸暂停与心脏血流动力学

在 CSA-CSB 中，血压和心率的间歇性急剧上升与通气量大幅度改变有关。这种改变也与心脏和外周血管的交感神经系统活性的周期性增加有关[134-135]。关注这些血流动力学反应的研究发现，心率和血压波动的频率和峰值主要依赖于通气的周期性波动[136]。这一发现的临床意义尚不确定，但是与心力衰竭不伴 CSB 的患者相比，在过度通气时血压急剧上升可能是心力衰竭合并 CSB 的患者较差预后的因素之一[137]。近期，Yumino 等[138]在 HFREF 患者中评估了睡眠期中枢型呼吸事件开始前直到结束时的每搏输出量，发现每搏输出量平均增加 2.6%（$P < 0.001$）。

#### 中枢性睡眠呼吸暂停与心源性再入院

迄今为止唯一的一项[139]关于急性失代偿的 HFREF 住院患者队列研究，前瞻性评估了心源性再入院与 SBD 的关系，研究发现 CSA-CSB 是 1 个月和 6 个月后再入院（单变量比率比分别为 1.5 和 1.63）的预测因素。目前正在进行的研究正在探讨是否治疗 CSA-CSB 可以预防再入院。

#### 中枢性睡眠呼吸暂停与脑血管意外

Pizza 等在急性和亚急性 CVA 患者中采用近红外光谱进行研究发现，在非特异性 CSA 事件期间出现不对称的脑缺氧模式，与患侧大脑半球相比，健侧大脑半球变化比患侧大脑半球变化更大[140]。

### 中枢性睡眠呼吸暂停与心房颤动

最近一项大型前瞻性、多中心的老年男性睡眠障碍结局（Outcomes of Sleep Disorders in Older Men，MrOS Sleep）研究纳入年龄大于 65 岁的社区老年男性，在校正心血管风险和疾病等混杂因素后，中枢性睡眠呼吸暂停（包括陈-施呼吸）仍与心房颤动的发生显著相关[141]。尽管 CSA 增加房性心律失常的确切病理生理机制尚不明确，但与呼吸化学反射增加和自主神经系统功能障碍[142]以及低碳酸血症导致的心脏电生理紊乱[143]有关。

## 死亡率

由于血氧饱和度下降、觉醒、交感神经活性增加、胸腔内负压增加（发生在 CSA-CSB 的中枢型呼吸暂停后的过度通气时）会导致心肌缺血，CSA-CSB 会导致心力衰竭患者的死亡率增加。在一些明确探讨非特异性 CSA 和 CSA-CSB 死亡率的相对大型的研究中发现了不一致的结果，这可能与缺乏对 CSA 或 CSA-CSB 的严格定义有关。Javaheri 等[144]在 51 个月内评估了 HFREF（射血分数＜ 45%）患者的生存率，发现存在非特异性 CSA 的患者的生存期是不存在 CSA 的患者的一半，分别为 45 个月和 90 个月（$P = 0.01$），这种差异不受心脏收缩功能、NYHA 心功能分级、心率、血清地高辛和钠离子浓度、血红蛋白水平和年龄的影响。相反，Andreas 等[145]指出，在 HFREF 患者中，夜间 CSA-CSB 对预后没有影响。Andreas 等以及 Lange 和 Hecht[146]均发现清醒期 CSA-CSB 与 1 ～ 24 个月内的高死亡率相关。Roebuck 等[147]注意到，存在非特异性 CSA 的收缩性心力衰竭患者在 500 天的生存率降低，但长期生存率与无 CSA 的患者相似。Luo 等[148]的研究表明，非特异性 CSA 对中年 CHF 患者的预后没有影响，而 Bakker 等[149]的研究结果却相反，发现心力衰竭合并非特异性 CSA 的患者的生存率显著低于心力衰竭合并 OSA 的患者（平均生存时间相差 3.8 年，$P = 0.005$）和单纯心力衰竭患者（平均生存时间相差 4 年，$P = 0.01$）。此外，在 HFREF 合并非特异性 CSA 的患者中，“重度”（AHI ＞ 22.5 次 / 小时）非特异性 CSA 组的死亡率显著高于“轻度”非特异性 CSA 组（AHI ＜ 22.5 次 / 小时）（38% *vs.* 16%；未矫正 $P = 0.002$；矫正年龄和 NYHA 分级后 $P = 0.035$）[150]。值得注意的是，所有这些研究都集中在探讨未治疗的心力衰竭患者以及 CSA 合并或不合并 CSB 患者的死亡率。一项随机对照多中心研究——加拿大中枢性睡眠呼吸暂停和心力衰竭患者的 CPAP 研究（the Canadian Continuous Positive Airway Pressure for Patients with Central Sleep Apnea and Heart Failure Trial，CANPAP）[151]——及其事后分析[152]发现，死亡和心脏移植事件在对照组和 CPAP 组之间没有差异。事后分析发现，当 CPAP 治疗能使 CSA-CSB 的次数小于每小时 15 次时，CANPAP 组无心脏移植患者的生存率可以得到改善。

在最近的一项大型（$n = 1325$）随机对照研究中也没有发现上述类似的结果。该研究评估了射血分数降低且存在 CSA 的心力衰竭患者，增加自适应伺服通气（adaptive servo-ventilation，ASV）对生存率和心血管后果的作用[153]。这项具有里程碑意义的研究在心力衰竭患者中采用自适应伺服通气治疗睡眠呼吸暂停和中枢性睡眠呼吸暂停（Treatment of Predominant Central Sleep Apnea by Adaptive Servo Ventilation in Patients With Heart Failure，SERVE-HF），发现 ASV 可降低中枢性呼吸暂停低通气指数，从基线的 25.2 次 / 小时降低到治疗 48 个月后的小于 4 次 / 小时。但是，ASV 组的全因死亡率和心血管死亡率均高于对照组。两组之间首例因任何原因导致的死亡事件、挽救生命的心血管干预（心脏移植、植入心室辅助装置、心搏骤停后的复苏或适当的挽救生命的电击）或因心力衰竭恶化相关的非计划住院事件相似。因此，PAP 治疗对 CSA 合并心力衰竭患者的效用尚不确定。

### 临床要点

- 中枢型呼吸事件主要是由产生呼吸节律的脑桥延髓起搏器输出信号暂时性消失引起，从而导致膈肌功能消失。
- CSA-CSB 是周期性呼吸的一种形式，通常发生在心力衰竭患者中，表现为中枢型呼吸暂停和过度通气交替出现并同时伴有潮气量渐强渐弱模式。
- 夜间 CSB 研究大多集中在稳定代偿性心力衰竭患者中，在射血分数降低患者中的发生率高达 69%，在射血分数正常患者中的发生率高达 27%。但是，心力衰竭患者血流动力学的变化容易使呼吸事件发生改变，有些时候在同一晚也会发生主要类型呼吸暂停的转变——从 OSA 到 CSA，或者相反。
- CSA 的通气控制绝大部分是由化学因素控制的，特别是在 NREM 睡眠中，同时也是临界 $PaCO_2$ 水平［低于此水平就出现中枢型呼吸暂停（即暂停阈值）]、通气触发因素（主要是低碳酸血症）和应答受体（即中枢和外周化学感受器）之间的良好平衡。这种复杂反馈机制的最佳描述是“环路增益”。

- CSA-CSB 很可能是心力衰竭患者死亡率或心脏移植率增加的独立风险因素。
- 目前仍然缺乏有关 PAP 治疗对心力衰竭患者 CSA 和 CSA-CSB 自然进展影响的确切临床结局数据。

## 小结

在 CSA 中，口鼻气流和胸腹运动均不存在；也就是说，在气流消失期间不存在呼吸努力。CSB 和治疗后（或“复杂”）CSA 是临床上最常见的 CSA 类型。CSA 合并 CSB 的特点是呼吸暂停和过度通气之间的通气波动，同时呼吸深度呈现渐强渐弱的模式，在心力衰竭患者中非常普遍。治疗后 CSA 通常指的是 OSA 患者接受 CPAP 治疗后而出现的 CSA；在大多数情况下，这种呼吸模式会随着治疗时间的延长而自发性消失。夜间、白天和 24 h 中到重度 CSA-CSB 与心源性死亡率增加有关。目前仍然不清楚在这种情况下改善睡眠中 CSA-CSB 事件频率是否能够改善临床结局，或者相反，CSA-CSB 的减少是否是良好预后的简单标志物。

### 参考文献和拓展阅读

请扫描书后二维码，获取参考文献和拓展阅读资源。

# 中枢性睡眠呼吸暂停：诊断与管理

第 125 章

*Andrey V. Zinchuk*，*Robert Joseph Thomas*

冯 晨 译 李延忠 审校

**章节亮点**

- 病理性增强的呼吸化学反射导致一系列多项睡眠图像呼吸模式和疾病，包括中枢性睡眠呼吸暂停（CSA），周期性呼吸 / 陈-施呼吸，高海拔睡眠呼吸暂停和治疗诱发的 CSA。
- 减缩的二氧化碳（$CO_{2+}$）储备［自主呼吸和呼吸暂停二氧化碳分压（$PaCO_2$）之间的差异］、高环路增益和睡眠状态、阶段不稳定性是低碳酸 CSA 的主要机制。
- 病理性降低的化学反射可以导致高碳酸血症性 CSA。
- 阿片类药物使用会引起一种具有独特多项睡眠图像特征的解体性 CSA 障碍。
- 使用当前的视觉（基于单个事件规则的）评分睡眠图像标准来识别中枢性低通气和化学反射激活具有挑战性。
- 非快速眼动睡眠中事件的优势和在上气道梗阻治疗期间持续或增强的呼吸不稳定性是帮助识别呼吸控制介导的睡眠障碍呼吸的关键特征。
- 自适应伺服通气是 CSA 的非侵入性通气治疗的重大进展。然而，长期效益尚未得到证明，尽管中枢型呼吸暂停减少，睡眠碎裂可能仍然存在，并且心力衰竭患者存在潜在危害。其他一些非标示的方法可作为主要或辅助疗法。
- 高碳酸血症性 CSA 和低通气综合征中，容积保证正压通气可以改善氧合和通气，但如果压力波动过大，可能导致睡眠碎裂。
- 在治疗期间残余疾病在 CSA 综合征中很常见。残余 CSA 的长期持续取决于病因和相关疾病。

## 引言

中枢性睡眠呼吸暂停（central sleep apnea，CSA）一词既描述了个体呼吸事件的模式，也描述了在睡眠期间由于呼吸驱动系统受损而引起的反复发作的呼吸暂停的临床综合征[1-2]。与阻塞性呼吸暂停不同，CSA 期间呼吸驱动力仍然活跃，与上气道阻塞相关（图 125.1）。

尽管 CSA 发生频率较阻塞性呼吸暂停低，但其表现方式和发生场景却多种多样。CSA 的呼吸模式可以从充血性心力衰竭（CHF）患者中的节律性呼吸暂停和恢复呼吸序列，到使用阿片类药物的患者中的不协调呼吸模式[3-4]。大多数人在入睡过程中都会出现 CSA，而且在高海拔地区旅行时也会出现[5-9]。CSA 的模式与一系列医疗疾病相关，从晚期肾疾病到多系统萎缩，从阿片类依赖症到先天性中枢性低通气综合征。识别 CSA 非常重要，因为其并发症范围广泛，包括频繁夜间醒来、过度嗜睡以及不良心血管结果和死亡[10-12]。

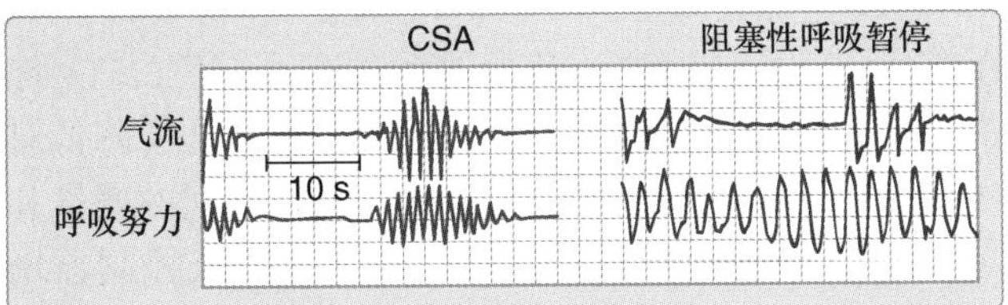


**图 125.1** 中枢性和阻塞性睡眠呼吸暂停。中枢性和阻塞性呼吸暂停中的气流和呼吸努力之间的关系。在 CSA 中，呼气流量的停止被展示，有时伴有呼吸努力，有时没有。阻塞性呼吸暂停期间存在呼吸努力

睡眠中的中枢性呼吸事件很少单独发生，许多睡眠呼吸暂停患者似乎处于阻塞性和中枢性呼吸暂停两种表型之间。在心力衰竭和阿片诱导的睡眠呼吸暂停中，中枢性和阻塞性呼吸暂停常常并存[8, 13]。在治疗应激性 CSA 中，通过正压通气（PAP）缓解阻塞性呼吸暂停会增加敏感的化学反射，从而产生中枢介导的呼吸暂停和周期性呼吸[14]。确定患者是阻塞性还是中枢性呼吸暂停，并专注于导致这种生理过程的因素，对于准确诊断 CSA 及其管理至关重要。

## 定义

目前关于 CSA 和低通气的定义是基于多项记

录数据的，在本章中进行了回顾，此外还参考了美国睡眠医学学会（AASM）的评分手册[15-16]。当每小时存在 5 个或更多的 CSA 和（或）中枢型低通气时，即中枢性呼吸暂停低通气指数（central apnea-hypopnea index，CAHI）大于 5，且 CAHI 占所有呼吸事件的 50% 以上时[17]，被定义为 CSA。对于不同的 CSA，还需要额外的与体征、症状和特定病因相关的标准[16]。

传统评分方法难以评估中枢性呼吸事件及其潜在的病理生理机制。多导睡眠图（PSG）上出现的上气道阻塞证据，包括气流限制，并不能排除 CSA/ 低通气症状[18-20]，而食管测压在实践中很少使用。未分类的低通气因此被纳入总的呼吸暂停低通气指数（apnea-hypopnea index，AHI），而不是特定的 CAHI，偏向于阻塞性睡眠呼吸障碍（SDB）[2, 14, 21]。多导睡眠图特征的综合分析可以改善对中枢型低通气的识别[22]，包括在非快速眼动（NREM）睡眠阶段相对于快速眼动（REM）睡眠阶段的优势、低通气终止后的觉醒和气流恢复模式，以及缺乏胸腹相悖等特征。低通气表型的自动化分类是可能的，但与食管测压相比准确性有限（69%）[23]。最终，需要自动评估反映 SDB 机制的病理生理特征［例如，从例行采集的信号（如鼻压）获得的环路增益］，才能将 SDB 表型分类引入临床实践中[24]。

## 中枢性睡眠呼吸暂停综合征的分类

《国际睡眠障碍分类》第 3 版（ICSD-3）提供了一种对 CSA 进行分类的框架（详见第 124 章）。本章节中的方法（表 125.1）旨在补充并划定 CSA 发生的生理和病理状态，并将机制与治疗方法联系起来。值得注意的是，由于在同一患者中常常存在多种机制，可能需要采用多种治疗手段来稳定呼吸。

### 影响诊断和治疗的中枢性睡眠呼吸暂停综合征的病理生理学

CSA 的病理生理学在第 124 章中有详细讨论，包括呼吸控制的化学、机械和神经方面，传感器和呼吸中枢之间的反馈环路，呼吸系统稳定性的环路增益（呼吸系统稳定性的度量）及其组成部分（控制器增益、系统增益、混合增益），以及其他重要特征。图 125.2 总结了通气驱动（控制器）与肺排出二氧化碳能力（系统）之间的相互作用，与正常呼吸和呼吸暂停有关。在本节中，我们强调了对诊断和治疗方法重要的生理概念，并在特定 CSA 的背景下对其进行讨论。

**表 125.1　中枢性睡眠呼吸暂停的病理生理分类**

| 生理性 | 病理性 |
|---|---|
| • 睡眠过渡<br>• 快速眼动 | • 非高碳酸血症型<br>　• 与内科疾病有关：<br>　　• 充血性心力衰竭<br>　　• 卒中后<br>　　• 终末期肾病<br>　　• 肺动脉高压<br>　　• 心房颤动<br>　• 高海拔<br>　• 特发性<br>• 高碳酸血症型<br>　• 先天性中枢性低通气综合征<br>　• 原发性慢性肺泡低通气综合征<br>　• 与中枢性睡眠呼吸暂停疾病相关的其他疾病<br>　　• 脑炎、肿瘤、卒中<br>　　• 解剖异常<br>　　• 神经退行性疾病<br>　• 与中枢性睡眠呼吸暂停疾病相关的肌肉和外周神经系统疾病（选定示例）<br>　　• 肌萎缩症<br>　　• 麦芽酸酶缺乏症<br>　　• 进行性神经性腓骨肌萎缩症和其他神经病变<br>　　• 脊髓灰质炎后综合征<br>　　• 重症肌无力<br>• 分裂性（如脑干损伤、阿片类药物引起的）<br>• 伴有阻塞性睡眠呼吸暂停或上气道障碍的 CSA（包括治疗诱发性中枢性睡眠呼吸暂停） |

### 导致中枢性睡眠呼吸暂停和周期性呼吸的病理生理变化

在睡眠期间，三个因素的相互作用使个体易于发生通气不稳定和中枢性呼吸暂停 / 低通气[2]：① $CO_2$ 储备低（$CO_2$ 储备＝ $PaCO_2$ 安静呼吸时－$PaCO_2$ 呼吸暂停时）；②异常高或低的回路增益（控制器、系统和混合乘积）；③睡眠状态和阶段的不稳定性。

$CO_2$ 储备受系统增益和控制器增益的变化影响。例如，在代谢性碱中毒中（增加的系统增益，图 125.2），$CO_2$ 储备减少，促进 CSA 和通气不稳定的风险，而在代谢性酸中毒中（减少的系统增益）[25]，$CO_2$ 储备增加，可以预防 CSA（图 125.2）。给予 $O_2$（降低对呼吸的缺氧刺激）已被证明可减少睡眠期间的通气和对动脉 $CO_2$ 分压的反应性[26]。这通过降低控制器增益和增加动脉 $CO_2$ 储备来稳定呼吸，而低氧则产生相反的效果（图 125.2）。此外，负反馈回路控制通气的固有延迟（混合增益）增加了回路增益。控制器对血气的延迟识别（如心力衰竭患者）使其易于发生不稳定

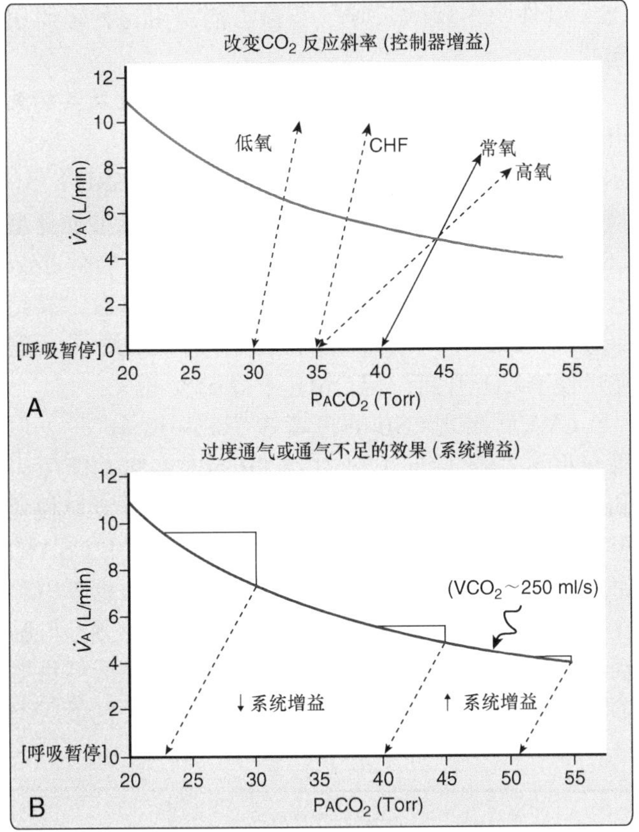


**图 125.2**　系统增益变化（图 A）和控制器增益变化（图 B）对 $CO_2$ 储备的影响。示意图表示在固定的静息 $CO_2$ 产生量为 250 ml/min 时，肺泡通气和肺泡 $P_ACO_2$（$PaCO_2$）之间的稳态关系。示意图显示了改变系统增益（**A**）或控制器增益（**B**）将如何影响“$CO_2$ 储备”或在正常呼吸和呼吸暂停之间的 $\Delta PaCO_2$。**A.** 改变呼吸的背景驱动而不改变 $\Delta V_A$ 与 $\Delta PaCO_2$ 关系的斜率（控制器增益），无论是在正常呼吸上方还是下方。例如，通过代谢性酸中毒或用阿米替林特异性颈动脉体刺激进行的背景过度通气，使 $V_A$ 增加并降低 $PaCO_2$ 沿等代谢双曲线（降低系统增益）。这意味着相对于受控的正常 $CO_2$ 条件下，需要更大的瞬时 $V_A$ 增加和 $PaCO_2$ 降低才能达到呼吸暂停阈值。对于减少背景呼吸驱动并引起低通气的情况（例如代谢性碱中毒），情况则相反。**B.** 在任何给定的背景 $PaCO_2$ 水平下，改变正常呼吸以下关系的斜率（或响应性）将改变 $CO_2$ 储备或降低 $PaCO_2$ 所需的数量以引起呼吸暂停。改变对 $CO_2$ 的呼吸反应在正常呼吸之上的斜率将改变瞬时呼吸超调的易感性。通常，在低氧血症和充血性心力衰竭（CHF）患者中，系统增益和控制器增益可能同时改变，注意减小的系统增益和增加的控制器增益。增加的控制器增益占主导地位，净效应是 $CO_2$ 储备减少和不稳定性［Adapted with permission from Javaheri S，Dempsey JA. Central sleep apnea. Compr Physiol. 2013；3（1）146-163.］

和周期性呼吸，这可以通过改善心输出量来减轻[27]。

在睡眠期间，被称为“觉醒”的短暂而突然的清醒状态可能导致通气不稳定，通气反应水平和觉醒阈值起着重要作用。在突然的觉醒中，睡眠时的呼吸性 $PaCO_2$（通常比清醒时的 $PaCO_2$ 高约 5 mmHg）被觉醒的呼吸控制中枢检测为高碳酸血症。这个信号会增加通气驱动力，并结合通过睡眠诱导的上气道阻力的消除，导致通气反应增加和 $PaCO_2$ 减少[28-29]。当睡眠恢复时，当前的 $PaCO_2$ 被认为对于睡眠中的大脑来说是低碳酸血症的，即低于窒息阈值，导致 CSA。因此，任何导致频繁睡眠-清醒转换的过程，如睡眠维持失眠、睡眠呼吸暂停、对持续气道正压通气（CPAP）适应不良或周期性肢体运动障碍，都可能增加通气过冲、周期性呼吸和 CSA 的倾向，特别是在高化学敏感性的情况下情况尤为突出[29-32]。

## 特定中枢性睡眠呼吸暂停中的病理生理变化

### 非高碳酸血症性中枢性睡眠呼吸暂停

非高碳酸血症（正常呼吸或低碳酸血症）性 CSA 有两种共同的生理现象：①清醒状态下的动脉血二氧化碳分压（$PaCO_2$）正常或稍低；②对 $PaCO_2$ 或缺氧的通气反应性增加（增加了环路增益）。在觉醒的情况下，CSA 因所谓的“惯性效应”（见第 124 章）而持续存在。

#### 心力衰竭引起的中枢性睡眠呼吸暂停和周期性呼吸

心力衰竭与 Cheyne-Stokes 呼吸（CSB）（陈-施呼吸）有关，在清醒期间和睡眠期间频繁发生（见第 149 章）。CSB 表现为潮气量的渐强渐弱模式，周期最低点发生 CSA 或低通气（通常为 60 ～ 90 s，图 125.3）。部分原因是化学反射敏感控制器的增强而导致的环路增益增加[33-34]，同时睡眠开始时 $PaCO_2$ 的“正常”增加减少（二氧化碳储备减少）[35]。这些因素叠加在心输出量受损引起的循环时间延长（混合增益增加）上，导致周期性的通气不稳定性[36]。支持这些机制的证据来自研究，这些研究显示乙酰唑胺和氧气可以降低环路增益，心脏复同步则增加心输出量，从而改善 CSA-CSB[37-40]。

在其他环境和情况下，会出现周期性呼吸较短的循环，这与“高度活跃”的化学反射有关（稍后会描述）。尽管 ICSD-3 将 CSB 定义为具有特定循环长度（≥ 40 s）和间隔性呼吸暂停，但 CSB 代表了化学反射激活严重程度谱的一端，而在临床谱的另一端，尽管在实践中很少被认识到，但存在着非呼吸性短周期（≤ 30 s）的周期性呼吸。

#### 高海拔引起的中枢性睡眠呼吸暂停

与心力衰竭中的 CSA 不同，高海拔下周期性呼吸的周期时间较短（可能是由于混合增益缺陷的消除）。机制涉及暴露于低氧血症，并导致睡眠期间化学感受器介导的过度通气。在睡眠的大约 10 min 的低氧状态下，人体的潮气量呈现出逐渐增长和减少的模式。随着低氧状态的持续，这种波动逐渐增大，$PaCO_2$ 下降到呼吸暂停阈值的水平[28]。此时，明显的周期性呼吸出现，周期为 15 ～ 25 s（2 ～ 5 个大潮气量呼吸群集，后面是 5 ～ 15 s 的呼吸暂停）[2, 41-43]。在此期间，$O_2$ 存在广泛的变化。主要机制是循环增益增加，表现为减少的 $PaCO_2$ 储备（1 ～ 2 mmHg）和增加的化学敏感性（图 125.2）[26, 44]。显著增加的觉醒和减少的慢波睡眠加剧了呼吸不稳定。缩窄的 $CO_2$ 储备在该疾病中的关键作用表现为低碳酸血症，并通过小剂量 $CO_2$ 的给予（增加 $PaCO_2$ 储备）[45]、增加无效腔（增加 $PaCO_2$ 储备）[46] 和乙酰唑胺（减少环路增益，增加 $PaCO_2$ 储备）的改善得到体现[47]。

**原发性中枢性睡眠呼吸暂停**

原发性（特发性）CSA 是一种罕见的疾病，其特征是 NREM 睡眠中反复发作的 CSA，这些暂停短暂且不规则（而不是周期性），并以突然的大呼吸结束（图 125.4），与 CSA-CSB 形成对比。病理生理学表现是在清醒状态下呈现出增加的高碳酸血症呼吸反应[26, 33]。此外，研究发现这些患者在呼气和吸气之间的切换上存在障碍[48]。有人推测，通常在这些 CSA 事件中出现的长呼气暂停可能是由这种障碍引起的。

**其他非高碳酸血症中枢性睡眠呼吸暂停及其相关内科疾病**

常见的慢性疾病，如终末期肾病（ESRD）[49]、脑血管意外（CVA）和肺动脉高压与非高碳酸血症型 CSA 有关。在 ESRD 患者中，中枢型呼吸暂停指数（CAI，或中枢型呼吸暂停的频率）与动脉血二氧化碳分压（$PaCO_2$）和心脏影像的扩大呈负相关[50]，超滤可使 $PaCO_2$ 升高，与 CAHI 下降 55% 相关[6]。

CVA 后出现 CSB 的患者占 7% ～ 12%[51-52]。尽管在许多 CVA 后的情况中，CSB 与左心室功能障碍和低碳酸血症相关[53]，但一些作者指出，小动脉梗死患者（约 20%）和无左心室功能障碍的患者中 CSB 的患病率增加[54]。报道了原发性肺动脉高压患者中存在 CSA 和 CSB，并且流行病学研究表明 CSA 与肺动脉高压独立相关[55]。推测的机制包括降低的每搏输出量和增加的混合效应[56]，尽管与 CVA 的情况类

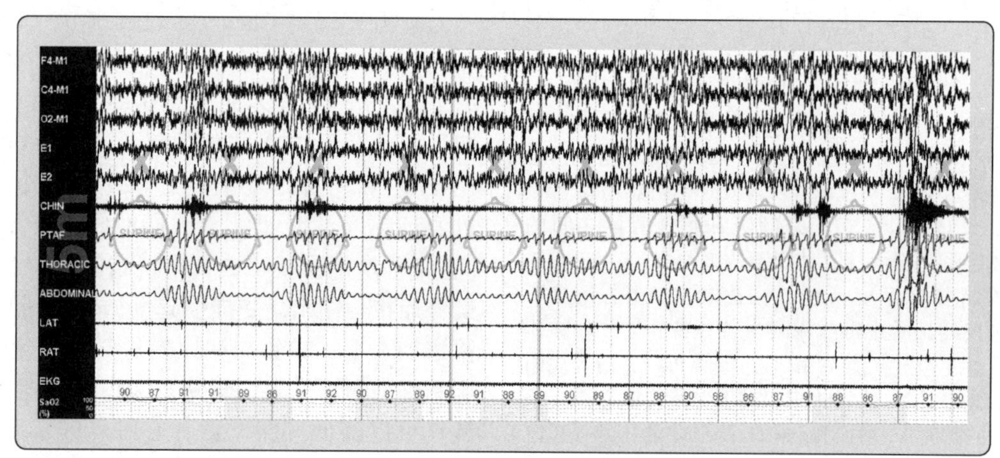


**图 125.3**　相对较长周期的周期性呼吸 /Cheyne-Stokes 呼吸。使用 10 min 屏幕压缩展示，垂直线每 30 s 出现一次。图中展示了一位患有充血性心力衰竭、处于 NREM 睡眠状态的患者。请注意“对称、协调、逐渐增强和减弱的气流和呼吸努力”。每个周期的长度约为 45 ～ 50 s

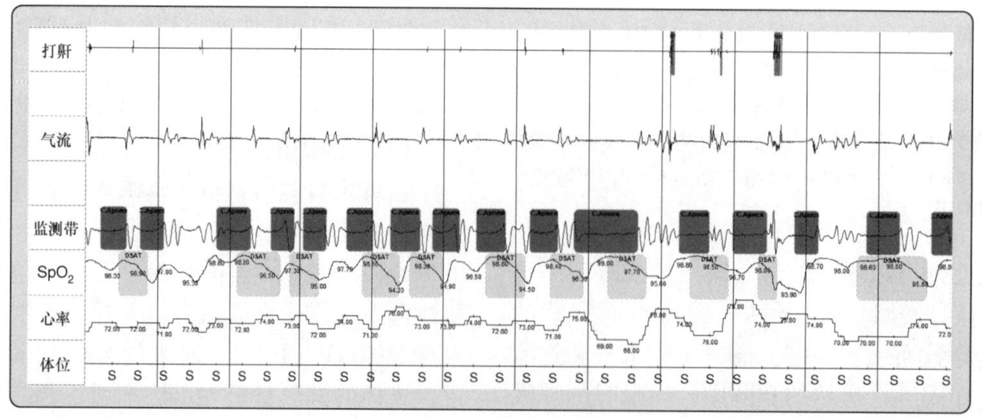


**图 125.4**　特发性睡眠呼吸暂停。对一位 27 岁、无药物治疗、非肥胖的男性进行了家庭睡眠研究，他表现出轻度日间嗜睡（Epworth 嗜睡量表 9/24 分）、夜间醒来和睡眠不足的症状。请注意纯中枢性呼吸事件的短周期（约为 20 s）

似，但目前还没有进行针对肺动脉高压的特定研究。

## 高碳酸血症性中枢性睡眠呼吸暂停

自动调控（和效应器）系统的失败或失灵导致的低通气是表现为高碳酸血症性 CSA 的疾病的病理生理学特征。这些疾病可以广义地分为中枢驱动受损（“不愿呼吸”）和呼吸肌控制受损（“无法呼吸”）两类。一般来说，前一类是由涉及脑干呼吸中枢的过程引起的（例如先天性中枢性肺泡低通气），而后者是由神经肌肉无力性疾病引起的（例如肌萎缩侧索硬化）。大多数这些疾病与病理性低环路增益有关，并且在 REM 睡眠期间低通气和呼吸暂停加重（与低碳酸血症性中枢性睡眠呼吸暂停相反，后者以 NREM 睡眠期间为主）。后者主要是由 REM 期间肋间肌无力引起的。大多数这些情况被归类为 ICSD-3 中的与睡眠相关的低通气疾病。

### 先天性中枢性肺泡低通气和特发性中枢性肺泡低通气

先天性中枢性肺泡低通气（CCHS，或称为“翁底尼诅咒”）是一种罕见的呼吸控制和自主神经系统障碍，最早由 Mellins 在 20 世纪 70 年代首次报道[57]。小潮气量和单调的呼吸频率导致低通气，清醒状态和行为刺激提供呼吸驱动力。随着睡眠开始，低通气加重，因受损的自动控制系统而出现高碳酸血症和低氧血症。许多情况下，如果不早期识别，会导致窒息和死亡[57]。*PHOX2B* 基因突变是该疾病的决定性因素[58]。该基因编码一个转录因子，负责早期自主神经系统细胞的命运，包括呼吸控制中心的细胞[59]。

### 肥胖低通气综合征（“Pickwickian 综合征”）

肥胖低通气综合征（OHS）的临床诊断要求肥胖［体重指数（BMI）≥ 30 kg/m$^2$］和白天低通气［动脉二氧化碳分压（$PaCO_2$）＞ 45 mmHg］，并且排除其他导致低通气的原因[58]。多导睡眠图异常包括在 REM 睡眠期间的进行性低通气和低氧血症，以及 NREM 睡眠期间的进一步恶化。其机制复杂，尚未在肥胖症流行背景下得到充分研究。这些机制包括：① OSA 的通气异常（在 OHS 中几乎普遍存在[21]）；②与肥胖相关的呼吸系统变化（肺容量减少、膈肌运动受阻、通气 / 灌注不匹配导致内在的呼气末正压）[61-62]；③化学敏感性降低（环路增益减小）[63-65]。对瘦素的抵抗是 OHS 患者控制机制减少的可能机制，瘦素是由脂肪细胞产生的，通常会增强对 $PaCO_2$ 的通气反应[66-68]。鼻内给予瘦素可以穿过血脑屏障，克服这种抵抗，在 OHS 小鼠模型中增加通气，表明这是一种潜在的疗法[69]。

### 其他与中枢神经系统相关的疾病

引起脑干呼吸中枢受损的中枢神经过程，例如，压迫、水肿、缺血、梗死、肿瘤、脑炎和阿诺德-基亚里畸形，与呼吸节律紊乱和 CSA 有关[70-79]。具体表现取决于损害的位置和类型。例如，颈髓切断术后会自动导致呼吸控制的失败[80]。除脑干外的其他区域（丘脑、基底神经节、半卵圆中心）的损伤可能导致 CSA，这表明了下行信号对于产生自动呼吸刺激的重要性[81]。

### 周围神经与肌肉疾病

周围神经与肌肉疾病主要包括肌萎缩症、重症肌无力、吉兰-巴雷综合征、肌萎缩侧索硬化、脊髓灰质炎后综合征和进行性神经性腓骨肌萎缩症。这些疾病可能导致在清醒状态下肺泡低通气，并在睡眠时低通气问题恶化。有时还会伴随中枢性呼吸暂停，尽管睡眠相关低通气是更为显著的特点。在患有呼吸肌疾病的患者中，睡眠时的通气功能通常会比清醒状态下更早受到影响。

### 阿片类药物引起的中枢性睡眠呼吸暂停和低通气

尽管阿片类药物的呼吸抑制作用众所周知，但它们对睡眠的影响是广泛而复杂的[55]。长期使用阿片类药物可能导致单个患者出现低通气以及阻塞性和中枢性呼吸暂停，符合 ICSD-3 分类下多种障碍的诊断标准。患者在长期使用阿片类药物时通常出现两种独特的呼吸模式：①集群呼吸，其特点是周期性深呼吸，潮气量相对稳定，中间夹杂着不定时的中枢性呼吸暂停；② Biot 呼吸（共济失调呼吸），潮气量和呼吸频率不定[82]。此外，初次多导睡眠图评估显示几乎纯粹的阻塞性睡眠呼吸暂停患者在长期使用阿片类药物时可能出现治疗诱发性 CSA（TE-CSA）[2]。在长期使用慢性阿片类药物的情况下，还普遍存在阻塞性事件和夜间低通气现象。

在各种不同的阿片类药物受体中，刺激 μ 和 κ 受体往往导致呼吸抑制[83]，主要发生在前包钦格复合体[8, 84]。在低剂量下，潮气量减少[85]，而在较高剂量下，呼吸频率和节律会受到抑制[86]。给予正常人群吗啡时会急性降低高碳酸血症和低氧血症控制增益，然而，长期使用会导致高碳酸血症的化学敏感性降低，低氧血症的敏感性增加[87]。至于阿片类药物长期使用者（近 70%）和那些使用较高剂量（＞ 200 mg 吗啡[88]）者常见的共济失调呼吸机制（图 125.5），目前尚未阐明。类似的特点可能会出现在颈部和头部化疗放疗后的颈动脉体损伤患者身上（图 125.6）。

### 治疗诱发性中枢性睡眠呼吸暂停（“复杂睡眠呼吸暂停”）

在一些患有 OSA 的患者中，在持续气道正压通

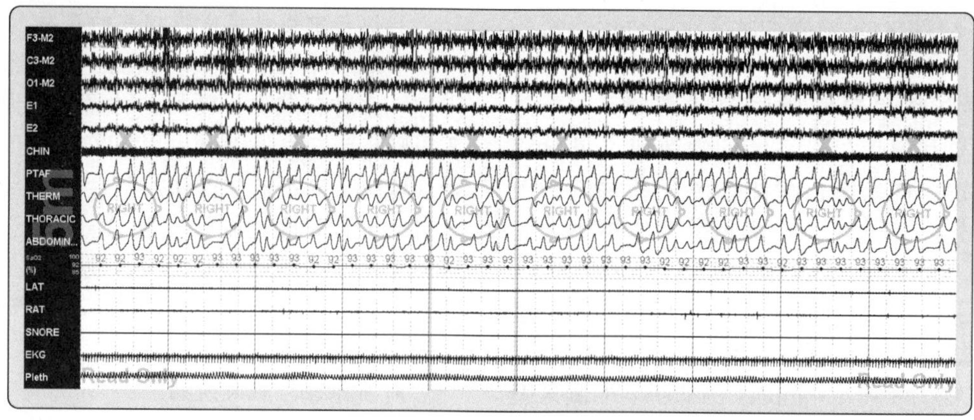


**图 125.5**　麻醉剂诱发的中枢性睡眠呼吸暂停和共济失调呼吸。10 min 的屏幕压缩展示，每个竖线表示 30 s。一名接受美沙酮治疗的 56 岁女性。麻醉剂相关疾病最典型的特征是呼气持续时间的变异性，尽管潮气量也会有所变化。这些多导睡眠图特征容易识别，并出现在 NREM 睡眠中

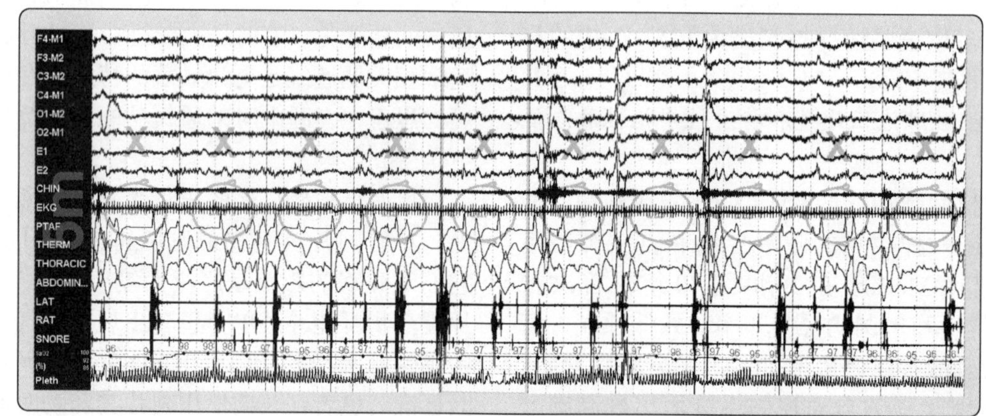


**图 125.6**　与头颈部化疗放疗相关的中枢性睡眠呼吸暂停。10 min 的屏幕压缩展示，每个竖线表示 30 s。一名 71 岁男性，因喉癌接受放疗和铂类化疗。他表现出严重失眠、多次夜间觉醒和白天疲劳。请注意可变持续时间的中枢性呼吸暂停、混合特征和睡眠片断化

气（CPAP）治疗初始阶段会出现中枢性呼吸暂停和周期性呼吸。这种现象被称为 ICSD-3[4] 中的治疗诱发性中枢性睡眠呼吸暂停（TE-CSA），并且在 CPAP 调节期间，在诊断性 PSG 中满足 OSA 标准的患者中，每小时有 5 次或更多的中枢性呼吸暂停和（或）低通气现象，占所有呼吸事件的 50% 以上。

TE-CSA 的病理生理学反映了上气道可塌陷性、通气系统的不稳定性和易于觉醒之间紊乱的相互作用。CPAP、口腔装置或气管切开手术提供的上气道梗阻缓解被认为会“显露”高环路增益，导致低碳酸血症、中枢性呼吸暂停和短周期周期性呼吸，类似于高海拔呼吸[16]。在 NREM 睡眠期间[89]，$PaCO_2$ 的储备是不稳定的，且可能会因对 PAP 的适应不良而引起觉醒和驱动不稳定性[90]。除了一般易于患上 CSA 的状况和过程之外，OSA 的严重程度可能会在提高环路增益方面起作用，因为 TE-CSA 的患病率在严重 OSA 患者中较轻度 OSA 患者更高。其他可能的贡献因素包括有效 PAP 或泄漏导致[14] 的 $CO_2$ 洗脱（即解剖无效腔减少）和肺牵张感受器在 PAP 治疗（特别是在较高压力下）时过度激活[91]，尽管 TE-CSA 在低压下（5 ～ 8 $cmH_2O$）也会发生。有证据显示，高环路增益和易于觉醒（低觉醒阈值）是 OSA 的关键病理生理特征[92-93]，并支持 OSA 和 CSA 存在于表型谱系中，在某些不稳定化学反射和易觉醒的情况下可能导致 SDB。

“复杂性睡眠呼吸暂停”这一术语指的是阻塞性和非阻塞性病理生理成分的病理生理学共存，主要是高环路增益的 OSA。TE-CSA 是针对高环路增益的 OSA 患者治疗上气道限制时出现的结果。类似的模式可能在过度通气（例如，过度的 CPAP 或双水平通气）时出现。复杂性呼吸暂停和 TE-CSA 的关键特征是以 NREM 为主的中枢性低通气或周期性呼吸障碍（图 125.7），在快速眼动睡眠期间自发缓解。在正压调节过程中可以很容易地观察到 NREM 优势（图 125.8）。出版物和医疗保险覆盖标准要求使用严格的传统标准将 OSA 转换为 CSA[95]。在这些患者中，

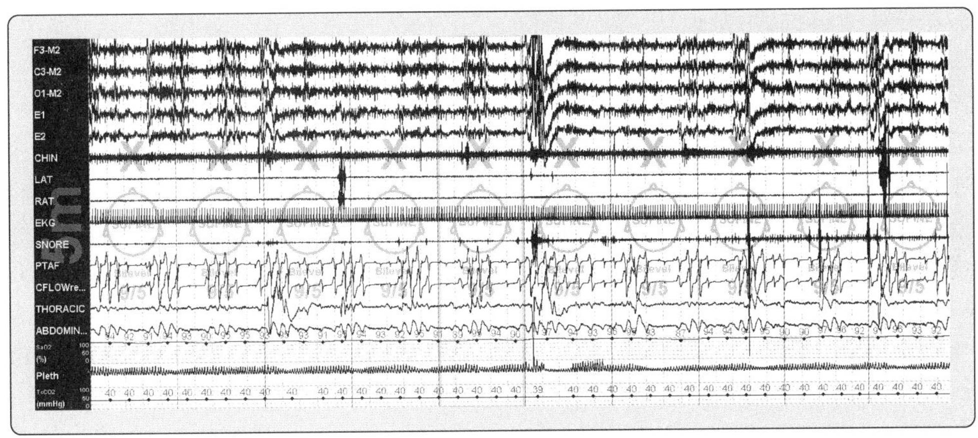

**图 125.7**　NREM 为主的呼吸暂停的关键特征。10 min 的屏幕压缩，每个竖线表示 30 s。周期性呼吸，周期较短（30 s 或更短），伴有可变程度的阻塞。传统评分通常将这些事件识别为"阻塞性"呼吸暂停。通常可见流量限制，但是增减特性通常是明显的

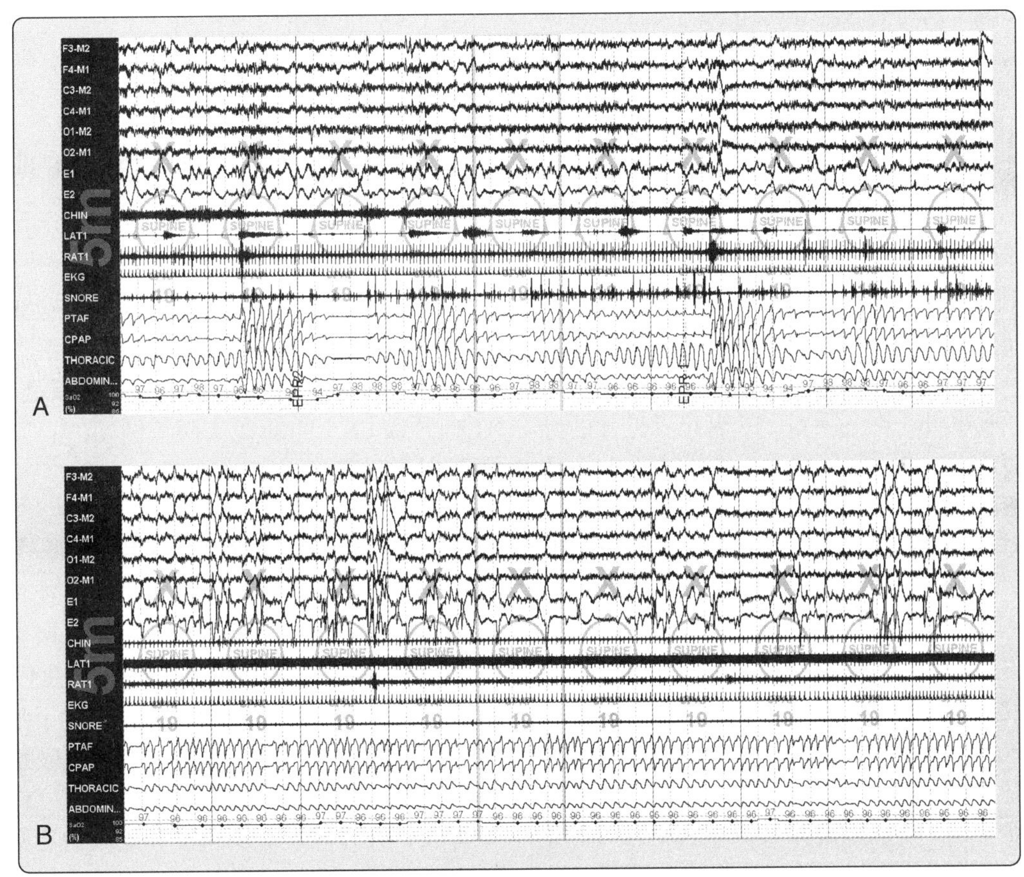

**图 125.8**　**A**. NREM 为主的睡眠呼吸暂停，在 NREM 睡眠期间使用持续气道正压通气（CPAP）。10 min 的屏幕压缩；每个竖线表示 30 s。在一系列 CPAP 压力（5 ～ 19 $cmH_2O$）下未解决的呼吸事件，伴有长周期事件，一些周期性呼吸特征和明显的阻塞性特征。**B**，REM 睡眠期间的 NREM 为主的睡眠呼吸暂停。10 min 的屏幕压缩，每个竖线表示 30 s。与 **A** 中为同一受试者，在自发转入 REM 睡眠时所有异常都得到了改善。CPAP 压力逐渐降低至 10 $cmH_2O$，在 REM 睡眠中保持稳定呼吸

可能出现短周期（≤ 30 s）的周期性呼吸，并带有混合性梗阻的特征，这与高海拔的周期性呼吸现象非常相似[95]。

治疗诱发性中枢性睡眠呼吸暂停或称复杂睡眠呼吸暂停患者的一个一致特征是睡眠碎片化，即使在进行了合理的以呼吸为目标的治疗后，这种现象通常仍持续存在。由于觉醒加剧了低碳酸血症不稳定性，NREM 睡眠相关网络活动的不足凝聚似乎是某些患者的核心病理机制。这种现象让人联想到充血性心力衰竭（CHF）患者的报道，其睡眠碎片化持续存在，超出了与呼吸事件相关的因素所能解释的范围[96]。

一个相关的问题是，复杂睡眠呼吸暂停表型的

研究结果是否会在持续使用 CPAP 后保持。缺乏持续性可能意味着它仅仅是 OSA 严重程度和改善动态的一个标志，或者可能反映了一些研究方法的问题，这些方法忽视或误识别了中枢性低通气（请参阅定义部分）。一些研究报告在使用 CPAP 治疗 2 ～ 12 个月后，78% ～ 86% 的患者 CAI 得到了改善[97-98]，而其他研究则指出治疗成功率约为 50%[99]。最大规模的前瞻性研究（$n = 675$）由 Cassel 等[100]进行，随访 3 个月时的患病率为 12%，定义为 CAI 大于等于 5/ 小时或有效 CPAP 上的主要周期性呼吸模式（阻塞性 AHI ＜ 5/ 小时）。重要的是，TE-CSA 有三个发展轨迹：改善、持续存在或晚期出现[101]。Cassel 发现，在那些初次调整时或在随访 3 个月时有 TE-CSA 的患者中，57% 得到了改善，20% 持续存在，而 23% 在 3 个月内出现了该现象[100]。这些发现与对美国 133 000 名患者进行的后瞻性 PAP 远程监测数据的回顾性分析非常相似，其中有 3.5% 的患者基线时 CAI 大于等于 5/ 小时[102]。解决率为 55%，持续率为 25%，而晚期出现率为 20%。后一项研究的一个关键局限性是由于缺乏中枢性低通气评分和对设备生成指标的依赖，可能导致对总体患病率的低估。

一种衡量 TE-CSA 持续性的方法是在使用 CPAP 治疗数月后，利用当前一代设备中可用的流量数据来测量残余的呼吸事件。在一项对 217 名患者进行的研究中，平均使用 CPAP 治疗 6 个月后，发现手动评分的 $AHI_{FLOW}$ 在使用时大于等于 10 次 / 小时的患者中有 23%，而基线睡眠研究中的 CAI 是残余疾病的唯一预测因子[103]。

$CO_2$ 控制不稳定性在治疗诱发性或复杂性 OSA 的发病机制中的主要作用得到了支持，这一点通过吸入少量 $CO_2$ 导致症状缓解得到了证实[104-105]。经过长时间使用 CPAP 后，化学反射事件改善的机制包括减少控制器增益和增加 $PaCO_2$ 储备[106]。通过防止短暂性低碳酸血症（见“中枢性睡眠呼吸暂停的治疗”），稳定中枢呼吸运动输出可以预防对化学敏感性高、上气道可塌陷的特定患者大多数 OSA 的发生，而通过适度高碳酸血症增加呼吸运动输出可以消除绝大多数对化学敏感性范围更广、$CO_2$ 储备较大的患者的“阻塞性”呼吸暂停[107]。最近的试验表明，在具有高环路增益和轻度上气道可塌陷的患者中，通过高氧治疗来降低化学敏感性可能是有效的[104, 108]。

### 中枢性睡眠呼吸暂停及其亚型的流行病学

这个主题在第 124 章中有详细讨论。关于 CSA 的流行病学数据主要基于 AASM（美国睡眠医学学会）对睡眠中呼吸事件的标准定义[108]，这可能低估了 CSA 的患病率。这主要是由于在没有食管测压法的情况下无法有效区分中枢性和阻塞性低通气，导致对阻塞性 SDB 的分类偏倚（请参阅定义部分）。

随着用于检测中枢性睡眠呼吸障碍的替代措施得到发展和自动化，CSA 的患病率可能会上升。例如，CSA、周期性呼吸和 CSB（Cheyne-Stokes 呼吸）是表明化学反射介导的呼吸控制功能障碍的模式[109]。已经使用基于心电图的分析心率变异和心率 / 呼吸耦合的方法，描述了一种化学反射活性增强的生物标志物［窄带升高的低频耦合（$e\text{-}LFC_{NB}$）］。该度量指标量化了表征非高碳酸血症型 CSA 和周期性呼吸的均匀自相似振荡[110]。在一项大型社区患者队列（睡眠心脏健康研究）中，1/3 的患者展示了 $e\text{-}LFC_{NB}$ 现象，并与 CSA 和周期性呼吸有关[111]。这一比例与多年来进行的详细表型试验结果基本一致[94, 112]，详见第 129 章。

## 中枢性睡眠呼吸暂停及其亚型的临床特征和诊断

### 临床表现

CSA 的患者临床表现因其病因和亚型而异（表 125.2）。症状和体征并非特定于 CSA 本身，常常与阻塞性睡眠呼吸暂停的症状和体征重叠，除此之外，还有导致 CSA 的潜在疾病（例如，心力衰竭患者的觉醒时呼吸困难[113]）。

### 中枢性睡眠呼吸暂停的多导睡眠图特征

通常，CSA 的诊断需要进行整夜的 PSG 记录，特别注意吸气努力，以区分中枢性呼吸暂停（整个事件期间无吸气努力）和阻塞性呼吸暂停。虽然对于呼吸暂停，这一区别是简单的，但对于呼吸减弱，需要进行食管压力测定检查[114-115]。呼吸感应式血容积描记术显示的振幅变化在中枢性和阻塞性呼吸减弱中均存在，并且确定减弱幅度和流量的比例可能是主观

**表 125.2 睡眠呼吸暂停患者的临床特征**

| 中枢性 | | 阻塞性 |
|---|---|---|
| 非高碳酸血症性 | 高碳酸血症性 | |
| 失眠 | 白天嗜睡，早晨头痛 | 白天嗜睡 |
| 轻度间歇性打鼾 | 打鼾 | 明显的打鼾 |
| 惊醒（窒息 / 呼吸困难） | 呼吸衰竭 | 可见窒息 / 喘息 |
| 正常体态 | 正常或肥胖 | 通常肥胖 |
| | 红细胞增多 | 上呼吸道狭窄 |
| | 肺源性心脏病 | |

的，难以操作[116]。最后，心肺耦合信号分析（如前述所述），以及鼻压 / 心电图（ECG）信号的估计环路增益分析[15]也可以用于区分中枢性主导（化学反射驱动）和阻塞性睡眠呼吸障碍表型[117]，但需要进行临床验证。

在非高碳酸血症的情况下，持续增强的化学反射介导的中枢性呼吸暂停和低通气的一个一致特征是这些事件主要发生在 NREM，特别是在非慢波睡眠阶段[27, 110, 118-122]。由于颅内支配的波动，可能会出现流量限制，这使得应用传统的评分标准具有挑战性。典型的特征是呈现出节拍自相似的外观，与因阿片类药物而引起的 CSA 形成对比，后者的特点是呼气相的变异。关于睡眠期间化学反射调节的其他特征请参见表 125.3。相比之下，在许多高碳酸血症 CSA（和 OSA）的病例中，睡眠呼吸紊乱的严重程度在 REM 睡眠中显著加剧，特别是如果膈肌的运动神经元受到牵连[2, 123]。值得注意的例外是先天性低通气综合征和因阿片类药物而引起的 CSA，在这些情况下，睡眠呼吸紊乱在 NREM 睡眠中加剧。最后，需要客观的低通气测量指标（如动脉、经皮或呼气末二氧化碳）来确认睡眠时的高碳酸血症[119]。

睡眠碎片化倾向和上气道易塌陷性都可能加重 CSA，并对治疗产生特定的影响（参见 CSA 的治疗）。在 PSG 中，睡眠碎片化表型可通过以下指标来提示：睡眠-觉醒过渡不稳定时间延长（＞ 10 min）、睡眠效率低（＜ 70%）、持续高 N1 阶段（＞ 15%）以及慢波睡眠发展不良（＜ 1 Hz）[16]。上气道易塌陷性可以通过 $P_{crit}$ 来衡量，该值可由 OSA 患者的最大吸气流量与鼻腔或面罩压力之间的关系得出[94, 118]，也可以通过临床调整进行估计，当治疗压力等于或小于 8.0 $cmH_2O$ 时，预测上气道易塌陷性较轻。已经开发出非侵入性方法来估算低唤醒阈值（与睡眠碎片化相关的睡眠呼吸暂停特征）、上气道易塌陷性和环路增益，这些方法可通过常规临床 PSG 进行测试[125-126]，并正在进行治疗反应预测的研究。有关睡眠呼吸紊乱表型的详细描述，请参阅第 128 章和第 129 章。

鉴于在没有食管压力测定的情况下诊断 CSA 存在挑战，建议考虑一系列 PSG 特征来区分中枢性和阻塞性表型，正如前文所述（以及表 125.3 中所示）。这种方法与补充措施相结合，如化学反射过度活跃的评估［例如，心肺耦合分析、环路增益估计（第 129 章）］以及睡眠碎片化倾向和气道易塌陷性的识别（第 129 章），可以增强对 CSA 的认知和治疗。识别出具有轻度易塌陷的气道或高环路增益 / 低唤醒阈值的患者，有助于确定哪些患者更可能对针对这些致病机制的药物治疗产生反应。

## 独特特征

### 非高碳酸血症性中枢性睡眠呼吸暂停

#### 心力衰竭和中枢性睡眠呼吸暂停

有关 CHF 中中枢性呼吸暂停的临床特征、影响和治疗详细内容，请参阅第 140 章和第 149 章。简而言之，60 岁以上的年龄、男性性别、心房颤动、利尿剂使用和日间低碳酸血症似乎是 CHF 患者中 CSA 的风险因素[127-128]。患者通常表现为 CHF 症状、疲劳和乏力，而不是嗜睡[114, 129-131]。通过改变体位，包括采用侧卧位，症状和呼吸暂停可以改善，并且不受上气道姿势效应的影响[132]，这表明 J 受体的激活或氧气储备在 CSA-CSB 的发病机制中起作用。觉醒在呼吸暂停复苏的峰值期间发生[133]。

#### 高海拔中枢性睡眠呼吸暂停

前往高海拔地区的旅行者通常会经历不安、频繁的短暂觉醒和不够恢复的睡眠[134]，其中至少部分是由于周期性呼吸和 CSA（详见第 141 章）。男性比女性更容易受到影响，在海拔超过 5000 英尺（约 1.5 km）时，几乎普遍出现。PSG 的特征在“影响诊断和治疗

**表 125.3　呼吸化学反射调节在睡眠呼吸中的显现[259]**

| 多导睡眠图特征 | 相对纯阻塞性睡眠呼吸暂停 | 化学反射调节的睡眠呼吸暂停 |
|---|---|---|
| 周期性呼吸，Cheyne-Stokes 呼吸 | 稀有 | 典型（循环通常较短，＜ 30 s，无充血性心力衰竭） |
| 呼吸事件的时序 | 变化多端（每个事件的持续时间不同） | 自相似 / 节拍稳定 |
| 睡眠阶段中的严重程度 | REM 睡眠中严重程度较重 | REM 睡眠中严重程度较轻 |
| 呼吸努力信号形态 | 在阻塞性呼吸期间维持良好 | 恢复呼吸之间的完全或部分丧失 |
| 气流-呼吸努力关系 | 不协调：气流显著减少，呼吸努力减小 | 协调：气流和呼吸努力同步减小 |
| 觉醒时机 | 事件终止的早期阶段 | 位于事件的最高点，通常在恢复呼吸序列的中间 |
| 氧饱和度 | 不规则，逐渐下降，“V”形轮廓 | 平稳，对称，逐渐下降较少见 |

CHF，充血性心力衰竭；REM，快速眼动。

的中枢性睡眠呼吸暂停综合征的病理生理学”部分进行了讨论。

原发性中枢性睡眠呼吸暂停

原发性 CSA 的患者通常表现为失眠或夜间频繁醒来，而不像 OSA 患者那样白天嗜睡。在特发性 CSA 中，中枢性呼吸暂停的周期较短（20 ~ 40 s），且不像伴有 CSB 的 CSA（CSA-CSB）那样逐渐加深[42, 135]（详见“影响诊断和治疗的中枢性睡眠呼吸暂停综合征的病理生理学”部分）。在进行诊断之前，必须排除潜在的疾病。

与中枢性睡眠呼吸暂停相关的其他疾病

CSA 也常见于患有终末期肾病（ESRD）、脑血管意外（CVA）、肺动脉高压（PAH）和心房颤动的患者中。这些患者中并没有特定的临床特征具有高度预测价值（低碳酸血症可能是一个线索），因此对这些患者的诊断需要增强临床怀疑并进行 PSG 检查。

ESRD 患者中的 CSA（伴有阻塞性和混合性呼吸暂停）通常为男性、年龄较大，而且更容易出现容量超负荷现象[136-137]。超滤可以改善 $PaCO_2$ 和 CAHI[138]，表明这是 ESRD 中处理 CSA 的一个初始途径。在患有较大范围和更严重脑卒中的患者中，对 CSA 的高度怀疑也是必要的[51, 55]。CSA 的表现模式包括具有长周期时间的 CSB（在左心室功能障碍的 CVA 患者中），以及具有较短周期长度的周期性呼吸（在无左心室功能障碍的患者中）[139-141]。尽管一些研究表明患者卒中康复后 CSA 会消失[142-143]，但更近期的数据表明 CSA 可能持续存在，因此，监测是明智的[144]。在患有 PAH 的患者中，年龄较大和嗜睡症状［Epworth 嗜睡量表（ESS）得分＞ 10］是预测睡眠呼吸紊乱的指标[145]，CSB 是主要的 CSA 模式，其周期约为 45 s。心房颤动的存在应引起对 CSA 的怀疑，反之亦然[146-149]。在社区队列中，CAI 增加与心房颤动的患病率增加相关，而 CSA-CSB 的存在与新发心房颤动的比值比（OR）为 2.0 ~ 4.5 相关，即使在考虑了包括 CHF 在内的心脏并发症后仍然如此[148, 150-151]。

## 高碳酸血症性中枢性睡眠呼吸暂停

如果与高碳酸血症性 CSA（表 125.1）或某些临床特征（表 125.3）相关的疾病存在，应考虑高碳酸血症性 CSA 和低通气。建议进行 PSG 检查，并通过夜间动脉二氧化碳（$PaCO_2$）（或替代指标）评估睡眠低通气情况。如果在为其他指征（例如 OSA）而进行的 PSG 检查中发现了高碳酸血症性 CSA 和低通气，应进行仔细的临床评估来确定潜在的原因。初始评估是基于定位可能导致低通气的解剖途径：大脑皮质脊髓束、脑干、延髓脊髓束到颈脊髓、前角细胞、下运动神经元、神经肌肉接头和膈肌。肺部和胸壁异常通常在检查中显而易见，并且基本的诊断研究可以帮助确定高碳酸血症性 CSA 和低通气的潜在疾病（例如，慢性阻塞性肺疾病）。接下来将讨论其中一些病症。

先天性中枢性肺泡低通气

先天性中枢性肺泡低通气（CCHS）的典型特征是轻度清醒状态下和显著的睡眠相关的肺泡低通气，伴有高碳酸血症和低氧血症（图 125.9）。尽管通常在出生时就被诊断出来，但由于 *PHOX2B* 突变［多丙氨酸重复突变（PARM）］的可变穿透性，有些患者可能在儿童期晚期，甚至成年期才出现[152-156]。在这些个体中，肺泡低通气可以因中枢神经系统抑制剂和麻醉剂的使用或近期严重的肺部感染而显现。对于没有其他低通气原因或 CCHS 患者的父母，也应考虑 CCHS[157-158]。引起对 CCHS 的怀疑的临床关联包括肠道神经节异常（Hirschsprung 病）、神经嵴起源的肿瘤、自主神经功能障碍、面部形态异常和皮肤划痕性反应。在患有 CCHS 的儿童中，呼吸反应和呼吸困难感明显减弱或缺失[161]。睡眠期间的呼吸模式以明显减少的潮气量和不恰当恒定的呼吸频率为特征，而高碳酸血症和低氧血症存在[9, 162]。在 REM 睡眠和 NREM 睡眠期间，通气较稳定。具有 PARM 基因型的临床表型存在变异。例如，20/25（正常丙氨酸重复基因型被称为 20/20）的个体很少需要 24 h 通气支持，而对于 20/27 ~ 20/33 的基因型，需要持续通气支持[163-165]。对于 CCHS 患者，应该选择拥有该病症广泛专业知识的中心提供护理，因为早期诊断和有效管理的儿童在成年后可以获得明显改善的生活质量[12, 166]。

肥胖低通气综合征

关于 OHS 的详细描述请参阅第 138 章。该诊断依赖于清醒状态下的 $PaCO_2$ 增高（＞ 45 mmHg），同时排除其他已知的低通气原因（例如，慢性阻塞性肺疾病、限制性肺疾病）和肥胖（BMI ≥ 30 kg/$m^2$）。当伴有 OSA 时，碳酸氢盐水平≥ 27 mEq/L 对于 $PaCO_2$ ＞ 45 mmHg 具有 92% 的敏感性（特异性为 50%[167]），如果出现，应进行 $PaCO_2$ 的测量。在呼吸环境空气时，静息氧饱和度低于 94% 也提示需要进行血气分析[60, 168]。

神经退行性疾病

应当怀疑神经退行性疾病患者存在 CSA 和低通气。其中，多发性硬化和多系统萎缩最常见[7, 169]。患有多发性硬化的患者，如果脑干受累，通常表现为中枢性呼吸暂停，而非脑干病变和对照组的患者不具有这种表现[170]。在多系统萎缩中，已报道存在中枢

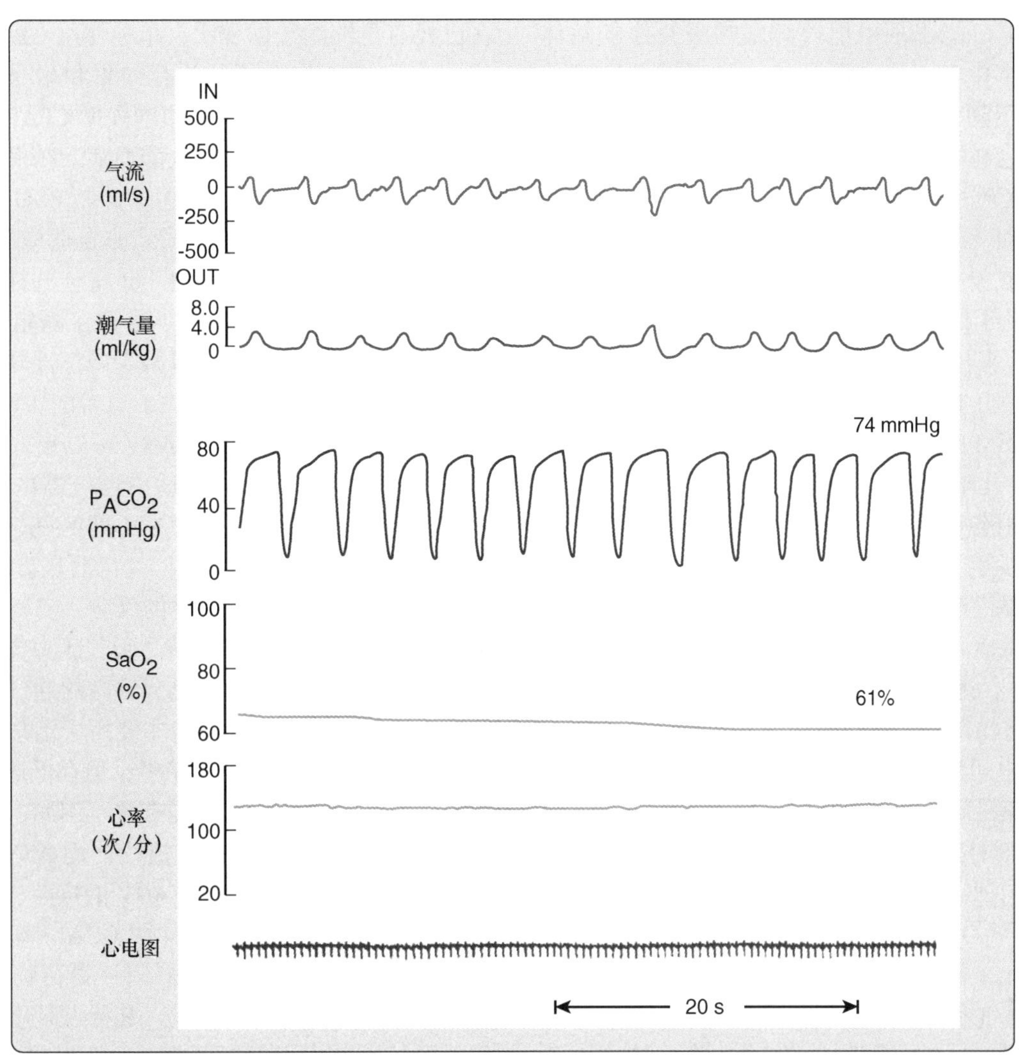


**图 125.9**　先天性中枢性肺泡低通气。28 个月大女孩的多导睡眠图示，显示在 CCHS 中，NREM 睡眠期间的典型呼吸模式。注意不适当的规律的（每分钟 20 次呼吸）浅呼吸（潮气量平均为 3.5 ml/kg）。渐进性高碳酸血症和低氧血症未能刺激通气、觉醒或心率变异性（Adapted with permission from Weese-Mayer et al.[9]）

性呼吸暂停、CSB 和吸气性呼吸暂停[171-173]。在阿尔茨海默病和帕金森病中，CSA 很少见[7, 174-177]。在肌萎缩脊髓侧索硬化中，低通气是睡眠呼吸紊乱的最常见表现，夜间症状先于白天呼吸衰竭出现。

**与中枢性睡眠呼吸暂停相关的肌肉和外周神经系统疾病**

在肌肉疾病患者中，除了肌细胞的退化外，呼吸驱动的受损也可能导致低通气。在肌无力型肌萎缩症的一组研究中，发现有 20% 的患者存在这种异常。在对 85 名肌无力型肌萎缩症患者进行的一项研究中，分别发现 11% 的患者存在 CSA 和混合性睡眠呼吸暂停，39% 的患者患有阻塞性睡眠呼吸暂停[179]。这些患者没有嗜睡症状，但最常见的症状是睡眠质量差[180]。

这些患者的 CAHI 与口服吞咽时间缓慢相关。影响膈肌或其神经供应的疾病（Charcot-Marie-Tooth 病和其他神经病变、重症肌无力及其他神经肌肉接头疾病）主要表现为与睡眠相关的肺泡低通气。

**与阿片类药物相关的中枢性睡眠呼吸暂停和低通气**

对于大多数接受长期阿片类药物治疗（COT）且伴有睡眠障碍症状的患者，应当考虑 CSA[181]。纯阿片类受体激动剂（例如，美沙酮、羟考酮）以及部分激动剂和拮抗剂的组合（即丁丙诺啡和纳洛酮）都会导致显著的睡眠呼吸紊乱，包括中枢性和阻塞性[182]。在 CSA 患者中，病例系列研究表明存在睡眠碎片化增加、第二阶段睡眠增加以及 REM 睡眠和慢波睡眠减少[183]，与中枢性事件在 NREM 睡眠中的优势一致。在持续氧疗中的 CSA 可以在初次 PSG 中出现，或在主要阻塞性疾病 ( 如 TE-CSA) 治疗后显现[184]。现有文献报道较为一致地表明，在这种 CSA 的情况下，患者对 CPAP（持续气道正压通气）的耐受性降低，疗效（高残余睡眠呼吸暂停）不佳，且依从性较差（详见中枢性睡眠呼吸暂停的治疗）。在脑干损伤的患者中，也可能出现中枢性睡眠呼吸暂停的解体模式，例如卒中和多发性硬化症。最后，低通气并非仅见于使用阿片类药物，还可见于麻醉药、镇静药和肌肉松弛剂的使用。

**治疗诱发的中枢性睡眠呼吸暂停**

任何针对上气道阻塞的治疗（如口腔矫正器）都可能触发或暴露出化学反射激活的增加，尽管这种现象最常见于使用持续或非自适应双水平气道正压通气（PAP）来控制已诊断为 OSA 的患者的气道阻塞时[83]。识别的最有用特征不是单个事件的确切形态，而是 NREM 睡眠占优以及连续事件系列中的事件时机和形态（几乎相同，自相似）[14, 118, 185]。

可以使用各种技术来识别化学反射增高和二氧化碳储备减少的患者。如前所述，心电图的时间序列分析可以提供睡眠状态振荡的图谱，其中 e-$LFC_{NB}$ 是 TE-CSA 患者中枢性呼吸暂停和周期性呼吸的标记[108]。另外，通过临床 PSG 评估的其他 OSA 表型特征（上气道易塌陷、肌肉反应性和唤醒阈值）以及环路增益等也可以帮助定制治疗[110, 126-127]。在一项研究中，高环路增益与低上气道易塌陷性的结合预测了 OSA 患者对补充氧气的反应，其 AHI 值相同（AHI 降低 59% *vs.* 12%）[117]。在 TE-CSA 患者中，在最佳 CPAP 压力下（OAHI ＜ 5），环路增益大于 2［通过 CSA 的占空比来衡量，占空比是通气持续时间与周期持续时间（通气和呼吸暂停相位之和）的比值］预测了 1 个月内对 CPAP 缺乏反应的情况[186]。其他用于量化环路增益和预测 CSA-CSB 患者对 CPAP 响应的方法已经在文献中有提及，有兴趣的读者可以参阅第 129 章[187-190]。如果这一结果得到证实，呼吸化学反射表型可能会成为一种常见的临床现实。

## 中枢性睡眠呼吸暂停的治疗

对于治疗低通气和高通气型 CSA，包括原发性、治疗诱发的、复杂性、周期性呼吸，以及由不同原因引起的高碳酸血症性 CSA 和阿片类药物引发的 CSA，可以采用正压通气，包括“增强型”正压通气（见后文），和非正压通气方法。所有这些表型可能共存，并在夜间和夜间动态中表现出多样性，需要精确应用多模式的核心治疗方法，包括上气道支持、调节呼吸节律和驱动力，以及增强睡眠整合作为核心方法[34]。

## 基于正压的治疗

美国睡眠医学会（AASM）推荐 CPAP 作为 CSA 的初始治疗选择，基于上气道阻塞在高碳酸血症和非高碳酸血症类型的 CSA 中的重要性[118]。然而，现在已经有足够的数据表明，单独使用 CPAP 对非高碳酸血症性 CSA 综合征的治疗效果和耐受性较差，而自适应伺服通气（ASV）和增强型 CPAP（结合呼吸稳定方法，包括最小化低碳酸血症、镇静剂、碳酸酐酶抑制剂和氧气）可能更优于抑制 PSG 中的中枢性呼吸暂停和周期性呼吸模式。非自适应（固定压力）双水平正压通气单独使用也不是最佳选择，其可能加重 CSA 和周期性呼吸[191]。尽管在固定双水平正压通气中使用备份呼吸率可以减少中枢性呼吸暂停（因为机器提供的强制呼吸替代了患者的主动呼吸），但与 ASV 的比较研究表明，ASV 可以更好地消除中枢性呼吸暂停。由于各种自适应通气器的算法差异较大，特定的患者亚群可能存在不同的反应（例如，短周期和长周期的周期性呼吸）。目前从诊断性 PSG 特征上无法预测这些个体差异的反应。

ASV 设备提供呼气支持、吸气压力支持和备用支持反应，这些反应是根据几分钟内的通气或流量测量平均值来指导的。这些设备主要用于治疗循环增益升高的非高碳酸血症型 CSA 患者，但在低通气不是主要和唯一异常的情况下也可能有益。例如，阿片类药物引发的 CSA 难以使用 PAP 治疗，而 ASV 效果更好，一项研究显示，在 CPAP 和 ASV 治疗后，阿片类药物引发的 CSA 患者的呼吸事件数（CAI）分别为 20 次 / 小时和 0 次 / 小时[192]。虽然阿片类药物引发的 CSA 患者没有经典的周期性呼吸，其特点是不规则的呼吸和不同长度的中枢性呼吸暂停，但 ASV 设备可以为这些患者提供节律。在心衰和 TE-CSA 患者中使用时，ASV 可以减少中枢性呼吸暂停的频率，并改善多种神经体液和心脏功能参数[193-194]。在心衰和 CSA-CSB 患者中，自适应通气可以减少肌肉交感神经活性，而 CPAP 不能[195]。相比 CPAP，患有 TE-CSA 的患者更容易接受 ASV，并且从 CPAP 转换到 ASV 可以改善残余的呼吸事件、依从性和嗜睡症状[193, 196-197]。对睡眠结构的积极影响较少。成功的标准和呼吸事件评分标准（通常是低通气的 95% 降低 4%）可能会高估效果。在 TE-CSA 的 CPAP 与 ASV 随机前瞻性试验中，将压制中枢性 AHI(基本上是中枢性呼吸暂停）在睡眠中低于 10 次 / 小时作为成功标准[198]。ASV 在压制呼吸事件方面优于 CPAP，ASV 组和 CPAP 组的成功率分别为 90% 和 65%，但两组之间的睡眠质量、嗜睡症状和生活质量没有显著差异。这些研究结果引发了对于如何量化效果的最佳方法的质疑，不仅仅局限于呼吸暂停的抑制。其他指标，如分钟通气量的变异性（95% 分位数与中位数通气量的比值）和送气压力，与临床整体改善印象相关，可能提供有用的信息。ASV 还可能导致患者-呼吸机不同步，因此需要仔细调节，关注患者的症状和生活质量。周期长度可能影响治疗效果，观察到 ASV 在周期较短（≤ 30 秒）的周期性呼吸患者中效果较差。一些患者表现出对 ASV 的即刻不耐受和不同步，这种影响不会随着时间的推移而解决。患有长时间睡眠-清醒转换不稳定的患者使用 ASV 可能会显著增加病理学。在 REM 睡眠期间，正常的呼吸波动可能会不适当地触发 ASV 的自适应算法，并引起觉醒，但这在临床实践中似乎很少见。第 140 章详细描述了 ASV 及其功能。

## 在使用自适应伺服通气时，应使用呼吸机的压力输出信号来评分呼吸事件

这个信号大致上与患者的呼吸输出相等且相反。流量和努力信号结合了患者和呼吸机的贡献，可能会导致错误的判断。参见图 125.10，其中显示了过度的“压力循环”，这是自适应呼吸机对持续周期性呼吸的反应。当压力循环持续存在时，即使呼吸“改善”，睡眠碎片化也可能非常严重。这种模式意味着周期性呼吸的病理持续存在，需要继续施加压力响应。当呼吸机实现稳定呼吸时，最小和最大压力支持区之间的循环往复是最小的。有关算法和调节策略的更多细节可以从综述性的评论文章[200-201]和第 140 章中获取。对 ASV 算法的台架测试显示出设备特定的响应特性，但稳定的呼吸不容易在一系列模拟的中枢性呼吸暂停模式中出现[202]。

ASV 设备具有强大的功能，但如果存在患者-呼吸机不同步，它们可能会导致低碳酸血症、压力过度循环、觉醒、扭曲的流量模式和身体不适。在比较 ASV 与药物治疗的 SERVE-HF 临床试验中发现，ASV 并未带来任何益处，包括生活质量，并且出现了增加的心脏性猝死率。该试验对象是收缩压≤ 45% 的患者，AHI ＞ 15 次 / 小时，其中 50% 或更多事件为中枢性[203]。其中风险最高的是收缩压＜ 30%，在 50% 或更多的夜间出现 CSB[198]。低碳酸血症、代谢性碱中毒、血流动力学紊乱和与压力循环相关的过度交感神经激活是不良结果的可能机制。目前尚不清楚风险是否与特定的 ASV 设备或 ASV 总体相关[205]。虽然在另一项关于 CHF 的 ASV 疗法的大型试验（ADVENT-HF）[206]的结果还在等待中，但建议在收缩压降低的 CHF 患者以及 CHF 伴有保留的收缩压时要避免使用 ASV[207]。对于其他容易受损的人群，如保留的收缩压和中风患者，也要谨慎对待。跟踪设备数据，例如潮气量稳定性、压力过度循环的程度和患者-呼吸机不同步的替代性指标（例如呼气时间的宽度变异），无论基础疾病状态如何，都是明智的，而不仅仅依赖于制造商提供的 AHI 值。

## 治疗高碳酸血症性中枢性睡眠呼吸暂停的考虑

对于高碳酸血症性 CSA，治疗睡眠相关呼吸障碍是一个复杂的过程，以下是几个关键点[208]。通过双水平通气、备用频率、容量目标压力支持通气或经气管切开的侵入性容量通气来提供呼吸支持。这些模式在几种家用通气器上都很容易获得，并在第 140 章中有更详细的描述。

体积确保压力支持（VAPS）是管理低通气综合征和高碳酸血症 CSA 的一项进步。除了呼气、最小和最大吸气支持，备用频率，各种呼吸调节（如吸气时间、触发和循环敏感度）和潮气量目标也可以被设置。如果出现低通气而没有 CSA，VAPS 是最有效的，但如果在高碳酸血症 CSA 中谨慎使用，也可以带来益处。

防止主要阻塞性事件的足够呼气压支持是至关重要的。REM 睡眠可能比 NREM 睡眠表现出更严重的

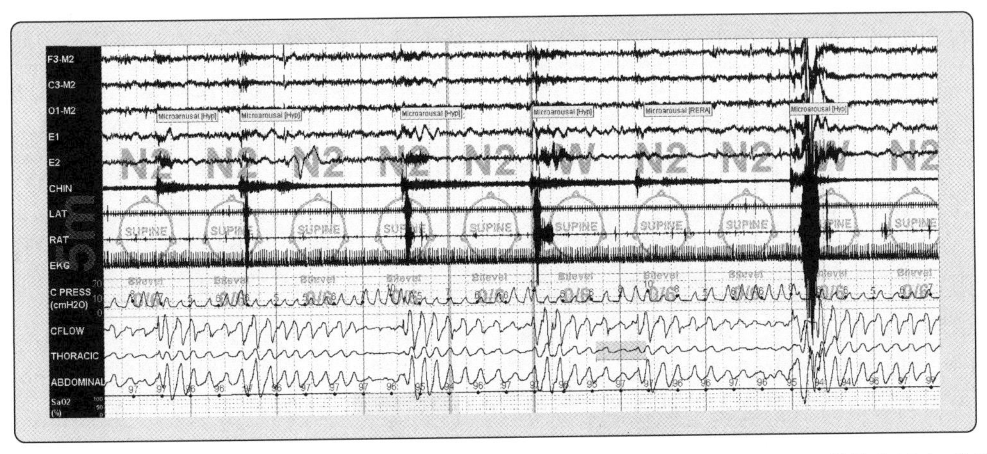


**图 125.10**　自适应通气治疗期间的压力循环。10 min 的压力快照；30 s 的垂直线。C-PRESS 通道是自适应呼吸机（Adapt SV）的压力输出。这位 56 岁的男性主要有中枢性呼吸暂停，这些暂停得到了消除。然而，呼吸不稳定、反复觉醒和压力循环在调整压力支持后仍然持续存在，没有得到解决。通过使用设备软件生成扩展的夜间数据，并注意潮气量和压力曲线，可以很容易地在家庭使用时识别持续的压力循环。在这些时期，设备可能无法自动检测呼吸事件

症状，通常需要比 NREM 睡眠更大的通气量。然而，也可能出现 NREM 优势，就像阿片类诱发的 CSA 一样。自动呼气压力功能可以帮助管理那些具有明显较高 REM 睡眠设置的患者。备用频率通常设置在患者原有频率稍低的位置。然而，如果存在缓慢呼吸（例如，呼吸频率低于 6 次 / 分）或快速呼吸（例如，频率高于 20 次 / 分），让患者适应不同频率可能是困难的，并导致患者和通气器的不同步。可能需要大量的吸气支持（例如，25 $cmH_2O$）来实现最佳通气。

对于高碳酸血症 CSA 的正压通气治疗面临着诱发相对低碳酸血症和呼吸不稳定性，以及相关的睡眠碎片化的特殊挑战。改善通气和氧合与睡眠质量之间存在权衡，因为过度的容量目标和相关的压力增加可能导致睡眠碎片化[209]。这些设备中可以预设压力支持的变化速率，从而提供一种防止压力相关睡眠碎片化的"制动器"。在没有 PSG 调整的情况下，如果没有估计睡眠与清醒、NREM 与 REM 睡眠的治疗要求，治疗可能不如可能精确。通过 2 或 3 次 PSG 调整的迭代方法，同时进行经皮二氧化碳监测，相隔数月，可以使治疗更加精确，提高睡眠质量，并允许重新设置呼吸控制器。

## 替代的正压治疗方法

### 膈神经刺激

单侧膈神经刺激在中枢性呼吸暂停期间激活膈肌已被证明能显著改善中枢性睡眠呼吸暂停的频率和觉醒[210-211]。在一项涉及 151 名患者（64% 患有心力衰竭）的临床试验中，植入装置进行的刺激治疗与无刺激治疗相比，能将 CAI 降低 23 次 / 小时，觉醒频率降低 15 次 / 小时，并改善氧饱和度、睡眠效率、REM 睡眠和嗜睡程度（Epworth 嗜睡量表评分增加 3.4 个单位）。虽然这对于相对"纯中枢性睡眠呼吸暂停"是一种有希望的治疗方法，但还是需要谨慎使用，原因如下：

首先，参与研究的患者中几乎没有阻塞性疾病（阻塞性呼吸暂停低于每小时 20 次），刺激治疗并没有改善低通气和阻塞性事件（残留的阻塞性事件每小时为 19.9 次）[212]。由于许多中枢性睡眠呼吸暂停的患者同时存在阻塞性睡眠呼吸障碍，而膈神经刺激可能会引起上气道阻塞，因此需要仔细选择患者，或将膈神经刺激与上气道稳定（CPAP 或下颌前移治疗）结合使用。其次，有 9% 的患者经历了严重的不良事件（如感染、血肿），而对长期发病率和死亡率的影响尚不清楚。基于 SERVE-HF 研究的经验，人们担心抑制中枢性呼吸暂停而不改善稳定呼吸或治疗高环路增益的核心病理生理学可能无法提供长期的益处。更多详细信息请参阅第 149 章。

### $CO_2$ 最小化

几十年来人们就知道 $CO_2$ 可以稳定呼吸，在睡眠呼吸控制中，预防低碳酸血症是一个至关重要的稳定因素。然而，高浓度的 $CO_2$ 通过诱发呼吸刺激和交感兴奋导致觉醒，从而破坏睡眠[213-214]。适度的 $CO_2$ 调节似乎也能稳定睡眠呼吸[214]。这个概念在机械通气中被用于减少低碳酸血症已有数十年的历史，并且近年来已成功地用于治疗心力衰竭引起的 CSA-CSB[108]。将低碳酸血症最小化与正压联合使用，使 $CO_2$ 略高于呼吸暂停阈值，这种方法称为增强呼气再吸入空间（EERS）[215]。EERS 包括 50 ～ 150 ml 的管道和一个无通气孔的面罩（无效腔），添加到正压通气治疗中，明显改善了中枢性睡眠呼吸暂停指数（AHI）和睡眠效率（图 125.11）。由于正压引起的冲洗，吸入 $CO_2$ 几乎没有或仅有轻微增加（$ETCO_2$ 从 38±3 mmHg 增加到 39±3 mmHg）。$CO_2$ 调节也可以通过更精确的流速无关方法将 $CO_2$ 引入呼吸系统。据报道，使用专有的调查性装置——正压气道压力调节器（PAPGAM）成功治疗混合性 OSA 和 CSA[105]。未来的研究中，动态 $CO_2$ 调节（在特定呼吸周期的特定阶段进行递送）可能会改善 $CO_2$ 的稳定效果[106]。

### 氧气补充

补充氧气可以减少化学感受性，长期以来已被用于治疗 CSA 和不伴 CSA 的周期性呼吸[216-217]。由于低氧负担是心力衰竭和 CSA-CSB 患者的死亡标志，有人认为它在这些患者中可能特别有用[218-219]。小规模的临床试验显示呼吸指标和患者功能的改善，但残余的睡眠呼吸暂停和睡眠碎片化较为普遍[217, 220-222]。在 CPAP 中添加氧气可能有益于 CSA 和 TE-CSA，通过减少外周化学感受器和环路增益的敏感性[192, 223]。美国退伍军人的一项研究显示，在使用 CPAP 和稍微减弱的氧气（相比单独使用 CPAP）时，达到 CAI 小于 5/h 的比例增加了 25%[224]。使用氧气，呼吸事件周期可能会延长。这种变化可能会"减少"呼吸事件指数，但并不意味着真正稳定了呼吸。使用氧气也会取消使用氧饱和度参数来评分低通气。对于 PSG 中的 CSA 指标，氧气的有益作用不仅局限于长期鼻腔氧疗所使用的氧饱和度阈值（例如≤ 88%），然而，鉴于最近对非缺氧患者安全性的担忧，我们建议不要让夜间氧饱和度持续高于 94%[225]。目前，氧气的使用在 CSA 中尚属于非官方指南，正在进行一项针对心力衰竭和 CSA-CSB 患者的长期试验（LOFT-HF, Clinical trials # CT03745898）。

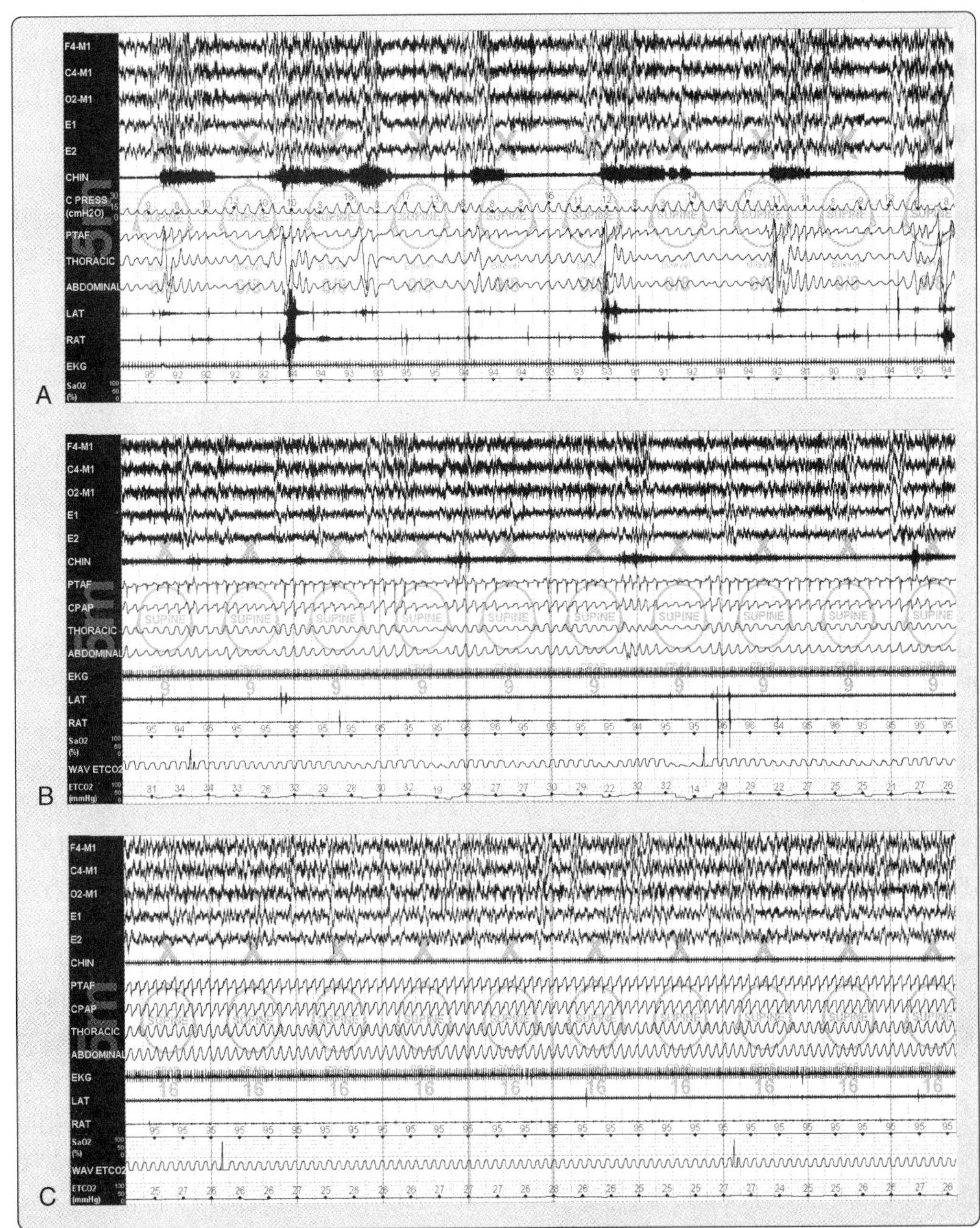

**图 125.11**　二氧化碳操纵对呼吸稳定性的疗效。一名 72 岁患有充血性心力衰竭的患者（与图 125.6 中的同一患者）。**A.** 自适应伺服通气失败；注意压力过度循环（C-PRESS 信号）和相关的觉醒反应。**B.** 在添加 50 ml 增强式呼气再吸入空间（EERS）后；注意呼吸节律的稳定，但仍有残留的气流限制和轻度的周期性呼吸。**C.** 使用 100 ml EERS 后；注意睡眠和呼吸的正常化。末梢二氧化碳（$ETCO_2$）信号平台稍微减弱，因此测得的二氧化碳值偏低。然而，该患者的清醒时 $ETCO_2$ 为 30 mmHg，这是充血性心力衰竭患者中常见的水平

## 增强睡眠巩固

易于从睡眠中被唤醒可能会加重 CSA，通过加重过度呼吸和通气过度，并且可能会导致 OSA，因为不允许足够的时间来招募上呼吸道肌肉[226]。在非低氧、非高碳酸血症的 CSA 和以 NREM 睡眠为主的呼吸暂停中，镇静剂可能可以安全使用。例如，已经证明 eszopiclone 可以减少 OSA 患者的呼吸暂停指数（AHI），因为它降低了患者的唤醒阈值[32]。非低氧性 CSA 中镇静剂的有益机制可能包括减少唤醒引起的低碳酸血症，增加在稳定呼吸下度过的 NREM 睡眠比例，尽管这一点需要在 CSA 中经过实验证实。已经证明三唑仑、地西泮、唑吡坦和氯硝西泮都可以减少周期性呼吸和 CSA[227-231]，但结果并不一致[228]。疗效较小，因此这些药物在与 PAP 或其他疗法联合使用时可能最为有效，就像在 OSA 中显示的那样[232]。估计低唤醒阈值可能有助于选择适合的候选者[233-234]。老年人、易摔倒者、使用其他

镇静剂、酒精或阿片类药物的人，以及有低通气风险的人应谨慎使用。

### 碳酸酐酶抑制剂

乙酰唑胺是一种利尿剂和碳酸酐酶抑制剂，可以减弱外周化学感受器对低氧的呼吸反应，降低环路增益，并减少对唤醒的呼吸反应[38，227，235-236]。在狗身上，已经证明它能降低 $PETCO_2$ 呼吸暂停阈值，并增加 $PCO_2$ 储备[237]。乙酰唑胺已被用于治疗非高碳酸血症的 CSA 或 CSB，包括心力衰竭患者和非心力衰竭患者[26]。然而，单一的长期治疗效果仍不理想，残余睡眠呼吸暂停程度（从 57 次 / 小时减少至 34 次 / 小时）不足。该药物可能会使混合型 OSA 与 CSA 主要表现为阻塞性（与 CPAP 治疗导致的 CSA 相反）。对于对 EERS 或自适应通气不起反应的周期性呼吸（≤ 30 s）的患者来说，乙酰唑胺可能是最佳选择。乙酰唑胺已成功用作高海拔地区[238-239]和 OSA[240]的 CPAP 辅助治疗。唑尼沙胺[241]和托吡酯[242]具有碳酸酐酶抑制作用，从理论上讲可以替代乙酰唑胺。乙酰唑胺对于治疗高碳酸血症的 CSA 可能有帮助，因为它可以减少压力支持通气诱发的呼吸不稳定性恶化的倾向。该药物在那些 NREM 睡眠中伴有 CSA(需要低水平 PAP）和 REM 睡眠中伴有 CSA（需要较高压力可能加重 NREM 睡眠中的 CSA）的患者中可能起特殊作用。

### 其他可能对非高碳酸血症中 CSA 有益的药物

可乐定[243]和 5-α 还原酶抑制剂非那雄胺[244]已被证明能改善呼吸稳定性。在 CHF 的啮齿动物模型中，H2S（在颈动脉体传递的气体信号）的抑制几乎使化学敏感性和呼吸不稳定性恢复正常[245]，并可能成为新的治疗靶点。一份病例报告中，对一名患有收缩期心力衰竭和 CSA 的男性进行颈动脉体单侧去神经化治疗后，显示化学敏感性和睡眠呼吸暂停严重程度降低，并在治疗后 2 个月转变为阻塞性表型，伴随着生活质量的改善[246]。最近完成的一项针对患有收缩期心力衰竭的人群进行颈动脉体去神经化的试验可能提供关于药物靶向颈动脉体功能的关键风险−效益信息（ClinicalTrials.gov 识别号：NCT01653821）。

### 联合治疗

通过改进分型，可以在临床上测试合理的联合治疗方法。例如，PAP＋氧气，PAP＋乙酰唑胺用于海平面高环路增益睡眠呼吸暂停，PAP＋镇静剂用于以 NREM 为主的呼吸暂停，具有较低唤醒阈值，或者甚至可以采用单纯药物疗法治疗 CSA（乙酰唑胺＋镇静剂）。这种方法针对临床病理的多个驱动因素，类似于其他复杂的疾病，如哮喘和糖尿病。

### 其他治疗选择

CSA 和 TE-CSA 的一部分患者可能与仰卧位位置密切相关，避免仰卧位可以显著改善治疗效果[133，247]。监测体位并增加非仰卧睡眠的设备已在 OSA 中进行测试[248-249]。另一种体位的附加影响是从垂直到水平的体位变化，影响了体内液体重新分布，从身体的尾部重新分布到头部[51，250-254]。这种影响是迅速的，并且与 CSA 患者中增加的颈围和低碳酸血症有关，后者是由于肺部水分增加所致。治疗方法可能包括楔形枕头、坐在躺椅上睡觉、穿弹力袜，或进行谨慎利尿。

### 关于阿片类药物引起的中枢性睡眠呼吸暂停的一点说明

CSA 通常与长期阿片类药物治疗（COT）相关，并且与剂量有关，个体差异显著。多导睡眠图（PSG）上的阿片类药物影响特征可能比临床症状更常见。尽管近年来阿片类药物危机引发了关注，但对 COT 引起的 CSA 对健康影响和治疗的研究还很少。减少 COT 剂量可能有助于减少 CSA 的频率，应该在药物用于治疗的疾病限制范围内进行尝试[255-256]。然而，对许多患者来说，停止 COT 可能并不可行。单独使用 CPAP 治疗很少有效。COT 引起的共济失调呼吸对 $CO_2$ 水平非常敏感，持续或非自适应双水平正压通气会引发 CSA，并加重不规则呼吸。尽管这些患者倾向于出现轻度高碳酸血症，$ETCO_2$ 水平在高 40 到低 50 mmHg 范围内，但使用不带通气孔的面罩和根据需要使用 EERS 将 $CO_2$ 维持在中等 40 mmHg 范围内（从而避免支持上气道时产生的低碳酸血症不稳定），无论使用何种正压模式，都可能有所帮助。发现乙酰唑胺作为 PAP 的辅助治疗是有益的[257]。对于这些患者，自适应通气是一把双刃剑，既能够促进呼吸稳定，也可能导致呼吸不稳定[193，258-259]。

#### 临床要点

- 由病理性激活的呼吸化学反射引起的 OSA 导致多样化的 PSG 病变，表现为不稳定的上气道阻塞与传统的中枢性呼吸模式相结合。
- 病理生理学指导治疗。治疗目标应该是使睡眠和睡眠呼吸生理恢复正常，而不仅仅是将事件数抑制到任意的阈值。

- 在临床和研究评估中，识别非高碳酸血症 CSA 的 NREM 睡眠优势病变，并在识别其他典型周期性呼吸暂停时，减少伴发上气道流量受限的重要性是适用的。高碳酸血症 CSA 可能以 REM 睡眠为主，除了阿片类药物引起的 CSA 外，都需要呼吸支持治疗来管理。与 OSA 不同，CSA 相对难以治疗，并增加了治疗不佳、残余症状、持续的睡眠碎片化和治疗后高残留呼吸事件的风险。
- 有必要将 CSA 视为高碳酸血症和非高碳酸血症的两种形式。准确分型对于 OSA 越来越重要，因为一些已批准或非批准的治疗方法（例如乙酰唑胺、氧气）单独或联合使用，为 CSA 提供了改善的治疗选择。

## 总结

由呼吸化学反射病理性激活引起的 CSA 包括特发性中枢型睡眠呼吸暂停、周期性呼吸暂停、高海拔睡眠呼吸暂停以及治疗诱发的或复杂的睡眠呼吸暂停。窄小的 NREM 睡眠 $CO_2$ 储备和易于唤醒和睡眠碎片化是主要的病理生理驱动因素。非高碳酸血症 CSA 的统一特征是在 NREM 睡眠中占优势，呈现节律性的表现；周期时间，即呼吸事件从峰值到峰值或槽谷到槽谷的持续时间，可以很短（≤ 30 s）。睡眠碎片化通常很严重，但非高碳酸血症 CSA 的低氧症相对较轻。由于当前 PSG 评分方法的局限性，残余的 CSA 表型的患病率和演变仍需要准确估计；新的评估方法需要与临床结果进行验证。非侵入性的自适应通气提供了与患者产生的通气量近乎相等且相反的压力支持，不同个体的设备算法存在显著差异。可以考虑非批准的治疗方法作为辅助手段来提高治疗效果，包括通过适应 PAP 的无效腔减少低碳酸血症，使用乙酰唑胺和镇静剂来降低唤醒阈值。

高碳酸血症中枢性 CSA 与呼吸化学反射病理性减弱相关，可能与低通气综合征和神经系统疾病相关。疾病严重程度在 REM 睡眠中可能最大，尽管成功的通气（和高碳酸血症减少）可能导致 NREM 睡眠中的呼吸不稳定性（由于相对低碳酸血症）。非侵入性双水平通气和体积保证通气是主要的治疗选择，乙酰唑胺可能改善呼吸驱动并减少与 NREM 相关的不稳定性。

### 参考文献和拓展阅读

请扫描书后二维码，获取参考文献和拓展阅读资源。

# 第 126 章 上气道阻塞的解剖和生理

James A. Rowley，M. Safwan Badr

冯　晨　译　李延忠　审校

章节亮点

- 上气道的通畅性由颅颌面结构、周围组织、上气道的内在特性以及上气道的神经肌肉功能决定。
- 在睡眠时，清醒时的呼吸驱动力消失与上气道神经肌肉活动减少，特别是传入反射的减弱有关，并且还受肺容积、高碳酸血症和年龄等因素的进一步调节。上气道的直径减小，导致上气道阻力和顺应性增加，上气道易塌陷。
- 从机制上讲，口咽被局限在一个小而坚硬的骨性结构内，可能导致上气道狭窄。这种口咽部拥挤可能是由于上气道软组织增多［例如，肥胖和（或）上颌骨/下颌骨较小］。
- 本章描述和讨论了影响人类上气道阻塞因素的要素。然而，还需要进一步研究来了解这些要素如何相互作用以保持上气道通畅性。

## 引言

睡眠呼吸障碍是一种相对常见的疾病，会导致严重的不良后果。从早期的描述中就已知上气道阻塞在其中起着重要作用[1]。然而，某些个体相比其他个体更容易发生与睡眠相关的上气道阻塞的机制仍不完全清楚。本章将回顾上气道的解剖和生理，以及其与睡眠中上气道通畅性和阻塞倾向的关系。请参阅第 168 章，该章节回顾了导致某些患者出现睡眠呼吸障碍的颅面结构异常。阻塞发生在睡眠期间而非清醒期间暗示觉醒呼吸驱动消失是睡眠相关上气道阻塞的关键因素。本章讨论影响上气道通畅性的决定因素，包括上气道的神经肌肉活动和非神经肌肉因素，如颅面结构、周围组织和上气道本身的内在特性。

此外，本章还将回顾睡眠对上气道通畅性、阻力、顺应性和易塌陷性等属性的影响，包括宿主因素（例如，性别和体重指数）、疾病（例如，扁桃体肥大、液体过载）以及阻塞性睡眠呼吸暂停（OSA）本身。

## 上气道通畅性的基线决定因素

### 上气道的功能和结构

人类的上气道在其作用上是独特的，它同时用作多种通道。它既通过鼻腔和口腔将空气输送到肺部，又通过口腔将液体和固体输送到食管。上气道，特别是鼻腔，还起着热交换的作用。此外，对于人类，上气道，特别是喉部和唇部，在发声方面也非常重要。然而，由于具有多种功能，上气道的某些部分缺乏刚性支撑，因此容易发生塌陷。

上气道根据传统解剖结构分为五个区域（见图 126.1A）。每个区域要么是刚性，不易塌陷，要么是半刚性，容易塌陷。然而，无论是刚性还是半刚性，每个区域都可能因其他解剖变异或异常而发生阻塞。尽管鼻由于其骨性组成是上气道的一个刚性部分，但它可能因鼻塞和息肉而发生阻塞，改变上气道的机械特性。鼻咽被定义为从鼻甲的后部到软腭水平面的区域。因此，鼻咽的近端部分趋于刚性，而远端区域则为半刚性。鼻咽通畅性可能会受到局部肿块病变、软腭和悬雍垂肥大或水肿的影响。口咽被定义为从软腭到舌根的区域，是半刚性的。它可以进一步分为后腭咽和后舌咽。口咽通畅性通常会因扁桃体肥大、腭或悬雍垂增大和（或）舌肌肥大而受到损害。由于鼻咽和口咽是半刚性的，这两个区域是大多数 OSA 患者发生塌陷的部位。喉咽从舌根延伸到喉部，相对刚性且不易塌陷。最后，喉是上气道最远端的刚性部分，由软骨和肌肉组成。

### 上气道的神经肌肉功能

上气道肌肉由 24 对横纹肌组成，从鼻孔延伸到喉部（见图 126.1B，显示主要的解剖标志和肌肉）[2-3]。这些咽肌具有复杂的解剖关系，但通常可以分为调节软腭、舌、舌骨和咽壁位置的肌群。这些肌肉通常以群组方式激活，以控制上气道的主要功能，如发

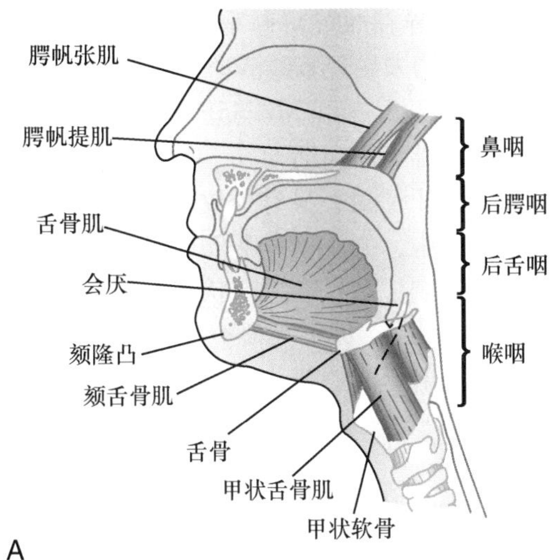


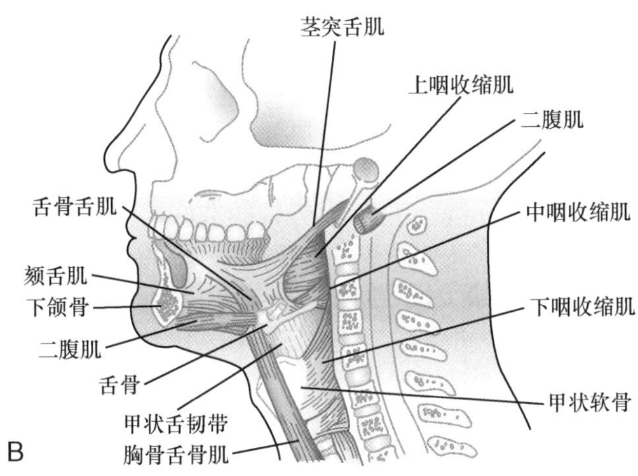


**图 126.1　A**，上气道解剖示意图，显示了咽部的经典分区和关键的上气道肌肉。**B**，上气道肌肉和其他关键标志物（如舌骨）的示意图

声和吞咽。

通过多单元肌电图研究上气道肌肉时，可以观察到两种电活动模式：一种是持续的张力活动，与呼吸相位无关；另一种是瞬时活动，仅发生在呼吸周期的某个部分。至少有 10 种上气道肌肉可以被归类为咽部“扩张肌”，由多支脑神经支配。例如，舌骨肌以其瞬时的吸气活动而被归类为扩张肌。其他肌肉，如腭帆张肌，没有明显的扩张效果，但在整个呼吸周期中都表现出活动（张力活动），被认为“增强”上气道壁的刚度，并降低咽部易塌陷性。普遍认为上气道扩张肌在保持咽部通畅性方面起着关键作用[4]。有肌电图研究的证据表明，正常人的上气道扩张肌活动开始于胸腔泵活动开始前的约 200 ms[5-6]。

睡眠期间的上气道狭窄和（或）阻塞与睡眠相关上气道肌肉活动减少有关。非快速眼动（NREM）睡眠对上气道肌肉功能的影响是复杂的，也很难研究，因为存在着许多影响上气道肌肉活动的挑战，如气流变化、咽气道负压大小和肺容积变化。现有证据表明，NREM 睡眠与许多上气道肌肉（包括腭帆提肌[7]、腭帆张肌[8]、舌腭肌[7]和下颌舌骨肌[9]）的张力和（或）瞬时肌电图活动减少有关。观察颏舌肌单一运动单位活动的研究还发现，在入睡时期[10]和 NREM 2 期睡眠时，瞬时吸气运动单位的活动减少，而在 NREM 3 期睡眠时[11]，发放频率和持续时间增加。肌电图的变化伴随着上气道狭窄和上气道阻力增加。

对于快速眼动（REM）睡眠对上气道肌肉活动的影响有更明确的记录。抗重力肌肉在 REM 睡眠时活动减少，强有力的证据表明，瞬时上气道扩张肌（如颏舌肌）在 REM 睡眠时活动显著减弱[12-13]，尤其是在瞬时 REM 期间[14-15]。鼻翼肌[14]和下颌舌骨肌[9]也显示出活动减少。对于颏舌肌的单一运动单位活动也有类似的发现[16]。总之，睡眠状态与上气道肌肉活动的减少有关。

上气道肌肉对化学和机械干扰的反应可能比基础活动的减少更与上气道狭窄相关。对上气道施加负压会引起上气道肌肉活动的迅速反射性响应。应用表面局部麻醉后，这种反射性减弱，表明该反射通过局部机械感受器介导[17]。即使在存在局部麻醉的情况下，大幅度的压力变化（＞ 10 $cmH_2O$）仍会激活上气道肌肉[18]。对于舌骨肌、舌腭肌和腭帆张肌的反射活动研究显示，与清醒相比，NREM[19-21]和 REM[22]睡眠中的负压反射反应减弱。同样，在睡眠期间，舌骨肌对高碳酸血症的响应也减弱[23]。这些数据表明，上气道扩张肌在面对化学或机械干扰时维持上气道通畅性的能力较差。此外，还有证据表明，肺容积会改变 NREM 睡眠期间舌骨肌的活动，随着呼气末肺容积的减少，舌骨肌活动增加[24]。

有证据表明，颏舌肌（可能还有其他上气道扩张肌）的激活对于维持上气道通畅性至关重要。例如，上气道的临界关闭压力（详见“周围组织和压力”部分的完整讨论）与舌骨肌对负压的反应性相关[25]。在另一项研究中，肥胖但无 OSA 的参与者在喉头压力变化时，舌骨肌的激活反应要比患有睡眠呼吸暂停的受试者更强[26]。在动物模型和人类研究中，已发现多种神经递质与舌骨肌活动减少相关，例如，去甲肾上腺素、组胺和 5- 羟色胺[27]。具有去甲肾上腺素能作用的抗抑郁药物地昔帕明能在 NREM 睡眠期间增加舌骨肌的持续活性，同时减少气道塌陷[28]。最后，刺激舌下神经可使动物模型中的气道塌陷减少（即气道变得更加坚硬），周围压力减小[29-30]。现有研究表明，使用外科植入的上气道刺激装置对舌下神经进行超生理电刺激可以显著改善部分 OSA 患者睡眠呼吸障碍的严重程度[31-32]。

然而，数量众多的上气道肌肉以及它们之间复杂的相互作用要求在推断仅关注舌骨肌或舌下神经活动的研究结果时必须谨慎，特别是因为肌肉的电活动测量并不总是适合作为肌纤维收缩或上气道扩张的合适替代指标。事实上，有证据表明，无论是在生理条件下还是在负荷条件下（包括由气道阻力引起的阻力负荷[33]，或由于软组织、脂肪组织增加[34-36]或小下颌而引起的弹性负荷[37]），上气道肌肉的激活不一定能够扩张上气道。这个激活的过程也不是必要的，例如睡眠期间，在人体中发现，呼气末期肺容积的增加导致上气道阻力降低、舌骨肌电活动减少以及舌骨肌后腭部横断面积增加[38]。对于 OSA 患者来说，肺容积的增加导致 NREM[39] 睡眠中睡眠呼吸障碍的减少，而持续气道正压通气（CPAP）需求与肺容积呈负相关[40]。

咽部肌肉的完全松弛是否会增加上气道易塌陷性同样也还不清楚。例如，婴儿死亡时咽部气道变得更易塌陷[41-42]，但在瘫痪动物模型中并没有观察到这种现象[43-44]。此外，REM 睡眠伴随神经肌肉刺激减少，但并不会导致人体上气道的顺应性或易塌陷性发生变化[45-46]。同样，在患有睡眠呼吸暂停的患者中，咽部顺应性的增加不能单纯归因于上气道扩张肌肉活动的减少，因为在清醒状态[47]和睡眠中[48]，OSA 患者的颏舌肌活动增加，可能是对解剖结构减小的一种补偿。同样，当低碳酸血症性中枢性呼吸暂停引起咽部气道狭窄时[49]，与正常对照组相比，OSA 患者的咽部更容易狭窄（甚至闭塞），尽管两组患者的上气道扩张肌肉活动完全被抑制。

## 性别和上气道神经肌肉活动

OSA 在男性中的患病率比绝经前的女性高（大约为 3∶1）。因此，已进行了许多研究，以确定上气道神经肌肉活动是否可以解释性别差异。有几项研究调查了基线神经肌肉活动的性别差异。在清醒状态下，Popovic 和 White 发现女性的颏舌肌瞬时峰值和呼气张肌颏舌肌肌电活动都较男性高[50]。在随后的一项研究中，Popovic 和 White 比较了绝经前和绝经后的女性以及绝经前女性的黄体期和卵泡期的颏舌肌活动[51]。这项研究也是在清醒状态下进行的，研究表明颏舌肌活动在黄体期最高，随后是卵泡期。绝经后的女性颏舌肌活动最低，并且在使用雌激素 / 孕激素替代疗法后有所改善。卵泡期和黄体期间的差异是一个重要的发现，在卵泡期，男性和女性的颏舌肌活动没有差异[52]。然而，比较男性和处于卵泡期的女性的研究发现，女性的基线颏舌肌肌电活动在直立体位下更高；而在仰卧体位下比较时，差异减小[53]。颏舌肌活动的性别差异在 NREM 睡眠和 REM 睡眠中都有研究，两项研究均未发现基线活动上的性别差异[15,54]。因此，有限的证据表明，在与处于黄体期的女性进行比较时，基线神经肌肉活动并不存在性别差异。

关于上气道负压反射，只有少数研究调查了性别差异。在一项研究中，调查了鼻咽部局部麻醉对负压下颏舌肌反应的影响，结果在清醒状态下未发现负压反射的性别差异[55]。在另一项研究中发现，随着年龄的增长，这种反射反应的变化，未发现总体上的性别差异[56]。然而，关于性别对这种反射在睡眠中的影响尚未进行研究。

研究显示，颏舌肌活动与悬雍垂压力在潮气呼吸和吸气负荷期间呈相关关系。换句话说，随着悬雍垂压力降低，颏舌肌活动增加以弥补上气道负荷的增加；从理论上讲，这种反射有助于维持上气道的横截面积。已经证明这种关系在清醒和睡眠状态下以及包括高碳酸血症和低碳酸血症在内的多种情况下存在。一项研究专门比较了男性和女性之间的这种关系。Jordan 等研究了 24 名男性和女性，并发现男性和女性之间在这种关系上没有差异（悬雍垂压力变化与颏舌肌活动变化的斜率，男性为 $-0.63+0.20$，女性为 $-0.69+0.33$）[52]。总体而言，阻塞性睡眠呼吸暂停的患病率性别差异似乎不是由上气道神经肌肉活动的性别差异所致。

## 年龄与上气道神经肌肉活动的关系

随着 OSA 在老年人中的患病率增加，人们开始研究年龄对上气道神经肌肉活动的影响。目前关于年龄对上气道肌肉基础神经肌肉活动的研究还很有限。在 Malhotra 等的研究中，他们对 38 名年龄不同的男性和女性进行了研究，测量了颏舌肌的持续性和阵发性活动[56]。在这项研究中，颏舌肌的持续性和阵发性活动在年龄增长（以年龄作为连续变量）方面没有差异。Fogel 等研究了年轻组（18 ～ 25 岁）和老年组（45 ～ 65 岁）男性在入睡期间颏舌肌活动的变化。颏舌肌的活动在老年男性中清醒状态下更高，并且两组在入睡期间颏舌肌活动均减少；然而，只有年龄较大的男性在向更稳定的睡眠过渡期间表现出颏舌肌活动的增加[57]。关于年龄对导致上气道塌陷的上气道反射的影响研究非常有限。Malhotra 等研究了 38 名男性和女性在清醒状态下负压对颏舌肌反射的影响，并发现反射反应随年龄的增长而减少[56]。然而，这种与年龄相关的影响只在男性中显著，而在女性中没有。关于这种反射在睡眠中的影响尚未研究。另一组研究了年轻组（20 ～ 40 岁）和年长组（41 ～ 60 岁）受试者在缺氧时颏舌肌肌电图的反应。该组发现年长组受试者对缺氧的颏舌肌反应较弱[58]。最后，Murtolahti 等研究了年轻组（11～20 岁）和老年组（59～82 岁）受试者对吸气负荷的感知。该组发现年轻受试者在较低流速下能察觉到阻力增加，这表明他们对吸气负荷变化的敏感性比老年受试者更高[59]。总体来说，这些研究表明老年受试者的上气道反射较年轻受试者减弱，这在一定程度上可以解释与年龄相关的上气道塌陷的变化。

## 上气道通畅性和阻塞的非神经肌肉因素

### 上气道肌肉组织学

对睡眠呼吸暂停患者的上气道肌肉组织学进行了大量研究，基于以下假设：上气道肌肉组织学的病理变化可能通过增加上气道肌肉疲劳的倾向和（或）延迟重新开放（通过损害感觉运动功能），促进上气道阻塞。研究已经显示了多种组织学变化，包括水肿和黏膜腺增生[60]、神经源性损伤[61]、肌肉酶活性的改变[62-63]以及白细胞炎性浸润[64-65]。所有研究中一致的发现是，OSA 患者的颏舌肌中Ⅱ型快收缩纤维增加[61，66-68]。由于Ⅱ型纤维比Ⅰ型纤维更容易疲劳，这些研究表明，与正常人相比，OSA 患者的上气道肌肉更容易疲劳。然而，与正常人相比，舌前伸力[69-70]差异性的研究结果并不一致。

OSA 患者上气道感觉运动活动的变化已有研究，证据表明上气道感觉受体对于呼吸暂停终末觉醒起作用，并且局部麻醉剂会损害这些反应。在 OSA 患者中观察到两点辨别能力、振动感知、上气道肌肉对短暂气流脉冲的反射响应以及对不同气流速率的感觉知觉有所改变[71-73]。疼痛阈值增加与呼吸暂停低通气指数（AHI）和低氧指数恶化相关[74]。这些变化可能解释了 OSA 患者中吸气负荷感觉减弱的观察结果[75-76]。上气道感觉运动功能受损可能导致上气道肌肉在上气道阻塞、负荷或坍塌时活动减少。

尽管前述研究表明 OSA 患者的上气道神经肌肉组织学和感觉运动功能发生了变化，但只有很少的证据将特定的组织学变化或感觉运动变化与上气道力学变化或上气道易塌陷倾向联系起来。实际上，如果这些观察到的组织学变化是由反复上气道坍塌所致，那么它们可能并不会导致易塌陷倾向的增加。例如，鼻腔持续气道正压通气治疗与颏舌肌力量的提高和振动阈值的改善相关[71]。因此，进一步的研究是必要的，以确定在 OSA 患者中观察到的上气道组织学和功能变化在多大程度上是原发性的或继发性的，以及这些变化（无论是原发性还是继发性）如何促使 OSA 患者睡眠中易塌陷的倾向增加。

### 颅面结构

颅面结构是上气道通畅的重要决定因素。请参阅第 168 章。尽管肥胖是最常见的风险因素，但在一项男性大样本研究中，仅有 26% 的 AHI 变异可以单独通过肥胖来解释，而肥胖伴上气道狭窄的患者更容易出现 OSA 严重程度的增加[77]。颅面结构的重要性在于儿童中最为明显，例如 Pierre Robin 综合征和 Treacher Collins 综合征等颅面异常与 OSA 的患病率增加有关[78]。在下颌发育不足的儿童中，扁桃体切除术后更容易存在残余的睡眠呼吸暂停[79]，显示了颅面结构在儿童睡眠期间对气道通畅的重要性。在成年人中，多种解剖异常与 OSA 有关，包括下颌后缩、小颌畸形、前牙覆盖和高腭穹[80-81]。

多项研究利用侧面头影测量法来分析颅面结构对 OSA 的发生所起的作用（图 126.2）[77，82-88]。这些研

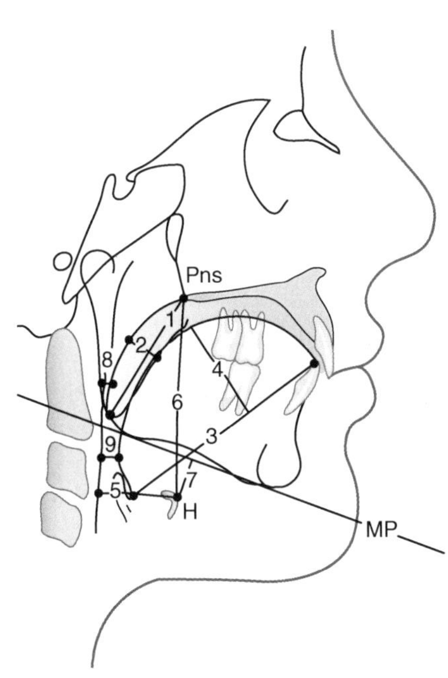


**图 126.2** Cephalometric landmarks and soft tissue, hyoid position, and airway size variables frequently used in cephalometric studies. Landmarks: Pns, posterior nasal spine; H, hyoid bone; MP, mandibular plane（tangent line from the symphysis to the inferior border of the mandibular angle）. Variables:（1）SPl: the length of the soft palate;（2）Spw: the width of the soft palate;（3）Tl: the length of the base of the tongue;（4）Tw: the width of the tongue;（5）H-Ph: the distance from the hyoid bone to the posterior wall of the pharynx;（6）H-Pns: the distance from the hyoid bone to Pns;（7）H-MP: the distance from the hyoid bone to the mandibular plane;（8）SPAS: the upper posterior pharyngeal space; and（9）IPAS: the lower posterior pharyngeal space. In one study, critical closing pressure was predicted by the length of the soft palate（1）, distance from hyoid bone to posterior wall of the pharynx（5）, and the distance from the hyoid bone for the posterior nasal spine（6）. [From Sforza E, Bacon W, Weiss T, Thibault A, Petiau C, Krieger J. Upper airway collapsibility and cephalometric variables in patients with obstructive sleep apnea. Am J Respir Crit Care Med. 2000; 161（2 Pt 1）: 347-52.]（受第三方版权限制，此处保留英文）

究在方法学、样本量、性别比例以及肥胖的程度和存在与否方面存在较大差异。在这些研究中，已经发现一些与睡眠呼吸暂停严重程度增加相关的颅面异常，包括：①气道狭窄，特别是与上下颌骨位置容积密切相关的气道狭窄；②下颌后缩；③后部气道减少；④舌骨位置较低；⑤软腭厚度和长度增加。这些异常会减小鼻咽和口咽的大小，很可能增加上气道阻塞的风险。上述研究主要比较了患有和未患有 OSA 的受试者的头影测量数据，并没有尝试将动态上气道塌陷情况联系起来。Mittal 等的研究显示，头影测量参数，特别是 SNA 角（一种常用的头影测量角度，与蝶鞍点和鼻根点相关）和下颌平面水平，能够预测睡眠诱导内镜检查中的阻塞情况[89]。此外，Genta 等还表明，咽部闭合压力与舌骨位置（相对于下颌平面）以及咽部长度相关[90]。这两个后续研究表明，颅面结构对咽部气道尺寸和功能都有影响。

MRI 也用于比较患有和未患有 OSA 的个体之间上气道颅面结构和软组织的差异。男性中发现了重要的差异，包括下颌骨分离度较大、下颌骨长度较小以及下颌平面面积较小与 OSA 相关[91-92]。尽管这些研究中发现 OSA 患者的舌骨位置较低，但它并非上气道阻塞的主要决定因素。最后，Chi 等对患有和未患有 OSA 者及其兄弟姐妹进行了 MRI 颅面结构研究（图 126.3）[91]。在纠正年龄、性别、种族、身高和体重差异后，发现几个因素具有显著的遗传性，包括下颌宽度、上颌宽度和口咽空间的大小。这些结构的遗传性在正常人和 OSA 患者中相似。

从头影测量和 MRI 数据得出的头颅面部指数已用于比较不同种族之间的 OSA 易感性。Redline 等发现，白种人中与 OSA 相关的因素包括骨骼和软组织因素以及短头畸形，而在非洲裔美国人中仅与软组织因素相关[86, 93]。相反，波利尼西亚患有 OSA 的男性与白人男性相比表现出更多的下颌后缩和较大的鼻孔宽度，而颈围、舌体和软腭尺寸与白种人中的呼吸障碍指数相关[94]。在日本的 OSA 患者中，颅面结构较肥胖和其他上气道软组织指标更重要，研究发现这些患者的下颌骨长度和下颌平面的面积较小，并观察到上颌牙弓收缩，且下颌相对于上颌后移[79, 92, 95]。中国 OSA 患者也观察到类似的颅面部结构问题，显示中度至重度 OSA 患者[96]比白种人 OSA 患者更易塌陷，表明了结构与上气道功能之间的关系[97]。综合而言，这些数据表明种族特异性的颅面结构和颈部结构因素会增加患有 OSA 的可能性。

只有一项研究专门比较了可能导致 OSA 倾向的

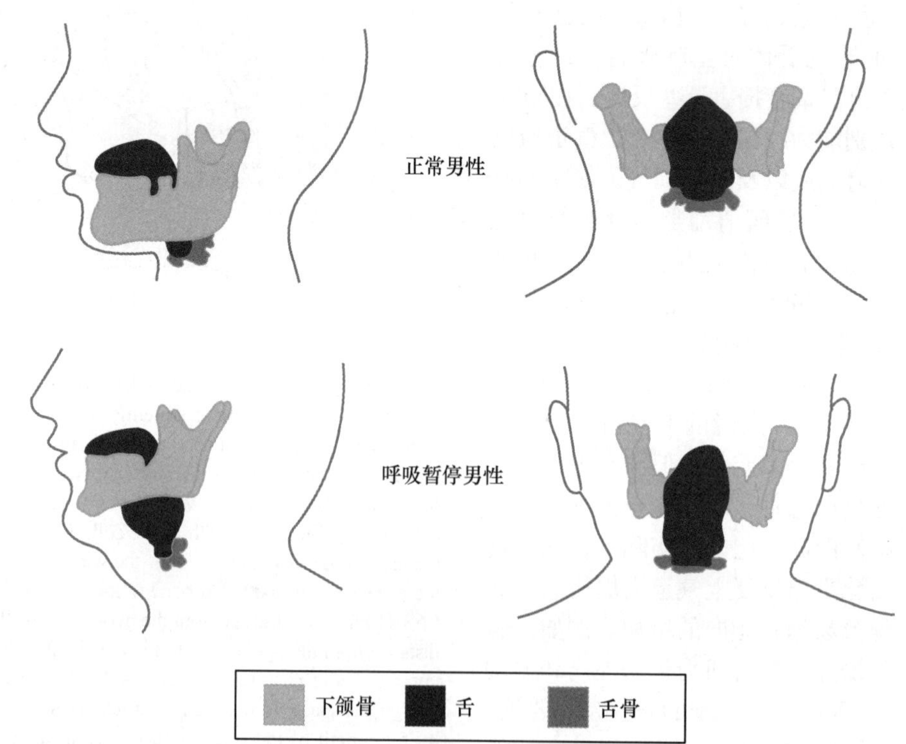


**图 126.3**　在一名阻塞性睡眠呼吸暂停患者［下图：男性，呼吸暂停 / 低通气指数（AHI）86 次 / 小时，体重指数（BMI）31 kg/m$^2$ 49 岁］和一名正常受试者（上图：男性，AHI 5 次 / 小时，BMI 25 kg/m$^2$，44 岁）的三维重建图像中，显示了舌骨、舌头和下颌骨的下后方位移及舌头体积的增大。特别注意的是与正常受试者相比，睡眠呼吸暂停患者的舌骨位于更下、更后的位置，舌体积也较大［From Chi L，Comyn FL，Mitra N，et al. Identification of craniofacial risk factors for obstructive sleep apnoea using three-dimensional MRI. Eur Respir J. 2011；38（2）：348-58.］（见彩图）

颅面结构和结构因素方面的性别差异。Malhotra 等[98]使用 MRI 发现男性的气道长度、软腭横截面面积和气道容积增加，可能导致上气道阻塞的易感性。

值得注意的是，在许多颅面研究中，肥胖仍然是 OSA 的重要发病因素，对于非肥胖的 OSA 患者而言，异常的颅面结构尤为重要。此外，还进行了多项研究，以确定颅面结构测量是否可以预测非气道正压通气（non-PAP）疗法（如下颌前移矫治器或手术）的治疗反应。其中几项研究（虽然不是全部研究）发现，颅面结构与治疗反应之间没有相关性。因此，尽管颅面结构显然是上气道通畅的重要决定因素，但并不是主要因素。

### 周围组织和压力

上气道塌陷的跨壁压力可以通过管腔内负压或塌陷的周围压力产生。在上气道阻塞的发病机制中，管腔内负压是较常见的一种假说[4]，即由胸腔泵肌肉产生的次大气压管腔内压力通过“吸入”低张的上气道导致气道塌陷。然而，没有数据显示这种次大气压管腔内压力在睡眠人群中引起上气道阻塞。此外，上气道的狭窄和（或）阻塞似乎并不需要负压。例如，在使用纤维鼻咽镜的研究中表明，在低碳酸血症介导的中枢抑制过程中，上气道会变窄[49, 99]。Isono 等比较了麻醉和瘫痪正常受试者以及 OSA 患者咽部的力学特性[100]。正常受试者中，咽在大气管腔内压下是通畅的，需要负的管腔内压才能闭合。相反，OSA 患者具有正的闭合压力，即咽在大气管腔内压下被阻塞。同样，研究发现，OSA 患者的临界闭合压力通常是正的，而正常受试者的临界闭合压力则是负的[101-102]。

上气道阻塞的发生与负管腔内压的脱节支持这样一种可能性：上气道的通畅程度在一定程度上取决于上气道软组织结构的外在或周围压力。利用 MRI 技术，发现三个因素与 OSA 的风险增加密切相关：舌头大小增加、侧咽壁大小增加和软组织总体积增加（图 126.4）[103]。舌头和咽侧壁大小与 OSA 的相关性也在上气道的 CT 和头颅测量研究[87, 104]以及临床研究中得到确认。随后的研究表明，即使在纠正性别和年龄等混杂因素后，这些因素仍然呈家族聚集现象[91, 105]。因此，已知的 OSA 家族易感性[106]一部分可以通过可遗传的软组织因素来解释。

已证明增大的扁桃体与 OSA 的风险增加相关，即使在校正了体重指数和颈围之后仍然如此[80]。增大的扁桃体和腺样体是儿童、青少年和瘦弱成年人发生 OSA 的病因因素之一，他们在扁桃体切除术后可能会解决 OSA 问题[107-108]。

上气道的 CT 和 MRI 是男性鼻咽部软组织体积和咽部脂肪增加的证据，这在一定程度上可以解释他们 OSA 高发的原因。一项研究发现，咽部脂肪体积与 AHI 相关[103-104]。但其他研究并未发现相关性。

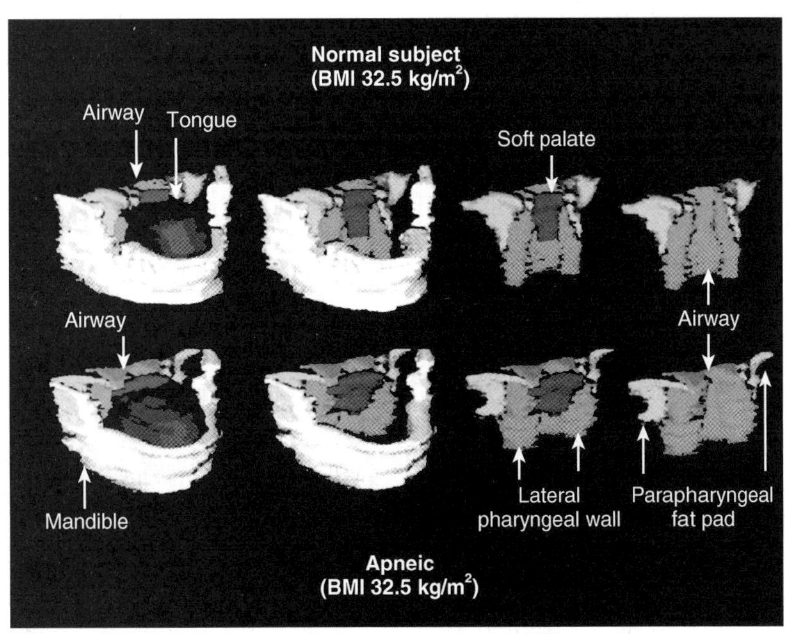


图 126.4 Volumetric reconstruction of axial magnetic resonance（MR）images in a normal subject and a patient with sleep apnea both with an elevated body mass index of 32.5 kg/m$^2$. The mandible is depicted as gray，tongue as orange/rust，soft palate as purple，lateral parapharyngeal fat pads as yellow，and lateral/posterior pharyngeal walls as green. Note that the airway is larger in the normal subject than in the apneic patient. The tongue，soft palate，and lateral pharyngeal walls are larger in the patient with sleep apnea.［From Schwab RJ，Pasirstein M，Pierson R，et al. Identification of upper airway anatomic risk factors for obstructive sleep apnea with volumetric magnetic resonance imaging. Am J Respir Crit Care Med. 2003；168（5）：522-30.］（受第三方版权限制，此处保留英文）（见彩图）

Jang 等研究了 CT 扫描测量的咽部脂肪与药物诱导的内镜客观结果之间的关系。尽管他们没有发现咽部脂肪与 AHI 或阻塞程度之间的关系，但发现了咽部脂肪与向心型阻塞（而非前后型阻塞）之间的相关性[110]。这项研究表明，咽部脂肪体积可能导致塌陷的倾向，但不影响 AHI 所测得的塌陷严重程度。

在颅面结构中存在软组织结构的关联。引入了术语“口咽狭窄”：相对于舌体与上气道软组织容积，上、下颌骨围成的容积较小。特别是，Tsuiki 等研究了一组 OSA 患者和非 OSA 患者的各种颅面尺寸[111]。他们发现，OSA 患者相对于非 OSA 患者，在下颌空间相对一致的情况下，OSA 患者舌体体积更大，表明口咽部“狭窄”。在随后的一项更大的研究中，同一组发现口咽狭窄的度量指标——舌头尺寸与下颌面（通过头颏测量法测量，与上气道骨性包围有关）之比与肥胖和非肥胖患者的 AHI 呈相关关系；在肥胖患者中，这个比值的贡献大于体重指数（BMI）[112]。该组假设软组织结构与颅面结构的关系本身是气道通畅性的重要决定因素（独立于任一单独过程）（图 126.5）。当肥胖患者减轻体重并减少 AHI 时，多个上气道软组织，特别是舌头脂肪的体积会减少[113]。

从机械学角度来看，口咽部局限在一个小而坚硬的骨骼腔中，可能会通过增加上气道周围组织的压力而促使上气道狭窄。前述扁桃体切除的数据支持这一假设：扁桃体切除后仍然存在 OSA 的患者下颌骨较小，导致扁桃体切除后仍然存在口咽部狭窄现象；理论上没有残余 OSA 的患者下颌容积较大，口咽部较宽敞[79]。最后，在青少年中，Schwab 等还发现，OSA 患者的软组织体积与颅面尺寸的比值有所增加[108]。关键问题是，上气道阻塞的主要驱动因素是小的骨骼腔的个体更容易接受下颌前移口腔矫治器治疗还是针对面部骨骼结构的手术干预。

上气道颅面结构、肥胖和上气道软组织之间的关系的重要性已经得到了充分的说明[114]。在这项研究中，作者对一组 89 名中度至重度 OSA 成年患者进行了聚类分析。作者分析了 AHI、BMI 以及颅面和软组织因素、舌骨和咽部空间组分等头颅测量变量。该组发现了三个聚类。聚类 1 表示中度 OSA 主要由肥胖解释。聚类 2 表示头影测量结果提示为垂直生长型的中度 OSA 和较低的 BMI。最后，聚类 3 表示重度 OSA 伴有肥胖、骨骼位移的舌骨、较大的软腭以及垂直生长型。作者建议，对于聚类 2 和聚类 3 的患者，颅面改变可能是一个合理的治疗选择。该研究表明，不同的上气道异常可能成为导致上气道狭窄的主要病因机制之一，有些患者表现出多因素的病因，包括颅面结构、肥胖和软组织体积之间的相互作用。

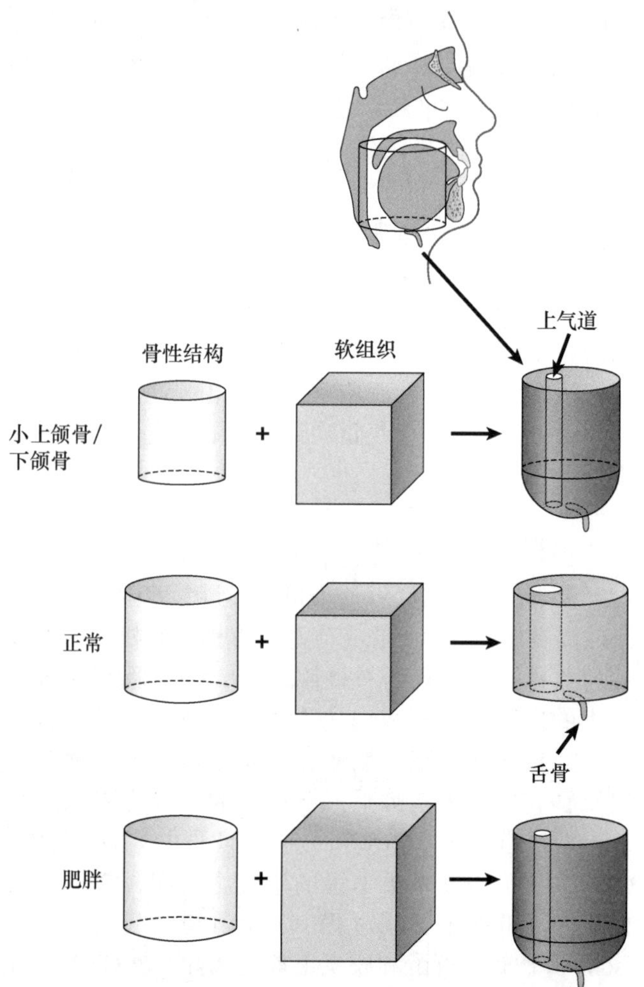


**图 126.5**　Ito 等提出的关于上气道骨性包围结构与软组织相互作用的示意图，解释了它们如何影响咽喉气道的大小。与小上颌骨/下颌骨（上部）或肥胖（下部）相关的过多软组织会导致咽喉气道狭窄，并引起舌骨的向下位移（From Ito E，Tsuiki S，Maeda K，Okajima I，Inoue Y. Oropharyngeal crowding closely relates to aggravation of OSA. Chest. 2016；150：346-52.）

## 上气道的内在特性

跨壁压对上气道通畅性的压塌作用会受到咽壁内在顺应性的影响[115]。除了本章前面提到的 Isono 等的研究数据外，研究还表明，在可塌陷的隔离上气道模型中，完全麻痹时临界封闭压为负值，表明在正常大气压下，正常的上气道保持开放[116-117]。这些研究表明，咽壁具有内在的“刚度”或抗坍塌性。目前尚未完全阐明这种内在刚度的决定因素，但可能涉及已讨论过的许多咽部组分之间的复杂相互作用，包括肌肉（在被动状态和刺激状态下可能具有不同的特性）、骨结构（尤其是鼻咽部）、软组织以及血管特性，这些相互作用会影响压力和横截面积的关系。

在被动或麻痹的鼻咽部中，咽横向壁压力与横截面积之间的关系呈曲线形，意味着随着横截面积减小，气道的顺应性增加，即“管道定律”（图 126.6）。因此，基线降低的气道横截面积本身可能是上气道阻塞的病因因素，有证据表明，与正常人相比，在 OSA 患者的清醒状态下，咽气道更小[118-120]。

与上气道的这些内在特性相关，吸气时肺容量的增加与上气道口径的扩大和塌陷性减少有关。增加尾侧牵引作用的潜在机制包括增加纵向张力、通过气管增加负压以及减少经壁压[30, 121-122]。因此，尾侧牵引似乎通过扩张和增强咽喉气道的刚度，以及减少外部组织压力来影响上气道的塌陷性。OSA 患者由于其相对顺应性的上气道，可能更依赖于这种与肺容量增加相关的扩张和（或）增强作用[123-124]。

上气道的血管灌注也是咽内侧壁硬度的潜在决定因素。已经证明，血管收缩和血管扩张分别导致上气道阻力的降低和增加[125-127]。一系列实验研究了口腔体液移位与上气道特性之间的关系，证明了下肢液体容积减少与颈部液体容积和颈围增加之间的关联[128]。在清醒的受试者中，这种口腔体液移位与咽部阻力增加[129]、上气道横截面积减少[130]和上气道塌陷性增加有关[131-132]。相反，白天预防下肢水肿会导致小幅度的口腔体液移位和打鼾减少[133]。在药物耐受性高血压和末期肾透析患者中也发现类似的结果[135-137]，这两组患者中已有证据表明 OSA 的患病率增加[138]。尽管下肢正压对男女的下肢液体容积和颈围产生类似的变化，但男性的塌陷程度比女性更大[132]，这表明男女在液体移位方面的不同反应可能导致 OSA 性别患病率的差异。

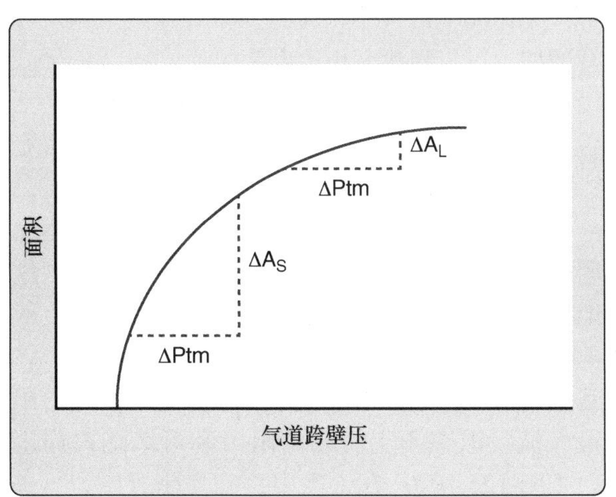


**图 126.6** 咽喉的“管道定律”。随着跨壁压（Ptm）的增加，横截面积也增加。僧道定律的斜率代表了咽喉的顺应性。注意随着咽喉面积的增大，顺应性会降低

一旦上气道闭合发生，表面黏膜力可能阻碍后续的上气道开放[44]。在清醒的人体中，已经证明表面活性剂和（或）其他局部润滑剂可以降低上气道的开放和闭合压力，并减少正常睡眠者的上气道阻力[139-140]。在反复创伤[139]引起黏膜炎症的 OSA 患者中，黏膜内膜力可能特别重要，在这些患者中，使用软组织润滑剂可以减轻睡眠时的 AHI[140-141]。

综上所述，上气道的通畅程度由多种因素决定，这些因素在清醒和睡眠期间存在，并且与清醒相比，睡眠期间通常进一步受损，导致上气道功能的改变，从而导致与睡眠相关的上气道阻塞。四个主要因素包括上气道的神经肌肉活动、颅面结构、上气道周围的组织和上气道的内在特性（图 126.7）。下一节将讨论睡眠特异性对这些因素及其相关的上气道阻力和通畅程度的影响。

## 睡眠对上气道通畅性和塌陷性的影响

睡眠状态对呼吸系统来说是一个挑战，而不仅仅是休息的时期。除了本章前面讨论的上气道扩张肌的活动减少之外，失去清醒状态对上气道的影响还包括上气道通径减小、上气道阻力增加、咽部顺应性增加和塌陷性增加。最终，这些变化导致潮气量减少和低通气。

### 上气道直径和阻力

睡眠状态与上气道狭窄以及相应的上气道阻力增加有关。Rowley 等[45, 142]研究发现，在正常受试者的睡眠过程中进行鼻咽镜检查，NREM 睡眠期间，后腭部和后舌部横截面积约减少到清醒状态横截面积的 70% 左右，并且在 REM 睡眠期间舌根气道进一步变窄。横截面积减少与 NREM 睡眠期间上气道扩张肌活动减少的模式以及 REM 睡眠期间颏舌肌的活动进一步减少相对应。在 REM 睡眠期间，与 NREM 睡眠相比，舌根而非后腭的横截面积进一步减小。

即使在正常受试者中，有关睡眠期间上气道阻力增加的证据也是令人信服的[45, 142-144]。事实上，上气道阻力的增加早在入睡时就开始，并持续增加，最高值出现在慢波睡眠期间。大多数证据表明，与正常人的 NREM 睡眠相比，REM 睡眠期间上气道阻力没有进一步增加[45, 142, 145]。总之，睡眠状态与上气道狭窄有关，表现为上气道阻力增加和咽部直径减小。

值得注意的是，上气道阻力并不是衡量睡眠期间咽部气道动态行为的独立指标。许多受试者表现出吸气流量受限，即压力–流量图显示驱动压力与吸

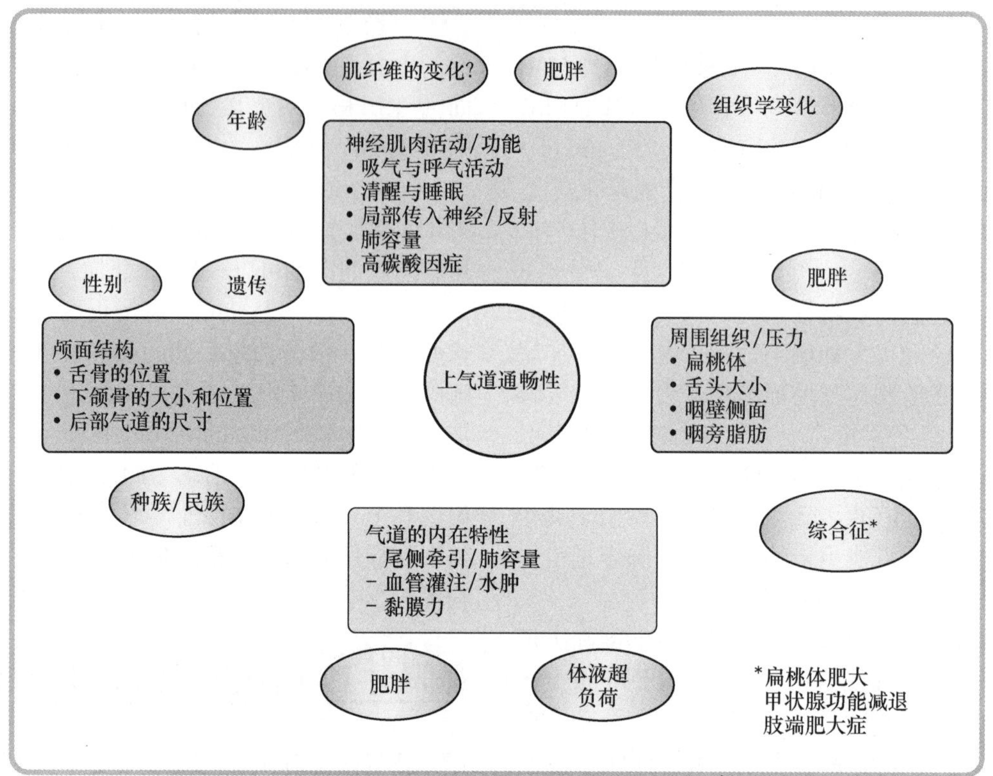


**图 126.7**　上气道通畅性的主要决定因素以及修改这些主要决定因素的其他因素

气流量之间的关系在变化，最终导致压力和流量之间完全分离，也就是说，压力继续下降而流量不再增加（图 126.8A）。因此，上气道阻力的最佳生理学意义的测量是压力-流量环线性部分的斜率，这通常反映了吸气开始时上气道最狭窄点的上气道口径（图 126.8B）。

## 上气道顺应性和塌陷性的测量和含义

咽部气道壁由易于在呼吸周期中受压力变化影响的柔软组织结构构成。在清醒状态下，上气道直径在吸气期保持不变，在呼气期缩小，回到吸气末值。这一发现在正常受试者[146-147]和 OSA 患者[146]中使用 CT 扫描或鼻咽镜观察到。使用鼻咽镜已观察到 NREM 睡眠与横截面积显著变化相关，达到吸气中期最低值[146]，并在呼气过程中横截面积迅速增加（图 126.9）[49]。此外，在 OSA 患者中，在呼吸暂停发作开始之前会出现进行性上气道狭窄，主要在呼气期间观察到[148]。在这些研究中，BMI 似乎是上气道狭窄程度的决定因素之一[45, 49]。上气道横截面积变化模式中的睡眠反转被认为是由于睡眠相关的上气道顺应性增加、咽部直径减小以及随后的呼吸期内腔负压减小。

可以使用顺应性作为一种测量方法来研究睡眠期间上气道通畅度的变化。咽壁的顺应性是压力变化对上气道通畅度影响的重要调节因子。咽壁的顺应性是压力变化对上气道通畅性影响的重要调节因素。通过测量不同水平施加压力下的横截面积变化的方法，证明顺应性随着咽部直径的减小而增加[100, 115, 149]，并且 OSA 患者的上气道比正常受试者具有更高的顺应性[100, 123, 149-150]，与更易于塌陷的倾向相一致。Wu 等使用实时 MRI 证实，与无 OSA 的受试者相比，OSA 患者的顺应性增加[151]。利用纤维鼻咽镜测量横截面积并同时测量相同水平的腔内压力的方法已经证实，相比清醒状态，NREM 睡眠期间后腭顺应性增加，而 REM 睡眠和清醒状态之间无差异[45]。然而，在舌根部，无论是 NREM 睡眠还是 REM 睡眠，顺应性都没有增加，与清醒状态相比也是如此[142]。Marques 等使用类似的技术比较了 OSA 患者同一组受试者中后腭和舌根部的直径和顺应性[152]。他们发现后腭直径较小，而舌根部的顺应性较高。

上气道的塌陷性是指在特定条件下上气道塌陷或阻塞的倾向，在睡眠中比清醒状态下增加，这很可能是由于本章前面讨论的许多因素所致。上气道塌陷性主要是通过临界闭合压力（$P_{crit}$）来测量的，它基于 Starling 电阻器的概念[153]，其中通过电阻器的最大流量取决于上游段的阻力和可塌陷段周围的压力（图 126.10）。在人类中，临界闭合压力可以分为被动机械性质（被动 $P_{crit}$）和主动动态响应（主动 $P_{crit}$）[154-155]。将这个模型应用于人类，已经表明在阻塞性睡眠呼吸障碍的整个谱系中，主动 $P_{crit}$ 与气道

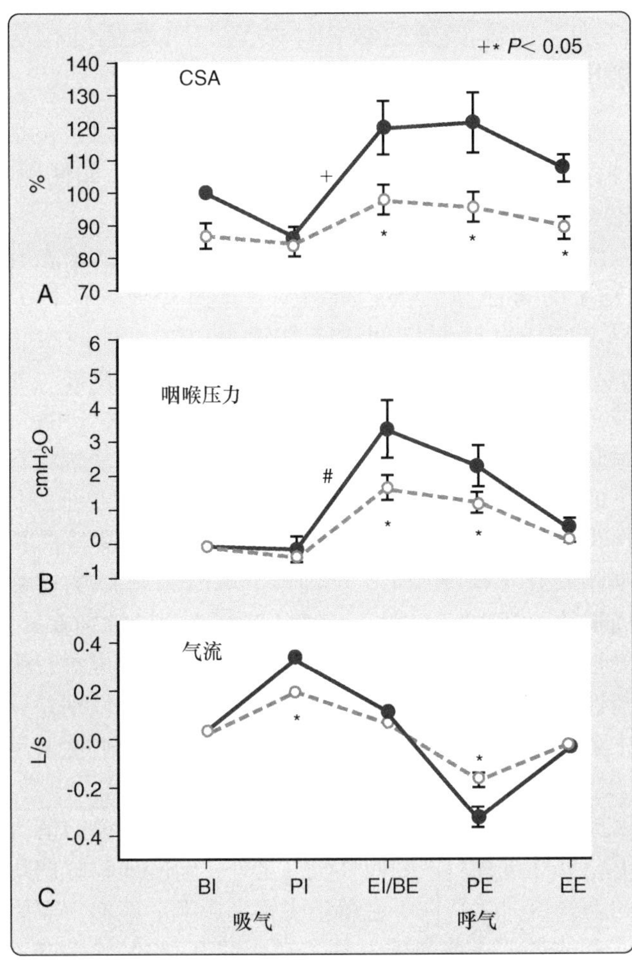


**图 126.8**　展示了在对照组（实心圆）和低碳酸血症低通气（空心圆）期间的舌后横截面积（CSA）（A）、咽喉压力（B）和气流（C）。请注意，与低通气呼吸相比，对照组呼吸周期内的 CSA 变化显著。BE，呼气开始；BI，吸气开始；EE，呼气结束；EI，吸气结束；PE，呼气峰值；PI，吸气峰值（Modified from Sankri-Tarbichi AG，Rowley JA，Badr MS. Expiratory pharyngeal narrowing during central hypocapnic hypopnea. Am J Respir Crit Care Med. 2009；179：313-9.）

塌陷的倾向相关[101-102，156]。例如，正常受试者的 $P_{crit}$ 通常小于 10 $cmH_2O$，而在主要为低通气的患者中，$P_{crit}$ 为 0 ～－5 $cmH_2O$，在主要为暂停呼吸的患者中，$P_{crit}$ 大于 0 $cmH_2O$。尽管与对照组相比，OSA 患者的主动和被动 $P_{crit}$ 均增加，但在非 OSA 对照组中，主动和被动 $P_{crit}$ 的差异更大，这很可能与正常受试者维持气道通畅的能力更强有关。

与 $P_{crit}$ 相关的机械负荷和代偿性响应的作用如图 126.11 所总结。如左侧带有渐变阴影的条形图所示，$P_{crit}$ 的近似水平定义了从健康到疾病的上气道塌陷性的连续变化。大约－5 $cmH_2O$ 的 $P_{crit}$ 表示阻塞性低通气和暂停呼吸将发生的水平。上气道结构特征施加机械负荷并增加 $P_{crit}$，使上气道易于塌陷。完整的动态神经肌肉响应降低 $P_{crit}$ 并保持上气道通畅。相反，迟钝的神经肌肉响应增加 $P_{crit}$ 并使上气道易于阻塞。

## 上气道狭窄与呼吸运动输出

有证据表明，上气道塌陷性与神经化学驱动力以及对上气道的呼吸运动输出相关。呼吸运动输出量的变化与上气道阻力的互相变化相关[157-158]。这在上气道高度可塌陷的人群，例如有吸气流量受限的打鼾者中更为明显[159]。最后，减少呼吸运动输出量与呼气过程中上气道的大小和塌陷性变化相关[148]。研究发现当将环路增益作为呼吸控制的测量指标时，上气道塌陷性本身与之没有明确的关联，尽管两者对于阻塞性睡眠呼吸暂停的发病机制都很重要[160-161]。

睡眠期间的上气道阻塞通常被归因于吸气狭窄，原因是负压作用于松弛的咽气道。然而，有几方面的证据表明，呼气狭窄可能是初始狭窄的可能机制之一。首先，呼吸运动输出是上气道通畅的重要决定

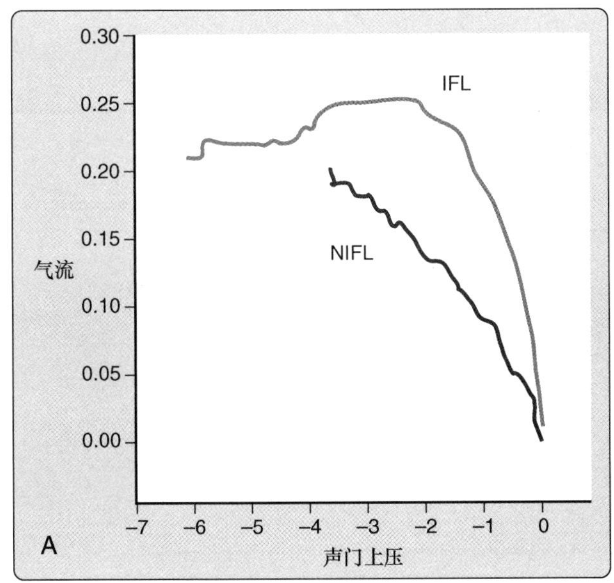


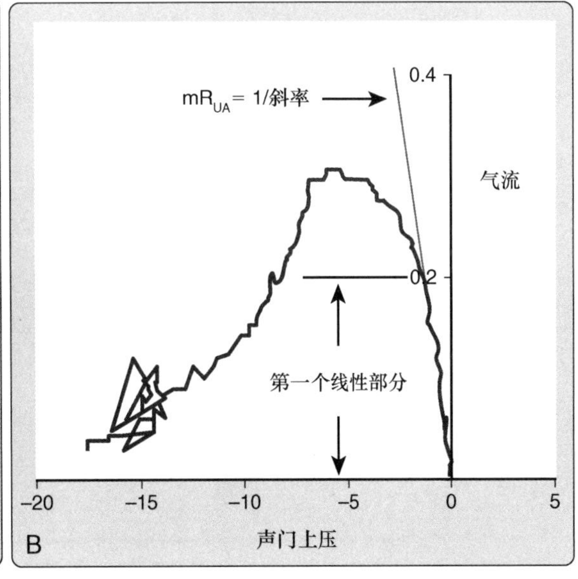


**图 126.9**　**A.** 压力–流量环图示了一个非流量限制（NIFL）呼吸和一个流量限制（IFL）呼吸。**B.** 说明了流量限制呼吸的情况，并测量了压力–流量环第一个线性部分的阻力

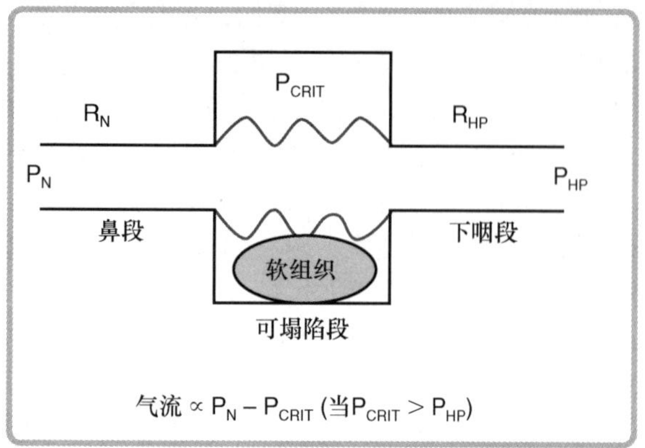


**图 126.10**　上气道的 Starling 阻力模型。在此模型中，气流与鼻部压力（$P_N$）和临界压（$P_{crit}$）之间的差异成正比（当临界压大于下咽压力时）。$P_{HP}$，下咽（下游）压力；$P_N$，鼻部（上游）压力；$R_{HP}$，下咽段阻力；$R_N$，鼻段阻力

因素。在 OSA 的特征性周期性呼吸中，呼吸运动输出的振荡与呼吸运动输出最低点处的咽狭窄或阻塞相关，尤其是在上气道高度可塌陷的个体中[162]。其次，阻塞性呼吸暂停通常在呼气狭窄之前发生，这可以通过增加的呼气阻力[163]或纤维光学成像检测到的进行性呼气狭窄来证实（图 126.12）[148]。最后，当自发性或诱导性低碳酸血症性中央性呼吸暂停[99]或诱导性低碳酸血症性低通气发生时[49]，上咽狭窄发生在呼气相中，并且与呼气时上气道顺应性增加相关。因此，上气道阻塞可能发生在吸气或呼气时（图 126.13）。在低呼吸运动输出和驱动压力下，周围组织压力较高的个体可能特别容易发生呼气性咽狭窄。

## 性别、身体质量指数和年龄对上气道结构和功能的影响

睡眠期间上气道力学特性的潜在决定因素包括许多已知与 OSA 患病率增加相关的变量，如性别、BMI 和年龄。

大多数研究表明，没有一致的证据显示未患有 OSA 的男性和女性之间的上气道直径或顺应性差异。NREM 睡眠期间的上气道阻力在两性间也相似[145, 164]，尽管一项研究[165]表明男性在慢波（δ 波）NREM 睡眠期间的上气道阻力较高。关于 REM 睡眠期间的情况尚未有类似的研究。同样，清醒状态下的研究表明，在上气道横截面积或小气道方面，女性没有明显差异[147, 166-168]。此外，男性和女性的睡眠相关狭窄情况相似（从清醒到 NREM 睡眠的横截面积约下降 40%）[169]。但由于颈围方面的性别差异，男性的舌骨后区顺应性较女性更高[169]，这再次表明与性别本身相关的因素在解释上气道功能的性别差异中至关重要。最后，没有证据表明在没有睡眠呼吸暂停的情况下，在主动条件下，存在 $P_{crit}$ 的性别差异[164]。因此，综合现有的研究结果，除了没有 OSA 的情况下，男性舌骨后区顺应性较高之外，清醒或睡眠期间的上气道力学特性不会单独受性别影响。然而，需要注意的是，一些研究发现，在研究有 OSA 的受试者时，女性的塌陷性较低[161, 170]。

少数研究探讨了 BMI 和 $P_{crit}$ 之间的关系。Genta 等发现，BMI 以及其他肥胖指标，如颈围和腰围，与 $P_{crit}$ 呈正相关（肥胖患者上气道的塌陷性更高）[90]。

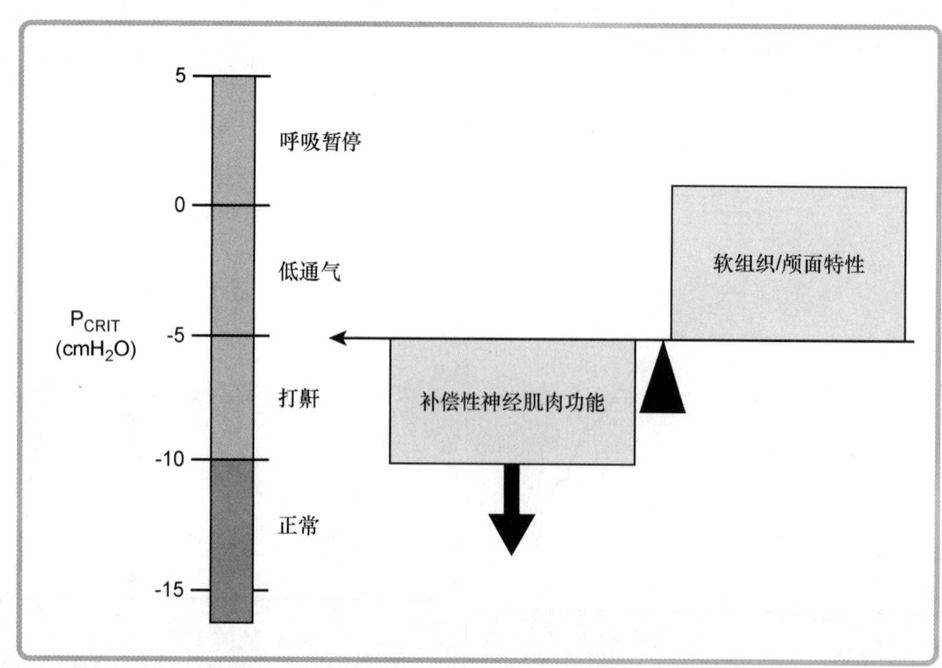


**图 126.11**　机械负荷和补偿性神经肌肉反应在临界压测量中的作用（From Patil SP，Schneider H，Marx JJ，Gladmon E，Schwartz AR，Smith PL. Neuromechanical control of upper airway patency during sleep. J Appl Physiol. 2006；102：547-56. With permission.）

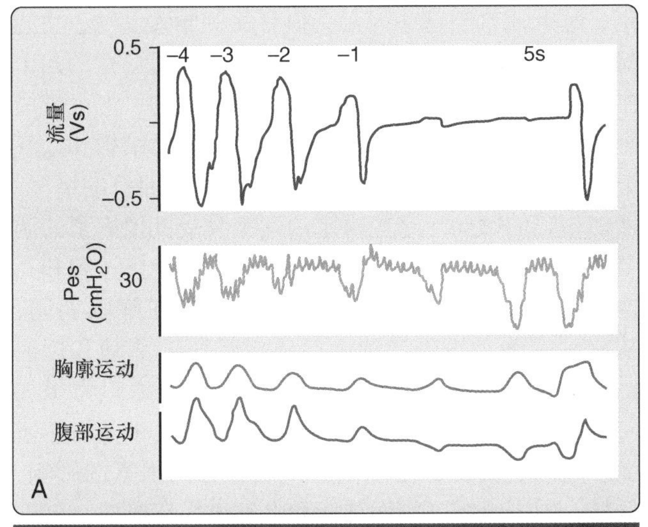


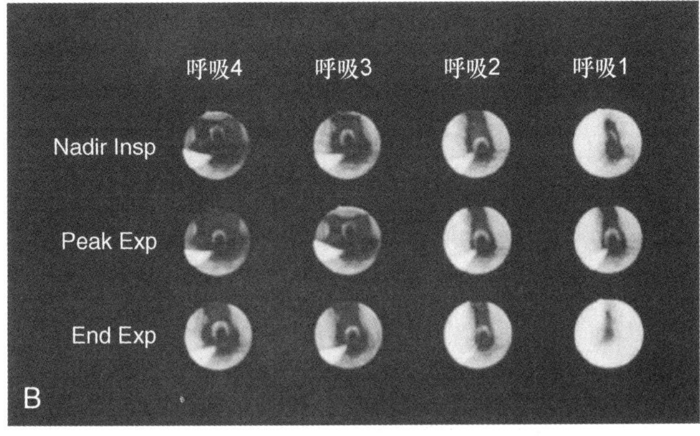


**图 126.12　A.** 记录了气流（流量，吸气为正值）、食管压力（Pes），以及胸廓和腹部运动的图示。图中显示了四次呼吸后出现的阻塞性呼吸暂停（呼吸 4、呼吸 3、呼吸 2 和呼吸 1）。在呼吸暂停期间，食管压力的负摆动和矛盾的胸廓及腹部运动表示呼吸努力。**B.** 在 A 图示的四次呼吸期间，纤维内镜图像显示了舌后气道的情况，其中呼吸 1 是呼吸暂停前的呼吸，呼吸 4 是距离呼吸暂停最远的呼吸。每次呼吸中的图像选取对应于吸气期间最小的横截面积（Nadir Insp）、呼气期间最大的横截面积（Peak Exp）和呼气末的横截面积（End Exp）。注意到在吸气和呼气过程中均发生了逐渐的狭窄。每张图像中的黑色区域为气道腔，较亮的马蹄形为会厌，左下角的白色三角形为食管压力导管［From Morrell MJ，Arabi Y，Zahn B，Badr MS. Progressive retropalatal narrowing preceding obstructive apnea. Am J Respir Crit Care Med. 1998；158（6）：1974-81.］

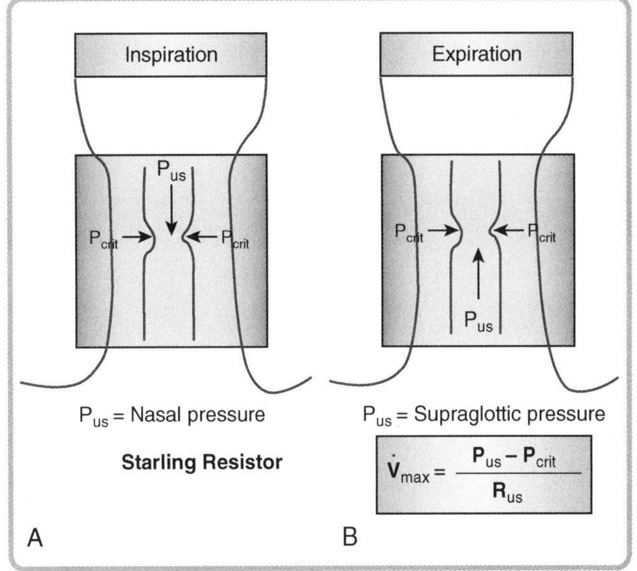


**图 126.13**　Schematic illustration for the collapsible segment of upper airway during hypocapnic hypopnea as a Starling resistor. In this model，flow is determined by the gradient between the upstream segment and critical closing pressure（$P_{crit}$）. During inspiration（**A**），when upstream pressure（$P_{us}$）（i.e.，nasal pressure）is below the Pcrit，the collapsible segment is closed，and no flow occurs. During expiration（**B**），when $P_{us}$ in the supraglottic area is below the $P_{crit}$，the collapsible segment is closed，and no flow occurs. During hypocapnic hypopnea，expiratory flow is limited，correlating with the gradient between the supraglottic pressure and $P_{crit}$. Hence，this pressure gradient is an important determinant of pharyngeal narrowing. Rus，Upstream resistance；$V_{max}$，maximal flow. Asterisk represents the site of retropalatal pressure measurement.（From Sankri-Tarbichi AG，Rowley JA，Badr MS. Expiratory pharyngeal narrowing during central hypocapnic hypopnea. Am J Respir Crit Care Med. 2009；179，313-9.）（受第三方版权限制，此处保留英文）

Sands 等发现，正常体重受试者的 $P_{crit}$ 为负值，肥胖的 OSA 患者的 $P_{crit}$ 为正值[26]。然而，Kirkness 等发现，性别调节了 BMI 对 $P_{crit}$ 的影响[154]。尽管增加的 BMI 与男性和女性的塌陷性增加相关，但每一单位 BMI 变化对 $P_{crit}$ 的影响在男性中更大。此外，BMI 对 $P_{crit}$ 的影响只在绝经前的女性中观察到[154]。

睡眠期间年龄对上气道阻力的影响在不同的研究中表现不一。Browne 等[171]以及 Thurnheer 等[145]发现年轻人（＜ 40 岁）和年长者（＞ 40 岁）之间的上气道阻力没有差异。相反，在没有 OSA 的 60 名受试者中，Rowley 等发现年龄是唯一的独立预测因素，年龄增长与上气道阻力增加相关。BMI 不是阻力的预测因素[164]。年龄增长与睡眠期间上气道阻力的增加呈线性关系[172]。总体来说，似乎衰老与上气道阻力增加有关，因此在睡眠期间可能导致咽部狭窄的易感性增加。然而，由于年龄似乎不是 $P_{crit}$ 本身的预测因素[154]，年龄相关上气道阻力增加的意义尚不清楚。

## 激素活动和上气道活动

有证据表明，上气道的塌陷性可能受到激素活动的影响，特别是瘦素活动。例如，Shapiro 等在肥胖患者中发现，尽管瘦素水平与被动 $P_{crit}$ 或睡眠呼吸暂停（可能是 OSA）的严重程度无关，但增高的瘦素水平与主动 $P_{crit}$ 与被动 $P_{crit}$ 之间的差异增加有关，与 BMI 和颈围无关[173]。因此，瘦素似乎与上气道塌陷倾向减小有关。

总结起来，在睡眠期间，上气道通畅性受到清醒状态下的呼吸驱动丧失的影响。清醒状态下的呼吸驱动丧失导致上气道神经肌肉活动和反射活动减少，导致上气道直径减小和上气道阻力增加。清醒状态下的呼吸驱动丧失还导致上气道的可塑性和塌陷性增加。图 126.14 总结了睡眠期间上气道通畅性的重要调节因素。

### 临床要点

由于扁桃体、舌体和咽侧壁的肿大（由疾病或肥胖引起），上气道可能受到威胁，个体更容易患上阻塞性睡眠呼吸暂停（OSA）。颅面结构是上呼吸道通畅的一个重要决定因素，其由遗传、种族和民族因素决定，临床上显著的变化可包括小颌畸形和下颌后缩、前牙深覆盖及腭盖高拱。肥胖通过降低肺容积（特别是功能残气量）、舌头脂肪浸润和液体过载可以改变上气道的内在特性，增加塌陷的倾向。这些因素与睡眠相关的上气道神经控制和中枢呼吸控制的改变相结合，增加了某些个体在睡眠中出现上气道阻塞和（或）塌陷的倾向，导致 OSA 这一临床疾病的发生。

## 总结

上气道通畅性由清醒和睡眠时存在的多种因素决定，睡眠通常与这些因素受损有关，导致上气道功能的变化，从而促成上气道阻塞。上气道通畅性的四个主要决定因素是神经肌肉活动、颅面结构、上气道周围组织以及呼吸道本身的固有属性。颅面结构和上气道周围组织之间的关系可能导致口咽部拥挤的情况，增加塌陷的倾向。这些决定因素本身受其他因素的调节，例如，年龄、肥胖、性别、种族、液体过载和其他疾病，如扁桃体肥大（图 126.12）。在睡眠期间，清醒呼吸驱动丧失导致上气道神经肌肉活动和反射活动减少，导致上气道直径减小和上气道阻力增加（图 126.13）。此外，还伴有气道顺应性和塌陷性增加，这两者都受决定基线上气道直径的因素的影响，例如，周围组织、颅面结构和上气道固有属性。

本章讨论了上气道结构、功能和通畅性的重要结构方面。然而，需要注意的是，尽管人类在睡眠时上气道变窄，但个体是否出现足够的阻塞以发展成 OSA 很可能是上气道结构和功能与睡眠期间呼吸神经控制之间相互作用的结果。

### 参考文献和拓展阅读

请扫描书后二维码，获取参考文献和拓展阅读资源。

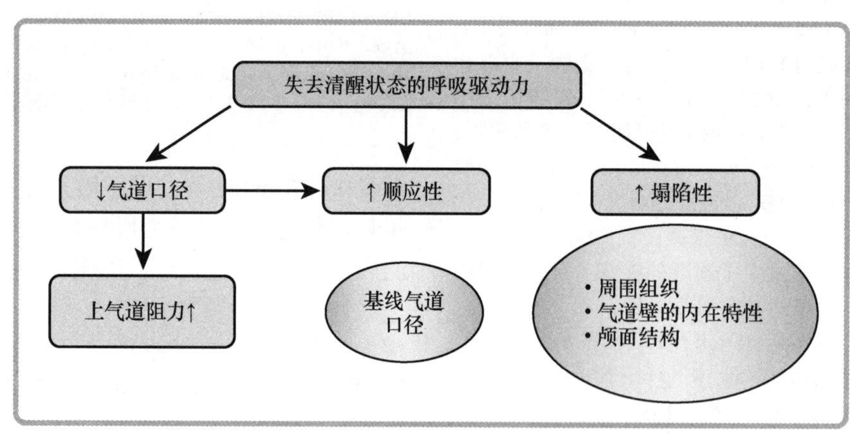


**图 126.14** 失去清醒状态的呼吸驱动力对上气道的影响

# 打鼾和病理性上气道阻力综合征

# 第 127 章

*Riccardo Stoohs，Avram R. Gold*

冯　晨　译　李延忠　审校

**章节亮点**

- 在过去的 20 年里，对于睡眠期间病理性咽部塌陷的认识已从仅仅包括呼吸暂停和低通气扩展到甚至包括最轻微的、无声吸气气流限制。当今的临床研究者和睡眠医学从业者必须能够在多导睡眠图中识别最轻微的吸气气流限制以及其临床意义。
- 虽然习惯性打鼾非常普遍，但孤立性打鼾（在无呼吸暂停、低通气、氧饱和度下降、睡眠中的唤醒以及阻塞性睡眠呼吸暂停综合征症状的情况下打鼾）的患病率尚不清楚。最近的临床研究导致人们对于是否可以将这种打鼾视为良性产生了不确定性。
- 目前的吸气气流限制导致呼吸努力相关的反复唤醒的范式无法解释上气道阻力综合征的各种体征和症状，也无法区分患有上气道阻力综合征的患者和多导睡眠图非常相似的无症状健康个体。

打鼾和上气道阻力综合征（upper airway resistance syndrome，UARS）代表睡眠期间呼吸受阻，程度较轻，仅导致轻微的睡眠碎片化，但具有潜在的病理意义。越来越多的证据表明，在睡眠期间即使没有可听见的打鼾或增加的睡眠碎片化，轻度的吸气气流限制（inspiratory airflow limitation，IFL）也可能在多种致残性躯体和情感障碍中起到因果作用。

## 背景

### 本章核心术语词汇

本章中涉及的核心术语解释如下，并且在本章中有详细的描述和语境：

**吸气气流限制（inspiratory airflow limitation，IFL）**：IFL 是指在睡眠期间上气道（即咽部）的一种状态，其中尽管鼻孔和喉咽之间的压力梯度持续增加，但吸气气流在最大水平上出现平台化。尽管上气道上的压力梯度持续增加，但吸气气流未能增加的原因是上气道的颤动阻止了进一步的气流增加。IFL 可以根据是否能听到分为两个子组：打鼾和无声 IFL。

**打鼾或吸气打鼾**：上气道吸气时可听到的颤动。它可以发生在阻塞性低通气时，低通气伴随着吸气气流降低 30%，持续至少 10 s，并伴随着睡眠的唤醒或氧饱和度下降 3%。或者，它可以在没有早期低通气标准的情况下发生，但气流水平更高或持续时间更短，或者没有唤醒或氧饱和度下降。吸气打鼾的存在总是表示有 IFL 存在。尽管存在呼气打鼾（稍后在本章中将讨论），但在本章中没有修饰词的情况下使用的“打鼾”一词是指吸气打鼾。打鼾进一步分为两个子组：习惯性打鼾和孤立性打鼾。

习惯性打鼾：该术语描述的是床伴或室友经常发现（常常是抱怨）某人在睡觉时持续打鼾。

孤立性打鼾：在进行多导睡眠监测（PSG）后，如果一个身体健康、无症状、习惯性打鼾的患者不符合目前的第 3 版《国际睡眠障碍分类》[1]（ICSD-3）对阻塞性睡眠呼吸暂停（OSA）的诊断标准，那么该患者被描述为患有孤立性打鼾。在习惯性打鼾的背景下，“身体健康”的具体标准将在本章后面进行描述。

**无声吸气气流限制（silent inspiratory airflow limitation，silent IFL）**：无声 IFL 的定义和特点与打鼾的上气道颤动相同；然而，顾名思义，在无声 IFL 期间，上气道的颤动频率人类听不到。

**呼吸努力相关的唤醒（respiratory effort-related arousal，RERA）**：呼吸努力相关的唤醒是睡眠中短暂的唤醒，紧接在非低通气性 IFL（无论是打鼾还是无声 IFL）之后，并且推测是由于吸气努力需要通过颤动的气道来移动空气。在 IFL 后的唤醒是否实际上是由 IFL 引起的，在临床多导睡眠图中无法确定，这是一种假设。为了将唤醒标记为 RERA，ICSD-3 要求在唤醒前要有 10 s 的可识别的 IFL。然而，对于研究中的 RERA，IFL 之前的标准时间要求并不是一个一致的特征，有些研究中定义为在唤醒前只有一次气流受限的吸气。

**呼吸紊乱指数（respiratory disturbance index，RDI）**：ICSD-3 已经取代了 OSA 严重程度的测量指标——呼吸暂停低通气指数（Apnea-Hypopnea Index，AHI），用频率来衡量呼吸暂停、低通气和呼吸努力相关的唤醒。在本章中，将这个用于衡量 OSA 严重程度的新指标称为呼吸紊乱指数。

**上气道阻力综合征（upper airway resistance syndrome，UARS）**：UARS 在 ICSD-3 中并不存在。这应该被视为由 Christian Guilleminault 博士描述的综合征，并被一些研究人员采纳，这些研究人员已经摆脱了睡眠呼吸障碍患者需要通过呼吸暂停和低通气来导致睡眠碎片化的范式[2]。在本章中，UARS 被定义为出现过度嗜睡或疲劳症状，同时在通过 PSG 判定的睡眠期间出现 IFL，并且每小时 AHI 小于 5 次；后者是 ICSD-3 中 OSA 诊断的阈值。

## 上气道阻力与咽部塌陷

用于描述打鼾者和 UARS 患者在睡眠中上气道（或咽部）行为的两个术语是上气道阻力增加和上气道塌陷。许多睡眠研究人员认为睡眠期间的 ILF 是由咽部气道狭窄和咽部扩张肌松弛引起的，同时伴随着吸气时亚大气压的上气道压力增加。当测量到在吸气打鼾时食管或声门上方产生愈来愈负向的压力时，认为上气道阻力在增加。基于这种推理，产生了临床术语 UARS（后面将会讨论）。

与这种直观的睡眠期间上气道阻力增加的模型相对应的是实验验证的 Starling 电阻器模型[3]（见第 24 章）。Starling 电阻器模型假设睡眠期间的咽部气道是一个可塌陷的管道，只要其中的压力低于关键水平——咽部的“临界压力”（$P_{crit}$），它就会塌陷。实验结果表明，随着睡眠呼吸障碍的严重程度从孤立性打鼾增加到严重的 OSA，咽部的 $P_{crit}$ 会逐渐增加，从负值（亚大气压）到正值[4-5]。然而，咽部塌陷并不等同于呼吸暂停。当咽部在睡眠期间塌陷时，可能会出现呼吸暂停（无吸气气流）或 IFL（吸气气流达到最大值）。当咽部上游端的压力（吸气时的鼻孔）低于 $P_{crit}$ 时，咽部塌陷，导致呼吸暂停。当鼻孔的压力高于 $P_{crit}$，但咽部下游端的压力（吸气时的声门上方压力）低于 $P_{crit}$ 时（例如在打鼾时），咽部也会塌陷。由于咽部塌陷导致吸气气流停止，咽部压力立即与鼻压平衡，打开气道，恢复吸气气流。结果是咽部气道的周期性塌陷和打开（颤动），将吸气气流限制在固定的最大水平，驱动压力为鼻压减去 $P_{crit}$，不管声门上方压力降到多低。因此，根据 Starling 电阻器模型，上气道在睡眠期间并不会经历阻力增加，而是有一个固定的驱动压力限制吸气气流到最大水平。

因此，上气道阻力和上气道塌陷这两个术语源自两种不同的 IFL 模型。在接下来的章节中，将提到咽部塌陷，并描述 IFL 的 PSG 特征，但在本章的其余部分将使用上气道阻力这个术语，这不需要对 IFL 进行建模。

## 上气道阻力综合征

如词汇表中所介绍的，本章中使用 UARS 这个术语，并且在医学文献中仍可找到这个诊断。然而，ICSD-3 没有将 UARS 列入其睡眠相关呼吸障碍的分类中，而是将 UARS 的 PSG 表现纳入 OSA 的范畴。对 UARS 历史的简要讨论将有助于读者理解这种对立。

UARS 在 1993 年由 Christian Guilleminault 博士等发表了一篇病例系列后引起了公众的关注[2]。在 48 名被诊断为特发性嗜睡症的患者中，选择了 15 名具有以下特征的患者：每小时 AHI 低于 5 次，每小时睡眠中有超过 10 次的唤醒（选择的一个阈值），并且这些唤醒与通过肺通气流量计测量气流和食管压力量化努力的上气道阻力事件有关。

这 15 名患者接受鼻腔持续气道正压通气（CPAP）治疗后，其嗜睡症状得到缓解（通过多次睡眠潜伏时间试验客观测量）。因为这些患者不符合 OSA 的诊断标准，研究人员将其定名为一个新的综合征——UARS。他们假设嗜睡与上气道阻力事件引起的睡眠片段化有关，而这些事件过于轻微，无法达到低通气的诊断标准。他们进一步假设，与通常在更严重的阻塞（如呼吸暂停和低通气）情况下才会觉醒的 OSA 患者相比，UARS 患者对与这些阻力事件相关的呼吸努力更加敏感，从而导致反复觉醒。正是基于这种假设，UARS 患者在睡眠期间表现出对呼吸努力的敏感性增加，因此称为 RERA。

从一开始，基于 RERA 的睡眠碎片化而建立的新型睡眠障碍综合征引起了争议[6-7]。为了消除基于 RERA 引起的睡眠碎片化而设立额外的睡眠障碍综合征的必要性，ICSD-3 的作者将 RERA 纳入了 OSA 的诊断标准，创建了基于阻塞性事件（呼吸暂停、低通气和 RERA）频率的 OSA 诊断阈值——呼吸紊乱指数（RDI）。因此，根据 ICSD-3 的临床标准，UARS 已经被“吸收”到 OSA 中。

研究人员后来观察到，UARS 患者的睡眠不仅表现为 RERA 的存在，还表现为与健康个体的睡眠结构和脑电图差异。这些 UARS 患者睡眠的定性差异随着消除睡眠期间 IFL 和 UARS 患者嗜睡症状的治疗而消失。因此，尽管 ICSD-3 中 OSA 的临床标准将导致许多以前被诊断为 UARS 的患者接受 OSA 治疗，但尚未确定这些以前的 UARS 患者是由 RERA

引起的睡眠碎片化而导致嗜睡症。因此，UARS 作为一种综合征继续受到研究人员的关注，这些研究人员正在探索不同于 OSA 病理生理学范式的新途径，即睡眠片段化不再仅由呼吸暂停、低通气和 RERA 引起。

## 吸气气流限制

传统上，“打鼾”这个术语（吸气时咽部的可闻颤动）用于描述睡眠中的 IFL。然而，“打鼾”这个词暗示只有当这种咽部颤动能够被听者听到时才存在，打鼾这个词（snore）本身的发音就像打鼾的声音。然而，听觉并不是检测睡眠中咽部气道吸气颤动的敏感手段。因为使用“打鼾”这个术语可能让人误以为 IFL 只在可听见时才存在，我们选择将这种睡眠中通过颤动的上气道的特征性吸气气流描述为吸气气流受限状态（如前面的词汇中定义的那样）。IFL 这个术语最早由 Schwartz 等在研究健康人类睡眠中的咽部塌陷性时提出[8]，该术语来源于类似的术语“呼气气流受限”，用于描述哮喘、慢性阻塞性支气管炎和肺气肿患者在呼气时，由于支气管颤动而导致气流受限的现象。

## 通过生理学测试识别吸气气流限制

随着将 RERA 纳入 OSA 的诊断标准，识别在唤醒之前存在的 IFL，并将其与 PSG 中非气流限制呼吸的外观区分开来，是一项重要的技能。为了通过数字化的气流信号视觉识别 IFL，必须充分采样模拟信号，以观察由气道颤动引起的吸气气流的快速振荡。为此，应该使用至少 100 Hz 的采样频率[10]。此外，用高频滤波器对气流信号进行滤波会消除吸气气流的振荡，在收集气流信号时不应使用高频滤波器。信号应该是未经滤波的，并且在理想情况下，在分析时既不使用高频也不使用低频滤波器[11]。接下来的图中显示的气流和压力追踪是以 128 Hz 的采样频率未经滤波收集并显示的。

图 127.1 展示了持续 NREM 2 期（N2）睡眠期间的 5 次呼吸，均表现为 IFL。被监测的个体是一名 24 岁的女性，BMI 为 19.9 kg/m$^2$，没有打鼾，AHI 为 0.3。图 127.1 因为同时具有气流追踪和喉上压力追踪，所以准确地展示了 IFL 的存在。具体而言，它显示吸气气流被限制在一个最大水平（被竖线截断），尽管观察到咽部气道的压力梯度（大气压减去喉上压力）继续增加（大气压保持不变，而喉上压力在竖线之后继续降低）。其定义了 IFL。

图 127.2 展示了在进行鼻腔持续气道正压通气（CPAP）调整期间，同一患有 UARS 的个体中同时存在 IFL 和非气流限制吸气。虽然图中左侧面板清楚地展示了在大气压下的 IFL，与图 127.1 中观察到的情况类似，但右侧面板，在治疗性鼻腔 CPAP 水平为 4 cm$H_2O$ 时，呈现了气流和喉上压力追踪平行的情况，持续出现 4 个吸气周期。这些平行的追踪表明，吸气气流持续与驱动压力成比例，即 4 cm$H_2O$ 减去喉上压力，因此根据之前对 IFL 的定义，这并不是气流限制。

图 127.1 和图 127.2 说明，当提供气流信号和喉上压力信号时，识别 IFL 并不困难。需要强调的是，IFL 不是通过相对于非气流限制吸气的吸气气流的具体减少（例如，吸气气流减少 30% 或 50%）来定义的。相反，IFL 是通过气流与驱动压力（鼻压减去喉上压力）之间的特定关系来定义的。在没有喉上压力信号的情况下，识别 IFL 可能更加困难，因为此时缺

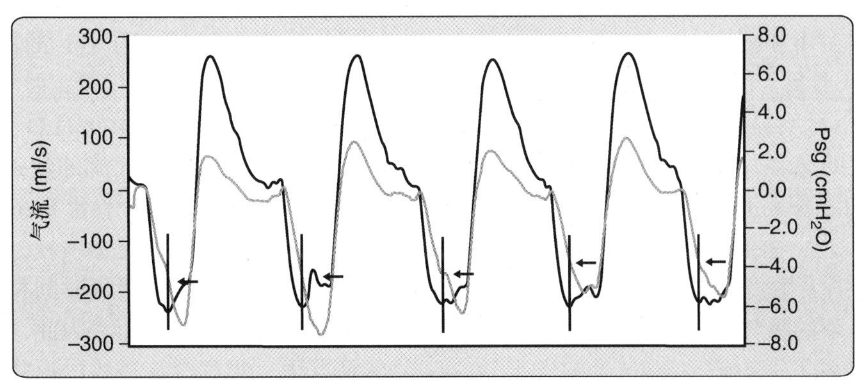


**图 127.1**　该图展示了一位睡眠研究参与者在睡眠中戴着连接到测量气流的肺通气量计的鼻罩，鼻子上方插入一根压力导管，测量喉头上方的声门上压力（Psg）。气流是黑色的曲线，左边的刻度表示单位（吸气时曲线向下）。呼吸努力由 Psg 表示，是灰色的曲线，右边的刻度表示单位。在每次吸气时，气流在早期吸气时出现一个平台，然后被一条竖线截断。在这条竖线之后，尽管 Psg 继续降低，吸气压力梯度 Patm-Psg 继续增加，但吸气气流不再增加。事实上，在前 4 个呼吸中，吸气气流似乎下降，这种现象称为吸气气流的负努力依赖性。当 Psg 降低到参与者的咽部临界压力（$P_{crit}$）以下时，发生吸气气流限制（IFL）。水平箭头标记了最大流量开始时的 Psg 值（被竖线截断），并且显示该参与者的咽部 $P_{crit}$ 大约为 −4 cm$H_2O$，这是原发性打鼾者或患有上气道阻力综合征的个体常见的值[4]

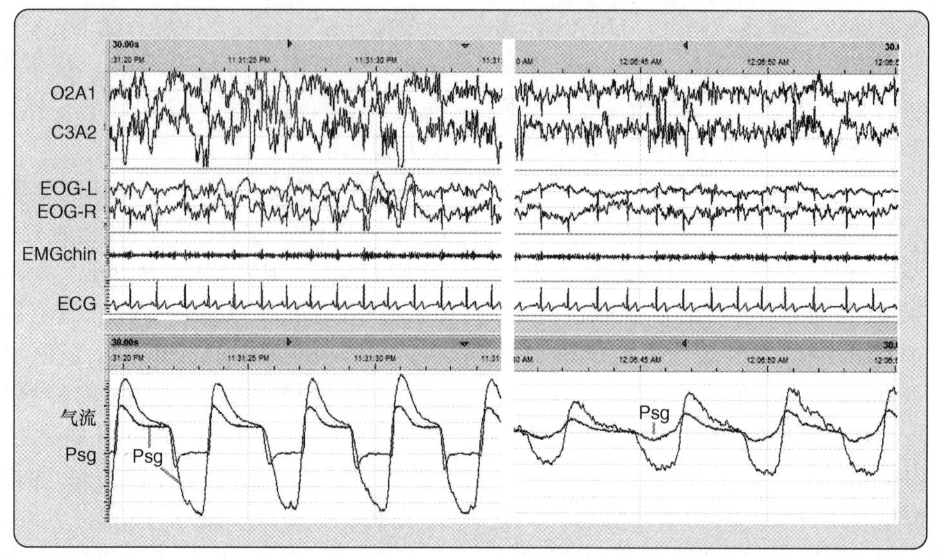


**图 127.2**　该图展示了在鼻腔 CPAP 调整过程中，同一患者在 IFL 和非气流限制吸气之间的表现。这两个 PSG 是在 N2 睡眠阶段下分别获得的，相隔 1 h。在睡眠监测通道的下方，记录了脑电图（O2A1,C3A2）、眼电图［EOG-L（左眼）和 EOG-R（右眼）］、下颌肌肉的浅表肌电图（EMGchin）和心电图（ECG），还有气流（气流量计迹线）和喉上压力（Psg）的记录。左侧面板展示了在大气压下的 4 次呼吸，而右侧面板展示了鼻腔 CPAP 水平为 4 $cmH_2O$ 时的 4 次呼吸。在每个面板中，气流和 Psg 是相互叠加的。左侧面板展示了在 Psg 持续降低时（IFL 定义的特点）出现的吸气气流（向下走）的最大水平平台。在右侧面板中，由于咽部压力和 Psg 没有降低到 4 $cmH_2O$ 以下（这是应用于鼻罩的 CPAP 水平），Psg 始终保持在咽部临界压力以上，气流和压力追踪是平行的（气流始终由压力梯度决定：4 $cmH_2O$ 减去 Psg）

少驱动压力；事实上，在没有喉上压力追踪的情况下，只能假定存在 IFL。为了使临床医生在临床 PSG 中识别 IFL 而不需要记录喉上压力，研究人员已经研究了仅从气流信号中识别 IFL 的可能性。

在 1998 年，有两项研究评估了将吸气气流的平台作为鼻压信号［压力传感器产生的气流（pressure transducer-generated airflow，PTAF）］来识别 IFL 的效用[12-13]。其中一项研究[13]使用计算机算法将每个 PTAF 吸气分类为非气流限制（呈正弦形状，类似于图 127.2 右侧的气流信号）、气流限制（具有明显的平台，类似于图 127.1 和图 127.2 左侧的气流信号）或中间型（不呈正弦形状，但不符合其程序对吸气平台的标准）。PTAF 信号明显区分了无 OSA 症状的对照组和有 OSA 症状的患者，前者的气流限制事件较少。在对 7 名习惯性打鼾者进行的类似研究中，克拉克和他的团队[12]发现，由 PTAF 确定的吸气气流平台对气流限制的识别灵敏度和特异性约为 80%。因此，PTAF 证据中清晰的吸气气流平台是在临床 PSG 中识别 IFL 的可靠方法。

在诊断性 PSG 中，无论是在实验室内还是在中心外睡眠检查期间，识别 IFL 的能力也可以通过发现吸气时间与整个呼吸周期时间的比值（即"工作循环"）延长来得到帮助[14]。这一区别在图 127.2 中得到了说明，其中 4 次气流限制的吸气（左侧面板）占据了呼吸周期时间的较大部分，而非气流限制的吸气（右侧面板）则呼气时间较长。在 IFL 期间，吸气气流迅速增加，并在大部分吸气期间保持在最大值附近（左侧面板），在气流限制条件下使潮气量最大化。在非气流限制的呼吸（右侧面板）中，吸气气流的增加更加缓慢，并且气流在较短的吸气期间保持在最大值附近。

图 127.3 代表了在进行鼻腔 CPAP 调整期间，同一 UARS 患者中同时存在 IFL 和非气流受限。在没有声门上压力信号的情况下，IFL 可以通过气流描记的变化来识别。左侧两个面板分别在 4 $cmH_2O$ 和 5 $cmH_2O$ 的 CPAP 水平下记录，显示了 IFL 的特征，而右侧面板在 6 $cmH_2O$ 的 CPAP 水平下记录，展示了治疗性 CPAP 下的非气流受限气流。在 4 $cmH_2O$ 和 5 $cmH_2O$ 的情况下，IFL 的迹线特点是气流的快速增加达到最大值，然后在最大流量下持续平台状态。在 6 $cmH_2O$ 下，非气流受限的气流增加更加缓慢，没有后续的平台状态，但气流迅速减少，吸气时间相对于呼气时间（与气流限制条件相比）缩短。因此，在没有喉上压力信号的情况下，吸气气流迹线的形状和相对持续时间都为存在 IFL 提供了证据。

在图 127.4 中，展示了一名 UARS 患者 30 s 睡眠时段的呼吸情况，包括明显 IFL（气流受限）、隐蔽 IFL 以及非气流受限的呼吸。虽然图 127.4 中的几个呼吸显示了 IFL 的特征，即吸气气流的迅速增加和较长的吸气气流平台，但有几个呼吸（用星号标记）表

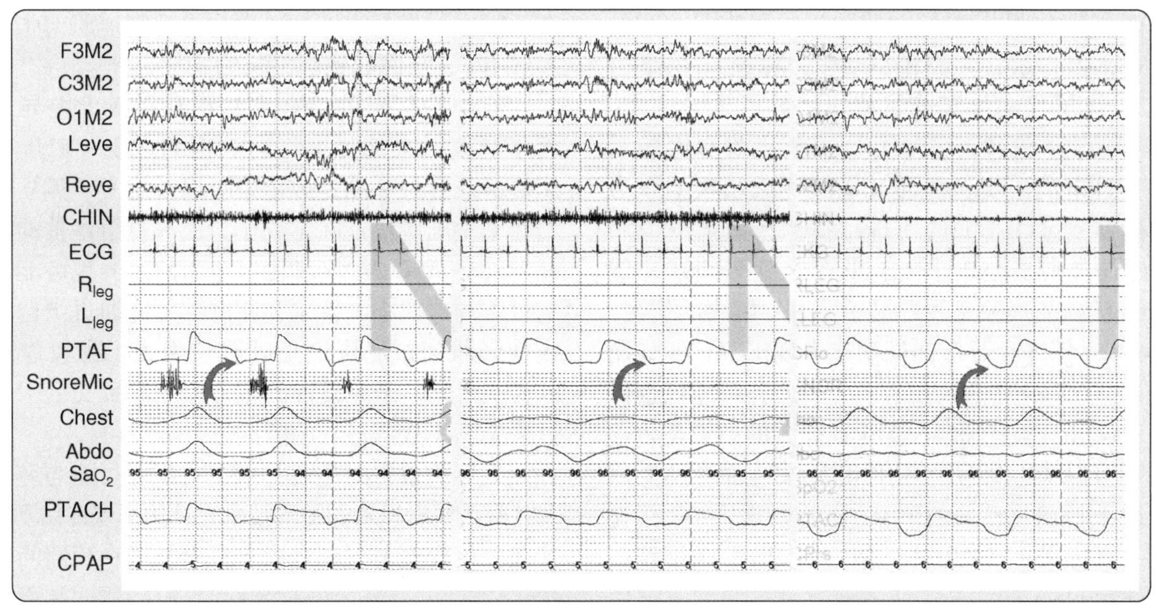


**图 127.3**　从左到右的三个面板分别代表了 3 个持续 12 s 的时间段，分别在 4 cmH$_2$O、5 cmH$_2$O 和 6 cmH$_2$O 的鼻腔 CPAP 水平下进行。在睡眠监测通道下方，记录了脑电图（F3M2、C3M2、O1M2）、眼电图（Leye 和 Reye）、下颌表面肌电图（CHIN）以及右腿和左腿胫骨前肌的表面肌电图（$R_{leg}$ 和 $L_{leg}$）。此外还有心电图（ECG）和几个记录呼吸参数的通道，包括压力传感器生成的气流（PTAF）信号、放置在颈部记录鼾声的麦克风（SnoreMic）、胸部和腹部的阻抗式肺活量（Chest 和 Abdo，运动）、氧合血红蛋白饱和度（SaO$_2$）、肺活量计气流信号（PTACH）和压力传感器记录的 CPAP 水平。在 4 cmH$_2$O 时，即左面板，患者的吸气均表现出了 IFL 伴随着听得见的鼾声。吸气气流（向下）快速增加，然后在最大吸气气流处形成一个持续时间较长的平台（由箭头标记）。在 5 cmH$_2$O 时，IFL 继续存在，但没有鼾声。吸气气流再次迅速增加，然后形成一个持续时间较长的平台（由箭头标记）。在 6 cmH$_2$O 时，气流迹线不再显示 IFL。吸气气流逐渐增加到最大，然后立即减少，在最大气流处停留的时间很短。相对于气流限制条件（两个左面板），呼气时间相对延长，吸气占呼吸周期的一个较小的百分比

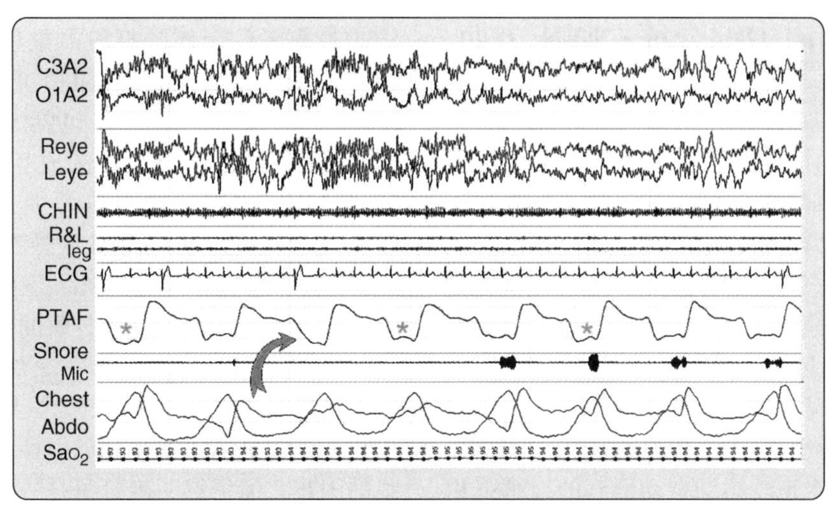


**图 127.4**　本图示为 30 s NREM 睡眠 2 期（N2 期）的睡眠阶段，其中包含 8 次连续呼吸，显示明显和隐藏（用星号标记）的吸气流量受限，以及一次非流量受限呼吸（箭头）。记录的睡眠参数包括脑电图（EEG，C3A2、O1A2）、眼电图（EOG，Reye 和 Leye）、下颌表面肌电图（CHIN）、右侧和左侧胫骨前肌表面肌电图（$R_{leg}$ 和 $L_{leg}$），以及心电图（ECG）。记录的呼吸参数标记方式与图 127.3 类似。有关呼吸完整特征的详细描述，请参阅正文。PTAF，压力传感器生成的气流

现为吸气气流平台较短。然而，这些呼吸中有一个快速的吸气气流增加，随后是较短的平台，并且其中一个呼吸伴有通过麦克风记录的鼾声，这些特征可以用来识别为隐蔽 IFL，而与之对比的是一个非气流受限的吸气（用箭头标记）。从呼吸周期时间的角度来看，非气流受限的呼吸前面有最长的呼气，且该呼吸的吸气时间与呼吸周期时间的比例低于图中气流受限的呼吸。

综上，使用鼻腔压力信号，可以通过吸气气流的平台和吸气时间相对于整个呼吸周期时间的延长来识别 IFL。吸气气流可以迅速上升到最大，并在

大部分吸气期间保持在最大值附近。鼾声是 IFL 的听觉表现，但与组合气流和驱动压力标准（图 127.1 和 127.2）或单独的气流迹线相比，鼾声并不是 IFL 的敏感指标。图 127.1 实际上是一个瘦弱女性的示例，没有打鼾的历史，但通过她的气流和喉上压力记录，确实展示了 IFL 的明确证据。在图 127.3 中，5 $cmH_2O$ 的鼻腔 CPAP 解决了患者的打鼾问题，然后在 6 $cmH_2O$ 的气流迹线中显示了 IFL 解决的情况。图 127.4 展示了 5 个呼吸周期明显表现出 IFL 的气流平台，其中只有 4 个表现出鼾声。因此，不能仅仅依靠鼾声来确定一个有睡眠性困倦或疲劳的患者是否存在睡眠呼吸障碍。即使在没有出现呼吸暂停和低通气的情况下，与觉醒（RERA）相关的无声 IFL（在术语表中有定义）在使用 ICSD-3 标准时可能足够普遍，以确定 OSA 的诊断，或者在有 IFL 的情况下伴随着睡眠困倦或疲劳，就可以根据术语表中的标准诊断为 UARS。同样，不能仅仅依靠鼾声来确定鼻腔 CPAP 水平是否为治疗性（即是否消除了 IFL）。相反，多导睡眠图技师和睡眠医学医师应该使用由肺活量计或 PTAF 信号产生的气流信号区分 IFL 和非气流受限，并确定治疗性鼻腔 CPAP 水平，以消除 IFL（如图 127.2 和 127.3 所示）。消除 IFL 的 CPAP 水平必然会消除所有的呼吸暂停、低通气和 RERA。

## 病理性上呼吸道阻力综合征：临床方面

### 打鼾

习惯性打鼾，如词汇表中所述，可在主诉白天嗜睡、疲劳和失眠的睡眠呼吸暂停患者中观察到。习惯性打鼾也可能在没有 OSA 症状和体征以及没有足够的呼吸暂停指数（包括呼吸暂停、低通气和呼吸相关的阻塞事件的频率）以确立 OSA 诊断的情况下发生[15]，即 RDI 为 15 次。在后一种情况下，根据 ICSD-3 的定义，被视为“孤立性打鼾”，列在与睡眠相关的呼吸障碍类别中[16]。如前所述，打鼾是在 IFL 条件下，在上呼吸道软组织振动引起的与睡眠相关的声音。在大多数患有孤立性打鼾的个体中，打鼾仅限于吸气阶段，尽管也可能发生早期呼气时的打鼾或整个呼气阶段的打鼾。有研究显示，在夜间睡眠中伴有呼气阶段打鼾和低平均血氧饱和度的情况下，可能表明 OSA 患者合并慢性阻塞性肺疾病，需要进一步评估肺部疾病。无论在吸气阶段还是呼气阶段发生，打鼾是由上呼吸道结构（包括舌根和软腭）高频率的开合（颤动）产生的，黏膜分泌物的黏附特性起到辅助作用。声学研究显示，打鼾的主要频率范围在 2000 Hz 以下，峰值功率在 500 Hz 以下[17]。打鼾者在睡眠中呼吸阻力增加，因为上呼吸道肌肉张力降低导致 IFL，从而导致吸气努力增加[18]。

习惯性打鼾的患病率数据存在较大差异，这是由于研究对象选择、打鼾数据的主观（来自患者或床伴）或客观（测量或记录）以及定义（孤立性或习惯性）不同所致。除了关于诊断和打鼾评估的方法学差异外，研究中性别和肥胖分布的差异也可能显著影响打鼾的患病率。性别和肥胖都可能通过结构性变化或神经肌肉机制影响上呼吸道阻力（或者称为咽部 $P_{crit}$）。因此，研究设计的多样性是导致文献中习惯性打鼾患病率数据各异的原因之一。

床伴所报告的主观打鼾严重程度可能与客观评估的打鼾或监测患者的睡眠技术人员的主观评估不符[19]。这在一定程度上可能是由于打鼾强度在夜间间隔性地变化较大。一个人在一个晚上打鼾的时间和声音大小可能会因睡姿、药物、饮酒和累积或急性睡眠债务等因素而有所不同。此外，在家庭环境中的过敏原可能会改变上呼吸道压力-流量关系，或者床伴可能对噪音敏感或不愿投诉，从而导致床伴报告的打鼾严重程度与实验室 PSG 中观察到的不一致[20]。

在 2011 年疾病控制与预防中心关于不良睡眠行为的报告中，根据电话调查报告打鼾患病率为 48%[21]。该报告未指明在此调查中有多少打鼾者抱怨过度嗜睡或其他 OSA 症状。此外，该报告未指定那些被标记为打鼾者的个体的打鼾严重程度：间断性还是习惯性。根据睡眠心脏健康研究（Sleep Heart Health Study）的数据，该研究包括 5615 名年龄在 40 岁至 98 岁之间的社区居住的成年人，其中 13% 的参与者 AHI 小于 5，并报告习惯性打鼾（每周 3 至 7 晚）[22]。这些数据估计社区样本中习惯性打鼾但没有 OSA 的患病率低于 15%。但是，未提供症状数据，因此无法确定孤立性打鼾的患病率。值得注意的是，5615 名男性和女性中有 29% 不知道自己是否打鼾（可能是因为没有床伴）。虽然前两个例子说明了研究人员在确定习惯性和孤立性打鼾患病率方面所面临的困难，但仍然明确打鼾是一种常见现象，常常导致对睡眠评估的转诊，以建立 OSA 的诊断。

当习惯性打鼾者接受睡眠评估时，如果有见证的呼吸暂停、过度嗜睡、疲劳、失眠、通常在患有 UARS 的患者中描述的体征综合征，或者有代谢综合征、心脏心律失常或心房颤动等并发症存在，则有必要进行 PSG 检查。在这种情况下，如果符合 ICSD-3 对 OSA 的诊断标准，PSG 可能会导致 OSA 的治疗。

在没有见证的呼吸暂停、症状或综合征，或者并发症（经过适当筛查的情况下）的习惯性打鼾患者，不需要进行 PSG 检查。习惯性打鼾是中年超重男性中常见的现象，对所有习惯性打鼾者进行多导睡眠图评估的成本效益比非常高。更实际的方法是随时监测无症状、健康的习惯性打鼾者，以便在发现支持进行 PSG 检查的体征和症状时进行进一步评估。另外，对于需要确认的无症状、健康的习惯性打鼾者，可以使用 OCST 排除中度到重度 OSA。

对无症状、健康的习惯性打鼾者不进行 PSG 检查的理由不仅仅是成本问题，还涉及到对益处的考虑。具体而言，即使这样的个体符合 ICSD-3 对 OSA 的诊断标准，问题是这样一个无症状、健康的个体是否真的需要治疗。相反，Pavlova 及其同事[23]对 163 名无症状、非肥胖个体进行的横断面多导睡眠图数据研究显示（其中 25% 报告“有些”打鼾），许多这样的个体 RDI 高于 15，符合 ICSD-3 对 OSA 的诊断标准。事实上，Pavlova 的研究中 65 岁以上个体的平均 RDI 为每小时 22 次。类似的数据存在于三项研究中，比较了患有体征综合征[24-25]和 UARS[26]的患者在睡眠期间的吸气气流动力学与经过严格筛选的健康对照组之间的情况。在这三项研究中，35 名健康对照组中有 4 人（11%）达到 ICSD-3 对 OSA 的治疗门槛（RDI ≥ 15 次 / 小时），而这些个体没有症状或并发症。另外，另外 4 名健康对照组的 RDI 值为每小时 10 ～ 15 次，接近治疗门槛。

Lee 等[27]的研究显示，打鼾时间的长短与无症状颈动脉狭窄程度相关，这与 AHI 和其他并发症的病史无关。这些发现表明，在易患动脉粥样硬化（通过吸烟、高血压或高血脂症等因素）的个体中，习惯性打鼾可能是发展颈动脉粥样硬化的额外风险因素。另一方面，一项对 380 名社区居住的成年人进行了长达 17 年的跟踪研究，未能证明夜间打鼾时间的客观测量与心血管疾病的全因死亡率之间存在显著关系[28]。在对习惯性打鼾的影响没有确定性认识的情况下，我们应该通过非侵入性方法对无症状的习惯性打鼾者进行评估，排除其是否患有动脉粥样硬化，尤其是对于没有代谢综合征或心房颤动的患者，在决定患者是否需要治疗并对其进行长期随访之前。

寻求习惯性打鼾或孤立性打鼾（在经过 PSG 检查后，因有见证或患者感知的呼吸暂停报告）治疗的无症状、健康个体通常是因为他们担心打鼾影响到床伴的睡眠。任何能降低咽部 $P_{crit}$，减少 IFL 发生的治疗也会对打鼾有益。有各种各样的非处方治疗方法可供选择，但它们的疗效有限。例如，鼻扩张器、润滑剂、口服膳食补充剂以及磁性枕头和床垫的益处有限或根本不存在[29]。相比之下，任何对 OSA 有效的治疗对于无症状的打鼾也是有效的。在这些治疗方法中，很少有孤立性打鼾者选择鼻腔持续气道正压通气，因为他们认为使用和维护此设备是一种负担。

使用生活方式调整已被报告为对孤立性打鼾具有成功或部分成功的治疗效果。其中，减重（通过饮食或肥胖手术，参见第 139 章）是一种有效的打鼾治疗方法，因为它可以大幅降低咽部 $P_{crit}$[30]。此外，体力活动对于肥胖女性自报的打鼾情况也有独立的益处[31]。另一个可以减轻打鼾强度的生活方式改变是在睡前避免饮酒[32]。其他可以减少打鼾的生活方式调整包括避免睡眠剥夺和使用镇静催眠药物。

口腔下颌前伸器具已被成功地用于轻度至中度 OSA 和无症状打鼾患者的治疗，前提是这些患者的牙齿健康。通过 50% ～ 75% 的最大自愿前伸，可以取得良好的治疗效果[33-34]。对于牙齿数量不足的患者，可以考虑使用保持舌头位置的装置作为良好的替代方法。需要告知患者打鼾可能不会完全消失，但可以明显减少打鼾的时间和强度。同时，他们也应该了解口腔下颌前伸器具的长期使用可能会导致下颌和上颌切牙明显前倾或后倾[33]。

手术可用于治疗孤立性打鼾，以减少其发生和强度。手术的目标包括鼻甲和鼻中隔、鼻咽、口咽、舌根和喉咽。使用柔性内镜进行睡眠鼻咽内窥镜检查，越来越多地用于对可能的手术目标进行术前评估。在该检查中，使用麻醉药物模拟睡眠状态。目前，关于鼻咽内镜在打鼾手术治疗前的价值数据尚不确定。手术方法取决于外科医生的偏好和设备的可用性，但通常使用手术刀、射频消融和钇铝石榴石激光进行操作。评估这些手术方法疗效的研究通常显示出良好的即时和短期效果。然而，许多这些研究仅依赖于对打鼾主观评估。1994 年发表的一项关于软腭手术后打鼾主观和客观改善的研究发现，尽管超过 75% 的参与者主观上有改善，但在客观上并未发现打鼾有所改善[35]。孤立性打鼾的软腭手术在主观和客观上都有改善，但客观改善是短暂的，并且与个体的主观改善关联性较差[36]。一项对接受软腭手术治疗的患者进行的长期研究发现，即使体重未增加，打鼾现象也会大幅反弹。此外，约 1/3 的患者继续经历手术副作用（吞咽障碍、声音改变和疼痛），这使他们对接受软腭手术的决定感到不满[37]。单纯为缓解鼻阻力而进行的手术并未明显改善客观评估的打鼾强度和打鼾时间，也未减少 AHI，尽管鼻阻力有所改善[38]。

不对孤立性打鼾进行治疗的后果与关注未经治疗的孤立性打鼾是否随时间进展为 OSA 相关。根据一项对孤立性打鼾个体进行 5 年 PSG 跟踪的研究，孤立性打鼾在 5 年内不会进展为 OSA，除非体重发生显著变化[39]。因此，迄今为止，没有证据表明孤立性打鼾会在中期进展为 OSA。

总结而言，孤立性打鼾是一种排除性诊断，适用于习惯性打鼾者，除了打鼾之外没有其他症状，没有代谢综合征和心血管疾病，并且不符合 PSG 或 OCST 对 OSA 的诊断标准。孤立性打鼾可能导致不利的长期心血管结局的潜在风险目前尚不确定。目前对孤立性打鼾的治疗仅限于尝试改善床伴的睡眠质量。可用的治疗方法包括生活方式调整、口腔器具和软组织手术。大多数可用的治疗方法在短期内取得了成功，但在长期内效果欠佳。

## 上气道阻力综合征

上气道阻力综合征（UARS）被定义为白天嗜睡或疲劳的症状，加上在实验室 PSG 中睡眠期间存在 IFL，AHI 小于 5 次（请参阅本章前面的术语）。ICSD-3（第 3 版国际睡眠障碍分类与诊断标准）将 UARS 纳入 OSA 范畴，通过将呼吸相关觉醒（RERA）纳入 OSA 的睡眠碎裂严重程度评估中。ICSD-3 对 OSA 的诊断标准现在将任何符合先前提到的 UARS 定义且 RDI（超过 5 次的患者归类为患有 OSA。显然，部分 UARS 已被 ICSD-3 的临床标准纳入 OSA 范畴。然而，仍有一些患者符合本章中阐述的 UARS 定义，其 RDI 小于 5 次，但未包括在 ICSD-3 的 OSA 定义范围内，并且在临床上被认为没有睡眠呼吸障碍。尽管如此，对于研究 UARS 的研究者和试图治疗由于 RERAs 太少而无法明确诊断的患者的临床医生来说，认识到睡眠呼吸障碍实际上可能存在于 ICSD-3 的限制之外是重要的，并值得考虑。在本节中，讨论 UARS 的多样化临床表现、PSG 外观及其不断发展的范式。为了促进这种讨论，在提及 OSA 时，将使用 ICSD-2 对 OSA 的定义——每小时至少 5 次的 AHI，以与即将呈现的研究定义相匹配。

### 人体测量特征和风险因素

与 OSA 患者相比，UARS 患者年龄较小、体型较瘦，并且更频繁地为女性。以前的标准定义，已发表的研究表明，UARS 患者的平均年龄为 40 岁，平均 BMI 为 23 ～ 30 kg/m$^2$（属于正常体重或超重，较少为肥胖），大约有 50% 为女性[40-42]。虽然在 UARS 患者中曾报告过头颅面部异常，如面部窄长，腭盖高拱，上下颌间距缩小和前鼻孔狭窄（腺样面容），但这些发现在 OSA 患者中也普遍存在，因此不能被视为 UARS 特有的特征[43]。这些异常的存在暗示了儿童早期因鼻阻力增加而导致面部发育异常，导致口呼吸[44]。

### 体征与症状

在 UARS 患者中，最常见的 PSG 特征是非阻塞性、习惯性打鼾或沉默的呼吸流减少，相对较少的认定为阻塞性或减少的呼吸事件（AHI ＜ 5/ 小时）。在临床实践中，这些患者会寻求医疗关注，因为他们还伴随着非恢复性睡眠、疲劳、嗜睡或失眠。实际上，患有 UARS 的患者更常被转诊至睡眠障碍中心治疗症状，而不是打鼾问题。在将这些患者转诊至认知行为疗法（CBT）治疗失眠之前，详细了解与睡眠相关的病史并且观察到打鼾但没有见证过呼吸停止的情况时，应进行多导睡眠图检查以记录睡眠期间的呼吸流减少。需要强调的是，见证过呼吸停止并不意味着不能诊断为 UARS，因为约 1/3 的 UARS 患者据报道见证过呼吸停止，但其 AHI 低于 OSA 的阈值。同样，听不到打鼾并不意味着不能诊断为 UARS，因为约有 10% 的 UARS 患者被诊断出有听不到的呼吸气流减少[45-46]。通常，这些患者被诊断为失眠，在没有习惯性打鼾的睡眠相关病史的情况下，转诊接受 CBT 治疗而不进行 PSG 检查。当 CBT 未能改善他们的状况，并且进行 PSG 检查以排除内在的睡眠障碍时，可以证实在没有听得见打鼾的情况下出现睡眠期间呼吸气流减少[47]。

最早关于 UARS 的报告强调了过度嗜睡作为一个诊断标准，以区分其与孤立的打鼾情况[2，15]。在这些报告之前，PSG 技术使用热敏电阻或热电偶来生成定性的气流信号，无法用于识别睡眠期间呼吸流减少。因此，过度嗜睡与睡眠期间呼吸流减少之间的联系无法建立，导致 UARS 患者常常被诊断为特发性嗜睡症。最早的 UARS 报告使用了肺流量计记录气流的定量信号，结合食管压力导管测量吸气努力，以确认 UARS 患者的睡眠期间存在呼吸流减少[2，15]。随着时间的推移和对 UARS 患者的临床经验积累，UARS 的诊断标准已扩展至包括过度嗜睡或疲劳的症状[7，45]。

过度嗜睡表示睡眠压力增加，表现为睡眠潜伏期缩短，这种状态与失眠的症状不一致。另一方面，疲劳通常与较长的睡眠潜伏期相关，反映出失眠患者常见的高度觉醒状态。约 1/3 的 UARS 患者抱怨入睡困难性失眠，近 2/3 报告睡眠维持困难性失眠[40]。特征性的是，UARS 患者的疲劳和失眠症状常伴随着对睡眠质量不佳的抱怨。

值得注意的是，与睡眠受到更严重干扰的 OSA 患者相比，患有 UARS 的患者抱怨更多的主观睡眠障碍[48]。UARS 患者还可能经历各种睡眠相关的异常行为，包括睡眠磨牙、儿童慢性梦游以及发作性梦呓[45，49-50]。

目前，还没有足够的证据支持 UARS 作为独立的心血管风险因素。有报道称非阻塞性打鼾者中动脉高压的患病率增加[51]，而使用鼻腔持续气道正压通气治疗可以降低部分 UARS 患者的边缘性动脉高压[52]。另外，约 20% 的 UARS 患者被证实存在低血压和直立位耐受性不良[53]。

UARS 患者中还出现了精神症状，例如抑郁[41-42, 54-55]和焦虑[54-56]，这些症状在使用鼻腔持续气道正压通气和快速腭扩张治疗时有显著改善[54-55]。相反，未能诊断和治疗 UARS 则可能导致这些症状恶化[41]。

目前，关于 UARS 患者的认知功能数据有限。Stoohs 等[57]使用心理运动警觉任务报告了 UARS 患者的反应时间较患有 OSA 的患者更长。虽然患有 UARS 的人对自己的认知功能有损害的感觉，但客观测试未能证明这种差异与健康对照组有明显区别[58]。

UARS 患者通常还常常表现出多种功能性躯体综合征的特征性症状：头痛、功能性胃肠道症状和 α-δ 睡眠[45]。这些功能性躯体综合征症状和体征（具体来说，入睡失眠、头痛、肠易激综合征和 α-δ 睡眠）在有睡眠呼吸障碍的患者中随着 AHI 的增加而减少[45]。相反，当患有功能性躯体综合征的患者进行 PSG 检查时，常常观察到睡眠期间呼吸流减少的情况（已对纤维肌痛、颞下颌关节综合征、海湾战争综合征和肠易激综合征进行了研究）[24-25, 59-60]。在这种情况下，鼻腔持续气道正压通气已被证明通过缓解睡眠期间的呼吸流减少来缓解功能性躯体综合征患者的症状[60-61]（有关机制的讨论，请参阅病理生理学和临床相关部分）。

## 多导睡眠图检查结果

在患有 UARS 的患者中，多导睡眠图检查结果可分为两类：一类是与伴随觉醒有关的呼吸特征，另一类是与睡眠结构（脑电图频率、睡眠分期）有关的特征。关于睡眠结构，研究人员观察到 UARS 患者的结果显示不稳定、不能恢复的睡眠特征。

### 多导睡眠图检查结果描述呼吸特征

UARS 患者的呼吸特征被定义为睡眠期间每小时 AHI 低于 5 次，并伴随着呼吸流量在清醒水平的 50% 以上的呼吸流减少（在图 127.2 至 127.4 中有例示），并在觉醒或伴随背景脑电图节律变化时终止，并伴有呼吸流量恢复到非流量限制状态（即 RERAs）[41]。在几项大型研究中，UARS 患者的平均 AHI 一致为每小时 2 次，RERAs 的频率为每小时 5 ~ 20 次[40-42]。睡眠期间血氧饱和度通常保持在 90% 以上[40, 42]。一项使用打鼾麦克风确定 424 名 UARS 患者呼吸与听得见打鼾相关的研究观察到，睡眠期间与听得见打鼾相关的呼吸比例为 21%±23%（均值 ± 标准差）[42]。如果进行一项同时使用打鼾麦克风和气流压力传感器以识别打鼾和听不见的呼吸流减少的研究，这类呼吸的比例可能会显著增加，而不是偶发事件。

在 UARS 患者睡眠期间的呼吸描述中，并未根据呼吸流减少或 RERA 的阈值来定义该综合征。实际上，在 UARS 中睡眠期间的呼吸流减少可能持续几次呼吸，也可能在许多 PSG 检查周期内连续出现。呼吸流减少的存在并没有根据共识确定阻力事件的频率，但它是睡眠期间呼吸的一个特征，可以根据其出现的睡眠分期以及在这些睡眠分期中呼吸流减少的呼吸的普遍程度来在 PSG 检查报告中进行描述（例如，连续出现、间歇出现或不常见；图 127.4 显示了 UARS 患者中一个持续出现的 30 s 呼吸流减少周期）。同样，在 UARS 的文献中，RERA 也没有根据先前呼吸流减少持续时间进行共识定义，就像 ICSD-3 中所做的那样。实际上，RERA 前的呼吸流减少持续时间并未明确定义[2]，不同研究中可能为 10 s[41]或一个呼吸流减少呼吸[26]。由于 UARS 的诊断不依赖于阻力事件或 RERA 的阈值，因此无法根据这些事件将 UARS 分类为轻度、中度或重度。实际上，并没有发表的数据将患有 UARS 的患者的过度嗜睡严重程度与 RERA 频率或呼吸流减少的普遍程度相关联。分析呼吸信号的新技术不仅可以记录呼吸流减少，还可以记录恢复呼吸，这可能导致更有用的方法来描述异常呼吸事件[62]。

### 描述睡眠结构的多导睡眠图检查结果

患有 UARS 的患者的 PSG 结果显示睡眠结构不稳定，不能得到有效恢复。这些结果包括阿尔法频率干扰睡眠、睡眠分期频繁转换和周期性交替模式（CAP）。

UARS 患者的睡眠脑电图中观察到增加的阿尔法频率，这是在安静清醒状态下观察到的频率[45, 63]。这种增加的 α 频率可能出现在 N3 睡眠阶段，被称为 α-δ 睡眠[45, 64]（图 127.5），或在 N1 和 N2 睡眠中[55]（图 127.6，也可以在图 127.4 中观察到）。需要强调的是，这种 α 频率出现在连续睡眠期间，不是脑电图觉醒的结果。当 UARS 青少年患者的睡眠质量在快速腭扩张后得到改善时，这种现象得以缓解[55]（图 127.5 和 127.6）。

患有 UARS 的患者还表现出睡眠分期不稳定，经常从深度睡眠阶段转换到较浅的睡眠阶段或唤醒状态，睡眠深度逐渐减小，睡眠阶段顺序为：REM、N3、N2、N1 和唤醒。使用鼻腔持续气道正压通气治疗和快速腭扩张都可以减少 UARS 患者的睡眠阶段转换频率[61]（图 127.7）。鼻腔持续气道正压通气消除睡眠阶段转换的机制并不仅仅是消除与 RERAs 相关的睡眠碎片化。虽然 N2、N1 和唤醒之间的睡

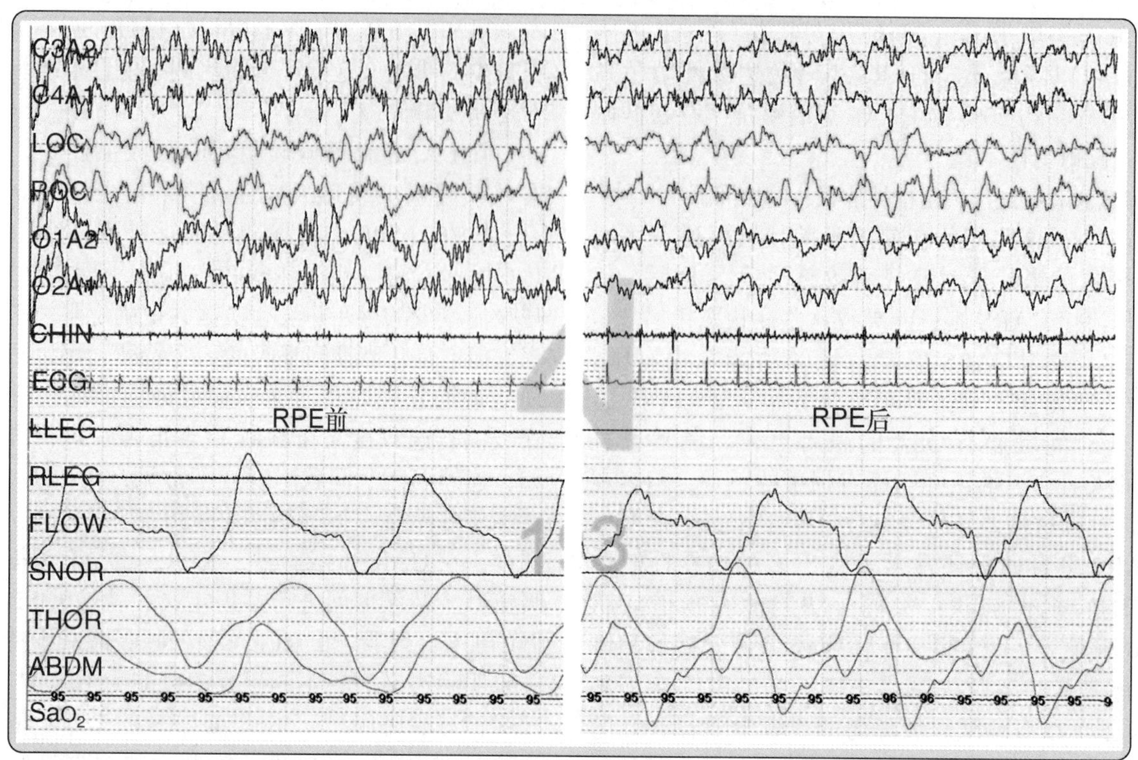


**图 127.5**　该图展示了同一晚上在两个 15 s 的 NREM 3 期（N3）睡眠时段，在进行快速腭扩张（rapid palatal expansion，RPE）前后（两次检查相隔 13 个月）的记录。这位 16 岁的男孩因严重的慢性疲劳被诊断为上气道阻力综合征（upper airway resistance syndrome，UARS）。记录包括四个脑电图通道（黑色，C3A2、C4A1、O1A2、O2A1）、左右眼电图（灰色，LOC、ROC）、下颚肌电图（CHIN）和左右胫骨前肌肌电图（LLEG、RLEG），以及心电图（ECG）。呼吸通道包括气道压力传感器气流（FLOW），打鼾麦克风（SNOR），胸部和腹部运动（THOR、ABDM），以及血氧饱和度（$SaO_2$）。在进行 RPE 之前，患者表现出 α-δ 睡眠，其特征是低频、高振幅的 δ 波，叠加在最佳观察的 7～11 Hz 的突出 α 波之上，主要出现在脑电图通道 C3A2 和 C4A1。在进行 RPE 后，α 频率的振幅显著降低或消失。与这一变化相关的是，ECG 显示心率在两次检查之间从 RPE 前的每分钟 72 次降低到 RPE 后的每分钟 64 次，表明两次检查之间交感神经系统的活动降低

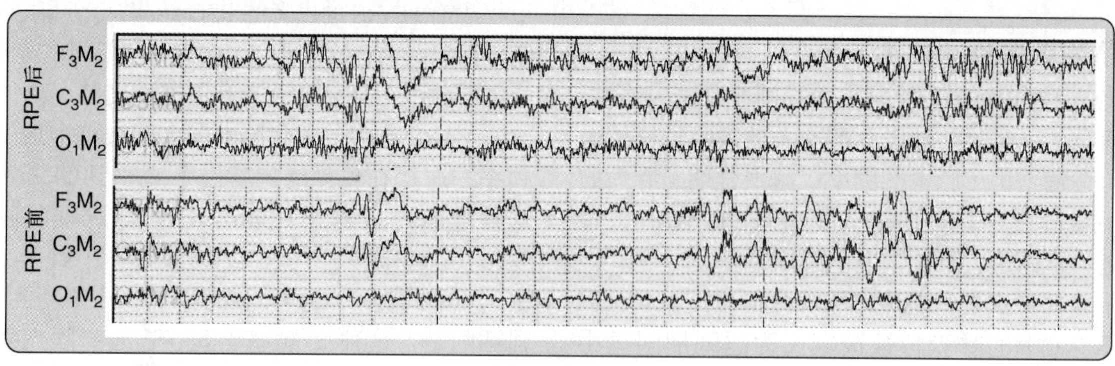


**图 127.6**　该图展示了同一晚上，在进行快速腭扩张（rapid palatal expansion，RPE）前后，从一位 18 岁的男性患者身上记录的 30 s 的 NREM 2 期（N2）睡眠。该患者患有严重的抑郁症，并被诊断为上气道阻力综合征（upper airway resistance syndrome，UARS）。两次记录均包括三个脑电图通道（F3M2、C3M2、O1M2）。与图 127.5 类似，RPE 前的记录显示突出的 α 频率（约为 7 Hz，在灰色线以上明显可见）。RPE 后，α 频率的振幅大大降低，而底层的 3～5 Hz 的 α 频率更加清晰可见。[Reproduced with permission from Miller P，Iyer M，Gold AR. Treatment resistant adolescent depression with upper airway resistance syndrome treated with rapid palatal expansion：a case report. J Med Case Rep. 2012；6（1）：415.]

眠阶段转换需要一个中介的觉醒，但是 REM、N3 和 N2 之间的睡眠阶段转换不需要觉醒。事实上，图 127.7 中减少频率的 N3 到 N2 睡眠阶段转换都发生在持续睡眠期间，N3 和 N2 之间的区别由 δ 波的普遍程度确定，并不代表鼻腔持续气道正压通气消除了 RERA。频繁从深度睡眠转换到较浅睡眠的现象被假设为对危险或压力的自适应反应，使得个体的睡眠变浅，以便更快地应对紧急情况[65]。在健康的人群中，

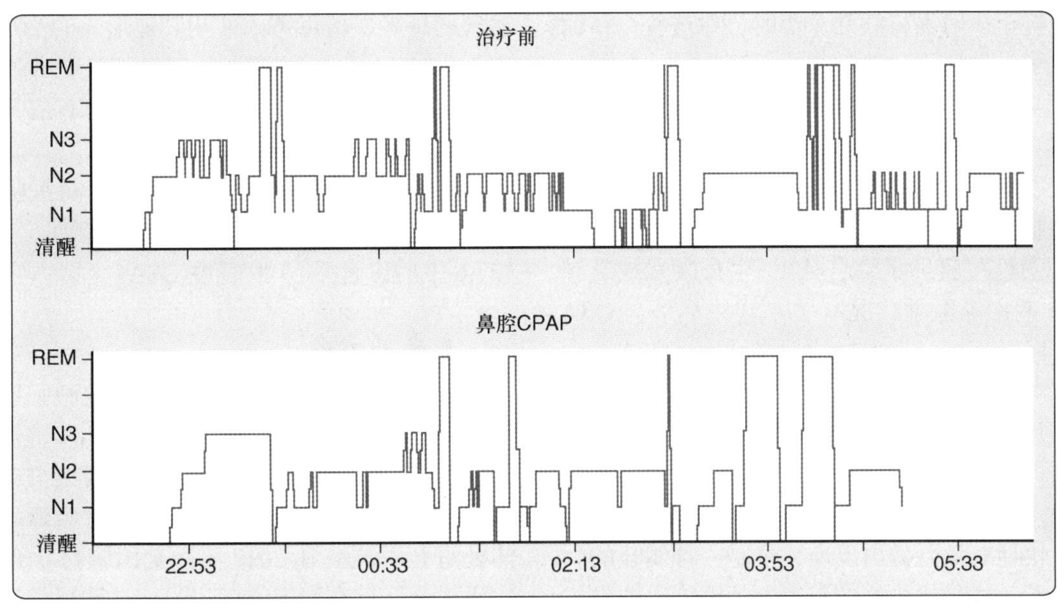


**图 127.7**　该图展示了一位 43 岁的海湾战争（1990—1991 年）老兵的两个睡眠图（睡眠阶段随夜晚时间的变化，睡眠阶段从浅到深依次为清醒、N1（NREM 1）、N2、N3、REM）。这位老兵因中度疲劳和严重的睡眠质量受损（海湾战争综合征的症状）而回来就诊，检查发现他的 AHI 为每小时 5 次。上面的睡眠图来自他在接受治疗前的的导睡眠图，而下面的睡眠图来自他接受鼻腔持续正压通气治疗后的多导睡眠图（使用 9 $cmH_2O$ 的鼻腔 CPAP 进行睡眠）。老兵每晚使用鼻腔 CPAP 治疗 3 周后，疲劳和睡眠质量得到了改善。初始睡眠图显示整晚都有频繁的从深睡眠阶段到浅睡眠阶段的转变。在症状改善后获得的睡眠图显示较少的睡眠阶段转变。频繁的从深睡眠到浅睡眠的转变被认为是应激的自适应反应，使个体能够更快地应对紧急情况。NREM，非快速眼动，REM，快速眼动［Reproduced with permission from Amin MM，Gold MS，Broderick JE，Gold AR. The effect of nasal continuous positive airway pressure on the symptoms of Gulf War illness. Sleep Breath. 2011；15（3）：579–87.］

普遍在新地点（如睡眠实验室）初次入睡时增加从深度睡眠到较浅睡眠的转换[66]。

UARS 患者睡眠分期不稳定的第二个表现是持续潜伏期（CAP），它是由非阶段性 NREM 睡眠的脑电图事件周期性干扰而定义的，这些事件不满足传统睡眠分期标准中的觉醒阈值[67]。在 UARS 患者中，这些非觉醒脑电图事件的增加与嗜睡和疲劳水平的增加相关[67]。此外，持续潜伏期的存在是一个常见的标志，表明在压力条件下，交感神经系统的活动水平增加[68]。

## 病理生理学和临床相关

UARS 的病理生理学假设随着该疾病的表现和涉及的身体系统增加而不断演变。最初，人们假设 UARS 是一种与 RERAs 相关的睡眠碎片化障碍，表现为过度嗜睡，并通过鼻腔持续气道正压通气治疗改善[2, 15]。虽然这种 UARS 范式（后称为 RERA 范式）解释了与 UARS 相关的过度嗜睡，但它未能解释与 UARS 后来相关的躯体、认知和情感症状，比如失眠、疲劳、身体疼痛、抑郁、焦虑、认知功能障碍和胃肠功能障碍，也未能解释与 UARS 相关的睡眠障碍，比如磨牙、梦游和发作性梦呓。因此，目前对于 UARS 的病理生理学仍然在不断探索和演化中[45, 49-50, 54-56, 58, 69-70]。

随着对患有 UARS 的患者临床经验的增加，研究者开始假设这些患者的过度嗜睡不仅仅是睡眠碎片化的结果，还与改变的睡眠质量有关，影响其恢复性。前文中所描述的睡眠期间 α 频率干扰[45, 63]和不稳定的睡眠阶段，即从深度睡眠到较浅睡眠的频繁转换[55, 61]和持续潜伏期[67]，被认为是睡眠期间咽塞的替代性反应，以保持更通畅的咽气道同时保持睡眠的连续性。Bao 和 Guilleminault[71]进一步假设，由于与打鼾相关的咽塞创伤，UARS 随着时间的推移会演变为 OSA。根据这一假设，由于打鼾对咽气道的影响，UARS 患者最终会失去对咽塞的增加敏感性和维持睡眠的反应。因此，他们的睡眠变得更深，轻微的呼吸阻塞事件会变成被觉醒终止的低通气和呼吸暂停。这一 UARS 的睡眠质量范式解释了 α 频率干扰和睡眠阶段不稳定的特征，但并不能解释与 UARS 相关的一系列躯体、认知和情绪障碍。

UARS 的第三种范式是慢性压力范式，它在 UARS 的睡眠质量范式的基础上，更完整地解释了与该综合征相关的各种症状[72]。这一范式假设某些个体对咽塞抵抗可以成为激活压力反应的刺激（通过大脑边缘系统激活下丘脑–垂体–肾上腺轴和交感神经系统），就像它是一种生存威胁一样。由于睡眠期间的咽塞抵抗至少每天持续几个小时，对这些个体而言，它构成了慢性压力，伴随着一系列症状，包括入睡失眠、睡眠维持失眠、头痛、胃肠道和膀胱刺激性、身体疼痛、焦虑和抑郁。除了这些在 UARS 患者中普遍存在的症状外，慢性压力还与高血压、2 型糖尿病、性腺激素缺乏导致的性功能障碍（男性勃起功能障碍和女性多囊卵巢综合征）、生长激素缺乏导致儿童生长不良等医学状况有关。这些都是与 OSA 相关的突出医学病症。根据这样的慢性压力范式，由于咽塞抵抗对睡眠连续性的影响并不直接导致 UARS 患者睡眠碎片化，而是大脑对扰动或威胁存在的一种适应性反应。持续被打断的睡眠或在睡眠期间保持警觉状态通过 α 频率干扰和睡眠阶段不稳定理论上使个体能够更快地对危险做出反应，这是一种明显的生存优势。然而，这种优势伴随着患上睡眠障碍的副作用和白天嗜睡，这是由于慢性改变的睡眠引起的。两项最近的研究使用自我报告的躯体唤醒（增加交感神经系统活动的症状）来量化睡眠呼吸障碍患者的压力，支持慢性压力范式。这些研究表明，随着 UARS 和 OSA 患者躯体唤醒水平的增加，嗜睡和疲劳的严重程度以及入睡失眠、焦虑和躯体综合征的发生率也增加[73-74]。慢性压力范式不仅解释了与 UARS 相关的过度嗜睡，还解释了 UARS 患者观察到的躯体症状、情感障碍、认知功能障碍和睡眠中异常现象[72]。

简而言之，UARS 的病理生理学和相关临床范式从通过 RERA 导致的睡眠碎片化，到直接响应咽塞抵抗的改变睡眠质量，再到最近对咽塞抵抗引发睡眠相关、躯体、认知和情感后果的慢性压力范式。UARS 的病理生理学范式将随着新数据的积累而不断发展。然而，认识到改变的睡眠质量对 UARS 患者的过度嗜睡和疲劳起到了贡献，支持了 UARS 在 OSA 诊断阈值以下存在的观点，这在考虑对特发性嗜睡症的诊断时是一个重要的可能性。

### 治疗

治疗 UARS 使用的方法与前文讨论的打鼾治疗方法相同。其中最主要的治疗方法是鼻腔持续气道正压通气，这是一种高度有效的治疗方法，可以由开具处方的医生进行精确调整，以消除睡眠期间的气流受限。为了对 UARS 患者进行鼻腔持续气道正压通气调整，必须调整到将睡眠期间的气流受限转变为非受限呼吸，如图 127.2 和图 127.3 所示。在 22 名 UARS 患者中，鼻腔持续气道正压通气的平均治疗水平为 7 $cmH_2O$，范围为 4 ～ 9 $cmH_2O$[5]。目前没有关于在这些患者中使用自动调节的正压通气（PAP）的发布数据。对于不能（或不愿意）使用鼻腔持续气道正压通气的患者，可以考虑使用其他形式的治疗，如下颚前伸器或保持舌头的装置、减肥和手术治疗，如前文所述。在鼻口罩下使用 PAP 可能不是一种可靠的方法来消除睡眠期间的气流受限[75-76]，而在麻醉中使用 PAP[77]。在儿童患者中，由正畸医师进行的快速腭扩张已成功用于治疗 UARS（例如，图 127.5 和 127.6 中的患者[55]）和轻度 OSA。

### 未来的方向

未来的方向在于更全面地描述与睡眠期间 IFL 增加相关的病理生理学。随着人工智能和机器学习的进步，正在努力利用技术来研究大规模人群中睡眠期间咽塞抵抗的普遍性，并将其与睡眠呼吸障碍的症状和体征进行关联。在 2017 年，美国胸科学会主持了一次研讨会，旨在制定空气流量记录和视觉识别 IFL 的标准，以改善其在临床上的识别，并为使用机器学习迅速分析 PSG 空气流量信号以检测 IFL 的技术创新者提供资源[11]。随后，已经发表了应用机器学习进行 IFL 检测的研究，证明了高水平的灵敏度和特异性[10, 78]。这一努力正在进行中，旨在更好地定义 IFL 在孤立性打鼾和病理性 UARS 中的作用。

### 临床要点

- 在睡眠期间出现静息期 IFL 的特征是要么呈现吸气气流平台，要么呼吸周期时间中吸气时间与呼吸周期时间的比率增加，同时伴随着近最大吸气气流的时间延长。
- 对于咨询临床医生的习惯性打鼾且不影响他人觉醒，警觉状态正常，无体征或代谢性疾病，以及无已知心血管疾病的患者，PSG 可能显示仅为孤立性打鼾或无症状 OSA。在进行特定 OSA 治疗之前，考虑评估颈动脉超声结果，以寻找动脉粥样硬化的证据。
- 对于表现为功能性躯体综合征症状，包括失眠、疲劳、头痛、身体疼痛、胃肠或膀胱刺激症状、焦虑和抑郁，有或没有明显打鼾的患者，考虑进行 PSG 检查以诊断上气道阻力综合征（根据 ICSD-3 标准的 OSA），因为在睡眠期间预防 IFL 可能是对疲劳、失眠以及躯体症状有效的治疗方法。

## 总结

对睡眠期间病理性 IFL 的认识已经从识别伴随觉醒、氧饱和度下降的阻塞性呼吸暂停和低通气（在临床上称为 OSA）进展到识别最轻微的睡眠期间 IFL，不伴有明显打鼾、觉醒或氧饱和度下降。与此同时，对睡眠期间病理性 IFL 的后果的理解也已扩展，从仅限于嗜睡和心血管代谢障碍，扩展到与躯体综合征、情感障碍和颈动脉动脉粥样硬化的相关性，独立于代谢综合征。在这种演变背后是对睡眠相关呼吸障碍的新认知（通常称为“睡眠呼吸障碍”），其中睡眠期间的咽塞抵抗不仅直接导致氧饱和度下降和觉醒，还间接地作用，即使是最轻微的睡眠期间 IFL 也会成为身体压力反应的持续激活因素。在这个背景下，人们能够认识到与睡眠期间上气道病理生理相关的临床重要的睡眠相关呼吸障碍的不断演变的认知。

## 参考文献和拓展阅读

请扫描书后二维码，获取参考文献和拓展阅读资源。

# 第 128 章 阻塞性睡眠呼吸暂停：遗传表型与遗传学

Logan Schneider，Susan Redline

冯 晨 译 李延忠 审校

**章节亮点**

- 对于阻塞性睡眠呼吸暂停（OSA）的大多数典型特征，如打鼾、白天嗜睡和自诉呼吸暂停，存在强有力的家族史证据，因此大多数 OSA 患者往往有具有类似症状、被诊断为 OSA 或两者兼有的亲属（例如，父母、兄弟姐妹）。通过使用双胞胎和家族为基础的队列研究对客观测量的 OSA 进行量化，估计有受影响的一级亲属的个体患有 OSA 的风险增加 25% ～ 200%。
- 利用家族研究，估计呼吸暂停低通气指数（AHI）的遗传度（一个特征变异归因于遗传因素的比例）为 0.30 ～ 0.40。睡眠呼吸暂停的特定特征（例如呼吸暂停持续时间）的遗传度估计值高达 0.60，这表明与 AHI 等综合计数测量相比，更具体的睡眠呼吸暂停特征的变异更具遗传性。
- 虽然 OSA 和肥胖之间存在强相关性，但只有 35% 的 AHI 的遗传变异可能由影响肥胖的基因解释（其余 65% 的遗传变异可能是由其他病因途径的遗传变异导致的）。其他潜在与遗传有关的 OSA 高风险（或中间表型）因素包括影响上气道通畅性的头颅面部结构特征、体脂分布（包括气道脂肪沉积的倾向）、化学反射通气控制，以及对通气刺激的唤醒反应。
- 通过连锁分析、关联研究和候选基因及全基因组关联研究的荟萃分析，分析了与 OSA 相关的特征（包括夜间低氧血症）的家系研究（其中一些结合了连锁或混合数据），这些证据表明那些遗传了与通气控制、肺部疾病、炎症、体脂分布、颅面结构和铁代谢相关的基因变异的人，具有更高的 OSA 易感性。
- OSA 的遗传结构与其生理学结果之间存在动态相互作用。值得注意的是慢性间歇性缺氧和因气道反复塌陷引起的炎症都与涉及心血管疾病的通路中基因的转录和翻译变化相关（例如，炎症和血管反应性）。因此，这些通路的失调进一步促进了睡眠呼吸障碍的发生。

## 引言

阻塞性睡眠呼吸暂停（obstructive sleep apnea syndrome，OSA）是一种在睡眠期间出现呼吸障碍的疾病，其中 4 名男性中约有 1 名患者，而 10 名女性中约有 1 名患者[1]，全球约有近 10 亿人受到影响[2]。目前美国的肥胖流行病在过去 20 年中使 OSA 的发病率增加了 14% ～ 55%，导致数百万患者未得到治疗[1, 3]。OSA 的特点是上气道反复完全塌陷（呼吸暂停）或部分塌陷（呼吸减弱），通常伴随生理后果，如心率和外周血管张力的激增、皮质觉醒或血红蛋白氧饱和度下降，导致白天的后遗症，如过度嗜睡。疾病的不同临床表现和发现是表型。决定表型的不同机制途径是内型。

OSA 是典型的复杂表型，其完整定义需要结合一系列症状和生理数据。虽然这类信息通常被整合到临床诊断和治疗途径中，但将这些不同类型的表型数据整合到用于遗传研究的研究定义中更具挑战性。此外，为了检测低效应大小的遗传变异，需要非常大的样本量，这要求表型评估能够使用常规收集的临床数据或依托家庭进行可行的测量。为克服这些挑战，已经采用了新的表型和分析策略，以从复杂疾病的潜在遗传结构中得出病理生理学机制，并影响其基因组成，采用一系列方法，如对常规收集的多导睡眠图信号进行先进的信号处理，通过多阶段的遗传关联研究利用关联、混合和多效性信息，以增加统计学功效。本章总结了与遗传学研究相关的表型派生方法，可以揭示 OSA 遗传学的中间途径或内型途径，以及目前关于人类 OSA 的家族、遗传和基因组研究。

## 遗传学研究阻塞性睡眠呼吸暂停综合征表型相关定义

在了解一种疾病的遗传基础时，第一步是确定最合适的表型测量方法。测量方法的选择应平衡临床 / 生理学的相关性、可行性和可靠性。OSA 的遗传学研究通常集中在呼吸暂停低通气指数（AHI），这些数据可以很容易地从临床和研究中的多导睡眠图（PSG）中获得。然而，从 PSG 中提取的其他特征，包括那些通过先进信号处理得出的特征，有可能进一步改进表型评估。

### 呼吸暂停低通气指数

尽管自从《国际睡眠障碍分类》手册[4]的第 1 版中概述了初始诊断标准以来，AHI 的固有限制已得到公认，但 OSA 的疾病严重程度通常是通过 AHI 来量化的，它是整个睡眠期间呼吸事件频率（呼吸暂停 + 低通气）的估计值。AHI 在历史上被广泛用作疾病严重程度的主要衡量指标，因为其计算相对简单，并且与其他严重程度指标（如氧饱和度指数、睡眠片段化）有很强的相关性，并且夜间重复性较好（类内相关系数大于 0.80）[5]。虽然 AHI 表现出适度的遗传性（> 0.20），但作为每小时睡眠中呼吸紊乱次数的简单计数，它并不直接提供关于可能具有遗传性的关键生理过程的信息，比如气道塌陷性、呼吸稳定性以及氧饱和度和嗜睡的倾向。此外，导致 OSA 在快速眼动（REM）睡眠与非快速眼动（NREM）睡眠中占优势的机制（以及因此遗传基础）是不同的。未单独考虑特定状态下事件频率测量的遗传研究可能无法识别影响 OSA 潜在神经肌肉控制机制的基因。

### 阻塞性睡眠呼吸暂停综合征的特定状态和特定事件特征

尽管 AHI 在遗传研究中得到适度的遗传性支持，但新的研究开始探索睡眠呼吸障碍（sleep-disordered breathing，SDB）的其他特征，这些特征量化了呼吸事件的持续时间、聚集情况和睡眠阶段分布，被认为是有希望的用于 OSA 遗传学研究的表型。因此，对于特定于 REM 和 NREM 睡眠的 AHI、与事件相关的夜间氧饱和度平均水平以及睡眠相关呼吸紊乱的平均持续时间，已经报道了显著的遗传可塑性（其遗传度可高达 0.60[6]）。分析特定状态下的 AHI 的实用性得到了新兴的全基因组关联研究（GWAS）的支持，这些研究显示出独特的状态特异性遗传变异的证据，以及与呼吸事件持续时间相关的遗传变异[8-9]。此外，流行病学数据显示，这些测量值中的一些，例如，事件持续时间和事件相关的氧饱和度，可以预测重要的临床结果[10-11]，提示针对这些特征发现的基因可能具有临床相关性。

### 生理学内型

来自乳腺癌、听力损失、脂质代谢、2 型糖尿病和精神疾病领域的证据表明，使用特定的疾病亚型或机制方面不仅能在较小的样本量下提高遗传关联的统计效能，而且这种方法是基于生物力学机制的[12-14]。对于 OSA，近期的进展包括应用先进的信号处理技术来对常规进行的 PSG 进行分析，以估计内型，即通过特定病理生理机制特征化的疾病亚型测量。这些指标包括觉醒阈值、环路增益、神经肌肉补偿和气道塌陷性[15]。通过类似高水平的 AHI 鉴定出的 OSA 个体患者，在这些不同生理特征中会有不同程度的异常。因此，机制上定义的内型可能有助于识别与疾病过程更密切相关的基因，并帮助定义具有独特预后和治疗反应特征的患者亚群。随着从常规采集的 PSG 数据中获得详细内型的技术进一步完善和验证，它们将提供大规模遗传流行病学研究所需的手段。

### 多变量表型测量和多效性

对于复杂慢性疾病的表型派生方法是使用包含多个相关表型信息的总结指标，这些表型可能共享共同的遗传风险因子，或称为多效性。近期对高血压、炎症途径、精神疾病以及 OSA 的研究表明，这种方法可以揭示新的遗传信号并提高统计学功效，与单一特征分析相比有所改善[16-19]。在遗传研究中，使用多变量回归模型来描述性状之间的相关性，并结合主成分分析（PCA）提供性状线性组合总结的方法已被应用[20]。系统分析比较了单一 OSA 相关性状的遗传力和连锁信号与作为主成分总结的多个性状的信号[20]。基于打鼾和过度白天嗜睡的问卷响应以及包括 AHI、缺氧和事件持续时间在内的 PSG 测量的主成分显示出比任何单一性状分析更强的遗传信号，并且在不同人群中具有普遍性。需要注意的是，将表型结合以提升遗传力 / 遗传发现的方法假设这些性状具有共同的遗传风险因素（或“基因共轭”），而对异质性疾病过程的解释能力较差，识别贡献于疾病的不同病理生物学途径的能力有限[21]。

## 中间疾病途径和表型

已经确定了多种与 OSA 相关的危险因素（图 128.1）。其中一些因素反映了环境或社会暴露因素，如饮酒、吸烟和鼻塞，而其他因素则反映了生物因素，如更年期 / 激素、合并症和体液过多[22-23]。然而，最强的 OSA 危险因素已经确定具有遗传基础。因此，这些特征可以被视为中间表型，与这些表型相关的多个遗传变体可能会影响 OSA 的易感性。关键的风险因素包括影响气道解剖结构的因素，例如颅颌面结构（如下颌后缩、小颌）和气道软组织（咽旁脂肪、巨舌），以及影响睡眠期间气道神经肌肉激活和呼吸模式的因素（气道塌陷压力、扩张反射、通气控制、觉醒阈值和自主活动）[24-29]。肥胖影响了气道解剖结构以及生理学。中间表型可以揭示与特定基因产物更强的关联，因为可以分离出对下游表型的潜在解剖学和病理生理学贡献。然而，即使是与 OSA 最显著相关的合并症——肥胖，也只在 50% ～ 70% 的 OSA 病例中发现[30-32]，凸显了影响个体易感性的多样性机制[33]。后面将提供关键的中间表型及其遗传基础的简要总结，重点关注与肥胖相关的表型、颅颌面结构以及生理学特征，包括与通气控制、昼夜节律和睡眠觉醒节律以及炎症相关的影响。尽管研究与风险因素途径相关的基因可能是有成果的，但需要注意的是，与 OSA 相关的中间表型易感性基因可能与 OSA 本身的易感性基因不同。

## 肥胖和体脂分布

肥胖存在时，OSA 的风险增加 2 ～ 10 倍，其中在中年人中观察到最强的关联[34]。这种关联受到多种因素的影响，包括过多脂肪对气道通径和肺容量的直接影响，以及脂肪的代谢效应，包括炎症和胰岛素抵抗，这些可能影响与 OSA 病理生理相关的通气控制和神经肌肉功能。脂肪的分布（比如在颈部和上气道）可能比非特异性测量指标（如 BMI）与 OSA 的发病机制更为相关。尽管 AHI 和 BMI 仅共享约 35% 的遗传变异[35]，但随着更精确的体脂分布测量方法融入 OSA 遗传学研究，可能会进一步发现遗传重叠。

在过去的 10 年中，关于肥胖的大规模遗传学研究大幅增加。肥胖相关特征（包括 BMI、皮褶厚度、不同部位的脂肪分布和脂肪质量等）的遗传性估计为 40% ～ 70%[34, 36-37]。很可能有许多肥胖相关的基因位点对于 OSA 也产生影响，但是这些效应可能在规模较小的研究中难以检测出来。然而，大规模的 GWAS 已经鉴定并复制了数百个与这些特征相关的遗传变异[38]，其中包括与体脂分布测量相关的 50 多个基因组区域[39]。BMI 的遗传位点似乎与下丘脑途径中的基因相关，而体脂分布的基因似乎更常与脂肪细胞生物学相关，影响脂肪的局部沉积和代谢活动[40]。有可能特定脂肪区域的遗传变异可能会使个体更容易患上与 OSA 相关的上气道塌陷，特别是如果它们

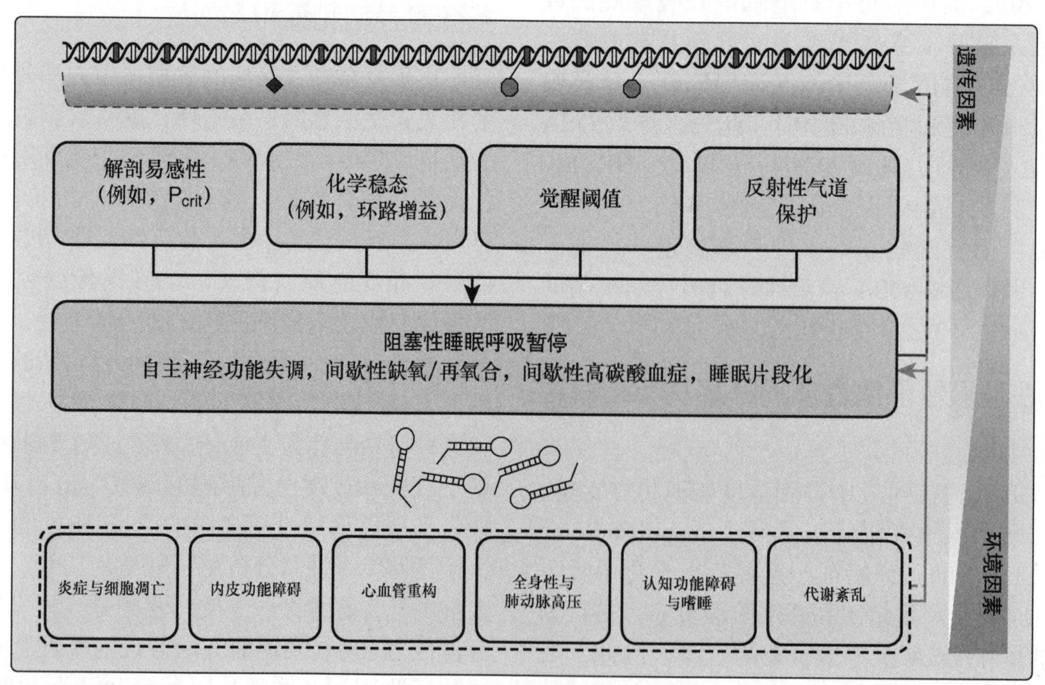


**图 128.1**　该框架有助于理解 OSA 中遗传和环境因素的相互作用。OSA 病理生理学的主要表型贡献具有遗传基础，其中一些受到表观遗传修饰和转录后调控的调节，这些因素既导致了睡眠呼吸暂停的后果，也受其影响。$P_{crit}$，上气道被动临界闭合压力

影响咽部脂肪团和舌脂肪沉积[41-42]或腰围（减少肺容量）。影响局部脂肪沉积的遗传变异因素也可能与 OSA 相关，因为许多这些变异还与高血压和异常血脂水平等 OSA 常见的特征相关，并且表现出性别异质性，这也是 OSA 的一个特点[43]。尽管在 OSA 遗传学中研究与肥胖相关的基因具有潜力，但需要注意的是，除了少数罕见的单基因肥胖形式外，大多数常见变异对肥胖性状的影响都很小，例如，所有已知等位基因的综合影响仅解释了 BMI 表型变异的不到 5%。因此，肥胖的遗传基础与 OSA（如 AHI）的复杂表型转留之间的联系。预计通过当前的遗传分析方法很难阐明，即便使用了像候选基因分析这样的针对性调查方法（见“候选基因研究”一节）。尽管如此，一些研究通过采用多种遗传分析策略，识别出了一些与肥胖相关的遗传风险因素，例如影响呼吸的脂肪因子瘦素，以及一些多功能基因（如 *GRP83*、*HKI*、*SELENOP* 和 *HIP/PAP*），这些基因与维持能量平衡相关。希望随着样本量的增大和表型的精细化（与肥胖相关），OSA 和肥胖之间共享遗传性复杂的双向关系能够揭示出来。

## 颅面部形态学

类似于脂肪堆积，上呼吸道解剖结构——从软组织结构到颅面部形态学——在遗传性 OSA 的风险中也起着至关重要的作用[44-45]。上呼吸道成像显示 OSA 患者的横向咽壁和舌体体积较大[46]。OSA 的颅面测量标志包括颅底前后径减小、下颌高度增加、下颌缩短和后缩，以及舌骨下移[47-49]。此外，短头畸形也与 OSA 的风险增加有关，而且还与婴儿猝死综合征（sudden infant death syndrome，SIDS）有关，SIDS 也已被证明与 OSA 同时发生[50]。颅面特征的遗传基础得到了双生子和家族研究的支持，某些特征，尤其是面部高度和下颌位置，据报道其遗传率高达 80%[51-52]。与正常数据相比，OSA 患者的亲属具有较小的咽喉体积和更小的喉部气道直径，其原因可能是由于较长的软腭、较小的上颌骨和更后位的下颌[53-54]。影像研究显示了许多解剖学指标的遗传性，包括软组织体积（包括舌和横向咽壁）和颅面复杂结构（例如，下颌骨的长度和宽度）[44]，其中近 30% 的咽喉最小横截面积的变异性可以由遗传因素解释[55]。

虽然 GWAS 已经确定了与面部形态学有关的少数基因，包括对发育至关重要的神经嵴细胞转录因子 PAX3[56]，但至少有 50 种先天性综合征与上颌骨和（或）下颌骨畸形以及 SDB 有关，比如 Pierre-Robin 综合征和 Treacher-Collins 综合征，这些综合征为了解 OSA 相关颅面发育的遗传学提供了线索。涉及的通路包括与成纤维细胞生长因子有关的通路（例如，FGFR1、FGFR2、FGFR3）、转化生长因子 β 通路（例如，TGFBR1、TGFBR2）、homeobox 通路（例如,MSX1、MSX2）和 sonic hedgehog 通路（例如，PTCH、SHH）。其他对正确颅面发育至关重要的基因包括内皮素通路中的基因（例如，*ECE1*、*EDN1*、*EDNRA*）[57-59]以及导致 Treacher-Collins 综合征的 *TCOF1* 基因[60]。

## 与通气相关的风险因素

尽管解剖因素无疑在气道阻塞方面发挥着重要作用，但越来越多的证据表明 OSA 的病理生理学反映了除了上气道的塌陷压力 $P_{crit}$ 之外的其他因素，包括环路增益（这是整体通气控制系统的不稳定性测量），大脑对缺氧、高碳酸血症和（或）通气的觉醒阈值，以及上气道肌肉舒张反射对增加通气负荷的反应[61]。当严重的解剖学障碍在气道塌陷中并不起主导作用时，这些其他生理因素之间的个体化相互作用可能解释了 OSA 患者群体中显现出的表型变异[62]。某些因素在个体中的作用比其他因素更为显著。例如，中枢吸气驱动力的降低会导致那些有 OSA 解剖学易感性的个体上气道阻力增加[63]。相反，没有 OSA 的肥胖个体可能通过较不易塌陷的气道（即更负的塌陷压力，$P_{crit}$）和更强大的气道扩张反射得到保护[64]。然而，和结构成像一样，这些生理特征在大规模上的测量具有挑战性，但可能适合在动物模型（例如，化学敏感性）中探索。然而，最近生理学建模的进展为利用常规采集的多导睡眠监测数据在人类中估计环路增益、神经肌肉塌陷性和觉醒阈值提供了希望[65]。

许多与通气相关特征的遗传基础已经得到确认。血氧化学反应性的遗传性估计为 30% ～ 75%[66]。孪生研究表明单卵双生与异卵双生之间存在更强的相关性[66-70]。在适应高海拔生活的人群中发现了遗传漂变的证据，其在缺氧敏感性和通气模式方面存在差异[71-72]。在有无明显原因的呼吸衰竭[73]、慢性阻塞性肺疾病[74-75]或哮喘[76]患者的一级亲属中，已发现低氧和（或）高碳酸血症通气反应异常。类似地，与对照组家庭相比，OSA 患者家庭中也显示了低氧反应性和呼吸负荷补偿功能受损的家族聚集现象[77-81]。

动物模型为研究影响化学感受器和神经肌肉通气驱动力的特定蛋白质通路提供了机会。正如预期，与血氧[82-84]和二氧化碳[85-86]水平的化学感受器相关的基因是候选基因之一。5- 羟色胺信号通路[87]和与先天性中枢性肺泡低通气[88-89]有关的 *PHOX2B* 基因突变在 OSA 和 SIDS 中都被认为是重要因素。最后，在敲除和转基因模型中，对于颅面发育重要的内皮素通路基因也在缺氧反应中起着重要作用[90-91]。

### 昼夜节律

昼夜节律的基因影响多种生理和代谢过程，包括对肥胖倾向的影响[92]和对肺疾病的影响[93]。OSA 与昼夜节律之间最明显的联系在于 REM 和 NREM 睡眠的分布以及睡眠过程中神经肌肉反应的变化。研究显示，与 NREM 相关的呼吸暂停和低通气可能源自与睡眠状态变化相关的呼吸控制生理不稳定性，而 OSA 的解剖学特征在 REM 期间更为明显，因为肌肉松弛使得氧合血红蛋白脱氧更为严重和持久[94-96]。最近的 GWAS 研究报告发现了 OSA 与昼夜节律基因变异之间的关联，支持昼夜节律控制在 OSA 发病机制中的作用。这些研究还报告了在 REM 期间与 NREM 期间测量的 AHI 之间的独特遗传关联[7]。

### 呼吸性觉醒阈值

遗传差异在稳态因素的积累和反应中可以导致觉醒阈值的变化。觉醒阈值低可能导致呼吸暂停的传播，而觉醒阈值高则可能导致气道阻塞的持续。研究显示，女性和非洲裔美国人的觉醒阈值低于男性和欧洲裔人群，提示影响这种内型的基因可能在性别和种族 / 民族之间存在差异。OSA 患者的下丘脑分泌素（促食欲素）水平降低[98]，暗示这些基因在 OSA 中的作用，因为它们与觉醒、肌肉张力、食欲调节和体重相关[99-100]。反映觉醒阈值变化[9，101]的呼吸暂停事件持续时间与主要在脑组织中表达的 RP11-96H17.1 基因的四个变异有关。进一步识别影响觉醒阈值的基因（作为药物靶点）可能有助于制定针对 OSA 的精准医疗方法。

### 炎症和代谢功能障碍

在 OSA 患者中，存在增强的炎症环境，如白细胞介素 6（IL-6）和肿瘤坏死因子 α（TNF-α）[102]水平升高，这一现象已得到充分描述。大多数文献集中于 OSA 相关的慢性间歇性缺氧（CIH）对不良心血管疾病的影响，认为这一过程是由反应性氧种的促炎作用介导的，进而激活 Toll 样受体 -NFκB 信号通路，导致急性期反应物和细胞因子的释放，这反过来又引发动脉粥样硬化斑块的生长以及肺和肾的损伤[103-106]。然而，也有证据表明，慢性炎症可能会使 OSA 的发生更易感或加重，可能是通过对化学反应性[107-108]和呼吸肌肉力量[109]的影响。关于胰岛素抵抗或代谢综合征与 OSA 之间的双向关联也有报道[110-111]，这与炎症和代谢功能障碍作为 OSA 的前驱危险因素的观点一致。

已经进行多项关于各种炎症表型的 GWAS 研究，包括 CRP 和 IL-6[112]，以及糖尿病[113]。炎症性肺部疾病的遗传危险因素也已被报道[114]。不同基因与炎症调控相关的遗传关联的识别，特别是那些在肺组织中表达的基因与睡眠相关缺氧之间的关联[97-115]，表明炎症过程可能会影响个体在呼吸紊乱时更多或更少地出现低氧血症。越来越多的证据表明，许多炎症和代谢疾病可能是通过表观遗传变化介导的，这也暗示 OSA 的表现可能不仅受 DNA 编码变化的影响，还可能受到 DNA 甲基化的影响。例如，CIH 诱导的炎症失衡可能在表观遗传水平上受到调节，因为许多研究报告了主要炎症通路中基因（如 FOXP3、IRF1、IL1R2）调控区域的 DNA 甲基化变化[116-117]。

## 人口统计考虑因素

### 性别

OSA 存在明显的性别差异[118]，女性和男性报告的症状不同，且在 NREM 睡眠中的 AHI 分布也存在差异，但在 REM 睡眠中则无此差异[101]。特别是在 NREM 睡眠中，中年及老年男性的 AHI 水平大约是女性的两倍，而在 REM 睡眠中，男性和女性的平均 AHI 相同。OSA 的亚型在性别上也有所不同：女性的觉醒阈值较低，循环增益较低，且比男性的塌陷性较少，这些差异占到了 NREM 的平均 AHI 性别差异的 30%[101]。考虑到病理生理机制的差异，影响 OSA 的遗传因素在性别上有所不同也就不足为奇。具体而言，一项 GWAS 研究识别了 13 个性别与单核苷酸多态性（SNP）之间显著的统计交互作用，12 个 GWAS 与 OSA 的关联仅在男性中观察到[7]。这项研究中最显著的 GWAS 关联是男性在 NREM 睡眠中的 AHI，涉及的 SNP 重叠了 *RAI1* 基因，并包括 *PEMT1*、*SREBF1* 和 *RASD1* 基因。这些发现突显了在遗传分析中考虑性别作为生物变量的重要性，可以通过性别分层分析和交互作用测试来探讨这一点。这一需求也强调了需要大规模研究以确保男性和女性的代表性。

### 年龄

OSA 在不同年龄段中表现出显著差异，且存在年龄与性别之间的相互作用。特别是，OSA 的患病率从成年早期到衰老阶段逐渐增加，女性在绝经后患病率显著上升。因此，遗传分析需要仔细调整年龄，并可能考虑年龄与性别的交互作用。

OSA 影响 2% ～ 4% 的儿童[119]，且最常见于腺扁桃体肥大。然而，类似于成人，儿童的肥胖与 OSA 的患病率和严重程度增加相关[120]。有报告显示，OSA 在父母与子女之间存在代际传递，表明存在影响儿童和成人 OSA 的共同遗传危险因素[121-122]。扁桃体腺样体切除术后残余的 OSA 在患有 OSA 的父母的孩子中比在没有受影响的父母的孩子中更为常见[123]，进一步指向遗传因素在这些多重受影响家庭成员的 OSA 病理生理学中起着核心作用，超越了仅仅是解剖上的易感性[124]。

## 种族和民族

在评估遗传突变时，必须充分考虑种族和族群特异效应的潜在影响。与 OSA 相关的几个风险因素（或中间表型）在种族 / 族群间的关联有所不同。例如，在多种族动脉粥样硬化研究中，中国人与非西班牙裔白人、西班牙裔和非洲裔美国人相比[125]，BMI 较小增加导致较大的 AHI 增加。在克利夫兰家族研究中，欧洲后裔的 AHI 水平与骨性特征（如上颌间距和头部形态）以及软组织特征（如舌体积和软腭长度）相关联[126]。然而，在非洲裔美国人中，虽然软组织因素与 OSA 严重程度相关，但骨性解剖特征与 OSA 的关联较弱[126]。在经过 BMI 调整的分析中，OSA 的患病率和严重程度似乎也因大陆祖源而异。巴西[127]和美国混合族群的分析显示，全球非洲祖源与较低的 AHI 相关，而美国的研究还显示美洲印第安祖源与较严重的 OSA 相关[9]。这不仅强调了在分析中包含多样化的种族和族群的重要性，还强调了进行分层分析以确定特定人群的遗传风险因素的必要性。其中一些遗传风险因素可能反映了解剖学风险因素的差异，而其他可能反映了对环境应激因素的进化差异，导致通气和其他与 OSA 相关的特征的差异。与其他慢性疾病的种族特异性遗传关联一致[128]，初步的多民族 GWAS 已经报道了在种族和族群之间的 OSA 相关特征的一些独特遗传关联[7-8, 97]。然而，这些发现很难得到复制，这反映了人群间等位基因频率和复制样本的差异。

## 阻塞性睡眠呼吸暂停综合征的家族聚集性

OSA 的遗传基础最初的证据来自研究报告中的家庭聚集现象，以及流行病学数据强调了家族史在定义 OSA 风险方面的重要性。这种家族聚集性在成年人和儿童、肥胖和非肥胖者中均有报道，对疾病严重程度（通过 AHI 测量）和相关症状都有影响。更重要的是，通过各种研究设计（队列、小型和大型家系、双胞胎和病例对照研究），在不同种族和族群背景的人群中，已经持续证明了 AHI 和 OSA 症状的遗传性[53-54, 129-131]。据报道，一个家庭中有受影响亲属的人患 OSA 的概率相对于没有受影响亲属的人约为 46：1 ～ 2：1[19, 53-54, 131]。这种风险似乎随着受影响亲属数量的增加而增加（表 128.1）[19]。

来自家系和双胞胎研究的分析提供了主要 OSA 严重性测量指标 AHI 的遗传率估计，范围从 35% 到 73%[132-135]。一项对 48 对单卵双胞胎和 23 对异卵双胞胎的匈牙利小样本研究发现多项与 OSA 相关特征的遗传率较高：AHI 55%，呼吸干扰指数 69%，呼吸觉醒指数 75%，氧气饱和度降低指数（ODI）83%，最低 $SpO_2$ 96%，以及 $SpO_2 < 90\%$ 的时间占比 97%[135]。家系分析还显示，AHI 在兄弟姐妹和父母与子女之间的相关性显著（约 0.21），高于无关配偶之间的相关性[19]。尽管一般人群队列中的遗传相关性和遗传率估计可能较低，但现有数据支持遗传因素在影响 AHI 水平方面的显著作用。

除了 AHI 的遗传性研究，OSA 的征象和症状也被发现具有遗传性。单卵双胞胎的打鼾一致性显著高于异卵双胞胎[130, 136]。嗜睡作为 OSA 的一个主要特征，具有遗传性，并与多个遗传变异相关[135, 137]。特别值得关注的是，在一项非常大规模的人群基础上进行的关于过度日间嗜睡的 GWAS 研究中，发现嗜睡相关的变异与两个表型亚类相关：一个以高嗜睡倾向为特征，另一个则以睡眠片段化为特征[137]。考虑到 OSA 与嗜睡和睡眠片段化相关，进一步的研究可能有助于了解报告的睡眠片段化 – 嗜睡变异是否反映了对嗜睡的易感性，这种易感性直接归因于 OSA 相

**表 128.1　家族多发性程度与睡眠呼吸障碍的关联概率**

| | 一位受影响的亲属 | 两位受影响的亲属 | 三位受影响的亲属 |
|---|---|---|---|
| 增加的呼吸暂停活动 | 1.30（1.03，1.65） | 1.70（1.05，2.73） | 2.21（1.08，4.52） |
| 睡眠呼吸暂停综合征 | 1.58（1.02，2.45） | 2.51（1.05，6.01） | 3.97（1.07，14.7） |

在该研究中，增加的呼吸暂停活动被定义为超过以下年龄特定阈值的呼吸暂停指数（RDI）：对于年龄组＜ 15 岁，阈值为 5；15 ～ 24 岁的年龄组，阈值为 10；25 ～ 44 岁的年龄组，阈值为 15；45 ～ 64 岁的年龄组，阈值为 20；＞ 65 岁的年龄组，阈值为 25。睡眠呼吸暂停综合征被定义为 RDI ≥ 15 且受试者主观报告有嗜睡症状。研究采用年龄、性别、种族和体重指数进行调整的比值比（95% 置信区间）进行分析。

关的睡眠片段化，还是对睡眠片段化的易感性，这种易感性导致睡眠相关的呼吸障碍和嗜睡。研究发现，白天嗜睡和打鼾之间的遗传相关模型具有重叠的遗传基础，支持多效性通路的可能性（即一组遗传变异影响多个表型）[130]。

如前所述，家系研究表明 OSA 在世代之间的传递，提示成人和儿童的 OSA 易感性可能受共同的遗传结构的影响[138]。此外，在儿童群体中，OSA 及其主要风险因素——腺样体扁桃体肥大[139]，在 OSA 儿童的兄弟姐妹中比对照组更为普遍。虽然扁桃体肥大的家族聚集可能反映对家庭刺激物的共同暴露，但这一发现也可能是由于对环境暴露的免疫反应的遗传相似性。

若干研究已报道 OSA 与急性生命威胁事件和婴儿猝死综合征（SIDS）共聚集的情况[131, 140-141]。SIDS 的研究突出了 5- 羟色胺在呼吸驱动中的基本作用，这可能表明 SDB 与 SIDS 受害者中脑干 5- 羟色胺信号异常之间存在重叠的生物机制[142]。

## 遗传分析

### 候选基因研究

候选基因研究是基因型 – 表型关联研究的最早方法之一。在这些研究中，先前认为与疾病易感性相关的基因中的遗传变异频率在具有和不具有感兴趣表型（例如 OSA）的群体之间进行比较，或者通过广义线性模型评估与定量表型（例如 AHI）之间的关系。相对于其他遗传分析，候选基因研究通常具有较高的统计效能，但无法发现新的基因或基因组合。一些来自上述中介通路的合理候选基因以这种方式进行了研究（框 128.1）。

一项早期的候选基因研究对大约 1500 名欧洲和非洲血统的个体进行了评估，筛选了来自 53 个候选基因的 1000 多个 SNP[143]。在欧洲裔美国人中，C 反应蛋白（CRP）和胶质细胞源性神经营养因子与 OSA 显著相关；而在非洲裔美国人中，5- 羟色胺受体 2a（*HTR2A*）基因内发现显著关联，赋予近 2 倍的 OSA 风险[143]。对欧洲裔美国人和非洲裔美国人的 5-$HT_2$a 受体和内皮素 -1、瘦素受体和下丘脑激素受体 2 的额外相关性也被注意到[143]。尽管这些发现需要复制，但后续的一些确认性遗传分析或生理研究支持了这些结果。

5- 羟色胺在呼吸中的作用通过在颈动脉体和脑干区域存在的受体表明，这些区域与化学感受性通气控制中心和舌下神经核密切相关。在动物模型中，上呼吸道反射和通气似乎部分依赖于从颈动脉体到舌下神经再到延髓呼吸中枢的 5- 羟色胺信号传导[87]。此外，觉醒和睡眠–清醒神经回路似乎也在一定程度上依赖于 5- 羟色胺信号传导[144]。5- 羟色胺基因相关的关联已在多个荟萃分析中报道，在这些分析中汇总了来自日本、中国、土耳其和巴西等多种族人群的 500 ～ 700 例病例和对照数据[145-147]。由于这些研究，已经发现了多个与 5- 羟色胺相关的突变：5-HTT 基因连锁多态区域增加了 OSA 3 倍的风险，*HTR2A* 基因的 148G/A 等位基因增加了近 2 倍的 OSA 风险，5-HTT 第 2 内含子的可变数串联重复增加了 20% 的 OSA 风险[145-147]。尽管这些发现也需要复制和功能性后续研究，但它们仍然增强了 5- 羟色胺信号在 OSA 中可能的作用。

**框 128.1 中间表型候选基因与阻塞性睡眠呼吸暂停相关**

**肥胖**
- FTO（脂肪质量和肥胖相关基因）
  - 黑色素皮质素 -4 受体
  - 瘦素
  - 前促黑素皮质素
  - 黑色素细胞刺激激素
  - 神经肽 Y
  - 前激素转化酶
  - 神经营养受体 TrkB
  - 胰岛素样生长因子
  - 葡萄糖激酶
  - 腺苷脱氨酶
  - 肿瘤坏死因子 - α
- 葡萄糖调节蛋白
- 鼬素信号蛋白
- β - 肾上腺素能受体
- 羧肽酶 E
- 胰岛素信号蛋白
- 抵抗素
- 胃饥饿素
- 脂联素
- γ - 氨基丁酸转运蛋白
- 促食肽

**通气调节**
- RET 原癌基因
- PHOX2B
- HOX IIL2
- KROX-20
- 受体酪氨酸激酶
- 神经营养生长因子
  - 脑源性神经营养因子
  - 胶质细胞源性神经营养因子
  - 神经营养因子 -4
  - 血小板源性生长因子
- 神经元合成酶
- 乙酰胆碱受体
- 多巴胺受体
- 物质 P
- 谷氨酰转肽酶
- 内皮素 -1
- 内皮素 -3
- 瘦素
- EN-1
- GSH-2
- 下丘脑唤醒素（促醒素）

**颅面结构**
- Ⅰ类家族转录因子
- 生长激素受体
- 生长因子受体
- 视黄酸
- 内皮素 -1
- 胶原蛋白Ⅰ和Ⅱ型
- 肿瘤坏死因子 - α

影响孤束核和舌下运动核的食欲和能量平衡调节瘦素（leptin）似乎也影响通气驱动[148-149]。支持这条途径的证据是，肥胖妇女血清中的瘦素水平增加与对实验性气道阻塞的上呼吸道神经肌肉反应相互关联[85]。同样，瘦素缺失小鼠呼吸不足，并且其对高二氧化碳通气反应减弱，这两种情况在接受瘦素替代后得到改善[150]。这种高碳酸血症似乎通过黑色素皮质素传导，它是前促黑素皮质素的一个衍生物，已被其他人证明与 OSA 和血清瘦素水平有强烈关联，暗示了下丘脑和垂体在 OSA 易感性中的作用[132, 151]。最后，许多候选基因研究报道了 OSA 与瘦素受体之间的关联[143，152]。

先前描述了炎症作为一个中间表型，并且对 OSA 的影响可能是通过咽部水肿、扁桃体肥大、呼吸肌无力、上呼吸道神经病变以及对血管球细胞的影响而介导的[153]。通过候选基因研究，许多细胞因子（如 TNF-α[154-155] 和 IL-6[156]）以及急性期反应物（CRP[143]）与 OSA 相关。据报道，在患有 OSA 的儿童中（与打鼾对照组相比），一氧化氮合酶（NOS）和内皮素也升高[157]。考虑到炎症在心血管疾病中的重要性，这些发现表明患有 OSA 和遗传炎症倾向的个体可能面临心血管疾病增加的风险。最近的研究结果表明，一种促炎表型可能使个体更容易患上 OSA 和心血管疾病。研究揭示了与睡眠相关低氧血症（稍后将进行回顾）的炎症基因途径，进一步提出另一个可能性：对肺部炎症的遗传易感性可能会增加由特定的低通气或呼吸暂停引起的低氧血症的严重程度。这可能导致更容易识别 OSA（依赖于相关的低氧血症来识别低通气）以及更严重的 OSA 表型。

与阿尔茨海默病风险增加相关的载脂蛋白 E（APOE）等位基因 APOE$\varepsilon$4 据报道与 OSA 风险增加相关，然而，这些发现未在后续研究中得到验证[158-161]。对关联区域的进一步探索表明，密切相关的缺氧诱导因子 3（HIF3）可能是实际关注的基因。尽管如此，在 OSA 患者中，至少存在一个 APOE$\varepsilon$4 风险等位基因的情况可能导致认知障碍风险增加，可能是由于对氧化应激或神经炎症的更强易感性[162-164]。

血管紧张素Ⅱ是肾素–血管紧张素系统的血管收缩终末产物。然而，它对来自颈动脉体的传入神经活动的调节作用也暗示了其在通气驱动中的作用。血管紧张素转换酶（ACE）基因与中国族群的 OSA 相关[165-169]。这种效应在患有高血压的个体中最为显著[165-169]。尽管在威斯康星睡眠队列研究和克利夫兰家庭研究中没有复制 OSA 与 ACE 之间的主要关联，但 ACE 基因型调节了 OSA 与高血压之间的关系[170-171]。这些发现表明 ACE 在 OSA 的病理生理学中的作用可能是心血管疾病风险的调节因子，可能类似于炎症途径基因。

### 连锁分析

连锁分析研究家庭遗传学，以识别和量化标记位点与疾病位点的共分离。尽管此方法无法识别特定的致病变异，但相关个体之间共分离的等位基因有助于识别高概率携带风险等位基因的基因组区域。这一策略的另一个好处是识别在多个受影响成员的家庭中可能占比不成比例的稀有、较大效应突变。值得注意的是，在一项对非洲裔美国人的连锁研究中，发现 HTR2A 基因在与 AHI 和 BMI 相关的 13 号染色体附近的连锁峰中[172]，这进一步支持了 5- 羟色胺在 OSA 病理生物学中的作用。一个有前景的策略是使用连锁数据限制在进行全基因组分析时使用的分析窗口，从而通过减少多重比较负担来提高统计效能。通过一种多阶段的方法，首先进行连锁分析，然后对连锁峰下的变异进行关联分析，并在独立人群中根据功能证据加权，识别了与夜间氧饱和度水平相关的多个功能稀有变异（*DLC1*）[115]。*DLC1* 以前被认为与肺相关疾病相关，这项研究表明，它对肺内皮细胞功能和平滑肌收缩性的影响也可能影响 OSA 相关缺氧的严重程度。类似的结合连锁–关联分析方法还识别了与夜间缺氧相关的变异，这些变异位于涉及肺损伤综合征的血管生成素 -2（*ANGP2*）基因中[173]。

### 混合映射

另一种增加统计功效的策略是将混合映射与关联测试相结合。混合映射通常用于最近混合的种群，这些种群在疾病分布和等位基因频率上具有不同的祖先背景。类似于连锁分析，分析局部混合峰下的区域，寻找与感兴趣特征相关的遗传变异。这种方法已应用于美国西班牙裔社区健康研究 / 拉丁裔研究[9]。混合映射分析在染色体区域 2q37 上识别出与 AHI 显著相关的局部非洲祖先，同时在染色体区域 18q21 识别出欧洲和美洲印第安祖先与 AHI 和 $SpO_2$ 低于 90% 的时间百分比（T90）之间存在隐性关联。随后结合祖先 -SNP 关联分析识别出新的变异，发现铁螯合酶（FECH）与 AHI 和缺氧相关，这一发现已在独立样本中验证。由于混合映射能够识别不同祖先的变异，潜在地识别出铁 / 血红素代谢通路中的变异，其必将影响红细胞生物学的相关基因。这些发现表明铁代谢在影响 OSA 中可能扮演新角色，但需要进一步的验证和功能评估。

### 高通量测序

随着高通量测序技术的发展，能够在大规模上整合合理覆盖整个基因组的遗传标记成为可能。全基因组关联研究（GWAS）在阐明复杂疾病的病理生物学方面发挥了关键作用，例如，黄斑变性[174]和炎性肠病[175]，这些通过传统候选基因方法无法发现。此外，超越过去的基因中心方法的发现对理解复杂疾病的遗传结构至关重要，因为编码区仅占 GWAS 发现的 11%，而 43% 的关联位于基因间，45% 位于内含子中[176]。然而，对数百万遗传变异和单核苷酸多态性（SNP）的多重检测需要统计调整，以应对高假阳性的风险，从而导致低统计效能去检测通常低效应的变异。这最终需要巨大的样本量，通常为数十万人，并且由于“赢家的诅咒”（即假阳性），需要对任何发现进行验证。前面描述的使用连锁或混合映射来最大化 GWAS 统计效能的策略已付诸实践。针对 OSA 更精确的病理生理表型的几项研究已经取得了有希望的结果（表 128.2）。

在一项包含 3551 名参与者的研究中，识别了多个新位点。其中一个与 AHI 相关的变异——溶血磷脂酸受体（*LPAR1*）基因，在放宽显著性阈值后得到了独立队列的验证[177]。这个促炎基因在胚胎皮层中表达，并在小鼠基因敲除模型中观察到导致颅面畸形。另一个变异位于前列腺素 E2 受体（*PTGER2*）中，也得到了验证[177]。另一项研究探讨了三个拉丁美洲 / 西班牙裔队列中总共超过 10 000 名个体的多种表型——AHI、平均夜间血氧饱和度和呼吸事件持续时间。在最初的发现研究中识别的两个全基因组显著位点中，一个（位于 G 蛋白受体 GPR83 中）与 AHI 相关，另一个（靠近假基因 *C6ORF183/CCDC162P*）与呼吸事件持续时间相关[6]。然而，由于缺乏具有相似祖源的独立队列中可比较的数据，这些结果无法得到验证。GPR83 在多个与 OSA 相关的脑区中表达，如舌下神经核、迷走神经背侧运动核和孤束核[178]，似乎在能量平衡[179]和睡眠 – 觉醒神经递质[180]传递中发挥作用，基于小鼠模型。最近一项 GWAS 研究发现，涵盖近 23 000 名来自 10 个不同族群的个体，探讨了多种夜间氧气状态的测量：平均 $SpO_2$、最小 $SpO_2$ 和 $SpO_2$ 低于 90% 的夜间百分比[97]。最小 $SpO_2$ 与白介素 -18 受体（IL18R1）区域的显著关联主要由男性中的关联驱动，强调了 OSA 的炎症特征和结果的性别特异性[97]。己糖激酶 1（HK1）区域与平均 $SpO_2$（以及在欧洲裔美国人中 $SpO_2$ 低于 90% 的夜间百分比）相关，这可能通过与 OSA 的双向病理生理联系来解释：缺氧诱导因子 1a[181]调节的糖酵解和 HK1 调节的炎症[182]。

在这个精细表型框架的基础上，分析了 10 个具有全基因组测序或插补基因型数据的队列，代表超过 21 000 名多种族裔的个体[183]。分析评估了与四种具有临床相关性、高遗传力或先前显著 GWAS 发现的夜间缺氧测量的遗传关联：平均血氧饱和度、最低血氧饱和度、睡眠记录中血氧饱和度低于 90% 的百分比，以及每次低通气事件的平均氧减。通过跨队列的基因型关联方法，发现 *ARMCX3* 及其伴随的反义基因（*ARMCX3-AS1*）与 OSA 引发的间歇性缺氧相关，这表明神经功能障碍和（或）活性氧（ROS）及颈动脉体敏感化的作用[183]。在多种族群体分析中的 GWAS 还验证了先前的关联[97]，涉及两个白介素 -18 受体亚基（*IL18RAP*）和两种氧饱和度表型（平均氧减和最低 $SpO_2$），指向肺部炎症对气体交换的潜在影响。最后，在特定人群的机制分析中，发现了与炎症（如 *NRG1*）、血管（如 *ATP2B4*）和缺氧反应（如 *ETV4*）通路相关的多个基因[183]。需要注意的是，关于这些高通量测序研究的一个重要方面是，稀有变异关联的发现较少得到了验证，这反映了使用这项技术的挑战，尤其是在种群特异性效应可能驱动关联或缺乏适当表型和基因组分辨率的独立数据的情况下。

**表 128.2 下一代测序分析中遗传关联的功能意义**

| 基因 | 关联的表型 | 功能意义 |
|---|---|---|
| **氧化还原** | | |
| [183] *ARMCX3* & *ARMCX3-AS1*（反义基因） | 平均氧减 | 影响中枢神经系统神经元功能和存活的线粒体运输和聚集 |
| **炎症** | | |
| [177] *LPAR1*[a] | AHI | 通过单核细胞增殖具有促炎作用，可能影响神经肌肉发育 |
| [6] *GPR83* | AHI | 调节 T 细胞发育，可能与中枢神经系统的睡眠-觉醒、代谢和体温调节活动有关 |
| [183] *IL18RAP*[a] | 最低 $SpO_2$ 和平均氧减 | 与巨噬细胞相关的促炎细胞因子通路 |
| [97] *IL18R1*[a] | 最低 $SpO_2$ | 与巨噬细胞相关的促炎细胞因子通路 |
| [97] *HK1* | 平均 $SpO_2$ 和 T90 | 与低氧诱导因子 1a 在炎症级联中相互作用的碳水化合物代谢调节剂 |
| **其他** | | |
| [9] *FECH* | AHI 和 T90 | 与铁稳态和血红素生物合成有关 |
| [6] *C6ORF183/CCDC162P* | 呼吸事件持续时间 | 与红细胞特性相关的假基因 |

[a] 表示有重复发现。AHI，呼吸暂停低通气指数；$SpO_2$，外周氧饱和度。

## Omics 方法

### 表观基因组学

表观遗传学涵盖了可遗传的生物化学变化，通过对脱氧核糖核酸（DNA）进行修饰（例如，甲基化）而不影响主要的 DNA 序列 / 编码，从而改变基因的活性。这些修饰，如组蛋白乙酰化、DNA 甲基化和染色质重塑，影响 DNA 的转录可及性，而非编码核糖核酸（RNA）则通常在转录水平上影响基因表达。许多 DNA 修饰发生在基因外的调控区域，导致基因表达水平的改变[184-185]。

OSA 的病理生理学与表观遗传学之间存在许多合理的联系。首先，周期性低氧血症比慢性低氧血症更具细胞毒性，因为重复的脱氧–氧合作用会导致 ROS 的产生，激活多个转录因子，包括 NF-κB 和低氧诱导因子 1（HIF-1）。然而，由于存在双向关系，很难确定 OSA 与表观基因型之间的因果关系。例如，遗传和环境诱导的 DNA 甲基化模式可能影响 OSA 的发展。一些小规模的研究试图通过研究 OSA 治疗中表观遗传变化的潜在可逆性和（或）体外间歇性低氧症的诱导来推断因果关系，但在这些研究中必须考虑许多混淆因素。此外，由 OSA 引起的 DNA 表达的变化可能不一定导致 OSA 严重程度的增加，而可能影响该疾病的临床结果。

### 组蛋白修饰

一般来说，组蛋白乙酰化会导致 DNA 更易接近，促进这些区域的转录而去乙酰化的组蛋白往往通过降低异染色质的可及性而导致基因沉默。相比之下，组蛋白甲基化可能会根据甲基化基团的数量和位置而在转录激活或抑制方面产生不同的结果。体内和体外实验已经证明组蛋白修饰酶的表达模式发生了改变。在 OSA 患者中，SIRT1 的低表达显示了可能与抑制内皮一氧化氮合酶（NOS）活性有关的心血管功能的联系[186-187]。在间歇性低氧模型的动物中，HDAC2 的过度表达可以介导干扰素刺激的基因表达[188]。此外，由慢性间歇性低氧引起的炎症的主要作用表现在促炎 / 氧化应激信号通路和抗炎 / 抗氧化途径中激活（H3K9ac）和抑制（H3K27me3）的组蛋白标记的过度表达，分别反映了这两类途径的重要性[189]。然而，候选组蛋白修饰与特定修饰酶的改变之间的耦合在 OSA 或间歇性低氧模型中尚未得到证明。

### DNA 甲基化

与组蛋白甲基化类似，DNA 甲基化可以通过调控 DNA 的可及性，从而在基因表达上产生激活或抑制的效果。DNA 甲基化的位点通常位于富含胞嘧啶–鸟嘌呤二核苷酸（CpG）的区域。全基因组的 CpG 甲基化模式是可遗传的[190]。各种慢性间歇性缺氧的体外和体内模型表明，影响氧化还原、炎症及其他通路的 DNA 甲基化变化呈现出与主要基因组分析一致的模式（表 128.3）。

与过度日间嗜睡相关的 DNA 甲基化变化已被报道，包括 C7orf50（与糖尿病相关）、KCTD5（与果蝇的睡眠缩短和片段化相关）和 RAI1（与昼夜节律和睡眠障碍相关，包括男性在 NREM 睡眠中的 AHI）。在非洲裔美国人样本中观察到更多关联，这表明不利环境暴露与遗传结构之间可能存在相互作用，从而调节嗜睡，这是 OSA 最具临床影响的表现之一。

### 转录组学

通常，通过信使 RNA 转录物（“转录组”）的检测可以评估基因表达的变化。一项小型研究发现，在比较 OSA 患者和对照组的睡眠前后基因表达时，发现了多种基因的差异上调，其中涉及病理生理相关的基因，如抗氧化酶催化酶[192]。在对成功使用持续气道正压通气（CPAP）治疗前后的 OSA 患者进行的睡眠后基因转录分析中，有研究显示 CPAP 后与癌症新生发生相关的信号通路表达模式发生了变化[193]。为隔离与 OSA 相关的缺氧后果，一项研究探讨了从 CPAP 突然撤出后，接受补充氧气或室内空气的个体的转录组[194]。与接受补充氧气的个体相比，后者没有显著的差异基因表达模式，而撤出至室内空气的个体有 25 个上调基因，其中一些（HSPA8、HSPA1A、ITGAX、PPP4C、TRAFD1 和 ZFAND3）是 IH 驱动的 NF-κB 信号通路的一部分[195]。类似地，在撤出至室内空气组中独特识别的 15 个上调通路中，有两个通路——干扰素 α 和 γ 通路——是 NF-κB 的上游调节因子，进一步突显了与睡眠呼吸暂停相关的缺氧在炎症介导的心血管疾病中可能发挥的特定作用[196]。相较之下，在撤出至室内空气和补充氧气的组中，有 8 个上调通路是重叠的[194]。尽管与氧化应激相关的通路上调机制尚不清楚，但与炎症通路（尤其是 TNF-α 和 IL-6/JAK/STAT3 信号通路）的共同联系强调了反复气道塌陷和湍流气流震动的后果[194]。

## 非编码 RNA

在转录后，基因表达可以通过大量的非编码 RNA 进行修饰。在 OSA 中最研究的是微小 RNA（miRNA），它们是约 22 个核苷酸的双链 RNA，通过促进特定

**表 128.3　各种睡眠呼吸障碍病理生理学模型中与选择基因相关的甲基化状态变化**

| 基因 | 甲基化状态 | 临床 / 病理生理学相关性 |
|---|---|---|
| **氧化还原** | | |
| [198-199] Sod1，Sod2，Txnrd2，Prdx4 | 甲基化过程中超甲基化 | 慢性间歇性低氧引起的 ROS 增加 |
| [200] Ace1 | 甲基化过程中低甲基化 | 慢性间歇性低氧导致血管舒张反应减弱和 ROS 增加 |
| [200] Atg | 甲基化过程中低甲基化 | 慢性间歇性低氧导致血管舒张反应减弱和 ROS 增加 |
| **炎症** | | |
| [116] *FOXP3* | 第一内含子超甲基化 | 儿童 OSA 伴有高 hsCRP |
| [117] *IL1R2* | 甲基化过程中低甲基化 | 血氧饱和度指数与 IL1R2 表达增加相关 |
| **其他** | | |
| [201] *Rab3a* | 甲基化过程中低甲基化 | 慢性间歇性低氧导致肿瘤生长和侵袭 |
| [202] *eNOS* | 甲基化过程中超甲基化 | 儿童 OSA 导致 eNOS 表达减少 |
| [117] *NPR2* | 甲基化过程中低甲基化 | OSA 患者中较少的嗜睡状态与 NPR2 表达增加相关 |
| [117] *SP140* | 甲基化过程中超甲基化 | OSA 患者中较多的嗜睡状态与 SP140 表达增加相关 |

hsCRP，高敏 C 反应蛋白；OSA，阻塞性睡眠呼吸暂停；ROS，活性氧自由基。

mRNA 的降解或沉默来抑制 mRNA 的翻译。尽管迄今为止报道的与病理生理相关的大部分 miRNA 已在表 128.4 中列出，与 OSA 的其他遗传关联类似，从体外模型的间歇性低氧到体内动物模型的慢性间歇性低氧到队列研究，没有候选 miRNA 表现出一致的关联。

然而，截至目前的研究结果显示，与 OSA 相关的心血管风险升高标志物，包括内皮功能障碍、高血压和动脉粥样硬化，可能与上调的 miR-130a 和 miR-574，以及下调的 miR-107、miR-199、miR-485、miR-

**表 128.4　与睡眠呼吸障碍相关的部分 microRNA 的差异调控**

| miRNA | 慢性间歇性低氧的影响 | 临床 / 病理生理学关联 |
|---|---|---|
| [203] miR-378a-3p | 上调 | CPAP 相关的血压降低 |
| [203] miR-100-5p | 上调 | CPAP 相关的血压降低 |
| [203] miR-486-5p | 下调 | CPAP 相关的血压降低 |
| [204] miR-664a | 下调 | AHI 相关的动脉粥样硬化标志 |
| [205] miR-130a | 上调 | OSA 相关的肺动脉高压（通过 GAX） |
| [206] miR-630 | 下调 | OSA 相关的内皮功能障碍（通过 Nrf2、AMP 激酶和紧密连接通路） |
| [207] miR-223 | 下调 | 慢性间歇性低氧相关的肺动脉高压 |
| [208-209] miR-21 | 上调 | 慢性间歇性低氧相关的心房重塑和纤维化 |
| [210] miR-155 | 上调 | 慢性间歇性低氧相关的肾损伤（通过 FOXO3a） |
| [211] miR-31 | 上调 | 慢性间歇性低氧相关的心脏肥大（通过 PKCε） |
| [212] miR-145 | 下调 | 慢性间歇性低氧相关的主动脉重塑（通过 Smad3） |
| [213] miR-365 | 下调 | 慢性间歇性低氧相关的炎症（通过 IL6） |
| [214] miR-218 | 上调 | 慢性间歇性低氧相关的主动脉细胞凋亡（通过 Robo1） |
| [215] miR-26b | 上调 | 慢性间歇性低氧相关的认知功能障碍 |
| [215] miR-207 | 下调 | 慢性间歇性低氧相关的认知功能障碍 |
| [216] miR-452 | 下调 | 慢性间歇性低氧相关的胰岛素抵抗（通过 RETN、TNF-α 和 CCL2） |
| [217] miR-203 | 下调 | 慢性间歇性低氧相关的胰岛素抵抗（通过 SELENOP 和 HIP/PAP） |

AHI，呼吸暂停低通气指数；CPAP，持续气道正压通气；miRNA，微 RNA；OSA，阻塞性睡眠呼吸暂停。

630 和 miR-664a 有关[197]。此外，与慢性间歇性低氧的多系统后果的联系，从神经认知功能障碍到心血管重塑，以及从胰岛素抵抗到慢性肾损伤，可能通过与低氧诱导因子（HIF）及其响应基因的活性相互作用来调节。因此，许多被低氧上调的 miRNA 是 HIF-1α、HIF-2α、NF-κB 或其响应基因的直接靶标，从而形成了一个正反馈回路，有助于稳定 HIF-1α；而低氧似乎下调了通常通过抑制炎症信号或 HIF 来保护免受损伤的 miRNA[197]。

### 临床要点

OSA 的阳性家族病史（或相关症状）有助于识别高风险患者。颅面畸形和肥胖各自可能具有遗传基础，且是容易识别的 OSA 风险因素。临床医生应询问家庭成员（包括子女）是否有 OSA 症状。来自有多个受影响成员的家庭的个体可能携带与 OSA 相关的遗传变异，且在手术等干预后可能需要密切随访，以确保他们的 OSA 得到充分治疗。具有肺部疾病家族史的个体也可能面临 OSA 相关缺氧的更高风险。

## 总结

随着遗传技术的进步和多项睡眠多项指标测量数据的增加，对 OSA 复杂表型有了更深入的理解。这一领域将通过促进更好的大规模表型定义以及具有生物特征、诊断和遗传数据的大规模个体队列的积累而继续发展，如美国国家心脏肺血研究所的精准医学转录组项目，以及英国生物库和全民医疗计划等大规模队列。

截至目前，从候选基因研究中获得的最一致的遗传信号似乎与 5- 羟色胺通路相关，而无偏见的全基因组分析则提示了炎症通路中基因的重要性，特别是那些影响夜间缺氧的基因。使用特定状态、性别和种族 / 民族的分析已提示一些在更异质的表型或样本分析中未显现的新遗传变异。更精确的表型定义以及对性别特异性和人群特异性病理生理学差异的进一步理解，以及它们与遗传和分子病因的关联，有望为精准医学方法提供信息，将遗传通路的信息与治疗干预的靶点联系起来。目前已识别的遗传力相对较小的部分突显了遗传与环境双向影响的复杂性。进一步研究遗传与环境对 OSA 的相互作用，以及将表观遗传标记等基因组介质纳入遗传研究，将提供更好理解其发病机制和持续性的途径，旨在改善筛查 / 预防策略、诊断工具和个性化治疗。

## 致谢

本章献给 Peter Tishler 博士——一位临床遗传学家和敬业的导师，他启发了许多关于 OSA 遗传学的早期工作，慷慨地传授他对人类遗传学的智慧和知识，以及他对研究严谨性和沟通清晰性的要求。

### 参考文献和拓展阅读

请扫描书后二维码，获取参考文献和拓展阅读资源。

# 第 129 章 睡眠呼吸暂停的深度表型

Bradley A. Edwards，Magdy Younes，Eric Heckman，Melanie Pogach，
Robert Joseph Thomas
许华俊　王圣明　译　般善开　审校

**章节亮点**

- 睡眠呼吸障碍（sleep-disordered breathing，SDB）表现出一系列具有明确辨识度和特定病理生理含义的特征。
- SDB 特征可能是显而易见的，提示存在特定的驱动表型，也可能需要使用数学 / 计算的方法进行"提取"。
- SDB 高环路增益和睡眠片段化特征能通过常规多导睡眠图识别，但其也存在许多其他有意义的临床特征。
- SDB 特征会随着治疗而产生变化，而治疗的反馈也有助于深入了解其病理生理机制。
- 意识到睡眠通过关键且可识别的方式影响 SDB 是非常重要的。
- 作为睡眠呼吸暂停个体化治疗的一部分，精准识别 SDB 表型对提供内型靶向治疗的手段是极其很必要的。

## 引言

可从互联网获取的美国睡眠医学学会（American Academy of Sleep Medicine，AASM）评分手册是一个不断更新的参考资料，为日常使用提供了标准[1]。该标准评分指南产生了睡眠分期、心率、呼吸和运动等度量指标。然而，无论是单个还是组合的睡眠信号，都包含丰富的生物学信息，其价值超越标准等度量指标。例如，除了标准的睡眠分期（参见第 197 章），其他评价睡眠的方法还包括持续睡眠深度测量［称为比值比乘积（odds radio product，ORP）］，非快速眼动（non-rapid eye movement，NREM）睡眠的循环交替模式（cyclic alternating pattern，CAP）（参见第 198 章）[2]，以及心肺耦合（自主和呼吸驱动的高、低和极低频率耦合，受皮质 δ 波调节）[3]。NREM 期 N3 阶段常常伴随稳定的呼吸，然而，稳定的呼吸也常发生在 N3 之外的稳定性 N2 阶段，此时脑电图（electroencephalogram，EEG）常常会显示一个非 CAP 形态。觉醒在过去常常被评价为全或无的事件，然而在觉醒出现和恢复过程中，往往会伴随大范围的扰动和恢复过程且个体差异较大，这可能会放大或削弱呼吸事件的进程[4-8]。在接下来的章节中，我们将展示识别和确定表型和内型的概念和方法。

## 内型和表型

内型（endotype）一词指的是疾病的病理生理机制。上气道解剖和生理、呼吸控制以及这些因素与睡眠状态（睡眠，清醒）的相互作用的异常是睡眠呼吸异常涉及的病理生理机制[9-10]。表型（phenotype）一词指的是病理生理机制的后果，包括生理异常、临床特征和对治疗的反应。了解这些概念可以开发更多睡眠呼吸障碍个性化治疗方法。

### 睡眠状态和睡眠呼吸表型

呼吸气流模式和觉醒阈值受到睡眠宏观结构［快速眼动（rapid eye movement，REM）和 NREM 睡眠、NREM 睡眠各期］、睡眠微观结构（CAP 和非 CAP）、稳态睡眠驱动、药物和年龄调节。数据表明，NREM 睡眠不是按深度，而是按双模态，即稳定和不稳定进行划分（图 129.1），或者可以称之为有效和无效。因此，与其按照逐渐加深的 NREM 睡眠深度（N1 到 N3）进行理解，不如认为 NREM 睡眠稳定域只有两种形式：稳定和不稳定。N3 通常是稳定的，N1 总是不稳定的，但 N2 可以是稳定或不稳定的。NREM 睡眠固有的这些稳定期能够决定睡眠呼吸暂停的瞬间出现与否。心肺分析显示，呼吸稳定时期导致呼吸和心率变异性的高频耦合，同时伴随脑电图 δ 波波幅增大。该阶段不仅仅局限于 N3 期，也占据

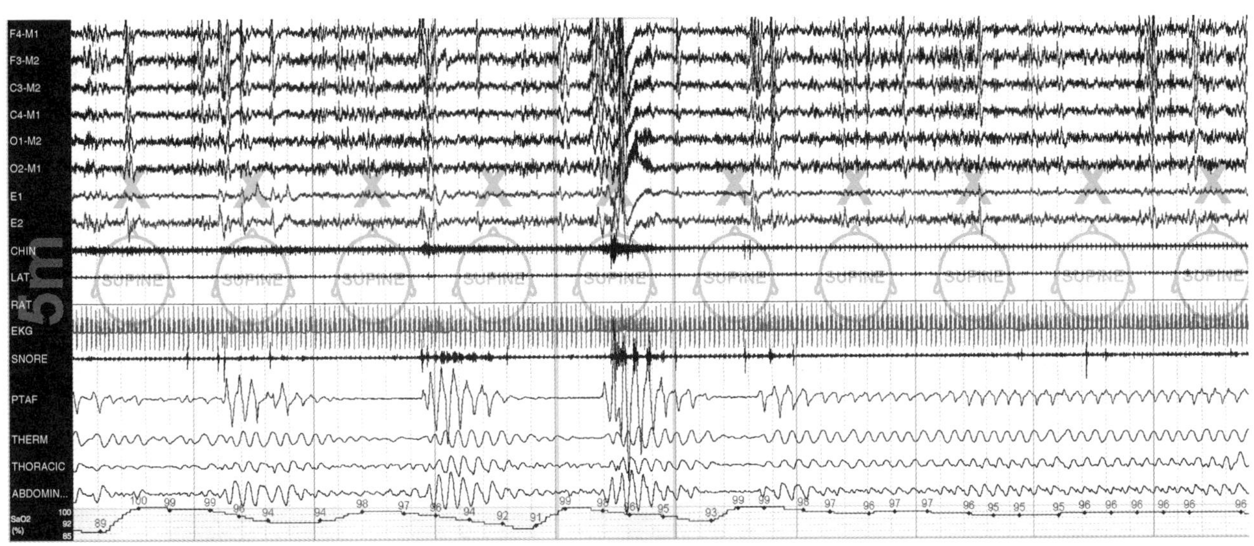

图 129.1　从不稳定到稳定 NERM 睡眠的自发切换。5 min 的 N2 期多导睡眠监测图快照显示从存在呼吸事件和觉醒状态到呼吸稳定且没有觉醒状态的相对突然切换。CHIN，下颌肌电；LAT，左胫前肌电位；RAT，右胫前肌电位；EKG，心电图；SNORE，鼾声；PTAF，压力气流传感器；THERM，热敏电阻；THORACIC，胸廓运动；ABDOMINAL，腹部运动；$SaO_2$，血氧饱和度（见彩图）

了健康人群 N2 期的大部分。稳定呼吸的间歇期甚至出现在重度阻塞性睡眠呼吸暂停患者的 N3 和 N2 睡眠期[11]。气流明显受限可能非常显著，低氧血症和低通气可能发生在这些呼吸阻塞，但吸气时间延长，潮气量呼吸变异率最小的稳定期。这些睡眠期的确会对 EEG 产生影响，但无法通过直观测量来确定，需要借助类似于测定呼吸周期相关 EEG 变化的计算方法实现[12-13]。EEG 上持续存在的 CAP 特征性改变也可发生在慢波睡眠相关的持续严重气流受限过程中，提示同时存在来自低氧血症、高碳酸血症、过度呼吸努力和上气道刺激的致病性影响。

多导睡眠图（polysomnography，PSG）上与致病性病理改变不相称的极度不稳定的 NREM 睡眠可能被认为是一种睡眠片段化表型。这种表型可由下列特征提示：睡眠-清醒过渡期不稳定时间延长（＞ 10 min）、睡眠效率低（＜ 70%）、正压通气（positive airway pressure，PAP）滴定时 N1 期占比持续较高（＞ 15%）和慢波睡眠转变不良（＜ 1 Hz）[14]。NREM 睡眠期间下颌肌电图（electromyography，EMG）肌张力增加不属于传统觉醒的定义，但肌张力升高持续的时间和程度在个体之间存在明显差异，而在个体内保持一致。相同的现象也可见于脑电图（觉醒持续时间或重新进入睡眠的时间）和觉醒对心率的影响，个体间的变异性与个体内的稳定性形成鲜明对比[15]。

## 睡眠深度、网络强度和连贯性

在典型夜间的每个睡眠周期中，睡眠的连贯性需要网络化、连贯化以及 NREM 和 REM 睡眠过程之间的相互作用。直观地说，NREM 睡眠的稳定期有更深的睡眠深度，但稳定和不稳定的 NREM 睡眠都可以有不同的睡眠深度。虽然大多数情况下 N3 比 N2 睡眠更深、更稳定，但传统的睡眠分期无法有效捕获睡眠深度。

一种已建立的连续睡眠深度评估方法是比值比乘积（ORP）[16-18]。目前已被接受的阻塞性睡眠呼吸暂停（obstructive sleep apnea，OSA）觉醒阈值（稍后在本章中进行详细描述）的测量方法是确定觉醒导致上气道开放前瞬间的咽腔最大负压，并取所有阻塞事件测量值的平均值。除了侵入性之外，该方法假定每个特定患者只有一个觉醒阈值。然而，任何一个个体均不可能只有一个觉醒阈值。在每个睡眠周期从觉醒到深度睡眠的转化过程中，觉醒阈值会在零星的短暂觉醒和清醒后不断改变。此外，觉醒阈值只能在反复发生睡眠事件的睡眠期间测量；在呼吸稳定期间无法通过这种方式测量，而这对于确定达到呼吸稳定期所需的睡眠深度的增加是非常重要的。

ORP 根据 EEG 的功率谱每 3 s 计算一次。它反映了四个彼此相关的不同频带的 EEG 功率，较高的 ORP 值表示更易发生觉醒。它与觉醒能力具有非常强的相关性（$r^2 = 0.98$），觉醒能力定义为 30 s 内发生觉醒或清醒的概率。ORP 随着睡眠剥夺、睡眠限制和短暂声音刺激而产生相应的变化，并随着夜间睡眠的进行而增加，这可能和稳态睡眠压降低有关。

图 129.2 和 129.3 展示了 ORP 所能提供的一些信息。图 129.2A 显示 ORP 逐渐降低，引申开来，即每个睡眠周期中觉醒能力逐渐降低。此外，它还显示，

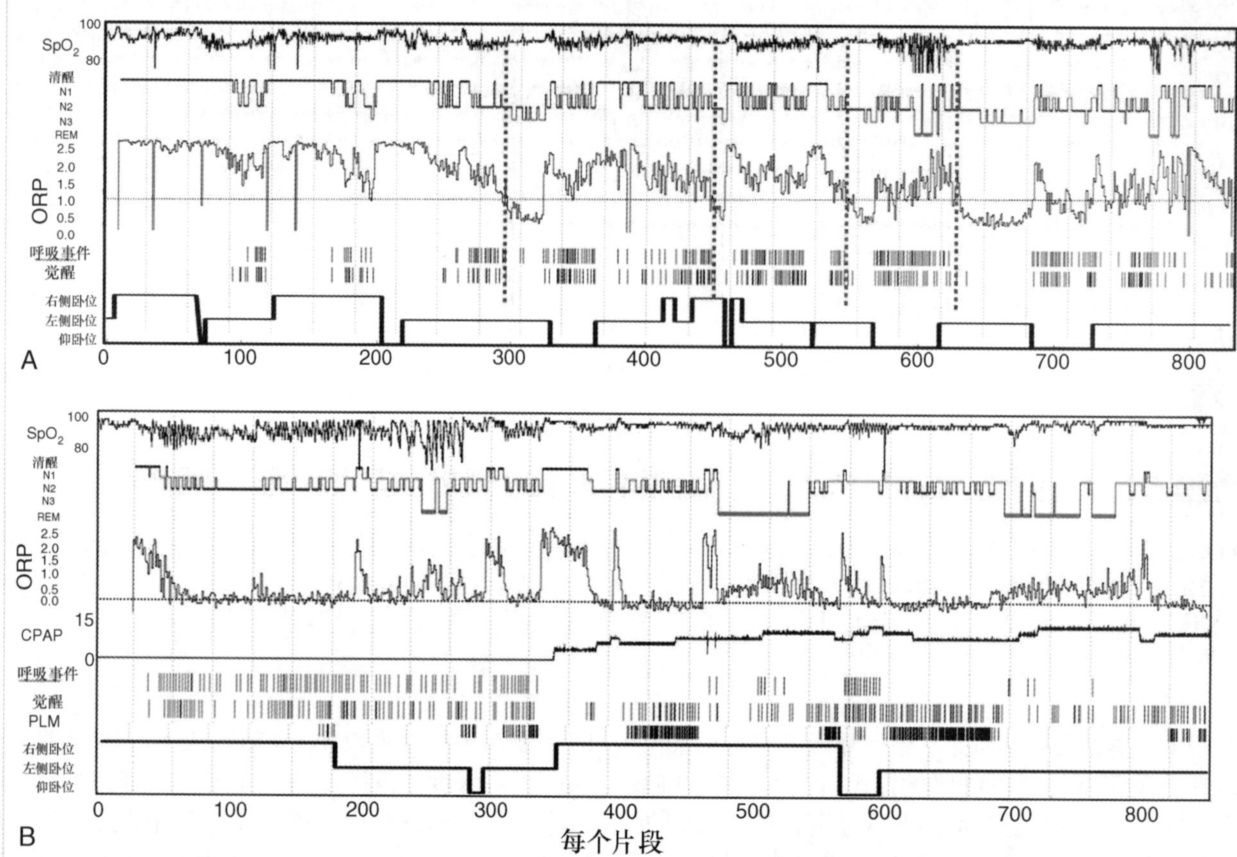


**图 129.2** 比值比乘积（odds ratio product，ORP）在整夜中的动态变化。图中显示两名阻塞性睡眠呼吸暂停（obstructive sleep apnea，OSA）患者 ORP 与反复的阻塞性事件之间的关系。从上到下分别为血氧饱和度（$SpO_2$）、睡眠阶段、ORP、持续气道正压通气（CPAP）（仅限 **B** 图）、呼吸事件、觉醒，以及体位。请注意，ORP 在整晚都会发生周期性变化。**A.** 反复的呼吸事件仅在 ORP 高于 1.1（浅睡眠，水平虚线）时发生，并在 ORP 降低到该水平以下时突然停止（4 条垂直虚线）。这种变化发生在 N2 期。N3 期出现更低的 ORP 水平。**B.** 尽管处于深度睡眠状态（ORP 约为 0.1），反复的呼吸事件仍会发生。当使用 CPAP 后，除了在仰卧位的一小段时间外，OSA 得到消除，但非快速眼动（non-rapid eye movement，NREM）期仍会持续出现过多的觉醒。然而，这些觉醒与密集周期性肢体运动（periodic limb movements，PLM）有关。在这位患者中，使用 CPAP 前后均未记录到 N3 期（见彩图）

每当 ORP 高于 1.0（浅睡眠，水平虚线），就会出现反复的呼吸事件。随着 OSA 治疗使不稳定呼吸变得稳定，ORP 降低到 1.0 以下（垂直虚线）。通常，当 ORP 进一步降低时，睡眠进入 N3 期。然而，值得注意的是，在这位患者所有四个呼吸周期中，当 ORP 降低到 1.0 以下时，从振荡模式转变为稳定模式均先于 N3 期睡眠出现。这表明采取措施增加睡眠深度，使其超出浅睡眠可能对这位患者有帮助。

相比之下，图 129.2B 显示即使 ORP 接近 0（最深的睡眠），仍有呼吸事件持续反复出现。这种现象表明即使采取措施增加患者的睡眠深度，对该患者也可能是无效的。此外，尽管处于深度睡眠，觉醒仍伴随这些睡眠呼吸事件发生，这表明睡眠呼吸事件结束时的觉醒刺激非常强烈。除了短暂的仰卧位睡眠期，持续气道正压通气（continuous positive airway pressure，CPAP）分夜滴定消除了 OSA。除了 REM 期睡眠（该睡眠期的 ORP 通常比 NREM 睡眠期高），CPAP 治疗时的 ORP 值非常低。

ORP 在反复发生呼吸事件时较高，尚不清楚浅睡眠是因为反复发生 OSA 导致无法进入更深度睡眠，还是由与之无关的异常睡眠深度中枢调节所致。图 129.3 显示两例在使用 CPAP 之前 ORP 非常高的重度 OSA 患者。这两例患者 CPAP 基本消除了 OSA 并显著减少了觉醒。A 图显示，OSA 的消除伴随着 ORP 降至较低水平（比较 CPAP 使用前后水平虚线），这表明 CPAP 使用之前的患者高觉醒是 OSA 导致的。恰恰相反，在 B 图中，ORP 始终保持较高水平。因此，简单的 CPAP 滴定就可以确定高觉醒性是与 OSA 相关，还是与睡眠深度异常调节相关。这里有两个潜在的应用需要经过实验验证。首先，发现患者固有的高觉醒性有助于指导治疗；其次，CPAP 后患者仍然浅睡眠，高 ORP 可能预示一旦睡眠剥夺缓解，将出现 CPAP 不耐受。

## 呼吸事件的中止和脑电活动的相互作用

目前普遍认为睡眠中觉醒是气道开放的必要条件。但新的证据表明，仅有部分呼吸恢复依赖于觉

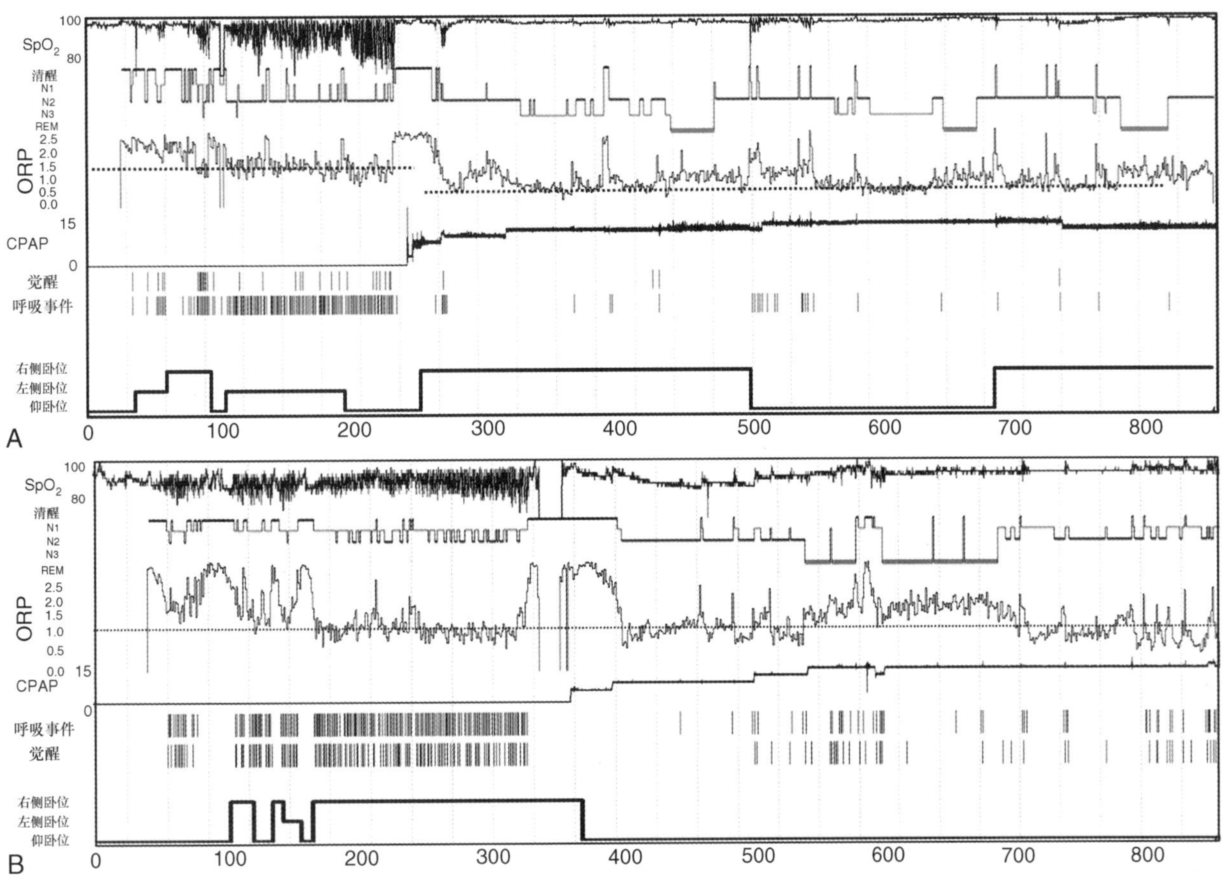


**图 129.3　A.** 持续气道正压通气（continuous positive airway pressure，CPAP）治疗时比值比乘积（odds ratio product，ORP）的反应。阻塞性睡眠呼吸暂停（obstructive sleep apnea，OSA）消除后，ORP 降低到较低水平（比较 CPAP 使用前后水平虚线），这表明 CPAP 使用之前的高觉醒性为 OSA 导致。**B.** CPAP 治疗时的 ORP 反应。曲线显示 CPAP 治疗后不同的 ORP 反应。图例与图 129.2 相同。两位患者均属重度 OSA，使用 CPAP 之前 ORP 相当高（＞ 1.0，非常浅的睡眠）。OSA 消除后 ORP 并未降低，表明 CPAP 治疗前的浅睡眠与 OSA 无关（见彩图）

醒，血气变化可以在没有皮质觉醒的情况下使气道开放[6]。尽管觉醒程度大致按照 α/β 受扰乱程度的比例放大与之关联的自主神经特征[19]，但睡眠分期和机体状态调节也非常重要。将 NREM 睡眠视为兼具稳定和不稳定特征的双模具有概念上的意义[7]。例如，当睡眠驱动力较高且 NREM 状态稳定时，在没有经典皮质觉醒情况下，气道也有可能开放，高睡眠驱动力掩盖了脑电觉醒的识别，或者干脆防止了觉醒的发生。这使得脑干和基于化学感受器或机械感受器的呼吸反射得以打开气道[6]。当 NREM 睡眠处于不稳定模式时，睡眠网络驱动状态几乎伴随了所有主要的生理和病理过程。因此，潮气量波动、脑电觉醒、心率变化、血流动力学 / 自主神经周期性波动，甚至周期性肌肉活动都是相互关联且几乎同时发生的。在这种情况下，很难确定觉醒是否是必需的，但觉醒的确会发生，与呼吸恢复具有密切的时序相关性。K 复合波常伴随着呼吸恢复，可能反映了睡眠紊乱和恢复机制之间的相互作用和影响[20-21]。增加慢波睡眠的药物，如非典型抗精神病药物，可能会掩盖觉醒的快成分，此时慢波集丛可能是呼吸相关觉醒的唯一可见标记。在 REM 睡眠期，呼吸波动作为 REM 睡眠状态的一部分而存在，独立于觉醒的发生（EMG 示肌张力增加），目前尚不清楚这些潮气量和呼吸气流的波动加剧（但并无 EMG 所示肌张力增加的情况下），是否会干扰 REM 睡眠。当不伴有肌张力缺乏的 REM 同时出现时，呼吸相关的觉醒和 REM 睡眠的评分会变得困难，甚至有时会无法完成。

OSA 患者觉醒后的睡眠深度因人而异，可以很浅，也可以很深。ORP 在觉醒后波动，觉醒后上升到醒来水平，然后随睡眠恢复和稳定而下降。ORP-9 是觉醒开始 9 s 后的 ORP 值[22]。ORP 在觉醒几秒后仍然很高就表明睡眠的“黏性”（网络连贯性）较差，这种高 ORP-9 表明高觉醒很可能为睡眠深度中枢调节异常所致。对于 ORP-9 值较高的患者（在前一个觉醒后不久就有高觉醒性），觉醒很可能在气道阻塞后不久发生，且导致咽扩张肌打开受阻，从而引发呼吸事件反复出现。相反，在觉醒（低 ORP-9）后不久即进入较深睡眠状态的患者能够更长时间地耐受气道阻塞，使咽扩张肌反射性地扩张，从而增加在无觉醒的情况下解决气道阻塞的可能性。研究发现，ORP-9 是平均睡眠深度的主要决定因素，并且在呼吸暂停低通气指数（apnea-hypopnea index，AHI）极高的患者中普遍很高。此外，即使在 5 年后重新测量，ORP-9 也有较好的可重复性，这表明它是一个固有特征（Younes M，来自尚未发表的结果）。

## 易觉醒性（低觉醒阈值）

众所周知，早期对 OSA 机制的研究表明，除非出现觉醒，否则上气道不会开放[20]。大多数睡眠呼吸暂停患者能够在没有经典的皮质觉醒的情况下开放气道[19, 21-22]，而不是一种必需的补偿机制[23]，觉醒对于许多存在反复呼吸事件和高 AHI 的患者非常重要[21-22]。与 20 世纪 70 年代接受研究的患者不同[20]，那时的患者通常呈现长时间的呼吸事件且伴有严重低氧血症，常伴有高碳酸血症，现在多数患者呼吸事件短暂，通常低氧血症较轻，没有高碳酸血症。

有很多证据表明，许多患者觉醒发生时呼吸驱动增加的程度很小且无威胁性（即易于觉醒）；如果给予足够的反应时间，咽扩张肌可以在没有觉醒的情况下开放气道，而且这种无觉醒的开放通常伴随着稳定的睡眠和呼吸：

1. 据估计，在大多数患者中，觉醒时化学感受器处的二氧化碳分压（$PaCO_2$）变化不超过 2 ～ 3 mmHg，氧饱和度（$SpO_2$）的平均变化仅 3.1%±3.5%[21]。

2. 近期一些通过上气道开放前瞬时咽腔负压评估觉醒阈值的研究得到了与上述估计一致的结论，阈值咽腔负压为－10 ～－30 $cmH_2O$，平均约为 20 $cmH_2O$[24-27]。这比正常人平静呼吸期间首次呼吸暂停时所产生的压力的 2 倍还低（范围为 8 ～ 22 $cmH_2O$）[28]。OSA 患者在 5 次呼吸内呼吸输出加倍，此时 $SpO_2$ 降低约 4%，同时呼气末 $PCO_2$ 增加约 3.0 mmHg[17]。

3. 在阻塞性事件中，平均有 17% 的气道开放不伴随觉醒发生，另有 25% 的气道开放在觉醒之前发生，而没有觉醒的呼吸事件或在觉醒前后终止的呼吸事件可在同一患者中发生，所有这些都表明在大多数患者中，没有觉醒或在觉醒之前打开气道是常见的[21]。

4. 在相同的 $P_{crit}$ 下，大多数患者在不伴觉醒情况下会出现呼吸稳定期[11]，而且长期以来观察到，如果 OSA 患者进入 N3 期睡眠，其症状会消失[28]，此时觉醒可能性低。OSA 患者的稳定睡眠与颏舌肌活动增加相关[29]，这与高觉醒阈值为上气道扩张肌在觉醒发生之前提供更多的反应时间，从而维持一个更加稳定的呼吸的理念一致。

**易于觉醒对环路增益的影响。**理论上，在血气张力轻微受损时觉醒的过早发生会降低上气道开放时的化学驱动力，从而减小环路增益和过度通气。然而，觉醒与通气刺激相关，独立于化学驱动力[30]。重要的是，过度通气与觉醒的强度相关[21]。与高强度觉醒相关的呼吸事件后通气增加与更大的觉醒刺激（更低的咽腔负压）无关，这表明觉醒强度是一个内在特征[31]。一些研究甚至表明，觉醒强度是一个高度遗传的特征[32]。因此，觉醒强度可以被视为调节觉醒通气反应的独立表型。

## 在稳定的 NREM 睡眠期评估呼吸事件的重要性：稳定呼吸期

呼吸在传统的慢波睡眠期是稳定的。在稳定的呼吸期间，颏舌肌张力增加，$CO_2$ 分压增加，如果气流阻塞严重，则出现明显的低通气和低氧血症[11]。毫无疑问的是，稳定呼吸现象仅适用于慢波睡眠，该稳定期主要出现在 N2 期，包括不出现 N3 期的睡眠期。图 129.4 ～ 129.7 展示了这些时期作为在病理学动态范围内的组成部分产生新的稳定期的影响。稳定期在成功的 PAP 滴定的反弹效应中占主导，且大部分时间常为 N2。关于这种现象的本质，可以从 NREM 睡眠双峰性的概念中获得一些线索。第一个线索来自 20 世纪 80 年代中期意大利研究人员对 CAP 和非 CAP 的描述[23]。CAP 和非 CAP 期贯穿在 NREM 睡眠中，非 CAP 出现在 N2 或 N3 期睡眠中[2]。随后又描述了 CAP/ 非 CAP 相关自主神经和呼吸的关联[24]。最后，关于心肺耦合技术的描述表明，在健康和疾病中，NREM 睡眠均具有双峰特征。高频耦合与高 δ 波功率、非 CAP EEG、稳定呼吸、严重窦性心律失常和勺型高血压相关[3]。低频耦合与不稳定呼吸（在疾病中达到可评价的睡眠呼吸暂停阈值）、心率周期性变化、CAP EEG 和非勺型高血压相关。因此，稳定的呼吸期反映了大脑自然网络化状态，并且在睡眠呼吸暂停患者中很容易被放大和识别，因为这两种状态在可视化视角下显著不同。苯二氮䓬类药物及相关药物可以增加稳定的 EEG 周期[25-26]，可能会增加稳定呼吸期。唑吡坦可以增加勺型高血压[27]，可能是通过诱导产生稳定的 NREM 期实现的。

## 环路增益：与理解评分、经典表型局限性和治疗相关概念

上气道开放后会出现稳定的呼吸还是反复呼吸事件，取决于环路增益，环路增益是一个工程术语，用于描述刺激扰动的响应幅度与引发扰动幅度之间的关

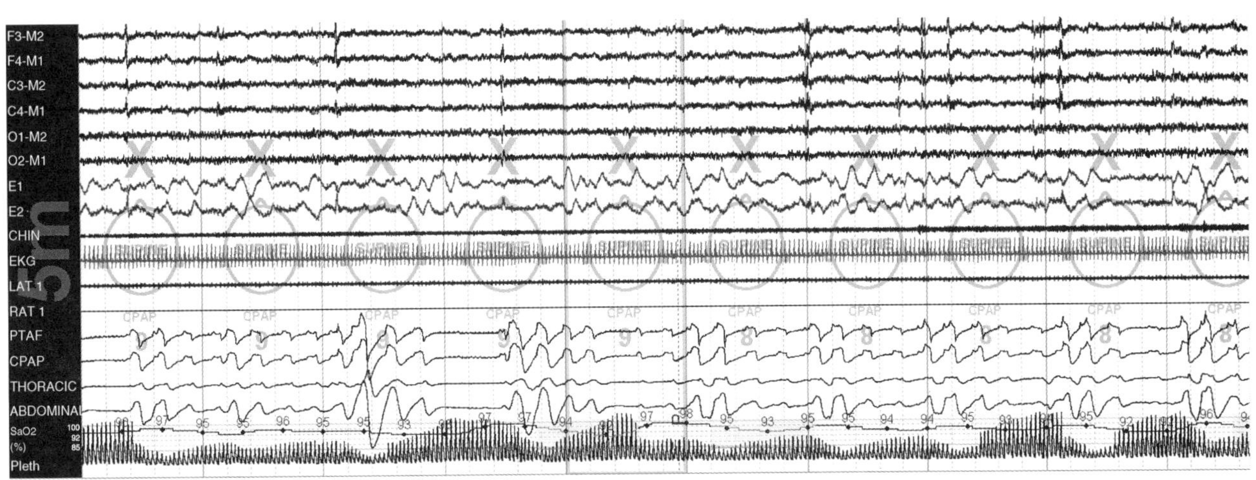


**图 129.4**　持续气道正压通气（continuous positive airway pressure，CPAP）对高环路增益睡眠呼吸暂停的影响。CPAP 打开气道，但潜在的睡眠节律持续存在。CHIN，下颌肌电；EKG，心电图；LAT，左胫前肌电位；RAT，右胫前肌电位；PTAF，压力气流传感器；THORACIC，胸廓运动；ABDOMINAL，腹部运动；Pleth，体积描记（见彩图）

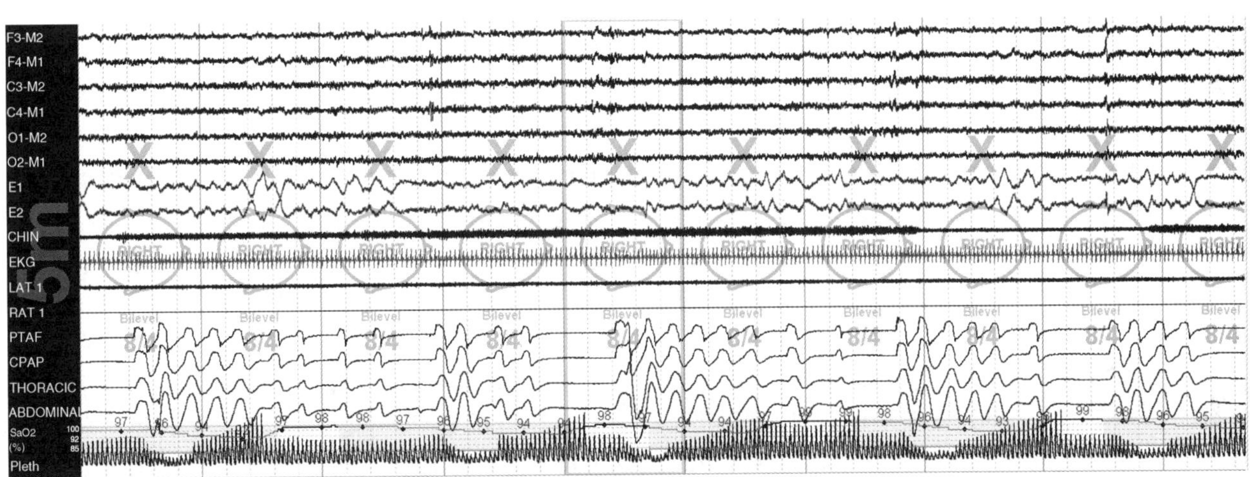


**图 129.5**　非自适应双水平气道正压通气（positive airway pressure，PAP）对高环路增益睡眠呼吸暂停的影响。与图 129.4 为同一患者。循环时间延长，可能是由低碳酸血症加重引起。滴定期间的呼吸事件通常显示最低氧饱和度下降，甚至达到低通气的阈值，可能呈现出非典型的长、短或不规则的模式。CHIN，下颌肌电；EKG，心电图；LAT，左胫前肌电位；RAT，右胫前肌电位；PTAF，压力气流传感器；THORACIC，胸廓运动；ABDOMINAL，腹部运动；Pleth，体积描记（见彩图）

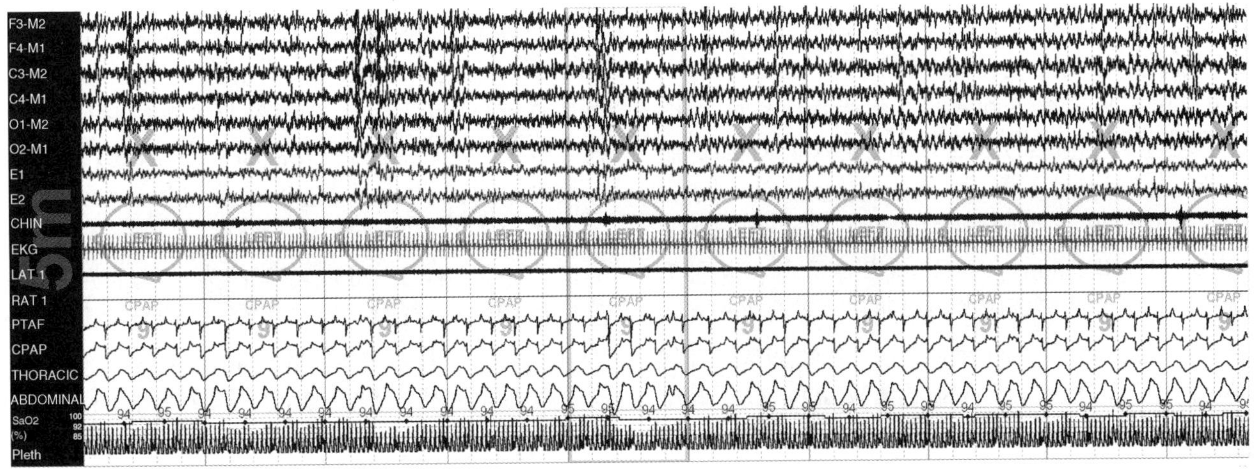


**图 129.6**　"稳定的非快速眼动"睡眠对睡眠呼吸暂停的稳定作用。与图 129.4 为同一患者。典型的睡眠期是 N3。CHIN，下颌肌电；EKG，心电图；LAT，左胫前肌电位；RAT，右胫前肌电位；PTAF，压力气流传感器；THORACIC，胸廓运动；ABDOMINAL，腹部运动；Pleth，体积描记（见彩图）

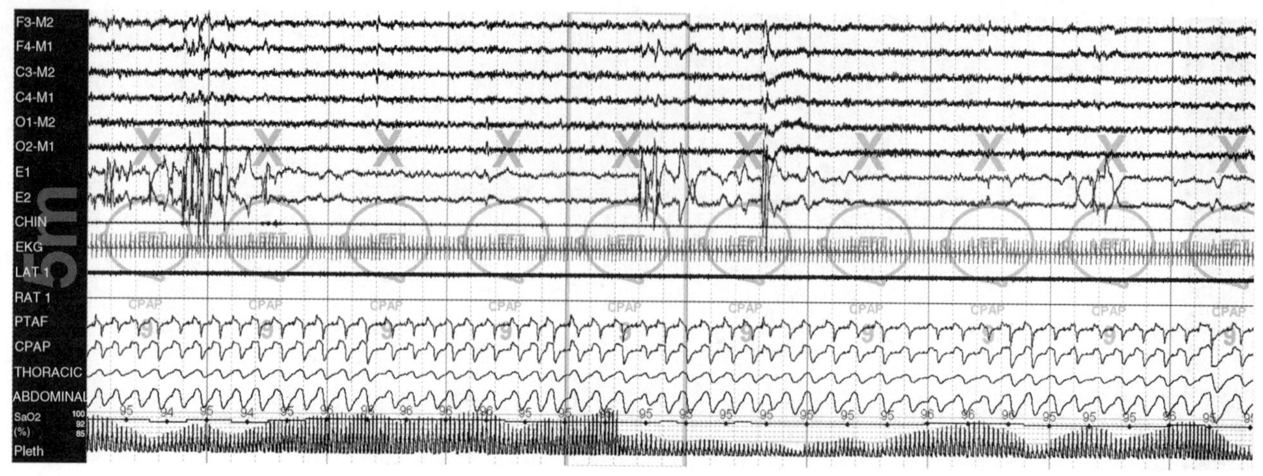


**图 129.7**　快速眼动睡眠对高环路增益睡眠呼吸暂停的稳定作用。与图 129.4 为同一患者。CHIN，下颌肌电；EKG，心电图；LAT，左胫前肌电位；RAT，右胫前肌电位；PTAF，压力气流传感器；THORACIC，胸廓运动；ABDOMINAL，腹部运动；Pleth，体积描记（见彩图）

系（▲输出 / ▲输入）。对于呼吸系统，环路代表了呼吸刺激感受器、呼吸控制中枢和执行呼吸的机械 / 化学效应器之间的连接。简单地说，环路增益大于 1.0 与反复呼吸事件发生相关，环路增益小于 1.0 与稳定的呼吸相关。在睡眠呼吸暂停患者中，高环路增益反映了机体对低通气的反应，以纠正低通气导致的血气张力变化。这种过度纠正导致低通气（来自上气道和肺部肌肉驱动力的减少）再次发生，从而使该呼吸事件反复出现。

环路增益在个体之间和疾病状态之间差异较大[28]。高环路增益存在于血气和通气波动较大的系统性疾病中（例如，充血性心力衰竭、严重睡眠呼吸暂停）。低环路增益表示一个稳定的系统，但可能对通气减少的反应不足（例如，肥胖性低通气）。然而，环路增益超过 1 并不能说明不稳定性的原因或需要纠正以消除呼吸事件反复发生。

“控制器”将化学感受器的信号转换为对“系统”（plant）的通气驱动力（特定 $PaCO_2$ 下预期通气）。这里的“系统”指的是储存 $CO_2$ 的肺部、血液和组织。“系统”根据特定通气刺激的变化产 $PaCO_2$ 而变化，其产生取决于其组成部分的物理和生化特征（例如，肺顺应性、通气-灌注匹配、血红蛋白浓度等）。对于大多数醒着的个体，正常呼气时的 $PaCO_2$ 约为 40 mmHg，而睡眠时约为 45 mmHg。“混合器”表示血液从肺毛细血管到达化学感受器所需的时间，主要取决于心输出量。系统的每个组成部分对于输入变化的敏感性代表其“增益”。“控制器”增益为▲Ve/▲$PaCO_2$，其中▲Ve 是通气的变化量，“系统”增益为▲$PaCO_2$/▲Ve，“混合器”增益决定了“系统”中的 $PaCO_2$ 和 $PaO_2$ 的变化被控制器检测到的速度[29]。整体的环路增益（Ve 干扰 /Ve 响应）是“控制器”“系统”和“混合器”增益的乘积，决定了呼吸系统的稳定性。在睡眠期间，活跃的代谢呼吸控制系统非常敏感，并旨在维持 $PaCO_2$ 的稳态，而不是氧合。呼吸暂停阈值和正常通气阈值的 $PaCO_2$ 水平对其运行至关重要。正如 Bulow 在 20 世纪 60 年代精妙展示的那样[30-32]，呼吸暂停阈值代表了呼吸暂停时的 $PaCO_2$ 水平，正常通气阈值是稳定呼吸发生时的 $PaCO_2$ 水平。在正常通气阈值以下，通气驱动力减弱，而在阈值以上则增加[33]。在睡眠期，呼吸暂停阈值通常比睡眠时正常通气时 $PaCO_2$ 水平低 2 ～ 6 mmHg，但仅比清醒时正常通气的 $PaCO_2$ 水平低 1 ～ 2 mmHg[34-35]。清醒时正常通气和睡眠时呼吸暂停的 $PaCO_2$ 的这种微小差异是呼吸系统在睡眠期不稳定的原因之一。当环路增益过高时，周期性呼吸、低碳酸血症和 NREM 睡眠期为主的呼吸暂停开始出现。当环路增益过低时，会导致通气不足。高环路增益保护了 REM 睡眠期间的呼吸，并可以解释为什么 NREM 睡眠期中混合性的周期性阻塞性呼吸在 REM 睡眠期间改善或“消失”。定量多导睡眠图分析还用于区分周期性呼吸是否与心功能相关，并能帮助预测 CPAP 对伴陈-施呼吸的中枢性睡眠呼吸暂停（CSA-CSB）治疗的有效性。简而言之，通过计算通气时长（ventilation length，VL）与呼吸暂停时长（apnea length，AL）的比值（VL/AL），可以将其作为估算环路增益的替代指标。当 VL/AL 大于 1[36] 且周期时长（cycle length，CL；CL ＝ VL＋AL）超过 45 s 时，表明可能是因心脏原因引起的中枢性睡眠呼吸暂停。环路增益（loop gain，LG）还可以通过周期性呼吸的负荷比（duty ratio，DR；DR ＝ VL/CL）计算得出，$LG = 2\pi/(2\pi DR - \sin 2\pi DR)$[38]。在一项涉及 14 名存在充血性心力衰竭和陈-施呼吸的患者的初步研究中，CPAP 治疗无效患者的环路增益显著高于有效的患者，并且环路增益数值超过 1.2 可预测 7 名患者中的 7 名（译者注：原著如此）CPAP 治疗无效[38]。高环路增益还可预测 CPAP 治疗后残余的呼吸暂停[39]。虽然从初步数据即可简单确定，且结果令人鼓舞，但这些发现仅适用于已经明确存在周期性呼吸的患者，并且需要在更大规模的前瞻性研究中进行验证。

## 呼吸事件循环周期的特征

### 呼吸事件循环周期的时长

呼吸事件循环周期的时长（图 129.8 和 129.9）反映了觉醒时间、呼吸驱动力、REM 期睡眠事件对肌肉张力短暂抑制的影响，以及睡眠时大脑内在网络特性。觉醒的时间取决于呼吸对脑干觉醒中枢的刺激，这可能来自内部（呼吸努力）、上气道的神经元传入，或内脏感觉神经元（包括颈动脉体对氧气和颈动脉体和脑干腹侧面对二氧化碳的化学感知）传入。延髓孤束核是这些感觉神经元的主要汇聚点[40]，而臂旁外侧核复合体可能在高二氧化碳刺激觉醒中具有特定的作用[41]。

呼吸驱动力可能是被动（对上气道阻塞的反应）或主动的，即当呼吸化学反射弧过度活跃时，如在充

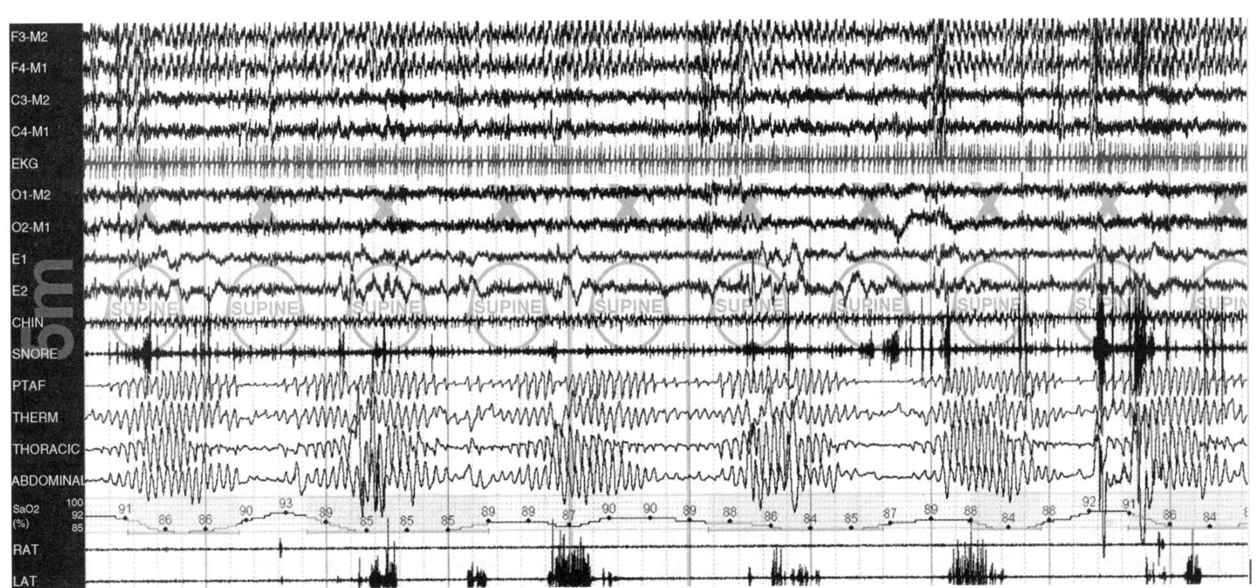


图 129.8　长循环的周期性呼吸。5 min 的多导睡眠图示例。充血性心力衰竭患者，周期性呼吸时长接近 50 s。CHIN，下颌肌电；LAT，左胫前肌电位；RAT，右胫前肌电位；EKG，心电图；SNORE，鼾声；PTAF，压力气流传感器；THERM，热敏电阻；THORACIC，胸廓运动；ABDOMINAL，腹部运动；$SaO_2$，血氧饱和度（见彩图）

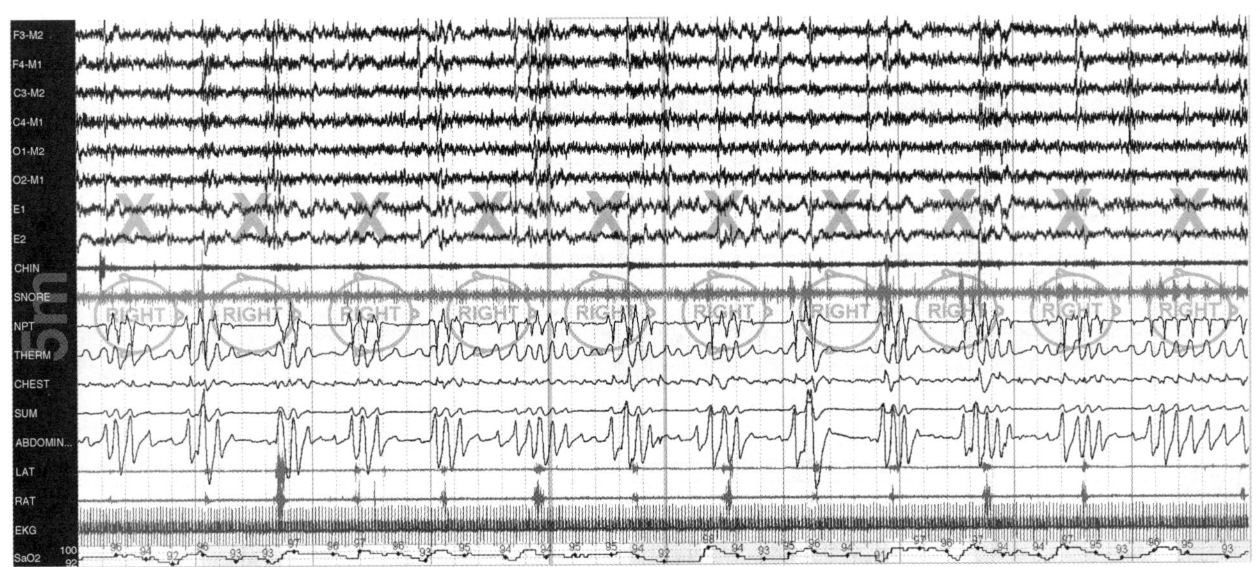


图 129.9　短循环的周期性呼吸。5 min 的多导睡眠图示例。周期性呼吸时长约为 30 s。CHIN，下颌肌电；LAT，左胫前肌电位；RAT，右胫前肌电位；EKG，心电图；SNORE，鼾声；THERM，热敏电阻；CHEST，胸部运动；ABDOMINAL，腹部运动；$SaO_2$，血氧饱和度；NPT，夜间阴茎勃起（见彩图）

血性心力衰竭时[24]、在高海拔时[42]和暴露于缺氧后（感觉性长程易化）[43]。REM 睡眠的短暂影响可能导致阻塞性、类中枢性或伪周期性模式，后者是发生相似的周期性间隔的眼动。特别是缺少 EEG 的居家睡眠监测时，后者的现象可能被错误地描述为周期性呼吸。

呼吸事件循环周期的时长是可调节的。最好的例子是处于高海拔（呼吸周期短，通常不超过 30 s，经常为 15 ～ 20 s）和充血性心力衰竭（呼吸周期长，最典型的是 60 s 或更长）的呼吸事件周期（图 129.8 和图 129.9）。自适应通气可以将短呼吸周期转换为长呼吸周期；虽然作者从未见过可以将长呼吸周期转换为短呼吸周期的治疗，但如果心功能改善，这种转换是可能的。氧疗或使用非面罩通气以延长觉醒时间来减少低碳酸血症[44]也可以导致呼吸周期延长。其他节律性的重复觉醒刺激，如实验性听觉觉醒，也可能会使“CAP”同步，但对于可以同步入睡状态的频率存在生物学限制。频繁的觉醒刺激会使人醒来，频率低的觉醒刺激可能只会使人短暂唤醒，而无法与觉醒刺激的呼吸周期同步。

### 超短的呼吸事件

典型的呼吸事件持续时间为 30 ～ 40 s。心功能正常的情况下，呼吸化学反射驱动力强，呼吸周期时间会缩短，甚至可以短至 20 s。这种模式与高海拔环境下所见的情况非常类似。前往高海拔地区的旅行者通常会出现休息不好、频繁短暂觉醒和睡眠不佳的情况[45]，部分可以归因于周期性呼吸。与心力衰竭患者相比，其呼吸周期时长为 15 ～ 25 s，其特征是连续 2 ～ 5 个大潮气量呼吸，之后是持续 5 ～ 15 s 的呼吸暂停期。觉醒显著增加，慢波睡眠减少，这可能与缺氧导致的 $PaCO_2$ 储备减少和“控制器”增益增加有关[46]。男性患者该表现较多[47]。在特发性中枢性睡眠呼吸暂停患者中，与高海拔情况类似，中枢性呼吸暂停的呼吸周期较短（20 ～ 40 s）[48-49]，并不像经典的中枢性睡眠呼吸暂停患者那样逐渐平稳。尽管 10 s 是评价呼吸事件的最小持续时间，但对于具有生物学后果的较短呼吸事件也应合理标记。

### 超长的呼吸事件

有两种类型的长呼吸事件。其中一种是出现持续性和逐渐加重的气流受限模式，最终由觉醒终止，这种模式通常被称为上气道阻力综合征[50-52]。虽然这种情况已被纳入 OSA 的范畴，但其模式是独特的。第二种模式出现在充血性心力衰竭的患者中：长周期（＞ 60 s）的周期性呼吸 / 陈-施呼吸[53-55]。当呼吸事件持续时间较长时，需要考虑到的一个因素是，呼吸暂停低通气指数 / 呼吸扰动指数（AHI/RDI）可能低估疾病的严重程度，因为呼吸事件数量相对少但持续时间更长[56]。

### 呼吸事件循环周期的节律

外部对睡眠呼吸的驱动可以通过神经刺激器实现（例如，用于癫痫的迷走神经刺激器；图 129.10）。这些脉冲刺激具有节律性的时间间隔，可以精准反复引起呼吸抑制。

## 阻塞性呼吸吸气相的延长

正常情况下，吸气相的持续时间通常不到呼吸周期的一半（负载循环＜ 0.5）[57]。在轻到中度的阻塞性事件中和持续气流受限时，吸气相通常会延长[42-43]。不同患者在气道阻塞时可能会有不同程度的吸气相延长[42, 44]，有证据表明，气道阻塞时负载循环能力增加可能是由遗传决定的[44]。

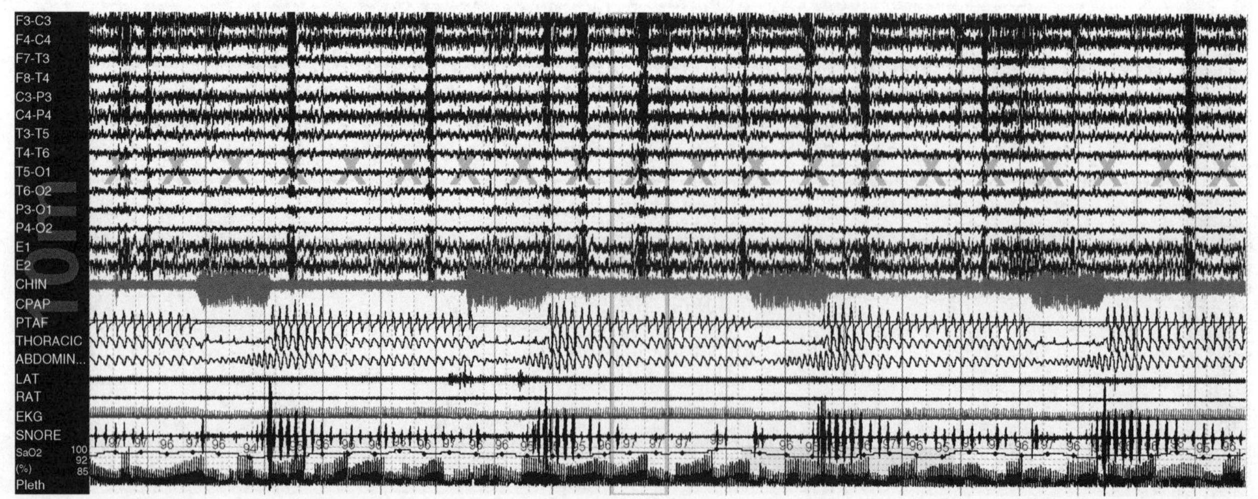


**图 129.10** 外部驱动引起的伪周期性呼吸。10 min 的多导睡眠图示例。患者接受迷走神经刺激器治疗难治性癫痫。下颌肌张力的突然增加是刺激产生的伪影响。刺激时呼吸会被抑制。CHIN，下颌肌电；PTAF，压力气流传感器；THORACIC，胸廓运动；ABDOMINAL，腹部运动；LAT，左胫前肌电位；RAT，右胫前肌电位；EKG，心电图；SNORE，鼾声；Pleth，体积描记（见彩图）

可听到的鼾声或可记录的上气道振动常引起注意。气流受限模式（呼吸气流受限的形态）可能具有个体特征（在同一患者中类似）。在此时期对呼吸周期相关EEG变化进行分析显示其对皮质电活动有影响[12]。

## 气流形态和上气道阻塞部位

同时行上气道视频记录和PSG监测显示，特定的气流受限形态与上气道塌陷机制或特定部位相关。尽管这些模式在整晚可能是动态的，或者在同一患者中可能随体位改变而变化，但主要只有一种气流形态提示阻塞存在主要部位。这些气流形态包括平坦或平台形（舌根部）、负压依赖性增加（从吸气开始到结束期间气流受限逐渐加重）、突然陡峭下降（会厌塌陷）和吸气末端的“夹持”（软腭脱垂）。气流形态分析可以预测口腔矫治器治疗的效果[58]，而会厌塌陷的模式似乎预示着CPAP的疗效较差[59]。

## NREM 或 REM 占主导及其与环路增益的关联

在实际情况中，周期性呼吸和低碳酸血症引起的中枢呼吸暂停不会发生在REM睡眠期（例外情况是充血性心力衰竭患者在清醒状态下表现的周期性呼吸）。NREM占主导的情况见于特发性CSA[6]、与心力衰竭或卒中相关的周期性呼吸[61]、阿片类药物引起的睡眠呼吸暂停[62]以及高海拔周期性呼吸[63]。无论使用何种确切的定义，NREM占主导也是复杂性呼吸暂停/治疗诱发的CSA的特征[64]。

确定NREM是否占主导的最简单方法是比较NREM与REM的AHI/RDI。然而，为了有用，这样的比较应该在相同的体位下进行，并且考虑睡眠的阶段和状态。在器质性阻塞的患者中，确定睡眠呼吸暂停的睡眠状态哪个占主导可能会很困难，因为两种模式可以共存：NREM睡眠期的周期性（非阻塞性）呼吸和REM睡眠期间的阻塞事件。使用PAP通常可以厘清情况，消除REM睡眠相关的疾病，而NREM睡眠相关的疾病则不会被消除。关于是REM还是NREM占主导的血氧饱和度特征的描述在“光电体积描记术和血氧饱和度”部分可以找到。

海平面（通常情况下）和高海拔地区（总是）以及正压通气诱发或加重的呼吸不稳定患者，呼吸事件的周期缩短，通常不超过30 s。根据传统的评分指南，在评分手册中气流受限排除了“中枢性低通气”这一概念，然而以下数据已经明确证明这种观点是错误的：①在高海拔地区，纯化学反射形式的睡眠呼吸暂停经常出现气流受限；②心力衰竭患者除了典型的陈-施呼吸外，还可能出现气流受限；③在多导睡眠图中，气道可以在中枢性呼吸暂停期间闭合；④中枢性低通气显示气流受限。在临床实践中，鼾声可以与陈-施呼吸相关，但通常出现在觉醒时，而在单纯阻塞事件中，鼾声在呼吸事件发生期间出现，并在觉醒期间暂时消失。

一系列的特征，包括低碳酸血症、增强的化学反射介导的中枢性呼吸暂停在NREM期，尤其是在非慢波睡眠阶段是主要的有节律的自似性事件[14，61，68-72]。通过数学方法可以对自似性进行定量，并且可以预测滴定时出现的急性中枢性呼吸暂停[73]。使用心肺耦合分析来估计自似性的方法在第202章中有描述。与低碳酸血症CSA不同的是，在OSA及许多高碳酸血症CSA患者中，该类疾病症状在REM期明显加重，特别是当膈肌运动神经元受累时[29，69]。值得注意的是，先天性中枢性肺泡低通气（congenital central hypoventilation syndrome，CCHS）和阿片类药物诱导的中枢性睡眠呼吸暂停，这类疾病在NREM期病情加重。

高环路增益更易于出现复杂呼吸暂停[治疗后出现的CSA（treatment-emergent CSA，TE-CSA），在《国际睡眠障碍分类》（第3版）中称为复杂呼吸暂停][74]。TE-CSA仅仅是在高环路增益呼吸暂停患者中单纯气道开放而产生的结果。如果颈动脉体对缺氧敏感，那么可以预期TE-CSA会随时间改善，但如果缺氧轻微且高环路增益存在，则气道阻塞可能长期持续存在。关键特征是NREM占主导的中枢性呼吸暂停或伴有阻塞的周期性呼吸，在REM期自发缓解。表129.1总结了阻塞性和化学反射驱动的呼吸事件的一些可区别的特征。

## 共济失调呼吸困难

当NREM睡眠期的呼吸速率、容量和节律存在持续变化（几乎类似于REM睡眠中的呼吸）（通常夹杂着不同时期的阻塞性或中枢性呼吸暂停），可以使用“共济失调呼吸困难”这个术语。这些呼吸事件可能非常短暂，异常呼吸不可预测，因此现有的规则标准可能过高或过低地评估呼吸事件。使用阿片类药物是最常见的原因[75-76]，但任何脑干神经功能的异常，如多发性硬化、脑干卒中、颅颈交界畸形和帕金森病，也可能表现出这些特征。阿片类药物相关的共济失调呼吸困难（图129.11）通常伴有轻度高碳酸血症，总体上，共济失调呼吸困难对通气增加（例如，应用CPAP）引起的$CO_2$浓度下降敏感。

## 自适应通气治疗期间的呼吸模式

自适应伺服通气（adaptive servo-ventilation，ASV）提供呼气支持、吸气压力支持并根据数分钟内的通气或气流流量进行备份支持响应[77-78]。评估自适应通气治疗的反应性存在一定的挑战[79]。目前的自适应呼吸

**表 129.1 识别睡眠呼吸感受器反射调控的标志**

| 多导睡眠图特征 | 相对单纯的 OSA | 化学感受器反射调控的 SA |
|---|---|---|
| 周期性呼吸，陈-施呼吸 | 少见 | 典型（常为短周期，在无 CHF 时＜ 30 s） |
| 呼吸事件时长 | 变化大（每个呼吸事件常有不同持续时间） | 自似性 / 有节律 |
| 睡眠时的严重程度 | REM 期较严重 | REM 期较轻 |
| 呼吸努力的信号形态 | 在阻塞性呼吸中维持较好 | 在呼吸恢复期完全 / 部分丢失 |
| 气流-呼吸努力的关系 | 不一致：呼吸气流减少与呼吸努力减小变化常不成比例 | 一致：呼吸气流减少与呼吸努力减少常在程度上伴随 |
| 觉醒时长 | 呼吸事件终止的早期阶段 | 呼吸事件的顶峰，常在呼吸恢复中发生 |
| 血氧饱和度下降 | 不规则，逐步下降，"V" 形变化 | 光滑，对称，缓慢逐步下降罕见 |
| 对持续气道正压通气的反应 | 气流、睡眠、血氧饱和度和通气的正常化 | 中枢性呼吸暂停或周期性呼吸持续存在或出现 |

该模式与 Randerath 等（Sleep. 2013；36：363-368）提出的模式以及 Dupuy-McCauley 等在与美国睡眠医学学会（American Academy of Sleep Medicine，AASM）标准（J Clin Sleep Med. 2021；17[6]：1157-1165）相关的研究中评估模式的关键区别在于，呼吸气流限制不作为绝对区分点，因为这种呼气气流的特征可能在中枢性低通气中出现。
CHF，充血性心力衰竭；OSA，阻塞性睡眠呼吸暂停；REM，快速眼动；SA，睡眠呼吸暂停。

机使用潮气量来估计残余疾病症状（通常需要 50% 的降低才能标记为呼吸事件）。该信号是患者和设备的组合，因此，从 10% 到 90% 的贡献比例看起来与 90% 到 10% 的贡献比例相同，但可能代表不同的血液动力学和觉醒状态。只有当这种补偿失败时，潮气量信号才会达到"呼吸事件检测"的阈值。因此，可能存在严重的持续性周期性呼吸，可通过压力波形（"压力循环"）反映，而 AHI 检测算法得出的值可能最小，甚至为零。类似于听觉噪声抵消，设备在抵消潮气量变化，但是高环路增益的周期性呼吸这种驱动"噪声"仍持续不断。此外，自适应通气可能导致严重的患者-通气不同步[80]，这一点仍然不明。在 SERVE-HF 试验中，将设备监测到的每小时 $AHI_{TIDAL}$ 低于 10 次作为成功的标准，这可能忽视了大量持续存在但未被识别的周期性呼吸，除了已经提到的基本评分问题。图 129.12 显示了过度的"压力循环"，这是自适应呼吸机对持续周期性呼吸的响应。当压力循环持续存在时，即使呼吸"改善"，睡眠片段化仍可能非常严重。加速或减缓固有呼吸频率、低碳酸血症、呼吸累积（在自主呼吸上的呼吸机快速辅助呼吸）以及类似阿片类药物效应的呼气持续时间的变化都是患者-呼吸机通气不同步的特征。当呼吸机实现稳定呼吸时，最小和最大压力支持区之间的呼吸周期最小。这些模式可以在实验室多导睡眠监测或使用的设备原始数据分析中观察到。

## 居家睡眠监测：心肺记录或基于自主神经激活的方法

居家睡眠监测时，呼吸信号幅度减小、氧饱和度

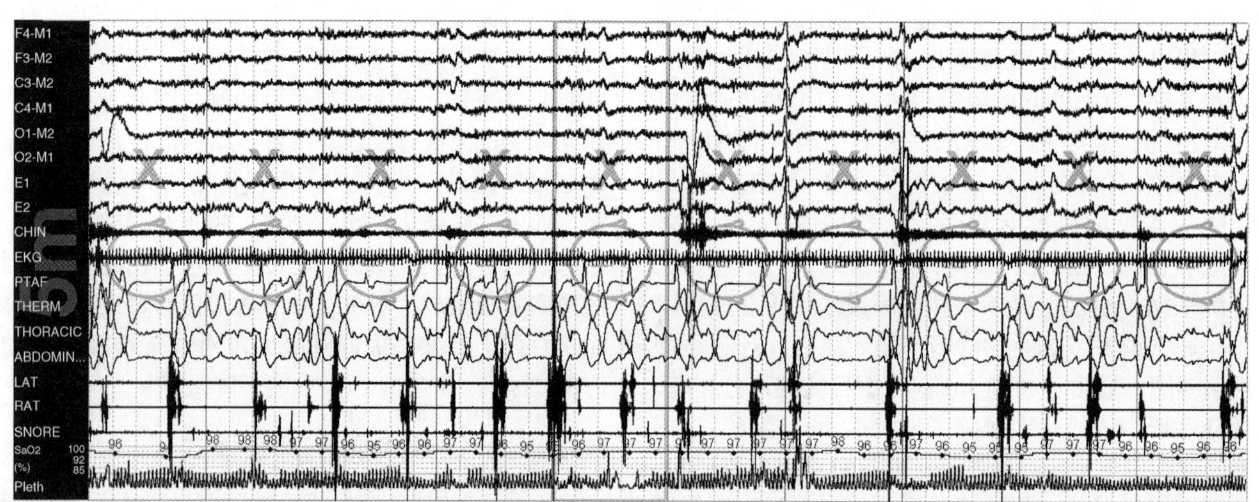


图 129.11 麻醉药物使用引起的呼吸紊乱。5 min 多导睡眠图快照。请注意：(1) 相对较轻的血氧饱和度下降；(2) 短暂但时长不一的中枢性呼吸暂停；(3) 觉醒和周期性肌肉活动。CHIN，下颌肌电；EKG，心电图；PTAF，压力气流传感器；THERM，热敏电阻；THORACIC，胸廓运动；ABDOMINAL，腹部运动；LAT，左胫前肌电位；RAT，右胫前肌电位；SNORE，鼾声；$SaO_2$，血氧饱和度；Pleth，体积描记（见彩图）

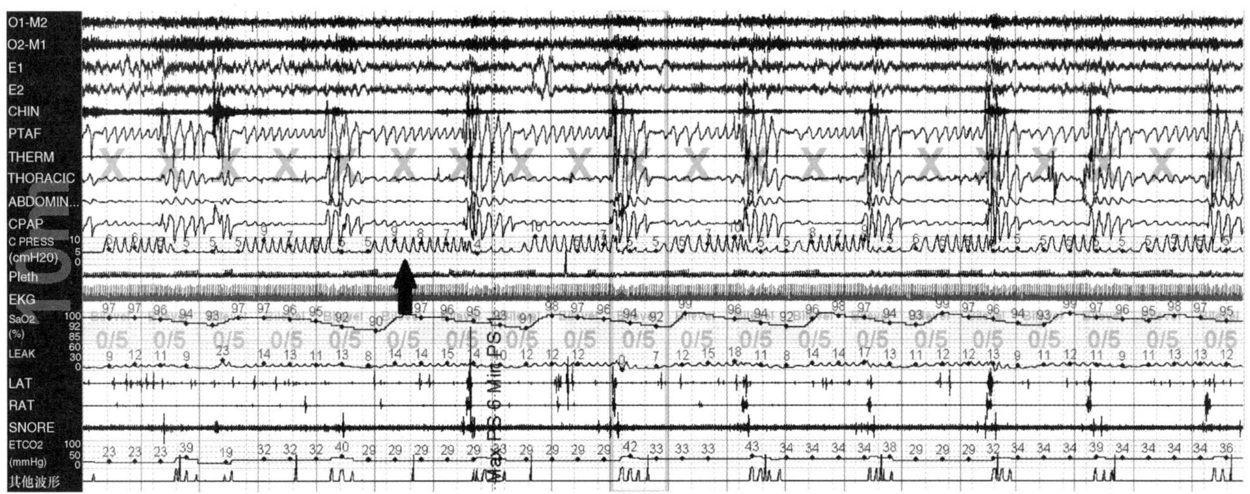


图 129.12 自适应通气压力循环。5 min 快照。箭头指向适应通气失败的典型压力循环（C-PRESS 曲线）。CHIN，下颌肌电；PTAF，压力气流传感器；THERM，热敏电阻；THORACIC，胸廓运动；ABDOMINAL，腹部运动；Pleth，体积描记；EKG，心电图；LEAT，漏气；LAT，左胫前肌电位；RAT，右胫前肌电位；SNORE，鼾声（见彩图）

下降、呼吸事件周期时间、周期性呼吸以及稳定呼吸期均可以轻松识别，从而形成与传统 PSG 非常接近的指标。心率加快和体积描记术记录的指氧幅度下降以及之前气流受限的呼吸突然恢复可以作为事件标记（与觉醒等效）。

居家睡眠监测尽管没有 EEG 数据，但通过分析血氧饱和度和自似性呼吸事件，可以识别出 REM 睡眠和 NREM 睡眠期为主的呼吸暂停。“V”形血氧饱和度下降与持续时间不定的呼吸事件显示以 REM 睡眠期为主，而类条带状的血氧饱和度下降与自似性呼吸事件事件显示以 NREM 睡眠期为主 / 高环路增益的呼吸暂停。尚未恢复到基线的血氧饱和度“下降”提示但并不能证明低通气，因为包括通气-灌注失衡在内的各种形式的心肺功能减退可能导致严重的低氧血症。这些模式在图 129.13 ～ 129.16 中显示。

## 居家 PAP 波形数据中的高环路增益表型和假定的内型

现代 PAP 设备监测并存储气流和压力数据，但仅展示残余呼吸事件和依从性指数的自动化图表[81]。这允许患者跟踪并推测疗效和依从性[82]。然而，供应商的算法各不相同，并没有针对获取、监测或记录评分数据的具体指南或标准[82]。高分辨率的气流

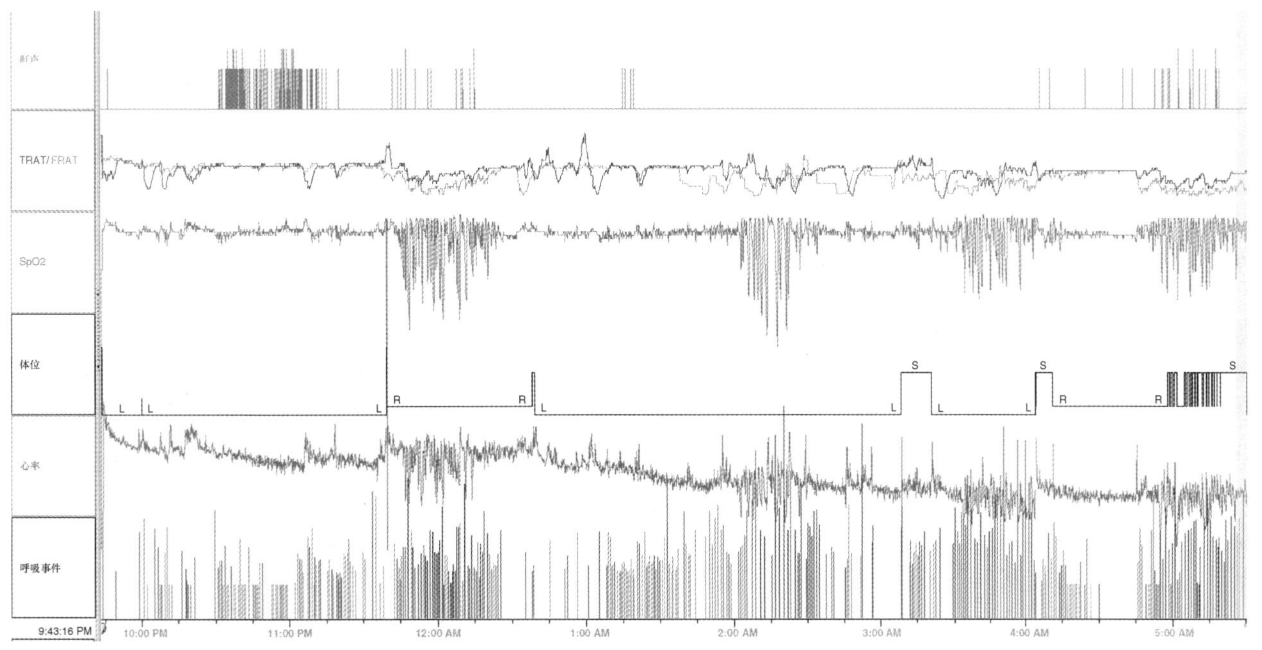


图 129.13 阻塞性睡眠呼吸暂停。呈“V”形的氧饱和度下降（进一步在“血氧饱和度和 REM 期呼吸暂停”一节中讨论）几乎可以诊断为以 REM 为主的阻塞性睡眠呼吸暂停。TRAT，胸部气流；FRAT，呼吸区域相关气流（见彩图）

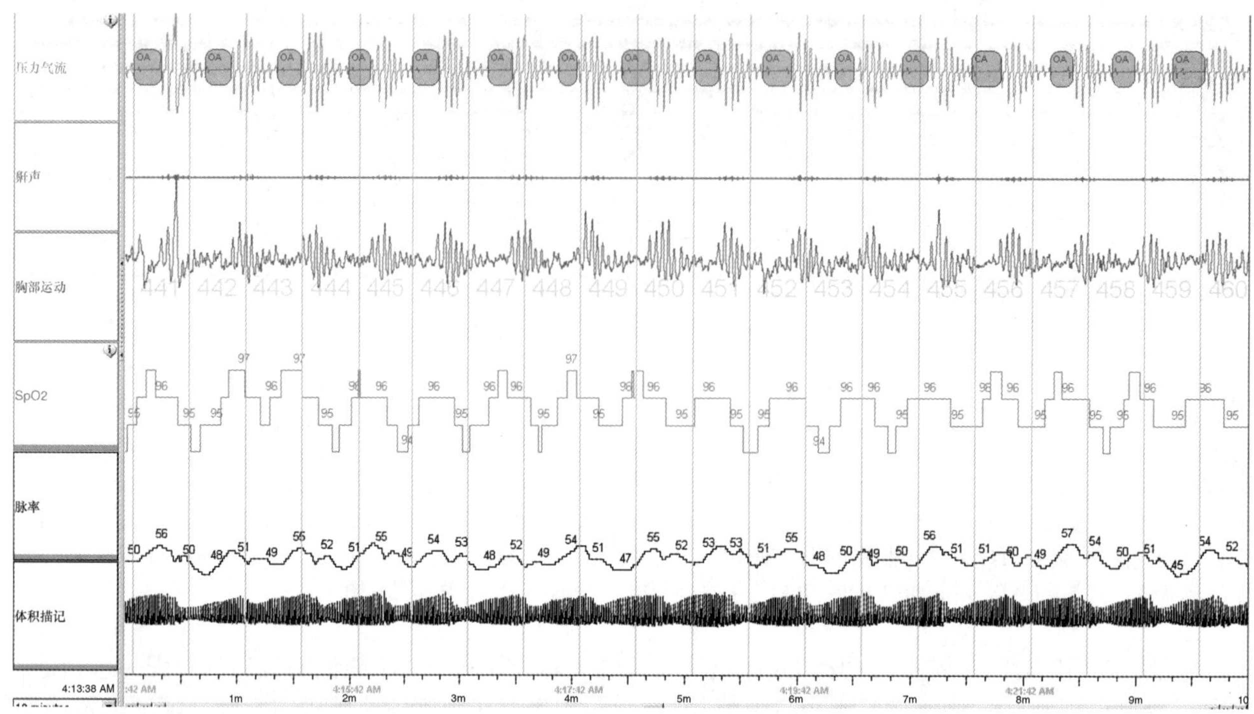


**图 129.14**　居家睡眠监测中的高环路增益。请注意几乎所有测量信号（气流、呼吸努力、脉搏、血氧饱和度和体积描记信号振幅）的自似性（见彩图）

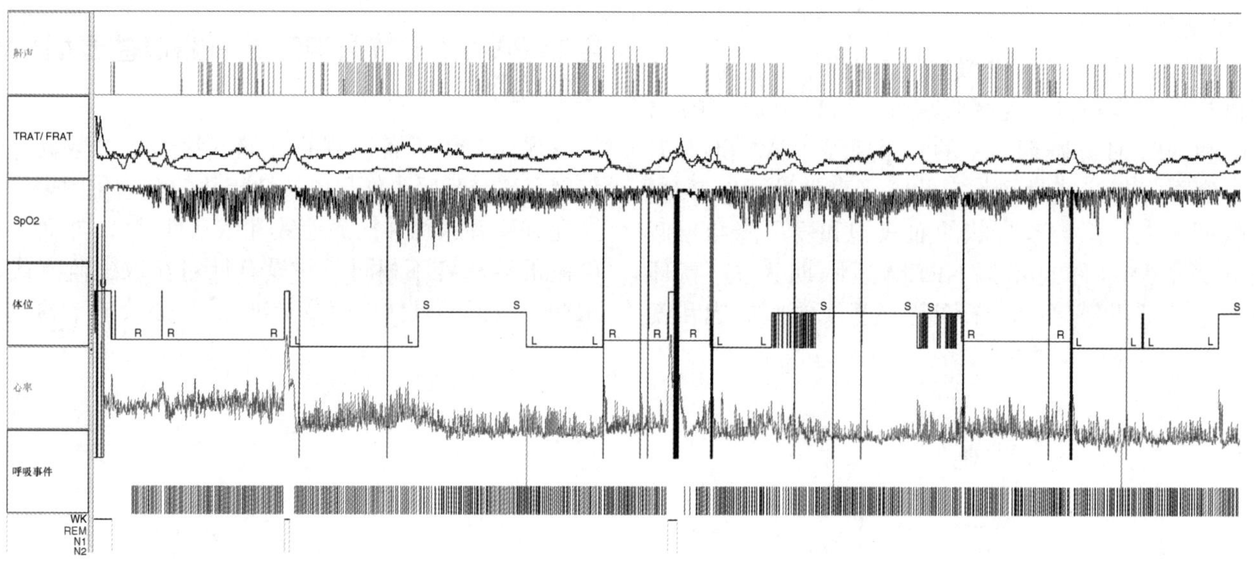


**图 129.15**　混合阻塞性和高环路增益的生理过程。请注意分为阻塞性（红色）和中枢性（蓝色）呼吸暂停的血氧饱和度带状降低的时间段。TRAT，胸部气流；FRAT，呼吸区域相关气流（见彩图）

数据也可以直接进行审定，以便对呼吸事件进行直观的 / 手动评估。几项研究调查了设备检测到的呼吸事件与基于气流测量设备报告的 AHI（$AHI_{FLOW}$）和 PSG 结果之间的关系[81, 83-88]。大多数研究结果显示良好的相关性[84-87]，而其中一项研究显示气流设备高估了呼吸事件的次数[83]。一个研究中的逐事件分析显示了设备自动监测具有较高的特异性，但敏感性中等（对于 AHI > 10/ 小时的临界值，敏感性为 0.58，特异性为 0.94），对于呼吸暂停的检测具有良好的一致性，但对于检测低通气敏感性较低[81, 85, 88]。因此，有担心从机器下载的数据可能会高估疗效。一项报道认为设备监测数据准确性高[89]，但我们认为该研究的应用有限，因为除了使用机器自动监测的事件总和外，将 PSG 中的低通气（确定 PSG 中的低通气被记录为伴有 4% 血氧饱和度下降）与治疗设备对比是没有意义的，因为即使是治疗效果一般的 CPAP 也可以很容易改善血氧饱和度，同时，该研究明确排除了难以进行或不能顺利进行 CPAP 滴定（无法正常滴定）的患者[89]，而这些患者恰恰是最迫切需要可靠设备的主要人群。在一个不仅限于简单病

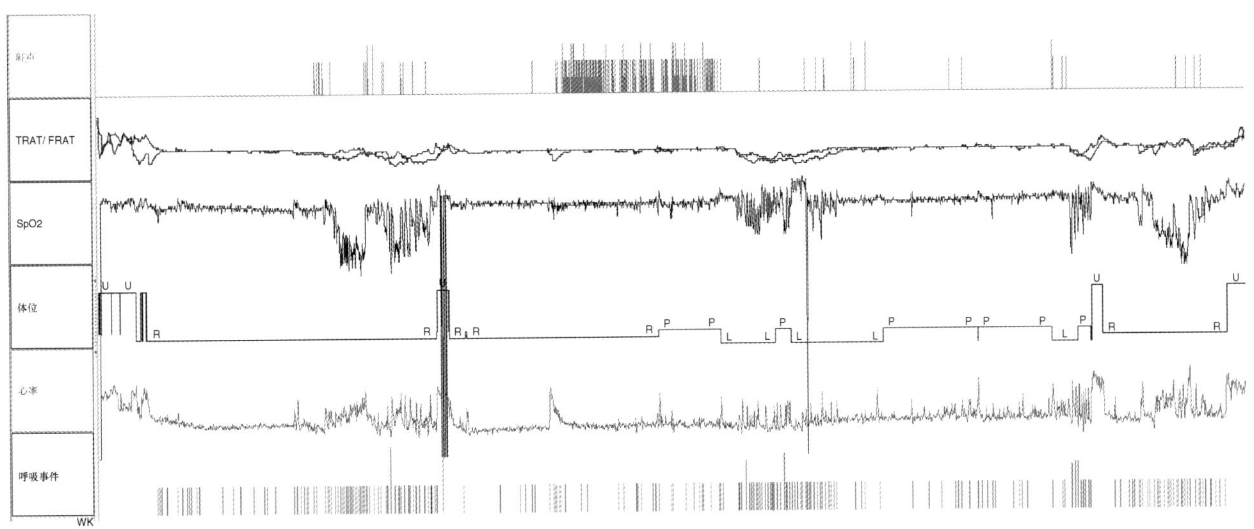


**图 129.16**　居家睡眠监测中可能的低通气。请注意血氧饱和度的基线值较低以及在 REM 睡眠期间未能恢复到基线水平。TRAT，胸部气流；FRAT，呼吸区域相关气流。TRAT，胸部气流；FRAT，呼吸区域相关气流（见彩图）

例的教学医院队列研究中，通过对波形数据自动及手动评分，进行手动 / 直观的评估气流模式，残余的 $AHI_{FLOW}$ > 5/ 小时、10/ 小时和 15/ 小时分别见于 32.3%、9.7% 和 1.8% 的患者，而基于设备自动化评分值分别为 60.8%、23% 和 7.8%[90]。这表明尽管设备数值令人放心，但仍有相当一部分患者未能得到充分治疗。

## 使用正压通气治疗数据的方法

正压通气治疗设备提供的基于气流和气流衍生的数据可直接使用[82]。从 CPAP 机器中直接获得的可视化数据可以轻松识别稳定和不稳定呼吸（示例见图 129.17）。周期性呼吸很容易识别，显著的阻塞性事件也很容易辨别。通过强迫振荡，设备可以通过确定

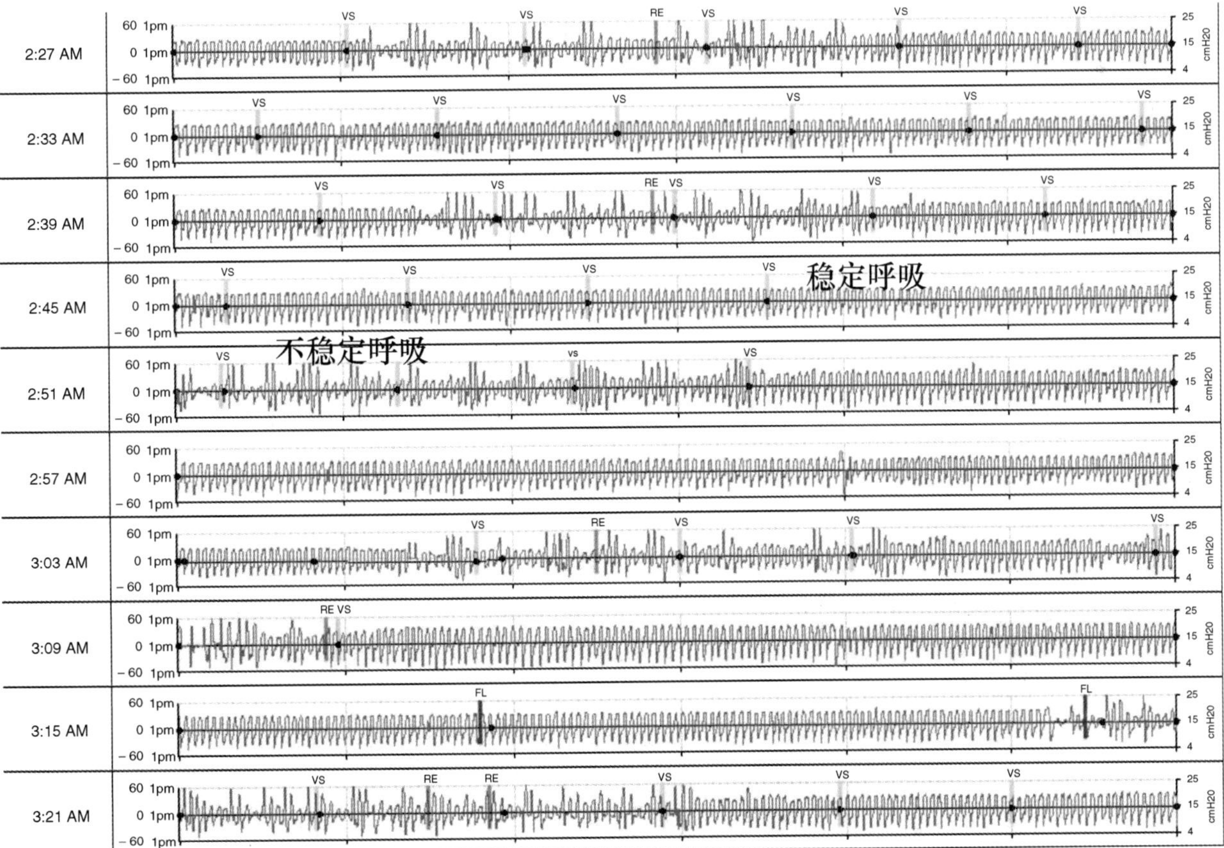


**图 129.17**　居家正压通气治疗稳定与不稳定呼吸波形。每条水平线代表持续气道正压通气（continuous positive airway pressure，CPAP）治疗下的 6 min。快照上标明了稳定和不稳定呼吸的时期。稳定呼吸被认为是持续时间较长的潮气量变异最小的时期。气流限制存在与否均有可能（见彩图）

气道开放和闭合下的呼吸暂停来帮助区分阻塞性和中枢性睡眠呼吸暂停。SomnoNIV 组提出了适用于依赖呼吸机患者多导呼吸图中评估呼吸的标准[91-92]。漏气效应在容量和自适应通气中比标准的持续正压通气或双水平通气更为关键。异常触发、患者-呼吸机不同步、过度通气、中枢性睡眠呼吸暂停的诱发以及肌肉活动的非典型模式（辅助呼吸肌）是这一人群面临的挑战之一。同一患者在不同夜晚以下指标可能是稳定的，包括呼吸频率、呼吸间隔、吸气和呼气时间、负载循环以及备用频率模式下机器触发或患者触发呼吸的百分比。图 129.18 ～ 129.23 展示了居家正压通气期间异常波形数据的示例。

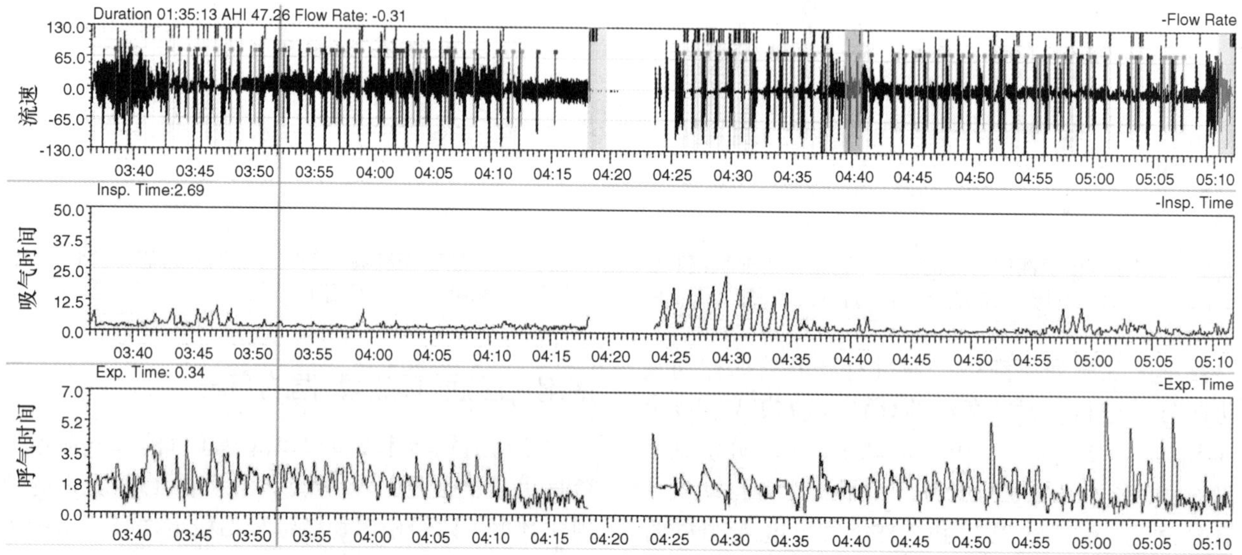


**图 129.18**　CPAP 时周期性呼吸，居家治疗数据。大约 145 min 数据。从上到下依次是气流、吸气时间和呼气时间。注意到反复的气流波动，其时间间隔具有自似性，以及整个呼吸周期内呼气时间存在明显变异（见彩图）

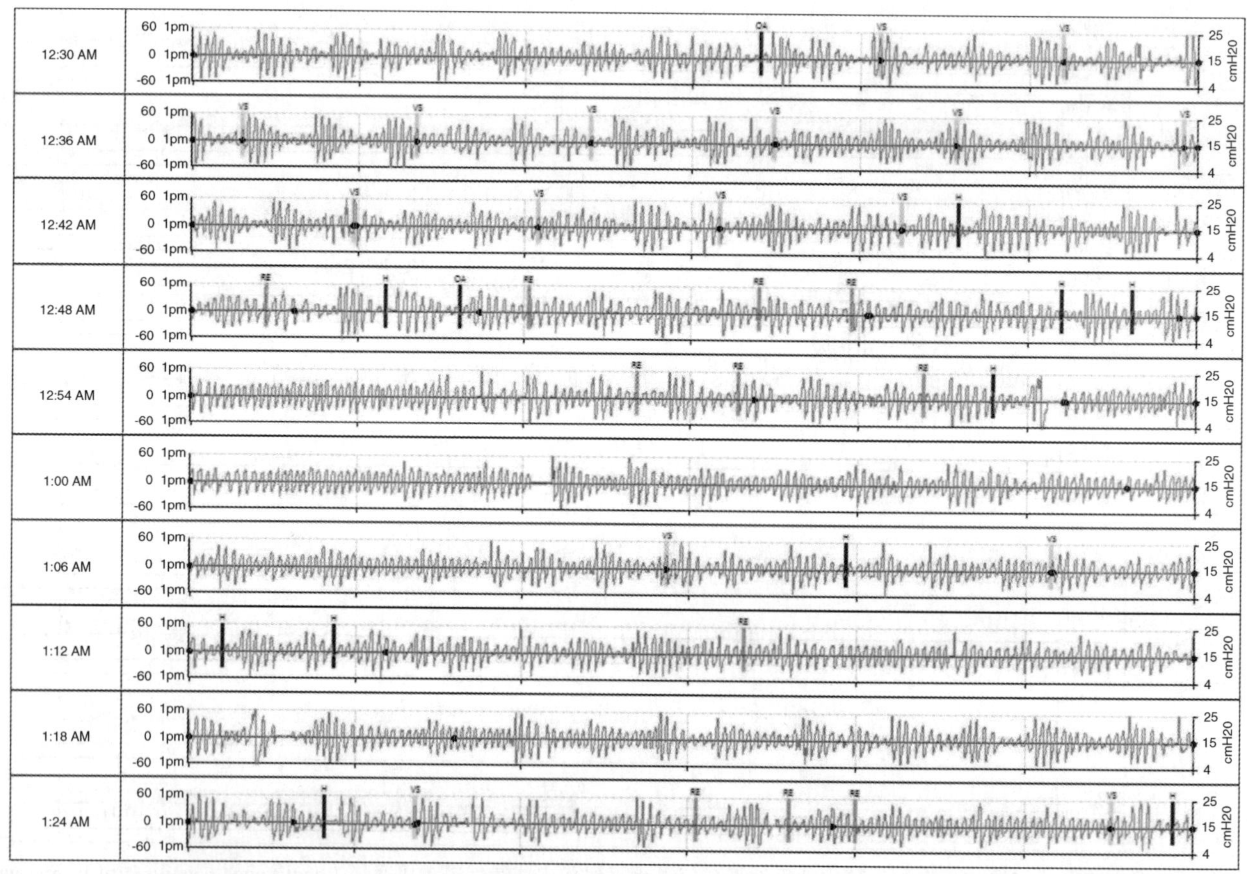


**图 129.19**　CPAP 时残留的短周期的周期性呼吸。残留的嗜睡和疲劳。EncoreAnywhere（Philips-Respironics）数据，每条水平线表示 6 min。请注意，算法几乎无法检测到持续的短周期呼吸事件，箭头标识了两个例子（见彩图）

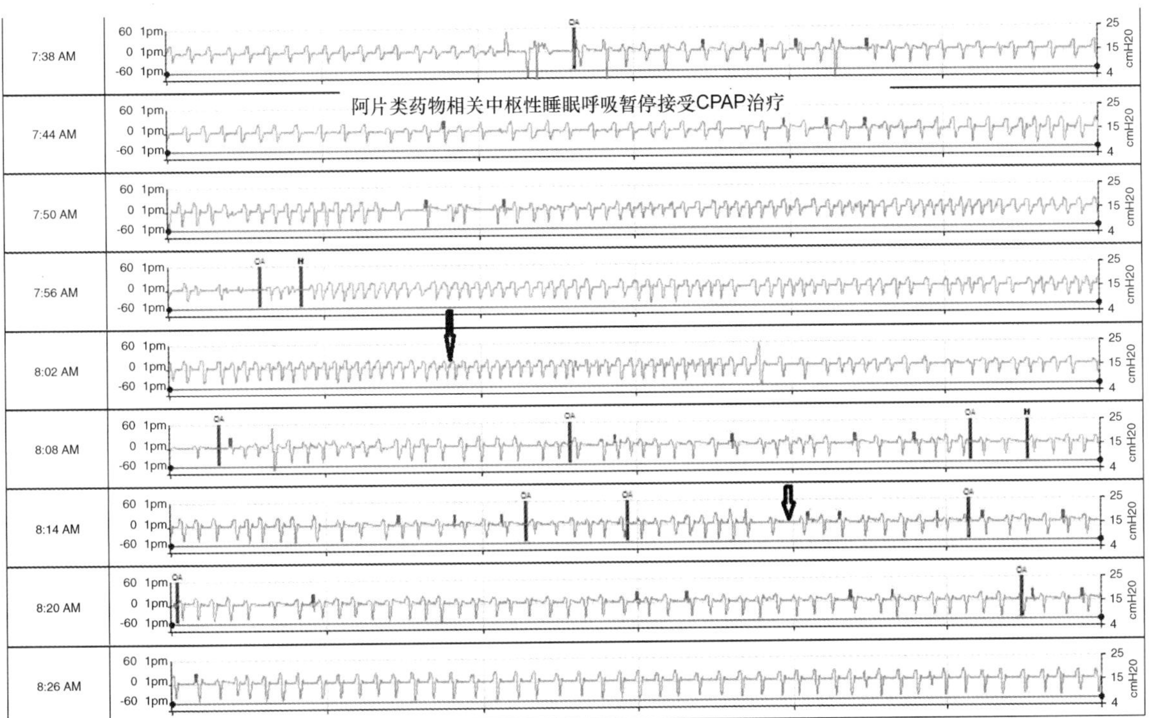


**图 129.20**　阿片类药物相关的睡眠呼吸暂停。在使用高剂量阿片类药物并接受 CPAP、乙酰唑胺和增强呼气再呼吸空间（enhanced expiratory rebreathing space，EERS；死腔）治疗的患者的 EncoreAnywhere（Philips-Respironics）快照。每条水平线表示 6 min。注意:（1）呼气时间的变异是典型的阿片类药物影响。（2）变化的呼吸频率，包括慢呼吸。（3）对阻塞性呼吸事件的错误检测，标签出现在呼吸周期的各个部分，包括呼气和吸气期，表明算法无法准确处理不规则呼吸模式。机器检测的 AHI 为 22，尽管患者称感觉睡眠恢复。长箭头表示呼气时间较短，短箭头表示呼气时间较长。H，低通气；OA，阻塞性呼吸暂停（见彩图）

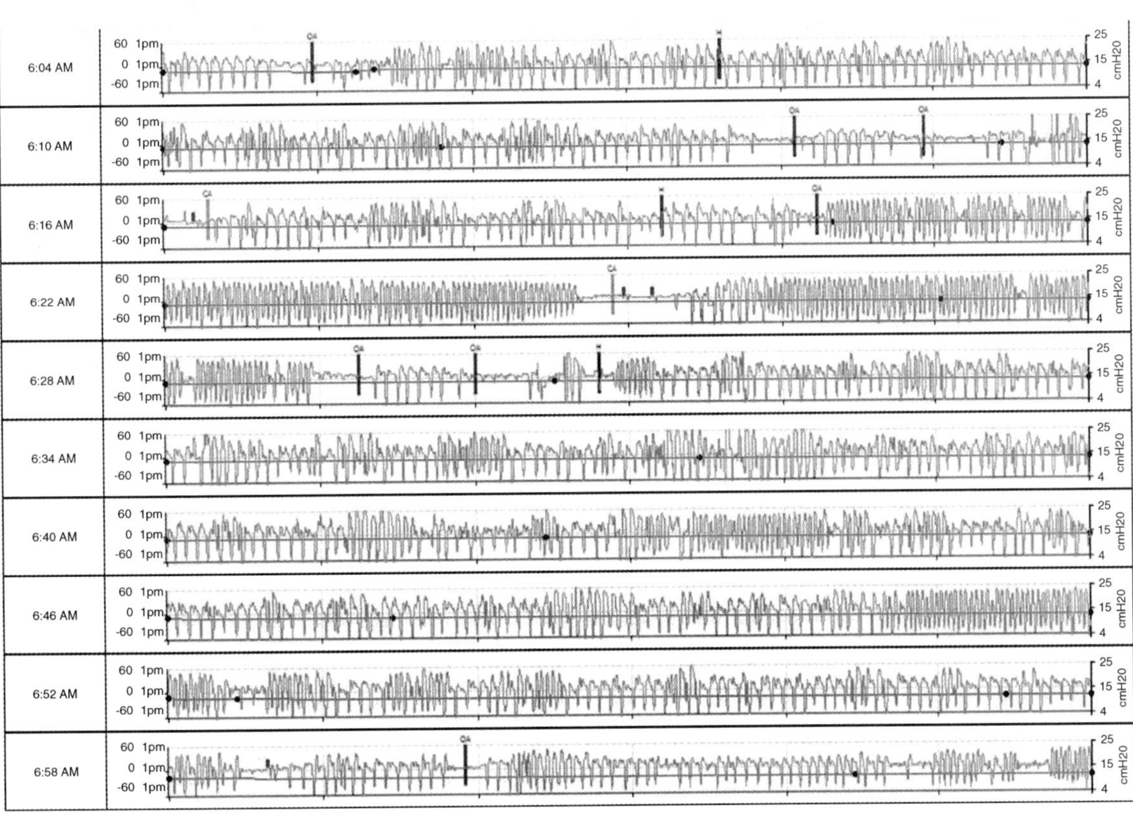


**图 129.21**　复杂的呼吸波形和软件检测能力受限。来自 EncoreAnywhere（Philips-Respironics）的快照，显示一名 52 岁男性患者，不使用阿片类药物，但呼吸不规则的原因不确定。脑部和高位脊髓的 MRI 结果正常。注意大部分软件未能检测到的明显病理性的呼吸模式（呼吸暂停、不规则节律、一系列快速呼吸）。每条水平线表示 6 min 的气流。CA，中枢性呼吸暂停；H，低通气；OA，阻塞性呼吸暂停（见彩图）

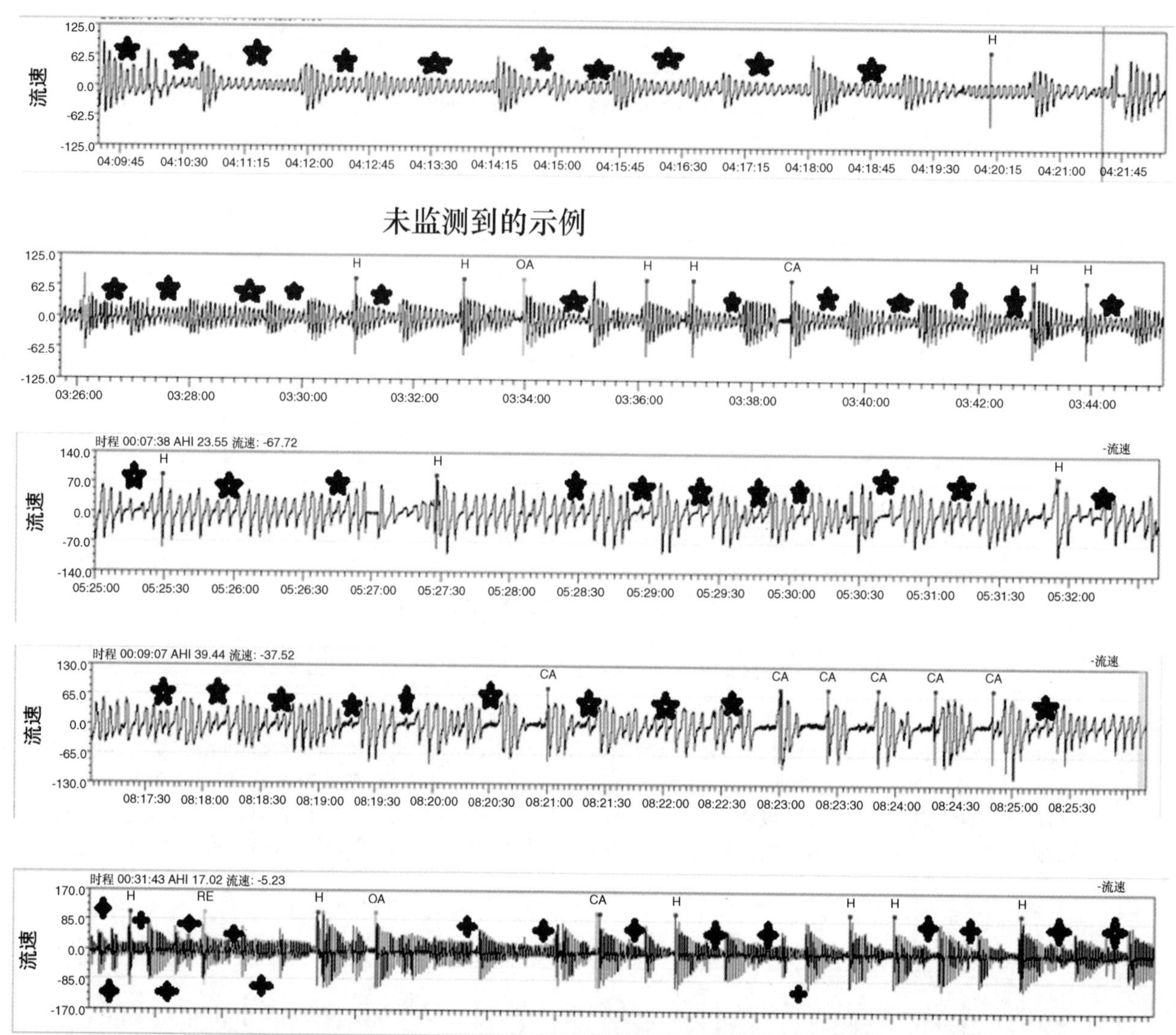


**图 129.22** CPAP 使用期间未监测到的呼吸事件。各个例子来自不同的患者，不同的压力情况下显示了通过算法标记和自动检测漏检的呼吸事件。未检测到的呼吸事件用星号标记。CA，中枢性呼吸暂停；H，低通气；OA，阻塞性呼吸暂停（见彩图）

## 光学体积描记术和血氧饱和度

脉搏血氧饱和度是通过光学体积描记术（photoplethysmography，PPG）测量得出的，该技术利用光在组织中传输时的吸收特性来评估局部的血液容积。脉搏波形的不同特征可以检测静脉和动脉血流，并用于监测氧气饱和度是否下降。除了脉搏信号，呼吸模式和神经活动，如交感神经和迷走神经兴奋性也可通过脉搏血氧仪进行监测[93]。

## 血氧饱和度信号

PPG 检测的信号包括一个大的直流（direct current，DC；非脉冲性）和交流（alternating current，AC；脉冲性）信号。脉冲性的交流信号在产生“正常”的 PPG 波形方面起着重要作用，其中间隔的时间代表心动周期。PPG 波形提供了重要的细节，其中第二个峰表示主动脉瓣关闭和收缩结束的重搏切迹。每搏输出量和血管调节张力等心血管参数可影响 PPG 信号的幅值和形状[94]（图 129.24A）。PPG 信号可以用作筛查工具以区分真正的低氧血症和信号质量差引起的偏差。这在需要长时间佩带睡眠监测设备、无技师值守情况下的睡眠研究中尤其有用（图 129.24B 和 C）。尽管神经张力的波动可能会导致血氧幅值变化，但是 PPG 信号上没有明显的峰值应怀疑是信号缺失而非血氧饱和度降低。治疗轻度 OSA 有助于降低高血压风险[95]，由于交感神经激活是 OSA 相关高血压的产生机制之一，血氧体积描记信号可以帮助确定哪些患者可能从中受益。信号及其组成部分可以产成一个自主神经风险指标，对心血管事件具有预测价值[96]。

## 血氧饱和度和外周血流灌注

PPG 中的脉搏强度可以作为外周血流灌注的间

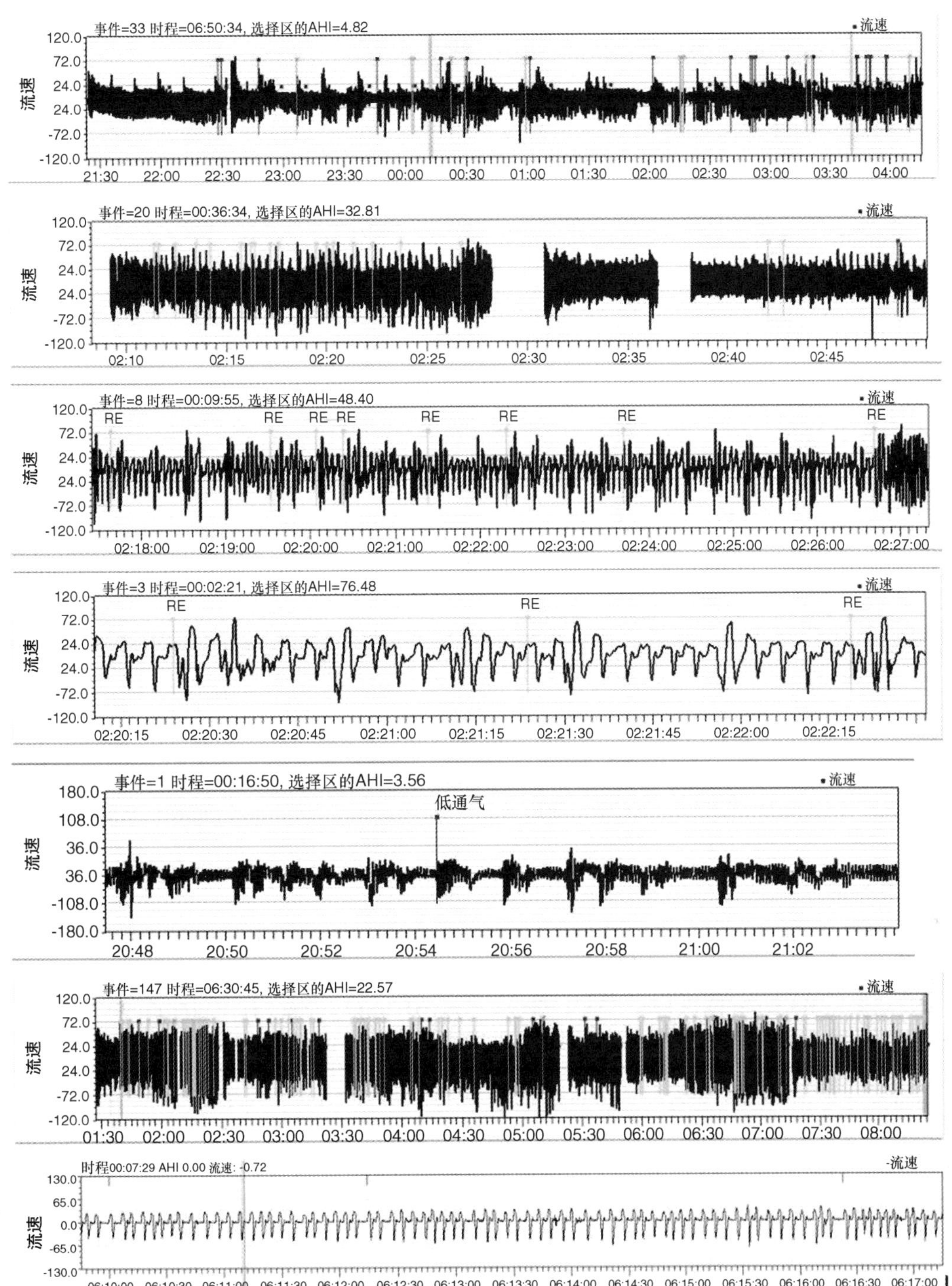


**图 129.23**　表型一览。居家正压通气（positive airway pressure，PAP）设备下的不同模式。具有不同程度的自似性、不规律性和潮气量变异性。最底部的图可能是正常的 REM 睡眠。不同的通气模式提供了互补的视角，所有例子均来自不同的患者。最底部是唯一稳定呼吸的例子。从顶部数第三个例子看到的模式显示潮气量突然增加，这种模式可能是由周期性肢体运动伴觉醒引起的。RE，呼吸事件（见彩图）

接指标。在睡眠实验室，虽然诸多因素均可导致危重患者脉搏强度变化（温度、血管活性药物、每搏输出量），但短时间内的变化主要受血管张力调节的影响。脉搏强度可以用灌注指数（AC/DC×100%）来量化，但该指标在睡眠研究中并不常监测。此外，许多脉搏血氧仪会清除并更改原始 PPG 数据（经常将其反转），以便临床医生更容易解读[94]。然而，清除更改后的脉搏容积波形幅度变化仍可以对交感神经张力的变化提供有用的见解[97-98]。与事件相关的 PPG 幅度变化可以提示患者的生理后果。考虑到轻度睡眠呼吸暂停一系列严重症状，该模式可以提示与轻度呼吸事件相关的睡眠中断的负担。鉴于过度交感神经激活被认为是睡眠呼吸暂停心血管并发症的机制，这些信息具有直接的临床相关性（图 129.25）[99]。这在Ⅲ

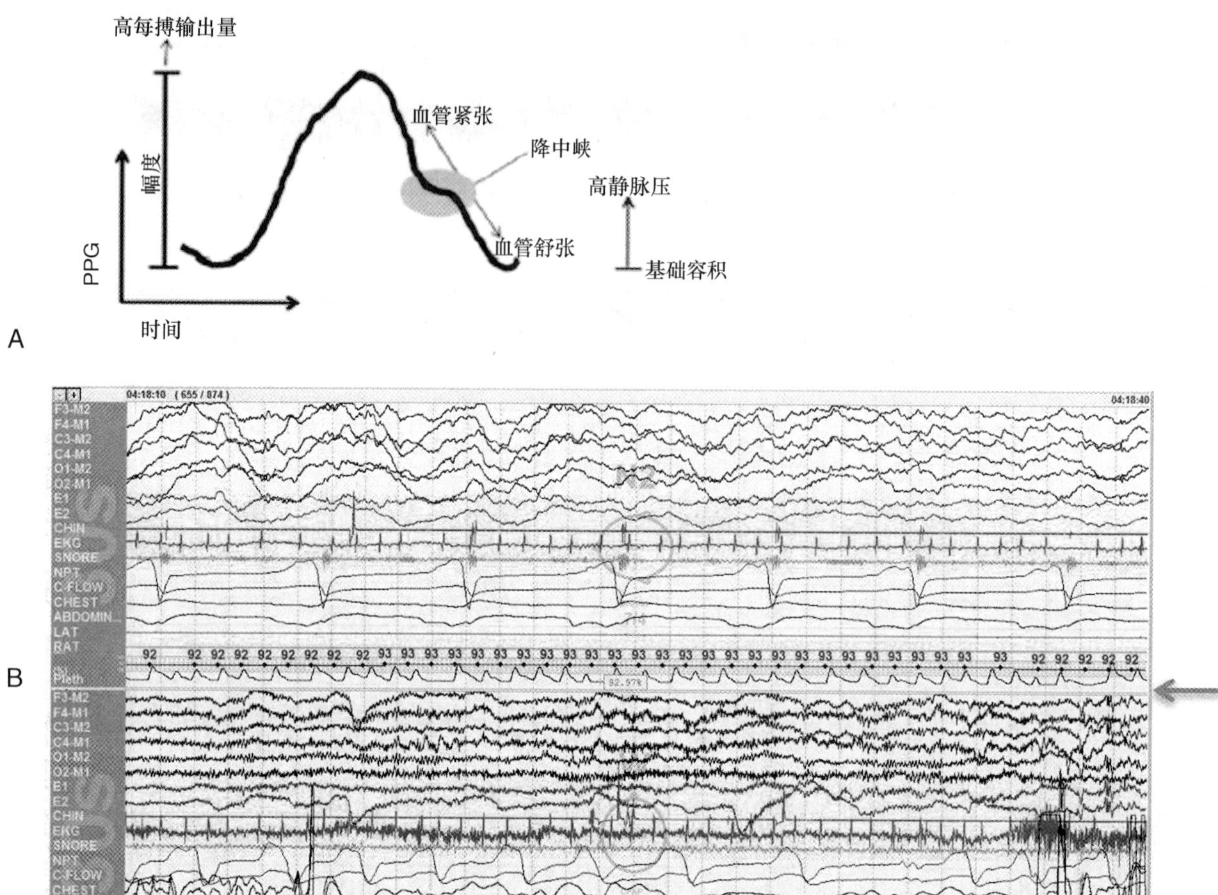


**图 129.24**　光电体积描记术（photoplethysmography，PPG）。**A.** PPG 波形与血流动力学相关的形态学变化。**B.** PPG 信号（箭头）清晰地显示出与患者心房颤动相关的双峰形状和不规则频率。振幅也显著变化，可能是因心房颤动引起的每搏输出量变化引起。**C.** PPG 信号（箭头）显示不稳定的基线和平坦的波形。这些变化表明 $SpO_2$ 显示的严重低氧可能是由信号质量不佳引起的，缺乏与低氧相关的显著呼吸事件可进一步支持该结论。CHIN，下颌肌电；EKG，心电图；SNORE，鼾声；NPT，夜间阴茎勃起；CHEST，胸部运动；ABDOMINAL，腹部运动；LAT，左胫前肌电位；RAT，右胫前肌电位；Pleth，体积描记（A，from Sahni R. Noninvasive monitoring by photoplethysmography. Clin Perinatol. 2012；39：573-583.）（见彩图）

类睡眠研究中特别有帮助，因为 EEG 觉醒缺乏记录，但觉醒可以通过追踪容积波形的波动来推测。

## 呼吸影响下的血氧饱和度 /PPG

呼吸过程中胸腔压力的变化会影响心输出量，并可通过 PPG 测量的局部血容量的变化观察到。这种模式被称为呼吸诱导强度变化（respiratory-induced intensity variations，RIIV），使得除了脉搏外呼吸也可被追踪到[93]。从单个信号中提取这些信息可以观察自主神经系统的动态特征，并在替代的睡眠分析模式中得到应用，如心肺耦合，可作为固有稳态睡眠与否的替代衡量指标[3，100-101]。

## 血氧饱和度和 REM 期呼吸暂停

大量文献探讨了从血氧测量中得出的替代指标，包括从血氧饱和度特征到替代时间序列统计和功率谱密度分析[102]。OSA 通常在 REM 睡眠期更为突出，这被认为与此时上气道肌肉松弛程度最大以及呼吸驱动的化学敏感性降低有关[103]。在 REM 睡眠期，呼吸暂停的持续时间和缺氧的程度更严重，重度病例可能会出现持续血氧饱和度下降，而呼吸事件无法完全恢复到基线水平。一系列的呼吸事件导致在 REM 睡眠期出现典型的“V”形血氧饱和度下降，持续时间较长，下降面积较大（下降面积定义为基线和血氧饱和度下降曲线之间的面积）。这种模式提示了 REM 期相关的低通气现象（图 129.26）。

## 血氧饱和度和 NREM 期呼吸暂停

功率谱密度是一种检查血氧监测信号频率内容的方法，睡眠呼吸暂停患者的信号通常在 0.014 ～ 0.03 Hz

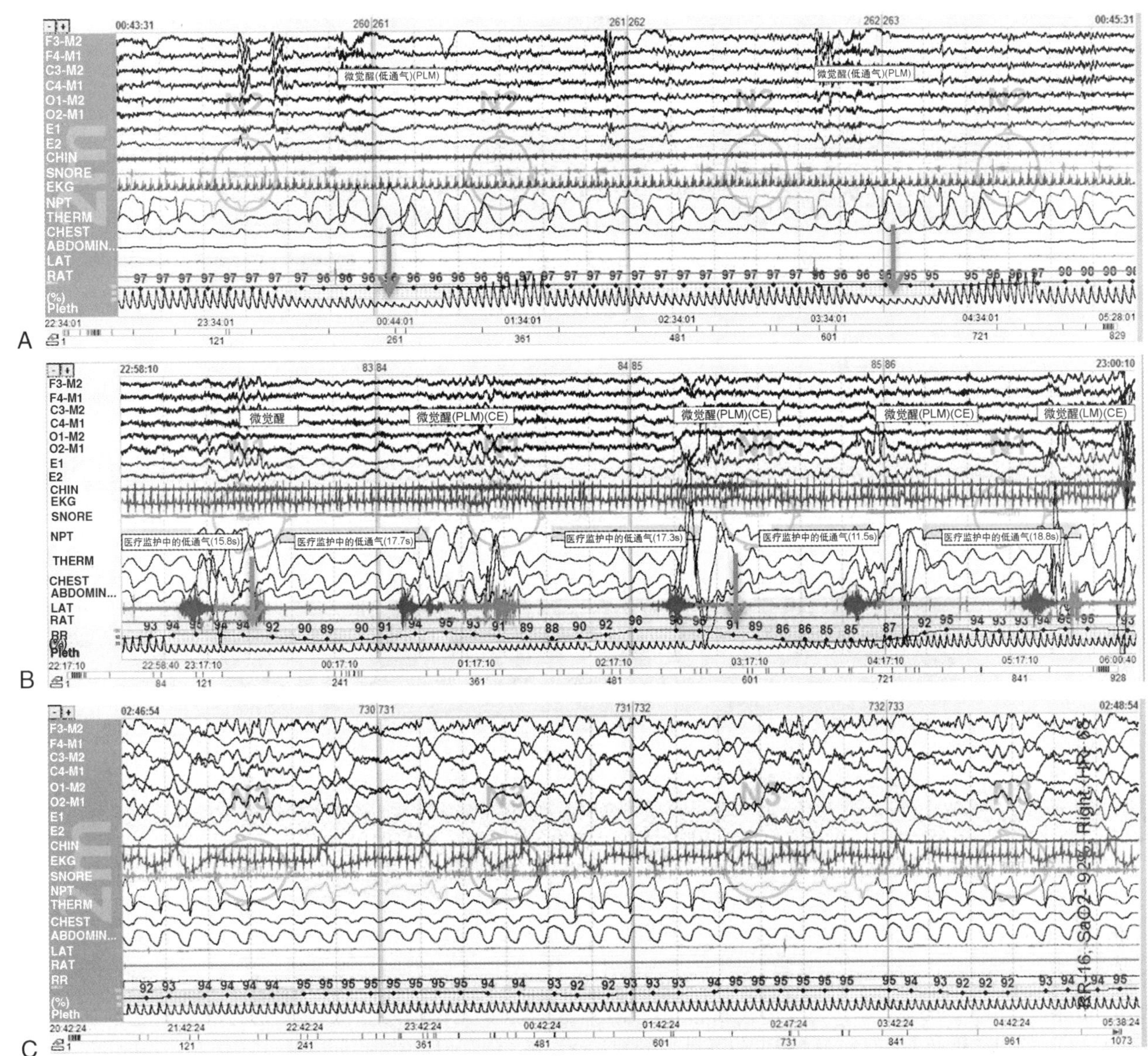

**图 129.25**　PPG 随着呼吸事件而变化。在轻度阻塞性睡眠呼吸暂停患者中，PPG 振幅的变化。患者 **A** 和 **B** 显示出 PPG 振幅在不伴（**A**）和伴有（**B**）血氧饱和度下降的呼吸事件中反复降低（箭头）。与此同时，尽管呼吸事件较轻，PPG 信号仍在（**C**）中保持稳定。患者 **A** 和 **B** 可能在阻塞性事件中存在更多的交感神经激活。CHIN，下颌肌电；SNORE，鼾声；EKG，心电图；NPT，夜间阴茎勃起；THERM，热敏电阻；CHEST，胸部运动；ABDOMINAL，腹部运动；LAT，左胫前肌电位；RAT，右胫前肌电位；Pleth，体积描记；PLM，周期性肢体运动；CE，中枢性事件（见彩图）

频带内出现峰值[102]。这种技术已被提议作为一种通过血氧监测来筛查 OSA 的新方法[105-106]。然而，该频带特征在睡眠呼吸暂停亚型中可能存在差异，包括方差、偏度和峰度等方面的差异[102]。鉴于周期性呼吸的自似性，陈-施呼吸有其特殊性，即中枢性呼吸事件导致稳定的血氧饱和度的变化[107]。在血氧饱和度功率谱密度方面，陈-施呼吸表现出比典型 OSA 患者更窄、更高的峰值[108]。周期性呼吸同样展示了在气流信号的功率谱密度分析方面独特且可辨识的特征[109]。

在 NREM 睡眠结构图中，可以观察到血氧饱和度的带状模式，这表明该期间存在较长的周期性呼吸，从而使血氧饱和度反复变化（图 129.27）。中枢性呼吸暂停通常与高环路增益相关[110-111]。缺氧负荷（与呼吸事件相关）可能是预测心血管事件更好的标志物[112-113]。睡眠呼吸暂停的内型，特别是环路增益分析对临床具有直接意义，可能会商业化[114]。总之，通过血氧测量了解环路增益状态具有重要的临床价值。

## 二氧化碳 / 经皮二氧化碳测定与呼吸机不同步的见解

睡眠中，持续血氧体积描记术可以发现可疑异常通气。但是血氧监测并不能替代 $CO_2$ 监测。$CO_2$ 数据可以发现血氧监测中存疑的异常情况，并揭示被忽视或未被察觉的病理情况。呼气末二氧化碳（end-

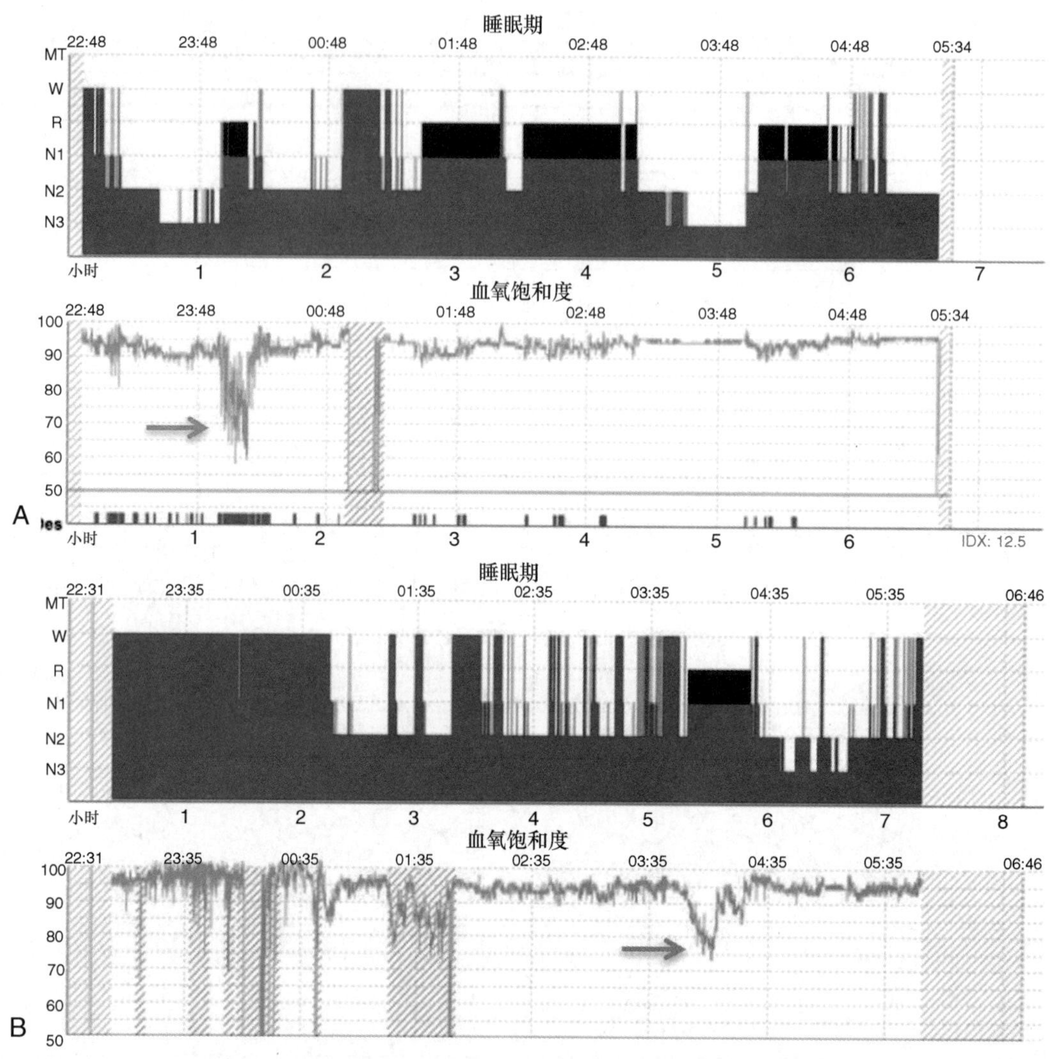


**图 129.26**　REM 占主导的呼吸暂停时的血氧饱和度。REM "V"（或矛尖）形的血氧饱和度下降（箭头）。**A.** 一系列 REM 期阻塞性呼吸事件在第一个 REM 期逐渐下降的 "V" 形氧饱和度下降之上产生周期性的血氧饱和度下降。在随后的 REM 期使用 CPAP 滴定可以预防这种情况发生。**B.** 在单独的 REM 期中可以看到更清晰的 "V" 形下降。MT，监测时间；W，清醒；R，快速眼动（见彩图）

tidal capnography，$ETCO_2$）的波形提供呼出 $CO_2$ 的图形监测，它受到肺泡无效腔（alveolar dead space，$V_{DA}$）和潮气量（tidal volume，$V_T$）的影响［$P_{ET}CO_2 = PaCO_2(1-V_{DA}/V_T)$］，通常比动脉 $CO_2$ 低 2～5 mmHg。正常的 $ETCO_2$ 波形具有明显的平台期，而在阻塞性疾病中观察到的波形则更加平滑（图 129.28）。阻塞性疾病中的 $ETCO_2$ 数值可能会假性降低，可能由不完全的肺泡排空导致 $PaCO_2$ 与 $P_{ET}CO_2$ 之间的浓度梯度增加所致。$CO_2$ 具有很高的组织溶解度，并且可以通过皮肤弥散。用于测量经皮 $CO_2$ 的监测仪通过"使毛细血管血液动脉化"来增加皮肤的弥散性。这些设备易损坏且价格昂贵，建议多数监测仪每 4 h 重新校准和改变传感器位置。虽然 $TcCO_2$ 读数通常非常接近 $PaCO_2$[115]，但在较高的 $CO_2$ 水平下可能会出现差异[116]。

持续较低的睡眠期 $SpO_2$ 超过了单纯气流阻塞所能解释的范围，这提示但并不能确诊睡眠呼吸低通气。低于预期的睡眠期 $SpO_2$ 水平也可以出现在由肺不张、肥胖引起的血流分流或由潜在的心肺病理生理问题引起的 V/Q 失匹配导致的气流受限，但不伴随低通气。在低通气时，血氧饱和度下降后返回基线的能力逐渐受到影响，形成了"下垂"式的血氧饱和度下降曲线，这种现象通常在 REM 睡眠期特异性出现。图 129.29、129.30 和 129.31 中展示了一些低通气的示例。

## 非侵入式呼吸机不同步

非侵入式呼吸机通常以经验性参数启动，缺乏睡眠 $CO_2$ 或 PSG 数据的指导，这经常限制了对不同步的监测。即使在睡眠实验室中对非侵入式呼吸机进行评估和调节，绝大多数患者-呼吸机不同步问题也不能被发现。SomnoNIV 组（来自法国、比利时和瑞士的 8 家大学或综合医院的多中心工作组）提出了用于评估呼吸机依赖患者的多导呼吸图的标准[91]。异常

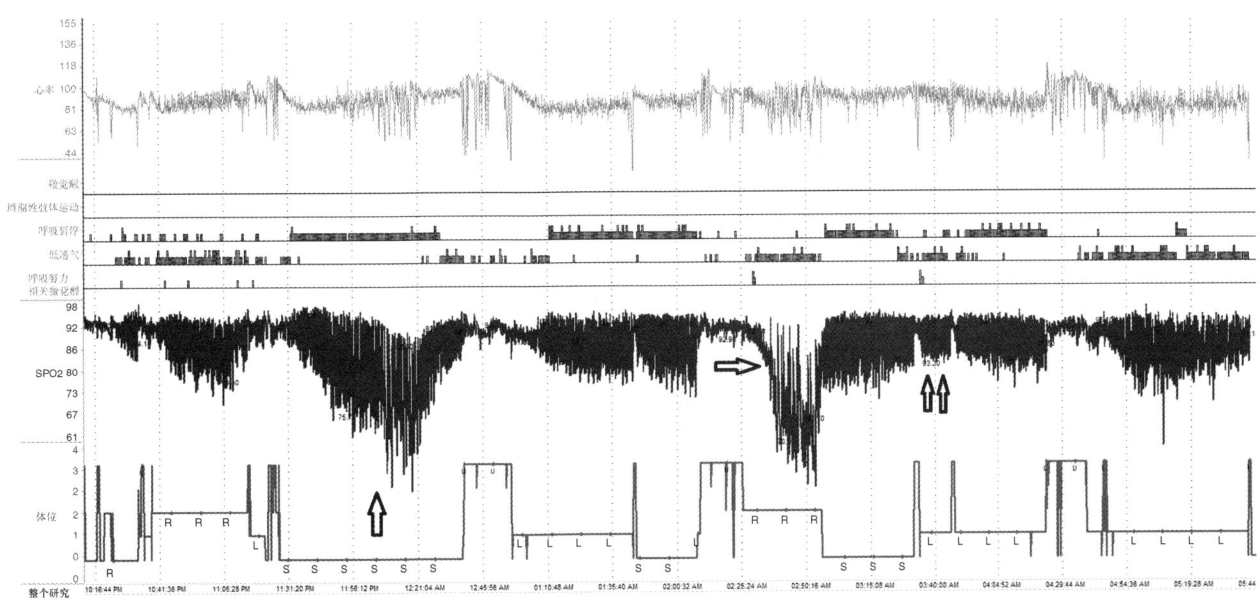

**图 129.27** 血氧饱和度分析。居家睡眠监测。除了明显异常的血氧饱和度外，请注意:（1）血氧饱和度“V”形下降几乎是REM睡眠相关睡眠呼吸暂停的特征（垂直单箭头）;（2）可能的REM睡眠相关低通气（右箭头）：血氧饱和度“V”形下降未能回归基线;（3）带状血氧饱和度下降，典型的周期性呼吸特征（双垂直箭头）。在这种情况下，伴发的阻塞性特征导致了比常在周期性呼吸中见到的更严重的血氧饱和度下降（见彩图）

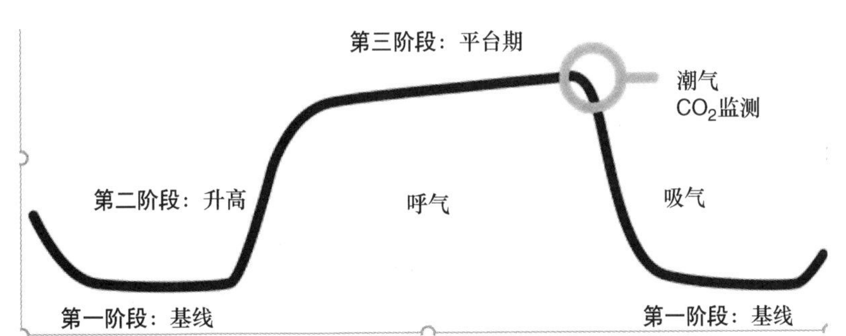


**图 129.28** 基本的二氧化碳测量简介。使用主流 $ETCO_2$ 传感器，可以在正压通气时使用非通气面罩进行 $ETCO_2$ 测量。当设备存在漏气时，呼气二氧化碳测量的波形平台消失，ETCO2 读数变低且是非生理性的

触发（图 129.32）、患者-呼吸机不同步、过度通气和导致 CSA、肌肉活动的非典型模式（辅助呼吸肌的使用、在辅助控制模式下从上气道阻塞切换到备用呼吸频率）及漏气效应，以及不同体位和睡眠阶段的影响均必须考虑到。

## 综合生理分型及其对精准医疗的临床意义

OSA 是一种具有异质性且复杂的疾病，而“一刀切”的方法无法考虑到现在已被认可的多个组成 OSA 的“内型”。前面的章节讨论了识别个体表型和可能的驱动内型的各种方法。然而，同时评估多个内型可能更有价值，这通常需要进行数学 / 计算分析。

### OSA 多种内型的原因

OSA 是一种多因素性疾病，由解剖和非解剖内型导致[117]。尽管咽腔解剖结构异常是个体是否罹患 OSA 的关键因素，但现在已经认识到大多数（约 69%）患者还有其他非解剖的内型参与 OSA 发生。其中包括：

1. 上气道扩张肌功能不足：上气道有一系列肌肉可以在气道塌陷时扩张 / 重新打开气道。36% 的 OSA 患者肌肉代偿反应特别弱，无法重新打开气道。

2. 呼吸觉醒阈值降低：呼吸觉醒阈值降低的患者通常容易且迅速地在气道塌陷时觉醒。这种快速觉醒的模式降低了呼吸肌在睡眠期间重新打开气道的代偿性反应能力，可能引起通气不稳定，进一步加剧塌陷。大约 37% 的患者呼吸觉醒阈值异常降低。

3. 通气控制不稳定（高环路增益）：36% 的 OSA 患者具有过度敏感的通气控制系统。这种高环路增益适得其反，呼吸更不稳定，通常会使气道塌陷进一步加剧。

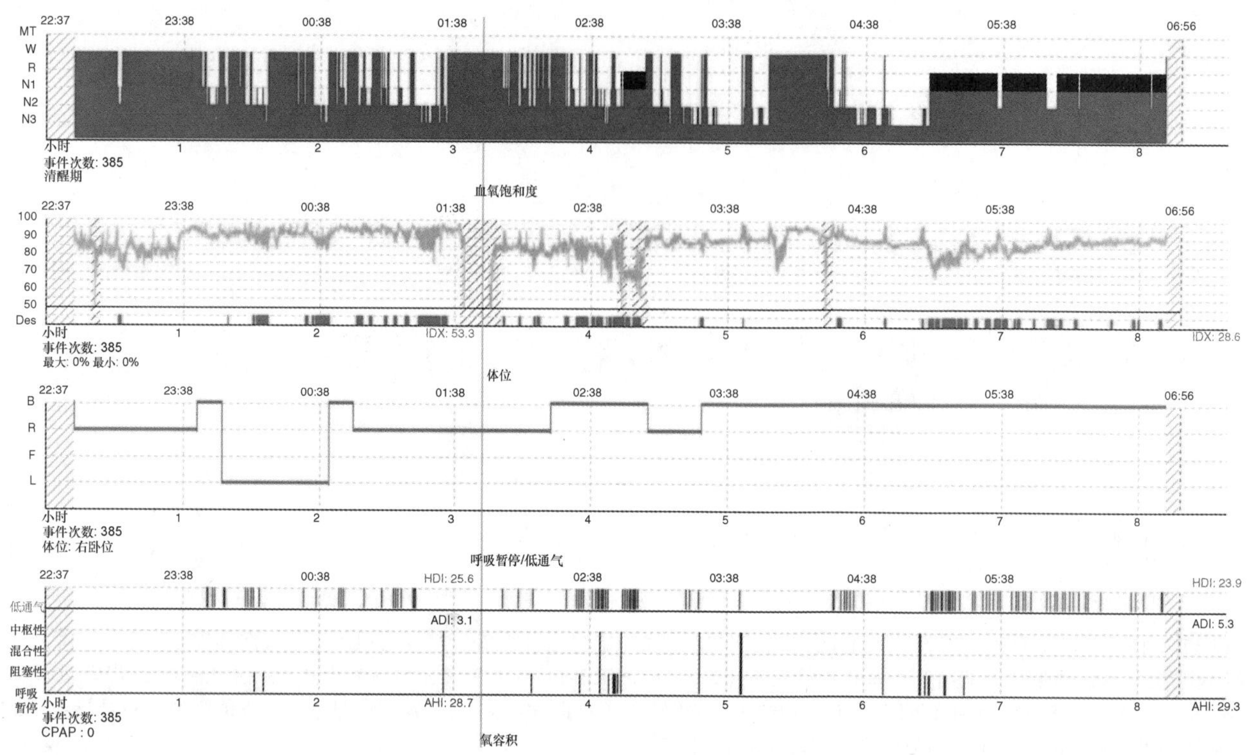


**图 129.29**　缺氧模式提示低通气。尽管呼吸事件相对较少，但血氧饱和度的“下垂”可能表示低通气、通气-血流灌注不匹配或低通气状态。MT，监测时间；W，清醒；R，快速眼动（见彩图）

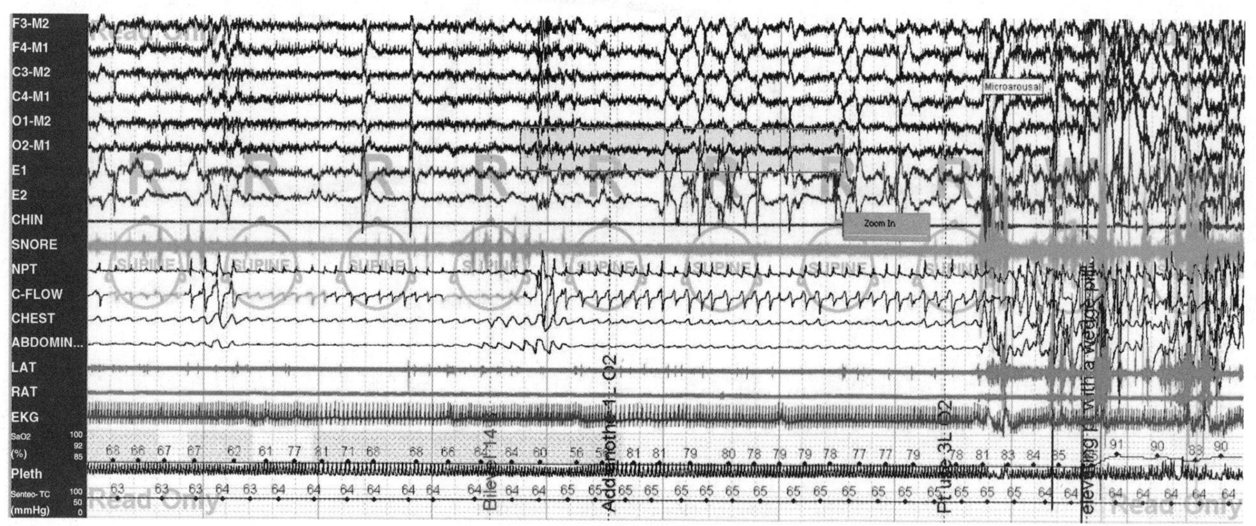


**图 129.30**　通过经皮二氧化碳测量确定的低通气。在 REM 睡眠期出现严重低氧血症以及高碳酸血症（$TcCO_2$ 为 64 ～ 65 mmHg）。CHIN，下颌肌电；SNORE，鼾声；NPT，夜间阴茎勃起；CHEST，胸部运动；ABDOMINAL，腹部运动；LAT，左胫前肌电位；RAT，右胫前肌电位；EKG，心电图；Pleth，体积描记（见彩图）

重要的是，在所有患者中这些内型均对 OSA 有贡献，但程度不同，因此不同的人患上 OSA 的原因也不同[117]，并且受到年龄[118-119]、性别[120-123]、肥胖[124]和人种 / 种族的影响[125-126]。非解剖内型的相对重要性似乎取决于解剖异常 / 上气道塌陷的程度[127]。也就是说，如果上气道中度塌陷，非解剖内型发挥更重要的作用，而如果解剖异常很大或很小，则作用较小（图 129.33）。最终，是否罹患 OSA 取决于这些内型之间的相互作用。例如，气道易堵塞（轻度至中度解剖异常）的患者，如果其上气道肌肉张力较强，可以重新打开气道并防止塌陷，从而防止罹患 OSA（图 129.34）。同样，另一个具有相同程度解剖异常的患者，如果其上气道肌肉张力差、回路增益高或觉醒阈值低，可能会发生 OSA。

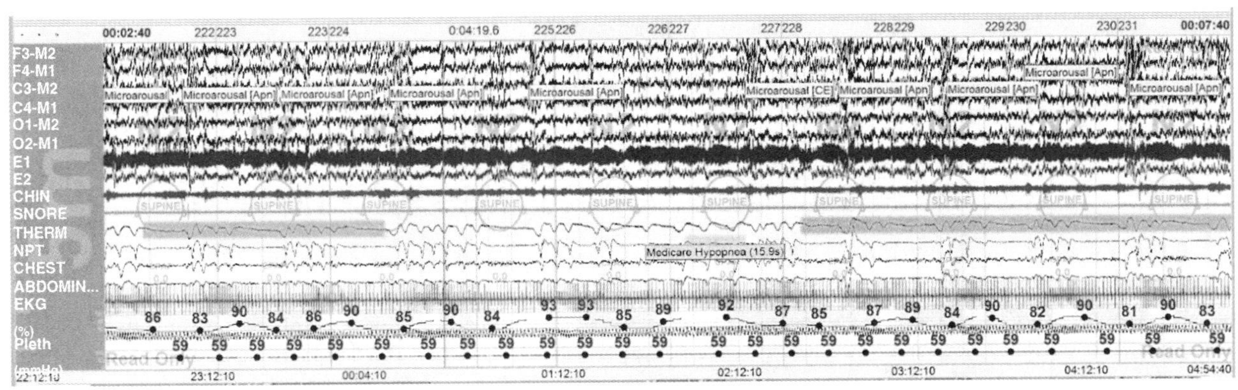


图 129.31　伴有高碳酸血症的呼吸紊乱。10 min 的快照。显示呼吸紊乱的周期性呼吸模式，伴有反复出现的中枢性呼吸暂停和持续的高碳酸血症（经皮 $CO_2$ 数值为 59 mmHg）。该患者长期瘫痪，并使用巴氯芬泵治疗痉挛。CHIN，下颌肌电；SNORE，鼾声；THERM，热敏电阻；NPT，夜间阴茎勃起；CHEST，胸部运动；ABDOMINAL，腹部运动；EKG，心电图；Pleth，体积描记（见彩图）

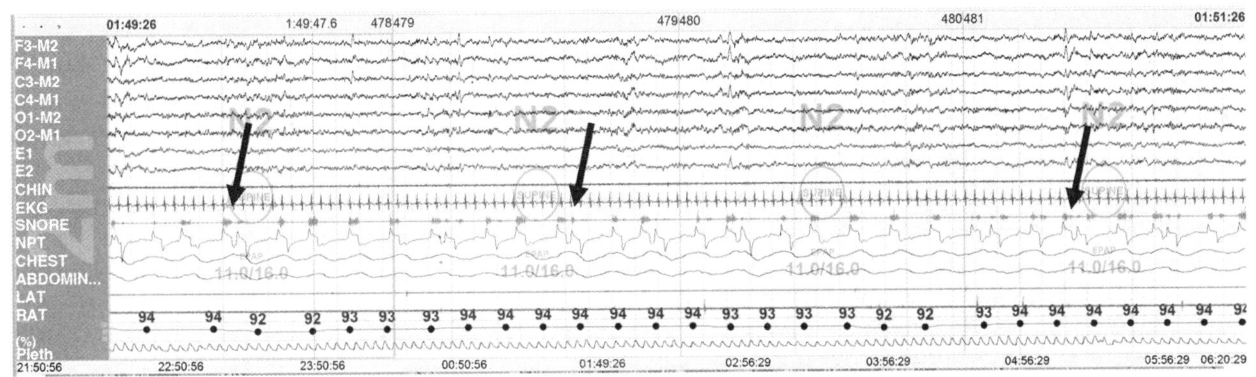


图 129.32　患者-呼吸机不同步。呼吸机滴定时的 PSG，2 min 窗口。展示了一个肌萎缩侧索硬化（amyotrophic lateral sclerosis，ALS）患者在使用容量定标模式进行滴定时的患者-呼吸机不同步。图像显示由于患者（或神经性的）的吸气时间超过呼吸机的吸气时间，导致间歇性的双重触发（黑色箭头），因此患者实际的呼吸周期等于两个呼吸机的呼吸周期。当吸气不完全时，呼吸机会感知到患者的吸气气流停止。这个问题在神经肌肉疾病中经常遇到，可以通过增加吸气时间或改变循环敏感性（降低敏感性）来解决，以使呼吸机能感知到吸气的延迟终止。CHIN，下颌肌电；EKG，心电图；SNORE，鼾声；NPT，夜间阴茎勃起；CHEST，胸部运动；ABDOMINAL，腹部运动；LAT，左胫前肌电位；RAT，右胫前肌电位；Pleth，体积描记（见彩图）

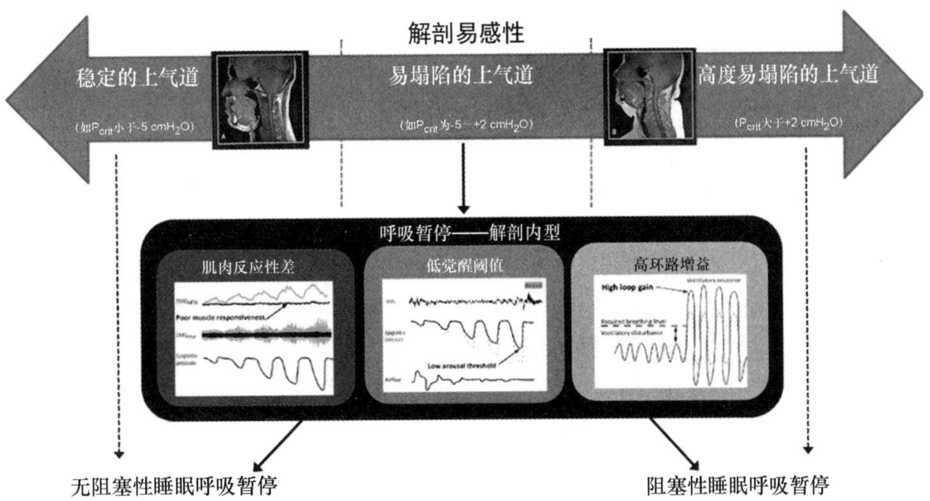


图 129.33　阻塞性睡眠呼吸暂停（obstructive sleep apnea，OSA）内型间的关系。患有 OSA 的个体需要具备一定程度的解剖易感性。那些上气道稳定的个体永远不会发生 OSA，而那些上气道高度易塌陷的个体则一定会发生 OSA。那些存在上气道易塌陷性的个体（定义为 $P_{crit}$ $-5$ ～ $+2$ $cmH_2O$）是否发生 OSA 取决于是否存在一种或多种非解剖异常的内型（Adapted from Refs. 117，150，and 151.）（见彩图）

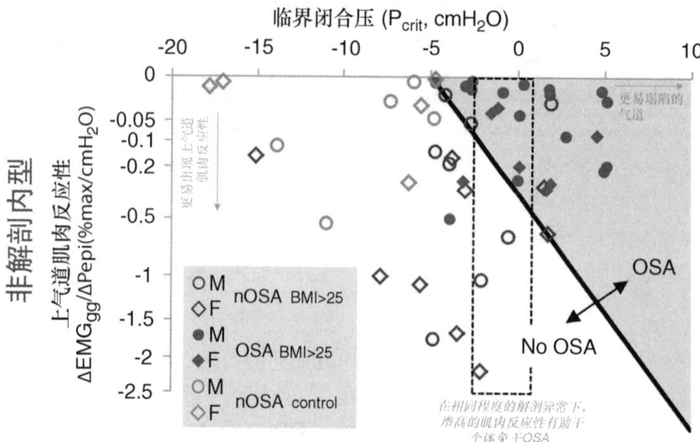


**图 129.34** 解剖和非解剖内型间相互影响在伴或不伴阻塞性睡眠呼吸暂停（obstructive sleep apnea，OSA）的超重 / 肥胖患者易于发生 OSA。在这里，解剖内型可通过测量临界闭合压（$P_{crit}$）进行评估，其中更高的数值表示气道更易塌陷。上气道肌肉反应性可通过测量颏舌肌活动（genioglossus muscle activity，EMGgg）与会厌压力（$P_{epi}$）之间的关系斜率进行评估。值得注意的是，无论是否超重或肥胖，当比较那些解剖异常程度相似的个体时，肌肉反应性的强或差有助于解释他们是否罹患 OSA 或保护作用（灰色阴影区域）。每一种内型都会影响 OSA 的临床表现，并决定了某种疗法是否对特定患者有效。因此，如果我们希望 CPAP 之外的方法治疗 OSA 有效，精准治疗方法可能至关重要。BMI，体重指数；F，女性；M，男性（Adapted from[124].）[Reprinted with permission of the American Thoracic Society. Copyright © 2025 American Thoracic Society. All rights reserved. Sands SA，Eckert DJ，Jordan AS，et al. Enhanced upper-airway muscle responsiveness is a distinct feature of overweight/obese individuals without sleep apnea. Am J Respir Crit Care Med. 2014；190（8）：930-937. The American Journal of Respiratory and Critical Care Medicine is an official journal of the American Thoracic Society. The authors，editors，and The American Thoracic Society are not responsible for errors or omissions in translations.]（见彩图）

## 内型的测量

目前量化所有 4 种 OSA 内型的“金标准”需要复杂的方法，涉及 CPAP 的操作，在患者睡觉时通常需要侵入型设备（例如，在气道 / 食管中放置压力导管，将 EMG 电极插入咽部关键肌肉等）[117，128-132]。虽然研究人员使用的方法各不相同且在不断发展，但通常首先在患者使用 CPAP 完全消除所有呼吸事件和气流限制后进行观察。稳定的非气流限制性呼吸一旦建立，研究人员会对 CPAP 进行一系列短时（约 5 个呼吸）或长时（约 3 min）的下调，使其达到不同的亚治疗水平。根据这些“受控”阻塞期间出现的气流、呼吸努力和咽部肌肉活动的变化可推断出 4 种内型的估计值。这些测量内型的技术过于复杂且依赖外部资源，使其在临床转化中面临重大挑战。

因此，人们已经投入了大量的研究工作致力于开发更简单的技术，可以从监测中测量或估计 OSA 内型（无论是单独还是同时），其中许多技术可以在临床中简单应用（表 129.2）。

在所有这些简化的非侵入性技术中，一个引起很大关注的技术是从常规诊断临床 PSG 中采集的数据来量化 OSA 所有 4 种关键内型[133-135]。具体而言，该技术将在睡眠期间观察到的自然呼吸波动拟合到数学模型中，从中得出每次呼吸的通气驱动评估值，从而得出内型。值得注意的是，这些通过 PSG 推测出的内型与使用“金标准”测得的变量间具有良好的相关性。使用这种技术测量 OSA 内型的主要挑战是它对高质量信号（特别是鼻气流压力）有较大依赖，且需要有信号处理方向的技术专家以及根据既定标准进行准确的睡眠分期和呼吸事件 / 觉醒评估。此外，由于 PSG 评估标准已经发生变化，最近的研究工作已经强调，评估标准不仅对内型的测量有重要影响[136-137]，还对其预测治疗反应的能力有影响[136]。为了克服评估的不同（包括评估员之间和评估标准的差异），可能需要纳入最近关于自动识别上气道阻塞[138]和睡眠 / 觉醒评估[139]的工作，以确保其被临床应用采纳。此外，最近的研究还集中于提供云端版本的软件，以实现在科研和临床中更广泛的应用[114]。

## OSA 内型可预测治疗反应的证据

对于可导致 OSA 发生的多种内型的认识有助于解释为什么 CPAP 的替代方案，如口腔矫治器、上气道手术和药剂 / 药物干预（例如，补充氧气或镇静剂）对未经筛选的患者中等有效。这样的干预通常只针对一种内型，而干预措施能否降低 OSA 严重程度很可能取决于两个因素：①干预措施对内型的改善程度；②是否还存在其他导致该患者 OSA 的内型。表 129.3 总结了评估 OSA 内型是否能够预测治疗反应的研究。

尽管一些研究表明单一 OSA 内型的预测能力较好，但在此早期阶段，似乎了解多个内型可以提高预测的准确性。例如，早期的生理学研究表明，仅通过测量患者的解剖异常是不足以确定哪些 OSA 患者口腔矫治器治疗的疗效较好[140-142]。第一个（尽管是一项小规模的生理学研究）评估口腔矫治器对所有 4 种内型（使用“金标准”技术进行测量）影响的研究发现，上气道轻度塌陷且在基线时具有低 / 正常环路增益的患者获益最多[143]。也就是说，如果采取针对改善解剖结构 / 气道可塌陷性的干预措施（例如，口腔矫治器），获益最多的是那些 OSA 主要由轻度解剖因素引起（且具有有利的非解剖内型）的患者。最近，较大样本量的 2 项独立研究[144-145]使用非侵入性工具估计内型的方法证实了这种特定的内型特征在很大程度上是可重复的，在该研究领域非常有应用前景。

多项研究表明，低觉醒阈值与 CPAP 短期 / 长期依从性差有关[119, 146-149]。这些结果表明，使用镇静剂提高这些低觉醒阈值的患者的觉醒阈值可能是改善 CPAP 依从性的一种方法。与此报道一致，Schmickl 等的研究也表明[147]，艾司佐匹克隆可以改善 CPAP 整体使用情况，特别是对那些具有低觉醒阈值的患者效果较好。

## 临床应用和未来方向

总体而言，这些证据为 OSA 精准治疗提供了很大的希望，离实际应用可能不会太遥远。然而，在这些方法能够广泛应用之前，仍然需要克服许多障碍。

**Table 129.2* Summary of Simple, Clinically Applicable Tools to Measure OSA Endotypes**

| OSA Endotype | Clinical Variable | Study | Performed in Sleep/Wake | Requires an Additional Test |
|---|---|---|---|---|
| Anatomic compromise/ airway collapsibility | Combination of clinical and PSG characteristics (NREM-OAI/AHI >0.44, waist circumference >106 cm, mean obstructive apnea duration >22.1 seconds and REM-AHI >39.9) | Genta et al.[152] | Sleep | No |
| | Therapeutic CPAP level | Landry et al.[153] | Sleep | Yes/No |
| | Negative expiratory pressure | Hirata et al.[154] | Wake | Yes |
| | Upper airway collapsibility index (UACI) | Osman et al.[155] | Wake | Yes |
| | Flow or nasal pressure signal from a clinical PSG | Sands et al.,[133] Azarbarzin et al.,[156,157] Genta et al.[158] | Sleep | No |
| | Upper airway visualization (e.g., Mallampati, Friedman, MRI-derived imaging) | Islam et al.,[159] Li et al.,[160] Smith et al.,[161] Chi et al.,[162] Schwab et al.[163] | Wake | Yes/No |
| | Craniofacial characteristics | Sutherland et al.,[164] Schwab et al.[165] | Wake | Yes |
| Muscle compensation | Nasal pressure signal from a clinical PSG | Sands et al.[133] | Sleep | No |
| Respiratory arousal threshold | 3 PSG characteristics (AHI <30 events/hr, nadir $SpO_2$ >82.5%, and hypopneas >58.3%) | Edwards et al.,[166] Thomson et al.[137] | Sleep | No |
| | Nasal pressure signal from a clinical PSG | Sands et al.[134] | Sleep | No |
| Loop gain | Breath hold duration | Trembach et al.,[167] Messineo et al.[168] | Wake | Yes (but could be done during consult) |
| | Chemoreflex test | Wang et al.[169] | Wake | Yes |
| | Nasal pressure signal from a clinical PSG | Terill et al.[135] | Sleep | No |

Adapted from Edwards et al.[170]

AHI, Apnea-hypopnea index; CPAP, continuous positive airway pressure; MRI, magnetic resonance imaging; OAI, obstructive apnea index; OSA, obstructive sleep apnea; PSG, polysomnography; $SpO_2$, peripheral capillary oxygen saturation.

* 受第三方版权限制，此表保留英文。

**Table 129.3*** **Summary of Studies that Have Assessed Whether Knowledge of the OSA Endotypes Predicts Treatment Response**

| OSA Endotype(s) Targeted | Treatment Intervention | Study | N | Duration of Intervention | Responder Definition Used | OSA Endotypes Measured | Key Findings Predicting Response |
|---|---|---|---|---|---|---|---|
| Anatomy/ collapsibility | Weight loss (via dietary/lifestyle measures) | Schwartz et al.[171] | 13 | ≈17 months | Correlation with $\Delta$AHI[a] | C | Those with milder collapsibility at baseline experienced greater reduction in their AHI with weight loss. |
| | Oral appliance | Ng et al.[140] | 10 | Single night | $AHI_{Post}$ <5/hr | C | Collapsibility alone was not a predictor of response. |
| | | Chan et al.[141] | 69 | Single time point after 6–8 acclimatization periods | 50% ↓AHI | Anat | No differences at baseline between responders/ nonresponders in the volumes of the airway and soft tissue structures, skeletal class, or cephalometric measurements. |
| | | Sutherland et al.[142] | 18 | Single time point | 50% ↓AHI | Anat | No differences in upper airway structure between groups. |
| | | Edwards et al.[143] | 14 | Single night | 50% ↓AHI and $AHI_{Post}$<10/hr | C, A, L, M | The combination of loop gain and collapsibility predicted response to therapy with 100% sensitivity and 87.5% specificity. |
| | | Marques et al.[172] | 25 | Single night | 70% ↓AHI | Anat, C | Posteriorly located tongue and mild collapsibility at baseline were associated with greater treatment efficacy. |
| | | Bamagoos et al.[144] | 93 | Varied | 50% ↓AHI | C, A, L, M (n) | Greater oral appliance efficacy was associated with lower loop gain, higher arousal threshold, lower response to arousal, moderate (nonmild, nonsevere) pharyngeal collapsibility, and weaker muscle compensation. |
| | | Vena et al.[58] | 81 | Varied | 50% ↓AHI and $AHI_{Post}$<10/hr | Anat surrogate (n) | Depth of respiratory events and presence of expiratory "pinching" (validated to reflect palatal prolapse) were predictors of response. |
| | | Op de Beeck et al.[145] | 36 | 3 months | 50% ↓AHI | C, A, L, M (n) | Responders exhibited lower loop gain at baseline compared with nonresponders, a difference that persisted after adjustments for baseline AHI, BMI, and collapsibility. |
| | | Jugé et al. (2020) | 72 | >9 weeks | 50% ↓AHI and $AHI_{Post}$ <10/hr or AHI <5/hr | Anat | When mandibular advancement alters inspiratory tongue movement, therapeutic response to oral appliance therapy was more common among those who convert to a beneficial movement pattern. |
| | Upper airway surgery | Schwartz et al.[173] | 13 | >2 months | 50% ↓NREM AHI | C | Collapsibility alone was not a predictor of response. |
| | | Joosten et al.[174] | 46 | ≈3 months | 50% ↓AHI and $AHI_{Post}$ <10/hr | L (n) | A low loop gain at baseline predicted surgical response. |
| | | Li et al.[175] | 31 | ≈4 months | Predicted post-treatment AHI | L (n) | A low loop gain at baseline predicted surgical response. |
| | Hypoglossal nerve stimulation | Schwab et al.[176] | 13 | 12 months | 50% ↓AHI and $AHI_{Post}$ <20/hr | Anat | Smaller soft palate volumes at baseline and greater tongue movement anteriorly predicted response. |
| | | Vanderveken et al.[177] | 21 | 6 months | 50% ↓AHI and $AHI_{Post}$ <20/hr | Anat | The absence of complete concentric collapse at the level of the palate was a predictor of response. |
| | | Op de Beeck et al.[178] | 91 | 12 months | 50% ↓AHI and $AHI_{Post}$ <10/hr | C, A, L, M (n) | In adjusted analysis, a favorable response to therapy was independently associated with higher arousal threshold, greater muscle compensation, and lower loop gain (in milder collapsibility). |

**Table 129.3*　Summary of Studies that Have Assessed Whether Knowledge of the OSA Endotypes Predicts Treatment Response—cont'd**

| OSA Endotype(s) Targeted | Treatment Intervention | Study | N | Duration of Intervention | Responder Definition Used | OSA Endotypes Measured | Key Findings Predicting Response |
|---|---|---|---|---|---|---|---|
| **Muscle compensation** | Desipramine | Taranto-Montemurro et al.[179] | 12 | Single night | 20/hr ↓AHI | C, A, L, M | Those with poor muscle compensation at baseline experienced greater reduction in AHI on therapy. |
| | Atomoxetine + oxybutynin (ATOX) | Taranto-Montemurro et al.[180] | 17 | Single night | 50% AHI reduction | C, A, L, M (n) | Patients with lower AHI, mild collapsibility, and higher fraction of hypopneas over total events had a complete response with ATOX. |
| **Respiratory arousal threshold** | Triazolam | Berry et al.[181] | 12 | Single night | N/A | A | N/A |
| | Eszopiclone | Eckert et al.[182] | 17 | Single night | Compared ΔAHI in patients with low vs. high arousal threshold | A | Patients with a low arousal threshold showed greater reduction in AHI (43%↓). |
| | Trazodone | Eckert et al.[183] | 7 | Single night | Correlation with ΔAHI[a] | A | Arousal threshold alone did not predict treatment response. |
| | Trazodone | Smales et al.[184] | 13 | Single night | Upper 50th percentile of subjects based on the %ΔAHI between groups | A | Arousal threshold alone did not predict treatment response. |
| | Zopiclone | Carter et al.[185] | 12 | Single night | Correlation with ΔAHI[a] | A | Arousal threshold alone did not predict treatment response. |
| **Loop gain** | Carbon dioxide | Xie et al.[186] | 26 | Single night | 30% ↓AHI | C, L | No difference in collapsibility between groups. Responders had a higher loop gain (driven by ↑controller gain). |
| | Hyperoxia | Wellman et al.[187] | 12 | Single night | N/A | L | Patients with higher loop gain showed greater reduction in AHI (46%↓ vs 16%↓). |
| | | Xie et al.[186] | 26 | Single night | 30% ↓AHI | C, L | No difference in collapsibility or loop gain between groups. |
| | | Wang et al.[169] | 20 | 2 months | Correlation with ΔAHI | L | Controller gain (awake) was lower in those who experienced greater reductions in the AHI. |
| | | Sands et al.[188] | 36 | Single night | 50% ↓AHI | C, A, L, M (n) | The combination of elevated loop gain, less severe collapsibility, and greater muscle compensation at baseline predicted response. |
| **Respiratory arousal threshold and loop gain** | Eszopiclone and oxygen (hyperoxia) | Edwards et al.[189] | 20 | Two nights (placebo vs. treatment), 1-week washout period | 50% ↓AHI and $AHI_{Post}$ <15/hr | C, A, L, M | Combination therapy lowered AHI, ventilation associated with arousal, and loop gain. Responders had less severe OSA, a less collapsible upper airway, and greater upper airway muscle effectiveness.[a] A lower therapeutic CPAP requirement (as a surrogate for collapsibility) was also a significant predictor of response.[190] |

Adapted from Edwards et al.[170]

A, Arousal threshold; AHI, apnea-hypopnea index; $AHI_{Post}$, treatment AHI; Anat, anatomy; C, collapsibility; CPAP, continuous postive airway pressure; L, loop gain; M, muscle responsiveness; N/A, not assessed; NREM, non–rapid eye movement; OSA, obstructive sleep apnea.

[a]Analysis not reported in original publication; performed post hoc using data included in tables and figures.

(n) = measured noninvasively from a standard clinical polysomnogram (PSG).

* 受第三方版权限制，此表保留英文。

迄今为止，许多研究都是小规模的生理学研究。本章描述的模式尚处于早期，尚未进行前瞻性验证，甚至像简单的研究，比如 REM 还是 NREM 占主导，或呼吸事件的周期都没有进行验证。需要进行更多大样本量（具有更多的多样性）的研究来测量 OSA 内型。此外，证明这些研究结果和预测阈值的可重复性对于为临床医生提供基于生理学的治疗方案非常重要。

### 临床要点

- 睡眠状态数据包含关于病因机制的信息，这些信息无法通过常规评分获得。
- 睡眠片段化 / 易于觉醒倾向及呼吸控制不稳定性（高环路增益）是两个可以从 PSG，甚至是居家睡眠监测中提取的重要特征。这些信息可以辅助疾病管理策略。
- NREM 睡眠期为主的呼吸暂停与高环路增益有关，REM 睡眠期为主的呼吸暂停与气道塌陷性有关。
- 特定的血氧饱和度特征可能提示高环路增益，REM 睡眠期为主的气道阻塞。
- 现有许多数学 / 计算机方法可以对睡眠呼吸暂停进行分型，使得睡眠呼吸暂停精准治疗成为一种可行的选择，而不仅仅是研究。

## 总结

睡眠状态信号中蕴含的丰富信息可用多种方法进行分型。这种分析的前提是睡眠信号特征反映了机体生物学特征，因此使得疾病的内型和临床治疗存在个体差异。分型方法包括了从睡眠呼吸特征的可视化分析到数学 / 计算机分析的范围。呼吸、血氧和呼气末二氧化碳特征均是可视化分析的例子，而对自似性（具有相同时间点和形态的持续呼吸事件）、心肺耦合带宽、持续深度睡眠的估算数学模型以及通过干扰 / 响应分析预测环路增益是计算机分析应用于分型的例子。基于大量睡眠信号数据的分型为睡眠呼吸暂停精准治疗成为可能提供了很大的希望，其未来实现并不会很遥远。理想情况下，多种互补的方法可以联合应用，产生一个综合评分，从而“衡量”不同驱动因素和个体对扰动的响应，并最终估计治疗成功或失败的概率。该评分可以合理地综合考虑疾病的严重程度、既往治疗情况及已知的通过多维度影响最佳医疗管理的个体医疗和社会因素。

### 参考文献和拓展阅读

请扫描书后二维码，获取参考文献和拓展阅读资源。

# 阻塞性睡眠呼吸暂停的临床和生理异质性

第 130 章

*Grace W. Pien*，*Lichuan Ye*

许华俊　王圣明　译　殷善开　审校

**章节亮点**

- 生理因素和系列临床表现的异质性对于阻塞性睡眠呼吸暂停（obstructive sleep apnea，OSA）进展的影响越发受到认可。已有研究者尝试基于病理生理或临床特征来区分 OSA 的亚型或表型。
- 解剖学和生理学的亚型已被用于识别易于罹患 OSA 的人群，并可确定是否特定亚群人群对一些治疗的疗效比其他人更好，特别是基于潜在病理生理学和治疗机制。
- 一系列 OSA 临床表型可通过年龄、性别和现有症状等特征区分。最近的研究使用无监督学习方法，诸如聚类分析，拓宽了我们对 OSA 临床表型、其对治疗反应的差异，以及与心血管疾病等结局关系的理解。
- 本章回顾了聚焦于解剖和生理、以临床为导向的 OSA 表型，并探讨了它们对病因、疗效和临床结局的影响。

生理因素的异质性可促进阻塞性睡眠呼吸暂停（obstructive sleep apnea，OSA）进展及其一系列临床表现，这一点早已被人们认识。然而在描述该疾病时，OSA 常被简化为一个参数，即呼吸暂停低通气指数（apnea-hypopnea index，AHI）。尽管 AHI 量化了睡眠期间异常呼吸事件的频率及临床结局（包括日间嗜睡、高血压、卒中和全因死亡率）的关联，但它忽视了诸多 OSA 特征性的属性，如快速眼动（rapid eye movement，REM）或非 REM 睡眠为主导，血氧饱和度降低的幅度和持续时间，或者与呼吸暂停事件相关的总缺氧负荷。AHI 也无法显现哪些病理生理特征是导致特定个体或患者群体 OSA 发展，衡量患者症状及其严重程度的潜在基础。当我们越来越多地认识到 OSA 存在复杂性和多系统影响时，了解这些和其他特定的临床或病理生理特征可能对确定某些疗法是否比其他疗法更适合特定患者至关重要。

研究者已使用了许多方法来描述 OSA 患者中观察到的疾病异质性。许多研究已经根据特定的病理生理或临床特征识别出 OSA 的同质亚型或表型[1-7]。OSA 表型的定义为通过单一或组合的临床上有意义的疾病特征（症状、对治疗的反应、健康转归、生活质量）来区分一类 OSA 患者[8]。该定义可灵活地识别临床相关表型，甚至是在疾病分类的潜在机制有待深刻理解的情况下。确认 OSA 表型可以加深对疾病机制的理解，优化临床试验受试者选择，改善预后，并最终实现更加精准的个性化治疗[8-9]。

我们回顾了确定 OSA 临床和病理生理表型的方法和分析手段[8, 10-12]。简单来说，这些方法可分为有监督学习和无监督学习分析两类。监督学习分析方法是基于单一或多个特征和通常假设这些用来分类的特征代表了潜在的生物学或疾病机制上的差异，从而对预先确定的表型进行评估。无监督学习分析方法，如聚类分析，是数据驱动的，旨在根据多个疾病特征将患者分为相对同质的亚群。无监督学习分析的优点在于能够识别新的表型并产生新的表型假设。然而，新确定的表型的关联需要通过锚定到使用监督学习分析发现的相关患者结局来确定[8]。

本章我们将回顾通过单个或多个疾病特征确定的临床相关 OSA 表型，包括聚焦于解剖和生理、以临床为导向的特征（例如，基本特征、多导睡眠图、症状和共病）以及它们对发病机制、治疗和临床结局的影响（如果已知）。

## 阻塞性睡眠呼吸暂停潜在的解剖学和生理学表型

### 解剖学表型

#### 使用颅面结构和软组织定义表型

OSA 的发展取决于不同个体间解剖学和生理学差异。表型可用于描述颅面形态变化，这些变化会以多种方式导致上气道解剖异常（参见第 168 章）。

通过直接测量、放射显像、CT 和 MRI 技术获取的头影测量数据已被用于区分 OSA 和非 OSA 患者软组织和颅面骨骼特征差异。在 OSA 患者中常见的骨骼特征包括上颌骨发育不良[13]、下颌后缩[14]、舌骨低位[15-16]，以及颅底结构异常[17]。在 OSA 患者中还观察到了较短的下颌长度[18]和较低的面高[19]。尽管颅面结构异常在非肥胖 OSA 患者中更常见，但肥胖 OSA 患者也常有软组织结构（包括舌体和软腭）增大[20-21]。

导致 OSA 的颅面骨骼和软组织的组合特征已在白种人为主的样本中使用面部表型分析进行了检测[22-23]。该技术是一种数字摄影技术，与 MRI 的结果高度相关，且由于其低成本、易获取和更简单而更具优势[23]。这些特征，比如较小的下颌三角、较宽平的下面部，以及较短且后缩的颌骨可独立于肥胖预测 OSA 风险[22]。然而，尽管骨性组织和软组织在描述有 OSA 风险的解剖亚型方面取得了一些成功，但目前几乎没有数据表明它们可以预测 OSA 的临床表现或重要的临床结局（比如心血管事件或死亡）。

相反，这些特征可能更适合于确定某些解剖学亚型是否比其他亚型更适合 OSA 的特殊治疗。最近有综述回顾了头影测量对下颌骨前移装置（mandibular advancement devices，MAD）成功使用的预测能力[24-25]。舌骨到下颌平面的距离对 OSA 的预测能力在各项研究中最为一致，此外，较短的前颅底和软腭也与 MAD 疗效相关[24]。然而，样本量小、研究方法的差异和不同的结果使得作者得出了如下结论，即总体来说，这些数据“相对薄弱且部分不一致”，不应单独用于临床决策。

头影测量参数本身也被认为不足以可靠地预测 OSA 经悬雍垂-腭咽成形术或多平面软组织阻塞的外科治疗后的疗效。虽然个别研究已确定了一系列与治疗成功相关的特征，但总体来说，由于结果并不一致，解剖学亚型似乎不能可靠地预测这些手术的疗效[1]。

多项研究探讨了 OSA 患者在种族和族裔方面的解剖特征差异，发现骨骼和软组织大小参数的变异可能有助于解释 OSA 患病率的差异（由 Dudley 和 Patel 进行了综述）[26]。诸如舌体体积这样的软组织因素在预测非洲裔美国人的 OSA 风险方面更为重要，而在亚洲人中，颅面特征具有更好的预测价值[27-28]。男性和女性 OSA 患者间的解剖表型差异也可能存在[29-30]，但这些数据相对较少。

#### 其他定义解剖学表型的方法

OSA 患者上气道阻塞的部位或程度已被用来定义亚群，且被用于确定其是否能预测对非气道正压通气（positive airway pressure，PAP）治疗的反应[31-32]。迄今为止，这些研究结果并不一致。舌根塌陷与 MAD 治疗有效性的概率相关[33]；然而，其他研究者得出的结论是确定舌根塌陷的部位并不足以预测口腔矫治器的疗效[3-4]。使用药物诱导内镜检查——一种可直接动态观察上气道塌陷的方法，发现在腭部水平完全向心性塌陷预示着 OSA 对上气道刺激治疗的反应较差[34]。目前，检查出现向心性塌陷的患者在进行舌下神经刺激器植入前会被排除。

吸气和呼气气流形状的差异也可能有助于确定气道塌陷的部位，并且已被用来描述 OSA 患者解剖学亚型，包括存在单独腭部和侧咽壁塌陷及舌根阻塞的患者[35-36]。然而，这些亚型是否能预测临床结局或疗效尚无研究。另一方面，通过被动上气道临界闭合压（被动 $P_{Crit}$）测量上气道的易塌陷性已被用作总体测量上气道解剖结构异常的手段[2, 37]。

### 基于生理学亚型的表型

已确定生理因素，包括呼吸控制稳定性、呼吸觉醒阈值，以及咽扩张肌的效能或反应性对多达 2/3 的 OSA 患者产生重要影响[2]。每种特征的特定亚型都影响 OSA 的发展，并可能决定其疗效。这些特征包括过于敏感的呼吸控制系统（即呼吸控制不稳定或高环路增益）、低呼吸觉醒阈值，以及在睡眠期间咽部扩张肌较差的效能 / 反应性[2]。

#### 呼吸控制系统

在睡眠中呼吸控制系统的稳定性和反应性常通过环路增益的概念来描述，这是一个从工程学文献中借来的术语，用于表达负反馈环路干扰影响通气变化的幅度[38]。高环路增益系统对于特定的扰动（例如呼吸暂停和低通气）会产生更大的通气变化，并且更有可能因为小的扰动而变得不稳定。相反，低环路增益系统在通气变化时的变化通常更小，本质上更稳定。

高环路增益和低环路增益的表型可能对 OSA 的各种治疗的反应不同。例如，具有高环路增益的 OSA 个体更易发展为复杂的睡眠呼吸暂停[39]。也就是说，PAP 治疗出现的中枢性睡眠呼吸暂停与低环路增益的患者相比，在接受氧气治疗时 AHI 降低得更多[40]。而具有低环路增益的 OSA 个体更可能从上气道手术中受益[41]。

#### 呼吸觉醒阈值

呼吸觉醒阈值，即引发觉醒的呼吸驱动力水平，在不同个体之间存在差异的同时也在睡眠呼吸暂停事件的发生中起到了作用。具有较低觉醒阈值的人更容易因呼吸驱动力的小变化从睡眠中醒来，在咽反射激活上气道扩张肌以保持气道通畅和促进周期性呼吸稳定之前，就像在高呼吸觉醒阈值个体中发生的那样[42]。研究显示，在近 1000 名非肥胖男性 OSA 老兵中，低觉醒阈值是长期持续气道正压通气（continuous positive airway pressure，CPAP）依从性较差的预测因素[43]，这说明了解患者的生理学表型有助于识别更可能需要针对性干预从而能够成功使用 CPAP 的患者。对一项评估艾司佐匹克隆（eszopiclone）对 CPAP 依从性影响的试验数据的二次分析表明[44]，镇静剂可改善低觉醒阈值患者长期 CPAP（＞ 1 个月）使用情况[45]，但这些结果仍需验证。对镇静催眠药物作为 OSA 的单独疗法也进行了研究。在一项小型研究中，给具有低觉醒阈值的 OSA 患者服用艾司佐匹克隆后，AHI 下降了 43%，这表明在这些患者中提高觉醒阈值可能会获益[46]。然而，在类似的后续研究中，觉醒阈值并不能预测疗效[47-49]。

#### 上气道肌肉反应性

咽扩张肌对管腔负压的反应幅度、触发该反应的阈值以及由此产生的通气变化也影响着睡眠呼吸暂停事件发生的可能性[50-51]。在一组经过对生理学表型精细描述的 75 名男性和女性 OSA 中，观察到大约 1/3 的 OSA 患者具有较差的上气道肌肉反应性或效能[2]，即易塌陷负压下，睡眠期间激活咽扩张肌的能力受限。在一项小型研究中，在接受地西泮（一种刺激上气道肌肉的药物）后，基线数据显示的肌肉代偿能力差的患者 AHI 改善最显著[52]。另有研究关注了 5- 羟色胺能、去甲肾上腺素能和胆碱能途径的药物（这些药物在睡眠期间引起上气道肌肉活动减少）疗效，对于无法区分的具有较差咽扩张肌反应性的患者，这些药物通常无法改善 OSA 严重程度，或者只有部分有效[53-54]。然而最近的一项小型试验观察到，在未进行表型分型的 OSA 患者中[55]，使用托莫西汀（一种去甲肾上腺素再摄取抑制剂）和奥昔布宁（一种抗胆碱药物）后，AHI 中位数降低了 63%，这引起了人们的兴趣，即该治疗是否对上气道肌肉反应性较差的患者更为有效。到目前为止，针对颏舌肌的其他治疗试验，包括如舌下神经刺激的手术治疗[34]和非侵入性肌肉锻炼治疗，并未能确定用于上气道扩张肌反应性较差的患者，而以“肌肉”为重点的治疗方法可能对这些患者最具疗效[56]。

#### 应用综合方法确定生理学表型

随着对不同病理生理过程对睡眠呼吸暂停发生的作用理解日益深入，我们越来越认识到不同的个体生理学亚型如何相互作用，并与解剖结构相互作用而影响 OSA。综合模型包括前述三种生理特征（环路增益、呼吸觉醒阈值和咽扩张肌反应性）与解剖特点（用被动上气道塌陷的压力作为替代）的结合，以预测不同表型组合在这些关键生物学途径上的相互作用，进而预测是否存在 OSA。例如，良好的被动上气道塌陷压力或许可抵消低觉醒阈值以防止阻塞性呼吸暂停的发生，或者低觉醒阈值可能会妨碍上气道肌肉的扩张效应，导致呼吸暂停事件发生[57]。对于个体对非 PAP 干预的单独及联合表型特定特征的反应也有理论和有限的实践研究（例如，在一项小型研究中，具有较低环路增益和上气道不易塌陷的患者在使用口腔矫治器时睡眠呼吸紊乱事件的减少最为显著）[58]。

尽管这些模型极具潜力，但仍需进一步的研究以确定这些观察到的结果是否像其他研究证实的那样持续存在而不只是一个晚上的结果，并需在临床应用前同时进行内部和外部验证。使用简单易得的可替代指标以评估生理学表型的方法，以区分相关变化正在开发中[59-62]，然而，大多数生理特征的研究依赖于具有挑战性的技术且较为耗时，无法在普通的临床睡眠实验室中进行[61]。

此外，目前这些生理学表型是否与增加睡眠呼吸暂停风险的遗传变异相关仍有待深入研究。许多研究已确定睡眠呼吸暂停存在较强的遗传因素[63-65]。全基因组关联研究已经确定了影响呼吸事件长度、频率和睡眠期间平均氧饱和度的数个易感基因[66-68]。然而，仍需更多的研究以确定遗传因素与 OSA 更多特征的相关性，解释这些易感基因如何相互作用，并确定它们是否会导致现有文献中描述的 OSA 解剖学和病理生理学表型。

## 阻塞性睡眠呼吸暂停的临床表型

### 基于单个特征的表型

#### 种族和民族

越来越多的证据支持不同种族在 OSA 的患病率、危险因素、临床表现、诊断和治疗方面存在差异[69]。例如，一项荟萃分析和最近的综述都报道了非洲裔美国人比美国白种人 OSA 患病率更高，病情更重。肥胖和颅面因素可能在不同种族群体中对 OSA 的作用有所不同[26, 70]。例如，在相同的疾病严重程度下，中国患者比白种人瘦，颅面结构发育受限更多，舌体体积更小[27]。此外，体重指数（body mass index，BMI）与 AHI 之间的关联在南美洲人中非常强，但在非洲裔美国人中较弱。也就是说，在 BMI 增加相同的程度下，南美洲人的 AHI 增加幅度比非洲裔美国人更大[71]。

尽管有大量证据表明非洲裔美国人更容易罹患高血压和其他心血管不良结局，但这些差异是否归因于 OSA 仍不清楚。血压通常会在夜间下降或呈“勺型”下降，但与白种人相比，年长的非洲裔美国成人 OSA 更易表现出“非勺型”的血压变化模式。这种“非勺型”的血压变化与 OSA 严重度之间的关联似乎在种族和降压药的使用方面存在差异[72]。在治疗方面，非洲裔美国人 OSA 疗效可能较差。例如，尽管非洲裔美国儿童 OSA 的患病率较高，但他们接受儿童 OSA 的一线治疗方法——腺样体扁桃体切除术的可能性更低[73]。还有证据表明，与美国白种人相比，美国少数族裔群体对持续气道正压通气治疗的依从性差，非洲裔美国人的依从性更低[74]。

### 年龄

随着年龄增长，气道更容易塌陷，并可能在 OSA 的发病机制中起到更重要的作用，表明老年 OSA 可能代表了一种不同的生理学表型[75]。OSA 的患病率与年龄增加明显相关[76]。老年 OSA 患者临床表现可能较为隐匿，导致了临床诊断的困难[77]。例如，在相同的 AHI 水平下，老年 OSA 患者可能较少出现嗜睡[78]，较少出现打鼾，但更易出现认知障碍[77]。OSA 已被发现与全因死亡率增加相关，尤其是由冠心病引起的死亡率，但仅在 70 岁以下的患者中观察到这种关系[79]。同样，与年轻人相比，老年 OSA 患者与高血压[80]或心房颤动[81]间缺乏关联。至于治疗，在老年人中，因为肥胖作为 OSA 的危险因素的重要性随年龄减弱而降低[76]，且高 BMI 对于老年人的死亡率降低有潜在益处[82]，减重不能像对年轻人那样常规推荐给老年患者[77]。CPAP 持续使用对老年人有效，已证明对认知功能受损的老年患者具有改善作用[83]。未经治疗的 OSA 显著增加了老年人心血管疾病的死亡率，但恰当的 CPAP 治疗可以降低这种风险[84]。

### 性别

流行病学研究证实，男性 OSA 患病率是女性的 2 ～ 3 倍[85-86]。OSA 在生理、临床表现和临床结局方面存在显著的性别差异，表明 OSA 存在性别特异性机制，并需在 OSA 的临床诊断和健康管理中将其纳入考虑[85, 87-90]。当将 OSA 与多种生活方式和共病因素联系在一起考虑时，最近的流行病学研究发现，女性 OSA 患者与高血压、日间嗜睡和体力活动差之间的关联更强，而男性 OSA 患者则与明显呼吸暂停和腰围之间的关联更强[85]。类似地，据报道，OSA 患者中，女性比男性更易患心力衰竭[91]和内皮功能障碍[92]，这表明女性可能更容易患上 OSA 相关的心血管代谢相关疾病。另一方面，男性 OSA 患者的向心性或腹部肥胖可能导致更严重的胰岛素抵抗和炎症，并在 OSA 的发病机制中发挥更重要的作用[93-94]。尽管女性 OSA 患者的日间功能和症状受损程度更严重，但男性和女性 OSA 患者均能从 CPAP 中获益[95]。无论男性或女性，对 CPAP 干预的满意度似乎没有性别差异[96]，但女性患者所需的 CPAP 压力更低，即使考虑到 OSA 的严重程度[97]。

### 日间过度嗜睡

大约 60% 的 OSA 患者主诉存在日间过度嗜睡（excessive daytime sleepiness，EDS），OSA 越严重，EDS 的患病率越高[98]。EDS 被认为是由 OSA 特征性的睡眠片段化和夜间缺氧引起的[99]。CPAP 治疗可以显著改善 EDS，CPAP 使用时间和 EDS 改善之间存在强的剂量-效应关系[100-101]。然而，即使经过充分的 CPAP 治疗，一些患者仍然会残存 EDS。法国的一项多中心研究发现，在接受 CPAP 治疗 1 年后，残存嗜睡的患病率，即 Epworth 嗜睡量表（Epworth Sleepiness Scale，ESS）评分大于 10，为 12%[102]。值得注意的是，EDS 症状并不仅限于 OSA。除 OSA 之外，激素水平、代谢和炎症机制都可导致 EDS[103]。

伴或不伴 EDS 的 OSA 可能具有不同的临床表型[104-105]。EDS 已被证明可以影响 AHI 与死亡率[106]、高血压[107]和胰岛素抵抗[108]之间的关系，OSA 和 EDS 的关系更强。Garbarino 等[105]在最近的综述中总结了 OSA 患者伴或不伴 EDS 差异的研究。他们发现，男性、年轻和较高的 BMI 是 EDS 的风险预测因素。此外，已有研究证实 CPAP 治疗可改善伴 EDS 的 OSA 患者血压、胰岛素抵抗、心血管疾病和内皮功能，但对不伴 EDS 的 OSA 患者无影响[105]。例如，在 MOSAIC 试验中（纳入了基线 ESS 评分低于 10 的轻度 OSA 患者），CPAP 治疗未改善经计算的 5 年心血管风险[109]。在最近的一项针对心肌梗死患者的研究中，即使校正了年龄、左心室射血分数和 AHI 等临床相关因素后，伴有 EDS 的 OSA 患者再梗死和严重心脏不良事件的发生率也显著高于不伴 EDS 的患者[110]。尽管 EDS 通常被视为 OSA 的典型症状，但仍需进一步研究来了解为什么部分患者出现 EDS 而其他患者不出现，以及不伴 EDS 的 OSA 患者是否会从 CPAP 治疗中获益。

## 基于多个特征的表型

最近使用无监督方法（如聚类分析）的研究扩展

了我们对 OSA 表型的理解。在本节中，我们主要回顾现有临床表型——基于在临床和人群队列中发现并确认的症状[4, 6, 111]，以及对治疗和心血管结局具有重要意义的临床表型。

### 识别阻塞性睡眠呼吸暂停不同症状的表型

第一个应用聚类分析来识别 OSA 不同临床表型的研究是采用了冰岛睡眠呼吸暂停队列（Icelandic Sleep Apnea Cohort，ISAC）数据的研究[6]。该队列的研究对象是新诊断的中重度 OSA 患者，包含了代表 OSA 人群常见的 23 个临床重要的症状和共病的变量。结果发现了 3 个临床亚型：睡眠障碍组，包括最可能出现失眠相关症状的患者；轻微症状组，患者相对无症状，醒来时感觉休息较好；嗜睡组，患者表现出典型的 OSA 症状，包括日间过度嗜睡和夜间呼吸暂停。在这 3 组间没有观察到性别、BMI 或 AHI 方面的显著差异[6]。

这 3 个亚型也在韩国基因组队列中得到了验证[111]，该队列与最初的冰岛临床队列相比，嗜睡组的患者比例较低，而轻微症状组的患者比例较高。这与 OSA 在人群中普遍存在但症状相对较轻的观察结果一致[112]。该项聚类分析也在全球睡眠呼吸暂停多学科联盟（Sleep Apnea Global Interdisciplinary Consortium，SAGIC）中得到了验证，该联盟包括全球 9 个睡眠学术中心[113-114]。除了之前报道的 3 个亚型[6]，还发现了 2 个额外的亚型，即中度嗜睡组和上气道症状为主（如打鼾和夜间呼吸暂停）的组别[4]。来自世界各地的临床和人群队列的数据证实了 OSA 不同临床表型的存在[115]，包括睡眠障碍或失眠、无症状和过度嗜睡等 3 个主要亚型[9]。

### 阻塞性睡眠呼吸暂停的临床亚型和疗效

利用冰岛睡眠呼吸暂停队列的数据研究了不同临床亚型对 PAP 治疗的不同反应[116]。在 PAP 治疗 2 年后，评估了 3 个亚型内部和组间的症状、人口统计学指标和共病的变化。在睡眠障碍组中，PAP 未使用者和使用者在失眠相关症状上显示出类似的变化。许多患者即使在 OSA 得到有效治疗后仍主诉存在失眠相关症状。尽管轻微症状组仍保持相对无症状，但他们在嗜睡和疲劳方面取得了显著改善，PAP 使用者的改善更为明显。嗜睡组在症状方面改善最大，与 PAP 未使用者相比，PAP 使用者几乎在所有症状方面都有更大的改善。因此，OSA 疗效可能因初始临床表型和治疗依从性而存在差异。在一些存在睡眠障碍的 OSA 患者中，失眠症状可能是除了 OSA 外的其他机制引起的，可能需要其他专门针对这些症状的治疗[116]。

### 阻塞性睡眠呼吸暂停和心血管事件结局

利用“睡眠心脏健康研究”（Sleep Heart Health Study，SHHS）的数据，研究了 OSA 临床表型与心血管事件结局之间的关系[5]。尽管 SHHS 使用的症状问卷与 ISAC 或 SAGIC 使用的问卷不同，但无监督的聚类分析在 AHI 为每小时呼吸事件超过 15 的患者中识别出相同的 3 个表型（睡眠障碍、轻微症状和过度嗜睡）。这项研究还确定了第 4 个亚型，标记为中度嗜睡组。在中位随访时间为 11.8 年的观察中，生存分析显示过度嗜睡组后续冠状动脉疾病、心力衰竭和所有心血管事件的发生率高于其他 3 个组和对照组。和无 OSA 的对照组相比，过度嗜睡组是唯一一个在这些心血管事件发生率上显著增加的组别。因此，OSA 患者中的心血管事件风险增加主要出现在过度嗜睡组[5]。

EDS 在心血管风险中的作用也在其他研究中得到强调。EDS 增加心血管事件风险的具体机制尚不清楚[107, 110, 117]，有待进一步研究。然而，OSA 临床亚型在心血管事件风险发生方面存在差异性具有重要意义。这在一定程度上可以解释大型随机对照研究——睡眠呼吸暂停心血管终点（Sleep Apnea Cardiovascular Endpoints，SAVE）试验为什么是阴性结果。该试验研究了 CPAP 是否能预防中重度 OSA 患者的主要心血管事件[118]。严重嗜睡的 OSA 患者（ESS 大于 15）因随机分配到非 CPAP 治疗组可能会导致与嗜睡相关的事故，因此因伦理被排除在 SAVE 试验之外。然而，这一决定可能排除了心血管事件风险最高的 OSA 亚群。未来的研究需要考察 CPAP 对心血管事件结局的影响，包括那些存在过度嗜睡的患者。考虑到以 EDS 患者进行随机分组存在安全问题，可以考虑其他研究设计。例如，倾向性评分匹配方法（曾用于研究 CPAP 对 OSA 空腹血脂水平的影响），可复制与随机分组相关的协变量平衡并降低因果推断的误差[119]。

### 其他基于多个特征的临床表型

世界各地的其他研究团队也应用了聚类分析来识别 OSA 的临床表型，基于多个特征，包括多导睡眠监测（polysomnography，PSG）特征[7]、共病[120]，或人口统计学、共病和临床表现的组合[121-123]。由于可用变量的差异以及聚类分析中包含的内容不同，很难比较这些临床表型，结果需进一步在其他人群中验证。其中一些研究将确定的临床表型与心血管事件[7]和 CPAP 疗效等结局联系起来[123]。例如，使用常规 PSG 数据获得的生理学表型可与心血管结局进行关联。基于 PSG 特征，识别出了 7 个群。其中

3 个群［“低通气和缺氧”“睡眠期周期性肢体运动”（periodic limb movements of sleep，PLMS）和“严重混合”组］表现出心血管不良事件的风险增加[7]。

### 临床要点

- 骨性组织和软组织特征定义的解剖学亚型已成功应用于识别阻塞性睡眠呼吸暂停的风险。然而，迄今为止，几乎没有数据表明它们能可靠地预测临床结局或疗效。
- 尽管包括呼吸控制稳定性、呼吸觉醒阈值和咽扩张肌的反应性在内的生理因素影响了 OSA 的发展并决定疗效，但在临床应用前，仍需更简化的评估手段和进一步的验证。
- 近期通过使用症状、共病、多导睡眠图特征和其他特征识别出不同的临床表型使得我们对 OSA 的异质性有了进一步的理解。多项研究已证明部分 OSA 患者亚群，如过度嗜睡人群，发生不良心血管事件结局的风险更高。
- 认识到 OSA 不同表型的病理生理、临床表现和结局的个体差异是发展精准化睡眠呼吸暂停治疗的基础，这将改变我们对这种常见疾病的护理方式。

## 总结

在过去的 20 年里，基于对阻塞性睡眠呼吸暂停解剖学和基本临床表型的深刻理解，我们对 OSA 复杂生理和多维度临床特征的异质性的理解有了显著提升。使用创新的数据分析技术和精密的生理学测量手段后产生了越发受到广泛认识的临床和病理生理学表型或亚群。这些不同表型与不同临床结局风险相关并对特定治疗产生不同反应的证据正在不断积累中。

不同 OSA 表型的病理生理、临床症状和结局的个体差异构成了发展精准治疗的基础。尽管这还处于初级阶段，但利用表型数据可靠预测哪种治疗方法可能最适合哪位患者有很大的潜力。目前还需要进一步的研究去描述特定病理生理学、遗传学生物标志物、临床表现一致性、生理特征、病程、患者结局和对特定治疗的反应方面的独特疾病内型或亚型[8, 124]。尽管现有的表型通常包含其中的部分特征，但缺少对所有特征的涵盖。然而，临床和生理学表型可能为睡眠呼吸暂停个体化治疗提供了一个小的过渡，直到我们对内型如何驱动表型有更深层次的理解。

### 参考文献和拓展阅读

请扫描书后二维码，获取参考文献和拓展阅读资源。

# 阻塞性睡眠呼吸暂停：临床特征、评价和管理原则

# 第 131 章

*Harly Greenberg，Matthew T. Scharf，Sophie West，Preethi Rajan，Steven M. Scharf*

许华俊　王圣明　译　殷善开　审校

**章节亮点**

- 阻塞性睡眠呼吸暂停（obstructive sleep apnea，OSA）是最常见的睡眠呼吸障碍，其患病率高与普通人群肥胖率升高有关。
- OSA 经常与心血管、脑血管和代谢疾病并存，常在人群中观察到共病情况。
- OSA 的临床表现复杂多样，一些患者表现为日间过度嗜睡，而一些人则表现为夜间睡眠紊乱，还有一些患者症状轻微。
- OSA 的病因复杂，既涉及上气道易塌陷性的解剖和机械性因素，也涉及导致呼吸暂停和低通气的呼吸控制不稳定和睡眠中出现觉醒的因素。
- 除各种筛查问卷外，临床评估有助于发现 OSA 高风险患者。然而准确诊断仍需要进行睡眠监测。
- 应用于 OSA 的实验室多导睡眠监测，此外还有各种移动式和睡眠中心外睡眠监测技术被展示。这些睡眠监测技术的应用和局限性将会被讨论。
- 强调慢病管理的个体化治疗方案可改善睡眠相关的健康对护理的优化是必需的。

## 定义

阻塞性睡眠呼吸暂停/低通气综合征（obstructive sleep apnea/hyponea syndrome，OSAHS）是最常见的睡眠呼吸障碍疾病，由夜间反复发作的上气道阻塞或狭窄组成，可能伴有反复的低氧血症、睡眠片段化和交感-肾上腺素兴奋性升高。一般认为 OSAHS 和社会总医疗资源使用增加明显相关[1-2]。多数研究都认同 OSAHS 治疗可以降低总体医疗费用[2]。

OSAHS 的典型体征和症状包括鼾声响亮、日间过度嗜睡（excessive daytime sleepiness，EDS）、夜间鼻息声和喘息声（与呼吸暂停/低通气的终止相关）、床伴观察到的呼吸紊乱、夜尿症和失眠。OSAHS 通常，但不总是与肥胖、颈围增大和口咽部狭窄有关。一些严重并发症的体征/症状，如高血压、心力衰竭、脑血管事件和肺动脉高压也可能存在。

## 简史

Burwell 等[3]首次对可疑 OSAHS 患者进行医学描述。该团队描述了一个肥胖、嗜睡、高碳酸血症患者，表现出周期性呼吸，使他们想起查尔斯·狄更斯 1836 年的小说《皮克威克俱乐部的遗书》中的角色 *Joe*。然而其他人此前也使用过该术语[4]。虽然当时普遍认为可能是体重过重引起的呼吸抑制，导致嗜睡，但 Kuhl[5]描述了多导睡眠监测（polysomnography，PSG）记录的夜间呼吸暂停，并将嗜睡归因于由此导致的睡眠片段化。基于这些发现，Gastaut 等[6-7]将呼吸气流和胸部运动监测加入到 PSG 中，以记录夜间上气道阻塞。Lugaresi 和 Coccagna 的博洛尼亚小组[8]证明了呼吸暂停时会发生系统性和肺动脉血压的大幅波动，因此记录到夜间呼吸障碍会有严重不良后果，需要治疗。在 Kuhl 的观察之后，博洛尼亚小组报告称气管切开术改善了一群“皮克威克”患者的症状[8-9]。随后表明与皮克威克综合征患者不同，在睡眠中反复出现上气道阻塞的肥胖患者，不一定会（实际上大多数确实不会）出现觉醒状态下的高碳酸血症[10]。术语“阻塞性睡眠呼吸暂停（obstructrivce sleep apnea，OSA）”被用于该疾病的描述。

1981 年，Sullivan 等[11]报道了经鼻持续气道正压通气（continuous positive airway pressure，CPAP）可以缓解 OSA 上气道阻塞。随后又开发了其他治疗方法，包括上呼吸道手术、下颌前移和舌咽神经刺

激。医生能够为每位患者提供多种合适的治疗方案。

随着人们越来越多地意识到 OSA 是许多重要疾病的主要致病风险因素，新的 OSA 诊断方法不断涌现。经典的 OSA 诊断是在实验室环境下进行的，通常进行整夜 PSG 监测。为了减少监测复杂、患者不适和成本，过去 15 ～ 20 年中引入了使用较少通道的设备来进行 OSA 诊断和管理。这些设备通常适合居家使用，在许多地区已成为许多 OSA 患者诊断和管理的常规临床实践。

## 生理效应

目前已经建立 OSA 的一系列急性生理效应可导致多系统不良后果的认识[12]。其中包括由呼吸暂停和低通气引起的间歇性低氧（intermitent hypoxia，IH）、胸腔压力（intrathoracic pressure，ITP）中负压增大以及与呼吸暂停结束时的觉醒。IH 可导致交感-肾上腺素系统激活[13-14]，引起大脑[15]和心肌的氧化应激[16-17]以及内皮功能障碍[18]。此外，呼吸暂停结束时的觉醒、呼吸暂停、低通气和周期性气流受限均使交感神经兴奋性增加[19]。主要是在吸气时气道阻塞引起的 ITP 过度波动可导致静脉回流和右心室负荷增加[20]。后者可能与 OSA 中常见的肺动脉高压相关。嗜睡被认为是（至少在一定程度上）呼吸暂停结束时的觉醒和相关睡眠片段化的结果。图 131.1 是一个极重度的 OSA 患者示例，显示了与呼吸暂停、呼吸暂停结束时的觉醒和重度睡眠片段化相关的间歇性低氧。

OSA 是一系列相关疾病的的主要独立风险因素（表 131.1）。重度 OSA 是全因死亡的危险因素[21-22]。然而，目前尚不清楚轻、中度睡眠呼吸暂停是否与全因死亡独立相关。主要的死亡 / 发病原因为心血管系统疾病，包括高血压、脑卒中、心肌梗死和充血性心力衰竭，以及胰岛素抵抗和 2 型糖尿病、抑郁症和嗜睡，导致工作和交通事故。交感-肾上腺素系统活性增强、氧化应激和促炎细胞因子似乎参与了这些疾病的发病机制。

## 流行病学

很大程度上因诊断方法、疾病定义以及年龄、性别和体重指数（body mass index，BMI）存在差异，对 OSA 的患病率的估算也存在很大的差异。在一项最新的系统综述中，使用呼吸暂停低通气指数（apnea hyponea index，AHI）≥每小时 5 次作为截断值，OSA 患病率范围为 9% ～ 38%，而使用 AHI ≥每小时 15 次作为截断值，总的患病率范围为 6% ～ 17%。年龄较大、男性和较高的 BMI 值与 OSA 患病

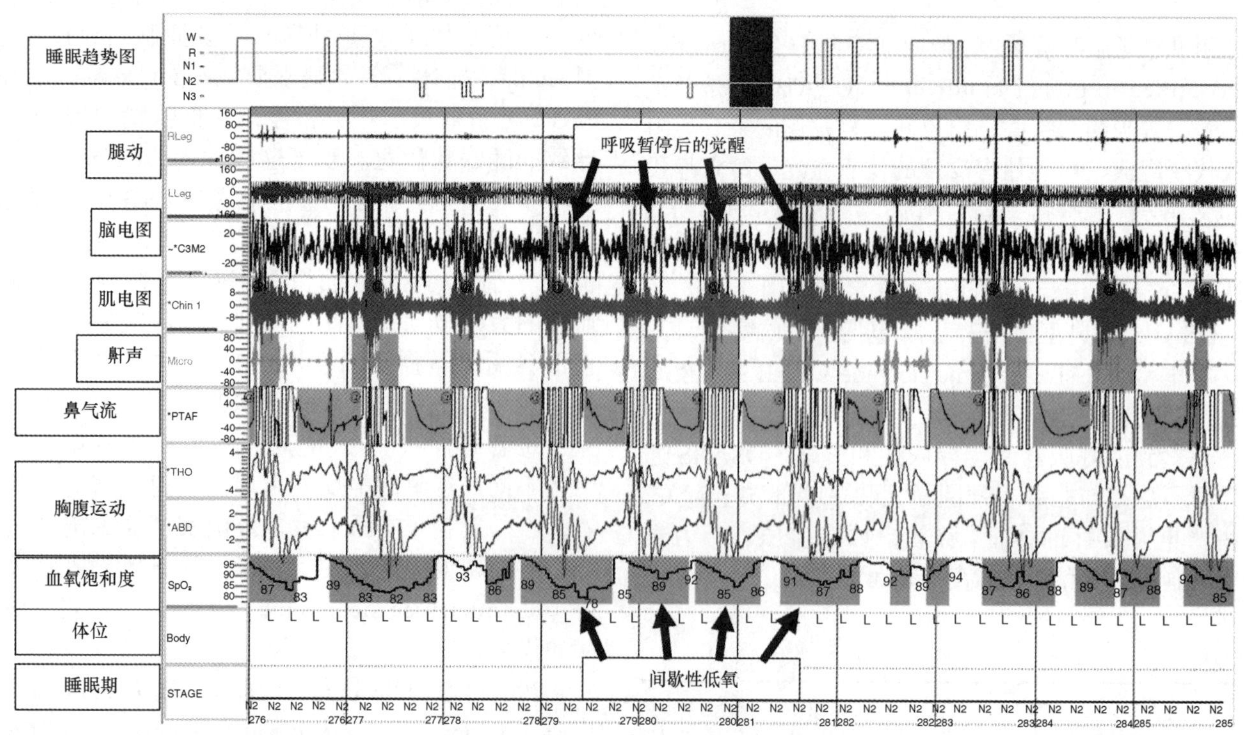


**图 131.1**　在一位重度阻塞性睡眠呼吸暂停患者中反复出现的阻塞性呼吸暂停示意图。垂直线代表 30 s。气流停止与胸廓运动的继续存在、血氧饱和度显著间歇性降低以及呼吸暂停后的觉醒有关。该示意图是在受试者处于 N2 期睡眠时所记录到的。ABD，腹部；PTAF，气流压力传感器；$SpO_2$，外周血氧饱和度；THO，胸部（见彩图）

**表 131.1　与阻塞性睡眠呼吸暂停相关或是其风险因素的躯体和心理健康状况**

| |
|---|
| 全因死亡率 |
| 系统性高血压 |
| 卒中 |
| 心肌梗死 |
| 夜间猝死 |
| 肺动脉高压 |
| 机动车事故 |
| 抑郁 |
| 充血性心力衰竭 |
| 阻塞性肺疾病（哮喘 / 慢性阻塞性肺疾病） |
| 心律失常（尤其是心房颤动） |
| 2 型糖尿病 / 胰岛素抵抗 |

率较高相关[23]。虽然女性 OSA 患病率较低，但绝经后女性 OSA 患病风险显著增加[24-25]。

## 不同民族群体 / 种族中阻塞性睡眠呼吸暂停的患病率

不同民族群体和种族人群中，OSA 患病率存在差异，且导致睡眠呼吸障碍疾病的风险因素也不同[26]。非洲裔美国人、美洲原住民和西班牙裔人群中，OSA 的患病率逐渐升高，部分原因可能与肥胖率升高有关[27]。其他研究表明，即使在校正 BMI 的情况下，非洲裔美国人男性 OSA 也较白人男性更严重[28]。在杰克逊心脏睡眠研究中，生活在美国南部的非洲裔美国人中度或重度 OSA 的患病率很高（24%）。在这个群体中，男性、打鼾、BMI 和颈围是 OSA 的强预测因素[29]。有限的数据还表明，与其他人群相比，非洲裔美国人可能更容易在 OSA 的情况下出现高血压。与白人相比，亚洲人群 OSA 的患病率也更高。尽管肥胖率较低，但亚洲人的颅面结构似乎使得他们更容易罹患 OSA[26]。解剖特征，包括颅面结构或上气道软组织、脂肪分布，以及对上气道阻塞的生理反应在不同种族中可能存在差异，这可能会影响 OSA 风险。然而，肥胖在不同种族群体中仍然是 OSA 的风险因素[30]。

## 特定疾病群体中的患病率

由于 OSA 与心脏、脑血管、肺、代谢和其他共病疾病相关，有必要考虑 OSA 相关疾病的特定队列中的 OSA 患病率。本书中的其他章节将更详细地讨论这些共病疾病。

### 高血压

被研究最多的 OSA 心血管共病之一是系统性高血压。大多数观察性研究表明，多达 50% 的系统性高血压患者同时患有 OSA[31]。此外，OSA 是难治性高血压的常见原因，在一个难以控制的高血压队列中，OSA 的患病率为 64%[32]。

### 心脑血管疾病

心房颤动与 OSA 也相关。来自睡眠心脏健康研究（Sleep Heart Health Study，SHHS）的数据显示，与没有睡眠呼吸障碍患者相比，OSA 患者心房颤动患病率更高（4.8% *vs.* 0.9%；$P = 0.003$）[33]。另一方面，各种心房颤动队列也已证明了该人群中 OSA 的高患病率（32% ～ 49%）[34]。随着氧减指数确诊的 OSA 严重程度增加，心房颤动的患病率也在增加[35]。其他研究显示，OSA 与心脏手术后心房颤动的发生以及电复律或消融治疗后心房颤动复发风险的增加有关[36]。与 OSA 相关的几个病理生理机制对心房颤动的发生和持续存在起作用，包括呼吸暂停引起胸腔压力大幅度变化导致心房跨壁压增加、间歇性低氧、交感–副交感失衡、氧化应激和系统性炎症[37]。此外，中枢性睡眠呼吸暂停（central sleep apnea，CSA）和 Cheyne-Stokes 呼吸（Cheyne-Stokes respiration，CSR）与新发心房颤动，尤其是年长患者的心房颤动发生有关。CSA 导致心房颤动可能的因果关联与 CSA 通常与化学感受器敏感性增加、低碳酸血症和自主神经活动增强有关。或者说 CSA 是导致心房颤动发生的潜在心脏疾病的征兆[38]。

OSA 也常见于充血性心肌病，并可能对其预后产生不利影响。在一个收缩性心力衰竭队列研究中，61% 的患者存在睡眠呼吸紊乱，其中大约一半患有 OSA，剩余的患者则表现为 CSA[39]。OSA 也是脑血管疾病的独立危险因素，中重度 OSA（AHI ＞ 20 次 / 小时）患者发生脑卒中的概率增加 3 ～ 4 倍[40-41]。与此同时，脑血管意外患者的 OSA 患病率明显较高，从 38% 到 74% 不等[42]。

### 2 型糖尿病

OSA 与 2 型糖尿病的关联也得到了充分描述。SHHS 的横断面数据显示，OSA 与糖耐量受损和胰岛素抵抗独立相关［AHI ＞ 15 次 / 小时的比值比（OR）为 1.27，范围为 0.98 ～ 1.64］[43]。一项包括 1453 名非糖尿病患者的前瞻性研究显示，重度 OSA（AHI ＞ 30 次 / 小时）在 13 年的随访期间发生 2 型糖尿病的风险增加，该风险即使在校正 BMI 和腰围后仍然存在（OR 为 1.71，范围为 1.08 ～ 2.71）[44]。

### 慢性阻塞性肺疾病

尽管一些研究表明慢性阻塞性肺疾病（chronic

obstructive pulmonary disease，COPD）合并OSA的发生率与各自在普通人群中的患病率相当[45]，但其他研究显示，与对照组相比，OSA患者中COPD患病率更高[46]。一项病例对照研究纳入了1497名经PSG证实的OSA患者和1489名年龄和性别匹配的对照组，显示OSA组中COPD的患病率更高（7.6% *vs.* 3.7%；$P < 0.0001$）[47]。另一项接受肺康复治疗的中重度COPD队列也发现OSA患病率很高[48]。无论COPD和OSA的共病率是否超出了预期的偶然发生率，这些疾病的共同存在（被称为重叠综合征）与单独OSA或COPD相比，其相关特征包括更严重的夜间低氧血症、呼吸抑制、肺动脉高压、共病肥胖和糖尿病。

#### 哮喘

多项研究表明，哮喘患者中OSA的患病率大约是普通人的2倍[49]。哮喘的严重程度、BMI、胃食管反流和女性与哮喘合并OSA的风险增加相关。此外，来自威斯康星睡眠队列研究的数据显示，哮喘的确诊与OSA的发生风险增加相关[50]。OSA常见于重度哮喘合并肥胖患者。OSA与哮喘关联的潜在机制包括与呼吸暂停相关的副交感神经张力增加导致气道高反应性，以及间歇性低氧/复氧导致氧化应激和系统性炎症[51]。

#### 慢性肾病

OSA在慢性肾病患者中也较为常见，终末期肾病（end-stage renal disease，ESRD）患者中OSA患病率可高达50%[52]。研究发现，随着肾功能下降，OSA患病率也呈现逐渐增加的趋势，慢性肾病患者OSA患病率为41%，而在ESRD患者中为48%[53]。肾功能不全和OSA之间的关联可能是双向的。OSA可能通过加重高血压、糖尿病、内皮功能障碍、交感神经活性增强、系统性炎症和氧化应激等因素使肾功能障碍恶化[54-55]。相反，肾功能障碍也会导致OSA的发生，可能与体液潴留造成上气道水肿有关。ESRD患者在进行夜间强化血液透析后AHI得到改善，也为这一双向关系提供了数据支持[56]。此外，通过超滤去除体液，在不影响尿毒症的同时可降低颈部体液容积，从而降低AHI[57]。

## 风险因素

### 上气道解剖

异常的上气道解剖结构导致的气道横截面积减小是引起OSA的重要因素[58]。尽管肥胖和BMI升高是OSA重要的风险因素，但在BMI匹配的情况下，OSA患者仍显示出比对照组更小的上气道最小横截面积，这表明除了BMI外还有其他因素导致上气道狭窄[59]。MRI容积分析显示，软组织因素，包括侧咽壁、软腭、舌体和咽旁脂肪垫的体积增加较为重要，这些因素影响了OSA的气道管腔[60]。

睡眠期间，咽部塌陷最常见的部位是软腭。该部位是上气道最狭窄的地方，也具有最大的顺应性，因此这部分最容易塌陷。上气道阻塞也可能发生在咽后、喉咽和会厌区域[61]。MRI研究还显示，OSA患者舌体脂肪含量增加，在舌根部最为明显，并与OSA的严重度相关。舌体脂肪的增加可能使气道狭窄，不但对咽部扩张肌产生不利影响，也会导致睡眠期间的气道阻塞[62]。肥胖也可能通过降低肺容积间接影响上气道塌陷性。较低的肺容积可减弱上气道的尾部牵引力，降低了咽侧壁的强度并导致气道塌陷[63]。

除了横截面积减小，上气道的形状和长度也存在显著差异。前后维度的增加降低了上气道扩张肌的效率。上气道长度的增加导致其易塌陷[60]。上颌骨尺寸减小、狭窄和高拱形腭以及下颌骨后移都会使上气道变窄[64]。舌体体积与颌骨尺寸或颅面发育受限的关系均被证明与OSA的严重程度相关，无论是在肥胖者还是非肥胖者中都是如此[65]。

约有30%的人上气道塌陷还可能会发生在会厌水平，这可能会导致CPAP或口腔矫治器治疗的疗效不佳。会厌的塌陷可能与年龄增长导致的支持上气道结构的胶原蛋白和弹性蛋白含量减少有关[66]。

在OSA患者中，导致气道狭窄的其他因素还包括上气道软组织水肿和炎症，这可能是因打鼾引起的震动损伤导致[67]。此外，平卧时，血容量和引起水肿的组织液从下肢向上移，与颈围增大、上气道阻力增加及AHI增加有关[68]。与年龄和BMI匹配的女性相比，正常男性的咽更长，这可能增加了上气道的易塌陷性[69]。

### 导致吸气受限和上气道阻塞的上气道力学和其他病理生理机制

上气道可被抽象认为是一个可塌陷的管道，空气在其中流动（Starling电阻器）（图131.2）。气道的易塌陷性由气道的顺应性和弹性，以及上气道扩张肌的张力和周期活动决定。在吸气期间，随着吸气努力的增加和（或）气道的狭窄，咽腔负压变得更大。上气道塌陷并出现气流消失（阻塞性呼吸暂停）时的咽腔压力被称为气道的临界闭合压（$P_{crit}$）。咽腔负压的$P_{crit}$可以有很大的变化：正常人的$P_{crit}$为$-4.35\pm$

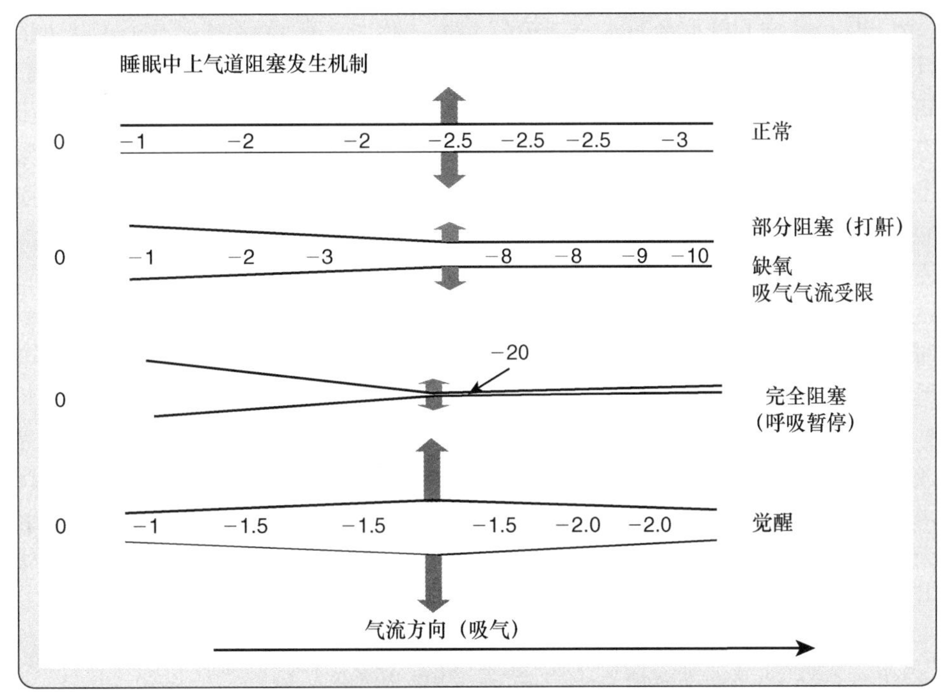


**图 131.2**　OSA 中上气道阻塞的发生机制。上气道被抽象认为是一个管道。在吸气过程中，气流方向存在一个小的压力梯度（最上图）。尽管稍微呈负压，但上气道扩张肌（灰色箭头，箭头长度表示力度）将气道保持打开状态。当上气道变窄并且扩张肌力量减弱时，气道压力梯度增大，气流可能受限。气道的振动会产生鼾声。当上气道完全阻塞时，气流停止。气道内的压力为负值，等于胸腔压力（无气流）。上气道的关闭是由于上气道扩张肌活动减少。当脑干和其他部位合适的感受器感知到气流停止、低氧血症和高碳酸血症时，上气道扩张肌活性增强并打开气道（最下图）

4.15 $cmH_2O$，轻到中度 OSA 患者的 $P_{crit}$ 接近大气压，为 0.56±1.54 $cmH_2O$，重度 OSA 患者的 $P_{crit}$ 高于大气压，为 2.23±2.96 $cmH_2O$。当 $P_{crit}$ 等于或高于大气压时，即需要上气道扩张肌的活动来维持气道的通畅[70]。

上气道部分塌陷可能导致吸气气流受限，表现为平坦的吸气气流-时间波形（图 131.3B）。然而，尽管有些患者在气流受限时呈现平坦的吸气气流-时间曲线，但另一些患者在吸气开始时气流流速从峰值迅速减少直到吸气中期，随着呼吸驱动压力增加，这种现象被称为负压努力依赖（negative effort dependence，NED）（图 131.3C）[71]。上气道顺应性更强的区域，如软腭区域，在负呼吸驱动压力增加时迅速塌陷，导致 NED，而顺应性较弱的结构，如舌根，通常不会随着负呼吸驱动压力的增加而进一步阻塞，较少产生

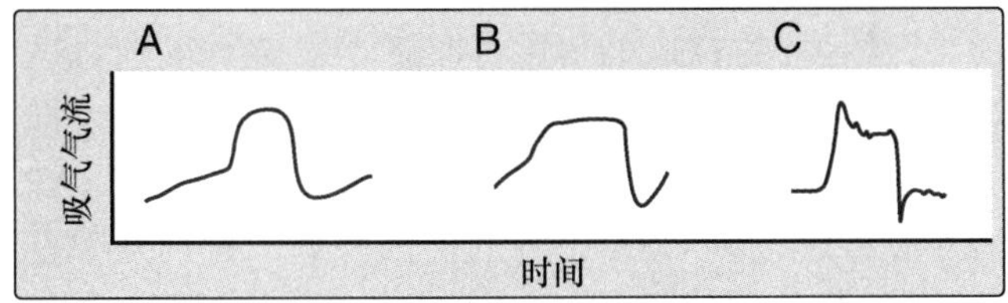


**图 131.3**　吸气气流-时间曲线。**A.** 无阻塞呼吸。**B.** 吸气气流受限：请注意吸气气流-时间曲线的平坦化，其中气流不受吸气努力或驱动压力的影响。**C.** 负压努力依赖：请注意从吸气开始到吸气中期气流的突然减少

或不产生 NED[61, 71]。

除了上气道的解剖或力学特性之外，还有其他生理特征对 OSA 的发生和严重度起着重要作用[70, 72]。了解这些特征可能最终会产生针对性的精准多模态治疗。除了上气道的易塌陷性（高 $P_{crit}$）之外[73]，已经确定的促进 OSA 发展的生理特征包括：

- 环路增益：环路增益量化了呼吸系统对上气道阻塞等引起的通气减少的反应。高环路增益导致对呼吸暂停或低通气的过度通气反应，从而增加了通气不稳定性并持续发生连续呼吸暂停。
- 觉醒阈值：低觉醒阈值经常会导致频繁的觉醒，通气障碍引起的觉醒会导致二氧化碳（$CO_2$）的睡眠-觉醒通气设定点迅速改变，当觉醒和清醒后通气驱动力消失后睡眠恢复时，上气道扩张肌通气驱动力减少。
- 上气道扩张肌反应性 / 效率：在一些患者中，上气道阻塞时扩张肌肉刺激不足是其主要病理生理特征。而在另一些患者中，上气道扩张肌不能有效打开气道。

# 临床识别和评估

## 阻塞性睡眠呼吸暂停的症状和体征

OSA 常见症状包括打鼾、夜间窒息感或喘息、自

诉呼吸暂停、晨起口干、嗜睡和睡眠不宁。大多数OSA 患者会自诉打鼾，但许多无 OSA 症状的患者也会自诉打鼾。夜间窒息感 / 喘息可能是提示 OSA 存在最有用的个人主诉[74]。其他症状单独来看，在诊断OSA 方面效果有限。晨起头痛对发现 OSA 的敏感性较低，但特异性较高[74]。因此，在诊断 OSA 时仅根据患者的主诉应谨慎，而应考虑其他一系列的症状。

约 1/3 的 OSA 患者有晨起口干症状，可能是由睡眠时张口呼吸所致。几乎总是在醒来时觉得口干在轻度、中度和重度 OSA 患者中呈线性升高趋势，分别为 22.4%、34.5% 和 40.7%[75]。

夜尿可能是 OSA 的症状之一[76]。这可能是由 OSA患者睡眠期间心房利钠肽水平升高所致[77-78]。经过CPAP 治疗，夜尿的频率和尿量都会减少[79]。

胃食管反流病（gastroesophageal reflux disease，GERD），尤其是夜间发作，可能是 OSA 的症状之一[80]。夜间反流症状与 OSA 的严重程度相关[81]，并与睡眠效率降低有关[82]。CPAP 治疗改善了 GERD症状，并减少了食管 24 h 胃酸接触时间[81, 83-84]。OSA与 Barrett 食管风险增加有关，Barrett 食管是长期存在 GERD 的患者的病理学表现[85]。OSA 与 GERD 的常见关联可能是由气道阻塞时吸气努力期间胸腔负压大幅降低以及腹内压增加引起。这种改变的压力梯度使得胃酸更易通过食管下端括约肌进入食管。或者，肥胖可增加食管裂孔疝的风险，可能是导致这种关联的主要因素[86]。

大约 20% 的 OSA 患者主诉晨起头痛[87]。引起头痛的可能机制包括高碳酸血症、低氧血症或睡眠质量差。该头痛通常在 4 h 内缓解[88]。如果被认为是与睡眠呼吸暂停相关的头痛，其症状必须在 OSA 治疗后得到缓解。晨起头痛对于发现 OSA 敏感性相对较高，但特异性较差。

### 嗜睡和睡眠障碍

OSA 患者可出现嗜睡、睡眠片段化 / 失眠，或者可能没有明显的睡眠问题。OSA 的嗜睡被认为源自频繁的呼吸暂停或低通气相关的睡眠中断和睡眠剥夺。日间过度嗜睡是一个常用于描述嗜睡严重度的术语。为了量化主观嗜睡程度，常用的量表是 Epworth嗜睡量表（Epworth Sleepiness Scale，ESS），该量表要求患者填写在 8 种不同场景下打瞌睡的可能性。ESS得分在 OSA 患者中较高且随着 OSA 的严重度增加而增加[89]。然而，嗜睡在 OSA 患者中并非普遍存在，一些患者没有嗜睡的主诉并且 ESS 得分正常。有报道称，仅有不到 50% 的中重度 OSA 患者有日间嗜睡症状[90]。因此，是否存在嗜睡不能用于排除或确定 OSA。

然而，在 OSA 患者中评估日间过度嗜睡仍然非常重要，因为嗜睡与许多不良结局有关，包括发生交通事故风险增加[91]、工伤[92]、老年人认知功能障碍[93]以及医师的生活质量下降[94]。日间过度嗜睡的存在还被认为是 OSA 患者长期应用 CPAP 治疗的预测因素[95]。

### 认知障碍

OSA 与一系列客观记录到的认知障碍有关[96-97]。OSA 患者通常有认知障碍的主诉，例如，注意力受损和记忆力下降[98]。认知障碍可能是由间歇性低氧、睡眠片段化 / 频繁的觉醒或日间过度嗜睡引起的。神经心理学功能可以初步划分为注意力、执行功能、感觉运动处理、语言以及情绪 / 情感 / 个人领域。OSA患者在许多类别中表现出认知障碍，尽管不同研究对认知障碍的类型和特定领域是否存在认知障碍的研究结果常常不一致[97, 99]。

一项荟萃分析显示，CPAP 治疗后 OSA 患者在注意力方面略有改善，但在其他认知领域没有改善[100]。然而，另一项关注执行功能不同子领域的荟萃分析显示，CPAP 能改善执行功能[101]。值得注意的是，在一项大型随机安慰剂对照试验中，CPAP 治疗 2 个月后 OSA 执行功能改善，但在治疗 6 个月后，任何认知领域均无改善[102]。尽管如此，这些结果支持了OSA 可能存在注意力和执行功能障碍并且可能会随着治疗而改善的观点。

OSA 患者发生机动车事故的风险增加[103]，包括在商业性驾驶员中[104]。CPAP 治疗能降低机动车事故发生率[104]。OSA 患者更高的机动车事故发生率可能是由嗜睡、注意力受损或其他认知障碍引起[105]。事实上，与对照组相比，OSA 患者在模拟驾驶任务中表现更差，甚至比饮酒者还要糟糕。通过多次睡眠潜伏时间试验和 AHI 监测的客观嗜睡程度仅能解释一小部分患者驾驶表现变差，使个体化预测变得困难[106]。这些结果强调了对 OSA 患者认知进行筛查以及评估驾驶职业安全的重要性。

### 抑郁

大约 1/4 的 OSA 自诉患有抑郁[107]。新诊断的 OSA患者在 1 年内罹患抑郁可能性为对照组的 2 倍[108]。抑郁的发生率随 OSA 的严重度增加而增加[109]。CPAP治疗能持续改善 OSA 患者的抑郁评分，特别是中重度 OSA 患者[110-111]。尽管 CPAP 治疗通常可以改善抑郁相关症状，残留的嗜睡症状、合并心血管疾病和女性与治疗后抑郁症状的持续存在有关，突显了抑郁和 OSA 之间关联的复杂性[112]。值得注意的是，与口服安慰剂相比，CPAP 治疗被证明能改善抑郁，但在随机对照试验中，与伪 CPAP 相比，CPAP 在缓解抑郁症方面并未明显获益[113]。

## 生理学发现

OSA 最常见的危险因素是肥胖，尤其是 BMI 超过 30 kg/m$^2$[114]。OSA 患者的颈围比正常人粗。在直立姿势下，以环甲膜上缘测量的平均颈围为 43.7±4.5 cm，而正常人为 39.6±4.5 cm（$P = 0.0001$）[115]。无论男性或女性，颈围 40 cm 以上诊断 OSA 的敏感性为 61%，特异性为 93%[116]。

上气道检查应评估鼻腔通畅情况、口咽部解剖和颅面结构。因鼻中隔偏曲、鼻甲肥大、息肉或其他阻塞性病变导致的鼻咽阻力增加与 OSA 有关[117]。应该注意观察软腭、悬雍垂、舌根和扁桃体这些软组织的大小、长度和总体体积与口咽部的关系。OSA 常因鼾声振动，软腭和悬雍垂出现炎症、水肿或肿胀，表现为软腭低垂、松弛和悬雍垂损伤。Mallampati 分级（评估舌外伸时的口咽部解剖）和 Friedman 分级（类似的评估，但舌不外伸）常用于口咽部堵塞的评估和分级[118]。此外也应评估扁桃体的大小。

下颌后缩会使气道后间隙变窄，并增加睡眠期间气道塌陷的可能性。高拱形和狭窄的硬腭也易患 OSA。评估牙齿状况，特别是当存在前牙覆盖时（即下颌牙和上颌牙相比位置向后移），表明口腔较小，可能导致舌根后移，从而导致舌根区气道变窄[119]。如果考虑进行口腔矫治器治疗，评估磨牙状况是有帮助的。

人们越来越多地认识到 OSA 与一系列眼科疾病的关联[120]。由于 OSA 患病率很高，可以预期在任何眼科疾病人群中都会发现伴发 OSA 的患者。目前的证据很难直接确定 OSA 与这些眼科疾病之间的因果关系，但是 OSA 的多种病理生理特征可能会对视网膜血管造成损害，包括呼吸暂停、间歇性低氧、呼吸努力相关的胸腔负压剧烈波动、觉醒、睡眠片段化，以及交感神经激活引起的血压升高、心率升高和高血压。

因此，任何在睡眠诊所就诊且有糖尿病视网膜病变（尤其是糖尿病黄斑水肿）、青光眼、眼睑松弛综合征、非动脉缺血性视神经病变（nonarteritic ischemic optic neuropathy，NAION）、圆锥角膜和年龄相关黄斑变性病史的患者，在其他相关症状支持下应进一步评估是否罹患 OSA。尤其是 NAION 似乎与 OSA 直接相关，因为人们在醒来时会出现视觉障碍，这可能是由于 OSA 在夜间对眼睛产生影响。

眼睑松弛综合征在 OSA 中较为常见[121]，很明显地可以通过观察易于翻转和松弛的眼睑、乳头结膜炎和角膜上皮磨损发现，但更有可能通过患者或病史直接诊断。眼底镜对于诊断 NAION 有帮助，但病变可能很细微。可以看到急性视盘肿胀，几个月后可能会进展为萎缩导致的视盘苍白。受累眼出现纵向视野缺损（上半视野或下半视野丧失）可以通过门诊进行面对面视野检查或自动化视野检查来发现。

# 评估

## 基于问卷的评估

目前已经开发了许多用于 OSA 筛查的标准化工具。最近，美国睡眠医学会成立了一个任务组[122]，系统评价了 29 个可用于成人 OSA 筛查的工具，以确定其可靠性、效果和临床应用的可行性。尽管目前已经开发了诸多用于 OSA 筛查的工具，但没有可推荐的单一工具[123]。然而，尽管目前使用的大量筛查工具并不完美，但结合临床标准来评估成人 OSA 风险是有帮助的。除了筛查过度嗜睡（screening for excessive sleepiness，ESS）外，问卷调查工具 STOP-BANG 也可能对成人 OSA 的筛查有用。

助记符 STOP-BANG 包括以下内容：

- S："您打鼾的声音大吗，比说话的声音大或者关上门都能听见？"
- T："您白天感到疲劳、劳累或困倦吗？"
- O："有人发现您睡眠中有呼吸暂停吗？"
- P："您以前有高血压或者正在接受高血压治疗吗？"
- B：体重指数（BMI）＞ 35 kg/m$^2$
- A：年龄＞ 50 岁
- N：颈围＞ 43 cm（17 英寸）
- G：性别为男性

当有 3 项或更多项目为阳性时，对于识别 OSA 的敏感性和特异性分别为 87% 和 31%。

# 诊断性睡眠监测

## 睡眠监测的类型

目前睡眠监测根据其复杂程度进行分类。第一类是传统的实验室完整 PSG，如前所述，包括气流、呼吸努力、血氧饱和度、脑电图、眼电图和肌电图等多种参数，以进行睡眠分期。第二类是实验室外的携带式睡眠监测，与实验室内的睡眠监测基本相同（至少包括 7 个参数）。第三类是无人陪同的便携式记录，至少测量 4 个通道：心率、血氧饱和度、气流和呼吸努力，但不进行睡眠分期。第四类是无人值守的便携式睡眠监测，至少测量 3 个通道，包括心率、血氧饱和度和呼吸。

## 实验室或完整的多导睡眠监测

应通过客观的睡眠监测确诊睡眠呼吸暂停。诊断方法的金标准是 PSG（见第 200 章），PSG 是在实验室进行的，可行多通道生理指标评估，实验室配备适当传感器、经培训的人员和标准化结果记录，且由有资质的人员对睡眠监测结果进行解读。许多实验室还会连续录制患者视频影像，既是出于医疗法律的原因，也是为了观察睡眠障碍的行为。表 131.2 列出了在实验室 PSG 中最常记录的一些变量，图 131.1 和图 131.4 展示了记录这些参数的典型 PSG 图片祯。

在实验室进行的 PSG 监测的技术规范和可接受的分析方法在《美国睡眠医学学会（American Academy of Sleep Medicine，AASM）判定手册》[124] 中进行了详细说明，本书的其他部分也遵循相关的规范，包括睡眠分期、呼吸事件、肢体运动事件和其他需要注意的"事件"规则。

根据《美国睡眠医学学会判定手册》[124] 的建议，尽管也提供了其他的选择，但检测呼吸暂停的主要方法是通过判断口鼻热敏传感器信号是否缺失来确定。对于检测低通气事件，尽管也提供了其他的选择，但建议主要使用鼻通气压力信号。在 PAP 滴定过程中，建议将面罩压力的变化作为主要气流信号。该手册建议使用食管压力测量或胸腹呼吸阻抗容积描记作为呼吸努力的主要指标。对于鼾声的检测，可以使用麦克风、压电传感器或鼻腔气流的波动，这些方法都被认为是可接受的。建议读者参考该出版物以获得更详细的分析。

睡眠呼吸暂停的严重度通常以呼吸"事件"的频率来定义。这些事件包括"呼吸暂停"（气流的停止或近乎停止）和"低通气"（伴随着相应生理改变的气流减少）（详见后文）。一般来说，每小时睡眠中发生这类事件越频繁，临床症状就越严重。然而，也有许多呼吸事件指数高的患者症状较轻微，而许多呼吸事件指数低的患者则表现出严重的嗜睡。总体而言，OSA 严重度（经可接受的技术评估得出的呼吸事件指数反映）似乎是预测嗜睡和警觉性等神经认知变化的可靠指标。

睡眠相关呼吸事件有多种定义。在成人，一个呼吸事件必须持续至少 10 s，通常相当于成人至少两次呼吸的平均时间[5-6, 8-9]。"呼吸暂停"通常被定义为气流降低到基线的 10% 以下。它们进一步被划分

**表 131.2　实验室多导睡眠监测通常记录的变量**

| 记录的变量 | 目的 | 注释 |
|---|---|---|
| 脑电图（多通道）<br>下颏肌电图（或其他面部肌肉）<br>眼电图 | 睡眠分期 | 在脑电图中使用标准的 10/20 系统。通常对于睡眠分期，所记录的通道数量较少，而对于癫痫病灶定位则会使用更多通道。如果怀疑存在夜间癫痫病灶，请考虑使用适当的图谱。用于睡眠记录的时间段通常为 20 ～ 30 s，而用于癫痫检测的时间段通常较短 |
| 口鼻气流 | 睡眠相关气流变化 | 使用鼻腔气压检测呼吸暂停、呼吸减弱、气流限制。热敏电阻作为呼吸暂停的备用检测方法 |
| 麦克风 | 监测打鼾 | 一些系统使用气流受阻来检测呼吸暂停 |
| 呼气末 $CO_2$ 测量 | 评估肺泡通气 | 经皮 $CO_2$ 检测常适用于皮肤薄的个体，如婴儿和儿童，但也可用于成年人 |
| 经皮 $CO_2$ 测量 | | |
| 脉搏血氧饱和度监测 | 评估脉搏及氧饱和度 | 某些呼吸紊乱事件的定义包括事件相关的氧饱和度下降标准（3% 或 4%）。呼吸紊乱事件期间氧饱和度的下降程度将取决于事件的持续时间、潜在的氧储备和潜在的肺功能 |
| 呼吸努力 | 评估 DBE 是和上气道阻塞（阻塞性）相关还是和中枢神经（中枢性）相关 | 最常用的是呼吸运动的测量（肋骨、腹部）。在研究或特殊情况下使用的呼吸努力测量包括呼吸肌电图（膈肌、肋间肌）和食管压力 |
| 体位 | 记录体位并和呼吸时间相关联 | |
| 胫骨前肌肌电图 | 检测腿动 | 在特定情况下，可能会记录其他肌群的肌电图，如三角肌 |
| 心电图 | 监测心率和心律的异常 | 通常是单导联，有时不标准化 |

DBE，异常呼吸事件。

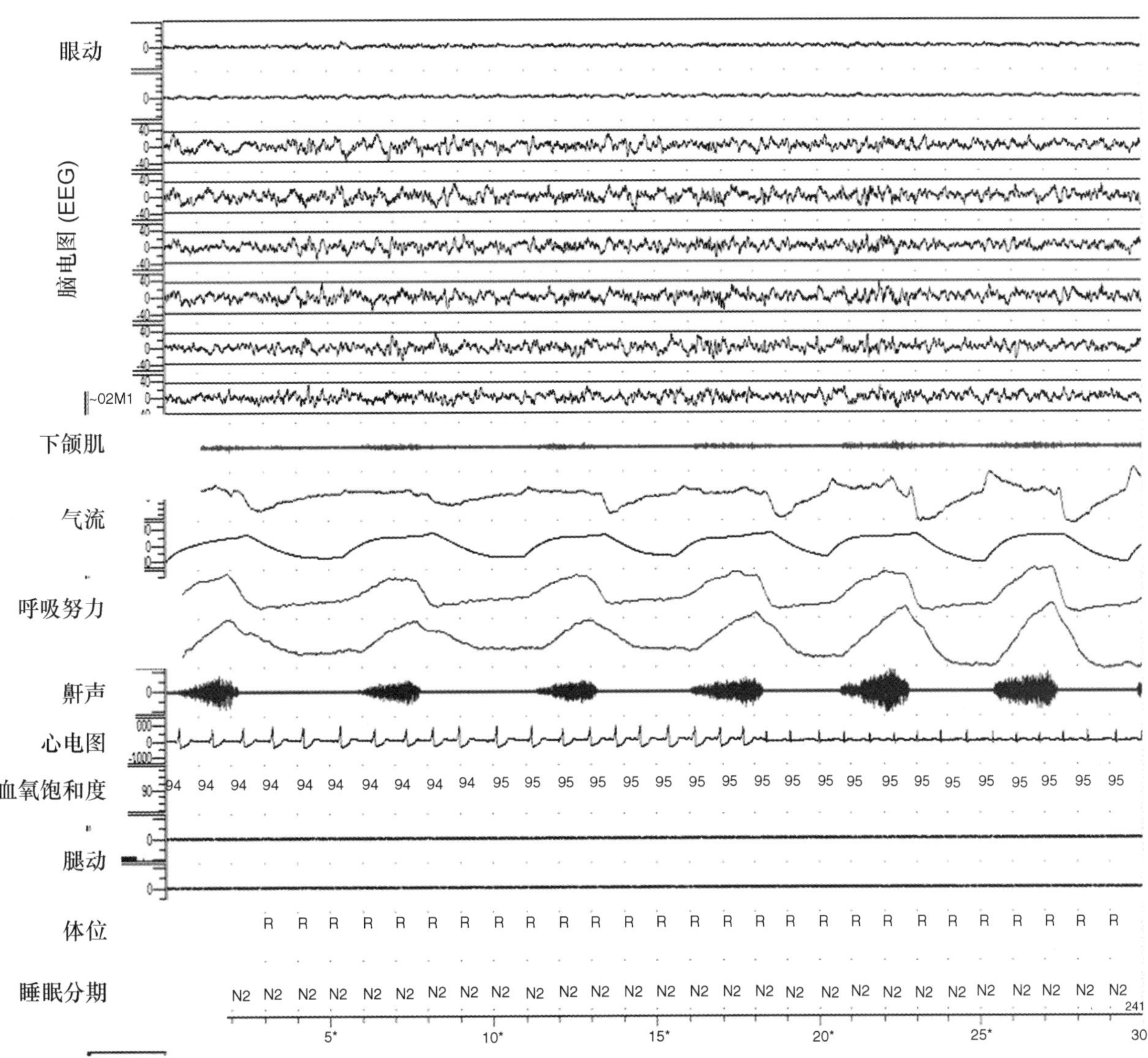


**图 131.4**　实验室多导睡眠监测配置示例：左眼和右眼的眼动信号（上方和下方曲线），6 个选定导联的脑电图，下颌肌电图用于辅助评估快速动眼期，空气气流通过热敏电阻和鼻腔气压（上方和下方曲线）进行测量，呼吸努力通过胸部和腹部的阻抗带进行记录（上方和下方曲线），鼾声信号通过固定在颈部的麦克风进行测量，心电图，血氧饱和度通过脉搏血氧饱和度仪进行测量，左腿和右腿的胫骨前肌肌电图（上方和下方曲线），体位通过姿势传感器进行记录（患者处于右侧卧位），睡眠分期由技师进行判读。该帧的时长为 30 s

为“阻塞性”“中枢性”或“混合性”。阻塞性呼吸暂停的特征是气流停止或近乎停止，但仍有呼吸努力的征象（图 131.5）。这与上气道阻塞有关，而呼吸努力持续存在。中枢性呼吸暂停的特征是气流停止或近乎停止，但不存在呼吸努力（图 131.6）。也就是说，由于神经系统呼吸输出的丧失，呼吸停止。混合性呼吸暂停的特征是至少持续 10 s 的气流停止和近乎停止。事件的前半部分呈现中枢性，而后半部分呈现阻塞性（图 131.5）。

吸气气流的部分减少或低通气也会发生。目前低通气的要求（AASM）是气流减少 30% ～ 90%，并伴有生理后果。在美国，成人低通气的当前建议通常遵循 AASM 的定义。然而，美国医疗保险和医疗补助服务中心（Centers for Medicare and Medicaid Services，CMS）仍然使用 AASM 标准的早期版本关于呼吸紊乱事件的定义（表 131.3）。许多保险提供商根据病情严重程度制定了授权 OSA 治疗的具体指导意见。根据任一标准，大多数年长患者都有接受治疗的资格。然而，根据 AASM 标准判断有资格接受治疗的许多年轻患者在 CMS 标准下并不具有治疗资格（表 131.4）[125]。

成人和儿童的呼吸紊乱事件定义如表 131.3 和表 131.4 所示。由于儿童的呼吸速率比成人更快，所以大多数儿童的呼吸事件需要至少两个呼吸周期的时长。然而也有例外情况（表 131.4）。

严重程度标准：对于成人，大多数使用如下定义：

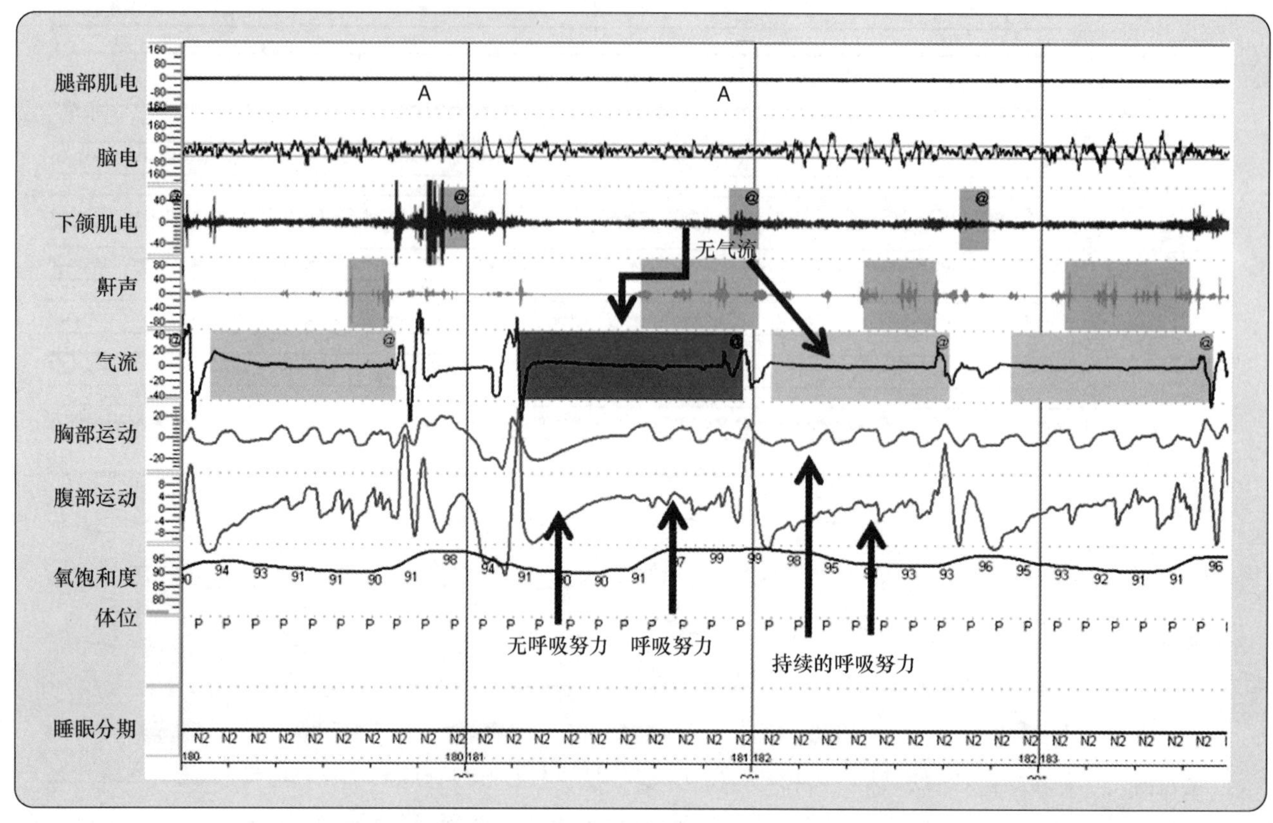


图 131.5　阻塞性和混合性呼吸暂停的示例。有关定义请参见正文

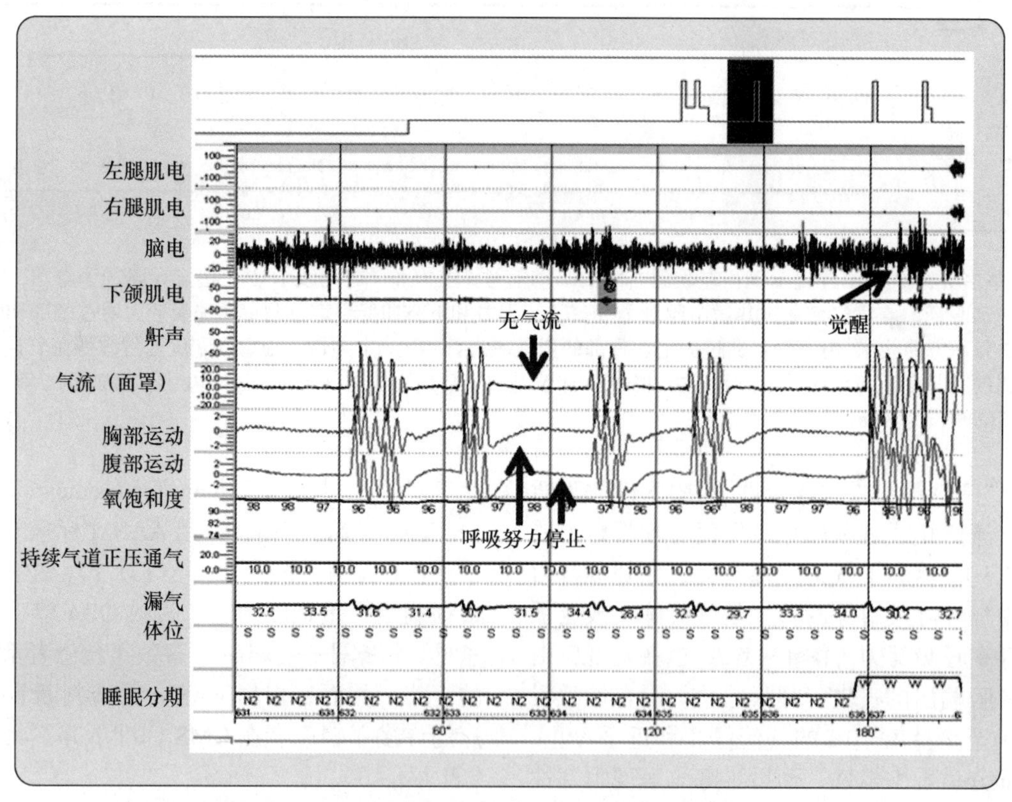


图 131.6　成人中枢性呼吸暂停的示例。有关定义请参见正文

轻度：AHI 为 5 ～ 14.9 次 / 小时；中度：AHI 为 15 ～ 29.9 次 / 小时；重度：AHI 大于等于 30 次 / 小时。对于儿童（≥ 1 岁），轻度：AHI 为 1 ～ 4.9 次 / 小时；中度：AHI 为 5 ～ 9.9 次 / 小时；重度：AHI 大于等于 10 次 / 小时。从童年过渡到成年是在什么时间点？AASM 建议成年的开始是 18 岁。然而，鉴于这一点

**表 131.3　根据 AASM 和 CMS 的成年人的低通气事件的定义（事件持续时间：10 s）**

| AASM 低通气判定标准 | CMS 低通气判定标准 |
|---|---|
| 如果满足以下所有标准，将呼吸事件判定为低通气事件： | 如果满足以下所有标准，将呼吸事件判定为低通气事件： |
| 1. 峰值气流信号振幅相对于事件前基线下降≥ 30%，使用鼻压力（诊断性监测）、PAP 设备气流（滴定监测）或其他气流传感器（诊断性监测）进行测量 | 1. 使用鼻压力（诊断性监测）、PAP 设备气流（滴定监测）或其他低通气传感器（诊断性监测），峰值信号振幅相对于事件前基线下降超过 30% |
| 2. ＞ 30% 下降的持续时间超过 10 s | 2. ＞ 30% 下降的持续时间超过 10 s |
| 3. 氧饱和度相对于事件前基线下降＞ 3%，和（或）该事件与觉醒相关；或满足标准 1 和 2，且氧饱和度相对于事件前基线下降＞ 4% | 3. 氧饱和度相对于事件前基线下降超过 4% |

PAP，气道正压通气。
对于两组判定标准，当呼气气流相对于基线下降≥ 90% 并持续至少 10 s 时，将其判定为“呼吸暂停”。阻塞性、中枢性或混合性呼吸暂停的分类在前文中有解释。

的模糊性和不确定性，睡眠实验室主管可允许将“成年”特别定义为大于等于 13 岁。

有一种类型的异常呼吸事件不完全符合呼吸暂停或低通气的标准，但仍然具有生理后果，由呼吸事件后的觉醒导致睡眠片段化。这些被称为“呼吸事件相关觉醒”（respiratory event-related arousals，RERA），与气流受限有关（图 131.7）。通过热敏电阻或其他仅记录气流存在或不存在（例如，呼气末 $CO_2$ 监测）的传感器无法检测到气流受限。因此，应优先选择使用鼻气压进行记录。

最后，“通气不足”在成人中定义为潮气末或经皮二氧化碳分压（$Pco_2$）大于等于 55 mmHg，持续时间大于等于 10 min。对于儿童，“通气不足”被记录为潮气末或经皮二氧化碳分压（$Pco_2$）大于等于 50 mmHg，占总睡眠时间的 25% 以上。

关于严重程度的其他衡量指标，我们通常使用阻塞性睡眠呼吸暂停低通气指数（AHI：每小时睡眠中的呼吸暂停和低通气次数）来定义严重程度。还有一些定义中包含了“呼吸紊乱指数”（respiratory disturbance index，RDI）。这个定义并没有很好地标准化，它用于表示每小时睡眠中的呼吸暂停、低通气和 RERA 的次数总和。另一个术语是“呼吸事件指数”（respiratory event index，REI），在没有记录睡眠的情况下使用，例如在特定类型的睡眠中心外的睡眠监测（out-of-center sleep testing，OCST）中（见下一部分）。在这种情况下，REI 等于每小时记录的呼吸暂停和低通气次数总和。

**表 131.4　儿童睡眠期间异常呼吸事件定义**

| 事件类型 | | 定义 |
|---|---|---|
| 呼吸暂停 | | 如果满足以下所有标准，则将呼吸事件判定为呼吸暂停：<br>使用口鼻热敏传感器（诊断性监测）、PAP 设备气流（滴定监测）或其他呼吸传感器（诊断性监测），峰值信号振幅相对于事件前基线下降≥ 90% |
| | 阻塞性呼吸暂停 | 类似于成人的定义，指呼吸努力持续而呼吸气流停止的时间大于等于两个呼吸周期 |
| | 中枢性呼吸暂停 | 1. 该事件持续 20 s 或更长时间<br>或者<br>2. 该事件持续至少两个呼吸周期，并伴有事件后的觉醒或至少 3% 的氧饱和度下降<br>或者<br>3. 对于小于 1 岁的婴儿，该事件持续至少两个呼吸周期，并伴有 5 s 内心率降至低于 50 次 / 分或 15 s 内降至低于 60 次 / 分 |
| 低通气 | | 如果符合以下全部条件，则将事件评价为低通气：<br>1. 使用鼻气压（诊断性监测）、PAP 设备气流（滴定监测）或其他呼吸传感器（诊断性监测），峰值信号振幅相对于事件前基线下降≥ 30% ～ 90%<br>2. ≥ 30% 的下降持续至少两个呼吸周期<br>3. 与事件前基线相比，血氧饱和度下降≥ 3% 或该事件与觉醒有关 |
| RERA（可选项） | | 与成人类似，但是：<br>1. 最短持续时间为两个呼吸周期<br>2. 可包括鼾声或增加的潮气末二氧化碳分压 |

PAP，气道正压通气；RERA，呼吸事件相关觉醒。
年龄：儿童被定义为＜ 18 岁。然而，实验室主管或其他睡眠专家可以选择将儿童定义为＜ 13 岁。

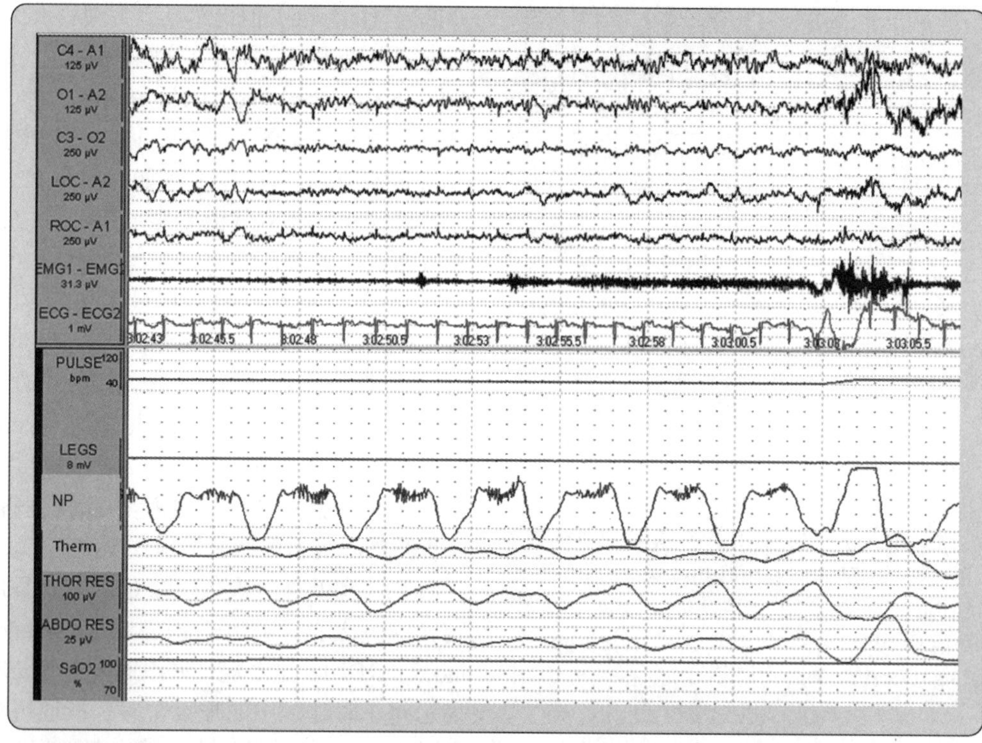


**图 131.7**　吸气气流受限或 RERA 的示例。比较口鼻热敏电阻（Therm）监测的气流和用鼻气压（nasal pressure，NP）监测的气流。对于 NP 信号，向上表示吸气，向下表示呼气。需要注意的是使用 NP 传感器可以轻松检测到吸气气流受限（信号平坦和鼾声）。注意此事件后的觉醒［脑电图（EEG）和肌电图（EMG）］。前三个通道是 EEG、左眼电图（LOC）和右眼电图（ROC）

## 睡眠中心外的睡眠监测

与实验室 PSG 相比，有限通道的 OCST 在一些方面具有潜在优势[126]。首先，其初始成本通常低于最先进的实验室监测，主要出于这个原因，许多保险公司要求在疑似 OSA 患者的初始评估中进行 OCST 才可以报销。在进行 OCST 时须谨慎。然而，有两项研究称与实验室 PSG 相比，使用 OCST 并不能节约长期成本[127-128]。无论是使用 OCST 还是实验室 PSG，在患者健康结局方面似乎没有显著差异[129]。

在考虑进行 OCST 时，必须记住大约 1/3 的 OSA 患者同时伴随其他睡眠障碍[130]，其中约 2/3 需要治疗。因此，无论是进行 OCST、实验室 PSG 还是两者结合进行诊断，患者均需由专业人员进行睡眠障碍的评估和管理。

由于 OCST 对非呼吸相关睡眠障碍的监测有限，虽然众多保险公司更倾向于授权应用 OCST 进行初步评估，但也允许某些患者不进行 OCST 直接进行实验室睡眠障碍评估。大多数情况下，这些判断是基于仔细和全面的睡眠病史。表 131.5 列出了疑似 OSA 患者不进行 OCST 的常见原因。然而，各个保险提供商对允许进行实验室监测的具体原因有特定的要求，每个保险公司的要求均需考虑到。

OSA 简易筛查可基于记录一个或有限数量的参数，包括血氧饱和度[131]、复杂的心电图分析[132]和外周动脉张力测量（peripheral arterial tonometry，PAT）。后者是一种安置在手指上的设备，用于测量脉搏、血氧饱和度和手指血容积[133]。阻塞性呼吸事件终止时的突然觉醒与交感神经异常放电相关，导

**表 131.5　一些不进行 OCST 诊断 OSA 的理由**

| | |
|---|---|
| 小于 18 岁 | |
| 患者认知障碍或无法穿戴设备 | |
| 慢性阻塞性肺疾病 | |
| 充血性心力衰竭 | |
| 神经肌肉疾病 | 帕金森病<br>肌萎缩侧索硬化<br>脊柱裂 |
| 共病的睡眠障碍 | 周期性肢体运动障碍 / 不宁腿综合征<br>异态睡眠<br>中枢性睡眠呼吸暂停<br>夜间癫痫发作<br>发作性睡病 |
| 尽管临床上高度怀疑 OSA 存在，但先前 OCST 结果为阴性 | |
| 先前居家睡眠监测不足以确定 OSA 诊断 | |
| 超级肥胖（BMI > 40 kg/m$^2$ 或 50 kg/m$^2$） | |

BMI，体重指数；OSA，阻塞性睡眠呼吸暂停；OCST，睡眠中心外的睡眠监测。
注意：在为特定患者进行检查时，应明确个别保险提供商的要求。

致血管收缩，降低手指血容积。除了 PAT 和标准的血氧饱和度监测外，该设备还记录脉率和运动（体动仪）。PAT 测量的 RDI 与实验室 PSG 测量的 RDI 高度相关。在 RDI = 10 次 / 小时和 RDI = 20 次 / 小时的阈值下，ROC 曲线下的面积分别为 0.82 和 0.87。光电体积描记（photoplethysmograph，PPG）测量脉搏、血氧饱和度和外周指端血容积，再通过专有算法分析生成临床相关的呼吸波形和睡眠-觉醒状态的近似值。一项使用 AASM 2012 呼吸暂停低通气检测评分参数的研究验证了该设备与标准实验室 PSG 之间的相关性，并显示 PPG 和 PSG 监测获得的 AHI 间具有良好的一致性[134]。

针对居家睡眠呼吸暂停监测设备的研制出现了爆炸式增长。2018 年发表了一篇对多种睡眠监测设备进行全面评估的综述[135]。每种设备的优势和劣势均需进行评估。正如在其他地方所描述[136]，第三类设备对于 OSA 的假阴性率为 13% ～ 20%，特别是对于轻中度 OSA 识别的效果较差。第四类设备（缺乏睡眠分期）可能具有更高的假阴性率。此外，当怀疑存在并发的睡眠障碍时，OCST 无法给出完整的诊断结果。

居家睡眠至少需要第三类或第四类睡眠监测设备，目前实验室 PSG 仍然是诊断的金标准。尽管 OCST 在一些患者中发挥着一定的作用（请参阅前文），但选择哪种监测方式应由熟悉各种睡眠障碍的专业人员评估决定。通常，这个决定是基于患者保险公司的要求。

## 管理准则

有效的治疗在除了给予初始诊断和治疗处方外，需要进行以患者为中心的慢病管理。监测和提高对治疗的依从性，根据需要提供替代性治疗方法，同时管理共病睡眠障碍，这些都与达到长期睡眠相关健康目标有关。

### 气道正压通气

CPAP 通过在睡眠期间增加上气道压力防止其塌陷，是治疗 OSA 的主要方法（参见第 132 章）。初始 CPAP 治疗通常在实验室 PSG 监测下进行 CPAP 滴定，其可确定在各个睡眠阶段和所有睡眠姿势下的 CPAP 压力需求。另外，也可以使用自动滴定的正压通气（autotitrating positive airway pressure，APAP）设备来进行初始治疗。支持 APAP 用于初始 CPAP 治疗的数据有限，但研究显示在依从性和对日间嗜睡的影响方面，APAP 与 CPAP 相当[137-138]。合并心肺疾病的患者，特别是合并肥胖低通气综合征、神经肌肉疾病引起的夜间低通气、CSA 以及 Hunter-Cheyne-Stokes 呼吸的患者不适合 APAP 治疗。

多数安慰剂对照试验显示 CPAP 改善了主观日间嗜睡，但关于客观日间嗜睡的结果则不一致[139]。一系统性综述表明 CPAP 改善了主观和客观日间嗜睡，尤其是重度 OSA（AHI > 30 次 / 小时）患者[140]。同样，关于 CPAP 对神经行为和认知表现以及整体生活质量的影响的临床试验结果也不一致，一些研究显示有益[102]。一项随机安慰剂对照临床试验显示，在轻到中度 OSA 且日间嗜睡的患者中，与伪 CPAP 相比，CPAP 改善了生活质量、主观日间嗜睡和情绪等功能[141]。

在一项多中心的有效性研究中，使用主观和客观日间嗜睡和生活质量评分作为结局指标，发现当每晚使用 CPAP 的持续时间较长（每晚达 7 h）时，有更高比例的患者在主观和客观日间嗜睡及生活质量评分方面取得明显改善。尽管该试验中平均每晚 CPAP 使用时间为 4.7±2.2 h，但有相当一部分患者在更短的每晚 CPAP 使用时间下也显示出了改善，尽管一些患者每晚 CPAP 使用超过 7 h，但仍有残余嗜睡。因此，对 CPAP 最佳使用评估不应仅依赖每晚使用的小时数，还应评估相关的治疗效果[142]。

在随机对照试验中，CPAP 对心血管结局的影响难以确定。对于血压已得到良好控制的 OSA 患者，CPAP 被证明可以降低晨起血压，但对夜间血压无影响[143]。在一项国际大型随机二级预防试验中，CPAP 未能对主要复合终点（心血管疾病导致的死亡、心肌梗死、卒中，或因不稳定心绞痛、心力衰竭或短暂性脑缺血发作住院）产生影响，尽管在日间嗜睡和与健康相关的生活质量方面有显著改善[144]。值得注意的是，该试验中大多数参与者是男性，他们患有中重度 OSA，嗜睡程度轻至中度（ESS ≤ 15），而且严重嗜睡和重度低氧血症（血氧饱和度< 80%）的患者被排除在外。因此，最有可能从 CPAP 中获益的患者被排除在试验之外了。此外，CPAP 治疗依从的平均时间仅为 3.3 小时 / 晚。这些因素可能导致未观察到 CPAP 对心血管和脑血管结局的影响。这样的研究也很难解释，因为 OSA 的特定表型可能使患者易于发生不良心血管结局。这些表型包括 EDS[145]、缺氧负荷[146]、快速眼动相关的睡眠呼吸暂停[147]和其他 PSG 特征[148]。有人建议未来的临床试验应重点关注 OSA 患者这些亚组，以更好地评估 CPAP 的影响[149]。

CPAP 疗效受到依从性不佳的限制。为了提高 CPAP 治疗的依从性，人们已经采取了诸多措施：PAP 给气技术的改进、教育和支持工作以及认知行为治疗。在无需额外的医务人员干预下，通过自动化远程监控并通过短信反馈给患者的方法改善了 CPAP 的依从性[150]。

在 CPAP 治疗过程中，中枢性呼吸暂停可能会出现并干扰睡眠，限制了 CPAP 的疗效和耐受度。治疗引发的中枢性睡眠呼吸暂停在 4% ～ 20% 的接受 CPAP 治疗的 OSA 患者中可能发生。在多数情况下，治疗引发的中枢性睡眠呼吸暂停会在数周到数月内缓解，在约 1/3 的病例中可能持续存在[151]。Hunter-Cheyne-Stokes 呼吸在患有收缩性心力衰竭的患者中常见，也可能导致 CPAP 治疗失败。对不耐受 CPAP 的患者重新评估睡眠呼吸障碍可识别不同形式睡眠呼吸障碍，可能需要采用替代的治疗方法。

## 口腔矫治器

下颌前移口腔矫治器可被视为轻中度 OSA 的一线治疗方法，也可作为对 CPAP 不耐受患者的替代治疗方法。下颌前移通过侧向扩张口咽和舌后区气道并使舌根前移来增加软腭后气道[152]。尽管口腔矫治器在消除呼吸紊乱事件方面不如 CPAP 有效，但在神经功能和系统性高血压改善结局方面，口腔矫治器和 CPAP 疗效相当，这可能反映了患者对口腔矫治器有更好的依从性[153-154]。然而，由于个体对口腔矫治器的治疗效果存在差异，进行后续的 PSG 或 OCST 监测以评估疗效非常重要，因为主诉症状改善并不能真正预测 AHI 的改善。在一项轻度到重度 OSA 患者的队列研究中，在使用口腔矫治器治疗后主诉症状改善的患者中仅有 65% 的患者随访 PSG 显示的 AHI ≤ 10 次 / 小时。在对口腔矫治器治疗完全无效的患者增加下颌前移的角度后，即二次调整后又有额外 30% 的患者 AHI ≤ 10 次 / 小时。这提示了 PSG 随访的重要性[155]。对口腔矫治器疗效更佳的预测及精准确定下颌前移的最佳角度可能提高这种治疗方法的实用性和疗效。

与口腔矫治器疗效更佳相关的特征包括中度而不是高度易塌陷的咽部（通过 $P_{crit}$ 测量评估）、对气道阻塞代偿较弱的上气道扩张肌、较低的环路增益（反映更强的通气稳定性）和较高的觉醒阈值（反映更强的睡眠稳定性）。这些发现是合理的，因为口腔矫治器可能无法纠正更严重的咽部塌陷；此外，通气控制和睡眠不稳定可能无法通过结构性干预得到改善。为了确定口腔矫治器的最佳设置，已经采取了以下方法：在 PSG 监测下行口腔矫治器调节[156]，使用清醒下的鼻咽镜或者进行药物诱导的睡眠内镜检查（drug-induced sleep endoscopy，DISE）观察下颌前移时腭咽部的扩张情况[157]。这些方法在临床上很少使用。长时间使用下颌前移矫治器可能导致牙齿咬合关系改变，提示了对口腔情况进行长期随访的重要性[158]。

## 手术治疗

根据观察到的上气道扩张肌神经刺激不足这一 OSA 重要的病理生理学因素而发展出了舌下神经刺激器[159]。最常用的设备是在吸气开始时向舌下神经传递电刺激，以刺激颏舌肌活动（图 131.8）。该设备需手术植入，手术细节请参考第 175 章。目前的指南中此疗法的适应证是：中度到重度 OSA，AHI 为 15 ～ 65 次 / 小时，BMI 小于等于 32 kg/m²。药物诱导的睡眠内镜检查显示伴有向心性腭后塌陷的患者也被排除在外，这表明上气道脂肪和软组织分布限制了其治疗效果。该治疗临床效果持久，大约 70% 的患者 AHI 改善幅度超过 50%，AHI 小于 20 次 / 每小时，并且日间嗜睡和生活质量均有所改善。12 个月内平均治疗时间为 5.6±2.1 小时 / 晚，这超过了多数 CPAP 研究中报告的使用时间。该治疗方法很少出现不良反应，多数主要与刺激引起的不适有关[160]。

当其他治疗方法失败时，旨在减少睡眠期间上气道易塌陷的其他睡眠手术可以减轻睡眠呼吸障碍疾病

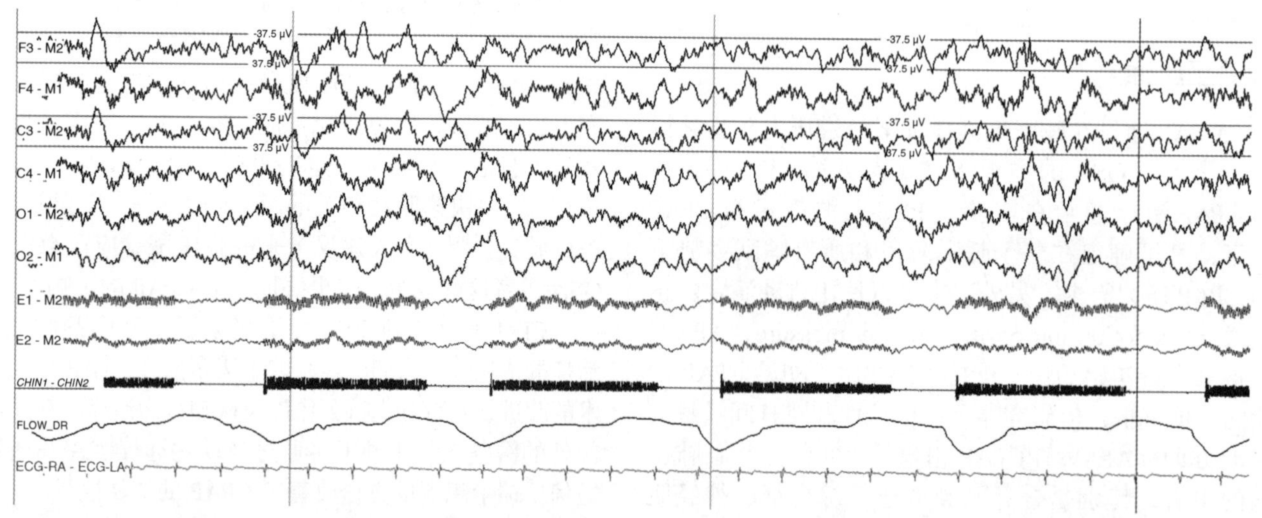


**图 131.8** 舌下神经刺激器（HGNS）治疗期间的多导睡眠图片段。请注意舌下神经刺激引起的颏舌肌在吸气时活动增加。ECG-LA，左臂心电图；ECG-RA，右臂心电图

负担，并在慢病管理中发挥作用。在精准医疗时代，针对上气道进行纤维鼻咽镜、DISE 和影像学检查，作为重要工具可以确定鼻咽部、腭咽部、侧咽壁、舌根和会厌中哪些是阻塞的主要部位[161]。有关手术管理的详细信息可参见第 175 章。评估鼻咽部尤为重要，因为通过鼻中隔矫正术、下鼻甲消融术或鼻瓣膜区手术治疗鼻阻塞可改善 PAP 的依从性并减少压力需求；它还可以改善患者对口腔矫治器的接受度[162]。评估扁桃体、腭咽部、侧咽壁和舌根等上气道软组织对针对性的手术非常重要。基于对口咽部的观察，如 Friedman 等提出的包括腭位置[118]、扁桃体大小和 BMI 在内的临床分级系统，可用于预测腭咽部手术和扁桃体切除的效果。这些作者表明，当软腭下缘在舌根上，伴有扁桃体肥大和 BMI 小于 40 kg/m$^2$ 时，治疗效果较佳。为减少阻塞组织并减轻咽侧壁塌陷，其他腭和咽的外科手术方法也被开发了出来。这些方法包括咽成形术[163]、舌根减容和颏舌肌前移术[164]，以及双颌前徙术（maxillomandibular advancement，MMA）。存在颌面畸形（如双下颌发育不全和下颌后缩）时 MMA 尤为有用，无颌面畸形但出现完全咽侧壁塌陷的患者也可能适用，因为 MMA 可以改善侧咽壁的稳定性。MMA 在选定的患者中可作为一线外科手术方法[161]。

减重计划和减肥手术是 OSA 有价值的治疗方法（参见第 139 章）。虽然多数研究显示减肥手术与 AHI 和 BMI 的改善有关，但重要的是，减重后 OSA 仍可持续存在[165]。PSG 随访，而不是临床症状，对于确定是否需要进一步的 OSA 治疗非常重要。

对于睡眠时呼吸紊乱事件主要在仰卧位出现的患者，体位治疗也是有效的。体位相关 OSA 患者往往年龄较小，BMI 较低，颈围和腰围较小，AHI 较低。避免仰卧位睡眠可以减少 AHI，尤其是在使用体位治疗装置的情况下，这些装置通常固定在胸部或腰部，防止无意仰卧位睡眠。新的装置可以感应仰卧位并震动，直到患者改变体位至非仰卧位时停止[166]。

在精准医疗时代，未来的治疗方法可根据患者不同症状表型（这些症状表型能预测长期心血管和脑血管风险）和影响治疗方法的病理生理内型进行精准化治疗（参见第 128 ～ 130 章）。因此，将 OSA 视为一种具有多种“表型”和“内型”的异质性疾病，可以针对“可治疗特征”发展和优化具有治疗效果的新的个体化治疗手段[73]。

## 临床要点

阻塞性睡眠呼吸暂停（obstructive sleep apnea，OSA）在合并心血管、脑血管和代谢疾病的患者中有很高的患病率。由于 OSA 与发病率和死亡率增加独立相关，并引起多系统不良后果，在临床上医生应优先考虑患者是否疑似 OSA，尤其是在这些并发症患者中。然而，应该认识到 OSA 的临床表现存在异质性，具有不同的症状，包括但不限于经典的日间过度嗜睡症状，还包括主诉夜间睡眠受扰，甚至是仅有轻微的症状。OSA 准确诊断需要对合适的经选择的患者进行临床评估和睡眠监测（可以选择实验室多导睡眠监测或睡眠中心外睡眠监测）。对 OSA 和任何并发睡眠障碍患者的有效治疗需要利用慢病管理的方法，重点是关注睡眠相关健康结局。

## 总结

OSA 的临床表现存在异质性，具有不同的症状，不但包括经典的日间过度嗜睡症状，还包括主诉夜间睡眠受扰，甚至是仅有轻微的症状。此外，新的研究已经认识到 OSA 的病理生理基础也存在异质性，对于一些患者，易引起上气道塌陷的解剖和机械因素起着主要作用，而呼吸控制和睡眠不稳定对于其他患者更重要。

OSA 在心血管、脑血管和代谢疾病患者中患病率较高。由阻塞性呼吸暂停和低通气引起的睡眠期间的急性、反复的生理紊乱包括睡眠片段化、胸腔压力大幅波动、交感-肾上腺素系统激活以及间歇性低氧和复氧。这些因素可导致多种系统性的不良影响，包括过度嗜睡及认知功能、情绪、警觉性和执行能力（包括驾驶能力）的损害。OSA 已被证明是多种心血管、脑血管和代谢性疾病的独立风险因素。

尽管临床表现和基于问卷的工具可以识别罹患 OSA 风险高的患者，但其诊断依赖客观睡眠监测。实验室 PSG 监测仍然是精准诊断 OSA 的金标准，然而，在经选择的患者中，可移动的 OCST 也是非常有用的。对这种慢性疾病熟练地评估和管理对于保持其长期最佳结局是必要的。多数研究表明，CPAP 治疗可以改善日间嗜睡和生活质量。其他治疗方法，包括下颌前移口腔矫治器和针对上气道的手术方法（包括舌下神经刺激），是有效的替代治疗方法。通过探索定义每个 OSA 患者主要的病理生理基础的方法或许能最终实现其个体化或精准医疗。

## 参考文献和拓展阅读

请扫描书后二维码，获取参考文献和拓展阅读资源。

# 第 132 章 阻塞性睡眠呼吸暂停的正压通气治疗

*Neil Freedman*，*Karin Johnson*

李红艳 译 吕云辉 审校

**章节亮点**

- 持续气道正压通气（CPAP）治疗适用于伴或不伴症状的中度到重度阻塞性睡眠呼吸暂停（OSA）患者以及伴有症状或合并疾病的轻度 OSA 患者。自动滴定气道正压通气（APAP）可用于无人看护的治疗场景，既可以用来确定合适的 CPAP 压力，也可以作为 OSA 患者的初始治疗，是大多数单纯性中度到重度 OSA 患者合适的治疗选择。如果 OSA 患者合并会导致中枢性睡眠呼吸暂停或者肺泡低通气发病率增加的疾病使得 CPAP 或者 APAP 的治疗不能充分发挥作用，或者如果由于依从性不佳或呼吸波形数据不好使得 CPAP 或 APAP 治疗不能达到最好的效果，那么推荐进行压力滴定以确定最佳的正压通气治疗参数。
- CPAP 能持续改善或消除不同严重程度 OSA 患者的呼吸事件，并能改善白天嗜睡的症状，特别是对中度至重度的 OSA 患者。但 CPAP 对血压的改善相对较小，在合并未经治疗的高血压、伴白天嗜睡症状以及对 CPAP 治疗依从性较好的 OSA 患者中血压下降的幅度最大。对其他症状结局的改善在不同严重程度 OSA 患者之间是不一致的。
- 气道正压通气（PAP）治疗的依从性还很不理想。无论有没有采取行为治疗，通过几种方法进行系统性教育一直是唯一与持续改善 PAP 治疗依从性相关的干预措施。与常规压力滴定的 CPAP 治疗比较，APAP 治疗在依从性和其他重要结果的改善方面均显示出相似的效果。远程医疗和虚拟监测的作用在一些研究中显示出了希望，还需要进一步的研究来更好地确定它们在 OSA 的 PAP 治疗管理中的作用。对于大多数 OSA 患者来说，加温湿化、处方催眠药、患者直接参与和睡眠专科护理等其他干预措施的作用尚不清楚。
- 与标准的 CPAP 治疗相比，包括双水平 PAP 和呼气压力释放（EPR）设置等先进的 PAP 技术，并不总是与 OSA 治疗中更好的依从性或其他重要结果的改善相关。从结果数据来看，双水平 PAP 和采用 EPR 技术的呼吸机在大多数 OSA 患者治疗管理中的作用尚不清楚。
- 在合适的 OSA 患者中，门诊使用家庭睡眠呼吸暂停监测和基于 PAP 设备数据分析调整参数的 APAP 治疗方法应当会降低 OSA 的治疗管理成本，同时不会对患者的结果产生负面影响。在技术进步和对其好处的研究、以及新冠病毒大流行的推动下，远程医疗和在线监测预计也将在患者管理中发挥越来越大的作用。

## 引言

气道正压通气（PAP）治疗仍然是大多数阻塞性睡眠呼吸暂停（OSA）患者的主要治疗方法，尤其是对中度到重度 OSA 患者。本章将回顾治疗 OSA 的各种 PAP 形式，重点介绍治疗的适应证、确定有效压力处方的方法、治疗结果，以及可能提高治疗依从性的方法。本章的最初部分将重点介绍持续气道正压通气（CPAP）、自动滴定 CPAP（APAP）、双水平 PAP（BPAP）和呼气压力释放（expiratory pressure relief，EPR）是如何工作的，以及如何使用依从性数据来优化治疗。本章的后半部分将回顾 CPAP 对 OSA 患者重要结局的影响，以及提高治疗依从性的方法。

## 持续气道正压通气治疗阻塞性睡眠呼吸暂停

CPAP 作为 OSA 的治疗方法最先由 Sullivan 等

在 20 世纪 80 年代提出[1]。自最初描述以来，CPAP 已成为 OSA 患者的主要治疗方法，因为它已被证明能解决睡眠呼吸障碍事件并改善几种临床结果[2-5]。CPAP 治疗通常适用于伴或不伴相关症状或合并疾病的呼吸暂停低通气指数（AHI）≥ 15 次 / 小时的中到重度 OSA 患者，以及伴有相关症状或合并疾病的轻度 OSA 患者（AHI ≥ 5 次 / 小时至 ≤ 14 次 / 小时）（图 132.1）。

传统上，CPAP 是通过鼻罩在整个呼吸周期中输出一个恒定的压力来进行的。CPAP 疗法的作用机制被认为是起到一个充气支架的作用，以“剂量依赖”的方式打开并维持上气道的通畅。CPAP 疗法不是通过增加上气道肌肉的活动性来发挥作用，只能治疗而不是治愈这种疾病[6]。多项研究表明，在不同严重程度的 OSA 患者中，停止 CPAP 治疗会导致大多数患者在 1 天至数天内 OSA 复发并出现相关的日间症状[7-9]。

## 气道正压通气的基础知识

PAP 设备包括三个基本部分，包括一个带有马达的装置、一个覆盖鼻子和（或）嘴的面罩，以及一根连接装置和面罩的管子[10]。自 1980 年 6 月 Colin Sullivan 在澳大利亚使用一个连接软管的吸尘器马达和一个用石膏粘在患者脸上捏塑出来的口罩发明了 CPAP 以来，PAP 设备有了很大的改进。现今的 PAP 设备要复杂得多，可能包括空气过滤器、传感器（电机速度、气体容积流量、压力、鼾声传感器等）、基于微处理器的控制器、数据存储、多语言显示、用于数据传输的内置调制解调器和带加热管道的加湿器。

### 电机 / 流量发生器和传感器

为了给患者的气道提供恒定的所需压力，必须考虑几个因素来对流量进行调整，包括流量发生器和患者气道之间的压力损失、呼吸波动和过度的空气泄漏。传感器在流量发生器下游的固定点监控电机的速度、流量和压力。由于传感器位于设备内部而不在面罩中，因此，设备必须根据系统中不同点处的流量测量结果来计算面罩处的预测压力。管道的长度和直径以及面罩特性可能会影响压力和流量，因此，技术人员必须考虑管道类型，在某些情况下还要考虑面罩类型，以便微处理器能够进行正确的计算。也可以通过从流过管道的流量中减去预计通过设备排气的流量来计算面罩的空气泄漏量。

为了保持稳定的面罩压力，微处理器必须根据漏气引起的压力偏差或呼吸产生的气压正常波动来调整涡轮机转速。流量信号通过低通和高通滤波器发送，以将呼吸流量信号与伪差信号分开。低通滤波器可以排除大而快的流量偏差（例如，咳嗽或打喷嚏）。一些设备具有高通滤波器，可以排除包括心源性波动在内的快速频率。反馈限值确定在特定马达速度下，预期流量或压力是否超出预期的流量变化范围（例如当管道破裂时），并防止设备输送过多或过少的压力。随着海拔高度的增加，需要提高风扇转速才能保持相同的压力。大多数新型的设备会自动调整到对应的海拔高度。

**CPAP治疗OSAS的典型适应证**

中度至重度OSAS(≥15次/小时)伴有或不伴有相关症状或合并疾病

伴有症状或相关合并疾病的轻度OSAS(≥5～≤14)：
- 症状：
  - 白天过度嗜睡、认知受损、情绪障碍或失眠
- 合并疾病：
  - 高血压、缺血性心脏病或卒中史

**图 132.1**　持续气道正压通气（CPAP）治疗阻塞性睡眠呼吸暂停综合征（OSAS）的典型适应证

### 漏气补偿

与有创通气不同，对过度漏气的管理是优化治疗必须补偿的一个重要因素。漏气影响无创通气性能的各个方面，包括输送的压力、周期、触发阈值以及呼吸事件的探测。漏气的情况取决于压力、流量和面罩类型，可以根据呼气结束时的流量确定。漏气可以分为故意的或预期的泄漏（包括从面罩上的呼气口的漏气，可因面罩类型而不同）和通常发生在口部或面罩周围的无意或过度泄漏。一般情况下，使用鼻罩时无意的漏气应小于 24 L/min，使用全脸面罩时无意的漏气应小于 36 L/min。大多数 PAP 设备都有面罩类型的输入，以了解预期的漏气范围，并根据依从性数据来调整预期泄漏量，然而，考虑到不同面罩类型之间的差异，给出的是一个范围。

大多数设备可以通过持续监测流量、寻找与预期呼吸流量的偏差来补偿过度的漏气，并通过调整电机速度最大限度地减少过度漏气。因为患者的呼吸周期有正常的变化，所以预期的漏气量通常是几次呼吸的平均值。如果漏气量很高，APAP 算法会通过降低压力以减少无意的漏气来进行补偿，从而减少或解决过多的面罩漏气。当咽部压力最大时，在呼气时，嘴唇和舌有时就像一个单向阀门打开，这被称为阀门漏气或呼气喷气。呼气喷气可能会错误地提示气流限制，这可能会导致 APAP 算法不必要地增加压力。当出现较大漏气时，一些算法对气流限制的依赖程度较低。

### 呼吸周期测定

测定吸气和呼气周期对于运用 BPAP 和 EPR 都是基本的要求，也是 APAP 算法中确定吸气流速限制（IFL）的需要。吸气开始的标志是气流从负向到正向（相对于基线）的切换，而气流信号从正向切换到负向的点就是呼气的开始。由于传感器从气道中移除了，改变周期和触发灵敏度远离非零值有助于使机器与患者的呼吸模式同步。

### 呼气压力释放

在使用 CPAP 治疗的许多 OSA 患者中，一个常见的抱怨是对呼气时正压阻力的不适感，这可能是患者长期接受 CPAP 治疗的一个潜在障碍。几家 PAP 制造商开已经发了 EPR 系统来试图解决这一潜在问题。EPR 设备的技术可以在呼气时减轻压力，目的是使 CPAP 治疗更舒适，并最终提高治疗的依从性。EPR 技术在呼气过程中将 PAP 压力短暂降低至 3 $cmH_2O$，然后再将压力恢复到 PAP 之前设置的吸气开始前压力。某些 EPR 技术可以监测患者呼气过程中的气流，并根据对气流和患者呼吸努力的反应来降低呼气压力。根据患者的实际气流以及患者在设备上的偏好设置，每一次呼吸的压力释放量都不同。

尽管几家 PAP 制造商已经为市场开发了 EPR 设备，但只有飞利浦伟康公司（Philips Respironics，Murraysville，PA）呼吸机的压力释放技术（CFLEX）在同行评议的文献中进行了评估[11-14]。几项随机对照试验评估了在无并发症的中重度 OSA 患者中，使用 CFLEX 技术与使用标准 CPAP 疗法的差别。总体而言，CFLEX 技术在固定压力释放设置下的使用与平行或交叉试验中依从性的改善无关。此外，其他常见的测量结果（主观嗜睡、客观警觉、警觉或残余 OSA）的改善与标准的 CPAP 治疗相似，但并不优于标准的 CPAP 治疗。CFLEX 疗法在需要 CPAP 压力大于或等于 9 $cmH_2O$ 的患者亚组中没有显示出显著疗效。基于这些数据，与固定的 CPAP 治疗相比，不建议将常规使用 CFLEX 技术作为一种改善依从性或其他主要结果的方法。进一步的随机对照试验是必要的，以确定这项技术在选定的患者组中是否比固定的 CPAP 治疗提供客观优势。

根据我们的经验，EPR 可能对一些患者有益，并防止需要因耐受转换为 BPAP。一些患者只需要在延时升压期间进行 EPR。在其他患者中，压力的下降可能会导致更多的治疗后中枢事件和不耐受，因此我们建议患者在设置和不设置 EPR 的情况下进行治疗，以确定什么方式是最舒适的，而不是为所有患者均设置 EPR。同样，一些患者发现在低压开始时感到窒息（通常是通过询问他们是否感到必须吸气），他们倾向于从没有延时升压或更高的开始延时升压设置开始，这可以在设置时进行测试。

### 自动滴定气道正压通气

自动滴定气道正压通气（APAP）融合了 PAP 装置实时检测和响应上气道流量和（或）阻力变化的能力。由于目前很少有证据支持使用 APAP 技术诊断 OSA，本文将重点介绍 APAP 的工作原理以及与既往诊断的 OSA 的患者使用 APAP 治疗的相关文献[4-5, 15]。

目前可用的 APAP 算法使用专有算法来无创检测和响应上气道吸气流量和（或）阻力模式的变化[10]。大多数 APAP 机器使用呼吸速度描记器、鼻压监测仪或改变压缩机速度来监测吸气流量模式的变化，包括吸气流速限制、打鼾（通过面罩压力振动间接测量）、气流减少（低通气）和无气流（呼吸暂停）。这些算法使用不同的方法来处理流量信号，这可能会导致事件检测的差异。每秒对流量进行多次采样，用低通滤波器进行比例缩放以去除伪迹，然后确定给定时间内的平均流量。峰值流量可能是一个很差的呼吸体积测量值，这可能导致对呼吸暂停或低通气的高估或低估。重要的是，不同的设备制造商使用不同的算法来确定是否存在睡眠呼吸障碍事件以及他们如何应对这些事件。飞利浦伟康使用加权峰值流量（weighted peak flow，WPF）方法估计通气量，而瑞思迈（Res Med，San Diego，CA）使用缩放的、低通、滤波的呼吸流量绝对值和流量方差的均方根技术（root mean squared technique，RMS）来比较一个移动时间段到另一个移动时间段（图 132.2）。

飞利浦伟康的 WPF 方法首先确定吸气周期，然后确定吸气量和吸气流量曲线上对应 20% 和 80% 吸气量的点。在 20% ～ 80% 之间的所有点的平均流量作为 WPF，作为衡量通气效果的指标。该模型使用前 2 min 的 WPF 值，并确定第 80 和第 90 百分位之间的平均值。然后使用该基线与当前的 WPF 进行比较，以评估振幅的降低是否提示呼吸暂停、低通气或其他睡眠呼吸障碍事件。

瑞思迈的 APAP 算法使用 RMS 方法，通过比较单个流量点和定义时间段内的平均气流，从整个呼吸过程中的平均流量来确定通气量。平均气流是吸气和呼气之间的零点，因此这种均值的方差除以 2 等于吸气流量的幅值。通过取方差平方的平方根，使离群值获得更小的权重。可以使用一个移动的短时段（例如一次呼吸或 2 s）作为一个移动的长时段（例如 5 min）来评估睡眠呼吸障碍事件。

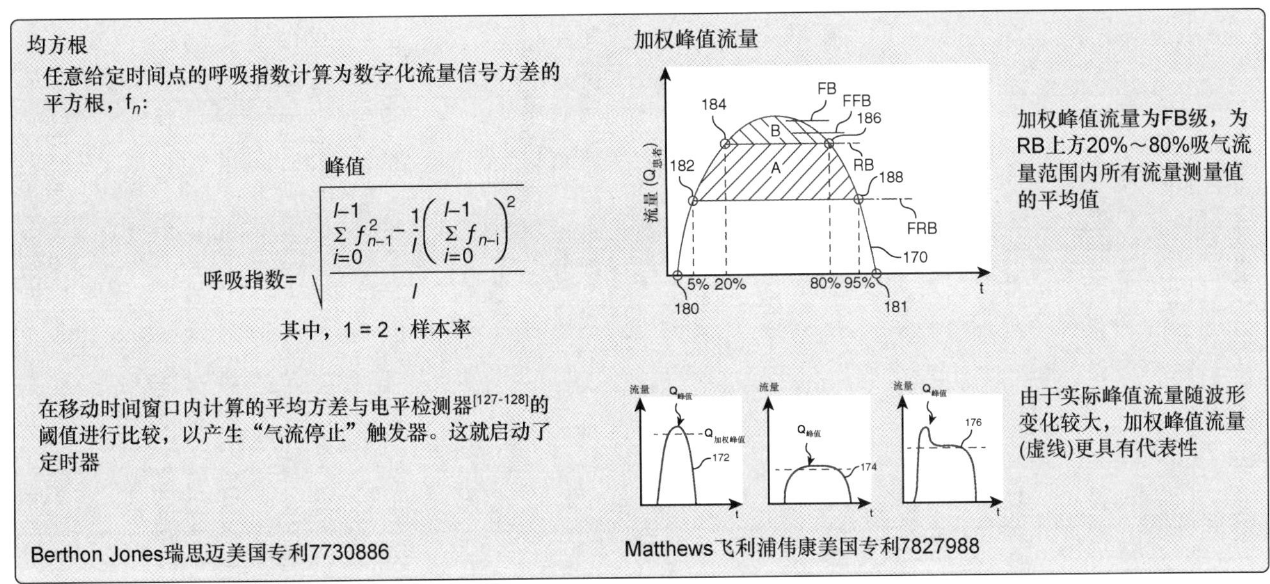


**图 132.2**　信号处理方法。FB，平坦度基线；FFB，平坦基线；FRB，平坦度圆基线；RB，圆基线，加权峰值流量

目前大多数可用的设备通过使用流量与时间曲线的专有算法来检测流量限制，以检测呼吸暂停和低通气，但评估流量限制的设备较少。为了评估流量限制，飞利浦伟康测定了圆度、平坦度、偏度和 WPF，以评估最近 4 次呼吸与基线相比更好、更差还是相同。圆度是由 5% 和 95% 之间的 WPF 值与正弦波的相似性决定的。平坦度由吸气流量的 20% ～ 80% 的方差的绝对值除以 80% 容积点的同期所有值的平均值来确定。偏度由呼吸中 1/3 最高 5% 的流量的平均值除以呼吸前 1/3 最高 5% 的流量的平均值来确定。

瑞思迈还决定了流量限制。对于 S9 ～ S1，S9 ～ S11 智能型正压通气治疗机模型，使用平坦指数、呼吸形状指数、通气变化和呼吸占空比的组合来计算流量限制。通气变化为当前呼吸通气量与最近 3 min 通气量的比值。呼吸占空比为当前吸气时间与近 5 min 总呼吸时间的比值。当呼吸严重受限时，气流受限指数更接近于 1，而当呼吸为“正常”或圆形时，气流受限指数为 0。

有几项研究评估了基于设备流量测量的睡眠呼吸障碍事件检测的可靠性，特别是呼吸暂停低通气指数（AHI）与多导睡眠监测（PSG）相比[16-9]。大多数研究发现 AHI 之间存在合理的相关性，一些研究显示设备高估了 AHI，而另一些研究则低估了 AHI[18-19]。大多数研究表明，在较高的 AHI 水平下，PAP 和 PSG 定义的 AHI 之间具有更强的相关性。

APAP 技术的一个潜在缺陷是它们能否检测和区分阻塞性和中枢性睡眠呼吸障碍事件。不能明确区分事件类型对 APAP 装置有临床影响，因为发生中枢事件时不适当地增加压力可能导致过度滴定，加重中枢事件和睡眠碎片化。不同的生产厂家使用不同的技术来更好地确定睡眠呼吸障碍事件的类型。一些设备使用强制振荡技术（forced oscillation technique，FOT）来确定气道通畅性，以区分中枢性呼吸暂停和阻塞性呼吸暂停[20-21]。FOT 是一种评估气道阻力变化以确定上气道通畅性的技术。当检测到流量减少时，该装置会产生一个小的气流振荡，例如，在 4 ～ 5 Hz 时产生 1 $cmH_2O$ 的气流振荡，只有当气道关闭时，才会反射回流量传感器。无流量时的低阻力（开放气道）被解释为中心事件，无流量时的阻力增加（封闭气道）被解释为阻塞事件。飞利浦伟康 APAP 算法使用压力脉冲而不是振荡来测试整个呼吸暂停期间的气道通畅性。如果气道仅在部分气流周期开放，则可确定为混合性呼吸暂停。总体而言，FOT 是鉴别中枢性呼吸暂停和阻塞性呼吸暂停较好的技术。虽然一些设备可以检测到周期性呼吸，但没有设备能够可靠地区分中枢性和阻塞性低通气。因此，在没有完全中枢性呼吸暂停的情况下，大多数设备会增加压力以响应周期性呼吸，并且可能难以区分依从性数据上的残余低通气是否在本质上是中枢性的。

表 132.1 总结了几种不同 APAP 设备的算法之间的差异，包括瑞思迈 AutoSet 设备、瑞思迈 AutoSet for Her、飞利浦伟康 Dream Station 2 APAP（其算法与飞利浦伟康 System One REMstar Auto 基本相同）、德维尔比斯 Intelli PAP AutoAdjust 和 Intelli PAP 2 AutoAdjust。

当检测到上气道流量或阻抗变化时，APAP 装置使用专有算法自动增加压力，直到流量或阻力正常化。一旦达到治疗压力，APAP 装置通常会降低压力，

**表 132.1　自动持续气道正压通气算法**

| 设备 | ResMed S9 ～ S11 AutoSet | ResMed S10 ～ S11 AutoSet for Her | Philips Respironics DreamStation2 APAP | DeVilbiss IntelliPAPAuto-Adjust | DeVilbiss IntelliPAP 2 |
|---|---|---|---|---|---|
| 采样频率 | **50 Hz** | **50 Hz** | **100 Hz** | **250 Hz** | **205 Hz** |
| 通气措施 | 呼吸气流的移动平均、比例化、低通、过滤绝对值的方差均方根 | 呼吸气流的移动平均、比例化、低通、过滤绝对值的方差均方根 | 加权峰流速为吸气量的 20% ～ 80% | 缩放振幅 | 采用排序过滤器对流量进行缩放，以减少峰值波动 |
| A/H 流量比较 | 前 1 min 移动平均值均方根 | 前 1 min 移动平均值均方根 | 前 4 min 动态时间窗内的加权峰流速平均值的 80 ～ 90 百分位值 | 前 5 min 缩放流量幅值 | 患者流量均方根的 3min 移动平均值 |
| 呼吸暂停检测 | 2 s 移动平均值均方根＜ 25%，持续 10 s | 2 s 移动平均值均方根＜ 25%，持续 10 s | 每次呼吸的加权峰流速＜ 20%，持续 10 s，呼吸＞ 30% 时终止 | 最近 1 min，流幅＜ 10%，10 s（或设置 0 ～ 20% 持续 6 ～ 150 s） | 最近 1 min 均方根流量＜ 10%，持续 10 s |
| 非 OA 检测 | S9-S10：整个呼吸暂停期间 1 cm 4 Hz FOT 与混合型呼吸暂停检测 | 11 cm 4 Hz FOT 与混合型呼吸暂停检测 | 在呼吸暂停期间，装置提供一次或多次压力测试脉冲，如果压力测试脉冲生成明显的气流量，则判定为气道通畅；否则判定为气道堵塞 | ＜ 5% 持续 10 s | 微振荡压力（标称 0.07 cm）调节频率检测事件期间稳定的气道阻力特性 |
| 低通气检测 | 至少有 1 次以上呼吸阻塞 | 112 s 比例化平均值 25% ～ 50% 的均方根，持续 10 s，至少一次呼吸阻塞 | 20% ～ 60% 的范围持续 10 s，或者超过 60 s，或者超过最近的加权峰流速的 75%，程序就会自动终止 | 10% ～ 50% 持续 10 s（或设置 30% ～ 70% 持续 6 ～ 150 s） | 均方根流量 10% ～ 40% 默认值（上限可在 30% 至 50% 之间调节）持续 10 s |
| 流量限制检测 | 根据呼吸形态指数、均方根平坦度指数以及通气变化和呼吸占空比计算得出每口呼吸气流受限指数 | 根据呼吸形态指数、均方根平坦度指数以及通气变化和呼吸占空比计算得出每口呼吸气流受限指数 | 装置会检查气流波形吸气部分的峰值、平坦度、圆度或形状（偏度）的相对变化。将在较短时间内（4 组呼吸）和较长时间（几分钟）段里观察这些改变。采用统计测量方法最大限度地降低检测虚假事件，保证装置能够检测到细微变化 | NA | 呼吸检测吸气波形的相对平坦度，检测正、负或零斜率。平均得分超过 12 s，分级为无、轻度至中度或重度 |
| 其他事件检测 | 未知呼吸暂停：呼吸暂停伴漏气＞ 30 L/min | 未知呼吸暂停：呼吸暂停伴漏气＞ 30 L/min | 可变呼吸：标准偏差 / 调整后的平均流量超过了 4min 时间内的窗口阈值 | 报告呼气指数：呼气次数 /h | 呼吸次数分为：无、轻度、中度和重度。报告呼气时间 |
| OA/ 低通气反应 | 呼吸暂停每 10 s 基于起始压力增加压力。起始压力为 4 时，压力变化为 3。起始压力为 20 时，压力变化以线性降至 0.5 | 呼吸暂停每 10 s 基于起始压力增加压力。起始压力为 4 时，压力变化为 2.5。起始压力为 20 时，压力变化以线性降至 0.5 | 若出现 2 次呼吸暂停或 1 次呼吸暂停 /1 次低通气或 2 次低通气：增加 1 次 /15 s，维持 30 s。NRAH 逻辑将最大压力限制在高于呼吸暂停前基础值的 11 或 3。如果 8 min 内呼吸暂停次数增加，压力下降 2 次，持续 30 s，然后下降到 1 次以上，防止打鼾，然后保压 15 min。对两次低通气的反应，压力会继续增加 | OA 增加 1 $cmH_2O$/min。如果最后 6 min 内发生其他事件，最后 1 min 内出现 1 次低通气增加 0.5 $cmH_2O$/min，如果最后 1 min 出现 1 次以上低通气，增加 1 $cmH_2O$/min | OA 增加 1 $cmH_2O$/min。如果最后 6 min 内发生其他事件，最后 1 min 内出现 1 次低通气增加 0.5 $cmH_2O$/min，如果最后 1 min 出现 1 次以上低通气，增加 1 $cmH_2O$/min；如果呼气量少，则响应较小 |
| 流量限制响应 | S9：使用 3 次呼吸平均 FL 指数。对于气流严重受限的呼吸，增量通常约为 | 使用单次呼吸 FL 指数：对于气流严重受限的呼吸，增量最大为 0.5/ 呼吸。如 | 压力因流量限制而增加 0.5/min，在 3 min 内间断性向上探测压力 1.5，看看流量限制是否有所改善，如果没有改善，则下 | NA | 最大增量 0.5 $cmH_2O$，0.5/min 是由流量限制的严重程度和持续时间决定的，如果高漏气量， |

**表 132.1　自动持续气道正压通气算法（续表）**

| 设备 | ResMed S9 ~ S11 AutoSet | ResMed S10 ~ S11 AutoSet for Her | Philips Respironics DreamStation2 APAP | DeVilbiss IntelliPAPAuto-Adjust | DeVilbiss IntelliPAP 2 |
|---|---|---|---|---|---|
| 采样频率 | 50 Hz | 50 Hz | 100 Hz | 250 Hz | 205 Hz |
| | 0.6/ 呼吸。如果 FL 指数较低、漏气严重或压力进一步增加至 15 以上，则降低增量。<br>S10：增量最大值为 0.6/ 呼吸，否则与 S9 相同 | 果 FL 指数较低、漏气严重或压力进一步增加到 10 以上，则降低增量 | 降。如果打鼾、呼吸暂停 / 呼吸不足或可变呼吸的原因对压力没有帮助，则进入到收集 3 ~ 5 min 数据和测试，然后进行临界压力和最佳压力搜索 | | 呼气不足，或在最后 8 min 压力反应中是否无 A/H/ 打鼾，则降低增量，根据严重程度和持续时间（15 s/min）确定压力反应，以引起反应 0.5 cm |
| 振动性鼾声反应 | S9：增量最大值为 1/ 呼吸。如果打鼾不严重、漏气严重或压力进一步增加到 10 以上，则降低增量。<br>S10 ~ S11：对于鼾声响亮的打鼾，增量最大值为 0.6/ 呼吸，否则与 S9 相同 | 最大增量为 0.5/ 呼吸。如果打鼾不严重、漏气严重或压力进一步增加到 10 以上，则降低增量 | 如果在 60 s 内出现鼾声 3 次，每次鼾声间隔不超过 30 s，在 15 s 内增加 1 $cmH_2O$ 压力，然后在更高的打鼾阈值中以更高的压力保持 1 min | 每 6 min 鼾声 3 次为窗口，以 1 $cmH_2O$/min 升压 | 如果中度-重度打鼾，0.5/min 增加压力 |
| 其他压力改变 | 呼吸暂停后 40 min 内逐渐降低至 Pmin，FL 或打鼾后 20 min 内逐渐降低至 Pmin | 呼吸稳定后，呼吸暂停后 40 min 内逐渐降至 Pmin，打鼾后 20 分钟内逐渐降至 Pmin，气流受限后 60 min 内逐渐降至 Pmin | 1. 如果注意到高的可变呼吸，那么如果最近（5 min）的压力稳定，压力保持不变；如果最近的压力降低，则以 0.5/min 的速度增加，最多到 2；如果最近压力增加，则以 0.5/min 的速度减少，最多到 2<br>2. 如果泄漏较大，则在 10 s 内将压力降低 1，并保持压力 2 min | 每 6 min 减少 0.6，直到出现最低压力或事件 | 如果在 6 min 窗口内没有事件发生，每 6 min 减少 0.6，直到最低压力和事件出现；6 min 内出现中枢性呼吸暂停：压力下降，6 min 内没有增加；如果周期性呼吸在 6 min 时间窗内压力未增加，则根据周期性呼吸检测水平降低压力 |
| 高漏气检测 | 第 95 百分位数漏气量 > 24 L/min | 第 95 百分位数漏气量 > 24 L/min | 泄漏水平超过了设定压力的流量限制 | 95 L/min | 泄漏水平超过了设定压力的流量限制 |
| 延时升压 | S9：0 ~ 45 min 内延时升压<br>S10 ~ S11：0 ~ 45 min 内延时升压或自动延时升压（AutoRamp）在判断为睡眠开始时开始延时升压 | 0 ~ 45 min 内延时升压或 AutoRamp 在判断为睡眠开始时开始延时升压 | 如果发生了阻塞性事件或流量限制，Smart 延时升压会快速增加压力，RampPuls 允许患者设定开始延时升压 | 0 ~ 45 min 延时升压 | 0 ~ 45 min 延时升压 |
| 压力释放 | EPR 关闭，1 ~ 3 cm | EPR 关闭，1 ~ 3 cm | 1 ~ 3 cm 档 | 1 ~ 3 cm 档 | 1 ~ 3 cm 档 |

[a] 只要 FL 未出现更严重的征象，向下搜索序列从 $P_{crit}$ 开始，以 0.5/min 的速率递减，直至达到 Pmin。如果出现更严重的征象，设定 $P_{crit}$，压力以 1.5 快速增加，并持续 10 min。然后 Popt 搜索将以 0.5/min 的速率增加压力，至少持续 2.5 min，以检测 FL 是否得到改善、更加严重或保持不变。如果得到改善，继续以 0.5/min 的速率增加压力；如果没有得到改善，以 1.5 的速率降低压力，然后设定 Popt 并持续 5 min。FL 或其他事件出现时结束所有持续操作。

A/H，呼吸暂停 / 低通气；EPR，呼气压力释放；FL，气流受限；FOT，强迫振荡技术；Hz，赫兹；max，最大值；NA，不适用；NRAH，无响应性呼吸暂停低通气；OA，阻塞性呼吸暂停；PB，周期性呼吸；Pcrit，临界压力；Pmax，最大压力；Pmin，最小压力；Popt，最佳压力。

所有压力的单位均为 $cmH_2O$。Data from Kushida CA，Chediak A，Berry RB et al. Clinical guidelines for the manual titration of positive airway pressure in patients with obstructive sleep apnea. Jl of Clin Sleep Med 2008：4；157-171.

直到气流受限或气道阻力增加恢复。大多数设备的治疗压力范围在 4 cm$H_2O$ 到 20 cm$H_2O$ 之间，使临床医生可以根据临床情况和患者对治疗的反应来调整压力上限和下限。这应与 BPAP 或 auto-BPAP（后文讨论）相区别，后者根据每个呼吸周期的压力变化而设置吸气性气道正压（IPAP）和呼气性气道正压（EPAP）。与 CPAP 类似，APAP 技术也有呼气释放和其他压力传递的改变，尽管这些额外的压力改变并没有显示能持续改善与 APAP 相关的一些结果，包括实验室滴定成功、PAP 依从性或其他结果，如白天嗜睡[22-23]。由于在整个睡眠期间都会发生压力变化，一些人假设 APAP 设备可能会增加睡眠片段化[24]。这种担忧在评估睡眠结构变化的研究中没有得到证实，也没有在测量主观嗜睡作为主要结果的临床试验中得到证实。具体来说，APAP 设备诱发的微觉醒和睡眠片段化的频率似乎较小，主观嗜睡相关临床结果与常规 CPAP 治疗相比也没有显著差异[25-30]。

目前可用的 APAP 机器有一些潜在的局限性。正如之前讨论的那样，无法准确区分阻塞性事件和中枢性事件可能会导致无意的滴定过度。此外，大多数 APAP 算法在设置较大的面罩漏气时识别流量限制和呼吸事件的能力有限[31-34]。这可能会导致一些算法，特别是较老的算法，将漏气导致的气流减少作为一个事件，并增加压力，这可能会进一步加重漏气。此外，在没有上气道阻塞的情况下，APAP 装置对持续低通气的反应能力尚不清楚，因为大多数 APAP 研究都排除了低通气的高风险患者，包括肥胖低通气综合征和（或）慢性呼吸系统疾病的患者。

考虑到这些技术上的潜在限制，以及在比较 APAP 和实验室内 CPAP 治疗的随机试验中排除了许多合并疾病的患者，以前和现在关于使用 APAP 的专业学会指南建议，APAP 设备仅用于无合并疾病的中度至重度 OSA 患者[4-5, 15]。APAP 装置通常不应该在没有参加实验室滴定研究（以确定患者的压力范围）的情况下使用，这些患者可能患有影响睡眠期间呼吸模式（复杂的 OSA）的合并症，包括：①充血性心力衰竭；②肺部疾病，如慢性阻塞性肺疾病（COPD）；③患者由于 OSA（例如，肥胖低通气综合征和其他低通气综合征）以外的条件，预计会出现夜间动脉血氧合血红蛋白下降。不打鼾（无论是由于腭部手术还是先天解剖因素所致）的患者不应在设备的算法中使用依赖振动或声音的 APAP 设备进行滴定[4-5, 15]。最后，考虑到缺乏数据支持，APAP 设备不建议用于分夜滴定。

**自动调节压力的气道正压通气结果。**已有几项随机对照试验比较了 APAP 技术与传统滴定式 CPAP 治疗单纯 OSA 的疗效[26-30, 35-44]。与标准的固定 CPAP 治疗相比，APAP 设备治疗组几乎总是与治疗夜间的平均压力降低有关，降低范围在 2 ～ 2.5 cm$H_2O$ 内，尽管夜间的峰值压力往往高于固定 CPAP 治疗。使用瑞思迈、飞利浦伟康和 Weiman 设备进行自动和固定设置的比较，也发现了类似的漏气水平[45]。除了这些差异外，APAP 和标准 CPAP 在一些结果的改善方面是相似的，包括客观依从性、消除呼吸事件的能力，以及通过 Epworth 嗜睡量表（ESS）测量的主观白天嗜睡[46-47]。这些发现已得到一致证明，即 APAP 治疗作为主要的慢性治疗，APAP 用于短期治疗试验以确定持续 CPAP 治疗的固定 CPAP 设置。关于 APAP 治疗改善血压的数据很少，也没有关于任何心血管结果的长期数据[48]。

值得注意的是，大多数关于 APAP 技术作为 OSA 治疗的文献都评估了无合并疾病的、以中重度 OSA 为主的（AHI ≥ 15 次 / 小时）患者，因此本文综述的结果和建议主要适用于这组患者。在轻度 OSA（AHI = 5 ～ 14 次 / 小时）患者中，比较 APAP 和参加实验室滴定的 CPAP 疗效的数据更为有限[43, 46]。根据现有的资料，即使在病情较轻的患者中，APAP 和 CPAP 在睡眠呼吸障碍、白天嗜睡和治疗依从性等重要结果方面似乎也有类似的改善，尽管很难就该亚组患者使用 APAP 提出可靠的建议。

尽管使用 APAP 作为一种治疗方法（不管是否将患者更换为固定的 CPAP 装置）也得到了很好的描述，但确定治疗成功的最佳方法是有争议的。大多数较新的 PAP 设备计算了几个参数，包括设备使用时间、AHI 和泄漏数据。虽然使用不同的 PAP 追踪系统可以可靠地确定 PAP 治疗的依从性，但 PAP 计算的 AHI 数据的有效性并不容易解释，因为不同的 PAP 制造商对呼吸事件的定义不同，并且与美国睡眠医学学会（AASM）使用的标准评分定义不同（表 132.1）[49-50]。一般来说，PAP 计算的 AHI 小于 10 次 / 小时往往与得到充分治疗的睡眠呼吸障碍事件相关，并且在随机对照试验中与改善的结果相关[51]，特别是当这些发现与夜间打鼾和白天症状的解决有关时。

综上所述，对于中重度无并发症 OSA 患者，在有人值守和无人值守的情况下，APAP 技术似乎与传统的固定 CPAP 治疗一样有效[4-5]。虽然 APAP 技术作为一个整体降低了夜间的平均治疗压力，但与实验室内的 CPAP 治疗相比，它们似乎产生了类似的客观依从性和其他重要临床结果的改善。尽管 APAP 治疗在同行评议的文献中表现出一些不足，但该技术正在快速发展。APAP 技术的主要好处是能够为无合并疾病的 OSA 患者提供更快速的治疗，并可能通过减少一些通常需要在实验室内进行 CPAP 滴定的睡眠研究来节省医疗保健费用[52]。

### 双水平气道正压通气治疗

1990 年首次描述了 BPAP 疗法在治疗 OSA 患者中的潜在益处[53]。与 CPAP 在整个呼吸周期中提供固定压力不同，BPAP 疗法允许将较低的 EPAP 和较高的 IPAP 分开设置。压力范围一般从 EPAP 最小值 4 $cmH_2O$ 到 IPAP 最大值 25 ～ 30 $cmH_2O$。大多数设备使用流量触发器来决定何时从 IPAP 切换到 EPAP，反之亦然。将触发器设置在零流量之上，以感知患者的呼吸努力。使用流量、形状和体积算法的不同方法从 IPAP 循环到 EPAP，以尽量减少不同步。当流量下降到峰值流量的百分比（例如，25%）以下时，流量循环算法改为 EPAP，因此患者不会遇到呼气阻力。形状循环算法使用流量的形状，而体积循环算法使用呼出的体积循环到 EPAP。设备之间在如何快速达到增压水平以及设备是否存在延迟或过早循环方面可能存在显著差异，特别是在过度无意漏气的情况下。如果患者的呼吸周期与设备控制周期不匹配，会出现患者不适或不能耐受的情况。在旧的 BPAP 装置中，电机在从高压力到低压力的过渡点被制动，当装置从低压力过渡到高压力时，电机加速，这影响了同步性和耐受性。较新的设备允许压力变化平稳过渡。

一些 BPAP 设备包括周期、触发、吸气时间和上升时间设置，可以调整以增强有效性和患者舒适度，特别是对于 COPD、肥胖低通气或神经肌肉疾病的患者。根据设备的不同，这些设置可能仅适用于触发呼吸（飞利浦伟康 BiPAP ST），也可能适用于自发呼吸（瑞思迈 BPAP S 和 BiPAP ST）。上升时间、触发器和周期灵敏度、吸气时间和备份速率的使用在其他章节中进一步讨论。

在最初的描述中，BPAP 治疗表明，与传统的 CPAP 压力相比，在较低的 EPAP 下可以消除阻塞性事件。然而，根据我们的经验，由于检测到吸气的开始和将要传递给患者的压力调整的延迟，BPAP 设置防止早期吸气期间阻塞所需的吸气压力通常高于防止阻塞所需的 CPAP 压力。例如，需要 8 $cmH_2O$ CPAP 的患者可能需要 10/6 $cmH_2O$ BPAP，以便在吸气时足够早地达到 8 的压力，以保持气道通畅。

### 自动双水平气道正压通气治疗

自动双水平疗法也已经开发出来，它使用专有的算法，自动调整 EPAP 和 IPAP，以应对睡眠呼吸障碍事件。有限的数据表明，与 CPAP 治疗相比，自动 BPAP 治疗在初始 CPAP 治疗经验较差的患者中具有相似的依从性和其他重要结果[54-55]。目前尚无同行评议的文献评估自动 BPAP 治疗对未使用过 PAP 患者 OSA 的影响。因此，与非自动 BPAP 治疗不同，不建议使用自动 BPAP 治疗 OSA 患者。

### 确定阻塞性睡眠呼吸暂停患者的最佳气道正压设置

家庭使用的最佳 PAP 设置可定义为解决所有呼吸暂停、低通气、打鼾、长期部分气流受限和与这些事件有关的觉醒在所有睡眠阶段和所有睡眠姿势所需的最小压力[2, 56-58]。简单地说，最佳的 PAP 设置应该解决仰卧位快速眼动（REM）睡眠中所有睡眠呼吸障碍，以考虑重力的影响和不同睡眠期和体位可能发生的肌张力变化[59]。最佳压力也应保持血氧饱和度在 90% 或以上，并应尽量减少面罩漏气，允许并仅维持与给定压力相适应的故意面罩漏气。压力应尽可能低，以尽量减少压力不耐受，包括觉醒、不适、空气吞咽、周期性呼吸或治疗后出现的中枢性呼吸暂停。

较早版本的 AASM 实践参数建议根据前面概述的标准进行一整晚的 CPAP 滴定，对于坚持 CPAP 治疗但 OSA 症状再次出现的患者，通过饮食或减重手术维持体重显著减轻的患者，或者按照现行标准 CPAP 的依从性和益处仍然不理想时，则建议进行重复滴定[56-57]。新的 AASM 临床实践指南推荐无人值守的 APAP 或有人值守的 CPAP 滴定，以确定更长期治疗的适当 CPAP 设置[4-5]。

目前不推荐使用家庭睡眠呼吸暂停监测（home sleep apnea testing，HSAT）来滴定 CPAP 或其他 PAP 治疗，因为很少有数据评估家庭睡眠测试对该适应证的可靠性。由于缺乏关于 HSAT 用于 CPAP 滴定的数据，美国医疗保险和医疗补助服务中心及商业保险公司通常不会为使用 HSAT 的提供者进行报销。同样，由于各种专有的 APAP 算法对于检测和解决所有睡眠呼吸障碍事件还远远不够完美，当患者对无人值守的 APAP 治疗感到困难，和（或）残余觉醒、夜尿或白天症状持续存在时，即使残余 AHI 提示阻塞性睡眠呼吸暂停综合征（OSAS）得到充分治疗，也可以根据依从性数据进行进一步调整，但如果无法找到最佳设置，则有必要进行实验室内滴定[17]。

### 滴定式双水平气道正压通气治疗阻塞性睡眠呼吸暂停

BPAP 治疗通常是在实验室睡眠研究中进行滴

定，但对于无合并疾病的 OSA，自动 BPAP 可以像 APAP 那样经验性地启动，并且可以根据 CPAP 预防阻塞所需的压力来指导。与 CPAP 滴定的情况一样，目前 BPAP 滴定策略的指南建议是基于共识意见的[59]。ERP 可用在一些 BPAP 系统中。飞利浦伟康 BiFlex 装置与传统的双能级系统主要有两方面的区别。首先，吸气压力在接近吸气结束时略有降低，呼气压力在接近呼气开始时略有降低。尽管在新诊断的 OSA 患者中，使用传统的双水平和 BiFlex 治疗的数据并没有显示出相比于 CPAP 治疗的优势，但有一项研究证明了 BiFlex 治疗对不适应 CPAP 治疗的患者有潜在作用[13]。虽然人们直觉上预测 BPAP 会通过减少呼气压力相关的不适和副作用来增加依从性，但实际上没有客观的结果研究表明，与 CPAP 治疗相比，BPAP 治疗可以改善无合并疾病的 OSA 患者的依从性和（或）白天嗜睡[4-5, 57]。这可能与 BPAP 治疗后出现的中枢性睡眠呼吸暂停有关[60]。

总体来说，BPAP 治疗仍然是 CPAP 不耐受患者、合并 COPD 的 OSA 患者和肥胖低通气综合征患者的合理选择[3-5, 61]。BPAP 治疗及其变体在其他无合并疾病的 OSA 中的作用尚不清楚。

## 寻找最佳气道正压设置

*滴定研究*。虽然目前有一些建议来指导临床医生在实验室的环境下如何手动滴定 PAP 治疗，但这些建议主要是基于专家意见的共识，而不是基于证明其优于其他手动滴定方法的随机试验[59]。AASM 指南对 CPAP 滴定的充分性进行了分类，如表 132.2 所示。

**表 132.2　CPAP 滴定的充分性定义**

| 滴定的充分性 | 定义 |
|---|---|
| 最佳 | 将 RDI 减少到＜ 5，至少持续 15 min，并应包括在所选压力下的仰卧 REM 睡眠，而不是持续的自发觉醒或清醒 |
| 良好 | 如果基础 RDI ＜ 15，则将 RDI 降低至≤ 10 或降低 50%，并应包括仰卧位 REM 睡眠，在选定的压力下，不因自发觉醒或清醒而持续中断 |
| 足够 | 未将 RDI 降至≤ 10，但将 RDI 从基线（尤其是重度 OSA 患者）或满足滴定分级标准为最佳或良好者中降低 75%，除非在选定压力下未出现仰卧 REM 睡眠 |
| 不足 | 不符合上述给定等级中任何一个等级的滴定 |

RDI，呼吸紊乱指数。

Modified from Kushida CA，Chediak A，Berry RB et al. Clinical guidelines for the manual titration of positive airway pressure in patients with obstructive sleep apnea. J Clin Sleep Med. 2008；4；157-71.

大多数仅有 OSA 的患者不需要进行初始滴定，OSA 合并心脏和（或）呼吸系统疾病的患者、肥胖低通气综合征患者以及在无人值守的情况下启动 CPAP 有困难的患者在实验室中进行的 CPAP 滴定有越来越多的趋势。随着这些趋势的不断发展，OSA 患者可能通过从更短的 CPAP 治疗等待时间而获益，并通过减少不必要的 PSG 来节省医疗保健费用[52]。

*分夜研究*。对于需要进行实验室基线研究的患者，可以在某些情况下进行“分夜”睡眠研究，该研究的初始部分用于客观记录个体的睡眠呼吸障碍，然后在后半夜进行 CPAP 滴定[57, 59, 62]。当满足以下标准时，可以考虑进行分夜睡眠研究：①在 PSG 的最初 2 h 内记录到超过 40 次 / 小时的 AHI；②在 PSG 期间至少有 3 h 的时间进行适当的 CPAP 滴定。对于那些在睡眠研究的最初 2 h 内，AHI 为 20 ～ 40 次 / 小时或 AHI 大于或等于 5 的轻度 OSA 患者，也可以考虑进行分夜研究，尽管数据表明，当在分夜方案设置中执行时，该亚组患者的 CPAP 滴定可能较不准确。根据我们的经验，如果没有找到最佳的设置，除非明确患者需要不同的 PAP 类型，需要额外的实验室滴定，否则患者可以经验性地开始 APAP 或自动 BPAP，然后根据依从性数据进一步调整。

## 持续气道正压预测公式

尽管目前的建议要求在实验室 PSG 或通过家庭 APAP 治疗的过夜期间进行 CPAP 滴定，但一些数据表明，在无人值守的家庭环境中使用替代方法可以成功地启动固定压力 CPAP。具体来说，一些研究证实，在无人值守的家庭环境中启动 CPAP 治疗（无 HSAT/PSG 监测或 PAP 依从性下载以证实治疗的有效性），当 CPAP 设置为由临床预测公式或通过 CPAP 自我调节来解决打鼾和日间症状时[28, 63-64]，许多无合并疾病的 OSA（OSA 不伴有 COPD、充血性心力衰竭或低通气综合征）患者可以成功进行 CPAP 治疗[28, 63-64]（表 132.3）。

值得注意的是，所有这些方法通常只提供启动 CPAP 治疗的起始压力。在一些研究方案中观察到，许多患者可能需要根据症状和治疗问题进行压力调整。鉴于一些临床试验的支持数据和临床实践指南的建议，支持在无合并疾病的 OSA 患者中扩大使用 APAP，在许多无合并疾病的 OSA 患者的家庭中开始使用 PAP 治疗（无论是固定 CPAP 还是通过 APAP）有越来越明显的趋势[4-5]。因此，使用预测公式来启动或调整 PAP 治疗的价值很小。

**表 132.3 临床预测公式用于确定有效的 CPAP 设置**

| 研究 | 临床预测公式 |
| --- | --- |
| Miljeteig 和 Hoffstein，1993 | P(eff) = 0.13(BMI)+0.16(NC)+0.04(RDI)−5.12 |
| Nahmias，1995 | P(eff) = 8.7+0.028(%IBW)+0.015(RDI)−0.071(最低点 $SaO_2$) |
| Lin 等，2003 | P(eff) = 0.52+0.174(BMI)+0.042(AHI) |
| Stradling，2004 | P(eff) = 2.1+0.048(ODI)+0.128(NC) |
| Hukins，2005 | BMI < 30 = 8 $cmH_2O$<br>BMI 30 ~ 35 = 10 $cmH_2O$<br>BMI > 35 = 12 $cmH_2O$ |
| Loredo，2007 | P(eff) = 30.8+0.03(RDI)−0.05(最低点 $SaO_2$)−0.2(平均 $SaO_2$) |

AHI，呼吸暂停低通气指数；BMI，身体质量指数；CPAP，持续气道正压通气；IBW，理想体重；NC，颈围；ODI，氧去饱和指数；P(eff)，有效 CPAP 压力；RDI，呼吸紊乱指数；$SaO_2$，动脉氧饱和度。

## 基于临床反应和依从性数据的滴定与经验性调整

目前 AASM 指南推荐对 PAP 滴定未达到最佳或良好的患者考虑进行重复滴定研究。在临床实践中，根据 AASM 临床指南的定义，评估 PAP 滴定法的质量或有效性的数据实际上很少。具体来说，尽管患者的 PAP 压力是在有人值守的情况下确定的，但关于患者实际达到最佳 PAP 滴定的频率的数据却很少。此外，很少有数据说明接受 PAP 滴定不太理想的情况下启动 CPAP 治疗的患者的结果。许多评估 CPAP 对各种结果影响的随机对照试验显示，平均残余 AHI 或呼吸紊乱指数 ≥ 5，表明这些患者中超过 50% 的患者进行了 CPAP 滴定，但没有达到最佳结果。在临床有限的现有数据中，只有大约 50% ~ 60% 的 OSA 患者达到了“最佳”滴定，而多达 30% ~ 40% 的患者仅达到了“足够”或“不足”滴定[65-66]。因此，许多接受 CPAP 治疗的患者，即使是那些参加了实验室滴定的患者，目前可能在次优的压力设置下进行治疗。需要更多的数据来更好地确定不同 PAP 滴定充分性水平的最佳临床和生理基准，并确定在实验室滴定研究中未达到最佳或良好 PAP 滴定的患者的结果和适当的管理。重要的一点是，临床医生不应该仅仅因为某个患者的 CPAP 压力是在实验室滴定研究中确定的，就认为该患者使用了适当的 CPAP 设置。

不管压力是最初在滴定研究中发现的，还是根据经验开始的，我们的做法是密切跟踪患者的临床反应和依从性数据，如果需要，还会进行波形分析。次优治疗的症状可能很明显，如不能耐受 PAP 压力设定或残余嗜睡，或症状不易察觉，如残余夜尿或多次觉醒（尽管其他征象表明是依从和获益的）。如前所述，用于确定残余 AHI 的算法可能是不准确的，并不能反映所有可能导致次优治疗的事件类型，因此即使 AHI 小于 1.0 的患者仍可能需要调整（图 132.3）。

我们的方法从分析面罩漏气开始，因为面罩漏气通常会导致不耐受和次优的响应，特别是 APAP 或自动 BPAP，其算法受漏气的影响。如果存在其他次优反应，即使患者没有抱怨漏气困扰他们，我们也将要求或执行面罩适配。一般而言，在做其他改动之前，我们先修复面罩漏气，然后再重新评估。但是，如果压力较高，我们可以同时降低压力。对于低残余 AHI 和最佳临床反应设置中的非热性漏，我们可以保证患者不担心高漏气，因为高漏气可能是由于较高的压力、面部毛发或其他可能增加漏气的因素。

在解决露气后，我们评估了临床反应，包括夜间症状的觉醒次数和夜尿次数，以及白天症状和整个晚上使用 PAP 治疗的能力。我们的目标是不使用该设备超过 4 小时或残余 AHI 小于 5 或正常 ESS。相反，我们的使用目标是在整个睡眠期间使用 CPAP，最好至少 6 ~ 8 h，最少或没有觉醒。我们的症状目标是缓解夜间症状和日间症状；因此，即使残

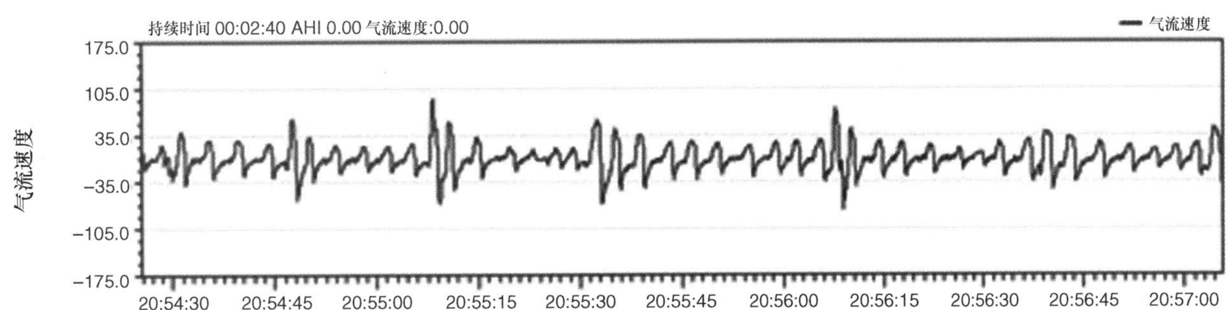


**图 132.3** 未评分流量在波形数据上的变化。流量振幅的降低往往伴随着突然的呼吸恢复，这可能预示着低通气的加剧。这可能是反应欠佳的患者残余呼吸暂停低通气指数（AHI）正常的原因，应该尝试增加压力，看看是否有助于解决残余症状

余 AHI 正常，我们可以考虑面罩或压力变化，或进一步评估残余缺氧或低通气，用整夜血氧饱和度或二氧化碳控制的措施。如果患者的使用是最佳的，症状得到控制，但残余 AHI 升高到 5 以上，我们可以尝试根据是否残余事件在本质上是阻塞性或中枢性的来改变压力，或者在治疗上检查整夜血氧饱和度，但我们可能允许持续升高的 AHI，特别是如果血氧饱和度显示稳定时。

事件在详细数据上的模式（图 132.4）和波形分析往往可以帮助确定事件，特别是低通气和阻塞性呼吸暂停，实际上在本质上更多是中枢性（图 132.5，表 132.4）。

经常被忽视的 4 种最常见的固定模式是：由 REM 相关事件导致的低 AHI 的次优反应（图 132.6）；治疗后出现的中枢性睡眠呼吸暂停或周期性呼吸；高漏气导致装置自动开启和关闭，导致使用率低于患者报告（图 132.7 和 132.8）；残余缺氧或低通气。对这些临床和数据模式的识别可以指导 PAP 的调整。重要的是跟踪调整的反应，以确定它们是否产生了预期的效果。部分残留症状可能是由其他因素导致，如睡眠时间不足、失眠、药物或其他疾病。因此，如果调整没有产生预期的改进，我们可能会恢复到以前的设置。此外，如果一个方向的调整导致反应恶化，则可能建议应尝试其他方向的调整，或需要转换到另一种模式，如伺服通气或容积保证压力支持，用于治疗后出现的中枢性睡眠呼吸暂停。

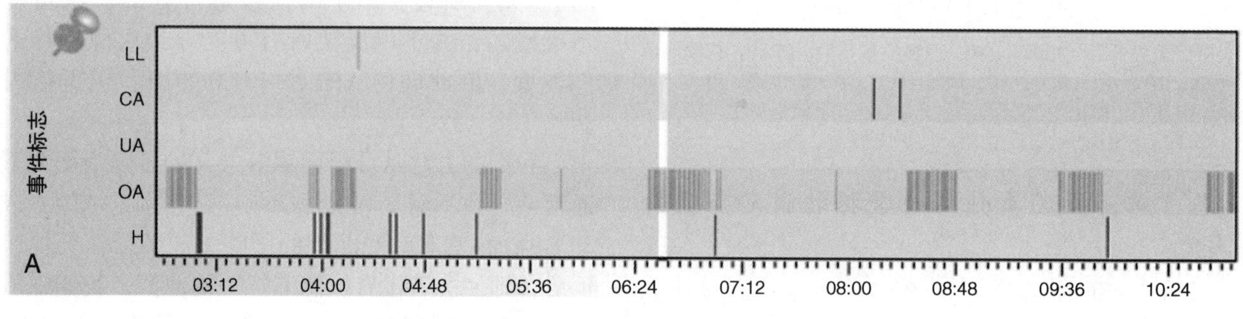


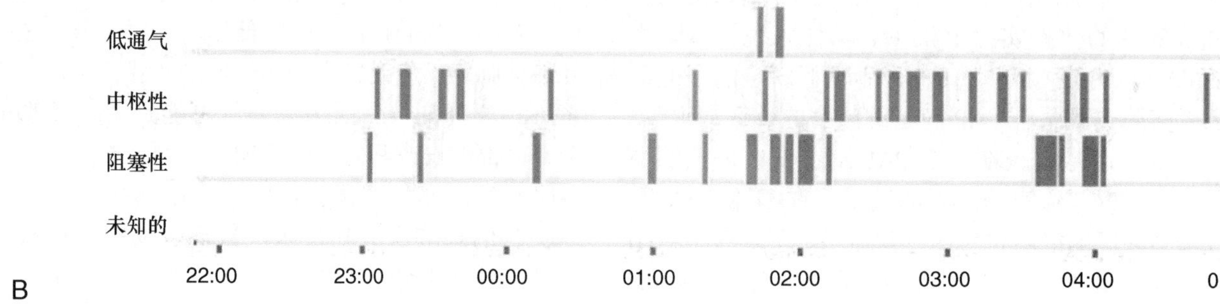


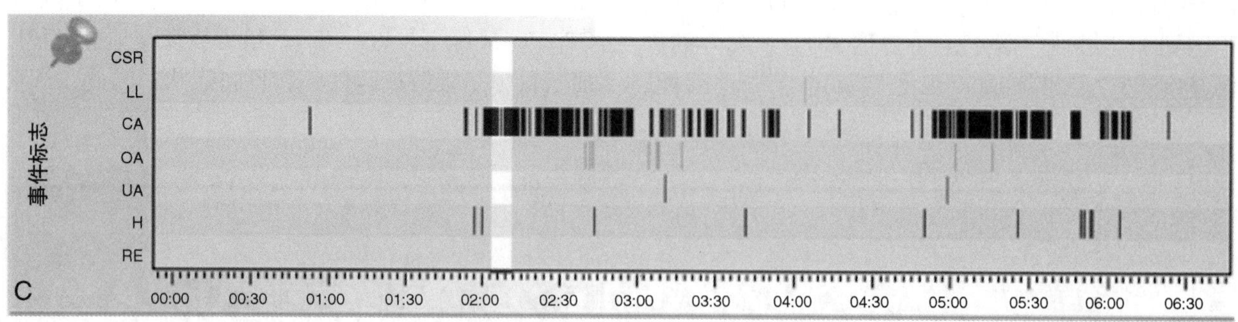


**图 132.4**　详细的数据模式。**A.** 夜间出现的阻塞性事件，可能在快速眼动（REM）期，这表明增加压力将有所帮助。**B.** 阻塞性事件主要在两个可能代表 REM 的集群中，大多数中枢事件介于两者之间，与非快速眼动（NREM）期事件一致，这进一步表明，增加压力可能有助于阻塞性事件，但会加重中枢事件，而降低压力可能不足以治疗 REM 中的阻塞性事件，因此应考虑采用先进的气道正压模式。**C.** 反向 REM 模式，在整个 NREM 中反复出现中枢事件，在 REM 中消失，这表明应首先尝试较低的压力，因为主要是中枢事件。CA，中枢性呼吸暂停；CSR，Cheyne-Stokes 呼吸；H，低通气；OA，阻塞性呼吸暂停；RE，与呼吸努力相关的唤醒度；UA，不明原因呼吸暂停

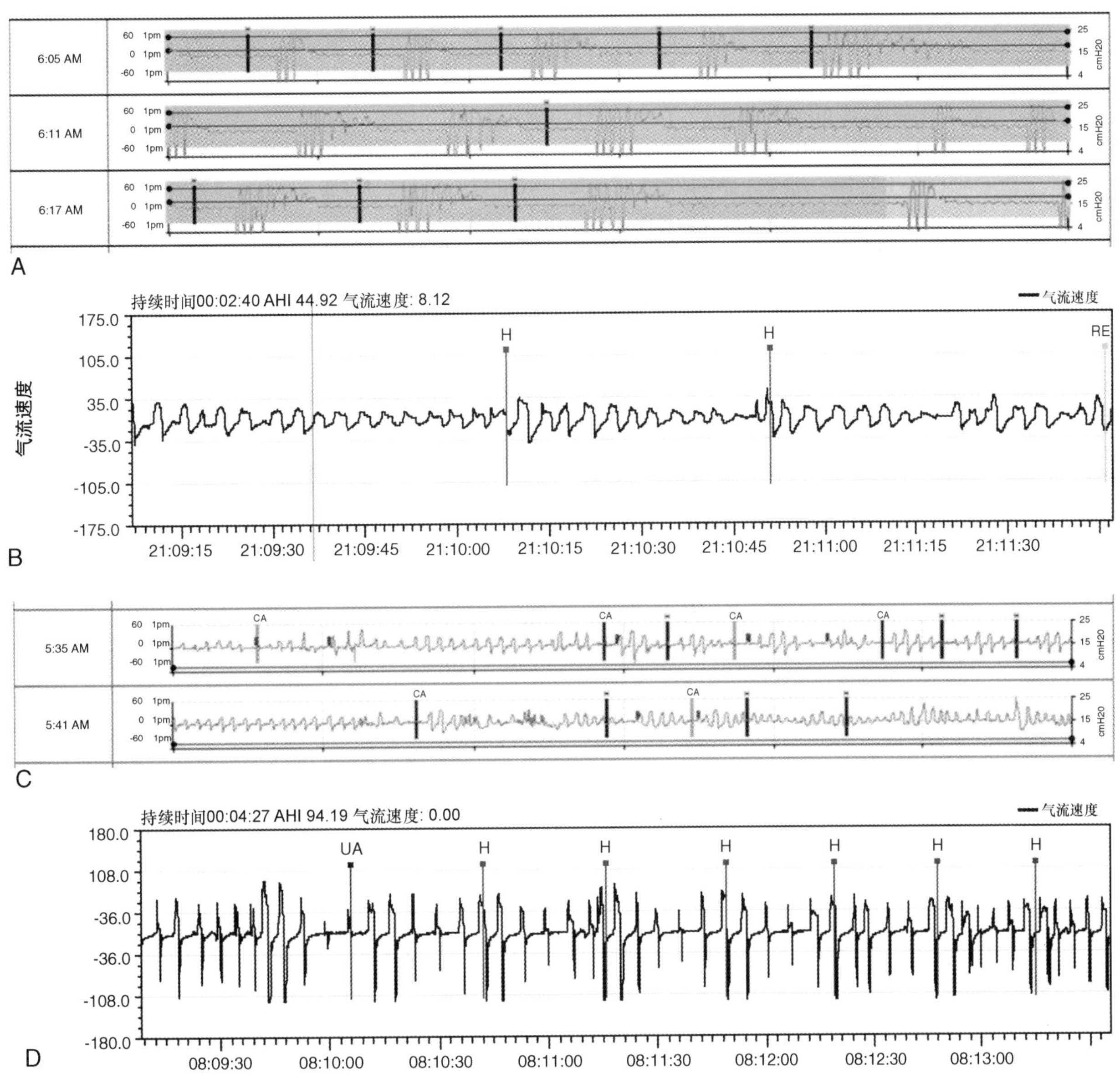


**图 132.5**　波形数据。**A.** 设备标记的事件为周期性呼吸，但长度不规则且呈阶梯状，更符合阻塞性低通气。**B.** 阻塞型低通气伴气流受限且呈衰弱模式，事件长度不规则。**C.** 不确定的事件被标记为阻塞性呼吸暂停和低通气，但具有一些周期性 / 消长的特征；无论是 REM 还是 NREM 睡眠期，通常可以使用汇总数据进行补充。**D.** 伴气流信号逐渐增强的节律性低通气提示为周期性呼吸。AHI，呼吸暂停低通气指数（见彩图）

汇总数据还可用于提示其他睡眠障碍的存在，如睡眠时相延迟、倒班睡眠不足、午睡时睡眠卫生差或睡眠时间不规律（图 132.8）。

## 持续气道正压通气的好处

许多非睡眠从业者和普通公众认为，CPAP 治疗持续解决或改善了所有 OSA 患者的几个重要结果，包括睡眠结构、日间嗜睡、神经认知功能、情绪、生活质量和心血管疾病。在适当滴定时，CPAP 治疗已被证明可以解决疾病严重程度范围内的大多数睡眠呼吸障碍，并且这一结果已被证明优于安慰剂、保守治疗和体位治疗[4, 5, 61]。随机对照试验也显示 CPAP 治疗在增加 N3［非快速眼动（NREM）睡眠 3 期］期和 REM 期睡眠的百分比和总时间方面优于安慰剂。CPAP 对其他睡眠参数的影响，包括 N1 期和 N2 期睡眠（分别为 NREM 1 期和 2 期）、总睡眠时间和觉醒指数，在不同的研究中并不一致[57, 61]。

### 持续气道正压通气治疗与日间嗜睡

几项随机对照研究表明，CPAP 治疗显著改善或解决了患有这种主诉的 OSA 患者白天嗜睡的主观症

**表 132.4　支持进行调整的常见症状和数据模式**

| 生理 | 症状 | 数据 | 调整 |
|---|---|---|---|
| 残留 REM 相关事件 | 夜间醒来 2 h 或更长夜尿症<br>短时间使用约 2 ～ 3 h 不耐受，经常难以忍受压力或感到呼吸短促或在半夜空气不足 | 如果只有 REM 相关事件，残余 AHI 通常正常<br>95%/ 最大压力通常比中位压力高几厘米水柱<br>详细数据显示了具有 REM 时序的集群事件波形数据可能没有典型的阻塞流限制 | 将 EPAP 或 EPAPmin 升高至 95% 压力 |
| 治疗后中枢性呼吸暂停 / 周期性呼吸时的治疗 | 残留的日间症状<br>短时间使用<br>不耐受，通常在睡眠开始时难以忍受压力 | 残余 AHI 常升高，但也可能 < 5<br>残留事件通常有更多的中枢性呼吸暂停而非阻塞性呼吸暂停，但大多数事件可能是低通气，代表周期性呼吸<br>详细的数据可能会显示整个晚上的事件在快速眼动模式或睡眠开始时停止<br>波形数据可显示周期性呼吸或复发性中枢呼吸暂停模式 | 确保没有漏气问题<br>改为固定压力<br>降低压力，除非患者有治疗开始的事件，并感觉需要更多的空气<br>关闭 EPR<br>降低 PS 或将 BPAP 改为 CPAP<br>考虑用先进的 PAP 治疗进行滴定或第 125 章中讨论的其他治疗 |
| 自动开 / 关高漏气 | 患者说他们使用机器的时间比数据报告的长得多<br>抱怨面罩漏气 | 夜间汇总数据显示机器反复打开和关闭。高面罩漏气 | 面罩适配<br>降低最大压力 |
| 合并缺氧或肺泡低通气 | 不理想的临床反应可能包括早上头痛、疲劳、夜间觉醒 | 残余 AHI 通常正常<br>低基线血氧饱和度治疗的夜间血氧测定<br>治疗后碳酸氢盐浓度升高 ≥ 27 或 ABG $P_{CO_2}$ 或家庭 $TC_{CO_2}$ 监测升高 | $TC_{CO_2}$ 监测滴定研究<br>如果已经使用 BPAP 或容量保证压力支持，则增加压力支持或目标容量在低通气治疗后考虑补充氧气 |

注：ABG，动脉血气；AHI，呼吸暂停低通气指数；BPAP，双水平气道正压通气；CPAP，持续气道正压通气；EPAP，呼气气道正压通气；EPAPmin，最小呼气气道正压通气；EPR，呼气减压；PAP，气道正压；$P_{CO_2}$，二氧化碳分压；REM，快速眼动；PS，压力支撑；$TC_{CO_2}$，经皮二氧化碳。

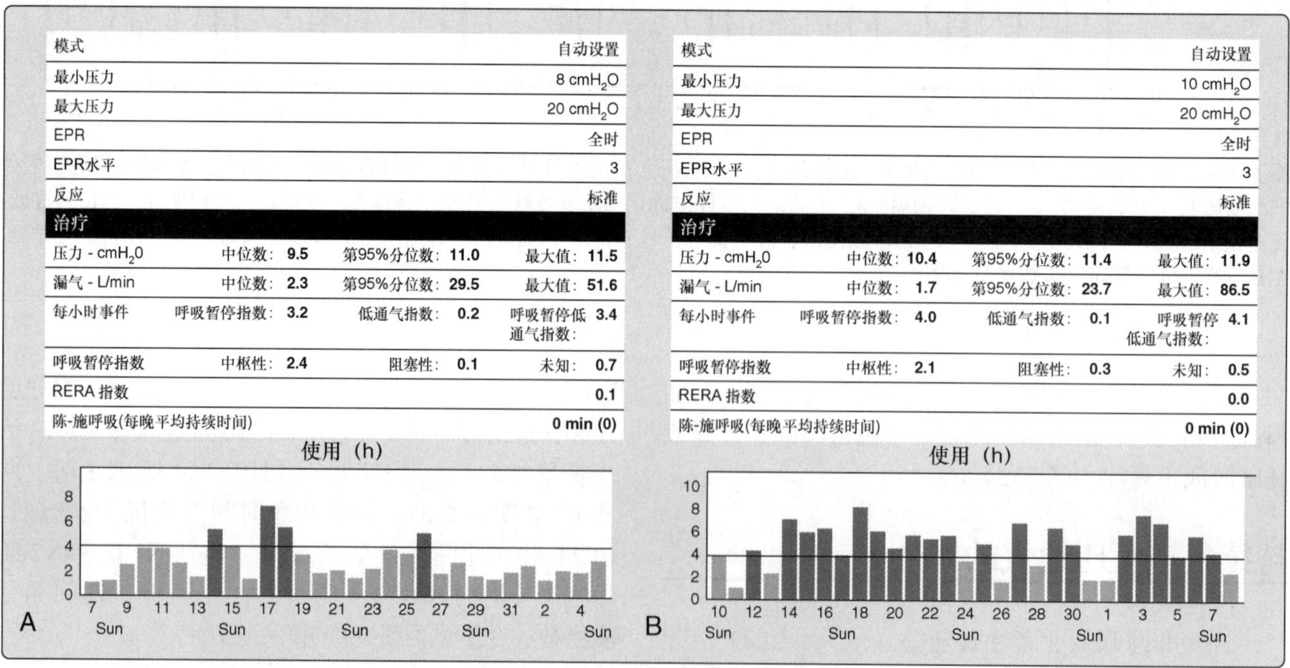


**图 132.6**　汇总数据。**A.** 血压变化前，患者在睡眠 1 ～ 2 h 后醒来时感到需要更多的空气并进行口呼吸。**B.** 呼气气道正压通气（EPAP）最小值升高接近 95% 后，患者睡眠时间延长。RERA，呼吸努力相关觉醒

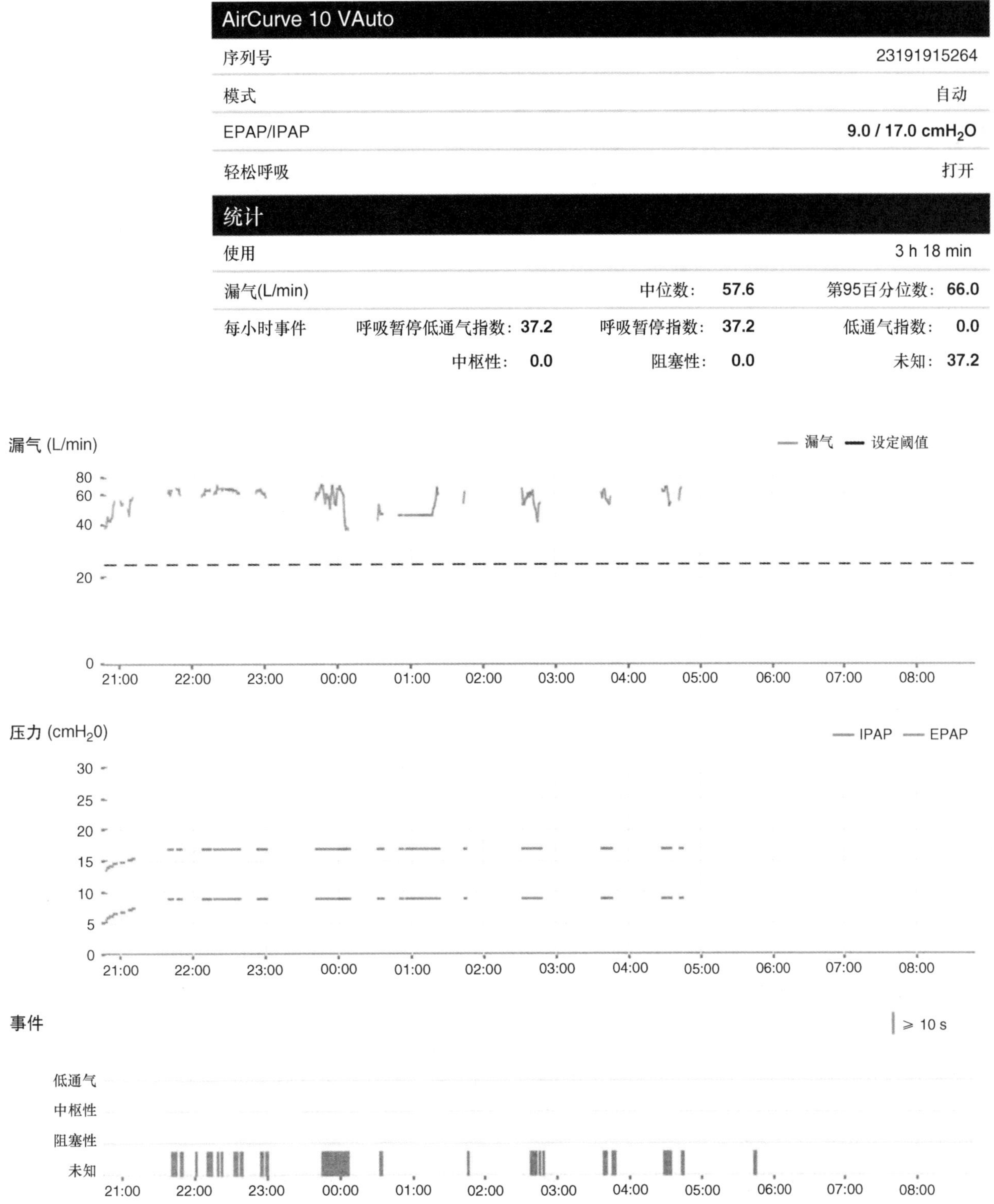


**图 132.7**　在高漏气导致使用时间短的设置下自动停止 / 启动。注意，在高漏气的情况下，夜间压力的频繁启动和停止。由于高漏气，机器将所有事件标记为未知。应进行面罩适配，如果需要，可能需要降低压力或压力支持。EPAP，呼气气道正压通气；IPAP，吸气气道正压通气

状，主要是那些患有严重 OSA 的患者（AHI ＞ 30 次 / 小时）[4-5, 28, 67-74]。然而，改善白天嗜睡症状所需的最小和最佳夜间使用时间并没有得到很好的定义，在一些患者中，即使部分夜间使用（仅 2 小时 / 夜）也与日间症状的显著改善有关[75-76, 81]。虽然每晚改善白天嗜睡症状所需的最小时间尚未得到很好的确定，但很明显，CPAP 治疗至少需要每晚一部分时间，因为当 CPAP 治疗中断 1 ～ 2 晚时，白天嗜睡症状会再

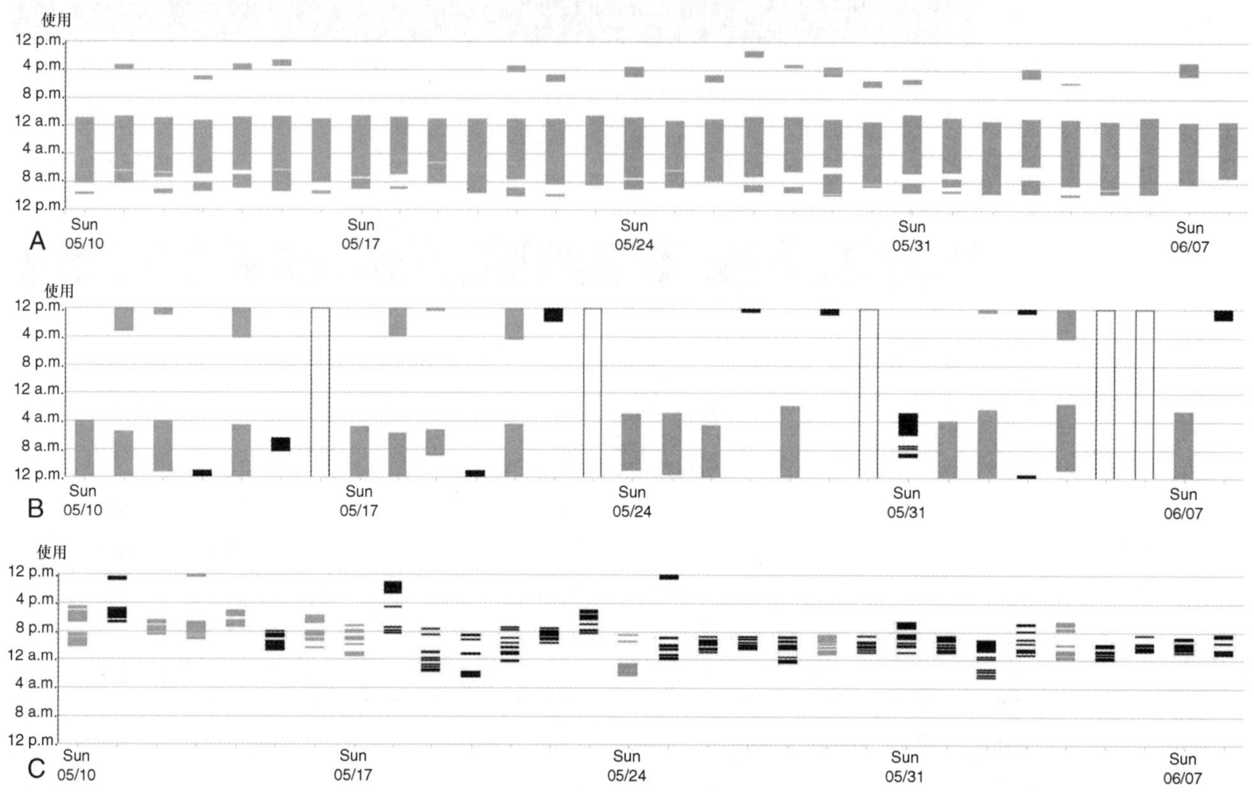


图 132.8　汇总数据。A. 下午 4 点左右打盹。B. 轮班工作导致每周短时间使用 2 天。C. 自动停止 / 启动，由于高漏气导致少报使用时间

次出现[8, 77-78]。在不同 OSA 严重程度的患者中，均观察到 CPAP 停药后日间症状的复发。正如前面所提到的，就改善白天嗜睡症状而言，夜间使用 CPAP 的特定阈值并不存在，可能取决于个人[75-76]。一般来说，夜间坚持 CPAP 治疗与白天嗜睡症状的改善有更大的关系。

CPAP 作为评价指标，对一定严重程度范围内的效果的数据是更为不确定的[61, 72]。一项比较 CPAP 治疗与安慰剂或保守治疗的随机对照试验的大型荟萃分析显示，多次睡眠潜伏期试验（MSLT）或清醒维持试验（MWT）测量中，平均睡眠潜伏期只有很小的改善，尽管在统计学上有显著意义。在所有研究中，平均睡眠潜伏期提高了 0.93 min（$P = 0.04$）。客观嗜睡的这种微小改善是否具有临床意义尚不清楚。

虽然大多数与 OSA 相关的白天嗜睡患者在进行 CPAP 治疗后症状会得到显著改善，但并非所有患者都是如此。尽管充分坚持 CPAP 治疗，仍有一亚组 OSA 患者存在日间残余嗜睡的症状，CPAP 依从性患者日间残余嗜睡的实际患病率仍不明确[75-76, 79-81]。前瞻性观察数据显示，在坚持 CPAP 治疗≥每晚 7 小时的患者中，多达 20% 至 30% 的患者在治疗 3 个月后仍可能主诉嗜睡（ESS 评分＞10）[75-76]。此外，许多患者也可能无法达到正常的客观警惕性水平（由 MSLT 或 MWT 定义）或相关的功能结局（由睡眠问卷的功能结局定义），尽管似乎夜间使用足够的 CPAP 治疗。造成这种白天残余嗜睡综合症的机制也尚不清楚，但可能部分与长期间歇性低氧血症对大脑中促进睡眠–觉醒区域的氧化损伤作用有关[82]。

## 持续气道正压通气治疗对神经认知功能、情绪和生活质量的影响

许多研究已经评估了睡眠呼吸障碍对神经认知功能、情绪和生活质量的影响[57, 69, 83-95]。大多数随机对照研究表明，在不同疾病严重程度的几种神经行为表现参数中，治疗后均有不同的改善[4-5, 61]。例如，大规模随机对照试验表明，严重 OSA 患者的若干执行功能指标有轻微、短暂的改善，但在病情较轻的患者中并没有一致的类似改善[96]。关于 CPAP 治疗对情绪和生活质量的治疗效果的数据也是可变、不一致的，许多随机试验表明，与安慰剂或保守治疗相比，CPAP 治疗在这些参数上没有明显的益处。

CPAP 治疗所显示的神经认知功能改善不一致的一个原因是，OSA 对大多数 OSA 患者神经认知功能的影响在疾病严重程度上可能相对较小。呼吸暂停正

压长期疗效研究（APPLES）试验表明，大多数 OSA 患者并没有表现出明显的神经认知缺陷，缺陷程度与血氧饱和度关系不大，与 AHI 无关[97]。在 APPLES 试验中，CPAP 治疗与改善长期睡眠时间、质量和结构有关，但与记忆力无关[95]。CPAP 在改善神经认知、情绪和生活质量方面效果不一致的另一个可能解释是使用多种不同的功能测量来评估类似的参数。例如，在评估主观困倦的改善时，几乎普遍使用 ESS，但在几项研究中使用了多种测试来评估情绪、神经认知功能和生活质量的改善。需要进一步的研究来更好地确定 CPAP 治疗在缓解易感 OSA 患者这些症状和缺陷中的作用。

尽管关于使用 CPAP 改善神经认知功能的数据不一致，但一些观察性研究支持在开始 CPAP 治疗后 OSA 患者的机动车事故发生率显著降低[98]。虽然在现实生活中提高驾驶性能所需的实际治疗时间过程尚不清楚，但在改善驾驶模拟器方面可以在短短 2 ～ 7 个晚上的治疗中得到改善。与其他可能受到 OSA 不利影响的神经行为表现类似，许多 OSA 患者在坚持 CPAP 治疗数月后仍可能表现出驾驶模拟器性能受损[99]。对于最后一项发现的解释尚不完全清楚，尽管许多患者可能仍然没有在夜间坚持足够的 PAP 治疗和（或）有规律地获得足够的睡眠以使他们的驾驶技能正常化。不幸的是，目前还没有 CPAP 使用的特定阈值或治疗持续时间可以准确预测特定个体安全驾驶车辆的适应性。由于 OSA 的严重程度本身并不是机动车事故风险的可靠预测指标，临床医生必须考虑几个因素，包括主观症状的改善和治疗的依从性，然后才能确定驾驶员安全驾驶机动车的能力。

## 持续气道正压通气治疗与心血管疾病

在某些人群中，虽然未经治疗的 OSA 与高血压和其他心血管疾病的风险增加有关，但支持 CPAP 对心血管结果有益的文献和结果数据并不一致[57, 61, 100-104]。一些随机临床试验和荟萃分析评估了 CPAP 对血压的影响[105-108]。总体来说，CPAP 治疗似乎可以减轻未经治疗的 OSA 对白天和夜间收缩压和舒张压以及 24 h 平均血压的不良影响。这些数据表明，与安慰剂、假 CPAP 或单独支持治疗相比，CPAP 治疗与每日平均动脉收缩压和舒张压的改善相关性较小（－1.8 ～－3.0 mmHg），但具有统计学意义。当综合数据时，观察到白天（分别为 2.2±0.7 mmHg 和 1.9±0.6 mmHg）和夜间（分别为 3.8±0.8 mmHg 和 1.8±0.6 mmHg）的收缩压和舒张压均有改善[107]。一项研究发现，治疗 2 个月后早晨血压的改善最大，比治疗 6 个月后改善更多[108]。一般来说，CPAP 治疗的血压改善与基线 OSA 的严重程度（较高的 AHI）、白天主观嗜睡的存在、年龄更小以及夜间使用 CPAP 的依从性更高有关。

目前评估 CPAP 对 OSAS 患者血压影响的研究主要局限性之一是，尽管这些研究将血压作为一种结局指标进行评估，但其中一些研究要么没有包括高血压患者，要么包括已经通过降压药物血压得到充分控制的高血压患者。在对包括未控制的高血压患者的研究数据进行评估时，观察到 CPAP 治疗对血压有更强的的降低作用和临床改善[109]。在基线时未控制高血压的患者中，与安慰剂或假 PAP 治疗相比，使用 CPAP 可显著降低清醒时收缩压和舒张压（分别为 7.1 mmHg 和 4.3 mmHg）。即使控制了几个潜在的混杂因素，包括疾病的严重程度、白天嗜睡、患者的人口统计学、抗高血压药物的使用、CPAP 的依从性和 CPAP 治疗的持续时间，也能观察到血压的改善。其他对难治性高血压和未经治疗的 OSA 患者的研究表明支持 CPAP 治疗可改善血压测量的各项参数[110]。

很少有研究比较 CPAP 与降压药对 OSA 合并高血压患者血压降低的影响。在一项随机对照试验中，在 8 周的时间内，缬沙坦（160 mg/d）单独治疗而不使用 CPAP 治疗明显比单独使用 CPAP 治疗更能降低血压的几个参数，具体来说，与 CPAP 治疗相比，缬沙坦治疗后 24 h 平均动脉压（24 h 平均血压：CPAP 组为－2.1 mmHg，缬沙坦组为 9.1 mmHg，$P < 0.001$）以及白天和夜间的平均动脉血压均有显著降低。其他研究也证明了类似的结果[112-113]。

如前所述，主观性白天嗜睡的存在通常与 CPAP 治疗对血压的改善有关。这些数据存在一些偏差，因为大多数评估各种结果的研究实际上主要评估的是阻塞性睡眠呼吸暂停和相关的日间嗜睡患者。因为超过一半的 OSA 患者，包括那些病情严重的患者（AHI ≥ 30），没有相关的白天嗜睡，所以确定治疗没有主观性嗜睡的 OSA 患者是否能改善血压和（或）降低高血压和其他心血管疾病的发病率是很重要的。一些随机对照试验评估了 CPAP 对无白天嗜睡患者的血压和其他心血管预后的影响[102, 114]。其中一项大型随机对照试验评估了 CPAP 治疗与保守治疗对无日间嗜睡的中重度 OSA 患者的影响，发现在 4 年的随访中，CPAP 治疗并未导致高血压或心血管事件（非致死性心肌梗死或卒中、短暂性脑缺血发作、心力衰竭或心血管性死亡）发生率的统计学显著降低[114]。然而，当数据按 CPAP 依从性分层时，在 4 年的研究期间，每晚使用处方 CPAP 治疗超过 4 h 的患者确实显示出小但具有统计学意义（$P = 0.04$）的高血压发病率降低。睡眠呼吸暂停心血管终点（SAVE）试验的结果，包括大量没有白天嗜睡的患者，也表明与单独的常规护理相比，CPAP 加常规护理治疗不能预防中度至重度 OSA 和已确诊心血管疾病患者的心血管事件[102]。因此，对于没有白天嗜睡或心血管疾病症状的中度至重度阻塞性睡眠呼吸暂停患者，其治疗的益处还有待进一步明确，以确定其未来心血管疾病发病率和死亡率的风险[103]。

CPAP 治疗作为一种辅助治疗来缓解或减少心律失常的发生或复发的作用也不确定。几项观察性研究已经证明 OSA 与房颤之间存在关联，以及电转复或导管消融治疗后房颤复发的风险较高。尽管一些观察性研究显示 CPAP 治疗依从性的增加与这些手术后房颤复发率的降低之间存在关联，但其他研究表明 CPAP 治疗对于预后房颤的复发没有益处[115-120]。一项小型随机对照试验也显示 CPAP 对房颤转复后房颤复发没有影响，尽管由于样本量相对较小，结果的普遍性受到限制由于目前大多数关于 CPAP 治疗和房颤的数据都是基于观察性研究，CPAP 作为辅助治疗预防或改善房性心律失常控制的作用仍然不确定。最后，尽管一些未经治疗的 OSA 患者发生室性心律失常（心动过速和心室颤动）的风险可能会增加，但评估 PAP 治疗对降低这些事件的发生率和患病率的影响的数据有限[121]。因此，PAP 治疗在减少 OSA 患者室性心律失常中的作用尚不清楚。

对于 CPAP 治疗为什么没有被证明对 OSA 患者的血压和其他心血管预后有更一致和更大的改善，有几种可能的解释。第一，许多评估 CPAP 对血压影响的文献都是基于持续时间相对较短（3 个月或更短）的小型试验。即使对于有潜在高血压的患者，这种治疗时间也不足以改善血压。第二，如前所述，尽管一些研究使用血压作为结果测量，但荟萃分析中纳入的许多研究纳入了基线时无高血压的患者。因此，如果在研究开始时没有高血压，人们不一定能观察到血压的变化。此外，大多数入组时患有高血压的患者在大多数研究中都在服用降压药，这可能会减弱 CPAP 对血压的影响[122]。第三，尽管血压的改善往往与更好的 CPAP 依从性相关，但大多数研究中的总体依从性通常平均在每晚 4 ～ 5 h。在 SAVE 试验中，研究参与者的长期 PAP 依从性仅为每晚 3.3 h[102]。因此，夜间 CPAP 使用不适当，特别是在睡眠后期更可能发生快速眼动睡眠时不使用 CPAP，可能会限制治疗对高血压患者和非高血压患者血压的有益效果[123]。第四，尽管在许多人群中发现 OSA 是高血压的独立危险因素，但高血压通常与几种 OSA 相关的合并症有关。因此，治疗 OSA 而不治疗其他合并症可能不会导致血压或其他心血管结局的显著改善。第五，许多长期高血压患者可能有固定疾病，CPAP 治疗可能无法改善。最后，并非所有未经治疗的 OSA 患者患高血压和其他心血管疾病的风险都相同。新出现的数据表明，OSA 患者的某些表型，特别是那些没有白天嗜睡的患者，可能比那些白天嗜睡的患者患心血管疾病的风险更低[124]。因此，不能对高血压高风险患者进行分层的试验可能只能在给定人群中显示平均结果。当发现有可以反映高血压和其他心血管疾病高风险患者的生物标记物时，CPAP 等治疗方法可能针对高危人群，这些人群将被认为从治疗中获得更大的益处。

目前，评估 CPAP 对任何心血管结局（包括死亡率）影响的长期随机对照数据有限。以前的长期观察数据支持 CPAP 治疗对心血管预后的潜在有益作用[125]。Marin 等[125]在一项为期 10 年的前瞻性观察研究中，一大群男性 OSA 患者随访了严重程度和相关的白天嗜睡。他们的研究结果显示了两个重要的发现：①与正常无打鼾的对照组相比，未经治疗的严重 OSA 患者（定义为 AHI ≥ 30 次 / 小时）的致死性和非致死性心血管事件的发生率显著增加；②严重 OSA 患者（AHI ≥ 30 次 / 小时）的 CPAP 治疗（＞ 4 小时 / 夜）降低了不良心血管事件的发生率，提高了生存率，其结果与正常对照组相似。在病情较轻的 OSA 患者中，CPAP 治疗未观察到类似的改善，因为在本研究中未观察到未经治疗的轻中度 OSA 与心血管发病率或死亡率风险增加相关。另一项观察性研究也证明了在 OSA 严重程度范围内心血管死亡率的改善，尽管由于缺乏对照组，数据有限[126]。如前所述，这些结果没有得到 SAVE 试验数据的支持。在回顾相关文献时，与不治疗或假手术相比，PAP 的使用与 OSA 患者心血管结局或死亡风险的降低无关[103]。

鉴于 CPAP 治疗对心血管预后的不确定性，AASM 临床实践指南推荐 CPAP 治疗仅作为 OSA 高血压患者降低血压的辅助治疗[4-5]。其他一些权威机构和专业协会建议，在推荐不同人群使用 CPAP 治疗之前，需要进一步的支持数据来更好地确定 CPAP 治疗在改善心血管预后方面的作用[100, 102-103]。

## 轻度阻塞性睡眠呼吸暂停患者持续气道正压通气治疗

大多数评估 CPAP 对各种预后影响的文献主要评估中重度 OSA 患者。虽然大约 28% 的轻度 OSA 患者（AHI ＝ 5 ～ 14 次 / 小时）主诉白天嗜睡，但目前尚不清楚 CPAP 治疗是否能改善这组患者的白天症状[127]。CPAP 呼吸暂停试验北美项目（CATNAP）试验的结果表明，与假 CPAP 治疗相比，CPAP 治疗可显著改善轻度至中度 OSA 患者的日间症状［通过睡眠功能结果问卷（FOSQ）测量］，随访时间为 8 周[128]。APPLES 试验是一项大型多中心随机对照试验，该试验比较了 CPAP 治疗性与假 CPAP 治疗在 OSA 不同严重程度上的神经认知效果[96]。正如预期的那样，CPAP 治疗在 6 个月时改善了 MWT 评估的主观日间嗜睡和客观警觉性，但仅在严重 OSA（AHI ≥ 30 次 / 小时）患者中观察到这两个参数的显著改善。在中度疾病患者（AHI = 15 ～ 29 次 / 小时）中，治疗 6 个月后观察到主观嗜睡改善，但客观警觉性没有改善。在病情轻微的患者中，经过 2 个月和 6 个月的 CPAP 治疗后，客观警觉性或主观嗜睡没有明显改善。其他研究也表明，对病情较轻的患者疗效有限[129]。因此，基于目前的数据，CPAP 治疗在轻度 OSA 患者中对这一适应证的作用仍不清楚。在有白天症状的患者中开始 CPAP 治疗似乎是合理的，但在该患者组中继续慢性治疗的决定应基于对治疗的反应。对于无日间症状的轻症患者，目前尚不清楚治疗这些患者是否有益或是否应根据目前的数据推荐。轻度阻塞性睡眠呼吸障碍患者，包括轻度阻塞性睡眠呼吸暂停，也包括上气道阻力综合征和长时间部分气流受限，更有可能出现非典型症状，如失眠、躯体症状（如抑郁、纤维肌痛或慢性疲劳或头痛），因此尝试 CPAP 是合理的，看看治疗是否能改善这些类型的症状[58]。

### 持续气道正压通气治疗在以 REM 为主的阻塞性睡眠呼吸暂停患者中的作用

REM 睡眠相关或以 REM 睡眠为主的 OSA 的患病率尚不清楚，部分原因是缺乏对该实体的标准定义。这种 OSA 类型在女性中更为常见，尽管它可能影响整个年龄范围内的男女成年患者[66, 130]。这种 OSA 类型与白天或夜间症状的关系尚不清楚，但似乎有一个亚组患者受到影响。重要的是，REM 睡眠期间的睡眠呼吸障碍似乎与高血压和其他心血管疾病独立相关[131]。对于那些表现出这种类型的 OSA 并抱怨白天症状和（或）夜间睡眠障碍的患者，尚不清楚 CPAP 治疗是否能持续改善白天或夜间症状。有限的 CPAP 治疗对有症状的此类以 REM 为主的 OSA 患者的观察数据显示，白天嗜睡、疲劳和 FOSQ 有显著改善。CPAP 治疗的这些改善与不限于 REM 睡眠的 OSA 患者相似[49]。然而，没有随机对照数据评估该亚组患者的任何结果，包括心血管疾病。

### 阻塞性睡眠呼吸暂停和共存疾病

慢性心力衰竭是一种常见病，估计与阻塞性睡眠呼吸暂停的共病率约为 33%。小型随机对照和观察性试验最初证明了 CPAP 治疗对合并 OSA 和 CHF 合并收缩功能障碍患者左心室射血分数（LVEF）的有益作用[132-133]。与仅给予常规治疗相比，伴有中度至重度 OSA 的 CHF 患者在 1 ～ 3 个月内 LVEF 改善了 5% ～ 9%[132-133]。自这些早期研究以来，另外几项随机对照研究评估了 CPAP 治疗对伴有和不伴有收缩功能障碍的 CHF 患者 LVEF 的影响[134]。总体而言，CPAP 治疗对 OSA 合并收缩功能障碍患者的 LVEF 有统计学意义的改善，研究中 LVEF 的平均改善约为 5%。在舒张性 CHF 合并 OSA 的患者中，CPAP 治疗与 LVEF 的显著改善无关（1%）。对于伴有心力衰竭和收缩功能障碍的患者，我们可以预期 LVEF 这种程度的改善与基于心力衰竭药物治疗试验的其他结果的改善相关。然而，尚不确定 OSA 合并 CHF 患者 LVEF 的改善是否转化为其他重要结局的改善，如住院率和死亡率的降低[103, 135]。大多数评估这一患者群体的研究受到样本量小和随访时间相对较短（通常为 12 周或更短）的限制。

“重叠综合征”是指 OSA 与 COPD 共存。慢性阻塞性肺病患者的 OSA 患病率似乎与一般人群相似。前瞻性观察和回顾性研究表明，与未合并 OSA 的 COPD 患者组相比，该组患者未经治疗的 OSA 与死亡和严重 COPD 恶化导致住院的风险增加相关[136-137]。观察性数据还显示，OSA 合并 COPD 患者的 CPAP 治疗与 COPD 急性加重（如住院和死亡）的显著减少相关，其结果与无 OSA 的 COPD 患者相似。在该患者群体中，CPAP 治疗依从性的增加与死亡率的降低独立相关，而 CPAP 治疗依从性的降低和年龄的增加与死亡率的增加独立相关[137]。观察数据表明，每晚坚持 CPAP 治疗 2 h 与这组患者死亡率的降低有关。鉴于目前的观察数据，在重叠综合征患者中推荐 CPAP 治疗是合理的，尽管由于缺乏该患者群体的随机对照数据，CPAP 治疗在减少急性加重或改善死亡率方面的作用仍不明确。

CPAP 治疗在改善伴有糖尿病（短期和长期血糖控制）和 OSA 患者的重要预后方面的作用尚不清楚，因为大多数评估 CPAP 在该患者群体中使用的试验得出了不一致的结果[138-140]。CPAP 作为辅助治疗减轻体重的作用也尚不确定，并且在大多数研究中，没有观察到对 OSA 进行适当治疗会导致体重减轻[141-142]。

## 持续气道正压通气与其他阻塞性睡眠呼吸暂停治疗的比较

口腔矫治器（不可调节、下颌推进装置和舌头保持装置）通常推荐用于轻度至中度 OSA 患者和严重疾病患者，这些患者失败或不能耐受 CPAP 治疗。总体来说，与口腔矫治器治疗相比，CPAP 治疗在 AHI 和氧饱下降程度方面有更大的改善。尽管有这些发现，但两种疗法对白天嗜睡的改善程度相似。与 CPAP 相比，这可能与口腔矫治器治疗的总体依从性更高有关[143-144]。比较 CPAP 与口腔器械治疗对血压的改善是困难的。尽管大多数汇总的数据表明口腔矫形器治疗对血压的许多参数有良好的影响，但大多数研究都是观察性的，很少有两种治疗之间的正面比较[145-146]。因此，根据目前的数据，很难在两种治疗方法之间就血压的预后得出结论或提出建议。

### 氧疗与持续气道正压通气治疗阻塞性睡眠呼吸暂停的比较

未经治疗的 OSA 相关的心血管疾病风险取决于许多因素，包括 AHI 定义的疾病严重程度和相关的氧饱下降程度。几项小型研究表明，单独夜间氧疗实际上可以改善 AHI 和氧饱下降程度，尽管这种治疗可能与呼吸暂停和呼吸不足的延长有关。然而，与单独夜间氧疗相比，CPAP 在改善 AHI 方面有更大的相关性[147]。此外，一项短期（12 周）随机对照试验表明，在中度至重度 OSA、心血管疾病或多种心血管危险因素患者中，与夜间供氧（2 L/min）或不使用 CPAP 的支持治疗相比，CPAP 可显著降低 24 h 平均动脉血压。与其他研究类似，与基线或对照组（－2.4 mmHg）相比，CPAP 治疗的血压下降相对较小[148]。在研究期间，与基线或对照组相比，单独氧疗与血压的任何变化无关。因此，基于有限的文献，不应推荐单独氧疗作为 OSA 的主要治疗方法。

## 结果总结

CPAP 持续改善或缓解各种 OSA 严重程度的 OSA 事件，并主要改善中度至重度 OSA 患者的日间嗜睡症状。其他结果的改善并不一致。CPAP 治疗与血压的小幅降低有关，在控制不良或顽固性高血压患者以及伴有白天嗜睡的患者中观察到血压的降低更大。根据目前的数据，CPAP 治疗在降低 OSA 患者长期心血管风险或死亡率方面的作用尚不确定，现有的文献尚不支持使用 CPAP 治疗来减少心血管疾病，即使 CPAP 治疗依从性达标。最后，CPAP 对于没有白天症状的患者（伴有或不伴有心血管疾病或心血管危险因素）在 OSA 严重程度范围内的作用尚不明确，大多数结果显示很少或没有益处。

## 持续气道正压通气治疗的依从性和问题

在理想情况下，所有的阻塞性睡眠呼吸暂停患者每天晚上都要使用他们的 CPAP 治疗。不幸的是，就像许多与其他慢性疾病相关的治疗方法一样，阻塞性睡眠呼吸暂停患者坚持使用 CPAP 治疗远不是理想的。启动 CPAP 的意愿和持续坚持治疗都是问题。尽管没有正式定义什么是坚持使用 CPAP 治疗，但大多数研究武断地将最低坚持阈值定义为在观察到的 70% 的夜晚中，每晚使用 CPAP 大于或等于 4 h[77]。根据这一定义，主观依从性范围为 65% ～ 90%，而 CPAP 依从性的客观测量范围为 40% ～ 83%[149]。大多数研究表明，患者通常会将 CPAP 的使用时间高估约每晚 1 h，这一模式在新发和长期 OSA 患者中都可以观察到[77, 150]。由于许多患者并未在整个睡眠期间使用 CPAP，因此有人建议将呼吸暂停负担作为衡量使用 PAP 的真正有效性的指标。通过计算（设备 AHI× 使用 PAP 的时间）+（睡眠研究 AHI× 关闭 PAP 的时间），可以更好地表示 PAP 的有效性，从而可以更好地与其他疗法的疗效进行比较，并可以更好地解释临床和研究结果的差异[151]。

OSA 患者的短期随访表明，CPAP 使用模式通常分为两组：①使用 CPAP 的时间大于 90%，平均每晚使用时间大于 6 h；②间歇使用 CPAP，平均每晚使用时间小于 3.5 h[152]。对新开始 CPAP 治疗的患者进行早期随访很重要，因为这些使用模式通常可以在 CPAP 治疗的最初几天到几个月内确定[145-148]。长期客观随访表明，大约 68% 的 OSA 患者在 5 年后继续使用 CPAP 治疗[150]。一项针对睡眠呼吸暂停患者的研究发现，4 年的依从性为 64%[153]。

一些研究表明，某些参数可能用于预测患者更好的短期和长期治疗依从性。在一些研究中，依从性的改善与主观嗜睡症状（ESS ＞ 10）、OSA 严重程度（AHI ＞ 30）和治疗前 3 个月的平均夜间依从性有关。在睡眠实验室中，报告 CPAP 治疗的第一个晚上出现问题的患者中，其短期和长期依从性均有所降低[150, 154]。尽管人们可能期望较高的 CPAP 压力水平预测较差的依从性，但没有证据表明高或低的 CPAP 压力能够可靠地预测 CPAP 使用。一些研究也将非裔美国人种族和较低的社会经济地位与较差的 CPAP 治疗依从性联系起来，即使是在获得标准化护理和治疗的患者中也是如此[155-159]。最后这些观察结果的原因尚不清楚，尽管许多其他研究没有发现种族 / 民族、性别、吸烟状况或年龄等因素是依从性的一致预测因素。

## 客观依从性监测的作用和现有技术的局限性

不幸的是，当综合考虑时，大多数研究都不能确定预测短期或长期坚持 CPAP 治疗的因素。SAVE 试验发现，较高的初始依从性、响亮的鼾声和固定 CPAP 压力对 24 个月的依从性具有最大的预测价值[160]。由于 PAP 治疗的依从性往往是次优的，主观依从性往往高估了 PAP 的客观使用，PAP 依从性没有一致的早期预测因素，PAP 依从性模式往往在大多数患者中早期确定，专业协会目前建议，许多付款人政策要求，客观的依从性数据审查，以记录治疗的依从性，并确定可以解决的问题[3-4]。尽管大多数随机对照试验使用客观依从性数据来监测与 PAP 治疗相关的结局，但评估所有患者对 PAP 治疗的客观依从性数据的总体影响尚不确定。

大多数 PAP 制造商已经开发了复杂的在线软件和基于智能手机的程序，用于监测 PAP 治疗的几个参数，包括夜间依从性、治疗效果（残余 AHI，包括中央性和阻塞性事件）和面罩贴合问题（主要是空气漏气量）。尽管这些程序有一些潜在的优势，但这些技术也有一些潜在的局限性，包括不同的设备如何定义 AHI、异常漏气和周期性呼吸，以及不同的制造商如何区分中枢和阻塞性睡眠呼吸障碍事件[18]。此外，PAP 计算的 AHI 和漏气阈值并不能预测依从性[51，161]。为了改善这些技术对有意义的患者预后的影响，需要进行几项改进，包括：①制造商之间呼吸事件和漏气定义的标准化，以及与 PSG 相比设备输出的验证；②改善一线提供者对 PAP 依从性数据的访问，包括确定更容易将 PAP 依从性数据整合到各种电子病历软件程序中的方法；③教育非睡眠专家如何解释现有的依从性信息。

## 促进持续气道正压通气依从性的干预措施

可能导致依从性降低的典型问题包括幽闭恐惧症、鼻塞、压力不耐受和面罩不合适。为了提高 CPAP 治疗的依从性，已经提出并实施了几种干预措施（表 132.5）。

在大多数（但不是全部）PAP 初治患者中，与改善 CPAP 依从性相关的最一致的干预措施是系统教育。几种方法，包括提供者和患者及其配偶的家庭教育，治疗开始或随访时的支持性护理、电话、家庭视频和全天教育计划，都与改善依从性有关，尽管没有一种干预措施被证明对所有患者群体都有效。总的来说，增加患者教育的强度和（或）与卫生保健提供者接触的频率与提高 CPAP 的依从性有关[162]。总体而言，这些教育干预措施倾向于每晚提高约 35 ～ 50 min 的 CPAP 依从性，尽管这些干预措施对其他重要结果的影响尚不清楚，如白天嗜睡、生活质量、心血管疾病和风险。一些行为方法也与提高依从性有关。总的来说，这些行为方法，包括动机性访谈和在个人或团体环境中提供的认知行为疗法，与每晚平均 1.5 h 的依从性改善有关。这些行为方法对 CPAP 依从性的总体影响尚不明确，因为支持这些方法的数据质量低于支持先前讨论的教育干预的数据质量。通过 CPAP 设备和应用系统（如 ResMed MyAir 和 Philips 呼吸器 DreamMapper）的电子患者参与显示了短期依从率和使用率的显着增加，但长期数据尚不清楚。患者也可以使用这些平台来监测他们对治疗的反应，并在注意到变化时通知他们的提供者（图 132.9）。

评估热湿化对 CPAP 治疗依从性影响的数据仍然存在争议。虽然有一些研究表明，增加加热湿化可以提高对 CPAP 治疗的依从性，但也有一些研究表明，这种干预措施并没有提高依从性[57，163-167]。从加温加湿中获益最多的患者往往是那些有鼻塞或鼻炎症状的患者。评估加热管对加热湿化作用的有限数据显示，无论有无鼻咽疾病，患者的依从性都没有改善[168]。鼻腔类固醇激素、加或不加加热湿化治疗的作用，特别是在未选择 CPAP 初治 OSA 患者中，仍不清楚，因为许多研究表明这种干预在改善 CPAP 使用方面几乎没有益处[166，169]。

CPAP 输送接口或面罩有多种形状和大小，包括鼻罩，覆盖鼻子和嘴巴的（口鼻）口鼻罩，适合鼻孔的鼻枕，以及适合嘴巴的口腔接口。一些研究已经观察到口鼻罩对 CPAP 依从性的负面影响，而其他研究尚未证实这些发现，并且关于最新一代面罩的数据很少[170]。口鼻面罩可能更适合慢性鼻充血或鼻塞患者、主要靠口呼吸的患者以及需要较高 CPAP 压力的患者（当面罩漏气是问题时）。如果 CPAP 设置治疗压力大于 12 $cmH_2O$，通常不建议使用鼻枕，因为存在界面漏气的可能性，尽管某些患者即使在更高的 PAP 设置下也可能使用鼻枕接口[171]。总体来说，尽管适当的面罩可能对 CPAP 治疗的初始和持续接受至关重要，但 CPAP 传递界面的最佳形式和类型仍然不清楚[172-173]。一般来说，对于一个给定的患者来说，最好的接口是患者最舒服的佩戴，往往与治疗的最佳依从性相关。

尽管从临床医生的角度来看，关注面罩投诉和在出现问题时更换面罩可以改善选定患者的依从性，但

**表 132.5 干预措施对 PAP 依从性的影响**

| 干预措施 | 对 PAP 依从性的影响 | 评价 |
|---|---|---|
| 教育 / 支持性护理 | 有益 | 各种有用的方法，包括电话、诊室回访和家访，个人和小组会议<br>最佳干预或组合，尚不清楚 |
| 行为治疗 | 有益 | 各种疗法都很有用，包括动机性访谈和认知行为治疗<br>除教育外，大多数干预措施都得到了研究<br>最佳干预或组合，尚不清楚 |
| 加热加湿 | 对一些患者有益 | 大多数（但不是全部）数据支持改善依从性<br>对鼻塞或鼻炎患者最有帮助<br>添加鼻腔类固醇没有帮助<br>根据有限的研究，加热管的作用尚不清楚 |
| 高级 PAP（双水平、EPR 和 APAP） | 无益 | 与改善 OSA 的依从性无关<br>BiFlex 可能是 CPAP 不依从患者的例外<br>ASV 可能对一些经 CPAP 治疗后出现高 AHI 残留的中枢性睡眠呼吸暂停患者有益 |
| 面罩类型 | 尚不明确 | 最佳面罩类型不清楚<br>有限的数据显示鼻枕和鼻罩的依从性更好<br>更换面罩可能会改变 PAP 的有效压力 |
| 患者直接参与治疗决策 | 尚不明确 | 在短期研究中，90 天依从率和使用时间有显著改善，但没有长期数据<br>限于数据到数据库的建议 |
| 远程医疗 | 尚不明确 | 有限的数据表明有益，而其他数据不支持该方法<br>总体来说，没有数据表明这种方法的结果更差<br>需要进一步的研究来更好地确定其在 OSA PAP 治疗管理中的作用 |
| 依从性监测 | 尚不明确 | 建议进行客观的依从性监测，但没有明确的数据表明干预本身可以提高依从性 |
| 睡眠专科护理 | 尚不明确 | 观察性研究支持方法<br>随机对照试验显示非并发症性 OSA 无优势 |
| 安眠药 | 有争议 | 右佐匹克隆（短期）可以提高 PAP 滴定的疗效和 6 个月的依从性<br>数据不支持其他催眠药 |

AHI，呼吸暂停低通气指数；APAP，自动气道正压通气；ASV，自适应伺服通气；OSA，阻塞性睡眠呼吸暂停；PAP，气道正压通气。

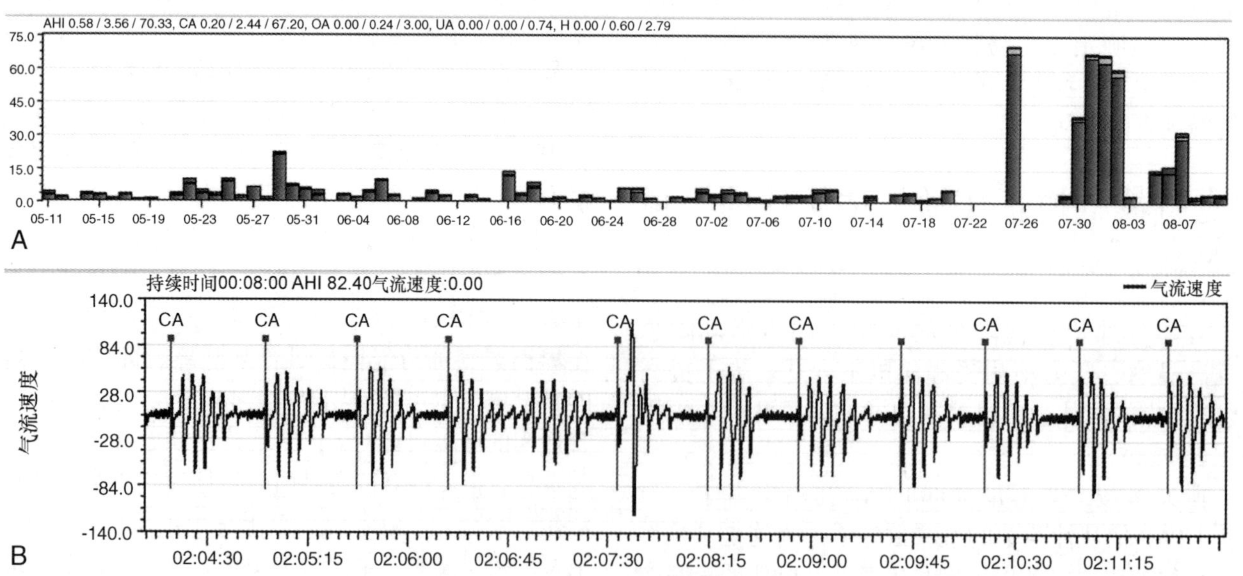


**图 132.9** 自我监控。**A.** 患者在前往科罗拉多州丹佛市的 1 周内，其残余 AHI 突然升高。**B.** 波形数据显示反复出现高海拔引起的中枢呼吸暂停。AHI，呼吸暂停低通气指数；CA，中枢性呼吸暂停；H，低通气；OA，阻塞性呼吸暂停；UA，未知的呼吸暂停（见彩图）

在各种研究中，一旦出现问题就改变接口并没有显示出持续改善长期依从性。提供者应该意识到，将面罩类型从鼻改为口鼻或从口鼻改为鼻可能会改变在实验室滴定中最初确定的必要的有效治疗压力[174]。因此，对于那些接受固定 PAP 治疗的患者，如果在更换口罩后出现或持续出现问题，临床医生应考虑是否需要调整压力和（或）让患者进行实验室 PAP 滴定。

由于在 CPAP 治疗的最初几天到几周内，许多患者可能会抱怨睡眠中断和（或）难以入睡，一些研究评估了处方催眠药的使用，以提高对 CPAP 治疗的依从性，无论是在 PAP 滴定研究期间的睡眠实验室还是在治疗的最初几周。尽管一些研究表明，在新诊断的严重 OSA 患者中，在整夜滴定研究前或 PAP 治疗的前 14 天使用右佐匹克隆（3 mg）治疗分别与改善 CPAP 滴定质量（最佳或良好滴定的患者比例较大）和改善治疗的前 6 个月对 CPAP 治疗的依从性相关。这些结果在大多数关于使用催眠剂作为辅助疗法以提高依从性的文献中并不典型[65，175]。与安慰剂或常规治疗相比，其他随机对照研究表明没有显著的益处，尽管其他催眠疗法（扎来普隆或唑吡坦）对 CPAP 依从性没有明显的不良影响[176-177]。与大多数研究一样，评估催眠药物对 CPAP 依从性影响的数据着眼于专业护理中心相对短期的依从性。根据目前的文献，将这些数据推广到典型的临床人群和办公室环境的能力是不确定的，当将这种方法应用于特定的患者或人群时，应该谨慎使用。鉴于有限的数据，OSA 患者一般应避免使用短期或慢性催眠药。

## 睡眠专科医生在改善持续气道正压通气依从性中的作用

几项回顾性和观察性研究表明，在实验室睡眠研究之前和（或）在 CPAP 治疗的开始和随访期间，睡眠专科医生咨询与改善 CPAP 依从性和其他重要结果（如患者满意度和护理及时性）有关[149，178]。另外，三项随机对照试验在临床高度怀疑为无并发症的中度至重度 OSA 的有症状患者中表明，由受过专门培训的护士、护士-初级保健医生团队或初级保健医生进行管理所产生的结果（CPAP 依从性和白天嗜睡的改善）与睡眠专科医生的管理相似[179-181]。除了类似的 CPAP 依从性外，所有这些研究都表明，非睡眠专科医生组的成本显著降低。因此，根据目前的文献，支持睡眠专科医生在所有无并发症的中重度 OSA 患者的治疗和整体管理中的作用的数据并没有很好地定义。需要更多的研究来更好地确定哪些 OSA 患者可能从睡眠专科医生管理的 CPAP 治疗中获益最多。

目前的建议主要基于专家意见，建议患者应在处方 CPAP 治疗的前几周进行初步办公室随访。此后，使用 CPAP 的患者应每年随访一次，并根据需要排除出现的问题[4-5]。随着我们从远程医疗使用和在线数据监测的扩大中了解到更多信息，这些关于办公室和面对面随访的建议可能会发生变化。政府和商业支付方已经制定了规则和政策，规范 CPAP 患者应如何以及何时进行办公室随访和客观依从性监测。根据目前的文献结果显示，短期或长期随访的最佳方法或时间表尚不明确。临床医生必须根据给定患者对治疗的反应和可能指导继续治疗要求的付款人政策来确定适当的随访。

## 改善持续气道正压通气依从性的技术

一些额外的技术应用已被用于改善 PAP 的依从性。干预措施包括上述所述的使用在线 PAP 依从性监测软件，远程医疗和患者互动技术。同前，大多数患者高估了他们对治疗的依从性，因此通常建议对 CPAP 治疗进行客观监测[3-5]。尽管文献支持 CPAP 使用可以通过 CPAP 跟踪系统准确确定，但客观测量 PAP 依从性的作用及其对改善所有患者依从性的影响尚不确定[51，161]。日本的一项随机对照试验发现，就长期依从率而言，远程医疗并不逊于 1 个月和 3 个月的面对面就诊[182]。其他有限的数据表明，与传统的面对面评估相比，在线监测 PAP 依从性和使用远程医疗管理策略的结果相似，在某些情况下甚至改善了依从性。鉴于有限的数据和不一致的结果，需要更多的数据来更好地定义这种方法的作用[183-187]。

最后，尽管一些 PAP 设备制造商已经开发了旨在提高患者参与其 CPAP 治疗的软件（智能手机和基于计算机的应用程序），但目前还没有随机试验评估这些干预措施对长期 PAP 依从性的影响。观察性数据评估了超过 10 万名使用 ResMed MyAir 的患者，发现与常规监测的患者相比，依从率（87% *vs.* 70%）和使用时间（5.9 h *vs.* 4.9 h）显著更高。一份白皮书评估了 40 000 名使用飞利浦呼吸器 DreamMapper 的患者，也报告了与标准治疗组相比，积极治疗组 90 天的依从性有所提高。总体来说，由于数据有限，尚不清楚这些方案能否提高长期依从性。此外，随着这些技术的进步，这些在线数据的隐私和安全需要更多的标准化[188]。

## COVID-19 与气道正压通气治疗阻塞性睡眠呼吸暂停

由于 PAP 治疗有雾化病毒的风险，COVID-19 大流行影响了 OSA 的治疗。这次大流行至少暂时减少了实验室检测[188a]，导致更多的患者（即使有合并症）

通过家庭检测被诊断出来，并开始接受经验性治疗。特别是使用其他数据来源来优化治疗变得更加重要，滴定研究是有限的，希望将提供机会收集有关其益处的数据。使用面部分析技术的虚拟口罩配件可能能够补充对面对面口罩配件的需求。大流行还暴露了与床伴接触的风险，以及加湿器和设备的潜在污染，这些都可以通过无通气口罩和病毒过滤器来减少[189-190]。

## 临床要点

- 持续气道正压通气（CPAP）是中重度阻塞性睡眠呼吸暂停（OSA）患者的一线治疗方法，特别是对那些有日间症状的患者。
- CPAP 治疗持续解决睡眠呼吸障碍事件，改善有症状患者的日间嗜睡症状，特别是中重度疾病患者。关于 CPAP 治疗在不同疾病严重程度的神经认知功能、情绪、生活质量和心血管结局方面的益处，数据不一致。关于 CPAP 治疗对病情较轻的患者的益处的数据甚至更有争议，特别是对那些没有白天症状或潜在心血管疾病的患者。
- 基于目前的数据，CPAP 治疗在 OSA 严重程度范围内无相关日间症状的患者中的作用尚不清楚。该患者组的大多数随机对照试验未能证明在重要结局方面有改善，包括血压、心血管发病率和死亡率、神经认知功能和（或）生活质量。
- 对许多患者来说，坚持 CPAP 治疗是次优的，尽管依从性的改善一直与系统教育相关，无论有无行为治疗。根据观察性和随机对照试验的当前结果数据，其他干预措施（包括加热湿化、催眠和远程医疗）在提高 CPAP 治疗依从性方面的作用尚不清楚。
- 先进的 PAP 技术，包括呼气减压和双水平 PAP 压力装置的作用尚不清楚，因为与单独使用 CPAP 相比，它们通常与 OSA 患者的依从性、白天嗜睡或生活质量的改善无关。
- 在无人值守的情况下使用自动气道正压通气，用于确定固定 CPAP 设置或作为主要治疗，对于无潜在合并疾病的中重度 OSA 患者是合理的治疗方法。了解不同公司的设备之间的差异可能有助于优化它们的效用。

## 总结

CPAP 治疗仍然是中重度 OSA 患者的主要治疗方法，尤其是那些白天嗜睡的患者。PAP 治疗在没有白天嗜睡或心血管结局的 OSA 患者中的作用尚未得到临床试验的证实，但根据我们的经验，患者的其他症状，特别是躯体合并症可能受益于治疗所有严重 OSA 的 PAP。尽管它有可能改善一些临床结果，包括白天嗜睡、神经认知功能障碍、生活质量和血压，但长期坚持 CPAP 治疗仍然不是最佳的。较新的技术，如 APAP，特别是当充分利用依从性和波形数据来管理治疗时，具有改善 OSA 治疗的潜力，大多数数据表明，该技术在无并发症的中重度 OSA 患者中与实验室滴定 CPAP 一样有效。根据结果数据，目前的临床指南已经发展到推荐 APAP 作为无并发症的中重度 OSA 患者的合理一线治疗。随着越来越多的从业者采用家庭睡眠呼吸暂停监测（HSAT）和 APAP 治疗的门诊管理方法，无并发症的 OSA 患者可能在几个方面受益，包括减少开始治疗的等待时间，并可能减少医疗保健支出。其他技术进步，如 EPR 和 BPAP 装置，受到有限数据的支持，在大多数 OSA 患者中，与常规滴定 CPAP 治疗或 APAP 相比，似乎没有优势。

## 参考文献和拓展阅读

请扫描书后二维码，获取参考文献和拓展阅读资源。

# 阻塞性睡眠呼吸暂停的药物治疗

# 第 133 章

*Abigail L. Koch*，*Susheel P. Patil*

陈　艳　译　吕云辉　审校

**章节亮点**

- 本章将根据药物所针对的病理生理机制（如解剖学、神经肌肉和神经呼吸调控），对阻塞性睡眠呼吸暂停的药物治疗进行讨论。
- 基于病理生理目标对治疗进行分类可能有助于阻塞性睡眠呼吸暂停患者的个性化治疗。
- 即使阻塞性睡眠呼吸暂停治疗有效，有些患者可能在足够睡眠时间后仍然感到持续的困倦，可能适合接受辅助兴奋剂治疗。

阻塞性睡眠呼吸暂停（obstructive sleep apnea，OSA）的治疗传统上包括持续气道正压通气（CPAP）、口腔矫正器、上气道手术和减重[1]。鉴于传统治疗方法治疗 OSA 的依从性较差或持续效果有限，寻找替代治疗和（或）辅助治疗方法是一个热门的研究领域，特别是药物治疗。由于呼吸控制的复杂性、多种神经化学途径参与呼吸调节、与睡眠状态的相互作用以及 OSA 动物模型的局限性，选择和研究可能成功治疗人类 OSA 的药物靶点是一项具有挑战性的工作[2-3]。治疗 OSA 的理想药物需要具备以下作用：①在非快速眼动（NREM）和快速眼动（REM）睡眠期间维持正常的气道通畅和呼吸驱动力；②减轻间歇性觉醒和低氧血症的影响[4]。

对于那些主要治疗、辅助治疗或其他替代治疗均无效的 OSA 患者，目前药物治疗是最好的替代疗法。然而，鉴于当前的证据，在适当的临床试验完成前，这种替代治疗方法应被视为研究性的，除了少数例外情况。

根据已确定的 OSA 发病机制，可以考虑潜在的治疗方法（图 133.1）。针对解剖学特征（如咽部黏膜组织过多、上气道水肿和黏膜充血）、神经肌肉（如肌肉反应性）和神经通气性（如觉醒阈值、呼吸暂停阈值和环路增益）等机制的治疗方法都是潜在的靶点。本章的目的是基于对机制的干预，对 OSA 的药物治疗进行讨论。基于病理生理学靶点对治疗进行分类可能有助于个性化治疗 OSA 患者[5]，同时考虑患者的个人偏好[6]。

本章最后将回顾如何管理在对 OSA 有效控制和规范治疗的情况下仍然存在过度嗜睡症状的患者。

## 以解剖学为靶点的 OSA 药物治疗

大多数患有 OSA 的患者具有上气道塌陷的解剖学倾向[7]。颅面结构内软组织之间的相互作用是决定塌陷倾向的主要因素[8]，并且通常认为其是固定的、可遗传的特征[9]。除了某些情况下可以直接解决导致 OSA 的颅面和软组织特征的手术治疗外，能够改变上气道解剖学的药物治疗非常有限。然而，通过帮助减重、减少气道水肿和改善慢性鼻窦炎等来减少软组织量的药物可以改善上气道解剖异常，并改善 OSA 的严重程度（表 133.1）。

### 减重

肥胖，尤其是中心性肥胖（临床上通过颈围和腰围来衡量），与 OSA 的患病率增加有关（参见第 139 章）。改变生活方式、药物治疗和减重手术治疗都与 OSA 的病情减轻甚至缓解有关[10-11]。多项研究调查了减重的药物治疗及其对 OSA 的作用，其中包括西布曲明（一种单胺能神经再摄取抑制剂，能够抑制 5- 羟色胺、去甲肾上腺素和多巴胺的再摄取，从而抑制食欲）。在这些研究参与者中，西布曲明确实导致了体重减轻；然而，在改善呼吸暂停低通气指数（AHI）方面，各项研究的结果并不一致[12-13]。利拉糖肽是一种胰高血糖素样肽 1（GLP-1）激动剂，可用于治疗 2 型糖尿病和肥胖症，已被证明能使伴有中到重度睡眠呼吸暂停的肥胖患者体重减轻 4.2%，OSA 的严重程度降低 AHI 6.1 次 / 小时[14]。尽管减重在 OSA 的治疗中是必不可少的，但作为治疗 OSA 的多学科方法的一部分，减重药物疗法应被视为其他 OSA 疗法的辅助手段。

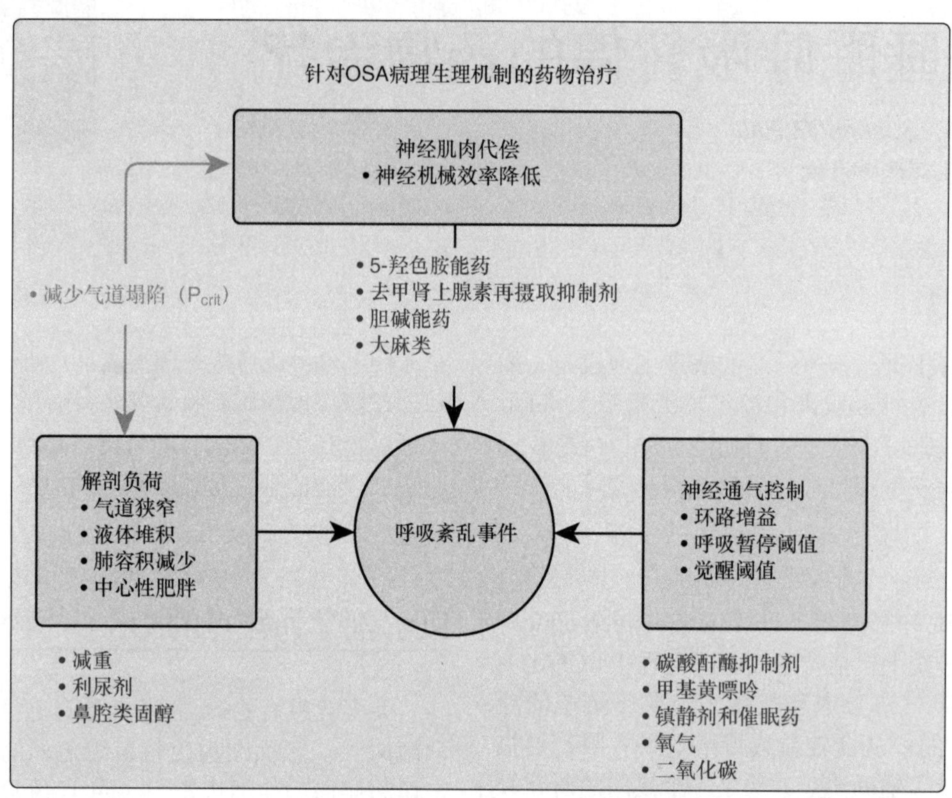


**图 133.1** 针对阻塞性睡眠呼吸暂停（OSA）病理生理机制的药物治疗。某些治疗方法可以针对病理生理机制来考虑。OSA 是上气道解剖负荷增加、神经肌肉代偿功能受损和（或）神经通气控制功能改变的结果。不同的药物治疗可以针对导致 OSA 的病理生理机制，从而缓解 OSA

**表 133.1 以解剖学为靶点的睡眠呼吸暂停药物治疗**

| 类别 | 通用名称 | 对 OSA 严重性的影响 | 研究方法 |
|---|---|---|---|
| 减重 | | | |
| | 西布曲明 | 7% ↓[a]，36% ↓ | 开放试验[12]，开放试验[13] |
| | 利拉糖肽 | 25% ↓ | 随机对照试验[13] |
| 气道水肿 | | | |
| | 螺内酯 | 45% ↓ | 开放试验[16] |
| | 螺内酯＋美托拉宗 | 17% ↓[b] | 开放试验[17] |
| | 螺内酯＋呋塞米 | 14% ↓ | 随机对照试验[18] |
| 鼻塞 | | | |
| | 氟替卡松 | 5% ↓ | 随机对照试验[21] |
| | 曲马唑啉＋地塞米松 | 21% ↓ | 随机对照试验[22] |

[a] 没有统计学意义。
[b] 仅限非快速眼动（NREM），快速眼动（REM）差异无统计学意义。
OSA，阻塞性睡眠呼吸暂停。

## 气道水肿

研究表明，当以仰卧姿势睡觉时，从腿部向颈部的前移液体会增加 OSA 的严重程度，特别是在液体过载状态，例如心力衰竭或终末期肾病的患者中[15]。这些转移的液体可能会加重颈围或咽旁水肿，从而加重上气道塌陷和 OSA 的严重程度。利尿药物和限钠饮食已被研究用作改善水钠潴留并减少可能影响上气道液体转移的方法。几项研究对患有未控制或难治性高血压和 OSA 的不同参与者进行了评估，使用螺内酯联合利尿剂（如噻嗪类、美托拉宗或呋塞米）可以减轻高血压和 OSA 严重程度[16-17]。然而，这些干预措施都不能将 AHI 降至 5 以下[18]。利尿剂单独使用不能解决 OSA，然而，在适当的患者群体中，这些药物可被视为 CPAP 的辅助或替代疗法。

## 鼻塞

普通人群与患有慢性鼻窦炎的人群合并睡眠呼吸障碍的患病率分别为 18% 与 75%，后者合并睡眠呼吸障碍的患病率显著增加[19]。慢性鼻窦炎导致上气道塌陷部位以上的气道阻力增加，并可影响 OSA 的严重程度[20]。对于那些同时患有慢性鼻窦炎的个体，使用药降低气道阻力可能有助于改善其 OSA 的严重程度。

几项随机对照研究表明，使用吸入鼻用类固醇（如氟替卡松）或鼻腔减充血剂（如曲马唑啉）与地塞米松（一种口服类固醇）可以使 OSA 的严重程度改善 5% ～ 21%[21-22]。这些研究表明，对于同时存在 OSA 和慢性鼻窦炎的患者，治疗鼻窦炎可能会改善 AHI，并且可能是 OSA 的一种合理辅助治疗方法。这些药物在改善慢性鼻窦炎的同时，还可以提高患者持续气道正压通气治疗时使用鼻罩的依从性。

# 以神经肌肉控制为靶点的 OSA 药物治疗

神经肌肉控制是维持清醒状态下上气道通畅的重要因素。随着睡眠的开始，咽部肌肉会松弛，使得上气道易于塌陷。在上气道部分塌陷的情况下，咽部扩张肌肉的张力降低可导致 OSA 的发生。一些特定的神经递质，例如 5- 羟色胺、去甲肾上腺素和乙酰胆碱，会根据清醒-睡眠状态的变化发挥调节咽部肌肉张力的作用。因此，神经递质受体通过增强神经肌肉张力和维持咽部通畅而成为潜在的药物治疗靶点。尽管有一些药物治疗在增强神经肌肉反应方面有独特的效果，但多数时候，大多数药物的作用都不是单一的，具有混合效应（表 133.2）。但总体而言，这些用于治疗 OSA 的方法效果均不佳。

## 5- 羟色胺类药物

已知 5- 羟色胺能神经元调节上气道运动输出（见第 22 章），一些研究已经证实了 5- 羟色胺（5-HT）能药物对 OSA 患者的潜在益处。然而，5- 羟色胺能神经元对呼吸的控制是复杂的，目前仍知之甚少。虽然一些 5- 羟色胺类药物传入兴奋性冲动促进呼吸[23]，但其他一些 5- 羟色胺类药物则抑制上气道运动神经元功能[24]。因此，增加或减少 5-

**表 133.2　以神经肌肉控制为靶点的 OSA 药物治疗**

| 类别 | 通用名称 | 对 OSA 严重性的影响 | 研究方法 |
|---|---|---|---|
| 5- 羟色胺类药物 | | | |
| | 帕罗西汀 | 2% ↓[a] | 随机对照试验（交叉）[26] |
| | 米氮平 | 49% ↓，55% ↑ | 随机对照试验[27]，随机对照试验[28] |
| | 氟西汀＋昂丹司琼 | 40% ↓ | 随机对照试验[29] |
| 去甲肾上腺素再摄取抑制剂 | | | |
| | 普罗替林 | 48% ↓，7% ↓[b] | 随机对照试验[30]，开放试验[32] |
| | 托莫西汀 | 9% ↑[a] | 开放试验[34] |
| | 托莫西汀＋奥昔布宁 | 63% ↓ | 随机对照试验（交叉）[35] |
| 胆碱能药物 | | | |
| | 毒扁豆碱 | 24% ↓ | 随机对照试验[121] |
| | 多奈哌齐 | 51% ↓，22% ↓，3% ↓ | 随机对照试验[36]，随机对照试验[37]，随机对照试验[38] |
| 大麻类药物 | | | |
| | 屈大麻酚 | 29% ↓，50% ↓ | 概念验证[41]，随机对照试验[42] |
| 其他 | | | |
| | 沙美特罗 | 11% ↓[a] | 随机对照试验[43] |

[a] 没有统计学意义。
[b] 仅呼吸暂停指数，呼吸暂停低通气指数（AHI）未见报道。
OSA，阻塞性睡眠呼吸暂停。

羟色胺水平的药物可能会改善或加重 OSA 的严重程度[25]。

一些临床试验已经测试了基于 5- 羟色胺类药物的 OSA 治疗方案。帕罗西汀是一种选择性 5- 羟色胺再摄取抑制剂，用于治疗焦虑、抑郁和创伤后应激障碍，可以通过调节 NREM 睡眠期的颏舌肌活动来治疗 OSA。一项关于重度 OSA 的随机对照试验显示，在 NREM 睡眠期，与安慰剂相比，帕罗西汀显著增加了吸气时颏舌肌活动，但 AHI 在两组之间没有显著差异[26]。

米氮平是一种同时具有 5-$HT_1$ 受体激动剂和 5-$HT_3$ 受体拮抗剂作用的抗抑郁药，作为治疗 OSA 的药物被广泛研究[25]。但迄今的研究结果令人失望，均未能改善 OSA 严重程度或主观嗜睡，并有可能导致体重增加[27-28]。体重增加和镇静作用是米氮平的常见副作用，这两个问题也是 OSA 的主要问题。

研究人员还在轻度至重度成人 OSA 患者中进行了一项短期随机对照试验，比较了安慰剂、氟西汀（一种中枢 5-$HT_2$ 受体激动剂）、昂丹司琼（一种外周 5-$HT_3$ 受体拮抗剂）以及联合使用氟西汀和昂丹司琼的疗效。结果显示，大剂量氟西汀和昂丹司琼联合疗法具有一定的疗效，与安慰剂对照组相比，该方案在 2 周和 4 周后显著降低了平均 AHI，而安慰剂组没有任何变化[29]。然而，之后没有进行进一步的确认试验。使用这些药物常见的副作用包括头痛、便秘、口干和嗜睡，尽管在这个为期 4 周的临床试验中没有观察到这些副作用。

### 去甲肾上腺素再摄取抑制剂

普罗替林是一种非镇静性三环类抗抑郁药，具有抑制 5- 羟色胺和去甲肾上腺素再摄取的作用，并已被证实在剂量达到 30 mg 时，对 OSA 具有部分治疗效果。普罗替林改善 OSA 严重程度的机制包括：缩短 REM 睡眠期时间[30] 并增加舌下神经和喉返神经活动，使上气道肌肉张力增加[31]。在至少两次小型临床试验中，普罗替林用于严重 OSA（平均 AHI 为 71 ～ 75 次 / 小时）可使 AHI 降低 21% ～ 33%[30, 32]。此外，在大多数患者中，尽管仍存在显著的残余呼吸紊乱，但主观嗜睡感得到了改善，这表明普罗替林可能具有独立的促觉醒效果。然而，治疗后仍记录到显著残留的呼吸紊乱和缺氧现象降低了人们对这种治疗方法的热情。普罗替林的副作用包括口干、尿潴留、便秘、意识障碍和共济失调，这些副作用可能限制了该类药物的使用[33]。

托莫西汀是一种选择性去甲肾上腺素再摄取抑制剂，已被研究单独或与抗胆碱能药物奥昔布宁联合用于 OSA 的治疗。在一项为期 4 周的小型开放试验中，作为单药疗法进行研究时，根据 Epworth 嗜睡量表（ESS）的评估，托莫西汀改善了白天的嗜睡，然而，平均呼吸紊乱指数（RDI）没有改善，并且有证据表明睡眠质量下降[34]。最近的一项随机对照试验评估了在不同夜晚联合使用托莫西汀和奥昔布宁与安慰剂对比的情况，并报告 OSA 的严重程度显著降低，平均 AHI 从 28.5 次 / 小时降至 7.5 次 / 小时，下降了 63%，但主观嗜睡没有改善。当在第二晚单独给药时，托莫西汀和奥昔布宁都不能降低 AHI。联合治疗的副作用包括排尿困难、口干、头痛和失眠[35]。在这两种药物联合治疗被认为是 OSA 患者的合适治疗选择之前，还需要进行更大规模和更长时间的前瞻性研究。

因此，特定的选择性 5- 羟色胺和去甲肾上腺素再摄取抑制剂与抗胆碱药物联合使用可能会对 OSA 的严重程度产生一定的影响，应考虑继续进行研究。对于不耐受其他形式治疗的 OSA 患者，可以考虑使用选择性 5- 羟色胺能药物作为替代治疗，特别是对于那些本来就有并存疾病，计划使用该类药物的患者，例如抑郁症（米氮平或普罗替林）、厌食症（米氮平）、偏头痛（普罗替林）、注意缺陷多动障碍（托莫西汀）和猝倒（普罗替林或氟西汀）。这些药物对 OSA 严重程度的改善不应基于症状，而应通过睡眠监测进行评估。

### 胆碱能药物

乙酰胆碱是一种主要在 REM 睡眠期间活跃的胆碱能神经递质，参与调节上气道肌张力，并已被证明能增加实验动物舌下神经和膈神经活动，改善呼吸驱动[36]。多奈哌齐是一种乙酰胆碱酯酶的可逆抑制剂，常用于治疗阿尔茨海默病（AD）患者的记忆障碍，已作为伴有和不伴有 AD 的 OSA 患者的潜在治疗方法进行研究。对 23 例 AD 和轻中度 OSA 患者进行了初步研究，这项随机对照试验显示，在 3 个月后，多奈哌齐将平均 AHI 从 20.0 次 / 小时降低到 9.9 次 / 小时，而安慰剂组 AHI 没有改善。正如对胆碱能药物预期的那样，在 3 个月时多奈哌齐组观察到 REM 睡眠增加[36]。另一项随机对照试验对 21 例无 AD 的男性 OSA 患者进行了研究，该研究也发现，在治疗 1 个月后，多奈哌齐可以改善平均 AHI（尽管效果相对较弱），多奈哌齐组平均 AHI 减少了 23%（治疗前 42.2 次 / 小时 *vs.* 治疗后 32.8 次 / 小时），相比之下，安慰剂组平均 AHI 增加了 14%（治疗前 26.4 次 / 小时 *vs.* 治疗后 31 次 / 小时）[37]。同时这项研究发现两组之间的 REM 睡眠没有差异。第三项小型随机对照试验评估了单次服用多奈哌齐是否通过改变觉醒阈值或环路增益来降低 AHI。结果显示，安慰剂组与多奈哌齐组治疗后 AHI（51.8 次 / 小时 *vs.* 50.0 次 / 小时）、觉醒阈值或环路增益均无差异，然而，多奈哌齐组的睡眠效率和总睡眠时间降低[38]。这项单夜研究的结果与长期治疗研究所描述的结果不同，这表明多奈哌齐对 OSA 严重程度的潜在益处可能与治疗的持续时间有关。使用多奈哌齐治疗观察到的副作用包括头晕、恶心、头痛、逼真梦境和噩梦。尽管多奈哌齐应被视为治疗 OSA 的探索性治疗，但对于那些有 AD 和 OSA 并且已经考虑过使用多奈哌齐治疗记忆障碍的患者可能会受益。

#### 大麻类

大麻类激动剂已被研究作为 OSA 治疗的候选靶点[39]。屈大麻酚是一种非选择性大麻素 1 型（$CB_1$）和 2 型（$CB_2$）受体激动剂，据推测其作用是抑制传入迷走神经的活动，这可能导致上气道运动神经元的去抑制作用[40]。在一项早期试验中，41 名接受 CPAP 治疗的中度 OSA 患者在停用 CPAP 治疗 1 周后，连续 3 周给予递增剂量的屈大麻酚，最终达到 10 mg。治疗前平均 AHI 为 48.8 次 / 小时，治疗后降低了 29%。在研究中观察到的副作用包括嗜睡和食欲增加，但没有体重增加。随后进行了一项关于屈大麻酚治疗中度至重度 OSA 的随机对照试验，每晚服用屈大麻酚 2.5 mg 或 10 mg，治疗 6 周。结果显示平均 AHI 较基线时的 28.2 次 / 小时和 26 次 / 小时分别降低了 6.6 次 / 小时和 8.5 次 / 小时；与基线和安慰剂相比，每日 10 mg 的屈大麻酚分别显著降低平均 ESS 评分 3.8 分和 2.3 分。报道的不良反应包括嗜睡（8%）、头痛（8%）、恶心 / 呕吐（8%）和头晕（4%），两种剂量的屈大麻酚均未见到体重增加[42]。关于屈大麻酚对 OSA 的潜在影响，还需要进一步的对照研究。因此，这种治疗应该继续被视为一种探索性治疗。

#### 其他

沙美特罗是一种长效 β 受体激动剂（LABA），作为一种通过放松咽部收缩肌肉来改善 OSA 的治疗方法已被研究。在一项随机对照试验中，对 20 名没有阻塞性肺疾病的参与者进行了 3 个夜晚的多导睡眠监测（PSG）记录：分别是基线时、使用安慰剂和给予沙美特罗 50 μg，不同夜晚之间没有观察到睡眠结构或 OSA 严重程度之间的差异。在沙美特罗治疗之夜，观察到心率略有增加，氧饱和度低于 90% 的时间减少[43]。因此，不建议使用长效 β 受体激动剂治疗 OSA。

### 以神经通气机制为靶点的 OSA 药物治疗

神经通气机制在 OSA 严重程度的表达中起着重要作用。生理参数（如觉醒阈值、呼吸暂停阈值、二氧化碳储备和循环时间）决定了个体对导致通气减少的原因的反应性，无论这些原因是通过中枢（中枢性低通气）还是外周（气道阻塞）介导的。总体上看，这些参数决定了通气不稳定程度（环路增益），以及呼吸紊乱是会得到缓解还是持续（参见第 23 章）。因此，神经通气机制为 OSA 的治疗提供了一个潜在的药物治疗靶点。虽然通常认为这是中枢性睡眠呼吸暂停的潜在治疗方法（参见第 125 章），但其中一些药物治疗方法在 OSA 中也进行了研究（表 133.3）。

#### 碳酸酐酶抑制剂

乙酰唑胺是一种碳酸酐酶抑制剂（CAI），可导致代谢性酸中毒，从而增加通气量，主要用于高海拔或心力衰竭引起的中枢性睡眠呼吸暂停患者，这些患者通常存在不稳定的通气控制（高环路增益）。同样，一些 OSA 患者也被发现存在较高的环路增益[44]。早期一项为期 1 周的乙酰唑胺治疗研究显示，在治疗后平均呼吸暂停指数有轻微的改善（从 25 次 / 小时到 18 次 / 小时）[45]。随后，一项随机对照试验评估了 OSA 患者在不同海拔高度（490 m、1860 m 和 2590 m）进行 CPAP 治疗的情况，在试验中将 CPAP 替换为乙酰唑胺，与安慰剂相比，在高海拔地区使用乙酰唑胺治疗略微改善了 AHI（在 1860 m：AHI 为 47.8 次 / 小时 *vs.* 52.8 次 / 小时；在 2590 m：AHI 为 54.9 次 / 小时 *vs.* 72.0 次 / 小时）[46]。在一项对接受 CPAP 治疗的 OSA 患者进行的研究中，给予乙酰唑胺治疗 7 天后，平均环路增益降低了 41%，平均 AHI 降低了 41%[47]。在另一项随机对照试验中，高血压和 OSA 患者分别进行乙酰唑胺、CPAP 或两者联合治疗，为期 2 周，AHI 在三组患者中均有改善，其中乙酰唑胺和 CPAP 联合治疗组 AHI 下降幅度最大（平均 AHI 降低：乙酰唑胺 15 次 / 小时，CPAP 31 次 / 小时，联合治疗 39 次 / 小时）[48]。然而，乙酰唑胺的耐受性问题可能会阻止其长期使用，患者反馈的副作用包括感觉异常、味觉改变、夜尿和低钾血症。

还有另外两种具有较弱的碳酸酐酶抑制剂活性的药物唑尼沙胺和托吡酯，已经用于 OSA 治疗的研究。这些药物传统上被用作抗癫痫药物，除了碳酸酐酶抑制剂的作用外，还有复杂的作用机制。唑尼沙胺

**表 133.3　神经通气控制**

| 类别 | 名称 | 对 OSA 严重性的影响 | 研究方法 |
|---|---|---|---|
| 碳酸酐酶抑制剂 | | | |
| | 乙酰唑胺 | 28%↓，29%↓，61%↓ | 开放试验[45]，随机对照试验[46]，随机对照试验[48] |
| | 唑尼沙胺 | 33%↓ | 随机对照试验[49] |
| | 托吡酯＋芬特明 | 68%↓ | 随机对照试验[50] |
| 甲基黄嘌呤 | | | |
| | 氨茶碱 | 10%↓[a] | 随机对照试验[122] |
| 阿片类拮抗剂 | | | |
| | 纳曲酮 | 12%↓ | 随机对照试验[54] |
| 多巴胺激动剂 | | | |
| | 溴隐亭 | — | 开放试验[53] |
| 镇静剂和催眠药 | | | |
| | 唑吡坦 | 12%↓[a] | 开放试验[60] |
| | 佐匹克隆 | 20%↓[a] | 随机对照试验[61] |
| | 艾司佐匹克隆 | 23%↓，3%↓[a] | 随机对照试验[57]，随机对照试验[58] |
| | 曲唑酮 | 0↓[a]，26%↓ | 开放试验[64]，随机对照试验[65] |
| | 加巴喷丁 | 92%↑ | 随机对照试验[66] |
| | 羟丁酸钠 | 35%↓[a]，25%↓[a] | 随机对照试验[70]，随机对照试验[62] |

[a] 没有统计学意义。
OSA，阻塞性睡眠呼吸暂停。

和托吡酯都能导致体重下降，这两种特性可能会改善 OSA。在一项随机对照试验中，每晚摄入 100 mg 唑尼沙胺，持续 4 周，可使平均 AHI 降低 33%。然而，唑尼沙胺、CPAP、安慰剂三组之间在体重变化或主观睡眠质量方面没有差异。与安慰剂组相比，唑尼沙胺组治疗时的平均 AHI 更低（平均 AHI 分别降低 8.8 次 / 小时 *vs*. 0.5 次 / 小时），但 CPAP 治疗可使平均 AHI 减少 42.5 次 / 小时[49]。此外，还有一项随机对照试验观察了托吡酯联合芬特明对伴肥胖的成年 OSA 患者进行治疗的情况，与安慰剂相比，联合治疗使体重减轻，并且改善了 AHI（体重减轻 10.2% *vs*. 4.3%；AHI 减少 31.5 次 / 小时 *vs*. 16.6 次 / 小时）。最常报告的不良事件包括口干（50%）和味觉障碍（27%）[50]。然而，OSA 严重程度的减轻是由于体重减轻、药物作用，还是两者兼而有之，目前尚不清楚。在 CPAP 治疗诱发中枢性呼吸暂停成为一个持续存在的问题时，使用碳酸酐酶抑制剂，特别是乙酰唑胺，可以作为 CPAP 的辅助治疗。对于 OSA 的治疗，可以考虑使用较弱的碳酸酐酶抑制剂，如唑尼沙胺和托吡酯，尽管它们在作为主要治疗方法方面尚处于研究阶段，但在那些存在癫痫发作疾病或者对其他主要或替代治疗方法不耐受的 OSA 患者中可能存在益处。

## 甲基黄嘌呤类、阿片类拮抗剂和甲羟孕酮

茶碱是一种口服的甲基黄嘌呤类药物，已在 OSA 的治疗中进行了评估。一项小型随机对照试验评估了茶碱治疗 OSA 的效果，结果显示 AHI 略有下降，降低了 18%，然而，参与者的睡眠质量却变差了[51]。另一项有关茶碱的随机对照试验显示，与安慰剂相比，AHI 减少了 27%[52]。然而，考虑到轻微至中度的治疗效果，尽管对于那些同时患有阻塞性肺疾病和不能耐受其他主要或替代治疗的 OSA 患者可能会有益处，但甲基黄嘌呤类药物在 OSA 治疗中应被视为探索性治疗。

在对阿片类激动剂会产生呼吸抑制有所认识的基础上，另一项早期研究测试了多种药物，包括纳洛酮（一种阿片类拮抗剂）、茶碱和甲磺酸溴隐亭（一种多巴胺激动剂）。这些药物对于阻塞性呼吸暂停和低通气的频率、持续时间，以及血氧饱和度下降指数均没有任何显著的有益作用[53]。在一项双盲交叉研究中，将 50 mg 的纳曲酮与安慰剂进行了比较，与对照

组相比，平均 AHI 为 32.9 次 / 小时，安慰剂组平均 AHI 为 37.6 次 / 小时，纳曲酮明显降低平均 AHI 至 29.1±26.2 次 / 小时[54]。然而，鉴于治疗效果不完全，这些药物不应被视为 OSA 的主要治疗方法。

醋酸甲羟孕酮是一种呼吸兴奋剂，已经作为一种潜在治疗 OSA 的方法进行了研究[55]。在一项开放研究中，13 名患有 OSA 并且在清醒期间没有高碳酸血症的男性接受了每天 60 mg 的醋酸甲羟孕酮治疗 4 周，治疗前后 OSA 的严重程度没有差异。因此，醋酸甲羟孕酮丙酮不能被推荐作为 OSA 的主要、辅助或替代治疗。

## 镇静剂和催眠药

在 OSA 的治疗中使用镇静剂和催眠药似乎是不合常理的，因为许多这类药物具有肌肉松弛和中枢神经系统镇静作用，可能导致 OSA 的恶化[56]。然而，OSA 患者的低觉醒阈值可能会导致患者在代偿性神经肌肉机制有足够时间恢复上气道通畅之前过早唤醒。当早醒与潜在的呼吸不稳定状态相结合时，可能会导致睡眠期间持续的呼吸紊乱。一项研究表明，37% 的 OSA 患者存在低觉醒阈值[44]，这增加了使用镇静剂 / 催眠药来提高觉醒阈值成为一种治疗目标的可能性。

临床研究测试了艾司佐匹克隆、佐匹克隆和唑吡坦等非苯二氮䓬类 γ 氨基丁酸（GABA）受体调节剂在 OSA 治疗中的应用。一项研究将 17 名患有 OSA 且最低氧饱和度（$SaO_2$）> 70% 的受试者随机分为每夜服艾司佐匹克隆 3 mg 组与每夜服安慰剂组[57]，与安慰剂组相比，艾司佐匹克隆组的觉醒阈值（通过与脑电觉醒相关的会厌最低点压力水平来量化）在 N2 期睡眠阶段增加了 18%，同时平均 AHI 降低了 23%（从 31 次 / 小时降至 24 次 / 小时），两组之间在低氧血症严重程度上没有显著差异。然而，在另一项随机对照试验中，患有轻度到中度 OSA 的参与者连续两个晚上接受艾司佐匹克隆或安慰剂治疗，两组之间的 AHI 没有显著差异[58]。这两项研究都仅考察了艾司佐匹克隆在几个晚上的效果，因此，该药物对 OSA 的长期影响尚不清楚。

作用机制类似的药物唑吡坦和佐匹克隆也被用于测试对 OSA 的影响。总体而言，非苯二氮䓬类 GABA 受体调节剂似乎没有显著改善或恶化无并发症的 OSA 患者的严重程度、气体交换或睡眠参数[59-62]。

一些非经典的镇静剂或催眠药物也被研究其对 OSA 的影响。几项研究探讨了使用曲唑酮（一种具有 5- 羟色胺、抗组胺和抗肾上腺素能作用的抗抑郁药物）治疗 OSA 的效果[63-65]。研究发现，每晚给予曲唑酮 100 mg 可以使觉醒阈值提高 32%，但不能降低 AHI[64]。随后对 15 名服用曲唑酮 100 mg 或安慰剂的重度 OSA 患者进行了研究，结果与之前的研究相矛盾，研究显示觉醒阈值没有显著变化，但与安慰剂相比，曲唑酮对 AHI 有轻微改善（分别为 28.5 次 / 小时和 38.7 次 / 小时）[65]。

加巴喷丁是一种镇痛和抗惊厥药物，被发现能增加老年男性的 AHI[66]。另一种可以增加睡眠期间慢波活动的抗惊厥药物噻加宾，在一项随机对照试验中，它没有改变慢波睡眠的持续时间、OSA 严重程度或觉醒阈值[67]。羟丁酸钠是 γ 羟基丁酸酯的钠盐，传统上用于治疗发作性睡病的白天过度嗜睡和猝倒，并与中枢神经系统抑制有关，目前的研究主要关注该药物在 OSA 患者中的安全性。两项单夜的研究表明，羟丁酸钠对 OSA 的严重程度没有明显影响[68-69]。与之相反，一项随机安慰剂对照试验显示，使用羟丁酸钠或安慰剂治疗 OSA 患者 2 周，与安慰剂组相比，羟丁酸钠组的 AHI 降低（两组降低的平均差值分别为 −8.2 次 / 小时和 −0.8 次 / 小时）[70]。

这些数据表明，至少某些镇静剂和催眠药可能不会像传统观点所说的那样加剧 OSA，并且可以在有适应证的情况下用于合并失眠的 OSA 患者。然而，考虑到现有的研究结果相互矛盾以及缺乏长期安全性研究，使用镇静剂和（或）催眠药治疗 OSA，无论是作为辅助治疗还是替代疗法，都应该被视为探索性的。

## 给氧治疗

OSA 的许多后果可归因于夜间低氧血症。在 CPAP 广泛使用之前进行的研究表明，在睡眠期间给予 OSA 患者氧气辅助治疗可以显著提高血红蛋白氧饱和度（$SaO_2$），但也延长了伴有高碳酸血症和呼吸性酸中毒的呼吸暂停时间[71-73]。这些早期研究还发现，夜间氧疗对于主观或客观测量的日间嗜睡没有改善[20, 74]。因此，对于大多数 OSA 患者来说，不建议将睡眠中单独氧疗作为主要或替代疗法。

然而，仅使用氧疗改善 OSA 严重程度的效果可能取决于患者的通气控制是稳定还是不稳定的（分别对应低环路增益和高环路增益）。在一项对重度 OSA 患者的研究中，氧疗将高环路增益组的 AHI 降低了 53%，而低环路增益组只降低了 8%[75]。一项随机对照试验比较了 1 个晚上分别给予氧疗和安慰剂治疗的效果，结果表明，氧疗可使 OSA 严重程度降低约 30%（平均 AHI：治疗前平均值 58 次 / 小时，治疗后为 41 次 / 小时），其中有 25% 的参与者被认为是对治疗有反应的，即 AHI 降低超过治疗前数值的 50% 以上[76]。研究也显示高环路增益和低环路增益的存在并不能预测哪些参与者对氧疗会有反应，然而，多元回归分析预测模型表明，在气道塌陷较轻和代偿较好的情况下，较高的循环增益增加了识别对氧疗有反应的患者的可能性（阳性预测值 69%±13%，阴性预测值 100%±0）[76]。因此，氧疗可能会改善具有特定生理内型组合患者的 OSA 严重程度。

患有严重心血管疾病（例如，冠状动脉疾病或脑血管疾病），且睡眠期间异常呼吸事件发生频率仅轻微升高，但在这些事件发生期间有严重的血氧饱和度降低的患者，给予氧疗对于减少心肌缺血的风险可能是有益的[77-78]。对于那些患有 OSA 和严重间歇性低氧血症，但对 OSA 的首选治疗方法（例如，CPAP）不耐受的患者，可以考虑使用氧疗作为替代治疗来将潜在的心血管和代谢风险降至最低。然而，尽管低氧血症可能会得到缓解，但在某些情况下，呼吸紊乱事件可能会延长，并容易导致高危患者产生高碳酸血症。在缺乏高级别证据的情况下，上述治疗方法应视为有争议的，特别是因为氧疗并非完全没有风险（例如，高碳酸血症、火灾风险）。建议开展有人值守的睡眠研究，以确定在消除低氧血症的同时最大限度减少高碳酸血症的 OSA 患者最佳给氧剂量。

对于采用 CPAP 或双水平气道正压通气（PAP）治疗能有效消除异常呼吸事件的患者，如果由于肺通气 / 血流比（V/Q）不匹配或存在肺泡低通气而导致低氧血症持续存在，那么给氧治疗也可以作为 PAP 的辅助治疗给予[79]。在清醒状态下需要给予氧气治疗的 OSA 患者，即使 PAP 治疗可以保持呼吸道通畅，也几乎都需要在睡眠期间给予氧疗[80]。然而，应该先确定患者在使用 CPAP 治疗时持续存在的血氧饱和度降低是否与肺泡低通气相关[10]，因为在这样的人群中，双水平 PAP 即可奏效，可能不再需要额外给氧。

对于患有可传播感染（例如，新型冠状病毒感染）的轻度 OSA 患者，可以考虑用氧疗替代 CPAP 治疗，因为担心 PAP 治疗可能会将病原体播散到大气中[81]。感染新型冠状病毒的 OSA 患者处于低氧性呼吸衰竭状态时，可以使用高流量氧气治疗[82]。

#### 经气管输氧

一些报告描述了在对 CPAP 不耐受的 OSA 患者中使用经气管给氧的情况[83-85]。一项研究描述了在慢性阻塞性肺疾病与 OSA 的重叠综合征患者中，经过 CPAP 和联用氧气治疗但仍然存在持续低氧血症，此时采用这种方法作为抢救治疗[86]。由于现有的研究数据太有限，无法据此推荐这种给氧方式，因此应用经气管输氧治疗 OSA 应当被视为探索性的。

#### 二氧化碳调节

相对性低碳酸血症，特别是在 $CO_2$ 储备（即正常血碳酸和呼吸暂停阈值之间的 $CO_2$ 差值）减少的情况下，会破坏呼吸稳定性并导致周期性呼吸。尽管这一机制在中枢性睡眠呼吸暂停患者中是受到关注的，但它也可在 OSA 中发挥作用，特别是那些患有复杂睡眠呼吸暂停的患者。在生理学研究中，通过引入更多 $CO_2$ 气体含量或增加无效腔来提高 $CO_2$ 水平已被证明可以稳定周期性呼吸。这促进了将这些方法作为 OSA 患者临床治疗辅助方法的研究，特别是那些有复杂性睡眠呼吸暂停的患者。

**吸入 $CO_2$**：一些研究表明，在伴或不伴心力衰竭的患者中，使用吸入 $CO_2$ 具有一定的益处，有人使用的是带有紧密安装面罩的 $CO_2$ 储罐[87-90]，还有一些人通过 CPAP 设备释放 $CO_2$[91]。其他人报告称，吸入 $CO_2$ 对睡眠质量或觉醒没有改善作用[87, 92]。联合应用 $CO_2$ 与 CPAP 所使用的 $CO_2$ 浓度比未使用正压支持的研究使用的 $CO_2$ 浓度更低。一项小型的概念验证研究使用精确控制的 $CO_2$ 流量调节器，在 PAP 回路中输送 0.5% ～ 1.0% 的 $CO_2$ 浓度，可以将 AHI 从单独使用 CPAP 时的 43 次 / 小时降低至 4.5 次 / 小时[93]。然而，在临床推荐应用之前还需要进一步的研究，目前仍应视为探索性的治疗。

**$CO_2$ 重复呼吸**：在没有持续偏流的情况下，心力衰竭和中枢性睡眠呼吸暂停患者通过增加 400 ～ 600 ml 无效腔来重复呼吸 $CO_2$，已被证明可以减少 AHI 和觉醒，并改善睡眠质量。然而，不良反应限制了它的使用。报道的不良反应包括呼吸肌疲劳、血管收缩、心动过速和心肌收缩能力增加[94]。随着 PAP 的实施，相对低碳酸血症并不少见，这可能导致 CPAP 诱发的中枢性呼吸暂停。在一项对 CPAP 抵抗并伴有清醒期轻度低碳酸血症（平均 $ETco_2$ 为 38.1±3.1 mmHg）的 OSA 患者的回顾性研究中，使用无排气面罩和小段呼吸管路来提供较低的无效腔容积（100 ～ 150 ml），以将 $ETco_2$ 升高 2 ～ 3 mmHg，结果显示改善了睡眠呼吸暂停的严重程度，并且没有出现呼吸急促或心动过速的不良反应[95]。此方法可以在家庭环境中通过适当的计划和协调实施，但仍需要进一步的研究以验证其一致性。

### 不以神经肌肉或神经呼吸控制为靶点的其他 OSA 药物治疗

可乐定是一种具有 REM 抑制特性的 $\alpha_2$ 肾上腺

素能激动剂，已至少在一项小型随机对照试验中作为OSA的治疗药物进行了研究，参与者按随机顺序连续两晚服用可乐定0.2 mg和安慰剂，结果显示，与安慰剂相比，可乐定使REM睡眠时长和阻塞性呼吸暂停指数（20.6次/小时 *vs.* 19.3次/小时）都减少了，没有观察到NREM或总体AHI的差异，也没有看到白天嗜睡的改善[96]。由于REM相关的AHI下降幅度很小，且研究规模较小，可乐定不应被视为OSA的治疗方法。

## 治疗 OSA 患者残留日间过度思睡的药物

即使经过客观记录证实OSA成功治疗，包括可接受的治疗依从性，估计仍有多达10%的OSA患者报告严重的日间过度思睡（EDS）[97]。EDS的严重性不可低估，它可造成机动车事故、心理功能障碍和工作能力下降[45]。然而，这种残留EDS的原因可能很难确定[98]。

作为对治疗方案合适但仍持续存在EDS的OSA患者临床处理的一部分，应仔细排除其他情况，例如，睡眠时间不足、失眠、与药物相关的副作用或共病其他睡眠障碍。OSA的成功治疗应通过客观的治疗依从性、正常的AHI，以及基于睡眠研究或依从性数据给予的CPAP方案来证明。可以通过进行多次睡眠潜伏时间试验（MSLT）或清醒维持试验（MWT）来客观记录EDS，尽管这对于大多数第三方支付者来说不是必需的，而且这类测试通常是在怀疑存在原发性中枢神经系统过度睡眠障碍（例如，发作性睡病）的情况下进行。如果接受了充分的OSA治疗后EDS仍然存在，可以考虑使用非交感神经兴奋药物（如咖啡因）或精神兴奋药物（如非苯丙胺或苯丙胺衍生物），作为改善日间警觉性整体管理策略的一部分（表133.4）[99]。

传统上，苯丙胺类药物一直用于治疗OSA患者残留的EDS，这是基于发作性睡病和睡眠受限个体的现有数据（参见第112章）。这一节不再进一步讨论这些药物的使用，因为它们可能导致潜在的心血管损害后果以及与情绪和睡眠相关的潜在负面影响，而且缺乏关于它们在治疗OSA患者残留EDS中的使用数据。

莫达非尼和阿莫非尼（莫达非尼的r-异构体）是目前被美国食品药品监督管理局（FDA）批准的非苯丙胺类药物，用于治疗经过充分治疗的OSA患者残留的嗜睡[100]。这种药物的促醒作用机制尚未完全清楚，但主要是多巴胺能介导的通路所致[101]。几项相对较大的随机安慰剂对照临床试验已经证明，莫达非尼[102-105]和阿莫非尼[100, 106-109]可以安全地减少主观和客观测量的EDS[110]，并改善接受充分CPAP治疗的OSA患者的生活质量[104-105]。例如，一项莫达非尼与安慰剂的随机对照研究报告显示，莫达非尼组51%的患者ESS评分达到正常水平，而安慰剂组只有27%[103]。尽管莫达非尼组MSLT的平均睡眠潜伏时间比安慰剂组有所改善，但两组之间在MSLT达到正常水平（> 10 min）的比例上并无显著差异（分别为29%和25%）。随后的随机对照研究评估了安慰剂与莫达非尼在200 mg或400 mg剂量下的效果差异，研究显示，ESS评分和MWT的平均睡眠潜伏时间均得到了改善，并且莫达非尼200 mg和400 mg剂量组的改善程度相似。在这两项研究中，CPAP治疗的依从性均没有改变[102-103]。然而，在Pack等进行的一项为期12周的莫达非尼开放标签持续研究中[103]，观察到CPAP的平均使用时间从每晚6.3 h下降到每晚5.9 h[111]，提示此类药物实际上可能会降低患者对OSA主要治疗方法的依从性。因此，临床医生应当不断提醒患者坚持他们的主要OSA疗法，以最大限度地发挥两种疗法的促醒作用。

关于阿莫非尼治疗OSA患者残留EDS的疗效，也有类似的文献基础。阿莫非尼的作用时间比莫达非尼长10%～15%。汇总分析[107]两个随机对照试验[105, 112]的数据后发现，对CPAP治疗依从性好但仍残留EDS的OSA患者给予阿莫非尼辅助治疗，可显著改善患者的觉醒程度、长期记忆力和参与日常生活活动的能力，阿莫非尼也降低了患者报告的疲劳感（这是与思睡的困倦感不同的评估），并且耐受性良好[107]。阿莫非尼治疗还显示对后续CPAP治疗的依

**表 133.4　日间过度思睡**

| 名称 | 对 EDS 的影响 | 研究方法 |
| --- | --- | --- |
| 莫达非尼＋CPAP | 32%↓，26%↓ | 随机对照试验[103]，随机对照试验[102] |
| 阿莫非尼＋CPAP | 36%↓，41%↓ | 随机对照试验[107]，开放试验[108] |
| 索安非托＋CPAP | 5%↓，58%↓ | 随机对照试验[114]，随机对照试验[115] |
| 替洛利生 | 23%↓ | 随机对照试验[117] |

CPAP，持续气道正压通气；EDS，日间过度思睡。

从性没有影响[109]。一项多中心、灵活剂量的开放标签研究发现，在已经接受治疗的 OSA 患者中，阿莫非尼对残留 EDS 的治疗效果可维持超过 12 个月[108]。

在这两种药物的相关研究中，最常见的不良反应事件包括头痛（15% ～ 20%）、恶心（10% ～ 20%）、失眠（5% ～ 10%）和焦虑（5% ～ 15%）。在一项研究中，多达 15% 的患者因为这些不良事件而停药。临床医生应该注意的一种罕见但严重的不良事件是严重的皮疹，包括 Stevens-Johnson 综合征或中毒性表皮坏死松解症，通常发生在开始治疗的 5 周内，但也有罕见的病例发生在 5 周以后。除了阿莫非尼的类过敏反应外，莫达非尼和阿莫非尼还报告了罕见的多器官过敏反应，表现为发热、皮疹和器官系统功能障碍。莫达非尼和阿莫非尼可能会降低激素避孕的有效性，因此，应告知妇女这种可能性，并考虑采用非激素避孕方法。

索安非托（solriamfetol）是一种选择性去甲肾上腺素 / 多巴胺再摄取抑制剂，已获美国 FDA 批准用于改善与 OSA 和发作性睡病相关的 EDS 患者的觉醒状态。该药与多巴胺和去甲肾上腺素受体的亲和力低于莫达非尼 / 阿莫非尼，且不具有苯丙胺的单胺释放作用[113]。理论上讲，索安非托的副作用可能比莫达非尼和阿莫非尼更温和。

有两项研究聚焦于索安非托对充分治疗 OSA 后残留 EDS 的治疗作用[114-115]。一项随机对照试验研究了安慰剂和剂量分别为 37.5 mg、75 mg、150 mg 和 300 mg 的索安非托对 EDS 的影响[114]，参与的 OSA 患者当前或以前接受过 OSA 的主要治疗，EDS 定义为 ESS ≥ 10 分，且不需要坚持 OSA 的主要治疗。从研究的第 1 周起，所有剂量的索安非托都与 ESS 测量的主观嗜睡改善有关，并一直持续到研究的 12 周；高剂量组（150 mg 和 300 mg）在 12 周时的 ESS 评分下降≥ 7 分，而安慰剂组平均下降 3.3 分[114]。

在另一项研究中，研究人员对有 OSA 和 EDS 的患者进行了索安非托的随机对照试验[115]，与基线相比，到第 4 周时 ESS 和 MWT 睡眠潜伏时间得到改善，而且，与最后 2 周服用安慰剂的患者相比，继续服用索安非托的患者仍有持续改善[115]。正如另一项开放标签研究所显示的那样，这种效果似乎可以持续 1 年[116]，其中大约 80% 的 OSA 参与者维持 ESS 在 11 分以下至第 52 周。患者报告服用索安非托的不良反应包括头痛（10.1%）、恶心（7.9%）、食欲下降（7.6%）、焦虑（7.0%）和鼻咽炎（5.1%）[116]。

替洛利生是一种选择性组胺 $H_3$ 受体拮抗剂 / 反向激动剂，具有促醒作用，用于治疗发作性睡病。研究表明，对于患有中到重度 OSA 且不耐受 CPAP 治疗同时伴有 EDS（ESS ≥ 12 分）的患者，它可作为主要治疗的替代治疗方案。一项随机对照研究发现，与安慰剂相比，治疗后可使 ESS 降低（平均差值 2.8，95% 置信区间 −4.0 ～ −1.5）[117]，在 12 周的使用期间，不良事件包括头痛、失眠、恶心和眩晕，然而，治疗组和安慰剂组之间的发生率相似（分别为 24% 和 19.4%，$P = 0.377$）。

综上所述，在 OSA 患者中使用兴奋剂治疗应视为是对经 CPAP 充分治疗后 OSA 患者仍残留的 EDS 的辅助治疗，并且治疗前必须确认患者已经充分依从 CPAP 治疗，并排除了其他导致 EDS 的原因。更具争议的是，对于不耐受 OSA 治疗的患者，是否应该考虑将兴奋剂作为这些患者伴随的 EDS 的替代治疗。至少有两项研究表明，在停用 CPAP 治疗 2 天期间或未经治疗的轻至中度 OSA 患者 2 周内给予莫达非尼，能够显著改善在驾驶模拟器中的驾驶表现、主观嗜睡感以及心理运动警觉测试中的注意力和警觉程度[118-119]。一项评估使用阿莫非尼改善驾驶表现和睡眠呼吸暂停患者体重减轻的随机安慰剂对照研究显示，治疗 6 个月后，在驾驶表现方面没有差异，但与安慰剂相比，体重下降确实有所增加[120]。对于在高风险环境下必须保持警觉（例如，专业司机、军事人员），并且不能够使用他们主要的 PAP 治疗（例如，旅行时电源无法保障）的患者，兴奋剂作为唯一的治疗方法在短期内可能起到作用。然而，除了监测药物副作用外，继续提高患者按照处方进行 OSA 治疗的依从性也是必要的，以避免兴奋剂潜在的长期副作用。

## 临床要点

尽管传统的主要治疗方法如 CPAP、口腔矫治器治疗和上气道手术对 OSA 是有效的，但这些治疗方法的依从性不理想或导致治疗不完全。替代药物疗法已被研究用于治疗 OSA，然而，作为 OSA 的主要治疗方法之一，大多数仍处于研究阶段，尚未得到监管机构的批准。对于存在某些合并症的 OSA 患者，当患者不耐受 OSA 的主要治疗时，可以考虑单独使用某些药物来治疗，或作为 OSA 其他治疗方案的辅助治疗。对于有 OSA 和残留嗜睡的患者，可以考虑辅助兴奋剂治疗，但前提是要确保患者有足够的 OSA 治疗和睡眠时间，并且没有可能导致残留嗜睡的其他睡眠障碍。

## 总结

鉴于 OSA 的传统主要治疗方式，包括 CPAP、口腔下颌前移装置和上气道手术，通常依从度较低和（或）长期效果不够理想，因此，OSA 的辅助和替代治疗方法仍在不断研究中。长期以来，人们一直努力寻找可以治疗 OSA 的药物，尽管到目前为止还没有一种药物显示出足够的有效性以获得监管机构的批准。随着我们对 OSA 病理生理机制的理解不断深入，以及正在开发对特定患者最重要的机制进行明确的方法以个性化治疗 OSA，未来可能会出现希望。目前，大多数药物疗法尚未被证明有效，应将其视为探索疗法或辅助疗法而非 OSA 的主要疗法。尽管对 OSA 进行有效治疗，但部分患者即便有足够的睡眠时间，仍然感到持续的思睡，这些患者可能适合接受辅助兴奋剂治疗。鉴于一些患者在接受 OSA 主要治疗方面遇到的挑战，对 OSA 的替代性和辅助性治疗方案的研究将会持续进行。

### 参考文献和拓展阅读

请扫描书后二维码，获取参考文献和拓展阅读资源。

# 第 134 章 睡眠呼吸障碍管理的替代策略

Robert Stansbury，Patrick J. Strollo，Jr.

陈　艳　译　吕云辉　审校

**章节亮点**

- 常用的治疗方法，如 CPAP、口腔矫治器治疗和上气道手术，仍然是睡眠呼吸障碍（SDB）治疗的重要考虑因素，但这些传统的干预措施在许多个体中达不到最佳的结果。
- 在开发包括药物治疗和神经刺激在内的 SDB 的新疗法方面取得了重要进展。
- 未来的管理将在很大程度上取决于对 SDB 多个级别数据的整合以有效管理这种常见的疾病。例如，一名有中度症状的 SDB 患者在仰卧时往往会症状加重，但又希望避免使用永久性的呼吸装置，那么可以使用药物和床头抬高的方式来联合治疗。

## 引言

睡眠呼吸障碍（Sleep-disordered breathing，SDB）综合征是一种常见却未得到充分诊断的临床问题，它代表了一系列疾病，从与气道阻力增加相关的睡眠中断到白天过度嗜睡，并伴有多种健康后果[1-2]。SDB 有多种表现形式，包括阻塞性睡眠呼吸暂停（obstructive sleep apnea，OSA）；中枢性睡眠呼吸暂停（central sleep apnea，CSA），包括伴陈-施呼吸的 CSA 和不伴陈-施呼吸的 CSA 两种；睡眠相关肺泡低通气。流行病学数据（部分是因为肥胖的流行）表明，OSA 在人群中的患病率正在增加[3-4]。睡眠医务人员应当熟悉可用于照护这些个体的治疗方案。

一直以来，OSA 的管理都采用一刀切的方法，患者几乎完全接受气道正压通气（positive airway pressure，PAP）治疗。PAP 的依从性数据表明，有相当数量的 OSA 患者不能耐受这种疗法，致使无法成功治疗[5]。随着我们进入个性化医疗的时代，根据个人的临床和生理表型量身定制治疗方法可能会改善 OSA 的治疗。重要的是，患者的喜好也应该在治疗决策中占很大比重[6]。在本章中，我们将回顾对 OSA 个性化治疗的考虑，然后讨论基于反复导致上气道阻塞的潜在病理生理机制的各种治疗方法。

## 阻塞性睡眠呼吸暂停个性化管理的考虑

目前对 OSA 患者的管理模式通常包括诊断性睡眠研究，然后进行 PAP 治疗测试。除非 PAP 治疗失败（在大多数情况下需要经历多次），否则通常不讨论/开始进行替代治疗。目前的管理模式是由多种因素驱动的，例如，不熟悉替代疗法，第三方报销政策，以及 PAP 治疗易于启动。临床上很少采取个性化的 OSA 治疗，许多患者在 PAP 治疗失败后很可能失访。随着对 OSA 异质性认识的增加，以及认识到以呼吸暂停低通气指数（AHI）对个体进行分类并不是特别有效，OSA 治疗领域已经准备好在 SDB 的管理上朝着精准医疗方面取得进展。尽管研究 OSA 表型的方法有多种多样，但整合这些不同的模型最有可能推动这个领域朝着 OSA 个性化管理的方向发展。OSA 是一种复杂的异质性疾病，需要整合多层次的数据来形成预测疾病表现和对治疗反应的模型（图 134.1）[7]。详尽的综述不在本章的讨论范围，但我们将简要回顾 OSA 中描述的关键临床和生理表型，因为这些主题在当前的 OSA 管理中正成为越来越重要的考虑因素。

### 临床表型

虽然临床医生早就认识到 OSA 表现的异质性，但直到最近 Ye 等的研究才正式描述了临床表型[8]。这些研究人员使用基于问卷回答的聚类分析来确定冰岛睡眠呼吸暂停队列（Icelandic Sleep Apnea Cohort，ISAC）的临床表型。根据症状体验和存在的主要合并症，确定了三种不同的 OSA 临床表型，这些表型包括：①睡眠障碍型；②白天过度思睡型；③症状不明显型。后续的研究也支持这种临床表型的分类，这可能对 OSA 的治疗具有重要意义。例如，一项为期 2 年的 ISAC 随访研究表明，日间过度思睡表型的 OSA 患者对治疗有着特别强烈的反应[9]。

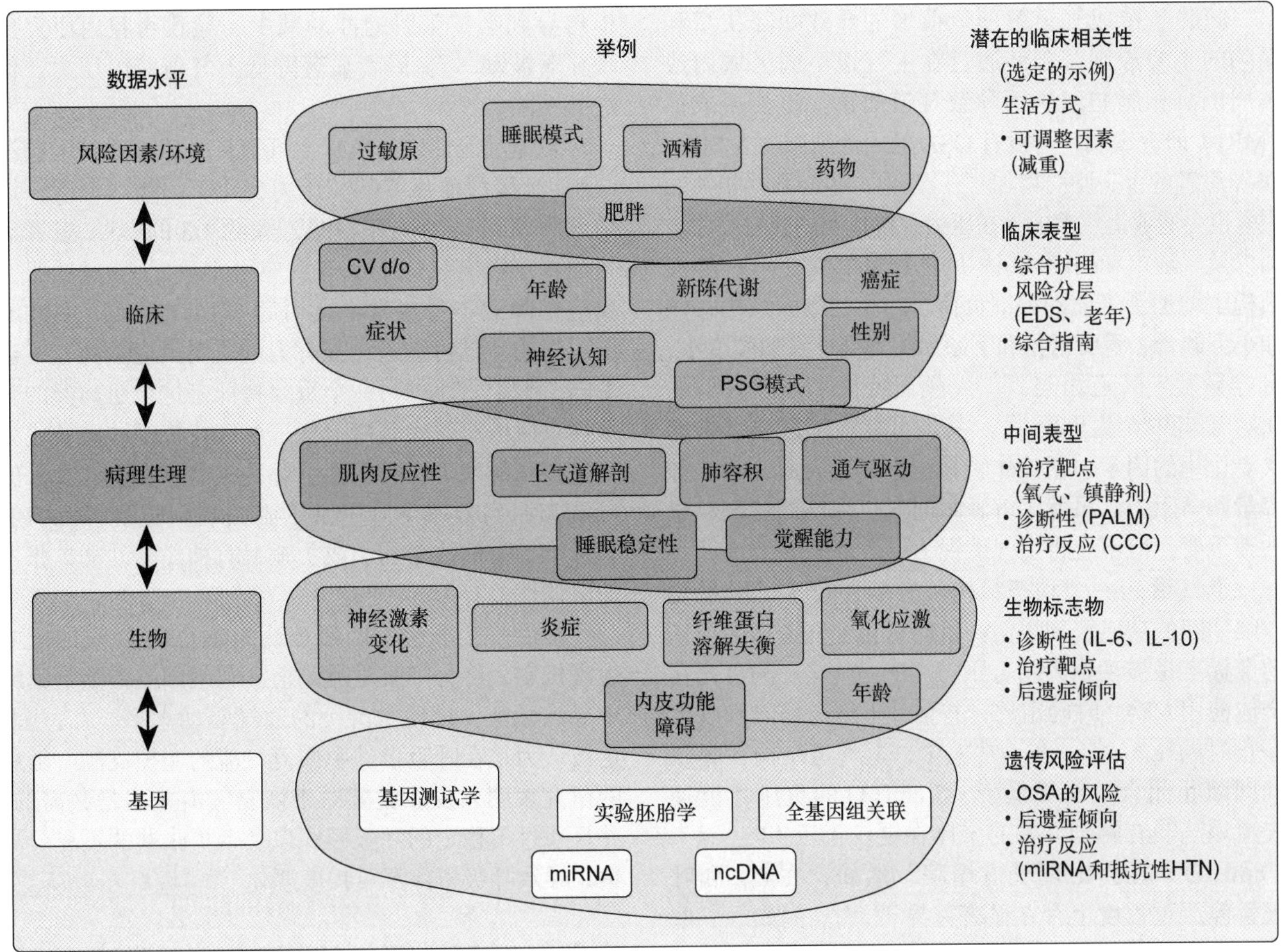


**图 134.1**　睡眠呼吸障碍的数据水平及其与诊断和治疗的临床相关性。睡眠呼吸障碍表型的当前数据水平以正在研究的内容为例。这项研究可能会改善睡眠呼吸障碍的诊断和治疗模式［Structure based on A. Agusti，J. Vestbo. Current controversies and future perspectives in chronic obstructive pulmonary disease. Am J Respir Crit Care Med，184（5）（2011），pp. 507-513.］

在评估 OSA 患者的心血管风险时，临床表型可能也是一个重要的考虑因素。流行病学数据有力地支持了 OSA 与发病率 / 死亡率之间的联系，包括冠心病、充血性心力衰竭、卒中和心房颤动[10-13]。然而，在意向治疗分析中，评估持续气道正压通气（CPAP）治疗 OSA 患者的大型试验中没有发现 CPAP 治疗对心血管的益处[14-15]。这些结果可能部分是由于试验中 CPAP 的依从性低于预期，但也可能是由于对没有过度思睡的参与者的关注所致。这一论点很快就会得到证实。Mazzotti 等最近在睡眠心脏健康研究中描述了 OSA 的症状亚型，并评估了它们与常见和偶发心血管疾病的相关性[16]。通过潜在类别分析，他们观察到四种症状亚型：睡眠障碍亚型，轻度症状亚型，过度思睡亚型，中度思睡亚型。在调整后的模型中，过度思睡亚型与其他亚型相比，发生心力衰竭的风险增加了 3 倍以上，他们发现过度思睡亚型与冠心病之间存在显著关联（$P = 0.015$）。这些发现具有潜在的意义，过度思睡亚型的 OSA 患者不仅与无 OSA 的参与者相比心血管疾病的风险增加，而且与患有睡眠呼吸暂停和类似 AHI 的其他临床亚型的参与者相比，心血管疾病的风险也增加。

通过开发适当和有效的临床支持工具，这种临床表型可以为临床医生提供常规的临床实践信息，以识别不良结果风险增加的亚型，这将对治疗决策产生重大影响。例如，临床医生可能会愿意建议一名有冠状动脉疾病病史且没有明显睡眠问题的 AHI 轻度增高的 OSA 患者放弃积极干预措施以使 AHI 正常化，并采取简单的生活方式改变。

## 生理表型

决定 OSA 治疗干预措施的另一个重要的考虑因素是导致 OSA 的生理特征。OSA 的病理生理是多因素的，与导致气道塌陷的解剖因素和非解剖因素都有关[17]。尽管最近的证据表明非解剖因素可能在一些 OSA 患者中起重要作用，但这种疾病的发展通常需要一定程度的解剖损害或气道塌陷增加[18-20]。

肥胖是造成气道解剖负荷增加导致咽部狭窄和塌陷的主要原因。肥胖通过在上气道不同区域内或其周围沉积脂肪组织而导致气道损害。磁共振成像（MRI）研究表明，与没有 OSA 的同等肥胖的人相比，OSA 患者的舌头脂肪增加[21]。其他一些与肥胖相关的因素也会造成上气道的外在压力，包括咽侧壁的尺寸增加以及气道内和周围软组织的体积量增大[22-23]。颅面结构也增加了气道的解剖负荷。较小的颅面结构，例如小下颌骨、舌骨低位和下颌后缩均会导致咽腔变小，更容易发生气道塌陷[24-25]。颅面特征在亚洲人群的 OSA 患者中尤为重要[26]。其他可能在气道损害中起次要作用的因素包括液体转移、上气道表面张力、肺容量和鼻阻力。虽然了解睡眠时气道塌陷的解剖易感性很重要，但不应将上气道视为一个静态的结构。

上气道是一个动态结构，有多种技术可以量化睡眠期间的功能解剖损伤。目前量化上气道功能损伤的金标准是被动临界闭合压力（$P_{crit}$）。这一测量是在个体使用 CPAP 时确定的，并估计上气道塌陷和气流停止时的压力[27]。在正常人中，上气道结构在睡眠期间阻止闭合，需要低于 $-5$ cm$H_2O$ 的负压才能使气道塌陷。有解剖异常的个体在更较正压（$P_{crit} \geqslant +5$ cm$H_2O$）时会出现气道塌陷。然而，在 $P_{crit}$ 和呼吸暂停严重程度上存在显著差异[18, 28]。例如，一些患有严重睡眠呼吸暂停的个体只有轻度至中度的解剖损伤（$-2$ cm$H_2O \leqslant P_{crit} \leqslant +2$ cm$H_2O$），这在非 OSA 人群中也可以看到[29]。OSA 的发生明显不只与上气道的解剖负荷有关，然而，这个因素仍然是一个关键的治疗靶点。

近年来，我们对 OSA 的非解剖生理机制的认识取得了重大进展[30]。预计这一认识将对 OSA 患者的风险分层和治疗决策产生重大影响。迄今为止，已经描述了三个重要的非解剖因素：①通气控制不稳定（高环路增益）；②呼吸觉醒阈值低；③咽扩张肌反应性 / 有效性降低。

环路增益是一个工程术语，用来描述由负反馈环路控制的系统的稳定性。当应用于呼吸时，它指的是呼吸系统对二氧化碳水平波动的反应。个体对 $CO_2$ 波动的反应在 OSA 和 CSA 的发病机制中都很重要[31]。在 OSA 中，环路增益通过评估通气反应与通气障碍的比率来量化，并且可以在人类使用比例辅助通气的睡眠期间量化[32-34]。高环路增益的个体有一个不稳定的通气控制系统，因此他们对 $CO_2$ 的微小变化有过度的通气反应，随后随着 $CO_2$ 急剧下降到呼吸暂停阈值以下而出现低通气驱动期。过度敏感的通气控制系统可能导致 OSA 患者的气道关闭，在低通气驱动期间，由于 $CO_2$ 的微小变化和神经中枢传导到咽扩张肌的冲动减少，导致胸腔内压力出现显著波动[17]。后者显著降低上气道腔内压力，促进其塌陷。

肌肉反应性是指负责上气道扩张肌肉对呼吸刺激（例如高碳酸血症或咽腔压力变化）的激活程度。评估颏舌肌活动的研究表明，大约 1/3 的 OSA 患者对气道狭窄没有反应或肌肉反应很小[17, 35]。虽然肌肉反应性降低本身通常不会引起 OSA，但具有明显解剖损伤的个体可能通过强有力的肌肉反应来防止气道塌陷。咽扩张肌的另一个重要特征是这个肌肉群的有效性。肌肉有效性是指上气道肌肉将神经冲动转化为气道扩张的能力。有效性下降的机制正在研究中，但可能与肌肉效率下降（由于肥大或脂肪组织沉积）、肌纤维类型的改变和（或）睡眠时神经驱动咽扩张器的协调性差有关[37]。

最后一个非解剖因素被认为是 OSA 发病的重要生理机制，称为呼吸觉醒阈值。觉醒阈值指的是睡眠中导致觉醒（皮质觉醒）的通气驱动水平。在过去，这被认为是在呼吸事件中恢复气流的保护机制。随后的研究表明，皮质觉醒对于恢复气流并不是必需的，并且通过不稳定的呼吸模式以及咽扩张器的不充分募集，导致呼吸暂停严重程度恶化[38, 39]。

## 主要针对气道解剖负荷 / 气道塌陷的治疗

OSA 是一种异质性疾病，然而，在大多数情况下，气道阻塞的发生是由某种程度的解剖损害或气道塌陷增加所驱动的。治疗的基础历来集中在减少上气道解剖负荷的治疗上，包括 PAP 治疗、下颌推进装置和上气道手术。虽然这些可能是有效的，但针对解剖负荷的许多其他干预措施是可用的，并且可能是 OSA 个性化方法的重要选择。

### 舌下神经刺激

2014 年，美国食品和药物管理局（FDA）批准了第一种（也是唯一一种市售）用于治疗 OSA 的舌下神经刺激器（hypoglossal nerve stimulator，HNS）。另见第 175 章，回顾手术方面的治疗。HNS 装置通过与通气同步的舌下神经（CN，Ⅻ）单侧刺激直接解决与肌肉激活不足相关的气道塌陷。HNS 是一种类似起搏器的脉冲发生器，具有一根感应导线植入肋间肌之间，以感知呼吸过程中胸椎压力的变化；还有一根刺激导线，植入舌下神经的远端分支，以刺激颏舌肌的突出（图 134.2）。气道通畅不仅直接通过颏舌突出维持，而且间接通过腭咽气道壁与腭舌肌的机械耦合维持[40, 41]。STAR 试验是迄今为止最大

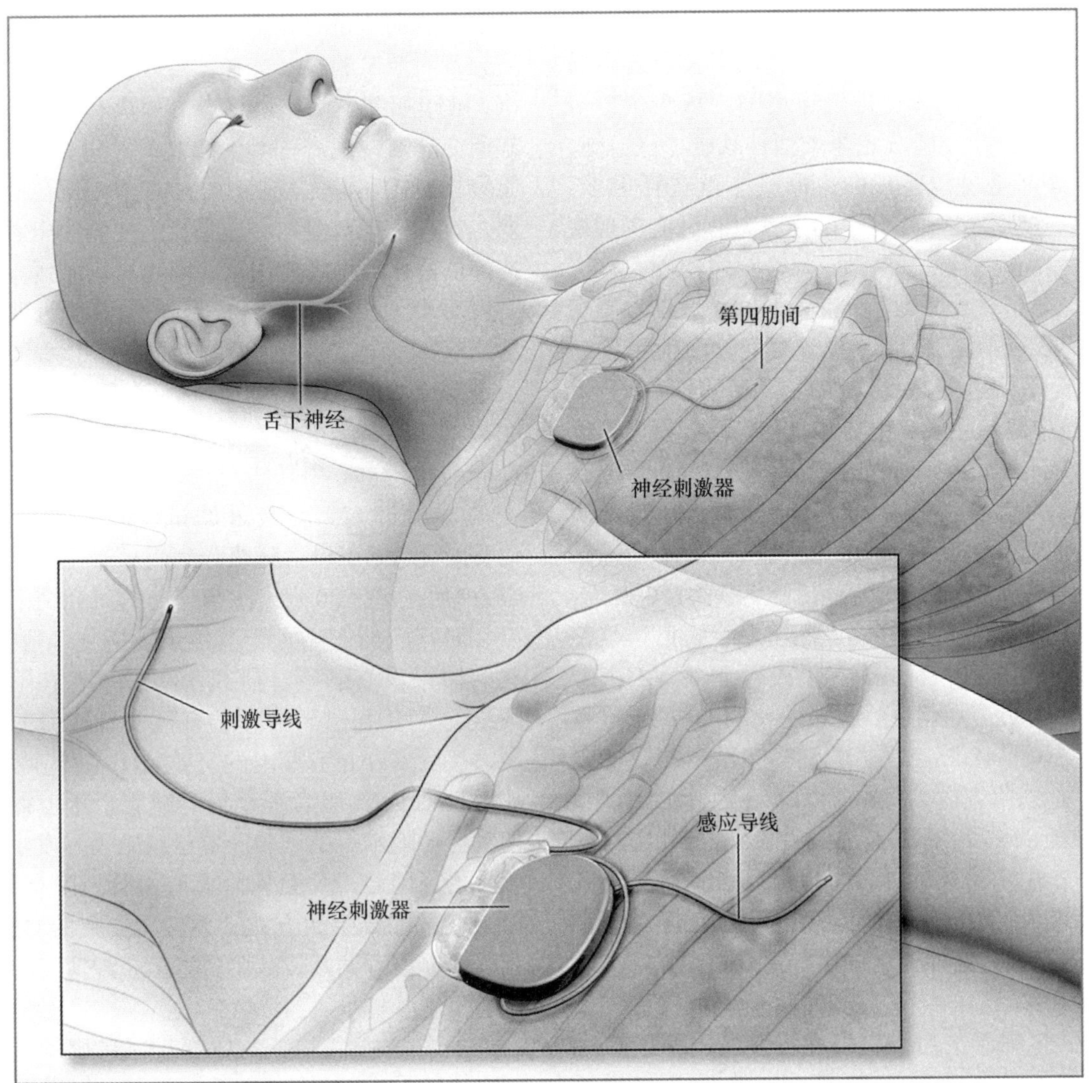


**图 134.2**　上气道刺激器。刺激器通常放在右锁骨下。刺激导线连接于舌下神经远端（第十二对脑神经），通气感应导线位于内外肋间肌之间，感应导线面向胸膜（From Strollo PJ，Soose RJ，Maurer JT，et al. Upper-airway stimulation for obstructive sleep apnea. N Engl J Med. 2014；370：139-149.）

的 HNS 试验，共招募了 126 名患者，其中 124 名患者进行了为期 12 个月的随访[42]。在 12 个月时，平均 AHI 下降了 52%，从 32 次 / 小时降至 15.3 次 / 小时，而中位 AHI 下降了 68%。该试验还报告了次要生活质量终点的显著改善，包括 Epworth 嗜睡量表（Epworth Sleepiness Scale，ESS）、睡眠功能结局问卷（Functional Outcomes of Sleep Questionnaire，FOSQ）和床伴报告打鼾。该患者队列的随访表明，与 HNS 可用前缺乏有效治疗相比，该装置安全耐用，有效性合理[43-44]。随着 HNS 治疗被更广泛地采用，STAR 队列之外的其他结果数据也得以获得，并报告了同样显著的结果[45]。

目前，HNS 适用于 22 岁及以上、体重指数（body mass index，BMI）≤ 32 kg/m$^2$、中重度 OSA（AHI 15 ～ 65）且不耐受 CPAP 治疗的患者。如果患者符合条件，则进行药物诱导睡眠内镜检查（drug-induced sleep endoscopy，DISE）以评估上气道阻塞的模式[46]。在 DISE 期间，腭咽呈同心塌陷的个体对 HNS 没有反应，而以前后塌陷为主的受试者对这种治疗反应良好。HNS 治疗的禁忌证包括中枢＋混合性呼吸暂停＞总 AHI 的 25%、会影响上气道刺激效果的解剖结果、上气道神经控制受损的情况或手术，以及怀孕或计划怀孕的个体。随访研究报告了最小的不良事件，没有危及生命的事件。与该设备相关的最常见并发症是舌头无力，17% 的参与者报告出现此情况。这些病例大多是自行解决的[47]。

## 内科 / 手术减肥

超重是 OSA 的一个公认的预测指标[48]。因此，减肥是管理 OSA 的重要策略，并得到专业协会的支持[49, 50]。如本章前面所述，肥胖相关的上气道功能损伤是通过几种直接机制介导的。中心性肥胖还可通过降低功能残气量间接促进气道塌陷，从而减少对上气道的气管牵引[51]。无论采取何种减肥干预措施，OSA 的缓解都是可以实现的，那些体重减轻更多、基线时睡眠呼吸暂停程度较轻的患者更有可能实现疾病的缓解[52-53]。

通过低热量饮食减肥已被广泛研究，饮食限制在大约 1000 kcal/d 可成功诱导体重减轻。两项小型随机对照试验评估了低热量饮食对 OSA 的影响[55-56]。在两项试验中，热量限制组的体重减轻幅度更大，但没有达到统计学意义。减肥组患者 AHI 显著降低有统计学意义，然而，其他指标，如白天嗜睡、生活质量、OSA 症状和心血管事件未见报道。

综合生活方式干预方案，包括低热量饮食、锻炼 / 增加身体活动、行为咨询，可能对医学减肥和改善 OSA 的风险 / 收益平衡最有利[57-59]。睡眠 AHEAD 研究的结果表明，强化生活方式干预与 OSA 严重程度降低相关，量化为与糖尿病支持和教育相比 AHI 的降低[60]。该研究队列是一项多中心随机临床试验（$n = 5145$）的辅助组，旨在确定以减肥为目标的强化生活方式干预（intensive lifestyle intervention，ILI）对超重 / 肥胖的 2 型糖尿病患者心血管发病率和死亡率的影响。这种强化生活方式干预对 1 年 AHI 的有益影响持续到 4 年，尽管体重反弹近 50%。

尽管已知肥胖的后果，但在许多情况下，减肥干预措施并不是由医务人员发起的[61-62]。即使进行了减肥咨询，医生也常常不能推荐最有效的减肥干预 / 策略[63]。针对减肥成功的综合生活方式干预的具体建议是可用的，并且在照顾患有睡眠呼吸暂停的肥胖患者时应予以实施[54, 64]。不幸的是，一些患者未能通过全面的生活方式干预计划来减轻体重，并持续肥胖，同时伴有这种疾病的并发症。在适当情况下，可能需要进一步干预。

对于不能通过综合生活方式干预达到或维持体重减轻的患者，应考虑药物治疗。可用的药物包括芬特明、奥利司他、氯卡色林、利拉糖肽、纳曲酮 / 安非他酮和芬特明 / 托吡酯缓释剂。迄今为止，有两项小型研究检验了减肥药对患有 OSA 的肥胖成年人的影响。Winslow 等将 45 名受试者随机分为芬特明 / 托吡酯组和安慰剂组，为期 28 周[65]。在试验期间，两组人都接受了生活方式改变咨询。在基线、第 8 周和第 28 周获得多导睡眠监测（PSG）数据。在第 28 周，接受芬特明 15 mg 加托吡酯 92 mg 缓释剂组平均体重减轻 10.8 kg，而接受安慰剂组平均体重减轻 4.7 kg。干预组 AHI、平均夜间血氧饱和度、匹兹堡睡眠质量指数和收缩压也有显著改善。另一项使用利拉鲁肽的安慰剂对照试验显示，在体重减轻和睡眠指标以及睡眠 / 健康相关生活质量终点方面也有类似的发现[66]。本研究还对两组进行了生活方式咨询。有限的随机试验数据支持在行为减肥计划中加入减肥药的观点。从业人员在考虑对潜在心血管疾病或癫痫患者以及接受抗抑郁治疗的患者使用这些药物时应谨慎。

对于无法通过综合生活方式干预达到或维持体重减轻的个体，另一个考虑是减肥手术。一项大型 Cochrane 综述显示，与非手术干预相比，减肥手术在减肥结果和体重相关合并症方面有更大的改善[67]。迄今为止，有 3 项随机对照试验专门评估了 OSA 患者的胃束带[68-70]。最近的试验将 BMI 35 ～ 45 kg/m$^2$ 的严重 OSA 患者随机分为胃束带组（$n = 14$）和 CPAP 组（$n = 20$）[70]。与先前的研究结果相似，胃束带对减肥的影响大于其他干预措施，但对 OSA 相关的结果没有影响。研究小组发现，在 18 个月时，两组的 AHI 和白天嗜睡都有显著且相似的降低，然而，接受 CPAP 治疗组的有效 AHI 在 9 个月时较低。缺乏评估 OSA 患者更积极的减肥手术（胃旁路术和袖状胃切除术）的试验。鉴于减肥手术发生严重不良后果的风险较低，且对降低心血管风险有显著作用，对于通过综合生活方式干预减肥失败的 OSA 肥胖患者，根据患者偏好，减肥手术是一种适当的考虑。

## 体位疗法

体位性 OSA 的定义各不相同，但常见的定义是侧卧位与仰卧位相比，AHI 降低 50% 或以上[71]。在仰卧睡眠时出现并在其他睡姿时消退的 OSA 患病率为 25% ～ 30%[72]。体位治疗设备是为保持非仰卧位睡眠的个人设计的。这些设备包括带有指示位置变化的警报的电子传感器、背部支架、全身枕头、腰部或腹部绑带，或带有网球等附件的睡衣，以避免仰卧睡眠。

迄今为止，有限的研究评估了体位疗法作为 OSA 的主要治疗方法。Jackson 等对中度体位性 OSA 患者进行常规诊断性 PSG 研究，采用平行组设计试验，使用睡眠体位调整装置（干预组）或睡眠卫生建议（对照组）进行为期 4 周的治疗[73]。在基线和 4 周治疗期后测量结果。活动组患者仰卧睡眠时间显著减少（与基线相比均数 ± 标准差变化，活动组为 99.5±85.2 min，对照组为 68.6±103.2 min，$P = 0.002$），AHI 改善（活动组为 9.9±11.6，对照组为 5.3±13.9，$P = 0.01$）。两组之间在生活质量、白天嗜睡、情绪、症状、神经心理测量或血压方面没有显著差异。最近的 Cochrane 综述包括 8 项研究，共

323 名参与者，结论是体位疗法在降低 AHI 方面不如 CPAP 有效，与 CPAP 治疗相比，受试者可能更愿意接受体位疗法[74]。体位疗法对 AHI 和 ESS 的治疗效果优于非干预的对照组。在治疗效果方面，没有展现出特别的优势。

已经有人尝试定义体位性呼吸暂停的临床表型，但由于数据有限，目前不推荐将体位设备作为任何特定 OSA 亚型的主要治疗方法。然而，体位疗法对于体位睡眠呼吸暂停患者可以是一个有效的替代或二次治疗选择。与其他治疗一样，该治疗应以患者偏好、客观数据和临床反应为指导[75]。

### 呼气鼻阻力器

呼气鼻阻力器（ENR）或鼻呼气气道正压（EPAP）装置是一次性单向电阻阀，其工作原理是在患者正常呼吸时产生呼气末正压，同时在吸气时产生最小的阻力（图 134.3）。ENR 主要减轻上气道的机械负荷。这些电阻不仅通过增加呼气末气道大小，而且通过增加肺容量和气管牵引来支持气道通畅[76-77]。

迄今为止最大的 ENR 研究是一项前瞻性多中心、平行组、随机、安慰剂对照、双盲试验，在 19 个地点进行了 3 个月的随访[78]。在治疗第 1 周和 3 个月后分别在两个单独的晚上（随机顺序：关闭设备和打开设备）进行 PSG。研究小组发现：在 3 个月时，AHI 下降百分比为 42.7%（ENR）和 10.1%（假治疗），$P < 0.0001$。对符合依从性和疗效标准并被指示继续夜间使用 ENR 12 个月的受试者进行了随访研究[79]。在 6 个月和 9 个月时，参与者完成了 ESS 和每日日记的依从性，在 12 个月时，他们接受了 PSG 和 EPAP 治疗。AHI 中位数从 15.7 下降到 4.7。经过 12 个月的治疗，主观的白天嗜睡和报告的打鼾也有了显著的改善。

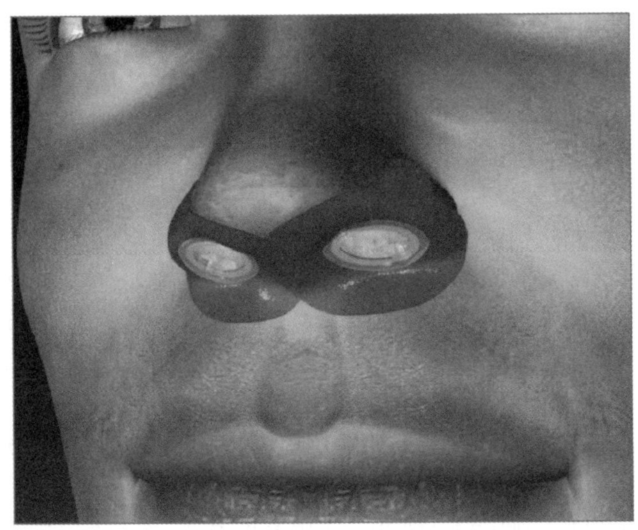

**图 134.3**　呼气鼻阀 / 鼻呼气气道正压。这些装置包括在睡觉前插入鼻孔的一次性阀门，并通过黏合剂固定在适当的位置。该阀门具有最小的吸气阻力，但在呼气时产生显著阻力，导致支持气道通畅的背压发展［From Kryger MH，Berry RB，Massie CA. Long-term use of a nasal expiratory positive airway pressure（EPAP）device as a treatment for obstructive sleep apnea（OSA）. J Clin Sleep Med. 2011；7（5）：449-53B.］

虽然有证据表明 ENR 可能是一些 OSA 患者（轻度疾病或体位性 OSA）的有效治疗方法，但目前还没有明确的特征或患者表型预测这些设备的良好反应[80]。在常规治疗（如 PAP 治疗或下颌推进装置）失败的个体中，可以考虑 ENRS。

### 鼻咽部支架

鼻咽部支架作为 OSA 的一种潜在治疗方式已被研究。这些装置通过鼻腔插入鼻咽部，防止气道阻塞，通常用于急性情况下保持气道通畅。目前尚未完成评估这些装置在 OSA 中的疗效的随机对照试验。小型非对照研究的结果相互矛盾，一些研究表明鼻咽部气道支架装置的有效性有限，耐受性低，而另一些研究显示鼻咽部气道支架装置在治疗 OSA 方面有显著益处，患者接受度高。一项包含 193 例患者的 16 项小型研究的系统回顾评价显示，平均 AHI 从每小时 44.1±18.9 次降至 22.7±19.3 次（$P < 0.00001$）。平均最低血氧饱和度由 66.5%±14.2% 上升至 75.5%±13.9%（$P < 0.00001$）。在鼻咽部支架的对照研究完成之前，它们不能被推荐用于 OSA 的治疗。

## 针对神经通气和神经肌肉机制的治疗

### 膈神经刺激

最近用于治疗 SDB 患者的一项技术是膈神经刺激。目前的设备包括一个神经刺激器，放置在左或右胸区；置于左心包静脉或右头臂静脉的刺激导线，单侧刺激膈神经；还有一根感应导线放置在胸腔静脉（比如奇静脉）中，通过胸阻抗感应呼吸（图 134.4）[82]。该系统旨在刺激膈肌收缩，产生类似于正常呼吸的 $CO_2$ 浓度和潮气量的变化。$CO_2$ 的波动在 OSA 和 CSA 的发病机制中起重要作用[31]。目前，该装置的主要作用是治疗当呼吸控制中心产生呼吸节奏时有复发性短暂性减少时发生的 CSA。

美国 FDA 批准该装置是基于一项多中心试验，其中 151 例中重度 CSA（AHI ＞ 20 次 / 小时，≥ 50% 中枢性呼吸暂停）患者接受了装置植入，并随机分配到主动刺激或无刺激实验 6 个月[83]。在 6 个月时，刺激组更有可能将 AHI 从基线降低 50% 或更多

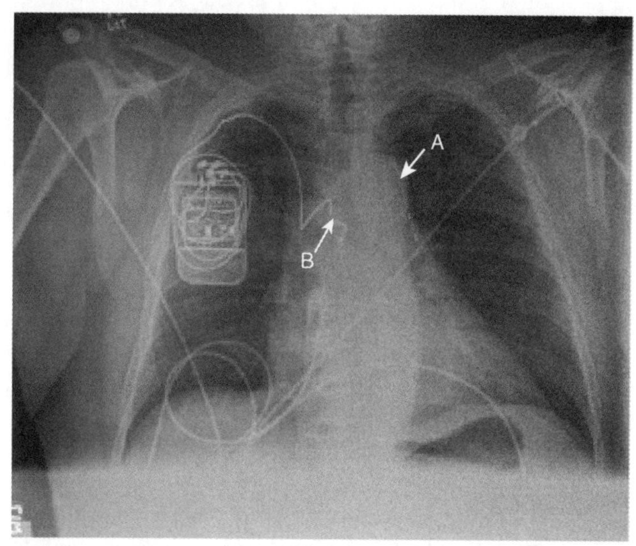


**图 134.4**　植入膈神经刺激器胸部成像。图为右胸区神经刺激器，刺激导线（**A**）位于左心包静脉，感应导线（**B**）位于奇静脉［From Abraham WT，Jagielski D，Oldenburg O，Augostini R，et al. Phrenic nerve stimulation for the treatment of central sleep apnea. JACC Heart Fail. 2015；3（5）：360-369.］

（51% *vs*. 11%）。与对照组相比，刺激组的次要指标也有所改善，包括平均 AHI、觉醒指数、血氧饱和度下降指数、生活质量和白天嗜睡。在随访研究中，这些改善持续了 12 个月[84]。

该装置可用于其他治疗失败或不能耐受的有症状的 CSA 患者。然而，心血管结果和长期安全性数据尚未获得。研究队列中的大多数患者为男性（89%），平均年龄为 65 岁，其中一半以上患有心力衰竭。这项技术也没有与其他治疗中心性呼吸暂停的方法进行比较。需要进一步的研究来确定哪些患者将从该装置中受益，并且需要进一步评估长期安全性。

## 药物治疗

已经提出了一些药物可以减轻 SDB 的机制。药物目标包括增加通气驱动，增加上气道扩张肌的张力，减少 REM 睡眠的比例，睡眠时胆碱能张力升高，觉醒阈值升高，气道阻力降低，上气道表面张力降低。

从历史上看，5- 羟色胺能机制被认为是睡眠期间神经肌肉输入丢失的主要机制。这一假设促进了评估 5- 羟色胺能药物（如米氮平、普罗替林和氟西汀）对 OSA 影响的研究[85-89]。总体来说，评估针对 5- 羟色胺能机制的药物的研究在临床前模型和临床试验中取得了有限的成功。研究还表明，在动物模型和人类中，5- 羟色胺能机制在呼吸暂停的发展中都不太重要。充其量，数据表明这些药物对 OSA 有适度的影响，目前不推荐作为 OSA 的主要治疗方法。

采用药物增加胆碱能神经张力的方法也被评估用于治疗 SDB。早期是通过对猫进行麻醉、麻痹、迷走神经切除和人工通气的动物实验来进行评估的。这些研究人员检测了延髓腹外侧胆碱能和 GABA（γ 氨基丁酸）受体的激活所产生的呼吸驱动变化对舌下神经和膈神经阶段性呼吸放电模式的影响[90]。胆碱能药物在髓腹侧表面的应用增加舌下活动。这项工作导致了评估多奈哌齐（一种可逆的乙酰胆碱酯酶抑制剂）对 SDB 影响的小型研究。第一项研究招募了 23 名轻度至中度阿尔茨海默病患者，AHI 大于 5 次 / 小时[91]。受试者被分为两组：多奈哌齐治疗组（$n$ = 11）和安慰剂治疗组（$n$ = 12）。在基线和 3 个月后分别进行 PSG 和阿尔茨海默病认知评估量表（ADAS-cog）的认知评估。在多奈哌齐治疗组中，AHI 从每小时 20.0 次下降到 9.9 次，而安慰剂组没有明显变化。多奈哌齐治疗组的最低血氧饱和度和血氧饱和度低于 90% 的时间也有所改善。另一项小型安慰剂对照试验在 21 名患有 OSA 但无阿尔茨海默病的男性中进行[92]。虽然这项研究也显示了 AHI 的改善，但结果并不明显。目前没有足够的数据推荐多奈哌齐作为 SDB 的主要或替代治疗，但对于阿尔茨海默病合并 OSA 的患者可能是一个适当的考虑。

尽管 OSA 有大量潜在的药理学靶点，但目前还没有美国 FDA 批准的用于治疗 OSA 的药物，也没有足够的证据推荐使用药物治疗 OSA[93-94]。然而，最近对 OSA 发展途径的深入了解以及对临床和生理表型理解的提高，为 OSA 的首次有效药物治疗提供了可能[95-97]。

Taranto-Montemurro 等研究了一种去甲肾上腺素能药物（托莫西汀）和一种抗毒蕈碱药物（奥昔布宁）联合使用对 OSA 严重程度的影响[98]。这项随机、安慰剂对照、双盲交叉试验包括 20 名轻度至中度 OSA 患者。参与者进行了两次夜间睡眠研究，间隔大约 1 周。参与者在研究前 30 min 接受安慰剂（两片）或 80 mg 托莫西汀加 5 mg 奥昔布宁。干预使 AHI 从 28.5 次 / 小时下降到 7.5 次 / 小时，并伴有最低血氧饱和度的增加。与安慰剂组相比，干预组的颏舌肌反应性更大。这些惊人的结果令人鼓舞，但需要更多的研究来评估 OSA 患者的安全性、特定适应证和禁忌证。

鉴于我们对 SDB 的多因素特性有了更好的了解，迄今为止的研究没有针对特定的表型，未能确定一种有效治疗睡眠呼吸暂停的药物也就不足为奇了。未来的研究根据临床和生理表型选择患者，并可能使用联合治疗，可能在确定治疗 SDB 的药物干预方面更成功。

## 肌肉功能疗法 / 训练

自 20 世纪 90 年代以来，肌肉功能疗法（MT）已被建议作为 OSA 的一种治疗方法，需要针对对维持咽通畅至关重要的口咽结构进行锻炼[99-101]。一项早期研究在英国招募了 20 名慢性打鼾者[102]。这些受试者经历了为期 1 周的打鼾记录，随后接受了治疗师一对一的治疗，治疗师教授唱歌技巧，包括适当使用膈肌，以及涉及软腭活动的特定唱歌练习。在这一阶段之后，参与者拿到了教学讲义，并被要求每天练习 20 min。3 个月后，用同样的方法记录打鼾，发现持续时间明显减少。

在肌功能训练方面的后续工作很有希望，但迄今为止的报道都是小型的，而且是高度选择性的。例如，2015 年的一项荟萃分析发现，只有 9 项成人研究（120 名患者）报告了 PSG、打鼾和（或）嗜睡的结果[103]。这些数据表明肌功能疗法在治疗成人 OSA 患者方面可能有希望。分析表明 AHI 从平均每小时 24.5 次显著下降到 12.3 次，氧饱和度改善，以及其他主观结果改善。同样的分析也表明，在儿童人群中 AHI 有统计学意义的改善，Villa 等的工作表明，肌功能疗法可以成功地应用于腺样体扁桃体切除术后残留症状的 OSA 儿童[104]。虽然初步工作令人鼓舞，但目前没有足够的数据推荐肌功能治疗作为 OSA 的主要治疗方法[105]。

## 氧疗

早期使用氧疗 SDB 相关低氧血症的研究表明，高碳酸血症加重伴呼吸性酸中毒，呼吸暂停时间延长，症状无改善[106-109]。目前不推荐单独氧疗作为 SDB 的主要治疗方法，然而，研究已经确定了特定的亚群，他们可能对氧疗有强烈的反应。

Wellman 等评估了氧对 6 例环路增益较高的 OSA 患者和 6 例环路增益较低的 OSA 患者 AHI 的影响[110]。环路增益由经过验证的比例辅助通风模型确定。高环路增益组 AHI 由 63±34 次 / 小时降至 34±30 次 / 小时（$P = 0.03$），而供氧组 AHI 无显著变化（空气组为 44±34 次 / 小时，供氧组为 37±28 次 / 小时，$P = 0.44$）。在高环路增益组，氧疗可以稳定通气（低环路增益）。

随后的一项研究使用 PSG 来识别高环路增益，并结合其他生理特征（事后分析）评估高环路增益对氧气反应的预测价值。这些特征（气道塌陷性、呼吸代偿能力和觉醒能力）可采用最近开发的自动化技术，通过分析常规的临床睡眠研究（PSG）数据来进行评估[111]。环路增益升高不是预测对氧气反应有应答 / 无应答状态的主要单变量预测因子（初步分析）。在事后分析中，基于高环路增益的逻辑驾照模型可更好反映气道塌陷性和呼吸代偿能力，在预测对氧疗的应答方面具有 83% 的准确性，与无应答者相比，对氧疗应答者表现出 OSA 严重程度的改善（ΔAHI 59%±6% *vs.* 12%±7%，$P = 0.0001$），同时晨间血压降低，自我报告睡眠"更好"。这项研究阐明了生理表型的潜在意义，以及临床医生如何识别那些可通过氧疗改善病情的患者，并确定那些应该考虑其他治疗的患者。

对于治疗后呼吸事件得到良好控制但仍存在低氧血症的患者，也应考虑在 PAP 治疗中添加氧疗。在滴定研究中，当氧饱和度维持在 88% 或更低持续 5 min 或更长时间且无阻塞性呼吸事件时，可在 PAP 滴定过程中添加氧疗[112]。持续性低氧血症可能发生在有心肺合并症、严重肥胖的患者和目前使用日间氧疗个体中。理想情况下，氧疗应使用"T"形接头通过管道出口输送到 PAP 设备，而不是直接进入面罩[113]。

# 总结

随着 SDB 生理和临床表型的改善，睡眠医学领域进入了个性化护理的时代。需要研究更简单的技术来识别这些可扩展到临床护理的表型，但在不久的将来可能会改变 SDB 诊断和管理的格局。展望未来，SDB 的治疗决策将基于临床表现、对与 SDB 相关的未来健康风险的易感性、潜在的病理生理学和健康结果（图 134.5）[114]。随着我们进入精准医疗时代，本章和其他地方讨论的 PAP 替代方案可能在睡眠呼吸障碍的管理中发挥更大的作用。

## 临床要点

药物诱导睡眠内镜检查（DISE）是在麻醉师的监测下，通过柔性喉镜检查来评估气道闭合模式。该操作已被证明有助于确定适合 HNS 治疗的 OSA 患者。DISE 在评估和治疗睡眠呼吸暂停中还可能有其他作用。当清醒检查与睡眠检查不一致时（即无明显气道阻塞但有严重的睡眠呼吸暂停），DISE 可帮助识别气道阻塞。DISE 也可以帮助预测某些气道手术的治疗成功率。

在评估患者是否适合进行减肥手术时，许多诊所术前会采用一个特定的 OSA 筛查问卷，如 STOP-BANG，该问卷包括对打鼾（S）、疲劳或疲

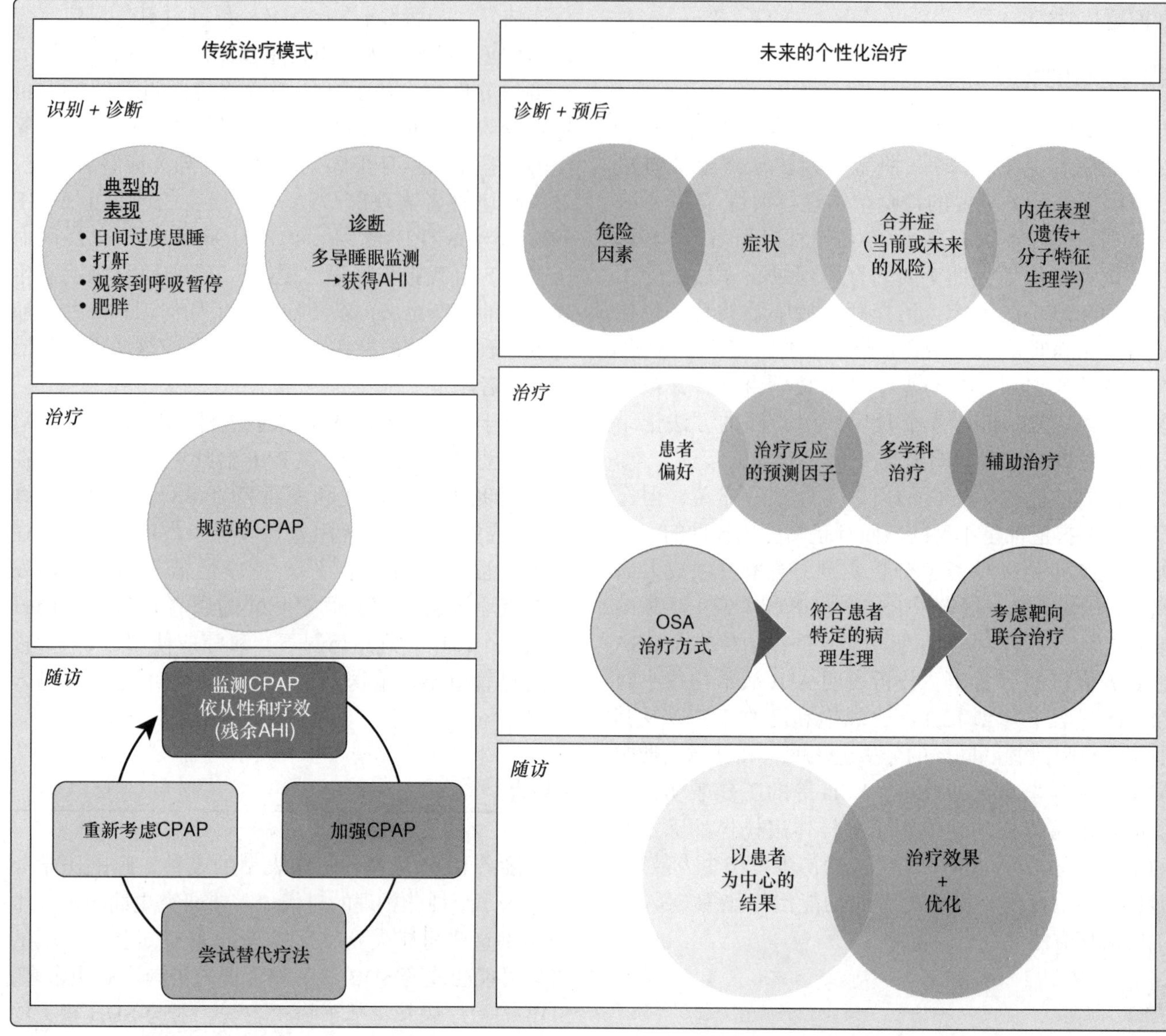


**图 134.5**　随着睡眠医学领域进入精准医疗时代，从业者将在评估和管理睡眠呼吸障碍的过程中评估多个领域的数据，以定制治疗方案，同时遵循以患者为中心的重要结果（From Sutherland K，Kairaitis K，Yee BJ，Cistulli PA. From CPAP to tailored therapy for obstructive sleep apnoea. Multidiscip Respir Med. 2018；13：44.）

倦（T）、观察到的呼吸暂停（O）、自我报告的高血压（P）、体重指数（B）、年龄（A）、颈围（N）和性别（G）的评估。那些被确定为 OSA 高风险的人通常会进行进一步检查来确诊，如 PSG 或家庭睡眠呼吸暂停测试（HSAT）。如果发现明显的 SDB，手术可能会推迟，直到患者的 OSA 得到治疗改善。虽然许多患者的 OSA 在减肥手术后会得到缓解，但一些患者的 OSA 可能会持续存在，术后随访时需要进行客观睡眠测试（PSG 或 HSAT）以确保 OSA 得到充分改善。

## 参考文献和拓展阅读

请扫描书后二维码，获取参考文献和拓展阅读资源。

# 睡眠呼吸暂停中的脑健康：认知、执行、机制和治疗

第 135 章

Michael W. Calik，Mary J. Morrell，Terri E. Weaver

李红艳 译 吕云辉 审校

章节亮点

- 影响：一些阻塞性睡眠呼吸暂停（OSA）患者表现出认知、情感和执行方面的缺陷。
- OSA 越来越被认为是轻度认知障碍和痴呆的潜在可改变的危险因素之一，其对中枢神经系统的多重影响已得到承认，尽管其性质和预后尚未完全了解。
- 机制：在夜间呼吸暂停低通气发作和睡眠片段化期间，OSA 患者的大脑中可能启动了适应不良和适应通路，最终结果将取决于过程的长期性和每个患者的特征。
- 治疗：用持续气道正压通气（CPAP）治疗 OSA 可以持续改善认知和执行，但改善程度不一。
- 一些患者每夜使用最佳持续时间的 CPAP 治疗后仍有残余嗜睡，这可能与白质损害有关。
- CPAP 对认知和执行缺陷的作用和长期效果有待进一步研究。

阻塞性睡眠呼吸暂停（obstructive sleep apnea，OSA）是轻度认知障碍和痴呆的潜在可改变的危险因素之一[1-6]，它通常与严重的心血管和代谢合并症有关[7-9]。OSA 患者夜间出现完全或部分咽部阻塞可导致间歇性低氧、高碳酸血症和睡眠片段化，随后出现复氧[10-11]。伴随着低氧血症或高碳酸血症的呼吸努力的增加会频繁触发睡眠觉醒，这通常会终止呼吸暂停发作，但也会导致睡眠结构异常，睡眠时间缩短和睡眠效能下降[12]。OSA 患者的睡眠质量和结构的进行性改变、脑血流的改变、神经血管和神经递质的改变以及细胞的氧化还原状态都可能是导致认知功能下降的因素[10, 13-15]。

OSA 患者的道路交通事故增加、生活质量下降、日间过度嗜睡、人际关系不稳定、工作和学习效率下降都有过记录[15-17]。这些损伤和缺陷并不总能通过治疗得到逆转[16-18]。一篇荟萃分析[19-20]和一篇荟萃综述[21]记录了治疗对 OSA 认知表现、嗜睡和神经损伤的有益影响（图 135.1）。三项研究也分别表明，持续气道正压通气（CPAP）对有轻微症状和年龄较大的 OSA 患者有益[22-24]。在一项具有良好特征的纵向队列（阿尔茨海默病神经影像学研究队列）研究中，自我报告的未经治疗的睡眠呼吸障碍（包括 OSA 和睡眠呼吸暂停）的存在与认知能力下降的年龄提前相关，最长可达 10 年。即使考虑到可能的混杂因素，如性别、载脂蛋白 ε4 状态、糖尿病、抑郁、体重指数、心血管疾病、高血压、基线年龄和参与者的教育程度，这种关联也是显著的。此外，这种联系在使用 CPAP 的患者中显著减弱，这提示使用 CPAP 可能延缓认知障碍的进展或发作。然而，这项研究并没有证实 CPAP 对延缓阿尔茨海默病痴呆发作年龄的影响[4]。

目前对 OSA 的中枢神经系统后遗症缺乏完全有效的治疗，这可能反映了适应和适应不良过程与 OSA 患者中枢神经系统中发生的低氧血症、复氧、高碳酸血症或低碳酸血症以及睡眠片段化的复杂相互作用，这种相互作用迄今尚不清楚[15, 25]。对于每个特定的患者，持续的神经炎症过程和缺血预适应的总体净结果取决于 OSA 诱导的动态过程所处的阶段，对其他身体系统、认知储备和特殊易感性的影响[13, 15, 26-27]。不同的治疗方法可能有益于不同的阶段，而对某些患者来说，反而会加重损害[13, 15, 26]。本章介绍了有关 OSA 对认知和行为的影响的最新发现，描述了可能的机制和治疗的影响。

## 阻塞性睡眠呼吸暂停的神经病理学

在阻塞性呼吸暂停[28]和呼吸暂停引起低氧血症期间发生的脑血流变化，加上大脑灌注量的减少，可能使患者容易发生夜间脑缺血[29-30]。此外，OSA 患者的几个中枢神经系统区域的静息脑血流模式已经发

生改变，并在清醒状态下出现低灌注[31]。大量临床研究表明，与健康人相比，OSA 患者的脑电发生了变化，包括皮质兴奋性的异常[32-34]和一系列相关的神经认知障碍，包括持续的注意力、记忆力、警觉性、精神运动执行和执行功能[5，12，35-36]。总而言之，这些研究描述了 OSA 引起的脑损伤的假定神经回路"指纹"，并提示额叶区域断开（图 135.2）和（小脑）-丘脑皮质振荡器中断，并涉及海马区[11-12]。以前曾有研究表明，OSA 患者经常遇到的一系列症状，如抑郁、注意力障碍、思维和情感障碍，以及执行和言语记忆障碍[37-39]，与另外两个公认的神经临床综合征——额叶综合征和小脑认知情感综合征有相似之处[12，40]。

前额叶模型表明，OSA 患者睡眠期间出现的睡眠中断、间歇性低氧血症和高碳酸血症改变了睡眠中发生的正常恢复过程，产生了细胞和生化应激，导致某些大脑区域，主要是大脑皮质的前额叶区域内的功能稳态被破坏，神经元和胶质细胞的活性改变[41-42]。大脑中液体清除途径——胶质淋巴系统的发现进一步证明了睡眠对大脑恢复过程的重要性[43]。在睡眠中，神经胶质细胞促进脑脊液在间质间隙中的流动，从而清除有害的代谢物，如 β 淀粉样蛋白。在 OSA 患者中，这些代谢物的清除减少，这表明这些代谢物从间质间隙的清除受到损害[44]。这一模型已被提出作为睡眠片段化与夜间低氧血症和主要额叶缺陷之间关系的理论框架（图 135.2）[42]。OSA 引起的神经病理改

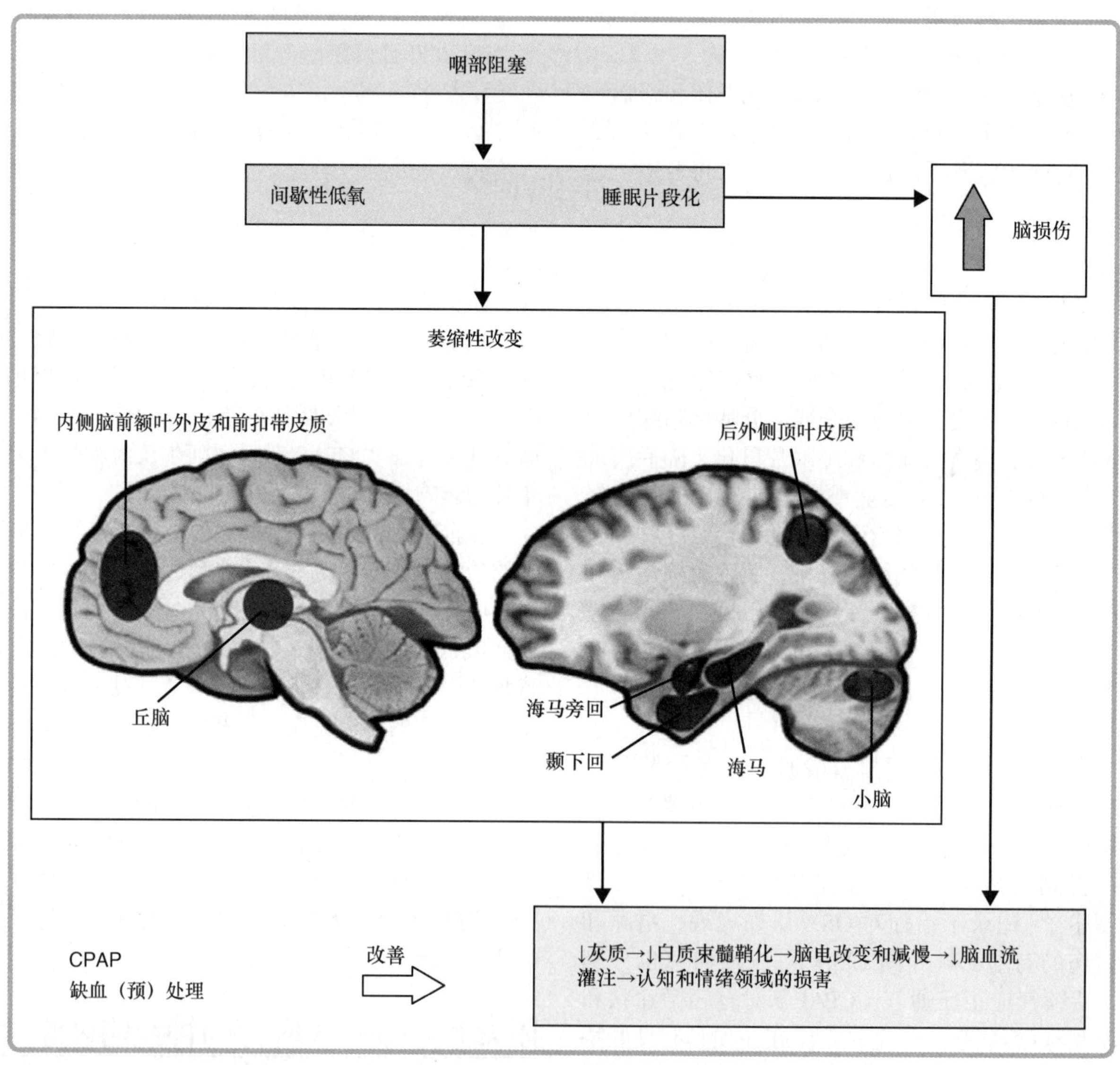


**图 135.1**　图 135.1　参与睡眠呼吸暂停损伤的脑区和机制。夜间发作的完全或部分咽喉阻塞导致间歇性低氧和睡眠片段化。间歇性低氧和睡眠片段化都可能加重脑损伤（灰色箭头）并导致数个所展示的脑区发生萎缩性变化[164]。此后产生的神经生理学和神经化学变化也可表现为认知和情绪缺陷，这些缺陷可以通过持续气道正压通气（CPAP）和（或）缺血性预处理得到改善（白色箭头）（From Rosenzweig I，Glasser M，Polsek D，et al. Sleep apnoea and the brain：a complex relationship. Lancet Respir Med. 2015；3：404-14.）

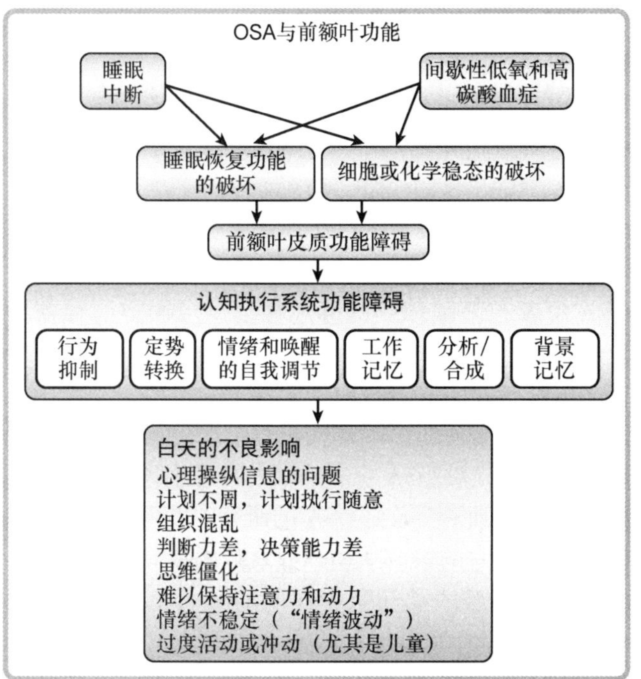


**图 135.2**　前额叶假设模型。在该模型中，阻塞性睡眠呼吸暂停（OSA）相关的睡眠中断以及间歇性低氧和高碳酸血症改变了胶质淋巴系统在睡眠期间清除有害代谢产物的功效，并破坏了特定大脑区域，特别是大脑皮质前额叶区域的功能稳态以及神经元和神经胶质的生存能力（Modified from Beebe DW，Gozal D. Obstructive sleep apnea and the prefrontal cortex：towards a comprehensive model linking nocturnal upper airway obstruction to daytime cognitive and behavioral deficits. J Sleep Res. 2002；11：1-16.）

变可导致执行系统的不稳定，导致抑制、维持表现、情感和觉醒的自我调节、工作记忆、分析和合成以及情境记忆的行为障碍[41-42]。执行系统的改变可能对认知能力产生不利影响，导致如图 135.2 所描述的适应不良的执行类型[41-42]。然而，与一些其他神经系统疾病不同的是，与 OSA 相关的损害更有可能导致低效表现，而不是无法执行[42]。例如，当与记忆或注意力分散相关的神经元回路丧失能力时，可能会招募其他中枢神经系统和回路来进行补偿[41-42]。然而，如果这些系统本身受到睡眠片段化或低氧血症的影响，它们的补偿作用可能不是最佳的。这可能是功能磁共振成像记录的睡眠剥夺条件下前额叶皮质激活增加的原因[41-42]。OSA 患者的执行障碍可以进一步解释为基本认知功能的缺陷，特别是在简单的反应时间任务中也需要的感觉转导、特征整合以及运动准备和执行[42，45]。对应于 OSA 患者的缺陷，临床和动物研究中已报道的影响 OSA 的神经解剖学区域表明，易感患者的小脑神经回路调节和丘脑（和基底节）与额顶皮质之间的正常状态依赖性信息流动都可能受到影响（图 135.1）[12，25，46-52]。

一些临床医生反对这种对 OSA 引起的脑损伤采取这种简单化的方法，并指出，新的研究表明，OSA 疾病严重程度和认知功能障碍之间的关系是多种易感性和保护性因素的产物，睡眠片段化、低氧血症和认知储备只是其中的三个方面[11-12，20]。其他因素是疾病持续时间、血脑屏障的作用、高血压的存在、代谢功能障碍、全身炎症、脑血流水平和遗传易感性[20，53]。需要进一步研究来清楚地了解神经认知功能障碍的风险以及治疗的益处和优化。

## 受影响的神经认知领域

尽管这一领域的结果相互矛盾，争论仍在继续，但到目前为止，大多数研究都认为 OSA 患者的注意力和警觉性、长期视觉和言语记忆、视觉空间和构造能力以及执行功能可能存在缺陷[15，21，37]。已经认识到几种联系，包括认知功能恶化与低氧血症严重程度之间的联系，以及注意力和警觉性障碍与睡眠片段化程度之间的联系[15，21，53]。在 OSA 对工作记忆和短期记忆的影响上，人们尚未形成共识[21]。在一些研究中，语言能力和精神运动功能已被证明在很大程度上不受 OSA 的影响[21]，而另一些研究指出，精神运动减慢是最脆弱的认知领域，也是对 CPAP 治疗反应最差的领域[54]。类似地，几项显示严重 OSA 患者语言能力受损的研究并没有就语音或语义领域是否具有最大的影响达成一致[55]。患有 OSA 的青少年和儿童的神经发育阶段似乎表明出现这种缺陷的风险更高[56]。最近一项对 19 项研究的荟萃分析调查了 OSA 患者在接受任何治疗之前的认知功能，并揭示了非语言记忆、概念形成、精神运动速度、结构、执行功能、感知、运动控制和表现、注意力、处理速度、工作和语言记忆、语言功能和语言推理等认知领域显著的负面影响大小，从而证实了越来越多的证据，即 OSA 的神经心理功能受到损害[57]。

在患有 OSA 的儿童中，评估认知表现和治疗效果的研究结果也有类似的差异[58-59]。在最近一项对 7～12 岁患有睡眠呼吸障碍（SDB）的儿童进行的一项研究中，随访 4 年，SDB 的治疗产生了神经认知几个方面的改善，统称为表现智商[58]。表现智商代表反映偶然学习结果的流体智力，它描述了一个人适应新环境的能力[60]。在这项研究中，与空间可视化、视觉运动协调、抽象思维和非语言流畅推理相关的任务取得了改善[58]。然而，在学习能力或行为方面的整体进步并不明显。此外，在治疗组中注意到言语智商恶化的趋势，其与表现智商不同，更有可能受到正规教育和学习经历的影响[58]。对这一发现，并没有一个明确的解释，也没有证据表明言语智商下降与治疗之间存在统计学上的显著联系[58]。相反，在另一项有影响力的研究中，患有 SDB 的较小儿童在接受 12 个月的治疗后，学习成绩有了显著的改善[59]。儿童不同的神经发育年龄和使用的不同测试参数提供了一个复杂的临床数据集，无法得出有限的结论。尽管如此，模式和关联似乎正在从这项和更早的工作中浮现出来，其中表现智商和非快速眼动（NREM）睡眠期间的慢波活动之间的关联可能是最强的[58，61]。

有人认为，OSA 患者治疗后的认知改善可能反映了睡眠期间大脑活动的稳定性增强，从而使关键的突触修复和维持得以发生，并抵消了 OSA 的觉醒和缺氧效应的毒性效应[58，62]。这一论点与以下发现相一致，睡眠和睡眠活动模式的神经化学和基因环境呈现出关键的窗口期，在此期间，大脑可以恢复细胞稳态，增加信号强度比，并为随后的认知处理需求加强神经元电路[14，63-64]。

## 阻塞性睡眠呼吸暂停患者睡眠紊乱的机制作用

睡眠和睡眠剥夺会双向改变调节突触强度、可塑性相关基因表达和蛋白质翻译的分子信号通路[64]。此外，睡眠剥夺会损害神经元的兴奋性，减少髓鞘形成，导致细胞氧化应激，细胞蛋白质错误折叠，并损害大脑大分子的淋巴清除[64-66]。频繁的短暂觉醒会导致睡眠片断化，对第二天的认知和情绪功能产生负面影响，这与完全睡眠剥夺类似[2]。

一些研究试图评估 OSA 患者是否更容易受到睡眠不足引起的行为缺陷的影响，特别强调驾驶表现变量，但结果各不相同[67-70]。从实用的角度来看，开发可靠和实用的床边测试以帮助临床医生就患者的个人交通事故风险向患者提供建议是一件很有意义的事情[15，53]。动物研究表明，睡眠片段化独立影响的大脑区域与间歇性低氧影响的大脑区域相似，就像在 OSA 中发生的那样[10]。此外，关于睡眠剥夺对认知的影响的临床研究表明，普通人群中的认知障碍与 OSA 的认知障碍相似[71]。

OSA 患者睡眠期间频繁的部分觉醒会导致异常的睡眠结构和白天过度嗜睡的症状[10-11，72]。已经证实了白天过度嗜睡和认知障碍之间的独立关联，几项前瞻性研究表明，白天过度嗜睡与认知衰退和痴呆的风险增加有关[1]。此外，在檀香山-亚洲老龄化研究中对日裔美国男性的前瞻性队列研究显示，夜间氧合降低和第 3 阶段（慢波）NREM 睡眠减少与微梗死和脑萎缩的进展有关[73]。相反，慢波睡眠时间较长的男性认知减退较慢[73]。

OSA 与其对特定睡眠阶段的影响之间的关系值得特别关注，因为每个睡眠阶段及其伴随的神经生理学变化都与重要的功能性学习和记忆过程的促进有关[14]（参见第 29 章）。在 OSA 患者中，第 2 阶段 NREM 睡眠（N2）的比例增加，而第 1 和第 3 阶段 NREM 睡眠（N1，N3）和快速眼动（REM）睡眠的比例减少[55]。迄今为止进行的有限的试验研究表明，OSA 患者在睡眠依赖的陈述性信息巩固方面存在特定的损害[74]。此外，几项临床研究表明，OSA 患者夜间睡眠纺锤波的时空演变受到干扰[75-76]。

然而，需要对睡眠结构进行动态分析，以全面评估睡眠片段化对 OSA 患者睡眠的神经生理学影响[15]。例如，在一项关于轻度 OSA 的研究中发现与对照组相比，OSA 患者的慢波活动指数衰减函数显著减慢[77]。这是由于慢波活动在整个夜间的分布更均匀，而总体慢波和 REM 睡眠时间没有显著减少。这些结果表明，轻微的睡眠片段化可以改变慢波活动的动态变化，而不会显著减少慢波和 REM 睡眠的数量，并强调在睡眠片段化障碍中进行慢波活动衰减分析的必要性[77]。在同一项研究中，在 N2 和 N3 睡眠中观察到纺锤体活动的减少，这与慢波活动的增加无关[75，77]。据报道，睡眠维持障碍性失眠中也有这种纺锤波密度的降低，这很可能与睡眠片段化有关[75-77]。

Landmann 等提出的模型[78]为睡眠期间记忆的定性重组提供了一个综合框架。它进一步建立在一些研究的基础上，这些研究表明，睡眠在规则抽象化和慢波睡眠过程中将知识整合到现有模式中起到了促进作用[63-64，78]。另一方面，REM 睡眠已被证明有利于创造力，这需要打破现有的模式[78]。在 OSA 患者中，两个不同的睡眠阶段通常会减少或碎片化，其失调可能是 OSA 患者频繁报告的认知和表现缺陷的原因[33，55]。与这一论点一致的是，一项调查 OSA 神经认知缺陷的研究发现，夜间微觉醒次数是情境记忆障碍的最佳预测指标。传统上，NREM 睡眠期间的阻塞事件被认为与更严重的认知缺陷或生活质量受损有关，而 REM 睡眠事件已被证明与 OSA 患者交感神经活动增强、动脉高压和心血管不稳定有关[80-81]。

采用生理相关刺激已解决 OSA 患者碎片化 REM 睡眠在空间导航记忆中的作用[82]。在这项研究中，患者在实验室中度过了两个不同的夜晚，分别在睡眠前后在两个独特的三维空间迷宫中进行了计时试验[82]。利用 CPAP 疗法在第一夜期间实现了正常的睡眠巩固，而在第二夜期间只在 REM 阶段减少 CPAP 使用。患者在经过一夜的正常睡眠后迷宫表现有所提高，但在一夜单独的 REM 睡眠期干扰后，这种改善显著减少，而精神运动警觉性并无改变。这种认知改善与两种睡眠状态下的 REM 持续时长均呈正相关[82]。

有人认为，一些 OSA 患者白天过度嗜睡的感觉和早晨感到精神不恢复可能是由于无法增加 NREM 睡眠的慢波活动或 REM 睡眠。此外，在一些 OSA 患者中，REM 睡眠的减少会导致 REM 特征与其他睡眠期的分离，进一步影响记忆形成和巩固的关键睡眠窗口期[14]。同样，研究表明，当睡眠期间高代谢需求无法得到充分满足时，在随后的清醒期可能会发生脑高度活跃区的微睡眠[83]，并可能导致该区域功能的伴随受损[63, 83]。在 OSA 患者中，这种情况能够发生到何种程度，并且是否对注意-警觉功能障碍和这一患者群中交通事故的高发生率有影响亦未完全明确[15]。先前报道称即使在轻度 OSA 患者中，在整晚睡眠中慢波睡眠衰减也会减慢，这也进一步支持了 OSA 中无恢复性睡眠的概念[77]。

一些研究旨在分辨睡眠对认知和认知减退的作用，这可能会影响我们对 OSA 患者中的睡眠的看法。例如，如图 135.3A 所示，有人提出，内侧前额叶皮质（mPFC）的萎缩程度预示着老年人睡眠中受到干扰的慢波（N3）睡眠的程度，以及由此导致夜间的海马情境记忆巩固受损[64, 84]。已经证明，mPFC 区域的功能受到 OSA 的独立影响，并且已知其参与慢波的产生[15, 84]。有人提出，改善老年人的慢波睡眠（不论其 OSA 状况如何）可能是一种减少晚年认知能力下降的新疗法[84]。

近年来，睡眠纺锤波在认知中的重要性也越来越受到关注[15, 85]。研究表明，在夜间，与健康对照组相比，OSA 患者在额叶区、中央区和顶叶区出现大量慢纺锤波[75]。最近的一项研究显示，前额叶快速睡眠纺锤波表达较少的老年人，在随后的清醒期间，海马功能也表现出相应的受损，并且随着这种损伤的出现，形成新的情景记忆的能力也会出现缺陷[86]。快速睡眠纺锤波代表了协调的非快速眼动睡眠依赖记忆机制的一部分，并且人们认为海马体的尖波扩散可以提供兴奋反馈，从而启动纺锤波激活的皮质神经元的神经可塑性[64]。相对于慢速睡眠纺锤波，快速睡眠纺锤波活动与更大的海马体激活和更大的海马体-皮质功能连接有关[2, 86]。即使是轻度 OSA 患者的睡眠结构也表现出高度的睡眠片段化，这导致慢波活动的时间过程与对照组不同，睡眠纺锤波指数也下降[77]。然而，这种不受调节的纺锤波形成和活动是否是 OSA 患者认知抱怨的另一个因素，目前仍是一个猜想（图 135.3A）[1-3, 39, 84]。

## 阻塞性睡眠呼吸暂停患者的心理健康与睡眠关联

睡眠与情绪脑回路功能之间的双向联系在越来越多的研究中得到支持，这些研究进一步建立在长期共存的情绪和睡眠障碍的临床观察基础上[15, 87]。因此，毋庸置疑，各种精神健康问题，如情感障碍、情绪不稳定、焦虑和抑郁，已被报道在 OSA 患者中非常普遍[88]，系统性的荟萃分析报告称，35% 和 32% 的 OSA 患者分别受到抑郁或焦虑的影响[89]，尽管这些研究存在相当大的异质性和高偏倚风险[15]。不同研究的证据强烈表明，REM 睡眠在选择性情绪记忆加工和睡眠依赖性情绪记忆去势中发挥了作用[87]。此外，REM 睡眠被认为在重新校准大脑对积极和消极情绪事件反应的敏感性和特异性方面产生作用[87]。这种重新校准效应很可能发生，至少部分是由于去甲肾上腺素能脑干活动的调节以及杏仁核和前额叶皮质（mPFC）的反应活动，这两个区域在检测情绪显著性方面至关重要[15, 87]。

在各种精神疾病中，OSA 患病率增加的证据在重度抑郁症和创伤后应激障碍（PTSD）中尤为明显[89-91]，这两种疾病都与 REM 睡眠障碍独立相关[15]。具体而言，PTSD 与 REM 睡眠总时间的减少相关联，还与 REM 睡眠的严重碎片化相关联，表明从 REM 睡眠中觉醒与肾上腺素能激增有关[87]。PTSD 合并 OSA 的退伍军人 CPAP 的依从性降低[90]。基于目前对 OSA 引起睡眠缺陷的了解，可以认为在合并 OSA 的 PTSD 患者中，与 OSA 相关的睡眠障碍的叠加效应可能进一步损害了 REM 睡眠的数量和质量。这可能也会影响 REM 去甲肾上腺素的“管家”功能，因为有研究表明，REM 睡眠能使中枢神经系统去甲肾上腺素浓度下降并恢复到基线水平，从而实现最佳的清醒功能[15, 87]。

更具体地说，一些研究表明，蓝斑（一个脑干结构，是整个晚上的 REM 睡眠中去甲肾上腺素输入的来源）活动的静止使情绪显著性网络（例如，蓝斑、杏仁核、前额叶皮质）第二天的紧张时相特异反应性得以恢复[87]。因此，OSA 引起的 REM 碎片化可能进一步加重一些 PTSD 患者高肾上腺素能状态，并降低前额叶皮质和杏仁核之间的连接，从而导致杏仁核的反应过度[87]。这种功能结果可能是疾病进程加重和预后变差[15, 87]。值得注意的是，在檀香山亚洲老龄化的前瞻性研究中，从 1991 年开始，通过追踪年龄为 71 ～ 93 岁的男性（$n = 3801$）直到他们去世，发现在 REM 睡眠期间夜间氧合度较高与蓝斑胶质化和神经元损失相关[73]。

另一方面，重度抑郁症与过度的 REM 睡眠质量和单胺活性缺乏有关[87]。一些研究结果表明，重度抑郁症和 OSA 之间存在双向-双重关系[39]。在一些 OSA 患者中，碎片化的 REM 睡眠可能引发 REM 睡

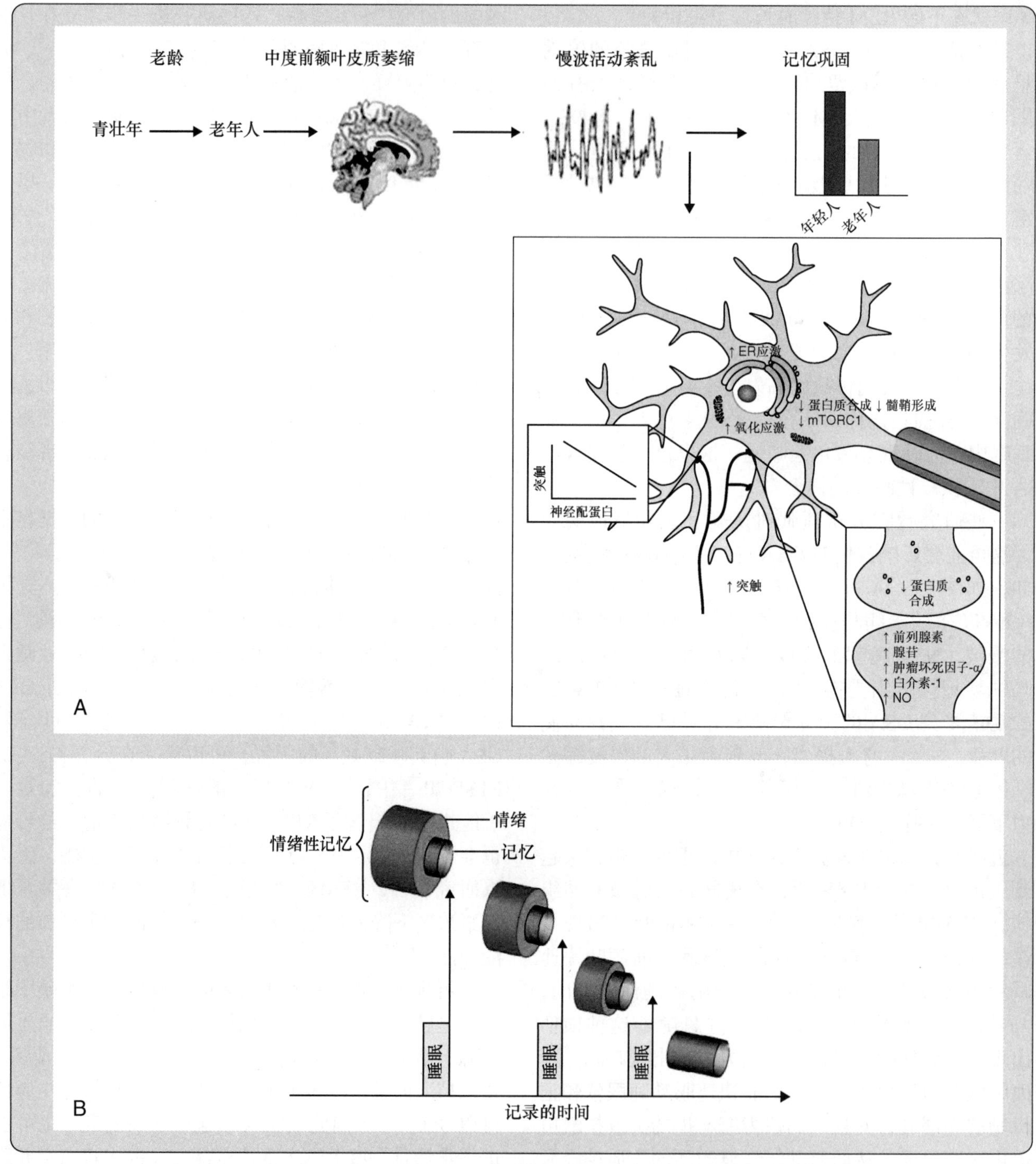


**图 135.3**　睡眠在认知和情绪中的作用。**A.** 认知睡眠：睡眠呼吸暂停和衰老可以独立导致前额叶皮质灰质萎缩。萎缩可以调节慢波活动中断的程度，而慢波活动反过来又可以调节记忆保留受损的程度[84]。慢波活动活性的破坏也可能导致细胞应激[65]。**B.** 情绪性睡眠：Goldstein 和 Walker 所描述的"睡眠以遗忘和睡眠以记忆"模型的概念示意图[87]。经过一个或几个晚上这种快速眼动机制的无数次重复，睡眠可以将不再是情绪化的情感事件的记忆从情绪性记忆转化为正常记忆[87]。ER，内质网；mTORC1，哺乳动物雷帕霉素接触靶点 1；NO，一氧化氮（From Rosenzweig I，Glasser M，Polsek D，et al. Sleep apnoea and the brain：a complex relationship. Lancet Respir Med. 2015；3：404-14.）

眠调节受损和 REM 增强反弹的恶性循环。[15] 在遗传易感个体中，与低氧血症引起的神经递质系统的变化相结合，这可能进一步导致单胺活性降低，从而增加了负性沉思和随之而来的抑郁[15]。通过对 REM 睡眠的影响，合并 OSA 可能还会导致之前情感体验中的情绪记忆巩固功能失调和去增益[15, 87]。有人提出，这可能导致自传体记忆网络中的慢性焦虑状态（图 135.3B）[87]。为了支持这一观点，在一项针对 OSA 治疗的随机对照试验的荟萃分析中，报道了抑郁症状的显著改善[92]。

尽管先前提出的睡眠中断或睡眠紊乱与精神疾病之间存在双向关系的理论结构得到了睡眠动物和神经影像学研究的间接支持[87]，但其潜在机制可能更为复杂，因此需要进一步精心设计的研究[15]。

## 神经炎症和缺血的预处理

OSA 患者的认知和情绪主诉也可以通过 OSA 对中枢神经系统情绪突出网络产生的氧化和神经炎症作用来解释[12，15，35-36，39]。在 OSA 中，上呼吸道的反复堵塞导致间歇性低氧和复发性低氧血症，通常以低氧血症和再氧合的短周期为典型特征[26]。然而，这些模式在患者之间差异很大，取决于每个个体的特征，最终结果可能是适应的或适应不良[25-26，93-94]。例如，睡眠期间的氧饱和度过低与决策能力缺陷有关[93]。相反，睡眠期间经历氧饱和度降低的个体与 OSA 患者中更好的睡眠质量感知有关，这一矛盾可能与低氧相关的感知损害有关[94]。结果可能取决于产生的活性氧-氮的特定类型和数量、产生的持续时间和频率、细胞内定位以及微环境抗氧化活性之间的动态相互作用[13]。其他相互作用还取决于基因组成、营养和其他与生活方式相关的变量，所有这些因素都会影响氧化还原状态[13，26]。迄今为止的各种研究表明，缺氧的严重程度、持续时间和周期频率是结果的基本决定因素（图 135.4A）[95-96]。例如，短暂、轻度和较低频率的间断性缺氧被认为在大脑中产生有益和适应性的反应，如缺血预适应[26]。相反，慢性、中度到重度和高频的间断性缺氧会引起体内平衡机制的不适应破坏，导致功能失调和无菌性神经炎症[13，26]。

缺血预处理代表了多种细胞对缺血的普遍适应[27，97]。在 OSA 中，缺血预适应的诱导被认为是由于多个基因程序的激活，包括缺氧诱导因子 -1、血管内皮生长因子、促红细胞生成素、心房钠尿肽和脑源性神经营养因子[98-99]。各种终端机制和途径已被证明在预适应中起作用，包括长期促进膈肌运动输出、化学反射激活、血管重塑、新血管生成、生产性自噬、反应性胶质增生、各种突触变化和成人海马神经发生的调节[13，100-101]。

CPAP 治疗 OSA 已被证明可以部分逆转海马区灰质的结构成像变化，并改善一些相关的认知缺陷，这可能也通过调节成人神经发生来实现[102]。神经影像学研究显示，OSA 患者的大脑同时存在营养减退和肥厚变化，这反映了 OSA 相关脑损伤的演变性质[25，46]。有人提出在任何给定时间内，持续的不适应神经炎症过程可能与大脑可塑性增加和缺血预适应的适应机制共存[15]。作为这些发现的推论，在一项比较 OSA 相关轻度和重度低氧血症患者认知表现的研究中，控制了人口因素和 OSA 严重程度的其他方面后，一个完全匹配的临床队列研究显示出程度更重的低氧血症对记忆方面有意想不到的优势[103]。

还有几项研究表明，在某些条件下，间歇性低氧可以增强免疫防御而不加剧炎症[13，26]。此外，在动物实验中，模拟 OSA 的短暂缺氧暴露与骨髓来源的多能干细胞的募集相关，该试验显示干细胞分化途径的上调，特别是涉及中枢神经系统发育和血管生成[26]。

在小脑顶状核内在神经元激活后，另一种强大的中枢神经保护适应机制已被证实[104]。在随后的缺血发作中，刺激这些核团似乎在后续缺血发作中提供了“保护性”皮质神经元的兴奋性减低，并导致脑微血管的免疫反应性降低[12]。此外，一些年轻的轻度 OSA 患者也出现了由海马肥大引起的小脑“代偿性”同步[46]。虽然海马体和小脑之间没有直接的单突触解剖联系，但它们的连接被认为对情绪高涨和新条件下控制运动和联想学习至关重要[12，15]。在某些患者中，小脑网络对任何病因造成的损伤的不适应已被证明会导致认知缺陷、多动、注意力不集中、沉思行为、烦躁不安和抑郁[12，40]。

### 阻塞性睡眠呼吸暂停的神经炎症

然而，间歇性低氧有相关的不适应效应[15，105]。这些效应包括神经炎症，虽然与相关过程的确切神经细胞来源尚未完全确定，但星形胶质细胞的激活可能至关重要[13，15，96]。此外，少突胶质细胞——中枢神经系统的髓鞘生成细胞——已被证实对低氧和睡眠片段化具有选择性敏感[106-107]。随后缓冲功能的丧失最终可促进病理进程，如胶质细胞增殖和小胶质细胞激活（图 135.4B）[15，96]。星形胶质细胞和小胶质细胞在区域血流调节和大脑炎症过程中起着关键作用，同时通过乳酸转运对生物能量的关键协调发挥作用[96]。在正常情况下，健康中枢神经系统中的小胶质细胞表现出一种监测表型，可合成并释放神经保护性生长因子和营养因子[96]。然而，严重和长期的低氧可激活小胶质细胞，使其产生毒性、促炎性表型，从而触发海马细胞凋亡、突触可塑性受损和认知障碍在内的病理进程[96]。神经炎症已被证明可以独立增加大脑对压力的敏感性，导致与压力相关的神经精神疾病，如焦虑和抑郁[15，108]。

间歇性低氧暴露后，已经证实了炎症基因转录发生动态变化[15，96]。在海马和皮质区域也发现前列腺素 $E_2$ 在神经组织中浓度升高，同时伴随着多不饱和脂肪酸的脂质过氧化[96]。同样，研究表明，在易感脑区暴露于间歇性低氧后，羰基化和亚硝基化导致的氧化损伤增加，并促进了白天过度嗜睡[13, 96]。Toll 样受体 4（TLR4）的表达和活性在 OSA 患者的单核细胞中也有所增加[109]。同样，TLR4 的配体在 OSA 患儿的血清中也有所增加[15, 109]。皮质和脑干的小胶质细胞在慢性间歇性低氧后表达 TLR4，推测它可能在区域特异性和差异性（适应或适应不良）中发挥作用[15, 52, 109]。这一发现值得关注，因为 TLR4 也与多种炎症和神经退行性疾病（包括血管性痴呆和阿尔茨海默病）密切相关[109]。在认知健康的成年人中，间歇性低氧与脑脊液中磷酸化的和总的 tau 蛋白及 β 淀粉样蛋白[54]浓度的增加有关，这是阿尔茨海默病病理的关键组成部分[1, 15]。同样，暴露于间歇性低氧的动物的皮质和脑干中也发现了脑淀粉样蛋白形成和 tau 蛋白磷酸化，以及神经元变性和轴突功能障碍[2]。综上所述，这些发现支持了神经炎症过程在 OSA 患者的认知和情绪障碍中的作用。这进一步表明低氧诱导的适应不良过程与痴呆之间的密切关联（图 135.4C）[6, 15, 110]。

## 阻塞性睡眠呼吸暂停对神经系统疾病和认知功能障碍的影响

一些神经系统疾病与 OSA 有关[12]。例如，患有癫痫的成人患 OSA 的风险增加[111]。相反，OSA 是卒中的独立风险因素（参见第 103 和 150 章）[12, 112]。OSA 与老年癫痫患者发作加重有关，CPAP 治疗可能是改善这一人群癫痫发作控制的重要途径[12, 113-114]。在突发卒中期间，OSA 所致的脑损伤被认为会加重神经损害，并增加以后发生卒中的风险[115-116]。

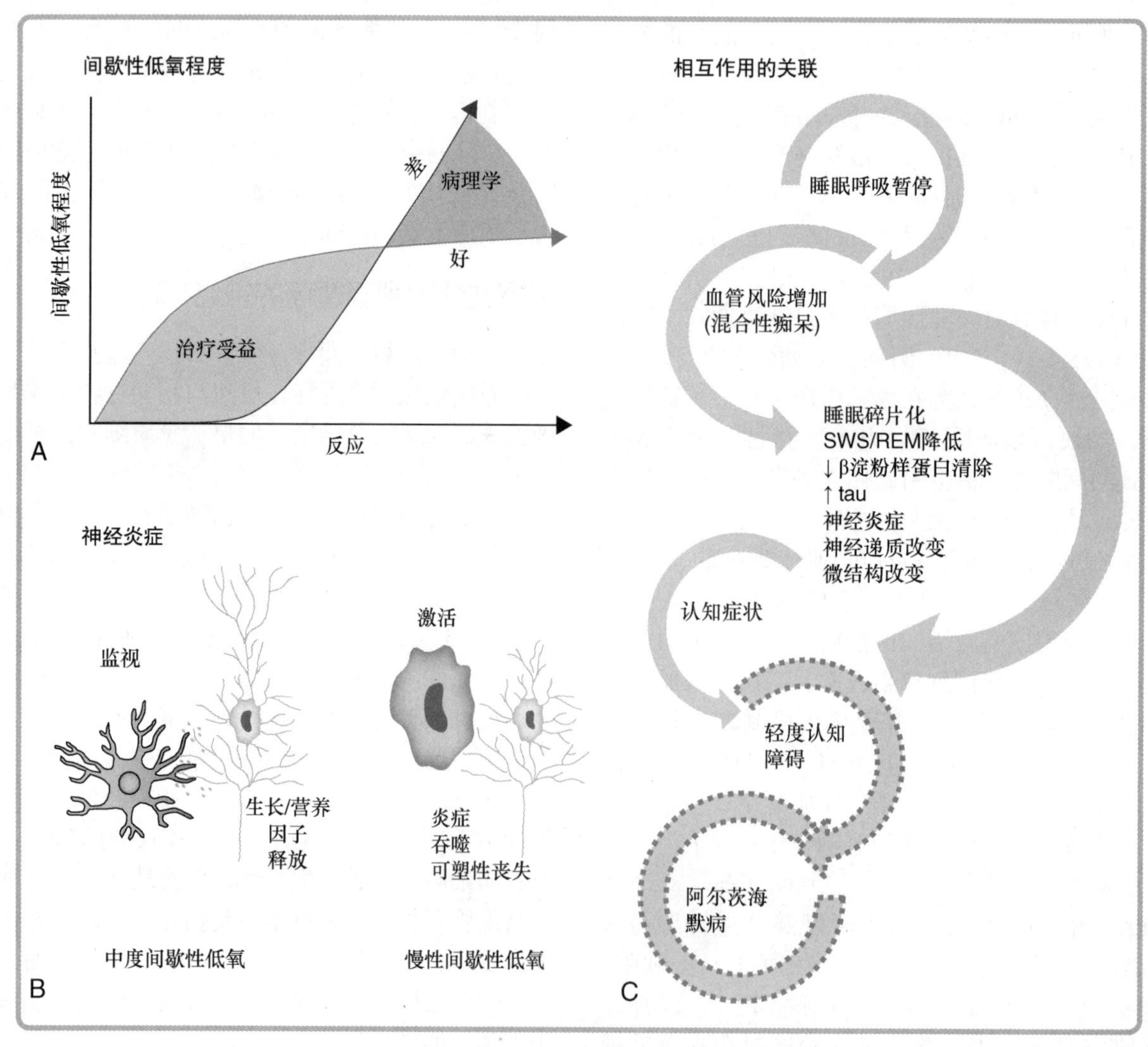


**图 135.4** 间歇性低氧诱导的适应和适应不良过程。**A.** Dale 等描述了在一段时间内（从几分钟到几天到几周），不同长度和频率的间歇性低氧循环的净效应[96]。高程度低氧仍然会引发神经适应机制，但平衡被转移，适应不良过程，如神经炎症（**B**），可能会触发。找到最佳低氧程度是开发有效治疗方法的关键[96]。**C.** 睡眠呼吸暂停和阿尔茨海默病之间可能存在连锁反应。REM，快速眼动睡眠；SWS，慢波睡眠（From Rosenzweig I，Glasser M，Polsek D，et al. Sleep apnoea and the brain: a complex relationship. Lancet Respir Med. 2015；3：404-14.）

此外，越来越多的动物研究证据表明，间歇性低氧可以诱导脑淀粉样蛋白形成和 tau 蛋白磷酸化，这是阿尔茨海默病的两个主要特征[2]。事实上，最近从阿尔茨海默病神经影像学倡议（Alzheimer's Disease Neuroimaging Initiative）中获得的一项大型纵向研究数据显示，与没有 OSA 的个体相比，正常认知和轻度认知功能障碍的 OSA 患者 florbetapir 正电子发射断层扫描摄取增加（即淀粉样蛋白负荷的测量）脑脊液 Aβ42 水平降低，脑脊液总 tau 蛋白和磷酸化 tau 蛋白增加[117]。其他较小的研究也显示，与未患 OSA 的个体相比，OSA 患者淀粉样蛋白负荷更高，脑脊液 Aβ42 和 Aβ40 水平降低，血中 tau 蛋白水平升高[118-123]，并且使用 CPAP 治疗 OSA 与 Aβ 升高相关[120, 122]，这表明脑大分子的淋巴清除有所改善[66]。因此，目前的证据表明 OSA 与阿尔茨海默病发病之间存在因果关系，这可能与 CPAP 治疗有关。然而，CPAP 是否可以延缓阿尔茨海默病认知功能障碍的发生，还需要进一步的研究[4]。

已知间歇性低氧和相关活性氧的产生发生在夜间呼吸暂停发作期间，已有研究表明其能引发动物脑皮质和脑干的神经元退行性变和轴索功能障碍[2, 12]。此外，中枢神经系统的髓磷脂生成细胞和少突胶质细胞对低氧和睡眠片段化具有选择性敏感[12, 107]。然而，目前还不清楚这种特殊的易损性在多大程度上导致了 OSA 患者（包括穹窿和胼胝体）大脑中白质的萎缩[12, 124-125]。有文献记载，患有 OSA 的儿童学习能力受损，同时多动症和注意力缺陷的发生率增加[10]。在年龄谱的另一端，如前所述，几项临床研究表明，老年 OSA 患者可能会出现加速脑萎缩、认知能力下降、痴呆的发生和严重程度[11, 95, 126-128]。

据估计，大约 80% 的 OSA 患者都会抱怨白天过度嗜睡和认知功能障碍，一半的患者还报告人格改变[42]。有 1/4 新诊断为 OSA 的患者存在显著的神经心理功能障碍[42, 129]。研究表明，多达 9% 的 OSA 患者存在记忆障碍的问题；2% ～ 25% 的患者注意力集中困难，15% ～ 42% 的患者表现出执行功能困难[42, 130]。此外，OSA 患者发生工伤和交通事故的频率增加可作为神经行为表现缺陷的替代指标[42, 131-132]。

与不打鼾的健康对照组相比，OSA 患者抱怨困倦的可能性要高出 37 倍[104]。在工作时间管理、心理任务、人际关系和工作产出方面的工作限制都与白天过度嗜睡有关[42]。OSA 患者在工作中难以集中注意力的可能性是是正常人的 7.5 倍，学习新任务的难度是正常人的 9 倍，执行单一任务时出现问题的可能性是正常人的 20 倍[42, 133]。此外，据报道，男性 OSA 患者工作事故的发生率为 50%，而女性 OSA 患者工作事故的风险报告比对照组高 6 倍[42, 131, 134]。

需要特别注意的是，不管是否患有 OSA，机动车驾驶员并不总是意识到自己的病损，并在昏昏欲睡的状态下继续驾驶[42, 135]。总体而言，与正常对照组相比，OSA 患者发生与驾驶相关的交通事故的可能性增加了 2 ～ 13 倍[136]。这类事故往往发生在那些白天嗜睡的人身上[42, 136]。然而，OSA 与机动车碰撞的关联也与白天嗜睡独立相关[137]。工作计划引起的困倦和呼吸暂停引起的困倦是事故的独立危险因素[42]。例如，在商用车司机中，这两种促进嗜睡的条件同时存在，那些嗜睡程度最高的人发生多重事故的概率增加了 1 倍[138]。关于 OSA 患者引发机动车碰撞的数据是大量和一致的：作为一个群体，OSA 患者发生机动车碰撞的风险增加了 2 ～ 4 倍[42]。

在驾驶模拟器上，与非 OSA 对照组相比，OSA 患者遇到的障碍更多，追踪与视觉搜索的误差增加，对二次刺激的反应时间延长，并且越界驾驶次数更多[139]。不过，不是所有的阻塞性睡眠呼吸暂停（OSA）患者都会发生交通事故，多达 2/3 的患者从未发生过交通事故[135, 139]。通过现有文献仍然不清楚如何确定 OSA 患者发生机动车碰撞的最大风险，这让医学和法律层面做出决策变得复杂[42]。

## 阻塞性睡眠呼吸暂停患者认知和神经行为表现缺陷的评估

为了理解影响 OSA 患者的认知和神经行为表现缺陷，从分类的角度来考虑这些问题是有帮助的[42]。睡眠不足的影响包括认知能力的变化、工作记忆困难、反应迟钝或任务期间无法保持注意力、无法表现出最佳状态、甚至失误[44, 140]。正如前面提到的，在 OSA 中，低氧-复氧循环及伴随的生化和细胞变化会导致前额叶皮质和其他中枢神经系统区域的功能障碍[42]。这会导致执行功能受损，表现为错误的反应、工作记忆和情境记忆问题、认知处理问题以及反应模式的缺陷、情绪和觉醒的自我调节[41-42]。框 135.1 描述了 OSA 患者的表现缺陷和常用评估技术[34]。

可以在临床中进行的测试包括评估认知处理过程的数字符号替代任务（90 s 测试）和评估注意力持续能力的精神运动警觉性任务[42]。对有关神经行为测试的总结信息已经进行了回溯，并强调了选择最合适的测试难度，以及所用测试的异质性[53, 141]。OSA 对认知处理、记忆、持续注意力、执行和运动功能的影响进一步展示在图 135.5 中，其报告了 OSA 相对于健康成年人对患者的影响[42]。

**框 135.1　与阻塞性睡眠呼吸暂停相关的认知和神经行为缺陷的定义和评估**

**认知加工**

*行为*

理解信息的能力下降

- 完成任务速度减慢
- 错误增加
- 每单位时间内正确和（或）完成的总数下降

*用于评估缺陷的常用措施*

短时间（1～5 min）的自定进度任务，包括算术计算、沟通或概念实现

- 有节奏的听觉序列加法任务（PASAT）
- 试制试验 A 和 B 部分：序列号（A）或字母和数字（B）
- 类别测试：围绕不同原则组织的六组项目，第七组包括之前显示的项目
- 数字符号替换测试：提供匹配的符号，给定相应的数字
- 倒排数字：按相反顺序陈述口头提供的数字
- 字母取消：从随机字母表中取消目标字母表

**记忆**

*行为*

记录、存储、保留和检索信息的能力下降

*用于评估缺陷的常用措施*

短期记忆：10 min 以内的定时任务

- 已探测，回忆记忆任务（单词）
- 数字跨度向前（数字）
- 韦克斯勒记忆量表故事任务（段落）
- Rey 听觉言语学习测试（图片）

长期记忆：向受试者展示超过七项记忆能力的项目列表

- 加州言语学习测试

程序记忆：运动技能和程序的逐步习得和维持

- 镜像追踪任务
- 旋转追踪任务

**持续关注或警惕**

*行为*

- 无法随着时间的推移保持注意力
- 响应时间变慢（任务时间）
- 错误增加
- 最快最佳反应时间缩短
- 反应延迟或无反应（失误）
- 无刺激时的反应（错误反应）

*用于评估缺陷的常用措施*

短期任务（30 min）

- 心理运动警戒任务
- 四项选择反应时间测试
- 转向清晰
- 连续能力测试

**注意力分散**

*行为*

无法对一项以上的任务或刺激做出反应，例如驾驶

*用于评估缺陷的常用措施*

分散注意力驾驶测试：模拟驾驶所必需的警惕相关行为

- 跟踪（保持在车道内的能力）
- 视觉搜索（寻找和避开障碍物、红绿灯等）

**执行功能**

*行为*

操纵和处理信息的问题

- 计划和执行不充分
- 组织混乱：判断力差、决策不灵活
- 情绪不稳定
- 冲动
- 难以保持动力

*用于评估缺陷的常用措施*

自愿成分或故意行为

- 通过询问患者的喜好、他们喜欢做什么或什么能让他们生气来评估

规划成分

- Porteus 迷宫测试
- Tower 测试：伦敦塔、多伦多塔、河内塔
- 威斯康星卡片分类测试

目的性行动

- Tinkertoy 测试

有效性能

- 随机生成任务

Modified from Dinges D. Probing the limits of functional capability：the effects of sleep loss on short-duration tasks. In：Broughton R，Ogilvie R，eds. Sleep，Arousal，and Performance. Birkhäuser；1992：177-88.

评估 OSA 患者时需要考虑的另一个问题是他们的主观认知和情绪主诉[15]。对该领域重要研究的详细分析表明，OSA 患者的（主观）认知主诉与其客观认知功能之间只有微弱的相关性[15，142]。主观与客观主诉的不同结果在其他医学群体中也得到了认可，并提出了对 OSA 患者的几种可能的解释[15]。例如，目前对 OSA 缺陷的测试的特异性不足是显而易见的，并且得到了广泛认可[53]。目前使用和经过验证的认知客观测试通常用于评估创伤性脑损伤患者的缺陷，因此并不能专门评估 OSA 引起的脑损伤[15，142]。认知领域不是单一的结构，只有仔细分析它们的不同亚能力以及他们对 OSA 特有的一系列风险和保护因素的脆弱性，才能更真实地评估个体的缺陷程度[15，20，53]。同样，许多损伤可能是 OSA 的其他症状继发的（如嗜睡本身），也可能是心理困扰的征象[142-143]。

主观认知主诉与患者的生活质量、工作效率和医疗保健利用率有关[142]。一项对 13 项随机对照研究的荟萃分析显示，CPAP 治疗患者与对照组的总体生

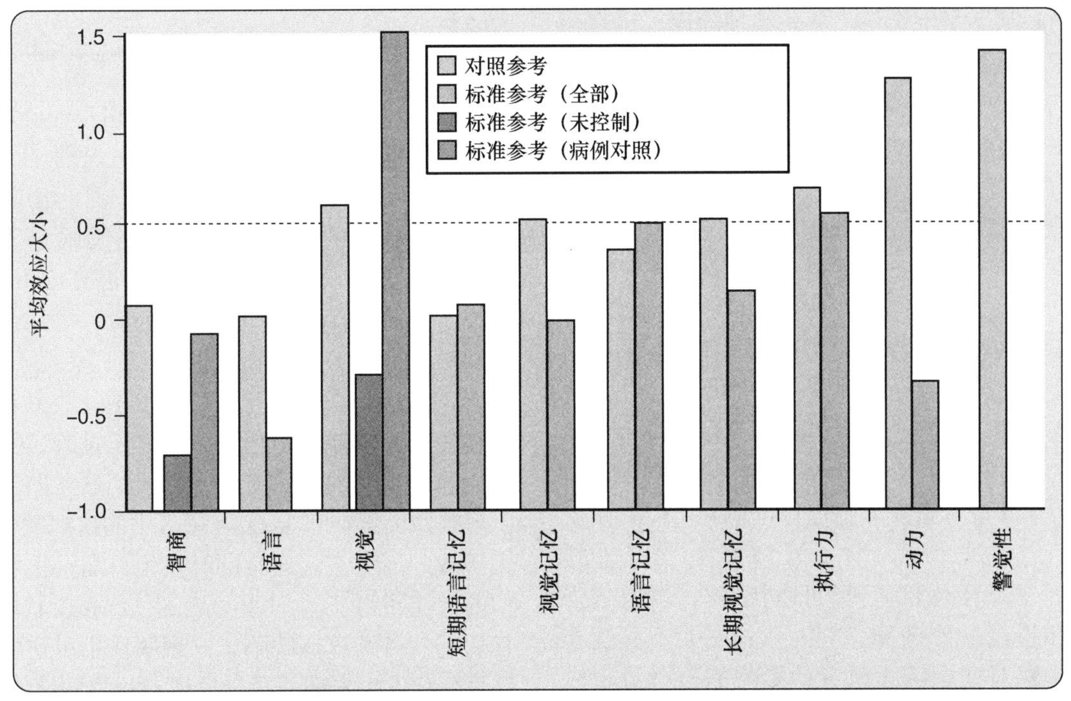


**图 135.5**　跨领域和数据集的平均效应大小汇总。正值表示与健康成人相关的缺陷，负值表示与健康成人相关的优势。中等智力和视觉功能的数据集分为病例对照和非对照样本，用于研究设计（病例对照与非对照）调节数据的领域（Modified from Beebe DW，Groesz L，Wells C，et al. The neuropsychological effects of obstructive sleep apnea：a meta-analysis of norm-referenced and case-controlled data. Sleep. 2003；26：298-307.）（见彩图）

活质量和心理生活质量相关没有显著差异，然而，身体生活质量有所改善[144]。重要的是，未来的随机对照试验研究要考虑主观认知主诉[142]。

## 阻塞性睡眠呼吸暂停治疗对相关神经认知功能障碍的影响

在第 131 ～ 134 章中提到，OSA 的非药物和药物治疗已被证明可以改善 OSA 患者亚群的认知功能。多项荟萃分析的结果表明，CPAP 治疗可以改善 OSA 患者的嗜睡和情绪问题，并改善其客观认知功能[18-19，142，145-146]。然而，关于 CPAP 治疗的许多问题仍需要澄清，其中最基本的问题是何时开始治疗以及最佳依从性是什么[15，147]。最佳治疗方案可能与其他生活方式或药物相结合，只有在全面了解 OSA 的神经病理学后才能实现这一目标[11-12，15]。例如，已经表明，在一些符治疗依从的患者中，CPAP 对嗜睡症状和睡眠质量的有益效果只需几天的治疗后即可获得。另一方面，对其他主观和客观认知症状的影响还不太清楚，为了提供类似的治疗效果，可能需要更长的治疗时间[139，148]。

两项研究表明，对于严重 OSA 患者，可能需要长期治疗[149-150]。其中一项研究表明，在坚持 CPAP 治疗 1 年后，严重 OSA 患者的白质纤维病理改变几乎完全恢复，记忆力、注意力和执行功能显著改善[149]。一项强调 OSA 功能性神经解剖学的研究记录了通过 CPAP 治疗 OSA 3 个月后，其认知功能在数个领域得到改善，这些领域对应于额叶和海马区灰质体积的增加。[102] 然而，大多数研究 OSA 治疗的研究都未能解释组织损伤或认知缺陷的不完全逆转，这表明早期开始延长治疗方案可能是优化与 OSA 相关的神经认知疾病过程改善的必要条件[151-153]。

一项小型试验表明，与年轻患者相比，老年患者可能需要更长时间的 CPAP 治疗，这项发现是基于对患有轻度到中度阿尔茨海默病的重度 OSA 患者进行 3 年治疗，并发现治疗可以显著延缓认知下降速度[150]，然而，已经证明 1 年的 CPAP 治疗可以改善老年 OSA 患者的嗜睡和生活质量[23]。

一些关于使用过的多奈哌齐、毒扁豆碱和氟替卡松等药物的有限的证据表明，接受治疗的患者的认知改善效果更好，这可能需要更长的治疗时间[154-155]。尽管充分使用了 CPAP，但仍抱怨残余嗜睡的 OSA 患者可能仍需要进行药物治疗[156]。有人认为，在 OSA 患者持续嗜睡的最常见解释中，低 CPAP 依从性、CPAP 滴定不足导致残余呼吸事件和睡眠片段化、面罩或口腔泄漏、治疗引起的中枢性睡眠呼吸暂停、行为导致的睡眠不足综合征、共病精神障碍、镇静药物使用，未确诊的共存睡眠障碍占主导地位[157]。然而，人们已经认识到，即使在睡眠卫生改善、CPAP 治疗优化和共病管理之后，一些依从的 CPAP 使用者仍然会存在过度的日间嗜睡，这些患者被认为患有真正的残余嗜睡[157]。尽管根据回顾性研究，其病理生理机制尚不清楚，这种残余嗜睡的发生率估计为 10%[16-17，157]。

在临床病例中，如夜间使用超过每晚 5 h 仍有残余嗜睡，且严重到需要使用促醒药物治疗，应在基线时进行客观评估。这将允许对治疗的警惕性进行适当评估[157]。在其他睡眠障碍中常用的促醒药物中，莫达非尼、阿莫非尼和索安非托已被证明对 CPAP 耐受性嗜睡有一定疗效[157-158]（详见第 53 章）。索安非托已显示出可改善客观和主观的日间嗜睡，以及增强日常功能和提高工作效率[158-161]。一项关于莫达非尼和阿莫非尼对残余嗜睡患者的影响的荟萃分析表明，其能够改善嗜睡的客观和主观指标、觉醒状态和患者对疾病严重程度的感知，整体耐受性好，副作用小[156]。此外，还观察到使用这些药物治疗后，CPAP 使用时长也有下降的趋势[156]。哌甲酯[157]、右苯丙胺、文拉法辛和托莫西汀尚未对此适应证进行专门测试。类似地，在拒绝或不坚持 CPAP 的 OSA 患者中，一种具有促醒作用的选择性组胺 $H_3$ 受体拮抗剂用于治疗发作性睡病[162]，显著减少了 OSA 患者自我报告的白天嗜睡和疲劳，并改善了患者报告的结果[163]。需要进一步的大规模前瞻性研究，以更好地界定预测性基线特征以及残留嗜睡的可能因果机制，同时为临床医生选择最合适的药物治疗提供信息和指导。

### 临床要点

阻塞性睡眠呼吸暂停越来越被认为是成年人认知和表现缺陷以及痴呆症的潜在可改变风险因素之一。在未经治疗的呼吸暂停低通气发作期间，会出现间歇性低氧血症和高碳酸血症，同时伴有睡眠片段化、脑血流量变化和随后的复氧。这些因素可能单独或联合导致认知缺陷和日间表现下降，并对工作和学习产生影响。临床医生对这些损伤的认识及其及时治疗将减轻 OSA 患者的疾病负担以及公共健康风险。

## 总结

OSA 患者表现出不同的认知和表现缺陷。这种缺陷在更严重的 OSA 患者中更容易识别[42]。CPAP 在减少轻度 OSA 患者的表现缺陷方面的长期有效性需要进一步探索[42-43]。OSA 对正常睡眠生理的破坏越来越被认为是认知缺陷的一个未被充分重视的因素，再加上低氧血症和其他公认的因素，可能会进一步加重 OSA 患者与年龄相关的记忆缺陷[2-3，6，84，86]。临床上，这种动态的相互作用突出了一些患者的许多主观和客观认知和情绪主诉[15，39，87]。此外，OSA 和认知功能障碍之间的关系有许多促成因素（图 135.6）[53]。了解这些因素在每个 OSA 患者中的比例效应是一个重大挑战，因为它们通常同时发生，而且很可能针对相似的神经回路[15]。一些患者即使在接受长期 CPAP 治疗后仍然持续存在缺陷，这表明在不可逆的萎缩和代谢性变化发生之前，及早发现 OSA 对中枢神经系统的后遗症是至关重要的，以便进行适当的治疗。然而，开始治疗的最佳时间和最佳治疗的持续时间仍不清楚。本章中讨论的研究表明，改善神经炎症的急性和慢性影响可能为 OSA 提供合理的治疗靶点[2，13，96]。同样，尽管它们还处于初级阶段，但针对这一复杂睡眠障碍因素的临床方法研究表明，未来的治疗干预潜力巨大[15]。

尽管在假 CPAP 对照研究中需要更多关于社区获得的样本中认知和表现缺陷的证据，但有大量文献表明，未经治疗和 CPAP 非依从性 OSA 患者有发生交通和职业事故的风险[42]。最近的研究结果也对 OSA 和痴呆之间的关联机制提出了有效的问题，并进一步强调了识别和随访认知能力下降风险最高的 OSA 患者对公众健康的重要性。

## 致谢

作者得到了伦敦帝国理工学院皇家布朗普顿和哈菲尔德国家卫生服务基金会信托基金会国家卫生研究所呼吸生物医学研究室的支持。

### 参考文献和拓展阅读

请扫描书后二维码，获取参考文献和拓展阅读资源。

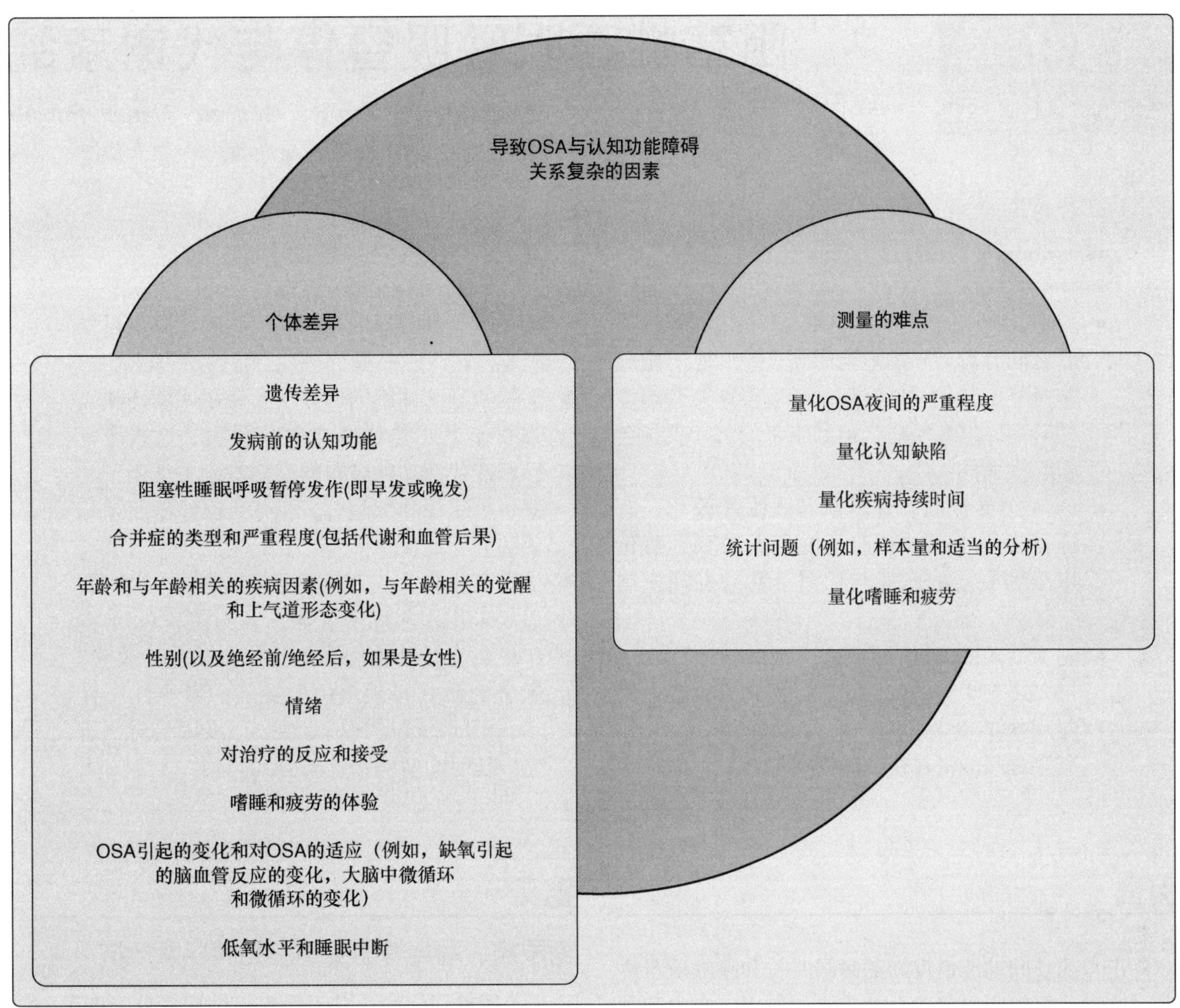


**图 135.6**　导致阻塞性睡眠呼吸暂停（OSA）严重程度与认知功能障碍之间复杂关系的个体差异和测量因素汇总［Modified from Bucks RS，Olaithe M，Rosenzweig I，Morrell MJ. Reviewing the relationship between OSA and cognition：where do we go from here？Respirology. 2017；22（7）：1253-61.］

# 第 136 章　阻塞性睡眠呼吸暂停与代谢紊乱

Mary Ip，Daniel J. Gottlieb，Naresh Punjabi
雷　倩　译　王菡侨　审校

**本章重点**

- 阻塞性睡眠呼吸暂停（OSA）和代谢紊乱两者之间有着共同的危险因素——肥胖。肥胖本身是一种代谢性疾病。随着全球肥胖趋势的升高，这些疾病当前和未来的医疗负担会引起极大的关注。
- OSA 会导致间歇性低氧和睡眠片段化，有证据表明交感神经激活的下游级联、氧化应激和炎症的途径与代谢紊乱的发病机制一致。
- 越来越多的流行病学和临床证据表明，OSA 可以影响机体的代谢过程。然而，肥胖对代谢疾病的复杂影响一直难以解释。OSA 和肥胖之间的潜在协同效应可能有更大的临床相关性，部分原因是脂肪组织功能障碍更加严重。
- 动物和基于细胞的研究主要使用间歇性缺氧方案作为人类 OSA 的替代模型，这些研究已经在代谢功能障碍的发病机制中证明了其对各种组织和细胞有害，并且已经阐明了相关的分子途径。
- 尽管有来自人类观察性研究的提示性数据，但尚未出现明确的证据来表明控制 OSA 将产生具有显著临床影响的代谢功能的改善。未来的研究必须解决的挑战：异质性小样本，不同的代谢评估方法，以及随机对照研究中长时间暂停治疗 OSA 的问题。

## 引言

正常的日间功能由夜间的睡眠时长和睡眠质量决定，这对一般健康也起着至关重要的作用。实验和观察性研究都已经表明，除了相关的日间损害之外，睡眠受限还会扰乱正常的葡萄糖稳态并增加患 2 型糖尿病的风险[1-2]。我们对睡眠时长和睡眠质量的代谢影响的理解扩展的同时，也积累了将阻塞性睡眠呼吸暂停（obstructive sleep apnea，OSA）与葡萄糖代谢改变联系起来的证据[3-4]。OSA 对胰岛素抵抗、葡萄糖耐受不良和 2 型糖尿病的潜在因果效应已经引起人们对相关机制的研究，这种机制是可以解释观察到的。本章回顾了现有的证据，这些证据是关于 OSA 可能导致葡萄糖代谢异常，调查睡眠片段化和间歇性低氧血症的潜在影响。OSA 对自主神经活动、促皮质功能、氧化活性物质的产生、脂肪细胞因子的影响潜在代表了一些解释过的、已经观察到的中间机制。此外，本文对 OSA 在脂质代谢紊乱中的影响进行了综述。在讨论 OSA 的代谢影响之前，先对本章中使用的术语进行简要总结。

## 定义

### 糖尿病、葡萄糖耐受不良和胰岛素抵抗

美国糖尿病协会共识指南将糖尿病分为四种不同的临床和病理生理类型，并概述了用于定义糖尿病和其他类别高血糖症的标准（表 136.1）[5]。1 型糖尿病由胰腺 β 细胞介导的细胞自身免疫破坏引起。它通常发生在年轻的非肥胖人群中，在诊断为糖尿病的人群中约占 5% ～ 10%。2 型糖尿病（以前称为非胰岛素依赖型糖尿病）反映了外周组织（例如，骨骼肌、脂肪和肝）中的胰岛素抵抗状态，伴有胰岛素分泌的代偿性增加不足。2 型糖尿病好发于超重和肥胖人群中，这一类型在被诊断为糖尿病的患者中占比 90% ～ 95% 以上。妊娠糖尿病是第三类糖尿病，定义为妊娠期间发生葡萄糖耐受不良。在美国，约有 4% 的妊娠期人群发生糖尿病，每年这一人数可达到 135 000 例。第四类糖尿病包括其他继发性糖尿病，其由 β 细胞功能和胰岛素作用的遗传缺陷、其他内分泌病（如库欣综合征）以及特定药物或毒素对胰腺的破坏引起。

除了糖尿病的定义外，美国糖尿病协会共识声明还提出了糖尿病前期的定义，包括糖耐量减低和空腹血糖受损。空腹血糖受损定义为空腹血糖

表 136.1　糖尿病、空腹血糖受损和糖耐量受损的标准

| 状态 | 测量 | 葡萄糖标准 | |
|---|---|---|---|
| | | mg/dl | mmol/L |
| 糖尿病 | 空腹 | ≥ 126mg/dl | ≥ 7.0 |
| | 随机 | ≥ 200 | ≥ 11.1 |
| | 葡萄糖负荷后 2 h | ≥ 200 | ≥ 11.1 |
| 空腹血糖受损 | 空腹 | 100 ～ 125 | 6.1 ～ 6.9 |
| 糖耐量受损 | 葡萄糖负荷后 2 h | 140 ～ 199 | 7.8 ～ 11.0 |

水平为 100 ～ 125 mg/dl。糖耐量减低被定义为在口服糖耐量测试期间，起效后 2 h 的葡萄糖水平为 140 ～ 200 mg/dl。糖尿病前期不仅是 2 型糖尿病的危险因素，还增加了患肾病、慢性肾病、小纤维神经病、视网膜病变和大血管疾病的风险。糖尿病前期的危险因素包括高龄、男性、较高的体重指数、向心性肥胖和 2 型糖尿病家族史[17]。

有关 OSA 与糖代谢改变的研究通常采用空腹血糖值和口服葡萄糖耐量试验结果作为主要结果。几项研究还检验了其他更直接的胰岛素敏感性指标。评估胰岛素敏感性的金标准技术是高胰岛素-正常葡萄糖钳夹技术[18]。在正常葡萄糖钳夹期间，外源性胰岛素的给药速率旨在维持胰岛素优势浓度，同时输注外源性葡萄糖以维持血清葡萄糖浓度。在稳态下，外源性葡萄糖输注速率代表组织摄取葡萄糖的量，并提供胰岛素敏感性的量度。为了维持血糖正常，胰岛素敏感受试者需要高葡萄糖输注率，而胰岛素抵抗受试者则需要低葡萄糖输注速率。高胰岛素-正常葡萄糖钳夹试验是有创性检查且耗费时间过长，会给受试者带来很大负担，因此我们已经提出了几种可替代、更简单的测量胰岛素敏感性的方法。其中包括胰岛素抑制试验和静脉葡萄糖耐量试验。空腹和血糖激发后的血清胰岛素水平也很常用，因为它们负担最小，却可以粗略估计胰岛素敏感性。最后，空腹胰岛素（$I_0$）和葡萄糖（$G_0$）水平的乘积，也称为稳态模型评估（homeostasis model assessment，HOMA）指数[19]，也是广泛使用的胰岛素敏感性的替代性指标，特别是在大型流行病学研究中（表 136.2）。

### 代谢综合征

不同的国际机构已经提出了许多关于代谢综合征的定义。尽管所提出的定义之间存在细微差异，但对所有人来说，胰岛素抵抗是常见的，而且是核心缺陷。

根据美国国家胆固醇教育计划（NCEP）成人治疗小组Ⅲ提出的标准[20]，存在以下三种或更多情况，可以诊断为代谢综合征：①腹部肥胖伴腰围男性超过 40 英寸（约 102 cm），女性超过 35 英寸（约 89 cm）；②血清甘油三酯＞ 150 mg/dl；③男性高密度脂蛋白胆固醇＜ 40 mg/dl，女性＜ 50 mg/dl；④血压＞ 130/85 mmHg；⑤空腹血糖＞ 110 mg/dl（表 136.3）。代谢综合征的支持者认为，风险因素的聚集有助于评估 2 型糖尿病和心血管疾病（如卒中[21]）的风险。然而，也有人认为需要定义代谢综合征[22-23]，因为有限的证据表明，与该综合征相关的心血管疾病风险并不大于其单个成分所带来的风险。尽管存在争议，本章仍使用 NCEP 对该综合征的定义。

### 血脂异常与脂肪代谢

脂质以脂蛋白的形式在血液中循环，其中有五种类型。包括乳糜微粒、极低密度脂蛋白（VLDL）、中密度脂蛋白（IDL）、低密度脂蛋白（LDL）和高密度脂蛋白（HDL）。乳糜微粒是最大的脂蛋白，主要负责将膳食脂质从肠道转运到肝。由肝产生的富含甘油三酯的 VLDL 颗粒占血清总胆固醇的 10% ～ 15%。VLDL 颗粒是 LDL 胆固醇的前体，后者占血清总胆固醇的 60% ～ 70%。LDL 胆固醇是导致动脉粥样硬化的主要脂蛋白[24, 25]。富含甘油三酯的 VLDL 也可独立于 LDL 导致动脉粥样硬化，特别是当血清甘油三酯水平超过 200 mg/dl 时。相比之下，HDL 对心血管疾病具有保护作用，HDL 水平较低时会增加患冠心病的风险。动脉粥样硬化性血脂异常可定义为 LDL 胆固醇水平大于 100 mg/dl 和（或）甘油三酯水平≥ 150 mg/dl，和（或）HDL 胆固醇＜ 40 mg/dl。男性和女性 HDL 水平异常的阈值如下：男性为＜ 40 mg/dl，女性为＜ 50 mg/dl。

## 阻塞性睡眠呼吸暂停与糖代谢

从最初描述 OSA 和糖代谢异常以来已经过去了大约 30 年。从那时起，许多临床和流行病学研究已经确定了 OSA、胰岛素抵抗、糖耐受不良和 2 型糖尿病之间的独立关联。此外，一些影响葡萄糖代谢的内分泌疾病（多囊卵巢综合征[26]、库欣综合征[27]、

表 136.2　临床实践和研究中葡萄糖代谢的评估工具

| 测试 | 简要方法 | 测量参数 | 评论 |
|---|---|---|---|
| 血糖 | 空腹静脉血样本测定血浆葡萄糖水平<br>间质血葡萄糖监测 | 空腹血糖水平<br>皮下间质组织中的葡萄糖水平 | 糖尿病 / 空腹血糖受损的常规诊断方法<br>在临床实践中选择性使用，仅显示血糖变化趋势，而不直接显示血糖水平。设备相对昂贵 |
| 糖化血红蛋白测定（HbA1c） | 静脉血样本用于检测糖化血红蛋白水平 | 过去 2 ～ 3 个月内血糖变化情况 | 在糖尿病临床实践中用于评估过去 2 ～ 3 个月的血糖控制<br>HbA1c ≥ 6.5% 用于诊断糖尿病（ADA/WHO）<br>HbA1c 5.7% ～ 6.4% 用于诊断糖尿病前期（ADA）<br>HbA1c 水平越高预示越严重的糖尿病并发症 |
| 口服葡萄糖耐量试验（OGTT） | 口服葡萄糖负荷（75 g）然后评估 2 h 后血糖负荷<br>口服葡萄糖负荷，然后每 30 min 评估一次葡萄糖；同时测量胰岛素水平 | 葡萄糖耐量受损（IGT）<br>胰岛素敏感性 | 2 h 血糖 ≥ 11.1 mmol/L，用于诊断糖尿病<br>7.8 ～ 11 mmol/L 用于诊断 IGT<br>可能反映了胰岛素分泌对葡萄糖负荷的反应，而不是胰岛素敏感性<br>检测重现性差是由于胃肠道吸收的变异性和其他因素 |
| 高胰岛素-正常葡萄糖钳夹试验 | 通过测量维持正常血糖所需的葡萄糖可变输注率，生成外源性胰岛素剂量反应曲线 | 胰岛素敏感性 | 评估胰岛素敏感性的金标准<br>外周葡萄糖利用率的稳态速率（M 值）以每千克体重每分钟消耗的葡萄糖毫克数来测量<br>劳动密集型调查 |
| 稳态模型评估（HOMA） | 空腹静脉血样本葡萄糖和胰岛素测量<br>HOMA-IR：胰岛素（μU/ml）× 葡萄糖（mmol/L）/22.5<br>HOMA-β：[20× 胰岛素（μU/ml）]/[葡萄糖（mmol/L）− 3.5] | 胰岛素抵抗：HOMA-IR<br>胰岛素分泌：HOMA-β | 首次来源于流行病学研究<br>测量基础胰岛素抵抗和胰岛素分泌<br>主要反映肝胰岛素抵抗 |
| 频繁取样的静脉葡萄糖耐受性测试（FSIGT，FSIVGTT） | 空腹基线血糖（和胰岛素），随后在注射葡萄糖后进行频繁采样（评估胰岛素敏感性，胰岛素在 20 min 后注射）持续 3 h。应用一个描述血浆动态的计算机模型（最小模型）来推导代谢参数 | 评估胰腺 β 细胞分泌能力和外周葡萄糖摄取对静脉注射葡萄糖的反应<br>在葡萄糖负荷 20 min 后给予胰岛素，获得胰岛素敏感性的更多信息 | 验证胰岛素对于高血糖-正常葡萄糖钳夹法的敏感性<br>无需在线测量或外部控制输液<br>反映全身胰岛素敏感性 |
| 短期胰岛素耐受性测试（SITT） | 给予外源性胰岛素，然后监测接下来 30 min 内的血糖下降情况，以得出葡萄糖消失率 | 胰岛素敏感性 | 验证胰岛素对于高血糖-正常葡萄糖钳夹法的敏感性<br>无需在线测量或外部控制输液 |

肢端肥大症[28]）与睡眠呼吸暂停密切相关。基于用于评估 OSA 的方法，关于 OSA 和葡萄糖稳态主题的可用研究已被分类为三个组。第一组研究描述了 OSA 症状（如打鼾）与糖代谢变化的各种参数之间的关系。这些研究表明，OSA 的症状或体征（如打鼾）与 2 型糖尿病的患病率和发病率较高相关，而与年龄、体重指数、吸烟、体力活动、2 型糖尿病家族史和习惯性睡眠时间等混杂因素无关[29-42]。在不同样本中，包括各种种族和少数民族亚组以及妊娠期妇女，也发现了这些相关性。尽管这些研究提供了横断面和纵向数据，并表明 OSA 存在因果关系，但由于缺乏多导睡眠图数据，无法定义剂量-反应相关性并描述间歇性低氧血症和睡眠片段化的假定作用。

第二组研究解决了第一组的局限性，并使用多导睡眠图或呼吸多导记录仪来检查 OSA 的严重程度及夜间低氧血症和睡眠碎片的程度是否与葡萄糖代谢异常相关。在这些研究中，呼吸暂停低通气指数和间歇性低氧血症的程度与胰岛素抵抗、葡萄糖耐受不良和 2 型糖尿病的患病程度一致相关，与肥胖等因素无关[43-65]。横截面和纵向数据的集合体，包括从胰岛素敏感性的测量到 2 型糖尿病患者血糖控制变异性的大量结果，支持间歇性低氧血症在改变正常血糖稳

**表 136.3　国家胆固醇教育计划成人治疗小组Ⅲ（NCEP-ATⅢ）的代谢综合征定义**

| 危险因素 | 定义级别 |
|---|---|
| 腹部肥胖（腰围） | |
| 男性 | ＞ 102 cm |
| 女性 | ＞ 88 cm |
| 甘油三酯 | ≥ 150 mg/dl |
| 高密度脂蛋白胆固醇 | |
| 男性 | ＜ 40 mg/dl |
| 女性 | ＜ 50 mg/dl |
| 血压 | ≥ 130/ ≥ 85 mmHg |
| 空腹血糖 | ≥ 110 mg/dl |
| 腹部肥胖的亚洲标准[a] | |
| 男性 | ≥ 90 cm |
| 女性 | ≥ 80 cm |

[a] 亚洲腹部肥胖标准：数据来自 IDF 共识代谢综合征全球定义。布鲁塞尔：国际糖尿病联合会；2006. http://www.idf.org/webdata/docs/IDF_Meta_def_final.pdf

Data from National Cholesterol Education Program（NCEP）expert panel on detection，evaluation, and treatment of high blood cholesterol in Adults（Adult Treatment Panel III）. Third report of the National Cholesterol Education Program（NCEP） Expert Panel on Detection, Evaluation, and Treatment of High Blood Cholesterol in Adults (Adult Treatment Panel III) final report. Circulation 2002；106：3113-421.

态中起着核心作用的观点。事实上，流行病学数据显示，即使是轻微程度的氧合血红蛋白去饱和（即 2% 和 3%）也与空腹高血糖症相关[66]。

第三组研究是干预性试验，这些试验检查了气道正压通气（PAP）治疗 OSA 后葡萄糖稳态的变化。关于 OSA 与胰岛素抵抗、葡萄糖耐受不良和 2 型糖尿病之间的因果关系的临床和流行病学研究的可用数据的一致性，最初使人们期望用 PAP 疗法治疗 OSA 将对血糖产生有利影响。起初，小型的、无对照的研究显示了这样的效果，然而，美国睡眠医学学会 2019 年进行的荟萃分析[67]的结果确定了 4 项随机临床试验（总体样本量相对较小，为 238 例患者）得出结论，没有足够的证据表明 PAP 治疗能够改善血糖控制［通过糖化血红蛋白（HbA 1C）评估］。在之前的一项系统性综述[68]中也得出了类似的结论，该综述使用了不同的选择标准，并确定了 10 项关于 PAP 治疗 2 型糖尿病患者的研究。在 2 型糖尿病 OSA 随机治疗试验中，HbA1C 缺乏改善可能是由于样本量有限、纳入了控制相对良好的 2 型糖尿病患者[69]使得进一步改善的可能性有限，或 PAP 治疗依从性不佳。或者，OSA 的治疗可能对已确定的 2 型糖尿病的血糖测量几乎没有影响，在 2 型糖尿病中，胰腺 β 细胞功能已经显著受损，恢复潜力有限。来自鼠模型的实验数据表明，间歇性缺氧诱导的葡萄糖代谢的改变事实上是不可逆的，即使在已经去除了暴露于间歇性缺氧的因素后也同样不可逆[70]。

虽然大多数可用的研究已经采用了葡萄糖代谢的稳态测量（例如，空腹血糖或胰岛素），但可用的数据表明 OSA 也可能损害葡萄糖和胰岛素动力学。众所周知，外周胰岛素敏感性的降低反馈至胰腺 β 细胞，从而增加胰岛素输出以维持正常的葡萄糖耐量[71]。面对胰岛素抵抗，这种代偿反应的缺陷是葡萄糖耐受不良和 2 型糖尿病[18]发病机制的核心。频繁采样的静脉葡萄糖耐量试验（frequently sampled intravenous glucose tolerance test，FSIVGTT）已用于模拟葡萄糖和胰岛素动力学，并解释了胰岛素依赖性和胰岛素非依赖性的葡萄糖清除机制[72]的特点。尽管有限，但现有数据显示 OSA 严重程度和氧合血红蛋白去饱和程度与胰岛素依赖性葡萄糖清除程度呈负相关。已观察到呼吸暂停低通气指数、夜间低氧血症程度和 FSIVGTT 衍生的胰岛素抵抗指数之间存在剂量-反应关系。此外，OSA 受试者的葡萄糖有效性（葡萄糖独立于胰岛素反应影响其自身清除的能力）低于对照受试者。最后，尽管胰岛素依赖性和胰岛素非依赖性葡萄糖处理受损，但在中度至重度睡眠呼吸障碍的 OSA 患者中，预期的胰腺胰岛素分泌增加并不存在。总之，这些发现表明 OSA 不仅会降低胰岛素敏感性，还会损害胰岛素分泌，从而增加 2 型糖尿病的患病风险。

虽然 PAP 治疗在 2 型糖尿病患者中的临床意义和血糖控制仍有待确定，但同样重要的问题是 PAP 治疗是否可以减缓糖尿病前期患者 2 型糖尿病的发展。在人类和小鼠模型中收集的观察和实验性数据表明，间歇性低氧血症和睡眠中的反复觉醒——OSA 的特异性特征——可诱导胰岛素抵抗并损害胰岛素分泌[73-75]。在停止暴露于间歇性缺氧后，其对胰岛素敏感性和胰岛素分泌的有害影响仍会持续很长时间。间歇性缺氧对胰岛素分泌有潜在的不可逆影响，这种影响是通过胰腺氧化应激增加介导的，为在 β 细胞大量减少之前对 OSA 进行早期干预这一想法提供了强有力的生物学依据。最近的一项回顾性研究表明，未经治疗的中度或重度 OSA 患者发生 2 型糖尿病的风险较高（校正风险比为 2.0 ～ 2.6），与肥胖无关[76]。定期使用 PAP 可使 2 型糖尿病发病率从 3.41% 降至 1.61%，调整后的危险风险（hazard risk）与无 OSA 患者相当。一小组 OSA 患者的随机对照数据也表明 PAP 治疗可改善胰岛素敏感性和葡萄糖代谢。因此，糖尿病前期患者中未经治疗的 OSA 可能通过多种另外的机制进一步加剧 β 细胞衰竭，包括氧化应激、全身性炎症、交感神经系统过度活跃和某些细胞因子谱的改变的影响。减轻由 OSA 施加的病理生理应激不仅可以保护 β 细胞功能，还可以通过改善胰岛素敏感性来同时减少 β 细胞工作负荷。目前关于 PAP 对糖尿病前期治疗效果的研究并不多。一项概念验证性研究描述了在睡眠实验室中接受连续 2 周夜间 PAP 治疗的效果，发现胰岛素敏感性和葡萄糖耐受性有所改善。在另一项针对 OSA 和糖尿病前期成人患者的随机试验中，PAP 治疗与胰岛素敏感性的改善相关，但仅在重度 OSA 患者[78]中，这一观察结果促使人们更加重视对中重度患者的评估分类。

虽然以前的讨论主要集中在 OSA 是否先于 2 型糖尿病和相关异常，但重要的是要认识到反向因果关系的可能性。然而，将 2 型糖尿病作为 OSA 病因的经验证据是非常不足的。尽管如此，重要的是要认识到 OSA 是 2 型糖尿病患者的常见疾病。事实上，许多研究表明，2 型糖尿病患者中 OSA 的患病率很高。来自多中心 Sleep AHEAD（Action for Health in Diabetes，糖尿病健康行动）研究的数据显示，在一组肥胖的 2 型糖尿病患者中，34% 的患者患有中度 OSA［15 次 / 小时≤呼吸暂停低通气指数（AHI）＜ 30 次 / 小时］，42% 的患者患有重度 OSA（AHI ≥ 30 次 / 小时）[79]。尽管肥胖可以解释 2 型糖尿病患者 OSA 的高患病率，但一些人认为自主神经病变也可能增加睡眠期间上气道塌陷的易感性。因此，对于 2 型糖尿病患者，尤其是有提示性临床病史的患者，应考虑和诊断为 OSA。以下内容对 OSA 可能导致代谢异常的潜在机制进行了综述。

## 阻塞性睡眠呼吸暂停患者血糖稳态改变的机制

几乎没有争议的是，间歇性低氧血症和反复觉醒，这两种 OSA 的病理生理伴随物，可能介导 OSA 中观察到的代谢异常。几项动物和人体研究表明，间歇性缺氧会改变葡萄糖动态平衡。在各种啮齿动物模型中，暴露于持续或间歇性缺氧已被证明会增加空腹胰岛素水平[83-87]。同样，人体试验研究证实了缺氧会对葡萄糖代谢产生不利影响的观点。正常受试者在暴露于持续或间歇性缺氧时表现出胰岛素敏感性受损[88-90]。此外，OSA 患者反复觉醒导致的正常睡眠连续性中断也可能对葡萄糖代谢产生不利影响[73-75]。可能解释这种关联的潜在机制包括：①交感神经系统的激活；②活性氧（ROS）的形成；③炎性细胞因子的增加（即白细胞介素 -6 和肿瘤坏死因子 β，以及脂肪细胞衍生因子，如瘦素、脂联素和抵抗素）。

已经确定 OSA 中的间歇性低氧血症和睡眠片段化可以独立地激活交感神经系统，交感神经系统在调节葡萄糖代谢中具有核心作用。交感神经系统激活和导致的儿茶酚胺释放可减少胰岛素介导的葡萄糖摄取，降低胰岛素敏感性，促进 β 细胞凋亡，并损害胰岛素分泌。儿茶酚胺还可以抑制胰岛素介导的糖原合成，增加糖原分解，并降低葡萄糖刺激其自我反馈能力[92-101]。此外，交感神经活性的增加可以加强脂解作用，导致脂肪细胞释放游离脂肪酸[99]，这反过来会降低胰岛素敏感性。最后，儿茶酚胺介导的血管收缩可以将葡萄糖和胰岛素从骨骼肌分流到代谢活性较低的区域，并减少净葡萄糖摄取。事实上，许多研究表明，引起血管收缩的药物会诱导胰岛素抵抗，特别是某些引起血管舒张的药物会增加胰岛素敏感性[102-104]。除了血液动力学效应外，慢性交感神经激活可以让骨骼肌对胰岛素更加抵抗[105]，抑制胰岛素信号传导，并减少胰岛素介导的脂肪细胞对葡萄糖的摄取[106]。因此，OSA 中的交感神经系统激活肯定会加速糖尿病前期向 2 型糖尿病的进展。

氧化应激和 ROS 产生的增加代表了另一种机制，通过该机制 OSA 可以加速从糖尿病前期向 2 型糖尿病的进展。OSA 中低氧血症后再氧合增加 ROS 产生，类似于在缺血再灌注损伤中观察到的情况。事实上，OSA 患者的脂质过氧化、蛋白质羧化和 DNA 氧化标记物高于正常受试者。ROS 浓度过高会抑制肌肉和脂肪组织中胰岛素刺激的底物摄取[108-111]并损害 β 细胞，因为其抗氧化酶（如过氧化氢酶、谷胱甘肽过氧化物酶和超氧化物歧化酶）水平较低。因此，假设在糖尿病前期中通过 PAP 疗法治疗 OSA 来降低氧化应激可以保护 β 细胞免受 ROS 诱导的损伤和伴随的功能丧失。那么，在糖尿病前期中的 OSA 治疗可以很好地提供临床上有用的策略以减弱从糖尿病前期到 2 型糖尿病的进展。

亚临床炎症和脂肪细胞衍生因子也与糖尿病前期和 2 型糖尿病的发病机制有关[115-118]。高敏炎症标志物（如超敏 C 反应蛋白、白细胞介素 -6）和脂肪因子谱的改变在 OSA 中也有报道[119-121]。鉴于缺氧可增加细胞因子的产生[122-126]，睡眠不足可激活细胞免疫应答并诱导炎性细胞因子产生[127-128]，OSA 可通过低级别全身炎症加速从糖尿病前期向 2 型糖尿病的进展。通过消除夜间低氧血症和改善睡眠质量，PAP 治疗可以减少或延迟从糖尿病前期向 2 型糖尿病的转化。

OSA 患者间歇性低氧血症对糖代谢的影响可能与缺氧诱导因子 -1（HIF-1）[129-130]在转录水平上的表达增加有关。HIF-1 在间歇性缺氧的情况下的激活可能是因为缺氧本身，也可能是因为 ROS 的形成增加[131]。HIF-1 是氧稳态的主要调节因子，控制对缺氧的各种生理反应，包括红细胞生成、血管生成、葡萄糖代谢和脂质代谢[132]。HIF-1 增加循环内皮素 1[133]，这也会影响胰岛素敏感性。体外研究表明，内皮素 1 可急性降低胰岛素刺激的葡萄糖摄取，刺激糖原分解，导致肝葡萄糖生成的剂量依赖性增加，并增加血浆葡萄糖水平。在人体中，以非升压剂量输注内皮素 1 可减少胰岛素对葡萄糖的分泌反应。最后，HIF-1 与间歇性缺氧期间交感神经系统的激活有关，这一点将进一步讨论。转基因研究进一步强调了 HIF-1 的代谢意义，该研究表明 HIF-1α 部分缺乏的小鼠在间歇性低氧血症时不会表现出血清胰岛素水平的增加。

间歇性缺氧可增加一种主要的促炎转录因子核因子 κB（NF-κB）的活性[138-139]。尽管间歇性缺氧激活 NF-κB 的机制尚未明确，但 ROS 产生增加可能在其中起到重要作用。活化的 NF-κB 易位至细胞核，增加多种炎性细胞因子的炎症基因表达，包括肿瘤坏死因子 α（TNF-α）、白细胞介素 1β（IL-1β）和 IL-6[140]。TNF-α 和 IL-6 干扰胰岛素信号通路并降低胰岛素的敏感性。因此，间歇性缺氧可能通过激活肝和其他胰岛素敏感组织中的转录因子 HIF-1 和 NF-κB 而导致胰岛素抵抗。

## 阻塞性睡眠呼吸暂停与脂肪代谢

脂肪组织或沉积在器官中的脂肪是活性内分泌组织，其在调节身体代谢的脂肪细胞因子的表达和释放中受到调节。据报道，睡眠呼吸暂停与几种脂肪因子的血清水平独立相关，包括脂联素和脂肪细胞-脂肪酸结合蛋白，它们也与葡萄糖代谢密切相关[141-142]。在这种关联中，体脂总是一个难以完全排除的混杂因素。OSA 的治疗（通常是持续有限时间的 CPAP 治疗）在将脂肪因子水平恢复到健康对照受试者的水平方面的效果一直存在争议，并且大多是负面的结果。

游离脂肪酸主要从脂肪组织释放，是胰岛素处于最低水平时长时间禁食状态下的主要能量来源。脂肪组织脂解作用增加和较高的循环游离脂肪酸水平与胰岛素抵抗的发生有关。游离脂肪酸还抑制胰腺 β 细胞分泌胰岛素[146]。调节脂肪组织脂解的因子包括自主神经系统、神经内分泌激素（例如，生长激素和皮质醇）和各种脂肪细胞因子，如瘦素、脂联素、白细胞介素 6 和肿瘤坏死因子 α[147]。由于 OSA 表现出交感神经系统活性的增加，并且还与调节脂解的几种因素（如脂肪细胞因子、生长激素）的改变有关，因此有很好的生物学基础推测 OSA 可能对游离脂肪酸代谢的调节产生负面影响。

在最近的一项研究中，OSA 的严重程度与游离脂肪酸代谢的改变独立相关。具体而言，AHI 的增加，以及睡眠期间血氧饱和度下降的程度，与葡萄糖激发后脂肪细胞胰岛素抵抗和游离脂肪酸动力学受损相关。此外，N3 期睡眠量与葡萄糖激发后的游离脂肪酸抑制和抑制后延迟的恢复期呈负相关。这些研究结果表明，OSA 患者夜间低氧血症和睡眠质量差会损害游离脂肪酸代谢，进而可导致胰岛素和葡萄糖稳态紊乱。

尽管其潜在机制尚未完全阐明，但游离脂肪酸可通过激活抑制胰岛素活性[149-150]的几种丝氨酸激酶并干扰胰岛素受体信号传导来诱导胰岛素抵抗。游离脂肪酸还通过增加细胞因子（如肿瘤坏死因子 α 和白细胞介素 6）的分泌以及通过与 Toll 样受体（TLR）家族成员相互作用来激活炎症信号传导途径[152-153]。在健康志愿者中，暴露于间歇性缺氧会降低全身胰岛素敏感性，并增加外周单核细胞中 TLR2 的表达。除了外周胰岛素抵抗外，游离脂肪酸还会降低肝胰岛素敏感性，刺激糖异生，并抑制肝内源性葡萄糖产生的胰岛素依赖性和葡萄糖依赖性抑制。急性暴露于游离脂肪酸可增加胰岛素分泌并刺激 β 细胞扩增，而长期暴露于游离脂肪酸可导致 β 细胞凋亡[156-157]，并且通过 TRL2/TLR4 信号通路使炎症一直存在，最终导致 β 细胞衰竭[158]。因此，游离脂肪酸代谢异常可引发 OSA 中 2 型糖尿病发生所需的两个要点（即胰岛素抵抗和 β 细胞功能障碍）。

在 OSA 改变游离脂肪酸动力学的潜在作用的背景下，也有证据表明，OSA 患者的总胆固醇和 LDL 胆固醇水平[159-160]不仅在成人中很高，在儿童中也很高。实验模型表明，缺氧的严重程度是血脂异常程度的重要决定因素[161]。间歇性缺氧可能通过肝中的脂质生物合成诱导血脂异常，因为 HIF-1、SREBP-1 和硬脂酰辅酶 A 脱饱和酶 1（肝中脂质生物合成和脂蛋白分泌的关键酶）上调[162-163]。关于 PAP 治疗对葡萄糖稳态的影响，有研究显示 PAP[164-165]治疗效果良好，但缺乏关于其是否能改善总胆固醇和 LDL 的大型随机试验。

## 治疗意义

如前所述，睡眠呼吸暂停和代谢异常之间的关系是复杂的[162]。体重增加，特别是脂肪组织的躯干分布（颈部和腹部）在呼吸力学上起着直接的作用，容易导致上气道塌陷。与此同时，肥胖和内脏型肥胖与 OSA 共享脂肪和葡萄糖代谢异常的各种中间途径，最终形成相互关联的复杂网络（图 136.1）。胰岛素抵抗、继发性瘦素抵抗和其他激素失调经常出现在肥胖、2 型糖尿病和睡眠呼吸暂停患者中。这表明，每一个相关的临床状况的治疗，包括减肥手术，抗肥胖 / 抗糖尿病药物，或 PAP 治疗，不仅会对主要疾病有积极影响，也会对其他合并症有作用[166]。最终，睡眠呼吸暂停与其他公认的代谢决定因素对临床疾病的影

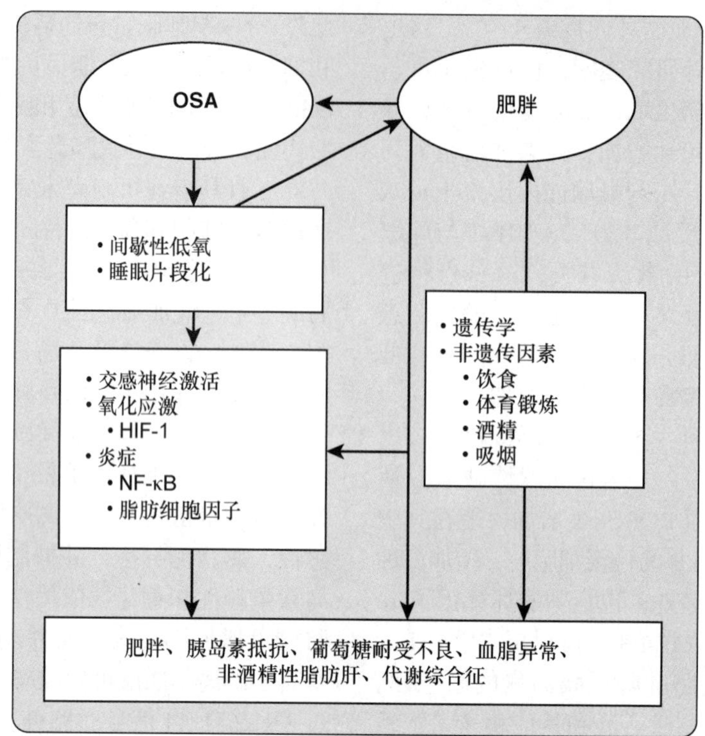


**图 136.1** 阻塞性睡眠呼吸暂停与代谢紊乱的机制联系。HIF-1，缺氧诱导因子 -1；NK-κB, 核因子 -κB

响大小还不明确。因此，还有大量的研究工作要做。

## 结论

在过去的 30 年中，OSA 对胰岛素抵抗、葡萄糖耐受不良、2 型糖尿病和血脂异常的潜在影响的证据有了巨大增加。糖脂代谢异常会增加冠心病和 2 型糖尿病的风险。因此，从临床和公共卫生的角度来看，OSA 的代谢影响具有重大意义。显然，在 OSA 对葡萄糖代谢的影响方面，我们的知识存在许多不足。因此，需要研究来提供关于 OSA 的治疗是否对葡萄糖和脂肪代谢具有有利影响的额外证据，并更好地定义间歇性低氧血症或睡眠片段化影响代谢功能的机制，以及确定 OSA 的不良代谢作用是否介导与这种状况相关的心血管风险。

### 临床要点

已认识到在 OSA 和各种代谢紊乱（特别是肥胖症、2 型糖尿病、血脂异常和非酒精性脂肪肝）之间存在较强的关联。尽管有大量证据表明 OSA 和代谢功能障碍之间存在独立关联，但尚未描述 OSA 在代谢障碍中的因果关系或加重作用，并且尚未明确显示 OSA 的治疗可预防或改善代谢功能障碍。合理的整体临床方法要求对这些疾病的聚集保持高度警惕，并相应地考虑相关的筛查和特定的管理。在这方面，采取适当的体重控制措施非常重要。所有多囊卵巢综合征、库欣综合征或肢端肥大症患者都应被认为有患 OSA 的风险。

## 总结

持续的证据表明 OSA 与胰岛素抵抗、葡萄糖耐受不良、2 型糖尿病、血脂异常、代谢综合征及其他相关疾病有关。来自人体研究的试验性和观察性数据表明，OSA 通过间歇性低氧血症和反复觉醒的病理生理学作用，会对胰岛素敏感性和葡萄糖耐量造成负面影响。实验研究数据表明，间歇性缺氧可诱导胰岛素抵抗，导致肝脂肪变性和肝病。交感神经系统活性的增加、氧化反应性物质的产生和低级别全身性炎症的增加是将 OSA 与代谢功能障碍联系起来的一些推定机制。有证据表明，OSA 及其伴随的睡眠片段化和间歇性缺氧与代谢异常有关。此外，有数据表明 2 型糖尿病是 OSA 的危险因素。了解 OSA 和糖代谢改变之间的关联对临床和科研领域的所有医疗保健专业人员具有临床相关意义。

### 参考文献和拓展阅读

请扫描书后二维码，获取参考文献和拓展阅读资源。

# 睡眠与呼吸障碍的重叠综合征

# 第 137 章

*Jose M. Marin, Santiago Carrizo, Marta Marin- Oto*
冯智博 译 王菡侨 审校

章节亮点

- 睡眠期间中枢对呼吸和肌肉张力的控制会有所减弱。这种生理变化对健康受试者没有不良影响。但对于患有慢性阻塞性肺疾病（COPD）、哮喘、间质性肺病和肺动脉高压等肺部疾病的患者来说，这些变化会影响气体交换并造成严重的低氧血症和高碳酸血症。这种现象在快速眼动睡眠期尤为严重。
- 由于 COPD、哮喘和睡眠呼吸障碍（SBD）是成年人中非常常见的疾病，所以 SBD（尤其是阻塞性睡眠呼吸暂停）与 COPD 或哮喘的重叠综合征在临床实践中也很常见。这种 SBD 与呼吸疾病的重叠称为重叠综合征，它破坏睡眠和诱发觉醒相关疾病的风险比这些疾病中的任何单独一种都要高，比如重叠综合征会加快 COPD 的恶化并使死亡率增高。
- 医生应明确 SBD 在 COPD 或哮喘患者中的合并状况和严重程度，并且明确重叠综合征的存在和严重程度，针对每个个体建立个性化诊疗方案。患有 COPD 或哮喘且存在打鼾和日间过度嗜睡或有异常的清醒期低氧血症等这些 SBD 症状和体征的患者，都应考虑进行睡眠监测。
- 重叠综合征患者的每种 SBD 的具体治疗方案都应该是针对个体的个性化方案。实验室多导睡眠监测是为了确定气道通气类型和需氧量。

## 引言

呼吸系统在睡眠期间正常的生理变化表现为中枢性呼吸输出减少、肺容量减小、气道阻力增加和通气-血流比失调。重叠综合征定义为同一患者同时存在睡眠呼吸障碍（sleep-related breathing disorders，SBD），特别是阻塞性睡眠呼吸暂停（obstructive sleep apnea，OSA），以及以下慢性呼吸病症中的一种或多种：慢性阻塞性肺疾病（chronic obstructive pulmonary disease，COPD）、哮喘、间质性肺病和肺动脉高压。在这些慢性呼吸系统疾病患者中判断 SBD 共存的临床相关性，不仅是为了诊断重叠综合征，而且是由于共存呼吸疾病的患者预后更差，需要对伴随的睡眠呼吸障碍进行特殊治疗。

## 慢性阻塞性肺疾病

最新版本的全球慢性阻塞性肺疾病提议（Chronic Obstructive Lung Disease，GOLD）将 COPD 定义为一种常见的、可预防的、可治疗的疾病，其主要表现为由于肺发育异常或严重暴露于有害颗粒或气体造成气道和（或）肺泡异常导致的持续呼吸道症状和气流受限。该定义还指出“显著的合并症可能对发病率和死亡率有影响”[1]。与睡眠医学特别相关的是，我们已经认识到了多病共存对患者预后的重要性。

### 慢性阻塞性肺疾病患者的睡眠主诉和睡眠相关呼吸障碍

睡眠困扰在无其他原发性睡眠障碍的 COPD 患者中很常见。在北美和欧洲进行的一项大型调查中，40% 的患者有睡眠问题[2]。在最近的一项欧洲调查中，78.1% 的 COPD 患者表示有夜间症状，包括以下一种或多种：呼吸困难、咳嗽伴痰量增加、喘息和睡眠维持困难。这些夜间症状的发生率与呼吸量测定法测量气流阻塞的严重程度呈正相关[3]。多导睡眠监测表明，这些患者存在入睡困难或睡眠维持困难、快速眼动（REM）睡眠减少和频繁微觉醒的问题。夜间呼吸道症状（如咳嗽和喘息）出现越频繁[4]、COPD 越严重[5]，患者的睡眠质量越差。

SBD 可分为四组临床实体：睡眠相关的低氧血症或夜间低氧血症、睡眠低通气、OSA 和呼吸努力相关微觉醒。当睡眠期间 $SaO_2$ 下降到 90% 以下而不存在高碳酸血症时，认为患者发生了孤立性夜间低氧血症。没有公认的标准来诊断夜间低氧血症，目前采用 $SaO_2$ 低于 90% 的总睡眠时间百分比（CT90）这个标准。夜间低氧血症在 COPD 中普遍存在。夜间低氧血症定义为有 66% 的 COPD 患者夜间 CT90 ＞ 10%，这些人白天呼吸室内空气时 $SaO_2$ 高于 90%，且无合并 OSA[6]，其中严重的夜间低氧血症者（CT90 ＞ 30%）占 23%。夜间低氧血症的患病率随着 GOLD 分级定义的 COPD 严重程度的增加而增加（图 137.1）。睡眠期间胸廓运动减少，随后功能性残气量减少，通气血流比不匹配可以解释 COPD 中部分夜间低氧血症[7]。然而，白天气体交换异常在某种程度上预示着 COPD 患者的夜间睡眠氧饱和度下降[8]。考虑到氧合血红蛋白解离曲线的形状，曲线的陡峭部分上的患者（例如，$PaO_2$ ＜ 60 mmHg，白天呼吸室内空气）的 $SaO_2$ 预计将在睡眠期间，特别是在 REM 睡眠期间有更大幅度的下降。

COPD 患者睡眠相关睡眠低通气是生理性通气不足加重的结果。患者中发生这种情况是由于中枢呼吸驱动对化学和机械的输入反应降低[9]，上咽肌张力丧失导致上气道阻力增加[10]，以及肺过度充气导致膈肌收缩效率降低[11]。为了定义睡眠低通气，必须测量睡眠期二氧化碳分压（$PaCO_2$）或呼气末潮气张力（$etCO_2$）。睡眠期间 $PaCO_2$ 或 $etCO_2$ 值高于 50 mmHg 且超过 10 min 符合睡眠低通气标准。大多数患有 COPD 的高碳酸血症患者在睡眠期间也会发生睡眠低通气；然而，在碳酸正常的患者中，睡眠低通气可能发生在 REM 睡眠中[12]。COPD 中呼吸努力相关微觉醒的患病率尚不清楚。然而，COPD 的特点是下气道异常和萎陷，这可以导致呼吸努力相关微觉醒，因此需要更多的研究来评估 COPD 与呼吸努力相关微觉醒重叠的临床意义。

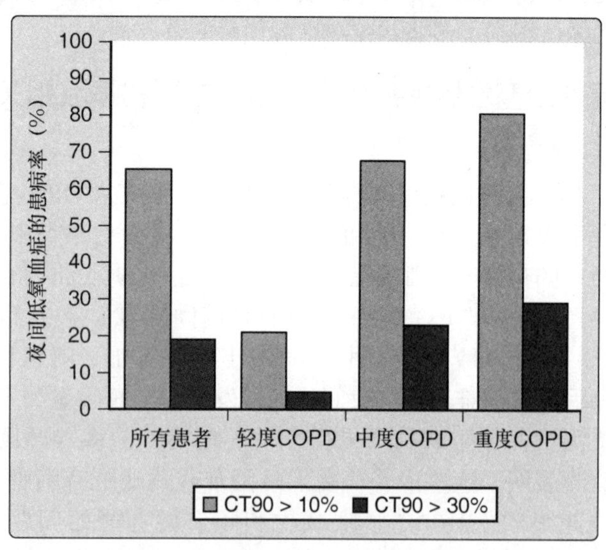


**图 137.1**　慢性阻塞性肺疾病（COPD）中夜间低氧血症（NH）的患病率。根据 COPD 的严重程度对患者进行分类，如他们在第一秒用力呼气容积预测值（FEV1%）（以 % 为单位）所示：轻度 COPD（＞ 80%）、中度 COPD（50% ～ 80%）和晚期至极重度 COPD（＜ 50%）。NH 的患病率使用 $SaO_2$ ＜ 90%（CT90）的记录时间百分比的两个临界值表示：＞ 10%（灰色）和＞ 30%（黑色）

## 慢性阻塞性肺疾病与阻塞性睡眠呼吸暂停重叠综合征

### Definitions and Classifications

阻塞性睡眠呼吸暂停导致反复的吸气和呼气气流减少或消失、交感神经激活、间歇性血氧饱和度下降和高碳酸血症[13-14]。轻度［呼吸暂停低通气指数（AHI）≥ 5 次 / 小时且＜ 15 次 / 小时］、中度（AHI ≥ 15 次 / 小时且＜ 30 次 / 小时）和重度（≥ 30 次 / 小时）的严重程度分级越高，对结局影响越大[15-19]。

大约 30 年前，David Flenley 首次将 COPD 和 OSA 的共存定义为重叠综合征[20]。他认为，这种“重叠患者”的临床病程和预后比单独患有 COPD 或未经治疗的 OSA 的患者更差。这种观点至今仍然成立。然而目前术语“重叠综合征”不是患有 OSA 和 COPD 的患者的正式诊断名称。目前没有关于此类患者严重程度的分类，患者的健康程度似乎独立取决于 OSA 和 COPD 的严重程度。

### 慢性阻塞性肺疾病 / 阻塞性睡眠呼吸暂停重叠综合征的流行病学研究

在呼吸科，OSA 和 COPD 是两种最普遍的慢性呼吸系统疾病。研究表明，一般人群中有 10% 患有中度至重度 COPD，中度至重度 COPD 定义为 $FEV_1$/FVC 比值＜ 0.7 加上 $FEV_1$ ＜ 80% 预测值[21]。COPD 的患病率随年龄增长而增加，并且吸烟与患病率直接相关，而且室内室外空气污染也是 COPD 的主要危险因素。2020 年，COPD 是全球第三大死亡原因[1]。

在美国威斯康星州睡眠队列研究中[22]，年龄为 30 ～ 60 岁的男性和女性中分别有 20% 和 9% 的人群 AHI ≥ 5 次 / 小时，在过去的 20 年中，中度至重度 SBD 比例（AHI ≥ 15 次 / 小时）呈上升趋势[23]。OSA 的性别差异在 55 岁左右结束，绝经后女性的 OSA 发病率急剧上升[23-25]。

然而，目前没有研究直接评估过 COPD/OSA 重叠综合征的患病率。由于 COPD 和 OSA 的患病率在世界范围内均随着人口老龄化而增加，我们推测重叠综合征患病率正在逐渐升高。在临床中，我们明显发现，大约 11% 的中度及以上的 OSA 患者（定义为 AHI 超过 20 次 / 小时）在肺活量测定中存在气流受限。[26] 在一项主要针对轻度 COPD 患者的欧洲人群研究中，OSA 综合征（AHI ＞ 5 次 / 小时，伴有白天过度嗜睡）的发生率为总人群的 1%。[27] 睡眠心脏健康研究发现，19% 的轻度 OSA 患者有气道阻塞（气道阻塞定义为 $FEV_1/FVC$ ＜ 0.7）。OSA 的患病率（呼吸紊乱指数大于 10 次 / 小时）在气道阻塞（$FEV_1/FVC$ ＜ 0.7）的受试者中并不比非阻塞人群高。[28] 有 254 名参与者（4.3%）同时具存在以下两种情况：气道阻塞性疾病和睡眠呼吸暂停。正如我们所料，无论受试者有无气道阻塞，呼吸紊乱指数都随着体重指数（BMI）的增加而增加。本研究中未考虑年龄对研究结果的影响。总而言之，在为数不多的 COPD 与 OSA 之间关联（即重叠综合征）的研究中，重叠综合征在患病率方面差异很大。

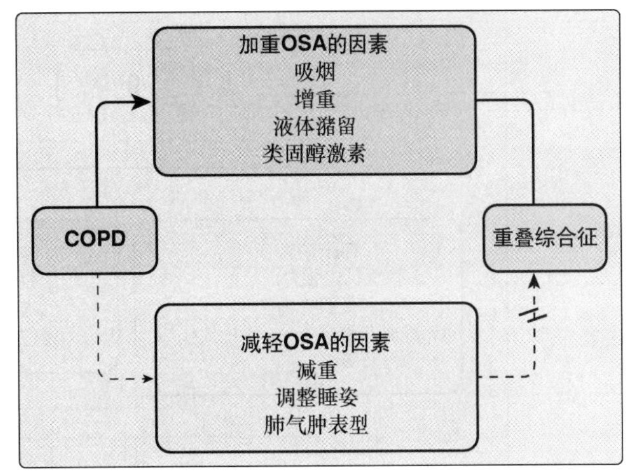


**图 137.2**　慢性阻塞性肺疾病（COPD）和阻塞性睡眠呼吸暂停（OSA）导致哮喘 /OSA 重叠综合征之间的关联

## 慢性阻塞性肺疾病 / 阻塞性睡眠呼吸暂停重叠综合征患者的睡眠

在睡眠心脏健康研究中，与单纯 COPD 患者相比，COPD/OSA 重叠综合征患者的 Epworth 嗜睡量表[29] 评估结果表明，这类患者总睡眠时间较短，睡眠效率较低，白天嗜睡程度较高。与单纯 OSA 或气道阻塞的受试者相比，他们也更易发生睡眠相关氧饱和度下降[28]。最重要的是，与单纯 COPD 或 OSA 患者相比，重叠综合征患者在睡眠期间出现更严重的氧饱和度下降，以及更严重的日间低氧血症和高碳酸血症[26]。

## 慢性阻塞性肺疾病 / 阻塞性睡眠呼吸暂停重叠综合征的危险因素

运用合并症网络分析，我们发现人群中诊断为 COPD 的个体容易更早患有老年性疾病[30]。肥胖、吸烟、使用阿片类药物和心脏病也是 OSA 特定的危险因素。主动吸烟（非二手烟）[31]、咽部和下肢水肿可能诱导或加重 OSA，咽部和下肢水肿与间歇性使用口服皮质类固醇或心输出量受损相关。[32] 还有证据表明，晚期 COPD 患者通过减重可以减轻上气道阻塞。因此，COPD 同时伴有超重－肥胖和嗜睡（“紫肿型”）的患者，有很大概率患有 COPD/OSA 重叠综合征（图 137.2）。相比之下，肺气肿表型（“红喘型”）患有 OSA 的风险低得多。这已经在一项针对患有 / 不患有 COPD 的吸烟者的美国前瞻性队列研究的 COPD 基因项目中得到证实。在一个同时进行胸部 CT 扫描和睡眠监测研究的吸烟者亚组中，研究人员发现 AHI 与肺气肿患病率之间呈反比关系。[33]

## 慢性阻塞性肺疾病 / 阻塞性睡眠呼吸暂停重叠综合征的睡眠和呼吸病理生理

由于肥胖也会降低睡眠期间的功能残气量，因此 COPD/OSA 重叠综合征的超重 / 肥胖患者在睡眠呼吸暂停和低通气期间格外容易发生肺泡容积减少和严重的气体交换异常（图 137.3）。此外，睡眠期间呼吸的控制中枢输出减少，特别是在 REM 睡眠期间[34]，这里面包括对 $CO_2$ 的通气反应和口腔闭合压反应迟钝[35]。在阻塞性呼吸暂停发作期间，为了克服上气道阻力并保证肺内拥有足够气流，膈肌和腹肌的呼气吸气努力增加。已经存在胸内气道阻力增加和肺过度充气的 COPD 患者要做到这一点特别困难。当 COPD 的患者阻塞性呼吸暂停发作时，与非 COPD 受试者相比，他们呼吸中枢的代偿反应更慢，呼吸暂停更长，并且 PaO2 和 PaO2 的波动更明显。患有清醒期低氧血症的 COPD/OSA 重叠综合征患者特别容易因处于氧合血红蛋白解离曲线的陡峭部分而发生夜间氧饱和度降低。

## 慢性阻塞性肺疾病 / 阻塞性睡眠呼吸暂停重叠综合征的临床特点

与单纯 COPD 或单纯 OSA 患者相比，同年龄段的重叠综合征患者体型往往更肥胖，合并症更多[36]。与没有重叠综合征的 COPD 或 OSA 患者相比，这类患者也报告日间嗜睡症状更明显[28]，生活质量更差[37]。与单纯 COPD 或单纯 OSA 患者相比，COPD/OSA 重叠综合征患者的睡眠记录显示其总睡眠时间较短，睡眠效率较低，睡眠碎片化更严重。与单独的任何一种疾病相比，严重的夜间氧饱和度降低也是 COPD/OSA 重叠综合征患者的典型特征。单纯患有 OSA 的

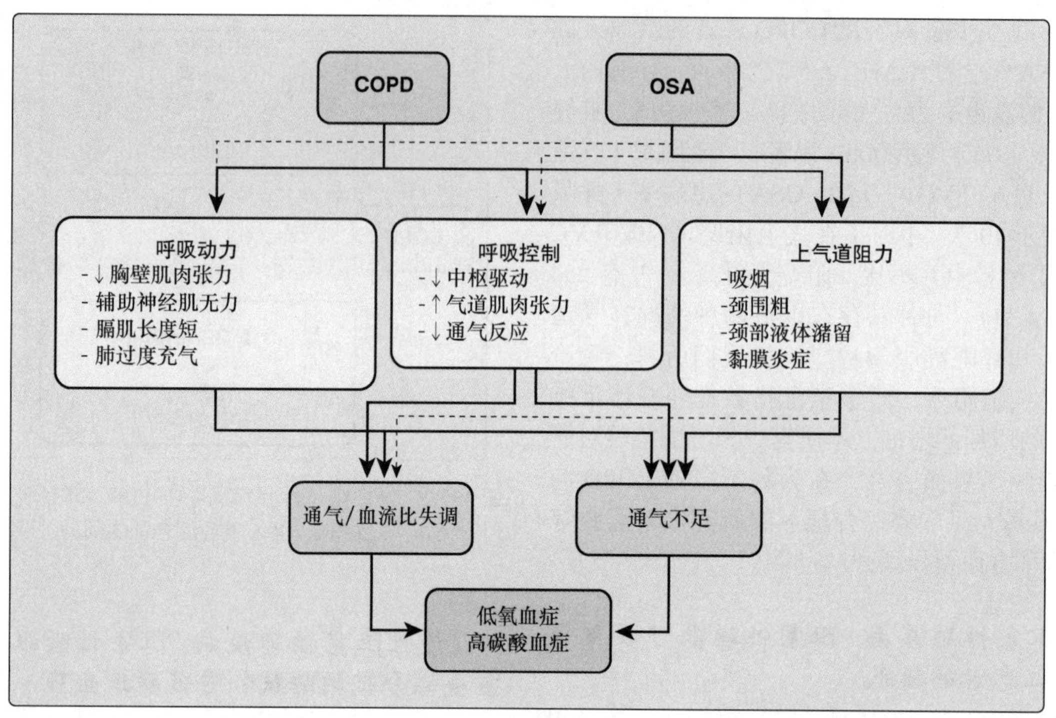


**图 137.3**　慢性阻塞性肺疾病（COPD）/ 阻塞性睡眠呼吸暂停（OSA）重叠综合征中参与产生睡眠相关低氧血症和高碳酸血症的途径

受试者可以在阻塞事件之间的睡眠中恢复到正常的血氧饱和度（$SaO_2$）（即间歇性低氧血症），而单纯患有COPD时，由于其存在与睡眠相关的低通气和通气血流比失调的特质，夜间氧饱和度在整个睡眠期间均匀地降低，并且在呼吸暂停或低通气事件结束时往往不会恢复到初始基线水平（图 137.4）。典型的 COPD/OSA 重叠综合征患者与单纯 OSA 或单纯 COPD 患者相比，其清醒和睡眠基线 $SaO_2$ 更低，平均睡眠相关 $SaO_2$ 更低，低氧血症时间更长。

大多数单纯 OSA 患者由于间歇性呼吸暂停导致的过度通气，不会出现明显的睡眠相关的高碳酸血症。然而，如果患者同时患有 COPD，前面提到的异常机械和化学通气反应可能导致呼吸暂停后 $CO_2$ 水平无法回到基线值。长期暴露在这样的环境下，呼吸中枢对 OSA 相关的低氧-高碳酸血症的反应敏感性逐渐降低，因此 COPD/OSA 重叠综合征患者在睡

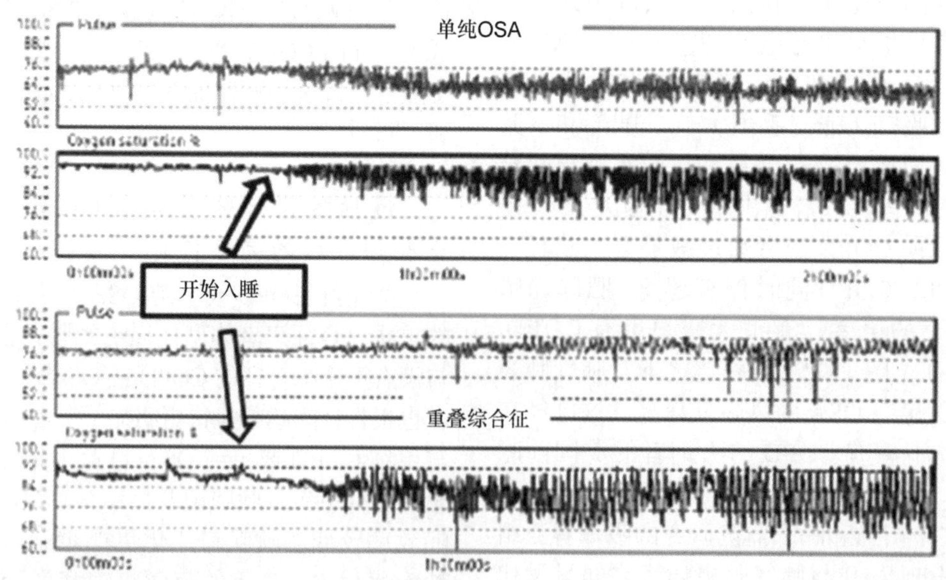


**图 137.4**　单纯阻塞性睡眠呼吸暂停（OSA）患者的典型睡眠模式：OSA（上图）和慢性阻塞性肺疾病（COPD）/OSA 重叠综合征（下图）。请注意重叠综合征患者睡眠模式出现持续氧饱和度下降，而 OSA 患者的氧饱和度在呼吸暂停发作之间可恢复到基线

眠期间仍然存在高碳酸血症[38]。值得一提的是，持续气道正压通气（CPAP）治疗 OSA（见“COPD/OSA 重叠综合征的诊断与治疗”）可以扭转一部分这种现象[39]。虽然没有 COPD 的 OSA 患者也会出现日间高碳酸血症，但重叠综合征患者的清醒期高碳酸血症更为常见[40]。日间低氧血症和高碳酸血症都是 COPD 患者右心衰竭的预测因素[41]，因此，应将其视为 COPD/OSA 重叠综合征患者预后较差的潜在可治疗标志。

单纯 OSA 患者过度嗜睡会影响正常的学习和工作[42]。此外，OSA 严重程度（通过 AHI 表示）与交通事故风险之间也存在很强的关联[43]。可以合理猜测，在 COPD/OSA 重叠综合征患者中，这种嗜睡和交通事故风险增加是两种疾病共同造成的睡眠障碍的后果，但我们尚未对 COPD/OSA 重叠综合征的此类后果进行具体分析。同样，尽管 OSA 被认为是胰岛素抵抗的独立危险因素，OSA 严重程度可预测糖尿病发病风险[44]，但单独 COPD 或 COPD/OSA 重叠均与代谢紊乱风险无关。

OSA 和 COPD 都会增加心血管疾病的发病率和死亡率[45]。然而，在单独患有 COPD 的人群中，高血压患病率与普通人群相似，COPD/OSA 重叠综合征患者的患病率似乎与单纯 OSA 患者患病率相同[36]。未接受治疗的 OSA 患者也特别容易发生心房颤动[46]，单纯 COPD 患者也是如此，这可能与夜间氧饱和度下降有关[47-48]。一项社区的回顾性队列分析收集了 2873 例 65 岁以上患者的数据，证实了与单纯 OSA 或 COPD 相比，COPD/OSA 重叠综合征新发心房颤动的风险更高[49]。

流行病学数据显示，OSA[15-16, 50] 和 COPD[51] 患者心血管疾病、卒中和心力衰竭的发病率会更高，COPD/OSA 重叠没有此类发病率的数据。然而，Chaouat 等证明，与单纯 OSA 患者相比，COPD/OSA 重叠综合征患者日间肺血管阻力更高，而 Sharma 等最近证明了重叠综合征患者的右心室质量和重塑指数高于单纯 COPD 患者[52]。此外，还发现 COPD/OSA 重叠综合征受试者的动脉僵硬度（亚临床动脉粥样硬化的替代标志物）显著高于单纯 OSA 受试者[53]。最后，尽管氧化应激增加与 COPD 和 OSA 两者均相关，且有证据表明两种疾病中均会出现循环促炎细胞因子和白细胞数增加，但与单纯 COPD 或 OSA 相比，没有关于 COPD/OSA 重叠综合征氧化应激的风险和患病率的具体数据支持。内皮功能障碍、动脉粥样硬化和最终的心血管疾病的关键危险因素如图 137.5 所示。

在单纯 COPD 和单纯 OSA 中，这些疾病的严重

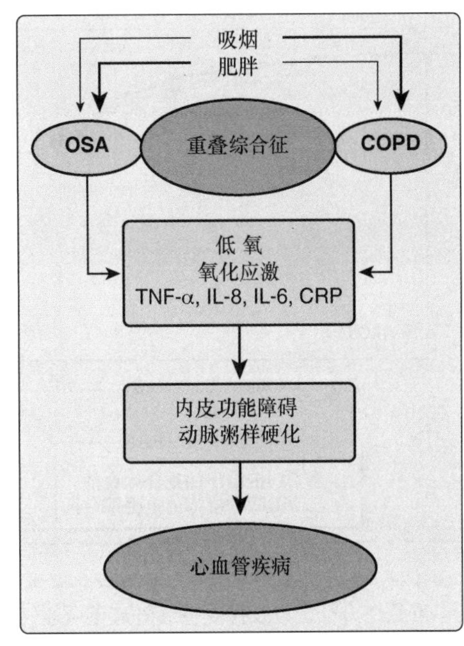


**图 137.5** 由于阻塞性睡眠呼吸暂停（OSA）、慢性阻塞性肺疾病（COPD）和 COPD/OSA 重叠综合征而导致心血管疾病加速的潜在途径。CRP，C 反应蛋白；IL，白细胞介素；TNF，肿瘤坏死因子

程度越高，死亡率越高。年轻 OSA 患者和高龄 COPD 患者的死亡率增加最为显著[55]。总体来说，有证据表明 COPD/OSA 重叠综合征患者的死亡率会更高。例如，在睡眠诊所研究的 OSA 患者中，我们发现与单纯 OSA 患者相比，COPD 的共存增加了死亡风险[56]。我们最近在一个平均年龄为 57 岁的疑似 SBD 患者的大型队列研究中证实了这一点。除了多导睡眠监测（PSG），所有患者均常规接受肺功能检测[36]，在超过 9 年的中位随访期间，未治疗 OSA 的重叠组（42.2%）的全因死亡率高于单纯 COPD 组（24.2%）（图 137.6）。在 COPD 患者中，即使在校正了作为 COPD 严重程度替代指标的 $FEV_1$ 预测百分比后，合并未治疗的 OSA 仍是死亡的危险因素。单纯 COPD 及未经治疗的重叠综合征患者的心血管疾病死亡率显著高于经适当 CPAP 治疗 OSA 的重叠综合征患者。在 OSA 和 COPD 患者中，第二常见的死亡原因是癌症[57-58]。

与一般人群相比，COPD 患者夜间死亡风险更高，这主要发生在 COPD 急性加重期间[59]。夜间低氧血症是 OSA 的重要病理生理特征，与心脏性猝死相关。Gami 等[60] 收集了 10 701 例连续接受诊断性 PSG 的成人病例，并试图确定与 OSA 相关的心脏性猝死风险。在平均 5.3 年的随访中，142 例患者经历了心肺复苏或发生了致死性心脏性猝死。在公认的危险因素中，年龄大于 60 岁、AHI 大于 20、平均夜间 $SaO_2$ 低于 93% 和最低夜间 $SaO_2$ 低于 78% 是心脏性猝死

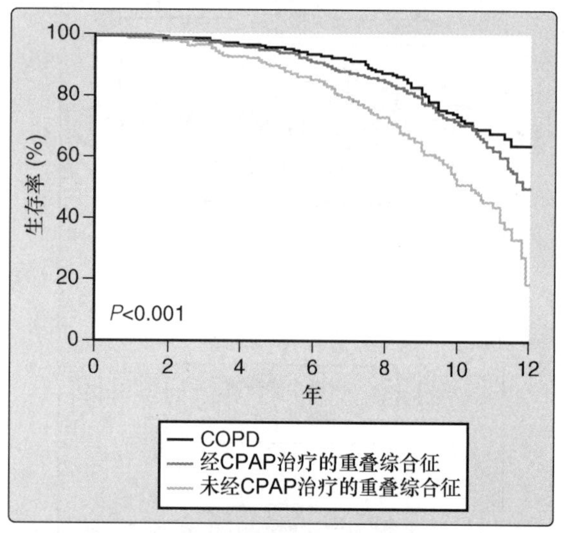


**图 137.6**　不伴有 OSA 的 COPD 患者、COPD 合并未经治疗的 OSA 患者（重叠综合征）以及接受持续气道正压通气（CPAP）的重叠综合征患者的 Kaplan-Meier 生存曲线。与未经治疗的重叠综合征患者相比，单纯 COPD 和接受 CPAP 治疗的重叠综合征的生存率有显著统计学差异（$P < 0.001$）（Reprinted with permission of the American Thoracic Society. Copyright © 2025 American Thoracic Society. All rights reserved. Marin JM，Soriano JB，Carrizo SJ，et al. Outcomes in patients with chronic obstructive pulmonary disease and obstructive sleep apnea: the overlap syndrome. Am J Respir Crit Care Med 2010，182：325-331. The American Journal of Respiratory and Critical Care Medicine is an official journal of the American Thoracic Society. The authors，editors，and The American Thoracic Society are not responsible for errors or omissions in translations.）（见彩图）

的最佳预测因素。本研究中没有关于 COPD/OSA 重叠综合征患者与单纯 COPD 或 OSA 患者夜间死亡风险的数据。然而，McNicholas 和 FitzGerald[59] 的研究证明，因慢性支气管炎急性加重或肺气肿而入院的患者夜间死亡率高于因其他原因入院的患者。随着心肌供氧减少，交感神经活动增加，在夜间发生心律失常及死亡的风险均升高。OSA 的共存（即 COPD/OSA 重叠）是否会增加该风险尚不清楚。

## 慢性阻塞性肺疾病 / 阻塞性睡眠呼吸暂停重叠综合征的诊断与治疗

在没有重叠综合征特异性症状的情况下，COPD/OSA 重叠综合征的诊断需要 PSG 和肺活量测定。当 COPD 患者出现相关症状或低氧血症并发症（肺心病和红细胞增多症），且日间 $PaO_2$ 大于 60 mmHg 时，怀疑是 OSA，应考虑行 PSG 监测[61]。实验室整夜 PSG 监测是 COPD 患者和疑似 SBD 的首选睡眠研究方法，可准确捕获非快速眼动睡眠和快速眼动睡眠的病理变化。

明确 COPD/OSA 重叠综合征患者的治疗应大体上基于 COPD 和 OSA 两种疾病的治疗方案的优化，遵循相对应的临床指南[1, 43]。这种治疗的目标包括主观感受的改善，例如睡眠片段化、睡眠质量和日间嗜睡，以及客观数据的优化，如日间警觉性和功能以及 COPD 和 OSA 特有的心肺结局，例如 COPD 恶化概率。

使用鼻罩或面罩的气道正压通气（PAP）是 OSA 的最有效治疗。CPAP 是治疗 OSA 的最佳方法；双水平 PAP 可以在吸气期间提供比在呼气期间更高的压力，如果需要增加肺泡通气的压力梯度并且患者可以耐受并能达到良好的效果，也可以采用双水平 PAP。

在 COPD 患者中，特定通气模式（通常为双水平 PAP）下的无创通气（noninvasive ventilation，NIV）对急性和急慢性高碳酸血症性呼吸功能不全始终有很好的治疗效果。相比之下，当 NIV 用于治疗 COPD 患者时，关于 NIV 对生活质量、肺功能、气体交换和长期生存率的数据一直是矛盾的，部分原因是目前的研究样本量不足和实验周期不够。美国会给符合以下所有标准的重度 COPD 患者报销 NIV 费用：①排除 OSA；②清醒时 $PaCO_2 \geqslant 52$ mmHg；③在吸入 2 L/min 氧气或者按需给氧的情况下，睡眠时 $SaO_2 \leqslant 88\%$，且持续时间≥ 5 min[63]。

现在已经积累了一部分关于夜间 PAP，特别是 CPAP 治疗 COPD/OSA 重叠综合征的数据。在一项长期队列研究中，与接受过 CPAP 治疗并长期坚持 CPAP 治疗的重叠综合征患者相比，未接受 CPAP 治疗的重叠综合征患者死亡风险更高，而且因 COPD 加重住院的风险也更高[36]。在另一项观察性研究中，在长期氧疗的基础上使用 CPAP 可提高慢性呼吸衰竭重叠综合征患者的生存率[64]。对 227 例接受 CPAP 治疗的 COPD/OSA 重叠综合征患者的回顾性分析显示，在排除其他常见风险因素后，CPAP 治疗时间越长，死亡风险越低[65]。

可以在压力滴定期间基于 SBD 的模式来选择 CPAP（适用于 OSA）还是双水平 PAP（适用于通气不足）。然而文献中没有具体证据证明 CPAP 和双水平 PAP 哪一种治疗 COPD/OSA 重叠综合征患者的长期效果更好。如果单独使用最佳 PAP 方案（无论是 CPAP 还是双水平 PAP）无法提供理想的氧合，则应在面罩或 PAP 回路中添加氧气。理想的设定是睡眠实验室负责调节其中的参数，这种“滴定”应该由训练有素的技术人员进行，并由具有睡眠呼吸专业知识的临床医生进行设计、指导和评判。理论上滴定期间要进行经皮 $CO_2$ 监测。

对于大多数单纯 COPD 患者，可以通过鼻导管吸氧纠正夜间低氧血症。然而，这类患者的通气特别依赖于低氧的外周刺激作用。因此，为了最大限度地减少 $CO_2$ 潴留，在睡眠期间进行压力滴定时，应控制好吸氧浓度。COPD 患者在吸氧后出现晨起头痛应进行 PSG 监测，以排除是否合并 OSA 或是否存在 $CO_2$ 潴留。在 OSA 患者中，无 PAP 的辅助供氧治疗可以消除或减少夜间低氧血症，但不能减少 AHI、减轻白天嗜睡[66]或降低夜间血压[67]。对于吸氧作为 COPD/OSA 重叠综合征的单独夜间治疗的作用，目前尚未进行充分研究讨论。

目前尚未通过研究睡眠质量、SBD 或长期临床预后来评价药物治疗对 COPD/OSA 重叠综合征患者的影响。目前稳定期 COPD 的最常用药物，如长效抗胆碱能药和长效 β 受体激动剂，已被证明能提高夜间氧饱和度，但不能改善睡眠质量[68-69]。茶碱作为中枢呼吸兴奋剂可能会用于增强 COPD 和 SBD 的患者的呼吸肌活动[70]，目前尚不清楚其在改善 COPD 相关的睡眠呼吸障碍或睡眠质量紊乱方面的疗效。稳定期 COPD 患者使用吸入性糖皮质激素与睡眠连续性的变化没有特殊联系。通常避免给 COPD 和 OSA 患者使用苯二氮䓬类助眠剂。有研究表明，非苯二氮䓬类催眠药不会抑制呼吸驱动，也不会造成日间嗜睡症状[71]。

手术治疗在 COPD/OSA 重叠征的治疗中起到的作用，以及需要此类手术治疗（包括肺移植、肺减容、上气道手术和减肥手术）的 COPD 或 OSA 患者术前术后评估和护理的注意事项等一系列问题亟待解决。

## 哮喘

全球哮喘倡议（Global Initiative for Asthma，GINA）在 2021 年的最新版本中将哮喘定义为一种以慢性气道炎症为特点的异质性疾病。哮喘定义为呼吸系统症状史，如喘息、气急、胸闷和咳嗽，这些症状随时间变化，强度不一，并伴有不同程度的呼气气流受限（https://ginasthma.org/wp-content/uploads/2021/05/GINA-Main-Report-2021-V2-WMS.pdf）[71a]。哮喘和 OSA 存在一些共同点。如果说支气管炎症是哮喘的标志，那么上气道炎症在 OSA 的发病机制中同样起着重要作用[72]。美国国家健康和营养检查调查的一份报告显示，2011—2014 年美国成年人哮喘患病率为 8.8%。值得一提的是，肥胖成年人患病率（11.1%）比正常体重的成年人患病率（7.1%）更高[73]。

睡眠对哮喘患者的发病率和死亡率影响很深。有经典研究将夜间哮喘与死亡风险增高相联系，发现 70% 的死亡和 80% 的呼吸停止由夜间哮喘引起[74]。关于睡眠期间肺部的正常生理变化以及这些变化如何导致夜间哮喘，目前已有深入探讨[75]。夜间哮喘表现为咳嗽、喘息或呼吸困难，以上症状会扰乱睡眠，这类患者常主诉睡眠时频繁觉醒、睡眠质量差[76]。夜间哮喘通常控制不佳，需要调整整体哮喘治疗方法。睡眠研究显示，哮喘治疗无效的患者的睡眠效率较低，觉醒次数较多，3 ～ 4 期睡眠较少[77]。通过心理测试检测夜间哮喘患者的认知能力，发现这类患者的认知能力也受损[78]。与健康对照受试者相比，≥ 20% 的昼夜峰呼气流量变化（哮喘不稳定性的替代参数）与日间认知能力较差有关[79]。有效的哮喘治疗可以使认知功能障碍恢复到与健康对照受试者相当的水平，同时将昼夜峰呼气流量变化降低至 10% 以下，夜间哮喘症状也会消失。

### 哮喘与阻塞性睡眠呼吸暂停重叠综合征

#### 流行病学

无论是睡眠问卷的大规模人群研究还是使用 PSG 监测的横断面研究，均表明哮喘患者 OSA 的发生率比非哮喘患者高 2 ～ 3 倍[80-81]。令临床医生感兴趣的是，哮喘病情越严重，患者患 OSA 的风险越大。大多数严重哮喘患者都有经 PSG 诊断的 OSA[81]。反过来，OSA 会加重哮喘负担，导致病情控制不佳。与肥胖和其他因素无关，OSA 是通过非嗜酸性粒细胞炎症途径加重哮喘的[82]。因此，OSA 可能是中性粒细胞性哮喘的一个诱发因素，该哮喘表型应考虑 PSG 监测。另一方面，GINA 建议筛查哮喘患者，尤其是患有严重哮喘、难治性哮喘和哮喘伴肥胖的患者合并 OSA 的情况（即哮喘 /OSA 重叠综合征）。

#### 哮喘 / 阻塞性睡眠呼吸暂停重叠综合征的病理生理学和危险因素

肥胖是哮喘和 OSA 的危险因素，因此也是哮喘 / OSA 重叠综合征的危险因素。随着 BMI 的增加，哮喘发作的风险也会增加，这是一种“剂量-反应”效应，在女性群体中更为明显[83]。部分非特应性哮喘患者和大多数特应性哮喘患者会有鼻炎和慢性鼻窦炎引起的鼻塞，进而引起鼻充血和呼吸受限，也会出现鼻咽息肉导致气道口径缩小的情况。这会使胸内和咽部负压增加，从而在吸气、打鼾和阻塞性呼吸暂停期间造成上气道塌陷[84]。同样，慢性哮喘患者持续的黏膜炎症会减少咽部的横截面积，从而影响上气道，使上气道塌陷[85]。

吸入性皮质类固醇是治疗哮喘最有效、应用最广泛的药物。它们对咽部塌陷的长期影响仍未可知。但口服皮质类固醇对上气道的影响通常是不利的，包括咽部肌肉病、咽壁的脂肪浸润和颈部液体潴留。在临床上可以发现，需要频繁或持续使用口服皮质类固醇的哮喘患者在排除 BMI 和颈围因素后，其 OSA 的患病率较高（> 90%）[86]。

可以有效降低哮喘患者患 OSA 风险与疾病严重程度的方法与可以降低 COPD/OSA 重叠综合征患者患病率的部分方法相同：减轻体重、侧卧位睡眠和戒烟。尚未研究调整哮喘药物是否有改善 OSA 的效果。在无哮喘的 OSA 患者中，有试验和临床证据表明吸入性皮质类固醇能够减轻上气道炎症，并可以降低有过敏性鼻炎亚组患者的 AHI[87]。鼻吸皮质类固醇和口服抗 α 白三烯可减轻患有哮喘和 OSA 的儿童的打鼾和阻塞性呼吸暂停症状。图 137.7 显示了这些复杂的相互作用。

OSA 导致哮喘加重的潜在机制也是多因素的。阻塞性呼吸暂停发作与睡眠中的反复觉醒、自主活动紊乱和间歇性低氧血症有关[43]。阻塞性呼吸暂停发作时，迷走神经张力增高，进而刺激中枢和上气道的 M 受体诱发夜间哮喘。发生阻塞性事件时胸内负压增加，导致食管下括约肌张力间歇性丧失，由此联想到与支气管微抽吸胃酸有关的胃食管反流可能会导致夜间哮喘。间歇性缺氧会刺激颈动脉体受体，通过迷走神经途径增加气道反应性[88]。慢性间歇性缺氧也可诱发低级别全身炎症，主要表现为血清促炎细胞因子和趋化因子升高[89]。上气道的局部炎性改变类似于在哮喘中提到的表现，类似的改变在 OSA 中很常见。这种炎症变化可能会使气道口径减小，同时增加潜在的气道高反应性风险，因此这也是潜在的哮喘诱发因素。

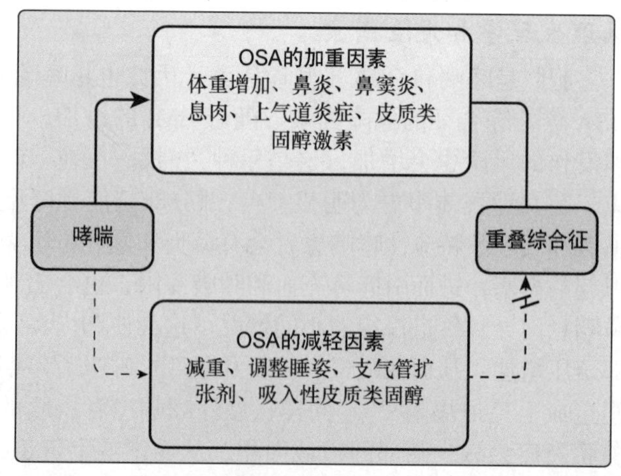


**图 137.7**　哮喘和阻塞性睡眠呼吸暂停（OSA）之间的相互作用导致哮喘 /OSA 重叠综合征

### 哮喘 / 睡眠呼吸障碍重叠综合征的临床转归与治疗

目前关于合并 OSA 和哮喘的长期研究还未开展，因此也没有明确的指南可供参考。然而在哮喘 / COPD 重叠患者中，CPAP 治疗 OSA 对哮喘患者有很大的病理生理学益处，包括减少胃食管反流、减轻气道和全身炎症以及降低气道平滑肌收缩性[89]。有数据明确表明，CPAP 治疗 OSA 合并哮喘患者，可改善其哮喘症状，减少急救药物的使用，并提高哮喘患者的生活质量[90-93]。此外，在一项短期随机试验中，无 OSA 哮喘患者使用 CPAP 后可以降低气道反应性，这可能是因为 CPAP 可以减轻气道炎症[94]。

尚未有人针对 OSA 的二线治疗，如下颌前移器械和上气道手术在哮喘 /OSA 重叠综合征患者中进行前瞻性研究。然而，对 OSA 和病态肥胖患者进行减肥手术不仅可以有效缓解 OSA，还可以改善哮喘症状[95]。目前没有人发表过哮喘 /OSA 重叠综合征患者使用哮喘药物后的临床结局的相关研究结果。因此目前看来，除了优化 OSA 的治疗外，OSA 患者的哮喘应根据当前的哮喘治疗指南进行治疗。

## 间质性肺病

间质性肺病包括超过 200 种非恶性、非感染性肺部疾患。所有间质性肺部的病理表现是细胞炎性增生和纤维化影响肺泡和气腔。特发性肺纤维化定义为未明确病因的间质性肺病。特发性肺纤维化是最常见的间质性肺部，主要累及老年人，其预后在所有间质性肺部中是最差的[96]。大多数患者表现为劳力性呼吸困难、干咳，胸部听诊可闻及 Velcro 啰音。常见的生理学表现有：肺活量降低、一氧化碳弥散量减少、静息性低氧血症或劳力性血氧饱和度下降。特发性肺纤维化的发病率和死亡率似乎在增加，主要是因为胸部影像学的发展提高了该病的诊断率[97]。

间质性肺部患者的睡眠质量较差，主要是因为咳嗽和呼吸困难扰乱了正常的睡眠结构，最后导致这类人群出现日间疲劳的症状[98]。在间质性肺部中很常见的食管反流和动力障碍以及肺纤维化过程本身是发生夜间咳嗽的主要机制。在一项较早的短期研究中，与对照受试者相比，Perez-Padilla 等表明间质性肺部患者的睡眠质量较差，N1 期睡眠时间更长（占总睡眠时间的 33.7% *vs.* 13.5%），REM 睡眠时间更短（占总睡眠时间的 11.8% *vs.* 19.9%），睡眠碎片化更严重[99]。在这项研究中，清醒期低氧血症患者（$SaO_2$ < 90%）的睡眠结构异常比 $SaO_2$ > 90% 的患者更显著。最近，一项横断面分析将匹兹堡睡眠质量指数（Pittsburgh Sleep Quality Index，PSQI）作为评估睡眠质量的工具，对 101 例诊断为间质性肺部的患者进行了睡眠评估[100]。研究发现，睡眠质量差与抑郁严重程度和嗜睡严重程度独立相关。

睡眠期间低氧血症也很普遍，日间低氧血症越严重的患者情况越差[99]。REM 睡眠期间氧饱和度下降通常比运动期氧饱和度下降更严重[101]。有人在一个大型间质性肺部患者队列中回顾性评估了夜间氧饱和度降低对间质性肺部患者健康的影响[102]。在这项研究中，氧饱和度降低指数（desaturation index，DI）被定义为每小时氧饱和度降低＞ 4% 的次数。37% 的患者存在氧饱和度下降，其中 31% 的患者超声心动图显示有肺动脉高压。DI 增加与死亡率升高相关，与年龄、性别、BMI 和肺动脉高压无关。如果检测到夜间低氧血症，则可以对这些患者进行氧疗。

### 间质性肺疾病与阻塞性睡眠呼吸暂停重叠综合征

OSA 在间质性肺部中普遍存在，但目前我们对此知之甚少。在 50 例稳定期间质性肺部患者样本中，88% 的患者经 PSG 监测证实患有 OSA[103]。其中，68% 为中度至重度（AHI ＞ 15 次 / 小时）OSA。OSA 的严重程度（通过 AHI 表示）与肺总容量呈负相关。OSA 严重程度与 BMI 相关性较差[103]。有观察性数据表明 OSA 与间质性肺部有关。在一项动脉粥样硬化多种族研究（Multi-Ethnic Study of Atherosclerosis，MESA）中，社区居住的成年人接受了 PSG 监测和 CT 扫描，其中 32% 的人 AHI 大于 15 次 / 小时[104]。中度至重度 OSA 与亚临床间质性肺部相关，并伴有肺泡上皮损伤和细胞外基质重塑。这些发现可支持 OSA 可能导致早期间质性肺部的假设。CPAP 治疗 OSA 似乎可改善间质性肺部患者的健康状况。在一项新诊断 IPF 和中度至重度 OSA 的研究中，接受 CPAP 治疗的患者 Epworth 嗜睡量表（ESS）、PSQI 有显著改善[105]。

## 肺动脉高压

肺动脉高压定义为在海平面、静息状态下，右心漂浮导管测量平均肺动脉压（mPAP）≥ 25 mmHg。肺动脉高压目前分为 5 个类别：①原发性肺动脉高压；②左心引起的肺动脉高压；③与慢性肺部疾病相关的肺动脉高压，如 COPD 和 OSA；④慢性血栓栓塞性肺动脉高压；⑤由各种疾病引起的肺动脉高压，例如结节病或系统性血管炎[106]。

### 肺动脉高压与睡眠呼吸紊乱重叠综合征

#### 流行病学

目前评估 OSA 和肺动脉高压之间关联性的数据有限。一项使用了家庭血氧仪旨在确定肺动脉高压患者夜间氧饱和度下降的患病率的研究结果显示，69.7% 的肺动脉高压患者超过 10% 的睡眠时间 $SaO_2$ 低于 90%[107]。夜间低氧血症与晚期肺动脉高压和右心室功能不全相关。值得注意的是，60% 的夜间低氧血症亚组没有劳力性低氧血症。Schulz 等在一项对接受 PSG 的特发性肺动脉高压患者的小型研究中发现，30% 的患者有周期性呼吸，周期性呼吸定义为过度通气与中枢性呼吸暂停或呼吸不足交替出现，表现为渐强-渐弱模式，连续出现至少 3 个周期[108]。然而，这些患者中的大多数夜间血氧饱和度是正常的。在另一项对 38 例肺动脉高压患者进行的动态心肺睡眠研究中，18 例患者（47%）的 AHI 超过 10 次 / 小时[109]。22 例患者的亚组同时也进行了实验室 PSG 检查。在接受这两项研究的患者中，家庭睡眠监测准确预测到 PSG 期间 AHI ≥ 10 次 / 小时（受试者工作特征曲线下面积 0.93，$P = 0.002$）。然而，脉搏血氧仪的相应值为 0.63（$P$ ＝不显著）。因此，当怀疑肺动脉高压患者存在 SBD 时，病情评估应包括完整的 PSG 或改良的心肺睡眠研究，而不是单独的脉搏血氧测定。

在通过右心导管检查确诊为毛细血管前肺动脉高压的患者中，家庭心肺睡眠研究表明，在 169 例患者中，26.6% 的患者 AHI ＞ 10[110]。其中，27 名患者（即 16%）患有 OSA 和 18 名患者（即 10.6%）有中枢性睡眠呼吸暂停。高海拔肺动脉高压是一种在海拔大于 2500 m 环境中常住居民的特殊类型的肺动脉高压。最近对比研究了高原人群与健康平原人 SBD 的患病率和有无高海拔肺动脉高压的临床特征[111]。在一项对居住在海拔超过 2500 m 且无红细胞增多症的高原人开展的病例对照研究中，高海拔肺动脉高压患者比没有肺动脉高压的人的 AHI 高（高海拔肺动脉高压患者 AHI 平均值：33.8 次 / 小时；无肺动脉高压者 AHI 平均值：9.0 次 / 小时），夜间氧饱和度低于 90% 的比例更高（高海拔肺动脉高压患者：78%；无肺动脉高压者：33%）。多变量回归分析证实，控制年龄、性别和 BMI 后，mPAP 与 AHI 和 CT90 之间独立相关。即 OSA 引起的间歇性低氧血症是高原居民肺动脉高压的重要的决定性因素。从所有这些研究来看，肺动脉高压 /SBD 重叠的患病率在肺动脉高压患者中似乎高于一般人群。

### 肺动脉高压睡眠呼吸紊乱重叠综合征的临床特点

我们尚不清楚 SBD 对肺动脉高压患者的症状和疾病进展的影响程度。一项对 52 例肺动脉高压患者进行的回顾性分析中发现 71% 的肺动脉高压患者患有 SBD[109]。通过右心导管评估单纯肺动脉高压患者和肺动脉高压 /SBD 重叠综合征患者的基线心肺血流动力学，显示无差异。经过长达 4.7 年的中位随访时间，未观察到 SBD 患者与非 SBD 患者之间的生存率差异。与单纯肺动脉高压患者相比，肺动脉高压 /SBD 重叠综合征患者无特异性临床特征[107, 109, 111]。与心力衰竭相似，根据 Epworth 嗜睡量表评估，肺动脉高压 /SBD 重叠综合征患者缺乏主观的白天嗜睡症状，可能是因为心力衰竭和肺动脉高压中交感神经活动增强，这可以作为肾上腺素能皮质警报机制[112-113]。肺动脉高压患者 SBD 的预测因素与普通人群的预测因素无差异，主要是高龄和 BMI[107-111]。

### 肺动脉高压 / 睡眠呼吸紊乱重叠综合征的病理生理学和预后

合并 OSA 可能导致基础肺动脉高压恶化。在阻塞性事件期间，胸内负压增大导致右心室超负荷。这对于在睡眠中的 OSA 患者来说可能会加剧间歇性缺氧和使交感神经活动升高。然而，尽管在肺动脉高压和 OSA 患者中分别证实了可以通过心率变异性评估自主神经系统调节功能障碍，但肺动脉高压患者中 OSA 的存在似乎没有进一步减少迷走神经调节[115]。除了体重增加或使用口服类固醇外，如果肺动脉高压患者在睡眠期间出现颈部积液，则更容易发生 OSA。这一点在左心衰竭的患者中得到了证实[117]，白天液体在腿部积聚，夜间液体转移至颈部[116]（图 137.8）。

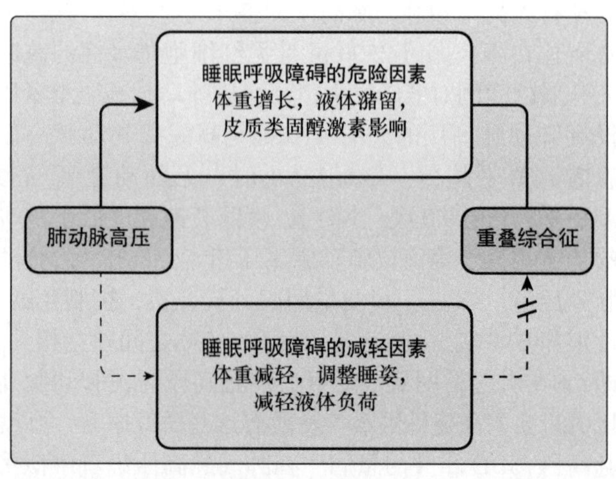


**图 137.8** 肺动脉高压与睡眠呼吸障碍之间的相互作用

没有研究评估过肺动脉高压 /SBD 重叠的预后。然而，肺动脉高压的存在可能对 OSA 患者的预后有重要意义，例如，一项对 83 例因无法明确病因而接受肺动脉导管插入术的 OSA（AHI ＞ 5）患者的观察性研究证明了肺动脉高压患者（静息时平均肺动脉压 ＞ 25 mmHg）的 1 年、4 年和 8 年生存率低于无肺动脉高压患者。Kusunose 等研究了左心室射血分数不变的 SBD 患者超声心动图中右心功能改变的预测价值[119]。他们发现，平均随访 3.1 年后，右心功能不全的基线可以预测心力衰竭或死亡的结局。尚无研究系统评价 SBD 治疗对肺动脉高压 /SBD 重叠综合征结局的影响。当肺动脉高压患者出现提示 SBD 共存的症状时，应通过 PSG 进行评估，并按照标准进行治疗。

尽管目前所研究的内容还比较局限，但 AHI 在 OSA/ 呼吸系统疾病重叠的研究中占有主导地位。人工智能学习和聚类分析目前可以用于查找 OSA[120]新颖的、有临床意义的标志物。

## 肺部疾病中的失眠

美国睡眠医学学会（American Academy of Sleep Medicine，AASM）定义的失眠是入睡困难或睡眠维持困难，并且日间活动受到影响，持续时间不少于 1 个月[121]。有 10% 的人群存在失眠问题[122-123]，失眠被认为是一个严重的公共卫生问题，但很少有人研究过肺部疾病中相关的失眠问题。目前尚无肺动脉高压或间质性肺部患者失眠的患病率相关数据。在 COPD 患者中，很早就有研究报道过 COPD 患者中主诉失眠的患者很多，与非 COPD 受试者相比，主诉的失眠与呼吸道症状的严重程度相关[124-125]。Budhiraja 等使用 AASM 标准调查了 183 名 COPD 患者的睡眠情况[125]。27.3% 的受试者存在失眠。肺功能测试（$FEV_1$ ＜ 50% 预测值）与医学研究理事会呼吸困难量表评估的 COPD 严重程度在失眠或无失眠的受试者中没有差异。失眠会导致白天嗜睡增加和生活质量下降。目前没有人研究过 COPD 患者失眠相关因素的因果关系，也没有人将失眠作为 COPD 健康结局的决定因素进行过分析。

治疗 COPD 患者的慢性失眠比较棘手。由于失眠在生活中很常见，COPD 患者通常要求服用药物来治疗失眠。但是 COPD 患者应尽可能避免使用苯二氮䓬类药物，因为这类药物可能会降低肺泡通气，降低唤醒反应，增加呼吸暂停频率，会有加重低氧血症和高碳酸血症的风险[126]。研究显示，一些非苯二氮䓬类催眠药（如唑吡坦[127]）和褪黑素受体拮抗剂

（如雷美替安[128]）对 COPD 患者的气体交换没有不良影响。在一项多中心、随机、双盲、安慰剂对照、交叉研究中，给轻度至中度 COPD 患者使用最大推荐剂量 2 倍的苏沃雷生（suvorexant）都不会引起睡眠呼吸障碍[129]。医生在治疗 COPD 合并失眠的患者时应优先使用非苯二氮䓬类催眠药。

研究表明，哮喘患者失眠的患病率为 44% ～ 70%[130-131]。哮喘严重程度越高，失眠的风险越大[131]。在社区的青少年中，一项调查报告称，临床上患有严重哮喘的青少年失眠的人数几乎是轻度或无哮喘青少年的 2 倍。这一人群常出现白天嗜睡症状，失眠的严重程度对其影响高达 28%，而哮喘的严重程度仅占 2%。相反，在 Nord-Trøndelag 健康研究中，一项正在进行的挪威成年人（年龄＞ 20 岁）健康调查显示，慢性失眠患者患哮喘的风险是无失眠患者的 3 倍。[133] 在临床试验中没有指出哮喘患者失眠的特异性治疗。总之，失眠仍然是哮喘患者中的常见问题，应该把失眠的治疗放入哮喘的综合治疗中。

### 临床要点

- 有超过 1% 的成年人受到阻塞性睡眠呼吸暂停（OSA）与慢性阻塞性肺疾病（COPD）重叠，即 COPD/OSA 重叠综合征的困扰。OSA 与哮喘重叠（即哮喘 /OSA 重叠综合征）的患病率，以及睡眠呼吸障碍（SBD）与肺动脉高压重叠（即 SBD/ 肺动脉高压重叠综合征）的患病率，尚不明确。然而，哮喘和肺动脉高压两种肺部疾病越严重，合并 OSA 的概率就越大。
- 在患有 COPD 和哮喘的人群中，肥胖会增加患 OSA 的风险。
- 对于有 OSA 和肺部疾病的患者来说，COPD/OSA 重叠综合征患者中未治疗 OSA 的患者临床预后会更差。相反，高效诊断并治疗 OSA 可以改善 COPD/OSA 重叠综合征患者的日间和夜间症状并可以改善临床预后。

## 总结

OSA 和 COPD 都是临床上常见的成人疾病，这两种疾病的危险因素包括肥胖和吸烟。COPD/OSA 重叠综合征发生率在人群中占 1%，会破坏昼夜生理变化，造成严重的临床后果，如严重的睡眠片段化、夜间低氧血症和总体死亡率升高。有效诊断和治疗共病 OSA 以及 COPD/OSA 重叠综合征中 SBD 的其他症状，可以改善该病症的总体临床预后。

哮喘、间质性肺部和肺动脉高压也与 OSA 相关，并且肺动脉高压与其他类型的 SBD（如中枢性睡眠呼吸暂停和睡眠呼吸相关的换气不足）有共同的危险因素、相互影响的病理生理机制和临床特征。哮喘与 OSA 重叠的患病率和肺动脉高压与 SBD 重叠的患病率没有明确结论，但哮喘和肺动脉高压越严重，OSA 患病率就越高。有效治疗 OSA 后可改善哮喘 /OSA 重叠综合征的哮喘相关和总体病理生理学和临床预后，包括气道和全身炎症、哮喘控制情况及哮喘患者的生活质量。

### 参考文献和拓展阅读

请扫描书后二维码，获取参考文献和拓展阅读资源。

# 第 138 章 肥胖低通气综合征

Babak Mokhlesi，Renaud Tamisier
周珊珊 译 王菡侨 审校

## 章节亮点

- 肥胖低通气综合征（obesity-hypoventilation syndrome，OHS）在某种程度上被定义为在排除其他疾病的基础上，清醒时日间的高碳酸血症与肥胖之间的重叠综合征，诊断的前提条件需要排除，如神经肌肉疾病、病理生理或者代谢过程导致的肺泡低通气所致的高碳酸血症。该综合征还总是伴有睡眠呼吸障碍（例如，阻塞性睡眠呼吸暂停或睡眠低通气）。因此，在某些针对 OHS 的定义中，睡眠呼吸障碍也被列为诊断标准之一。
- 在过去 30 年中，极度肥胖在美国和其他国家的患病率显著增加。随着肥胖的全球流行，OHS 的患病率可能也随之增加。
- 与同样肥胖，但不伴有高碳酸血症的单纯阻塞性睡眠呼吸暂停患者相比，OHS 患者的生活质量较低，医疗保健费用较高，同时由于心肺并发症，OHS 患者发生肺动脉高压和早期死亡的风险也更高。
- OHS 患者通常直到疾病进程的晚期才能被诊断出来。针对 OHS 的早期诊断很重要，因为如果不及时进行治疗，其致病率和死亡率会显著提高。有效的治疗可以显著改善 OHS 患者的预后，这也强调了 OHS 早期诊断的重要性。

## 历史回顾

值得关注的是，肥胖和嗜睡症之间的关系在很久以前就已经被认识到了。在 1969 年阻塞性睡眠呼吸暂停（obstructive sleep apnea，OSA）被发现之前，OHS 就已见诸报道了[1-3]。1955 年 Auchincloss 等详细描述了一例肥胖、嗜睡并伴肺泡低通气的病例[4]。1 年后，Bickelmann 等也报道了一例类似患者，该患者选择接受医治的原因竟是因他在玩扑克时，拿得一手稳赢的好牌后睡着了[5]。Bickelmann 医生在该病例报告中使用“皮克威克综合征”一词描述该患者的症状，因为该患者与查尔斯·狄更斯《匹克威克俱乐部的遗书》中描述的男孩 Joe（查尔斯·狄更斯笔下 Wardle 先生的仆人，图 138.1）的症状相一致。尽管早在大约 50 年前其他临床医生也做过这种比较[6]，但 Bickelmann 医生推广了“皮克威克综合征”一词的临床应用。

## 定义

OHS 通常被定义为肥胖［体重指数（BMI）≥ 30 kg/m$^2$］和日间高碳酸血症（海平面动脉 $CO_2$ 分压或 $PaCO_2$ ≥ 45 mmHg）相结合的综合征，并且高碳酸血症无法用神经肌肉疾病、机体的病理生理或者代谢过程障碍予以解释。这种综合征也总是伴随着睡眠呼吸障碍（sleep-disordered breathing，SDB），因此在某些针对 OHS 的专业定义中，SDB 也被列为诊断标准之一[7]。大约 90% 的 OHS 患者患有 OSA，［其定义为呼吸暂停低通气指数（apnea-hypopnea index，AHI）≥ 5 次 / 小时］。事实上，接近 70% 的 OHS 患者患有严重的 OSA（AHI > 30 次 / 小时）[8]，其余为非阻塞性睡眠肺泡低通气。美国睡眠医学学会根据以下标准定义了成人睡眠低通气：睡眠过程中满足以下任一标准均可诊断：① $PaCO_2$（或呼气末 $CO_2$、或经皮 $CO_2$）> 55 mmHg，且持续时间 > 10 min；② $PaCO_2$ > 50 mmHg，并且与清醒仰卧位 $PaCO_2$ 相比，睡眠中 $PaCO_2$ 增加 > 10 mmHg 且持续时间 > 10 min[9]。定义的理解具有相对性，尽管定义涉及了一个昼夜病理学变化，但仍需要整夜多导睡眠监测明确夜间 SDB 模式，包括通气不足的性质（阻塞性或非阻塞性）及个体化治疗措施，特别是针对气道正压通气（positive airway pressure，PAP）最佳模式的选择也需要整夜多导睡眠监测予以明确。

OHS 是一种排除性诊断，对这一点的认识很重要，诊断过程应该区分其他引发高碳酸血症的相关疾病（框 138.1）。最近欧洲呼吸学会工作组提出了有关

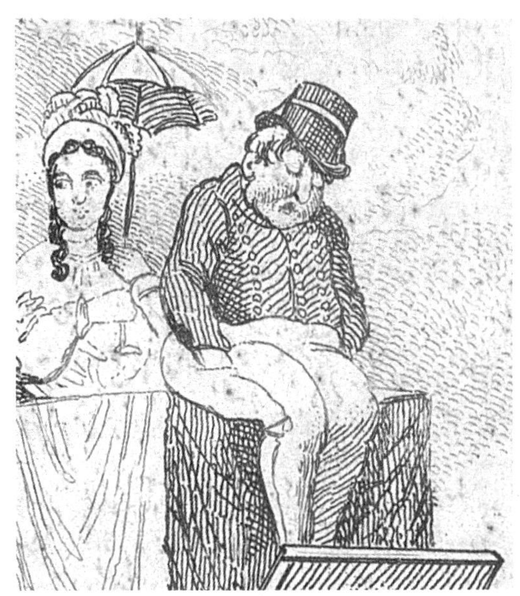

**图 138.1** Joe 是一名“胖男孩”，如查尔斯·狄更斯在《匹克威克俱乐部的遗书》中所描绘的（伦敦：Chapman and Hall，1836）

**表 138.1　肥胖低通气综合征的诊断特点**

**肥胖**

- 体重指数≥ 30 kg/m$^2$

**慢性通气不足**

- 清醒日间高碳酸血症（海平面动脉 $PCO_2$ ≥ 45 mmHg）

**睡眠呼吸障碍**

- 阻塞性睡眠呼吸暂停［呼吸暂停低通气指数（AHI）≥ 5 次 / 小时］
- 非阻塞性睡眠换气不足定义为 AHI ＜ 5 次 / 小时且 $PaCO_2$（或替代值，如潮气末 $PCO_2$ 或经皮 $PCO_2$）高于 55 mmHg 持续超过 10 min，或与清醒仰卧值相比 $PaCO_2$（或替代物）增加高于 10 mmHg 至超过 50 mmHg 持续超过 10 min

**排除通气不足的其他原因**

- 严重阻塞性气道疾病（例如，COPD）
- 严重胸壁疾病（例如，脊柱后凸）
- 严重甲状腺功能减退症
- 神经肌肉疾病
- 先天性通气不足综合征

OHS 的严重程度分级，包括早期阶段界定为碳酸氢盐水平升高和（或）睡眠通气不足。最严重的程度定义为日间高碳酸血症并发心血管和代谢相关的合并症[10]。这样的观点表明，OHS 合并症应该引起我们的重视，因为重症患者会占用更多的医疗资源[11]，并且预后较差[12-13]。

## 流行病学

世界许多地方存在着“肥胖流行病”，并且其与包括 OHS 在内的诸多合并症相关。重度肥胖是 OHS 发展的主要危险因素。近几十年来，肥胖和重度肥胖（Ⅲ类或 BMI ≥ 40 kg/m$^2$）的患病率在全球范围内呈上升趋势[14]。疾病控制和预防中心估计，7.6% 的美国成年人口的 BMI 至少为 40 kg/m$^2$[15]。1987—2010 年，美国重度肥胖的患病率增加了 6 倍，每 33 名成年人中就有 1 人受到肥胖的影响。同样，BMI ≥ 50 kg/m$^2$ 的患病率在美国增加了 12 倍，每 230 名成年人中就有 1 人受到影响[16]。OHS 的患病率可能会因为肥胖的患病率增加而增加。

13 项研究报告称，在睡眠中心评估 SDB 的患者中，OHS 的患病率为 8% ～ 20%[17-19]。一项对 4250 例肥胖和 OSA 患者（平均 BMI 为 30 ～ 44 kg/m$^2$，平均 AHI 为 40 ～ 60 次 / 小时）进行的 meta 分析（未患慢性阻塞性肺疾病）报告了清醒高碳酸血症患病率为 19%[20]。基于这些数据，大约 19% 的患有 OSA 的肥胖患者患有 OHS。与其他人群相比，患有 OSA 的东亚人群的 BMI 较低，这可能是因为头影测量差异[21]。因此，在这些人群中，BMI 较低的 OHS 可能比非亚洲人群更普遍[18, 21-23]。据报道，在内科病房（不包括重症监护室）住院的 BMI 超过 35 kg/m$^2$ 的连续患者中，肥胖低通气的患病率为 31%[24]。目前尚不清楚为什么该住院队列中肥胖低通气的患病率高于在患有 OSA 的门诊肥胖患者中所报告的患病率，可能的相关因素是该研究招募具有较高 BMI（＞ 35 kg/m$^2$ 而不是＞ 30 kg/m$^2$）的受试者，并且利尿剂在受试者中的使用率高（64% 的患者）。

OHS 的患病率在不同研究中的差异性较大，部分原因来自样本特征、疾病定义和评估程序的差异性[17]。在合并 OSA 的患者人群中，随着肥胖程度的增加，OHS 的患病率也增加（图 138.2）[17]。Laaban 等[25]报道了 1141 例平均 BMI 为 30 kg/m$^2$ 的 OSA 患者的 OHS 患病率为 11%，而 Mokhlesi 等[26]报道了平均 BMI 为 44 kg/m$^2$ 的 OSA 患者的 OHS 患病率为 24%。在 BMI 为 30 ～ 35 kg/m$^2$ 的 OSA 患者中，非亚洲人群的 OHS 患病率为 8% ～ 11%，而在 BMI ≥ 40 kg/m$^2$ 的 OSA 患者中，OHS 患病率增加至 18% ～ 31%[25-28]。OHS 在一般人群中的患病率尚不清楚，但我们可以根据已有数据进行估计。来自疾病控制和预防中心的最新报告估计，一般美国成年人群中约 6% 患有病态或重度肥胖（BMI ≥ 40 kg/m$^2$）[29]。保守估计，这种程度的肥胖患者中有近半数人群患有 OSA，并且这些患有 OSA 的人群中约 20% 患有 OHS，则 OHS 的患病率可以估计为约 0.6%（在美国人群中约 1/160 的成年人）。在接受血常规检查的普通法国人群中，轻度肥胖非卧床患者（平均 BMI

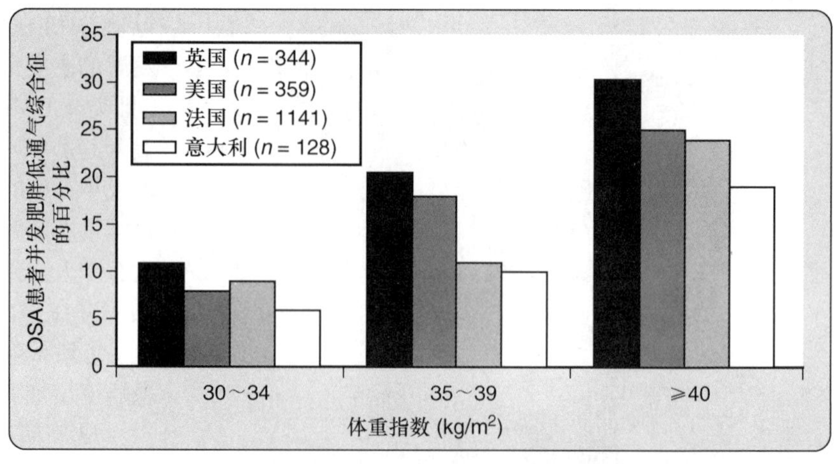


**图 138.2**　OSA 患者中肥胖低通气综合征的患病率，按体重指数（BMI）分类。在英国的研究中，平均 BMI 接近 40 kg/m$^2$，38% 的受试者 BMI > 40 kg/m$^2$ [28]。同样，在美国的研究中，平均 BMI 为 43 kg/m$^2$，60% 的受试者 BMI > 40 kg/m$^2$ [26]。相比之下，在法国的研究中，平均 BMI 为 34 kg/m$^2$，只有 15% 的受试者 BMI > 40 kg/m$^2$ [25]。OSA，阻塞性睡眠呼吸暂停（意大利数据由 Onofrio Resta 教授提供，个人交流）[38]

约为 35 kg/m$^2$）的 OHS 患病率约为 1.10%（95%CI 0.51 ～ 2.27）[30]。OHS 在美国可能比其他国家更普遍，因为肥胖人数在美国更多。肥胖的患病率增加可能进一步导致 OHS 的患病率增加。因此临床医生需要高度警惕，以强化对该综合征的早期诊疗。

## 临床表现和诊断

OHS 患者通常在因急慢性高碳酸血症引发呼吸衰竭的紧急状态下[31]，或者因患者的护理级别升级，经过呼吸科或睡眠科专业医生会诊后方能被诊断[27]。不幸的是，延误诊断很常见。通常患者在 50 ～ 60 岁期间才会被诊断为 OHS，并且在这段时间内，OHS 患者比肥胖但碳酸水平正常的患者出现更多健康问题[24, 31-33]。在一项研究中，8% 的普通重症监护病房患者符合肥胖低通气的诊断标准（BMI > 40 kg/m$^2$，$PaCO_2$ > 45 mmHg，无肌肉骨骼疾病、内源性肺病或吸烟史）。所有患者均表现为急慢性高碳酸血症性呼吸衰竭[34]。在这些患者中，近 75% 被误诊为阻塞性肺疾病 [ 最常见的是慢性阻塞性肺疾病（COPD）]，尽管肺功能检查没有阻塞性生理学证据。

OHS 患者倾向于病态肥胖（BMI ≥ 40 kg/m$^2$）、患有重度 OSA（≥ 30 次阻塞性呼吸事件 / 睡眠小时），并且嗜睡度高。将正常 OSA 和 BMI 相似的患者相比，OHS 患者更容易发生呼吸困难和明显的肺心病。表 138.1 根据文献中报告的一个大型 OHS 患者联合队列的临床特征，提供了 OHS 患者的典型特征[23-26, 33, 35-43]。虽然重度肥胖（BMI ≥ 40 kg/m$^2$）是 OHS 的主要危险因素，但并非所有重度肥胖患者都会发生 OHS。值得注意的是，如表 138.2 所示，患有 OHS 的肥胖患者与无 OHS 的类似肥胖患者之间存在显著的生理差异[44]。

**表 138.1　肥胖低通气综合征的临床特点**

| 临床特征 | 均值（范围） |
|---|---|
| 年龄（岁） | 52（42 ～ 61） |
| 男性（%） | 60（49 ～ 90） |
| 体重指数（kg/m$^2$） | 44（35 ～ 56） |
| 颈围（cm） | 46.5（45 ～ 47） |
| PH | 7.38（7.34 ～ 7.40） |
| 动脉 $PCO_2$（mmHg） | 53（47 ～ 61） |
| 动脉 $PO_2$（mmHg） | 56（46 ～ 74） |
| 血清碳酸氢盐（mEq/L） | 32（31 ～ 33） |
| 血红蛋白（g/dl） | 15 |
| 呼吸暂停低通气指数 | 66（20 ～ 100） |
| 睡眠期间 $SpO_2$ 最低值（%） | 65（59 ～ 76） |
| 睡眠时间 $SpO_2$ < 90% 的百分比 | 50（46 ～ 56） |
| FVC（% 预测值） | 68（57 ～ 102） |
| $FEV_1$（% 预测值） | 64（53 ～ 92） |
| $FEV_1$/FVC | 0.77（0.74 ～ 0.88） |
| 医学研究委员会呼吸困难分级 3 级或 4 级（%） | 69 |
| Epworth 嗜睡量表评分 | 14（12 ～ 16） |

特征基于来自 15 项研究的 757 例患者的汇总样本。
Data taken from Respir Care 55（10）：1347-62，2010

诊断 OHS 所需的两项检查，一项是睡眠监测（多导睡眠监测或呼吸道多导描记术），以确定是否存在 SDB，另一项是在清醒状态下测量动脉血气，以确定是否存在高碳酸血症。由于动脉血气分析不是诊断 SDB 的标准做法，OHS 的诊断可能会延迟[45-46]。此外，临床医生可能将高碳酸血症误诊为 COPD[47]。因此，在怀疑患有 SDB 的肥胖患者中，需要简单的检查来筛查 OHS。虽然肺泡低通气的确定性检查是大气压下动脉血气分析，但由呼吸性酸中毒的代谢补偿而导致的血清碳酸氢盐水平升高支持 OHS 的诊断[26]。

**表 138.2　正常碳酸型病态肥胖与肥胖–低换气综合征的生理差异**

| | 病态肥胖 | 肥胖低通气综合征 |
|---|---|---|
| 腰臀比 | ↑ | ↑↑ |
| $FEV_1$/FVC | 正常 | 正常 / ↓ |
| 总肺活量 | 正常 | 轻微↓ |
| 功能残气量 | ↓ | ↓ |
| 肺活量 | 正常或↓ | ↓↓ |
| 呼气储备量 | ↓ | ↓↓ |
| 呼吸功 | ↑ | ↑↑ |
| 高碳酸血症 / 低氧通气驱动 | 正常 | ↓ |
| 吸气肌力量 | 正常 | ↓ |

$FEV_1$，第一秒用力呼气量；FVC，用力肺活量。

识别可能的 OHS 患者的常用测试会评估低通气的结果，即升高的血清碳酸氢盐水平（即总血清 $CO_2$，其等于碳酸氢盐加溶解的 $CO_2$）和低氧血症。术语“血清碳酸氢盐”并不严格准确，因为化学方法测量的是从血清中释放的所有 $CO_2$。一些实验室使用总血清 $CO_2$ 这个更准确的术语来描述测量的血清碳酸氢盐。值得注意的是，碳酸氢盐占总血清 $CO_2$ 的 96%，其余大部分是溶解的 $CO_2$。肾通过增加血清碳酸氢盐水平对慢性呼吸性酸中毒进行调节。Mokhlesi 等首次证实，在诊断为 OSA 的肥胖患者中，静脉血清碳酸氢盐阈值为 27 mEq/L——提示慢性呼吸性酸中毒——可用于诊断 OHS[26]。他们的数据表明，在患有 OSA 且肾功能正常的肥胖患者中，血清碳酸氢盐水平低于 27 mEq/L 对于排除 OHS 诊断具有 97% 的阴性预测值。Macavei 等评估了来自睡眠中心的患者的耳垂毛细血管血气样本，并确定与根据 Henderson-Hasselbach 公式计算的碳酸氢盐值具有相似的预测值[28]。计算的血清碳酸氢盐水平至少为 27 mEq/L，在患者样本中诊断 OHS 的灵敏度为 85%，特异性为 89%。另外两项研究证实血清碳酸氢盐是 OHS 的独立和可靠的预测因子[19, 48]。因此，在没有其他原因（例如，使用髓袢利尿剂）的情况下，血清碳酸氢盐水平升高提示 $PaCO_2$ 升高。低血氧症——另一个按照肺泡气体方程计算的高碳酸血症的结果——也可以作为高碳酸血症的替代标记物。无创且可获得的脉搏血氧饱和度是识别可能存在高碳酸血症的肥胖患者的有力检查。然而，由于其他原因，在没有高碳酸血症的病态肥胖患者中可能发生低氧血症。

图 138.3 显示了 OSA 患者（BMI ≥ 30 kg/$m^2$ 和 AHI ≥ 5）中 OHS 的患病率，采用了血清碳酸氢盐水平结合其他现有的测量方法，如肥胖的严重程度、呼吸力学的损害和 OSA 的严重程度[26]。事实上，一些研究者建议将血清静脉碳酸氢盐（$HCO_3^-$）水平纳入 OHS 的定义，特别是因为使用单一的动脉 $PCO_2$ 测量来诊断 OHS 容易受到一些混杂因素的影响，包括围手术期患者焦虑导致过度通气的影响[49]。然而，一项研究表明，在充分的局部麻醉和足够的技术专长的情况下，桡动脉穿刺获得的动脉血气不会改变潮气末 $CO_2$ 浓度[50]。美国胸腔学会最近发表的指南建议，对于强烈怀疑患有 OHS 的肥胖 SDB 患者，应取得 $PaCO_2$ 结果而不是血清碳酸氢盐或 $SpO_2$ 来诊断 OHS。另一方面，对于低至中度 OHS 的患者，建议使用血清碳酸氢盐水平来决定是否测量 $PaCO_2$：对于血清碳酸氢盐低于 27 mEq/L 的患者，临床医生可能

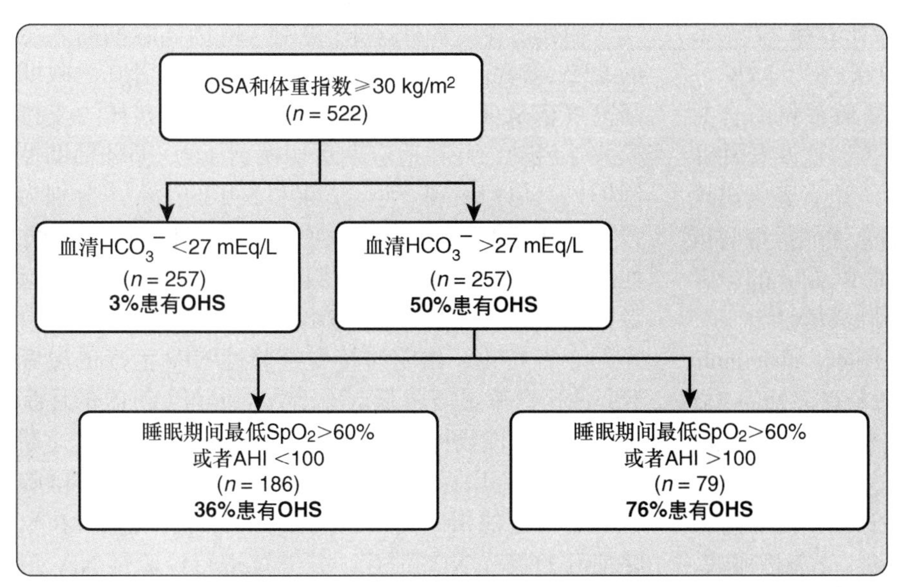


**图 138.3**　基于 522 例伴有 OSA 的肥胖患者（BMI ≥ 30 kg/$m^2$ 且 AHI ≥ 5）的观察，建立筛查肥胖低通气综合征的决策树，在血清碳酸氢盐 > 27 mEq/L 的患者中，50% 的患者存在 OHS。非常严重的 OSA（AHI > 100 或睡眠时 $SpO_2$ 最低点小于 60%）使 OHS 患病率增加到 76%。AHI，呼吸暂停低通气指数，BMI，体重指数；OHS，肥胖低通气综合征；OSA，阻塞性睡眠呼吸暂停

放弃测量 $PaCO_2$，因为诊断 OHS 的可能性很小；对于血清碳酸氢盐至少为 27 mEq/L 的患者，临床医生可能需要测量 $PaCO_2$ 来确认或排除 OHS 的诊断[51]。

除了血气采样和血清静脉碳酸氢盐评估外，日间指脉氧（$SpO_2$）可能是临床医生筛选潜在 OHS 的有价值的检测[52]。清醒时低氧血症不是 OSA 或肥胖患者的典型特征。因此，在肥胖和 OSA 患者中，对于清醒时静息脉搏血氧饱和度异常的患者应该高度怀疑 OHS[26, 53-54]。同样，肥胖的 OSA 患者出现明显的睡眠相关性低血氧症（定义为连续 10 min 以上的氧饱和度低于 85%），应该高度怀疑患者存在睡眠低通气和可能的 OHS[55]。在 meta 分析中，$SpO_2$ 低于 90% 的睡眠时间占总睡眠时间百分比的平均差为 37.4%（OHS 为 56.2%，OSA 为 18.8%），95% 置信区间几乎没有重叠[20]。然而，最近的指南建议不要使用 $SpO_2$ 来决定何时测量疑似 OHS 患者的 $PaCO_2$，直到更多关于 $SpO_2$ 有用性的数据出现[51]。

最终，清醒期间二氧化碳水平升高（≥ 45 mmHg）是定义换气不足的必要条件。存在多种测量二氧化碳的技术，如日间动脉血气、动脉毛细血管血气、静脉血气、呼气末二氧化碳和经皮二氧化碳监测。这些技术中的每一种都有其优点和缺点[56-57]。识别睡眠低通气的最可靠和实用的方法是通过呼气末或经皮监测在睡眠期间连续测量二氧化碳水平[54]。技术的改进应该会大大扩展我们在睡眠实验室甚至在家里识别和量化夜间换气不足的能力。

## 发病率和死亡率

正如已经指出的，大多数 OHS 患者存在严重肥胖，并且有严重的 OSA[18]。虽然重度肥胖[58]和重度 OSA 与发病率和死亡率风险增加独立相关[59-63]，但 OHS 可能会进一步增加发病率和死亡率[13]。系统性高血压在 OHS 患者中非常普遍，为 55% ～ 88%[8, 19, 64-68]。代谢和心血管疾病是最常见的合并症，通常在识别 OHS 之前被诊断[69-70]。这些合并症使 OHS 患者更虚弱，事实上，在 OHS 患者经常出现的两种临床表现中，在慢性呼吸衰竭急性加重期间被诊断的患者比因疑似 OSA 而转诊至睡眠专家的患者更常表现为心力衰竭、冠心病和肺动脉高压[12]。

与 OHS 诊断相关的发病率可能不同，如 Jennum 等所示，他们评估了来自丹麦国家患者登记处的 755 名诊断为 OHS 的患者（使用国际疾病分类 -10 诊断代码）：在 OHS 诊断前的 3 年内，这些患者与年龄和性别匹配的对照组相比，更可能被诊断出患有各种医学疾病，包括蜂窝织炎、腕管综合征、2 型糖尿病、充血性心力衰竭、阻塞性肺疾病和膝关节炎[69]。目前尚不清楚这些疾病是否比在肥胖的没有并发 OSA 的患者中更为普遍。此外，OHS 患者的生活质量评分似乎低于那些低通气性呼吸系统疾病，如阻塞性肺疾病[71]。

心血管疾病的发病率是 OHS 特别关注的问题[13]。Kessler 等发现，在 34 名 OHS 患者中，肺动脉高压患病率为 58%，而在类似的 OSA 患者中仅为 9%[72]。同样，Berg 等报告了来自加拿大健康登记处的 20 名 OHS 患者，并将他们与肥胖患者的对照组进行了比较[41]。在他们的研究中，OHS 患者被诊断为肺心病和充血性心力衰竭的可能性是正常人的 9 倍。此外，与正常碳酸血症的肥胖住院患者相比，患有肥胖相关低通气的住院患者入住重症监护室的风险增加，并且需要有创机械通气[24]。肺动脉高压是可能与慢性通气不足直接相关的疾病，大约一半的 OHS 患者表现出肺动脉高压[13, 33, 73-74]。

除了常见的合并症外，OHS 患者的死亡率也升高。3 项观察性研究招募了急慢性高碳酸血症性呼吸衰竭的住院患者，报告了 1 年全因死亡率为 18%，3 年全因死亡率为 31% 和 35%[75-77]。在这 3 项研究中，接受长期 PAP 治疗的患者比例尚不清楚。另一项研究招募了来自内科病房的稳定型高碳酸血症呼吸衰竭住院患者，报告在住院指数期间没有死亡率，但未经治疗的 OHS 患者在 1 年半时的全因死亡率为 23%[24]。在最近对 202 例高碳酸血症性呼吸衰竭住院患者的回顾性研究中，61 例（30%）患者是由于 OHS 和（或）高碳酸血症性 OSA 引起的。仅 1 例患者在首次住院期间死亡。然而，30 天的再入院率为 17%，在 30 个月时，35% 的患者已经死亡[77]。不幸的是，在这项研究中也没有关于 PAP 处方和依从性的数据。

相比之下，Budweiser 等对 126 例住院期间入组的 OHS 患者进行了回顾性分析，这些患者在睡眠期间高度依从无创通气（NIV），NIV 模式在压力支持模式下启动，并在适应期后切换到压力-循环辅助控制模式。他们发现 1 年、2 年和 5 年的生存率分别为 97%、92% 和 70%[42]。一项对 1162 例 OHS 所致急性或慢性高碳酸血症性呼吸衰竭患者进行的个体患者数据 meta 分析显示，与出院时未接受任何 PAP 治疗的患者相比，出院时接受经验性 NIV 治疗的患者 3 个月死亡率显著降低[78]。考虑到疑似 OHS 的住院患者出现急性或慢性高碳酸血症性呼吸衰竭，其短期（1 ～ 2 年）死亡率高于 OHS 的门诊患者[76]，美国胸科学会最近的指南建议，疑似 OHS 的住院患者在出院前开始接受 NIV 治疗，并继续进行经验性 NIV 治疗，直到他们在睡眠实验室接受门诊检查和 PAP 治疗滴定，最好是在出院后的前 3 个月[51]。对于急性或慢性高碳酸血症性呼吸衰竭住院后进行睡眠检查的最佳时间需要更多的研究。最后，自动滴定 NIV 装置代替实验室内 PAP 滴定的作用需要进一步研究，尽管一些小型研究表明了可行性[79-80]。

在一项回顾性研究中，110 例稳定型 OHS 的门诊患者接受 NIV 双水平 PAP 治疗（平均吸气 PAP 为 18.5±2.5 cm$H_2O$，平均呼气 PAP 为 8.4±1.9 cm$H_2O$），220 例 OSA 患者接受持续气道正压通气治疗（CPAP，平均压力为 8.9±1.7 cm$H_2O$）[13]。尽管对 PAP 治疗的依从性相似（平均双水平 PAP 使用 6.2±3.0 小时 / 晚，平均 CPAP 使用 5.8±3.2 小时 / 晚，$P = 0.29$），但 OHS 队列和 OSA 队列的 5 年死亡率分别为 15.5% 和 4.5%（$P < 0.05$）。与 OSA 患者相比，OHS 患者的死亡率增加了 2 倍（OR = 2，95%CI 1.11 ～ 3.60）。每晚使用双水平 PAP 治疗少于 4 h 是 OHS 患者死亡率最强的独立预测因素[13]。总之，这些研究表明，PAP 治疗可降低 OHS 患者的短期死亡率（图 138.4）[7, 42]。

来自前瞻性观察性研究的间接证据表明，与 CPAP 治疗相比，长期接受家庭 NIV（最常见的形式为双水平 PAP 治疗）治疗的 OHS 患者的长期生存率可能更好[81]。然而，具有长期随访的最大随机临床试验（Pickwick 试验）发现，在患有稳定 OHS 并伴随重度 OSA 的门诊患者（即绝大多数 OHS 患者）中，随机接受 CPAP 或 NIV 治疗的患者死亡率无显著差异[82]。

及时识别 OHS 患者非常重要，应立即启动 PAP 治疗并进行监测，以避免较差的预后，如再次入院、需要重症监护的急性或慢性呼吸衰竭或死亡。更重要的是，应强调并客观地监测治疗的依从性[83]。

## 病理生理学

动脉血中 $CO_2$ 分压（Pa$CO_2$）由 $CO_2$ 产生和消除之间的平衡决定。尽管 $CO_2$ 消除的减少主要原因是由总体通气水平降低（即每分通气量）导致肺泡通气减少，相对于肺毛细血管灌注的通气分布不均（即生理无效腔的增加）也可能是原因之一。此外，OHS 中的 $CO_2$ 产生率应特别引起生理学关注：与较瘦个体相比，严重肥胖患者，无论是否有 OHS，均会出现呼吸功增加、呼吸耗氧量增加和 $CO_2$ 产生量增加[84-86]。大多数严重肥胖的个体通过增加肺泡换气和相关的 $CO_2$ 消除来维持体内平衡，从而避免进展为 OHS。这是通过严格的代偿机制实现的，其需要呼吸控制和酸碱调节系统之间的整合。最终，相对于 $CO_2$ 产生，$CO_2$ 消除不足导致 OHS 患者的慢性高碳酸血症。除了表 138.2 所示的差异外，OHS 患者与单纯性肥胖伴或不伴 OSA 患者之间存在多种生理差异[88]，如上气道阻力增加[87]，呼吸系统顺应性降低，继发于肺水肿或肺容量降低 / 肺不张的通气 / 灌注不匹配[89-90]，以及最重要的是，低氧血症和高碳酸血症的中枢反应受损。虽然这些机制在不同程度上导致了 OHS 患者的气体交换异常，但 SDB、对高碳酸血症和缺氧的中枢反应减弱以及肾缓冲的结合可以解释从睡眠低通气到慢性日间通气不足的进展[91-94]。

重度肥胖（BMI ≥ 40 kg/$m^2$）由于胸壁和腹部超重，增加了呼吸功[88, 95]。然而，目前尚不清楚这些改变的力学因素在 OHS 的发病机制中的作用。OHS 患者的肺顺应性低于同样肥胖的对照组（0.122 *vs.* 0.157 L/cm$H_2O$）。这可以解释为较低的功能残气量（1.71 *vs.* 2.20 L）。两组之间胸壁顺应性的差异更大（OHS 为 0.079 L/cm$H_2O$，肥胖对照组为 0.196 L/cm$H_2O$）[88]。OHS 患者的肺阻力增加了 3 倍，

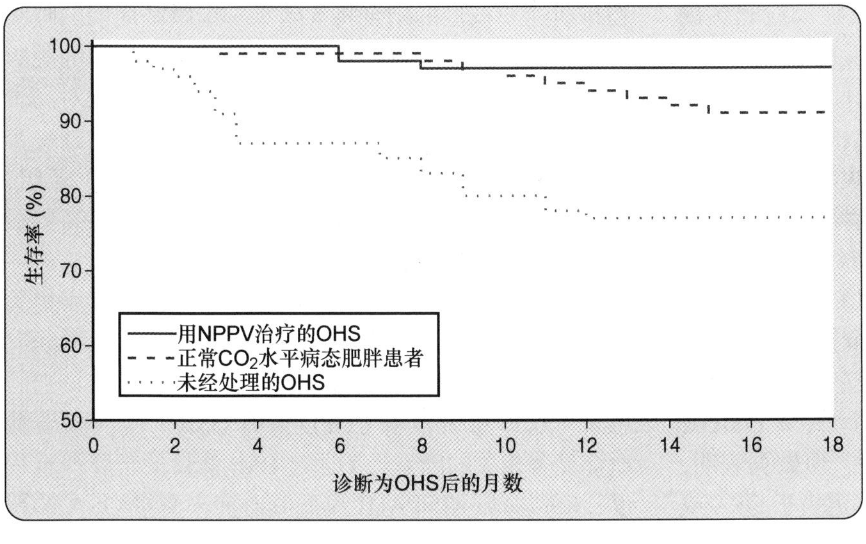

**图 138.4** Nowbar 等报道的未经治疗的肥胖低通气综合征患者［OHS，$n = 47$；平均年龄 55±14 岁，平均体重指数（BMI）45±9 kg/$m^2$，平均 Pa$CO_2$ 52±7 mmHg］及正常 $CO_2$ 水平的肥胖患者（$n = 103$，平均年龄 53±13 岁，平均 BMI 42±8 kg/$m^2$）与经夜间正压通气（NPPV）治疗的 OHS 患者（$n = 126$，平均年龄 55.6±10.6 岁，平均 BMI 44.6±7.8 kg/$m^2$，平均基线 Pa$CO_2$ 55.5±7.7 mmHg，平均依从性 NPPV 为 6.5±2.3 小时 / 天）相比较的生存曲线图。接受 NPPA 治疗的 OHS 患者数据均由来自德国雷根斯堡大学的 Stephan Budweiser 医生和他的同事提供（Reprinted from reference 8 with permission of the American Thoracic Society. Copyright American Thoracic Society.）

这也归因于功能性残气量较低[88, 96]。OHS 患者肺功能的改变主要表现为低用力肺活量（FVC）和 1 s 用力呼气量（$FEV_1$）以及正常的 $FEV_1$/FVC 比率来证明。肺功能异常可能与呼吸机制异常和呼吸肌无力有关[37-38, 97-98]。患有重度肥胖的受试者中呼吸系统异常对呼吸肌造成重大负荷，并导致呼吸功的显著增加，尤其是仰卧位[88, 95]。因此，病态肥胖患者 15% 的耗氧量用于呼吸，而非肥胖患者仅为 3%[85]。

最大吸气和呼气压力在病态肥胖患者中是正常的，但在 OHS 患者中通常降低[99-101]。然而，轻度 OHS 患者可能具有正常的吸气和呼气压力[102]。此外，膈肌无力在糖尿病中的作用也是显而易见的。这种疾病的发病机制仍然不确定，因为与正常肥胖受试者相比，OHS 患者在任何水平的膈肌激活下都能产生相似的跨膈压[100]。在 Sampson 的一项研究中，OHS 患者在高碳酸血症引起的过度通气期间，能够产生与正常碳酸血症肥胖患者相同的跨膈压（Pdi），这表明呼吸肌无力可能在 OHS 的发展中不起作用。此外，通过测量膈肌的峰值电活动与峰值 Pdi 的比率，OHS 组在整个高碳酸血症试验中未显示急性膈肌疲劳（或神经肌肉解偶联）的证据，这在理论上消除了患者合作的变量。可能更准确的膈肌强度评估，如通过颈部磁刺激，尚未在 OHS 患者中进行[103]。

OHS 患者能够自主过度通气至正常碳酸血症，这是中枢呼吸驱动缺陷“迟钝”的证据[104]。此外，当再呼吸 $CO_2$ 时，OHS 患者不会出现与病态肥胖患者相同程度的过度通气[98, 100, 102]。这种缺陷在 PAP 治疗后大多数患者得到改善[102, 105-106]。此外，当呼吸低氧气体混合物时，OHS 患者的每分通气量没有增加到与极度肥胖 OSA 患者相同的程度[102, 106]。PAP 治疗也改善了这种迟钝的缺氧驱动[102, 106]，表明这种迟钝的驱动是综合征的继发效应（并且是其持续所必需的），而不是其起源。肥胖、遗传倾向性、SDB 和瘦素抵抗都被认为是高碳酸血症反应迟钝的机制。这种对高碳酸血症的迟钝呼吸反应不太可能是遗传性的，因为对高碳酸血症的通气反应在 OHS 患者的一级亲属和对照受试者之间是相似的[107]。

瘦素是一种由脂肪细胞产生的饱腹感激素，刺激通气[108-111]。肥胖导致 $CO_2$ 产生和负荷增加[84, 86, 108]。因此，随着肥胖的增加，多余的脂肪组织导致瘦素水平增加，以增加通气来补偿额外的 $CO_2$ 负荷。这可能是大多数严重肥胖个体不发展为清醒高碳酸血症的原因。与没有 OSA 的瘦的或 BMI 匹配的受试者相比，OHS 和 OSA 患者的瘦素水平显著更高。尽管 OSA 或 OHS 对瘦素产生的独立贡献尚不清楚，但数据表明，过度肥胖对血清瘦素水平升高的贡献远远大于 OSA 或 OHS 的存在[112-115]。然而，OHS 患者的血清瘦素水平高于与体脂百分比匹配的 OSA 正常受试者，AHI 和血清瘦素水平在 PAP 治疗后均有下降[114, 116-117]。这些观察结果表明，OHS 患者可能对瘦素有抵抗力。瘦素若要影响呼吸中枢，增加每分通气量，必须穿透脑脊髓液。瘦个体与肥胖个体相比，瘦个体中脑脊液瘦素与血清瘦素的比率高出 4 倍（0.045±0.01 *vs.* 0.011±0.002，$P < 0.05$）[118]。瘦素脑脊液渗透的个体差异可能解释了为什么一些重度 OSA 肥胖患者发生 OHS 而其他患者不发生。

OSA 可能是通气控制缺陷的原因之一，因为 CPAP 或双水平 PAP 治疗通常可改善对高碳酸血症的反应[102, 105-106]。对高碳酸血症（一种敏感的呼吸驱动措施）的 $P_{0.1}$ 反应早在 2 周时就有所改善，并且在 OHS 患者中，如果 $PaCO_2$ 为 46 ～ 50 mmHg，经过 6 周 PAP 治疗后，驱动早期改善，并达到正常水平。每分通气量对高碳酸血症的反应在 PAP 治疗的第 6 周有所改善，但未完全恢复正常[102]。虽然这些发现并不普遍[105, 119-120]，但大多数 OHS 患者在气管切开术或 PAP 治疗后高碳酸血症消退，表明 OSA 在 OHS 的病理生理学中已得到证实。

Norman 等提出了一个简洁的数学模型，解释了 OSA 期间从急性高碳酸血症到慢性日间高碳酸血症的转变[91]。在大多数 OSA 患者中，呼吸暂停后的过度通气消除了呼吸暂停期间积累的所有 $CO_2$[124]。但是，如果呼吸暂停过度通气不足或者对积累的 $CO_2$ 的通气反应减弱，则可能导致睡眠期间 $PaCO_2$ 的增加[92]。即使在睡眠期间的这种急性环境中，肾也可以保留少量的碳酸氢盐以缓冲 pH 的降低。如果少量积累的碳酸氢盐分泌物排出的时间常数较慢，则患者将获得碳酸氢盐的净增益，这可能会减弱呼吸驱动，导致清醒状态下 $CO_2$ 滞留，以便于和多余的碳酸氢盐中和[91]。此外，对 $CO_2$ 反应减弱和碳酸氢盐分泌物排泄速率减慢的结合将导致下一个睡眠周期的呼吸驱动减弱。事实上，与血清碳酸氢盐水平正常的肥胖人群相比，血清碳酸氢盐水平升高的肥胖人群对高碳酸血症和低氧刺激试验的反应迟钝[52]。需要进一步的研究来阐明这些个体是否代表“早期 OHS”亚组，以及随着时间的推移，他们进展为明显的日间高碳酸血症的风险是否会增加。

许多研究试图确定与 OSA 患者高碳酸血症相关的风险因素，但结果好坏参半。在一项对 15 项研究进行的大型 meta 分析中，Kaw 等确定了 3 个与肥胖患者（这些患者没有 COPD 但有 OSA）慢性高碳酸血症显著相关的因素：①通过 BMI 测量的肥胖严重程度；②以睡眠期间 AHI 或低氧血症来测量 OSA 的严重程度；③限制性胸部生理的程度[20]。

## 治疗

OHS 患者的治疗方式基于该病症的基础病理生理学的不同方面：逆转睡眠呼吸障碍［OSA 和（或）非阻塞性睡眠通气不足］、减轻体重和可能的药物治疗[126]。夜间 PAP 治疗被认为是一线治疗，可有效改善患者预后[127-128]。然而，还应向 OHS 患者提供包括减轻体重和体力活动在内的治疗策略，以改善其代谢和心血管风险状况[65, 129-130]。

### 气道正压通气治疗

PAP 以 CPAP 的形式在 1982 年首次描述于 OHS 的治疗中[121]。尽管随后的研究证实了其有效性，但在某些情况下 CPAP 的失败导致了不确定性，即最初是否应尝试 CPAP 或 NIV（最常见的形式为双水平 PAP）是否是更好的方式[25, 83, 119, 121, 131]。在一项针对重度 OHS 门诊患者的前瞻性研究中，57% 的患者单独使用 CPAP 成功滴定。在这些患者中，CPAP 滴定治疗 OSA，所需的平均压力为 14 $cmH_2O$[55]。其余 43% 的患者由于在治疗压力或接近治疗压力下持续低氧血症而未能成功治疗 OSA。在这些患者中，总睡眠时间的 20% 以上的患者，氧饱和度保持在 90% 以下。由于这是一项单次夜间滴定研究，长期持续气道正压通气治疗是否能解决残留低血氧症的问题没有得到系统的评估[67]。

观察性研究和随机对照试验显示，在 OHS 患者中，经 CPAP 和 NIV 治疗者的清醒呼吸衰竭、症状和生活质量的改善程度相似。尽管 CPAP 不能增加肺泡通气量，但可以通过减少睡眠期间完全或部分气流阻塞时积累的 $CO_2$ 来改善清醒呼吸衰竭[92-93]。

因为超过 73% 的 OHS 患者伴有严重的 OSA[135]，所以至少在这些患者的一部分中，CPAP 可以有效地改善夜间和清醒时的气体交换。到目前为止，3 项中期[134-136]和 1 项长期随机临床试验比较了 NIV 和 CPAP[82]。这些试验中的患者为非卧床患者，且为慢性稳定性高碳酸血症呼吸衰竭患者。所有 3 项试验的参与者都表现出除了 OHS 之外还伴随 OSA，平均 AHI 超过 60 次 / 小时。平均而言，CPAP 和 NIV 是相似的（5 ～ 6 小时 / 晚，CPAP 使用时间仅比 NIV 少 7 分钟 / 晚，95%CI 为少 43 min 至多 29 min）。一项临床试验在自发模式下比较了 CPAP 与双水平 PAP[136]，另一项临床试验比较了 CPAP 与双水平 PAP ST 模式（有备用频率）[134]，西班牙 Pickwick 试验比较了 CPAP 与容量目标压力支持[82, 135]。这些随机对照试验的持续时间为中期（长达 2 ～ 3 个月[134-136]）或长期（长达 5 年[82]）。高碳酸血症的消退（即清醒 $PaCO_2 < 45$ mmHg）在 NIV 和 CPAP 治疗的患者中程度相似。在短期随访中，46.6% 的 NIV 治疗患者和 36.3% 的 CPAP 治疗患者的 $PaCO_2$ 低于 45 mmHg（在每 100 例 NIV 治疗的患者中有超过 11 例患者，95% CI $2^- \sim 28^+$；RR 1.29；95%CI 0.94 ～ 1.77）[134-136]。在长期随访中，51.9% 的 NIV 治疗患者和 40.7% 的 CPAP 治疗患者的 $PaCO_2$ 低于 45 mmHg（在每 100 例 NIV 治疗的患者中至少有 11 例患者，95% CI $4^- \sim 32^+$；RR 1.28；95%CI 0.91 ～ 1.79）[82]。NIV 和 CPAP 对 $PaO_2$ 的改善程度无差异。此外，基于清醒 $PaO_2$ 低于 55 mmHg，在短期[134-136]和长期随访[82]期间对氧气补充的需求没有差异。同样，在短期[134-136]（RR 为 1.04，95%CI 0.87 ～ 1.23）和长期[82]（RR 为 1.04，95%CI 0.86 ～ 1.26）随访中，NIV 组和 CPAP 组治疗后 Epworth 嗜睡评分低于 10 的日间嗜睡缓解率相似。3 项短期试验[134-136]和 1 项长期试验[82]的生活质量变化没有差异。在 3 项短期研究中没有死亡记录，其中包括 311 例接受 NIV 或 CPAP 治疗的患者[134-136]。在对 204 名参与者进行 5 年随访后，NIV 和 CPAP 治疗组的死亡率相似［NIV 11% *vs.* CPAP 15%（校正后的风险比为 0.82，95%CI 0.36 ～ 1.87；$P = 0.631$）］。同样，在长期随访期间[82]，NIV 组和 CPAP 组之间的复合心血管事件也无差异（RR 为 1.17，95%CI 0.56 ～ 2.44）。此外，在 Pickwick 临床试验中，OHS 和重度 OSA 患者在基线时有超声心动图证据表明肺动脉高压（定义为肺动脉收缩压≥ 40 mmhg）者，CPAP 和 NIV 均同样有效，并显著降低肺动脉收缩压约 11 mmhg[74]。因此，NIV 和 CPAP 在患有 OHS 和伴随的重度 OSA 的稳定的非卧床患者中的结局差异是微不足道的。

基于这些发现，最近的指南推荐 CPAP 而不是 NIV 作为稳定的成人 OHS 患者的首选治疗方法，这些患者同时伴有严重的 OSA（AHI ≥ 30 次 / 小时），表现为慢性稳定性呼吸衰竭[51]。重要的是，超过 70% 的 OHS 患者患有重度 OSA。因此，该建议适用于大多数 OHS 患者。然而，没有伴随重度 OSA 的 OHS 患者的确定性较低。值得注意的是，在治疗的最初几周内，CPAP 比 NIV 更慢地改善清醒高碳酸血症。初始通气功能衰竭程度较重、肺功能较差、年龄较大或 OSA 较轻的患者对 CPAP 治疗的反应可能较差[83, 134, 137]。患者对治疗反应的变化需要密切监测，特别是在治疗的前 2 个月，以确保患者的状况得以改善并能维持稳定状态，且能在需要之时给予调整治疗。这一点尤其适用于不伴有重度 OSA，但正接受 CPAP 治疗的 OHS 患者。

PAP 疗法的选择也有适度的成本影响，NIV 比 CPAP 贵得多[82]。Pickwick 试验的最新分析显示，202 例 OHS 和重度 OSA 患者随机接受 CPAP 或 NIV 治疗，平均随访 3 年，每例患者的 NIV 费用每年比 CPAP 治疗高 857.6±105.5 欧元[138]。此外，NIV 可能需要更多的资源用于滴定和设备培训。与 CPAP 相比，这些考虑因素可能会延迟 NIV 的使用，特别是在对于更为复杂的 NIV 设备缺乏必备技能的区域或经济状况受限的地区。CPAP 和 NIV 的依从性水平相似，每晚 5 ～ 6 h。以往的研究表明，依从性是 OHS 患者高碳酸血症的一个重要的可改变的预测因子[83，132]。迄今为止，唯一一项长期临床试验研究了 NIV 在没有伴随重度 OSA 的 OHS 患者中的作用，结果显示，NIV 在改善高碳酸血症、生活质量和减少白天嗜睡方面优于生活方式的改变。应用 NIV 治疗的患者也减少了住院治疗频率[139]。然而，迄今为止还没有研究比较没有重度 OSA 的 OHS 患者的 CPAP 和 NIV 的治疗作用。

美国睡眠医学学会已经提出了慢性肺泡低通气综合征患者 NIV 滴定的指南，尽管不是专门针对 OHS[140]。临床实践中使用的最常见的 NIV 模式是双水平 PAP。在实验室滴定期间，呼气气道正压（EPAP）持续增加，直至阻塞性呼吸暂停消退[141]。如果低氧血症持续存在和（或）估计的潮气量低于患者理想的预期体重，则必须增加压力支持[140]。压力支持是吸气气道正压（IPAP）和 EPAP 之间的差值。大多数 OHS 患者需要至少 8 ～ 12 $cmH_2O$ 的压力支持水平（即 IPAP 压力设定至少比 EPAP 高 8 ～ 12 $cmH_2O$）才能达到有效通气[35，40，142-143]。

一些 OHS 患者在 NIV 治疗期间可能会出现中枢性呼吸暂停。OHS 患者在 CPAP 或 NIV 滴定期间可能发生中枢性呼吸暂停，原因是呼吸驱动降低、心力衰竭或通气控制不稳定（高循环增益）[144]。高级模式，如双水平 PAP 与备用频率，可以帮助减轻 OHS 治疗过程中的中枢性呼吸暂停。在自主呼吸或定时模式下，应启动每分钟 10 ～ 12 次的备用呼吸频率，并以 1 ～ 2 个增量向上滴定，通常不超过每分钟 16 次呼吸。当低通气综合征患者出现中枢性呼吸暂停或不适当的低呼吸频率和随后的低每分通气量时，应启动备用呼吸频率。因此，为了使 OHS 患者在睡眠期间进行充分的 NIV 滴定，在多导睡眠图中监测面罩血流量、输送压力、漏气、估计呼气潮气量和触发备用机械呼吸等参数非常重要[140]。经皮 $CO_2$ 监测（如果有的话）可提供有关 NIV 或 CPAP 滴定的有效信息。在 NIV 滴定期间对呼吸事件进行评分可能具有挑战性，并且已经提出了对这些事件的系统描述[145]。

在少数没有 OSA 的 OHS 患者中，EPAP 可以设置为 5 $cmH_2O$，通过 IPAP 滴定以改善通气[142-143]。如果 $PaCO_2$ 未恢复正常或 CPAP 治疗 3 个月后睡眠期间持续存在低氧血症，且有客观证据表明患者依从治疗，则应考虑转为 NIV。

早期研究表明，NIV 设置可以更好地控制睡眠通气不足，NIV 设置可以优化夜间通气的输送，使用呼吸机强制达到更高的设定好的备用呼吸频率[146]或使用压力-容量混合模式[147]。这些混合模式中的两种容量目标压力支持是平均容量保证压力支持（average volume assured pressure support，AVAPS）或智能容量保证压力支持（intelligent volume assured pressure support，iVAPS）。这些压力支持模式提供更一致的潮气量。在容量目标压力支持模式下，在吸气阶段期间提供的压力支持或辅助是为了确保根据预测体重计算的一定潮气量（通常为 8 ～ 10 ml/kg 理想体重或患者潮气量的 110%）。AVAPS 和 iVAPS 设备在 1 ～ 5 min 的可变时间窗内评估预设潮气量或每分通气量。可操作的 IPAP（或压力辅助）水平在最小和最大压力支持水平之间波动，以确保目标潮气量。如果患者的潮气量或每分通气量降低到某个阈值以下，则该装置通过增加 IPAP 来响应，并将潮气量大致恢复到预先选择的目标体积。这类设备具有必须预先设置的 EPAP 最小和 EPAP 最大范围。尽管在以体积混合模式下，较高的吸气压力实现容积目标混合模式也可以最佳地缓解呼吸困难，但它们可能对某些患者的睡眠造成更大的干扰[148]。然而，两项比较 AVAPS 与双水平 PAP/ST 的研究未发现两种通气模式之间的睡眠质量存在任何差异[149-150]。附加设置包括自发或定时呼吸速率设置，并且新的技术已经根据患者的每分通气量和在一段时间内触发的呼吸与自发的呼吸的比例来自动选择呼吸速率。

OHS 患者的两项随机对照试验比较了容量目标压力支持模式与固定双水平 PAP/ST 模式（有备用呼吸频率）[149-150]。在一项 50 例患者的试验中，将 AVAPS 与双水平 PAP/ST 进行了比较，并对患者进行了 3 个月的随访[149]。在另一项试验中，56 例患者被随机分配至 AVAPS-AE（自动 EPAP）或双水平 PAP/ST 组，患者随访 2 个月[150]。在两项研究中，两种高级 PAP 模式之间没有显著差异。两种 PAP 模式均显著改善了日间 $PaCO_2$、睡眠通气不足（通过经皮 $CO_2$ 测量）、睡眠期间低氧血症和生活质量。在这些试验中，AVAPS 和固定双水平 PAP/ST 之间缺乏这种可证实的差异可能是由于在这些临床研究条件下仔细

"优化"的双水平 PAP/ST 设置。

两组间 PAP 水平无显著差异。在第一项试验中，随机分配至 AVAPS 组的患者接受的平均压力为 IPAP 22±5 $cmH_2O$/EPAP 9±1 $cmH_2O$，备用频率为 14 次呼吸 / 分，而双水平 PAP/ST 模式的平均压力为 IPAP 23±4 $cmH_2O$/EPAP 10±4 $cmH_2O$，备用频率为 14 次呼吸 / 分[149]。尽管存在这些高压设置，但两组的治疗依从性合理且无差异（AVAPS 4.2 h/d，双水平 PAP/ST 5.1 h/d）。回顾性研究分析显示，以超过 50% 的呼吸作为备用呼吸频率的患者，经皮二氧化碳监测到其夜间二氧化碳得到了更好的控制，白天 $PaCO_2$ 得以改善，并提高了在应用呼吸机 3 个月时健康相关生活质量[149]，这支持了控制 NIV 的假设，其最大限度地减少了患者在睡眠中的呼吸努力，这可以帮助减轻呼吸肌的负担，并提供最佳的夜间通气控制和改善患者预后。然而，最新的长期西班牙 Pickwick 试验比较了 CPAP 和 NIV 在容量目标压力支持模式下的效果，结果显示，在 5 年的随访后，这两种模式在重要的以患者为中心的重要疗效方面没有差异[82]。

在 OHS 中应用 NIV 存在许多技术困难。先进的 PAP 模式，如容量目标压力支持技术，在无创面罩无意的空气渗漏仍然很低的情况下，依赖性很强，功能正常[151]。尽管实验室研究表明，大多数 NIV 器械低估了漏气和呼出潮气量，但制造商之间存在显著差异[152]。

PAP 治疗的 OHS 患者中持续性高碳酸血症和低氧血症的最常见原因是缺乏 PAP 治疗依从性。在一项对 75 例稳定性 OHS 门诊患者的回顾性研究中，使用 CPAP 或双水平 PAP 治疗超过 4.5 h/d 的患者的血气改善明显大于依从性较差的患者（$\Delta PaCO_2$ 7.7±5 *vs.* 2.4±4 mmHg，$P < 0.001$；$\Delta PaO_2$ 9.2±11 *vs.* 1.8±9 mmHg，$P < 0.001$）[83]。通气和气体交换的改善程度最早可在治疗后 2 ~ 4 周观察到[83, 102, 153]，可允许许多 OHS 患者停止白天补充氧气[83]。然而，即使在坚持 PAP 治疗的患者中，慢性日间气体交换异常（即高碳酸血症和低氧血症）的改善也不是普遍或完全的[52, 102]。

发生持续性高碳酸血症的其他可能性包括 CPAP 压力不足或 NIV 支持不足、没有显著 OSA 的 OHS 患者中的 CPAP 失败、高碳酸血症的其他原因（如 COPD）或由高剂量袢利尿剂引起的代谢性碱中毒。在两项研究中[83, 136]，在实验室成功进行 PAP 滴定并且高度依从（> 6 小时 / 夜）CPAP 或双水平 PAP 治疗的患者中，约 1/4 的 $PaCO_2$ 没有显著改善。可以想象，在 ST 模式下，容量目标压力支持或更高水平的压力支持与固定的双水平 PAP 在使通气和气体交换正常化方面将更有效。气管切开术后持续性通气不足的报告[35]强调了在至少一部分 OHS 患者中，除了支持上气道通畅外，还需要积极的夜间机械通气。

早期随访是必要的，并应包括对 PAP 治疗依从性的评估；对于不伴有 OHS 的 OSA 患者，CPAP 的依从性经常是被高估的[154-156]。如果患者不愿意接受动脉血气的随访监测，则清醒期间血清碳酸氢盐水平的变化、静息时吸入室内空气状态下血氧饱和度的改善及呼气末二氧化碳的测量数值可用作侵入性损伤较小的通气功能评估指标。大多数 OHS 并伴有重度 OSA 的患者，如果在 NIV 治疗中表现稳定，可以安全地转用 CPAP 治疗，并且不会出现白天高碳酸血症[157]。

## 氧疗

在一些 OHS 患者中，在 PAP（包括 CPAP 和 NIV）滴定期间，当呼吸暂停和低通气被消除后，有必要给予氧疗以维持 $SpO_2$ 达到 88% ～ 90%。在两项研究中，在合适的 CPAP 压力滴定后（阻塞性呼吸暂停和低通气已消除），OHS 患者需要氧疗的比例高达 43%[55, 83]。相比之下，在一组相对可比较的 OHS 患者中，只有 12% 的患者在相对高水平的压力支持（高于平均 EPAP 10 ～ 13 $cmH_2O$）下接受积极的 NIV 滴定，需要这种氧气补充[149]。这一发现表明，必须考虑在 PAP 滴定期间更高水平的压力支持，以确保大部分 OHS 患者的睡眠期间实现充分的氧合和通气。在没有用 CPAP 解决上气道阻塞或 NIV 充分通气支持的情况下，强烈反对将氧气补充作为单一疗法。两项对照良好的临床试验报告，在清醒和稳定状态下接受测试的 OHS 患者中，大部分患者在高浓度[158]和中等浓度[159]下补充氧气会加重高碳酸血症（因为潮气量和每分通气量下降）。西班牙 Pickwick 试验报告，在稳定的慢性高碳酸血症性呼吸衰竭的非卧床患者中，在 PAP 治疗中加入低流量氧气补充或在睡眠期间使用氧气而不使用 PAP，在 2 个月的随访后并未增加医院资源利用率[160]。然而，在 OHS 的急慢性高碳酸血症性呼吸衰竭期间，低流量供氧的 $CO_2$ 潴留风险较高[161]。

## 减肥

减肥干预有几个好处，包括改善 SDB 和 OHS，以及改善心血管和代谢结果。许多策略可用于实现减肥。商业上可见的减肥计划往往不是长期有效的[162]。已经证明，非常强化的生活方式干预可以成功地使 2 型糖尿病或糖尿病前期肥胖患者体重减轻约 10 kg，但不能改善长期心血管结局，因为患者体重经常会反弹[163-164]。毫不奇怪，减肥干预比生活方式干预更有效地实现显著和可持续的减肥，最终可以改善心血管和代谢预后。在美国，三种常见的减肥手术方法是袖状胃切除术、Roux-en-Y 胃旁路术和腹腔镜可调节胃束带术[165-166]。袖状胃切除术已成为最常见的减肥手术干预[166]，它最初被认为是二期胆胰分流术和十二指肠转位术的第一步，但它已被证明是一种有效的独立减肥术。Roux-en-Y 胃旁路术是第二种最常用的减肥手术。腹腔镜胃束带术最不常见，它可以减少围手术期的并发症，但是在短期和中期的随访中体重减轻的幅度更小。胆胰分流术是另一种减肥手术，用于极度肥胖（BMI ＞ 60 kg/m$^2$）和其他减肥手术失败的患者。随着时间的推移，减肥手术的安全性得到了改善[167]。临床试验报告[168-170]，接受腹腔镜袖状胃切除或胃旁路手术的患者的代谢和心血管发病率改善[172-173]，全因和心血管死亡率降低[171]。鉴于许多研究没有评估 OHS，或完全排除了 OHS 患者，评估减肥手术对 OHS 的影响更具挑战性。

减肥手术在治疗 OSA 方面具有不同的长期疗效[174]。一项 meta 分析纳入了 12 项研究，共纳入 342 例患者，这些患者在减肥手术前和最大体重减轻后接受多导睡眠监测，报告 AHI 降低了 71%，从基线 55（95%CI 49 ～ 60）降至 16（95%CI 13 ～ 19）[175]。虽然只有 38% 的人达到了 AHI 低于 5 的治愈率，但 SDB 严重程度的显著改善可能足以使大多数 OHS 患者的日间血气正常化。在减肥手术后的 6 ～ 8 年内，OSA 患者的体重增加约 7%，这可能导致 AHI 增加[171, 176]。

总体上缺乏证据，有两项随机临床试验，没有非随机化的比较研究，还有四项没有对照的非随机研究[177-182]。研究结果表明，与标准护理（常规门诊期间的饮食和锻炼建议）相比，全面的减肥计划（包括动机咨询、节食监督和锻炼计划）可减轻体重，但没有临床显著效果。相比之下，减肥手术与更显著的体重减轻、OHS 的解决、OSA 严重程度的降低以及气体交换、白天嗜睡和肺动脉压的改善有关。

在 1986 年发表的唯一一项研究中，OHS 的减肥手术与大约 1/5 的患者的不良反应有关[179]。然而，最近的数据表明减肥手术的安全性更好。一项对 4776 名接受减肥手术的患者进行的前瞻性观察队列研究显示，30 天的死亡率为 0.3%，主要不良事件发生率为 4.3%[183]。最近一项对 2005—2015 年在美国接受减肥手术的 65 093 例患者进行的回顾性观察性队列研究报告称，30 天死亡率为 0.1%，30 天不良事件为 3.8%。手术后 30 天的并发症发生率为胃旁路术后 5%，袖状胃切除术后 2.6%，带式手术后 2.9%[184]。与死亡率相关的独立危险因素是肠漏、肺栓塞、术前体重和高血压。根据手术的类型，肠漏发生率为 2% ～ 4%，肺动脉栓塞发生率为 1%[185]。理想情况下，OHS 患者应在接受手术干预前接受 PAP 治疗，以降低围手术期发病率和死亡率。此外，应在拔管后立即开始使用患者术前设置的 PAP 治疗，以避免术后呼吸衰竭[186-189]，特别是因为没有证据表明术后开始的 PAP 治疗会导致吻合口破裂或吻合口瘘[187, 190]。

基于有限的可用证据，最近的指南建议在 OHS 患者中使用减肥干预措施[51]。为了解决 OHS 问题，需要长期持续体重减轻，至少减轻实际体重的 25% ～ 30%。这种程度的体重减轻更有可能通过外科干预实现，如腹腔镜袖状胃切除术、Roux-en-Y 胃旁路术或胆胰分流术伴十二指肠转位，而不是腹腔镜胃束带术[191]。外科手术的选择应根据手术的潜在风险与最大可能的预期体重减轻进行权衡。尽管减重手术后 OHS 得到缓解，但 OSA 仍可能持续存在[192]。

## 气管造口术

气管造口术曾是治疗 OHS 的第一方法[193]。在一项对 13 例 OHS 患者的回顾性研究中，气管造口术与伴随的 OSA 的显著改善相关。然而，在 7 例患者中，AHI 保持在 20 以上。残余呼吸事件与持续呼吸努力相关，表明呼吸紊乱是由开放式气管造口术而不是中枢性呼吸暂停的阻塞性通气不足引起的。偶尔过多的颈部皮肤皱褶会间歇性阻塞气管造口开口。然而，气管造口术后 SDB 严重程度的总体改善使大多数 OHS 患者的高碳酸血症得到缓解[194]。目前，气管造口术通常适用于不耐受或不依从 PAP 治疗的患者。气管造口术患者可能需要额外的夜间通气，因为单独的气管造口术不能治疗可能存在的任何中枢性通气不足[195]。有必要在气管造口术打开气道的情况下进行多导睡眠监测，以确定是否需要夜间通气，并明确滴定必要的通气模式和通气水平[35]。

## 呼吸刺激

呼吸兴奋剂理论上可以增加呼吸驱动和改善日间高碳酸血症，但 OHS 患者的此类数据非常少。甲羟孕酮在下丘脑水平起到呼吸兴奋剂的作用[196]。OHS 患者的治疗结果一直是矛盾的。10 例 OHS 患者经自愿过度通气 1 ～ 2 min 后 $PaCO_2$ 恢复正常，口服甲羟孕酮 60 mg/d 治疗 1 个月后 $PaCO_2$ 恢复正常（从 51 mmHg 到 38 mmHg），$PaO_2$ 恢复正常（从 49 mmHg 到 62 mmHg）[197]。相比之下，甲羟孕酮并没有改善气管造口术后仍然高碳酸血症的 3 例 OHS 患者的 $PaCO_2$、每分通气量或对高碳酸血症的通气反应[119]。此外，甲羟孕酮可能会增加静脉血栓栓塞的风险，特别是在运动有限的人群中[198-199]。此外，高剂量的甲羟孕酮可导致女性子宫出血和男性性欲下降。

乙酰唑胺通过抑制碳酸酐酶诱导代谢性酸中毒，降低血清碳酸氢盐，使 $CO_2$ 反应向左偏移，并增加每分通气量[119, 200]。乙酰唑胺还可以通过改善环路增益有利地影响 OSA[201-203]。

大多数（但不是全部）OHS 患者可以通过 1 min 的自主过度通气使其 $PaCO_2$ 恢复正常[104]。自发性过度通气不能消除 $CO_2$ 可能是由于机械损伤。在一项研究中，自主过度通气使 $PaCO_2$ 降低至少 5 mmHg 的能力是对呼吸兴奋剂有良好反应的主要预测因素[204]。然而，理想的情况是，由于机械通气受限和（或）机械损伤，在自主过度换气的情况下，$PaCO_2$ 不能正常化的患者不应该使用呼吸兴奋剂，因为它可能导致呼吸困难增加，甚至由乙酰唑胺导致的酸中毒恶化。总体而言，目前不能推荐使用呼吸兴奋剂作为 OHS 患者的单药治疗。

高黏血症损害氧输送，并可抵消红细胞增多症的有益作用。在继发性红细胞增多症的 OHS 患者中尚未系统研究静脉切开术。对于患有先天性发绀性心脏病的成人患者，如果红细胞压积高于 65%，则建议仅在出现高黏滞症状时进行静脉切开术[205]。然而，由于许多高黏滞性症状与 OHS 的症状相似，很难将这一建议推广到 OHS 患者。PAP 治疗逆转通气不足和低氧血症最终可改善继发性红细胞增多症，因此 OHS 患者不需要静脉切开术[206]。

### 临床要点

- 大约 8% ～ 20% 的肥胖患者因怀疑 OSA 而进行多导睡眠监测，结果显示他们患有 OHS。OHS 的患病率在有 OSA 的严重肥胖患者和患有严重肥胖的住院患者中甚至更高。不幸的是，OHS 通常被误诊和延迟治疗。诊断和治疗的延误导致显著的卫生保健资源利用及发病率和死亡率的增加。因此，需要高度怀疑来及时诊断 OHS 以改善患者结果。
- 夜间 PAP 疗法被认为是一线治疗，并且在改善患者结果方面是有效的。重要的是，在具有稳定的 OHS 和伴随重度 OSA 的患者（即近 70% 的 OHS 患者）中，CPAP 和 NIV 之间的结局无显著差异。
- 尽管 PAP 治疗的实施已经取得了显著的进展，但许多 OHS 患者的依从性仍不理想。因此，一个全面的管理应包括提高 PAP 依从性的策略。
- 虽然 PAP 治疗改善了夜间和白天的通气不足和生活质量，但减轻体重和增加体力活动应作为综合治疗策略的一部分，以改善 OHS 患者的代谢和心血管风险。

## 总结

随着目前肥胖的全球流行，OHS 的患病率可能会增加。尽管与该综合征相关的发病率和死亡率很显著，但因其通常未被诊断而延迟治疗。高怀疑指数可早期识别综合征并开始适当的治疗。在 PAP 疗法和 NIV 的实施方面已经取得了显著进展。临床医生应鼓励坚持 PAP 治疗，以避免未经治疗的 OHS 患者的严重不良后果。

### 参考文献和拓展阅读

请扫描书后二维码，获取参考文献和拓展阅读资源。

# 第 139 章 阻塞性睡眠呼吸暂停、肥胖和减重手术

*Eric J. Olson*，*Anita P. Courcoulas*，*Bradley A. Edwards*
王 兵 译 陆 林 审校

章节亮点

- 肥胖是一个全球性的健康问题。在美国，每3位成年人中，就有2位体重超过理想体重。肥胖（定义为体重指数≥ 30 kg/m²）可增加疾病的发病率和死亡率。肥胖对健康状况其中一项的显著影响就是阻塞性睡眠呼吸暂停。
- 饮食、行为和药物疗法对肥胖的疗效不一，导致人们对减重手术的兴趣日益浓厚。减重手术是一类限制热量摄入和（或）吸收的腹部手术，同时还可通过影响神经内分泌来控制体重。
- 减重手术大约可减去多余体重的 60% 或初始体重的 30%。值得注意的是，体重减轻的多寡因手术类型而异。
- 减重手术可显著改善阻塞性睡眠呼吸暂停，但大多数患者在减重术后仍有睡眠呼吸障碍的残余。
- 鉴于临床实践中，肥胖和睡眠相关呼吸障碍、阻塞性睡眠呼吸暂停和肥胖低通气综合征常同时存在，熟悉减重手术原理和应用是睡眠医学从业者的要求。

## 定义和概要

传统上，对于成人和儿童的超重和肥胖，我们用体重指数（BMI）进行定义，BMI 的计算公式为体重（kg）/ 身高（m）²。表 139.1 描述了国家心肺血液研究所的成人体重系统分类，其中超重定义为 BMI 25 ～ 29.9 kg/m²，肥胖定义为 BMI ≥ 30 kg/m²[1]。基于疾病控制和预防中心的生长曲线图表，表 139.2 显示了的儿童体重分类系统[2]。美国心脏协会将儿童重度肥胖定义为 BMI ≥第 95 百分位数（同年龄同性别）的 120% 或 BMI ≥ 35 kg/m²，以较低者为准[3]。

**表 139.1 基于体重指数的成人超重和肥胖分类**

| 分类 | 体重指数（kg/m²） |
|---|---|
| 体重不足 | ＜ 18.5 |
| 正常 | 18.5 ～ 24.9 |
| 超重 | 25 ～ 29.9 |
| 肥胖 | |
| 1 级肥胖 | 30 ～ 34.9 |
| 2 级肥胖 | 35 ～ 39.9 |
| 3 级（极端）肥胖 | ≥ 40 |

From North American Association for the Study of Obesity and the National Heart, Lung, and Blood Institute. The practical guide: identification, evaluation, and treatment of overweight and obesity in adults. NIH publication 00-4084. Bethesda, MD: National Institutes of Health; 2000.<http://www.cdc.gov/nccdphp/dnpa/obesity/defining.htm>.

**表 139.2 基于体重指数的儿童超重和肥胖分类**

| 分类 | 体重指数的百分位范围 |
|---|---|
| 体重不足 | ＜第 5 百分位 |
| 正常 | 第 5 百分位至＜第 85 百分位 |
| 超重 | 第 85 百分位至＜第 95 百分位 |
| 肥胖 | ≥第 95 百分位 |

From https://www.cdc.gov/obesity/childhood/defining.html

肥胖是阻塞性睡眠呼吸暂停（OSA）最重要的危险因素之一[4]。过度肥胖可改变咽部结构功能和形状，继而增加睡眠时上气道狭窄倾向。此外，肥胖可改变通气控制和呼吸肌功能，导致肥胖低通气综合征（OHS），其特征是肥胖和慢性高碳酸血症，常伴有睡眠呼吸障碍（见第 138 章）[5]。OSA 的治疗包括持续气道正压通气（CPAP）、口腔矫治器、上气道手术和风险因素纠正（包括减重）。

对于希望减重的患者，最初的干预包括饮食调整以减少能量摄入，加强运动以增加能量消耗，以及行为疗法以克服依从障碍。表 139.3 总结了减重饮食、

**表 139.3　超重和肥胖饮食、运动和行为管理建议的指南推荐**

就减重获益向超重和肥胖患者提供建议
饮食
- 将减少热量摄入作为全面生活方式干预的一部分，最好由营养专业人士提供咨询意见

目标
- 女性 1200 ～ 1500 kcal/d，男性 1500 ～ 1800 kcal/d
- 500 kcal/d 或 750 kcal/d 的能量逆差
- 没有任何特定的饮食成分被证明对减重更有效，根据患者的喜好和健康状况选择限制热量的饮食

体育运动
- 目标是增加有氧运动（如快走）≥ 150 分钟 / 周
- 高水平的身体活动，建议每周约 200 ～ 300 min，以保持减重效果或长期减少体重反弹
- 根据患者的喜好定制活动

生活方式干预和建议
- 参加由训练有素的培训师或营养师进行的团体或个人综合课程，至少 14 场，不少于 6 个月，并协助患者坚持低热量饮食和通过使用行为策略增加体力活动
- 对于减重后维持，制定面对面或电话提供的减重维持计划，至少每月与训练有素的干预者联系，帮助参与者选择低热量的饮食，从事高水平的体育活动，并至少每周监测体重

Modified from Jensen MD，Ryan DH, Apovian CM，et al. 2013 AHA/ACC/TOS guideline for the management of overweight and obesity in adults：a report of the American College of Cardiology/American Heart Association Task Force on Practice Guidelines and The Obesity Society. Circulation 2014；129［Suppl 2］：S102-S138.

运动和行为咨询的指南建议[6]。对于 BMI ≥ 30 kg/m$^2$ 或 BMI ≥ 27 kg/m$^2$ 合并肥胖相关疾病者，在改变饮食和生活方式 6 个月后仍未达到减重目标，可考虑药物治疗。在美国，目前已批准的用于成人减重的药物有奥利司他（也批准用于儿童和青少年）、芬特明、氯卡色林、利拉糖肽、芬特明-托吡酯和纳曲酮-安非他酮[7]。

肥胖的手术治疗或减重手术适用于 BMI 为 35 ～ 39.9 kg/m$^2$ 并伴有 OSA 等相关健康状况的患者，以及 BMI 为 30 ～ 34.9 kg/m$^2$ 且伴有糖尿病且控制不良的患者，以及 BMI ≥ 40 kg/m$^2$ 即使没有相关合并症且其他非手术方法控制体重的尝试均失败的患者。减重手术部分是通过胃切除术限制食物摄入，部分则是通过导致吸收不良或消化不良来实施[8]。在过去的 10 年里，由于严重肥胖的患病率上升和手术技术的改进，减重手术的数量有所增加。

本章节探讨了肥胖的流行病学、超重肥胖造成 OSA 的潜在机制、减重手术的适应征、常见减重手术的技术操作、OSA 患者的围手术期管理以及减重手术的结局（包括其对 OSA 的影响）。

# 流行病学

## 肥胖的流行病学

全世界的肥胖患病率正在上升。根据全球疾病负担研究数据，自 1980 年以来，全球肥胖流行率在 70 多个国家翻了一番，许多国家的青年肥胖患病率增长速度超过了成年人[9]。根据美国国家健康与营养调查（NHANES），从 2015 年到 2016 年，39.8% 的美国成年人（约 9300 万美国人）肥胖，7.7% 的人患有 3 级肥胖[10]。在美国青少年中，18.5% 的人肥胖，5.6% 的人重度肥胖[10]。从 1999—2000 年至 2015—2016 年，成人和青少年的肥胖趋势显著增加[11]。图 139.1 显示了根据行为风险因素监测系统，2018 年美国每个州和地区的成人肥胖患病率[12]。成人和青年肥胖患病率在非西班牙裔黑人和西班牙裔中最高，在非西班牙裔亚洲人中最低[11]。

体重超过理想体重的人所占比例不断增加，这带来了可怕的医疗后果，包括预期寿命缩短，死亡率增加主要是心血管疾病造成的[9, 13-14]。此外，据估计，美国全国医疗支出的 20% 用于治疗与肥胖有关的疾病[15]。

## 超重、肥胖与阻塞性睡眠呼吸暂停之间的流行病学关联

临床和人群样本的横断面分析表明，OSA 和肥胖存在显著的共性[4]。在临床就诊环境中[4]，50% ～ 80% 的肥胖患者都患有 OSA，60% ～ 90% 的 OSA 成年人可能超重[16]。在威斯康辛睡眠队列中，每增加 1 个标准差（5.7 kg/m$^2$ 的 BMI），呼吸暂停低通气指数（AHI）每小时发生 5 次及以上事件的风险增加 4 倍[17]。此外，睡眠心脏健康研究报告了 BMI 增加和 OSA 之间的剂量依赖关系：在 BMI 最低的四分位数（16 ～ 24 kg/m$^2$）中，AHI 每小时 15 次或更多事件的发生率为 10%，而在最高的四分位数（32 ～ 59 kg/m$^2$）中为 32%[18]。

纵向人群和临床样本也表明体重和 AHI 变化一致。在威斯康星睡眠队列中，体重每增加（或减少）1% 与 AHI 增加（或减少）3% 相关；在基线时，轻度 OSA（AHI 5 ～ 15 次 / 小时）患者中，体重增加 10% 导致发展为中度至重度 OSA（AHI ≥ 15 事件 / 小时）的风险增加 6 倍[19]。

在睡眠心脏健康研究中，在 5 年的随访期间，体重和 AHI 的平行变化也同样被发现，但 AHI 随着体重的增加而增加，而不是随着体重的减少而减少[20]。体重增加时，男性的 AHI 比女性增加得更多[20]，而 BMI 对绝经后女性 AHI 的影响比绝经前女性更大[4]。

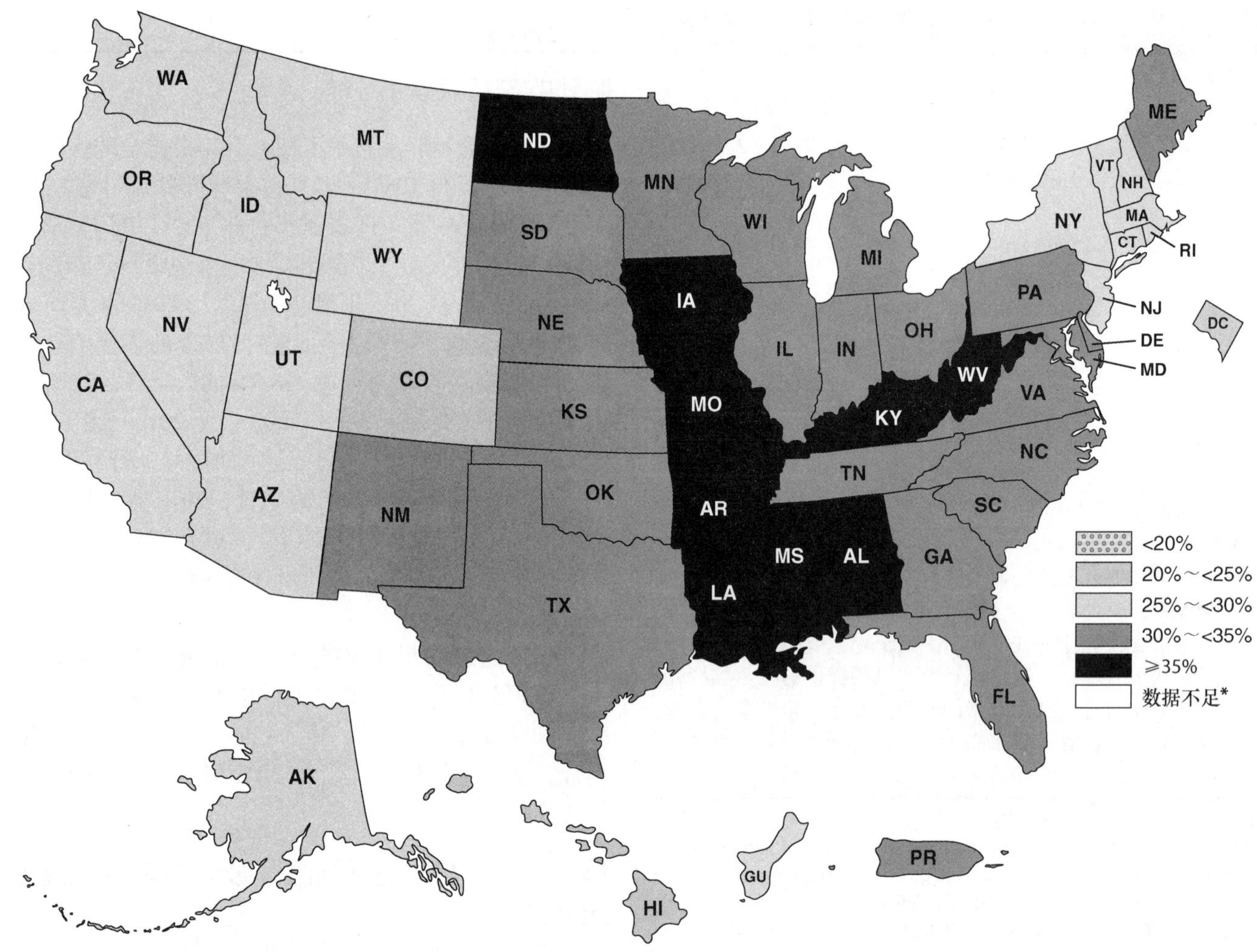


**图 139.1**　根据行为风险因素监测系统（BRFSS），2018 年按州和地区划分的美国成年人自我报告的肥胖患病率。没有一个州或地区的肥胖患病率低于 20%。有 9 个州的肥胖率达到或超过 35%。南部（33.6%）和中西部（33.1%）的肥胖率最高，其次是东北部（28%）和西部（26.9%）（From Centers for Disease Control and Prevention. Obesity Prevalence Maps，2018. https://www.cdc.gov/obesity/data/prevalence-maps.html#overalll.）

随着年龄的增长，BMI 和 AHI 的相关性可能减弱[18]。

## 发病机制

### 肥胖与阻塞性睡眠呼吸暂停风险的关联机制

咽旁脂肪堆积可能以多种方式影响上气道解剖和神经肌肉因素[21]。在肥胖症中，上气道大小可能被脂肪组织的沉积所压缩，特别是在侧咽脂肪垫、腔内结构（舌、软腭、悬雍垂）和颈部等部位[22-24]。在清醒时，咽扩张肌活动增加提供代偿；相比之下，睡眠时咽部肌肉活动状态依赖性衰减，使上气道更易塌陷[25]。无 OSA 的超重 / 肥胖个体，依赖睡眠时上气道扩张肌反应增强来减轻上气道受损的结构影响[26]。上气道周围脂肪堆积可能会改变软组织特性，从而通过增加上气道顺应性来增加塌陷的倾向[27]；或者可能通过改变上气道几何形状，降低咽肌扩张气道的能力[28]。

肥胖本身是一种慢性炎症状态，可通过糖尿病的病理生理改变，增加上气道组织炎症[29]，或导致上气道神经性损伤[30]。肥胖促炎细胞因子水平升高可能通过其催眠作用间接损害咽扩张肌活动，这可能会抑制中枢神经系统上气道肌肉控制[31]。

男性典型的胸腹脏器脂肪堆积也可能是 OSA 的重要致病因素，正如人口调查报告所显示的那样，男性有症状性 OSA 的患病率是女性的 2 ～ 3 倍[17, 32-33]。激素变化和伴随的中央脂肪沉积增加的相互作用可能是绝经后妇女 OSA 患病率增加的原因[4]。中心性肥胖引起的肺容量减少[32]，降低了“气管牵引力”，这是一种沿气管向远端导向的、稳定咽部的、肺体积依赖的牵引力[34]。肺容量的减少也可能通过改变负反馈控制环的敏感性而使呼吸不稳定，从而增加环增益[35]。肺容量的减少及总体需氧量的增加，也可能加剧同时伴有的阻塞性呼吸暂停和低通气的氧饱和度降低。

瘦素是一种主要由脂肪组织产生的激素，对能量摄入、代谢、炎症和交感神经活动具有调节作用，但在 OSA 发病机制中的作用尚不清楚[36]。肥胖与 OSA 之间可能存在双向关系[31]。由反复发作的阻塞性呼吸暂停和低通气引起的间歇性缺氧、交感神经兴奋和睡眠片段化会引起代谢改变，这为 OSA 也可能加剧超重和肥胖提供了生物学上合理的途径（见第 136 章）。

## 关于阻塞性睡眠呼吸暂停患者体重评估和管理的建议

美国睡眠医学会（American Academy of Sleep Medicine，AASM）针对成人 OSA 管理的质量措施，强调了 OSA 与超重的密切致病关系，包括每次就诊时测量体重，以及至少每年一次对患者体重状况的讨论[37]。多个专业协会发布的 OSA 管理指南建议超重/肥胖 OSA 患者减重[38-42]。

## 减重手术治疗疗效不佳的难治性肥胖

减重手术是在严重肥胖患病率上升、相关合并症不断受到重视以及饮食、运动和行为改变等传统减重方法收效甚微的背景下出现的。全世界每年进行大约 600 000 例减重手术[43]。

### 患者选择

最初由美国国立卫生研究院发布的减重指南[44]已反复得到了诸多主要临床学会首肯[45]。减重指南指出，对于那些通过有组织的、受监控的运动和饮食计划未能实现体重减轻的严重肥胖成年患者，BMI ≥ 40 kg/m$^2$ 者，或 BMI 为 35 ～ 39.9 kg/m$^2$ 合并一种或多种与肥胖相关的严重合并症（如 2 型糖尿病、高血压、血脂异常、冠状动脉疾病、假性脑瘤、哮喘、静脉淤滞、严重尿失禁、无力性关节炎、胃食管反流病、非酒精性脂肪肝、OSA 和 OHS）者，减重手术是一项选择手段[45]。国际肥胖与代谢疾病外科联合会（IFSO）[46]和美国代谢与减重外科学会（ASMBS）[47]也建议，对于 1 级肥胖（BMI 30 ～ 34.9 kg/m$^2$）和血糖难以控制的 2 型糖尿病患者，可以进行减重手术，这一立场得到了美国糖尿病协会的认可[48]。

准备接受减重手术的患者必须完成对未经治疗的抑郁症、药物滥用或饮食失调的全面营养和心理筛查。减重手术候选人必须完全理解手术作为减重"工具"的风险和益处，认识到手术后限制食物份量和种类的必要性，并同意遵循术后维生素补充方案。如果患者无法理解或不愿承诺必要的饮食改变和生活方式的调整来配合手术，那么他们就不适合接受手术。此外，手术或麻醉风险状况不佳（晚期充血性心力衰竭或心绞痛控制欠佳）、高龄（＞ 65 ～ 70 岁）、可逆内分泌或其他可能导致肥胖的疾病以及成瘾行为活动期是减重手术的禁忌证。表 139.4 总结了成人减重手术的选择标准[45]。最近修订的 ASMBS 青少年减重手术指南（10 ～ 19 岁的患者，但"当获益大于风险时，对符合其他标准的年幼儿童可以考虑减重手术"）如表 139.5 所示[49]。

### 减重手术前阻塞性睡眠呼吸暂停患者评估的基本原理

常有报告显示，预备行减重手术者 OSA 罹患率较高，因此需要对睡眠呼吸障碍进行筛查[50]。在一项接受减重手术的连续性大型病例系列研究中，OSA（定义为 AHI ≥ 5 次/小时）的患病率为 77%，其中 19% 患有中度 OSA（AHI 为 15 ～ 30 次/小时），27% 为重度 OSA（AHI ＞ 30 次/小时）[51]。合并 OSA 可能使肥胖患者气管插管复杂化和（或）增加面罩通气的难度。围手术期常用药物对中枢通气驱动、上气道保护性反射和唤醒机制有抑制作用，并有

**表 139.4 成年患者减重手术选择标准**

| 因素 | 标准 |
| --- | --- |
| 体重 | BMI ≥ 40 kg/m$^2$，无合并症 |
| | BMI ≥ 35 kg/m$^2$ 并有肥胖相关合并症（如果是糖尿病，则 BMI 为 30 ～ 34.9 kg/m$^2$）[a] |
| 减重史 | 曾尝试非手术减重但失败，包括非专业的减重计划（如 Weight Watchers） |
| 承诺 | 患者需持续接受术后护理，包括医生和团队成员的随访；接受被推荐的医疗管理，包括使用膳食补充剂；接受所有推荐的检查和操作 |
| 禁忌 | 内分泌或其他紊乱导致的肥胖，且可逆转 |
| | 目前使用药物或酗酒 |
| | 无法控制、严重的精神疾病 |
| | 严重心脏病 |
| | 缺乏对减重手术的风险、获益、预期结果、替代方案和生活方式改变的理解 |

From Mechanick JI，Youdim A，Jones DB，et al. Clinical practice guidelines for the perioperative nutritional，metabolic，and nonsurgical support of the bariatric surgery patient—2013 update：cosponsored by American Association of Clinical Endocrinologists，The Obesity Society，and American Society for Metabolic and Bariatric Surgery. Obesity. 2013；21：S1-S27.

[a] Aminian A，Chang J，Brethauer SA，Kim JJ；for the American Society for Metabolic and Bariatric Surgery Clinical Issues Committee. ASMBS updated position statement on bariatric surgery in class I obesity（BMI 30 ～ 35 kg/m$^2$）. Surg Obes Rel Dis. 2018；14：1071-1087.

**表 139.5　青少年患者减重手术选择标准**

| 因素 | 标准 |
|---|---|
| 体重 | BMI ≥ 40 kg/m$^2$ 或第 95 百分位的 140%（以较低者为准） |
| | BMI ≥ 35 kg/m$^2$ 或第 95 百分位的 120%，伴有临床显性合并症，如阻塞性睡眠呼吸暂停（AHI > 5 次 / 小时）、2 型糖尿病、特发性颅内高压、非酒精性脂肪性肝炎、Blount 病、股骨头骨骺滑动、胃食管反流病或高血压 |
| 承诺 | 患者和家属有能力和动力在术前和术后坚持由多学科团队确定的推荐疗法 |
| 禁忌 | 内分泌或其他紊乱导致的肥胖，且可逆转 |
| | 存在持续的药物滥用问题（过去 1 年内） |
| | 妨碍遵守术后饮食和药物治疗方案的躯体、精神、社会心理或认知状况 |
| | 术后 12 ～ 18 个月内怀孕或计划怀孕 |

From Pratt JSA, Browne A, Brown NT, et al. ASMBS pediatric metabolic and bariatric surgery guidelines, 2018. Surg Obes Rel Dis. 2018; 14: 882-901.

可能进一步危及重度肥胖患者的气道。气管插管和强制仰卧位造成的上气道水肿也会剧烈加重减重手术后 OSA 风险。与术后阻塞性呼吸暂停或低通气相关的血氧饱和度下降的发作，可能因肥胖相关的肺功能残气量降低与术后环境因素的相互作用而被进一步放大。OSA 可能会增加肥胖患者患高血压、心房颤动、心力衰竭和糖尿病等疾病的风险和（或）不稳定，这些疾病可能需要在术前引起重视，否则会对术后病程产生不利影响。因此，睡眠专科医师、麻醉师、减重外科医师和患者之间的密切合作对于正确规划以减轻围手术期 OSA 相关并发症至关重要。

## 对未知是否罹患阻塞性睡眠呼吸暂停患者进行减重手术的术前评估

AACE-TOS-ASMBS 临床实践指南[45]明确要求，所有减重手术候选者均应考虑 OSA 存在的可能性。根据 2016 年第一次关于减重手术 OSA 围手术期管理的国际共识会议意见，OSA 筛查需是强制性的[52]。然而，术前 OSA 评估范围的具体程度仍存在不确定性。

对于所有准备接受减重手术者，减重手术团队需根据睡眠相关病史和体格检查，以识别 OSA 状态。OSA 的诊断特征在第 128 章和第 131 章中已讨论。OSA 的主要症状，如打鼾或白天过度嗜睡，都不足以预测减重手术患者是否存在 OSA 或其严重程度。此外，目前尚无最佳预测 OSA 的体质指标[4]。相反，症状和与之匹配的体征更具个体差异，因此人们创建了许多结合临床参数的预测公式来指导临床医生对 OSA 的检测。在术前患者中广泛研究的一种 OSA 筛查工具是 STOP-BANG 问卷[53]。问卷对打鼾、疲倦、观察到的呼吸暂停、血压、BMI 大于 35 kg/m$^2$、年龄大于 50 岁、颈围大于 40 cm、男性、性别等提出“是或否”的问题，回答越肯定，OSA 的可能性越高。对于那些 BMI ≥ 35 kg/m$^2$ 但不接受减重手术的中重度 OSA（AHI > 15 次 / 小时）者，其敏感性（通过 STOP-BANG 正确识别的 OSA 患者罹患 OSA 的比例）和特异性（通过 STOP-BANG 正确识别的非 OSA 患者不患 OSA 的比例）取决于所选的临界点：3 分及以上，敏感性为 97%，特异性为 7%；4 分及以上：敏感性和特异性分别为 86% 和 28%；5 分及以上：敏感性和特异性分别为 65% 和 65%；6 分及以上：敏感性和特异性分别为 42% 和 86%[54]。这些数值凸显了 OSA 预测工具中固有的权衡：随着所需 OSA 特征量之阈值增加，那些被错误地标记为 OSA（假阳性）的人会逐渐减少，但对 OSA 患者（真阳性）的检出率也会降低。一般来说，大多数 OSA 预测工具的敏感性大于特异性，更倾向于做出真阳性检测（即被诊断为 OSA 的患者的确存在 OSA），因此以牺牲假阳性（即将实际上无 OSA 者误判为 OSA 患者）为代价，最大限度地减少假阴性。对于重度 OSA，预测工具少有遗漏，但不同研究人员对特定筛查工具的敏感性和特异性的报道迥异[55]。

来自麻醉学文献的指南建议[50, 56-58]，将 OSA 预测工具或检查表纳入所有手术的术前评估中。在这些指南中，都着重提到了 STOP-BANG 问卷表，譬如，美国麻醉医师协会关于已知或疑似 OSA 患者围手术期管理指南中，就包含了协会自己建立的 OSA 预测列表[56]。通过筛查工具被判为 OSA 低风险者，无需进一步的睡眠监测即可进行手术；而那些被判为中或高风险的患者，则应进行规范的睡眠评估或手术，并根据临床状况和手术问题的紧迫性调整其围手术期护理。

多导睡眠监测（polysomnography，PSG）和家庭睡眠呼吸暂停监测（home sleep apnea testing，HSAT）均未纳入目前的减重术前检查中，建议使用 OSA 筛查工具对高风险 OSA 进行分层[52]。这种做法将确保手术团队有组织、有意识地关注 OSA，并加强对最严重的 OSA 病例的检出。由于最佳的 OSA 筛查工具尚不确定，各减重团队最好在睡眠医学同事的指导下，决定使用何种工具进行筛查。通过筛选工具获得的 OSA 状态诊断需与其他相关信息［如床伴对患者睡眠期间呼吸的附带观察、既往麻醉过程中的困难气道史、预期的手术方式（开放还是腹腔镜）以及合并症负担］相结合。综合临床信息判定的 OSA 高危者，应进行正式的睡眠呼吸暂停监测，因为 OSA 不能仅凭临床判断进行诊断[59]。

但减重术前睡眠监测（PSG 或 HSAT）的常规作用仍存争议。支持者指出，OSA 在重度肥胖患者中的患病率很高，未识别的 OSA 导致围手术期并发症的可能性很大，且仅凭临床印象的 OSA 诊断，其准确性有限。反对者指出，减重术前开始 CPAP 改善术后结局缺乏数据支持。OSA 对该人群术后并发症的相对贡献尚不确定，因而是否能及时获得睡眠药物检测和护理存在一定挑战；同时，对于那些临床评估或 OSA 筛查工具判定为低风险者，可能存在过度检测问题。

所有减重术前检查都进行睡眠研究似乎过于僵化。但现状是，如果系统开展任何一种 OSA 筛查工具，大多数患者将被 OSA 筛查工具判定为高风险而面临术前需接受睡眠监测的局面。例如，在检测肥胖患者 STOP-BANG 表现的研究中[54]，BMI ≥ 35 kg/m$^2$ 患者中只有 5% 得分≥ 2。此外，睡眠监测可能需要将 OSA 作为体重相关的合并症，以作为减重手术的理由，或者作为治疗 OSA 的理由（无论最终是否进行减重手术）。对于那些没有伴发睡眠病史或怀疑忽视 OSA 症状的患者，夜间血氧仪监测可能是介于通过病史和体检筛查 OSA 与正规睡眠监测间的中间步骤。在减重手术实施过程中，术前 PSG 或 HSAT 并不是每个患者的常规检查，合适的做法是术前咨询睡眠专科医师是否需要进一步的睡眠监测，特别是在 OSA 状态或其围手术期重要性不明确的情况下。私营保险公司越来越多地要求对疑似 OSA 的患者进行 HSAT 监测，而患有中度至重度 OSA 且无显著心肺合并症的成人减重手术候选人可能是 HSAT 监测和全自动 CPAP 合适的候选人[60]。然而，对于非常肥胖的 OSA 疑似患者（BMI ＞ 45 ～ 50 kg/m$^2$）或 OHS 疑似患者，由于可能需要除 CPAP 以外的其他治疗方式进行有人值守的滴定，例如双水平气道正压通气（bilevel positive airway pressure，BPAP）和辅助供氧，需要进行基于实验室的 PSG，并且通常由保险公司承担。

对于所有可能的减重手术候选者，必须保持高度警惕 OHS，受影响的患者需要更仔细的术前关注，因为在减重手术期间，OHS 患者的风险预计高于患有 OSA 的肥胖患者。OHS 患者对缺氧和高碳酸血症的通气反应能力减弱，会导致对镇静剂和阿片类药物的敏感性增加、机械通气脱机时可能发生更大问题、发生危及生命的 OSA 事件，以及在没有任何通气支持（如 BPAP）的情况下吸氧时出现高碳酸血症的急性恶化[61]。OHS 患者的合并症，如全身性高血压、肺动脉高压、肺心病和心绞痛的发生率高于血碳酸正常的肥胖患者[62]。因此，在一项回顾性分析中，与不伴有 OHS 的 OSA 患者相比，在接受选择性非心脏手术前，未被发现的 OHS 患者更容易发生术后呼吸衰竭、心力衰竭、ICU 转移和住院时间更长[63]。OHS 也是静脉血栓栓塞疾病发生的危险因素，是减重术后死亡的主要原因[64]。

OHS 患者更常出现下肢水肿，常报告有中重度劳累性呼吸困难、睡眠期间表现出更高的 AHI 和更低的氧合血红蛋白饱和度、睡眠期间氧合血红蛋白饱和度低于 90% 的持续时间更长、清醒氧合血红蛋白饱和度较低、BMI 较高和肺功能检查中表现出较大的限制性改变，与血碳酸正常的 OSA 肥胖患者相比，会消耗更多的医疗保健资源（见第 138 章的框 138.3）。建议所有减重手术候选者进行术前血清碳酸氢盐测量[52]，因为 $HCO_3^-$ ≥ 27 mEq/L（反映慢性呼吸性酸中毒的代谢代偿）是 OSA 肥胖患者罹患 OHS 的敏感但非特异性标志物[65]。如果疑有 OHS，建议进行如下检查：动脉血气（低通气表现为高碳酸血症，应确定其严重程度）、肺功能检查和胸片（寻找慢性通气不足的其他原因）、超声心动图（评估右心压力和功能）、全血细胞计数（检测红细胞增多症）、甲状腺功能检查（排除甲状腺功能减退，如果尚未作为肥胖患者常规检查的一部分）和 PSG 与二氧化碳监测相结合。

对于中度至重度 OSA（AHI ≥ 15 次 / 小时），应术前开始气道正压（PAP）治疗[52]。对于较轻的 OSA（如体位依赖性 OSA），需要逐案决定是否使用 CPAP；对于伴有嗜睡的轻度 OSA 患者，或者在阻塞性呼吸暂停 / 低通气期间的去饱和程度更值得临床关注的患者（可能存在肺动脉高压等合并症），可建议术前使用 CPAP。减重手术的择期性应允许术前对新开始的 PAP 治疗进行随访评估。在许多减重手术中心，术前坚持 PAP 是强制性的先决条件。实现 PAP 适应和获得的最短术前 PAP 测试时间尚无定论。但由于 PAP 的使用模式可能在治疗的第 1 周内建立[66]，建议在第 1 个月进行密切的随访监测，以记录依从性，解决问题并评估反应。对于 OHS 患者，在 PAP 治疗 4 周后进行重复的动脉血气分析[5]，如果确认有足够的治疗反应，可以停止吸氧；如果 PAP 不能改善效果，可能表明无论是否机械通气，都需要气管造口术。

## 已确诊阻塞性睡眠呼吸暂停患者的减重术前评估

对于接受既定治疗（通常是 PAP）的 OSA 确诊患者，当他们在准备接受减重手术前，其依从性、技术困难、治疗后持续症状以及治疗开始后体重增加的情况应仔细问诊。发现任何问题都应该立即转介给睡眠专家。体重明显增加（即自治疗开始以来，体重增加≥ 10%）者，需随访睡眠监测，需关注心血管状态改变、OSA 症状复发和（或）PAP 设备异常下载数据[67]。无症状、PAP 依从性好的患者通常可以进行手术，但应告知他们术后仍需使用 PAP，因此他们应将设备带到医院。PAP 的术前设置（无论有无辅助供氧），可能因阿片类药物给药和术后肺部疾病（如静脉血栓栓塞、肺炎）等因素需要进行紧急调整外，通常在术后继续维持原状。既往接受过 OSA 上气道手术治疗者，如果仍有症状，或缺乏睡眠呼吸障碍解决的客观证据，应视为仍有 OSA 残留的风险，并可从减重术前的睡眠评估中获益[68]。应告知此类患者如果发生上气道阻塞，术后可能必需立即使用 PAP。使用口腔矫治器治疗 OSA 者，应指导其在减重围手术期继续治疗[52]。

## 常见的减重外科手术

减重外科手术历来根据解剖结构分为三类：吸收不良型为主手术、限制型为主手术以及吸收不良结合限制的混合型手术[69]。现在这些手术绝大多数都是通过微创小切口腹腔镜方法进行的。随着近期垂直袖状胃切除术（vertical sleeve gastrectomy，VSG）的流行，减重手术的运用发生了演变[70]。

Roux-en-Y 胃旁路术（Roux-en-Y gastric bypass，RYGB）（图 139.2）将创建一个小胃囊与适度的小肠旁路相结合，通过限制容量和减少吸收两者结合达到减轻体重的目的。传统的 RYGB 由以下步骤组成：先沿胃小弯横切建立一个近端小胃袋（15 ml），而后再结合一个适度的（约 60 ～ 150 cm）肠旁路。Roux-en-Y 结构允许胆胰分泌物和消化液通过胆管进入十二指肠，然后于 Y 型连接处与从胃向下传递的消化道流合并。Roux 肢和胆胰肢的长度可以改变，以产生更多的吸收不良。大部分的体重都是在第 1 年减掉的。大约 80% 的患者在手术后 3 年左右体重达到稳定，且通常会略高于最低体重。其余 20% 的患者在长期随访中会慢慢恢复多余体重，并且有可能恢复大部分已经减轻的体重。

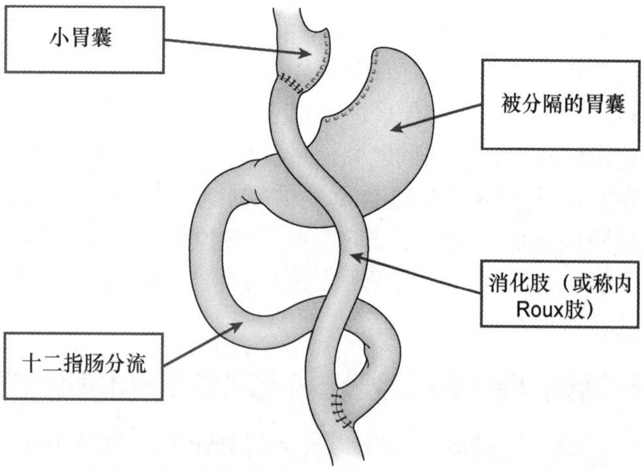

**图 139.2**　Roux-en-Y 胃旁路术（From https://www.nhlbi.nih.gov/sites/default/files/media/docs/obesity-evidence-review.pdf.）

VSG（图 139.3）是目前最常用的主要减重手术方式[70]。该手术通过切除 70% 的垂直胃来限制摄入，形成一个非肠旁路的、狭长性管状胃。就手术复杂性、术后风险和减重效果而言，VSG 在许多方面介于转流和胃绑带之间。手术后管状胃的高压特征可能预示 VSG 术后胃食管反流病的发展或持续，但这一问题仍存在争议。与 RYGB 一样，大部分体重减轻发生在术后的头 12 个月。

腹腔镜可调节胃束带是一种可充气的硅胶假体装置，放置于食管下方、胃的上部（图 139.4），并将上部胃的大小限制在较小的体积内。绑带连接到一个储液器上，端口放置在腹壁的皮肤下，绑带的内衬是一

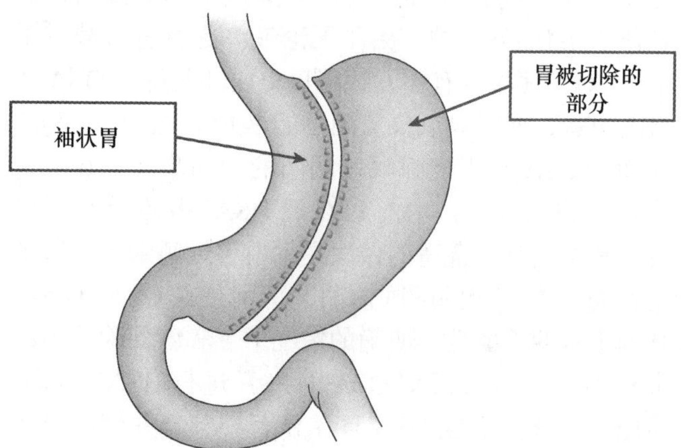


**图 139.3**　垂直袖状胃切除术（From https://www.nhlbi.nih.gov/sites/default/files/media/docs/obesity-evidence-review.pdf.）

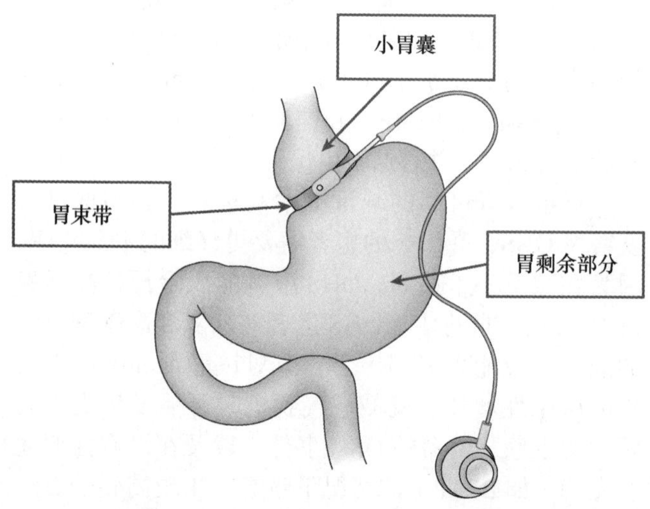


**图 139.4**　胃束带手术（From https://www.nhlbi.nih.gov/sites/default/files/media/docs/obesity-evidence-review.pdf.）

个球囊，可经储液器端口加减盐水来调节球囊大小。绑带的膨胀增加了对胃出口大小和食物流量的限制。手术后患者需要频繁随访以调整腕带 / 储液器，并严格遵守饮食指南和生活方式的调整，以实现持续的体重减轻。绑带手术后的体重减轻轨迹更加缓慢，与 RYGB 或 VSG 相比，体重减轻更少。这种手术的优点是侵袭性小、手术时间短，而且绑带是可调节和可拆卸的。目前，胃绑带的使用在迅速下降。

胆胰分流术（biliopancreatic diversion，BPD）和 BPD 合并十二指肠转位（BPD with duodenal switch，BPDDS）手术会导致导致极度吸收不良，仅用于治疗“超级肥胖”患者，该术式因而不太常用（图 139.5）。BPD 手术由部分的胃大部切除术、超长的 Roux-en-Y 吻合和一个用于营养吸收的短的共同通道组成。通过这种方法，患者可以吃更多的食物，但仍然能实现并保持体重减轻。缺点包括术后手术风险较高、大便溏薄且恶臭、肠道溃疡、贫血、维生素和矿物质缺乏以及可能的蛋白质-能量营养不良。由于这些潜在的问题，接受 BPD 治疗的患者需要终生补充膳食并密切随访监测。由于 BPD 的体重骤减和手术复杂，BPDDS 是结合了袖状胃切除术和长 Roux-en-Y 结构的肠旁路术的一种混合型术式，这种方法减少了溃疡的发生率，并通过保留幽门以消除倾倒综合征（倾倒综合征是进食后 15 ～ 30 min 内开始出现的恶心、呕吐、腹痛或痉挛、腹泻、腹胀、疲劳、心悸、头晕、出汗和焦虑）。BPD 和 BPDDS 手术是最重要也是技术难度最大的减重手术，因此只能由经验丰富的外科医生操作，只能提供给愿意进行终身随访的患者。

在美国，目前已有两种胃内球囊系统获批用于 1 级和 2 级肥胖，以及患有肥胖相关合并症且无法通过饮食和生活方式干预成功减重的成人[71-73]。通过内镜置入或直接吞入胶囊的球囊系统（图 139.6）在胃中放置长达 6 个月，然后通过内镜取出。球囊系统通过促进饱腹感、延迟胃排空和限制热量摄入来减轻体重。通常在适应该装置的第 1 周出现潜在的不良反应（包括恶心、呕吐、打嗝、腹痛和胃反流），可能需要使用止吐药和质子泵抑制剂。后期并发症可能包括球囊迁移到远端肠道并且导致肠梗阻、压力性胃溃疡和持续性胃肠道症状导致早期球囊移除。既往胃部手术史、上消化道出血病变、凝血功能障碍或妊娠 / 希望怀孕的患者是胃内球囊治疗的禁忌证。体重减轻通常为初始体重的 10% ～ 15%，但个体间存在很大差异。鉴于胃内球囊治疗的短期性和最终球囊取出的需要，患者不宜错过随访，且行为矫正是关键的辅助手段。对于重度肥胖者确定需要进行减重手术之前，胃内球囊治疗也可能是一种过渡选择，但这方面的研究尚不够充分[73]。

大多数减重外科医生提倡与潜在患者就减重手术的选择进行高质量的共同决策对话。患者分享他们的价值观和担忧，而医生则提供有关不同潜在作用机制的一般指导方针、随时间推移的体重减轻百分比以及围手术期并发症概况。手术的最佳选择也部分取决于外科医生的专业知识和临床设备、患者的偏好和风险分层[45]。

## 病程演变

### 减重术后立即处理已知或疑似阻塞性睡眠呼吸暂停

减重术后 OSA 患者最佳相关护理诸多细节尚不清楚。以下一般建议是基于经验、基本外科护理专家

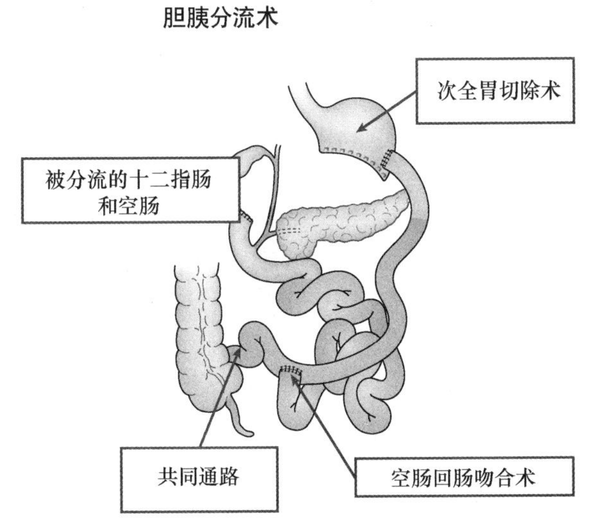


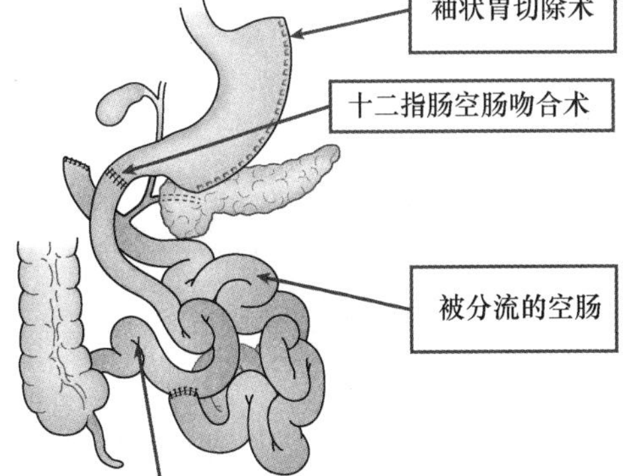


**图 139.5**　胆胰分流术合并或不合并十二指肠转位。左图：胆胰分流术。右图：胆胰分流术合并十二指肠转位（From https://www.nhlbi.nih.gov/sites/default/files/media/docs/obesity-evidence-review.pdf.）

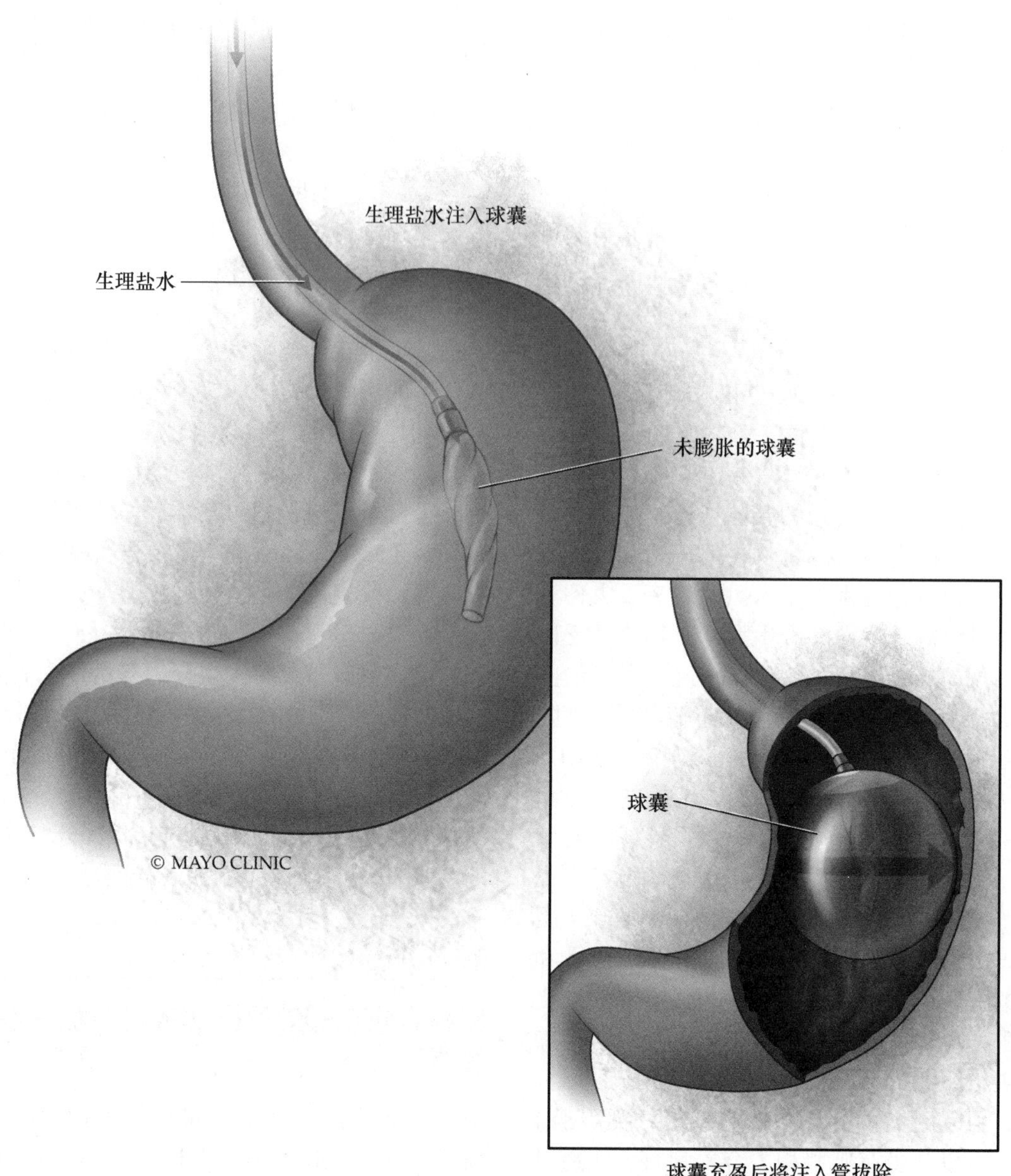


**图 139.6**　胃内球囊（Used with permission of Mayo Foundation for Medical Education and Research，all rights reserved.）

共识意见[52，56-58，68]和有限的同行评议文献。

只有当患者完全清醒和恢复意识，并有证据表明神经肌肉功能恢复（持续抬头超过 5 s）、有足够的肺活量和峰值吸气压时，才能进行减重术后的气管拔管[56]。应在手术室、麻醉后护理病房（PACU）或特殊护理病房拔除气管内管，以便密切监测气道控制情况，并在失控时进行专业处理[56]。

在 PACU 中，如果可能，患者应保持半直立或侧卧位，而非仰卧位。通常在连续脉搏氧饱和度监测下供氧，尤其对于 OHS 患者，需滴定至最低水平以维持足够的氧合。通气需特别监测，即使药物加剧了低通气，供氧仍可维持足够的血红蛋白氧饱和度。通气监测可能包括二氧化碳图、动脉血气检测和 PACU 医师对呼吸事件的定期评估。在一项针对非减重手术围手术期患者群体的研究中，PACU 中反复发生的呼吸事件有力地预测了术后呼吸并发症[74]。拔管后，需立即进行连续 3 次 30 min 呼吸事件评分，呼吸过缓定义为呼吸频率每分钟少于 8 次的发作至少 3 次及以上；呼吸暂停定义为 1 次或多次呼吸停止 10 s 或更长时间；氧减定义为血红蛋白饱和度低于 90% 的发作至少 3 次及以上；疼痛-镇静不匹配定义为 1 次或多次的高疼痛评分与高镇静评分同时存在。反复发作的呼吸事件意味着 1 个或多个 PACU 呼吸事件至少在两个独立的 30 min 时间段内发生，并且与术后呼吸并发症的比值比为 21 相关[74]。在 PACU 中，PAP 的设置基于术前规定的水平。尽管在 PACU 中紧急开始 CPAP 对于未接受 PAP 的患者可能具有挑战性，但对于术前 CPAP 参数未知的患者或希望启动 CPAP

以解决 PACU 中出现的反复发作呼吸事件者，可以在自动调节模式下应用 CPAP，或根据经验从 8～10 cm$H_2O$ 水平启动 CPAP，并按需调整。通常伴有供氧的 BPAP 可用于治疗急性通气不足。PACU 人员必须能够监测和管理 PAP 治疗，包括处理界面泄漏，并认真观察 PAP 后是否有突破性上气道阻塞的征象，如打鼾、窒息、呼吸暂停、心律失常或反复氧饱和度下降。

由于持续的睡眠剥夺、快速眼动睡眠反弹和药物协同作用等综合影响，OSA 可能会在减重术后数天后发病倾向增加[68]，但减重术后的最初 24 h 内，患者也可能极易受到潜在的 OSA 相关并发症的影响[75]。值得庆幸的是，减重术后住院时间通常很短（胃转流术和限制性手术分别为 3.5 天和 1.6 天）[76]。临床医生在考虑住院期间的术后镇痛、监护、氧合和患者体位[56]时，必须始终牢记所有患者有发生 OSA 的可能性。应谨慎使用全身性阿片类药物，因为它们能够抑制呼吸驱动并导致序列性氧饱和度下降。患者使用自控镇痛仍有争议，但如无使用的基础量和剂量限制，这可能是一种选项。随着康复医学的进展，非甾体抗炎药可能有助于减少阿片类药物的剂量，但术后患者应谨慎使用，因为出血并发症的可能性增加。应避免使用苯二氮䓬类药物，因为它们对呼吸控制和上气道肌肉组织有负面影响[56]。在术后康复期间，应随时提供 PAP——这看似显而易见，但忙碌的家政人员、不熟悉这种疗法的护士以及因术后疼痛或药物反应迟钝而心烦意乱或受到伤害的患者可能会忽视这一建议。经过适当培训的医护人员应随时协助患者设置 PAP，排除界面故障，观察上气道阻塞被突破，并安抚难以接受新 PAP 方案的患者。

只要被判定风险增加（即需持续静脉注射阿片类药物或口服阿片类药物剂量大于每 4 h 60 mg 可待因），建议所有减重术后患者在从 PACU 出院后进行连续脉搏血氧饱和度监测[58]。重症监护病房或轻症病房床旁的血氧仪数据通过医院病房的自动测量记录传导，或由一名训练有素的专职工作人员在病房里连续观测。最佳监测点的选择取决于多种因素的相互作用。对于具有以下一项或多项特征的患者，应考虑减重术后的最初 24～48 h 内在重症监护病房（ICU）进行治疗：年龄大于 50 岁、BMI 大于 60 kg/m$^2$、明显的心肺合并症、不稳定性糖尿病、严重的 OSA/OHS、令人担忧的 PAP 依从性差的病史、麻醉复苏延迟和术中发生并发症。在美国大学健康系统联盟的评估中，有一项对美国 29 个学术医疗中心的减重项目的审查显示，7.7% 的胃旁路手术患者术后需要 ICU 支持[76]。减重手术的手术方法也必须考虑。来自经验丰富的外科团队的病例系列报道显示，已确诊和接受治疗的 OSA 患者，腹腔镜减重术后不需要常规入住 ICU[77-78]。

推荐使用诱发性肺量计测定。如在适当的 PAP 治疗方案下，仍出现氧饱和度过低，给氧的同时，医生需找寻原因，例如，上气道阻塞一过性恶化、需要调整 PAP 设置、静脉血栓栓塞事件、肺不张、误吸、肺炎或吻合口漏等。睡眠期间仅吸氧而不使用正压通气需谨慎，因为这种方法无法防止上气道阻塞，且会使血氧仪对呼吸障碍事件的检测不敏感。术后不应采用仰卧位，而应始终保持半卧姿势（至少 30°）。所有减重术后的患者都应被视为存在发生静脉血栓栓塞中高度风险，因此，所有患者均应使用低分子肝素或低剂量普通肝素预防血栓形成，并间歇性使用气动压缩袜[64]。减重肥术后静脉血栓栓塞的发生率大于 1%[64]。由于大多数静脉血栓栓塞发生在出院后，AACE-TOS-ASMBS 建议对此类事件风险较高的患者（例如，有静脉血栓栓塞病史或术后活动水平降低的患者）延长药物预防时间（但药物使用多久尚不明确）[45]。根据美国外科医师学会国家外科手术质量改进项目的数据，2006—2008 年接受减重手术的约 32 000 名患者中，减重术后发生持续性呼吸衰竭并不常见，发生率不到 1%[79]。OSA 并不是该项目分析评估中的危险因素[79]，因此 OSA 对呼吸衰竭发生率的影响尚不清楚。

有些腹腔镜减重手术是在日间手术环境中进行的。来自日间手术麻醉学会的共识声明[57]警告，如 OSA 患者同时还伴有不稳定的合并症、非阿片类镇痛技术无法控制疼痛和 PAP 依从性不佳，则不宜使用日间手术方式。建议接受 PAP 治疗的患者将其设备带到日间护理机构，以便在康复期间使用。患者在无刺激的环境中（最好在睡眠时）能保持足够的氧合（术前必要时可使用 PAP）方能出院[57]。未接受 PAP 的患者，应建议其完全以非仰卧位姿势睡觉；PAP 使用者应在手术后几天内无论何时睡觉，包括小睡，都应佩戴该设备。建议所有患者尽量减少阿片类药物使用。

## 减重手术的益处

术后体重减轻可以通过多种方式来描述。早期的文献中，减重术后的体重减轻被报道为多余体重减轻的平均百分比（%EWL），定义为：

［体重减轻 /（术前体重－理想体重）］×100

在一项涉及 136 项研究（包含 22 000 例减重手术）的综述中，Buchwald[80]报道了减重手术 %EWL

为 61.2%：其中胃绑带为 47.5%，胃旁路（主要是 RYGB）为 68.2%，BPD 和 BPDDS 为 70.1%。总体来说，这些体重减轻结局在 2 年或更长时间的评估报告与少于 2 年评估研究之间没有显著差异，但更长期的随访结果则相对较少[80]。据报道，袖状胃切除术的 %EWL 为 50% ～ 61%，胃内气囊系统的 %EWL 约为 33%[81-83]。在 Buchwald 的综述中，胃绑带组的体重和 BMI 平均下降为 28.64 kg 和 10.43 kg/m$^2$，RYGB 组的体重和 BMI 平均下降为 43.48 kg 和 16.70 kg/m$^2$，BPD 和 BPDDS 组的体重和 BMI 平均下降为 46.39 kg 和 17.99 kg/m$^2$[80]。

通过减重手术实现的体重减轻，现在报告方式也可为初始体重的百分比（%IBW），计算公式为：

［（术后理想时间点体重－手术时体重）/
手术时体重］×100

根据美国国家以患者为中心的临床研究网络的数据，RYGB 术后 5 年时 %IBW 为 25.5%，袖状胃切除术为 18.8%，可调节胃束带为 11.7%[84]。

许多合并症的严重程度随体重减轻而相应降低。减重手术的纵向评估（Longitudinal Assessment of Bariatric Surgery，LABS）研究显示，RYGB 术后 1 年、3 年、5 年和 7 年糖尿病平均缓解率为 71.2%、69%、64.6% 和 60.2%[85]。减重手术在达到预先设定的血糖目标[86]、降低糖尿病大血管[87]和微血管[88]并发症发生率等方面的疗效比药物治疗更优越。根据 Buchwald 的分析，78.5% 的患者的高血压严重程度在减重术后减轻或消退[80]。同样，在胃旁路治疗合并稳定性高血压的肥胖患者（Gastric Bypass to Treat Obese Patients with Steady Hypertension，GATEWAY）随机试验中，51% 的手术患者实现了高血压缓解，而对照组为 0[89]。减重手术诱导的体重减轻还可导致平均总胆固醇、低密度脂蛋白、极低密度脂蛋白胆固醇和甘油三酯水平降低，并消除了约 80% 的降脂药物的需要[90]。腹腔镜下的 RYGB 和 VSG 在合并症改善方面通常相似[82]。同时，减重手术似乎还对癌症风险产生有利影响。在一项大型回顾性研究中，在平均 3.5 年的随访期间，减重手术与 33% 的癌症风险降低相关[91]。因此，总体而言，减重手术后的全因死亡率似乎更低。一项回顾性队列研究表明，在平均 7.1 年的随访期间，减重手术可使调整后的长期死亡率降低 40%[92]。

减重术后体重减轻和体重相关合并症改善也已在青少年中得到证实。在 242 名平均年龄为 17 岁的青少年的前瞻性队列中，RYGB 和袖状胃切除术在 3 年后分别使体重减轻 28% 和 26%；在 5 年随访中，青少年和成人之间的体重变化百分比没有显著差异[94]。95% 的糖尿病、76% 的糖尿病前期、86% 的肾功能异常、74% 的高血压、66% 的血脂异常都得以缓解。青少年 2 型糖尿病和高血压比成年人更容易得到缓解。

瑞典肥胖研究（Swedish Obesity Study）[95]证实，对于各种肥胖相关参数方面，减重手术比常规治疗的影响更大。这是一项大型、前瞻性、非随机对照临床试验，比较了 2010 名接受减重手术治疗的患者和匹配的 2037 名接受常规治疗的患者的结果。术后 2 年，手术组体重下降 23.4%，对照组体重增加 0.1%；术后 10 年，手术组体重比术前增加 16.1%，对照组体重比术前增加 1.6%（同一时间点 $P < 0.001$）。在糖尿病、高甘油三酯血症和高血压的临床指标方面，手术组的改善更为有利，且手术组的 2 年和 10 年糖尿病发生率低于对照组。随机临床试验也表明，与非手术干预相比，手术干预的体重减轻幅度更大，体重相关合并症改善也更明显[96]。

## 减重手术对阻塞性睡眠呼吸暂停的长期影响

减重手术引起的体重减轻始终与 AHI 的降低相关[97]。舌脂减少似乎是减重手术后体重减轻改善 AHI 主要的上气道机制[98]。Buchwald 对选择性减重手术结果的荟萃分析称[80]，83.6% 的 OSA 缓解或严重程度降低。AHI 的加权（即按样本量加权结果）平均变化为 40 次 / 小时，范围为 16 ～ 52.8 次 / 小时。对这些结果的热度需受到几个方法论问题的考量。关于 OSA 的改善和治愈并没有明确的定义。荟萃分析中纳入的研究并未完全具体说明，但对纳入期（1990 年至 2003 年 6 月）的研究的回顾显示，在一些研究中，OSA 症状的减轻可能足以评估 OSA 反应（即并非所有受试者都需要术后 PSG），手术后 PSG 的时间不一致，结果导致报告也存在差异（例如，仅描述术前和术后呼吸暂停指数，而不是 AHI）。

更多当代的研究也证实了早期的系列报道，对术后约 1 年或更长时间结果进行重新评估，手术诱导的体重减轻与 OSA 症状改善相关。然而，许多患者也存在 OSA 残余。例如，尽管术后平均 418 天体重平均减轻了 54 kg，胃束带使 AHI 也平均降低 23.4 次 / 小时，但 Lettieri 等[98]发现，仍有 96% 的患者符合 OSA 标准（AHI ＞ 5 次 / 小时），83% 的患者持续短暂夜间缺氧（氧合血红蛋白饱和度低于 90%），54% 的患者仍有持续嗜睡［Epworth 嗜睡量表（ESS）评分＞ 10］。因此，减重术后持续的 OSA 可能会削弱减重手术对心血管的益处[99]。

3 项荟萃分析[100-102]显示，减重手术显著降低了 BMI 和 AHI（表 139.6），但许多患者仍然肥胖，并伴

表 139.6　减重手术对 OSA 影响的荟萃分析

| | BMI 加权均数差（$kg/m^2$） | AHI 加权均数差（次 / 小时） | 平均 AHI 残余（次 / 小时） |
|---|---|---|---|
| Greenburg，2009[100] | −17.9 | −38.2 | 15.8 |
| Ashrafian，2015[101] | −14.0 | −29.0 | 15 |
| Wong，2018[102] | −13.2 | −25 | 12.5 |

注：AHI，呼吸暂停低通气指数；BMI，体重指数。

有 AHI 轻度至中度升高。这些荟萃分析的平均残余 AHI 值通常为 12 ～ 15 次 / 小时。根据 Greenburg 的研究，只有 44% 的患者 AHI 低于 10 次 / 小时[101]。可供分析的随机对照试验数量非常有限，在 Wong 最近的荟萃分析中，只有 3 项这样的研究[103-105]被纳入[100]。因为纳入标准不同、样本量小、减重手术和后续睡眠呼吸暂停检测之间的时间差异明显、采用不同类型的睡眠呼吸暂停试验、通气不足的定义不同、高脱落率，以及未能控制术前和术后睡眠呼吸暂停监测中睡眠阶段和姿势的差异，研究间异质性一直很大[100]。

最新的荟萃分析[100]也提供了一些新的见解。减重手术与 ESS 评分显著降低（加权均数差 −5.5）相关，非仰卧位的 AHI 的改善程度更明显。体重减轻与 AHI 降低之间也存在非线性关系，这可能是由于体重减轻对 OSA 非解剖易感性特征［如通气控制敏感性（即环路增益）、呼吸唤醒阈值和上气道肌肉反射 / 反应性］的影响存在异质性。因此，医务人员必须通过系统的术后随访计划对持续性 OSA 保持警惕，因为即使体重的急剧变化也不能保证 OSA 的客观治愈。

术后 PSG 的最佳监测时机尚不清楚，但部分取决于患者的体重减轻进度。术后 1 年残留 OSA 对 CPAP 的要求可能至少下降 2 ～ 4 $cmH_2O$[106]。术后自动滴定 CPAP 可以关联 PSG，这样可避免主观性压力降低或连续性睡眠监测。

AASM 的结论是，减重手术可能是 OSA 治疗的辅助手段。将此作为治疗的一个选项，意味着减重手术在 OSA 管理的临床应用中尚不确定[39]。这一结论是基于缺乏高质量的数据和存在围手术期并发症的可能性给出的。

## 减重手术的风险和并发症

LABS 联盟在 2005—2007 年对美国 10 个临床基地的减重手术临床结局进行了一项前瞻性观察性研究。手术死亡定义为术后 30 天内死亡，结果显示，RYGB 或腹腔镜可调节胃束带手术的手术死亡率为 0.3%（4610 例），腹腔镜可调节胃束带手术为 0（1198 例），腹腔镜 RYGB 手术为 0.2%（2975 例），开放式 RYGB 手术为 2.1%（437 例）[107]。复合终点事件为：患者出现死亡、深静脉血栓形成或静脉血栓栓塞、再干预和术后 30 天未能出院。复合终点事件发生率为 4.1%，其中腹腔镜可调节胃束带组为 1%，腹腔镜 RYGB 组为 4.8%，开放式 RYGB 组为 7.8%。与复合终点风险增加的独立相关因素是静脉血栓栓塞性疾病病史、无法行走 61 m（约 200 英尺）和极端 BMI 值（≥ 55 $kg/m^2$）。框 139.1 列出了减重手术的术后不良事件，可分为早期和晚期。一个可怕的并发症是吻合口漏，根据美国大学健康系统联盟的评估，吻合口漏发生率为 1.6%[76]。

OSA 与减重手术后并发症的关联程度尚不完全清楚。在对 3000 多例患者的回顾中，OSA、年龄、男性和胃旁路修正术是吻合口漏的独立预测因素[108]。在另一项研究中，通过多变量分析，在近 200 例接受腹腔镜 RYGB 的患者中，OSA、高血压和缺乏经验是术后并发症的预测因素[109]。在 LABS 联盟的分析中，OSA 也与 30 天主要不良结局的复合终点风险增加独立相关[107]。因此，OSA 与术后护理成本增加[110]和术后住院时间延长的风险增加[111]有关。然而，在其他研究中，调查结果好坏参半[115]，研究人员尚未确定 OSA 是否是减重手术后并发症的独立预测因子[112-114]。在美国全国住院样本数据库中，对 91 000 名成年减重手术患者的分析显示，睡眠呼吸障碍与紧急插管和心房颤动的风险增加独立相关，但死亡率、总费用和住院时间降低[115]。由于程序不同，这些报告难以解释和比较，而且术前和术后对 OSA 的治疗力度也不确定。此外，许多报告是单中心的，可能缺乏权威的回顾性审查，因此提供了较低的证据等级。减重手术后立即开始 PAP 似乎不会增加吻合口漏的风险[116-118]。

## 陷阱和争议

关于 OSA 对减重手术并发症的影响，以及术前必须在何种程度上寻求和治疗 OSA 仍存争议，且尚无确切数据。减重手术临床实践指南[52]明确要求，所有减重患者术前都应考虑 OSA 问题，但这是否意味着睡眠呼吸暂停监测是强制性的？如果结果为阳性，PAP 则是必需的？这两个问题的答案很可能都是“不”。另一方面，OSA 相关病史和体检结果不仅需

**框 139.1 减重手术并发症**

**所有减重手术常见的并发症**

*早期（手术后 30 天内）*

- 静脉血栓栓塞性疾病
- 出血
- 吻合口漏
- 伤口感染
- 持续恶心 / 呕吐，脱水
- 区域性腹腔器官损伤
- 切口疝和内疝
- 肠梗阻
- 肺不张
- 肺炎
- 心律失常
- 尿路感染
- 死亡

*晚期（术后 30 天以上）*

- 切口疝
- 粘连引起的肠梗阻
- 营养不良
- 吻合口狭窄、溃疡或糜烂
- 胆石症
- 贫血
- 阻塞性睡眠呼吸暂停持续或复发
- 需要身体重新塑形
- 体重反弹

**特定手术的并发症 / 副作用**

*Roux-en-Y 胃旁路手术*

- 倾倒综合征
- 边缘性溃疡
- 腹内疝

*垂直袖状胃切除术*

- 难治性反流
- 食管裂孔疝
- 胃角处狭窄

*腹腔镜可调节胃束带*

- 绑带滑动或侵蚀
- 泵或设备故障

*胆胰分流术*

- 大便溏薄、恶臭
- 蛋白质-能量营养不良

与系统化 OSA 敏感筛查工具相匹配，还需结合考虑许多其他因素，包括患者相关因素（合并症造成的负担、OSA 症状严重程度和 OHS 可能性）和手术相关因素（开放与腹腔镜、住院与门诊、预期术后阿片类药物需求），以决定如何进行。经综合临床信息（如 STOP-BANG 评分＜3）判断为低风险 OSA 的患者，可直接进行减重手术而无需进一步的睡眠监测[50]，前提是合并症得到控制，没有未经治疗的高碳酸血症或低氧血症，术后预防措施已到位（例如，在 PACU 中仔细监测，尽量减少阿片类药物 / 镇静剂的使用，床头抬高，诱发性肺量计测定）。如果 OSA 在术后立即出现，减重团队应根据预案处置 OSA。被认为处于 OSA 中期或高风险的患者应进行正式的睡眠评估，由睡眠专家指导睡眠测试的顺序和结果的解释[50]。术前开始 PAP 治疗中度至重度 OSA（AHI ≥ 15 次 / 小时）和 OHS。术前启动 PAP 使患者开始积累其神经行为和心血管储备，以完成减重手术通常需要的准备步骤。此外，回顾性数据表明，它可以降低减重手术后并发症的风险[119-120]，这是一项共识推荐[52]。

**临床要点**

- 睡眠专业临床医生应注意，减重手术患者可能患有 OSA 或 OHS，这需要在术前评估和术后期间仔细考量。
- 减重手术后患者应在术后 1 ～ 2 年内减掉 20 ～ 50 kg，目前的研究表明，AHI 应伴随降低 50% ～ 75%，所需 PAP 水平也随之降低。
- 随着术后体重下降，自动滴定 CPAP 可能是一种有效的治疗方式。
- 舌脂减少可能是减重术后 AHI 降低的重要介导因素。
- 尽管体重明显减轻，但 OSA 可能在许多患者中持续存在，因此建议后续进行 OSA 检测以重新评估这种情况，并指导有关长期使用 PAP 的决策。

## 总结

肥胖虽可预防，却是死亡的主要原因，其患病率正在不断上升。目前，2/3 的美国人超重或肥胖。超重对上气道神经肌肉功能和解剖结构有不利影响，因而是 OSA 的最大危险因素。减重手术，包括各种限制食物吸收或限制摄入（或两者兼而有之）的手术操作，适用于适当的运动和饮食计划未能取得效果的肥胖患者，以及 BMI ≥ 40 kg/m$^2$、BMI 35 ～ 39.9 kg/m$^2$ 伴有一种或多种肥胖相关严重合并症，或 BMI 30 ～ 34.9 kg/m$^2$ 伴血糖难以控制的 2 型糖尿病的肥胖患者。减重手术平均可以减轻的多余体重百分比约为 60%，在患有主要肥胖相关疾病（如糖尿病和高血压）的患者中，临床指标有望持续改善。减重手术 30 天死亡率低于 1%。OSA 几乎好发于所有减重手术患者，还常与 OHS 共存。减重术后早期，可能使

OSA 加重，而加重的 OSA 及其相关疾病可危及术后患者生命。因此，对 OSA 进行系统筛查应是减重手术术前准备的必要组成部分，对有较高风险的 OSA 患者进行正式的睡眠评估。减重术后 OSA 症状虽可得到改善，但 OSA 通常不会因减重手术引起的体重减轻而完全消失。睡眠专业临床医生在减重手术过程中发挥着重要作用，在术前，其与手术团队合作识别 OSA，帮助确定其重要性，确定哪些术前患者需要 OSA 治疗，向多达 1/3 感兴趣的肥胖 OSA 患者介绍接受减重手术的结局[121-122]；在术后，确定术后残留 OSA 的程度以及是否需要额外的治疗，并启动或优化 OSA 治疗。

## 参考文献和拓展阅读

请扫描书后二维码，获取参考文献和拓展阅读资源。

# 第 140 章 睡眠呼吸障碍正压治疗的高级模式

Bernardo Selim，Babak Mokhlesi，Winfried J. Randerath，Shahrokh Javaheri

李桃美　时　媛　冯徐俊　译　唐向东　审校

章节亮点

- 了解无创通气（noninvasive ventilation，NIV）和自适应伺服通气（adaptive servo-ventilation，ASV）模式的基本工作原理有助于选择和定制设备设置以满足患者的呼吸需求（病理生理）。
- NIV 模式是双水平气道正压模式，旨在提供呼吸支持压力。ASV 设备是一种抗转换的呼吸机压力支持设备。设备内置的传感器和先进的计算能力（微处理器）能让某些模式（比如，容量保证压力支持以及一般的 ASV）自动调整通气设置以满足患者的需求。
- 在 NIV 模式下，呼吸机送气的三个机械阶段决定呼吸周期（吸气-呼气）：①"触发"，定义为吸气开始；②吸气时间（inspiratory time，Ti），定义为设备在吸气过程中的时间；③"转换（cycle）"变量，定义为吸气结束然后呼气开始。
- ASV 模式可以调节呼气压力、最大和最小吸气支持以及备用频率。给定算法的控制程度因制造商不同而不同。
- 非故意（未补偿的）的面罩漏气可能会干扰 ASV 和 NIV 模式的性能。存在较大漏气时，吸气起始时间（触发）可能会延迟或者错过，并且可能导致达到吸气压力的时间［上升时间（rise time，RT）］和保持吸气的时间（Ti）不一致。在临床中，这些情况可能表现为，NIV 模式下呼吸机与患者呼吸不同步以及通气支持不足，ASV 模式下提前压力转换及睡眠障碍。
- 当患者的神经时间（呼吸驱动）、呼吸系统力学（顺应性和阻力）与设备设置（触发灵敏度、RT、Ti 和循环灵敏度）相匹配，就可以实现患者与通气模式之间的同步。在部分患者中，可能需要手动定制高级的 NIV 设置，如触发灵敏度、RT、Ti 和转换，以实现人机同步从而成功通气的目的。
- 基于中枢性睡眠呼吸暂停 / 高环路增益或睡眠相关低通气障碍的动态性和复杂性特征，根据患者个体需求设置参数和调整高级 ASV 和 NIV 模式的过程将依赖于经验丰富的睡眠医生对患者的密切随访。

## A 部分：无创通气

双水平气道正压通气（bilevel positive airway pressure，BiPAP）、容量保证压力支持（volume-assured pressure support，VAPS）和自适应伺服通气（adaptive servo-ventilation，ASV）是无创气道正压通气的高级模式，用于治疗复杂的睡眠呼吸障碍（sleep-related breathing disorders，SBD）[1]。该技术的推广应用受到以下因素限制：治疗成本较高、临床数据缺乏以及对评估和应对患者呼吸障碍的相关算法理解不足等。本部分将介绍 BiPAP 的自主触发模式（BiPAP in spontaneous mode，BiPAP-S）和自主触发时间控制模式（BiPAP in spontaneous-timed mode，BiPAP-ST）、VAPS 的自主触发时间控制模式（VAPS in spontaneous-timed mode，VAPS-ST）和 VAPS 的压力辅助控制模式（VAPS in pressure assist-controlled mode，VAPS-PAC）在技术和设置方面的异同，重点关注评估其技术性能的现有文献。每种设备的临床有效性将在每个 SBD 章节的治疗部分进一步介绍。

## 气道正压呼吸系统的机械结构（硬件）

NIV 模式由气道正压通气（positive airway pressure，PAP）设备通过无创接口（面罩）传送给患者，该系统包含三个基本组件：①气流发生器（"鼓风机"或涡轮机）；②管道（单管或双管回路）；③面罩（图 140.1）。

在目前的设备中，气流是通过"动态鼓风机系

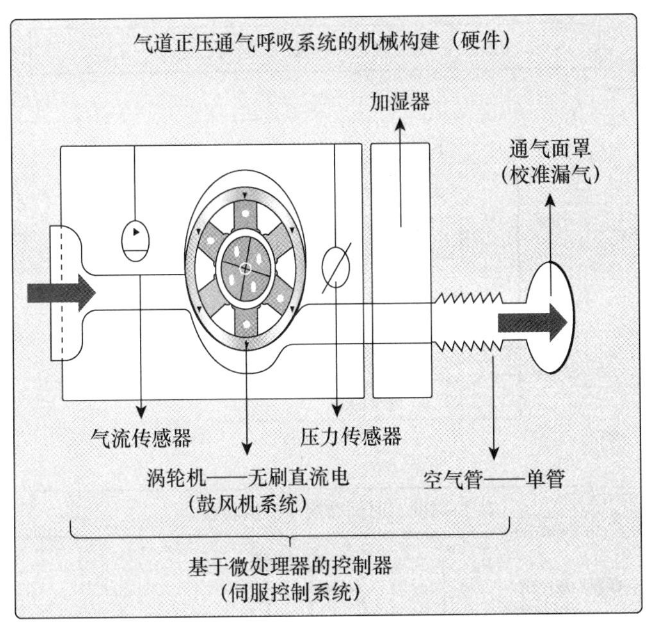


**图 140.1**　气道正压通气（PAP）呼吸系统的机械构建（硬件）。PAP 呼吸系统的三个基本组件：①气流发生器（动态涡轮机）；②管道（单管或双管回路）；③面罩（带校准漏气的通气面罩）

统”（无刷直流电机）产生，该系统通过改变速度以达到预设的目标流量 / 压力输出。基于设备内部传感器的输入信号，具有流量 / 压力方程（专有算法）的中央控制器（微处理器）调节涡轮速度以响应流量 / 压力偏差（例如，补偿面罩漏气）。这种闭环反馈系统使得输出的流量 / 压力保持一致成为可能[2]。

设备通常通过连接面罩的单管系统将正压输送给患者。同一根管道同时用于吸气和呼气，因此通过在面罩水平校准漏气（故意漏气的内置呼气口）可避免二氧化碳（carbon dioxide，$CO_2$）重复吸入，同时 4 $cmH_2O$ 的最小呼气气道正压（expiratory positive airway pressure，EPAP）可确保呼出的 $CO_2$ 能有效排出。此外，口鼻面罩（如全面罩）还包含一个“安全呼气阀”（防窒息阀），当设备出现意外故障或呼吸管道断开时，安全呼气阀打开，使患者能够自主呼吸周围空气。

## 无创模式原理：算法（软件）和伺服机制（负反馈系统）

从概念上讲，所有的 NIV 模式共享一个通用的 BiPAP 平台，该平台可以提供两种不同的 PAP：吸气气道正压（inspiratory positive airway pressure，IPAP）和呼气时的 EPAP。两个压力之间的差值也就是压力支持（pressure support，PS）。PS 决定了基于患者呼吸系统力学（顺应性和阻力）的潮气量（tidal volume，Vt）（图 140.2A）。除此基本功能外，NIV 模式间也在 PAP 的传送方式以及根据患者呼吸动态变化的“响应”（自我调整）能力方面存在差异，这些差异由定义每种模式的未公开的专有算法（软件）控制。

总体来说，NIV 模式旨在为患者提供具有或不具有备用频率的固定 BiPAP（例如，BiPAP-S 或 BiPAP-ST 模式）或可变的 BiPAP 以“响应”患者的呼吸障碍（例如，VAPS 或 ASV）。在后者，VAPS 模式能够根据患者的呼吸障碍实时地自我调整呼吸控制设置（例如，PAP，呼吸频率）以达到预设的目标通气支持。这种“自适应”响应基于复杂的负反馈控制系统，也就是伺服机制（图 140.3）。

## 用于治疗睡眠呼吸障碍的无创模式

由于商业上可获得的 NIV 设备呈指数级增长，描述 NIV 的术语种类繁多，但这些术语并未标准化。制造商在经典压力控制模式的变化和组合基础上，结合独特的专有算法，持续开发设备，以实现新的通气模式（表 140.1）。在这种情况下，模式（软件）和包含这些模式的设备（硬件）的商标名称常常令人困惑，并且被错误地互换使用[3]。

## 双水平气道正压模式

1990 年，Sanders 和 Kern[1] 发表了第一篇关于阻塞性睡眠呼吸暂停（obstructive sleep apnea，OSA）治疗方法的论文，该方法是通过鼻罩“独立调节吸气和呼气气道正压”。通过在鼓风机的输出环路中引入流量传感器，该设备能够正确探测呼吸时相（吸气与呼气），以调节自主呼吸时鼓风机压力水平（IPAP 和 EPAP）[1]。随着气流信号数字化处理技术的发展，如果在预设的时间段内没有检测到患者自主吸气，当前的 NIV 设备凭借时间参数来启动和（或）终止吸气（时间控制的呼吸）。

### 压力–时间波形和 BiPAP 模式设置：自主模式 BiPAP、自主–时间控制模式 BiPAP 和压力支持–控制模式

BiPAP 是一种以压力为目标的通气模式，提供压力以支持呼吸。IPAP（EPAP 与 PS 水平的总和）通过固定 PS 支持［和（或）增加］患者的吸气，呼气时 EPAP 通过“压力支架”维持上气道开放。

在设备的吸气–呼气转换中，吸气可由患者的呼吸努力和（或）时间控制启动（“触发”），使设备从 EPAP 转换至 IPAP。当 EPAP 转换到 IPAP 是由患者

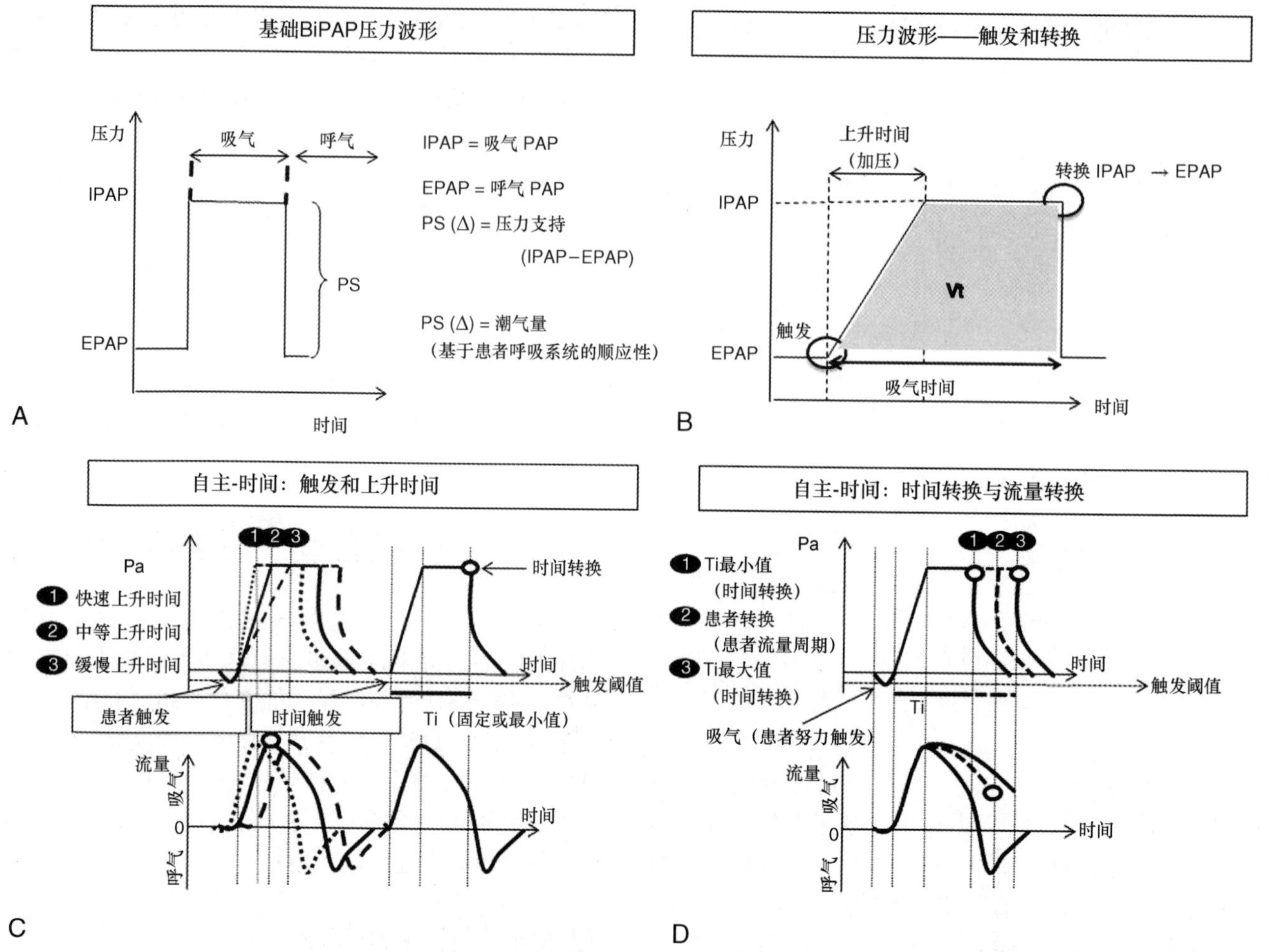

**图 140.2** 双水平气道正压通气（BiPAP）系统波形。**A.** BiPAP 系统在吸气时提供吸气气道正压（IPAP），在呼气时提供呼气气道正压（EPAP）。两种压力之间的差值即压力支持（PS）水平，基于患者的呼吸系统力学（顺应性和阻力）决定潮气量。**B.** 压力波形：触发（吸气开始）、上升时间（加压时间）、吸气时间（IPAP 支持的吸气时间）和转换（吸气终止）。**C.** 自主-时间控制呼吸：触发和 RT。**D.** 自主-时间控制呼吸：时间转换与流量转换

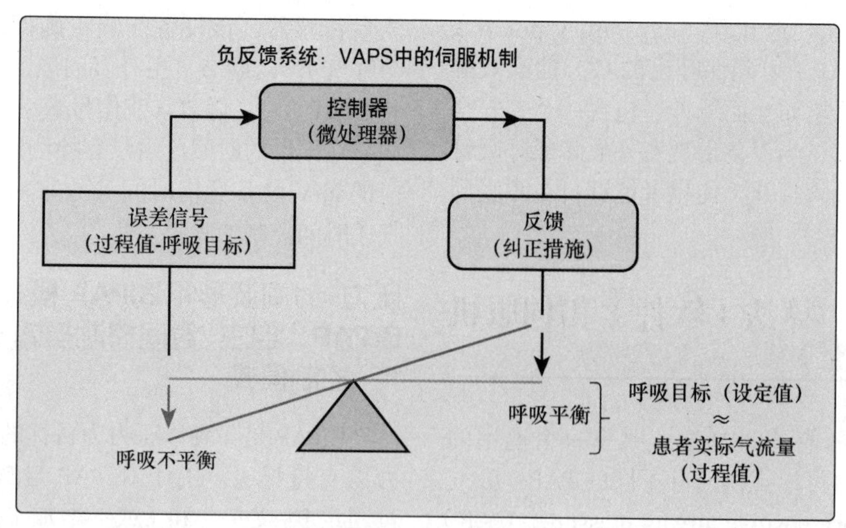


**图 140.3** 负反馈系统：容量保证压力支持（VAPS）的伺服机制。部分负反馈系统基于所需呼吸目标（设定点）和患者实际潮气量（过程值）之间的差异，这种差异称为误差信号。如果控制器发现差异（误差信号）小，则反馈机制（浅灰色线）将会改变气道正压。但是，如果差异（误差信号）很大（深灰色线），控制器将按比例改变所需的气道正压，使患者的实际气流量（过程值）与呼吸目标（设定点）相匹配

**表 140.1　NIV 设备模式类型：术语和适应证**

| NIV 设备 | 适应证 | 相应的病理生理学 | 作用方式 |
|---|---|---|---|
| BiPAP：提供较高吸气压力（IPAP）和较低呼气压力（EPAP）的设备，潜在增加潮气量，从而增加肺泡通气量<br>● S：自主模式（无备用频率）<br>● ST：自主-时间控制模式（有备用频率） | ● 肺泡低通气综合征（BiPAP-S 或者 BiPAP-ST 模式）<br>● 原发性 CSA（BiPAP-ST 模式）<br>● 与 CHF（CSR-CHF）相关的 CSA 二线治疗（通常是 BPAP-ST 模式） | ● 上气道稳定<br>● 高碳酸血症性呼吸衰竭（肺泡低通气） | ● 上气道的充气支架<br>● 通气支持 |
| 容量保证压力支持（VAPS）：能自我调节压力的反馈控制系统，其目标是：<br>● 目标潮气量（Vt）<br>● 目标肺泡通气量（VA） | ● 神经肌肉疾病导致的肺泡低通气<br>● CPAP 治疗失败或没有显著 OSA 的 OHS | ● 上气道稳定<br>● 高碳酸血症性呼吸衰竭（肺泡低通气） | ● 上气道的充气支架<br>● 通气支持 |
| 自适应伺服通气（ASV）：具有自我调节压力的反馈控制系统，目标是平均通气或者吸气流量 | ● 收缩型（EF ≥ 45%）或舒张型 CSR-CHF<br>● 原发性 CSA<br>● 对 CPAP 治疗无效的治疗后 CSA<br>● 因长效阿片类药物所致的不伴二氧化碳潴留的 CSAS | ● 低碳酸血症或正常碳酸血症性呼吸衰竭 | ● 呼吸模式校正（它并非设计用于肺泡低通气综合征的通气支持） |

BiPAP，双水平气道正压通气；CHF，充血性心力衰竭；CPAP，持续气道正压通气；CSA，中枢性睡眠呼吸暂停；CSAS，中枢性睡眠呼吸暂停综合征；CSR，陈-施呼吸；EF，射血分数；NIV，无创通气；OHS，肥胖低通气综合征；OSA，阻塞性睡眠呼吸暂停。

的吸气触发（通常是基于气流触发）时，产生的呼吸称为“自主触发呼吸”（BiPAP-S）。当呼吸机以设定的备用频率触发 IPAP 时，产生的呼吸称为“时间触发呼吸”（BiPAP-T）。当该呼吸机允许患者自主或时间控制触发 IPAP 时，这种呼吸机的模式称为自主-时间控制呼吸（BiPAP-ST）。总之，BiPAP-ST 模式会增强患者任何形式的自发呼吸，并在患者的呼吸频率低于设定的备用频率（时间控制）时提供额外的“强制”呼吸。一旦吸气开始，压力由 EPAP 上升至 IPAP 所需的时间称为压力上升时间（RT），该参数可以在某些设备中进行调整（图 140.2B 和图 140.2C）。

在机械吸气结束时，IPAP 向 EPAP 的切换称为转换，它标志着呼气的开始。这种从吸气到呼气的转换可以通过吸气结束时患者气流下降（气流转换的呼吸）或通过设备中设定的时间［吸气时间（Ti）］来控制（图 140.2D 和图 140.4）。总之，“自主呼吸”是指患者自主控制吸气开始（自主触发）和吸气结束（气流转换）以控制吸气长度和深度。当患者控制吸气开始（自主触发）但吸气长度由时间（Ti）调节时，此时的呼吸是“辅助的”，也就是说呼吸是“受控的”。因此，在辅助呼吸和控制呼吸中，Ti 与 PS 将根据患者的呼吸力学决定 Vt（图 140.2C）。

由于算法之间的差异，Ti 在某些 BiPAP-ST 模式

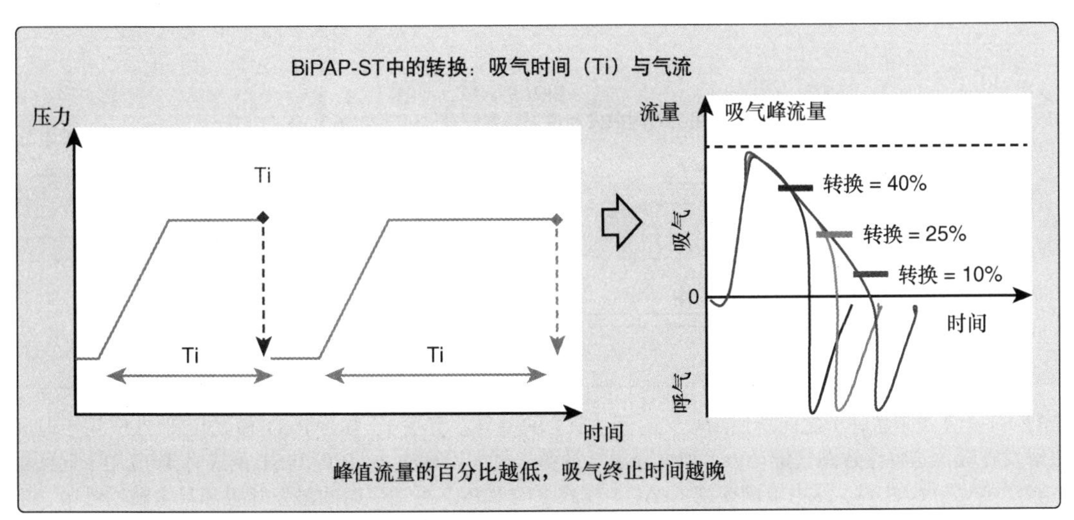


**图 140.4**　BiPAP-ST 中的转换：吸气时间（Ti）与气流。BiPAP-ST，双水平气道正压通气——自主-时间控制模式

中的应用可能取决于触发呼吸的类型。一般来说，Ti 适用于所有时间触发的呼吸。然而，部分 BiPAP-ST 模式可以（或不可以）将 Ti 应用于自主触发的呼吸。因此，与将 Ti 应用于所有呼吸（自主触发和时间触发的呼吸）的模式相比，在那些没有应用于自主呼吸的最小 Ti 的 BiPAP-ST 模式中，吸气持续时间将完全取决于患者的呼吸努力，在临床上导致 Vt 和每分通气量（minute ventilation，MV）变化更大。为防止 Vt 和 MV 的潜在变化，可考虑另一种压力支持的 BiPAP 模式：PAC 模式。与 BiPAP-ST 模式一致，PAC 模式下的吸气过程由设备设定的频率（时间触发呼吸）或者患者（自主触发呼吸）启动。然而，与 ST 模式不同的是，PAC 模式没有患者决定的自发 / 气流转换。呼吸机通过应用固定 Ti（时间转换呼吸）以控制吸气结束[4]（图 140.5）。

## 容量保证压力支持模式

目前，VAPS 模式可在两个分别获得的不同专利算法的品牌中应用：平均容量保证压力支持（AVAPS，美国宾西法尼亚州的飞利浦伟康）和智能容量保证压力支持（iVAPS，美国圣地亚哥的瑞思迈）。一些包含 VAPS 模式的市售设备已被美国食品和药品管理局批准为医疗设备，旨在为伴或不伴 OSA 的呼吸功能不全或呼吸衰竭的成人和儿童患者的居家或在院治疗提供 NIV 支持（VAPS 模式≥ 66 lb/30 kg）。在睡眠医学中，NIV 可用于某些睡眠相关的肺泡低通气障碍的呼吸支持，如主要的肺泡低通气类型［即肥胖低通气综合征（obesity hypoventilation syndrome，OHS）（皮克威克综合征）］、对 CPAP 治疗无效的重叠综合征（OSA 和慢性阻塞性肺疾病）和神经肌肉疾病（neuromuscular diseases，NMD）等[5-13]。

### 睡眠中容量保证压力支持模式的一般通气原则

一般而言，双水平通气支持设备可提供 VAPS 模式，依据设备专有算法可按比例自动调节吸气压，以维持恒定的预设（目标）呼吸量［呼气潮气量（expiratory tidal volume，Vte），AVAPS］或通气量

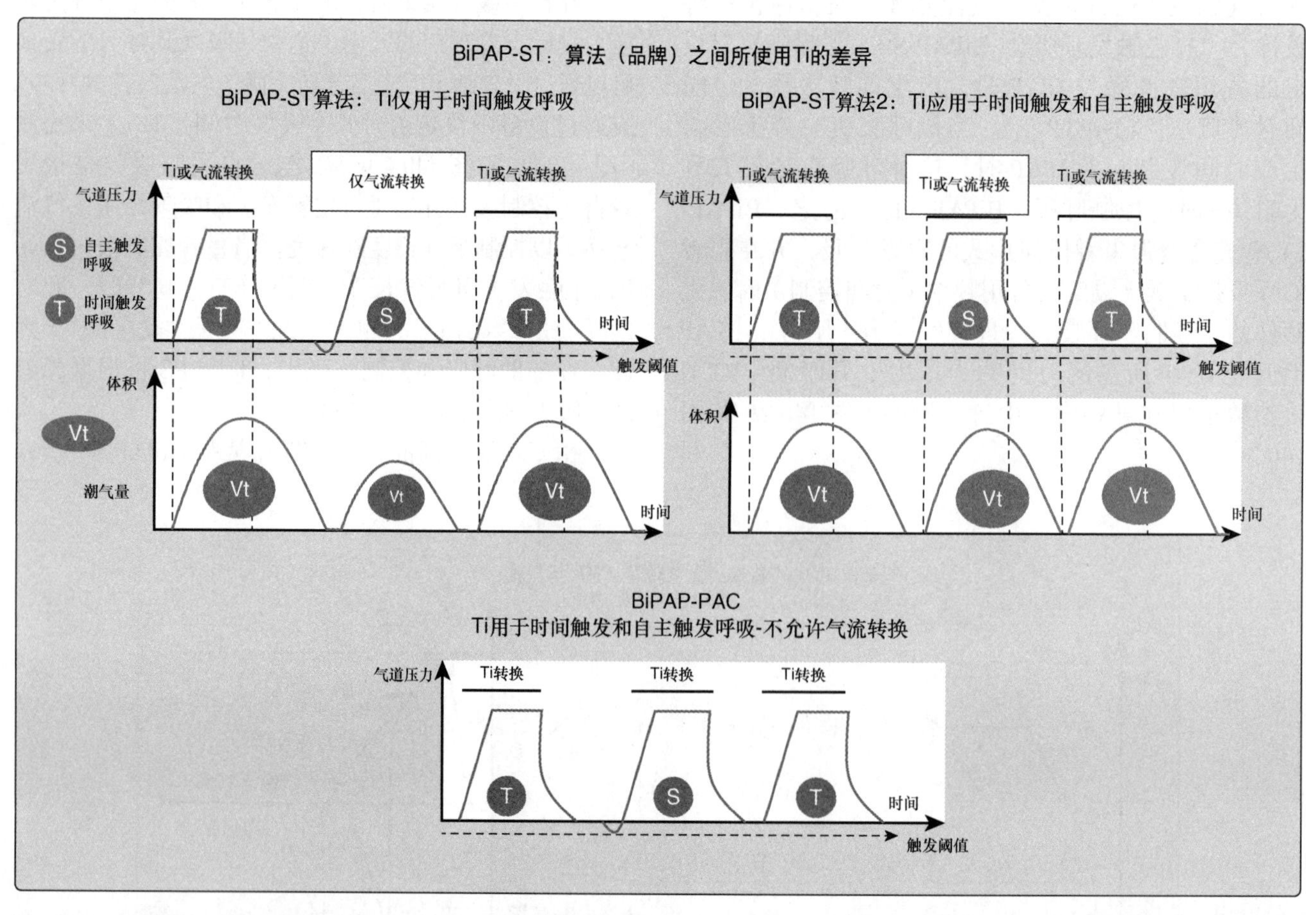


**图 140.5**　BiPAP-ST：算法（品牌）之间所使用吸气时间（Ti）的差异。算法 1：BiPAP-ST 模式仅将 Ti 应用于时间触发呼吸而不应用于自主触发呼吸，这将导致潮气量（Vt）和每分通气量变化更大。算法 2：BiPAP-ST 模式将 Ti 应用于时间触发呼吸和自主触发呼吸，将产生更一致的 Vt。压力辅助控制（PAC）模式下的 BiPAP 可适应时间触发呼吸和自主触发呼吸，但吸气向呼气的转换始终由预设的 Ti 决定。BiPAP-ST，双水平气道正压通气——自主-时间控制

[肺泡通气量（alveolar ventilation，$V_A$），iVAPS]。该模式通过伺服控制器（微处理器）能持续追踪患者的自发呼吸流量并自动调整其呼吸设置。IPAP 水平在最小（IPAP 最小值）和最大（IPAP 最大值）设置值之间改变，从而调整 PS，以增加患者的吸气量，达到目标容量或者通气。该模式还将调整呼吸频率以治疗肺泡低通气，并且在上气道阻力增加[如 OSA（图 140.6）]的情况下自动调整 EPAP 稳定开放上气道。

为了应对不同的呼吸事件，每个通气参数将按比例自我调整，并且这种自我调节因不同的未公开的特定算法而异。一般来说，IPAP/PS 和呼吸频率基于 Vte 或 $V_A$ 下降（通气不足）或上气道阻力所致气流限制（呼吸不足、呼吸努力相关的觉醒和打鼾）进行成比例调整，而 EPAP 主要依据上气道阻塞（呼吸暂停）所致的气流暂停进行调整。

## 呼吸目标和设置模式的差异

具有 VAPS 专利算法的平均容量保证压力支持（average volume-assured pressure support，AVAPS）设备通过让 IPAP 或 PS 分别在其最小和最大设置值之间变化来调整 PS，以匹配预设的目标 Vte。IPAP 自我调整目标容量的速率可低至 1 $cmH_2O$/min，也可高至 5 $cmH_2O$/min，并且在某些设备中也可以由供应商进行设置（VAPS 速率）。这种特殊的算法通过分析患者的自主呼吸流量计算 Vte、自动调节触发、转换灵敏度和压力漏气补偿（自动 TRAK）。在一些设备中，自动 TRAK 是可选选项，允许手动调整触发、RT 和转换。具有自动调节 EPAP 功能的 VAPS 设备能对患者上气道阻力进行监测，并自动调节所需的 EPAP 以维持上气道通畅。当呼吸频率设置为“自动”模式时，设备将根据患者的自主呼吸频率调整备用呼吸频率，保持两次呼吸低于监测到的平均自主呼吸，直到需要更高的备用呼吸频率以保持通气（表 140.2）。

与以 Vte 为目标的 AVAPS 不同，瑞思迈的 iVAPS 自动调整根据患者身高计算的解剖无效腔，以达到预设的 $V_A$ 目标[14]。通过分析患者的实际通气量和呼吸频率，连续按比例自我调整 PS 和备用频率以达到和维持目标 $V_A$。在 iVAPS 模式下，备用频率是估计 $V_A$ 的因素之一，在患者自主通气时，备用频率设定为“基线自主呼吸频率”（目标频率）的 2/3。然而，在呼吸暂停事件或者 MV 降低期间，备用频率可能会上升至“目标频率”。在具有自动调节 EPAP 功能的 VAPS 模式下，设备将自动调节所需的 EPAP 以维持上气道通畅。该设备还可能具有“学习目标”功能，该功能允许设备识别患者的 $V_A$ 和自主呼吸频率，并将这些数据输入设备设置中（表 140.2）。

一般情况下，VAPS 模式可以在 ST 模式或者

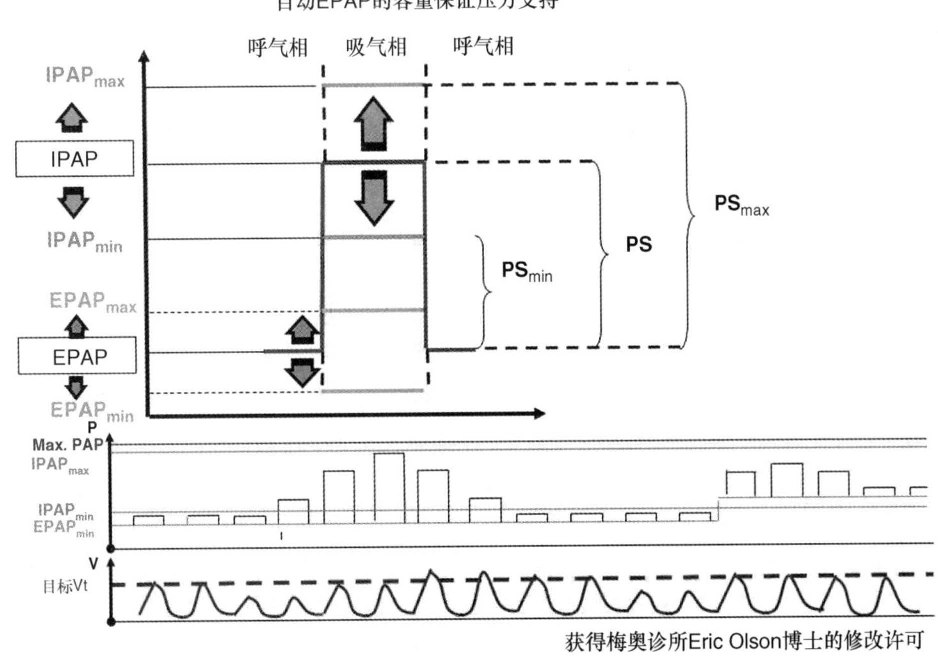


**图 140.6**　自动 EPAP 的容量保证压力支持。IPAP 水平在最小（$IPAP_{min}$）和最大（$IPAP_{max}$）设置之间变化，从而调整压力支持（PS）。自动 EPAP 可以调整 EPAP 压力，在气道阻力增加的情况下保持上气道稳定开放。EPAP，呼气气道正压；IPAP，吸气气道正压；max，最大值；min，最小值；V，体积；Vt，潮气量（见彩图）

表 140.2　品牌之间 VAPS 的差异

| 设置 | AVAPS-AE（飞利浦伟康） | iVAPS（瑞思迈） | VAPS（博毅雅）PCV |
|---|---|---|---|
| 目标 | 目标潮气量 | 目标肺泡通气量（$V_A$） | 目标潮气量 |
| VAPS 模式 | S，ST，PC，T | ST | ST |
| 备用频率 | 选择："自动"（低于监测到的平均自主呼吸 2 次）<br>频率可以固定 | 目标备用频率，而非固定值<br>呼吸暂停时为"目标患者频率"<br>自主呼吸时为目标频率的 2/3<br>为 $V_A$ 计算的因素之一 | 频率是固定的 |
| EPAP | 自动 -EPAP（AE）<br>固定 | 自动 EPAP（AE）<br>固定 | 固定 |

AVAPS-AE，自动 EPAP 的平均容量保证压力支持；EPAP，呼气气道正压；iVAPS，智能容量保证压力支持；PC，压力控制；S，自主的；ST，自主-时间；T，时间；VAPS，容量保证压力支持。

PAC 模式下激活。与 ST 模式一样，PAC 模式下吸气可由呼吸机设定的频率（时间触发呼吸）或者由患者（自主触发呼吸）启动。然而，与 ST 模式不同的是，PAC 模式没有由患者决定的自主 / 气流转换。吸气终止由固定 Ti 的呼吸机（时间转换呼吸）进行控制。

## 人机同步：患者和无创通气模式之间的相互作用

如果设置正确，NIV 的呼吸支持作用可以减轻呼吸肌负担，减少呼吸做功[15]。为此，NIV 模式的设置应该与患者的神经时间（呼吸驱动）、呼吸系统力学（顺应性和阻力）匹配，以实现人机同步[15-16]。要达到这个目标，NIV 气流和压力输送的三个阶段，即呼吸开始（触发）、气流输送（RT 和 Ti）和吸气终止（转换），需与患者的呼吸努力同步。在一些 NIV 模式中，触发和转换由设备基于适当的气流信号形状分析进行自动调节，以试图与患者尽可能同步[17]。在其他 NIV 模式中，可以通过调整"触发灵敏度"人工调整触发，"触发灵敏度"是设备在自主模式下触发的吸气流量设置。在气流转换呼吸中，"转换灵敏度"也可以通过在设备中设定吸入气流的衰减水平来实现人工设置，当低于设定水平时设备将结束 IPAP[18-19]（图 140.4）。

当 NIV 的时间设置与患者呼吸努力不匹配时，就会发生人机不同步。当患者与 NIV 模式出现不同步时可能会导致呼吸肌负荷过重（呼吸负荷），干扰呼吸通气，破坏睡眠模式，同时导致患者出现不适以及后续依从性降低。人机不同步最常见的原因是连接口漏气，进而影响触发（延迟或自动触发）、RT、Ti 和转换[20-24]。当面罩漏气得到解决，如果存在残余的触发不同步，灵敏度应在触发困难和自动触发之间折衷。同理，如果 Ti 设置过短（双触发）或过长（主动呼气），可能会引起转换不同步，而这种不同步可以通过设置适当 Ti 得到解决[18]（图 140.7）。

由于存在非故意（未补偿）漏气，上气道阻力增加（例如，OSA 或过度通气所致的声门关闭）可能会影响 Vt 的有效传递。因此，在无创通气期间增加吸气压或者 Ti 并不一定会增加肺部的有效通气量，直到适当的 EPAP 设置可以保持上气道通畅[25-26]。

## 容量保证压力支持的台架试验

台架试验用于测试设备在接受模拟患者时的实际性能。尽管 VAPS 模式是伺服控制的并且理论上必须达到所需压力，但在以下苛刻条件下可能会影响既定目标，如：①无创连接口处漏气（非故意漏气）；②患者呼吸系统阻力和（或）顺应性过高或过低；③患者呼吸肌引起特别高的吸气 / 呼气压力[27-28]。

在 NIV 期间监测漏气补偿对于保证患者舒适度，达到目标肺容量和（或）目标通气量至关重要。在出现漏气时，调整触发和转换呼吸以避免人机对抗并改善患者的通气支持。在 Oscroft 等发表的一项研究中[29]，以 $V_A$ 为目标的 VAPS 模式面临着一系列人工肺施加的肺顺应性和阻力范围内维持目标通气量的挑战（双重训练和测试肺，密歇根仪器公司，大急流城，密歇根州）。即使在系统中增加额外的漏气补偿（8 ～ 33 L/min），这种 VAPS 模式提供的通气量也比设定的略高（例如，对于 10 L/min 的目标通气量，设备提供的中位压力为 10.2 ～ 12.4 L/min）[29]。相反，Lujan 等发现[30]，在以 Vt 和 $V_A$ 为目标的 VAPS 模式中，非故意动态吸气漏气（带有漏气口的单管回路）将会使压力支持减少，从而无法确保输送既定的

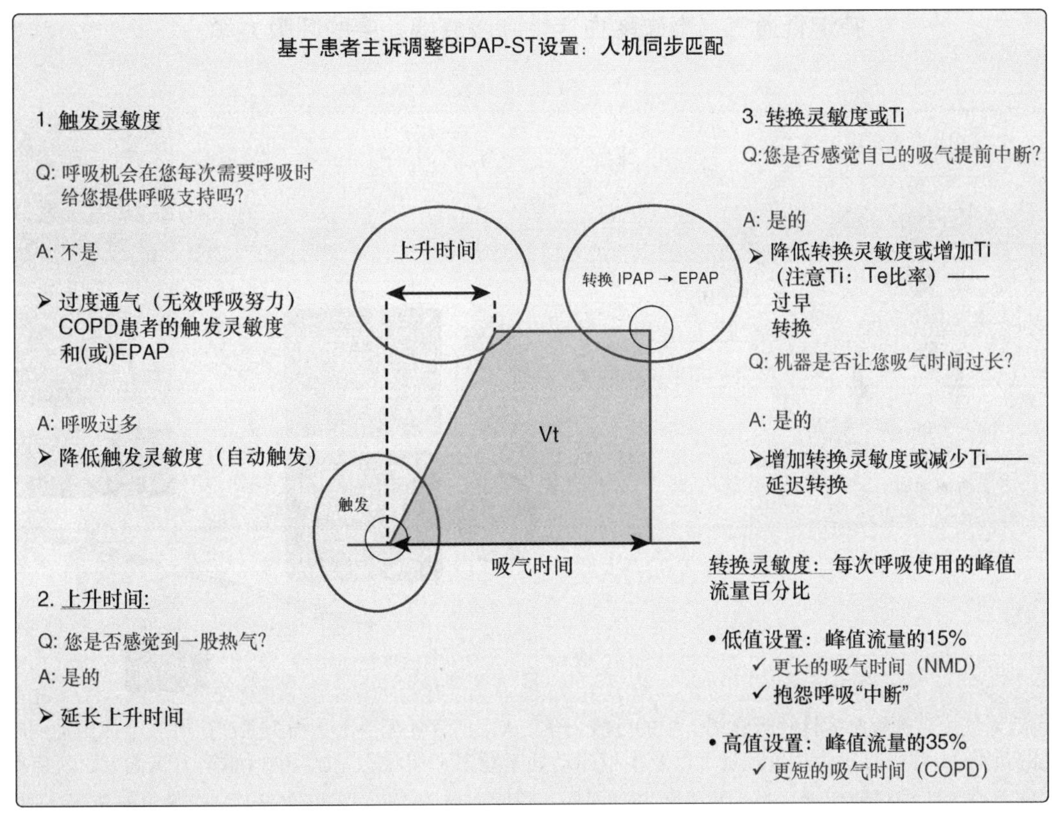


**图 140.7**　基于患者主诉调整 BiPAP-ST 设置：人机同步匹配。1. 患者吸气努力与呼吸机触发不匹配（无效吸气努力、双重触发和自动触发）。2. 升压时间。3. 呼吸机转换与患者呼吸努力结束不一致（过早转换，在患者结束吸气之前呼吸机退出 IPAP；延迟转换，患者在结束吸气之后呼吸机才退出 IPAP）。BiPAP-ST，双水平气道正压通气——自主-时间；COPD，慢性阻塞性肺疾病；EPAP，呼气气道正压；IPAP，吸气道正压；NMD，神经肌肉疾病；Ti，吸气时间；Vt，潮气量

Vt。最高吸气漏气的 Vt 将减少 21% ～ 40%，相应的压力减小 3.09 ～ 10.15 $cmH_2O$[30]。因此，在以容量为目标的压力支持模式下，设置最低 PS 水平和相应的最小安全通气量可能是合理的。目前仍迫切需要独立的台架试验来比较不同 VAPS 技术对呼吸模式变化的反应情况。

## 有助于无创通气模式与患者的睡眠呼吸障碍匹配的生理参数

《国际睡眠障碍分类》（第 3 版）将 SBD 分为阻塞性睡眠呼吸暂停综合征（obstructive sleep apnea syndrome，OSAS）、中枢性睡眠呼吸暂停综合征（central sleep apnea syndrome，CSAS）和睡眠相关低通气-低氧血症（肺泡低通气）[31]。SBD 是一组异质的、具有不同病理生理机制的疾病。从概念上讲，可以根据对 $CO_2$ 平衡的影响［以动脉二氧化碳分压（$PaCO_2$）反映］分为两大类。睡眠相关低通气障碍与高碳酸血症（$PaCO_2 \geqslant 5$ mmHg）有关，通常由呼吸负荷显著增加（胸壁和肺弹性负荷）、呼吸驱动力降低（通气控制异常）和（或）呼吸肌肌力不足（神经肌肉损伤、神经肌肉疾病）所致（图 140.8）。相反，CSAS 患者血碳酸正常或降低（$PaCO_2 \leqslant 45$ mmHg 或 $PaCO_2 < 40$ mmHg），其特征是呼吸努力间歇性减弱或消失（中枢性低通气或呼吸暂停）。这两组不同的 SBD 可能初始治疗首选 NIV 模式。一般而言，BiPAP 和 VAPS 模式通常推荐用于需要通气支持的显著肺泡低通气的患者，而 ASV 模式适用于中枢性睡眠呼吸暂停（CSA）和需要保持通气的患者（表 140.1）。然而，在最终决定最佳匹配模式和设置时（精准睡眠医学），应考虑 SBD 的表型差异以及个体对 NIV 反应的差异性。

## B 部分：自适应伺服通气

恒定和自动 PAP 设备［分别为 CPAP 和自动气道正压通气（automatic positive airway pressure，APAP）］在整个呼吸周期中分别给予固定的或可变的压力，而 BiPAP 在吸气和呼气时给予两个不同的 PAP 水平。这些算法主要是防止上气道塌陷。尽管肺泡低通气综合征需要如前所述的自身通气增加，但周期性呼吸（periodic breathing，PB）、共济失调呼吸和治疗后 CSA（treatment-emergent CSA，TECSA）等复杂呼吸模式需要稳定呼吸节律。ASV 设备旨在达到目标呼

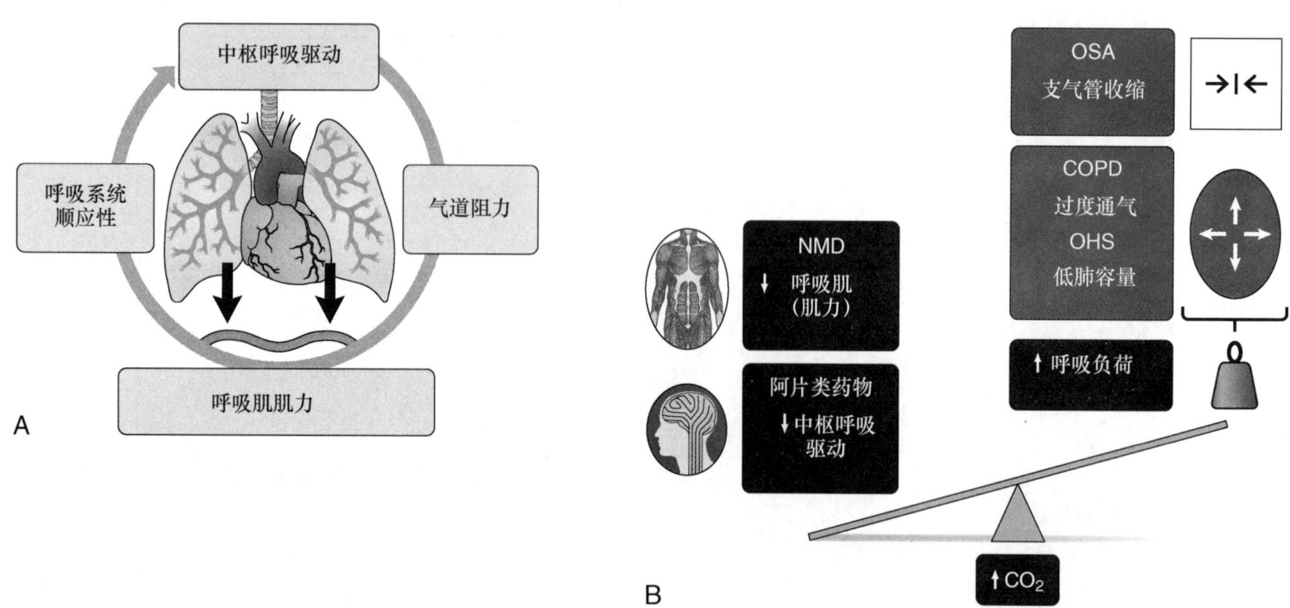


**图 140.8** 肺泡低通气（高碳酸血症性呼吸衰竭）中的呼吸力学。**A**，正常呼吸平衡是指为了产生呼吸个体施加的呼吸努力（施加于呼吸系统的负荷）、呼吸肌肌力（负载量）以及中枢驱动处于动态平衡状态。**B**，中枢驱动力降低（如阿片类药物）导致呼吸肌活动减少，进一步导致肺泡通气量（$V_A$）降低。同样，呼吸肌肌力不足（如 NMD）或呼吸负荷增加（如重叠综合征：COPD＋OSA、OHS）将导致呼吸做功增加。当失衡超过特定阈值时会发生肺泡低通气。$CO_2$，二氧化碳；COPD，慢性阻塞性肺疾病；NMD，神经肌肉疾病；OHS，肥胖低通气综合征；OSA，阻塞性睡眠呼吸暂停

吸节律，涉及复杂的病理生理学和技术概念[32]，并且在临床疗效方面存在争议[33]。

## 伴高环路增益的中枢性睡眠呼吸暂停/低通气及周期性呼吸

与 OSA 不同，中枢性 SBD 的特征是呼吸驱动完全中断（CSA）或部分减弱（中枢性低通气）[34]。中枢性呼吸暂停在多导睡眠监测（polysomnography，PSG）或心肺多导描记术中的特征是鼻气流和胸腹带信号扁平，而中枢性低通气的特征则是气流、胸腹带信号和胸腔内压力按比例改变。通过食管气囊监测胸腔内压力是准确区分中枢性呼吸暂停/低通气与阻塞性呼吸暂停/低通气的金标准。CSA 期间食管压力无变化（图 140.9），而中枢性低通气可以在压力和气流信号上观察到呼吸驱动的比例变化[35-37]（图 140.10）。CSA 中的高碳酸血症亚型不在本章进行讨论[34, 38]，一般来说，ASV 不用于高碳酸血症 CSA 的治疗。

心力衰竭中的周期性呼吸在 PSG 中主要表现为气流、Vt 和呼吸努力呈现出递增递减模式（图 140.11）。这种呼吸模式最初由 Hunter 描述[39]，比 Cheyne 和 Stokes 描述陈-施呼吸早 40 年左右。如果使用首字母缩写，在存在左心室功能不全和心力衰竭的特定临床情况下，最好将其称为 Hunter-Cheyne-Stokes 呼吸（Hunter-Cheyne-Stokes breathing，HCSB）。欧洲呼吸学会中枢性睡眠呼吸暂停工作组建议描述呼吸模式（周期性呼吸）的同时，应增加具体临床情况描述（如，心力衰竭中的周期性呼吸）[38]。然而，这种呼吸模式在无症状的左心室收缩功能不全患者中也很普遍[40]，与充血性心衰综合征患者中一样普遍。

包含不同成分的环路增益（loop gain，LG）的上调可以很好地解释周期性呼吸[34]。环路增益的化学成分反映了外周和中枢化学感受器的上调，即对氧分压（$PO_2$）和二氧化碳分压（$PCO_2$）的变化出现过度反应。对于后者，在高于和低于正常呼吸时，$PCO_2$ 敏感性均增强，这两者都是化学感受器上调的结果[34, 41-45]。因此，当呼吸紊乱时，高环路增益会通过产生过度通气和通气不足或呼吸暂停。高环路增益是左心室收缩功能不全和高海拔所致周期性呼吸的基础。

高环路增益的其他例子是高海拔周期性呼吸（见第 141 章）和 OSA 治疗（尤其是 CPAP 治疗）后的 TECSA。TECSA 是复杂睡眠呼吸暂停（高环路

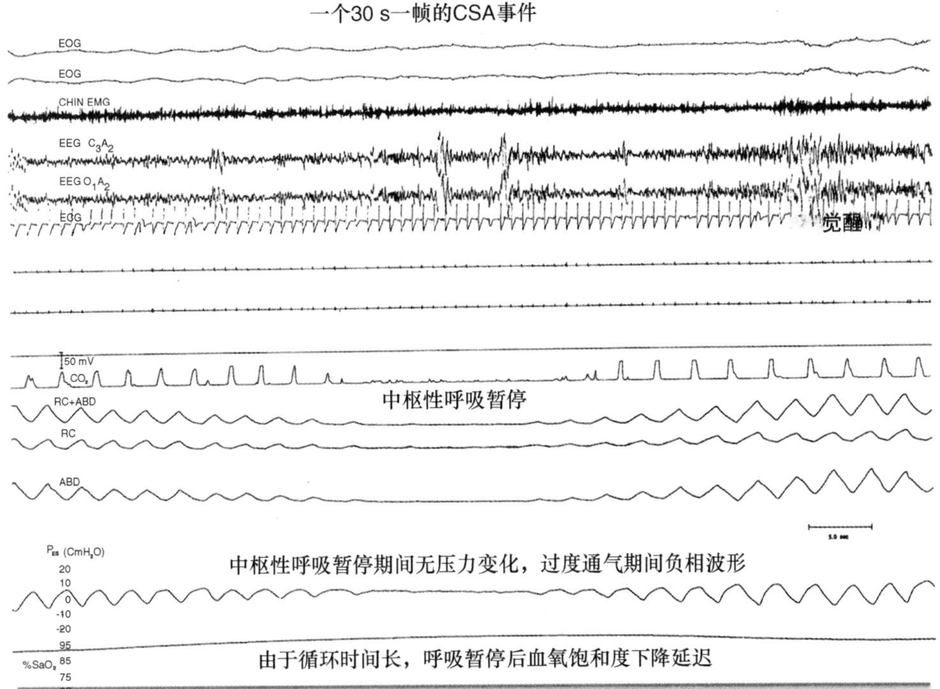


**图 140.9**　中枢性呼吸暂停（central sleep apnea，CSA）的多导睡眠图示例。描计包括眼电图（EOG）、下颌肌电（CHIN EMG）、脑电图（EEG）、心电图（ECG）、通过热敏测得的气流（第 9 行）、二氧化碳（$CO_2$）、胸廓和腹部运动叠加信号（RC + ABD）、胸廓运动（RC）、腹部运动（ABD）、食管压力（PES）、氧饱和度（$\%SaO_2$）。在 RC、ABD 和食管压力努力信号上记录到气流消失。请注意渐强渐弱的周期在胸腹运动和食管压力上出现的光滑而平缓的变化。觉醒发生在过度通气的顶点

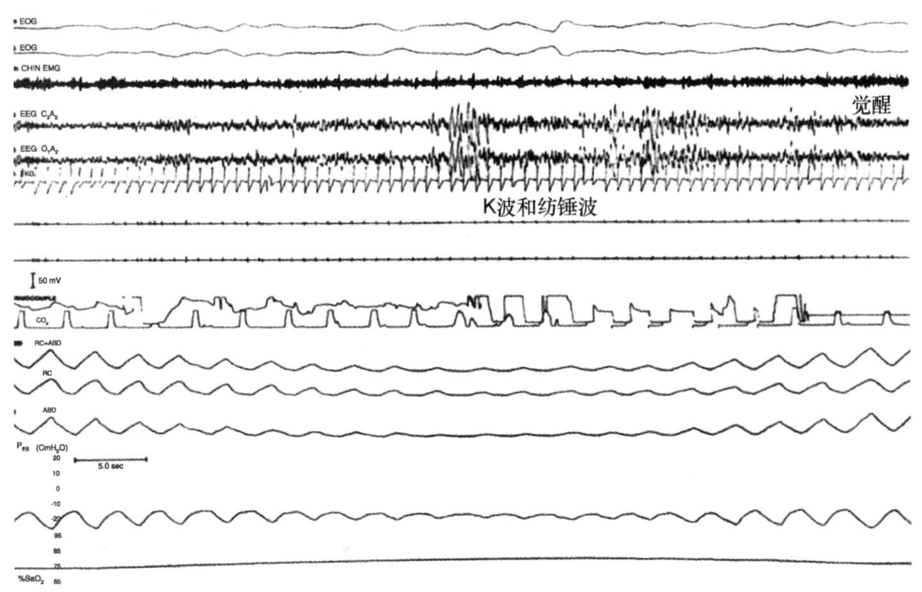


**图 140.10**　中枢性低通气。监测内容与图 140.9 相同。注意气流通道同步的相应变化，包括食管压力

增益 OSA）临床综合征的一部分[46]，但它也发生在 OSA 非 CPAP 治疗后[47]，因此 TECSA 指 OSA 治疗后出现的 CSA。相对于持续存在轻度呼吸不稳定来说，长期使用 CPAP 后持续存在真正意义的典型 CSA 并不常见，同时 CSA 也被视为 CPAP 治疗后残留较多的呼吸暂停。由于其短暂性特征，一种观点认为如果在滴定开始后的前 2 个月出现 TECSA，则不需要调整 PAP 治疗。但是，PAP 治疗后持续性 CSA 或者 PAP 治疗前存在的 CSA 可能需要临床医生考虑其他特殊的治疗方式，如 ASV。

## 左心室收缩功能不全相关的中枢性睡眠呼吸暂停 / 周期性呼吸的治疗

目前为止，左心室功能不全是引起中枢性呼吸障碍最主要的原因[34, 39-41, 48]（见第 149 章）。CSA 的非

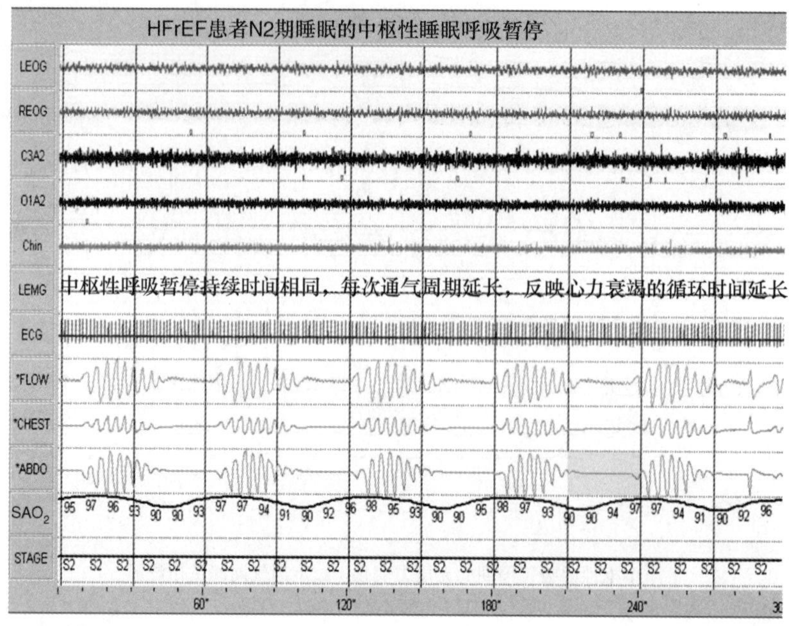


**图 140.11** 典型的 Hunter-Cheyne-Stokes 呼吸（HCSB）。HCSB 的 10 min 多导睡眠图示例。描计包括：左侧眼电图（LEOG）、右侧眼电图（REOG）、脑电图（C3A2、O1A2）、下颌肌电图（Chin）、腿肌电图（LEMG）、心电图（ECG）、胸带信号（CHEST）、腹带信号（ABDO）、氧饱和度（$SAO_2$）和睡眠分期（STAGE）。HFrEF，射血分数降低的心力衰竭

PAP 治疗在第 134 章进行详细讨论[39]。在本节中，我们将简单介绍 CSA 的 PAP 治疗以及是什么促使 ASV 发展成为 CSA 的治疗选择。

### 持续气道正压通气（CPAP、APAP、BiPAP）

PAP 设备能提高气道管腔内压力水平，从而稳定上气道、增加肺泡内压、改善呼吸做功、改善通气-血流灌注、改善组织间隙积液和左心室后负荷。根据中心血流动力学，当 CPAP 用于心力衰竭患者时，CPAP 仅能改善部分患者的 CSA。在对 CPAP 应答的患者中，CPAP 可通过增加胸内压，减少静脉回流、右心室每搏输出量和肺血容量，同时减少后负荷和降低肺毛细血管压来改善周期性呼吸[37, 49]。

整夜 CPAP 的使用可减少约 50% 的中枢性呼吸事件，并且减少这部分患者的室性心律失常，这可能与交感神经活性降低有关[50]。但是对于 CPAP 治疗无效的患者来说，夜间心律失常并不能得到显著改善。加拿大持续气道正压通气治疗中枢性睡眠呼吸暂停和心力衰竭试验（CANPAP）证实，并不是所有 CSA 均能得到一致改善，并且 CPAP 不能改变包括死亡和住院在内的主要结局。CANPAP 试验表明，CPAP 能显著改善部分患者的呼吸障碍，如 6 min 步行距离、交感神经激活、左心室射血分数，但不能提高总体生存获益[51]。事实上，CPAP 与早期死亡率过高有关，这是试验提前终止的原因之一。基于我们的前期研究，早期死亡的原因有两个[50, 52]：CPAP 不能完全改善 CSA；在这些受试者中，CPAP 对右心功能的不利血流动力学影响可能导致死亡率增高。事实上，在随后的一项事后分析中发现，在 CSA 得到改善的患者中，其生存率得到显著改善[53]。目前，我们建议将 CPAP 作为 CSA/ 周期性呼吸的治疗选择之一[54]。根据 CANPAP 试验，当 AHI 降低至每小时 15 次以下时，认为 CPAP 对该患者来说是有效的。一般不推荐 APAP 或 BiPAP 用于 CSA 治疗。图 140.12 和 140.13 分别展示典型的 Hunter-Cheyne-Stokes 呼吸和 CPAP 治疗无效的情况。

## 自适应伺服通气的原则和技术

由于 CPAP 无法有效改善周期性呼吸，开始研发具有独特算法的自适应伺服通气（ASV）。ASV 技术由美国和欧洲的三家制造商提供，分别是瑞思迈、飞利浦伟康、德国汉堡的律维施泰因医疗（表 140.3）。尽管 ASV 设备的确切技术解决方案在目标参数、呼吸参数感测和反应模式等方面有所不同，但最新的算法通常使用三个自适应调节的组件（图 140.14）[132]。

- 自动 EPAP 稳定上气道，并根据上气道阻塞程度进行调整，类似于 APAP 的工作原理。
- IPAP 和 EPAP 之间的差值持续自动变化。它决定了吸气压力支持（inspiratory pressure support，IPS）和潮气量：在低通气时，IPS

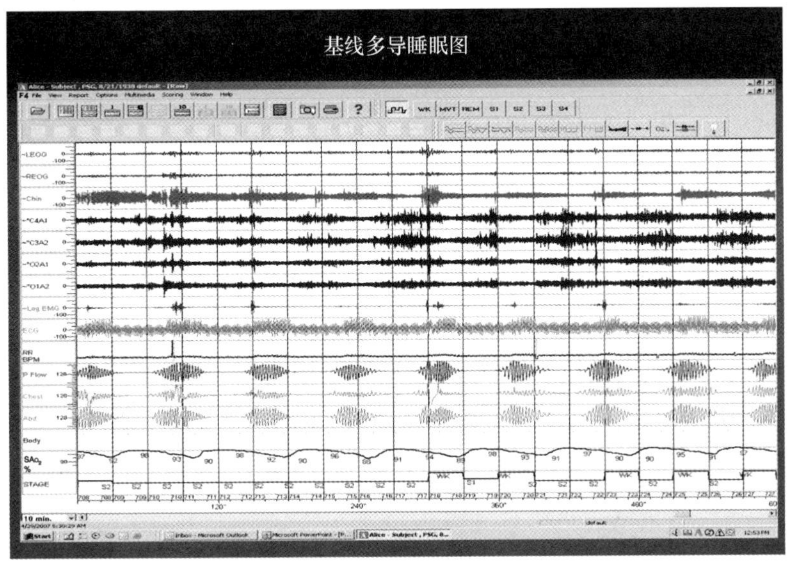


图 140.12　心力衰竭治疗前的 Hunter-Cheyne-Stokes 呼吸。监测内容包括：左侧眼电图（LEOG）、右侧眼电图（REOG）、脑电图（C3A2、O1A2）、下颌肌电图（Chin）、腿肌电图（LEMG）、心电图（ECG）、呼吸频率（RR BPM）、气流（压力传感器，P Flow）、胸带信号（Chest）、腹带信号（Abd）、体位（Body）、氧饱和度（$SAO_2$）和睡眠分期（STAGE）

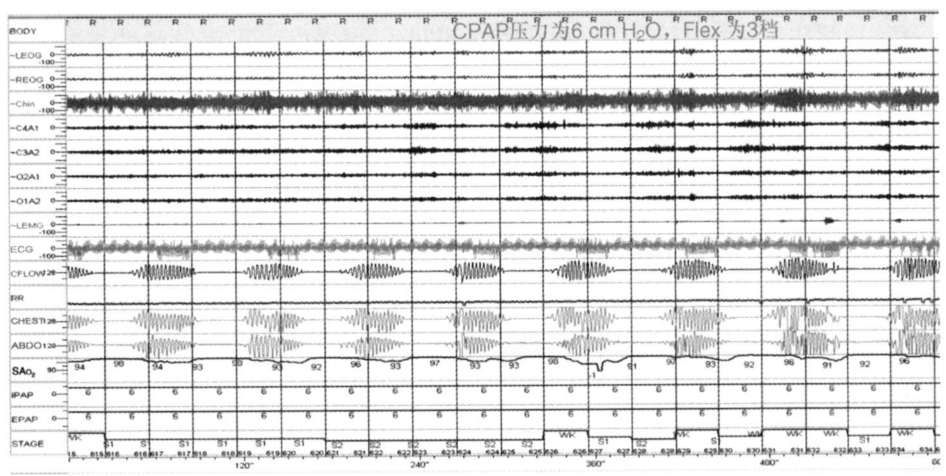


图 140.13　持续气道正压通气（CPAP）治疗失败的图示。CPAP 不能改善中枢性睡眠呼吸暂停的示例。在该患者中，CPAP 压力增加到近 18 $cmH_2O$，但没有任何改善效果。ABDO，腹带；ECG，心电图；EPAP，呼气末正压；IPAP，吸气末正压；LEMG，左侧肌电图；LEOG，左侧眼电图；REOG，右侧眼电图；RR，呼吸频率；$SAO_2$，肺泡氧饱和度

上升；在过度通气时，IPS 下降。因此，算法抗转换地适应受试者固有的周期性呼吸模式（图 140.15），最终稳定呼吸和消除周期性呼吸（图 140.16）。

- 算法的最新版本允许所设的吸气压力与呼气压力相同。因此，在新版本的 ASV 设备中，如果探测到呼吸稳定，IPS 可以设为零。这是防止过度通气的一种方式。
- 为了防止出现中枢性呼吸暂停，算法会给予强制呼吸来阻止即将发生的中枢性呼吸暂停。

根据算法，呼吸机的设置应考虑 EPAP 范围、IPS 最小和最大范围、呼吸频率（某些 ASV 设备提供，但其他设备则是自动调节），以及呼气压力释放（某些设备可以，但其他设备没有），还应考虑患者的人口学数据、导致中枢性睡眠呼吸暂停的原因和用药情况，因为一种设置并非适用于所有人。

对于肥胖等胸廓顺应性降低的患者，将最小 IPS 设置为 3 ～ 5 $cmH_2O$ 是合理的，以促进通气。在滴定或治疗初始阶段，最大 IPS 可以设定为至少比最小 IPS 高约 8 ～ 10 $cmH_2O$，并在滴定过程中根据需要进行调整。如果压力的转换引起觉醒或呼吸模式紊乱，表明存在人机不同步或过度通气，应减小 IPS。另一种可选方法是从较低的 IPS 开始，例如 3 ～ 5 $cmH_2O$（根据设备允许的范围），然后逐渐增加。我们通常将 EPAP 设定在 5 ～ 15 $cmH_2O$，并让设备根据需要自动调整算法以减轻阻塞性事件。其他方法包括使

**表 140.3　三种自适应伺服通气设备算法的简要总结**

| 参数 | 美国：AirCurve 10<br>欧洲：AirCurve<br>10 CS-A PaceWave，AirCurve<br>10 CS Pacewave | DreamStation BiPAP autoSU | PrismaCR |
|---|---|---|---|
| 制造商 | 瑞思迈 | 飞利浦伟康 | 律维施泰因医疗 |
| 算法的目标参数 | MV | 吸气峰值流量 | 相对 MV |
| 目标参数的计算 | 3 min 移动窗口内的 MV | 4 min 移动窗口计算的平均峰值流量 | 逐次呼吸而不是短期呼吸的 MV 平均值 |
| 吸气压力支持目标 | 目标 MV 设置为最近 3 min 平均 MV 的 90%。目标 MV 不断调整，以反映患者自身 MV 在夜间和各个睡眠期的变化 | 没有 SBD 时，峰值流量为 90% ～ 95%；而在 SBD 期间，为 60% | 没有目标值，调整旨在稳定相对 MV，而不是预设水平 |
| 最大吸气压力（$cmH_2O$） | 30 | 30 | 30 |
| 最大压力支持 | 20 | 30 减去当前 EPAP | 30 减去当前 EPAP |
| 最小压力支持 | 0 | 0 | 0 |
| EPAP 范围、EPAP 模式 | 自动 ASV、ASV 模式：4 ～ 15<br>CPAP 模式：4 ～ 20 | 4 ～ 25（默认）自动 | 4 ～ 20，“ScopeCSR” 中默认 5 ～ 8，“Scopemix” 设置中默认 7 ～ 13 |
| | ASV 模式：将 EPAP 手动设置为固定水平 | 也可以手动设置，最高为 25 | 也可手动设置，最高为 20 |
| | 自动 ASV 自动调节以保持上气道通畅 | | |
| EPAP 的响应 | 呼吸暂停、气流受限和打鼾 | 呼吸暂停、低通气、气流受限和打鼾 | 阻塞性呼吸暂停、阻塞性低通气、RERA、气流受限、打鼾 |
| 早期呼气压力释放 | 否 | 是 | 是 |
| 呼吸暂停的定义 | 呼吸气流下降超过 75%，持续至少 10 s | 气流下降 80% | 气流在呼吸暂停范围内，根据当前 EPAP/IPS、漏气和平均气流进行调整 |
| 低通气的定义 | 呼吸气流下降至少 50%，持续至少 10 s | 气流下降 50% | MV 降低 40% 并持续 2 个呼吸周期 |
| | | | 与平均 PIF 相比，PIF ＜ 50% |
| 备用频率 | 自动模式：实时调整备用频率以匹配患者自身最近的呼吸频率，以接近默认 15 次 / 分的频率 | 自动模式：默认 | 自动备用频率持续波动在 10 ～ 20 次 / 分，具体取决于过滤后的自发频率和患者相对呼吸的 MV |
| | 适应患者最近的 3 min 移动窗口的呼吸 | 适应患者移动窗口内 12 次呼吸的呼吸情况 | 可能的固定备用频率，最低为 8 次 / 分 |
| | | 通常频率比患者呼吸频率低 3 ～ 5 次 | |
| | | 最低呼吸频率 8 次 / 分（最多 10 次 / 分） | |
| | | 可能是固定备用频率：在第 1 步时，4 ～ 30 次 / 分 | |
| 吸气时间、呼气时间、RT | 自动调整的吸气时间和 RT | 从 EPAP 结束到最大 IPAP，有 3 个档位的 RT | 根据目前 IPS、呼吸频率和容量调整吸气时间和 RT |

**表 140.3　三种自适应伺服通气设备算法的简要总结（续）**

| | | | |
|---|---|---|---|
| 延迟升压 | ＋（延迟升压时，EPAP 的上升是一个线性函数） | ＋（在延迟升压过程中，如果发生阻塞性事件，EPAP 会比其他情况下上升得更快） | ＋（在延迟升压过程中，EPAP 能对阻塞性事件做出反应，但反应强度有限） |
| SD 卡 | ＋ | ＋ | ＋ |

ASV，自适应伺服通气；EPAP，呼气末正压；IPS，吸气压力支持；MV，每分通气量；PIF，峰值吸气流量；RERA，与呼吸努力有关的觉醒；RT，上升时间；SD，安全数字记忆；SBD，睡眠呼吸障碍。

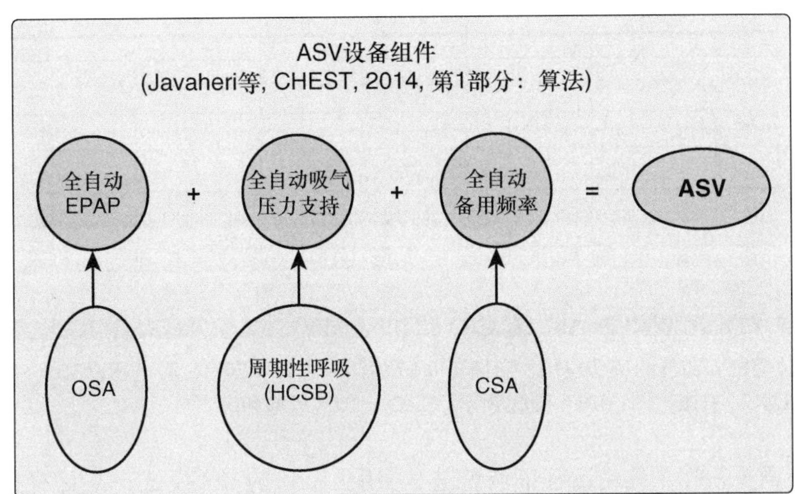


**图 140.14**　自适应伺服通气（ASV）的各种组件。OSA，阻塞性睡眠呼吸暂停；CSA，中枢性睡眠呼吸暂停；EPAP，呼气末正压；HCSB，Hunter-Cheyne-Stokes 呼吸

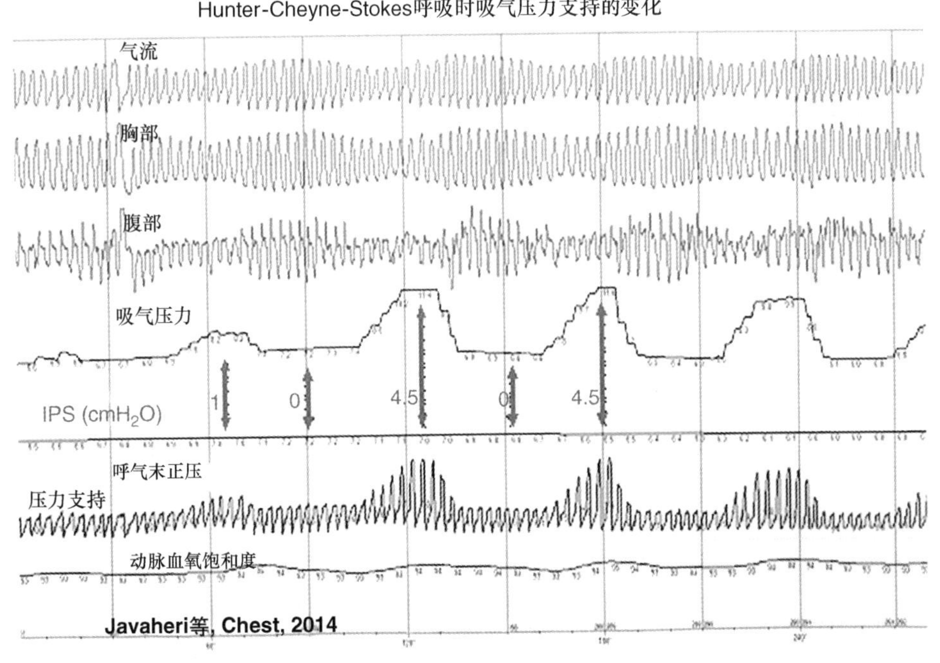


**图 140.15**　多导睡眠监测观察到的自适应伺服通气的各种算法输出信息。IPS，吸气压力支持

用前期的 CPAP 或 BiPAP 滴定的数据，或者仅从较低的压力（6 ～ 8 cm$H_2O$）开始，如果事件主要以阻塞为主，则逐渐增加压力。适当的 EPAP 水平至关重要，这是因为对于明显上气道阻塞患者，即使 IPS 增加至最大值试图打开闭合的上气道，仍然可能无法实现成功通气。同时，某些情况下，当上气道打开时，可能持续过度通气，这种过高的压力可能会产生不良后果（稍后讨论）。显然，成功使用 ASV 设备是一门

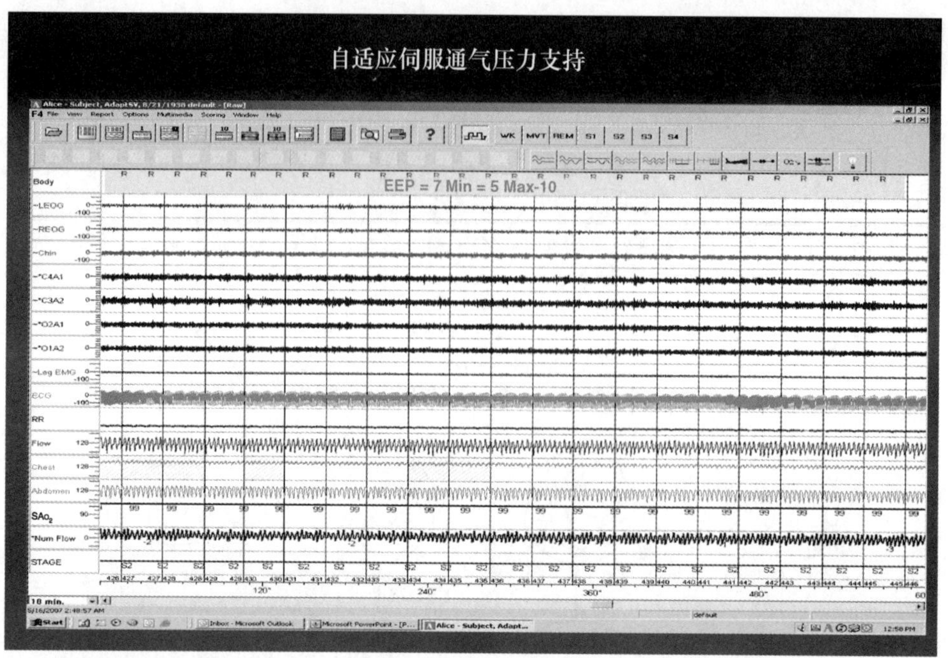


**图 140.16**　该图显示了自适应伺服通气的成功应用，与图 140.13 为同一患者。ECG，心电图；EEP，呼气末压力；EMG，肌电图；LEOG，左眼电图；REOG，右眼电图；RR，呼吸频率；$SAO_2$，肺泡氧饱和度

艺术，也是一门科学，需要根据个体情况仔细调整进行个体化治疗。

## 特定自适应伺服通气设备的特点

### 瑞思迈自适应伺服通气

所有的瑞思迈（ResMed）ASV 设备（包括美国的 VPAP SV、VPAP Adapt Enhanced、VPAP Adapt 和 AirCurve 10，以及欧洲的 AirCurve 10 CS-A 和 AirCurve 10 CS），均可监测和整合实时吸入流量来计算 Vt。设备还通过在移动窗口计算多次呼吸的平均值来监测患者的呼吸频率，该方法类似于潮气量的计算，但移动窗口是多次呼吸而不是 3 min。一个具有 3 min 时间常数的低通滤波器提供了一个加权平均的 MV，对最近的通气量给予较高的权重，并逐渐减少之前数值的权重。通常，三个时间常数包含了反映最近通气情况的大部分必要信息。使用这个不断更新的数值，计算出最近平均通气量的 90% ～ 95% 作为目标值。当实际通气量低于目标值时，积分控制器将按比例增加 IPS，使其逐渐接近目标值。反之，当实际通气量高于目标值时，IPS 将按比例减少，使其逐渐接近目标值。AirCurve 系列设备的最大吸气压力为 30 $cmH_2O$，其他设备为 25 $cmH_2O$。最大 IPS 在最大吸气压力减去当前 EPAP 范围内。

瑞思迈 ASV 设备可设置成三种模式：自动 ASV（具有自动 EPAP 算法）、ASV（固定 EPAP）或 CPAP。与以前的版本相比，这些设备允许 IPS 设置为零，采用更温和的 IPS 模式，并具有自动 EPAP 功能。这些改进在讨论 SERVE-HF（Adaptive Servo-Ventilation for Central Sleep Apnea in Systolic Heart Failure）试验结果时具有重要意义，该试验使用了旧一代 ASV 设备，详见第 149 章。在所有瑞思迈 ASV 设备中，备用频率默认设置为 15 次 / 分。设备还通过在移动窗口计算多次呼吸的平均值来监测患者的呼吸频率，以适应当前的呼吸频率。该方法类似于潮气量的计算，但移动窗口是多次呼吸而不是 3 min。当在最大呼吸支持下仍然通气量不足或者存在漏气过大或其他因素导致无法维持足够的可测量的每分通气量时，备用频率可能调整到默认的 15 次 / 分。

### 飞利浦伟康自适应伺服通气

飞利浦伟康（Philips Respironics）最新的 Dream Station BiPAP autoSV 伺服通气设备旨在通过最小的干预实现有效治疗。该设备在 4 min 的移动窗口中采用气流计监测吸气峰值流量。理论上，这个峰值流量应该与 Vt 成正相关，乘以呼吸频率可以得到 MV。通过算法计算上述两个主要统计数据，用于确定控制器的目标通气量限制。当不存在 SBD 时，通气不足的限制值是通过移动窗口内的 95% 吸气峰值流量平均值来计算的。存在 SBD 时，通气的高限根据移动窗口平均吸气峰值流量的 60% 而变化。随时间变化，算法反复确定这些值。当测量气流低于目标值时，IPS 增加；当气流高于目标值时，IPS 降低。与目前瑞思迈 VPAP Adapt（AirCurve）的特点一样，当夜间呼吸正常且不需要呼吸支持的部分时间，DreamStation BiPAP autoSV 算法可使 IPS 降低到 0 可能对某些患者有益。最大 IPS 水平为 30 $cmH_2O$ 减去当前的 EPAP。为了确定 EPAP，DreamStation BiPAP autoSV 分析气流信号以评估气道通畅性，类似于现有的飞利浦伟康自动滴定 PAP 设备。机器触发的呼吸在气流上反应不同，可区分气道阻塞和气道开放性呼吸暂停。备用频率可以设置为两种不同的模式：自动或固定频率。如果启用了自动模式，设备将与患者自身的呼吸频率同步。在瑞思迈设备中，频率始终为自动。瑞思迈和飞利浦伟康设备之间的另一个区别是飞利浦伟康 ASV 中的呼气压力释放（biflex）算法。

### 律维施泰因医疗技术自适应伺服通气

prismaCR 是律维施泰因（Löwenstein）医疗技术的抗转换伺服通气（AntiCyclic Servo Ventilation，ACSV），通过气流计监测的气流并进行整合计算得出当前的 MV。自动调整 IPS 以平衡 MV 的变化，而 EPAP 则会自动变化以消除阻塞性事件。除非 EPAP 设置为固定值，否则 prismaCR 会以类似其他 APAP 设备的方式调整 EPAP。在出现上气道阻塞的情况下，EPAP 会自动增加，并在一定的等待时间内保持在新的水平，然后在没有进一步的阻塞性事件的情况下降低。如果需要，EPAP 可以手动设置为 4 ～ 20 $cmH_2O$。对于当前每次呼吸，实际 MV 与最近几次呼吸的平均 MV 相关。IPS 对 MV 是抗转换的反应，当 MV 增加时 IPS 下降，而在 MV 下降时 IPS 上升。该调节原则旨在实现通气的稳定性，而不是使通气达到某一水平（一个长期的平均值），在当前情况下这可能不再适用。最大 IPAP 为 30 $cmH_2O$，而 IPS 不得超过当前 EPAP 和最大 IPAP 之间的差值。在过度通气阶段，IPS 的最小值通常为 0 $cmH_2O$；可以选择设置基线 IPS，在稳定通气阶段提供预设的压力支持（而过度通气时，不适用），例如，改善基线氧饱和度或缓解呼吸困难，从而减轻整体过度通气。prismaCR 还提供三个可选的舒适模式水平，在这些模式中呼气压力在一个范围内变化，在呼气的前部分为一个较低水平的 EPAP（早期 EPAP），而呼气结束时为一个较高水平的 EPAP，以有效预防气道阻塞。与飞利浦伟康设备类似，这种功能可以使整体平均气道压更低，提高患者的舒适性，并保护充血性心力衰竭患者的血流动力学功能。在呼吸暂停期间，自动给予强制呼吸；操作者可以手动选择固定备用频率。可选的自动备用频率以平均自主呼吸频率的 80% 给予第一个强制呼吸，但呼吸频率不会低于 10 次 / 分。如果通气成功（至少达到相对 MV 的 80%），自动备用频率将降低 5%，以允许恢复自主呼吸。该设备在睡眠起始阶段存在延时升压技术，还可以监测漏气量、AHI 和各种其他参数，以及通过全球移动（GSM）通信调制解调器系统进行远程监控和远程设置。

## 自适应伺服通气的疗效

ASV 对于呼吸障碍、心功能、生活质量和不同潜在疾病生存率的疗效已经在队列研究、病例对照研究和前瞻性随机对照试验中进行了研究（表 140.4）。Teschler 等进行了首个包含五个组的短期随机对照试验，分别比较了氧疗、CPAP、BiPAP 和 ASV 使用一晚的效果。与后续试验一致，他们发现氧疗和 CPAP 能够使中枢性呼吸暂停减少一半。尽管 BiPAP 的效果存在较大差异，但 ASV 几乎可以使中枢性呼吸暂停指数恢复正常。Sharma 等进行了一项系统性评价和荟萃分析比较了 ASV 与疗效不佳的 ASV、CPAP、BiPAP、氧气或无特定治疗组的差异。研究发现，ASV 组在 AHI 和左心室射血分数的加权平均差异上显著优于其他组。ASV 还改善了患者的 6 min 步行距离，但对其他运动参数或生活质量无明显改善。此外，研究还证实 ASV 能够降低高碳酸通气反应[60]。如果情况属实，化学感受器过度激活的下调会降低化学性环路增益，并进一步改善周期性呼吸。有一项研究表明 ASV 能够减轻房颤[71]。总之，通过适当的自动 EPAP 算法（而不是固定 EPAP，详见后续讨论），ASV 能够有效改善阻塞性事件，并通过适当设置 IPS，在治疗周期性呼吸方面优于其他治疗选择。尽管前述研究中，ASV 的最大规模随机对照试验（SERVE-HF）的主要结果是中性的。

### SERVE-HF 试验：技术和病理生理概念上的主要发现和争议

2015 年，一项国际性的前瞻性随机对照试验[72]，即 SERVE-HF 试验的结果发表后引起了关于 ASV 治疗益处或者危害的激烈争论。这个试验的详细内容在第 149 章和之前的报道中有详尽的介绍[73]。简而言之，SERVE-HF 试验比较了心力衰竭最佳医学干预联合 ASV 以及单纯心力衰竭医学干预对左心室射血分数低于 45% 的严重心力衰竭患者合并主要事件为 CSA 的疗效。最重要的研究发现是两组之间的主要心血管综合结局并无显著差异。但是，次要结局参数（任何原因的死亡和心血管死亡）的分析在 ASV 组中发现了不利的结果。这是该领域迄今为止规模最大的随机对照试验。根据 SERVE-HF 试验纳入标准，这个结果导致 ASV 成为治疗伴射血分数低于 45%（射

表 140.4　自适应伺服通气研究总结

| 研究 | 设计 | 人口 | 干预 | 结果 | 中位或平均随访时间 | 结果 |
|---|---|---|---|---|---|---|
| **随机对照试验** | | | | | | |
| Pepperell, 2003[62] | 单中心、前瞻性、随机、对照、双盲 | CHF（NYHA Ⅱ～Ⅳ），药物治疗稳定期，氧减指数＞10 次 / 小时（3%） | 15 例 ASV，15 例疗效不佳的 ASV（11 例已完成试验） | 嗜睡改变（OSLER 测试） | 1 个月 | 与基线、对照组相比，ASV 减轻白天过度嗜睡，清醒时间增加 7.9 min：与基线比较，缩短 1.0 min，组间差异 8.9 min（95%CI 1.9～15.9 min） |
| Javaheri, 2011[56] | 多中心、前瞻性、随机、对照、交叉 | 基线 AHI ≥ 15 次 / 小时并且 CPAP 滴定时 CAI ≥ 5 次 / 小时（TECSA） | 37 名患者连续两晚的 BiPAP autoSV 和高级 BiPAP autoSV，治疗顺序是随机的 | PSG 参数 | — | 与传统 BiPAP autoSV 相比，高级模式的 BiPAP autoSV 对 CSA 患者的 SBD 更有效 |
| Randerath, 2012[55] | 单中心、前瞻性、随机、对照 | CHF（NYHA Ⅱ～Ⅱ，LVEF ≥ 20%）、AHI ≥ 15 次 / 小时、OSA（20%～50%）合并 CSA（＜ 80%），最佳药物治疗 | ASV 35 例（12 个月时 26 例符合），CPAP 34 例（12 个月时 25 例符合） | 治疗 12 个月后的中枢性 AHI | 12 个月 | 与 CPAP 相比，在治疗 12 个月后，ASV 更有效地改善 CSA 和脑钠肽，两组的中枢性 AHI 分别是 11 次 / 小时（CPAP）和 6 次 / 小时（ASV），$P < 0.05$ |
| Arzt, 2013[92] | 单中心、前瞻性、随机、对照、 | 慢性 HFrEF（LVEF ≤ 40%）心力衰竭患者，稳定期最佳治疗，AHI ≥ 20 次 / 小时 | 37 例分配至 ASV 联合最佳药物治疗组（ITT 分析 32 例），35 例分配至仅采用最佳药物治疗的对照组（ITT 分析 31 例） | 治疗 12 周后 LVEF 的变化 | 12 周 | ASV 组和对照组的 LVEF 均略有改善（2.8%±5.5% *vs*. 2.3%±6.5%；$P = 0.767$） |
| Dellweg, 2013[59] | 单中心、前瞻性、随机化、对照 | TECSA：初次 PSG 期间 AHI ≥ 15 次 / 小时，且事件主要为 OSA，6 周 CPAP 后 AHI ≥ 15 次 / 小时且事件主要为 CSA | 19 例分配到 NPPV，18 例分配到 ASV（每组 15 人完成随访） | 治疗 6 周后 AHI | 6 周 | NPPV 在治疗中枢（中枢性 AHI 10 *vs*. 2 次 / 小时，$P < 0.05$）以及氧减事件（21 *vs*. 5 次 / 小时，$P < 0.05$）方面逊于 ASV |
| Galetke, 2014[64] | 单中心、前瞻性、随机、交叉 | 心血管疾病，AHI ＞ 15 次 / 小时且中枢性呼吸事件＞ 20%，最佳心血管药物治疗 | 39 例先后使用 ASV 和 CPAP，治疗顺序随机，每阶段治疗 4 周，中间洗脱期 1 周 | 完全、阻塞性、中枢性 AHI | 2×4 周 | 在减少阻塞性和中枢性呼吸事件方面，ASV 优于 CPAP（AHI：3 *vs*. 14 次 / 小时，阻塞性：AHI 0 *vs*. 4 次 / 小时，中枢性 AHI：3 *vs*. 9 次 / 小时，所有 $P < 0.001$） |

**表 140.4 自适应伺服通气研究总结（续）**

| 研究 | 设计 | 人口 | 干预 | 结果 | 中位或平均随访时间 | 结果 |
|---|---|---|---|---|---|---|
| Morgenthaler，2014[89] | 多中心、前瞻性、随机化、对照 | TECSA（CAI ≥ 10 次 / 小时，CPAP 起始或残留 CSR 模式），排除 CHF NYHA Ⅱ～Ⅳ | 33 例 ASV（17 例可评估）与 33 例 CPAP（19 例可评估） | 疗效（目标：AHI ≤ 10 次 / 小时，有意义的 AHI 的差异 ≥ 10 次 / 小时） | 90 天 | 治疗成功：ASV 90%，CPAP 65%，$P$ = 0.02；CAI：ASV 0.7 次 / 小时，CPAP 4.4 次 / 小时，ASV 在治疗 TECSA 方面比 CPAP 更可靠有效 |
| Monomura，2015（SAVIOR-C 研究）[99] | 多中心、前瞻性、随机、对照 | 轻度至重度 CHF | 102 例 ASV＋指南指导的药物治疗（GDMT），103 例单用 GMDT（对照） | LVEF | 24 周 | 两组的 LVEF 均较基线显著改善。ASV 在改善心功能方面并不优于 GDMT，但 ASV 改善了临床状态（NYHA 分级＋心力衰竭的恶化） |
| Khayat，2015[100] | 单中心、前瞻性、队列 | 因急性心力衰竭住院且 LVEF ≤ 45%，既往无 SBD 诊断且未接受过 PAP/NPPV 治疗 | PAP，方式未定义（276 例未治疗的 CSA，58 例治疗的 CSA，390 例未治疗的 OSA，103 例治疗的 OSA），245 例无 / 轻度 SBD | 出院后全因死亡率 | 3 年 | 新诊断的 CSA 或 OSA 均与因急性心力衰竭住院的收缩性 CHF 患者出院后死亡率独立相关 |
| Cowie，2015（SERVE-HF）[72] | 多中心、前瞻性、国际化、随机、对照 | HFrEF（LVEF ≤45%），基于指南的药物后稳定期，CSA 为主（AHI ≥ 15 次 / 小时，中枢性 AHI ≥ 10 次 / 小时） | 666 例分配到 ASV，659 例分配到对照组 | 复合终点：全因死亡、挽救生命的心血管干预或因慢性心力衰竭恶化而计划外住院 | 31 个月 | 各组间的主要终点的发生率没有显著差异（ASV 组：54%，对照组：51%）。ASV 组的全因死亡率和心血管死亡率较高（35% *vs*. 29%，30% *vs*. 24%）。ASV 对患者的生活质量或心力衰竭症状没有有益作用 |
| Eulenburg，2016[74] | SERVE-HF 主要终点的独立成分进行二次多模态建模分析 | 参见 SERVE-HF | 参见 SERVE-HF | 参见 SERVE-HF | 参见 SERVE-HF | 因心血管事件死亡而前期未入院患者的死亡风险增加。推测是由于猝死或者患者的左心室功能较差 |
| Hetzenecker，2016[66] | 多中心、前瞻性、随机、对照（Arzt 研究的亚组分析，2013[92]） | 参见 Arzt，2013[92] | 参见 Arzt，2013[92] | 觉醒、睡眠效率、睡眠分期（PSG）、睡眠片段化和睡眠效率（体动仪） | 12 周 | ASV 降低 PSG 所记录的觉醒频率、改善体动仪所记录的睡眠片段化并提高睡眠效率 |
| FACE 研究，2016[101] | 前瞻性多中心观察队列，法国，截至 2013 年 1 月 31 日 | CHF 并且 LVEF 降低（HFrEF：LVEF < 40%），LVEF 轻微降低（HFmrEF：LVEF 40% ～ 49%），LVEF 保留（HFpEF：LVEF > 50%） | 361 名伴有 CSA 的 CHF 患者。ASV 治疗组（258 例）*vs*. 对照组（133 例）：拒绝 / 不依从 ASV（< 3 小时 / 晚）（ResMed、AutoSet CS），66% 依从 ASV 治疗 | 全因死亡、心力衰竭恶化住院、心脏移植或心室辅助装置 | 21.6 个月 | ASV 改善了非缺血性心力衰竭中 HFmrEF 的预后，缺血性心脏病发生率存在增加趋势；改善了伴有严重氧饱和度下降的 HFpEF CHF 的预后 |

**表 140.4　自适应伺服通气研究总结（续）**

| 研究 | 设计 | 人口 | 干预 | 结果 | 中位或平均随访时间 | 结果 |
|---|---|---|---|---|---|---|
| ADVENT-HF 试验，2017[102] | 多中心、国际化、随机、平行组、开放标签试验 | 慢性 HFrEF（≤ 45%）和合并 PSG 所证实的 SBD（OSA 或 CSA），且 AHI ≥ 15 次 / 小时 | 估计超过 800 例，截至 2018 年 2 月，已招募 524 名患者（31% CSA，69% OSA），随机分配到单用药物治疗或单用鼻罩的 ASV（AutoSet-CS，澳大利亚的 ResMed） | 全因死亡率、心血管疾病首次住院、新发心房颤动 / 扑动需要抗凝治疗但不需要住院，或无需住院的 ICD 电击 | 每 6 个月 | 等待 |
| Toyama，2017[68] | 单中心、前瞻性、随机、对照 | CSA/PB，LVEF ≤ 40% NYHA Ⅱ～Ⅲ，药物控制稳定期 | 15 例 ASV，15 例无 ASV（对照） | 心脏交感神经活性，（$I^{123}$- 间碘苄胍成像） | 6 个月 | 与对照组相比 ASV 改善 CSA/PB、心脏交感神经活性、心脏症状 / 功能和运动能力 |
| CAT-HF 研究，2017[82] | 多中心、前瞻性、随机、对照、临床试验，美国和德国：2013—2015 | 住院心力衰竭（HFrEF：LVEF ＞ 45% 或 HFpEF：LVEF ≥ 45%）合并 SBD（OSA 或 CSA），且 PG 监测的 AHI ≥ 15 次 / 小时 | 215 例中的 126 例进行随机分组，ASV 联合最佳药物治疗（OMT）：65 人 *vs.* 仅 OMT（对照）：61 人 | 综合全面评分（死亡、心血管住院和 6 min 步行距离的百分比变化）。<br>次要终点：睡眠呼吸暂停参数、功能指标、心血管死亡和全因死亡、出院后生存天数、生物标记物、生活质量、睡眠参数、成像参数和 NYHA 功能等级 | 6 个月 | 中性。6 个月后心血管结局没有改善。然而，ASV 对 HFpEF 患者有积极作用。研究在 SERVE-HF 发表后停止 |
| Knitter，2019[103] | 单中心、前瞻性、随机、对照、交叉 | 依从 ASV 的复杂睡眠呼吸暂停患者且 LVEF ＞ 45% | 14 名患者连续接受 PSG，并随机使用 ResMed S7 VPAP Adapt、ResMed S9 VPAP Adapt、飞利浦伟康 BiPAP autoSV System One、飞利浦伟康 Dream Station autoSV | MV、QTc 间期 | — | 使用不同 ASV，MV 和睡眠结构存在显著差异，较高的 MV 与较短但统计上无显著延长的 QTc 间期相关 |
| **前瞻性队列、病例对照研究** | | | | | | |
| Oldenburg，2011[60] | 单中心、前瞻性、队列 | CHF（LVEF ≤ 40%），AHI ≥ 15 次 / 小时（＞ 80% PB） | 56 例 ASV，59 例对照（ASV 未启用或不依从） | 对 PB、心功能、呼吸稳定性的治疗效果 | 6.7 个月 | 与对照组相比，ASV 治疗组的 NYHA 等级、LVEF、摄氧量、6 min 步行距离和 NT-proBNP 显著改善 |

**表 140.4　自适应伺服通气研究总结（续）**

| 研究 | 设计 | 人口 | 干预 | 结果 | 中位或平均随访时间 | 结果 |
|---|---|---|---|---|---|---|
| Imamura，2016[104] | 病例对照研究，2008—2014，日本东京 | 使用 ASV 的心力衰竭 NYHA Ⅲ级或Ⅳ级（71% 的患者为 NYHA Ⅳ级，LVEF 为 33%±17%）患者，无论有无 SBD | 85 例接受 1 个月的 ASV 治疗（全面罩的 AutoSet-CS，澳大利亚 ResMed）*vs.* 指南指导的药物治疗（GDMT） | 全因死亡率和心源性死亡 | 2 年随访 | 持续的 ASV 显著降低全因死亡率和心源性死亡率 |
| Gorbachevski，2020[105] | 单中心、前瞻性、干预性 | 有或没有 CHF 的患者（LVEF ＜ 50%），AHI ≥ 15 次 / 小时且中枢性呼吸事件＞ 50%，持续进行 PAP 治疗，最佳心血管药物治疗 | 17 例 CHF 患者，20 例不伴 CHF 的患者，进行 3 次的分夜治疗（不治疗，自动 CPAP，ASV；治疗顺序随机），以选定的稳定的 10 min N2 睡眠片段进行分析 | 交感迷走神经平衡（SVB）、血流动力学 | — | 在患有 CHF 和 CSA 的受试者中，自动 CPAP 或 ASV 均不能有效地改变夜间交感神经驱动。相反，对患有 CSA 且无 CHF 的心脏健康受试者，CPAP 可降低低频成分和增加高频成分，从而有利于夜间 SVB 心率变异性，而 ASV 治疗无相关作用 |
| **回顾性研究** | | | | | | |
| Farney，2008[94] | 单中心、回顾性 | AHI ≥ 20 次 / 小时，每天服用阿片类药物治疗非恶性疼痛，持续≥ 6 个月 | 22 例完成 ASV 治疗下的睡眠实验室 PSG | 呼吸 PSG 参数 | — | ASV 调节呼吸模式，但不能消除共济失调性呼吸或低氧血症，并且不能持续减少呼吸暂停和低通气。基线 AHI 67 次 / 小时，ASV AHI 54 次 / 小时 |
| Ramar，2012[97] | 单中心、回顾性 | 61 例 CHF 患者（HFrEF 和 HFpEF），47 例长期使用阿片类药物＞ 6 个月的患者，所有患者 AHI ≥ 5 次 / 小时，AHI ＞ 5 次 / 小时或 CPAP 治疗后 CSA 持续存在 | ASV 滴定（短期） | 治疗效果（目标：AHI ≤ 10 次 / 小时，改善 TECSA） | — | 阿片类药物组和 CHF 组的 ASV 治疗成功的例数分别为 28 例（60%）和 43 例（71%）（无显著差异）。较高的 BMI、$HCO_3$ 和 PB 与更低的 ASV 治疗成功可能性相关 |
| Javaheri，2014[42] | 单中心、回顾性 | 长期阿片类药物使用，CSA（CAI ≥ 5 次 / 小时，$n = 16$）或 TECSA（CPAP 治疗后 CAI ≥ 5 次 / 小时，$n = 4$） | 所有 20 例患者均接受 ASV，其中 9 例患者 ASV 治疗前接受过 2 次 CPAP 滴定 | PSG 参数 | 最长 6 年（回顾性） | 长期使用阿片类药物与严重的 CSA 相关，并且 CPAP 对 CSA 治疗无效。ASV 在 CSA 治疗中有效，从长远来看，大多数患者依从性尚可 |
| Hetzenecker，2016[67] | 单中心、回顾性 | CHF（LVEF ≤ 50%）、CSA、AHI ≥ 15 次 / 小时、CPAP 治疗有效者和 CPAP 治疗无效并换用 ASV 者 | 48 例患者接受 CPAP 治疗，34 例患者接受 ASV 治疗 | 基于 PSG 参数的睡眠质量 | 47 天 | 与 CPAP 治疗有效者相比，ASV 更大程度地减少睡眠片段化和改善睡眠结构 |

**表 140.4　自适应伺服通气研究总结（续）**

| 研究 | 设计 | 人口 | 干预 | 结果 | 中位或平均随访时间 | 结果 |
|---|---|---|---|---|---|---|
| Hetland，2016[106] | 2007—2012 年，挪威东福尔，回顾性观察研究 | 心力衰竭 NYHA Ⅱ～Ⅳ级，LVEF ≤ 45%；PG 监测显示 ≥ 25% 的睡眠时间内呼吸模式为 CSR 且主要为中枢性事件 | 75 例患者（31 例接受 ASV 治疗且时间持续 3～18 个月，44 例对照）（AutoSet-CS，澳大利亚 ResMed） | 死亡率和全因住院率以及住院总天数 | 18 个月 | 18 个月后，ASV 对心血管死亡、住院以及合并心血管死亡无明显影响。使用 ASV 具有更好的无心血管事件生存的趋势 |
| Brill，2017[107] | 单中心、回顾性、观察性 | 患者正接受 ASV 治疗 | 126 例患者（51 例 TECSA，27 例同时存在 OSA/CSA，48 例 CSA）。当患者“处于风险”时，停止使用 ASV，部分患者开始替代治疗 | 根据 SERVE-HF 标准进行风险等级评估，临床病程超过 1 年 | 回顾性 1 年临床病程 | 17 名患者“处于风险”（14%），在短期停用 ASV 后，大多数患者再次出现 SBD 症状，继续治疗：6 例继续 ASV，4 例 CPAP，3 例未治疗，4 例吸氧。1 年后 15 名患者存活，心功能无显著变化 |
| Allam，2017[86] | 单中心、回顾性数据分析 | 患者完成 ASV 治疗下的 PSG | 100 例患者（CompSAS：63%；CSA：22%；CSA/Cheyne-Stokes 呼吸：15%）接受 ASV 治疗，分析中涉及的研究部分包括 93 例诊断研究、92 例 ASV 滴定、69 例 CPAP 滴定、22 例 BiPAP-ST、11 例 CPAP＋氧疗和 5 例 BiPAP-S。不纳入治疗干预时间＜ 60 min 者 | AHI 的变化 | — | 诊断性研究组的中位 AHI 为 48 次 / 小时，CPAP 组的 AHI 为 31 次 / 小时（$P = 0.02$）、BiPAP-S 组的 AHI 为 75 次 / 小时（$P = 0.055$），BiPAP-ST 组的 AHI 为 15 次 / 小时（$P = 0.002$）。与基线和 CPAP 组相比，ASV 更有效降低 AHI 至 5 次 / 小时（$P < 0.0001$）。ASV 还能增加 REM 睡眠（分别为 18% *vs.* 12% 和 10%，$P < 0.0001$）。总体而言，64 名患者对 ASV 治疗有效，平均 AHI ＜ 10 次 / 小时 |
| Malfertheiner，2017[108] | 双中心、回顾性 | 既往的 ASV 使用者（91 名心脏科患者，194 名呼吸科患者） | ASV | 临床 ASV 使用、患者分布，以及根据 SERVE-HF 结果，有 ASV 禁忌证患者的比例 | — | 82% 的患者伴有严重 SBD，33% 的患者以 CSA 为主，65% 的患者以 PB 为主。20% 的患者 LVEF ≤ 45%，41% 的心脏科患者患有 CHF，80% 的呼吸科患者患有 TECSA，16% 存在 ASV 禁忌证（即同时存在 CSA 和 LVEF ≤ 45%） |
| Randerath，2017[109] | 单中心、回顾性 | 临床常规使用 ASV 的患者（1998—2015 年） | 293 例 ASV 使用者 | 心血管疾病、LVEF、PSG、SERVE-HF 标准 | — | 87% 的患者患有心血管疾病，40% 的患者存在 CHF，16% 的患者 LVEF ≤ 45%，10% 的患者符合 SERVE-HF 标准 |

**表 140.4　自适应伺服通气研究总结（续）**

| 研究 | 设计 | 人口 | 干预 | 结果 | 中位或平均随访时间 | 结果 |
|---|---|---|---|---|---|---|
| Javed，2019[110] | 多中心、回顾性研究（SERVE-HF 子研究的亚组分析） | 参见 SERVE-HF，对 280 名患者进行再次分析 | 参见 SERVE-HF | Cheyne-Stokes 呼吸周期长度（CL）、肺至外周循环时间（LPCT）、峰值流量时间（TTPF），可能反映心脏功能 | 12 个月 | 与未经历过严重不良事件的患者相比，经历过严重不良事件的患者具有更长的 Cheyne-Stokes 呼吸 CL、LPCT 和 TTPF |
| Bordier，2019[111] | 2006—2018 年，回顾性研究 | 心血管科睡眠单元中接受 ASV 治疗的睡眠呼吸暂停患者：C/M/O 呼吸暂停（PG） | 32 例使用 ASV 的患者：8 例死亡 | 心血管死亡率 | 生存期 | 心源性死亡并不是死亡的主要原因，呼吸暂停或 ASV 与死亡之间没有联系 |
| Mansukhani，2019[112] | 基于人群的研究，使用 Rochester 流行病项目数据库 | CSA（AHI 41.6±26.5 次 / 小时）采用 ASV 治疗（第 1 个月，65% 的患者在 ≥ 70% 天数的治疗时间≥ 4 小时 / 夜），并存在 ASV 治疗之前和治疗 ≥ 1 个月之后的临床数据 | 309 例 CSA 患者使用 ASV *vs*. 医疗保健使用 | 每年的住院率、急诊科就诊率、门诊就诊率和处方药物率（均数 ± 标准差） | ASV 使用前后 2 年 | ASV 没有改变医疗保健使用情况 |
| Huseini，2020[113] | 单中心、回顾性 | 使用 ASV 治疗的 CSA（48% 为 TECSA、30% 使用阿片类药物、20% 心房颤动、14% 心力衰竭、11% 慢性肾病） | 125 名患者使用 ASV *vs*. 基线；106 名患者使用 ASV *vs*. 先前使用过 CPAP | 临床和 PSG 特征、依从性 | 4 周 | ASV 在控制 CSA 和改善症状方面有效且优于 CPAP。较少比例的心力衰竭患者如果早期使用 ASV，可提高长期依从性 |

AHI，呼吸暂停低通气指数；ASV，自适应伺服通气；BiPAP，双水平气道正压通气；CAI，中枢性呼吸暂停指数；CHF，充血性心力衰竭；C/M/O，中枢性 / 混合性 / 阻塞性；CompSAS，复杂性睡眠呼吸暂停综合征；CPAP，持续气道正压通气；CSA，中枢性睡眠呼吸暂停；CSR，潮式呼吸；$HCO_3$，碳酸氢盐；HFrEF，射血分数降低的心力衰竭；HFmrEF，射血分数轻度降低的心力衰竭；HFpEF，射血分数保留的心力衰竭；ITT，意向分析；LVEF，左心室射血分数；MV，每分通气量；NPPV，无创正压通气；NT-proBNP，N 端脑钠肽前体；NYHA，纽约心脏协会；OSA，阻塞性睡眠呼吸暂停；OSLER，牛津睡眠抵抗力（测试）；PAP，气道正压通气；PB，周期性呼吸；PG，多导生理记录仪；PSG，多导睡眠图；SBD，睡眠呼吸障碍；SERVE-HF，自适应伺服通气治疗收缩性心力衰竭患者中枢性睡眠呼吸暂停（试验）；TECSA，治疗后中枢性睡眠呼吸暂停；VPAP，可变气道正压通气。

血分数降低的心力衰竭，HFrEF）且 CSA 为主要呼吸事件的心力衰竭患者的禁忌证。研究人员提出了两个假设来解释为什么使用 ASV 与过高的死亡率相关：① CSA 是一种代偿性适应机制，意味着治疗 CSA 可能与过高的死亡率相关；② ASV 的不良血液动力学效应与过高的死亡率相关。SERVE-HF 试验的其他亚组分析已经发表。Eulenburg 等在 LVEF 小于 30% 且 Cheyne-Stokes 呼吸（CSR）大于 50% 的亚组中发现了 ASV 组和对照组的显著差异[74]。重要的是，心血管死亡风险不会随着 ASV 依从性的增加而增加。

我们对研究中所使用设备的算法及其陷阱提出疑问，这可能是 SERVE-HF 试验失败的原因[73, 75]。研究结果因以下因素受到质疑：违背试验方案的比例高（23%）、ASV 依从性低（40% 的患者使用 ASV ＜ 3 h/d，26.7% 的患者使用 ASV 每天 0 h）以及两组之间抗心律失常药物使用不平衡[72, 75]。最重要的是，使用的 ASV 设置了固定的 EPAP 水平，无法有效改善上气道阻塞，这种表型随着时间的推移而占主导地位[72]。相关的批评性意见请参见参考文献［32］和［39］。因此，在整个随访期间持续存在大量的血氧饱和度下降事件可能是导致心律失常和过早死亡的原因[76]。基于 CSA 的代偿性假说，我们科学地、批判性地探讨了 CSA 是适应不良而非代偿性的病理生理原因[77]。对 SERVE-HF 的再分析表明[78]，ASV 使用的增加与额外的死亡率无关，因此没有显示出预期的剂量反应关系，正如 SERVE-HF 试验研究人员所假设的那样，ASV 的使用与 CSA 的保护无关。有关此话题的进一步讨论，请参阅第 149 章，这里主要涉及 ASV 治疗失败中可能存在生物学机制，包括患者-呼吸机不同步、过度压力转换和相关的血流动力学波动以及所致的高碳酸血症[79]。这些影响或许不太可能发生在现用的 ASV 中，但如果存在睡眠片段化和不同程度的上气道阻塞时，更有可能出现上述情况。

## 左心室射血分数保留的心力衰竭

ASV 一直以来用于左心室射血分数保留的心力衰竭（heart failure with preserved left ventricular ejection fraction，HFpEF）的治疗。FACE 研究是一项来自法国的前瞻性观察队列研究，它包括了 ASV 各种适应证和疾病分类并进行了聚类分析。重要的是，该研究重点关注不同类型的心力衰竭，即 LVEF 降低的心力衰竭（HFrEF，LVEF ＜ 40%）、LVEF 轻度降低的心力衰竭（LVEF 40% ～ 49%）和 LVEF 保留的心力衰竭（HFpEF，LVEF ＞ 50%）。研究纳入 AHI 大于 15 次 / 小时的患者，当患者中枢性事件超过 50%，或者同时存在 CSA-OSA 且中枢性事件超过 20%，或者 OSA 患者的中枢性事件超过 20% 时，他们将被分配到 CSA 组。CSA 或 CSA-OSA 患者主要接受 ASV 治疗，而 OSA 患者在 CPAP 失败后就接受 ASV 治疗。主要结局参数是到出现首次严重心血管事件（全因死亡、计划外住院、因心力衰竭恶化而计划外住院时间延长、心血管死亡或因心力衰竭恶化而计划外住院，以及全因计划外住院）的时间[80]。拒绝治疗或 ASV 依从性差（＜ 3 h/d）的患者作为对照组（$n$ ＝ 133），并与 258 名 ASV 治疗依从性好的患者进行比较，平均随访期为 21.6 个月[49]。由于队列是非随机的，治疗组和对照组在以下几个方面存在差异：治疗组 AHI、阻塞性 AHI 和氧减指数（oxygen desaturation index，ODI）更高，并且氧饱和度低于 90% 的时间更长。治疗组和对照组的 HFrEF 无显著差异，但是 ASV 显著改善了 HFpEF 和严重血氧饱和度降低患者的预后，此外，ASV 显著改善了 LVEF 轻度降压的非缺血心力衰竭患者的预后，而缺血性心力衰竭预后无显著改善[81]。

一项“心力衰竭患者以 MV 为目标的 ASV 治疗改善心血管功能”（CAT-HF）的多中心前瞻性随机试验中，O'Connor 等[82]研究了 ASV 或最佳药物治疗（optimal medical therapy，OMT）的效果。研究纳入了 126 名因急性失代偿心力衰竭而住院的患者，这些患者 LVEF 降低或者保留且 AHI ≥ 15 次 / 小时。主要研究结局包括死亡、心血管事件住院和 6 min 步行距离的综合全面评估。纳入标准包括基于射血分数降低或保留的急性心力衰竭伴有静息或轻微活动时呼吸困难，利尿钠肽水平升高大于等于 300 μg/ml，或 N 端脑钠肽前体（NT-proBNP）大于或等于 1.200 μg/mL，以及急性失代偿的其他症状或体征（端坐呼吸、鼻塞、充血、胸片或肺毛细血管楔压≥ 25 mmHg）。患者在人体测量参数、合并症和心力衰竭特征方面没有差异。ASV 组的平均 AHI 为 36±17 次 / 小时，对照组的平均 AHI 为 35±17 次 / 小时。ASV 组中 72% 患者的呼吸事件以 CSA 为主，对照组中为 79%。ASV 在降低 AHI 和 ODI 方面显著优于对照组。SERVE-HF 试验数据公布后，该试验被停止。在随访 6 个月后，主要结局指标没有差异，而在 HFpEF 患者亚组中 ASV 显著优于对照组。尽管 CAT-HF 研究在主要结局指标方面无显著差异，但表明对 HFpEF 患者有益。但是，应该引起重视的是，由于 HFpEF 患者数量较少，试验比计划时间提前终止，并且也未报告使用 ASV 患者的具体睡眠参数。

Piccini 等[71]利用 CAT-HF 数据开展了关于起搏器或心脏复律除颤器的前瞻性亚组分析。主要研究结局是心房颤动的负担和室性心律失常的发生。心房颤动的负担定义为房性心动过速 / 心房颤动的时间。室性心律失常包括经过适当治疗的室性心动过速（VT）、心室颤动（VF）、监护下 VT/VF 或非持续 VT。心房颤动和 VT/VF 队列中的患者主要表现为 LVEF 降低，并且主要为 CSA 合并 OSA。他们发现，与 OMT 相比，ASV 治疗后心房颤动负担减少 39%，但是两组间室性心律失常的发生率没有差异。这些研究数据与 SERVE-HF 试验结果不一致，后者表明 ASV 组增加心脏性猝死（室性心律失常引起的死亡）。然而，CAT-HF 亚组分析与 SERVE-HF 试验的研究人群存在显著不同，前者的患者是 CSA 合并 OSA，而后者的患者主要以中枢性事件为主。

Daubert 等[83]对 CAT-HF 数据进行了另一次重新分析，利用超声心动图分析心脏重构。在基线和治疗 6 个月后进行超声心动图检查。在 HFrEF 患者中，单用 OMT 组和 ASV 联合 OMT 组的 LVEF 均显著改善[24]。在 HFpEF 患者中，其中 13 名被随机分配到 ASV 联合 OMT 组，11 名患者单用 OMT。每组中各有 9 名患者进行基线和 6 个月超声心动图检查。HFrEF 和 HFpEF 患者的舒张期数据有改善趋势，但无统计学差异[83]。

这些发现证实了 Yoshihisa 等的研究结果[84]。该研究为一项前瞻性观察研究，纳入 109 名纽约心脏协会（New York Heart Association，NYHA）心功能分级Ⅱ～Ⅳ级、症状稳定的 HFpEF 患者，并且 AHI 大于或等于 15 次 / 小时。主要结局指标是 HFpEF 患者右心功能、肺功能和运动能力的改善以及死亡率。纳入接受 OMT 治疗、临床情况稳定但有症状的心力衰竭患者，这些患者 LVEF 大于或等于 50%。以 OSA 为主的患者接受 CPAP 治疗，以 CSR-CSA 为主的 SBD 患者[31]接受 PAP（CPAP 16 例,ASV 15 例）治疗，未进行 PAP 治疗者共 78 名。与未进行 PAP 治疗的患者相比，PAP 治疗患者的 NYHA 分级、收缩压、舒张压、右心功能、肺功能、运动功能和生存率均有显著改善[84]。但是，非随机的试验及纳入患者的样本量较少可能会影响结果。

D'Elia 等[85]对伴有 CSA 的急性 HFpEF 患者开展了一项小型前瞻性病例对照研究。患者的 NYHA 分级大于或等于Ⅲ级，LVEF 大于或等于 45%，脑利尿钠肽（BNP）大于 200 pg/ml，AHI 大于或等于 15 次 / 小时并且 CSA 超过 50%。10 名患者随机分配到 ASV 联合最佳心脏治疗组（$n = 5$）或单独最佳心脏治疗组（$n = 5$）。ASV 显著改善总 AHI、CSA、舒张功能（E/E′）、肺动脉压、右心室功能和 BNP，然而在单用最佳心脏治疗组中这些参数无显著改变。上述试验为在 HFpEF 受试者中进行大样本、统计效能高和系统性强的随机对照试验奠定基础。

## OSA 共病 CSA、TECSA 与阿片类药物使用相关 SBD 中的 ASV

ASV 的疗效已在 OSA 共病 CSA、阿片类药物导致的 CSA 或 TECSA 中进行了研究。Allam 等[86]研究了不同正压模式对不同类型 CSA 患者的疗效。ASV 对所有不同类型 SBD 均有效，并且疗效优于 CPAP、CPAP 联合氧疗、BiPAP-S 和 BiPAP-ST。Morgenthaler 等[87]比较了 ASV 和 NIV 正压通气对不同类型 CSA 的疗效。尽管两个方案均充分改善呼吸障碍，但 ASV 疗效比 NIV 更有效。ASV 在改善 CSA 效果方面更好，优于改善主观或客观睡眠质量[67, 88-89]。在高海拔地区，氧疗优于 ASV[90]，可能的原因是 ASV 算法旨在改善呼吸事件周期长度更长的周期性呼吸，而高海拔地区周期长度更短。

OSA 合并 CSA/PB 时，在改善阻塞型事件方面，ASV 与 CPAP 疗效相当，而改善中枢型事件和作为心脏功能标志物的 BNP 方面，ASV 明显优于 CPAP[55, 91]。Arzt 等[92]证实了 ASV 对 SBD 和 BNP 的疗效。Morgenthaler 等[89]开展的一项多中心随机对照试验比较了优化 CPAP 与 ASV 对 TECSA 的疗效，治疗周期为 90 天。这些患者伴有多种潜在的合并症，包括心血管疾病、失眠和不宁腿综合征及长期使用阿片类药物。随着时间的推移，CPAP 的疗效显著提高，这提示本研究人群中同时存在治疗后持续性 CSA 及 TECSA 患者。无论是在初始滴定时还是在治疗 90 天后，ASV 在改善呼吸障碍方面的疗效显著优于 CPAP。在一篇附带的社论中，Orr 等[93]强调，这些差异在临床上并不显著，两组患者的依从性及生活质量结果均相似。

Dellweg 等[59]进行了一项试验对比了 ASV 和 BiPAP-ST 的疗效，研究人群是基线时阻塞性 AHI 大于或等于 15 次 / 小时和 CPAP 治疗 6 周后中枢性 AHI 大于或等于 15 次 / 小时的患者（CPAP 持续性 CSA）。CPAP 使 AHI 从 42±15 次 / 小时降低到 28±8 次 / 小时，以阻塞性事件减少为主。在治疗的第 1 晚，BiPAP-ST 和 ASV 均显著降低 AHI。然而，治疗 6 周后 BiPAP-ST 的疗效降低，而 ASV 疗效稳定[59]。

正如 SERVE-HF 试验中所述，ASV 治疗成功与否的关键是适当的压力设置[32]。在阿片类药物引起的睡眠呼吸暂停中也是如此。Farney 等[94]在对 22 名患者进行的回顾性分析中未发现 CPAP 和 ASV 有足够的疗效。相反，Javaheri 等[95]在一项 5 名患者的病例系列报道中发现，与 CPAP 相比，ASV 可以很好地改善所有类型的睡眠呼吸事件。在这些研究中设置的 PS 较高。最近，Javaheri 等[96]前瞻性观察了 ASV 对阿片类药物所致重度 CSA 的疗效。患者出现的事件几乎全是中枢性。在 ASV 治疗前，20 名患者中有 16 名进行 CPAP 治疗，CPAP 仅改善 50% 的睡眠呼吸障碍。但是，ASV 使 AHI、氧饱和度和觉醒都恢复正常。Ramar 等[97]回顾性调查因慢性心力衰竭或阿片类药物使用所致中枢性睡眠呼吸障碍且对 CPAP 治疗无效的患者。结果发现 ASV 对两组中的大多数患者有充分的疗效。一项系统综述汇总了 127 名至少使用阿片类药物 6 个月并接受不同 PAP 治疗的患者的数据。结果发现，CPAP 对于大部分患者无效，而 BiPAP 和 ASV 分别消除了 62% 和 58% 的中枢性呼吸暂停[98]。但是，问题是为什么 30% ～ 40% 的阿片类药物所致睡眠呼吸暂停患者无法得到最佳治疗。

## 自适应伺服通气设备的下一步是什么?

事实证明，ASV 可以最有效地改善大部分非高碳酸血症性 CSA 的周期性呼吸。此外，备频呼吸机在打开气道的同时可平衡任何中枢性呼吸暂停。最后，在 OSA 合并 CSA 时，自动 EPAP 算法能消除任何伴随的上气道阻塞。因此，ASV 可能是不同类型和临床表现的中枢性呼吸障碍的治疗选择。但是，尽管 CSA 是某些疾病（尤其是心力衰竭）预后不良的标志，但 ASV 的治疗结果尚无一致结论。尽管 ASV 对病理生理成分（化学感受器的高反应性）、睡眠呼吸障碍和 LVEF 有益，但 SERVE-HF 试验中的负性预后结果需要进一步研究。考虑到这一点，ASV 对急 / 慢性 HFpEF 疗效的小型研究迫切需要在长期、前瞻性随机对照试验中验证。

### 临床要点

- 无创通气（NIV）的双水平气道正压通气（BiPAP）可以提供带或不带备用频率（例如，BiPAP-S 或 BiPAP-ST 模式）的固定压力支持（PS）或可变 PS 以应对患者的呼吸事件［例如，容量保证压力支持（VAPS）或者压力辅助控制模式］。
- VAPS 可自动调节 PS（可变的），以达到预设的目标肺容量或通气量［即呼气潮气量（Vt）或肺泡通气量］。
- BiPAP 模式中的机械呼吸周期（吸气–呼气）的定义为：①触发变量定义为吸气开始；②吸气时间（Ti）定义为 PAP 支持的吸气所持续的时间；③转换变量定义为吸气结束（呼气开始）。在辅助或控制呼吸中，根据患者的呼吸力学，Ti 与 PS 共同决定了 Vt。
- 从根本上来说，自适应伺服通气（ASV）是抗转换的压力支持设备，具有复杂的制造商特定算法，具有可变的 Vt 或流量。所控制的典型变量是呼气 PAP（自动或固定）、最小和最大 PS 以及自动或规定的备用频率。
- ASV 设备可有效改善中枢性睡眠呼吸暂停（CSA）和周期性呼吸，但可能出现患者与呼吸机不同步的情况。
- SERVE-HF 研究中所观察到的死亡风险增加有几个合理的解释。
- ASV 或 NIV 模式与患者之间的相互影响以及人机同步可以通过将患者的神经时间（呼吸驱动）、呼吸节律和呼吸力学（顺应性和阻力）与设备设置匹配，以实现有效的呼吸支持并改善 CSA（ASV）或通气不足（NIV）。

# 小结

在过去的 3 年里，PAP 设备领域发生了巨大的变化，引入了高度复杂的 ASV 和 NIV 模式，其算法能够适应和支持各种复杂的 SBD 模式。期待这些带有伺服通气控制器的设备在特定的复杂患者（例如，PB、CSA、OHS、NMD、阿片类药物所致的共济失调呼吸）的滴定和治疗中发挥重要作用。然而，预测和解释这些模式在临床应用中的实际作用需要了解它们的功能原理，并在模拟患者进行良好控制的组件测试下评估它们的性能。此外，长期随访的大型随机对照试验有助于了解该技术在不同病理类型的复杂 SBD 管理中的具体作用。

## 参考文献和拓展阅读

请扫描书后二维码，获取参考文献和拓展阅读资源。

# 高海拔地区的睡眠和呼吸

第 141 章

Edward Manning，Konrad E. Bloch，Jerome A. Dempsey，Shahrokh Javaheri，Vahid Mohsenin
谭 璐 张 航 译 唐向东 审校

**章节亮点**

- 暴露在高海拔会给整个身体，尤其是心肺系统和大脑，带来巨大的压力。因此，旅居到高海拔的人经常会出现睡眠紊乱，报告晚上睡不安稳和失眠。
- 在海拔 3000 m 以上，几乎所有健康受试者都会出现周期性呼吸，尤其是在非快速眼动睡眠期。
- 快速上升到高海拔后，睡眠结构的主要变化包括深睡眠减少，即慢波活动减少。
- 高海拔周期性呼吸的主要原因是低氧导致对高于或低于正常呼吸的二氧化碳分压（$PaCO_2$）变化的敏感性增加，从而引起周期性呼吸暂停和过度通气。
- 碳酸酐酶抑制剂通过减轻高海拔低氧刺激通气引起的呼吸性碱中毒而改善周期性呼吸。通过减少呼吸反馈调控系统的效应器增益来促进过度通气，以减少中枢性睡眠呼吸暂停的趋势。
- 苯二氮䓬类药物和其他 γ 氨基丁酸受体拮抗剂，如唑吡坦，可以改善睡眠而不影响呼吸模式或认知功能。
- 其他改善高海拔周期性呼吸的方式，如无创通气和无效腔通气，在人类中有待进一步研究。

## 高海拔暴露

全世界每年有数百万人从低海拔地区前往海拔 2500 m 以上的地区。从经验上以及海拔 2500 m 以上高海拔疾病的患病风险更高这两方面来看，通常将 2500 m 作为高海拔疾病的海拔阈值。但是，与海拔 490 m 相比，在海拔 1630 m 和 2590 m 时的多导睡眠图（polysomnography，PSG）显示，非快速眼球运动（non-rapid eye movement，NREM）睡眠 3 期（慢波睡眠）减少，周期性呼吸相关的呼吸暂停低通气指数（apnea-hypopnea index，AHI）增加。值得注意的是，这些健康男性受试者的总睡眠时间、过度嗜睡或急性高山病（acute mountain sickness，AMS）症状没有变化[1]。

随着滑雪、登山、雪鞋健行等山地运动的日益普及，以及前往安第斯山脉和喜马拉雅山脉等地探险旅行的最新趋势，预计高海拔暴露的发生率将持续增长。快速的海拔上升会增加这些未习服人员患 AMS、失眠和睡眠呼吸障碍的风险。

本章重点介绍了高海拔对睡眠和呼吸控制系统的影响、与此影响相关的临床疾病以及最佳治疗方法。先总结了高海拔急性生理适应的相关特点，然后总结了高海拔睡眠障碍的特点、发病机制和治疗干预措施。虽然大部分关注的是快速上升到高海拔后的睡眠，但长期暴露在高海拔环境中的睡眠变化也有提及。本章中的信息也可能与低海拔中枢性睡眠呼吸暂停的病理生理学有关。

## 对高海拔的生理反应

大气压的下降是快速上升至高海拔时出现的主要物理环境变化。尽管高海拔环境下 $O_2$ 的浓度分数与海平面相似，但 $O_2$ 分压（浓度分数和大气压的乘积）会降低（图 141.1）。这种环境空气中 $O_2$ 分压的降低对动脉和组织氧合构成威胁，并引发一系列反应，以减少组织缺氧。这些反应包括早期通气量和心输出量增加，以及在更长的暴露时间内，循环红细胞浓度的升高和包括毛细血管和线粒体的空间密度增加在内的外周组织的适应性变化。

### 通气增加

这些反应中最早也是最重要的一个是通气增加，这有助于在环境 $O_2$ 分压降低时，将肺泡低氧和动脉低氧血症的程度降至最低（图 141.2）。在低氧通气习

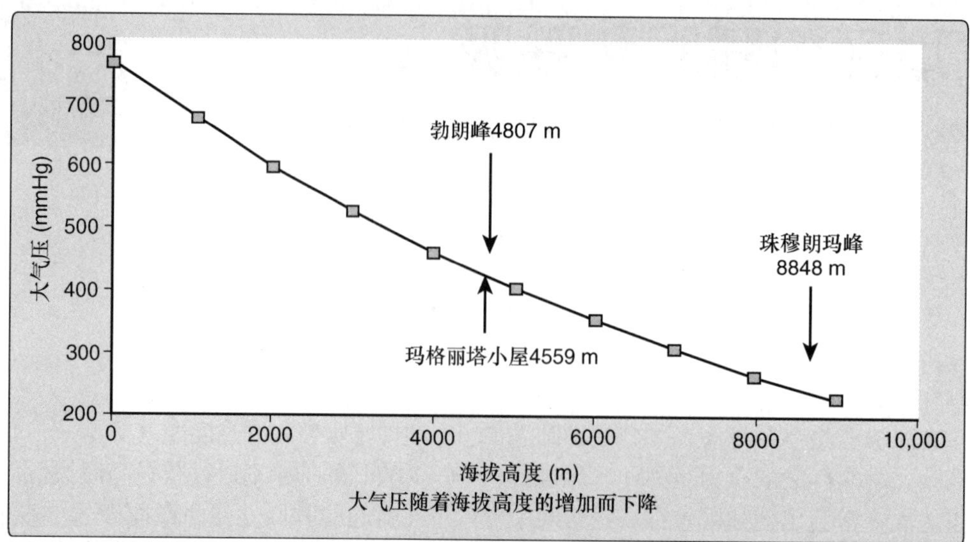


**图 141.1**　海拔高度和大气压之间的关系。位于意大利的玛格丽塔小屋、位于法国的勃朗峰顶峰和珠穆朗玛峰的吸入气氧分压分别是 84 mmHg、82 mmHg 和 43 mmHg

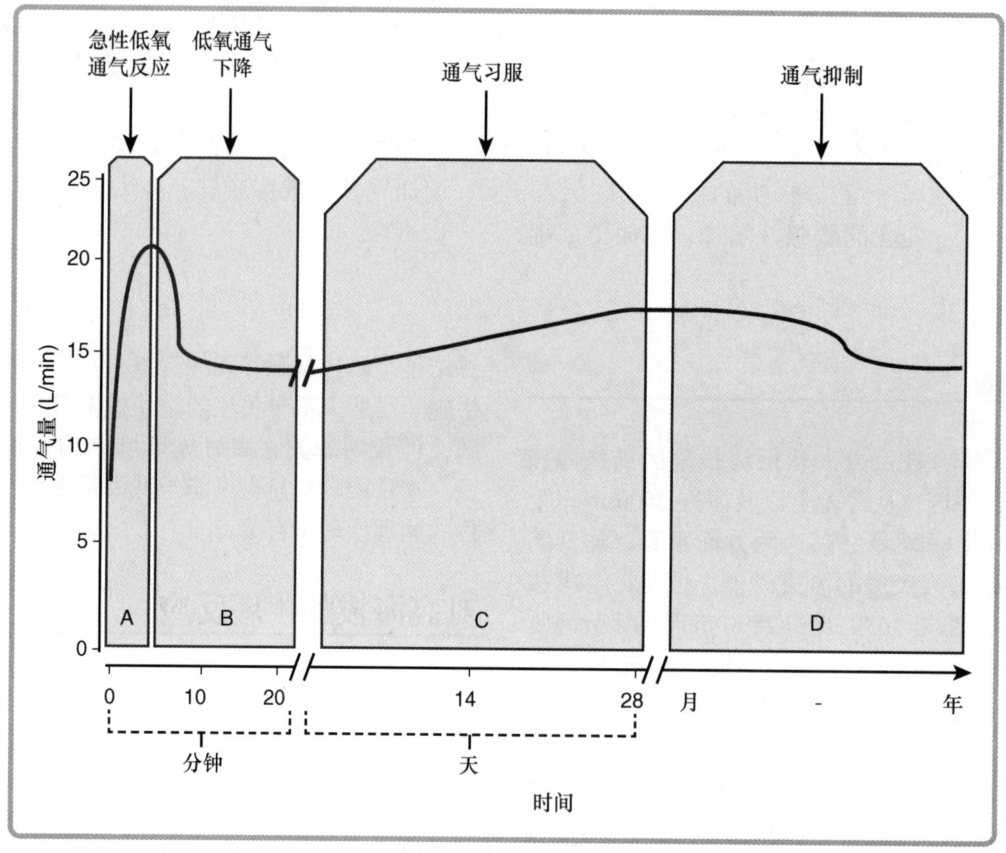


**图 141.2**　急性和长期暴露于高海拔时通气随时间的变化。低氧通气习服之前，急性低氧通气反应（AHVR）发生几分钟后出现低氧通气下降（HVD）（From Ainslie PN，Lucas SJ，Burgess KR. Breathing and sleep at high altitude. Respir Physiol Neurobiol. 2013；188：233.56.）

服前，急性低氧通气反应（acute hypoxic ventilatory response，AHVR）发生几分钟后出现低氧通气下降（hypoxic ventilatory decline，HVD）。引起 HVD 的确切机制尚不确定，但是，其发生可能引起脑血流量（cerebral blood flow，CBF）增加，进一步增加二氧化碳和氢离子（$H^+$）的排出，导致中枢化学受体敏感性和（或）神经刺激反应降低[2-3]。HVD 的发生至少可部分归因于对等碳酸低氧刺激的外周化学反射阈值增加[4]。随着海拔的升高，低氧通气反应的幅度增加，但在固定海拔，个体之间也存在很大的差异。这种变异性在一定程度上反映了基础（上升前）的低氧通气反应强度存在内在个体差异[5]。

在上升到高海拔后的数天内，通气量逐渐增加（图 141.2）。尽管通气量的增加减轻了低氧（假定的呼吸刺激因素），并增加了低碳酸性碱中毒（一种通气抑制剂），但通气量仍会逐渐增加。这就是高海拔通气习服现象，表现为抵达高海拔的数天内，随着通气量增加，动脉血 $PaCO_2$ 逐渐降低。恢复常氧后，过度通气仍存在，但会在几天内慢慢消散[6]。尽管这种习服的机制存在争议，但人类和动物实验表明，颈动脉体低氧敏感性的增加可能是一个主要原因[7]。无论如何，在海拔调整的早期阶段，即上升后不久，睡眠障碍似乎最为明显；在习服的过程中，它们往往会有所改善。

## 周期性呼吸

在 19 世纪中期，Cheyne 和 Stokes 描述了在心脏病和脑卒中患者中渐强渐弱的呼吸模式，这种呼吸模式现在以他们的名字命名。在高海拔地区正常人睡眠中频繁出现的这种模式的周期性呼吸（periodic breathing，PB）在此后不久被他人观察到[8]，并在目前上升到高海拔后睡眠的研究中持续存在一致的发现[9-10]。

睡眠对通气控制的主要影响包括“清醒刺激”的消失（主要与咽部上气道扩张肌的运动输出抑制相关）会导致上气道阻力显著增加；通气控制对 $PaCO_2$ 的临界依赖关系以及揭露睡眠中呼吸暂停阈值（$PCO_2$）比在清醒时正常呼吸的 $PaCO_2$ 低几毫米汞柱（mmHg）；周期性呼吸倾向于表现为过度通气和低通气[11]。周期性呼吸的时间特点及其与睡眠分期的联系存在每晚的变化和相当大的个体差异[12-19]。周期性呼吸通常在睡眠早期，也就是浅睡眠阶段（NREM 睡眠 N1 至 N2 期）表现明显，并且尽管睡眠结构有所改善，即慢波睡眠、快速眼动（rapid eye movement，REM）睡眠增加和觉醒指数降低，但是周期性呼吸仍然持续存在（图 141.3）[20]。高海拔周期性呼吸在清醒时也可能发生，尤其是在思睡期，甚至发生在极端海拔的

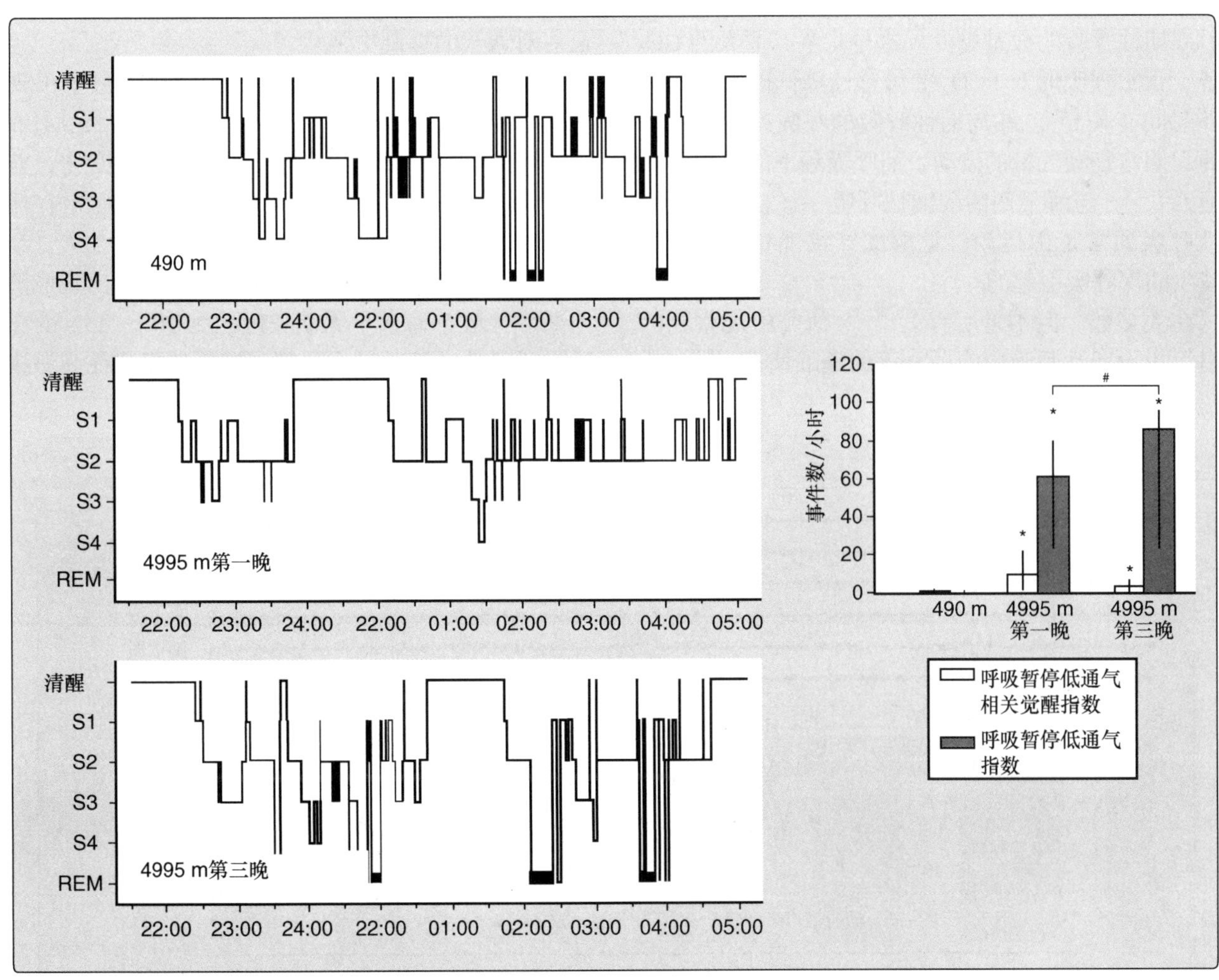


**图 141.3**　一名正常受试者在 24 h 内上升到 4995 m 处的雷吉纳玛格丽塔小屋后，与 490 m 相比，首夜的多导睡眠图显示总睡眠时间、慢波睡眠和快速眼动（REM）睡眠时间减少，觉醒次数增加。3 天的习服可以改善睡眠结构，表现为慢波睡眠和 REM 睡眠增加以及觉醒指数降低，尽管呼吸暂停和低通气进一步增加（见图），这表明周期性呼吸不是高海拔睡眠障碍的主要原因（From Nussbaumer-Ochsner Y，Ursprung J，Siebenmann C，et al. Effect of short-term acclimatization to high altitude on sleep and nocturnal breathing. Sleep. 2012；35：419.23.）

体育锻炼中[21-22]。

NREM 或 REM 睡眠期的过度通气在低氧暴露后立即出现，并随着时间的推移而加剧[23-24]。睡眠中最初缺氧的 10 min，潮气量开始出现波动，最终导致伴少量潮气量增加的簇状周期性呼吸，其间夹杂着呼吸暂停（图 141.4）。低氧会增加低于和高于正常呼吸的 $CO_2$ 化学敏感性。因此，$PaCO_2$ 更接近暂停阈值的 $PCO_2$，所以当 $PaCO_2$ 出现小幅度、短暂性下降时（如觉醒后的过度通气），就会导致呼吸暂停。在这些周期性循环中，动脉血氧饱和度（$SaO_2$）也会发生波动，并且通常下降到氧离解曲线上陡峭部分的某个点（根据海拔高度而定）。周期性呼吸模式的特征是周期长度较短，从 12 s 到 34 s，随海拔的升高而逐渐缩短[25-27]，这与心力衰竭患者中 40 ～ 90 s 的较长周期不同[28-29]。与心力衰竭患者较长的周期性呼吸周期相比，高海拔周期性呼吸的周期长度相对较短，这可能与心力衰竭患者中循环时间较短有关。一项研究发现，与随行的父亲相比，青春期前儿童上升到高海拔后周期性呼吸的数量更少。这与儿童有更大的 $CO_2$ 储备、正常呼吸时对 $PCO_2$ 的敏感性降低以及更短的循环时间有关[30]。在周期性呼吸的呼吸簇中，最明显的周期性是潮气量的波动，而呼吸频率的变化不太明显[22, 25]。与海平面的周期性呼吸一样，高海拔周期性呼吸通常是由运动、觉醒或导致现有 $PaCO_2$ 短暂减少的深呼吸引起的。

在大多数（但不是所有）[18, 32]研究中观察到的对高海拔周期性呼吸影响最显著的睡眠期是[13, 20, 31] REM 睡眠。在 REM 睡眠期，周期性呼吸会迅速并持续减少。这与周期性呼吸和中枢性呼吸暂停在心力衰竭[33]和阿片类物质使用[34]患者的 REM 期中相对罕见类似。可能归因于 REM 睡眠中 $PCO_2$ 储备增加，从而使现有 $PaCO_2$ 很难达到 $PCO_2$ 界定的暂停阈值[33]。

## 低氧血症和高碳酸血症的影响

在睡眠期间，通气量和血氧饱和度降低并低于清醒时的值，这些相对变化在高海拔和海平面是相似的[35]。但是，重要的区别在于，在高海拔基础（清醒期）的血氧饱和度较低，对 $CO_2$ 的化学敏感性增加，$PaCO_2$ 更接近暂停阈值的 $PaCO_2$。动脉氧分压下降并更接近氧解离曲线的下降部分，其值会使通气量呈指数增加。同样，由于低于正常呼吸的 $CO_2$ 化学敏感性增加，$PaCO_2$ 下降到更接近暂停阈值，当睡眠 $PaCO_2$ 低于该阈值时就会出现呼吸暂停[36]。因此，在高海拔时，气体分压的微小变化对通气有更大的影响，其中低氧对通气的刺激更强，短暂性低碳酸血症对通气的抑制更强。

暴露于低氧环境几分钟内就会在睡眠中出现中枢性呼吸暂停和周期性呼吸（图 141.5）。图 141.5 展示了在 4300 m 睡觉的旅居者的夜间呼吸变化，首先出现的是应对 $PaO_2$ 下降的过度通气，随后是在低通气和过度通气之间变化的潮气量和每分通气量（$\dot{V}E$）波动，然后（通常在单次吸气增强之后）出现成熟的周期性呼吸，通常是周期长度约为 20 ～ 25 s 的穿插呼吸暂停的成簇呼吸。这种周期性的模式在高海拔会

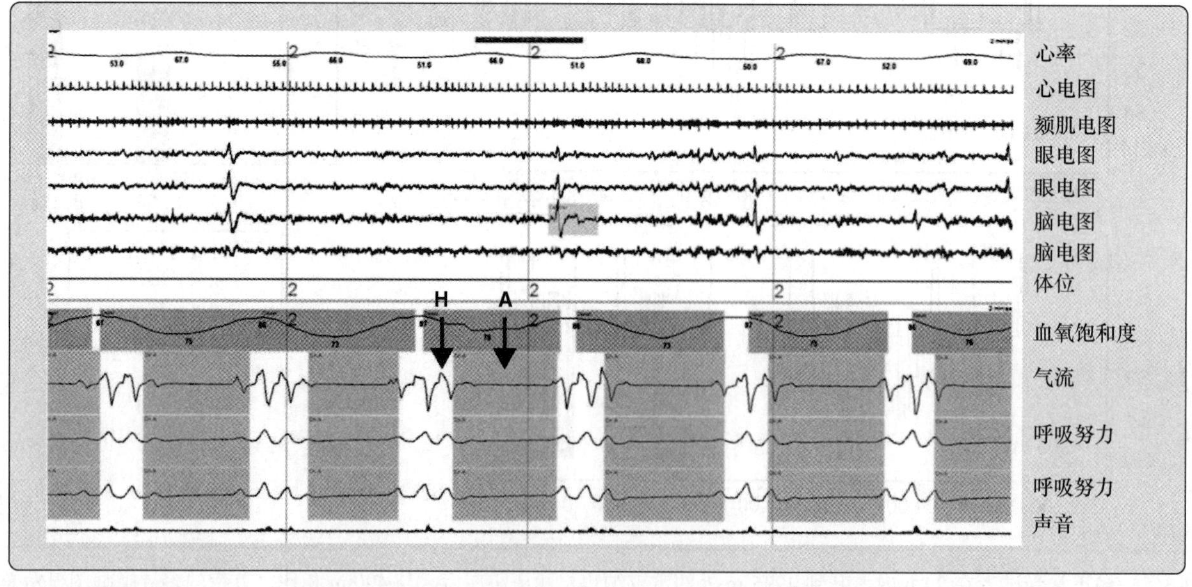


**图 141.4**　一名受试者在 5050 m 处的多导睡眠图（2 min），图中显示了周期性呼吸伴有中枢性睡眠呼吸暂停。箭头 H 表示过度通气，箭头 A 表示呼吸暂停。值得注意的是，并不是所有的呼吸暂停后都会出现脑电图觉醒。动脉血氧饱和度（$SaO_2$）读数显示血氧饱和度下降。鼻气流采用压力传感器测量。呼吸努力采用压电式绑带测量（From Ainslie PN，Lucas SJ，Burgess KR. Breathing and sleep at high altitude. Respir Physiol Neurobiol. 2013；188：233.56.）

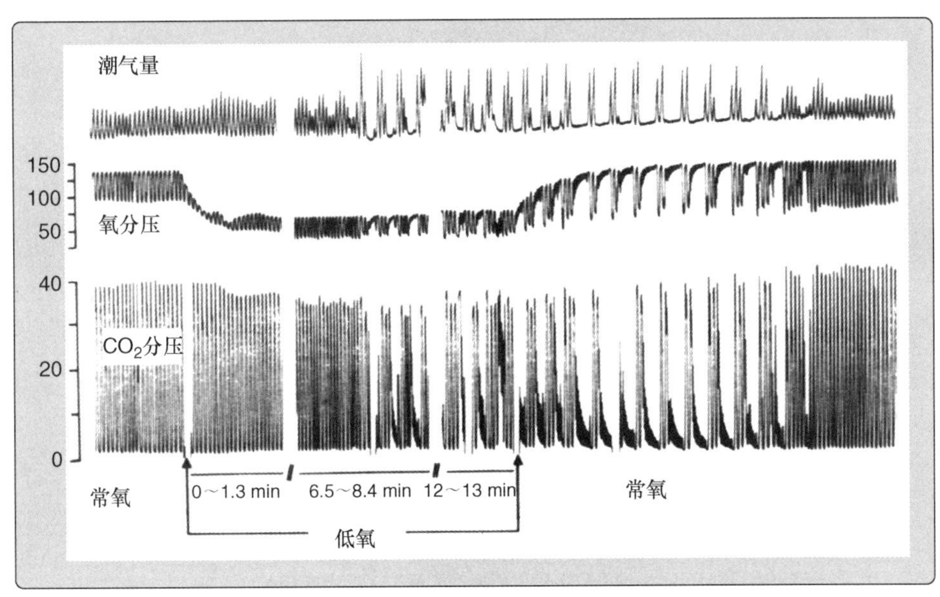


**图 141.5**　NREM 睡眠时突然暴露于模拟低氧环境（相当于海拔 4300 m）后周期性呼吸发展的时间进程及恢复正常氧分压后的缓解过程（见文字描述）（From Berssenbrugge A，Dempsey J，Iber C，et al. Mechanisms of hypoxia-induced periodic breathing during sleep in humans. J Physiol. 1983；343：507.24.）

持续几个晚上。如果突然恢复正常的血氧饱和度［通过增加吸入氧浓度（$FiO_2$）］，周期性呼吸会持续存在一小段时间但呼吸暂停时间延长，然后，随着过度通气减弱和 $PaCO_2$ 升高，周期性逐渐消失，恢复有节奏、稳定的呼吸模式。这种低氧所致簇状周期性呼吸模式出现的原因涉及周期模式中通气过度和通气不足部分对 $CO_2$ 的反应。首先，如前图所示（图 141.5），$PaCO_2$ 的变化与呼吸暂停和低氧相关周期性呼吸的发展以及恢复常氧后的缓解密切相关。其次，如果在低氧开始时通过吸入 $CO_2$ 来提高吸入气 $CO_2$ 浓度（$FiCO_2$）来防止低碳酸血症，则可以预防周期性呼吸的发生。此外，如果在周期性呼吸期间使 $PaCO_2$ 增加 1～2 mmHg，则可以恢复规律呼吸[23]。

关于 $PaCO_2$ 变化的重要性，其理论基础取决于低氧对两种“增益”的影响，这两种增益是倾向于通气不稳定的关键决定因素[33, 37]：化学敏感性（或控制器）增益，定义为应对高碳酸血症或低碳酸血症时通气增加或减少的斜率（$\Delta \dot{V}E/\Delta PaCO_2$）；效应器增益，或通过通气变化来消除 $CO_2$ 的效率（$\Delta PaCO_2/\Delta \dot{V}E$）（图 141.6）。低氧暴露会在相反的方向影响这些增益；稳态低碳酸血症性过度通气会降低效应器增益，效应器增益本身可以促进通气稳定性，而低氧血症会增加高于和低于正常呼吸的 $CO_2$ 化学敏感性，并缩小正常呼吸和暂停阈值之间 $PaCO_2$ 的差异（图 141.6）。后面的机制明显压倒了前者，从而增加了发生周期性呼吸的可能。

在周期性呼吸中过度通气时氧解离曲线左移，有利于肺部吸收氧气；相反，在呼吸暂停时氧解离曲线右移，有利于 $O_2$ 释放到组织中。这些发现表明，在周期性呼吸过程中可以持续进行合适的气体交换。

在海拔 3000 m 以上，$SaO_2$ 低于 90% 的情况下，几乎所有健康受试者的化学敏感性都充分升高，从而出现周期性呼吸（特别是在 NREM 睡眠期）。随着低氧暴露时间的延长和通气习服，效应器增益进一步降低，化学感受器敏感性进一步提高。因此，决定长时间暴露于低氧环境是否会导致周期性呼吸的一个主要因素［但不是唯一因素（见后文）］是在效应器增益和控制器增益进一步变化之间的平衡。关于低氧暴露的持续时间是否会增加、减少周期性呼吸或对周期性呼吸没有影响，目前研究结果不一致[38]。在低氧条件下增加 $FiCO_2$ 对呼吸节律的稳定作用也可能归因于效应器增益[37]的减少（即使 $PaCO_2$ 仅增加 1～2 mmHg[23]），而服用乙酰唑胺[39]或黄体酮等只要不增加化学受体增益，对通气刺激也是同样的效果[34]。因此，我们认为化学敏感性变化 / 效应器增益的净效应是高海拔低氧所致周期性呼吸的主要决定因素[33]。但是，如下文所述，其他重要的周期性呼吸的次级调节器也可能起作用。

## 周期性呼吸的次级调节器

为了应对低氧，特别是应对周期性呼吸过程中 $PaCO_2$ 的瞬时变化，脑血流会发生变化（平均约为 3% $\Delta$ CBF/mmHg $\Delta PaCO_2$）[40]。这种高敏感的脑血管反应性有助于调节动脉血与脑或脑脊液之间 $PCO_2$ 的差异，从而最大限度地减少 $PaCO_2$ 变化时脑细胞外液 $PCO_2$ 和［$H^+$］的变化。到达高海拔（5050 m）

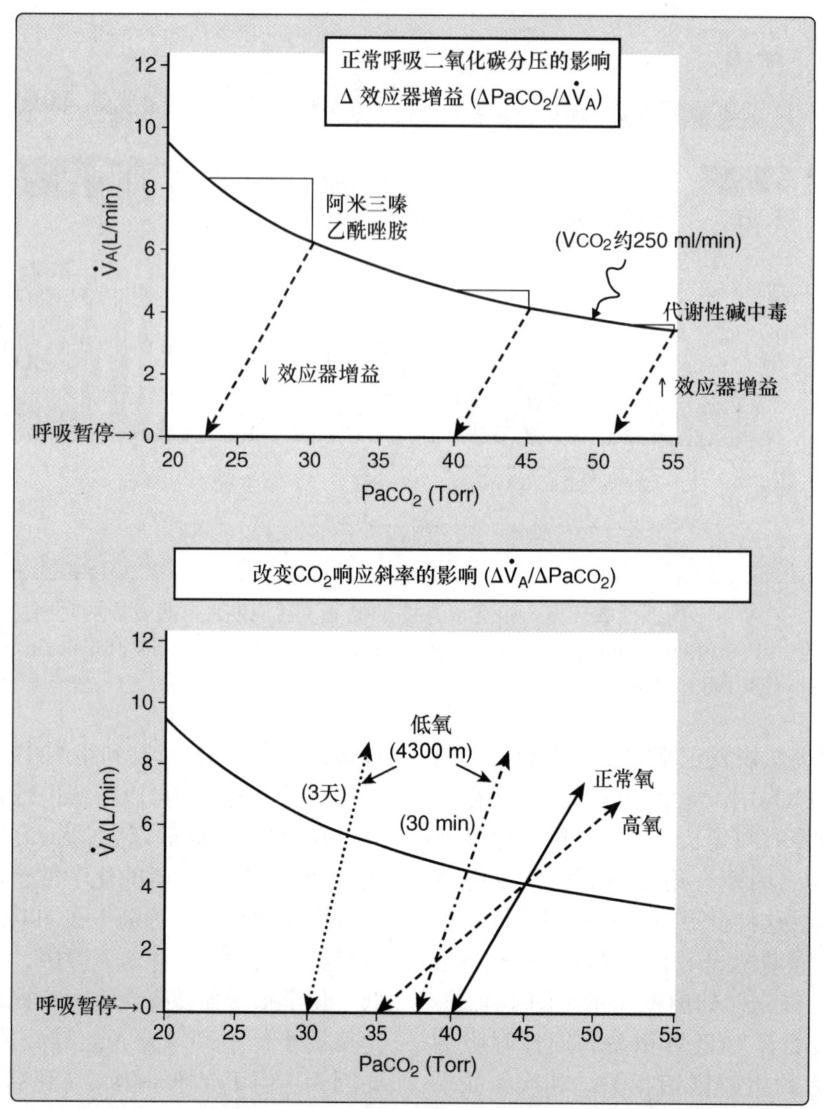


**图 141.6**　本图展示了在固定的静息 $VCO_2$ 下 $\dot{V}_A$ 与 $PaCO_2$ 的关系，用来说明效应器增益或控制器增益的变化如何影响 $CO_2$ 储备（正常呼吸 $PaCO_2$- 暂停阈值 $PaCO_2$）以及呼吸暂停和呼吸控制不稳定的可能。上图：通过刺激或减少正常呼吸的通气量来改变效应器增益，使 $PaCO_2$ 沿着与 $\dot{V}_A$ 和 $PaCO_2$ 相关的等代谢线移动，从而改变 $\Delta PaCO_2/\Delta \dot{V}_A$ 比率、$CO_2$ 储备和呼吸暂停 / 周期性呼吸的易感性。下图：正常受试者通过急性高氧或急性和慢性低氧改变控制器增益（$\Delta \dot{V}_A/\Delta PaCO_2$ 斜率），这种增益会改变 $CO_2$ 储备和呼吸暂停以及周期性呼吸的易感性。注意，在低氧情况下，控制器和效应器增益均会发生变化。在低氧的最初 30 min 内观察到的过度通气和 $CO_2$ 反应斜率增加在低氧 3 天后均有所增加。控制器增益增加超过了效应器增益减少的稳定作用（正常呼吸 $PaCO_2$ 减少），并且 $CO_2$ 储备显著减少，导致呼吸不稳定和呼吸暂停。$\dot{V}_A$，肺泡通气；$VCO_2$，二氧化碳产量（From Dempsey JA，Smith CA，Blain GM，et al. Role of central/peripheral chemoreceptors and their interdependence in the pathophysiology of sleep apnea. Adv Exp Med Biol. 2012；758：343.9.）

时，与入睡前相比，NERM 睡眠期脑血流速度增加，伴随着继发于脑血管对 $PaCO_2$ 反应性变化和周期性呼吸的大波动（图 141.7）[38]。在习服 2 周后，平均 CBF 恢复到海平面水平，但由于持续存在周期性呼吸，因此脑血流会继续出现大波动。当实验性降低脑血管对 $CO_2$ 反应的敏感性时（通过环氧合酶抑制），$PaCO_2/\dot{V}E$ 反应的斜率增加，$CO_2$ 储备减少[41]；在高海拔时周期性呼吸增强[38]。相反，通过静脉注射乙酰唑胺，脑血流速度和对 $PaCO_2$ 反应性的急性增加与高海拔地区清醒[42]和睡眠期[38]呼吸稳定性的改善有关。

在正常氧环境下的自然睡眠犬模型中，采用实验的方法提高左心房和肺血管的压力会刺激呼吸，提高 $CO_2$ 反应增益和控制器增益并减少 $CO_2$ 储备[43]。目前尚不清楚这些相同的影响是否与海拔相关的低氧所致的通气控制不稳定有关，因为在这些患者中肺血管阻力增加。

在突然去除化学感受器（或其他类型）通气刺激后，膈神经和呼吸运动输出的短期增强（short-term potentiation，STP）现象是一个强大的影响呼吸稳

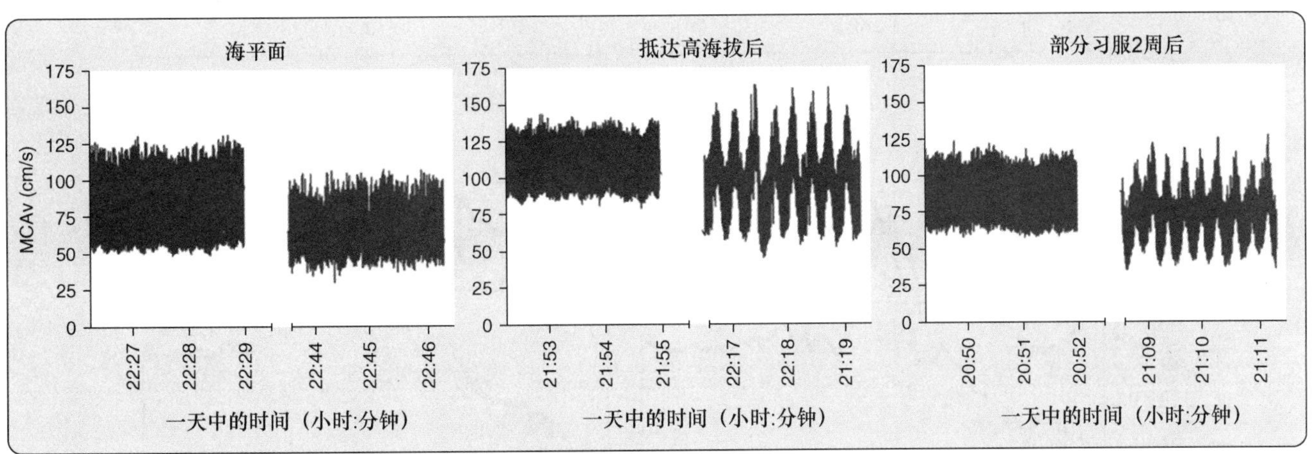


**图 141.7**　大脑中动脉血流速度（middle cerebral artery blood flow velocity，MCAv）在抵达高海拔后（中图）和部分习服 2 周后的变化。与海平面（≈ 10 cm/s）相比，抵达高海拔时和部分习服后，从清醒期（左侧）到 N2 期睡眠（右侧）的 MCAv 下降幅度相似。但是，与海平面相比，清醒期和睡眠期的 MCAv 水平在抵达高海拔时均有所升高，并有明显的波动（From Burgess KR，Lucas SJ，Shepherd K，et al. Worsening of central sleep apnea at high altitude—a role for cerebrovascular function. J Appl Physiol. 2013；114：1021.8.）

定性的因素，这会导致通气驱动逐渐消散而回到控制水平[44-45]。当呼吸暂停发生在短暂过度通气后的 NREM 睡眠时，这可能是低碳酸抑制以及肺延展对迷走神经影响的表现，这些影响超过了 STP 的刺激作用[45-46]。急性全身性低氧血症也有降低 STP 的作用，从而导致低氧时在睡眠中出现呼吸暂停和周期性呼吸[45]。最近的一项研究显示，与居住在低海拔地区的对照组相比，南美洲高海拔儿童的心脏自主神经调节发生变化。这表明，在高海拔暴露于慢性缺氧可能会重新校准自主神经系统，导致血管系统的变化[47]。

性激素对阻塞性睡眠呼吸暂停（obstructive sleep apnea，OSA）的保护作用表明了其对睡眠呼吸障碍的调节作用[48-49]。性激素可能通过其对呼吸中枢、上气道结构和功能、肺动力学、化学反射敏感性调节和效应器增益的影响而直接参与通气控制[50-52]。一项研究探讨了性激素对高海拔周期性呼吸潜在的保护作用，他们分别在海平面、3400 m 和 5400 m 对 23 名男性和 14 名绝经前期女性进行了睡眠研究。在海平面，所有受试者整个晚上的呼吸模式均正常。在海拔 3400 m，男性（AHI = 40 次 / 小时：中枢性呼吸暂停 77.6%，中枢性低通气 22.4%）和女性（AHI = 2 次 / 小时：中枢性呼吸暂停 58.2%，中枢性低通气 41.8%）的平均 AHI 存在显著而巨大的差异[53]。然而，随着海拔进一步上升至 5400 m，男性和女性的 AHI 均升高（男性 AHI = 87 次 / 小时：中枢性呼吸暂停 60.0%，中枢性低通气 40.0%；女性 AHI = 41 次 / 小时：中枢性呼吸暂停 73.2%，中枢性低通气 26.8%）。在这些数据中，尽管中枢性呼吸事件指数存在很大差异，但不同性别之间的夜间 $SaO_2$ 没有差异。但是，方法上的不足阻碍了这项调查得出明确的结论。另一项在海拔 4559 m 的研究发现，男性出现夜间周期性呼吸的频率比女性更高。周期性呼吸的增加与低氧化学敏感性的增强直接相关，这已经在海平面得到了验证[54]。这些数据表明，在低氧化学敏感性和高海拔周期性呼吸方面存在性别差异，男性发生高海拔周期性呼吸的风险更高。

综上所述，高海拔低氧所致周期性呼吸的发病机制显然是多方面的，尽管关键因素似乎是低氧诱导对 $CO_2$ 的化学敏感性增加，可能涉及原发性颈动脉体刺激和继发性中枢化学受体 $CO_2$ 反应的增强[55-56]。

## 高海拔睡眠

一项研究对上升到更高海拔（4995 m）的正常受试者进行了综合评估，他们发现在该海拔的第一晚，高海拔所致低氧血症与总睡眠时间、N3 期睡眠、REM 期睡眠减少和觉醒次数增加有关[20, 57]。睡眠中呼吸的特征为每分通气量增加、周期性呼吸和周期性血氧饱和度下降。经过 3 天习服后，尽管中枢性呼吸暂停和低通气进一步增加，但在海拔 4559 m 第 3 晚的 $SaO_2$ 和睡眠结构均部分改善，这表明周期性呼吸不是高海拔睡眠障碍的主要原因（图 141.3）。对健康的年轻男性在 490 m、1650 m 和 2590 m 的中央和额叶睡眠脑电图（electroencephalography，EEG）进行分析发现，高海拔会导致光谱功率密度估计所量化的慢波活动（0.8 ～ 4.6 Hz）减少（图 141.8）[58]。此外，在同一项研究中，慢波衍生的神经元同步化的变化与高海拔所致的精神运动学习功能受损有关。这些数据表明，高海拔引起的睡眠结构改变可能会导致白天的精神运动和认知功能受损[59]。

在 OSA 患者中，觉醒与气道负压的关系最密切，

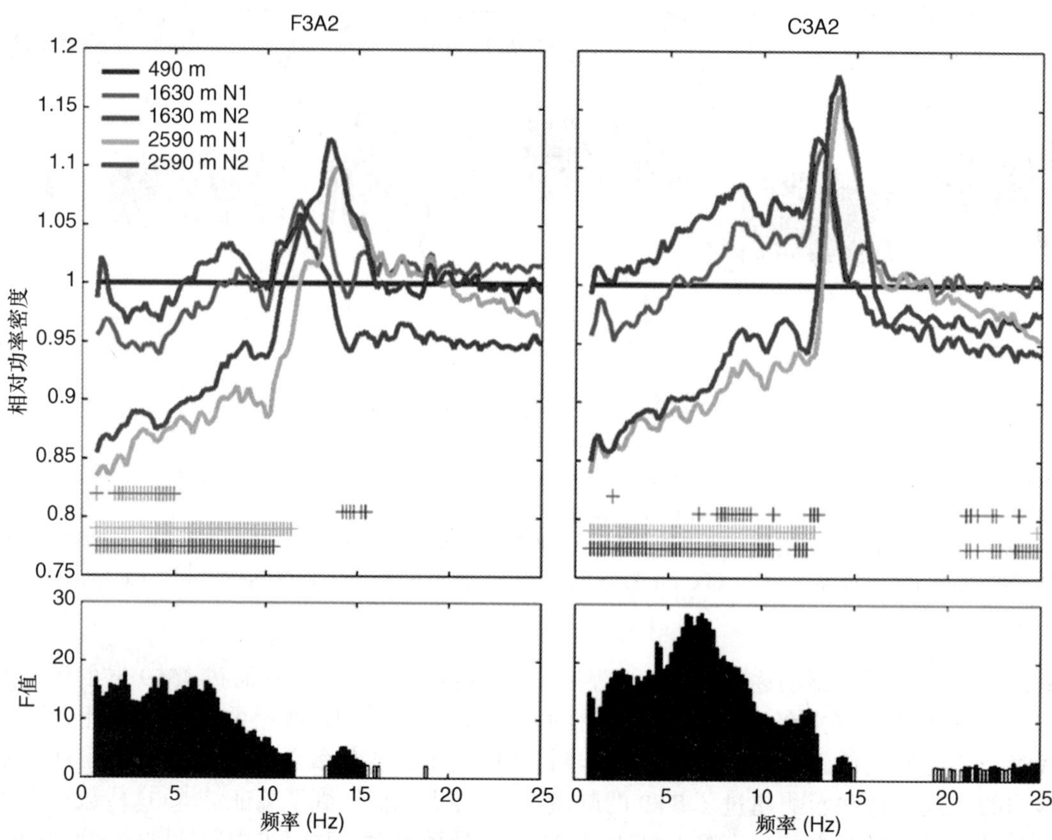


**图 141.8**　中等海拔下 NREM 睡眠期的相对脑电功率密度谱。上图：不同海拔［1630 m 和 2590 m，N1（第一晚）和 N2（第二晚）］相对于基线睡眠（490 m，数字 1 处的线）的功率谱。基线与不同海拔之间的差异（$P < 0.005$，事后配对 $t$ 检验）用"+"表示（$n = 44$）。频率分辨率：0.2 Hz。下图：因子混合模型方差分析（ANOVA）因子条件（490 m N1、1630 m N1、1640 m N2、2590 m N1 和 2590 m N2）中 $P$ 值显著的频率间隔 F 值不完整，因此将这两个夜晚排除在分析之外（Reproduced with permission. From Stadelmann K，Latshang TD，Nussbauer-Ochsner Y，et al. Impact of acetazolamide and CPAP on cortical activity in obstructive sleep apnea patients. PLoS One. 2014；9：e93931. doi：10.1371.）（见彩图）

与高碳酸血症水平的关系次之，与低氧水平的关系最小[60]。这种对周围刺激可调节的觉醒反应可以解释在高海拔睡眠结构的改善和周期性呼吸持续存在之间的差异。尽管在习服过程中睡眠结构改善的机制尚不清楚，但正如动物模型中所阐明的那样，在习服过程中觉醒神经回路可能会发生变化。臂旁核位于小鼠的喙侧脑桥，是从脑干到前脑的内脏感觉信息的中继节点，它接收来自感知高碳酸血症和低氧的梯形后核和孤束核以及来自应对呼吸暂停相关肺负压的上气道传入神经的化学感受信息[61]。通过光遗传学的方法抑制臂旁核神经元后，小鼠未能在高碳酸血症时醒来，并且对 $CO_2$ 反应的觉醒潜伏期增加了 4 倍[61]。

目前对于高海拔 REM 期的变化尚没有一致结论，REM 睡眠有不变的（实地研究）[13, 31, 62]、增加的（实地研究）[63-64]或减少的（低压氧舱或实地研究）[14, 18, 20]。这些研究中海拔对 REM 期影响的不一致性可能与环境（低压氧舱与实地研究）、海拔上升速度、体力消耗程度（被动运输与攀登）及睡觉时海拔的差异有关。睡眠质量的主观评价与对正常睡眠时间的客观评价之间存在差异。在高海拔度过几晚后，总睡眠时间和睡眠结构都有所改善，但是受试者仍然会抱怨失眠。这很可能与高海拔地区的睡眠碎片化有关，尽管睡眠时间正常累积，但睡眠片段化也会使之产生失眠的印象[13, 65-66]。

总之，在上升到高海拔后的前两个晚上，睡眠时间通常接近正常或缩短，伴有 NREM 睡眠阶段的 1 期和 2 期睡眠（"浅"睡眠）增加，3 期睡眠（"深度"睡眠）减少。在相同海拔的第 3 晚睡眠质量似乎有所改善，表现为慢波睡眠和 REM 睡眠增加，但这需要进一步研究。周期性呼吸在睡眠中占相当大的比例，经常伴随觉醒和睡眠连续性中断。值得注意的是，在同一海拔高度，睡眠结构在第 2 ~ 3 晚会有所改善，但周期性呼吸持续存在，这表明周期性呼吸不是高海拔睡眠障碍的主要原因。

## 长期习服后的高海拔睡眠

在海拔 4330 m 的南美洲安第斯山脉，当地健康人的睡眠时间和阶段分布与低海拔地区的受试者相当[67]。但是，艾马拉高地人却存在周期性呼吸，伴随着周期性血氧饱和度下降和血细胞比容升高[68]。在高海拔夏尔巴人中也有类似的发现，但在低海拔夏尔巴人中却未观察到[69]。这可能是高海拔引起的 $SaO_2$ 使睡眠期间的 $SaO_2$ 向解离曲线较陡部分移动，从而放大了通气节律障碍对 $SaO_2$ 的影响。在吉尔吉斯斯坦的高海拔居民中的研究发现，无论是否存在高海拔肺动脉高压（一种海拔高度相关的慢性疾病），其睡眠结构都与低海拔的居民相似[70]。但是，高海拔居民的 AHI（主要是阻塞性事件）明显高于低海拔居民。一项比较了海拔 4000 m 藏族和汉族居民的研究提示，民族或遗传差异可能是这一现象的主要原因。该研究在模拟海拔 2261 m 和 5000 m 的低压舱中进行了睡眠研究。研究发现，在较高的海拔，藏族受试者比汉族受试者出现更多的周期性呼吸、更高的 $SaO_2$ 和更好的睡眠结构[71]。

## 高海拔疾病

### 大气压下降引起的生理效应

一项比较低压性低氧（在高海拔睡觉）和常压性低氧（在海平面低压舱内睡觉）个体睡眠呼吸障碍的研究发现，与常压性低氧相比，低压性低氧对睡眠呼吸障碍的影响更大，表现为更差的睡眠结构。另外一项研究对 13 名健康青年男性（平均年龄 34±9 岁）在模拟海拔高度（低压氧舱，$FiO_2$ 为 13.6%，气压为 715 mmHg，模拟海拔 3450 m）、真实海拔（高海拔研究站，$FiO_2$ 为 21%，气压为 482 mmHg）和对照条件（未工作的低压氧舱，$FiO_2$ 为 21%，气压为 718 mmHg，正常大气条件）下进行了多导睡眠呼吸监测。研究发现，在低氧情况下，N3 期和 REM 期睡眠时间以及平均 $SaO_2$ 显著下降，而在低压性低氧条件下进一步显著下降。在低压性低氧人群中，AHI、血氧饱和度下降次数和心率显著升高。尽管样本量相对较小，但研究表明，除了低氧导致睡眠呼吸障碍外，气压下降是否也起了一定的作用目前尚不清楚，还需要进一步的研究[72]。假设生理效应仅是由氧分压（$PiO_2$）引起，而不考虑环境的压力和吸入气氧浓度（$FiO_2$）共同作用，该假设称为等效气体高度（equivalent air altitude，EEA）模型。由于后勤保障容易实现，许多试验试图在实验过程中使用低压氧舱（在常压下）模拟高海拔[73]。这样的实验设计依赖于 EAA 模型，该模型在 2000 m 以上的高度可能无效[74]。

由于存在多种混杂因素，如暴露在高海拔和低氧环境中的时间、温度变化以及在高海拔环境中实验的后勤保障运输负担导致的小样本量等，很难对在高海拔进行的生理性研究进行比较，但有证据表明，气压降低对人体生理学有独立的影响，其病理生理学尚不清楚[73]。

### 急性高山病和高原性肺水肿

快速海拔上升与广为人知的急性海拔适应不良临床综合征——AMS 有关。根据定义、研究环境和人群的不同，AMS 在海拔 3000 m 的患病率约为 20%，在 5000 m 的患病率约为 50%[75]。典型的症状是头痛、食欲不振、恶心、呕吐和精神敏锐度下降。有研究发现，AMS 与高海拔周期性呼吸有关[76]。失眠究竟是 AMS 的一部分，还是高海拔适应不良的一个独立类型，目前还存在争议。失眠已经从评估 AMS 的常用工具路易斯湖量表（Lake Louise questionnaire）中被移除[77-78]。显然，头痛和其他提到的 AMS 症状可能造成高海拔相关的非恢复性睡眠，并且失眠在高山旅行者和登山者中非常常见。

很少有研究评估在高海拔的认知表现。一项研究发现，适应不良的登山者在高海拔的认知功能下降是 AMS 的一个方面，这很可能部分反映了低氧血症对中枢神经系统的影响，以及低碳酸血症和睡眠片段化对大脑血管收缩的影响[79-80]。当没有 AMS 相关症状的健康人抵达至海拔 5050 m 时会出现精神运动反应时间延迟和一系列认知测试受损的表现[81-82]。关于适应良好登山者的数据非常少，一项研究发现，即使在 7500 m 的极端海拔也没有证据表明他们存在明显的认知功能障碍[83]。

高原性肺水肿（high-altitude pulmonary edema，HAPE）是另一种类型的高海拔适应不良，它比 AMS 要少见得多。在海拔 3000 m 以下很少观察到，在海拔 4559 m 适应不良登山者中的患病率约为 5%。HAPE 的病理生理与高海拔低氧血症导致肺动脉压过度升高、肺灌注分布不均匀、肺毛细血管通透性增加以及由此导致的血浆蛋白和红细胞渗漏到肺泡间隙有关[84-85]。尽管这些症状在海拔上升后的早期最为常见，此时睡眠障碍和周期性呼吸也最为明显，但目前尚不清楚睡眠中特征性的周期性呼吸是否与这些综合征的发展或严重程度相关。但是，与对照组相比，周期性呼吸在罹患 HAPE 的登山者中很常见[86-87]。

高海拔暴露对生理系统的不良影响是复杂的，但主要涉及中枢神经系统和心肺调节。海拔上升速度和低氧暴露程度是 AMS、睡眠障碍、周期性呼吸和 HAPE 风险的主要决定因素。AMS 和睡眠结构在逐渐习服后得到改善，尽管周期性呼吸持续存在，但对睡眠连续性的影响最小。即使是长期居住在高海拔的居民，高海拔习服也不能完全恢复海平面或低海拔的生理功能。

## 慢性高山病

当地人和长期居住在高海拔的居民可能会出现慢性高山病，也称为蒙赫（Monge）病。这是一种红细胞过度增多综合征，伴有头痛、头晕、呼吸困难和睡眠障碍。该综合征的病理生理机制存在争议，它可能与海拔、通气驱动下降和肺功能障碍的合并作用导致的更严重的低氧血症有关。与正常人相比，慢性高山病患者在睡眠时表现为更严重的低氧血症，但呼吸障碍指数不增加[88-90]。这些受试者还表现出更严重的日间低氧血症，因此睡眠相关的血氧饱和度下降在这些患者肺心病发展中的主要作用仍不确定。

## 先前存在的心肺疾病和高海拔

随着越来越多的低海拔居民前往高海拔地区，OSA、慢性阻塞性肺疾病（chronic obstructive pulmonary disease，COPD）、“长新冠”（long COVID）[90a]和心力衰竭等患者也会到高海拔旅行、睡眠和生活。高海拔暴露往往会使这些人的心肺功能恶化。

## 睡眠呼吸暂停

高海拔睡眠中的呼吸暂停和低通气主要是中枢性的，并伴有胸腔和腹部活动减少[12, 16, 23, 31-32]，无打鼾或其他睡眠相关的上气道阻塞证据。一项在中度 OSA 患者中进行的研究发现，他们在低海拔（60 m）的平均 AHI 为 26 次 / 小时，而在模拟海拔 2750 m 时阻塞性事件完全被中枢性呼吸暂停所取代。他们认为，OSA 消失与呼吸频率增加和上气道张力增加有关，而中枢性睡眠呼吸暂停出现与低碳酸血症有关[63]。另一项比较了常压性低氧和低压性低氧睡眠障碍差异的交叉研究发现，与常压性低氧相比，低压性低氧会引起更严重的呼吸紊乱和睡眠结构的改变[72]。在一项纳入中重度 OSA 患者的随机交叉设计研究发现，暴露于中等海拔（大于 2590 m）会加重这些未经治疗患者的低氧血症，增加中枢性呼吸暂停和低通气的次数，但阻塞性呼吸暂停仍然存在[91]。一些研究中发现，在高海拔地区 OSA 事件向中枢性事件的转变可能反映了低氧通气驱动的增加，这可能会增加上气道肌肉的活动[92]。相反，对生活在中等海拔（2400 m 以上）的受试者在低于居住地海拔（1370 m）的地方进行睡眠监测，发现 AHI 在较低海拔（1370 m）降低。这可能主要与中枢性事件减少有关；阻塞性呼吸暂停的次数没有变化，尽管其在低海拔的持续时间更长[93]。

由于持续气道正压通气（continuous positive airway pressure，CPAP）治疗在高海拔地区旅行期间既不可行也不方便，许多 OSA 患者在高海拔地区旅行期间会停止治疗。研究表明，这些患者在中等海拔（1650 m 或 2590 m）就会出现明显的低氧血症和睡眠呼吸暂停加重，主要以中枢性事件为主[91]。此外，患者模拟驾驶表现受损、血压升高、心律失常发生率增加和 QT 间期延长[94]。一项随机、安慰剂对照研究表明，自动 CPAP 治疗联合乙酰唑胺可使高海拔 OSA 患者的呼吸障碍正常化，并显著改善血氧饱和度[95]，同时单独使用乙酰唑胺治疗优于不使用任何治疗[96]。基于这些研究，OSA 患者在高海拔地区旅行期间继续使用 CPAP 治疗似乎是可取的。如果 CPAP 治疗不可行，患者在前往山区时使用乙酰唑胺也可能从中获益[97]。

## 慢性阻塞性肺疾病

最近一项包含 40 名受试者的随机交叉研究表明，与低海拔（490 m）相比，诊断为中度至重度 COPD［COPD 定义为 2017 年全球阻塞性肺疾病倡议（GOLD）指南中的 2 ～ 3 级，或临床医生对患者病史和临床检查的评估，或 $FEV_1/FVC < 0.7$，$FEV_1 \geq 30\%$ 且 $\leq 80\%$ 的预测值］的受试者在更高海拔（1650 m 和 2590 m）的 $SaO_2$ 降低，AHI 升高（主要是中枢性呼吸暂停 / 低通气的增加）。在较高海拔，受试者还存在慢波睡眠较少，清醒时间更长，AHI 更高，睡眠后警觉性更低[98]。

## 心力衰竭

一项针对稳定型心力衰竭患者［平均左心室射血分数（left ventricular ejection fraction，LVEF）29%，峰值 $VO_2 > 50\%$ 预测值］的研究表明，即使在运动中，他们也能很好地耐受短时间暴露于 3454 m 海拔[99]。另一项研究通过分析 16 例失代偿性心力衰竭患者（平均 LVEF ＜ 24%，NYHA Ⅲ～Ⅳ级，失代偿性心力衰竭的临床症状，以及脑钠肽升高）住院 48 h 内的 PSG 结果发现，尽管没有既往诊断的睡眠呼吸暂停病史或使用 CPAP 的治疗史，但所有患者都出现了睡眠呼吸暂停（平均 AHI 为 45 次 / 小时）。大多数患者存在严重的阻塞性和中枢性睡眠呼吸暂停、夜间低氧血症，并且近一半患者存在陈-施呼吸[100]。虽然对高海拔右心衰竭急性失代偿在理论上有一定的关注，但在这方面还需要更多的研究。高海拔引起的肺动脉压升高所致的右心室后负荷增加似乎并没有达到临床关注的程度。低氧性血管收缩的风险可能是一个令人担忧的问题，但可能仅在不到 1% 的患者中发生[101]。

## 高海拔疾病的防治

高海拔睡眠紊乱与其他健康的高海拔旅行者在高海拔出现的 AMS 的预防和治疗是相似的。分阶段、逐步上升到高海拔地区是缓解睡眠相关症状和预防 AMS 的有效方法，但这可能不方便或不可能，比如不适用于飞往高海拔的研究。药物治疗包括碳酸酐酶抑制剂和催眠药物。无创正压通气或无效腔呼吸面罩也被认为是可能的治疗方法，但是，对于登山者或除休闲观光外的其他高海拔游客来说，这些都是不切实际且不方便的。

### 睡眠障碍

有研究表明，替马西泮在治疗高海拔睡眠障碍方面具有安全性和潜在作用[102-105]。替马西泮能缩短睡眠潜伏期，减少觉醒次数，提高睡眠效率，增加 REM 期睡眠，使登山者在 4000 m 以上的主观睡眠质量更好[103，105]。非苯二氮䓬类镇静剂唑吡坦和扎来普隆均被发现能改善高海拔睡眠结构和巩固睡眠。一项在模拟海拔 4000 m 的环境下对这些药物的研究和另一项在 3613 m 对徒步旅行者的研究表明，与安慰剂相比，这两种药物都能提高睡眠效率，减少觉醒次数，并且唑吡坦还能增加慢波睡眠。但是，这两种药物都对夜间呼吸模式或 $SaO_2$ 没有作用，也没有降低日间认知功能或躯体表现[106-107]。重要的是，唑吡坦能改变登山者醒后的认知功能和姿势控制，这可能与它的药效持续时间长有关，这引发了人们对在高山环境中使用该药物安全性的担忧[108]。

### 周期性呼吸

乙酰唑胺是一种碳酸酐酶抑制剂，可提高高海拔人群睡眠期间动脉血氧饱和度的平均值和稳定性，并明显减少睡眠期出现周期性呼吸的时间和比例[109-111]。由于乙酰唑胺可以同时改善高海拔周期性呼吸和 AMS，它可能有助于改善登山者的睡眠质量。乙酰唑胺对男性和女性的周期性呼吸都有用，但对男性作用更为明显[54]。乙酰唑胺是一种呼吸兴奋剂，通过增加肾碳酸氢盐的排泄引起代谢性酸中毒和过度通气。这些变化模拟了习服的自然过程[39]。乙酰唑胺用于预防 AMS 的有效剂量为每日两次，每次 125 mg，在海拔上升前一天、海拔上升过程中以及抵达最高海拔高度后两天的时间服用。如前所述，替马西泮（7.5 mg 或 10 mg）可以改善睡眠，但对高海拔的呼吸既没有好处也没有坏处。醋甲唑胺是乙酰唑胺的亲脂性类似物，其副作用比乙酰唑胺少，已被用于治疗高海拔疾病[112]。

如前所述，氧气治疗可通过扩大 $PCO_2$ 储备来改善周期性呼吸。但是，除了治疗 HAPE 和高原脑水肿外，在高海拔使用氧气的后勤保障问题阻碍了其常规使用。其他治疗方式，包括无创通气和增加无效腔通气，均已被证明可以改善周期性呼吸。在常压性低氧实验中，通过增加无效腔通气来提高现存的 $CO_2$ 可以显著改善 AHI[112]。在提出建议以支持无效腔通气能改善高海拔旅行过程中出现的周期性呼吸之前，应进一步评估该方法的实地应用。

## 结论

上升到高海拔后会出现睡眠中的频繁清醒，这在一定程度上反映了高海拔周期性呼吸造成的睡眠片段化。这种呼吸模式表现为中枢性呼吸暂停和低通气与过度通气交替出现，主要由高海拔外周化学感受器的低氧刺激和二氧化碳化学敏感性的增强引起。当 $PaCO_2$ 低于正常呼吸阈值时，就会促进中枢性呼吸暂停的发展。

睡眠紊乱会随着在高海拔的时间推移而减少（习服）。已被证明可改善高海拔周期性呼吸和 AMS 临床综合征的治疗方法包括提前服用乙酰唑胺来改善高海拔周期性呼吸和 AMS 相关的临床症状。乙酰唑胺是一种碳酸酐酶抑制剂，可以减轻呼吸性碱中毒，对抗低氧对外周化学感受器的影响。短效苯二氮䓬类药物和其他催眠药物可以改善睡眠质量，但对睡眠中的呼吸没有明显的有益或不利影响。

### 临床要点

- 高海拔的睡眠最初受外周化学感受器低氧刺激的影响，导致 $PCO_2$ 储备扩大，让现存 $PCO_2$ 接近暂停阈值。这就会导致周期性呼吸、中枢性呼吸暂停、低通气和频繁觉醒。
- 高海拔睡眠障碍的特点是深睡眠减少，慢波功率谱密度降低。在习服期间，睡眠结构得到改善，但周期性呼吸仍然存在。
- 高海拔周期性呼吸的有效治疗方法包括乙酰唑胺。此外，某些苯二氮䓬类药物也可以改善高海拔睡眠障碍。

## 小结

暴露于高海拔会给整个身体，特别是心肺系统带来巨大压力。高海拔旅行的人可能会因感到窒息或呼吸急促而从睡眠中醒来。客观观察发现，在高海拔地区，睡眠阶段通常从较深的睡眠转向较浅的睡眠，同时伴随着渐强渐弱的一种特征性呼吸模式，即周期性呼吸。这种周期性通常包括 2 ～ 4 次呼吸，由中枢性呼吸暂停与下一阶段的过度通气隔开。

在低氧环境中，睡眠期出现呼吸暂停和周期性呼吸的主要原因与控制器或反馈增益升高有关，从高于和低于正常呼吸的 $CO_2$ 反应斜率急剧增加可以得到论证。高海拔周期性呼吸似乎反映了急性海拔上升时呼吸处于一个两难的困境，即低氧刺激的促进作用与低碳酸性碱中毒的抑制作用相互对抗，这样的结果是产生呼吸幅度的变化。呼吸暂停时 $PCO_2$ 升高，这反过来又会减少碱抑制和增强低氧刺激。然后触发过度呼吸，通过减少低氧和增加碱中毒来减少呼吸刺激，从而导致反复呼吸暂停。在睡眠中随着通气刺激的减少，与海拔相关的呼吸暂停的发生率增加。

在高海拔出现的较差的主观睡眠质量，似乎反映了传统睡眠 EEG 分期和频谱分析所显示的深睡眠减少。此外，频繁觉醒导致的睡眠片段化的部分原因与周期性呼吸模式有关，但也会自发发生。高海拔习服与更好的睡眠质量有关。

高海拔周期性呼吸及其相关的 AMS 综合征最常见的治疗方法是预防性服用乙酰唑胺。乙酰唑胺是一种碳酸酐酶抑制剂，可能通过降低呼吸控制系统的 $PCO_2$ 阈值和效应器增益来发挥作用。最近的研究结果表明，苯二氮䓬类药物和其他助眠药物可以改善睡眠质量，而对呼吸没有明显的有利或不利影响，但可能对醒后的认知表现有不良影响。

## 致谢

感谢 Shahrokh Javaheri 博士和 Jerome Dempsey 博士为本章前一版做出的贡献。它是本章的基础。

### 参考文献和拓展阅读

请扫描书后二维码，获取参考文献和拓展阅读资源。

# 成年阶段睡眠呼吸障碍的演变

第 142 章

Andrew W. Varga

李桃美　郝凤仪　译　唐向东　审校

**章节亮点**

- 成年人中阻塞性睡眠呼吸暂停（obstructive sleep apnea，OSA）的患病率随年龄增长而增加，但具体的患病率取决于如何定义 OSA。
- OSA 随年龄的演变在男性和女性中不同，在女性中，绝经期性激素下降形成了加速 OSA 发展的特定因素。
- 影响 OSA 严重程度随年龄增长的因素包括慢波睡眠减少、觉醒阈值降低、咽部易塌陷性和咽部阻力增加。
- 尽管 OSA 的患病率随年龄增长而增加，但在晚年，个体 OSA 严重程度可能更多地受 BMI 波动的影响，而不是随着年龄增长持续增加。
- 嗜睡是 OSA 常见的临床后果，但是与年轻人和中年人相比，嗜睡在老年人中是一种比较少见的临床后果。
- 有证据表明，OSA 可加速 β 淀粉样蛋白和 tau 蛋白的沉积，这些蛋白与阿尔茨海默病的发病机制相关，并可能加速认知衰退。治疗 OSA 是否能够减缓或逆转这些变化尚不清楚。
- 在中年人中，冠状动脉血管疾病是 OSA 公认的后果，但这种风险在老年人中降低。相反，OSA 导致脑血管疾病的风险在老年人中仍然增加。
- 有证据表明，在中年人中，伴有嗜睡的 OSA 是抑郁症的危险因素，但这种风险在老年人中降低。

## 阻塞性睡眠呼吸暂停的患病率随年龄增长

阻塞性睡眠呼吸暂停（obstructive sleep apnea，OSA）是一种以睡眠期反复发生的上气道部分或完全阻塞为特征的疾病，可以发生在任何年龄，甚至包括婴儿，但儿童 OSA 的患病率和病理生理学与成人有所不同，特别是在青春期前。第 178 章介绍了儿童睡眠呼吸障碍，第 192 章专门探讨了老年人的睡眠呼吸暂停。在成年人中，OSA 的患病率随年龄增长而增加，但一些因素会使这一点变得复杂而并不容易确定，这些因素包括 OSA 定义的准确性和 OSA 的定义是否仅需要满足每小时最低的呼吸事件次数。经典的威斯康星睡眠队列研究（Wisconsin Sleep Cohort Study）[1] 仅关注了 30 ～ 60 岁的中年人，他们发现 24% 的男性和 9% 的女性的呼吸暂停低通气指数（apnea-hypopnea index，AHI）≥ 5 次 / 小时，其中低通气被定义为血氧饱和度下降至少 4%（AHI4% ≥ 5 次 / 小时）。如果将阻塞性呼吸暂停低通气综合征定义为 AHI4% ≥ 5 次 / 小时并同时存在日间过度嗜睡，则仅有 4% 的男性和 2% 的女性符合上述诊断标准。

随后进行了多项涵盖各个年龄阶段的大规模流行病学研究。在一项名为 HypnoLaus 的基于社区人群的大型研究中，采用了 AASM 2012 年判读规则中低通气的定义（气流下降≥ 30% 并持续至少 10 s，伴随觉醒或血氧饱和度下降≥ 3%），并同时在研究中报告了 AHI3A。根据年龄将受试者分为两组（40 ～ 60 岁和 60 ～ 85 岁），他们发现在年轻组中 26.8% 的受试者 AHI3A ≥ 15 次 / 小时（男性 39.6%，女性 13.9%），在老年组中为 48.7%（男性 64.7%，女性 35.2%）[2]。这表明，随着年龄增长，男性和女性 OSA 的患病率均增加，尽管总体男性的患病率较高。有趣的是，无论男性还是女性，OSA 患者中日间过度嗜睡的患病率［定义为 Epworth 嗜睡量表（ESS）超过 10 分］在年轻受试者中均更高，尽管他们 OSA 的严重程度最低（AHI3A 为 5 ～ 15 次 / 小时）。但是，在 OSA 严重程度较高（AHI3A ＞ 15 次 / 小时）的受试者中，这种差异非常小。在纳入各个年龄阶段的多项研究中已经一致的证实了 OSA 患病率随年龄增长而增加这一主要发现，这些研究中不同程度的差异可能与 OSA 的判定和定义有关。丹麦 60 岁人群 OSA 的患病率是 30 岁人群的 5.7 倍[3]，澳大利亚 60

多岁人群的患病率是 30 多岁人群的 5.5 倍[4]，波兰 70 岁以上人群的患病率是 40 多岁人群的 2.9 倍[5]，西班牙 60 多岁人群的患病率是 30 多岁人群的 5.8 倍[6]，美国 65 ～ 100 岁男性的患病率是 20 ～ 44 岁人群的 3.1 倍[7]，美国 65 ～ 100 岁女性的患病率是 20 ～ 44 岁人群的 11.7 倍[8]，印度 60 ～ 64 岁人群的患病率是 30 ～ 39 岁人群的 7.2 倍[9]，巴西 70 多岁男性的患病率是 30 多岁人群的 5.3 倍[10]，巴西 70 多岁女性人群的患病率是 30 多岁人群的 7.9 倍[11]。

## 阻塞性睡眠呼吸暂停随年龄增长的病理生理学

女性绝经期性激素的下降可能在 OSA 患病率增加中起了一些特定的作用[11-13]。绝经后女性脂肪量增加[14]，随着脂肪比例的增加，脂肪的分布倾向于躯干的脂肪沉积[15]。绝经后女性腰围增加（提示躯干脂肪增多）与更严重的 OSA 有关[16]。性激素也可以影响上气道咽部扩张肌。研究发现，与绝经前女性相比，绝经后女性颏舌肌的时相性和紧张性张力峰值降低，而在使用激素替代治疗的绝经后女性中未观察到这种现象[17]。药物诱导睡眠内镜发现，与绝经前女性相比，绝经后女性存在更明显的解剖性阻塞，尤其是在咽腭和舌咽水平[18]。尽管成年女性 OSA 患者的血清孕酮、雌二醇和 17-OH 孕酮水平较低[19]，但是一项小型随机对照研究发现，激素替代治疗能提高血氧饱和度和降低动脉二氧化碳分压，但并不能改善 AHI[20]。尽管绝经期加重 OSA，但考虑到男性 OSA 的患病率也随着年龄增长而增加，很明显还存在其他与衰老有关的内在因素在起作用。

睡眠结构随年龄变化最显著的特征就是慢波睡眠（非快速眼动期 3 期）减少和片段化增加[21-23]。与其他非快速眼动睡眠期相比，慢波睡眠是一种很难出现呼吸暂停和低通气的睡眠阶段[24]，这可能归因于以下特征：觉醒阈值升高[25]、颏舌肌张力增加[26]以及气道易塌陷性降低［表现为临界闭合压（Pcrit）降低］[27]。无论在哪个睡眠阶段，老年人上气道的一些特征易导致呼吸暂停或低通气。多项研究一致认为，口咽长度随年龄的增长而变长（尽管男性和女性可能有所不同）[28-30]，但上气道直径的变化尚缺乏一致结论。尽管一项研究发现几乎所有上气道直径均会随年龄增长而变窄[31]，但其他研究显示上气道横截面积增加[30, 32]。咽部易塌陷性[33-34]和阻力[33, 35]随年龄增长而增加，表现为老年人[36]在睡眠起始时颏舌肌张力进一步下降和上气道反射敏感性降低[37]。颏舌肌对低氧反应降低与衰老有关[38]，尽管对高碳酸血症并非如此[39]。研究显示，非 OSA 患者的觉醒阈值随年龄增长而降低[40-41]。这可能会增加睡眠中呼吸事件的发生频率，但同时可能降低单个事件的严重程度（例如，呼吸事件持续时间或相关的血氧饱和度下降）。老年人环路增益较年轻人[34, 42]降低的发现表明，通气控制敏感性可能不是 OSA 患病率随年龄增长而增加的一个重要因素。

尽管 OSA 患病率随年龄增长而增加，但个体 OSA 的严重程度在特定年龄后可能不会恶化。一项持续 18 年的纵向研究对老年人的 OSA 严重程度进行了每 2 年一次的评估，他们初始评估时的平均年龄为 72.5 岁，研究结果显示，OSA 严重程度的变化与年龄无关，主要取决于体重指数（BMI）的变化[43]。其他纳入起始入组年龄大于 60 岁并平均随访 3 年[44]、5 年[45]或 7 年[46]的纵向研究发现，在起始 OSA 严重程度最低的患者中严重程度略有恶化，而在起始 OSA 严重程度最高的患者中 OSA 严重程度略有改善。这些研究中 OSA 严重程度与 BMI 的相关性较小。

## 阻塞性睡眠呼吸暂停随年龄增长的后果：嗜睡

由于存在很多影响因素，要了解老年 OSA 的后果是比较复杂的。许多与 OSA 相关的健康后果会随年龄的增长而更常见，并且同时受一些与衰老相关的因素和相互作用的驱动，这最终可能会削弱 OSA 对健康相关后果的单纯作用。OSA 较常见的直接后果是日间嗜睡和认知功能受损，主要在注意力和执行功能方面。但是，嗜睡作为 OSA 的后果在老年人群中的发生率实际上会下降。在一项纳入 200 多名社区居住老年人的研究中发现 OSA 是非常常见的，超过 50% 人群的 AHI4% ＞ 5 次 / 小时[47]。但是，随着 OSA 严重程度的增加，各组之间嗜睡的 ESS 评分并没有显著差异，并且非 OSA 组、轻度 OSA 组和中到重度 OSA 组的 ESS 评分范围为 4 ～ 6 分。在许多直接比较年轻受试者与 60 ～ 65 岁 OSA 严重程度（中到重度）匹配的老年受试者的研究发现，老年人的 ESS 评分始终小于等于年轻人的评分[48-52]，并且一项荟萃分析也发现老年 OSA 患者的 ESS 评分更低[53]。OSA 相关的嗜睡程度随年龄增长的差异可能与多种因素有关，包括老年人觉醒指数较高[41, 54]，以及抑郁引起的嗜睡程度在年轻人中更为常见[55]。

## 认知功能下降和阿尔茨海默病的风险

尽管在老年人中 OSA 对嗜睡的影响降低，但他们可能存在认知功能下降和发展为痴呆的风险，特别是阿尔茨海默病（Alzheimer disease，AD）[56]。一项荟萃分析发现，与年龄匹配的对照组相比，AD 患者出现 OSA 的风险增加 5 倍[57]，这就为 OSA 是 AD 的危险因素和（或）AD 的病理生理学促进了 OSA 的发生提供了可能。由于在记忆明显改变之前的数年或数十年内[58]，AD 患者中会出现 β 淀粉样蛋白和 tau 蛋白的沉积，从而形成神经炎斑和神经原纤维缠结，同时也会出现突触变化，因此大部分研究的关注点主要集中在明确 OSA 对认知功能正常的老年人发展为临床前期 AD 的病理改变和未来认知衰退方向的影响。参加骨质疏松性骨折的老年女性患者，若存在客观测试诊断 OSA 时，出现轻度认知功能障碍或痴呆的风险是年龄匹配但非 OSA 女性的 2 倍[59]。另外一项 AD 神经影像学整合的研究纳入了通过自我报告诊断的老年 OSA 患者，发现其在 2.5 ～ 3 年的时间内[60]会出现更明显的 β 淀粉样蛋白和 tau 蛋白沉积，并且比没有自我报告 OSA 的人平均早 11 年出现轻度认知功能障碍[61]。横断面的研究发现，认知功能正常的老年人中 β 淀粉样蛋白和 tau 蛋白沉积随 AHI 的升高而增加[62-63]，这种关联与 ApoE 基因型相关[64]。此外，纵向研究发现，即使认知功能没有变化，AHI 升高仍然与 β 淀粉样蛋白沉积负荷增加相关[47]。

老年 OSA 患者的治疗效果，特别是气道正压通气（positive airway pressure，PAP）治疗效果的研究较少。较少的研究提示 PAP 治疗可能是有用的。一项研究将轻度 AD 患者随机分配到 3 周的 PAP 治疗和 3 周的假 PAP 治疗，发现两组之间认知功能变化没有明显差异[65]，但继续使用 PAP 治疗 1 年的患者的认知功能衰退较未继续治疗的患者慢[66]。在轻度至中度 AD 合并重度 OSA 的患者中，在随访的 3 年内，接受持续气道正压通气（continuous positive airway pressure，CPAP）治疗的患者的年平均认知功能衰退（根据简易精神状态测试评分）显著慢于未接受 CPAP 治疗的患者[67]。在认知功能正常的老年患者中，通过自我报告诊断 OSA 并接受 CPAP 治疗的人数较少，但是他们出现轻度认知功能障碍的平均发病年龄比未接受治疗的患者晚 10 年（与自我报告无已知 OSA 诊断的患者类似）[61]。在认知功能正常的轻度 OSA（AHI4% ＞ 5/ 小时）的中年患者中，尽管至少接受 PAP 治疗 30 天并不能引起脑脊液 tau 蛋白或 β 淀粉样蛋白的显著改变，但 PAP 治疗时的 AHI 变化量与脑脊液 tau 蛋白和 β 淀粉样蛋白的变化量存在显著相关性[68]，表明 PAP 治疗更严重的 OSA 患者的认知功能的改善可能会有更大的益处。一项探讨 CPAP 治疗 3 个月对老年重度 OSA 患者认知功能影响的小样本随机临床研究发现，CPAP 能改善执行功能以及情境性和短时记忆[69]。这与一项早期 CPAP 在老年 OSA 患者中的随机临床研究的结果不一致，后者发现 CPAP 治疗 3 个月仅能改善嗜睡，但并不能改善认知功能[70]。这些研究结果的差异可能与 OSA 严重程度的纳入标准不同或随机接受 CPAP 治疗患者的依从性不同有关。

## 脑血管疾病的风险

在老年人中，OSA 对大脑健康的风险也可能源自于脑血管疾病。在一组平均年龄为 60 岁的寻求睡眠测试的人群中，在校正多个已知的脑卒中危险因素后，OSA 与 4 年内发生脑卒中或死亡的风险增加有关[71]。这些发现在两项纳入更大年龄人群（平均年龄 70 多岁）的研究中得到了证实。在第一项研究中，重度 OSA（AHI4% ＞ 30 次 / 小时）与 6 年内发生脑卒中的风险增加有关[72]，而在第二项研究中，重度夜间低氧血症（夜间≥ 10% 的时间存在血氧饱和度低于 90%）与 7 年内发生脑卒中的风险增加有关[73]。值得注意的是，研究发现平均年龄为 70 岁的重度 OSA 患者脑卒中风险增加，但接受 PAP 治疗的患者脑卒中的风险显著降低[74]。在首次出现脑卒中或短暂性脑缺血发作的老年人中，合并 OSA 的患者接受 PAP 治疗与再次出现脑卒中[75]或死亡[76]的风险降低有关。一项荟萃分析纳入几个探讨 PAP 对初次脑卒中后被诊断为 OSA 的患者效果的随机对照研究，发现 PAP 治疗后神经功能后果全面改善，尽管不同研究之间存在较大异质性[77]。

## 冠状动脉疾病的风险

在老年人中，OSA 引起冠状动脉疾病的风险似乎比脑血管疾病小。尽管在中年人中 OSA 与冠状动脉疾病的风险增加有关[78-80]，但在大于 70 岁的男性中并未观察到风险增加。与此相关的另外一项研究仅在老年患者中发现 OSA 与脑卒中发生风险增加有关，但并未发现与冠心病发生风险增加有关[74]。尽管老年患者中 OSA 与心血管疾病死亡风险增加有关[81]，但这种风险归因于脑卒中或心力衰竭所致的死亡，而不是缺血性心脏病。老年人中 OSA 在脑血管疾病和冠状动脉疾病中风险的显著差异可能与脑卒中病理生理的异质性有关[82]，除了局部血栓形成外，脑卒中还存在出血性和栓塞性的病因。OSA 对高血压的风险似乎与对冠状动脉疾病的风险类似，中年人的风险更为明确，但在老年人却不太明显。尽管一项纳入平均年龄为 68 岁的患者的纵向研究发现，重度 OSA 与 3 年内高血压的发生相关[83]，但是在另外两项纳入 60 岁以上[84]或 65 岁以上[85]患者的纵向研究中并未发现 AHI 与收缩性 / 舒张性高血压的相关性。

## 抑郁症的风险

抑郁症在中年人中的发病率最高，但是它在老年人中仍然是一个突出的问题，并且在两个年龄组中，女性均更容易出现抑郁症[86]。一项涵盖了 54 ～ 93 岁中老年患者的研究发现，伴有嗜睡的 OSA 与抑郁症显著相关[87]。尽管一项通过柏林问卷评估 OSA 风险的研究发现，与无抑郁症的老年患者相比，老年抑郁症患者出现 OSA 的风险增加[88]。但其他在不同 OSA 严重程度的老年患者中的研究并未发现抑郁症的风险增加[89]，而且在 70 岁之后，OSA 的发生风险与抑郁症之间的关系减弱[90]。睡眠与血管终点（Sleep and Vascular Endpoints，SAVE）研究是一项探讨 PAP 对心血管疾病二级预防效果的研究，该研究纳入了平均年龄为 61 岁的患者，尽管抑郁评分不是其主要研究结果，但值得注意的是，与对照组相比，随机接受 PAP 治疗的患者的抑郁症评分显著降低[91-92]。

### 临床要点

- 尽管 OSA 的患病率随着年龄的增长而增加，但最常见的老年 OSA 的严重程度是轻度，这为多种有效的治疗方法选择提供了可能。
- 衰老与多种生理性因素相关，这些因素会增加 OSA 的严重程度。但是，这些因素在晚年时会趋于平稳，因此在老年人中，OSA 的严重程度不会随着年龄的增长而增加，但可能会因 BMI 的变化而改变。
- OSA 可能会加速 β 淀粉样蛋白和 tau 蛋白的沉积，这些蛋白与阿尔茨海默病的发病机制有关，同时加速认知衰退。OSA 的治疗是否能够减缓或逆转这些变化目前尚不清楚。

## 总结

成年人 OSA 的患病率随年龄的增长而增加，但精确的患病率取决于如何定义 OSA，包括对低通气的定义、符合疾病诊断标准的每小时呼吸事件的次数，以及是否存在相关的日间症状。衰老与上气道生理和神经生理的变化相关，这可能是 OSA 患病率随年龄增长而增加的原因，包括慢波睡眠减少、觉醒阈值降低、咽部塌陷性和咽部阻力增加。此外，对于女性来说，绝经期性激素的下降会增加脂肪量，使脂肪重新分布并且倾向于沉积在躯干，同时也会降低颏舌肌的时相性和紧张性肌张力峰值，这些都可能导致 OSA 的发生或恶化。尽管日间嗜睡是 OSA 非常常见的临床后果，但与年轻和中年人相比，老年人在 OSA 严重程度相同的情况下往往较少出现日间嗜睡。抑郁症和广义上定义的心血管疾病是中年人 OSA 相关的危险因素。随着进一步衰老至晚年，似乎 OSA 与冠状动脉疾病的特定风险减小，而与脑血管疾病的风险仍然增加。在晚年，OSA 与 β 淀粉样蛋白和 tau 蛋白（AD 的致病性蛋白）的沉积增加有关，同时可能加速认知功能衰退的速度。

### 参考文献和拓展阅读

请扫描书后二维码，获取参考文献和拓展阅读资源。

# 心血管疾病

# 第 16 篇



## 第 143 章

## 导论


*Shahrokh Javaheri*，*Luciano F. Drager*，*Geraldo Lorenzi- Filho*

饶培俊　译　刘梅颜　审校


**章节亮点**

- 心脑血管疾病患病率高，发病率和死亡率高，经济成本巨大。其包括全身性高血压、冠状动脉疾病、充血性心力衰竭、卒中和短暂性脑缺血发作。
- 该领域最重要的进展之一是认识到睡眠障碍（比如睡眠呼吸暂停）在已确定的心血管疾病患者中极为常见，如果存在，可能导致预后恶化。
- 重要的是，睡眠障碍也是各种心血管疾病的潜在原因。这种双向关系在充血性心力衰竭和卒中中得到了很好的建立，这可能导致睡眠障碍，如失眠和睡眠呼吸暂停。本章对这一篇节，（包括睡眠和心血管疾病的几个章节）进行了概述。
- 阻塞性睡眠呼吸暂停（OSA）最常见的后续影响就是卒中，一项随机临床试验的敏感性分析显示，气道正压通气（PAP）可减少卒中，但其他心血管终点无显著改善。
- 总体来说，阴性研究存在方法学问题：患者每晚使用 PAP 少于 4 h；排除了困倦患者；排除了严重 OSA 患者。使用多种主要结果，而不是单一结果，特别是大脑后果，且持续时间短。

## 引言

心血管疾病患病率高，发病率和死亡率高，经济成本巨大。每年，美国心脏协会都会与疾病控制和预防中心、美国国立卫生研究院和其他政府机构一起更新有关心血管疾病影响的统计数据。根据 2021 年的更新[1]，心血管疾病（包括冠心病、心力衰竭、卒中和高血压）的患病率在 20 岁及以上成年人中为 49.2%（2018 年为 1.269 亿人），并且随着年龄的增长，男性和女性的患病率都在增加。不包括高血压，心血管疾病（仅 CHD、心力衰竭和卒中）的患病率为 9.3%（2018 年为 2610 万人）。2018 年，估计死于心血管疾病的人数为 868 662 人，相关的巨大经济影响为 3634 亿美元。

这些患有心脑血管疾病的人中有许多患有失眠、肥胖、睡眠呼吸障碍以及相关疾病，如糖尿病、抑郁症和高脂血症，所有这些都可能影响这些患者的发病率和死亡率，以及前文提到的巨大的健康相关成本。

关于睡眠和心血管疾病的这一篇侧重于睡眠障碍（睡眠呼吸障碍和失眠）和心血管疾病［心力衰竭、急性心肌梗死、心律失常、高血压、卒中和短暂性脑缺血发作（transient ischemic attack，TIA）］之间的双向关系。

## 睡眠不足对心血管系统的影响

据估计，约 35% 的成年人睡眠不足，睡眠不足定义为睡眠少于 7 h（见第 5 章）[1]，熬夜与几种心血管和代谢结果有关，包括普遍和偶发肥胖，以及全因心血管疾病死亡率[2-3]。在这方面，我们还强调睡眠质量差与心血管疾病的双向关系，反之亦然。

### 未来方向

在一项随机对照试验中，增加总睡眠时间或治疗失眠是否会逆转上述不良后果仍有待确定。

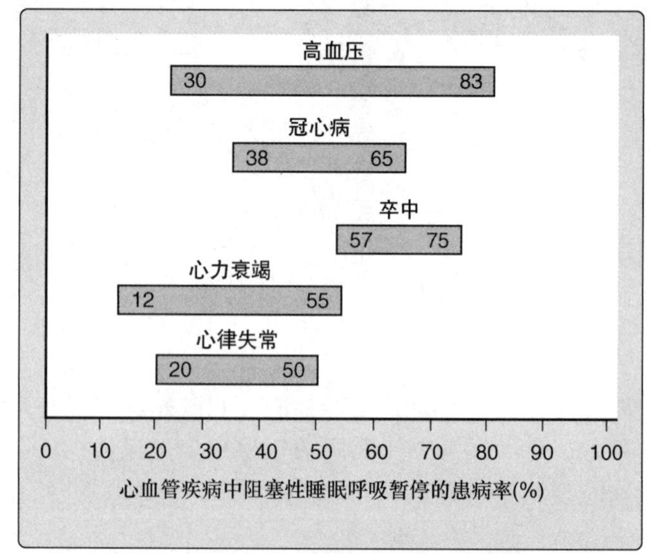


**图 143.1**　各种心血管疾病中阻塞性睡眠呼吸暂停的患病率（%）。下限总是使用至少 15 次 / 小时的呼吸暂停低通气指数，表明存在中度至重度 OSA［With permission from Javaheri S, Barbe F, Campos-Rodriguez F, et al. Sleep apnea：types, mechanisms, and clinical cardiovascular consequences. J Am Coll Cardiol. 2017；69（7）：841-58.］

## 睡眠相关的呼吸紊乱对心血管系统的影响

阻塞性睡眠呼吸暂停（OSA）的患病率正在上升，部分与肥胖[4]有关，实验动物和人类的基础科学和生理学研究的激增，以及流行病学和临床研究，支持了睡眠呼吸暂停与各种心血管疾病的双向联系[5]，类似于失眠和心血管疾病，如前所述（见第 151 章）。

有大量证据表明，OSA 在已有心脑血管和代谢性疾病的患者中极为常见[5]，例如，在高血压、冠状动脉疾病、心房颤动、2 型糖尿病和代谢综合征患者中，OSA 的患病率为 30% ～ 83%（图 143.1）。另一方面，OSA 在很大程度上没有得到充分诊断和治疗。除了医学界的意识较低外，也有证据表明，在转介给睡眠专家的患者中观察到的与 OSA 相关的典型症状，如白天过度嗜睡，在已确诊心脑血管疾病的患者中往往不存在[6-8]。

然而，当这些人在实验室进行物理测试时，多次睡眠潜伏时间可能是异常的[9]。

急性期，OSA 与许多不良后果相关（图 143.2），包括 $PO_2$ 和 $PCO_2$ 的改变、胸内压的大幅负波动和唤醒，共同造成血流动力学后果，神经激素激活，氧化应激，生化和细胞异常，炎症介质（如细胞因子）的释放，以及黏附分子的表达增加，导致白细胞附着于内皮细胞及其跨膜迁移[5]。这些反应是内皮功能障碍综合征中涉及的病理过程的基础，内皮功能障碍综合征是动脉粥样硬化、高血压、卒中、心力衰竭和冠状动脉疾病的基础病理生理机制。

由于上述异常，再加上血压的周期性变化导致血管壁压力、冠状动脉和脑血流的变化，以及氧输送的减少，OSA 可能是动脉粥样硬化的病因或促成因素。鼻腔持续气道正压通气（CPAP）治疗 OSA 可减弱动脉粥样硬化的替代标志物[10]，此外，一些随机对照试验（其中一些采用 24 h 动态血压监测）表明，使用 CPAP 治疗 OSA 可降低体循环高血压[5]（见第 147 章），这是脑血管疾病的主要原因。重度 OSA 和顽固性高血压患者接受 CPAP 治疗，对高血压的治疗效果最好[5]（见第 147 章）。虽然血压的下降幅度往往很小，但已有研究表明，长期来看，即使是很小的血压下降，也会显著降低脑血管和心血管疾病的发病率。因此，在 OSA 患者中，即使是很小的血压下降（长期使用 CPAP 能维持血压下降），从临床和公共卫生的角度来看也都是有意义的。此外，使用 CPAP 治疗 OSA 可能会对血管疾病产生额外的保护作用，因为 OSA 可能通过除高血压以外的多种机制导致心脑血管疾病。无论其确切机制如何，观察性研究一致表明，OSA 与心血管死亡率增加独立相关，CPAP 治疗 OSA 与心血管死亡率降低相关。

尽管有上述研究，但 SAVE（睡眠呼吸暂停心血管终点）试验[10]（检验 CPAP 对心血管疾病发生影响的最大随机对照试验）结果是中性的。在这项试验中，2687 名有 OSA 和心血管疾病的患者被随机分

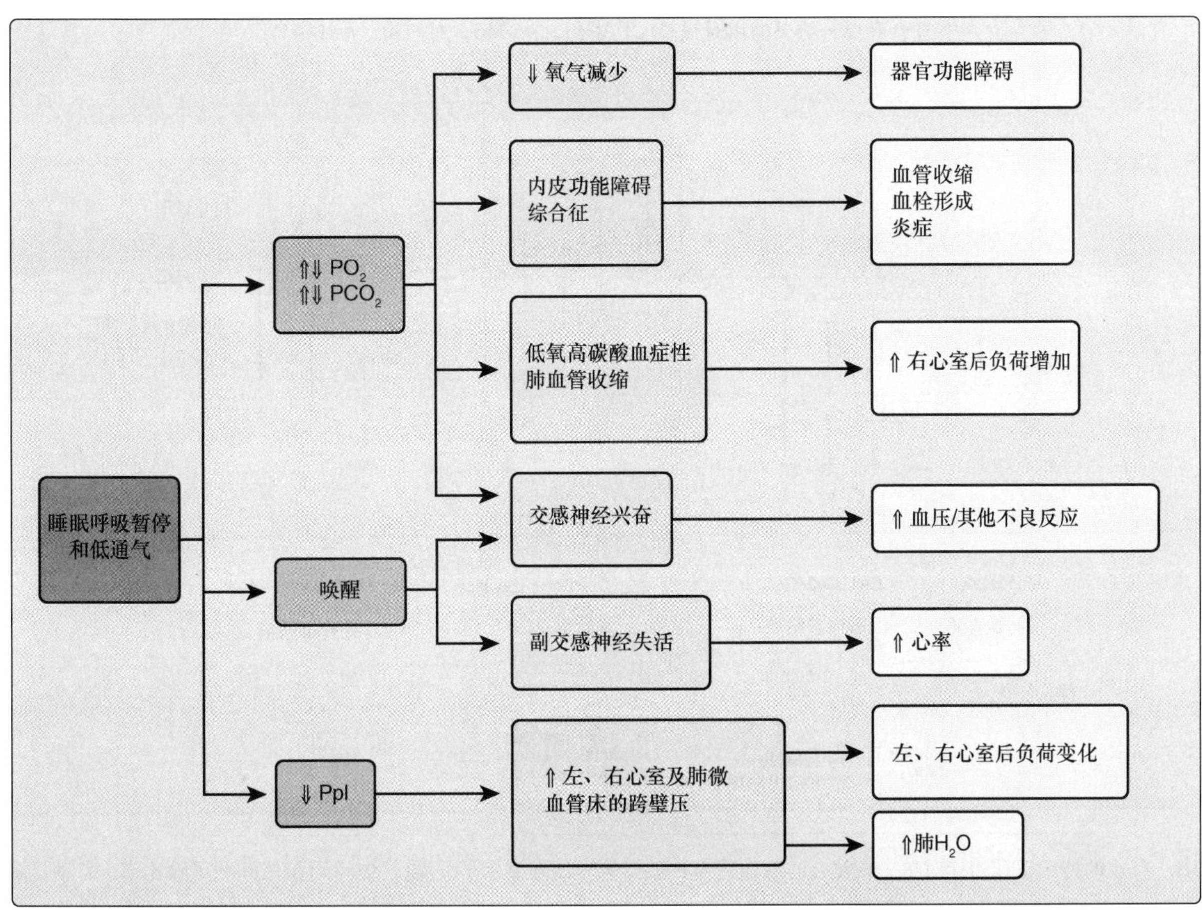


**图 143.2** 睡眠呼吸暂停和低通气的病理生理后果介导心血管不良后果。胸膜压力（$P_{PL}$）是心脏和其他血管结构周围压力的替代指标。$PCO_2$，血液中二氧化碳分压；$PO_2$，血液中氧分压（With permission from Javaheri S. Cardiovascular diseases. In：Kryger MH，Avidan AY，Berry RB，editors. Atlas of Clinical Sleep Medicine. 2nd ed. Saunders；2014：316-28.）

配到 CPAP 组或常规治疗组。经过平均 3.7 年的随访和平均每天 3.3 h 的 CPAP 使用，意向治疗分析显示，CPAP 治疗在复合终点（任何心血管原因导致的死亡、心肌梗死、卒中、心力衰竭住院、不稳定型心绞痛或 TIA）没有益处。

最近西班牙随机对照试验的结果也令人失望。在 ISAACC 试验中[11]，1868 例伴有 OSA［呼吸暂停低通气指数（AHI）≥ 15 次 / 小时］和无 OSA（AHI ＜ 15 次 / 小时）的急性冠脉综合征非嗜睡［Epworth 嗜睡量表（ESS）＜ 10］患者被随机分组至 CPAP 组或常规护理组。在 3.4 年的随访期间，与 SAVE 试验相似，在 CPAP 组和无 CPAP 组中，心血管死亡、急性心肌梗死、非致死性卒中、因心力衰竭住院和因不稳定型心绞痛或 TIA 住院的复合终点率相似。CPAP 组的平均依从性为 2.8 小时 / 晚，而 SAVE 试验的平均依从性低于 3.4 小时 / 晚。第 149 章讨论了 ISAACC 试验。

## 未来方向

我们从 SAVE 试验中学到了很多，详见其他文献[12-14]。ISAACC 试验也有类似的缺陷。在对 5 项随机对照试验的荟萃分析中，我们报道了在 CPAP 使用者中，只有脑血管结果而非心血管结果的改善（图 143.3）。我们建议未来的试验不应根据 AHI 阈值、低氧血症严重程度或白天过度嗜睡排除严重 OSA 患者，在两项试验中均排除了此类受试者。根据流行病学研究和 OSA 的病理生理结果，卒中（不是心脏病理）是 OSA 最常见的后续结果。因此，我们建议，在第一项试验中，OSA 的脑结果（TIA 和卒中、卒中死亡）应被视为唯一的结局（而不是多个心脑血管共同终点的组合，这可能会削弱治疗对脑结局的积极影响）。在这两项试验中，多种 OSA 的后果被结合在一起。此外，由于在试验中对治疗（药物或 PAP）的依从性是潜在有利结果的最关键决定因素，因此阴性结果可能与不良依从性有关。我们建议长期预随机化使用 CPAP，并且只将使用 CPAP 至少 5 h、持续 2 个月左右的受试者进行随机化。我们必须强调，这种预随机化策略在心力衰竭试验药物治疗中经常使用。

另一种方法是表型导向治疗，因为 OSA 似乎有

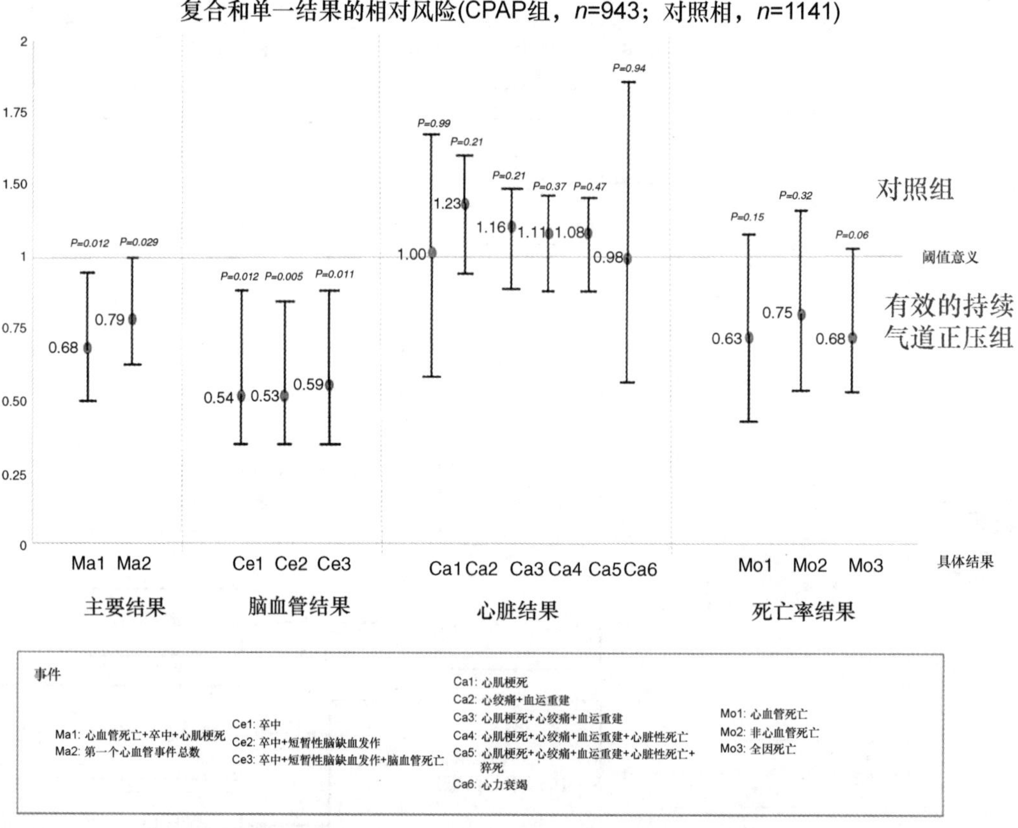


**图 143.3**　有效的持续正压治疗对单一或复合心脑血管事件的影响。该图显示了 Y 轴上 95% 可信区间的风险比率。X 轴显示不同类型的个体和复合心血管事件，分组对应（从左到右）：研究的主要结果、研究的次要结果、脑血管结果、心脏结果和死亡结果［Reprinted with permission of the American Thoracic Society. Copyright © 2025 American Thoracic Society. All rights reserved. Am J Respir Crit Care Med. 2020；201（5）：607-610. doi：10.1164/rccm.201908-1593LE. The American Journal of Respiratory and Critical Care Medicine is an official journal of the American Thoracic Society. The authors，editors，and The American Thoracic Society are not responsible for errors or omissions in translations.］

不同的表型。然而，这种方法取决于找到针对特定表型的有效治疗方法，参考其他文献关于心力衰竭中的 OSA 的内容[15]。

## 睡眠相关呼吸障碍对心力衰竭的影响

在过去的几年里，我们已经认识到 OSA 和中枢性睡眠呼吸暂停（CSA）在无症状和有症状的左心室功能障碍患者中都很常见。有症状的充血性心力衰竭患者，特别是左心室射血分数降低的患者，OSA 和 CSA 的患病率最高，尤其是后者[8]（见第 149 章）。

多项研究表明，OSA 和 CSA 的存在与已经处于肾上腺素能亢进状态的心力衰竭患者交感神经活动增加有关，随机对照试验显示，CSA 治疗可减少交感神经过度活动。此外，观察性研究表明，OSA 和 CSA 都与再入院人数增加和过早死亡率过高有关。

我们注意到，目前为止，还没有随机对照试验显示 OSA 的治疗可以提高心力衰竭患者的死亡率。然而，在有 CSA 的心力衰竭患者中进行了两项大型随机对照试验[16]：第一项是采有 CPAP，第二项是采用自适应伺服通气装置。这些试验将在第 149 章中详细讨论。

考虑到自适应伺服通气算法，我们预测使用该设备治疗 CSA[17] 将提高心力衰竭患者和这种睡眠障碍患者的死亡率。不幸的是，这项自适应伺服通气的大型随机对照试验显示出治疗的阴性结果[15]，我们也从这个试验中学到了一些东西[17]，正如我们从 SAVE 试验中学到的一样，前面讨论过（详见第 149 章）。

### 未来方向

目前临床试验正在进行中。其中一项试验使用了带有改进算法的 ASV。具体来说，算法的改进包括可变呼气末压力（一种类似于自动滴定 PAP 的算法），以及能够将吸气压力支持设置为医生选择的所需水平，而不是设备的默认设置。

正在进行的第三期随机对照试验使用夜间低流量氧气（由浓缩器提供，与相同浓缩器提供的相似流量的室内空气相匹配）治疗心力衰竭中的 CSA，主要终点是心力衰竭再入院和死亡率（见第 149 章）。

此外，最近，单侧膈神经刺激起搏器已被美国食品和药物管理局批准用于治疗各种原因的 CSA，包括与心力衰竭[18-19]有关的 CSA，这是令人兴奋的，因为起搏器是由心内科医生静脉放置的，并根据一套算法启动膈神经，以消除睡眠期间的中枢性呼吸暂停。与 PAP 设备的面罩治疗相比，依从性实际上是完全的（详细信息见第 149 章）。迫切需要使用该装置进行大型随机对照试验，以确定 CSA 治疗是否会提高心力衰竭患者的死亡率。

最后，在未来几年内，随着我们对心力衰竭中 OSA[15]和 CSA[20]各种表型和内型的潜在机制的深入了解，可能会有针对性的治疗，希望降低患者的发病率和死亡率。

### 临床要点

- 随机对照试验得出结论，使用 CPAP 治疗 OSA 并不能改善 OSA 的心血管影响。
- 一项随机对照试验的荟萃分析显示，OSA 治疗降低了卒中的发病率，但没有降低心脏疾病的发病率。
- 当左心室射血分数小于 45% 时，禁忌常规应用自适应伺服通气呼吸机治疗心力衰竭。
- 两项治疗心力衰竭患者睡眠呼吸暂停的随机对照试验正在进行中，一项使用氧气，另一项使用自适应伺服通气。

## 总结

睡眠障碍（睡眠呼吸障碍和失眠）与心血管疾病（心力衰竭、急性心肌梗死、心律失常、高血压、卒中和 TIA）之间存在双向关系。虽然改善睡眠呼吸障碍的治疗已经被假设可以降低心血管风险，但迄今为止的随机临床试验显示只能降低卒中的风险。已有的随机对照试验在方法上存在缺陷，包括排除了非常困倦的患者，排除了最严重的 OSA 病例，研究持续时间短。在试验中，PAP 的依从性通常不是最佳的。

### 参考文献和拓展阅读

请扫描书后二维码，获取参考文献和拓展阅读资源。

# 第 144 章 与睡眠有关的心脏风险

*Reena Mehra*，*Richard L. Verrier*
饶培俊 译 刘梅颜 审校

**章节亮点**

- 在快速眼动睡眠和做梦期间，大脑为了满足周期性再兴奋的需要，通过刺激交感神经活动的爆发，诱导心脏兴奋，其水平高于清醒时。这些交感神经活动的激增发生在副交感神经兴奋的情况下。在心脏病患者中，当代谢需求超过供应时，这种神经活动可能损害冠状动脉血流。刺激交感神经，引起功能性心肌缺血，心律失常。
- 非快速眼动睡眠提出了另外的挑战，相对清醒状态，低血压可能导致心脏和大脑的灌注不良，因为血管狭窄导致血压梯度降低。
- 与睡眠相关的呼吸障碍，包括阻塞性睡眠呼吸暂停（OSA）和中枢性睡眠呼吸暂停，影响着数百万美国人，会导致动脉血氧饱和度下降和其他病理生理后遗症。OSA 与高血压、心肌缺血、心律失常、心肌梗死、心力衰竭以及合并缺血性心脏病患者的猝死等疾病的发病机制有关。同样，中枢性睡眠呼吸暂停与心力衰竭、卒中以及各种房性和室性心律失常有关。
- 在某些患者群体中，睡眠中的自主神经障碍或呼吸障碍可能引发心房颤动。
- 通过血脑屏障的药物可能会改变睡眠结构，引发伴有严重心脏自主神经放电的噩梦。

## 引言

对于健康人来说，睡眠通常是有益的和恢复体力的。心脏保护特性主要归因于副交感神经张力增强，交感神经激活总体减少，与清醒相比，睡眠中固有的心律失常性减少（图 144.1）[1]。有呼吸系统疾病或心脏病的患者在睡眠期间，大脑可能会诱发呼吸障碍、心肌缺血、心律失常，甚至死亡。根据我们的观察，20% 的心肌梗死和 15% 的猝死发生在午夜到早上 6 点之间，据估计，美国人口中每年有 21.1 万例夜间心肌梗死和 5.5 万例夜间猝死[2]。因此，睡眠并不是一种完全受保护的状态。导致早晨诱发心脏事件（包括心肌梗死和卒中）（图 144.2）的因素包括与快速眼动（REM）相关的自主神经波动、高凝生物标志物的昼夜模式以及皮质醇水平的升高[3]。此外，夜间死亡和心肌梗死的不均匀分布与病理生理触发的激发是一致的。与夜间心脏事件有关的两个主要因素是睡眠状态下自主神经活动的兴奋和呼吸控制机制的抑制以及随之而来的低氧血症[5]，影响脆弱的心脏底物。然而，它们在诱发夜间心脏事件中的相互作用的精确描述是不完整的。

虽然睡眠猝死可被推定为无痛的，但在许多情况下发生过早，因为它发生在婴儿和青少年以及患有缺血性心脏病的成年人中，中位年龄为 69 岁。夜间发生心肺事件的高危人群包括几个大的患者群体（表 144.1）。例如，睡眠期间的心律失常，包括阵发性心房颤动和非持续性室性心动过速，是在睡眠呼吸紊乱事件[6]后不久触发的。

许多人在夜间没有意识到他们的呼吸或心脏压迫，因此没有采取纠正措施。这是夜间风险问题的一个潜在组成部分。因此，睡眠给患病心肌带来了独特的自主神经、血液动力学和呼吸方面的挑战，这是白天诊断测试无法监测到的。对心脏病患者进行夜间监测的重要性超出了识别心脏事件的睡眠状态依赖性触发因素，因为夜间心肌缺血、心律失常、自主神经活动和呼吸障碍对日间事件具有预测价值（框 144.1）。

本章讨论与睡眠有关的心脏发病率和死亡率的病理生理机制。关于夜间心律失常的机制和治疗的综述见第 145 章。睡眠呼吸紊乱和呼吸暂停对心血管系统的影响在第 146 ～ 149 章讨论。

## 睡眠中的自主神经活动和循环功能

在睡眠开始时和整个非快速眼动（NREM）睡眠（通常占睡眠时间的 80% ～ 85%）期间，平均心率和动脉血压普遍下降，形成一种假设，即睡眠是一段相

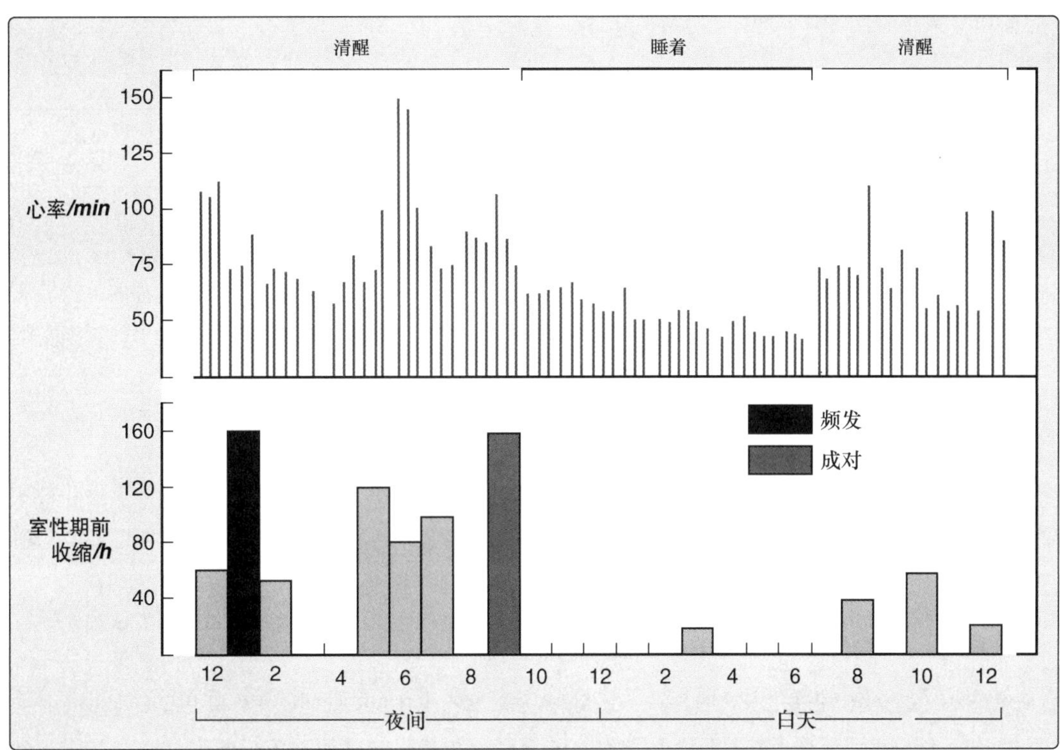


**图 144.1**　心电图显示一位 43 岁男性陈旧性心机梗死患者的室性期前收缩发生率。随着睡眠的开始，室性期前收缩消失。夜间心率逐渐减慢，这与已知的睡眠期间副交感神经张力增强一致。醒来后，室性期前收缩复发（From Lown B，Tykocinski M，Garfein A，et al. Sleep and ventricular premature beats. Circulation. 1973；48：691-701，published with permission from the American Heart Association.）

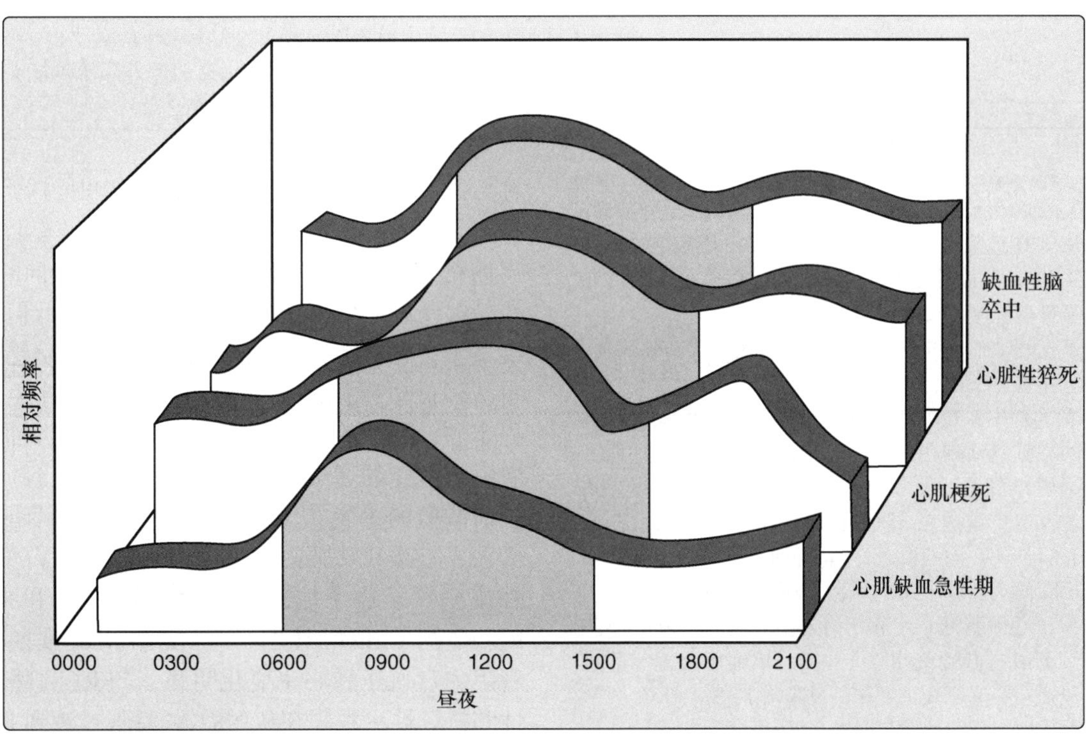


**图 144.2**　心肌缺血、梗死、院外心脏性猝死和卒中在发病时间上表现出一致的昼夜节律变化。事件的高峰期在上午 6 点和中午之间，在醒来后的几个小时内。这一事件分布的基础可能是多因素的，即皮质醇水平峰值，循环血栓前生化介质增加的昼夜变化，以及快速眼动睡眠的影响（这一阶段主要发生在上午晚些时候）（From Shepard JW Jr. Hypertension，cardiac arrhythmias，myocardial infarction，and stroke in relation to obstructive sleep apnea. Clin Chest Med. 1992；13：437-58，published with permission.）

**表 144.1 夜间心脏事件风险可能增加的患者组**

| 症状（每年美国患者） | 可能的机制 |
|---|---|
| 心绞痛、心肌梗死、心律失常、缺血或夜间心搏骤停；20% 的心肌梗死（211 000 例 / 年）和 15% 的猝死（55 000 例 / 年）发生在午夜至早上 6 点之间[96] | 夜间模式表明睡眠状态依赖的自主神经触发或呼吸窘迫 |
| 不稳定型心绞痛，变异型心绞痛 | 非应激性缺血和心绞痛的高峰在午夜到早上 6 点之间 |
| 急性心肌梗死（110 万）[96] | 睡眠、呼吸和自主神经平衡的紊乱可能是导致夜间心律失常的因素。老年和病情较重的患者夜间发作心肌梗死的频率更高，患充血性心力衰竭的风险更高 |
| 心力衰竭（650 万）[96] | 与睡眠相关的呼吸障碍在心力衰竭的背景下明显存在，可导致心力衰竭的进展和死亡风险 |
| 心房颤动（＞ 600 万）[96] | 29% 集中发生在午夜到早上 6 点之间。怀疑为呼吸和自主神经机制 |
| 冠心病患者的睡眠呼吸暂停（500 万～ 1000 万睡眠呼吸暂停患者） | 患有高血压、房性或室性心律失常的患者应筛查是否存在睡眠呼吸暂停 |
| 长 QT 间期综合征（1 例 /2000 例产儿）[96] | 与睡眠相关的周期变化可能会在这些患者中引发依赖停顿的尖端扭转型室性心动过速 |
| 婴儿猝死综合征（2000 ～ 2500 例，占婴儿死亡的 8%） | 小儿麻痹症通常发生在睡眠期间，伴有典型的心肺症状 |
| 西方人群中的 Brugada 综合征，亚洲人有不明原因夜间猝死综合征（SUNDS） | SUNDS 是一种与睡眠有关的现象，夜惊可能在其中起到一定作用。Brugada 综合征与长 QT 间期综合征有遗传关系 |
| 癫痫患者（340 万）[97] | 癫痫猝死（SUDEP）主要发生在夜间，发生于有夜间癫痫史的患者。每年死亡人数为 3600 人[98] |
| 服用心脏药物的患者（1650 万心血管疾病患者）[96] | 穿过血脑屏障的 β 受体阻滞剂和钙通道阻滞剂可能会增加夜间的风险，因为睡眠不佳和噩梦可能会被触发。延长 QT 间期的药物可能有助于在睡眠周期长度的变化中导致依赖停顿的尖端扭转型室性心动过速。由于动脉血压在 NREM 睡眠期间降低，降压药的额外降压可能会由于冠状动脉血流灌注减少而带来缺血和脑梗死的风险 |

**框 144.1 预测夜间心肺功能状态**

- 由于健康人在睡眠期间副交感神经兴奋，心率变异性和压力反射敏感性的昼夜节律模式的缺乏可能很容易监测到心脏事件的风险增加
- 非应激性夜间缺血发作可揭示关键的潜在冠状动脉病变、冠状动脉血管痉挛或一过性冠状动脉狭窄
- 在老年受试者中，夜间多节段室壁异位活动可独立于临床明显的心脏病预测心脏原因死亡率的增加
- 睡眠呼吸暂停可通过心率变异性分析进行筛查，可导致高血压、左心室重构、心肌缺血、房性和室性心律失常，是包括心肌梗死在内的致命日间心脏事件的危险因素
- 夜间血压下降小于 10% 的高血压患者（仍高于 101/65 mmHg），总死亡率、心血管死亡率和所有心血管终点事件、心肌缺血、频繁或复杂性室性心律失常、脑血管损害和器官损害（包括左心室肥大）增加的风险增加
- 夜间心率升高与心脏死亡率增加有关

对自主神经不活动的时期。NREM 睡眠的初始阶段以自主神经调节的显著稳定性为特征，伴有大脑呼吸和心肺中枢的耦合，导致副交感神经兴奋和显著的呼吸性窦性心律失常[4-7]。睡眠期间血压下降 10% ～ 20% 称为血压下降，然而，这种降低在睡眠中断期间得到缓解[8]（图 144.3）。压力感受器激活，有助于动脉血压的稳定和整体心血管稳态[9]。睡眠时心动过缓主要是由于副交感神经兴奋，而血压的降低似乎主要是继发于交感神经激活的减少，通过手术交感神经切除术减轻低血压就是证据[10]。肌肉交感神经的活动是稳定的，随着从清醒到 NREM 睡眠的过渡而下降，随着睡眠深度的增加而逐渐下降[4, 11]，在 N3 睡眠时达到清醒值的一半[4]。在 N2 睡眠期间，肌肉交感神经活动、心率和动脉血压的短暂持续增加伴随着大量钾外流[4, 11]。心率加速甚至可能先于 N2 和 REM 睡眠的脑电图（EEG）唤醒[12]。在 REM 睡眠期间周围血管阻力、血压和心率变化明显，与 REM 睡眠的位相性和持续性一致。在从 NREM 睡眠过渡到 REM 睡眠期间，迷走神经活动的兴奋可能导致心率暂停和明显的心搏停止。REM 和 NREM 睡眠之间的过渡会引起体位的变化，这种变化引起不同程度的自主神经激活以及随之而来的心率和动脉血压的变化[13]。随着年龄的增长，这些体位变化的频率会增加，睡眠也会变

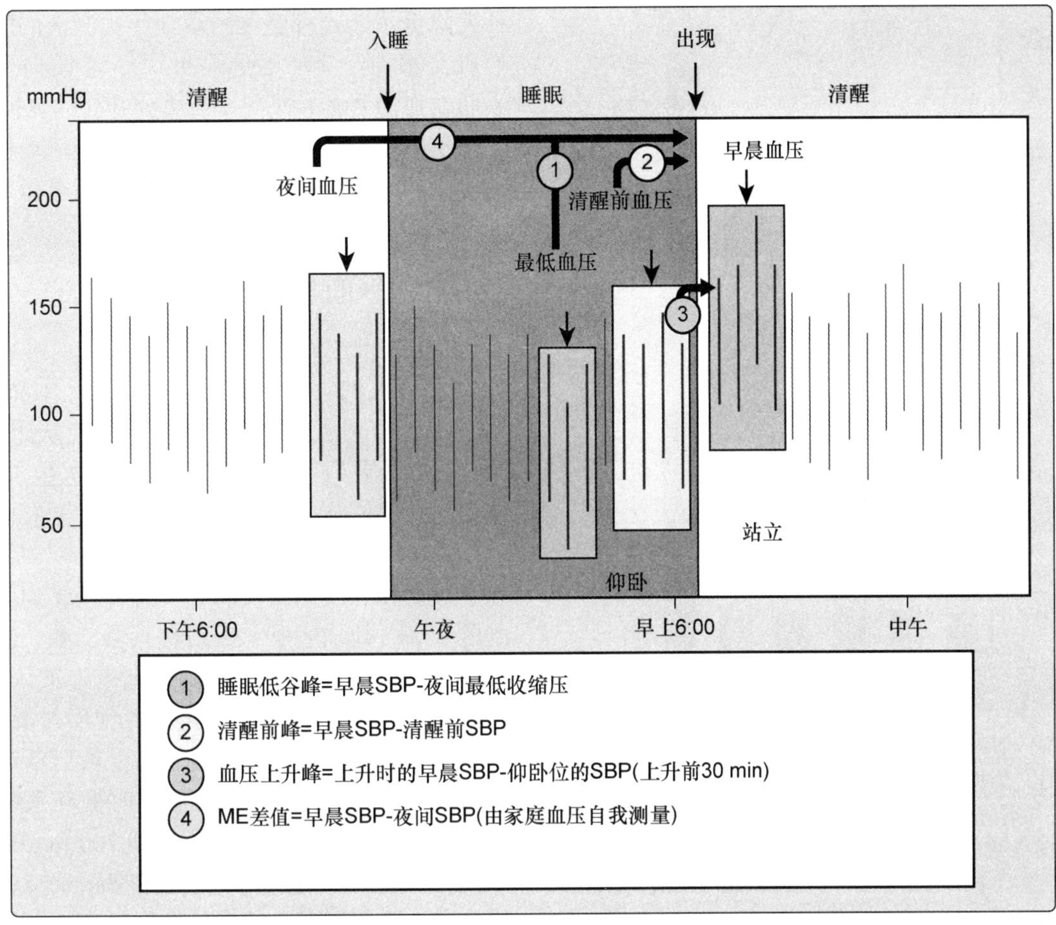


**图 144.3**　基于时间依赖性测量的血压晨峰定义，即睡眠低谷峰、清醒前峰和血压上升峰。与没有出现这种大跨度晨峰的患者相比，有大跨度晨峰的患者卒中发生率增加，这一点凸显了其临床相关性。ME，早晚；SBP，收缩压（From Kario K. Morning surge in blood pressure and cardiovascular risk：evidence and perspectives. Hypertension. 2010；56：765-73，with permission from the American Heart Association.）

得碎片化。

当 REM 睡眠开始时，自主神经系统活动发生显著变化（图 144.4）[4]，REM 睡眠的特点是肌肉交感神经在频率和幅度上的激活[4, 9]，其水平明显高于清醒状态。交感神经活动集中在短而不规则的时间内，当伴有强烈的眼球运动时，这种活动最显著，这些兴奋会引发心率和动脉血压的间歇性增加，达到与清醒时相似的水平，并且变异性增加[4, 11-12]。在包括人类在内的一些物种中，在 REM 睡眠期间，心率会出现明显的增加和停顿[11-12]。心脏传出迷走神经冲动和压力感受器调节在 REM 睡眠期间通常被抑制，呼吸通常不规律，并可能导致易感个体缺氧。因此，尽管 REM 睡眠调节大脑的神经内分泌功能，但它可破坏心肺稳态。大脑在 REM 睡眠期间兴奋性的增加也会引发骨骼肌交感神经活动的大幅增加，伴随着肌肉收缩[4]，这会降低 REM 的全身性骨骼张力[13]。以肌肉交感神经为特征的外周自主神经状态与 NREM 睡眠和 REM 睡眠期间脑干和大脑其他区域的神经元活动减少以及脑血流量减少相一致。在几个离散区域的大脑活动增加到高于清醒值[14]的水平。这种 REM 睡眠期前的呼吸障碍越来越被认为是心血管事件的诱因，取代 NREM 睡眠特有的整体睡眠呼吸暂停[6]。

睡眠期间自主神经活动的下降明显影响腓肌交感神经活动[4, 11]及外周肾上腺素和去甲肾上腺素的水平，这些变化与睡眠引起心率和动脉血压[15]的下降相一致。具体来说，在入睡后约 1 h，血液儿茶酚胺水平会出现夜间最低点。睡眠时血浆皮质醇水平也下降，清晨 5 点开始升高。与对照组相比，睡眠不足伴随着更高的血压和心率，这可归因于交感神经激活增强。

在缺乏容易实现的直接测量心脏结合神经活动的方法的情况下，心率变异性（heart rate variability，HRV）分析已成为一种广泛接受的测量心脏交感神经与副交感神经优势的方法。高频（HF）HRV 是心脏副交感神经张力的一般指标，包括呼吸的影响。低频（LF）与高频（LF/HF）的比率作为心脏交感神经活动的近似值被广泛接受，这一点已被涉及 β 肾上腺素受体阻滞剂的研究所证实。HRV 下降与副交感神经活动

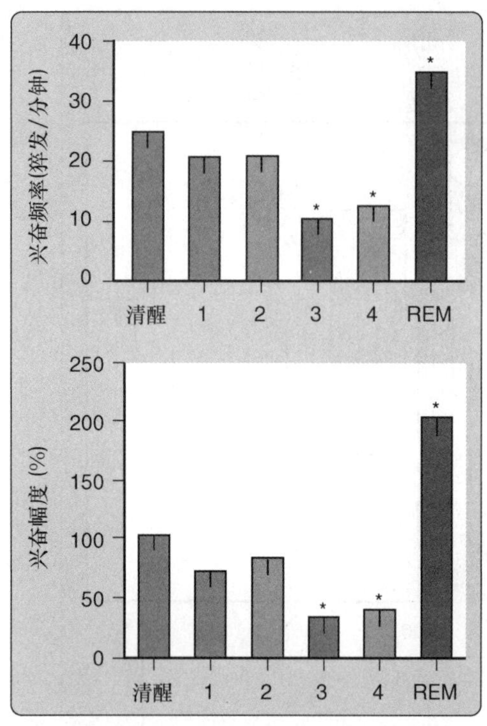


**图 144.4**　清醒、NREM 睡眠（8 名受试者）和 REM 睡眠（6 名受试者）的交感神经兴奋频率和幅度。交感神经活动在第 3 期和第 4 期显著降低（$P < 0.001$）。在 REM 睡眠期间，交感神经活动显著增加（$P < 0.001$）。数值是平均值 ± 标准误。星号表示统计上的显著差异（From Somers VK，Dyken ME，Mark AL，et al. Sympathetic nerve activity during sleep in normal subjects. N Engl J Med. 1993；328：303-7，with permission from the Massachusetts Medical Society. All rights reserved.）

下降相关，是心肌梗死后心脏性猝死风险的确定指标。HRV 分析显示迷走神经活动普遍增加，心脏交感神经活动在整个睡眠期间减少[16-17]，可能反映了 NREM 睡眠在整个睡眠时间中的主导地位。使用 5 min 间隔的 HRV 研究提供了与肌肉神经记录一致的结果，表明 NREM 睡眠中 HF 增加，LF（或副交感神经支配）减少，但在 REM 睡眠和清醒期间 HF 减少，LF（或主要交感神经活动）增加，在健康个体中，REM 睡眠开始时心脏交感神经活动的 HRV 测量值的增加是在 NREM 睡眠过渡之前开始的，这是根据多导睡眠图记录的经典定义[12, 17]。

心率[18]和 HRV 研究所描述的夜间心脏交感神经活性降低的典型昼夜节律模式在冠心病、[19-20]心肌梗死[16, 21]和糖尿病患者中发生改变[22]，表明与健康受试者相比，以上患者夜间心脏交感神经活性增加或副交感神经活性降低[21]。在新近发生心肌梗死的未服药患者中，与健康受试者相比，REM 睡眠和 NREM 睡眠期间的 LF/HF 比率均显著增加，健康受试者在 REM 睡眠期间的这一比率与清醒水平相似，高于 NREM 睡眠期（图 144.5）[16]。结论是，心肌梗死降低了迷走神经在睡眠期间被激活的能力，导致心脏交感神经活动不受限制[16]，心肌梗死后和残留心肌缺血患者的特征是 HF 成分升高的丧失[21]。

这些依赖于睡眠状态的自主神经活动特征对缺血性心脏病患者的冠状动脉功能和心脏电稳定性有显著的影响。

## 夜间心肌缺血与心绞痛

2 个多世纪以来，对夜间心绞痛的准确评估和治疗一直是人们关注的课题。1768 年，Heberden 描述的心绞痛“通常会迫使（患者）每晚从床上爬起来，持续好几个月”。18 世纪著名的外科医生 John Humter 报告说，他的胸痛“在睡梦中突然发作，把他惊醒了”[23]。早在 1923 年，MacWilliam[24]就假定夜间心室颤动和心绞痛的机制是交感神经受到刺激和动脉血压升高。他描述了“反射性兴奋、梦、噩梦等，有时伴有动脉血压的广泛升高（迄今未被认识到）、心脏活动的增加、呼吸的变化和各种反射反应”，并注意到“在做梦状态下，动脉血压、心脏活动等功能障碍的突然发生”。他记录了做梦时循环系统承受的压力比清醒时更大，动脉血压达到 200 mmHg。著名的心脏病学家 Paul Dudley White 和 Samuel Levine 指出，睡眠中心肌梗死和心绞痛的发生频率与做梦有关。

缺血活动是心脏病患者重要的预后指标，REM 和 NREM 睡眠的特点都可能导致夜间心肌缺血和心绞痛。少数在心脏病患者中使用睡眠分期的研究得出

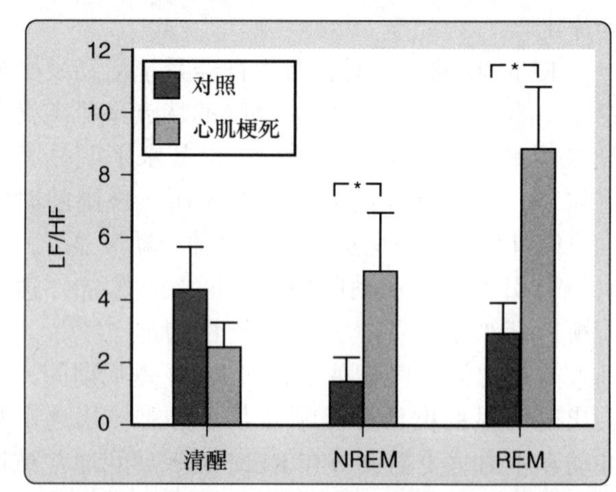


**图 144.5**　条形图显示健康受试者和心肌梗死后患者清醒状态（左）、NREM 睡眠期间（中）和 REM 睡眠期间（右）心率变异性的低频 / 高频（LF/HF）比率（$P < 0.01$，比较对照组和心肌梗死后患者时）。数值是平均值 ± 标准误。星号表示统计上的显著差异（From Vanoli E，Adamson PB，Ba-Lin，et al. Heart rate variability during specific sleep stages：a comparison of healthy subjects with patients after myocardial infarction. Circulation. 1995；91：1918-22，published with permission from the American Heart Association.）

结论，在左心室功能没有明显抑制的情况下，夜间缺血事件主要发生在 REM 睡眠期间[25-26]，其特征是交感神经活动增加，代谢需求增加，心率加快。在稳定型冠状动脉疾病患者中，心肌缺血主要是由于交感神经介导的心率加快和血管收缩，导致了对血流受限、狭窄的冠状动脉的代谢需求增加[6, 20, 26-30]。Nowlin 等[26]在对 4 例晚期冠状动脉疾病合并夜间心绞痛的患者进行详细的多期染色体分析后，将夜间心绞痛归因于血压升高。他们确定夜间心绞痛发作主要发生在 REM 睡眠期间（39 次记录中的 32 次），并与心率加速有关。能够描述梦的患者的梦内容包括胸痛的意识，涉及剧烈的身体活动，或者恐惧、愤怒或沮丧的情绪。

除了交感神经活动和未满足的代谢需求外，夜间心肌缺血可能由其他机制引起。研究发现，在接受 β 肾上腺素能受体阻断治疗的患者中，夜间缺血事件仍然存在（尽管频率较低），这表明了这种可能性。该治疗是通过抑制交感神经活动和与需求相关的心肌缺血，有效降低心脏事件总发生率并抑制早晨高峰的主要治疗方法[30-31]。可能导致 NREM 睡眠期间非需求相关性心肌缺血的主要因素是低血压导致的冠状动脉灌注压降低[6, 26-33]，以及冠状动脉血管舒张性增高[32]。这些影响降低了诱发夜间心肌缺血的代谢阈值，该阈值在凌晨 1 点至凌晨 3 点之间达到最低点[28, 32, 34]。在这段时间内，Benhorin 等观察到，心率为每分钟 83 次时可诱发心肌缺血。而正午时为 96 次 / 分，其发生率不受 β 肾上腺素能受体阻断的影响。Patel 等[31]注意到，在接受 β 肾上腺素受体阻滞剂治疗的不稳定型心绞痛患者中，每分钟 6 次或更少的心率升高可引起夜间心肌缺血。Mancia[7]假设，NREM 睡眠期间的低血压是导致心肌缺血和心肌梗死的主要原因，因为它“减少了血流的体积和速度，在觉醒前后有利于血栓、栓塞和缺血现象的形成”。还有一种假设认为，暂时性血栓形成引起的心肌缺血可归因于内源性纤维溶解活性在夜间降至最低点，以及血浆纤溶酶原激活物抑制剂和组织纤溶酶原激活物抗原水平达到峰值，从而在夜间增加血液黏度或高凝性，以及自由基的生成[35]。

非应激性夜间心肌缺血常见于较严重的冠心病患者[30, 34, 36]、急性冠脉综合征患者[21]或糖尿病患者，以及有明显内皮功能障碍的人群。事实上，已经得出结论，非应激性夜间缺血发作揭示了一个关键的潜在冠状动脉病变，即冠状动脉血管痉挛，或短暂性冠状动脉狭窄[31]。Patel 等[31]在对 256 例不稳定型心绞痛和非 Q 波型心肌梗死急性冠脉综合征住院患者的研究中记录了夜间缺血性事件的高峰（图 144.6）。心电图记录了患者因胸痛入住冠心病监护室后数小时内的新发心绞痛、之前稳定的心绞痛突然加剧，或心梗后 1 个月内的心绞痛。在医院里，他们接受了旨在控制需求相关心肌缺血的最佳药物治疗。然而，值得注意的是，正如 Cannon 等在 3318 名患者的心肌梗死血栓形成（Thrombosis in Myocardial Infarction，TIMI）Ⅲ期研究中所报告的那样，院外综合征发作的高峰遵循通常的昼夜节律模式。相比之下，在长期患有糖尿病或有记录的自主神经系统功能障碍的患者

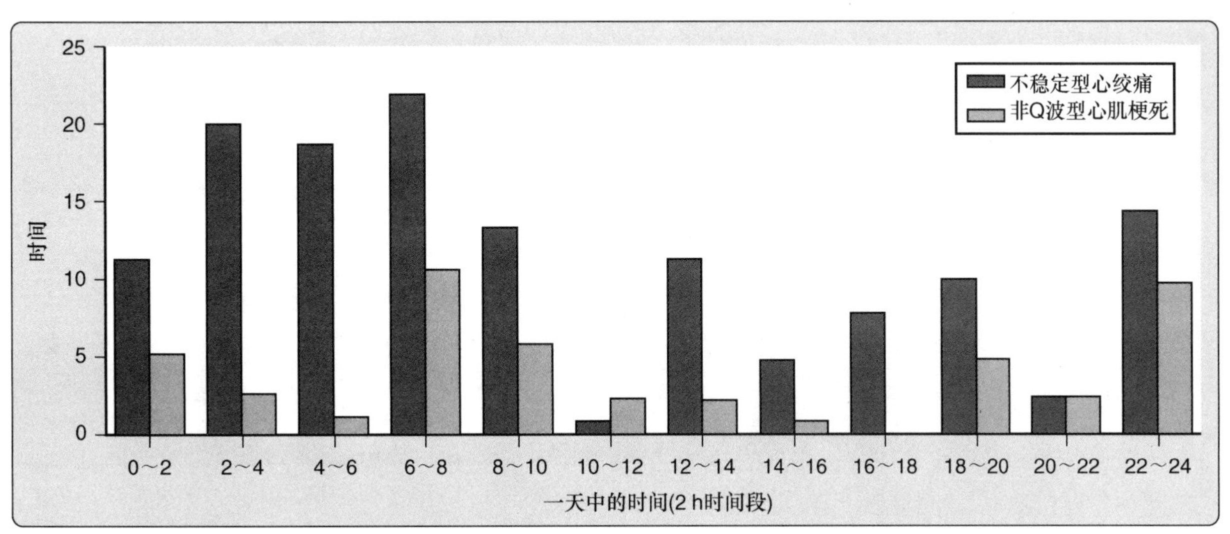


**图 144.6**　住院研究人群基于 2 h 时间段的缺血活动的昼夜变化。缺血活动在夜间 10:00 至早晨 8:00 之间有一个峰值。缺血活动没有明显的早高峰。超过 64% 的发作发生在这段时间（与白天相比，$P < 0.001$）。不稳定型心绞痛和非 Q 波型心肌梗死缺血发作的昼夜分布与整体缺血形式相似（From Patel DJ，Knight CJ，Holdright DR，et al. Pathophysiology of transient myocardial ischemia in acute coronary syndromes：characterization by continuous ST-segment monitoring. Circulation. 1997；95：1185-92，published with permission from the American Heart Association.）

中，心肌缺血或急性心肌梗死的夜间发作没有减少。

β 肾上腺素能受体阻断可有效控制需求相关的缺血发作[31]，但抗高血压治疗并不能降低非需求相关心肌缺血的夜间发生率[38]。使用血管扩张剂治疗由内皮功能障碍引起的非应激性心肌梗死是一个有争议的话题。夜间心肌缺血患者缺乏睡眠分期和动脉血压监测，这使得睡眠状态所决定的自主神经和血流动力学活动的贡献不明。这样的监测也将揭示已确定的夜间觉醒和起床对缺血性的影响[19, 39]。

## 夜间心肌梗死

虽然只有 20% 的心肌梗死发生在午夜至早上 6 点之间，但它们的不均匀分布暗示了病理生理诱发因素[2]。自主神经系统活动的动态紊乱，无论是独立于呼吸暂停还是与呼吸暂停同时发生[40]，都可能构成夜间心肌梗死的重要触发因素。REM 诱发的交感神经活动增加有可能诱发心动过速和高血压，这些改变有可能诱发继发于冠状动脉斑块破裂和心肌氧供需关系不适当减少或 α 肾上腺素能引起的冠状动脉收缩的心肌梗死。

或者，以完全相反的方式，慢波睡眠的低血压可能导致心肌灌注不良，因为狭窄血管段的冠状动脉灌注压降低（图 144.7）[41]。一些研究者[31, 42-43]将夜间心肌梗死和心肌缺血归因于 NREM 睡眠的相对低血压，这“降低了血流的体积和速度，有利于在觉醒前后形成血栓、栓塞和缺血现象”。因此，Mancia[7]提倡避免使用能增强 NREM 睡眠低血压的药物，并且只在白天使用降压药物。他赞同 Floras[38]的观点，Floras 观察到降压治疗并不能减少夜间心肌梗死和缺血的发生率。Kleiman 等[42]提供了低血压诱发梗死风险的进一步证据，他们报告心内膜下心肌梗死的发生聚集在凌晨 2 点至 4 点，与动脉血压最低点同时发生。其他已知的导致心肌梗死的因素是在睡眠时进行手术，包括采取仰卧姿势导致的液体流动引起的心室舒张压和容积增加，纤维溶解和血栓因子平衡的不利改变[35]和慢性或偶发性氧去饱和[33, 44-47]。

特定患者组夜间心肌梗死发生率增加，特别是心室功能差、高龄或糖尿病患者[48-49]。夜间发生充血性心力衰竭的风险高于白天心肌梗死[50]，这可能是由病理过程或获得高质量护理的延迟所致。虽然交感神经兴奋和间歇性缺氧引起的阻塞性睡眠呼吸暂停（OSA）是冠心病和心肌梗死的危险因素，但有

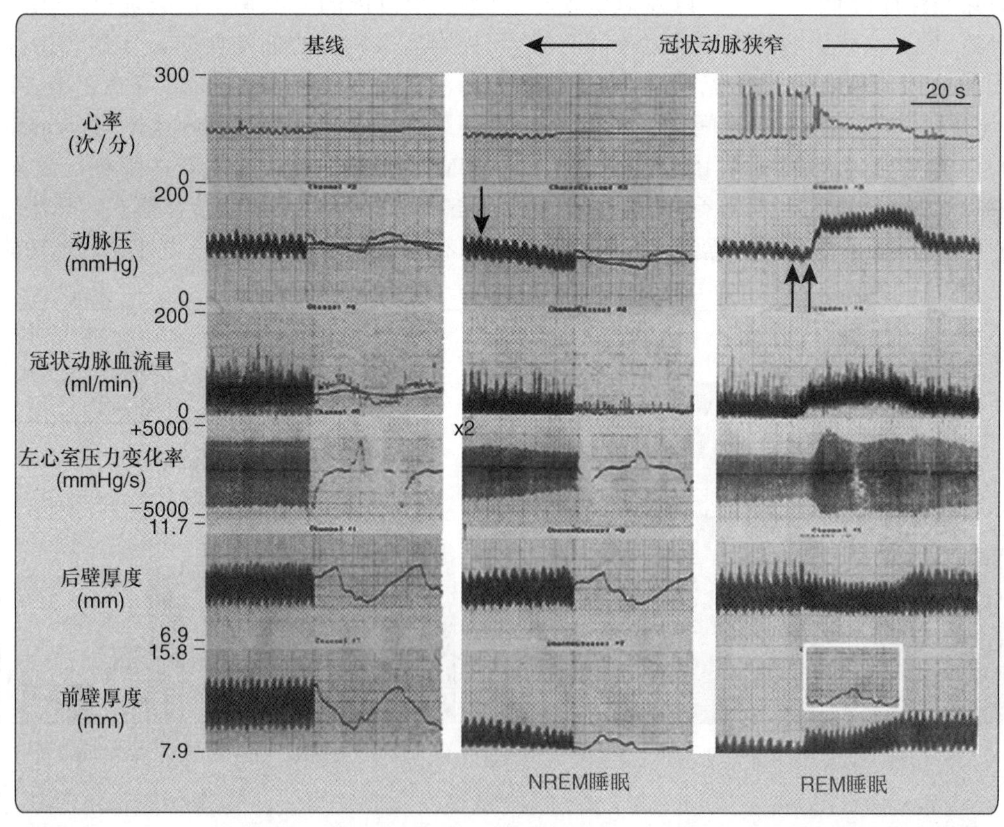


**图 144.7** 冠状动脉狭窄时基线（狭窄前）及 NREM（单箭头）和 REM（双箭头）睡眠时血流动力学变量的代表性轨迹。NREM 睡眠引起动脉压下降，导致前壁（狭窄区域）运动迟缓。REM 睡眠引起心率、动脉压和左心室压力变化率的快速增加。REM 睡眠开始增加冠状动脉血流量，使前壁功能恢复到 NREM 睡眠开始前的狭窄后状态（请参阅插入框中展开的描摹）(From Kim SJ，Kuklov A，Kehoe RF，et al. Sleep-induced hypotension precipitates severe myocardial ischemia. Sleep. 2008；31：1215-20，published with permission from the Sleep Research Society and the American Academy of Sleep Medicine.)

人提出，间歇性缺氧引起的缺血预处理可能具有心脏保护作用[51]。

## 夜间高血压

夜间动脉血压从白天到晚上下降小于 10% 的患者（称为“非勺型”）（图 144.3）[8] 的总死亡率和心血管死亡率[52] 以及所有心血管终点[53]、频繁或复杂的室性心律失常[54]、心肌缺血[55]、脑血管损伤[56]、器官损害（包括心肌肥厚）的风险增加[57]。睡眠期间的晨间血压升高可导致亚临床末期器官损害，包括左心室和心房形态以及颈动脉内膜厚度的改变[58]。在 OSA[59] 中可以看到夜间血压没有下降，这可能是 1 型糖尿病患者并发症的一个重要标志[60]，Mitler 等报告反映，女性高血压患者凌晨 2 点到 4 点之间的发生率显著增高[61]（图 144.8）。压力感受器失活可能是这些高血压患者睡眠时动脉血压仍然显著升高的原因，这些患者通常表现出中枢交感神经兴奋。微觉醒次数增加，NREM 睡眠的长度和深度减少，REM 潜伏期缩短。内皮依赖性血管舒张功能减弱也与此有关。越来越多的人认识到分子钟机制在血压调节中发挥着重要作用，从而为理解固有的易感性和时间疗法提供了信息[62]。

## 呼吸暂停对心脏状态的影响

睡眠呼吸暂停与周期性缺氧、氧化应激、交感神经活动增加、内皮功能障碍和心房增大[63] 有关，这些因素可增加高血压、冠状动脉疾病、心律失常和心力衰竭[64]。睡眠时副交感神经的支配预示着心房颤动的发展，部分由睡眠呼吸暂停导致[65]，交感迷走神经共激活伴随着急性呼吸暂停发作，导致心房不应期缩短和心房颤动的可能性增加[66-67]。

## 心肌梗死后患者

在心肌梗死后的最初几周，睡眠明显受到干扰[33, 44] 和夜间氧饱和度降低，尤其是左心室功能受损的患者，可能是全身性或发作性的，并可能直接引起心动过速、室性期前收缩和 ST 段改变（图 144.9）[44-47]。不良的睡眠质量增加了梗死后第 1 周室性心动过速的风险，可能是交感神经激活导致的[68]。夜间缺血事件的持续时间和次数增加，与心脏交感神经活性增加[31, 69] 或副交感神经活性降低相一致（图 144.5），[16] 特别是在残余心肌缺血患者中[21]。夜间去甲肾上腺素水平升高，夜间褪黑素（一种抑制交感神经活动的内源性激素）的分泌受损[70]。随着时间的推移，这些症状会变得正常，因此在头 6 个月内，睡眠期间的室性心动过速相对罕见[71]。心肌梗死后早期心脏功能的改善与睡眠呼吸暂停的发生率降低有关[71]。平坦的夜间心电图（表明心脏自主神经功能障碍，并且心肌梗死后瞬时心率变化有限）随时间推移与死亡率增加有关[72]。

迄今为止最详细的梗死后患者睡眠研究是 1978 年由 Broughton 和 Baron 进行的[33]，他们报告了 12 名年龄在 33 岁到 70 岁之间的严重心肌梗死后患者的睡眠和心血管状况，首先是在重症监护病房，然后是在医院病房。他们注意到“夜间睡眠模式的明显紊乱……特点是清醒时间、第一阶段睡眠时间和觉

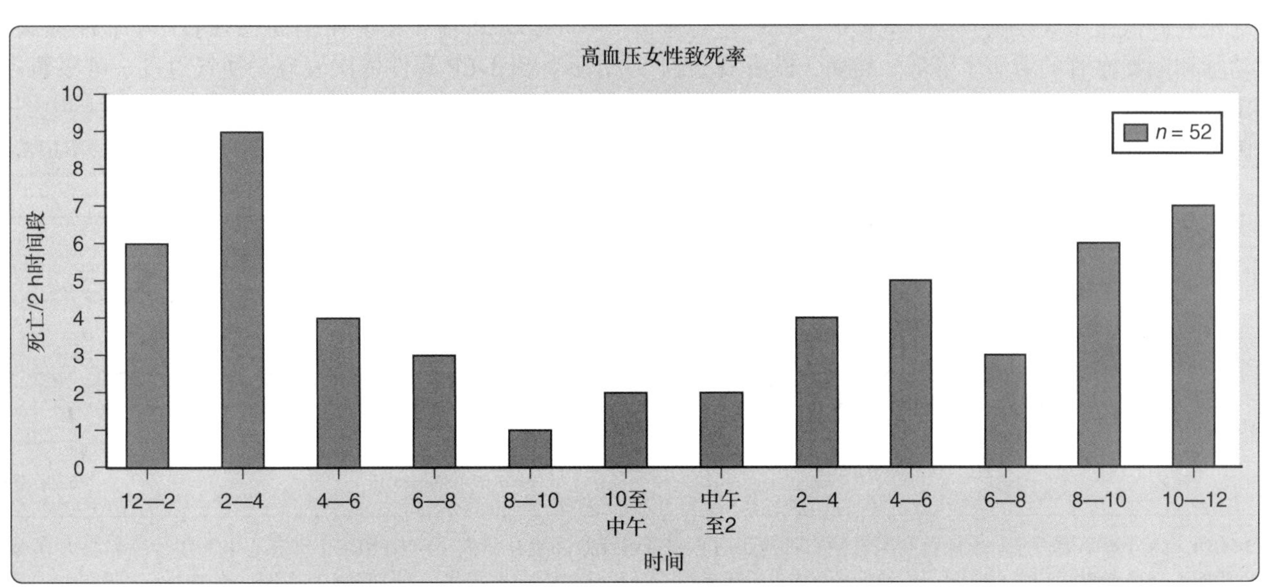


**图 144.8** 女性死于高血压疾病的时间在凌晨 2:00 至 4:00 达到峰值。时间浓度有统计学意义（$P < 0.1$）。数据来源于 1979 年纽约市 4600 人（＞ 8%）死于疾病的样本（From Mitler MM，Hajdukovic RM，Shafor R，et al. When people die：cause of death versus time of death. Am J Med. 1987；82：266-74，published with permission from Excerpta Medica.）

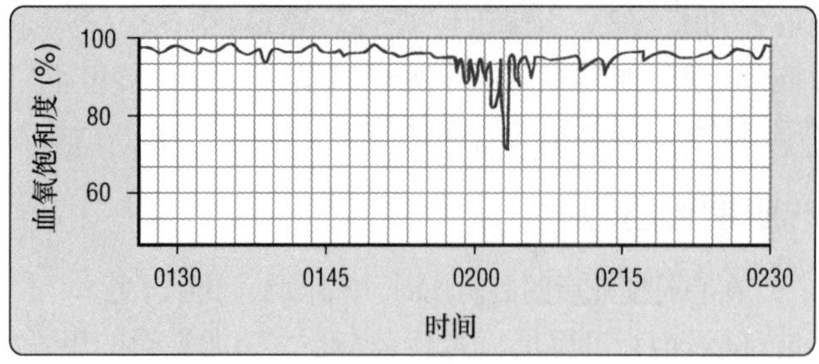


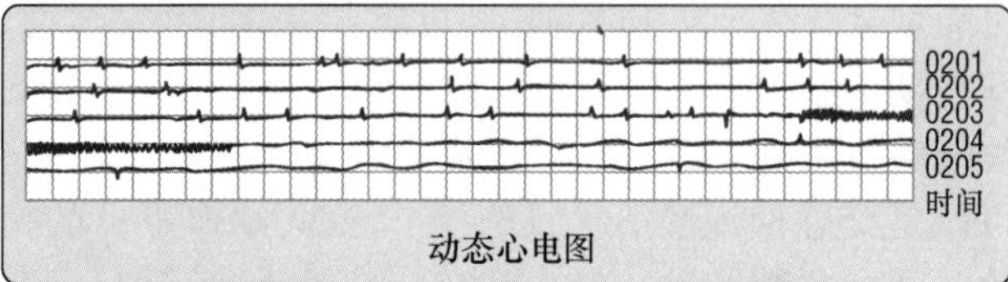


**图 144.9**　监测心肌梗死患者夜间血氧饱和度的重要性。1 例患者在梗死后第 3 晚同时发生非持续性室性心动过速（下图）和血氧饱和度（上图）测定的低氧血症。患者在第 2 天死于心源性休克（From Galatius-Jensen S，Hansen J，Rasmussen V，et al. Nocturnal hypoxemia after myocardial infarction：association with nocturnal myocardial ischaemia and arrhythmias. Br Heart J. 1994；72：23-30，published with permission from the British Cardiac Society.）

醒次数明显增加，REM 睡眠密度大，REM 睡眠时间少，REM 睡眠时间短，REM 潜伏期长"。睡眠效率大大降低[33]。所有这些睡眠质量参数随着心肌梗死后时间的推移而同步改善，直到第 9 天，唯一剩下的异常特征是高含量的 NREM N3 睡眠。REM 密度在梗死后第 3 晚和第 4 晚达到峰值，NREM 睡眠在第 4 晚达到峰值。在出院后的医院访问中，患者描述了噩梦，这表明在危机发生 2 周后，REM 抑制之后又反弹。重要的是，Broughton 和 Baron 观察到 NREM 睡眠会引起夜间心绞痛和觉醒。他们推测，与 NREM 睡眠相关的低血压导致供应机械受损的心肌的主要冠状动脉和侧支血管的灌注压降低。然而，没有观察到 NREM 睡眠中典型的心率下降，而且在记录的一半夜晚中，NREM 睡眠中的心率比清醒时要高，这表明即使在 NREM 睡眠中，心脏交感神经活动也会增强。在半数病例中，心绞痛发作时心电图振幅下降。在夜间监测的背景下，值得注意的是 T 波交替，这是一种心电图现象，表明易发生致命性心律失常[73]，在依普利酮急性心肌梗死后心力衰竭疗效和生存研究（EPHESUS）的动态心电图组中，一名左心功能障碍患者的夜间心电图记录了这一现象（图 144.10）[74]。

## 心力衰竭患者

慢性充血性心力衰竭患者的死亡风险过高，特别是在 40% ～ 80% 患有阻塞性或中枢性睡眠呼吸暂停的心力衰竭患者中。这些与睡眠有关的呼吸障碍可能增加疾病的严重程度，特别是心室重塑和左心室舒张功能障碍以及 T 波交替[73, 75]。在容积超负荷的情况下，头端液体夜间移位会导致上气道水肿，增加 OSA 和肺部液体积聚，刺激激惹感受器，引发换气过度和低碳酸血症，从而增加中枢性睡眠呼吸暂停[76]。收缩性心力衰竭、中枢性睡眠呼吸暂停、吸烟、严重的右心室收缩功能障碍和低舒张压与夜间室性心律失常和死亡率增加有关[78]。用持续气道正压通气、药物、加压袜、夜间补氧或设备（如膈神经刺激）治疗呼吸暂停通常可减轻心力衰竭症状，并可降低死亡风险[79]。目前正在进行试验，以检验其中许多干预措施的有效性[79]。诊断和治疗策略在第 149 章讨论。

## 癫痫患者

虽然大多数癫痫患者在夜间发作的发生率较低[80]，但癫痫猝死（sudden unexpected death in epilepsy，SUDEP）主要发生在有夜间发作史和俯卧位的患者中。SUDEP 通常发生在全面性强直-阵挛性癫痫发作后，SUDEP 事件依次表现为换气过度、呼吸暂停、心动过缓和终末期骤停前的发作后期广泛性脑电图抑制[84]。超过 99% 的夜间癫痫发作发生在 NREM 睡

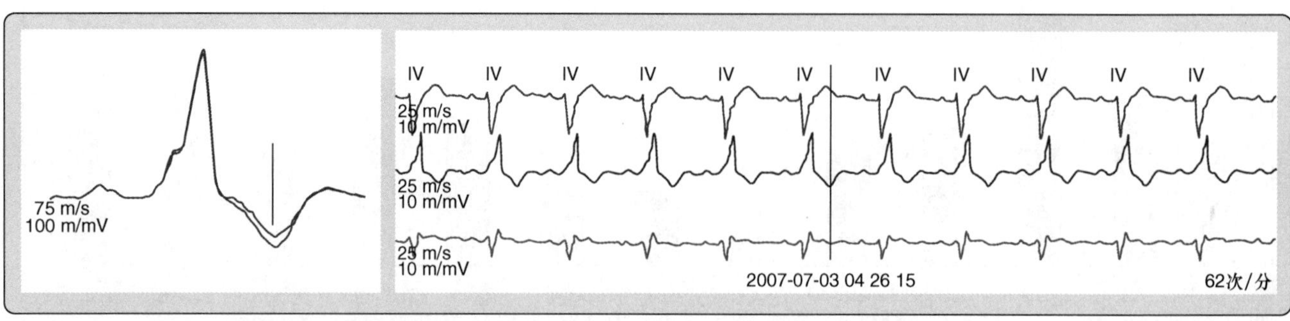


**图 144.10**　高分辨率模板显示了依普利酮急性心肌梗死后心力衰竭疗效和生存研究（EPHESUS）动态心电图组，一名心力衰竭和左心功能不全患者夜间动态心电图记录胸前导联 V3 导联 T 波交替（65 μV）。还提供了相关联的心电图。在 Ephesus 研究中，基于动态心电图的 T 波交替可以预测心梗后伴有左心功能不全的高危患者的心源性猝死（From Stein PK，Sanghavi D，Domitrovich PP，et al. Ambulatory ECG-based T-wave alternans predicts sudden cardiac death in high-risk post-MI patients with left ventricular dysfunction in the EPHESUS Study. J Cardiovasc Electrophysiol. 2008；19：1037-42，published with permission from Wiley.）

眠中[85]。SUDEP 患者的大多数遗传变异与心脏钠和钾离子通道亚基有关，这表明致命性心律失常和心脏性猝死可能是导致死亡的因素[86]。睡眠障碍在癫痫患者中很常见；睡眠呼吸暂停会加重癫痫发作，其治疗可以改善癫痫发作的控制[85, 87]。癫痫患者的睡眠问题在第 106 章中讨论。

## 老年患者

老年人（特别是妇女）报告的白天嗜睡（表明睡眠质量差）与死亡率、心血管发病率和死亡率、心肌梗死及充血性心力衰竭有关[88]，抑郁、健康状况不佳、日间心绞痛、活动水平受限和心律失常都可能伴随老年人的睡眠紊乱。开始中等强度的运动计划可以显著改善以前久坐不动的老年人的睡眠质量[89]和自主神经状态[90]。夜间心肌缺血在有血管疾病的老年患者中并不罕见，他们经常出现氧饱和度降低和心率加快的情况。睡眠呼吸暂停引起的室性心动过速似乎随着年龄的增长而减少，这一发现可能是由于生存偏差。然而，这也可能反映了老年人窦房结病理生理的改变[91]，使其产生保护作用。有相互矛盾的证据表明，夜间与白天相比，老年人心肌梗死和心脏性猝死的风险增加[44, 48, 92]。压力感受器敏感性降低[93]（反射迷走神经激活能力的衡量标准[9]）和 HRV[94]的 LF 功率增加在夜间明显存在于易感老年患者中。考虑到这种自主神经背景，老年患者夜间多灶性活动是心脏死亡的一个预测指标就不足为奇了。

### 临床要点

- 睡眠通过对心血管的直接影响和睡眠呼吸紊乱对心脏病患者的健康产生重大影响[95]。从某种意义上说，患病的心脏和肺是睡眠中的大脑需求的不知情的受害者，大脑需求要求自主神经和呼吸活动发生巨大的变化。
- 相当多的人在睡眠期间会经历心脏事件，其中有可识别的高风险群体（表 144.1）。
- 睡眠为监测心脏病患者提供了不寻常的机会，因为越来越多的人认识到夜间心率、血压、心肌缺血、心律失常和呼吸障碍对白天事件具有预测价值（框 144.1）。
- 日间试验不能代替对心脏病患者的夜间监测，因为运动跑步机试验和日间动态监测不能复制伴随睡眠而来的自主神经、血液动力学或呼吸挑战。
- 当技术集成用于监测睡眠状态、呼吸、氧饱和度和心血管变量时，有望改进对夜间心脏事件的精确触发因素的识别。

## 总结

特定患者组表现出与睡眠相关的心脏病风险升高，包括那些有心律失常、心肌梗死、心绞痛、心力衰竭或睡眠呼吸暂停病史的患者，死于婴儿猝死综合征的婴儿的家人，以及 Brugada 综合征、长 QT 综合征或癫痫患者。通过对自主神经变量和复极异常的非侵入性监测，可以改善风险评估。

## 致谢

作者感谢 Sandra S. Verrier 的编写贡献。

## 参考文献和拓展阅读

请扫描书后二维码，获取参考文献和拓展阅读资源。

# 第 145 章 睡眠中的心律失常：机制、诊断和治疗

*Reena Mehra*，*Murray Mittleman*，*Richard L. Verrier*

李艳玮 译 刘梅颜 审校

**章节亮点**

- 与睡眠状态相关的自主神经系统活性和呼吸的显著变化均可能引起心血管疾病患者的房性和室性心律失常。
- 室性心律失常导致的死亡最常见于婴儿猝死综合征、不明原因的夜间猝死综合征和 Brugada 综合征患者的睡眠期间，三者均与基因异常相关。Ⅲ类抗心律失常药物（钾离子通道阻滞剂）应用于有明显心搏暂停的患者时，必须考虑其潜在的促心律失常作用和对睡眠的干扰作用。对抗心律失常药物的反应性降低发生在严重的睡眠呼吸障碍中，与缺氧的程度和快速眼动睡眠（REM）无关。
- 在美国 1650 万心脏疾病患者中，心律失常患者十分常见，且可能导致潜在的严重后果。由致死性室性心律失常引起的心脏性猝死中，大约有 15% 发生在睡眠期间，并且 61 岁以下患者的房性心律失常多发生在夜间。睡眠呼吸暂停很大程度上改变自主神经功能，增加心律失常、高血压和心肌梗死的风险。
- 虽然新兴数据支持心电图和从睡眠研究信号中提取获得的睡眠监测参数在预测新发心律失常中的临床用途，但每年进行的 110 多万项睡眠研究中缺乏对睡眠期间心律失常的系统识别，所以家庭睡眠呼吸暂停测试尚未收集标准的心电图。

## 引言

本章将对与睡眠和睡眠障碍导致的睡眠中断相关的夜间心律失常的流行病学、危险因素、发病机制和治疗方案展开综述。

## 室性心律失常

缺血性心肌病患者夜间心肌梗死、心脏性猝死、心肌缺血事件和心律失常发生率低，植入型心律转复除颤器放电次数减少，这表明睡眠期间恶性心律失常通常受到抑制（图 145.1）[1-2]。非快速眼动（NREM）睡眠占睡眠时间的 80%，这期间，这种抑制通常伴随代谢需求减少。然而，睡眠期间的风险并非完全消除，因为仅在美国，约 15%[3] 的夜间心脏性猝死由心室颤动造成，即每年 55 000 例。此外，这些事件发生于夜间的不同时段（图 145.1）[3]，这提示应对患者进行生理学监测，以改进诊疗水平。通过 QT 间期持续时间确定的控制心脏离子通道表达和心肌复极化的分子途径涉及一个时钟依赖性振荡器——Krüppel 样因子 15（Klf15），从而为室性心律失常和夜间心脏性猝死的昼夜节律影响提供了新的见解。在快速眼动（REM）睡眠期间，心脏交感神经活动的激增叠加在副交感神经张力增强的背景下，与夜间室性心律失常和心肌缺血有关[5-8]（第 144 章）。REM 诱发心脏事件的具体机制包括对电生理状态的直接影响或心率和动脉血压加速的间接后果，这可能破坏斑块并导致动脉内血小板聚集，释放出促心律失常成分，如血栓素 $A_2$[9]。

心血管疾病、心肌梗死、衰老所导致的心肌缺血或心脏代谢底物、机械性能的变化，可加重夜间心脏电生理的不稳定性[10]。在心肌梗死[11]后或心力衰竭[12]患者中，睡眠呼吸暂停可以引发夜间室性心动过速。大手术后睡眠时，低氧血症和心动过速常同时发生，促进心肌缺血[13]。频繁或复杂的心律失常也是没有观察到典型夜间血压低谷的高血压患者的特征[14]。心脏性猝死、急性心肌梗死[15]和心力衰竭[16]的幸存者夜间 QT 间期离散度（QT-interval dispersion）增加，这证明了夜间更易发生心律失常。

与 REM 相关的夜间室性心律失常可能受情绪的显著影响。REM 的梦境（可能是生动、奇异的、情感强烈的）通常会引起愤怒和恐惧。这些情绪在觉醒状态下与心肌梗死和猝死的发生有关[17]，所以我们有理由

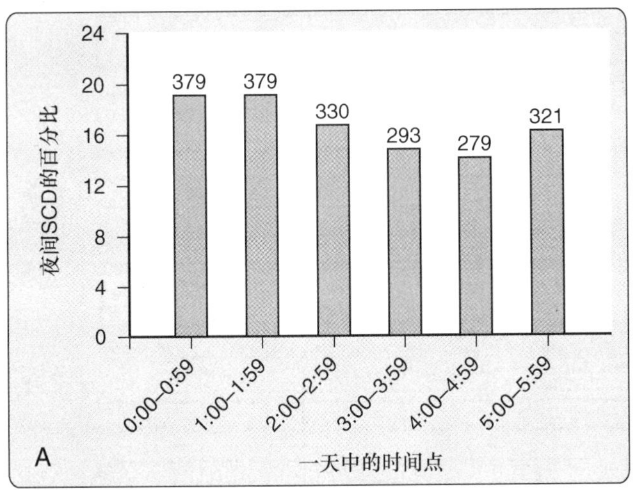


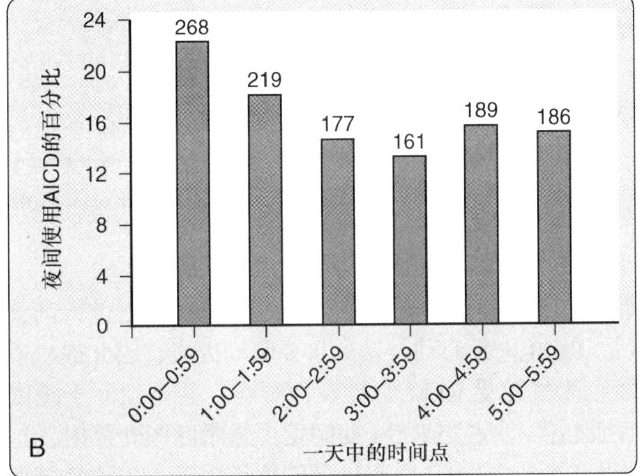


**图 145.1　A.** 12 项共纳入 1981 例患者的研究中，午夜至凌晨 5:59 之间心脏性猝死（SCD）每小时发生率。每小时观察到的心脏性猝死人数在每个条形图上方显示。**B.** 7 项研究共纳入 1197 名患者，午夜至凌晨 5:59 之间自动植入型心律转复除颤器（AICD）除颤每小时发生率，在夜间共发生了 1200 次除颤。每小时观察到的放电次数在每个条形图上方显示（From Lavery CE，Mittleman MA，Cohen MC，et al. Nonuniform nighttime distribution of acute cardiac events：a possible effect of sleep states. Circulation. 1997；5：3321-7.）

推测，当这些情绪在梦中出现时，可能引发致命事件。一位 39 岁的冠状动脉和心功能正常的男性在睡眠时反复发作心室颤动的病例报告证实了这种可能性。一项睡眠研究显示，在 REM 期间，室性期前收缩显著增加，而在心室颤动发生时往往伴情绪激动[18]。

REM 的典型特征是缺氧和高碳酸血症反应减弱，导致相对于 NREM 更明显的缺氧，通常呈波动模式[19]。在实验模型中，睡眠呼吸暂停中观察到的间歇性缺氧使心肌缺血相关的心律失常，尤其是心室颤动发生率增加了 1 倍（66.7% *vs*. 33.3%）。心肌缺血患者长期暴露于慢性的间歇性缺氧是心脏性猝死的主要危险因素，其机制包括交感神经激活及心室单期复极、透壁心室动作电位持续时间梯度和心内膜钙通道表达的改变[19]。在一些病例中，当超速驱动压抑（overdrive suppression）的解除引起潜在异位起搏点暴露或低血压使冠状动脉的灌注受损时，NREM 睡眠期间心律失常的频率可能会升高。

流行病学数据表明，夜间室性心律失常发生率增高与睡眠呼吸暂停相关，睡眠呼吸暂停在午夜至早上 6 点达到高峰，这证明了睡眠呼吸暂停诱发夜间心脏性猝死的倾向[20]。这与肥胖和自我报告的潜在心脏病等混杂因素无关，而是由夜间缺氧[21]和睡眠呼吸暂停患者夜间突发性心脏死亡的倾向所导致的。在对 16 000 多张实验室多导睡眠图进行评估时发现了一例 65 岁男性缺血性心肌病患者的新发睡眠呼吸暂停，患者经历了短暂的非持续性多形性室性心动过速发作，最终在早晨发生尖端扭转型室性心动过速，导致夜间心脏性猝死（图 145.2）[22]。其他睡眠障碍，如与微觉醒相关的周期性肢体运动，与非持续性室性心动过速有直接的时间关系，提示了伴随的交感神经活动激增的作用的因果关系。

## 治疗

多数病例显示，心肌细胞的心电不稳定时易出现夜间室性心律失常，其治疗与日间心律失常的治疗相似。在 REM 和做梦期间，当怀疑存在交感神经活性激增时，可使用 β 肾上腺素能受体拮抗剂，但禁止使用会干扰睡眠的药物[23]。

Mancia[24]强调，在治疗高血压时要注意，使用某些降压药物会引起 NREM 睡眠期间血压过低，这会导致心脑血管狭窄患者血栓形成和栓塞。Floras[25]证实，降压药物非但没有减少夜间心肌梗死的发生，反而会造成夜间高血压。因此，应特别注意降压药物和血管扩张剂对血流动力学的影响，以避免血压过低所造成的心脏事件。须强调排除“白大衣”高血压（“white coat” hypertension）的重要性，这是因为 30% 以上人群在医生办公室或在医院血压读数升高，而动态血压监测显示在日常生活中血压是正常的[26]。

夜间呼吸紊乱也可能诱发室性心律失常，可采用持续气道正压通气（continuous positive airway pressure，CPAP）治疗[27]。例如，睡眠呼吸障碍可引起室性心律失常，并可触发植入型心律转复除颤器，因此建议进行睡眠呼吸暂停监测并治疗来减少这些事件[28]。随机对照试验数据证实了心力衰竭患者使用 CPAP 治疗睡眠呼吸暂停可减轻心室异位负荷，表明改善睡眠呼吸暂停对减少受损心脏室性心律失常有益处[29]。呼吸暂停引起的心脏事件的风险并不局限于夜间，可以通过动态心电图致死性室性心律失常的风险标志 T 波来监测[30-31]。

在美国每年进行的 110 万项家庭睡眠研究中，心

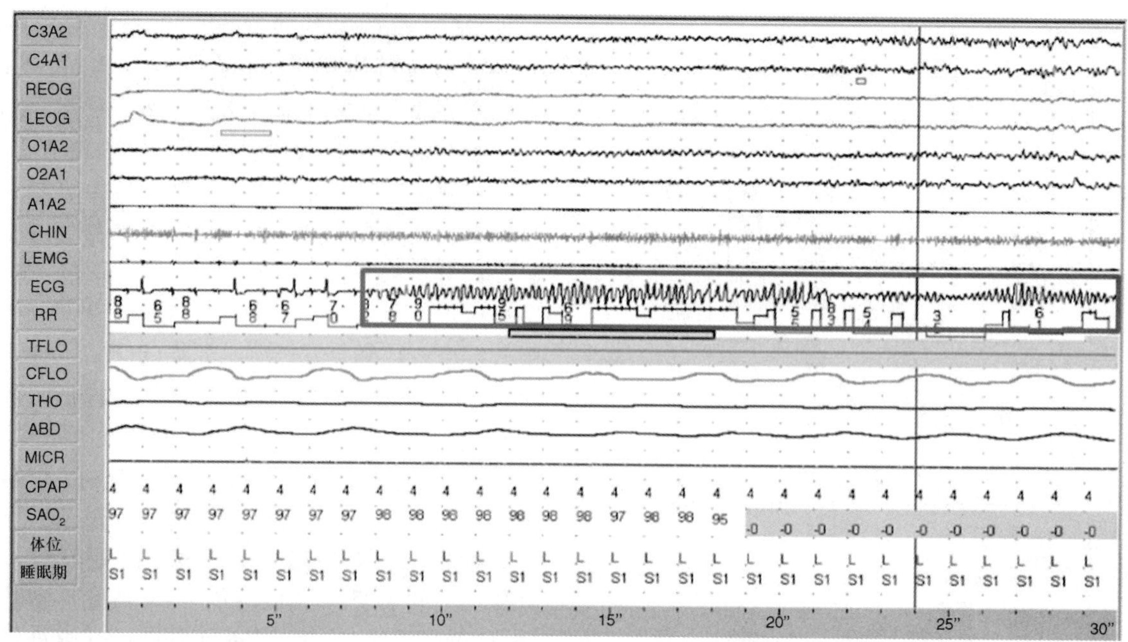


**图 145.2**　记录显示，1 例扩张型心肌病合并严重阻塞性睡眠呼吸暂停患者在接受持续气道正压分夜研究时，在 1 期睡眠时发生多态性持续性心动过速并伴有尖端扭转型室性心动过速的终末发作（From Mehra R，Strohl KP. Incidence of serious adverse events during nocturnal polysomnography. Sleep. 2004；27：1379-83.）

电图监测的缺陷限制了对睡眠呼吸障碍导致房性和室性心律失常影响的分析[32-33]。

## 传导阻滞：夜间心脏停搏、房室传导阻滞、QT 间期延长

研究显示，在正常人群中，副交感神经活性增强延缓房室传导，可引起大于 2 s 的的窦性停搏（sinus pauses）、房室传导时间延长、文氏型房室传导阻滞（Wenckebach AV block）和心动过缓（bradycardia）[34-35]。这种现象在年轻人或身体素质好的人身上更为常见[36-37]，如运动员[38-39]和体力劳动者[40]。Guilleminault 等[41]观察到更极端的现象：在心功能正常的年轻人中，REM 睡眠期间窦性停搏时间可以长达 9 s，由此认为迷走神经张力没有异常增高的情况下，夜间心搏骤停是由迷走神经亢进造成，因为毒蕈碱受体拮抗剂可明显缩短夜间心搏骤停的持续时间，但并不能阻止其发生。对此不需要进一步治疗性干预。

然而，心脏病患者，尤其是服用Ⅲ类抗心律失常药物（钾离子通道阻滞剂）的患者，其夜间心脏停搏事件可以诱发室性心律失常。心动周期延长可以触发早期后除极（early afterdepolarizations）和致命性尖端扭转型室性心动过速。在那些因冠状动脉粥样硬化导致血管内皮损伤的患者中，由于血管内皮舒张因子释放减少，迷走神经张力激增刺激乙酰胆碱释放，将引起血管收缩[42]。

缺氧和睡眠呼吸暂停被认为是传导阻滞和心动过缓的预兆，然而，在统计分析时对这些因素进行调整后，REM 仍是心动过缓的重要驱动因素，因此提示慢性心律失常受 REM 的特异性影响，甚至独立于睡眠呼吸暂停[43]。当 REM 期间发生睡眠呼吸暂停时，这些因素综合影响会引起显著的传导阻滞，导致易感者更高程度的房室传导阻滞（图 145.3）[44]。缺氧刺激交感神经导致心率增快，然而，在肺没有膨胀的情况下，缺氧可导致心动过缓（如发生窒息时），可用迷走神经抑制剂阿托品来干预[45]。此外，在呼吸暂停发作时给予吸氧可减轻慢速心律失常。在严重睡眠呼吸暂停患者中发现房室传导阻滞和心脏停搏长达 13 s[46]。虽然流行病学研究发现，有睡眠呼吸暂停的患者中一级和二级房室传导阻滞更普遍，但这些差异没有统计学意义[47]。临床和流行病学研究的不同发现可能是由于人群研究中观察到的睡眠呼吸暂停严重程度较轻。

长 QT 间期综合征（long QT syndrome，LQTS）是一种家族性致心律失常的心脏通道病变，特别是 LQT2 和 LQT3 患者，其钠离子通道、电压门控、V 型 α 基因（SCN5A）发生突变，此类患者特殊的夜间心律失常是心搏暂停[48]。致死性心律失常几乎只发生在 QT 间期延长的休息或睡眠时[49]。严重睡眠呼吸暂停与 QT 间期离散度增加相关，其是改善 LQTS 预后的重要治疗靶点[50-51]。

### 治疗

对于首选Ⅲ类抗心律失常药物（钾离子通道阻滞剂）的患者而言，必须先明确是否存在夜间心脏停

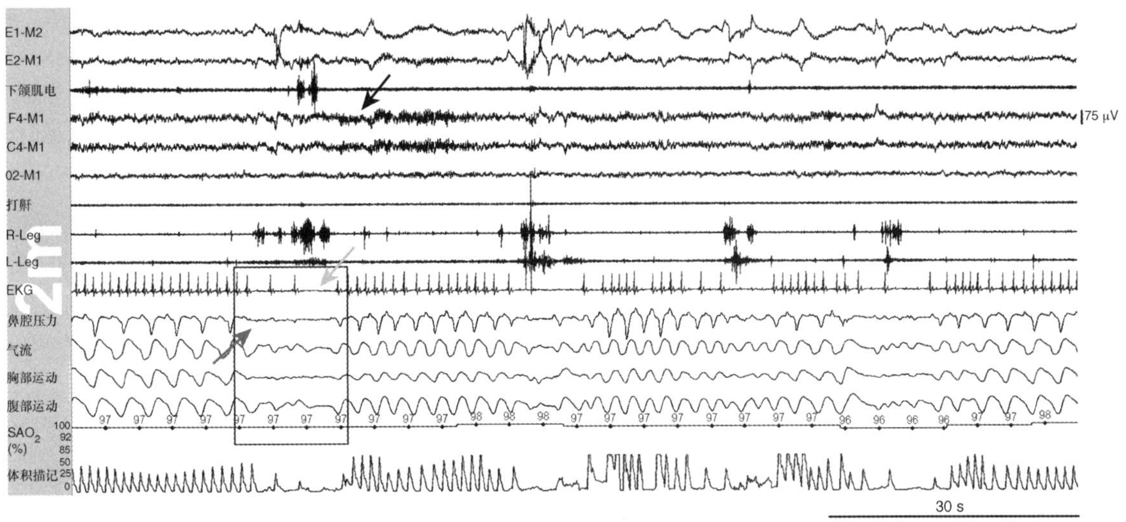


**图 145.3**　这段 120 s 的记录显示了一段快速眼动睡眠，在此期间，心电图导联Ⅱ（浅灰色箭头）上有节律异常。这些异常在时间上与呼吸事件相关（深灰色箭头），通过血氧仪监测没有明显的缺氧，但存在脑电图唤醒（黑色箭头）（From Kaur S，Alsheikhtaha Z，Mehra R. A 48-year-old athletic man with bradycardia during sleep. Chest. 2018；154：e139-42.）

搏。鉴于传导阻滞型心律失常的昼夜变化，考虑药物治疗时间以增强有益的结果和（或）减轻或避免不良反应很重要。

## 心房颤动

美国有超过 600 万的心房颤动（简称房颤）患者，其发病率和病死率的增加将造成严重的后果[52]，而 10% ～ 25% 的心律失常可能由迷走神经所介导。这被称为迷走神经介导性房颤。有研究报道，夜间为房颤发作的高峰期[53-55]。Rostagno 等[53]通过分析意大利佛罗伦萨冠心病监护病房长达 10 年的记录（由心脏病专家组成的医护人员所记录）后发现，房颤在夜间发生率较高，特别是在午夜至凌晨 2:00 之间。在 60 岁以下的日本人群中，房颤发作的高峰期也在午夜。在午夜至早晨 6:00 之间，房颤发作的持续时间最长（77±27 分 / 次）（图 145.4）[54]。另一项研究对 67 例植入型心脏复律器患者进行 3 个月随访后发现，房颤发作的高峰期在凌晨 4:00—5:00，且对抗心律失常药物耐药[55]；在起搏器复律或自发复律之前，心房率＞ 220 次 / 分且持续超过 1 分钟的房颤共有 514 次。在 REM 期间，房颤的发作与交感神经活

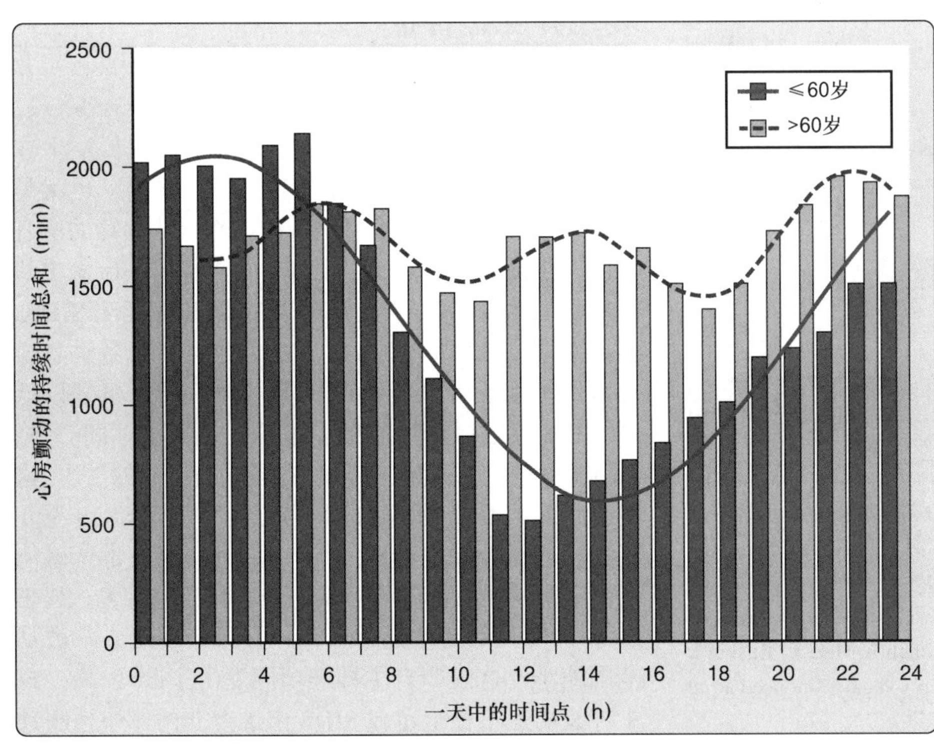


**图 145.4**　青年人（＜ 60 岁，深灰色柱状图）和老年患者（浅灰色柱状图）。老年患者的三相波由折线表示，表现为三相昼夜节律。年轻患者数据的单相波数据用连续曲线表示，表现为单相昼夜节律（From Yamashita T，Murakawa Y，Hayami N，et al. Relation between aging and circadian variation of paroxysmal atrial fibrillation. Am J Cardiol. 1998；82：1364-7.）

性有潜在的联系，但目前尚未对 REM 睡眠触发心律失常的潜在机制进行探讨。

容易发生房性心动过速或房颤的患者多在夜间发作[56]。对睡眠状态和夜间房颤同时进行监测的记录寥寥无几（图 145.5）[57]。该研究中，心率夜间波谷的中断展示了与睡眠有关的心房颤动。现有的心率变异性的研究表明，夜间房颤发生于迷走神经活性增强和心动过缓期间[58-59]。肾上腺素能神经活性的增强和迷走神经张力的变化可能以一种复杂的方式相互作用，共同影响着心房不应期、复极化及房内传导，从而增加发生房颤的风险[52, 60]。慢波睡眠期间，迷走神经持续高度紧张可促发房颤，尤其对于那些易受乙酰胆碱影响而致心律失常的患者而言[52]。

如果睡眠呼吸紊乱，房颤的风险会增加 1 倍[61]，因为呼吸暂停会引起夜间低氧血症、交感神经活性和血流动力学的改变[27, 61]。阻塞性呼吸暂停引起的血压升高和胸内压改变会使心房扩张并激活牵张感受器。间歇性缺氧比睡眠中断更易导致心房连接子蛋白 -40 和连接子蛋白 -43 因一氧化氮产生的活性氧而发生重构[62]。实验显示，在肺动脉神经节消融和心脏去神经支配后呼吸暂停引起的心房颤动得以消除[63]，这说明自主神经系统在其中发挥了作用。在一项临床回顾性研究中，65 岁以下受试者的夜间氧饱和度和老年受试者的心力衰竭显著预测了房颤的发病率[61]。在两项独立的前瞻性流行病学队列研究中，中枢性睡眠呼吸暂停和 Cheyne-Stokes 呼吸被证明是房颤的重要、高强度预测因子[65-66]。此外，房颤消融治疗对睡眠呼吸障碍患者有效，但对未治疗呼吸暂停的患者作用有限[67]。此外，房颤和严重睡眠呼吸暂停患者对抗心律失常药物治疗的反应较小，这与缺氧程度和睡眠期无关[68]。

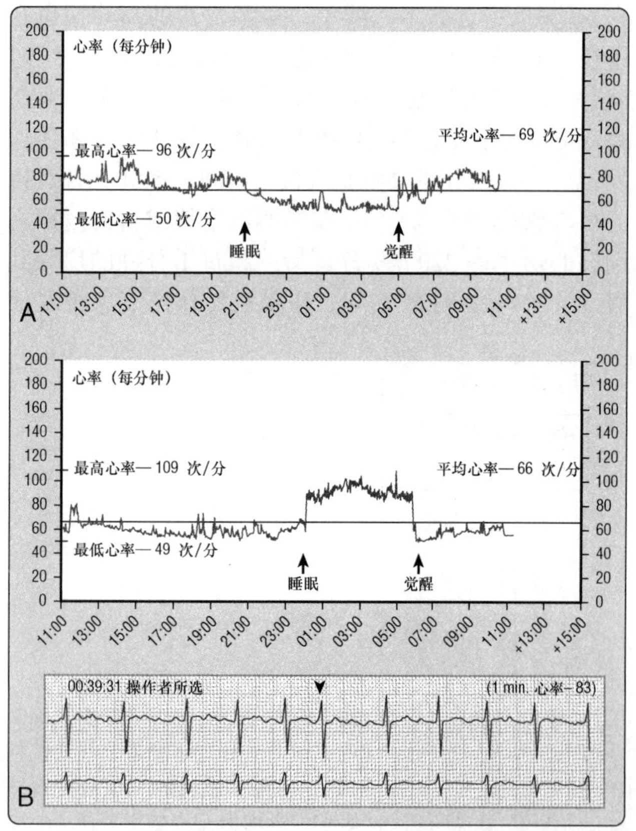


图 145.5 **A.** 动态心电图（AECG）的心率趋势显示正常的昼夜节律与睡眠引起的心率下降。**B.** 本例患者 AECG 的心率趋势显示，睡眠开始时阵发性心房颤动导致夜间心率升高，醒来后心率下降，这是由自发转化为窦性心律引起的。心电图（下）记录睡眠期间心房颤动［From Singh J, Mela T, Ruskin J. Images in cardiovascular medicine：sleep（vagal）-induced atrial fibrillation. Circulation. 2004；110：e32-3.］

## 治疗

夜间房颤的治疗同日间房颤的治疗相似，包括药物控制心室率或使用心房心律转复除颤器终止房颤。由于夜间房颤被归类为迷走神经所介导，抗胆碱能药物，如丙吡胺和氟卡尼，有时有助于防止复发；肾上腺素阻断药物或洋地黄有时会加重症状[69]。此外，应对夜间发生心房颤动的个体进行睡眠呼吸障碍监测，CPAP 有效治疗睡眠呼吸暂停。减肥和心脏危险因素的干预，包括睡眠呼吸暂停管理，可以减轻房颤负担，并对心脏重构产生有利影响[70]。房颤患者的睡眠呼吸暂停治疗也可能使房颤转化为正常的窦性心律（图 145.6）[71]。Anter 等建议[72]，鉴于房颤患者中阻塞性睡眠呼吸暂停的高患病率以及肺外静脉触发的发生率增加，应对所有房颤患者进行睡眠研究，并应采用针对肺外静脉触发的消融策略。

# 婴儿猝死综合征

婴儿猝死综合征（sudden infant death syndrome，SIDS）是 1 周至 1 岁婴儿死亡的主要原因，发生在睡眠期间[73]。该综合征是一种排他性诊断，也就是说，它包括在彻底的案件调查后仍然无法解释的所有原因，包括尸检、对死亡现场的检查和对临床病史的回顾。因此，2001 年美国有 2234 名婴儿死于 SIDS，占婴儿死亡总数的 8.1%[74]，这可能是由于各种各样的病因导致心肺系统发育缺陷。SIDS 致命事件以低血压和心动过缓为特征[75]，似乎是由睡眠期间心率、动脉血压和呼吸的正常反射协调缺陷造成的[76]。这种睡眠期间心肺调节功能障碍可能是由于 SIDS 婴儿弓状核的结合缺陷造成的[76]，因为其中的毒蕈碱能活性脑室髓质表面结构被认为与心肺控制有关。死于 SIDS 的婴儿的心率通常较高，并且表现出心率波动范围缩小，这表明自主神经功能发生了改变[77]。自主神经功能不稳定也在 SIDS 未遂婴儿的非快速眼动

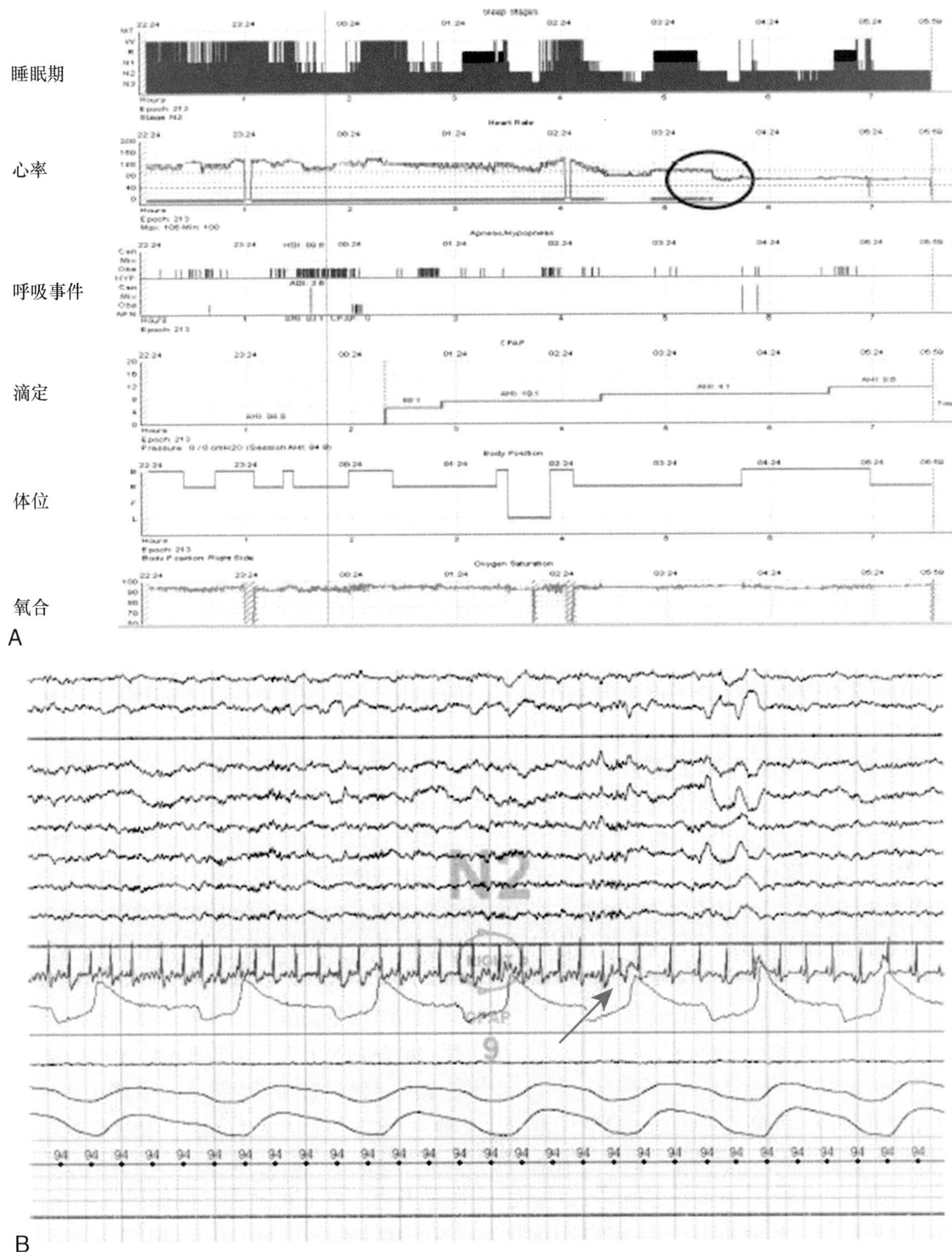


**图 145.6**　睡眠趋势图显示：**A.** 睡眠期、心率、呼吸事件、诊断部分和持续气道正压通气治疗、体位和氧合。圆圈显示心房颤动何时恢复到正常的窦性心律。**B.** 显示了 30 s 的时期，在 9 $cmH_2O$ 持续气道正压下，心房颤动转变为正常窦性心律的时间为 30 s（From Walia HK，Chung MK，Ibrahim S，et al. Positive airway pressure-induced conversion of atrial fibrillation to normal sinus rhythm in severe obstructive sleep apnea. J Clin Sleep Med. 2016；12：1301-3.）

睡眠中得到证实[78]。

一项对 34 442 名婴儿进行的为期 19 年的前瞻性多中心观察性研究表明，QT 间期明显延长（35 ms 或更长）是 24 名（0.07%）婴儿在出生后 1 年内死于 SIDS 的特征[79]。这些结果表明，一些 SIDS 病例可能是由于遗传缺陷导致心脏交感神经发育异常，改变复极，从而增加室性心律失常的风险。

这些复极异常是与 3 号染色体相关的长 QT 间期综合征基因型（LQT3）的婴儿和儿童的典型特征。钠通道基因 *SCN5A* 的突变是长 QT 间期综合征最常见的原因，也是心律失常和心率降低的原因。缺陷的遗传位点和 QT 间期的长度是风险的独立预测因子[80]。T

波交替是心脏性猝死易感程度增高的心电图指标，在成为 SIDS 受害者的婴儿中[81-82]或使用起搏药物[83]（β 阻断疗法）成功治疗的婴儿中[85]有报道。后一种疗法减少了 T 波交替，表明抗心律失常有效。

在环境影响中，SIDS 在冬季增加的风险是有充分记录的[86-87]，而与细支气管炎无关[88]。遗传易感性可能与环境因素相互作用，SIDS 复发率增加了 5.8 倍[89]。Tishler 等报道了呼吸暂停家庭缺氧通气反应缺陷的显著发生率[90]。

关于俯卧（面朝下）睡眠相对增加的风险，有相互矛盾的证据[91-95]，SIDS 发病率归因于仰卧运动（Back-to-Sleep campaign），该运动提倡让婴儿以仰卧姿势睡觉。

被动吸烟是 SIDS 一个非常重要的可改变的危险因素。如果从婴儿环境中消除吸烟，预计 SIDS 的死亡人数将减少 61%[92-96]。被动吸烟与 SIDS 发病率呈正相关。母亲在怀孕期间吸烟也会对胎儿造成影响。[96-98]已确定的 SIDS 的危险因素（如早产和低出生体重）在吸烟者中增加了 15 倍以上的风险，而在不吸烟者中则完全没有。非法药物使用 SIDS 的风险增加了 4 倍多。其机制可能包括化学感受器反应性的损害，这是由于母亲滥用药物导致婴儿对二氧化碳的敏感性降低[99]。被动吸烟导致 SIDS 的增加可能是由于尼古丁对呼吸的化学感受器激活的不利影响[100]，减弱对缺氧的觉醒反应[101]。在 SIDS 婴儿的尸检中发现了尼古丁及其代谢物[102-103]。关于 SIDS 患儿终末事件的研究证实[75]，心外膜上的尼古丁与低通气[104]有关，并且影响窦房结和心外膜神经纤维的功能，进而引发低血压和心动过缓[105-106]。

### 治疗

可通过让婴儿仰卧（面朝上）睡觉，避免母亲在怀孕期间吸烟和在婴儿时期被动吸烟进行简单、有效的干预。理论上，钠通道阻滞[48]或心脏起搏[48, 83]可能对治疗诊断为长 QT3 综合征的婴儿有用，但需要前瞻性研究。β 肾上腺素受体拮抗剂阻断是目前的治疗选择[48, 84-85]。前瞻性研究[79]建议对 QT 间期的延长进行监测来评估发生心律失常的风险，而临床上则对动态心电图（AECG）记录中的 T 波交替进行监测[84-85]。

## Brugada 综合征与不明原因的夜间猝死综合征

Brugada 综合征的西方成年患者和表面上健康却患有不明原因的夜间猝死综合征（sudden unexplained nocturnal death syndrome，SUNDS）的东南亚男性青年常在睡眠中猝死。SUNDS 在老挝被称为“lai-tai”（“睡眠死亡”），在日本被称为“pokkuri”（“突然的意外死亡”），在菲律宾被称为“bangungut”（“睡眠时起身、呻吟”），而这些都可能是指同一种疾病，其特点是心电图的右胸前导联 ST 段抬高[80, 107]。死亡均是由于致命的室性心律失常。

4% ～ 12% 的心脏性猝死和 20% 非心脏性猝死起因于 Brugada 综合征[80]。据估计，目前大约 0.5% 城市居民有上述心电图异常，在高发地区，除外交通事故，这种遗传性综合征是 50 岁以下男性青年的首要死因。在夜间心脏性猝死、QT 间期延长和 Brugada 样心电图高发的八代家系中已发现单一钠离子通道突变（*SCN5A* 基因）。钠离子通道的遗传缺陷可影响心脏传导系统，主要引起心动过缓。与增强突触前去甲肾上腺素循环的机制联系已有描述[108]。碘 123- 间碘苄胍摄取异常的心交感神经功能不全常伴随 QT 间期延长，内在窦房结功能障碍，传导异常及室性异搏缺失。Brugada 综合征与长 QT 间期综合征有遗传关系[109]，后者有致死性夜间室性心律失常的风险，心电图主要表现出异常的 T 波改变[31, 110-111]。

在美国，从 1981 年到 1988 年，男性东南亚移民和他们的后代中，有 117 人死于 SUNDS[112]。对死于 SUNDS 的人的尸检证实，一些没有心血管病的患者存在传导通道的发育异常[107]。SUNDS 起病时立即出现濒死样呼吸，同时具有呻吟、剧烈抽动、不能被唤醒、急促且不规则的深呼吸、出汗、心率大幅波动以及自主神经高度兴奋。有报道称，强按摩可以使一些患者从气道阻塞、胸闷（或压榨感）及四肢麻木无力中恢复过来。当这些症状在数周或数月内复发时，可导致死亡[113]。3 例心室颤动后复苏患者在住院期间，睡眠时都再次发生心室颤动，且伴有类似的呻吟。这 3 例患者无动脉粥样硬化性疾病或心脏结构异常，也无法睡眠呼吸暂停，但其肌酸磷酸激酶水平明显升高，并有低血钾。同健康人相比，SUNDS 生还者迷走神经张力较低，尤其是在夜间[114]。

### 治疗

这类综合征治疗研究具有独特的挑战性。目前，对 Brugada 综合征或 SUNDS 患者最有效的治疗方法是植入心律转复除颤器[107]。

## 心血管药物与睡眠障碍

包括降压药、可透过血脑屏障和的 β 受体拮抗剂在内的几种心脏疾病治疗药物，都有潜在的扰乱睡眠的副作用[23]。与安慰剂及非亲脂性的阿替洛尔相比，亲脂性 β 受体拮抗剂（吲哚洛尔、普萘洛尔、美托洛尔）明显增加觉醒次数和觉醒总时间。随着治疗时间的延长，这些药物的血脑屏障渗透性将近似。此外，有内在拟交感神经活性的吲哚洛尔可以延长 REM 睡眠潜伏期，并缩短 REM 睡眠时间。服用 β 受体阻滞剂的患者多有睡眠障碍的副作用，由此导致日间疲劳和嗜睡，很多患者因此拒绝服用或不规则地服用。褪黑素可以调节交感神经活性来调节睡眠，目前推测 β 受体拮抗剂通过明显减少内源性褪黑素的分泌，导致睡眠中断[115]。β 受体拮抗剂另一个主要的副作用是产生噩梦。尽管有以上副作用，但已有研究证实，亲脂性 β 受体拮抗剂（普萘洛尔、美托洛尔、卡维地洛）可以降低心脏性猝死的风险。

常用的抗心律失常药物胺碘酮也能引起睡眠障碍[116-117]，20% ～ 40% 的患者可出现神经系统副作用。通过小剂量使用、密切监测及随访，可最大限度降低其副作用。

**临床要点**

由于缺乏对自主神经系统活动、心电不稳定、氧饱和度降低和呼吸紊乱的监测，夜间心律失常的诊断和治疗评估受到影响。目前可以通过心率变异性（衡量自主神经功能的指标）和心率震荡（即建立在一次室性期前收缩之后心率恢复模式基础上的压力感受器功能的指标）等无创指标来评估自主神经系统的活性[118]。在连续心电监测中，同时监测这些指标，结合临床病史和 QT 间期离散度或 T 波交替的心电不稳定分析，有望为夜间心律失常的易感性和自主神经功能失常提供重要信息。通过改进监测，预期可提高院内夜间心搏骤停的存活率[119]。

## 总结

由于夜间心律失常的病因是多因素的，其治疗需要综合考虑心血管和呼吸因素。治疗必须针对神经性心律失常，同时避免 NREM 睡眠期间低血压和心肌缺血的加剧。

## 致谢

感谢 Sandra S. Verrier 的贡献。

### 参考文献和拓展阅读

请扫描书后二维码，获取参考文献和拓展阅读资源。

# 第 146 章 睡眠呼吸障碍对心血管的影响

Virend K. Somers，Shahrokh Javaheri
李艳玮 译 刘梅颜 审校

章节亮点

- 呼吸暂停-恢复周期可导致：①低氧-复氧；②高碳酸血症-低碳酸血症；③胸腔内压力的变化；④觉醒。睡眠呼吸暂停，无论是阻塞性还是中枢性，都会对心血管功能产生不良影响。睡眠呼吸暂停可能通过氧化还原敏感基因激活、自主神经活性改变、氧化应激和炎性介质释放等影响心血管功能。睡眠呼吸暂停的病理生理改变可导致急、慢性心血管反应。
- 低氧可引起直接（心肌氧供减少）和间接（交感神经系统激活、内皮细胞功能障碍加重和肺小动脉血管收缩）心血管反应。再氧化可能通过进一步产生自由基而造成额外的伤害。低氧-复氧，伴氧分压（$PO_2$）间歇性改变，可在睡眠中发生数百次。
- 由于对低氧血症-高碳酸血症的化学反射反应增强，对低氧血症-高碳酸血症及微觉醒的交感神经的激活和随后的应激反应（特别是在没有呼吸抑制作用的情况下）是明显的。夜间的交感神经活动会延续到白天的清醒状态。
- 阻塞性睡眠呼吸暂停发作时，胸腔内负压急剧增大。中枢性睡眠呼吸暂停患者过度通气时产生的影响较小，尤其是在肺顺应性下降的情况下，胸腔内负压增加，包括主动脉、肺血管床和心室在内的胸腔内血管的跨壁压。
- 心动过缓可能特别严重，并且由于低氧血症和呼吸暂停联合激活潜水反射而引起化学反射介导的迷走神经激活，窦性停搏可能长达 10 s 或更长时间。
- 睡眠呼吸暂停与收缩性和舒张性心力衰竭、室性心律失常及心房颤动均有关。治疗阻塞性睡眠呼吸暂停是否能预防心力衰竭和心律失常或提高生存率仍有待随机对照试验证实。
- 在意向治疗分析中，心血管疾病患者中进行的最大规模的持续气道正压通气（CPAP）随机对照试验（SAVE 试验）没有显示 CPAP 对心血管的益处。针对中枢性睡眠呼吸暂停的适应性伺服通气疗法（SERVE-HF）与心血管死亡率增加有关。但是，上述试验都存在重要的缺陷。

## 引言

睡眠呼吸障碍的特征是潮式呼吸的周期性变化，伴有阻塞性或中枢性呼吸暂停或低通气发作。可导致以下三种基本的病理生理后果：①低氧-复氧和高碳酸血症-低碳酸血症为特征的间歇性动脉血气异常；②觉醒并转向浅睡眠阶段；③胸腔内压大幅负波动（图 146.1）[1-3]。这些呼吸暂停和低通气的病理生理后果，无论是阻塞性的还是中枢性的，都会对心血管功能产生急性和慢性的不良影响。

## 动脉血气异常及其后果

周期性呼吸包括呼吸模式的周期性变化，包括呼吸暂停和低通气，导致低氧血症和高碳酸血症。紧随呼吸暂停和低通气之后的过度换气将导致复氧和低碳酸血症，这些变化通过多种途径影响心血管系统。

### 低氧-复氧

低氧可引起直接（减少心肌氧供）和间接（激活交感神经，加重血管内皮细胞功能障碍，引起肺小动脉的收缩）的心血管反应。低氧-复氧可能类似于缺血再灌注，复氧可能通过自由基的进一步释放造成额外的损伤。低氧-复氧引起的生化损伤与睡眠呼吸暂停-低通气有很大的相关性，在睡眠中，氧分压（$PO_2$）的间歇性和显著改变可能发生多次。

#### 低氧对心肌的直接影响

心肌氧输送减少可能引发心肌耗氧和供氧失衡，

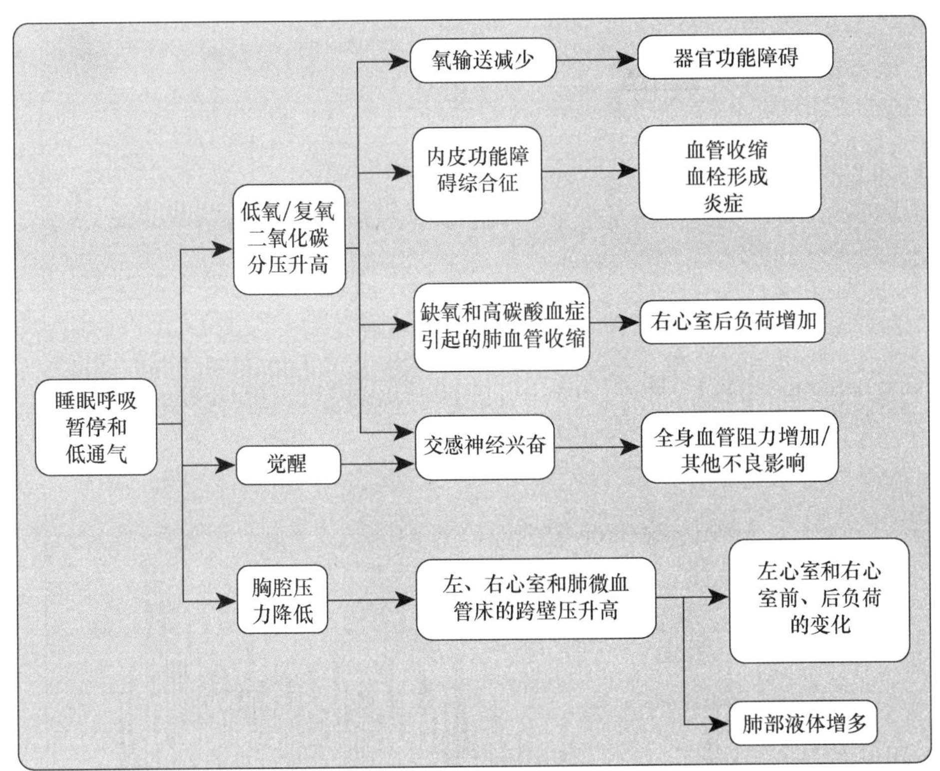


**图 146.1** 睡眠呼吸暂停和低通气导致的病理生理后果。胸腔压力来代替心脏及其他血管结构周围的压力（Modified from Javaheri S. Sleep-related breathing disorders in heart failure. In：Mann DL，ed. Heart Failure：A Companion to Braunwald's Heart Disease. Saunders；2003：478.）

导致心肌组织缺氧，这在那些冠心病患者中尤为明显，可诱发夜间心绞痛、心肌梗死[4]和心律失常，甚至猝死[5]，也可导致心肌收缩和舒张功能障碍[6]。

## 低氧-复氧与冠状动脉内皮细胞功能障碍

冠状动脉内皮细胞在血管舒缩调节、凝血和炎症中起重要作用[7]。血流和凝血是通过血管活性物质的产生和释放来调节的，这些活性物质包括血管舒张因子和血小板聚集抑制因子（如一氧化氮、前列环素）及血管收缩因子和血小板聚集因子（如内皮素和血栓素）。这些因子之间的平衡在调节冠状动脉血流量和凝血功能等方面起着重要的作用。

低氧状态下某些转录因子被激活，例如低氧诱导因子 1、核因子 κB 的产生[8-9]，许多因子的表达增加，如内皮素 1（内皮素 1 是一种具有促炎特性的强效血管收缩因子）、血管内皮生长因子和血小板源性生长因子。低氧也能抑制内皮一氧化氮合酶的生成[10]，减少具有舒张血管和抗有丝分裂作用的一氧化氮的产生。低氧还能增强黏附分子的表达，促进白细胞滚动和内皮黏附[11]，并参与内皮细胞和肌细胞凋亡的诱导[12]。

在间歇性缺氧（即低氧-复氧）中也可观察到上述一些持续性低氧的变化[13-23]。故有学者认为，间歇性低氧可能比持续低氧危害更大[18-19]。复氧时通过传递氧分子为进一步产生氧自由基提供了底物，并可能促进氧化应激反应。

低氧-复氧可能导致血管炎症和重构，类似于动脉粥样硬化[7, 23]。内皮功能障碍已在许多心血管疾病中得到证实，包括高血压、心肌梗死和脑卒中，并且在睡眠不足的健康年轻受试者中也有报道[24]。这些心血管疾病也与阻塞性睡眠呼吸暂停（obstructive sleep apnea，OSA）有关。因此可以推测，由睡眠呼吸障碍引起的内皮功能障碍可能加重动脉粥样硬化，引起动脉粥样硬化血栓形成和左心室功能障碍[1, 25]。

OSA 患者血气化学改变的炎症和神经激素（见“阻塞性睡眠呼吸暂停和收缩期心力衰竭”）后果得到了深入的研究，这与交感神经活动增强、内皮素、黏附分子、炎症细胞因子浓度升高、白细胞活化、氧化应激、内皮功能障碍和高凝状态有关[1, 22, 25-40]。经鼻 CPAP 治疗阻塞性睡眠呼吸暂停可逆转上述生化异常。然而，目前尚缺乏关于中枢性睡眠呼吸暂停的系统性研究，除了个别研究显示，与无中枢性睡眠呼吸暂停的心力衰竭患者相比，合并中枢性睡眠呼吸暂停的心力衰竭患者夜间和早晨交感神经活性增强，内皮素和脑利钠肽浓度增高（详情见第 149 章）[41]。

## 低氧血症-高碳酸血症与自主神经系统

睡眠呼吸暂停与低通气（阻塞性和中枢性）（图 146.2 和 146.3）均能通过复杂的机制兴奋交感神经。低氧血症刺激颈动脉体的外周化学感受器，使交感神经活动反射性增加[42-43]。高碳酸血症刺激位于脑干的外周和中枢化学感受器，也引起交感神经兴奋。

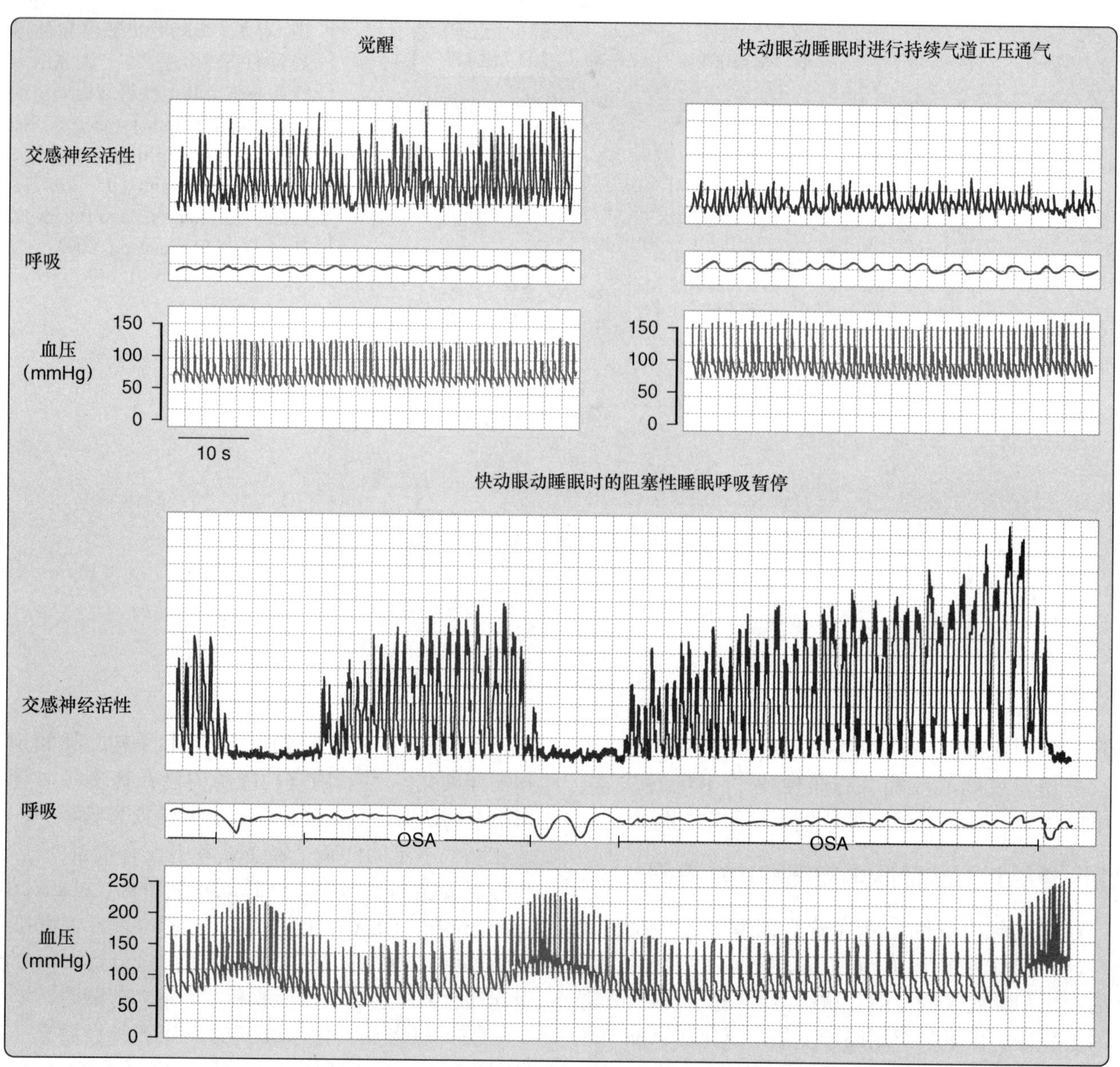


**图 146.2**　正常血压阻塞性睡眠呼吸暂停（OSA）患者在静息正常清醒状态下的交感神经活动、动脉内血压和呼吸记录（左上图）。该患者无其他明显的心血管疾病，也未使用任何药物。注意，即使在没有呼吸暂停事件的情况下，交感神经的活性也很高。在快速眼动（REM）睡眠期间（下图），反复发作低氧血症和高碳酸血症引起化学反射介导的交感神经激活和血管收缩。在呼吸暂停结束时，随着心排血量的增加和严重的血管收缩，动脉内血压可从清醒时的 130/60 mmHg 达到呼吸暂停期间的 220/130 mmHg 的峰值。在呼吸暂停结束时，也会出现交感神经交通的突然抑制，这是由于血压的升高通过压力反射和胸传入神经的交感神经抑制作用而引起的。在持续气道正压治疗 OSA 后（右上图），交感神经交通量和血压明显降低（From Somers VK，Dyken ME，Clary MP，et al. Sympathetic neural mechanisms in obstructive sleep apnea. J Clin Invest. 1995；96：1897.904.）

低氧血症和高碳酸血症可能通过胸部传入神经增加肺通气量，从而缓冲低氧血症和高碳酸血症时交感神经增强的幅度[42-43]。因此，当呼吸暂停期间发生低氧血症和高碳酸血症时，由于缺乏呼吸抑制导致交感神经活性的增强，会引起显著的血管收缩和血压升高。在这种情况下，对低氧血症-高碳酸血症的化学反射反应增强[44-45]，交感神经的激活和随之而来的应激反应是明显的。

夜间的交感神经活动会延续到白天的觉醒状态。反复的低氧血症可能与此有关。因为慢性间歇性低氧血症 2 周后，健康受试者表现出交感神经活性增加，同时化学反射增强，压力反射减弱[46]。

## 肺泡缺氧-高碳酸血症和肺动脉血管收缩

肺泡低氧时，部分通过内皮素的释放和高碳酸血症引起肺动脉血管收缩和血压升高，这可能对右心室功能产生不利影响（见第 147 章）。

## 低碳酸血症

呼吸暂停和低通气后的过度通气可引发低碳酸血

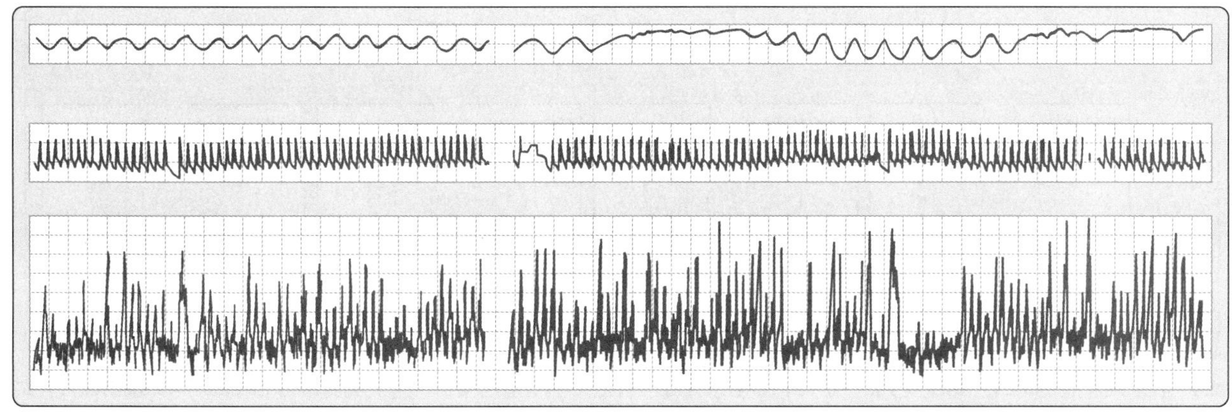

**图 146.3**　严重充血性心力衰竭患者正常呼吸（左）和陈-施呼吸（Cheyne-Stokes）呼吸（右）时的呼吸（上）、每搏血压（中）和肌肉交感神经活动（下）记录。正常呼吸时血氧饱和度为 94%，陈-施呼吸时在 97% ～ 90% 波动。肌肉交感神经冲动振幅从正常呼吸时的 1533 任意单位 / 分增加到陈-施呼吸时的 1759 任意单位 / 分。正常呼吸时平均血压为 70 mmHg，中枢性呼吸暂停后过度通气时血压最高为 82 mmHg。心力衰竭患者即使在正常呼吸时也有高水平的交感神经活性。在中枢性呼吸暂停期间，交感神经活性进一步增加，具有统计学意义（From Van de Borne P，Oren R，Abouassaly C，et al. Effect of Cheyne-Stokes respiration on muscle sympathetic nerve activity in severe congestive heart failure secondary to ischemic or idiopathic dilated cardiomyopathy. Am J Cardiol. 1998；81：432.6.）

症。低碳酸血症可能通过冠状动脉血管收缩[46]和氧解离曲线左移，影响心肌氧输送和氧摄取。此外，低碳酸血症也可诱发心律失常。

## 觉醒、浅睡眠阶段与自主神经系统

与觉醒状态相比，正常睡眠时交感神经和副交感神经的作用相反并保持平衡[47-48]。一般情况下，深度 NREM 睡眠阶段交感神经活性、心率、血压均进行性下降，因此，在 NREM 睡眠的第 4 阶段，交感神经活动、心率和血压明显低于仰卧休息时的清醒状态[47-48]。REM 睡眠期间，交感神经活动会突然增强，导致血压和心率短暂飙升。一般情况下 REM 睡眠期间的血压和心率与清醒时的水平相似。因此，在正常睡眠期间，通过睡眠时相的变化调节自主神经和血流动力学，但对睡眠呼吸障碍患者（无论是阻塞性还是中枢性）而言，上述调节机制失效。阻塞性睡眠呼吸暂停患者和合并心力衰竭的中枢性睡眠呼吸暂停患者，睡眠结构发生了显著的改变，即向浅睡眠阶段转换。然而最关键的是，睡眠暂停和低通气常导致觉醒及血压上升、心率增快，这与交感神经活性增强和副交感神经活性减弱有关[48-49]。在阻塞性睡眠呼吸暂停中，觉醒发生在呼吸暂停终末和呼吸恢复时。而在中枢性睡眠呼吸暂停和 Hunter-Cheyne-Stokes 呼吸模式的患者中，觉醒发生在过度通气的高峰期。

除引起觉醒外，睡眠呼吸障碍可能还通过上述低氧血症、高碳酸血症和通气改变增加交感神经活动。

交感神经激活将对心脏造成多种不良后果。这些症状包括体循环阻力和左心室后负荷增加，伴有右心室前负荷增加的静脉收缩，心肌收缩性增强，心肌肥厚，心动过速和心律失常。此外，心肌去甲肾上腺素升高可引起心肌细胞毒性，导致细胞凋亡[50-51]。

微神经图检查或血、尿去甲肾上腺素水平检测发现，中枢性睡眠呼吸暂停和阻塞性睡眠呼吸暂停患者交感神经活性增强[52-57]。通过治疗阻塞性睡眠呼吸暂停[55-57]和中枢性睡眠呼吸暂停[53, 58]来降低交感神经活性具有重要意义：首先，合并心力衰竭的中枢性睡眠呼吸暂停，交感神经活动增加与生存率低有关，因此，降低交感神经活性应该有益于预后；其次，阻塞性睡眠呼吸暂停会导致夜间交感神经活性和血压升高，并持续到白天。OSA 是一种已知的高血压病因，通过 CPAP 有效治疗 OSA，血压下降相对较快（见第 130 章）。

总之，睡眠呼吸障碍可产生清醒时间增加（中断性失眠）、觉醒、低氧血症和高碳酸血症等病理生理后果，共同促使交感神经活性增强。

## 胸腔内负压增大及其后果

阻塞性睡眠呼吸暂停发作时，胸腔内负压急剧增大。中枢性睡眠呼吸暂停患者过度通气时，尤其是在心力衰竭所致的肺顺应性下降的情况下，胸腔内负压也相对增加。然而，阻塞性睡眠呼吸暂停通常比中枢睡眠呼吸暂停的胸腔内压力变化更明显。

许多研究显示，胸腔内压力变化影响左、右心室功能的心血管后果[59-60]。胸内负压增加胸内血管结构（包括主动脉、肺血管床、心房和心室）的跨壁压（内压减外压）（图 146.4）。中枢性呼吸暂停后过度

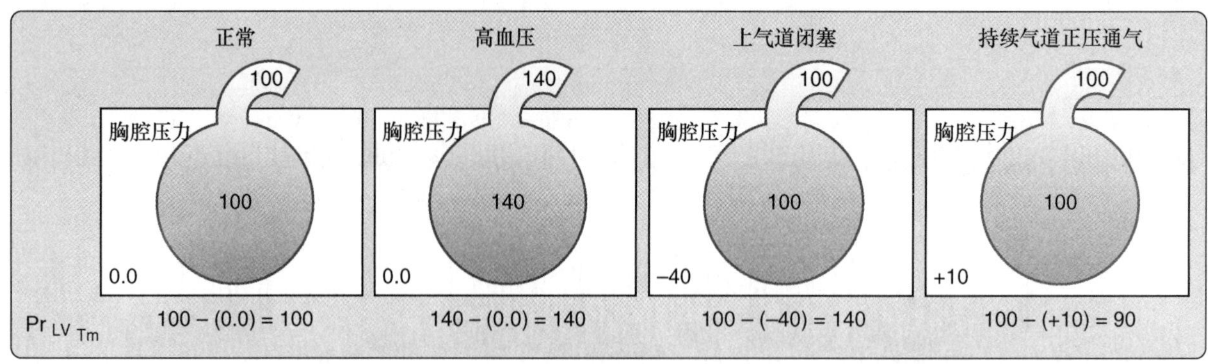


**图 146.4**　收缩期左心室（LV）跨壁（Tm）压（Pr）。阻塞性呼吸暂停（上气道闭塞）产生负胸腔压力（Ppl）－40 mmHg。这使左心室跨壁压从 100 mmHg 增加到 140 mmHg，相当于收缩期主动脉压从 100 mmHg 增加到 140 mmHg。值得注意的是，应用鼻腔持续气道正压通气（CPAP）可以降低左心室跨壁压（Modified from Javaheri S. Sleep-related breathing disorders in heart failure. In：Mann DL，ed. Heart Failure：A Companion to Braunwald's Heart Disease. Saunders；2003：480.）

通气时也会出现比正常更大的胸内压负波动，特别是在呼吸系统顺应性差的心力衰竭患者中。

根据 Laplace 定律，心脏跨壁压的增加会增加心室壁张力和心肌耗氧量。此外，胸腔内血管周围负压可通过促进肺毛细血管床液体渗漏和减少肺淋巴回流，增加肺血管外液体量[61]。这在一定程度上解释了阻塞性睡眠呼吸暂停（OSA）中出现的一过性肺水肿，而睡眠呼吸暂停可能导致充血性心力衰竭患者肺部液体过多，引发肺水肿。此外，胸内压降低增加静脉的回心血量，导致右心室舒张充盈增加，这反过来可能造成左心室顺应性和容积下降，这种现象称为心室相互依赖。应用经鼻 CPAP 治疗阻塞性和中枢性睡眠呼吸暂停，可通过两种机制降低跨壁压力：首先，也是最重要的，经鼻 CPAP 治疗减少或消除呼吸暂停和觉醒，如前所述，这些因素共同增加交感神经活动，导致动脉血压的周期性波动；其次，经鼻 CPAP 治疗不仅可以减弱胸内压力的急剧上升，实际上还会增加胸腔内压力，从而降低胸内结构的血管跨壁压（图 146.4）。

## 睡眠呼吸暂停的急性血流动力学效应

上述压力和生理学效应之间的相互作用，调控着呼吸暂停和低通气患者的循环反应[62-63]。血流动力学改变与低氧血症、高碳酸血症、呼吸与胸腔内压变化，以及随之而来的机械效应有关。

阻塞性睡眠呼吸暂停患者的血流动力学变化已得到深入研究[62，64-65]。呼吸暂停-恢复周期的演变机制很复杂，且代表着一种不稳定的血流动力学状态。所以，在呼吸暂停过程中与呼吸暂停之后的即刻和更晚期，血流动力学的变化均不同。在恢复期，觉醒和过度通气进一步影响血流动力学。周期性呼吸通常合并心率、血压和肺动脉压的周期性变化[62，64-67]。一些患者伴有明显的进行性心动过缓，在呼吸暂停的终末，由于由于肺膨胀和觉醒的迷走神经作用，突然发展为心动过速，并重新呼吸。通过动态心电图监测，可观察到睡眠期间反复发作的心动过缓 / 心动过速，提示可能存在阻塞性睡眠呼吸暂停。在睡眠呼吸暂停试验中，中枢性睡眠呼吸暂停的心率下降比阻塞性睡眠呼吸暂停更明显，这反映了胸椎传入神经缺乏激活[63]。

低氧血症和呼吸暂停共同引起潜水反射，可导致特别严重的心动过缓[66-67]。化学感受器介导的迷走神经兴奋，可能会导致至少 10 s 的窦性停搏。心搏暂停造成灌注缺失，这可能会使已经存在严重脑缺血或心肌缺血的患者出现并发症。

在阻塞性呼吸暂停终止时，血压会出现大幅升高。研究发现，这种血压的周期性变化是 OSA 患者最一致的血流动力学特征。这涉及多种机制。在呼吸暂停期间，增加的低氧血症和高碳酸血症通过化学反射作用，逐渐引起交感神经激活和血管收缩[54]。随着呼吸恢复，由于吸气时右心室充盈增加，每搏输出量增加。吸气的迷走神经张力下降导致心动过速。增加的每搏输出量和心率导致心输出量增加，进入血管收缩的外周循环的血量增多，导致急性血压升高[54]。然而，在阻塞性呼吸暂停结束后，周围血管的交感神经活动突然受到抑制，部分原因是深呼吸通过胸廓传入神经抑制了交感神经的活性。然而，尽管交感神经通路被阻断，由于去甲肾上腺素在神经血管接头处摄取、释放和清除的动力学效应，在交感神经冲动释放结束后，血管仍可持续收缩数秒钟。

此外，通过无创技术进行心脏每搏输出量监测的研究结果一致表明，阻塞性睡眠呼吸暂停时每搏输出量轻度减少，这可能与左心室前负荷减少和后负荷增加有关[62]。呼吸暂停结束后每搏输出量的变化取决于每搏输出量在呼吸恢复阶段被监测的时间点[62]。

## 阻塞性睡眠呼吸暂停、左心室功能障碍和心力衰竭

中枢性睡眠呼吸暂停与心力衰竭的关系在第 149 章讨论。在本节中，我们回顾 OSA 继发心力衰竭的原因。

### 阻塞性睡眠呼吸暂停和收缩期心力衰竭

在严重阻塞性睡眠呼吸暂停的犬科模型中[68]，在 1 ～ 3 个月的睡眠期间模拟睡眠呼吸暂停，逐渐出现左心室收缩功能障碍。由于左心室收缩容积增加，白天测量左心室射血分数显著降低。

在人类中，有两种关于左心室收缩功能障碍和 OSA 的研究，一种是对 OSA 患者是否存在左心室功能障碍进行评估[69-72]，另一种是对已确诊的左心室收缩功能障碍患者进行评估，以确定 OSA 的患病率[73-74]。在一些研究中，也对 OSA 治疗后左心室射血分数的变化做了描述[75-77]。

评估 OSA 患者左心室收缩功能的研究结果是不一致的[69-71]。然而，在两项使用锝 -99m 评估左心室收缩功能的研究中，OSA 与左心室收缩功能障碍相关[70-71]。因为超声心动图在肥胖受试者中的评估存在技术困难，使用放射性核素心室造影来评估左心室功能尤为重要。

Alchanatis 等[70]对 29 例重度 OSA［呼吸暂停低通气指数（AHI）大于 15 次 / 小时，平均 AHI 54 次 / 小时；最低动脉血氧饱和度 62%］和 12 名对照受试者（AHI 9 次 / 小时，动脉血氧饱和度最低 92%）进行研究。受试者没有已知的心血管疾病。与对照组相比，OSA 患者的平均左心室射血分数显著降低（53% *vs.* 61%；$P < 0.003$）。CPAP 治疗 6 个月后，左心室射血分数明显升高至 56%（$P < 0.001$）。左心室舒张功能障碍也明显改善（见后文）。

在一项大型研究中[71]，169 例 OSA 患者中（AHI 大于 10 次 / 小时，平均 AHI 47 次 / 小时），13 名受试者（8%）有左心室收缩功能障碍（范围 32% ～ 50%）。超声心动图和双嘧达莫负荷试验证明，左心室收缩功能障碍与缺血性疾病无关。在 7 名接受 OSA 治疗的患者中（6 名接受 CPAP 治疗，1 名接受上气道手术），治疗 1 年后，平均左心室射血分数从 44% 显著增加到 63%[71]。

在对 6000 多名参加睡眠健康心脏研究的患者进行的横断面分析中[72]，OSA 的存在增加了有心力衰竭史的可能性，其优势比为 2.5。此外，AHI 与心力衰竭患病率呈正相关。

在对左心室收缩功能不全的患者进行多导睡眠监测的研究中（见第 149 章），OSA 的患病率（定义为 AHI 至少为 15 次 / 小时）从 12% 到 32% 不等[77]。如此广泛的范围并不特别令人惊讶。其患病率的差异取决于许多因素，包括每项研究中伴有心力衰竭的肥胖患者的数量，以及不同研究者用于诊断 OSA 的不同多导睡眠图标准。另一个重要的问题是难以准确地将睡眠不足分为中枢性和阻塞性，这是睡眠呼吸障碍表型患病率的决定因素。

在一项前瞻性研究中[73]，81 例已知心脏收缩功能障碍的患者中有 73 例，其中 11% 患有 OSA，平均 AHI 为 36 次 / 小时，最低动脉血氧饱和度为 72%，但没有询问打鼾或与 OSA 相关的其他症状。在一项回顾性研究中[74]，450 名因打鼾和其他睡眠呼吸暂停症状而接受睡眠研究的收缩期功能障碍患者中 32% 患有阻塞性睡眠呼吸暂停。然而，从上述研究中无法确定 OSA 是否先于心力衰竭。如后文所述，经鼻 CPAP 治疗 OSA 可增加左心室射血分数[75-76]，表明 OSA 可加重左心室收缩功能障碍。

阻塞性睡眠呼吸暂停损害左心室收缩功能的机制是多种多样的。低氧血症通过减弱心肌收缩力和一系列神经体液调节机制发挥关键作用。此外，左心室壁压和跨壁压的增加是由于心旁负压过高（在阻塞性呼吸暂停期间）和高血压发展的叠加效应。

5 项随机临床试验报道了气道正压治疗对 OSA 合并收缩期心力衰竭患者左心室射血分数的影响，其中 2 项为双盲试验（表 146.1）。在使用 CPAP 的 3 项研究中，包括仅有的 2 项双盲随机临床试验，左心室射血分数的上升很小或根本没有。然而，值得注意的是，在至少 2 项研究中，对 CPAP 的依从性也是有限的。在 2 项开放研究中，CPAP 依从时间比双盲研究长，射血分数增加了 5% ～ 9%。在一项开放的随机临床试验中，CPAP 与双水平装置进行比较，射血分数仅在双水平治疗时显著增加。

### 阻塞性睡眠呼吸暂停和舒张性心力衰竭

孤立性左心室舒张性心力衰竭伴左心室收缩功能的相对保留是老年人最常见的心力衰竭形式。这种形式的心力衰竭的病理生理后果与左心室肥大、顺应性下降、压力-容积曲线向左上移动相关。因此，对于给定的左心室容积，左心室舒张末压升高，导致左心房和肺动脉毛细血管压力升高以及肺充血和肺水肿。

如前所述，OSA 患者的血流动力学研究[64-65]表明，阻塞性呼吸暂停过程中肺毛细血管压升高，表明舒张功能障碍的发生。在阻塞性呼吸暂停期间，由于主动脉血压升高和近心端压力降低，左心室跨壁压增加。此外，低氧血症可能影响左心室舒张，进一步损

表 146.1　气道正压通气治疗对阻塞性睡眠呼吸暂停合并收缩性心力衰竭患者左心室射血分数的影响

| 变量 | Kaneko Open | Mansfield Open | Egea DB | Smith DB | Khayat Open | Khayat Open |
|---|---|---|---|---|---|---|
| 数量 | 12 | 19 | 20 | 23 | 11 | 13 |
| 呼吸暂停低通气指数（次 / 小时） | 40 | 25 | 44 | 36 | 30 | 34 |
| 左心室射血分数（%） | 25 | 35 | 29 | 30 | 29 | 26 |
| 左心室射血分数增长（%） | 9[a] | 5[a] | 2.2[a] | 0.0 | 0.5 | 8.5[a] |
| 持续时间 | 4 周 | 3 个月 | 3 个月 | 6 周 | 3 个月 | 3 个月 |
| 气道正压 | CPAP | CPAP | CPAP | 自动 CPAP | CPAP | 双水平 |
| 依从性 | 6.2 | 5.6 | 未报道 | 3.5 | 3.6 | 4.5 |

[a] 表示具有统计学意义的差异。

CPAP，持续气道正压通气。

Data from Kaneko Y，Flores JS，Usui K，et al. Cardiovascular effects of continuous positive airway pressure in patients with heart failure and obstructive sleep apnea. N Engl J Med. 2003；348：1233.41；Mansfield DR，Gollogly，NC，Kaye DM，et al. Controlled trial of continuous positive airway pressure in obstructive sleep apnea in heart failure. Am J Respir Crit Care Med. 2004；169：361.6；Egea CJ，Aizpuru F，Pinto JA，et al. Cardiac function after CPAP therapy in patients with chronic heart failure and sleep apnea：a multicenter study. Sleep Med. 2008；9：660.6；Schmidt LA，Vennelle M，Gardner RS，et al. Autotitrating continuous positive airway pressure therapy in patients with chronic heart failure and obstructive sleep apnea：a randomized placebo controlled trial. Eur Heart J. 2007；28：1221.7；Khayat RN，Abraham WT，Patt B，et al. Cardiac effects of continuous and bilevel crowded airway pressure for patients with heart failure and obstructive sleep apnea：a pilot study. Chest. 2008；134：1162.8.

害舒张功能[78]。夜间高血压和低氧血症反复发作以及由此引起的 OSA 引起的全身性高血压和左心室容积增加也可能导致左心室舒张功能障碍。

大多数研究表明，OSA 与左心室容积增加有关[79-82]，并提示 OSA 相关的心脏结构改变可通过 CPAP 治疗得到解决。一项早期研究报道，即使在没有日间高血压的情况下，OSA 也可能导致左心室肥厚[79]。这一发现后来得到了另一项比较 OSA 患者（AHI > 20 次 / 小时）和非 OSA 患者（AHI < 20 次 / 小时）的研究的支持。

一项研究中[82]，包括 2058 名睡眠心脏健康研究参与者，调整年龄、性别、种族、研究地点、体重指数、吸烟、收缩压、降压药使用、糖尿病、心肌梗死和饮酒等混杂因素后，左心室质量与呼吸暂停-低通气和低氧血症指数相关。关于收缩期心力衰竭患者的睡眠呼吸暂停患病率有相当多的数据[73-74，83]（由 Javaher[77] 综述），而舒张期心力衰竭患者的睡眠呼吸暂停患病率仅在一项大型系统研究中进行了研究[84]。Bitter 等评估了 244 例保留射血分数的心力衰竭（HFpEF）患者（87 名女性）。所有患者均行超声心动图、右心导管和超声心动图检查。HFpEF 的两个主要原因是全身性高血压（44%）和冠状动脉疾病（33%）。48% 的患者 AHI 值为每小时 15 次或更高，这与心力衰竭伴射血分数降低（HFrEF）的患者相似。在 AHI ≥ 15 次 / 小时的患者中，23% 患有中枢性睡眠呼吸暂停。与 HFrEF 观察结果一致，与 OSA 患者相比，HFpEF 合并中枢性睡眠呼吸暂停患者的 $PCO_2$ 较低，左心室舒张末期和肺毛细血管楔压较高。

如上文所述，单纯舒张性心力衰竭在老年人中非常普遍。此外，这类人的 OSA 患病率较高。由此推测 OSA 可能是导致舒张期心力衰竭的原因，或者 OSA 的存在可能导致左心室舒张功能障碍的加重。在这个方面，一项初步研究报道，OSA 治疗可改善左心室舒张功能障碍[70]，这一观察结果得到了唯一一项随机安慰剂（假性 CPAP）对照试验的证实[81]，该试验显示，在接受有效 CPAP 治疗 12 周后，E/A 比（舒张早期与晚期充血的比例）显著增加，等容舒张和二尖瓣流速减低显著降低。这些观察结果与心力衰竭和 OSA 患者接受 CPAP 治疗后收缩功能的改善相似（表 146.1）[75-77]。

## 阻塞性睡眠呼吸暂停中的心律失常

### 阻塞性睡眠呼吸暂停诱发心律失常

反复的夜间呼吸暂停引起严重的心血管功能严重紊乱。低氧血症、高碳酸血症、酸中毒、肾上腺素能神经兴奋、后负荷增加以及心脏室壁应力的快速波动都可引起心动过速-心动过缓交替发作以及房性和室性心律失常（图 146.5 和 146.6）。在阻塞性睡眠呼吸暂停患者中，可见睡眠期间发生的完全性心脏传导阻滞和心室停搏在内的各种房性、室性心律失常[85-87]，可被气管切开术或经鼻 CPAP 治疗所消除[85-86]。阻塞性睡眠呼吸暂停也可在传导系统的主要结构正常的情况下，诱发心律失常[88]。

虽然在严重阻塞性呼吸暂停的情况下，正常心脏

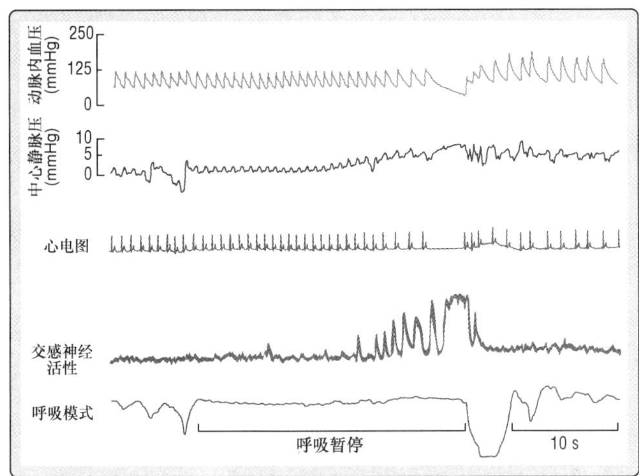


**图 146.5**　健康受试者在自主呼气末呼吸暂停期间的动脉内血压、中心静脉压、心电图、交感神经活性和呼吸模式记录。在呼吸暂停期间，心电图上的 RR 间期逐渐增加，最终出现窦性暂停和房室传导阻滞。伴随而来的是交感神经活性的增加。同时对周围血管的交感神经激活和心脏的迷走神经激活是潜水反射的特征。注意恢复呼吸时心率的快速增加和交感神经抑制。部分原因是吸气激活的胸部传入神经抑制了交感神经传导和迷走神经的心脏活性（From Somers VK，Dyken ME，Mark AL，Abboud FM. Parasympathetic hyperresponsiveness and bradyarrhythmias during apnea in hypertension. Clin Auton Res. 1992；2：171.6.）

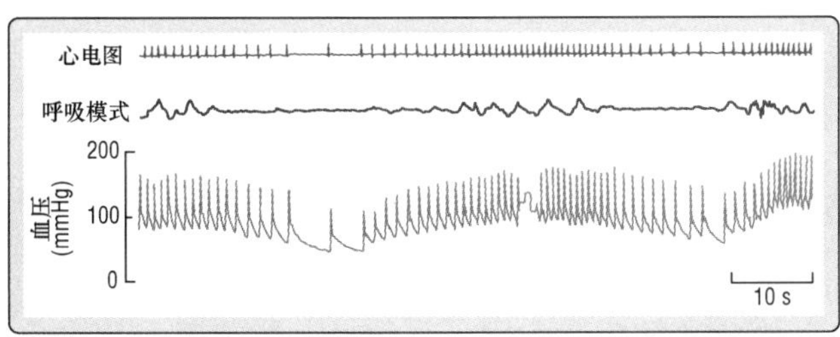


**图 146.6**　睡眠呼吸暂停患者表现为长时间和深度缓慢性心律失常，无心房或心室收缩。每拍的血压记录证实在心动过缓期间没有任何灌注（From Somers VK，Dyken ME，Mark AL，Abboud FM. Parasympathetic hyperresponsiveness and bradyarrhythmias during apnea in hypertension. Clin Auton Res. 1992；2：171.6.）

一般不表现出恶性心律失常，但心肌缺血、肥厚或心力衰竭的情况下，容易受到影响[89]。然而，呼吸暂停期间潜水反射的激活常常会引起严重的慢速心律失常[67, 90]，即使在心肌和心脏电生理功能正常的情况下也是如此。

## 心动过速-心动过缓交替发作

接受动态心电图监测的患者可能会在夜间出现周期性的心动过速和心动过缓[91-92]。这种周期性变化可能是由阻塞性睡眠呼吸暂停引起的，但尚未得到证实，因为标准的动态心电图监测不能同时测量呼吸模式和血氧饱和度。

这些心率的波动在很大程度上是由与呼吸模式相关的心脏自主神经的变化来解释的。在呼吸暂停过程中，渐进式低氧血症引起潜水反射，使心动过缓逐渐变得更加明显。随着呼吸暂停的终止，呼吸急促发生，随之而来的是胸部传入神经兴奋，这是迷走神经张力下降，引发过度通气[93]。因此，随着呼吸的恢复，突然的肺膨胀中断了迷走神经对心脏的抑制，导致快速发作的心动过速。此外，心交感神经活性的增加和副交感神经活动因觉醒而活性减弱也可能导致阻塞性呼吸暂停终止时出现的心动过速。值得注意的是，即使随着呼吸暂停的终止，血压显著升高，心动过速仍然存在。吸气和觉醒引起迷走神经张力下降不仅阻断了化学反射介导的心脏迷走神经冲动，还减弱了由呼吸暂停后血压激增引起的压力感受性反射引起的心脏迷走神经兴奋。

由于夜间呼吸暂停的重复性，夜间动态心电图或其他心电图监测表现为心动过速-心动过缓交替发作。这种心率波动在自主神经功能障碍患者中不太明显，如长期糖尿病患者或去神经心脏移植受体患者。虽然心率的变化主要是由反射介导的，但与呼吸相关的心脏充盈变化，以及由 Müller 操作引起的心脏跨壁压的快速变化一样，也通过心脏传导组织拉伸的变化来调节心率。

## 缓慢型心律失常

缺氧的主要反应是心动过缓[90]。当呼吸运动中伴有低氧时，由于肺通气抑制心脏迷走神经活性，心动过缓反应不易发现[67]。交感神经对低氧血症的反应虽然在呼吸时也有一定程度的表现，但也会因肺通气而减弱[94-95]。阻塞性睡眠呼吸暂停患者可能特别容易发生缺氧引起的慢性心律失常，因为他们的外周化学反射增强，因此，即使在自主呼吸暂停期间，低氧血症引起的心动过缓也比对照组更严重[96]。动脉压力感受器反射是减少化学反射增益的重要缓冲[97]。压力感受器反射敏感性受损，如高血压[98]和心力衰竭[99]中所见，可能与进一步增加的化学反射驱动有关。因此，合并阻塞性呼吸暂停的高血压或心力衰竭患者可能对阻塞性呼吸暂停表现出更大的交感神经反应，甚至可能诱发心动过缓。

重度缓慢型心律失常可能有重要的后果，特别是对有潜在心血管疾病的患者。例如，在没有认识到 OSA 是缓慢型心律失常的潜在原因的情况下，患者可能会接受起搏器植入，即使他们的心脏传导系统可能完全正常，并且通过 CPAP 的有效治疗可以消除缓慢型心律失常[84-85, 100]。其次，长时间的心搏骤停发作导致灌注不足（图 146.6）。在呼吸暂停引发低氧血症的情况下，夜间反复出现的无灌注状态可能对已有循环障碍的终末器官造成缺血性损害。

### 室性心律失常

大量文献表明，睡眠呼吸暂停可引起夜间心绞痛和心肌缺血，并可通过心电图上 ST 段压低得到证实[101-102]。因此，OSA 可能通过严重心动过缓期间的室性异位起搏以及心脏缺氧缺血引起的多形性室性心动过速而导致室性心律失常。这些发作主要发生在严重的血氧饱和度低下状态下[84-85]。在冠心病患者中更常见[87]，并且通过治疗几乎可以消除[84-85, 100]。这些心律失常的患病率在无心肺疾病且无严重血氧饱和度低下的患者中较低[103]。

### 心房颤动

心房颤动转诊患者中，未接受有效 CPAP 治疗的多导睡眠图证实的 OSA 患者 12 个月复发率为 82%，而接受有效 CPAP 治疗的 OSA 患者的复发率为 42%[104]。在未进行睡眠监测的心房颤动转诊患者中，复发率为 53%。无睡眠监测的心房颤动患者的复发风险表明，可能很大一部分心房颤动患者存在未确诊的 OSA。此外，在未经治疗的 OSA 患者中，心房颤动复发的患者比未复发的患者夜间低氧血症更严重。此外，未经治疗的 OSA 患者的心房颤动复发率增加，且不能用抗心律失常药物、体重指数、高血压、心功能或心房大小等因素来解释。

Mooe 等观察到[105]，在冠状动脉搭桥手术后，OSA 患者更容易发生术后心房颤动。然而，尚不清楚这是否可以用其他因素来解释。

一项对数千名患者的纵向研究中，与没有 OSA 的患者相比，OSA 患者发生新发心房颤动的风险增加。这种风险在 65 岁或 65 岁以下的患者中很明显，在夜间低氧血症更严重的患者中尤为明显[106]。一项研究表明，严重 OSA 的非肥胖患者更容易发生心房颤动[106a]。

OSA 可能导致心房颤动的原因有很多。低氧血症、血压升高和交感神经激活都是导致心房颤动的潜在机制。高水平的 C 反应蛋白也是心房颤动发生的独立预测因子[107]。OSA 患者 C 反应蛋白水平可能会升高[108-111]。此外，胸腔内负压的突然和剧烈变化对心房影响更大，因为与心室相比，心房的壁相对较薄。夜间反复发生压力梯度增加，随之心房壁拉伸增加，可能会诱发机械和电生理变化，诱发心房颤动[112-114]。自主机制可能是关键。动物模型表明，神经节神经丛消融术可以显著地抑制低氧血症和呼吸暂停引起的心房颤动的发生[115]。

接受复律治疗的患者中约有 50% 存在睡眠呼吸暂停的风险，而普通心脏病诊所的这一比例为 30%[116]。即使在接受肺静脉隔离的 OSA 患者中，未接受 CPAP 治疗的心房颤动复发率也比接受 CPAP 治疗的患者高出 2 倍以上[117]。

技术上的进步，如起搏器，使连续监测和检测睡眠呼吸暂停和心房颤动成为可能[118]，从而能够动态评估呼吸暂停是否为心房颤动的触发因素，以及心房颤动是否会导致呼吸暂停[119]。无论如何，尽管 OSA 治疗对心房颤动的抑制提供了令人鼓舞的数据，但 SERVE-HF[120] 和 SAVE[121] 研究的意外发现强烈表明，需要对心房颤动进行随机对照试验[122]。

### 中枢性睡眠呼吸暂停和心力衰竭

这个主题在第 149 章有详细的介绍。尽管中枢性呼吸暂停在睡眠时最为明显，但有个别研究表明在清醒时存在波动的周期性呼吸，预后较差。据报道，直立清醒姿势的周期性呼吸是心力衰竭患者死亡率的重要独立预测因子。然而，所有显示清醒时周期性呼吸的研究都没有记录脑电波。如果没有这些信息，就不能肯定地认为这段时间内的中枢性呼吸暂停与清醒时发生的中枢性呼吸暂停是相同的[123]。

#### 临床要点

- 呼吸暂停–恢复周期导致三种基本异常：血气改变、觉醒和胸腔内压改变。
- 低氧–复氧对心血管系统有有害影响。这激活了氧化还原敏感基因，导致血管收缩因子和炎症因子的合成，增加交感神经活性，并引起氧化应激。这些改变在 OSA 患者中得到了最好的研究。
- 未经治疗的 OSA 可能增加心房颤动转复后复发的风险。
- 睡眠呼吸暂停可诱发严重的缓慢型心律失常，包括长时间的心搏骤停和心脏传导阻滞，即使在心肌和心脏电生理功能正常的情况下也是如此。
- ST 段压低或心绞痛主要发生在夜间的患者应考虑 OSA。
- 心力衰竭可能与中枢性睡眠呼吸暂停或阻塞性睡眠呼吸暂停有显著关系。

## 总结

与睡眠有关的呼吸障碍以多种方式影响心血管功能。阻塞性睡眠呼吸暂停和中枢性睡眠呼吸暂停通过多种机制引起急性循环反应，从而影响慢性血管和心功能障碍的发展。呼吸暂停引起的急性反应大多是由呼吸暂停对血气化学的影响介导的，而血气化学对心血管有重要作用，反射机制也参与其中。反复的夜间低氧血症和高碳酸血症引起的急性神经、循环、内皮、炎症和其他反应可诱发心肌、冠状动脉和其他血管床的长期损伤。随着功能性和结构性心血管疾病的发展，急性呼吸暂停可加重。例如，与存在心肌缺血或左心室功能障碍的心血管系统相比，明显健康的心血管系统更容易忍受睡眠呼吸暂停时的严重低氧血症，从而导致心血管储备减少。小样本短期研究表明，有效预防复发性呼吸暂停可能有利于心血管疾病的预后，如交感神经活动、血压和左心室射血分数等方面的转归。最近完成的 SERVE-HF[120] 研究（检查适应性伺服通气对心力衰竭的影响）和 SAVE[121] 研究（检查 CPAP 对 OSA 的影响）的阴性结果强调了多样本随机对照试验在确定治疗心力衰竭患者睡眠呼吸暂停的益处方面的重要性。这两个试验都有重要的缺陷，我们将在第 149 章详细讨论。值得注意的是，SERVE-HF 的结果不能扩展到保留射血分数的心力衰竭患者，或其他非心脏原因的 OSA。

## 参考文献和拓展阅读

请扫描书后二维码，获取参考文献和拓展阅读资源。

# 第 147 章 阻塞性睡眠呼吸暂停患者的系统性高血压和肺动脉高压

*Francisco Campos- Rodriguez，Miguel A. Martínez- García，Vahid Mohsenin，Shahrokh Javaheri*

王　森　译　刘梅颜　审校

## 章节亮点

- 有关阻塞性睡眠呼吸暂停（OSA）对心血管系统影响的研究越来越多，其中，系统性高血压已被确定为 OSA 最常见的心血管受累的表现。
- 已有强有力的证据可以证明 OSA 是系统性高血压和难治性高血压发生的独立危险因素。
- 尽管证据并不充分，但推测 OSA 相关的缺氧可能会导致肺动脉高压发生，且影响这些患者的发病率和死亡率。
- 如果 OSA 与高血压相关，充分治疗睡眠障碍将有望改善降压策略并更好地控制血压水平。同样，也可能会改善肺动脉压力水平。
- 本章从病理生理学、流行病学和临床不同方面，全面阐述 OSA 治疗对系统性高血压和肺动脉高压的获益。

## OSA 和系统性高血压的病理生理

阻塞性睡眠呼吸暂停（obstructive sleep apnea，OSA）导致血压升高的病理生理机制是多因素的。OSA 患者睡眠中反复发作上气道阻塞，通过直接或间接机制导致血压水平升高，包括胸腔内负压、睡眠碎片化的反复觉醒和缺氧-复氧的发作，从而导致间歇性缺氧、炎症、氧化应激和交感神经活动增加。其中，急性和慢性交感神经兴奋可能在 OSA 和系统性高血压之间的关联中起主要作用。间歇性缺氧，即 OSA 的典型特点，可能会刺激外周动脉的化学受体。颈动脉体在缺氧刺激下反射性引发交感神经活动的增加，导致急性外周血管收缩和血压的急性升高[1]。

在动物模型和人类中都有大量证据表明，OSA 增加了肌肉的交感神经活性（muscle sympathetic nerve activity，MSNA），并可以通过交感神经介导血管收缩引起急性血压升高[2]。在犬模型中，夜间睡眠间歇性气道阻塞诱导的 OSA 导致夜间血压的急性短暂性升高，并最终导致日间持续性高血压。在大鼠模型中，外周神经化学受体的外科去除则可以阻止这种血压的升高。在人类中，显微神经造影可以直接监测到白天及夜间 MSNA 的升高。同样，无论肥胖与否，OSA 患者在清醒状态下的血浆儿茶酚胺水平以及夜间和 24 h 尿儿茶酚胺水平均是升高的[1, 3]。

间歇性缺氧介导化学反射功能的增加，但会降低压力反射功能。长此以往，压力感受器重置以及交感神经活动的持续增加可能会诱导血管重塑，从而导致日间和夜间持续性的血压升高[4]。

间歇性缺氧、炎症和氧化应激也可能促进内皮素 1 的产生和血管舒张剂（如一氧化氮）的下调，从而增加外周动脉阻力、静息血管张力和血压。长期作用可能导致内皮功能障碍，随之而来的是动脉粥样硬化和高血压的发生。

OSA 患者中，肾传出交感神经的激活可导致肾素生成增加，血浆血管紧张素Ⅱ和醛固酮水平升高，从而导致血管收缩和钠水潴留。尽管 OSA 患者合并原发性醛固酮增多症较为普遍，但它与难治性高血压的相关性更大。

由于交感神经激活导致血管阻力增加，OSA 患者通常主要表现为舒张性高血压[5]。睡眠期间阻塞事件相关的交感神经激活使高血压在夜间更为显著，除非进行 24 h 动态血压监测（ambulatory blood pressure monitoring，ABPM），否则很难在日间血压测量中发现，即所谓的"隐蔽性高血压"。

反之，高血压也会影响 OSA 的严重程度。肾和醛固酮介导的钠潴留可导致水肿的发生，并在夜间卧位时从腿部向上发展到颈部，增加咽周水肿和颈围，增加上气道阻力和 OSA 的严重程度[6]。

## OSA 和高血压的流行病学及临床关联

### OSA 与流行性高血压

OSA 和高血压之间有着密切的联系。约 30% 的高血压患者患有 OSA[7]，反之，50% 的 OSA 患者患有高血压[8-9]。大多数有关两种疾病相关性的横断面研究表明，OSA 患者的高血压患病率与 OSA 严重程度呈正相关。一项包括 2677 名睡眠中心成年患者的研究显示，呼吸暂停低通气指数（AHI）每增加一个单位，校正后的高血压患病率将增加 1%，无 OSA、轻度 OSA、中度 OSA 和重度 OSA 受试者的高血压患病率分别为 22.8%、36.5%、46% 和 53.6%[10]。另一项横断面研究纳入 1741 名可疑 OSA 的社区居住者，结果显示轻度、中-重度 OSA 患者都与高血压的存在显著相关，校正后的比值比分别为 2.29 和 6.58[11]。

威斯康星和睡眠心脏健康研究（SHHS）（基于人群的队列研究）也提供了相关数据，两者都显示出 OSA 和高血压患病率之间的显著相关性[8-9]。威斯康星队列研究显示，AHI 每增加一个单位，高血压的患病率增加 4%，并且观察到 OSA 严重程度和高血压患病率之间存在剂量-反应关系。欧洲 ESADA 队列研究分析了 11 911 名疑似 OSA 的成年患者，观察到氧减指数（ODI）而非 AHI 与高血压患病独立相关，这一结论支持了慢性间歇性缺氧在 OSA 相关高血压中的作用[12]。

## OSA 与高血压发病风险

尽管横断面研究表明 OSA 和高血压之间存在明确的相关性，但它们无法证明因果关系。目前已有几项纵向队列研究观察到 OSA 患者高血压的发病情况（表 147.1）。威斯康星基于人群的队列研究对 709 名参与者进行了 4 年的随访调查[13]。研究者发现，在校正多种混杂因素后，与基线时无 OSA（AHI ＜ 1 次 / 小时）的参与者相比，AHI ≥ 5 次 / 小时的患者高血压的发病风险升高 2 倍。一项西班牙的临床队列研究纳入 1889 名无高血压的可疑 OSA 者，并随访了 10.1 年，结果显示，与非 OSA 对照组相比，未治疗组的 OSA 患者［包括未开处方、拒绝或不耐受持续气道正压通气（CPAP）治疗的患者］新发高血压的校正风险显著增加，校正后的风险比为 1.33 ～ 1.78[14]。

然而，另外两项前瞻性研究未能发现 OSA 与高血压发病之间的任何关联。SHHS 研究了 2470 名参与者，经过 5 年的随访，高血压的发病率随着 OSA 严重程度增加而增加，但在校正体重指数（BMI）后，这种相关性未达到统计学意义[15]。然而，作者认为因重度 OSA 病例太少（仅占整个队列的 4%），结果可能产生了偏差。另一项西班牙研究，即 Vitoria 睡眠队列研究，对 1180 名年龄 30 ～ 70 岁的受试者进行高血压评估，随访时间 7.5 年[16]。在调整了年龄和其他基线因素后，未显示出明显的高血压发病风险。人群特征的差异（与威斯康星队列相比，SHHS 中受试者的年龄更大，与 Vitoria 队列相比，威斯康星队列中受试者 BMI 和男性比例更高）和诊断 OSA 流程的差异（威斯康星队列为常规多导睡眠监测，而 Vitoria 队列为简化呼吸系统多导图）可能可以解释这些研究结果的不同。

## OSA 患者血压的昼夜节律

在健康人中，睡眠状态下的血压较清醒时下降约 10%。这种昼夜节律模式被称为“下降模式”，原因为非快速眼动（NREM）睡眠期间交感神经活性减弱，随之出现副交感神经活跃。睡眠相关的血压下降对心血管健康至关重要，有证据表明，夜间血压下降低于 10% 的高血压患者（非勺型）和夜间血压升高的患者（“高峰”）有着更严重的器官损伤和更差的心血管不良后果。

睡眠期间阻塞性呼吸事件相关的交感神经激活可能会影响夜间血压的正常下降，并导致 OSA 患者非勺型或升高模式的发生率更高。一些研究通过 24 h ABPM 证实，84% 的轻-重度 OSA 患者会出现非勺型或升高的昼夜节律模式[17]。此外，OSA 也被证明是非勺型模式发生的风险因素之一。威斯康星队列研究了 328 名成年人的子样本，随访 7.2 年，并观察到基线状态下收缩压水平不下降的发生概率与 OSA 严重程度之间有剂量-反应关系（表 147.1）。与基线状态下 AHI ＜ 5 次 / 小时的患者相比，AHI 为 5 ～ 14.9 次 / 小时和≥ 15 次 / 小时的患者收缩压不下降事件的校正风险比（OR）［95% 置信区间（CI）］分别为 3.1（1.3 ～ 7.7）和 4.4（1.2 ～ 16.3）（$P_{趋势}$＝ 0.006）。

## 快速眼动 OSA 与高血压

在健康人群和 OSA 患者中，快速眼动（REM）睡眠较 NREM 睡眠有着更高的交感神经活性和心血管系统的不稳定性。通过逐搏血压测量和记录交感神经活动证明，与 NREM 睡眠和安静清醒状态相比，REM 睡眠中的交感神经活性和平均血压显著升高[1]。此外，REM 睡眠期间的呼吸事件通常持续时间更长，显著的缺氧状态带来更高的心血管风险。威斯康星队列的横向和纵向研究均观察到 REM 睡眠中 OSA 与高血压的相关性（表 147.1）[19]。REM-AHI ≥ 15 次 / 小时的患者中高血压的患病率更高，而 REM-AHI 每升高 2 倍，高血压的患病率升高 24%。在同一队列中，纵向研究显示出 REM-AHI 类型与高血压发病之间的强相关性。相反，NREM-AHI 并不是高血压事件的强预测因素。在同一队列的亚组研究中，观察者

**表 147.1 阻塞性睡眠呼吸暂停与系统性高血压或非勺型血压模式相关性的研究**

| 研究 | 患者（例） | 年龄，BMI | 随访时间（年） | 血压类型 | 睡眠研究类型 | 主要结果 |
|---|---|---|---|---|---|---|
| Peppard，2000 | 709（45% 女性）人群研究 | 46（7）岁<br>29（6）kg/m² | 4 年 | 诊室血压 | PSG | 与基线时无 OSA 的受试者（AHI < 1 次 / 小时）相比，AHI 为 1 ~ 4.9 次 / 小时，高血压发生率的校正 OR 为 1.42（95%CI 1.13 ~ 1.78），AHI 为 5.0 ~ 14.9 次 / 小时为 2.03（95%CI 1.29 ~ 2.17），AHI ≥ 15.0 次 / 小时为 2.89（95%CI 1.46 ~ 5.64） |
| Marin，2012 | 1889（20% 女性）临床研究 | 49（10）岁<br>30（3）kg/m² | 12.2 年 | 诊室血压 | PSG | 与对照组（AHI < 5 次 / 小时）相比，以下患者发生高血压的校正 HR 较高：不耐受 CPAP 治疗的 OSA 患者（1.33，95%CI 1.01 ~ 1.75），拒绝 CPAP 治疗的患者（1.96，95%CI 1.44 ~ 2.66），以及中断 CPAP 治疗者（1.78，95%CI 1.23 ~ 2.58）。<br>与对照组（AHI < 5 次 / 小时）相比，接受 CPAP 治疗的 OSA 患者发生高血压的校正 HR 较低（0.71，95%CI 0.53 ~ 0.94）。<br>Epworth 睡眠量表评分与高血压事件之间没有关联 |
| O'Connor，2009 | 2470（55% 女性）人群研究 | 59（10）岁<br>28（5）kg/m² | 5 年 | 诊室血压 | PSG | 尽管发展为高血压的风险随着基线 AHI 的增加而显著增加，但这种关系在校正混杂因素后减弱，不再具有统计学意义。<br>与基线时无 OSA 的受试者（AHI < 5 次 / 小时）相比，AHI 5 ~ 14.9 次 / 小时者高血压发生率的校正 OR 为 0.94（95%CI 0.73 ~ 1.22），AHI 15.0 ~ 29.9 次 / 小时的为 1.09（95%CI 0.77 ~ 1.54），AHI ≥ 30.0 次 / 小时的为 1.50（95%CI 0.91 ~ 2.46）。<br>鉴于 AHI ≥ 30.0 次 / 小时的参与者人数非常少（仅为 97 例，3.9%），研究者不能排除这一重度 OSA 亚组中的可能关联 |
| Cano-Pumarega，2011 | 1180（51% 女性）人群研究 | 47（10）岁<br>25（4）kg/m² | 7.5 年 | 诊室血压 | 呼吸系统多导图 | 发生高血压的粗略比值比随着 AHI 的增加而增加，并具有剂量-反应效应（$P = 0.001$），但经年龄调整后无统计学意义（$P = 0.051$）。其他因素的调整进一步降低了 AHI 和高血压之间的相关性 |
| Hla，2008 | 328（38% 女性）人群研究 | 49（10）岁<br>29（4）kg/m² | 7.2 年 | 24 h ABPM | PSG | OSA 患者收缩压不下降呈现出剂量反应（$P$ 或 $P_{趋势} = 0.006$）。<br>与基线 AHI < 5 次 / 小时相比，基线 AHI 5 次 / 小时至 < 15 次 / 小时者收缩压不下降的风险的校正比值比（95%CI）为 3.1（1.3 ~ 7.7），AHI ≥ 15 次 / 小时的校正比值比（95%CI）为 4.4（1.2 ~ 16.3）。<br>舒张期血压不下降与 OSA 程度之间没有任何关联 |
| Mokhlesi，2014 | 1451（48% 女性）人群研究 | 52（10）岁<br>29（6）kg/m² | 24 年 | 24 h ABPM | PSG | REM-AHI 类别与高血压的发展之间存在显著相关性（$P = 0.017$）。<br>与 REM-AHI < 1 次 / 小时的患者相比，REM-AHI ≥ 15 次 / 小时的患者患高血压的风险更大（校正 OR 1.77，95%CI 1.08 ~ 2.92） |

**表 147.1　阻塞性睡眠呼吸暂停与系统性高血压或非勺型血压模式相关性的研究（续）**

| 研究 | 患者（例） | 年龄，BMI | 随访时间（年） | 血压类型 | 睡眠研究类型 | 主要结果 |
|---|---|---|---|---|---|---|
| Mokhlesi，2015 | 269（38% 女性）<br>人群研究 | 49（8）岁<br>29（5）$kg/m^2$ | 6.6 年 | 24 h ABPM | PSG | 作者观察到，随着 REM-OSA 严重程度的增加，出现收缩压和舒张压不下降的风险更大（收缩压 $P = 0.021$，舒张压 $P = 0.024$）。<br>与 REM-AHI < 1 次 / 小时的患者相比，REM-AHI ≥ 15 次 / 小时的患者发生收缩压不下降的相对风险（2.84，95%CI 1.10 ～ 7.29）和舒张压不下降的相对风险（4.27，95%CI 1.20 ～ 15.13）更高 |
| Appleton，2016 | 739（55% 女性）<br>人群研究 | 59（10）岁<br>28（4）$kg/m^2$ | 6.6 年 | 诊室血压 | PSG | 重度 REM-OSA（定义为 REM 中 AHI ≥ 30 次 / 小时）与新诊断高血压的发病独立相关（OR 2.24，95%CI 1.04 ～ 4.81） |
| Cano-Pumarega，2017 | 1155（56% 女性）<br>人群研究 | 44（37 ～ 52）岁<br>25（22 ～ 27）$kg/m^2$ | 7.5 年 | 诊室血压 | 呼吸系统多导图 | 与无 OSA 的对照组（AHI < 3 次 / 小时）相比，AHI ≥ 14 次 / 小时的男性患 2 级高血压的风险在统计学上显著更高（校正 OR 2.54，95%CI 1.09 ～ 5.95），而女性则没有表现出任何相关性（校正 OR 2.14，95%CI 0.40 ～ 11.36） |
| Vgontzas，2019 | 744（52% 女性）<br>人群研究 | 47（12）岁<br>27（5）$kg/m^2$ | 9.2 年 | 服降压药自行监测 | PSG | 与非 OSA（AHI < 5 次 / 小时）相比，轻度 OSA（AHI 5 ～ 114.9 次 / 小时）和中度 OSA（AHI 15 ～ 29.9 次 / 小时）与高血压发病风险增加显著相关（轻度 OSA 校正 HR 3.24，95%CI 2.08 ～ 5.03；中度 OSA 校正 HR 2.23，95%CI 1.10 ～ 4.50）。OSA 与高血压事件之间的关联仅限于中青年（校正后的 HR 3.62，95%CI 2.34 ～ 5.60），在 60 岁以上的成年人中未见关联（HR 1.36，95%CI 0.50 ～ 3.72） |

发现，在 REM 睡眠中，OSA 的严重程度越高，发生收缩压和舒张压不下降的风险就越大（表 147.1）[20]。与 REM-AHI ＜ 1 次 / 小时者相比，REM-AHI ≥ 15 次 / 小时者收缩压不下降的风险增加近 2 倍，舒张压不下降的风险增加近 3 倍。最后，MAILES 研究（表 147.1）分析了 739 名社区居住的男性人群，发现严重的 REM-OSA（即 REM-AHI ≥ 30 次 / 小时）与流行性高血压（OR 2.40，95%CI 1.42 ～ 4.06）和新诊断的高血压独立相关（OR 2.24，95%CI 1.04 ～ 4.81）的独立调整相关性[21]。与威斯康星队列研究一样，未发现 NREM-AHI 和高血压之间的相关性。

所有这些证据都支持 REM OSA 在高血压发生发展中的作用，尤其是 REM-AHI 15 次 / 小时者。

## 女性和老年人群的 OSA 和高血压

与其他 OSA 相关心血管事件一样，OSA 与高血压之间的相关性主要在中年男性人群中得到证实，而几乎没有女性和老年人群的研究。

### 老年人群的 OSA 和高血压

部分研究报道，OSA 和高血压之间的关联在年轻患者中较为显著，随年龄增长，相关性减弱，一些队列研究发现在 50 ～ 60 岁以上人群中二者之间无相关性[11, 22]。最近的一项 Penn State 队列研究纳入 744 名无高血压或严重 OSA 的成年人，随访 9.2 年后，仅在 60 岁以下患者中观察到轻-中度 OSA（AHI 5～29.9）与高血压发病的显著相关性（校正 HR 3.62，95% CI 2.34 ～ 5.60），60 岁以上患者无上述发现（校正 HR1.36，95%CI 0.50 ～ 3.72）（表 147.1）[23]。

目前尚无明确原因解释老年人群 OSA 和高血压之间的无关性。由于存在生存偏差以及老年人群高血压患病率较高，可能需要更大的样本来确认 OSA 对高血压的影响。

与上述发现相反，一项纳入 470 名受试者的研究（受试者平均年龄为 68 岁并接受 24 h ABPM）报道 AHI ＞ 15 次 / 小时者高血压发病率更高，严重 OSA（AHI ≥ 30 次 / 小时）与收缩期高血压独立相关（OR 2.42，95% CI 1.1 ～ 5.4）[24]。

总之，尽管 OSA 和高血压之间的最强关联发生在中青年人群，但老年人群中的这种关系是有争议的，不能否定。

### 女性人群的 OSA 和高血压

关于是否同男性人群一样，OSA 也是女性人群高血压的危险因素，仍存在争议。初步的回顾性和横断面研究发现，这种关联仅限于男性。最近，Vitoria 睡眠队列对 1155 名血压正常的个体进行了 7.5 年的前瞻性随访研究，结果表明，男性中 AHI ≥ 14 次 / 小时显著增加 2 级高血压的发生风险。相反，在女性中没有发现这种相关性（表 147.1）[25]。另一项针对 641 名老年受试者的研究发现，与男性相比，女性人群高血压患病与 OSA 风险的相关性更显著（OR 1.52，95%CI 1.00 ～ 2.30）[26]。另一项研究纳入 277 名围绝经期女性并行 24 h ABPM，研究发现，与无 OSA 的女性（AHI ＜ 5 次 / 小时）相比，中-重度 OSA 者（AHI ≥ 15 次 / 小时）有着更高的高血压患病率和清醒、非夜间时更高的血压水平，以及更严重的动脉硬化[27]。最后，来自大型欧洲睡眠呼吸暂停数据库（ESADA）的队列研究包含 7646 名男性和 3303 名女性，结果在男性和女性人群中均观察到，AHI 和 ODI 对高血压患病具有相似的影响。

因此，尽管现有证据很少，但在女性人群中，OSA 作为高血压的潜在风险因素不应被忽视。事实上，有证据表明，女性 OSA 患者的内皮功能可能比男性受损更严重，无论何种性别，OSA 均与高血压患者的动脉硬化和非勺型血压有关，也有证据表明 REM 睡眠期间重度 OSA 与女性早期动脉粥样硬化独立相关，上述病理生理机制都可以支持 OSA 在女性高血压中的作用。

总之，尽管 OSA 和高血压之间的关联可能没有最初怀疑的那么强烈，但前面提到的所有证据都促使科学界将 OSA 视为高血压的重要的、独立的促进因素。基于这一点，2003 年，美国全国联合委员会关于高血压预防、监测、评估和治疗的第七次报告将 OSA 列为高血压的一个常见的可识别的原因[28]。

## OSA 患者的高血压治疗

### 生活方式的改变

有关生活方式改变对 OSA 相关高血压影响的确切证据很少。一项针对伴有中-重度 OSA 的肥胖患者的随机对照研究显示，减重、CPAP 或两者联合治疗 24 周后，三组收缩压下降效果相似[29]。然而，在 CPAP 耐受良好的患者中，联合干预组的收缩压下降（14.1 mmHg）比单独干预组更显著（减重组下降 6.8 mmHg，CPAP 组下降 3.0 mmHg）。这些结果显示出生活方式的改变、减重和 CPAP 在控制血压方面的相互作用。

## 持续气道正压通气治疗

CPAP 是重度和有症状的 OSA 患者的首选治疗方法。CPAP 一直被证明可以避免呼吸事件及其后果，包括觉醒、睡眠碎片化、血氧饱和度下降和间歇性缺氧。从这个意义上说，CPAP 已被证明可以对抗和校正高血压和 OSA 患者过度的交感神经活性。这些结果表明，CPAP 治疗可降低高血压和 OSA 患者的血压水平。

CPAP 治疗对高血压的影响已在大量随机对照研究和多项荟萃分析中得到广泛研究，这些研究表明 CPAP 可以显著降低 OSA 患者的血压（图 147.1）[30-37]。部分研究通过 24 h ABPM 监测得出统一结论，与二线治疗或保守治疗相比，CPAP 治疗可以使收缩压和舒张压分别下降 2 ～ 2.5 mmHg 和 1.5 ～ 2 mmHg。且夜间血压水平的改善通常比日间血压更明显[38]。此外，撤退研究也证实，中止 CPAP 治疗后，症状复发，随之出现临床血压升高[39]。除了可改善血压水平外，CPAP 还显示出逆转 OSA 患者的非勺型夜间血压模式的作用[40]。持久的收缩压下降可降低未来卒中和冠心病的发病风险，每下降 2 ～ 3 mmHg，风险降低 4% ～ 8%。因此长期控制 OSA 患者高血压，最终可以减轻心血管负担。

尽管 CPAP 可以获益，但问题是，为什么其对血压的影响如此之小。CPAP 可以避免呼吸事件及其不良后果，所以预期血压水平应该得到更大的改善。除了大多数研究随访时间短、研究方法受限或存在差异外，还有其他原因可以解释这种有限的影响。CPAP 不是一种降压疗法，因此，如果高血压的根本原因不是气道阻塞，则可能不会降低血压。因此，其他如肥胖、盐摄入和容量过载等高血压的病理生理机制，可能不受 CPAP 的影响。此外，OSA 和高血压是慢性疾病，如果 OSA 相关的高血压长期慢性化，就会出现血管壁重塑和（或）血压主要调节机制（如压力反射）的重置，因此 CPAP 可能无法短期内显著降低血压[41]，而由于伦理问题，大多数随机对照试验仅限于 3 ～ 6 个月，因此无法得知长期 CPAP 治疗是增加还是减少其对血压的影响。尽管没有明确设计用于解决血压问题，但最近对 2381 名参与者进行随机对照研究的大型 SAVE 试验的事后分析报告，前 24 个月内 CPAP 组患者的平均收缩压和舒张压较对照组显著降低，这支持了 CPAP 对血压的长期有益的影响[42]。

此外，某些因素会影响 CPAP 治疗后血压下降的程度，包括 OSA 严重程度[33, 35]、基线血压水平（后面将讨论难治性高血压）[37-38] 和 CPAP 顺应性[34, 37-38]。因此，根据这些特征，一些研究中的患者可能从 CPAP 中获得了或大或小的降压效果。

与任何其他治疗一样，良好耐受 CPAP 对治疗获益至关重要。尽管顺应性的最低阈值不明确，但每晚至少需要 4 h 才可能降低血压。研究也报道了这种剂量-反应效应，CPAP 顺应性越好，血压控制效果越好[33-34]。同样，一项荟萃分析评估夜间有效使用 CPAP 设备每增加 1 h，24 h 平均血压将降低 1.39 mmHg[34]。

OSA 患者白天过度嗜睡是否与血压显著下降有关是一个有争议的问题。尽管一些学者观察到，在非嗜睡的高血压患者中，CPAP 并没有降压效果，但大多数荟萃分析认为白天过度嗜睡不是血压改变的影响因素。值得注意的是，一项西班牙随机对照试验纳入 359 名高血压非 OSA 患者，随访 12 个月后，仅在每晚使

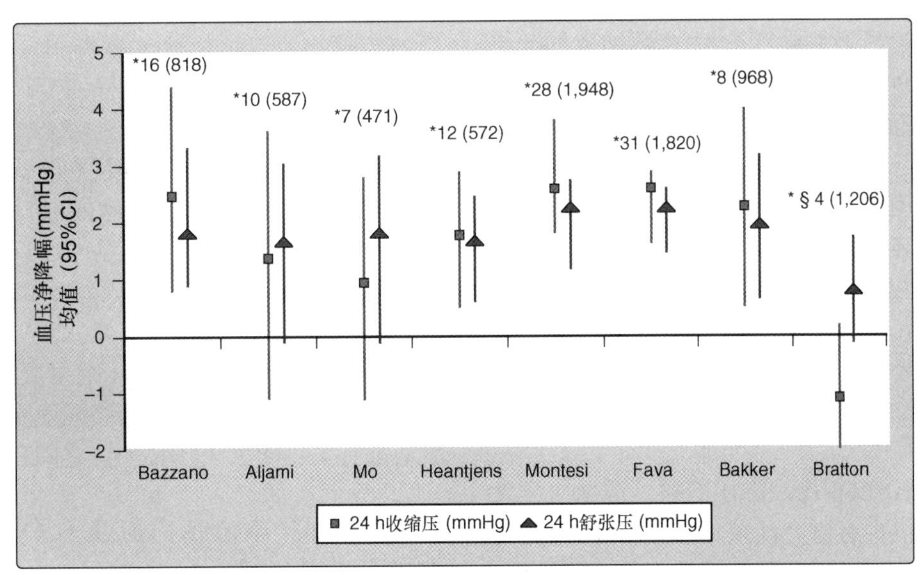


**图 147.1**　CPAP 治疗对系统性高血压患者血压的影响。随机对照试验的不同荟萃分析综述。正值意味着接受 CPAP 治疗后血压水平的改善（净变化）。* 纳入的研究数量（包括患者数量）。§ 无日间嗜睡的患者（Reprinted with permission from Javaheri S, Barbe F, Campos-Rodriguez F, et al. Sleep apnea. Types, mechanisms, and clinical cardiovascular consequences. J Am Coll Cardiol. 2017; 69: 841-58.）

用 CPAP 超过 5.6 h 的受试者中观察到血压的显著下降[43]。同样，一项荟萃分析发现，CPAP 对非嗜睡患者的血压没有影响，但当对每晚坚持 CPAP 超过 4 h 的患者进行单独评估时，观察到舒张压显著改善[32]。这些数据表明，CPAP 可能会改善非嗜睡患者的血压，尽管他们可能需要更多的时间使用该设备。

因此，不同的 CPAP 使用模式，以及 OSA 和高血压的严重程度，可能会显著影响 CPAP 降压效果。

### 老年和女性患者的持续气道正压通气治疗

很少有随机对照试验分析 CPAP 对女性和老年人血压的影响。所有针对老年 OSA 患者的随机对照试验均没有观察到 CPAP 对诊室血压的影响[44-45]。然而，三项研究中血压只是次要目标，且均未使用 24 h ABPM。

唯一一项专门针对女性进行的随机对照试验包括了基线时有和没有高血压的受试者，并仅分析了诊室血压[46]。经过 3 个月的随访，与保守治疗的对照组相比，CPAP 组的舒张压在统计学上显著降低了 2.04 mmHg，平均血压几乎显著降低了 1.90 mmHg，这表明这种治疗对女性可能同样有效，如同以男性为主的队列研究一样。

### 下颌口腔矫治器

下颌前移装置（mandibular advancement devices，MAD）通过向前移动下颌和舌来改善 OSA，从而防止咽部塌陷。关于 MAD 对血压影响的证据很少，不同研究的结果也存在争议。最近的一项荟萃分析包括 51 项研究和 4888 名患者，观察到 CPAP 和 MAD 都与血压下降有关，并且没有观察到与这两种疗法降压效果的统计学显著差异[47]。大多数纳入的随机对照试验包括 CPAP 疗法，然而其中只有 7 项分析了 MAD，以保守治疗组和（或）CPAP 作为对照组。最近的另一项大型随机对照试验将 150 名受试者随机分组分别接受有效的 MAD 或假装置治疗 2 个月，并对依从性进行客观评估[48]。尽管平均每晚有效使用 MAD 6.6 h 可以改善 OSA 的严重程度和相关症状，但与假装置组相比，内皮功能、诊室血压或 24 h ABPM 未见显著变化。

## OSA 患者应采用哪种降压治疗方法？

与 CPAP 或 MAD 相比，降压药物可诱导血压大幅下降。然而，很少有研究涉及伴有 OSA 的高血压患者的降压药物治疗，因此现有证据不足。理论上，根据 OSA 和高血压者之间的病理生理联系，调节交感活性和肾素-血管紧张素-醛固酮轴的降压药可能是伴有 OSA 的高血压患者的最佳治疗选择。在这些药物中，最佳一线降压药物是利尿剂，尤其是螺内酯。通过减少咽旁水肿和继发性上气道阻塞，这些药物将改善 OSA 的严重程度，并降低血压。

在最突出的研究中，一项随机对照试验比较了 5 种常用降压药物对伴有 OSA 的高血压患者诊室血压和 ABPM 的影响，发现所有药物对白天血压的影响相似。而 β 受体阻滞剂阿替洛尔对夜间血压的控制效果略好于其他药物[49]。另一项随机对照试验显示，相较于 CPAP，缬沙坦在控制 OSA 患者 24 h 血压方面显示出 4 倍降压效果[50]。值得注意的是，在血压难以控制的一部分患者中，CPAP 与缬沙坦的联合使用显示出显著的叠加效应，这表明两种治疗方法的联合作用可能对血压控制具有叠加效应。

最近一项针对新诊断的高血压患者和从未接受治疗的 OSA 患者的试验强调了降压药物间的不同昼夜节律效应。与清晨给药相比，夜间给予降压药进一步降低了夜间收缩压和舒张压，增加了勺型血压模式，并显著降低诊室收缩压水平[51]。

然而，根据现有的临床研究结果，目前还没有明确的证据确定 OSA 和高血压患者的最佳降压方案，需要更多的试验来阐明这一问题。

### 顽固性和难治性高血压与 OSA

在高血压患者中，有一些对降压治疗反应不完全的类型，包括顽固性高血压（resistant hypertension，RH）和难治性高血压（refractory hypertension，RfH）。RH 是指使用了至少 3 种最佳剂量的降压药（包括利尿剂），血压水平仍不受控制的特发性高血压。RfH 是 RH 的一个特殊亚组，服用了至少 5 种抗高血压药物（包括长效噻嗪类利尿剂和盐皮质激素受体拮抗剂），高血压仍未得到控制。高血压患者中 RH 的患病率为 12% ～ 15%，RfH 表型的患病率约为 RH 患者的 3%[52]。正如预期，这些患者的心血管风险增加，但是可供选择的额外治疗方法有限。据推测，RH 和 RfH 可能具有不同的病理生理途径，其中 RH 的主要机制涉及因醛固酮增多症导致的液体潴留，这一过程与肾素-血管紧张素-醛固酮轴的过度活化有关。相比之下，RfH 则主要表现为交感神经过度活动[52]。鉴于 OSA 与高醛固酮血症和交感神经激活都有关，OSA 和 RH/RfH 之间存在密切关系。

### 顽固性 / 难治性高血压与 OSA 之间的临床与流行病学关系

自 2001 年首次描述 OSA 与 RH 之间的联系以来，所有关于这一主题的研究都一致报告了 OSA 在 RH 患者中的高患病率，范围从 60% 到 90%（表 147.2）。[54-61]

**表 147.2　阻塞性睡眠呼吸暂停与顽固性或难治性高血压相关性的研究**

| 研究 | 患者（例） | 年龄（岁） | 血压监测类型<br>收缩压 / 舒张压<br>（mmHg） | 睡眠研究类型<br>[定义 OSA 的 AHI 阈值（次 / 小时）] | OSA 发病率 /AHI |
|---|---|---|---|---|---|
| Logan，2001 | 41 例顽固性高血压（24 例男性，17 例女性） | 57.2（1.6）<br>男性 54.6（1.8）<br>女性 58.3（3.0） | 24 h ABPM<br>收缩压：<br>男性 149.0（2.6）<br>女性 150.6（3.7）<br>舒张压：<br>男性 86.3（2.0）<br>女性 83.7（1.9） | PSG（AHI ≥ 10） | 82.9%（96% 男性，65% 女性）<br>平均 AHI：<br>男性 32.2（4.5）<br>女性 14.0（3.1） |
| Gonçalves，2007 | 63 例顽固性高血压（21 例男性，42 例女性）<br>63 例对照组高血压（23 例男性，40 例女性） | 两组均为 59（7） | 24 h ABPM<br>收缩压：顽固性高血压组 141.0（17）*vs.* 高血压对照组 121（10）<br>舒张压：顽固性高血压组 84（12）*vs.* 高血压对照组 74（7） | RP（AHI ≥ 10） | 顽固性高血压 71% *vs.* 高血压对照组 38%（$P < 0.001$）<br>男性：86% *vs.* 52%（$P = 0.016$）<br>女性：64% *vs.* 30%（$P = 0.002$） |
| Prat-Ubunama，2007 | 71 例顽固性高血压 | 56.0（9.9） | 诊室血压<br>收缩压：155.8（27）<br>舒张压：88.3（15） | PSG（AHI ≥ 5） | 85%（90% 男性，77% 女性）<br>平均 AHI：24.1（24.7）<br>男性 20.8<br>女性 10.8 |
| Lloberes，2010 | 62 例顽固性高血压（67.3% 男性） | 59（10） | 24 h ABPM<br>收缩压：139.1（1.6）<br>舒张压：80.9（1.2） | PSG（AHI ≥ 5） | AHI ≥ 5：90.3%<br>AHI ≥ 30：70%<br>平均 AHI：47.8（23.4） |
| Pedrosa，2011 | 125 例顽固性高血压（43% 男性） | 52（10） | 24 h ABPM<br>收缩压：176（31）<br>舒张压：107（19） | PSG（AHI ≥ 15） | AHI ≥ 15：64%<br>AHI ≥ 30：32%<br>平均 AHI：18（四分位间距 10 ～ 40） |
| Florczak，2013 | 204 例顽固性高血压（123 例男性，81 例女性） | 48.4（10.6） | 24 h ABPM<br>日间收缩压：145（19）<br>日间舒张压：90（13）<br>夜间收缩压：132（19）<br>夜间舒张压：79（12） | PSG（AHI ≥ 5） | AHI ≥ 5：72.1%<br>AHI ≥ 30：26.5% |
| Ruttanaumpawan，2009 | 42 例顽固性高血压，22 例对照组高血压，年龄、性别、BMI 匹配 | 顽固性高血压 56.5（1.6），高血压对照组 60.1（1.8） | 24 h ABPM<br>顽固性高血压组<br>收缩压：149（2）<br>舒张压：85（1） | PSG（AHI ≥ 10） | 顽固性高血压 81% *vs.* 高血压对照组 55%（$P < 0.03$）<br>平均 AHI：<br>顽固性高血压组 24.9（3.2）<br>高血压对照组 16.5（2.7） |
| Johnson，2019 | 664 例黑人高血压受试者（205 例男性），其中 96 例（14.5%）顽固性高血压 | 64.9（10.6） | 诊室血压 | RP（AHI ≥ 15） | 所有高血压患者中的 25.7%。顽固性高血压患者 OSA 易患风险为对照组的 1.92 倍 |
| Martinez-Garcia，2018* | 229 例顽固性高血压（63% 男性），其中 42 例（18.3%）难治性高血压 | 顽固性高血压 58.3（9.6），难治性高血压 58.4（8.5） | 24 h ABPM<br>顽固性高血压组<br>收缩压：141.6（11.2）<br>舒张压：82.2（10）<br>难治性高血压组<br>收缩压：152.4（13.9）<br>舒张压：85.6（11.8） | RP（AHI ≥ 5） | AHI ≥ 5：<br>顽固性高血压：89.3%<br>难治性高血压：100%<br>（$P = 0.027$）<br>AHI ≥ 30：<br>顽固性高血压：48.6%<br>难治性高血压：64.3%<br>（$P = 0.044$） |

只包括那些使用了睡眠监测（呼吸监测仪或常规多导睡眠图）的研究。基于筛查问卷评估睡眠呼吸暂停风险的研究尚未包括在内。

* 本研究调查了 OSA 与难治性高血压之间的关系。ABPM，动态血压监测；AHI，呼吸暂停低通气指数；BMI，体重指数；OSA，阻塞性睡眠呼吸暂停；PSG，多导睡眠图；RP，呼吸系统多导图。

在多项研究中，OSA 是与 RH 有关的最常见的疾病[58]。这促使国际指南承认 OSA 是 RH 的一个重要影响因素。

然而，RfH 的证据较为有限，只有一项研究调查了它与 OSA 的关系。在一项由 229 名 RH 患者组成的多中心横断面研究中[54]，与 RH 患者相比，RfH 患者发生严重 OSA 的风险是 RH 患者的 2 倍（OR 1.9，95%CI 1.02 ～ 3.8）。此外，RfH 组 AHI ≥ 15 次 / 小时和 AHI ≥ 30 次 / 小时的发生率显著高于 RH 组（分别为 95.2% 和 81.8%，64.3% 和 48.6%）。

值得注意的是，RH 和 OSA 患者通常不会抱怨白天过度嗜睡，因此通常不会被转到睡眠实验室。鉴于 OSA 在这一群体中的高患病率，普遍认为，无论是否存在与睡眠相关的症状，所有没有已知病因的 RH 患者都应该进行睡眠研究。

## OSA 治疗与顽固性高血压

除了适用于所有高血压和 OSA 患者的共同建议，包括生活方式改变、饮食和抗高血压治疗外，还有一些其他疗法在这些患者中似乎更有效，例如去肾神经术或某些类型的抗高血压治疗，如螺内酯和其他盐皮质激素药物。

除了这些措施外，CPAP 可能是在有 RH 的 OSA 患者中实现最佳血压控制的重要额外治疗手段。7 项随机对照试验（图 147.2）[63-69] 和针对该主题进行的几项荟萃分析[70-73] 的结果表明，收缩压和舒张压分别降低了 4.7 ～ 7.2 mmHg 和 2.9 ～ 4.9 mmHg，差异具有显著性。这种降压幅度大于非 RH 患者的降压效果。其中最大的随机对照试验——HIPARCO 研究——纳入了 194 名通过 24 h ABPM 确定为 RH 的患者，随机分配至 CPAP 治疗组或非 CPAP 治疗组，为期 3 个月[69]。与对照组相比，CPAP 组的 24 h 平均血压（3.1 mmHg）和 24 h 舒张压（3.2 mmHg）降低幅度更大，但 24 h 收缩压（3.1 mmHg）则没有明显差异。

值得注意的是，一些研究还观察到，在接受 CPAP 治疗的患者中，35.9% ～ 51.7% 的患者恢复了正常的勺型夜间血压模式。而那些对 CPAP 治疗坚持度更好的患者，血压指标的改善效果最显著[63, 69]。此外，一项研究证明，在这一人群中，对 CPAP 治疗的长期坚持是可行的[74]。在 57.6 个月的中位随访期后，74.5% 的患者每晚至少使用 CPAP 4 h，中位使用时间为 5.7 h（四分位数范围为 3.9 ～ 6.6 h）。

目前，只有一项研究分析了 CPAP 治疗对 RfH 的影响[66]。这项随机对照试验显示，在 24 h 的收缩压（－9 *vs.* －1.6 mmHg，$P = 0.021$）和 24 h 的舒张压（－7.3 *vs.* －2.3 mmHg，$P = 0.074$）中，RfH 组的血压水平比 RH 组更显著地降低，尤其是在夜间（－11.3 *vs.* －3.8，$P = 0.121$ 和－8.8 *vs.* －2.2，$P = 0.054$）。

值得注意的是，在针对 RH 和 OSA 个性化医学的研究中，研究者观察到来自 HIPARCO 研究的对 CPAP 治疗有反应和无反应者的三种 miRNA，这为预测对 CPAP 有利的血压反应提供了一个具有鉴别性的预测模型[75]。CPAP 治疗还显著改变了 47 种血浆 miRNA 的总量，并降低了有反应组的醛固酮 / 肾素比值，但无反应组没有发生这种变化。

总之，OSA 是 RH 和 RfH 的独立危险因素，在这一人群中显示出非常高的患病率。它是与 RH 最常

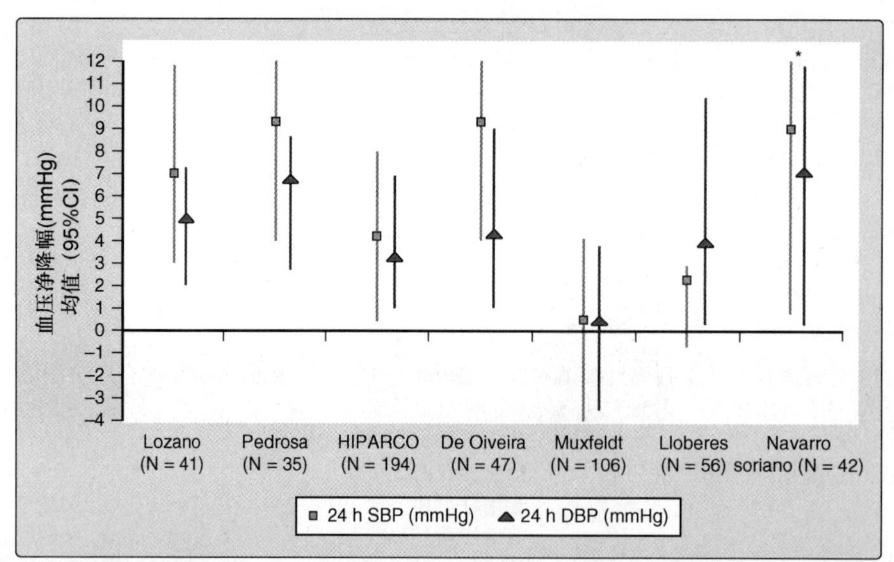


**图 147.2**　CPAP 治疗对顽固性高血压患者血压的影响。这一数字包括迄今为止公布的 7 项随机对照试验的结果。阳性数字意味着接受 CPAP 治疗后血压水平的改善（净变化）。* 顽固性高血压。DBP，舒张压；SBP，收缩压（Modified from Javaheri S，Barbe F，Campos-Rodriguez F，et al. Sleep apnea. Types，mechanisms，and clinical cardiovascular consequences. J Am Coll Cardiol. 2017；69：J Am Coll Cardiol. 2017；69：841-58.）

见相关的疾病情况。适当的 CPAP 治疗可以显著降低血压水平，甚至比非顽固性高血压更显著。由于 RH/RfH 与 OSA 之间的关系最近才被发现，未来仍有一些挑战亟待解决，主要是治疗 OSA 对 RH/RfH 相关心血管负荷的长期影响。

## 肺动脉高压

### OSA——引起肺动脉高压的原因

1998 年，世界卫生组织（WHO）第二次肺动脉高压会议认识到睡眠呼吸暂停是肺动脉高压的次级原因。2013 年世界肺动脉高压研讨会对肺动脉高压的分类进行了修订，最近在 2018 年也进行了修订[76]。共分为五个组，每个组包括多个亚组，涵盖了肺动脉高压的各种原因。第一组是肺动脉高压，包括特发性肺动脉高压。第二组是肺静脉高压，最常见的原因是左心充盈压升高，如左心室舒张功能障碍。睡眠呼吸暂停引起的肺动脉高压属于第三组，该组还包括慢性阻塞性肺疾病（COPD）、间质性肺疾病以及与长期高海拔暴露相关的肺动脉高压。在这些疾病组中，引起肺动脉高压的主要病理生理机制是缺氧。然而，正如后文所强调的那样，睡眠呼吸暂停可以通过左心室舒张功能障碍引起肺动脉高压，类似于第二组。第四组是由血栓栓塞病理性疾病引起的肺动脉高压，第五组包括一些无法轻易归类在其他四组中的不同疾病。

肺动脉高压的诊断金标准是右心导管术。根据第六届世界肺动脉高压研讨会的最新建议，肺动脉高压的血流动力学定义是安静状态下的平均肺动脉压（mPAP）达到 20 mmHg 或更高，而不是 25 mmHg 及以上[77]。睡眠呼吸暂停领域的研究者大多使用了 20 mmHg 或更高的 mPAP 作为阈值，这一阈值低于以往的定义，但更符合当前的定义。在本章中，我们根据最近采纳的标准定义了肺动脉高压，这些标准已成为独立于肺动脉高压原因的规则。我们还强调右心导管插管对于肺动脉高压的表型分型、严重程度评估和靶向治疗至关重要。

在有 OSA 的患者中，mPAP 异常的发生率差异很大，从 15% 到 85%。这种患病率的差异部分原因是一些研究中包括了患有 COPD、高碳酸血症 OSA（肥胖低通气综合征）和肥胖的患者，这些因素导致 OSA 中肺动脉高压的发病率、患病率和严重程度增加。在没有合并疾病的 OSA 患者中，肺动脉高压通常是轻度的，但严重时也可能导致右心衰竭。

多项研究证实 OSA 患者存在肺动脉高压[70, 80, 82-85]。在法国的一项研究[79]中，有 220 名 AHI 超过 20 次 / 小时的连续患者，其中 37 名患者（17%）的静息 mPAP 至少为 20 mmHg（范围为 20 ～ 44 mmHg），17 名患者（8%）的 mPAP 为 25 mmHg 或更高。与没有肺动脉高压的患者相比，静息 mPAP 至少 20 mmHg 的患者，其 OSA 情况更为严重，$PaCO_2$ 及 BMI 更高，而 $PaO_2$ 更低。此外，这些患者阻塞性和限制性肺功能缺陷的患病率更高。$PaCO_2$ 和第 1 秒用力呼气容积（$FEV_1$）是高静息 mPAP 的两个显著预测因子。当将肺动脉高压定义为运动时的 mPAP 为 30 mmHg 时，几乎所有患者都符合这一标准；在 23 名患者（62%）中，mPAP 超过 40 mmHg。

在一项澳大利亚研究[80]中，对 100 例睡眠呼吸暂停患者（AHI ≥ 20 次 / 小时）进行了调查，发现 42% 的患者存在肺动脉压升高，平均压力为 20 ～ 52 mmHg，部分患者合并了 COPD。24% 的患者中，mPAP 高于 25 mmHg。在这项研究中，$PaCO_2$、$PaO_2$ 和 $FEV_1$ 约占肺动脉压变异性的 33%。其中有 6 例异常肺动脉压的患者 $PaO_2$ 正常。

德国的一项研究[85]对 92 名 AHI ＞ 10 次 / 小时的连续患者进行了研究，并以 COPD 作为排除标准，其中 20% 的患者 mPAP 为 20 ～ 25 mmHg。8 名患者有肺动脉闭塞压（PAOP）升高，所有这些患者都有高血压，这可能是导致左心室舒张功能障碍的原因。PAOP 和持续低于 90% 的时间是预测肺动脉高压的独立变量。

另一项法国研究[83]也证实了不伴 COPD 的 OSA 患者存在肺动脉高压。然而，在这项研究中，COPD 的定义是 $FEV_1$ 低于预测值的 70%，$FEV_1$ 与用力肺活量（FVC）之比低于预测的 60%。该研究涉及 44 名患者，其中 12 名（27%）的 mPAP 高于 20 mmHg，所有 PAOP 均低于 15 mmHg。作者指出，mPAP 与 BMI 呈正相关，与 $PaO_2$ 呈负相关。mPAP 升高的患者 FVC 和 $FEV_1$ 值显著降低。BMI 与肺动脉高压呈正相关的机制可能是多因素的，并且与限制性肺缺陷和低氧血症有关。

另外两项排除了患有肺部疾病或左心疾病的 OSA 患者的研究显示，32 名患者中有 34% 患有肺动脉高压[84]，29 名患者中有 21% 患有肺动脉高压[82]。

综合上述研究结果，排除肺部和左心疾病，采用 PSG 检测 OSA，右心导管确定肺动脉高压值，105 例患者中 29 例（28%）符合目前的毛细血管前肺动脉高压（precapillary PH）的诊断标准（mPAP ≥ 20 mmHg，PAOP 正常）。

### 肺动脉高压患者 OSA 的患病率

四项前瞻性研究调查了不同病因和功能状态的肺动脉高压患者的 OSA 患病率，但没有左心功能障碍

**框 147.1　阻塞性睡眠呼吸暂停患者肺动脉高压的研究**

**Chaouat A、Weitzenblum E、Krieger J 等**[79]
220 名 AHI ＞ 20 次 / 小时的法国患者，肺动脉高压组 AHI 24 ～ 179 次 / 小时
1. 17% 的患者 mPAP ＞ 20 mmHg
2. mPAP ＞ 20 mmHg 的患者 OSA 更严重，$PaCO_2$ 水平更高，BMI 更大，$PaO_2$ 更低，阻塞性和限制性程度更严重
3. $PaCO_2$ 和 $FEV_1$ 是 mPAP 的独立预测因子

**Laks L、Lehrhoft B、Grunstein R 等**[80]
100 名 AHI ＞ 20 次 / 小时的澳大利亚患者，AHI 21 ～ 105 次 / 小时
1. 42% 的患者 mPAP ＞ 20 mmHg，范围 20 ～ 52 mmHg
2. 5% 的患者有肺动脉高压，平均 PAP ＞ 40 mmHg
3. $PaCO_2$、$PaO_2$ 和 $FEV_1$ 占肺动脉高压变化的 33%
4. 6 例（6%）mPAP 在 20 ～ 52 mmHg 范围内的患者 $PaO_2$ 正常

**Sanner BM、Doberauer C、Konermann M 等**[85]
连续 92 例 OSA 且 AHI ＞ 10 次 / 小时的德国患者，AHI 10 ～ 100 次 / 小时
1. 排除 COPD
2. 20% 的患者 mPAP 范围为 20 ～ 26 mmHg，两例肺动脉高压的平均 PAP ≥ 25 mmHg
3. PAOP 升高者 8 例，所有人都有系统性高血压
4. PAOP 和在＜ 90% 饱和度下的持续时间是平均 PAP 的独立预测因子

**Bady E、Achkar A、Pascal S 等**[83]
44 例 OSA 且 AHI ＞ 5 次 / 小时的患者，肺动脉高压组平均 AHI 53.4±25 次 / 小时
1. COPD（$FEV_1$/FVC ＜ 60%）为排除标准
2. 27% 的患者 mPAP ＞ 20 mmHg，平均血压≥ 28.5 mmHg
3. 所有患者 PAOP ≤ 15 mmHg
4. 18% 的患者有肺动脉高压，平均 PAP ≥ 25 mmHg

**Sajkov D、Wang T、Saunders NA 等**[84]
32 例 OSA 且 AHI ＞ 10 次 / 小时的患者，平均 AHI 46.2±3.9 次 / 小时
1. COPD（$FEV_1$/FVC ＜ 75%）和心血管疾病（包括系统性高血压）为排除标准
2. 34% 的患者 mPAP ≥ 20 mmHg，平均 PAP 为 23.6±1.1 mmHg
3. 超声心动图未显示左心室或瓣膜性心脏病

**Alchanatis M、Tourkohoriti G、Kakuros S 等**[82]
1. 29 例 OSA 且 AHI ＞ 15 次 / 小时的患者，平均 AHI 54±19 次 / 小时
2. $FEV_1$/FVC ＜ 75% 和左心室或瓣膜性心脏病（超声心动图）为排除标准
3. 21% 的 OSA 患者 mPAP ≥ 20 mmHg，范围为 22 ～ 30 mmHg（右心导管插入术）

AHI，呼吸暂停低通气指数；BMI，体重指数；COPD，慢性阻塞性肺疾病；$FEV_1$，第一秒用力呼气量；FVC，用力肺活量；mPAP，平均肺动脉压；PAOP，肺动脉闭塞压。

或肺部疾病的证据（表 147.3）[86-89]。OSA 的患病率在 11% 至 89% 之间，具体取决于用于诊断睡眠呼吸障碍的定义。使用 AHI ≥ 5 次 / 小时诊断睡眠呼吸障碍的研究中患者的患病率高于使用 AHI ≥ 10 次 / 小时的研究。所有这些患者都接受了右心导管插入术，并且 PAOP 小于 15 mmHg[86-87, 89]，其中一项 PAOP 小于 18 mmHg[88]的研究，与毛细血管前肺动脉高压血流动力学结果一致[86-89]。

总之，肺动脉高压在 OSA 患者中很普遍，可能发生在没有 COPD、日间低氧血症或左心疾病的情况下。严重 OSA、严重低氧血症、高碳酸血症（肥胖低通气综合征）、阻塞性或限制性肺疾病以及左心疾病更常与肺动脉高压相关，并导致其较为严重的程度。相反，OSA 在毛细血管前肺动脉高压患者中也很普遍，如特发性肺动脉高压和慢性血栓栓塞性肺动脉高血压，这可能是通过气体交换、血液动力学和代

**表 147.3　阻塞性睡眠呼吸暂停患者中毛细血管前肺动脉高压的患病率**

| 研究 | 研究类型 | 例数 | 年龄 | BMI | RHC | 肺动脉高压诊断 | AHI（次 / 小时） | 患病率 |
|---|---|---|---|---|---|---|---|---|
| Jilwan, 2013[87] | 前瞻性 | 46 | 53±13.6 | 25±4 | mPAP ＞ 25<br>PAOP ＜ 15 mmHg | PAH（1 组）或 CTEPH（4 组） | AHI ≥ 5 | 89% |
| Dumitrascu, 2013[86] | 前瞻性 | 169 | 61.3±14.0 | 27±6 | mPAP ≥ 25<br>PAOP ＜ 15 mmHg | PAH（1 组）或 CTEPH（4 组） | AHI ＞ 10 | 11% |
| Prisco, 2011[88] | 前瞻性 | 28 | 55.2±11.9 | 31±9 | mPAP ＞ 25<br>PAOP ＜ 18 mmHg | PAH（1 组）或 CTEPH（4、5 组） | AHI ≥ 5 | 50% |
| Ulrich, 2008[89] | 前瞻性 | 38 | 61（52 ～ 71） | 25±1 | mPAP ≥ 25<br>PAOP ≤ 15 mmHg | PAH（1 组）或 CTEPH（3、4 组） | AHI ≥ 10 | 11% |

数据为平均值 ± 标准差或四分位数；AHI，呼吸暂停低通气指数；BMI，体重指数；CTEPH，慢性血栓栓塞性肺动脉高压；IPAH，特发性肺动脉高压；mPAP，平均肺动脉压；PAOP，肺动脉闭塞压；RHC，右心导管插入术。

谢途径紊乱引起的病理生理过程的一部分。

## OSA 患者肺动脉高压的发病机制

已有文献报道夜间肺动脉压间歇性升高与上气道塌陷有关。多种机制可介导夜间肺动脉压力的升高[90]。这些机制包括血气（即间歇性低氧血症和高碳酸血症）、心输出量、肺容量、胸内压力、肺循环顺应性和左心室舒张功能障碍的改变。随着时间的推移，从长远来看，夜间肺动脉高压变化会延续到日间。

OSA 患者的日间肺动脉高压可为毛细血管前、毛细血管或毛细血管后的，部分取决于可能导致肺动脉高压发生的共病。毛细血管后肺动脉高压（肺静脉高压）很常见，主要是由于左心充盈压升高，特别是由于其左心室肥大，以及由日间高血压和 OSA 夜间不良事件引起的舒张功能障碍。关于后者，即使在没有日间高血压的情况下，OSA 患者也可能出现左心室肥大[91]。这可能是因为睡眠期间全身动脉血压和低氧血症的周期性变化[92]。在左心室肥大或顺应性差的情况下，舒张末期压增加，导致肺静脉、毛细血管和肺动脉收缩压和舒张压被动增加。如果病因（如 OSA）能够得到有效治疗，这种急性毛细血管后肺动脉高压是可逆的。否则，随着持续的肺动脉高压，肺血管床发生重塑，血管阻力增加，即使左心疾病的病因得到有效治疗，随着时间的推移，这种情况也可能变得不可逆转。

肺动脉高压的另一种机制是肺泡缺氧伴或不伴高碳酸血症——两者都已被证明可诱导肺小动脉血管收缩并急性增加肺血管阻力。OSA 患者缺氧性高碳酸血症肺动脉血管狭窄和肺静脉高压的结合可能导致严重的肺动脉高压。

OSA 中肺动脉高压的详细分子机制不在本章的讨论范围。然而，介质的产生最终导致内皮细胞损伤、一氧化氮产生减少、血管细胞增殖和异常血管重塑[93-94]。

COPD 患者可能发生的血管表面积减少是导致毛细血管肺动脉高压的重要原因，它可能对 OSA 患者的肺动脉高压有显著影响。一些研究表明，COPD 和低 $FEV_1$ 是 OSA 患者肺动脉高压的前兆。如前所述[79-80, 95]，COPD 也可能通过低氧血症和高碳酸血症引起的小动脉血管收缩而导致肺动脉高压。

总之，OSA 对肺循环的影响可能各不相同，从几乎所有患者都会出现的周期性夜间肺动脉高压，到日间肺动脉高压、右心室功能障碍，最终导致肺心病[96]。

## 气道正压通气治疗后肺动脉压的变化

由于 OSA 中肺动脉高压的发生机制是多因素的，肺循环对 OSA 治疗的反应取决于多个因素。例如，如果是 COPD 或其他合并的肺部疾病导致的血管表面积损失，进而出现了 OSA 的肺动脉高压，则肺动脉高压可能不是完全可逆的[97]。同样，如果肺血管床发生了重塑，则需要长期有效的治疗来改善可逆转成分（逆转重塑）。因此，如果 CPAP 用于治疗 OSA，长期依从性至关重要，必须通过客观的依从性和疗效监测来确认。有效治疗 OSA 可以改善肺动脉高压。在这里，我们回顾了在基线和长期实施右心导管插入术的研究。在非随机试验中，CPAP 治疗倾向于仅在肺动脉高压患者中降低肺动脉压，而在 mPAP 正常的患者中未见下降[82, 98-99]。

一项针对 23 名 OSA（AHI 44 次 / 小时或更高）和肺动脉高压患者的随机交叉试验显示，与 CPAP 安慰治疗组相比，CPAP 治疗 12 周后，mPAP 从 28.9±8.6 mmHg 降至 24.0±5.8 mmHg（$P < 0.0001$）[100]。最近一项针对肥胖低通气综合征和严重 OSA 患者的气道正压治疗（CPAP 或呼吸辅助装置）试验显示，收缩期肺动脉压显著改善[101]。在这项多中心研究中，196 名患者入选，102 名患者接受 CPAP 治疗，94 名患者接受呼吸辅助装置治疗。经 CPAP 治疗后 3 年，收缩期肺动脉压从基线时的 40.5±1.5 mmHg 降至 35±1.3 mmHg，经呼吸辅助装置治疗后从 41.5±1.6 mmHg 降低至 35.5±1.4 mmHg。基于超声心动图上小于 40 mmHg 的右心室收缩压，气道正压治疗使 CPAP 组和呼吸辅助装置组的肺动脉高压患病率分别降低了 37% 和 52%。在这项研究中，大量参与者有左心室舒张功能障碍的超声心动图证据，气道正压治疗后左心室舒张功能有所改善。因此，可以想象肺动脉高压的改善是舒张功能障碍改善的结果。右心导管插入术本可以描述其机制，但在这项大型研究中是不现实的，尽管它可以在一个子集中进行。美国心脏病学会和美国心脏协会专家共识文件建议对所有肺动脉高压患者进行多导睡眠图检查以排除 OSA。该建议基于 OSA 的靶向治疗可以改善或防止中枢性血液动力学的进一步恶化[102]。

### 临床要点

高血压是与 OSA 关系最密切的心血管疾病。这种关联在 RH 的情况下更为显著。根据研究中显示的强度、一致性和剂量-反应关系，目前的证据支持 OSA 是高血压的独立风险因素。随机对照试验和荟萃分析表明，CPAP 治疗 OSA 可显著降低血压，血压越高、血压下降幅度越大。尽管轻度肺动脉高压在 OSA 患者中很常见，但严重的肺动脉高压通常与慢性肺疾病、心力衰竭或肥胖-低通气有关。

## 总结

高血压是 OSA 相关的最常见的心血管疾病。前瞻性队列研究支持 OSA 在高血压发展中的独立作用，中重度 OSA 患者患高血压的风险增加 2 倍。这种关联在 RH 患者中更为明显，在一些研究中，OSA 是与 RH 相关的最常见的疾病。OSA 患者也有明显更大的风险出现非勺型或上升的血压昼夜节律模式，以及夜间高血压的倾向。OSA 和高血压之间的病理生理联系是多因素的，但间歇性缺氧介导的信号活性增加似乎是主要的机制，而醛固酮增多症的继发性液体潴留可能是 RH 的主要机制。CPAP 治疗可显著降低血压 2 mmHg。，尽管效果可能在人群存在差异。CPAP 的这种正向作用在 RH 中更强，监测血压可下降 3 至 5 mmHg。肺动脉高压也与 OSA 有关。轻度肺动脉高压在 OSA 中很常见，通常是因为缺氧，而严重的肺动脉高压通常与慢性肺病、心力衰竭或肥胖等合并症有关。

## 参考文献和拓展阅读

请扫描书后二维码，获取参考文献和拓展阅读资源。

# 冠状动脉疾病与阻塞性睡眠呼吸暂停　第 148 章

*Yüksel Peker, Karl A. Franklin, Jan Hedner*

迟云鹏　译　刘梅颜　审校

**章节亮点**

- 约有 56% 的冠状动脉疾病患者有阻塞性睡眠呼吸暂停（OSA），在冠状动脉疾病患者中占比较高，其中大多数患者没有主诉白天过度嗜睡。
- OSA 在心肌梗死发作期间更为普遍，这可能是一些心肌梗死和午夜以及清晨时分的猝死病例的发生原因。
- OSA 是动脉粥样硬化的独立危险因素。其原因可能是反复的呼吸暂停引起的低氧血症和再氧合诱导的氧化应激、交感神经激活、内皮功能障碍以及炎症。
- 队列研究报告称，在持续气道正压通气治疗（CPAP）消除阻塞性事件并降低再发心肌梗死风险的过程中，夜间缺血有所减少。
- 观察性数据表明，CPAP 可能有益于预防冠状动脉疾病，但也有报道显示间歇性低氧血症可能有利于冠状动脉侧支的形成，从而产生保护效应。
- 针对 CPAP 治疗对长期结果影响的随机对照试验未能显示出意向治疗人群中的心血管益处。
- 充分使用 CPAP（定义为每天至少 4 h）可以改善主要不良心血管和脑血管事件，对脑血管结果影响最显著。

## 引言

流行病学数据表明，阻塞性睡眠呼吸暂停（OSA）在冠状动脉疾病（CAD）患者中占比较高。实验数据显示，与 OSA 相关的间歇性低氧血症和再氧合可能会引发一系列与动脉粥样硬化疾病发展有关的事件。然而，干预性研究尚未令人信服地证明在无症状 CAD 患者中进行持续气道正压通气（CPAP）治疗 OSA 后生存率增加。

睡眠呼吸暂停事件导致心脏氧气需求增加，同时由于缺乏通气而导致氧气供应减少，可能会在 CAD 患者中造成夜间心绞痛。观察数据表明，通过 CPAP 消除 OSA 可以使合并 CAD 风险且有 OSA 相关症状（如白天过度嗜睡）的临床人群在短期和长期内受益。然而，大多数患有 OSA 的 CAD 患者不会主诉白天嗜睡，最近的随机对照试验未能在意向治疗（intention-to-treat，ITT）人群中显示出 CPAP 的心血管获益，这可以用对 CPAP 的低依从性来解释。此外，出于伦理原因，随机试验始终包括非嗜睡的 OSA 患者。因此，OSA 与 CAD 之间确切的相互作用还需要进一步明确在何时对何种患者进行治疗。

本章回顾了 CAD 与 OSA 的临床和流行病学证据，以及治疗对心血管结果的影响。

## 流行病学

在深睡眠时段或早晨醒来后不久，出现心绞痛或急性冠状动脉综合征，例如不稳定心绞痛、急性心肌梗死或猝死的风险增加[1]。有假设认为这可能是由于 OSA 导致[2]。先前的一项研究通过同时进行多导睡眠图（PSG）和心电图记录，证明夜间缺血发作主要发生在快速眼动（REM）睡眠期间，特别是在呼吸暂停高发和持续性低氧血症的情况下[3]。此外，一项纵向观察性研究涵盖了 10 701 名成年人，显示 142 名患者在平均随访时间 5.3 年内曾经进行复苏或患有致命性猝死（年发病率 0.27%）；OSA 严重指数［呼吸暂停低通气指数（AHI）至少 20 次 / 小时；风险比（HR）为 1.60；平均夜间氧饱和度＜ 93%（HR 2.93），最低氧饱和度＜ 78%（HR 2.60）；$P < 0.001$］与猝死相关，在多变量分析中呈现出关联[4]。

### 普通人群中阻塞性睡眠呼吸暂停和冠状动脉疾病的患病率

在最大的横断面人口研究“睡眠心脏健康研究”（Sleep Heart Health Study）[5]中，包括了 6132 名进行无人看护家庭 PSG 的受试者，比较最高和最低

AHI 四分位数（11.0 *vs.* 1.3 次 / 小时）人群，自我报告 CAD 的风险有轻微增加［比值比（OR）为 1.27］。

## 临床队列中冠状动脉疾病的患病率

在临床队列中对 CAD 的大多数临床研究都包括了伴随白天症状的 OSA 患者。因此，与普通人群的研究相比，这些研究涉及有症状的患者，这些患者可能患有更严重的 OSA，还可能伴有更多的共病，如肥胖、糖尿病和心血管疾病。正在进行的多中心欧洲阻塞性睡眠呼吸暂停队列研究（ESADA）旨在前瞻性招募新诊断的 OSA 成年患者，其中一项研究报告了 6616 名患者中 CAD 患病率 8.7%。AHI［无 OSA（AHI ＜ 5 次 / 小时），轻度 OSA（AHI 5 ～ 15 次 / 小时），中度 OSA（AHI 15 ～ 30 次 / 小时），重度 OSA（AHI ≥ 30 次 / 小时）］与 CAD 的发生之间存在剂量–反应关系（分别为 5%、8%、11% 和 12%，$P < 0.001$）[6]。

## 冠状动脉疾病人群中阻塞性睡眠呼吸暂停的患病率

1990—2010 年的早期非对照和对照研究中，针对 CAD 队列的研究表明 OSA 的高发生率以及这两种疾病之间的独立关联[7-18]。一项晚一些的病例对照研究发现，在急性心肌梗死患者中，35% 的患者有 OSA（AHI ≥ 15），而对照组中这一比例为 15%（$P < 0.001$）[19]。经过调整的急性心肌梗死的 OR 值为 12.2（95%CI 为 2.0 ～ 72.6），应用 AHI ≥ 15 次 / 小时作为 OSA 诊断标准。此外，“睡眠和支架研究”（Sleep and Stent Study）针对五个国家（新加坡、中国、巴西、缅甸和印度）的 CAD 患者，报告了被筛选患者中有 45.3% 的人出现 OSA［在经皮冠状动脉介入术（PCI）后 7 天内进行心肺多导图的 AHI ≥ 15 次 / 小时］[20]。瑞典一项随机对照试验［冠状动脉疾病和阻塞性睡眠呼吸暂停随机干预（RICCADSA）］的基线数据显示，64% 的血运重建 CAD 患者的 AHI ≥ 15 次 / 小时，其中大多数没有报告白天过度嗜睡[21]。需要注意的是，在这个人群中，OSA 的患病率比高血压、糖尿病、肥胖和吸烟更为普遍。另一项随机对照试验［在西班牙的急性冠脉综合征患者中，研究睡眠呼吸暂停对急性冠脉综合征演变的影响，以及使用 CPAP 干预的效果（ISAACC 研究）］的基线数据显示，45% 的患者患有 OSA（在心肺多导睡眠图上的 AHI ≥ 15 次 / 小时）[22]。如表 148.1 所示，2011—2019 年间的 11 项涵盖 6672 名 CAD 患者的研究显示，OSA 的患病率约为 56%[19-29]。

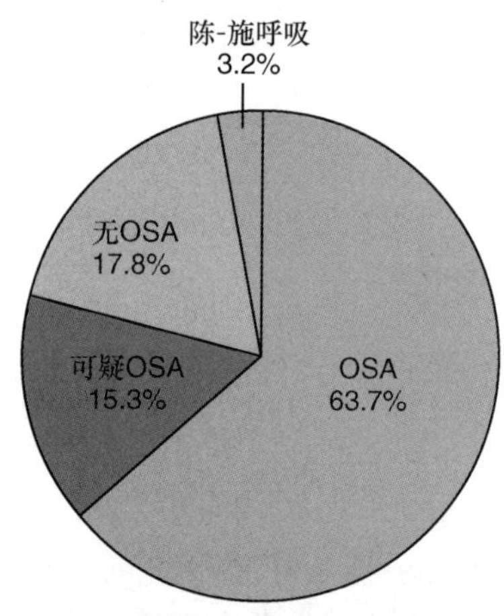


**图 148.1**　根据血运重建后冠状动脉疾病患者的无人陪同心肺睡眠记录结果进行分组。阻塞性睡眠呼吸暂停（OSA）是指每小时呼吸暂停低通气指数（AHI）为 15 次或更多次；可疑 OSA，AHI 为 5.0 ～ 14.9 次 / 小时；无 OSA，AHI ＜ 5 次 / 小时（Modified from Glantz H，Thunström E，Herlitz J，et al. Occurrence and predictors of obstructive sleep apnea in a revascularized coronary artery disease cohort. Ann Am Thorac Soc. 2013；4：350-56.）

## 阻塞性睡眠呼吸暂停对冠状动脉疾病预后的影响

21 世纪头十年的几项研究表明，与没有 OSA 的 CAD 患者相比，伴发 OSA 的患者预后较差[14, 30-33]。然而，也有报道称发现中性结果[15, 34]。一项针对 OSA 对主要不良心脏事件影响的荟萃分析主要关注急诊或择期 PCI 的 CAD 患者，证明了在 7 项队列研究中（涵盖 2465 名患者，PCI 后 1 个月内进行整晚睡眠记录），主要不良心脏事件风险显著增加（OR 为 1.52，95%CI 1.20 ～ 0.93）[35]。这些发现得到了上述的“睡眠和支架研究”的支持[20]，该研究证明在 PCI 患者中，OSA 组与无 OSA 组相比，主要不良心脏事件的发病率增加（3 年发生率分别为 18.9% 和 14.0%），随访中位数为 1.9 年。OSA 的调整 HR 为 1.57（95%CI 1.10 ～ 2.24），独立于年龄、性别、种族、体重指数（BMI）、糖尿病和高血压[20]。然而，在 ISAACC 队列中，没有 OSA 的患者［90 例事件（15.1%）］与被随机分配至无 CPAP 组的 OSA 患者的主要不良心脏和脑血管事件发病率相似，HR 为 1.01（95%CI 0.76 ～ 1.35）[22]。在心肺多导睡眠图中，以每小时 15 次事件作为 OSA 和无 OSA 组的鉴别阈值，选择在急性冠脉综合征发作最初几天进行睡眠研究这一时机以及对基线共病和吸烟状况的不适当调整，已被认为是 ISAACC 试验观察性分析无效结

**表 148.1 冠状动脉疾病患者中阻塞性睡眠呼吸暂停的患病率**

| 发表第一作者（年份） | 患者（例） | 性别 | 发病率（%） | 诊断标准（次 / 小时） | 控制 |
|---|---|---|---|---|---|
| Sert Kuniyoshi [23]（2011） | 99 | 男性，女性 | 73 | AHI ≥ 5 | 无 |
| Schiza [24]（2012） | 52 | 男性，女性 | 54 | AHI ≥ 10 | 无 |
| Garcia-Rio [19]（2013） | 192 | 男性，女性 | 35 | AHI ≥ 15 | 有 |
| Glantz [21]（2013） | 662 | 男性，女性 | 64 | AHI ≥ 15 | 无 |
| Liu [25]（2014） | 198 | 男性，女性 | 45 | AHI ≥ 5 | 无 |
| Ben Ahmed [26]（2014） | 120 | 男性，女性 | 79 | AHI ≥ 5 | 无 |
| Loo [27]（2014） | 68 | 男性，女性 | 35 | AHI ≥ 15 | 无 |
| Ludka [28]（2014） | 607 | 男性，女性 | 66 | AHI ≥ 5 | 无 |
| Lee [20]（2016） | 1311 | 男性，女性 | 45 | AHI ≥ 15 | 无 |
| Jia [29]（2018） | 529 | 男性，女性 | 71 | AHI ≥ 15 | 无 |
| Sanchez-de-la Torre [22]（2019） | 2834 | 男性，女性 | 45 | AHI ≥ 15 | 无 |
| 总计或者平均 | 6672 | – | 56 | – | – |

果的重要原因[36]。

心肌梗死患者中睡眠呼吸暂停的患病率也比心绞痛患者高。这一发现可能可以通过中枢性睡眠呼吸暂停 /Hunter-Cheyne-Stokes 呼吸（CSA/HCSB）降低左心室射血分数来解释[12]。实际上，在急性心肌梗死后的 OSA 筛查的理想时机仍未解决。在一项针对 50 名连续急性冠脉综合征患者的队列研究中，急性事件后约 3 天进行了整夜 PSG，并邀请基线时 AHI ≥ 10 次 / 小时的患者在 6 个月后进行新的调查。其中 21 人中有 17 人仍然患有 OSA，平均 AHI 有非显著性下降，而基线时有伴发 CSA/HCSB 的患者（$n$ = 5）在随访时没有中枢性呼吸暂停[37]。同一年发表的另一项研究显示，在心绞痛患者中，首次住院后的前 2 天内有 54% 的患者有 OSA（AHI ≥ 10 次 / 小时），而在急性事件后 1 个月，28 名患者中有 22 人（79%）仍然患有 OSA，仅 6 名患者（21%）在 6 个月后仍有 OSA[38]。后来的一项研究报告，在冠状动脉病房急性发病时，50% 的 CAD 患者的 AHI ≥ 15，而至少在出院后 6 周内，28% 的患者根据相同的 AHI 截止值仍患有 OSA[24]。因此，不仅 CSA/HCSB，OSA 也可能是暂时的，并在某种程度上与 CAD 的急性阶段有关，可能与冠状动脉病房中患者的俯卧位姿势或药物（镇静剂和镇痛剂）有关。

## 纵向研究中的冠状动脉疾病发生情况

在首次报告中提到，在未经治疗的 OSA 患者中，约有 1/4 的人患上 CAD[39]，在 7 年的随访期间，超过 50% 的正常睡眠临床队列中至少发生一种心血管疾病（CVD）（图 148.2）[40]，在随后的几项较大的临床队列人群研究中，表现出了发生心血管疾病、CAD 事件或心血管死亡的风险增加，其危险比（HR）范围从 2.1 到 3.5 不等[41-44]。基于人群的纵向研究，如威斯康星州睡眠队列研究[45]和睡眠心脏健康研究[46]，也显示出心血管疾病死亡或冠状动脉事件发

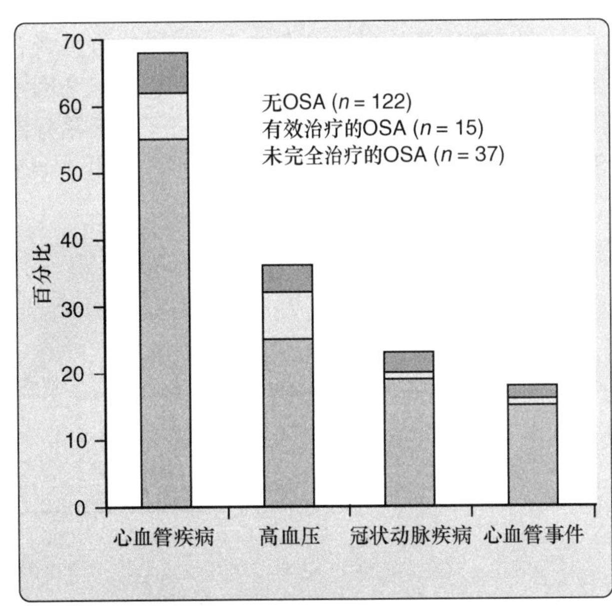


**图 148.2** 在 7 年的中期随访中，基线时其他方面健康的中年男性。图中显示了患有心血管疾病、高血压、冠状动脉疾病和心血管事件（卒中、心肌梗死或心血管死亡）的个体比例。图中呈现了无阻塞性睡眠呼吸暂停（OSA）的患者数据，以及那些未能完全或有效治疗其睡眠和呼吸障碍的患者数据（Modified from Peker Y，Hedner J，Norum J，et al. Increased incidence of cardiovascular disease in middle-aged men with obstructive sleep apnea：a seven-year follow-up. Am J Respir Crit Care. 2002；166：159-65.）

生的风险增加。然而，这种关联仅在中年男性中显著，在老年人或女性中并不明显[46]。

## 阻塞性睡眠呼吸暂停治疗对冠状动脉疾病患者的影响

### 观察性研究

21 世纪初的几项观察性研究提示使用连续正压通气治疗 OSA 对患者是有益的[47-50]。在后来对一组连续的老年患者（年龄≥ 65 岁）进行的前瞻性研究中，与对照组相比，未经治疗的重度 OSA 组心血管死亡的调整后 HR 为 2.25（95%CI 1.41 ～ 3.61），而经过 CPAP 治疗的组风险没有增加（HR 0.93，95%CI 0.46 ～ 1.89）[51]。在一个临床队列的 1116 名女性中进行了类似的研究，结果显示，与对照组相比，未经治疗的重度 OSA 组的 HR 为 3.50（95%CI 1.23 ～ 9.98），而经过 CPAP 治疗的组风险没有增加（HR 为 0.55；95%CI 0.17 ～ 1.74）[43]。最近，对 RICCADSA 队列观察性分支的研究显示，在使用 CPAP 治疗的有嗜睡 OSA 表型的 CAD 患者中，与基线时没有 OSA 的 CAD 患者相比，主要不良心血管事件的发生没有显著增加（调整后的 HR 为 0.96，95%CI 0.40 ～ 2.31）[52]。

有证据表明，在短期内，CPAP 治疗可以减少夜间心绞痛和合并 OSA 的患者的缺血事件次数[53]。此外，CPAP 对合并急性心肌梗死和 OSA 的患者长期内复发事件的影响也受到关注[19]。经过混杂因素的调整，与未经治疗的患者相比，遵守 CPAP 治疗的 OSA 患者复发心肌梗死和血管重建的风险较低（调整后的 HR 分别为 0.16 和 0.15）（图 148.3）[19]。

### 随机对照试验

在 CAD 人群中，针对 MACCE 的第一项随机对照试验是 RICCADSA 试验[54]，这是一项 2005—2013 年间在瑞典进行的单中心研究。244 名接受血运重建的 CAD 患者中，符合非嗜睡型［Epworth 嗜睡量表（ESS）＜ 10］OSA（AHI ≥ 15 次 / 小时）的连续人群被分配到自适应 CPAP 组或无 CPAP 组，随访的中位时间为 57 个月。两组的主要复合心血管终点（再次血运重建、心肌梗死、卒中或心血管死亡）没有显著差异（CPAP 校正 HR 为 0.62，95%CI 0.34 ～ 1.13）（图 148.4A）。然而，治疗分析显示，当 CPAP 每晚使用至少 4 h 时，心血管风险显著降低（校正 HR0.29，95%CI 0.10 ～ 0.86）[54]。

迄今为止，在 CAD 和（或）脑血管队列中进行的最大随机对照试验是睡眠呼吸暂停心血管终点（SAVE）研究[55]。研究者招募了 2717 名无嗜睡或轻度嗜睡（ESS 评分＜ 15）的成年人，他们有 CAD 或脑血管疾病史，同时伴有 OSA。根据家庭睡眠记录设备上的每小时至少 12 次的氧饱和度降低指数进行诊断。患者被随机分配到使用 CPAP 或不使用 CPAP 组，主要复合终点是心血管死亡、心肌梗死、卒中，或因不稳定型心绞痛、心力衰竭或短暂性脑缺血发作而住院。在平均 3.7 年的随访中，CPAP 组中有 17.0% 的患者发生终点事件，无 CPAP 组中有 15.4% 的患者发生终点事件（CPAP 的 HR 为 1.10，95%CI 0.91 ～ 1.32）（图 148.4B）。平均 CPAP

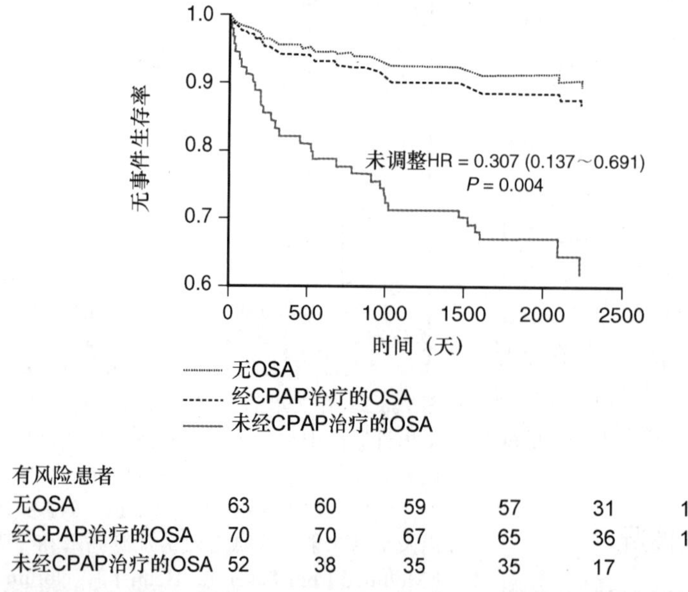


有风险患者

| | | | | | | |
|---|---|---|---|---|---|---|
| 无OSA | 63 | 60 | 59 | 57 | 31 | 12 |
| 经CPAP治疗的OSA | 70 | 70 | 67 | 65 | 36 | 19 |
| 未经CPAP治疗的OSA | 52 | 38 | 35 | 35 | 17 | 9 |

**图 148.3**　冠状动脉疾病三组患者首次复发心肌梗死的时间。呈现了治疗与未治疗阻塞性睡眠呼吸暂停（OSA）的未调整风险比（HR）。CPAP，持续气道正压通气（From Garcia-Rio F，Alonso-Fernandez A，Armada E，et al. CPAP effect on recurrent episodes in patients with sleep apnea and myocardial infarction. Int J Cardiol. 2013；168：1328-35.）

治疗依从性持续时间为每晚 3.3 h，CPAP 组中有 42% 的人遵循治疗（在 2 年随访中每晚使用 CPAP ≥ 4 h 定义为依从性）[55]。研究者进行了一对一的倾向性评分匹配，将 561 名 CPAP 依从性患者与无 CPAP 组的 561 名患者进行比较，证明依从性组复合终点（脑事件）的风险较低（HR 为 0.52，95%CI 0.30 ～ 0.90）[55]。然而，低水平的 CPAP 依从性被认为是这项试验的主要局限[56]。此外，在基线时使用两通道设备进行 OSA 诊断是一个问题，因为这种设备在区分中枢性和阻塞性事件方面有局限性[57]。有观点认为，由于 CSA/HCSB 模式在卒中和心力衰竭患者中较为常见，可能导致纳入了这些患者。另一个主要问题是试验从入选到结束非常高的退出率（83%），还有一些随机分配到对照组的患者转向了 CPAP 组，可能削弱了 CPAP 在治疗分析中的效果[58]。此外，试验中排除了中度至重度氧饱和度降低以及中度白天嗜睡（ESS ＞ 15）的受试者，这可能导致了负面结果[59]。需要改变我们的试验设计和实施方法。这些考量在未来试验的设计中很重要。

最近由西班牙睡眠网络进行的随机对照试验 ISAACC 研究也未能展示 CPAP 治疗对急性冠脉综合征患者的心血管益处[22]。该研究包括 1868 名有 OSA（AHI ≥ 15 次 / 小时）和无 OSA（AHI ＜ 15 次 / 小时）的 CAD 患者。在 3.4 年的随访期内，CPAP 组和无 CPAP 组的复合主要不良心脏和脑血管事件［心血管死亡或非致命事件（急性心肌梗死、非致命卒中、心力衰竭住院，以及新的不稳定型心绞痛或短暂性脑缺血发作住院）］发病率相似（图 148.4C）[22]。整个 CPAP 人群的平均依从性非常低（每晚 2.8 h），主要不良心脏和脑血管事件与 CPAP 依从性或基线时的 OSA 严重程度之间没有关联[22]。如前所述，在急性冠脉综合征发作最初几天内进行睡眠研究、基线共病调整不足、血运重建，加上对 CPAP 的低依从性，这些因素在随后发表的评论文章中进行了讨论[36]。

在一项关于心血管结果的随机对照试验的荟萃分析中[60]，研究了 OSA 患者使用 CPAP 对心血管结果的影响。研究发现，除了每晚至少使用设备 4 h 的亚组外，使用 CPAP 并未改善心血管结果。然而，另一项包括 10 项试验（9 项 CPAP 和 1 项自适应伺服通气）的荟萃分析报告，在调整了不同水平的呼吸暂停严重程度、随访持续时间或治疗依从性后，并没有证据表明 PAP 疗法有益处[61]。这篇论文因合并了成分混杂的研究群体而受到质疑，其同时包括了睡眠诊室及心脏和脑血管队列，以及同时包括了 OSA 和中枢性睡眠呼吸暂停的成年患者[62]。稍后的一项荟萃分析侧重于领域内相关随机对照试验的方案分析，结果显示充足使用 CPAP（定义为每天至少 4 h）与临床和统计学上显著改善的主要不良心脏和脑血管事件相关联（图 148.5）[63]。值得注意的是，在分层分析中，CPAP 的使用似乎对 OSA 的脑血管结局产生了显著的积极影响，但对心脏结局没有这样的影响。作者认为在心肌缺血的情况下，间歇性低氧可能会导致

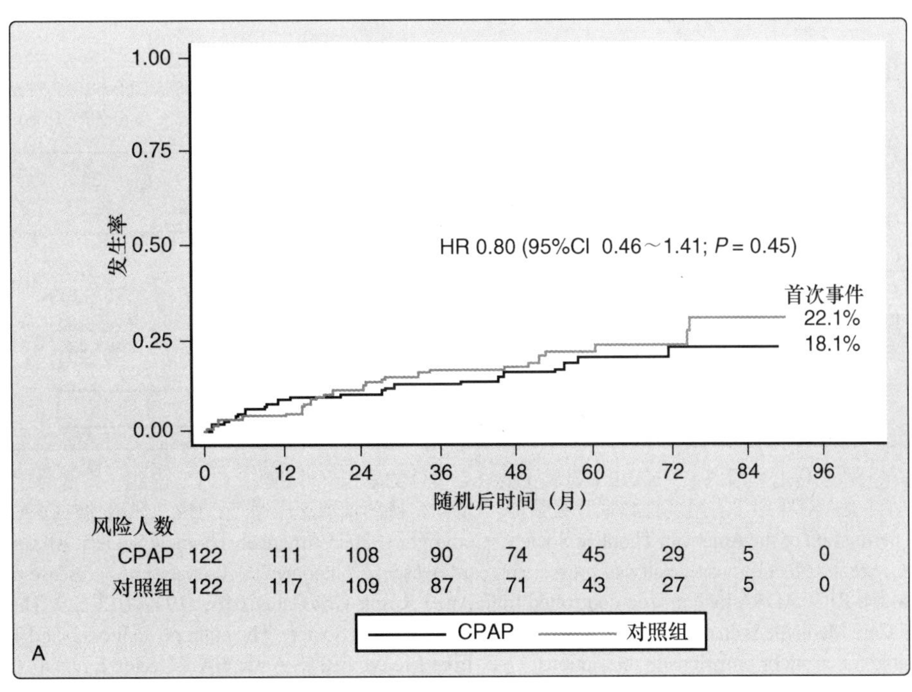


**图 148.4　A，**在“冠状动脉疾病和阻塞性睡眠呼吸暂停随机干预”（RICCADSA）试验的意图治疗人群中，复合终点的累积发生率

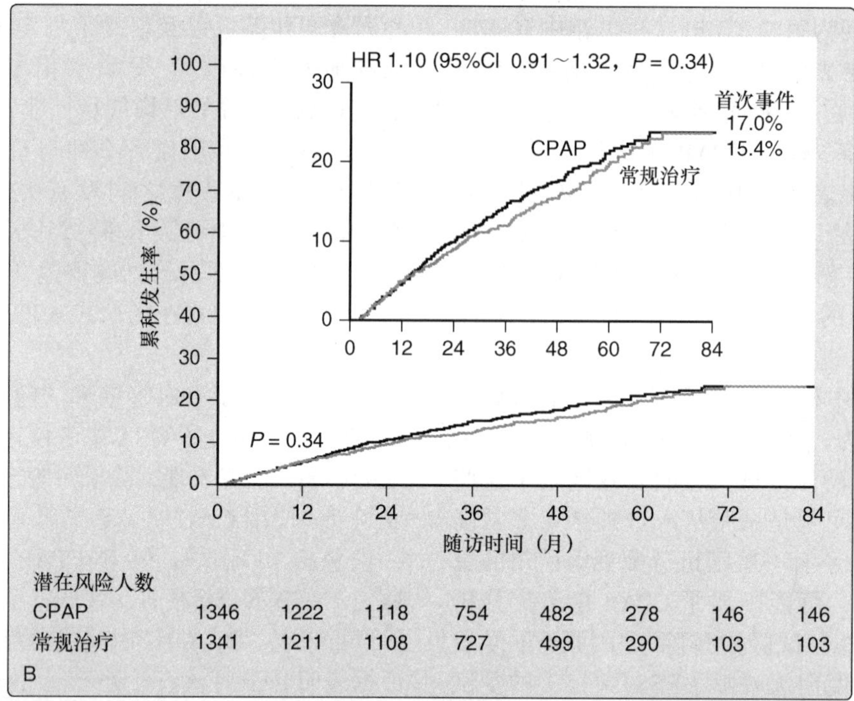


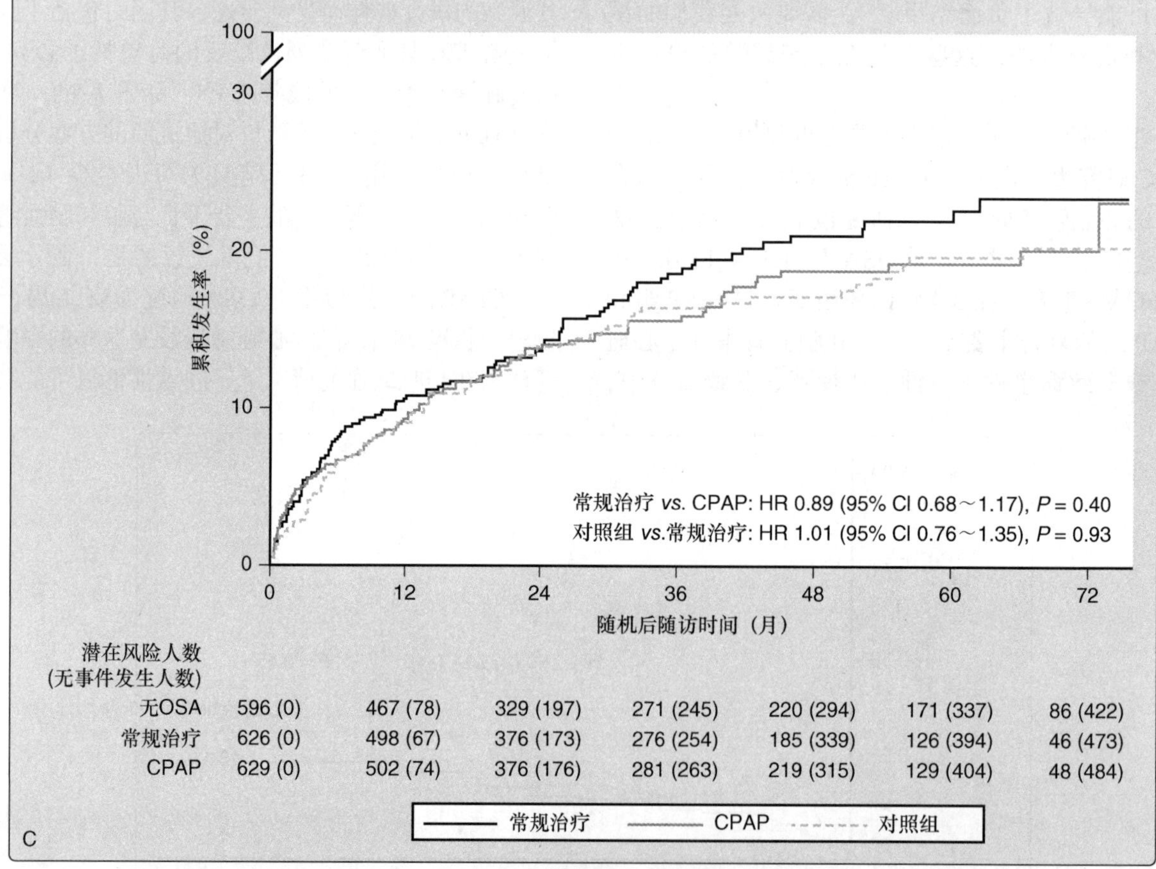


**图 148.4（续）** **B.** 睡眠呼吸暂停心血管终点（SAVE）试验主要终点事件的累积事件曲线。**C.** CPAP 组、常规治疗组和对照组主要终点事件的累积事件曲线。注意：对照组没有阻塞性睡眠呼吸暂停。CPAP，持续气道正压通气；HR，风险比；OSA，阻塞性睡眠呼吸暂停（**A.** Reprinted with permission of the American Thoracic Society. Copyright © 2025 American Thoracic Society. All rights reserved. Peker Y，Glantz H，Eulenburg C，et al. Effect of positive airway pressure on cardiovascular outcomes in coronary artery disease patients with nonsleepy obstructive sleep apnea. the RICCADSA randomized controlled trial. Am J Respir Crit Care 2016；194：613-620. The American Journal of Respiratory and Critical Care Medicine is an official journal of the American Thoracic Society. The authors，editors，and The American Thoracic Society are not responsible for errors or omissions in translations.）［**B.** from McEvoy RD，Antic NA，Heeley E，et al. CPAP for prevention of cardiovascular events in obstructive sleep apnea. N Engl J Med. 2016；375：919-31；C from Sánchez-de-la-Torre M，Sánchez-de-la-Torre A，Bertran S，et al. Effect of obstructive sleep apnoea and its treatment with continuous positive airway pressure on the prevalence of cardiovascular events in patients with acute coronary syndrome（ISAACC study）：a randomised controlled trial. Lancet Respir Med. 2020；8：359-67.］

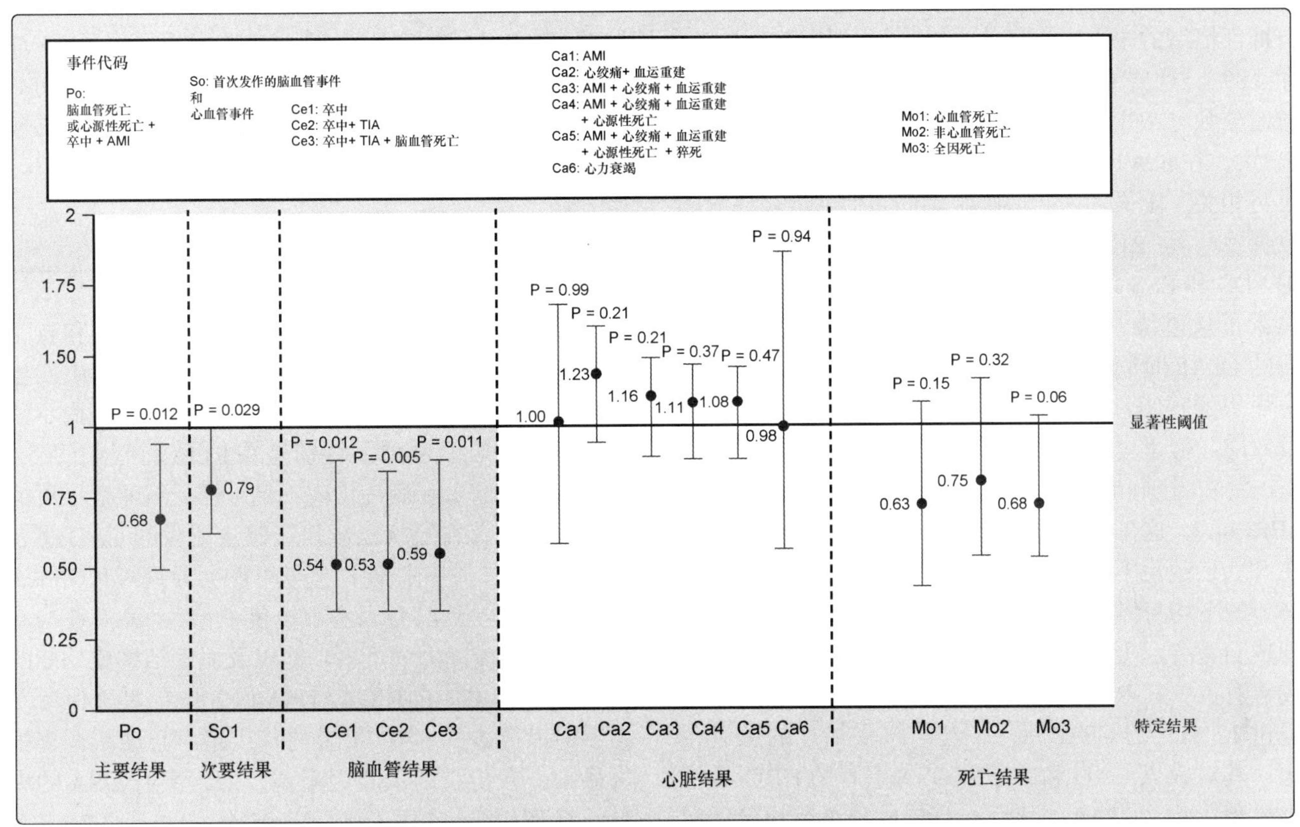


**图 148.5**　有效 CPAP 治疗对单一或复合心血管或脑血管事件的影响的主要结果总结。该图显示了在 y 轴上具有 95%CI 的比值比，而 x 轴显示了不同类型的单一和复合心血管事件，分为相应的组（从左到右）：研究的主要结果，研究的次要结果，心血管结果，心脏结果，死亡结果。AMI，急性心肌梗死；CPAP，持续气道正压通气；TIA，短暂性脑缺血发作（Reprinted with permission of the American Thoracic Society. Copyright © 2025 American Thoracic Society. All rights reserved. Javaheri S，Martinez-Garcia MA，Campos-Rodriguez F，Muriel A，Peker Y. CPAP Adherence for Prevention of Major Adverse Cerebrovascular and Cardiovascular Events in Obstructive Sleep Apnea. American journal of respiratory and critical care medicine. 2019. The American Journal of Respiratory and Critical Care Medicine is an official journal of the American Thoracic Society. The authors，editors，and The American Thoracic Society are not responsible for errors or omissions in translations.）

保护性侧支血管的形成，这一现象加上冠状动脉灌注仅在舒张期发生[64]，相对于脑部，可能会在一定程度上减少心脏的风险[36]。重要的是，脑血管床由于 OSA 周期的收缩压和舒张压大幅波动，导致显著的血管应激。另一方面，还有人认为 CPAP 的心脏保护作用需要在整个睡眠周期使用超过 4 h，包括 REM 睡眠阶段[63]。ISAACC 试验的结果在上述荟萃分析发表时尚未公布[60-61，63]。

### 随机对照试验的次要结果

在 RICCADSA 试验中，CPAP 对非嗜睡性 OSA 患者的舒张功能的影响是次要结果之一[65]。研究人员发现，在意向治疗人群中，与未随机分组使用 CPAP 的群体进行比较，使用 CPAP 的患者，在随访 1 年时超声心动图舒张功能参数方面没有显著变化。然而，在处理分析中，至少每晚使用 CPAP 4 h 与舒张期舒张速度增加之间存在显著关联（OR 2.3，95%CI 1.0 ～ 4.9），并进行了根据基线年龄、性别、BMI 和左心房直径等混杂因素的调整[65]。同一研究小组发现，在非嗜睡性 RICCADSA 队列中，无论在意向治疗人群还是在治疗人群中，经过 1 年的 CPAP 治疗对生物标志物［高敏 C 反应蛋白（hs-CRP）、肿瘤坏死因子（TNF）α、白细胞介素（IL）-6 和 IL-8］均没有显著影响[66]。在同一人群的另一子研究中，无论是血液循环中的瘦素还是脂联素水平，都没有观察到两者之间的显著差异，而在 CPAP 组和未使用 CPAP 组中，BMI 和腰围均增加。血浆瘦素的变化是通过腰围变化确定的（β 系数为 2.47，95%CI 0.77 ～ 4.40），而分析的参数中没有一个能够预测循环脂联素水平的变化[67]。

在处理的其他次要结果中，非嗜睡性 OSA 患者在接受 3 个月治疗后，CPAP 组中的抑郁情绪［定义为 Zung 自评抑郁量表（SDS）得分为 50 或更高］显著改善，这种改善在 12 个月内保持稳定，而在意向治疗人群的未使用 CPAP 组中没有观察到显著变化[68]。此外，CPAP 的依从性（CPAP 使用 3、4、5 小时 / 夜）

与抑郁情绪的改善显著相关（OR 值分别为 3.92、4.45 和 4.89），这些结果在根据年龄、性别、BMI、左心室射血分数、AHI 和基线 ESS 进行多元分析的情况下得出[68]。在 SAVE 试验中，CPAP 治疗也与抑郁情绪的改善相关，定义为两年后医院焦虑和抑郁量表评分的改善[55]。在 RICCADSA 试验中[69]，嗜睡 OSA 表型中 SDS 和 ESS 评分均有显著改善，而在统计模型中输入了从基线开始的 ESS 评分变化时，提高情绪所需的 CPAP 时间为每晚 4 h。换句话说，在具有心脏病病史的嗜睡性呼吸暂停患者中，CPAP 的所需"剂量效应"似乎更高[69]。

另一个附加的次要结果是健康相关生命质量（HRQoL），这在两项随机对照试验中也有所涉及[55, 70]。在 SAVE 试验中，CPAP 治疗与健康调查量表 36（SF-36）的平均身体成分总结（从 45.4 提高到 46.9）和心理成分总结（从 52.6 提高到 53.6）统计学意义上的改善有关。在 RICCADSA 试验中，根据 SF-36 测量，经过 12 个月的 CPAP 治疗，与未接受治疗的患者相比，其对成人 CAD 和非嗜睡 OSA 患者的 HRQoL 没有显著影响。CPAP 的使用与身体成分总结的降低和心理成分总结的增加相关，后者通过 ESS 和 Zung 自评抑郁量表的评分下降得出[70]。

### 冠状动脉疾病患者中阻塞性睡眠呼吸暂停患者对持续气道正压通气治疗的依从性

正如之前提到的，在 CAD 患者中 OSA 的典型症状过度的日间嗜睡通常没有报告。在 RICCADSA 试验的一个亚组中，针对 105 名无 OSA 的患者和 105 名 OSA 患者（其中 80 名接受了 CPAP 治疗），研究了 CPAP 治疗对睡眠功能结果问卷（FOSQ）的影响[71]。基线时的 FOSQ 得分在 OSA 和无 OSA 组中相似，然而，OSA 患者的日间过度嗜睡几乎是无 OSA 患者的 5 倍（OR 4.8，95%CI 2.1 ～ 11.0）。在有过度日间嗜睡的患者中，尽管 CPAP 依从性不足，但在 1 年后 FOSQ 得分显著改善[71]。

正如之前的综述和荟萃分析所指出的[60-61, 63, 72]，在 CAD 患者中，如果患有 OSA 但没有日间过度嗜睡，CPAP 的依从性会具有挑战性。在 ISAACC 试验中，仅有 35% 的非嗜睡 OSA 患者在 1 年的随访中表示每晚至少使用 CPAP 4 h[72]。1 年时的依从性预测因素包括 AHI、吸烟年数、长时间的重症监护治疗和较大年龄[73]。在 RICCADSA 试验中，60% 的非嗜睡患者和 77% 的嗜睡患者在 2 年后仍在使用 CPAP[74]。在非嗜睡表型中，年龄和治疗 1 个月后的 CPAP 使用与长期 CPAP 依从性独立相关，这表明在治疗的前几周和几天内密切监督和支持非嗜睡 OSA 患者可能会增加对 CPAP 治疗的依从性[74]。这些发现得到了 SAVE 试验结果支持[75]，该试验表明在虚假筛查、初始 CPAP 调节和治疗的第 1 个月期间的依从性都是 2 年随访中独立的依从性预测因素。

## 发病机制

睡眠呼吸暂停导致的反复低氧、再氧化和自主神经活动激活。心率和血压在呼吸暂停周期中发生变化，但睡眠呼吸暂停导致心血管疾病的机制尚不清楚。睡眠呼吸紊乱后，特别是在 REM 睡眠期间[3]，增加的氧气需求和氧气供应不足（即低氧血症）可能会触发已经存在冠状动脉血流储备减少的 CAD 患者心绞痛发作。夜间周期性低氧可能会导致冠状动脉疾病和经皮冠状动脉介入术后再狭窄[76]。OSA 还与心脏结构、血流动力学反射功能以及血管结构或功能的长期改变有关。在 RICAADSA 研究中，对于保留左心室射血分数的 CAD 患者的基线超声心动图调查报告显示，在传统的风险因素调整后，患有 OSA 的患者的舒张功能较差（OR 1.9，95%CI 1.1 ～ 3.2）[77]。在 OSA 中，压力感受器和化学感受器的反应性发生改变[78]；伴随持续的交感神经激活[79]，血管对低氧血症或血管收缩剂的反应性升高[80]，而血管内皮功能降低[81]。其中一些变化似乎特发于 OSA，这种变化可以通过 CPAP 逆转[82-86]。

功能性血管重塑的机制尚不完全清楚，但周期性低氧和再灌注后的氧化应激可能起到重要作用[87]。这个过程中的其他步骤包括一氧化氮生物可用性受损、黏附分子表达增加以及血管炎症、动脉粥样硬化和血管功能紊乱加速。这个假设[87]得到了 OSA 患者数据的支持，这些数据显示了自由基产生的增加[83]、血浆脂质过氧化的增加、腺苷和尿酸水平的增加[87]，以及氧化还原敏感基因表达产物的增加，包括血管内皮生长因子[88]和炎症细胞因子[89]。值得注意的是，在 OSA 患者中，经过异黄嘌呤氧化酶抑制剂别嘌醇[90]或补充维生素 C 后[91]，内皮功能有所改善。循环中的黏附分子水平[92]和黏附分子依赖性单核细胞与内皮细胞黏附度似乎在 OSA 中增加[93]。最后，在 CAD 患者中，睡眠呼吸暂停似乎为黏附分子表达提供了额外的刺激[94]。循环中炎症标志物水平的增加，包括 TNF-α[95]、hs-CRP[89, 95]和 IL-6[89]，在 OSA 中的增加并不一致。尚不清楚这个级联过程中的一个或几个步骤是否受到 OSA 中的其他共病状况的影响。冰岛睡眠呼吸暂停队列的报告显示，包括 454 名未经治疗的 OSA 患者（AHI ≥ 15），OSA 的严重程度是 CRP 和 IL-6

水平的独立预测因子，但这种关联仅在肥胖患者中发现[96]。虽然 RICAADSA 人群的基线数据显示 OSA 与 CRP 和 IL-6 的升高有关，非肥胖患者也是如此[97]，但在进行了 1 年 CPAP 治疗后，改善并不显著[66]。这表明无论是否存在肥胖共病，已确诊 CAD 可能与 OSA 患者的血管炎症有关，而这些标志物的决定因素不仅仅是 OSA，还受到多种 CAD 共病风险因素的影响。

还有观点认为，OSA 中的间歇性夜间低氧有可能通过调节冠状动脉内皮的关键机制，提供未来对心肌缺血性损伤的保护（缺血预适应[98]）[99-100]。高敏感性肌钙蛋白 -T（hs-TnT）水平在 OSA 合并严重的心肌梗死患者中较低，这提示了 OSA 中可能的缺血预适应对心脏的保护作用[101]。然而，另一项研究发现，无心血管疾病的个体中，AHI 增加与 hs-TnT 水平增加之间存在关联，随访数据显示 hs-TnT 与 OSA 中死亡或新发心力衰竭风险之间存在关系，这表明 OSA 引起的亚临床心肌损伤可能在未来的心脏疾病风险中起作用[102]。因此，间歇性低氧血症缺血预适应的短期潜在好处可能会被长期其他不良结果所抵消。

OSA 与冠状动脉疾病之间的不确定关联得到了实验数据的支持，这些数据表明 OSA 导致氧化应激、内皮功能障碍和血管炎症加速。所有这些机制促进了动脉粥样硬化的发生和进展。OSA 患者的大动脉中存在动脉粥样硬化，而无其他冠状动脉疾病风险因素，与 OSA 的严重程度相关[103]。确实，多项研究报告显示，在进行三维血管内超声检查的 OSA 患者中，冠状血管中的动脉粥样硬化斑块体积较高[104]。通过无创冠状动脉计算机断层扫描血管成像，OSA 患者合并非钙化或混合斑块的概率要高得多[105]。这些斑块可能危及冠状动脉血流储备，并在流量需求增加的时期引发夜间心绞痛症状。然而，大多数心脏事件（即急性心肌梗死、猝死）是由于斑块的突然破裂，在冠状动脉血管中引发血栓形成[106]。

## 临床进展与预防

对于 OSA 的早期识别和治疗可能在 CAD 的预防方面具有益处。已确诊 CAD 且出现夜间心绞痛的患者应进行睡眠监测，因为鼻腔 CPAP 可以减少心绞痛发作和夜间心肌缺血[53]。尽管有证据表明 OSA 对血管结构和功能有显著影响，但 CAD 和其他形式的血管疾病的发展很可能受到多种基因型和表型因素的影响。OSA 在这个共同影响中的主要作用显然需要更好地证明。然而，随着人们对 OSA 作为 CAD 的独立、叠加甚至协同危险因素的认识逐渐增强，我们面临着早期识别高风险人群和在这类患者找到明确治疗策略的需求。观察性数据表明，通过 CPAP 消除睡眠呼吸暂停可以对存在 CAD 风险的患者产生短期和长期的益处，尤其是在有 OSA 相关症状（如白天过度嗜睡）的睡眠诊所队列中。然而，大多数并发 OSA 的 CAD 患者不报告白天嗜睡，最近的随机对照试验未能证明 CPAP 在意向治疗人群中具有心血管益处[22, 54-55]。对于具有非嗜睡 OSA 表型的 CAD 患者，CPAP 的依从性可能是主要挑战[74-75, 106]。

### 临床要点

- 睡眠期间的反复呼吸暂停会导致一系列事件，这些事件可能会独立地或与其他已知风险因素共同对血管结构和功能产生不良影响。
- 不仅低氧血症、再氧化和反复的血管壁应力等现象可能导致 CAD，这些事件本身还可能加剧已经存在的冠状动脉流量储备不足。
- OSA 对 CAD 的发生、进展和并发症的易感性很可能取决于基因型和表型因素。在这种情况下，用于识别高风险人群的标志物或预测因子仍然缺乏。
- 超过 50% 的 CAD 患者符合传统标准下 OSA 的定义。其中大部分患者不表现出白天嗜睡。更好地识别特定的 OSA 表型可能提供了研究 CPAP 依从性以及嗜睡在 OSA 患者中对 CAD 发生的重要性的途径。
- 认识到 OSA 对血管疾病的不良影响，将为 CAD 的新一级和二级预防模型开辟新的视角，这些模型包括识别和消除睡眠呼吸障碍。

## 总结

睡眠期间的反复呼吸暂停会导致一系列事件，这些事件可能独立地或与其他已知风险因素共同对血管结构和功能产生有害影响。与 OSA 相关的现象，包括低氧血症、再氧化和反复的血管壁应力，可能会导致 CAD，而这些事件可能加剧已经存在的冠状动脉流量储备不足。虽然流行病学支持 OSA 与 CAD 之间的因果关系逐渐增强，但尚未完全确认。临床队列中的这种关系比一般人群中更强，这表明肥胖、高血压、吸烟和高血脂患者合并 OSA 可能为发生 CAD 提供叠加或协同的风险因素。

因此，CAD 患者，包括夜间心绞痛患者，应考虑进行睡眠监测，因为通过鼻腔 CPAP 消除呼吸暂停已被证明可以减少心绞痛发作和夜间心肌缺血。同样，前瞻性观察队列数据显示，接受 CPAP 治疗的 CAD 患者中复发性心肌梗死和血运重建的发生率降低。然而，最近的随机对照试验未能证明 CPAP 在意向治疗人群中具有心血管益处。这些试验分析表明，足够使用 CPAP（每天至少 4 h）可能降低长期心血管和脑血管事件的风险，对脑血管结果的积极影响最为显著。

OSA 与 CAD 之间的长期潜在因果关系得到了实验数据的支持，这些数据表明，呼吸障碍导致内皮功能失调、血管炎症加速和动脉粥样硬化的发展。越来越多地认识到 OSA 表型对血管疾病的不良影响，对 CPAP 治疗的依从性改善，以及个性化治疗策略可能会为 CAD 的新一代一级和二级预防模型开辟新的视角，这些模型涉及 OSA 的识别和消除。

## 参考文献和拓展阅读

请扫描书后二维码，获取参考文献和拓展阅读资源。

# 心力衰竭

# 第 149 章

*Shahrokh Javaheri*

迟云鹏 译 刘梅颜 审校

**章节亮点**

- 来自全球各地的多项研究表明，约 50% 的心力衰竭患者患有中度到重度的睡眠呼吸暂停，无论是射血分数降低型还是心射血分数保留型，呼吸暂停低通气指数超过 15 次 / 小时。
- 同一患者中可能同时出现阻塞性和中枢性睡眠呼吸暂停。治疗在一定程度上取决于优势呼吸暂停类型，这由多导睡眠监测确定。
- 多项研究还指出，阻塞性和中枢性睡眠呼吸暂停都与再入院和死亡率增加独立相关。此外，观察性研究表明，有效的治疗可以减少再入院次数和过早死亡率。
- 在射血分数降低型心力衰竭中，最大规模的自适应通气的随机试验结果是中性的，治疗组的心血管死亡率高于常规护理组。因此，不建议在治疗射血分数降低型心力衰竭时使用该设备，但可以在射血分数保留型中使用。
- 膈神经刺激已经获得美国食品药品监督管理局批准，用于治疗各种病因的中枢性睡眠呼吸暂停。持续有效性已被证明可以达到 5 年。
- 目前有两项进行中的随机对照试验正在评估射血分数降低型心力衰竭中的氧疗和新型设备。
- 对于阻塞性睡眠呼吸暂停的治疗，持续气道正压通气疗法是首选治疗方法。重要的是，观察性研究表明，只有那些严格遵守设备使用的人才能获得生存益处。

心力衰竭已经被认识了超过两个世纪，与异常呼吸模式有关，目前认为 John Cheyne 和 William Stokes 是其描述者，因此有了“Cheyne-Stokes 呼吸”这个专有名词[1-2]。然而，在此之前 37 年，英国医生 John Hunter[3-4] 是第一个描述这种呼吸模式的人，该模式特点是逐渐上升–下降的潮气量变化，通常伴随着中枢性呼吸暂停（图 149.1）[5]。因此，我们将这种模式称为 Hunter-Cheyne-Stokes 呼吸（HCSB）。周期性呼吸是一种呼吸模式，其特点是气流和潮气量幅度的周期性波动。它由反复发生的呼吸暂停或低通气，或两者共同组成，然后是过度通气。呼吸暂停和低通气可以是阻塞性的（即由上气道阻塞引起）或中枢性的[6]。无心力衰竭患者中最常见的周期性呼吸形式是阻塞性睡眠呼吸暂停（OSA）–低通气。然而，在心力衰竭患者中，阻塞性和中枢性周期性呼吸都很常见，并且经常一起发生，尽管其中一个占优势。最初描述的 HCSB 是一种在心力衰竭患者中发生的周期性呼吸形式，伴有中枢性睡眠呼吸暂停（CSA）和低通气，主要发生在左心室射血分数（LVEF）降低的患者中，并具有较长的周期[7]。后者是 HCSB 呼吸的一个重要特征，反映了心力衰竭的病理特征之一，即循环时间延长。多导睡眠监测研究报告了该疾病在稳定心力衰竭门诊患者中高发[8]。

## 心力衰竭与睡眠呼吸障碍的流行病学

心力衰竭仍然是一个重大的公共卫生问题[9]。2017 年，有 80 480 人死于心力衰竭，有 809 000 名出院患者诊断了心力衰竭。美国心脏协会估计，在 20 岁及以上的美国人中，约有 620 万人患有心力衰竭。此外，预计从 2012 年到 2030 年，患病率将增加 46%，导致超过 800 万 18 岁及以上人口患有心力衰竭。到 2030 年，将有 2.97% 的人口患有心力衰竭。

左心室功能衰竭是成年人心力衰竭的最常见原因，可主要为舒张功能障碍，当射血分数大于 50% 时，称为射血分数保留型心力衰竭（HFpEF），也可表现为舒张和收缩功能障碍的混合性心力衰竭，当射血分数小于 40% 时称为射血分数降低型心力衰竭（HFrEF）。HFrEF 的主要特点是 LVEF 降低，通常与舒张末和收缩末容积的增加相关。由于心输出量减少和伴随的舒张功能障碍，症状包括呼吸急促、端坐呼吸、夜间呼吸困难、夜尿、疲劳和运动耐受性下降。

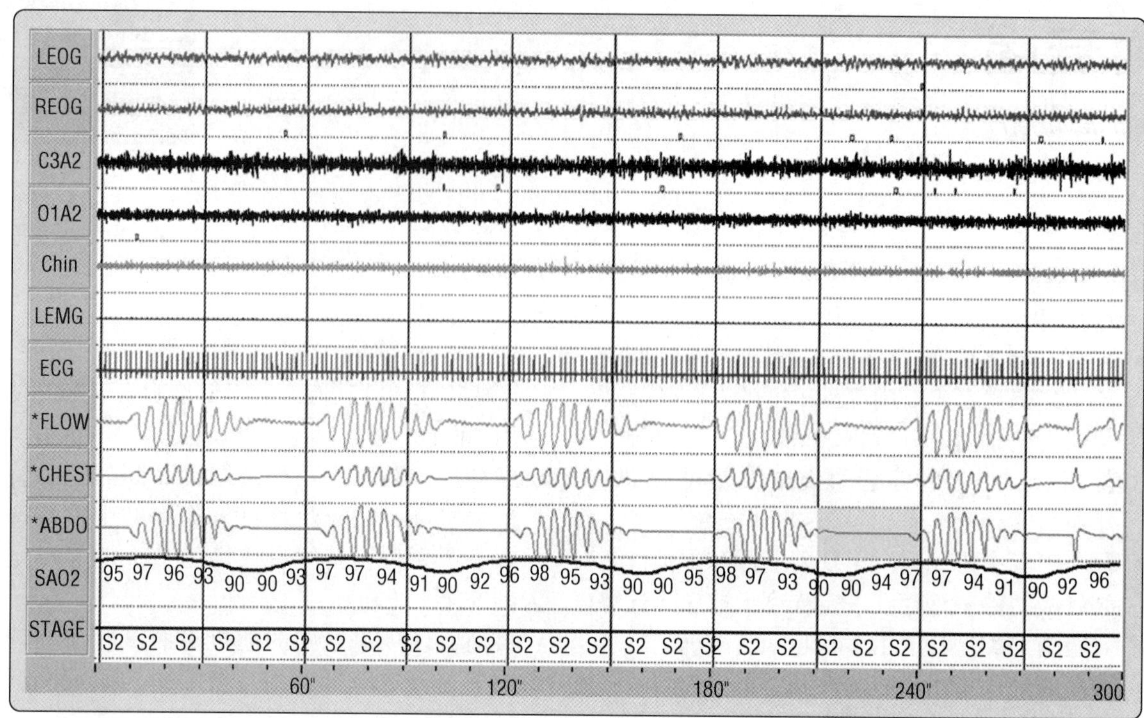


**图 149.1**　一名收缩性心力衰竭患者的 10 min 时段，显示 Hunter-Cheyne-Stokes 呼吸。注意由中枢性睡眠呼吸暂停引起的反复低氧血症 / 再氧合现象（From Kryger MH. Atlas of Clinical Sleep Medicine. 2nd ed. Saunders；2014.）

这些症状很多与睡眠呼吸暂停的症状重叠，使得在与心力衰竭并发时很难怀疑睡眠呼吸暂停。

与此同时，估计有 2000 万人可能有无症状的左心室收缩功能障碍，随着时间的推移，这些人很可能会发展为 HFrEF。正如后面所讨论的，总体上，约 50% 的左心室收缩功能障碍患者，不论有无症状，都患有中度到重度的睡眠呼吸暂停。

另一种表型——HFpEF——是老年患者中最常见的心力衰竭形式。左心室舒张功能障碍的病理生理后果与肥大或低顺应性的左心室使压力容积曲线向上和向左移动有关。因此，对于给定的左心室容积，左心室舒张末压力增加，导致左心房和肺毛细血管压力升高、肺淤血和水肿。与无症状的左心室收缩功能障碍类似，随着时间的推移，导致 HFrEF，无症状的左心室舒张功能障碍也是心力衰竭的发生以及全因死亡的独立预测因子[10]。

## 射血分数降低型心力衰竭与睡眠呼吸暂停

睡眠呼吸障碍在 HFrEF、HFpEF、急性心源性肺水肿以及无症状的左心室功能障碍中普遍存在（图 149.2）。在 HFrEF 患者中，该患病率已经得到系统研究[11]。这已经通过多导睡眠监测和呼吸研究得到证实[5, 7, 12-16]。一项大规模的研究表明，约有 50% 的已治疗的稳定心力衰竭患者的呼吸暂停低通气指数（AHI）为每小时 15 次或更高，这个值远高于一般人群[17]。

## 射血分数保留型心力衰竭与睡眠呼吸暂停

在 HFpEF 中，睡眠呼吸暂停的患病率也很高[18-19]（图 149.1）。迄今为止最大的前瞻性研究[18]对 244 名患者（其中 87 名女性）进行了持续评估。HFpEF 的两个主要原因是系统性高血压（44%）和冠状动脉疾病（33%）。48% 的患者的 AHI 为每小时 15 次或更多，其中 23% 有中枢性呼吸暂停。中枢性呼吸暂停患者的 $PCO_2$ 较低，但左心室舒张末压和肺毛细血管楔压较高。后一发现对于周期性呼吸和中枢性呼吸暂停的发展至关重要，因为增加的肺毛细血管楔压和肺淤血会降低 $PCO_2$ 储备，这是中枢性呼吸暂停的主要机制[20]。

HFpEF 与睡眠呼吸暂停之间存在着恶性循环。血液动力学研究显示，在阻塞性呼吸暂停过程中，肺毛细血管压力增加，表明左心室舒张功能发生了变化（见第 120 章）。长期反复暴露于胸内压的负波动、夜间循环性高血压和低氧血症，以及白天的全身性高血压，最终可能导致左心室肥厚、功能障碍和心力衰竭的恶化。OSA 与左心室肥厚和功能失调有关[21-23]。此外，在一项观察性研究中，接受持续气道正压通气（CPAP）治疗的 OSA 患者出现了舒张功能的逆转[22]。在另一项观察性研究中，采用自适应伺服通气（ASV）

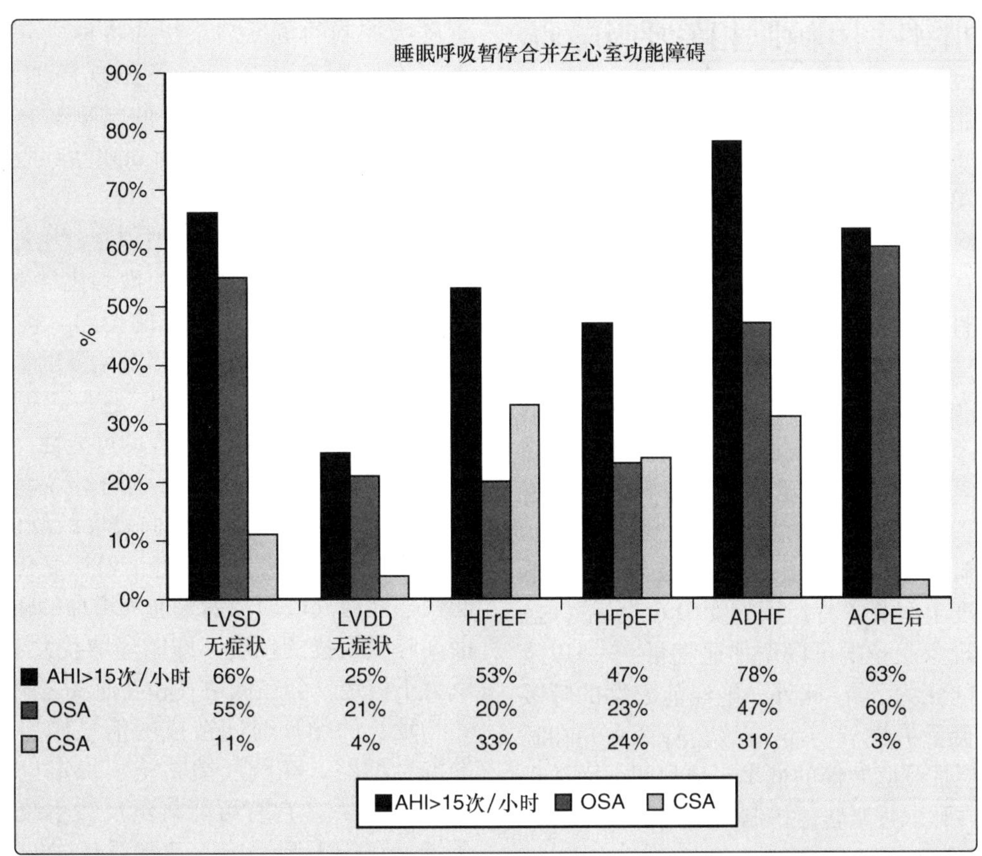


**图 149.2** 无症状左心室收缩功能障碍（LVSD）或左心室舒张功能障碍（LVDD）、射血分数保留型心力衰竭（HFpEF）或射血分数降低型心力衰竭（HFrEF）、急性失代偿心力衰竭（ADHF）和急性心源性肺水肿（ACPE）患者中度至重度睡眠呼吸暂停（AHI ≥ 15 次 / 小时）的患病率（%）。AHI，呼吸暂停低通气指数；CSA，中枢性睡眠呼吸暂停；OSA，阻塞性睡眠呼吸暂停［Modified from Javaheri S，Barbe F，Campos-Rodriguez F，et al. Sleep apnea：types，mechanisms，and clinical cardiovascular consequences. J Am Coll Cardiol. 2017；69（7）：841-858.］

设备治疗 HFpEF、HCSB 和严重 CSA 患者。ASV 治疗导致左心房直径和左心室早期充血与心房收缩充血比例（E/A）显著降低，而早期充盈-早期舒张二尖瓣环速度比例显著增加[21]。因此，似乎同时治疗 OSA 和 CSA 会对左心结构进行重塑。这些观察结果得到了一项随机安慰剂（伪装性 CPAP）对照试验的确认，该试验显示，在 12 周有效 CPAP 治疗后，E/A 比例显著增加，等容性舒张和二尖瓣减速时间显著减少[24]。这些研究结果对于 HFpEF 具有重要的治疗意义，因为迄今为止，尚无批准的治疗方案可以减少该疾病的住院和死亡率，而该疾病发病率持续上升，而年龄逐渐增长的人群中，HFpEF 是主要的心力衰竭表型，将增加额外的医疗负担[25]。此外，与前面提到的无症状左心室收缩功能障碍类似，左心室舒张功能障碍也最终会导致 HFpEF 的发展[10]。

总之，中度到重度睡眠呼吸暂停症在 HFrEF 和 HFpEF 这两种心力衰竭形式中的患病率约为 50%（图 149.2），而 β 受体阻滞剂在心力衰竭治疗中的使用对睡眠呼吸暂停的患病率没有影响。与 OSA（在一般人群中占主导地位，有偶发的中枢性呼吸暂停症状，而在心力衰竭中却很少出现中枢性呼吸暂停症状）相比，CSA 和 OSA 经常共同发生。因此，进行多导睡眠监测的睡眠医生必须确定患病的主要形式，以选择适当的治疗。阻塞性与中枢性表型经常发生改变，很大程度上取决于低通气被归类为中枢性还是阻塞性。

## 睡眠呼吸暂停与急性心源性肺水肿

急性心源性肺水肿是一种危及生命的疾病，而 OSA 是一个常见的共病状况。在一项涵盖 104 名患者的纵向观察性研究中，有 61% 的患者被定义为 OSA，其定义是每小时 15 次或更高的 AHI。与没有 OSA 的患者相比，患有 OSA 的患者中复发性急性心源性肺水肿和心肌梗死的发生率显著增加，而且所有 17 例死亡病例都发生在 OSA 组。OSA 与急性心源性肺水肿的复发、心肌梗死的发生率以及死亡之间有独立且显著的关联[26]。为了确定治疗是否改善了上述不良结果，可能需要一项带有 CPAP 的随机对照试验进行研究。

## 心力衰竭中的性别和睡眠相关呼吸障碍

一般人群中，男性患有 OSA 的患病率要远高于女性。这一趋势在 HFrEF 中的 CSA 同样成立。通过综合几项研究关于 HFrEF 患者的结果，大约 40% 的男性患者和 18% 的女性患者患有 CSA（图 149.3）。OSA 也有类似的趋势。

对于充血性心力衰竭和收缩功能不全的女性患者来说，60 岁及以上年龄组的 CSA 风险比 60 岁以下年龄组高出 6 倍[27]。同样的差异在 60 岁前后的 OSA- 低通气中也有报道。因此，女性的激素状态在有和无心力衰竭的女性发生睡眠呼吸障碍方面起着作用。

孕酮是已知的呼吸刺激物，其对呼吸系统的影响可能在一定程度上解释了月经期妇女中 CSA 和 OSA 患病率较低的现象。孕酮可以增加通气量[28]，以及上气道扩张肌的张力[29]。此外，绝经前妇女的呼吸暂停阈值显著低于男性[30]。这应该会降低女性在睡眠期间发生中枢性呼吸暂停的概率（请参阅下面关于心力衰竭中枢性睡眠呼吸暂停机制的部分）。

## 心力衰竭中睡眠呼吸障碍的机制

### 心力衰竭中中枢性睡眠呼吸暂停的机制

在心力衰竭中，CSA 和周期性呼吸的机制复杂多样（请参阅第 100 章）[20]。在心力衰竭中，负责呼吸控制的负反馈系统的各种成分发生改变，增加了在睡眠和清醒状态下出现周期性呼吸的可能性。此外，还存在着特定的与睡眠有关的机制，解释了 CSA 的生成以及为何周期性呼吸在睡眠期间如此普遍。

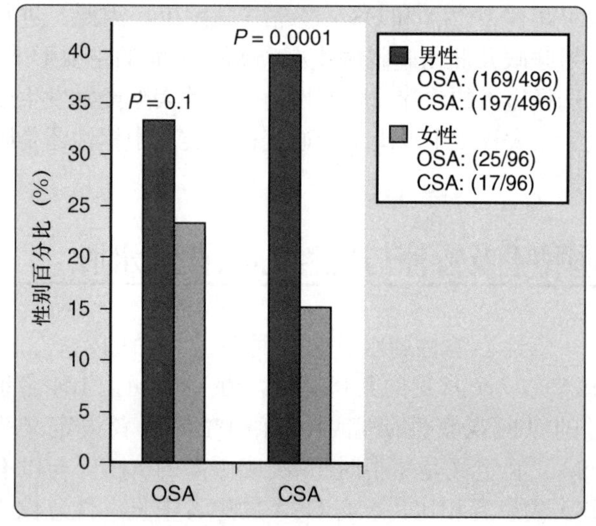


**图 149.3**　收缩性心力衰竭男性和女性中阻塞性睡眠呼吸暂停（OSA）和中枢性睡眠呼吸暂停（CSA）的患病率。女性中 CSA 的患病率明显低于男性。OSA 也有类似的趋势，尽管没有统计学意义（From Javaheri S. Sleep related breathing disorders in heart failure. In：Mann DL，editor. Heart Failure：A Companion to Braunwald's Heart Disease. Saunders；2004；471-87.）

负反馈系统的数学模型预测，增加的动脉循环时间（延迟了肺毛细血管内血液到化学感受器的氧分压和二氧化碳分压变化信息的传递，称为混合增益），增强的化学感受器增益，以及增强的效应器增益（例如，降低的功能残气容量），这三个循环增益的组成部分共同增加了周期性呼吸的可能性[31]。

循环增益是工程术语，用于定义负反馈环路在面对通气干扰时朝不稳定方向发展的倾向。举个例子，正常情况下，呼吸短暂停止、呼吸暂停或低通气会引起代偿性通气增加。如果通气增加的幅度大于或等于前面呼吸干扰的幅度，即循环增益大于等于 1，系统就会不稳定，会在低通气和高通气之间波动。

延长的循环时间造成的信息传递延迟，即增加的混合增益，在负反馈系统不稳定化中起着基本作用[5, 7, 20, 32]。它有可能将负反馈系统转变为正反馈系统。在心力衰竭中，动脉循环时间可能因多种原因而增加，包括心腔扩张、肺血容量增加和心输出量减少。然而，心力衰竭患者的循环时间普遍增加。因此，虽然增加的循环时间对于发展周期性呼吸是必要的，但它并不能解释为什么只有部分心力衰竭患者出现周期性呼吸。循环增益的第二个组成部分，即化学感受器增益，增加了周期性呼吸（以及睡眠期间的中枢性呼吸暂停）的发生可能性[33]。对于对二氧化碳（或缺氧）敏感性增加的人，化学感受器在 $PCO_2$ 升高（或 $PO_2$ 降低）时引发强烈的通气反应。随之而来的强烈通气使 $PCO_2$ 降至呼吸暂停阈值以下，导致中枢性呼吸暂停。由于中枢性呼吸暂停，$PCO_2$ 升高（$PO_2$ 降低），并保持通气过度和通气不足（低通气）或中枢性呼吸暂停的循环。心力衰竭患者之间化学感受器增益的差异可能在一定程度上解释了为何只有部分心力衰竭患者出现周期性呼吸和 CSA。总之，这些机制复杂，涉及了身体调节系统中多个相互关联的因素。

可能有助于心力衰竭中周期性呼吸发展的循环增益的第三个组成部分是功能残气量降低，导致欠阻尼[20, 34]。这意味着在一定的通气变化（例如呼吸暂停）情况下，受控变量，即 $PO_2$ 和 $PCO_2$ 的变化将被增强（称为增加的效应器增益）。反过来，$PO_2$ 和 $PCO_2$ 的增强变化导致明显的代偿性呼吸反应，过度补偿倾向于使呼吸不稳定。心力衰竭患者可能因多种原因导致功能残气量降低，包括胸腔积液、心脏肥大以及呼吸系统顺应性减少。在仰卧位时，功能残气量可能进一步减少，促进了该体位中周期性呼吸的发展。

上述机制在睡眠和清醒时都会共同增加循环增益和周期性呼吸的可能性。然而，在仰卧位和睡眠期间，还会发生进一步的变化，如功能残气量、代谢率（效应器增益中的另一个因素）和心输出量的降低，这些变化将增加发生周期性呼吸的可能性，超过清醒时观察到的水平。此外，如前所述，循环增益在存在周期性呼吸和缺乏稳态时与睡眠期间的动态循环增益有所不同[20]。

与阻塞性呼吸暂停一样，中枢性呼吸暂停通常发生在睡眠时或人体清醒但打瞌睡时。在睡眠期间发生中枢性呼吸暂停的起因与清醒状态对呼吸的非化学性驱动的消失以及呼吸暂停阈值的暴露有关，呼吸暂停阈值是指 $PCO_2$ 水平低于此水平时，呼吸停止的水平[20]。两个 $PCO_2$ 设定点之间的差异——当前 $PCO_2$ 减去呼吸暂停阈值的 $PCO_2$，称为 $PCO_2$ 储备——是导致中枢性呼吸暂停发生的关键因素。差异越小，发生呼吸暂停的可能性就越大。

通常情况下，进入睡眠时通气减少，$PCO_2$ 增加。只要当前 $PCO_2$ 高于呼吸暂停阈值，就会继续有节奏地呼吸。然而，在一些心力衰竭患者中，清醒状态下的 $PCO_2$ 在入睡时并不显著上升[35-36]。特别重要的是，患有心力衰竭并合并中枢性呼吸暂停的患者，正如之前讨论的，在入睡时 $CO_2$ 的化学敏感性增加[37]，而清醒时超过正常呼吸水平[31]。由于在正常呼吸水平以下的 $CO_2$ 化学敏感性增加[37]，当前 $PCO_2$ 和呼吸暂停阈值 $PCO_2$ 之间非常接近，增加了在睡眠期间发生中枢性呼吸暂停的可能性。在呼吸暂停后出现的觉醒过程中，增强的通气反应将当前 $PCO_2$ 降至或低于呼吸暂停阈值，这时上述机制就成为病理生理学特点。

在一些心力衰竭患者中，常规观察到的 $PCO_2$ 上升缺失的原因尚不清楚。这可能是由于触发体位引起的静脉回流增加，在左心室僵硬的情况下，肺毛细血管压力可能上升。这会导致呼吸频率和通气量增加，从而阻止了正常观察到的 $PCO_2$ 上升。与此同时，肺毛细血管压力的增加会增加低于正常呼气水平的化学敏感性，降低 $PCO_2$ 储备，促使在睡眠期间中枢性呼吸暂停的可能性增加。这些机制尚待完全阐明，尽管已经表明迷走神经传入对颈动脉体和中枢性化学感受器的反应性具有显著影响[19]。心力衰竭和低动脉 $PCO_2$ 的患者在睡眠期间发生中枢性呼吸暂停的概率较高。稳态动脉 $PCO_2$ 水平较低（< 35 mmHg）的预测值约为 80%[38]。这种关联的原因在于，如之前所述，低动脉 $PCO_2$ 是由于肺楔压增加，从而使颈动脉体和中枢化学感受器敏感，促进了中枢性呼吸暂停[31]。同时，虽然清醒时低动脉 $PCO_2$ 是 CSA 的高度预测因素，但并不是必要条件。许多患有心力衰竭和中枢性呼吸暂停的患者在清醒状态下的动脉 $PCO_2$ 正常。重要的是呼吸暂停阈值与动脉 $PCO_2$ 的接近以及在平静呼吸水平以下的 $CO_2$ 化学敏感性增加。

## 心力衰竭中阻塞性睡眠呼吸暂停的机制

正如前面提到的，OSA 和低通气在心力衰竭中也很常见。这些机制是多因素的。首先，心力衰竭引起的周期性呼吸使易感主体在周期性呼吸的通气周期最低点发生上气道闭塞[39]。因此，我们观察到在中枢性呼吸暂停后频繁出现多次上气道阻塞[39]。

其次，由右心力衰竭引起的静脉淤血和压力增加可能会使上气道减小并促进上气道闭塞[40]。上气道的静脉淤血在仰卧位可能比直立位更严重，而在下肢水肿和液体重新分布到血管空间的情况下，头部的液体移位可能会进一步影响上气道通畅性[41]。第三，心力衰竭和 OSA 的患者通常患有肥胖症，肥胖可能会影响上气道通畅性。目前 35% 的 HFrEF 患者患有肥胖症，而将近 53% 的 HFpEF 患者患有肥胖症[42]，因此 OSA 在 HFpEF 患者中的患病率较高[18-19]。

总之，由于静脉淤血和肥胖症引起的上气道减小，当上气道舒张肌的紧张度下降最多时可能会使心力衰竭患者在周期性呼吸的通气周期最低点发生上气道闭塞。

## 睡眠呼吸障碍的病理结果和预后

呼吸暂停和低通气的周期，无论是阻塞性还是中枢性，都与三种不良后果相关联。这些后果包括动脉血气异常（其特点是间歇性低氧血症-再氧合和高碳酸血症-低碳酸血症），过多的觉醒和转入浅睡眠阶段，以及胸腔内压力的大幅度负波动（详见第 119 章）。OSA 和 CSA 与低通气的病理生理后果在本质上是类似的（但 OSA 比 CSA 更严重），会对各种心血管功能产生不利影响，而在已患有冠状动脉疾病以及左心室收缩和舒张功能障碍的情况下，其影响可能最为严重。从长远来看，这些不良后果会导致心力衰竭患者的过度发病率、再入院率和死亡率上升。

## 阻塞性睡眠呼吸暂停对交感神经活性、心血管功能、再入院和死亡率的影响

在心力衰竭患者中，OSA 的存在与交感神经活

性增加[43]和 LVEF 降低相关。如果睡眠呼吸暂停得到有效的鼻 CPAP，这些症状可以逆转。有五项随机临床试验对 HFrEF 患者的 OSA 进行了 CPAP 治疗。其中有三项研究[44-46]表明，与对照组相比，LVEF 显著提高，分别提高了约 10%、5% 和 2%。在这五项研究中，有两项[44, 47]将伪装性 CPAP 用于对照组；其中一项[44]中，LVEF 略微显著增加（2%），而在另一项[47]中，射血分数没有增加。在后一项研究中，采用了自动 CPAP，并且与之前两项研究[45-46]中 LVEF 分别提高了 10% 和 5% 的情况不同，自动 CPAP 的依从性小时数较少。在一项研究中，对有 OSA（平均 AHI = 27 次 / 小时睡眠）和 HFrEF（平均 LVEF = 36%）的 45 名患者进行了随机分组，其中 22 名接受 CPAP 治疗，23 名不接受 CPAP 治疗，持续 6 ～ 8 周。在这两组之间进行的比较中，LVEF 没有显著变化[47]。

在心力衰竭中，OSA 是独立的死亡预测因子[48]，两项观察性研究（图 149.4）证实了这种关联，并进一步表明 CPAP 治疗可以改善存活率，尤其是那些最为依从的患者（图 149.5）[49-50]。这个心力衰竭患者的观察结果与高血压患者相似，研究表明，血压降低最显著的是那些 CPAP 治疗依从性最好的人（参见第 120 章和图 149.4）。

OSA 与更高的再入院率独立相关，而治疗睡眠呼吸暂停可能会降低再入院率。在一项来自心脏医院的研究中，Khayat 等[51]表明，与有心力衰竭但没有 OSA 的患者相比，严重的 OSA 再入院率高 1.5 倍。同时，有两项研究显示，CPAP 治疗可以降低再入院率[49, 52]。

## 中枢性睡眠呼吸暂停对交感神经活性、心血管功能、再入院和死亡率的影响

与 OSA 类似，CSA 与交感神经活性增加和 LVEF 降低相关，通过有效的 CPAP 治疗[53]和氧疗可以逆转这种情况。

大多数研究表明，在 HFrEF 患者中，CSA 的存在降低了存活率[53-59]。我们对 88 名心力衰竭患者进行了随访，其中 56 名患有 CSA，32 名没有，随访时间中位数为 51 个月[57]。在调整了 24 个混杂因素后，我们发现 CSA 与死亡率增加相关（HR 为 2.14，$P$ = 0.02，图 149.6）。没有 CSA 的心力衰竭患者的平均存活时间为 90 个月，而有 CSA 的患者为 45 个月。在心力衰竭中，CSA 导致死亡率增加，这一点通过有效的 CPAP 治疗可以改善 HFrEF 患者的存活率[60]而 ASV 治疗可以改善 HFpEF 患者的存活率[61]来支持。第一项研究[60]基于加拿大随机临床试验的事后分析，第二项研究[61]是涉及少数 HFpEF 患者的随机试验。一项相对较大的研究[62]观察了主要患有 CSA 的患者，他们同意使用 ASV 治疗，其结果与前述的随机试验结果一致。

与 OSA 的发现类似，出院后 30 天内发现 CSA 是再入院的独立预测因子[51]。此外，CSA 的治疗与减少再入院相关[63-65]。这些来自日本的研究几乎都是观察性研究；终点是由心力衰竭引起的早期死亡和再入院的组合，ASV 设备被用于治疗 CSA，或与 OSA 混合存在时使用[63-65]。

## 心力衰竭患者的阻塞性和中枢性睡眠呼吸暂停的临床表现

和没有心力衰竭的患者类似，肥胖是心力衰竭患者发生 OSA 的重要风险因素[66-68]。HFrEF 患者中合并 OSA 的人体重显著增加，并且有习惯性打鼾（图 149.7）。他们的全身动脉血压可能也比合并 CSA 的患者高。除了肥胖和习惯性打鼾外，临床上通常很难判断心力衰竭患者是否存在睡眠呼吸暂停，因为：①在合并和未合并睡眠呼吸暂停的心力衰竭患者中，

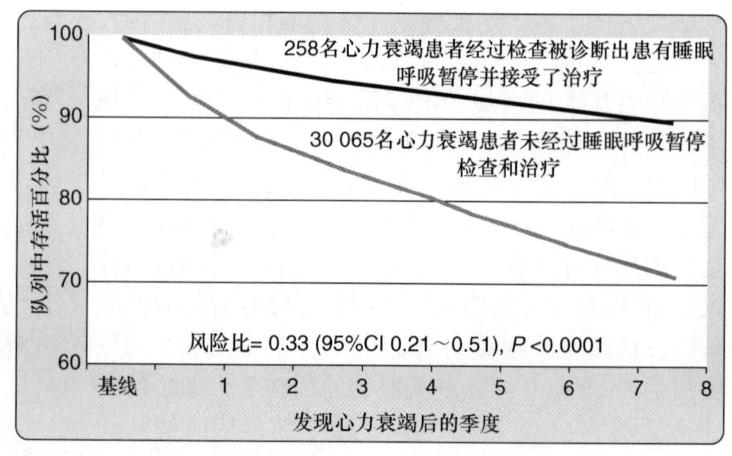


**图 149.4**　数据来源于被诊断为新发心力衰竭的医疗保险受益人。经过睡眠呼吸暂停测试、诊断和治疗的 258 名患者的 2 年生存率远高于未进行睡眠呼吸暂停测试的 30 065 名患者。生存率已根据年龄、性别和 Charlson 共病指数进行了调整（Modified from Javaheri S，Caref B，Chen E，et al. Sleep apnea testing and outcomes in a large cohort of Medicare beneficiaries with newly diagnosed heart failure. Am J Respir Crit Care Med. 2011；183：539-46.）

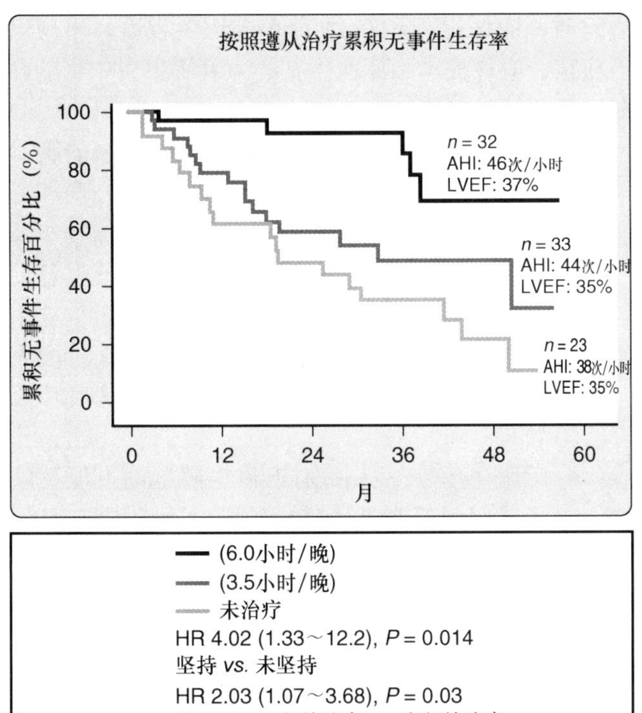


**图 149.5**　心力衰竭患者合并阻塞性睡眠呼吸暂停，如果接受持续气道正压通气（CPAP）并坚持治疗，住院和死亡的概率将降低。AHI，呼吸暂停低通气指数；HR，风险比；LVEF，左心室射血分数（From Kryger MH. Atlas of Clinical Sleep Medicine. Elsevier；2010；modified from Kasai T，Narui K，Dohi P，et al. Prognosis of patients with heart failure and obstructive sleep apnea treated with continuous positive airway pressure. Chest. 2008；133：690-6.）

嗜睡的患病率相似[8, 10]（图 149.7）；②心力衰竭和睡眠呼吸暂停的症状有重叠。睡眠呼吸暂停和心力衰竭的重叠症状包括入睡困难和维持睡眠困难、夜尿、呼吸急促醒来（直立性呼吸困难、阵发性夜间呼吸困难、由周期性呼吸引起的过度呼吸）、睡眠不够充足、白天疲劳。这些症状的重叠无疑导致了在心力衰竭患者中对睡眠相关呼吸障碍的诊断不足。特别是 CSA，最难以诊断[33]，因为肥胖和习惯性打鼾是 OSA 的两个显著特点（图 149.7），但在合并 CSA 的心力衰竭患者中通常不存在这些特点[8, 33]。然而，有一些证据可以增加存在 CSA 的可能性。这些证据包括纽约心脏协会分级较高、LVEF 较低、稳态动脉 $PCO_2$ 较低、心房颤动和夜间室性心律失常（图 149.8）。即使在白天没有主观的嗜睡感，这些患者在 Epworth 嗜睡量表（ESS）测试中的得分也为 10 分或更低，通过多次睡眠潜伏期试验，甚至观察到较短的睡眠潜伏期，甚至低于 5 min[69]。

## 心力衰竭患者多导睡眠监测的适应证

正如前面提到的，有睡眠呼吸暂停和没有睡眠呼吸暂停的心力衰竭患者通常在症状上没有明显区别。此外，由于心力衰竭很常见，不可能对所有心力衰竭患者进行睡眠研究。然而，有一些临床和实验室研究

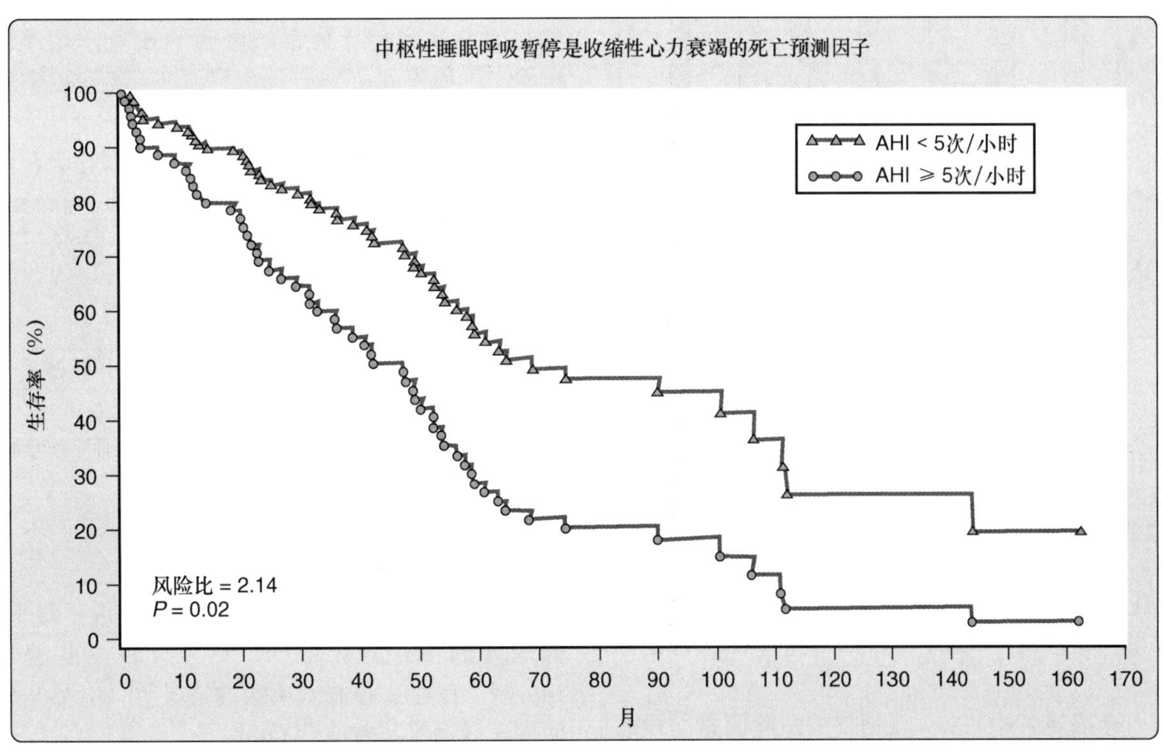


**图 149.6**　根据是否存在中枢性睡眠呼吸暂停（CSA），收缩性心力衰竭患者生存概率的变化。AHI，呼吸暂停低通气指数（From Kryger MH. Atlas of Clinical Sleep Medicine. Elsevier；2010；modified from Javaheri S，Shukla R，Zeigler H，Wexler L. Central sleep apnea，right ventricular dysfunction，and low diastolic blood pressure are predictors of mortality in systolic heart failure. J Am Coll Cardiol. 2007；49：2028-34.）

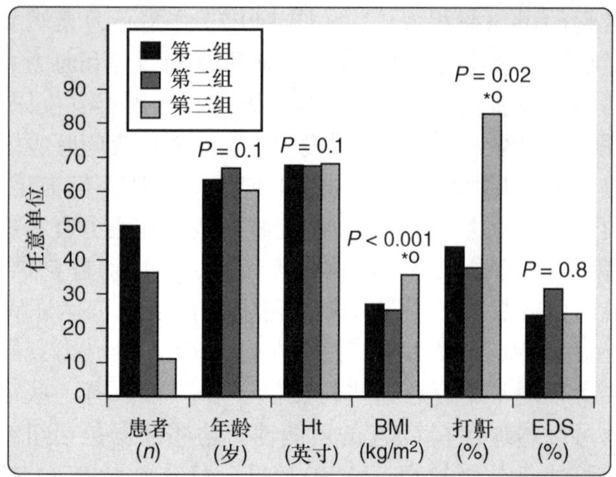


**图 149.7**　心力衰竭患者的人口统计、历史数据和体格检查结果，包括没有睡眠呼吸暂停、中枢性睡眠呼吸暂停（CSA）和阻塞性睡眠呼吸暂停（OSA）患者。与 CSA 患者相比，OSA 患者更肥胖，习惯性打鼾的患病率更高。心力衰竭患者和无睡眠呼吸暂停患者之间的白天过度嗜睡患病率没有差异。BMI，体重指数；EDS，白天过度嗜睡；Ht，身高（From Kryger MH. Atlas of Clinical Sleep Medicine. Elsevier；2010；modified from Javaheri S. Sleep disorders in systolic heart failure：a prospective study of 100 male patients—the final report. Int J Cardiol. 2006；106：21-8.）

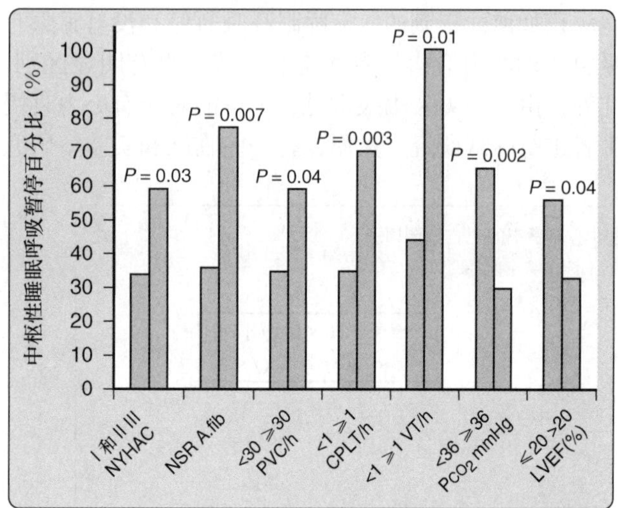


**图 149.8**　更有可能与中枢性睡眠呼吸暂停相关的临床和实验室特征。A.fib，心房颤动；CPLT，二联律；LVEF，左心室射血分数；NSR，正常窦性心律；NYHAC，纽约心脏协会分级；PVC，室性期前收缩；VT，室性心动过速（From Javaheri S. Sleep disorders in systolic heart failure：a prospective study of 100 male patients—the final report. Int J Cardiol. 2006；106：21-8.）

发现，应该增加在心力衰竭患者中对睡眠呼吸暂停的临床怀疑。而且对于 OSA 和 CSA，这些标志物是不同的。

心力衰竭患者中 OSA- 低通气的危险因素与没有心力衰竭的患者相似，包括肥胖、颈围增大、习惯性打鼾和高血压。当存在这些危险因素以及其他因素，如发现呼吸暂停、觉得早上醒来仍未恢复、白天过度嗜睡时，应该提高对 OSA 存在的怀疑程度。出现以下症状，应该提示临床医生在心力衰竭患者中可能存在呼吸暂停的可能性：

- 夜间心绞痛——它是一种使患者醒来的胸骨下疼痛，应该提高对普通人群及冠心病和心力衰竭患者存在睡眠呼吸暂停的怀疑。
- 阵发性夜间呼吸困难特点是患者因呼吸急促而醒来，而站起来后可以缓解。然而，这个症状可能是在周期性呼吸的过度通气阶段发生的呼吸急促的感觉，表明存在睡眠呼吸暂停。
- 睡眠不安宁、入睡困难和腿部运动可能反映了呼吸暂停和低通气后的周期性觉醒和运动。然而，周期性肢体运动在收缩功能不全的心力衰竭患者中也很常见[70-71]。

患有心力衰竭并伴有进行性心室收缩功能或舒张功能障碍的患者，或者尽管接受规范药物治疗仍处于纽约心脏协会分级Ⅲ或Ⅳ级的患者，应进行睡眠诊断。

正如前面所述，几项研究表明[52-54]，心力衰竭患者的动脉 $PCO_2$ 较低，CSA 的患病率较高。低 $PCO_2$（< 35 mmHg）的预测价值约为 80%[38]。然而，许多心力衰竭患者在白天没有低碳酸血症的情况下也有 CSA[54-55]。

多项研究表明，患有心力衰竭和睡眠呼吸暂停的患者，房室传导异常的患病率较高，尤其是心房颤动[72]和夜间心室心律失常[73]。这些心律失常的存在应增加对 CSA 的怀疑。

当先前提到的阻塞性和中枢性睡眠呼吸暂停的危险因素存在时，应进行多导睡眠监测以进行诊断和治疗反应监测。正如前面所讨论的，这种方法已证明可以减少再入院率并改善生存率。

## 心力衰竭患者的睡眠呼吸障碍治疗

治疗 OSA 和 CSA 的选择基于睡眠呼吸暂停的类型[74-75]。

### 阻塞性睡眠呼吸暂停的治疗

总体而言，无论患有心力衰竭与否，对于 CSA- 低通气的治疗是相似的，尽管存在一些差异（框 149.1）。在存在心血管疾病的情况下，应尽一切可能使用正压通气装置治疗 OSA。

#### 优化心肺功能

改善心力衰竭的最佳治疗方法是同时改善周期性

**框 149.1　在心力衰竭患者中治疗阻塞性睡眠呼吸暂停优化心肺功能**

- 消除或改善周期性呼吸
- 降低右心房和中心静脉压力，减少上气道充血 / 水肿，可能会增加上气道尺寸
- 改善功能残气量，可能会随着肺容积的增加而增加上气道尺寸
- 避免苯二氮䓬类药物、阿片类药物、酒精饮料和西地那非
- 如果适用，进行减重
- 鼻腔正压通气装置：
  - 持续气道正压通气（CPAP）
  - 双水平正压通气（见第 107 章）
- 口腔装置（见第 109 章）：
  - 补充夜间鼻腔氧气，以减少脱氧和周期性呼吸
- 上气道手术：
  - 腭垂腭咽成形术（见第 108 章）
  - 激光手术（见第 108 章）
  - 基于 NHANES 2013—2016 年的数据，20 岁及以上成年人中心血管疾病（包括冠心病、心力衰竭、中风和高血压）的患病率总体为 48.0%（2016 年为 1.215 亿人），并且在男性和女性中随年龄增加。除去高血压的心血管疾病患病率（仅包括冠心病、心力衰竭和卒中）总体为 9.0%（2016 年为 2430 万人）

呼吸和下肢水肿，这能降低上气道阻塞。此外，在双心室心力衰竭中，右心房和中心静脉压力升高可能导致咽部充血和水肿，加之仰卧位时来自下肢的血液回流，可能导致上气道狭窄。因此，建议采取治疗措施来降低下肢水肿和静脉压[41]。另外，通过心力衰竭的优化治疗减少肺部水肿和胸腔积液，可以增加肺容积，从而增大上气道尺寸。

### 减重

在一般人群中，肥胖是 OSA 的主要危险因素，减重有助于改善 OSA（参见第 139 章）。同样，肥胖与包括心力衰竭在内的新发心血管疾病的风险增加有关，尽管在一般人群中，肥胖、OSA 和心力衰竭之间存在上述关系，但心力衰竭患者的研究一直在一致地显示肥胖悖论，即肥胖是慢性心力衰竭患者预后改善的强独立预测因子[66-67]。然而，许多患有心力衰竭和 OSA 的患者都是肥胖的[8]，而且 OSA 本身已被证明是发生心力衰竭的危险因素[76]。因此，不论是否合并心力衰竭，我们通常建议有 OSA 的肥胖患者进行减重。然而，还需要研究来确定最佳体重以及在合并 OSA 的充血性心力衰竭情况下减重是否有助于改善心脏功能。

### 运动

据报道，在指导下运动、CPAP 或运动加 CPAP 治疗下，AHI 可能会减少[77]。这些结果与一般人群中 OSA 的运动效果类似。多因素机制可能包括流向头部的液体减少和重新分布，稳定化学感受器敏感性，改善鼻阻力、睡眠质量、减重（如果发生），以及咽扩张肌的力量。

### 避免睡前使用酒精饮料、苯二氮䓬类药物、阿片类药物、磷酸二酯酶 -5 抑制剂及吸烟

由于会使上气道肌肉松弛，饮酒和使用苯二氮䓬类药物可能增加上气道阻塞。阿片类药物可能诱发 CSA，并促进 OSA，戒掉会改善这两种情况[79]。我们还建议患者，用于治疗勃起功能障碍的磷酸二酯酶抑制剂（如西地那非、伐地那非和他达拉非）可能会加重 OSA。在一项随机双盲安慰剂对照研究中[80]，显示服用 50 mg 西地那非明显增加了 OSA 患者的阻塞性 AHI 并降低患者氧饱和度。

吸烟通过尼古丁介导的机制增加外周交感活性（部分原因是刺激颈动脉体中含有兴奋性尼古丁受体的外周化学感受器），导致血压、心率和心肌氧耗增加[81]。此外，尼古丁降低氧气供应并导致冠状动脉痉挛，会导致室性心律失常。这并不令人意外，因为过度的肾上腺能过度活跃是心律失常的潜在机制，尤其是合并睡眠呼吸暂停的心力衰竭患者本身已经是一种高肾上腺能状态。

### 正压通气设备

正压通气设备是治疗 OSA 的首选方法，在一般人群和心力衰竭患者中最为成功地用于治疗 OSA。在心力衰竭和 OSA 患者中短期使用 CPAP 可以改善 LVEF、血压和心室收缩容积[44-46]，但 CPAP 的耐受性是一个关键因素。对于 CPAP 不耐受的受试者，如果抱怨呼气压力过高，可以尝试双水平压力设备。如前所述，对心力衰竭患者的两项观察性研究显示[49-50]，有效的 CPAP 治疗可以改善生存率，尤其是那些耐受 CPAP 治疗的患者（图 149.4 和 149.5）[50]。

### 鼻腔吸氧

对于不能耐受正压通气设备的心力衰竭患者，氧气是治疗 OSA 的另一选择。使用夜间额外的鼻腔吸氧的理由是改善低氧血症和周期性呼吸。最大程度地减少低氧饱和度和低氧血症-再氧合可能具有重要的治疗意义。此外，正如前面所述，改善周期性呼吸可能会减少在通气谷值时发生的阻塞性呼吸障碍事件。然而，需要指出的是，目前还没有针对 OSA 合并心力衰竭患者氧疗的系统性长期研究。

### 上气道手术

上气道手术用于治疗一般人群中的 OSA，但在心力衰竭患者中尚无相关数据。

### 口腔装置

口腔装置用于治疗 OSA，特别是那些无法耐受 CPAP 治疗的患者（请参阅第 109 章）。在心力衰竭方面数据有限[82-83]。我们推测，这些设备在合并 OSA 的心力衰竭患者中的疗效与一般人群中相似。在应用后，建议进行睡眠检查以确保有效性。

## 中枢性睡眠呼吸暂停的治疗

图 149.9 展示了我们对合并 CSA 的充血性心力衰竭患者治疗的方法。

### 心肺功能的优化

利尿剂、血管紧张素转化酶抑制剂、β 受体阻滞剂和心脏再同步化治疗（cardiac resynchronization therapy，CRT）等强化治疗可改善周期性呼吸。由于肺淤血和水肿与 $PCO_2$ 储备的减少有关[84]，降低肺楔压应与 $PCO_2$ 储备的扩大和 CSA 的改善相关。此外，随着治疗，动脉循环时间缩短（由于每搏输出量增加和心肺血容量减少），功能残气量可能增加（因心脏大小减小、胸腔积液和血管内外肺水减少）。这些变化有助于呼吸的稳定。

β 受体阻滞剂通过增加每搏输出量和降低肺毛细血管压有助于改善收缩性心力衰竭的周期性呼吸。β 受体阻滞剂的另一个有益效应可能与其平衡夜间心脏交感神经活性有关，这是由反复觉醒和低氧合引起的。减少心脏交感活性可能有助于改善心力衰竭患者 β 受体阻滞剂试验中的生存率。然而，β 受体拮抗剂的一个特殊副作用与其对褪黑素的影响有关。褪黑素是一种促进睡眠的化学物质，通过环磷酸腺苷介导的 β 肾上腺素能信号转导系统分泌。一些 β 受体拮抗剂（卡维地洛除外）通过抑制这一过程，减少褪黑素分泌[85]，可能会加剧睡眠恶化。

关于心脏功能和 CSA 的改善，CRT 的几项研究[86]显示在 CRT 诱导的血流动力学改善明显的情况下，CSA 有所改善。然而，CRT 对 OSA 无效；尽管在一项研究中[87]，OSA 有所改善，改善与循环时间减少相关。

如果心肺功能优化后周期性呼吸仍然存在，有几种方法可行（图 149.9）。

### 心脏移植

心脏移植后，CSA 基本会消失[88]。然而，随着时间的推移，大量心脏移植受体出现 OSA。特别是那些移植后体重增加最多的人，并且与习惯性打鼾、生活质量差和全身性高血压有关。心脏移植还与不宁腿综合征和周期肢体运动的高发病率有关（图 149.10）[88]。

### 正压通气装置

持续气道正压通气（CPAP）。多种装置，包括 CPAP、双水平通气和 ASV，已用于治疗心力衰竭患者的 CSA。

与治疗 OSA 不同，在应用鼻 CPAP 治疗时，阻塞性呼吸障碍事件几乎总可以消除，而对于心力衰竭患者的 CSA 治疗则较为困难，治疗反应不一致[89]。

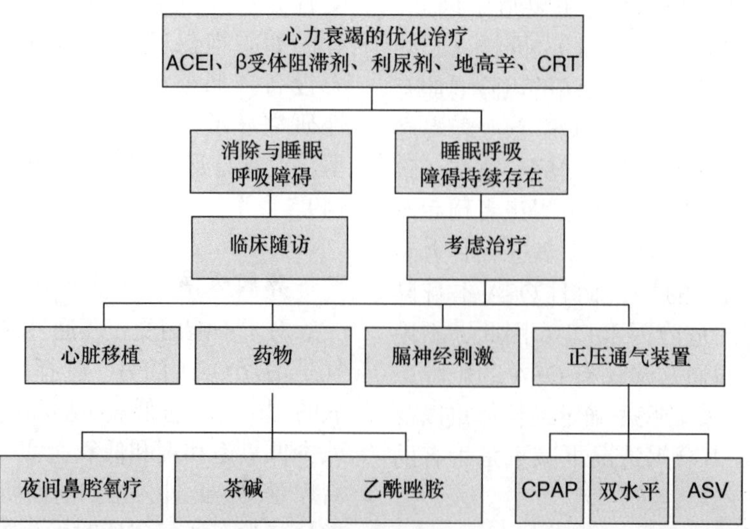


**图 149.9**　收缩性心力衰竭患者中治疗中枢性睡眠呼吸暂停的方法。ACEI，血管紧张素转化酶抑制剂；ASV，自适应伺服通气；CRT，心脏再同步化治疗；CPAP，持续气道正压通气（Modified from Javaheri S. Sleep-related breathing disorders in heart failure. In：Mann DL，editor. Heart Failure：A Companion to Braunwald's Heart Disease. Saunders；2004：482.）

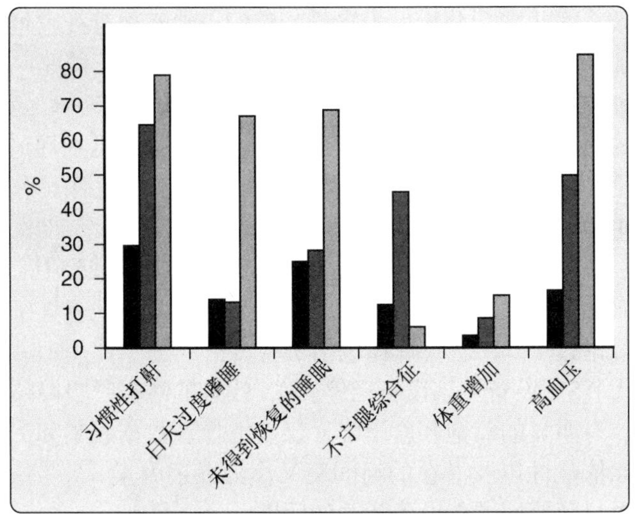


**图 149.10**　心脏移植后患者的表型。第 1 组没有阻塞性睡眠呼吸暂停（OSA）或睡眠期间的周期性肢体运动（PLMS），第 2 组有 PLMS，第 3 组有 OSA。体重增加以移植后的千克为单位。AHI，呼吸暂停低通气指数（Modified from Javaheri S，Abraham W，Brown C，et al. Prevalence of obstructive sleep apnea and periodic limb movement in 45 subjects with heart transplantation. Eur Heart J. 2004；25：260-6.）

在我们的研究中[90]，第一夜 CPAP 使 43% 的患者的 CSA 得到改善（57% 对 CPAP 无反应）。在多中心加拿大试验中[91]，91% 的患者在 3 个月内对 CPAP 无反应。在该试验中，132 名患者被随机分配到对照组，128 名患者被分配到 CPAP 组。两个随机分组的基线特征相似。治疗组的患者在 1 ～ 3 个晚上适应了 CPAP（没有正式调整），最大压力设定为 10 $cmH_2O$ 或更低，以增加患者的耐受性。

在 3 个月内，两组均进行了第二次多导睡眠监测。在对照组中，AHI 没有显著变化。在 CPAP 组中，平均 AHI 减少了 50%，且血氧饱和度有了显著改善。此外，平均血浆去甲肾上腺素水平下降，LVEF 增加（均具有统计学意义）。这些测量结果在对照组中保持不变。然而，在进行了中期分析后，安全监测委员会建议终止该研究。部分原因是 CPAP 治疗组与对照组相比，无心脏移植患者生存期恶化（主要是由于心力衰竭进展和猝死导致的死亡人数增加）（$P = 0.02$）。尽管在大约 3 年后生存曲线出现分歧（有利于 CPAP 组），但这种差异在统计学上并不显著（$P = 0.06$）。

我们推测，CPAP 治疗可能因为多种原因导致了过早死亡，其中包括[92]：①死亡的患者是那些患有心力衰竭和 CSA 的周期性呼吸对 CPAP 无反应的患者；②死亡的患者是那些心力衰竭患者，其心室功能（根据 Frank-Starling 曲线）依赖于前负荷。

如果右心室和左心室的功能依赖于前负荷，通过应用 CPAP 增加胸腔内压力会减少静脉回流，从而减少右心室射血量和返回左心室的血量，减少左心室射血量，引起低血压、冠状动脉血流减少、心肌缺血和心律失常。在睡眠时，血压通常会下降，这会进一步增加 CPAP 对血压的影响。

通过对 CSA 患者死亡率的事后分析，加拿大试验中关于 CPAP 心血管死亡主要发生于 CPAP 无反应者的假设得到了证实（图 149.11）[60]。在那些对 CPAP 有反应的 CSA 患者中，与未治疗的对照组相比，无心脏移植患者的生存率显著提高。此外，尽管从统计学意义来说，患者数量较小，但对 CPAP 无反应者的死亡率似乎是最高的。

在加拿大试验的第 3 个月中[91]，与我们的首次夜间使用研究[90]中的 57% 相比，有 43% 的合并 CSA 的心力衰竭患者对 CPAP 无反应。通常，对 CPAP 有反应的患者的 CSA 病情比无反应的患者轻。在我们的研究中[93]，对于 CPAP 有反应的患者，平均 AHI 从 36 次 / 小时降至 4 次 / 小时，血氧饱和度下降得到消除。一个重要的结果是，室性期前收缩、联律和室性心动过速的次数减少。这种效应被认为是由于交感神经活性的降低，因为觉醒减少且饱和度得

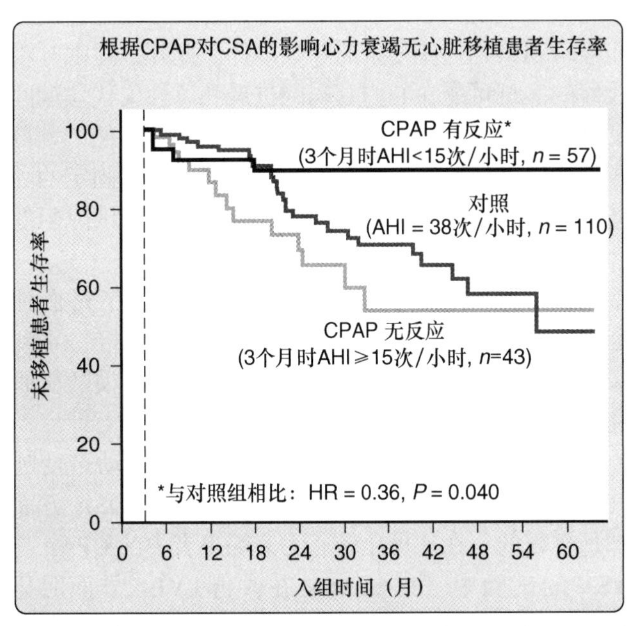


**图 149.11**　收缩性心力衰竭患者中持续气道正压通气（CPAP）有反应者与对照组［收缩性心力衰竭且呼吸暂停低通气指数（AHI）相似］以及 CPAP 无反应者的生存概率对比。与对照组相比，CPAP 有反应者的生存概率显著增加。虽然不明显，但与对照组相比，CPAP 无反应者的生存率较差。CSA，中枢性睡眠呼吸暂停；HR，风险比（From Kryger MH. Atlas of Clinical Sleep Medicine. Elsevier；2010；modified from Artz M，Floras JS，Logan AG，et al. Suppression of central sleep apnea by continuous positive airway pressure and transplant-free survival in heart failure. Circulation. 2007；115：3173-80.）

到改善。患有重度 CSA（57% 的患者）的心力衰竭患者对 CPAP 没有反应，使用 CPAP 对心室兴奋性没有显著影响。

对 CPAP 有反应的患者 CSA 改善的机制是多方面的。其中一个可能与肺淤血的改善有关，这应该会扩大 $PCO_2$ 储备。CPAP 可以通过降低左心室后负荷来改善每搏输出量，从而减少动脉循环时间。CPAP 增加功能残气量，减少欠阻尼，同时 CPAP 打开上气道，这对于那些出现上气道闭合的 CSA 患者有益。

**自适应伺服通气**（ASV）。正如前面所指出的，43% ～ 57% 的心力衰竭和 CSA 患者对 CPAP 无反应[89-90]。对于这些患者以及 CPAP 不耐受的患者，通常推荐使用 ASV 设备（请参见本节末尾）。这些设备在周期性呼吸的不同阶段提供不同数量的反周期吸气压力支持，在患者每分通气量低于目标时增加通气，当患者通气高于目标时取消支持。通过这种方式，在使用设备时消除周期性呼吸。此外，该设备会及时启动呼吸，防止中枢性呼吸暂停的发生。最后，这些新一代设备配备有自动呼气末正压算法[94]，用于消除阻塞性呼吸障碍事件。由于具有这个优点，预计这些设备在治疗复杂的与睡眠有关的呼吸障碍时将会有优势，当 CSA、OSA 和低通气同时存在时尤为如此。特别是在心力衰竭患者中，在多导睡眠监测期间经常观察到这些复杂的呼吸事件。此外，睡眠呼吸暂停的表型可能在心力衰竭的进展和急性失代偿期间发生变化，当下肢的体液转移到仰卧位时，位于颈部区域。这种情况下，可能发生上气道阻塞，固定的呼气末正压和 CPAP 或双水平通气设备都不能消除阻塞性事件。

在许多研究中，ASV 设备已用于治疗充血性心力衰竭患者的 CSA，一般情况下效果良好，直到 2015 年，有报道称 ASV 治疗可能会在大规模随机研究中增加 HFrEF 患者的死亡率（见后文）[95]。

与此同时，正如前面提到的，借助自动可变呼气末正压算法，ASV 设备在治疗 CSA 和 OSA 方面都是有效的。在三项比较心力衰竭患者中的 CPAP 与 ASV 的试验中[96-98]，ASV 在改善 LVEF 方面明显优于 CPAP。由于阻塞性和中枢性睡眠障碍通常同时发生，并且表型可能会随时间改变（例如，在心力衰竭急性失代偿期间，阻塞性事件变得突出），在这种情况下具有自动呼气末正压节律的 ASV 设备是有效的。

尽管进行了许多非随机研究，但一项大型多中心国际临床试验（SERVE-HF）[95]评估了在 HFrEF 患者中使用 ASV 设备治疗 CSA 的效果，引发了人们对 ASV 在这些患者中安全性的严重担忧。ASV 不仅无效，而且事后分析发现接受治疗的患者心血管死亡增加。死亡增加的原因不明，作者假设 CSA 可能是一种在 HFrEF 中具有保护作用的代偿机制。基于 CSA 的病理生理学后果，我们已经对证据进行了批判性讨论，认为在 HFrEF 中，CSA 是有害而不是有保护作用的[99-100]。

此外，还有其他几种（或者更多）关于试验中心血管死亡增加的合理解释，这些解释在其他地方详细讨论过[101]。这些解释包括试验方法问题、使用旧一代 ASV 设备（该设备已停产），残余的睡眠呼吸障碍伴有明显的氧饱和度下降、患者选择、数据收集和治疗依从性以及潜在的组间交叉作为混杂因素[101]。这里只简要回顾与设备相关的问题。

试验数据显示[95]，该设备在一些患者中无效。这些残余事件可能有多重原因。关于在 SERVE-HF 中使用的第一代 ASV 设备的算法，存在两个重要问题：首先，它只允许固定的呼气末正压，其次，气道压力支持算法存在缺陷，这些问题在后一代模型中得到了改进[97, 102]。同时，与前面提到的变量一起，可能导致长期的心律失常和过早死亡的其他因素包括觉醒和氧饱和度下降。在这方面，迄今为止报道的最大规模的死亡研究涵盖了 900 多名接受良好治疗的心力衰竭患者，为期 10 年[103]。夜间低于 90% 的氧饱和度的程度是与死亡显著相关的多个变量之一，而且低于 90% 的时间与过早死亡之间存在剂量依赖性关系。

不考虑试验失败的原因，ASV 设备制造商已经声明，当 LVEF 为 45% 或更低时，ASV 设备不适用于合并心力衰竭的 CSA 患者[104]。目前仍在进行评估这些患者的设备治疗的临床试验。

## HFrEF 患者的中枢性睡眠呼吸暂停治疗的建议临床路径

第一步是确保最大程度地治疗心力衰竭，不论是药物治疗还是设备治疗，情况适合下都尽量应用[105-106]。这可以改善或消除周期性呼吸。其他选择还包括使用 CPAP 疗法或膈神经刺激[107]，如图中所示，评估其反应性并考虑增加其他疗法（图 149.12，另请参阅第 129 章）。

### 心脏起搏

有少量数据表明，心房超速起搏改善了有症状的窦性心动过缓患者的周期性呼吸[108]。机制尚不清楚，但可能是改善了心输出量。然而，如果心脏起搏改善了 CSA，双心室起搏[109]应该比心房超速起搏[86, 110]更为有效。在一项研究中[109]，CRT 将中枢性 AHI 从每小时 31 次降至每小时 17 次。对阻塞性

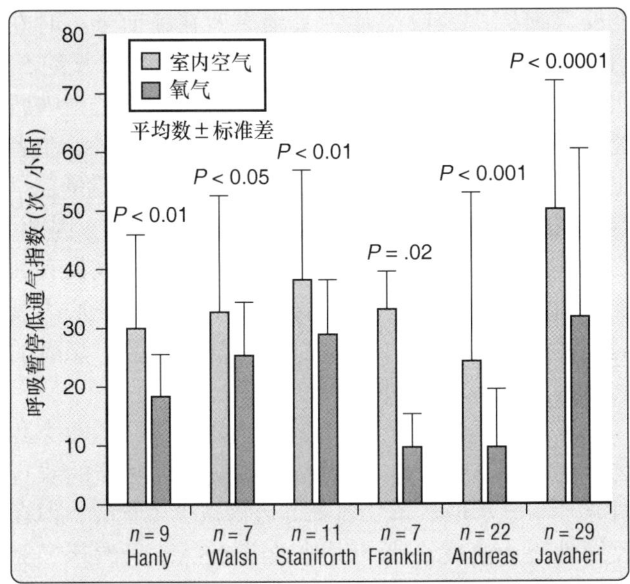


**图 149.12**　在收缩性心力衰竭患者中，额外的鼻腔氧气对呼吸暂停低通气指数的影响

呼吸障碍事件没有影响。

### 经静脉单侧膈神经刺激

经静脉单侧膈神经刺激已用于刺激膈神经以治疗 CSA。在急性研究中[111]，16 名患者连续接受了 2 晚多导睡眠监测，一晚有膈神经刺激，一晚没有，刺激来自右无名静脉或左心包静脉。刺激使 AHI、中枢性呼吸暂停指数、觉醒指数和氧减指数显著改善。阻塞性呼吸暂停指数或 AHI 没有发生显著变化。这种方法可能代表了 CSA 的一种新疗法，值得进一步研究。

关键性随机对照试验显示 CSA 明显改善，减少了觉醒次数，并改善了氧减指数[112]。这种持续的疗效可以持续 5 年，且改善了 ESS 和生活质量[113-115]。

### 药物

*夜间鼻腔氧疗*。在收缩性心力衰竭患者中进行的系统研究[116-117]表明，夜间辅助鼻腔氧疗可以改善

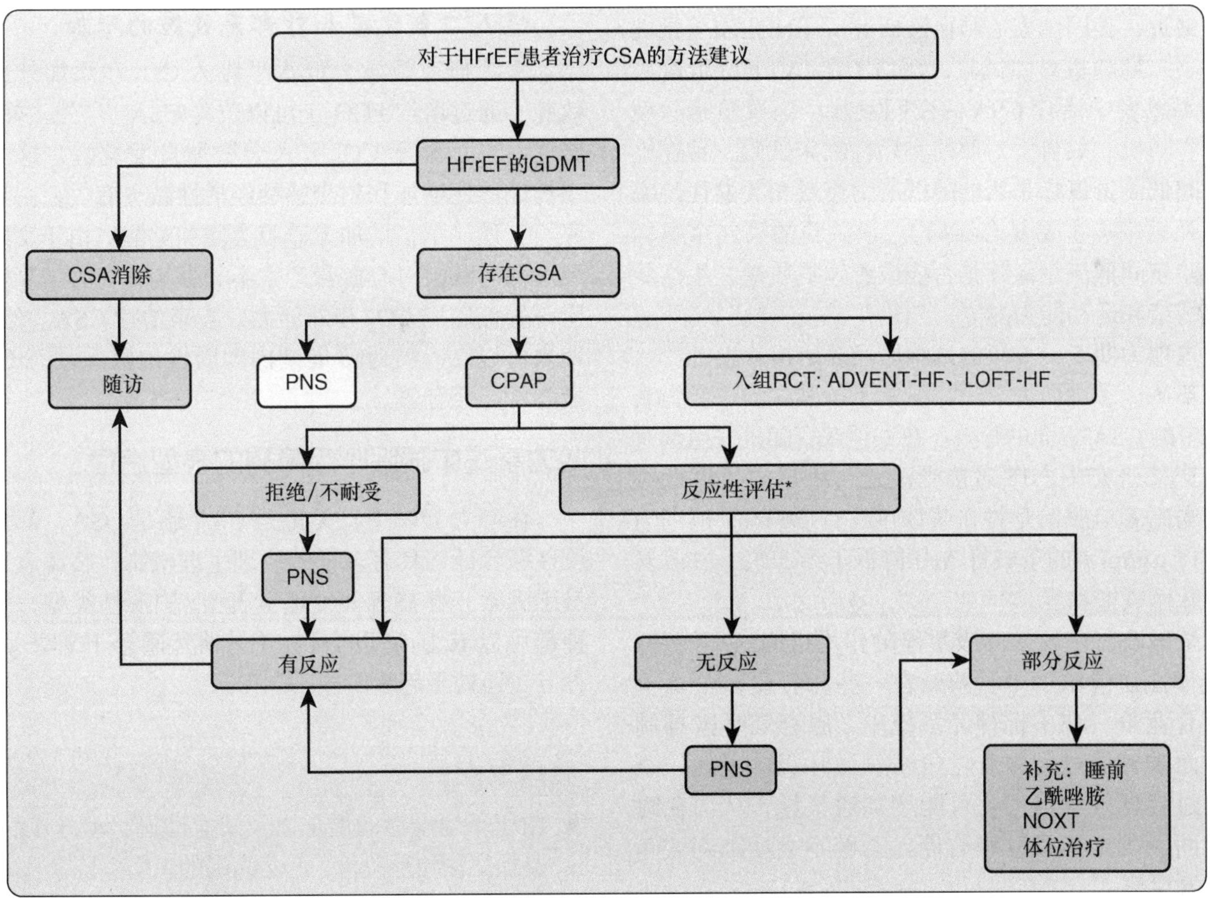

对于HFrEF患者治疗CSA的方法建议
HFrEF的GDMT
CSA消除
存在CSA
随访
PNS
CPAP
入组RCT: ADVENT-HF、LOFT-HF
拒绝 / 不耐受
反应性评估*
PNS
有反应
无反应
部分反应
PNS
补充：睡前
乙酰唑胺
NOXT
体位治疗

**图 149.13**　对于射血分数降低型心力衰竭（HFrEF）患者治疗中枢性睡眠呼吸暂停（CSA）的临床方法建议。在美国可以使用膈神经刺激（PNS）。在膈神经刺激不可用的国家，临床医生可以直接采取部分反应类的治疗方法。反应性定义为治疗下呼吸暂停低通气指数＜ 15 次 / 小时，CANPAP 事后分析显示此水平与降低死亡率相关。ADVENT-HF，自适应伺服通气对心力衰竭患者的生存和住院率的影响（NCT01128816）；GDMT，心力衰竭指南指导的药物治疗；LOFT-HF，低流量氧疗对心力衰竭合并中枢性睡眠呼吸暂停患者住院和死亡率的影响（NCT03745898）；NOXT，夜间氧疗；RCT，随机对照试验［Modified from Javaheri S，Brown LK，Abraham WT，Khayat R. Apneas of heart failure and phenotype-guided treatments：part one：OSA. Chest. 2020；157（2）：394-402.］

CSA（图 149.13）。氧疗还可能通过将睡眠结构转移到深睡眠阶段来减少觉醒并改善睡眠趋势图。此外，随机安慰剂对照的双盲研究表明，短期（1～4 周）的夜间辅助鼻腔氧疗可以提高最大运动能力[118]，并降低夜尿中去甲肾上腺素的排泄量[119]。

针对为期 9、12 和 52 周的夜间鼻腔氧疗的三项随机临床试验[120-123]报告称，与对照组相比，氧疗改善了 CSA 和缺氧，并显著提高了心力衰竭患者的 LVEF 和生活质量。在接受氧疗的组中，12 周研究中 LVEF 增加了 5%（对照组为 1%），52 周研究中增加了 5.5%（对照组为 1.3%）[121]。

鼻腔氧疗的辅助给药可能通过多种机制减少周期性呼吸。这些机制包括增加主要 $PCO_2$ 与呼吸暂停阈值处 $PCO_2$ 之间的差异；减少对 $CO_2$ 的通气反应，可能还有对缺氧的反应；增加体内氧（例如肺容量）的储存，从而增加阻尼。然而，有必要进行前瞻性安慰剂对照的长期研究，以确定夜间氧疗是否降低收缩性心力衰竭患者的死亡率。

最近，美国国家心肺血液研究所（NHLBI）批准了一项三期随机对照试验，评估了在 LVEF 降低的心力衰竭患者中治疗 CSA 的夜间氧疗。该试验是一项多中心随机、双盲、对照的实用性临床试验，旨在检验夜间低流量氧疗是否能降低心力衰竭相关的住院率和总死亡率（主要复合结局）。该试验的第二个目标是检验夜间低流量氧疗是否能改善睡眠质量、生活质量、情绪和运动能力。

这项为期 5～6 年的试验已经开始招募患者。

**茶碱**。多项研究[124-125]显示了茶碱在治疗心力衰竭患者的 CSA 方面的疗效。在一项双盲随机安慰剂对照的交叉研究中，15 名接受治疗、稳定的收缩性心力衰竭患者口服治疗性血浆浓度（11 μg/ml，范围为 7～15 μg/ml）的茶碱将 AHI 降低了约 50%，并改善了动脉血氧饱和度[124]。

茶碱改善中枢性呼吸暂停的作用机制尚不清楚。在治疗性血清浓度下，茶碱在一些腺苷受体位点上与腺苷竞争。在中枢神经系统中，腺苷是呼吸抑制剂，而茶碱通过与腺苷竞争来刺激呼吸。因此，茶碱通过降低效应器增益可能增加通气量，从而在睡眠期间减少中枢性呼吸暂停。茶碱不会增加对 $CO_2$ 的通气反应。

长期使用茶碱可能引起心律失常和磷酸二酯酶抑制，这是心力衰竭患者使用茶碱的常见问题。因此，需要进一步的对照研究来确保其安全性。如果使用茶碱治疗 CSA，需要经常规律地进行随访。

**乙酰唑胺**。乙酰唑胺通过降低心力衰竭患者的效应器增益来改善 CSA[126-128]。在一项双盲安慰剂对照的交叉研究中，12 名心力衰竭患者在睡前半小时左右口服乙酰唑胺（约 3 mg/kg），中枢性 AHI 从约 57 次 / 小时（安慰剂组）降低到 34 次 / 小时。乙酰唑胺还显著改善了动脉氧合血红蛋白的脱氧。此外，患者主诉了以下方面的主观感知改善：整体睡眠质量、早晨觉得有精神、白天不自主入睡以及疲劳感。因此，乙酰唑胺在用于心力衰竭和 CSA 患者时可能具有其他有利作用，包括作为轻度利尿剂，以及纠正心力衰竭患者中常见的碱中毒（由袢利尿剂引起）。患者的动脉血 pH 从 7.43 下降到 7.37[129]。

**苯二氮䓬类药物**。通过减少觉醒，苯二氮䓬类药物可能会减少 CSA。然而，一项安慰剂对照的双盲研究[130]显示虽然苯二氮䓬类药物减少了觉醒，但在收缩性心力衰竭患者中并未改善 CSA。虽然苯二氮䓬类药物不会增加中枢性呼吸暂停的次数，但它们的使用可能会增加一些心力衰竭患者发生阻塞性呼吸暂停的可能性。

### 吸入二氧化碳和外部无效腔的增加

多项研究显示，低水平吸入 $CO_2$ 和添加外部无效腔（通过增加 $PCO_2$）可以改善 CSA[131-134]。然而，研究[132-133]显示 $CO_2$ 吸入会增加自发觉醒，这与交感神经活性增加和副交感神经活性减少有关。一项研究[134]还显示，增加无效腔会增加觉醒。由于交感神经过度活跃会对心血管产生不利影响，在心力衰竭中应该避免使用 $CO_2$ 和外部无效腔来治疗 CSA。然而，如果可以在一些呼吸周期内间断性地吸入动态 $CO_2$，最终可能会有效。

## 心力衰竭中睡眠呼吸障碍的表型治疗

在心力衰竭中，无论是 CSA 还是 OSA，都是异质性综合征，具有多样的病理生理机制、临床表现和易感因素。存在多种生理学表型 / 内源性类型，每一种都可以成为治疗的目标（另请参阅第 129 章）。这种方法还处于起步阶段[134-135]。

### 临床要点

- 由于平均寿命的增加以及缺血性冠状动脉疾病和高血压的治疗改善，心力衰竭的患病率持续升高。
- 周期性呼吸在心力衰竭中很常见，其特点是呼吸暂停、低通气和过度通气，这些会导致睡眠中断、觉醒、低氧血症 / 再氧合、高碳酸血症 / 低碳酸血症以及胸腔内压力的变化。周期性呼吸包括阻塞性和中枢性睡眠呼吸障碍。所有这些都对睡眠和心血管功能产生不利影响。

- 周期性呼吸可能导致重塑左心室功能障碍并使心力衰竭逐渐恶化。
- 一些研究表明，CSA 和 OSA 增加心力衰竭和心脏收缩功能障碍患者的死亡率。
- 关于收缩性心力衰竭中睡眠呼吸暂停治疗的长期研究很少。这些研究显示，通过 CPAP 对 CSA 和 OSA 进行有效治疗可以改善心力衰竭患者的死亡率。
- 目前不建议在 LVEF 低于 45% 的充血性心力衰竭中使用 ASV。

## 小结

心力衰竭是一种常见的疾病，具有显著的经济影响，发病率和死亡率都很高。随着平均寿命的增加和高血压、缺血性冠状动脉疾病的治疗改善，心力衰竭的发病率和患病率仍然很高。

周期性呼吸可能是导致心力衰竭不断恶化、再入院率增加、生活质量下降和过早死亡的因素，表现为反复出现的呼吸暂停、低通气和过度通气。呼吸暂停、低通气和随后的过度通气共同引起低氧血症和再氧合、高碳酸血症和低碳酸血症、胸腔内压力变化，以及睡眠中断和觉醒。这些睡眠呼吸障碍的病理生理后果对心血管系统产生不利影响，在已确诊心力衰竭和冠状动脉疾病的情况下，会表现得更加明显。

多项研究证明，伴随心力衰竭的阻塞性呼吸暂停和中枢性呼吸暂停都与再入院和过早死亡增加独立相关。此外，多项研究还表明，有效治疗阻塞性和中枢性呼吸暂停可以减少再入院率并改善生存，特别是那些对治疗依从性好的患者。

带有自动吸气压力支持和自动呼气末正压的 ASV 设备，以及备用频率，可以有效地治疗由 CSA 和 OSA 混合而成的睡眠呼吸障碍，但在 LVEF 低于 45% 时不推荐使用。对于 LVEF 较低的患者，最佳方法尚不清楚，需要未来的研究来指导这些患者的管理。

### 参考文献和拓展阅读

请扫描书后二维码，获取参考文献和拓展阅读资源。

# 第 150 章 睡眠呼吸障碍与卒中

Claudio L.A. Bassetti

迟云鹏 译 刘梅颜 审校

章节亮点

- 睡眠呼吸障碍（SDB）与卒中是常见且相互关联的问题，一种情况可能引起另一种情况，并且二者可能易感因素相似。
- SDB 使卒中的风险加倍，使用持续气道正压通气（CPAP）治疗可能会降低遵从该治疗的患者的卒中风险。
- 30% 的卒中患者患有严重 SDB，加重卒中后果并增加复发风险。
- 对于卒中后 SDB 患者来说，可以使用 CPAP，可能对卒中后果产生积极影响。

## 历史

John Cheyne 于 1818 年首次认识到卒中后的周期性呼吸，而 Broadbent 于 1877 年首次认识到卒中患者出现了睡眠呼吸暂停的症状[1-2]。然而，直到 20 世纪 90 年代，人们才开始越来越多地研究和认识到睡眠与卒中之间的关联。

## 卒中

卒中是急性发作的局灶性神经功能缺陷，起源于血管；约 65% 的患者患有缺血性卒中，15% 患有脑内出血，20% 患有短暂性脑缺血发作（transient ischemic attacks，TIA），神经功能缺陷在 1 h 内恢复。

对于年龄大于等于 25 岁的人群，卒中的预计终身风险为 25%，在全球范围内，卒中是导致死亡和生活失能的第二常见原因[3]。尽管随着预防和治疗措施改善，卒中发病率呈下降趋势，但由于人口老龄化，卒中的发病数量预计将在未来几十年内增加[4]。

导致卒中的风险因素包括心房颤动、高血压、血脂代谢紊乱、糖代谢障碍、超重（腰臀比异常）、过度饮酒、吸烟以及体力活动不足。心脏病患者、无症状颈动脉狭窄、短暂性脑缺血发作史、抑郁症、心理社会压力大以及年龄超过 65 岁，也会面临较高的卒中风险[5]。卒中的一级预防包括治疗风险因素，定期体育锻炼，将体重指数降至 25 以下，心房颤动的抗凝治疗，以及颈动脉狭窄大于 70% 的患者的内膜切除术。紧急治疗包括全身使用纤溶酶原激活剂和内血管治疗（血栓切除术）。急性卒中的治疗包括将患者安置在卒中单元，早期识别并发症，并处方抑制血小板聚集的药物。对于可手术治疗（例如小脑）患者的出血和严重中大脑动脉卒中，可以考虑手术。卒中后的治疗包括神经康复和通过抗血小板药物、降压药物、他汀类药物、管理其他风险因素以及在部分适合的患者中进行抗凝治疗和内膜切除术来预防进一步事件。

## 睡眠呼吸障碍与卒中风险

### 流行病学

习惯性打鼾，即睡眠呼吸障碍（sleep-disordered breathing，SDB）的症状，自 20 世纪 90 年代以来进行了研究，代表了一个独立的卒中风险因素，汇总风险约为 1.5[6]。在过去的 20 年里，越来越多的研究通过多导记录仪 / 多导睡眠图评估了 SDB 与卒中风险之间的关联。有三项研究首次引起了人们对这个问题的关注。2005 年发表的一项针对 1022 名患者的美国观察性队列研究发现，在多种心血管风险因素调整后，阻塞性睡眠呼吸暂停（OSA）与卒中和死亡的比值比（OR）增至 2.0。重度 OSA 患者［呼吸暂停低通气指数（AHI）> 36 次 / 小时］卒中风险更高（OR = 3.3）[7]。2005 年西班牙的一项单中心研究也发表了同样的结论，该研究对 1387 名男性 OSA 患者进行了长达 10 年的随访，重度 OSA 患者（AHI > 30/ 小时）的致命和非致命心血管事件（包括卒中）发生率明显较高，而与轻度到中度 OSA 患者、接受持续气道正压通气（CPAP）治疗的 OSA 患者、377 名普通的打鼾者以及 264 名对照组相比，发生率更高[8]。2010 年发表的一项基于美国人口的队列研究对 5422 名年龄最小为 40 岁的参与者进行了 9 年的随访，发现在调整了年龄、性别和血管风险因素后，OSA 可以预测男性的缺血性卒中（OR = 2.9），但不能预测女性[9]。

2020 年欧洲神经学会（EAN）、欧洲呼吸学会（ERS）、欧洲睡眠研究学会（ESRS）和欧洲卒中组织（ESO）发表的一篇声明性文章回顾了关于这个话题的当前科学证据[10]。总共包括 9 个综述与荟萃分析，以及 14 个其他的主要研究（SR/MA 之后发表）。作者得出结论，OSA 将卒中的风险增加 1 倍（相对风险在 3 ～ 10 年的随访期内范围为 2.02 ～ 2.24），尤其是在年轻到中年患者中，且男女之间没有差异[10]。这种风险可能与 OSA 与心房颤动和冠心病的关联有关，但仍然被认为证据不足。目前的证据表明，SDB 也与脑白质疾病和无症状卒中有关[11-12]。在一项涵盖 503 名之前未诊断心血管和神经疾病的老年人的研究中，中度至重度 OSA（AHI ≥ 15 次 / 小时）与脑白质变化独立相关（OR 2.08；95% CI 1.05 ～ 4.13），即使在考虑了高血压的情况下，与无 OSA 相比也是如此[13]。

## 病理生理学

一些夜间呼吸事件的急性和慢性后果可能解释了 SDB 与卒中风险增加之间的联系。交感神经高度活跃、间歇性低氧血症伴有氧化应激和炎症，可能增加动脉粥样硬化和心血管疾病的风险。然而，由于睡眠呼吸暂停和卒中有很多相同的风险因素，如肥胖和糖尿病，一直很难证明这种关联。

**1. 急性效应**。在睡眠期间的呼吸暂停和低通气可能伴随着心输出量降低、心律失常、全身低血压或高血压、由缺氧和高碳酸血症引起的血管扩张，以及颅内压增加。这些因素导致呼吸事件期间脑血流速度降低大约 15% ～ 20%[14]。脑血流的大幅波动可能特别有害，因为已经证明 SDB 患者血管舒张储备减少和脑自动调节受损[15]。呼吸事件的类型、持续时间和时机会影响血流动力学后果。近红外光谱（near-infrared spectroscopy，NIRS）研究表明，SDB 可以破坏自主调节机制，并引起脑缺氧，尤其是在严重的 SDB（AHI ＞ 30 次 / 小时）情况下（图 150.1）[16]。这些效应对缺血区域（半边灰区）的影响尤为有害[17]。经颅多普勒研究表明，阻塞性和中枢性呼吸暂停都可以改变脑血流[15，18-19]。在长时间呼吸暂停期间，伴随着右至左分流的矛盾栓塞是卒中的另一个潜在机制[20]。鉴于这些观察结果，不难理解打鼾和 SDB 与夜间脑血管事件的发生有关，并且与清晨醒来时的卒中（所谓的“醒来卒中”）有关[20-24]。

**2. 慢性效应**。有严重 SDB（AHI ＞ 30 次 / 小时）的患者长期死亡率增加，部分是心血管和脑血管事件的结果，这可以通过多种潜在机制来解释[25]。长期以来，SDB（甚至是习惯性打鼾）与高血压有关，而高血压是卒中的主要风险因素。在美国威斯康星州的一个睡眠队列中，AHI 大于 15 次 / 小时独立地与 4 年内新发高血压的风险增加 3 倍相关[26]。在一个由 1889 名没有高血压的参与者组成的前瞻性队列研究中，Marin 等发现在 12 年内，AHI 大于 5 次 / 小时的患者在不适合接受 CPAP 治疗的情况下，以及拒绝

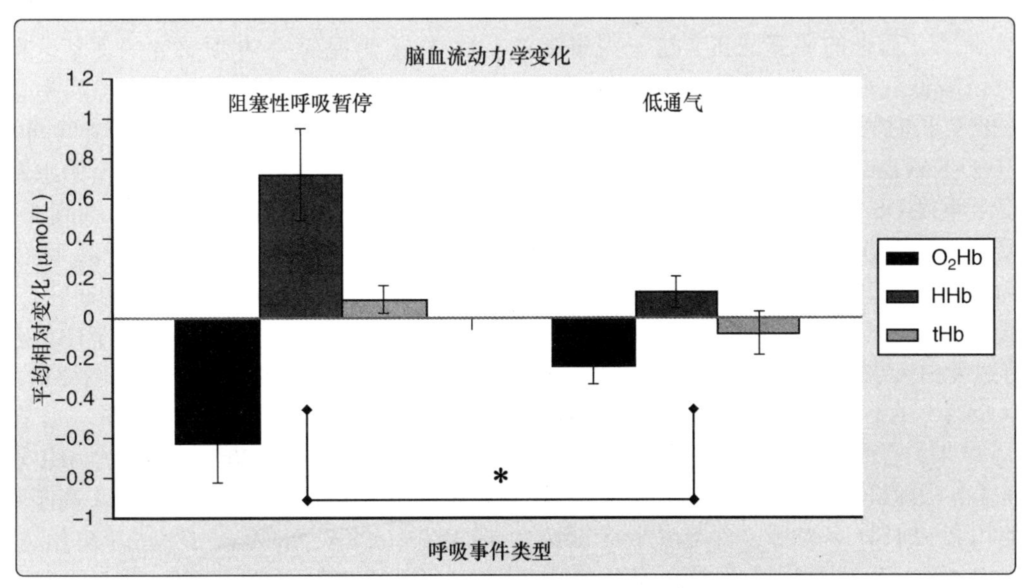


**图 150.1**　睡眠呼吸障碍（SDB）患者脑血流动力学改变，根据近红外光谱（NIRS）估计。研究了打鼾的患者［$n = 7$，呼吸暂停低通气指数（AHI）＝ 2±2 次 / 小时］、轻度 SDB 患者（$n = 7$，AHI ＝ 14±8 次 / 小时）；以及重度阻塞性睡眠呼吸暂停患者（$n = 5$，AHI ＝ 79±20 次 / 小时）。将与不同呼吸事件（阻塞性呼吸暂停和低通气）相关的 NIRS 数据对每位患者进行了平均。随后，通过对持续时间进行调整的积分来评估相应的脑血流动力学（和外周血氧饱和度，$SpO_2$）相对变化。在阻塞性呼吸暂停期间，脑组织参数［氧合血红蛋白（O2Hb）、脱氧血红蛋白（HHb）和总血红蛋白（tHb）的浓度］的相对变化明显大于低通气期间[42]

CPAP 治疗的患者和不遵循 CPAP 治疗的患者中，发生新发高血压的风险增加，而 AHI 大于 5 次 / 小时且接受 CPAP 治疗的患者的风险较低[27]。SDB 还与冠心病、心肌梗死、心力衰竭和心房颤动有关，这些都是卒中的风险因素[28-29]。几项观察结果还支持这样一个假设，即 SDB 会加剧动脉粥样硬化。与年龄和血管风险因素匹配的对照组相比，SDB 患者的颈总动脉内膜介质厚度增加[30]。SDB 患者的动脉硬度也增加，这是心血管风险和长期发病率的已知标志[31]。最后，大幅度的胸腔负压波动对心脏、主动脉和颈动脉施加机械应力[32]。

#### 睡眠呼吸障碍的治疗与卒中风险降低

SDB 的治疗已显示出对多种心血管风险因素有积极影响。一些研究表明，CPAP 可以降低平均动脉血压。Pepperell 等[33]报告称，治疗性 CPAP 水平可以将平均动脉血压降低 2.5 mmHg，而亚治疗性 CPAP 水平会将血压增加 0.8 mmHg。这种效应可能将卒中风险降低约 20%[33]。尽管 CPAP 对高血压和心血管事件的影响存在争议，但已证明 CPAP 可以降低 OSA 和心血管疾病或多种心血管风险因素患者的血压[34-35]。CPAP 治疗还可以改善 SDB 其他不良血流动力学、神经和分子效应，如第Ⅶ因子凝血活性、纤维蛋白原水平以及血小板活化或聚集[36]。

重要的观察性研究报告了 SDB 治疗对卒中风险的有利影响。Marin 等在 2005 年首次报告称，接受 CPAP 治疗的患者死亡和非死亡心血管事件，包括卒中的发生率减少[8]。后来的研究证实了这一观察结果，即治疗可以减低后来的卒中风险，尤其是遵循每晚使用 4 h 或更长时间 CPAP 治疗的严重 SDB 患者[37-39]。多中心 SAVE 试验评估了 2717 名 45 ～ 75 岁，患有中度至重度 OSA 以及冠心病或脑血管疾病的成年人接受 CPAP 预防心血管事件的效果[40]。经过平均 3.7 年的随访，CPAP 组与常规护理组之间的卒中发病率没有差异。然而，该研究主要包括亚洲患者，排除了有过度白天嗜睡和近期卒中史的患者，且大多数患者（58%）的治疗依从性不高（＜ 4 小时 / 夜），这限制了结果的普遍适用性。

在一项涵盖 5 项随机对照研究的荟萃分析中，共纳入 943 名使用者和 1141 名对照，参与者平均每晚使用 CPAP 至少 4 h。随访至少 12 个月。充分使用 CPAP 可以预防卒中［风险减少率：0.68，95% 置信区间（CI）：0.50 ～ 0.92；$P$ = 0.01］，但不能预防心脏事件[41]。

关于这个话题的科学证据，在 2020 年发表的 EAN、ERS、ESRS 和 ESO 的一份声明性文章中进行了回顾[10]。总共找到了四个系统综述与荟萃分析以及四项其他的主要研究。作者得出结论，CPAP 治疗可能会降低遵循 CPAP 治疗（＞每晚 4 h）的患者的卒中风险，但需要进一步的随机对照试验来证实。

### 卒中后的睡眠呼吸障碍

#### 流行病学

1996—1999 年，三项大型系统研究首次证实了卒中和短暂性脑缺血发作患者中 SDB 高发，并描述了在这种临床情境中可能出现的紊乱类型[42-44]。

在一项近期的荟萃分析中，对 89 项研究进行了分析（总共包括 7096 名卒中和短暂性脑缺血发作患者）。其中，54 项研究是在卒中急性期（1 个月内）进行的，23 项研究是在亚急性期（1 ～ 3 个月后）进行的，12 项研究是在慢性期（3 个月以后）进行的。平均 AHI 为 26.0 次 / 小时（标准差为 21.7 ～ 31.2）。AHI 大于 5 次 / 小时的 SDB 的频率为 71%，而 AHI 大于 30 次 / 小时的频率为 30%。男性的 SDB 比例（AHI ＞ 10 次 / 小时）高于女性（65% *vs.* 48%；$P$ = 0.001）。总体而言，在卒中后的所有阶段，不考虑进行的睡眠呼吸暂停测试类型，SDB 的严重程度和患病率是相似的。研究之间有较高的异质性[45]。

仅有少数研究评估了卒中亚型中 SDB 的患病率。短暂性脑缺血发作患者的 AHI 值较低，而出血性卒中、脑干卒中、夜间 / 醒来卒中以及复发性卒中的患者（在某些研究中，但并非所有研究中）被报道具有较高的 AHI 值[24, 46-51]。

在前面提到的 89 项研究的荟萃分析中，卒中后的所有阶段 SDB 的严重程度和患病率总体上是相似的[45]。然而，个别研究曾提示随着时间的推移中枢神经事件的改善，特别是在出血性卒中患者中[21, 45, 52]。然而，仅有三项研究进行了在急性到亚急性-慢性卒中阶段之间进行个体内完整多导睡眠图评估 SDB 的演变[21, 53-54]。在迄今为止最大的研究，即 2020 年发表的一项研究中，总共有 166 名卒中患者在卒中后的第 1 周内接受了完整的多导睡眠图评估，其中 105 名患者在 3 个月后进行了再次检查[54]。在基线时，超过 5 次 / 小时和超过 30 次 / 小时的 AHI 分别在 81% 和 25% 的患者中出现。OSA 的患病率高于中枢性睡眠呼吸暂停（CSA，84% *vs.* 13%）。初始 AHI 为 21±18 次 / 小时，在随访时显著降低至 18±16 次 / 小时（$P$ = 0.018）。在 68% 的患者中，主要类型的 SDB 保持不变（OSA 患者中为 79%，CSA 患者中为 44%）。

#### 临床特征

**1. 睡眠期间的呼吸紊乱**。卒中患者中最常见的睡眠呼吸障碍形式是 OSA（图 150.2）。偶尔，患者可能同时表现出 OSA 和 Cheyne-Stokes 呼吸（CSB）（图 150.3）。在快速眼动（REM）睡眠中，OSA 通常更严重，而 CSB 通常在非快速眼动（NREM）浅睡眠中更为严重。在卒中后的头几天，约 1/3 的患者至少有 10% 的记录时间出现中枢性周期性呼吸障碍，包括 CSA[52, 55-57]。

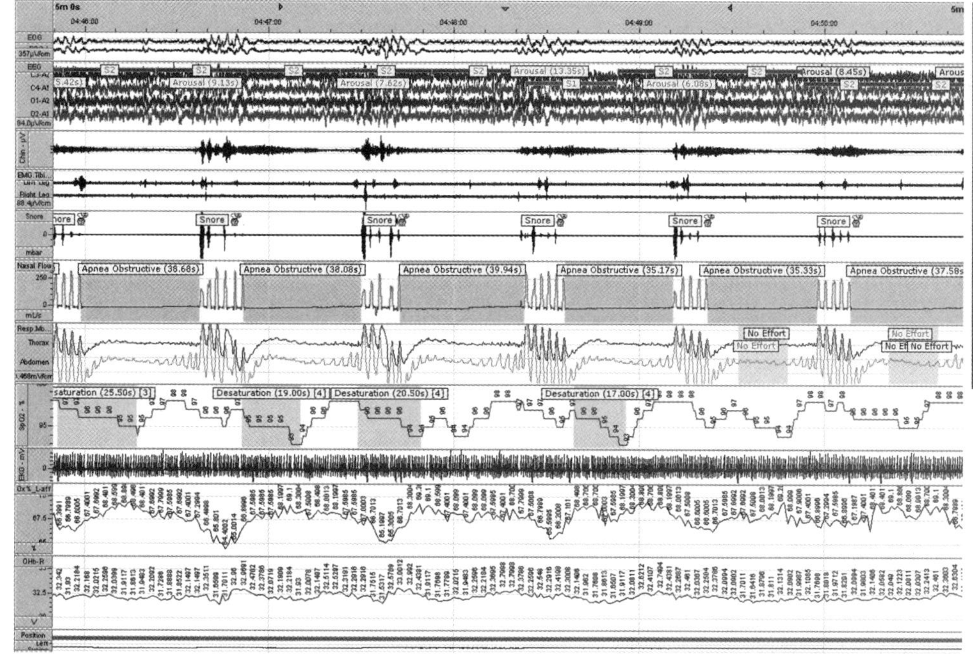

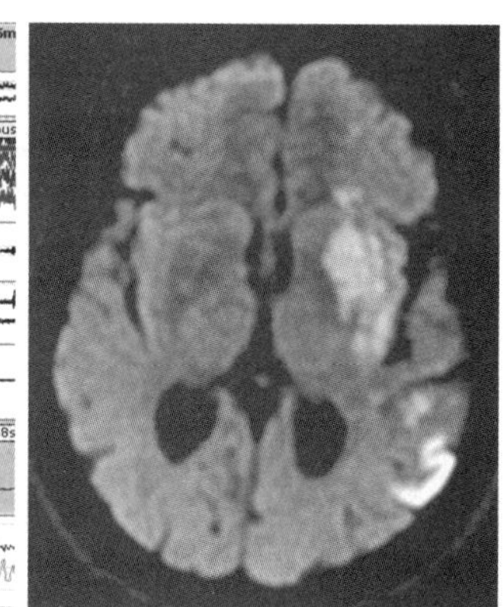

**图 150.2**　急性缺血性卒中的阻塞性睡眠呼吸暂停。这名 70 岁男性患有左大脑中动脉卒中、颈动脉阻塞和心房颤动。有习惯性打鼾，没有白天过度嗜睡。临床上明显出现失语症和严重的半身瘫痪。没有心力衰竭的征象，美国国立卫生研究院卒中评分为 16 分。卒中发作后的第 2 天进行多导睡眠图检查显示呼吸暂停低通气指数（AHI）为 79 次 / 小时，最低氧饱和度为 85%。通过持续正压通气，AHI 得以好转（＜ 5 次 / 小时）（MRI courtesy Professor A. Valavanis，Institute of Neuroradiology，University Hospital，Zürich，Switzerland.）（见彩图）

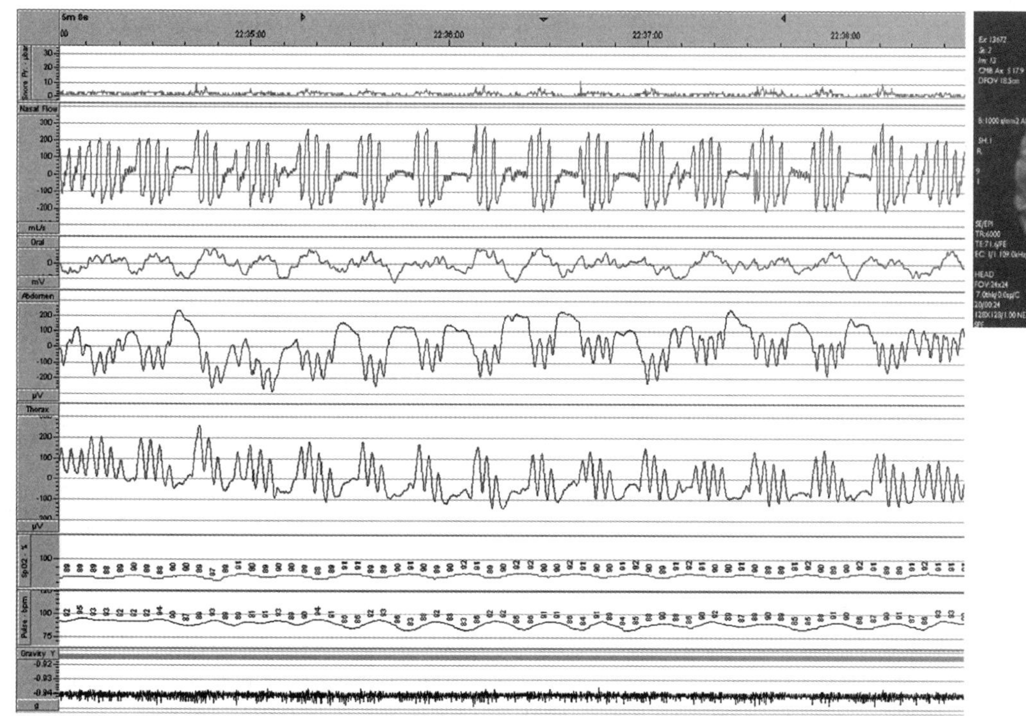

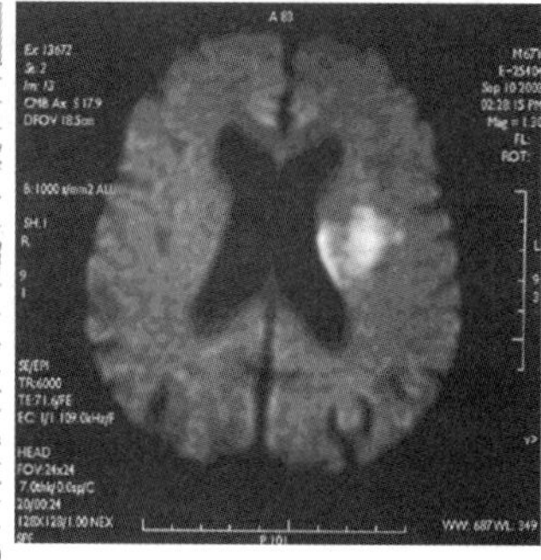

**图 150.3**　急性缺血性卒中的中枢性睡眠呼吸暂停。这名 63 岁男性患有不明原因的左侧皮质下卒中，伴有高血压和习惯性打鼾，没有白天过度嗜睡。有轻度半身瘫痪，美国国立卫生研究院卒中评分为 8 分，没有心力衰竭的征象（心脏射血分数为 55%）。卒中发作后的第一晚进行多导睡眠图检查显示呼吸暂停低通气指数（AHI）为 53 次 / 小时（主要为中枢性呼吸暂停）。患者在 1 周后自发改善（AHI ＝ 16 次 / 小时）（MRI courtesy Professor G. Schroth，Institute of Neuroradiology，University Hospital，Bern，Switzerland.）

**2. 清醒期的呼吸紊乱**。位于额叶皮质、基底节或内囊的半球性卒中可能会引起呼吸失用症，导致呼吸幅度和频率的自主调节受损，使患者无法深呼吸或屏住呼吸[58]。

最初在 6 名昏迷患者中首次描述了在没有低氧血症的情况下，持续的呼吸频率在每分钟 25 ～ 30 次以上（神经源性过度通气），这些患者患有脑桥卒中，但后来被归因于肺水肿（以及对肺部和胸壁传入反射的刺激）[59]。卒中后的神经源性过度通气也可以在没有肺水肿的清醒患者中观察到，脑干以及皮质下卒中患者也可能出现，通常（但并非始终）预示着不良预后[60-61]。

吸气性屏气（长吸式呼吸）最初是在 2 名双侧脑桥下部（下三叉神经区）卒中患者中描述的，这种情况很少见，通常是由基底动脉阻塞引起的[62]。

呼吸频率和幅度的不规律变化（共济失调或 Biot 呼吸）以及自主呼吸的失败（中枢性睡眠呼吸暂停或中枢性肺泡低通气综合征）通常意味着脑桥中部卒中，且往往是双侧性的[63-64]。延髓网状结构和疑核的损害可能导致自动呼吸丧失，而包括孤束核的损害则是导致自动和自主呼吸失败的必要条件[65]。

脑干卒中可累及位于脑桥和延髓水平的皮质脑干和皮质脊髓通路，从而影响自主呼吸[58]。脊髓卒中可损害自动和自主呼吸。脊髓前动脉卒中可能会影响位于前三个颈椎节段外侧柱前部的网状脊髓通路，其对自动呼吸至关重要[66]。脊髓后动脉卒中则可能损害脊髓背外侧的皮质脊髓通路，影响对呼吸的自主控制[67]。扩展至 C1 水平的卒中通常会引起严重的呼吸衰竭，需要呼吸机支持。反复打哈欠可能伴随着嗜睡症（例如，在丘脑或后丘脑卒中的患者中），也可能作为脑干和幕上损伤患者的释放现象出现。打哈欠也可能与岛叶和尾状核损伤有关[68]。

## 病理生理学

**1. 卒中前的 SDB**。总体而言，卒中的严重程度、局部分布和病因与卒中后的 SDB 的存在和类型无关[69-70]。大多数卒中后 SDB 患者中的 SDB 的先前存在可以由另外两个观察结果推测出来：①短暂性脑缺血发作和卒中患者中 SDB 的患病率相似；②卒中后 SDB 患者经常报告卒中前打鼾的病史[42, 52, 71]。

**2. 卒中后 SDB 的恶化或新发**。一些患者在卒中后发生（或恶化既有的）SDB。这在卒中前和卒中后被检查的患者中已经得到了证实[72]。卒中后 SDB 可以新发的假设得到了以下观察结果的支持：在卒中后的数天或数周内，SDB 可以在很大程度上改善甚至恢复正常[54, 73]。几个因素可以解释卒中后 SDB 的恶化（或新发）。

首先，具有 $CO_2$ 敏感性的 CSA 可以在双侧和严重卒中后出现，但也可以在单侧和小的半球性卒中以及在不存在心力衰竭的情况下在前外侧延髓损伤后出现[57, 74-75]。这些区域的卒中还可引起急性心脏自主神经变化，包括心房颤动，这表明卒中后出现 CSA 可能反映了在有自主神经中枢网络损伤的患者中，交感神经-副交感神经平衡的变化[76]。非神经源性因素，包括年龄较大、左心室衰竭、冠心病、与夜间平卧体位有关的急性颅下体液回流以及颈动脉狭窄，也可能有助于 CSA 的出现[57, 77-78]。在无症状颈动脉狭窄的情况下出现的 CSA（一项研究中有 39% 的患者）与交感-迷走神经平衡的转变有关，这是由于颈动脉体内感受器的压力反射和化学感受器敏感性增加[79]。

其次，卒中患者可能会因上气道肌肉无力或上气道、肋间肌和膈肌之间的协调不良而发生 OSA 或 OSA 恶化，这是由于脑干或半球性卒中损害了脑神经功能[49, 80]。因此，吞咽困难和舌下神经功能障碍与卒中后的 SDB 相关[81-82]。

再次，急性脑损伤可能会影响呼吸驱动（见前述）。

最后，来自误吸或呼吸道感染的低氧血症、瘫痪侧胸部运动减少、仰卧位和卒中或卒中并发症引起的睡眠碎片化等因素也可能在睡眠期间加重呼吸控制的问题[83]。

## 诊断

尽管 SDB 的发生率高、其具有成本效益，并且治疗可能会产生积极效果（见后文），但美国心脏协会和美国卒中基金会建议对 SDB 进行常规筛查[84-85]。

对于肥胖的男性患者，如果有习惯性打鼾、有人目击到的呼吸暂停、高血压、糖尿病以及入睡 / 醒来卒中的病史，应特别怀疑 SDB 的存在[21, 44, 86]。但是，在这种临床背景下，询问典型的临床症状并使用在一般人群中验证过的 SDB 问卷实用性有限[87]。

因此，建议使用各种方法来评估卒中患者是否存在 SDB。各种形式的无监护呼吸图或多导睡眠图对于诊断 SDB 并估计其严重程度具有足够的准确性[21, 49, 88-89]。只有少数患者需要进行完整的多导睡眠图检查。

卒中或短暂性脑缺血发作后的睡眠研究的最佳时机尚不清楚。尽管在卒中后的几天内进行的研究可能不太能代表患者的基线情况，但尽早治疗 SDB 可能有助于最小化进一步的脑损伤并改善预后。

## 对卒中预后和复发的影响

**对卒中预后的影响**。第一项报告 SDB 对卒中预后产生负面影响的研究于 1996 年发表；在接受康复治疗的患者中，OSA 与 1 年后的更高死亡率和较差的功能预后相关[90]。后续研究还表明，卒中后 SDB 与早期神经系统恶化、住院时间延长、预后较差以及长期死亡率较高有关[21, 86, 88, 91-95]。已经记录了 SDB 对血压、脑氧合以及纤维蛋白原水平的有害影响，并被认为可能解释了对急性卒中发展的负面影响[17, 96-97]。

在 2020 年发表的欧洲神经学会（EAN）、欧洲呼吸学会（ERS）、欧洲睡眠研究学会（ESRS）和欧洲卒中组织（ESO）的声明性文件中，审查了这个主题的当前科学证据[10]。总共找到了两项系统性回顾和荟萃分析，以及五项其他的原始研究（发布于 SR/MA 之后）（包括截至 2019 年 1 月的出版物）。作者得出的结论是，尽管目前的证据不确定，但 OSA 可能与较差的临床预后和全因死亡率的增加有关。

两项最近的研究支持了这个结论。一项涉及 995 名缺血性卒中患者的研究报告了 SDB（使用便携设备评估，63% 的患者存在）与卒中后 90 天较差的身体功能和认知结果之间的关联（但与总体卒中预后无关）[98]。另一项使用完整的多导睡眠图对 165 名卒中患者进行的研究发现初始 AHI 与 3 个月的神经预后（根据修订后的 Rankin 量表评估）之间存在关联[54]。

**对卒中复发的影响**。关于 SDB 对卒中复发的影响的研究在过去 15 年内出现，首先显示出矛盾的结果[21, 93, 99]。2014 年发表的一项荟萃分析提出，卒中后 SDB 的严重程度与复发事件和死亡风险之间存在剂量-反应关系[95]。更近期的一项涉及 842 名缺血性卒中患者的研究发现，存在 SDB（经由便携设备评估）与卒中后再次发生缺血性卒中之间存在关联（但与死亡率无关），随访时间中位数为 591 天[51]。

## 治疗

在卒中患者中治疗 SDB 可能是一个临床、技术和后勤上的挑战。治疗策略包括预防和早期治疗并发症（如吸入、呼吸道感染、疼痛），谨慎使用或避免可能在睡眠期间加重呼吸障碍的酒精和镇静剂。在急性阶段，患者的体位可以提高氧饱和度，降低 OSA 的严重程度约 20%[83, 100-101]。在心力衰竭患者中，侧卧睡眠体位被证明可以减轻 CSA 的严重程度[102]。

在非低氧血症卒中患者中，辅助氧疗的效果不明确[103]。虽然最新的卒中指南指出需要将氧饱和度保持在 92% ～ 94% 以上，但并没有说明如何测量或纠正夜间氧饱和度[85]。在一项涉及 SDB 患者的试验中，氧疗在降低高心血管风险患者的血压水平方面不及 CPAP[35]。

**阻塞性睡眠呼吸障碍（OSA）的治疗**。通常是 CPAP，但 CPAP 的依从性可能是一个挑战，因为大多数卒中和 SDB 患者没有太多的白天嗜睡，无法感受到 CPAP 的很多益处。此外，卒中患者可能在存在痴呆、谵妄、失语、自知力障碍、假性延髓麻痹或延髓麻痹等情况下使用 CPAP 时遇到困难。

关于治疗卒中后 SDB 的最初两项研究于 2001 年发表。在对 105 名在康复单位接受治疗的卒中患者的研究中，70% 接受了 CPAP 治疗，而接受率低与失语和严重卒中有关。在 10 天的 CPAP 使用后，主观幸福感和夜间血压值有所改善[104-105]。然而，随后的研究发现，在急性卒中患者中，CPAP 的依从性较低，随访时间为 2 ～ 60 个月，依从率范围为 12% ～ 22%[21, 53, 104, 106-107]。随着时间的推移，依从性好和能够耐受治疗的卒中患者 CPAP 的积极效果的报告数量增加[81, 108]。这些更好的结果可能是由于患者的筛选、使用新的呼吸设备［包括自适应伺服通气（ASV）设备］和头带、治疗团队的努力和指导，以及与患者的频繁接触[109-110]。在一项涉及急性短暂性脑缺血发作的 45 名患者的研究中，自动 CPAP 依从性较好，并在 90 天的治疗期内将复发卒中的风险降低了 82%[110]。在接受 CPAP 治疗的卒中患者中，使用 CPAP 超过每晚 4 h 的患者，卒中的严重程度得到改善[111]。Parra 等报告称，在中度至重度 SDB（AHI ≥ 20 次 / 小时）的 71 名患者中，那些在卒中发作后的前 3 ～ 6 天内开始使用 CPAP 的患者，其 1 个月神经恢复更好，并且 24 个月内心血管事件发生率较低，与未接受 SDB 治疗的 69 名患者相比，效果更为显著[89]。在 5 年后，接受 SDB 治疗的患者的存活率也优于未接受 SDB 治疗的卒中患者[112]。

在 2019 年发表的一项荟萃分析中，分析了 10 项随机对照试验中 CPAP 作为干预措施的数据。这些试验中的平均 CPAP 使用时间为每晚 4.5 h（95%CI 3.97 ～ 5.08），使用 CPAP 退出的比值比为 1.8（95%CI 1.05 ～ 3.21，$P = 0.033$）。综合分析显示，使用 CPAP 可以改善神经功能，但不同研究之间存在显著的差异性。只有一项试验显示长期存活率得到改善[113]。

在这项荟萃分析之后，又有三项其他的随机对照试验在卒中后 SDB 患者中进行。第一项研究纳入了 30 名使用 CPAP 和 40 名不使用 CPAP 的患者，在 1 年后，再发心血管事件方面没有差异，但 CPAP 组的患者困倦程度低，并且功能性恢复更好[114]。第二项研究纳入了 168 名使用 CPAP 和 84 名不使用 CPAP 的患者；在 1 年后，CPAP 组患者中有 59% 的人神经症状严重程度改善，而对照组为 38%（$P = 0.038$），绝对风险降低了 21%（需要治疗的人数为

4.8）[115]。第三项研究纳入了不容易打瞌睡的患者，其中 41 人随机分配到 CPAP 组，22 人分配到标准护理组；在 2 年内，再发心血管事件或神经恢复方面没有发现差异[116]。

目前有两项研究正在进行，以评估对于卒中后 SDB，CPAP 是否对急性梗死范围（通过 MRI、eSATIS 试验评估）、改善功能性结果和减少卒中复发（eSATIS 试验、睡眠 SMART 试验）具有积极影响。

**中枢性睡眠呼吸障碍（CSA）的治疗。**在 CSA 患者中，呼吸障碍可以通过吸氧和侧卧睡眠体位来改善[100, 119]。临床经验和少数研究表明，自适应伺服通气（ASV）可能对卒中后的 CSA 和 CSB 患者有效，包括那些对传统 CPAP 无反应的患者[120]。

对于出现中枢性低通气、中枢性呼吸暂停和共济失调性呼吸的患者，可能需要气管切开和机械通气。

### 临床要点

- 临床医生应该将 SDB 和睡眠-清醒障碍视为卒中的潜在风险因素，同时也是影响其预后的因素。
- 在卒中后患者中研究 SDB 为我们提供了一个独特的机会，可以扩展对控制呼吸的大脑机制的认识。

## 总结

SDB 是卒中风险加倍的独立危险因素，CPAP 治疗可能会降低遵循治疗的患者（至少每晚使用 CPAP 4 h）的卒中风险。大约有 30% 的卒中和短暂性脑缺血发作患者有严重的 SDB（AHI > 30 次 / 小时）。卒中急性期后，SDB 可能会改善。严重的 SDB 对卒中结果产生负面影响，增加了卒中再发的风险。即使在急性期，治疗 SDB 也是可行的，可能会改善卒中结果。

### 参考文献和拓展阅读

请扫描书后二维码，获取参考文献和拓展阅读资源。

# 失眠与心血管疾病

# 第 151 章

*Sogol Javaheri*，*Daniel J. Buysse*，*Martica H. Hall*
迟云鹏 译 刘梅颜 审校

**章节亮点**

- 失眠是一种高发的睡眠障碍，越来越多地与心血管发病率和死亡率有关。
- 失眠与心血管疾病之间的关联机制包括交感神经系统兴奋性增加、下丘脑-垂体-肾上腺轴失调以及炎症加重。抑郁和焦虑与失眠和心血管疾病都有关联，可能在这种关系中充当生物中介者。
- 需要机制研究和随机试验，以更好地了解失眠如何通过生物行为机制对心血管疾病产生影响，以及失眠治疗是否能减少心血管发病率或死亡率。

## 引言

失眠是美国和全球范围内最常见的睡眠障碍。约有 30% 的美国人有失眠症状，10% 诊断了失眠。失眠症状包括自诉入睡困难、难以维持睡眠或尽管有充足的睡眠机会但早醒[1]。如果这些症状持续存在，每周至少发生 3 次，并伴随有日间功能障碍，如注意力、记忆或专注问题、疲劳、倦怠、工作错误、驾驶能力受损、任何其他形式的职业或社交功能障碍、由睡眠不足导致的头痛或胃肠症状、白天嗜睡、情绪变化或对睡眠的特定担忧，那么就可以诊断为失眠[2]。多达 40% 的失眠患者的症状持续时间超过 3 年[3]。

失眠症状和失眠障碍越来越多地被认为是心血管疾病（包括高血压、心力衰竭、冠心病、亚临床心血管疾病和心血管疾病死亡）的潜在风险因素[4]。当客观测量的睡眠时间短于 6 h 这些风险尤其高[5]。虽然对睡眠质量或时间的不满是失眠障碍的诊断标准之一，但没有明确定义这种情况的具体睡眠时间[2]。在自诉睡眠时间短的人中仅约 20% 为失眠，而约 50% 的失眠患者具有客观睡眠时间短的情况[6]。因此，失眠伴随客观睡眠时间短可能是一种对心血管代谢健康产生叠加不良影响的独特表型。然而，由于失眠的定义和测量存在差异，文献中的混杂因素可能导致数据冲突和难以解释的结果。

失眠和心血管疾病高度共病，失眠的存在可能增加心血管疾病风险，包括发病、心血管事件风险和心血管疾病患者的死亡率[8-9]。然而，不论是通过疾病发病机制还是通过改变疾病临床进程，目前的数据尚未明确失眠与心血管疾病之间存在因果关系。在本章中，我们总结了失眠与心血管疾病临床表现之间的关系，探讨了失眠可能增加心血管风险和后果的多种生物行为机制，并描述了可以测试这些机制以及失眠治疗可能改变心血管发病率或死亡率的计划性研究。

## 失眠与心血管疾病相关联的潜在心理生物学机制

潜在的心理生物学机制可能通过多种心理和生理途径将失眠与心血管疾病联系起来，包括心理和生理激活、应激、重度抑郁症、炎症以及下丘脑-垂体-肾上腺（HPA）轴的失调。图 151.1 和 151.2 展示了将失眠与心血管疾病关联起来的潜在心理机制。

### 心理和生理激活

失眠患者报告心理和生理激活增加[10]。在失眠患者中观察到增加的生理激活指标包括睡眠期间心率增快和心率变异性降低，非快速眼动睡眠期间（即 16 ～ 32 Hz，称为 β 活动）脑电图活动增加，睡眠期间大脑抑制过程受损，24 h 整体身体代谢率增加，降低了在白天睡眠潜伏期检查中通过多导睡眠图评估睡眠的能力。然而，重要的是，并非所有研究都显示出失眠患者的生理激活增加[11]。这些差异可能反映了失眠障碍的异质性和波动性。

大量证据表明，心理应激与心血管反应增加以及心血管疾病的发病率和死亡率增加相关联。观察性研究和实验室应激刺激可以导致心率增加、心率变异性降低、血压和动脉僵硬度增加，以及循环中去甲肾上

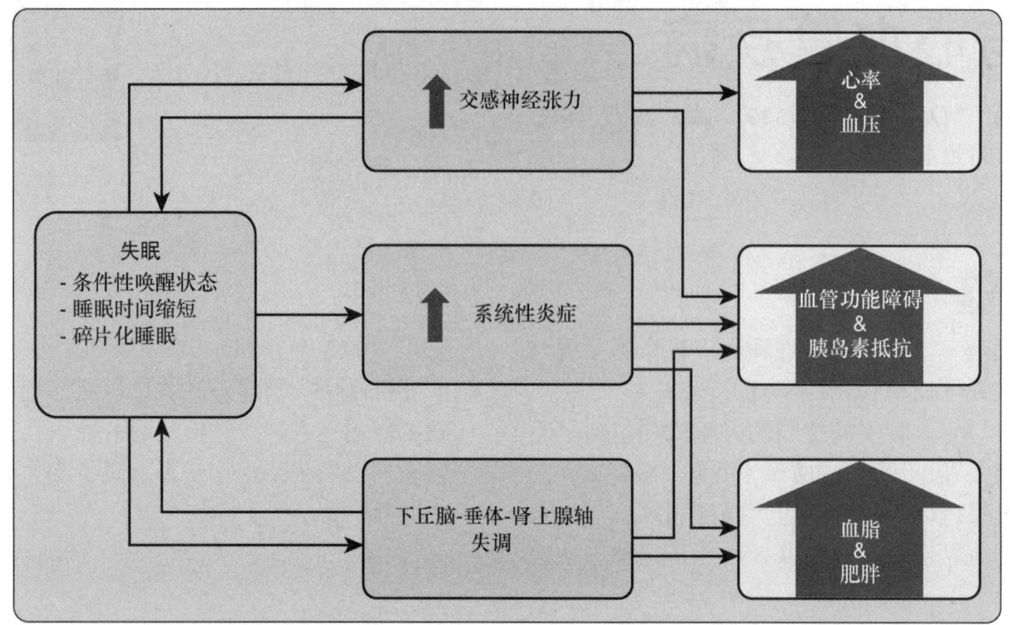


**图 151.1**　可能存在的病理生理机制流程图，解释了失眠与不良心血管后果之间的关联

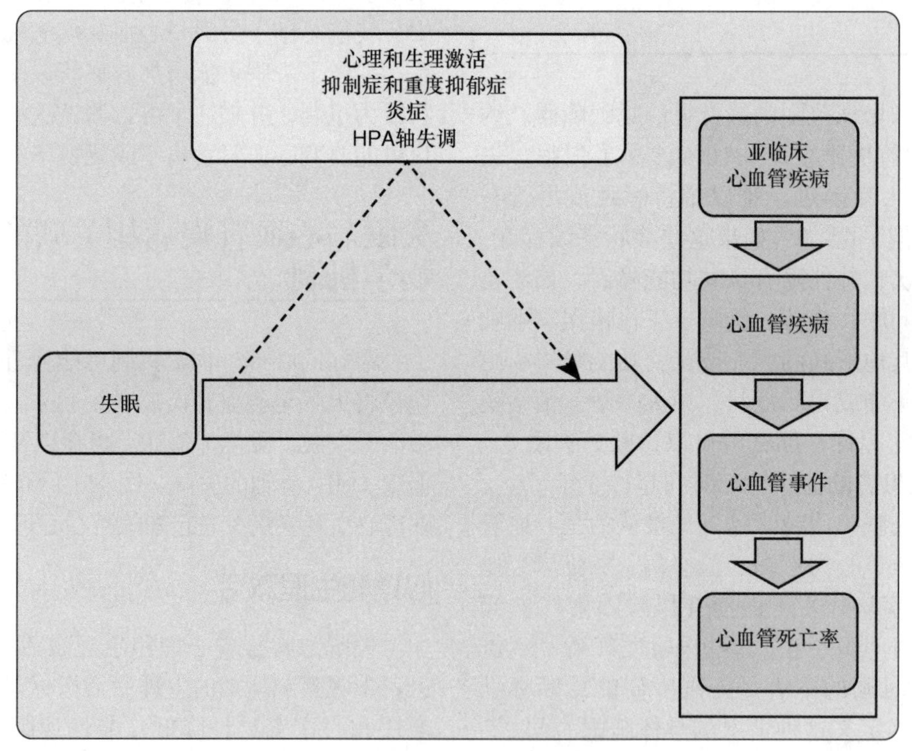


**图 151.2**　失眠与心血管疾病发病率和死亡率之间可能的心理生物学机制的概念模型

腺素和皮质醇水平增加。例如，一项 2014 年的荟萃分析包括 186 项研究，报告成年男女急性心理应激的心血管反应与心血管风险的关键指标相关，包括心率和血压升高、循环儿茶酚胺水平升高、预射分数（心脏收缩前，左心室压力与体积的比值）缩短，以及心脏迷走神经系统失活[12]。除了急性实验室应激刺激外，其他荟萃分析同样显示，慢性应激因素，如社会经济地位低[13]、工作压力[14-15]、西方社会的文化适应[16]和持续的入侵性思维[16-17]，与心血管反应增加和（或）从应激中恢复较慢相关联。

关于心血管疾病风险，一项包括 6 个队列研究的荟萃分析共涵盖了 34 556 名参与者，显示出急性应激时血压反应增加的参与者在 11.5 年的随访期内发生血压增高的可能性增加了 21%[16-18]。另外，一项 2015 年包括 125 386 名参与者的 37 项研究的荟萃分析[19]也显示出急性心理应激恢复延迟是心血管结果不良的显著预测因子，包括心血管疾病的发病风险和死亡率。这些心血管风险的增加与失眠中报告的心理和生理激活之间存在明显的相似性。

虽然一些研究已经前瞻性地将压力与失眠症状联系起来，但在失眠患者与良好睡眠者之间需要实验性证据来评估心理压力在失眠中增加心理和生理激活的作用[19-21]。例如，虽然一项研究报告了社交焦虑和困扰症状与失眠症状之间有显著关联，但它没有评估他们的社交排斥对心血管反应或恢复的影响[22]。一般人群中运用减轻压力的技术成功控制了动态血压[23]，尽管效果有限，但提示这些方法可以用于减少心理和生理压力指标以及减轻失眠患者中心血管发病率和死亡率增加的后果。动物模型也可以用来探讨心理和生理激活包括对压力的反应和恢复，这可以作为将失眠与心血管疾病联系起来的机制。目前已证明，常见和有效的压力，如母子分离、限制性压力、对水的厌恶和交换笼子，可以引发啮齿动物中的失眠症状[23-25]。动物模型可以针对一些难以在人类失眠和心血管疾病风险研究中解开的关键问题，比如性别、关键时期以及疾病发生和进展等方面的影响。

## 抑郁症和重度抑郁症

失眠与抑郁症（包括抑郁症症状和重度抑郁症）有交叉性和前瞻性的关联。2016 年的一项包括 172 077 名参与者的 34 项队列研究的荟萃分析，平均随访时间为 60.4 个月，报告了失眠与抑郁症风险增加之间的明显关系，汇总的相对风险为 2.27［95% 置信区间（CI）1.89 ～ 2.71］[26]。失眠与抑郁症之间的因果关系的证据可以从治疗合并抑郁症的患者的失眠研究中获得。两个独立的荟萃分析报告称，在同时有这两种疾病的患者中，用认知行为方法治疗后两种症状有都有明显的缓解[26-28]。

前瞻性证据表明，重度抑郁症和抑郁症症状是心血管疾病的重要危险因素。例如，尽管前瞻性研究不足，但临床和亚临床抑郁症已与高血压、动脉硬化、内皮功能下降、心脏缺血、住院期间心绞痛、外周血管疾病、心血管事件和与心血管疾病相关的死亡等联系起来[29-31]。相比之下，强有力且一致的证据表明，抑郁症是心血管疾病的常见结果，冠状动脉疾病的女性患者中重度抑郁症的发病率是男性患者的 2 倍[32]。冠状动脉疾病患者的抑郁症后果不可忽视。一项包含 4012 名心力衰竭患者的九项研究的荟萃分析指出，轻度和重度抑郁症与随后心血管疾病相关死亡的合并风险比（HR）为 2.19（95%CI 1.46 ～ 3.29）[33]。除了与心血管疾病相关的死亡之外，发生重度而不是轻度抑郁症，对心力衰竭患者全因死亡是一个重要的预测因子（HR 1.98，95%CI 1.23 ～ 3.19）[33]。使用包括选择性 5- 羟色胺再摄取抑制剂（SSRI）在内的药物治疗抑郁症，已证明可以降低冠状动脉疾病患者的主要不良心血管事件，包括心肌梗死、卒中和全因死亡[33-34]。此外，在 ENRICHD 试验中，对于术后具有难治性抑郁症的心肌梗死患者，长期生存率降低[35]。总体来说，这些数据表明，抑郁症与心血管疾病的发病率和死亡率存在因果关系。

虽然我们不知道是否有证据可以解释失眠和心血管疾病的相互影响，但抑郁症影响心血管疾病的途径与失眠可能影响心血管疾病的病理生理和临床过程的假定途径有很多重叠[4，36]。正如前面提到的，未来在关于认知行为疗法治疗失眠（cognitive behavioral therapy for insomnia，CBT-I）的研究中，对于减轻患有失眠和重度抑郁症的个体中的抑郁症状应该评估治疗前后的心血管疾病风险指标。此外，对于已经存在心血管疾病的个体，应该评估 CBT-I 相关的抑郁症减轻对疾病临床过程的影响。已知能诱导失眠症状的抑郁症动物模型，如慢性不可预测性轻微应激，可以用于评估失眠和抑郁对心血管疾病病因学的独立和交互效应。

## 炎症

失眠与青少年和成年人的炎症有交叉性关联[32，37-38]。此外，来自多项随机临床试验的数据显示，失眠患者在治疗后炎症减轻[38-39]。例如，在 123 名老人中进行的一项随机对照试验发现，与太极和睡眠研讨会（SS）对照组相比，CBT-I 对于临床失眠的急性和持续缓解效果更好[40]。CBT-I 与 SS 对照组相比，与急性和持续的 C 反应蛋白（CRP）减少相关，而太极组的 CRP 减少较为温和。然而，与 SS 对照组相比，CBT-I 和太极都与减少编码促炎介质的基因表达相关，包括核因子 κB（NF- κB）和激活蛋白 -1（AP-1）。来自同一研究的另一份报告的汇总分析显示，在基线时多系统生物风险高的参与者（例如，葡萄糖、胰岛素、糖化血红蛋白、脂质、CRP 和纤维蛋白增加），在 CBT-I 和太极组中睡眠的显著改善降低了 1 年后处于高风险组的可能性[40-41]。这些数据表明，至少在中老年人群中，失眠与炎症之间存在因果关系。

将失眠症状和睡眠障碍与炎症联系起来的数据在心血管疾病的背景下非常重要。大量一致的证据表明，系统性炎症和（或）调节炎症的基因表达与心血管疾病风险相关，包括血管重塑、动脉硬化、动脉粥样硬化斑块不稳定、颅内动脉瘤、心力衰竭和死亡[42-44]。此外，包括 7472 名多系统慢性炎症性疾病患者的研究的荟萃分析报告了心血管疾病风险升高（HR 1.32，

95%CI 1.16 ~ 1.50），有证据表明炎症加重与心血管疾病风险增加相关[45]。炎症在失眠与心血管疾病发病率和死亡率之间的关联中起到多大的作用仍未证实。以炎症和失眠为重点的随机试验也可以包括亚临床心血管疾病的标志物，如动脉硬度，这些标志物可能在纵向研究期间发生变化。在这样的背景下，失眠相关症状与压力和抑郁的动物模型也是合适的。此外，动物模型特别适合识别失眠-炎症-心血管疾病关系的关键调节因素，包括年龄、性别和诱发失眠样症状的环境因素。

## HPA 轴失调

在失眠中，由于心理生理激活的中心作用，患者的应激激素，特别是皮质醇升高[46]。Vargas 等提出了一个假设，即通常在睡眠期间降低的超昼夜皮质醇脉冲可能会在失眠患者中升高，这可能是由于条件反射引起的[47]。最近的一项研究比较了接受 CBT-I 或注意力对照条件的失眠患者的白天和夜间皮质醇水平，为这一新颖的假设提供了一些支持。治疗前后睡眠的改善与尿游离皮质醇的昼夜比率的显著增加相关。仍需要更多的研究来评估失眠对 HPA 轴失调的因果影响。

HPA 轴的失调长期以来一直与心血管疾病的病理生理和临床过程有关，包括高血压、急性冠脉综合征、卒中和心血管死亡[47-51]。与本章中提到的其他心理生理调节因素类似，HPA 轴失调在失眠与心血管疾病发病率和死亡率之间的中介作用尚未经过检测。在接受预防性心脏病手术或经历急性心血管事件的患者中进行的失眠研究可以用来评估 HPA 轴失调（或应激反应、抑郁、炎症）与疾病临床过程的关联程度。与其他假定的调节因素一样，失眠的动物模型可以用来模拟 HPA 轴失调对血压调节和动脉硬度等心血管疾病风险因素的影响。

## 失眠与高血压

多项大型前瞻性和交叉性研究支持了失眠与高血压之间的关联，特别是当失眠合并睡眠时间缩短时[7, 52-55]。美国宾夕法尼亚州的研究队列追踪了 786 名来自随机社区样本的个体，这些个体至少有 1 年的失眠症状，并且在 7 年半的基线期间没有高血压病史。慢性失眠与高血压的风险在调整混杂因素后仍然显著增加［调整后的比值比（OR）为 2.24（95%CI 1.19 ~ 4.19），$P = 0.010$］。在失眠患者中，如果多导睡眠持续时间少于 6 h，则风险更高［OR 为 3.75（95%CI 1.58 ~ 8.95），$P = 0.012$］[7]。一项持续 4 年的关于日本中年男性工作者的前瞻性研究显示，通过问卷测量出持续抱怨入睡困难（$n = 192$）或维持睡眠困难（$n = 286$）与高血压的发病风险增加相关（经过混杂因素调整后）［OR 分别为 1.96（95%CI 1.42 ~ 2.70）和 1.88（95%CI 1.45 ~ 2.45）］[52]。最后，一项关于 11 项前瞻性研究的荟萃分析评估了睡眠时间短和失眠症状与高血压发病的风险[55]。在这 11 项研究中，一项使用观测法测量睡眠持续时间，一项使用多导睡眠图，其余则使用自我报告的日常睡眠时间。客观测得的睡眠持续时间与高血压发病的关联要强于自我报告，但只有在排除了一项同时计算白天和夜晚睡眠的研究后，得出的结果才具有统计学意义［OR 1.25（95%CI 1.09 ~ 1.44），$P = 0.04$］。失眠症状，特别是维持睡眠困难、清晨早醒以及所有失眠症状的组合，也与高血压的风险显著相关［OR 分别为 1.20（95%CI 1.06 ~ 1.36）、1.14（95%CI 1.07 ~ 1.20）和 1.05（95%CI 1.09 ~ 1.44）］[55]。另一项关于失眠与高血压的系统综述确定了 64 项失眠与高血压的研究，并发现慢性失眠（无论是否有客观的短时间睡眠）与血压升高和高血压强相关。此外，患有高血压对于老年人而言可以预测未来的失眠，但不适用于中年人[53]。

鉴于交叉性和前瞻性数据表明失眠症状与高血压之间存在关联，需要进行机制研究和随机对照试验，以确定潜在的近端和远端机制以及治疗靶点。慢性病程的重要性也依然是个问题，因为失眠治疗对高血压风险的影响在病程的早期和后期有可能不同。

因为没有被广泛认同的慢性失眠哺乳动物模型，使用动物模型研究失眠与高血压之间的病理生理机制仍然具有挑战性。一项小型随机对照试验研究了药物治疗失眠对高血压患者的血压影响。Li 等随机将 402 名高血压患者分为艾司唑仑组（$n = 202$）和安慰剂组（$n = 200$），在 28 天后发现治疗组与对照组相比，基于经过验证的问卷测量的主观睡眠质量和情绪得到了改善（$P < 0.001$），同时静止期舒张压和收缩压（$P < 0.001$）有所下降[5]。该研究的局限性包括缺乏家庭或 24 h 动态血压监测以及短期随访。此外，CBT-I 被认为是治疗失眠的一线疗法。最终还需要进行随机对照试验，以揭示失眠与高血压和高血压风险之间的因果关联程度。

## 失眠与心力衰竭

失眠与心力衰竭经常并发，根据观察性研究估计的患病率为 22% ~ 73%[1, 57]。心力衰竭患者可能因多种原因出现失眠症状，包括使用可能增加夜尿的利尿剂、睡眠呼吸障碍和 Hunter-Cheyne-Stokes 呼吸、情绪障碍、发作性夜间呼吸困难或端坐呼吸。之前

Harrison 曾指出，心力衰竭患者可能因周期性呼吸而难以入睡，氧疗可在主观上改善这些症状[58]。来自两项研究的纵向数据报告，失眠症状可能在心力衰竭发作之前出现[59-60]，这提示了失眠可能有助于心力衰竭的发展。其他研究表明，在心力衰竭患者中存在失眠可能会恶化预后[57]。因为失眠的病理生理后果，如交感神经活性增加，可能会对不断衰竭的心脏产生不利影响。尚待确定的是，失眠的治疗是否能改善心力衰竭，或者心力衰竭和睡眠呼吸暂停的治疗是否能改善失眠。有效治疗失眠也有可能减轻一些心力衰竭和治疗药物引起的症状。例如，一项关于老年人的研究发现，在失眠但没有心力衰竭的老年人中，经过短期行为疗法治疗后，夜尿减少[61]，但不清楚这是否有益于心力衰竭患者，其中夜尿可能是治疗药物引起的或与睡眠呼吸暂停有关。

在迄今为止最大的前瞻性研究 Nord-Trondelag Health 研究（HUNT）中，对挪威人口中的 54 279 名没有心力衰竭的个体进行了平均 11.3 年的随访。基线失眠症状是通过问卷收集的。在调整混杂因素后，失眠症状的数量与发病心力衰竭的风险呈剂量依赖性关联。那些有三种失眠症状的人心力衰竭的发病风险增加了 5 倍［OR 5.25（95%CI 2.25 ～ 12.22）］。在具体症状中，入睡困难与心力衰竭发病的相关性最强[57, 59]。在另一项包括 2322 名中年男性的前瞻性队列中，经过混杂因素的调整后，自诉失眠症状与心力衰竭发病的风险增加了 1.5 倍［HR 1.52（95%CI 1.16 ～ 1.99）］[60]。然而，这两项研究均未测量其他可能相关的睡眠特征（例如，睡眠时间）或与睡眠有关的症状（例如，白天功能受损）。

失眠还可能增加已经存在心血管疾病的患者发生心脏事件的风险。一项对日本 1011 名有症状的心力衰竭患者进行的前瞻性观察性研究评估了存在失眠（$n = 519$）或不存在失眠（$n = 492$），并在 2 年多的时间内追踪了心脏事件。在调整已知的心血管疾病风险因素后，失眠是心脏事件的独立预测因子（HR 1.90，$P < 0.001$）。随后的分析表明，失眠患者中的运动能力降低（$P = 0.002$）和肾素-抗利尿激素系统的激活，而不是超声心动图或神经内分泌因素，会增加事件风险[57]。肾素-抗利尿激素系统的激活增加与急性失代偿心力衰竭患者的不良结果相关[62]，运动耐力降低（通过峰值运动耗氧量测量）是心力衰竭患者存活的独立标志物[63-64]。未来的研究需要确定失眠本身是否与不良结局相关，或者它是否是心力衰竭患者因其他机制而增加风险的潜在标志物。

除了进行机制研究以了解失眠与心力衰竭之间的关系方向和性质外，还需要进行随机研究，以调查失眠治疗对生活质量和其他结果的影响。为此，一项小型初步研究将 23 名心力衰竭患者随机分为失眠短程行为疗法（BBTI）或睡眠监测组，发现与对照组相比，失眠症状、生活质量和情绪都有显著改善，说明失眠治疗对心力衰竭患者是可耐受且有益的[63]。需要进行更大规模的试验，以确定失眠治疗是否能减少这一人群的住院次数或住院时间、心力衰竭恶化以及其他心血管终点事件。

## 失眠与冠心病

失眠在冠心病患者中的患病率很高，根据失眠严重指数估计，近期心肌梗死的个体中约为 36%[65]，在急性冠脉综合征患者中约为 37%[66-67]。此外，如后面总结的，失眠除了可能独立促进冠心病的发生外，还可能增加抑郁症状的发生[66]，而抑郁症状也会导致心血管疾病风险的恶化。多项前瞻性观察性研究表明，失眠症状或失眠疾病与冠心病、复发性急性冠脉综合征以及死亡的风险增加之间存在关联[67-72]。一项包括 122 501 名男性和女性的 13 项前瞻性研究的荟萃分析显示，自诉失眠的人群在 3 ～ 20 年的随访期间心血管疾病或死亡的风险增加了 45%[73]。

HUNT 研究团队对 52 610 名男性和女性进行了前瞻性分析，平均随访时间为 11.4 年，发现失眠症状，包括困难入睡、难以维持睡眠以及睡眠中断后无法恢复，使发生心肌梗死的风险增加了 27% ～ 45%，在调整关键心血管疾病风险因素后仍然如此。失眠症状的数量与心肌梗死发病之间呈剂量-反应关联[70]。来自中国台湾健康保险研究数据库的一项大型研究（$n = 22\ 040$）报告，在拥有失眠诊断的个体中，与年龄和性别相同的没有失眠诊断的个体相比，在 10 年的随访期内，心肌梗死发病的风险增加了 68%（95%CI 1.31 ～ 2.16）[74]。这些数据表明，失眠与心血管疾病之间的联系在不同种族 / 民族、不同的饮食和社会文化特征的群体中均存在。

睡眠时间短也与冠心病的死亡有关。中国台湾一项大规模前瞻性观察性研究追踪了 392 164 名在一次一般健康检查中报告睡眠时间的个体，并展示了自诉睡眠时间与冠心病死亡之间的“U”形关系。具体而言，虽然通过单个问题收集睡眠时间是一个主要局限，但那些睡眠不足 4 h 的人与那些睡眠 6 ～ 8 h 的人相比，冠心病死亡风险增加了 34%（95%CI 1.11 ～ 1.65）。一项荟萃分析汇总了来自 24 个队列的 474 684 名男性和女性的数据，也展示了睡眠时间与心血管疾病死亡之间的“U”形关联，睡眠不足 5 ～ 6 h 的人发生或死于冠心病的风险增加了 48%[75-76]。这些研究没有特别涉及失眠，但就像在高血压中的证据一样，失眠与睡眠时间短结合可能会进一步增加冠心病的风险。为此，瑞典三月队列研究（Swedish National March Cohort）收集了 41 192 名成年人的习惯性睡眠时间、入睡困难、维持睡眠、早醒和非恢复性睡眠的信息，并对参与者进行了 13.2 年的冠心病、卒中、心力衰竭和心血管疾病死亡随访。睡眠不足 5 h 的人发生心肌梗死的风险增加了 42%（95%CI 1.15 ～ 1.76）。在调整了 BMI 和抑郁症状后，风险有所减轻，但那些睡眠时间短且有失眠症状的人风险更高[75]。

一些小型研究表明，失眠可能是减少冠心病发病率和死亡率的新治疗目标。一项小型初步研究将 29 名失眠患者（定义为失眠严重指数＞ 10）随机分为基于网络的 CBT-I 或睡眠卫生建议组，在治疗组中显示出失眠严重指数和血压的临床降低，但无统计学意义[77]。

## 未来的研究方向和潜在治疗目标

研究不同类型的失眠，例如具有短时间客观睡眠的失眠，有助于更好地描述失眠作为发生心血管疾病和心血管事件的风险标志或病因因子的作用。实验性研究还可以评估病理生理机制，如肾素-血管紧张素-醛固酮系统和交感神经系统的激活或皮质醇调节的改变。需要进一步研究失眠和情绪障碍，特别是抑郁症，在心血管疾病的发生和流行中的独立和联合作用。最后，失眠在心律失常患者中的作用是一个相对未研究的领域，甚至缺乏交叉性和观察性数据。

目前仍然存在的挑战包括一致使用失眠及其不同表型的诊断标准，以提供更一致的研究。目前文献中对失眠的确切定义的变化可能导致异质性，需要谨慎解释结果。尽管如此，目前的数据总体上表明，各种心血管疾病患者中普遍存在失眠，而在某些情况下，失眠症状可能会预测心血管疾病的发生。失眠的存在也可能作为合并心血管疾病患者中不良结果的标志。此外，失眠伴随着睡眠时间短可能是一个不同的类型，会带来额外的心血管疾病风险。小型研究表明，CBT-I 及其改良疗法在合并失眠和心血管疾病的个体中耐受良好，并且可以改善失眠症状[63, 77]和生活质量[63]。需要进行更大规模的研究，以确定治疗失眠是否也可以改善心血管疾病结果。

### 临床要点

失眠是一种很常见的睡眠障碍，许多前瞻性研究表明失眠与发生高血压、冠心病和心力衰竭的风险增加之间存在关联。交感神经系统活性增加、炎症标志物升高以及下丘脑-垂体-肾上腺轴的失调可能是失眠与心血管疾病之间关联的潜在机制。失眠症状与客观的睡眠时间短结合可能反映出更严重的表型，可能会进一步增加心血管健康的不良风险。

## 总结

失眠是全球最普遍的睡眠障碍，对公共卫生产生广泛影响。无论是横断面研究还是前瞻性研究都已经证明了失眠与高血压、冠心病和心力衰竭之间的关联。潜在的病理生理机制包括交感神经系统活性升高、炎症和下丘脑-垂体-肾上腺轴的失调。小型随机对照研究表明，在这些人群中，失眠治疗在改善失眠症状和生活质量方面是安全和有效的，但需要更大规模的随机对照试验来探讨失眠治疗是否也可以改善心血管疾病的结果，并更好地描述这些关系的病理生理机制。

### 参考文献和拓展阅读

请扫描书后二维码，获取参考文献和拓展阅读资源。

# 其他疾病

# 第 17 篇



## 第 152 章

## 导论

*Christine Won，John Park，Lisa F. Wolfe*
王　冉　译　王学义　审校

大多数睡眠专家和其他医学专家都认为，睡眠质量和睡眠障碍会影响健康和生物学水平的许多方面。最初，引起关注的是睡眠障碍对心脑血管健康的影响。近年来越来越多的证据表明，不良的睡眠和睡眠障碍也会影响其他看似与睡眠无关的各个器官系统。本篇各章探讨了睡眠和睡眠障碍的影响，尤其是在内分泌、肾和胃肠道系统中。此外，还讨论了睡眠与疼痛、疼痛性疾病以及镇静之间的关系。最后，深入探讨了睡眠在癌症等危及生命的疾病患者中的作用。本篇旨在揭示睡眠与其他躯体疾病之间的双向交互关系。

睡眠和激素相互影响。不充足或不规律的睡眠会扰乱对人体生理的复杂通路的调节。此外，睡眠紊乱还可能破坏生物节律的同步性，而生物节律则决定了激素的高峰和低谷。内分泌失调章节讨论了睡眠与甲状腺功能、肾上腺疾病、葡萄糖代谢、性激素调节以及肥胖之间的复杂关系，同时也将不同类型的内分泌紊乱与睡眠障碍联系起来。该章还详细评估了甲状腺疾病对睡眠呼吸紊乱的影响。最后，详细阐述了肥胖症（脂肪是人体最大的内分泌器官）相关的内分泌疾病与昏睡、思睡以及睡眠呼吸障碍的关联。

睡眠在终末期肾病和血液透析患者中的影响很少被提及。第 157 章阐述了常被忽视的与睡眠有关的运动、呼吸紊乱和肾病之间的关系。此外，该章还讲解了与终末期肾病有关的代谢紊乱，以及血液透析对睡眠质量、结构和节律的影响。

近年来，肠道菌群对睡眠的影响成为一个不断发展的研究领域。本篇探讨了肠道微生物如何影响睡眠和思睡。同时也讨论了不常被注意到的疾病中的睡眠紊乱，如胃食管反流、肝病和肠道综合征。看似与睡眠问题无关的器官功能障碍，可能与睡眠和思睡的发生机制密切相关。

本篇还讨论了睡眠医学在危重症和癌症领域的新兴应用。在这些疾病的状态下，健康的睡眠并未得到充分重视。正如本章所述，睡眠是身心康复过程中不可缺少的一部分。因此，保持良好的睡眠不仅仅是一种奢侈品，更是康复和长期健康至关重要的必需品。重症监护室中控制光线和噪声等简单的干预措施常常被忽视，但它们可以改善睡眠、减少谵妄，并促进康复。虽然睡眠与炎症、组织损伤和愈合之间关系还处于初步研究阶段，但通过干预睡眠有可能改善疾病的预后。

最后，本篇还将探讨睡眠与疼痛之间的关系。疼痛作为一种主观感受，在一定程度上可能受睡眠的影响。同时，疼痛也可能会干扰睡眠，从而影响生活质量和健康水平。该章还分析了一些涉及睡眠剥夺和疼痛耐受性的实验。在慢性疼痛综合征中，如纤维肌痛或慢性肌痛性脑炎，疼痛与睡眠之间的联系似乎不可避免。大量的证据表明，睡眠不足可能会使疾病恶化。因此，在治疗过程中，保证高质量和充足的睡眠与良好的营养和运动同等重要。

麻醉医生逐渐开始重视疼痛-睡眠-镇静之间的关系。对于围手术期患者来说，适当管理可能取决于患者的睡眠质量和睡眠障碍。麻醉学和睡眠医学的交叉融合变得更为重要，有证据表明，睡眠障碍的管理可能会改善围手术期结局。

这些涉及“其他躯体疾病”的章节对于睡眠医学的影响也同样至关重要。新兴科学支持睡眠在内分泌、肾和胃肠道疾病，危重症、癌症和疼痛综合征患者，以及围手术期中的病理生理学和治疗的作用。

## 参考文献和拓展阅读

请扫描书后二维码，获取参考文献和拓展阅读资源。

# 睡眠与癌症在生命周期中的关系

# 第 153 章

*Sheila N. Garland，Eric Zhou，Marie-Hélène Savard，Sonia Ancoli-Israel，Josée Savard*

王　冉　译　王学义　审校

**章节亮点**

- 癌症（cancer）患者在治疗前、治疗期间和治疗后的长期生存期间普遍存在睡眠紊乱和失眠问题。
- 体动仪数据显示，癌症患者的睡眠-觉醒模式被破坏，尤其是在接受化疗期间这种破坏更为明显。
- 辅助治疗、药物副作用、夜间潮热、疲劳、疼痛、心理障碍（如抑郁、焦虑）以及行为因素等多种癌症特异性因素可能引发或加重睡眠紊乱。
- 越来越多的证据支持非药物干预（尤其是认知行为疗法）、正念疗法和运动疗法对于治疗癌症相关的睡眠紊乱的有效性。
- 儿童癌症患者的存活率不断提高，这使得需要关注睡眠问题的存活者数量不断增加，应该采取与年龄相适应的相关干预措施。
- 在临床护理中，癌症的护理人员常常被忽视，与接受护理的患者相比，他们的睡眠质量更差。
- 癌症晚期患者的睡眠表现复杂，存在失眠或嗜睡现象，并且会受药物或治疗相关副作用的影响变得更为复杂。
- 需要关注睡眠的临床和研究工作，以便更好地制订和验证预防策略，减轻失眠对癌症康复和长期生存的潜在影响。

## 引言

癌症患者在治疗前，化疗、放疗或维持治疗（例如激素疗法）期间，以及治疗结束后所面临的睡眠紊乱是一个主要问题[1-2]，这种睡眠问题会导致长期生活质量下降[3-4]。本章旨在探讨与癌症相关的睡眠障碍及其在整个生命周期中的治疗，并针对儿童和青少年癌症患者、儿童期癌症成年存活者、晚期癌症患者和癌症护理人员的睡眠紊乱进行专门的讨论。考虑到大多数癌症患者将花费更多时间从疾病中康复，而不仅仅是接受治疗，识别和治疗睡眠问题对于促进长期整体健康至关重要。

## 成人癌症患者的睡眠紊乱

癌症领域的研究主要集中在失眠症状或障碍的识别和治疗方面，而对于其他与睡眠健康相关的问题关注较少[6]。这些文献的一些定义也存在不够清晰的问题，导致对癌症患者睡眠的整体认识存在一些误解。在本章中，我们详细讨论了与睡眠相关的问题（如失眠症状或障碍），并使用睡眠紊乱（*sleep disturbance*）或睡眠困难（*sleep difficulties*）这样的专业术语来替代无法进一步具体说明的一般改变。

### 癌症相关的睡眠紊乱和失眠的患病率

早期关于癌症相关睡眠紊乱和失眠的研究大多是横向研究，主要聚焦在治疗后期进行。研究发现，约 30% ～ 50% 的癌症患者报告存在睡眠困难，但由于小样本、便利抽样方法和单一的睡眠测量方法的限制，只有约 20% 的患者符合失眠障碍的诊断标准[7-14]。此外，通常会在治疗结束后的数月甚至几年对睡眠问题进行评估。由于横向研究的性质，这些研究并未提供关于睡眠障碍在整个癌症治疗过程中的自然演变（发生率、缓解率、持续性）的相关信息。

近期，两项大型纵向研究对异质性癌症样本中的睡眠障碍随时间的演变过程进行了评估。近 1000 名等待手术的患者在围手术期间和术后的 2 个月、6 个月、10 个月、14 个月和 18 个月进行了基线评估[15-16]。在基线评估时，约 59% 的人报告存在失眠症状，其中约 28% 的人符合失眠障碍的诊断标准[17]。尽管诊断比例随着时间的推移呈稳步下降趋势，但在 18 个月后仍有约 36% 的患者报告存在失眠症状，其中约 21% 的患者符合失眠障碍的标准。此外，总体持续率（即在 2 ～ 4 个月间隔内出现连续两个时间点的失眠）为 51%，约有 35% 的患者连续出现三个时间点的失眠。失眠呈慢性持久性发作特点，持续失眠的比例为 69% ～ 80%。

另一项大型前瞻性研究评估了 823 名计划接受至少 4 个化疗周期的患者，在化疗的第 1 和第 2 周的第 7 天评估了睡眠困难的情况，同时对不同癌症分期患者进行了比较[18]。在第 1 周，约有 80% 的患者报告存在失眠症状，其中约 43% 的患者符合失眠障碍的诊断标准；而在第 2 周，这些比例分别下降至 68% 和 35%。在第 1 周睡眠良好的患者中，约 35% 的人在第 2 周出现了失眠症状，10% 的人患了失眠障碍。

睡眠紊乱的发生率似乎因癌症发生的部位不同而有所差异，乳腺癌和卵巢癌患者的睡眠紊乱发生率较高，前列腺癌患者的发生率较低[19-21]。对泌尿道和胃肠道癌症患者的分析显示，男性和女性患者之间睡眠紊乱发生率没有差异，这表明女性乳腺癌和妇科癌症患者睡眠紊乱的高发率并非完全归因于性别的差异[16]。一项纳入 29 项研究的荟萃分析显示，头颈癌患者术前的失眠率为 29%，治疗期间为 45%，治疗后为 40%[22-25]。采用基于 DSM-5 的失眠障碍诊断标准，失眠的患病率在治疗前后分别为 21% 和 23%[5]。

## 长期存活的癌症患者相关睡眠紊乱与失眠

睡眠紊乱和失眠似乎是癌症存活者中持续时间最长的症状之一。与之前提到的研究一致，乳腺癌存活者在治疗期间和治疗后睡眠紊乱高发，且有研究表明睡眠紊乱是长期持久存在的问题[26]。此外，尽管其他症状可能逐渐减轻或消失，但睡眠紊乱的症状一旦出现，可能持续存在。在一项为期 5 年的随访研究中，190 名乳腺癌患者与健康对照组相比，在生活质量评分方面与同龄人相似或更高，但睡眠问题和认知功能仍然明显受损[27]。其他类型的癌症也存在着长期睡眠障碍的高发率。在一项针对 77 名手术后至少存活 3 年的头颈癌患者的调查中，83% 的患者报告睡眠较差[28]。另一项针对确诊 5 年后的肺癌患者的病例对照研究发现，56.6% 的肺癌存活者睡眠较差，而非癌症对照组仅为 29.5%[29]。此外，对在诊断肺癌之前没有睡眠困难的参与者，约 49% 的患者在随后的 8 年左右生存期内会出现一些睡眠问题。考虑到睡眠紊乱与神经认知功能受损有关[30]，以及与许多精神障碍的发展风险增加和康复恶化有关[31]，癌症存活者持续的睡眠紊乱对整体康复具有重要影响。

## 癌症患者睡眠紊乱的客观评估

虽然临床上不建议采用客观评估来诊断失眠[32]，但它们可以用来描述和（或）量化癌症存活者体验到的睡眠紊乱类型。体动仪是一种无创的、连续的睡眠-觉醒节律动态测量方法，可以用来客观地描述癌症患者的睡眠和节律[33-35]。癌症患者与健康对照组的对照研究一致表明，癌症患者日间和夜间活动的差异较小，这是昼夜节律紊乱的一种模式[36-42]。体动仪的客观数据显示，在晚期癌症患者中，尽管睡眠维持时间正常，但碎片化睡眠程度较高[43]。

一些研究使用多导睡眠监测（PSG）来评估癌症患者的睡眠紊乱[44]。最早的一项采用 PSG 的研究比较了无睡眠问题的乳腺癌或肺癌患者、失眠患者和正常睡眠的健康志愿者的睡眠状况。研究结果显示，失眠患者的总睡眠时间最短，而肺癌患者的睡眠潜伏期最长，睡眠效率最低，夜间觉醒时间也最长[45]。在一项纳入 56 名接受化疗、放疗和激素治疗的早期乳腺癌女性患者中，睡眠潜伏期、快速眼动睡眠潜伏期、睡眠觉醒后唤醒时间、睡眠效率以及睡眠时相分布与同龄健康女性相似[46]。同样，在对 26 名，平均治疗后 4.5 年的乳腺癌存活者进行 PSG 评估时，（其中有 50% 睡眠质量较差）他们的平均睡眠效率为 86%，入睡潜伏期为 13 min，觉醒后的唤醒时间为 48 min[47]。在该研究中，睡眠质量较好和睡眠质量较差的患者 PSG 测量结果无显著差异。然而，睡眠质量差的女性的周期性腿动次数明显增加（每小时 122 次 *vs.* 每小时 24 次）。与此相反，另一项研究采用 PSG 评估了 114 名晚期癌症患者的睡眠情况，结果显示这类患者的睡眠数量和质量均降低，平均睡眠效率仅为 77%，几乎没有慢波睡眠[48]。然而，对癌症患者的睡眠进行客观评估具有一定挑战性，因被研究者拒绝、参与者不配合或症状持续而未能招募足够的样本[48-49]。

## 癌症患者中除失眠外的睡眠障碍的患病率

尽管文献有限，且主要涉及头颈癌、肺癌、脑肿瘤和乳腺癌患者，但研究结果表明，癌症患者还存在失眠以外的睡眠障碍。在一些小规模研究中（涉及 17 ～ 33 名患者），头颈癌患者阻塞性睡眠呼吸暂停（obstructive sleep apnea，OSA）的患病率为 12% ～ 92%[50-51]。也有证据表明，OSA 可能与这些患者手术和放疗等治疗方式有关[52]，有必要进行前瞻性研究来确定 OSA 在多大程度上是由癌症本身或癌症的治疗引起或加剧的。一项纳入 29 项研究共 2315 例头颈癌患者的荟萃分析显示，以呼吸暂停低通气指数（AHI）5 次 / 小时为界，OSA 的患病率为 71%；以 AHI 15 次 / 小时为界，OSA 的患病率为 47%；当 OSA 界定为打鼾时，患病率为 37%。在治疗方式方面，接受手术治疗及放疗、化疗患者总患病率为 67%，仅接受手术治疗的患者为 58%，仅接受放疗、化疗的患者为 50%。同样的荟萃分析还调查了嗜睡（白天过度嗜睡）的患病率，在治愈性治疗和姑息治疗期间，过度嗜睡的患病率分别为 35% 和 86%，但仅有两项研究涉及这个方面的问题。当使用 Epworth 嗜睡量表[53]作为评分标准时，嗜睡的总体患病率为 39%。

睡眠呼吸障碍在肺癌患者中也很常见。肺癌睡眠呼吸暂停筛查（SAILS）研究使用家庭睡眠呼吸暂停仪评估了 66 名肺癌患者的横断面样本[54]，大多数（80%）出现 OSA（AHI ≥ 5 次 / 小时），50% 出现中度至重度 OSA（AHI ≥ 15 次 / 小时），白天嗜睡和夜间出现明显的低氧血症也是值得关注的问题。在脑肿瘤患者中，肿瘤切除会使 AHI 显著降低[44]。在完成化疗的乳腺癌女性中，OSA 的发生率也很高，几乎一半的患者（48%）在每小时睡眠中至少有 5 次呼吸事件[55]。在同一研究中，周期性肢体运动（PLM）（即 PLM 指数超过 5）[56]。PLM 和 OSA 这两种睡眠障碍的发生率明显高于年龄相仿的无癌症妇女。PLM 和 OSA 的高患病率可能有助于解释在这一人群中的一些睡眠障碍。然而，其他研究报告称癌症患者、失眠患者和健康志愿者之间的睡眠呼吸障碍数量没有差异[45]。显然，我们需要更大规模的研究来更好地评估在各种类型癌症中 OSA 和 PLM 的患病率。

## 癌症相关睡眠紊乱的发病机制

### 睡眠中断和失眠的具体原因

#### 癌症治疗

癌症治疗通常包括手术、化疗、放疗、靶向治疗、免疫治疗和（或）激素治疗的组合，因为这些治疗会对情绪产生直接的生理影响或副作用，所有这些疗法都有可能引发或加剧睡眠紊乱[57]，其中化疗对睡眠特别有破坏性[3, 58]。与治疗休息期相比，患者称在化疗活动期有更多的主观睡眠障碍（睡眠质量、睡眠持续时间和总睡眠时间较差）[59]。采用主观测量方法的纵向研究也显示，使用化疗[60]的睡眠紊乱的人数在逐渐增加，在化疗周期中失眠率持续升高[18]。另一项研究通过睡眠日记在乳腺癌患者开始化疗前进行前瞻性评估，没有发现化疗对睡眠的影响，但大多数参与者在化疗开始前就已经有了糟糕的睡眠[61]。值得注意的是，包括 PSG 数据的研究未发现在化疗后睡眠参数有显著恶化[62-63]。

化疗似乎对睡眠-觉醒昼夜节律特别具有破坏性[3, 64-65]，尽管治疗也被发现具有不利影响[65-66]。在一项对 85 名乳腺癌妇女的研究中，72 h 体动仪显示第一次化疗与睡眠-觉醒节律的短期干扰有关，而反复化疗则会导致病情逐渐恶化和更持久的损害[64]。有一些数据表明，在早期乳腺癌患者中，一旦癌症治疗期结束，睡眠-觉醒节律就会恢复到癌症治疗前水平，但睡眠问题仍然比匹配的对照组更严重[36]。通过体动仪对 49 名晚期癌症患者的评估进行了研究，发现 45% 的患者在化疗后显示其睡眠-觉醒节律模式会持续恶化，夜间活动水平增加，白天活动水平下降[67]。同样，180 例乳腺癌患者反复化疗与夜间褪黑素生成进行性减少相关[69]，通过体动仪评估睡眠时间、夜间清醒时间和睡眠效率，可以观察到一些好转，但这些数值仍然低于基线值[69]。

通过体动仪对接受异体造血细胞移植的患者 6 个月的睡眠-觉醒周期和生活质量进行前瞻性分析，数据显示，白天活动持续时间较长和晚上活动较早下降与生活质量总体恢复较好之间有明显的相关性[68]。

#### 社会因素

研究发现，年龄越大，癌症相关的失眠症风险越低[2, 19, 70]，然而，我们并没有一致使用“更年轻”或“更年长”这一年龄标准。在 861 名乳腺癌存活者自我报告的调查数据中，体重指数与白天嗜睡或睡眠时间短无关[71]。此外，女性或少数种族或少数民族群体（特别是黑种人或非西班牙裔白种人）与睡眠紊乱的可能性增加有关[21]。

#### 其他躯体症状和合并症

许多与癌症相关的躯体症状可能会对睡眠产生负面影响。呼吸困难、泌尿系统症状（如在泌尿生殖系统范围内进行放疗）、胃肠症状（如化疗引起的恶心）和疼痛（如使用芳香酶抑制剂相关）都很可能影响睡眠[65, 72]。此外，化疗中常用的药物，如阿片类药物、止吐药和糖皮质激素也会影响睡眠[73-75]。绝经期似乎是癌症相关睡眠紊乱症状发生或加重的另一个重要因素[76]。事实上，由化疗和激素治疗引起的雌激素缺乏，或在癌症诊断时突然停止激素替代治疗或卵巢切除，可能引发或加剧先前存在的潮热症状。自诉血管舒缩症状的变化与失眠主诉的平行变化显著相关[77]。PSG 测量的严重睡眠紊乱也与乳腺癌女性的夜间潮热有关[78, 46]。

疲劳是癌症患者最常见和最令人不安的主诉之一[79-80]，在积极治疗期间 70% ～ 100% 的患者称感觉虚弱和疲倦，在治疗后约 30% 的患者称感觉虚弱和疲倦[81]。癌症相关疲劳被定义为“一种与癌症和癌症治疗相关的持久的、主观的疲劳感，这种疲劳影响了正常功能”[82]。睡眠中断和疲劳之间的关系似乎是双向的，但患者通常认为疲劳是睡眠不好的结果[85-86]。因此，有证据表明睡眠紊乱是疲劳的重要预测因子[87-90]，但反过来也可能是疾病的预测因子。一项纵向研究表明，在癌症治疗过程中，疲劳症状可显著预示随后失眠症状的增加，而失眠并不能预示随后的疲劳[91]，疲劳对睡眠的影响可能是疲劳引起的行为变化。事实上，疲劳的人往往会在白天多打盹，延迟了他们晚上的睡眠时间。从长远来看，这可能会损害他们的昼夜节律，使夜间睡眠不踏实，睡觉更轻[92-93]。在癌症治疗期间尤为如此，当患者明显劳累时，家属有可能经常鼓励他们休息以恢复健康[94-95]。

疼痛常常被认为是睡眠中断的原因之一，不仅是癌症患者如此，患有其他多种疾病的患者也是如此[96]。在 2862 名门诊癌症患者的样本中，报告失眠症状风险的人数是具有疼痛者的 2.7 倍[97]，这与其他试验证据一致，表明癌症相关的疼痛可以显著预测是否发生或加剧睡眠困难[98-99]。有相关证据表明在癌症存活者中，睡眠紊乱在创伤后应激障碍症状与疼痛强度和疼痛相关障碍之间起到中介作用[100]。还有数据显示，通过体动仪客观评估的男性（而非女性）疼痛时的睡眠紊乱和睡眠-觉醒节律障碍有所增加[101]。解释疼痛和失眠与癌症共病之间联系的一个假设是，疼痛可能是频繁醒来的最初原因，而心理困扰会阻止患者重新入睡[102]。第二个假设解释，睡眠时身体组织会恢复和修复，并可能对疼痛的感知不敏感，睡眠不足将会导致患者难以控制疼痛。这样一来，痛苦和睡眠不好的循环就会成为正反馈而反复发生。

### 其他精神症状或精神疾病

癌症患者的失眠率可能与抑郁症患者的失眠率同样高，因此，临床医生不应忽视癌症患者的睡眠不佳，这可能预示有一些心理困扰的可能性。心理困扰程度高的癌症患者报告睡眠困难的可能性是心理困扰程度低患者的 4.5 倍[97]。此外，在 213 名接受化疗的患者中，失眠仅与焦虑或抑郁评分相关，而与个体因素或癌症或治疗的相关因素无关[104]。在一项新确诊的乳腺癌患者样本中，失眠是最常见的症状，88% 的患者有失眠症状，失眠与高水平的心理困扰和焦虑相关[105]。之前认为治疗前睡眠紊乱归因于新诊断出一种潜在威胁生命的疾病而导致压力和焦虑增加，但与该观点相反，即使是那些自认为不太焦虑的患者，他们的失眠和疲劳的评分也很高。同样，另一项研究显示，46% 患有失眠症的前列腺癌存活者没有焦虑或抑郁的临床表现[106]。因此，有证据表明，尽管失眠和心理困扰是相互关联的，仍有相当比例的患者只存在失眠症状。

## 睡眠紊乱的临床管理

### 癌症患者睡眠紊乱的评估

一项系统回顾和荟萃分析论述了评估和管理成人癌症患者失眠的最佳实践[81, 107]。建议所有癌症患者在初步确诊、治疗开始、治疗期间、治疗结束、治疗后生存期、复发或进展时、生命结束时或个人过渡期间（如家庭危机）进行睡眠紊乱的筛查。评估过程通常从一个简单的筛选工具开始[108]或问一些问题，如“你是否有入睡困难或睡眠时间过长？你是否感到过度困倦？有没有人告诉你经常打鼾或在睡觉时呼吸停止？”然后推荐筛查阳性的个体完成一个更集中的评估，包括半结构化的临床访谈和有效的措施。

#### 临床访谈

半结构化的临床访谈应涵盖以下内容领域：

**1. 睡眠紊乱主诉的描述：** 患者认为导致睡眠问题的事件（或多个事件），睡眠问题的性质（如入睡困难、睡眠维持困难或早醒），睡眠障碍的频率和持续时间，之前的治疗是否有效；确保有足够的睡眠时间。

**2. 有代表性的睡眠-觉醒模式：** 有代表性的睡眠-觉醒时间的描述包括以下几个方面：晚上躺在床上和早上起床的时间，入睡和醒来的时间；夜间觉醒的次数和每次觉醒的持续时间；晚上醒来的时候做的事情（如查看社交媒体，躺在床上，努力入睡）；打盹的频率、时间和持续时间；周末是否改变睡眠规律。

**3. 个人和家族史：** 有助于确定可能导致个体患有失眠或其他睡眠障碍的原因，患者经常称自己或一个或多个直系亲属既往或现在有失眠或其他睡眠障碍的经历[109]。

**4. 睡觉前的行为、认知和环境状况：** 调查患者在睡觉前从事的活动，例如看电视、玩电脑、忙于其他任务、早睡、努力“强迫”入睡，以及患者在睡觉前的情绪感受。

**5. 睡眠紊乱影响次日功能和补偿行为：** 患者可能称由于睡眠问题难以集中注意力、嗜睡和（或）疲劳、情感障碍或共病身体疾病或精神障碍恶化。他们也可能参与或停止一些活动来试图解决白天的功能障碍，可能包括白天打盹，服用兴奋剂（如咖啡因），取消体育活动或社交活动。

**6. 是否存在其他睡眠障碍：** 许多其他睡眠障碍可能导致（或加剧）目前的失眠症状，或需要考虑是否存在其他合并症。为了评估这些障碍，特别是对各种内在的睡眠障碍体征和症状不太熟悉的临床医生，建议使用一份筛查问卷。虽然存在许多这样的资料[110]，但只有两个是简明的[111-112]，只有一个是既简明又全面的[112]。如果患者表现出一种或多种上述障碍的症状，则需要进行睡眠监测（PSG）。胃肠道癌通常会有缺铁现象，如果患者有不宁腿综合征，临床医生应确定患者有无缺铁问题。如果患者出现化疗药物继发的运动障碍，应开始加用一种多巴胺能药物。如果患者患有阻塞性睡眠呼吸暂停，继发于咽部淋巴结肿大（可见于淋巴瘤或鼻咽癌），则应持续气道正压治疗，并针对这些病因进行根治性治疗。

**7. 治疗史和精神病史：**一些药物和精神疾病及其治疗可能会导致睡眠紊乱并使其复杂化[113]。众所周知，低氧血症患者的睡眠会受到干扰，癌症向肺部扩散或化疗或放疗后肺纤维化引起的低氧血症需要治疗。如果患者有抑郁障碍伴有失眠症状，应同时对情绪障碍和失眠进行治疗；如果癌症所致疼痛影响了睡眠，疼痛必须与失眠同时治疗。有必要对药物（处方药和非处方药）进行全面审核，以确保没有导致功能障碍的潜在物质。应该注意这些药物是否会损害或促进睡眠来决定是在早上还是在晚上服用。抗焦虑药物常被用作催眠 / 镇静药物，以减少入睡前的觉醒时间，但因其耐受性、依赖性和其他潜在的负面后果，建议不作为长期的治疗方案[114-115]。

### 测量工具

一个标准的睡眠日记已经研发出来并被推荐使用[116]，如果使用其他版本，至少应该包括卧床和起床时间（可提供在床上的时间）的信息、睡眠潜伏期、睡眠觉醒次数、睡眠觉醒时间、总睡眠时间、清晨醒来、午睡频率和持续时间、疲劳等级，是否服用兴奋剂（如咖啡因摄入）和药物。建议患者完成 1 ～ 2 周的睡眠日记，以便对基线睡眠模式和失眠严重程度指数（Insomnia Severity Index，ISI）进行评估[117]。在无其他可能共病睡眠障碍的情况下，失眠的诊断不需要使用基于实验室的评估（PSG）或动态评估（体动仪）即可确诊。

## 癌症相关睡眠紊乱的治疗

癌症相关睡眠紊乱的治疗应采用一种针对任何导致睡眠障碍的因素（如潮热、疼痛、疲劳、夜尿症）和长期存在睡眠困难的因素（如不恰当的睡眠行为、对睡眠的异常意念）的综合治疗方法[118]。虽然睡眠紊乱最初可能是由潮热或疼痛等因素引起的，但只治疗这些因素可能不足以解决睡眠问题，因为失眠会迅速自我强化。专家建议将认知行为干预作为药物治疗前的一线治疗，然而，在认知行为疗法生效或可用之前，患者可能需要短期的药物干预[119]，以个体为中心的阶梯式护理方法被推荐用作癌症患者睡眠障碍的非药物治疗[81]。

## 癌症相关睡眠紊乱的循证治疗

### 药物治疗

催眠药物，尤其是苯二氮䓬类药物，是目前治疗癌症患者睡眠紊乱最常用的处方药物。一项对 1984 年癌症存活者进行的研究发现，41% 的人在被诊断出癌症后曾接受过安眠药的治疗，23% 的人目前正在服用这种药物[120]。他们的平均服用时间为 34 个月，大大超过了 2005 年美国国立卫生研究院关于使用催眠药物不超过 4 ～ 6 周的失眠科学会议的建议时间[121]。美国睡眠医学学会（AASM）最近的一份立场声明仔细回顾了有关处方和非处方失眠治疗的现有文献（行为疗法未被评估）。虽然不是针对于癌症的治疗，但这一声明评估了广泛的潜在药物失眠治疗方案。

依据上述的原则：

- 癌症的睡眠问题无明确的证据支持药物治疗。
- 不首选药物治疗。
- 不推荐非处方药物治疗失眠。

对于病情严重或不能完成行为干预的患者，当出现压力时（如术前）可能需要短期（少于 2 周）或偶尔（每周少于 3 个晚上）需要药物治疗。指南一致认为，药物的选择应根据患者的具体情况，包括年龄、建议治疗时间、睡眠的主诉、药物或酒精滥用史、药物的副作用、治疗的耐受性（包括与其他服用药物之间相互作用的可能性）、对既往治疗的反应以及患者的偏好[118-119]。我们应告知患者所有潜在的伤害或不良影响，然而，这些可能还不完全为人所知，因为很少有试验评估药物治疗抵消癌症治疗的功效和潜力。美国国立综合癌症网络研究了有助于入睡、维持睡眠或提高总睡眠时间的药物[119]。

### 认知行为疗法

2021 年，美国睡眠医学学会发表的临床实践指南中推荐了失眠的认知行为疗法（cognitive behavioral therapy for insomnia，CBT-I）[123]，它支持所有成年慢性失眠患者初始治疗都应该采用 CBT-I。该指南进一步建议临床医生应采用共同决策的方法，包括讨论短期使用药物的好处、危害和成本，以决定是否在 CBT-I 治疗无效的成人慢性失眠患者中增加药物治疗[123a]。美国国立卫生研究院召开的关于失眠的科学会议也得出结论，CBT-I 是治疗失眠最有效的方法[121]。

癌症睡眠紊乱和失眠的治疗指南也得出结论，CBT-I 应该作为一线治疗失眠的方法[87, 107, 124]。对 8 项（2015 年之前发表的）癌症存活者（$n = 752$）

的研究进行的荟萃分析结果一致表明，通过 ISI 测量，与常规治疗组、等待治疗对照组和药物治疗组相比，CBT-I（结合刺激控制、睡眠限制、认知重组、睡眠卫生和一些放松疗法）与多种失眠相关结果（包括睡眠效率、睡眠潜伏期、睡眠觉醒时间和失眠症状严重程度）的临床症状和统计学显著改善相关[125]。此外，在 6 个月的随访中观察其疗效持续存在，这表明 CBT-I 具有持久的疗效。

在那项荟萃分析之后，也有其他一些随机对照试验研究也相继发表，进一步支持 CBT-I 治疗癌症患者失眠的效果。在一项对 99 名不同类型的癌症存活者进行的试验中，使用 CBT-I 疗法获得了一些疗效，而这种疗效并没有因为增加药物剂量而得到进一步增强[126-127]。此外，CBT-I 疗法除了改善失眠症状外，还改善了癌症存活者的抑郁症状[128]和整体生活质量[129]。也有一些证据表明，在 CBT-I 治疗失眠后，癌症相关的疲劳感可能会得到改善[130-133]，但在其他研究中也发现了无效的结果[134-135]。这在某种程度上可能是对一些疲劳指标的变化缺乏敏感性，这也表明睡眠和疲劳之间的关系是复杂的。

由于缺乏对 CBT-I 的认识限制了它的推广使用[136]，另一种治疗模式对 CBT-I 的有效性进行了检验，与等待对照组[137]相比，线上 CBT-I 在临床上和统计学上都显示，显著降低了乳腺癌存活者的失眠严重程度、睡眠潜伏期、觉醒次数和总体疲劳感（均具有中等至较大的效应量）。自我引导和视频形式的 CBT-I 也证明了它的有效性，但面对面会谈的效果似乎比媒体网络形式好得多[132，138-140]。目前还没有在癌症存活者身上测试过线上 CBT-I 是否不如面对面 CBT-I。最近的一项随机对照试验发现，在症状较轻的癌症患者中，基于互联网干预的阶梯式 CBT-I 治疗与常规的 6 次面对面 CBT-I 治疗在统计学上疗效相当，这支持了一种观点，即 CBT-I 的阶梯式护理模式是一种有价值的替代方法，相较于常规 CBT-I 更容易获益[140a]。

#### 正念疗法

越来越多的人开始研究正念疗法（mindfulness-based therapies，MBT），因为它们有可能改善癌症存活者的睡眠紊乱和失眠。MBT 通常以标准化项目的形式出现，如正念减压、正念癌症康复或正念认知疗法[141-143]。这些项目都关注正念的培养，通常被定义为对当下时刻开放、无反应、无评判的意识。可以引入各种各样的冥想练习（如全身审视、坐着、走路），以允许参与者在项目过程中逐渐增加冥想的时间来练习正念意识。

目前还没有对 MBT 治疗癌症患者失眠的效果进行荟萃分析，尽管一项针对癌症存活者 MBT 的 6 项随机对照试验的叙述性综述提示，大多数研究没有将睡眠障碍患者作为入选标准，而是使用等待治疗组或常规治疗组作为控制标准[144]。因此，观察到的对睡眠的影响可能是非特异性的作用，或者是抑郁、焦虑和痛苦等共病症状改善后的结果。一项系统综述得出结论，MBT 可能是有效的，但该证据受到样本量小、缺乏对照组、依从性未知和研究中广泛的干预措施的限制[124]。目前最严格的研究之一是采用非劣效性研究设计，对 111 名不同类型的癌症患者进行了研究，并将 8 期 CBT 与正念癌症康复干预（mindfulnessbased cancer recovery intervention，MBCR；正念减压疗法的一种改进）进行比较[145]。在失眠严重程度方面，MBCR 的短期疗效不如 CBT-I 治疗，但在 3 个月的随访中，MBCR 疗效优于 CBT-I，这表明 CBT-I 可较快改善失眠。考虑到失眠的选择标准、药物治疗选择以及在不影响心理压力或情绪的情况下更精确地制订失眠治疗方案，需要进一步评估 MBT 治疗癌症患者失眠的效果。

#### 运动

越来越多的研究专门评估了运动对癌症患者睡眠质量和数量的影响[146-152]。一项对 1691 名乳腺癌患者进行的 15 项运动干预（包括瑜伽）的对照和非对照研究的系统回顾性研究表明，运动通常能改善睡眠[153]。另一项包括 21 项改善 1595 名癌症患者睡眠的运动干预（不包括瑜伽）研究（实验性和准实验性）的分析显示，运动干预对主观或客观睡眠改善没有显著影响[154]。在一项汇总的荟萃分析中，对 17 项随机对照试验的 2173 名患者的个体数据进行了分析，结果显示运动与睡眠紊乱的发生率降低有关，但与睡眠质量无关[155]。这些研究的一个主要问题是，大多数试验并没有根据最小的失眠严重程度或基线睡眠紊乱来选择患者，因此，目前还不清楚运动是否足以治疗临床上显著的睡眠障碍。此外，关于改善睡眠所需的最佳运动类型、频率和运动量的问题尚无明确结论。客观的测量方法，如体动仪运动计数和炎症生物标志物，将有助于理解这些干预措施的潜在生物学机制，并为它们与睡眠结果的关系提供更有力的解释。

## 特殊人群的癌症与睡眠

### 儿童及青少年

儿童期癌症很罕见，美国每年新诊断的儿童癌症病例不到 1.6 万[156]。因此，研究儿童癌症患者睡眠的文献受到样本量以及该人群中癌症（及其相关治疗）多样性的限制，更复杂的问题是，儿童的实际睡眠和他们父母告知的睡眠之间可能存在差异[157]。针对这一人群建议临床医生评估包括工作日（通常是上学日）和周末的一段时间内的睡眠，因为他们的睡眠状况可能存在变化[158]。

多达 25% 的健康儿童有睡眠问题[159]。因此，当儿童被诊断患有癌症并随后接受治疗时，可能会加剧这类人群本来就存在的睡眠问题。儿童癌症的治疗会直接影响他们的睡眠和昼夜活动节律，其中包括使用皮质类固醇[160-161]，这是治疗最常见的儿童癌症（如急性淋巴细胞白血病）的核心治疗方案。此外，尽管患儿睡眠充足，但脑癌的治疗可能会导致他们白天过度嗜睡[162]。儿童癌症的治疗也会间接影响睡眠，例如，儿童在不熟悉的医院环境中睡觉、噪声和强灯光水平、医务人员查房打扰，这些会导致总体睡眠时间减少，夜间觉醒次数增加[163]。最后一个需要注意的因素是，儿童患癌症后，父母的行为对患儿睡眠的影响。治疗阶段的睡眠问题并不一定会在治疗结束后长期存在，然而，癌症患儿的父母在睡眠相关不良行为（例如，在床上使用电子设备）方面对患儿更宽容，这可能是由于他们的孩子患有威胁生命的疾病的情况下设限困难[164-165]。

大量数据表明，行为干预对儿童失眠是有效的[166]。然而，这些研究中很少调查有特殊需要的儿童，包括儿童癌症。有限的数据表明，CBT-I 适用于患有癌症的青少年，我们既要关注发育问题（如睡眠时间延迟），也要关注与癌症相关的问题（如疲劳），这些问题可能会影响他们的睡眠[167]。

目前很少有研究调查癌症儿童中除失眠以外的睡眠障碍的发病情况。有一项研究报告称，19% 的儿童癌症存活者存在睡眠呼吸障碍[168]的风险，而健康儿童中这一比例不到 5%[169]。这可能是由于在治疗期间长期接触皮质类固醇的儿童和患有影响下丘脑–垂体–肾上腺轴的中枢神经系统功能性肿瘤的儿童患肥胖症的风险性增加[170]。

## 儿童期癌症的成年存活者

超过 80% 被诊断为癌症的儿童至少能存活 5 年[171]，随着治疗方法的改进，这个数字还在增加。人们越来越关注如何处理癌症的长期后遗症，包括睡眠质量差的问题。睡眠问题会影响他们的健康。睡眠质量差的儿童癌症成年存活者患抑郁症的可能性是正常健康人的 5 倍[172-173]。通过儿童癌症存活者研究（CCSS）在内的美国国家队列研究，可以更好地了解这一人群中睡眠障碍的发病情况。在 CCSS 的数据中，我们看到大约有 17% 的儿童期癌症的成年存活者报告存在睡眠障碍[173]。此外，儿童期癌症的成年存活者比他们的兄弟姐妹更有可能存在睡眠效率低、白天嗜睡和使用睡眠补充剂的情况[174]。女性、未婚、患有抑郁症或有治疗史的存活者更容易感到疲劳[173]。小型研究数据显示的睡眠中断比例甚至更高，约 28% 的儿童期癌症成年存活者报告睡眠效率低于 85%[175]。值得注意的是，在这项研究中，调查人员还研究了这些存活者的医疗记录，他们完成的睡眠调查问卷结果表明睡眠效率低下，但只有 1/3 的睡眠不良患者有睡眠问题的医疗记录。在这个研究组和所有癌症研究组中都强调了一个一致性的问题：在癌症的背景下，睡眠问题没有得到充分关注，经常被忽视。

## 晚期癌症患者

几乎所有晚期癌症患者都报告有不同程度的睡眠中断，大约有一半到 3/4 的癌症治疗或姑息治疗诊所的门诊患者都称有睡眠紊乱[43，176-177]。据估计，多达 96% 的晚期癌症患者有睡眠困难[178-181]。当采用结构式临床访谈评估时，在 51 名接受癌症姑息治疗的社区患者样本中，69% 的患者存在一些睡眠–觉醒紊乱，其中 22% 的患者有失眠障碍（+10% 的患者有亚临床综合征症状），22% 的患者有过度嗜睡障碍（+8% 的患者有亚临床综合征症状）[182]。在一项转移性乳腺癌患者的研究中，63% 的患者报告有睡眠紊乱，入睡困难与抑郁情绪和疼痛有关，而夜间觉醒次数增加则与抑郁情绪有关[183]。同样，另一项 101 名晚期癌症（任何类型）患者的研究发现，睡眠困难与疼痛增加、抑郁情绪和焦虑症状以及较低的幸福感有关[184]。在一项前瞻性研究中，15% 的晚期癌症患者有睡眠紊乱（失眠或过度嗜睡），29% 的患者在姑息治疗中心初次治疗时就有亚临床表现。入院后，这一比例分别上升到 26% 和 37%。在这两个时间点之间，67% 的患者的睡眠状态发生了变化，睡眠恶化（46%）的频率明显高于改善（21%）的频率[185]。另一项研究发现，与健康对照组相比，晚期肺癌患者称睡眠质量较差且白天嗜睡较多，他们的睡眠紊乱的特征是呼吸困难、咳嗽、夜尿症和睡眠觉醒次数较多，所有这些问题都可能提示睡眠呼吸障碍[186]。据估计，接受姑息治疗的头颈癌患者中，有一半（52%）有失眠的体验[22]。另一项研究表明，在 102 名接受姑息治疗的晚期患者中，睡眠质量差、使用睡眠药物以及有绝望感和抑郁情绪是加速死亡的最主要的因素，因此，须强调对这些患者提供适当的睡眠管理。

尽管晚期癌症患者睡眠需求很高，但目前的研究在很大程度上忽视了这部分人群。缺乏常规筛查步骤和没有适当的筛查措施影响了对晚期癌症患者睡眠紊乱的评估。晚期癌症患者受到相对较少关注的其他原因包括这一群体复杂的医疗需求，或认为睡眠中断是疾病或治疗的预期副作用，常规使用药物解决睡眠问题以及适应非药物疗法困难。在为数不多的评估晚期癌症患者的干预措施的研究中，有一项研究开发并尝试了认知行为治疗和环境干预措施，以改善接受姑息治疗的社区居民患者的失眠和嗜睡问题[182]。干预措施包括 60 min 的个体治疗，确定最相关的行为（如限制午睡、刺激控制）、认知（如挑战关于需要限制活动以保存能量的信念）和环境（如减少卧室噪声、确保白天光照）策略，并向患者提供一本小册子，帮助他们在随后的 3 周内应用这些策略。作者称在招募研究对象时遇到了相当大的挑战，特别是由于有限的条件或功能迅速下降、需要及时开出新的催眠或精神兴奋药物以及参与者的高拒绝率而受到限制。尽管依从性不同，但失眠患者都反馈了对干预的满意和睡眠问题的改善。其他以睡眠为重点的短期干预措施也称，尽管努力减少参与者负担[187]并降低他们对治疗效果的心理预期，但在招募研究对象方面仍存在挑战[189]。这些因素突出说明了对这一人群提供干预措施方面的一些挑战，也需要更多的研究来寻找正确平衡治疗效果和参与者负担的方法。

### 癌症护理人员

照料癌症患者的负担是巨大的。癌症护理人员往往是潜在的患者，因为他们的生活中需要关注身患危及生命疾病的患者。因此，尽管持续的睡眠中断普遍存在，却大多被忽视。那些为儿童和成人癌症患者提供护理的人员普遍报告睡眠不足或睡眠质量差[164, 190]。据估计，多达 40% 的护理人员称至少有一种睡眠问题，如睡眠时间短、夜间觉醒次数多或白天功能障碍。癌症护理的一个主要问题是，他们睡觉时要一直“睁着一只眼睛”，因为需要保持警惕，以便患者需要他们[191]。癌症患者的睡眠不好似乎会影响护理人员的睡眠，反之亦然[192]。不幸的是，针对癌症护理人员睡眠紊乱的行为干预研究有限[193]。

## 未来方向

鉴于睡眠问题在癌症患者中的普遍性和严重性，迫切需要制订预防和早期干预计划，以改善全球 1700 万确诊癌症患者的整体感受和康复情况[194]。因为尚不清楚是否可以为这些患者提供相同的治疗方式，我们需要对儿童、青少年和年轻成人癌症患者、儿童期癌症存活者、晚期癌症患者和癌症护理人员进行更多的研究，包括调查非药物干预对睡眠紊乱有效性的临床研究，这些干预措施的有效机制也值得研究。最后，需要注意制订和检验干预措施的可行性，以预防癌症诊断和治疗期间睡眠紊乱的发展和（或）恶化，并保持患者总体生活质量。

### 临床要点

- 睡眠障碍是癌症患者最常见和最令人痛苦的主诉之一。如果不进行治疗，这些症状会严重损害患者的生活质量。
- 睡眠问题风险最高的人似乎是女性、年轻人、接受化疗以及有其他躯体和心理疾病的人。
- 临床医生应定期筛查患者是否有睡眠紊乱，如果存在，可以实施相应的治疗措施。

## 总结

有确凿证据表明，癌症患者从治疗前一直到生存期内，睡眠紊乱和失眠的发生率都较高。某些癌症可能增加其他睡眠障碍，如睡眠呼吸暂停、嗜睡和睡眠相关的运动障碍的可能性。一些人口统计学和临床特征，包括女性、年龄较小、接受化疗以及患有其他躯体和心理疾病似乎与睡眠高患病率有关。建议在癌症诊断、定期复查、过渡期 / 压力期以及生存期进行规律的睡眠评估。与药物治疗相比，我们更愿意推荐非药物治疗，药物治疗仅短暂、间歇性使用或用于非药物治疗不可用或不可取的情况和人群中。有力的证据表明癌症的非药物治疗 CBT-I 是有效的，其他正念疗法和运动疗法也是有益的。

### 参考文献和拓展阅读

请扫描书后二维码，获取参考文献和拓展阅读资源。

# 纤维肌痛和慢性疲劳综合征

# 第 154 章

Vivian Asare，Douglas Kirsch，Christine Won

任若佳　王　冉　译　王学义　审校

**章节亮点**

- 与睡眠相关的问题和困扰是纤维肌痛（fibromyalgia，FM）和慢性疲劳综合征（chronic fatigue syndromes，CFS）的主要特征。睡眠质量会影响患者的疼痛和疲劳症状和生活质量。虽然睡眠质量差被认为是一种常见症状，但目前对睡眠紊乱在 FM 和 CFS 中的病理生理学作用知之甚少。
- 在 FM 和 CFS 的患者中已经发现了一些多导睡眠图的特征，而睡眠脑电图与 FM 和 CFS 日间症状的相关性尚不清楚。由于传统的睡眠阶段评分以及量化睡眠脑电图的方法可能不够敏感，因此无法检测到 FM 或 CFS 患者的相关睡眠变化。
- 继发的睡眠紊乱可能会影响 FM 和 CFS 患者的睡眠质量，因此治疗睡眠紊乱可能会提高对这些综合征的治疗效果。针对睡眠障碍或睡眠主诉问题的靶向治疗包括药物及非药物疗法。

## 纤维肌痛与睡眠

纤维肌痛的特点是全身性疼痛、慢性疲劳和非恢复性睡眠。2016 年，美国风湿病学院修订了该疾病的诊断标准，包括压痛点标准和患者自我报告的疼痛评估，且症状至少持续 3 个月[1-3]。FM 的全球患病率约为 3% ～ 8%。大约 75% 的 FM 患者是女性，大多数患者年龄在 30 ～ 50 岁[4]。

虽然目前 FM 的诊断标准不包括明确的睡眠问题，但睡眠紊乱、睡眠质量差和日间疲劳是常见的。实际上，唯一比睡眠相关问题更常见的是疼痛症状[5]。非恢复性睡眠与躯体症状和疼痛严重程度密切相关。有研究显示一个晚上的非恢复性睡眠通常会导致次日清晨疼痛感加重，同时会加剧下午的疼痛，最终在一天结束时给身体活动带来更大的影响[6]。FM 的病因尚不完全清楚，但推测可能与中枢神经系统的功能紊乱有关。睡眠障碍在 FM 中的病理生理作用目前尚不清楚，尽管人们认识到这是一种常见的症状。

### 纤维肌痛的多导睡眠图特征

与健康个体相比，FM 患者在多导睡眠监测（polysomnographic，PSG）中表现出更明显的睡眠问题。FM 患者的入睡潜伏期、觉醒指数、觉醒次数和觉醒时长均有增加的趋势，而总睡眠时间和睡眠效率下降[7]，睡眠周期转换次数增加，N2 期睡眠持续时间缩短[8]。控制年龄的混杂因素后，PSG 数据显示 FM 患者总的快速眼动（rapid eye movement，REM）睡眠和慢波睡眠时间减少，这些变化与肌肉骨骼和情绪症状增加有关。FM 患者主观睡眠质量的最佳预测指标是由 PSG 检测到的在床上清醒的时间[9]。这些 PSG 发现显示，患者主诉的睡眠问题并非既往研究认为的完全是由睡眠错觉造成的[10]。

目前已经用功率谱和频域分析描述了几种睡眠脑电图（electroencephalography，EEG）的微观结构。β 波（14 ～ 38 Hz）被认为是反映了觉醒状态，它与睡眠感知减弱有关，也与抑郁症有关。当在睡眠期间通过实验引起肌肉和关节疼痛时，波谱分析中可见 β 波和 α 波（8 ～ 13 Hz）增加，而 δ 波（0.5 ～ 4 Hz）和 σ 波（12 ～ 14 Hz）降低[11]。σ 波（睡眠纺锤波）是由皮质-丘脑网络产生的，它可能是睡眠期间缺乏知觉和反应迟钝的原因，并且与深睡眠的感知有关。即使在控制了年龄、抑郁症或其他精神疾病等因素的情况下，FM 患者在 N2 期睡眠中每分钟显示出更少的睡眠纺锤波，且纺锤波频率降低。N2 期睡眠中纺锤波数量和纺锤波频率活动的减少可能会影响丘脑的感觉处理，并与较低的疼痛阈值有关[12]。

在 FM 患者的睡眠脑电图中表现出枕部 α 波（8 ～ 13 Hz）扰乱，α 波与健康人闭眼时的放松觉醒有关[13-14]。有研究发现在 70% 的 FM 患者中存在 α 波扰乱，而在对照组中只有 16% 的患者发现此现象[14]。睡眠中的 α 波活动有两种模式：①阶段性 α 脑电波睡眠或 α-δ 睡眠，它表示叠加在慢波睡眠

δ 波上 α 波的活动模式（71% 有 α 波扰乱的 FM 患者可出现）；②持续性 α 波睡眠，α 波出现在整个非快速眼动（non-rapid eye movement，NREM）睡眠期（29% 有 α 波扰乱的 FM 患者可出现）。α - δ 睡眠与更差的睡眠效率和严重的睡眠感缺失、较长的疼痛持续时间及严重的晨僵和疼痛有关。在 FM 患者中，α - δ 睡眠占比在夜间呈指数增长，而在健康对照组中没有发现[15]。在 100% 出现 α - δ 睡眠、25% 出现连续性 α 脑电波睡眠以及 58% 未出现明显 α 波扰乱的 FM 患者中，报告有非恢复性睡眠。α 波扰乱也与睡眠期间的警觉症状有关，表现为因外界刺激醒来的倾向增加，以及有睡眠不足或不清醒的感觉[16]。FM 患者抑郁情绪或记忆问题与任何一种 α 波活动模式之间没有相关性[17]。

α 波扰乱是否会引起或导致慢性疼痛尚不清楚。当在慢波睡眠期间对肌肉和关节施加疼痛刺激时，会观察到 δ 波减少和 α 活动增加的唤醒效应。另一方面，对皮肤浅层疼痛的刺激在睡眠期间并不引起同样的脑电图反应，这表明是深层而非浅层的疼痛改变了睡眠结构[11]。此外，α 脑电波睡眠可能会使个体因疼痛或其他刺激而增加唤醒性。并非所有的研究者都认为睡眠期间出现的 α 波脑电图是有意义的，因为它们也发生在 15% 的正常人和 40% 的其他疼痛综合征（如类风湿关节炎）的患者中[18]。大多数表现出这种模式的受试者都有与疼痛无关的身体或精神状况[19]。在正常人中，慢波睡眠期间 α 波扰乱可能由听觉或深层疼痛刺激引起，并与睡眠紊乱的主观主诉有关[20]。

α 波脑电图的发现虽然不是 FM 患者所特有的，但与非恢复性睡眠的主观感受有关。这种脑电波的数量与疼痛的客观测量有关，用药物减少 α 波扰乱会导致睡眠和疼痛的感知得到改善。这种脑电图结果所发生的生化和细胞过程尚不清楚，需要进一步研究。

周期性交替模式（cyclic alternating pattern，CAP）描述了一种现象，即脑电图活动在非快速眼动睡眠中是周期性的。CAP 的特点是一系列与脑电活动背景不同的瞬时皮质电活动事件，每隔 1 min 发复发生一次。这种周期性活动最初被认为是觉醒，现在被认为是睡眠维持和碎片化睡眠的过程。CAP A1 相被认为是睡眠稳定性的指标，而 CAP A2 和 A3 相是睡眠不稳定或睡眠质量差的标志[21]。与对照组相比，FM 患者的 CAP A2 和 A3 相有所增加。这些亚型出现的频率越高，FM 患者的压痛点数量越多[22]。此外，当 A2 和 A3 相因药物作用减少时，FM 患者的疲劳症状和医院焦虑-抑郁量表（Hospital and Anxiety and Depression Scale，HADS）评分都得到了改善[23]。一些科学家假设，过度的相位性脑电图活动可能反映了脑岛、前扣带皮层和腹内侧前额叶皮层活动的增强或异常，这些区域负责调节异常痛觉的处理。然而，目前仍不清楚 CAP 脑电图的发现是否反映了紊乱的睡眠过程和在 FM 中的致病性，或它们是否为 FM 患者疼痛及其他综合征的后果。

## 纤维肌痛患者睡眠改变的病理生理学因素

调节睡眠并受睡眠紊乱影响的神经机制可能在 FM 的病因学和发展中起作用。几项研究表明，FM 患者脑脊液和血清中的 5- 羟色胺及其代谢物 5- 羟基吲哚 -3- 乙酸水平降低[24-25]。5- 羟色胺能调节疼痛的传递，5- 羟色胺的合成减少会引起痛觉过敏和失眠。5- 羟色氨酸是中枢 5- 羟色胺的前体，清醒时在基底下丘脑的轴突神经末梢释放神经递质，在睡眠状态时其对疼痛感觉过程有着重要的调节作用。5- 羟色胺的减少可能是减少 δ 波睡眠的原因之一，并容易发生 α 波脑电图。有研究发现在 FM 患者的脑脊液中可见高水平的 P 物质，这可能导致 5- 羟色胺缺乏[26]。P 物质似乎是慢性疼痛和应激反应的一个生物标记物[27-28]。研究表明，一些个体因 5- 羟色胺转运体、多巴胺 D4 受体和儿茶酚 -O- 甲基转移酶基因多态性的频率增加而具有 FM 的遗传易感性[29-30]。综上所述，这些发现表明，5- 羟色胺在促进镇痛和睡眠方面都发挥着作用。

5- 羟色胺在松果体中转化为褪黑素。据推测，FM 患者体内 5- 羟色胺的减少会导致褪黑素合成减少，导致睡眠结构异常。有研究显示，FM 患者夜间褪黑素的峰值水平较低，且总褪黑素的分泌量减少[31]。最近的研究表明，与健康对照组相比，FM 患者的褪黑素水平夜间降低，而白天褪黑素水平增加。这种褪黑素分泌的整体失调与感知疼痛、抑郁症状和睡眠质量差有关[32]。褪黑素已被成功用于治疗一些 FM 患者的睡眠-觉醒周期紊乱，并使疼痛、情绪、焦虑和生活质量得以改善[33]。然而，也有研究表明褪黑素水平没有明显差异，褪黑素与疾病持续时间、睡眠障碍、疲劳和疼痛评分之间没有相关性[34-35]。

有大量证据表明，中枢神经系统的疼痛通路敏感性在 FM 的病理生理学中起着关键作用[36]。神经影像学研究表明，FM 患者可能会表现出对疼痛刺激的异常感知，这可能是通过中枢调控导致疼痛上行通路活动增强，或通过下行疼痛抑制通路（如前扣带回皮质和丘脑）活动降低引起的[37]。丘脑区域脑血流发生了变化，丘脑是编码和抑制疼痛传递的区域，经证实，切除猫的丘脑会导致其持续性失眠[38-39]。丘脑区域脑血流的改变可能导致慢波睡眠期间生长激素（growth hormone，GH）分泌的减少，并导致 FM 患者的睡眠改变。大约 1/3 的 FM 患者体内调节 GH 产生的生长调节素 C 或胰岛素样生长因子 -1 水平较低[40]，而外源性 GH 可能会改善他们的睡眠质量[41]。

FM 被认为可能是一种与应激相关的疾病。身体创伤、激素改变和情绪压力等应激源在诱发 FM 及其躯体症状（包括广泛的慢性疼痛）中起着重要作用。应激可直接影响下丘脑-垂体-肾上腺轴和自主神经系统，从而引起中枢改变，使皮质醇减少，导致生长激素调节异常，并引起心率变化和直立倾斜试验中直立性变化的敏感性[42-43]。应激可直接影响睡眠，导致睡眠中断，特别是在慢波睡眠期间进一步调节下丘脑-垂体-肾上腺轴，加剧肌肉骨骼疼痛和疲劳症状。睡眠障碍也与情绪和认知障碍有关，并可能影响应对压力的机制。

## 纤维肌痛的常见睡眠主诉和睡眠障碍

该患者群体中最普遍和最具临床挑战性的主诉之一是睡眠不清醒或非恢复性睡眠，有超过 75% 的 FM 患者存在这种情况[44]。患者经常报告说睡了一晚后感觉不清醒或更糟。此外，FM 患者通常有睡眠碎片化、早醒和失眠的症状[45]。尽管报告了明显的主观困倦和疲劳，但 FM 患者在多次睡眠潜伏期试验（Multiple Sleep Latency Tests，MSLT）中表现出客观的日间困倦比健康对照组少[46]。

原发性睡眠障碍，如睡眠呼吸暂停综合征、不宁腿综合征（restless legs syndrome，RLS）和睡眠周期性肢体运动（periodic limb movements of sleep，PLMS），可能在存在于 FM 患者中。据报道，在风湿免疫科门诊就诊的新诊断为 FM 的妇女中，约有 2% 存在睡眠呼吸暂停综合征[47]。患有 FM 的女性更容易出现睡眠呼吸障碍，如低氧血症、吸气气流受限和上气道阻力综合征，而不是单纯的睡眠呼吸暂停。采用气道正压通气（positive airway pressure，PAP）治疗睡眠呼吸障碍可改善 FM 患者的功能结局[48]。相比之下，在风湿病诊所新诊断为 FM 的男性患者中，44% 的人可能患有睡眠呼吸暂停[49]，尽管这一发现并未得到一致支持。因此，睡眠呼吸障碍可能在某些 FM 患者中存在，但目前的证据还没有足够的说服力证明睡眠呼吸暂停与 FM 之间存在直接联系。

据报道，与正常女性（2% ～ 15%）相比，女性 FM 患者的 RLS 发生率更高（20% ～ 64%）[50-52]。遗传学研究表明 FM 和 RLS 有共同的遗传背景和一致性[53-54]。FM 患者中的 RLS 会导致睡眠质量和生活质量的急剧下降[55]。RLS 在这一人群中高发的原因尚不清楚，但可能与常见的中枢系统处理过程有关，如多巴胺能系统功能障碍。最新研究表明，中枢神经系统内多巴胺释放功能障碍可能是引起 FM 患者产生疼痛体验的原因之一。当遭受深层肌肉疼痛时，健康人在基底神经节释放多巴胺，而 FM 患者则没有这个释放过程。在健康受试者中，多巴胺的释放量与感知疼痛的程度相关，而在 FM 患者中却没有这种相关性[56]。

## 纤维肌痛患者睡眠紊乱的管理方法

FM 治疗的总体目标是制订一个涉及各种治疗方法的个性化治疗方案。FM 的疼痛和睡眠紊乱症状会影响生活质量，包括患者的工作能力、参与日常活动的能力和维持人际关系的能力。由于这些原因，针对缓解睡眠症状的治疗是 FM 患者治疗计划中不可或缺的一部分。

目前，只有三种药物（普瑞巴林、度洛西汀和米那普仑）被美国食品和药物管理局批准用于减轻 FM 的症状[57]。普瑞巴林是一种抗癫痫药，通过作用于调节钙离子通道流动的 $\alpha_2\beta$ 受体，可降低突触前兴奋性神经递质的释放[58]。研究发现，它能有效减轻两种主要 FM 症状的严重程度：疼痛和睡眠紊乱[59]。度洛西汀和米那普仑属于 5- 羟色胺-去甲肾上腺素再摄取抑制剂抗抑郁药，可增加 5- 羟色胺和去甲肾上腺素在中枢神经系统突触间隙的可用性。它们有可能通过纠正下行抑制性疼痛通路中 5- 羟色胺和去甲肾上腺素神经传递的功能缺陷来减轻疼痛[60]。

另外，一些药物已被专门测试了它们改善 FM 患者睡眠的潜力。这些药物包括氯丙嗪、阿米替林、苏沃雷生、氟西汀、米氮平、曲唑酮和环苯扎林。氯丙嗪已被证明能降低 α-δ 脑电图频率，同时减轻疼痛和压痛点疼痛[61]。苏沃雷生已被证明可以增加 FM 合并慢性失眠患者的总睡眠时间，减少睡眠开始后的觉醒次数，并降低第二天的疼痛敏感性[62]。三环类抗抑郁药物，如阿米替林，会影响中枢神经系统的 5- 羟色胺代谢，减少 α-δ 睡眠时间，促进 FM 患者的恢复性睡眠，但治疗 6 个月后疗效可能下降[63-64]。氟西汀已被证明可以帮助女性 FM 患者改善睡眠和抑郁情绪[65]。阿米替林和氟西汀联合使用可显著改善 FM 患者的总睡眠评分，且优于单独使用任何一种药物[66]。米氮平具有包括 5- 羟色胺和抗组胺特性在内的药理学特征，因此它具有抗抑郁和镇静作用。米氮平已被证明可以减轻大多数 FM 患者的疼痛和疲劳，并改善睡眠质量[67]。曲唑酮也被证明能显著改善 FM 患者的睡眠时间、睡眠效率和睡眠质量（基于匹兹堡睡眠量表评估）。曲唑酮还可以改善纤维肌痛影响问卷、贝克抑郁量表、HADS 的评分以及疼痛对日常活动的影响[68]。曲唑酮加普瑞巴林治疗 12 周后，睡眠质量、抑郁情绪、疼痛和整体纤维肌痛的严重程度均有显著改善[69]。睡前极低剂量的环苯扎林（1 ～ 4 mg）可改善周期性交替模式（CAP）睡眠脑电图并改善 FM 症状。对治疗有反应的患者其 CAP 中 A2 和 A3 时相的频率较低，疲劳和 HADS 抑郁评分也有所改善。CAP 变化似乎是预测治疗效果的有效生物标志物[23]。这些发现强调了重点治疗睡眠主诉以及对 FM 睡眠结构正常化的临床益处。

在双盲、随机对照、安慰剂对照试验中，对羟丁酸钠治疗 FM 的疗效进行了评估。结果发现羟丁酸钠可以减少压痛点和疲劳症状，并改善睡眠质量。在接受羟丁酸钠治疗的受试者中，大约有 1/3 受试者的七项疼痛和疲劳评分中有六项得到缓解（总体疼痛、休息时疼痛、运动时疼痛、日终疲劳、总体疲劳和晨起疲劳），而安慰剂组为 6% ～ 10%[70-71]。羟丁酸钠还提高了 Epworth 嗜睡量表（Epworth Sleepiness Scale）、Jenkins 睡眠量表（Jenkins Scale for Sleep）、睡眠功能结局问卷（Functional Outcomes of Sleep Questionnaire，FOSQ）和 36 项健康问卷的得分。将羟丁酸钠 4.5 g 和 6 g 的剂量分成两次服用（睡前服用），2.5 ～ 4 h 后可以改善结局，但只有 6 g 的剂量可以改善睡眠效率、N2 期睡眠和慢波睡眠[72]。这种药物治疗也显著降低了 α 波扰乱、睡眠潜伏期和快速眼动睡眠。但美国食品和药物管理局并没有批准羟丁酸钠作为 FM 的治疗药物。

非药物疗法改善睡眠也进行了研究，对脊柱和四肢关节进行手法操作或松动、按摩以及各种软组织技术可以改善疼痛程度、FM 症状的影响、抑郁症状和睡眠质量。在这些治疗的反应中观察到了性别差异，尽管男性和女性的睡眠质量得到了同样的改善，但女性的疼痛和 FM 症状得到了较大的缓解[73]。

筛查原发性睡眠障碍至关重要（如睡眠呼吸障碍、RLS 和昼夜节律紊乱）。在 FM 妇女中，即使是轻度的吸气气流受限也与碎片化睡眠、疲劳和白天过度困倦有关。对睡眠呼吸障碍患者进行鼻腔 PAP 治疗可改善疲劳、疼痛、睡眠碎片化、伤残率和风湿病量表的评分[48]。当 FM 和 RLS 患者接受了普拉克索（一种多巴胺 -3 受体激动剂）治疗时，他们的疼痛、疲劳、功能和整体状态方面都有显著改善[74]。

总之，筛查和治疗原发性睡眠障碍，实施有效的睡眠卫生建议，以及应用对 FM 有效的药物治疗，可以改善睡眠质量并直接影响 FM 症状。

## 慢性疲劳综合征与睡眠

慢性疲劳综合征（chronic fatigue syndrome，CFS）是一种致残性疾病，其特征是持续 6 个月以上的严重疲劳，并且至少存在 8 个次要诊断标准中的 4 个。“慢性疲劳综合征”一词最初是在 20 世纪 80 年代提出的，当时还没有明确病毒的病因[75]。在 2011 年国际共识报告会议上，提议者采用了“肌痛性脑炎”这一术语，以更好地反映涉及神经病理和广泛炎症的潜在疾病过程[76]。最近，在 2015 年，医学研究所提出了一个新名称——系统性劳累非耐受性疾病（systemic exertion intolerance disease，SEID），它描述了这种疾病的核心要素以及这种疾病对身体和认知的不利影响[77]。在本章中，我们将使用“慢性疲劳综合征”以保持一致性。

CFS 可能合并了其他慢性躯体综合征，如 FM 综合征和肠易激综合征。弥漫性肌肉疼痛、疲劳和睡眠障碍是 CFS 和 FM 共有的一些特征。有 20% ～ 70% 的 FM 患者符合 CFS 的标准，而 35% ～ 70% 的 CFS 患者合并有 FM[1, 78-79]。这些现象可能构成相同的生理和社会心理过程的发展，且都存在不同程度的疼痛、疲劳和睡眠障碍。感染过新型冠状病毒的人群可能会报告类似 CFS 的长期症状。因此，我们有可能在未来看到 CFS 的增加[79]（另见第 213 章）。

在 CFS 患者中，主诉有睡眠不清醒或非恢复性睡眠是很常见的[80]。已知睡眠紊乱是疲劳的原因之一，并可能在 CFS 的发病机制中起着作用。然而，CFS 的睡眠障碍的本质仍不清楚。尽管睡眠不清醒的主诉是普遍存在的，但在 CFS 中没有明显的睡眠功能障碍的神经生理学相关性，并且目前没有区分 CFS 患者和正常对照组的 PSG 结果。这些结果表明，社会心理因素可能会影响对睡眠质量差的感知。原发性睡眠障碍经常发生在 CFS 患者身上，并可能导致日间功能障碍。然而，目前几乎没有证据表明治疗原发性睡眠障碍可以改善与 CFS 相关的疲劳症状。因此，原发性睡眠障碍可能是 CFS 的共病，而不是与 CFS 的关联性疾病。

### 慢性疲劳综合征的多导睡眠图表现

尽管 CFS 患者经常报告有睡眠问题的主诉，但没有特异性或一致的 PSG 结果来描述 CFS 患者的睡眠特征。PSG、EEG 可能显示觉醒次数和持续时间的增加[81-82]。在 PSG 的实验室和家庭研究中都显示，总睡眠时间和睡眠效率有所下降[83-84]。与健康对照者相比，CFS 患者的睡眠潜伏期通常较长[85]。据报道，CFS 患者可能改变副交感神经活动。最近的一项研究发现，与健康对照组相比，CFS 患者夜间副交感神经活动减少，表示睡眠过度警觉。这种副交感神经活动的改变在慢波睡眠期间减少更明显，并且与 CFS 患者睡眠质量和幸福感差的报告有关[86]。这一发现也可能反映不良的睡眠卫生或白天小睡，这就降低了夜间睡眠的驱动力。基于有限的数据，CFS 患者和健康个体之间的睡眠结构几乎没有差异或混合性发现。CFS 合并 FM 患者的 N2 期睡眠时间较短，而单纯 CFS 患者则无此现象。虽然在患 CFS 的单卵双胞胎研究中，总 N3 睡眠时间没有变化，但将 CFS 的双胞胎睡眠延迟 4 h 后，在第一个 NREM 期间慢波活动减少，表明其睡眠稳态性可能存在潜在的缺陷[87]。一些研究表明 CSF 患者的 REM 期睡眠减少[84]，但也有其他研究发现 CFS 患者 REM 期睡眠百分比更高[88-90]。睡眠状态从觉醒、N1 期和 REM 期过渡到 N2 期睡眠，以及从 N3 期睡眠过渡到觉醒或 N1 睡眠的比例，在 CFS 共病 FM 患者中也可能更高。对于无共病 FM 的 CFS 患者，从 REM 期睡眠到觉醒的睡眠状态转换比例可能更大[91]。在 CFS 中，CAP 脑电图的应用尚未广泛研究；目前有限的数据与健康对照者相比，CFS 患者 NREM 睡眠期间的 CAP 时间可能增加[85]。因此，采用传统技术进行单晚 PSG 似乎并不能区分 CFS 患者与健康对照人群或其他慢性疼痛或疲劳性疾病，这些睡眠结构和 EEG 结果的细微差异也不能为 CFS 患者的睡眠主诉提供相关的证据[92]。

EEG 的功率谱分析似乎并没有为 CFS 患者的 NREM 期睡眠异常的 α 脑电波扰乱提供强有力的证据。在患有和无 CFS 的双胞胎之间，没有发现任何频段的频谱功率有显著性差异[93]。事实上，一些研究通过频谱分析显示，在 CFS 受试者的 N2、N3 和 REM 睡眠期间，α 脑电波有所降低[85, 94]。显然对于其他波段（θ、δ、β）的分析结果并不一致，有研究显示与正常对照组相比，CFS 组的 δ 波增加、减少或无差异[94-95]。因此，传统的睡眠期评分或量化 EEG 的方法都未能确定特定的发现，或者可能不够敏感，无法检测到 CFS 患者的睡眠变化。

## 慢性疲劳综合征与睡眠改变相关的生化因素

CFS 的发病机制尚不清楚，推测可能与中枢和自主神经系统的异常，以及与某些疾病的感染有关[96]。青少年 CFS 患者常有体位性心动过速综合征的表现，提示自主神经功能障碍和慢性疲劳之间有着潜在的中介作用[97]。认知行为模型提示，CFS 存在易感因素和维持因素，发病可能与感染或其他中枢神经系统异常有关，但病情的延续可能由社会心理因素所决定，如适应不良的行为或负面因素影响[98]。适应不良的反应，包括体力活动减少，导致自主神经功能障碍、神经系统敏感性增加以及 CFS 的症状负担增加。

## 慢性疲劳综合征常见的睡眠主诉和睡眠障碍

即使在一夜充足的睡眠后，87% ～ 95% 的 CFS 患者仍感觉睡眠后不清醒（或称非恢复性睡眠）是常见的主诉[99-100]。传统的睡眠监测无法检测到导致 CFS 患者睡眠后非恢复性感受的夜间神经生理障碍，这表明目前的测量方法可能不够敏感，无法检测到该人群睡眠中的细微干扰。

伴有非恢复性睡眠的 CFS 患者的日间功能障碍发生率很高。客观测试显示在注意力、运动功能、信息处理和执行功能方面存在认知障碍[101]。然而，尽管 CFS 患者报告的主观嗜睡和睡眠质量比健康对照者差，但 MSLT 并不能客观地证明病理性睡眠的存在[102-103]。这方面的一个潜在原因可能是 CFS 患者对睡眠质量的错误感知。自我评价健康不佳和抑郁症状与过度报告的睡眠困难和低估睡眠效率有关[104]。另外，目前的测量方法似乎还不能可靠地区分疲劳和困倦问题，从而导致主观和客观睡眠相关测量之间的不一致[105]。

对患有 CFS 的儿童进行的体动仪研究显示，可见连续睡眠时间超过 10 h 的睡眠模式[106]。在某些患有 CFS 的儿童中仅观察到了日常睡眠-觉醒节律受损和睡眠紊乱的现象。迄今为止，大多数体动仪研究显示，昼夜节律紊乱相关结果并不一致[107-109]。

对组群进行的 PSG 研究显示，大约 18% 的 CFS 患者存在阻塞性睡眠呼吸暂停（obstructive sleep apnea，OSA），而对照组只有 7% 的患者存在这种障碍[91]。在临床上，46% ～ 95% 的 CFS 患者合并睡眠障碍，如原发性失眠、阻塞性睡眠呼吸暂停、PLMS 或发作性睡病[82, 110-112]。睡眠障碍曾经被认为是诊断 CFS 的排除性因素，这一概念受到了争议，研究发现，在 CFS 症状、焦虑和抑郁评分、主观睡眠变化和 36 项生活质量问卷评分方面，CFS 患者在伴或不伴有 OSA 的情况下无明显差异[113]。目前还没有证据表明，用 PAP 疗法治疗与睡眠相关的呼吸障碍会减少 CFS 的疲劳并增加活力[114]。然而，由于它们在 CFS 患者中发生率较高且可能存在叠加症状，有必要对潜在的器质性睡眠障碍进行全面的评估和积极的治疗。

## 慢性疲劳综合征睡眠障碍的管理方法

CFS 患者往往经历一夜睡眠不足后，白天疲劳症状会加重[115]。因此，解决睡眠问题可能有利于缓解 CFS 的症状。认知行为疗法（cognitive behavioral therapy，CBT）和分级运动疗法（graded exercise therapy，GET）是推荐的 CFS 治疗方法。这两种治疗方式都能减少疲劳，改善身体功能，并可能改善睡眠质量[118-120]。人们发现 GET 可以改善失眠患者的睡眠质量，它有助于减少肌肉紧张、改善总体情绪以及焦虑的管理[121-122]。同样，CBT 通过改善焦虑管理、情绪并帮助患者改变无益的信念来改变睡眠的感知。针对失眠或睡眠中断等睡眠主诉的靶向治疗是否能改善 CFS 的结果尚不清楚。需要在这一领域进行更多的研究，因为睡眠障碍会影响 CFS 的持续存在和生活质量。

### 临床要点

- 睡眠相关主诉，如睡眠质量差和非恢复性睡眠，在纤维肌痛（FM）和慢性疲劳综合征（CFS）中普遍存在，可能与疼痛和疲劳症状有关。
- FM 患者在多导睡眠图上表现更明显的睡眠障碍，如总睡眠时间、睡眠效率、快速眼动和慢波睡眠期减少，以及觉醒和 α 脑电波扰乱增加。
- 中枢神经系统中 5- 羟色胺水平的降低可能是 FM 患者痛觉改变和睡眠障碍的生物学因素。
- 改善睡眠为目标的疗法，包括治疗共病睡眠障碍，是 FM 和 CFS 的重要辅助治疗手段。

## 总结

睡眠紊乱、睡眠问题主诉和共病睡眠障碍在 FM 和 CFS 患者中很常见。许多典型的日间症状，如慢性疼痛和疲劳，可能与这些疾病相关的非恢复性睡眠模式有关。疼痛和睡眠障碍交互影响，疼痛影响睡眠过程，而睡眠障碍又会影响疼痛的阈值，从而影响疾病的严重程度和持续存在。因此，睡眠障碍可能导致疲劳、心理障碍和生活质量受损。由于非恢复性睡眠可能会加剧纤维肌痛或慢性疲劳的症状，直接改善睡眠质量的方法可能会改善这些疾病的日间症状。

### 参考文献和拓展阅读

请扫描书后二维码，获取参考文献和拓展阅读资源。

# 内分泌疾病

# 第 155 章

Neesha Anand，Octavian C. Ioachimescu
杨　雪　任若佳　译　王学义　审校

**章节亮点**

- 下丘脑在整合睡眠和各种代谢功能方面起着重要作用。
- 下丘脑和垂体激素对睡眠-觉醒稳态起重要作用。
- 睡眠呼吸障碍在肢端肥大症中非常常见（包括阻塞性和中枢性睡眠呼吸暂停）。
- 甲状腺功能减退和阻塞性睡眠呼吸暂停之间的关系仍存在争议。
- 下丘脑-垂体-肾上腺轴在压力的应对中起着重要作用，对睡眠稳态有着重要影响。
- 低睾酮水平和肥胖在阻塞性睡眠呼吸暂停中起着重要作用。
- 雄激素似乎会加剧阻塞性睡眠呼吸暂停，也有证据表明雌性类固醇激素对睡眠时的上气道通畅有保护作用。

## 引言

内分泌系统可以被定义为一系列下丘脑-垂体-靶器官轴，靶器官为“效应器”内分泌腺（如甲状腺、肾上腺、性腺、脂肪组织，图 155.1）。这些效应在睡眠神经生物学中很重要，因为其中一些激素是神经肽，可能会有显著的影响。我们在此主要讨论这些激素的内分泌作用，而这些因素的旁分泌、自分泌和局部神经调节作用则不在本章范围。在这里，我们不详细讨论与睡眠或睡眠剥夺有关的内分泌生理学，这在第 27 章中已进行全面的回顾。体格检查结果在第 67 章中进行了回顾。

## 下丘脑紊乱与睡眠

自从最初提出昏睡性脑炎的概念，加之 von Ecomo 提出可能存在由下丘脑背侧病变导致的“嗜睡症”，随后我们又了解到某些下丘脑前部的病变会导致严重失眠，下丘脑在睡眠-觉醒调节中的作用变得更加突出。下丘脑区可因局部肿瘤或治疗以及炎症或浸润性疾病而受损。多项研究表明，非洲锥虫病或人类免疫缺陷病毒感染的目标是视交叉上核（主要的昼夜节律起搏器）和下丘脑外侧的肽能细胞群（促进觉醒的食欲素神经元和促进睡眠的黑色素神经元）[1]。

下丘脑损伤可能与多种症状有关，包括嗜睡、疲劳、睡眠-觉醒调节系统或昼夜节律紊乱。许多病例报告和简短系列研究表明，下丘脑外侧的病变可导致嗜睡或发作性睡病，而下丘脑前部的浸润性、炎症性或肿瘤性疾病可能会扰乱这些患者的昼夜节律，或导致严重失眠。两例死于克莱恩-莱文综合征的患者下丘脑也可见炎性浸润[2-3]。虽然这种疾病发生的确切生化或激素变化尚不清楚，但可能是丘脑或下丘脑水平的自身免疫损伤参与了发病机制。此外，有数据支持 1 型发作性睡病是一种下丘脑疾病，完全或部分由下丘脑分泌素或食欲素介导，不仅涉及睡眠-觉醒的领域，还涉及运动、精神状态、情绪、认知、代谢和自主神经功能等方面[4]。

## 垂体紊乱与睡眠

垂体前叶激素是以下内分泌轴的一部分：下丘脑-垂体-肾上腺（hypothalmic-pituitary-adrenal，HPA）、下丘脑-垂体-甲状腺（hypothalmic-pituitary-thyroid，HPT）和下丘脑-垂体-性腺（hypothalamic-pituitary-gonadal，HPG），以及生长激素系统（下丘脑-垂体-生长激素）和泌乳素（下丘脑-垂体-泌乳素）系统。抗利尿激素和催产素在脑垂体后部合成和释放，它们发挥了许多自分泌、旁分泌以及神经肽能作用，但与睡眠或睡眠障碍有关的内分泌作用却鲜为人知。同样，关于垂体腺苷酸环化酶激活多肽（pituitary adenylate cyclase-activating polypeptide，PACAP）的生理作用也知之甚少，PACAP 可能参与睡眠的稳态调节，可能通过视网膜-下丘脑束参与昼夜节律相关机制或参与控制呼吸的某些途径[5-7]。

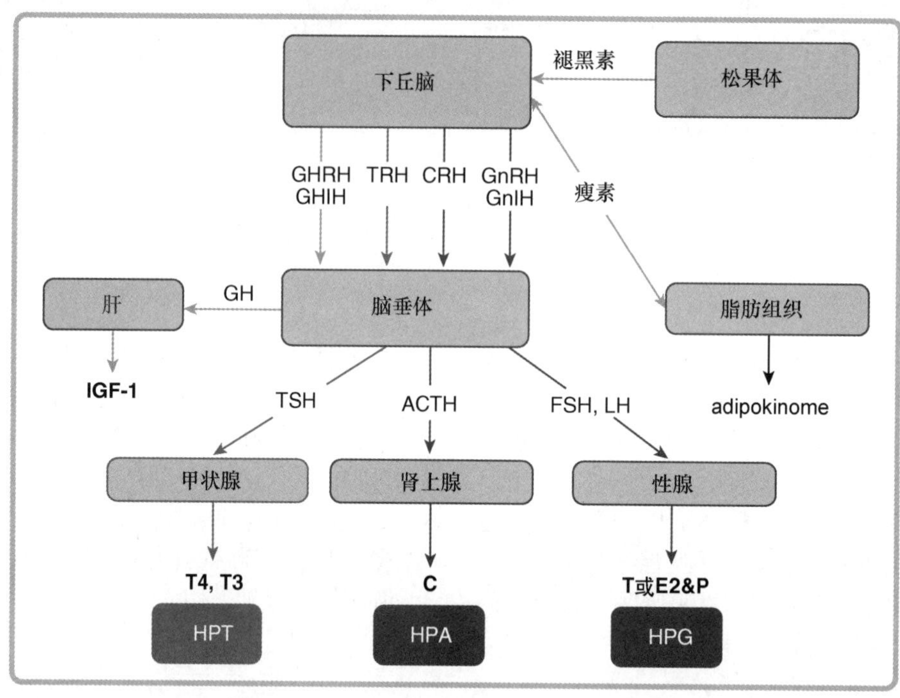


**图 155.1**　图中显示主要的下丘脑-垂体-靶器官轴：体细胞轴［左边，浅蓝色，经由生长激素（GH）、生长激素释放激素（GHRH）、生长激素抑制激素（GHIH）、胰岛素样生长因子 -1（IGF-1）］，下丘脑-垂体-甲状腺轴［HPT，绿色，经由促甲状腺激素释放激素（TRH）、促甲状腺激素（TSH）、甲状腺素（T4）、三碘甲腺原氨酸（T3）］，下丘脑-垂体-肾上腺轴［HPA，深蓝色，经由促肾上腺皮质激素释放激素（CRH）、促肾上腺皮质激素（ACTH）、皮质醇（C）］，下丘脑-垂体-性腺轴［右侧，红色，经由促性腺激素释放激素（GnRH）、促性腺激素抑制激素（GnIH）、促卵泡激素（FSH）、促黄体激素（LH）、睾酮（T）、雌二醇（E2）/ 孕酮（P）］。另外还有脂肪组织之间的相互作用，脂肪组织分泌脂肪因子或所谓的 adipokinome，松果体和下丘脑之间通过褪黑素相互作用。本图没有显示效应激素（IGF-1、T3、C、T、E2P）对下丘脑和脑垂体施加的负反馈回路；此外，为简单起见，本图省略了泌乳素途径（见彩图）

## 生长激素分泌肿瘤（肢端肥大症和巨人症）与睡眠呼吸暂停

生长激素（growth hormone，GH）分泌过盛会导致成人肢端肥大症和儿童巨人症。GH 和胰岛素样生长因子 -1（insulin-like growth factor-1，IGF-1）过量导致肢端肥大、面部容貌粗糙、滑膜组织和关节软骨增生（多达 75% 的病例伴有肢端肥大症关节病）[8]。睡眠呼吸障碍（sleep-disordered breathing，SDB）在肢端肥大症中很常见；多达 70% 被诊断为肢端肥大症的患者有睡眠呼吸暂停，即使在纠正肥胖后也是如此[9-12]。在一项对 53 名连续转诊的肢端肥大症患者的研究中，几乎所有患者都有严重的打鼾[13]。因怀疑有 SDB 而转诊的 31 名患者（93%）存在睡眠呼吸障碍，而没有睡眠呼吸障碍的转诊患者有 12 名（60%）。中枢性睡眠呼吸暂停（central sleep apnea，CSA）是主要的睡眠呼吸暂停类型，占 33%。

白天过度嗜睡和疲劳是肢端肥大症患者的常见症状。目前公认的原因是共病阻塞性睡眠呼吸暂停（OSA，在多数情况下）、GH 对促进睡眠的直接作用（在人类中尚不清楚）、既往颅内放疗的影响、共病性腺功能减退或甲状腺功能减退，以及影响睡眠相关的下丘脑区的分泌生长激素肿瘤（罕见）。

肢端肥大症的 SDB 病理生理学机制仍不清楚，提出几种假设。OSA 的发生可能是由于巨舌、上颌下唾液腺肥大、软组织增厚（尤其是软腭和悬雍垂）、上气道骨结构改变（下颌骨角的背侧旋转或“舌围”缩小），从而导致下咽部的横截面积变小，塌陷性增高。OSA 也可能是由支配上气道的神经肌肉发生病变，以及上气道扩张肌功能障碍（如胸骨舌骨肌病变）或肥胖（如果存在）引起的。一项对中国汉族和哈尼族人群的研究表明，*GHR* 基因的特定单核苷酸多态性与 OSA 综合征之间存在关联；rs12518414 基因型频率与 OSA 相关，而 OSA 组 A 等位基因频率较对照组低[14]。肢端肥大症患者的 CSA 可能是由左心室（收缩或舒张）功能障碍、中枢通路对呼吸控制去抑制化、对高碳酸血症低氧驱动的反应增加，以及 GH 对呼吸控制中枢的直接或间接影响等因素导致呼吸调控异常。

OSA 可能会给肢端肥大症患者带来额外的心血管风险。GH 和 IGF-1 分泌过多可导致左心室肥厚、收缩和舒张期心肌功能障碍和心律失常，以及葡萄糖耐受不良和糖尿病。高血压在肢端肥大症患者中非常普遍（多达 50% 的病例），而大多数患者存在心肌病。高血压与慢性高血容量（GH 和 IGF-1 通过直接作用于远端肾小管上皮细胞的钠通道而增加钠的重吸收）[15]、内皮功能紊乱、胰岛素抵抗或共病睡眠呼吸暂停[9]有关。大多数肢端肥大症患者死于心血管疾病[16]。许多肢端肥大症患者在接受 GH 肿瘤切除手术后，OSA 得到改善。然而，前瞻性研究表明，大约 40% 的肢端肥大症治愈病例仍存在 OSA，需要定期进行重新评估[9，17-22]。

## 生长激素分泌肿瘤与不宁腿综合征

大约 21% 的肢端肥大症患者患有不宁腿综合征（restless legs syndrome，RLS），也称为 Willis-Ekbom 病[23]。活动性疾病的患者会使肢端肥大症相关的生活质量（quality of life，QoL）更差，根据国际 RLS 评分表，RLS 症状的严重程度越高，睡眠潜伏期和入睡后觉醒期越长，睡眠期间的觉醒和周期性肢体运动频率越高，睡眠效率就越差[23]。RLS 的患病率与血清 GH 或 IGF-1 水平无关，即使排除 OSA 患者后仍获得同样的结果[23]。Taylor-Gjevre 团队的研究显示，RLS 的发生率在骨关节病患者中几乎一样高（24.4%）[24]，骨关节病往往与肢端肥大症相关，因此，分析患有或未患骨关节病的肢端肥大症患者发生 RLS 的不同比例是很有意义的。

## 泌乳素瘤

泌乳素瘤是分泌泌乳素（prolactin，PRL）的肿瘤，约占垂体腺瘤的 40%。在未经治疗的泌乳素瘤患者中，继发性性腺功能减退是最常见的内分泌异常。泌乳素瘤患者的慢波睡眠（slow wave sleep，SWS）时间比健康对照组更长（平均 79 min，而对照组为 37 min），而两组之间的 REM 睡眠似乎没有差异。推测当前的作用机制可能是 PRL 同时刺激 SWS 和 REM 睡眠，但确切的机制仍不清楚。这些发现与泌乳素瘤患者睡眠质量好的报道相一致，但与其他内分泌疾病患者的睡眠紊乱报道不一致[25]。

## 促肾上腺皮质激素分泌型垂体瘤（库欣病）

垂体肿瘤［库欣病，最常由垂体微腺瘤引起］或异位［由分泌促肾上腺皮质激素（adrenocorticotropic hormone，ACTH）或促肾上腺素释放激素（corticotropin-releasing hormone，CRH）的外源性肿瘤引起，例如小细胞肺癌和非典型支气管类癌］导致的 ACTH 分泌过量，可表现出皮质醇亢进的全身效应[26]。当对一组库欣病患者夜间皮质醇分泌情况进行分析时，发现肾上腺活动主要在非快速眼动（non-rapid eye movement，NREM）睡眠期间开始，与匹配的健康人群相似。因此，即使典型的垂体-肾上腺轴的昼夜节律消失或减弱（如库欣病），内分泌活动与超昼夜节律的 NREM 和快速眼动（rapid eye movement，REM）睡眠之间的联系似乎仍然存在[27]。

## 无功能性垂体腺瘤与功能性促性腺激素腺瘤

无功能性大腺瘤（nonfunctioning macroadenomas，NFMA）是指没有全身性激素分泌过量的垂体瘤。一些作者报告称，切除 NFMA 的患者主诉有睡眠和昼夜节律的改变，以及客观的 PSG 或体动仪检测变化[28]。在一项与对照组比较的研究中，NFMA 患者睡眠效率降低，REM 睡眠减少，N1 睡眠增加，在没有相关呼吸暂停或周期性体动的情况下，觉醒次数增多。体动仪检测显示小憩时间更长，夜间觉醒更多，白天活动更少。接受治疗的 NFMA 患者报告了更多的疲劳和受损的 QoL[29]。在另一项研究中，Joustra 团队发现在相当大比例的 NFMA 和垂体颅咽管瘤患者中发现了褪黑素分泌异常，可能是由于垂体腺瘤鞍上生长引起视交叉上核时钟的异常或垂体肿瘤的治疗所致[30]。

## 颅咽管瘤

巨大的鞍上肿瘤往往会向周围的结构延伸，这可能会引起下丘脑的损伤。同样，试图进行大面积切除可能导致局部损伤，随后出现下丘脑性肥胖、口渴和体温调节障碍、视野缺损、全垂体功能减退、睡眠-觉醒紊乱或日间嗜睡增加[31-32]。后者与夜间褪黑素水平下降和体重指数（body mass index，BMI）升高有关，因此需要进一步研究褪黑素替代物对这些患者日间嗜睡和体重控制方面可能产生的益处。与健康对照组相比，成功治疗颅咽管瘤的患者可能会报告 QoL 受损、过度疲劳[33]、日间嗜睡增加[26，34-35]或虽然睡眠模式正常但仍有严重的嗜睡[35-36]。一项研究发现，37 名颅咽管瘤患者的褪黑素浓度比健康对照组明显下降，午夜褪黑素水平低与总睡眠时间（total sleep time，TST）减少、夜间睡眠时间减少、睡眠效率受损和身体活动减少之间有很大关系[37]。与年龄相仿的对照组相比，颅咽管瘤患者更容易困乏，也更容易发生 RLS[38]。所有受试者的脑脊液下丘脑分泌素 -1 水平都在正常范围[38]。

## 生长激素缺乏

大量的动物研究[39-40]和人类研究[41-43]表明，即使在没有生长激素的情况下，生长激素释放激素

（growth hormone-releasing hormone，GHRH）也具有催眠作用，增加 TST 和 SWS[39, 44]。对人类的研究表明，GH 本身可能有助于刺激 REM 睡眠[45-46]。GH 负反馈回路（即 GH 缺乏导致 GHRH 代偿性增加）会导致下丘脑 GHRH 活性增强，因此原发性生长激素缺乏（growth hormone deficiency，GHD）在未经治疗的情况下，会出现睡眠压力增加和白天过度疲劳的症状。GHD 的睡眠障碍可能根据疾病的起源而有所不同，例如垂体（下丘脑 GHRH 神经元过度活跃）或下丘脑（GHRH 活性降低）。

一些研究对 GHD 的睡眠进行了评估[47-50]。成人 GHD 患者常主诉疲劳、易疲劳及总体生活质量受损[51]。一项研究发现，无论病因如何，GHD 患者的 QoL 评分均较差，其中疲劳是受影响最大的问题。与对照组相比，垂体 GHD 患者 SWS 期更长，SWS 的强度更高。与垂体 GHD 相比，下丘脑 GHD 患者的 SWS 强度低于对照组。在同一项研究中，老年脑垂体 GHD 患者的碎片化睡眠更严重，总 REM 睡眠更少[52]。反过来，REM 期睡眠不足可能与记忆障碍有关[53-54]。

OSA 患者似乎 GH 相对缺乏，这可能与缺氧和异常睡眠结构有关，可能会在持续气道正压通气（continuous positive airway pressure，CPAP）治疗后逆转[55-56]。Xu 团队的一项研究表明，中重度 OSA 患者的血清 GHRH 水平可能对认知功能起保护作用[57]。与早期的观察结果相反，最新的数据表明，对 GHD 患者进行生长激素治疗不会诱发或加重 OSA[58]。CPAP 治疗 12 周后，而不是 6 周，IGF-1 升高，并在 24 周后进一步升高。治疗第 12 周时显示总 GH 分泌和脉冲性 GH 分泌、分泌爆发量和脉冲频率也都有所增加。因此，CPAP 治疗似乎以一种时间依赖性的方式来改善 GH-IGF-1 轴[59]。

Oliveira 等[60]描述了一个由 21 名成年人组成的队列，这些人出现了由 GHRH 受体基因的纯合无效突变引起的 GHRH 抵抗，并因此导致 GHD。与之相应地设立了一个由 21 名年龄和性别匹配的对照组，GHD 患者的多导睡眠图显示出睡眠质量较差，表现为睡眠效率降低、总睡眠时间减少、N2 和 REM 睡眠时长减少，N1 睡眠、清醒状态和入睡后清醒时间的持续时间增加。因此，研究人员得出结论，GHRH 抵抗在这些受试者的睡眠质量变化中起到了重要作用。

## 松果体疾病与睡眠

松果体由松果体细胞组成，松果体细胞分泌的褪黑素（来自 5- 羟色胺）在昼夜节律和日间节律中起重要的调节作用。松果体褪黑素作用于大量外周组织，与视网膜、骨髓、血小板和胃肠道中的褪黑素起协同作用。手术完全切除松果体只会导致轻微的内分泌紊乱（可能是退化或非必要的作用），但松果体病理状态偶尔会对睡眠-觉醒稳态产生一些影响（表 155.1）。松果体肿瘤相对罕见，但在临床实践中它是最常见的松果体病理状态。这些肿瘤可能会导致局部肿瘤压迫效应，影响邻近解剖结构，并且在罕见情况下，可能会产生内分泌方面的影响，表现出相应的体征和症状。

某些类型的肿瘤对高褪黑素血症或低褪黑素血症的影响存在不一致的数据。最近的研究表明，松果体肿瘤无论是否经过治疗，血清褪黑素水平通常都非常低或处于缺乏状态（而不是升高）[61]。有两个曾报道过的临床表现值得在这里简要提起。首先，少见的松果体肿瘤的临床表现与发作性睡病（“继发性发作性睡病”）难以区分，它们也可能同时累及下丘脑[62-63]。其次，目前已报道了昼夜节律性头痛、日间过度疲劳和严重失眠的相关病例，因为外源性褪黑素改善或解决了这些临床症状[64-65]，所以推测这些症状与松果体内分泌不足有关。

## 甲状腺疾病

下丘脑-垂体-甲状腺（hypothalamic-pituitary-thyroid，HPT）轴紊乱，如甲状腺功能改变或促甲状腺激素（thyroid-stimulating hormone，TSH）水平异常，可能会影响促醒系统。总体来说，甲状腺激素的作用更可能是激活而不是抑制。到目前为止，只有少数几项研究阐明了 HPT 轴和神经通路之间的关系，这些通路与产生或维持警觉性有关。促甲状腺激素释放激素（thyrotropin-releasing hormone，TRH）及其受体广泛分布于中枢神经系统。TRH 除了释放 TSH 的作用外，还有许多其他的神经调节作用，包括兴奋、抗抑郁和神经营养作用。一项开放标签研究检测了小剂量口服左旋甲状腺素（25 μg），观察 9 名特发性嗜睡患者睡眠和日间嗜睡的影响。该作者发现，左旋甲状腺素给药 4 周后，TST 和嗜睡症状明显改善，并在 8 周时可以维持效果。遗憾的是，大多数受试者治疗后的甲状腺功能检测是不可用的[66]。从机制上看，可能是小剂量左旋甲状腺素减少 TSH 的产生，或特发性嗜睡患者可能存在 HPT 轴的内在变化。

### 甲状腺功能亢进与不宁腿综合征

无论是作为一种原发性生化障碍还是作为一种继发性条件，大脑中某些区域多巴胺水平的降低似乎在

**表 155.1　中枢神经系统中对睡眠-觉醒稳态有重要作用的主要神经肽激素**

| 来源 | 神经肽激素 | 在睡眠-觉醒稳态中的作用 | 其他调控作用 |
|---|---|---|---|
| 下丘脑 | 下丘脑分泌素 | 巩固睡眠<br>抑制快速眼动睡眠 | 食欲（+），情绪，体温调节和能量消耗，奖赏 |
| | 黑素浓集激素 | 促进睡眠 | 食欲（+），记忆 |
| | 甘丙肽 | 促进非快速眼动睡眠<br>促进快速眼动睡眠 | 焦虑，神经再生，疼痛 |
| | 生长激素释放激素（GHRH） | 促进非快速眼动睡眠 | 生长激素（GH）释放（+） |
| | 促甲状腺激素释放激素（TRH） | 促进觉醒<br>抑制非快速眼动睡眠 | 食欲（−），能量稳态，运动 |
| | 促肾上腺皮质激素释放激素（CRH） | 促进觉醒<br>调节快速眼动睡眠 | 焦虑，抑郁，应激 |
| | 缩胆囊素（CCK） | 促进觉醒<br>促进非快速眼动睡眠 | 焦虑，食欲（−），疼痛 |
| | 生长抑素（SST） | 促进觉醒<br>促进快速眼动睡眠<br>抑制非快速眼动睡眠 | 生长激素释放（−） |
| | corticostatin（CST） | 促进非快速眼动睡眠<br>抑制快速眼动睡眠 | 生长激素释放（−），学习，记忆，疼痛（−） |
| | 脑源性神经营养因子（BDNF） | 促进非快速眼动睡眠（？）<br>抑制觉醒 | 食欲（−），突触可塑性（+） |
| | 强啡肽 | 促进非快速眼动睡眠 | 疼痛 |
| | 促黑素细胞激素（MSH） | 促进非快速眼动睡眠（？） | 应激调节，食欲（−），动机，疼痛，奖赏 |
| | 神经肽 Y | 同时调节非快速眼动睡眠和清醒状态 | 食欲（+），焦虑，成瘾 |
| | 血管活性肠肽（VIP） | 促进快速眼动睡眠 | 昼夜节律调节，食欲（−） |
| 垂体前叶 | 生长激素（GH） | 促进快速眼动睡眠<br>抑制非快速眼动睡眠（？） | 细胞生长（合成代谢效应） |
| | 促肾上腺皮质激素（ACTH） | 促进觉醒 | 食欲（−），动机，疼痛，奖赏 |
| | 催乳素（PRL） | 促进快速眼动睡眠 | 泌乳，应激调节 |
| | 垂体腺苷酸环化酶激活肽（PACAP） | 促进快速眼动睡眠 | 昼夜节律，食欲（+），记忆，压力，疼痛 |
| 垂体后叶 | 抗利尿激素（AVP） | 昼夜节律调节<br>（也存在于下丘脑，包括视交叉上核） | ACTH 分泌（+），口渴和水分排泄 |
| | 催产素 | 昼夜节律调节（？） | 泌乳，焦虑，心情 |
| 松果体 | 褪黑素 | 促进睡眠 | 昼夜节律调节，生殖 |
| 胃（和下丘脑） | 胃促生长素 | 促进觉醒 | 食欲（+） |
| 脂肪组织（和下丘脑） | 瘦素 | 促进非快速眼动睡眠<br>促进觉醒（？） | 食欲（−），能量消耗（+），生热（+） |

RLS 的病理生理学中起着重要作用，如缺铁（铁是酪氨酸羟化酶的辅助因子，酪氨酸羟化酶是合成多巴胺的关键酶）。多巴胺激动剂能有效缓解 RLS 症状，通常作为治疗的首选药物。目前越来越多的证据表明，多巴胺可能抑制 HPT 轴的活动[67-69]。首先，TSH 分泌量在 24 h 的分布类似于 RLS 患者临床症状的典型昼夜变化；TSH 水平在晚上增加，RLS 症状在晚上也更加严重（多巴胺水平似乎也在晚上升高[68]）。其

次，多巴胺通过增强细胞色素 P-450（CYP-450，血红素和含铁）肝酶的生化功能，并通过直接抑制垂体分泌 TSH 来调节甲状腺激素。另外，低铁水平降低了 CYP-450 降解甲状腺激素的有效催化单元。

一个理论认为，RLS 的主要原因是多巴胺能系统和 HPT 轴之间的不平衡。这一理论源于以下几个观察结果：①甲状腺激素水平似乎随着多巴胺的水平而变化[67-68]；② TRH 通过刺激 TSH β 亚基基因的转录和翻译来调控 TSH 合成，而多巴胺抑制这一过程[71]；③抗多巴胺类药物（如甲氧氯普胺、神经抑制剂）可加重 RLS 患者的症状[72]，而多巴胺激动剂可减轻 RLS 症状；④脑内铁水平的降低使多巴胺系统活性减弱，进而加重 RLS；⑤ HPT 轴在睡眠不足时活动增强[73]，也可以加重 RLS；⑥甲状腺功能亢进症中的某些甲状腺素水平升高的症状类似于 RLS 的某些症状；⑦阿片类药物是治疗 RLS 的第一类药物，也可以抑制 HPT 轴；⑧几种已知能减轻 RLS 症状的药物，如卡马西平、苯巴比妥和丙戊酸盐，均为 CYP-450 酶诱导剂；⑨三环类抗抑郁药、抗组胺药、选择性 5- 羟色胺再摄取抑制剂和神经抑制剂都是 CYP-450 抑制剂，它们都有可能加重 RLS 症状[76-77]。这一理论[77]的支持来自早期的一篇报道，该报道称，RLS 和甲状腺功能减退的患者在接受甲状腺素替代治疗时，血清铁蛋白水平较低（缺铁）。连续服用和停用 L- 甲状腺素后，国际不宁腿综合征研究组（IRLSSG）对 RLS 的严重程度评分、周期性肢体运动指数和睡眠效率提示显著恶化。Tan 等[77]的一项研究发现，虽然 RLS 的总体发病率很低（0.2%），但甲状腺功能亢进与 RLS 症状之间存在着很强的联系。

## 甲状腺功能减退与阻塞性睡眠呼吸暂停

阻塞性睡眠呼吸暂停（obstructive sleep apnea，OSA）与甲状腺功能减退有一些相似之处：①两者都是非常常见的疾病；②两者都有亚临床型，可以持续数年不被发现；③两者在特定人群中的确切的流行程度通常是未知的，容易引起错误的推断；④两者都有一定程度的流程诊断标准［例如，低通气定义、呼吸暂停低通气指数（apnea hypopnea index，AHI）阈值、用于诊断的技术、TSH 测定、亚临床甲状腺功能减退阈值］；⑤两者有共同的临床表现和主要的共病。由于以上这些原因，它们在临床上很容易相互混淆。例如，OSA 的特点是打鼾、白天过度嗜睡、疲劳、冷漠、频繁头痛和记忆障碍，并经常与肥胖或抑郁有关，而这些表现是非特异性的，也常见于甲状腺功能减退症。此外，大甲状腺肿还可能引起上气道压迫、通气功能障碍，并可能导致 OSA[78-79]。研究人员发现两种疾病在研究人群中共病的比例为 1.2% ～ 11%，考虑到上述这些因素，这也就不足为奇了[79-81]。

甲状腺功能减退与 OSA 之间存在关联的证据并不一致。在美国全国健康和营养调查（NHANES）的一项分析中，作者研究了 5515 名新诊断为甲状腺功能减退的成人受试者，发现甲状腺功能减退与睡眠呼吸暂停之间存在显著的联系，即使是在对人口统计和 BMI 进行调整后也是如此[82]。此外，Bozkurt 等[83]发现患有 OSA 的肥胖女性患桥本甲状腺炎的比例较高，且与 OSA 的严重程度平行。相反，一项横断面研究[84]发现两者在甲状腺超声检查上没有显著差异，并发现 OSA 和桥本甲状腺炎对照组的患病率相似。同样，Bahammam 等[85]没有发现患有或未被诊断 OSA 的患者之间的甲状腺功能减退的患病率存在显著差异。然而，他们发现 11.1% 的 OSA 患者存在亚临床甲状腺功能减退，而非 OSA 患者仅为 4%，其结论为：亚临床甲状腺功能减退在 OSA 患者中更为常见[85]。一项大型研究显示，与甲状腺正常患者相比，亚临床甲状腺功能减退的患者睡眠质量较差（基于匹兹堡睡眠质量指数），睡眠潜伏期较长，睡眠时长较短；年龄较小、BMI 较低和女性患者是亚临床甲状腺功能减退患者睡眠质量差的独立危险因素[86]。然而，用于亚临床甲状腺功能减退的甲状腺素替代治疗并没有改变 OSA 的患病率和严重程度[87]。还有几项研究也发现了类似的结果，并建议 OSA 患者不必进行常规的甲状腺功能检查[81, 88-89]，而有一些研究不同意这种建议[90-91]。

在晚期黏液水肿中出现的嗜睡、窒息（obtundation）和最终昏迷的可能原因为：①基础代谢率极低；②未确诊和未治疗低氧（和可能的高碳酸血症）OSA。目前已经提出了几种机制来解释 OSA 和甲状腺功能减退之间的关系：由于黏多糖和水的浸润（如巨舌病）、黏液水肿相关的上气道肌病或呼吸驱动减弱（甲状腺功能减退会减弱低氧和高碳酸血症的通气反应），导致上气道横截面积减少[92-93]。呼吸驱动减弱对 OSA 的下游影响可能因疾病表型而异。因此，在高环路增益或有通气超调倾向的患者中，敏感性减弱可能会使气道相对稳定并且降低 OSA 的严重程度[94-95]；同样，甲状腺素替代治疗对睡眠呼吸障碍（sleep-disordered breathing，SDB）的影响也可能因表型而异。

基于小队列的研究[92]，甲状腺素替代疗法对伴有甲状腺功能减退的 OSA 的影响是可变的。一项研究表明，OSA 是许多甲状腺功能减退患者的继发性症状，而且是可逆的[96]。甲状腺素替代治疗与巨舌症、黏液水肿和面部水肿的改善相关，这表明甲状腺功能减退患者上气道解剖结构的改变可能导致了这些患者OSA的发展。此外，一些研究表明，在甲状腺素替代治疗的初始阶段，OSA和心血管并发症之间可能有较强的联系，这可能因为这些患者的甲状腺功能快速恢复正常状态会增加额外的心血管风险[92，97]。

综上所述，OSA与甲状腺功能减退之间的关系尚不清楚，这可能是因为目前甲状腺功能减退的诊断比早期研究中观察到的黏液水肿要严重得多。

## 甲状腺功能减退与不宁腿综合征

甲状腺功能减退与RLS之间的关系尚不清楚。Banno等[98]分析了与RLS的共病，发现女性RLS患者（PSG前5年内）有获得性甲状腺功能减退早期诊断的趋势。在评估时，女性接受甲状腺素替代治疗的可能性是男性的2倍。由于某些原因，肺动脉高压患者的RLS患病率非常高（43.6%），且症状程度为中重度。在这些患者中，具有甲状腺功能减退史的患者（67%）和使用阿片类药物缓解腿部疼痛的患者（69%）更有可能发生RLS[99]。这些患者中大多数都接受了甲状腺素替代治疗。

## 甲状腺功能减退患者的睡眠质量

日间嗜睡和疲劳是甲状腺功能减退的常见症状。尽管有时一些其他的睡眠障碍（如OSA、RLS）可能是这些症状的原因，但主要的中枢神经系统效应影响也是可能的。甲状腺功能减退症患者的SWS明显减少，这在甲状腺素替代治疗中是可逆转的。在先天性甲状腺功能减退患者中，睡眠活动增加，REM睡眠减少。一项研究得出结论，亚临床甲状腺功能减退或甲状腺功能亢进与老年男性睡眠质量下降均无显著相关性[100]。

# 肾上腺疾病与睡眠

OSA与下丘脑轴活动之间的关系尚不清楚。一项早期研究[101]观察了新近诊断为严重OSA的肥胖男性受试者的皮质醇唤醒反应（cortisol awakening response，CAR），并与非呼吸暂停的肥胖对照组进行了比较，结果发现：①OSA患者的CAR变平；②OSA患者觉醒时皮质醇水平较低；③维持下丘脑-垂体-肾上腺（HPA）轴的节律活动；④3～6个月的CPAP治疗显著恢复了睡眠结构和CAR的模式（图155.2）[101]；⑤CPAP治疗降低了OSA患者和对照组患者清晨皮质醇的差异。总之，该作者发现成人OSA患者的HPA轴活性明显失调，表现为皮质醇的昼夜模式变平，主要出现在觉醒后的第一个小时，在

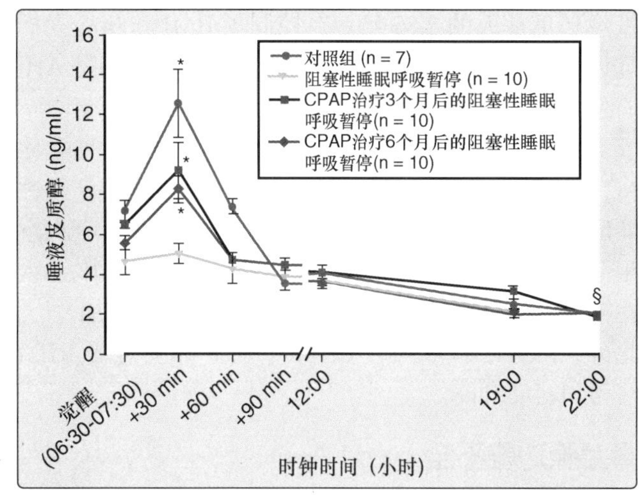


**图 155.2**　持续气道正压通气治疗3个月和6个月前后皮质醇觉醒反应［From Ghiciuc CM，Dima Cozma LC，Bercea RM，et al. Restoring the salivary cortisol awakening response through nasal continuous positive airway pressure therapy in obstructive sleep apnea. Chronobiol Int. 2013；30（8）：1024.31. Copyright Informa Healthcare USA，Inc.］（见彩图）

CPAP治疗3个月或6个月后恢复[101]。随后，同样的研究人员[102]对10名新诊断为OSA的受试者和7名匹配的对照组的唾液游离睾酮、游离皮质醇及其日间变化比例进行分析，主要发现是OSA受试者在早上醒来时皮质醇降低，晚上睾酮浓度显著低于对照组。与对照组相比，OSA的受试者在早晨有较高的游离睾酮与游离皮质醇比率，而在晚上则明显下降。无SDB的正常睡眠者和三种类型的OSA之间没有发现总睾酮和游离睾酮水平的显著差异[103]。然而，作者认为HPA轴活动与严重OSA患者存在关联，但与轻度和中度疾病亚型没有关联。结果显示，重度OSA患者的皮质醇水平明显高于正常睡眠者和轻度或中度OSA患者。此外，重度OSA组睾酮与皮质醇比值明显低于中度OSA组。另外，最小动脉血氧饱和度与AHI呈负相关，皮质醇与AHI呈正相关[103]。

## 库欣综合征

库欣综合征（Cushing's syndrome，CS）患者通常伴有躯干或中心性肥胖、糖尿病、高血压、雄激素性多毛症和抑郁等精神病性表现和认知障碍。大多数CS患者有睡眠主诉和睡眠障碍。SDB似乎常见于CS患者。在一项研究中，32%的患者至少有轻度睡眠呼吸暂停症状[104]，而且在呼吸暂停和非呼吸暂停的患者中都发现了严重的打鼾和肥胖。CS中的非呼吸暂停患者与健康志愿者有显著差异，表现为睡眠轻，碎片化睡眠[104]。一项大型纵向研究发现，CS患者患OSA的可能性增加[105]。CS患者在晚年发生OSA的

风险是正常人的 2.82 倍。在控制了 BMI 和胰岛素抵抗评分的稳态模型评估后，发现血清皮质醇是 AHI 的独立预测因子[106]。

CS 患者的睡眠有特殊的 PSG 特征。在一项垂体 ACTH 依赖性库欣病或 ACTH 依赖性 CS 患者、重性抑郁症患者和正常健康对照者的研究中，PSG 有大量相似之处：与正常受试者相比，三组患者的睡眠连续性较差，REM 潜伏期较短，首次 REM 密度增加[107]。此外，ACTH 非依赖性 CS 和重性抑郁症患者 REM 活动和密度升高。

### 肾上腺功能不全

肾上腺功能不全是由原发性肾上腺功能不全（Addison 病，以盐皮质激素和糖皮质激素分泌不全和 ACTH 升高为特征）或继发性肾上腺功能不全（即下丘脑或垂体功能不全导致皮质醇水平降低而盐皮质激素水平正常）引起的。目前很少对未治疗的 Addison 病患者进行系统性睡眠评估。一项单中心、横断面研究[108]发现，疲劳是肾上腺功能不全患者常见的主诉（41% ～ 50% 的患者，取决于病因），而且疲劳受到皮质醇水平的影响，此外，唾液皮质醇水平与瞬时疲劳无关[109]。快速应用外源性皮质醇可显著改善日间疲劳，不仅对 Addison 病患者如此，对健康女性也是有效的[109]。

## 性激素紊乱与睡眠

### 睡眠限制中的睾酮水平

睡眠质量差、TST 降低、昼夜节律紊乱和 SDB 可能与睾酮水平降低有关。（关于性激素在男性睡眠中作用的讨论见第 27 章）。虽然研究证实了完全剥夺睡眠[110-111]对睾酮水平降低有影响，但关于睡眠限制对下丘脑–垂体–性腺（hypothalamic-pituitary-gonadal，HPG）轴影响的数据仍存在矛盾。睡眠不足对睾酮水平的影响似乎与年龄有关[112]。在文献中有差异的部分，给出的解释可能是一些其他混淆因素，比如一天中的睡眠时间、昼夜节律变化、性激素结合球蛋白（sex hormone-binding globulin，SHBG）水平变化、昼夜节律中断、应激、抑郁、药物和使用的方法（如自我报告与客观 TST）。例如，尽管既往描述的生理因素表明，决定睾酮增加的关键是前 3 ～ 4 小时的睡眠，但一项研究表明，4 个半小时的部分睡眠限制，如果在前半小时有睡眠而不是后半小时有睡眠，则会导致早晨睾酮水平较低[110]。这种情况并不意外，因为睾酮水平已被证明会随着清醒时间的增加而下降[114]。一项研究表明，在每天 5 h 的部分睡眠限制（00:30—05:30）8 天后，年轻健康男性循环中的睾酮水平显著下降（10% ～ 15%）[115]；而本研究未测量 SHBG 水平。在随后的一项研究中，被试者限制夜间的前半部分睡眠，并允许被试者连续 5 个晚上在 04:00—08:00 睡眠，结果显示睾丸激素水平没有显著变化，而 SHBG 下降[116]。同样，血清睾酮、促黄体激素和催乳素（prolactin，PRL）浓度在 24 ～ 48 h 的完全剥夺睡眠后降低[117-119]。Patel 等[120]进行了一个大型男性队列研究（作为 NHANES 的一部分），再次证明年龄大、睡眠受损和体重增加与低睾酮有关：睾酮的血清水平每年降低 0.49 ng/dl，每小时睡眠减少 5.85 ng/dl，每单位体重指数（BMI，$kg/m^2$）增加 6.18 ng/dl。此外，轮班工作睡眠障碍（SWSD）的非标准倒班工人的性腺功能减退症状更严重，睾酮水平也低于白班工人和无 SWSD 的非标准工人，这再次表明，睡眠质量差和昼夜节律紊乱与睾酮水平之间存在交互关系[121]。

### 睡眠呼吸暂停对睾酮水平的影响

据报道，OSA 患者睾酮水平较低[55]，这似乎与年龄、肥胖程度和清醒状态下的低氧血症或高碳酸血症无关。一项对 89 名肥胖男性（BMI ≥ 35 $kg/m^2$）的研究中，校正了年龄和 BMI 之后，OSA 的严重程度与游离睾酮水平仍呈负相关[122]。一项由 15 名男性 OSA 患者和 15 名匹配对照组的病例对照研究中，OSA 患者的总睾酮和游离睾酮水平均较低，且睾酮与 OSA 严重程度呈负相关［由氧饱和度指数（ODI）定义］，而与肥胖无关[123]；OSA 患者的甘油三酯和尿酸水平也显著升高；研究发现，睾酮与尿酸水平呈负相关，与高密度脂蛋白胆固醇水平呈正相关，与 BMI 和腰围无关。本研究提示，在肥胖和 OSA 患者中，睡眠时缺氧的严重程度可能是导致睾酮水平降低的另一个因素，无论是 BMI 还是中心性肥胖。在患有 OSA 的非肥胖男性中，也发现了缺氧与睾酮减少之间类似的联系[124]。除了缺氧外，碎片化睡眠也可能会导致睾酮水平下降[125]。相反，也有大量文献支持男性 OSA 患者与年龄相关的睾酮水平下降，主要与肥胖有关[126-128]。此外，体重减轻会使肥胖男性血浆总睾酮水平增加[129-130]（图 155.3）。

虽然较早的数据表明，通过 CPAP 治疗或悬雍垂腭咽成形术治疗 OSA 会在 3 个月时导致晨间血浆睾酮水平升高，但大多数研究表明[56, 132-133]，即使确保良好依从性的情况下，单夜[134]或最多 10 个月[135]使用 CPAP 治疗通常对卵泡刺激素、黄体生成素或睾酮没有影响。Madaeva 等监测了 CPAP 治疗对年龄相关雄激素缺乏和夜间阴茎勃起扰动模式的男性患者自发

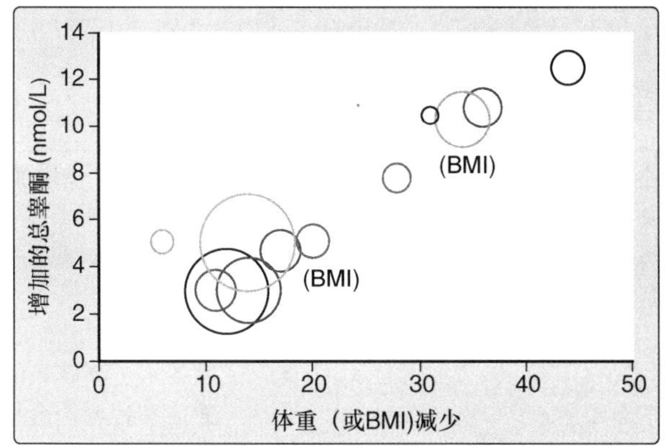


**图 155.3**　不同研究显示的减肥对睾酮水平的影响。每个圈代表一项研究，其直径与研究的规模成正比。BMI，体重指数［From Fui MN，Dupuis P，Grossmann M. Lowered testosterone in male obesity：mechanisms，morbidity and management. Asian J Androl. 2014；16（2）：223.31，which was modified after Grossmann M. Low testosterone in men with type 2 diabetes：significance and treatment. J Clin Endocrinol Metab. 2011；96（8）：2341.53，Figure 155.1. Copyright of Endocrine Society，The Journal of Clinical Endocrinology & Metabolism.］

性夜间勃起的影响。研究发现，CPAP 疗法不仅产生了 SWS 和"快睡眠阶段"的反弹，而且使夜间阴茎勃起恢复[136]。正如之前的研究所指出的，CPAP 治疗后睾酮水平没有显著的变化[136]。Cignarelli 等[137]进行了一项系统回顾和荟萃分析，用来评估 CPAP 对男性 OSA 患者睾酮和促性腺激素的影响。该作者发现，在 10 个前瞻性队列研究和 2 个随机对照研究（共 388 名患者）中，使用 CPAP 与总睾酮水平的显著变化无关。因此，OSA 可能对睾酮水平没有直接影响。虽然 CPAP 治疗并没有显示出使睾酮水平持续增加，但体重减轻是线性下降的。

## 睾酮对睡眠呼吸暂停的影响

一些研究报告描述了使用睾酮治疗后，在男性和女性中发生 OSA 的情况，但这些报告或小规模研究主要是肌注了超生理剂量的睾酮[138-140]。尽管研究证据仍然不一致，但如果存在未经治疗的 OSA，使用外源性睾酮治疗则存在显著的副作用。临床指南对未经治疗的 OSA 患者，禁止使用该疗法[141-142]。在一项关于患有 OSA 的肥胖男性的研究中，分别在基线、6 周和 12 周对患者肌注十一酸睾酮和安慰剂。作者在同等高氧和同等低氧条件下使用改良的 Duffin 再呼吸法，评估了每分通气量与 $CO_2$ 浓度或 $PaCO_2$ 的变化[143-144]。睾酮剂量与 7 周时氧饱和度指数（ODI）轻度相关，但在 18 周时 ODI 和睾酮水平之间无相关性[145]，但在 6～7 周时，血清睾酮水平的变化与高氧通气阈值和低氧负荷呈正相关，而在 18 周时无相关性[146]。作者认为，呼吸恢复阈值的时间依赖性变化可能介导了睾酮所致的睡眠呼吸的变化。总之，根据目前的证据，除了短暂的不良反应外，正常剂量的睾酮治疗不会导致 SDB。

## 睾酮与睡眠质量

睾酮水平不足和过高都已被证明会影响睡眠结构。在 65 岁及以上的男性中，睾酮水平较低的老人睡眠效率降低，夜间觉醒次数增加，SWS 的时间更短[128]。据报道，服用睾酮和滥用雄激素或代谢类固醇与 TST 减少、失眠和觉醒增加有关[138, 147-148]。在甲基睾酮急性给药时，会增加唤醒，因大脑 5- 羟色胺能系统的激活下降而引起睡眠变化[149]。在一项药物诱导的性腺功能减退患者的研究中[150]，无论服用还是不服用性腺类固醇替代药物，性腺功能减退的男性与服用睾酮替代药物的患者进行比较，24 小时 PRL 水平降低，深度睡眠的百分比也降低。促性腺激素释放激素（GnRH）缺乏的男性患者和低睾酮、高促性腺激素、低性腺激素的患者褪黑素的分泌增加[151]。

## 性激素与女性睡眠呼吸障碍

在 45～49 岁的女性中，较低的雌二醇水平与睡眠质量差有关[152]。怀孕期间和产后的睡眠中断常见，更年期也常与失眠有关（见 159 章）。后者可能与几个因素有关，包括潮热、情绪障碍和 SDB 的发展或恶化，同时倾向于患有向心性或男性型（而非女性型）肥胖[153]。

雌激素和黄体酮似乎是预防女性 OSA 的保护性因素，因此可以解释一些与性别相关的疾病流行率和严重程度的差异。这些证据来自对月经周期[154-155]、更年期[156]、激素替代疗法时（绝经后）[156]或妊娠期[157-158]等不同阶段的睡眠进行评估的研究。一些作者发现，上气道阻力在黄体期低于卵泡期[154]。黄体酮被认为是通过增加过度呼吸和缺氧性呼吸的反应，以及增强上气道扩张肌活动（减少上气道阻力）直接刺激呼吸驱动来促进其作用。

较低的雌二醇水平不仅与异常的睡眠结构有关，而且在较广泛的年龄范围内（24～72 岁的女性）与严重的 OSA 有关[155]。相反，绝经后接受雌激素替代治疗的受试者，似乎比安慰剂受试者患 SDB 的程度要轻[156, 162]。目前还不清楚激素治疗对女性 SDB 的风险-效益的比值[163-164]。同样，尽管绝经后黄体酮水平下降，但黄体酮对 OSA 的治疗效果并不一致[163]（表 155.2）。

雄激素也可以解释睡眠结构和 SDB 严重程度的性别差异。O'Connor 等[165]对 830 名应用 PSG 诊

表 155.2　神经内分泌异常与主要睡眠问题之间的已知联系

| 睡眠障碍 / 内分泌异常相关 | 生长轴 | HPA 轴 | HPT 轴 | HPG 轴 | 其他 |
|---|---|---|---|---|---|
| 阻塞性睡眠呼吸暂停 | GH 和 IGF-1 水平降低（与 SDB 严重程度相关） | 有争议（甲状腺功能减退是阻塞性睡眠呼吸暂停的危险因素） | 不清楚（促肾上腺皮质激素对 CRH 的反应过度，不能仅仅用肥胖来解释） | 低睾酮（男性），高雄激素和低孕酮（女性）是阻塞性睡眠呼吸暂停的危险因素（肥胖是一个混杂因素） | 交感神经活动增加，adipokinome 改变（瘦素增加，瘦素抵抗，脂联素降低），下丘脑分泌素降低，糖尿病、高胰岛素血症和代谢综合征发生率增高<br>RAAS 激活 |
| 失眠 | 不清楚 | 甲状腺功能亢进 | 皮质醇增多症 | 围绝经期妇女：睡眠质量降低，睡眠维持性失眠（“潮热”）<br>CAR 异常？ | 不清楚 |
| 不宁腿综合征 | 肢端肥大症患者有较高的 RLS 发生率 | 甲状腺功能亢进和甲状腺功能减退的激素替代治疗与 RLS 有关 | 不清楚 | 不清楚 | 不清楚 |

注：CAR，皮质醇唤醒反应；CRH，促肾上腺皮质激素释放激素；GH，生长激素；HPA，下丘脑-垂体-肾上腺；HPG，下丘脑-垂体-性腺；HPT，下丘脑-垂体-甲状腺；IGF-1，胰岛素样生长因子 -1；RAAS，肾素-血管紧张素-醛固酮系统；RLS，不宁腿综合征；SDB，睡眠呼吸障碍。

断为 OSA 的患者进行了回顾性分析，发现男性总的 AHI 明显高于女性。与男性相比，患有 SDB 的女性在 REM 期间发生呼吸事件更频繁，而且 OSA 的患病率也更高，并且主要发生在 REM 期间。Koo 等[166]还发现，在 221 名受试者中，与 REM 相关的 SDB 女性比男性更普遍，而且在年轻的男性和女性中较为常见，这表明这些差异可能还取决于年龄（或 OSA 的持续时间）。

几项研究表明睾酮既影响呼吸的神经调控[167]，也影响上气道的力学[139]。例如，Zhou 等[168]研究了经皮使用睾酮（5 mg/d，在月经周期中的卵泡期使用）对 8 名健康绝经前妇女睡眠时的低碳酸血症呼吸暂停阈值的影响。该作者得出结论，睾酮增加了绝经前妇女的低碳酸血症呼吸暂停阈值，从而导致睡眠时呼吸不稳定。

### 睡眠与多囊卵巢综合征

多囊卵巢综合征（polycystic ovary syndrome，PCOS）会影响多达 10% 的所有种族的育龄女性，成为该年龄组妇女最常见的内分泌紊乱。PCOS 的定义包括四个方面：月经量少、高雄激素血症的临床和生物学特征、超声显示多囊卵巢、排除其他雄激素过多的原因。

许多项研究表明，PCOS 与向心性肥胖和 OSA 密切相关，与雄激素过量水平直接相关[167-173]。PCOS 患者排卵少或无排卵（根据定义），因此，她们的周期性黄体酮水平较低，这可能是 SDB 高患病率的原因。此外，在成人 PCOS 患者中的研究发现，PSG 测量值与血清雄激素和葡萄糖代谢参数之间存在不同强度的相关性。例如，肥胖 PCOS 患者的 AHI 与总睾酮和游离睾酮水平相关[169]。另有研究[172]发现 SDB 的风险或严重程度与胰岛素水平或其他葡萄糖耐量指标之间存在相关性。PCOS 患者 OSA 的最大危险因素是空腹胰岛素水平和葡萄糖胰岛素比值变化（衡量胰岛素抵抗的指标）[170]。此外，肥胖的青少年 PCOS 患者与对照组的褪黑素昼夜节律存在差异。与对照组相比，患有 PCOS 的女孩褪黑素分泌较对照组滞后，相对的睡眠时间也滞后，褪黑素分泌持续时间更长，即使在调整了年龄、活动水平和 BMI 后也是如此[174]。

## 脂肪组织

脂肪组织是人体最大、最活跃的内分泌器官之一，众所周知，它会分泌过多的激素。白色脂肪细胞是一种分泌细胞，可以释放脂质产物，如脂肪分解产生的脂肪酸、胆固醇、前列腺素、内源性大麻素、脂溶性维生素（如生育酚和维生素 $D_3$ 的活性形式）、糖皮质激素（将可的松转化为氢化可的松）、雌激素等。

几种主要的蛋白质激素是由脂肪细胞合成和分泌的，其中最突出的是瘦素和脂联素，它们主要（而不是唯一）在脂肪细胞中产生。瘦素的循环水平一般与体重或脂肪量直接相关；相比之下，肥胖患者体内循环中的脂联素水平降低。瘦素参与食欲调节、血管生成和胰岛素分泌，而脂联素主要作用是胰岛素增敏、抗炎和促血管生成。

## 肥胖与睡眠

在肥胖症患者中，许多脂肪因子的分泌失调，与脂肪组织炎症和几种肥胖相关的并发症有关（相对于单纯替代性生物标志物而言）。有大量文献表明，随着肥胖的恶化和脂肪组织与血管供应不成比例地增长，局部缺氧和其他下游生物学变化汇集在一起，便会产生较严重的局部和全身性炎症（图 155.4）。

TST 与肥胖之间的关系已被广泛研究[175-182]。大多数研究发现肥胖和儿童睡眠不足之间存在着显著联系，有些研究发现甚至在成年人中也是如此（尽管成年人联系较弱）。

到目前为止，关于睡眠质量与肥胖之间关系的研究很少[182]。一项在家庭医学环境下的研究调查了肥胖与三种睡眠特征（持续时间、质量和稳定性）之间的关系。作者发现睡眠质量、持续时间和睡眠稳定性与肥胖之间有显著的联系。其中，睡眠质量和肥胖之间呈负线性关系，而睡眠时间和肥胖之间呈“U”形关系（在其他多项研究中也可以看到）。工作日（OR = 2.3）或周末（OR = 1.8）不规律的就寝时间也与肥胖有关。睡眠质量和肥胖之间的关系不能完全用患者人口统计数据或打鼾来解释[182]。

肥胖和睡眠质量差或睡眠不足之间的致病联系是什么？首先，睡眠不足、睡眠质量差或不稳定的就寝时间可能提供更多的进食机会，并可能激活下游的代谢级联反应，增加食欲，减少饱腹感，加重疲劳，导致不良的行为变化（例如，减少锻炼，增加高热量、高浓度甜食的摄入）和更多的脂肪堆积。反过来，肥胖是一种炎症，它会导致具有生物活性的细胞因子释放，从而激活 HPA 轴，随后 TST 减少或睡眠质量受损，从而使这种恶性循环持续下去。

事实上，TST 减少（SWS 保留）和 SWS 抑制（TST 正常）都与胰岛素抵抗（非代偿性高胰岛素血症）有关，这导致糖耐量受损和 2 型糖尿病风险增加。此外，睡眠限制还与血清瘦素（一种厌食激素）水平下降和胃促生长素（一种促食欲激素）水平升高、饥饿、食欲亢进和对高热量食物的渴望有关。进一步的研究证据表明，TST 的减少可能代表了一个可激活的多个基因的允许环境，这些基因可能参与肥胖的发展。事实上，睡眠时间短的人 BMI 的遗传度更高。因此，可以想象，在现代西方社会经常出现的慢性和渐进式的睡眠不足可能导致目前成人和儿童中常见的肥胖、糖尿病和代谢综合征。

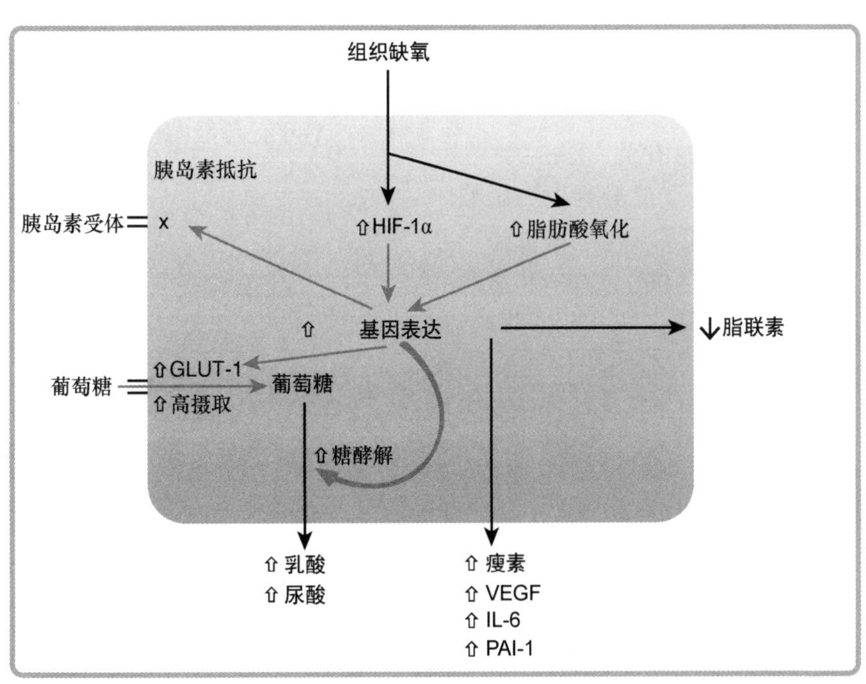


**图 155.4**　白色脂肪细胞水平上间歇性缺氧的影响：激活的转录因子［低氧诱导因子 -1α（HIF-1α）］导致 1000 多个基因的表达；线粒体中脂肪酸氧化；通过细胞膜摄取葡萄糖增加，主要是由于葡萄糖转运体 -1（GLUT-1）的可用性增加；阻断胰岛素受体，导致胰岛素抵抗；糖酵解的激活会增加乳酸的生成，并释放到循环中。在脂肪因子方面，脂肪细胞水平的低氧压力导致脂联素减少，瘦素、血管内皮生长因子（VEGF）和纤溶酶原激活物抑制剂 -1（PAI-1）增加

除了肥胖和睡眠之间的普遍联系外，向心性和男性型肥胖也是一个强有力的、连续的流行病学预测因素[183-184]。反过来，显著的体重减轻可改善 SDB 的严重程度和相关的代谢异常[185]。因为关联并不一定意味着因果关系，反过来也有可能，即 OSA 促进肥胖的发展。尽管 OSA 促进肥胖的数据有限[185]，但也有其可能的机制，例如，SDB 的慢性间歇性缺氧和碎片化睡眠可以改变能量调节和一般代谢的中枢控制（例如，通过瘦素、胰岛素抵抗或高胰岛素血症，导致下丘脑[185]的 5- 羟色胺能活性改变），并增加食欲和食物摄入量。因此，选择性 5- 羟色胺能激动剂和拮抗剂已被尝试用于治疗向心性肥胖[184]和 OSA，但效果有限[186]。一些向心性肥胖患者似乎也出现 OSA 中发现的循环睾酮和生长激素的低水平状态[55, 184]。在肥胖患者中，应用重组生长激素似乎可以减少中心体脂，而 CPAP 治疗 OSA 可能恢复睡眠时生长激素的分泌[187]。如果 OSA 确实会导致向心性肥胖，那么逆转 SDB 的治疗可能会使体重减轻。一些针对 OSA 患者的研究表明，CPAP 治疗可以减少内脏脂肪量，即使 BMI 没有显著变化[187-188]，但目前还缺乏针对这一问题的大型的、可控性的随机研究。如前所述，向心性肥胖也与高胰岛素血症和胰岛素抵抗有关，但它们与 OSA 的确切联系仍在研究中。目前高胰岛素血症已在 OSA 患者中发现，并且与体重、BMI 或向心性肥胖无关[189]。然而，关于连续气道正压通气（CPAP）是否改善胰岛素抵抗或糖尿病控制的问题仍存在争议。关于肥胖、糖尿病或代谢综合征与 SDB 之间相互关系的进一步讨论，见第 26 章和第 114 章。

OSA 和肥胖都与睡眠质量差有关。Kim 等[190]证实，OSA 患者的睡眠质量显著受肥胖程度的影响（负相关），而不受 OSA 严重程度的影响。最近另一项研究调查了肥胖对中度至重度 OSA 患者认知功能和记忆障碍的影响，发现与非肥胖的 OSA 患者相比，肥胖患者在精神运动警觉性测试中反应时间延迟，工作记忆下降，这再次表明了肥胖与记忆或其他认知领域之间的相关性，但这与 SDB 无关[191]。因此，除了减轻 OSA 的严重程度外，还应重视减肥管理，以提高睡眠质量和记忆 / 认知功能。

## 总结

在一般的概念框架中，睡眠同时受到神经和激素的调控。神经调控是通过一个高度相互联系和多功能的复杂的核或神经元群网络进行的，而激素则发挥自分泌、旁分泌或内分泌作用。睡眠和新陈代谢过程之间存在较强的联系性。下丘脑-垂体-靶器官轴的疾病常伴有睡眠症状，偶尔伴有明显的共病性睡眠障碍。越来越多的证据表明，睡眠不足或特定的紊乱在与肥胖相关的代谢紊乱的发病机制中发挥着重要作用。此外，像 OSA 这样的睡眠障碍在一些内分泌紊乱疾病中也很常见，如肢端肥大症、肥胖和糖尿病。大多数肢端肥大症患者都有一定程度的 SDB，无论是 OSA 还是中枢性睡眠呼吸暂停。OSA 似乎与低睾酮水平有关，而服用雄激素似乎会加重 OSA。此外，有证据表明女性类固醇在睡眠期间对上气道通畅有保护作用。甲状腺功能减退是否是 SDB 的一个独特的危险因素仍存在争议。

### 临床要点

- 内分泌紊乱可能导致嗜睡症、OSA、RLS、失眠、昼夜节律紊乱和其他睡眠障碍，或与这些疾病有关。
- 内源性或外源性生长激素、皮质醇或雄激素过量可诱发 OSA 的发生。
- 儿茶酚胺、皮质醇或甲状腺素分泌过多与失眠有关。
- OSA 可能与低睾酮水平有关（直接作用或由衰老、肥胖、碎片化睡眠和间歇性缺氧介导）。
- 脂肪组织是最大和最活跃的内分泌腺体之一，分泌一组非常复杂的因子，构成“脂肪组”adipokinome。

## 参考文献和拓展阅读

请扫描书后二维码，获取参考文献和拓展阅读资源。

# 疼痛与睡眠

# 第 156 章

*Anthony G. Doufas*，*Elissaios Karageorgiou*
孙 杰 译 顾 平 审校

**章节亮点**

- 慢性疼痛与睡眠卫生不佳对经济和社会有巨大影响，给全球健康带来很大挑战。疼痛影响睡眠，最近的队列研究证据表明睡眠障碍会反过来促进和（或）加剧慢性疼痛。
- 试验证据和流行病学证据表明在慢性疼痛患者中，疼痛和疼痛相关共病（如失眠和情绪障碍）相互影响。本章介绍了在共病慢性疼痛和睡眠障碍的患者中，介导睡眠与慢性疼痛症状相互影响的潜在机制。
- 对于共病失眠的慢性头痛患者，一个精细的诊断方法十分重要。本章描述了在疼痛医学和睡眠医学的临床和科研中广泛应用的睡眠评估方法。
- 随机对照研究的证据支持对于共病慢性疼痛、失眠和抑郁的患者，应实施全面多模式治疗。本章探讨了对于慢性疼痛患者目前药物和认知行为疗法的有效证据。

## 引言

睡眠与疼痛是具有重要生物学和演化意义的关键生命过程。在正常状态下，疼痛感知和睡眠调节通过敏感并精细的生理学平衡来运行，主要是为了保护睡眠功能。当疼痛过度或脱离控制时，会扰乱睡眠并削弱睡眠为个体带来的必要生理和精神平衡稳态支持的能力。尽管睡眠与疼痛的复杂生理学关联难以明确，但临床和试验室证据支持在两者间存在双向的动态影响。观察性微观纵向和宏观纵向研究以及随机对照干预中不断积累的证据表明，睡眠不足或睡眠中断可加剧现有的疼痛状况或介导新发疼痛情况，而新发疼痛又会恶化睡眠障碍。

## 疼痛和共病睡眠障碍的流行病学

慢性疼痛和睡眠受损是两项尚未解决的重大公共卫生挑战，由于其发病率高且影响大，导致巨大的经济和社会负担[1-5]。依据 2016 年的美国全国健康调查研究显示，慢性疼痛影响近 500 万美国成年人（20.4%），严重影响约 196 万人（8%）[6]。另一方面，在 2015 年美国睡眠调查中，患有慢性疼痛的美国成年人中有一大部分报告疼痛对他们的日常生活（46%）或情绪（55%）产生巨大影响[7-8]。国际大规模调查估算，在发达国家和发展中国家，慢性疼痛的 1 年患病率相似（高达 40%），关节相关疼痛（17.5%）和腰痛（18.5%）是最常见的[9]。在普通人群和门诊患者的大型流行病学横断面观察研究中，提示睡眠受损，躯体疼痛和情绪障碍（例如焦虑和抑郁障碍）之间存在密切关联。

基于社区的研究估算有超 40% 慢性失眠存在躯体疼痛[10]，有超过 80% 的慢性疼痛患者同时存在中度到重度睡眠障碍和抑郁[11-13]。尽管横断面研究在描述慢性疼痛和睡眠障碍患者的共病表型的特点上很重要[14]，但并不能阐明常见关联的因果机制。相反，纵向队列研究更适合评估慢性疼痛患者睡眠、疼痛和情绪障碍之间关系的潜在因果关系或调节因素。

### 失眠是慢性疼痛的风险因素

来自随访时间从 1 年到 13 年不等的大型前瞻性纵向研究的证据（表 156.1）表明，存在睡眠障碍但无疼痛症状的受试者患有肌肉骨骼疼痛[15-18]、慢性广泛性疼痛[19-20]、头痛[21]、产后躯体疼痛[22]和颞下颌关节紊乱[23]等慢性疼痛的风险显著增高（OR 和 RR 值：1.3 ～ 3.8）。

### 疼痛是失眠的风险因素

来自挪威大规模前瞻性纵向队列（Nord-Trøndelag 健康研究，$n = 19\ 279$）的证据表明，基线时患有头痛或慢性肌肉骨骼疼痛的受试者 11 年后患失眠的可能性是基线时无疼痛症状对照受试者的两倍［OR 1.8，95% 置信区间（CI）1.8 ～ 2.2］[24]。同样，在

表 156.1　评估睡眠障碍与疼痛关系的前瞻性纵向研究[a]

| 基线情况 | 作者 | 人群 | 随访时间 | 睡眠指标 | 疼痛情况 | 疼痛指标 | 结局 | 结果 |
|---|---|---|---|---|---|---|---|---|
| 睡眠障碍 | Cavinet 等，2008[15] | 中年健康人群（$N = 3767$） | 1 年 | 失眠调查问卷（4 个条目） | 肌肉骨骼痛 | 疼痛症状的频率 | 最近诊断为疼痛 | 男性：调整后的 OR 为 1.8，95%CI 1.2 ～ 2.9；女性：调整后的 OR 为 1.9，95%CI 1.3 ～ 2.8 |
| | Odegard 等，2011[21] | 无头痛人群（HUNT-2 和 HUNT-3，$N = 15\,060$） | 11 年 | 睡眠发作与终末期失眠（综合评分） | 头痛（所有类型） | ICHD-2 标准 | 最近诊断为头痛 | 调整后的 RR 为 1.4，95%CI 1.2 ～ 1.7 |
| | Mork 等，2012[168] | 未选择的无 CWP 的女性（$N = 12\,350$） | 11 年 | 睡眠问题（序数变量） | CWP 和肌肉骨骼痛 | CWP 和肌肉骨骼痛（是 / 否） | 最近诊断为 CWP | 调整后的 RR 为 3.4，95%CI 2.3 ～ 5.2 |
| | Sanders 等，2013[23] | 健康的无颞下颌疾病的人群（OPPERA，$N = 3263$） | 3 年 | PSQI（7 个条目，综合评分） | TMD | 问卷调查和临床检查 | 首次诊断为 TMD | 调整后的 HR 为 1.3，95%CI 1.2 ～ 1.5 |
| | McBeth 等，2014[19] | 中年无 CWP 的人群（$N = 4326$） | 3 年 | 睡眠问题（4 个条目序数刻度） | CWP | CWP（ACR 标准） | 最近诊断为 CWP | 调整后的 OR 为 1.8，95%CI 1.2 ～ 2.8 |
| | Generaal 等，2017[17] | 参加荷兰抑郁和焦虑研究（NESDA）的女性（$N = 1860$） | 6 年 | 失眠症［妇女健康倡议失眠症评定量表；（IRS）≥ 9］，短睡眠时间（≤ 6 h） | 慢性多部位肌肉骨骼痛 | 慢性疼痛等级（CPG） | 慢性疼痛发作 | 失眠：调整后的 HR 为 1.6；95%CI 1.3 ～ 2.0；短睡眠时长：调整后的 HR 为 1.5，95%CI 1.2 ～ 1.9 |
| | Sivertsen 等，2017[22] | 在挪威阿克斯舒斯大学医院分娩的妇女（$N = 1480$） | 2 年 | BIS | 身体疼痛 | PRIME-MD 的身体疼痛（是 / 否）分量表 | 产后身体疼痛 | 调整后的 RR 为 1.8，95%CI 1.3 ～ 2.5 |
| | Blagojevic Bucknall 等，2019[169] | 关节疼痛持续 ≥ 3 个月且无疼痛干扰的参与者（年龄 ≥ 50 岁）（$N = 1878$） | 3 年 | Jenkins 睡眠量表 | 关节痛 | MOS 健康调查量表 12（SF-12） | 关节疼痛伴疼痛干扰 | 调整后的 RR 为 1.2，95%CI 1.0 ～ 1.5 |
| | Halonen 等，2019[18] | 来自瑞典纵向职业健康调查中处于工作年龄的人群（$N = 12\,222$） | 6 年 | Karolinska 睡眠调查问卷（"睡眠问题"：是 / 否） | LBP | 影响日常活动的疼痛 | LBP 事件 | 调整后的 RR 为 1.3，95%CI 1.3 ～ 1.5 |
| | Huang 等，2019[20] | CWP 患者（$N = 17\,920$）合并（$N = 5466$）和不合并（$N = 12\,454$）失眠 | 13 年 | 原发性或继发性失眠诊断（ICD-9-CM） | CWP（ICD-9-CM） | CWP（ICD-9-CM） | 增加对 CWP 患者的药物治疗和门诊护理服务 | 抗抑郁药：OR 为 3.8，95%CI 3.6 ～ 4.1；肌肉松弛剂：OR 为 3.1，95%CI 2.4 ～ 3.8；普瑞巴林：OR 为 1.8，95%CI 1.0 ～ 3.2；加巴喷丁：OR 为 1.7，95%CI 1.4 ～ 2.0；门诊就诊：β = 1.8，95%CI 1.6 ～ 2.0，$P < 0.001$[b] |

**表 156.1 评估睡眠障碍与疼痛关系的前瞻性纵向研究[a]（续）**

| 基线情况 | 作者 | 人群 | 随访时间 | 睡眠指标 | 疼痛情况 | 疼痛指标 | 结局 | 结果 |
|---|---|---|---|---|---|---|---|---|
| 疼痛 | Odegard 等，2013[24] | 无失眠症的人群（HUNT-2 和 HUNT-3，$N = 19\ 279$） | 11 年 | 睡眠发作与终末期失眠症（综合评分） | 头痛和慢性肌肉骨骼痛 | ICHD-2 标准，北欧问卷和 ACR 标准 | 最近诊断为失眠 | 头痛：调整后的 OR 为 2.2，95%CI 1.9 ～ 2.6；慢性肌肉骨骼痛：调整后的 OR 为 1.8，95%CI 1.6 ～ 1.9 |
| | Tang 等，2015[25] | 老年成人（$N = 6676$） | 3 年 | Jenkins 睡眠量表 | 肌肉骨骼痛 | ACR 标准 | 最近诊断为失眠 | 某些疼痛：调整后[c]的 OR 为 1.46，95%CI 1.21 ～ 1.75；CWP：调整后的 OR 为 1.80，95%CI 1.47 ～ 2.22 |

[a] 本列表按时间顺序列出了在过去 10 年内发表的主要前瞻性纵向队列。

[b] 在调整倾向得分后，使用多元广义线性模型检验失眠与门诊就诊之间的关系。

[c] 统计模型调整包括在基线时存在睡眠障碍。

ACR，美国风湿病学会；BIS，Bergen 失眠量表；CI，置信区间；CPG：临床实践指南；CWP，慢性广泛性疼痛（纤维肌痛的新名称）；HR，风险比；HUNT，Nord-Trøndelag 健康研究（挪威）；ICD-9-CM，国际疾病分类：临床修改，第 9 次修订；ICHD，国际头痛疾病分类；LBP，腰痛；MOS，医学结果研究；OPPERA，口面部疼痛，前瞻性评估和风险评估；OR，比值比；PRIME-MD，精神障碍的初级保健评估；PSQI，匹兹堡睡眠质量指数；RR，危险比；TMD，颞下颌关节紊乱。

老年人中，各种类型的慢性疼痛症状在接下来的 3 年里增加高达 4 倍的失眠风险。有趣的是，合并活动障碍和降低的社交活动可解释 65% 疼痛对于失眠发生的影响[25]。

## 情绪障碍是疼痛与睡眠之间的共病关联

异常睡眠是情感类疾病的主要症状，同时也被认为是抑郁症发生的危险因素之一[26]。此外，情绪障碍在慢性疼痛患者中也相当常见[27]。世界精神健康调查、美国国家共病调查两个大型横断面研究的证据表明[30]，慢性疼痛使发展为抑郁症和焦虑症的概率增加了 4 倍，大约 20% 的疼痛患者报告有抑郁症状，35% 的疼痛患者报告在过去一年中有焦虑障碍[30]。

在一项包含 18 980 名欧洲受试者、以社区为基础的大样本研究中，证明了疼痛情况下情绪障碍和失眠之间的密切关系，其中腰痛和关节疾病等疼痛状况与失眠症状的相关性和其与抑郁症和双相情感障碍的相关性一样强（OR 约为 5）[10]。尽管疼痛相关失眠与原发性失眠有共同的情绪、认知和行为特征[13, 31-32]，但与原发性失眠相比[10]，疼痛引起的失眠似乎持续时间更长，与日间功能受损相关性更强[33]。这表明睡眠受损与疼痛可能在日常功能中产生交互作用，这一假设得到了挪威（$n = 6892$）和芬兰（$n = 6060$）员工的两个不同群体队列研究的支持，在这些人群中，基线时的疼痛和失眠协同预测了客观健康结果和因残疾而失去工作。

纵向调查研究发现，合并焦虑抑郁的疼痛患者 1 年后失眠持续存在的概率增高[16]。而其他两项队列研究发现焦虑和慢性疼痛之间相互影响[35-36]。在荷兰焦虑和抑郁的研究中，基线时无焦虑抑郁但患有多部位关节相关疼痛的受试者在 4 年的随访期间首发情绪障碍的风险增高（校正风险比为 2.9，95%CI 1.7 ～ 4.8）[36]。相反，在 1860 名同一研究人群 6 年的随访期间，已证明在基线时的抑郁和抑郁症状的增加可增加失眠对发生多部位肌肉骨骼疼痛的影响[17]。此外，下肢创伤早期阶段的焦虑情绪可预测 24 个月后仍然存在的疼痛发生[35]。

上述流行病学证据表明，躯体感觉信息传导的过程中，情绪和认知网络作为疼痛矩阵[37]（图 156.1A）的重要组成成分，将伤害性刺激转换为痛觉感知，在睡眠障碍中表现为静息态活动和躯体感觉异常（图 156.1B）。从临床角度看，这些数据指示疼痛矩阵在睡眠障碍、疼痛和情绪认知障碍之间的关联中起到核心作用（图 156.1C）。疼痛矩阵的神经科学和临床意义将在下文讨论。

# 在清醒和睡眠期间从感觉到感知的疼痛传导

躯体疼痛定义为一种不愉快躯体感觉的多模态感知觉，它整合了感觉、认知和情绪处理过程。因此，所有疼痛的临床和研究分类系统[38]都将这一体验解释为感觉、认知和情感处理的整合，这一过程涉及不同脑网络的精准时空动态调控，从而产生疼痛感知。从这些网络中产生了疼痛知觉。事实上，根据疼痛和镇痛试验的科学研究证据，以及痛觉过敏或对疼痛不敏感的病理情况，疼痛感知与躯体感觉、情绪和认知神经网络不同的活动度相关[39-40]。

## 在清醒和睡眠期间伤害性刺激的神经传导

图 156.1 描绘了在清醒休息期间参与疼痛感知起源的大脑网络，以及它们在睡眠阶段的相对代谢功能。这些疼痛矩阵网络之间完整而精确的时空功能连接对疼痛感知至关重要[37]。不同的躯体感觉信息从外周神经传递到中枢神经系统，再通过丘脑中转进一步处理，在丘脑中，信息是否上传与人在睡眠和清醒时的大脑状态相关[41]。当感觉信息到达皮质，在高级躯体感觉网络区域（SⅠ和 SⅡ）进行处理，紧接着是处理情绪和认知的网络皮质。包含颞叶前部、岛叶，和内侧前额叶的情绪网络产生疼痛的负面感觉。另一方面，认知网络，主要是其中的背额神经网络，通过将习得的反应与行动计划结合起来使人们意识并注意到疼痛刺激，产生动机反应和疼痛回避行为[37, 39]。因此，痛觉并不局限于初级躯体感觉皮质和躯体感觉网络。

除了这种最初的感觉外，疼痛是随着时间推移而动态变化的。昼夜节律和超夜节律让我们在记忆某一疼痛经历带来的痛觉之外，创造并巩固了对这次疼痛经历本身的感受和想法的记忆。例如，超昼夜周期[42]中情景记忆的巩固在非快速眼动（NREM）睡眠中是最佳的，此时海马体相对更活跃，且与前额叶皮质和纺锤体活动相匹配的尖波同步[43-45]，然而情感记忆在快速眼动（REM）睡眠期间通过相关关联得到最好的巩固，此时情绪网络功能活跃（图 156.1）[45-46]。此外，研究表明，通过不同大脑网络的调节，情景记忆和情绪记忆的巩固也可以通过更长时间的昼夜节律周期实现，还有研究表明，与情景记忆的巩固相比，情绪记忆的巩固对昼夜节律的干扰更为敏感[47-50]。在这些变化中皮质醇的衰减起着核心作用，且这些变化主要受到昼夜节律（而不是超昼夜节律）的中断[51-52]。然而值得注意的是，在大多数实验设计中，当研究昼夜节律介导的记忆巩固作用时，很难完全控制超昼夜

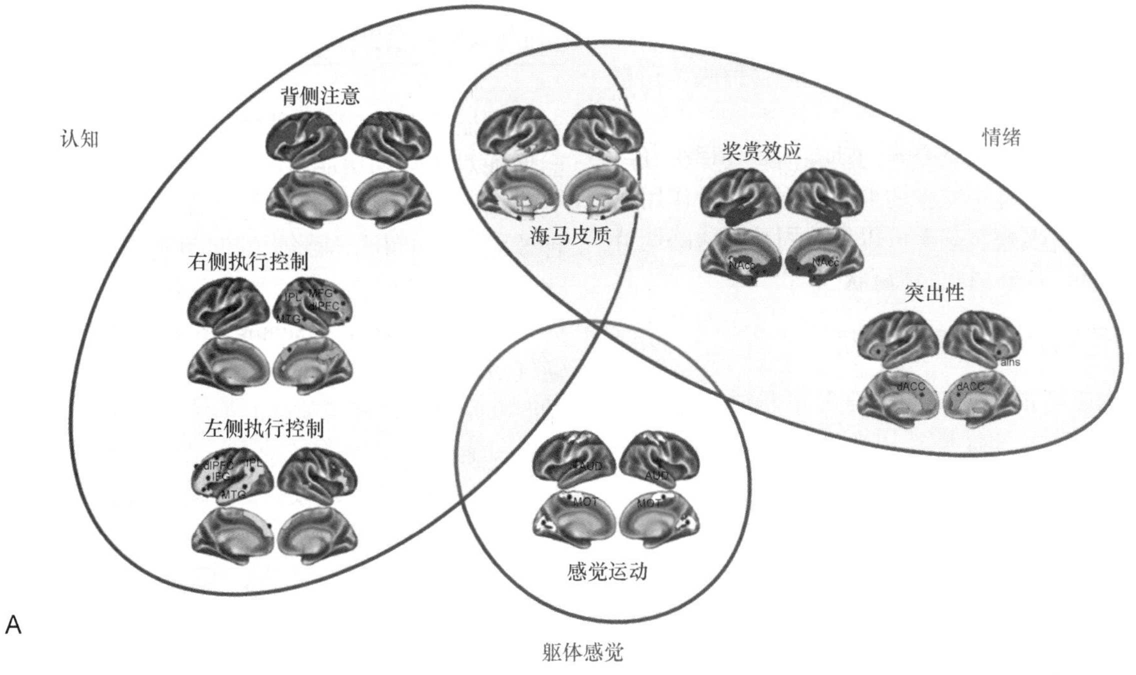


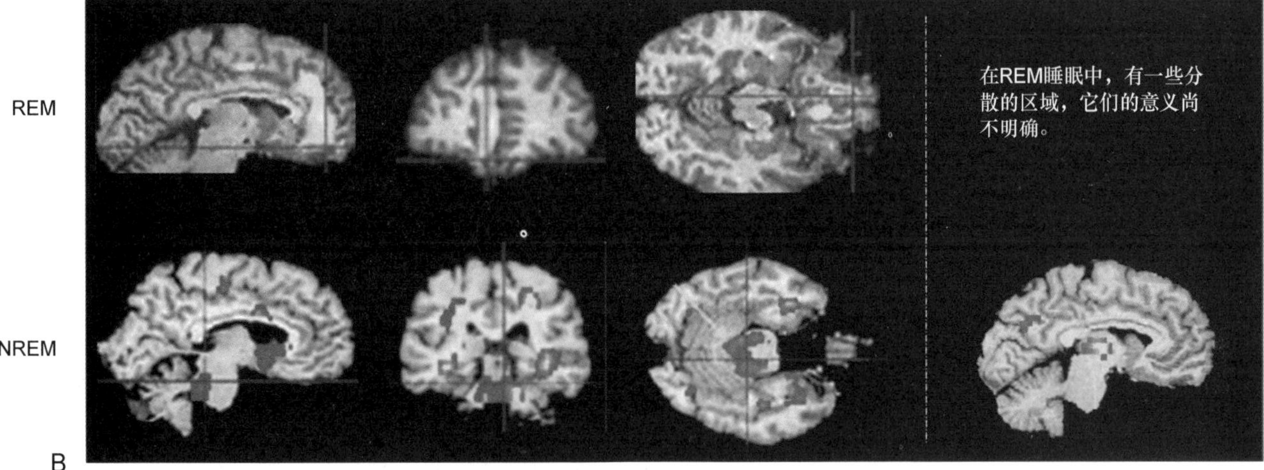


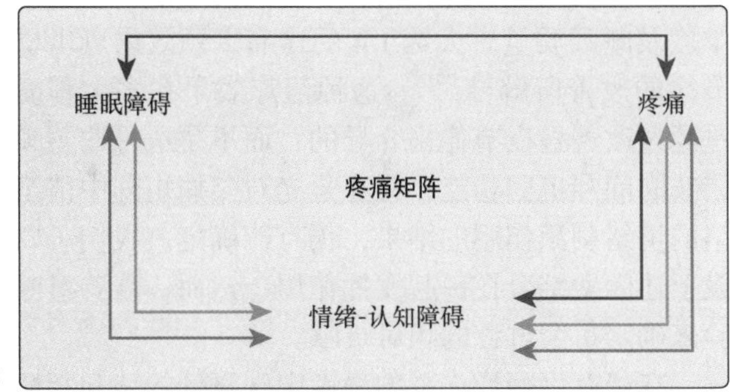


**图 156.1**　疼痛矩阵：大脑网络、睡眠-觉醒代谢动力学，以及睡眠、疼痛和情绪-认知障碍之间的中介作用。**A.** 通过独立成分分析得出与疼痛矩阵相关的大脑网络，这些神经网络涉及躯体感觉、认知和情绪模式的结合过程，包括疼痛信息处理，并可以根据它们在疼痛矩阵的三个核心组成部分（即躯体感觉、认知和情绪）中的作用聚集在一起。从躯体感觉到认知和情感模块网络的主要信息流通过集群内部和集群之间的反馈流进一步丰富，从而优化了疼痛信息的整合。**B.** 与清醒状态相比，睡眠状态下大脑的相对代谢活动：情绪网络在快速眼动（REM）睡眠时更活跃，这解释了 REM 睡眠期间情绪和程序信息的优先巩固。认知网络在非快速眼动（NREM）睡眠期间从海马结构接收信息，以海马的尖波涟漪（sharp-wave ripple）活动为代表，通过丘脑中继转化为皮质纺锤体活动；然而，在 NREM 睡眠中，整体皮质活动仍然相对减少，而海马活动相对增加。最后，较低水平的初级躯体感觉和初级关联皮质感觉网络在整个睡眠阶段仍然相对不活跃，这与观察到的在睡眠期间感觉刺激诱发行为反应所需的阈值增加相一致。**C.** 疼痛矩阵网络在睡眠、疼痛和情绪-认知障碍之间的中介作用：躯体感觉过程的调节对急性和慢性睡眠和疼痛障碍的合并症有直接影响。此外，睡眠或疼痛障碍对情绪和认知过程的间接调节进一步增加了它们的合并症。注：线的颜色分别代表三个疼痛矩阵网络。AIns，前脑岛；amHipp，前内侧海马体；Amyg，杏仁核；aPFC，前额叶前部皮质；AUD，听觉皮质；dAcc，背侧前扣带回皮质；dlPFC，背外侧前额叶皮质；FEF，额叶视区；IPL，顶下小叶；IPS，顶叶内沟；MFG，额中回；MOT，运动皮质；MTG，颞中回；NAcc，伏隔核；SFG，额上回；vIPFC，腹外侧前额叶皮质；VIS，视觉皮质；vmPFC，腹内侧前额叶皮质（Combined and modified from Nofzinger EA，Buysse DJ，Miewald JM，et al. Human regional cerebral glucose metabolism during non-rapid eye movement sleep in relation to waking. Brain. 2002；125：1105-15；Nofzinger EA，Mintun MA，Wiseman M，et al. Forebrain activation in REM sleep：an FDG PET study. Brain Res. 1997；770：192-201；and Weng TB，Pierce GL，Darling WG，et al. The acute effects of aerobic exercise on the functional connectivity of human brain networks. Brain Plast. 2017；2：171-90.）（见彩图）

节律的过程。总体来说，尽管这些认知-情绪网络状态之间的联系并不仅仅与疼痛相关，但这种联系在疼痛处理过程中是不可或缺的[53]。

最后，通过反馈通路介导的动态信息处理很好地解释了疼痛处理过程中减少的抑制作用，这一作用在深度睡眠中最好实现，甚至可以使外周神经通路调节对疼痛刺激的反应和睡眠-清醒状态[54-56]。

### 睡眠中断导致条件性疼痛调控

人类志愿者的研究表明，睡眠中断通过激活主要的炎症通路[57]和促进外周血中促炎细胞因子的表达，如肿瘤坏死因子-α（TNF-α）、白介素-1β（IL-1β）和白介素-6（IL-6）[58]，和（或）通过损害疼痛抑制控制的中枢机制［也就是条件性疼痛调控（conditioned pain modulation，CPM）］[59]，导致伴随骨骼肌肉敏化和自发痛症状的痛觉过敏[60]。促炎细胞因子最终通过包括IL-1β介导的γ-氨基丁酸-A（$GABA_A$）受体激动作用在内的机制促进稳态睡眠诱导[61]，从而促进组织修复[62-63]。与之相反的是，CPM总是与睡眠中断相关。具体来说，与临床实践相关的睡眠中断被进一步强调是因为CPM受损已在几种慢性疼痛疾病下被证实，包括慢性广泛性疼痛[64]、颞下颌关节紊乱综合征[65-66]和腰背痛[67]，在这些慢性疼痛患者中，睡眠障碍非常普遍。

关于涉及注意力和觉醒的疼痛矩阵的认知网络，背外侧前额叶皮质在非快速眼动睡眠期间最不活跃[68]，有证据表明，睡眠剥夺会导致疼痛刺激的注意力调节减弱[69]。此外，情绪记忆的巩固非常依赖于REM期间海马-杏仁核θ波[70]和慢波睡眠（SWS）期间的纺锤波活动[71]。具体而言，人类的实验性睡眠剥夺增强了杏仁核依赖的对负性情绪记忆的回忆[72]，这支持了睡眠剥夺通过增强情绪突显网络而促使负性情绪长期性的假设。相反，在睡眠的REM阶段进行巩固可以使创伤后应激障碍患者的恐惧最小化[73]。最近的一项研究评估了实验性睡眠剥夺和真实世界一段时间内的睡眠总时间与疼痛感知的关联，揭示了睡眠剥夺降低疼痛阈值，这种效应通过躯体感觉网络过度激活以及纹状体及岛叶皮质对疼痛低反应性所介导，其中后者是大脑情绪网络的重要节点（图156.1）[74]。这一结果似乎与神经退行性疾病和慢性痛觉过敏的研究结果相矛盾，在神经退行性疾病和慢性痛觉过敏的研究中，我们观察到情绪和认知网络的高反应性和丘脑对刺激的低反应性，但与神经退行性疾病相比，我们强调睡眠不足如何改变大脑功能和结构变化；与痛觉过敏症状相比，我们强调在疼痛矩阵网络中慢性疾病的长期差异调节作用[37，75-76]。

## 睡眠和疼痛双向关联的临床意义

有证据表明，长期睡眠不足导致的生理性嗜睡会增加对疼痛的敏感性[77-78]，原发性睡眠障碍，如失眠[79]和不宁腿综合征[80]，都与痛觉过敏相关。这种效应是由于中枢性痛觉抑制功能受损[79]或下行性疼痛易化功能增强[80]所导致。此外，对睡眠呼吸障碍（sleep-disordered breathing，SDB）患者的持续正压通气治疗可以改变痛觉过敏的现象，尽管并不清楚这种改变是由于改善了睡眠的连续性还是由于缓解了夜间低氧血症[81]。同时，克利夫兰家庭研究分析表明，在SDB受试者中反复发作的夜间低氧血症与疼痛症状之间存在显著的正相关[82]，与人体试验[83-85]和体外实验[86]的发现一致，间歇性缺氧及相关的炎症是睡眠中断改变疼痛感知的另一机制[87]。相反，最近一项对睡眠中心患者的调查显示[88]，虽然相较于单独的SDB或失眠，SDB合并失眠的患者表现出更多的疼痛感受，但没有多导睡眠监测（polysomnography，PSG）测量SDB的严重程度（例如，唤醒次数或缺氧程度）。最近一项对文献的系统回顾表明[89]，由于不同研究的结果差异很大，需要更多的严谨设计的临床研究方案来阐明各种SDB表型和疼痛传导之间的关系。

除了上述主要的睡眠障碍外，有证据表明昼夜节律紊乱也会影响疼痛感知。例如，患有膝关节炎疼痛的患者，如果共病失眠，则更有可能出现异常的昼夜休息-活动节律[90]。将这一观察结果扩展到临床诊疗，当慢性腰痛患者接受清晨亮光治疗，不仅增加了他们的疼痛阈值，而且改善了疼痛感知的认知和情绪维度及睡眠质量，大约1/4的疼痛干预效果可由昼夜节律的改善所解释[91]。这种治疗效果在多大程度上是通过改善昼夜节律来介导的，而不是通过改善睡眠持续时间和巩固功能，甚至是光对疼痛矩阵中情绪网络的情绪刺激作用的结果，仍有待确定。我们可以假设上述因素结合在一起发挥作用，然而，需要对照实验来确定每个过程的相对贡献。

在患有疼痛或失眠的患者中观察到的认知和情绪变化也可以作为睡眠和疼痛关系的中介或潜在混杂因素[92]。例如，调节痛觉的注意能力是应对疼痛的一个重要机制[93]，短期失眠已被证明会损害执行功能的注意力控制能力[94]。对疼痛和疼痛相关信息的注意力偏向降低了面对疼痛刺激时的注意力分散[95]，破坏了睡眠[31]，加强了慢性疼痛患者疼痛严重程度导致的功能障碍[96]。此外，疼痛灾难化[97]已被证明可以放大疼痛体验，这可能是通过对睡眠的不利影响来实现的[98]。研究发现，慢性疼痛患者的睡前认知唤醒比睡前疼痛更可靠地预测了随后的睡眠质量[99]。综合起来，这些发现表明，失眠的超唤醒假说[100]是将失眠与情绪障碍和疼痛联系起来的潜在机制。具体来说，某些患者可能具有生理性的皮质超唤醒状态，或者睡眠时背额叶没有达到足够的慢波活动，而另一些患者则是由于对刺激做出的不良适应的反应[101]，因此在概念上通过 3P 模型（即慢性综合征发展中的易感因素、诱发因素和持续因素）将慢性失眠及其与疼痛的关系联系起来（图 156.2）[102]。

## 评估慢性疼痛患者的睡眠情况

开发可靠的工具来评估睡眠和疼痛表型是准确描述疼痛与共病性失眠之间关系的必要前提，可以有效地管理这一患者群体。

与疼痛只能通过患者的询问来评估不同，睡眠可以通过客观和主观的方法来评估。夜间 PSG（即使用脑电图、呼吸和心电图监测方式对睡眠的定量和定性参数进行评估）被认为是客观评估睡眠的金标准。体动记录仪监测是另一种间接估计睡眠持续时间的客观评价方法，尽管其特异性不如 PSG[103]，但已在慢性疼痛患者的大型纵向队列中得到验证[104]。

以负性睡眠差异为特征的慢性失眠强调客观与主观睡眠方法结合的重要性，即患者经历的睡眠障碍比客观测量的更严重。在接受阿片类药物治疗的慢性广泛性疼痛患者中，体动仪记录和自我报告的睡眠评估之间的差异很大，且不同夜晚间具有高度变异性，估算情况有时更差，有时更优[105]。疼痛强度和阿片类药物治疗往往会增加日记和体动记录仪的评估之间的差异，年龄是其中重要的调节因素。疼痛程度较轻的患者在服用更高剂量的阿片类药物时睡眠中断最严重，然而在那些疼痛更剧烈的患者中，阿片类药物通过增加 SWS 的数量被证明是有益的[106]。另一方面，在年轻患者中，高剂量的阿片类药物会导致主观的高估睡眠质量（即正向的睡眠差异），而接受阿片类药物治疗的老年患者却截然相反[107]。上述观察结果强调了对真实世界睡眠持续时间和质量进行客观测量的必要性。也就是说，生活质量是高度主观的，这取决于一个人的价值观、诉求和一般个性，以及发展和环境因素，因此疾病负担的症状评估还需要症状严重程度和治疗反应的主观指标。

用于评估睡眠的评分工具包括简单的单项量表（一般用于评估“睡眠质量”），或者更复杂和详尽的调查问卷（着眼于睡眠行为的几个方面，即睡眠启动和维持、觉醒次数，以及睡眠的恢复方面）。验证性研究表明，这些测试可以区分失眠患者和睡眠正常的受试者。某些工具，如医学结果研究睡眠量表（the Medical Outcomes Study Sleep Scale）[108-110]、慢性疼痛睡眠量表（the Chronic Pain Sleep Inventory）[111]和失眠严重程度指数（Insomnia Severity Index）[112-113]，能够检测与疼痛患者镇痛相关的睡眠变化。然而，如何构建这样的测试才能对慢性疼痛患者的管理产生临床意义仍不清楚。与简单的单项量表相比，更精细的评分工具和那些包含疼痛特定成分的评分工具（例如，简明疼痛量表干扰量表[114]、慢性疼痛睡眠量表[111]和每日睡眠日记[115]）是否更能准确描述疼痛背景下的睡眠障碍？一项关于睡眠质量量表（11 分；0 分表示最好的睡眠，10 分表示最差的睡眠）的验证

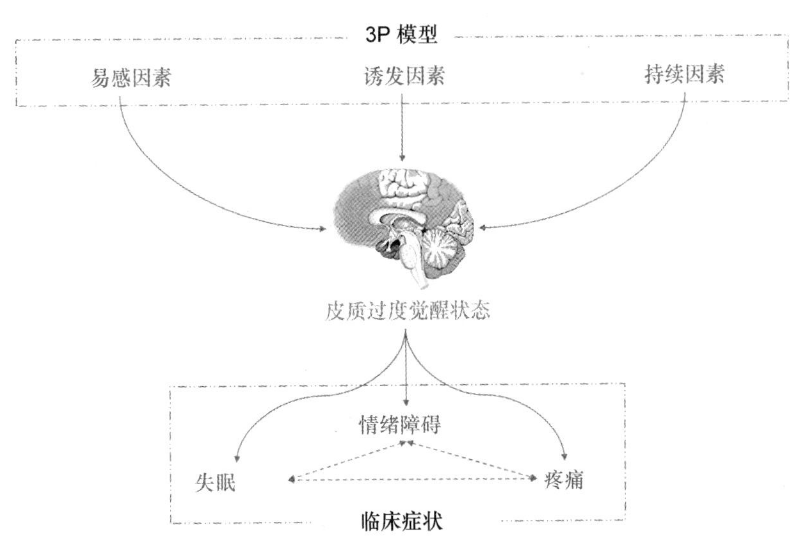


**图 156.2**　在慢性失眠、疼痛和情绪障碍的皮质过度觉醒状态中存在 3P 模型（易感因素、诱发因素和持续因素）。根据 3P 模型，易感因素（如基因和大脑发育）为诱发因素（如身体伤害或社会压力）提供了基底，从而导致皮质的高兴奋性状态，这种状态可以通过某些持续因素（如适应不良行为）慢性化。这种皮质过度觉醒可以直接导致疼痛和睡眠障碍的慢性化，也可以间接通过共病性情绪障碍的介导作用发展为慢性

性研究表明，在接受慢性广泛性疼痛治疗的患者中，这个简单的量表与医学结果研究睡眠量表的结果密切相关，并且足够敏感去检测疼痛治疗后睡眠质量的改善[116]。在同一患者群体中，体动记录仪与基于日记的睡眠评估有很好的一致性，这两种方法都能够检测到失眠患者认知行为疗法所带来的睡眠改善[117]。

自 2008 年 IMMPACT（Initiative on Methods, Measurement, and Pain Assessment in Clinical Trials）就慢性疼痛试验的重要的临床结局达成共识以来，评估疼痛对睡眠的干扰的需求就此引入[114, 118-119]，睡眠越来越多地被纳入慢性疼痛患者的总体评估框架中[120]。因此，现在越来越多的试验将睡眠模式纳入慢性疼痛患者的核心表型域，匹兹堡睡眠质量指数[121]、简明疼痛量表[114]、医学结果研究睡眠量表[108]和失眠严重程度指数[112]是最常用的评估工具[120, 122]。

我们可能需要一种基于结果的研究方法来确定可以为慢性疼痛患者的管理增加临床价值的睡眠评估类型（例如，客观 *vs.* 主观测试，详尽复杂 *vs.* 更简短的问卷调查，联合客观和主观评价的方法）（图 156.3）。

## 慢性疼痛和共病睡眠障碍患者的管理

由于与疼痛、共病性睡眠障碍和精神疾病相互作用相关的生理和表型的复杂性，慢性疼痛患者的治疗管理是一项具有挑战性的任务。在这种情况下，为了评估慢性疼痛的治疗方法而将睡眠结局纳入随机对照试验无疑令人备受鼓舞。在这些试验中纳入睡眠评估也可能为疼痛、睡眠障碍和精神疾病之间共病关系提供生理上的间接证据。表 156.2 和表 156.3 列出了一系列重要的随机对照试验，评估了不同类型疼痛情况的药物和非药物干预措施，其中对疼痛和睡眠结局都进行了评估。考虑到大多数疼痛药物治疗的作用机制，失眠或白天过度嗜睡是研究的主要睡眠结局。

### 针对疼痛的药物干预

各种病因导致的慢性疼痛患者的药物镇痛干预包括：对乙酰氨基酚[123]、抗炎药[124-125]、阿片类药物[126-127]和钠通道阻滞剂[128]。

在患有慢性广泛性疼痛或神经性疼痛的患者中，三环[129]和非三环类[130]抗抑郁药和抗癫痫药[104, 131]（应用为辅助药物或单一疗法）在改善疼痛结局方面也相对成功。除了对乙酰氨基酚及现代抗抑郁药（例如，选择性 5- 羟色胺和 5- 羟色胺－去甲肾上腺素再摄取抑制剂）和抗癫痫药（例如，加巴喷丁、普瑞巴林）外，大多数镇痛药似乎以与改变疼痛非常相似的方式改变睡眠，即破坏睡眠的连续性和（或）抑制 REM 和 SWS[132]。因此，尽管改善了主观睡眠评估结果，但有效的阿片类镇痛可能与正常睡眠结构的完全恢复无关[106-107, 133]。然而，由于缺乏对镇痛药物

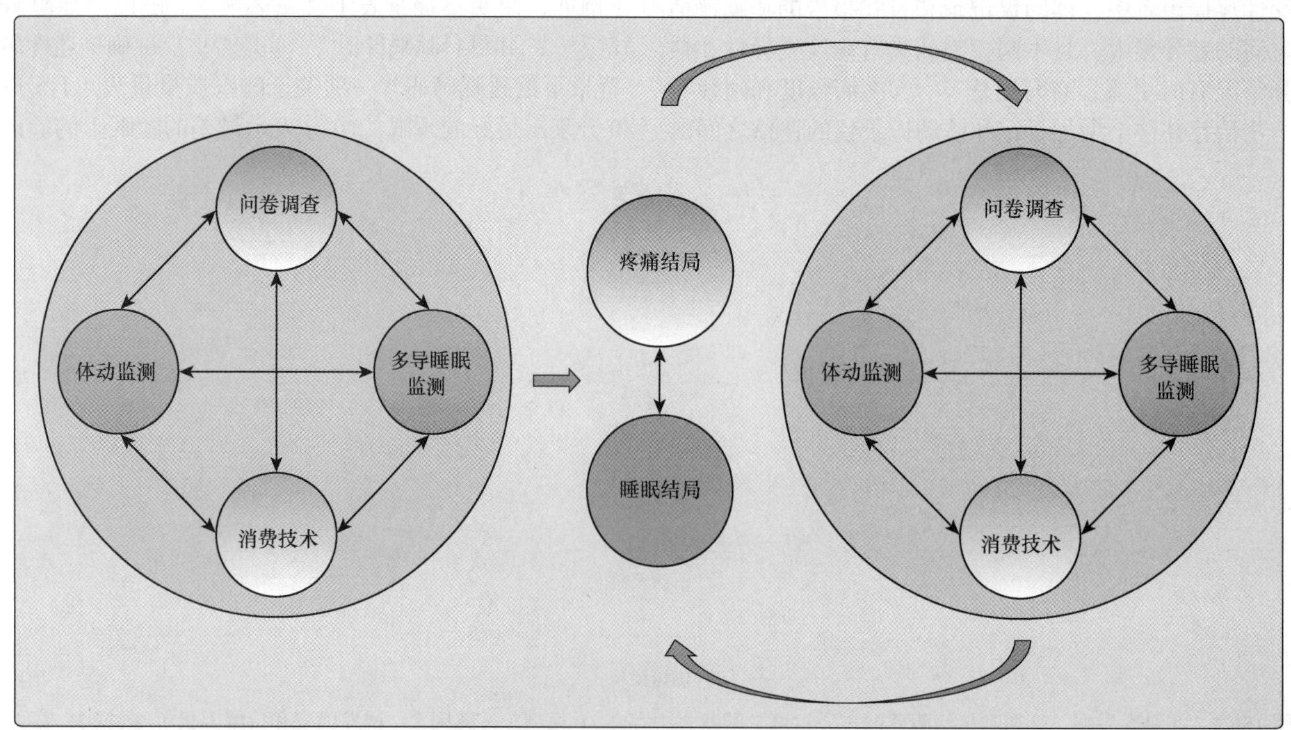


**图 156.3**　基于结果的评估共病性睡眠和疼痛障碍的算法。基于结果的算法可以帮助确定共病性睡眠和疼痛障碍的诊断和治疗反应的更好评估方案。从综合评估开始，可以根据睡眠和疼痛结局选择客观和主观测量并进行加权，经过几次迭代调整后，确定最佳综合方案

**表 156.2　评估药物干预对慢性疼痛和共病性失眠患者疼痛和睡眠结局影响的随机对照试验[a, b]**

| 疾病 | 文献 | 人群 | 盲法 | 对照 | 随访时间 | 干预措施 | 干预重点 | 疼痛测量 | 睡眠测量 | 改善结局 | | 睡眠–疼痛一致性 |
|---|---|---|---|---|---|---|---|---|---|---|---|---|
| | | | | | | | | | | 疼痛 | 睡眠 | |
| 慢性广泛性疼痛 | Arnold 等，2010[130] | CWP（$N = 507$） | 双盲 | 安慰剂对照 | 12 周 | 度洛西汀（选择性去甲肾上腺素再摄取抑制剂） | 疼痛 | BPI，SF-36 身体疼痛 | BPI 和 11 分 Likert 量表（0～10） | 是 | 是 | 是 |
| | Moldofsky 等，2010[134] | CWP（$N = 151$） | 双盲 | 安慰剂对照 | 8 周 | 羟丁酸钠（γ 羟丁酸） | 睡眠 | VAS，FIQ 疼痛，SF-36 身体疼痛 | PSG，ESS，JSS，FOSQ | 是 | 是 | 是 |
| | Roth 等，2012；Roth，2012#1634 | CWP（$N = 206$） | 双盲 | 安慰剂对照 | 4 周 | 普瑞巴林（抗惊厥药） | 疼痛和睡眠 | NRS（0～10） | PSG，自我报告的睡眠评估 | 是 | 是 | 是 |
| | Arnold 等，2015[131] | CWP 伴有共病性抑郁（$N = 155$） | 双盲 | 安慰剂对照（交叉对照） | 6 周 | 普瑞巴林（抗惊厥药） | 疼痛 | NRS（0～10，每日） | SSQ，主观 WASO，TST，LSO 和 NAASO | 是 | 是 | 是 |
| 腰背痛 | Steiner 等，2011[126] | CLBP（$N = 539$） | 双盲 | 安慰剂对照 | 84 天 | 丁丙诺啡（μ 阿片受体部分激动剂） | 疼痛 | NRS（0～10） | MOSS（0～100） | 是 | 是 | 是 |
| | Williams 等，2014[123] | 急性腰背痛（$N = 1596$） | 双盲 | 安慰剂对照 | 3 个月 | 对乙酰氨基酚（轻度镇痛药） | 疼痛 | 疼痛恢复前的天数，NRS（0～10） | PSQI（项目 6） | 否 | 否 | 是 |
| | Goforth 等，2014[137] | CLBP（$N = 52$） | 双盲 | 安慰剂对照 | 1 个月 | 艾司佐匹克隆（非苯二氮䓬类催眠药） | 睡眠 | VAS（0～100） | TST（睡眠日记） | 是 | 是 | 是 |
| | Yarlas 等，2016[127] | CLBP（$N = 660$） | 双盲 | 安慰剂对照 | 12 周 | 经皮丁丙诺啡 | 疼痛 | NRS（0～10） | MOSS，SPI | 是 | 是 | 是 |
| | Christoph 等，2017[170] | CLBP（$N = 360$） | 双盲 | 安慰剂对照和主动对照（他喷他多） | 26 周 | 头孢泊朵和他喷他多（痛敏肽 / 孤啡肽受体和阿片肽受体激动剂） | 疼痛 | NRS（0～10，每日） | CPSI（5 个条目） | 是 | 是 | 是 |
| 神经性疼痛 | Kalliomäki 等，2013[124] | 创伤后神经痛（$N = 133$） | 双盲 | 安慰剂对照 | 1 个月 | 趋化因子受体 2（CCR2）拮抗剂（抗炎药） | 疼痛 | NRS（0～10，每 12 h），NPSI | SI（NRS，0～10） | 否 | 否 | 是 |
| | Huffman 等，2015[171] | PDPN（$N = 352$） | 双盲 | 安慰剂对照（交叉对照） | 6 周 | 普瑞巴林（抗惊厥药） | 疼痛 | NRS（0～10，每日），BPI | DSIS（0～10） | 否 | 是 | 否 |
| | Raskin 等，2016[172] | PDPN（$N = 147$） | 双盲 | 安慰剂对照（交叉对照） | 6 周 | 非甾体抗炎药背景下应用普瑞巴林 | 疼痛 | NRS（0～10），BPI | SI（0～10） | 是 | 是 | 是 |
| | Andresen 等，2016[173] | 脊髓损伤神经性疼痛（$N = 58$） | 双盲 | 安慰剂对照 | 12 周 | 棕榈酰乙醇酰胺酶（PEA，内源性大麻素增强剂） | 疼痛 | NRS（0～10，每日） | ISI，睡眠干扰（NRS 0～10） | 否 | 否 | 是 |

**表 156.2　评估药物干预对慢性疼痛和共病性失眠患者疼痛和睡眠结局影响的随机对照试验[a, b]（续）**

| 疾病 | 文献 | 人群 | 盲法 | 对照 | 随访时间 | 干预措施 | 干预重点 | 疼痛测量 | 睡眠测量 | 改善结局 | | 睡眠–疼痛一致性 |
|---|---|---|---|---|---|---|---|---|---|---|---|---|
| | | | | | | | | | | 疼痛 | 睡眠 | |
| | Merante 等，2017[146] | PDPN（$N$=452） | 双盲 | 主动对照：普瑞巴林 | 5 周 | 米罗巴林（抗惊厥药） | 疼痛和睡眠 | VAS（0～10），BPI，SF-MPQ | DSIS（0～10） | 是 | 是 | 是 |
| | Liu 等，2017[174] | 带状疱疹后神经痛（$N$ = 220） | 双盲 | 安慰剂对照 | 8 周 | 普瑞巴林（抗惊厥药） | 疼痛和睡眠 | NRS（0～10），SF-MPQ | DSIS（0～10） | 是 | 是 | 是 |
| | Kato 等，2019[175] | 带状疱疹后神经痛（$N$ = 765） | 双盲 | 安慰剂对照 | 14 周 | 米罗巴林（抗惊厥药） | 疼痛和睡眠 | ADPS，VAS（0～10，SF-MPQ） | DSIS（0～10） | 是 | 是 | 是 |
| | De Greef 等，2019[128] | Nav 1.7 突变相关的小纤维神经病（$N$ = 23） | 双盲 | 安慰剂对照（交叉对照） | 13 周 | 拉考沙胺（钠通道阻滞剂） | 疼痛 | NRS（0～10，每日） | DSIS（0～10） | 是 | 是 | 是 |
| 其他类型的慢性疼痛 | Schwertner 等，2013[139] | 子宫内膜异位症（$N$ = 36） | 双盲 | 安慰剂对照 | 8 周 | 褪黑素 | 疼痛和睡眠 | VAS（0～10，每天） | 睡眠质量（VAS，0～10，每天） | 是 | 是 | 是 |
| | Vidor 等，2013[138] | 面部 TMD 疼痛（$N$ = 32） | 双盲 | 安慰剂对照 | 4 周 | 褪黑素 | 疼痛和睡眠 | VAS（0～10，每天） | 睡眠质量（VAS，0～10，每天） | 是 | 是 | 是 |
| | Strand 等，2016[125] | 类风湿关节炎（$N$ = 556） | 双盲 | 安慰剂对照 | 12个月 | 托法替尼（Janus 激酶［JAK］抑制剂）或阿达木单抗（肿瘤坏死因子抑制剂） | 疼痛 | 关节炎患者疼痛评估（VAS，0～10） | MOSS | 是 | 是 | 是 |
| | Maarrawi 等，2018[129] | 慢性颈部疼痛 | 双盲 | 安慰剂对照 | 2 个月 | 阿米替林（三环抗抑郁药） | 疼痛 | VAS（0～10） | BIS | 是 | 是 | 是 |

[a] 我们关注的重点是疼痛和睡眠的相关结果改变之间的一致性，这种一致性是针对睡眠、疼痛或睡眠和疼痛功能的干预产生的。

[b] 本列表按时间顺序列出了近 10 年发表的随机对照试验。未纳入对检查结果没有明确的前瞻性定义假设的研究，基于探索性和（或）亚组分析、非计划分析结论的研究，以及未在 ClinicalTrials.gov 或同等国家数据库预注册的研究。

ADPS，平均每日疼痛评分；BPI，简易疼痛量表；BIS，Bergen 失眠评分；CLBP，慢性腰痛；CPSI，慢性疼痛睡眠量表；CWP，慢性广泛性疼痛（纤维肌痛的新名称）；DSIS，日常睡眠干扰量表；ESS，Epworth 嗜睡量表；FIQ，纤维肌痛影响调查问卷；FOSQ，睡眠功能结局问卷；ISI，失眠严重程度指数；JSS，Jenkins 睡眠量表；LSO，睡眠潜伏期；MOSS，医学结果研究睡眠量表；NAASO，睡眠开始后醒来的次数；NPSI，神经性疼痛症状量表；NRS，数字评定量表；PDPN，疼痛性糖尿病周围神经病变；PSG，多导睡眠监测；PSQI，匹兹堡睡眠质量指数；SE，睡眠效率；SI，睡眠干扰；SPI，睡眠问题指数；TMD，颞下颌关节紊乱综合征；TST，总睡眠时间；SF-36，健康调查量表 36；SF-MPQ，简易麦吉尔疼痛问卷；VAS，视觉模拟量表；WASO，入睡后觉醒。

**表 156.3 评估非药物干预对慢性疼痛和共病性失眠患者疼痛和睡眠结局影响的随机对照试验**

| 疾病 | 文献 | 人群 | 盲法 | 对照 | 随访时间 | 干预措施 | 干预重点 | 疼痛测量 | 睡眠测量 | 改善结局 | | 睡眠–疼痛一致性 |
|---|---|---|---|---|---|---|---|---|---|---|---|---|
| | | | | | | | | | | 疼痛 | 睡眠 | |
| 关节炎 | Vitiello 等，2013[158] | 老年（> 60 岁）骨关节炎患者（$N$ = 367） | 双盲 | 仅接受健康教育 | 9 个月 | 治疗疼痛和失眠的 CBT | 疼痛和睡眠 | 慢性疼痛量表（6 个条目，0 ～ 10） | ISI，SE（体动仪） | 否 | 是 | 否 |
| | Smith 等，2015[154] | 膝关节骨关节炎（$N$ = 73） | 双盲 | 主动对照：行为脱敏 | 6 个月 | 治疗失眠的 CBT | 睡眠 | VAS（0 ～ 100 mm） | WASO，TST，SOL，SE（日记，PSG，体动仪），ISI | 是 | 是 | 是 |
| | Ward 等，2017[161] | 类风湿关节炎（$N$ = 25） | 单盲 | 主动对照：常规照护 | 13 周 | 瑜伽干预 | 疼痛和睡眠 | VAS（0 ～ 100 mm） | ISI | 是 | 是 | 是 |
| 慢性广泛性疼痛 | Kashikar-Zuck 等，2012[176] | 青少年 CWS（$N$ = 112） | 单盲 | CWP 健康教育 | 6 个月 | CBT | 疼痛 | VAS（0 ～ 10 cm） | VAS（0 ～ 10 cm） | 否 | 否 | 是 |
| | Van Gordon 等，2017[163] | CWS（$N$ = 85） | 双盲 | 主动对照：认知行为疗法 | 6 个月 | 冥想意识训练（MAT） | 疼痛和睡眠 | SF-MPQ | PSQI | 是 | 是 | 是 |
| | Wang 等，2018[162] | CWS（$N$ = 85） | 单盲 | 主动对照：有氧运动 | 52 周 | 太极（杨氏） | 疼痛和睡眠 | FIQR（0 ～ 100） | PSQI | 是 | 否 | 否 |
| | McCrae 等，2019[153] | CWS 合并失眠（$N$ = 74） | 单盲 | 常规照护 | 6 个月 | 治疗失眠的 CBT | 睡眠 | VAS（0 ～ 10 cm） | 睡眠日记（WASO，TST，SOL，SE） | 否 | 是 | 否 |
| | | | | | | 治疗疼痛的 CBT | 疼痛 | | | 否 | 是 | 否 |
| 其他类型的慢性疼痛 | Slangen 等，2014[177] | PDPN（$N$ = 33） | 无 | 无干预：最佳医疗 | 6 个月 | 脊髓刺激和“最佳医疗” | 疼痛 | 疼痛严重程度指数 | MOSS | 是 | 否 | 否 |
| | Palermo 等，2016[178] | 慢性疼痛青少年及其父母（$N$ = 269） | 单盲 | 主动对照：互联网提供的健康教育 | 6 个月 | 线上 CBT | 疼痛和睡眠 | NRS（0 ～ 10） | ASWS | 否 | 是 | 否 |
| | Smitherman 等，2016[155] | 慢性偏头痛合并失眠（$N$ = 31） | 单盲 | 假对照：改变生活方式 | 6 周 | 治疗慢性偏头痛的 CBT | 睡眠 | 头痛日记 | PSQI | 是 | 是 | 是 |

[a] 我们关注的重点是疼痛和睡眠的相关结果改变之间的一致性，这种一致性是针对睡眠、疼痛或睡眠和疼痛功能的干预产生的。

[b] 本列表按时间顺序列出了近 10 年发表的随机对照试验。未纳入对检查结果没有明确的前瞻性定义假设的研究，基于探索性和 / 或亚组分析、非计划分析结论的研究，以及未在 ClinicalTrials.gov 或同等的国家数据库预注册的研究。

ASWS，青少年睡眠觉醒量表；CBT，认知行为疗法；CWP，慢性广泛性疼痛（纤维肌痛的新名称）；FIQR，纤维肌痛影响修订问卷；ISI，失眠严重程度指数；MOSS，医学结果研究睡眠量表；NRS，数字评定量表；PDPN，疼痛性糖尿病周围神经病变；PSG，多导睡眠监测；PSQI，匹兹堡睡眠质量指数；SE，睡眠效率；SOL，睡眠发作潜伏期；TST，总睡眠时间；SF-MPQ，简易麦吉尔疼痛问卷；VAS，视觉模拟量表；WASO，入睡后觉醒。

睡眠干扰效应的系统纵向评估，目前尚不清楚单纯睡眠结构紊乱（即与主观评价无关）是否构成改变疼痛结局的生理潜力或从长期来看改变疼痛疾病的自然过程。这个问题直接与尚未解决的问题相关，即不同评估方法评估的各种睡眠表型的临床意义。

## 针对失眠的药物干预

一些双盲随机对照试验已经证明了专门针对睡眠功能的新型中枢神经系统抑制剂和非苯二氮䓬类催眠药的有效性，其在慢性广泛性疼痛和腰痛患者中可以有效减轻疼痛和改善整体功能。

羟丁酸钠是 γ 羟基丁酸钠盐，是 GABA 的内源性代谢物，具有抑制中枢神经系统的特性[134]。慢性广泛性疼痛患者应用羟丁酸钠可显著改善主观睡眠、疼痛和功能结局，同时也可增加睡眠稳定性和 SWS 的数量[134-135]。同样，在患有慢性腰痛的患者中使用非苯二氮䓬类催眠药艾司佐匹克隆[136]，可以显著增加总睡眠时间，减轻疼痛，改善抑郁程度[137]。

尽管严格的共识标准[118，122]可能会质疑这些干预措施中的小镇痛效果所证明的疼痛和其他功能结局改善的意义[134，137]，但这些发现是重要的随机对照试验证据，说明针对睡眠的生理机制可能会改变慢性疼痛患者的疼痛感知并改善功能结局。

## 同时针对疼痛与失眠或昼夜节律紊乱的药物干预

褪黑素是一种松果体激素，具有昼夜节律的分泌模式和广为人知的睡眠–觉醒昼夜节律调节作用，具有抗炎和抗痛觉作用。虽然褪黑素在颞下颌关节紊乱综合征[138]或子宫内膜异位症相关的慢性盆腔疼痛[139]患者中已被证明可以有效治疗疼痛和改善睡眠质量，但这些试验的小样本量使其无法评估其疼痛缓解和睡眠恢复效果之间的相互作用。相反，通过优化昼夜节律来改善疼痛感知的最佳方法是通过对比法实现的，其中为期 13 天的 1 h 明亮晨光治疗足以改善慢性腰痛患者的疼痛、疼痛敏感性和睡眠，对此，昼夜节律相位前移可能是其中的介导机制[91]。褪黑素和强光疗法的联合使用是否能通过优化昼夜节律在改善疼痛方面产生超过叠加效果，仍然有待确定。

普瑞巴林是一种具有电压依赖性钙通道 α2δ 亚基配体性质的抗癫痫药[140]，可以有效帮助神经性疾病患者治疗疼痛和恢复睡眠质量，是神经性疼痛的一线治疗方法之一[141-142]。普瑞巴林的镇痛作用和助眠作用可能是由同一机制介导的，即减少超敏神经元中钙离子的流入，导致后者的突触活动减少[140]。

对志愿者[143]和慢性疼痛患者[104，144]的研究已经证明普瑞巴林对睡眠功能有益。SWS 占比增加，自我评价的睡眠质量也随之改善，然而糖尿病患者和带状疱疹后神经痛患者的睡眠改善与疼痛缓解之间存在高度相关性，这表明普瑞巴林的镇痛作用可能是通过其睡眠恢复作用介导的[145]。最近，一种对电压依赖性钙通道 α2δ-1 亚基具有选择性亲和作用且比普瑞巴林更有效的药物米罗巴林也被用于治疗糖尿病和带状疱疹后神经痛[146]。

## 针对疼痛和合并失眠的非药物干预

认知行为疗法（cognitive behavioral therapy，CBT）是一种治疗原发性失眠的成熟的心理干预方法[147]。人们认识到疼痛是一种充满情绪的经历，这促进了这种心理干预在慢性疼痛患者管理中的发展和应用。然而，两项大型随机对照试验的荟萃分析表明，疼痛认知行为疗法（CBT-P）与主动或被动对照治疗相比，对疼痛结局只有微小的、短暂的影响[148-149]。

另一方面，尽管失眠特异性认知行为疗法（CBT-I）在治疗伴有精神和医学问题的失眠合并症方面非常有效，但其对精神症状本身的积极影响要远远大于对躯体结局（包括疼痛）的改善[150]。这一证据与最近一项纳入了 11 项随机对照试验的荟萃分析结果一致，这一荟萃分析评估了慢性疼痛和共病失眠患者的非药物治疗，其中 CBT-I 对疼痛的影响不大，约为对失眠影响的 1/2[151]。对专注于疼痛的 CBT 的抵制，强调了慢性疼痛复杂的心理生理学，这促进了与 CBT-P 的结合，通过改善睡眠行为，针对疾病的心理方面进行治疗（即混合心理干预）[152-155]。

混合型 CBT 在慢性疼痛患者中的首次试点应用表明，其尽管在减轻疼痛强度方面没有效果，但确实对睡眠有积极影响，并且显著减少了疼痛干扰、抑郁和疲劳[156-157]。在另一项应用中，生活方式随机对照试验测试了混合型干预（CBT-PI）与 CBT-P 和仅提供健康教育的对照组，受试者为老年骨关节炎疼痛患者和共病失眠患者[158]。混合型 CBT-PI 在 9 个月的评估期内显著改善了睡眠，但没有改善疼痛，然而事后二次分析显示，在基线时疼痛和失眠更严重的患者，在 18 个月时疼痛和睡眠都有显著改善[159]。值得注意的是，无论在哪个治疗组，治疗开始后 2 个月出现临床显著的睡眠改善者，18 个月时睡眠和疼痛均有改善，这表明在疼痛的临床效果出现之前，持续改善睡眠质量是必要的[160]。这些观察结果得到了最近的随机对照试验的支持，这些随机对照试验间接强调了 CBT-I 对一部分患者的疼痛产生显著和持久疗效的重要作用，这不仅是在混合型治疗的背景下，当 CBT-I 作为单一干预手段时仍然有效[153-155]。

虽然现在对混合型疗法治疗慢性疼痛的有效性下

结论还为时过早，但不断积累的证据表明，一个设计恰当的混合型治疗框架可能包括其他形式的身心干预措施，如瑜伽[161]、太极[162]、冥想[163]或清晨强光治疗[91]可能会增强特定疼痛模式的治疗效果。事实上，只有一小部分患者从混合型干预中获得了较大益处，这使得慢性疼痛患者的精准医学表型特征成为未来研究的重要焦点。情绪和认知疾病[92]、其他的医学问题以及可能导致失眠的药物治疗[164]等因素也需要考虑在内，因为它们可能介导或混淆临床情况。

如表 156.2 和表 156.3 所示，对于各种慢性疼痛，治疗引起的疼痛变化和睡眠结局之间的一致十分常见，与评估中的治疗效果如何无关。这一观察结果证实了之前对 Cochrane 荟萃分析的系统回顾的发现，即各种干预措施对睡眠和疼痛结局的影响趋向于同一方向[165]。尽管这些发现表明睡眠与疼痛，甚至整体健康[166-167]之间存在着密切联系，但很明显，当单独使用且与目标功能无关（即睡眠或疼痛）时，目前没有任何药物或 CBT 方式能够既安全又有效地长期改善疼痛。

## 临床要点

- 疼痛会干扰睡眠，而睡眠障碍可能会加剧对疼痛的反应。睡眠障碍、抑郁和认知应对机制受损在慢性疼痛患者中非常普遍，睡眠剥夺、失眠、睡眠呼吸暂停等睡眠障碍与各种疼痛主诉表型相关。
- 睡眠医学医生应该了解慢性疼痛复杂的流行病学并遵循一种诊断方法，包括对疼痛和睡眠表型的综合评估以及对患者心理健康的全面评估。
- 不同类型的慢性疼痛受益于不同的药物治疗方法（例如，应用现代抗抑郁药、羟丁酸钠和抗癫痫药治疗慢性广泛性疼痛，应用抗癫痫药治疗神经性疼痛），但所有的干预措施都与改善睡眠和疼痛功能相关，与治疗目标无关。
- 针对同一个体的疼痛和共病失眠的混合认知行为心理疗法不仅有可能进一步改善患者的预后，还可能在理解疼痛-睡眠难题方面开创一个新的范式。

## 总结

慢性疼痛和不良睡眠卫生是重大的公共卫生挑战，具有巨大的经济和社会影响。基于对志愿者和慢性疼痛患者的微观和宏观纵向研究，两者之间的相互关系正在慢慢建立起来。主要炎症通路的激活、中枢疼痛矩阵网络的损伤和下行疼痛抑制信号的受损似乎是急性和慢性睡眠缺失引起痛觉过敏的重要候选机制。慢性疼痛患者、情绪障碍患者以及与专注于疼痛或睡眠信息相关的认知变化的患者，似乎增强了疼痛与共病性失眠之间的双向影响。在疼痛的背景下，一些自我管理的睡眠评估工具已被证明具有区分睡眠障碍患者和正常睡眠者的能力。此外，当应用于疼痛患者时，这些测试可以检测出与镇痛干预相关的睡眠质量改善。在慢性疼痛患者中，针对疼痛或睡眠的药物治疗可显著改善两者结局。最近的证据表明，同时解决睡眠和疼痛相关症状的 CBT 和身心干预可能会进一步增加此类干预对疼痛或共病睡眠障碍的效果。

## 参考文献和拓展阅读

请扫描书后二维码，获取参考文献和拓展阅读资源。

# 第 157 章 睡眠与慢性肾病

*Melissa C. Lipford，Kannan Ramar*

朱希恩　郎依琳　译　顾　平　审校

**章节亮点**

- 睡眠障碍，如失眠、不宁腿综合征（restless legs syndrome，RLS）、睡眠周期性肢体运动（periodic limb movements of sleep，PLMS）和阻塞性睡眠呼吸暂停（obstructive sleep apnea，OSA），在慢性肾病（chronic kidney disease，CKD）患者中很常见。CKD 的病理生理机制与睡眠障碍风险增加有关。CKD 的发生率在持续上升，因此，该人群合并睡眠障碍的患病率可能会增加。同样，睡眠障碍可能会增加与 CKD 发展相关的风险，并导致 CKD 患病率的上升。
- 共病睡眠障碍对 CKD 患者的生活质量、医疗费用以及发病率和死亡率增加了显著负担。
- 从常规血液透析改为夜间血液透析可改善心血管功能及睡眠呼吸障碍。
- 本章对 CKD 患者睡眠障碍的现有文献进行了最新综述，并讨论了相关临床意义以及各种睡眠障碍的治疗方案。

CKD 定义为存在 3 个月或以上的肾结构或功能异常［以估计肾小球滤过率（chronic kidney disease，eGFR）＜ 60 ml/（min · 1.73 $m^2$）为定义］，对健康造成负面影响[1]。CKD 是一种常见但严重的疾病，在美国的发病率和患病率不断上升（16.8%），特别是糖尿病、代谢综合征和高血压的患病率不断上升，这些都是 CKD 的重要危险因素[2-3]。CKD 与死亡率增加、生活质量下降和医疗费用增加有关。CKD 也与睡眠障碍的风险增加有关。这一章讨论了 CKD 患者的各种睡眠障碍，并回顾了在这一特定人群中的结局和治疗方法。

## 综述与流行病学

睡眠障碍，如失眠、睡眠呼吸障碍、RLS 和日间过度嗜睡，发生在 45% ～ 80% 需要透析的终末期肾病（end-stage renal disease，ESRD）患者中。在非透析依赖性 CKD 患者中，睡眠障碍的患病率也有很大差异，在 14% 到 85% 之间[4-6]。这种广泛变化的原因是多因素的，可能与使用主观与客观数据来评估睡眠质量、评估的睡眠障碍类型和 CKD 分期有关。Ezzat 和 Mohab[7] 对 90 名患者进行了前瞻性研究，这些患者平均分为以下组：接受定期血液透析（hemodialysis，HD）的 ESRD 患者、CKD 患者和正常对照受试者。与对照组相比，睡眠障碍，包括失眠、OSA 和日间过度嗜睡，在 ESRD 和 CKD 患者中更常见。研究小组发现血红蛋白、白蛋白、肌酐清除率与睡眠障碍的存在呈负相关。

ESRD 治疗中的透析类型会影响临床结果。从传统血液透析改为夜间血液透析可以调节血压控制，减少药物用量，缓解左心室肥厚，改善左心室功能及睡眠呼吸暂停[8]。

许多 CKD 患者的睡眠质量指数较差，并随着肾功能的下降而恶化。Sabbatini 等[9] 发现，随着 CKD 分期的进展，通过匹兹堡睡眠质量指数（Pittsburg Sleep Quality Index，PSQI）评估的睡眠质量逐渐恶化。同样，在日本进行的一项为期 4 年的前瞻性队列研究发现，CKD 患者睡眠时间缩短和睡眠质量恶化（基于 PSQI）与 ESRD 相关[10]。84.6% 的 CKD 患者 PSQI 睡眠质量差，而慢性丙型肝炎患者这一比例为 59.5%[11]。这项大规模的透析结果和实践模式研究表明，HD 患者睡眠障碍的患病率为 49%。HD 患者临床表型中的常见因素（体重指数升高、心力衰竭、糖尿病、周围神经疾病等）均与睡眠不良有关（$P < 0.05$）[12]。与 1 期和 2 期 CKD 或无 CKD 相比，3 期和 4 期 CKD 患者出现不宁腿综合征（RLS）症状和服用助眠药的频率更高[13]。肾病患者生活质量调查显示，约 57% 的 CKD 患者睡眠质量较差，在晚期 CKD 阶段更为常见［平均 eGFR 为 24.9 ± 10.6 ml/（min · 1.73 $m^2$）］[14]。

通过腕部体动记录仪测量发现，与非 CKD 患者相比，CKD 患者的睡眠效率降低和睡眠碎片化更严重[15]。4 期和 5 期 CKD 患者睡眠时长更短、更碎片化，导致总睡眠时间和睡眠效率比 HD 患者更差[16]。非 HD 依赖型 CKD 患者睡眠呼吸障碍（54.3%）和 PLMS（30%）的患病率高于普通人群。

尽管需要进一步的研究来证明结果的异质性，但总体证据表明，与普通人群相比，CKD 患者睡眠障碍的患病率要高得多[4-6]。CKD 本身似乎会加重睡眠障碍。CKD 相关贫血可能导致 RLS 和 PLMS 的发生。CKD 患者出现的容量过载可能导致睡眠呼吸障碍。睡眠关联也可以是双向的。例如，长期睡眠呼吸障碍可能导致高血压，这可能是导致 CKD 发展和恶化的一个因素[18]。CKD 患者睡眠障碍的识别和治疗非常重要。CKD 患者的慢性睡眠障碍与生活质量负担有关，而睡眠障碍也可能与这一复杂患者的发病率和死亡率增加有关。

## 失眠

失眠的定义是，尽管有良好的睡眠机会和环境，但仍会出现睡眠启动困难、睡眠时间减少、睡眠完整性破坏或睡眠质量下降，并导致某种形式的日间功能损害（国际睡眠障碍分类：诊断和编码手册，第 2 版）[19]。失眠的主诉包括睡眠启动困难、睡眠维持障碍或两者均存在。尽管其机制尚不完全清楚，但与失眠相关的睡眠质量差似乎会增加 CKD 患者的死亡风险[12]。

与普通人群相比，CKD 患者的失眠症状更为常见。大约 60% 的 HD 受试者有失眠，其中将近一半的患者存在入睡困难，1/4 的患者存在睡眠维持障碍或早醒[20]。在一项涉及 11 000 多名持续 HD 的患者的多中心试验中，大约 50% 的患者报告了失眠症状[12]。对 46 名常规 HD 的患者和 137 名睡眠心脏健康研究的对照受试者进行的比较表明，常规 HD 的患者的睡眠时长不足（＜ 5 h）发生率更高（OR 3.27，95%CI 1.16 ～ 9.25），睡眠效率更低（OR 5.5，95%CI 1.5 ～ 19.6）[21]。CKD 患者失眠可能与心理和生理因素有关。据报道，CKD 患者焦虑、压力和抑郁的患病率较高，这些都是失眠的已知危险因素[22]。HD 期间液体、电解质和酸碱的快速变化通常与中枢神经系统症状有关，如治疗期间或治疗后立即出现的嗜睡和疲劳[23-24]。此外，血液与 HD 中使用的生物兼容性设备的反应可能增加细胞因子产生，这些细胞因子具有催眠作用[25-26]。因此，HD 患者可能更容易在白天睡觉，导致夜间睡眠效率低下。褪黑素水平和分泌模式的变化也与 HD 有关。这些可能在扰乱 HD 患者的昼夜节律方面发挥作用[27]。HD 通常安排在白天。白天长时间的休息可能会通过改变授时因子暴露（如阳光照射、睡眠-觉醒模式、进食时间和社交活动）来影响昼夜节律系统（图 157.1）。

### 失眠的治疗

很少有证据可以指导 CKD 患者失眠的治疗。治疗的主要目标是改善睡眠质量，减少日间功能损害，如日间的疲劳和嗜睡。这可以通过药物、非药物或联合治疗来实现。这些方法的证据、疗效和安全性在失眠的章节中进行了详细讨论。然而，专门针对 CKD 患者使用这些方法的研究非常有限。

考虑到 CKD 患者失眠的频率，这一人群中常规使用安眠药的比例为 25.8%[20]。在一项小型随机研究中，将扎来普隆与安慰剂进行比较，使用 PSQI 评估睡眠质量，扎来普隆缩短了 HD 患者的睡眠潜伏期，改善了睡眠效率和睡眠质量，并且没有显著的副作用[28]。在另一项比较氯硝西泮和唑吡坦效果的随机交叉研究中，这两种药物都改善了 HD 患者 PSQI 评分；氯硝西泮在降低 PSQI 评分方面比唑吡坦更有效，而唑吡坦的耐受性更好[29]。然而，因为这些药物可能与 CKD 患者正在服用的其他药物发生不良反应，并可能导致副作用，如白天嗜睡或跌倒风险增加等，所以应谨慎应用。催眠相关的副作用可能在这一人群中更常见，特别是如果药物是经肾代谢的。对于许多经常用于优化睡眠的药物，如加巴喷丁或苯二氮䓬类药物，可能需要根据 HD 计划进行肾剂量调整。

非药物方法，如睡眠卫生、刺激控制和认知行为疗法（cognitive behavior therapy，CBT），作为普通人群失眠的治疗方法，已经得到了广泛研究，然而，

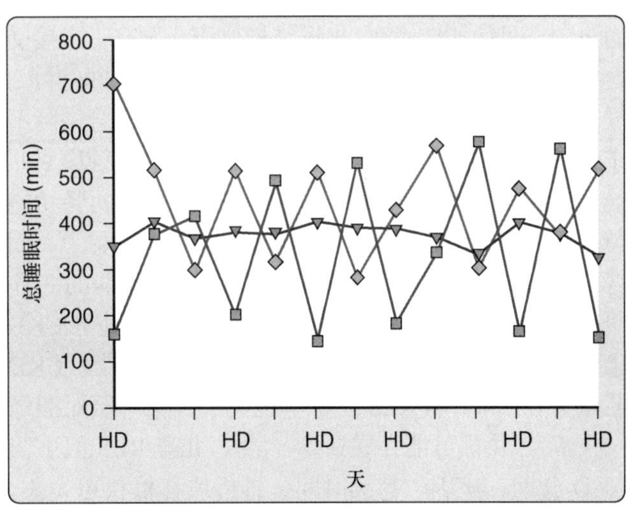


**图 157.1** 血液透析（HD）治疗和非 HD 夜间的总睡眠时间（TST）。菱形代表受试者在 HD 后的夜晚有较长的 TST。方块代表受试者在 HD 后的夜晚 TST 较短。三角形代表在 HD 前和 HD 后的夜晚具有稳定睡眠模式的受试者

在 CKD 失眠患者中应用的数据有限。一项针对腹膜透析患者的研究表明，CBT 可改善全球疲劳严重程度量表（Global Fatigue Severity Scale，GFSC）测量的疲劳，并减少炎性细胞因子[30]。在 HD 患者中，CBT 可改善 PSQI、GFSC 和 Beck 抑郁和焦虑量表评分，同时降低炎性标志物和氧化应激[31]。当评估透析过程中运动的获益时，发现在透析过程的前 2 h 进行中等强度的有氧运动可以改善 PSQI 测量的睡眠质量[32]。在一项为期 1 个月的随机对照试验中评估了穴位按压对 HD 肾脏病患者睡眠质量和疲劳的改善效果。与对照组相比，接受穴位按压的患者疲劳程度显著降低，睡眠质量更好，抑郁程度也减轻。此外，HD 会引起热负荷，患者的反应通常是体温升高约 0.5 ～ 1.0℃；这种体温升高可能导致治疗后夜间失眠[33]。HD 期间使用冷透析液已被证明可以通过降低交感神经激活来改善夜间睡眠（即更短的睡眠潜伏期、更长的睡眠持续时间和更长的快速眼动潜伏期）[34]。

尽管治疗 CKD 患者失眠的非药物方法的总体数据有限，但将这些方法视为一线方法是合理的，因为它们的副作用和并发症相对较小。

总之，非药物方法，如行为疗法和 CBT，以及药物与这些方法的组合，可以用于治疗 CKD 患者的失眠，但需注意前文提到的注意事项。目前仍然需要进一步的研究来评估 CKD 患者长期失眠治疗的有效性和安全性。

## RLS 和 PLMS

尽管其发病机制尚不清楚，但 CKD 是继发性 RLS 和 PLMS 的原因之一（关于 RLS 和 PLMS 的全面讨论，见第 121 章）。根据结构化访谈研究，未接受透析的 CKD 患者的 RLS 患病率为 11% ～ 26%[35-36]。据报道，在非透析 CKD 患者中，约有 11% 符合国际不宁腿综合征研究组的 RLS 诊断标准[37]，而在健康对照受试者中这一比例为 3%[35]。观察不同分期的肾功能障碍的 RLS，CKD 患者的患病率可能高达 26%[36]，而普通人群的患病率为 3% ～ 15%[38-40]。日本的一项研究也描述了 RLS 患病率的增加，3.5% 的日本 CKD 患者患有 RLS，而健康对照受试者为 1.5%[41]。CKD 儿童（15.3%）的 RLS 发生率也高于健康对照对照组（5.9%），并且可能存在漏诊[42-44]。儿童 RLS 似乎与 CKD 分期、病因、持续时间、透析或移植状态无关。患有 RLS 的儿童可能会认为他们的睡眠质量很差，并报告使用了安眠药物。

在需要 HD 的 ESRD 患者中，RLS 患病率为 14% ～ 58%[45-47]。早期的一些研究表明，RLS 的患病率甚至更高，但这可能受到 RLS 使用的标准不一致的限制或使用的调查没有结构化临床访谈来验证症状[48]。患病率的广泛差异也可能是由于一些研究的样本量较小和患者招募的地点（透析与睡眠中心）所致。大多数研究表明，需要 HD 的 ESRD 患者的患病率为 20% ～ 30%。

在等待肾移植的 CKD 患者中，42% 的患者存在 PLMS，而肾移植后这一比例为 27%[42]。一项包含双侧胫骨前肌肌电图信号的 48 h 七通道的便携式多导睡眠图（PSG）发现，85.4% 的 HD 受试者存在 PLMS［根据周期性肢体运动指数（periodic limb movement index，PLMI）≥ 5 次 / 小时］[47]。将“临床相关”的 PLMS 定义为 PLMI ≥ 25 次 / 小时，71% 符合该标准。并且还发现，同时患有 RLS 的患者的 PLMI 要更高（同时患有 RLS 者的 PLMI 中位数为 87 次 / 小时，而无 RLS 者为 16 次 / 小时）[47]。

这些数据表明，CKD 和 ESRD 患者的 RLS 和 PLMS 的总体发病率比普通人群高得多。CKD 导致 RLS 的确切机制仍不明确，但一些提出的理论将睡眠相关运动障碍与尿毒症[50]和低甲状旁腺激素水平联系起来[51]，而与无 CKD 受试者的研究相比，与血清铁蛋白降低的相关性要弱得多。单核苷酸多态性似乎对 CKD 患者 RLS 的发展有很强的遗传影响[52]。

### CKD 患者 RLS 的临床特征

与普通人群类似，RLS 似乎在女性 CKD 中更为普遍，但患有和不患有 RLS 的女性之间的平均年龄没有差异[35-36, 45]。RLS 的患病率似乎随着 eGFR 的恶化而增加[41-42]。Molnar 等[53]对等待肾移植的 176 名 CKD 患者进行了研究，发现 eGFR ＞ 60 ml/（min · 1.73 $m^2$）、30 ～ 59 ml/（min · 1.73 $m^2$）、15 ～ 29 ml/（min · 1.73 $m^2$）和＜ 15 ml/（min · 1.73 $m^2$）的患者的 RLS 患病率分别为 1.8%、5.1%、6.5% 和 23.5%（图 157.2）。在 HD 患者中，RLS 与性别、年龄、铁、血红蛋白和铁蛋白的相关性的研究结果不一致[45-46, 54]。一项研究发现有无 RLS 的 HD 患者之间实验室数据的唯一差异是 C 反应蛋白水平[55]。与特发性 RLS 受试者相比，RLS 合并 ESRD 患者的 PLMI（103.6±74.4 *vs.* 22.0±18.9；$P < 0.001$），及制动试验指数（清醒状态下每小时不动时的 PLMS）更高（127.9±82.3 *vs.* 13.8±29.0；$P < 0.001$）[56]。这些发现表明尿毒症 RLS 和原发性 RLS 之间存在一些生理差异。

### 发病率和死亡率

RLS 独立地与大量睡眠相关主诉、生活质量下降和死亡率增加有关。在 CKD 和 ESRD 患者中，RLS 与

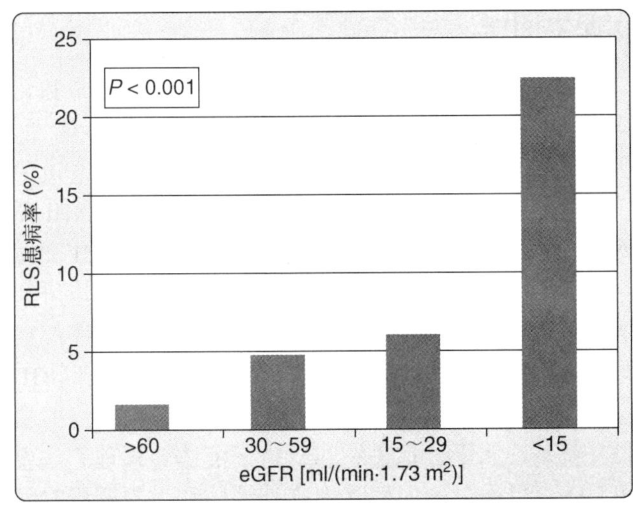


**图 157.2** RLS 与基于估计肾小球滤过率（eGFR）的慢性肾脏病严重程度之间的相关性［From Molnar MZ，Novak M，Ambrus C，et al. Restless legs syndrome in patients after renal transplantation. Am J Kidney Dis. 2005；45（2）：388-96，used with permission.］

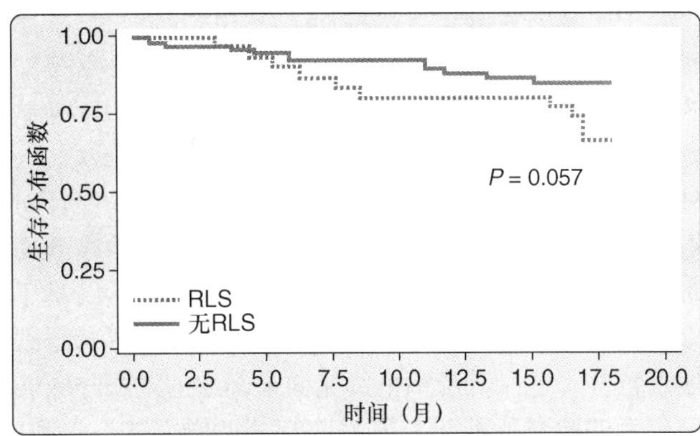


**图 157.3** 患和未患 RLS 的患者 18 个月全因死亡率的 Kaplan-Meier 估计［From La Manna G，Pizza F，Persici E，et al. Restless legs syndrome enhances cardiovascular risk and mortality in patients with end-stage kidney disease undergoing long-term haemodialysis treatment. Nephrol Dial Transplant. 2011；26（6）：1976-83，used with permission.］

更严重的疲劳独立相关[57]。这种疲劳的增加可能会增加其他睡眠障碍的风险，如睡眠呼吸暂停（见睡眠呼吸障碍部分）和 CKD 伴 RLS 患者的失眠[47, 58-59]。在 HD 和肾移植患者中，RLS 也与抑郁独立相关，即使在调整了失眠或抗抑郁药物使用（抗抑郁药物可能导致/恶化 RLS 症状）之后也是如此[60-61]。这些发现可能解释了 CKD 合并 RLS 患者的生活质量比肾功能正常的 RLS 患者更差的原因[62]。即使在调整了失眠、年龄、性别和合并症之后，RLS 仍然与较低的生活质量独立相关[59, 63-64]。

虽然关于 RLS 和 PLMS 在普通人群中导致心血管病发病率的数据尚不确定，但有一些数据表明，ERSD 的 RLS 患者可能会增加心脏病发病率。CKD 合并 RLS 患者新发心血管事件（心肌梗死、卒中或外周动脉闭塞）的发生率为 64.5%，而无 RLS 患者的发生率为 39.1%，这可能是导致该组患者 18 个月死亡率较高的原因[65]（图 157.3）。在一项超过 30 个月的随访研究中，与无 RLS 的 ESRD 患者相比，有 RLS 的 ESRD 患者校正后死亡风险比（调整了年龄、性别、合并症、功能状态和诊所位置）为 1.39（CI 1.08 ～ 1.79）[63]。PLMS 增加似乎可以预测死亡率。PLMI > 20 次/小时的 ESRD 患者的 20 个月存活率为 50%，而 PLMI < 20 次/小时的 ESRD 患者的 20 个月存活率为 90%[66]。

## RLS 的治疗

基于针对 CKD 患者需求的有限数量的研究，RLS 的总体治疗方法似乎与非 CKD 患者的治疗方法基本相同[67]。少数小型试验显示包括透析期间在内的运动有益于减少 RLS 症状[68-69]。在 CKD 患者中，临床医生必须记住，目前用于治疗 RLS 的大多数药物都是经肾代谢的。因此，与肾功能正常的患者相比，建议以尽可能低的剂量开始，并以较慢的速度增加剂量。对于正在接受透析的患者，建议在透析后给药。很少有不同药物的比较研究，这些研究受到样本量小的严重限制，因此无法推荐某一类药物作为初始药物。可以考虑使用铁补充剂、$\alpha_2\delta$ 受体结合剂（加巴喷丁、普瑞巴林或加巴喷丁恩那卡比）、多巴胺受体激动剂（普拉克索、罗匹尼罗或罗替戈汀贴剂）和苯二氮䓬类药物等。对于症状严重且难治的患者，阿片类药物也可能是一种选择[67, 70]。

据报道，肾移植有益于改善 RLS 症状。RLS 症状的缓解发生在接受肾移植后 1 ～ 38 天，移植失败的患者可能在 10 ～ 60 天内复发。[71-72] 在长达 3 年的随访期内，肾功能正常的肾移植患者 RLS 症状仍可得到缓解[72]。这些发现表明，肾功能正常化可以改善 RLS 症状，但具体机制仍不清楚。

# 睡眠呼吸障碍

CKD 和睡眠呼吸暂停之间似乎有很强的联系，其中最常见的形式是阻塞性睡眠呼吸暂停（OSA）[73]（参见本书第 14 篇进行全面讨论）。睡眠呼吸暂停的低氧血症与晚期 CKD 和 ESRD 的死亡风险增加有关[74]。其在 CKD 和 HD 患者中的患病率从 30% 到 73% 不等[17, 32, 73, 75-79]。这种报道的广泛患病率是由于定义 OSA 的存在和不同程度的肾功能障碍的呼吸暂停低通气指数（AHI）或呼吸紊乱指数（RDI）参考值不同。例如，在一项针对 1624 名被诊断为 OSA 的受试者的研究中（基于 AHI ≥ 5 次 / 小时），30.5% 的受试人患有 CKD[75]。研究表明，OSA 组 CKD 的患病率是对照组（9.1%）的 3 倍多[75]。在一项对 63 名 HD 受试者进行的小型规模的研究中，定义 RDI 为 15 或以上，51% 患有 OSA[80]。然而，值得注意的是，一项针对 Kaiser Permanente 医疗保健系统登记的患者的横断面研究发现，在 376 名诊断为 CKD 的患者中，仅基于诊断代码或气道正压装置处方，只有 3.3% 患有睡眠呼吸暂停。这一低患病率可能被未确诊的睡眠呼吸暂停患者的数量所混淆，因为这与其他研究并不一致，事实上，3.3% 的患病率甚至低于非 CKD 人群中的睡眠呼吸暂停患病率[82-83]。

尽管前面提到的患病率研究存在很大的差异，但一致的发现是 OSA 患病率的增加与肾功能恶化有关[21，84-85]。使用 RDI ≥ 15 作为诊断标准，38% 的 CKD 患者患 OSA，而 51% 的 ESRD 患者患 OSA[80]。已经证明，在调整了年龄、BMI 和是否患有糖尿病之后，eGFR 每降低 10 ml/（min · 1.73 $m^2$），OSA 的 OR 值为 1.42[86]。同时发现，HD 患者的 AHI 超过 15 次 / 小时的 OR 值为 4.14，而 CKD 患者的 OR 为 2.19［eGFR ≤ 40 ml/（min · 1.73 $m^2$）］[85]。OSA 似乎也是 CKD 恶化的原因之一，未经治疗的睡眠呼吸障碍可能导致高血压，进而加重 CKD[18]。

很少有研究专门针对 CKD 的中枢性睡眠呼吸暂停（central sleep apnea，CSA；通常由中枢性呼吸暂停指数≥ 5 次 / 小时定义）。CKD 患者的 CSA 事件数量可能是肾功能正常者的 6 倍，并且血氧饱和度下降更严重[76]。与 eGFR 为 90 ml/（min · 1.73 $m^2$）或更高的患者相比，在 eGFR 低于或等于 60 ml/（min · 1.73 $m^2$）的患者中，CSA 事件导致的总 RDI 百分比高出 3 倍（分别为 14.9% 和 4.9%）[16]。患有睡眠呼吸暂停的 HD 患者通常具有 CSA 为主的睡眠呼吸暂停（大多数呼吸事件的病因是中枢性的）[87]。在这些 CSA 为主的受试者中，心房颤动的发生率更高。值得注意的是，HD 后当晚，CSA 指数较低，这表明高容量负荷可能参与患者 CSA 的发生[87]。

确诊患有 OSA 的 CKD 患者需高度怀疑，因为这些患者的睡眠相关主诉较轻或非典型[88-90]。与无 ESRD 的对照组相比，ESRD 受试者报告打鼾和目睹呼吸暂停的频率较低[90]。同样，ESRD 受试者对非恢复性睡眠和晨间头痛的抱怨也不常见[90]。与对照受试者相比，ESRD 受试者在 PSG 监测期间的平均最大鼾声强度降低[90]。此外，与具有类似 AHI 的对照组相比，ESRD 的受试者的 BMI 和颈围较低[90]。与无 OSA 的 CKD 受试者相比，根据 Epworth 嗜睡量表测量，患有 OSA 的 CKD 患者报告嗜睡增加的频率较低[89]。

## 病理生理学

CKD 可能通过容量超负荷、体液重新分布和化学敏感性改变的机制增加睡眠呼吸暂停的可能性。在接受 HD 的受试者中，颈内静脉容量和上气道黏膜含水量与 AHI 相关，而上气道横截面积与 AHI 无关[91]。即使在调整了年龄、性别、身高、BMI 和尿素减少百分比后，这种相关性仍然显著。这与研究结果一致，即使在仰卧位期间，0.5 L 的体液移位也会导致颈围和上气道阻力的显著增加[92-93]。夜间 HD 可以降低 AHI，并且当夜间 HD 结束时，AHI 可能会回升至基线水平，这进一步支持了液体转移理论。夜间 HD 可以通过夜间清除细胞外液体和由于透析时间较长而改善超滤来减少夜间液体转移[4]。

CKD 患者睡眠呼吸暂停的另一个机制可能是化学敏感性的改变。化学敏感性不稳定会导致呼吸控制不稳定，并可能导致 OSA 的加重[94]。与无 OSA 的受试者相比，ESRD 合并 OSA 的患者对动脉血二氧化碳分压的通气敏感性更高[78]。这种关系与年龄、性别或 BMI 无关。通过从常规 HD 转换为夜间 HD，对高碳酸血液的化学敏感性可能降低，并导致 AHI 的降低[95]。

尽管慢性尿毒症也被认为会导致上气道肌肉功能障碍，但还没有令人信服的数据来证实这一理论。相反，更有可能是，多种因素最终导致 CKD 患者 OSA 的可能性增大。对于任何特定的个体，一个因素可能比另一个因素有更大的影响，导致 OSA 在这些患者中的不同呈现。

## 睡眠呼吸暂停对 CKD 患者预后的影响

OSA 和 CKD 有许多相同的合并症，包括高血压、糖尿病和肥胖。因此，很难单独将 CKD 患者肾功能恶化与 OSA 联系起来。然而，有一些证据表明，CKD 与 OSA 的共病可能会加重微量白蛋白尿和 eGFR，并与胱抑素 C（一种反映肾功能受损并与潜在 CKD 相关的敏感生物标志物）水平升高有关[96-97]。此外，根据柏林睡眠呼吸暂停问卷中三个主要领域中的两个领域的阳性评分，表明 OSA 的高风险，这可能是肾移植失败的一个独立风险因素，尤其是在女性移植患者中[60]。OSA 导致肾功能恶化的潜在机制可能包括间歇性低氧血症、与觉醒相关的交感神经兴奋，以及全身炎症反应，这可能导致内皮功能障碍和肾小管间质损伤[73，98-99]。

与无 CHD 人群一样，OSA 也会导致生活质量下降。在健康调查量表 36 中，同时患有 OSA 和 CKD 的患者在活力、社会功能和心理健康方面的得分更差[100]。与无 OSA 的患者相比，患有 CKD 和中度或重度 OSA（AHI ≥ 15 次 / 小时）的患者更抱怨日间过度嗜睡和言语记忆、工作记忆、注意力和反应速度受损[101]。

## 睡眠相关呼吸障碍的治疗

OSA 和 CKD 均独立增加心血管疾病的发病率和死亡率，因此，治疗 OSA 以减轻这些后果至关重要。尽管有详尽的文献证实了持续气道正压通气（CPAP）治疗 OSA 的益处，但关于 CKD 患者的治疗结果的文献有限[102]。一些研究证实了在基线肾功能正常的 OSA 受试者中，CPAP 可改善肾小球高滤过和 eGFR[61，103]。对患有中至重度阻塞性和中枢性睡眠呼吸暂停及心力衰竭（平均射血分数约 45%）的 CKD 患者进行自适应伺服通气（adaptive servo-ventilation，ASV）治疗，可以改善 eGFR、NYHA 分级以及血清脑钠肽、肌酐、胱抑素 C、C 反应蛋白和去甲肾上腺素水平[104-105]。还应该回顾的是，根据最近发表的心力衰竭患者伺服通气试验，如果射血分数低于 45%，目前不建议原发性 CSA 患者使用 ASV[106]。

除了气道正压通气装置外，改变肾衰竭患者的透析时间也可以改善睡眠呼吸暂停。如前所述，与传统 HD 相比，夜间 HD 可改善 AHI 严重程度（图 157.4）。夜间 HD 还可导致氧饱和度低于 90% 的睡眠时间百分比减少、心率下降和迷走神经张力增加[107]。夜间 HD 还可能导致化学反射反应减少和 AHI 改善[95]。

与持续非卧床腹膜透析（continuous ambulatory peritoneal dialysis，CAPD）相比，夜间腹膜透析（nocturnal peritoneal dialysis，NPD）也可能改善 OSA。当人口学、BMI、合并症、透析充分性和腹膜转运特性匹配的受试者，从 NPD 转换为 CAPD 时，AHI 明显恶化[108]。NPD 似乎减轻了 OSA，因为它在全身水分减少的基础上具有更强的排液功效[108]。上气道的磁共振成像评估证实，从 CAPD 转换为 NPD 后，鼻咽和口咽体积显著变小、最小咽横截面积及舌体积增大[109]。

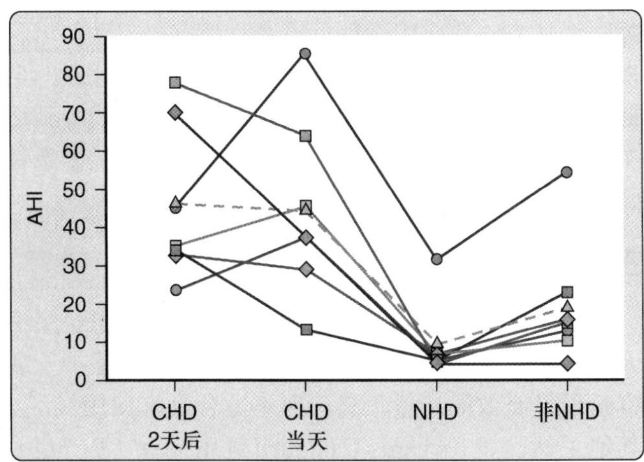


**图 157.4** 基线呼吸暂停指数≥ 15 次 / 小时的 7 名患者的呼吸暂停低通气指数（AHI）。平均值用虚线表示。CHD，常规血液透析；NHD，夜间血液透析

几项研究报告了肾移植后 OSA 可得到改善。自从早期报道移植后 OSA 缓解以来[110]，其他人报道了相互矛盾的结果。几项研究表明，并非所有移植患者的 OSA 都得到了缓解，一些研究表明，只有不到一半的患者得到了缓解[111-113]。这些报告的样本量较小，移植前和移植后 PSG 之间的持续时间不同，并且免疫抑制剂的应用可能导致 BMI 增加，可能是这些结果相互矛盾的原因。但是，综合这些报告，一些 OSA 患者在移植后可能会显著改善。

CPAP 仍应为 OSA 和 CKD 患者的首选治疗方法，因为其已被证明有效。对于 CKD 患者，额外的考虑因素可能包括从常规 HD 转为夜间 HD 或从 CAPD 转为 NPD。此外，肾移植可能会潜在地改善 OSA，但这种影响可能会被抗免疫排斥药物相关的潜在体重增加所抵消。

### 临床要点

CKD 患者并发睡眠障碍很常见，各种睡眠障碍的患病率随着肾功能的恶化而增加。由于 CKD 患者存在共病，睡眠障碍的症状可能不典型或最初归因于其他情况。因此，对于临床医生来说，明确询问睡眠障碍很重要，例如失眠、RLS 或睡眠呼吸暂停。当使用药物疗法治疗睡眠障碍时，临床医生必须仔细考虑某些药物的肾排泄情况，并预计有必要适当调整药物的剂量或给药时间。治疗 CKD 患者合并的睡眠障碍可以显著提高生活质量，特别是在睡眠呼吸暂停的情况下，可能与降低发病率和死亡率有关。将常规血液透析改为夜间血液透析可改善心血管功能，改善睡眠呼吸障碍。

## 总结

睡眠障碍，如失眠、RLS、PLMS 和 OSA，在 CKD 中很常见。CKD 患者出现睡眠障碍的病理生理机制复杂且不完全清楚。值得注意的是，睡眠障碍对该人群的发病率、生活质量、功能状态以及可能的死亡率都有显著影响。因此，应对所有 CKD 患者的睡眠相关主诉和睡眠障碍进行评估。由于潜在疾病的性质，CKD 患者的睡眠障碍的治疗可能是复杂而独特的。

## 参考文献和拓展阅读

请扫描书后二维码，获取参考文献和拓展阅读资源。

# 第 158 章 危重患者的睡眠

Melissa P. Knauert，Gerald L. Weinhouse，Margaret A. Pisani，Brent E. Heideman，Paula L. Watson

朱希恩　郎依琳　译　顾　平　审校

**章节亮点**

- 睡眠不足，包括睡眠质量差、睡眠时长不足和昼夜节律紊乱，在危重患者中很常见。重症监护室（intensive care unit，ICU）的睡眠特点是夜间睡眠时长缩短、睡眠碎片化、N3 期睡眠和快速眼动（rapid eye movement sleep，REM）睡眠减少以及昼夜节律紊乱。
- 目前，研究危重患者睡眠的工作耗费大量人力、财力，并且受到神经病理学和精神活性药物引起的脑电图异常的限制。
- 影响 ICU 患者睡眠质量的因素包括与患者护理相关的干预措施、ICU 环境、疼痛、焦虑和危重症本身。
- 促进睡眠改善可能会对患者的预后产生积极影响，如患者满意度、谵妄发生率、机械通气时间以及住院和出院后的恢复。
- 改善危重患者的睡眠最好通过多组分方案来实现，该方案旨在优化环境因素，最大限度地减少已知干扰睡眠的药物的使用。

## 引言

每年有 400 多万成年人在美国 ICU 接受护理，其中约 80 万人需要机械通气[1]。在美国第二波新型冠状病毒感染高峰期的一天（2021 年 1 月 11 日），ICU 约有 29 000 名新冠肺炎患者[1a]。重症监护期间的睡眠障碍包括睡眠质量差、睡眠时长不足和昼夜节律紊乱，已被广泛描述[2-4]。此外，ICU 患者表现出非典型睡眠，其特征是没有周期性的 δ 波、缺乏 K 复合波和睡眠纺锤波，以及病理性觉醒——行为上清醒患者的 δ 和 θ 波[5-7]。睡眠不足的原因是多方面的，包括患者的基础疾病、情绪状态、疼痛、ICU 环境和药物。几十年来，睡眠质量下降被认为是 ICU 管理中的关键因素，注意力集中在解决患者的疾病进程、器官功能障碍和血液动力学管理上。最近，尽管支持昼夜节律功能的必要性仍未得到充分认识，但是促进睡眠已被认为是危重护理的关键因素[8]。此外，随着越来越多危重症患者幸存，目前正致力于优化可控的风险因素，如睡眠质量的改善，这可以进一步改善 ICU 患者的预后。

ICU 患者将睡眠障碍作为他们入住 ICU 痛苦的主要原因之一[9-10]。除了情绪困扰外，睡眠剥夺还可能导致免疫功能受损、代谢异常、机械通气时间延长、物理治疗受限、谵妄和认知功能障碍。ICU 患者的管理应基于团队的跨学科的方法，以最大限度地减少阻碍患者巩固睡眠的干扰因素。目前，没有药物被批准在 ICU 用作助眠剂。在本章中，我们将回顾可用于评估睡眠的方法、ICU 患者的睡眠特征、睡眠中断的原因、睡眠质量差对临床结果产生不利影响的原因，以及改善危重患者睡眠的方法。

## ICU 患者的睡眠评估

睡眠可以通过主观和客观的方法来测量，使用数量、质量和分布模式的指标（图 158.1）。研究发现，睡眠评估方法在应用于危重患者时都有局限性。尽管多导睡眠监测（PSG）仍然是评估 ICU 患者睡眠的金标准，但它耗费人力、费用高，且在临床实践中不切实际。其他评估方法可能为我们量化和改善危重患者睡眠的工作提供有价值的信息。

### 主观方法

研究使用了各种主观测量，包括护理日志、医护人员的视觉观察和患者报告。睡眠观察工具是护士观察睡眠最有效的测量工具，但不适合日常使用[11-13]。其他工具，如 Richards-Campbell 睡眠问卷（RCSQ），是专门为危重患者开发的[14]。研究者将 RCSQ 与 PSG 进行了比较，认为 RCSQ 是危重患者最有效、最

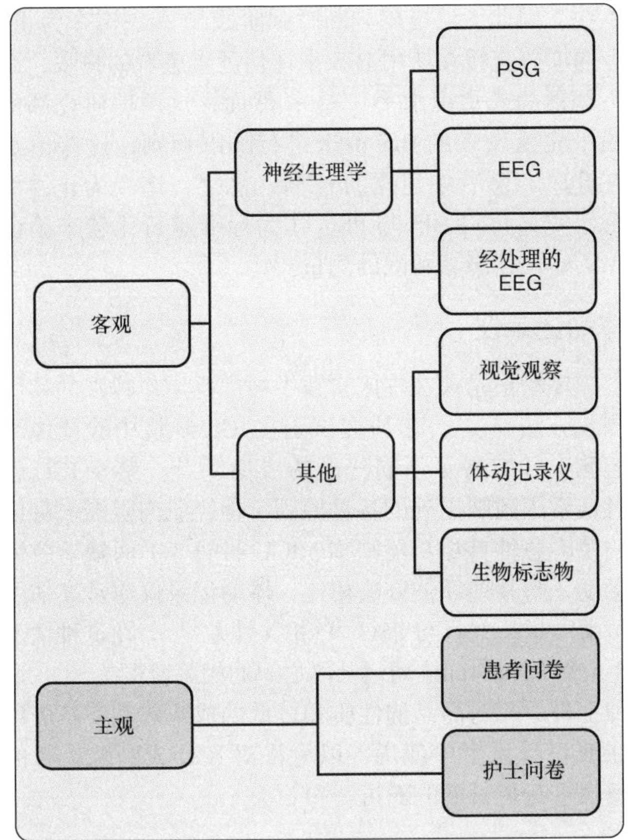


**图 158.1**　重症监护室中使用的客观和主观睡眠测量方法［Modified from Jeffs DL，Darbyshire JL. Measuring sleep in the intensive care unit：a critical appraisal of the use of subjective methods. J Intensive Care Med. 2019；34（9）：751-60.］

**框 158.1　RCSQ 问卷**

患者被要求用 0～100 的视觉模拟量表对以下关于昨晚睡眠质量的陈述进行评分。分数越低表示睡眠越差。问题 6 是可选的，它不是原始问卷的一部分，但已被添加，用于评估夜间噪声[14]。

1. 我昨晚的睡眠是：浅……深
2. 昨晚，第一次入睡时：就是睡不着……几乎马上就睡着了
3. 昨晚我：整晚都醒着……醒得很少
4. 昨晚，当我醒来或被吵醒时：无法入睡……立即入睡
5. 我会把我昨晚的睡眠描述为：睡得不好……睡得好
6. 我认为昨晚的噪声水平是：非常吵……非常安静

可靠的问卷[12]。RCSQ 包括 5～6 个视觉模拟量表（框 158.1），并已被证明与 PSG 具有中等相关性（$r = 0.58$）[14]。0～10 的简单数字评分量表（0 表示睡眠最差，10 表示睡眠最佳）已被提出作为测量 ICU 患者睡眠的更可行方法。这与 RCSQ 评分密切相关[15]。但是，由于危重患者经常出现意识受损、记忆回忆不足和谵妄，ICU 睡眠评估的自我报告工具的使用受到限制[16-18]。尽管存在局限性，但睡眠调查问卷可能是评估患者睡眠的一种实用、廉价的方法。

## 多导睡眠监测

PSG 是评估危重患者睡眠最可靠的方法。研究表明，脑电图（EEG）电极和导线不会干扰患者的护理需求，来自其他患者护理设备的电干扰也不会显著影响 PSG 评估的质量[4, 19]。然而，几个因素使得在这一人群中广泛使用 PSG 不切实际。首先，ICU 中的 PSG 昂贵、耗时、患者耐受性差，需要专业人员进行初始设置并在整个研究过程中保证信号质量。值得注意的是，危重患者在白天的睡眠时间通常与在夜间的睡眠时间一样多（图 158.2）[5]。因此，如果要对患者的睡眠进行全面评估，24 h 的记录是必要的。

在 ICU 评估睡眠的最大挑战在于 ICU 患者经常出现的非典型睡眠模式。最初的 Rechtschaffen 和 Kales（R&K）[20] 评分系统，甚至目前的美国睡眠医学学会（AASM）[21] 评分指南在危重患者中都不适用。由于潜在疾病和这些患者在 ICU 期间接受的大量精神活性药物的影响，这一人群脑电图数据的解释变得复杂[22-24]。Cooper 等[5] 率先注意到将标准评分

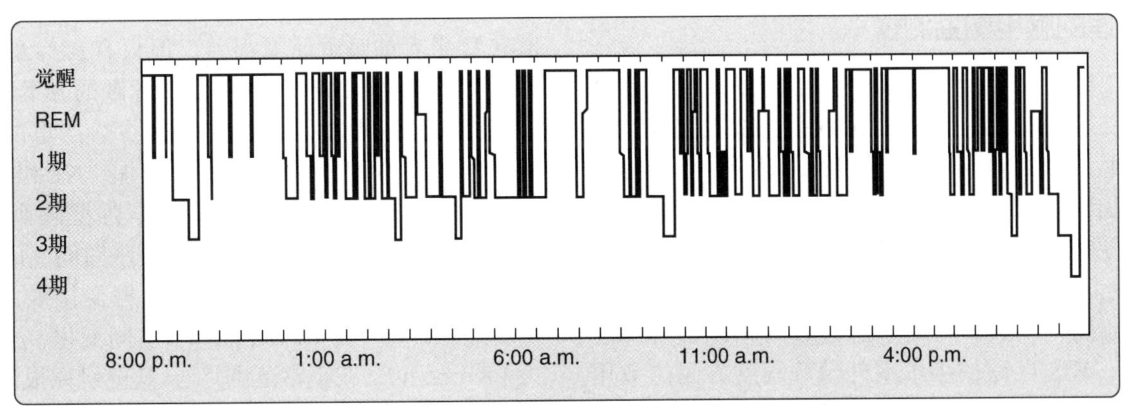


**图 158.2**　重症监护病房患者 24 h 睡眠图。重症监护期间的睡眠严重碎片化，24 h 内分布均匀。通常，在这些患者身上看不到明确的昼夜节律（From Cooper AB，Thornley KS，Young GB，et al. Sleep in critically ill patients requiring mechanical ventilation. Chest 2000；117：809-18，with permission.）

应用于这一人群的困难，他们发现，20 名 ICU 患者中有 12 人的电生理睡眠无法识别。Ambrogio 等[25]将睡眠评估与光谱分析进行了比较，进一步证明了 R&K 标准的局限性。他们发现 R&K 方法的观察者间可靠性较差（κ ＝ 0.19）。另外两个研究小组也评估了 R&K 标准在危重患者中的局限性，并提出了新的评分标准。Drouot 等[6]建议增加两种新状态："非典型睡眠"和"病理性觉醒"。Watson 等[7]遇到了标准评分的类似限制，并提出了综合评分标准，其中包括脑病的两个阶段（基于先前的神经病学文献[26]）和典型睡眠（图 158.3，A 和 B）。这种方法可以对危重患者整个病程中的睡眠状态和意识水平进行共同评估。尽管这种方法是否应被称为睡眠分期方法存在争议[27]，但有证据表明，监测 K 复合波和睡眠纺锤波的缺失（非典型睡眠的一个特征）以及其他病理性脑电波的存在（如爆发抑制）有助于预测疾病预后（图 158.4）[28-30]。

前面提到的问题促使研究人员探索使用计算机评分方法。脑电图数据的频谱分析，分析 θ、α、δ 和 β 功率的频谱频率比例以及频谱边缘频率（95% 的频谱功率所处的频率以下，低值表示睡眠，高值表示清醒）已被用作危重患者睡眠的测量标准[2-3, 25]。尽管与视觉评分相比，该方法具有更高的一致性，但该方法的局限性包括在选择用于分析的时期时的不一致性。其他先进的分析方法，如比值比积（odds ratio product，ORP）[31]，可以区分不同程度的清醒，因此与视觉评分相比，可以区分非典型睡眠和病理性觉醒的特征。此外，较高的平均 ORP 和两侧 ORP 值较小变化与机械通气成功拔管的可能性增加有关，这突出了新的 PSG 分析预测危重患者预后的潜力[32]。有限的通道记录也可能是有益的，因为自动单通道 EEG 睡眠分期算法[33]在非 ICU 患者中显示出与视觉评分的良好相关性，但在危重患者中尚未得到验证。

### 经过处理的脑电图监测仪

PSG 在危重患者中的局限性引起了人们对使用经处理的 EEG（processed EEG，pEEG）设备监测 ICU 睡眠的兴趣。pEEG 监测工具，如双频谱指数（bispectral Index，BIS）监测器和患者状态指数，被用于监测麻醉患者的镇静水平。该设备通过放置在前额上的 2 ～ 4 根导线记录大脑活动，并报告根据脑电图波形分析计算的数值，该数值与健康志愿者的临床麻醉深度相关[34]。BIS 在评估手术室外镇静程度方面的效用已经被详细评估过，包括各种 ICU 设置[35-40]。BIS 和 PSG 被用来测量健康志愿者的睡眠。BIS 值随着睡眠深度的增加而降低，但与睡眠阶段之间存在显著重叠，因此无法准确判断睡眠阶段[41-42]。迄今为止，有两项研究旨在使用 BIS 来评估危重患者的睡眠，而不是镇静或意识水平[43-44]；然而，这两项研究都依赖于先前发表的 BIS 值来进行睡眠识别，这些值是在健康志愿者中建立的[45-46]，总之，迄今为止，没有研究通过将 BIS 与 PSG 作为标准进行比较来验证 BIS 对 ICU 患者睡眠的测量。

### 体动记录仪

体动记录仪在临床实践中被广泛用作睡眠的替代测量方法[47]。许多研究试图在 ICU 环境中验证体动监测，并取得了不同程度的成功[48-49]。鉴于 ICU 患者通常因睡眠以外的各种原因（神经肌肉阻滞、身体约束、急性神经功能缺损、ICU 肌病等）而缺乏肢体运动，与其他评估方法相比，体动记录仪通常高估了睡眠质量，并且与 PSG[50]相关性差[50]。在这种情况下，腕部和踝部体动记录仪之间的相关性很差[51]。这种工具的相对简易的性质和较低的成本效益使其可以在 ICU 受试者中使用，以允许对 ICU 或医院患者的睡眠进行更长期的随访。

### 总结

目前，PSG 仍然是评估 ICU 睡眠的金标准。然而，值得注意的是，ICU 患者的非典型脑电图，加上从 R&K 到 AAM 的指南变化，导致了报告数据的异质性。尽管有这些限制，但在评估 ICU 的睡眠时，一些一致的模式是公认的。在下一节中，我们将回顾危重患者的睡眠特征。

## 重症监护病房的睡眠特点

有关危重患者主观睡眠的研究显示，他们一致认为睡眠质量较差[52, 55]。患者尤其抱怨入睡困难，睡眠较浅，夜间频繁醒来，醒后难以入睡。尽管人们知道 ICU 患者的睡眠质量很差，但只有 32% 的 ICU 医务人员报告他们的 ICU 中有促进睡眠的方案。

日间睡眠增加、夜间睡眠减少、严重的睡眠碎片化、昼夜节律紊乱、浅睡眠增加（N1 和 N2 期），N3 期和 REM 期睡眠减少以及非典型睡眠都很常见。据报道，危重患者的平均总睡眠时间（total sleep time，TST）通常在正常范围内，但变化很大。在一项研究中，TST 在 1.7 h 至 19.4 h 之间变化，平均 TST 为（8.8±5 h），在正常范围[57]。其他研究报道的 TST 中位数范围从 5 h 到 8 h 以上，差异性很大[4, 58-59]。在解释 TST 数据时，重要的是要考虑数据是仅在夜间收集还是在整个 24 h 周期内收集，因为这些患

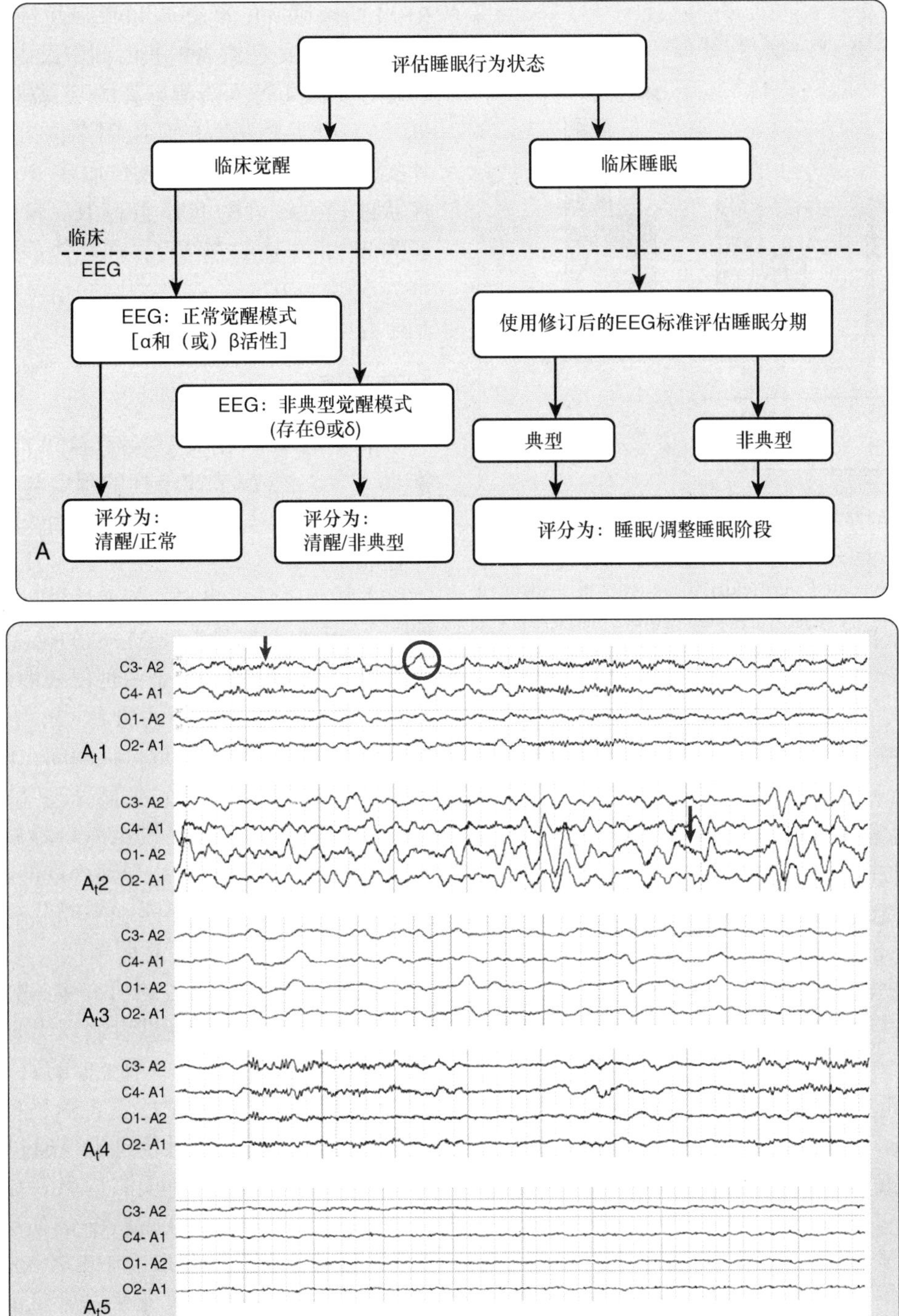


**图 158.3　A.** 建议对重症患者睡眠评分的方法。由于存在病理性觉醒，首先需要进行行为睡眠状态的临床评估。然后应确定 EEG 模式是否正常。如果正常，可以使用典型睡眠分期。如果 EEG 模式异常，应使用如图 B 所示的非典型分期。**B.** 在患者的 24 h EEG 上有 6 种非典型睡眠分期。$A_t1$（非典型 1 期），特点是具有至少 10% 的 α 和（或）θ 活动（由箭头表示），但也可能包括 δ 活动（由圆圈表示）。$A_t2$（非典型 2 期），特点是存在多形性 δ 波，但同时存在背景 β、α 或 θ 活动（由箭头表示）。$A_t3$（非典型 3 期），特点是存在多形性 δ 活动，但没有背景 β、α 或 θ 活动。At4（非典型 4 期），定义为爆发-抑制模式，间歇性 EEG 活动与等电位 EEG 活动的交替期被分类为非典型 4 期。$A_t5$（非典型 5 期），定义为抑制模式 EEG，极低电压的 EEG 活动（＜20 μV 振幅）也被分类为非典型 5 期。At6（非典型 6 期），特征为如图所示的 EEG/ 皮质活动完全缺失。EEG，脑电图（From Watson PL，Pandharipande P，Gehlbach BK，et al. Atypical sleep in ventilated patients：empirical electroencephalography findings and the path toward revised ICU sleep scoring criteria. Crit Care Med. 2013；41：1958-67，with permission.）

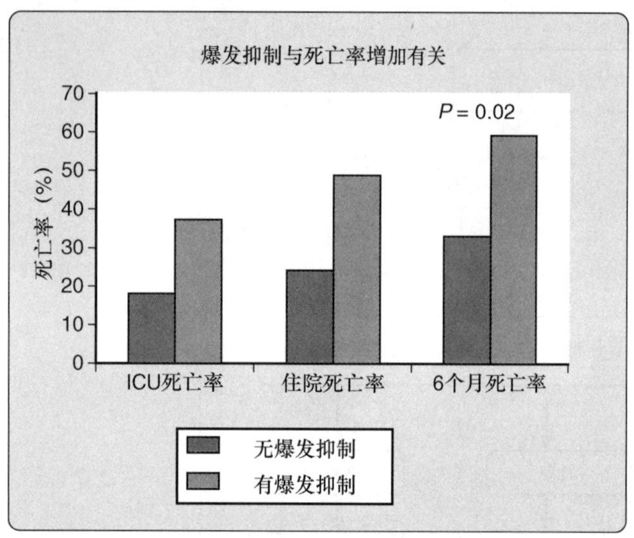


**图 158.4** 爆发抑制的存在与 ICU 死亡率增加有关（From Watson PL，Shintani AK，Tyson R，et al. Presence of electroencephalogram burst suppression in sedated，critically ill patients is associated with increased mortality. Crit Care Med. 2008；36：3171-7，with permission.）

者通常超过 40% 的睡眠发生在白天[5, 57-58, 60]在接受镇静药物治疗的患者中，总"睡眠"时间延长（10.09 ～ 18.9 h）很常见[61]。

ICU 患者通常会经历严重的睡眠碎片化，N1 期和 N2 期睡眠增加，恢复性更强的 N3 期和 REM 期睡眠减少。在 ICU 患者的研究中，N1 和 N2 期的睡眠显著增加，可能占 TST 的 96%±6%[4, 5, 57-60]。危重患者的大多数数据提示 N3 期睡眠减少，范围从低于 TST 的 1%[58-59]到 9%±18%[57]。相反，其他研究表明 N3 期睡眠的比例正常或高于标准范围，例如，在心肌梗死后的患者中发现 N3 期睡眠增加，高达 TST 的 25%[62]。在危重人群中，所有 ICU 环境下的 REM 期睡眠都会减少。研究表明，在一些危重患者中，从中度下降（TST 的 10% ～ 15%）[53, 62-63]到严重下降（TST ＜ 10%）[7, 59, 64]均可见，甚至 REM 期睡眠缺失[3, 57]。尽管 REM 期睡眠减少的原因尚不清楚，但有几个潜在的解释值得考虑。ICU 患者频繁的睡眠中断和碎片化可能会阻止 REM 期睡眠的自然进展。重要的是，已知 ICU 中最常用的药物（如苯二氮䓬类药物、阿片类药物、去甲肾上腺素）可以抑制 REM 期睡眠[65]。除了异常的睡眠分期比例外，危重患者的睡眠也呈短时间碎片化严重分散，分布在白天和黑夜（图 158.3）[5, 57]。研究报告称，在各种危重患者队列中，每小时醒来次数超过 25 次[57-58, 63]。

许多危重患者经历了"非典型睡眠"，其特征是没有周期性的 δ 波，缺乏 K 复合波和睡眠纺锤波，以及异常的睡眠阶段转换，例如从 N1 阶段直接进入 REM 期睡眠。K 复合波和睡眠纺锤波是 N2 期睡眠的特征，在 ICU 患者的长时间记录中经常缺失[7, 28]。病理性觉醒（行为清醒患者的 δ 波和 θ 波）也很常见[6-7]。非典型睡眠的危险因素包括服用镇静剂和阿片类药物、谵妄、昏迷或败血症[5]。在有意识的无症状或轻度镇静的 ICU 患者中，非典型睡眠的患病率为 23% ～ 31%[4, 6, 57]，而在镇静的患者中，患病率为 50% ～ 97%[5, 7, 66]。已知危险因素的差异可能是研究中发现的患病率差异的原因。

### 昼夜节律

危重患者的正常昼夜节律可能会受到严重干扰[3, 67-71]。昼夜节律干扰的程度与疾病的严重程度存在关联[72]，与危重疾病的类型（脑损伤）之间也存在联系[67, 73]。尽管已经研究了几种昼夜节律的生物标志物用于危重患者，但血清褪黑素及其代谢产物尿 6- 硫甲氧基褪黑素（aMT6s）被认为是最可靠的。核心体温较少使用，它是一种侵入性检查，不能用于发热患者或服用退烧药的患者[74]。皮质醇水平的应用也相对较少，因为在危重症期间，由于皮质醇代谢的变化，皮质醇水平会发生显著改变[75-76]。

一项对注入内毒素模拟脓毒症的正常人的研究显示，生物钟基因的表达受到严重抑制[77]。据报道，脓毒症 ICU 患者的褪黑素水平以及 Cry-1 和 Per-2 的 mRNA 水平比非脓毒症对照组低[78]。在一项对镇静和机械通气的 ICU 患者的研究中，昼夜节律出现了明显紊乱[3]。大多数受试者表现出 aMT6s 的分泌保持，但有时相延迟。在一项类似的研究中，与非脓毒症患者相比，脓毒症 ICU 患者的昼夜节律周期性和幅度降低，昼夜节律时相延迟（通过尿 aMT6s 水平测量）[79]。最近，在一项测量患者在整个 ICU 住院期间（中位数为 10 天）aMT6s 的研究中，aMT6s 存在显著变化。这种变化取决于患者的临床状态和接受的药物治疗[69]。褪黑素水平与常见的 ICU 药物（如肾上腺素能药物）[69]和镇静剂（如苯二氮䓬类药物和阿片类药物）之间存在关联[69, 80]。

## 导致睡眠不佳的因素

对 ICU 患者的睡眠产生不利影响的因素包括患者在进入 ICU 之前影响其睡眠的因素，以及那些可归因于其危重症本身和 ICU 环境的因素（图 158.5）[81-82]。ICU 环境和护理相关程序是最有可能改变的风险因素。旨在改善这些患者的睡眠剥夺的多因素方案（见下文）通常针对其中几个领域进行改善。还有许多其他 ICU 和疾病相关因素会对患者产生不同的影响，

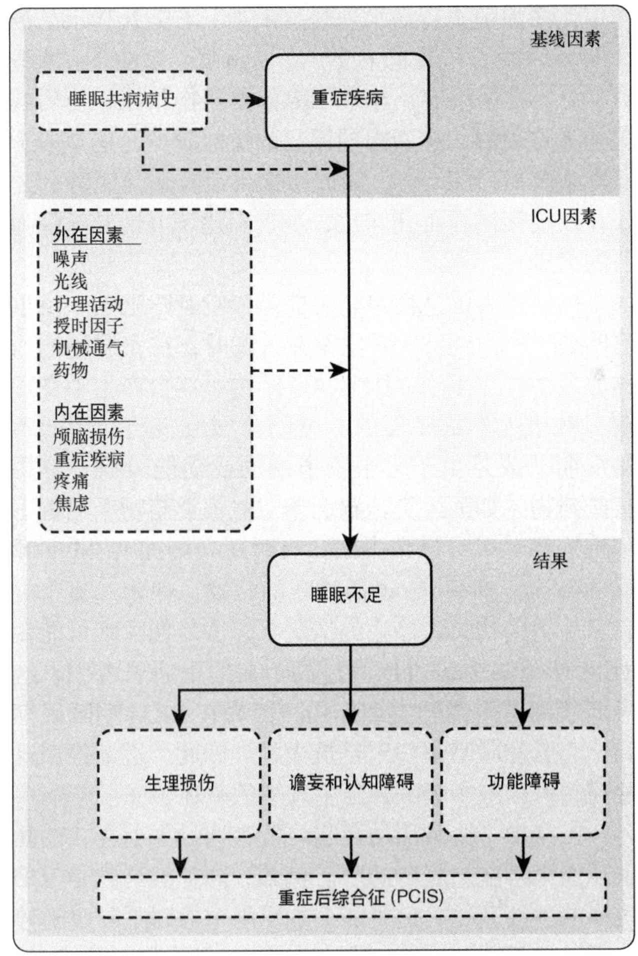


**图 158.5**　导致睡眠不足的因素总结模型以及危重患者的不良结果

这些症状包括疼痛、焦虑、ICU 设备或手术带来的不适以及谵妄。

## 噪声

高音量（即噪声）会产生类似于应激反应的生理变化，这会影响患者睡眠启动或维持[83]。测量 ICU 噪声水平的研究通常会发现他们违反了世界卫生组织关于医院平均声级和峰值声级分别为 30 dBA 和 40 dBA 的建议[84]。基于 ICU 的调查表明，平均声级在 43 至 66 dBA[58，83，85-86]之间，峰值声级在 80 至 90 dBA 之间[83，85-92]。噪声是最常被提及的外部睡眠干扰因素，谈话和闹钟是最常见的干扰声音类型[81]。ICU 噪声高的原因正在调查中。尽管一些作者认为 ICU 里的设备和硬件产生的噪声与此有关[93-94]，但患者认为，听到医护人员说话是影响睡眠最"烦人"的障碍[95-96]。一些专家认为，由于病房内不可避免的机器噪声，现代医院可能无法遵守夜间声音指南[86，92，97]。当用 PSG 监测 ICU 患者的同时，测量噪声水平，噪声仅占觉醒时间的 10% ～ 11.5%，占清醒时间的 17%，占睡眠碎片化指数的 8% ～ 14%，这表明噪声只是许多 ICU 睡眠干扰因素之一[57，63，98-99]。一些旨在减少噪声暴露的研究，即耳塞的使用，在改善患者的睡眠方面取得了一定成果，但大多数研究将耳塞的使用与其他干预措施捆绑在一起，如佩戴眼罩以限制光照[100-102]。仅通过降噪来改善睡眠的客观措施并不一致[103]。

## 光照

昼夜光照模式是影响昼夜节律的主要外部因素，而昼夜节律反过来又决定着睡眠的时长和质量。大约 1/3 的患者抱怨，夜间灯光会干扰他们的睡眠，ICU 的夜间灯光的影响仅次于噪声[81]。对 ICU 中光照测量的研究表明，夜间和白天的光照水平都存在问题。调查显示，在夜间时段，夜间光线暗淡，不时有多次短暂的强光照射。日间光照水平很低，不足以促进正常的昼夜节律[3，69，104-108]。早晨的光照水平可能特别低，光照峰值强度似乎推迟到下午晚些时候[109]。这可能导致前面提到的昼夜节律相位延迟。以降低夜间光照水平为重点的早期睡眠干预措施显示出了一些前景[110-111]。然而，这些方案也可能导致更多的光照峰值或更多的光照变化，其影响尚不清楚[112]。

在急性住院的非 ICU 患者中，旨在使昼夜节律正常化的日间强光干预措施改善了老年患者[113-114]、谵妄的老年患者[115]、心脏病患者[116]的睡眠，但在肝硬化患者中没有得到改善[117]。一项小型试点研究表明，使用灯箱照射定时光照（从上午 9 点到中午加强光照）可能会影响危重患者的昼夜节律，但需要进行更大规模的研究来证实这些发现[118]。

## 患者护理活动

频繁的床旁护理和亲自评估是 ICU 护理的一个特点，也是必要的一部分。整夜护理事件会引起主要干扰，并增加噪声和光线水平。此外，这些护理事件可能是危重患者的非光授时因子，进一步使昼夜节律紊乱[119]。据报道，每晚与患者直接接触的次数为 40 ～ 60 次[110，120-121]。一项关于夜间患者互动的研究估计，14% 的夜间互动不是关键的[122]。集群护理睡眠促进机制的建立使工作人员进入患者房间的平均时间从 26 min 增加到 46 min[8，110]。尽管应努力协调护理，以确保睡眠时间，但只有约 10% 的苏醒时间可归因于患者护理活动[123]。

## 非光授时因子

非光授时因子存在于 ICU 护理中，也可能直接导致昼夜节律紊乱，间接导致睡眠时长缩短和睡眠质量差。尽管影响不如光照，但摄食时间也是一个相对重要的授时因子，这对于包括胃肠道、肝和胰腺在内的外周生物钟的影响尤其重要[124-125]。摄食已被证明会使外周组织生物钟与主时钟分离[126]。ICU 患者最常见的是每天 24 h 连续饮食，这可能会对昼夜节律产生影响[127]。同样，体育活动在影响外周组织生物钟方面也有作用[128-130]。可以假设，ICU 患者的卧床剥夺了患者与运动相关的授时因子信号，并剥夺了患者其他重要的授时因子信号，如光照和社交。

## 机械通气

机械通气与睡眠之间的关系是复杂的。几项研究将自发通气模式（即压力支持通气）与受控模式进行了比较，受控模式，如辅助控制和比例辅助通气，有利于睡眠[63，131-135]。一项观察性研究发现，在控制了包括噪声和光线在内的其他变量后，人工气道的存在对睡眠的积极影响最大[2]。然而，考虑到患者之间的巨大异质性、大多数研究的规模较小以及镇静给药等混杂变量，根据现有文献得出广泛的结论可能是不合理的。《2018 年疼痛、烦躁、谵妄、不动和睡眠指南》建议优先使用辅助控制通气，而不是压力支持通气（证据质量低的有条件建议），但如果需要增加镇静作用，则不应使用[8]。机械通气的舒适性和同步性仍应是指导原则。

## 药物

危重患者是医院里用药最多的患者之一[136]。增加许多治疗危重疾病的常用药物和突然停止其他药物都会扰乱睡眠（表 158.1）[65]。然而，需要注意的是，药物对睡眠结构影响的研究是在健康志愿者中进行的，而不是在危重患者中进行的，危重患者通常处于炎症状态，其他多种药物可能会改变药物的代谢和生物利用度，可能会破坏血脑屏障。因此，在这种情况下，这些药物对睡眠的真正影响无法量化。

镇静剂和止痛药可能在这方面受到了最多的关注，因为它们可能会增加 ICU 谵妄的风险，而谵妄也可能与睡眠不足的风险交叉[8]。苯二氮䓬类药物和止痛药已被证明可以减少 N3 期睡眠，而有利于增加 N1 和 N2 期睡眠，丙泊酚可以增加 N3 期睡眠并减少 REM 期睡眠[137]。$\alpha_2$ 受体激动剂的右美托咪定可能会诱导一种更符合自然睡眠的生理状态，但仍缺乏关键的睡眠特征[138]。与苯二氮䓬类药物和丙泊酚相比，患者使用右美托咪定镇静时更容易被唤醒。虽然这对各种临床情况是有益的，如呼吸机脱机，但在嘈杂的 ICU，它可能会导致患者更多的睡眠碎片化。在一项对接受择期心脏手术的患者的调查中，右美托咪定比丙泊酚更容易出现睡眠困难。右美托咪定已被证明可以延长危重患者的 N2 期睡眠，减少 N1 期睡眠[139-140]。据报道，与苯二氮䓬类药物相比，使用右美托咪定镇静的患者出现谵妄的次数较少，这是一个非常重要的结果[141]。因此，如果需要输液镇静，建议在夜间使用右美托咪定，尽管不建议以诱导睡眠为目的[8]。

ICU 患者的急性停药可能是影响其睡眠的一个重要问题[142]。当患者因危重症入院时，在家服用的药物通常会停止服用，因为这些药物可能会产生不良影响、被认为不是必需的、可能会导致多药联用的不良反应，或是由于失去肠道蠕动或功能障碍。停用某些药物（如阿片类药物、苯二氮䓬类药物、尼古丁和抗抑郁药）会导致失眠，有时还会增加 REM 期睡眠百分比。抑制 REM 期睡眠的药物，如苯二氮䓬类和阿片类药物突然停止的情况下，恢复期睡眠可能在 REM 期睡眠中所占比例过高。在危重症患者中，这可能起到更重要的生理作用，因为在 REM 期睡眠期间，心脏和呼吸不稳定是最大的。因此，逐渐停用这些药物可以减少睡眠神经生理学的破坏。

ICU 中一些常用的药物可能会通过先前存在的睡眠障碍来影响患者的睡眠。例如，阿片类药物是 ICU 镇痛的主要药物，但可能会加重阻塞性睡眠呼吸暂停患者的气道阻塞[144]。保护性约束和药物，如 β 受体阻滞剂、止吐药和抗精神病药，可能会加重周期性肢体运动和不宁腿综合征症状[145]。

## 影响 ICU 患者睡眠的自身因素

睡眠中断并不总是归因于外部原因。患病前的因素，如心理障碍（如焦虑、创伤后应激障碍、惊恐发作）、不良的睡眠习惯和不规律的就寝时间，往往与住院期间睡眠障碍有关[54，146]。患者最常提及的影响睡眠质量的 ICU 获得性风险因素是疼痛和不适、活动受限以及担忧、焦虑、恐惧[8-7，55，147]。一项针对 ICU 患者、委托人和临床工作人员的定性研究发现，超过一半的参与者表示，心理因素、情绪和认知因素对睡眠的影响大于 ICU 环境[148]。ICU 患者本身固有疾病被认为是可能干扰睡眠的因素。单因素分析显示，与睡眠障碍相关的因素包括疾病严重程度、谵妄、低氧血症和碱中毒[64，99，149]。

## 小结

危重患者睡眠受到多种外部因素和患者因素的干扰。认识并尽量减少这些因素对患者的舒适度和临床结局都很重要[150]。然而，在急性危重症及其治疗中，睡眠中断的一些原因可能是不可避免的。需要更

**表 158.1　重症监护室常用药物对睡眠的影响**

| 药物 | 影响 | 药物 | 影响 |
|---|---|---|---|
| **镇静剂 / 催眠药** | ↓ W，REM，SWS，SL | *升压药* | |
| 苯二氮䓬类 | ↑ TST，Stg Ⅱ | 肾上腺素 / 去甲肾上腺素 | ↓ SWS，REM |
| | ↓ W，SL | 多巴胺 | ↓ SWS，REM |
| 丙泊酚 | ↑ TST | 呼吸系统黄嘌呤类（茶碱） | ↓ TST，SE，REM，SWS |
| $\alpha_2$ 受体激动剂（右美托咪定） | ↓ SL，REM | | ↑ W |
| | ↑ SWS | **抗癫痫药** | |
| **镇痛药** | | 苯妥英钠 | ↓ SL |
| 阿片类药物 | ↓ TST，REM，SWS | | ↑ SWS |
| | ↑ W，Stg Ⅱ | 巴比妥类药物 | ↓ W，SL，REM |
| 非甾体抗炎药 | ↓ TST，SE | | ↑ TST |
| **抗精神病药** | | 卡马西平 | ↓ SL，REM |
| 典型（氟哌啶醇） | ↓ W，SL | | ↑ SWS |
| | ↑ SE，Stg Ⅱ | 丙戊酸 | ↓ W |
| 非典型（奥氮平） | ↓ W，SL | | ↑ TST |
| | ↑ TST，SE，SWS | 加巴喷丁 | ↓ W |
| **抗抑郁药** | | | ↑ TST，REM，SWS |
| 三环类 | ↓ W，REM | **$H_2$ 受体拮抗剂** | |
| | ↑ TST | 西米替丁 | ↑ SWS |
| SSRI 类 | ↓ TST，SE，REM | 类固醇激素 | ↓ REM，SWS |
| | ↑ W | | ↑ W，Stg Ⅱ |
| 曲唑酮 | ↓ W，SL，REM | **物质滥用** | |
| | ↑ TST，±SWS | 酒精 | ↓ SL，REM（前半夜） |
| **心血管药物** | | | ↑ REM（后半夜）噩梦 |
| *降压药* | | 大麻 | ↓ REM |
| β 受体阻滞剂 | ↑ W，SL | | ↑ SWS（急性使用，长期使用则耐受） |
| | ↓ REM（可变，取决于药物脂溶性） | 尼古丁 | ↓ TST，REM |
| $\alpha_2$ 受体激动剂 | ↓ REM | | ↑ SL |
| 钙离子拮抗剂 | NA | | |
| 血管紧张素转换酶抑制剂 | 对睡眠无影响 | | |
| 利尿剂 | NA | | |
| 胺碘酮 | 噩梦 | | |

尽管个体反应可能不同，但应尽可能考虑对睡眠结构的一些已知影响，以降低重症监护期间睡眠障碍的发生率。

↓，减少；↑，增加；NA，不可用；REM，快速眼动；SE，睡眠效率；SL，睡眠潜伏期；SSRI，选择性 5- 羟色胺再摄取抑制剂；Stg Ⅱ第二阶段睡眠；SWS，慢波睡眠；TST，总睡眠时间；W，清醒。

From Weinhouse GL. Pharmacology I：effects on sleep of commonly used ICU medications. Crit Care Clin. 2008；24（3）：477-91，reproduced with permission.

多的研究来确定如何最好地解决这些睡眠干扰因素，以及哪些因素与不良的睡眠结果有关。

## 与睡眠相关的 ICU 结局

ICU 中的睡眠和昼夜节律紊乱是相对较新的研究领域，因此，目前还没有可靠的长期 ICU 结果数据。然而，越来越多的证据表明，在 ICU 期间睡眠中断对危重疾病期和之后的结局都有负面影响[28，111，151-153]。重要的是，尽管需要对危重患者进行研究，但来自非 ICU 受试者的数据和动物研究表明，睡眠剥夺与免疫、代谢、呼吸和心血管功能的损害有关[154-156]。

### ICU 患者的生活质量

ICU 患者睡眠障碍最确定的结果是它对生活质量的影响。在危重症中幸存下来的患者通常记得他们糟糕的睡眠，并将高度的压力归因于睡眠障碍[9-10，157]。然而，自我报告问卷存在回忆偏倚，仅限于意识清楚和病情稳定的患者，因此，病情严重或有认知障碍的患者被排除在外。尽管存在泛化问题，但现有数据表明，患者回忆起他们在 ICU 的睡眠比在 ICU 之前的睡眠更差，对许多人来说，这对他们的 ICU 生活质量产生了影响，并对他们的睡眠和 ICU 以外的生活质量有潜在的影响。

### 参与物理治疗

近年来，人们强调了在 ICU 早期活动对改善整体结果（如危重神经肌肉病和谵妄）的重要性[8]。睡眠不足往往会导致能量及活动水平下降，从而对身体恢复产生负面影响。在老年社区居民中，睡眠不足与体能表现下降有关[158-159]。然而，它对 ICU 患者的影响尚未得到证实，最近的一项研究也未能显示主观睡眠质量与第二天参与物理治疗之间的关系[160]。促进觉醒的药物，如莫达非尼，已在 ICU 中应用，试图改善认知和促进身体康复，但尚未进行系统研究[161-162]。尽管危重患者的数据仍然非常有限，但睡眠中断和机体恢复之间的相互作用仍然是未来研究的一个有希望的途径。

### ICU 谵妄

人们对睡眠障碍与 ICU 谵妄发生之间的关系非常感兴趣，两者因果关系可能是双向的。ICU 谵妄是一种以注意力不集中、认知障碍和意识障碍为特征的急性综合征，是死亡率、机械通气天数、ICU 和住院时间延长以及 ICU 后综合征发病风险的独立危险因素。它的特征都可以在睡眠剥夺的实验条件下复制，这激发了人们对其中可能存在联系的兴趣。REM 期睡眠剥夺已被证明与谵妄的增加有关[64]。几项关于改善睡眠的研究也证明了谵妄的减少[64, 111, 163]。此外，一项研究表明，ICU 期间谵妄的天数与出院后的睡眠障碍显著相关[153]。其潜在的病理生理机制可能是前额叶皮质区功能网络连接的异常[164-166]和昼夜节律 / 褪黑素失调。

### 呼吸结局

机械通气可能会影响睡眠，相反，睡眠质量可能会影响到患者是否能脱离机械通气。采用有创和无创机械通气的患者睡眠不佳与一些负面结果相关，包括机械通气时间延长和死亡率[29, 168]。晚期无创机械通气失败与日间睡眠增加和 REM 期睡眠缩短有关[149]。在尚未准备好拔除有创机械通气的患者中，显示出左右脑半球之间的异常觉醒和睡眠深度相关性差[32]。在一组有创机械通气的患者中，非典型睡眠的存在和 REM 期睡眠的缺乏与长时间的脱机有关[29]。尽管有一些数据表明，睡眠剥夺会直接影响呼吸肌耐力和上气道功能，但这些研究结果表明，导致拔管延迟的可能是与睡眠不足相关的大脑功能障碍，而不是肌肉无力。

### 免疫功能

睡眠不足已被证明会影响健康志愿者的先天免疫和获得性免疫[169]。辅助 T 细胞和自然杀伤细胞数量及其功能的异常与睡眠剥夺有关[170-171]。在实验条件下，受试者对疫苗接种反应较弱，更容易患病毒性疾病，这证明了他们容易因睡眠剥夺而引起感染[172-173]。对于危重疾病来说，促炎细胞因子肿瘤坏死因子 α 和白介素 6 会增加，这些指标与睡眠质量差有关[174]。目前还没有研究确定睡眠与感染后结局（如败血症）之间的关系。然而，至少可以说，危重疾病期间睡眠不佳会对免疫功能产生不利影响，从而影响临床结果。

### 糖代谢紊乱

睡眠不足的三个因素都与葡萄糖代谢的改变有关[175]。健康受试者连续 5 个晚上，每晚睡眠时间限制在 4 h，并接受静脉注射葡萄糖耐量测试，结果显示胰岛素敏感性下降了 25%，对静脉注射葡萄糖的急性胰岛素反应下降了 30%[156]。随后对同样睡眠受限的健康受试者进行的研究证实了这些发现[176-178]。在两项不同的研究中，以睡眠碎片化形式表现的睡眠质量差而不伴有 TST 减少也与胰岛素敏感性下降有关[179-180]。最后，在一项昼夜节律失调的研究中发现，在正常昼夜节律之外饮食和睡眠与葡萄糖水平升高有关[181]。尽管这些研究的研究对象是健康受试者，但睡眠不足很可能在危重疾病期间具有同等或更大的影响。

### 预后

睡眠的电生理特征已被用作判断预后的生物标志物。在呼吸衰竭、急性脑病、创伤后昏迷和蛛网膜下腔出血的 ICU 患者中，正常睡眠结构的丧失，特别是睡眠纺锤波和 K 复合波的缺失是预后不良的标志[28, 151, 168, 182-183]。

## 改善 ICU 的睡眠

临床工作人员、患者和患者家属均重视睡眠，并认为睡眠对疾病恢复很重要，然而，这种想法与改善睡眠方案的优先顺序和（或）实施之间存在重大差距[56, 148, 184]。临床工作人员可能过于关注 ICU 患者睡眠障碍夜间的环境原因，而忽视了改善睡眠的日间因素，例如提供适当的光和非光授时因子[185]。如前所述，只有不到 1/4 的睡眠觉醒可归因于环境刺激[53, 57]。此外，临床工作人员可能没有充分认识到睡眠可能会受到压力、焦虑和疼痛的干扰[8, 148]。有时，试图通过药物改善睡眠是有压力的，因为药物可能会对身体存在伤害。适当控制疼痛和焦虑应被视为睡眠的支持措施，并应遵循指南，最大限度地减少相关药物的副作用[8]。药物的作用可能有限，改善 ICU 患者睡眠的最有效策略是多元化方法，前提是创造有利于自然入睡的环境，同时优化患者的身心舒适度。

## 非药物改善睡眠

基于医院的非药物改善睡眠方案结合了以下一个或几个组成部分：声音控制、光线控制、合理安排患者常规护理以创造睡眠环境、提供眼罩、提供耳塞、睡眠教育、治疗焦虑、促进放松，以及在适用的情况下调整呼吸机设置[186-187]。最常见的改善 ICU 睡眠的干预措施包括通过“安静时间”方案和患者护理活动的集中来减少夜间环境声光刺激。这些干预措施是复杂的，因为干扰环境的来源有很多，需要相关人员的广泛参与[189]。已经证明非药物干预可改善睡眠，可能是因为研究之间的方法学差异和 ICU 评估睡眠的困难，研究结果仍存在不一致[190]。

在 ICU，创造身体和心理放松来改善睡眠的策略可能特别具有挑战性。非药物放松方法包括按摩、虚拟现实技术、温暖或加厚的毛毯、音乐、芳香疗法和指压[191-194]。在有限的可用资源范围内，应根据患者的偏好进行相应治疗。然而，现实情况下，如果缺乏这些措施，则必须考虑抗焦虑、镇痛和镇静药物的使用。

了解患者的正常睡眠模式和睡眠相关的并发症对于个体化睡眠护理计划可能也很重要，但当注意力集中在危及生命的疾病上时，可能会被忽视。有人提议在入住 ICU 时进行睡眠评估和每日重新评估，以记录患者的睡眠时间、助眠使用、睡眠有关的合并症以及对环境条件的偏好；例如，一些 ICU 患者表示，听到附近的声音，他们感觉更舒服，而其他人则更喜欢安静[195]。了解先前存在的睡眠障碍特别重要，因为一些常见的 ICU 药物和程序可能会恶化先前存在的睡眠问题。

## 药物改善睡眠

尽管睡眠剥夺在 ICU 患者中很常见，但在这一患者群体中，很少有药物治疗的随机对照试验。催眠药未被研究用于 ICU 患者，因为已知的不良反应可能导致 ICU 谵妄。然而，有几种催眠药物已经开始研究用于这类患者。但目前尚没有推荐给 ICU 患者的催眠药物[8]。

在几个小型研究中，褪黑素已用于改善 ICU 患者的睡眠（表 158.2）。然而，Cochrane 最近对这些研究的审查没有发现足够的证据来支持使用[196]。雷美替安是一种褪黑素受体激动剂，研究未发现其可改善 ICU 患者的睡眠，最近关于其减少 ICU 患者谵妄有效性的两项研究结果相互矛盾[197-198]。

药物疗法来帮助治疗疼痛和焦虑，从而改善睡眠，有时可能是必要的。镇痛药应用于控制疼痛，而不是镇静或“睡眠”，除了非常特殊的临床情况（如酒精戒断、癫痫发作）外，应避免使用苯二氮草类药物[8]。有时人们错误地认为镇静和睡眠是等效的。丙泊酚和苯二氮草类药物已被证明可以抑制 ICU 患者的 NREM 期和 REM 期的深度睡眠，不建议用于改善睡眠[199-201]。如前所述，已知右美托咪定可改善健康志愿者的 N3 期睡眠，并导致 REM 期睡眠的代偿性减少[220, 223]。尽管已证明它可增加 N2 期睡眠并减少 N1 期睡眠，但在危重患者的研究中，它既不会增加 N3 期睡眠，也不会增加 REM 期睡眠[139-140, 204]。

许多其他类型药物，包括抗抑郁药、典型和非典型抗精神病药物以及抗组胺药，已用于改善危重患者的睡眠。应避免镇静剂及抗组胺药，因为这可能与 ICU 谵妄发生有关。抗精神病药物由于其镇静特性而

**表 158.2　评估危重患者外源性褪黑素替代治疗效果的临床试验**

| 作者（年） | 研究设计 | 报告的结果 | 注解 |
|---|---|---|---|
| Shilo（2000）[212]<br>$N = 8$ | 双盲安慰剂对照<br>3 mg 控释褪黑素或安慰剂于 22:00 给药 | 治疗显著改善了 ICU 患者的睡眠持续时间和质量<br>褪黑素可能有助于睡眠诱导和“生物钟”的重新同步 | 腕部体动仪用于测量“睡眠”和干扰<br>一半的 ICU 患者使用呼吸机<br>对照组包括普通内科病房的患者 |
| Ibrahim（2006）[213]<br>$N = 32$ | 双盲、随机、安慰剂对照<br>3 mg 口服褪黑素或安慰剂于 20:00 给药 | 褪黑素被很好地吸收，标准剂量使血液水平增加约 1000 倍<br>未能增加观察到的夜间睡眠 | 仅通过床边护士观察评估睡眠<br>对照组“额外镇静”和氟哌啶醇的使用无显著增加 |
| Bourne（2008）[80]<br>$N = 24$ | 双盲、随机、安慰剂对照<br>10 mg 口服褪黑素或安慰剂 21:00 给药，4 晚 | 在研究开始时，两组的夜间睡眠量都受到了严重影响<br>褪黑素的使用与夜间睡眠效率的提高有关 | 采用脑电双频指数（BIS）、体动监测、护士和患者调查等方法进行睡眠监测<br>10 mg 的剂量太高，可能会导致后遗症。建议 1 ～ 2 mg 剂量 |

这些研究中的所有患者都接受了气管造口术，并且在研究时没有接受持续镇静。

被用于催眠。然而，在没有精神疾病史的情况下服用时，它们与 ICU 住院时间更长以及住院死亡率增加有关[205-206]。因此，必须权衡这些药物的使用及其潜在的不良影响。

### 多元化干预措施

将之前列出的干预措施结合在一起，综合处理 ICU 中睡眠不佳的问题，是推荐改善睡眠的策略[8]。所研究的大多数方案包括环境控制、集中护理、眼罩和耳塞。其中一个更大、更复杂的方案包括一项指南，该指南强调非药物治疗措施，特别是不提倡使用镇静药物，但提供了一种合理地使用唑吡坦或抗精神病药物来改善睡眠的方法[111]。其中一些方案未能通过客观措施证明睡眠改善，这可能反映了监测这一患者群体睡眠的难度。研究报告了主观睡眠的改善和 ICU 谵妄的减少[207]。尽管多元化方案的具体要素尚不清楚，可能由资源的可用性决定，但这种方法是低风险的，并可能对危重患者产生非常显著的益处[8]。

## ICU 后的睡眠

对于那些在危重疾病中存活下来的患者，睡眠问题可能会持续很久，直到 ICU 出院后几天或几个月才能解决[62, 208-211]。对 22 项关于住院后睡眠和危重疾病的研究的系统回顾发现，第 1 个月睡眠障碍的患病率为 50% ～ 67%，通常是失眠和睡眠呼吸障碍[152]。这些研究在方法上有很大的差异，3 ～ 6 个月后的患病率为 22% ～ 57%，6 个月后的患病率为 10% ～ 61%。幸运的是，主观和客观评估均发现随着时间的推移，睡眠障碍可能会有所改善。据报道，一些在 ICU 存活下来的新型冠状病毒感染患者在出院后长期出现睡眠障碍症状[214-215]，伴有神经系统并发症的患者更是如此[216]（另见第 213 章）。

ICU 后患者睡眠障碍的危险因素包括院前、院内和院后因素。住院前失眠、住院期间自诉的睡眠不佳以及出院后与身心健康相关的不良生活质量（包括焦虑、抑郁和创伤后应激）是心胸和神经外科 ICU 患者 ICU 后睡眠不佳的危险因素[208]。其他研究也得出结论，慢性合并症、疾病严重程度、女性和高龄也是危险因素，然而，这些结果并不一致[152]。与 ICU 出院后睡眠不佳相关的院后因素包括疼痛、抑郁、焦虑、创伤后应激障碍和催眠药物的使用[153]。需要进一步的研究来证实和评估睡眠不足对 ICU 后睡眠的影响。应进行研究以了解睡眠与 ICU 后综合征之间的相互作用，包括疼痛、抑郁、创伤后应激障碍和认知障碍。未来的工作还应该包括制定预防和治疗 ICU 后睡眠障碍的策略。

## 结论

睡眠对我们的整体健康起着不可或缺的作用，对我们从疾病中恢复至关重要。危重患者经常有多方面的睡眠不足，包括睡眠质量差、睡眠时间不足和昼夜节律紊乱。在 ICU 很难评估睡眠。尽管如此，新出现的证据表明，ICU 患者睡眠不足与包括死亡率增加在内的危重症预后不良有关。有效改善 ICU 睡眠的证据有限，但迄今为止，多元化非药物干预是最有希望的干预措施。

### 临床要点

ICU 患者的睡眠极为碎片化，昼夜颠倒。患者的恢复性睡眠（包括 N3 期和 REM 期睡眠）显著减少。多种因素可能会干扰 ICU 的睡眠，包括疼痛、焦虑、噪声、护理、异常光线模式、机械通气、药物作用和疾病本身。昼夜节律紊乱也在 ICU 患者睡眠障碍中起作用。重要的是，危重症期间睡眠剥夺是导致临床结局恶化的独立风险因素。只要条件允许，应该考虑以团队为基础、跨学科方法的非药物措施来改善睡眠。目前，还没有任何药物被批准专门用于治疗危重患者的睡眠障碍。

## 总结

每年有数百万患者在 ICU 接受治疗，众所周知，他们在 ICU 期间睡眠不足。最近，对睡眠和重症医学交叉的日益关注阐明了睡眠质量在这一人群中的重要性。尽管已经使用了一些替代技术，但最好使用 PSG 来评估睡眠。在危重疾病期间，患者 N1 和 N2 睡眠增加，N3（慢波睡眠）和 REM 睡眠减少。在 ICU 中，睡眠可能是碎片化的，并在 24 h 内分布紊乱，不遵循正常的昼夜规律。ICU 中常见的睡眠干扰因素包括患者护理活动、噪声、光线水平、有害的药物影响和危重疾病本身。ICU 患者的管理应该包括基于团队和跨学科的方法，以最大限度地减少阻碍患者睡眠的因素。应努力解决疼痛和焦虑问题，减少可避免的噪声，同时尽量将患者护理集中在正常睡眠时间之外。目前，没有任何药物被批准在 ICU 用于催眠。

### 参考文献和拓展阅读

请扫描书后二维码，获取参考文献和拓展阅读资源。

# 围手术期睡眠医学

# 第 159 章

Vivian Asare，Jean Wong

朱希恩　郎依琳　译　顾　平　审校

**章节亮点**

- 随着人群肥胖发生率的增加，阻塞性睡眠呼吸暂停（OSA）的患病率也随之增加。OSA 在手术人群中更为普遍，其发生术后并发症的风险增加。
- 大约 80% 的 OSA 病例尚未确诊，术前 OSA 筛查方案尤为重要，可以帮助确定这类手术人群。
- 围手术期患者的睡眠效率、快速眼动睡眠、慢波睡眠在术后第 1 晚下降，术后第 7 晚缓慢恢复至术前基线水平。
- 术前、术后应用持续气道正压通气（CPAP）可明显降低术后呼吸暂停低通气指数，并可能缩短住院时间。与未确诊的 OSA 患者相比，术前诊断为 OSA 并启动 CPAP 的患者术后发生心血管不良事件的风险显著降低。

## 概述：OSA 在普通人群和外科手术人群中的患病率

阻塞性睡眠呼吸暂停（obstructive sleep apnea，OSA）是睡眠过程中最常见的呼吸障碍性疾病，主要表现为反复发作的上气道塌陷和伴随的睡眠片段化，导致许多有害的病理生理改变[1]。这些变化包括内皮功能障碍、交感神经系统激活、夜间低氧血症和高碳酸血症，进而增加心血管并发症[2]、心律失常、卒中[3]和心脏性猝死[4]的发生风险。对呼吸暂停低通气指数（AHI ≥ 15 次 / 小时）的患者进行的 4 项主要患病率研究发现，7% ～ 14% 的男性和 2% ～ 7% 的女性患有 OSA[5-8]。随着肥胖发生率的增加，OSA 的患病率也在增加。1988—1994 年和 2007—2010 年，美国睡眠呼吸障碍的患病率呈上升趋势，不同年龄段和性别的 OSA 增加的比例从 12.2% 到 54.8% 不等。30 ～ 49 岁的年轻人增幅最大[9]；轻度 OSA（AHI，5 ～ 15 次 / 小时）患病率男性高达 22%，女性高达 9%[10]。虽然有文献报道 OSA 的发病率呈上升趋势，但仍有约 80% 的中重度 OSA 病例未被诊断和治疗[11]。考虑到并发症风险的增加，在外科手术人群中意识到 OSA 的流行非常重要。本章讨论了：① OSA 在各种手术人群中的患病率；② OSA 患者的围手术期风险；③术后患者睡眠结构的变化；④推荐用于该人群的常见有效的 OSA 筛查工具；⑤疑似或已知 OSA 患者的围手术期临床管理。

## 手术患者中 OSA 的患病率

手术患者 OSA 的患病率因手术类型而异。在骨科手术患者中，OSA 的患病率为 5.5% ～ 6.7%[12-13]。在普通手术人群中，OSA 的患病率约为 3%[12]。在 1998—2007 年以手术人群为基础的研究中，使用美国国家住院患者样本数据库，对出院诊断为 OSA［国际疾病分类：临床修改，第 9 次修订（ICD-9-CM）］的普通外科和骨科手术患者进行了评估。将这些患者与人口统计学匹配的非 OSA 患者进行比较，并分析围手术期肺部并发症的发生风险。1998—2007 年，OSA 的患病率稳步上升，到 2007 年，2.7% 的普外科患者和 5.5% 的骨科患者被诊断为 OSA[13]。这是一种估计人群患病率的方法，正如预期，但可能会低估 OSA 患病率，特别是对于未确诊 OSA 患或未正确记录诊断代码的患者。一项回顾性队列研究分析了未确诊的中重度 OSA 的手术患者比例。使用 STOP-BANG（打鼾、疲劳、呼吸暂停、血压、体重指数、年龄、颈围、性别）问卷对手术患者进行初步筛查，然后进行验证性多导睡眠监测（PSG），其研究结果对麻醉医师和外科医生进行保密。在这项队列研究中，38% 进行过睡眠研究的手术患者被发现患有中重度 OSA（AHI ≥ 15 次 / 小时）。在术前诊断为 OSA 的患者中，15% 的患者被麻醉医生漏诊，58% 的患者被外科医生漏诊。93% 和 65% 的中度 OSA 患者以及 90% 和 53% 的重度 OSA 患者分别被外科医生和麻醉医生漏诊[14]。

最近的一项研究表明，在接受择期手术的重度颈动脉狭窄患者中，多达 80% 的患者存在 OSA，平均 AHI 为 14.5±12.9 次 / 小时（轻度：22 例；中度：16 例；重度：6 例）[15]。另有文献报道 OSA 患病率较高的手术人群是接受减重手术的患者，通过对减重术前评估患者的回顾性研究发现，71.4% 的患者患有 OSA。此外，83% 的患者在减重手术前未被诊断 OSA[16]。总体而言，对接受择期手术的患者，术前评估使用柏林问卷作为筛查工具，可发现 24% 的患者存在 OSA 高风险[17]。尽管 OSA 在手术人群中的患病率较高，特别是接受心血管手术和减重手术的患者，但围手术期的临床认知率存在差异。多项研究表明，OSA 增加了患者围手术期并发症的发生风险（包括肺部及心血管并发症），增加患者住院时间以及危重症的发生风险。这些风险提示术前评估诊断 OSA 意义重大，并可能预测患者的预后。

## OSA 的围手术期风险

手术人群中 OSA 的总体患病率高于普通人群[9]。随着手术量的增加和 OSA 患病率的增加，研究者们对于进一步阐明睡眠呼吸障碍对围手术期结果的影响表现出了极大兴趣[18]。本节将对几个大型和单中心研究进行讨论，以确定围手术期 OSA 与临床预后之间的关系。某些 OSA 关键的病理生理机制对于解释该群体围手术期不良事件易感性增加非常重要。强效呼吸抑制剂，如全身麻醉、镇静剂和镇痛剂，会损害通气反应系统，并可能导致患者术后并发症[1]。影响 OSA 的主要因素是上气道的口径、咽部肌肉对咽部塌陷的反应性、低氧血症和高碳酸血症时从睡眠中觉醒的阈值以及通气控制系统的整体稳定性。在围手术期，阿片类药物和其他镇静剂的使用减少了呼吸驱动力，导致低氧血症和高碳酸血症，从而减少了对上气道扩张肌肉的神经输出。神经输出的这些变化增加了上气道的塌陷性，并不易觉醒[1]。已知 OSA 患者围手术期存在有害生理变化，有文献报道心肺不良事件的发生风险可增加 2 ～ 3 倍[19]。

在以往的研究中，研究人员对 OSA 患者术后肺部并发症进行了详细描述。大多数研究，包括一个大型国家数据库评估了 OSA 对择期和非择期骨科和普通手术患者肺部结果的影响，显示在这一外科人群中预后较差[12]。OSA 患者在围手术期发生急性呼吸窘迫综合征、吸入性肺炎、细菌性肺炎、呼吸衰竭、插管困难、紧急气管插管的风险增加[12, 20-22]。与匹配的对照组相比，OSA 患者的低氧血症、转入重症监护室和平均住院时间增加[23-24]。

在普通人群中，OSA 可增加各种心血管并发症的风险[12]，包括高血压[2]、心律失常、脑卒中[3]、心脏性猝死[4]、心肌缺血和心力衰竭[26]。有报道显示，在围手术期，甚至术后 30 天，OSA 患者发生不良心血管事件的风险仍会增加。在最近一项接受大型非心脏手术的患者的多中心前瞻性队列研究中，发现未识别的重度 OSA 与术后 30 天心血管并发症的风险增加有关[27]。主要心血管事件为心肌损伤、充血性心力衰竭、心房颤动、血栓栓塞和脑卒中。重度 OSA 患者不良心血管事件发生率为 30%，非 OSA 患者不良心血管事件发生率为 19%。年龄、肾功能损害、外周血管疾病和 OSA 均为已知的术后心血管事件的独立危险因素[27]。具体来说，围手术期心肌缺血的风险与低氧血症的严重程度和持续时间相关[28]。在已知 OSA 的患者中，睡眠呼吸暂停和低氧血症的严重程度与术前基线相比发生恶化，而且，26% 的患者术后新发 OSA，这使得患者发生不良心血管事件的风险增加[29-30]。

睡眠呼吸暂停是已知的心房颤动的预测指标。已有研究报道 OSA 和心房颤动相关的机制，其中间歇性缺氧和心房重构在发病机制中起主要作用[31]。在接受心脏手术的患者中，有报道显示 AHI 每增加 5 个单位，新发心房颤动的风险增加 6%[32]。冠状动脉旁路移植术（CABG）患者术后发生心房颤动的风险增加[33]，该人群 OSA 的患病率高达 47%[34]。在一项对 CABG 患者的单中心前瞻性研究发现，与无 OSA（OR 1.98）的患者相比，高危及确诊 OSA 患者术后发生心房颤动的风险增加[34]。同样，在肥胖人群中，大型数据库分析显示 OSA 与心房颤动（OR 1.25，95%CI 1.11 ～ 1.41，$P < 0.001$）、紧急气管插管和机械通气显著增加独立相关[16]。

已有研究证明以 AHI 衡量的 OSA 严重程度与术后并发症风险增加有关，其他参数也可预测手术患者不良事件的发生风险[35]。夜间低氧血症常见于 OSA 患者，最近的研究表明，特定的参数，如氧减指数（ODI）、血氧饱和度＜ 90% 的累积睡眠时间百分比（CT90）、最低和平均血氧饱和度，可以作为 OSA 严重程度和术后并发症风险相关性的补充临床参数[35]。

在具有 OSA 临床特征的择期手术患者中，与 ODI（4%）＜ 5 次 / 小时的患者相比，术前夜间血氧饱和度显示 ODI（4%）≥ 5 次 / 小时的患者术后并发症发生率增加。术后并发症发生率由 ODI ＜ 5 次 / 小时患者的 2.7% 上升到 ODI ＞ 5 次 / 小时患者的 15.3%[36]。术后肺部并发症包括需要吸氧的低氧血症、肺不张、肺炎、肺栓塞和支气管痉挛。心脏并发症包括胸痛和交界性心律失常。其他术后不良事件包括腹腔出血和消化道出血。Hwang 团队研究发现[36]，ODI（4%）≥ 5 次 / 小时与术后并发症发生率增加有关，且发生风险随着 ODI 严重程度的增加而增加。

与 ODI 一样，CT90 和平均脉搏血氧饱和度（$SpO_2$）也是术后不良事件的重要预测指标。在接受普通外科手术的患者中，Chung 团队[37]证实术后并发症高风险的最佳预测值是 ODI ＞ 28.5 次 / 小时，术前平均夜间 $SpO_2$ ＜ 92.7%，CT90 ＞ 7.2%。在接受上气道手术的 OSA 患者中，最低 $SpO_2$ ≤ 80% 与术后并发症相关，包括拔管后血氧饱和度下降、喉头水肿、负压性肺水肿和需要重新插管的上气道阻塞[38]。这些报道显示，夜间血氧饱和度测定可以作为对 OSA 患者低氧血症风险分层的辅助工具，并用于评估术后不良事件的发生风险。

## 术后睡眠结构和睡眠呼吸障碍的变化

如前所述，围手术期增加了 OSA 患者发生不良事件的风险。麻醉剂和镇痛剂可改变术后患者正常的睡眠结构，并加剧患有和不患有 OSA 患者的睡眠呼吸障碍。OSA 患者发生上气道塌陷的风险增加[39-40]，术后患者气道阻塞的易感性增加。这些关键的动态生理变化可能会增加围手术期不良事件的发生。所以，需要明确术后生理变化的时间，制订围手术期方案以帮助降低不良事件的发生风险。

研究表明，由于手术类型的不同，术后睡眠结构紊乱的程度可能会有所不同。在择期腹部手术的患者术后期间，快速眼动（REM）睡眠最初受到抑制，随后一周 REM 睡眠出现反弹[41]。同一人群中慢波睡眠在术后 2 晚减少[42]。与开腹手术相比，腹腔镜手术对睡眠结构的影响较小[43]。

在 OSA 患者中，睡眠结构的改变更加明显，睡眠呼吸障碍在术后更为严重。研究人员发现，在术后第 1、3、5 和 7 晚（PN1、PN3、PN5、PN7）使用便携式 PSG 评估 OSA 患者时，患者出现明显的睡眠片段化，AHI 和血氧饱和度发生恶化[44]。

一种全身麻醉的平衡麻醉技术，即在 OSA 患者中使用丙泊酚、阿片类药物、麻醉吸入剂和肌肉松弛剂的全身麻醉，可显著增加 OSA 患者 PN3 的 AHI[44]。在非 OSA 患者中，在 PN1 和 PN3 均可见 AHI 增加。在 PN3 时，OSA 患者的 AHI 中位数从术前基线的 18 次 / 小时增加到 29 次 / 小时，非 OSA 患者从 2 次 / 小时次增加到 8 次 / 小时。而且在 PN5 时，两个患者群体的 AHI 都持续高于术前基线，直到 PN7 才完全恢复到基线[44]。在 REM 睡眠期间，睡眠结构的变化模式是不同的。

在 REM 睡眠中，OSA 患者在 PN1 时的 REM-AHI 较术前基线降低了 91%[44]；在 PN3 时，与 NREM-AHI 增加相比，REM-AHI 增加无统计学意义。在非 OSA 患者中，PN3 的 REM-AHI 较术前显著增加。OSA 患者术后阿片类药物使用与 AHI 之间无明显相关性，然而，PN1 的中枢性呼吸暂停指数和阻塞性呼吸暂停指数与第一个 24 h 阿片类药物使用相关[44]。血氧饱和度和 AHI 严重程度在术后期间也会发生变化。OSA 患者的 ODI 在 PN1 时有所改善，但在 PN3、PN5 和 PN7 时与术前 ODI 基线相比有所增加。OSA 患者的 CT90 在 PN3 和 PN5 时显著升高。在非 OSA 患者中，CT90 升高仅见于 PN3[44]。

不足为奇的是，术后患者的睡眠结构发生紊乱。睡眠效率、REM 睡眠和慢波睡眠在 PN1 下降，然后到 PN7 缓慢恢复到术前基线。在 PN1 时，REM 睡眠减少 18%，到 PN7 时，REM 睡眠缓慢恢复到术前基线水平。在 OSA 患者中，PN1 时慢波睡眠减少了约 10%，但随后在 PN3 恢复到基线水平，然后到 PN7 超过基线值 4%[44]。

综上所述，OSA 患者术后睡眠呼吸障碍加重，存在严重的睡眠结构改变。在 OSA 患者中，术后观察 7 晚，在 PN3 时 AHI 增加 61%，ODI 增加 60%，$SpO_2$ ＜ 90% 的睡眠时间百分比增加了 4 倍，最低血氧饱和度下降。术后睡眠结构的改变也与低氧血症和 AHI 的恶化相关。术后 REM 反弹可能解释了 PN3 氧减饱和度和 AHI 改变的严重程度[42, 44]。

## 术前阻塞性睡眠呼吸暂停的筛查

80% 的 OSA 患者术后死亡或濒死事件发生在术后 24 h 内[45]。这些事件大多发生在医院楼层内，且没有进行重要监护[46]。识别患者术前存在 OSA 风险具有重要的临床意义，可采取降低风险的措施，进行适当的预防和监测。根据美国麻醉医师协会（ASA）工作组、麻醉与睡眠医学会和美国睡眠医学会的共识，所有有危险因素或怀疑有潜在 OSA 的患者均应进行适当的术前评估，包括病历回顾、患者及家属访谈、筛查方案和体格检查。当 AHI 评分 ≥ 5 次 / 小时，筛查方案或问卷评估 OSA 的敏感度为 36% ～ 86%，特异度为 31% ～ 95%[47]。术前评估应在手术前进行，以便有足够的时间让麻醉医生和外科医生对疑似 OSA 患者进行临床处理。他们可以根据临床信息对患者进行围手术期管理，在安排手术前或手术后进行进一步的检查，转诊进行睡眠研究测试和启动 OSA 治疗[47-48]。

在术前选择合适的筛查工具时，可行性和可靠性是主要考虑因素。推荐在手术患者中使用准确性和有效性高的筛查测试，包括 STOP-BANG 工具、柏林问卷、ASA 检查表和围手术期睡眠呼吸暂停预测（P-SAP）评分[48]。

STOP-BANG 工具是一个广泛使用的筛查工具，已在手术患者、睡眠门诊患者和普通人群中得到验证[49]。该量表包括打鼾、疲倦、观察到的呼吸暂停、高血压、体重指数≥ 35 kg/m$^2$、年龄≥ 50 岁、颈围（男性≥ 17 英寸，女性≥ 16 英寸）、男性 8 个条目。每项评分为“是（1）”或“否（0）”，分值范围为 0 ～ 8 分，0 ～ 2 分为 OSA 低风险，3 ～ 4 分为 OSA 中风险，5 ～ 8 分为 OSA 高风险。STOP-BANG 评分≥ 3 分诊断中重度 OSA（AHI ≥ 15 次 / 小时）和重度 OSA（AHI ≥ 30 次 / 小时）的敏感度分别为 93% 和 100%[50]。

柏林问卷最初是为了初级保健环境中检测 OSA 患者而开发的。该问卷共 11 个条目，分为三部分，第一部分是打鼾史，第二部分是日间嗜睡，第三部分是高血压或肥胖史。当三个部分中两部分发生阳性时，可认为患者存在 OSA 高风险。在普通人群中，问卷预测 AHI ≥ 15 次 / 小时的敏感度和特异度分别为 58.8% 和 77.6%。当 AHI ≥ 30 次 / 小时，诊断重度 OSA 的敏感度为 76.9%，特异度为 72.7%[51]。

ASA 检查表是手术患者 OSA 的常规筛查工具。包括 12 个成人条目和 14 个儿童条目。该检查表包括三个类别：身体特征、气道阻塞史和日间嗜睡。如果两个或两个以上条目被评分为阳性，则患者被认为是 OSA 高风险。如果只有一个或没有条目被评分为阳性，则认为患者是低风险的[52]。预测 OSA 的敏感度为 72.1%，特异度为 38.2%[48]。

P-SAP 评分验证了 STOP-BANG 问卷 8 个要素中的 6 个，评估了患者的上气道特征（Mallampati 与甲颏距离＜ 6 mm），并包括一个关于糖尿病诊断的问题。P-SAP 评分要素首先是在一个典型的大学医院手术人群中描述的。预测 OSA 发生风险的敏感度为 93.9%，特异度为 32.3%[53]。

上述筛查工具的目的是在术前发现 OSA 高风险患者，以便进行临床计划和管理，减少术后不良事件的发生风险。

## 可疑或已知 OSA 患者的围手术期处理

在没有确诊的 PSG 的情况下，筛查出的中重度 OSA 高风险患者应视为患有 OSA，并需考虑到其围手术期并发症的风险会增加。

术前及术后应用持续气道正压通气（CPAP）可明显降低术后 AHI，并与缩短住院时间有关[54]。与未确诊的 OSA 患者相比，诊断为 OSA 并术前启动 CPAP 的患者术后发生心血管不良事件的风险明显降低[55]。未经治疗的 OSA 患者心肌梗死和意外再插管概率增加[20, 56]。当 OSA 严重时，建议术前使用 CPAP 治疗，并在可行的情况下继续进行 CPAP，特别是当术后监测显示有气道阻塞的证据时。患者在家中睡眠时和住院期间服用镇静剂时，应继续使用 CPAP。同样，使用替代治疗，如口腔矫治器、体位治疗枕或舌下神经刺激仪的患者，应在围手术期继续使用。如果担心治疗的有效性或存在疑问，建议在术前将患者转诊至睡眠专家进行治疗[47-48]。

若患者知道患有 OSA，但在手术前不配治疗，很少有证据支持推迟手术。然而。对于有合并症的患者，如未控制的全身系统疾病、肺动脉高压[57]、低通气[58]、静息性低氧血症[59]，其术后并发症的风险增加，需要进一步的术前评估以优化治疗方案。

在外科医生和麻醉医生的指导下，如果对未经治疗的存在可优化的合并条件的 OSA 患者实施了减轻不良事件的术后策略，并告知其围手术期 OSA 并发症的风险增加，则可以继续手术[48]。手术的紧迫性、术后监测的可获得性、手术类型都可能在决定是否进行手术，或转诊到睡眠专科医生做进一步评估和治疗时发挥作用。研究发现，转诊睡眠医学专家可以降低 CPAP 治疗的中断率[60]，并提高气道正压通气的总体依从性[60-61]。

对于已知或疑似 OSA 的患者，医疗机构应实施方案，在麻醉类型、止痛方案和术后监测方面为临床医生提供帮助，以便于医生对患者进行管理，从而降低不良后果的风险[48]。

ASA 工作组建议尽量减少阿片类药物的使用，使用多模式短效止痛剂，并在适当的情况下考虑对高危患者进行局部和（或）区域麻醉。尽管目前对于 OSA 患者术后监测参数或监测部位尚未达成明确共识，但持续脉搏血氧饱和度或二氧化碳分压图可为术后患者可能需要加强护理和早期干预的事件提供重要的临床提示。ASA 工作组建议在患有严重 OSA、STOP-BANG 评分≥ 5、术后使用阿片类药物或有明显合并症的麻醉后监护病房的高危患者中进行监测[47]。

**临床要点**

阻塞性睡眠呼吸暂停（OSA）增加了围手术期不良结局的风险。术后睡眠结构的改变可能导致病理生理改变，可改变上气道的口径和呼吸唤醒阈值，导致术后呼吸暂停低通气指数和血氧饱和度的恶化。在术前评估中使用筛查工具可以识别存在 OSA 风险的患者，并对其进行适当的管理，以便进行优化、治疗和降低风险。

## 总结

OSA 是最常见的睡眠障碍，可增加心血管并发症[2]、心律失常、卒中[3]、心脏性猝死[4]的风险。以间歇性缺氧、高碳酸血症、交感神经激活和相关觉醒为特征的的睡眠呼吸障碍可增加术后不良结局的风险[20-21，27-28]。OSA 患者术后睡眠结构改变发生重大的改变，睡眠呼吸障碍加重[44]。研究表明，术前启动 CPAP 治疗可能有助于降低风险[55]。建议使用筛查工具来帮助识别术前存在 OSA 风险的患者，目的是在术前优化患者，并制定围手术期降低风险的策略，以降低术后并发症的风险。

### 参考文献和拓展阅读

请扫描书后二维码，获取参考文献和拓展阅读资源。

# 第 160 章 睡眠与胃肠健康

Steve M. D' Souza，Ronnie Fass，Fahmi Shibli，David A. Johnson

朱希恩　郎依琳　译　顾　平　审校

章节亮点

- 肠道功能发挥作用具有独立的昼夜节律性，其主要受食物摄入时间的调节。胃肠道菌群每天会出现振荡，昼夜节律的改变会影响这种振荡变化，并导致肠道菌群失调。
- 睡眠相关的肠道菌群失调与微生物免疫相互作用和下游促炎作用的增加有关。
- 反流症状对正常睡眠有不利影响，胃食管疾病与睡眠功能障碍加重有关。睡眠障碍与功能性消化不良密切相关。
- 饮酒增加肠道上皮通透性，导致炎症反应，而炎症反应因昼夜节律紊乱而恶化。饮酒还可导致肝脂肪沉积。
- 肥胖患者的肝炎症性反应与导致非酒精性脂肪肝的脂肪沉积增加有关，这可能解释了与睡眠呼吸暂停的关系。
- 昼夜节律紊乱与肠易激综合征有关，常见于上夜班的工人。睡眠中断会增加炎性肠病（IBD）发病率，并与疾病严重程度相关。IBD 治疗药物（如 TNF-α 抑制剂）可能改善这些患者的睡眠障碍。褪黑素也可能改善 IBD 症状和睡眠障碍。
- 生物钟基因可能作为肿瘤抑制因子，突变可促进胃肠道的癌变。

## 引言

正常情况下，胃肠道系统具有独特的昼夜节律振荡，这种节律的破坏或与中枢昼夜节律的分离可能对疾病的发病机制产生深远的影响。

## 正常睡眠的胃肠功能

### 昼夜节律

生物钟在大多数生理系统中起着重要作用，包括在胃肠道内[1]。昼夜节律可以影响许多生理功能，包括肠道动力、肠道内分泌和外分泌功能以及微生物屏障完整性等日常变化，其主要受食物摄入时间的影响[2]。干扰视交叉上核功能以及肠道昼夜节律功能可能导致两种节律之间的错乱[3]。光照和黑暗的变化会改变松果体褪黑素的分泌，从而影响睡眠习惯[4-6]。同样，进餐时间和数量的改变也会对肠道昼夜节律产生不利影响[7-10]。睡眠障碍会影响胃肠道功能，反过来，胃肠道疾病会对睡眠质量产生不利影响。显然，胃肠道和昼夜节律之间存在着复杂的关系。

### 基因表达

昼夜节律振荡的基因表达受到昼夜节律基因 *CLOCK* 和 *Bmal1* 的严格调控，这两个基因的表达对正常的昼夜节律代谢活动至关重要[11]。在 *CLOCK* 和 *Bmal1* 的下游，隐色素昼夜节律调节因子（CRY）和周期昼夜节律蛋白同源物（PER）基因组作为昼夜节律调节因子，调节与光暗循环相关的蛋白质表达[12-13]。参见第 13 章了解更多细节。

## 正常和异常睡眠中肠道菌群的变化

啮齿类动物胃肠道中的主要细菌种类只有在生物钟功能正常的情况下才会出现水平变化[14]。将喂养模式主要集中在昼夜循环的白天或黑暗部分，微生物的丰富度也会出现相应的振荡改变[15]。

多种因素可以改变肠道菌群的昼夜节律和丰富度。昼夜摄食的频繁变化与肠道菌群昼夜节律和丰富度每日变化的消失有关，尽管尚不清楚这是微生物变化导致的，还是生理变化引起的[15]。睡眠碎片化可能会导致回肠和结肠微生物多样性减少[16]。微生物对生物钟振荡的适应性也与食物成分有关。高脂、高碳水化合物和含酒精的饮食会降低微生物对昼夜摄食周期变化的适应能力，可能导致肠道菌群组合发生变化，从而导致菌群失调，并对机体造成危害[9, 17-18]。此外，饮食相关的菌群失调似乎直接干扰微生物对生物钟基因表达的影响，这可能是肠道菌群直接影响生物钟紊乱的机制。

肠道菌群的组成与能量的吸收和储存密切相关[19-20]。

在睡眠障碍的患者中，与异常睡眠相关的肠道菌群波动很可能与病理性能量代谢状态有关，包括代谢综合征和脂肪肝。

睡眠相关的菌群失调除了影响能量的代谢外，还会破坏肠道菌群和天然免疫系统之间的平衡。细菌产物与宿主免疫受体相互作用，包括 Toll 样受体（TLR）[21]。这些受体的激活导致下游炎症细胞因子的上调和表达增加，包括白细胞介素 -6（IL-6）和肿瘤坏死因子 -α（TNF-α）、趋化因子以及促炎转录激活因子，如 NF-κB[22-23]。研究证实，小鼠睡眠障碍可以使促炎细胞因子上调[24-26]。因此增加的细菌产物移位表明，在睡眠改变中观察到的微生物变异可能导致与许多胃肠道疾病有关的炎症反应。

## 睡眠与胃肠疾病

### 胃食管反流病

胃食管反流病（gastroesophageal reflux disease，GERD）影响约 20% 的美国成年人，主要累及食管，但也可能影响邻近器官，如口咽、喉和肺组织[27]。然而，GERD 也可能有全身性影响，如导致睡眠障碍。

GERD 与睡眠之间存在双向关系，GERD 对睡眠的不利影响表现在夜间将患者从睡眠中唤醒，或是引起多次短暂的遗忘性觉醒，导致睡眠碎片化[28]。反过来，睡眠不足可能通过增强对食管内刺激的感知，如酸（中枢介导的致敏）和食管酸暴露的增加，也可能通过改变生长素释放肽和瘦素之间的正常关系，对 GERD 产生不利影响[29-30]。这种关系如果不被打断，就会形成一个恶性循环，即 GERD 导致睡眠质量差，而反过来，睡眠质量差会加剧 GERD（图 160.1）。

#### 流行病学

流行病学研究表明，约 65% 的 GERD 患者白天和夜间同时出现症状[31-34]。大约 13% 的 GERD 患者只有夜间症状，其中 50% 的 GERD 患者表示，胃灼热症状使他们从睡眠中醒来[27，33-34]。在普通人群中，25% 的人报告在睡眠期间有胃灼热症状[35]。

一般来说，GERD 患者的睡眠障碍很少被识别，在临床中很少被重视，尽管睡眠障碍对 GERD 患者的生活质量和对疾病严重程度的感知有很大影响。报告显示，大约 50% 的非糜烂性 GERD 患者，GERD 症状是导致夜间入睡困难的原因[36]。睡眠障碍的发生率随着一周中夜间胃灼热症状发作频率的增加而增加。与无夜间症状的 GERD 患者相比，频繁的夜间胃灼热症状与健康相关的生活质量和工作效率受损相关性更强[37]。

夜间反流可能导致失眠、打鼾、辗转反侧，甚至做噩梦。GERD 还可以引起夜间咳嗽、窒息、喘息、喉咙痛和呼吸困难，从而影响患者的睡眠体验[38-39]。不幸的是，临床实践中很少识别到由 GERD 引起的睡眠障碍，并且通常情况下也很少引起医生的注意，尽管它们对患者的生活质量和工作效率产生了深远的影响[37，40]。

#### 病理生理学

食管防御机制是防止胃酸反流过程中黏膜损伤的关键。夜间反流症状的加重主要是由于唾液分泌减少、吞咽速度减慢、原发性和继发性食管蠕动减少、胃排空减慢以及对胃食管反流的感知意识不够造成的[41]（框 160.1）。

睡眠会损害 GERD 患者和健康对照者食管内胃酸的清除。睡眠期间胃酸的清除主要与睡眠唤醒有关[42]。此外，无论反流物的 pH 值或体积大小，睡眠期间食管内清除时间都会延长[43-44]。体位（仰卧位）不是胃酸向食管近端迁移的重要因素，睡眠才是胃酸向食管近端迁移的重要因素，即使是极少量的胃酸反流，

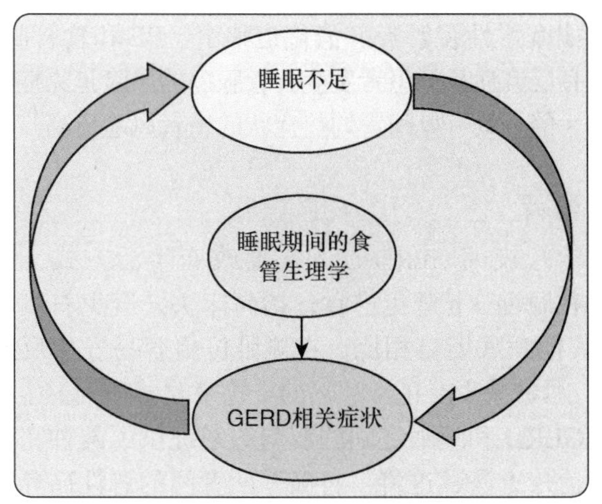


图 160.1　胃食管反流病（GRED）和睡眠之间的恶性循环

**框 160.1　睡眠时上消化道的生理变化**

**口咽**

- 唾液分泌和流量减少
- 吞咽率下降

**食管**

- 原发性和继发性食管蠕动减少
- 食管酸清除率下降
- 食管上括约肌压力降低
- 对食管内刺激的感知能力下降

**胃**

- 胃酸增加
- 胃排空减少

也会显著延长胃酸清除时间[45]。

在清醒时，食管黏膜与酸的接触会促进唾液碳酸氢盐的分泌和流动，增加吞咽频率，从而推动食管远端的胃酸回流进入胃，并中和食管腔的 pH 值。然而，在睡眠期间，唾液分泌和流动几乎不存在[46]，吞咽频率从清醒状态下每小时 25 次显著降低到睡眠期间每小时约 5 次[47]。随着深睡眠，食管上括约肌压力逐渐下降，导致反流物到达喉、咽和肺组织的风险增加[48-49]。短暂性食管下括约肌（LES）松弛和胃食管反流主要发生在短暂性睡眠唤醒或患者完全清醒时[50]。此外，胃酸反流似乎发生在长时间清醒或睡眠短暂唤醒期间[51]。总体而言，睡眠期间 LES 基础压力不受影响。

食管内胃酸清除和气道保护依赖于继发性食管蠕动和食管上括约肌收缩反射[52-54]。随着睡眠深度的增加，继发性食管蠕动率逐渐降低，在慢波睡眠中消失[50-55]。与睡眠相关的胃排空变化也可能促进夜间反流。

睡眠期间食管生理的改变可加重胃食管反流对食管黏膜的影响。这会导致更严重的疾病和睡眠障碍。夜间反流患者更容易发展为严重的糜烂性食管炎、消化道狭窄、食管溃疡、食管外疾病、Barrett 食管（BE）和食管腺癌等[56-58]。

## 睡眠障碍

与症状相关的有意识觉醒以及与症状无关但仍可导致睡眠碎片化的短暂遗忘性觉醒可能是导致 GERD 患者睡眠障碍的主要机制[59]。胃酸反流通常与短暂的遗忘性觉醒有关，这种觉醒往往发生在Ⅱ期睡眠，很少发生在 REM 期[60]。

当 GERD 患者早晨从睡眠中醒来时，在醒后即刻和进食前胃食管反流发生的次数显著增加[61]。这种被称为“胃底反流”的现象与体位（平卧或直立）无关，是 GERD 患者早晨醒来后立即出现反流相关症状的原因。

尽管研究证明不同 GERD 表型之间或 GERD 患者在开始抗反流治疗前后，睡眠结构存在差异，但睡眠的频谱分析显示，尽管睡眠结构相似，与功能性胃灼热而非 GERD 患者相比，胃灼热和糜烂性食管炎患者的脑电图（EEG）表现出更高的频率[62]。

总体来说，研究表明 GERD 可能导致睡眠障碍，从而导致睡眠不足。然而，一系列研究表明，睡眠不足本身可能通过两种机制加剧 GERD，即中枢介导的食管超敏反应和食管酸暴露程度的增加。与良好睡眠（至少 7 h）相比，急性睡眠不足（3 h）可显著降低食管疼痛的感知阈值[63]。此外，急性睡眠不足可使正常健康受试者异常的食管酸暴露，这可能是通过增加生长激素释放肽和减少瘦素，导致饥渴感增加，从而增加食物消耗[30, 64]。

一些患者缺乏典型或非典型的反流表现，但报告显示睡眠障碍和睡眠质量差（“无症状反流”）[65]。因此，睡眠障碍可能是部分 GERD 患者的唯一表现。

## 睡眠呼吸暂停

阻塞性睡眠呼吸暂停（OSA）与 GERD 之间的关系仍然存在争议。一些研究者认为，GERD 与 OSA 有关，这两种疾病之间可能存在潜在的因果关系[66]。Kerr 等已经证明，OSA 患者在 pH 值急剧下降之前通常会出现觉醒（98.4%）、身体活动（71.9%）和吞咽（80.4%）[67]。觉醒和身体活动可能引起食管下括约肌压力梯度的转变而引发胃食管反流。此外，伴有 OSA 的胸腔内压力降低本身可能会加剧食管下括约肌压力梯度的转变，使患者易出现胃食管反流。经鼻持续气道正压通气（CPAP）治疗通过提高胸腔内压可减少胃食管反流的频率[67]。然而，其他研究未能证明 OSA 与 GERD 之间存在因果关系。患者主观上反映睡眠质量受 GERD 严重程度的影响，然而，客观上 GERD 和 OSA 之间缺乏相关性，这表明两者可能是共同存在，具有相似的危险因素，但可能两者之间没有因果关系[66]。OSA 不受 GERD 严重程度的影响。

只有少数小型研究评估了经鼻持续气道正压通气治疗（nCPAP）对 OSA 患者胃食管反流症状的的影响。Kerr 等证明，nCPAP 使食管 pH 值小于 4.0 的总记录时间百分比从 6.3% 减少到 0.1%[67]。Tawk 等发现，在 81% 的 OSA 合并 GERD 患者中，nCPAP 使食管酸暴露正常化[68]。然而，Ing 等证明，nCPAP 均降低了 OSA 患者和非 OSA 患者的胃食管反流参数，这表明 nCPAP 的作用可能是非特异性的[69]。

## 并发症

夜间 GERD 与严重胃食管疾病的患病风险增加有关，如糜烂性食管炎、消化道狭窄、BE 和食管腺癌。每周有反流症状的患者发生食管腺癌的风险是无症状患者的 8 倍。具有夜间胃灼热症状的患者风险更高[56-57]。

## 治疗

治疗夜间 GERD 首先需要改变生活方式，例如至少在睡前 3 h 避免进食，抬高床头，避免右侧卧位（与其他睡眠姿势相比，右侧卧位更容易发生反流事件），尽量减少对正常睡眠的干扰来改善睡眠卫生[70]。

GERD 和睡眠之间的双向关系提供了两种完全不同的治疗方法，这将“打破”两者间的恶性循环（图 160.2）。显然，研究的重点一直是改善 GERD，从而

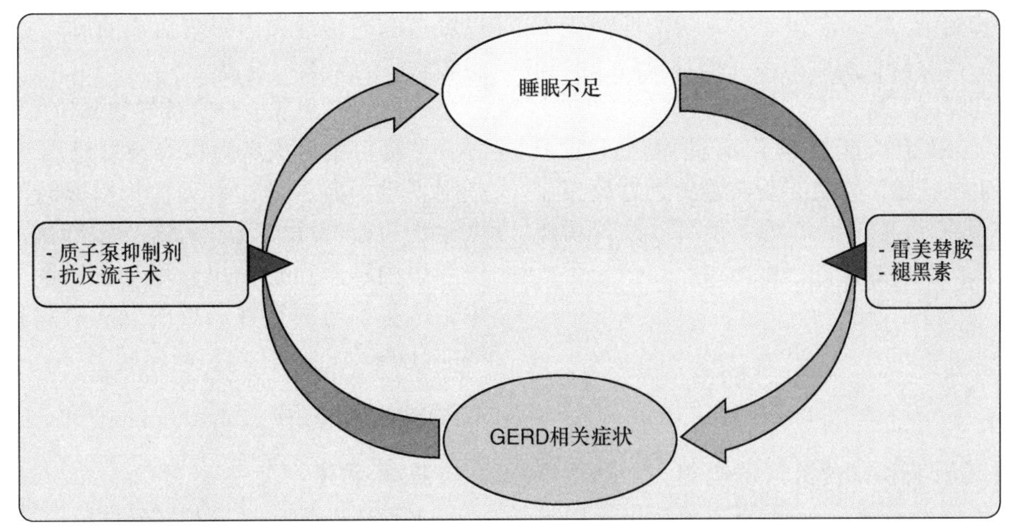


**图 160.2**　可以“打破”胃食管反流病（GERD）和睡眠之间恶性循环的治疗干预措施

恢复正常睡眠。质子泵抑制剂（PPI）可有效减少伴有夜间症状的 GERD 患者的睡眠障碍，改善睡眠质量，从而提高生活质量[71-74]。上述大多数研究仅使用患者日记报告或有效问卷来评估主观睡眠参数。然而，在 PPI 试验中使用多导睡眠监测来证明客观睡眠参数的改善是一项更困难的任务。

对于每日一次 PPI 治疗失败的 GERD 患者，目前推荐针对夜间反流的 GERD 治疗进行优化治疗（框 160.2）。除了上述生活方式的改变外，其他干预措施还包括：如果症状主要发生在夜间，则在晚餐前给予 PPI 治疗；在早餐和晚餐前分别给一半剂量的 PPI，或在睡前添加组胺 2 拮抗剂（H2RA）硫糖铝或盖胃平。很少有人研究抗反流手术对睡眠质量的影响，但几项小型研究表明有明显改善作用[75]。

另一种方法是改善睡眠治疗，这可能会使 GERD 相关的症状改善。与安慰剂相比，在 GERD 患者中使用唑吡坦可使觉醒（与胃食管反流相关）减少 50% 以上，但导致食管酸清除时间明显延长[76]。与安慰剂相比，雷美替安改善了非糜烂性反流疾病患者白天和夜间的反流症状、睡眠效率和睡眠潜伏期[77]。

改善与 GERD 相关的睡眠障碍仍然是药物开发的重点，因此，抗反流药物和安眠药的结合似乎是一种更好的更合理的治疗方法。

### Barrett 食管

如前所述，与其他 GERD 表型相比，BE 患者夜间食管酸暴露最高[78]。此外，与健康志愿者相比，BE 患者在睡眠期间发生自发性胃食管反流的频率明显增加，但在清醒和睡眠期间都表现出更快的酸清除时间[78]。总体来说，BE 患者似乎可以充分清除食管远端的酸，但由于睡眠中反复出现自发反流，黏膜与酸的接触时间较长[78]。

尽管没有明确研究证明，但有人猜测褪黑素对于糜烂性食管炎发展为 BE 及 BE 发展为食管腺癌有潜在的预防作用[79]。褪黑素除了对昼夜节律和睡眠具有影响外，还是一种自由基清除剂，可以激活多种抗氧化酶和抗氧化机制。

有几项研究表明 BE 与 OSA 之间存在关联[80-83]。

**框 160.2**　针对夜间反流生活方式的优化措施

- 抬高床头
- 避免右侧卧位
- 免夜间进食（最后一餐至少在睡前 3 h）
- 改善睡眠卫生（尽量减少对正常睡眠的干扰）

## 睡眠与功能性消化不良

睡眠障碍在功能性消化不良患者中很常见，功能性消化不良在睡眠障碍患者中也很常见。总体来说，将近 2/3 的功能性胃肠疾病患者存在某种类型的睡眠异常。到目前为止，睡眠不足是最常见的症状，几乎有一半的患者受其影响[84]。功能性消化不良患者常见的睡眠异常包括夜间反复醒来和早晨醒来时感觉疲劳或未得到充分休息。重要的是，有一半的患者表示，这种夜间功能性消化不良的症状使他们从睡眠中醒来。

在轮班工人或有睡眠障碍的受试者中，功能性肠道疾病非常常见，如功能性消化不良和肠易激综合征（irritable bowel syndrome，IBS）[85-86]。对于需要倒班的护士，性别、体重指数、夜班次数、工作压力和饮食模式与功能性消化不良和失眠显著相关[87]。功能性消化不良患者和餐后不适综合征（postprandial distress symptoms，PDS）亚型患者与上腹痛综合征（epigastric pain syndrome，EPS）亚型患者相比，睡眠障碍的患病率相似[88]。已经证实，功能性消化不良导致的睡眠障碍会降低睡眠效率，增加觉醒，并导致异常快速眼动睡眠[89]。

已被证明，对于功能性消化不良患者，给予H2RA治疗，如尼扎替丁，可显著改善胃食管反流症状、胃排空和睡眠障碍[90]。心理干预可以改善功能性消化不良，从而改善相关的睡眠障碍[91]。

## 酒精性肝病

### 昼夜节律

酗酒与睡眠周期和饮食摄入密切相关，酗酒导致的疾病与摄入时间有关[92]。肝昼夜节律不受中枢昼夜节律调控，与饮食摄入更密切相关[3, 93]。这两个系统之间出现紊乱，比如夜班工人或长期吃夜宵的人，会导致两者节律不匹配，并影响肝代谢[93]。

饮酒后的炎症反应可以破坏肝的正常代谢，随着时间的推移，可以使肝发生脂肪变性和功能受损，如酒精相关性肝病（ALD）中所见。中枢和肝昼夜节律功能之间的紊乱会加重这一过程[94-97]。

另一个与ALD和昼夜节律相关的因素是肠道菌群失调[98]。饮酒会破坏肠道微生物屏障，促进微生物增殖并产生炎症反应[98-99]。同样，睡眠改变和中枢昼夜节律紊乱也可以使肠道屏障功能下降和微生物增殖[15, 98, 100]。这些影响似乎是叠加的，与中枢昼夜节律功能正常的人饮酒相比，中枢昼夜节律紊乱的人饮酒炎症反应和肠道通透性增加[18, 101]。

### 细胞因子的表达

即使在没有肝病的患者中，饮酒后的昼夜节律紊乱状态下也会促进炎症细胞因子的表达。酒后睡眠会增加细胞因子白介素-2（IL-2）和干扰素（IFN）-γ的表达[102]。慢性酒精中毒患者会出现快速眼动睡眠消失以及炎症细胞因子表达发生变化[103]。

饮酒除了直接影响细胞因子表达外，还可以使肠上皮对细菌产物的通透性增加，间接促进细胞因子表达。这种通透性的增加使脂多糖等分子能够与Toll样受体结合，并促进白细胞介素的下游表达[21]。这种影响在昼夜节律紊乱的状态下表现得很明显。

### 微生物的影响

饮酒可以使肠上皮发生各种变化，包括肠上皮的通透性增加[104]。这可以使细菌产物，如脂多糖，发生转移以及促炎因子上调。对病理性睡眠状态的研究表明，昼夜节律紊乱会进一步增加与酒精相关的肠道屏障通透性[18]。与白班工人相比，饮酒的夜班工人患肠道高通透性和内毒素血症的风险更高[97]。他们患脂肪肝的风险也更高。

昼夜节律紊乱也是直接导致肠道菌群失调的因素之一，肠道菌群失调可以导致肝脂肪变性[98, 105-107]。睡眠不足、高热量饮食和食物摄入时间的改变使得微生物昼夜节律紊乱，可能导致细菌过度增殖、移位和患内毒素血症的风险增加，以及胆汁酸代谢减少，这些都与酒精性肝炎的发病机制和肝脂肪沉积增加有关[9, 106]。

## 非酒精性脂肪肝

### 昼夜节律

非酒精性脂肪性肝病（NAFLD）与肥胖、代谢综合征有关，与饮酒无关，它可以导致肝脂肪沉积增加[108]。肠道昼夜节律和中枢昼夜节律都可以直接影响脂肪的代谢、储存和能量的消耗[109-111]。中枢昼夜节律和肠道昼夜节律同步性受到破坏，使得对脂质分解代谢的协同作用降低，并促进脂肪储存[112-113]。

微生物通透性和增殖的昼夜节律波动性与肥胖和NAFLD有关，这一点与ALD相似[114]。睡眠障碍（如睡眠呼吸暂停）也与NAFLD有关[115]。

正常睡眠周期的变化和紊乱，特别是中枢和外周昼夜节律的破坏，促使肝脂肪沉积。CLOCK基因突变的小鼠模型可以导致高血糖、高脂血症和肥胖[116]。

### 微生物的影响

肠道菌群对微量营养元素的吸收和代谢至关重要，睡眠障碍和饮食变化在某些菌群状态下可能导致肥胖。此外，高脂饮食和睡眠障碍会影响中枢昼夜节律，其中一部分原因就是因为肠道菌群的组成发生改变。肠道菌群的组成发生变化导致微生物产物的浓度以及短链脂肪酸的代谢发生变化。

### 疾病的影响

对小鼠模型的研究表明，褪黑素可以减少氧化应激标志物，逆转高脂血症引起的活性氧（ROS）上调，改善肝细胞存活率[117-118]。益生菌和合生元的研究却得出了不同的结果[119-120]。

## 肠易激综合征

### 昼夜节律

功能性肠病，如肠易激综合征（IBS），常由肠蠕动异常、炎症、超敏反应和肠道菌群失调造成，而所有这些都与昼夜节律紊乱有关。由于胃肠蠕动存在昼夜节律调节，中枢昼夜节律和肠道昼夜节律的调节紊乱是胃肠运动障碍和IBS的诱发因素，常见于需要倒班的工人[121-125]。此外，如前所述，肠道菌群失调可导致全身性炎症增加，使得肠道发生功能性运动障碍。

对昼夜节律紊乱模型的研究似乎可以为 IBS 提供新的治疗思路。由于昼夜节律紊乱时，松果体褪黑素的分泌减少[4-6]，试验中褪黑素补充剂对于 IBS 症状的缓解具有潜在调节作用，且取得了一定效果[126]。

#### 细胞因子的表达

睡眠不足可导致炎性细胞因子的过度表达，包括 IL-6 和 TNF-α，当肠道免疫细胞与细菌相互作用增加时，这些细胞因子也可以表达[127]。睡眠不足、应激激素的分泌增加以及炎症细胞因子的表达升高，特别是疼痛加重时，均可以使得 IBS 的症状加重，大约 1/3 的 IBS 患者有睡眠障碍[128]。

#### 微生物的影响

IBS 与肠道微生物菌群的改变密切相关。感染后 IBS 是一种公认的现象。微生物抗原识别也可能增强炎症级联反应，从而产生 IBS 样症状。微生物产物，如脂多糖，在肠道高通透性条件下诱导宿主发生炎症反应以及细胞因子的表达，如 TNF-α 和 IL-6[22, 129]。事实上，这些促炎产物在长期睡眠不足或睡眠状态改变时增加，这可能增加 IBS 症状。

#### 疾病的影响

对于睡眠障碍存在几个潜在的靶点治疗，可以明显改善 IBS。一种潜在的治疗方法就是补充褪黑素，已经证明褪黑素可以缓解 IBD 患者的睡眠功能障碍和 IBS 症状[126]。另一种关于疾病发病机制和诱因的理论表明，昼夜节律紊乱可能引发新发疾病或诱发疾病发作。

## 炎性肠病

#### 昼夜节律

目前认为昼夜节律紊乱以及结肠炎症参与 IBD 的发病机制[130]。西方饮食和生活方式，包括夜班工作，是患克罗恩病和溃疡性结肠炎的危险因素。研究发现，对于轮班工人和睡眠不足的患者，炎症标志物的产生也有类似的增加[131]。

昼夜节律紊乱也与 IBD 的临床表现直接相关。当 IBD 患者睡眠节律紊乱时，患者更容易出现急性发作，需要住院治疗的风险更高[132]。相反，IBD 患者出现睡眠不足[133-134]（通常是疾病造成的）显示疾病在进展[129]。此外，活动性 IBD 可能导致昼夜节律基因 *CLOCK* 失调，这表明通过调节昼夜节律途径可能使疾病加重[135-136]。

#### 细胞因子的表达

IBD 的发病和复发与炎症标志物的存在密切相关，包括 TNF-α 和白细胞介素。目前的治疗策略旨在减少炎症细胞因子的表达，尤其是 TNF-α。睡眠不足和节律紊乱可导致 IL-6 的过度表达，进而导致 TNF-α 的过度表达。

各种激素刺激也会影响炎性因子的表达。肾上腺皮质激素与应激反应有关，并受睡眠深度和睡眠时长的调节[137]。皮质醇和其他皮质类固醇具有多种下游效应，包括可以改变具有昼夜节律性免疫细胞的活性和肠道的通透性[138-139]。血液循环中低水平的皮质醇可以促进 IL-6 和 TNF-α 的产生，而高水平的皮质醇可以抑制炎症因子基因的表达[140]。其他类固醇激素包括可以促进肠道黏膜完整性的雌激素，雌激素受体在 IBD 中表达下调[141-142]。已经证明，在小鼠模型和绝经后妇女的研究中，雌激素治疗可以改善睡眠[143-144]。

儿茶酚胺（如肾上腺素）以昼夜节律的方式分泌，并与应激反应相关。肠道神经系统的交感神经在维持肠道树突状细胞对微生物刺激的耐受性方面发挥着关键作用，具有促炎和抑制有害刺激的作用[145-146]。

肠道昼夜节律功能可以通过调节生长激素释放肽和瘦素来影响细胞因子的表达。生长激素释放肽是一种肠道分泌的可以增强食欲的激素，是针对全身炎症和睡眠不足而分泌的[147]。IBD 患者的血清生长激素释放肽水平出现代偿性升高[148]。此外，IBD 和睡眠不足患者的促炎细胞因子水平增加，包括抵抗素，而抑制食欲的激素瘦素和分解代谢激素脂联素减少[149]。

#### 微生物的影响

目前已知，肠道菌群失调是 IBD 发病和恶化的一个因素。许多环境因素，如压力，都与结肠黏液层变薄有关。这使得肠道管腔内相关微生物与肠黏膜上皮之间的相互作用增加，并可能导致炎症反应增加。尽管健康患者管腔内相关的菌群和黏膜相关的菌群通常是不同的种群，但 IBD 患者的黏膜相关菌群发生变化，这意味着肠道内保护性黏液层被破坏。微生物相关分子模式（MAMP）和病原体相关分子模式（PAMP）与结肠黏膜上皮相关的微生物模式识别受体结合，导致炎症细胞因子表达并参与发病，这一过程在克罗恩病中得到证实。

#### 疾病的影响

菌群失调、昼夜节律紊乱和炎性因子过度表达都可导致 IBD，这些可能成为缓解疾病的治疗靶点。用于 IBD 的药物，如 TNF-α 抑制剂，已经成功地用于其他炎症性疾病的治疗，包括类风湿关节炎和强直性脊柱炎，除了可以治疗原发性疾病外，还能改善睡眠质量[150-151]。这一作用也在 IBD 患者的治疗中得到了证实，尽管尚不清楚睡眠的改善是否是由于疾病发作时给予治疗使相关 IBD 症状改善所引起[152]。

## 消化道肿瘤

### 昼夜节律

虽然上述许多疾病使患者易患癌症，但昼夜节律的改变也可能使患者易患胃肠道恶性肿瘤。这种关联主要见于结肠癌和胰腺癌[153-154]。

目前发现结肠癌特别受昼夜节律紊乱的影响。有许多肠道菌群失调与结肠癌相关联的研究[155-156]。研究显示，夜班工人患结肠癌的风险明显增加[157]。这种风险与夜班工作时间成正比，即夜班工作时间每增长 5 年，患结肠癌的风险增加 3.2%[158]。

虽然肠道菌群失调和全身炎症作为昼夜节律紊乱的继发表现参与结肠癌的发病，然而，昼夜节律紊乱可能才是影响结肠癌发病的主要机制[159-160]。在肿瘤组织中发现昼夜节律基因 *CLOCK* 的表达降低。这种变化在整个肿瘤分期中都存在，同样在转移组织中也存在[161]。

虽然昼夜节律基因表达降低可以导致癌变，但它也可能是疾病发展过程的一部分。因为昼夜节律基因突变可以导致结肠肿瘤，所以昼夜节律基因 *CLOCK* 可以作为一种肿瘤抑制剂[161-162]。由于昼夜节律基因可以改变正常的组织代谢，癌组织的昼夜节律基因表达发生突变可以使组织异常增殖[163-164]。有时这是由致癌基因直接导致的[162]。

### 细胞因子的表达

睡眠障碍可促进胃肠道癌变。许多类型的细胞都具有昼夜节律功能，包括癌细胞[165]。中枢昼夜节律基因可以直接调节这些细胞类型的增殖。中枢昼夜节律基因或下游产物（如周期基因）的抑制或突变具有致癌作用[166]。炎症基因，如 TNF-α，可以作为肿瘤抑制剂或促进炎症级联反应。睡眠障碍会使 TNF、IL-6 和 C 反应蛋白水平显著增加[167]。

### 微生物的影响

肠道菌群失调与胃肠道相关癌症的发病机制密切相关，特别是结肠癌[168]。饮食因素与菌群失调有关，如低纤维和高脂肪的摄入[169]。专性厌氧菌将膳食纤维发酵成短链脂肪酸，使结肠腔酸化，并减少初级胆汁酸向次级胆汁酸的转化[170-171]。次级胆汁酸与致癌基因转录增加和 ROS 形成有关，从而导致癌变[172]。这反映了与睡眠不足相关的变化，并可能成为夜班工人和睡眠时间改变的工人患结肠癌概率增加的一种机制。

### 疾病的影响

改善睡眠卫生和优化夜班工作安排为结肠癌的干预和预防提供了可能的方向。强光疗法和褪黑素已用于改善癌症患者的睡眠质量[173]。此外，其他潜在的直接针对靶点的治疗似乎很有前景，包括可以修饰或调节 *CLOCK* 基因的药物。已经证实，调节中枢昼夜节律的药物临床效果较好[174]。目前正在研究的 *CLOCK* 基因调节因子包括酪蛋白激酶的调节因子和 Fbxw7 的调节因子，它们可以改变 *CLOCK* 基因的表达[175-177]。这两种新的靶点治疗都为将来的强化治疗方案提供了可能。

**临床要点**

- 睡眠障碍，以及进食时间或摄入不正常，都会改变胃肠道菌群的组成，并导致能量储存、代谢障碍及炎症反应。
- 与夜间睡眠相比，小睡也与更长的食管酸暴露时间和症状有关。
- 睡眠障碍会上调与炎性肠病激活相关的细胞因子表达。
- 昼夜节律基因表达的改变以及肠道菌群中的促炎性变化具有致癌作用。

# 总结

昼夜节律是日常新陈代谢和健康生理状态的重要媒介，这是通过基因表达的周期性变化来实现的。昼夜节律基因表达的改变或中枢昼夜节律和肠道昼夜节律之间的不同步（主要是由于明暗循环周期和食物摄入周期之间脱节），可导致各种胃肠道疾病状态，包括胃食管反流病、Barrett 食管、功能性消化不良、酒精性肝病和非酒精性脂肪肝、肠易激综合征、炎性肠病和癌症。这些病理状态可能使昼夜节律紊乱和疾病之间存在双向作用，导致持续的昼夜节律紊乱，增加疾病的影响。改善昼夜节律紊乱，调节中枢和肠道之间昼夜节律的不同步，对胃肠道疾病的治疗有显著疗效。普及使用褪黑素治疗与睡眠相关的炎性疾病具有挑战性，值得更有针对性的研究。

## 参考文献和拓展阅读

请扫描书后二维码，获取参考文献和拓展阅读资源。

# 精神障碍

# 第 18 篇



## 导论

## 第 161 章

*Eric A. Nofzinger*
温冬妮　黄卓慧　译　贾福军　审校

本篇“精神障碍”，描述有关睡眠和精神障碍之间关系的最新研究，是近 60 年来几个重要科学进展的汇总和整合。

第一，自 20 世纪 50 年代以来，在探索睡眠本质的开创性发现的推动下，基础科学研究对主要由脑电图定义的整体意识状态的神经基础有了令人难以置信的丰富理解，包括清醒和非快速眼动（non-rapid eye movement，NREM）以及快速眼动（rapid eye movement，REM）睡眠。这项研究打破了对睡眠的神秘感，并对其有了进一步的认识。由于这项研究，睡眠不再是一种神秘的存在状态，或不受科学研究的影响。现在睡眠被理解为离散行为状态的丰富“织锦”和整合，每种状态在神经回路中都有明确的相互作用，这些相互作用与精神障碍的产生和延续有关。

第二，在人类层面，睡眠已被证明在人类行为中发挥着基本作用，涉及稳态、昼夜节律和认知功能之间的相互作用，所有这些都与精神障碍有关。

第三，临床睡眠医学已经发展起来，它定义了人类睡眠是如何被破坏的，从而对功能产生严重不良影响，进而导致人类痛苦。这种病理学及其表现大多涉及大脑在精神障碍中是如何正常或异常地运作，后者在睡眠诊所中得到了较大比例的识别。

第四，睡眠和精神障碍在几个方面都有关联。从睡眠障碍的角度来看，许多失眠病例都与可能导致失眠主诉的精神障碍有关；从精神病学的角度来看，大量精神障碍与睡眠紊乱有关。这些在主观层面和多导睡眠监测层面上都能被识别到。许多用于治疗睡眠障碍的药物与治疗精神障碍的药物重叠。许多用于治疗精神障碍的干预措施对睡眠都有主观或客观的显著影响。

第五，认知神经科学领域已经蓬勃发展，在这个领域中，大脑被理解为在其最高组织水平上对特定行为和认知过程具有区域性的大脑特异性，如运动行为、感觉处理、思维和情绪。

第六，在结构和功能层面对人脑进行“成像”的方法方面取得了巨大的技术发展，如磁共振成像（magnetic resonance imaging，MRI）、正电子发射断层扫描和功能 MRI，使在区域性大脑层面上检验与人类的行为、健康和病理学相关的假设成为可能。本篇概述了这些积累的科学发展及其在睡眠障碍和精神障碍研究中的智慧。

本篇从“情绪与睡眠”一章开始。以往大多数关于睡眠和精神障碍之间关系的文献都集中在根据诊断标准定义特定精神障碍中的睡眠。虽然发现了有趣的结果，但当与大量人群中精神症状的异质性相匹配时，强调研究离散性精神障碍有一些局限性，这种异质性常常跨越疾病，但可能通过异常行为的维度来更好地定义。美国国立精神卫生研究所（National Institute of Mental Health，NIMH）于 2009 年发起了研究领域标准（Research Domain Criteria，RDoC）倡议项目，这是对人们日益意识到这些问题的回应。RDoC 是一个调查精神障碍的研究框架，它整合了许多层面的信息，从基因组学和大脑回路到行为和自我报告，以探索从正常到异常的全人类行为的基本功能维度。RDoC 不应作为诊断指南，也不应取代当前的诊断系统，其目的是从一般心理 / 生理系统中不同程度功能障碍的角度来理解心理健康和疾病的本质。本着这种精神，关于情绪领域的新章节试图展现更多遵循 NIMH 倡议路线的研究。

关于焦虑障碍的章节展示了精神障碍和睡眠之间的双向关系。焦虑障碍的有效管理依赖于对潜在睡眠障碍的评估和治疗，而在睡眠障碍的评估中，需要对焦虑障碍进行评估和管理。在创伤后应激障碍的病例中，通常有必要筛查和治疗任何可能存在的共病精神障碍或躯体障碍。

关于情感性精神障碍的章节概述了在睡眠和情感性精神障碍领域的长期研究历史，展示了睡眠生物学如何被用作进一步了解情感性精神障碍患者的机制和治疗的工具。

接着下一章是“精神分裂症与睡眠”，更多地是以一种特定的精神障碍的传统观点写成的，而在精神分裂症（schizophrenia，SCZ）的病例中，这种观点仍然是合适的，因为它可能不像所描述的那样是一种维度障碍。正如作者所描述的：

> “精神分裂症被认为反映了一种异常的神经发育轨迹，通过移民、城市化、儿童社会退缩或创伤等累积危险因素，演变为一种大脑连接障碍综合征。SCZ 的发病机制尚未完全确定。然而，异常的突触活动、脑结构和功能成像异常以及 NREM 睡眠振荡改变在 SCZ 患者也有报道。”

在本篇的最后一章“物质滥用”中，睡眠和物质滥用之间的关系是通过对滥用障碍背后的神经回路变化及其与睡眠-觉醒调节相关回路的重叠的最新理解来定义的。重要的是，最后一章解释了睡眠和睡眠调节在物质成瘾复发中的作用，以及睡眠在成瘾障碍治疗中的作用。

## 参考文献和拓展阅读

请扫描书后二维码，获取参考文献和拓展阅读资源。

# 情绪与睡眠

# 第 162 章

*Louise Beattie，Andrew Gumley*

胡佳慧　黄卓慧　译　贾福军　审校

## 章节亮点

- 情绪健康和心理健康与睡眠健康密切相关。虽然这可能是不言自明的，但更好地理解这些关系的细微差别可以开辟新的途径以改善健康和幸福以及治疗精神疾病。
- 一种新兴的文献开始理清和描述睡眠与情绪之间的关系。尽管睡眠与情绪研究历来主要采用自我报告测量，但这些测量越来越多地与实验、神经影像学或生理测量方法结合使用，以增加价值。
- 睡眠与情绪之间的关系适用于精神疾病的发展和维持。睡眠和情绪结合的最新关键模型可被识别和整合，提供了对这一领域及其显著特征的概述。
- 由于才刚刚开始用现代方法研究睡眠和情绪的结合，因此还有很多东西有待了解并与同源领域相结合。在本章的最后，强调了现有知识中的空白，并讨论了临床意义以及潜在的未来方向。

## 引言

睡眠障碍是一系列精神疾病中的常见表现，可能在精神疾病发生之前就已出现，并且（或）加重症状。情绪是将睡眠和精神障碍联系起来的方式之一。情绪失调出现在跨精神疾病诊断中，并与睡眠障碍重叠；即使不属于可诊断的精神障碍，睡眠障碍也可能与较差的心理健康和幸福感有关。由于睡眠不佳通常可以成功治疗，睡眠干预有可能减轻或改善精神症状并提升幸福感。对睡眠和情绪之间联系的深入理解有助于改善精神病学的干预措施和治疗结果，也对精神疾病以外的心理健康和幸福感有潜在的益处。

尽管睡眠和情绪的联系由来已久，但用现代方法去理清和描述这些关系的研究才刚刚开始。在确定潜在的远因和近因以及机制方面，现代方法比传统方法，如（回顾性）自我报告更有价值。事实上，情感神经科学基础问题，例如如何定义和研究恐惧还存在争议[1]。更全面地了解相关机制过程可以推动更好、更有效的治疗。

首先，需要定义一些关键术语和技术语言。“情感”这一词用于表示任何主观感觉或情绪[2]。情绪不仅仅是主观体验，它们还涉及行为和生理反应[3-4]。文献中并不总是清晰地表明这一差异[5]。心境与情绪的不同之处在于，心境可以没有对象，也就是说，它们不太依赖于情境[6]。情绪性还包括对自我和他人的概念化，这些概念化可能是长期的，对元认知有潜在的影响。

本章的重点是从心理学角度分析睡眠和情绪之间的概念关系，以及它们在精神障碍中的作用。情绪主要是根据其现象学经验和相关结构来考虑的，疼痛和疲劳不包括在内。虽然本章酌情纳入了数量有限的生物学通路，但对所有潜在相关生物学因素进行详细说明超出了目前的范围，许多潜在的重叠区域尚未完全阐明。本章对睡眠进行了广泛的研究，包括昼夜节律和稳态过程、睡眠结构、睡眠紊乱和睡眠障碍。为了着重于当前的认识、现代方法和新兴趋势，本章重点关注 2010 年至 2020 年之间发表的综述证据。

我们检索了生物医学数据库（https://pubmed.ncbi.nlm.nih.gov/）来确定相关的综述论文，包括以清晰的路径或模型的形式对睡眠-情绪进行清楚且明确理论化的论文。确定的论文包括书籍章节、叙述性综述和 meta 分析，以及基于同源领域现有框架的理论。要注意的是，相同的证据基础可能出现在不同的解释中。我们从这些论文中识别并整理了显著特征。

## 主要方法的概述

虽然睡眠和情绪在精神疾病之外是相互联系的，但许多作者都致力于在特定疾病或一般精神病理学的背景下理解睡眠和情绪的关系。情绪失调经常被提及；同样，睡眠也经常被人们用睡眠中断、睡眠紊乱、睡眠不足、睡眠问题和睡眠质量差等词来形容。这些术语可能不够清晰和准确。例如，一些术语看似是等效的，但却掩盖了对生物学基础理解的真正差异。相反，明显不同的词可能指的是相似的过程。因此，语言的使用值得注意。

许多作者从精神障碍的角度来考虑睡眠与情绪的关系，尤其是抑郁症、双相情感障碍、创伤后应激障碍（posttraumatic stress disorder，PTSD）和失眠[7-42]。值得注意的是，失眠和梦魇障碍出现在《精神疾病诊断与统计手册》（第 5 版）（DSM-5）中。通常有三种联系：①创伤后应激障碍、恐惧习得、快速眼动（rapid eye movement，REM）睡眠和噩梦；②双相情感障碍、情绪紊乱和昼夜节律因素；③抑郁、过度警觉、应激反应和失眠。其他作者认为精神因素是跨诊断的，并提出了可能与一系列疾病相关的共同机制[30, 43-58]。虽然一些作者评估了并存的机制路径，但另一些作者则考虑了因素和关联随时间或在特定时间点的演变[11, 21, 28, 40, 49, 59-61]。

图 162.1 概述和扩展了睡眠、情绪性和精神状态之间的三方平衡（及其相互关系）是如何在易感、诱发和持续阶段以及复发、缓解和复原阶段相互关联。这些关系的生物学基础可以在多个层面（如遗传学、神经传递、功能活动）的分析中理解。这些关系受到三个因素的制约：①先前（包括从童年起）的经历和学习；②环境因素（如环境、背景）；③他人的反应（如支持、正常化或无效），这些反应可能对任何最终的精神病学轨迹产生积极或消极的影响。

图 162.2 展示了对迄今为止讨论过的假设和候选机制的整理。与睡眠相关的因素大致分为四个方面：昼夜节律、睡眠稳态、睡眠结构和睡眠医学。生物钟紊乱、睡眠反应性和失眠主诉可能是特别重要的概念，具有临床相关性；睡眠结构的改变（包括快速眼动睡眠）可能在未来更容易转化为临床应用。情绪性可以说是一个更为分散的领域，在不同的大脑和身体系统中界限模糊。然而，负性情感特征十分突出。一组常见的机制广泛涉及应激系统功能、过度警觉、恐惧习得和心理社会事件或创伤。另一组机制则与奖赏系统、正性情感和（或）快感缺乏有关。

有两条路径特别相关。第一，皮质边缘功能失调与应对能力和适应性情绪反应、威胁感知和认知偏差有关。一篇开创性的论文报道了在睡眠剥夺后，前额叶与杏仁核连接缺失，并且杏仁核对越来越多的厌恶图像反应过度[62]。这表明了一种可能性，即某些类型的睡眠紊乱可能会改变大脑的情绪处理，这暗示我们存在某种神经通路和某种潜在的治疗作用机制。第二，快速眼动睡眠有可能“重新校准”与恐惧处理、噩梦和创伤后应激障碍特别相关的情绪大脑。然而，在不同的病因时间点，REM 睡眠对情绪影响的方向性是模棱两可的，需要进一步的研究才能得出确切结论。

## 常见的联系

从发表的论文中可以清楚地看出，睡眠和情绪在多个层面上有着千丝万缕的联系。这些联系包含了人类昼夜睡眠-觉醒活动模式的 24 小时关系，这些关系与个体全天的感觉和功能息息相关。这些关系可以被视为情绪健康的一个方面，也可以被视为精神症状和障碍的一个方面，一些共同的首要特征在一系列报道中都很明显。睡眠在情绪中的作用为睡眠的认知行为干预在精神疾病中的应用开辟了一种可能性，帮助解决额外的（非睡眠）症状并促进治疗。睡眠在情绪和精神疾病病因学中的作用是下一节的重点。

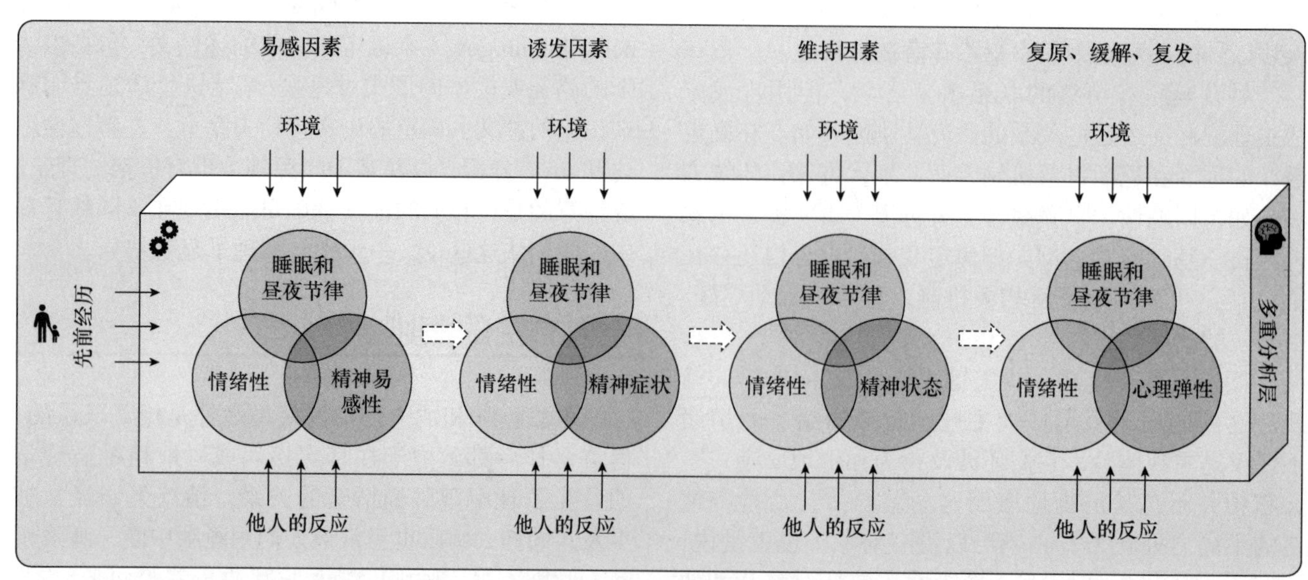


**图 162.1**　与睡眠、情绪性和精神症状显著相关的过程和因素的概述

假设和候选机制

**睡眠和昼夜节律**

昼夜节律特征
- 亮/暗周期
- 不规律、失调、错位
- 社会时差、作息类型、睡眠时间、工作日睡眠不足、社交时代因素
- 视交叉上核、中枢和外周时钟（及其同步），褪黑素紊乱

睡眠稳态特征
- 延长睡眠时间和小睡时间
- 睡眠剥夺、睡眠不足、睡眠缺失和睡眠限制
- 睡眠促进

睡眠结构特征
- S慢波睡眠、N1期睡眠、REM期睡眠（如密度、片段、开始时间），睡眠纺锤波
- 脑电图功率：α、δ和θ

睡眠医学特征
- 睡眠障碍和问题(如梦魇、睡眠惯性、早期失眠、急性失眠、慢性失眠)，白天和夜间症状；睡眠质量差
- 入睡潜伏期、入睡后清醒时间、总睡眠时间和睡眠效率、睡眠状态错觉
- 睡眠反应性

**情绪性**

- 心境状态：痛苦，积极和消极情感、压力、焦虑、抑郁、悲伤、恐惧、沮丧、兴奋、绝望、挫败、困苦、归属感、孤独
- 特质情绪性和处理倾向、反应性
- 关于自我、他人和世界的信念，自我价值感
- 认知加工偏差和评价，显著性网络
- 情绪记忆巩固、偏差和提取失败
- 应对、情绪调节策略
- 压力源（慢性、控制、强度、类型）
- 早期生活压力、产前压力、不良童年经历、虐待、创伤
- 过度警觉（认知、皮质、情绪、自主神经，昼夜，应激系统的两个分支），异稳态和负荷
- 应激系统反应性和敏感性
- 恐惧和安全习得和消退
- 正性情感和奖赏系统
- 皮质边缘通路，失调和连接；前额叶功能减退和自我控制、冲动
- 社会因素：社交能力、隶属关系、同理心，同伴压力、拒绝、受害，情绪表达/识别
- 大脑觉醒/警觉调节的稳定性

精神医学的应用

**精神状态**

迄今为止的具体疾病或症状包括：
- 多动症
- 酒精使用障碍
- 自闭症
- 焦虑症
- 双相情感障碍
- 抑郁症
- 失眠（睡眠时间短/正常）
- 躁狂症
- 轻度创伤性脑损伤
- 梦魇障碍
- 被害观念
- 创伤后应激障碍
- 自杀
- 孤独

模式可能会随着出现困难的轨迹和（或）生命周期（例如，青春期、青年人、老年期、孕期、更年期）而有所不同。

心理健康和幸福的分级也应考虑用于大众以及健康、睡眠充足和（或）睡眠不足的人。

**图 162.2** 概述迄今为止在睡眠、情绪性和精神症状之间的关联背景下的因素、潜在机制和精神疾病

## 复杂情绪系统中的睡眠紊乱

与情绪和精神状态相关的各种通路和环路已被详细阐述，其中包括与睡眠、情绪和精神症状有关的因素，从而对（重叠的）通路和机制能有细致入微的理解。其中一些因素可能会被认为对现象学产生影响，这种方法可能会产生与药物干预及其机制相关的重要见解。

各种因素对精神症状或障碍的发展和维持的贡献也一直是焦点问题。可被自动强化、级联和升级的通路和环路已被详尽描述。由 Spielman 提出的具有影响力的 3P 模型，即随时间变化的易感因素（Predisposing）、诱发因素（Precipitating）和维持因素（Perpetuating）也被用于构建潜在因素[59]。因此，精神疾病的最终发展受到先前和随后环境的影响，以及一些报道都以某种形式的压力源为特征。在这种情况下，临床分期模型是一个潜在的有用的参考点，因为它们描述了不同的症状模式及其严重程度如何随时间的推移而演变[63]。

与这些观点有些不同的是，其他作者采用了情绪处理的外部框架。情绪调节的过程和机制可以被一系列的报道探测到。对事件的认知评价和反应将受到外部因素和先前经历的影响，一些人比其他人更有可能以诱发症状的通路做出反应。与此相关的是个体在其所处环境及其过程阶段中注意到的事物。因此，情绪调节过程可能会在不同的时间影响情绪反应的不同阶段，这对于进一步解读并纳入未来的模型非常重要。

## 睡眠紊乱是（可变的）情绪恶化因素

就精神疾病如何随着时间的推移而发展而言，睡眠紊乱可能会导致情绪改变，并可能导致精神症状恶化。在这里，睡眠不被认为是情绪变化或精神障碍的任何无关紧要的附带现象。因此，睡眠紊乱可被视为一个临界点，它增加了负面情绪的可能性，并增加适应性应对的困难。睡眠紊乱可能会放大情绪变化，起到调节作用。因此，睡眠紊乱可能会为情绪性适应不良模式提供动力，从而最终影响症状表现的差异。

或者睡眠紊乱可能是情绪的影响因素，可能介导了新的情绪处理改变和（或）精神症状。这方面的证据主要来源于对假定健康的被试进行睡眠限制或剥夺的研究。因此，睡眠紊乱可能诱发情绪处理的改变（例如，对显著性或威胁的感知），并为适应不良的情绪模式提供触发点。临床试验为针对睡眠的认知行为干预对睡眠问题以外的症状的效用提供了证据，这些试验支持睡眠紊乱是情绪性和（或）精神症状恶化的潜在可变因素[64]。

# 整合与局限性

这些广泛的理论视角和方法总结了睡眠-情绪关系概念化的显著方式，有时是隐含的。然而，这些视角和方法并不一定是相互排斥或竞争的。在报告或研究议程中，可能会发现不同的因素组合，并受到正在

处理的研究问题的影响。睡眠参数和情绪健康可能密切相关、相互重合、互相贡献，但又相互分离，这与首选的一线治疗相关。许多共同因素影响着睡眠对心理健康的交互方式，其中包括个体塑造自己的方式。

这些综合方法有一些需要注意的地方。与情绪性和失眠相关的其他因素已经确定，可以纳入未来的概念模型和假设驱动的研究[65-66]。由于所综述的论文受到相关因素数量的限制，出于必要，这些因素可以在不同的解释层面上进行讨论。事实上，尽管存在许多潜在的精神障碍和相关特征，但机制研究表明睡眠和情绪因素在生物学和（神经）认知的多个层面和方面存在重叠。通过设计，这种整合强调了在一系列报道中表现出的普遍的、跨诊断的特征。虽然力图精简，仍强调在特定的症状模式和轨迹中，不同因素的相对平衡和权重尚未完全阐明。然而，这种“合并”方法突显了一些常见的问题，而更精细的“拆分”方法可能会在未来产生更多的见解。

## 机制方面的思考

虽然前面的章节侧重于各个观点之间的共同理论主题，但潜在的机制过程值得进一步关注。很明显，尽管可以识别共同的组成部分，但它们可以以不同的方式进行组合，并从不同的角度来看待。在这一方面，目前美国国家精神卫生研究所（National Institute of Mental Health，NIMH）的研究领域标准（Research Domain Criteria，RDoC）框架值得一提[67]。这是 NIMH 的一项议程，目的是在当前的诊断分类法之外，将注意力重新集中这些组成部分上，以促进对精神疾病、病因学和治疗的理解。

在情绪方面，一个有用的区分是与积极效价相关的情绪性，如接近动机和奖励习得；与消极效价相关的情绪性，如与威胁处理或损失相关的情绪性。由此，大脑系统、行为和精神症状之间可能有明确的联系，这可能会突显出睡眠特征的潜在差异作用。这可能会对症状特征的差异产生重要的见解，例如快感缺乏和情绪低落之间的差异。进一步的考虑涉及适应性或适应不良的情绪调节策略的特征[68]。所谓的适应不良策略可以被采用，经有目的、有计划地选择，其对于某些特定的个人和（或）环境来说都不会被认为是不适应的。

面部和非面部的接受性和生产性交流被纳入 RDoC 的社交领域。尽管面部和非面部表情的测量可以用来推断情绪体验，但在某些情况下，表情和情绪体验可能会不一致。同样，睡眠如何影响面部情绪识别也是模棱两可的，尽管已知睡眠和情感之间存在联系，其结果和机制可能在不同任务中的通用性并不高[69]。这与研究参与者的文化多样性有关，许多心理学研究都是基于 WEIRD（西方、受过教育、工业化、富裕和民主）样本[70-71]。

同样值得注意的是，RDoC 的认知领域包括情绪调节过程中涉及的因素，如注意力、认知控制、记忆过程以及语言。有大量的文献关注睡眠剥夺和睡眠限制对认知的不同影响[72]。此外，在 RDoC 中，觉醒、睡眠 / 清醒和昼夜节律被认为是觉醒和节律的调节器。最新研究表明，觉醒包括清醒、自主和情感这三个方面[73]。尽管研究非常详细地考虑了少数因素，全面了解睡眠和情绪及其在精神疾病中的作用，将最终涵盖整个大脑和身体的全景视图。识别哪些神经系统参与其中，以及如何参与，在谁身上参与，何时参与，将是后续研究的重点。例如，睡眠剥夺的影响有个体差异是已知的[74]。

## 知识空白

本章总结的文献探究了适用于精神疾病的睡眠与情绪之间的关系。然而，在不同的方向上，有很大的空间来增强对这些关系的理解，还存在一些显而易见的知识空白。其中一个潜在的研究方向与参与者特征有关。虽然一些研究侧重于儿童和青少年，但可以进一步研究的其他显著特征包括整个生命周期中的性别、种族和文化。此外，诱导睡眠剥夺的研究通常以经过仔细筛选的健康成人为样本，这种方法可能无法完全反映自然的睡眠障碍或真正的突发的精神疾病。同样，注意区分嗜睡、疲劳、疲倦，睡眠质量不佳导致的失眠，（客观的）睡眠不足导致的失眠，这些内容值得牢记。例如，诱导性睡眠不足并不一定等同于自我评估判断的总睡眠时长不足，自我评估的睡眠在失眠时容易产生偏差，卧床时间可能会延长。事实上，一段时间的诱导性睡眠限制与神经认知任务表现和嗜睡判断的脱节有关[75]。在一定程度上，睡眠丧失是存在的，类似于诱导的睡眠剥夺，大脑功能的变化可能与特征改变有关[72]。然而，正如区分潜在的近因或远因或维持机制一样，在自然睡眠研究中进行因果推断更具挑战性。

睡眠研究的不同领域在某种程度上相互独立发展，因此在这方面还有进一步交叉融合的空间。同样，对其他精神疾病已有的认知模型进行理论整合可以提供更多的病因学理解和治疗机会。睡眠和情绪障碍也可能与迄今为止所考虑的疾病之外的障碍有关，更为复杂的是，诊断性并发症是常见的，需要纳入考虑。例如，即使在一种疾病中，多种症状的概念化也是可能的[76]。

有关 REM 睡眠的确切作用方面有着明显的知识空白。有人提出，这一睡眠阶段会削弱情绪记忆的情感共鸣体验。REM 睡眠也与情绪性体验增强和 PTSD 的病因有关。需采用前瞻性和纵向研究设计，使用一系列评估措施和参与者样本直接检验潜在的竞争假设。研究问题可能包括 REM 睡眠的不同参数，如持续时间、密度、开始时间和（或）分段时间。定义明确的研究参与者也将有助于描述（主观）创伤和噩梦的作用，以及其他睡眠健康和情绪健康的公认标志。

## 未来方向

技术创新将在我们今后的日常生活中发挥越来越大的作用。这可能会以三种方式突显出对睡眠、情绪和精神状态产生的影响。第一，越来越多地使用活动监测器和可穿戴设备来监测睡眠模式和总体健康状况。然而，其中一些模型的准确性受到质疑，对睡眠的关注和重视可能会对一些人的睡眠有害。第二，涉及社交媒体平台和其他类似的软件，这些软件促进实际距离遥远的个体之间的联系，可能会影响心理健康和幸福感，并塑造我们的日常生活结构。第三，数字干预因其潜在的可扩展性而具有吸引力，并且很容易适应医疗保健服务的阶梯式护理模式[77]。该技术的另一个前景是它有可能赋予个体（包括那些患有严重和持久精神疾病的人）权利以促进自身健康和幸福，以及独立性和自主性。例如，通过促进睡眠健康，可以改善个体全天的感觉和功能。

### 临床要点

- 睡眠和情绪与精神障碍密切相关。睡眠和时间紊乱、梦魇和失眠、情绪紊乱、应激反应和威胁感知，情绪障碍和 PTSD 等通常被考虑在内。迅速涌现的文献越来越多地揭示了这些关系。
- 睡眠、情绪和精神症状之间的关系非常复杂。一些作者对生物学通路进行了深入研究，而另一些作者则提出了关于相互关系和环路的模型，从病因学的角度出发和（或）对情绪处理过程进行了细分。最终，一个全面的整体模型将在多个理解层面上涵盖情绪、睡眠和精神症状的具体特征，以及它们在病因发展过程中的相互关系。
- 特别令人感兴趣的是，睡眠障碍是一个可变的因素，通过它可以提高生活质量和改善预后。大量的证据表明认知行为干预对睡眠不足和失眠有效。因此，睡眠障碍可能会为治疗开辟新的途径。

## 总结

睡眠和情绪与精神疾病密切相关。常见的精神症状和疾病包括抑郁症、双相情感障碍、失眠、酒精使用障碍、PTSD 和梦魇，以及一般的心理健康和幸福感。通过这样的视角，睡眠稳态和昼夜节律因素、睡眠结构和睡眠障碍已被考虑在内并与情绪有关。情绪性包括心境、情绪调节、特质情绪、创伤、应激反应、恐惧习得、意义评估和奖励过程。这些关联已从病因学和一系列生物学层面进行了考虑。主题簇与失眠、抑郁、应激反应和过度警觉有关；恐惧学习、快速眼动睡眠、梦魇和 PTSD；以及双相心境紊乱，昼夜节律和双相情感障碍。

一些作者从复杂的情绪系统的角度来考虑这些关系，它可以涵盖生物学过程、更多的相关（神经）认知模型、病因学视角和情绪处理框架。另一种方法是将睡眠障碍视为一种潜在的可变的情绪影响因素，这可能会为治疗开辟新的途径。这可以通过节制或调节来实现。值得注意的是，有迹象表明，在健康的研究参与者中，睡眠剥夺会导致皮质边缘连接改变；然而，目前尚不清楚这种类型的睡眠障碍在自然睡眠障碍中的表现程度，也不清楚它们的等同性。未来研究的一个重点是阐明 REM 睡眠随着时间的推移在情绪体验中的作用，以及它在梦魇和 PTSD 中的作用。未来，包括活动监测仪、社交媒体平台和数字干预在内的技术将在评估和治疗睡眠中断方面发挥越来越大的作用，其效果仍有待观察。

### 参考文献和拓展阅读

请扫描书后二维码，获取参考文献和拓展阅读资源。

# 第163章 焦虑障碍与创伤后应激障碍

Soo-Hee Choi，Murray B. Stein，Andrew D. Krystal，Steven T. Szabo
温冬妮 黄卓慧 译 贾福军 审校

**章节亮点**

- 焦虑和创伤相关障碍与睡眠障碍有关，本章综述了惊恐障碍、广泛性焦虑症、社交焦虑障碍（社交恐惧症）和创伤后应激障碍的诊断标准、睡眠特征及睡眠相关问题的治疗。
- 焦虑和创伤相关障碍常发生夜间突然觉醒，如惊恐障碍和创伤后应激障碍，其中分别涉及非快速眼动和快速眼动睡眠异常。
- 针对睡眠的治疗可以改善焦虑和创伤相关障碍患者的预后，且将在可能的情况下进行讨论。

焦虑和创伤相关障碍是最常见的精神障碍，普通人群年患病率超过18%[1]。国家共病调查机构在2001年至2003年开展的一项大规模跨国流行病学调查显示，在18岁及以上人群中，有28.8%会在其一生中的某个时间点被诊断为焦虑障碍[2]。多达1/3的人群会在任何特定的时间里经历失眠[3-5]，且失眠通常与精神障碍共病[3, 6]。虽然在同时有失眠和焦虑障碍的人群中，失眠通常是一种预先存在的疾病，以及一些研究证据表明，睡眠紊乱很可能是焦虑障碍发展的一个危险因素，但是，最典型的模式是失眠开始于焦虑障碍发作的同时或之后[3, 7-10]。因此，焦虑障碍的发作往往预示着睡眠问题的出现，这也表明，在普通人群中，相当一大部分失眠负担与焦虑障碍有关，甚至可能归因于焦虑障碍。

在初级保健机构中，焦虑障碍十分常见，睡眠问题也非常突出[11]。睡眠障碍被纳入广泛性焦虑症（generalized anxiety disorder，GAD）、分离焦虑障碍和创伤后应激障碍（post traumatic stress disorder，PTSD）的诊断特征。针对睡眠问题、担忧、紧张和其他焦虑表现的治疗方法（例如认知行为技术、苯二氮䓬类药物、放松）通常是相似的。在一些研究中，降压药哌唑嗪被证明是治疗PTSD患者的噩梦和睡眠障碍的一种选择，也可以加入到这套治疗方案中。因此，当治疗睡眠问题突出的患者时，考虑焦虑障碍的诊断和治疗是很重要的。反之亦然，对睡眠问题的关注也是焦虑障碍患者的管理中不可或缺的一部分。虽然在抑郁症中，睡眠失调已经被广泛研究，而对于焦虑障碍的多导睡眠监测（polysomnography，PSG）研究尚不成熟，但考虑到焦虑障碍和抑郁症的共病性，两者很可能有一些共同的特征。PSG研究表明，焦虑障碍患者的睡眠启动、维持和睡眠阶段分布方面存在异常，这类研究是本章所回顾的主要焦点之一。

关于这些睡眠失调起因的研究相对较少。但是，焦虑障碍和睡眠障碍之间在神经生物学方面有着充分联系，包括焦虑障碍患者的昼夜节律基因异常[12]，以及在焦虑和失眠患者中，皮质和外周的唤醒水平都有所提高，似乎都有唤醒系统的激活[13-14]。在焦虑障碍中，边缘结构如杏仁核和海马体会对引发情绪的刺激做出反应。这些结构反过来会刺激介导觉醒的系统来促进清醒，包括下丘脑外侧区的下丘脑分泌素-促食欲素神经元、蓝斑的去甲肾上腺素能神经元和中缝核的5-羟色胺能神经元。

本章综述了惊恐障碍、GAD、社交焦虑障碍（社交恐惧症）和PTSD患者的睡眠特征。由于与特定恐惧症相关的睡眠障碍的研究很少，且强迫症现在是《精神障碍诊断与统计手册（第5版）》（*Diagnostic and Statistical Manual of Mental Disorders*，fifth edition，DSM-5）中不同于焦虑障碍一个类别，所以本章不包括这部分内容。虽然PTSD也被移到DSM-5的一个单独的章节中，但仍在本章有所涉及。在惊恐障碍和PTSD中，一个额外的关注点与睡眠相关的核心突发事件有关（如噩梦和夜间惊恐发作）。本章还回顾了目前焦虑及相关障碍中睡眠障碍的病理生理学概念，以及针对睡眠问题或间接影响睡眠的不同治疗手段与结局。

## 惊恐障碍

### 流行病学和临床特征

惊恐障碍12个月总人群患病率为2%～3%，女性比男性更常见，发病年龄通常在青少年晚期或20岁出头（但可以更早发生）[1-2]，而发病在老年人中很少见[2]。惊恐障碍的特征是反复的、不可预测的惊恐发作（框 163.1），表现为严重焦虑的急性发作，伴随着一系列躯体症状，如胸痛、心动过速、呼吸急促、感觉异常（即对声光强度的感觉变化、对时间的感知变化、非现实感）和头晕。典型惊恐发作会迅速达到顶峰，在大多数情况下只持续数秒到数分钟。有充分的证据表明，惊恐发作可能发生在睡眠中，在本章中，夜间惊恐和睡眠惊恐是同义的术语，指的是同一现象。

当不可预测的惊恐反复发作时，应当考虑惊恐障碍的诊断（框 163.2）。有一些患者多年来很少经历惊恐发作，他们的健康状况没有发生明显的变化。然而，更常见的是，惊恐发作因预期性焦虑（即对未来发作的担忧）或对躯体潜在疾病的担忧（如心脏病）而变得复杂。如果担忧在惊恐发作后持续存在 1 个月或更长时间，则符合惊恐障碍的诊断标准。或者，惊恐发作后的行为改变（例如，频繁到急诊科就诊，回避惊恐发作的场所）也有利于惊恐障碍的诊断。患者也可以表现为对惊恐发作发生过的地点或场合感到恐惧。

当对过去发生过意外惊恐发作或惊恐样症状的场所（如桥梁、隧道、飞机上）或情况（如驾驶、购物、旅行）感到明显痛苦或实际回避时，我们应当考虑广场恐惧症的诊断。虽然广场恐惧症往往由惊恐障碍引起，但它也可以独立于惊恐障碍而发生，并可在 DSM-5 中单独诊断。如果与惊恐障碍无关，广场恐惧症（即由于害怕无能应对或窘迫而对特定情况害怕和回避）可能是疾病及其后果的并发症，例如眩晕或其他形式的躯体功能丧失。

## 睡眠特征

至少 2/3 的惊恐障碍患者报告有中度至重度的睡眠困难，包括睡眠启动和维持的困难、非恢复性睡眠和夜间惊恐发作[15-17]。睡眠困难和睡眠剥夺可导致惊恐障碍患者的焦虑症状恶化，包括发生惊恐发作[18]。大多数 PSG 研究发现惊恐障碍患者的睡眠效率降低、总睡眠时间减少以及睡眠起始潜伏期延长[19-24]，但有的研究没有发现这些睡眠变化[20]。因为惊恐障碍和重性抑郁症常常共病，所以惊恐障碍患者发生睡眠障碍的部分原因可能是抑郁症的共病。但是，有一些研究排除了存在抑郁共病的被试[21, 23, 25]，这些研究仍然表明惊恐障碍患者存在睡眠障碍[21, 23]。

据报道，惊恐障碍中发生的一种睡眠障碍是孤立性睡眠麻痹，这是一种发生在将入睡时或从睡眠中醒来时的短暂的全身运动麻痹。虽然嗜睡症在发作性睡病患者中很常见，但偶尔也会发生在没有这种情况的人身上。当快速眼动（rapid eye movement，REM）睡眠特有的非自主、非运动状态侵入觉醒状态时，孤立性睡眠麻痹就会发生。这可能与脑干蓝斑的去甲肾上腺素神经元在 REM 睡眠时处于静止状态，而在清醒时不能恢复到自发的起搏器样放电活动有关，这种自发的起搏器样放电活动被认为会导致皮质觉醒[26-27]。除了在单纯睡眠麻痹期间不能自主运动外，一些患

**框 163.1　DSM-5 惊恐障碍诊断标准**

**诊断标准：300.01（F41.0）**

反复发作的、不可预测的惊恐发作。惊恐发作是指突然出现极度的恐惧或不适感，在数分钟内迅速达到顶峰，并且存在以下 4 项（或更多）症状：

**注：**突然出现的极度恐惧或不适感可以发生在平静状态或焦虑状态。

- 心悸、心跳、心动过速
- 出汗
- 震颤或发抖
- 呼吸急促或憋闷感
- 窒息体验
- 胸痛或不适
- 恶心或腹部不适
- 头晕、不稳、头昏眼花或昏厥
- 寒战或潮热感
- 感觉异常（麻木或刺痛感）
- 现实丧失感（非真实感）或人格解体（自我分离状态）
- 对失去控制或"发疯"的恐惧感
- 对死亡的恐惧感

**注：**可能出现文化特定症状（如耳鸣、颈部疼痛感、头痛、无法控制的尖叫或哭泣），这些症状不应被视为 4 项必要的症状之一。

- 至少有一次惊恐发作，1 个月内（或更长时间）具备以下一项（或多项）

1. 持续关注或担忧再次惊恐发作或其后果（例如，失去控制、心脏病发作、"发疯了"）。
2. 与发作有关行为的显著适应不良的变化（例如，旨在避免惊恐发作的行为，如避免锻炼或避免不熟悉的情况）。
3. 惊恐发作不是由物质（例如，毒品滥用、药物滥用）或其他躯体疾病（如甲状腺功能亢进、心肺功能障碍）的生理效应引起。
4. 惊恐发作难以用其他精神疾病解释（例如，在社交恐惧症中，只有当暴露于令人害怕的社交场合时才会发生惊恐；在特定恐惧症中，只有暴露于特定恐惧物品或情境时才会发生惊恐；在强迫症中，只有强迫症状才会引起惊恐；在创伤后应激障碍中，只有回忆起创伤事件时才会发生惊恐；在分离焦虑中，只有离开亲密成员时才会发生惊恐）。

**框 163.2　DSM-5 惊恐发作具体说明**

**注：**所列出的症状是为了识别惊恐发作，但是，惊恐发作并不是一种精神障碍，也不能被编码。惊恐发作可以发生在任何焦虑障碍、其他精神障碍（例如，抑郁症、创伤后应激障碍、物质使用障碍）和一些疾病（例如，心脏疾病、呼吸系统疾病、前庭疾病、胃肠疾病）中。当确定存在惊恐发作时，应当将其作为一个说明加以标注（例如，伴有惊恐发作的创伤后应激障碍）。而对于惊恐障碍，惊恐发作的存在被包含在其诊断标准中，故不需要对惊恐发作加以标注。

惊恐发作指突然出现极度的恐惧或不适感，在数分钟内迅速达到顶峰，并且存在以下 4 项（或更多）症状：

**注：**突然出现的极度恐惧或不适感可以发生在平静状态或焦虑状态。

- 心悸、心跳、心动过速
- 出汗
- 震颤或发抖
- 呼吸急促或憋闷感
- 窒息体验
- 胸痛或不适
- 恶心或腹部不适
- 头晕、不稳、头昏眼花或昏厥
- 寒战或潮热感
- 感觉异常（麻木或刺痛感）
- 现实丧失感（非真实感）或人格解体（自我分离状态）
- 对失去控制或“发疯”的恐惧感
- 死亡的恐惧感

**注：**可能会出现文化特定症状（如耳鸣、颈部疼痛感、头痛、无法控制的尖叫或哭泣），这些症状不应被视为 4 项必要的症状之一。

（Modified with permission from the American Psychiatric Association. Diagnostic and Statistical Manual of Mental Disorders. 5th ed. American Psychiatric Association Press；2013. Copyright 2013，American Psychiatric Association.）

者还报告有焦虑、胸部压迫感和其他躯体感觉。研究表明，孤立性睡眠麻痹不仅与惊恐障碍有关，它也可能发生在其他焦虑和创伤相关障碍中，如 PSTD[28-32]。一项调查孤立性睡眠麻痹患病率的研究发现，在初步诊断为惊恐障碍的人群中单纯睡眠麻痹的患病率（20.8%）似乎并不会明显高于 PSTD（22.2%）或 GAD（15.8%）[33]。

一些对惊恐障碍人群的调查和研究表明，惊恐障碍患者在睡眠中发生惊恐发作是该疾病的一个常见特征，这些发作症状通常被描述为突然从睡眠中醒来，通常伴如气促等躯体症状，而这些表现也是一个人在清醒状态下惊恐发作的特征。睡眠惊恐发作似乎是非快速眼动（non-rapid eye movement，NREM）睡眠现象，发生在 N2 和 N3 睡眠阶段（NREM 睡眠第 2 阶段和 3 阶段）之间的转换，因此它们与梦境无关[19, 34-35]。将近一半的惊恐障碍患者称在病程的某个时刻经历了夜间惊恐发作[15, 36]。一些研究估计，多达 1/3 的患者会出现反复的夜间惊恐发作[15-16, 36-37]。有一些证据表明，夜间惊恐发作与惊恐障碍患者更高的自杀倾向有关[38-39]。与没有夜间惊恐发作的惊恐障碍患者相比，有夜间惊恐发作的患者也可能在白天经历更频繁的惊恐发作和更严重的躯体症状[36]。虽然有学者认为夜间惊恐可能是更严重的惊恐障碍的标志[36, 40]，但研究的结果并不一致[37, 41-42]。夜间惊恐似乎与觉醒减弱的状态有关，如睡眠和放松[15, 42-44]。虽然有研究表明，惊恐障碍患者睡眠运动活动增加，表现为运动时间的增加，但是，当惊恐障碍患者出现夜间惊恐发作时，实际上睡眠运动反而是减少的[45]，这使得作者认为，睡眠中的运动可能是一种针对夜间惊恐发作的临时保护机制。

有学者认为，NREM 睡眠期间的惊恐发作提示了更内源性的生理学（而不是认知或归因）解释机制。已提出的具体机制包括对血液中二氧化碳水平轻微升高时的敏感性[46]、出现在慢波睡眠时期的不规则呼吸[47]以及自主活动异常[19-20, 44]，而且这些表现也可能通过激活蓝斑来介导[35]。此外，与健康对照人群相比，惊恐障碍患者在睡眠期间循环和呼吸对乳酸钠的反应性明显增高[48]，还有研究表明，在睡眠期间使用五肽胃泌素会导致惊恐障碍患者发生突然的觉醒，并伴有惊恐症状[49]。一般认为，认知因素在睡眠期间的影响较小，因此，以上这些发现被用为夜间惊恐的生理解释的证据。

然而，有一些研究表明，认知因素也起着一定的作用。一项在睡眠期间服用咖啡因的研究发现，在更复杂的惊恐发作之前会有一段较浅的睡眠，然后再醒来[50]，这提供了生理和认知因素对睡眠惊恐共同影响的依据[50]。在另一项研究中，倘若有反复夜间惊恐发作的被试通过如听觉信号等的提示，能够预期到睡眠期间强烈的生理变化，那么，与没有接受信号提示的被试相比，接受信号的被试醒来时伴有惊恐症状的可能性更低，这强调了睡前归因的作用[51]。也有研究发现，夜间惊恐患者的生理差异可以通过认知行为疗法（cognitive behavior therapy，CBT）来恢复正常[52]，基于这一证据，有人认为，尽管夜间惊恐患者存在生理差异，但它们应该被视为惊恐障碍精神病理学的一种功能，而不是一种解释机制[44]。

## 治疗

药物治疗的目的是阻断惊恐发作（觉醒时发作和夜间发作），缓解继发的恐惧和回避行为（例如害怕睡觉）。应当将去除外源性兴奋剂（例如，咖啡因、安非他明、儿茶酚胺增强剂）和矫正经常加剧惊恐障碍的适应性不良行为（如睡眠剥夺）也作为药物治疗方案的一个组成部分。如果之前没有进行彻底的医学评估，那么在进行具体的抗焦虑治疗之前，应当进行评估，包括常规的促甲状腺激素的检测，以排除大多数甲状腺问题。

药物和心理干预都可以被用于治疗惊恐障碍，并且经常联合使用[53-54]。在对惊恐障碍的症状（频繁的惊恐发作、预期焦虑、因恐惧引起的回避行为）有效的几种药物中，选择性 5- 羟色胺再摄取抑制剂（selective serotonin reuptake inhibitors，SSRIs）和 5- 羟色胺和去甲肾上腺素再摄取抑制剂（serotonin norepinephrine reuptake inhibitors，SNRIs）被认为是惊恐障碍的一线治疗药物[55]。美国食品药品监督管理局（Food and Drug Administration，FDA）批准用于治疗惊恐障碍的 SSRIs 包括帕罗西汀、舍曲林和氟西汀。SSRIs 的最初不良反应包括失眠、紧张不安、嗜睡、头晕、恶心和腹泻，但随着使用时间的增加，其中很多不良反应会得到改善[55]。氟西汀最初的激活特性尤其会模仿惊恐症状，导致患者耐受性差，因此临床医师使用氟西汀时应从低剂量开始，并慢慢滴定。相比之下，帕罗西汀刚开始使用时有镇静作用，能够使患者平静下来，因而患者依从性更强，但临床医师也应注意其会引起体重增加的潜在影响[56]。SNRI 类药物文拉法辛也被 FDA 批准用于治疗惊恐障碍。在惊恐障碍的治疗中，三环类抗抑郁药（如氯米帕明和丙米嗪）和单胺氧化酶抑制剂（如苯乙肼和反苯环丙胺）被认为具有与 SSRIs 和 SNRIs 同等的疗效，但由于其不良事件特征，如单胺氧化酶抑制剂的饮食限制和三环类抗抑郁药的抗胆碱能不良反应，故被用作二线治疗[54-55]。强效苯二氮䓬类药物也被广泛应用于治疗惊恐障碍，其中阿普唑仑、缓释阿普唑仑和氯硝西泮被 FDA 批准用于惊恐障碍的治疗，但由于它们产生药物依赖性的风险较高，故被推荐用于二线治疗[54]。由于苯二氮䓬类药物作用迅速，可作为短期的合用药物以减少或预防惊恐发作以及减少预期焦虑，并能够减轻抗抑郁药的最初不良反应（如失眠、神经过敏）[55]。在 4 ～ 12 周后，可以缓慢减少苯二氮䓬类药物的使用，同时继续使用 5- 羟色胺能药物。当患者惊恐发作或受到恐惧刺激时，可以按需使用苯二氮䓬类药物[55-56]。虽然去甲肾上腺素和特异性 5- 羟色胺能抗抑郁药米氮平在焦虑障碍中尚未广泛研究，但由于它对睡眠有益，可作为一种辅助药物使用[55]。经常用于治疗其他形式焦虑的一些药物（如普萘洛尔、丁螺环酮、羟嗪）已被证明在治疗惊恐障碍方面无效[57-58]。尽管关于治疗惊恐障碍相关的睡眠障碍的药理学研究很少，但初步观察结果表明，抗抑郁-抗惊恐药物对夜间惊恐发作是有效的[59-60]。

研究表明，CBT 有益于惊恐障碍治疗，至少与一线药物治疗一样有效[61]。CBT 的内容涉及挑战对惊恐症状及后果的非理性想法、消除回避行为以及对恐惧内感受和恐惧场景的逐渐暴露。CBT 也有益于产生长期疗效[61]。目前对标准 CBT 是否有助于改善睡眠尚不清楚，但有一项研究表明，药物和 CBT 的联合治疗不足以消除客观和自我报告的睡眠障碍[23]。一项 CBT 研究包括针对夜间惊恐的调节，如关于睡眠期间正常生理变化的心理教育、关于夜间惊恐灾难性想法的挑战、放松环境的内感受性暴露和睡眠卫生教育等[52]。与尚未接受干预的对照人群相比，无论是通过生理测量和还是自我报告，接受这种 CBT 干预的被试的焦虑和睡眠质量的结果都更好，而且在伴有惊恐障碍的被试中尤为明显。除以上药物和心理治疗之外，几乎没有其他可以指导夜间惊恐发作的具体治疗[62]。

由于缺乏相关的经验数据，我们建议有严重睡眠障碍（包括夜间惊恐发作）的患者使用抗惊恐药物或 CBT 治疗，以及使用 CBT 或抗失眠药物治疗失眠。与无惊恐发作的被试相比，出现惊恐发作的被试脑脊液中的下丘脑分泌素-促食欲素肽的水平升高[63]。大量证据表明，下丘脑分泌素-促食欲素的活动能够促进清醒，因此，我们认为惊恐性焦虑相关的睡眠障碍可能是由该系统介导的[64]。因此，近期在美国批准使用的阻断下丘脑分泌素-促食欲素受体的药物（如苏沃雷生）可能对与惊恐性焦虑相关的睡眠障碍非常有用，这一假设仍需未来的研究来验证。

# 广泛性焦虑症

## 流行病学和临床特征

广泛性焦虑症（GAD）的典型特征是慢性焦虑和过度而弥漫的担忧（框 163.3）。来自社区的调查显示，GAD 的 12 个月患病率接近 3%[1]，终身患病率略高（≈ 6%）[2]。与所有焦虑障碍一样，女性的患病率高于男性，女性：男性约为 2：1。GAD 呈现出慢性化的趋势，很少有完全缓解，症状常常时好时坏，常与抑郁共病。

GAD 可能并没有得到很好的命名，这使得人们倾向于认为它是焦虑的一种通用形式，不恰当和宽泛地对其进行诊断。许多焦虑（和抑郁）障碍也具有慢性焦虑和紧张的特性，因此，仅凭这些特点不足以诊断为 GAD。GAD 的定义应该是对工作、健康、家庭成员的幸福和安全等多种因素的过度和无法控制的担忧。GAD 患者通常首先到初级保健医生那里就诊，

**框 163.3　DSM-5 广泛性焦虑症诊断标准**

**诊断标准：300.02（F41.1）**

1. 对许多事情（如工作或学习成绩）的过度焦虑和担忧（预期焦虑），持续至少 6 个月，且发生的天数比没有发生的多。
2. 患者感到难以控制这种担忧。
3. 焦虑和担忧与以下 6 个症状中的 3 个（或更多）有关（至少有一些症状在过去 6 个月内出现的天数比没有出现的时间长）

   **注**：对于儿童仅仅需要满足一条。

   - 烦躁不安或感到精神高度紧张或处于边缘
   - 容易感到疲劳
   - 注意力难以集中或头脑处于空白
   - 易怒
   - 肌肉紧张
   - 睡眠障碍（难以入睡或难以维持睡眠，或不安，或对睡眠不满意）
4. 焦虑、担忧或躯体症状会在社交、职业或其他重要功能领域引起临床上显著的痛苦或损害。
5. 其障碍不是由物质（例如，毒品滥用、药物滥用）或其他躯体疾病（如甲状腺功能亢进）的生理效应引起。
6. 其障碍难以用其他精神疾病解释［例如，惊恐障碍患者担忧或焦虑的是惊恐发作；社交焦虑障碍（社交恐惧症）患者担忧或焦虑的是负面评价；强迫症患者担忧或焦虑的是被污染或其他强迫观念；分离焦虑障碍患者担忧或焦虑的是离开家庭或亲人；神经性厌食患者担忧或焦虑的是体重增加；躯体化障碍患者担忧或焦虑的是躯体不适；躯体变形障碍患者担忧或焦虑的是自觉外观缺陷；疑病症患者担忧或焦虑的是患有严重疾病；精神分裂症或妄想性障碍患者担忧或焦虑的是妄想信念的内容］。

（Modified with permission from the American Psychiatric Association. Diagnostic and Statistical Manual of Mental Disorders. 5th ed. American Psychiatric Association Press；2013. Copyright 2013，American Psychiatric Association.）

其中躯体主诉（如头痛、慢性肌肉紧张引起的背痛或肩痛、慢性胃肠道不适等）可能占主导地位。

## 睡眠特征

失眠和 GAD 高度重叠，经常共病。睡眠障碍的定义是难以入睡或易醒，或睡眠不安且不令人满意的睡眠。在 DSM-5 中，睡眠障碍是 GAD 诊断中与慢性焦虑相关的 6 个症状之一（至少要满足 3 个症状才能成立诊断），其他 5 个症状中的 3 个（疲劳、易怒和注意力难以集中）也可能是睡眠不足的结果。广泛性焦虑症的核心认知特征——过度的担忧（“预期焦虑”）通常与失眠和易醒有关，因为患者常常抱怨其这种担忧在睡前最无法控制和最令人烦恼，干扰了他们入睡的能力。在一项关于失眠人群中精神障碍共病的研究中，GAD 是最常见的焦虑障碍［65］。反过来，56% ～ 75% 的 GAD 患者报告存在睡眠困难［66-67］，但 GAD 人群中睡眠障碍患病率的经验证据仍旧大量缺乏。GAD 和原发性失眠的一个区别可能是夜间担忧的焦点不同，在原发性失眠中，担忧的焦点通常是失眠本身，而在 GAD 中，担忧的焦点是在白天也会关注的领域（如事业、资产、人际关系等）。

一项系统综述报告称，对睡眠的客观研究发现，与健康对照人群相比，GAD 患者的总睡眠时间减少、睡眠起始潜伏期延长以及 NREM 睡眠结构有变化，但睡眠效率和 REM 参数差异的证据在 GAD 中不一［24］。此外，GAD 的睡眠结构变化并不显著，其失眠主要特征是非特异性的入睡困难和睡眠维持困难，因此损害睡眠质量［68］。值得注意的是，这些研究为区别 GAD 与重性抑郁提供了依据：在内源性重性抑郁患者中看到的经典 REM 潜伏期减少的表现不会出现在非抑郁的 GAD 的患者中［69-71］。然而，假设 GAD 患者，尤其是那些在普通医疗环境中碰到的患者，也患有重性抑郁，那么更多与抑郁有关的经典睡眠问题应该也会出现（例如早醒）。仅仅根据睡眠症状或 PSG 结果的差异来鉴别 GAD 和其他形式的焦虑或抑郁障碍是不可靠的。

## 治疗

GAD 是一种慢性疾病，其治疗自然常常需要漫长的时间（几年）。心理治疗、药物治疗和支持性治疗的联合应用被认为是对 GAD 最有效的治疗方法［56］。

临床经验表明，GAD 药物治疗具有总体效益的同时促进失眠的改善；然而，以往研究经常没有报告 GAD 的睡眠结果。SSRIs（氟西汀、舍曲林、帕罗西汀、氟伏沙明、西酞普兰和艾司西酞普兰）和 SNRIs（文拉法辛、地文拉法辛、度洛西汀、米那普仑和瑞波西汀）被认为是 GAD 的一线治疗药物。三环类抗抑郁药也有效，但是，由于不良事件特征，它们的使用在很大程度上被 SSRIs 和 SNRIs 药物所取代。苯二氮䓬类药物（如阿普唑仑、氯硝西泮）被广泛用于 GAD 的治疗，但它们被推荐用于二线治疗和短期应用。现有的证据表明，长期治疗时，苯二氮䓬类药物在许多病例中的抗焦虑作用的持久性不肯定，并且与剂量增加无关［72］。但是，与苯二氮䓬类药物相比，抗抑郁药一个显著优势是能够治疗共病的抑郁症，而苯二氮䓬类药物不能。非苯二氮䓬类抗焦虑药物丁螺环酮和普瑞巴林也被认为是 GAD 的二线治疗药物［73］。丁螺环酮作为一种 5- 羟色胺 1A（5-$HT_{1A}$）受体的部分激动剂，其疗效仅限于治疗 GAD［74］。然而，它通常至少需要使用几周才能达到治疗效果，其常见的不良反应包括失眠、头晕、出汗和恶心［55-56，73］。一种解决方法是在丁螺环酮开始使用时联合使用苯二氮䓬类药物，然后在几周后逐渐减少苯二氮䓬类药物的剂量，此时丁螺环酮应已经达到了充分的治疗效果[56]。几项临床随机试验表明，普瑞巴林作为一种 γ- 氨基丁酸的结构类似物，对 GAD 的急性治疗和预防有效，还可以减轻 GAD 相关的睡眠障碍和抑郁症状[55, 75]。

临床医师也可以考虑使用其他类药物。低剂量的非典型抗精神病药物喹硫平已被证明对治疗 GAD 有效[76]。一项随机撤药、双盲、安慰剂对照的试验研究表明，缓释喹硫平（每日 50 ～ 300 mg）单药治疗可有效持续改善 GAD 患者的功能和睡眠质量[77]。但是，由于代谢不良反应，指南推荐喹硫平为二线治疗药物[73, 78]。虽然有限的数据表明抗组胺药物羟嗪对 GAD 的治疗有效，但该药物的长期疗效尚不清楚[73, 79]。一项安慰剂对照试验研究表明，在艾司西酞普兰（SSRI 类药物）中加入艾司佐匹克隆（安眠药）有益于改善 GAD 相关的失眠和日间焦虑症状[80]。然而，当该研究使用唑吡坦控释片重复进行时，结果显示睡眠有所改善，但焦虑症状并没有缓解，这表明艾司佐匹克隆可能有直接的抗焦虑作用[81]。近期的一篇系统综述和 meta 分析表明，在 GAD 的治疗中，艾司西酞普兰、文拉法辛和普瑞巴林比安慰剂有效，且具有较好的可接受性[82]。也有研究表明，氟西汀、舍曲林、丁螺环酮、米氮平（去甲肾上腺素和特异性 5- 羟色胺能抗抑郁药）和阿戈美拉汀（一种抗抑郁药，是褪黑素 MT1 和 MT2 受体以及 5-$HT_{2C}$ 受体拮抗剂）在 GAD 治疗中有效且耐受性良好，但这些结果受限于小样本量。有研究表明，与安慰剂相比，帕罗西汀、苯二氮䓬类药物和喹硫平对 GAD 均有效，但耐受性较差[82]。

CBT 不仅治疗 GAD 非常有效[83]，而且对失眠症也有效[84]。在老年人中，由于担心苯二氮䓬类药物不良反应（例如，跌倒导致骨折）的危害，该类药物是相对禁忌使用的，因此心理社会治疗对老年人尤其有吸引力[85]。针对过度的、弥漫的担忧和睡眠不足的担忧的综合心理治疗的潜在疗效值得进一步探索[86]。但是，目前尚无针对这种治疗方法的实证研究。

# 社交焦虑障碍（社交恐惧症）

## 流行病学和临床特征

社交焦虑障碍与社交恐惧症实属同义语，两者可以互换。社交焦虑障碍是指在一种或多种社交场合中过度害怕负面评价、尴尬或丢脸（框 163.4）。在社交情境中的焦虑可能以惊恐发作的形式出现，以极度不适和躯体症状为特征，如心跳加速、震颤、出汗、脸红和其他症状。在其他情况下，症状会没有那么严重但持续时间更长，尤其是在预期或即将到来的社交场合之前（如提前几天或几周担心不得不参加的晚宴）。

一些可能被他人观察到的明显不适的症状（脸红、声音颤抖、出汗、运动性抽搐）会引起社交恐惧症患者的极其痛苦。其中一个症状（“我出汗太多了”；“我在发抖”）可能是社交恐惧症患者求助于他 / 她的家庭医生时主要且唯一的主诉。公开演讲也被认为是焦虑的一个主要来源，但进一步的调查研究表明在许多社交常规场合中也存在社交恐惧和回避，如在小组中发言、接触权威人士以及和同龄人交流等。DSM-5 推荐使用“仅限于表演状态”来对社交恐惧和焦虑表

**框 163.4　DSM-5 社交焦虑障碍（社交恐惧症）诊断标准**

**诊断标准：300.23（F40.10）**

1. 对一种或多种社交情境有明显恐惧或焦虑，在这些社交情境中，个人可能暴露于他人的审视之下，例如社交互动（如交谈、认识不熟悉的人）、被观察（如吃或喝）以及在别人面前表演（如发表演讲）。

**注：**在儿童中，社交焦虑必须发生在与同辈人交往时，而不能仅在与成人交往时。

2. 个体害怕因自己的一些举动或表现出的焦虑症状而被负面评价（即丢脸或尴尬，导致被拒绝或冒犯他人）。

3. 社交情境总是会引起恐惧或焦虑。

**注：**儿童的恐惧或焦虑可能通过哭叫、发脾气、呆住、执着、过分依赖他人或在社交场合不敢说话等来表达。

4. 回避社交场合或在无法回避时忍受强烈的焦虑或痛苦。

5. 恐惧或焦虑的程度与社交情境所构成的实际威胁以及社会文化背景不成比例。

6. 恐惧、焦虑或回避表现是持续的，通常持续 6 个月或更长时间。

7. 恐惧、焦虑或回避表现会在社交、职业或其他重要功能领域引起临床上显著的痛苦或损害。

8. 恐惧、焦虑和回避表现不是由物质（例如毒品滥用，药物滥用）或其他疾病的生理效应引起。

9. 恐惧、焦虑或回避表现用其他精神疾病并不能更好地解释，如惊恐障碍、躯体变形障碍或自闭症谱系障碍等。

10. 如果存在其他疾病（如帕金森病、肥胖、烧伤或受伤造成的毁容），则需明确恐惧、焦虑或回避表现与这些疾病无关或超出正常程度。

标注是否仅限于表演状态：如果恐惧仅限于公共场合发言或表演。

**具体说明：**

患有表演型社交焦虑障碍的患者，在他们的职业生活（如音乐家、舞者、表演者、运动员）中或在需要定期公开演讲的角色中，表现恐惧通常是最有害的。对表演的恐惧也可能表现在需要定期公开演讲的工作、学校或学术环境中。这种类型的社交焦虑障碍患者并不害怕或回避表现不好的社交场合。

（Modified with permission from the American Psychiatric Association. Diagnostic and Statistical Manual of Mental Disorders. 5th ed. American Psychiatric Association Press；2013. Copyright 2013，American Psychiatric Association.）

现仅限于公开演讲时或其他表演情况时发生的社交恐惧症患者进行子分型。

社交焦虑障碍和与其相关的回避会显著影响日常功能和降低生活质量[85]。很多患者会称自己一直“害羞”；在大约一半的病例中，这种疾病的发作是在童年早期（即“一直存在”），而在另一半病例中，疾病发作似乎起始于青少年阶段并逐渐发展，这些患者以往没有病理性害羞。尽管男性更倾向于到心理健康治疗机构寻求治疗，但社交焦虑障碍女性患病率略多于男性。

### 睡眠特征

虽然在社交焦虑障碍患者通常不会将睡眠问题作为主要的主诉向医生诉说，但如果医生认真引导，会不难发现失眠在社交焦虑障碍患者中并不少见。据称，当社交焦虑障碍患者因令人高度害怕的社交情境（如工作面试、口头汇报）出现预期焦虑时，更有可能出现睡眠困难，特别是睡眠潜伏期增加。

虽然没有证据表明社交焦虑障碍中存在客观的睡眠困难，但一小部分研究表明主观的睡眠问题和社交焦虑的症状之间存在联系[24]。在一项专门关注社交恐惧症患者主观睡眠的研究中，60% 的被试可以被归类为睡眠不佳，而健康对照组中只有 7%[87]。此外，社交焦虑障碍患者自我报告的睡眠损害与焦虑症状的严重程度相关[88]。同时，睡眠质量差会导致 CBT 对社交焦虑障碍的疗效降低[89]。

大多数社交焦虑障碍患者的 PSG 结果属于正常，睡眠潜伏期和睡眠效率与健康的对照相似；REM 睡眠潜伏期、REM 睡眠分布、REM 睡眠密度也属正常[90]。睡眠体动记录仪评估在患有社交焦虑障碍的青少年与健康对照之间也没有差异[91]。

### 治疗

来自循证基础的结果肯定地认为药物治疗和 CBT 治疗都是治疗社交焦虑障碍的有效措施[92]。来自先前研究的证据表明，所有的 SSRIs、文拉法辛、普瑞巴林和氯硝西泮有益于治疗，并被推荐作为社交焦虑障碍的一线治疗药物[55, 93]。尽管单胺氧化酶抑制剂类抗抑郁药（如苯乙肼、吗氯贝胺）对社交焦虑障碍也有效，但由于其相关不良事件特征，被推荐用作难治性病例的二线治疗药物[56, 93]。其他次要选择包括米氮平、加巴喷丁以及苯二氮䓬类药物溴西泮和阿普唑仑。由于阴性的研究结果，不推荐使用三环类抗抑郁药、丁螺环酮和噻硫平[55]。临床经验表明，一些仅限于表演状态的社交焦虑障碍的患者（例如，公开演讲或仅限于其他表演场合，如在公共场合演奏乐器）可以根据需要给予 β- 受体阻滞剂，广泛性的、持久性的社交焦虑障碍患者则需要规律服用苯二氮䓬类药物或一种前面提到的抗抑郁药物，以防止在无法服用需要的药物的情况下出现症状。

个人或群体 CBT 治疗也有效，而且疗效的持续时间比药物治疗更长[94-96]。心理社会治疗和药物治疗的联合治疗可以达到最佳的治疗效果；但通常不会同时开始 CBT 和药物治疗，而是采用阶梯式方法，即开始时只选用一种治疗方法，根据需要再加上另一种治疗方法[97]。虽然起初有人很兴奋地发现 D- 环丝氨酸有可能加速或促进 CBT 对社交焦虑障碍的治疗[98]，但最近的一项研究未能发现这种方法比单独的 CBT 治疗有效。

有趣的是，有人认为，CBT 前较差的睡眠质量是随后 CBT 治疗疗效较差的预测因素。因此建议在 CBT 治疗开始之前应当先解决睡眠问题。目前尚未明确社交焦虑障碍治疗成功对睡眠症状有何影响。对于短暂失眠症状，短期使用安眠药可能是有效的。

## 创伤后应激障碍

### 流行病学和临床特征

创伤后应激障碍（PTSD）涉及暴露于一个或多个严重的心理创伤事件后持续 1 个月以上的情感、认知和行为症状[99]。PTSD 之前包含在焦虑障碍中，而现在的 DSM-5 将其包含在单独的创伤相关障碍章节中。PTSD 的特征是对先前创伤性事件的反复、不必要的精神和情感上的再次体验。几乎所有人都会经历创伤，且创伤使人深感困扰，通常将创伤事件分为以下几种情况：生命受到威胁（例如，伴有身体伤害的暴力攻击；性侵犯；严重机动车辆碰撞）；深刻而突然的生活状态变化（例如，由于意外事故或非预期的疾病原因导致的亲人离世）。导致 PTSD 的创伤性经历，如军事战斗或家庭暴力（即亲密伴侣的虐待），往往不是单一事件，常重复发生。

在经历了严重的创伤后，通常出现短暂（持续几天）的焦虑、对创伤事件的反复思考和失眠。如果这些症状持续时间超过 3 天并且导致功能障碍，还伴有明显的不现实感或记忆问题（即分离性症状），则应当诊断为急性应激障碍。在大多数病例中，这些症状在紧接着的几周内会逐渐减轻，但如果没有减轻（按照创伤事件的性质和严重程度不同，有 10% ～ 30% 的患者会这样）并且症状影响了功能或导致了极大的痛苦，就应该诊断为 PTSD。要达到 PTSD 的诊断，其特征性的症状必须表现为以下四个方面：再体验症状（如噩梦或白天闯入性思维或图像，包括闪回）；避免创伤提醒；负性认知和情绪；过度觉醒症状（如失眠或惊吓反应增加）（框 163.5）。

据报道，PTSD 的终生患病率高达 7% ～ 8%，12 个月的患病率在 2% ～ 3%[1-2]。在普通人群中，女性的患病率大约是男性的两倍。男性 PTSD（尽管女性越来越多）的常见原因是军事战斗和身体攻击；而女性的常见原因是亲密伴侣的暴力和暴力性伤害（往往与性侵犯有关）。与其他焦虑相关障碍一样，不管在普通人群还是到专业机构就医的患者中，PTSD 常常会与重性抑郁共病。

在 PTSD 患者中，有关睡眠异常的主诉普遍存在[100]。患者有时称自己几十年来都睡不好，他们的床伴也证实了这种情况。患有 PTSD 的退伍老兵可能会出现极端的高度警觉，有时近乎偏执，他们每天晚上会花几个小时来"巡查"家周边的情况，以确保不受入侵者的侵犯，这与在战斗中习得的习惯显然有关。根据床伴的报告，噩梦常常伴随着清醒时的生动回忆，极端的运动活动也是常见的。不少患者尝试过许多非处方药和处方药来帮助睡眠，但却没有达到预期效果。许多患者也存在酒精滥用问题，这种行为会让临床表现变得更加复杂，使得判定睡眠障碍的性质

**框 163.5　DSM-5 创伤后应激障碍诊断标准**

1. 在 PTSD 中，患者以下述 1 种（或多种）方式受到实际的或被威胁的死亡、严重的创伤或性暴力：
   - 直接经历创伤性事件。
   - 亲眼目睹发生在他人身上的创伤性事件。
   - 得知亲密的家庭成员或朋友身上发生了创伤性事件。在家庭成员或朋友实际的或被威胁死亡的情况下，创伤性事件必须是暴力或意外事件。
   - 反复经历或极端暴露于创伤性事件令人作呕的细节中（例如，急救员收集遗体；警察反复接触虐待儿童的细节）。

   **注意：**该标准不适用于通过电子媒体、电视、电影或图片的接触，除非这种接触与工作有关。
2. 在创伤性事件发生后，存在以下一个（或多个）与创伤性事件有关的侵入性症状：
   - 创伤性事件反复的、非自愿的和侵入性的痛苦记忆。

   **注意：**6 岁以上儿童，可能出现反复玩表达了创伤性事件主题或某一方面的游戏。
   - 反复做内容和（或）情感与创伤性事件相关的痛苦的梦。

   **注意：**儿童可能做可怕但不能识别内容的梦。
   - 分离性反应（例如闪回），个体的感觉或举动就像创伤性事件重复出现一样（这种反应可能连续出现，最极端的表现是对目前的环境完全丧失意识）。

   **注意：**儿童可能在游戏中重演特定的创伤。
   - 对象征或类似创伤性事件某方面的内在或外在线索产生强烈或持久的心理痛苦。
   - 对象征或类似创伤性事件某方面的内在或外在线索，产生显著的生理反应。
3. 持续回避与创伤性事件有关的刺激，并有一般反应性麻木（在创伤前不存在），如以下 2 种（或更多）所示：
   - 回避或尽量回避关于创伤性事件或与其高度有关的痛苦记忆、想法或感觉。
   - 回避或尽量回避能够唤起创伤性事件或与其高度有关的痛苦记忆、想法或感觉的外部提示（人、地点、对话、活动、物体、情景）。
4. 与创伤性事件有关的认知和心境方面的负面改变，在创伤性事件发生后开始或加重，有以下 2 种（或更多）情况：
   - 无法记住创伤性事件的某个重要方面（通常是由于分离性遗忘症，而不是诸如脑损伤、酒精、毒品等其他因素所致）。
   - 对自己、他人或世界持续性夸大的负性信念和预期（例如，"我很坏""没有人可以信任""世界是绝对危险的""我的整个神经系统永久地毁坏了"）。
   - 由于对创伤性事件的原因或结果持续性的认知歪曲，导致个体责备自己或他人。
   - 持续性的负性情绪状态（例如，害怕、恐惧、愤怒、内疚、羞愧）。
   - 对重要活动的兴趣或参与显著减少。
   - 感觉与他人脱离或疏远。
   - 持续地不能体验到正性情绪（例如，不能体验快乐、满足或爱的感觉）。
5. 与创伤性事件有关的警觉或反应方面有显著性的改变，在创伤性事件发生后开始或加重，具有以下 2 项（或更多）情况：
   - 激惹的行为和愤怒的爆发（在很少或没有挑衅的情况下），典型表现为对人或物体的言语或身体攻击。
   - 不计后果或自我毁灭的行为。
   - 高度警觉。
   - 夸张的惊吓反应。
   - 注意力问题。
   - 睡眠障碍（例如，难以入睡或保持睡眠，或是睡眠不安稳）。
6. 症状持续时间超过一个月。
7. 引起临床上明显的痛苦，或导致社会、职业或其他重要功能方面的损害。
8. 不能归因与某种物质（如药物、酒精）的生理效应或其他躯体疾病。

   标注是否伴解离症状（人格解体或现实解体）：个体的症状符合创伤后应激障碍的诊断标准。此外，作为对应激源的反应，个体经历了持续或反复的下列症状之一：
   - **人格解体：**持续或反复的体验自己的精神过程或躯体的脱离感，似乎自己是一个旁观者（例如，感觉身在梦中；感觉自我或身体的非现实感，或者感觉时间过得很慢）；
   - **现实解体：**持续或反复地体验到环境的不真实感（例如，个体感觉周围世界是不真实的、梦幻的、遥远的或扭曲的）。

   **注意：**使用这一亚型，其解离症状不能归因于某种物质（例如，一过性黑矇、酒精中毒的行为）或其他躯体疾病（例如，复杂部分性发作癫痫）的生理效应。

   标注是否伴延迟性表达：直到事件后至少 6 个月才符合全部诊断标准（但有一些症状可能是立即发生和表达的）。

（Modified with permission from the American Psychiatric Association. Diagnostic and Statistical Manual of Mental Disorders. 5th ed. American Psychiatric Association Press；2013. Copyright 2013，American Psychiatric Association.）

变得更加困难。一些病例存在有睡眠障碍的其他风险因素，如阻塞性睡眠呼吸暂停（obstructive sleep apnea，OSA），通过睡眠专家对其进行评估，特别关注可能存在的睡眠呼吸障碍，这具有相当大的价值。

PTSD 患者在清醒和睡眠时深受去甲肾上腺素系统过度活跃的困扰[101-102]。过度的去甲肾上腺素能信号与 PTSD 中很常见的睡眠碎片化和噩梦有关[103]。在症状出现前杏仁核会发生变化，其改变会通过促肾上腺皮质激素释放激素受体激活蓝斑，这是导致 PTSD 患者过度觉醒、过度警觉和睡眠障碍的关键机制[104]。这些发现支持使用增强 5- 羟色胺作用的药物，如大多数抗抑郁药，因为这可以抑制蓝斑去甲肾上腺素神经元，也能抑制杏仁核的活动[105-107]。这些发现还建议使用 α- 肾上腺素能受体拮抗剂（如哌唑嗪），这能够阻断导致过度觉醒的蓝斑输出（见下文）。

## 睡眠特征

以往对主观和客观睡眠的研究表明，在 PTSD 中存在睡眠障碍[24]。PTSD 患者的主观睡眠症状通常包括诊断标准中列出的 2 种睡眠症状：噩梦（被视为再体验现象）和失眠（难以入睡和睡眠维持障碍）。一项对患有 PTSD 的越南战争男性退伍老兵的调查表明，失眠是 PTSD 十分常见的症状，即使噩梦症状更具体指向 PTSD[108]。一项社区调查表明，PTSD 通常（约 70% 的病例）与睡眠主诉有关，包括失眠和其他类型的睡眠障碍，如睡眠期间的暴力或伤害性行为、梦游、入睡前幻觉和醒后幻觉[109]。这些症状的发生率似乎非常高，需要进行重复研究，但研究确实也指出，有必要将全面的睡眠评估与 PTSD 和其他创伤相关疾病的诊断评估相结合。PTSD 患者还称自己在睡眠期间处于高度觉醒的状态，包括有过度的运动活动和伴有躯体焦虑症状的被吓醒[110-111]。孤立性睡眠麻痹也与 PTSD 有关，甚至在没有 PTSD 的情况下，孤立性睡眠麻痹与创伤的暴露有关，但相比于其他焦虑障碍，孤立性睡眠麻痹是否特异于 PTSD 尚不清楚（另见上文的惊恐障碍）[108，112-113]。此外，主观睡眠障碍已被证明与 PTSD 症状的严重程度有关，基础睡眠问题可能促进创伤事件后 PTSD 的发展。这些发现表明，主观睡眠障碍可能在 PTSD 的发展、维持和治疗中发挥作用，在 PTSD 的治疗中尤其需要解决睡眠问题[24]。

睡眠障碍的主观报告结果往往与 PSG 的检测结果不一致。PTSD 患者的客观睡眠障碍的研究结果并不一致。一项系统综述表明，PTSD 患者尤其在睡眠效率和睡眠维持方面存在障碍，还出现了总睡眠时间减少和睡眠起始潜伏期延长。此外，一些研究表明，与健康对照组相比，PTSD 患者的 REM 参数有多样的变化[24]。然而，以创伤暴露者为对照的 PTSD 研究的结果并不一致，尽管以创伤暴露者为对照，PTSD 患者主观报告有更多的睡眠障碍。这些都排除了任何有关睡眠障碍在创伤暴露中的作用的结论。需要未来的研究来更好理解主观感知的睡眠障碍在 PTSD 中的作用[24]。

但是，一项对 20 项 PSG 研究的 meta 分析发现，从总体上看，PTSD 患者第一阶段睡眠延长，慢波睡眠减少，REM 睡眠阶段的眼动频率（REM 睡眠密度）增加[114]。此外，研究发现一些调节变量（年龄、性别、共病抑郁症和物质使用）会影响 PTSD 和睡眠障碍之间的关系。一篇综述提出，人群研究的结果不显著的一个可能原因是患有 PTSD（和其他精神障碍，如原发性失眠）的一些被试可能在实验室环境中睡得更好，因为他们认为实验室是一个"安全"的环境，从而导致睡眠障碍的客观研究结果不明显。一些 PTSD 研究中客观观察到其他睡眠障碍包括有运动异常和睡眠呼吸障碍[116-119]。尽管有一项研究发现，与对照组相比，PTSD 患者的睡眠期间的运动时间减少[120]。PTSD 中的噩梦通常发生于 REM 睡眠中，引起了人们 REM 睡眠变量的关注。以往的研究表明，PTSD 患者的睡眠特征是 REM 睡眠异常和可能会促进 PSTD 发展的 REM 睡眠期间去甲肾上腺素能活动增加[121-123]。更详细的讨论见第 61 章。

## 治疗

如前所述，对睡眠症状的全面评估是 PTSD 综合治疗中不可或缺的一部分。尽管 PTSD 患者的睡眠障碍（如 OSA 和异态睡眠）绝对发生率仍有待确定，但临床经验表明，这些睡眠障碍在临床中很常见，在大多数情况下都应认真考虑。倘若睡眠障碍的可能性很高，则应当将患者应转介给睡眠医师进行评估。PTSD 患者也可能同时患有精神障碍，如重度抑郁症和其他焦虑障碍（如惊恐障碍）。因此，应当同时对这些临床疾病进行治疗，除此之外，PTSD 患者常共病的酒精或其他药物滥用或依赖也需要治疗。

越来越多强有力的证据表明，PTSD 患者应当进行特殊药物和心理治疗。可用于 PTSD 治疗的药物治疗包括 SSRIs 类药物（舍曲林和帕罗西汀已被 FDA 批准使用，也有强有力的证据证明氟西汀是有效的）、SNRI 类药物文拉法辛、三环类抗抑郁药丙米嗪和阿米替林（有强度较小的证据）[124-126]。已知 SSRIs 类药物能有效减轻 PTSD 所有症状群的严重程度，不仅能改善抑郁症的症状，还能改善 PTSD 特有的症状[56]。然而，没有证据表明这些抗抑郁药对 PTSD 患者的睡眠有治疗作用。

α1- 肾上腺素能受体拮抗剂哌唑嗪已被研究用

于治疗与 PTSD 相关的噩梦或睡眠障碍。6 项退伍军人、现役军人和平民参与的安慰剂对照的随机临床试验表明，哌唑嗪能够中等至较大程度地缓解 PTSD 相关的噩梦和睡眠障碍以及改善临床整体状况[127-132]。近期一项安慰剂对照的随机试验以患有长期和慢性 PTSD 的退伍军人为样本，且样本量更大，但试验结果与以往试验不同，其结果表明哌唑嗪对噩梦和睡眠质量无改善作用[133]。以往现役军人的研究表明哌唑嗪的疗效明显优于安慰剂，但近期研究的结果却与之相反[131]。这些不同的研究数据表明，哌唑嗪可能对于部分 PTSD 患者有效，例如发病较晚或自主神经系统活动明显异常的患者[133]。尽管支持低剂量的非典型抗精神病药物疗效的证据不足，但是，当其他药物没有疗效时，临床上可以考虑将其用于治疗 PTSD 患者特有继发性临床表现，如极端躁动、暴力或过度警觉。此外，在一些研究中，辅助药物利培酮可以改善患有慢性军事相关 PTSD 的退伍军人的睡眠质量[134]。由于疗效证据不足，抗惊厥药物通常不推荐用于 PTSD[125，135]。尽管苯二氮䓬类药物在临床上继续使用，但其治疗 PTSD 的疗效证据仍不足[124，135]。苯二氮䓬类药物应避免用于 PTSD 患者，因为理论上，它可能会干扰消退训练[125]。

与任何其他焦虑和相关障碍相比，循证心理治疗无论是用作主要治疗还是辅助治疗，对于 PTSD 的治疗都是至关重要的[136-138]。越来越多的证据表明，社会心理治疗关注于 PTSD 患者的睡眠方面，如噩梦等，可以对所有 PTSD 症状有很强的疗效[139-140]。很少有研究用心理治疗方法来治疗 PTSD 以及调查心理治疗对睡眠质量的影响。一项小型研究表明，使用眼动脱敏再处理疗法治疗 5 周，可促进睡眠安稳以及减少入睡后清醒时间[141]。另一项研究表明，使用 CBT 治疗失眠和 PTSD 共病患者的失眠是安全且有效的，且睡眠的改善能够帮助患者开始 PTSD 暴露治疗[142]。但仍需要更多的研究来对心理治疗技术和药物治疗策略结合起来的疗效进行正式评估[143]。

## 临床要点

- 对焦虑症和创伤相关障碍的有效治疗包括评估和治疗睡眠障碍。
- 临床经验表明，教育和鼓励患者改变干扰睡眠的不良习惯在几乎所有情况下都可以作为治疗的辅助手段。
- 如果成功治疗原发性焦虑障碍后仍存在睡眠障碍，则应重新评估患者是否存在其他可能的躯体疾病或睡眠障碍。
- 在创伤后应激障碍的病例中，倘若有理由怀疑存在躯体疾病或精神障碍的共病，其中睡眠障碍（例如，酒精或药物滥用，阻塞性睡眠呼吸暂停）尤其常见，则应当保持高度怀疑，且在评估和治疗的过程中应当尽早考虑进行全面的医学和睡眠的评估。

## 总结

焦虑和与创伤相关的疾病十分常见，而且经常与睡眠障碍有关。睡眠障碍在焦虑障碍和焦虑相关障碍中表现有所不同，包括难以入睡、易醒、清晨早醒和噩梦等。GAD 患者的睡眠潜伏期延长、总睡眠时间显著减少以及 NREM 睡眠结构发生变化。临床经验表明，这些睡眠障碍与病理性焦虑密切相关，而改善失眠与改善核心焦虑症状密切相关。PTSD 和惊恐障碍（程度较轻的）常以反复从睡眠中惊醒为特征。睡眠障碍在 PTSD 患者中十分常见，每次睡眠障碍的评估都应当包含有创伤事件历史的完整记录。反之，PTSD 患者的每次评估都应该包含有睡眠症状的完整评估以及还需进行额外的调查和随访作为保证。现有证据表明，PTSD 的主要睡眠病理过程与 REM 睡眠有关，而夜间惊恐则与 NREM 睡眠有关。然而，PTSD 患者中睡眠相关呼吸障碍和异态睡眠的高发现率表明，部分睡眠障碍患者可能有更复杂的病因。尽管这些睡眠障碍长期以来被认为是焦虑障碍的症状，但目前越来越多的证据表明，睡眠问题和焦虑障碍之间的关系可能更为复杂，而且在某些情况下是相互影响的。这一证据有力地说明，对焦虑相关障碍患者进行针对性治疗是有必要的，尤其是针对其睡眠问题。作为疗效的一部分，一些（但显然不是所有的）用于焦虑障碍的循证药物和社会心理治疗似乎能够改善睡眠。然而，临床试验并不经常说明有关睡眠的研究结果，这给所用治疗方法对睡眠障碍的疗效留下了一些不确定性。在某些情况下，被证明对焦虑障碍有效的首选药物（如 SSRIs）在改善日间焦虑和惊恐性焦虑的同时，会使睡眠恶化。因此，许多患有焦虑障碍的患者需要一种特定的睡眠针对性治疗。目前有越来越多的循证药物和行为干预方法可用于治疗焦虑患者的睡眠问题。应用这些干预措施来解决焦虑和创伤相关障碍患者的睡眠问题，这有望改善预后。

## 参考文献和拓展阅读

请扫描书后二维码，获取参考文献和拓展阅读资源。

# 第 164 章 情感性精神障碍

Christoph Nissen, Elisabeth Hertenstein
胡佳慧 黄卓慧 译 贾福军 审校

**章节亮点**

- 在情感性精神障碍的患者中共病失眠非常常见。失眠是首发情感性精神障碍的预测因素，缓解后持续失眠是复发的预测因素。
- 认知行为疗法的靶标治疗是治疗失眠的切入口，并有可能预防情感性精神障碍。
- 睡眠与情感性精神障碍的密切联系具有极高的科学价值。最近的研究表明，突触可塑性的内稳态变化和时间生物学因素似乎是情感性精神障碍发生、维持和治疗的重要机制。
- 非侵入性的脑刺激是一种很有前景的基础研究和治疗工具。例如，睡眠慢波可以通过睡眠期间的闭环听觉刺激来调节，从而对情绪、认知和潜在机制（如突触可塑性的改变）产生潜在影响。

## 引言

情感性精神障碍是一组以情绪和精力的显著变化为特征的障碍，大多是发作性病程。人的情绪状态可以在抑郁和狂躁这两极之间变化。抑郁症是指持续两周或更长时间的情绪低落、快感缺乏、精力不足、疲劳、意志减退、失眠、心理反刍、自我怀疑、内疚和自杀的状态。躁狂症则是指持续一周或更长时间的情绪高涨、易激惹、意志增强、注意力分散、话多、性欲增强、睡眠需求减少和夸大妄想的状态。情感状态必须要明显有别于该个体的日常状态，且不是对当前情境的恰当反应，才能被诊断为抑郁或躁狂。

值得注意的是，尽管抑郁症和躁狂症几乎在所有领域都代表着对立的两极，但它们都以睡眠时长减少为特征。大多数抑郁发作的患者都会出现睡眠连续性中断和白天疲倦的症状（失眠）。在一些患者中，嗜睡也可能是抑郁症的症状之一，但这种情况要少见得多。在躁狂发作时，睡眠时长通常会随着发作时间的持续而缩短，但患者通常不会感到疲倦。相反，他们经常说自己精力充沛，每晚只需睡几个小时。

抑郁症发作分为三个严重程度：轻度、中度和重度。轻度抑郁症患者仍然能够应付一些困难的日常事务，而重度抑郁症患者则无法应付日常生活。重度抑郁发作可伴有或不伴有精神病性症状。重度抑郁发作中常见的精神病性症状包括贫困妄想、内疚妄想和疑病妄想。精神分裂症中典型的精神病性症状，如奇怪的妄想或强烈的幻觉，并不是抑郁症发作的特征。虽然可能会出现单次抑郁发作，但一半以上经历过一次抑郁发作的患者会出现下一次抑郁发作。重性抑郁障碍是最常见的情感障碍，其特征是反复发作的抑郁和发作之间的完全缓解。少数患者患有慢性抑郁症。恶劣心境是一种持续至少 2 年的慢性轻度抑郁状态。双重抑郁是一种慢性抑郁，伴有恶劣心境和反复发作的重度抑郁，换句话说，重度抑郁发作之间没有完全缓解。在季节性情感性精神障碍中，抑郁发作仅（主要）发生在冬季，并可能伴有非典型症状，如食欲增加、体重增加和嗜睡。

除了所描述的单极情感性精神障碍（仅伴有抑郁发作）外，还有同时伴有抑郁和躁狂发作的双相情感障碍。与单极抑郁症相比，双相情感障碍的发病率较低，而且通常伴有更严重的功能减退。躁狂发作分为两个严重程度：轻躁狂（程度较轻）和躁狂。双相情感障碍中如果只有轻度躁狂而没有完全的躁狂发作被称为双相Ⅱ型障碍。在轻度躁狂和抑郁期之间慢性循环且无明显缓解的疾病称为环性心境。与双相情感障碍患者相比，环性心境患者通常症状严重程度较轻，而且大多数患者能够应付日常生活。

## 睡眠是大脑之窗

### 多导睡眠监测

在古希腊医学中，抑郁质是四种气质之一，其特征是长期的悲伤、易怒、焦虑不安和睡眠不佳。在某些方面，忧郁症是抑郁症的前身。值得注意的是，在公元前 4 世纪的希波克拉底的“格言”中，失眠被提及，且已经被认为是抑郁质的核心症状之一。

后来，研究人员努力将睡眠作为“大脑之窗”，认为特定的睡眠障碍模式与特定的精神障碍相对应。例如，19 世纪著名的德国精神病学家埃米尔・克雷佩林（Emil Kraepelin）将情感障碍分为两类：内源性和神经性。内源性抑郁症被认为是由生物学原因引起的，包括现在被归类为伴有躯体综合征的抑郁［《国际睡眠障碍分类（第 10 版）》（ICD-10）］或忧郁特征［《精神障碍诊断与统计手册（第 5 版）》（DSM-5）］。特别是以清晨醒来的形式出现的睡眠连续性障碍被认为是内源性抑郁症的标志。另外，神经性（或反应性）抑郁症被认为是由社会心理冲突引起的。入睡困难被看作是神经性抑郁症患者的典型症状。然而，将睡眠困难的特定模式归因于特定的精神障碍在科学上是站不住脚的。相反，过去几十年的研究表明，各种形式的睡眠连续性困难（入睡困难、睡眠维持困难和早醒）在不同的精神障碍中普遍存在[1]，而且不能可靠地区分精神障碍。此外，一个人失眠的亚型是可随时间变化的[2]。

此外，为了阐明情感障碍的本质和治疗方法，还利用多导睡眠监测（polysomnography，PSG）对睡眠结构进行了研究。一个主要的假说是快速眼动（rapid eye movement，REM）睡眠去抑制假说，该假说认为 REM 睡眠去抑制（REM 睡眠潜伏期缩短、REM 睡眠密度高、REM 睡眠持续时间变长，表明 REM 睡眠压力高）是重度抑郁症的生物标志。在胆碱能 REM 睡眠诱导试验中，胆碱能物质诱导了 REM 睡眠。与健康对照组、其他精神疾病诊断的患者以及抑郁症缓解的患者相比，急性抑郁症患者的效果更明显[3]。有效的抗抑郁药物，如选择性血清素再摄取抑制剂、文拉法辛或氯米帕明，可抑制 REM 睡眠并延长 REM 睡眠潜伏期。因此，研究人员希望 PSG 可以用于鉴别诊断，预测疾病的病程和对特定药物的反应。然而，这种希望在很大程度上已经破灭。REM 睡眠去抑制不是抑郁症所特有的，在精神分裂症、边缘型人格障碍和物质依赖等其他精神障碍患者中也经常出现[1]。此外，REM 睡眠潜伏期随着年龄的增长而显著缩短，这一混杂因素可能会使早期结果产生偏差[4]。除了科学有效性的限制外，以诊断为目的的 PSG 的实施因实用性低而受阻，因为 PSG 只有在药物洗脱期 14 天或更长时间后才有效。治疗抑郁症的药物对睡眠结构的影响也会用 PSG 进行评估[5]。

## 大脑环路

失眠和抑郁都是以上行网状觉醒系统（ascending reticular arousal system，ARAS）24 小时的过度活跃为特征[6-7]。这一发现与认知、情绪和躯体过度警觉有关，为这两种疾病的特征，具体表现是反刍、焦虑以及白天和晚上入睡困难[8]。与失眠症患者相比，抑郁症患者在清醒和 REM 睡眠期间也出现情绪系统的过度激活，包括杏仁核和腹侧前扣带回皮质[9]。相比之下，失眠症患者对睡眠相关刺激表现出较高的杏仁核反应，但情绪系统没有普遍的过度激活[10]。在临床上，这可能表现为抑郁症的核心症状，如情绪低落、焦虑和低自尊，而原发性失眠患者没有这些症状。另一个发现是，抑郁症患者的执行功能下降（假性痴呆），这可能与背侧执行系统的活动减退有关[11]。而失眠症患者没有这种严重的认知缺陷[12]。认知功能下降与慢波睡眠的减少有关[13]。

综上所述，神经影像学结果可以在一定程度上解释失眠和抑郁之间的相似之处和密切关系，因为两者都以 ARAS 的过度觉醒为特征。这一发现也可以解释这两种疾病之间的差异，因为只有抑郁症患者才会表现出情绪和认知系统上的显著改变。如果抑郁症典型的睡眠障碍，即睡眠连续性受损、快速眼动睡眠压力增加和慢波睡眠减少，可以被控制，就可能改善抑郁症的三个核心领域，即过度警觉、情绪和认知受损。目前正在研究的非侵入性脑刺激方法可能有机会实现这种睡眠连续性和睡眠结构的针对性改变[14]。

## 突触可塑性

根据两个过程模型，睡眠是通过一个稳态和一个昼夜节律过程来调节的[15]。稳态睡眠压力随着觉醒时间的增加而逐渐增加。这意味着需要足够长的觉醒时间才能使睡眠开始并持续睡眠。因此，白天睡觉会导致睡眠压力下降，阻碍夜间睡眠。昼夜节律过程由视交叉上核（大脑的“中央生物钟”）调节，并决定最佳睡眠时间窗。人类（在没有昼夜节律紊乱或行为引起的昼夜节律变化的情况下）在夜间比白天睡得更好，这在一定程度上与体内平衡过程无关。此外，个体的睡眠类型决定了他是“夜猫子”还是“早起鸟”。除了内源性节律外，外源性昼夜节律授时因子，如光照、身体活动和食物摄入，也会影响昼夜节律系统和睡眠。这两个过程相互作用，决定了个体的睡眠自适应窗。

Giulio Tononi 和 Chiara Cirelli 提出的突触稳态假说认为，慢波睡眠的一个关键功能是调节突触的可塑性[16]。根据该假说，由于突触连接在白天得到加强和新建，因此在清醒状态下，净突触强度会增加。然而，突触强度的持续增加会导致饱和、信噪比下降和信息处理减少。该假说认为，在慢波睡眠期间，净突触强度下降，突触内稳态被修复，促使信息处理恢复。

然而，在单相抑郁症患者中，观察到的情况正好相反：在 50% ～ 60% 的患者中，一晚不睡觉之后症状会得到明显改善[17]。大多数最初对睡眠剥夺有反应的患者在小睡后会再次出现抑郁症状[18]。乍一看，这一发现似乎与突触稳态假说不一致。然而，我们的研究小组最近提出了一个模型，将睡眠-觉醒调节的突触稳态假说和抑郁的突触可塑性假说整合，以解释对睡眠剥夺的治疗反应[19]。根据抑郁症的突触可塑性假说，神经可塑性降低是抑郁症的一个关键病理机制[20]。慢性应激导致动物的突触可塑性指数下降，而多次重度抑郁症发作导致人类的突触可塑性指数下降[21]。理想情况下，抗抑郁药物可以增强神经的可塑性，这需要与可通过心理治疗促进的行为活动相结合[20]。这个想法认为，抗抑郁药物促进了神经可塑性，这需要通过与环境的有意义的相互作用来塑造。如前所述，长时间的清醒会增强突触的可塑性，这与抗抑郁药物和心理治疗的作用相类似。鉴于重度抑郁症患者似乎处于突触可塑性降低的状态，为了使可塑性水平转换到一个自适应窗口期，可能需要延长觉醒醒时间[19]。反过来说，睡眠会降低突触强度，从而可能消除治疗性睡眠剥夺的抗抑郁作用（图 164.1）。

虽然原则上来说，睡眠剥夺可能是一种有效的替代治疗方法，特别是对于那些由于共病、不良反应或怀孕等原因药物治疗不可行的患者，但睡眠剥夺在临床实践中并不常用。一个主要的原因是，一个晚上的睡眠剥夺只会在下次睡眠发作前产生短期效果，而在很长一段时间内完全剥夺睡眠是不可行的。不过，对于心理治疗来说，睡眠剥夺的反应证明了病情是有可能改善的，这可能有助于患者克服绝望感。对睡眠剥夺有反应的预测因素包括 REM 潜伏期短和忧郁型抑郁症，即早晨症状加重、早醒、快感缺失、精神运动

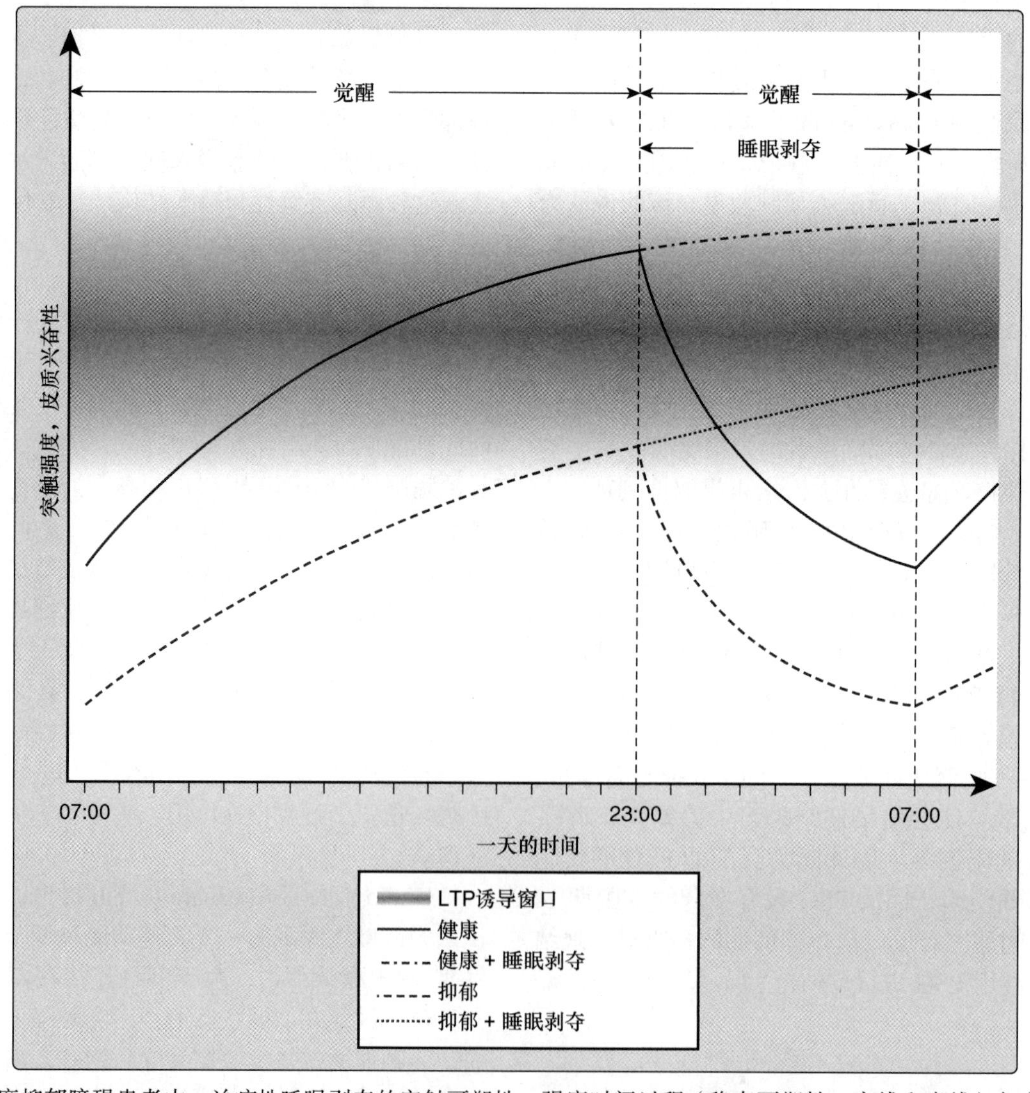


**图 164.1**　重度抑郁障碍患者中，治疗性睡眠剥夺的突触可塑性。强度时间过程（稳态可塑性；实线和虚线）与突触长期增强（long-term potentiation，LTP）诱导性（相关可塑性；灰色窗口）之间的相互作用。觉醒会导致净突触强度上升，而睡眠会导致净突触强度下降。在健康对照组中，睡眠剥夺（sleep deprivation，SD）最终会导致突触饱和、LTP 诱导能力不足，而在 MDD 患者中，SD 则会补偿减弱的突触强度，并通过转换到更有利的 LTP 诱导性窗口来促进抗抑郁效果。（From Wolf E，Kuhn M，Normann C，et al. Synaptic plasticity model of therapeutic sleep deprivation in major depression. Sleep Med Rev. 2016；30：53-62.）

性抑制、食欲和性欲减退[22]。目前，科学界对该主题感兴趣主要在于它可能为进一步研究快速反应和复发机制提供信息，这些机制可能与大脑的基本突触过程有关。

### 时间生物学

根据上述的睡眠-觉醒调节的双过程模型，睡眠受稳态睡眠驱动和昼夜节律控制。睡眠行为的改变，如完全或部分睡眠剥夺，通常对两个系统都有影响。从科学的角度来看，通常很难区分稳态和昼夜节律的影响。虽然睡眠剥夺对抑郁症患者的影响可以通过突触可塑性的变化来解释，但它们也可以通过昼夜节律机制来解释。同样，与睡眠有关的抑郁症状，如典型的晨起情绪低落，可以通过睡眠稳态和昼夜节律来解释。情绪障碍的其他症状更清楚地表明昼夜节律系统的参与，例如快速循环性障碍中的季节性影响和严格的周期性情绪转换。强有力的证据表明，情感障碍患者的内部昼夜节律标志，如睡眠、核心体温和皮质醇，与外界环境不同步[23]。在不改变总睡眠时长的情况下，将睡眠时相提前 6 个小时，其短期抗抑郁效果与完全剥夺睡眠的效果相当[24]。这种效应背后的机制可能是失调的昼夜节律系统的重置。迄今为止，睡眠剥夺和睡眠时相提前的确切机制还没有得到充分的剖析。完全剥夺睡眠、睡眠时相提前和光照疗法结合可以使效果持续相当长的时间[25]，这表明可能有几种机制协同作用。

临床上，时相疗法的疗效主要体现在季节性情感障碍（“冬季抑郁症”）患者身上。规律的昼夜节律授时因子，如清晨明亮的光线，晚上光线强度的降低，规律的饮食和体育锻炼，以及有针对性的服用褪黑素，都是经过充分研究证明对季节性情感障碍有效的方法[26-27]。

## 治疗失眠以改善抑郁症的治疗

几乎所有重度抑郁症患者都有睡眠连续性问题，约 25% 的患者符合失眠症的标准[28]。更严重的睡眠障碍与更严重的抑郁症、功能障碍、更低的治疗反应率和更高的自杀风险相关[28-29]。睡眠障碍也可以在 PSG 中显示出来，抑郁症患者表现出睡眠连续性受到干扰，深度睡眠减少，REM 压力升高[1]。大多数患者会同时出现入睡困难和睡眠维持困难[30]。由于根据 ICD-10[31] 或 DSM-5 的标准，失眠（或嗜睡）被列为抑郁症的症状之一。在过去，这类患者的高失眠率并未引起人们的重视。人们认为睡眠问题仅仅是一个症状，只要成功地治疗了根源上的情感障碍，睡眠问题就会得到缓解。

然而，最近的研究表明，失眠症（无精神障碍）患者患抑郁症的风险增加[32-33]。失眠通常在抑郁发作缓解后仍持续存在，并增加抑郁复发的风险[34]。没有睡眠维持困难的抑郁症患者恢复其病前功能水平的可能性更高[35]。考虑到这些最新的研究成果，在 DSM-5 中，失眠可以被诊断为重度抑郁症的并发症[36]。

失眠认知行为治疗（cognitive behavioral therapy for insomnia，CBT-I）不仅对“原发性”失眠患者有效，而且对共病抑郁症的患者也有效[37]。CBT-I 不仅能改善睡眠，还能对失眠和抑郁共病患者的抑郁症状也有很小的效果[38]。这种效果如图 164.2 所示。根据失眠治疗的国际指南，CBT-I 也被推荐为共病精神疾病患者的一线治疗方法[39-40]。

临床上，失眠的相关性最好通过病程来评估。如果失眠也出现在抑郁症缓解的阶段，它可以被诊断为一种并发症，并使用 CBT-I 治疗。此外，如果失眠严重且伴有高度痛苦，也可考虑仅在抑郁发作期间出现失眠的患者进行 CBT-I 治疗。在抑郁症的认知行为治疗中，患者会学习一些策略，比如增加活动水平和减少卧床时间，这些策略可能已经对睡眠产生了一些效果。然而，当失眠严重时，这些策略大多是不够的。CBT-I 是一种由限制卧床时间、放松治疗和认知治疗组成的一系列治疗方案，对于有并发症患者的失眠改善是可行且有效的[37]。

由于失眠是抑郁症首次发作的一个预测因素，因此 CBT-I 也可能对预防情感障碍有效[41]。在一项试点试验中，Harvey 及其同事们[42]证明了 CBT-I 对处于发作期的双相情感障碍和失眠症患者具有阶段性预防作用。接受 CBT-I 治疗的患者中只有 14%（$n=30$）在 6 个月的随访时间内复发抑郁或躁狂，而仅接受心理教育的对照组中这一比例为 42%（$n=28$）。此外，CBT-I 有效地减少了这组患者的失眠症状。在抑郁症中，没有这种预防效果[43]。然而，在这项试验中，两组在 6 个月随访期间，抑郁症复发率都普遍较低（两组共 4%）。尽管指南建议对情感障碍患者的失眠症进行针对性治疗，以降低失眠症的严重程度。但 CBT-I 作为一种预防性治疗，其有效性仍需要在规模更大、随访时间足够长的随机对照试验中进行更全面的评估。

如果 CBT-I 不可用或无效，指南建议对情感障碍患者的失眠进行药物治疗[40]。对于这类患者，通常在睡前服用低剂量的镇静性抗抑郁药，如多塞平、曲米帕明、曲唑酮和米氮平以改善睡眠。与苯二氮䓬类药物和苯二氮䓬受体激动剂相比，镇静性抗抑郁药没有耐受性和依赖性相关风险。然而，目前尚未对治疗

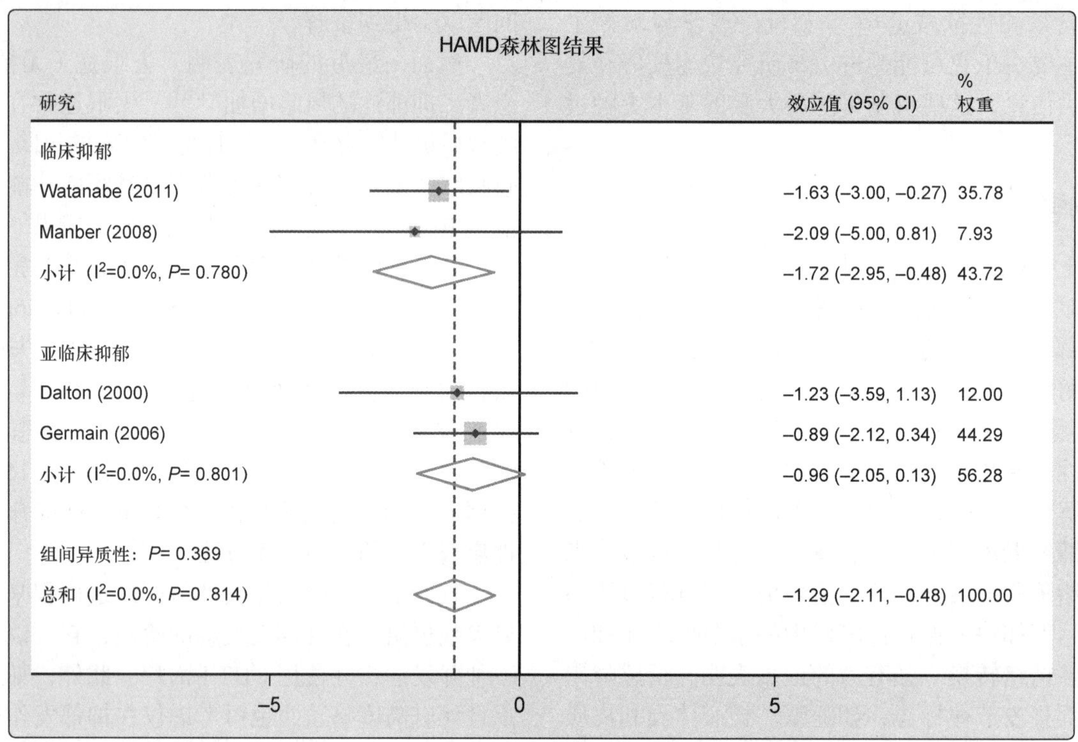


**图 164.2**　失眠治疗对汉密尔顿抑郁量表（Hamilton Depression Scale，HAMD）影响的森林图。CI，置信区间。[ From Gebara MA，Siripong N，DiNapoli EA，et al. Effect of insomnia treatments on depression：a systematic review and meta-analysis. Depress Anxiety. 2018；35（8）：717-31.]

失眠的镇静抗抑郁药物进行长期研究。大多数抗抑郁药对睡眠连续性、睡眠深度和 REM 压力有显著影响。表 164.1 概述了这些影响。

不推荐长期、广泛使用苯二氮䓬类药物和苯二氮䓬受体激动剂，首先是因为它们有耐受性和依赖性的风险，其次是因为它们对突触可塑性有不利影响[44]。

## 展望

非侵入性脑刺激（noninvasive brain stimulation，NIBS）是一种很有发展前景的工具。与深部脑刺激（在手术过程中，刺激器被植入大脑）不同的是，NIBS 技术以非侵入性的方式利用电流、声音或磁脉冲进行工作。

声学刺激已成功地用于调节睡眠慢波。在同步进行的脑电图监测指导下，在慢波的峰值处施加声音，可以促进慢波睡眠和纺锤波[14]。这些声音会根据参与者的听力阈值进行调整，使其能够被大脑处理，但不会被参与者有意识地听到。在青年人中，这种刺激似乎能促进记忆巩固[45]。慢波也可以通过声学刺激而中断[46]。完全或部分剥夺睡眠是一种有效的治疗方法，但长期应用不现实，因此通过声学刺激来干扰波可能是一种对患者负担较小的替代方法，并且可以连续几个晚上应用。然而，用声学慢波增强和干扰治疗情感障碍的有效性和安全性尚未在临床研究中得到验证。

抑郁症的一个新兴且有趣的治疗选择是麻醉物质氯胺酮。在亚麻醉剂量下，氯胺酮能快速产生抗抑郁作用[47]。据推测，它在抑郁症患者中的作用机制是促进突触的可塑性[47]。虽然氯胺酮本身与睡眠无关，但它在睡眠和情感障碍方面很有趣，因为它的假定作用机制可能与睡眠剥夺相似。

### 临床要点

伴有睡眠发作或睡眠维持困难的失眠在情感障碍患者中非常普遍。大约 1/4 的人符合共病失眠障碍的标准。失眠需要针对性治疗。认知行为疗法是失眠的一线疗法，这种治疗方案对失眠和精神或躯体共病的患者也有效。

## 总结

情绪、精神运动驱动力和认知的反复变化是情感障碍的特征，最常见的形式是重度抑郁和躁狂。在一系列的研究中，睡眠被视为“大脑之窗”，人们认为特定的睡眠障碍与特定形式的情感障碍相对应，并为诊断和治疗提供依据。然而，最初的愿景并没有实现；相反，睡眠障碍似乎代表了跨诊断的变化。

**表 164.1　抗抑郁药对 PSG 记录睡眠的影响**

| 抗抑郁药的类别 | 睡眠连续性 | 慢波睡眠 | REM 睡眠 |
|---|---|---|---|
| **非特异性单胺再摄取抑制剂（TCAs）** | | | |
| 阿米替林 | ↑ | ⇌ SWS% | ↓ REM%，↑ REM 潜伏期 |
| 多塞平 | ↑ | ⇌ SWS% | ↓ REM%，↑ REM 潜伏期 |
| 氯米帕明 | ↑ | ↑ | ↓ REM% |
| 地昔帕明 | ↑ | ↑ | ↓ REM% |
| 去甲阿米替林 | ? | ↑ | ↓ REM% |
| 丙咪嗪 | ? | ? | ↓ REM% |
| **选择性 5- 羟色胺再摄取抑制剂（SSRIs）** | | | |
| 西酞普兰 | ? | ? | ↓ |
| 氟伏沙明 | ↓ | ? | ↓ |
| 氟西汀 | ↓ | ? | ↓ |
| 帕罗西汀 | ↓ | ? | ↓ |
| **去甲肾上腺素再摄取抑制剂（NRIs）** | | | |
| 马普替林 | ↑ | ? | ↓ |
| 维洛沙嗪 | ↓ | ↓ SWS% | ↓ |
| **去甲肾上腺素和多巴胺再摄取抑制剂（NDRIs）** | | | |
| 安非他酮 | ? | ↓ | ↑ |
| **5- 羟色胺和去甲肾上腺素再摄取抑制剂（SNRIs）** | | | |
| 文拉法辛 | ↓ | ? | ↓ REM% |
| **单胺氧化酶抑制剂（MAOIs）** | | | |
| 吗氯贝胺 | ↓ | ? | ↓ REM% |
| 苯乙肼 | ↓ | ? | ↓ REM% |
| **其他作用机制** | | | |
| 曲米帕明 | ↑ | ⇌ SWS% | ⇌ REM% |
| 米氮平 | ↑ | ⇌ SWS% | ⇌ REM% |
| 曲唑酮 | ↑ | ↑ SWS% | ⇌ REM%（↑至↓，个别研究） |

TCAs，三环类抗抑郁药；SWS，慢波睡眠

［From Riemann D，Krone LB，Wulff K，Nissen C. Sleep，insomnia，and depression. Neuropsychopharmacology. 2020；45（1）：74-89.］

睡眠和情感障碍之间的一个有趣的联系是，睡眠剥夺可以触发抑郁发作的转换，对于双相情感障碍患者来说，则可以触发躁狂发作的转换。神经可塑性的改变可能是一个关键的潜在机制。所有情感性障碍都与睡眠障碍有很高的共病率，主要是失眠共病率。新的研究表明，CBT-I 或许能够预防情感障碍的复发或缓解其病程。

## 参考文献和拓展阅读

请扫描书后二维码，获取参考文献和拓展阅读资源。

# 第 165 章 精神分裂症与睡眠

Armando D'Agostino, Anna Castelnovo, Fabio Ferrarelli

谭慧悦 黄卓慧 译 贾福军 审校

章节亮点

- 精神分裂症（schizophrenia，SCZ）可以说是研究最深入的精神障碍之一，因为它的临床表现具有破坏性，对患者、家属及医疗系统的影响深远。尽管 SCZ 的典型症状包括妄想、幻觉和情感迟钝，但自该疾病最早被描述以来，睡眠障碍就已被广泛报道。在临床高风险人群中，常常可以观察到在精神病发作之前存在睡眠障碍的情况，并且这些睡眠障碍在症状再次加重之前出现。长期存在的睡眠障碍还会对 SCZ 患者的社交功能、情绪、认知和生活质量产生负面影响。
- SCZ 被认为反映了一种异常的神经发育轨迹，通过累积的危险因素（如移民、城市化、童年期社交退缩或创伤等）逐渐演变成一种大脑连接异常综合征。尽管 SCZ 的发病机制尚未完全明确，但已有研究报道了 SCZ 患者存在神经突触异常活动、结构和功能性脑成像异常以及非快速眼动期的脑电波振荡改变。
- 近年来，研究 SCZ 患者的睡眠问题逐渐受到关注，然而在临床实践中，这些患者很少主动提及与睡眠相关的问题。事实上，失眠、睡眠呼吸障碍和昼夜节律性睡眠-觉醒障碍在这一患者群体中非常普遍，应该得到适当的评估和治疗。中枢性嗜睡症和睡眠运动障碍也可能出现，并且经常与抗精神病药物的使用有关。
- 本章主要介绍了 SCZ 发病机制的主流观点，并结合了最新的睡眠研究证据。同时，针对临床中睡眠-觉醒相关症状之间的复杂关系，提出了一些建议。最后，本章展望了未来研究方向，以进一步明确睡眠障碍与 SCZ 之间的关系。

梦境与精神病之间现象学的相似性引起了现代精神病学的大多数先驱者的兴趣。Eugen Bleuler 教授创造了“精神分裂症”这个词，它来自于两个古希腊词语，意为分裂（σχίζω，skhízō）的心灵（φρήν，phrḗn）。他写道：“精神分裂症患者的思维方式与做梦非常相似”，并且“精神分裂症思维（尤其是妄想性思维）的大部分特征可以通过梦境思维与清醒思维之间的差异来解释[1]。”然而，20 世纪下半叶的多导睡眠监测（polysomnography，PSG）研究并未找到梦境睡眠侵入清醒状态的神经生理学特征来解释精神病。相反，这些研究发现 SCZ 患者存在睡眠障碍问题，并为研究他们的睡眠问题奠定了坚实基础。

## 流行病学与危险因素

SCZ 是一种慢性疾病，全球患病率约为 1%，每 10 000 人中约有 1.5 人发病[2]。根据世界卫生组织的全球疾病负担研究，SCZ 是导致 25 ～ 54 岁人群失能年数的十大原因之一[3]，失业和社会支持等间接成本以及直接住院费用共同构成了这种高负担。SCZ 通常在成年早期发病，但也有儿童和青少年出现早发型疾病。儿童早发型 SCZ（childhood-onset，COS）[4]是一种罕见的疾病，诊断标准年龄为小于 12 岁，患病率估计低于 0.04%。早发型 SCZ（early-onset SCZ，EOS）的诊断标准是 12 ～ 18 岁，其累积发病率为每 10 万人年风险 9.1 例[5]。多项证据表明，COS 和 EOS 的病情更为严重[6-7]，并且具有更高的遗传负荷[8]以及更为严重[9]的病前神经发育异常。与本地出生人口相比，移民和发达国家的 SCZ 患病率更高[10]。不论文化背景和疾病定义如何，男性 SCZ 的发病年龄通常都比女性早 3 ～ 5 年[11]。SCZ 患者的总体死亡率是一般人群的 2 ～ 3 倍[2]，预期寿命缩短 15 ～ 25 年[12]。全球主要的死亡危险因素，包括吸烟、缺乏体力活动、超重以及高血糖和高胆固醇水平，在精神分裂症患者中普遍存在[13]。在美国，SCZ 患者的主要死因是心血管疾病和自杀，自杀率为每 10 万人年 579 例，终身自杀风险约为 5%[14]。

SCZ 的遗传性估计高达 70% ～ 85%，并具有相关的多基因成分，其中包括数千个导致疾病风险的常见等位基因[15]。通过对全球 36 989 名患者和 113 075 名对照个体进行抽样，精神病学基因组联盟的 SCZ 工作组确定了 108 个独立的 SCZ 关联基因位点，但这些基因位点仅能解释该疾病 3.5% 的遗传负荷[16]。

在环境危险因素方面，产科并发症与 SCZ 的风险增加、早期起病、病程恶化以及脑室扩大有关[17]。

最近一项对 55 个 meta 分析或系统综述的概括性综述检查了几个可能的 SCZ 的危险因素[10]。只有在 SCZ 的超高危（ultra-high-risk，UHR）状态和英国的黑人加勒比族裔中才有确凿的关联证据。其他因素仅具有提示作用，包括一 / 二代移民、少数民族、城市化程度、缺乏愉悦感、发病前智商水平低、轻微的身体异常、嗅觉识别障碍、出生于北半球的冬春季、童年社交退缩或创伤、弓形虫 IgG 抗体阳性及非右利手。此外，物质滥用（substance use disorder，SUD）（包括大麻、酒精、致幻剂、镇静剂和其他物质滥用）也会显著增加患 SCZ 的风险，尤其是在诊断后的 10 ～ 15 年内尤为明显[18]。

## 诊断和临床过程

SCZ 是一种异质性疾病，临床表现多样，包括阳性症状（如妄想、幻觉）和阴性症状（如动力缺乏）。详细的症状描述参见表 165.1。阳性症状通常在疾病发作初期出现，是 SCZ 的核心特征之一。阳性症状是一组以现实检验能力改变为特征的综合征，通常与 SCZ 谱系障碍相关。

精神分裂症（SCZ）通常在前驱期的高危阶段之后被诊断，此时阈下精神病性症状开始显现。在前驱期，相比男性，女性通常在社交方面表现更佳，教育水平更高，工作经验更丰富，这些优势可能与雌激素的神经保护作用有关。然而，一些研究认为，疾病前驱期的各种表现与年龄和阴性症状相关，而与性别无关[19]。一项涵盖 14 484 个病例的 meta 分析表明，SCZ 在首发精神病症状（full-blown first episode of psychosis，FEP）中的表现是长期预后不良和 3 年内复发风险增高的强预测因子[20]。因此，一些学者提议在与患者沟通时使用“精神病”这个术语，以更好地反映有利结局的可能性。然而，最近有人质疑了 SCZ 患者普遍存在不良心理社会预后的观点。尽管大多数 SCZ 患者需要终身的照顾和支持，但也有相当一部分的患者可以独立生活。前瞻性研究表明，高达 50% 的患者能够实现积极的预后[21]。长期来看，一些患者即使主要的精神病症状消退后，仍会持续经历一些社交和情感回避等残余症状。此外，SCZ 的临床过程通常会伴随着一系列的躯体和精神并发症，例如肝炎、心血管疾病、糖尿病、肥胖、性功能障碍和产科并发症等，这些共病因素会使得 SCZ 的治疗变得更为复杂[22]。SUD 是 SCZ 患者最常见的共病之一，其中大麻（26.2%）、酒精（24.3%）和兴奋剂（7.3%）的使用率很高[23]。此外，吸烟、不良的饮食习惯和缺乏运动，以及抗精神病药物的不良反应，也会增加身体健康风险。因此，改善综合性医疗服务和促进健康的生活方式应该是治疗的主要目标，贯穿于患者的整个生命周期。

## 发病机制

虽然科学家们已经进行了大量的研究，包括脑成像、神经病理学、电生理学和药理学等多种类型的研究，但是关于 SCZ 的神经生物学机制仍然没有完全确定。SCZ 是一种高度多基因遗传性疾病，在 100 多个基因位点上的常见单核苷酸多态性（single nucleotide polymorphisms，SNP）略微增加了 SCZ 的风险。此外，还有一些罕见的或新生的拷贝数变异，这些变异会显著增加 SCZ 的风险。这些风险基因所编码的蛋白质已经被证实与 SCZ 的发病机制有关，包括电压依赖性钙通道、谷氨酸、γ - 氨基丁酸（gamma-aminobutyric acid，GABA）和多巴胺受体[24]。

以下是一些关于 SCZ 病因机制的假设和相关研究结果。

### 异常的突触活动

生理性突触活动取决于在神经发育过程中受多种环境因素影响的分子途径。在 SCZ 的临床前模型中，炎症和氧化应激反应级联作用在调节突触发育和维护中发挥重要作用，尤其是在青春期。在这一时期，异常的髓鞘形成和可塑性被认为干扰了突触的生理性修剪，加剧了有 SCZ 风险的个体的异常神经发育轨迹。SCZ 的发病机制涉及多种神经元亚群。抗精神病药物通过阻断多巴胺受体发挥作用，表明突触前多巴胺失调可能是精神病易感性的一个共同的最终途径[25]。根据 SCZ 的一个有影响力的多巴胺假说，导致 SCZ 全面症状的认知和知觉扭曲源于对刺激评估的改变，可能是通过异常显著性归因的过程实现的。然而，根据分子成像研究，纹状体多巴胺功能在不同的 SCZ 患者中存在显著差异。尽管多巴胺合成和释放能力似乎普遍升高，但受体 / 转运体的可用性和突触水平仅在某些患者的亚群中异常，从而导致个体在对抗精神病药物的治疗反应和不良反应方面存在差异[26]。

最近的研究表明，SCZ 可能与皮质中表达小清

**表 165.1　SCZ ICD-10 和 DSM-5 诊断标准的比较**

| ICD-10 | DSM-5 |
|---|---|
| 根据 ICD-10 的诊断标准，精神病发作期间患者应该在大部分时间满足：第一项中所列中至少一个综合征，或者第二项所列症状和体征中的任意两项，并且持续时间应该至少为 1 个月（或在大多数时间时有发生）：<br>1. 至少一个以下综合征：<br>A. 思维鸣响、思维插入 / 撤回或思维被广播；<br>B. 控制妄想、影响妄想；被动的明显指向身体或肢体的动作或特定的想法、行动或感觉；妄想症、妄想性知觉；<br>C. 幻听声音对患者的行为进行实时评论、与患者讨论患者本人或是来自患者身体某部分的其他类型幻听；<br>D. 具有文化不适当性和完全不可能的其他种类的持续性妄想（例如，能够控制天气或与来自另一个世界的外星人交流）。<br>2. 或者至少两项以下症状和体征：<br>E. 每天出现持续至少 1 个月的任何感觉下的持久幻觉，伴随着没有明显情感内容的妄想（可能是短暂的或半成形的），或伴随着持久的过度评价观念；<br>F. 思维中断、思维贯穿或插入，导致不连贯或不相关言语；<br>G. 紧张症状，例如兴奋、姿态或蜡样柔软、拒绝、缄默和恍惚；<br>H.“阴性”症状，例如明显的冷漠、言语贫乏以及情感反应的迟钝或不协调；必须明确这些症状不是由抑郁症或神经阻滞药物引起的。 | 以下列出的症状中，在一个月的时间段内（如果成功治疗，则可以更短）存在两种或以上的症状，每种症状都持续存在相当长的时间，且至少有一种满足第 1、2 或 3 项：<br>1. 妄想<br>2. 幻觉<br>3. 语言紊乱（如频繁跑题或不连贯）<br>4. 明显的行为紊乱或僵硬<br>5. 消极症状（即情感表达减少或缺乏意志力）<br>疾病发作后很长一段时间以来，在一个或多个主要领域（例如工作、人际关系或自我照顾）的功能明显低于发作前的水平；当发病年龄在童年或青少年时，未达到预期的人际关系、学业或职业功能水平。<br>疾病持续的征象为至少持续 6 个月，其中必须包括至少 1 个月的症状（如果成功治疗，则可以更短）；患者通常会在活跃期之前出现前驱症状，并且在之后可能会出现残余症状，表现为幻觉或妄想的轻微或亚临床形式（例如奇怪的信仰、不寻常的知觉体验）。 |
| 最常用的排除标准：如果患者同时符合情绪发作的标准，则必须在情绪紊乱发展之前满足上述列出的标准；该障碍不可归因于器质性脑病，酒精、药物相关的中毒、依赖或戒断。 | 已排除情感障碍伴有精神症状的分裂情感障碍和抑郁症或双相情感障碍，因为①在活跃期症状发生期间没有同时出现重度抑郁、躁狂或混合发作；或者②在活跃期症状期间出现的任何情感发作只占疾病总持续时间的少数。 |
| 与常见症状相关的临床亚型：<br>1. 偏执型 SCZ<br>2. 青春期 SCZ<br>3. 紧张型 SCZ<br>4. 未分化型 SCZ<br>5. 残留型 SCZ<br>6. 简单型 SCZ | 由于认为其缺乏启发式价值，DSM-5 已放弃了以前版本（包括 DSM-IV-TR）中描述的临床亚型。 |

Modified from the International Statistical Classification of Diseases and Related Health Problems，tenth revision（ICD-10）[ World Health Organization，2016）and from the Diagnostic and Statistical Manual of Mental Disorders，fifth edition（DSM-5）（American Psychiatric Association，2013 ].

蛋白阳性的 GABA 能神经元介导的谷氨酸能传递异常有关，这种异常可能会影响患者的认知功能[24]。根据“N- 甲基 -D- 天门冬氨酸受体功能低下”假说，受损的谷氨酸能信号传递降低了皮质 GABA 能神经元的功能，从而减少金字塔形谷氨酸能神经元对其的反馈抑制[27]。因此，应该将 SCZ 视为一种网络性疾病，其中脑区之间的缺陷整合反映了突触效能的异常调节[28]。

## 结构和功能性脑成像异常

从神经解剖学角度来看，SCZ 患者的灰质厚度和体积减小，以及白质的完整性改变。这些脑结构性异常会随着疾病的发展而逐渐加重，并受长期服用抗精神病药物的影响[29-30]。此外，一项对 246 个磁共振成像（magnetic resonance imaging，MRI）研究的 meta 分析发现，累积的抗精神病药物剂量与患者颅内容积的变异性增加相关，尤其是侧脑室和第三脑室[31]。另外，通过脑成像的机器学习算法显示，在 116 名临床高危（clinical high risk，CHR）和 SCZ 个体中，前扣带回和颞顶枕灰质体积（gray matter volume，GMV）减少，而小脑和背外侧前额叶 GMV 增加，这些变化可以预测 1 年后的社交功能状况[32]。

这种预测方法比专家预测更加准确，表明神经解剖学异常可能在疾病发作之前就存在，并可能显著影响该疾病的发展轨迹。在研究 SCZ 的功能性脑成像异常时，由于初步的功能性磁共振成像（functional MRI，fMRI）研究的结果不一致，因此目前的研究主要集中在对大量数据的联合分析。在北美前驱期纵向研究（NAPLS-2）中，研究者使用基线 MRI 发现了 243 名临床高危个体（CHR）的丘脑皮质连接异常[33]。另一个数据集发现，在 CHR 中存在小脑-丘脑-皮质（cerebellar-thalamic-cortical，CTC）超连接模式，这种模式也可以 SCZ 患者中观察到[34]。CTC 的连接程度与瓦解症状的程度相关，并且可以预测这 182 个 CHR 个体中转变为精神病的时间。其中，有 19 个最终发展为精神病的个体具有最明显的超连接模式[35]。最近进行的 236 名首发精神病患者的静息态或任务激活 fMRI 研究数据证实，抗精神病药物治疗后异常脑活动在一定程度上得到了部分恢复。虽然存在异质性，但在随访时，前额叶皮质、杏仁核、海马体和基底神经节的主要活动减弱模式在一定程度上得到了部分恢复。总的来说，与健康人群相比，SCZ 患者和 CHR 个体中，静息态丘脑皮质网络表现为低连接或高连接状态[36]。

### 觉醒和睡眠时的电生理改变

相对于功能性脑成像，脑电图（electroencephalogram，EEG）记录具有更精确的时间分辨率，有助于捕捉潜在神经系统的振荡活动。SCZ 患者在觉醒和睡眠期间存在神经振荡异常。目前已经对多种电生理改变进行了广泛研究，包括平稳追踪眼动、眼球运动反向抑制、P50 事件相关电位抑制缺陷、前脉冲抑制、P3 事件相关电位以及失配负性波[37]。

近期，睡眠改变已成为评估潜在神经回路功能障碍的重要指标，其不受清醒状态相关干扰因素的影响，包括临床症状[38]。过去的十年中，多项研究发现，长期接受抗精神病药物治疗的慢性 SCZ 患者的睡眠纺锤波密度明显降低[39-45]，只有极少数例外[46-48]。此外，这些患者的纺锤波形态也受到了影响，与健康对照组相比，振幅和持续时间呈下降趋势[39-40]。这些结果是通过不同的方法得出的，包括对经过带通滤波信号的视觉检查以及不同的自动化纺锤波检测算法[39-41, 43, 45]。

睡眠纺锤波的损害在早期精神病患者[49-50]和未接受治疗的早发 SCZ 青少年[51]中也被观察到。在早期精神病患者中，与健康对照组相比，被诊断为 SCZ 的患者亚组似乎显示出特定的差异[50]。尽管纺锤波损害与 SCZ 的特异性尚未完全确定，但它被认为是这些患者丘脑皮质功能障碍的一个有前途的标志物[52]，也是将风险基因与认知障碍联系起来的一个潜在的治疗靶点[53]。在这些风险基因中，CACNA1I 基因编码一种丰富表达于丘脑网状核（thalamus reticular nucleus，TRN）的钙通道，被称为“纺锤波生成器”，并在纺锤波活动中发挥着关键作用[54]。有趣的是，最近发现 SCZ 患者的纺锤波密度与陈述性和程序性记忆巩固呈负相关[55]。

关于慢波异常的研究结果存在较大的异质性，这可能是由于研究方法的差异以及受到抗精神病药物的影响[56]。几项研究发现，与健康对照组相比，未接受药物治疗或药物治疗前的患者非快速眼动期（non-rapid eye movement，NREM）睡眠中的慢波数量和（或）密度明显降低[47, 57-59]。近期研究还发现，早期精神病患者的慢波功率和慢波密度也降低[60]。

## 睡眠相关的临床特征

SCZ 患者常常出现睡眠障碍[61]，并且这些睡眠障碍可能在疾病发作之前就出现[62]。研究表明，睡眠紊乱可能有助于预测高风险人群中哪些人最终会发展成精神病[63-64]。此外，长期的睡眠紊乱对患者的社交功能、情绪、认知和生活质量产生负面影响。

然而，尽管学术界对睡眠在精神病中的作用越来越感兴趣，但在临床实践中，睡眠问题通常未得到足够的重视和治疗[65]。一项研究发现，尽管临床医生认为睡眠障碍可能会加重精神症状，但高达 82% 的人仅非正式评估睡眠问题，没有提供任何干预措施。在另一项早期精神病患者的研究中，只有约 1/4 的患者接受了针对睡眠障碍的治疗，而不到 10% 的治疗符合临床指南[66]。

接下来的章节将简要介绍那些不符合睡眠障碍诊断的睡眠问题，这些睡眠障碍是通过体动记录仪和 PSG 或 EEG 记录进行评估的。最后，本文将探讨 SCZ 患者中最常见的睡眠障碍。

### SCZ 患者的行为学和睡眠结构的改变

体动记录仪的数据表明，与健康对照组相比，SCZ 患者的夜间睡眠时间更长，睡眠效率（sleep efficiency，SE）更低，入睡潜伏期（sleep latency，SL）更长，夜间醒来次数更多[67]。类似的睡眠障碍也在高风险青少年中被发现，这与临床症状有关[68]。有趣的是，在高风险人群中，睡眠功能障碍的增加还与双侧丘脑体积减小相关联[69]。

PSG 研究表明，慢性 SCZ 患者的睡眠结构与健康人群存在差异。最近的一项 meta 分析证实了体动记录仪的数据，除了总睡眠时间（total sleep time，

TST）之外，还发现与健康对照组相比，精神分裂症患者的慢波睡眠（slow wave sleep，SWS）减少，快速眼动（rapid eye movement，REM）睡眠持续时间和入睡潜伏期也减少[70]。

## SCZ 患者的睡眠–觉醒障碍

SCZ 患者的睡眠障碍研究相对较少。一项首次详细研究采用了结构化诊断性访谈、睡眠日记和体动记录仪对 60 名早期非情感性精神病门诊患者进行了调查。该研究发现，约 80% 的患者至少患有一种睡眠障碍。平均每个患者患有 3.3 种睡眠障碍，并且这些睡眠障碍常常伴随着其他并发症。其中，失眠和噩梦障碍是最常见的诊断[66]。

## 失眠

在 SCZ 中，失眠是一种常见但常常被忽视的症状，尤其是在急性期。目前尚不清楚 SCZ 患者的失眠是否像健康人一样是由过度警觉状态引起的[71]，或者是由于阳性症状（如幻觉和妄想）的持续存在引起的[72]，还是由涉及多巴胺能系统[73]的特定机制引起的。此外，消极症状（如无动力）和认知功能障碍可能导致 SCZ 患者白天过度乏力和不良的睡眠习惯，从而干扰夜间睡眠[71]。由于 SCZ 患者滥用物质/药物的比例较高，也可能会发生药物诱发的失眠。

## 睡眠呼吸障碍

与一般人群相比，SCZ 患者肥胖和代谢综合征的发生率较高，常与抗精神病药物引起的体重增加、缺乏运动和不良饮食习惯有关。由于肥胖是阻塞性睡眠呼吸暂停（obstructive sleep apnea，OSA）综合征的主要危险因素，预计 SCZ 患者中睡眠呼吸暂停的发生率也相对较高。然而，该领域缺乏高质量的研究数据[74]。尽管现有数据表明 SCZ 患者中睡眠呼吸暂停的发生率较高[75]，但在临床中，SCZ 患者往往未能被充分识别出患有 OSA[76]。OSA 筛查工具的诊断效用尚待研究。然而，有学者提出应重点关注以下患者进行 OSA 筛查：颈围大于 40 cm、体重指数大于 25、男性、年龄大于 50 岁，并且有发作型呼吸暂停或大声打鼾的情况。相反的，在考虑进行 PSG 检测时，应将睡眠症状视为次要标准，因为大多数 SCZ 患者没有伴侣可以报告打鼾或者夜间呼吸暂停，且他们不太可能报告白天存在嗜睡的症状[74]。

## 中枢性嗜睡症

在接受抗精神病药物治疗的 SCZ 患者中，尤其是在使用氯氮平等苯丙胺类药物（如奥氮平、喹硫平或氯丙嗪）时，可能会出现嗜睡症。然而，目前尚不确定由药物或物质引起的嗜睡症在这些患者中的发病率。在治疗嗜睡症时，临床医生需要仔细询问患者是否有饮酒习惯，因为已知在这个人群中存在酒精使用障碍的共病性。

研究表明，精神病和嗜睡症在成人和儿童中存在关联，患病率在 1% ～ 10%[77-78]。然而，这个证据仍存在争议[79]。一项对欧洲两个大型队列中 500 多名患有 1 型嗜睡症（narcolepsy type 1，NT1）的成年患者进行的研究发现，类似于 SCZ 的精神病与 NT1 的共病率很低，约为 1.8%[80]。

在嗜睡症患者中，兴奋剂治疗可能会引起类似于 SCZ 的症状[81]。尽管这种不良反应不常见，但关于高剂量兴奋剂的文献报道并不完全一致[82]。此外，嗜睡症的主要症状（如睡眠瘫痪、入睡前/醒后幻觉、嗜睡、肥胖[78, 81]）可能会与精神病症状混淆。当幻觉和妄想成为主要表现时，可能会将嗜睡症误诊为 SCZ[82]。此外，嗜睡症和 SCZ 之间可能存在重叠，至少在症状学上，这可能反映了类似的神经通路异常活动[83]。例如，睡眠–觉醒不稳定可能会改变丘脑通路，促使出现幻觉。尽管自身免疫可能在致病机制中发挥作用，但目前的数据过于有限，还不足以得出结论。

## 昼夜节律睡眠障碍

SCZ 患者的睡眠–觉醒时间表常常不规律、不一致。他们会出现入睡潜伏期延长、床上时间增加和睡眠碎片化的症状[67, 84-85]。多项研究表明，这些患者的睡眠–觉醒节律异常，表现为入睡相和觉醒相的延迟或提前，以及不规则的、自由运行的休息–活动模式。这些异常已通过临床访谈和活动记录仪进行了评估[86-87]，并通过对褪黑素分泌或排泄模式的研究得到证实[84]。SCZ 患者中内源性褪黑素水平和促进睡眠的作用似乎受到了损害[88]，以至于在这些患者中，健康受试者中观察到的褪黑素水平与多个睡眠参数之间已不再存在相关性[88a]。

昼夜节律的完整性与 SCZ 患者的认知表现和整体功能的结果指标密切相关，并已经多次得到强有力的证实[86, 89]；异常的昼夜节律也与临床高风险人群中精神病症状的严重程度增加相关[90]。

目前有关大脑疾病和昼夜节律功能紊乱之间关系的证据大多是相关性证据[91]。昼夜节律紊乱可能由生活方式、行为因素和精神病症状强度等因素引起。然而，相对于无业的健康个体，即使在固定的日常规律下，稳定的非急性 SCZ 患者也存在昼夜节律异常。一项活动记录仪研究发现，与对照组相比，约一半的

SCZ 患者的睡眠相位与夜间环境不同步[84]。昼夜节律紊乱可能也与药物治疗相关。长期高剂量抗精神病药物治疗与 SCZ 患者的日间警觉度降低和昼夜节律活动节律不稳定密切相关[86]。值得注意的是，抗精神病药物已被认为可以全面改善睡眠质量[92]，而睡眠和昼夜节律紊乱的出现往往先于 SCZ 的诊断[89]。最后，全基因组关联研究表明，参与 SCZ 发展的几个基因与睡眠和（或）昼夜节律调节有关[93-94]。因此，异常的昼夜节律可能会影响个体对环境的适应能力，从而促进 SCZ 和其他精神疾病的发生。

### 异态睡眠

异态睡眠是一种睡眠障碍，其特征是在 NREM 和 REM 睡眠过程中出现异常的行为或生理事件。临床实践表明，有四类常用药物可能诱发 NREM 异态睡眠，包括①苯二氮䓬受体激动剂和其他 GABA 调节剂，②抗抑郁药物，③ β 受体阻滞剂，④抗精神病药物[95]。其中，关于药物导致梦游，一种 NREM 睡眠觉醒障碍，最有力的证据是 GABA 调节剂唑吡坦。几个案例报告表明，两种非典型抗精神病药物奥氮平[96-97]和喹硫平[98]，以及氯丙嗪、奋乃静和苯二氮䓬等几种一代抗精神病药物与睡行症有关[99-100]。对于经常夜间进食的睡行症患者中，需要考虑夜间进食障碍的鉴别诊断。一些研究发现，在患有 SCZ 和情感性精神障碍的肥胖患者中，夜间进食障碍更为常见，特别是伴有失眠和抑郁症的患者[101-102]。

使用选择性 5- 羟色胺再摄取抑制剂及 5- 羟色胺和去甲肾上腺素再摄取抑制剂治疗的个体中，REM 睡眠期肌电失弛缓的患病率更高（高达 12%）[103]。相比之下，除喹硫平外[104]，抗精神病药物未被发现会引起 REM 睡眠行为障碍。此外，研究表明精神病患者比一般人群更容易做噩梦，而噩梦的存在与白天和夜间的功能障碍有关[105]。

### 睡眠运动障碍

在 SCZ 患者中，对不宁腿综合征（restless legs syndrome，RLS）的诊断可能更加困难，因为他们可能会出现妄想症状，包括对感觉症状和运动症状的错误解释（例如认为“腿似乎自己动了”）。此外，由神经阻滞剂引起的静坐不能与 RLS 很相似，这也增加了诊断的挑战性。抗精神病药引起的静坐不能表现为持续整天的内心不安，而 RLS 的症状则是患者感到腿部刺痛，并且症状在在夜间和休息时加重。尽管抗精神病药引起的静坐不能和 RLS 都会导致夜间醒来次数增加和睡眠效率降低，但抗精神病药引起的睡眠障碍通常较轻微[106]。

## 治疗

### 临床症状的治疗：抗精神病药物治疗

70 年前，有学者偶然发现氯丙嗪具有抗精神病特性，随后研发了几个成功的化合物。这些化合物主要通过阻断多巴胺受体 D2（dopamine receptor D2，DRD2）发挥作用，被称为一代抗精神病药物（first-generation antipsychotics，FGAs）。最近引入了非典型或第二代抗精神病药物（second-generation antipsychotics，SGAs），它们不仅作用于 DRD2，还与其他神经递质系统（尤其是 5- 羟色胺受体 2，即 5HT-2R）相互作用。氯氮平是目前最有效的抗精神病药物，其具有独特的受体结合特性，表现为 DRD2 亲和力低、多巴胺受体 D4 亲和力高，并对 5- 羟色胺、乙酰胆碱、组胺和谷氨酸神经递质产生影响[107]。近期也引入了具有部分多巴胺受体激动作用的抗精神病药物，如阿立哌唑和卡利拉嗪。表 165.2 列出了常用的抗精神病药物及其已知的药理作用。

对来自 53 463 名患者的汇总数据进行综合分析，证实了抗精神病药物相对于安慰剂的有效性，其中氯氮平对整体症状的改善效果更为明显，而氨磺必利对阳性症状的改善效果更好。导致患者停药的主要原因包括镇静作用、锥体外系类帕金森样运动症状、体重增加、催乳素升高和 QTc 间期延长[108]。总体而言，相较于一代抗精神病药物，非典型抗精神病药物的锥体外系不良反应风险较低，但心血管代谢不良反应的风险较高。这些不良反应是导致患者依从性较差的原因之一，而这在很大程度上是由于患者缺乏对疾病的认知。

氯氮平被认为是治疗难治型 SCZ（treatment-resistant，TRS）的主要药物。在至少两种不同的抗精神病药物试验反应不足的患者中，约有 30% 的患者被诊断为 TRS[109]。据报道，氯氮平在 TRS 患者中的疗效可高达 60%。与其他抗精神病药物相比，氯氮平还可以降低自杀和攻击行为的风险，并与 SCZ 患者的全因死亡率较低有关[110]。然而，氯氮平的使用仍存在一些限制。只有在其他抗精神病药物治疗无效的情况下，才会考虑使用氯氮平。这主要是因为氯氮平易诱发中性粒细胞减少和粒细胞缺乏症，需要定期血液监测。有些医生主张增加患者使用氯氮平的机会，同时，最近的研究也在质疑氯氮平是否比其他抗精神病药物更容易引起中性粒细胞减少[111]。

抗精神病药物在改善 SCZ 的阳性症状方面非常有效，因此被视为治疗急性和长期 SCZ 的首选药物。然而，这些药物在改善 SCZ 的阴性症状和认知功能

表 165.2　按 FDA 批准日期递进排列的用于治疗 SCZ 的主要抗精神病药物

| 抗精神病化合物 | 主要药理作用[b] | 建议剂量范围（mg/d）[c] | 长效注射配方 |
|---|---|---|---|
| 第一代 | | | |
| 氯丙嗪 | 多巴胺、5- 羟色胺拮抗作用 | 400 ～ 800 | 尚无 |
| 氟哌啶醇 | 多巴胺拮抗作用 | 2 ～ 30 | 有 |
| 第二代 | | | |
| 氯氮平 | 多巴胺、5- 羟色胺、去甲肾上腺素拮抗作用 | 150 ～ 900 | 尚无 |
| 氨磺必利[a] | 多巴胺拮抗作用 | 400 ～ 800 | 尚无 |
| 利培酮 | 多巴胺、5- 羟色胺、去甲肾上腺素拮抗作用 | 2 ～ 8 | 有 |
| 奥氮平 | 多巴胺、5- 羟色胺拮抗作用 | 10 ～ 30 | 有 |
| 喹硫平 | 多巴胺、5- 羟色胺、去甲肾上腺素多模态 | 400 ～ 800 | 尚无 |
| 齐拉西酮 | 多巴胺、5- 羟色胺拮抗作用 | 40 ～ 160 | 尚无 |
| 阿立哌唑 | 多巴胺、5- 羟色胺部分拮抗和激动作用 | 10 ～ 30 | 有 |
| 帕利哌酮 | 多巴胺、5- 羟色胺、去甲肾上腺素拮抗作用 | 6 ～ 12 | 有 |
| 阿塞那平 | 多巴胺、5- 羟色胺、去甲肾上腺素拮抗作用 | 10 ～ 20 | 尚无 |
| 伊潘立酮 | 5- 羟色胺、多巴胺拮抗作用 | 12 ～ 24 | 尚无 |
| 鲁拉西酮 | 多巴胺、5- 羟色胺拮抗作用 | 40 ～ 160 | 尚无 |
| 卡利拉嗪 | 多巴胺、5- 羟色胺部分拮抗和激动作用 | 1.5 ～ 6 | 尚无 |
| 依匹哌唑 | 多巴胺、5- 羟色胺部分拮抗和激动作用 | 2 ～ 4 | 尚无 |

[a] 自 20 世纪 90 年代初开始在欧洲销售，但未经 FDA 批准。

[b] bFGAs 和 SGAs 可与多种中枢神经系统受体结合；报道的主要作用基于 NbN2R 研究，该研究由欧洲神经精神药理学学院（ECNP）、美国神经精神药理学学院（ACNP）、国际神经精神药理学学院（CINP）、亚洲神经精神药理学学院（AsCNP）和国际基础与临床药理学联盟（IUPHAR）开发；见 https://nbn2r.com，2019。

[c] 剂量范围反映了无严重并发症的成年患者口服治疗 SCZ 的较低有效维持剂量和最大日剂量：如果存在强 / 中度细胞色素 P-450 药物代谢抑制剂或诱导剂，以及已知药物代谢不良 / 超快速药物代谢的患者，建议调整剂量。

FDA，美国食品药品监督管理局

障碍方面的效果要逊色得多，而这些问题似乎比精神病本身更严重影响患者的整体功能。关于使用多种抗精神病药物治疗 SCZ 的疗效增加的证据并不一致。阿立哌唑和氯氮平联合使用可以降低 SCZ 患者再次住院的风险[112]。最近的 meta 分析表明，使用多种抗精神病药物联合治疗比单一药物治疗更有效。但当证据限于双盲随机对照试验时，这种联合治疗效果的显著性消失[113]。因此，在临床上管理 SCZ 患者时，应慎重考虑使用多种抗精神病药物联合治疗可能带来的不良反应负担[114]。

## 治疗依从性和长效注射剂治疗

为了解决口服制剂的药物动力学变化所带来的问题，并提高治疗依从性和减少不良反应，已经推出了几种一代抗精神病药和非典型抗精神病药的长效注射剂（long-acting injectable，LAI）制剂。在相同剂量下，与等效的口服制剂相比，使用 LAI 治疗可以将再住院风险降低 20% ～ 30%，此外，LAI 药物与口服氯氮平一样，被认为是预防复发率最高的药物之一[115]。然而，关于 LAI 药物的耐受性和疗效，研究结果存在争议。目前尚无充分的证据表明 LAI 药物优于口服药物，尤其是在耐受性和疗效方面。因此，LAI 药物主要适用于因治疗依从性不佳而频繁复发的患者[116]。

## 非药物治疗

当抗精神病药物治疗对于具有紧张症、攻击或自杀行为等症状的 TRS 患者无效时，电抽搐治疗可能有助于快速缓解症状[117]。在颞叶皮质的低频（1 Hz）经颅磁刺激对听幻觉有一定的疗效，而对于 SCZ 患者的阴性症状，在额叶前额叶皮质无论是低频还是高频（10 Hz）的刺激都不比安慰剂刺激有效[118-119]。

其他非药物治疗方法包括心理社会干预。目前的指南大多建议对所有被诊断为 SCZ 的患者采用认知行为疗法（cognitive behavioral therapy，CBT）、认知康复、心理教育和支持性就业服务。对于低服务参与度、导致频繁复发或社交功能恶化的患者，积极的社区治疗可以改善预后。对于 SCZ 患者的长期治疗和康复，还应采用旨在培养自我管理技能、增强个体化康复、社交技能培训、支持性心理治疗和家庭干预等干预措施。值得注意的是，针对 SCZ 患者的失眠问题，CBT 治疗已被证实具有一定的疗效，但未来需要进行双盲、对照组研究，以评估其在更大规模的患者群体中，与单独接受抗精神病药物治疗相比，是否具有更好的疗效[72]。

### 抗精神病药物对 SCZ 患者睡眠的影响

大多数研究支持抗精神病药物可以改善 SCZ 患者主观和客观睡眠障碍的作用。一代抗精神病药物和非典型抗精神病药物均可改善睡眠质量，增加 TST 和 SE[73，120]。这种效应可能部分是通过减少精神病症状及其相关的困扰来介导的[121]。此外，一些低效价的传统抗精神病药物（如异丙嗪和氯丙嗪）以及大多数非典型抗精神病药物（如奥氮平、氯氮平、利培酮和帕利哌酮）对睡眠有直接影响，而非高效价的抗精神病药物（如氟哌啶醇）[121]。这一点在健康受试者中得到了证实。氯氮平能够增加 TST 和 SE，同时减少 SL 和入睡后清醒时间。奥氮平具有促进睡眠的效果，能够增加 SE 和 SWS。利培酮能够增加 SWS，而其活性代谢物帕利哌酮则增加 TST、SE、N2 睡眠和 REM 睡眠，同时降低 SL、清醒时间和 N1 睡眠。药物对睡眠结构的影响存在一定的变异性，这可能与药物的受体结构有关，例如奥氮平和帕利哌酮对组胺能受体的高亲和力最大限度地影响了 SWS[122]。虽然抗精神病药物一般被认为可以改善夜间睡眠，但这些药物也可能在白天产生镇静效应，从而干扰患者的正常睡眠-清醒周期[123]。低效力药物（如氯丙嗪）的镇静作用可能与睡眠慢波增多和 α 波减少有关，而非镇静作用的高效力药物（如氟哌啶醇）增加 α 波活动，在清醒状态下对 EEG 慢波活动的影响较小[124]。在一线抗精神病药物中，氯氮平、奥氮平和喹硫平的使用与最高的镇静风险相关。

### 抗精神病药物和睡眠障碍

尽管长期以来已知苯二氮䓬类药物会加重睡眠呼吸障碍，但抗精神病药物对睡眠的影响仍未完全明确[74]。由于苯二氮䓬类药物的使用与 SCZ 患者死亡率呈剂量-反应关系，因此应避免长期使用这些药物[125]。虽然缺乏与中枢呼吸暂停相关的数据，但抗精神病药物的使用会增加心脑血管代谢风险，这可能提示该人群中枢呼吸事件的风险增加。

抗精神病药物的疗效主要依赖于 D2 受体的阻断，而这些受体似乎参与 RLS 的发病机制和治疗，因此有人提出它们与睡眠相关的运动障碍有关。一些病例报告表明，抗精神病药物，尤其是奥氮平和喹硫平，可能会诱发 RLS[126]。一项针对接受药物治疗的 SCZ 患者（$n = 182$）和对照组（$n = 108$）的大规模研究表明，相对于对照组（分别为 9.3% 和 19.4%），SCZ 组的 RLS 症状发生率和患病率显著较高（分别为 21.4% 和 47.8%）[127]。然而，在被诊断为 RLS 和未被诊断为 RLS 的个体之间，年龄、病程、抗精神病药的累积暴露、药物剂量或联合治疗等方面并没有显著差异。还有一些研究探讨了抗精神病药物与周期性肢体运动（periodic limb movements，PLM）之间的关系。一项针对 10 名 SCZ 患者的睡眠研究最初报告了二者之间的关联[128]，但在一项最新的针对晚年精神病患者研究中，只有很小一部分患者的（52 名患者中的 7 名）PLM 指数超过 5[129]。此外，初步的证据表明，抗精神病药物引起的 RLS 与多个昼夜节律基因或参与 SCZ 病因途径的基因多态性相关，如多巴胺受体或多巴胺代谢相关的基因[130-132]。

## 未来研究方向

在最后的部分，简要说明一下我们认为的未来研究的重要领域，以进一步建立睡眠异常与 SCZ 之间的关系。其中之一涉及与睡眠相关的干扰，特别是与 SCZ 相关的睡眠中的纺锤波和慢波干扰。这些干扰可能成为 SCZ 的潜在、预测、诊断和（或）预后的生物标志物。生物标志物是指与精神障碍的病理生理学相关的神经生物学因素[133]，可以通过客观的测量方式进行评估，并可以长时间保持相对稳定[134]。此外，神经生物学标志物，如脑电振荡，为 SCZ 的临床和认知特征提供了对神经回路的精确时间测量[37]。因此，我们认为 EEG 振荡可以作为评估 SCZ 谱系障碍的潜在生物标志物，并在疾病发作之前识别那些可能发展为 SCZ 的个体，成为预测性生物标志物。CHR 个体是一类独特的人群，他们有成为 SCZ 的前兆。在临床上，CHR 个体的纵向病程各不相同：其中一个 CHR 亚组可以完全缓解症状，另一个亚组则有持续的亚临床症状，还有一个亚组则有精神症状的进展，最终可能转化为完全发作的 SCZ[135]。因此，未来的睡眠研究应该探讨纺锤波和慢波对预测 CHR 个体的临床病程的能力，特别是那些可能发展为 SCZ 的个体。一些睡眠 EEG 的研究发现，SCZ 患者可能存在纺锤波缺陷，这种异常与疾病的慢性、早期和早发型相关，并且不受抗精神病药物的影响。在其他精神障碍患者中，没有发现这种异常，因此纺锤波和相关的睡眠干扰也可能作为SCZ的诊断生物标志物[39-40，44，50-51，53-54]。然而，由于分析的样本规模相对较小，这些发现需要在更大规模的患者队列中进行再次验证，包括那些患有SCZ和其他精神障碍的患者。在SCZ患者中，纺锤波和慢波也可以作为预后的生物标志物。例如，基线评估时纺锤波和（或）慢波参数较低的SCZ患者可能具有较差的临床预后，而那些具有更高纺锤波/慢波的患者可能会有更好的临床结果。

未来的研究还应该探究睡眠异常背后的神经功能异常在SCZ的神经生物学中的意义。慢波主要发生在额叶和前额叶皮质区域，由兴奋性谷氨酸能皮质锥体神经元产生和协调[136]。睡眠纺锤波是由TRN中的抑制性GABA能神经元引发的。TRN被称为纺锤波起搏器，可以独立地或在光遗传激活后产生纺锤波振荡，但TRN与其他丘脑核之间的相互作用可以调节和传播丘脑内的睡眠纺锤波[137]。这种丘脑内的活动随后通过丘脑皮质投射传递到大脑皮质，在那里纺锤波振荡被同步、放大并持续一段时间[138]。纺锤波在额顶叶-顶叶和前额叶皮质区域尤为明显。然而，SCZ患者表现出明显的纺锤波缺陷[40]，并且在疾病早期阶段还表现出慢波密度降低和其他神经递质异常[60]。静息态fMRI研究报道了慢波密度降低和中背丘脑区变化等异常，这些异常在早期和慢性SCZ患者中均存在[54]。计算模型表明，谷氨酸和GABA输入依赖的兴奋性/抑制性平衡的改变可能是SCZ丘脑-皮质神经功能异常的基础[139]。这些发现提示SCZ患者的丘脑-皮质网络和GABA、谷氨酸神经递质传递存在异常。因此，未来的研究应该集中在探究SCZ中纺锤波和慢波异常的神经和分子基础。例如，结合睡眠EEG、静息态fMRI和磁共振波谱成像等多模态成像方法对初发SCZ患者进行研究，以确定这些异常是否存在于疾病发作时，并了解它们与临床症状和其他核心特征之间的关系。

最后，改善睡眠异常可能有助于SCZ的新型治疗干预措施。我们和其他研究小组的多项睡眠研究表明，纺锤波和慢波异常与SCZ患者的临床症状加重有关[56]。在健康个体中，越来越多的证据表明，睡眠纺锤波[140-142]和慢波[143-144]与学习、记忆巩固和可塑性有关。此外，最近的研究发现，SCZ患者的纺锤波[43，49，145]和慢波缺陷[146-147]与认知功能障碍有关，这提示纺锤波和慢波异常可能与SCZ的临床和认知功能障碍有关。因此，纠正这些睡眠异常可能具有明显的治疗潜力。可以使用多种方法增加慢波和纺锤波，包括药物和非药物干预[148-150]。未来的研究应该评估这些干预措施是否能够可靠地改善SCZ患者的睡眠纺锤波和慢波缺陷，并且这种改善是否能够提高他们的功能。这项工作最终可能为基于睡眠神经生理学的SCZ的新型早期治疗干预措施的开发铺平道路。

### 临床要点

SCZ患者，包括早期和慢性患者，经常伴随睡眠模式紊乱和睡眠障碍问题，但这些问题通常未受到常规评估。除了失眠外，睡眠呼吸障碍和昼夜节律性睡眠-觉醒障碍是最常见的并发症，可能会对SCZ患者的生活质量产生负面影响。目前，抗精神病药物是SCZ的主要治疗方法，但同时也可能导致患者出现嗜睡和（或）与睡眠相关的运动障碍。因此，为了给SCZ患者提供最佳诊疗方案，临床医生应始终评估睡眠障碍和睡眠相关问题，并在必要时提供适当的治疗。

## 总结

SCZ是一种高度致残的慢性脑部疾病，全球患者数接近8000万。尽管SCZ的诊断基于一系列临床症状，包括妄想、幻觉和情感表达降低等，但从最早对该疾病的描述以来，睡眠障碍就被广泛报道。已知睡眠障碍在SCZ发作之前就会出现，并且在临床过程中可预测症状加重的再发。此外，除了异常的突触可塑性和脑结构与功能成像异常外，最近还发现SCZ的神经生物学与NREM睡眠中的振荡活动降低也有关联。在临床实践中，睡眠障碍是SCZ患者常见的问题，但通常被医生所忽视。严重的失眠会显著影响患者的整体生活质量，因此应该与昼夜节律异常或药物引起的睡眠相关运动障碍区分开来。鉴于SCZ患者并发心血管和代谢综合征的发病率较高，因此也应定期评估睡眠呼吸障碍。需要注意的是，二代抗精神病药物是SCZ最常用的药物治疗，可能会引起嗜睡，并促使患者出现睡眠障碍。因此，对于SCZ患者，适当地诊断和治疗睡眠障碍有助于改善日间症状和提高生活质量。

## 参考文献和拓展阅读

请扫描书后二维码，获取参考文献和拓展阅读资源。

# 物质滥用

# 第 166 章

Ian M. Colrain，George F. Koob
谭慧悦　黄卓慧　译　贾福军　审校

**章节亮点**

- 成瘾可以被认为是一个由大脑神经回路活动变化介导的过程。急性中毒效应最终导致大脑回路的失稳态调节，从而导致伴随成瘾物质停止使用的享乐性戒断症状和执行功能受损。
- 睡眠调节涉及许多受酒精、大麻和其他药物成瘾影响的相同的神经回路。急性中毒，尤其是酒精中毒，会导致睡眠结构的突然变化。戒断综合征通常以睡眠障碍为突出的特征，这些可能是复发的途径。睡眠紊乱会损害执行功能，导致成瘾再次发生。
- 不规律的睡眠模式、昼夜节律的改变以及单纯失眠与青少年饮酒和使用药物的可能性增加密切相关。
- 尽管成瘾的有效治疗仍然具有挑战性，但一些新兴证据表明，同时改善睡眠的治疗干预可能有助于降低复发的可能性。

## 引言

正如本书的其他章节所述，睡眠的不同阶段以及睡眠与觉醒之间的转换，都依赖于特定神经回路中一组复杂的神经元激活和神经递质释放模式（见第 45 ～ 51 章）。许多这些神经回路也会受到酒精或其他成瘾药物的影响[1]。因此，毫不奇怪，酒精和其他药物的急性中毒会以多种方式影响睡眠，这些方式因其对药物激活的不同神经回路的影响而异。长期使用会导致对这些效应的耐受性增加，以及酒精使用障碍（alcohol use disorder，AUD）或其他物质使用障碍（substance use disorder，SUD）的发展，伴随着神经回路中的多个神经递质系统的适应性变化，包括调节其释放或调节其反应机制的敏感性[2]。停止使用成瘾性物质后的享乐性戒断效应也可能与睡眠行为和调节的变化有关，这些变化是由特定神经回路中继发的神经化学失衡引起的。随着时间的推移，可以恢复神经回路功能的正常平衡（稳态），但酒精和其他药物引起的一些变化可能会抵抗恢复，称为异稳态。异稳态可以定义为通过变化来实现稳定，并反映出具有显著异态负荷的异常设定点。本章概述了酒精、大麻和阿片类药物对睡眠的影响，以及它们的神经生理学效应和潜在睡眠功能之间的潜在相互影响。它是在一个启发式框架内提出的，该框架已被开发用于解释与成瘾的不同阶段相关的神经适应，并且最近被应用于酒精对睡眠的影响[3]。由于 AUD 的终身患病率高达 29%，明显高于其他 SUD，因此 AUD 是一个主要的焦点[4]。在全球范围内，大麻仍然是最常被滥用的非法药物，而阿片类药物则是导致物质滥用障碍的最常见的合法处方药物[5]。

## 诊断特征：酒精和其他物质使用障碍的定义与概念框架

根据《精神障碍诊断与统计手册（第 5 版）》（DSM-5），SUD 的诊断基于对 11 个滥用和依赖标准的认定，其严重程度由认定的标准的数量决定[6]。标准如下：

1. 经常以超过计划剂量和（或）时间的方式来使用物质；
2. 持续尝试减少或控制物质使用，但未成功；
3. 花费大量时间获取、使用物质或从物质的影响中恢复；
4. 对使用物质有强烈的渴望或欲望；
5. 反复使用物质导致在工作、学校或家庭中未能履行重要职责；
6. 尽管使用物质导致或加剧了持续或反复出现的社交或人际关系问题，仍持续使用；
7. 因物质使用而放弃或减少重要的社交、职业或娱乐活动；
8. 在对躯体有害的情况下仍反复使用物质；
9. 尽管知道有可能会导致或加重持续或反复出现的躯体或心理健康问题，仍持续使用物质；
10. 耐受，定义为需要使用显著增加的剂量才会喝醉或持续使用相同剂量时产生明显减弱的效果；

11. 戒断，表现为物质使用相关的特征性戒断综合征或使用物质来缓解戒断症状。

在每种情况中，“轻度”定义为出现 2 ～ 3 个症状，“中度”定义为出现 4 ～ 5 个症状，“重度”定义为在可能的 11 种症状中出现 6 个或更多的症状。

在 AUD 和其他 SUD 患者中，通常演变出一种以酗酒为特征的药物使用模式，他们会每天发作性的或长期的大量饮酒或使用药物，并且以严重的情绪（享乐性）和躯体戒断综合征为特征。许多 AUD 或 SUD 患者仍在持续这种长时间的酗酒 / 戒断模式，但有些人会演变成这样一种情况，即他们必须随时可获得酒精或所滥用的药物，以避免戒断的负面后果。在这种情况下，对获得酒精或药物的强烈关注（渴望）的发展不仅与获得药物相关的刺激有关，还与戒断和厌恶动机状态相关的刺激也有关。最终在中度到重度的 AUD/SUD 患者中形成一种模式，即必须使用药物才能避免戒断所带来的严重烦躁不安和不适。伴随并促成这种享乐螺旋式下降的是执行功能受损，体现在认知功能受损，这会导致复发，并可能因睡眠障碍而加剧。

成瘾被启发式地定义为三个阶段的循环：酗酒 / 醉酒、负性情绪 / 戒断和关注 / 期待（“渴求”）[7]（见图 166.1）。这三个阶段分别代表了三个功能领域的失调，包括激励显著性 / 病态习惯、负性情绪状态和执行功能[8-9]，假说认为由三个主要的神经回路元素所介导（分别为基底神经节、泛杏仁核和前额叶皮质）[10]。这三个阶段相互作用，变得更加剧烈，最终导致被称为成瘾的病理状态[7]。

## 睡眠与成瘾之间可能的神经化学相互作用

本章的其余部分探讨了酒精、大麻和阿片类药物对神经回路中神经递质系统的影响，这些神经回路被认为是先前概述的成瘾循环的关键。正如最近在 Koob 和 Colrain[3] 对 AUD 以及 Valentino 和 Volkow[1] 对其他 SUD 的综述中所述，酒精和其他药物滥用可能会影响参与睡眠调节的多个神经递质系统。在酗酒 / 醉酒阶段可能会引起 γ- 氨基丁酸、阿片肽、下丘脑分泌素、去甲肾上腺素、5- 羟色胺、多巴胺、谷氨酸、

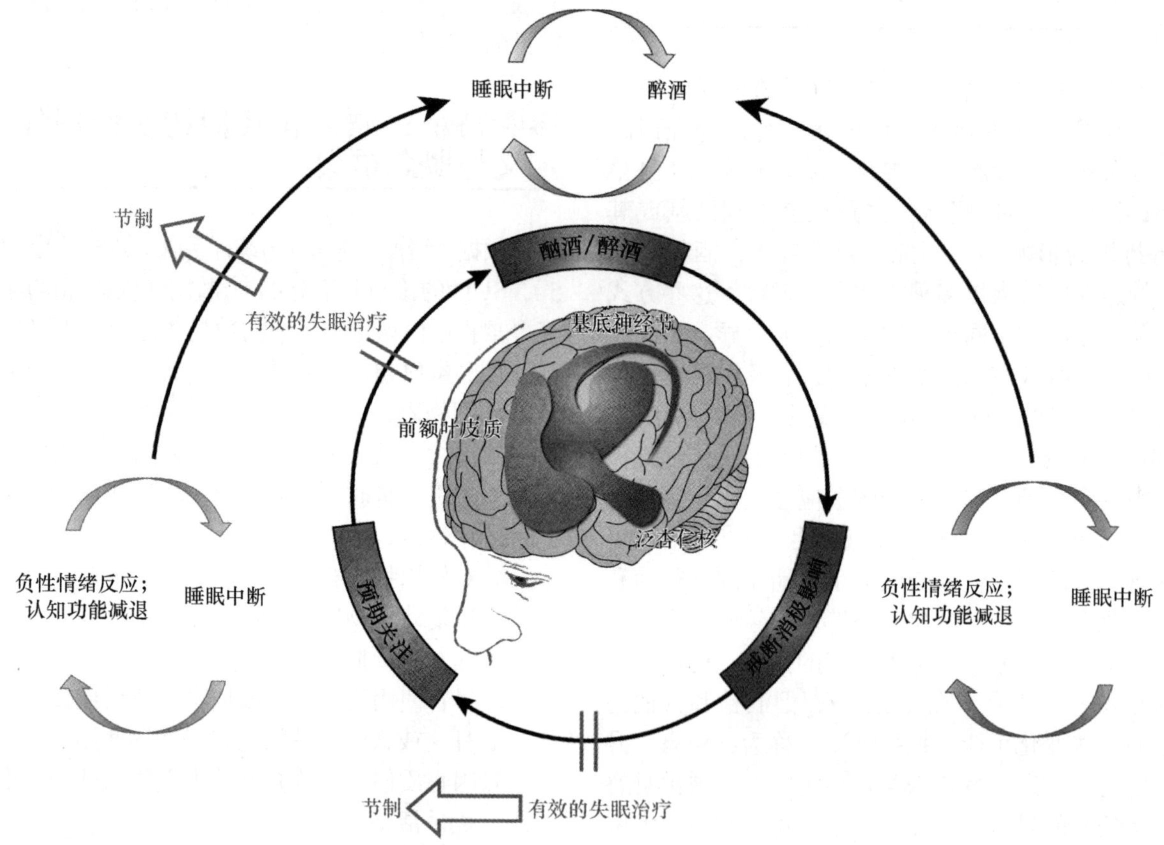


**图 166.1**　关于酒精使用障碍（AUD）如何导致睡眠失调以及睡眠失调如何导致或加剧 AUD 的框架，参考成瘾的神经生物学基础的三阶段概念框架。在酗酒 / 中毒戒断（涉及伏隔核壳和伏隔核中的奖赏神经递质和关联机制，然后参与依赖于背侧纹状体的刺激-反应习惯机制），假设醉酒或酗酒会扰乱睡眠，随后的睡眠中断会导致进一步过度饮酒。在戒断-消极影响阶段（可能激活泛杏仁核及其向下丘脑和脑干的投射），戒断会扰乱睡眠，并可能引发过度饮酒以缓解失眠。在关注 / 期待阶段（涉及基底外侧杏仁核的条件性强化处理和海马对情境信息的处理），残留的睡眠失调可能会导致复发，尤其是当与压力和（或）酒精相关的线索相结合时。睡眠障碍的治疗，特别是在负性情绪 / 戒断阶段和关注 / 期待阶段，被认为有助于改善戒断和治疗 AUD

组胺、乙酰胆碱、μ-阿片肽、内源性大麻素和糖皮质激素的释放或效应的剧烈变化。长期使用会引起异稳态调节，然后导致消极影响 / 戒断阶段的异常功能，并且这些变化可能随着长期戒断而持续到关注 / 预期阶段[1, 3]。

## 睡眠与酒精

### 药物中毒对睡眠的影响：酒精

酒精是一种中枢神经系统（central nervous system，CNS）镇静剂，其对睡眠的影响随以下因素变化，包括剂量、饮酒间隔时间与入睡时间（期间将进行酒精的代谢和部分排泄）、年龄、性别、躯体因素（如体脂百分率）和与肝酶生成相关的遗传因素[11]。Ebrahim 等[12]及 Colrain 等[13]的综述详细讨论了酒精对睡眠的急性影响以及 AUD 患者的睡眠状况。Hasler 等[14]的综述则深入研究了酒精与昼夜节律性睡眠–觉醒障碍之间的双向联系。

在试验室研究中，通过向社交饮酒者注入醉酒剂量的酒精可以缩短他们的入睡潜伏期（sleep onset latency，SOL），即入睡所需的时间。然而，在整夜的睡眠中，唤醒后的睡眠开始时间（wake after sleep onset，WASO）会略微增加。然而，在夜间分段的研究中，与安慰剂或不饮酒夜晚相比，WASO 在夜晚的前半段明显减少，而在后半段增加[3]。其他睡眠连续性参数，如觉醒次数和睡眠效率（sleep efficiency，SE）（即睡眠时间与躺在床上时间的比例），也显示出类似的趋势（即在夜晚的前半段，饮酒可能导致觉醒次数减少和 SE 提高，而在后半段则可能导致觉醒次数增加和 SE 下降，相对于未饮酒的对照夜晚）[3]。

学术界普遍认为饮酒可以抑制快速眼动（rapid eye movement，REM）睡眠，并且当血液酒精水平下降时，可能会出现 REM 睡眠的反弹增加。根据 Koob 和 Colrain 的综述[3]，睡前摄入 0.75 ~ 1.2 g/kg 酒精的剂量会导致其前半夜 REM 睡眠减少，最多比未饮酒时减少 6.7%。然而，尽管下半夜的 REM 睡眠有时比未饮酒时多，上半夜的 REM 睡眠抑制的反弹效应并不总能被观察到。这种现象在两项最大的男性和女性研究中尤为明显[15-16]。在仅研究整夜数据的研究中，关于醉酒剂量的酒精对睡眠的影响结果参差不齐，但总体趋势显示整夜的 REM 睡眠普遍呈现轻度下降。20 世纪 70 年代的一些研究[3]调查了酒精对 AUD 患者的影响，并发现了相似的结果。与社交饮酒者一样，酒精在 AUD 患者中的急性影响主要是增加 N3 睡眠［或在慢波睡眠（slow-wave sleep，SWS）[18]之前[17]］和减少 REM 睡眠[3]。

根据文献中的共识和最近的综述研究[3, 12-13]，酒精会增加 N3 睡眠，尤其是在以 N3 睡眠为主的前半夜。可预见的是，相对于未饮酒的夜晚，在后半夜 N3 睡眠会减少，但整夜睡眠数据的整合分析仍然显示剂量相关的 N3 睡眠增加[3]。对 AUD 患者进行重复饮酒的研究也显示了 N3 的增加。与 N3 睡眠的结果一致，大多数研究调查酒精对睡眠脑电图（electroencephalogram，EEG）的影响显示在夜晚初期增加的 δ 波活动[3]，但可能也与额叶 α 波活动的增加相关[16]，这可能表明了 α-δ 睡眠的存在[19]。

然而，目前对于多次重复饮酒的研究还十分有限，无法确定从单夜研究观察到的效应是否会随时间逐渐适应。Gross 和 Hastey[20]对 10 名 AUD 患者进行了研究，这些患者持续饮酒至少 5 天，每天饮酒量达到 3.2 g/kg。结果表明，酒精引起的 SWS 增加或 REM 抑制似乎都没有习惯化。在两项针对非 AUD 受试者重复饮酒研究中，连续 3 个饮酒夜晚中的 SOL、REM 和 WASO 没有改变[21-22]。在一项为期 9 个晚上的饮酒研究中，夜晚前半段的 WASO 增加，与适应的预期相反[23]。然而，N3 睡眠效应可能会显示出一些适应性。尽管夜晚后半段的减少似乎没有改变，但 Feige 等[21]和 Rundell 等[22]以及 Prinz 等[23]的研究表明，在连续 3 个晚上或第 9 个晚上，夜晚前半段的增加似乎会减少。总的来说，根据有限的证据，酒精对睡眠的主要影响似乎不会随着重复饮酒而逐渐适应，可能例外的是夜晚早期的 N3 睡眠增加。

### 戒酒对睡眠的影响

戒酒后的睡眠障碍在 AUD 患者中非常普遍，伴随失眠症也很常见[24]。对戒酒后 30 天内的 AUD 患者进行的睡眠结构研究表明，相对于对照组，AUD 患者的睡眠结构发生了显著变化[3]。尽管不同研究之间存在显著差异，但总体而言，AUD 患者相比于对照组表现出 SOL、WASO、N1 睡眠和 REM 睡眠时间增加，而 N3 睡眠时间减少的趋势[3]。当根据戒酒时间进行数据分析时，30 天内并未观察到明显的趋势表明恢复正常[25]。此外，AUD 也可能影响睡眠剥夺后的恢复。与对照组相比，最近戒酒的 AUD 患者[26-27]的 NREM 睡眠中的 δ 波能量也减少，特别是在第一次睡眠周期中[28]，而且在非裔美国人中的影响更大[25]。诱发的 EEG 的 δ 波反应也显示 AUD 患者较弱[29]。

### 长期戒酒对睡眠的影响

有几项研究对戒酒的 AUD 患者的睡眠进行了纵向评估[30-32]。这些研究发现，即使在长时间戒酒后，失眠问题仍然存在，包括 SOL 时间增加、N1 睡眠阶段时间增加和 WASO 增加。尽管在戒断期间观察到的 REM 睡眠增加和 N3 睡眠减少在一定程度上得到了恢复。然而，即使在长期戒酒后，N3 睡眠仍然低于对照组[33]。与对照组相比，在戒断期间观察到的 EEG 效应也会持续到长期戒酒期，尤其是 NREM 睡眠中的 δ 波明显降低[33-34]。长期戒酒的 AUD 患者对诱发 δ 波的反应也减弱[35-36]，尽管有些证据表明戒酒后有部分恢复[37]，但即使在数月的戒酒后，其水平仍然低于对照组[29]。长期持续的自发和诱发 δ 波活动的减少可能与已知的 AUD 患者大脑萎缩加速有关，尤其是在额叶和前额叶皮质区域。这些区域也是 δ 波活动主导的区域[38]，并且与 AUD 相关的执行功能障碍有关的大脑区域也受到影响。

### AUD 与失眠之间的关系

失眠患者患有 AUD 的风险大约是良好睡眠者的两倍[39-41]。同时，AUD 患者合并失眠的患病率也很高[42-43]。尽管失眠症状可能在 AUD 之前出现[39, 44]，但在戒断期间和长时间戒酒后，失眠问题仍然存在，并且可能预示着复发[43, 45]。失眠与 AUD 之间存在双向关系，而且在青少年中，失眠和饮酒风险之间也存在关联（详见 Hasler 等[46]的综述）。一些证据表明，解决大学生的睡眠问题可以对饮酒方面产生积极的影响[47]。

尽管 AUD 和失眠之间存在明确的双向关系，但治疗研究表明，这两种共病可以分离，改善睡眠的治疗可能对饮酒影响很小或没有影响[43, 48]。然而，治疗 AUD 患者的失眠仍然可以通过缓解症状、改善整体生活质量和提高认知功能等方面带来饮酒方面的后续益处[43, 49]。目前研究评估治疗 AUD 对失眠的影响还很少，主要是因为很难找到有效的治疗方法来治疗 AUD。阿坎酸可能有助于恢复正常睡眠[50-51]。至于纳曲酮治疗 AUD 的影响对睡眠尚未进行研究，但一项研究报告了托吡酯对睡眠和饮酒都有积极的影响[52]。最近的研究表明，加巴喷丁即时释放剂（一种抗癫痫药物，具有 AUD 的次要适应证）可以改善 AUD 患者的睡眠并减少饮酒[53]。在为期 12 周的治疗计划中，加巴喷丁相对于安慰剂在饮酒和匹兹堡睡眠质量指数总分方面呈现出显著的线性剂量效应[53]。加巴喷丁也被证明对治疗与 AUD 相关的失眠有效[54-55]。然而，最新一项关于加巴喷丁延时释放制剂的研究并未显示出对饮酒或睡眠的有益效果[56]。最后，下丘脑皮质素被认为是睡眠-觉醒调节的神经调制剂（详见第 49 章），同时也是治疗成瘾的潜在治疗靶点[57-58]。虽然尚未发表有关下丘脑皮质素拮抗剂治疗 AUD 的研究，但正在进行的临床并发症可能为舒乐安定作为治疗 AUD 和与 AUD 相关失眠的可能性提供证据[59]。有关睡眠和 AUD 药物治疗的更详尽综述，请参阅 Panin 和 Peana 的研究工作[60]。

### AUD 和睡眠问题的小结

酒精是社会中普遍存在的合法物质之一，同时也是最常被滥用的物质之一。酒精中毒直接影响与睡眠和睡眠调节相关的奖赏和应激神经回路中的多个神经递质系统[3]。这些影响导致睡眠质量呈现双相反应，即在开始时可能有所改善，随着血液中酒精和代谢产物水平在夜间下降，睡眠质量会变差。奖赏和压力神经回路的动态负荷调节会引起依赖个体出现享乐性戒断症状，其中严重的睡眠障碍是常见的症状之一。停止饮酒后，许多睡眠变化会持续较长时间，可能会影响执行功能，并成为重新饮酒的一个因素。有证据表明，睡眠可能为有效治疗 AUD 提供了治疗窗口。未来的 AUD 治疗应该专注于解决与戒断和长期戒酒相关的睡眠问题。

## 大麻

目前，根据美国联邦法律，持有大麻是非法的，而大麻被认为是在联邦法律标准下最常被滥用的非法药物之一[61]。有证据表明，大麻电子烟的使用率也在增加[62]。然而，截至本文发表时的情况，美国的大多数州已经合法化医用大麻的使用，约 20% 的州已经合法化娱乐性使用。国际上也出现了越来越多的大麻合法化、非刑事化或限制使用的趋势。最近的数据表明，约 16% 的美国人口承认在过去一年中使用过大麻，总体上大约有 1.6% 的人口存在大麻使用障碍，而在青少年中这一比例为 2.1%[63]。

人体中枢神经系统和外周神经系统中存在两种类型的大麻素受体，分别为 CB1 和 CB2。这些受体对内源性大麻素的激活产生反应，在昼夜节律调节中至少在影响 CB1 的情况下发挥一定作用[64]。此外，内源性大麻素阿那达胺也表现出明显的昼夜节律[65]。内源性大麻素系统也会对植物大麻素作出反应，其中最常用的两种是 Δ9- 四氢大麻酚（delta-9-tetrahydrocannabinol, THC）和大麻二酚（cannabidiol, CBD）。THC 具有致幻效应，可能导致中毒；CBD 可能具有致幻效应，但不会导致中毒。这两种物质都可以从大麻中提取，而 CBD 也可以从大麻的植物——汉麻中提取。此外，还有人工合成的 THC，如脱氢大麻酚和 nabiximols；人工合成的 CBD，如 Charlotte's web；THC 和 CBD 的组合药物，如 nabiximols 和 Sativex。

本章后面的内容指出，由于非法物质管理方面的法律、伦理和监管挑战，有关大麻中毒对睡眠的影响、大麻戒断对睡眠的影响以及睡眠因素与大麻复吸之间关系的研究相对较少。尤其缺少的是对已被诊断为大麻 SUD 的研究，而不仅是针对大麻使用者的研究。然而，一些数据表明，在青少年使用大麻之前存在的睡眠问题[66]或昼夜节律问题[67]可以预测随后的大麻使用，并且睡眠和昼夜节律因素可能会介导其他危险因素（如家族史、抑制控制或外显和内隐特质）对大麻使用的影响[68]。Drazdowski 等[69]的报道称，他们研究的大学生大麻使用者中有 44% 将大麻用作助眠药。路径分析显示，使用大麻作为助眠药与大麻使用频率和使用问题有关。类似的结果也出现在以 PSQI 的日间功能障碍为预测变量的分析中[69]。

一些研究使用经过验证的睡眠评估量表来评估医用大麻的影响，但结果不一致。有证据表明，医用大麻使用可能会降低睡眠干扰感或改善睡眠质量。在两项使用维康公司（Respironics）夜间睡眠监测仪的研究发现，SE 得到改善，主要是由于 NREM 睡眠增加和清醒时间减少[80-81]。目前尚不清楚医用大麻对睡眠的任何轻微的客观或主观影响是否次于医用大麻使用者的医疗状况（如疼痛、人类免疫缺陷病毒）的影响。然而，医用大麻使用者表示，“改善睡眠”是他们使用医用大麻的主要原因之一，尤其是患有创伤后应激障碍的人[82]。最近的一项分析显示，使用医用大麻的人群中有 48% 将失眠作为主要原因，而 25% 报告改善失眠是主要的好处[83]。

## 药物中毒对睡眠的影响：大麻

根据 Babso[70]和 Gates[71]的研究，上世纪 70 年代早期关于大麻对睡眠影响的研究结果存在差异。这些研究的受试者数量很少，并且在使用的剂量和研究方法上存在很大差异（表 166.1）。

可以预见的是，这些研究结果并不一致。一些研究表明，大麻使用会增加 SWS，同时降低 REM[72-77]。然而，Karacan 在 1976 年进行的较大规模研究[78]显示，相对于对照组，大麻使用者的 REM 睡眠减少，而 SWS 方面两组之间没有差别。随后，Nicholson[79]对 8 名年轻的偶尔吸食大麻的个体（其中 4 名女性）进行了研究，给予他们不同剂量的 THC 和 CBD：15 mg 的 THC；5 mg 的 THC ＋ 5 mg 的 CBD；15 mg 的 THC ＋ 15 mg 的 CBD。结果显示，使用 15 mgTHC 剂量对睡眠没有影响。THC 和 CBD 的 5 mg 和 15 mg 组合剂量对睡眠第 3 阶段的影响不大，对第 4 阶段和 SWS 没有影响，而 15 mg 组合剂量则增加 WASO。在 Gates 的综述[71]中，未使用 PSG 测量的主观发现也具有差异性，有些研究提示 SOL 减少，但剂量似乎对此影响不大（在有限的研究范围内）。

## 戒断药物对睡眠的影响：大麻

大多数出现大麻依赖的人都会出现戒断症状。其中，睡眠障碍和奇怪的梦境是较为常见的症状，而入睡困难则被认为是最令人不适的症状[84]。根据 Gates 等人最近的一项综述[85]，与睡眠相关的戒断症状还包括早醒和睡眠时间延长。然而，不同研究对大麻使用者和非使用者在表现睡眠相关症状方面存在很大的差异[85]。Freemon 的研究显示[86]，在戒断的头几个晚上 SOL 和 WASO 有所增加，在第 5 个晚上恢复正常。Bolla 等对 17 名大麻使用者（其中 5 名符合 DSM-IV[88]依赖标准，1 名符合滥用标准）进行了研究[87]，这些人是根据自我报告在之前的戒断期间出现睡眠障碍而被选中的。研究比较了大麻使用者和相应的对照组在戒断的第 1 和第 2 个晚上的数据。在戒断的第 1 个晚上，与对照组相比，大麻使用者的睡眠总时间（total sleep time，TST）和 N3 睡眠都较少。这种差异持续到第 2 个晚上，大麻使用者的 SE 也较低，SOL 更长。相对于第 1 个晚上，戒断组中在第 2 个晚上的 TST、社会经济地位、SOL 和 N3 睡眠都比第 1 晚更差。他们进行了第二项研究[89]，对

**表 166.1 四氢大麻酚或大麻对睡眠影响的早期研究总结**

| 研究 | 对象 | 物质 | 夜晚数 | 剂量 |
|---|---|---|---|---|
| Pivik，1972[73] | 4 名年轻男性 | 口服 THC | 1 或 2 | 0.061 ～ 0.258 mg/kg |
| Cousens，1973[72] | 9 名轻度失眠年轻男性 | 口服 THC | 1/ 剂量 | 10 mg、20 mg 和 30 mg |
| Pranikoff，1973[77] | 10 名年轻男性 | 吸食大麻 | 2 | 主观“多” |
| Barratt，1974[74] | 8 名年轻男性 | 口服 THC | 10 | 0.2 mg/kg |
| Feinberg，1975[76] | 7 名年轻男性 | 口服 THC | 3 | 210 mg/d |
| Karacan，1976[78] | 32 名男性 | 吸食大麻 | 2 | 通常量（2.5 ～ 23 支） |
| Feinberg，1976[75] | 4 名年轻男性 | 口服 THC | 3 | 210 mg/d |
| Freemon，1982[86] | 两兄弟 | 口服 THC | 14 | 30 mg |

18 名（其中 13 名为男性）日常使用者（每周吸食 40 ～ 210 支大麻卷）进行了戒断后的第 1、2、7、8 和 13 个晚上的观察。所有数据与戒断的第 1 晚进行了比较，这些结果与第一个研究中的结果相似[87]。在戒断期间，SE 持续下降，在第 8 个晚上明显变得更差，而在第 13 个晚上更加明显。SOL 在研究期间持续增加。SWS 在戒断 1 周后有所增加，而 REM 则呈现出随着时间推移而减少的趋势，在第 13 个晚上显著减少。周期性腿部运动（periodic leg movements，PLMs）也随着时间的推移而增加，在戒断后 1 周和 2 周显著增加，但这主要是由其中 4 名使用者的显著增加所导致的。

### 睡眠质量不佳与大麻使用之间的关系

越来越多的证据表明，就像饮酒一样，睡眠质量不佳可能是使用大麻的一个诱因。然而，关于研究睡眠问题作为预测复吸因素的研究还相对较少，结果也不一致。有一些证据表明，SOL 的增加可以预测复吸时使用的大麻量[90]。在一项开创性的研究中，Mednick 等[91]发现，青少年的睡眠不足不仅会对他们的社交网络产生影响，还会使得他们的朋友更容易出现睡眠不足的情况，增加了 11% 的可能性。而对于大麻使用者的朋友，使用大麻的可能性增加了 110%。有趣的是，睡眠不足的青少年的朋友使用药物的可能性增加了 19%，其中很大一部分方差完全归因于睡眠问题。总而言之，睡眠不佳与大麻使用有关，个体自身睡眠不佳会影响其社交网络中其他人（高达 4 层间隔）的睡眠质量，而个体自身睡眠不佳也会影响其他人使用大麻的可能性。这种网络分析是一种新的研究方法，在睡眠和物质使用领域具有广泛的应用前景。

几篇纵向评估的更传统的论文也显示了睡眠不佳和（或）昼夜节律异常与后续大麻使用之间的预测关系。一项针对 4500 名青少年的学校研究发现，在起始时和 7 年的随访期间，患有失眠症的青少年使用大麻（和酒精）的可能性显著增加，相较于睡眠良好的青少年增加了 9%[92]。一项针对 95 名青少年大麻使用情况的小样本研究在三个时间点（T1 起始时未接触药物）进行了评估。研究结果表明，起始时的内化和外化行为、抑制能力较差以及家族史等已知危险因素，以及个体的生物钟类型、白天嗜睡和不规律的睡眠行为，能够预测随后的大麻（和其他物质）使用情况。此外，路径分析还揭示了不规律的睡眠-觉醒行为在精神因素与大麻使用之间扮演了重要的中介角色[68]。美国国立卫生研究院资助的重要纵向研究显示，睡眠质量不佳或昼夜节律异常与青少年随后使用大麻之间存在预测关系。Hasler 等[67]在青少年酒精与神经发育国家联盟（National Consortium on Alcohol and Neurodevelopment in Adolescence，NCANDA）研究中报告了相关数据。他们发现，校正基线大麻使用情况后，基线时晚睡程度增加、工作日和周末就寝时间较晚、工作日睡眠时间较短预示着 1 年随访后大麻使用量的增加。

最近进行的一项大规模研究涵盖了 7000 多名大学生，这项研究的聚焦于那些大麻使用接近达到危险使用水平的个体（样本中的 43%），以及可能存在大麻使用障碍的个体（样本中的 21%）[93]。研究者特别关注失眠症状与采取保护性行为策略来减轻与大麻相关问题之间的关系。研究报告指出，每增加 1 个标准差的失眠症状，大麻使用的可能性增加了 12%，患有大麻使用障碍的可能性增加了 20%。此外，失眠症状越严重，个体采取积极措施来减轻与大麻使用相关的风险或问题的可能性越低。这再次显示出睡眠障碍与潜在的执行功能缺陷之间的关联。

根据研究显示失眠症状与大麻使用之间存在关联，以及有关睡眠困难与大麻戒断之间的证据，我们可以对大麻提出与酒精类似的问题。具体来说，大麻戒断治疗与睡眠之间是否存在关联，这些影响是否会影响复发？

根据一项使用维康公司（Respironics）夜间睡眠监测仪[94]进行的研究，评估了口服非致幻剂量的 THC（Marinol）和 2.4 mg 洛非西定对大麻戒断症状的影响。研究发现，单独使用 THC 并不能减少复发（即再次使用大麻），反而导致 SOL 的增加。然而，单独使用洛非西定或与 THC 联合使用，可以增加 TST，减少 SOL，改善对睡眠的主观感受，并显著降低复发风险[95]。此外，研究还表明，在大麻戒断期间使用纳必龙（合成的 THC 类似物）可以改善睡眠质量，包括客观指标（使用 Actiwatch 记录的 SE）和主观评估，并减少复发[96]。

另外一项研究发现，抗抑郁药物瑞美隆（30 mg，米氮平）能够改善 SE 和主观入睡感受，但并未改善客观测量的 SOL，且未能降低大麻使用的复发率。抗精神病药喹硫平能够减轻大麻戒断期间的一些症状，包括主观上对睡眠的感受（但不是客观指标的睡眠情况），但是相较安慰剂而言，它增加了对大麻的渴求感并增加了复发的风险[97]。另外，与酒精戒断综合征类似，加巴喷丁在缓解与戒断相关的睡眠问题和戒断后的复发方面有一定的作用。Mason 等人的研究发现[98]，在被诊断为大麻依赖的患者中，每天使用 1200 mg 的加巴喷丁可以减少大麻的使用，并显著改善睡眠质量（通过匹兹堡睡眠质量指数来评估）。

### 大麻使用与睡眠之间效应的总结

相较于酒精和 AUD，关于大麻使用和滥用对睡眠的影响的文献研究相对有限。目前尚无明确的研究结果表明大麻中毒对睡眠客观指标有急性影响。然而，存在一种普遍观念，即大麻使用可以改善睡眠，因此失眠常被列为人们使用大麻的原因之一。尽管对大麻使用者的戒断效应有更多的数据可用，对于大麻使用障碍患者的戒断效应的研究相对较少。有强有力的证据表明，睡眠质量差、生物钟类型以及失眠症状与青少年大麻使用之间存在密切关系，而青少年是主要的大麻使用人群。除了加巴喷丁和非致幻剂量的合成 THC 可能有一定效果外，目前几乎没有证据表明药物治疗对于改善大麻戒断者的睡眠问题和防止复发是有效的。

总的来说，大麻在现代社会中广泛使用，睡眠领域应更加关注大麻使用、大麻使用障碍与睡眠之间的关系。

## 阿片类药物和睡眠

据估计，全球范围内有超过 1600 万人以及美国境内超过 210 万人受到阿片类药物使用障碍的影响。阿片类药物包括天然的和合成的药物，如海洛因、吗啡、可待因、氧可酮和芬太尼等[99]。尽管在 2003—2005 年和 2012—2014 年期间，非医疗用途的阿片类药物使用率下降了 10.5%（并且自那时以来一直在下降[63]），但在同一时期，阿片类镇痛药的滥用或依赖率增加了 24.7%，且这一增加完全发生在男性中[88]。然而，最新数据显示，阿片类药物使用障碍的发病率没有进一步增加[63]。如果想详细了解阿片类药物使用障碍，包括治疗选择、并发症风险和公共政策影响，请参阅 Blanco 和 Volkow 的综述[101]。此外，关于阿片类药物与睡眠最新的美国睡眠医学学会（American Academy of Sleep Medicine，AASM）文件，请查阅 Rosen 等人的研究工作[102]。

自首次合成吗啡以来，阿片类药物就与睡眠相关。事实上，吗啡一词就是以罗马神话中睡眠和梦境之神摩耳甫斯（Morpheus）命名的[103]。与酒精和大麻类似，阿片类药物成瘾所涉及的脑部系统与调节睡眠-觉醒的系统有重叠之处。内源性阿片类药物支配蓝斑核发挥与促肾上腺皮质激素释放因子相反的作用，并可能在调节应激反应中发挥作用[1]。据假设，阿片类药物的耐受性可能会增强应激诱发的蓝斑核和其他去甲肾上腺素脑干系统的活动，进而增加觉醒和应激反应。因此，使用这些药物是为了减轻机体的应激负荷。阿片类药物戒断期间，蓝斑核去甲肾上腺素系统的激活是常见的导致觉醒过度和失眠症状的潜在原因。然而，觉醒过度和失眠也可能是由于下丘脑释放素系统的上调，这一点在动物研究和阿片类药物成瘾者的尸检组织学研究中已经得到证实[1]。有趣的是，嗜睡症对阿片类药物成瘾具有保护作用，这可能是由于嗜睡症引起的下丘脑释放素系统的下调所致[104]。

### 药物中毒对睡眠的影响：阿片类药物

目前对于急性阿片类药物中毒对睡眠的影响的研究还比较有限。Kay 等进行了一项研究，研究对象为 10 名曾对阿片类药物成瘾的男性联邦囚犯[103]。他们在三个不同剂量的硫酸吗啡下分别进行了一夜的试验，每次试验间隔一周（没有使用硫酸吗啡）。研究结果显示，REM 抑制呈现出明显的剂量效应，30 mg/70 kg 剂量几乎没有 REM 睡眠。随着剂量增加，清醒时间增加，N3 睡眠减少[103]。该研究组还进行了另一项研究，纳入了 6 名男性联邦囚犯。研究观察了这些受试者在使用 240 mg 吗啡剂量后的睡眠情况。与未使用吗啡的对照夜相比，使用吗啡期间夜晚的 REM 睡眠略有降低，N3 睡眠水平相似，而在睡眠开始的前两个小时内，清醒和 N1 睡眠时间减少。类似于酒精的影响，有证据表明在 N3 睡眠中出现 α-δ 睡眠[105]。此外，该研究组还观察了急性海洛因中毒在不同剂量下的影响。研究结果显示，在最低剂量（3 mg/70 kg）下，清醒时间增加，而 REM 和 N3 睡眠时间减少。这提示清醒时间和 N3、REM 睡眠时间之间存在显著的剂量相关性[106]。综合这些研究结果可以认为，随着时间的推移，阿片类药物对睡眠的影响逐渐产生适应并趋于稳定。这一观点也得到了 Wang 和 Teichtahl 的综述支持[107]。

根据 Blanco 和 Volkow 的研究[101]，治疗阿片类 SUD 通常采用 μ- 阿片受体全激动剂或部分激动剂，并逐渐减少剂量以减轻戒断症状。这些治疗与患者主观报告的睡眠障碍有关。美沙酮治疗的患者中有 40% ～ 88% 报告了睡眠障碍，这会导致白天嗜睡水平升高。关于阿片激动剂治疗的 SPG 研究结果存在很大差异。一些研究发现，TST 可能减少[109-111]或不减少[112]，SE 可能降低[109-110]或不降低[112]，REM 可能减少[109, 111-112]或不减少[110]，N3 可能减少[109-111]或不减少[112]，SOL 可能增加[111]或不增加[109, 112]，WASO 可能增加[110]。一项比较高剂量（150 mg）和低剂量（75 mg）美沙酮的研究发现，除了高剂量组的 N3 睡眠较少外，几乎没有在睡眠参数方面的差异。然而，针对慢性疼痛患者中使用美沙酮的情况，几乎所有的睡眠参数都较差，并且对同时使用苯二氮䓬类药物的患者来说，REM 和 N3 睡眠减少。这些数据凸显了在解释阿片类药物对睡眠的影响时，需要考虑共病疾病和药物使用的因素。这些因素可能是导致不同研究中观察到的睡眠效应差异的原因。

阿片类药物具有直接影响呼吸调节的作用，能够改变对高碳酸血症和低氧血症的呼吸反应，并抑制呼吸[107]。与酒精或大麻不同，阿片受体激动药物会增加睡眠呼吸障碍的发生率，尤其是中枢性事件[107]。一项研究比较了慢性阿片类药物使用者和疑似患有睡眠呼吸暂停的非使用者，在整体的阻塞性呼吸暂停低通气指数（apnea-hypopnea index，AHI）方面，阿片组与对照组没有显著差异，但中枢性无呼吸暂停指数是对照组的 6 倍[114]。吗啡剂量与中枢性呼吸暂停的发生率呈显著相关。类似的结果也适用于进行阿片替代治疗的个体。一项研究对比了 50 名使用美沙酮的患者和 20 名对照组，在阻塞性事件方面没有差异，但平均中枢性 AHI 为 6.7 次 / 小时，对照组为 0.25 次 / 小时[112]。在涉及 10 名使用美沙酮的患者的研究中，其中 7 名患者的 AHI 超过每小时 20 次（24.9 ～ 52.6 次），其中多数事件为中枢性呼吸暂停。其中 4 名患者的中枢性 AHI 超过每小时 10 次（12.7 ～ 41.5 次），有 3 名患者出现周期性呼吸[109]。一项针对 70 名低风险睡眠呼吸暂停患者（年轻、低 BMI）进行布洛芬替代治疗的较大规模研究发现，1/3 的患者出现中度或重度呼吸暂停，另外 1/3 的患者出现轻度呼吸暂停，其中中枢性事件多于阻塞性事件[115]。然而，对美沙酮替代治疗进行的纵向研究发现，在 12 个月内对 23 名患者进行观察期间没有出现中枢性呼吸暂停[116]。观察发现，随着体重的增加，阻塞性事件有所增加。这些作者之前的研究显示，尽管在身体质量指数方面无组间差异，但高剂量美沙酮组的呼吸紊乱指数高于低剂量组。没有可观察到的中枢性事件的报告[113]。

### 药物戒断对睡眠的影响：阿片类药物

对于阿片类药物急性戒断对睡眠的影响，目前数据非常有限。Howe 等人的研究[117]观察了 20 名尚未戒断使用海洛因的个体，他们在进入戒断治疗时距离上次用药不到 2 小时，并对 5 名对照组受试者进行了为期 5 ～ 7 个晚上的观察。研究发现，在第 1 个晚上，与对照组相比，戒断组的 REM 数值相似，但总清醒时间减少，而 N3 睡眠的数值显著升高。这表明在戒断的第一晚，戒断组的 REM 阶段的睡眠与对照组相似，但他们在 N3 睡眠的深度睡眠时长显著增加。在接下来的 4 个晚上，戒断组的 REM 阶段的数值出现初步下降，仅为第 1 晚的一半，并略有上升[117]。然而，总清醒时间在第 1 晚增加，并保持较高水平，而 N3 睡眠的数值则显著低于对照组，并持续低于对照组水平，直至第 5 晚。

Lewis 等人对 4 名首次使用海洛因的个体进行了研究，分别在使用前、使用期间和使用后使用了 7.5 mg 的海洛因进行观察。研究发现，在使用的第 1 个晚上，海洛因抑制了 REM 睡眠的活动，但在接下来的两个晚上逐渐恢复接近基线水平。而在戒断的第 1 个晚上，REM 阶段的活动回到了基线水平。此外，使用海洛因时观察到一些增加清醒和 N1 睡眠的迹象，但 N3 睡眠没有明显改变。这些研究之间的差异，特别是在 REM 效应方面的差异，可能是因为长期使用阿片类药物后的个体对药物产生了适应。

最近的一项研究比较了在戒断 1 周后没有明显戒断症状的阿片类药物成瘾个体与对照组。与对照组相比，阿片类药物成瘾者的 TST 和 SE 显著降低，WASO 显著增加，SOL 显著延长，与对照组相比有显著差异，但在 REM 和 N3 睡眠方面没有差异[119]。

尽管有假说认为在阿片类药物替代疗法期间的睡眠质量较差可能会增加复发的可能性，但实际上很少有研究对此调查[108, 111, 120]。实际上，对于完成戒断治疗和未完成治疗的个体进行睡眠评估的研究并未发现非完成者的睡眠质量更差[121-122]。然而，在一项比较缓慢减量美沙酮和洛非西定的研究中，SOL 和 TST 被发现是复发的显著预测因子，研究使用日记估计 TST、SOL 和清醒时间，再次表明睡眠障碍可能会影响执行功能[123]。关于治疗睡眠障碍，虽然曲唑酮被证实对改善睡眠或减少复发无效[120]，但一些数据显示认知行为治疗在与美沙酮维持治疗相关的失眠有显著的益处[124]。

### 阿片类药物和睡眠之间关系的总结

根据 AASM 的文件[102]，阿片类药物与睡眠相关的主要问题是由于呼吸抑制作用所导致的高风险睡眠呼吸障碍，尤其是中枢型呼吸暂停。此外，美沙酮维持治疗和其他治疗方法会对睡眠产生长期的负面影响，包括入睡困难和睡眠维持困难。

#### 临床要点

AUD 和其他 SUD 可能对睡眠产生负面影响。当面对有睡眠问题的患者时，医生在开处方药之前应详细了解其酒精和药物使用史。长期使用阿片类药物可能干扰睡眠，并增加睡眠呼吸障碍的风险。

## 总结

许多被滥用的物质通过改变中枢神经系统中的神经回路来影响正常的睡眠调节。这些物质在急性中毒时会立即导致睡眠紊乱，而长期使用则会引发该神经回路的异质调节，以适应药物的存在，并形成一种新的平衡状态。这种异态稳态可能在一定程度上恢复睡眠，具体取决于所使用的物质。然而，戒断几乎总会破坏该系统的稳定，导致睡眠紊乱和功能障碍。对于某些物质而言，戒断效应可能是短暂的；而对于其他物质，如酒精，戒断症状可能会持续很长时间。在这种情况下，对于缓解戒断症状的渴望可能成为复发的动力，继续滥用药物，导致功能缺陷和进一步的睡眠调节紊乱。

酒精、大麻和阿片类药物是在医疗成本和公共政策影响方面最显著的三种药物，它们提供了药物如何影响睡眠的例子，涉及成瘾的三个阶段循环。对于酒精成瘾引起的睡眠障碍已经有了很好的理解，但对于大麻中毒和大麻使用障碍对睡眠和随后的日常功能的影响，仍需要进行更多的研究。由于大麻的使用率增加，并且在至少医疗用途合法的州和国家中，更容易获得更强效的产品，需要进一步研究其对睡眠的影响。阿片类药物使用障碍仍然是西方世界面临的重大健康问题，目前的治疗方法导致患者睡眠不足，并增加与睡眠相关的呼吸障碍的风险。至于多种物质滥用对睡眠的影响，目前了解甚少。

### 参考文献和拓展阅读

请扫描书后二维码，获取参考文献和拓展阅读资源。

# 第 19 篇 口腔医学和耳鼻喉科学



## 第 167 章 睡眠医学中的口腔医学和耳鼻喉科学：大脑以下和喉部以上


*Gilles Lavigne*，*Meir Kryger*

李 娟 译 叶京英 审校


口腔科和耳鼻喉科在睡眠呼吸障碍、睡眠磨牙症和口腔颌面疼痛综合征的评估和管理中起到相互补充的作用，这些疾病都会对睡眠产生负面影响。

耳鼻喉科医生可以识别导致睡眠呼吸障碍的解剖学异常，并进行外科治疗，包括舌下神经刺激治疗（参见第 175 章）[1]。治疗目的是去除或纠正导致睡眠呼吸障碍的解剖或功能异常。鼻咽部在阻塞性睡眠呼吸暂停（obstructive sleep apnea，OSA）的诊断和麻醉时也会给麻醉医生带来挑战（参见第 174 章）。

全科口腔科医生，负责检查各年龄段患者的口腔和颅面结构，是筛查睡眠呼吸障碍的理想人选。早期正畸干预可以纠正狭窄的牙弓、下颌后缩、舌系带过短（参见第 168 章）。这些解剖异常会对呼吸和颅面发育产生不利影响。颌面外科医生可以应用一系列外科治疗方法来纠正这些解剖异常并改善呼吸（参见第 175 章）。口腔内科医生、口腔修复科医生和接受过口腔科睡眠医学培训的全科口腔医生可以开具口腔矫治器和下颌前移器（mandibular advancement devices，MAD），管理睡眠打鼾和睡眠呼吸暂停患者，或给予咬合板来防止睡眠磨牙引起的牙齿损伤。并发的口腔颌面部疼痛，包括颞下颌关节痛和紧张性头痛，属于口腔另外一个专业领域（参见第 168 ～ 173 章，涵盖正畸、睡眠磨牙症、与呼吸暂停和失眠相关的口腔颌面部疼痛以及用于管理 OSA 患者的口腔矫治器）。

并非所有患者都同意或能够坚持使用持续正压通气（continuous positive airway pressure，CPAP）或 MAD。心理学家、呼吸治疗师和睡眠健康教育从业人员可以促进患者使用这些设备。对于一些患者来说，行为治疗可能是有效的。

睡眠呼吸暂停一般分为两种亚型：①由解剖学异常导致，例如下颌后缩、狭窄高拱的硬腭、鼻腔狭窄、气道阻塞、舌体肥大；②由生理调控机制异常导致，包括低唤醒阈值导致睡眠不稳定、睡眠中上气道扩张肌张力下降导致气道无法开放、高环路增益导致的不规则呼吸（参见第 128 ～ 129 章）[2-3]。

睡眠磨牙症的解剖和生理表型的机制尚不清楚。一部分患者，推测是以与自主神经系统功能障碍相关的异常唤醒为特征[4]。需要更多的研究来阐明和区分睡眠磨牙症的不同表型，从而进一步指导临床医生。

口腔科和耳鼻喉科面临的挑战包括决定①谁来使用经过临床验证且用户友好的表型分析工具来识别高危人群，②谁来选择最佳的治疗方法。将人工智能应用于睡眠医学是有前景的，可以提高临床诊断准确性和治疗选择。一些患者可以从联合治疗中受益（例如，CPAP 与口腔矫治器联合应用；或者任何一种治疗联合睡眠姿势调整装置、饮食控制或减肥手术）。管理睡眠磨牙症（参见第 176 章）和睡眠呼吸暂停（参见第 134 章）的方法可以根据个体患者的需求、社会现状、动机和依从性进行定制。我们已在睡眠医学个性化医疗方面取得重大进展，最终目的是为睡眠障碍患者提供最有效的治疗方式[5]。

总之，口腔科和耳鼻喉科在两种睡眠医学方法中作为睡眠医学领域的合作伙伴：①早期纠正从而预防和（或）指导上气道解剖结构的生长，②使用外科手术或矫治器纠正异常。我们是否需要重申，鼻子和嘴巴让空气进入我们的肺部，让氧气进入我们的大脑？

## 参考文献和拓展阅读

请扫描书后二维码，获取参考文献和拓展阅读资源。

# 第 168 章　口鼻咽部生长和畸形及正畸管理

Stacey Dagmar Quo，Benjamin T. Bliska，Nelly Huynh
李　娟　译　叶京英　审校

**章节亮点**

- 睡眠呼吸障碍（sleep-disordered breathing，SDB）的特征是咽部气道的不同程度的塌陷。气道的骨性结构边界决定了气道大小，也决定了上气道的肌肉对刺激的反应性。因此，气道的形状不仅取决于咽部肌肉对刺激的表现，还取决于周围的骨骼框架。
- 上下颌是颅面骨骼的关键组成部分，也是上气道前壁的关键组成部分。在生长发育过程中，上气道功能障碍对颌骨形态产生负面影响。相反，正畸治疗可改善颌骨形态。
- 在儿童、成人和颅面综合征患者中，牙颌面形态异常与 SDB 的关联已被证实。儿童 SDB 与成人阻塞性睡眠呼吸暂停是否为病因相同但表现不同的疾病，尚未确定。气道的长度和容积随年龄逐渐增加，20 岁后存在一个稳定期，然后在 50 岁后气道大小缓慢减小。早期干预和预防可以改变该疾病的管理理念。
- 纠正特定的骨骼解剖缺陷可以改善或消除儿童和成人 SDB 症状。尽管可改善范围是不确定的，但临床医生可调整或改变生长发育方式，从而改变异常的、导致 SDB 恶化的面部生长模式。未来的研究应该集中在确定哪些个体中牙颌面形态对 SDB 发病机制有重要贡献。这可能使临床医生应用更有针对性的治疗方法，更有效地治疗障碍。

本章为处理口鼻咽结构的生长和发育的科学家和临床医生提供了一个综合视角。上气道是由三个不同但在结构上相互整合、依赖和连续的实体组成的统一复合体：鼻腔、口腔和咽腔。本章的第一部分回顾了颅面复合体生长和上气道发育的基本原理。第二部分概述了基于当前对睡眠呼吸障碍（SDB）综合征的定义的特征；也就是说，需更好地界定人体形态特征与阻塞性睡眠呼吸暂停（obstructive sleep apnea，OSA）严重程度。最后一部分回顾了基于已知的颅面发育和解剖学的 OSA 管理和治疗策略。

## 颅面生长和上气道发育

早期的颅面发育理论基于下述理念，即面部和下颌骨的生长基本上是不可改变的，原因在于它们受到遗传基因特征的内在调节。研究集中在寻找这些特征表达的位置或部位，它们驱动着其他周围结构的正常形态和功能。在 20 世纪早期，骨表面的差异沉积和吸收在很大程度上决定了颅面骨骼的生长。这种重塑理论随后被一种强调骨缝作用的理论所取代，后者认为，与长骨的骺端类似，颅面骨骼的结缔组织和软骨性关节产生了扩张性增殖性生长，迫使骨骼和软组织相互分离[1]。该理论以下颌骨类似于马蹄形长骨的概念为例，认为下颌骨髁软骨像开放式骺板一样，推动下颌骨向下和向远离头部的方向发育。

骨缝作为颅面生长的独立影响因素的假说出现了一些矛盾之处。骨缝生长更类似于骨膜上骨形成，而不是之前所理解的那样，而且骨缝作为反应性骨生长部位而不是生长中心。1953 年，Scott 提出了鼻中隔生长理论，其主要原则是认为鼻中隔软骨向前及向下生长是面部生长的决定性、驱动性力量[2]。虽然 Scott 理论有助于理解骨缝和骨表面重塑是反应性骨生长部位的观点，但它仍然建立在这样一个范式之上，即颅面发育和形态发生是由遗传基因决定的并且是不可改变的[1]。现代的观点认为，鼻中隔软骨被认为是一个重要的生长中心；然而，这种生长背后的机制已更新，如下所述。

20 世纪 60 年代初期，Moss 提出了功能基质假说，引发了颅面生物学领域的根本性转变[3]。以前的理论认为颅面生长发育是由遗传特征预先决定的。这种功能范式引入了颅面骨骼发育和生长的可塑性的概念[1]。根据这一理论，①基因的作用是通过设定发育可能发生的初始背景来启动这一过程；②各种颅面成分的外部环境和功能需求决定了未来生长的所有方面。随后的研究表明，Moss 所描述的大部分功能需求位于神经系统和肌肉控制中，其中异常的神经功能[4]或神经支配[5]会导致异常的颅面生长发育。通过引入两个重要概念，Moss 理论彻底改变了这一领域。首先，该理论使生长改良（growth modification）作为一种治疗错䝙或面部畸形的选择，通过改变面部发育方向，使其更接近期望的结果。其次，或许是更重要方面，发育可塑性成为一个新的研究领域，开始关注颅面复合体形态和功能失调可塑性的关键时间和具体因素[6]。

随着发育分子生物学的出现，现在对颅面生长的遗传和外部或表观遗传调控有了更好的理解，现代综合观点认为基因组和表观遗传因素都是颅面发育的必要因素[7-8]。多种基因和基因产物调控了颅面复合体的形态发生和子宫内发育。这些遗传因素与母体环境的表观影响之间存在着极其复杂的相互作用。最近的动物研究表明，孕期暴露于尼古丁[9]、过量甲状腺素[10]和母体压力[11]可以对随后的颅面和（或）下颌形态和生长产生不同程度的影响。早期颅面发育的可塑性和对功能需求的响应不仅仅取决于某些环境条件对潜在遗传密码的影响；早期环境条件可能已经直接上调或下调了特定的基因调控因子，并间接进一步影响了生长发育。

## 产前颅面生长

面部发育始于胚胎第四周，出现额鼻突，以及来自第一鳃弓的成对的上颌突和下颌突。这五个突起围绕形成口凹或原始口腔。这个过程的一个关键步骤为神经嵴细胞迁移至发育中的面部突起中。与其他身体部位不同，这些神经嵴细胞发育成为颅面硬组织的大部分成分，包括颅面复合体的骨骼、软骨和牙齿[12]。这些脑神经嵴细胞发育成为何种终末组织，主要取决于同源异型框基因家族或 *HOX* 基因。*HOX* 转录因子的表达不同，导致了不同面部突起中的脑神经嵴细胞群对相同生长因子的反应不同[13]。

胚胎第五周，两侧下颌突快速生长并发生中线融合[14]。下颌骨的早期发育受到口腔外胚层和其内的脑神经嵴细胞间的信号分子严格调控[12]。下颌骨进一步发育取决于 Meckel 软骨的形成和发育，这是下颌骨的第一个骨骼成分。Meckel 软骨延长并出现膜内成骨，形成下颌骨，这是下颌骨的初级骨化中心[15]。随着骨性下颌骨的进一步发育，Meckel 软骨大部分消失，最终只遗留中耳的砧骨和锤骨。除了下颌骨外，下颌突还形成下唇和颊部的下部区域。

胚胎第五周早期，额鼻突表面的外胚层增厚，形成外侧鼻突和内侧鼻突。随后，随着头部的加宽和上颌突向中线方向生长，鼻突向中线移位。当两侧内侧鼻突在中线处融合时，形成了鼻唇沟和鼻柱。内侧鼻突的深层部分分化形成鼻中隔，这是产后面中部的一个关键生长中心。内侧鼻突与上颌突的融合形成大部分上唇、颧骨和双侧上颌骨。外侧鼻突继续形成鼻侧面和鼻翼，并在之后 2 周形成鼻孔和鼻腔，并发育形成原发腭和继发腭[16]。继发腭的形成依赖于舌头与下颌、上颌的协调生长和运动。胚胎发育第六周，上颌突内侧突起，形成成对的侧腭板。同时，Meckel 软骨向前方快速增殖生长，将舌头向前移位，使其相对于腭板的位置下降[17]。胚胎第七周，一旦舌位下降，腭板从垂直方向旋转到水平方向朝向中线侧生长，在中线处融合，并与初级腭和上方的鼻中隔融合[18]。

胚胎第九周，软骨性原始面部框架已经建立，由形成颅底的软骨头盖、面上部的鼻囊和面下部的 Meckel 软骨组成。胚胎第十二周，出现骨化区域，骨开始快速取代软骨组织，形成早期颅底。在同一时间，颅顶、下颌骨和上颌骨通过膜内成骨发育。

## 产后颅面生长

产后生长发育遵循头尾梯度规律，即自头至尾端的生长轴，远离头部的结构比靠近头部的结构生长更晚，生长更多。下颌骨的生长比面中部的生长开始得更晚，持续得更久[19]。这种生长模式一直持续到成年，体现在头部长度与全身长度的比例上。出生时，头部占全身长度的近 1/4，成年时降至约 12%。面部生长模式可以总结为最初为向前生长，由颅底生长驱动，然后上颌骨和下颌骨均向后、向上生长，以填补它们从颅底向下和向前生长时由软组织嵌入的空间。

在婴儿期和幼儿期，颅底通过软骨结合处的软骨内成骨生长，延长颅底，这些软骨结合是重要的生长部位。软骨结合促进面部向前生长，至约 7 岁时，生长不再活跃，开始钙化并融合。上颌骨的向前移动大部分是由颅底从后方向下和向前推动所致。上颌骨进一步向前移位是由于在位于后方和上方的颅底-上颌骨骨缝处的骨沉积造成的。与软骨结合引起的向前移位不同，这些骨缝处的骨形成由于上颌骨被软组织和鼻中隔的向下和向前拉动的反应。上颌骨和口腔的增加主要是由于上颌骨表面骨重塑而不是骨缝处生长所致。随着上颌骨向下和向前移动，鼻腔底部骨质被去除，同时在口腔顶部形成骨组织。随上述过程，鼻腔出现空洞化并扩大[20]。此外，随着牙齿萌出，伴随牙槽突增长，尽管表面有骨质沉积，但腭穹窿深度也随年龄增加。上颌宽度的横向生长是由于腭中缝处骨质生长和沿着上颌后区和上颌结节侧面的骨重塑沉积所致[21]。上颌结节处骨沉积使上颌骨沿矢状方向延长。尽管腭中缝在青春期早期开始融合，但在大多数个体直至 14 岁左右时，上颌骨扩张矫正治疗仍可行。

由于缺乏必要的骨缝进行骨沉积，下颌骨的生长是通过在髁突处的软骨内成骨，以及通过广泛的表面骨重塑来实现。与骺板或软骨性结合不同，髁状突的生长是对下颌骨的移位的反应，而不是驱动下颌骨生长[22]。下颌体的横向生长是通过表面骨质沉积和骨重塑来实现的。牙槽结构随着牙齿的萌出而发育，牙齿终生可持续萌出以保持咬合接触，匹配下颌支的垂直方向的生长。

1930 年，首次发现儿童发育过程中硬组织和软组织的生长速率不同[23]。这在儿童的上气道中是明确的，并且对阻塞性睡眠呼吸障碍有重要的影响。由于新生儿中吮吸的重要性，会厌靠近软腭，从而有利于分离呼吸和吞咽的通道[24]。新生儿出生时是强制性或优先性鼻呼吸，但随着上气道的发育成熟，这种情况会改变。在 1 ～ 2 岁，垂直方向的生长使喉下降至第五颈椎水平，会厌下降，这与儿童语言功能的获得相匹配[25]。舌骨下降到颈部较低的位置，舌后 1/3 下降形成口咽部的前壁。由于腺样体和扁桃体增生的速度，经常超过周围骨骼结构的生长速度，因此，4 ～ 6 岁时，相对于周围解剖结构来说，腺样体和扁桃体组织是最大的[26-28]。这也是儿童 OSA 最常见的年龄段。上气道容积在青春期增加，是由于同时出现骨骼框架垂直方向的生长和淋巴组织退化，在 12 岁后淋巴组织退化、体积减小[27, 29]。在青春期，上气道横径变大，形状更为椭圆[29]。呼吸道的长度和容积持续增加至 20 岁，此时会出现一段稳定期，该稳定期在不同个体中存在一定差异，然后在五十岁时上呼吸道腔径会缓慢减小[30]。

## 与睡眠呼吸障碍相关的牙颌面形态

儿童和成人的牙颌面形态可以通过侧位和前后位头影测量、上下牙的牙模、数字摄影和三维磁共振成像（magnetic resonance imaging，MRI）来评估[31]。头影测量受到标志点识别、测量变异性和对三维解剖结构的二维评估的限制。在儿童中，只有少数研究进行了牙颌面形态的三维评估[32-33]。然而，所有这些成像方法都是在患者清醒或镇静的情况下进行的，这不能反映上气道容积和软组织在睡眠状态的变化。虽然牙颌面形态是 SDB 多学科评估和管理的重要组成部分，但没有单一的头影测量能有效地预测 OSA 的严重程度[34]。只有在部分患者中，牙颌面形态才能被认为是成人 OSA 的主要病因[35]。此外，在大多数 OSA 的表型定义中，都强调了上气道功能在 OSA 病理生理学机制中的重要作用（也参见第 128 章和第 129 章关于与睡眠呼吸障碍相关的表型）[35]。

### 儿童

尽管腺样体和扁桃体肥大和肥胖是导致儿童 SDB 的病因，但牙颌面形态也是进一步导致上气道狭窄的病因。此外，最近的一项研究表明，在牙颌面形态异常的 SDB 患儿中，腺样体和扁桃体切除术后仍有持续 SDB[36]。SDB 中的行为或功能性口呼吸与颅面生长发育的变化[37]、鼻腔和口腔中肌肉募集的变化[38]以及姿势的变化有关[39]。这些观点将在本章的“策略”部分进一步探讨。对于 6 ～ 8 岁 SDB 儿童，牙颌面形态异常是比肥胖更强的危险因素[40]。头影测量研究表明，长而窄的面部形态、面部横径不足和下颌后缩是与儿童上气道狭窄和 SDB 相关的颅面形态因素[41]，这些也是口呼吸的危险因素[42]。

测量上颌骨和下颌骨之间位置差异的研究（ANB：A 点、鼻根点、B 点）显示，与对照组相比，OSA 或原发性打鼾的儿童 ANB 角度增大[43-44]。在原发性打鼾者中，这与 SNB 角度（蝶鞍、鼻根点、B 点）减小有关[43]，这是下颌后缩的一种测量方式。在 OSA 儿童中，使用三维成像观察到 SNB 角度降低、舌骨位置降低和下颌体积减小[33]。

下颌平面角度数增加和前下面高的增加与 OSA 相关[32, 37, 43-44]。然而，一项 meta 分析显示研究之间存在显著的异质性[32, 43-47]，没有充分的证据表明与 OSA 具有较强相关性。下颌后缩导致舌根后移，上气道更加狭窄，并与舌位后移导致的硬腭高拱（卵圆形）相关[47]。虽然上颌骨狭窄与 OSA 和打鼾相关，但只有少数硬组织和软组织的口腔科研究中报道了这一点[45-46]，因为这不能从侧位头影测量中得出。此外，上颌骨狭窄的正畸矫正（快速上颌扩张）已被报道可以减少呼吸指数[48-49]。这些早期研究表明牙颌形态与睡眠呼吸暂停之间存在关联，并不能完全解释牙颌形态在 SDB 病理生理过程中的作用。

50% 的 OSA 儿童患有睡眠磨牙症，这是一种伴发的睡眠运动障碍[50]，可能会影响患者牙颌健康，但尚未明确二者的因果关系。来自父母的研究显示，习惯性打鼾者出现睡眠磨牙是非打鼾者的两倍，年龄较低的儿童比年龄较高儿童更容易出现睡眠磨牙[51]。存在睡眠磨牙但没有睡眠呼吸暂停的儿童，约 60% 存在下颌后缩，28% 为短面型[52]。通过问卷报告的研究显示，腺样体和扁桃体切除术减少了 75% 的 OSA 儿童的睡眠磨牙肌肉活动[53]。一项研究显示，患有睡眠磨牙、口呼吸和打鼾的 6 ～ 8 岁的儿童，佩戴一种厚度为 3 mm 的临时上颌咬合垫 3 个月[54]。治疗后应用问卷调查显示，89% 的患者牙齿磨损声音减少，55.5% 的患者打鼾减少[54]，其可能是由于治疗恢复了睡眠期间的鼻呼吸，所有参与者在治疗后从口呼吸改为鼻呼吸[54]。儿童 SDB 和睡眠磨牙的相关性需要进一步的研究和客观数据的支持。关于睡眠磨牙的完整阐述见第 169 章和第 170 章。

## 成人

肥胖是成人 SDB 的主要解剖学危险因素。与儿童一样，牙颌面形态也可以导致上气道受损，这在非肥胖的 OSA 患者中更常见[55]。

研究显示下颌后缩、巨舌、舌骨位置低和（或）上颌后缩与 OSA[31，55-57]和打鼾[57]相关。舌骨位置低是舌的形状、姿势和张力的指标，这可能增加上气道的塌陷性[31]。MRI 研究显示，在亚裔和白人人群中，睡眠呼吸暂停患者的下颌骨比对照组更短、更小[58]。在男性睡眠呼吸暂停患者中，具有显著差异，但未在女性观察到上述现象[31]。成人 OSA 患者中，与上颌骨形态相比，下颌骨形态似乎是一个更强的危险因素[58]。考虑到遗传对牙颌面形态的影响，比较了一组有无睡眠呼吸暂停的兄弟姐妹，发现短下颌和舌骨位置降低是睡眠呼吸暂停的最重要危险因素[59]。

腭形态、软腭长度和厚度的增加也是 OSA 和打鼾的危险因素[60]。睡眠呼吸暂停患者比打鼾者软腭更长[57]。尽管研究结果尚不一致[62]，一项研究通过比较成人 OSA 和对照组的侧位头影测量和牙模测量，在第一和第二前磨牙与臼齿处腭深度增加[61]。通过前后位头影测量和三维分析，OSA 患者上颌骨更窄[63]。

## 颅面综合征

由于颅面形态的改变或软组织的肥厚，多种颅面综合征的 SDB 的发生率更高。如表 168.1 所示，下颌骨发育不全综合征包括 Pierre-Robin 综合征、Prader-Willi 综合征、Treacher Collins 综合征和 Marfan 综合征。此外，一些综合征与神经肌肉疾病相关，会进一步对睡眠呼吸产生不利影响。在有颅面综合征和 SDB 的儿童中，上气道的阻塞或限制可能存在于多个解剖水平，需要多学科管理及治疗[64-66]。

SDB 经常与儿童面中部发育不全相关；50% 的非综合征性和综合征性颅缝早闭儿童[67]，如 Apert 综合征、Crouzon 综合征和 Pfeiffer 综合征的儿童，会出现 SDB[65]。在无面部发育不全的情况下，SDB 在 3 岁前会逐步改善[68]。然而，这在患有综合征性颅缝早闭和面部发育不全（Apert 综合征或 Crouzon/Pfeiffer 综合征）的儿童中没有观察到上述现象[68]。面中部前移手术在短期内成功地改善了 55% 的患儿的呼吸事件，但在 45% 的患儿中无效[65]。在无效组中，内镜检查和容积测量显示下咽部阻塞[65]。在腺样体和扁桃体切除术后，60% 患有综合征性颅缝早闭的儿童血氧饱和度（arterial blood oxygen saturation，$SaO_2$）降低事件减少 4%[64]。软骨发育不全，一种常染色体显性遗传的先天性疾病，也以面部发育不全为特征，发生 SDB 的风险增加。约 35% 的软骨发育不全患者有 SDB[69]，与前下面高增加和下颌后缩相关[70]。

**表 168.1　与阻塞性睡眠呼吸暂停相关的综合征和颅面形态学**

- 上颌骨发育不全或面部中发育不全，**如综合征性颅缝早闭症（Apert 综合征、Crouzon 综合征、Pfeiffer 综合征）、软骨发育不全、21 三体综合征和腭裂**
- 下颌骨发育不全，如 Pierre-Robin 综合征、Prader-Willi 综合征、Treacher Collins 综合征和 Marfan 综合征
- 下颌骨发育不全或小颌症，如 Pierre-Robin 综合征、Smith-Lemli-Opitz 综合征和 21 三体综合征
- 口面部肌张力低下，如 Smith-Lemli-Opitz 综合征和 21 三体综合征
- 唇裂和腭裂，如 Pierre-Robin 综合征
- 上颌骨和下颌骨发育不全，如 Turner 综合征
- 神经肌肉疾病，如进行性假肥大性肌营养不良、肌病、吉兰-巴雷综合征和重症肌无力

除了面部发育不全外，21 三体综合征患者也有小颌畸形和口面部肌张力低下，因此易患 SDB[71]，在 50% 的儿童和成人病例中被发现[66]。虽然建议作为一线治疗，但腺样体和扁桃体切除术只在 27% ～ 34% 的患有 SDB 的 21 三体综合征患者中有效[72-73]。其他替代治疗方法是气道正压通气治疗、下颌骨牵引成骨术、面中部前移术和口腔矫治器。带有舌刺激钮的口腔矫治器已被证明可以改善口面肌功能[66]。

唇腭裂儿童表现出面部发育不全，其 SDB 的发生率（22% ～ 37.5%）[74-75]明显高于健康儿童（5%）[76]。此外，综合征性唇腭裂的儿童中 34% 患有 SDB，而无综合征性唇腭裂的儿童中仅有 17% 患有 SDB[74]。在各种手术干预［如腺样体和扁桃体切除术、皮瓣拆除（flap takedown）、扁桃体切除术和部分腺样体切除术］后，只有 38.5% 的患者 SDB 有所改善[74]。

以小颌畸形和口面部肌张力低下为特征的综合征，如 Smith-Lemli-Opitz 综合征，或以上颌骨和下颌骨较小为特征的综合征，如 Turner 综合征，也可能有 SDB 发生率增加[77-78]。

Pierre Robin 综合征是以小颌畸形、腭裂和舌后坠导致的呼吸和喂养问题为特征的颅面三联畸形。大多数 Pierre Robin 综合征的婴儿（85%）也有睡眠呼吸障碍[79]。Pierre Robin 综合征婴儿的非手术管理包括体位治疗、放置鼻咽气道和带有软腭延长的口腔矫

治器。体位治疗在 49% ～ 52% 的病例中成功[80-81]。一项研究显示，带有软腭延长的口腔矫治器在出院时和 3 个月后有效地减少了 OSA，并且并未报告没有任何不良事件[82]。手术管理包括舌唇粘连术或舌固定术、口底骨膜松解术、下颌骨牵引成骨术和气管切开术。与舌唇粘连术相比，下颌骨牵引成骨术在血氧饱和度、呼吸暂停低通气指数（apnea-hypopnea index，AHI）和术后气管切开数量治疗效果更好[83]。然而，两种手术并发症类似[83]。

## 管理和治疗方案

SDB 是一种功能障碍，可能与上、下呼吸道的功能损伤互为因果。目前认为可能存在一个正反馈回路，在该回路中，重复的呼吸相关觉醒会导致上呼吸道特性的变化，从而导致加重初始刺激引起的终末期后遗症[84]。本节重点介绍儿科患者的治疗策略。有关成人 SDB 治疗的更多信息，请参阅本书第 15 篇。

治疗指征的基础是确定什么是病理性的，什么是正常的。什么构成了呼吸异常这种需要治疗的疾病？打鼾会导致认知障碍，因此在特定情况下，良性原发性打鼾应该治疗。打鼾的发生率远高于 OSA 的发生率[85]，打鼾作为一系列呼吸异常疾病的开始，现在被认为是儿童的一种疾病[86]。即使进行了早期干预，儿童 SDB 患者，在青春期依然可以观察到 SDB 复发[87]。因此，尽管可以确定治疗时机，儿童 SDB 的早期发现和治疗只是治疗方案的一部分，因为症状和解剖高危因素均可能存在家族遗传[88]。因此，具有高危牙颌形态学特征和 SDB 家族史的无症状儿童应加以监测并进一步评估。尽管许多传统的儿科筛查侧重于是否存在打鼾，但与 SDB 相关的其他夜间异常呼吸的症状也已被描述。这些症状包括呼吸气流受限、呼吸急促、胸腹不同步、阻塞性循环和口呼吸。然而，只有口呼吸是一种容易被观察到的症状，本节将重点阐述。

SDB 症状与疾病的严重程度没有线性关系，同样，解剖结构不均衡，与症状或疾病的严重性不一定相关[89]。一项 SDB 儿童治疗后 4 年的观察性研究显示，尽管呼吸参数有所改善，但与无症状、非 SDB 对照组相比，治疗组和未治疗组的日间嗜睡症状仍然存在。儿科医生需要通过筛查来决定一个儿童是否需要进一步治疗。有关 SDB 和 OSA 诊断和管理的更多信息，请参阅本书第 15 篇。这些因素可以归结为日间或夜间症状的存在、口腔面部解剖结构和 SDB 家族史（框 168.1）。早期治疗的目的是改善疾病，阻止 OSA 持续恶化，并预防早期系统性并发症。儿童神经认知缺陷和心血管系统的变化是非常明显的[90]，类似于成人患者的全身变化。成人 OSA 可能始于儿童或青少年时期。尽管没有长期结局的研究证明这些变化从儿童期到成人期的进展与终末器官发病率相关，但最近的证据表明，早期神经损伤的动作和知觉问题，都是高级皮质处理的问题，在儿童和成人中表现相同[91]。

SDB 的治疗策略包含 3 个方面。SDB 患者出现气道塌陷，影响气体交换，主要原因为气道狭窄，气流阻力增加，因此治疗的第一方面是扩大气道。应用 MRI 的研究显示 OSA 儿童的上呼吸道横截面积较小。然而，口咽解剖结构正常的儿童也可能患有 OSA[92]，也尚未证明 AHI 与气道容积直接相关[89]。扩大鼻腔、鼻咽、口咽、喉咽的一线治疗方法将在下文进行回顾。SDB 的病因还包括原发或者继发的肌肉功能改变[84]。治疗的第二方面旨在解决可能与 SDB 相关的肌肉重塑、肌病和神经病变导致的功能改变。第三方面包含了全面护理的挑战，这就提出了一个问题，即通过改变潜在的面部生长模式和改变解剖结构来消除解剖结构方面的危险因素，是否有可能治愈或完全解决疾病。在框 168.2 中总结了这种治疗模式。

### 治疗策略 1：扩大气道

尽管最易塌陷的区域是口咽部软组织，但整个上气道的性质会影响这种塌陷性。咽部的每个解剖区域（即鼻咽、口咽、喉咽）都有不同的功能，因此根据上气道的位置（图 168.1），回顾了扩大 4 个解剖部位（鼻腔、鼻咽部、口咽部和下咽部）的气道的方法。

#### 鼻腔

气流进入呼吸道的初始部位是鼻腔。鼻腔对打鼾和 SDB 的影响是众所周知的，因为鼻腔阻塞引起睡眠障碍，从而影响日间表现。鼻腔阻塞的程度与 OSA 的严重程度没有相关性[93]，可能是因为鼻阻力的大小与鼻气流量没有相关性[94]。这在后鼻孔闭锁患者中已被证实，这些患者的临床特征即鼻腔阻塞。

**框 168.1　儿童筛查措施**

存在日间和夜间症状
牙颌解剖形态
家族史

**框 168.2　儿童阻塞性睡眠呼吸暂停综合征的治疗策略**

扩大气道（鼻腔、鼻咽、口咽、下咽）
改善功能
调节颅面生长

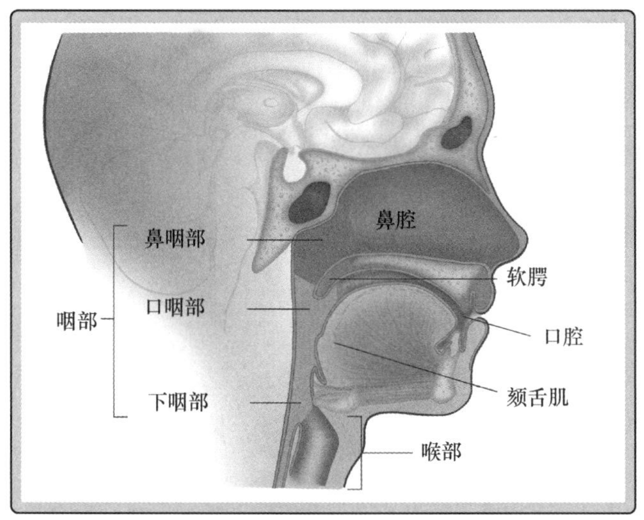


**图 168.1**　上气道：鼻腔、鼻咽部、口咽部、下咽部

在后鼻孔闭锁患者中，仅 65% 患者确诊为 OSA[95]，而不是所有患者。关于鼻腔阻塞与 OSA 关联的系统综述显示，鼻腔阻塞在 OSA 中起调节作用，但不是直接的致病因素[96]。虽然鼻腔阻塞与 SDB 并非线性相关，但鼻腔阻塞可能与导致不稳定口呼吸的鼻腔阻力增加有关，或与阻碍持续通气的鼻反射受损有关。鼻腔阻力的增加会降低咽腔的临界关闭压，使气道更易塌陷[89]。临界关闭压与 SDB 的严重程度相关[89]。咽部顺应性受损，SDB 即可导致鼻堵塞，也可因鼻阻塞而加重[97]。

**正畸扩弓：鼻上颌骨横向扩张。**早期上颌骨扩张研究中，应用一种连接在牙齿上的正畸螺旋式扩张器，显示牙槽和颅面结构均发生变化[98]。扩张器对面部骨骼施加的力的大小、位置和速度会在牙齿周围的骨壳层产生局部变化。对上颌骨的骨缝生长产生影响。快速上颌骨扩张（rapid maxillary expansion，RME），指扩张速度为每天至少 0.25 mm，早在 1975 年的医学文献中就被描述的一种治疗方法，自 1974 年以来的牙科文献中也提到了这种治疗方法[99-100]。这些早期研究显示上颌骨扩张用于治疗遗尿症、鼻塞和哮喘等。这些病情也存在于 OSA 患者中，但直到 1976 年 OSA 综合征这个术语才被提出[101]。

1980 年，首次描述了通过外科手术扩大上颌骨的横向尺寸，以增加鼻咽部的横向空间，用于治疗成人 OSA。最早于 1998 年提出非手术的快速腭弓扩张用来治疗 OSA[102]。2004 年，Pirelli 及其合作者[103]发表了一项开创性的工作，使用 RME 成功治疗了伴有上颌骨狭窄的儿童 OSA。其他一些团队也证实了这项工作，其他已发表的研究显示，对伴或不伴上颌骨狭窄、伴或不伴下颌骨后移的儿童，上颌骨扩张治疗具有有效性。扩张器一般如图 168.2 B 所示。在上颌骨中，扩张器施加的力量会导致腭中缝（也称为中间腭缝或腭缝）分离。这会导致腭部发生牵引成骨，并导致上颌骨宽度和横向唇-鼻支持增加（图 168.3）[104-105]。通过鼻阈、鼻底增宽和鼻外侧壁向外移位，口腔和鼻腔的容积增加[104]。两个结构不同的功能空间均扩大，尽管既往文献中均称为快速上颌扩张，但成为鼻上颌扩张更合适[102]。

一些研究显示，上颌骨扩张可以降低鼻阻力，中等水平的证据表明，在生长期的儿童中进行 RME 治疗可以增加鼻腔和鼻后气道宽度，并降低鼻阻力和增加总的鼻气流量[106]。可以预期至少在正畸治疗后 11 个月内保持扩张结果的稳定性[107]。在一项研究中，仰卧位时用鼻腔测压计测量的鼻气流，在 65% 的患者中鼻气流改善[108]。鼻腔几何形状的变化是明显的，鼻腔内宽度、鼻腔横截面积和鼻腔容积都有所增加[104]。气道特性检查显示，用鼻腔测压计和声学鼻腔测量仪测量显示鼻阻力降低、头部位置变化和颅颈角度减小[109]。RME 治疗通过骨缝的开放，使儿童的鼻腔宽度、面积和容积增加，从而降低鼻阻力。

上颌骨扩张治疗在大多数儿童中有效，在少许儿童的 OSA 可完全治愈[110]。大多数上颌骨扩张研究针对上颌骨狭窄（治疗的选择标准）和错殆的儿童，包括反殆、牙列拥挤和下颌后缩。上颌骨扩张作为一线治疗的一些研究已经开始进行。尽管在超过一半的患者中发现下颌后缩，但颌骨后缩并不是选择患者的一个特定因素。两项研究应用了双颌扩张[111-112]。采用双颌扩张术是因为上颌骨和下颌骨都因上颌骨变窄而得到牙齿补偿。牙齿向舌头方向倾斜，造成口内空间变窄。下颌骨牙齿的扩张有助于达到上颌骨最大的骨性扩张。双颌扩张作为儿童 SDB 治疗方案的有效性，最早在十年前被描述[113]。研究结果存在一定差异，但大多数儿童出现睡眠参数和 SDB 主观症状的改善。鼻上颌横向扩张的治疗效果包括增加牙列拥挤的空间、增加气道尺寸和降低鼻阻力。

上颌骨扩张是一种常见的非侵入性正畸治疗，儿童耐受性好。作为 SDB 的治疗方法，其优点包括治疗没有或较少出现不适感，可以门诊进行 4 ～ 6 个月的治疗。应用这种类型的治疗患者接受度较好，尤其是许多 SDB 儿童也伴有牙列拥挤。RME 治疗的风险包括开殆、病情复发、颞下颌关节和腭中缝的损伤、牙龈退缩和牙根吸收[107, 114]。这些情况不常出现，其发生率与年龄相关，随着年龄增大而增加。除了治疗上颌骨狭窄和反殆的儿童（上颌骨弓的牙齿无法水平覆盖下颌骨弓的牙齿），目前尚无关于患者选择的临床指南。未来的工作需要确定何种类型的患者受益最大、扩张的程度以及适宜扩张的年龄。

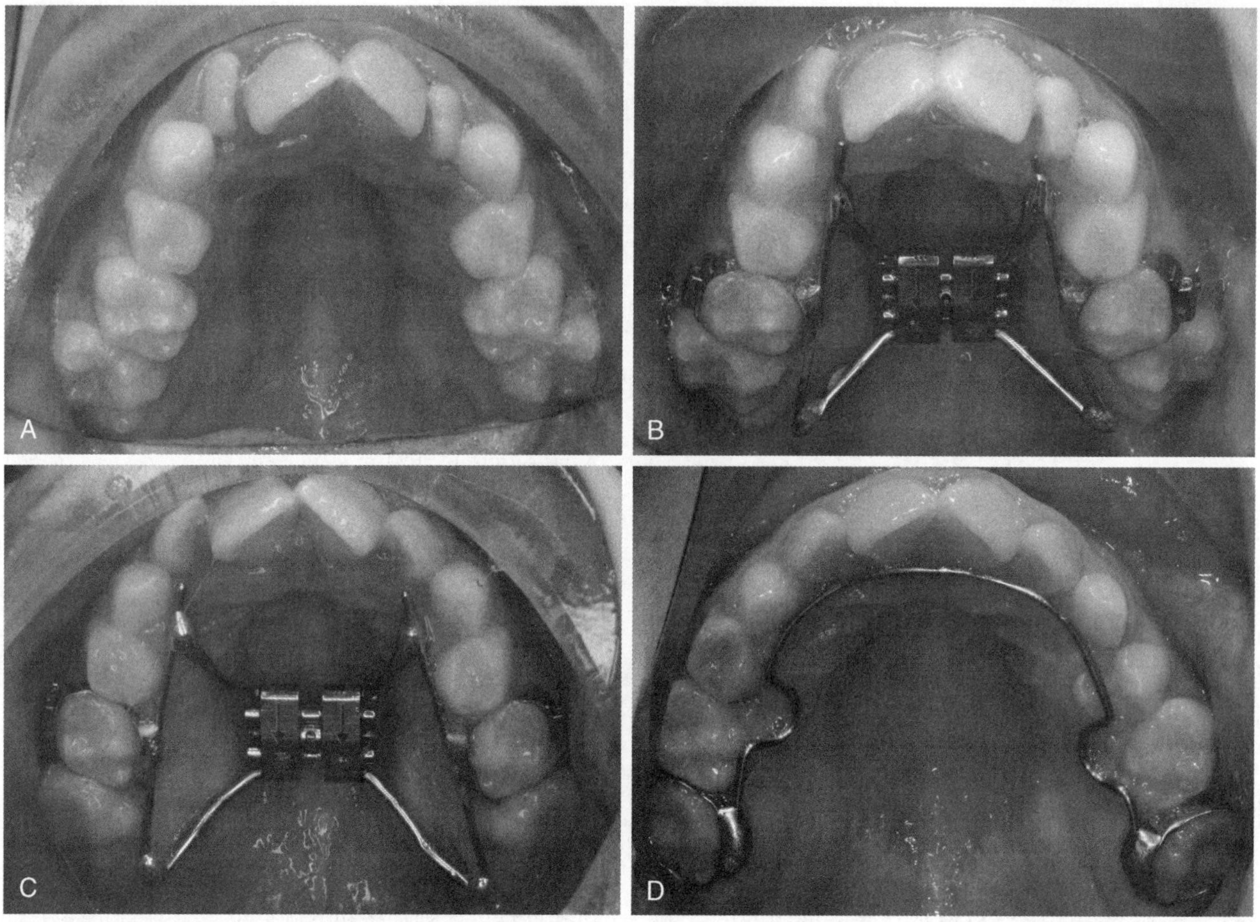

**图 168.2**　上颌快速扩张。**A.** 初始形状。**B.** 置入第一个扩张器。**C.** 置入第二个扩张器。**D.** 维持扩张状态的保持器

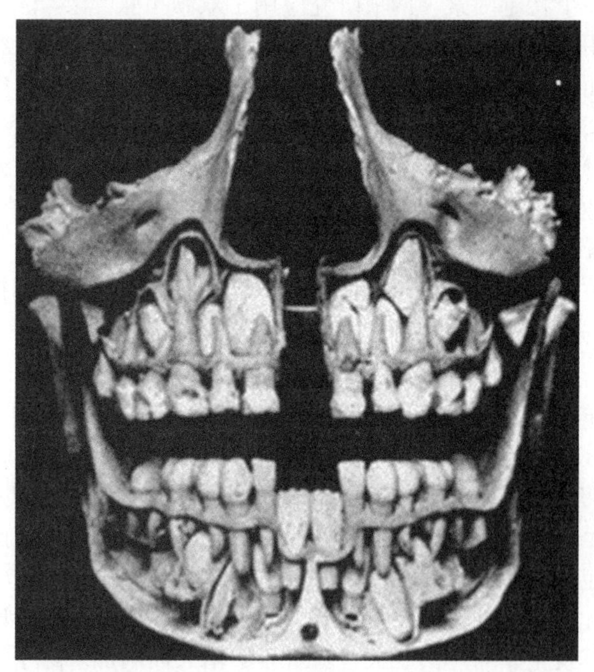

**图 168.3**　腭中缝上颌扩张，同时鼻腔扩张。萌出的牙齿提供横向的唇-鼻支持

虽然上颌骨扩张治疗 SDB 的前景很好，但这些研究没有进行对照或随机化，而且只限于少数研究的数据。儿童 SDB 少数新的治疗方法已经通过随机对照试验进行了验证。目前的儿科指南建议对患有上颌横向狭窄的儿童进行正畸治疗，对腺扁桃体切除术后持续性 OSA 综合征进行 RME 治疗[115]。正畸扩弓治疗对患有 SDB 的儿童有三种潜在的效果。它可以扩大鼻腔内容积，降低鼻阻力，从而改善气道塌陷和 SDB；它可以通过改善鼻气流来促进其他的 SDB 治疗方法，如正压通气治疗或治疗过敏；它还可以促进从口呼吸到鼻呼吸的转变，这可能对口鼻咽部的生长有继发影响。RME 对牙颌生长和鼻呼吸的影响将在本章的下一部分讨论。

RME 器械使用牙齿来传递力量，但伴随骨骼变化，可能会出现不必要的牙齿移动不良反应。附着在牙齿上以改变底层骨骼肌肉张力的可拆卸矫治器已经在一定程度上获得了成功。最近，腭骨固定扩张器提供了更大的鼻腔扩张，因为牙列被绕过，这将对相邻牙齿和牙周组织的不良反应降至最低[116]。牙齿移动阻碍了进一步的骨性扩张，因为牙齿移动的速度

比上颌骨扩张速度快——对于年龄较大的青少年而言是 3∶1 左右，对于有乳牙或混合牙列的儿童而言是 2∶1 左右[117]。如果扩张器锚定在牙齿上，由于同时发生的牙齿扩张，骨性鼻腔扩张的量就会受到限制[118]。现在有三种类型的上颌横向扩张器，根据连接部位进行分类（图 168.4）：①仅锚定在牙齿上（图 168.4 A），②同时锚定在骨和牙齿或者骨和组织上（图 168.4 B 和 C），③仅锚定在骨上（图 168.4 D）。RME 所产生的鼻窦容积增加已被证实，但在鼻咽部则不明显[105]。最近使用锚定于骨质的横向扩张器的研究显示，在改善鼻腔气流方面前景更好，因为上颌骨后部的扩张明显增加，整个鼻腔及鼻咽的鼻阻力大大降低（图 168.5）；从而引起 SDB 及其相关症状的改善。与传统的锚定于牙齿的扩张器相比，锚定于骨

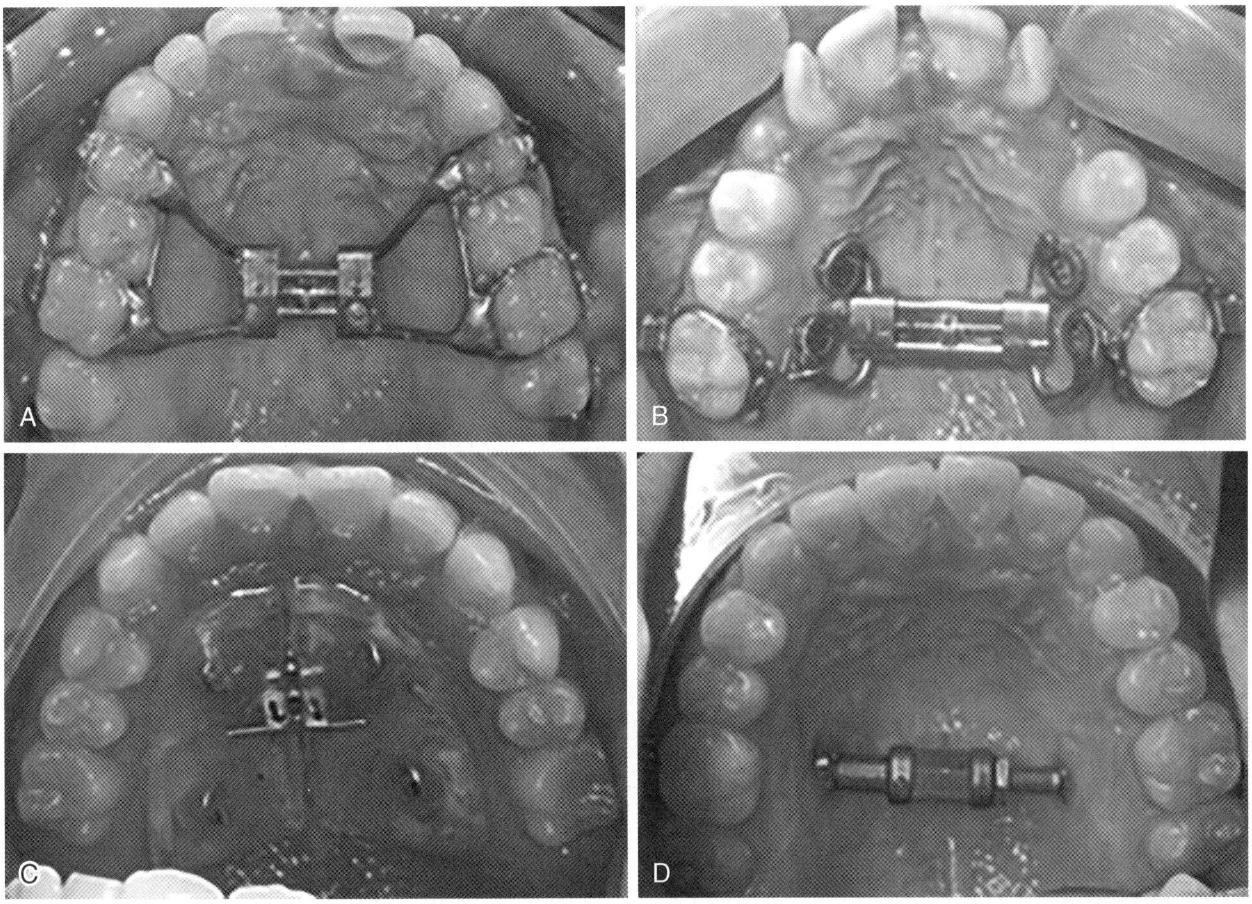

**图 168.4**　上颌横向扩张装置。**A.** 锚定于牙齿。**B.** 牙 / 骨混合型。**C.** 组织 / 骨混合型。**D.** 锚定于骨质

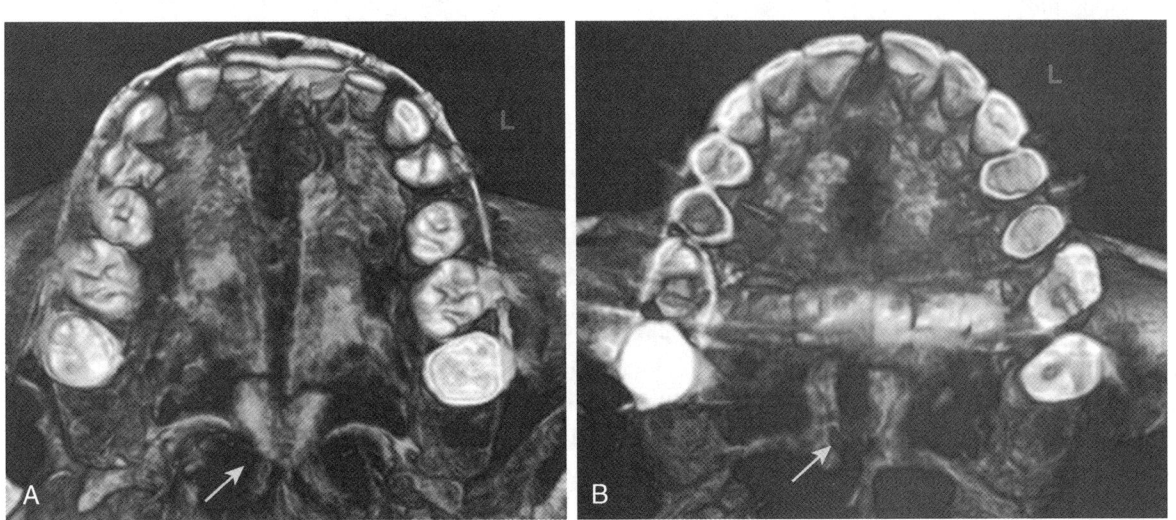


**图 168.5**　腭面观（**A**）锚定于牙齿的上颌扩张中的锥体型前扩张。**B.** 图 168.6 中 62 岁患者的腭面观，可见更大的上颌后扩张，如图中箭头所示

的扩张器可观察到上颌骨后方扩张，在儿童和成人患者中相似[116]。随后，对于成人患者，使用内镜骨性手术分离的骨性扩张被用作联合治疗的辅助手段，也被用作单独的 SDB 治疗（图 168.6）。

由于正畸扩弓治疗易于被儿科患者接受，在生长过程中可以多次使用，如图 168.2 所示。然而，某些类型的固定或保持器具可能需要很多年，因此需要长期持续的护理。治疗时间的长短取决于牙列的萌出状态和维持鼻呼吸的能力。

当扩张在发育早期应用，与晚期相比，鼻宽度的变化更大[119]。建议 RME 治疗应该被视为儿童 SDB 的早期治疗，因为干预时机对于预测 RME 正畸效果似乎是关键的。治疗“时机”在本章的策略 3 中进一步描述。

**外科扩张：软组织切除。**鼻甲肥大和鼻中隔偏曲可能导致鼻阻塞。虽然儿童鼻部手术对 SDB 患者的呼吸暂停-低通气指数改善作用存在一定差异，但它可以改善打鼾、主观睡眠质量、日间嗜睡和睡眠相关生活质量等其他 SDB 结局指标。在儿童中，射频消融术和微型切割器辅助的鼻甲减容术已被用于减小鼻甲体积[120]。下鼻甲肥大发生在鼻中隔偏曲的另一侧，经鼻中隔成形术矫正鼻中隔偏旁后，下鼻甲肥大可逆转[121]。在幼儿和儿童，通常不考虑鼻中隔手术，接近成年时才考虑该术式，因为鼻中隔软骨被认为是鼻-上颌复合体生长的调节因素。近年来，在有鼻阻塞的儿童中成功地进行了鼻中隔手术，而没有干扰面中部的发育[121]。因此开始提倡在青春期之前去除鼻中隔中引起鼻腔堵塞的部分，以避免由于缺乏鼻呼吸而产生的生长变化，并且在刚出生有裂缝和无裂缝的婴儿以及 6 岁的儿童中，都被提倡[122-123]。

**减轻炎症和药物管理。**SDB 在过敏性疾病患者中更为常见[124]。过敏性鼻炎通过增加鼻阻力，妨碍鼻呼吸，被认为是 SDB 的危险因素[125]。过敏性鼻炎是损害鼻功能的主要原因之一，影响发达国家高达 40% 的人口，且患病率不断上升。尽管证据支持 SDB 和过敏性鼻炎之间的联系，但这种联系尚未确定，导致这两种疾病之间联系的机制以及鼻炎导致 SDB 的机制也尚不清楚。过敏性和非过敏性鼻炎是鼻塞的最常见原因，过敏性鼻炎和 SDB 之间的因果关系尚不完全清楚[124]。这个主题在第 133 章中进一步阐述。

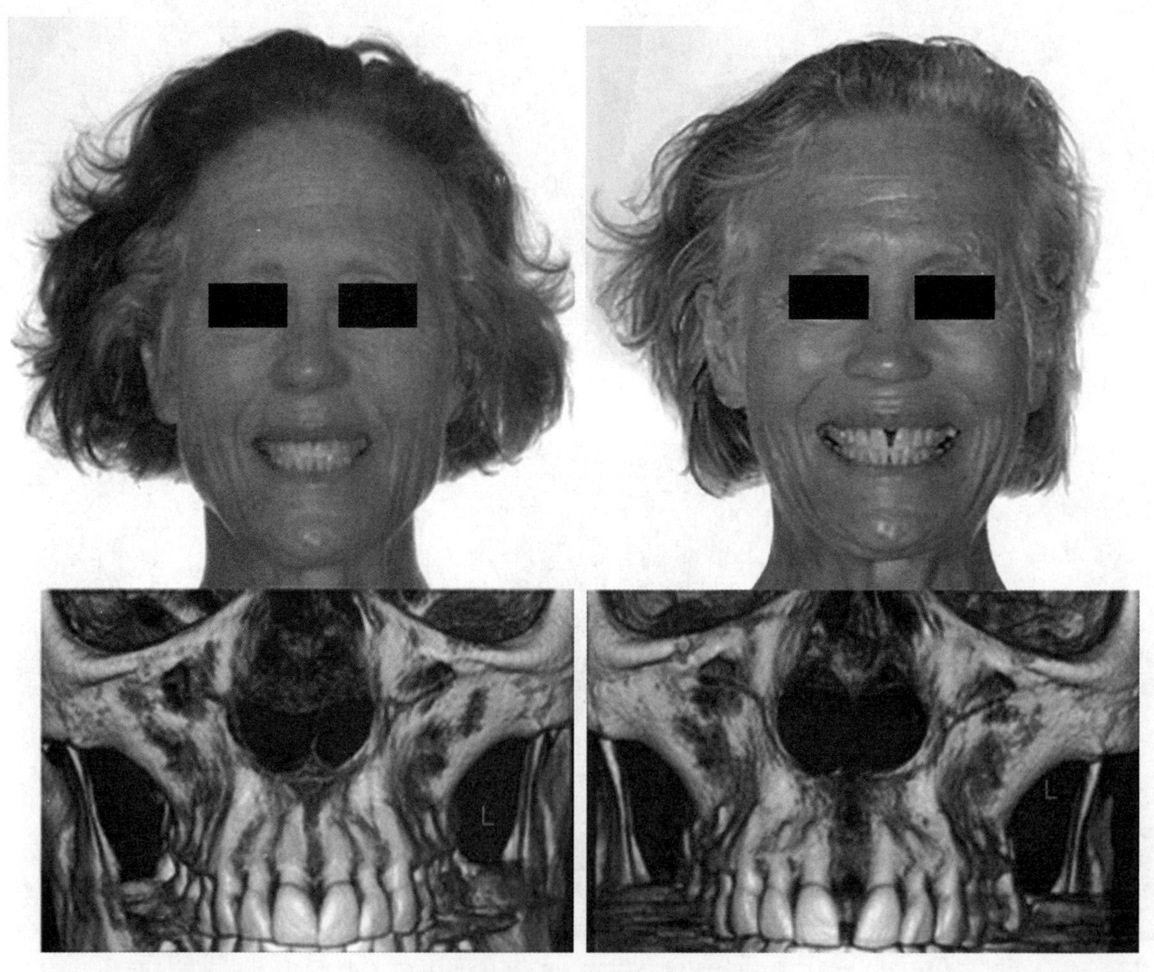

**图 168.6**　鼻底和鼻侧壁从中线处分离，引起鼻腔扩张。内镜辅助经腭牵引手术扩张。62 岁重度阻塞性睡眠呼吸暂停患者

## 鼻咽部

**通过正畸扩弓治疗延长鼻上颌的矢状位长度。**过去十年的研究表明，使用牙支持和骨支持的上颌骨牵引装置可以改善上颌骨长度和气道大小。最近对 6 项研究的 meta 分析得出结论，上颌骨牵引器可以延长儿童的鼻咽和上颌骨后方的咽气道[126]。然而，远期疗效并不稳定，25% ～ 30% 的病例报道了牙槽骨复发，对于上颌骨正畸牵引的效果或气道尺寸增加的稳定性几乎没有提及。2008 年提出了将牵引直接锚定在上颌骨骨骼而不是牙齿上[127]。最近的一项初步研究探讨了使用骨锚定种植体的上颌骨牵引（见图 168.7 中的设计）治疗儿童 SDB 中的上颌骨后缩[128]。研究结果显示上颌骨长度、鼻咽大小和呼吸参数得到改善。研究证实牙、骨骼和软组织的变化，表明通过骨性牵引扩大气道可改变面部生长（图 168.8）。虽然样本量很小，但 AHI 的改善表明骨锚定牵引可以作为另一种治疗儿童 SDB 正畸 / 正颌的方法。

**外科手术切除软组织，扩大气道。**扩大气道的另一种方式是通过外科手术切除阻塞结构，在第 175 章中详细阐述。在儿童中，这些手术可能包括减小下鼻甲、鼻窦手术或腺样体切除术。鼻阻力大小和 SDB 严重程度之间存在非线性相关性。因此可以解释在一项 meta 分析中，在平均年龄为 6.5 岁的儿童中，腺样体扁桃体切除术治疗 OSA 的治愈率仅为 59.8%，这表明腺扁桃体切除术作为儿童 OSA 的一线和最常见的治疗方法可能是不够的[129]。

## 口咽部

腭后区通常是儿童气道最狭窄的部位。SDB 儿童的气道大小有更多的波动，在吸气时收缩更明显，主要发生在口咽较高的部位[130]。扁桃体腺样体切除术可以扩大这个空间。尽管上颌扩张增加了鼻上颌

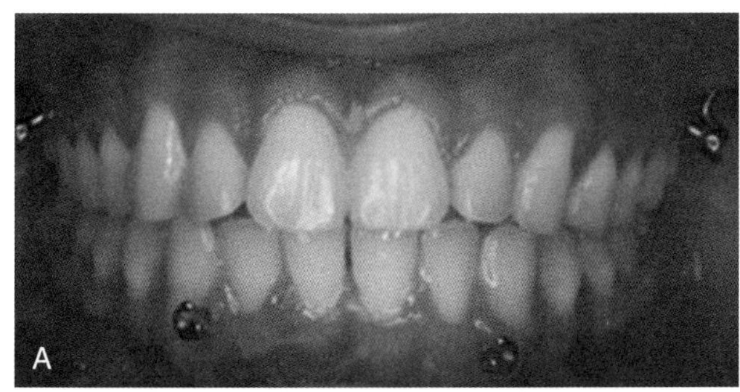


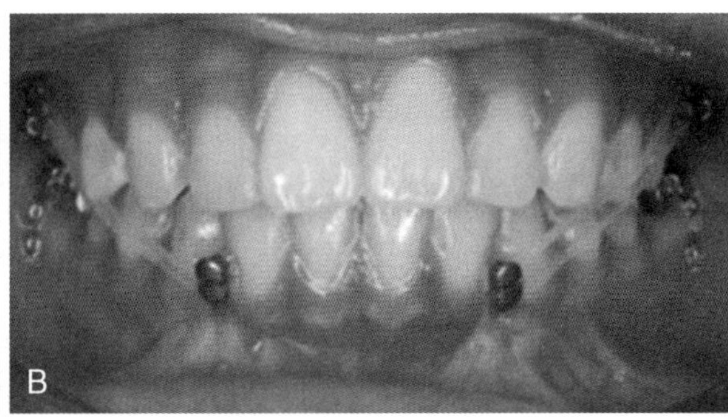


**图 168.7**　骨锚定器的放置。**A.** 下颌锚定器定位在恒牙侧切牙和尖牙之间，上颌锚定器位于颧骨下方，第一磨牙上部出现。Surgi-Tec 型微型板状锚。**B.** DePuy Synthes 型弹性牵引装置，固定上颌骨、下颌骨的微型板状锚

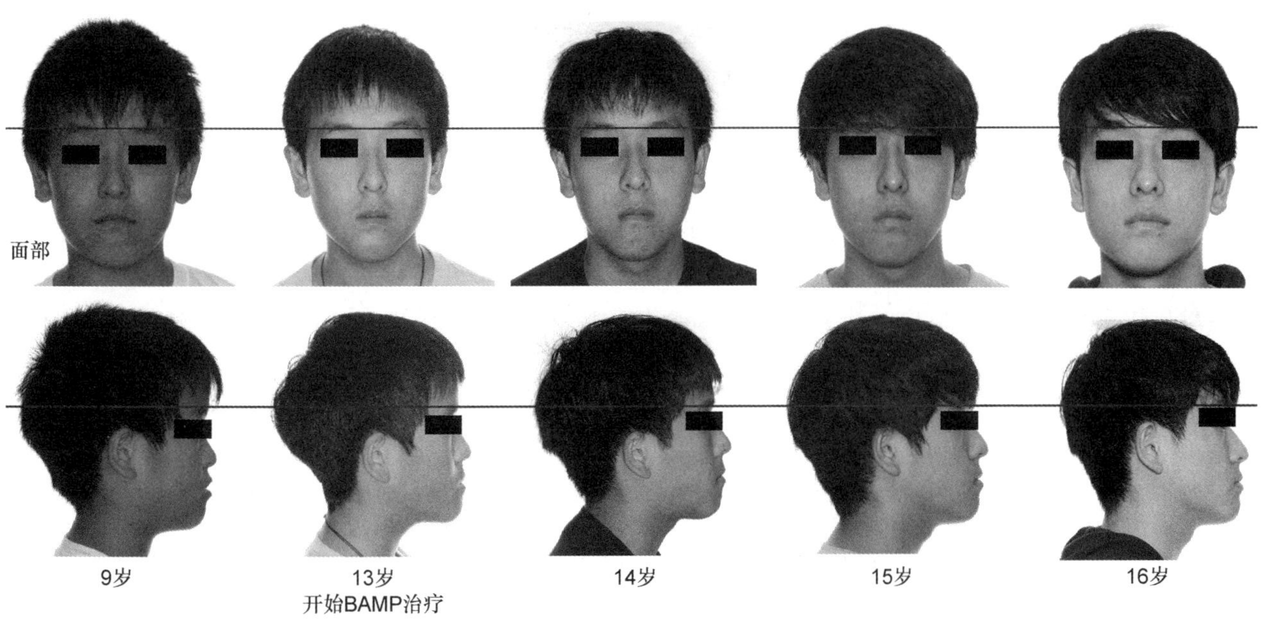


**图 168.8**　从 9 岁到 16 岁的面部发育。骨锚定种植体上颌前伸（bone-anchored dental implant maxillary protraction，BAMP）治疗自 13 岁开始，持续到 16 岁

空间，但使用锥形束计算机断层扫描和侧位头影的成像研究并没有观察到应用 RME 后口咽水平空间的变化。与对照组相比，儿童 OSA 腭后空间较窄，但在 RME 治疗后，没有证据表明口咽气道容积增加[131]。

**外科手术切除软组织，扩大气道。**扁桃体（咽部和腭部）肥大是儿童气道阻塞的第二大原因，其次是过敏性鼻炎，并且发现与许多儿童的过敏性鼻炎相关，加剧了呼吸道症状。如本章前面所述，扁桃体通常在生命的前 3 年内开始肥大，这是儿童期免疫活性最高的时期。由于扁桃体生长速度超过了 3 ～ 7 岁期间的颅面生长速度，因此大多数症状在这个时期观察到，与儿童 OSA 的高发年龄相吻合。扁桃体萎缩开始于 10 岁以后，终于成年。小儿 SDB 的一线治疗是扁桃体腺样体切除术，与咽部肌肉的临界关闭压下降相关，使上气道不易塌陷[89]。外科治疗在第 175 章中详细阐述。

#### 下咽部

下咽部气道阻塞可以由舌根增生或咽侧壁松弛所致，少数情况下也可由杓会厌皱襞引起。

**应用口腔矫治器。**一些病例报告研究显示，将下颌骨前移的口腔矫治器在治疗儿童 SDB 和 OSA 方面是有效的。口腔矫治器在成人 OSA 治疗中的应用已确立，这些矫治器的具体工作机制在第 173 章有详细阐述。将下颌骨前移的口腔矫治器类似于正畸中使用的功能矫治器，后者通过改变牙齿和上下颌骨复合体的生长来治疗儿童下颌骨发育不全。因此，口腔器械可以影响上下颌骨的向前生长，除伴有下颌后缩外，对于其他儿童可能是不合适的。这种生长抑制对儿童气道发育的长期不良反应值得进一步检查。

**骨科手术扩张。**在颌骨生长停止后，儿童患者才可选择进行正颌前移手术。由于时间较晚，在计划进行正颌手术之前，将制定其他疗法。下颌前移手术扩大了下咽空间，而上颌前移手术则扩大了鼻咽和口咽腔。双颌或上下颌骨前移手术可扩大整个咽腔。扩张/推进手术在第 175 章有详细阐述。

**持续气道正压通气。**持续气道正压通气（continuous positive airway pressure，CPAP）使咽部气道开放，防止肌肉壁塌陷。CPAP 不是一种治愈性策略，因为其不会增加气道大小或改变气道周围肌肉的神经运动特性。儿童的研究证明了 CPAP 治疗在减少或消除症状和改善呼吸方面的有效性，但也阐明其对鼻上颌骨生长的限制以及对日常使用的依从性的挑战。因此，当扁桃体腺样体切除术、双颌扩张或药物管理没有改善 SDB 时，CPAP 被用作二线措施，或者针对于肥胖儿童或有颅面综合征的儿童，CPAP 作为首选方案。这种形式的治疗主要用于成人，在第 132 章中有详细阐述。

### 策略 2：改善功能

#### 改变呼吸方式

如本章前文所述，鼻呼吸对于上气道的正常发育至关重要。儿童 SDB 治疗策略的初始目标是促进和维持鼻呼吸。去除鼻腔堵塞因素可以促进白天和夜间的鼻呼吸，但建立日间鼻呼吸对夜间上气道的影响尚不清楚。经鼻呼吸是气流的主要途径，在清醒和睡眠状态下负责大多数吸入的气体。夜间从鼻腔呼吸到口鼻呼吸的过渡随着年龄的增长而增加。当口呼吸转变为主要呼吸方式时，是有害的，因为它会改变上气道的特性。睡眠期间张口呼吸会导致咽部延长和舌骨下降[132]，导致咽部气道的可塌陷性增加和舌头后缩，从而增加上气道阻力。睡眠期间的上气道阻力在鼻呼吸时明显低于口呼吸时[133]，如果口呼吸在睡眠期间持续存在，这可能进一步损害气道并增加呼吸功。

儿童的口呼吸也可能对牙颌面复合体的发育产生潜在的不利影响。根据前面描述的 Moss 的功能基质假说，鼻呼吸通过鼻腔提供持续的气流，诱导鼻腔和上颌骨的侧向生长，降低腭弓[134]。层流和湍流的气流模式是由鼻腔结构产生的，同时又塑造了鼻腔结构。鼻呼吸使鼻子能够闻到、加热、加湿和过滤吸入的空气。通过加湿，鼻呼吸通过吸入空气和鼻黏膜之间的热交换来实现体温调节[135]。骨头的位置和形状是由通过鼻腔和口腔的气压和流动模式决定的。口呼吸对面部骨架的第二种影响是通过肌肉募集模式改变介导的，这导致了软组织、骨架形态和姿势的改变。鼻阻力的增加导致气道更易塌陷，并促进口呼吸，从而产生姿势和肌肉变化，不利于下颌生长。因此，一旦开始，口呼吸循环就会持续下去。这表明 SDB 治疗的原则之一是将呼吸模式从口呼吸转变为鼻呼吸主导的呼吸模式。鼻腔的通气功能是促进面部正常生长的最重要的功能。

理解口呼吸对于一个特定的个体意味着什么是具有挑战性的，因为没有一个标准的、公认的测试来确定原因和治疗预后。这种争议源于无法量化鼻呼吸和口呼吸，或者是否发生了从口呼吸到鼻呼吸的自发转变，以及缺乏伴随生长发育成熟的长期数据。缺乏可靠的测试来评估通过鼻和口的持续气流，通常是根据患者的临床表现和主观感知进行评估。测量气流和鼻阻力的测试，如前鼻测量、鼻声反射测量、鼻气流峰值流量、鼻腔测压、呼吸流速仪和最近出现的计算流体动力学。最后一种方法并不常用，因为测试结果依赖于操作者，并且与患者的主观症状不一致。鼻塞作为鼻 / 口呼吸的一个标志已经被广泛研究，鼻塞症状评估量表（Nasal Obstruction Symptom Evaluation，NOSE）是一种简短的、经过验证的、针对鼻塞严重程度的特异性评估量表[136]。虽然 NOSE 量表可能是评估成人鼻呼吸变化的可靠方法，但它对儿童可能不适用，因为儿童的症状通常由父母护理者报告。

口呼吸被认为是一种口腔习惯或对干扰的不适应反应。尽管与上下颌骨生长相关，探讨如何治愈口呼吸的研究较少。最常见的呼吸方式是同时通过口腔和鼻腔呼吸[137]，称为口鼻呼吸[123]。在睡眠期间，没有鼻部疾病或 SDB 的正常受试者是经鼻呼吸，只有总通气时间的 4% 为口呼吸[138]。新生儿出生时是强制性或优先性鼻呼吸者，但正如本章前文所述，随着上气道、神经发育和呼吸中枢的成熟（见第 22 章和第 23 章），这种情况会发生变化。即使患有严重鼻阻塞的患者，无论是过敏还是软组织肥大，也会显示出一定程度的鼻呼吸[139]。

考虑到鼻呼吸对 SDB 的程度、面部生长和其他节律功能的正常执行的多种因素的影响，使用策略 1 中的通过解除鼻腔堵塞来促进鼻呼吸，只是解决方案的一部分。呼吸控制中的其他因素也需要治疗，例如习惯性鼻呼吸和恢复鼻血管收缩舒张功能。一些上呼吸道通畅的儿童也会出现习惯性口呼吸[139]。鼻腔阻塞可能是出现口呼吸的因素，但去除鼻腔阻塞、鼻腔通畅后，仍可能无法推进呼吸模式的自发变化。尽管 RME 治疗可以扩大鼻腔并降低鼻阻力，但治疗后口呼吸模式并不会自动恢复，这表明呼吸模式已经建立。即使在儿童扁桃体肿大的手术切除后，手术后气道肌张力也是可变的[140]，这表明肌张力和姿势可以自发改善，但仅能部分改善。

### 肌肉康复

入睡初期，咽部肌肉活性减低，并在快速眼动睡眠期间出现轻度肌张力下降（即低张力）（有关肌肉生理学和呼吸的更多信息，请参见第 22 章和第 23 章）。在青春期，上气道扩张反射的反应性逐渐减弱，因此上气道的可塌陷性增加。随着年龄的增长，上气道反射会出现一定程度的衰减或钝化。正常健康的儿童和青少年存在对上气道阻力负荷增加的神经肌肉补偿，出现颏舌肌肌电（electromyography，EMG）活性增加，表明这些儿童和青少年在睡眠期间具有活跃的上呼吸道神经肌肉反射。相反，一些儿童和成人 OSA 在清醒时的 EMG 活性高于正常对照组，在睡眠时的 EMG 活性低于正常对照组[141]。日间 EMG 活性增加增强了对气道塌陷的抵抗力[142]，这些机制已经在非 OSA 肥胖青少年中被描述为一种神经补偿。打鼾可能在儿童中存在或不存在，但随着时间的推移，它会在上气道产生振动应力，并被假设诱导受影响的咽部肌肉发生变化或损伤。

可塌陷的咽部是一个由成对的肌肉组成的管道，外周没有骨性支撑，调节从上呼吸道鼻腔到下呼吸道肺部的气流。OSA 出现反复上气道塌陷时，塌陷咽腔内的持续压力可导致反复微创伤，进而出现咽部肌肉病变[143]。咽肌运动激活可能发生改变，从而使对化学（低氧血症或高碳酸血症）或机械（呼吸努力）刺激的感觉神经传入反应减弱或缺失。随着时间的推移，这些损伤会导致呼吸道肌肉的神经肌肉控制减弱，即对气道开放和塌陷调节作用减弱，从而导致神经病变，影响气道扩张开放与收缩闭合肌肉之间的相互作用。

睡眠期间上气道通畅是通过呼吸驱动对呼吸肌的调控实现的。如果将 OSA 视为一种进展性疾病，理想的治疗策略将逆转肌肉变化。肌肉（或神经肌肉）康复不仅要治疗损伤，还要使用运动疗法来改变肌力、姿势、耐力、协调或反应性（参见第 134 章），避免功能损伤。治疗一般针对三个方面。第一种机制是恢复扩张肌的感觉本体感受。本体感觉反馈对感觉运动表现至关重要，并与感觉运动皮质和补充运动区内的神经可塑性重组有关[144]。经皮电刺激、经颅磁刺激或肌功能治疗（myofunctional therapy，MFT）已经被用于治疗气道肌肉组织的感觉输入的病变。第二种可能的机制针对传出运动回路，使用电刺激直接刺激舌下神经来改善颏舌肌反应（见第 175 章）[145]。这两种机制都被认为可以重建上气道扩张肌的协调、同步和协同的肌肉放电模式。第三种康复机制在于修复皮质处理的损伤。体育锻炼促进了正常人的运动技能学习。OSA 患者大脑皮质的变化被描述为边缘和额叶区域的体积减小，CPAP 治疗后体积增加，证明了成人的神经可塑性[146]。一周的舌头任务训练导致 AHI 减少 23%，有足够的时间通过颏舌肌运动区表现的改善，来诱导初级运动皮质（M1）的神经可塑性变化[147-148]。这些相同类型的大脑结构变化已经在使用吞咽运动治疗吞咽困难的卒中患者中被证明[149]。即使是本体感受和本体感受训练作为一种肌肉康复策略，也需要一定水平的认知整合。

神经肌肉康复的生理机制尚未完全阐明。最近在肌肉生理学方面的工作表明，骨骼肌是一种分泌器官，在收缩时分泌信使分子，称为肌因子[150]。肌因子作为自分泌、旁分泌和内分泌信号，其中信号不一定通过神经系统传递。作为一种激素或神经递质，它可以直接影响体液或神经调节，从而调节多个系统的功能，包括呼吸和骨骼生长。间接的，它可以绕过中枢神经系统，通过交叉信号通路对其他器官有内分泌作用。irisin（鸢尾素或虹神素），是一种锻炼诱导的肌因子，OSA 男性患者与健康男性对照组相比，irisin 与睡眠呼吸暂停严重程度呈负相关[151]，并且血清 irisin 在 CPAP 治疗后逆转[152]。irisin 已被证明能够诱导另一种肌因子——脑源性神经营养因子（brain-derived neurotrophic factor，BDNF）的表达，参与神经发生和神经发育，并与神经可塑性、神经保护以及昼夜节律调节有关。与对照组相比，成人 OSA 血清 BDNF 更高[151]，一些研究显示可在 CPAP 治疗后逆转。也许治疗性肌肉收缩刺激的肌因子释放为改善 OSA 气道肌病提供了一条可能的途径。

肌功能治疗在不同的专业领域引起了很多关注，不都与呼吸异常有关。自从 MFT 被引入作为一种改善成人 OSA 的治疗方法以来，有几项研究检验了 MFT 在儿童和成人 OSA 治疗中的作用。系统综述和 meta 分析包括 AHI、血氧饱和度和症状的改善，但在比较不同治疗方案的研究方面存在挑战[151a]。研究不支持 MFT 作为一种单独的治疗方法，但建议肌肉训练（见图 168.9）作为多种治疗 / 组合治疗方式的辅助方法[153-154]。白天进行这些康复运动有助于减少睡眠期间气道塌陷。

未来的肌肉康复工作可能会概述筛查和治疗参数，并确定最有效的肌肉康复技术来管理 SDB。大多数研究都强调了颏舌肌，但所有吸气和呼气肌群都是通过康复来恢复的：鼻、口、颈、咽和肺肌肉组织。这些肌肉群在其他非呼吸性反射功能中紧密结合，如咳嗽和有节奏的动作，如咀嚼、吞咽。由于 OSA 患者出现吞咽异常，许多研究希望通过改善吞咽来增加颏舌肌张力和兴奋性。由于治疗的不良反应很小，有足够的证据支持 MFT 治疗 SDB，但因治疗在很大程度上取决于患者的依从性，必须确定适宜的肌肉训练。一种功能的肌肉缺陷可能会影响其他串联运动通路，这些通路同步协调并发挥作用，已发现针对静息姿势、吞咽和发声功能障碍的三联征[155]。对整个呼吸系统肌肉进行更广泛的康复的观点已经提出[156]，但如果发现早期功能障碍和后续干预，是否需要如此广泛的治疗？这将在“时机”部分中进行探讨。长期研究可以解决治疗时机、年龄和严重程度等问题，并为肌肉康复的开始、终点和持续时间提供更多定义。

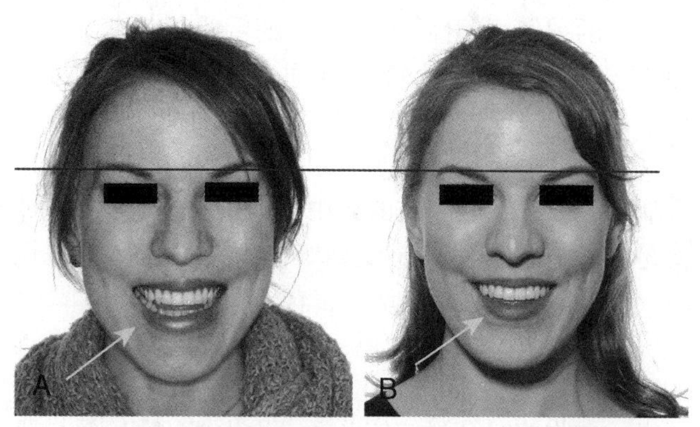


**图 168.9**　肌功能治疗对肌肉性能的影响。**A.** 右侧面部肌肉的拉力增加：降口角肌和降下唇肌，导致面部软组织不对称，如黄色箭头所示。**B.** 肌功能治疗 3 个月后面部肌肉对称性显著改善

## 策略 3：调节颅面生长

口呼吸是否会导致口面部发育异常，如果影响，这一系列的生长改变是否会加剧 SDB 或使生长中的儿童易患 SDB？尽管在耳鼻喉科、口腔外科和口腔正畸科等临床专业领域有大量的研究，且这些领域都是专门针对治疗上气道、颌骨或牙齿的，但是上气道呼吸功能与牙颌面和骨骼形态之间的因果关系尚未确定。然而，正如本章前面所概述的那样，OSA 综合征、颅面解剖、面部生长、上下颌骨大小和形状以及错𬌗之间存在关联。这些关系的产生源于这样一种假设，即由于鼻呼吸功能的失调或受损出现的口呼吸，会影响鼻腔、上颌骨、下颌骨的生长，进而影响咽部气道的生长。虽然尚有争议，但动物实验和人类临床试验已经证明了鼻阻塞和面部生长之间的关系[157]。

### 时机

4 岁时，颅面骨骼大小已经达到成人的 60%；7 岁时，颅面生长完成 75%；12 岁时，颅面生长完成 90%[158]。潜在生长模式改良的能力取决于年龄，由生长速度决定。面中部，特别是口鼻咽部区域，代表了感觉运动整合的最高水平，神经系统、肌肉、软骨和骨骼同步发育和协调。重要的反射功能，如呼吸、咀嚼和发音，影响颅面生长。这些生理功能随着颅面发育成熟而变化，并变得更加精确，反过来又影响颅面形态发生。异常功能，如口呼吸，影响口鼻咽部形态。这些变化或不协调在快速生长期可能会被夸大，特别是在青春期。在儿科患者中，一旦反射功能异常，支持该功能的发育中的骨骼和神经肌肉的形态可能会发生变化，增加气道阻力，导致潜在功能障碍的恶化。

### 被动矫正（passive loading）

在这一部分，我们介绍如何改变鼻腔、上颌骨、下颌面和咽部结构的形状。

**鼻腔形态的变化。**正如本章前面所述，肌肉模

式通过对鼻上颌结构施加的力来对发育中的气道施加被动张力。鼻腔和上颌骨同步生长，它们的形态发生和生理功能紧密耦合。尽管缺乏关于鼻塞引起的鼻腔变化的纵向描述，但影像学技术的进步允许可以更好显示鼻腔，鼻部生长速度与身高速度平行。图 168.10 展示了由于慢性鼻塞而可能发生的鼻孔、鼻根和鼻根区域形态逐渐变窄。随着鼻腔容积减小，鼻阻力增加，可能加剧上气道可塌陷性，导致 SDB 逐渐恶化。这种诱导的形态变化可以部分解释 SDB 的发病机制。

**上颌骨形态的变化**。许多研究已经显示了鼻气道阻塞与面部生长异常之间的关系。在儿童和成人中，受损的鼻呼吸对形态学的影响是明显的，包括上颌骨变窄、下颌骨发育不良、面下部垂直生长增加、牙列拥挤和错䝙[37]以及头部姿势改变。新的姿势是为了补偿减少的鼻气流而产生的，以保证呼吸。然而，在有口呼吸倾向的儿童或成人中，这些现象并不一致。

这些变化如图 168.11 所示，并且是被动发生的，因为除了附着在骨架上的肌肉之外，没有直接施加力或负荷到骨架上。由于慢性口呼吸，可能会表现出三种不同的发育变化。第一种变化为上颌骨变窄，随着上颌骨继续变窄，鼻腔容积变小。第二种发育变化是在牙列，因为牙齿在上下颌中都增加了第二层损伤，通过补偿性向内倾斜。这进一步限制了口腔容积，从而促使颏舌肌发生形态和神经肌肉适应。目前的争论在于，在去除影响鼻通气的障碍物后，需要采取积极措施来对抗口腔呼吸者中上颌骨变窄的固有倾向，因

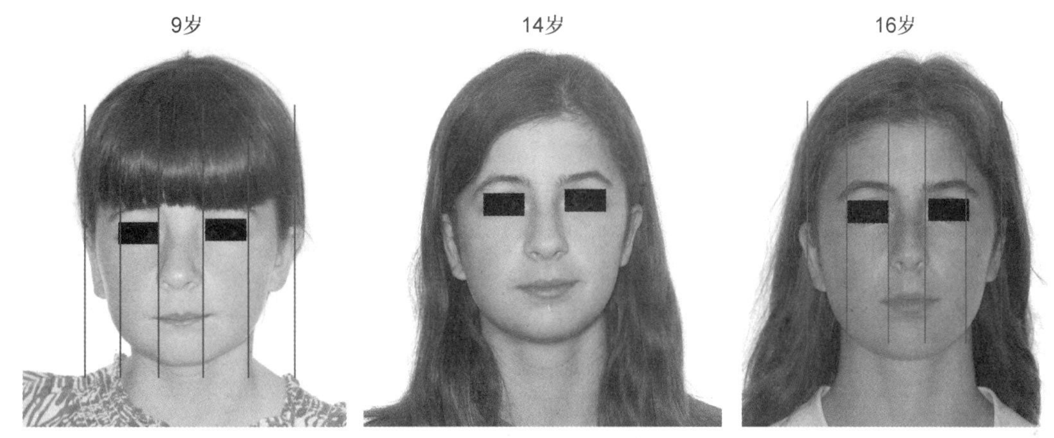


**图 168.10**　慢性鼻塞导致鼻形态变窄，图片显示 9 ～ 16 岁期间鼻根逐渐变窄

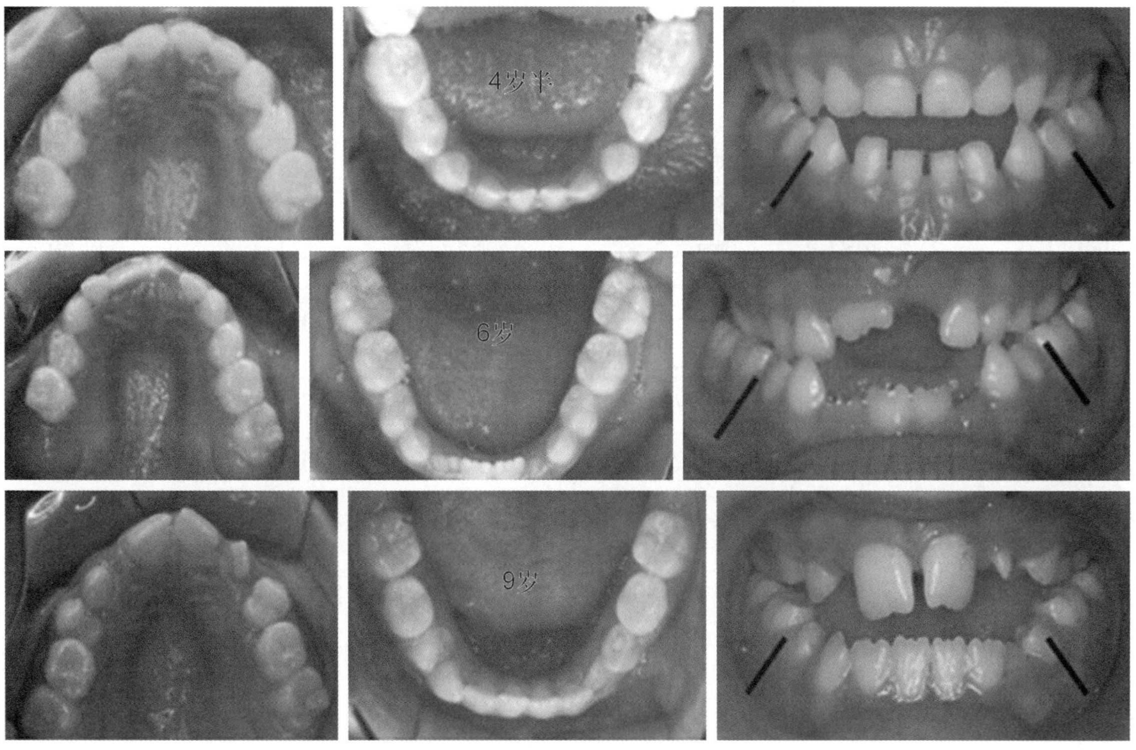


**图 168.11**　上颌-下颌复合体因鼻腔阻塞而生长，导致错䝙。图片显示从 4 岁半～ 9 岁，上颌骨逐渐变窄，而下弓形状保持完整。请注意，下牙列的舌侧倾斜是齿-牙槽补偿，如黑线所示

为肌肉发生了改变。对下颌骨产生影响是第三种变化，随着下颌后缩而加剧咽部可塌陷性，因为下咽部随着下颌后旋而变窄。这种变窄在舌后区尤其明显。

**下颌骨形态的变化。**在生长发育中的儿童，异常的鼻阻力可能会影响下颌骨的生长[159]。在青春期，由于青少年时期的生长速度，这些不利的变化可能会被放大。口呼吸的不良影响是异常舌位和口面部肌肉组织的张力的改变。当鼻呼吸转变为口呼吸时，肌肉募集模式被改变[160]。其中部分生长反应中可能会因为同时发生的臼齿萌出而被夸大。在口呼吸者中，下颌骨会向后方生长。由于鼻阻塞引起的口呼吸对颏舌肌有影响，而颏舌肌是保持气道开放的最大咽部扩张肌。在张开口腔的姿势中，颏舌肌在口腔底部，处于低位。在 OSA 患者中，舌骨位置降低。由于舌头处于这种后下方的位置，实验动物舌部 EMG 激活显示出较弱的前突力，表明了一种可能的增加可塌陷性的机制，因为实验动物中颏舌肌张力的降低导致了长度的增加[161]。颏舌肌体积的增加会使咽部气道变窄，增加可塌陷性。与口呼吸相比，鼻呼吸时颏舌肌活性增加，与坐位相比，仰卧也是如此，在吸气阻力负荷时也是如此，可能是由于呼吸驱动和反射激活改变所致。这种效应，加上睡眠期间气道负压引起的水肿，会加剧呼吸紊乱，说明治疗根本原因是必要的。由于呼吸模式的原因，下颌向后旋转，形成了一种周期性的模式。这种位置的改变会使舌后气道变窄，这可能会增强重复激活刺激以保持气道畅通，从而导致咽部肌肉质量增加。打鼾、振动或气道阻力增加可能会导致进一步的肌肉损伤。

“腺样体面容”一词历史上被用来描述具有口腔低张力、牙齿和嘴唇突出，在静息时嘴唇明显张开，并且经常伴有开合畸形，面型长、窄、平的一种面容[37]。Harvold 及其同事[157]对实验动物进行的开创性工作，证明了对这种强迫口呼吸的反应是可变的。口呼吸与特定的骨架结构没有联系。同样，在伴有腺体肥大和口呼吸者中，并没有伴随着特定的面型或错聆。几项研究证实了这一结论，因为正如本章前面所述，鼻阻力与牙颜面形态之间没有一致的关系。这种差异见图 168.12，该图显示了 OSA 的不同面部表型。

图 168.13 中所示的三例进一步证明了下颌骨生长对受损鼻呼吸的可变反应。所有三例患者都接受了

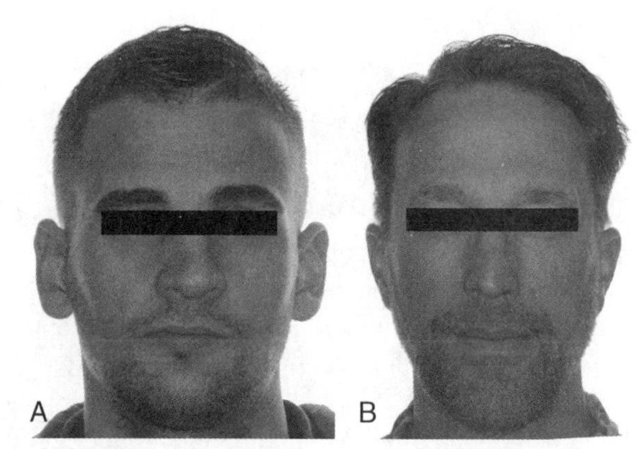


**图 168.12**　与阻塞性睡眠呼吸暂停（OSA）相关的面部表型。**A.** 前下面高减小，下颌角角度小和双上颌后缩。**B.** 前下面高增加，双上颌前牙外突，下颌角角度增加

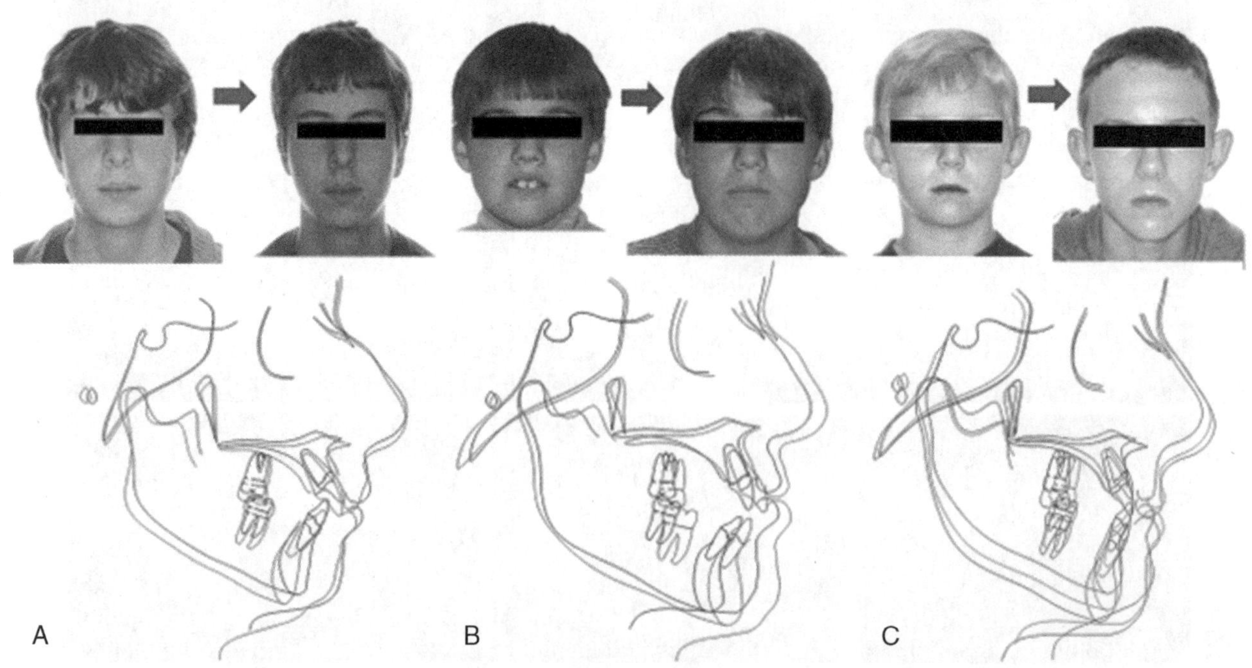


**图 168.13**　过敏引起的鼻塞导致的上颌、下颌生长变化。**A.** 上颌、下颌向后下旋转。**B.** 上颌向前生长不足，下颌生长正常。**C.** 上颌生长不足，上颌、下颌垂直下降，未向前方生长

错殆的治疗，但过敏、鼻阻塞和口呼吸的问题在双颌扩张治疗后仍然存在。所示的记录说明了在青春期表现出的下颌不成比例的生长：上颌向前发育不足和下颌垂直下降生长、未向前方生长（图 168.13C），下颌向前旋转生长（图 168.13B），下颌向后旋转生长（图 168.13）。牙齿萌出、牙槽骨发育可以影响下颌向前（图 168.13B）或后旋转（图 168.13A），这一重要影响不能被忽视。这是来自同一刺激——由于鼻阻塞引起的气道阻力增加的下颌生长的 3 种不同表现。然而，过敏性鼻炎儿童给予医学干预，并未显示面部生长模式的改变。儿童缓解鼻气道阻塞的外科治疗（无论是腺体切除还是鼻甲切除）如何影响最终的面部形态无法预测[162]。

口呼吸的最终结局是肌肉募集模式改变，肌肉张力、功能和软组织适应性改变，影响骨骼形态。因此，口呼吸者可能表现出从正常外观到严重的骨骼和牙齿异常。鼻阻塞是触发因素，但异常的肌肉募集导致了发育不良[157]。

**咽部气道形态的变化。**构成咽部气道前壁的软组织附着在上颌骨和下颌骨上。因此，咽部气道的大小受到上下颌骨生长程度和方向的影响。虽然存在一种遗传的生长模式，可以解释 OSA 中的家族倾向或遗传性，但颅面畸形可能有不同的表观遗传学表达，与固有的先前存在的生长表现重叠。出生后，上气道的生长随着颅骨、颈部和胸部的生长而发生。生长主要在生命的前两年；此后，它与身体的生长呈线性关系。尚未见大规模、纵向的儿童气道尺寸变化的研究。气道大小与面部形态相关，正如本章前面所述。咽部气道形态的变化只能通过影像学进行研究，这就是困境所在。虽然有许多使用二维和三维技术的影像学研究，但缺乏对鼻呼吸功能的记录。目前正在使用一些能够更好地表征气道的新型影像学技术，这是一个快速发展的研究领域。在上气道管壁可移动的情况下，对可移动实体进行可重复、精确表征的难点直接取决于成像期间患者的定位是否一致。无论应用二维或三维（MRI、CBCT）图像采集，咽部气道的大小都会随着头部位置的不同而变化，如图 168.14 所示，显示了三个不同的头部位置[163-164]。此外，呼吸是一种动态行为，在静态三维图像中可能无法准确地描绘出来，尤其是当控制收缩性的气道扩张肌的激活取决于睡眠阶段时[163]。直立位进行的气道成像与仰卧位成像没有直接相关，因为仰卧位时会有体液向头部移动，清醒状态影像与睡眠状态影像没有相关性。影像学是诊断和治疗中有用的辅助手段，但不能作为确定阻塞部位的基础，特别是气道塌陷性取决于咽塌陷部位上游和下游的压力[165]。重要的是，气道大小与 AHI 严重程度没有直接相关性[93]，如图 168.15 所示。

然而，咽部组织水肿形态增大归因于睡眠期间上气道负压引起的软腭、舌头和咽侧壁增厚[166]（见第 14 篇）。OSA 患者的咽部经历了各种组织病理学变化，这些变化可能包括由于睡眠期间上气道负压引起的组织水肿和炎症、黏液腺肥大、血流和毛细血管容积变化、脂肪和其他组织沉积在咽部及其周围、血管扩张、结缔组织变化、促炎介质增加以及肌肉-神经纤维紊乱 / 丧失[167]。这些变化在图 168.16 中有所体现，显示了慢性鼻阻塞患者随着时间的推移咽部壁厚度的增加。

在这个例子中，上颌骨向前方轻度生长但向垂直方向显著生长。上下颌骨前向生长的缺乏加上上气道肌肉水肿可能导致咽部腔隙变窄。气道长度增加与口咽部垂直生长相关，这种异常生长方向可能是导致 SDB 的另一个因素[168]。上下颌骨向后旋转生长也可以引起类似的腔隙变窄，如图 168.16 和图 168.17 所示。这两种异常生长模式都是在青春期生长期间表现出来的。

这些病例说明了颅面畸形不仅是 SDB 的原因，而且是 SDB 的结果。这是一个可变的反应，取决于受损鼻呼吸对多层位点肌肉募集和激活的影响，影响结构、生理和行为因素之间的相互依赖。对于一些患者，这种治疗范式是正确的。挑战在于识别更容易出现异常肌肉改变的患者，对于这些患者进行神经肌肉

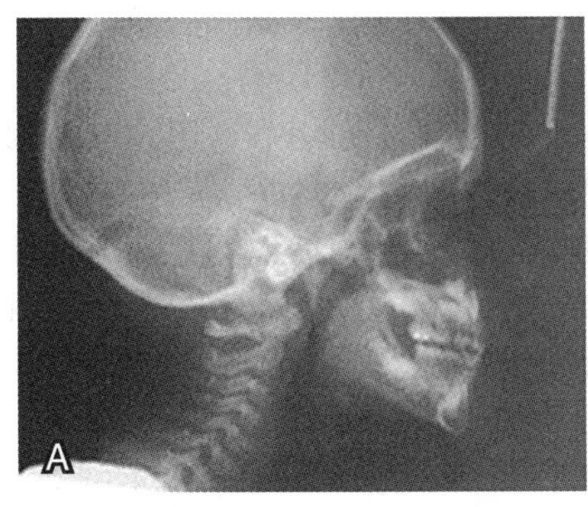

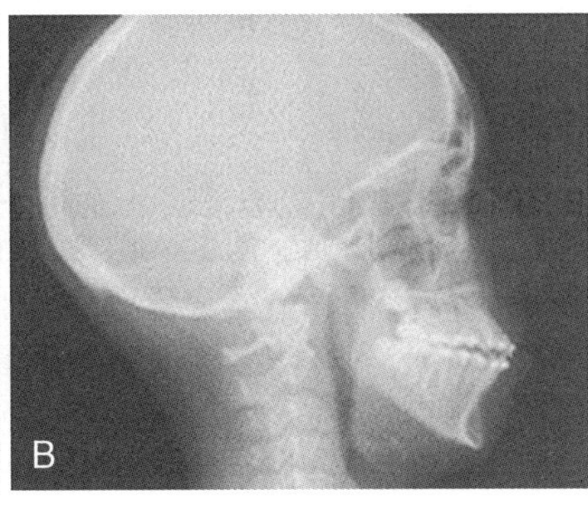

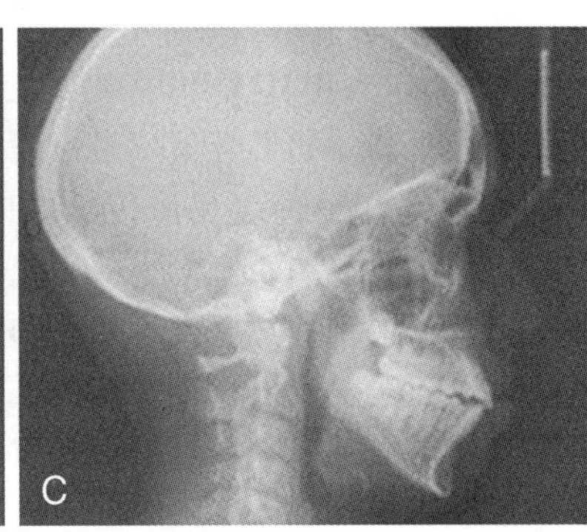


**图 168.14**　头部位置变化对影像的影响。应用头位测量成像显示咽部气道。**A.** 颈椎前屈患者。**B** 和 **C** 显示同一位患者，**C** 为 6 几个月后，显示头部位置的变化影响口咽和下咽气道的大小

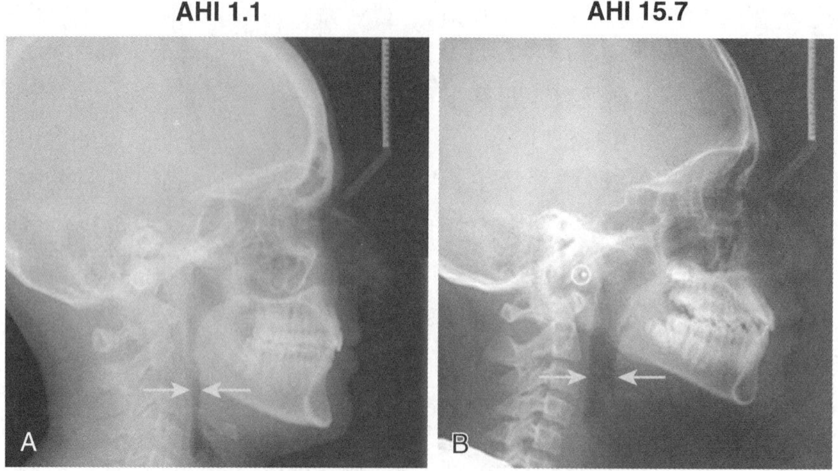


**图 168.15**　气道大小与睡眠呼吸障碍（SDB）的严重程度无关。**A.** 患者咽部狭窄，低呼吸暂停低通气指数（AHI）为 1.1。**B.** 患者咽部较大，AHI 高达 15.7。注意姿势性颈椎弯曲的差异

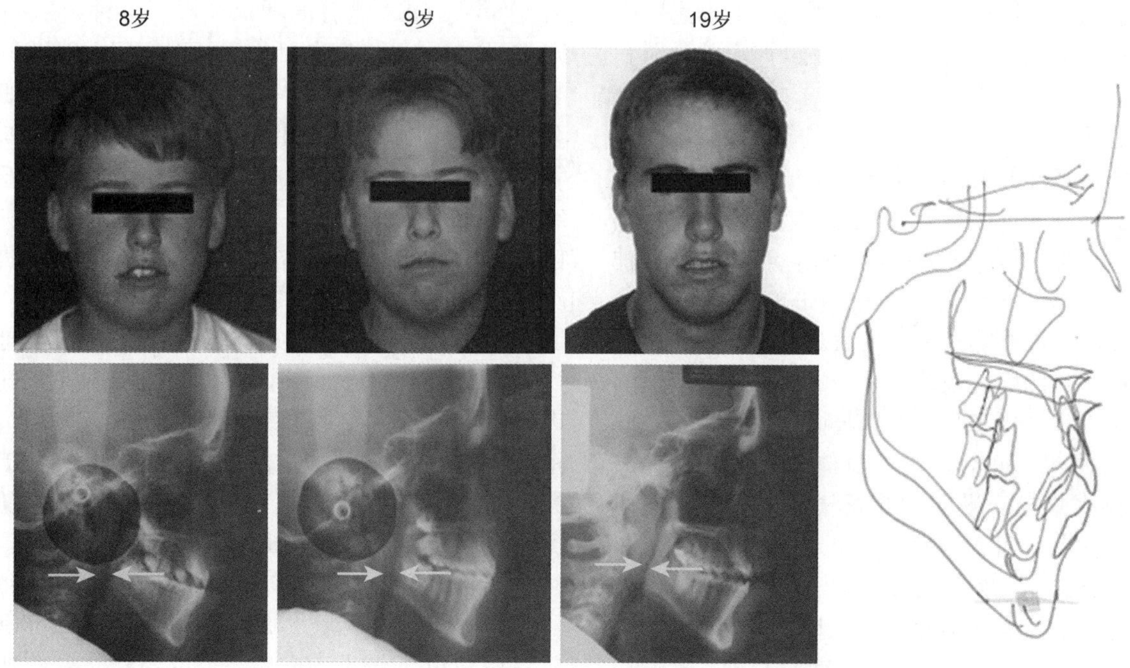


**图 168.16**　垂直颅面生长导致咽腔变窄。上颌轻微前凸起，但在一名过敏性疾病引起的慢性鼻塞患者中，上下颌垂直生长显著。上颌骨前生长不足，加上上呼吸道肌肉水肿，可能伴随咽腔变窄。气道延长和管腔狭窄可能是导致睡眠呼吸障碍（SDB）的其他因素（见彩图）

康复可能是有益的。

### 主动矫正（active loading）

**诱导骨重塑**。如果骨重塑是被动施力的结果，那么主动施力作为一种表观遗传学效应来指导骨骼发育，可能是一种增加气道大小或改变不利生长模式的策略，超越了固有的基因表达。并非所有患者都会因为鼻呼吸受损而发展出异常生长模式，所以当无法预测异常生长模式时，介入治疗来修改现有生长模式可能是不合理的。不过如果这些治疗有助于改善临界关闭压，咽部可塌陷性最终可能会得到改善甚至正常化。

考虑这种治疗方向是由于当前治疗方法的不足。在成人中，治疗 OSA 的“金标准”是 CPAP，其次是口腔矫治器。对于儿童来说，扁桃体切除术是一线治疗，经鼻 CPAP 是在其他治疗没有完全改善呼吸后考虑的。正如本章前文所列出的，CPAP 存在着因面罩贴合、舒适度或 CPAP 使用的启动而导致的依从性问题。作为一种口外的器械，CPAP 可能会对面部骨骼和牙槽骨施加成型力。这种力量可以在儿童患者中引起上下颌骨重塑和改变上下颌骨生长方向[169]。这种由面罩或机器产生的正压力可以造成颌骨失衡，还会抵消早期促进气道扩张的治疗效果。由于鼻阻力既是 SDB 的病因又是后果，这种常用的治疗方法可以解决问题，但也会使问题长期存在。通过应用主动力

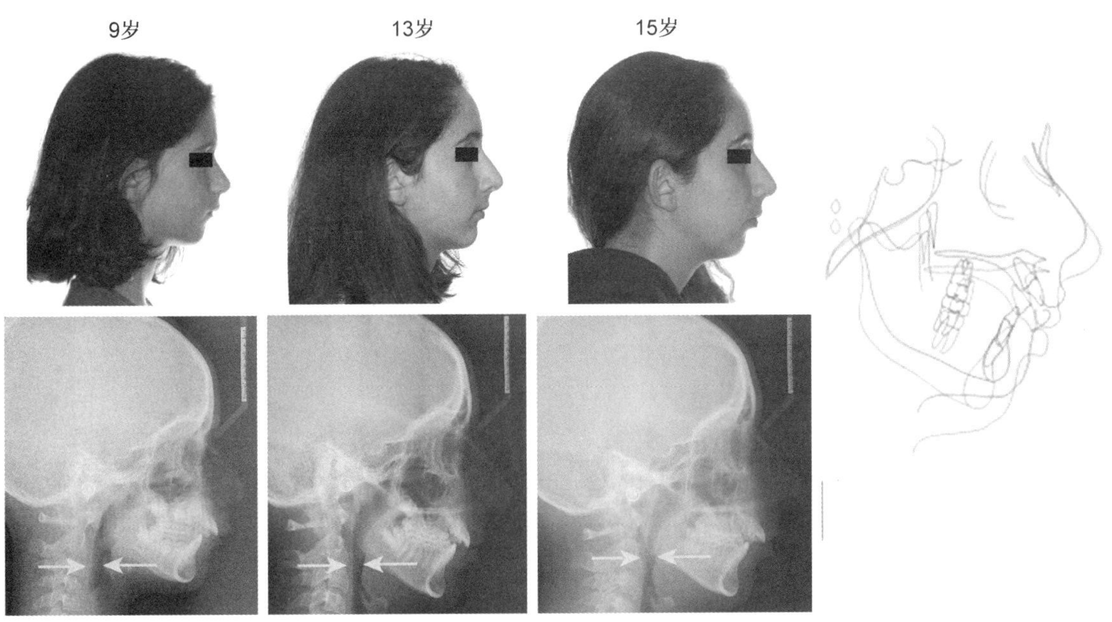


**图 168.17**　从 9～15 岁的颌面生长，显示青春期后上下颌旋转导致咽部狭窄，此时气道应随着青春期的生长而扩大（见彩图）

诱导的骨重塑可以纠正这些医源性颅面变化。但这种失衡需要维持多久仍然是一个问题。

骨扩张后较大的翼软骨和翼基部宽度的软组织增加是明显的，但这些差异在临床上没有意义[170]，在治疗后 6 个月可以忽略不计[171]。然而，其他研究描述了鼻腔、面部和腭咽肌的整体软组织拉伸与下颌骨前部的扩张以及其对骨结构的潜在持续相互作用。这种形态发生的改变是由鼻上颌扩张的程度来预测的，这表明扩张不足不会产生增强鼻呼吸功能变化的形状变化。面部和鼻腔肌肉软组织覆盖的这些细微变化（见图 168.18）发生在使用骨锚定扩张进行更多鼻上颌扩张后（如策略 1 所述）。这说明了 Moss 的功能基质理论（如本章前文所述），因为扩张的增加与 SDB 症状的改善相一致。

通过多种治疗方法的组合，改变这种生长模式的生长模式也许是可行的。针对气道最狭窄部位或阻塞部位进行的治疗，可能是不充分的，因为由于感觉运动功能障碍导致的气道狭窄和塌陷是在多个部位发生的[172]。一些研究报告了多种治疗方式的组合治疗。然而，目前还没有研究详细说明在鼻腔、鼻咽、口咽和下咽同时实施肌肉康复来解决受损气道伴随的神经肌肉适应的综合和组合方法的有效性。这项艰巨的工作需要涉及上气道功能障碍治疗的多个专家的合作。

预防性地治疗整个气道，而不是针对阻塞或狭窄最严重的部位，可能看起来过于激进和极端。然而，SDB 患儿对高碳酸血症的反应减弱[173]，显示出

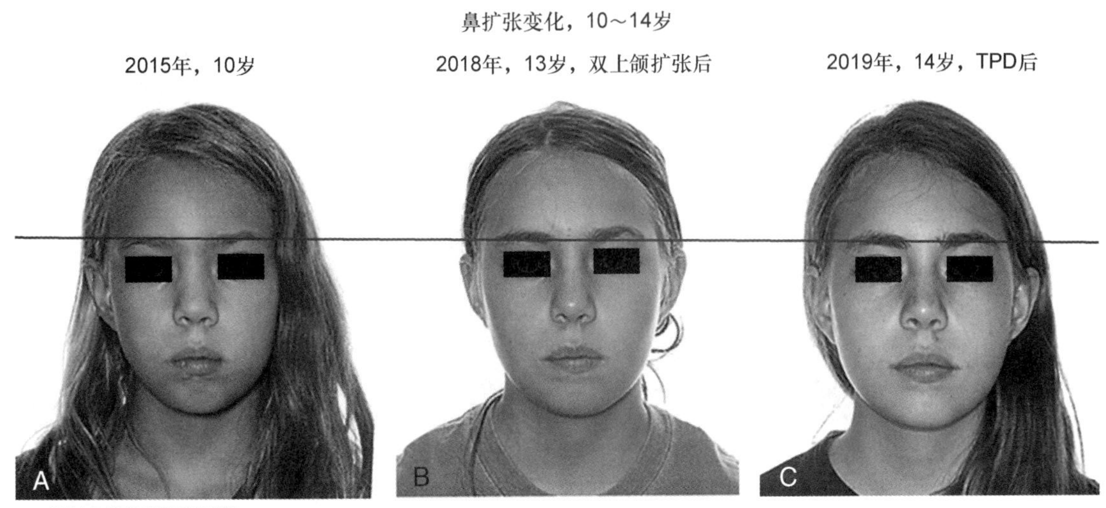


**图 168.18**　鼻上颌扩张后的鼻部和面部肌肉形态变化。**A.** 10 岁时的表现。**B.** 13 岁时双上颌扩张后的表现。**C.** TPD 扩张后的表现。进行更多鼻上颌扩张后，面部肌肉的放松和鼻部形态的变化才得以实现，鼻呼吸功能的改善也将随之发生

早期的神经缺陷，这些缺陷被认为可以通过治疗逆转，但是否能完全恢复尚不清楚。研究显示青少年后期 SDB 高发率高[87]，一些神经失调症状（neural dysregulation）可能持续存在，甚至比治疗前重。治疗通常是从出现日间或夜间症状开始的。开始出现症状可能意味着一个更大的问题，因为不知道病因需要存在多久才会出现症状。最可行的治疗方法可能是在症状出现之前进行连续的早期筛查和识别。等到治疗开始时，即使是在较小的年龄开始治疗，肌肉募集和张力可能已经发生了改变，导致颅面发育畸形和随后的气道缺陷，从而引起这种疾病。一项基于人群的纵向研究观察了 6 个月到 7 岁的儿童，出现打鼾、口腔呼吸和呼吸暂停的早期症状对儿童后期的行为的影响，具有统计学差异，表明早期症状筛查可以在生命的第一年就开始[174]。这里面临的挑战是确定可靠的筛查模式，这些模式可以通过儿童时期的疾病预测成年后会成为问题，因为这种预防性筛查模式还未建立。

最近提出了一种逐步循证方法来诊断和多种治疗综合管理儿童 SDB[175]。这种方法从控制体重开始，依次使用鼻用皮质类固醇、扁桃体切除术、牙颌面正畸如下颌前移或上颌扩张、CPAP 和颌面外科手术，如图 168.19 所示。这个案例表明尽管在 9 岁时就尽最大努力进行识别、诊断和多种治疗干预，包括扁桃体切除术、过敏管理、多轮双颌扩张和经鼻 CPAP，上气道问题仍然可能持续存在。对于这个特殊的案例来说，CPAP 依从性问题是长期治疗无效的原因。最终，在生长停止时，上下颌前移是最终施行的治疗方法，它使呼吸参数和症状正常化。通过最大限度地扩大咽腔，解剖缺陷得到改善。然而，体重增加再次导致咽部狭窄，治疗效果无法维持，成年后又出现了症状。

## 总结

儿童 SDB 的许多病因会继发形态学变化，从而加剧并延续这种综合征。建立正常日间和夜间呼吸的方法是需要多学科的努力，涉及上气道（鼻腔和咽部的所有三个部分）、周围的肌肉和下气道的治疗。建议在功能障碍诱发疾病之前进行筛查。由于解剖结构比邻，多种治疗方式协同会改善疾病结局，因此需要在睡眠医学、耳鼻喉科、过敏科、外科、言语、神经学、精神病学、肺科和正畸科等专家之间建立早期深度合作，以有效管理这种多系统疾病。为成功治疗上气道呼吸障碍，未来旨在改变解剖结构，预防因口鼻咽畸形导致的气道狭窄和功能受损的问题，因为口鼻咽畸形可能不仅是 SDB 的原因，也是后果。

### 参考文献和拓展阅读

请扫描书后二维码，获取参考文献和拓展阅读资源。

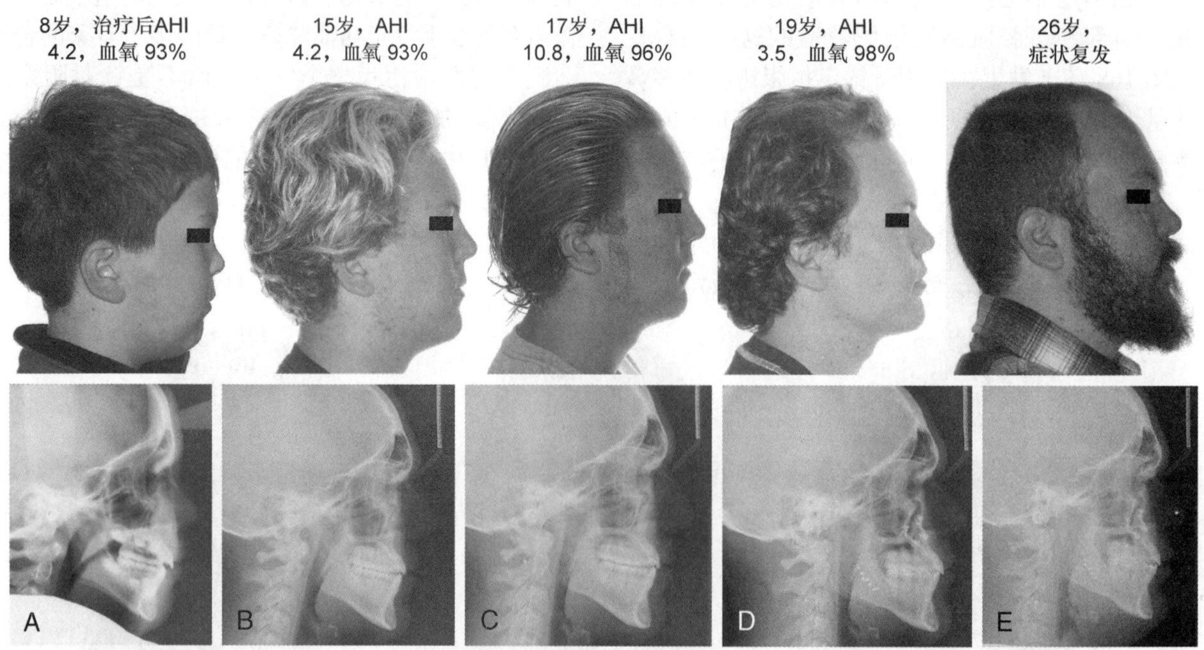


**图 168.19**　从 8 ～ 19 岁的颅面发育。**A.** 8 岁，腺扁桃体切除术后的气道和面部比例，表明残余睡眠呼吸障碍-阻塞性睡眠呼吸暂停（sleep-disordered breathing-obstructive sleep apnea，SDB/OSA）（AHI，SD 4.2，残余症状）。双颌正畸扩张开始。5 岁时首次诊断为 OSA（AHI 2.9，伴有日间症状）。**B.** 15 岁，于 8 岁和 10 岁完成首次及二次双上颌扩弓。AHI 增加到 7.1。**C.** 17 岁，为上下颌前移（maxillomandibular advancement，MMA）做准备。AHI 增加到 10.8，症状不成比例增加。**D.** MMA 后 19 岁，AHI 正常，症状缓解。注意咽部气道扩大和伴随的面部软组织轮廓变化。**E.** 26 岁，患者体重增加，出现日间疲劳

# 睡眠磨牙症：定义、患病率、分类、病因和后果

第 169 章

*Peter Svensson*，*Taro Arima*，*Gilles Lavigne*，*Eduardo E. Castrillon*
李 娟 译 叶京英 审校

**章节亮点**

- 睡眠磨牙症（sleep bruxism，SB）是健康个体中一种常见的口腔行为，是一种睡眠相关运动障碍。其特征是牙齿咬紧或研磨，伴或不伴睡眠觉醒[1]。
- SB 是睡眠期间的咀嚼肌活动，表现为节律性（时相性）或非节律性（紧张性）。SB 传统上被认为是一种口腔功能障碍，表现为下颌无功能性咬合、磨牙或咀嚼运动，由咬合障碍引起，进而可能导致咬合创伤和口腔系统功能障碍。
- 当前的研究强调了中枢神经系统因素和自主神经系统的调节作用，而不是咬合和解剖因素。
- SB 包含了一系列的咀嚼肌活动，从正常的生理行为（“正常磨牙”）到对口腔系统有潜在危害的后果（“病理磨牙”）。
- 在个体层面理解 SB 的定义、生理与病理生理以及潜在机制，有助于 SB 患者的管理。

## 定义

牙齿咬紧或研磨自古以来就有报道，甚至在《圣经》的旧约中也有提及[2]。磨牙症，是用来描述这些口腔行为的首选术语，源自希腊语单词 brygmos（βρυγμός），意为牙齿的咬合。磨牙症一直是许多医学专业，特别是牙科领域多年来的关注焦点，于 1907 年在 Marie 和 Pietkiewicz 的科学文献中首次被描述[3]。

历史上，磨牙症有过许多不同的定义。一个国际专家组提出了以下基于共识的新定义[4]：

> 磨牙症是一种反复的颌肌活动，表现为牙齿咬紧或研磨，以及（或）下颌的支撑或推进。磨牙症有两种不同的节律表现：它可以在睡眠期间发生（称为 SB）或在清醒期间发生［称为清醒磨牙症（awake bruxism，AB）］[4]。

该专家组随后发布的一份共识报道补充说，SB 是睡眠期间的咀嚼肌活动，表现为节律性（时相性）或非节律性（紧张性），并不是健康个体中的一种运动或睡眠障碍[1]。

SB 包含从正常生理的行为（“正常磨牙”）到对口腔系统有潜在危害的行为（“病理磨牙”）。因此，SB 可以被认为是个体正常行为，或者伴随着一些并发症［例如失眠、睡眠呼吸暂停、胃食管反流以及较少见的神经系统疾病，如快速眼动睡眠行为障碍（rapid eye movement sleep behavior disorder，RBD）或癫痫］。本章将重点讨论这种背景下的 SB 现象。

## 患病率

SB 的患病率取决于采用的诊断标准和确诊方法。关于 SB 的流行病学的大部分文献都是基于自我报道，即简单的问题，如“你是否意识到在睡眠期间咬紧或磨牙？”，或问卷（如，口腔行为清单）[5]（见第 172 章）。采用这种方法，SB 的患病率为总人口的 8% ～ 31%[6]。文献中还报道 SB 的发生频率，“每周 3 次”的患病率为 9.3%，“频繁”磨牙为 14%，“经常”磨牙为 15.3%[6]。相比之下，“经常”出现 AB 的患病率为 22.1%，“过去六个月内有任何类型 AB”的患病率为 31%。总体而言，这些患病率数据表明 SB 是非常常见的，自我报道的 SB 患病率为 8% ～ 12%[6-7]。

然而，基于自我报道的 SB 患病率数据有明显的局限性；例如，如果患者单独睡觉，他们可能不知道自己的 SB 行为，或者如果他们的伴侣睡得很深，他们可能不会被告知。此外，来自医疗提供者的信息也可能存在偏差。一个经典的例子是，大多数自我报道可能存在 SB 的患者是从他们的牙医那里得到的信息[8]。

SB 诊断的客观金标准是基于多导睡眠监测（polysomnography，PSG），包括音频和视频记录，如第 172 章所述（图 169.1）[9]。由于费用较高等问题，基于 PSG 标准的 SB 的流行病学信息不多。一项最近的大规模普通人群 PSG 研究中，单独应用 PSG 诊断 SB，成年中 SB 患病率为 7.4%[10]。不幸的是，这份报道缺少了满足诊断金标准要求和排除假阳性事件（例如，来自身体移动或抓挠皮肤 / 电极）所需的视频和音频记录[9, 11]。此外，由于该流行病学研究的样本量大，研究只采用一夜的数据[10]。夜间变异性是否会显著干扰作为诊断标准的节律性咀嚼肌活动（rhythmic masticatory muscle activity，RMMA）评分的准确性，仍然是一个悬而未决的问题，需要进一步研究和完善，以应用于可移动的家庭记录设备[12-16]。

也有人建议，仅使用自我报道可能会高估 SB 的患病率[10, 17]。有趣的是，SB 的患病率似乎没有性别差异，但随着年龄的增长而降低[6, 18]。目前，年龄依赖的机制尚不清楚，但该现象尚需等待基于 PSG 的 SB 研究的确认。与 PSG 研究相比，一种准确性略差但更易管理的方法是使用可移动的单通道肌电图（electromyography，EMG）设备，在不同年龄、性别、种族 / 文化的大型队列中的确诊 SB，随着技术的不断改进，这种方法可能会更可行[19-21]。尽管 SB 中关于遗传学的科学信息很少，但最近的一项综述表明，SB 可能至少在一定程度上是由基因和环境决定的（更多信息请参见“病理生理学与生理学”部分）[22-25]。然而，要确定 SB 的特定候选基因将是一项复杂的任务，还需要在这一领域进行更多的研究。

# 分类

磨牙症分类最合理的方法之一是使用昼夜节律，将这种口腔活动分为 AB 和 SB，因为二者生理 / 病理机制可能不同[6, 27]，一些患者可同时存在这两种口腔异常活动[26]。鉴于“重复的颌肌活动”的定义，还有其他可能因素来区分 SB 亚型，例如，取决于 EMG 活动的具体情况（类型、持续时间、频率、幅度、总量等）。人们可以推测，向心、短暂、不频繁、低强度的颌肌收缩与离心、持久、频繁、高强度的颌肌收缩会有不同的临床后果（例如，牙齿磨损、口面痛和头痛）；显然需要进一步的研究来检验这些假设，并找到更好的技术来确定 SB 的表型[28]。一项最早的应用文献衍生的可操作化研究标准的研究，定义了时相性、紧张性和混合型 EMG 暴发和发作，并为 SB 和非 SB 建立了临界值[9]。这 3 种类型的 EMG 暴发被记为 RMMA。随后一项后续研究完善了这些研究标准[29]。在将这些标准和具体的临界值推广到临床使用之前，需要用各种记录系统、完整的或有限数量的 PSG、EMG 通道进行进一步的验证，因为 SB 可能包含一系列的咀嚼肌活动[30-32]。此外，还需要详细说明这些 EMG 标准，例如，应考虑到颌肌活动的幅度和总量（EMG 曲线下面积、占空比、幅度概率分布函数、间隙分析等）。

在《睡眠障碍国际分类（第 3 版）》（International Classification of Sleep Disorders，third edition，ICSD-3，2014）中，SB 被归类为一种与睡眠相关的运动障碍

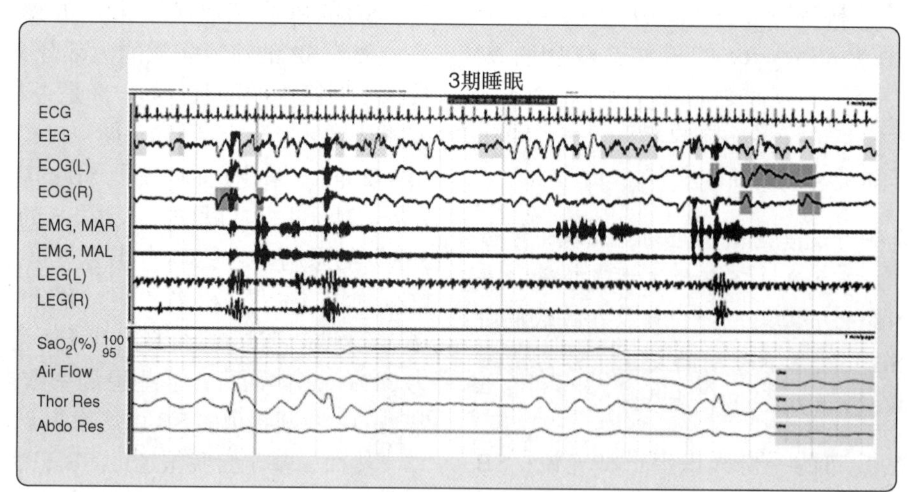


**图 169.1**　用于评估 RMMA 的典型多导睡眠监测（PSG）记录。该记录包括心电图（electrocardiogram，ECG）、脑电图（electroencephalogram，EEG）、眼电图（electrooculogram，EOG）、右咬肌（right masseter muscle，MAR muscle）的肌电图（electromyogram，EMG）、左咬肌（left masseter muscle，LAR muscle）的 EMG、右腿的运动记录［movement recording of the right leg，LEG（R）］、左腿的运动记录［movement recording of the left leg，LEG（L）］、胸部膨胀阻力（thorax expansion resistance，Thor Res）、腹部膨胀阻力（abdomen expansion resistance，Abdo Res）。睡眠磨牙症的金标准要求 RMMA 的 PSG 记录也包括同步音频和视频记录（不包括在本图中）。（Courtesy Faramarz Jadidi，PhD.）

（www.aasmnet.org/store/product.aspx?pid = 849）。应该注意的是，前面描述的新更新的共识定义指出，SB 在健康个体中不被认为是一种运动障碍[1]。与睡眠相关的运动障碍的特征是简单和刻板的运动，并且干扰睡眠，但患者可能意识或意识不到这些运动。一项研究表明，SB 事件和周期性肢体运动（periodic limb movement，PLM）是时间相关的，表明至少存在一些共同的潜在机制[33]。另见第 121 章，了解更多关于不宁腿综合征（restless legs syndrome，RLS）和睡眠期间 PLM 的信息。以这种方式，更基于机制的 ICSD 分类与基于共识的描述性定义 SB 可完全兼容[1]。

目前应该认识到 SB 的临床诊断与大多数其他医学诊断一样，存在相当大的不确定性，比如神经性疼痛的诊断[34]。一种解决方法是使用前述共识报道中提出的分级系统标准[1, 4]。这种诊断分级系统考虑了 SB 的诊断方法及其有效性。提出了 3 个诊断水平：疑似、可能和确切。疑似 AB 或 SB 为符合自我报道的病史或问卷的诊断标准。可能的 AB 或 SB 为符合临床检查结果以及自我报道的诊断标准，临床检查结果如牙齿磨损和颌肌肥大等。确切的 SB 为符合 PSG 的诊断标准，PSG 为诊断的金标准[9]，确切的 AB 则建议使用肌肉活动或可移动式 EMG 进行评估[1, 4]。建议采用该分级系统更好地表征和分类（表型化）SB，这不仅可以更深入地了解 SB 的危险因素和病理生理机制，还可以更好地理解 SB 可能带来的病理生理后果。

## 病理生理学与生理学

基本上，睡眠磨牙症（SB）病因仍然存在争议，可能更适合讨论导致或增加咀嚼肌活动相关的危险因素，而不是病因因素。从既往的研究来看，睡眠磨牙症一直与 3 个方面相关：解剖学、心理学和中枢神经系统因素。以下是这些主题的简要回顾。

在牙科界，长期以来认为解剖学因素是睡眠磨牙症的主要因素，因为错𬌗人群中，睡眠磨牙症的发生率比咬合正常人群中高得多[35]。这种趋势也见于所谓咬合紊乱的患者[36]。一个经典的机械性假设是，睡眠磨牙症是由牙科因素引起的，例如咬合不协调或早接触，它们会“刺激”中枢神经系统并触发过度的颌肌活动，即磨牙[37]。从理论上讲，通过选择性磨牙或先进的牙科修复方法来调整或纠正咬合不协调就会导致习惯性磨牙立即消失，因为不协调 / 早接触的因素被消除[36, 38]。一些观察性研究支持这种假设，睡眠磨牙症在 8 ～ 15 岁，伴有混合牙列或咬合不稳定的儿童中最为普遍[39]。然而，现在这些观点已经被淡化了，因为在严密设计的一些研究中，咬合因素和颅面形态与睡眠磨牙症的密切关系或因果关系未得到证实[27, 40-42]。此外，人工和可逆早接触牙列的置入的实验研究表明，睡眠期间下颌肌活动减少，而不是增加，与基于咬合的 SB 假说相矛盾[43]。在其他研究中，消除咬合和关节的干扰并不影响睡眠期间的下颌肌活动[44-45]。因此，目前 SB 被认为主要受中枢神经系统-自主神经系统（CNS autonomic nervous system，CNS-ANS）的调节和影响，具有心理高唤醒因素，而解剖因素（咬合、颅面形态）的贡献很少[41, 46-48]（见第 30 章）。

焦虑[49-55]、神经质[56]、竞争力[57]、情绪紧张[58]、攻击性[59]、压力和适应不良 / 较少积极的应对策略[60]等心理因素经常与 SB 相关联，但对其具体贡献仍有一些争议；在某些个体中可能存在的表型，在其他个体中则不存在[61]。特别是，一些基于问卷和自我报道的研究数据显示 SB 与压力相关[49, 51, 53, 55, 62-68]，一些研究应用尿儿茶酚胺或唾液嗜铬细胞素 A 作为压力的生物标志物，并显示相关性具有统计学意义[62, 69]。一系列心理脆弱因素可能会导致、维持或加剧 SB。

最后，在考虑睡眠运动异常疾病的病理生理学的过程中，应该考虑共病和中枢神经系统功能的作用。RLS[9, 70]和另一种与睡眠相关的运动障碍，如 RBD，被认为是与 SB 同时存在的，并且在某些个体中似乎是 SB 的重要危险因素（见第 172 章）[70-71]。这种共存是否仅仅是由于年龄——即 SB 和 RLS 或 RBD 的患病率随着年龄的增加而合并，导致更高的并发症概率：SB 高发于年轻时期和 RLS/RBD 高发于老年时期——或者两者是否存在一些共同的病理生理基础，仍有待证明。

在某些个体中，睡眠呼吸暂停可能是 SB 的一个重要的危险因素或并发症[72-73]。对 SB 和睡眠呼吸障碍之间的可能关联引起较多的关注；然而，这种关联的强度仍有争议，因果关系尚未完全证明[74-79]。失眠可能是另一种与 SB 合并的睡眠障碍，在两项普通人群研究中发现了二者的关联[10, 80]。

药物或神经活性物质，如选择性 5- 羟色胺再摄取抑制剂[81-82]、多巴胺拮抗剂[83]或娱乐性药物（苯丙胺、酒精、尼古丁、咖啡因）[18, 84]，也被认为是一些易受 SB 影响的患者的危险因素；然而，证据的水平往往并不高。

如前所述，遗传易感性的研究相对较少，但根据双胞胎研究，有一些证据表明遗传易感性，但只能解释 20% ～ 50% 的差异性[24-25, 85-86]。最近的一项研究还能够证明可能的 AB、SB 和联合 AB 和 SB 的患者与多巴胺能基因通路中的单核苷酸多态性之间存在特定的关联[87]。从疼痛遗传学中吸取的经验教训预测，极不可能识别出负责 SB 的单个基因[22]，而是几个基因及其单倍型将以复杂的方式与环境、心理和内源性因素相互作用[88-89]。此外，SB 的基因研究需要对患者及其咀嚼肌活动水平进行仔细的表型分析，而不是依赖于患者报道和对 SB 潜在后果的简单临床评估。

一般来说，SB 患者睡眠状况并不差；而是他们的睡眠伴侣最容易被刺耳的声音扰乱睡眠。年轻和健康的 SB 患者与对照受试者之间的比较显示，睡眠组成和宏观结构均正常[71, 90]。一些睡眠的关键参数，如睡眠潜伏期、总睡眠时间、不同睡眠阶段的时间百分比和觉醒次数，SB 患者均在正常范围内[29, 90-92]。入睡后清醒时间正常，睡眠效率在良好睡眠者的范围内（＞ 90%）。此外，不伴有疼痛或失眠的 SB 患者很少主诉睡眠质量差。

有新的证据表明，一系列生物事件导致了颌肌过度活动，即磨牙或咬紧。首先，SB 可以发生在所有的睡眠阶段，但已经确定 SB 发作最常见于睡眠 1 期和 2 期（N1 和 N2）、在 REM 睡眠之前的几分钟内，而不是既往认为的 REM 睡眠期[9, 93-100]。此外，研究显示 SB 与一种周期性交替模式（cyclic alternating pattern，CAP）相关联[92, 101]。CAP 由每 20 ～ 60 s 一次的脑电图（EEG）、心电图和 EMG 激活的周期性模式组成[102]，并且约 80% 的 SB 发作与 CAP 有关[92]。这可能是一种重置机制，用于调节生理功能与睡眠环境或内源性因素的关系，这种机制打开一个“许可窗口”（permissive window），允许 SB 或其他身体或肢体运动发生[92, 103]。SB 和 CAP 之间的关联得到了进一步研究结果的支持：超过 50% 的 SB 发作是成簇出现（在 100 s 内），并且 15% ～ 20% 发生在从深睡眠（N3 期睡眠）到 REM 睡眠的转换期[101]。这些发现也与观察到的 SB 先于 EEG 波出现及伴心动过速一致[104-107]。Lavigne 及其同事[9, 29]为理解睡眠期间生物事件序列中的 SB 做出了一系列重要贡献。这个序列似乎是由自主神经-心脏交感神经和副交感神经平衡的改变引起的，随后是 EEG 活动增加，并伴有更多的 δ 活动。这种唤醒反应后出现心动过速和颌开放肌活动增加，呼吸幅度增加（一到两次呼吸），最后，在颌闭合肌中出现 EMG 活动，通常被描述为节律性颌运动或 RMMA[48, 108]。此外，血压升高也与 RMMA 有关。这些发现支持下述概念，即 SB 是继发与微觉醒引起的暂时性运动和自主神经系统过度激活[109-111]。RMMA 和 SB 牙齿磨损在年轻和健康的 SB 患者中很常见，但在总人群中并不总是如此；老年人可能伴有睡眠呼吸障碍或失眠[10, 72-73, 78]。睡眠唤醒轴，可以更好理解自主神经系统和中枢神经系统之间的整合；睡眠期间的交感 / 副交感平衡可能影响 SB，也可以解释为何心血管 / 呼吸因素可能与 SB 相互作用[71, 110, 112]。微觉醒似乎是重要的，但微觉醒不是导致 RMMA-SB 的唯一因素，实验研究表明，在睡眠期间施加振动触觉刺激可能引起微觉醒而不引起觉醒，但会激活 SB 和 RMMA[109]。

总之，解剖因素如牙齿咬合似乎对 SB 的发生影响很小，甚至没有影响。没有单独的病因可以解释 SB，而是一组可能相互作用并加剧正常睡眠相关磨牙的因素。为了避免混淆，诱因这个术语应该谨慎使用，最好用危险因素来代替。到目前为止，大多数证据支持 SB 是中枢介导的，并受到自主系统功能和大脑觉醒反应的影响。

需要注意的是，对 SB 的病理生理学和机制的了解不仅仅是一种学术活动，因为这种现象有重要的临床后果。首先，应该认识到 SB 的后果可以从无影响到对口腔结构和生活质量有重大和有害的影响（例如，严重的牙齿磨损、颌肌酸痛和疼痛、头痛等）。这意味着 SB 并不需要每一个患者中都进行治疗，而应该基于对患者个体问题和诉求，仔细检查和分析。其次，口腔器械可能减少牙齿磨损和磨牙声音，但 SB 不能通过牙聆重建程序治愈；睡眠相关的 RMMA 将持续存在。心理方法（放松和认知行为疗法）可能有所帮助，但证据还很少；在某些情况下，药物可能有助于缓解自主神经系统和中枢神经系统觉醒对 SB 发生的影响。后续章节将更详细地讨论 SB 的管理（见第 172 章和第 173 章）。此外还应该记住，SB 被认为是通过将下颌轻微向前移动从而增加气道通畅度来发挥正常生理作用，并且可以由于牙齿接触来激活唾液分泌以保持口腔组织湿润[113]。在这个意义上，SB 也可能有助于维持睡眠期间口腔颌面系统的稳态，区别于“病理性磨牙”，这可以被称为“正常磨牙”，其中可能发生潜在的有害效应，如牙齿过度磨损、口腔颌系统疼痛、头痛等。

## 临床要点

- 睡眠磨牙（SB）是一种常见的情况，基于自我报道，其影响约 12% 的人口。
- SB 在清醒状态下有对应的疾病，但其病理生理学和临床后果可能不同。
- 建议使用一种诊断分级系统来区分疑似、可能和确切的 SB 诊断。
- SB 不能仅仅用牙科因素，如咬合或颅面形态来解释，而是受到一系列心理因素和中枢神经系统功能与自主神经系统的影响。
- 自然的微觉醒反应，即一系列生物事件，可能产生一种允许效应（permissive effect），导致 SB。

## 总结

SB 是一种常见的情况，与咀嚼肌的激活有关，导致牙齿磨损或下颌咬紧。SB 的潜在后果包含一系列影响，从无有害影响，到严重的牙齿磨损和牙齿破坏，到清醒时头痛，到颅面疼痛。此外，睡眠伴侣可能会被牙齿咬合的噪声打扰，SB 也可能对生活质量产生负面影响。儿童（15%）较成人（8%）发病率高。目前共识认为没有单一的 SB 原因，但中枢神经系统和心理因素，包括压力，可能有所贡献；在严重的情况下，过度的睡眠觉醒反应受自主因素的影响。口腔颌面区域的诊断和临床检查是必不可少的。然而，只有通过颌肌活动的 PSG 记录，最好是结合音频-视频信号，才能做出确切（即最终）的 SB 诊断。由于睡眠磨牙的多种病因和复杂的病理生理机制，目前治疗目的是缓解症状。在其他健康的个体中，SB 可能是一种自然行为。

### 参考文献和拓展阅读

请扫描书后二维码，获取参考文献和拓展阅读资源。

# 第 170 章 睡眠磨牙症的评估

Frank Lobbezoo，Ghizlane Aarab，Kiyoshi Koyano，Daniele Manfredini

李　娟　译　叶京英　审校

**章节亮点**

- 与睡眠磨牙症（sleep bruxism，SB）相关的主要挑战是其评估。只要对如何评估 SB 缺乏共识，对 SB 的研究将缺乏可比性和全球认可度。最近提出的“疑似”“可能”和“确切”SB 的诊断分级系统是达成共识的重要一步。
- 对于“疑似”或“可能”的 SB 诊断，建议使用自我报告和临床方法，而对于“确切”（即最终）的诊断，需要进行肌电图（electromyography，EMG）或多导睡眠监测（polysomnography，PSG）等评估，最好结合音频-视频记录。
- 到目前为止，还没有足够的证据支持将便携式 EMG 设备作为单独的工具用于评估 SB，因为它们需要与完整的 PSG 记录进行对比测试。
- 在缺乏对 SB 评估的完全共识的情况下，进行准确的鉴别诊断并考虑口腔运动障碍，如口面部不自主运动和口颌部肌张力障碍，以及将其与涉及颌部、唇部和舌部运动的正常口腔活动区分开来将是困难的。同样，SB 所声称的相关性，如快速眼动行为障碍、阻塞性睡眠呼吸暂停和胃食管反流病，也很难做出明确的解释。
- 在不久的将来，落实上述诊断分级建议将是一个令人兴奋的挑战，同时要考虑到已经评估了这一主题的重要工作。

## 磨牙症的定义

2013 年，由本章的主要作者领导的一个国际专家组，将磨牙定义为一种重复的颌肌活动，特征是牙齿咬紧或研磨和（或）下颌支撑或推动。这种情况有两种不同的昼夜表现：睡眠磨牙症（sleep bruxism，SB）和清醒磨牙症（awake bruxism，AB）[1]。这一新的共识定义，建议用于所有相关的牙科和医学领域的临床和研究，已被纳入主流文件中，如美国口腔颌面疼痛学会的口腔颌面疼痛指南[2]和《睡眠障碍国际分类》（第 3 版）（the third edition of the *International Classification of Sleep Disorders*，ICSD-3）[3]，显示其日益受到国际认可。

尽管成功地引入了新的磨牙症定义，国际专家组在 2018 年第二份共识文件中为 SB 和 AB 制定了单独的定义，两种情况通常被认为是不同的行为（框 170.1）[4]。第二份共识强调，在其他健康个体中，磨牙症应该被视为一种行为而不是一种疾病。这代表了一种真正的范式转变，它起源于最近对 2013 年第一份共识定义文件的一篇评论[5]。

本章回顾了对睡眠限制性磨牙症的方法学方面和不同诊断的最新见解。关于 SB 的定义、流行病学、后果和管理的更多详细信息，请参阅第 169 章、171 章、172 章和 176 章。

## 睡眠磨牙症的评估

SB 的评估方法有很多种。然而，无论是单独或联合使用这些评估方法，评估的有效性仍然是未知且有争议的。2018 年提出了一种 SB 的分级诊断系统：“疑似”SB，自我报告或代理人（如床伴或父母）报

**框 170.1　国际共识下睡眠磨牙症和清醒磨牙症的定义**

**睡眠磨牙症**

睡眠磨牙症是睡眠期间的咀嚼肌活动，其特征为节律性（时相性）或非节律性（紧张性），并且在其他健康个体中不是一种运动障碍或睡眠障碍。

**清醒磨牙症**

清醒磨牙症是清醒期间的咀嚼肌活动，其特征为重复或持续的牙齿接触，及（或）下颌的支撑或推进，并且在其他健康个体中不是一种运动障碍。

From Lobbezoo F，Ahlberg J，Raphael KG，et al. International consensus on the assessment of bruxism：report of a work in progress. J Oral Rehabil. 2018；45：837-44.

告即可诊断[4]。“可能”SB，需有支持的SB诊断的临床特征，伴或不伴阳性的自我报告；而“确切”的SB，需有支持的SB诊断的仪器评估结果，如肌电图（EMG）或多导睡眠监测（PSG），伴或不伴阳性的自我报告和（或）阳性的临床检查结果。

以下详细阐述SB的评估方法。

## 自我报告

对于疑似SB的诊断，可以通过问卷和（或）口述病史来获得自我报告的情况。问卷可用于获取有关疾病本身及其可能原因和后果的信息，以及可能的并发症和鉴别诊断注意事项（请参阅“鉴别诊断”一节）。一个可用于研究和临床的评估SB的问卷被称为BRUX量表，该量表由van der Meulen及其同事开发并用于测试其心理测量特性[6]。BRUX量表由4个问题组成，可以在5个级别进行回答（从“从不”到“总是”），其中两个问题涉及SB（见框170.2）。BRUX量表是一个更全面的工具量表——口腔功能障碍问卷（Oral Parafunctions[a] Questionnair，OPQ）的一部分[6]。除了4个磨牙相关问题（BRUX量表），OPQ还询问咬钢笔或铅笔、咬指甲和嚼口香糖（BITE量表），以及关于用舌头真空吮吸、用舌头玩耍或推动、咬嘴唇、吮吸嘴唇/脸颊和玩假牙（SOFT量表）。此外，OPQ还评估了可能损伤颌部的行为，如趴着睡觉。不仅包括后者这种行为，还有其他一些在睡眠期间发生的行为及其影响应该与SB区分开来。

**框 170.2　磨牙症患者自我报告用口腔功能障碍问卷 BRUX 量表**

**问题**

1. 您睡觉时多久咬一次牙?
2. 你睡觉时多久磨牙一次?
3. 您清醒时时多久咬一次牙?
4. 你清醒时多久磨牙一次?

**回答选项**

从不（0）
偶尔（1）
有时（2）
经常（3）
总是（4）

From van der Meulen MJ，Lobbezoo F，Aartman IH，Naeije M. Self-reported oral parafunctions and pain intensity in temporomandibular disorder patients. J Orofac Pain. 2006；20：31-5.

另一个用于评估SB和其他（可能合并）口腔行为的综合工具是口腔行为清单（Oral Behaviors Checklist，OBC）[7-8]。这个21项工具是基于专家意见和患者意见而组成的。与OPQ一样，OBC使用5级量表来回答问题（对于睡眠相关行为：没有时间、＜1晚/月、1～3晚/月、1～3晚/周、4～7晚/周）。尽管白天的行为通过肌电图记录进行了可靠性测试，但到目前为止，睡眠相关行为还没有进行可靠性评估。重要的是，尽管OPQ询问是否存在单一行为，但OBC在同一个问题中包含了几个询问是否存在多种行为的问题，例如“根据你可能掌握的信息，基于上个月的情况，你在睡觉时咬紧牙齿或磨牙的频率如何”。因为咬紧牙齿和磨牙通常被认为是不同的情况，这种询问方式提供的信息比评估单一行为时少[9]。然而，OBC是被国际上普遍认可的（见后文；表170.1）。

多种自我报告工具可用于评估SB的可能原因和后果。对于最常见的后果之一，颞下颌关节紊乱（temporomandibular disorders，TMD），以及SB的几种可能原因（见第169章和第172章），最近发表的TMD诊断标准（Diagnostic Criteria for TMD，DC/TMD）[10]建议通过一种综合方案，在大多数情况下，通过经验证的问卷来评估几个生理和心理领域。各个领域及其相应的评估工具如表170.1所示。尽管DC/TMD是一个领先的、主要基于证据的系统，但临床医生可以自由选择自己的问卷来评估SB及其可能的原因和后果。

当问卷在临床咨询之前完成并分析时，临床医生会更了解病情。此外，患者通常对自己的口腔行为有了更好的认识，这有助于提高口腔病史的可靠性，这是获得SB自我报道数据的第二种方式。与问卷调查相比，口述病史的一个重要优势是问题的表述方式：可以根据个体患者的知识和认知能力进行调整。另外，对于研究目的来说，口述病史缺乏规范性。口述病史可能受到临床医生对SB的先入为主的想法的影响。使用问卷评估SB的一个缺点是，大约80%的磨牙发作没有磨牙声音[11]。因此，由于对许多此类事件缺乏认识，相对于确切SB诊断标准（见仪器评估部分），病情的自我报告可能会被低估。一项在大型普通人群样本中进行PSG和自我报告SB评估的调查显示，在基于自我报告诊断SB的患者中，只有不到一半的人群符合PSG的诊断标准[12]。同样，在一组女性TMD-疼痛患者中，基于自我报告和基于仪器诊断的SB一致性差[13]。此外，SB的发生和严重程度随时间波动[14]，进一步影响了SB自我报告的准确

[a] 根据定义，功能障碍（parafunction）是一种功能紊乱，意味着像SB这样的行为只会产生负面后果。然而，最近的研究表明，SB也可能具有积极的生理功能，例如，保持上呼吸道通畅和刺激唾液流动，这有助于保护上消化道的健康。因此，应避免使用功能障碍（parafunction）一词。

**表 170.1　DC/TMD 推荐的颞下颌关节紊乱和睡眠磨牙症的生理和心理评估问卷**

| 领域 | 问卷 | 缩写 |
|---|---|---|
| 疼痛强度、身体功能 | 慢性疼痛分级量表 | GCPS |
| 疼痛位置 | 疼痛图表 | N/A |
| 功能限制 | 颌功能限制量表 | JFLS |
| 痛苦 | 患者健康问卷 -4 | PHQ-4 |
| 抑郁 | 患者健康问卷 -9 | PHQ-9 |
| 焦虑 | 广泛性焦虑障碍 -7 | GAD-7 |
| 身体症状（躯体化） | 患者健康问卷 -15 | PHQ-15 |
| 口腔行为 | 口腔行为清单 | OBC |

N/A，不适用

From Schiffman E，Ohrbach R，Truelove E，et al. Diagnostic Criteria for Temporomandibular Disorders（DC/TMD）for clinical and research applications：recommendations of the International RDC/TMD Consortium Network and Orofacial Pain Special Interest Group. J Oral Facial Pain Headache. 2014；28：6-27.

性。因此，应谨慎解读问卷，最好将其与其他评估工具结合使用[15]。

最后要指出的是，尽管存在上述缺点，自我报告的诊断方法已经被用来收集关于 SB 问题的多种研究数据。因此，大多数 SB 问题的研究结果的推广因此受到限制[16-17]。

## 临床检查

评估可能 SB（如前所述）的临床检查，侧重于咀嚼肌肥大的口外评估（见前文）和角化过度的口内评估［即牙齿在颊部引起的痕迹（“白线”）、舌部（“压痕”）和（或）唇部压痕］[18-19]、牙齿磨损（图 170.1 A 和 B）[20]、修复体和种植体的断裂或失败[18，21-22]以及牙齿松动、牙髓坏死和创伤性溃疡的体征[19]。值得注意的是，所有这些临床特征在评估 SB 时都缺乏特异性。例如，咬肌肥大应该与腮腺、涎腺病理相区别，因为它也可以与 AB 活动或其他不良口腔行为相关。

牙齿磨损可以有多种原因[23]。内源性机械性牙齿磨损（attrition）是由于牙齿之间的接触而引起的，如睡眠磨牙。外源性机械性牙齿磨损（abrasion）是由于牙齿与物体（如牙刷、笔或指甲）接触而引起的。化学性牙齿磨损（侵蚀）是一种由化学原因引起的牙齿磨损类型［如胃内容物的反流（内源性类型）或酸性饮食（外源性类型）］。在 SB 识别中解释牙齿磨损并不简单，因为没有单一的原因存在，而且磨损可能发生在检查前的几年。因此，这也使从磨牙活动的角度来解释磨损的齿列变得复杂。一项针对年轻人的研究表明了这一点[20]，尽管磨损的存在确实与 SB 的存在有关，但磨损程度与 SB 的严重程度（特别是每小时睡眠中颌肌收缩的频率）没有显示出剂量-反应关系。

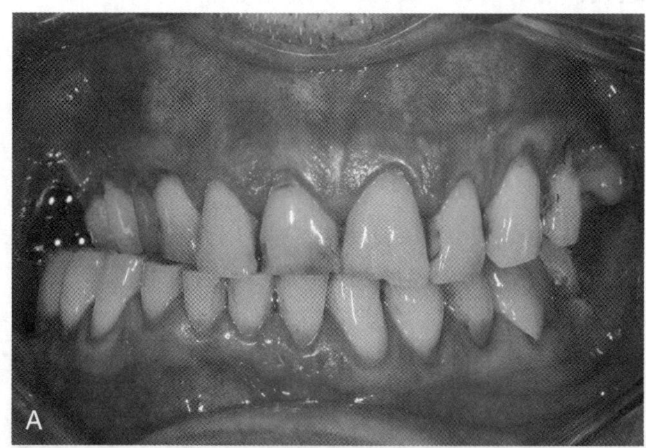

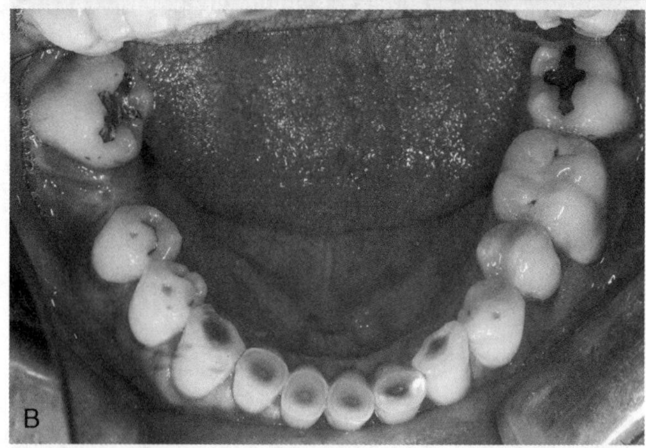

**图 170.1**　与睡眠相关的磨牙损伤示例。**A.** 正面视图。**B.** 下颌咬合面视图

从牙科角度来看，磨牙的方向是修复牙科要考虑的一个重要因素：修复体应朝向牙齿的中心轴加载，而不是远离中心，以防止填充物断裂。只要牙齿磨损局限于釉质，就可以用所谓的“划痕试验”来确定磨

牙的方向，即用手术刀在磨损面上划出一个小划痕。在基线和几晚的短暂时间间隔后，对划痕进行牙齿精确印模，随后在扫描电子显微镜下进行研究。这样的划痕在它们的前沿上会显示出最多的微磨损，也就是与研磨方向相反的边缘[24]。当计划进行大规模的牙齿修复时，可以考虑这些信息。

关于 SB 对牙科植入物和植入物支持的假体的影响，已经发表了一些综述[21-22, 25]。简言之，SB 似乎与生物并发症无关（例如，植入物骨整合失败），但一些证据表明磨牙症会导致机械并发症（例如，种植物或上层结构 / 假体骨折）。应该注意的是，尽管有这些证据，但在一般和专业牙科实践中，仍然需要更好地了解 SB 在何种程度上以及在何种情况下可以被视为牙种植并发症发生的原因[26]。

除了上述方面之外，临床检查还可能包括咀嚼系统的功能检查，该检查基于磨牙和颞下颌关节紊乱（TMD）疼痛可能存在因果关系范式。为此，临床医生可以使用高度敏感的肌肉和关节触诊测试，其阴性结果证实没有 TMD 疼痛，和（或）使用高度特异性的动态 / 静态疼痛测试，其阳性结果证实存在 TMD 疼痛[27-28]。然而，SB 和 TMD 是否真的存在因果关系，在文献中存在很大争议。一篇 25 年前发表的综述[29]对 SB 和 TMD 之间所谓的因果关系产生了略微不同的见解，但并非相反：基于自我报告或临床检查，或者两者兼而有之的研究，表明了两种情况之间的正相关，但这些研究在评估水平上存在一些潜在的偏差和混杂因素。相比之下，基于使用更定量和更具体的方法来评估 SB（例如，EMG 或 PSG；见后文）的研究显示了与 TMD 症状的更弱的关联。显然，SB 定义得越精确，它与 TMD 之间所谓的关联就越不清楚。这一点在最近 10 年内发表的文献的系统综述中得到了证实[30]。因此，在评估 SB 的背景下，TMD 疼痛诊断的价值是有限的。

最近的一项研究评估了基于问卷的 SB 和基于口述病史结合临床检查的 SB 诊断之间的相关性[31]。使用一份简短的问卷，评估了自我报告的睡眠相关磨牙（“你是否意识到你在睡眠中磨牙？”）和代理人（例如，伴侣）报告的睡眠相关磨牙（“有人告诉你你在睡眠中磨牙吗？”），而用来评估自我报告的睡眠相关牙齿紧咬的问题是这样表述的：“在早上醒来或夜间醒来时，你是否感觉到你的下颌有推力或支撑力？”此外，进行一次口述病史以重新评估 SB 的自我意识，在这之前还进行了一次简短的临床检查，重点关注是否存在与睡眠相关的磨牙的闪亮牙齿磨损点，以及是否存在咬肌肥大、脸颊黏膜上的“白线”、舌缘波浪形和咬肌手动触诊阳性。代理人报告的睡眠相关磨牙症显示了两种方法之间的高度相关性（$\Phi = 0.93$），而睡眠相关紧咬行为则显示了较低（仍然可接受）的相关性值（$\Phi = 0.64$）。有趣的是，非代理人自我报告的相关性值（$\Phi = 0.63$）低于基于代理人的报告，它强调了在专门的问卷调查和口述历史记录中纳入代理人报告的重要性。

值得注意的是，目前缺乏关于基于临床检查诊断的 SB 和基于仪器诊断的 SB 之间相关性的数据，因此，强烈建议对这一主题进行进一步的研究。

## 仪器评估

如前所述，确切（即最终）的 SB 诊断可以基于阳性 PSG 记录，最好结合音频-视频记录和超过预定阈值的磨牙结果测量，以及阳性的自我报告和符合诊断标准的临床特征。如下所述，由于 PSG 是一种相当复杂、难以获取和昂贵的工具，多年来已开发了一些替代的仪器技术，目的为客观评估在个体患者中 SB 是否存在。以下是最常用的 SB 评估工具仪器的概述。

### 口内装置

评估睡眠相关磨牙的存在和进展的一种常用技术是确定硬性咬合稳定装置（图 170.2A 和 B）的磨损。这种装置（或“夹板”）用于 TMD 疼痛和 SB，戴在上或下牙弓上。对现有随机临床试验的系统回顾表明，证据不足以推荐或反对使用稳定夹板治疗 TMD[32]。同样，对于 SB 的治疗，一项系统回顾得出以下结论：

> 没有足够的证据表明咬合夹板对治疗睡眠磨牙症有效。其使用指征在睡眠结果方面值得怀疑，但可能在牙齿磨损方面有一些好处[33]。

换句话说，在至少一些 SB 患者中，研磨行为可能会持续，从而导致稳定夹板磨损。因此，夹板可以用作评估磨牙型 SB 的存在和进展的工具，而不是用于评估咬紧型 SB，后者与磨牙型相比，材料磨损较少。此外，从技术性质和解释角度来看，量化夹板磨损较困难[19]。

另一种常用于评估 SB 的口腔内装置是 Bruxcore 板（Bruxcore-Bruxism-Monitoring-Device，BMD；Bruxcore，Boston，Massachusetts），这是一种薄（0.51 mm）聚氯乙烯片，由 4 层两种交替颜色组成，适合于牙弓。当在夜间佩戴时，睡眠相关磨牙活动会导致着色层的磨损，从而进行 SB 的测量。不幸的是，如前所述[15]，这种方法有几个缺点，最重要的一项发现是，Bruxcore 板评分与睡眠期间肌电图（electromyogram，EMG）上检测到的颌肌活动没有

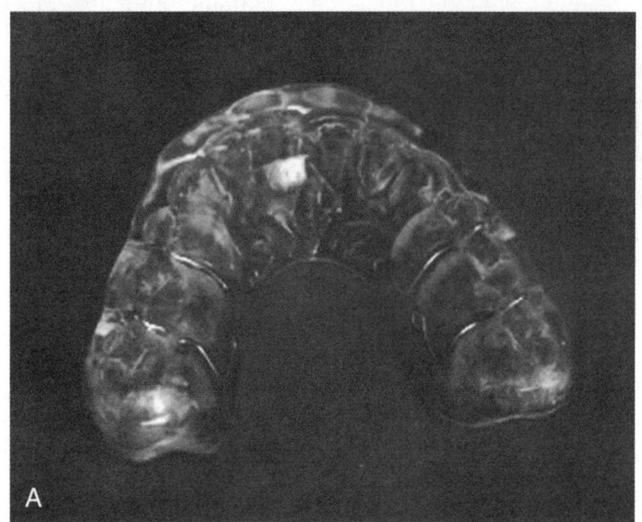


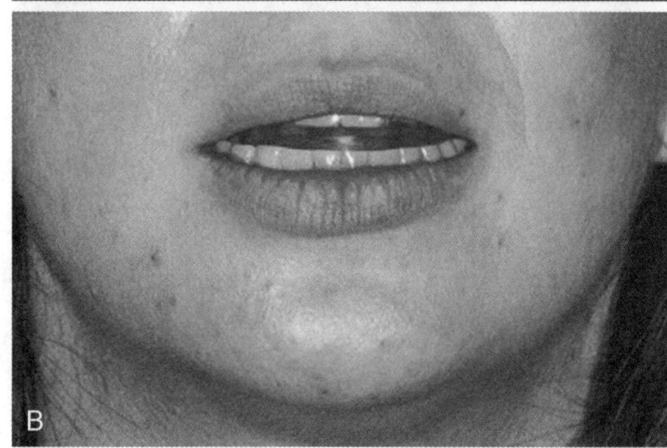


**图 170.2　A.** 用于治疗睡眠磨牙症的咬合稳定装置的示例，通常用于根据咬合表面的磨损模式评估疾病的存在和进展。**B.** 在上颌原位

相关性[34]。可能得原因是，磨牙不仅表现为牙齿磨损，还表现为咬紧活动，后者导致的材料磨损比磨牙少，夹板也是如此（见前文）。显然，需要其他方法来确定 SB 诊断。

### 肌电图

从前面的讨论中可以看出，客观评估颌骨肌肉活动是诊断 SB 的重要步骤。因此，EMG 是常用的评估工具。大量的 EMG 设备可用，其中一些设备是专门为评估 SB 而开发的，有些是联合治疗使用[35]。尽管这些设备在技术和实用特性上有各种不同，但它们都易于使用、相对便宜、便携，因此可以在家里进行记录（“移动式记录”）。大多数便携式 EMG 记录仪（即Ⅳ型）的一个主要缺点是，它们不能为临床医生提供关于睡眠-觉醒状态的信息，也不能区分 SB 活动和其他睡眠相关 / 夜间口面部活动，从而可能导致在记录时间内“磨牙”事件的数量被过高评分。考虑到这一点，最新的进展是将 EMG 记录与一个或多个额外的导联相结合（例如，心率[36]或多个导联，包括脉搏波间期、活动描记术和音频视频记录[37]）。这种Ⅲ型设备可能提供了单独 EMG 设备（即Ⅳ型）和完整的 PSG 记录设备（即在睡眠实验室的Ⅰ型和在家使用的Ⅱ型）之间的最佳组合，用于评估 SB。

### 多导睡眠监测

根据 ICSD-3[3]，PSG 是准确评估 SB 的必要条件。在这方面的开创性工作是由 Lavigne 和合作者的研究小组完成的[38-41]，以下大部分信息都是基于他们的工作。用 PSG 记录的重复颌肌活动被称为节律性咀嚼肌活动（rhythmic masticatory muscle activity，RMMA）。传统上，用 RMMA 记录的特征来定义 SB 事件（即暴发和发作；见框 170.3）。值得注意的是，尽管之前曾提出过使用一个或几个导联的动态记录的单独标准[42]，但当前的设备通常允许足够高的采样率，框 170.3 中描述的标准同样适用于动态记录。

完整的 PSG 记录可以在家庭环境（即Ⅱ型）中使用移动设备获得，但记录也可以在高度受控（但相当不自然）的医院睡眠实验室环境（即Ⅰ型）中进行。专门用于评估 SB 的 PSG 包括表面 EMG 记录，从至少一个颌闭合肌［右侧和（或）左侧咬肌和（或）颞肌］获得。音频-视频记录在睡眠实验室环境中比在家庭环境中更可行，并有助于确诊 SB 诊断[43]。这些研究有助于排除其他可能与 SB 事件混淆的口面部活动，如吞咽、打哈欠和梦呓（sleep-talking）。

如上文和第 169 章所述，多年来，研究诊断标准已被制定并不断发展。框 170.4 中给出了经典的建议和当前的建议，包括 SB 事件的总持续时间和 SB 事

**框 170.3　根据睡眠磨牙症的节律性咀嚼肌活动特征定义睡眠磨牙症事件（爆发或发作）**

**时相性（节律性）发作**

在咬肌和（或）颞肌，至少 3 次超阈值 EMG 暴发[a]，持续时间≥ 0.25 s[b] 并且＜ 2 s，并由两个＜ 2 s 的间隔分开[c]

**紧张性（持续性）发作**

一次 EMG 暴发≥ 2 s

**混合性发作**

同时具备时相性和紧张性发作的特征

**未分类爆发**

1 次 EMG 暴发持续时间≥ 0.25 s 且＜ 2 s 或者两次 EMG 暴发持续时间≥ 0.25 s 且＜ 2 s 并由 1 个＜ 2 s 的间隔分开[c]

[a] EMG 阈值可以通过不同的方式建立：＞最大自主收缩（maximum voluntary contraction，MVC）水平的 20%[39]，＞ MVC 级别的 10%[40]，或者背景 EMG 的倍数（如 3 倍）。

[b] EMG 事件＜ 0.25 s 被认为是抽搐或肌阵挛活动。

[c] 当两次暴发之间的时间间隔≥ 2 s 时，为新事件（暴发、发作）开始。

**框 170.4 基于对睡眠期间有节奏咀嚼肌活动的分析，睡眠磨牙症的结果测量和诊断标准（cut-off criteria）**

**睡眠磨牙症结果测量**

经典测量方法[39]

- 睡眠磨牙发作次数 / 晚
- 睡眠磨牙发作次数 / 小时（睡眠）
- 睡眠磨牙爆发次数 / 小时（睡眠）
- 睡眠磨牙爆发次数 / 发作次数

其他测量方法[77-78]

- 总磨牙时间除以总睡眠时间：睡眠磨牙时间指数
- 睡眠磨牙事件的间隔时间总和

**睡眠磨牙症的诊断标准**

经典标准[39]

- ＞4 次发作 / 小时
- 6 次爆发 / 发作和（或）＞25 次爆发 / 小时
- 至少每晚一次发作伴有磨牙声音

修订标准[41，79]

- 低强度：＞1 次且≤2 次发作 / 小时
- 中强度：＞2 次且≤4 次发作 / 小时
- 高强度：＞4 次发作 / 小时

件之间间隔的总持续期。应用这些标准的一个重要限制是，已知 SB 的频率和严重程度会随着时间的推移而大幅波动[44]。SB 诊断的时间变化性对诊断的影响已经被量化，通过建议使用 95% 的概率截止带（cut-off bands）来量化，这些截止区间是根据以前建议的一些截止点（cut-off points）加以确定的，这些截止点包含在框 170.4 中[14]。例如，使用每小时发生 4 次发作来区分睡眠“磨牙者”和“非磨牙者”的截止点，95% 概率截止带表明，只有每小时至少有 7 次发作的患者才可能是睡眠磨牙者，而每小时有 1 次或更少发作的人可能是非磨牙者[14]。值得注意的是，研究作者指出，由于他们使用了以前的数据[45]和他们自己收集的数据的混合数据，所以建议的截止带应视为原则性的示例。

一项系统综述中评估了，与 PSG（被认为是金标准）相比，便携式仪器设备诊断 SB 的准确性[45]。使用多个数据库和一个质量评估工具（即诊断准确性的质量评估，第 2 版），评审者发现只有 4 项研究可以被纳入，评估了 3 种不同的设备：Bitestrip、EMG-遥测记录仪和 Bruxoff。令人失望的是，所包含的关于 PSG 记录的工具性方法的有效性不仅不足，而且还不支持将这些技术用作 SB 评估的独立工具。最有前途的设备是 Bruxoff[36]，它不仅评估了 SB 的特征性的咀嚼肌肌电活动增加事件，还评估了已经被证明与 SB 事件相关的心电图变化[46]，从而提高了该设备相对于其他便携式仪器的准确性。然而，系统综述的结果意味着 PSG 仍然是评估 SB 的金标准[39]。另外，最近的一篇评论描述了一个从使用 PSG 截止点转向连续谱（continuum spectrum）的请求[47]。因为越来越多的观点认为，基于截止点的评分标准的临床意义值得怀疑，因为这些分界点与 SB 可能的临床后果（如牙齿磨损、TMD 疼痛、牙齿修复失败等）之间没有明确的相关性。自我报告和（或）仪器评估的 SB 的特征和自然过程，这是确定 SB 临床后果的危险因素所必需的。因此，作者建议增加当前基于自我报告和（或）仪器评估的 SB 的流行病学特征和自然过程的了解，以确定 SB 临床后果的危险因素。

## 鉴别诊断

牙科睡眠医学是一个不断发展的领域，它被定义为“关注引起睡眠相关问题的口腔、颌面部原因和后果的［牙科］学科”[48]。可以区分出几种所谓的牙科睡眠障碍，即口腔运动障碍（包括 SB）、睡眠呼吸障碍、口腔湿润障碍（例如，口干、唾液过多）、胃食管反流和口面部疼痛。在个别患者中，这些障碍可能相互关联[49]。因此，以便为我们每一个患者提供最佳的治疗，对整个牙科睡眠障碍及其关联的更广泛的认知是必要的。因此，内科医生和牙医之间的专业合作是至关重要的[50-51]。

在这一节关于鉴别诊断的内容中，SB 被视为在口腔运动障碍、快速眼动睡眠期行为障碍（rapid eye movement behavior disorder，RBD）、睡眠呼吸障碍和胃食管反流病（gastroesophageal reflux disease，GERD）的背景下进行考虑。

### 运动障碍

口腔运动障碍很常见[52]。在某些情况下，异常的口腔运动可以被认为是广泛运动障碍的局部表现，如 Gilles de la Tourette 综合征、亨廷顿病、特发性扭转性肌张力障碍和帕金森病（Parkinson disease，PD）。这种疾病也可能是治疗广泛性疾病药物的不良反应[53]。在其他情况下，口腔运动障碍，特别是口面部运动障碍（orofacial dyskinesia）或口下颌肌张力障碍（oromandibular dystonia），也可以是单发的疾病。

口面部运动障碍的特征是颌骨和其他结构（如面部、嘴唇和舌头）的舞蹈样的不自主运动。同样的结构也可以受到口下颌肌张力障碍的影响，它们由过度、不自主和持续的肌肉收缩组成。对这两种疾病都进行了广泛的综述[52-53]。作为可能的原因，文献中提到了基底神经节抑制性控制的丧失、某些精神疾病、多巴胺能药物的过度使用以及抗精神病药物（神经抑制剂）的长期使用。当这种疾病是由抗精神病药物引起时，它被认为是一种“迟发性”疾病。此外，一些来自案例研究的证据表明，某些牙科疾病，如无牙和牙槽创伤，也可能在口面部运动障碍中起到致病作用。Peck 和同事[54]为这种情况制定了一套诊断标准（见框 170.5）。

当口面部运动障碍在睡眠中持续存在时，很容易与 SB 混淆。值得注意的是，口面部运动障碍和口下颌肌张力障碍可能被误诊为磨牙（时相性）或咬紧（紧张性）行为，尤其是当障碍局限于颌骨时。SB 也需要与如下内容鉴别：面下颌肌阵挛（faciomandibular myoclonus）；异态睡眠，如异常吞咽、夜惊、意识模糊性觉醒；与睡眠相关的癫痫（罕见）[3]。这突出了正确诊断程序的必要性，包括广泛采集病史和牙科病史，因为口面部运动障碍的治疗与 SB 不同，主要由医学专家而非牙医进行治疗（更多信息请参阅第 106 章关于癫痫和第 122 章关于运动障碍的相关内容）。

## 快速眼动睡眠期行为障碍

RBD 是一种发生在快速眼动（REM）睡眠阶段的神经系统疾病，表现为模仿运动行为异常的、强烈的身体运动，与通常在 REM 睡眠中观察到的肌肉麻痹（无力）形成对比（见第 118 章）。该疾病可能导致攻击性或复杂的行为，这些行为可能伴有与梦境中体验的情绪相关的大声发声。它主要影响老年男性，可能在寻求医疗注意之前多年未被诊断。诊断通过 PSG 确认，它通常显示 REM 睡眠无肌张力缺失，有时显示异常行为。治疗可以尝试用氯硝安定。

**框 170.5 口面部运动障碍和口下颌肌张力障碍的诊断标准**

**口面部运动障碍**

病史应该符合以下条件：

- 口面部运动障碍的神经诊断

神经科医生的检查应该符合以下条件：

- 感觉和（或）运动神经传导缺陷
- 中枢和（或）周围肌病
- 通过肌内 EMG 证实的肌功能亢进

**口下颌肌张力障碍**

病史应该符合以下条件：

- 口颌肌张力障碍的神经诊断

神经科医生的检查应该符合以下条件：

- 感觉和（或）运动神经传导缺陷
- 中枢和（或）周围肌病
- 通过肌内 EMG 证实的肌张力异常

EMG，肌电图

From Okeson JP，Phillips BA，Berry DT，et al. Nocturnal bruxing events in subjects with sleep-disordered breathing and control subjects. J Craniomandib Disord. 1991；5：258-64；Balasubramaniam R，Ram S. Orofacial movement disorders. Oral Maxillofac Surg Clin North Am. 2008；20：273-85，vii.

由于经常与 α- 突触核蛋白病变（如 PD）相关，RBD 被认为是包括痴呆在内的神经退行性疾病后期发作的重要危险因素[55-56]。试点病例研究报告称，RBD 的患者也可能表现出磨牙[57-58]。特别是，一项病例对照研究将 28 例特发性或 PD 相关 RBD 患者与 9 例年龄和性别匹配的对照受试者的数据进行对比，提示在睡眠中出现高频 RMMA 时，应怀疑 RBD[58]。有趣的是，一方面，这些发现支持了一种假设，即不同的睡眠障碍可能同时发生在同一个人身上，作为正常睡眠结构变化的复杂光谱的一部分；另一方面，它们与目前关于特发性 SB 的知识形成了明显的对比，如其他章节所述，特发性 SB 主要发生在非快速眼动睡眠 1 期和 2 期。显然，还需要对这一主题进行更多的研究。未来监测 RBD 患者组 SB 和 PD 发生情况的纵向研究可以进一步加深我们对这些情况相关性的理解。此外，此类研究可能有助于识别 PD 或其他神经退行性疾病（如痴呆）的早期表现。

## 睡眠呼吸障碍

睡眠相关呼吸障碍是一组与睡眠期间正常气流和呼吸变化有关的疾病。如本书其他部分所述（见第 123 章等“睡眠呼吸障碍”的相关内容），它们通常分为 5 类：①阻塞性睡眠呼吸暂停（obstructive sleep apnea，OSA），②中枢性睡眠呼吸暂停，③睡眠相关低通气，④药物引起的睡眠相关低通气，⑤其他与睡眠相关的呼吸障碍[3]。在本次讨论中，重点关注 OSA，因为它可能与 SB 有关[59]。

OSA 是一种呼吸障碍，其特征是在睡眠中反复出现呼吸暂停-低通气。它被认为是一种原发性睡眠障碍，其特征是上呼吸道的塌陷，这可能导致其完全（即呼吸暂停）或部分（即低通气）阻塞，并可能导致氧饱和度下降和觉醒，即从睡眠中醒来[3]。其中，肥胖、年龄增长、男性、女性绝经状态和肺容积和通气控制的个体变异性已被确定为 OSA 的危险因素。然而，与 SB 的情况一样，OSA 的病理生理学尚不完全清楚，因为神经肌肉和解剖特征以及非解剖表型特征的组合可能在阻塞的发病机制中发挥作用[60]。

据报道，在成年人群中，超过 30% 的可能患有磨牙症的患者出现呼吸暂停[61]。因为 SB 与觉醒事件相关[62]，并且在 OSA 患者中也可见大量的觉醒事件，因此假设两种现象（即气道阻塞和 SB 事件）可能相关[59]。在一些 PSG 研究中，40% ～ 60% 的 OSA 患者中可见颌肌 EMG 活性增加[63]；某些时候在呼吸暂停事件结束时可见咬肌的时相性或紧张性肌电活动[64-68]。然而，关于这两种现象的时间关系还没有定论，下述重要的临床问题也未确定：磨牙样颌肌活动实际上是晚于还是先于呼吸暂停？它们是否同时发生，或者事件在时间上无关？

可以确定 4 种假设场景来描述 SB 和 OSA 之间的关联：①这两种现象在时间序列上不相关，② OSA 事件的开始在有限的时间跨度内先于 SB 事件的开始，③ SB 事件的开始在有限的时间跨度内先于 OSA 事件的开始，④两种现象同时发生[69]。

最可信的假设是，SB 事件和 OSA 事件之间的所有 4 种时间关系实际上都是可能的，并且一个特定事件序列的相对优势可能因患者而异。例如，SB 事件的作用，可能从防止呼吸暂停的保护性活动（试图突出松弛的下颌并恢复气道通畅[59]）到 OSA 的诱发的活动（这是 SB 诱导的三叉神经心脏反射导致的气道黏膜肿胀的结果[70]）。个体间的差异，特别是在气道阻塞的解剖位置上，也可能在决定 SB-OSA 关系的性质方面发挥作用。为了进一步阐明这种关系，需要进行探索潜在病理生理机制的研究、评估风险指标的大型队列研究以及因果关系的纵向临床研究。

### 胃食管反流病

胃食管反流（gastroesophageal reflux，GER）是胃内容物进入食道和口腔的生理性反流，通常发生在进食后，无症状。当这种反流事件的频率和持续时间增加时，可能出现体征和症状，反映出导致胃食管反流病的病理生理变化的发展。主要症状被称为“胃灼热”，经典的胸部疼痛感觉，清醒时它可以影响 7% ～ 10% 的一般人群。GERD 在睡眠期间更常见，因为仰卧位有利于反流，但关于其睡眠时间患病率知之甚少[71]。

关于 SB，GERD 具有重要意义，因为在检测到牙齿磨损的鉴别诊断过程中需要考虑这种情况（见“临床检查”一节）。此外，尽管缺乏关于这一问题的可靠文献数据，但这两种情况共存可能会增加严重牙齿损伤的风险。特别是，最近一个有趣的假设表明，SB 样 RMMA 可以通过实验性食道酸化在健康人中诱导[72]。这一建议在早期观察中得到了支持，即随着唾液和食道内容物 pH 值的降低，SB 发作次数增加[73]。同时，最近的一项调查描述了 GERD 患者中 73% 的 SB 患病率[74]。

## 最后的考虑和未来的方向

在过去的几十年里，SB 的研究越来越多。尽管付出了巨大的努力，但这种情况仍然没有完全理解。一个重要的发展是由一个国际磨牙症专家小组制定了新的定义[1, 4]。因为这些定义已经被主要的专业和科学组织广泛采用，至少未来的研究可以在 SB 的描述方面进行比较。然而，关于 SB 的主要挑战仍然是它的评估。只要缺乏关于如何评估 SB 的共识，关于这种情况的研究就会缺乏可比性和全球接受性。国际共识建议[1, 4]，诊断分级系统（疑似、可能和确切 SB，如前所述）只是解决问题的第一步。应该注意的是，遵循的评估方法取决于研究目标。例如，对于大规模的流行病学评估，可能的诊断是足够的，因为大量的参与者将补偿较低的准确性。另外，当研究的目的是将睡眠相关事件与 SB 现象联系起来时，有必要进行高准确度的明确诊断，同时还可能存在可用性有限和成本高昂的缺点。重要的是，在对 SB 的评估缺乏充分共识的情况下，包括口面部运动障碍和口下颌肌张力障碍在内的正确鉴别诊断也很困难。同样，所谓的 SB 关联疾病，如 RBD、OSA、GERD 和其他睡眠障碍，很难从其因果关系方面明确解释。在不久的将来，考虑到该主题的重要工作[38-39, 41, 75-79]，将最近制定的诊断分级建议付诸实施将是一个挑战[1, 4]。

### 临床要点

- 对于“疑似”或“可能”的睡眠磨牙症诊断，自我报告和临床检查即可确诊；对于确切的 SB 诊断需要肌电图或多导睡眠监测[80]，最好有音频-视频记录。
- SB 应与其他几种与睡眠相关的疾病区分开来，其中包括口面部运动障碍，其在睡眠中持续存在。
- 快速眼动睡眠期行为障碍、阻塞性睡眠呼吸暂停和胃食管反流病是 SB 患者的重要并发症，可能存在因果关系。

## 总结

SB 是睡眠期间节律性（时相性）或非节律性（紧张性）咀嚼肌活动，并且在其他健康个体中不是一种运动障碍或睡眠障碍。对于疑似或可能 SB 的诊断，自我报告和临床检查即可确诊；对于确切的 SB 诊断，需要 EMG 或 PSG，最好有音频-视频记录。到目前为止，以全导联 PSG 记录为对照，无证据支持将便携式 EMG 设备作为单独的 SB 评估工具。这在区分 SB 与其他几种睡眠相关疾病时更为关键，包括在睡眠中持续表现出口面部运动障碍。RBD、OSA 和 GERD 是 SB 患者中重要的并发症，可能存在因果关联。

### 参考文献和拓展阅读

请扫描书后二维码，获取参考文献和拓展阅读资源。

# 第 171 章 成人睡眠磨牙症的管理：心理治疗、牙科干预和药物治疗

*Daniele Manfredini*，*Alberto Herrero Babiloni*，*Alessandro Bracci*，*Frank Lobbezoo*

弓 熙 于 敏 译 高雪梅 审校

**章节亮点**

- 管理成人睡眠磨牙症（sleep bruxism，SB）的主要挑战是如何区别对待治疗磨牙症本身与治疗其可能的后果。
- 有一种多模式方法，包含不同的保守策略，是临床中可用于管理睡眠磨牙症的最佳策略。这一方法可以用缩略语“多重 P”*（Multiple-P）表示，包括鼓励性谈话（即咨询）、物理疗法、心理治疗（即认知行为疗法）、殆垫（即口腔矫治器）和药物治疗。
- 即使在此框架中，要确认减少睡眠磨牙活动性的最有效方案仍是一项挑战。这种认知不完善可因在各种治疗方案中纳入了不同亚型的睡眠磨牙症患者的缘故而解释。此外，处理潜在的 SB 后果（如牙齿磨耗、颌骨-肌肉疼痛）有时被用作治疗睡眠磨牙症本身的指标，因此可能引发混乱。
- 随着磨牙症作为一种肌肉活动的新概念的出现，必须将其视为潜在或并发症的标志，未来针对这种肌肉活动病因治疗的研究，会给减少睡眠磨牙症的特定方法的适应证和有效性带来希望。
- 鉴于其相对安全和无害的性质，建议在任何 SB 治疗方案中加入认知行为疗法，以最大限度地发挥多模式方法的作用，即使它们作为独立的治疗方法不一定有效，也不失谨慎。
- 当进行药物治疗时，应由有资质和执照的医疗人员来完成。

## 引言

在讨论睡眠磨牙症（sleep bruxism，SB）的任何管理策略和治疗方案之前，要考虑到与 SB 相关的危险因素和机制还不十分清楚。需要考虑病因、临床表现、并发症以及治疗必要性之间的关系。目前的认识表明，需要谨慎行事，避免采用不可逆的、一刀切的方法[1]。睡眠磨牙症并非源于单一风险和病因，可能导致睡眠磨牙症的社会心理、神经和生理因素，在制定管理方案时都需纳入检查。

SB 的临床诊断富有挑战性：确定睡眠磨牙症仅是一个口腔行为，无需治疗或仅需简单咨询；或是临床医生需要干预管理 SB 可能的不良反应，例如牙齿磨耗、疼痛；或是当睡眠磨牙症伴随其他睡眠或医疗状况［如失眠、睡眠呼吸紊乱、胃食管反流病（gastroesophageal reflux disorder，GERD）、癫痫、快速眼动睡眠期行为障碍（rapid eye movement，RBD）］，这些是应真正对待的治疗目标（见 170 章）。遗憾的是，对睡眠磨牙症本身的治疗（即减少睡眠磨牙频率和严重程度）和管理其潜在并发症，经常是混在一起的。这些交叠经常给治疗模式有效性带来混淆，使文献结果的解释复杂化，给临床场合选择基于研究的治疗策略造成困惑。

本章目的是集中讨论在成人中减少 SB 次数和睡眠时咀嚼肌活动（masticatory muscle activity，MMA）数量的治疗策略。在此框架下，更全面的策略（多重 P 策略：鼓励性谈话、心理治疗、物理疗法、颌垫和药物），而不是传统的牙科干预策略，被认为是一个其他方面健康的人（即没有什么严重心理疾病或医疗问题）的更好的方案（表 171.1）[2]。下文概述了最常见的心理学治疗、牙科干预和药物治疗，目的是指导参与这一临床领域的不同类别的医务人员（如牙医、睡眠医生、心理学家、神经学家、普通内科医生）更好地管理 SB 患者。如表 171.2 所示，其中一些方法需要进一步的证据来支持其对患者的有效性和安全性，正如最近关于磨牙症治疗策略的系统综述中

* 译者注：本亮点所述方法对应的英文单词均以字母“P”开头，因而原文将该方法简称为多重 P 策略。

**表 171.1　在常识性方法框架下的睡眠磨牙症管理的多重 P 策略**

| 治疗方法 | 说明 |
| --- | --- |
| 鼓励性谈话 | 对患者进行咨询，向他们解释病情和自我管理的方法 |
| 心理治疗 | 认知行为方法，包括可能在专业人士的帮助下，改善患者的认知能力 |
| 物理疗法 | 基于被动或主动练习，旨在拉伸下颌肌肉，并改善对放松状态的感知 |
| 㕮垫 | 不同类型的口腔矫治器，从防止牙齿磨损的保护性护齿器到治疗呼吸障碍的下颌前移器 |
| 药物治疗 | 药理治疗包括可能使用到的一些药物和试剂（例如，肌松剂、抗焦虑剂、肉毒杆菌毒素、可乐定） |

注：多重 P 这一缩略语详见 2008 年 Lobbezoo 等[8]的原创出版物和 Manfredini 等在 2016 年的注释[2]

所指出的[2]。

## 心理治疗

目前的证据表明，磨牙症是一些潜在或并发症的标志。因此，磨牙症被视为一种肌肉活动或行为，而不是其他健康人的疾病本身[3-4]。这隐含地支持了一种观点，即行为疗法可能是帮助患者更成功地控制与压力和情绪紧张有关的磨牙症的关键。在这种情况下，生态瞬时评估和干预（ecologic momentary assessment and intervention，EMAI）框架内的评估工具和相关干预措施，最近已被引入实际应用，以使患者能够控制磨牙症[5]。对于清醒磨牙症（awake bruxism，AB）来说，这种策略对于减少下颌肌肉紧张和过度使用的潜在效果是非常直观的。另外，SB

**表 171.2　减少睡眠磨牙方法的效果（有效性和安全性）总结：根据经验评为强、中、弱[c]**

| 策略 | 效果 | 证据等级 | 备注 |
| --- | --- | --- | --- |
| **行为[a]** | | | |
| 咨询 | 潜在的 | 弱 | 对于这组模式，疗效可能来自于减少了醒觉磨牙症以及改善了睡眠卫生（缺有效性的具体数据） |
| 心理学 | 潜在的 | 弱 | |
| 生物反馈（EMAI） | 潜在的 | 弱 | |
| **牙科** | | | |
| 口腔矫治器（无位置性变化） | 有效（短期的） | 强 | 瞬时效应（如果存在的话）<br>如果没有足够的上颌空间，就有加重呼吸暂停的风险 |
| 下颌骨重新定位 | 潜在的 | 中 | 效果可能是通过改善呼吸和（或）减少睡眠呼吸暂停来介导的 |
| 咬合调整 | 无 | 强或无效 | 有咬合失调的风险 |
| **药物治疗[b]** | | | |
| 肌松剂 | 中性 | 中 | 对症状的影响值得怀疑 |
| 氯硝西泮 | 有效 | 低–中 | 需要适应证，成瘾风险 |
| 肉毒杆菌毒素 | 有效 | 强 | 减少 EMG 肌力，而不是 RMMA（而且对症状的影响值得怀疑），对颞下颌关节骨密度的风险，以及毒素进入中枢神经系统 |
| 可乐定 | 有效 | 中 | 低血压的风险：剂量依赖性 |
| 抗抑郁药（SSRIs） | 潜在的负面影响 | 弱（病例报告） | 睡眠磨牙症的风险增加 |
| **替代方案** | | | |
| 有条件的电刺激 | 有效（短期的） | 中 | 初步数据 |
| 由口腔装置实施的振动刺激 | 有效（短期的） | 弱（病例系列） | 初步数据 |
| 经颅磁刺激 | 有效（短期的） | 弱（病例系列） | 初步数据 |

[a] 注意，关于行为模式的研究是指短期独立使用这种策略的治疗模式。这些发现并没有削弱认知行为方法作为多模式治疗策略组成之一的作用和重要性。

[b] 由有资质的医务人员（如睡眠医生、神经科医生、口腔颌面外科医生、牙医）处方和实施。请注意，列出的大多数药物都是睡眠磨牙症的非说明书使用（即没有被大多数国家的医疗机构批准用于这种适应证）。

[c] 可能的话，根据疗效和性价比决定每个组的治疗。

CNS，中枢神经系统；EMAI，生态瞬间评估和干预；EMG，肌电图；RMMA，节律性咀嚼肌活动；SSRIs，选择性 5- 羟色胺再摄取抑制剂；TMJ，颞下颌关节。

的病因复杂，不一定与心理学问题有关，这表明未来对 EMAI 进行仔细科学评估的重要性。

一般来说，行为疗法包括各种各样的方法，从咨询（即"鼓励性谈话"）到专业的心理支持。患者可以在磨牙症的自我护理管理中发挥积极作用。为此，向他们传授一些有关磨牙症病理生理学的概念和睡眠卫生指导原则（如减少咖啡因、吸烟和酒精摄入；避免剧烈运动或深夜工作）非常重要。在已经提出的管理 SB 的策略中，包括生物反馈、精神分析、催眠、渐进式放松、冥想、睡眠卫生、习惯扭转和大量练习。不幸的是，关于这个主题的文献既不够多也不一致，不足以明确支持关于这些干预措施的临床结论。一些来自颞下颌关节紊乱患者研究的有趣数据表明，生物反馈策略对此类疾病的临床治疗有宝贵的帮助[6]。尽管生物反馈和认知行为疗法对管理磨牙症的潜在益处在临床上一直被提倡，但最近的研究似乎并不完全支持其有效性。

最近的两篇论文涉及睡眠卫生和放松技术与未接受治疗的参与者的比较[7]，以及醒时肌电图（electromyogram，EMG）生物反馈对 SB 参数的影响[8]，这些研究的持续时间（3 ～ 4 周）相似，分别有两个和 3 个观察点。被招募的受试者总数只有 29 人，但这些研究都没有在治疗结束后对患者进行跟踪。一项研究的结果表明，包括传授睡眠卫生措施和肌肉放松技术的方案对减少 SB 并不有效[7]。值得注意的是，另一篇论文的结果表明，清醒时间、基于 EMG 的旨在减少 AB 的生物反馈方案也可能减少 SB 事件[8]。

这些研究结果并不支持早期报道的关于与几种认知行为疗法的积极效果，而这些报道导致将基于心理治疗的策略作为磨牙症管理的一部分[9]。尽管如此，睡眠医学提供了其他几个关于心理支持策略的潜在作用的例子，例如，当一系列认知和行为疗法被整合时，失眠的管理会更有效。同样，即使作为独立的治疗方法并不有效，在 SB 治疗方案中加入基于心理学的策略也会增强积极的临床结果，这似乎是合理的。因此，鉴于其安全性和无害性，建议将认知行为疗法纳入任何多模式治疗方案中，因为其具有良好的成本-效益比。未来的研究肯定需要对单独的 SB 或有并发症的 SB 进行探索。

## 牙科干预：口腔矫治器

在这一类别中应区分两种不同的方法：①可逆的、临时性的方式［如口腔矫治器（oral appliances，OA）］，②不可逆的治疗（如选择性咬合调整、口腔康复和正畸）。第二类方法起源于过去一些关于咬合异常在磨牙症病因学中作用的看法。另外，鉴于文献一致显示 SB 和牙齿咬合特征之间没有关系[10]，这些方法没有生物学上的支持，不能被认为是值得未来研究的论点[11]。相反，OA（即"殆垫"）是用于管理颞下颌关节紊乱（temporomandibular disorders，TMD）症状的最常见方式之一。在口面部疼痛从业者的团体中，人们经常接受这样的观点：OA 对症状缓解的效果不一定与牙齿咬合介导的效果有关，很可能是由关节负荷区和所涉及肌肉纤维的一些瞬时变化所介导的[12]。因此，打算把 OA 作为一种疗法时，应考虑它们是否能有效地减少 SB。

近年来，已经有几份关于 OA 效果的报告，有的是采用治疗前后比较的设计，有的是采用随机对照试验（randomized controlled trial，RCT）设计。后者包括用加巴喷丁治疗的对照组[13]，用腭式矫治器治疗的对照组[14]，或采用不同的间歇性矫治器与连续性矫治器佩戴方案[15]，不同的咬合垂直距离（vertical dimensions of occlusion，VDO）[16]，或不同的矫治器设计[17-18]。这些研究通常样本量小，招募方案不同质，以及 SB 严重程度和人口学特征都需要关注。各研究的随访时间也不尽相同，从几个晚上的短期交叉调研[17]到长达 3 个月的无对照前后比较研究[19]。同样的，观察节点也有很大差别，只有少数研究有基线和治疗结束两个节点以外的评估。此外，各研究的记录环境不一致，即睡眠实验室与家庭环境，是解释结果时应该考虑的另一个因素。

关于治疗方案对 SB 参数影响的研究结果是不同的，因此很难阐明。比较不同 OA 设计和治疗方案的调查表明，稳定殆板比腭板好[14]，间歇性使用比连续佩戴好[15]，VDO 增加 3 mm 比增加 6 mm 更有效[16]，下颌前移矫治器（mandibular advancement appliance，MAA）的强力前移（75%）只比轻微前移（25%）稍好[17]，用口腔矫治器限制下颌运动对睡眠中的下颌肌肉活动没有任何重大影响[18]。稳定装置与神经安定剂加巴喷丁同样有效，后者仅在睡眠质量差的受试者减少 SB 事件方面略胜一筹[13]。一项治疗前后比较研究得出结论，提供 50% ～ 75% 前移的 MAA 可减少一些非特定的 MMA 事件[19]。

尽管早期描述性研究在设计上存在差异，但可以提出一些一般性的意见。首先，似乎每一种类型的 OA 都能在某种程度上有效地减少 SB 活动。这可能表明存在一个潜在的与使用 OA 有关的"新奇效应"，可减少睡眠时间的 MMA，可能是由于重组运动单元的短暂需要。这种假设可能在观察中找到支持，即间歇性使用 OA 比持续使用更有效地减少 SB[15]。然而，这种效应的实际存在、临床意义和持续时间应在未来的研究中使用更长的随访时间来评估。此外，早期研究结果表明，使用全覆盖式或腭板矫治器对节律性咀嚼肌活动（rhythmic masticatory muscle activity，RMMA）指数没有明显的影响[20-21]，因此，在未来的研究中探讨这一问题是很重要的。其次，设计成下颌骨强力前移（50% ~ 75%）的 OA 似乎能有效减少 SB[17, 19]。这种发现可能是由于下颌骨前移时嚼肌收缩性降低[22]和（或）消除了实际上是呼吸觉醒一部分的类似 SB 的运动现象[23]。因此，OA 可以通过哪些潜在的行动机制来减少 SB，尚待详细探索，以提出循证建议。

最近的一项队列研究显示，在健康的年轻人中，隐形正畸保持器对 SB 事件的数量没有影响（即既不增加也不减少）[24]。一些初步报告表明，使用稳定型 OA 可能会加重呼吸障碍[25-26]。至于牙科和矫形问题，还必须指出，长期使用 MAD 可能会使患者面临与肌肉骨骼稳态变化有关的预期之外的不良反应[27]。未来还需要做这方面的探索工作。

## 药物治疗

除了心理学方法和口腔矫治器，管理方案还包括药物治疗。物理治疗，即使属于多重 P（Multiple-P）框架，也主要是面向管理磨牙症的潜在临床并发症，如咀嚼肌的疼痛和下颌功能受损。对于 AB 来说，它也被用来减少下颌肌肉活动本身，通过特定的策略来控制肌肉紧张和激活（如肌反馈）[28]。另外，鉴于物理治疗用于减少 SB 这一潜在用途缺乏数据[29-30]，从本章目标出发，它将不会在本节中讨论。

药物治疗（即“药片”）应被认为是最相关的疗法，可能对有效减少 SB 有作用。

由于 SB 的现代病因学理论聚焦于中枢神经系统因素与自主神经系统的相互作用，针对与 SB 相关潜在病症的药物治疗可能对 SB 本身貌似具有“疗愈”效果。不同类型 SB，其活动具有不确定性且与各种并发症相关，解释了为什么目前还没有安全和（或）明确的 SB 药物治疗。事实上，尽管所有在研究环境中被探究的药物方法（即肉毒杆菌毒素、氯硝西泮和可乐定），无论减少 SB 的强度还是数量，似乎都比安慰剂要好，但药物治疗并不适合作为一线疗法。事实上，所有的药物都应该进行长期使用的潜在不良反应的测试。此外，在开始采用任何一刀切的 SB 药物治疗之前，建议必须查明病因。有一篇文章回顾了关于这一主题的几项 RCT 研究，完美体现了当前研究结果的复杂性和初步性[2]。

综述中的两篇论文涉及下颌肌肉的肉毒杆菌毒素注射，有的是在对照条件下[31]，有的是在非对照条件下[32]。另外两篇论文采用交叉设计，评估氯硝西泮[33]或可乐定[34]相对于安慰剂的有效性。总共有 90 人参加了这些研究。总的来说，肉毒杆菌毒素的研究结果支持它能有效减少 SB 发作的强度（即肌肉活动的强度），但不能减少其频率（即与肌肉有关的 SB 发作的次数）。随访评估只进行了 12 周，所以不可能对这些效果的长期持续时间得出结论[35]。此外，新发现反复注射肉毒杆菌毒素可能会诱发骨质疏松，建议在推荐常规使用前需要谨慎。同样，两个安慰剂对照的交叉研究表明，氯硝西泮和抗高血压药物可乐定都可能有减少 SB 的作用。另外，方案中的观察期仅限于 3 个晚上，而且没有对药物治疗方案的潜在不良反应和（或）风险进行长期评估[33-34]。此外，这些早期发现没有得到后续研究的充分证实，这篇研究显示可乐定在减少 RMMA 发作的次数方面比氯硝西泮有 30% 的优越效果[36]。

因此，根据目前可用的数据，与安慰剂干预相比，所有测试的药物方法似乎都可以减少 SB。因此，我们有理由将注意力转向它们潜在的作用机制和在日常生活中的适用性。肉毒杆菌毒素的作用并不令人惊讶，它与药物的预期药理特性相一致。然而，使用肉毒杆菌毒素的两项研究都显示 SB 的强度降低，但对 SB 发作的频率没有影响，这表明外周作用的药物不影响 SB 发作的成因。这种发现与临床调查一致，显示注射肉毒杆菌毒素后肌肉疼痛水平的改善并不明确优于安慰剂[37-38]或物理疗法[39]。另外，在一些小样本研究中，中枢作用药物（即氯硝西泮和可乐定）被报道有可能有效地减少 SB 频率。具有镇静和肌松特性的氯硝西泮的作用在一定程度上是可以预测的，但可乐定的实际作用机制可能与预防交感神经自主支配有关[40]。一种假设是，由于可乐定是一种具有交感神经作用的选择性 $\alpha_2$- 受体激动剂，而交感自主神经系统的激活在磨牙症事件之前，这种药物可能会中断导致磨牙症发作的一连串事件[40]。在这种情况下，必须指出的是，从实验角度来看有关可乐定作用的数据很有意思，但是从安全性和成本效益的角度看，还有待完善。大剂量的可乐定[40]在 20% 的人中诱发低血压；小剂量的耐受性更好[34]，但自主神经相互作用的复杂性表明，谨慎建议医生开出处方并要跟踪患者的不良反应。

其他研究表明，多巴胺能药物（即 D2 受体激动剂溴隐亭；儿茶酚胺前体 L-DOPA）对减弱 SB 有潜在的即使是微小的作用[41-42]。然而，新的迹象表明，选择性 5- 羟色胺再摄取抑制剂系列的抗抑郁药可能会在某些人身上引发 SB[43]。因此，需要对与最近确定的遗传多巴胺和 5- 羟色胺候选物相关的概念证明进行评估，以支持它们在 SB 成因中的推定作用。在这之前，考虑到各种药物的疗效和安全性，关于牙医目前可以开出的对磨牙症的药物，可以说目前的证据有限，无法得出明确的结论。显然，我们欢迎在不久的将来对这一未充分探索的主题开展更多的对照研究。

在多年来治疗磨牙症的其他医疗方法中，有一篇论文报告了 10 名患者接受咬肌肌电刺激的无对照系列[44]。该方案提供了 3 种条件下的 3 个晚上的 EMG 记录，即一个没有电刺激，与两个晚上在心率超过 110% 后立即在两个不同的感觉阈值下提供刺激。研究结果表明，这种电刺激对抑制 SB 是有效的。这一发现与采用不同方案的颞肌应急电刺激的论文相一致，无论是 RCT[45-46] 还是治疗前后对照设计[47]。当能标准化解读肌电图信号时，所有这些基于 EMG 刺激的数据必须重新评估[48]。在未来的研究中，可以考虑增加经颅磁刺激作为另一种新的实验性治疗，但证据相当有限[49-50]。同样，睡眠磨牙过程中牙齿触碰口内设备时可产生可能有用的振动刺激，建议增加更多的数据[51]。

## 伴睡眠并发症的睡眠磨牙症的管理

正如前几节所讨论的，SB 可能与其他睡眠障碍同时存在（见第 169 章、170 章和 172 章）。这一观察表明，SB 和可能的治疗适应证应始终在睡眠医学的框架内进行评估。有时，SB 患者的主诉提示可能与其他睡眠障碍和疾病并存，因此强制性要求咨询睡眠医生。如果已经知道了睡眠疾病，那么牙科、心理学和医学方面的合作是必不可少的，这样才能针对任何一个患者治疗的信念、期望和社会能力，达到最佳的治疗效果。

作为对其他章节内容的总结，必须指出的是：

- 对于失眠，CBT 和药物治疗是参考选择（见第 95 ～ 100 章）。
- 对于阻塞性睡眠呼吸暂停，持续气道正压、不同类型的口腔矫治器以及耳鼻喉或颌面手术是根据呼吸状况的严重程度而采取的方法（见第 132 ～ 134 章和第 175 章）。对于睡眠呼吸暂停，可以考虑一些替代疗法，在第 134 章和第 176 章中进行了总结。
- 对于胃食管反流病，可能需要使用药物和睡眠体位调节器（见第 160 章）。
- 对于神经系统疾病，如癫痫、头痛和 RBD，药物治疗是必不可少的（分别见第 106 章、107 章和 118 章）。

## 结论

在个人层面上对 SB 管理的建议还不是严格的科学证据的结果。因为 SB 最常见的是一种口腔行为，在其他方面健康的人中，它很可能是一种不需要治疗的病症，直到完全弄清每个明确辨识的激发动作其临床症状和后果的关系。SB 不是一个一刀切的动作。因此，当需要治疗时，在根据患者的医疗和社会心理表现决定哪种治疗措施最适合之前，临床医生应寻求明确的诊断，特别关注哪些因素促成了 SB 活动的开始和持续存在。这种方法应包括评估并发症的作用，如失眠、睡眠呼吸暂停、胃食管反流病和 RBD，这可能需要一种特殊的组合式治疗方式。此外，必须指出的是，管理 SB 的策略应该由有资质的医务人员（如睡眠医生、神经科医生、口腔和颌面外科医生、牙医）处方和实施。

### 临床要点

- 睡眠磨牙症（SB）的治疗常常与它的潜在临床后果（如牙齿磨损或口面疼痛）的管理相混淆。
- 卫生保健提供者必须明白，减少 SB 的适宜策略必须考虑到不同的病因和伴随的并发症。
- 目前，还没有一种万能的方法来治疗 SB，但可以认为，在保守（如多重 P）方法的框架下，结合各种策略，可以达到减少 SB 的积极效果。

## 总结

对 SB 管理的重点是减少 SB 事件的数量和伴随 MMA 的睡眠时间。这不应与管理和（或）预防 SB 可能产生的临床后果（如牙齿磨损、颌面疼痛）的需要相混淆。对于一个在其他方面健康的人（即没有任何重大的心理或医学疾病），最好的方法是基于更全面的策略组合（多重 P 方法：鼓励性谈话、心理学、物理治疗、殆垫和药片），而不是单一的传统的牙科干预。

由于对 SB 管理结果的研究很少，所以在个人层面上对 SB 管理建议并没有严格的科学数据为基础。因此，在 SB 的管理中，必须考虑医疗和社会心理表现，并寻求明确的诊断，特别关注哪些因素促成了病情的开始和持续。

### 参考文献和拓展阅读

请扫描书后二维码，获取参考文献和拓展阅读资源。

# 与睡眠磨牙症及睡眠呼吸障碍相关的颌面疼痛 / 颞下颌关节紊乱

# 第 172 章

Gregory Essick，Massimiliano DiGiosia，Aurelio Alonso，Karen Raphael，Anne E. Sanders，Gilles Lavigne

弓 熙 于 敏 译 高雪梅 审校

## 章节亮点

- 在慢性颌面疼痛疾病中，颞下颌关节紊乱（temporomandibular disorders，TMD）是最常见的。TMD 的病因是多因素的。睡眠呼吸障碍（sleep-disordered breathing，SDB）和睡眠磨牙症（sleep bruxism，SB）在 TMD 疼痛的激发和维持中的作用还不太清楚。
- TMD 患者中 SDB 或疑似 SDB 的患病率较高，而 SDB 患者中 TMD 的患病率也较高。与对照组相比，睡眠时呼吸努力相关觉醒在患有 TMD 的妇女中更为频繁。SDB 的体征和症状可预测 TMD 的发生。
- SDB 作为 SB 的首要因素并最终导致 TMD，这一提法目前还没有科学证据支持。
- 在某些 SDB 患者中，SB 可能有助于保持或恢复气道通畅；与严重的阻塞性睡眠呼吸暂停患者相比，较轻的 SDB 患者更有可能表现出 SB。
- SB 和 TMD 之间并未表现出因果关系。
- 表型分析可能有助于探索 SB 与肌筋膜 TMD 之间的联系。据推测，睡眠期间咀嚼肌较高背景活动可能对 TMD 疼痛有致病意义。

## 引言

颞下颌关节紊乱（TMD）是一个异质性的骨骼肌肉病家族，表现出最常见的慢性颌面疼痛情况[1-3]。TMD 的特点是颞下颌关节、耳周区域和头颈部肌肉的持续疼痛以及咀嚼疼痛和口腔功能受损。由国际颞下颌关节疾病研究用诊断标准联盟（International Research Diagnostic Criteria for Temporomandibular Disorders，RDC/TMD）发布的颞下颌关节疾病诊断标准（Diagnostic Criteria for Temporomandibular Disorders，DC/TMD），被用来指导 TMD 的诊断，以达到研究目的[4-5]。尽管 TMD 的标准多年来一直在变化，但历史上 TMD 的发病率估计在 5% ～ 12%，女性（生育年龄）的发病率高于男性[1, 6-9]。据估计，TMD 导致美国每 1 亿成年工作者每年损失近 1800 万个工作日[3]。考虑到对工作效率和卫生保健的巨大损失，人们对确认与 TMD 发生和维持有关的危险因素很感兴趣[10]。

TMD 的一个可能的危险因素是睡眠呼吸障碍（SDB）[11]。一份初步报告表明，多达 75% 的被诊断为 TMD 的患者具有暗示 SDB 的临床特征[12]。这些疾病同时存在，表明 SDB 可导致睡眠磨牙症（sleep bruxism，SB），这是一种以睡眠期间节律性下颌肌肉活动和磨牙为特征的疾病（见第 169 章和第 170 章）。此外，在易感人群中，SB 与 TMD 有关和（或）被认为是 TMD 的原因，因为睡眠中过度活动可对颞下颌关节或咀嚼肌造成微创伤[13-16]。在此背景下，诊治 SDB 以及 SB，被合理地认为是 TMD 患者减少疼痛和纠正功能障碍的方法。然而，没有严格的研究表明，SDB 的治疗会改变 TMD 的可能进程或现有 TMD 的自然表现。关于感觉机制、疼痛和睡眠相互作用的更多信息，请读者参阅第 30 章和第 156 章；关于 SB 病因和机制以及 SB 诊断，请读者分别参阅第 169 章和第 170 章。本章分别讨论了 SDB 与 SB 的关系以及 SB 与 TMD 的关系。

## 睡眠呼吸障碍可能为颞下颌关节紊乱的病因

很少有研究显示 SDB 和 TMD 之间有关联。一项对轻中度阻塞性睡眠呼吸暂停（obstructive sleep apnea，OSA）的患者进行 TMD 体征和症状评估的研究显示[2]，在轻度至中度 OSA 患者中，TMD 患病率估计为 39%，大大高于对一般成人群的估计[17-18]。该 OSA-TMD 研究因缺乏对照组、样本量相对较小和选择偏倚而有缺陷。另一项诊断为 TMD 患者的小样本观察性研究显示[19]，28% 的人数（研究中 50% 的男性和 23% 的女性）符合 OSA 的标准，43% 符合失眠症的体征和症状标准。

两个 TMD 的研究（一个病历对照研究，另一个前瞻性研究）被命名为颌面疼痛：前瞻性评价和风险评估（Orofacial Pain：Prospective Evaluation and Risk Assessment，OPPERA），比较了 OSA 的体征和症状与慢性 TMD 之间的关联强度[20]。在 OPPERA 的慢性 TMD 病例对照研究中，那些有 OSA 高风险的人发生 TMD 的风险提高了 3 倍以上（OR，3.6；95% CI，2.0 ～ 6.5），且与人口统计学、自主神经和行为特征无关。在前瞻性队列中，OPPERA 有 OSA 风险的受试者在中位数 2.8 年的随访期间，TMD 的发生率是 1.7 倍，与人口统计学、自主神经和行为特征无关。进一步调整主观睡眠质量后，这种关联仍然具有统计学意义。两项 OPPERA 研究都因缺乏多导睡眠监测（polysomnography，PSG）数据以及受试者人口统计学与普通人群有差异而有所不足。

在 OPPERA 研究结果的基础上，最近的一项病例对照研究发现，与没有 OSA 风险的受试者（18.5%）相比，OSA 高风险受试者的 TMD 患病率更高（30.7%）[21]。在这类研究中，许多被问卷调查归类为有 OSA 体征或症状的受试者实际上可能为较轻的 SDB，如上气道阻力（upper airway resistance，UAR）[22] 或呼吸努力相关觉醒（respiratory effort-related arousal，RERA）[23]。

TMD 可能与较轻的 SDB 类型有关，如呼吸努力相关觉醒（RERA），在一项对中年（平均 39.2 岁）女性 TMD 患者（$n = 124$）和人口学上匹配的对照组（$n = 46$）进行的研究中，PSG 显示了这种关联[24]。TMD 患者存在更浅、更多干扰的睡眠，N1 阶段的睡比例更高，睡眠稳定性更差，表现为很多的觉醒、睡眠分期向 N1 偏移。而且，与所有呼吸事件（呼吸暂停、低通气和 RERA）相关的觉醒在患者中的频率几乎是对照组的两倍；但两组的平均 AHI 相似，均低于 4 次 / 小时。呼吸障碍指数（respiratory disturbance index，RDI）显示 TMD 组（8.1/ 小时）比对照组（5/ 小时）高的趋势（$P = 0.06$），因为前者的 RERA 频率更高。

TMD 和上气道阻力综合征（upper airway resistance syndrome，UARS）的共同出现，使其他研究者推测存在一种 TMD-UARS 的表型，系在成长过程中形成的对清醒时呼吸紊乱的反应[25]。这个东南亚人的病例系列显示，他们的呼吸紊乱指数很高（平均 RDI 为 19.6 次 / 小时），但呼吸暂停低通气指数正常（平均 AHI 为 3.9 次 / 小时），同时白天过度嗜睡（平均 Epworth 嗜睡评分为 14.8），而且有 TMD 疼痛之外多种功能性躯体症状。这种东南亚表型在多大程度上是所有女 RDC/TMD 患者的独特表型，目前还不得而知。

并非所有调查 SDB 和 TMD 之间关系的研究都发现有明显的关联[15, 26-28]。这些研究的样本量都很小，方法也不严谨。最近，一项旨在确定 TMD 临床并发症的研究未能发现在声称受 TMD 和肌肉骨骼疾病影响的人群和对照组中，报告睡眠呼吸暂停的比例有显著差异[29]。

总之，SDB 和 TMD 之间的关联证据强度是中等的（表 172.1）。迄今为止的研究表明，与 TMD 相关的 SDB 患病率属实或可能升高，与 SDB 相关的 TMD 患病率也升高。SDB 和 TMD 之间关系的因果机制还没有被阐明。

## 睡眠呼吸障碍可能为睡眠磨牙症的病因

磨牙症指的是紧咬或磨牙。它可以在清醒时和（或）睡眠时发生（更多信息见第 169 ～ 171 章）。这里我们回顾了 SDB 在 SB 中的潜在作用；在本章的后面一节，我们将讨论 SB 在 TMD 中的作用。越来越多的临床医生认为和（或）提出，SDB 在 SB 中起作用，牙医可能是第一个根据患者报告或提示 SB 的临床症状而怀疑其为 SDB 的人[30]。与这一假说一致的是，一项研究发现，在 30 个因磨牙症而用 𬌗垫治疗的牙齿磨损患者中，除 2 人，都至少有轻度 OSA，37% 有严重 OSA[31]。作者建议使用牙齿磨耗作为伴随 OSA 的识别方法。然而，另一份报告认为，牙齿磨损与睡眠障碍、颌面疼痛、口干、胃食管反流病和 SB 的关系是复杂的，因此，很难区分如 SDB 等单一疾病的后果[32]。

### 睡眠呼吸障碍患者对睡眠磨牙症的自我报告

有两项研究发现，自我报告的磨牙症 / 磨牙与成人 SDB 之间存在关联[33-34]。然而，这些发现必须谨慎诠释，因为它们仅基于患者的床伴或父母的报告。

### 睡眠呼吸障碍中睡眠磨牙症的睡眠监测记录

与使用调查和问卷来评估 SDB-SB 关系的研究相反，使用整夜睡眠记录的调查并未一致发现 SDB 患者中 SB 运动活动的发生率增加。一项研究发现，虽然 SDB 组的睡眠觉醒频率更高，但有无 SDB 的人之间的“磨牙”发作频率并无差异[35]。磨牙事件，定义为在清醒紧咬时大于最大值 40% 的阵发性咀嚼肌

**表 172.1　支持睡眠呼吸障碍（SDB）和颞下颌关节紊乱（TMD）之间关系的观察性结果**

| 观察 | 支持的研究 | 评论 | 不支持的研究 | 评论 |
|---|---|---|---|---|
| OSA 患者中 TMD 患病率增加 | Cunali et al，2009[17] | 观察性研究，没有对照组，小样本，样本选择偏倚 | Petit et al，2002[26] | 研究受限于一条至多条下列不足：自我报告诊断 TMD 和（或）OSA，受试者小样本，方法学和结果有较大差异 |
| TMD 患者中 OSA 患病率增加 | Smith et al，2009[19] | 观察性研究，没有对照组，小样本 | Collesano et al，2004[27]；Hoffmann et al，2011[29] | |
| 慢性 TMD 患者出现 OSA 体征和症状的概率增加 | Sanders et al，2013[20] | 大型多中心病例对照研究；无客观睡眠数据 | | |
| 有 OSA 体征和症状的人发生 TMD 的风险增加 | Kale et al，2018[21] | 对接受牙科治疗者的病例对照研究；无客观睡眠数据 | | |
| 最初无 TMD 的受试者有 OSA 症状和体征，更有可能发展成初发 TMD | Sanders et al，2013[20] | 大型多中心前瞻性队列研究；无客观睡眠数据 | | |
| 与对照组受试者相比，TMD 患者出现 RERA 的频率增加 | Dubrovsky et al，2014[24] | 大样本病例对照研究 | Camparis and Siqueira，2006[15]；Rossetti et al，2008[28] | |
| TMD 患者出现 RERA 的频率增加 | Tay and Pang[25] | 大样本观察；无对照 | | |

OSA，阻塞性睡眠呼吸暂停；RERA，呼吸努力相关觉醒；TMD，颞下颌关节紊乱。

肌电图活动，在 SDB 组大多与呼吸事件有关。后来的项 PSG 研究报告说，54% 的轻度及 40% 的中度成人 OSA 符合 SB 的经验标准。这些标准是基于以下两个或更多的情况：每小时有超过 2.5 次由 PSG 中的 EMG 测定到的节律性下颌运动；临床观察现象（牙齿损耗、咀嚼肌疲劳或颞下颌关节不适）或每周有 1 个或多个晚上出现磨牙或紧咬的主观报告[36]。由于轻度 OSA 患者每小时节律性下颌运动次数多于中度 OSA 患者，而且这些发作很少与呼吸觉醒有关，研究作者将其归因于 OSA 的睡眠紊乱特征。

然而，最近的工作更有力地论证了 SB 与 SDB 之间的关联，并为不同研究的发现提供了合理的解释[37]。OSA 组 SB 事件的频率（7.0 次 / 小时）高于对照组（2.9 次 / 小时），相位 SB 事件的频率与呼吸事件和觉醒呈正相关。48% 的 OSA 患者发现有 SB，OSA 组的 SB 风险是对照组的 4 倍（OR 为 3.96）。在 OSA 患者中，相位 SB 事件常常与呼吸相关的觉醒相关联。随后的一项研究使用 PSG 调查了 OSA 患者的 SB，其中大约 2/3 的患者有严重的睡眠呼吸暂停[38]。1/3 的患者有睡眠磨牙症，主要是相位形式，在控制了人类学因素和睡眠因素后，与 OSA 的严重程度指数没有关系。其他研究也显示在确诊 OSA 的人群中 SB 的患病率高[39-41]。其中最新的一个研究中，轻度至中度 OSA 患者的磨牙发作频率是重度 OSA 患者的 3.4 倍（5.5 次 / 小时 *vs*.1.6 次 / 小时），而且仅有前者的磨牙发作频率随 AHI 的升高而增加[41]。因此，大多数自我报告和基于 PSG 的研究都支持同时存在 SDB 的成人中 SB 会升高，或出现提示 SDB 的症状或由 PSG 的 SDB 证据证实。

一些证据也表明，对成人 OSA 的治疗可以减少 SB。一项小样本研究和一个病例报告表明，分别通过持续经鼻正压通气或下颌前移器的治疗，磨牙事件的频率会降低[42-44]。

## 睡眠呼吸障碍中咀嚼肌活动增加的睡眠监测记录

几组研究观察到 SDB 患者在睡眠期间咀嚼肌活动增加，这被认为可导致前倾姿势和稳定、下颌骨抬高以帮助保持气道通畅。可能这些肌肉活动，即使在没有牙齿接触的情况下，也会被患有 SDB 的成人（或儿童的父母）解释为睡眠时磨牙或紧咬。最早的研究是在 30 年前进行的，发现 OSA 患者在睡眠呼吸的吸气阶段，咬肌的 EMG 活动增加，而正常睡眠呼吸的人则没有[45-46]。咬肌的活动伴随着颌下肌群（颏舌肌、颏舌骨肌、下颌舌骨肌和二腹肌）类似的时间相位活动，导致下颌间隙从吸气结束到呼气结束的周期性变化以及阻塞和非阻塞呼吸之间的变化。然而，OSA 患者的下颌张口比正常睡眠呼吸的人更大。研究作者推测，咬肌的活动稳定了下颌，使颌下肌群能更有效地抬升和前伸舌骨，从而改善 OSA 患者的整体气道通畅性，但在终止呼吸暂停事件时促进了口呼吸。

直到最近，人们才开始稍许注意到，增加咬肌活动可以改善 SDB 患者的气道通畅性[47-49]。在一项睡眠开放试验中，一组研究者报告了标准的 PSG 通道外，还记录了轻度 OSA 和 UARS 患者的食道压力和来自咀嚼肌的多通道 EMG 数据[48]。临床研究者表明，UARS 患者经常出现下颌闭合肌（包括咬肌）的强直收缩期，此时食道压力明显下降，表明呼吸所需的呼吸努力降低。然而，没有对下颌位置或牙齿接触进行客观监测。也没有确定患者是否符合基于自我报告、临床和 PSG 标准的磨牙症的诊断标准。其他研究者最近报告说，患有 OSA 的成人在长期咬牙期间没有呼吸事件，这可能与先前所述的 SB 相关咬肌强直活动所致气道保护作用相一致[47-49]。

一些研究者观察到，在患有 SDB 的成人中，大多数相位 SB 事件发生在呼吸事件之后，而不是之前[37-38, 50]。常见的是舌骨上肌群活动增加，与下颌闭合肌的收缩一起前伸下颌和舌，从而帮助恢复气道的通畅。因为导致 SB 发作的一系列事件与未发生呼吸事件时观察到的事件不同（见第 170 章），这种呼吸事件后的磨牙症被称为磨牙症的次要形式[38, 49-50]。由于磨牙症可能起到恢复和保护气道通畅的生理作用，有人建议将睡眠磨牙症视为健康人中的一种条件或行为，而不是一种疾病[50]。也有人认为，保护气道的磨牙症可能只发生在某些人身上，根据解剖位置、塌陷的严重程度或其他因素，他们的咀嚼肌活动有可能恢复或保护气道的通畅性[41, 49]。这可以解释文献中 SDB 的严重程度与 SB 的流行率或严重程度之间不一致的关系，因为这两个因素不一定相关。今后必须根据解剖学差异和生理学反应性对 OSA 患者进行表型分析，以更好地理解 SDB 和 SB 之间的关系（见第 23 章、第 128 章和第 129 章）[41, 52-54]。

其他研究者注意到，在 SDB 患者 1/3 或更多的呼吸事件中，咬肌和颞肌的收缩是作为睡眠觉醒反应的一部分而发生的[55-56]。收缩取决于唤醒的持续时间和强度，发生在没有其他临床症状或 PSG 证据的 SB 患者身上，即典型的节律性咀嚼肌活动（rhythmic masticatory muscle activity，RMMA）。有人认为，这些咀嚼肌活动的提升代表了睡眠期间觉醒的非特异性的一般运动表现，也可能有助于恢复畅通的上呼吸道[49, 55]。

## 睡眠磨牙症可能是颞下颌关节紊乱的病因

认为睡眠和（或）清醒状态下的磨牙在 TMD 的发病或维持中起作用，是公认的临床法则（另见第 169 章和第 170 章）。调查证实，专长处置 TMD 的牙医认为，“口腔异常功能习惯”在 TMD 的发病中很重要[57-61]。最常与 TMD 相关的口腔异常功能是磨牙症[62]。许多讨论、综述和研究都未能明确区分磨牙活动是在睡眠时还是清醒时发生的。尽管如此，睡眠时的磨牙症主要表现为牙齿研磨，而清醒时的磨牙症可能主要表现为紧咬。

### 颞下颌关节紊乱患者对睡眠磨牙症的自我报告

在一项较早的综述中，为期 10 年（1998—2008 年）的 21 项研究，依靠参与者的自我报告或问卷来确定磨牙症患者，有时只使用单一指标[63]。自我报告和临床观察研究发现磨牙症与 TMD 呈正相关。然而，采用更好、更详细的客观方法的研究表明，磨牙症和 TMD 之间的联系要弱得多。此外，对前牙磨耗和试验性牙颌紧咬的研究也未能证明磨牙症和 TMD 之间的关系[63]。

最近一项为期 10 年的系统性综述有类似发现，39 项研究中的 33 项（其中 21 项是基于磨牙症的自我报告）确定了磨牙症和 TMD 之间的正相关关系[64]。然而，作者得出结论认为，PSG 并不能有力地证明两者之间的关系。综上所述，绝大多数基于自我报告的研究支持一种普遍的看法，即 TMD 患者中某种形式的磨牙症频率升高，但这种看法没有得到采用更客观的、基于实验室的 SB 测量方法的研究的有力支持。

### 颞下颌关节紊乱患者中的睡眠磨牙症的睡眠监测报告

与大量使用不太理想的方法研究 SB-TMD 关系的研究相比，基于 PSG 的研究很少，但数量在增加。本章前面引用的 10 年系统性综述（1998—2008 年），只确定了 4 项研究，其中两项似乎有部分重叠样本[63]。一项研究比较了伴随疼与不疼的 SB 群体[65]，引出了 TMD 患者 SB 是否升高的问题。另一项研究在没有 TMD 的受试者中，与没有 SB 或 SB 水平较高的人相比，相对低水平 SB 的人更有可能在早晨报告短暂的咀嚼肌疼痛[66]，就像以前报道的那样[67]。然而，研究结果并未涉及 TMD 临床综合征或 TMD 肌筋膜疼痛，后者往往在午后或傍晚时加重[68]。

第三项研究中的两份报告（其中一份是大型研究的探索性报道）的不同之处在于对 SB 事件进行了标准化定义，并纳入了无 TMD 疼痛的对照组[28, 69]。大样本的报道[69]，而非小样本[28]，在符合 RDC TMD 标准的参与者中，符合 SB 有效研究标准[70]的人数比例明显高于健康对照组。然而，必须对该研究的招募方法表示关注，因为 1/3 的对照受试者符合

SB 的研究标准，近 2/3 的 TMD 受试者也符合。相比之下，一项大型人群研究估计，使用问卷和 PSG 相结合的方法，SB 的流行率为 5.5%，或仅根据 PSG 估计为 7.4%[71]。其他专家估计自我报告的磨牙率高达 8%[72]。这表明，所报告[69]的两组 SB 发生率异常高的原因可能是由于对 RMMA 事件使用了非标准的评分方法，或者是由于在病例和对照样本中对涉及 SB 进行了过度抽样。

在一项研究中，明确根据是否符合肌筋膜 TMD 的 RDC 标准，而不是是否相信涉及 SB，对 TMD 患者和对照组进行抽样，实验室 PSG 评估发现两组参与者中符合基于 PSG 的 SB 研究标准的比例都很低（即分别为 10% 和 11%）[73]。值得注意的是，在同一样本中，TMD 患者自我报告的 SB 率明显高于对照组受试者。最近的一项研究采用 PSG 评估磨牙事件的存在和频率，但在对 TMD 状态进行分类时使用了经过验证的筛选方法来评估 TMD 疼痛[74]，而非 RDC 标准，结果发现 TMD 疼痛与 SB 强度之间没有关系。

## 颞下颌关节紊乱患者对咀嚼肌活动性增加的睡眠监测记录

解释自我报告与 PSG 证实的 SB 之间矛盾的一个可能原因或在于与醒来时下颌疼痛有关的夜间活动，即咀嚼肌过度紧张或在非磨牙期发生的睡眠期 EMG 背景活动升高。与非 TMD 对照组受试者相比，肌筋膜 TMD 患者的睡眠期 EMG 背景活动水平升高[75]。此外，在 TMD 患者中，背景睡眠肌电图与早晨醒来时的疼痛强度评分呈正相关，而 SB 事件相关肌电图的频率与评分呈负相关，这在其他调查中已被观察到[66-67]。在 TMD 患者中发现的睡眠期 EMG 背景活动持续升高的现象，在对各组有差异的许多睡眠参数（如 RERA、N1 期转变）进行对照分析后仍然存在。最近使用高 EMG 背景活动的百分比作为结果测量，重新审视了这些数据。发现肌筋膜 TMD 受试者在触诊时仅感到肌肉疼痛与触诊时同时感到肌肉和关节疼痛存在差异，这表明肌筋膜 TMD 存在两种表型[77]。仅在触诊时有肌肉疼痛的女性受试者亚群（约占研究中 TMD 受试者的 27%）中，咀嚼肌肌电张力在睡眠期间保持高水平（即睡眠期间没有下降或没有出现正常预期的下降）。这与触诊时兼有肌肉和关节疼痛的女性受试者以及对照组受试者形成对比。这些新发现表明，先前观察到的 TMD 病例和对照组在睡眠期间咀嚼肌背景活动的差异主要是由 TMD 病例的一个亚组所造成的，即那些只有触诊时有肌肉疼痛的病例。虽然仅有肌肉疼痛的亚组（26%）比肌肉和关节均疼痛的亚组（3%）的 SB 患病率高，但与对照组的患病率（11%）相比，两者都没有统计学差异。尽管如此，这些研究结果仍值得进一步研究，因为它们可能潜在影响 SB 在 TMD 与 SDB 之间的关联中对 TMD 和 SDB 患者特定表型的作用。

前文所述的观察结果表明，清晨疼痛加剧的患者可能错误地将其疼痛归因于夜间涉及 SB 的下颌肌肉活动，而不是"肌肉紧张"（咀嚼肌背景活动的增强）。虽然颌骨肌肉活动可能会加重疼痛，但在 SB 期以外发生的低水平活动的升高更有可能是早晨疼痛加重的原因。值得注意的是，TMD 组与对照组相比，在睡眠背景 EMG 期间（在 RMMA 之外）发生的 RMS EMG 活动的增加，大约等于经常性牙与牙齿接触的增加（在 RMMA 内）。这种在清醒状态下的非功能性牙齿接触已被发现在 TMD 患者中比在对照组中更经常发生[78-81]。这与大量实验研究表明低强度紧咬（最大咬合力的 7.5% 和 20%）可引起咀嚼肌疼痛、延迟性肌肉酸痛和疲劳的结果是一致的[82-83]。显然，这一发现的临床意义和内在机制还需要进一步分析。

因此，在回顾 SB 肌肉强烈活动与 TMD 疼痛之间关系的证据时，迄今为止质量最好的研究并不支持一种令人信服的关系。对 SDB 和 TMD 之间任何关系的理解不能简化为与 SB 的单一联系，而在临床环境中常常被这样确定。鉴于 SDB 患者即使没有 SB 的临床或 EMG 证据，睡眠期间咀嚼肌 EMG 活动也可能升高[12, 45-46, 48, 55-56]，如本章前面所述，我们设想这种活动性增强，类似于白天的低强度紧咬或牙齿间的接触，对 TMD 疼痛的持续存在有致病意义（图 172.1）。这一假设与 Ohrbach 和 McCall[84]的压力-过度活动模型相一致：不是疼痛患者肌肉活动的大小本身导致了痛觉的产生，从而导致疼痛主诉。相反，它是一种持续的肌肉反应性模式，其形式是将肌肉保持在一个特定的缩短位置，如"绷紧下颌"[84]。

然而，SDB 患者睡眠期间咀嚼肌 EMG 背景活动增加的普遍性尚不清楚，也不清楚持续高 EMG 背景活动的患者是否比没有表现出增加的患者更容易发生或维持 TMD 疼痛。

### 临床要点

- 在临床人群中，已经观察到 TMD 患者中 SDB 的高发率。这些患者应接受 SDB 的筛查，并根据需要进行治疗。
- SDB 患者和 TMD 患者都可能报告在睡眠中紧咬或磨牙。然而，包括咀嚼肌肌电图的 PSG 并不能确认 TMD 患者存在 SB。SB 可能会改善某些 SDB 患者的气道通畅性，这一假设需要证据。

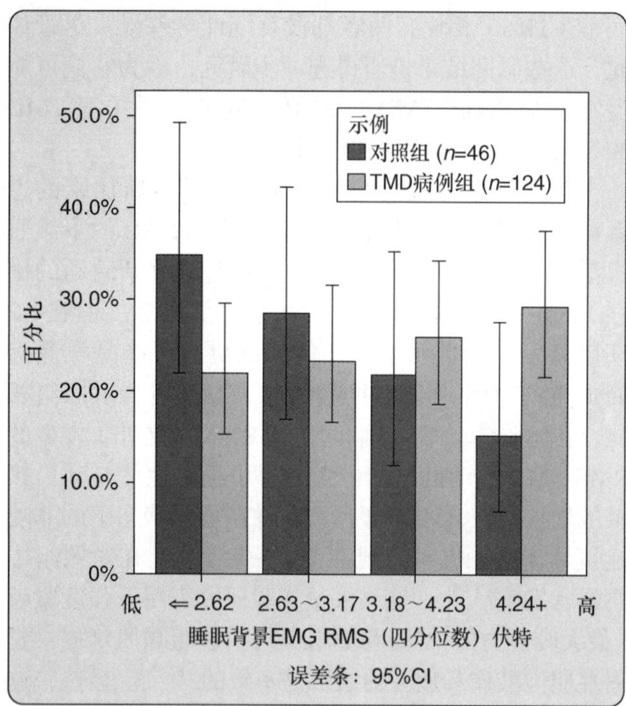


**图 172.1**　与睡眠呼吸障碍（SDB）相关的咀嚼肌肌电（EMG）活动升高对颞下颌关节紊乱（TMD）的假想作用。一些研究报道了 SDB 患者的咀嚼肌活动增加，这种活性增加可能导致在 TMD 患者中观察到的活性增加。研究表明，SDB 患者咀嚼肌活动的增加可能与维持或恢复气道畅通的机制有关，或者反映了与呼吸系统相关的觉醒有关的非特异性增加。然而，还需要进一步的研究来证实在 OSA 和 TMD 受试者中观察到的 EMG 活动增加的作用

- 睡眠期间，在 SB 期以外的持续（不下降）咀嚼肌背景活动，类似于白天的低强度紧咬或牙间接触，可能对 TMD 疼痛的持续存在具有致病意义，因此，在有肌肉疼痛的 TMD 受试者亚组中，是一个假定的危险因素。

## 总结

人们普遍认为睡眠或清醒时的磨牙在 TMD 疼痛的发展或持续中起主要作用，但这并没有得到科学证据的有力支持。此外，几乎没有证据支持这样的前提：SDB 导致 SB，SB 又导致 TMD。这种规则或因果关系，在大样本人群研究或使用最佳评估方法的研究中并不成立。

一种涉及咀嚼肌背景活动水平升高的更复杂的相互关系正在出现，这可能解释了 SDB 和 TMD 在某些亚组患者中的关联。对 OSA 患者和 TMD 患者之间的差异进行表型分析，将有助于澄清以前文献中报道的不同临床观察，从而指导未来的治疗选择和更好的患者护理。

### 参考文献和拓展阅读

请扫描书后二维码，获取参考文献和拓展阅读资源。

# 治疗睡眠呼吸障碍的口腔矫治器

# 第 173 章

Fernanda R. Almeida，Christopher J. Lettieri

弓 熙 于 敏 译 高雪梅 审校

**章节亮点**

- 对于打鼾和（或）阻塞性睡眠呼吸暂停低通气综合征（obstructive sleep apnea-hypopnea syndrome，OSAS）患者来说，口腔矫治器（oral appliances，OA）是一种有效、耐受性好且易于使用的治疗选择。它们适用于轻度至重度 OSAS 患者的一线治疗，作为气道正压通气（positive airway pressure，PAP）的替代，适用于喜欢这种治疗方式或对 PAP 设备不耐受的患者。OA 对年轻、较瘦的轻度至中度 OSAS 患者最为有效，而对肥胖的患者可能不太有效。
- 一般来说，特别是对于中度到重度疾病，定制的可滴定装置比其他类型的口腔矫治器更有优势，成功治疗的可能性更大。使用定制的滴定 / 可调节装置在家中逐步前移下颌骨，更有可能获得成功的结果。通过监测治疗反应可以进一步提高效果。
- 在降低呼吸暂停低通气指数和其他客观睡眠指标方面，口腔矫治器不如 PAP 有效。然而，白天嗜睡、生活质量、神经认知功能和心血管结果（主要是血压）的改善，这两种疗法似乎相似，可能是由于这种疗法的依从性更高。
- 一般来说，OA 的耐受性良好，严重的不良反应或导致停止治疗的不良后果并不常见。错颌畸形是最常见的长期影响。然而，这通常不会导致治疗的中断，而且可以通过每天早上移除装置后的简单锻炼来缓解。

## 引言和适应证

口腔矫治器（OA）是用于治疗阻塞性睡眠呼吸暂停（obstructive sleep apnea，OSA）和原发性打鼾的装置，可作为首选疗法或作为气道正压通气（positive airway pressure，PAP）装置的辅助治疗[1]。它们适用于轻度至重度阻塞性睡眠呼吸暂停低通气综合征患者的一线治疗，作为那些喜欢这种类型的治疗、对 PAP 治疗没有反应或不能 / 不愿意忍受 PAP 治疗的患者的替代疗法。这些装置已被证明能有效地改善阻塞性事件的频率和持续时间、氧合、夜间觉醒、主观睡意、神经认知功能、血压（blood pressure，BP）和生活质量（quality-of-life，QOL）等指标。

“口腔矫治器”是一个有点不具体的术语，导致人们对其在治疗睡眠呼吸障碍中的地位产生了一些困惑。两种最常见的装置类型是下颌前移装置（mandibular advancement devices，MAD）（也被称为下颌定位器或下颌前移殆垫）和舌牵引器（tongue-retaining devices，TRD）。本章将专门讨论 MAD，因为它们是最有效的，而且在临床实践中被广泛使用。

尽管 PAP 仍然是治疗睡眠呼吸障碍的最常见和最有效的方法，但这些设备的接受度和依从性不高仍然是个问题。此外，PAP 并不是所有患者的理想治疗方法，而且，像其他医学疾病一样，需要采用个体化的方法来治疗 OSAS，以优化治疗效果。因此，仍然需要可靠和有效的替代疗法。OA 为许多睡眠呼吸障碍的患者提供了有效的治疗，并且已经成为一种被证实的、有效的和越来越多使用的治疗选择。美国睡眠医学会（American Academy of Sleep Medicine，AASM）在 2015 年发布了临床实践指南的更新版，用于 OA 治疗 OSA 和打鼾[2]。

OA 与 PAP 相比有几个优势。它们通常在大多数人中具有良好的耐受性，已发表的报道一致表明，治疗的依从性和患者的偏好都优于 PAP[3-4]。此外，这些装置不需要随时可用的可靠电力来源或蒸馏水，因此可能更容易使用，特别是在旅行期间。

本章回顾了不同类型的 OA、其作用机制、治疗效果、不同类型的 OA 之间的比较、OA 和 PAP 治疗之间的比较、患者和装置的选择、并发症以及它们在 OSAS 治疗中的作用。本章还将强调睡眠医生和睡眠牙医在适当的患者和装置选择中的作用，以及需要采取跨学科的方法来优化我们对患者的治疗效果。

## MAD 的类型

MAD 有许多设计，但这些装置通常分为一体式（单体式）或两件式（双体式）的配置。它们在尺寸、材料类型、据患者牙列的定制程度和连接机制方面有很大的不同。此外，咬合面覆盖量、下颌前移的可调节性、允许的下颌活动度（垂直和侧方）以及允许的口腔呼吸也因不同的装置而不同。

两件式 MAD 在临床实践中使用得越来越普遍，它由一个可拆卸的上𬌗垫和一个下𬌗垫组成，它们组合起来促进下颌骨的前移，减轻睡眠时下颌骨的后退。上𬌗垫和下𬌗垫之间有多种连接方式，包括弹性或塑料连接体、金属栓针和套管连接体、钩形连接体、丙烯酸延展或磁铁。与单体装置相比，双体颌垫的优势在于提供更大的下颌活动度，最重要的是允许调整，这有利于获得最舒适和有效的下颌定位。在保持下颌前移的同时，允许下颌侧向运动或开闭口的 MAD 可以减少并发症的风险，提高患者的舒适度和接受度，从而提供额外的优势。由于患者对前伸量的耐受性会随着时间的推移而增加，能够逐步前移的𬌗垫似乎具有明显的实际优势。这些可调整的装置也有利于提高疗效，因为它们可以滴定到消除阻塞性事件所需的更理想的设置。尽管预成装置（“现成的”）在市场上可以买到，但它们的疗效和作为“调试”设施的潜在作用受到了质疑[5]。新的预成装置显示了更强的固位和更好的疗效，但仍然不如定制的装置[6-7]。最好的固位、舒适度和疗效来自于定制的可滴定 OA。本章后面将进一步讨论不同类型的 OA 之间的比较以及在管理睡眠呼吸障碍患者方面的潜在优势。

## 作用机制

目前的证据表明，OSAS 的发病机制反映了上呼吸道大小的减少和上呼吸道肌肉活动的改变，导致通畅性降低和气流阻塞。尽管有人推测 OA 的首要作用机制来自于舌体前移和继之口咽前后尺寸增加，但这似乎是一种过于简单的观点。许多使用计算机断层扫描、磁共振成像（magnetic resonance imaging，MRI）和鼻内镜等一系列影像方法的研究表明，OA 会诱发更复杂的解剖变化[8-9]。气道容积的增加似乎在很大程度上是由于腭咽横截面积的增加，包括侧方和前后向的尺寸，在 MRI 轴截面上可以看到戴与不戴 OA 的口咽横向径的增加（图 173.1）。

这些变化被认为是通过腭舌弓和腭咽弓介导的，它们连接着舌体、软腭、咽侧壁和下颌骨附丽。下颌前移引起的气道构型变化的个体差异可能反映了解剖学上的差异，这很可能与这种治疗方式的临床反应不同有很大关系。必须了解 MAD 的疗效并不仅仅与上气道大小 / 容积的增加有关。一项精心设计的利用磁共振成像预测治疗结果的试验，未能显示使用 MAD 后呼吸暂停低通气指数（apnea-hypopnea index，AHI）的改善程度与上气道容积增加之间有关联[10]。

解剖学上的不平衡被认为是 OSAS 发病的一个基本机制[11]。在这个模式中，骨骼框架内过多的组织，必定会生成足够的组织压力使气道腔塌陷。这种管腔外的组织压力，或发生在正常骨骼框架大小但内部软组织过多的情况下，或发生在正常组织量被压缩到超小的骨骼框架内时。通过 MAD 进行的下颌前移可有效扩大骨骼框架，似可改善解剖平衡[12]。最近的研究集中在 OSA 的非解剖性病理生理特征上，包括咽部肌肉反应差、通气控制过于敏感和觉醒阈值低[13]。

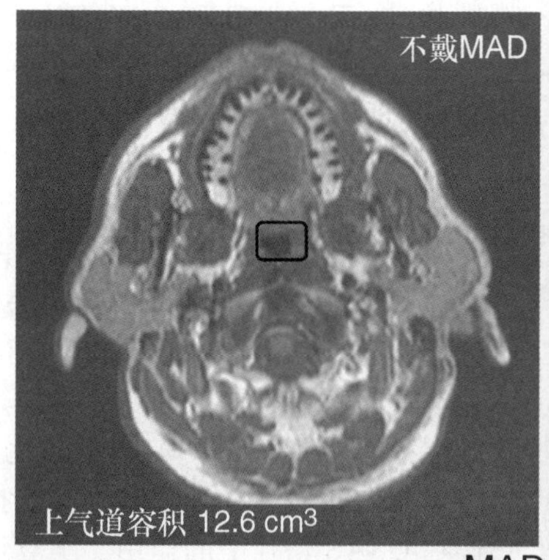


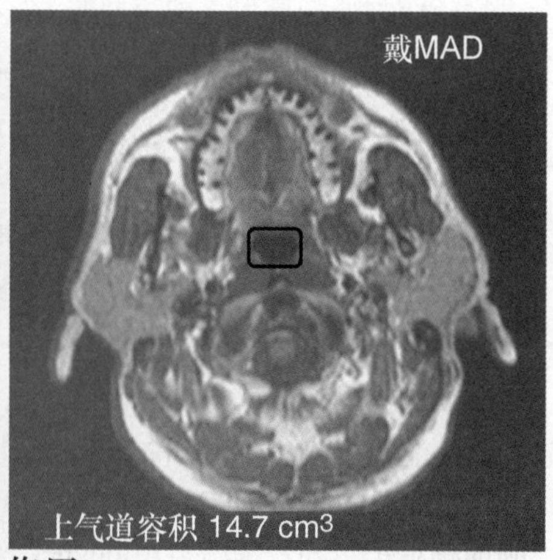


MAD作用

**图 173.1**　MAD 作用。患者戴用和未戴用口腔矫治器的磁共振成像，通过成像可见上气道容积似有所增加[1]

近期一项小样本研究表明，环路增益较低的患者更有可能对 MAD 治疗产生反应。为了更好地了解 MAD 对 OSA 的非解剖成分的影响，需要进行更大样本的前瞻性研究[13-14]。

到目前为止，OA 对上气道神经肌肉通路的影响还没有得到很好地研究。尽管一些研究表明，这些装置会刺激颏舌肌的活动[15-16]，但使用无效的“假”MAD 的研究显示睡眠呼吸障碍几乎没有变化[17-18]。这表明下颌骨的机械前伸是这些装置的主要作用机制。这种机制效应带来更大的气道稳定性，被睡眠期间上气道闭合压降低所证实[19]。Kato 及其同事在对麻醉的 OSA 患者的研究中证明了这种作用[20]，他们观察到随着下颌骨的逐渐前伸，所有咽段的闭合压都有剂量依赖性的降低。

## 临床结果和成功的测量

自上次发表关于使用 OA 治疗 OSAS 的指南以来，评估 OA 治疗的疗效和有效性的临床试验在数量和质量上都有了很大的提高[17-18, 20-27]。一些试验，包括使用安慰剂组和假性比较的前瞻性设计，产生了高水平的证据，使治疗建议更加有力。此外，评估 OA 和其他 OSAS 主要疗法之间的治疗反应的试验，侧重于有临床意义的结果，有助于更好地了解适宜患者选择和预期治疗效果。简言之，OA 在改善单纯（原发性）打鼾和 OSAS 患者的多导睡眠监测（polysomnography，PSG）测量值、日间嗜睡、QOL、心血管（cardiovascular，CV）结果和神经认知功能方面已被证明是有效的。美国牙科睡眠医学会[28]对有效的 OA 定义如下：“口腔矫治器是使用患者个体口腔结构的数字印模或物理模型来个性化定制的。因此，它不是一个事先预成的物件，被修剪、弯曲、重排或其他修改。它是由生物相容性材料制成的，涉及全部上颌和下颌牙弓。该口腔装置有机制允许下颌骨以 1 mm 或更少的增量前伸，前伸调整幅度至少为 5 mm。此外，前伸还可逆转。前伸设定须可验证。矫治器适合于由患者或护理人员安放和移取。它与牙齿、种植体或无牙脊保持稳定的固位关系，并在使用期间维持预计的设定。口腔矫治器至少在 3 年内保持其结构完整性”。

### 打鼾

根据美国睡眠调查，大约 60% 的成人有习惯性打鼾的情况[29]。打鼾是 OSAS 的显著危险因素。然而，并不是每个打鼾的人都有 OSAS，大多数人都是原发性鼾症。尽管打鼾与心血管疾病的发病率增加有关，但原发性鼾症本身并不一定必须治疗。然而，若打鼾干扰了社会关系或破坏了床伴的睡眠，则应予以处理。预成的和定制的 OA 都能有效地减少或消除打鼾，并被证明能改善没有潜在 OSAS 或上气道阻力综合征的习惯性打鼾者的 QOL。打鼾是治疗 OSAS 的一个重要因素，在睡眠呼吸暂停心血管终点（Sleep Apnea Cardiovascular Endpoints，SAVE）试验中，治疗前非常响亮的鼾声是治疗依从性的最佳预测因素之一，从而改善了 CV 结果[30]。

在 OSAS 患者中进行的许多治疗试验发现，OA 可以减少（如果不是消除）打鼾。然而，一些安慰剂对照试验也发现，在有习惯性打鼾的非呼吸暂停患者中，与无功能对照装置相比，OA 显著改善了打鼾频率和强度的主客观测量值[5, 23-24, 26-27]。在一项探索 OA 对打鼾频率、打鼾强度（平均和峰值响度）以及打鼾的解剖学部位（软腭颤动部位或舌根）的影响的试验中[31]，研究者观察到所有测量参数在 OA 治疗中都有明显的改善。值得注意的是，这项研究发现，OA 在减少源自软腭的打鼾方面比源自舌根的打鼾更有效。一项试验也观察到 OA 减少了打鼾的频率（OR，1.20；95% CI，1.89 ～ 0.51）[26]。其他试验也报道了 OA 治疗后打鼾频率的类似下降[27]。在一项主观评价中，76% 的 OA 使用者报道打鼾得到了控制，而非使用者只有 43%，82% 的患者伴侣对治疗感到满意[32]。

这些装置也被证明可以改善非呼吸暂停打鼾者的 QOL 指标。同样，在习惯性鼾症和轻度 OSA 患者中，使用 OA 可以使睡眠功能结果问卷（Functional Outcomes of Sleep Questionnaire，FOSQ）得分平均提高 3.21（95% CI，2.82 ～ 3.60；$P < 0.001$）[23]。

### 多导睡眠监测变量和呼吸暂停低通气指数的降低

OA 对改善 PSG 变量和所有 OSAS 严重程度的 AHI 的效果已被一些高质量的研究证实，包括随机对照试验（randomized controlled trials，RCT）、系统性综述和 meta 分析[2, 18, 24, 26, 33-34]。

OA 已被证明可显著降低 OSAS 成年患者的 AHI。作为 AASM 2015 年更新的 OSA 治疗临床实践指南[2]的一部分，对 34 项 RCT 进行了 meta 分析，专门探讨了 OA 对 AHI 的影响。在加权分析中，AHI 的平均减少量为每小时 13.60 次。成功治疗的定义是 AHI 降低到每小时 5 次事件以下，有 36% ～ 70% 的患者实现了成功治疗[17-18, 33, 35]。使用每小时 10 次以下的 AHI 阈值，OA 的成功率从 30% ～ 86%[20, 36]。成功率似乎与 OSA 严重程度成反比，治疗的成功率似乎随着 AHI 的增加而降低。

OA 也被证明可以改善夜间血氧饱和度和血氧饱和度指数（oxygen desaturation index，ODI）[34, 37-39]。这些改善更常在定制可滴定装置中见到。同样，有报道称，OA 可以改善夜间觉醒，一些研究发现觉醒指数降低了 50% 以上[39-40]。与 PAP 类似，OA 没有被证明对睡眠结构有实质性影响。

## 日间嗜睡和生活质量评估

OA 已被证明可以改善 OSAS 患者的白天思睡、功能和 QOL。众多的研究和临床试验已经证实了 OA 治疗与不治疗或假治疗相比的好处。各种研究表明，在假治疗对照下，定制 OA 对白天嗜睡的改善明显更好[39, 41]。3 个月后，接受 OA 治疗的人的 Epworth 嗜睡量表评分从 15 分左右下降到 5 分，而假治疗组则没有变化。同样，一项长期追踪研究报道了类似的结果[24]。使用多次小睡潜伏期试验可以证明 OA 能改善客观嗜睡指标[12]。另外两项客观评估觉醒度的试验发现，PAP 和 OA 治疗在醒觉维持试验方面的改善是相似的[3, 42]。在众多已发表的研究中，OA 在主观和客观嗜睡测量方面的改善似乎与 PAP 治疗的改善相似。在一项比较 PAP、MAD、运动训练和减肥的网络 meta 分析中，不同的治疗方法在改善嗜睡方面没有显著差异[43]。相反，一项关于 PAP 和 MAD 的网络 meta 分析[44]发现 PAP 对嗜睡的改善更大。然而，作者提醒读者，有可能存在有利于 PAP 的出版偏见，可能导致这一差异。在最近的一项传统的 meta 分析中，PAP 和 MAD 在改善嗜睡方面显示出相似的疗效[2]。然而，与 PAP 一样，虽然 MAD 被证明可以改善白天的嗜睡，即使有足够的治疗，依然可能存在残留嗜睡。因此，可以建议增加综合治疗，如同时使用莫达非尼等药物。

OA 可改善 OSAS 患者的 QOL 指标。然而，与 PAP 类似，这些结果并不一致，在不同的 QOL 终点之间有差异，而且主要取决于患者的依从性。与不治疗或无效（假）疗法相比，OA 在 QOL 指标方面产生了明显的改善。例如，一项研究发现，使用定制 OA 后 FOSQ 总分比基线提高了 27.1%（$P < 0.001$；效应大小，0.90），而使用类似的但没有下颌前移疗效的假装置的人，则下降了 1.7%[39]。在一项比较 OA 治疗和安慰剂片的 RCT 研究中，下颌前移器在 QOL 方面产生了卓越的改善，分数来自 FOSQ 和简表 -36（Short Form-36）总体健康评分[3]。其改善程度与 PAP 相似。同样的，Gauthier 和他的同事观察到[23]，经过 40.9 个月的 OA 治疗，FOSQ 的平均总分从 13.9±0.8 提高到 17.2±0.6（$P \leqslant 0.01$）。在一项比较 MAD 和 PAP 治疗的大样本随机试验中，两种治疗方法同样显著地改善了 QOL 总体范畴，但 MAD 在改善身体疼痛、热情活力、心理健康和精神成分领域方面更有优势。最近一项比较 MAD 和 PAP 的网络 meta 分析发现，MAD 可能和 PAP 一样有效，但还需要进一步的 RCT 研究来比较这两种治疗[45]。

现有证据表明，MAD 在改善 QOL 方面是有效的。测量到的改善与报道的 PAP 疗法相似，或者不低于。这些改善主要与定制的可滴定设备有关。有关非滴定式（固定）和预成装置的 QOL 结果数据则很有限。

## 心血管作用

OSA 被公认为是 CV 疾病的独立危险因素，它对 CV 健康和结果的不利影响已被证实。从直觉上讲，对 OSA 的治疗应该能改善 CV 相关疾病。

与其他可改变或可治疗的心脏危险因素类似，期望完全逆转潜在的心脏或内皮功能障碍并消除未来的不良事件是不合理的。就 OSA 而言，在 OSA 被认识和治疗之前，很可能早就发生了不少不可逆或部分不可逆的末端器官功能障碍。OSA 通常不是唯一存在的心脏危险因素，即使对阻塞性呼吸事件进行最佳治疗也不能解决其他潜在的混杂因素。

### 口腔矫治器治疗对血压的影响

许多临床试验和观察性队列已经进入 OA 治疗对血压测量影响的领域[3-4, 24, 46-52]。虽然现有的已发表文献的总体质量不高，但这些研究一致发现，OA 可适度降低收缩压、舒张压、平均血压和 24 h 血压记录，这些改善与 PAP 治疗观察到的相似，甚至更优。如前所述，血压的改善是适度的，与 PAP 类似，对于一些与 OSA 相关的高血压患者，OA 或许不能作为足够的单一疗法。必要时，它们应与生活方式的调整和药物治疗结合在一起使用。应该注意的是，这些研究主要限于定制的、可滴定的装置，其他类型装置的血压影响尚不清楚。

一些研究报道了动脉血压的适度降低[23-34, 47-50]。有意思的是，一项研究发现，OA 确实显著改善了夜间杓形量，而这一点在 CPAP 或安慰剂 OA 中没有发现[51]。最近的 meta 分析总结了 OA 治疗对全身 BP 的影响[52]。在 7 项观察性和 RCT 研究的汇总分析中，OA 治疗在收缩压、舒张压和平均动脉压方面产生了大约 2 mmHg 的下降。

OA 和 PAP 治疗对血压的影响在一些研究中已被直接比较，其中包括 3 个随机试验[3-4, 34, 47]。一项针对轻中度 OSAS 患者为期 3 个月的治疗试验，比较了 PAP、OA 和安慰剂药片，发现治疗对血压记录的益处有限，只有 OA 治疗能降低夜间舒张压[3]。一项非劣效性随机交叉试验在中重度 OSA 患者中比较了 PAP 和 OA 治疗[4]。在对已知高血压患者的亚组分析中，两种治疗方法的表现相似，都没有很好的效果。具体来说，24 h 血压测量值提高了 2 ～ 4 mmHg，动脉硬化程度比基线降低了 1% ～ 2%。

#### 口腔矫治器治疗对心血管疾病发病率和死亡率的影响

大多数已发表的与 OA 治疗和 CV 结果有关的文献，仅限于对血压的影响。然而，最近有更多的人关注 CV 健康和死亡率的其他标志物，这些标志物显示出小但明显的改善。总的来说，研究表明在心脏功能、CV 事件发生率、微血管内皮功能和死亡率方面都有明显的改善，而在不同的治疗方式之间没有实质性的差异[34, 51, 53-54]。

一项小样本研究测量了内皮功能和作为 CV 疾病发展的氧化应激标志物，发现用 OA 治疗可以使这些标志接近正常化，这表明 OA 治疗可以有效地减少 CV 疾病的风险[55]。一组未经治疗的中重度 OSA 队列，没有潜在的 CV 疾病，使用氨基端脑钠肽前体（NT-pro-BNP）水平的变化来评估随机接受 OA 治疗或 CPAP 前后的 CV 功能[37]。研究人员注意到 OA 治疗后 NT-pro-BNP 值有显著改善，但 CPAP 没有。

最近的一项 meta 分析总结了 OA 治疗的 CV 效果[56]，汇集了 16 项研究的数据，包括 11 项 RCT 研究，发现与安慰剂或不治疗相比，舒张压、收缩压和日间静息心率都有明显的改善。尽管有几项研究探讨了对心率变异性、特定的 CV 生物标志物、内皮功能和动脉硬化的影响，但研究结果有太多的局限性和异质性，无法做出结论性的评估。纳入的研究没有发现超声心动图指标有任何明显的改善，一项观察性研究发现，OA 对 CV 死亡率的下降与 PAP 治疗相似。

### 生物标志物和代谢作用

OSAS 导致全身性炎症，这已被证明会增加发展成一些 CV 和代谢疾病的风险。使用 PAP 治疗已被证明可以降低炎症和代谢生物标志物的水平。然而，OA 治疗并没有被证明对这些指数有类似的积极影响[57]。一个随机的假装置为对照的治疗试验研究，应用有效的 OA 治疗，却没有发现炎症或代谢生物标志物的改善[34]。同样的，在一项专门设计来衡量 OA 治疗对合并 2 型糖尿病患者的血糖控制效果的探索研究中，研究者没有发现在治疗 3 个月后血红蛋白 A1c 水平的改善[58]。一项研究发现，OA 治疗明显改善 C 反应蛋白、白细胞介素 -β 和肿瘤坏死因子 -α 水平。虽然在那些重度 OSA 患者中看到一些改善，但研究者发现这些炎症标志物的改善更多的是在中度疾病的患者中被观察到[58]。然而，总的来说，现有文献表明 OA 治疗可能不适合合并糖尿病或代谢综合征的 OSAS 患者。

### 神经认知作用

相对来说，很少有研究探讨 OA 治疗对神经认知功能的潜在好处。与 PAP 类似，现有文献结果混杂，对认知指标仅有一定改善，甚至没有改善[3, 60]。相反，其他试验表明，模拟驾驶性能[61]、分散注意力、执行功能[3]、警觉性和运动速度[62]有一些改善。尽管有限，但现有数据表明，OA 治疗与 PAP 在神经认知结果方面观察到的益处相似。对于这两种治疗方式来说，充其量只能说是适度的改善。

## 不同类型口腔矫治器和正压通气疗法之间的结果比较

有许多不同类型的口腔装置可用于治疗 OSAS。最常用的装置是 MAD，它通常安装在上下牙弓上，并将下颌骨保持在一个向前的位置。设计特点的差异可能会影响患者的舒适度、治疗的依从性以及装置提供成功治疗的能力。简言之，并非所有的装置都是同样有效或灵验的。另外，关于 OA 治疗的术语在发表的文献中是不统一的。此外，临床试验经常受限于样本量和使用一个特定品牌或矫治器类型。这就限制了对 OA 疗法在治疗 OSAS 方面的综合理解和效益衡量。如前所述，本章将主要关注使用下颌前移颌垫的 OA 疗法，因为它们是睡眠呼吸障碍处置中最常用、最有效和研究最多的设备。

预成的 MAD 是可用的。这些通常被称为“煮沸和咬合”或热塑装置。它们可来源于提供者，如牙医或医生，而且许多都可以在柜台上买到。这些装置可以由患者自己安装，或者在办公室里根据患者的牙齿进行塑形。这种类型的矫治器的临床数据和结果测量非常少。目前的文献显示，与定制的矫治器相比，疗效有限，接受率较低[5, 25]。因此，不建议临床使用预成装置用于 OSAS 患者。它们可以为单纯鼾症提供一个合理的、具有成本效益的治疗。

### 固定式与可调式

定制的，或个性化制作的装置，要么是固定的（不可调整的），要么是可滴定的（可调的）。不可调整的装置是单体式，或单件式装置，其下颌前移度是永久固定的。滴定式矫治器（可调式或双件式）允许调整下颌前伸的程度，其目的是使治疗更加优化。这在选择最有效的治疗方法和理解已发表的文献方面都是一个重要的区别。由于选择上的偏差，发表文献使用固定或单颌位置的矫治器可能会低估 OA 治疗的整体影响，并在理解可调式装置的潜在好处时引入异质性[4, 42, 53, 63]。

下颌前移的程度与对 AHI 降低的影响之间似乎存在剂量依赖关系[64-65]。此外，稳定上呼吸道和消减阻塞性事件所需的最佳前移量因人而异[7, 66]。有能力调整下颌前移的程度，则可以实现治疗的个性化，从而导致更大的治疗效果。可滴定或可调节的口腔矫治器允许下颌渐进前伸，以前的研究表明，OA 的疗效与下颌骨的前伸量有关[20, 67-68]。因此，确定下颌骨前移的最佳程度是影响 OA 治疗成功的最重要因素[69-70]。这个概念类似于 PAP 治疗中的压力。一项对不同类型的 OA 装置的系统性综述总结道，没有一种装置的设计特点会影响治疗效果，而治疗效果取决于下颌前伸度以及该装置是固定式还是可调式[64]。

尽管可滴定装置一直被证明优于固定装置，但固定装置仍可在 OSAS 的处置中发挥作用。这些装置通常价格较低，需要较短的调整时间，更容易获得，而且可能不需要同样经验水平的提供者来制作和安装。然而，由于其功效有限，故障率较高，这些装置的使用应主要限于那些有较轻的睡眠呼吸障碍的人。

### 口腔矫治器与气道正压通气疗法

一些已发表的 RCT 和交叉研究比较了 OA 与 PAP 在治疗 OSAS 方面的疗效，如表 173.1 所示[71]。

尽管两种治疗方法都能改善客观和主观结果，但现有文献一致表明，PAP 能更有效地改善 AHI、夜间觉醒和血氧饱和度。作为 AASM 的 OA 临床实践指南的一部分，对 15 项 RCT 进行的 meta 分析发现，PAP 能更有效地改善 AHI[72]。在加权分析中，使用 PAP 的 AHI 平均下降幅度为每小时 6.24 次（95% CI，8.14 ～ 4.34），大于使用 OA。然而，使用 OA 的依从性通常比使用 PAP 的要高。因此，PAP 的更好的疗效可能被较低的依从性所抵消，一些专家认为这两种方式的总体治疗效果是相似的。OA 和 PAP 在改善 QOL 方面都优于安慰剂或不治疗，每种治疗方法在特定的子类别中都有一定的优势[3-4, 7, 22, 40, 42, 60-61, 63, 72]。应当注意的是，尽管两种治疗方法都能明显改善许多 QOL 范畴，但两种治疗方案都没有使这些指标稳定地正常化。

一项大样本回顾性研究直接比较了 PAP 和可定制滴定式 OA 作为各种严重程度 OSA 的首要疗法的疗效，也就是说，OA 组不是因为 PAP 失败或不耐受而被选中的[33]。总的来看，OA 治疗使 AHI 从 30.0 降到 8.4。使用成功定义为治疗后 AHI 低于 5 时，OA 在轻度 OSA 患者中和 PAP 表现出相似的疗效。具体来说，76% 的 PAP 组和 62% 的 OA 组都能成功治疗（$P = 0.15$）。在中度和重度 OSA 患者中，PAP 的成功治疗率更高：中度组 71% *vs.* 51%，重度组 63% *vs.* 40%。然而，应该注意的是，AHI 降低幅度只在重度 OSA 患者中有显著性。在这些患者中，与 OA 相比，PAP 多降低 AHI 5.9 次 / 小时（$P < 0.001$）。在那些轻度和中度 OSA 患者中，PAP 和 OA 治疗的 AHI 减少差异不到 2 次 / 小时。

虽然没有 RCT 研究客观地评估 OA 与 PAP 的依从性，但患者对依从性和偏好的主观报道明显有利于 OA 治疗。这一点在 OA 实践指南中得到了强调，在 OSA 的成年患者中，使用 OA 的依从性总体上比使用 CPAP 好，但证据质量不高[72]。总体而言，与 PAP 相比，OA 每晚的使用时间增加了 30%。鉴于总体疾病控制的相对均衡，这些发现对目前的实践指南提出了挑战，即建议只有轻中度 OSA 患者或 PAP 治疗失败或拒绝 PAP 治疗的患者才应考虑 OA 治疗。显然需要对这两种治疗方式进行长期的有效性比较研究。

## 患者和装置的选择

在确定哪些患者是 OA 治疗的理想人选时，应该考虑多种因素。同样的，有多种不同类型、设计和品牌的 OA 装置，每一种都有其固有的优势和局限性。了解这些因素可以帮助临床医生做出适当的治疗决定。

### 适应证和禁忌证

AASM 关于治疗睡眠呼吸障碍的 OA 的实践指南提倡在轻度、中度 OSA 患者、比起 PAP 更为喜爱 OA 和对 PAP 没有反应或不能忍受 PAP 的重度 OSA 患者，使用这些装置[72]。指南建议临床医生应该使用定制的可滴定式 OA 作为一线治疗或作为 PAP 的替代，作为改善 OSAS 成年患者的生理睡眠测量、白天嗜睡和 QOL 的有效和可靠的手段。

根据成功治疗的可能性，选择合适的患者进行 OA 治疗，目前仍然是一个有点难以捉摸的目标。尽管大量的研究试图找出预测良好疗效的因素，但这些方法的临床效用仍有待证实。一般来说，年轻、较瘦的患者，有体位性 OSAS 和整体较低的 AHI 似乎是 OA 治疗的首选。然而，在没有明确的选择标准的情况下，临床医生在选择适当的治疗方法时应依靠临床判断和患者的偏好。

**表 173.1　口腔矫治器和 CPAP 的随机临床试验总结**

| 研究 | 设计 | 样本量（男性 %）[ 退出 ] | 纳入 | 口腔矫治器 | 治疗周期 | 基线 AHI | 治疗 AHI | | OA vs. CPAP | | |
|---|---|---|---|---|---|---|---|---|---|---|---|
| | | | | | | | CPAP | OA | AHI | ESS | 患者偏好 |
| Aarab（2011）[40] | 平行（纳入安慰剂组） | 57（74%）（20OA/18CPAP）[ 7 ] | AHI 15 ～ 45 ＋ ESS ≥ 10 | 定制，双体式，设置 25.5，或 75% 前伸，基于各水平的睡眠研究结果 | 24 周 | CPAP20.9±9.8，OA 22.1±10.8 | 1.41±13.1 | 5.8±14.9 | ↔（$P$ ＝ .092） | ↔ | N/A 平行组 |
| Barnes（2004）[3] | 交叉（纳入安慰剂组） | 80（79%）[ 24 ] | AHI 15 ～ 30 | 定制，4 周滴定至最大舒适前伸位 | 3×12 周（2 周） | 21.5±1.6 | 4.8±0.5 | 14.0±1.1 | CPAP | ↔ | CPAP |
| Engleman（2002）[42] | 交叉 | 48（75%）[ 3 ] | AHI ≥ 5/h ＋≥ 2 症状（包括 ESS ≥ 8） | 定制，单体式，80% 最大前伸，两种设计（a）覆盖全部咬合面或（b）无咬合面覆盖，随机指派 | 2×8 周（未报道） | 31±26 | 8±6 | 15±16 | CPAP | CPAP | ↔ |
| Ferguson（1996）[22] | 交叉 | 25（89%）[ 2 ] | AHI 15 ～ 50 ＋ OSA 症状 | Snore-Guard（Hays & Meade）最大舒适前伸位 | 2×16 周（2 周） | 24.5±8.8 | 3.6±1.7 | 9.7±7.3 | CPAP | N/A | OA |
| Ferguson（1997）[125] | 交叉 | 20（95%）[ 4 ] | AHI 15 ～ 55 ＋ OSA 症状 | 定制，双体式矫治器，70% 最大前伸开始滴定，超过 3 个月 | 2×16 周（2 周） | 26.8±11.9 | 4.0±2.2 | 14.2±14.7 | CPAP | ↔ | OA |
| Gagnadoux（2009）[7] | 交叉 | 59（78%）[ 3 ] | AH 110 ～ 60 ＋≥ 2 症状 BMI ≥ 35 kg/m² | AMC（Artech Medical），双体式，单夜滴定决定前伸量 | 2×8 周（1 周） | 34±13 | 2（1 ～ 8） | 6（3 ～ 14） | CPAP | ↔ | OA |
| Hoekema（2008）[37] | 平行 | 103（51 OA/52 CPAP）[ 4 ] | AHI ≥ 5 | 热成型可调定位器 1 型，滴定式 | 8 ～ 12 周 | CPAP：±27.6 OA：±30.8 | 2.4±4.2 | 7.8±14.4 | CPAP | ↔ | N/A 平行组 |
| Lam（2007）[53] | 平行（含安慰剂组） | 101（79%）（34 OA/34 CPAP）[ 10 ] | AHI ≥ 5 ～ 40 ＋ ESS ＞ 9 且 AHI 5 ～ 20 | 定制，非可调，最大舒适前伸位 | 10 周（83% 的人同时转入减肥计划） | CPAP：23.8±1.9 OA：20.9±1.7 | 2.8±1.1 | 10.6±1.7 | CPAP | CPAP | N/A 平行组 |
| Phillips（2013）[4] | 交叉 | 108(81%）[ 18 ] | AHI ≥ 10 ＋≥ 2 症状 | 定制，双体式矫治器（SomnoMed），滴定至研究前适应期的最大舒适限度 | 2×4 周（2 周） | 25.6±12.3 | 4.5±6.6 | 11.1±12.1 | CPAP | ↔ | OA |
| Randerath（2002）[126] | 交叉 | 20（80%） | AHI 5 ～ 30 ＋ OSA 症状 | ISAD（IST；Hinz，Herne，Germany），双体式，非可调，设至最大前伸的 2/3 处 | 2×6 周（未报道） | 17.5±7.7 | 3.2±2.9 | 13.8±11.1 | CPAP | N/A | N/A |
| Tan（2002）[63] | 交叉 | 21（83%）[ 3 ] | AHI 5 ～ 50 | 单体式，75% 最大前伸，和 Silensor（Erkodent）双体式，可调 | 2×8 周（2 周） | 22.2±9.6 | 3.1±2.8 | 8.0±10.9 | ↔ | ↔ | N/A |

AHI，呼吸暂停低通气指数；N/A，不适用；OA，口腔矫治器；OSA，阻塞性睡眠呼吸暂停

在牙科睡眠医学方面有经验的牙医在确定一个患者是否是 OA 治疗的理想人选方面有突出的作用。评估包括医疗和牙科病史和完整的口内检查。这包括对软组织、牙周健康、颞下颌关节（temporomandibular joint，TMJ）功能和牙齿咬合的评估。患者需要有适宜数量和位置的健康牙齿，以固定装置并帮助下颌骨前伸。具体来说，患者需要在上颌和下颌各至少有 6 颗牙齿，每个象限至少有 2 颗牙齿。其他临床上常用的标准为下牙弓上至少有 10 颗牙齿，并且上颌牙槽嵴要强壮且有保持力，才能有效地使用 OA 装置[28]。此外，患者应该有能力将下颌前伸至少 3 mm，以达到治疗效果。上下颌总义齿可能阻碍了 OA 的使用，但一些无牙颌的患者可能对 TRD 反应良好，或在睡眠中保持上下颌假牙连接到一个向前的位置。

鉴于相关的医疗或牙科的条件和因素，并不是所有的患者都适合使用 OA。在一般情况下，PAP 提供了一个更迅速的治疗起始。OA 治疗的一个主要临床限制是在必须立即开始治疗的情况下，使用这些装置达到最佳治疗效果存在自身的延迟。这些情况包括，重度症状性 OSA（如关系到驾驶风险或严重的日间损伤）和（或）并存的医疗并发症，如缺血性心脏病。此外，这种治疗模式在治疗中枢性睡眠呼吸暂停或肺泡低通气状态方面未发现有所作用。还有，一些案例报道显示，一些使用 OA 的患者 OSA 的严重程度加重[22，73]。这一点再加上已知安慰剂作用的可能性，突出客观验证治疗结果的必要性，在 OA 处于规定的治疗位置时，使用实验室或家庭睡眠测试[17-18]。

戴用 OA 时，牙周病的存在可能会促进牙齿的过度松动或加重龋齿。一项研究表明，多达 1/3 的患者因这些因素而被排除在外[74]。颞下颌关节紊乱，包括关节功能障碍、病变和疼痛，往往是患者和参与 MAD 治疗的专业人士所关心的问题。研究表明，合并 TMD 的 OSAS 不是 MAD 治疗禁忌证[67，75]。

## 口腔矫治器治疗成功的预测因素

最终，对治疗的反应可能与多种患者因素、设备特点和治疗者的临床专长有关。据报道，与更好的疗效和更大的成功可能性相关的临床特征包括：年轻、体重指数（body mass index，BMI）低、仰卧依赖型 OSA、较低的 AHI、较窄的口咽、较短的软腭和较小的颈围[76]。一般来说，轻度至中度 OSA 更可能获得理想的反应，但也有报道称严重 OSA 的获益存在剂量依赖关系。严重 OSA 患者通过 OA 治疗达到每小时 AHI 低于 10 的可能性较小[4，33]。头影测量指标，如较短的软腭、较长的上颌骨、舌骨距下颌平面的间距较小、下颌平面与颅底成角较大（sella-naison-mandibular plane；SNMP），无论是单独还是与其他人体形态和 PSG 变量相结合，都被认为对 OA 的成功治疗有一定的预测作用[17，77]。

各种研究已经评估了预测 OA 治疗成功的不同方法。敏感性、特异性、阳性预测值和阴性预测值显示出很大的差异性，分别从 36% ～ 100%、25% ～ 100%、38% ～ 100% 和 33% ～ 100% 不等，并且根据治疗成功的定义（AHI 或 ODI 分别＜ 5/ 小时或 10/ 小时）以及所使用的具体预测方法而有所不同[78]。这些结果的巨大差异性使得我们很难划定 OA 治疗在常规临床实践中的作用。生理学研究指出，睡眠时舌后塌陷，而不是腭咽，对 OA 的成功有很大的预测作用[79]。据报道，清醒时的生理学测量，包括鼻阻力和气流量环路，在 OA 反应者和无反应者之间有差异[80-81]。然而，上气道成像和生理学测量对于清醒时的强预测临床模型的作用有限，可能有助于预测治疗反应。尽管在研究环境中，上气道 MRI 研究和计算建模技术可能是有用的[8，82]，但由于成本和可及性，这种方法的临床效用是有限的。清醒状态下的鼻内镜检查结果并不一致；药物诱导睡眠状态下进行鼻内镜检查[9，83]可能有帮助，但费用很高，并且使患者面临操作风险[9，83-84]。

远程控制下颌定位（remotely controlled mandibular positioner，RCMP）设备作为一种方法被引入，通过一夜滴定流程来识别对 OA 治疗有反应的个体[85-86]。额外的研究费用将排除其广泛采用。更多关于这种设备的好处，请见后文。

最近的研究集中在 OSA 的非解剖性病理生理特征上，包括咽部肌肉反应差、通气控制过于敏感和觉醒阈值低[87]。一项小样本研究显示，环路增益较低的患者更有可能对 MAD 治疗产生反应，另一项试验发现 MAD 以剂量依赖的方式减少咽部塌陷性[88-89]。然而，为了更好地了解 MAD 对 OSA 的非解剖成分的影响，需要在这一领域进行更大规模和前瞻性的研究。

## 矫治器选择

正如所讨论的那样，有多种不同的矫治器可供选择，从非处方的、预成的、固定的“煮沸和咬合”装置，到定制的可调节双体式下颌前移器。睡眠牙医的职责是根据具体的临床特征确定最合适的矫治器类型，以确保为患者提供最有效和最经济的治疗。鉴于不同的研究报道的疗效差异很大，有一个强烈的迹象表明，除了牙科专业知识和滴定流程之外，OA 的设计对治疗效果也有重要影响。适宜的矫治器设计需要考虑到咬合和牙齿的健康状况、硬组织和软组织、支抗牙齿的数量以及矢状向调整和（或）重新激活的需要。这些往往会因人而异。双体式 OA 由上下两件颌垫构成，优点是下颌运动（垂直向和侧向）更好以及可调性（前伸）更高，使下颌获得最舒适和有效的位置。一般认为，根据患者牙齿印模定制和个性化制作的 OA，可以达到最佳的固位[28]。

主治牙医有责任教患者如何适当地使用和护理矫治器。对于可调节（滴定）式装置，患者必须了解如何正确调节前伸的程度，以确保最佳治疗效果。同样重要的是，必须教育患者了解潜在的不良反应和并发症，并指导他们进行锻炼以减少这种风险，避免错殆畸形[90]。

相关的牙齿状况，如磨牙症，可能会影响矫治器设计的选择。佩戴坚硬的单体式 OA 后出现下颌不适的患者可能会从允许下颌侧方和垂直移动的矫治器使用中获益。

双体式设计一般来说更可取，因为它更舒适，而且能够进行调整，使下颌达到最舒适和最有效的位置，并使下颌的可动度更高。在保持下颌前移的同时，允许下颌侧向运动或开口运动的 OA 可能在减少并发症风险和提高患者舒适度和接受度方面具有优势。然而，单体式装置虽然通常比较坚硬和笨重，但有时也被用来解决与支抗需求、牙齿状况和咬合关系有关的问题。另一个重要的考虑因素是 OA 的垂直开口距离。最小的垂直开口取决于覆合的程度。关于 OA 造成的咬合打开对治疗效果的影响，有相互矛盾的数据，而大多数患者似乎更喜欢最小的合间开口度[35]。对于口呼吸的患者，所选择的 OA 设计前部应该打开，以能够舒服地呼吸，而且装置还应该可以添加弹力圈以减少下颌开张度，并且允许大量程的开口[91]。对于佩戴局部义齿的无牙颌患者，为该患者选择的颌垫设计应该在假牙被取下后能适应剩余的天然牙齿结构。虽然 TRD 在 OSAS 的治疗中作用非常有限，但对于牙齿不足、对其他疗法无效或不耐受的人来说，它们可以发挥作用。

一些比较不同 OA 设计的疗效的研究发现，使用可调节装置比固定装置的治疗反应好[23, 36, 92]。最近的一项研究评估了在现有 OA 装置上添加前部舌泡做成舌牵引器附件，显示与单独的下颌前移相比，AHI 进一步降低[93]。有必要开展进一步研究，以区分不同 OA 设计的优势。

印模和制作矫治器的技术已经实现了数字化。现在，大多数的矫治器都是在对患者的牙齿和邻近组织进行数字扫描后制作的，同时还有一个下颌建议初始位的扫描图像。有些装置是三维打印或三维铣削的。目前的数字化规程减少了制作时间，提高了矫治器精度，这将最大限度地减少矫治器戴用不合适的机会，提高患者的舒适度。值得注意的是，锥形束 CT 不属于数字化工作流程的一部分。在 OA 治疗前，使用曲面断层图像足以评估患者的牙列和支持结构。颞下颌关节影像在治疗前是不需要的，因为 OA 适用于轻度到中度的颞下颌关节紊乱的病例，并不影响颞下颌关节复合体。

总而言之，OA 的反应主要与 3 个因素有关：①患者（特点和病理生理特征）；②装置的设计，要求是定制的，并允许进一步的下颌前移；③提供者的临床专业知识，以确保患者的舒适和适宜的装置滴定。

## 治疗的优化

在已发表的文献中，改善的程度，特别是 AHI 和客观 PSG 变量，差别很大。许多研究显示了这些装置在治疗应用后有较多 AHI 残留量，或使用替代的成功治疗定义。然而，另一些研究发现仍采用严格的成功治疗定义下，即残余 AHI 小于 5 且症状改善 / 解决，还可有很高的成功率。虽然这些差异可能是由于采用了不同的装置类型或制造商而造成的，但大多数专家认为，这种差异主要是由提供者如何处理 OA 装置和下颌骨前伸程度的不同所造成的。通常情况下，OA 的设置是在下颌最大前伸的某个百分比位点，或基于患者的舒适度。

尽管在临床实践中很常见，但已发表的报道显示，这种方法通常与较高的 AHI 和治疗失败率有关。与其他医疗疗法一样，个体化的治疗方法是优化治疗和结果的最有效方式。这可以通过选择合适的矫治器类型和确定所需最佳的下颌前移度来实现对阻塞性呼吸事件的充分消除。

预测 OA 成功的模型的准确性有限。虽然较小的年龄、较低的 BMI 和不太严重的 OSA 通常与更大的成功率有关，但没有一个单一的变量被一致证明可以预测谁将从 OA 治疗中受益。Marklund 在最近对 OA 治疗的综述中强调了这一点[94]，他强调：高质量证据缺乏、样本数量少、特定装置的多样性、测量变量的趋同、成功治疗的定义不一致以及缺乏外部验证，这些限制了已发表的 OA 文献的有效性。

总的来说，OA 治疗的优化与 PAP 治疗的优化在概念上是相似的。这两种治疗方式的成功都取决于确定稳定上呼吸道所需的设置（压力值或下颌前移量）。然而，实际应用中确定阈值非常不一样。对于 PAP 来说，消除事件和恢复正常睡眠所需的压力通常很容易确定，既可以在实验室用 PSG 进行，也可以用家用自动滴定 PAP 平台进行。但是，确定 OA 的最佳设置就不那么简单了，往往需要更多的时间。

患者最初可能无法耐受彻底缓解阻塞性事件所需的下颌骨前伸度。这通常不是一个限制治疗的现象，如果允许他们随着时间的推移缓慢地前调装置，大多数患者都能实现耐受。而且，尽管有各种研究表明AHI 减少取决于下颌前移度，但不能轻易地试用一个晚上来预测治疗的成功，可能需要几个月下颌的渐进式前移，以达到治疗性的下颌位置[20，67，70，95]。

确定理想的下颌前移位仍有争议[96]。一些医生主张使用预先设定的下颌前移度，通常定为最大前伸度的 70% ～ 80%。然而，这种做法经常与 AHI 高残留和 OSAS 控制不力有关。不幸的是，在睡眠研究验证中，事件持续存在的情况，可能会导致对治疗不充分的处置，需要进一步研究或额外的设备（如仰卧位的睡眠体位控制器），或不适当地放弃 OA。然而，许多研究表明，下颌前移量与打鼾和 AHI 的改善之间存在着剂量依赖关系，但不是对所有的人都有绝对的关系。此外，与 PAP 压力类似，OA 最有效的位置在不同的患者身上是不同的。因此，不应该使用一个武断的下颌前移位点，而应该为每个患者单独找到这个设置。

使用系统的、以居家为基础的滴定法，让患者逐步前调他们的装置，直到睡眠质量和白天的症状得到主观的改善，明显更有可能使 OA 治疗更加有效。一旦达到主观的改善，就进行后续 PSG。虽然受益，但这依赖于主观的改善，受到逐夜变化以及睡眠质量的自我感觉不够准确的限制。研究的适当时机和辅助监测设备的使用进一步提高了 OA 治疗成功的可能性。以 AHI 小于 5 次 / 小时作为成功治疗的定义，研究者发现这种方法使轻度、中度和重度 OSA 患者的成功率分别达到 70.3%、47.6% 和 41.4%[33]。

其他研究者表明，尽管 55% 的患者在家里成功实现自我滴定，另外 32% 的患者可以在进一步 PSG指导下滴定成功[97]。同样，另一项研究发现使用家庭血氧仪来帮助滴定 MAD，使 OA 疗效有所改善[69]。有意思的是，他们发现 25% 的患者由于 ODI 异常而需要额外的下颌前移，即使症状已经缓解。此外，有20% 的患者 ODI 正常但由于症状持续而需要进一步滴定。

对 OA 进一步的 PSG 随动滴定可以将 OA 的成功率提高多至 35%[70]。这个在睡眠实验室实施的相对简单的方案在概念上与实验室内的 PAP 滴定相似。在睡眠技术专家的指导下，患者被引导以 1 mm 的速度前移装置，以消除打鼾和持续的阻塞性事件（呼吸暂停、低通气或动脉血氧饱和度）。然而，应尽可能地保持睡眠的连续性，患者每晚醒来的次数不应超过3 次，以达到足够的总睡眠时间。

其他的滴定方案，使用一个临时的矫治器，在调整期间可以或无需唤醒患者。这些方案的结果参差不齐，在预测 OA 成功治疗所需的下颌前移量方面只有一般的敏感性[78]。之前简要列举的研究，评估了一种远程控制的下颌前移器，即在睡眠中使用的前移装置来预测 OA 治疗结果[85-86]。使用这种方法是有前景的；需要独立的研究和可重复的结果来进一步评估其预测价值[98]。将远程控制下的下颌前移器与药物诱导下睡眠内镜检查相结合，可能会进一步提高MAD 疗效的预测[99]。然而，这种实验室测试可观的额外费用是一个问题。

与 PAP 类似，适当的 OA 滴定对达到最佳疗效至关重要。成功的治疗不仅需要一个有 OA 治疗经验的牙医，以确保这些装置的正确调试，还需要一个睡眠障碍方向的医生，来完成后续评估和睡眠测试，以确认治疗有效。牙医应该每年追踪患者，如果症状再次发生，可以进一步前移 / 滴定装置。如果达到最大的下颌前移量，而症状仍然存在，则应将患者转给转诊医生进行进一步评估，并考虑采用辅助或替代疗法。

## 不良反应和并发症

停止 OA 治疗的主要原因有：打鼾降减不足、呼吸暂停事件持续存在以及治疗相关的不良反应的发展[100]。患者停止 OA 治疗最常见的原因是：装置不舒服 / 麻烦（46%）和有限的感知疗效（36%）[32]。

大多数由 OA 引起的不良反应是温和和短暂的。最常见的报道是过度流涎、口干、口腔或牙齿不适、肌肉酸痛和下颌僵直。调整装置可以通过对前牙减压和减少过度下颌前伸减少短期不良反应。更持久和严重的不良反应并不常见，包括颞下颌关节功能障碍（关节弹响和疼痛）和牙冠损伤[21]。一项 MRI 研究发现，OA 对 OSA 患者的颞下颌关节无害[67]。虽然现有的颞下颌关节疾病通常被认为是 OA 的禁忌证，但一项对已知或先前有颞下颌关节功能障碍的患者的研究发现，这些患者经过简单的理疗练习后可以成为 OA 治疗的对象[101]。这些练习可能对有颞下颌关节疼痛的患者使用 OA 有决定性的作用，可以减少先前的症状，促进更好的顺应性，并改善 QOL。虽然在一项随机平行研究中，使用 OA 的患者（24%）与 PAP 组（6%）相比，疼痛相关的颞下颌关节疾病的发生率更高，但在整个观察期内，两组患者的下颌功能都没有受限[102]。使用 OA 比 PAP 更经常发生短暂的和非严重的颞下颌关节疼痛，但长期使用 MAD，发生颞下颌复合体功能障碍的风险并不常见。因此，最初使用 OA 时的疼痛通常是暂时的，且与长期并发症或功能受限的重大风险无关。

多年来使用可滴定 OA 被发现对咬合和牙颌结构有显著影响[103-104]。在颅面结构中观察到的变化主要与牙齿的显著移动有关。重要的是，使用 OA 所发生的牙齿变化并不局限于覆合和覆盖的减少，而是包括牙列的一些参数。同样的，一项研究观察到，经常使用覆盖全部合面的单体式 OA 5 年后，无论鼾症还是 OSA 患者，覆合和覆盖的中位数减少了 0.6 mm[105]。一项研究表明，在平均超过 11 年的治疗后，覆合和覆盖分别减少了 2.3 mm 和 1.9 mm，具有临床意义[106]。重要的是，观察到覆合变化量随着时间的推移会变少，而覆盖以每年 0.2 mm 的恒定速度持续变化。有意思的是，对不同的矫治器商业设计，如 Herbst、Mobloc、Klearway、Somnomed 和 TAP 的研究评估表明，变化量与疗程有关，而不是矫治器的类型[102-105, 107-108]。唯一的例外是使用了不覆盖下前牙舌侧面的矫治器设计。这些矫治器将倾向于增加下切牙的拥挤，因此建议全面覆盖所有现存牙齿的舌侧面和唇颊面。

应该指出的是，牙齿的变化并不仅限于 OA 治疗。事实上，PAP 鼻面罩也与牙齿的不良反应有关。一项试验评估了鼻面罩对颅面结构的不良反应[109]。平均使用 PAP 35 个月后，上颌骨前部明显后退，上下颌骨间差异减少，颏上点和颏位后退，上切牙舌倾，以及面凸度减少。然而，与 PAP 用户相比，OA 用户的这些变化更为突出[102]。

虽然牙齿咬合的变化确实会发生，但这些变化通常不是导致治疗中止的重要原因。经过平均 5.8 年的随访，作者发现大多数人都出现了新的咬合接触，这是因为随着时间的推移，形成了新的咬合平衡[110]。患者的感知通常与客观测量结果不相关，咬合变化经常被忽视[105]。此外，一些报道一直发现，患者认为牙齿的不良反应不如改善白天嗜睡和其他睡眠呼吸障碍症状的收益重要。因此，尽管存在不可逆的长期咬合变化，OA 治疗仍应被视为 OSA 患者的终身治疗。然而，采用 OA 处置的患者应该教育进行适当的锻炼，以恢复正常的咬合，并减轻其中的一些潜在影响。

## 长期评估

经过 MAD 的治疗优化和转诊医生的客观跟踪，如果症状再次发生，牙医可以进一步前调 / 滴定矫治器。如果达到了下颌最大前伸量，而症状仍然存在，则应将患者转给转诊医生作进一步评估。每年，牙医应评估 OA 的完整性；根据使用和卫生情况，可能需要更换。一般来说，OA 的使用年限为 2 ～ 3 年。

关于 OA 的长期疗效的文献有限。一项研究发现，尽管使用了 OA 且体重并没有增加，患者的 OSA 严重程度还是有所恶化；且 OA 的有效性也变差了[111]。因此，应该考虑对这些患者进行定期的随访，再度进行睡眠呼吸记录，以避免睡眠呼吸疗效变得不理想或完全丧失，患者应该每 5 年转回他们的转诊医生处进行持续评估。

长期评估的另一个重要方面是通过彻底的临床检查对不良反应进行评价。大多数患者没有意识到咬合的变化，或者认为与治疗收益相比，这些变化不重要。另外，在下切牙严重前倾后，下颌前移的量可能会减少，从而降低了装置的疗效。如前所述，牙齿变化是渐进的，有必要评估下切牙唇倾是否影响该区域唇侧牙槽骨。一个有经验的从事睡眠障碍的牙医应该负责解释，如有必要还可能要求患者停止 OA 治疗。

由于咬合的变化主要与使用 OA 的时间有关，而不是下颌前移量或装置种类[106]，对于轻症病例，如原发性鼾症或症状 / 并发症有限的轻度 OSA，可以建议患者减少装置的使用，每周 1 ～ 3 天不使用 OA。这种方法已经被采用，听起来很有道理，但还没有数据证明它是否真的减少了不良反应。

## 依从性和患者感受

OSAS 是一种慢性疾病，使用 PAP 或 OA 的治疗都需要患者的配合。有效的 OSAS 治疗受限与对 PAP 治疗的接受度和依从性差有关，这一点已是既定的认知。如表 173.1 所示，无论依从性还是患者偏好，OA 一致优于 PAP。OA 的治疗依从性似乎取决于矫治器类型、疾病严重程度和患者监督[112-113]。例如，定制 MAD 的依从性要比舌牵引器或“煮沸和咬合”型矫治器高[25, 114]。据报道，自我报道在 75% 以上的夜晚使用 OA 的比例高达 96%，80% 的患者在 75% 以上的睡眠时间内使用他们的装置[21]。衡量长期 OA 依从性的研究（2 ～ 5 年）报道了依从性率为 48% ～ 90%[15, 100, 115-116]。

OA 的依从性一致认为高于 PAP[3]。虽然现有的文献强烈地表明，使用 OA 的依从性优于使用 PAP，但这些疗法之间的独立使用和长期依从性的真正差异尚不清楚[4, 7]。OA 使用的真实评估受到主观报道的限制，患者通常高估总睡眠时间和对医疗治疗的依从性。无论如何，需要研究比较两种方式的客观指标来证实这些报道。

最近，提供客观监测 OA 使用情况的设备已经被开发出来。一个为期 3 个月的前瞻性临床试验，评估了能够客观记录 OA 使用情况的嵌入式微型传感器的安全性和可行性[117-118]。目前有几个微型传感器可以被集成到 OA 中。这些微型传感器提供了可靠和准确的戴用时间，并且可以整合到由不同材料制成的 OA 中[119-120]。这些微型传感器目前正在使用，初步研究正在进行。使用客观依从性的研究表明，OA 平均每晚使用 6.4 h，3 个月和 12 个月后，最高的依从性与打鼾的减少更明显相关。

有种说法，相比 PAP，OA 疗法在疗效上的次优被其优越的依从性所抵消。为了解释这一说法，长期疗效的概念被描述为平均疾病缓解率（mean disease alleviation，MDA），它计入了 AHI 降低和客观依从性。MDA 以百分比表示，计算方法是（调整后的客观依从性 × 疗效）/100[121-123]。PAP 的 OSA 平均缓解率之前被描述为 52%，而 OA 的 OSA 平均缓解率为 51%[122]。此外，有人提出睡眠调整 AHI 残余指数（sleep-adjusted residual AHI，SARAH 指数）是对治疗效果更准确的评估，可能是长期健康效益的更好指标。它考虑到基线疾病的严重程度以及相对于总睡眠时间的入睡出睡时间[123]。仅仅使用治疗 AHI 或残余 AHI 来证明治疗效果，不能谈及长期健康结果，因为它没有考虑：①每晚实际使用治疗的时间；②如果只在前半夜 3 ～ 4 h 戴用，大多数快速眼动睡眠将在之后出现而失去治疗；③长期依从性，众人皆知所有疗法都会逐渐下降。

当务之急是将 OA 治疗作为 OSA 患者的一个选择。治疗计划涉及并重视患者参与慢性病管理，可以提高治疗的依从性，提高 QOL 和预期寿命[124]。

## 未来的方向

在 OSA 的治疗中，OA 疗法已成为 PAP 的主要替代方法。现在有充分的证据表明，这种疗法对改善 OSA 患者的生理性睡眠指标、日间嗜睡和 QOL 有很大的好处，适用于各种严重程度的情况。现有的文献表明，相对于 OA 治疗，PAP 更好的治疗效果被较差的依从性所削弱，导致相似的健康后果。需要使用以患者为中心的、有重要临床意义的结果指标进行长期的有效性比较研究来验证这一点。OA 治疗的客观顺应性监测器材的出现对此类研究至关重要[122]。成本效益的研究也是有必要的，为临床护理提供适当的信息和指导。此外，需要前瞻性的验证研究来评估治疗结果的预测因素，并需要更多的研究来确定最佳的滴定方案，以提高 OA 的有效性，并减少达到最佳治疗的时间。

未来的研究需要比较不同类型矫治器和不同设计特点（例如，垂直开口量）的有效性。同样，这些研究最好能帮助区分哪些患者应该接受定制或滴定装置，并确定哪些患者可以适当地使用较便宜的固定装置。正在进行的矫治器设计的不断完善和标准化最终可能会带来更好的结果，并将通过更好地了解 OA 的作用机制来增强效果。

打鼾和睡眠呼吸障碍是慢性和渐进的疾病，这就提出了早期干预鼾症可能延缓 OSA 的发展的可能性。OA 治疗在这种预防方法中似乎有重要作用，因此需要进一步的工作来评估这种可能性。

最后，人们越来越认识到 OSAS 是一种具有多种病理生理学原因的异质性疾病。然而，最近出现了 OSA 发病机制和亚型的新概念，可以帮助该领域走向未来的“个性化医疗”，即为患者量身定制。

### 临床要点

OA 为 OSAS 患者提供了有效的治疗，可作为轻度至中度患者的首要治疗方法，或作为对 PAP 失败或不耐受者的替代治疗。这种疗法的命名没有标准化，存在一些不同的装置和设计，每一种都有固有的优点和缺陷。这使得解读发表文献和理解 OA 在临床实践中的作用变得有些困难。然而，数据强烈表明，定制和可滴定的 OA 装置提供了最有利的治疗。选择适宜的患者和装置，结合适当的手段来确定所需的下颌前移度，可以优化治疗反应，增加成功治疗的可能性。

## 总结

OA 通过将下颌、舌体和软腭前移到更前的位置来增加气道的前后直径，并且可以防止睡眠时的后坠。然而，这些装置所提供的改善气道通畅性和稳定上气道肌肉活动的机制似乎更为庞大和复杂。

OA 为大多数 OSAS 患者，尤其是轻度和中度患者提供了可靠而有效的治疗。尽管它们被批准作为 PAP 失败或不耐受的患者的替代疗法，但越来越多的文献表明，OA 在广泛的 OSA 严重程度上都是有效的，应被视为额外的一线治疗选择。预计 50% 以上的人使用可滴定装置后会有残留的 AHI。可滴定装置可以提高成功消减阻塞性事件的倾向，逐步前移，达到更好的睡眠连续性、阻塞性事件的消减和症状的缓解。

OA 在减少 AHI 方面不如 PAP 有效。然而，在比较其他测量变量时，它们表现得同样出色。此外，

PAP 在临床疗效方面的优势被低依从率所抵消。OA 更有可能被患者所青睐，而且对依从性的衡量，尽管受到主观报道的限制，也经常优于 PAP。有鉴于此，与 PAP 相比，无论是疾病缓解率还是健康状况，总体效果可能同样好，甚至更好。

这些装置一般都能很好地耐受。短期的不良反应，如过度流涎、颌骨和牙齿不适、偶尔颞下颌关节不适 / 疼痛，通常是轻微的，不会成为中断治疗的理由。显著的长期不良反应是罕见的，咬合不良是 OA 治疗最常见的不良后果。

使用 OA 的治疗为睡眠牙医和医生提供了一个独特的机会，他们可以合作确定合适的患者，选择最有效的装置，并进行个性化护理以优化结果。

## 参考文献和拓展阅读

请扫描书后二维码，获取参考文献和拓展阅读资源。

# 第 174 章 上气道手术的麻醉

David Hillman, Peter R. Eastwood, Olivier M. Vanderveken

弓 熙 于 敏 译 高雪梅 审校

**章节亮点**

- 本章概述了阻塞性睡眠呼吸暂停患者的上气道手术有关的麻醉注意事项。
- 对上气道手术病例进行深入的麻醉管理，需要了解睡眠状态和麻醉状态对上呼吸道和呼吸功能影响的异同，以及对有助于防止这些基本生理功能受到干扰的觉醒反应。
- 这些问题既涉及阻塞性睡眠呼吸暂停手术术前评估的镇静问题，也涉及进行手术的围术期管理问题。

## 阻塞性睡眠呼吸暂停患者的麻醉概述

尽管本章主要涉及上气道手术的麻醉，以解决与阻塞性睡眠呼吸暂停（obstructive sleep apnea，OSA）有关的问题，但许多考虑因素适用于接受任何类型手术的 OSA 患者的麻醉。

睡眠和麻醉都与肌肉松弛有关，容易发生阻塞的气道患者在任何一种状态下都容易发生阻塞。两种状态之间的一个重要区别是，在睡眠中防止长时间阻塞事件的觉醒反应被镇静剂和麻醉剂所抑制，在它们的影响下，更容易发生窒息[1]。再者，OSA 患者的上气道解剖结构受损，会给气道插管或麻醉下面罩通气时维持气道通畅造成困难[2]。这些问题有据可查，导致 OSA 患者的心肺并发症、不明原因的重症监护室住院以及术后住院观察时间延长的风险增加[3-4]。美国麻醉师协会[5]和其他机构[6-8]已经公布了解决这些问题的围术期管理原则，包括在术前系统地识别有 OSA 风险的患者，例如使用 STOP-BANG 问卷之类的筛选工具（最早是为此目的而开发的）；选择麻醉技术，在合适的情况下倾向于使用局部或区域技术，或者在情况允许时确保全身麻醉后迅速恢复知觉；在使用镇静剂或全身麻醉的情况下，为气道插管或气道管理的困难做好准备；仔细的术后监护，尤其是在镇静剂或阿片类药物的影响下，在可行的情况下应尽量减少使用这些药物；在存在气道损伤的情况下，使用人工气道或气道正压疗法等术后辅助手段；在上气道手术后进行特别护理。

### 治疗阻塞性睡眠呼吸暂停的上气道手术麻醉原则

上气道手术是一项需要外科医生和麻醉师之间特别密切合作的工作。患者因上呼吸道结构或功能受损而接受该手术。在某些情况下，上气道阻塞是患者的主诉，如可能会伴随上气道肿瘤发生。在其他情况下，OSA 患者阻塞的可能性会很大。在围术期，管理这种气道是具有挑战性的。在麻醉学术语中，它们被称为“困难”。美国麻醉学会对困难气道的定义是：使受过传统训练的麻醉师在向上呼吸道实施面罩通气时遇到困难，或在气道插管时遇到困难，或两者兼有[9]。患有 OSA 的患者在这两方面都很脆弱。此外，他们在睡觉或服用镇静剂时，当然也会增加上呼吸道阻塞的风险。睡眠中的患者由于有能力觉醒并重新启动有效的呼吸功能，自然可以避免长时间的窒息，而轻度镇静会影响觉醒机制，深度镇静或麻醉会取消这些反应[10]。因此，OSA 患者在整个围术期都特别脆弱，因为他们的上呼吸道受到危及，又受到麻醉剂、阿片类药物和其他镇静药物的影响，以及存在与上呼吸道手术有关的术后出血或水肿的风险。

为了配合本书对睡眠障碍的关注，本章的重点是与 OSA 的上气道手术有关的麻醉考虑（上气道的手术见第 175 章）。手术经常被用来治疗儿童 OSA，其中扁桃体和腺样体肥大是一个常见的原因[11]。上气道手术也经常在成人中进行，以治疗 OSA，有几个具体的适应证：切除上气道的某些阻塞性病变；矫正面部骨骼的异常；不能接受非手术治疗，如持续气道正压通气（continuous positive airway pressure，CPAP）治疗和口腔矫治器治疗；需要解除鼻腔阻塞以便使用鼻罩，使得 CPAP 应用比起面罩更舒适、干扰更小[12]。有多种手术可供选择，包括鼻、腭和舌根手术，腺样体切除术（在存在肥大的情况下）以及各种正颌手术[13-14]。要在这些手术中做出选择，需要进行仔细的术前评估，通常包括上气道内镜检查、放射线检查［包括头影测量、常规计算机断层扫描（computed tomography，CT）及三维锥形束 CT 扫描］和磁共振成像[15]。

越来越多的上气道手术的术前评估也涉及使用镇静剂来模拟内镜检查时的睡眠状态，这种方法被称为药物诱导镇静内镜检查（drug-induced sedation endoscopy，DISE），有时也被称为药物诱导镇静内镜检查[16-17]。这是一种评估是否适合做 OSA 相关手术以及所需手术类型的测试，本章将进一步介绍（上气道手术见第 175 章，减重手术见第 139 章）。

因此，镇静和麻醉在为 OSA 上气道手术的术前评估以及手术过程本身提供条件方面都有作用。深入的麻醉管理需要了解睡眠和麻醉状态之间的异同，以及它们对上呼吸道和呼吸功能的影响，以及对保护这些功能不受干扰的觉醒反应的影响。这对促进 DISE 期间产生类似睡眠的条件以及手术期间和手术后的临床管理都是必要的，其中必须考虑几个重要因素：镇静、麻醉和睡眠对上气道行为的共同影响；手术如何影响这种行为；OSA 并发症的潜在影响，包括肥胖和心脏病；术后早期与从麻醉中苏醒、疼痛及其管理相关的挑战；水肿或出血导致气道受损的可能性。

由于儿童的气道尺寸和肺容量相对于身体尺寸较小，在这种情况下容易出现上气道阻塞和快速低氧，所以儿童的困难特别大。与气道受损有关的先天性问题，如唐氏综合征，也经常在儿童时期表现出来，进一步突出了小儿麻醉师所面临的挑战[11]。DISE 在小儿 OSA 患者术前评估中的作用越来越大，增加了这些挑战[18-19]。

## 对阻塞性睡眠呼吸暂停手术的患者进行的术前评估

鉴于 OSA 的广泛流行性和相关的围术期风险，对前来接受任何形式的全身麻醉的患者进行术前评估时，都应考虑到 OSA 的可能性[3]。不过，接受 OSA 手术治疗的患者经常已经通过居家或实验室睡眠检查明确了 OSA 的特征。通常情况下，CPAP 针对这些问题的临床试用已经或正在进行，或者 CPAP 治疗可能已是一个或多或少已经确立的管理内容。成人 OSA 患者需要进行上气道手术的一个常见原因是，由于难以接受或耐受 CPAP（通常是由于 CPAP 的侵扰）而导致的突发或后续依从性问题，这一点已得到充分证实[20]。其他患者可能会选择鼻腔手术，以便通过鼻面罩更方便地使用 CPAP，而不是在鼻腔阻塞的情况下使用更笨重的口鼻面罩。

通常，在进行 OSA 的上气道手术之前，外科医生会主动进行调查，以确定阻塞的主要部位（腭咽、口咽或喉咽）和阻塞过程的情况（侧方、前后向或向心狭窄）。有研究表明，随着 OSA 严重程度的增加以及超重和肥胖程度的增加，多水平上气道塌陷的概率也会增加[21]。这种评估使外科医生能够确定最佳的流程来对抗其发现的问题，即所谓的 DISE 指导法。

除了放射影像（如头影测量和计算机断层扫描），这种评估通常涉及在易于发生阻塞的条件下对上呼吸道进行内镜观察。早期的方法是在清醒的内镜检查中或在患者轻度镇静的情况下进行 Müller 动作（针对阻塞的吸气努力——与 Valsalva 动作相反）[22]。然而，这与睡眠状态相去甚远，在睡眠状态下，上气道肌肉松弛，阻塞发生时没有夸张的管内负压，因此在评估睡眠期间上气道塌陷的部位和性质方面，有效性有限[23]。

## 药物诱导睡眠内镜检查

为了更好地模拟睡眠条件，DISE 已经发展成为一种测试，以帮助确定是否适合进行手术以及所要进行的手术类型[24-25]。其目的是帮助确定上气道塌陷的水平、程度和模式，而这正是病患 OSA 的基础。这个过程直接涉及麻醉师，因为要给药（通常是静脉注射异丙酚，加或不加咪达唑仑，或者不断增加右美托咪定）来产生镇静和睡眠样肌肉松弛，从而诱发易感患者的打鼾和上气道阻塞（部分或完全）。鉴于不可避免地产生类似睡眠的上气道行为模式，所使用的镇静技术是有效性评估的一部分[17]。

值得注意的是，在轻度（清醒）镇静的情况下，上气道肌肉仍然活跃，不能假设为类似睡眠的条件[26]。只有当睡眠本身出现，或者镇静加深到通过直接药物作用失去意识的程度时，才能观察到放松的上气道的行为。事实上，在睡眠开始时和麻醉剂诱导时，在向无意识的过渡中可以看到颏舌肌相位活动一种主要的扩张上气道的力的阶梯式减少[26-27]。因此，建立一个可预测的、稳定的镇静水平是很重要的。通过输液泵输注静脉注射剂，并根据麻醉深度控制输注速度，有助于达到这一点。麻醉深度是通过连续分析脑电信号频率内容的设备来监测的，如双光谱指数（bispectral index，BIS）监测器。这提供了一个数字显示，范围从最大 100 分清醒分到最小的（等电位）0 分，指示了脑电图的进展随着镇静水平的增加在减慢。BIS 得分低于 60 分一般认为表示镇静的深度达到持续存在无意识，并伴有肌肉松弛；有些人认为这是 DISE 镇静的适当阈值[28]。

尽管异丙酚在 BIS 监测中表现最好，但它能提供的有效镇静深度，其他常用于 DISE 镇静的药物也能达到，如右美托咪定和咪达唑仑。应该注意的是，产生特定镇静深度所需的输液速度在个体之间可能有很大差异，这进一步强调了对过程进行麻醉深度监测是可取的做法[26]。镇静剂的选择也是一个考虑因素。尽管右美托咪定可能提供更高的血流动力学稳定性，但异丙酚具有更有利的药代动力学特征，诱导和苏醒速度更快，而且似乎显示出更大程度的咽部阻塞，这可能更接近于反映快速眼动（rapid eye movement，REM）睡眠期间的情况，因为在快速眼动睡眠中，肌肉松弛程度很深[29]。这些差异可能反映了镇静水平和药物输液速度之间关系的不同，当右美托咪定输液速度较高时，镇静效果趋于平稳，而使用异丙酚时，镇静效果会逐渐加深[30]。

在 DISE 松弛条件下进行观察将有助于确定是否适合进行非 CPAP 治疗，如上气道和骨骼手术[16-17]、口腔矫治器治疗[31]，以及指导选择要进行的手术操作。解决上气道各个层次的咽部塌陷问题，对于实现个体患者的成功治疗是非常必要的。事实上，已经证明大多数 OSA 患者存在多平面塌陷，而且完全性塌陷和多平面塌陷的发生率随着 OSA 严重程度和超重及肥胖的增加而增加[21, 32]。

使用 DISE 是基于这样的概念：在药物诱导的无意识状态下，上气道行为与自然睡眠相似，具有类似的肌肉活性、呼吸驱动和反射增益的降低，发生在向无意识状态过渡的每个状态中[26-27]。然而，与接下来的考虑（以及 DISE 手术后的恢复）高度相关的一个关键区别是，自然睡眠可保留自发觉醒的能力，而药物诱导睡眠和镇静则会对觉醒反应造成剂量依赖性抑制。这种抑制一直持续到生理性的药物消除而使意识恢复为止，因此，如果发生上呼吸道阻塞，而主治医生或护理人员没有发现和处理的话，被深度镇静或麻醉的患者极易发生窒息。

## 治疗阻塞性睡眠呼吸暂停的手术的麻醉方法

患有 OSA 的患者给麻醉师带来了许多挑战。他们在睡眠中遇到的问题表明，当麻醉开始时，上呼吸道（和其他）肌肉放松时，存在着狭窄的气道，容易发生阻塞。肥胖和存在其他并发症（如系统性高血压和肺部高血压、心血管疾病、脑血管疾病、代谢综合征、房颤或心力衰竭）可能是诱因。如果足够严重，肥胖也可能易于在麻醉状态下引发肺不张，而在保持自主通气情况下，则容易出现肺泡低通气[33-34]。

功能残气量（functional residual capacity，FRC）的减少是另一个随着麻醉开始（和睡眠开始）而发生的肌肉松弛（在这里是指胸壁肌肉）的并发症。病态肥胖者的 FRC 减少可能是非常大的，下降到接近残气量[34]。FRC 的减少与相应部位的肺不张有关，以及随之而来的分流和低氧血症。肺容量的丢失也是一个重要因素，加上上气道肌肉松弛，增加了在麻醉期间观察到的由于上气道相关纵向牵引力丧失导致的气道塌陷[35]。方便的是，CPAP 可以解决这两个问题，为上气道提供气体夹板，增加 FRC，帮助预防或疗愈肺不张，抵消肺容量损失对上气道通畅性的负面影响。

当通气不足是主要表现时，双水平通气辅助是肥胖患者首选的气道正压治疗形式，因为它结合背景压力水平，提供了 CPAP 吸气压支持以抵消吸气流量不足的好处[36]。

然而，OSA 并不局限于肥胖者，还有其他与麻醉相关的致病因素。这些因素包括面部骨骼特征，如下颌后缩和上颌骨发育不足[37]。这种解剖结构异常，也许比肥胖本身更容易给麻醉师带来巨大的挑战。潜在的问题包括难以进行气道插管和（或）在面罩通气时保持气道通畅。出现这种问题的患者被称为“困难气道”。麻醉下出现困难气道是易患 OSA 的一个指标[38]。反之，OSA 也是麻醉过程中插管困难和（或）气道维持困难的一个危险因素[2]。因此，麻醉医生在接触 OSA 患者时应做好困难插管的准备。在评估这类患者时，很可能会出现表明这种可能性的其他因素，如 Mallampati 评分较高的口咽狭窄、甲颏间距减少和（或）下颌角增大的下颌后缩以及颈围增大等[38]。颈围增大是导致 OSA 的一个危险因素，与肥胖无关，即使它反映了中心脂肪沉积。颈部肌肉发达的患者患 OSA 的风险也会增加，在麻醉状态下可能会出现额外的气道管理困难[39]。除了临床评估外，麻醉师还应该利用手术团队进行的各种放射线和内镜术前检查来评估上气道结构和功能，为手术做准备（如前所述），以便更深入地了解未来的挑战（表 174.1）。

### 气道插管

尽管一些与 OSA 相关的上气道手术可以采用局部麻醉（如为改善 OSA 和鼻腔阻塞患者的经鼻 CPAP 成功率而进行的鼻部小手术，或采用腔隙射频疗法等方式进行的微创腭部手术），但大多数情况下需要全身麻醉。在这种情况下，患者几乎都要进行气道插管。气道内插管的存在使麻醉师可以从紧贴头部的位置后退，以便在确保气道通畅的同时进行手术，此外，还可以确保在手术过程中保护下呼吸道不被吸入血液和其他物质。处理上呼吸道阻塞倾向的患者的主要挑战在于在手术开始时放置气道导管（插管）以及在麻醉结束后拔出导管（拔管）时确保气道通畅。

**表 174.1　阻塞性睡眠呼吸暂停和围术期风险**

| 危险因素 | 潜在围术期后果 | 风险识别 | 降低风险 |
|---|---|---|---|
| OSA | • 上呼吸道阻塞，如不及时发现和治疗会导致窒息 | • 临床评估<br>• 筛查工具（如 STOP-BANG）<br>• 有指征时进行睡眠检查 | • 早期识别<br>• 为气道管理（包括插管）可能出现的困难做好准备<br>• 尽量减少术后镇静的技术，包括谨慎使用阿片类药物<br>• 术前使用 CPAP 治疗<br>• 强化监测，直至知觉和觉醒反应不受影响<br>• 围术期怀疑 OSA 之初即转诊接受明确诊断和治疗 |
| OSA 易感因素<br>• 肥胖<br>• 家族遗传<br>• 颅面因素<br>• 下颌后缩<br>• 上颌发育不足<br>• 上气道阻塞病变（如扁桃体肥大）<br>• 其他插管困难指征（如 Mallampati 得分高） | • OSA 相关问题<br>• 困难气道插管<br>• 困难气道管理<br>• 延迟拔管 / 重新插管<br>• 病态肥胖者肺不张、肺泡低通气 | • 临床检查<br>• 内镜<br>• 头影测量<br>• 上气道影像（CT、MRI） | • 对易感性和相关风险的认识<br>• 监测风险<br>• 为潜在风险做好准备，包括提供适当的设备来管理这些风险<br>• 尽量减少术后镇静的技术，包括谨慎使用阿片类药物 |
| OSA 并发症<br>• 高血压<br>• 心血管 / 脑血管疾病<br>• 代谢综合征<br>• 抑郁 | • 并发症恶化<br>• 迁延不愈 | • 临床评估<br>• 必要时生化检验 | • 优化术前控制<br>• 谨慎的围术期管理 |

## 拔管后的气道通畅性

为确保拔管后上呼吸道的通畅，需要采取一些措施。第一，如果使用了任何神经肌肉阻滞的药物，除了要充分逆转这种药物，谨慎的做法是确保患者在拔管前已经恢复了意识。尽早恢复意识需要选择适当的麻醉药物和调整剂量以促进这一结果。第二，在可行的情况下，应考虑以侧卧姿势拔管，患者术后在医院的睡眠期间保持这种姿势。第三，CPAP 或其他气道正压疗法应随时可用，并在睡眠或镇静期间用于威胁或实际发生的上气道阻塞的患者。对于 CPAP 依从的患者来说，这不是一个问题，他们期望继续这种治疗。对于不依从的患者来说，问题更大，这也是在可能的情况下进行术前指导 CPAP 治疗的一个充分理由。尽管对于大多数使用者来说，鼻腔是 CPAP 的青睐途径，但围术期可能需要使用口鼻面罩，特别是在出现水肿或其他导致鼻腔阻塞的情况下。在进行鼻部手术的情况下，应尽可能避免使用鼻塞。此外，一个重要的注意事项是，尽管手术的目的是恢复气道通畅，但在术后早期可能还需要 CPAP 治疗。这是因为尽管手术矫正了阻塞性病变，但水肿、分泌物、出血和血块会暂时恶化气道通畅性。虽然 CPAP 是一种主要手段，但使用其他设备来改善气道通畅性，如下颌前移器或鼻咽气道装置，可能会在麻醉后护理室之外的围术期发挥作用。然而，目前用于指导这些装置的围术期使用的文献仍然有限。

## 早期术后护理

最后，在患者仍处于高危状态时，必须对其进行密切监测。因此，临床护理需要比普通病房更高的护患比例，并持续监测氧合（血氧饱和度）和通气（二氧化碳、口鼻气流）。麻醉后护理室和其他高依赖病房都有这样的设施。氧气治疗应谨慎使用，因为它可以掩盖阻塞性事件，有可能导致其迁延。正是由于这个原因，监测口鼻气流，不管是直接监测还是二氧化碳监测，增加了血氧监测的价值[40]。主治医师必须是使用 CPAP 和无创通气的专家。上气道阻塞风险增加的患者，如 OSA 患者，往往需要在术后延长在高依赖病房的停留。从这样的环境中迁出的患者需要恢复意识，随后对受到威胁的气道做出无阻碍的觉醒反应。为了确保这一结果，最好是尽可能避免使用阿片类药物和其他具有镇静作用的药物。替代的镇痛技术包括使用非甾体抗炎药和对乙酰氨基酚，以及使用糖皮质激素等节省镇痛剂的策略。在围术期，也可以使用表面麻醉和神经阻滞[5]。

术后水肿和分泌物会暂时性地损害那些已经进行了手术以最终改善通畅性的气道。出血也是一种风险，特别是在术后早期。

### 术后睡眠

由于前面提到的方面，围术期是一个脆弱的时期。除了这些潜在的气道和呼吸道损伤外，术后头几天的睡眠也会受到干扰。睡眠效率降低，睡眠结构被扭曲，REM 睡眠的缺失是特征之一[41]。这种睡眠障碍会增加术后谵妄的风险。此外，随着早期睡眠中断的平息，REM 睡眠也会恢复，这一点很重要，因为在这一睡眠阶段，肌肉活性和呼吸驱动受到的抑制最严重，因此上气道阻塞和肺泡低通气的风险也最大[42]。因此，术后头一两晚不一定最容易发生这些事件。

### 出院要求

这些患者从高度依赖护理病房和医院出院的理想情况需达到以下临床目标：意识恢复，没有后续计划使用可能影响觉醒反应的阿片类药物或镇静剂；水肿和特别是出血的风险得到解决；根据说明，能够自我管理 CPAP，并愿意在睡眠时使用它。在某些情况下，根据手术的性质和使用的麻醉技术，这些条件可能在术后早期就能满足。如果是这样，且并发症得到很好的控制，术后当天出院是可能的。

这些建议与目前公布的 OSA 患者围术期护理指南是一致的[5-6]。然而，这些指南主要是基于专家意见，需要进一步研究，分析改善围术期结果的方法，以提供客观的证据基础，促进其不断发展[7-8]。

## 结论

为治疗 OSA 而进行的上气道手术的麻醉具有挑战性。手术通常是针对那些不能或不愿意忍受 CPAP 治疗的患者，或者那些有可通过手术矫正的上气道或颅面异常的患者。有时，手术是为了通过缓解鼻腔阻塞来提高 CPAP 的依从性。麻醉管理需要精心准备，需考虑到困难插管的可能性，并仔细处理拔管和紧急情况，以确保维持气道通畅，特别是在意识完全恢复并能够及时从随后的睡眠中觉醒以应对低通气或呼吸暂停事件之前的那段时间。

### 临床要点

- 麻醉和睡眠在减少肌肉活性和通气驱动方面具有相似的作用，这意味着，在一种状态下容易出现上气道阻塞表明在另一种状态中出现问题的风险也很高。
- 容易造成上气道阻塞的解剖学特征（如下颌后缩）也会增加麻醉状态下对患者进行气道插管和面罩通气的难度。
- 睡眠和麻醉状态之间的一个关键区别是麻醉剂抑制了睡眠期间保护个体的觉醒反应，对于那些容易发生阻塞的气道，例如 OSA 患者，窒息的风险增加。术后使用阿片类药物和镇静剂可能会将这些风险延续到术后初期，因此必须谨慎使用这些药物。
- 术后水肿进一步加重了因 OSA 而接受手术的患者的潜在术后问题。
- 密切的围术期和术后监测和管理必须考虑到上述问题。

## 总结

为治疗 OSA 而进行上气道手术的麻醉具有挑战性。通常情况下，这种手术是针对那些不能或不愿意忍受 CPAP 治疗的患者。有时，手术是为了通过缓解鼻腔阻塞来提高 CPAP 的依从性。术前通常需要 DISE 来评估是否适合做手术和手术的类型。这个过程需要了解药物引起的睡眠和镇静与自然睡眠在肌肉放松、通气抑制和反射抑制方面的关系，以确保在类似睡眠的条件下观察气道行为。上气道手术的麻醉管理需要精心准备，考虑到困难插管的可能性，并仔细管理拔管和监测急症、恢复情况，以确保维持气道通畅，特别是在意识完全恢复并能够及时从随后的睡眠中觉醒以应对低通气或呼吸暂停事件之前的那段时间。

### 参考文献和拓展阅读

请扫描书后二维码，获取参考文献和拓展阅读资源。

# 上气道手术治疗阻塞性睡眠呼吸障碍 第 175 章

Olivier M. Vanderveken，Aarnoud Hoekema，Scott B. Boyd
惠培林 马 薇 译 谢宇平 审校

**章节亮点**

- 持续气道正压通气（continous positive airway pressure，CPAP）治疗仍然是中重度阻塞性睡眠呼吸暂停（obstructive sleep apnea，OSA）的经典治疗方法。CPAP 的有效性通常受到患者接受度低、耐受性差和依从性不高的限制。因此，CPAP 实际应用可能达不到预期疗效。
- 使用定制的下颌前移装置进行口腔矫治是治疗睡眠呼吸障碍的一线非手术替代方案。
- 在 OSA 患者治疗中，可选择的手术方式包括：上气道成形术、舌下神经刺激疗法、颌骨整形和气管切开术。
- 手术治疗前后必须进行客观的睡眠监测。

## 引言

阻塞性睡眠呼吸障碍（obstructive sleep-disordered breathing，OSDB）是一种发病率很高的疾病，由于它高发的神经认知和心血管损伤，尤其重要的是引发死亡[1]。OSDB 的主要病理生理特征是在睡眠时发生的上气道狭窄（低通气）或塌陷（呼吸暂停），这导致间歇性低氧血症和睡眠片段化[2]。成人 OSDB 在病理生理学上有反复的程度不同的上气道狭窄或塌陷，从单纯性打鼾到不同程度的阻塞性睡眠呼吸暂停（OSA），直至肥胖低通气综合征，也被称为皮克威克综合征[3-4]。上气道解剖结构异常、肌肉张力的病理改变以及通气控制不稳定是这些患者在睡眠期间发生反复上气道狭窄和塌陷的重要原因[5]。反复出现的上气道阻塞会导致低氧和高碳酸血症以及心率和血压波动。睡眠中反复出现的觉醒则导致日间嗜睡，增加了机动车驾驶员的事故风险[6]。未经诊治的 OSDB 是引起高血压的一个独立危险因素，增加了心脑血管疾病的高发病率和死亡率[7]。因此，OSDB 可造成巨大的社会经济负担，应该作为一种多学科长期协作的慢性疾病来管理[8-9]。

## 非持续气道正压治疗的必要性

在 OSDB 患者的治疗中，一般治疗和常规治疗是基本步骤。第 132 章和第 140 章（与气道正压装置相关）、第 133 章（与药理学相关）、134 章（与替代策略相关）和第 139 章（与减重手术相关，本章未涉及）对这些内容进行了回顾。1981 年由 Sullivan 及其同事首次描述了持续气道正压通气（CPAP）治疗[10]，其仍然是中重度 OSA 的首选治疗方法。充分的持续气道正压通气治疗可以改善高血压，降低非致死和致死心血管事件的风险，并已证明有效的 CPAP 治疗可延长生存期[11-12]。由于 CPAP 的高疗效，其实际治疗效果有可能更高。然而，CPAP 的临床效果往往会因为患者接受度低、耐受性差和 CPAP 依从性不理想而受到阻碍和限制，导致在不使用 CPAP 期间出现严重的并发症[13-14]。由于 CPAP 依从性和使用水平不一致，许多 OSA 患者可能没有得到充分的治疗[13, 15]。因此，CPAP 的效果可能不理想[13-14, 16]。尽管为改善 CPAP 的使用做了大量的工作，但是根据症状评估和客观监测数据认为 CPAP 的使用是不充分的，需要考虑其他非 CPAP 的替代方案用于 OSDB 的治疗（表 175.1）[8, 17-18]。

口腔矫治器治疗日益引起关注，并且被认为是 CPAP[19] 的非侵入性一线替代治疗方案（另见第 173 章）。目前，推荐使用定制可调节的下颌前移装置，最好是有客观的合规测量。

手术治疗的一个可能的优点是，治疗效果不像器械治疗，如 CPAP 或口腔器械治疗那样依赖于依从性[19-21]。然而，需要注意的是，评估 OSA 手术干预的研究通常没有采用严格的方法。此外，在使用手术成功的不同标准时，还引入了偏倚。因此，临床实践中对 OSA 的手术干预通常只适用于对非侵入性治疗“无效果”或“不配合”的患者，如 CPAP 或口腔矫治器。

OSDB 的手术方法分为 6 大类：上气道旁路手

术、上气道成形术、舌根悬吊术、舌下神经刺激疗法、颌骨整形和减重手术（表 175.1）。

开始非 CPAP 治疗必须使用客观测试 OSDB 的严重程度，以确定哪些患者的 OSA 并发症的风险，指导选择合适的治疗，并确定一个基线对比后续治疗的有效性[8]。随访睡眠监测通常用于监测对非 CPAP 治疗方案的效果，包括减重、体位治疗、口腔矫治器或手术。在接受 CPAP 治疗的患者中，当症状得到改善时，睡眠监测不作为常规的随访指标[8]。

## 术前评估

OSDB 患者的全面诊断检查应包括完整的病史和详细的睡眠史、多导睡眠监测（polysomnography，PSG）数据的评估以及既往 OSA 的治疗。PSG 的记录应该是 12 个月以内，并且是整夜监测。

使用 Epworth 嗜睡量表（Epworth Sleepiness Scale，ESS）和睡眠功能结果问卷（Functional Outcomes of Sleep Questionnaire，FOSQ）有助于评估患者的主观嗜睡程度和生活质量（见第 68 章、131 章和 207 章）。

在进行手术前，医疗检查应确定可能增加手术过程中的医疗、麻醉和手术风险的混杂因素。全面的临床检查应与耳、鼻、喉专科检查一起进行，包括评估鼻腔、腭区、咽侧壁以及扁桃体的大小和特征。患者需要接受喉气道镜检查，使用柔性光纤内镜来观察舌根、咽侧壁、会厌谷、梨状窝、喉和会厌[22]。进行口腔检查评估牙齿状况；软组织，包括舌和舌根；咬合畸形及颌骨异常。

需要对上气道进行详细评估。研究表明，与正常人相比，OSDB 患者的上气道明显狭窄，尤其是在腭后和舌后水平[23-24]。一般来说，上气道的近端和远端段具有骨性支撑，但从软腭开始到喉部有一个可伸缩部分，其管腔的大小受到周围压力和扩张肌活动的影响。因此，OSDB 患者睡眠时上气道的潜在塌陷将发生在这个所谓的可伸缩部分（图 175.1）。

在引入 CPAP 之前，气管切开术或“上气道旁路手术”为 OSA 和皮克威克综合征患者提供了有效的治疗[25]。然而，气管切开术并没有解决上气道可伸缩段的容易塌陷问题，而是成功地绕过了阻塞，从而消除了 OSA。因此，气管切开术是治疗 OSA 的一种非常有效的方法。另一方面，气管切开术对身体及社交的影响，可能会大大降低生活质量[26-27]。目前，其他常用的外科手术方法更容易被接受，但效果不理想。

在为 OSDB 患者选择除气管切开术外最合适的手术治疗方案的决策过程中，需要确定上气道阻塞的部位、程度和模式（图 175.2）[17]。事实上，除了气管切开术和减重手术（表 175.1）外，大多数特定的非 CPAP 都致力于对睡眠期间出现阻塞的特定解剖区域进行干预[22]。

包括咽压测量、成像和内镜检查技术在内的多种方法可用于确定治疗方案[28-31]。用于术前评估的影像技术包括 X 线摄影、透视、常规计算机断层扫描（computed tomography，CT）、磁共振成像（magnetic resonance imaging，MRI），以及越来越多使用锥形束 CT 扫描对上气道进行三维研究[32]。此外，还可以进行头影测量学分析[33]。基于 CT 或 MRI 的上气道计算模型已被引入，以模拟上气道手术的效果并预测非

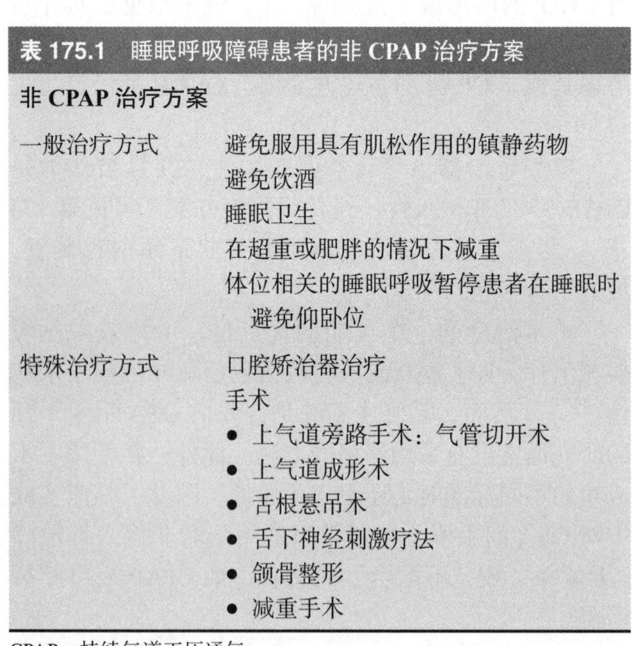

**表 175.1　睡眠呼吸障碍患者的非 CPAP 治疗方案**

| 非 CPAP 治疗方案 | |
|---|---|
| 一般治疗方式 | 避免服用具有肌松作用的镇静药物 |
| | 避免饮酒 |
| | 睡眠卫生 |
| | 在超重或肥胖的情况下减重 |
| | 体位相关的睡眠呼吸暂停患者在睡眠时避免仰卧位 |
| 特殊治疗方式 | 口腔矫治器治疗 |
| | 手术 |
| | • 上气道旁路手术：气管切开术 |
| | • 上气道成形术 |
| | • 舌根悬吊术 |
| | • 舌下神经刺激疗法 |
| | • 颌骨整形 |
| | • 减重手术 |

CPAP，持续气道正压通气

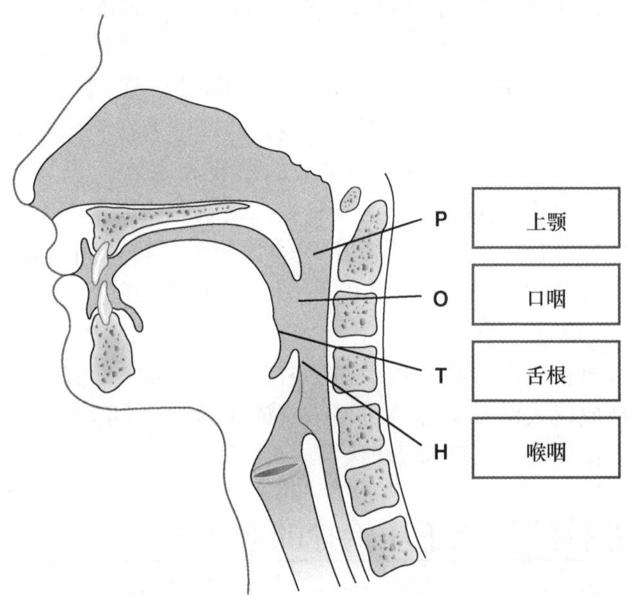


**图 175.1**　上气道矢状面切面。上气道近端和远端有骨性支撑，但有一个从软腭延伸到喉部的可伸缩部分，其管腔大小受周围压力和扩张肌活动的影响。（Copyright Prof. Dr. Eric Kezirian，www.sleep-doctor.com.）

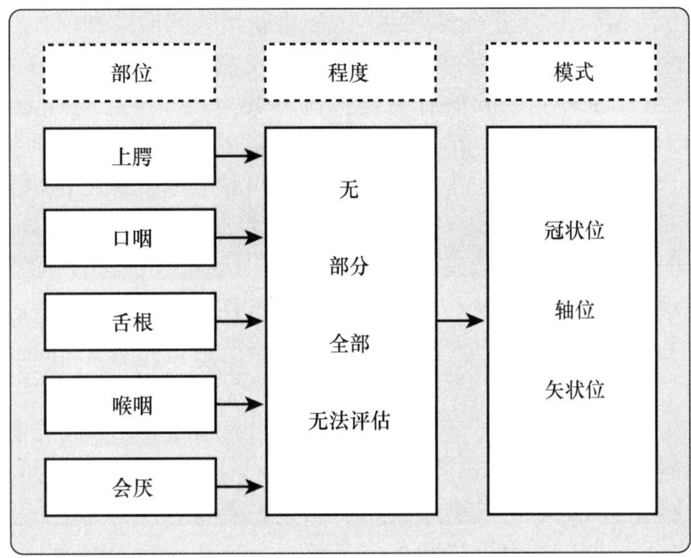


**图 175.2**　药物诱导镇静内镜检查评分表：报告对上气道塌陷模式的平面、相应的程度和方向的评估。（From Vroegop AV, Vanderveken OM, Wouters K, et al. Observer variation in drug-induced sleep endoscopy: experienced versus nonexperienced ear, nose, and throat surgeons. Sleep. 2013; 36: 947-953.）

CPAP 治疗方案的成功率[24, 34-36]。

不同的上气道检查技术都有其特定的优势和局限性[28]。不同技术之间的差异包括侵入性、辐射暴露、检查费用和潜在不良反应等方面[28, 30, 37]。此外，一个关键的问题是，在清醒状态和自然睡眠时上气道是否表现不同，在文献中仍然没有答案[38]。

药物诱导镇静内镜检查（drug-induced sedation endoscopy，DISE；另见第 174 章）于 1991 年首次被描述为睡眠鼻内镜检查，已成为 OSDB 患者在选择非 CPAP 治疗前动态研究上气道的一种替代方法[17, 38-40]。当比较 DISE 与清醒上呼吸道纤维内镜检查时，只有 25% 的病例观察到相同的结果[41]。此外，与 CBE 相比，基于 DISE 的舌根干预和口腔矫治的治疗建议变化幅度最大[42]。DISE 可能无法预测手术结果[43]，并且缺乏统一的镇静方法[38, 44]。在标准的 DISE 分类系统上没有达成共识[45]；在图 175.2 中，描述了一种通用评分表[46]。

有研究显示，OSDB 患者最常发生上气道阻塞部位是软腭平面[31, 40, 47]，尽管在大多数 OSDB 患者中，在上气道可伸缩段内观察到多级塌陷[31, 48]。多级塌陷的概率随着 OSA 严重程度以及超重或肥胖程度的增加而增加[31]。从逻辑上讲，对于接受一种或多种非 CPAP 治疗的 OSDB 患者来说，就必须解决睡眠期间上气道塌陷所涉及的所有层面的咽部塌陷。

## 上气道成形术

表 175.2 概述了旨在通过手术改变 OSDB 患者上气道的不同技术。

**表 175.2　上气道成形术治疗 OSDB 的各类手术列表**

| 上气道成形术 | |
|---|---|
| 鼻外科 | 鼻中隔成形术 |
| | 鼻甲 RFA 体积缩小术 |
| | 鼻甲成形术 |
| 咽部手术 | 软腭 RFA |
| | 腺样体扁桃体切除术 |
| | UPPP |
| | LAUP |
| | UPF |
| | ESP |
| | BRP |
| | 舌根减容术 ± 会厌成形术 |
| | • 舌根 RFA |
| | • TORS |
| | • 低温消融 |
| | • 二氧化碳激光技术 |
| | 颏舌肌前徙术 |
| | 舌骨肌切开术 ± 悬吊术 |

BRP，带刺复位咽成形术；ESP，扩张性括约肌咽成形术；LAUP，激光辅助悬雍垂成形术；RFA，射频消融术；TORS：经口腔机器人手术；UPF，悬雍垂腭瓣术；UPPP，悬雍垂腭咽成形术

### 鼻腔手术

根据鼻中隔、鼻甲水平的解剖畸形和（或）在鼻翼塌陷或鼻瓣畸形的情况下，可以进行鼻腔手术来纠正鼻阻塞[22]。然而，鼻腔手术，包括鼻中隔成形术、鼻甲成形术和（或）鼻甲射频消融术（radiofrequency ablation，RFA）体积缩小术，不能作为治疗 OSDB 的独立手术来推荐[49-50]。另外，若鼻部疾病影响患

者正常使用CPAP或口腔矫治器，可以进行鼻部手术，以提高对治疗的依从性。成功的鼻腔手术还可能与减轻OSA所需的治疗性CPAP压力的降低有关，并可能改善CPAP的依从性[51-52]。

### 咽部手术

只有当上气道塌陷局限于后腭部和（或）口咽部时，采用腭咽和口咽外科手术作为独立的治疗方法才能取得手术成功，而这在较严重的OSA和（或）肥胖OSA患者中很少出现[31，48]。

腺样体肥大是儿童OSA最常见的病因，但另一方面，腺样体肥大是成人OSA的罕见原因[49-50]。因此，腺样体切除术是非肥胖儿童OSA的一线疗法。对于患有OSDB的成年患者，如果存在扁桃体肥大，建议手术切除，有望改善睡眠呼吸障碍和结构。然而，残留的OSA仍很常见。

悬雍垂腭咽成形术（uvulopalatopharyngoplasty，UPPP）是由Fujita在1987年首次描述的，是治疗OSA最常见的腭咽手术[53]。经典的UPPP包括修剪和重新调整咽后柱和前外侧支柱，切除悬雍垂和后软腭以及扁桃体（图175.3）[53]。Sher和他的同事[54]在1996年发表的一项meta分析显示，UPPP在未经筛选的OSDB患者中的总体成功率仅为40%。然而，当将DISE纳入到患者选择的诊断检查和术前评估时，证实UPPP的成功率与以往的对照相比有所增加[55]。采用延迟设计的随机对照试验结果显示：与对照组相比，干预组的OSA严重程度明显降低，呼吸暂停低通气指数（apnea-hypopnea index，AHI）分别平均降低60%和11%[56]。

激光辅助悬雍垂成形术（laser-assisted uvuloplasty，LAUP）是一种基于门诊的外科手术，通过一系列二氧化碳激光切开和汽化，逐渐缩短和收紧悬雍垂和腭部。这项技术对OSA的严重程度、症状或生活质量的改善并不明显，因此不推荐用于治疗OSA[57]。其他腭部手术包括悬雍垂腭瓣（uvulopalatal flap，UPF）技术、Z-腭成形术、经腭推进咽成形术、腭部植入物和咽外侧成形术[58-62]。UPF是UPPP的改进版（图175.4）[22，59]。UPF的优点是，它是一个潜在的可逆

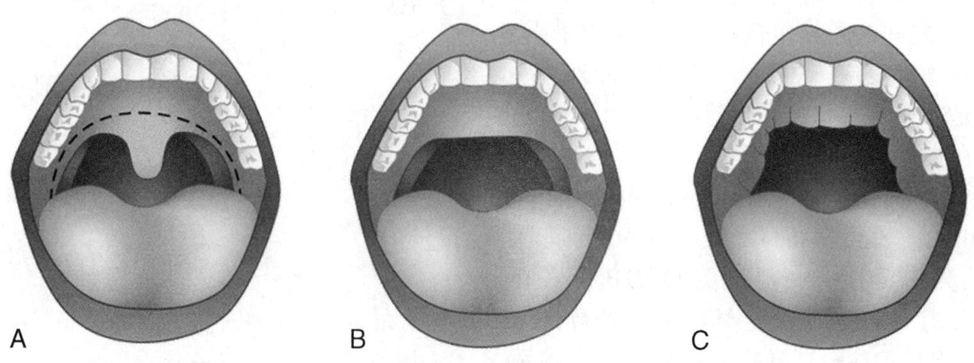


**图 175.3**　悬雍垂腭咽成形术。**A.** 多余的软腭部和扁桃体柱黏膜被勾勒出来。**B.** 扁桃体、扁桃体柱黏膜和后软腭均已切除。软腭切除的程度是通过对悬雍垂施加牵引并注意黏膜折痕的位置来确定的。**C.** 咽外侧壁和鼻腭肌的黏膜瓣向前推进到软腭部的前柱和口腔黏膜。伤口用3-0 Vicryl编织线缝合。（From Troell RJ，Strom CG. Surgical therapy for snoring. Fed Practitioner. 1997；14：29-52.）

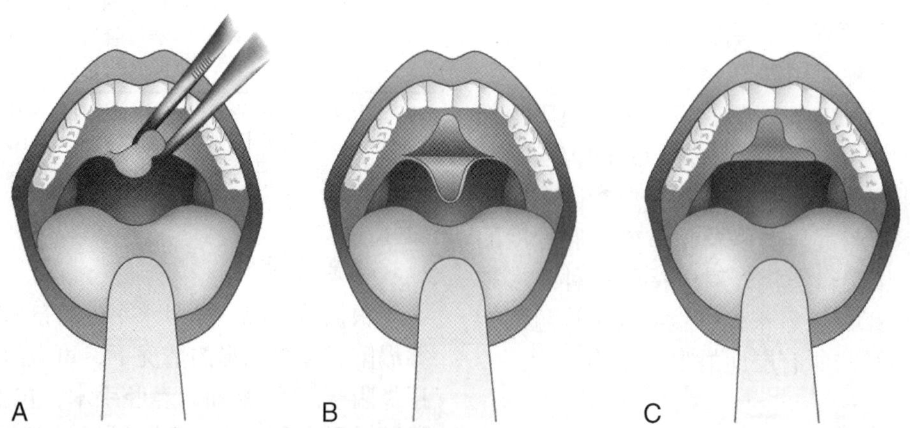


**图 175.4**　可逆性悬雍垂腭瓣（UPF）术。**A.** 悬雍垂可见黏膜折痕的肌性吊带。**B.** 用刀切除建议的皮瓣部位的黏膜。**C.** 伤口在悬雍垂尖端用3-0 Vicryl编织线半埋线缝合，沿黏膜缝合简单间断缝合。（From Troell RJ，Strom CG. Surgical therapy for snoring. Fed Practitioner. 1997；14：29-52.）

瓣，必要时可以取下，以减少鼻咽功能不全的风险；该技术术后疼痛较少，因为没有沿腭部的游离边缘进行缝合[22]。

扩张性括约肌咽成形术（expansion sphincter pharyngoplasty，ESP）(图 175.5)[63]，是将腭咽肌向侧方、前方和上方重新定位。ESP 的效果可能是通过 3 种机制介导的：静态打开咽后隐窝，向前推进远端软腭，通过调动和重新定位腭咽肌来降低侧壁顺应性[63]。这种 ESP 手术的结果是有希望的，在部分 OSA 患者（伴有严重的腭周狭窄和巨大的侧咽组织）中有明显的疗效，并且并发症较少[63-64]。

带刺复位咽成形术（barbed reposition pharyngoplasty，BRP）[65] 主要是将后柱（腭咽肌）移到更外侧和更前的位置，以扩大口咽入口和腭后间隙，并将后柱悬吊到翼突下颌缝[66]。一项针对单一层面腭部手术的比较研究结果表明，基于良好的术后结果，可以认为 BRP 是一种有效的手术，而且事实证明 ESP 和 BRP 都优于 UPPP[67]。

鼻甲射频消融术（RFA）是一种微创外科门诊手术，以及联合 RFA 辅助悬雍垂软腭成形术，患者伴侣报告打鼾对社交的干扰显示出好的效果，但这些技术不能作为治疗 OSA 的单一手术推荐[68]。鼻甲 RFA 对 OSA 严重程度的改善是轻微的，特别是在非肥胖的轻中度 OSA 患者，主要影响对打鼾的主诉[69-70]。因此，舌根射频消融术应被认为是治疗 OSA 的有价值的辅助手术，而不是主要手术[22, 71-72]。

对于主要与舌根肥大有关的 OSA 患者，舌根的经口腔机器人手术（transoral robotic surgery，TORS）已被证明是安全、可行和耐受性良好的[73]。与大多数（如果不是全部）外科上气道成形术一样，有研究表明，术前体重指数（body mass index，BMI）可以预测使用 TORS 治疗 OSA 的成功率[74]。另外，也可以采用低温消融或二氧化碳激光技术，主要是在舌根扁桃体肥大的情况下进行舌扁桃体切除术[22, 75-76]。

另一种治疗方法是颏舌肌前徙术（genioglossal advancement，GA），它利用颏前移来对舌体施加足够的拉力，防止舌后坠（图 175.6）。目前仍不清楚 GA 手术在 OSA 的手术治疗中是否具有额外的价值[71, 77]。

舌骨悬吊术（hyoid suspension，HS）或舌骨甲状腺切除术用于治疗 OSA，包括将舌骨弓前下方固定到甲状腺板层上，进行或不进行舌骨肌切开术（图 175.7）[22]。单独的 HS 治疗可能适用于非肥胖的中度至重度 OSA 患者[49, 78]。

目前，对于哪种术式是解决 OSA 下咽梗阻的最佳方法尚未达成共识。然而，在一项系统的综述中，结合 GA 和 UPPP 的多级手术，无论是否有 HS，被认为是下咽手术的"公认标准"[79]。

不以切除组织和（或）矫正解剖异常为重点的舌根手术可分为 3 类，如下所述：旨在将舌头系于下颌骨上的干预措施；对舌下神经的电刺激；通过上下颌骨截骨术推进舌头以扩大下咽横截面面积的外科手术。

## 舌悬吊技术

舌悬吊手术的目的是通过缝合、缎带或倒钩将

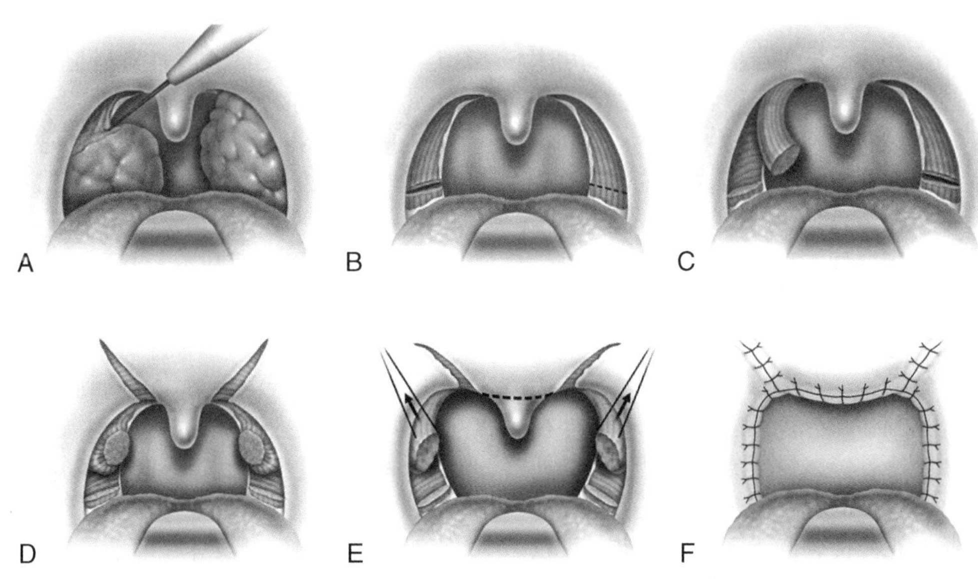


**图 175.5**　扩张性括约肌咽成形术的外科手术。**A.** 进行扁桃体切除术。**B.** 水平切开切开腭咽肌下端。**C.** 虽然不能完全松动，但要注意使其筋膜附着在更深的水平缩肌上。**D.** 上外侧切开于软腭部，显露腭肌的弓状纤维。**E.** Vicryl 缝线用于将腭咽肌上外侧连接到软腭肌。**F.** 腭部缝合切口。（From Pang KP，Woodson BT. Expansion sphincter pharyngoplasty：a new technique for the treatment of obstructive sleep apnea. Otolaryngol Head Neck Surg. 2007；137：110-4）

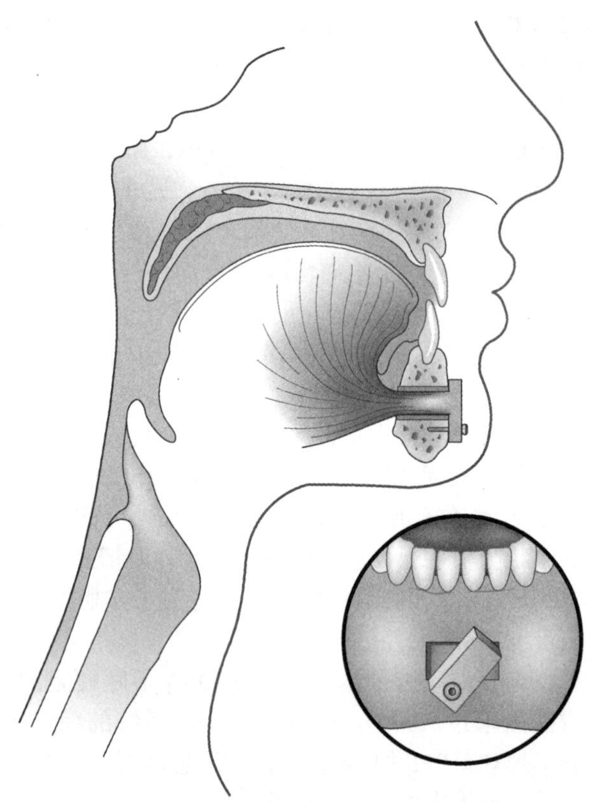

**图 175.6**　颏舌肌前徙术。在颏骨推进中，舌体被置于前牵引下，方法是进行有限的下颌矢状面旁截骨，然后推进颏结节 / 颏舌肌复合体（**A**）。切开颊黏膜和髓骨后，下颌骨的舌侧皮质骨，包括颏结节被固定在其新的前位（**B**）。（Adapted from Riley RW，Powell NB，Guilleminault C. Obstructive sleep apnea and the hyoid：a revised surgical procedure. Otolaryngol Head Neck Surg. 1994；111：717-21.）

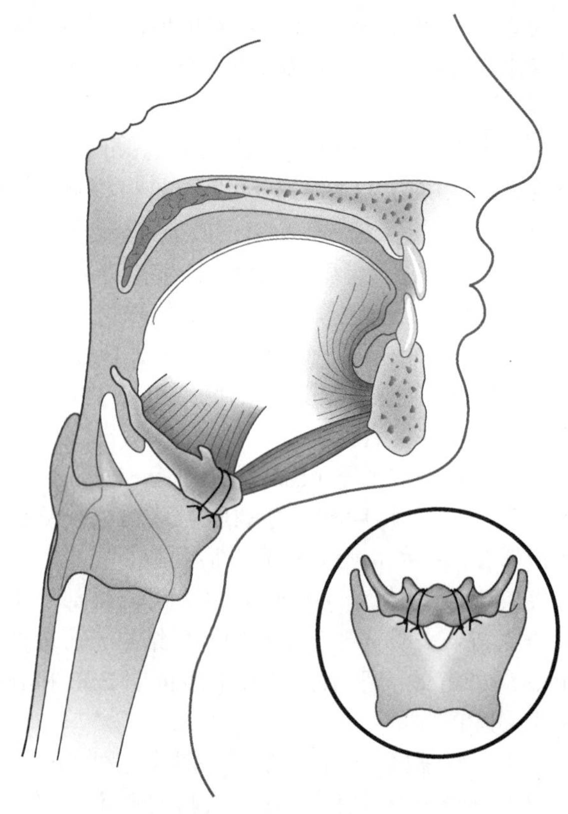

**图 175.7**　改良舌骨切开悬吊术。分离舌骨，暴露下半部分，舌骨上大部分肌肉结构保持完好。舌骨被推进到甲状软骨层上方，并通过甲状软骨上方的缝线固定。（From Riley RW，Powell NB，Guilleminault C. Obstructive sleep apnea and the hyoid：a revised surgical procedure. Otolaryngol Head Neck Surg. 1994；111：717-21.）

舌头固定到下颌骨[79]。对于出现舌根阻塞的 OSA 患者，应考虑舌悬吊。作为一项独立的手术，其成功率只有 36.6%[79]。此外，作为 OSA 患者多级手术方法的一部分，舌悬吊术是有效和安全的[79]。

据报道，通过在舌根部放置组织锚，在下颌放置一个调节轴，并使用系绳悬吊舌头，可调节舌头的推进是可行和安全的，但这种新型手术疗效还需要进一步研究[80-81]。

## 上气道神经刺激疗法

舌下神经在睡眠期间支配着舌头的内在和外在肌肉，直接电刺激舌下神经以恢复或维持上气道的通畅，有超过 20 年的研究和发展历史[82]。从病理生理学角度来看，睡眠时选择性刺激舌下神经分支，可以通过改善睡眠时上气道扩张肌活动来治疗 OSA[83]。

临床试验中探索了 4 种不同的舌下神经刺激设备的安全性、可行性和有效性：舌下神经刺激（Hypoglossal Nerve Stimulation，HGNS）系统（ApneX Medical，明尼苏达州圣保罗，2013 年停产）、Aura6000 系统（ImThera Medical，加利福尼亚州圣地亚哥）、Inspire 上气道刺激（Upper Airway Stimulation，UAS）设备（Inspire Medical Systems，明尼苏达州枫树林市）和 Genio 系统（Nyxoah，比利时圣吉贝尔山）。这些试验结果已经公布，证实了用于上气道神经刺激治疗 OSDB 的安全性和可行性[84-87]。这 4 个系统中有 3 个系统由一个可植入的脉冲发生器组成。其中，各系统之间的主要区别在于，Aura6000 系统中，通过多电极导线对近端舌下神经的刺激是连续的，无需呼吸感应导线；而在 Inspire UAS 设备中，舌下神经刺激是间歇性的，与测量呼吸周期的呼吸感应导线同步[83，85，88]。其他不同之处在于，在 Inspire UAS 系统的手术技术中，刺激导线的袖带部分需要放置在远端舌下神经的内侧部分，从而只对舌突肌进行选择性的刺激[89-90]。随后，需要通过观察刺激时的舌部突出情况和手术时的肌电图监测来确定刺激导线的正确位置[89]。

Genio 系统经皮下植入，并通过这个植入的神经刺激器刺激双侧舌下神经的末端分支，该神经刺激器将从外部激活[87]。第一个结果表明，相对于其他方法，其非侵入性并不影响其有效性[87]。

识别更有可能从上气道神经刺激治疗中获益的 OSA 患者一直是他们评估的一个重要组成部分[86, 91]。建议其 BMI ≤ 32 kg/m$^2$，AHI 小于或等于每小时睡眠 50 次的患者开展上气道神经刺激疗法[86]。此外，DISE 期间记录的腭水平没有完全的环形塌陷，可以预测植入式上气道神经刺激疗法的治疗成功（图 175.8）[86, 91]。因此可以推荐 DISE 作为植入式上气道刺激疗法治疗 OSA 的患者检查工具[91]。

2014 年公布了一项大型多中心前瞻性试验的结果，评估了使用 Inspire UAS 设备（图 175.9）对 126 名选定的 OSA 患者进行上气道神经刺激治疗的安全性和有效性［刺激治疗减少呼吸暂停（Stimulation Therapy for Apnea Reduction，STAR）试验］[89]。这项关键性试验的结果表明，舌下神经刺激导致 OSA 严重程度的客观和主观测量的显著改善[89]。没有发生严重的不良事件，而且不良反应对大多数患者来说可耐受[89]。此外，该试验的随机、退出治疗的结果表明，在继续治疗的患者中，刺激可持续改善 OSA 的严重程度[89]。

系统回顾表明，据报道舌下神经刺激治疗 OSA 是安全的，接受度和治疗依从性高，经过几年的随访结果稳定[82, 88]。在接受 Inspire UAS 设备的上气道神经刺激治疗的患者的内镜检查发现，对治疗有反应的患者比无反应者有更大的腭后扩大，神经刺激增加了腭后和舌后区域[92]。这种由上气道神经刺激治疗引起的多平面扩大的观察结果可能解释了在接受 UAS 治疗的选定患者中，OSA 严重程度的持续降低[89, 92]。

STAR 试验的 5 年随访数据证实，在这些经鼻 CPAP 失败的中重度 OSA 患者在上气道刺激治疗 5 年期间，嗜睡、生活质量和呼吸效果持续改善，严重的不良事件并无发生[93]。这些结果证实了使用 Inspire 设备进行上气道刺激治疗是一种非解剖性手术治疗，对患者长期有益[93]。

## 颌骨整形

在阻塞性睡眠呼吸暂停综合征（obstructive sleep apnea syndrome，OSAS）患者中，结合上颌和下颌骨改善气道通畅是一种治疗 OSA 患者的方法。尽管试验的证据仍然很少，对 OSA 患者，双颌前移术（maxillomandibular advancement，MMA）目前被认为是 OSA 的一种非常有效和安全的手术治疗方法[94]。OSA 患者的 MMA 手术包括双侧下颌骨矢状劈开截骨术和上颌 LeFort I 截骨术（图 175.10）。在 OSAS 患者中，MMA 手术通常需要将下颌骨处至少前移 10 mm。因此，一些上气道肌肉和韧带被重新定位到前部，包括二腹肌、舌骨肌、颧骨肌、颧舌骨肌的前腹。上颌骨向前拉的软组织，收紧腭舌肌和腭咽肌，增加舌头的支撑。此外，“增加”上颌骨的前移也增加了下颌骨前移幅度。为了进一步改善口咽和下咽气道的通畅性，MMA 手术经常与 GA 或改良的 GA 相结合[95-96]（图 175.6 和图 175.11）。某些病例中，为

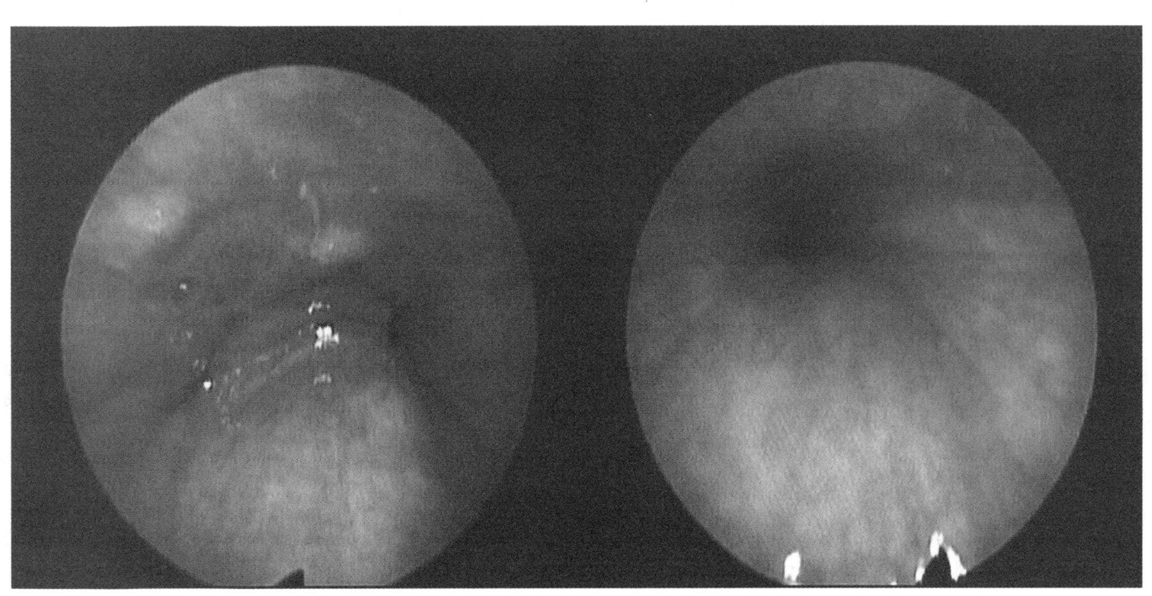

**图 175.8**　药物诱导镇静内镜检查中，腭部水平的前后（左）和环形（右）塌陷的例子。（From Vanderveken OM，Maurer JT，Hohenhorst W，et al. Evaluation of drug-induced sleep endoscopy as a patient selection tool for implanted upper airway stimulation for obstructive sleep apnea. J Clin Sleep Med. 2013；9：433-8.）

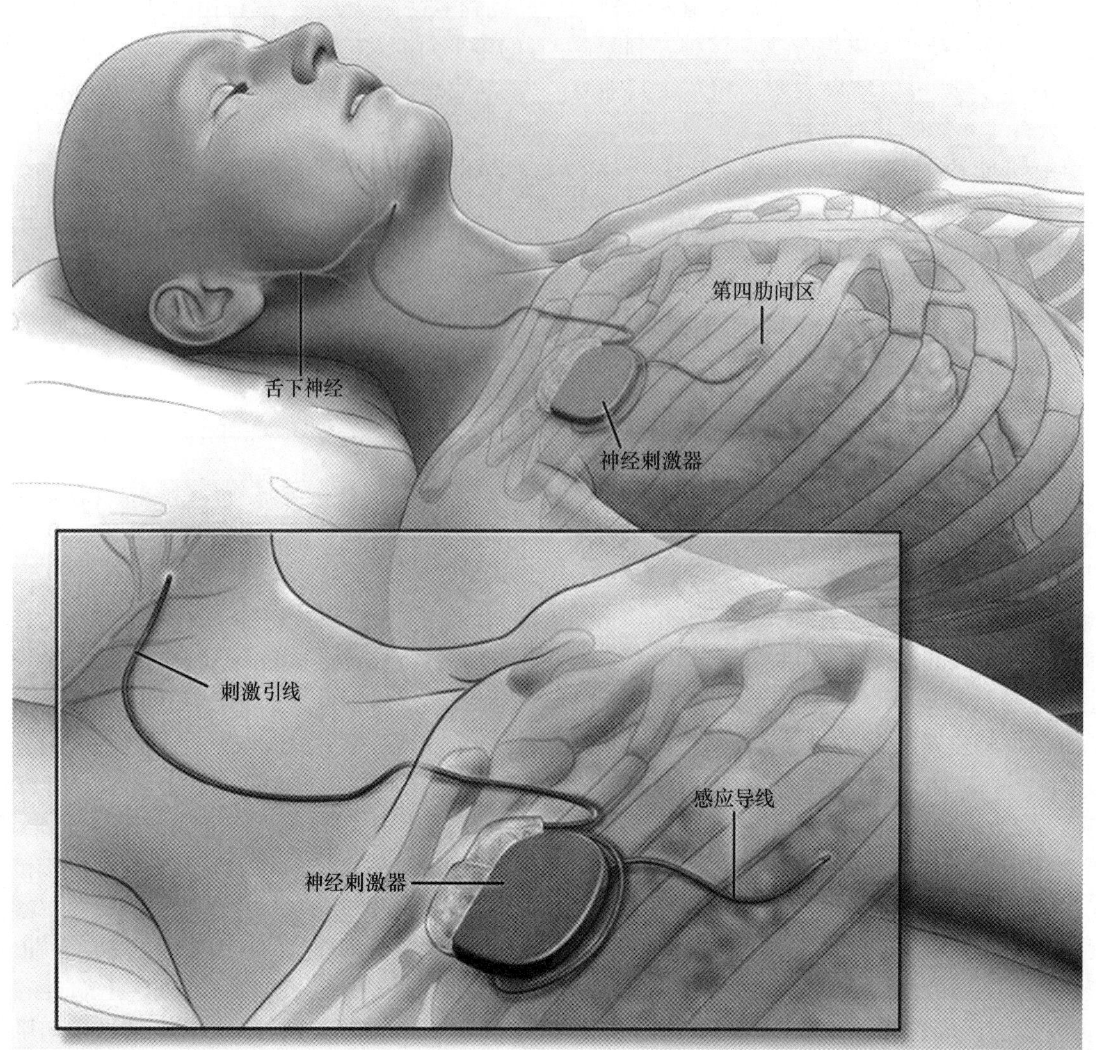


**图 175.9** 使用 Inspire 2 植入物（Inspire Medical Systems）刺激上气道。神经刺激器通过刺激导线向舌下神经传递电刺激脉冲；刺激脉冲与传感导线检测到的通气同步。在植入该装置时，通过下颌下腺下缘上颈部水平切口暴露舌下神经主干（Ⅻ）。神经沿前内侧走形，分出外侧支和内侧支（m- Ⅻ）。刺激导线被放置在 m- Ⅻ分支上。刺激导线的袖带部分包括 3 个电极，它们可以排列成各种单极或双极结构，用于刺激上气道。通过观察刺激时的舌部突出情况和手术时的肌电图监测来确定刺激导线的合适位置。在第四肋间区水平切开第二个切口。解剖点是下方肋骨的上缘。在肋间外肌和肋间内肌之间建立了一个隧道。通气传感器放置在隧道内，传感侧面向胸膜。在右侧锁骨下 2 ～ 4 cm 处水平切开第三个切口。在切口下方和胸大肌表面创建一个腔隙，以容纳神经刺激器（植入的脉冲发生器）。利用皮下隧道装置，将刺激电极和压力传感器的导联引入锁骨下创口，并连接到植入的脉冲发生器上。在缝合前，确认该系统正常运行。（From Strollo PJ Jr. Soose RJ，Maurer JT，et al. Upper-airway stimulation for obstructive sleep apnea. N Engl J Med. 2014；370：139-49.）

了减少患者的颈部脂肪量并进一步改善气道通畅，可以将颈部抽脂术加入到手术计划中[96]。这种上颌-下颌-下巴前移的结果是鼻口-下咽气道的结构扩大、咽扩张肌的张力增强和塌陷减少。由于 MMA 手术不是以矫正牙颌面异常为主要目的，OSA 患者的 MMA 手术有时也被称为“正颌手术”。然而，在一些患者中，MMA 手术被用来同时治疗 OSA 和矫正牙颌面畸形。

## 双颌前移术治疗阻塞性睡眠呼吸障碍的疗效

MMA 手术治疗 OSA 在很大比例的患者中通常是成功的。一项对来自 22 项研究的 627 名患者进行的 meta 分析显示，手术成功率的中位数是 86%，即术后 AHI 小于 20，AHI 下降幅度大于 50%[97]。在这项 meta 分析中，43% 的患者观察到手术治愈，更严格的定义为术后 AHI 小于 5。经过平均 5 个月的随访后，观察到平均 AHI 从 63.9 降至 9.5，夜间最低氧饱和度从 71.9% 提高到 87.7%，具有统计学意义和临床意义[97]。其他在大多数多导睡眠监测结果中也观察到相应的改善，如 MMA 手术后的睡眠效率和睡眠分期。值得注意的是，本项 meta 分析中大约 2/3 的

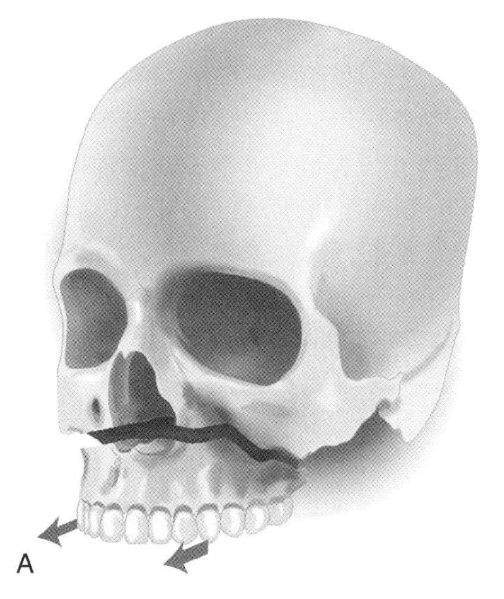


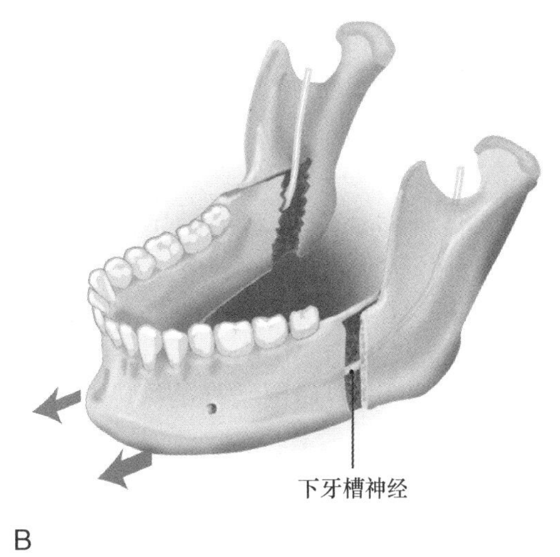


**图 175.10**　双颌前移术（MMA）。阻塞性睡眠呼吸暂停综合征的 MMA 手术通过上颌骨 LeFort I 前移截骨术（**A**）和双侧下颌骨矢状劈开前移截骨来扩大上气道（**B**）。［Adapted from Rosenberg AJ，Damen GW，Schreuder KE，et al.（Obstructive sleep-apnoea syndrome：good results with maxillo-mandibular osteotomy after failure of conservative therapy）. Ned Tijdschr Geneeskd. 2005；149：1223-6.］

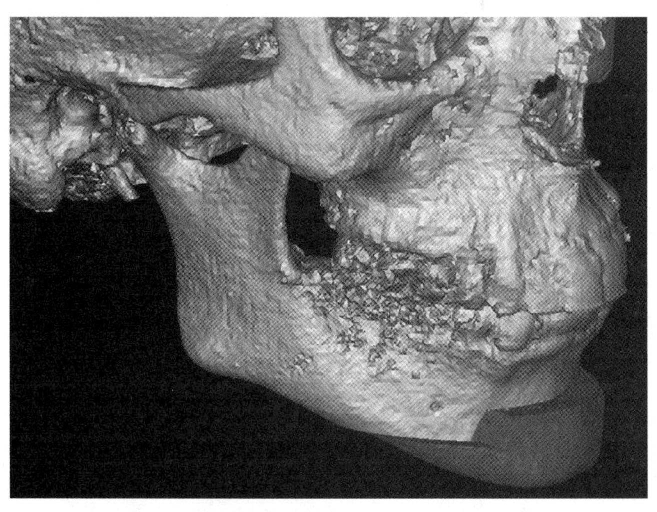

**图 175.11**　改良颏舌肌前徙术（GA）。在改良的颏前移术中，通过对下巴和颏结节 / 颏舌肌复合体进行梯形截骨，将舌头向前牵引

研究，既往或同时进行过上气道手术，如 UPPP、GA 和（或）舌骨肌切开术和悬吊术。值得关注的是，以前进行过这些上气道手术的患者通过 MMA 手术获得治愈的可能性较小［97］。Zaghi 及其同事［98］的另一项 meta 分析，仅包括评估 MMA 手术结果的研究，排除手术时接受辅助手术的患者（如扁桃体切除术、UPPP 或部分舌切除术）的研究。他们纳入了 45 项观察性研究，评估了 518 名 OSAS 患者的 MMA 手术疗效，手术成功率和手术治愈率分别为 85% 和 39%。经过 6 个月随访后，观察到平均 AHI 从 57.2 降低到 9.5，而夜间最低氧饱和度从 70.1% 提高到 87.0%，具有统计学意义和临床意义［98］。

尽管评估 MMA 手术长期疗效的研究数量仍然有限，但在超过 2 ～ 5 年的随访期间，长期疗效似乎相对稳定［94，99］。研究发现 OSA 患者接受 MMA 手术后血压在统计学和临床上都有显著改善［100-101］。最后，多项 X 线头影测量分析研究证实了 OSA 患者 MMA 手术后颌骨的维持具有长期稳定性［102］。

在对 OSA 患者进行 MMA 手术后，大多数患者主诉其打鼾、呼吸暂停、白天嗜睡、晨起头痛、记忆力减退、注意力不集中等情况得到了改善［97］。据报道，ESS 值升高（＞ 10 分）的患者比例从 72% 下降至 10%［103］。此外，Holty［97］和 Zaghi［98］的 meta 分析显示，ESS 值分别从 13.2 降到 5.1 和 13.5 下降到 3.2。嗜睡及生活质量问卷中所有方面的显著改善也有报道［100，104-105］。另一项研究报告称，MMA 术后抑郁或易怒的主观症状减少了 72%［106］。大多数患者在 MMA 手术后能够停用 CPAP 治疗，患者总体上表示治疗是值得的，并且可以推荐给他人［103］。

与许多治疗 OSA 的外科手术一样，将 MMA 手术与其他干预措施进行比较的随机研究非常少。然而，有几个队列研究分别比较了 MMA 手术与 UPPP 和 CPAP 的结果［106-111］。当 MMA 手术（$n$ ＝ 37）与 UPPP（$n$ ＝ 34）的结果进行比较时，MMA 手术 AHI 的平均变化明显（平均 AHI 下降，40.5 *vs.* 19.4）［109］。这项研究也不能证明在 MMA 手术前进行 UPPP 对最终结果的额外影响［109］。当 CPAP 治疗的 AHI 与

MMA 手术后的 AHI 进行比较时，5 项队列研究没有显示这两种干预措施之间的显著差异[97]。迄今为止，只有一项研究进行了前瞻性随机对照试验，比较了 50 例重度 OSAS 患者 MMA 手术与 CPAP 的治疗效果（平均 AHI，56.8）[112]。尽管 CPAP 和 MMA 术后 1 年 AHI 和 ESS 值均有显著改善，但改善的程度在临床或统计学上没有明显差异。CPAP 组的 AHI 从 50.3 降至 6.3，而 MMA 组的 AHI 从 56.8 降至 8.1，这表明这些治疗的等效性。

MMA 手术对上气道和周围结构的影响已被广泛研究[113]。二维头颅测量研究通常显示 MMA 手术后腭咽、口咽和下咽气道空间显著增加[104]（图 175.12）。此外，手术可能会导致上颌间隙增大，舌骨比例减小，舌骨位置更上更前[104, 113]。三维 CT 研究证实了上气道间距的改善，显示 MMA 手术后整个上气道口径增大[113-114]（图 175.13）。气道容积的增加似乎在声门处最为明显，其次是口咽（图 175.14 和图 175.15）[114]。此外，对上气道的 CT 研究也发现，手术后上气道的侧径有了显著改善，上气道的长度也有了显著缩短[79-80]。后一种现象被认为在结构上有助于 MMA 手术后气道塌陷的减少[115]。上述上气道间距和颌骨结构的许多变化都与 OSA 的改善有关。然而，目前还没有足够的数据支持其与 OSA 改善之间的关系，如 AHI 值与上气道及其周围骨质结构的变化[113]。

上颌骨和下颌骨的同时推进改变了面部的骨骼框架，从而使面部的中下 1/3 可能恢复年轻。在大多数患者中观察到这种“反向面部提升”的概念，在 OSA 患者进行 MMA 手术后，使面部更加美观（图 175.16）。Li 和他的同事[95, 116]发现在术后 6 个月，50% 的患者报告说面部外表更年轻，36% 的患者报告说更有魅力。值得注意的是，在这项研究中，9% 的患者认为术后面部外表不满意。相反，在另一项研究中，OSA 患者表示他们在 MMA 手术后并不在意自己的外表[117]。虽然寻求 OSA 治疗的患者一般不渴望面部美观得到改善，但是在手术前与患者沟通预期的面部变化是很重要的。事实证明，唇部和下巴间的面部软组织变化程度与 90% 的下牙齿和咬合运动相关[118]。由于大多数 OSA 患者表现出正常的颅面骨骼形态，因此不应该过度的前伸，导致面部审美的畸形。一种涉及所谓“逆时针”旋转咬合面的手术技术，以前曾用于矫正严重的“鸟面综合征”畸形，可在 OSAS 患者用于实现美学目标和实现治疗的主要目标——最佳增加气道通畅[119]。

OSA 患者 MMA 手术后很少发生严重并发症[97]。术后有个别非致命的心脏停搏或心律失常的病例[120]。还没有 OSAS 患者在这种手术后立即死亡的病例报道[97]。据报道，轻微并发症发生率约为 3%[97]。轻微并发症包括出血或局部感染，通常可通过抗生素或手术引流治愈。术后出现的咬合错位或面部感觉异常

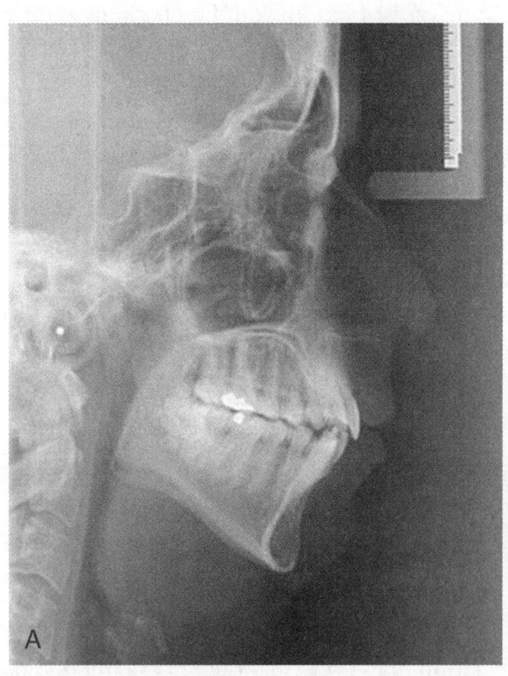


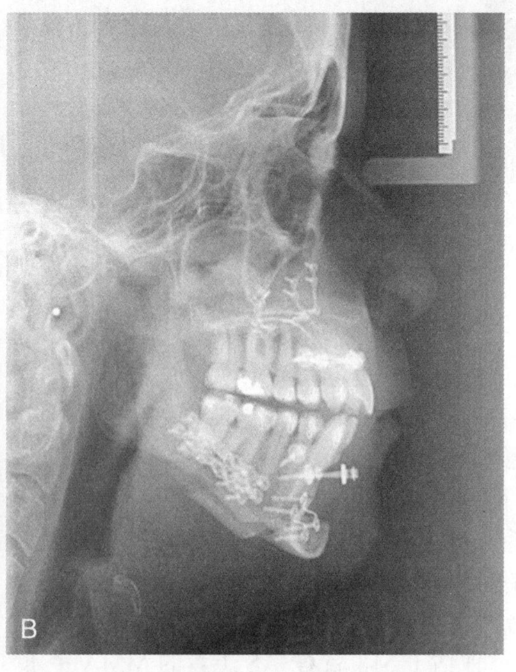


**图 175.12**　双颌前移术（MMA）后的二维气道变化。术前（**A**）和术后（**B**）X 线侧位头影测量图，显示一名重度阻塞性睡眠呼吸暂停综合征患者在 MMA 手术联合改良颏成形术和颈部抽脂术后上气道间隙的矢状面变化（Adapted from Doff MH，Jansma J，Schepers RH，et al. Maxillomandibular advancement surgery as alternative to continuous positive airway pressure in morbidly severe obstructive sleep apnea：a case report. Cranio. 2013；31：246-251.）。

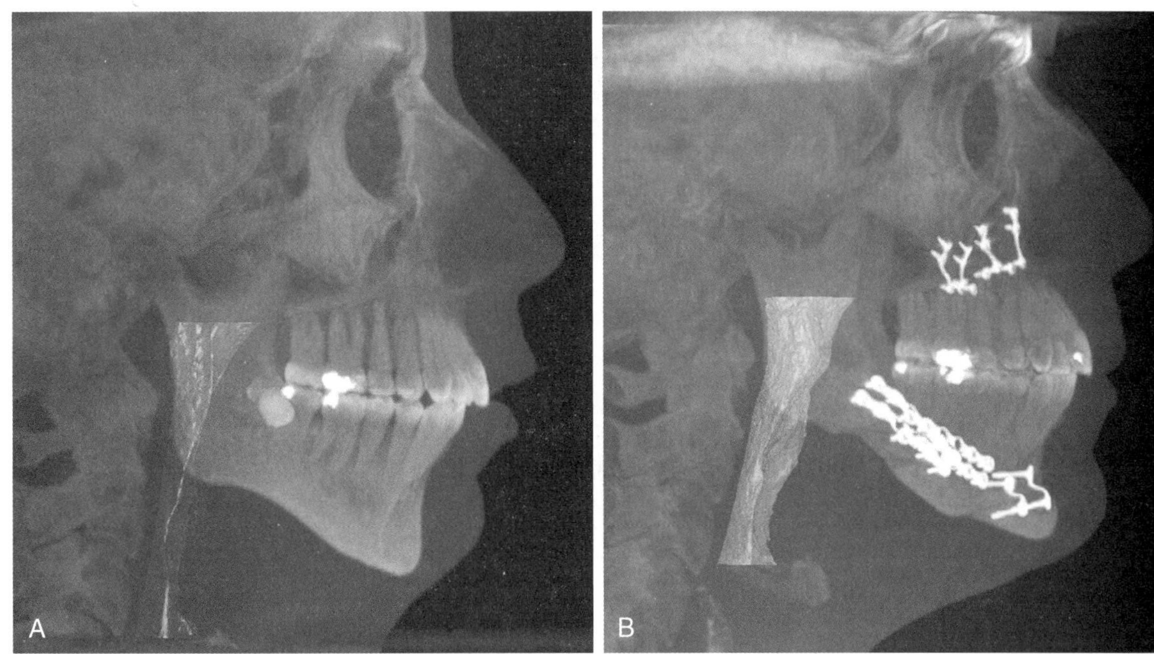

**图 175.13**　双颌前移术（MMA）后的三维气道变化。A. 上气道重建的术前（**A**）和术后（**B**）计算机断层扫描，显示一例重度阻塞性睡眠呼吸暂停综合征患者 MMA 联合颏成形术和颈网膜抽脂术后上呼吸道空间的三维变化

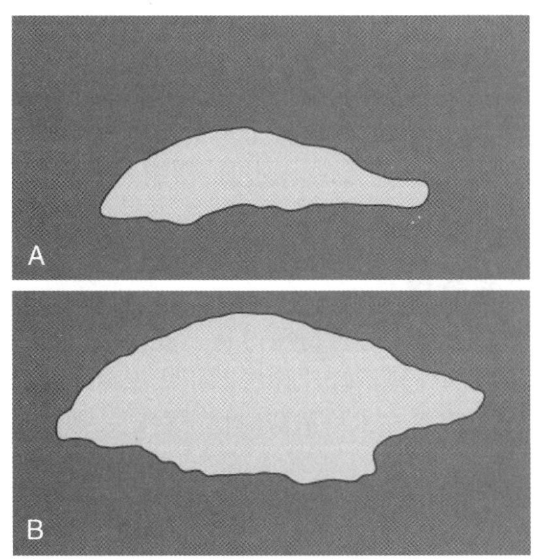

**图 175.14**　双颌前移术（MMA）后的颚咽气道变化。显示一例重度阻塞性睡眠呼吸暂停综合征患者 MMA 联合颏成形术和颈部抽脂术，术前（**A**）和术后（**B**）扩大腭咽闭合气道的最小截面积。（Adapted from Doff MH，Jansma J，Schepers RH，et al. Maxillomandibular advancement surgery as alternative to continuous positive airway pressure in morbidly severe obstructive sleep apnea：a case report. Cranio. 2013；31：246-51.）

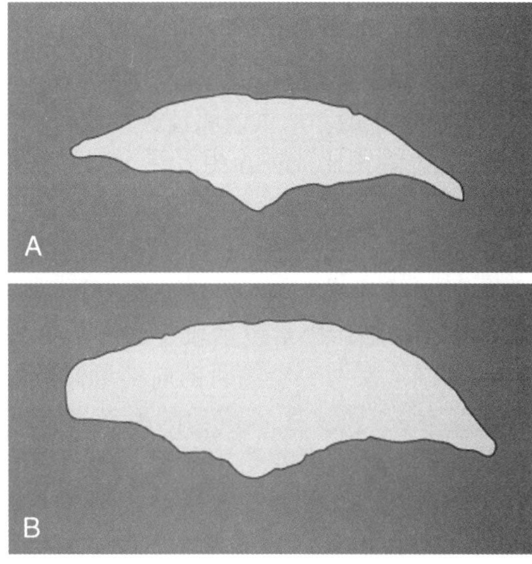

**图 175.15**　双颌前移术（MMA）后的口咽气道变化。显示一例重度阻塞性睡眠呼吸暂停综合征患者 MMA 联合改良颏成形术和颈部抽脂术，术前（**A**）和术后（**B**）口咽闭合气道扩大的最小截面积（Adapted from Doff MH，Jansma J，Schepers RH，et al. Maxillomandibular advancement surgery as alternative to continuous positive airway pressure in morbidly severe obstructive sleep apnea：a case report. Cranio. 2013；31：246-51.）

并不包括在这一类并发症发生率中。几乎所有的患者在术后都会出现面部感觉异常，但在 1 年的随访中，约 85% 的患者会消失[97]。相反，一些研究表明，接受治疗的患者中有一半有持续的面部感觉异常[121]。虽然有些报道，在 MMA 治疗后有高达 44% 的患者会发生咬合错位[120]，另一项多中心研究报告说，只有少数患者（6.7%）在 MMA 治疗后发生咬合错位[100]。OSA 患者可能普遍伴有牙颌面畸形，发生咬合错位，术前正畸治疗后再进行 MMA 手术，很可能会使原有的错殆畸形得到纠正。由于并发症的发生率与年龄增加有关，

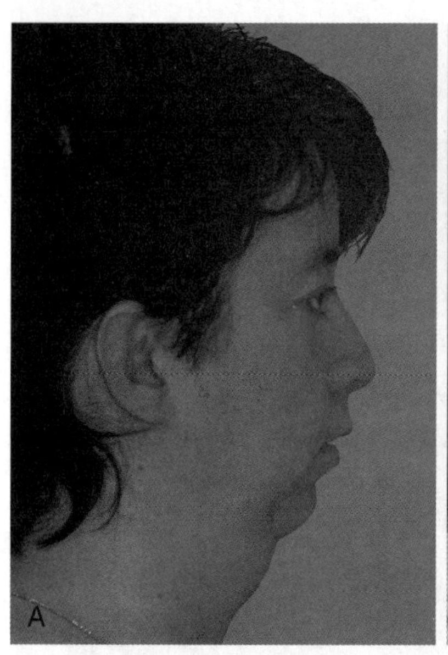

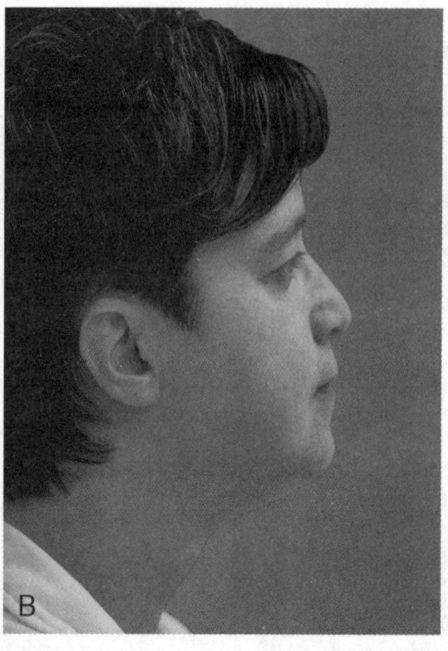

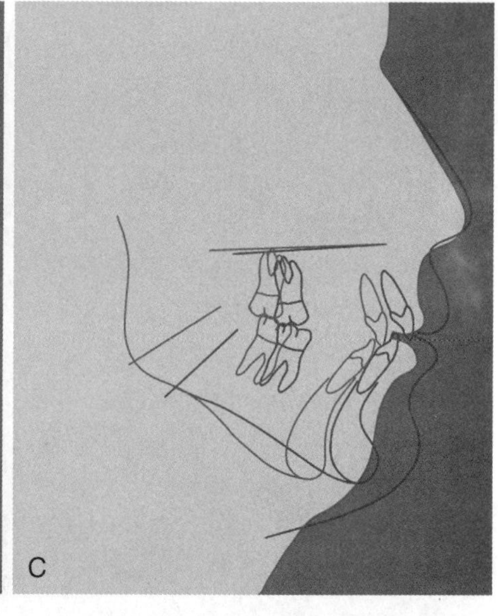


**图 175.16** 双颌前移术（MMA）对外表的影响。术前（**A**）和术后（**B**）照片显示，在一位严重的阻塞性睡眠呼吸暂停综合征患者身上，MMA 与改良 GA 和颈部吸脂术相结合，使面部中下 1/3 年轻化。当术前和术后的头位 X 线片叠加时（**C**），可以看到患者轮廓下 1/3 的变化。（Adapted from Doff MH，Jansma J，Schepers RH，et al. Maxillomandibular advancement surgery as alternative to continuous positive airway pressure in morbidly severe obstructive sleep apnea：a case report. Cranio. 2013；31：246-51.）（见彩图）

老年 OSA 患者出现手术并发症的风险更高[122]。与其他上气道手术后的主诉相比，患者在 MMA 手术后感觉到的疼痛一般不严重，而且通常较轻[122]。与“常规”正颌患者相比，OSA 患者在 MMA 手术后平均住院 3.5 天，时间稍长[97]。大多数 OSA 患者在术后 2 ～ 10 周内就能恢复正常工作[106, 122]。

预测 OSA 患者在 MMA 手术后良好预后的最相关的患者特征和临床因素包括较年轻和较低的术前 BMI 或 AHI[97]。另外，上颌骨的前移量似乎与 AHI 的降低程度有关[104]。手术成功的患者更有可能将上颌骨前移 10 mm 或更多[97]。相反，下颌骨的前移量似乎与 OSA 患者 MMA 手术后疗效没有关系[97]。手术治愈（即 AHI < 5）多见于基础 AHI 值较低的患者和之前没有进行过上气道手术的患者[97-98]。然而，基础 AHI 值较高的患者在手术后 AHI 的降低通常更为明显。对于可能的头影测量预测因素，根据头影侧位影像确定的术后后气道空间增加，似乎是预测 MMA 手术成功结果预测价值的唯一相关变量[97]。

## 术前评估

一般来说，MMA 手术的先决条件包括临床上“确诊”的 OSA，且无法接受保守治疗（如 CPAP），生理和心理健康，以及患者在手术前的知情同意[123]。计划 MMA 手术必须进行头部侧位片和术前 PSG 记录。手术可采用三维成像技术，如（锥形束）CT。随后，可以进行模拟手术，这为外科医生提供了关于预期的颌骨、气道和面部美学变化的宝贵信息（图 175.17）[124]。同时建议在手术前进行鼻咽纤维内镜检查，可以进一步帮助识别可能影响 MMA 手术结果的鼻腔、腭后或舌根病变。

## 术后管理

手术后上气道通畅性得到了极大的改善，术后 OSA 患者的外科治疗比传统的正颌患者更复杂。大多数 OSA 患者在术后清醒时情况稳定，但术后使用镇静药物或患者处于睡眠状态时，情况可能会发生很大变化。因此，重症监护室的安置以及镇痛和高血压药物的合理使用是必需的。如果患者恢复顺利，外科医生决定出院后，需要适当止疼和口服进食。因为年轻患者往往恢复更快，所以这类患者的出院时间通常比较早。

对患者的随访取决于外科医生的方案和患者的具体病情。应该注意的是，术后水肿通常会在术后 72 h 达到最大值。MMA 手术后肿胀的影响很少累及上气道，因为它位于外侧。肿胀有时会很明显，会让患者担心。建议术后密切随访，直到患者完全康复。在个别病例中，患者在 MMA 手术后可能会出现短暂的中枢性睡眠呼吸暂停，建议在随访 6 个月后进行 PSG[125]。此外，对超重患者应该强调，减重是治疗前后 OSAS 管理的重要组成部分，即使是适度的体重变化也会影响结果。

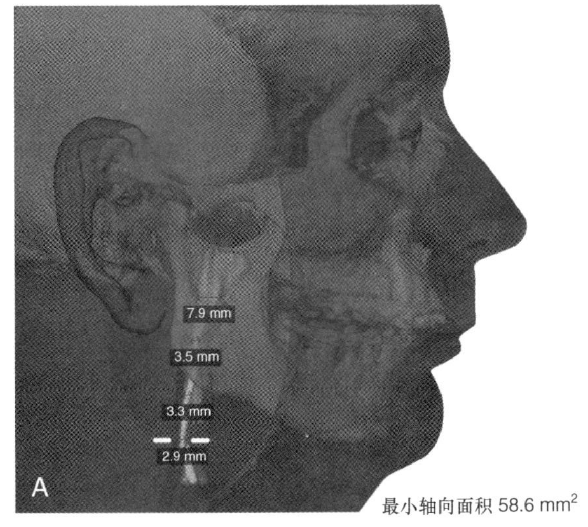


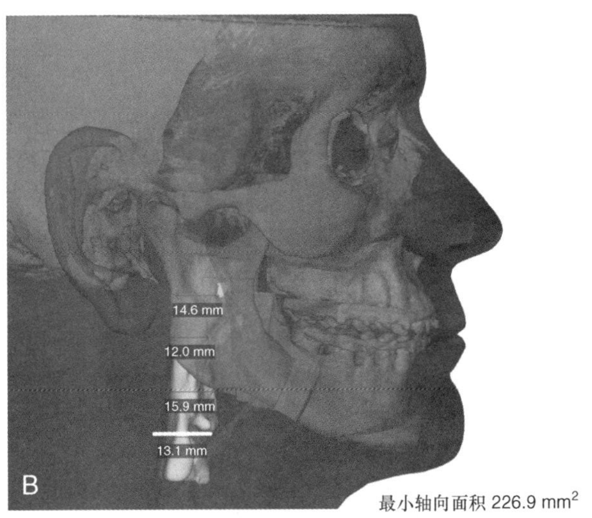


**图 175.17**　双颌前移手术（MMA）的三维规划。术前（**A**）和术后（**B**）的形态显示了一名患有阻塞性睡眠呼吸障碍的患者进行 MMA 手术后预期的颌骨、气道和面部美学变化。(Courtesy Mr. D. Brock；3D Systems.)

### 上颌骨前移的治疗算法

MMA 手术与 CPAP 疗效相当，有很高的成功率[97]。可以采用几种不同的模拟算法来选择 OSA 中 MMA 手术的候选术式。Riley 及其同事[107]报告了一个基于上气道阻塞具体部位的分阶段方案。根据气道阻塞的程度［软腭和（或）舌根］，患者在该方案的第一阶段接受 UPPP 和（或）舌前移术，并进行舌骨肌切开和悬吊。第二阶段包括 MMA 手术，通常用于第一阶段失败的患者。因为第一阶段手术失败的患者往往有更严重的 OSA、肥胖和小颌畸形[107]，因此其他患者在有严重 OSA 和（或）颅面畸形的患者中先进行 MMA 手术[122, 126]。Prinsell[106]采用了一种“因地制宜”的方法，即认为有“舌根后坠引起的口咽部狭窄”的 OSA 患者有条件进行 MMA 手术。Waite 及其同事[127]、Hochban 及其同事[111]都采用了一种方案，即对于有特殊“颅面畸形”（如后气道间隙异常）的患者，MMA 被认为是首选手术。最后，对口腔矫治器的反应也可用于选择合适的 MMA 手术人选[128]。通过口腔矫治器治疗显示基础 AHI 显著下降（即＞ 50%）的患者似乎是 MMA 手术的最佳选择[128]。尽管治疗方案多种多样，但在 OSA 治疗中，MMA 手术的精确治疗算法目前尚不明确。

综上所述，MMA 手术在矫正 OSA 中起着重要作用。由于上颌畸形患者的下颌复合体需要很大的变动，OSA 患者的 MMA 手术通常比“传统的”正颌手术更为复杂。然而，如果采取适当的预防措施，这是一种安全、显效的 OSA 治疗方式。对于颌骨畸形的患者（如严重的咬合错位、颌后缩或颞颌窝挤压），MMA 手术可能是最有效的干预措施。因此，应该告知这些患者 MMA 是主要的手术方式。

## 联合治疗（包括多级手术）

为了达到解除疾病目标，可能需要制定两种以上的治疗方案，根据需要使用辅助治疗方法来补充初级治疗方案[8]。然而，在 OSDB 的治疗中，联合治疗方案的价值被低估了。

关于 OSDB 的非手术治疗方案，报道了几种可能的组合，如将口腔矫治器治疗与睡眠姿势训练器相结合，或将 CPAP 与口腔矫治器治疗相结合[129-131]。此外，对于使用 CPAP 的患者来说，体位治疗也可能是一种辅助治疗，患者在仰卧位时需要增加压力来提高 CPAP 依从性[50]。

增加口腔矫治器治疗已被证明是控制 UPPP 失败后 OSA 的有效联合治疗模式[132]。体位治疗联合手术上气道改良可显著降低体位性 OSA 患者的严重程度[133-134]。

同样，结合多个手术技术，或在一个阶段或分期进行，或所谓的多级手术，均可视为 OSDB 的联合治疗。例如，UPPP 或 ESP 都可以作为更严重 OSA 患者的多级手术中的一部分[135]。多级手术的结果，包括 UPPP 与扁桃体切除术和 GA，伴或不伴 HS，这种特殊的组合已被建议作为下咽手术的“公认标准”[79, 136]。此外，经口机器人辅助舌扁桃体切除术和 UPPP 治疗 OSA 患者可显著降低 OSA 的严重程度，明显改善日间嗜睡，提高患者满意度，达到可接受的并发症发生率[135, 137-138]。

结合不同的治疗方案来缓解 OSDB 被低估和研究不足。对可能的组合还需要进一步的研究。

### 临床要点

- 越来越多的证据表明，未经治疗或未确诊的阻塞性睡眠呼吸暂停（OSA）是高血压的独立危险因素，随之产生脑血管和心血管发病率和高死亡率。因此，阻塞性睡眠呼吸暂停可导致重大的社会经济后果，应作为一种需要长期多学科管理的慢性疾病加以处理。
- 持续气道正压通气（CPAP）仍然是治疗中重度 OSA 的标准方法。然而，CPAP 治疗的临床效果往往会受到依从性差的限制。因此，根据阻塞性睡眠呼吸暂停的严重程度，非常需要单独或联合使用非 CPAP 治疗方案。
- 为了避免"错误性试验"的经验性临床治疗模式，建议在 OSA 患者上气道手术和（或）口腔矫治器治疗决策过程中常规使用药物诱导镇静内镜。
- 当鼻腔阻塞时，鼻腔手术是对大多数其他手术和非手术治疗的补充。在适当情况下，结合定位上气道手术可以解决多平面阻塞。上气道神经刺激术对于多节段软组织塌陷的患者，尤其是特别容易塌陷的患者，而不是结构异常的患者似乎更有希望。双颌前移术对选定患者是一个特别有用的选择。气管切开术对于有严重并发症以及不能忍受其他微创治疗的患者是一个重要的选择。
- 在可用的治疗方案中，可能需要联合多个方案，以获得成功的结果。由于单一治疗并不能适合所有的 OSA 患者，因此需要对可能联合的临床有效性进一步研究。

## 总结

OSDB 具有重要的社会经济影响，应将其作为一种需要长期多学科管理的慢性疾病来对待。尽管 CPAP 是治疗中重度 OSA 比较成功的方法，但其临床效果往往会因为患者和伴侣的接受程度低而受到限制，从而导致依从性不高。由于许多 OSDB 患者对 CPAP 的依从性不一致而未得到充分的治疗，而且需要对轻中度 OSDB 进行充分的治疗以降低发病率和死亡率，因此非常需要非 CPAP 治疗方案（表 175.1）。此外，有必要将现有治疗方案中的一种以上方案联合起来，以达到控制疾病的结果。

OSDB 的性质和严重程度存在多样性，因此为每个患者选择正确的治疗方案至关重要。在可用于术前上气道评估的不同技术中，DISE 被越来越多用于动态上气道评估，以便为 OSDB 患者选择适当的非 CPAP 治疗。

对上气道异常、颅面畸形或肥胖的 OSDB 的患者可以应用手术治疗。一般来说，睡眠外科手术针对的是特定的可伸缩的上气道结构，因此术前上气道检查有助于对患者选择合适的手术方法。考虑到大多数 OSDB 患者的上气道有多平面塌陷，治疗应以解决睡眠时上气道塌陷所涉及的所有节段的咽部塌陷为目标，以使正在接受一种或多种非 CPAP 治疗方案的 OSDB 患者获得成功。

在精心挑选的 OSDB 患者中，上气道神经刺激疗法是很有希望的。它的安全性，加上其较高的依从性和治疗依从性以及持续降低 OSA 严重程度，应该继续在这一领域做进一步研究。

### 参考文献和拓展阅读

请扫描书后二维码，获取参考文献和拓展阅读资源。

# 睡眠磨牙症的药物治疗、行为干预、补充及替代治疗

# 第 176 章

Ephraim Winocur，Luis F. Buenaver，Susheel P. Patil，Michael T. Smith，Jr.

惠培林　马　薇　译　谢宇平　审校

**章节亮点**

- 睡眠磨牙症（sleep bruxism，SB）是一种常见的咀嚼肌运动障碍，可产生如牙釉质磨损和颌面疼痛等有害后果。
- 在某些尚未表型的情况下，睡眠磨牙症可能有保护作用，包括在限制期间恢复上呼吸道通畅或增加唾液分泌以减少化学介导的牙齿磨损。
- 睡眠磨牙症治疗的必要性应该根据具体情况来决定，权衡运动行为可能产生的积极和消极后果与可能产生的治疗相关不良反应之间的平衡。
- 尽管传统的治疗方法是有效的（例如防止牙齿磨损的牙科器具），但通常它们的耐受性较差，因此经常寻求替代的药物和补充方法。
- 药物治疗以及行为和补充的替代医学方法也正运用于治疗睡眠磨牙症，但临床证据有限；一些有希望的干预措施仍需要系统的调查，其潜在的不良反应和许多干预措施的最小 / 适度效果限制了它们的使用。

## 睡眠磨牙症

磨牙症的疾病分类和定义逐步完善。最近一次国际会议同意将睡眠磨牙症（SB）和清醒磨牙症（awake bruxism，AB）区分开来[1]，大家越来越相信其病因是不同的（见第 169 ～ 172 章的定义、并发症和假定的机制）。根据最新的国际共识，SB 是一种发生在睡眠中的咀嚼肌活动，其特点是有节律的（间歇性的）或无节律的（强直性的）。AB 是一种发生在清醒状态下的咀嚼肌活动，其特点是重复或持续的牙齿接触和（或）下颌骨的支撑或推挤。应该注意的是，在一部分健康人群中［例如，在没有睡眠呼吸紊乱、癫痫或快速眼动行为障碍（rapid eye movement behavior disorder，RBD）、疼痛、失眠、胃反射障碍、金属健康障碍、成瘾］，SB 和 AB 都不被认为是运动障碍。

SB 和 AB 都可能有积极的保护作用，如在胃食管反流的情况下，增加唾液分泌以减少化学性牙齿磨损，或者在 SB 的情况下，通过恢复上气道的通畅性来防止气流受限期间的上气道塌陷[3-4]。尽管如此，AB 和 SB 都可能是口腔不健康后果的一个危险因素。当 SB 出现临床上显著的有害结果时，如牙齿完整性的损害和骨折或口唇疼痛，它可以被认为是一种具有多因素的病理生理学的复杂运动行为，应得到有效的管理。会议达成共识的同时产生另一个重要观点，确定磨牙症是否存在的标准分界点不应在其他健康人中使用；更确切地说，与磨牙症有关的咀嚼肌活动应作为一个行为整体来评估。这些新的定义对于临床医生决定哪种口腔管理方法是最好的，或者在考虑 SB 的牙科治疗之前，是否应该将患者转诊到睡眠专家、神经病学专家或耳鼻喉科专家那里至关重要。

在评估 SB 时，必须评估和考虑磨牙症可能是另一种需要同时治疗的潜在疾病的迹象，包括阻塞性睡眠呼吸暂停、RBD 和癫痫，如前文所列[5]。SB 也可能是许多药物的不良反应，包括抗抑郁药和抗精神病药[6]，以及娱乐性药物如 3,4- 亚甲二氧基甲基苯丙胺（methylenedioxymethamphetamine，MDMA）/ 摇头丸[7]和尼古丁[8]。

SB 发作可分为时相性、紧张性或混合型。相应的磨牙声是常见的，但也是可变的[2, 9]。在评估治疗成功与否时，临床医生需要考虑到，在较轻的病例中，SB 发作的频率可以从每晚到间歇的变化[2, 10]。寻求治疗通常有多种原因，包括磨牙声对床伴的干扰、牙齿磨损、面部疼痛、头痛和牙齿过敏。此外，必须根据前面列出的并发症制订治疗计划。

### 病理生理学

关于病理生理学，现代循证概念强调中枢神经系统功能障碍和自主觉醒作为 SB 的主要病因，而不是

外周机制，如错咬合，后者缺少实证支持。多种内在因素，包括遗传、异常的自主交感神经激活和神经递质系统功能障碍，都与该疾病有关[11]。已知外在因素，如药物不良反应和烟草 / 尼古丁的使用，可诱发和（或）加重 SB[12]。

鉴于 SB 与各种不同的病理生理学之间缺乏明确的认识，因此，对 SB 没有确切的治疗方法也就不足为奇。目前常规治疗主要是控制 SB 的有害后果和保护口面部结构。最常使用的干预措施是预防牙齿磨损的牙套，但在存在阻塞性睡眠呼吸暂停时，建议谨慎使用（更多信息见第 171 章）。然而，这些方法并不能解决根本的病理生理改变，而且往往耐受性差[13]。药物、行为干预、补充和替代方法对 SB 的治疗研究开始受到关注，但基于不良反应、相对欠缺的科学证据和潜在的高成本，必须权衡这些方法。

## 睡眠磨牙症的药物治疗方法

根据过去 20 年的科学证据，由于 SB 很可能是中枢介导的，因此最好的治疗方法可能涉及调节大脑和自主神经过度兴奋的神经营养药物。第 171 章对 SB 的药物治疗进行了简要的回顾，因为它不是一线治疗，我们选择涵盖其多维假定的益处和风险。

然而，一项旨在评估药物对人类磨牙症的加重和改善作用的质疑性综述发现，引起或加重 SB 的药物比有效减少磨牙症现象的药物相对较多[8]。目前，缺乏强有力的证据来证明关于药物对 SB 影响的临床结论[14]。该文献仍然存在争议，主要基于个案报道[8]。因此，SB 的药物治疗还没有明确的建议。此外，后面列出的所有药物都是“超适应证”的：即不被政府机构认可为治疗 SB 的药物。临床医生在开具未经批准的药物时必须非常谨慎，并建议进行医疗合作。文献中对 SB 的药物治疗总结见表 176.1。

### 镇静剂、抗焦虑剂和抗抑郁药物

社会心理压力和精神病理学，特别是焦虑障碍，传统上被定义为在 SB 中发挥病理生理作用。然而，由于缺乏明确的证据将这些现象与 SB 具体联系起来，这一观点受到了质疑。最近一篇综述报道，大多数横断面研究得出了将 SB 与焦虑严重程度相关的混合结果[15]。然而，一些证据表明 AB 与焦虑和社会心理压力有关[16]。然而，由于苯二氮䓬类药物其抗焦虑、肌肉松弛和催眠特性，已在临床上用于 SB。一项安慰剂对照的多导睡眠监测（polysomnography，PSG）研究发现，SB 指数和主观睡眠质量都有显著改善[17]，但最近的一项多导睡眠监测研究发现，与安慰剂相比，氯硝西泮未能显著减少 SB 活动。不同的研究结果可能是由于样本之间的差异，因为前一项研究包括 SB 和合并睡眠障碍（如失眠、不宁腿综合征）的患者，而后者排除了合并睡眠障碍的患者。据报道，苯二氮䓬类药物地西泮也能显著降低患有咀嚼功能亢进临床症状的患者的夜间咬肌肌电图（electromyography，EMG）活动[19]。开具苯二氮䓬类药物处方时应谨慎，尤其是长期服用，可能产生不良反应，包括呼吸抑制、耐受性、依赖性、滥用、突然停药后的癫痫发作、嗜睡以及偶尔还会出现肌肉张力减退和协调障碍。呼吸抑制在合并睡眠呼吸暂停的病例中是一个特别令人担忧的问题，特别是当与阿片类药物联合使用时。

据报道，丁螺环酮是一种非典型的抗焦虑药，可缓解选择性 5- 羟色胺再摄取抑制剂引起的磨牙症（“继发性磨牙症”）。在另一些患者中，没有这样的效果，还可能导致其他患者的磨牙症[19]。

基于抑郁症和 SB 之间的假定联系，镇静类三环类抗抑郁药（如阿米替林）被建议作为 SB 的治疗方法。然而，没有足够的证据来支持这一假设[18]。最近一项旨在调查咬合夹板治疗和三环类抗抑郁药（阿米替林）对咬合力和咬合接触的短期影响的比较研究发现，在治疗磨牙症方面，咬合夹板治疗可能比三环类抗抑郁药更有效[20]。使用另一种抗抑郁药物曲唑酮来治疗 SB 是没有证据的，因此它对一些阻塞性睡眠呼吸暂停和睡眠唤醒问题患者的可能带来的益处尚不清楚[21-22]。总体来说，现有证据表明，用于治疗焦虑和抑郁的药物相对不适合治疗 SB，特别是选择性 5- 羟色胺和 5- 羟色胺和去甲肾上腺素再摄取抑制剂，通常会加剧 SB[23]。

### GABA 能药物

巴氯芬[24]［一种 γ- 氨基丁酸（gamma-aminobutyric acid，GABA）激动剂］和噻加宾[25]（一种 GABA 再摄取抑制剂）可有效改善 SB。这些研究表明，自 2005 年以来 SB 被睡眠障碍国际分类（ICSD-2 和 ICSD-3）[26]作为一种运动障碍，可能通过抑制性神经递质 GABA 成功治疗，类似于其他与睡眠相关的运动障碍，如不宁腿综合征（restless legs syndrome，RLS）和周期性肢体运动障碍。然而，这一假设需要在精心设计的研究中进一步证实。

### 抗惊厥药

加巴喷丁是一种抗惊厥药，通常用于治疗神经性疼痛、慢性广泛性疼痛障碍和 RLS，也可能有效地减少睡眠期间有节律的咬肌活动。一项小型研究（$n = 20$）发现，加巴喷丁可明显减少每小时的 SB

**表 176.1　睡眠磨牙症的药物治疗（缺乏确凿证据，未经批准、没有明确建议的药物）**

| 第一作者（年份） | 研究设计 | 通用名称 | 对睡眠磨牙症的影响 | 附注 |
|---|---|---|---|---|
| Saletu（2010）[17]<br>Sakai（2017）[18] | 单盲，安慰剂对照，非随机化，交叉试验<br>PSG<br>随机、双盲、安慰剂对照，交叉试验 | 氯硝西泮 | ↓<br>↔ | 可能会有严重不良反应。上瘾的风险 |
| Montgomery（1986）[102] | 公开试验（在便携式 EMG 上进行） | 安定 | ↓ | 可能出现严重的不良反应 |
| Winocur（2003）[8] | 病例报道（在关键评论中描述） | 丁螺环酮 | 多数：↓<br>少数：↑或↔ | 可能出现严重的不良反应；释放 SSRI 诱导的睡眠磨牙症 |
| Janati（2013）[24] | 单一病例报道 | 巴氯芬 | ↓ | 可能出现严重的不良反应 |
| Kast（2005）[25] | 病例报道 | 噻加宾 | ↓ | 可能出现严重的不良反应 |
| Ghanizadeh（2013）[28] | 随机、双盲、安慰剂对照试验 | 羟嗪 | ↓ | 儿科样本；<br>作用机制不清楚 |
| Huynh（2006）[19]<br>Sakai（2017）[18] | 随机、安慰剂和活性治疗的交叉对照实验[a]研究<br>PSG<br>随机、双盲、安慰剂对照、交叉试验 | 可乐定 | ↓<br>↓ | 可能出现严重的不良反应 |
| Winocur（2003）[8] | 交叉双盲（在评论中描述） | 溴隐亭 | ↓或↔ | Lobbezoo（1997）↓ 6 名患者中有 4 名因严重不良反应退出治疗<br>Lavigne（2001）[1]和 Nishioka（1989）↔ |
| Lee（2010）[35]<br>Tan（2000）[31]<br>Zhang（2016）[34]<br>Al-Wayli（2017）[33] | 随机临床试验<br>非盲-前瞻性研究<br>随机临床试验<br>随机临床试验 | 肉毒杆菌毒素 | ↓<br>↓<br>↓<br>↓ | 由于偶尔的并发症和高昂的费用，仅保留给极严重的 SB 病例。多数是自我报告结果 |
| Madani（2013）[27] | 随机对照试验与咬合板对照试验 | 加巴喷丁 | ↓ | 加巴喷丁与稳定型咬合板相当。样本量小，$n = 20$ |

[a] 试验作为概念挑战机制的证明，而不是药物的安全性。
↓，改善；↔，无效果；↑，加剧；EMG，肌电图；PSG，多导睡眠监测；SB，睡眠磨牙症。

发作，与稳定夹板管理的效果相当[27]。加巴喷丁还显著增加了慢波睡眠，这一假设用来解释其抗 SB 的作用机制。在推荐药物之前，需要完成验证性和安全性研究。

### 抗组胺药

最近的一项随机安慰剂对照临床试验调查了羟嗪治疗 30 名儿童中父母报告的 SB 的疗效[28]。羟嗪是一种具有镇静作用的 H1 受体拮抗剂，通常用于治疗儿童瘙痒和焦虑。与安慰剂相比，羟嗪减少了父母自我报告的磨牙症评分，没有出现严重的不良反应。虽然作用机制不明，但作者推测，其效果可能是由于睡眠深度增加、焦虑减少和肌肉放松所致，但缺乏明确的证据将焦虑和肌肉紧张与 SB 联系起来。因此，有必要进行更多的客观监测，并且必须控制不良反应的风险-效益比。

### 交感神经药物

交感神经药物被认为有可能通过抑制睡眠期间交感神经系统的唤醒来减少 SB。一项对 25 名睡眠磨牙者的随机对照研究发现，可乐定（一种 $\alpha_2$-肾上腺素能激动剂），而不是普萘洛尔（一种 $\beta_2$-肾上腺素能受体拮抗剂），在 SB 事件发生前的 60 s 内，通过降低交感神经张力而减少 SB 活动。作者得出的结论是，通常在 SB 事件前观察到的阵发性交感神经激活的减弱，减少了 SB 期间随后的运动激活[19]。最近的一项双盲、随机对照交叉研究重复了这些发现[18]。然而，在为 SB 患者开可乐定处方时应谨慎，据报道，它有严重的不良反应，包括低血压（在 20% 的中等剂量的患者中观察到）、晕厥、心动过缓、房室传导阻滞、嗜睡和疲劳、头痛、性功能障碍等。

#### 多巴胺类药物

根据多巴胺在帕金森病等运动障碍中的作用，人们假设了多巴胺（去甲肾上腺素的直接前体）与 SB 之间存在关系。在一项关于多巴胺激动剂溴隐亭效应的双盲、安慰剂对照的神经影像学研究中，探讨了 SB 患者的中枢多巴胺能系统可能出现功能异常[11]。不幸的是，6 名受试者中的 4 名因严重的不良反应而停止参与。然而，完成试验的两名参与者表明，与安慰剂相比，多导睡眠监测仪测得每小时 SB 发作的次数分别减少了 20% 和 30%[11]。同一组随后进行的一项研究[29]，以及另一项研究[30]，都未能证明溴隐亭对 SB 有任何显著影响。

有关多巴胺拮抗剂对人类 SB 影响的文献也是矛盾的。一些研究报告了氟哌啶醇和其他激动剂的加重作用，另一项研究报告了没有影响，至少有一项研究发现利培酮改善了 SB[8]。多巴胺类药物对人类 SB 的影响仍不清楚。需要更多的对照、循证研究来确定潜在的应答者亚组和那些有多巴胺相关恶化风险的人。

#### 注射肉毒杆菌毒素

肉毒杆菌毒素（botulinum toxin，BT）注射通常用于治疗颈部肌张力障碍、眼睑痉挛、半面肌痉挛、迟发性运动障碍和严重的口下颌肌张力障碍，包括 SB。BT 是一种由厌氧菌肉毒杆菌产生的神经毒素，它能阻止神经肌肉接头处突触前囊泡释放乙酰胆碱，阻断运动纤维。临床效果是暂时性的肌肉收缩无力，通常持续 3 ～ 4 个月[23]。关于 BT 注射治疗 SB 的研究有限，只有少数病例报告，一项开放标签的前瞻性研究[31]和几项小型随机对照试验（randomized controlled trials，RCT）[32-34]，主要评估疼痛、功能或者自我报告的磨牙症。一项单一的随机对照试验（$n=12$）使用 PSG 评估结果，并报道了在 12 周内，与安慰剂生理盐水注射相比，BT 显著减少了咬肌磨牙症事件[35]。没有受试者退出研究，也没有不良事件报道。在一项开放标签研究中，18 名被诊断为严重磨牙症的受试者接受了 3 年以上的治疗[31]。在这项自我报告研究中，89% 的患者表示磨牙现象明显缓解，咀嚼、吞咽和（或）说话的功能得到明显改善。作者得出结论，受试者需要大约每 5 个月进行一次 BT 注射，以获得有效、持续的缓解。

然而，由于缺乏安慰剂对照和客观的肌电图测量，得出的结论受到了影响。最近两项关于 BT 的系统综述评估了 4 项随机对照试验，指出现存文献较少，且方法存在偏差，认为 BT 似乎相对安全，可减少磨牙症发作的频率，减少疼痛和最大咬合力[36-37]。尽管 BT 有治疗潜力，但研究数量少，且问题尚未解决，包括偶尔出现的与局部肌肉无力有关的并发症和高昂的治疗费用，表明 BT 注射应适用于临床后果严重，所有其他疗法都已失败的 SB 病例，包括明显的牙齿磨损、干扰牙齿康复、颌骨肌肉和（或）颞下颌关节疼痛、头痛、和社会 / 婚姻冲突。在动物和人类中观察到的颞下颌骨损伤是否与此有关（即在某些脆弱的个体中是短暂的还是病理性的）有待进一步研究[38]。

### 睡眠磨牙症的行为干预措施

#### 大量练习疗法和习惯逆转

大量消极练习和习惯扭转是相关的行为疗法，旨在减少不需要的日间行为、习惯、强迫症和抽搐。早期临床治疗磨牙症的方法没有意识到 SB 和 AB 可能是不同的问题，需要独特的治疗。两种形式的磨牙症既往被认为是一种类似于抽搐的习惯[39]，可以通过加强磨牙或咬牙的有害方面的差异，通过有意识的重复行为来诱发肌肉疲劳，也可以通过停止练习后消除肌肉疲劳[40]。一项早期的研究将这种大量的消极练习与放松训练相比较，发现这两种方法都没有显著减少磨牙症[41]。然而，有案例报告，大量的练习可能对 AB 有益处[39, 42-43]。习惯逆转是一种相关的行为策略，通过增加研磨和咬牙的意识来减少适应不良行为，如下颌肌肉放松，然后得到加强。习惯逆转[44]，对许多口腔性质的运动障碍治疗（如吮拇指、神经性抽搐、咬指甲）有效[45]。少数关于颞下颌关节紊乱（temporomandibular joint disorder，TMD）的研究发现，习惯逆转可以减少面部疼痛[46-50]和相关的不良口腔习惯，包括 AB 和咬合[46, 48]。在白天进行的大量练习或习惯逆转干预可能适用于或对 SB 有效。

#### 过度矫正与唤醒

我们知道至少有一项研究将唤醒程序和一种被称为过度矫正的行为干预相结合，以减少 SB 行为[51]。过度矫正包括在对目标行为进行惩罚（觉醒）后，反复练习积极的替代行为（如按摩、刷牙、使用牙线、漱口水）。唤醒与过度矫正相结合是一种基于操作性条件反射的干预措施，该原则认为行为在很大程度上是由条件控制的；惩罚（即唤醒）和强化（即积极行为）。在一个小样本的、多重基线、多重条件、行为实验（$n=2$）中，51 每个受试者完成了多个基线条件、单独唤醒条件（配偶唤醒患者 15 ～ 20 s）和过度矫正的唤醒。在过度矫正的情况下，受试者被唤醒并被要求完成 10 min 的程序，包括洗脸和洗手、刷牙和使用牙线、用水漱口，然后重复。由受试者的配偶在睡眠开始后的 2 h 内观察和记录的过度矫正条件下的觉醒在减少睡眠擦伤发作的次数（> 15 s）方面有一定效果。与其他厌恶条件反射研究类似，SB 活动在停止治疗后恢复到基线水平。只有一项小型研究，对 SB 的过度矫正尚不清楚。这种方法的其他局限性包括与合作伙伴一起实施的可行性，缺乏客观措施以及只能针对可听到的磨牙声。

### 夜间生物反馈和厌恶条件反射

厌恶条件反射是一种行为条件反射，其中有害刺激会与消除不适应行为反复配对。肌电激活警报已被研究为一种治疗 SB 的厌恶调节形式。通常情况下，在 SB 发作期间触发一种声音，目的是将受试者从睡眠中唤醒。在这种模式下，为了使患者避免有害的反馈并获得稳定睡眠，患者必须学会在没有磨牙的情况下睡觉。早期使用咬肌和（或）颞肌肌电活动阈值来诱发觉醒的研究一致表明，SB 持续时间有所减少，但没有减少频率[53-54]。此外，大多数研究发现，SB 活动恢复到基线水平，或在停止生物反馈后增加[55-56]。

随后努力维持肌电反馈的治疗效果，通过要求受试者在报警后完全清醒来增加干预的厌恶性质。两项小型研究（$n = 6$ 和 $n = 10$）在听觉反馈后采用了一个唤醒任务。一项要求受试者执行 3 ~ 5 min 的任务，另一项要求受试者下床，穿过房间，并记录时间和睡眠质量。两者都发现，在停止反馈后 SB 明显减少持续了 2 周时间[57]。最近的一项单病例研究报道，治疗 6 个月后磨牙症的频率保持降低[58]。但是，另外几个关于肌电图的反馈和觉醒的案例研究却有不同的结果[59-62]。

近来通过以下方法试图改进生物反馈：①提供不扰乱睡眠的刺激，②改进 SB 检测算法，以区分真正的磨牙症事件和良性功能旁活动。一项为期 5 晚的研究（$n = 7$）探讨了在 SB 发作期间使用轻度电刺激嘴唇对三叉神经上颌分部的传入刺激[63]。作者发现 SB 事件的持续时间明显减少，但频率没有减少。受试者没有报告被刺激唤醒。4 项小型研究（样本量从 11 ~ 19 名受试者）试图通过经典的电刺激来控制磨牙和咬牙的行为，以抑制 SB。这些研究被称为条件电刺激（contingent electrical stimulation，CES），使用了一种具有先进信号处理功能的便携式肌电图装置，旨在区分磨牙和咬牙活动与其他良性口腔运动[64-67]。患者在清醒状态下通过参与各种口腔运动活动（如龇牙咧嘴、吞咽）对该设备进行预校准，并能够调整电刺激的水平，使其不会诱发觉醒。其中只有一项研究使用 PSG 证明 CES 对睡眠结构或连续性没有明显影响[65]。

这些研究表明，该设备可以区分常见的功能旁颌骨肌肉活动和 SB，并且反馈显著减少每小时 SB 发作的次数。2014 年，一项对 7 项测试 SB 生物反馈治疗的研究进行了系统综述，许多文献质量较差，存在偏倚，并发现没有足够的证据表明 CES 与对照组相比改善了 SB 的肌电测量[68]。2018 年的一项 meta 分析，包括 6 项新研究（4 项随机对照试验）[66, 69-71]，2 项随机对照试验，发现与对照组相比，5 晚的 CES 明显减少了每小时的磨牙症发作，没有证据表明生物反馈对主观睡眠质量有实质性影响。这些研究中的反馈包括电、声和振动刺激。GRADE（推荐评估、发展和评估分级）[72] 对证据质量的分析从低到中等。尽管有越来越多的证据支持 CES 的短期疗效，但持续的长期疗效还有待研究。

值得注意的是，尽管还没有循证的临床诊断和治疗指南，但基于专家共识建立一个 2 周的非刺激模式作为基础，然后是 4 周的主动干预。为了促进长期效果，推荐进行第二个 2 周的基础治疗和 4 周的主动干预[73]。虽然新的生物反馈方法似乎有潜力，但需要更大、更严格设计的长期随访的纵向研究。

## 睡眠磨牙症的补充和替代干预措施

### 催眠疗法

催眠被描述为一种集中注意力的状态，包括强烈的注意力和内心的专注，以及其他意识的相对暂停[74]。催眠疗法通常包括促进患者倾向专注于一种感知或想象的体验；促进分离（通常一起处理的经验元素的心理分离）；增强暗示能力（对患者表达的微妙的社会和行为线索做出反应，增加了遵守催眠建议的可能性）[74]。催眠程序已经在疼痛管理[75]、恐惧症[76] 和抑郁症[77] 的治疗的背景下进行了研究。

有为数不多的论文调查了使用催眠治疗 SB 的情况[78-81]。大多数是采用非标准化方法的案例研究、自我报告方法以及结合催眠治疗与其他干预元素，排除任何结论催眠疗法的疗效不受控制的研究。然而，一项针对 8 名受试者的不受控制的研究纳入了肌电图监测，发现在提示性催眠治疗干预后，SB 活性显著降低[80]。在后续随访评估期间没有收集肌电图监测数据，所以尚不清楚这些效果是否具有持久性。总的来说，由于实验方法缺乏严谨性和数据不足，很少有证据支持催眠治疗 SB。

### 针灸、物理治疗和经颅磁刺激

虽然作用机制尚不清楚，但针灸已被认为是治疗磨牙症的一种潜在方法。针灸已被用于治疗和改善与颞下颌关节紊乱和下颌骨功能障碍有关的慢性面部疼痛[82-89]，但缺乏证据评估或证明针灸对 SB 的影响。

物理治疗（physical therapy，PT）治疗 SB 的方法多种多样，没有标准化，具体包括电疗、肌肉练习、肌肉放松、姿势程序和意识，以及按摩疗法等干预措施。除了缺乏统一的方法外，结果衡量标准也不一致，得出了不同的结论。物理治疗方法的结果范围包括肌肉疼痛和活动、张口、焦虑、压力、抑郁、睡眠和口腔健康质量，以及治疗后或其他不一致的随访期间评估的头部姿势。最近的一篇综述指出，由于方法质量较差，支持物理治疗 SB 疗效的证据不足[90]。虽然 PT 在治疗 SB 方面可能有前景，但需进一步探索。

重复经颅磁刺激（repeative applications of transcranial magnetic stimulation，rTMS）已被越来越多地用于治疗抑郁、疼痛和耳鸣[91-92]。最近的一项开放标签试验（$n = 12$）使用经颅磁刺激，连续 5 天，每天双侧应用 20 min，以抑制皮质核束传导通路，并抑制睡眠中的下颌闭合肌肉活动[93]。参与者在 5 个晚上使用便携式单通道肌电图监测仪，记录下颌闭合肌肌电活动。在研究的干预阶段，参与者记录在治疗后的夜晚睡眠中下颌闭合肌的肌电活动。干预阶段结束后，参与者记录在另外 5 个晚上的睡眠中下颌闭合肌的肌电活动。结果显示，与基线相比，在经颅磁刺激期间和之后，睡眠时下颌闭合肌电活动的强度都受到抑制。下颌酸痛的临床报告也被证明有所减少。虽然结果是可喜的，但还需要使用随机安慰剂对照进一步研究[94]。

### 营养补充剂

镁缺乏与猪的睡眠和清醒时磨牙有关[95]。因此，补充镁被认为是治疗人类磨牙症的一种可能的方法[95-96]；然而，这些研究都是小样本报告；没有随机对照试验。关于营养补充剂[97-99]对磨牙症疗效的研究很少，其科学性不足以支持它们的使用。

### 临床要点

- 一般来说，没有足够的证据足以支持 SB 的药物治疗，但一些药物，包括抗惊厥药（加巴喷丁）、α 2- 肾上腺素能激动剂（可乐定）、GABA 能制剂和抗组胺药（羟嗪，小儿）值得进一步研究。
- 现有证据表明，治疗焦虑和抑郁症的药物相对来说不适合治疗 SB，特别是选择性 5- 羟色胺以及 5- 羟色胺和去甲肾上腺素再摄取抑制剂，通常会加重 SB。
- 肉毒杆菌毒素注射可能对 SB 有效（降低肌肉活动的幅度，而不是其频率），但应只保留在所有其他治疗方法都失败的严重情况下；SB 的有害后果是明确的，超过了不良反应的风险。
- 除了肌电生物反馈外，许多行为 / 社会心理治疗 SB 的方法都是基于 SB 病理生理学的过时的概念。而且一般来说，其疗效缺乏强有力的经验支持。
- 目前，肌电图-生物反馈设备的质量和能力各不相同。然而，一些研究支持生物反馈治疗的有效性，有或没有唤醒程序。需要进行更大规模的随机对照试验，使用标准化的结果指标来确认和验证这种治疗方式的有效性。
- 特别是针对 SB 的辅助替代医学方法（即催眠疗法、针灸、物理疗法、营养补充剂）非常有限，而且科学性不足，无法支持其使用。
- 经颅磁刺激是一种很有前途的治疗 SB 的新方法，值得关注，但在早期阶段不能推荐。

## 总结

总结在 SB 方面的药物学、行为学以及补充和替代医学（alternative medicine，CAM）文献，总体上在方法学上其证据基础尚不严谨，尤其是某些方法必须权衡利弊，目前没有值得强烈推荐的方法。

综上所述，在药理学方法方面，BT 是有希望获得有支持性的初步证据基础。可乐定有两项严格的随机对照试验支持，但其潜在的严重不良反应可能会限制其在选择病例中使用，而且必须有医疗合作。加巴喷丁也很有前景，但只限于一项随机对照试验。药物治疗显然不是大多数 SB 患者的一线方法，需要对这些药物治疗进行持续的研究。此外，临床医生在使用未经批准 / 不受管制的药物（标签外使用）治疗特定的疾病和存在并发症（如睡眠呼吸暂停）或成瘾的风险时，应谨慎行事。

关于行为和 CAM 方法方面，CES、EMG 生物反馈和 TMS 在具有合理的作用机制和支持性的初步数据方面似乎很有希望，特别是 CES，正在严格的协议下进行评估。

随着对 SB 的生理、行为和心理决定因素的充分了解，新的药理、行为和 CAM 干预措施可望更容易开发和严格测试。没有足够的证据表明标准口腔夹板治疗 SB 的有效性，这加剧了这一研究差距[100-101]。

### 参考文献和拓展阅读

请扫描书后二维码，获取参考文献和拓展阅读资源。

# 从儿童到成人

第 20 篇



## 第 177 章 导论：睡眠医学从面向儿童的医疗保健转向面向成人的医疗保健

*Stephen H. Sheldon*
段金凤　译　胡少华　审校

### 引言

儿童和成人在解剖学、生理学、病理学、流行病学和药理学方面均有显著差异，而不仅是成人的缩小版。因此，与成人睡眠医学相比，儿科睡眠医学原理和实践的应用有很大的不同。共病因素也使两个学科的临床实践变得复杂。儿童在成长和发展过程中呈现为"移动目标"，在生命的头两年会发生快速的变化，直到进入青春期才进入更加稳定和有规律的成熟模式；青春期开始后，成长中的青少年再次发生快速变化。这些变化直到成年初期才慢慢成熟稳定。

儿童时期的睡眠健康问题可以通过关注儿童发育和成熟的动态视角来解决。从以儿童 / 青少年为中心的慢性病护理模式转变为针对成人的有目的的护理模式是复杂的。Reiss 及其同事描述了医疗保健转型的复杂性[1]。

当前儿科医疗和外科护理取得了重大进展。在过去，患有复杂疾病的儿童常常无法度过他们生命的前十年，现在，他们可以在成年后过着有质量的生活。因此，迫切需要将护理从面向儿童的实践转变为面向成人的实践[2-3]。

转变过渡被定义为有目的地、有计划地将护理从以儿科为导向的医疗保健系统及时、协调的转移到以成人为导向的医疗保健系统，以期提供持续的高质量护理。这项工作应该尽早开始，进行明确的协调，并保持有针对性的沟通渠道。必须对患者及其家人过渡期的准备情况进行评估和沟通[4-5]。过渡期护理存在一些问题，这包括医疗保健支付方式、缺乏确保能对患者进行随访的机制以及患者对针对成人的护理系统不够熟悉[6]，特别重要的是对此期的护理缺乏标准化实践指南和循证数据。

因此，在睡眠医学中，成功过渡所需的关键要素还未被明确定义。尽管如此，专业组织可以牵头制定有关专业支持和环境支持、决策和同意、家庭对过渡的支持，以及对于心理社会问题和残疾的专业敏感性话题的指导方针。成功的过渡计划可以参照青少年癌症计划进行一些修改。比如作为单个城市内的多学科项目开发，或作为协作的网络合作伙伴模型（中心和辐射）创建，或者是覆盖多个站点的单个项目，这些都可以嵌入成人或儿科机构[5]。

特别是在睡眠医学方面，我们面临着挑战。挑战包括但不限于系统级转换的开发；针对保健提供者、家庭和青少年的过渡培训；确认影响过渡的因素等[7]。成功的转型过渡可能需要 3 个关键要素。首先，流程必须是多方面的、积极的。其次，必须针对每个患者及病情进行个体化时间安排（例如，过渡年龄和过渡过程的长度）。最后，尤其患有严重功能限制和复杂医疗状况的患者向成人护理（adult-oriented care，A-OC）的过渡更加困难，并且通常需要更多的时间和精力。以下示例可能成为制定合适指南的讨论焦点。

## 小儿阻塞性睡眠呼吸暂停

当儿童被诊断为儿童阻塞性睡眠呼吸暂停（obstructive sleep apnea，OSA）时，诊断标准、严重程度标准和主要治疗干预措施与患有 OSA 的成人有很大不同。因此，确保社区能提供关于 A-OC 的护理，关于评估耐用医疗设备需求（durable medical equipment，DME），以及关于儿科护理（pediatric-oriented care，POC）和 A-OC 在报销和随访方面的差异的专业环境和专业支持非常重要。合作伙伴必须包括患者和家人、初级保健提供者（primary care provider，PCP）、儿科睡眠医学专家、成人睡眠医学专家以及 DME 提供者。专业人员之间的协调可以侧重于利用和依从性以及后续的工作过程。对过渡期间和过渡后 OSA 治疗的资金支持需要对儿科患者与成人患者报销标准的差异非常敏感和理解。

决策和同意突然从父母 / 家人转移到患者身上，这导致患者获得护理的机会发生变化。需要与患者建立伙伴关系，评估年轻人是否愿意过渡，以及从业者在决策重点的改变方面的接受和理解。包括年轻人和从业者的伙伴关系，对过渡时机的充分考虑，对睡眠医学服务和 DME 规定责任的利用。由于报销要求的差异，必须继续协调监测和管理合规、使用情况，并重新关注财务责任。由于青少年和年轻人的生活状况可能发生重大变化，获得护理的机会也可能会发生很大变化，并且需要评估是否缺乏家庭支持。为了成功地协调这些变化，必须在家庭、初级保健提供者、儿科睡眠专家、成人睡眠专家和学校系统之间建立伙伴关系。家庭和（或）学校的保险范围协调必须包括睡眠专家和 DME 提供者。向成人护理过渡的时机需要进行多次和个性化的评估。专业人士对社会心理问题和残疾的敏感性要求他们能够独立使用气道正压通气设备并遵守规定。制定和维持后续责任的独立性发生了重大转变。对于患者所需要关注的问题也从学校表现转移到工作表现、驾驶及其他危险行为。对体重管理的评估也发生了相当大的变化。

## 神经肌肉和神经系统疾病

对于患有神经肌肉疾病的儿童来说，实现成功过渡的 4 个因素要困难得多。在过渡期间可能会更容易获得专业和环境支持。然而，如何进入过渡时期可能会有很大的不同，A-OC 专业人员可能不熟悉儿科疾病和特征，协调员（特别是 PCP）也可能不熟悉这些儿科疾病的诊断（例如脊髓性肌萎缩症、黏多糖增多症、唐氏综合征和其他染色体异常、脊柱裂伴 Chiari 畸形）。由于某些患者存在更严重的发育和成熟问题以及生活能力问题，决策也更加困难。必须敏感地注意到因某种疾病造成的能力低估，因为许多患者无论是否残疾都可能能够胜任决策。儿科从业者和成人从业者都应该理解残疾儿童服务部制定的特定指南，家庭支持通常包括更大的范围，应提供社会保障管理局以及外部家庭支持服务。目前存在许多问题，包括法律问题，例如医疗保健授权书，必须经过评估并纳入过渡计划；卫生系统的参与也至关重要；在患有严重神经肌肉疾病的患者中，心理社会问题和对残疾的敏感性是显而易见的；严重残疾需要加强护理协调，这在 PCP 的参与下才能得以最好地实现。其他参与的专业人士包括但不限于睡眠医学、儿科、内科、肺科、神经病学、外科、物理治疗 / 职业治疗、理疗学、耳鼻喉科和牙科方面的专家。

## 嗜睡症

虽然嗜睡症的诊断大多发生在青春期，但在青春期前发现嗜睡症（1 型和 2 型）的频率更高。专业和环境支持必须包括对面向成人的专业人士进行有关儿科嗜睡病诊断和治疗差异的教育。包括许多社会心理的差异，药物治疗方法上的差异，小学、中学、高中、大学和研究生之间白天职责的差异，这些均将延伸到工作场所。决策和知情同意的地点也发生了变化，这包括但不限于预约和安排后续随访、药物监测和订购续药，以及了解保健服务（中小学的学校护士、大学保健服务和工作场所的保健）。家庭支持方面也可能发生重大变化。卫生保健专业人员应了解工作场所预防性小睡的住宿要求、标准和实施时间。药物的责任和安全也是过渡性护理的一个重点，专业人员必须对心理社会问题、残疾、驾驶及其他危险行为以及参与危险职业保持敏感和警惕。此外，他们必须了解儿童常用药物与成人药物之间的变化和相互作用。

## 昼夜节律紊乱

参与患者护理的卫生专业人员应该了解，专业和环境支持的需要取决于儿童的昼夜节律紊乱类型，包括神经系统正常儿童和其他残疾儿童（例如，具有正常昼夜节律或睡眠-觉醒周期紊乱的儿童）；从学校、学院和工作场所过渡是重要的问题，可能会严重影响患者的表现。也必须考虑昼夜变化的影响以及行为和社会影响。

决策和知情同意包括协商学校学习和工作时间表。评估个人独立与否和成熟程度以及对独立的准备程度至关重要。家庭支持通常涉及继续医疗保险承保以及对大学健康服务和员工健康服务的评估。必须得到学校和工作场所的支持，需要考虑设立午睡室，能继续在工作场所进行光疗也很重要。对社会心理问题和残疾的专业问题包括职业选择指导、工作日与周末睡眠时间计划咨询、时差综合征以及生物节律变化的管理。还必须对有视力受损和其他需要的患者给予相当大的关注。

## 总结

成功的过渡计划涉及 4 个因素：专业及环境支持和理解，决策和知情同意，家庭支持，对社会心理问题和残疾问题的专业敏感性。在每个因素范围内，必须对获得适当护理的机会进行评估，必须发展伙伴关系以促进过渡。护理协调对于系统的成功协调至关重要，需要对合适的过渡时机进行特殊评估。

### 参考文献和拓展阅读

请扫描书后二维码，获取参考文献和拓展阅读资源。

# 第 178 章 儿童睡眠相关呼吸障碍

Tanvi H. Mukundan, Irina Trosman, Stephen H. Sheldon
段金凤 译 胡少华 审校

章节亮点

- 当儿童步入成年，其睡眠呼吸障碍的护理必须过渡到由非儿科医生提供。在本章中，我们回顾了这一转变的独特之处。
- 鉴于睡眠障碍患者的特殊需要，儿童转变到成人期间的睡眠医学护理工作面临着更多的挑战。
- 本文回顾了唐氏综合征、普瑞德-威利综合征和先天性中枢性低通气综合征患者的睡眠呼吸障碍。
- 概述了对儿童阻塞性睡眠呼吸暂停患者（任何原因）的护理建议的转变，特别是那些使用气道正压装置的患者。
- 提出了临床过渡的潜在途径和一般原则。

## 引言

对于慢性病患者，从儿科到成人的医疗系统的护理过渡可能是一个重大的挑战。这一过程通常发生在 18 ～ 20 岁，取决于地方司法机构、医疗场所、卫生机构政策、患者和（或）家庭的偏好以及保险法规。儿科患者父母经常与他们的儿科睡眠服务提供者建立牢固的联系，并可能难以过渡到成人睡眠服务提供者，部分原因是儿童和成人的临床医生之间临床经验不同[1-2]。此外，成人患者的医生在治疗儿童疾病以及处理青少年和有发育障碍的青年方面往往缺乏经验[3-5]。

在儿童到成年的过渡时期，包括保险范围、获得护理的机会变化、睡眠药物、儿童和成人睡眠障碍诊断标等的改变均可能会造成额外的障碍。这些挑战和缺乏协调一致的过渡进程可能导致随访的中断、医疗服务的差距以及可能导致有害的结果。因此，一个有组织的过渡进程的重要性怎么强调也不为过，特别是对于有特殊需要和复杂医疗问题的患者。

2002 年，美国儿科学会、美国家庭医生学会和美国医师学会-美国内科医学会发表了关于有特殊保健需求的青年成人保健过渡的共识声明；建议为这一弱势患者群体制定明确和有组织的护理过渡指南[6]，尽管有这些明确的准则，但仍缺乏组织良好的过渡过程模型和准则。现有的几个模型和指南主要是用于血友病、囊性纤维化、先天性心脏病和糖尿病患者[3, 6]。然而，实际上在美国，没有正式的儿科到成人护理过渡睡眠计划。即使在学术实践和有独立的儿科和成人专家的社区诊所中也是如此。

本章主要关注阻塞性睡眠呼吸暂停（obstructive sleep apnea，OSA）患者的护理转变。讨论了先天性中枢性低通气综合征，该综合征发病较晚，症状较轻，因此患者能活到成年。本章还包括针对唐氏综合征（Down syndrome，DS）以及普拉德-威利综合征（Prader-Willi syndrome，PWS）睡眠障碍患者的护理，因为这一人群在儿童睡眠医学人群中占了很大的比例且具有挑战性。

## 阻塞性睡眠呼吸暂停的护理转归

儿科 OSA 是儿科睡眠障碍呼吸障碍类疾病的一部分，也包括原发性打鼾。OSA 会导致低氧血症、高碳酸血症和睡眠中断，导致白天的疲乏和长期的健康问题。通常表现为 OSA 的儿科疾病，包括 DS、PWS 以及第 179 章详细描述的神经系统疾病。诊治成人的医生可能不熟悉的儿童人群中其他与 OSA 相关的疾病，包括软骨发育不良、黏多糖增多症（Hunter-Hurler 综合征）以及与颅面异常相关的罕见疾病（表 178.1）。

OSA 在儿科患者中的表现广泛而且多种多样。历史上最常见的发现包括经常打鼾，在睡眠中呼吸费力、张口呼吸、喘气或打鼾；与睡眠有关的遗尿症，直立时睡眠，颈部过渡伸展的睡眠，以及明显可见的呼吸暂停，发绀，晨起头痛，与注意力学习和专注等相关的行为[7]。儿童有一个更大的通气驱动，因此在睡眠中有更高的上气道张力，可以保持气道更通畅[8]。呼吸暂停低通气指数（apnea-hypopnea index，

**表 178.1　儿童阻塞性睡眠呼吸暂停综合征的解剖学因素**[61-62]

| 范畴 | 综合征 | OSA 的解剖学特征 |
|---|---|---|
| 黏多糖 | Hurler 综合征、Hunter 综合征 | 大分子对上呼吸道软组织浸润的影响 |
| 颅颌面裂（唇腭裂） | Pierre Robin 序列、Stickler 综合征、Treach Collins 综合征、Goldenhar 和 Nager 综合征 | 下颌短，后鼻畸形，鼻畸形 |
| 颅缝早闭 | Apert 综合征、Cruzon 综合征、Pfeiffer 综合征、Muenke 和 Saerthe-Chozen 综合征 | 中面发育不全 |
| 小颚 | Pierre Robin 序列、Treacher Collins 综合征 | 小颌，舌下垂，面中部发育不良 |
| 软骨发育不良 | 短肢侏儒症 | 面中部发育不全 |

Data from Shapiro J，Strome M，Crocker AC. Airway obstruction and sleep apnea in Hurler and Hunter syndromes. Ann Otol Rhinol Laryngol. 1985；94（5）：458-61；Cielo CM，Marcus CL. Obstructive sleep apnoea in children with craniofacial syndromes. Paediatr Respir Rev. 2015；16（3）：189-96.

AHI），即平均每小时睡眠时出现阻塞性呼吸暂停和低呼吸暂停的频率低于 1 h，被认为是正常的。每小时睡眠 1 ～ 5 的 AHI 分为轻度，每小时 5 ～ 10 为中度，每小时大于 10 被认为是严重。因此，用于分类儿童 OSA 严重程度的标准与成人明显不同，成人的 AHI 为 5 以上被认为是异常的。

估计儿童打鼾的总发病率在 10% ～ 25%，儿科 OSA 的发病率在 1.2% ～ 5.7%[7]。这个值很可能低于确定 OSA 的真正流行率。这可能是由多种因素造成的，包括人们普遍认为孩子们会从打鼾中长大。

未经治疗的 OSA 对儿童有多种影响，不管是从认知角度还是从代谢角度。早期研究发现学业成绩不佳的 OSA 儿童，与未接受治疗的孩子相比，治疗 OSA 后的平均成绩有显著提高[9]。进一步的评估显示，用超敏性 C 反应蛋白评估的炎症水平程越高，OSA 儿童的认知结果越差[10]。因此，在成人 OSA 中出现的炎症过程也同样出现在儿童患者中。

最常见的儿科 OSA 治疗是腺样体扁桃体切除术（adenotonsillectomy，AT），因为儿童 OSA 最常见的病因是腺体扁桃体肥大。有效的 AT 解决儿科 OSA 问题的 70% ～ 90%[11]。对于手术干预后仍出现中度至重度 OSA 的儿童，或存在手术禁忌不合适手术的儿童，应考虑气道正压通气（positive airway pressure，PAP）治疗[7]。通常随着年龄的增长，许多早于 10 岁就出现睡眠呼吸暂停的孩子，其睡眠呼吸暂停症状也会消失。然而，那些 10 岁以后被确诊的或肥胖儿童随着年龄的增长持续存在睡眠呼吸暂停的风险要高得多[12]。不幸的是，现今，没有正式的、详细的专门针对 OSA 项目的过渡性护理。接受正压通气治疗的 OSA 患者其护理需求的转变更加明显。正压通气在治疗 OSA 方面非常有效；然而，成功率很低，因为大多数研究显示正压通气的依从性低于 50%[13]。

## 唐氏综合征

DS 是导致学习障碍的最常见的染色体障碍[14-15]。根据美国疾病控制中心 2008 年的数据，美国有超过 25 万名儿童、青少年和成人患有 DS[15a]。DS 患者的预期寿命在过去几十年里急剧增加，DS 患者现在通常都活到 60 岁[16]。人口变化归因于总体增长，特别是在发达国家，高龄母亲所生婴儿的数量增加和预期寿命的延长。DS 患者的中位年龄为 49 岁，1 岁 DS 儿童的预期寿命超过 60 ～ 65 岁[14]。所以儿科医生看到更多的 DS 患者，现在有更多患有青少年 DS 正在从儿科向成人医学过渡。OSA 在 DS 儿童中更常见，据估计，与其他健康儿童（2%）相比，DS 儿童的患病率估计为 30% ～ 55%[15-19]。DS 患儿 OSA 的危险因素分析，包括低张力、大舌骨、扁桃体和腺样体肥大、解剖特征（如面部中部发育不全，增加下呼吸道畸形的发生率，减少气管直径）[20-21]。

由于 DS 患儿中 OSA 的发病率较高，美国儿科学会（American Academy of Pediatrics，AAP）于 2011 年发布了健康监督指南。这些指南提倡建立一个医疗之家，以促进儿科医疗提供者照顾患有 DS 的儿童，筛查睡眠障碍（以及其他通常与 DS 相关的疾病），并促进他们过渡到成年。儿科医生应与患儿父母讨论 OSA 的症状（如呼吸急促、打鼾、不常见的睡眠姿势、频繁的夜间醒来、白天嗜睡、呼吸暂停和行为问题），在生命的前 6 个月至少一次，之后每年都有一次。怀疑有潜在睡眠障碍的 DS 儿童应转介给有儿童睡眠障碍专业知识的医生进行进一步评估。此外，由于家长报告与多导睡眠监测（polysomnogram，PSG）结果相关性较差，建议所有 4 岁以下的 DS 患儿进行实验室睡眠研究或 PSG 筛查 OSA[22-24]。

与一般人群一样，PSG 仍然是诊断 DS 患者 OSA 的金标准。使用有限的筛查机制，如脉搏血氧测定和二氧化碳测定，对诊断 DS 患者的 OSA 没有足够的敏感性[25]。

值得注意的是，与非 DS 患者相比，DS 患者的 PSG 显示出更严重的 OSA 程度和更高的低通气发生率[26]。与体重指数升高相关的通气不足被认为是梗阻性的病因；然而，它也可能是由于潜在的限制性肺疾病或张力减退。此外，DS 患者可能有其他肺特征，如功能储备容量较低、肺动脉高压、复发性肺炎和（或）吸入性肺炎，或间质性肺病，这可能解释了除 OSA 外，睡眠相关低氧血症发病率的增加[27-28]。随着 DS 患者的年龄增长，甲状腺功能减退和肥胖等疾病的患病率增加[29]。

成人 DS 患者中 OSA 的患病率甚至高于儿童人群，估计为 78% ～ 90%。患病率的增加可能与肥胖和甲状腺功能减退叠加在相同的儿童 OSA 的诱发因素上有关。成人 DS 患者的 OSA 与低通气不足、睡眠中断、慢波睡眠减少和更大的间歇性低氧血症相关。这些因素被认为是导致 DS 患者认知功能和记忆进一步恶化的机制，他们已经处于患阿尔茨海默病的风险增加的状态[30]。

此外，成人 DS 患者的睡眠特征是睡眠碎片化和昼夜节律紊乱[31]。从多导睡眠监测数据中检测到夜间总睡眠时间的减少，并部分归因于白天体动监测仪检测到的白天午睡[32]。患有 DS 的成人可能有严重的睡眠障碍，自我报告的睡眠测量或照顾者无法检测到[32]。这可能与反映护理人员的感知而不是患者的体验的问卷调查有关。

DS 患者患心理健康问题的风险也在增加，包括抑郁、焦虑、强迫症倾向、青春期的发育退化、行为问题和自闭症谱系疾病[33]。随后，除了已经存在的睡眠障碍之外，还可能会出现新的睡眠行为问题。上述所有情况对这一人群的睡眠问题的管理提出了额外的挑战。

DS 患者以及任何有复杂医疗问题和睡眠障碍的儿科患者的护理，应通过多学科团队提供，由受过专业教育的医生领导，并处理这一人群的具体需求。这个团队应该包括耳鼻喉科医生、体重管理专家、心理学家和睡眠专家。

耳鼻喉科医生经常参与患有中耳疾病和阻塞性睡眠呼吸暂停 DS 患者的护理。AT 仍然被认为是治疗 DS 和阻塞性 SA 的一线治疗，然而，成功水平低于普通人群。术后，50% ～ 75% 的阻塞性睡眠呼吸暂停和 DS 患者仍有明显的残余睡眠呼吸障碍[34-35]。

其他手术干预（婴儿声门上成形术、舌基复位、舌扁桃体切除术、鼻甲吻合、小阴垂腭咽成形术和老年患者中脸改进）经常被考虑用于 DS 和持续显著的 OSA 的患者。药物诱导的睡眠内镜检查通常被用来确定哪种程序将带来最大的好处。

最后，对于 DS 患者中难治性 OSA 的治疗，出现了新的模式：例如舌下神经刺激（hypoglossal nerve stimulation，HNS）。在 Diercks 及其同事最近进行的一项关于患有退行性睡眠呼吸暂停综合征青少年的研究显示，在使用 HNS 6 ～ 12 个月后，AHI（降低 56% ～ 85%）的 OSA 的严重程度和生活质量评分有所改善[36]。

DS 患者通常需要额外的正压通气（CPAP 和双层 PAP）来治疗睡眠呼吸障碍。PAP 治疗的适应和依从性往往是非常困难的。行为干预、脱敏计划与耐用医疗设备提供者的密切关系以及与患者家属的密切沟通都是极其重要的。值得注意的是，DS 患者 OSA 的非手术治疗需要重要的支持。因此，睡眠专家的角色是必不可少的。

肥胖通常是 OSA 的主要组成部分，DS 患者的体重管理必须由适当的健康提供者来解决。

缺乏关于患有 OSA 青少年到患有 DS 和 OSA 青少年的过渡数据。

## 先天性中枢性低通气综合征

先天性中枢性低通气综合征（congenital central hypoventilation syndrome，CCHS）是一种罕见的先天性自主神经系统疾病，影响多个身体系统，具有呼吸控制紊乱的特征。CCHS 通常在新生儿期被发现。大约 20% 的病例还将患有巨结肠疾病，这种组合被称为哈达德（Haddad）综合征。这些儿童对低氧血症和高碳酸血症有异常的通气反应，导致严重的低通气，这在非快速眼动睡眠中最为严重。患者的呼吸频率正常，但潮气量减少。

CCHS 是由于 *PHOX2B* 基因的异常，通常是聚丙氨酸重复突变（polyalanine repeat mutations，PARMs）。较短的 PARMs 可能呈现出更微妙的发现。因此，这些患者在儿童期或成年期后期被诊断为晚发性中枢性低通气综合征（late-onset central hypoventilation syndrome，LO-CHS），并可能出现未经治疗的低通气综合征的症状或后遗症，或在镇静或急性呼吸系统疾病的情况下存在脱离呼吸机的困难[37]。

目前还没有治愈 CCHS 的方法，大多数患者在整个生命周期中都需要支持性护理。治疗的重点是维持通气。这可以通过气管切开术和机械通气来实现。膈神经刺激膈肌起搏现在用于一些需要持续通气支持的门诊儿童。与任何没有治疗干预的具有高发病率和死亡率严重罕见疾病一样，在专业中心的多学科护理对 CCHS 患者是最合适的[38]。由于 CCHS 相关问题的复杂性和多专业参与的需要，CCHS 患者的护理通常由儿科三级护理中心提供。当患有 CCHS 的年轻人开始过渡到成年时，必须解决许多问题，包括过渡准备情况评估、过渡计划、医疗总结、讨论生活安排的安全和家庭护理、交通工具获取、提供在 CCHS 方面具有适当专业知识的以及保险责任范围医疗提供者。大多数问题并不是 CCHS 独有的；然而，这种遗传疾病的罕见性可能是寻找具有适当 CCHS 专业知识的合适的护理提供者和多学科团队的重大挑战。因此，由于 CCHS 的潜在复杂性，大多数患者仍留在全国各地的 CCHS 专科中心直到成年。

## 快速发作性肥胖伴下丘脑功能障碍

当通气不足发生在摄入过量、体重快速增加和下丘脑功能障碍的背景下时，应怀疑快速发作性肥胖伴下丘脑功能障碍（rapid-onset obesity with hypothalamic dysfunction，ROHHAD），一种罕见的疾病，而不是 CCHS[39]。ROHHAD 与 *PHOX2B* 突变无关，通常出现在儿童早期（通常在 3 ～ 10 岁），而不是在新生儿期；然而，由于存在危及生命的通气不足，同样需要亚专科、多学科团队。呼吸骤停的发生率很高，很多患者需要机械通气。

## 普拉德-威利综合征

PWS 是一种罕见的、复杂的遗传性疾病，与下丘脑功能障碍、伴有暴饮暴食的早期病态肥胖、身材矮小、智力缺陷、行为问题、内分泌功能障碍和睡眠障碍有关。通常采用多学科护理方法为儿科 PWS 患者提供护理，包括遗传学、内分泌学、营养学、肺病学和睡眠、行为学、职业和言语治疗以及社会工作方面的专家[40-41]。

PWS 患者的睡眠问题包括睡眠结构改变、对低氧血症和高碳酸血症的通气控制反应障碍[42]、中枢性睡眠呼吸暂停（2 岁以下儿童）[43-44]、OSA（2 岁以上儿童）和嗜睡症样障碍[45]。PWS 儿童的 OSA 率高达 44% ～ 100%[43, 46]，而在一般社区样本中为 2% ～ 3%[47]。PWS 患者发生 OSA 的风险大多与肥胖有关；然而，其他因素如张力减退、面部畸形、肥胖继发的肺容积限制和脊柱侧凸都是影响因素[44]。PWS 患者尽管有 AT，OSA 仍可能持续存在。生长激素治疗（grwoth hormone therapy，GHT）现在被认为是 PWS 患者的标准护理。GHT 增加体重，改善生长曲线[48]，改善静息通气，改善对二氧化碳的通气反应[49]和行为问题[50]。GHT 治疗的风险包括由淋巴组织加速生长导致的 OSA，以及与 GHT 启动的前 9 个月内猝死的潜在联系[51]。因此，在开始使用生长激素之前，需要筛查扁桃体肥大、甲状腺功能减退和 PSG。开始治疗后 8 ～ 10 周 PSG 也需要复查[41]。然而，在没有 GHT 治疗的患者和接受 GHT 治疗并发呼吸功能不全或呼吸道感染的患者中，PWS 的猝死也有报道[52-53]。

由于各种行为和心理健康问题，包括焦虑和强迫症，PWS 患者可以接受精神科药物治疗，包括托吡酯、选择性 5- 羟色胺再摄取抑制剂和抗精神病药物。这些药物的不良反应包括体重增加，进一步导致与肥胖相关的 OSA 风险增加。此外，PWS 患者可能发展为肥胖、低通气综合征[54]。

EDS 和嗜睡症样疾病已在 PWS 患者中被报道，可能与肥胖、OSA 和下丘脑功能障碍有关[55]。据报道，莫达非尼治疗对 PWS 和 EDS 患者有一些好处[56-57]。

成年 PWS 的死亡率约为每年 3%[58]，而一般人口为每年 1%，平均死亡年龄为 33 岁[59]。由于 PWS 的复杂性，一个类似于儿科模型的多学科成人医生团队，应该参与对老年 PWS 患者的护理。成年睡眠医生应该意识到 PWS 患者的睡眠问题，包括持续睡眠呼吸障碍和 EDS 的风险增加。因此，我们建议将睡眠呼吸障碍筛查和治疗作为成年 PWS 患者的标准护理。

## 临床过渡计划的一般原则

随着儿童步入成年，必须作出对 OSA 治疗的持续护理的认真选择（框 178.1）。从儿科睡眠药物提供者到成人睡眠药物提供者的过渡过程中存在着多重挑战。成人睡眠中心可能有较少的多学科支持人员，如社会工作者和门诊诊所的护理协调员。此外，在大型儿科中心的手术、镇静和 CPAP 脱敏过程中，可能会缺乏镇静服务、睡眠心理学家和（或）儿童生活专家。对于患有复杂疾病的患者，包括在过去几十年里寿命急剧延长的患者，可能很难找到一个受过教育并准备好照顾这一独特人群的成人提供者。即使确定了成人提供者和服务，获得这些服务的机会也往往是有限的，特别是对于严重到足以有资格获得公共资助保险的残疾患者。

其他障碍可能包括缺乏自闭症患者的住宿，如安静的等候区，依赖成年照顾人员带患者去医疗预约，以及交通问题。许多儿科患者，特别是那些有特殊需要或复杂医疗条件的患者，对成人机构所期望的自主权和自我倡导的能力没有准备。这些问题并不是睡眠障碍患者所特有的，不幸的是，在有特殊需要的儿科患者中也很常见。由于这些原因，儿科睡眠医生和患者的家属往往不愿意将护理过渡给成人服务提供者。

**框 178.1 从儿科护理过渡到成人护理的一般考虑**

- 关于转向成人护理的讨论应提前开始，最好是从 12 ～ 14 岁开始。
- 医疗提供者，包括睡眠医学团队，应该制定一个机构或部门的政策，解决系统的过渡过程的方法。这一政策应与患者和家属进行讨论。
- 理想情况下，一名睡眠医学团队的成员（护士或医生助理）应该监督这个过渡过程，并协助患者家庭。
- 应向患者家属提供在睡眠障碍方面具有适当专业知识的成人医疗提供者名单。
- 家庭应提前检查成人供应商的可用性和保险信息。
- 当家庭准备好，患者病情稳定并准备过渡时，应进行护理过渡。
- 应建议智力残疾儿童的父母和照顾者申请法定监护权。
- 应准备一套详细的医疗记录和医疗护照，以及对患者的诊断、评估和干预措施的简要过渡摘要。理想情况下，过渡总结还应包括当前的治疗计划、相关的实验室检测 / 检查（即睡眠研究结果总结）、PAP 设置（用于使用 PAP 设备的患者）和患者的耐用医疗设备提供者。电子病历的使用可以促进这一过程。该文件包应连同儿科提供者的联系信息一起发送给已确定的成人提供者。
- 在护理过渡完成之前，成人提供者应获得儿科睡眠药物提供者的信息。

在加拿大多伦多的患病儿童医院（Hospital for Sick Children），睡眠诊所创建了一个正式的护理过渡结构，早在青春期之前就开始了。这个创建项目是因为患者从儿童睡眠提供者过渡到成人睡眠提供者时非常低的显示率。这个项目侧重于教育父母和患者，并授权患者早期了解他们的诊断。然后，该项目计划了一个超过 6 ～ 9 个月的过渡，以确保成人服务提供者也接受了关于照顾年轻人的独特挑战的教育[60]。这为帮助这一弱势群体提供了结构和教育。美国的儿科睡眠中心也应该制定类似的项目和方案。

因此，任何过渡计划的主要目标都是创建一个无缝链接的护理过渡。重要的是要确定一个时间，何时有可能有患者从儿科过渡到成人护理。这因患者而异，取决于患者的成熟度和自主水平，可以发生在青春期的各个阶段。提供者可以考虑为患者提供一份成人提供者的名单。理想情况下，睡眠药物提供者还应与初级保健提供者合作，以确保他们意识到睡眠问题，并帮助解决护理中任何可能的差距。由于儿童睡眠呼吸暂停可以用 PAP 治疗，因此确保新的提供者的医疗设备继续覆盖是很重要的。儿童和成人睡眠呼吸暂停有不同的评分标准；因此，了解在过渡时期可能也会发生一些财务和保险报销的变化是很重要的。

**临床要点**

- 将患有慢性疾病和睡眠障碍的儿科患者的护理过渡到成人医疗提供者可能是一个重大挑战。
- 患者及其家属可能面临多重障碍，包括医疗服务提供者之间缺乏适当的沟通，保险覆盖范围的限制以及难以找到具有适当专业知识的成人医疗服务提供者。
- 在美国，目前还没有针对儿童睡眠障碍患者的现有指南或组织良好的过渡过程模型。
- 每个儿科睡眠中心都应该努力开发一个组织良好的过渡项目，其中应该包括当前的主要睡眠提供者、项目协调员和社会工作者。
- 关于向成人护理过渡的讨论和计划应提前开始。
- 理想情况下，过渡总结应包括当前的治疗计划、相关的实验室检测 / 检查、PAP 设置（对于使用 PAP 设备的患者）和患者的耐用医疗设备提供者。这些信息应连同儿科提供者的联系信息一起转发给已确定的成人提供者。
- 儿科睡眠药物提供者应面向家庭和成人提供者。

## 总结

从儿科到成人睡眠药物护理的过渡必须进一步研究。私立中心和学术机构可能会采用不同的模式。我们建议在患者、家庭和提供者之间采取积极主动、个性化、良好协调、多方面协作的方法。适当的医疗文件、有效的医疗过渡记录、与耐用医疗设备公司的沟通、监测指南、参加的睡眠研究、活动记录仪和跨学科的方法都是极其重要的，特别是对于复杂的医疗患者，包括智力残疾患者。

### 参考文献和拓展阅读

请扫描书后二维码，获取参考文献和拓展阅读资源。

# 神经肌肉和神经系统疾病

# 第 179 章

*Craig Canapari*

段金凤 译 胡少华 审校

**章节亮点**

- 对患有复杂神经系统疾病儿童的护理工作的改善，使许多以前患有致命疾病的人能够生存到成年。因此，越来越需要过渡项目来帮助这些儿童和他们的家庭，以期成功地将对他们的医疗护理从儿科过渡到内科领域。过渡期是一个充满忧虑的时期，与医疗状况的恶化有关。
- 过渡期护理因多种因素而变得复杂：内科专家可能不熟悉的各种疾病；某些个体的复杂需求，尤其是那些患有更严重的神经肌肉疾病、癫痫和脑瘫的个体；儿科和内科诊所的不同结构。
- 结构化过渡计划，从青春期早期开始并涉及儿童和父母，将有助于家庭为成功过渡做好准备。过渡期涉及多个维度，包括医疗、法律、金融和社会领域。安排一名工作人员作为单一联络点可能会非常有帮助。目前关于过渡计划中哪些组成部分最能预测成功过渡的研究非常有限。

## 背景

随着对患有复杂慢性疾病儿童的医疗和外科护理的进步，使越来越多患有复杂疾病的儿童得以生存到成年，而在此之前，他们接受的所有护理都在儿科保健系统中进行[1-2]。每年估计有 500 ～ 750 000 有特殊卫生保健需求的年轻人成年[3-5]，其中的许多人都有永久性的残疾[6]。特别是需要长期辅助通气的儿童，他们的生存率呈指数级增长[7]。

尽管如此，关于怎样将这些儿童从儿科过渡到成人卫生保健系统的最佳方法的研究仍然有限[8]。大多数儿科服务提供者对他们机构目前的过渡项目并不满意，30% 照顾患有神经系统问题儿童的服务提供者对他们当前的过渡计划“完全不满意”[9]。当过渡指南存在时，熟悉它们的服务提供者相对较少[10]。许多机构还没有制定好书面的过渡计划[11-12]。在 17 000 名有特殊需要的青少年中，只有 40% 讨论了关键的过渡话题，如找一个成人服务提供者和与现有服务提供者讨论过渡保险范围[12a]。

## 护理过渡的原因

美国儿科学会建议采用一种协调一致的方法将儿童护理过渡到成人护理，目的是帮助年轻人成功地获得医疗保健、教育和就业[13]，创建将青少年过渡到适当的成人医疗保健环境是“健康人民 2020”的目标[14]。然而，只有约 17% 具有重大医疗保健需求的青少年满足过渡准备的基本标准，标准定义为：①单独与临床医生访谈；②与临床医生一起进行自我护理，并了解 18 岁时发生的医疗保健过渡；③与他们的服务提供者讨论过渡护理[15]。儿科医生不定期讨论成人的问题（例如，成人的性行为、就业或残疾成人的安置）[8]。儿童和成人有很多的不同，儿童医院缺乏对就业安置等问题的支持，并且对成人疾病的经验较少[3]；儿科服务提供者通常习惯于与父母或监护人进行公开交流；而成人服务提供者在管理患者隐私方面更有经验，比如与父母交谈需获得患者的许可；成人服务提供者在指导家庭解决医疗法律问题方面更有经验，例如授权委托书、医疗代理、监护权和临终关怀——这些都是慢性病和智力障碍青少年提供服务的关键领域[13]。

实施适当的过渡计划通常很困难。过渡服务存在明显的差异。对许多患者来说，这种过渡让他们感觉很混乱。在成人系统中，多学科的支持有限[13]。所有参与的利益相关者可能对现状有一些偏见，从而导致过渡的延迟。自诊断以来，经常照顾受疾病影响青少年的儿科医生往往很难放手不管这些患者，而青少年往往也没有动力离开他们舒适的护理环境。父母不愿意在护理决策中被边缘化，这在成人护理环境中更为常见。最后，以成人为中心的服务提供者在处理儿科发病的疾病或过渡性护理方面往往只接受过有限的培训或经验有限[16]。儿科服务提供者可能很难确定成人服务提供者是否适合照顾因严重神经发育受损而具有特殊需求的青少年[3]。因此患者及其家人可能会发现适应成人过渡特别困难[16]。此外，与年轻人的沟通及疾病所致的身体受限等特殊需求需要更多的时间、空间和设备支持（如电梯），而这些在某些诊所可能不容易获得[17]。有发育障碍的年轻人经常有抑郁、焦虑、应激，自尊心差，导致他们的社交障碍和应对技能下降[18]。

实施适当的过渡计划对患者的持续成功和健康至关重要，对儿科机构也很重要。无论是从对医院文化的影响还是从成本角度来看，儿童机构中对成人的护理往往都是一种负担，因为成人经常再次入院，而且护理费用可能高于儿童[3, 19]。过渡时期支持的减少可能会导致出现危及生命的病情、反复急诊室就诊、反复住院，也造成患者对成人医疗保健系统的不信任。缺乏促进独立性的良好服务可导致卫生保健需求的增加和对社会参与的减少[20-21]。过渡时期似乎是一个敏感脆弱的时期，患者健康状况的恶化非常常见[22-26]。

对于这一患者群体来说，保险和服务的过渡尤其棘手。通常，联邦强制执行的《残疾人法案》在美国公立学校系统中涵盖的物理治疗等服务可能不享受医保，并且会在个人 21 岁那年或高中毕业时终止。在此之后，个人将通过保险或自费支付[18, 27]。成人医疗补助计划并不全面，许多患者也可能会失去医疗补助的福利[28]。医保的改变可能导致医疗设备供应商及药房药品的变化[29]，也可能导致许多慢性残疾人士不是失业就是无法就业，也因此无法获得雇主资助的医疗保健[30-32]。《平价医疗法案》制定了帮助过渡性护理和改善患者服务的条款，例如消除基于医疗保健的歧视。因此，许多美国人继续享受医疗补助、医疗保险，或两者兼而有之的现象是非常常见的[18, 33]。

## 按病情划分的过渡护理

本章涵盖的病症代表了一系列神经系统疾病。受影响的个体有几个共同的特征，这些特征可能使他们难以过渡到成年，这些情况可能与不同程度的认知障碍和身体残疾有关。此外，他们可能有横跨几个领域的复杂医疗需求，并且依赖护理人员才能进行日常生活活动。

### 脑性瘫痪

脑性瘫痪（cerebral palsy，CP）是一组慢性终身性疾病，多是由于胎儿期或围产期导致的大脑的一个或多个特定区域的损伤，从而在出生后影响身体运动、肌张力和协调性。尽管继发性疾病（如脊柱侧凸或挛缩）可能会引起脑功能的进行性受损[34-35]，但一般来说，CP 不是进行性的。CP 是儿童最常见的运动障碍，323 名美国儿童中就有 1 人确诊[36-37]。除了运动限制外，CP 还可能与其他发育问题相关，如智力残疾、癫痫、视力和听力障碍[38]。患有 CP 的成人寿命更长，在美国估计有 40 万～ 50 万人受影响[39]。

受 CP 严重影响的患者寿命延长，因此对过渡性护理有更多需求，但患者在沟通、学习、行动和喂养方面的困难可能会阻碍其适应以成人为中心的医疗保健系统。由于缺乏针对患有慢性疾病成人的多学科服务，缺乏对儿童慢性疾病感兴趣的成人服务提供者，以及对成人服务提供者的培训机会缺乏，更加加剧了这种情况[16]。复杂的保健需求叠加在支离破碎的成人保健系统上，可能给青年患者及其家庭带来重大困难。

CP 患者在 20 岁时健康状况可能会恶化，20 ～ 22 岁的 CP 患者中有 21% 的人总体健康状况不佳，而 15 ～ 18 岁儿童的这一比例仅为 9%[40]。尽管如此，一项对患有 CP 的年轻人的调查发现，只有 28% 的人得到了协调护理的协助，29% 的人讨论了过渡护理，只有 44% 的提供者讨论了 21 岁时的医疗保险变化[41]。尽管医疗利用率随着时间的推移而增加[42]，年轻人获得护理和康复的机会还是在减少了，并且比青春期时显得更加孤立少援[8, 40]。开始过渡的年轻人有一系列未得到满足的健康需求，这些需求在过渡期间往往会变得更糟[43]。对于过渡标准，存在最小限度的标准化，年龄是最常见的过渡标准，还包括父母 / 照料者的启动、儿童的社会 / 发展状况等因素的标准[8]。儿科医生对这些过渡做法的满意度极低，在一项调查中没有医生完全满意，27% 的医生“根本不满意”[8]。

最近的一项 meta 分析表明，超过 20% 的 CP 儿童受到睡眠障碍的影响[44]。睡眠呼吸障碍尤其常见。多种因素使 CP 患者易出现睡眠问题，包括

- 由舌下垂和咽部肌张力差引起的上呼吸道阻塞
- 视力障碍导致睡眠时间和维持问题
- 脑干功能障碍可能影响心脏和呼吸抑制
- 姿势限制可导致疼痛和睡眠障碍
- 癫痫治疗可扰乱正常睡眠觉醒模式
- 慢性肺误吸，可降低肺储备[45]

人们对这些疾病在成人中的患病率知之甚少，但考虑到 CP 是一种静态疾病（尽管有进行性继发性并发症），其患病率可能等于或高于儿童。

### 脊柱裂

脊柱裂是最常见的先天性神经管缺陷，在美国，

每年约有 1500 例新生儿出生[46]。最温和的形式是隐性脊柱裂，人群发生率为 5%，其特征是一个或多个椎弓形成不完全，通常没有临床后遗症。脊柱裂可能与脊膜膨出有关，脊髓暴露的脊髓脊膜膨出常与 Chiari Ⅱ畸形有关，并伴有小脑和髓质疝入脊柱[47]。一系列病例显示，81% 的脊髓脊膜膨出的儿童患有睡眠呼吸障碍（sleep-disordered breathing，SDB）。约 28% 的主要患者为中枢性睡眠呼吸暂停（central sleep apnea，CSA），其中大多数为阻塞性睡眠呼吸暂停（obstructive sleep apnea，OSA）。减压手术后，呼吸暂停-低通气指数总体上有所改善，但持续性 CSA 和 OSA 较为常见[48]，也可能发生通气不足。睡眠呼吸暂停、女性、MRI 上中脑伸长 15 mm 及以上，与年轻脊髓脊膜膨出患者猝死的风险增加相关。在一些死亡的患者中曾持续使用鼻气道正压通气（continuous positive nasal airway pressure，CPAP）[49]，所以目前尚不清楚睡眠呼吸暂停的治疗是否能降低这种风险。SDB 的治疗选择包括吸氧、CPAP、耳鼻喉科评估和有创通气[50-51]。除了诊断为 SDB 外，脊柱裂患者报告的睡眠质量差、睡眠减少、失眠增加，比同年龄对照组白天疲劳增加更常见[52]。

一项针对儿科神经外科医生的调查发现，只有 37% 的 SB 诊所有过渡计划，许多外科医生因为他们担心对他们的成年患者缺乏协调的多学科护理，会跟踪他们的患者到成年[53]。医生指出，制定过渡护理指导方针，改善医生协作，以及为成人医生制定先进的培训途径，将有助于改善过渡护理[54]。一种临床模式是由参与治疗的医生组成过渡诊所模式，这种模式由受过儿科培训的医护和社会工作者组成的人员为患者制定个性化的过渡计划[55]。

## 伴有神经肌肉无力的情况

神经肌肉疾病包括一系列以遗传性和进展性神经肌肉无力为特征的疾病。一些疾病，如进行性假肥大性肌营养不良和脊髓性肌萎缩症，对呼吸系统有严重影响，并可能导致慢性呼吸衰竭。其他疾病，如强直性肌营养不良，可能有较轻微的呼吸障碍，但其他并发症与睡眠专科的医生密切相关。关于睡眠的新疗法的出现延长了那些可能在童年时期就死亡的患者寿命。

### 进行性假肥大性肌营养不良

进行性假肥大性肌营养不良（Duchenne muscular dystrophy，DMD），又称“迪谢内肌营养不良”，是一种 X- 连锁遗传性疾病，由于肌营养不良蛋白基因的突变，随着时间推移导致肌肉细胞的逐渐破坏。在儿童早期通常表现为运动或发育迟缓，发病率为 1/5000（男）。许多 DMD 与存在认知障碍和学习障碍，有 27% 的患者智商低于 70[56]，也可能会出现学习障碍、注意缺陷多动障碍和自闭症。心肌病很常见，由于呼吸技术使用的进步，目前心脏问题是死亡的主要原因[57]，未经治疗的患者通常会在 12 岁时失去行走能力，在 25 岁左右死亡。药物治疗（特别是皮质类固醇治疗）和呼吸疗法极大地提高了患者的生存率[58]。一项生存分析显示，20 世纪 60 年代的平均死亡年龄为 14.4 岁，20 世纪 90 年代为 25.3 岁，现在为 40 岁[59]。

贝克肌营养不良（Becker muscular dystrophy，BMD），又称“良性假肌肉萎缩症”，也是由肌营养不良基因突变引起的，但在肌无力方面的表型较轻，通常在 15 岁时丧失独立行走的能力，认知通常不受损[60]。

从呼吸的角度来看，患者的用力肺活量（forced vital capacity，FVC）在行走时趋于增加，开始丧失行走能力时趋于稳定，然后在完全使用轮椅时下降。即使在具有相同基因型的患者中，FVC 峰值和下降率也可能存在显著差异[57, 61]。

### 强直性肌营养不良

强直性肌营养不良（myotonic dystrophy，DM）是欧洲血统的成人中最常见的肌营养不良，在欧洲的发病率为 1/7400 ～ 1/10 700[62-64]。它包括两种主要形式，DM1 和 DM2。两者都是常染色体显性遗传病，并与肌病、白内障和心脏传导疾病相关[65]。由于 DM2 倾向于在成年期出现，发病年龄通常在 30 ～ 60 岁，因此过渡期通常不是问题[66]。DM 在表型上也比较温和。

在 DM1 中，疾病的严重程度随着三核苷酸重复次数的增加而增加：

- 先天性 DM1 是最严重的一种形式。它表现为婴儿期肌张力减退、喂养不良、先天性关节挛缩和呼吸衰竭[67]。高达 70% ～ 80% 的患者可能需要机械通气。病情严重的婴儿死亡率高达 40%[68]。
- 儿童期 DM1 会在 10 岁之前出现，通常伴有认知和行为问题，如低智商、注意力和执行问题，以及情绪问题[69]。肌肉症状和身体残疾会随着时间的推移而进展[67]。
- 典型的 DM1 通常在第二、第三或第四个十年出现症状。主要的相关问题包括呼吸肌无力、肌强直、白内障、心律失常和日间过度嗜睡（excessive daytime sleepiness，EDS）。平均寿命缩短[67, 70]。
- 轻度 DM1 通常表现为 40 岁后发病，并伴有轻度易疲劳、肌强直和白内障。寿命正常[70]。

从呼吸系统的角度来看，常规需要限制肺性功能检查，比如存在肺泡通气不足，因为观察到的呼吸功能障碍并不能很好的了解肌无力的状况[71]。对中枢性呼吸驱动的测试显示出不同的结果，一些研究显示二氧化碳反应的异常[72-73]，但其他研究显示正常[74-75]。

EDS 是 DM1 中最常见的非肌肉疾病，70% ～ 89% 的患者存在 EDS[76]。这可能是由于中枢性睡眠调节障碍，而不仅仅是 SDB[77]，也可能是多因素的。哌甲酯[78]和莫达非尼[65, 70]均被证明对 DM1 的 EDS 有效。对于所有有明显限制性肺功能障碍、EDS 或怀疑有呼吸暂停的患者，都应进行多导睡眠监测（polysomnography，PSG）[79]。

关于 DM1 型青少年的过渡护理报道很少。智力残疾、沟通障碍、冷漠、易怒、疲劳和嗜睡等问题的存在可能会使过渡过程复杂化，所有这些在受影响的青少年中都很常见[80]。

## 线粒体疾病

原发性线粒体疾病是由细胞核或线粒体 DNA 突变引起的，从而导致氧化磷酸化的代谢问题[81]。它们可能是自发的，也可能是可遗传的。根据不同的症状，很难确定真正的流行率，总体而言，发病率可能在 5/10 万～ 15/10 万，这反映出这些疾病是最常见的遗传性代谢和神经疾病之一[81]。

发育障碍、肌病和癫痫是许多线粒体疾病的共同特征[82]，并可能影响睡眠。此外，CSA、OSA、对高碳酸 / 缺氧的通气反应降低和通气不足都可能发生在线粒体疾病中[83-84]。目前对原发性线粒体疾病患者的建议是根据临床症状行 PSG 检查[85]。

## 脊髓性肌萎缩

脊髓性肌萎缩症（spinal muscular atrophy，SMA）是一组均与脊髓前角细胞变性相关的遗传性疾病，可导致肌肉萎缩、无力和深部肌腱反射丧失。最常见的形式是由 *SMN1* 基因突变引起的，在美国，每 1 万例活产中就有 1 例发生[86]。亚型从 0 型（出生时通常需要有创通气，并在 1 个月内死亡）到 4 型（通常在成年期诊断）。1 型和 2 型由于进行性呼吸衰竭和复发性肺炎通常需要通气支持。尽管有严重的相关的认知功能受损，但认知能力通常是正常的[87]。对于 1 型婴儿，无创通气通常在确诊时就开始使用，可以提高患儿生存率和生活质量[12, 88]。

由于令人欣喜的新疗法出现，增加了人们对 SMA 自然疾病史的理解，特别是更严重的表型。历史上，没有持续的呼吸支持，大多数 1 型婴儿会在 2 岁前死亡[89-91]。Nusinersen，一种鞘内反义寡核苷酸，在 2016 年被美国食品药品监督管理局批准为 SMA 的第一个疾病修饰治疗。一项双盲试验显示，患儿死亡或永久通气的风险显著降低[92]。onasemnogene abparvovec 基因预防治疗方法是一种一次性的基因替代疗法，已于 2019 年在美国获得批准，用于 1 岁以下的婴儿。最初的试验显示，所有接受治疗的受试者都能生存，不需要永久通气，在历史队列中患儿生存的比例为 8%[93]。目前尚不清楚接受治疗的儿童的长期预后是什么，但可以推测，成人诊所可能在未来几十年遇到接受治疗的年轻人。

## 重症肌无力

重症肌无力（myasthenia gravis，MG）的症状是由于神经肌肉连接和传递问题引起的。重症肌无力是一种自身免疫性疾病，其自身抗体与神经肌肉连接处的突触后膜上的乙酰胆碱受体结合，最终导致骨骼肌无力[94]。年发病率为 8/100 万～ 10/100 万，患病率为 150/100 万～ 250/100 万[95]。在儿童中，这种疾病有 3 种形式：短暂性新生儿肌无力、先天性肌无力综合征和幼年重症肌无力[96]。首先发生在患有 MG 的母亲所生的婴儿中，通常是自限性的，但受影响的婴儿在早期可能需要呼吸支持治疗。先天性肌无力综合征的起源并不是自身免疫性的，相反，它们是一组由神经肌肉接合处蛋白质的结构或功能的改变引起的疾病[97]，这些疾病的严重程度范围很广[97]。幼年重症肌无力出现于 19 岁之前。治疗方案包括乙酰胆碱酯酶抑制剂、免疫抑制剂和胸腺切除术（如果存在胸腺瘤）。呼吸功能不全可能是由于膈肌和肋间肌无力，特别是在应激期间，如手术[94]。MG 已被证明与睡眠质量差和白天过度嗜睡有关[98]。OSA 也很常见，估计成人的患病率为 36%[99]。

## 神经肌肉疾病患者的呼吸护理

使用无创通气（non-invasive ventilation，NIV）和辅助咳嗽已经大大降低了死亡率和发病率，辅助咳嗽通常根据需要使用咳嗽辅助装置，一天数次。NIV 的好处包括使气体交换正常化，减轻症状，减少住院人数，改善生活质量[100]。夜间 NIV 延迟了白天的高碳酸血症，增加了耐力，提高了生存率[101]。较新的指南[102]建议根据以下任何一个标准更早地开始 NIV：

- 肺功能测试结果显示用力肺活量（forced vital capacity，FVC）小于 50% 或最大吸气压力（maximum inspiratory pressures，MIP）小于 60 $cmH_2O$

- 清醒时基线 $SpO_2$ 小于 95% 或 $PCO_2$ 大于 45 mmHg
- 脉搏血氧仪异常：
  - $ETCO_2$ 或 $TCO_2$ 大于 50 mmHg，睡眠时间为 2% 或以上
  - 与睡眠相关的 $ETCO_2$ 或 $TcCO_2$ 增加 10 mmHg，睡眠时间增加 2% 或更多
  - $SpO_2$ 88% 或以下，睡眠时间 2% 或以上或至少 5 min
  - 呼吸暂停低通气指数为 5 以上[61，103]

夜间血氧饱和度测定不能排除神经肌肉无力患者的通气不足。大多数患者的肺都很健康，并且 $SpO_2$ 处于含氧血红蛋白解离曲线的平坦部分[61]。如果患者全部时间都在使用轮椅，建议每年 PSG 检测评估患者通气功能。目前尚不清楚患者在夜间使用 NIV 后应多久监测一次。

虽然压力通气能更好地补偿面罩泄漏，但相较容量通气，压力通气的研究很少，所以容量通气可能是一个很好的首选。一些严重受限的患者需要容量通气[105]。虽然相关研究较少，容积保证压力模式有利于容积和压力控制通气，如果有较大的压力波动，可能导致更频繁的睡眠唤醒[106-107]。除非绝对必要，否则呼气末正压（positive end expiratory pressure，PEEP）应保持较低，避免高 PEEP，因为它可能会减少心输出量并导致腹胀[105]。由于中枢性睡眠呼吸暂停、声门关闭、呼吸肌不同步和伪中枢性事件，NIV 调整可能会很复杂，也可能会使寻找适当的参数设置变得复杂[106-107]。

随着神经肌肉疾病的进展，如果血氧饱和度低于 95%、$CO_2$ > 45 mmHg 或者白天出现呼吸困难，也可能需要白天通气。在 DMD 患者中，通常是在 30 岁左右，所有患者的疾病都会进展到这种程度。通过吸管进行“啜吸模式”的压力或容量通气，可以极大地帮助气体交换，减轻呼吸困难，甚至减轻体重[108-109]。对于许多患者来说，通过面罩持续 24 h 使用 NIV 就足够了，如果患者不能控制呼吸道分泌物，不能耐受 NIV，或不能忍受危重疾病后的拔管，可考虑气管切开。值得注意的是，依赖 NIV 的患者，如果他们在胸片上有清晰的肺野，自然呼吸，没有镇静剂，则在手术或疾病后仍可成功拔管[110]。对于有神经肌肉无力的患者，应避免无相关通气的氧疗。血氧饱和度低通常是由黏液堵塞（最好使用气道清除）或通气不足（最好使用呼吸机支持）所引起[111]。

过渡性护理对进行性神经肌肉疾病提出了特殊的挑战。在大多数青少年走向独立的时候，患者的虚弱进行性加重，越来越依赖家庭成员照顾和各种技术支持。尽管如此，目前还没有针对神经肌肉疾病的过渡指南，大多数中心也没有一个将技术支持依赖的患者过渡到成人护理的标准方案[29，112]。家庭和患者对这个时期的过渡很有压力，因为他们从小就经常看到同一个服务提供者，并且经常对成人系统中患者自主权和自我倡导的程度感到吃惊[113]。

许多国家都已经解决了患者的照顾问题，在日本，大多数患有 DMD 的成人可以住在 27 个提供综合护理的专科病房之一，在其他社区或文化中这种安排也可能无法接受[114]。在过去的 10 年里，巴黎的一个专家网络在每月周六上午自愿无偿开会，以解决复杂神经肌肉疾病患者的过渡需求。这些疾病的治疗进展使大量以前患有致命疾病的儿童成长为成人，随着基因疗法和小分子疗法的出现，脊髓性肌萎缩症可能导致第一代 1 型 SMA 患者生存到成年[115]。

参与照顾患有神经肌肉疾病的儿童和成人的组织已经研发了一些工具来帮助进行过渡护理。肌肉萎缩症协会有一个详细的独立路线图，以帮助青少年的过渡过程[116]。另一个组织，肌营养不良家长计划项目，为患有 DM 的青少年和年轻人制作了详细的资源页面[117]、紧急钱包卡[118]和智能手机应用程序[119]。

## 癫痫

癫痫是儿童时期最常见的慢性神经系统疾病之一[120]。它的特点是反复发作、无端发作，是多种不同癫痫发作类型的总称。有些发作，如良性中央回癫痫、儿童特发性枕部癫痫和儿童失神发作，倾向于缓解。其他疾病，如青少年肌阵挛性癫痫等，都是终身疾病[121]。根据癫痫的类型，可能会发生发育迟缓。对癫痫类型分类的全面回顾超出了本章的范围，但最近的一篇文章提供了一个很好的概述[122]。

50% ～ 80% 的癫痫患儿出现癫痫发作后缓解[123]。其余部分将继续需要抗癫痫治疗，并需要过渡到成人医生[120]。青少年癫痫患者中伴有显著的共病，包括注意缺陷多动障碍、焦虑障碍和抑郁症——所有这些障碍都可能与睡眠障碍有关[115]。

癫痫和睡眠之间存在着复杂的相互作用。良好的睡眠卫生是预防癫痫发作的关键。非快眼动睡眠和睡眠-觉醒过渡是癫痫发作出现的常见时间[124]。EDS 是癫痫患者的常见主诉，与癫痫发作频率、癫痫类型或存在睡眠相关癫痫发作无关[125]。OSA 常见于难治性癫痫患者[126]。患者接受 CPAP 治疗可能显著控制癫痫发作[127]。其他睡眠障碍，如中枢性睡眠呼吸暂停、不宁腿综合征 / 周期性肢体运动障碍和失眠，在癫痫患者中也很常见[128]。

与本章中提到的许多其他疾病一样，过渡护理随着癫痫的进展过程也非常重要。一个对年轻成人癫痫的调查显示，只有 15% 的人回忆起曾与他们的儿科医生讨论过过渡护理[129]。80% 的家庭认为他们的孩子没有足够的机会发展自主权[22]。理想情况下，对患者的过渡应该在 12 ～ 16 岁介入，并讨论 16 岁时的自我支持和教育 / 职业培训[130-131]。在爱尔兰，寺庙之星过渡诊所是一个青春期的过渡组，其既包括小组讨论（和同龄人讨论癫痫，饮酒、睡眠卫生和压力管理等生活方式问题），也包括心理社会支持、驾驶监管谈判、教育、职业目标和药物管理等问题[132]。在加拿大，最近的一个工作组制定了 7 个步骤，为患者的过渡做好准备，其中包括了对不成功过渡的危险因素的评估和对癫痫诊断的重新评估[120]。

## 过渡护理的最佳实践

需要一个协调的有序的方法对患有神经系统疾病的年轻人进行过渡护理。在过渡护理的共享管理模式中（图 179.1），总体目标是使年轻人参与、管理，最终从被动接受护理的角色过渡过为主管或一个“CEO”的角色[120, 133]。后者的描述特别适合于残疾患者，因为学习与助手合作是一项关键技能。

一个成功过渡计划的关键要素将包括考虑几个关键因素[16]。

1. 时间：它会发生在一个特定的年龄，还是基于发展或社会成就，如高中或大学毕业？

2. 准备工作：这段时间需要多长时间？目前的想法是，过渡应该在青春期早期进行讨论，理想情况下，每次随访都应该留出时间来讨论过渡计划。

3. 协调：整合来自患者及其家属、患者的初级保健提供者和将接收患者的成人提供者的反馈。

4. 参与成人和儿科服务。通常，儿科服务处理了过渡性复杂患者的大部分问题，但其关键的细节可能无法清楚地传达给成人团队。更好的沟通可以更顺利地帮助父母和医生。

5. 适当的医疗保健。这意味着根据患者的认知能力以及患者的互动风格来评估和定制方法[16, 134-135]。

当前的 DMD 指南强调了在过渡期间需要考虑的几个重要领域（图 179.2），所有这些领域都将值得考虑，其中包括本章中描述的所有条件[136]。委员会认识到，保健的过渡是在住房、交通、教育 / 就业、与他人的关系和日常生活活动方面可能发生变化的情况下发生的。最近发布的过渡工具包包括过渡准备情况评估、过渡检查表和医疗总结表单[28]。

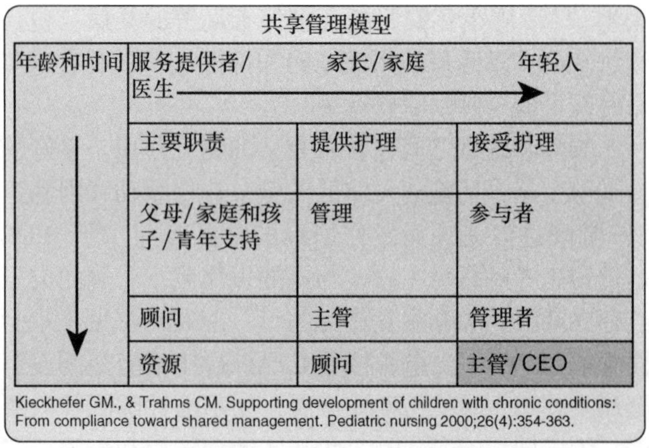

共享管理模型

| 年龄和时间 | 服务提供者/医生 → | 家长/家庭 → | 年轻人 |
|---|---|---|---|
| ↓ | 主要职责 | 提供护理 | 接受护理 |
| ↓ | 父母/家庭和孩子/青年支持 | 管理 | 参与者 |
| ↓ | 顾问 | 主管 | 管理者 |
| ↓ | 资源 | 顾问 | 主管/CEO |

Kieckhefer GM., & Trahms CM. Supporting development of children with chronic conditions: From compliance toward shared management. Pediatric nursing 2000;26(4):354-363.

**图 179.1**　共享管理模型

## 未来方向

对患有复杂神经系统疾病的年轻人的过渡护理的研究还处于起步阶段。尽管存在关于过渡护理的有效结果[137]，目前还缺乏对过渡护理项目的可靠评估[29]。最近一项循证医学系统评价显示，只有 4 个小型随机对照试验检验了过渡护理模型的疗效[23]。只有一项研究检查了本章中描述的条件。该研究通过为期 2 天的过渡准备课程对脊柱裂患者的疗效进行评估，结果显示，在主观幸福感、角色掌握或自我护理实践的主要终点方面没有任何益处[138]。

2016 年，英国国家健康和临床卓越研究所发布了一份指南，确定了过渡诊所提出的 9 个潜在有益特征[139]。一项针对英国自闭症、1 型糖尿病或脑性瘫痪的年轻人的队列研究观察了这些特征，发现其中 3 种特征与改善结果相关。“适当的父母参与”（父母的护理参与度达到父母和患者均满意的程度）、“促进健康自我效能”（反映患者对在独立管理其病情时所得到的帮助感到满意）和“过渡之前和成人团队会见”都与提高幸福感、对服务的满意度以及参与护理有关[135]。

### 临床要点

虽然本章中所涵盖的各种神经系统疾病令人生畏，但它们也有一些共同的主题应引起睡眠医生的关注。主要是睡眠呼吸障碍和（或）通气不足的管理。使用实验室多导睡眠监测仪和二氧化碳描记仪来评估和管理这些患者至关重要。如果治疗通气不足，经皮二氧化碳测定术特别有用，因为潮气末二氧化碳插管会干扰面罩的贴合。此外，患者可能会患有失眠 / 嗜睡症。考虑到这些患者的复杂性，非药物治疗和药物的缓慢滴定可能是最佳起点。

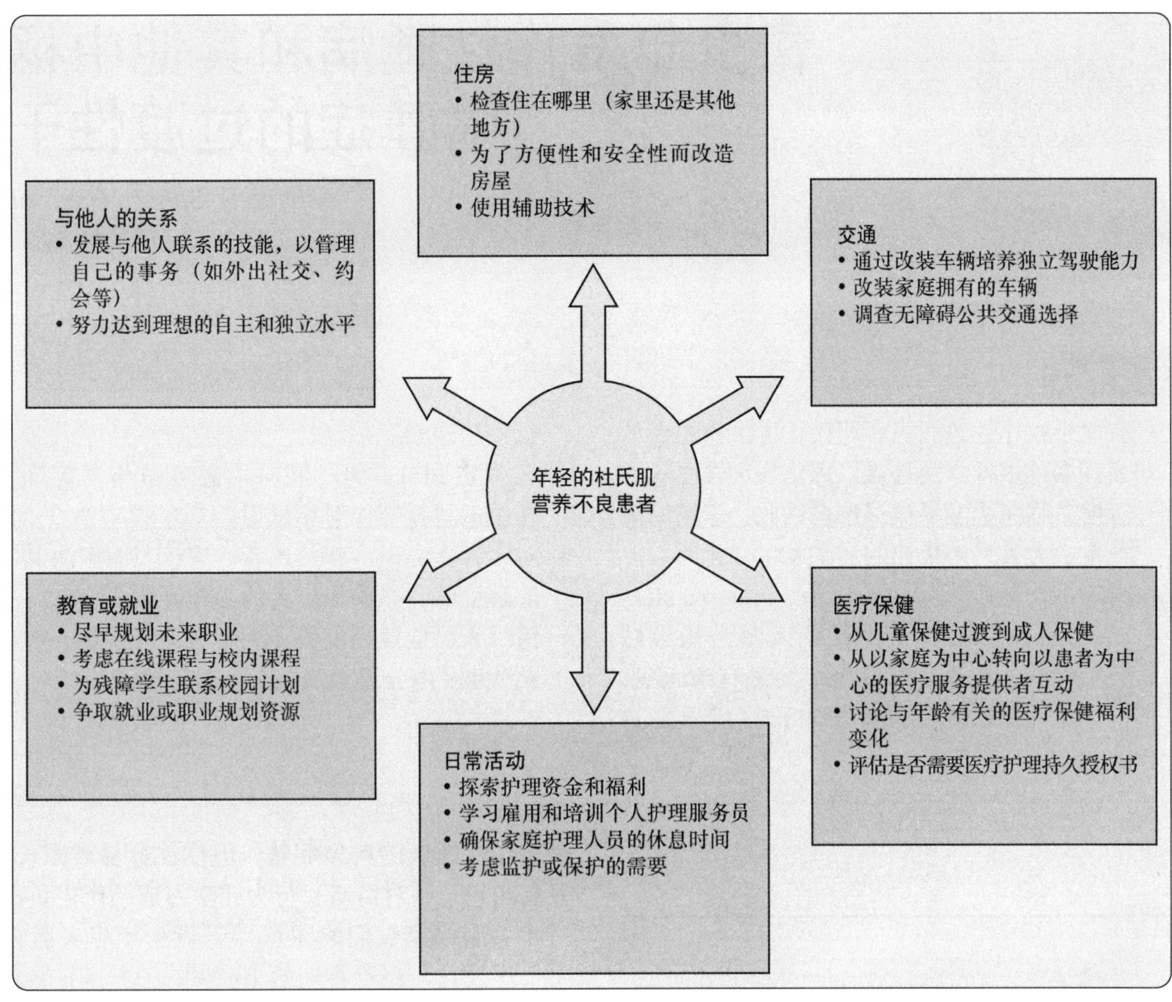


**图 179.2**　进行性假肥大性肌营养不良过渡

## 总结

实施高质量的过渡计划可能是昂贵和耗时的。从文献综述中可以清楚地看出，成功过渡计划中有意义的监测标志需要为未来的研究提供更好的定义[13]。此外，过渡护理需要成为针对儿科和成人住院医师课程的一部分[13]。对于许多患有慢性病的年轻人来说，未来比以往任何时候都要光明。找到提供持续护理和促进健康和独立的最佳方法是一项令人兴奋的挑战。

## 参考文献和拓展阅读

请扫描书后二维码，获取参考文献和拓展阅读资源。

# 第 180 章 青少年发作性睡病和其他中枢性嗜睡症的过渡性干预

Ashima S. Sahni，Hrayr Attarian

段金凤 译 胡少华 审校

**章节亮点**

- 与成年发作性睡病患者相比，青少年患者的表现多种多样，而且难以评估病理性嗜睡的程度，临床上容易被误诊。因此，诊断时应慎重，尤其是当最初的症状发生变化时。
- 由于多次睡眠潜伏时间试验（multiple sleep latency test，MSLT）的平均入睡潜伏期缺乏标准化，如果临床高度怀疑患有嗜睡症，但之前的 MSLT 结果为阴性，则应重复进行该项检查。
- 在确定 MSLT 的时间时，应考虑与青春期相关的昼夜节律时相延迟。
- 对于存在心理症状的患者，应该及时解决其心理症状，以确保患者的心理健康。
- 医疗人员应该高度关注患者有无并发症，包括代谢 / 内分泌紊乱，并及时诊断和治疗。

## 引言

美国儿科学会（American Academy of Pediatrics，AAP）将青春期定义为 11 ～ 21 岁。多个国际卫生组织已经认识到青少年在这一人生关键阶段的独特健康需求。AAP 还指出，由于缺乏适当的过渡性护理资源，这一人群很容易受到忽视[1]。嗜睡症是一种严重的疾病，会影响患者的生活质量，包括学习成绩和就业选择，并直接增加与健康相关的费用。因此，漏诊或延误诊断以及治疗不当将会带来更大的社会和经济负担。本章将讨论青少年中枢性嗜睡症患者过渡护理所面临的挑战、误诊和治疗不当的误区以及缓解策略。

中枢性嗜睡症分为很多亚型，包括发作性睡病 1 型和发作性睡病 2 型（分别为 NT1 型和 NT2 型）、特发性嗜睡症和克莱恩-莱文综合征（Kleine-Levin syndrome，KLS）等，本章将主要讨论发作性睡病。有关各种不同的中枢性嗜睡症的流行病学、病理生理学、临床表现、诊断和治疗的详细讨论，请参阅第 111 ～ 114 章。

## 发作性睡病

### 临床症状

#### 日间过度嗜睡

日间过度嗜睡（excessive daytime sleepiness，EDS）是发作性睡病的典型症状，但往往容易被家长忽视，只有当它开始对情绪、行为或学习成绩产生负面影响时才会引起家长们的注意[2]。青少年患者面临的另一个挑战是，在青春期的 10 年中，每 24 h 的总睡眠需求量都各不相同。此外，伴随青春期而来的昼夜节律时相延迟也会导致睡眠不足，从而使青少年 EDS 的评估变得更加复杂。

与成年患者相比，青少年患者的睡眠发作时间更长（表 180.1），在被动活动时表现为嗜睡的消长模式[3]。这个年龄段的患者可能会表现出烦躁不安、运动过度活跃、攻击行为、注意力不集中和情绪不稳定，而不是嗜睡，这有时会产生误导，延误发作性睡病的诊断和治疗[4-5]。经改良的 Epworth 嗜睡量表（Epworth Sleepiness Scale，ESS）和儿童日间嗜睡量表（Pediatric Daytime Sleepiness Scale，PDSS）是帮助评估特定年龄段嗜睡的工具，本章稍后将详细讨论。

在 2008 年有一项对 290 名存在 EDS 的青少年进行的调查发现，在 4 年的时间里，只有 34 人（11.7%）因这一症状就诊，这说明了目前针对这一人群的适当评估和治疗还是很缺乏的。该巴西队列的平均年龄为（13.5±4.1）岁，就医前的平均症状持续时间为（3.0±3.5）年。通过多导睡眠监测（polysomnography，PSG）和 MSLT，34 个人当中有 13 个人（38%）被确诊为发作性睡病[6]。

表 180.1 青少年与成人发作性睡病的临床表现异同

| 临床表现 | 青少年患者 | 成年患者 |
| --- | --- | --- |
| 睡眠发作 | 1 ～ 180 s，但可多次发作，延长总持续时间 | 数秒至 30 min 不等 |
| 猝倒 | 通常涉及面部<br>可能没有情绪诱因<br>随着年龄增长而减轻 | 通常由情绪引发 |
| 入睡前 / 觉醒前幻觉 | 发生率为 50% ～ 66%<br>简单的图像和声音，不那么可怕 | 发生率为 45% ～ 60%<br>几乎 95% 的患者会出现恐怖性视幻觉 |
| 睡眠瘫痪 | 发生率为 29% ～ 60% | 发生率为 38% ～ 70% |
| 其他表现 | 注意缺陷和多动（31%）<br>神经心理问题发生率约 62%（尽管智商正常）<br>抑郁症发病率为 25% | 控制日间嗜睡后，神经心理功能接近正常水平<br>抑郁症发病率为 30% |
| 快速眼动期睡眠行为障碍 | 发生率为 25% | 发生率为 10% ～ 15% |

#### 猝倒

在没有进行脑脊液（cerebrospinal fluid，CSF）食欲素水平检测的情况下，如果出现猝倒症状，就可以区分出是 NT1 还是 NT2。猝倒症状在青少年中的表现呈多样性，50% 的患者起病较晚。据报道，在儿童发作性睡病患者中，猝倒发作的发生率在 60% ～ 75%[7]，而在青少年患者中则高达 92%[6]。表 180.1 详细列出了区别青少年和成人猝倒的特征。

“猝倒面容”是一种常见的表现，其特点是面部表情呆滞、舌头突出、张口和（或）面部无力，很容易被误认为是癫痫发作[8]。在一些儿童身上还出现了从面部开始向躯干、手臂和下肢扩散，最终导致跌倒的“头足无力”[9]。随着年龄的增长，猝倒的严重程度可能会有所改善。与成年患者不同的是，儿童患者在没有情绪触发的情况下也会发生猝倒。一些作者还将这类人群中的猝倒描述为一种复杂的运动障碍，伴有肌张力减退（隐性现象）和运动失调-肌张力障碍运动，如“抽搐”（显性现象）[10-11]。

#### 入睡前幻觉 / 睡眠瘫痪

与猝倒一样，入睡前幻觉和睡眠瘫痪也被认为是快速眼动（rapid eye movement，REM）睡眠进入清醒状态的发作性侵入[12]。然而，许多青少年发作性睡病患者可能没有入睡前幻觉和睡眠瘫痪，这与成年患者的表现不同（表 180.1）。例如，在巴西的一个队列中，分别有 23% 和 46% 的患者出现睡眠瘫痪和入睡前幻觉[6]。

### 临床评估工具

目前仍然缺乏用于评估儿童猝倒和 EDS 的有效方法。通常是通过改良或调整现有的成人量表来满足这一需求。

#### 改良版 Epworth 嗜睡量表

ESS 最初于 1990 年开发，用于评估成人的嗜睡情况，但其中一些问题并不适用于青少年。在过去的研究中，有的研究将 ESS 用于青少年，有的研究对问题进行了修改，还有的研究引入了新的项目，因此无法对其进行比较和验证。修改的问题包括：将“午餐后安静地坐着，不喝酒”修改为“午餐后安静地坐着”；将“在公共场所，如剧院或会议上不活动”修改为“在学校不活动”；将“在汽车里，在车流中停留几分钟”修改为“做作业或考试”[13-15]。经修订的 ESS-CHAD 问卷（儿童与青少年版 ESS，表 180.2）被认为具有内部效度和单维结构，模型拟合良好；但用于 12 岁以下患者的内部效度尚未确定，外部效度和临界值也尚未确定[16, 16a]。表 180.3 列出了 PDSS，表 180.4 左侧一栏列出了其他有助于量化睡眠和嗜睡的自我报告工具。

### 诊断工具

各种工具可用于提供支持发作性睡病诊断的客观数据（表 180.4），第 112 章和第 207 章对此进行了更广泛的讨论。

#### 儿科 MSLT 的误区

量化日间嗜睡的金标准测试仍然是 MSLT。美国睡眠医学会（American Academy of Sleep Medicine，AASM）将病理性嗜睡定义为 5 次小睡机会中平均入睡潜伏期（mean sleep latency，MSL）小于或等于 8 min[17]。然而，研究表明，这一临界值并不总是适用于儿科患者，如果临床医生坚持采用这一严格的病理性嗜睡定义，那么患有发作性睡病或特发性嗜睡

**表 180.2　儿童与青少年版 Epworth 嗜睡量表**

| 得分<br>0：从不打瞌睡<br>1：轻度可能打瞌睡<br>2：中度可能打瞌睡<br>3：高度可能打瞌睡 | |
|---|---|
| **情况** | **得分** |
| 坐着阅读书刊 | |
| 坐着看电视或视频 | |
| 早上坐在学校的教室里 | |
| 作为乘客在汽车中坐半小时 | |
| 在环境允许的情况下，下午躺下休息 | |
| 坐着与人谈话 | |
| 午饭后一个人安静地坐着 | |
| 坐着用餐 | |

（Modified from Janssen KC，Phillipson S，O'Connor J，Johns MW. Validation of the Epworth sleepiness scale for children and adolescents using Rasch analysis. Sleep Med. 2017；33：30-5.）

**表 180.3　儿童日间嗜睡量表**

| 得分<br>4：非常经常，总是<br>3：比较经常<br>2：有时<br>1：很少<br>0：从不 | | | | | |
|---|---|---|---|---|---|
| 请尽可能诚实地回答下列问题，只在一个答案上画圈 | | | | | |
| 你会在上课期间睡着或感到昏昏欲睡吗？ | 4 | 3 | 2 | 1 | 0 |
| 你在做作业时会犯困或感到昏昏欲睡吗？ | 4 | 3 | 2 | 1 | 0 |
| 你在一天中的大部分时间都会感觉很精神吗？[a] | 4 | 3 | 2 | 1 | 0 |
| 你在白天会感到疲倦和脾气暴躁吗？ | 4 | 3 | 2 | 1 | 0 |
| 你早上起床困难吗？ | 4 | 3 | 2 | 1 | 0 |
| 你早上被叫醒后会继续睡觉吗？ | 4 | 3 | 2 | 1 | 0 |
| 你早上需要别人叫醒你吗？ | 4 | 3 | 2 | 1 | 0 |
| 你认为自己需要更多睡眠吗？ | 4 | 3 | 2 | 1 | 0 |

[a] 本条目反向计分。

儿童日间嗜睡量表是专为初中儿童（11～15 岁）设计的，尽管该量表易于使用且具有强大的心理测量特性，但尚未与现有的其他问卷进行直接比较。儿童可对 8 个问题打 0～4 分，分数越高表示嗜睡程度越重。

Modified from Drake C，Nickel C，Burduvali E，et al. The Pediatric Daytime Sleepiness Scale（PDSS）：sleep habits and school outcomes in middle school children. Sleep. 2003；26（4）：455-8.

症的青少年可能会被漏诊。例如，在对疑似中枢性嗜睡症患者进行的 2498 次 MSLT 抽样调查中，≤ 12 岁者的 MSL 为 11 min，而 13～20 岁患者的 MSL 为 9 min。根据已确定的客观日间嗜睡分界线（MSL ＞ 8 min），27% 的 20 岁以下患者的 MSLT 结果不明确，而成年患者中只有 9%～10%[18]。这就提出了一个问题：青少年在接受原发性嗜睡症评估时，是否应该采用不同的 MSL 临界值。

Pizza 及其同事[19]在一组 3～17 岁（平均 12 岁）的诊断为伴有猝倒的发作性睡病（NT1）患者

**表 180.4 用于评估疑似发作性睡病患者的诊断工具**

| 临床病史 | 客观检查 |
|---|---|
| 睡眠日记 | 体动记录仪；整夜 PSG，然后 MSLT |
| 儿童与青少年版 ESS | 脑脊液下丘脑分泌素水平 |
| PDSS | 人类白细胞抗原 -DQB1*0602 |
| 猝倒日记 | 24 h PSG 监测 |

ESS，Epworth 嗜睡量表；PDSS，儿童日间嗜睡量表；PSG，多导睡眠监测；MSLT，多次睡眠潜伏时间试验。

Modified from Nevsimalova S. The diagnosis and treatment of pediatric narcolepsy. Curr Neurol Neurosci Rep. 2014；14：469.

中发现，两个以上睡眠启动快速眼动期（sleep-onset REM periods，SOREMPs）或 MSL 小于或等于 8.2 min 是儿科诊断 NT1 有效而可靠的指标。

MSLT 一般安排在整夜 PSG 监测（必须记录至少 6 h 的睡眠时间）后的次日进行[17]。因此，许多睡眠实验室在 6 h 后就结束了夜间部分的监测，但对于第二天接受 MSLT 的成人来说，6 h 的睡眠是否足够还有待商榷。而青少年则通常需要更多的睡眠时间。Short 及其同事[20]认为，15 ～ 17 岁的健康青少年每晚需要 9 h 的睡眠时间，这与美国国家睡眠基金会和 AASM 的建议一致[21-22]。即使是一个晚上的部分睡眠不足也会大大降低 MSL 值，并增加 MSLT 出现假阳性结果的可能性[23]。

最后，青春期往往伴随着昼夜节律延迟[24]。有 1% ～ 4% 的青少年符合睡眠-觉醒时相延迟障碍的诊断标准[25]，另有 2/3 的青少年在一定程度上存在睡眠-觉醒周期延迟[26]。在出现 EDS 症状的儿科患者中，有 13% 的患者存在睡眠-觉醒时相延迟障碍，与周末相比，他们上学日的睡眠时间更短[27]。因此，在与患者通常睡眠时间相吻合的早晨开始 MSLT 可能会导致 SOREMPs 和较短的 MSL[28]。事实上，在对高一的学生进行 MSLT 时，16% 的学生出现了两次 SOREMPs，48% 的学生出现了一次 SOREMPs，大多数 SOREMPs 发生在前两次小睡中[28a]。SOREMPs 与就寝时间较晚、MSLT 当天起床时间较早以及昼夜节律延迟（通过褪黑素客观测量）有关。因此，在不考虑青少年睡眠减少和睡眠-觉醒周期延迟的情况下，对青少年的此类结果进行解释时应谨慎。

这些研究结果表明，在实验室内进行测试时必须小心谨慎，包括在整夜 PSG 监测期间有足够的时间躺在床上，MSLT 的开始时间要适当，并详细记录测试前一周的睡眠时间是否充足。

### 其他工具

脑脊液中的下丘脑分泌素水平可能有助于区分 NT1 和其他原因引起的嗜睡，然而，由于腰椎穿刺属于有创操作，脑脊液检测尚未广泛用于临床评估疑似中枢性嗜睡症的情况[29-30]。

如果怀疑是继发性发作性睡病，尤其是在儿童身上，可能需要进行神经影像学检查。一些潜在的原因可能包括中枢神经系统肿瘤，如隐匿性神经母细胞瘤、炎症性病变、脱髓鞘病变、卒中和神经代谢性疾病，包括尼曼-皮克病[31-32]。

## 与精神和行为障碍诊断的重叠

童年和青春期是一个人心理全面发展的阶段，但这个阶段非常容易受到外界的影响，比如社会交往的障碍会对心理健康造成长期的影响。发作性睡病各种不同的临床表现是生物、心理、睡眠和社会等复杂因素相互作用的结果（如图 180.1）。一项针对 4 ～ 18 岁发作性睡病儿童的横断面问卷调查显示，与健康对照组相比，发作性睡病患者的儿童抑郁量表得分明显升高，这表明该群体所遇到的心理社会问题明显增加[4]。另一项病例对照研究结果显示，患有嗜睡症的儿童缺课天数更多，成绩更差，生活质量更低，参加的课余活动更少[33]。尽管对发作性睡病进行了充分治疗，但与健康对照组相比，NT1 患者的社会反应性量表总分更高（女孩更为突出）[34]。由于存在发作性睡病症状，一些儿童可能会变得内向，花更多时间待在家里，这进一步影响了他们的智力和社交发展。因此，有必要借助问卷对这些儿童的心理健康进行早期筛查，以便及时提供适当的干预[35]。

食欲素神经递质缺乏作为 NT1 发病的生物学基础，可能解释了发作性睡病与精神疾病之间的关系。食欲素功能障碍被认为与多种神经精神疾病有关，最早的证据来自 2001 年 Taheri 及其同事的研究[36]。小鼠模型显示，食欲素除了在情绪和焦虑中发挥作用外，还在社交行为和感觉运动功能中发挥作用。食欲素能神经元还在社会识别记忆中发挥作用[37-39]。

值得注意的是，发作性睡病的症状可能会被误诊为注意缺陷多动障碍（attention deficit/hyperactivity disorder，ADHD）或行为障碍，从而导致药物治疗不当。睡眠症状在 ADHD 中非常常见，在 2019 年的一项纳入 538 名青少年 ADHD 患者的队列中，最常见的睡眠障碍是睡眠呼吸紊乱和不宁腿综合征，而不是发作性睡病[40]。

### 精神分裂症

据报道，精神分裂症与 NT1 的共病率为 5% ～ 13%[41-42]，这将导致 NT1 诊断的延迟或漏诊，比如有

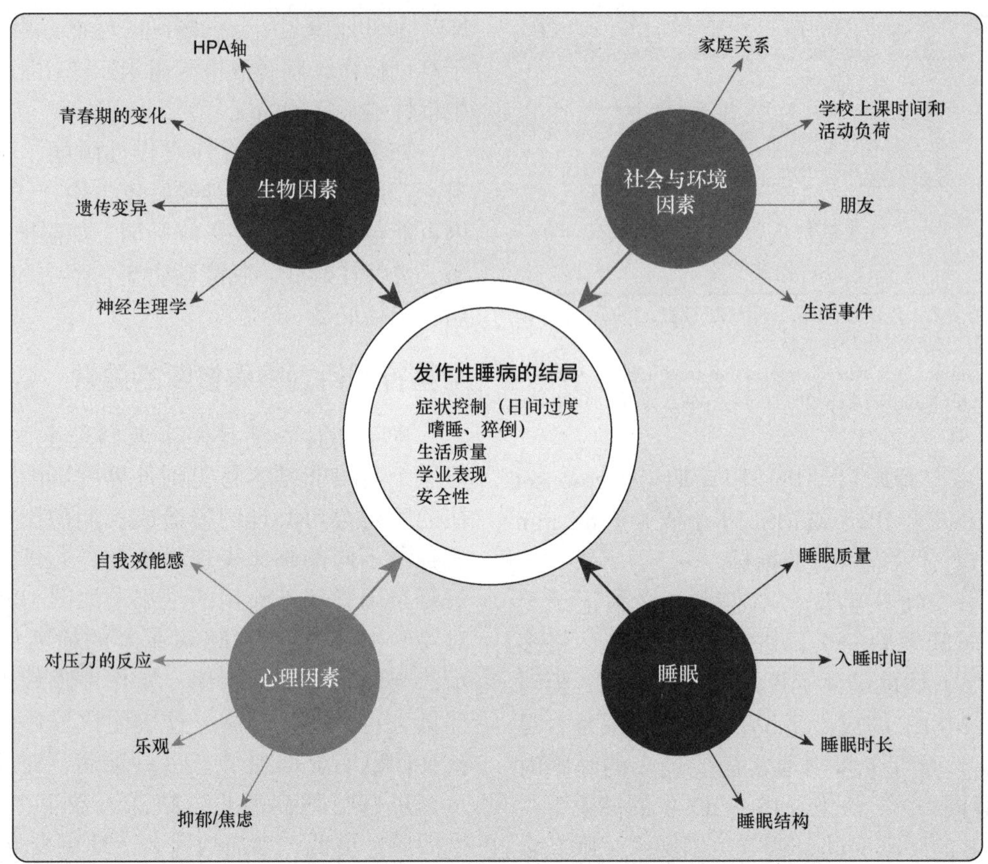


**图 180.1**　儿童发作性睡病的生物-心理-社会-睡眠模型，即生物、心理、睡眠和社会等多方面因素的相互作用对各种临床结局的影响。HPA，下丘脑-垂体-肾上腺。[From Graef DM，Byars KC，Simakajornboon N，Dye TJ. Topical review：a biopsychosocial framework for pediatric narcolepsy and Idiopathic hypersomnia. J Pediatr Psychol. 2020；45（1）：34-9.]

一位 12 岁的 NT1 患者其诊断被延误了整整 3 年[43]。Cavalier 和 Kothare[43] 整理了一些有意义的线索来区分这两种疾病，如表 180.5 所示。对药物的反应也能提供有用的信息，例如，NT1 患者在开始服用中枢兴奋剂治疗嗜睡后出现精神病性症状，或精神分裂症患者在开始服用抗精神病药物治疗后嗜睡症状加重，都可能表明这两种疾病被误诊或共病[44-45]。从病理生理学角度看，这两种疾病具有共同的免疫调节通路。此外，精神分裂症是皮质中层边缘系统多巴胺传导紊乱的一种疾病。由于下丘脑分泌素调节腹侧被盖区、前额叶皮质和伏隔核内多巴胺活动的神经传递，因此这两种疾病的精神症状的病理生理学基础可能是相同的[46]。Huang 及其同事[47] 进行了一项病例对照研究，将同时患有 NT1 和精神分裂症的患者与

**表 180.5　发作性睡病与精神分裂症特征的差异**

| | 发作性睡病 | 精神分裂症 |
|---|---|---|
| 妄想 | 罕见 | 核心特征 |
| 快动眼动睡眠异常 | 快动眼动睡眠潜伏期缩短<br>快动眼动睡眠肌肉失弛缓 | 有些患者的快动眼动睡眠潜伏期可能缩短 |
| 猝倒和睡眠瘫痪 | 经常发生 | 极少数情况下会出现睡眠瘫痪 |
| 幻觉 | 主要发生在睡眠与清醒的过渡期<br>主要是幻视（83%）<br>幻听不常见[82-84] | 清醒时发生<br>以幻听最为常见[82-84] |
| 对抗精神病药物的反应 | 加重日间过度嗜睡症状 | 缓解精神病性症状和幻觉 |
| 对中枢兴奋剂的反应 | 缓解日间过度嗜睡症状 | 加重精神病性症状 |

Modified from Gupta AK，Sahoo S，Grover S. Narcolepsy in adolescence—a missed diagnosis：a case report. Innov Clin Neurosci. 2017；14（7-8）：20-3.

只患有 NT1 或精神分裂症的两个对照组进行了比较，同时患有 NT1 和精神分裂症的患者体重指数（body mass index，BMI）较高，人类白细胞抗原 -DQB1*03：01/06：02 的阳性率较高，精神症状较严重，对抗精神病药物的反应较差[47]。与未患精神分裂症的 NT1 患者相比，同时患有 NT1 和精神分裂症的患者起病时间也会更早[47]。

## 青少年发作性睡病患者的认知功能障碍

儿童和青少年发作性睡病患者可能会出现认知问题，瑞典的一项研究评估了青少年发作性睡病患者在词汇工作记忆任务中的表现，结果发现他们在工作记忆中的认知资源不平衡，而非不足。与健康对照组相比，发作性睡病患者在任务过程中难以监控和保持注意力，作者得出结论认为，持续注意力系统的功能障碍可能是发作性睡病患者自我报告的认知困难的根源[48]。

然而，对截至 2018 年的所有相关文献进行的 meta 分析（共纳入 4 项研究，包括 98 名儿童和青少年患者）并未发现儿童和青少年发作性睡病患者在全面智商（Full Scale IQ，FSIQ）测试中存在任何特定缺陷。事实上，该队列中的 FSIQ 分数差异与普通人群相似[49]。

一项包括维也纳测试系统感知和注意力模块在内的更广泛的测试结果显示，与 20 名健康受试者相比，36 名成年原发性嗜睡症患者存在明显的认知缺陷。这些缺陷与主观嗜睡相关，但与 MSLT 监测的 MSL 无关[50]。对于儿童和青少年患者，需要进行更多的研究，以进一步了解原发性嗜睡症（尤其是发作性睡病）患者认知缺陷的发生率、病程和转归。

## 发作性睡病与青少年相关的共病

### 性早熟

患有 NT1 的儿童也可能出现性早熟[51]，这可能意味着更普遍的下丘脑功能障碍[52]。17% 的 NT1 患者出现了性早熟，与普通人群相比，NT1 患者发生性早熟的风险增加了 1000 倍；与肥胖青少年相比，NT1 患者发生性早熟的风险增加了 9 倍[52]。发作性睡病与性早熟之间的直接联系（与肥胖无关）可以用动物模型来解释，这些动物模型显示食欲素免疫反应（orexin immunoreactive，ORXIR）纤维与促性腺激素释放激素（gonadotropin-releasing hormone，GnRH）细胞非常接近。事实上，大鼠视前核中 75% ～ 80% 的 GnRH 细胞直接受到这些 ORXIR 纤维的支配。在人体中，下丘脑分泌素 1（食欲素 -A）可抑制 GnRH 细胞的释放频率。由于 GnRH 细胞的活动负责增加黄体素（luteal hormone，LH）的分泌，因此有一种假说认为，缺乏食欲素能抑制会导致 LH 分泌增加和青春期提前[53-54]。

### 肥胖

在儿科，有 25% ～ 74% 的 NT1 患者出现超重或肥胖体型[55]。此外，64.1% 的 NT1 患者在确诊后的 3 ～ 4 年内体重增加。作者还发现，即使控制了食物摄入量和运动量，NT1 患者的基础代谢率仍比对照组低 25%[55]。因此，即便在疾病早期就限制热量摄入，体重增加依然很常见，并直接影响到患者的生活质量和入学率[56-61]。此外，青少年 NT1 患者的血脂、腰臀比、腰围和舒张压也会明显增加，且与体重指数无关[62]。

下丘脑分泌素是一种促进食欲的激素，也是脂肪代谢的调节剂，因此，下丘脑分泌素缺乏理论上可以降低食欲，增加脂肪代谢，从而减轻体重。然而，发作性睡病患者的情况恰恰相反，这说明能量代谢发生了改变。有人提出了肥胖与发作性睡病之间的理论机制，如图 180.2 所示[1]，而且下丘脑分泌素、体力活动、酰基肉碱、外周胰岛素敏感性和瘦素抵抗也可能与肥胖有关[55, 63-67]。

在成年发作性睡病患者中，使用羟贝酸钠治疗与体重显著下降有关（一项调查显示体重下降了 3.4 kg）；然而，对儿童和青少年患者体重的影响仍然未知[68]。

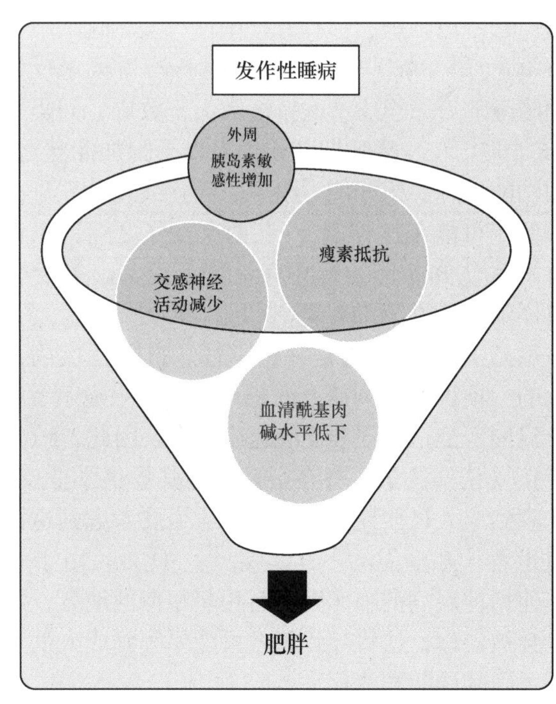


**图 180.2** 发作性睡病与肥胖之间的生物学机制假说

在发作性睡病患者中，肥胖和性早熟可能会互相影响。肥胖会导致瘦素和芳香化酶水平过高，从而影响性激素和 GnRH 的脉冲式分泌，这两者都与性早熟有关[54]。性早熟本身也会导致体重增加，因为雌激素会直接作用于下丘脑，影响脂肪分布和新陈代谢[70]。

#### 多囊卵巢综合征

多囊卵巢综合征（polycystic ovary syndrome，PCOS）与肥胖和 OSA 有关。文献中很少有 PCOS 患者因持续的 EDS（不伴睡眠呼吸障碍）而被诊断为发作性睡病的病例报告[71-74]。有报告称，与对照组相比，36 名多囊卵巢综合征患者的血清下丘脑分泌素含量较低，但血清下丘脑分泌素的价值仍不明确[75]，也缺乏将这两种疾病联系起来的确切流行病学和病因学研究。

#### 其他中枢性嗜睡症

特发性嗜睡症患者尽管夜间睡眠时间充足且经常延长，但仍会出现严重的 EDS。特发性嗜睡症，与发作性睡病不同，在临床表现上以及在 PSG 和 MSLT 的客观检查中，都没有 REM 睡眠异常侵入的现象。与发作性睡病类似，特发性嗜睡症从儿科治疗过渡到成人治疗的相关问题也可以在后面讨论。有关特发性嗜睡症的流行病学、病理生理学、临床表现、诊断和管理的更多内容，请参阅第 113 章。

为成人提供治疗的医务人员可能不太熟悉 KLS。

KLS 是一种罕见的疾病，主要影响青少年男性，病程通常难以预测，但具有自限性[76]。《睡眠障碍国际分类》（第 3 版）关于 KLS 的诊断标准要求反复发作的嗜睡症——至少 2 次持续数天至数周，间隔不超过 18 个月[76a]。嗜睡期必须伴有以下附加症状之一：认知功能下降、感知能力改变、厌食或食欲亢进、行为抑制（可能是性抑制）。在两次发作之间，患者的警觉性、认知功能、行为和情绪都正常。关于 KLS 的更详细讨论见第 114 章。

虽然 KLS 被认为是一种良性、自限性疾病，但最近的一项大型队列研究的长期随访结果显示，KLS 会导致词汇记忆受损和反应速度下降，因此，KLS 患者应接受认知测试，并在必要时为其提供学业支持。从儿童到成人过渡期间的治疗，应当要考虑到这种疾病对患者认知功能的不良影响[77]。此外，由于 KLS 与其他精神疾病的临床表现有很多相似的地方，患者可能会被误诊，这将导致患者可能要等到成人期才能得到正确的诊断和治疗[78]。

## 过渡性诊治

### 病史

正如前文所强调的，当患者从儿科门诊逐渐过渡到成人门诊时，症状可能会发生变化或发展。在过渡到成人门诊后，对患者的病史和症状变化过程进行重新评估是非常重要的，如有疑问，应重新确定诊断。量化嗜睡症状的工具也有所不同，因此在过渡后必须确定新的基线。值得注意的是，由于肥胖与发作性睡病密切相关，且成年后睡眠呼吸障碍的发病率增加，如果嗜睡症状再次出现或加重，则应考虑是否合并 OSA。

### 诊断

如前所述，MSLT 在儿科患者中存在各种误区。因此，如果之前的检查结果没有发现问题，或者在诊治过渡期间临床表现发生了变化，医务人员可以考虑再次进行 MSLT。鉴于 MSLT 在 NT1 以外病种的重测信度差，再次进行 MSLT 对 NT2 和特发性嗜睡症尤为重要。因为儿科患者一般不进行有创性操作，所以等到患者成年后可以考虑检测脑脊液中的下丘脑分泌素水平，以确定之前有无漏诊。

### 管理

针对儿童发作性睡病患者的随机对照药物临床试验很少，因此我们对药物的安全性、疗效和剂量了解甚少。有些药物由于对儿童和青少年有长期不良反应（如苯丙胺和哌醋甲酯会降低生长速度）而不被使用。此外，鼓励对这一年龄组的患者采用单一疗法。儿童的药代动力学与成人不同，因此，在从儿科门诊向成人门诊过渡期间，睡眠专科医生应重新评估用药方案，以确保患者足量用药，症状得到良好控制。表 180.6 详细列出了儿科患者的用药剂量[79]。

### 未来发展方向

正如 Graef 及其同事[80]的综述所强调的那样，儿童发作性睡病和特发性嗜睡症患者的治疗成功与各种生物心理社会因素息息相关。需要采用多学科协作的方法来管理需要从儿科门诊过渡到成人门诊的患者，并需要整合儿科行为睡眠医学专家的可持续模式。需要加强教育和更严格的培训，以尽量减少对疑似中枢性嗜睡症患者的诊断延误，同时需要更多关注社会心理方面的因素。此外，还需要进一步开展研究，以评估嗜睡症患者功能良好与不良之间的差异[80]。

**表 180.6　儿童发作性睡病的治疗方案**

| 症状 | 治疗方案 [a, b] | 儿童患者的建议用量 [84] |
|---|---|---|
| 日间过度嗜睡 | 羟丁酸钠：美国 FDA 批准用于≥ 7 岁的儿童 [85]<br>哌甲酯（＞ 6 岁）[86]<br>苯丙胺（＞ 3 岁）[87]<br>莫达非尼 / 阿莫达非尼（＞ 17 岁）[87]<br>阿托莫西汀（＞ 6 岁） | 羟丁酸钠：2 ～ 6 g<br>哌甲酯：10 ～ 40 mg<br>右旋苯丙胺：5 ～ 40 mg<br>莫达非尼：100 ～ 400 mg<br>阿莫达非尼：50 ～ 250 mg<br>阿托莫西汀：10 ～ 25 mg |
| 猝倒 | 羟丁酸钠（≥ 7 岁）<br>阿托莫西汀<br>文拉法辛<br>氯米帕明<br>丙咪嗪<br>普罗替林<br>氟西汀<br>舍曲林<br>西酞普兰 | 文拉法辛：37.5 ～ 150 mg<br>氯米帕明：10 ～ 75 mg<br>氟西汀：20 ～ 40 mg<br>西酞普兰：10 ～ 40 mg |
| 其他干预措施 | 非行为干预 [32]：<br>定时小睡<br>精心设计锻炼计划<br>职业咨询<br>个性化心理支持 | |

FDA，食品药品监督管理局。

[a] 美国睡眠医学会最新的系统性文献综述支持使用莫达非尼和羟丁酸钠治疗儿童发作性睡病，推荐强度为有条件推荐。

[b] 只有传统兴奋剂和羟丁酸钠是获批用于治疗儿童发作性睡病的药物。

### 临床要点

- 在儿童和青少年群体中，中枢性嗜睡症（特别是发作性睡病）的评估和管理与各种复杂因素有关。
- 儿童和青少年发作性睡病的临床表现与成人不同，反复发作的睡眠发作可能会延长总持续时间，入睡前幻觉不那么可怕，猝倒可能在没有情绪触发的情况下发生。
- 使用 MSLT 对中枢性嗜睡症进行诊断时，必须考虑青春期的昼夜节律时相延迟（以及由此导致的睡眠剥夺），这可能会产生假阳性结果。
- 性早熟、肥胖和发作性睡病可能有共同的病理生理机制，因此需要高度怀疑合并代谢性疾病和精神疾病。
- 对于患有中枢性嗜睡症的患者，在从儿科门诊过渡到成人门诊时，必须考虑社会心理因素，例如学业问题。

## 总结

青春期一般是指 11 ～ 21 岁，这个年龄段有着独特的健康需求。然而，目前却很少有过渡性医疗资源来弥合儿童期与成年期之间的差异。在中枢性嗜睡症诊疗方面也有类似的问题，发作性睡病是这类疾病中定义最明确的一种，其独特的临床症状与成人的表现截然不同，包括睡眠发作的持续时间、入睡前幻觉的特征、猝倒的诱发因素以及梦境扮演的发生率较高。此外，青少年发作性睡病与精神症状之间存在着很多相似的表现，这往往会导致误诊。最后，在青少年这一人群中，发作性睡病、肥胖和性早熟有着相似的病理生理基础。已经有证据表明，由于发作性睡病确诊前后并发症的发病率增加，该亚组患者的健康相关费用更高，并发症包括代谢 / 内分泌失调（包括体重增加和糖尿病）、精神疾病、癫痫和更高的上呼吸道感染率。因此，需要将发作性睡病患者以及更普遍的中枢性嗜睡症患者从儿科门诊平稳过渡到成人门诊，以确保他们得到最合适的诊治管理。

### 参考文献和拓展阅读

请扫描书后二维码，获取参考文献和拓展阅读资源。

# 第 181 章　先天性心脏病

Pnina Weiss

段金凤　译　胡少华　审校

**章节亮点**

- 在过去的几十年里，复杂型先天性心脏病（congenital heart disease，CHD）患儿的手术和医疗护理取得了巨大的进步，使他们成年后的生存率大幅提高。有关成人 CHD 患者睡眠障碍的研究有限，本章将对此进行回顾。
- 成人先天性心脏病（adult congenital heart disease，ACHD）的心血管并发症很常见。心力衰竭可能导致阻塞性和中枢性睡眠呼吸暂停。相反，睡眠呼吸障碍也可能会加重心力衰竭、心律失常、冠状动脉疾病和肺动脉高压。
- ACHD 的非心脏并发症非常普遍，影响多个器官系统，包括肺、肾和肝。神经认知和心理健康问题也很常见。此外，还有大约 10% 的 CHD 患者会出现遗传异常。本章将介绍这些因素如何增加睡眠障碍的风险。
- 采用气道正压通气治疗患有复杂型 CHD 的成人睡眠呼吸暂停可能会对心血管功能造成不良后果，因此必须谨慎使用，尤其是对于具有 Fontan 生理结构的患者。本章讨论了在这类人群中使用气道正压通气治疗的注意事项。

## 流行病学情况

在过去的几十年里，复杂型 CHD 患儿的手术和医疗护理取得了长足的进步，使他们成年后的生存率大幅提高[1-2]。据报道，每 1000 例活产中约有 9.1 例患有 CHD[3]。在发达国家，超过 85% 的 CHD 患儿可以生存到成年，约占所有 CHD 患者的 2/3[2, 4-5]。据报道，这些国家 ACHD 的患病率为 1.7‰ ～ 4.1‰，但在过去十年中该患病率增加到 6.1‰[2, 6]。在医疗条件有限的发展中国家，该病的死亡率更高；据估计，全世界有 1200 万～ 3400 万成人患有 CHD，占 CHD 总人口的 22% ～ 26%[1]。ACHD 的严重程度与年龄和当地的医疗条件有关，在发达国家，复杂型 ACHD 病例的数量一直在上升，将近占所有 ACHD 病例的 9%，其中大部分患者已通过手术缓解病情[1-2]。总体而言，CHD 在男性和女性中的发病率相似，但女性的 ACHD 的患病率较高，而男性患者的死亡率较高[5, 7]。非裔美国人的 CHD 发病率总体较低，但死亡率较高[8]。想要确定造成这些差异的原因，还需要进一步的研究。

约 10% 的 CHD 患儿会出现遗传异常[9]，例如迪格奥尔格综合征（22q11.2 缺失）、唐氏综合征（21 三体综合征）、遗传性心血管上肢畸形综合征（TBX5）、克兰费尔特综合征（47XXY）、努南综合征（PTPN11、KRAS、SOS1、RAF1、NRAS、BRAF、MAP2K1）、特纳综合征（45X）和威廉姆斯综合征（7q11.23 缺失）。这些综合征中的许多都与颌面肌肉骨骼畸形、智力障碍以及心理健康和行为问题有关。

### 先天性心脏病的分类

成人 CHD 患者在解剖结构和手术修复等生理参数方面存在着很大的差异，他们可能存在运动受限、低氧血症、内脏器官功能障碍或其他 CHD 后遗症。美国心脏病学会 / 美国心脏协会临床实践指南工作组明确了很多用于 ACHD 分类的生理变量（详见表 181.1），这对该病的预后估计、疾病管理以及与生活质量关联等方面具有重要作用[9]。解剖学和生理学变量均可用于对 ACHD 的严重程度进行分类，详见表 181.2。

室间隔缺损（ventricular septal defect，VSD）、房间隔缺损（atrial septal defect，ASD）和动脉导管未闭等病变通常会产生左向右分流，即部分肺静脉血液回流到肺部，从而使心输出量减少。右向左分流通常发生在肺血管阻力高于全身阻力时，脱氧的全身静脉血未经肺部氧合就直接返回至全身动脉循环，从而降低了氧含量[10]。肺动脉瓣狭窄或主动脉瓣狭窄等阻塞性病变会增加后负荷，从而导致心肌收缩功能障碍并降低心输出量[11]。法洛四联症是最常见的复杂

**表 181.1　用于对成人先天性心脏病患者分类的生理变量**

| 变量 | 说明 |
|---|---|
| 主动脉病变 | 主动脉扩大一般发生在某些先天性心脏病或手术修复后；可能是渐进性的<br>根据主动脉直径分为：轻度、中度、重度 |
| 心律失常 | 心律失常很常见，可引起血流动力学改变或恶化<br>根据是否存在心律失常和对治疗的反应进行分类：无心律失常、无须治疗的心律失常、可通过治疗控制的心律失常、难治性心律失常 |
| 心脏瓣膜病 | 严重程度分为轻度、中度、重度 |
| 内脏器官功能障碍 | 临床和（或）实验室证据，包括肾、肝和肺部 |
| 低氧血症 | 定义为使用脉搏氧饱和度测量仪检测静息状态吸入普通空气时的血氧饱和度＜ 90%；若血氧饱和度＜ 85% 则为重度低氧血症 |
| NYHA 功能分级 | Ⅰ级：体力活动不受影响<br>Ⅱ级：体力活动轻微受限<br>Ⅲ级：体力活动明显受限<br>Ⅳ级：无法进行体力活动 |
| 肺动脉高压 | 定义为通过右心导管测量的平均肺动脉压≥ 25 mmHg，肺毛细血管楔压≤ 15 mmHg，肺血管阻力≥ 3 Wood 单位 |
| 分流（对血流动力学有重大影响） | 如果分流道远端出现腔室扩大和（或）持续 Qp：Qs ≥ 1.5：1，则被视为对血流动力学有重大影响 |
| 动静脉狭窄 | 包括修复后的主动脉再梗死、主动脉瓣上阻塞、肺动脉分支或肺静脉狭窄 |

NYHA，纽约心脏协会；Qp：Qs，肺-系统血流比。

Modified from Stout KK，Daniels CJ，Aboulhosn JA，et al. 2018 AHA/ACC Guideline for the management of adults with congenital heart disease：executive summary：a report of the American College of Cardiology/American Heart Association Task Force on Clinical Practice Guidelines. J Am Coll Cardiol. 2019；73：1494-1563.

型 CHD[12]，其特点是存在 VSD、肺动脉瓣下狭窄、主动脉骑跨和右心室肥厚。由于右心室和肺之间的通路阻力较大，通常会通过 VSD 出现明显的右向左分流。单心室生理学的特点是泵室或房室瓣缺失或发育不良，死亡率很高，但由于手术和医疗护理的改进，患者现在都能活到成年[12]。最初进行的是分流或肺动脉束扎等姑息性手术，然而，随着 Fontan 手术的引入，患者的长期生存率得到了改善，该手术将全身静脉回流改道为绕过右心[12]，一般需要分多个阶段进行，第一阶段的特点是全身静脉和肺静脉回流混合和低氧血症。Fontan 手术后，从全身静脉流经肺部再回到心室的血流是被动的，肺血管的解剖阻塞、肺血管阻力或心室舒张末压升高以及心律失常都会降低肺血流和心输出量[12]。

## 成人先天性心脏病的并发症

ACHD 的心血管并发症是引起患者死亡最常见的原因，其中心力衰竭正是 ACHD 最常见的心血管并发症[13]，其次是心律失常[14]、冠状动脉疾病[15]、肺动脉高压和感染性心内膜炎[16]。心力衰竭和冠状动脉疾病的发生与较差的预后有关[17]。ACHD 患者最主要的死因是心力衰竭，其中也有小部分为心源性猝死[18-19]。以前的研究表明，单纯型 CHD 的死亡率与普通人群相似[19]，但最近的一项研究表明，与普通人群相比，单纯型 CHD 患者发生心血管不良事件的风险实际上更高[20]。不过，复杂型 ACHD（艾森门格综合征和具有 Fontan 生理结构）患者的长期生存率更低[19]，越来越多的患者接受心脏移植治疗[21]。

非心脏并发症在 ACHD 患者中很常见，会影响长期预后，并可能导致心力衰竭的恶化[22]。与普通人群相比，肥胖、糖尿病、高血压和肾病似乎在 ACHD 患者中更为常见[23-25]，而且存在肾病和肺部疾病的 ACHD 患者生存率更低[26-27]。越来越多的人认识到肝病可能是 Fontan 手术并发症之一[28]。此外，遗传异常在 CHD 患者中也很常见，可能与内分泌、免疫和神经系统疾病独立相关[29]。青紫型 CHD 会给多个器官系统带来广泛的并发症，包括血液系统并发症。在 ACHD 患者中，肺炎是仅次于心血管疾病的第二大常见死因，其他死因包括肿瘤、出血、传染病和卒中[18-19]。

ACHD 患者普遍存在心理健康问题，据报道，约有 1/3 的 ACHD 患者存在情绪问题或焦虑障碍[30-32]，并且与较高的死亡率有关[33]。创伤后应激障碍在该类患者中也有报道[34]。

表 181.2　基于解剖结构和生理阶段的成人先天性心脏病分类

| 解剖学 | 举例 |
|---|---|
| Ⅰ. 单纯型 | |
| 原发疾病 | 孤立的小房间隔缺损或室间隔缺损、瓣膜狭窄 |
| 术后修复情况 | 结扎动脉导管、无分流或腔室扩大的修复后房间隔缺损或室间隔缺损 |
| Ⅱ. 中度复杂型 | |
| 已修复或未修复的情况 | 部分或全部肺静脉连接异常、肺动脉引起的冠状动脉异常、房室间隔缺损、先天性主动脉瓣或二尖瓣疾病、主动脉瓣闭锁、三尖瓣下移畸形、原发孔型房间隔缺损或中度 / 重度房间隔缺损、中度 / 重度动脉导管未闭、中度 / 重度肺动脉瓣反流或狭窄、外周肺动脉狭窄、主动脉瓣下狭窄（不包括肥厚型心肌病）、已修复的法洛四联症、伴有其他异常和（或）中度 / 重度分流的室间隔缺损 |
| Ⅲ. 非常复杂型 | 青紫型先天性心脏病、双出口右心室、Fontan 手术、主动脉弓中断、二尖瓣闭锁、单心室（包括双入口左心室、三尖瓣闭锁、左心发育不全或其他功能上为单心室的异常）、肺动脉闭锁、大动脉转位、动脉导管未闭 |
| **生理阶段** | |
| A | NYHA Ⅰ级，无血流动力学异常，无心律失常，运动能力正常，肾功能、肝功能、肺功能均正常 |
| B | NYHA Ⅱ级，轻度血流动力学异常、轻度瓣膜病、轻微或较小的分流、不需要治疗的心律失常、客观心脏运动受限 |
| C | NYHA Ⅲ级，中度 / 重度瓣膜病、中度 / 重度心室功能障碍、中度主动脉扩大、静脉或动脉狭窄、轻度 / 中度低氧血症、血流动力学显著分流、心律失常经治疗得到控制、轻度 / 中度肺动脉高压、对治疗有反应的内脏功能障碍 |
| D | NYHA Ⅳ级，重度主动脉根部扩大、治疗无效的心律失常、重度低氧血症、重度肺动脉高压、艾森门格综合征、难治性内脏功能障碍 |

NYHA，纽约心脏协会。

Modified from Stout KK，Daniels CJ，Aboulhosn JA，et al. 2018 AHA/ACC Guideline for the management of adults with congenital heart disease：executive summary：a report of the American College of Cardiology/American Heart Association Task Force on Clinical Practice Guidelines. J Am Coll Cardiol. 2019；73：1494-1563.

ACHD 患者可能会出现神经认知功能障碍，复杂型 CHD 患儿常会出现神经发育问题[35]，这可能与大脑缺氧[36]、慢性疾病或潜在的遗传异常有关。据报道，儿童和青少年 CHD 患者可能出现神经发育障碍、行为问题、语言功能缺陷以及注意缺陷多动障碍[35]。对于 ACHD 患者，有关其长期神经认知功能的数据十分有限。据报道，执行功能的缺陷可能与 CHD 的严重程度有关[37-38]。

## 成人先天性心脏病患者发生睡眠障碍的危险因素

心血管功能失调可导致阻塞性和中枢性睡眠呼吸暂停（详见第 149 章），根据心力衰竭的严重程度不同而发生变化[39-40]。某些 CHD 患者的中心静脉压较高，这会增加上气道的横截面，从而可能导致阻塞性睡眠呼吸暂停（obstructive sleep apnea，OSA）的发生[41]。此外，对于心力衰竭患者，仰卧时血液从腿部流向颈部和肺部等头端脏器也会加重 OSA 和中枢性睡眠呼吸暂停（central sleep apnea，CSA）[42]。心力衰竭还与失眠有关[43]。

反过来，睡眠呼吸障碍也会导致 ACHD 患者的心血管功能恶化。与 OSA 相关的缺氧、氧化应激、内皮功能失调和交感神经激活可能会加重心力衰竭和心律失常[44]。肺血管阻力的升高可能会增加法洛四联症等疾病患者的死亡率，肺功能不全、右心室功能恶化并伴有室性心律失常和心源性猝死会影响该类患者的长期预后[45]。

一些常见于 CHD 患者的遗传异常与较高的睡眠障碍风险有关。例如，唐氏综合征[29, 46-47]、迪格奥尔格综合征[48]和特纳综合征[49]患者的颌面肌肉骨骼异常容易导致 OSA。这些遗传异常可能与智力障碍、发育迟缓和精神疾病有关，而这些疾病又可能会导致睡眠问题[50]（如唐氏综合征[51-52]、威廉姆斯综合征[51, 53-54]）。在成人唐氏综合征患者中，尽管存在 OSA，但自我报告的睡眠质量可能是正常的，如艾普沃斯嗜睡量表或匹兹堡睡眠质量指数[46]。

ACHD 的其他并发症也可能会导致睡眠障碍。比如，肥胖在 ACHD 患者中较为常见[24-25]，它可能会导致 OSA。神经认知功能障碍和心理健康问题在 ACHD 患者中普遍存在，如焦虑、抑郁[30-32]和创伤后应激障碍[34]，这些疾病可能会影响到患者的睡眠

（详见第 61 章、第 163 章和第 164 章）。诸如慢性肾疾病等并发症也会导致睡眠障碍，如失眠、不宁腿综合征、周期性肢体运动障碍和 OSA[55-57]。此外，用于治疗心律失常等心脏疾病的药物也可能会影响睡眠，如 β- 肾上腺素能阻滞剂[58]。

## 先天性心脏病患者的睡眠障碍

目前关于 CHD 儿童和成人患者睡眠障碍方向的研究相对较少。

### 儿童患者

在一项小型研究中，CHD 患儿接受了多导睡眠监测，结果显示其呼吸暂停低通气指数（apnea-hypopnea index，AHI）轻度升高（升高约 2.5 次 / 小时）；呼吸暂停主要是中枢性的。青紫型 CHD 患儿的睡眠效率明显降低[59]。在 CHD 住院患儿中，存在睡眠呼吸障碍者（尤其是 CSA）预后较差，包括较高的死亡风险和较长的住院时间[60]。38% 的法洛四联症患儿存在睡眠呼吸障碍（儿童睡眠问卷得分至少为 8 分），明显高于健康儿童罹患睡眠呼吸障碍的比例（5% ～ 11%）[61]。法洛四联症患者存在睡眠呼吸障碍时其心脏症状评分往往更差，尤其是运动耐量和学习成绩[62]。有报道称，一名患有唐氏综合征和复杂型 CHD 的儿童出现了与 OSA 相关的肺动脉高压表现[63]。

### 成人患者

在一项针对 32 名主要接受过 Mustard 和 Senning 手术的 d 型横位患者的研究中，44% 的患者通过打鼾、白天疲倦、观察到的呼吸暂停和高血压（STOP）问卷筛查出睡眠呼吸障碍[64]。在 Miles 及其同事的研究中[65]，法洛四联症或先天性肺动脉狭窄修复后肺动脉瓣关闭不全的成人患者接受了夜间脉搏血氧监测，以筛查睡眠呼吸障碍，结果发现，59% 的患者血氧饱和度异常，平均 3% 的氧减指数（oxygen desaturation index，ODI）为 8.7/ 小时；9% 的患者血氧饱和度严重异常，即 ODI 超过 30/ 小时，监测期间超过 1/3 的时间血氧饱和度低于 90% 和（或）平均血氧饱和度低于 90%。然而，他们并未进一步确认是否存在睡眠呼吸障碍及其类型。在 Legault 及其同事的研究中[66]，10 名青紫型 ACHD 患者（静息状态下血氧饱和度低于 90%）接受了Ⅲ型研究，其中有 6 名患者在睡眠期间血氧饱和度下降（下降幅度为 1% ～ 10%，平均下降 3.7%），没有患者出现睡眠呼吸障碍或周期性肢体运动增加，平均 AHI 为 1.1 次 / 小时。在 Hjortshoj 及其同事的研究中[67]，20 名艾森门格综合征成人患者（主要由 VSD 引起）接受了Ⅳ型研究，其中有 3 名患者（占 15%）的 AHI 超过 5 次 / 小时，这 3 名患者当中有 1 名患者存在重度 OSA、2 名患者存在中度 OSA，OSA 与患者的体重指数（body mass index，BMI）和年龄明显相关，但与静息血氧饱和度、血红蛋白水平、B 型钠尿肽浓度或 6 min 内步行距离无关。

在一项针对 104 名 AHCD 住院患者的单中心回顾性研究中[68]，使用Ⅲ型睡眠监测结果发现，有 63% 的患者存在睡眠呼吸暂停，即呼吸紊乱指数（respiratory disturbance index，RDI）至少为 5 次 / 小时，其中 37% 的患者为轻度睡眠呼吸暂停，16% 的患者为中度睡眠呼吸暂停，10% 的患者为重度睡眠呼吸暂停；其中 OSA 患者占比较大（92%），剩下 8% 的患者为 CSA；与没有睡眠呼吸暂停的患者相比，患有中度和重度睡眠呼吸暂停的患者中男性比例更高，体重指数、去甲肾上腺素浓度和升主动脉压力也更高；两组患者在 B 型钠尿肽浓度、中心静脉压、心脏指数、是否存在快速性心律失常（房性或室性）、Fontan 手术史、高血压或复杂型 CHD 方面均没有明显差异；疑似 CSA 患者的纽约心脏协会（New York Heart Association，NYHA）心功能分级较高。在多变量分析中，NYHA 心功能分级至少为Ⅱ级和 BMI ≥ 25 kg/m$^2$ 是 RDI ≥ 15 次 / 小时的独立危险因素。这项研究的局限性在于研究规模较小，且纳入了不同类型的 CHD 患者。该研究只纳入了住院患者，其中大部分患者存在复杂型 CHD 和心力衰竭，因此该研究结论是否适用于非住院人群尚不清楚。此外，由于使用了Ⅲ型睡眠监测，其中低通气被定义为呼吸气流减少幅度超过 50%，并同时伴有至少 3% 的血氧饱和度下降，因此这可能低估或高估了患者睡眠呼吸暂停的严重程度。

有关 ACHD 患者主观睡眠质量和睡眠障碍的研究也很少。一项研究采用调查和回顾性病历审查的方法，对 446 名 ACHD 患者进行了调查，分析了运动与一系列结果之间的关系，结果发现，84% 的患者存在中度或重度 CHD，平均睡眠时长为 7 h，分别有 16% 和 15% 的患者出现睡眠潜伏期延长和夜间觉醒，那些经常运动的患者（每周两次或两次以上）夜间觉醒和睡眠潜伏期均有所减少[69]。

## 成人先天性心脏病患者的气道正压通气治疗

使用气道正压通气（positive airway pressure，PAP）

治疗复杂型 ACHD 患者的睡眠呼吸暂停可能会对心血管功能造成不良影响，因此必须谨慎使用。PAP 治疗会增加胸腔内压，减少右心的静脉回流，这一点对于存在 Fontan 生理结构的患者尤为重要，因为它可能会降低心输出量，这一结果在呼气末正压低至 6 $cmH_2O$ 时就已经出现[70]。在 Harada 及其同事进行的一项研究中，8 名 ACHD 住院患者接受了 PAP 治疗，其中有 5 名患者接受了持续气道正压通气（continuous positive airway pressure，CPAP）治疗，3 名患者接受了自适应伺服通气（adaptive servo-ventilation，ASV）治疗，结果发现，有 7 名患者的嗜睡、睡眠微觉醒和头痛等症状得到了改善，但有 1 名法洛四联症修复术后患者在接受了 4 ～ 16 $cmH_2O$ 的自动调节 PAP 治疗后[68]，出现了严重的右心室功能障碍。关于在复杂型 ACHD 患者中使用 ASV 治疗的报道很少，也没有正式的建议[68]。复杂型 ACHD 患者若存在 CSA、有症状的、慢性心力衰竭（NYHA 心功能 Ⅱ ～ Ⅳ 级）和左心室射血分数降低（LVEF ＜ 45%）等情况时，使用 ASV 治疗可能会增加患者心血管相关的死亡率。因此，在没有进一步研究的情况下，复杂型 ACHD 患者若存在上述情况时则应避免使用 ASV 治疗[71]。

对于复杂型 ACHD 患者来说，监测心血管功能以指导 PAP 治疗、预防心血管并发症是非常重要的。在一项小型研究中[72]，4 名存在 Fontan 修复术史、重度 OSA 的复杂型 CHD（单心室结构）患者在心导管室接受了有意识的轻度镇静条件下的 CPAP 滴定，通过测量肺毛细血管楔压、混合静脉血氧饱和度和心脏指数等指标，确定在不损害心脏功能的情况下可达到的最大压力；然后使用心导管检查获得的压力值作为最高压力上限，让受试者在睡眠实验室进行多导睡眠监测和 CPAP 滴定，结果有 3 名受试者的睡眠呼吸暂停治疗有效，主观症状有所改善，他们治疗的压力范围为 6 ～ 8 $cmH_2O$，均低于最高压力上限。另外有 1 名受试者在阈值压力治疗时出现持续性 OSA 和低氧血症，需要额外吸氧才能得到缓解，但这种方法对于大多数患者来说并不可行。在住院部一般可以通过侵入性较小的心脏监测来启动复杂型 ACHD 患者的 PAP 治疗，但在其他场所开展 PAP 治疗时应具备检测心功能急性恶化的能力，尤其是治疗具有 Fontan 生理结构的患者，此外，向患者的心脏病专家咨询也至关重要。针对复杂型 ACHD 患者，首选低压力水平的 CPAP 治疗；对于存在持续性 OSA 和低氧血症的患者，可考虑额外吸氧。对心脏功能进行纵向监测是必要的，这样可以及时发现使用 CPAP 治疗后任何恶化的情况。

## 对成人先天性心脏病患者的护理和研究建议

尽管人们认识到并发症有可能对 ACHD 患者的长期生存和预后产生不利影响，但睡眠障碍对这类患者的影响尚未得到充分研究。截至 2019 年，关于 ACHD 患者管理的国内或国际指南中均未涉及睡眠障碍的筛查或管理[1, 9, 22, 73]。这些指南建议，ACHD 患者应接受多学科团队的治疗，但目前并未将睡眠障碍诊疗专家纳入其中[9]。鉴于 ACHD 患者存在多种睡眠呼吸障碍的危险因素，比如肥胖[24]，因此必须将 OSA 筛查纳入这些指南中。

有关睡眠障碍对 ACHD 患者的影响还需要进一步研究，潜在的研究方面包括 OSA 和 CSA 在 ACHD 患者中的共病情况，是否存在其他影响睡眠的疾病，比如失眠和不宁腿综合征，以及这些疾病对心血管、精神心理、神经认知和内分泌系统的影响。此外，使用 PAP 治疗复杂型 ACHD 患者睡眠呼吸暂停的有效性和安全性也值得进一步研究。

### 临床要点

- 对 ACHD 患者进行睡眠呼吸障碍和其他睡眠障碍的筛查非常重要，心力衰竭是 ACHD 患者最常见的心血管并发症，可能会导致患者出现 OSA 和 CSA。严重的睡眠呼吸暂停与 NYHA 心功能分级 ≥ Ⅱ 级以及 BMI ≥ 25 $kg/m^2$ 有关。
- 如果不及时治疗 ACHD 患者的心血管并发症，如心力衰竭、心律失常和肺动脉高压，可能会因 OSA 相关的缺氧、氧化应激、内皮功能失调和交感神经激活而使病情恶化。
- 据报道，1/3 的 CHD 患者存在情绪问题或焦虑障碍，并可能导致患者出现睡眠障碍。
- 经常锻炼（＞ 2 次 / 周）有助于改善中度或重度 ACHD 患者的睡眠质量，减少夜间觉醒、缩短睡眠潜伏期。
- 使用 PAP 治疗复杂型 ACHD 患者的睡眠呼吸暂停必须慎重，因为这会降低具有 Fontan 生理结构患者的心输出量；若要使用 PAP 治疗，则应选择低压力水平的 CPAP；对于存在持续性 OSA 和低氧血症的患者，可考虑额外吸氧。与患者的心脏病专家协商以及在使用 PAP 治疗时监测患者的心血管功能都是非常重要的。

## 总结

在过去的几十年中，复杂型 CHD 患儿的手术和医疗护理取得了长足的进步，使他们成年后的生存率大幅提高。ACHD 患者存在多种睡眠障碍的危险因素，如心力衰竭、中心静脉压升高、肥胖、遗传性颌面肌肉骨骼异常、精神疾病和神经认知障碍。相反，睡眠障碍（如 OSA）也有可能增加心血管相关的死亡风险。然而，有关 CHD 患者共病睡眠障碍的发生率及其诊疗管理方面的研究却很少。据报道，在 ACHD 住院患者中，OSA 的共病率很高，而且与较高的 NYHA 心功能分级和 BMI（≥ 25 $kg/m^2$）相关。对于复杂型 ACHD 患者，尤其是存在 Fontan 生理结构的患者，使用 PAP 治疗其睡眠呼吸暂停可能会使心血管功能恶化，若要使用，则应选择低压力水平的 CPAP；对于存在持续性 OSA 和低氧血症的患者，可考虑额外吸氧。在使用 PAP 治疗期间，对心血管功能的监测至关重要。有关 ACHD 患者共病睡眠障碍的发生率及其对患者的影响还需要进一步研究。

## 参考文献和拓展阅读

请扫描书后二维码，获取参考文献和拓展阅读资源。

# 第 182 章 双性人和跨性别者的睡眠

David de Ángel Solá，Meir Kryger

段金凤 译 胡少华 审校

章节亮点

- 有关双性人和跨性别者睡眠的文献越来越多，这使临床专家能够发现并尝试弥补医学知识上的空白。然而，高水平的证据仍然很少。
- 这一人群的基线睡眠障碍可能源于其被主流的性别二分法社会所排斥以及身份认同障碍的经历，一些数据表明，早期的被接纳和社会支持可以改善其中的一些睡眠问题。
- 针对这一群体的药物治疗和手术治疗也在不断地发展，这也可能直接或间接地影响到患者的睡眠。这两种治疗方法都不一定要定期、长期或按特定顺序进行。因此，很难从受控群组中获取数据来得出广泛的结论。

## 引言

以往对睡眠的研究和报道通常以性别二分法为基础：即患者要么是女性，要么是男性。有很多人不符合这种性别二分法系统，因此可能被系统排除在临床研究和科学调查之外。因此，近年来医学界的认知空白越来越明显。本章旨在利用睡眠医学中有关该主题的有限证据来弥补部分空白，我们重点关注两类人群：双性人和跨性别者。虽然这些人并不总是被归为一类，但他们寻求的多种医疗干预措施都是相似的：性激素治疗、生殖器手术或变性手术、心理治疗等。鉴于这一群体所经历的许多过渡、自我发现和变化过程都与青春期的表现相似，因此我们将本章纳入到“从儿童到成人”这一篇。

需要强调的是，关于这一群体所使用的术语非常复杂，有时存在争议，而且发展迅速。这些术语的具体内容不在本章讨论范围之内；我们使用的是近期医学文献中最明确的术语。不过，了解这一群体的组成非常重要。

双性人是一个总括性术语，用来指那些天生具有与典型的性别二分法不同的生理性别特征的人，他们在世界各地广泛存在，与性取向或性别认同截然不同。双性人的普遍程度在很大程度上取决于所使用的定义。北美双性人协会引用的一项开创性研究显示，双性人的发病率占人类总人口的 1.7%[1]。然而，同一项研究表明，需要进行生殖器手术才能被识别为男性或女性的人要比这一比例低 10 倍左右。此外，研究中使用的定义还包括大多数临床医生会归类为男性或女性的情况，如阴道发育不全或特纳综合征。如果排除所有在婴儿期外生殖器与其染色体性别相符的人，双性人的发病率将下降到约占人类人口的 0.02% 或更低[2]。

跨性别者同样是一个总括性术语，但指的是那些部分或完全不认同出生时根据可观察到的生物特征所分配的性别的人。病例的定义会影响跨性别者的患病率，但根据对既往 27 项研究的 meta 分析得出的良好估计表明，就身份认同而言，跨性别者占总人口的 0.4% ～ 0.9%，但寻求了任何一种医疗干预或治疗的人不到 0.02%[3]。在这一群体中，有些人符合性别二分类原则，如出生时为男性但认同自己为女性，即男变女（male-to-female，MTF），或出生时为女性但认同自己为男性，即女变男（female-to-male，FTM）。还有一些人是不符合性别二分类原则的（gender nonbinary，GNB），他们部分或完全认同两种性别，或者两种性别都不认同。一个人有可能既是双性人又是跨性别者，事实上，跨性别者在双性人群体中的发病率似乎要高于原生男性或原生女性[4]。据报道，跨性别者的自尊心较低，抑郁和焦虑程度较高。

虽然之前关于这两个群体的睡眠状况研究很少，但越来越多的证据表明，他们很容易出现各种睡眠问题。人们对这些问题的特点、治疗方法以及疗效知之甚少，目前公开发表的数据也很少，但现有的数据为将来的研究制订方案和确定目标提供了一个很好的基础。

## 睡眠的时长和质量

大多数人一生中的睡眠时长和质量都不尽相同，

睡眠问题也时常见诸报道。睡眠不足在当今的社会中尤为普遍：大约 1/3 的成人表示每晚睡眠时长少于建议最短的 7 h[5]。跨性别者群体中也存在这一问题，但不同群体之间的严重程度存在明显的差异。一项包括 669 名跨性别者的调查发现，FTM 跨性别者的睡眠不足情况与普通人群类似——32.7%，即大约 1/3；而 MTF 跨性别者睡眠不足的比例更高——43.4%；GNB 人群的睡眠情况更糟糕，51.2% 的 GNB 者报告睡眠时长为 6 h 或更短[6]。如果只考虑极端睡眠限制（即报告的睡眠时长为 5 h 或更短），那 GNB 人群的结果就更糟糕了：35.5% 的 GNB 都属于这种极端睡眠限制情况。没有任何其他性少数群体或多数正常人群的极端睡眠限制比例超过 20%，这表明 GNB 人群的睡眠缺乏程度令人担忧。匹兹堡睡眠质量指数是一个常用的衡量标准：多达 80% 的跨性别者使用该量表报告睡眠质量不佳[7]。目前还没有针对双性人的类似研究。

一个人的睡眠质量和时长都会明显受到周围环境和心理健康的影响，因此，双性人和跨性别者在睡眠健康方面将面临风险。目前还没有研究针对这一人群的睡眠问题进行原因分析，但这些问题往往是在负面生活经历导致自我接纳问题的背景下产生的[8]。总体而言，成年跨性别者的抑郁症状、自杀倾向、人际创伤、药物滥用和焦虑障碍的发生率都高于普通人群[9]。这些结果至少可以部分地解释为跨性别者受到污名化、歧视和偏见事件的不良影响，而社会支持和联系对跨性别者可能是有帮助的。

遗憾的是，跨性别者在获得社会支持和感觉自己是社会一份子的过程中困难较多，因为他们的一些需求与普通大众不一样。在社会经济条件较差的情况下，这些需求变得更加重要。例如，收容所往往将无家可归者按性别安排住宿和卫浴，导致跨性别者难以获得既安全又能充分保护其隐私的收容所[10]。青年跨性别者也可能面临类似的问题，因为他们从小经历的不利生活事件和药物滥用的比例往往较高[11]。在寄养环境中，青年跨性别者还面临着安全和隐私方面的问题，这与上述无家可归的成人类似[12]。

幸运的是，早期干预似乎对儿童跨性别者有益，儿童跨性别者如果在身份认同上感受到来自外界的支持，他们的抑郁情绪就会恢复正常，而焦虑情绪也仅有轻微的升高[13]。因此，确保这些患者在其身份上得到支持，包括为他们提供安全的个人空间和隐私，可以减少明确会影响睡眠的压力因素。

对于双性人来说，心理压力似乎没有那么严重[14]，但这种压力可能会因其性别发育障碍的诊断和相关治疗而表现各异[15-16]。当然，也有报告称，围绕双性倾向或性发育障碍诊断的焦虑会直接影响到患者的作息，患者在开始应对这种负面信息及其影响时可能会出现睡前胡思乱想，甚至可能会哭着入睡[17]。从理论上讲，上述问题应该会随着治疗的进行而得到改善，就像青少年跨性别者的心理健康一样，当他们被允许按照自己的性别认同生活时，他们的心理健康就会得到改善。在临床实践中，有一些治疗方法本身就可能引起睡眠障碍。

## 激素治疗

人们早已认识到，性激素与睡眠之间存在双向关系。睾酮水平会随着睡眠的开始而达到峰值，睡眠不足会降低睾酮水平，如果睾酮水平过低或过高，本身也会引发睡眠障碍[18-19]。研究雌激素对睡眠影响的最佳方法是观察整个月经周期中的昼夜节律变化[20]，这些变化会对与睡眠有关的记忆巩固产生影响，并对女性功能产生其他影响[21]。由于许多跨性别者和双性人选择接受激素治疗，以抑制其生物性别的第二特征或形成不同性别的特征，因此人们也在关注服用这些外源性物质对患者睡眠的影响。

对于雄激素，人们主要关注的是其对睡眠呼吸障碍的影响。最早提出这种担忧的病例之一记录于 1983 年，当时一名男性在接受睾酮和人绒毛膜促性腺激素治疗后出现了严重的阻塞性睡眠呼吸暂停（obstructive sleep apnea，OSA），在停用激素 5 周后，情况有所好转，但在重新使用睾酮 1 ～ 2 个月后 OSA 又复发了，当他再次停用激素 6 个月后，OSA 症状完全消失[22]。一些研究的结果进一步验证了这种现象，特别是在患有性腺功能减退症的老年男性中，给予外源性睾酮可导致患者的睡眠呼吸暂停和低氧血症恶化，同时也缩短了患者的睡眠时长[23]。有趣的是，同一项研究还发现，雄激素并不会改变患者睡眠功能问卷和嗜睡量表（艾普沃斯嗜睡量表和斯坦福嗜睡量表）的测量结果。虽然有这些发现，但在睡眠呼吸暂停的肥胖男性患者中，睾酮的使用也只会在一定时间内轻微加重其 OSA[24]。尽管如此，这种担忧依然存在，并且最近在内分泌学会发布的 2017 年临床实践指南中得到了回应，该指南涉及对性别烦躁者和性别不协调者的治疗[25]。该学会另一项关于雄激素缺乏男性使用睾酮治疗的指南也证明这一担忧的合理性，该指南建议不要对未经治疗的睡眠呼吸暂停患者进行雄激素治疗，并建议将监测红细胞比容作为 OSA 发展的间接指标；该指南还将诱发或加重 OSA 列为睾酮治疗的不常见不良反应[26]；此外，该指南还建议雄激素可能适用于跨性别者，但由于缺乏相关数据，很难确定其疗效。最近的一个病例系列描述了一名 MTF 患者在开始抑制雄激素后其睡眠呼吸暂停得到缓解，还有另外两名 FTM 患者在开始使用雄激素后出现睡眠呼吸暂停[27]。睾酮可能导致睡眠呼吸暂停，这也是双性人在选择激素治疗时需要考虑的问题[28]。

雌激素对男性的潜在有害影响还不太清楚。口服避孕药会改变睡眠并提高核心体温，这表明雌激素可能会影响睡眠[29]。此外，绝经后妇女服用雌激素似乎可以逆转更年期引起的脑电图变化[30]，并改善使用者的睡眠质量[31]。尽管如此，但在一项研究中，对 MTF 患者使用雌激素和抗雄激素治疗对患者睡眠脑电图的影响却很小，仅仅是增加了浅睡眠的持续时间[32]。另一项研究结果则与之相反，MTF 受试者在开始使用雌激素后其慢波睡眠和快速眼动睡眠增加，睡眠质量提高[33]。造成这种差异的原因可能在于所使用的雌激素剂量，但由于治疗方案还在不断发展，因此关于雌激素治疗如何影响 MTF 者的睡眠还不能得到很好地阐明。

采用跨性别激素疗法的决定从来都不是简单或直接的，应始终以患者的意愿为前提，并在心理健康等专业人员的帮助指导下使用。在某些情况下，比如患有极端性别烦躁的儿童，一般不采用或推迟采用激素治疗，而仅采用内源性性激素抑制治疗。而且儿童患者还会给伦理道德带来了额外的困难，那就是要确定儿童对身体的自主意识是否已经成熟，以及儿童是否有能力同意接受治疗。此外，由于大多数患有性别烦躁的儿童长大后往往会摆脱这种状况，所以在选择治疗方式时需要更加审慎[34]。然而，随着青春期的到来，这种情况也可能会加剧，从而导致自伤行为，这时可以考虑从 Tanner 第二阶段开始抑制青春期发育[35]。抑制青春期发育可以让患者进一步成熟，也可以让治疗小组更清楚地知道如何继续治疗。如果最终决定去除抑制剂，青春期通常也会顺利恢复。

## 手术治疗

女性化手术包括隆乳术、睾丸切除术、阴茎切除术、阴道成形术等。阴道成形术最常用的方法是阴茎内翻，但在某些情况下也可使用肠管。男性化手术包括切除女性器官的乳房切除术、输卵管切除术和子宫切除术，然后进行阴茎成形术（需要植皮、延长尿道和使用阴茎假体）或阴蒂成形术（将阴蒂拉长，使其类似阴茎，同时保持勃起功能），最后还要进行阴囊成形术，使用大阴唇，带或不带睾丸假体。这些手术可能需要跨越数月甚至数年的时间，这也会给患者带来巨大的压力，并可能导致其睡眠不佳。在双性儿童和青少年中实施这些手术最近受到了严格的审查，因为缺乏证据证明在生命早期进行这些干预的益处和风险，而且越来越多的政府和非政府组织对这些手术可能会侵犯到儿童的人权而表示担忧[36]。因此，许多人主张将这些手术推迟到成年后才能进行，部分原因也是希望这样可以减少患者的心理压力。

前面提到的手术都很复杂，并发症也很多，最终结果也有可能达不到患者的预期效果。虽然这些手术改善了患者生活的许多方面，但在精力、疲劳、睡眠和休息等方面也会产生一些负面的影响[37]。此外，与普通人相比，接受过女性化或男性化手术的人仍有很高的自杀风险，这表明手术给他们带来的积极作用并不像人们希望的那样大。

在这种情况下，有一个重要的因素需要考虑，就是如果一个人在切除性腺后由于失去或变更医疗保险、对外源性激素的耐受性差以及个人选择等原因而无法继续接受激素治疗，这样就可能会使患者的睡眠模式和结构发生变化，而这变化并不是男性或女性的典型特征，而是介于两者之间的中间状态。一项关于小鼠模型的研究证实了这一点，将小鼠的性腺切除术后，观察到其睡眠-觉醒周期的性别差异减少或消失[38]。值得注意的是，睡眠中的这些性别差异并不是直接由性腺功能控制的，因为即使在进行激素治疗和性别手术后，这些差异可能仍然存在。

这些手术干预措施相对较为前沿，而且在不断地发展。未来的手术干预可能会发展到包括生殖器官移植等复杂的长期医疗管理。事实上，早在 1931 年就有第一位尝试子宫移植的跨性别者，他的名字叫 Lili Elbe（出生时的名字是 Einar Magnus Andreas Wegener），他在接受移植手术后 3 个月就死亡了[39]。目前，人们重新审视了将这一手术作为 MTF 患者生育选择的观点[40]，《蒙特利尔标准》对该类手术的伦理道德也做出了规定，要求受术者必须是生物学女性[41]。而且已经有女性接受了子宫移植，并在 2015 年成功娩出第一个活胎[42]，该移植受体在尝试受孕前一年一直使用他克莫司、硫唑嘌呤和皮质类固醇进行免疫抑制，并在整个怀孕期间都在使用。值得注意的是，有报道称其中两种药物（他克莫司和皮质类固醇）会引起睡眠问题。因此，随着这些患者可选治疗方案的增多，定期筛查睡眠障碍将变得非常重要。

## 临床要点

双性人或跨性别者的睡眠问题已有广泛报道，应对他们进行定期的睡眠障碍筛查。由于他们对自己的性别或性身份以及社会对他们的不认同都可能会让他们感到有压力，所以他们在治疗前可能就已经存在睡眠障碍。雄激素可能会导致与睡眠有关的呼吸紊乱，而雌激素会增加体温，并可能改变睡眠结构。变性手术是一系列女性化或男性化干预措施，可能持续多年，并可能导致并发症，包括与睡眠不足有关的心理压力和身体压力。

# 总结

尽管目前对双性人和跨性别者的睡眠状况研究较少，但人们还是很快就发现了这一人群特别容易出现睡眠障碍。多达 80% 的跨性别者报告自己睡眠不佳，还有一些亚群体报告睡眠严重不足。造成这些睡眠障碍的原因可能有很多，其中就包括心理压力，但与跨性别者相比，双性人的心理压力并不明显，而且当双性人和跨性别者在其身份认同上感到被支持时，他们的心理压力也会减少。这两个群体都可能寻求性激素治疗，但这种治疗可能会影响睡眠；外源性雄激素可能会导致或加重睡眠呼吸暂停，这是指南中特别强调的一个问题。两类患者都可以选择手术治疗，使身体女性化或男性化，但长期进行多次手术也会直接或间接影响其睡眠。在不久的将来，熟悉构成这一群体的特殊亚群将非常重要，因为在这一群体中的研究结果可能各不相同。随着这一群体在我们的社会中越来越常见，我们必须站在治疗的最前沿，密切跟踪或监测这些患者的各种睡眠问题。

## 参考文献和拓展阅读

请扫描书后二维码，获取参考文献和拓展阅读资源。

# 第21篇 女性睡眠



## 第 183 章 导论

*Fiona C. Baker，Bei Bei*
林莹妮　译　李庆云　审校

本篇内容介绍女性健康相关的睡眠基础知识。人们逐渐认识到独立分析女性健康状况及生命周期的不同阶段的重要性。男性和女性在睡眠的许多方面（行为、生理学及睡眠障碍）存在差异，同时，女性不同生命阶段的睡眠亦存在差异，包括月经周期的全过程、妊娠、产后和绝经期。睡眠障碍的患病率和临床表现也因不同生命阶段而异，且与衰老相互作用，因此对于女性睡眠障碍的治疗应考虑其所处生命周期。

本篇第一章详细介绍了睡眠的性别差异。后续章节跟随女性生命周期的不同阶段，重点阐述不同阶段的睡眠和睡眠障碍特征。以下为“女性睡眠”篇中各章内容的概述。

### 第 184 章：昼夜节律和睡眠的性别影响及差异

性别是睡眠研究和临床睡眠医学的关键因素。昼夜节律测量存在性别差异，女性的昼夜节律周期通常更短，节律相位提前。这些差异对女性如何应对夜班工作有影响，也可部分解释女性睡眠维持障碍或早醒的普遍性。女性比男性更有可能主诉入睡困难和睡眠质量不佳，但睡眠客观评估显示女性睡眠质量通常比男性更好。社会心理因素的性别差异只能部分解释这种主观和客观评价的不一致。

校正心理和躯体健康等因素后，女性性别为失眠的危险因素；这种风险随着年龄的增长而逐渐增加，并随着生殖状态的变化而变化。女性被开具镇静催眠药物的可能性更大，但推荐剂量存在性别差异，这与药代动力学的性别差异有关。相反，阻塞性睡眠呼吸暂停（obstructive sleep apnea，OSA）男性患病率是女性的 2 倍，涉及多因素效应，包括体脂分布、上气道解剖、呼吸调控及生殖激素等。不过，女性 OSA 患者可能表现为非特异性症状，往往易漏诊。

### 第 185 章：月经周期、睡眠和昼夜节律

女性生殖系统与睡眠和昼夜节律调节之间存在双向作用。月经周期与睡眠的变化有关（纺锤波频率脑电图活动增加和 REM 睡眠减少）；相对于卵泡期，排卵后黄体期体温更高，且昼夜节律波动减弱。自我报告的睡眠质量不一定能反映出这些变化，部分女性报告月经中期睡眠困难，部分主诉经前出现，而另一部分主诉无变化。有些女性受到心理和躯体症状的影响，表现为经前综合征或原发性痛经。多囊卵巢综合征是 OSA 的危险因素，推荐这部分女性行 OSA 筛查和多导睡眠监测（polysomnography，PSG）随访。

女性生殖系统受到睡眠和诸如睡眠质量差、睡眠不足等昼夜节律因素影响，轮班工作或睡眠障碍的存在可能会影响生殖功能，影响取决于青春期不同阶段和年龄。与一天中的时间无关，睡眠影响脉冲式黄体生成素（luteinizing hormone，LH）分泌，青春期儿童慢波睡眠中 LH 分泌脉冲频率较高。这些与睡眠相关的 LH 和促性腺激素释放激素的分泌可能有助于促进青春期促性腺激素释放的正常发育变化。青春期晚

期和成年女性卵泡期的睡眠对 LH 脉冲的影响发生了变化，睡眠抑制 LH 分泌脉冲频率。

## 第 186 章：睡眠和妊娠相关性睡眠障碍

妊娠三个阶段发生的主要生理变化与女性睡眠的显著变化相关。基于自我报告、PSG 和腕表活动描记的横断面、纵向研究及病例对照研究均很好记录了这些变化。睡眠障碍的发生通常随着妊娠的进展而增加。据报道，大多数女性直到妊娠结束均存在睡眠障碍。

许多睡眠障碍，例如睡眠呼吸障碍（sleep-disordered breathing，SDB）（见第 187 章）、不宁腿综合征和失眠在整个孕期的患病率增加。其他妊娠相关疾病，如胃食道反流和睡眠相关下肢痉挛，为妊娠期女性睡眠的管理增加了挑战。

尽管可预见妊娠期会存在一定程度的睡眠障碍，但该阶段的睡眠问题仍需仔细评估和管理。未经治疗的妊娠期睡眠障碍为妊娠和分娩不良结局的危险因素。考虑妊娠期用药安全性，针对失眠首选非药物治疗，且被证实是有效的，使用药物治疗则需权衡风险获益比。

## 第 187 章：妊娠期睡眠呼吸障碍

由于妊娠期相关的生理改变，包括气道解剖学狭窄和（或）阻力增加，妊娠女性 SDB 的风险增加，且随着妊娠的进程风险进一步增加。妊娠期 SDB 的危险因素包括习惯性打鼾、高血压、BMI 高和年龄大，尚需更多研究支持。妊娠期体重过度增加被认为是妊娠期发生 SDB 的危险因素，但目前缺乏相关支持数据。SDB 对母体存在系列不良影响，如妊娠期高血压、先兆子痫和妊娠期糖尿病，但其具体机制尚未被完全阐明。尽管并未受到很大关注，但妊娠期 SDB 也会影响胎儿的结局（例如，胎儿死亡率、流产、早产、生长发育异常）。对胎儿的影响可能直接或间接来自一些 SDB 的潜在共病。

妊娠期筛查 SDB 目前未作为常规检查。妊娠特异性筛查工具具有一定的应用前景但仍需进一步测试和开发。疑诊 SDB 的妊娠期女性，应按照标准指南进行评估和治疗。体位治疗可推荐作为持续气道正压通气（continuous positive airway pressure，CPAP）的辅助治疗。妊娠前已确诊 SDB 的患者应在妊娠期和产后持续应用 CPAP。CPAP 在妊娠女性中的应用安全有效。不过，关于 SDB 的治疗如何减轻其对妊娠和分娩的影响数据尚有限，还需更多的研究。

## 第 188 章：产后和早期育儿

对大多数父母而言，产后早期伴随多种睡眠障碍，包括夜间睡眠时长缩短、睡眠效率降低、觉醒次数增加及睡眠时间调整。产后身体恢复、婴儿护理和生活需求都是促成因素。尽管随着时间推移，产妇的睡眠改善，但在产后第一年结束时难以恢复到孕前水平。需要意识到许多社会和文化因素导致了产后期新生儿父母的睡眠问题，且存在民族和种族差异。产后睡眠和父母幸福感也受到诸如重返工作岗位和带薪育儿等政策影响。

产后睡眠障碍和一系列不良结局相关，例如日间嗜睡、疲劳、情绪紊乱以及日常功能受损。低强度产妇睡眠干预（如心理教育）效果有限。高强度干预（如居家服务）有望助益严重睡眠障碍的产妇。针对新生儿父母睡眠，尤其是增加产后早期睡眠时长和连续性的策略尚需探索。

## 第 189 章：睡眠与绝经

绝经是女性重要的过渡过程，包括中枢神经系统和内分泌系统复杂相互作用变化。在绝经前、绝经过程以及绝经后睡眠受到多种因素的负面影响，包括：潮热症状导致睡眠中断、激素水平变化、心理社会因素以及睡眠障碍和其他可能影响睡眠的临床疾病增加。潮热是入睡后睡眠障碍和觉醒主要因素，与失眠及抑郁有关。潮热在整个睡眠期均可出现，主要出现在非快速眼动睡眠期，对个体的影响因人而异。认知行为疗法可有效治疗中年女性失眠，包括经常出现潮热的女性。

随着女性进入绝经过渡期和绝经期，发生 OSA 的风险增加，归因于产龄增加和绝经相关因素，如腹部或内脏脂肪沉积增多。治疗选择包括 CPAP、减重和锻炼。随着女性年龄的增长，罹患其他疾病的风险增加，包括乳腺癌、纤维肌痛综合征和甲状腺功能障碍。这些疾病均与潜在睡眠障碍相关，而这些睡眠障碍可能因更年期症状（如潮热）而加剧。因此，中年女性睡眠问题的根本原因可能很复杂，需要考虑更年期特异性改变和年龄相关因素，以及社会心理因素（如应激、抑郁及社会和人口学因素等）的共同作用。

### 参考文献和拓展阅读

请扫描书后二维码，获取参考文献和拓展阅读资源。

# 第 184 章 昼夜节律和睡眠的性别影响及差异

Ari Shechter，Sean W. Cain
李诗琪 译 李庆云 审校

章节亮点

- 女性和男性在视交叉上核的形态差异，以及视交叉上核性激素受体的存在，表明性别可能对昼夜节律和睡眠具有直接的调节作用。
- 性别差异在人类昼夜节律生理学中已被报道。与男性相比，女性的褪黑素分泌节律和体温节律更早，内在昼夜节律周期也更短。
- 女性的睡眠主诉比男性多，且失眠的风险也更高，这种失眠从性成熟开始一直持续到成年。尽管女性自我报告睡眠困难和睡眠质量不佳的患病率更高，但客观评估睡眠显示女性睡眠质量通常比男性更好。
- 造成这种差异和女性自我报告睡眠质量不佳更频繁的原因尚不清楚，但可能是由昼夜节律系统的性别特异性改变、社会心理因素或睡眠稳态调节中的性别差异所致。
- 据报道，阻塞性睡眠呼吸暂停（obstructive sleep apnea，OSA）在男性中的发病率高于女性。然而最近的研究表明，女性 OSA 可能存在诊断不足的情况，在快速眼动睡眠中的 OSA，性别差异并不明显。

## 引言

男性和女性之间存在身体和大脑形态、生物学过程和神经激素分泌差异，可影响包括睡眠和昼夜节律在内的行为和生理结果的表达和调节。生物学改变可能与社会心理因素相互作用，进一步导致睡眠和（或）昼夜节律的性别差异，以及睡眠障碍发生发展的易感性。最近，有研究资助机构在所有资助的研究中提出将性别作为生物学变量，这一举措是为进一步了解性别对健康和疾病的影响。如下文所述，性别是睡眠研究和临床睡眠医学实践中需要考虑的关键因素。了解性别差异如何影响睡眠和昼夜节律及其对睡眠紊乱的不良影响，将对女性和男性的健康、功能和幸福感产生广泛的影响。

## 昼夜节律的性别差异

### 视交叉上核形态的性别差异

在人类（以及所有哺乳动物）中，下丘脑前部的视交叉上核（suprachiasmatic nucleus，SCN）是主要的昼夜节律震荡的起搏器。在缺少这一小块组织的情况下（人类两侧约有 50 000 个神经元[1]），行为和激素分泌中的明显节律也会停止[2-3]。将该组织单独移植到 SCN 消融造成节律消失的动物体内，昼夜节律可以（通过活动测量）恢复[4-5]。

长期以来人类 SCN 结构具有性别差异已为人所知。尸检结果显示，尽管总体积、细胞密度、细胞数量和细胞核直径相同，男性和女性的 SCN 形状不同（女性呈细长状，男性呈球形）[6-7]。对 SCN 亚结构的进一步研究表明，最显著的性别差异是血管活性肠多肽（vasoactive intestinal polypeptide，VIP）神经元。10 岁时 SCN 中 VIP 神经元的数量就出现了明显的性别差异，女性的 VIP 细胞数量是男性的一半[8-9]。男性的 VIP 细胞数量随年龄增长减少，女性 VIP 细胞数量持续低于男性直到 40 岁[10]。由于 VIP 是光传入至生物钟的关键调制器，这种性别差异可能导致昼夜节律光敏感性的性别差异。

### 时间和昼夜节律生理的性别差异

尽管特定的 SCN 结构差异所导致女性和男性功能性后果尚不清楚，但昼夜节律的性别差异已经被报道。Rütger Wever 早期的一项研究中表明当受试者可以自由决定自己的睡眠-觉醒时间表时，女性的昼夜节律周期（内源性决定的一天的长度）往往更短[12]。在这样的条件下，睡眠-觉醒周期和体温节律会变得不同步（显示不同的循环周期）。Wever 发现，当睡眠-觉醒周期和体温节律保持同步时，女性的体温节律周期比男性短（约短 18 min；无显著差异，可能是由于统计效力较低所致）。在睡眠-觉醒周期和体温节律自发地去同步之后，女性和男性的体温节律实际上是相同的。由于女性白天时间越来越短的趋势，

Wever 指出“在自然的 24 h 的一天中，女性与当地时间相对的联合，昼夜节律时相应该比男性早”；也就是说女性较男性更倾向于成为“早起型”，这一观点后来在大量样本中得到了证实[12-14]。

近期一项大型研究纳入 157 名受试者（52 名女性，105 名男性，研究时间超过 5000 天），通过“强制去同步”方案测量的昼夜节律周期存在显著的性别差异[15]。在该方案中，受试者在光线昏暗（约 3 勒克斯）的房间中生活约 1 月，设定睡眠和唤醒时间（遵循一“天”20 h 或 28 h，其中 1/3“天”设置为睡眠时间），不由受试者自由选择。通过强制睡眠-唤醒时间排除潜在影响，该研究观察体温和褪黑素水平潜在的昼夜节律。在这些高度控制的条件下，研究发现女性的昼夜节律周期（24 h 5 min）明显短于男性（24 h 11 min）。此外 35% 的女性昼夜节律短于 24 h，比例显著高于男性（35% *vs.* 14%；图 184.1）。上述结果与动物实验的研究结果一致，动物实验表明雌性的昼夜节律周期短于雄性[16-17]。尽管这项研究发现的性别差异约为 Wever 研究（无显著统计学差异）的 1/3（6 min *vs.* 18 min），但该性别差异具有显著性。特定的周期长短差异与光-暗（light-dark，LD）周期所致 4 倍昼夜节律时相差异有关。因此，6 min 的周期差异转化为 24 min 的睡眠-觉醒和 LD 循环生物钟调节[18]。

相对于光暗周期，女性的生物钟周期越短，其昼夜节律时间就越早，这一点已经得到了证明。尽管昼夜节律时间的性别差异在早期研究表现为矛盾的结果（或根本没有），但这可能是由于受试者非同步，且使用高度可变和具隐蔽性的体温作为昼夜节律指标所致。据报道，通过昏暗光照条件下激发褪黑素分泌（DMLO；一种更可靠的昼夜节律测量法），女性褪黑素的分泌约提前 1.5 h[19]。在该研究中，DLMO 定义为褪黑素水平达到最低可检测浓度的两倍。女性昼夜节律时间提前的结论在后续研究中得到重复，但程度较低[20]。当使用固定阈值来定义 DMLO 时（假设足够低的光照水平不会导致褪黑素受抑制），褪黑素分泌由昼夜节律时相和个人的整体水平决定。即在相同时相使用固定阈值，高褪黑素水平的个体也会呈现更早的时相。在比较女性和男性时，这种影响则发生在群体水平上，女性的褪黑素节律幅度明显高于男性（大约高出 50%）[20]；后来这一结果几乎被完全重复[21]。而当根据个体褪黑素水平调整褪黑素分泌时，女性的差异不到之前报道的一半。因此，由于女性褪黑素水平更高，当使用相同的固定阈值时，昼夜时相的性别差异被夸大了。在受控条件下，减少或避免了睡眠 / 活动的影响核心体温节律证实女性时相提前（～ 1.5 h；图 184.2）[20, 22]。

相较于男性，女性时相更早是一致的结论。除了褪黑素和体温作为节律标志物可以证明，在女性前额皮质背外侧生物钟基因表达的峰值也比男性早[23]。虽然时相提前是基于女性更快的昼夜节律周期，但女性提前的程度远远大于周期差异所预测的程度。因此

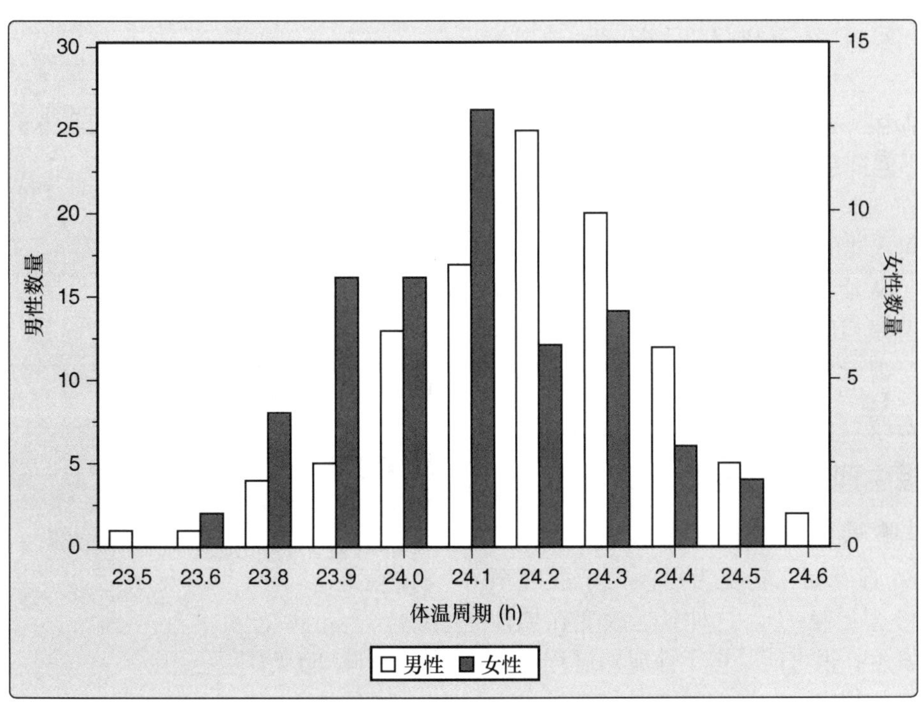


**图 184.1**　基于男性和女性核心体温评估昼夜节律直方图。相对于男性，女性时相分布偏向于更早的时间。（Modified from Duffy JF，Cain SW，Chang AM，Phillips AJ，Münch MY，Gronfier C，Wyatt JK，Dijk DJ，Wright KP Jr，Czeisler CA. Sex difference in the near-24-hour intrinsic period of the human circadian timing system. Proc Natl Acad Sci U S A. 2011 Sep 13；108 Suppl 3：15602-8.）

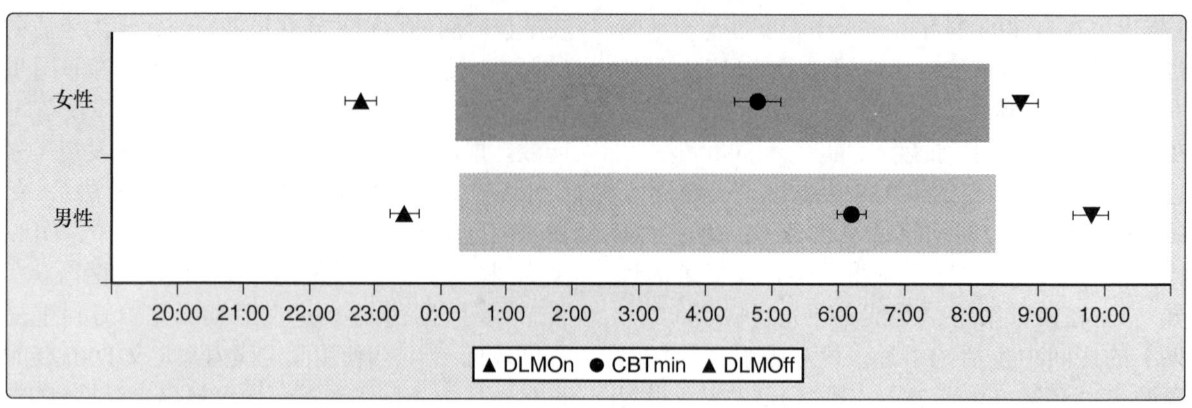


**图 184.2**　与女性和男性睡眠时间相关的昼夜节律阶段标记的相对时间。条形图表示女性（上）和男性（下）习惯性睡眠的平均时间。向上三角形表示平均（± 标准误差）昏暗光照条件下激发褪黑素分泌开始（DLMOn）。向下的三角形表示平均昏暗光照条件下激发褪黑素分泌消失（DLMOff）。圆圈表示最低平均核心体温。[Modified from Cain SW，Dennison CF，Zeitzer JM，Guzik AM，Khalsa SB，Santhi N，Schoen MW，Czeisler CA，Duffy JF. Sex differences in phase angle of entrainment and melatonin amplitude in humans. J Biol Rhythms. 2010 Aug；25（4）：288-96. ]

可能存在其他机制导致这种性别差异。一种合理的机制是昼夜节律系统对光的敏感性存在性别差异：对夜间光照延迟的敏感度降低，或对早晨光照提前的敏感度增加，或兼而有之。昼夜节律系统对光的敏感性是否存在性别差异仍未阐明。一项小型研究纳入 12 名女性和男性，女性对强光（2000 lux）的昼夜节律敏感性别高于男性[24]。然而其他研究小组发现在中等到明亮的光强度（200、500、1000、1500、2000、2500 和 3000 lux）下，光敏感性和褪黑素抑制无性别差异[25-27]。另外一项实验使用 10 ～ 2000 lux 强度的光来研究个体剂量反应曲线，在 50% 褪黑素抑制水平上没有发现性别差异[28]。尽管有报道称夜间褪黑素抑制与随后的昼夜节律相移密切相关[29]，但在傍晚和夜间的褪黑素抑制中，光敏感性无明显的性别差异。这表明可能需将褪黑素抑制与相移分离开来研究[30]。因此，女性和男性在褪黑素抑制方面没有差异并不一定能排除晚间 / 夜间光线的相移效应的性别差异。尚需直接测量光效应（从延迟和提前角度）的研究来解释所观察到的昼夜节律相位的性别差异。

## 睡眠的性别差异

### 睡眠行为和睡眠生理的性别差异

#### 男性和女性睡眠行为的发育变化

随着儿童进入青春期，转变为更倾向于夜晚型时钟，或偏好于睡得更晚[31]。这种延迟改变在男性和女性身上都有发生，很可能是由于性成熟过程中激素改变所致。与男性相比，女性的睡眠时间推迟发生在更早的年纪，更早达到睡眠时间延迟的高峰（女性 19.5 岁，男性 20.9 岁）[31]。这与女性青春期性成熟早于男性一致[32]。然而，在成年期，女性更喜欢早睡[33]，其生物钟类型也比男性早（表 184.1）[13, 31]。在睡眠时间上的性别差异在绝经前后消失[31]。这提示女性性激素在影响睡眠时间偏好方面的潜在作用。

#### 男性和女性睡眠差异概述

调查研究表明，成年后女性的睡眠质量与男性不同（表 184.1）。总的来说，女性的睡眠主诉比男性多，失眠的风险也更高（详见下文）[34]。主观评价睡眠质量时，女性报告的总睡眠时间比男性短，睡眠效率较低，整体睡眠质量比男性差[35]。在英国一项

**表 184.1**

| 变量 | 女性相较于男性 |
|---|---|
| **自我报告** | |
| 入睡时间 / 生物钟类型 | 早 |
| 睡眠质量 | 差 |
| 入睡困难 | 多 |
| **客观指标** | |
| 睡眠潜伏期 | 短 |
| 睡眠效率 | 高 |
| 入睡后觉醒 | 低 |
| N1 期睡眠 | 少 |
| N3 期睡眠 | 高 |
| 慢波活动 | 对睡眠剥夺的反应性高 |
| **睡眠障碍** | |
| 失眠 | 多 |
| 阻塞性睡眠呼吸暂停 | 少 |
| 发作性睡病 | 少 |
| REM 期睡眠行为障碍 | 少 |
| 不宁腿综合征 | 多 |

具有国家代表性的大型样本研究中，在入睡、睡眠维持和获得充足睡眠方面女性主诉遇到了更多困难[36]。尽管女性主观报告睡眠困难和睡眠质量不佳更普遍，但睡眠客观评估显示女性睡眠质量通常比男性更好。例如，女性的睡眠开始前的潜伏期较短，睡眠效率更高，睡眠开始后的清醒程度较低，N1 轻度睡眠较少（表 184.1）[37-40]。

社会心理因素是女性主诉睡眠质量与客观睡眠质量不一致的一个潜在原因。女性中抑郁和焦虑患病率较高可能是影响睡眠质量评估的因素[34]。情绪对睡眠的影响也可能是性别依赖的，据报道，抑郁症状与女性自我报告的总睡眠时间较短相关，而与男性无关[35]。可能还有其他因素影响这种差异，即在判断一个人的整体睡眠质量时，睡眠特定指标也存在性别差异。例如，在匹兹堡睡眠质量指数（Pittsburgh Sleep Quality Index，PSQI）的主成分分析中，“睡眠效率”和“睡眠持续时间”是男性睡眠质量评级的重要决定因素，而“白天功能障碍”和“睡眠障碍”是女性睡眠质量评级的重要因素[41]。

有证据表明睡眠的体内平衡调节可能存在性别差异。女性的慢波睡眠（slow wave sleep，SWS）和慢波活动（slow wave activity，SWA）水平（睡眠稳态的生理标志）比男性高[38, 42-44]。SWS 中一些重要的性别差异在青春期出现。一项纵向多导睡眠研究表明，女孩在青春期 SWS/SWA 水平的典型下降比男孩早 1.2 年左右开始[45]。在整个成年期，SWS 随年龄下降，男性比与女性更明显[46]。与女性相比，男性 SWS 的年龄相关下降幅度更大，这表明女性睡眠受年龄的影响相对较小[44, 47]。一项小型研究评估了男性和女性在完全剥夺睡眠 40 h 后的 SWA，也证明了睡眠稳态的性别差异[48]。与男性相比，女性对睡眠剥夺的 SWA 反应更强，这表明女性的睡眠债务可能积累更多[48-49]。女性报告的更大“睡眠需求”可能由增强的体内平衡睡眠驱动，而不能充分满足这种需求可能是导致女性睡眠感知恶化的另一个因素。

近期有研究探索了睡眠昼夜变化中的性别差异。使用昼夜节律睡眠-觉醒周期程序对男性和女性的睡眠倾向、睡眠结构和警觉性的昼夜节律时间进行了评估[22]。与习惯性清醒的时间相比，女性的睡眠倾向、质量和警觉性的测量结果比男性提前了大约 2 h[22]。睡眠和警觉性昼夜驱动的提前可能有助于解释失眠症状的高患病率，特别是女性比男性更难保持睡眠和早醒（详见下文）[50-51]。

## 睡眠障碍的性别差异

几种睡眠障碍的患病率随着性别的变化而变化（表 184.1）。失眠和阻塞性睡眠呼吸暂停（OSA）——两种最常见的睡眠障碍，表现出性别差异，女性的患病率分别高于和低于男性[52]。这些情况将在后面的章节中进行更详细的讨论。

在一项人群研究中，男性发作性睡病的患病率高于女性（比例为 1.8∶1）[53]。由于病例数量少，尚不清楚这是真正的性别影响还是由于转诊偏倚所致[54]。早期临床研究发现，快速眼动期（rapid eye movement，REM）睡眠行为障碍在男性中比女性更常见[55-57]。然而，在使用多导睡眠监测的人群队列研究中，REM 睡眠行为障碍的患病率无性别差异[58]。因此，报告中男性 REM 睡眠行为障碍发生率高也可能是一种假象，不能代表真正的性别差异。另外，女性不宁腿综合征在的患病率约是男性的两倍[59]。不宁腿综合征似乎在怀孕期间增加（见第 186 章），与男性和未生育女性相比，已生育女性表现出更高的风险[60-61]。因此，怀孕的影响可能是这种疾病在女性中比在男性中总体上患病率高的潜在原因[60]。

### 失眠

失眠是最常见的睡眠障碍，而性别是导致失眠的最重要的危险因素之一[62]。一项包含 29 项研究的 meta 分析（1 265 015 名参与者，其中 57% 为女性）表明，女性失眠的风险明显高于男性（RR = 1.41）[63]。仅纳入高质量研究（即样本量＞ 5000 的研究，半结构化或结构化诊断，以及基于严格操作标准的诊断）时，女性失眠的风险进一步增加（RR = 1.64）[63]。

失眠与心境障碍（如抑郁和焦虑）密切相关[64-65]。这可能是造成失眠率性别差异的另一因素，女性患抑郁症和焦虑症的比例也高于男性[66]。然而，抑郁症似乎并不能完全解释失眠症的性别差异。在宾夕法尼亚州立大学睡眠队列研究中，性别为女性（相较于男性）与失眠风险相关（RR = 2.0），在控制了心理健康（包括抑郁症）、睡眠呼吸暂停和身体健康问题（OR = 1.87）等变量后，女性失眠的高风险率只略为下降（OR = 1.87）[67]。

女性一生中关键阶段的激素、生理和解剖学变化——比如青春期、青春期月经周期、怀孕和更年期——可能导致女性失眠的风险比男性更高。失眠率的性别差异似乎在青春期后出现，并且在整个成年期，女性的失眠率都高于男性（图 184.3）[49]。在上述 meta 分析中，从青年期（15 ～ 30 岁，RR = 1.28）到中年期（31 ～ 64 岁，RR = 1.46）再到老年期（＞ 65 岁，RR = 1.73），与男性相比，女性失眠的相对高风险率逐渐增加[63]。由于性激素的波动，女性在月经周期常常主诉睡眠质量不佳[68]。这在经历经前情

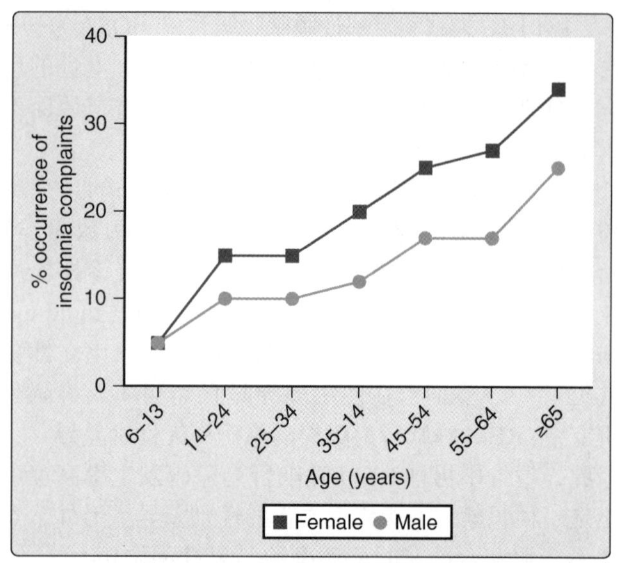


**图 184.3**　Sex differences in the prevalence of insomnia symptoms across the life span. Differences in the rates of insomnia between the sexes emerge after puberty and remain higher in women compared to men throughout adulthood.［Published with permission from Mong JA，Cusmano DM. Sex differences in sleep：impact of biological sex and sex steroids. Philos Trans R Soc Lond B Biol Sci. 2016；371（1688）：20150110.］（受第三方版权限制，此处保留英文）

绪障碍（premenstrual dysphoric disorder，PMDD）的女性中尤为明显，其中高达 70% 的患者主诉失眠或嗜睡（详见第 185 章）[69]。一项研究纳入 2427 名孕妇，基于 PSQI，76% 的受试者睡眠质量不佳，基于失眠严重指数，57% 的受试者患有失眠[70]。在绝经前妇女中，主诉失眠的比例从 33% 增加到 36%，在围绝经期和绝经后妇女中，从 44% 增加到 61%[71]。关于月经周期、怀孕和更年期对睡眠影响的更详细讨论，见第 185 章、186 章、187 章和 189 章。

女性被开具镇静催眠药物的可能性更大，这些药物对男性和女性睡眠的影响不同。韩国一项国家处方数据库研究发现，在 2011 年至 2015 年的跟踪调查中，女性服用镇静催眠药物的频率高于男性[72]。女性服用唑吡坦治疗失眠的频率是男性的 1.6 倍[72]。基于美国国家数据（比如，美国国家健康与营养调查）的分析与此一致：女性使用常用失眠处方药的比例高于男性，而性别为女性是失眠药物使用的重要预测因子[73]。失眠药物的药代动力学存在重要的性别差异，其影响治疗失眠的药理学方法。最近，基于女性代谢相同剂量的药物比男性慢[74]，FDA 将女性服用唑吡坦的推荐剂量减少了一半。

也有报道称，镇静催眠药物对睡眠脑电图的影响存在性别差异。服用加波沙朵（一种突触外 $GABA_A$ 受体激动剂）后，女性的 SWA 和 θ 活动增加幅度比男性更大[75]。相反，服用唑吡坦后，女性的睡眠纺锤波活动增加幅度大于男性[75]。这些差异与性激素类固醇（如雌二醇、黄体酮、睾酮）对 $GABA_A$ 受体的调节有关，或与药代动力学和 $GABA_A$ 受体亚型的性别差异有关[75]。

从心理学的角度来看，与睡眠前过度觉醒的原因和后果相关的因素可能导致失眠病因和治疗的性别差异。在患有心理-生理性失眠的参与者中，女性的睡眠前觉醒与负面情绪有关，而男性的睡眠前觉醒与内在睡眠控制点（对睡眠的感知控制程度）有关[76]。这样的观察结论可能会为性别个性化认知治疗方法提供信息。

## 阻塞性睡眠呼吸暂停

普通人群 OSA 的患病率为 9% ～ 38%[77]。与失眠不同，OSA 在男性中比女性更常见。最近一项对世界各地 24 项研究的系统回顾分析发现，男性 OSA 患病率为 13% ～ 33%，女性为 6% ～ 19%[77]。在美国 30 ～ 70 岁的成人中，OSA（AHI 呼吸暂停低通气指数＞ 15 次 / 小时）男女比约为 2：1，而有症状 OSA（AHI ＞ 5 次 / 小时且有日间嗜睡症状）的男女比接近 3：1[78]。就诊人群中男女比进一步增加至 5：1[79]。在门诊就诊人群出现较高的男女比可能是因为女性比男性更不容易表现出该疾病的典型症状。例如，男性可能表现为响鼾、憋气和窒息等症状，而女性可能表现为非特异性症状，如抑郁、缺乏活力、嗜睡和不宁腿[74]。因此造成女性 OSA 漏诊。最近有报道显示，分别考虑 REM 睡眠和非快速眼动（non-rapid eye movement，NREM）睡眠中的呼吸事件时，男性和女性在 REM 睡眠中 OSA 的患病率（AHI ＞ 15/ 小时，氧饱和度下降至少 4%）无差异[80]。由于 REM 睡眠相关的 OSA 可能增加心脏代谢性风险，女性在 REM 睡眠 OSA 发生率比 NREM 睡眠相对较高具有临床意义[81]。由于总 AHI 主要反映 NREM 睡眠中的 AHI，REM 睡眠中 OSA 的性别差异也可能导致女性 OSA 结构漏诊 / 治疗不足。

男性和女性在体脂分布、上呼吸道解剖、颏舌肌活动、颅面形态和呼吸控制等方面的差异可能是 OSA 性别差异的原因[79]。性激素可能是另一种原因。在女性中，关键的生殖周期事件影响 OSA 的发生率和临床症状。虽然在青春期前 / 青春期没有性别差异，但相较于青春期后女性，青春期后男性 OSA 临床症状及多导睡眠监测指标更严重[82]。性激素黄体酮可增加颏舌肌活动，从而降低上呼吸道阻力[52]，同时可增强气道对高碳酸血症和缺氧的反应[83]。而性激素睾酮加剧 OSA 的发展和恶化[84-85]。因此，更高水平的孕酮和（或）更低水平的睾酮可以保护绝经前妇女免受睡眠呼吸障碍的影响[79]。一些女性性腺激素对 OSA 的预防作用进一步得到了强调，研究发现女性绝经后 OSA 的发病率和严重程度显著增加[52]。绝经后女性全身脂肪量的增加，特别是躯干和颈部的脂肪增加，也可能导致 OSA 风险的上升[86]。

多囊卵巢综合征（polycystic ovary syndrome，PCOS）被认为是育龄期妇女最常见的内分泌疾病之一。与对照相比，PCOS 女性中睡眠障碍（包括睡眠困难和睡眠不安）更常见[87]。PCOS 与 OSA 也有密切关系。最近的一项 meta 分析发现，近 1/3 的多囊卵巢综合征女性存在 OSA[88]。这种关联可能是由于 PCOS 患者中的高肥胖率，但也可能是由低孕酮水平造成[89]。

OSA 的治疗方法也可能因性别而异。在校正 OSA 严重程度后，男性持续气道正压通气（continuous positive airway pressure，CPAP）治疗所需压力高于女性[90]。在一项纵向队列研究中，与女性相比，男性睡眠呼吸障碍严重程度更能通过减重减轻[91]。一项随机对照研究纳入肥胖和 2 型糖尿病患者，通过饮食和体育活动减重，干预措施在降低男性 AHI 方面比女性更有效[92]。

## 性别差异与轮班工作

轮班工作（比如安排在经典的“朝九晚五”工作日之外的工作）与几种不良的身心健康后果有关，包括心血管疾病、代谢功能障碍、肥胖、癌症和情绪障碍[93]。其对健康的影响部分是由昼夜节律失调和睡眠中断所致，这些情况常见于轮班工作者。因此，由于前面所述的昼夜节律系统和睡眠的性别差异，轮班工作可能会对男性和女性造成不同的健康风险。

### 轮班工作适应不良的性别差异

大多数研究报告表明，女性对轮班工作的耐受性比男性低，表现为更明显的睡眠问题、疲劳和嗜睡[94]。工作场所的事故更常见于轮班工作的女性，相比于男性，尽管日间事故率几乎相同[95]，但夜间的事故率在女性中更高[96]。轮班工作女性工作场所事故的增加可能在一定程度上反映了轮班工作对女性睡眠质量不佳的影响更大，原因在于女性对睡眠的需求更大。然而，在可控的实验室条件下，充分休息的女性在急性睡眠不足的易感性上存在性别差异。

无论是在实验室[97]还是在野外环境[98]中，急性睡眠剥夺对女性的警觉性的影响都比男性大。睡眠剥夺的影响似乎与激素有关。黄体酮（在月经周期的黄体期释放）可能可以减轻睡眠剥夺对女性认知功能的影响[99-100]。与此相一致的是，睡眠不足的负面影响只在月经周期的卵泡期出现。在 30 h 的睡眠剥夺研究中，当女性处于黄体期时，她们在持续警觉性方面的表现与男性相似，并且在长时间（3 s）的注意力缺失比例下降（图 184.4）[101]。然而，处于卵泡期的女性表现不佳，反应时间要慢得多，长时间注意力

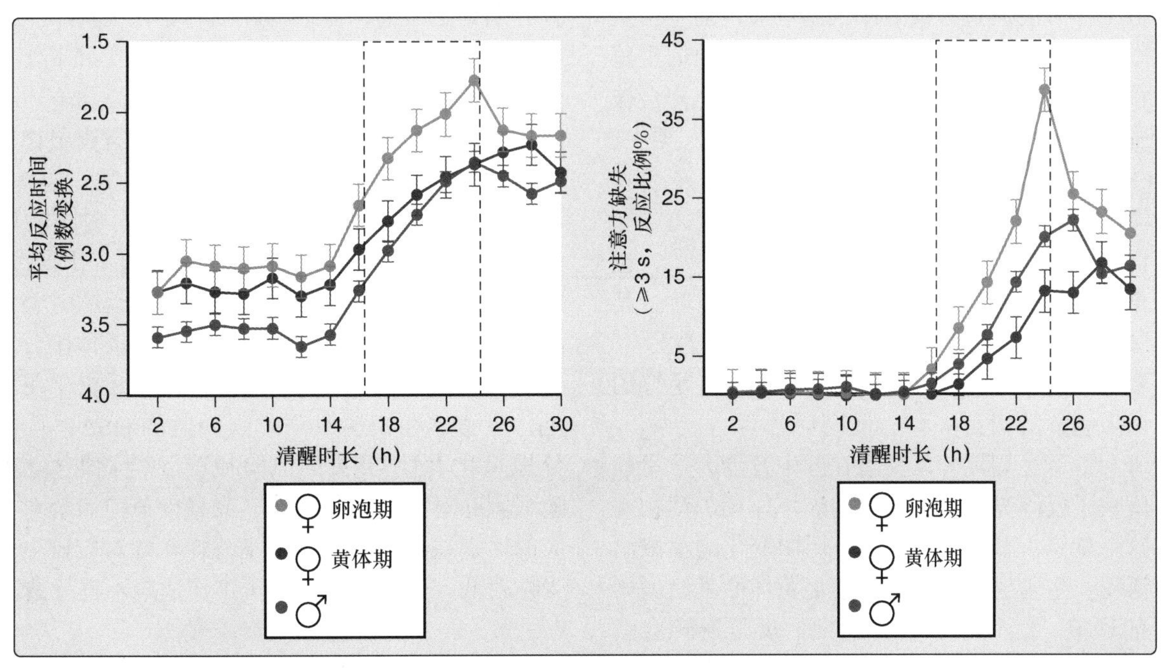


**图 184.4**　在 30 h 清醒状态下，性别和月经期差异的精神运动警觉性测试表现。在卵泡期，女性的反应时间更长（左图），长时间（3 s）注意力缺失的比例更大（右图）。处于黄体期的女性在这两方面与男性均无差异，且长时间注意力缺失的比例比男性要少。[Modified from Vidafar P，Gooley JJ，Burns AC，et al. Increased vulnerability to attentional failure during acute sleep deprivation in women depends on menstrual phase. Sleep. 2018；41（8）：zsy098.]（见彩图）

缺失的比例更高。这些长时间的注意力缺失可能代表微睡眠，对工作场所的安全或夜班后回家的通勤尤为重要。

昼夜节律的性别差异给女性夜班工作带来了挑战。如前所述，女性的昼夜节律周期更短，导致女性在昼夜节律时间上倾向于更早，这可能是她们更倾向于早起型的基础。相较于晚起型，早起型的人更难耐受轮班工作[94]。

昼夜节律振荡也可能发挥作用，正如两项将清醒时间和潜在的 24 h 昼夜节律分开的研究所证明的那样。它们使用一种由 36 个周期组成的超昼夜睡眠–觉醒周期程序，每个周期为 60 min，与 60 min 的午睡时间交替进行，结果显示，女性的警觉性昼夜变化幅度比男性更高[22]。这种影响主要是由于夜间表现最低点的下降幅度更大。同样，使用 28 h 强制去同步方案，女性昼夜节律调节幅度更大[21]。这些研究和前面提到的 30 h 睡眠剥夺研究的一个共同特征是，女性在凌晨接近核心体温的最低点时表现最差。与男性相比，女性在核心体温最低时更容易表现不佳，这可能解释了为什么高温时黄体酮对表现下降有保护作用。

## 轮班工作对健康的性别特异性影响

轮班工作的男性患前列腺癌的风险增加[102]，而轮班工作的女性患乳腺癌的风险增加[103]。子宫内膜癌是另一种女性特有与夜班工作有关的恶性肿瘤，尤其与肥胖女性有关[104]。

轮班工作可能通过昼夜节律机制对女性的生殖生理产生影响。对啮齿类动物的研究表明，规律的生殖活动有赖于昼夜节律系统。发情周期和生育能力会被 SCN 消融[105]或时钟基因突变损害[106]。在人类中，meta 分析表明，轮班工作与月经周期中断有关[107]。虽然一项 meta 分析发现轮班工作与流产风险有关[108]，但没有证据表明轮班工作会导致先兆子痫[109-110]，也没有证据表明轮班工作会导致胎儿小于胎龄[109]。其他 meta 分析表明，轮班工作与早产无相关性[111]，或仅有轻微相关[109]。总的来说，文献中没有足够的证据建议限制育龄妇女从事轮班工作[107]。

轮班女性月经周期（以及潜在的生育能力）紊乱很可能反映了夜间光线对生物钟的破坏作用。动物实验支持这一观点。长期暴露于 LD 周期变化的小鼠出现生殖活动、生殖成功率与排卵前促黄体激素激增严重受损的现象[112]。此外，LD 周期的反复逆转会引发小鼠发情周期不规则，这些小鼠的发情周期在恢复正常的 LD 周期后数周内仍不规律。由于人类的昼夜节律系统对夜间光线的反应存在 50 倍以上的个体差异[28]，一些女性可能更容易受到轮班工作对生殖功能的破坏性影响。

### 临床要点

- 女性失眠和主诉睡眠困难比男性多。昼夜节律的性别差异，包括节律的时相提前和女性比男性更短的内在昼夜节律，可能在其中发挥作用。例如，在男女睡眠时间和起床时间相似情况下，女性可能会在相对较晚的时间入睡，导致难以维持睡眠或早醒。
- 社会心理因素（例如，抑郁、焦虑、过度觉醒）或睡眠调节机制的改变（例如，增强的用于体内平衡的睡眠驱动未得到充分满足）也可能导致不同程度女性睡眠困难。
- OSA 通常被认为是一种影响男性为主的疾病，男性比女性更常见。由于临床表现、症状和依赖于总呼吸暂停低通气指数进行诊断的差异，导致女性 OSA 可能诊断不足和治疗不足。
- 与男性相比，女性更难适应非标准工作时间的工作，包括更明显的与轮班工作相关的睡眠问题、疲劳和与工作相关损伤和事故。

# 总结

在整个生命周期中，昼夜生理、睡眠行为、睡眠质量和睡眠障碍方面的各种性别差异都十分明显。从青春期到更年期，女性的睡眠时相比男性早，这表明女性性激素在影响昼夜节律类型方面发挥了作用。在受控的实验室条件下进行的昼夜生理学研究也反映了这一点，这些研究表明，女性的多个昼夜节律标志物（例如，褪黑素）存在时相提前的现象。总体而言，与男性相比，女性的睡眠质量较差，失眠的风险更高，但客观评估显示女性睡眠质量通常比男性更好。女性患 OSA 的风险低于男性，这可能是由于女性性激素的保护作用、上呼吸道解剖结构或体脂分布的差异。然而最新研究表明，女性 OSA 可能存在诊断不足，应考虑在快速眼动睡眠期监测 OSA，从而更充分地量化女性 OSA 的风险概况。警觉性昼夜节律、睡眠剥夺对警觉性的影响、或昼夜节律系统对光的反应的性别差异，可能有助于解释女性对轮班工作的耐受性较低、更容易出现轮班工作适应不良等情况。

## 参考文献和拓展阅读

请扫描书后二维码，获取参考文献和拓展阅读资源。

# 月经周期、睡眠和昼夜节律

第 185 章

*Fiona C. Baker，Christopher R. McCartney*

张力月 译 李庆云 审校

章节亮点

- 女性的睡眠在月经周期中会有所变化。N3 睡眠量保持不变，但排卵后的黄体期快速眼动睡眠减少，而纺锤波频率活动增加。黄体期体温节律的幅度降低，但褪黑素节律的幅度不会降低。
- 睡眠对生殖神经内分泌功能有实质性影响。特别是在青春期早期受试者中，睡眠期黄体生成素（luteinizing hormone，LH）脉冲分泌的脉冲频率和幅度显著增加，而卵泡期女性睡眠期 LH 脉冲频率降低。虽然这些睡眠相关改变的相关性尚不清楚，但可能有助于解释轮班工作与月经紊乱之间的关联。
- 月经相关的疾病与睡眠障碍有关。多囊卵巢综合征女性患睡眠呼吸障碍的风险增加。严重痛经的女性在痛经发作期间更容易清醒。严重经前综合征女性在月经周期的疼痛和无症状阶段都存在明显的睡眠和昼夜节律差异。

## 引言

女性从初潮（第一次月经）到更年期的生殖年龄内，会经历生殖激素的周期性变化，这种变化约每月一次。在讨论睡眠性别差异时，了解卵巢激素对睡眠各方面的影响很重要。睡眠对青春期女孩和成年女性的神经内分泌系统（调节卵巢功能的水平）的生殖生理也存在显著影响。本章的第一部分探讨女性睡眠和生殖功能之间重要的相互作用。第二部分侧重于这种相互作用的临床意义（例如，轮班工作相关女性月经紊乱），以及临床生殖障碍例如多囊卵巢综合征（polycystic ovary syndrome，PCOS）中的睡眠和昼夜节律。

## 女性生殖生理学

神经内分泌系统，尤其是下丘脑-垂体-卵巢系统，支配着女性的生殖功能[1]。下丘脑促性腺激素释放激素（gonadotropin-releasing hormone，GnRH）刺激垂体促性腺细胞分泌两种促性腺激素——黄体生成素（LH）和卵泡刺激素（follicle-stimulating hormone，FSH）——调控卵巢性类固醇合成、卵巢卵泡发育和排卵。GnRH 神经元细胞体位于下丘脑的视前区和漏斗（弓形）核；GnRH 神经元投射延伸至垂体门脉系统，在那里 GnRH 被释放到垂体门脉系统，并随后进入垂体促性腺细胞。重要的是，GnRH 释放到垂体门脉系统呈脉冲式。由于持续的 GnRH 激动剂作用会导致 LH 和 FSH 释放下调，促性腺激素的脉冲式刺激对于维持 LH 和 FSH 的分泌是必要的。此外，高频率 GnRH 脉冲有利于 LH 的分泌，而低频率 GnRH 脉冲有利于 FSH 的分泌。因此，调节 GnRH 脉冲频率是正常周期性功能的重要生理基础。

下丘脑-垂体-卵巢轴在儿童期处于静止状态，但在女性 10 岁左右，GnRH 增加预示着神经内分泌青春期的开始，最初 GnRH 仅在睡眠期分泌。相关的 LH 分泌增加引发卵巢性类固醇生成和第二性征出现，而 FSH 分泌促进卵巢卵泡发育。支配周期性生殖功能的复杂下丘脑-卵巢相互作用（例如，周期性排卵）是在接下来的几年内建立的，但机制尚不清楚。一旦完全建立，排卵性月经周期通常在 21 ～ 35 天，月经周期长度在女性进入 40 岁后趋于缩短。

通常月经出血的第一天被认定为月经周期的第一天。排卵发生在中期（例如，28 天月经周期的第 14 天），由此将整个周期分为两个阶段：卵泡期，从月经的第一天到排卵；黄体期，从排卵到月经的第一天（图 185.1）[2]。在卵泡期，垂体性腺激素 FSH 刺激卵巢卵泡生长，最终出现一个优势卵泡。卵泡生长伴有颗粒细胞数量增加及雌激素分泌增加。循环中的雌激素水平在卵泡期近结束时达到高峰，此时优势卵泡已接近完全成熟。随后阈值雌激素水平引发垂体前叶的 LH 和 FSH 分泌显著增加，约 36 h 后引发排卵。破裂的优势卵泡变成黄体，在黄体期分泌孕激素和雌激素。在没有受精的情况下，黄体在排卵后约 14 天

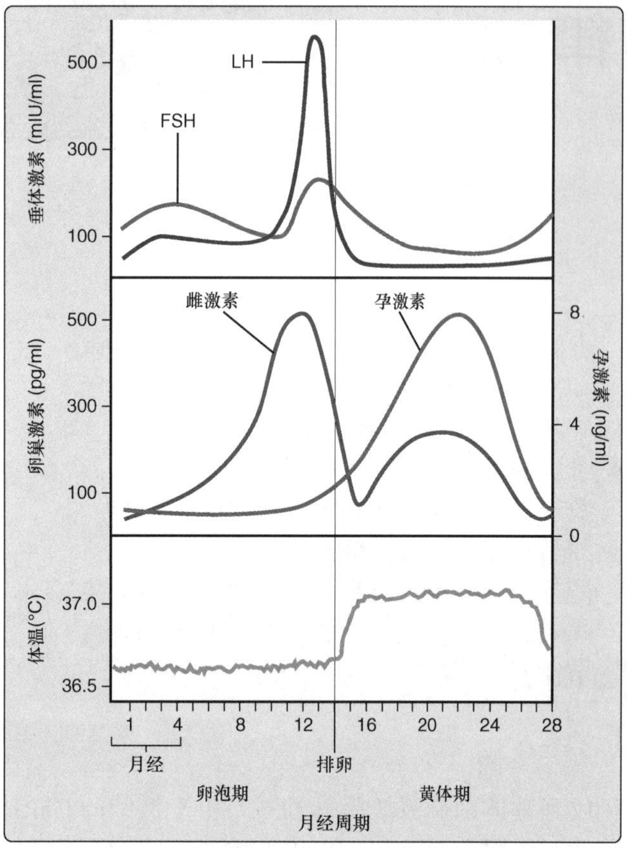


**图 185.1**　“典型”28 天排卵月经周期中雌激素、孕激素、卵泡刺激素（FSH）和黄体生成素（LH）的平均每日血浆浓度和基础体温。（Adapted from Pocock G，Richards CD. Human Physiology：The Basis of Medicine. New York：Oxford University Press；1999：450.）

体退化：相关的激素分泌急剧下降，导致子宫内膜脱落（月经）。

更年期一般发生在女性 40 ～ 50 岁，代表着与卵母细胞消耗相关的周期性生殖功能的停止。更年期生殖激素不足可能与严重的血管舒缩功能不稳定、潮热、盗汗和睡眠障碍有关[3-4]。

## 女性生殖系统、睡眠和昼夜节律之间的相互作用

女性生殖激素，特别是雌激素和孕激素，不仅调节月经周期中的生殖组织功能，而且影响生理过程，例如睡眠和昼夜节律。性激素调控睡眠和觉醒神经回路的靶点尚未完全确定。不过，来自啮齿动物模型的证据表明，雌激素可通过对觉醒中枢（例如，外侧下丘脑中的促醒神经肽 /orexin 系统）来影响睡眠-觉醒活动、睡眠中枢（例如，脑室旁和内侧前脑束核）和视交叉上核（SCN，主要的昼夜节律震荡起搏器），以巩固和增强白天适当的睡眠-觉醒活动[5]。因此，卵巢性激素影响女性睡眠和昼夜节律的机制框架已经存在。

### 月经周期中的睡眠

基于自我报告的调查和研究发现，18 ～ 50 岁女性在月经期和月经前几天主诉睡眠障碍更多[6]。例如，纳入生育后期和绝经过渡期女性在内的全国女性健康研究（Study of Women’s Health Across the Nation，SWAN）报告表明，自我报告的睡眠障碍随月经周期不同阶段而异，在月经周期的黄体晚期和早期卵泡期发生更多[7]。校正月经周期的天数和其他混杂因素后，睡眠质量较差与激素相关，但相关性因生殖阶段而异：围绝经组尿液中高水平孕二醇葡萄糖苷酸（一种孕激素代谢物）与睡眠欠佳有关，绝经前期组尿液高 FSH 水平与主诉睡眠问题更多有关[7]。另一项研究纳入了无月经相关不适的年轻女性（21 岁 ±3 岁），观察其在月经周期中每日睡眠质量，研究表明受试者在月经期间睡眠质量略有下降[8]。

然而，并不是所有女性均报告其睡眠在月经周期中有所改变。Van Reen 和 Kiesner[9]鉴别出 3 种不同的睡眠困难在月经周期中的变化模式：月经中期睡眠困难；经前期间睡眠困难；月经周期和睡眠困难之间没有明确相关性。这种个体差异可能反映了睡眠中枢对潜在的激素变化的敏感性不同，或者可能与个体在月经周期中如何表现心理和躯体症状的差异有关。本章后面会谈及，存在月经相关疾病的女性，包括痛经和经前心境障碍，比其他女性主诉失眠和白天过度嗜睡的可能性高 2 ～ 3 倍[10]。

客观评估睡眠［例如，体动记录仪、多导睡眠监测（polysomnography，PSG）］的研究显示月经周期阶段对睡眠影响的结论并不一致[6, 11-13]。导致结论不一致的原因可能是由于个体在月经周期中的睡眠，尤其是睡眠质量的变化各异，PSG 研究样本量小，以及方法学的固有问题（例如，月经周期长度的变化，周期阶段标准化困难和混淆变量，例如排卵和年龄相关的变化的存在和时间）[12]。SWAN 研究尽管没有测量激素水平，但其中一项大型体动记录仪研究发现，生育后期女性月经前一周相较于再前一周睡眠效率下降了 5%，总睡眠时间减少了 25 min，与 SWAN 研究其他数据显示生育后期女性[14]月经前一周主诉睡眠质量较差相符[7]。

PSG 作为睡眠研究的金标准，通常用于检测月经周期特定阶段（例如，卵泡中期与黄体中期）睡眠特征的小样本研究。不同的是，Driver 及其同事（1996 年）[15]的研究中，9 名女性在整个月经周期，每隔一个晚上用 PSG 监测，结果发现，睡眠潜伏期

和睡眠效率与月经周期无相关性，夜间 NREM 睡眠中慢波睡眠（slow wave sleep，SWS）和慢波活动的平均百分比无改变。这些发现在后续研究得以证实。

在整个月经周期中，虽然睡眠稳态得以维持，但快速眼动睡眠（rapid eye movement sleep，REM）的改变逐渐得到重视。例如，研究发现黄体期与 REM 的早期出现有关[16]，并表现出 REM 睡眠期缩短[12, 17]及 REM 睡眠百分比减少的趋势[17]。使用超快速的睡眠–觉醒周期研究程序，Shechter 及其同事[18]发现与卵泡期相比，黄体期（体温较高时，在生物钟相位 0° 和 30°）REM 睡眠减少。与非排卵期女性相比，排卵期女性黄体期 REM 起始潜伏期较短[19]。在缺乏排卵和黄体形成的情况下，血清孕酮浓度保持较低水平；这些女性不会经历真正的黄体期，核心体温也不会升高。月经周期中 REM 睡眠的时间和数量的变化可能是类固醇直接作用、改变生物钟过程和（或）体温升高的结果[16, 18]。少数研究将卵巢激素水平或激素动态与月经周期 PSG 睡眠监测联系起来[17, 20-22]。例如，在黄体期循环孕酮和雌二醇浓度与 REM 睡眠量呈负相关[17]。此外，从卵泡期到黄体期孕酮浓度急剧上升与黄体期睡眠觉醒呈正相关[21]。具体而言，卵泡期 FSH 高水平与无睡眠主诉的绝经前和围绝经女性的觉醒有关[20]。上述结果相关联，表明下丘脑–垂体–卵巢轴与女性睡眠–觉醒调节系统之间的相互作用。

随着年龄的增长，与月经周期相关的变化可能会更显著地影响睡眠。一项小型 PSG 研究发现，处于绝经过渡期但仍有月经周期的女性觉醒和唤醒次数增多，N3 睡眠减少，但与卵泡期[23]相比，黄体期慢波脑电图（electroencephalogram，EEG）活性没有变化，这不同于大多数年轻女性研究[11]。

睡眠脑电图的频谱分析和睡眠纺锤波分析可观察到与月经周期相关的显著睡眠变化。与卵泡期相比，14.25 ～ 15.0 Hz 频段的脑电活动与睡眠纺锤波的高频率范围相对应，且在黄体期明显增加[15, 24]。这种效应在年轻和围绝经女性中都很明显[23]。与纺锤波频率活动增加相关的是，黄体期纺锤波密度和持续时间都有所增加，但纺锤波振幅没有差异[23]。黄体期也可能与视觉评分 2 期睡眠增加有关[15, 18]。纺锤波频率活动增加类似孕酮代谢物四氢孕酮对大鼠脑电图的影响[25]，有假设认为其代表了黄体期内源孕酮代谢物和 γ-氨基丁酸 A（$GABA_A$）膜受体之间可能存在相互作用[15]。苯二氮䓬类药物和巴比妥类药物通过与 $GABA_A$ 受体结合发挥镇静作用，但可能与孕酮代谢物的结合位点不同[26]。体温升高也可能在一定程度上导致黄体期纺锤波频率活动增加[27]。虽然黄体期纺锤波活动增加的意义尚不清楚，但有假说认为它实质上起到维持睡眠质量的作用[13]。月经周期中睡眠纺锤波的变化可能具有功能意义。例如，一些研究结果表明，黄体期增加的睡眠纺锤波可以巩固睡眠依赖性记忆[28-29]。

总之，在月经周期中，个体自我报告的睡眠质量存在不同的变化模式，部分女性在经前和（或）月经中期存在睡眠困难。尽管激素环境有显著变化，但 PSG 监测睡眠连续性和稳态在正常月经周期中相对稳定。然而存在一些与月经周期相关的睡眠变化，最为显著的是，与卵泡期相比，黄体期纺锤波频率增加，同时睡眠纺锤波密度和持续时间增加，REM 睡眠减少。

## 月经周期的昼夜节律改变

在女性中，激素分泌、体温和睡眠–觉醒活动的昼夜节律叠加于月经周期节律。如图 185.2 所示，女性在卵泡期时和男性体温最相似。在黄体期，由于黄体分泌的孕酮的致热作用，体温比卵泡期升高了 0.4 ～ 0.7℃[30]。非干预性的女性研究表明，夜间体温下降减弱，导致黄体期与卵泡期相比体温节律的振幅减小[24]。为研究内源性昼夜节律，研究使用了受控的超短睡眠–觉醒周期或恒定常规模式。恒定常规模式包括在昏暗的灯光下保持直立觉醒、控制食物摄入，以控制睡眠–觉醒模式、活动、光照和用餐的影响。这些研究证实，与卵泡期相比，黄体期存在内源性体温节律的钝化[18, 24]。在干预条件下，月经周

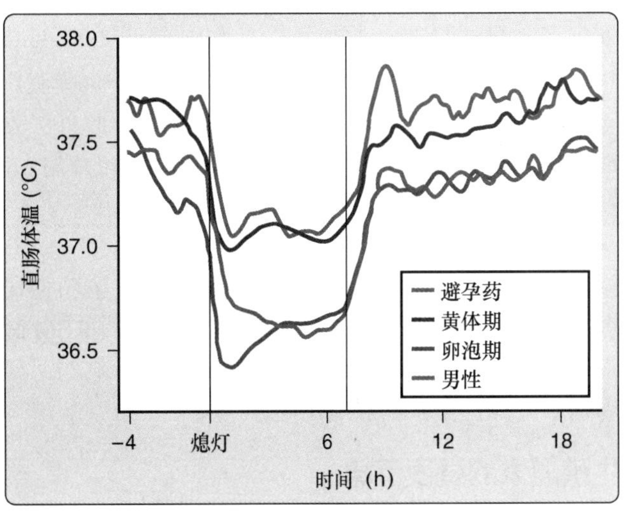


**图 185.2**　直肠温度的平均昼夜节律，在熄灯前 4 h 和之后 20 h 内绘制，包括 8 名年轻男性、8 名服用单一口服避孕药的年轻女性（有效药丸）以及 15 名年轻女性在排卵性月经周期的卵泡期中期黄体期和中期。垂直线表示平均在床时间。受试者遵循通常的日间时间表并在睡眠实验室中度过夜晚。（Published with permission from Baker FC，Driver HS. Circadian rhythms，sleep，and the menstrual cycle. Sleep Med. 2007；8：613-22.）（见彩图）

期的卵泡期和黄体期之间的昼夜温度节律相位差异很小[18, 31]。体温节律的振幅与循环孕酮浓度或孕酮与雌二醇的比值呈负相关，提示这两种激素的平衡可能很重要[32]。温度节律振幅的减少可能由孕酮直接作用于 SCN 或 SCN 下游介导[18]，和（或）可能反映孕酮对褪黑素降温作用的调节[33]。

超短睡眠–觉醒周期或恒定常规研究显示，年轻女性月经周期的卵泡期和黄体期之间的褪黑素节律的开始、结束、持续时间或峰值相位均无差异[18, 31, 34]。其中两项研究发现月经周期各阶段的褪黑素节律振幅无差异[18, 31]，提示与卵泡期相比，黄体期昼夜节律的变化仅限于体温节律，这可能是由于孕酮对体温调节的影响。

## 激素避孕对睡眠的影响

服用激素避孕药物女性的睡眠研究可提供关于性激素影响的重要信息，这超出了从正常月经周期女性的观察性研究中获得的信息。口服复方避孕药为每日用药的片剂，包含低剂量孕激素和合成雌激素。活性激素药片通常连续服用 21 天，接着服用 7 天不含激素的药片。这些药物主要通过阻止排卵发挥作用。因此，在服用不含激素的药片阶段，口服避孕药的女性有阴道出血，但她们没有排卵性月经周期。事实上，对于激素避孕药，内源性激素水平在合成激素高水平存在的情况下很低。因此，任何明显的睡眠影响可反映外源性激素的影响和（或）抑制内源性激素产生的结果[35]。

口服避孕药会改变睡眠结构。服用口服避孕药的女性比有排卵性月经周期的女性睡眠减少[12]。与自然周期的女性相比，女性在月经周期的两个阶段服用复方激素避孕药都会显著增加 N2 期睡眠；此外，女性服用活性激素药片时比服用不含激素的药片时 N2 期增加[36]。同时，单独使用合成孕激素（甲羟孕酮）与女性高频纺锤波频率活动的特定增加有关[37]。与排卵性月经周期的女性相比，复方激素避孕药使用者表现出较短的 REM 起始潜伏期和更多的 REM 睡眠[12, 38]。因此，外源性性激素对睡眠的影响与月经周期中内源性激素的影响不同。

## 生殖激素的昼夜节律

昼夜节律是生殖系统的常见特征。动物研究显示，分子生物钟在生殖轴的各个环节都发挥作用，包括 GnRH 神经元、促性腺激素细胞和卵巢细胞[39]。作为生殖内分泌学中一个典型的昼夜节律例子，雌性大鼠 LH 激增仅发生于傍晚[40]，以协调排卵和受精时机。这个时间受到中枢生物钟（SCN）的控制。SCN 射频消融或电解消融会破坏雌性大鼠的发情周期[41-42]。虽然这个刺激对啮齿类动物的 GnRH 脉冲发生器的影响可能是 SCN 每天控制的，但仅在高水平的雌激素环境下才可能传递给相关的 GnRH 神经元。同样，在啮齿类动物生殖过程中，卵巢生物钟功能的一个有趣的例子是，卵巢对外源性 LH 的反应性（以排卵来衡量）在傍晚时最高[43-44]。然而，哺乳动物排卵中昼夜节律的确切作用仍然不清楚。例如，给猴注入超生理剂量的雌激素能使周期中促性腺激素高峰提前 12 ～ 18 h[45]，表明它们并没有严格地受到某一天的特定时间的限制。同样，虽然一些在人类中的研究显示 LH 激增的启动往往发生在早上[46-47]，但是另外一项详细的研究显示它可能发生在全天或一整夜[48]。

除 LH 峰值的周期，有月经周期的女性循环促性腺激素和性类固醇激素浓度存在昼夜变化。例如，有月经周期的女性表现出血清 LH 浓度的昼夜变化，在下午达到高峰，在夜间达到最低，特别是在卵泡早期[49-51]。在卵泡早期和晚期，血清 FSH 浓度在下午也最高，在夜间最低[52]。

对昼夜节律的研究可能会受到睡眠和其他环境的干扰。例如，在卵泡早期接受研究的女性表现出与睡眠有关的 LH 浓度降低，无论她们是在夜间还是白天睡觉[53]。同样，在卵泡早期接受研究的女性中，夜间 LH 对外源性 GnRH 的反应在睡觉时比清醒时更高[54]。控制这些变量对于确定这些模式是否反映内源性的昼夜节律是必要的。

Hall 及其同事对促性腺激素分泌中潜在的昼夜节律进行了可能最详细研究[55]。该研究使卵泡早期女性保持 24 h 清醒，平均 LH 水平和 LH 脉冲幅度在夜间都会增加（约从 16:00 到 24:00）。尽管上述研究表明 LH 的释放可能存在昼夜节律，但研究人员并没有严格控制其他重要的环境因素（例如姿势、营养摄入）。在随后一项 32 h 恒定常规条件（在卵泡早期至中期进行）的研究中，同一调查人员观察到雌二醇、平均 LH、平均 FSH、平均游离 α 亚基、LH 脉冲振幅、游离 α 亚基脉冲振幅、LH 脉冲频率或游离 α 亚基脉冲频率均没有时间相关性变化；后两个是 GnRH 脉冲频率的替代指标，但在核心体温和促甲状腺激素中都观察到明显的昼夜节律[56]。值得注意的是，类似的结果也在绝经后（雌激素不足）的在恒定条件下保持清醒 24 h 女性中观察到[57]。

总的来说，上述研究表明循环促性腺激素浓度没有真正的昼夜节律模式。然而，Rahman 及其同事[58]最近报道，在卵泡期，循环 LH、FSH、雌二醇、孕酮和性激素结合球蛋白（sex hormone-binding globulin，SHBG）浓度在恒定常规条件下表现出明显的昼夜节律。在这项研究中，激素的节律性（峰值的时间和振幅）在标准的睡眠-觉醒条件和恒定常规条件下是相似的，这表明存在一个潜在的、在卵泡期活跃的生物钟。然而，与卵泡期的发现不同的是，只有FSH 和 SHBG 在黄体期表现出显著的昼夜节律性[58]。

因此，尽管大多数研究表明，在成年女性中，生殖激素表现出昼夜节律模式，但这些变化是否代表真正的昼夜节律仍需更多细化的研究。

## 睡眠对青春期女孩和女性的促性腺激素脉冲释放的影响

虽然确切机制尚不清楚，但睡眠对青春期女孩（和男孩）的脉冲性 LH 和 GnRH 分泌有重大影响。在 20 世纪 70 年代，调查人员发现 LH 分泌的初始增加仅限于夜间。这种夜间变化的放大通常在睡眠开始后一小时内出现，且日间睡眠时也有同样表现[59-60]。上述发现表明，这种夜间变化与睡眠相关，并非与一天中特定的时间相关。

青春期早期受试者的 LH 和 GnRH 脉冲起始受特定睡眠阶段的调节。20 世纪 70 年代的初步研究表明，睡眠相关的 LH 脉冲主要发生在 NREM[59-60]。最近的研究证实了这些发现，也在很大程度上扩展了我们对这一问题的理解。特别是这些关于青春期的新研究表明，SWS 和 NREM 期 LH 脉冲起始之间有很强的相关性[61-62]。Shaw 及其同事进行了一项初步研究[61]，在 5 名青春期男孩和 4 名青春期女孩中，有 52% 的睡眠相关的 LH 脉冲是在 SWS 期间开始的，36% 在 N2 期开始，10% 在 REM 期开始，2% 在 N1 期开始，无 LH 脉冲在清醒期开始。根据每个睡眠阶段时间，LH 脉冲频率在 SWS 期间最高。基于这些发现，Shaw 及其同事[62]在一项纳入 14 名青春期受试者（女孩、男孩各 7 名）的研究中测试了 SWS 对 LH 脉冲起始的影响[2]。虽然他们在 SWS 期间使用的实验操作（即控制听觉刺激，必要时进行肩部震动）导致 SWS 严重片段化，SWS 总时间减少了 40%，但这些操作并没有改变 LH 脉冲的频率。对这些数据的深入分析表明，SWS 的积累可以预测 LH 脉冲的起始。

睡眠对青春期后期和成年女性的 GnRH 脉冲生成也有影响。然而，与青春期早期受试者中观察到的睡眠相关的 LH 脉冲频率增加相反，在青春期后期少女和有月经周期的女性中，夜间 LH 脉冲频率减慢[63]。结论的不一致可能反映出青春期成熟过程中清醒状态的 LH 脉冲频率显著增加，而睡眠相关的频率几乎没有变化。

虽然女性的 LH 脉冲频率减慢在卵泡早期最为明显[49, 51, 64-65]，但其也可以在卵泡晚期表现出来[66-69]。睡眠对 LH 脉冲频率的抑制作用影响了该现象，睡眠与夜间（即夜间睡眠与夜间清醒）和白天（即白天睡眠与白天清醒）的 LH 脉冲频率较慢有关[53, 55]，且 LH 脉冲频率减慢在受试者夜间保持清醒时不会发生[55-56]。Hall 及其同事[56]发现，在卵泡早期，LH 脉冲在 REM 期和 SWS 期并不常见，在短暂觉醒后更为常见。类似的研究结果已在卵泡早期至晚期研究的正常女性中有报道[70]。卵泡期睡眠相关的 LH 脉冲频率减少的机制尚不清楚。然而，在一项研究中，纳洛酮给药可防止睡眠相关的 LH 脉冲频率下降[50]，表明这种减慢至少部分由下丘脑阿片样物质介导。相比之下，其他研究表明，不管是多巴胺能阻滞剂（甲氧普胺）还是血清素阻滞剂（美托吡酯）均不能改变卵泡早期与睡眠相关的 LH 脉冲[71-72]。

睡眠很可能与其他决定因素相互作用，影响 GnRH 脉冲的产生。例如，一项对早期至青春期中期女孩的小型研究表明，黄体酮（女性决定日间 GnRH 脉冲频率的主要因素）在清醒状态下显著抑制 LH 脉冲频率，但在睡眠期间则不会抑制[73]。一项对青春期后期女孩的大型严谨科学研究证实，黄体酮会急性抑制清醒状态下的 LH 脉冲频率，比睡眠相关的 LH 脉冲频率更明显[74]。类似现象也发生在成人身上：女性卵泡晚期，饮食限制卡路里摄入优先降低日间 LH 脉冲频率[67, 75]。这些研究表明，在青春期女孩和成年女性中，GnRH 脉冲频率的不同控制取决于睡眠状态。

睡眠和 GnRH 脉冲频率改变功能神经解剖联接相关性的机制尚不清楚。总体而言，睡眠对 GnRH 脉冲频率的影响反映了以下神经解剖结构之间的连接：①睡眠产生和（或）睡眠激活的神经元与② GnRH 神经元本身和（或）直接影响脉冲式 GnRH 分泌的传入神经元，即表达 kisspeptin、神经激肽 B 和（或）强啡呔的弓状神经元[76]。虽然在人类中尚未确定特定的神经元连接，但在小鼠观察到位于下丘脑腹外侧视前区的睡眠激活神经元与 GnRH 神经元之间存在突触连接[77-78]。

睡眠相关的 GnRH 分泌变化在生理学上的相关性也不确定。然而，由于调节 GnRH 脉冲频率会调节 LH 和 FSH 的分泌，睡眠相关变化可能会促进青春期促性腺激素的正常释放[79]，亦有假说认为睡眠相关 GnRH 分泌减慢有助于女性在卵泡早期循环 FSH 优先分泌[55]。有限的间接证据支持这些假设。例如，未经治疗的儿童阻塞性睡眠呼吸暂停（obstructive sleep apnea，OSA）（即睡眠障碍）与一些青春期起始（即初始乳房发育）延迟有关[80]。虽然假设认为，睡眠时间和（或）睡眠质量及由此推断的与睡眠相关的 GnRH 脉冲频率减慢可影响 FSH 的分泌，但这方面的结果却不一致。一项研究表明，较长的睡眠时间（自我报告）与整个周期中尿液 FSH 浓度较高相关[81]，但另一项研究表明，卵泡期中期血清 FSH 浓度增高与睡眠效率降低及入睡后觉醒状态增加相关，但与总睡眠时间无关[20]。

# 临床意义

## 轮班工作和月经周期节奏

女性轮班工作者，其工作时间表并不始终符合典型的工作日，会扰乱生理节律和睡眠时间表，从而破坏生理功能并对健康产生负面影响。这样的变化可能包括生殖功能的重要改变[82-83]。

总的来说，观察性研究表明轮班工作者存在生殖功能紊乱，如月经不调和生育能力下降[84]。2014 年的一项 meta 分析纳入 28 479 名女性，结果表明轮班工作者［即工作时间在通常工作时间（8:00 至 18:00）之外的劳动者］的不孕率更高，比值比（OR）为 1.80（95% CI，1.01 ～ 3.20）[85]。同样，对 71 681 名女性的四项研究的 meta 表明，与非轮班工作者相比，轮班工作者月经周期异常（周期小于 25 天或大于 31 天）的比率更高，OR 为 1.22（95% CI，1.15 ～ 1.29）[85]。后者包括一项纳入 71 077 名 28 ～ 45 岁的美国女性护士健康研究 Ⅱ[86]。与不从事轮班工作的女性相比，暴露程度最高的人群校正后的不规则月经相对风险为 1.23（95% CI，1.14 ～ 1.33），校正因素包括年龄、初潮年龄、产次、种族 / 民族、吸烟状况、饮酒量、身体活动和体重指数（body mass index，BMI）。与没有月经功能改变的轮班工作护士相比，报告月经功能改变的轮班工作护士睡眠障碍、轮班工作不耐症状和较长的睡眠起始潜伏期明显增多，提示睡眠障碍与月经不规律之间存在关联[87]。

有证据表明，轮班工作，尤其是夜班工作，可能导致生育问题，并增加流产的风险；然而，其影响大小尚不确定[88]。各种工作条件与胎儿和产妇健康之间关系的研究表明轮班工作对女性生殖系统的风险最小[89]，并且没有足够的证据支撑临床医生建议育龄妇女限制轮班工作[85]。然而，一些关于健康和安全的机构表示，轮班工作，尤其是夜班工作，可能会增加月经周期紊乱或妊娠并发症的风险[88]。

轮班工作与生殖健康之间的关系尚不清楚，但可能与压力增加、日常生活和亲密关系中断以及昼夜节律和（或）睡眠中断有关[88]，这些都会影响生殖激素的分泌，尤其是 LH 和 FSH，如前所述。

## 多囊卵巢综合征

多囊卵巢综合征（PCOS）影响 6% ～ 10% 的育龄妇女，其特征为临床和（或）生物化学雄激素过多（如多毛症）、排卵稀少 / 无排卵（如月经周期不规则或闭经），以及多囊卵巢形态表现[90]。治疗目标包括控制不规则的月经出血（如通过口服避孕药）、治疗多毛症［如通过机械手段、通过口服避孕药减少雄激素的产生，以及（或）通过螺内酯阻止雄激素的作用］以及治疗不孕症[91]。PCOS 还与肥胖和胰岛素抵抗[92]、糖代谢异常、血脂异常和其他心血管危险因素[93]以及抑郁、焦虑和生活质量下降等共病[94]。

PCOS 女性更有可能主诉睡眠不佳[95]。在社区基于人群的研究中，PCOS 女性报告难以入睡的可能性显著增加，即使在调整了 BMI 和抑郁症状等因素后也是如此[96-97]。PCOS 还与睡眠结构的改变有关：肥胖的青少年和成年女性患有 PCOS 可能会出现较长的睡眠潜伏期[98-100]，睡眠效率降低[98-99]，REM 睡眠时间减少[98-99]；然而，某些改变可能部分反映肥胖和（或）潜在的睡眠呼吸障碍（sleep-disordered breathing，SDB）。

PCOS 女性患睡眠呼吸暂停的风险增加[101]。在一项早期研究中，PCOS 女性患睡眠呼吸暂停的风险是对照组的 30 倍[100]。一项 meta 分析表明，成人 PCOS 女性患睡眠呼吸暂停的风险增加（OR 接近 10），但青少年 PCOS 女性风险未增加[102]。然而，许多这样的研究都涉及临床患者队列，这些队列往往有更多的 PCOS 症状更严重和肥胖的女性；因此，这些患病率需谨慎解读。

肥胖是睡眠呼吸暂停的重要危险因素，与年龄和体重相匹配的健康对照组相比，PCOS 女性在生育年龄期更可能出现睡眠呼吸暂停（图 185.3），并且更可能主诉日间嗜睡（80% *vs.* 27%），校正体重后依旧如此[103]。内脏肥胖增加常见于 PCOS 女性，与 BMI 本身相比，它可能与睡眠呼吸暂停风险更相关[104]。

PCOS 女性中睡眠呼吸暂停的严重程度与葡萄糖不耐受和胰岛素抵抗相关，表明睡眠呼吸暂停可能导致女性代谢异常[103]。虽然尚需大规模研究验证，初步证据表明在极度肥胖的 PCOS 女性中，应用持续气道正压通气治疗（continous positive airway pressure，CPAP）成功改善胰岛素敏感性，舒张压降低[105]。医务人员接诊应考虑筛查 OSA（如柏林问卷），并根据患者情况安排 PSG 检查[91]。

除了对胰岛素敏感性的影响外，目前尚不清楚

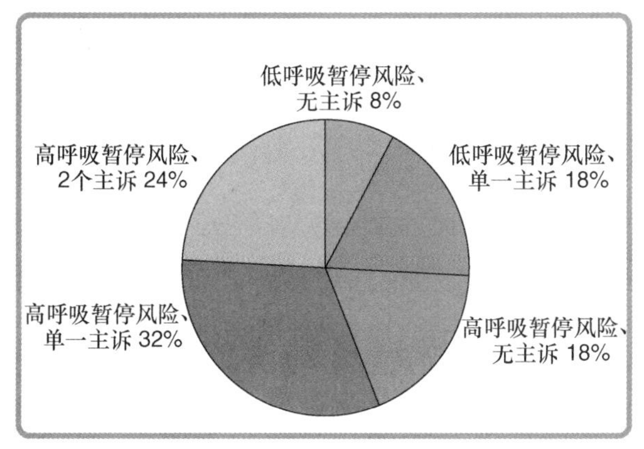


**图 185.3**　40 名 PCOS 女性睡眠呼吸暂停和睡眠主诉的风险频率分布。（Published with permission from Tasali E，Van Cauter E，Ehrmann DA. Relationships between sleep disordered breathing and glucose metabolism in polycystic ovary syndrome. J Clin Endocrinol Metab. 2006；91：36-42.）

睡眠障碍是否可能对 PCOS 的病理生理学有其他影响。一项研究表明，PCOS 女性中的 LH 脉冲倾向于跟随 SWS，类似于正常青春期中的发现[61-62]，且未被 REM 睡眠适抑制[70]。在该研究中，与卵泡中期至卵泡晚期的对照组相比，PCOS 组 REM 相关 LH 脉冲频率更高，并且更高的 REM 相关 LH 脉冲频率与更高的睾酮水平相关，校正其他 PCOS 相关差异（如 BMI 和月经周期）之后也是如此[70]。因此，在 PCOS 中睡眠相关 LH 脉冲频率升高可能部分反映雄激素诱导的睡眠阶段与 LH 脉冲起始之间关系的变化。

## 经前综合征和经前焦虑症

经前综合征（premenstrual syndrome，PMS）的特征是情绪、行为和躯体症状出现在月经周期的经前期，并在月经开始或不久后得到解决。许多育龄妇女在经前有某些症状，多达 18% 女性症状严重[106]。经前焦虑症（premenstrual dysphoric disorder，PMDD）是 PMS 的严重表现形式，发生在 3% ～ 8% 的女性中[106]，被归类为美国精神病学协会《精神障碍诊断与统计手册》（第 5 版）中的抑郁障碍[107]。PMDD 的诊断需要至少有 5 种特定症状（其中至少有一种是情绪相关的症状），且在黄体晚期至少连续两个周期出现。潜在的 PMDD 相关症状之一是睡眠障碍（失眠或嗜睡）。严重 PMS/PMDD 的药物管理包括选择性 5- 羟色胺再摄取抑制剂（美国妇产科学院推荐的药物类别为首选）、抗焦虑药和抑制排卵的药物[108]。非药物制剂，如钙补充剂、l- 色氨酸和认知 / 行为疗法也被证明是有效的[108]。

患有严重 PMS 的女性通常在黄体晚期报告与睡眠有关的主诉，例如失眠、身体运动导致的睡眠中断、觉醒、令人不安的梦和睡眠质量差[109]，以及经前期阶段的嗜睡、疲劳、警觉性降低和无法集中注意力的症状[109]。在一项纳入 265 名年轻女性的研究表明睡眠不佳和无效的情绪调节被认为是严重抑郁症状和经前期症状的中介，这表明睡眠不佳可能会加剧经前期症状[110]。

与上述发现不同的是，PSG 研究几乎没有发现严重 PMS 女性在有症状的黄体晚期睡眠受到干扰的证据。例如一项研究发现，虽然严重 PMS/PMDD 的女性相对于卵泡期主诉黄体晚期睡眠质量较差，但这与 PSG 评估的睡眠质量不佳不符，因为睡眠起始潜伏期、觉醒、睡眠效率和定量脑电图测量都未表现为睡眠质量较差[17]，这证实了大多数早期研究的结果[13，109]。对较差睡眠质量的感知与较高的焦虑水平相关，表明严重 PMS 女性的情绪状态可能会影响黄体晚期对睡眠自我评估[17]。

有趣的是，有证据表明在整个月经周期中，有 PMS/PMDD 症状和没有 PMS/PMDD 症状的女性在睡眠方面表现出类似特征的差异，虽然研究结果各异[13，109]。两项最近的研究发现，与对照组相比，严重的 PMS 或 PMDD 女性在卵泡期和黄体期都增加了 SWS[17，111]。有假说认为这与褪黑素分泌减少有关，在 PMDD 女性中也表现明显[17，111-112]。

也有证据表明 PMDD 女性存在生物钟节律紊乱。与无症状对照组相比，严重的 PMS 或 PMDD 女性报告了较高的平均夜间温度、褪黑素、皮质醇和促甲状腺激素的节律紊乱[13，24，113]。在受控条件下，小样本 PMDD 女性与没有 PMS 的女性相比，在月经周期两个阶段夜间褪黑激素水平较低，在有症状的黄体期褪黑激素振幅下降[112]。鉴于生物钟节律性的干扰，研究人员探索了通过使用睡眠剥夺法或光疗法改变睡眠时间来治疗 PMDD 的可能性。定时光疗对 PMDD 的治疗作用已初见成效，可能通过改变夜间褪黑激素分泌实现[114]。然而，对光疗法临床试验的 meta 分析结论表明还需更大规模的临床试验以确定其在 PMDD 中的作用[115]。

研究还调查了黄体期睡眠剥夺对 PMDD 是否具有治疗作用。在一项研究中，10 名 PMDD 女性中有 8 名在睡眠剥夺后以及在恢复性睡眠一夜后，情绪持续得到改善[116]。在后续的研究中，部分睡眠剥夺对 60% ～ 67% 的患者具有类似的正向情绪效应，不过这些效应只有在恢复睡眠之后才显著[117]。

## 痛经

痛经定义为子宫源性的月经痉挛性疼痛，是育龄女性最常见的妇科疾病，10% ～ 25% 的女性痛经较为严重[118]。原发性痛经是指无器质性病变的月经疼痛，继发性痛经与子宫内膜异位症、盆腔炎性疾病等情况相关。月经性痉挛可能显著影响患者的生活质量和生产力，导致活动受限以及工作和学校缺席[118-119]。

对患有原发性痛经的妇女进行的 PSG 研究表明，痛经与睡眠障碍相关——自我报告的睡眠质量较差、睡眠效率降低、清醒时间、活动时间和第一阶段浅睡时间增加；与无痛经的女性相比，其 REM 睡眠减少[120-121]。睡眠障碍反过来可能会加剧疼痛，因为睡眠剥夺与疼痛阈值下降有关[122]。睡眠障碍还可能导致日间嗜睡。在一项大型关于青少年女性的研究中，中度和重度月经疼痛［OR 分别为 1.39（95%CI，1.12 ～ 1.72）和 1.46（95%CI，1.04 ～ 2.04）］与过去一月日间嗜睡的风险显著相关，这一相关性部分由焦虑 / 抑郁症状、睡眠质量差和失眠等中介因素介导[123]。然而，考虑到月经疼痛每月只有几天明显，需要进一步研究以确定这一群体中的日间嗜睡是否贯穿整个月经周期，或仅与痛经发作的数天有关。

大多数妇女痛经可采用镇痛药和非甾体抗炎药（nonsteroidal inflammatory drug，NSAID）进行有效治疗。用 NSAID 治疗夜间疼痛可恢复原发性痛经妇女的主观和客观测量的睡眠质量[121]。一项随机对照研究表明，褪黑素治疗可改善原发性痛经妇女的睡眠和疼痛严重程度[124]。

### 睡眠障碍和月经周期

在睡眠障碍国际分类（第 3 版）（2014 年）[125]，唯一被列为与月经周期相关的睡眠障碍是 Kleine-Levin 综合征，或“与月经相关的过度嗜睡”。这种极其罕见的症状的特征为在月经前一周和（或）月经期间过度嗜睡，但这些患者在月经周期的其他时间并不会持续性过度睡眠[109]。在一篇对 339 例复发性过度嗜睡病例的综述中[126]，有 18 例为与月经相关的过度嗜睡；然而，在大多数情况下（18 例中的 13 例），月经并不是唯一的诱因。患有经前过度嗜睡的患者已被证实可通过雌激素或复合口服避孕药治疗[109]。

关于月经周期对失眠和 OSA 等睡眠障碍严重程度的影响的研究很少。在健康女性中，OSA 最严重的时期可能是卵泡期；而黄体期上呼吸道阻力最低[127]。然而，在自我报告的卵泡期接受 PSG 评估 OSA 的女性，其呼吸暂停低通气指数（apnea-hypopnea，AHI）低于自我报告的黄体期接受 PSG 评估的女性[128]。

### 临床要点

部分女性的月经周期影响睡眠质量，与月经期间相比，睡眠困难更可能在月经前和其他时间发生，这是由于与月经周期相关的心理和生理变化的存在。多导睡眠监测研究表明，与卵泡期相比，黄体期快速眼动睡眠减少，纺锤波频率增加，而慢波睡眠时间没有变化。对女性睡眠问题的评估应包括症状与月经周期阶段或月经相关疾病之的关联。睡眠对青春期女孩和男孩的黄体生成素脉冲式分泌有重要影响，对整个青春期的促性腺激素释放变化有重要意义。因此，睡眠的改变，如未经治疗的儿童阻塞性睡眠呼吸暂停，可能会对这些正常发育过程产生影响。昼夜节律和睡眠的破坏，如轮班工作，也可能影响成年女性的生殖功能，仍需进一步研究论证。最后，考虑到 PCOS 女性中睡眠呼吸障碍高发及其与葡萄糖不耐受的相关性，筛查睡眠呼吸暂停并应用持续气道正压通气进行适当治疗可能对这类女性有益。

## 总结

月经周期中与生殖激素相关的变化影响睡眠和昼夜节律。与卵泡期相比，黄体期的体温节律幅度降低，纺锤波频率增加，REM 睡眠减少。同时，生殖激素也受到昼夜节律和睡眠的影响，这种影响因青春期阶段和年龄而异。在 REM 睡眠期间 LH 脉冲分泌并不常见；LH 脉冲分泌的放大与青春期女孩（和男孩）的睡眠密切相关，SWS 促进 LH 脉冲分泌。相比之下，成年女性在卵泡期的 LH 脉冲频率会随着睡眠而减慢，脉冲分泌倾向于短暂觉醒之后。

女性轮班工作者更可能患有与月经相关的睡眠障碍，这表明生殖系统和睡眠 / 昼夜节律系统之间存在相互作用。月经相关障碍也与睡眠异常有关。PCOS 女性患有 SDB 的风险增高，这可能导致胰岛素抵抗和其他代谢异常。严重 PMS 或痛经的女性在月经前 / 期间可能出现短暂的睡眠障碍或失眠。对女性睡眠问题的评估应包括症状与月经周期阶段或月经相关疾病之间的关联。

### 参考文献和拓展阅读

请扫描书后二维码，获取参考文献和拓展阅读资源。

# 睡眠和妊娠相关性睡眠障碍

# 第 186 章

*Bilgay Izci Balserak, Louise M. O'Brien, Bei Bei*

张 柳 译 李庆云 审校

章节亮点

- 在孕早期，激素波动和相关的生理变化可能会干扰睡眠。孕中期的主客观睡眠指标较孕早期有所改善。在孕中期末，与阵痛、分娩和成为母亲等相关的生理变化是睡眠障碍的主要原因，例如快速增长的子宫、激素变化、原发性睡眠障碍、焦虑等。
- 女性可能会经历严重的白天嗜睡和疲劳，以及原发性睡眠障碍，如睡眠呼吸障碍（sleep-disordered breathing，SDB）或不宁腿综合征（restless legs syndrome，RLS），这些睡眠障碍可能在妊娠期间出现或恶化。腹部体重增加和呼吸系统改变引起 SDB。而妊娠相关 RLS 是由于铁缺乏和激素变化引起的继发性 RLS。夜间食管反流和睡眠相关腿部痉挛的症状也可能在妊娠时出现，并随妊娠时间增加而加重。
- 睡眠障碍可能是可调节的导致不良妊娠的危险因素，包括先兆子痫和早产。所有睡眠相关主诉均需仔细监测。治疗时应首先考虑相关的非药物治疗，即使疾病较为严重时，药物治疗也应谨慎考虑。早期识别和管理妊娠相关性睡眠障碍可预防或减少母儿的不良结局。

妊娠相关性睡眠障碍是常见且多方面的。随着妊娠时间的增加，妊娠相关性睡眠障碍疾病增加[1-4]。睡眠障碍可能由改变正常睡眠结构和昼夜节律的内部和外部原因引起[5]。妊娠不同阶段发生的妊娠相关解剖、生理、激素和心理因素的变化，均可影响睡眠障碍的严重程度，部分生理变化还会导致睡眠障碍发生或现有的睡眠障碍加重，从而影响母亲和胎儿的健康。因此，临床医师需识别妊娠相关性睡眠障碍并及时干预，以预防或减少母儿不良结局。

## 妊娠相关的激素变化对睡眠的影响

妊娠引起一系列激素的显著变化，包括褪黑素、皮质醇、雌激素、孕酮及垂体激素（促性腺激素、催乳素、生长激素）。这些激素变化不仅直接影响睡眠–觉醒周期和睡眠结构，同时可能通过引起其他生理变化增加睡眠障碍的风险（图 186.1）。睡眠和昼夜节律在调节这些激素的分泌中也起重要作用。

### 孕酮

从胎盘分泌的孕酮水平是非孕时期的 10 ～ 500 倍[6]。血清中孕酮水平存在明显的昼夜节律，日间孕酮浓度显著高于夜间[7]。孕酮、细胞内孕酮受体和孕酮的代谢物均可作用于大脑中的 γ- 氨基丁酸（gamma-aminobutyric acid，GABA）受体，产生促眠作用，显著增加非快速眼动（non-rapid eye movement，NREM）睡眠[8]。这些作用在一定程度上解释了妊娠早期（孕酮稳步上升）的日间嗜睡和疲劳。动物和人体的研究均表明，外源性孕酮可缩短睡眠潜伏期，延长快速眼动（rapid eye movement，REM）期睡眠潜伏期，并减少 REM 期总时间[8-9]。孕酮的促眠和产热作用及其对平滑肌的抑制作用（胃肠道、输尿管和膀胱）也可间接影响睡眠[5-6]。此外，孕酮导致的呼吸频率增加，可避免气道阻塞，但其导致的气促也很常见。

### 雌激素

在妊娠期间，胎盘分泌的雌激素水平显著增加，在分娩前达到峰值，并在分娩后迅速下降[6]。雌激素对神经系统有兴奋作用，并且可选择性地降低腹外侧视前区调控 REM 睡眠激活的睡眠神经元的兴奋性[10]。在妊娠 35 周时，孕妇血清中雌激素存在 24 h 节律，该节律与皮质醇的节律相反[7]。同时，妊娠期雌激素水平升高导致血管舒张、体液潴留，会导致妊娠期鼻塞及脚踝水肿[6]。雌激素还可刺激催乳素产生并抑制多巴胺释放，共同导致了不宁腿综合征（RLS）的发生[11-12]。

### 皮质醇

从妊娠 25 周起皮质醇开始升高，至妊娠晚期达到两倍，并在分娩后迅速回到正常水平[6-7]。这种升高主要是由于胎盘分泌的促肾上腺皮质激素释放激素

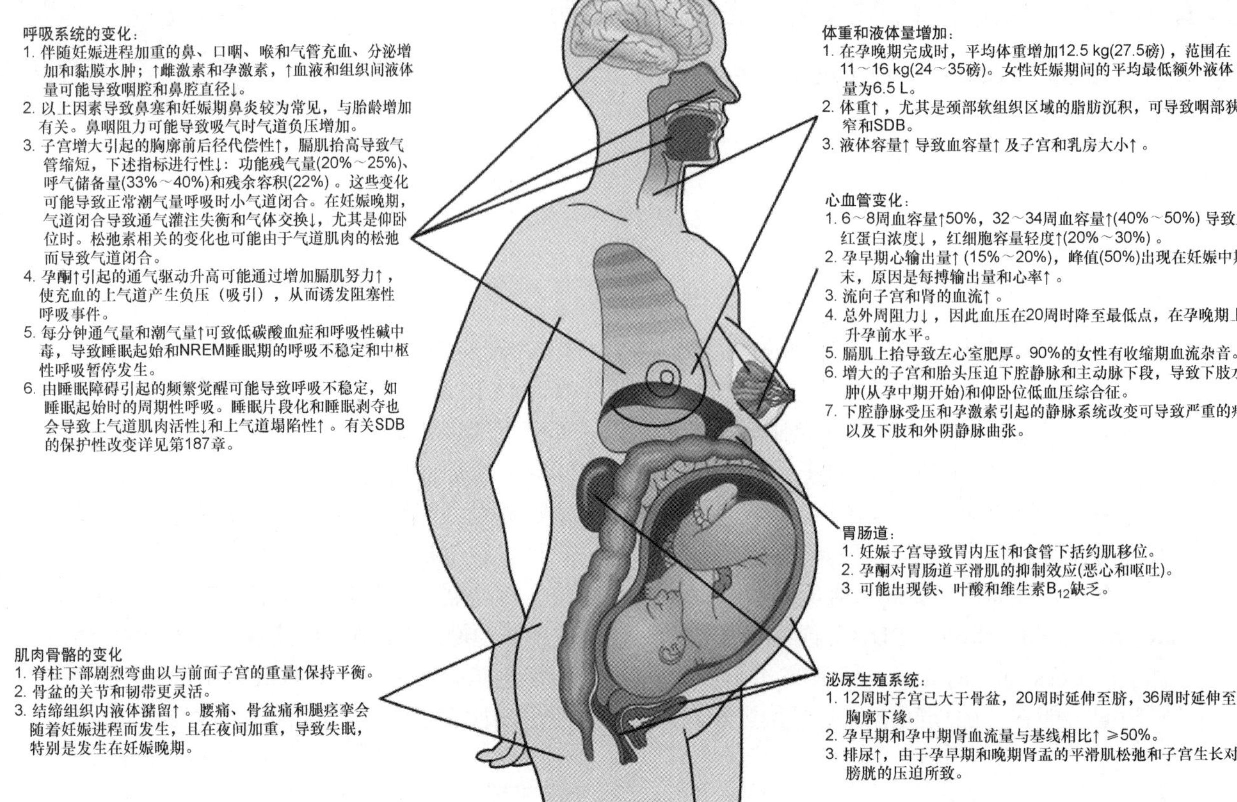


**图 186.1** 影响睡眠的妊娠相关改变。NREM，非快速眼动睡眠；SDB，睡眠呼吸障碍。（Modified from Duffy JF，Cain SW，Chang AM，Phillips AJ，Münch MY，Gronfier C，Wyatt JK，Dijk DJ，Wright KP Jr，Czeisler CA. Sex difference in the near-24-hour intrinsic period of the human circadian timing system. Proc Natl Acad Sci U S A. 2011 Sep 13；108 Suppl 3：15602-8.）

和促肾上腺皮质激素（adrenocorticotropic hormone，ACTH）及肝合成的皮质醇结合球蛋白（cortisol-binding globulin，CBG）的增加。孕酮和皮质醇在CBG上有共同的结合位点[7]。因此在妊娠期间孕酮水平的增加会导致游离皮质醇水平的增高。正常的日间皮质醇节律包括午夜水平最低和清晨水平显著增高[7, 13]。而孕妇皮质醇的清晨水平高峰不明显，可能是由于胎盘ACTH对母体皮质醇浓度的抑制作用[6-7]。在妊娠中期，自述睡眠质量差的孕妇的日间皮质醇水平较充足睡眠的孕妇水平低[14]。妊娠36周时，睡眠质量差与夜间皮质醇浓度升高相关[15]。与睡眠良好的孕妇相比，妊娠晚期睡眠质量差的孕妇的皮质醇-褪黑激素比率较低，这是由于清晨皮质醇的峰值水平较低，同时褪黑素浓度相对较高[7, 13]。一项研究发现，妊娠期间孕妇的皮质醇主要受生理特征（如年龄、体重指数、测量的时间和已产子女数）和生活习惯（例如吸烟、工作情况、睡眠情况）等影响[14]。

## 褪黑素

褪黑素由松果体合成，在黑暗中分泌，而在光照下被抑制。褪黑素参与调节生殖激素的昼夜节律，许多外周组织（包括卵巢）表达褪黑素及其受体[16]。在妊娠期间，褪黑素仍保持昼夜节律[16]。在妊娠的前中期，褪黑素的昼夜节律与非妊娠状态相似，但在妊娠晚期水平增高[13]。在双胎妊娠中，妊娠28周后的夜间褪黑素水平显著高于正常单胎妊娠[16]。

褪黑素协同催产素加快分娩的过程，但其水平不会改变分娩方式是引产还是剖宫产[16]。褪黑素节律的改变或水平降低可能导致妊娠并发症，因为褪黑素在胎儿成熟和胎盘-子宫稳态中发挥作用，并参与纠正并发症（例如先兆子痫、胎儿脑损伤等）的病理生理过程[16]。

## 催乳素

催乳素参与免疫调节、乳汁生成和乳腺组织生长。晚期孕妇的催乳素水平是非妊娠状态的10倍[6]。催乳素分泌节律不受睡眠情况的影响[13]。一项涉及孕妇的小样本研究表明，在夜间睡眠时，催乳素连续分泌且水平增高[7]。在正常的阴道分娩中，催乳素的峰值持续约4～6 h，然后下降至昼夜节律模式时的正常水平。然而，选择剖宫产的孕妇血清中催乳素水平显著低于阴道分娩者[17]。这可能是由于催乳素的分娩可能增加慢波睡眠，因为催乳素瘤患者慢波睡眠显著增加[18]。

## 催产素

催产素由垂体后叶分泌，在妊娠晚期促进子宫收缩和泌乳[9]。催产素通常在夜间达到最高水平，且在子宫规律宫缩时达到峰值[19]。在动物体内，催产素在无压力的情况下促进睡眠，但其高浓度可能导致觉醒[9]。催产素和褪黑素协同作用，协同促进产程和分娩；在夜间这种交互作用的发生可以解释夜间较易发生分娩[16, 19]。

## 生长激素

生长激素（growth hormone，GH）促进母体为胎儿的代谢需求做好准备，并以细胞特异性的方式调节食物摄入、脂肪储存及对胰岛素和瘦素的敏感性。垂体分泌生长激素主要受下丘脑弓状核中生长激素释放激素和神经元的调节。母体胎盘中生长激素循环水平从妊娠第 8 周开始增加，并在第 35 周达到峰值[20]。垂体生长激素以脉冲的方式释放，而胎盘生长激素的释放是持续的[20]。这些激素与慢波睡眠的维持和整体睡眠调节密切相关，因此对胎儿的生长发育及孕妇健康十分重要[6, 18]。

## 瘦素

孕妇血清中瘦素水平稳定上升，在妊娠中晚期达到峰值，并保持在非妊娠状态的 2 ～ 4 倍。瘦素由胚胎和脂肪组织产生和分泌，在调节体脂、能量消耗和胎儿生长发育方面发挥重要作用[6]。妊娠早期睡眠时间过短或过长均与瘦素水平改变相关[21]。

## 松弛素

黄体是妊娠期循环松弛素的主要来源。血清松弛素在妊娠早期结束时达到峰值，并在分娩前降至中间值[22]。松弛素有助于结缔组织重塑和松弛骨盆韧带，为分娩作准备[6]。虽然机制尚不明确，但松弛素可通过气管松弛导致睡眠障碍，通过体液潴留引起腕管综合征，以及韧带松弛引起腰痛[6]。

总之，在妊娠期间，激素水平变化和睡眠改变之间有一个双向调节关系。激素变化对妊娠期间的睡眠及昼夜节律有显著影响，反过来妊娠期间的睡眠改变也会影响激素水平。目前需进一步研究，尤其是睡眠导致的激素水平波动和其对不良妊娠结局的提示作用。

# 妊娠中的生理变化和正常妊娠的睡眠

妊娠会导致大量的激素、解剖和生理变化，包括图 186.1 中描述的呼吸系统及心血管系统的变化[6]。这些变化对维持正常妊娠至关重要，但其中一些变化可能会导致睡眠问题，而另一些可能对胎儿和母亲产生不利影响。此外，妊娠相关的昼夜节律变化与睡眠问题和情绪障碍有关。

随妊娠期间身体和激素的变化，大部分女性（66% ～ 97%）的睡眠情况会发生变化[23-25]，例如在妊娠晚期常发生夜间觉醒[2, 26-27]。客观的睡眠测量和主观的自我报告均表明，妊娠期女性由于夜间觉醒次数的增加和时间延长，睡眠效率逐渐降低[23-25, 27]。同时，显然存在每晚睡眠之间及个体与个体之间的差异[28]。尽管有许多研究试图描述妊娠期间的睡眠特征，但由于不同的试验设计（横断面、纵向）、环境（试验室、家庭）、评估方法（PSG、自我报告、体动记录仪）、样本量、数据收集时间（妊娠不同阶段）和比较（如比较不同孕龄的女性和处于不同月经周期阶段的非妊娠对照受试者），试验结果并不是一致的。例如，比较客观测量和自我报告测量的研究发现[4, 26]，在妊娠的不同阶段，自我报告的总睡眠时间（total sleep time，TST）比 PSG 和体动记录仪所得的 TST 更长[29]。这些差异可能导致睡眠时长和不良妊娠结局之间的虚假联系。此外，大部分研究也未包括日间小睡的情况。

## 妊娠早期

在妊娠早期，女性报告白天嗜睡、疲劳、频繁小睡、24 h TST 和睡眠潜伏期更长、入睡后清醒时间更多[4, 24-25, 27, 30-31]。最近一项研究显示，妊娠早期和中期的睡眠开始的比非妊娠期早，并在妊娠晚期恢复到非妊娠状态[32]。与非妊娠状态相比，妊娠期睡眠质量和慢波水平均较低[2, 24-25, 27]。

在妊娠早期剧烈的激素水平变化不仅导致睡眠紊乱[6, 8]，同时也导致疲劳、日间嗜睡、早孕反应、晨起恶心、频繁夜尿、身体不适（较轻的乳房或背部疼痛）和情绪变化[2, 30-33]。心理压力可能导致妊娠早期睡眠质量较差[29]，尤其是对于意外怀孕或缺乏社会支持的初次妊娠[34]。

## 妊娠中期

在大部分情况下，与妊娠早期相比，客观和自我报告的睡眠参数在妊娠中期有所改善[2, 5, 24, 27, 29]，疲劳程度降低，睡眠质量提高[2-3, 30, 33]，这可能是由

表 186.1　各妊娠期、产程和分娩的睡眠模式、夜间特征和日间症状

| | 孕早期 | 孕中期 | 孕晚期 | 分娩 |
|---|---|---|---|---|
| 睡眠模式 | ↑ TST<br>↑ 小睡次数<br>↑ WASO<br>↓ SE<br>↓ SWS | ↓ TST<br>↑ SE<br>↓ SWS<br>↓ WASO<br>REM（无显著变化） | ↑ TST<br>↑ 小睡次数<br>↑ WASO<br>↑ 1 期睡眠<br>↓ SE<br>↓ SWS<br>↓ REM | ↓ TST<br>↓ SE<br>↓ NREM<br>↓ REM |
| 夜间特征 | 夜尿增加<br>身体不适（胸部不适 / 背痛） | 在后期：<br>打鼾<br>不宁腿综合征<br>子宫不规律收缩<br>胃灼热<br>清晰的梦<br>背部、颈部、关节疼痛 | 夜尿频繁<br>身体不适<br>胃灼热<br>子宫不规律收缩<br>胎动<br>肌肉抽搐<br>气短<br>清晰的梦 / 噩梦<br>打鼾<br>不宁腿综合征 | 焦虑<br>有力的宫缩 |
| 日间症状 | 疲劳<br>困倦<br>恶心<br>心境改变 | 鼻塞 | 疲劳<br>困倦<br>警觉性下降<br>鼻塞 | 疲劳<br>焦虑<br>疼痛 |

注：NREM，非快速眼动睡眠，REM，快速眼动睡眠；SE，睡眠效率；SWS，慢波睡眠；TST，24 小时内总睡眠时长；WASO，睡眠后清醒时间

于激素水平的稳定导致的。与其他妊娠期相比，妊娠中期的孕妇睡眠效率较高，入睡后清醒时间较少[27]（表 186.1）。然后一项关于未生育孕妇的亚组分析（$n = 782$）结果表明，孕妇入睡潜伏期较长，入睡后清醒时间大于 42 min[35]。在妊娠中期末，觉醒次数增加[5]。孕妇可能由于打鼾、胃灼烧感、不规律的宫缩、胎动、腿部抽搐或不宁腿综合征而经历睡眠紊乱[1-3, 36]。根据美国睡眠基金会的一项调查，生动的梦境，颈部、背部或关节疼痛也是妊娠中期睡眠中断的原因[36]。虽然 PSG 测量的妊娠中期慢波睡眠和 REM 期睡眠的结果不一致[24]，但一项使用家庭 PSG 的前瞻性研究表明，慢波睡眠略有下降，而 REM 期睡眠相比于妊娠早期没有变化[24]。

## 妊娠晚期

绝大多数（75% ～ 98%）的女性在妊娠 40 周时报告由于夜间反复觉醒导致睡眠障碍[2, 30, 36-37]。妊娠晚期的夜间睡眠时间低于妊娠早期，但 24 h TST 可能接近妊娠前的值[2, 25-26, 30]，这可能是由于日间小睡较多导致的。事实上，超过 74% 的女性在妊娠后期每周至少午睡一次[30, 36-38]。妊娠晚期的睡眠特征是睡眠潜伏期长、睡眠效率低、入睡后清醒时间长[4, 24-26]。大多数 PSG 研究表明，与妊娠早期或非妊娠期的对照组相比，妊娠晚期的慢波睡眠和 REM 期睡眠更少[4, 24-25, 39]。与之相反，孕妇的浅睡眠阶段增加[4, 24-25, 40]。在整个怀孕期间，孕妇在 NREM 期的 δ 波能量也有所下降[4, 40]。

除激素波动外，子宫快速生长导致的生理变化是妊娠晚期睡眠障碍的主要原因[3, 26]。大部分孕妇主诉尿频、全身不适、胃灼热、腿部痉挛、自发觉醒和疲劳[3, 25, 30, 36-37]。胎动频繁、睡眠维持困难、气急和其他身体不适（乳房压痛、关节痛、背痛和瘙痒）也常被报告[2, 3, 30, 36]。孕妇睡眠不足也可归因于内部因素（生动的梦或梦魇，对分娩、胎儿、妊娠并发症的焦虑）和外部因素（如她的其他孩子）[30, 36, 38]。工作日程可能也对睡眠有所影响，因为职业女性难以午睡，且在妊娠最后一个月每晚睡眠减少 1 h[3, 31, 41]。在妊娠晚期，孕妇还常主诉注意力、记忆力变差，原发性睡眠障碍风险增加[12]。

## 分娩

疼痛、焦虑、宫缩和药物均会影响睡眠，导致分娩期间和分娩后的睡眠不足和睡眠质量变差[29, 38, 42]。夜间规律宫缩可能是催产素达到峰值的结果，同时也

是睡眠减少的原因。大部分孕妇在夜间经历强有力的宫缩和自然分娩[16, 19]。一项关于 35 例女性的前瞻性研究显示，睡眠质量在妊娠的最后 5 天逐渐变差，并在宫缩开始并入院分娩的夜晚达到最差[42]。另一项 20 例孕妇的研究中提示，开始宫缩后无法入睡。在分娩潜伏期延长时，即使使用睡眠辅助药物也无法入睡[29, 43]。

### 经产妇和初产妇的睡眠差异

通过客观的睡眠评估发现，妊娠期间的 TST、慢波睡眠和 REM 期睡眠不受孕次的影响[4, 24-25, 28]。但初产妇，尤其是职业女性，自诉睡眠质量差的可能性更大[29]，这可能是由于对新角色适应的原因。与初产妇相比，经产妇在夜间可能因为被大的孩子唤醒[23, 29, 36, 44]而报告睡眠时间较短，睡眠潜伏期较长且睡眠质量较差。然而，在控制其他孩子影响因素后，经产妇的睡眠效率高于初产妇[28, 33]。与经产妇相比，初产妇在妊娠期间更困倦[31]。在妊娠晚期，30 岁以下的女性（更可能是初产妇）的 TST 比 30 岁以上女性更长，后者的睡眠更可能受到其他孩子或原发性睡眠障碍的影响，例如年龄增长是不宁腿综合征、睡眠呼吸障碍和失眠的危险因素[3, 12, 29]。

### 妊娠期睡眠异质性

与其他种族相比，黑种人女性的不良妊娠结局风险明显更高[45]，可通过风化效应假说来解释，即持续暴露于社会和经济不平等的累积效应[46]。这种慢性压力源通过过度激活下丘脑-垂体-肾上腺轴（hypothalamic-pituitary-adrenal，HPA），从而增加压力相关疾病的患病率，导致生殖健康方面的种族差异。长期睡眠不足进一步激活 HPA 轴，产生异常的炎症级联反应，最终影响妊娠结局[38]。

与白种人女性相比，黑种人女性在妊娠期间的特定睡眠特征（例如自我报告的睡眠质量）较差[23]。另有研究报告，睡眠连续性和时间因人种、年龄、BMI、保险状况和吸烟史而异[35]。此外，非西班牙语裔的黑种人孕妇和亚裔孕妇睡眠时间最短。然而，社会心理压力和种族 / 民族差异如何与孕妇睡眠相互作用，进而影响分娩结局，尚未阐明[45]。

总之，大部分女性在妊娠期间都会经历睡眠障碍。妊娠的每个阶段均存在导致睡眠障碍的因素和不同的睡眠障碍模式。如果有午睡的机会，妊娠期的 24 h 总睡眠时间均比未妊娠女性要高。然而，夜间总睡眠时间和睡眠效率在妊娠期间逐渐下降，虽然妊娠期妇女浅睡眠更多，慢波睡眠更少，但睡眠阶段特征基本保持不变。初产妇，30 岁以上的孕妇，和有工作的孕妇睡眠效率较差。妊娠期睡眠障碍存在明显的种族差异。

## 妊娠期睡眠障碍

以下章节简要介绍了在妊娠期间的环境、流行病学、危险因素和常见睡眠障碍的管理。第 187 章详细介绍了妊娠期睡眠呼吸障碍及其不良影响。

### 妊娠期失眠

妊娠期间，女性可能会经历从急性到慢性失眠的部分或所有的失眠症状[3, 47-48]（详见第 93 章失眠障碍）。需仔细评估睡眠主诉，以将失眠症状与睡眠中断（如身体不适、尿频）区分开来。妊娠期失眠可能持续至产后。妊娠 32 周存在典型失眠的孕妇中，分别有 68% 和 50% 在产后 8 周和 2 年仍符合失眠标准[49]。

#### 流行病学

由于定义和评估方法的不同，妊娠人群中失眠的患病率难以估计。大部分现有研究使用自我报告衡量失眠症状及对治疗的反应。这些问卷通常包含睡眠困难，但不包含睡眠困难的原因和背景。例如，女性报告因夜尿增多而多次夜间觉醒，能很快入睡，她在这些基于症状的量表中得分较高，但她可能更符合睡眠中断，而不是失眠，根据这些症状量表，50% ～ 74% 的女性报告了妊娠期间的失眠症状，而 17% ～ 30% 的女性症状属于临床意义上的失眠[3, 48-49]。失眠症状的患病率随妊娠进展而增加，妊娠晚期患病率最高且症状最重[3, 47-48]。一项前瞻研究基于 Athens 失眠量表大于等于 8 分定义的失眠状态，在妊娠前患病率为 6.1%(95% CI,3.9% ～ 8.9%)，妊娠早期为 44.2%（95% CI，39.3% ～ 49.6%），妊娠中期为 46.3%（95% CI，41.9% ～ 51.3%），妊娠后期为 63.7%（95% CI，57.7% ～ 67.8%）[50]。

#### 危险因素

妊娠期失眠的危险因素包括：年龄超过 30 岁[2-3]、初产妇[47]、单亲母亲[44]、先兆子痫或妊娠期高血压[3, 51]、妊娠前情感障碍[47, 52-53]、围产期抑郁[38, 47, 53]、吸烟[48]、身体形象改变的负面影响[54]和环境因素，例如其他孩子、伴侣或宠物的噪音[30, 36]。从认知行为角度，3P 模型（诱发因素、促进因素和持续因素）[55]（见第 91 章）非常适合解释妊娠期失眠的新发或加重。产前失眠的主要诱发因素是扰乱睡眠的生理变化（例如胎儿生长、激素的变化、排尿、恶心等）以及对家庭和事业的责任导致的睡眠限制[3, 41]。

当孕妇应对这些严重的睡眠中断时，可能会产生与睡眠相关的想法和行为，例如“我永远不能睡个好觉”，而花费更多时间入睡，或增加咖啡因摄入量[3, 48]，这可能反过来导致睡眠问题和失眠。通过这种概念，可针对性改变诱发因素和就持续因素进行治疗，以减少和预防围产期失眠。

### 管理

失眠是指有足够的睡眠机会的条件下，入睡和保持睡眠的能力不足[56]。这些标准可能与妊娠不适相关的觉醒相混淆。孕妇也可能将失眠作为睡眠呼吸障碍或抑郁症的相关共病。即使原发病得到治疗，未经治疗的共病性失眠也可能再次发生[57]。此外，妊娠期失眠可能显著影响身心健康，最终影响妊娠结局[58]。因此，及时的评估和适当的管理（详见第 93 章及第 95 ～ 100 章）是必不可少的。

在妊娠期间，由于药物对胎儿的潜在不利影响，大部分夫妻和临床医生选择非药物疗法治疗失眠。在排除其他睡眠障碍后，行为疗法和认知疗法[59-60]应该是妊娠合并失眠患者的首选治疗。失眠认知行为疗法（cognitive behavioral therapy for insomnia，CBT-I）是一种行之有效的失眠疗法（详见第 95 ～ 97 章）。它也是大约 3/4 的夫妇的首选治疗（与药物方法相比）[61]。一项关于 CBT-I 治疗妊娠期失眠的大型随机对照研究（randomized controlled trial，RCT）显示，相比于阳性对照组，CBT-I 组的严重程度显著降低，缓解率更高[59]。最近的研究集中在通过电话、互联网和团体形式使得 CBT-I 更广泛地被公众所接受，并更好地融入围产期护理系统[62-63]。一项纵向 RCT 研究显示，在围产期进行简短、治疗师辅助的数字认知行为治疗，不仅可以减轻妊娠后期的失眠症状，且对产后 2 年的睡眠也有长期益处[63a]。

需要注意的是，许多孕妇并不寻求失眠治疗，因为一部分患者认为失眠会在出生后自然缓解，另一部分希望避免药物治疗。在美国，11% 的孕妇每周至少几个晚上使用药物辅助睡眠，包括非处方药，1% 的孕妇在妊娠期间的某个时间点使用酒精助眠[36]。如果无法获得非药物治疗，或持续的重度失眠对非药物治疗无反应，应在与患者讨论潜在风险和获益后，以最短时间最低有效量开出药物。目前，组胺 H1 受体拮抗剂，如苯海拉明和多西他明，通常认为不太可能对胎儿造成伤害，被广泛应用于妊娠期的非处方药物辅助睡眠[64-65]。遗憾的是大多数其他催眠药物或没有足够的人类数据以评估妊娠期间风险，或与胎儿风险增加相关。因此，只有在缺乏非药物治疗，且获益超过潜在风险时，医师才应考虑使用催眠药物。

有证据表明，妊娠期间的失眠症状可能通过正念瑜伽、针灸、按摩或运动来缓解[58, 66]。草药或膳食补充剂（如甘菊茶或薰衣草枕头）也可作为助眠剂[60]，但需开展相关对照研究来评估其对胎儿和孕产妇健康的益处和风险。

## 妊娠相关不宁腿综合征（Willis-Ekbom 病）

由于分娩后症状消失，妊娠相关不宁腿综合征（RLS）被认为是继发 RLS[11-12, 67]。妊娠相关 RLS 是怀孕数年后 RLS 的危险因素[67-68]。RLS 可能与睡眠中的周期性腿部运动（periodic leg movements in sleep，PLMS）共存[69]。与反复腿部运动相关的觉醒会严重扰乱怀孕期间的睡眠[69-70]。与无 RLS 的孕妇相比，妊娠相关 RLS 通常表现为 TST 缩短、入睡困难、睡眠维持困难和日间嗜睡[11-12, 67, 71]。症状极重会令人非常烦躁，以至于晚上放松和入睡几乎是不可能，抑郁发生风险很高[67, 72]。分娩后，根据腿部活动记录监测，RLS 女性的 PLMS 频率下降了 50% ～ 100%[73]。

### 流行病学

1940 年，Mussio-Fournier 和 Rawak 首次观察到德国女性在妊娠期间 RLS 加重[12]。自从 1940 年以来，世界各地对妊娠 RLS 的患病率报告为 3% ～ 36%[11-12, 74]，且所有的研究均认为妊娠女性的 RLS 患病率是非妊娠女性的 2 ～ 3 倍[11]，甚至在罕见的 RLS 分类中也是相同。约半数患有 RLS 的孕妇有中重度症状，RLS 的严重程度与睡眠质量差、日间功能差和日间嗜睡之间存在剂量-效应关系[74]。

大多数前瞻性研究报告称，RLS 的患病率随着妊娠的进展而增加，在妊娠晚期达到峰值，并在分娩前几天下降[11-12, 71, 73]。近期一项 meta 研究[75]表明，RLS 的发生率在妊娠的早期、中期和晚期均有所增加，分别有 8%、16% 和 22% 的孕妇有 RLS 症状，在分娩后 RLS 发生率下降至约 4%。妊娠相关 RLS 患病率的差异可能归因于诊断标准不同［早期研究是在国际不宁腿综合征研究组（International Restless Legs Syndrome Study Group，IRLSSG）制定标准之前进行的］、测量问题和相关危险因素（如年龄、孕次、种族、地区差异、遗传学）不同。最近的一项 meta 分析[75]中纳入了采用多种方法评估 RLS 患病率的研究，结果显示，与采用 IRLSSG 标准的研究相比，所有研究中妊娠期 RLS 的总患病率相差无几（分别为 21% 和 22%）。

在西方国家，有研究采用既定的诊断标准评估妊娠相关 RLS，患病率 11% ～ 34%[11-12, 67, 71, 73]。亚洲国家患病率为 3% ～ 20%[11]。在一项采用既定标准对 461 例台湾孕妇的流行病学调查中，RLS 的总患病率约 10.4%[76]。一项针对 642 例意大利孕妇的调查是最早采用国际标准化和结构化临床访谈的研究之一[67]，其 RLS 患病率为 26.6%，RLS 症状的平均发作时间约为妊娠 6 个月。虽然约 16.7% 的孕妇在怀孕前从未出现 RLS 症状，但约 10% 的孕妇在妊娠前就有 RLS，15% 的患者每周至少出现 3 次 RLS 症状[67]。然而，瑞士最近的一项前瞻性研究发现，妊娠合并 RLS 患病率较低（12%），且发病时间较早（在第 5 个月之前）。最近有报道显示，欧洲、西太平洋、东地中海和美洲区域妊娠合并 RLS 的患病率分别为 22%（95% CI，18% ～ 26%）、14%（95% CI，5% ～ 22%）、30%（95% CI，16% ～ 45%）和 20%（95% CI，16% ～ 24%），西太平洋区域显著低于其他区域[75]。

### 病理生理学

妊娠诱发 RLS 的病理生理学尚未确定。潜在因素包括激素机制、铁和叶酸代谢、家族史、抑郁症和经产妇[11-12, 71]。妊娠期常见的铁和叶酸缺乏与 RLS 相关[11, 67, 71]。早期研究表明，妊娠晚期发生 RLS 的女性孕前叶酸和铁蛋白水平低于健康对照受试者，整个妊娠期的叶酸、血浆铁、血红蛋白和平均红细胞体积也较低[11, 67, 71]。捷克最近对 300 名妊娠晚期女性开展的一项研究发现，与无 RLS 的女性相比，RLS 组的血红蛋白水平显著较低，低色素性贫血较少[77]。不过这些发现并未得到普遍验证[70, 73, 78]。

中枢神经系统（central nervous system，CNS）缺铁会导致多巴胺能系统功能障碍，这可能是铁蛋白（反映全身铁储存的指标）正常的女性出现 RLS 症状的原因。在这方面，脑脊液（cerebrospinal fluid，CSF）铁蛋白水平可提供信息，因为 RLS 患者（即使是外周铁储备正常的患者）的 CSF 铁蛋白水平低，而 CSF 转铁蛋白水平高[12]，需要对妊娠相关 RLS 的 CNS 铁代谢进行研究。然而，以下 2 个原因并不支持铁缺乏假说：①无论是否补充铁和维生素，由于胎儿生长和血液稀释，所有妊娠后半期的孕妇都有相似的血红蛋白和铁蛋白降低现象[67, 71]；②血液和铁流失最多的是在分娩时，且铁的储存至少需要 3 个月才能恢复，但 RLS 的症状在临产前就消失了[6]。

也有研究认为催乳素和雌激素等激素可能与妊娠期 RLS 有关。催乳素可能因其抗多巴胺能特性而参与 RLS 发病[12, 70]。然而，并无有力证据表明催乳素在 RLS 中的致病作用[70]，因为催乳素的水平在整个妊娠期间升高，并且在哺乳女性中继续升高，而 RLS 随着分娩和分娩而消退。此外，在一般人群中，RLS 与催乳素昼夜节律无关[11, 70]。妊娠期雌二醇水平升高及其随胎盘娩出而突然下降与 RLS 症状相关，但更大规模的研究未能证实这一点[11, 73]。在患 RLS 和未患 RLS 的女性之间，孕酮水平无差异[11, 70]。也有人推测甲状腺激素与 RLS 的病理生理学有关[11]，但最近的一项研究发现，患 RLS 和未患 RLS 的孕妇之间的甲状腺激素水平无差异[78]。因此，需要进行更多的研究。

RLS 家族史和经产史（尤其是间隔较近的妊娠）可能是 RLS 的独立危险因素[11, 67-68, 73]。在既往有妊娠相关 RLS[73] 经历，但在两次妊娠之间没有经历 RLS 的经产妇中，有 75% 报告了 RLS。[2] 此外，患病风险随着胎儿数量的增加而增加，并呈剂量依赖性[68]。与 RLS 相关的其他因素包括高龄、母亲体重较重、吸烟、消化性溃疡、静脉曲张、伴随的 SDB 和抑郁症[11, 67, 73, 76, 78]。一些药物，如选择性 5- 羟色胺再摄取抑制剂（selective serotonin reuptake inhibitors，SSRIs）、抗组胺药和止吐药，也可能引发或加重 RLS 症状[11-12]。睡眠剥夺、焦虑和压力、失眠和疲劳也是妊娠期 RLS 的促发因素[11-12, 67-68]。在对 1428 名女性进行的一项前瞻性研究中，孕前 RLS 是产前和产后抑郁的危险因素，而在妊娠期间新发 RLS 的孕妇中未观察到额外风险[72]。然而，通过标准诊断收集数据的研究未能发现 RLS 与分娩结局之间的关联[74]。在遗传上对 RLS 有易感性（例如 RLS 阳性家族史）的女性中，妊娠也可能通过不明机制发挥作用。尽管如此，遗传基础仍有待阐明。

### 管理

妊娠相关的 RLS 可能是短期的，在分娩前症状严重。症状严重度及对个体的影响是决定治疗的关键。一线治疗（图 186.2）应考虑非药物性的安抚策略，而不是可能影响胎儿的药物治疗。如果 RLS 严重干扰睡眠，可能需要铁剂治疗，或可以考虑使用最低剂量的药物治疗（治疗方案见图 186.2 和第 121 章）[68, 90]，但应谨慎使用，因为尚无治疗药物对妊娠期 RLS 具有特定适应证。

## 与睡眠相关的腿部痉挛

腿部痉挛是足部或腿部伴随疼痛的肌肉收缩，可能与 RLS 类似。当在睡眠中发生时，会突然醒来，疼痛会阻止孕妇再次入睡。夜间腿部痉挛的患病率从妊娠前的 10% 增加至妊娠早期的 21%、妊娠中期的 57% 和妊娠晚期的 75%[1, 71]。虽然机制尚不清楚，但腿部痉挛可能与妊娠相关生理变化有关，包括腿部肌肉、血管和神经压力增加，或可能与营养失衡有

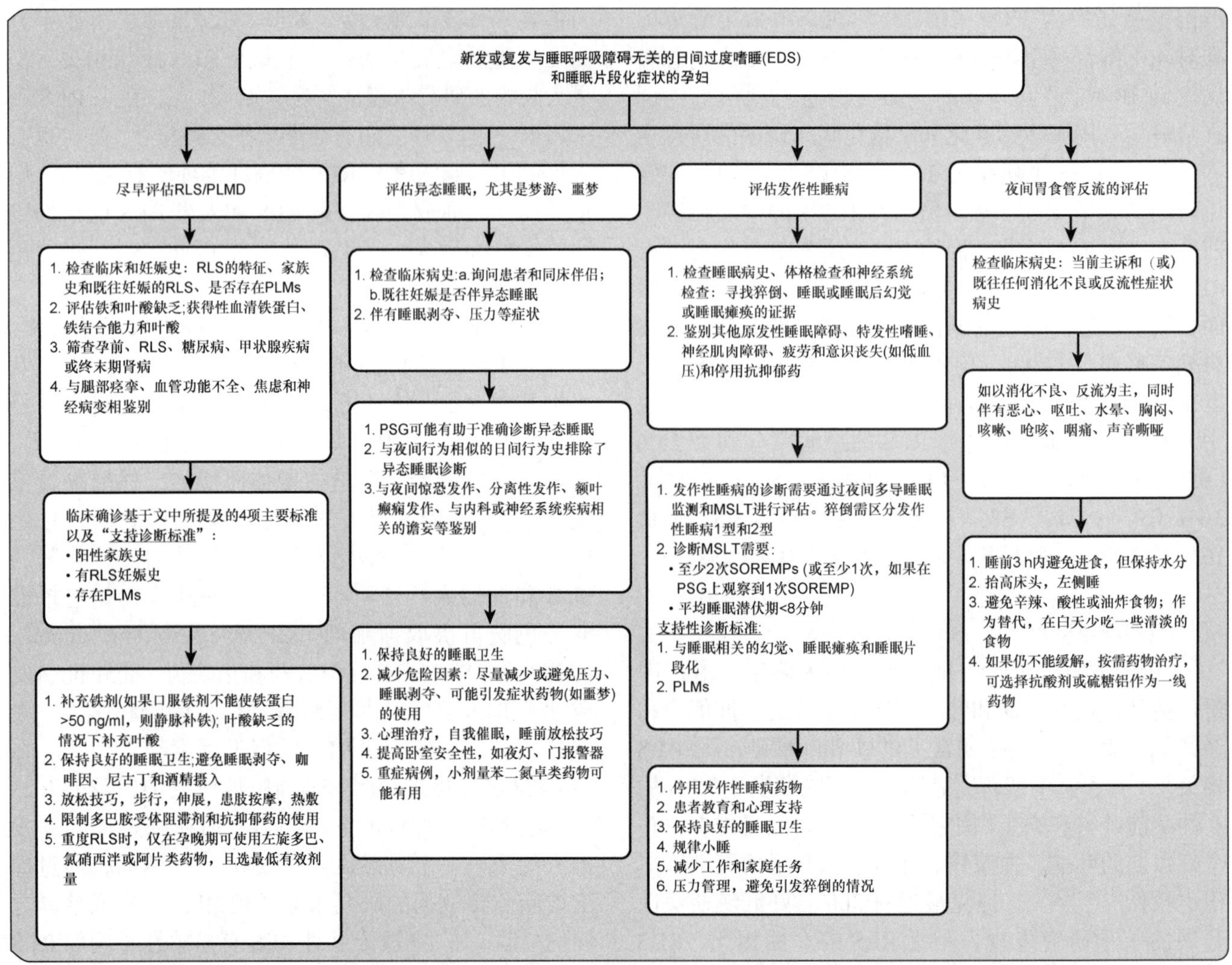


**图 186.2**　非睡眠呼吸障碍性睡眠相关疾病的管理和治疗。IV，静脉注射；MSLT，多次睡眠潜伏期试验；PLMs，睡眠周期性腿动；PLMD，周期性肢体运动障碍；PSG，多导睡眠监测；REM，快速眼动；RLS，不宁腿综合征；SOREMP，睡眠初期出现快速眼动睡眠

关。危险因素可能包括运动、电解质失衡、盐消耗、肾透析、周围血管疾病、周围神经损伤、多发性神经病、运动神经元疾病和某些药物，包括 β 受体激动剂和保钾利尿剂[79]。关于缓解或预防夜间痉挛的治疗，只有一些病例报告和数据量小的研究。干预措施包括腿部拉伸、按摩和减少含磷物质（如牛奶和肉）的摄入[1]，维生素 B 被认为是有益的，并且大多数围产期维生素中都有它。然而，对一项纳入 390 名女性的系统综述未提示上述治疗（补充镁、钙、维生素 B 或维生素 C）可明显获益[79]。

## 胃食管反流病

胃食管反流病（gastroesophageal reflux disease，GERD）是一种胃内容物进入食管的慢性疾病。由于腹部重量增加以及解剖和激素变化，GERD 可能在妊娠期间恶化（图 186.1）[80]。其夜间症状不仅包括睡眠片段化，还包括酸性胃内容物引起的食管组织损伤引起的不适[81]。如果反流在妊娠期间开始，其发生率通常在妊娠晚期达到峰值，并在分娩后（此时解剖结构恢复正常）消退。在妊娠期的任何阶段，GERD 的发病率都在 30% ～ 80%[82]。在一项前瞻性纵向研究中，GERD 的患病率从妊娠早期的 26% 升至妊娠晚期的 51%，增加了一倍[83]。这与另一项前瞻性研究的结果一致，该研究提示 16.9% 的 GERD 症状发生在妊娠早期，25.3% 发生在妊娠中期，51.2% 发生在妊娠晚期，而非妊娠女性的 GERD 症状发生率为 6.3%[84]。妊娠期 GERD 的病理生理学可能包括孕酮升高及其对平滑肌的抑制作用[81, 83]；随着妊娠的进展，胃和肠道的解剖学改变；腹内压增高；食管括约肌压力降低等[80]。

轻度的 GERD 症状可以通过改变饮食和生活方式来控制（图 186.2），例如睡前 3 h 内不进食，单次进食数量减少，增加进食频率，头高脚底式的平卧位或左侧卧位[67, 81]。重度的胃食管反流病症状通常对抑酸剂有效，而抑酸剂对胎儿的伤害风险低，动物研究中未记录到不良反应[80]。最近，一项涉及 100 名妊娠 36 周以内有胃灼热的孕妇双盲 RCT，结果表明基于海藻酸盐的反流抑制剂和镁铝抗酸凝胶的疗效相当[85]。欧洲一项前瞻性研究纳入了 553 例妊娠早期暴露于组胺 $H_2$ 受体拮抗剂（如西咪替丁）治疗 GERD 的病例，研究发现早产的相对危险度（relative risk，RR）（8.9%）高于对照病例（5.6%），且暴露组的后代发生了 2 例神经管缺陷[86]。尽管 $H_2$ 受体拮抗剂有效，但对胎儿健康有低风险，可能在早产风险期（37 周前）后使用最佳。

## 妊娠期异态睡眠

普通人群的异态睡眠详见第 115 ～ 120 章。目前缺乏有力证据支持妊娠期间异态睡眠的发生率增加。在一项对 325 名女性的纵向调查研究中，睡瘫症在妊娠后期显著增加（从 5.8% 增加至 13.2%），但与妊娠前 3 个月相比，梦游、梦呓、睡前幻觉和夜磨牙症在妊娠后期减少[87]。关于梦和梦魇的研究结果并不一致。一些研究报告了梦的频率随着孕龄的增加而增加[88]，然而另一些研究指出梦境回忆在怀孕、产后和非妊娠女性中同样普遍（88% ～ 91%）[89]。尽管在妊娠晚期的妇女和未怀孕的妇女之间发现了相似的梦境回忆，但怀孕的妇女报告了更多令人不安的梦[88]。例如，80% 的新妈妈报告在怀孕期间做了特别生动、详细和令人不安的梦[43]，这些梦往往涉及对婴儿和分娩结果的焦虑（尤其是在初产妇），并经常伴有与梦相关的行为和意识错乱性觉醒[89]。一项关于梦魇的纵向调查显示，从怀孕前到整个孕期，梦魇都在减少[87]，但另一项调查显示，孕妇中度严重梦魇（每周多于一次）的发生率（21%）明显高于非妊娠女性（7%）[88]。

激素变化、睡眠片段化和强烈的情绪压力可能使孕妇容易做可怕的梦、夜惊或梦游，尤其是那些有遗传倾向或有异态睡眠病史的孕妇[88-89]。皮质醇水平的峰值发生在下半夜，此时 REM 睡眠占主导地位，梦境和情绪最强烈，提示其可能起着关键作用[6-7]。梦和梦魇可能是女性心理状态的重要指标。伴有复杂、剧烈或暴力行为的异态睡眠有发生睡眠相关损伤和胎儿损伤的风险。关于治疗妊娠期异态睡眠的数据很少。在一般人群中，医师通过氯硝西泮治疗一些异态睡眠，但由于氯硝西泮对胎儿的高危害风险，因此常在妊娠期间停药[90]。异态睡眠在大多数情况下不需要特殊处理。告知女性异态睡眠的可能性，比如令人不安的梦，可能会减少焦虑。针对孕妇的异态睡眠，应考虑心理和行为干预（图 186.2 和第 115 ～ 120 章）。

## 发作性睡病

一般人群的发作性睡病详见第 112 章。妊娠期发作性睡病的鉴别诊断包括与妊娠相关的日间嗜睡或生动的梦。妊娠女性发作性睡病的患病率可能与非妊娠人群相似，但其症状可能在妊娠期间加重或减轻。在欧洲的一项回顾性队列研究中，妊娠前或妊娠期间有发作性睡病症状的女性较无症状的女性有更高的糖代谢受损和贫血发生率[91-92]。据报道，患猝倒型发作性睡病的女性的剖宫产率高于患发作性睡病但无猝倒的女性[91]。在怀孕期间猝倒本身就是危险和有压力的，孕妇可能会担心后代遗传发作性睡病。患有发作性睡病的女性也容易肥胖，这可能会增加 SDB 和妊娠并发症的风险[92]。最近的一项动物研究探究下丘脑分泌素完全缺乏的猝倒型发作性睡病小鼠模型，结果提示妊娠与孕产妇死亡风险增加显著关联[93]。

孕妇的发作性睡病的治疗（见第 112 章）具有挑战性。大多数用于治疗非妊娠人群发作性睡病的药物应谨慎使用，因为缺乏相关妊娠风险的人体数据[94]。早期有研究报道了妊娠期间服用苯丙胺，其所产婴儿出现早产、低出生体重和戒断症状等[94-95]。然而，有几项大型研究评估了哌甲酯或苯丙胺在妊娠期间治疗注意力缺陷障碍，结果显示用药与先兆子痫、早产、先天性畸形、胎盘早剥、生长受限（小于 1.5 倍）的 RR 无关联或关联程度较小[95]。阿莫非尼和羟丁酸钠用于在妊娠期间使用的安全性有待全面的临床研究。然而，对 75 名临床医师治疗在妊娠期间发作性睡病的调查发现，阿莫非尼、羟丁酸钠、哌甲酯、苯丙胺或 SSRIs 均无致畸证据[94]。

一项涉及 249 名患发作性睡病的孕妇的回顾性研究结果显示，在妊娠期前 3 个月内停药的患者中 40% 的症状无变化，40% 恶化，18% 改善[91, 94]。这些类型的研究受到回忆偏倚和服用抗发作性睡病药物的女性妊娠数量少的限制[86, 90]。最近一项纳入 123 名既往有过妊娠史的发作性睡病女性的研究报告，1/3 选择在妊娠期间停止治疗，而另外 1/3 选择了其他管理策略，如延长睡眠时间和增加咖啡因使用[96]。在继续或停止药物治疗的患者中，未观察到胎儿结局有差异。然而，37% 被调查者表示，他们从未接受过关于妊娠期间药物治疗风险的咨询，60% 未接受过关于使用发作性睡病药物治疗的女性避孕选择的咨询[96]。根据现有证据，应在备孕和妊娠期间仔细评估发作性睡病的药物治疗方案，并且只有在潜在获益超过潜在风险的情况下才开具处方。然而，目前研究缺乏发作性睡病药物治疗在备孕或妊娠期间存在明显危害的证据。对于猝倒型发作性睡病，应考虑择期剖宫产，因为如果在分娩期间发生猝倒发作，对母亲和新生儿有潜在危险[94]。

患者教育和心理支持对患者及其家人很重要[97]。良好的睡眠卫生习惯和支持性的人际关系对保证充足的夜间睡眠、坚持白天小睡和减少角色责任至关重要。行为干预措施（包括定时午睡、压力管理和避免触发猝倒的情况）有助于降低身体损伤和不可预测的嗜睡风险。

## 合并基础疾病和精神疾病的妊娠期睡眠

患有先兆子痫、情感障碍、哮喘和偏头痛等疾病的孕妇的睡眠尚未得到广泛研究。这些情况可能会进一步影响妊娠期睡眠。一项使用客观睡眠指标的研究显示，患妊娠期高血压的女性睡眠质量受损，睡眠结构明显改变，慢波睡眠显著增多，快速眼动睡眠显著减少[98-99]。这类孕妇的午睡频率也高于健康孕妇[99]。在一项妊娠早期的大型队列研究（$n = 1332$）中，与未被诊断为精神疾病的女性相比，被诊断为精神疾病的女性报告的睡眠时间较短，乏力的频率增加，感知到的压力水平较高[100]。一项涉及妊娠的综述还指出，患有焦虑症的妇女在怀孕期间比其他孕妇更容易出现睡眠障碍、感到疲劳和有压力[38]。在一项对 1335 名孕妇的横断面研究中，有哮喘病史的孕妇比无哮喘病史的孕妇有更多的睡眠障碍和打鼾[101]。

## 睡眠时间异常和睡眠质量较差的孕妇和胎儿结局

未经治疗的睡眠障碍或极端的睡眠时间（短时间和长时间）是妊娠期不良健康状况的潜在促发因素，如妊娠期糖尿病、先兆子痫、胎儿生长受限和早产[5, 38, 102]。本部分将讨论与妊娠期睡眠时长和睡眠质量相关的母亲和胎儿结局。SDB 相关的不良结局见第 187 章。

### 肥胖和过度体重增加

肥胖影响 2/3 的育龄女性，并与妊娠并发症（如妊娠糖尿病、高血压疾病、早产和死产）相关[103]。虽然短睡眠和长睡眠（≤ 6 h *vs.* ≥ 9 h）已被证明与非妊娠人群的体重增加和肥胖相关，但关于睡眠时间与妊娠期体重增加之间的关系的证据有限[5, 21, 104]。

与妊娠不适相关的睡眠不足可能导致疲劳，从而导致安慰性饮食、缺乏运动和肥胖。睡眠时间短也会增加进食时间，并且与妊娠期体重增加相关[105]。而一项对 1950 名孕妇进行的前瞻性多中心研究的数据发现，与报告每晚睡眠不足 8 h 的女性相比，睡眠 ≥ 10 h 的女性超过美国医学研究所建议的体重增加幅度的可能性几乎是前者的两倍[106]。此外，在对 710 名孕妇进行的一项队列研究中，发现妊娠中期或晚期每天睡眠不足 8 h 是妊娠期体重增加不足的危险因素[107]。睡眠障碍也可能导致瘦素水平改变，进而导致肥胖。在一项对 830 名妊娠早期女性的研究显示，如果女性超重或肥胖，短睡眠（≤ 5 h）和较短程度的长睡眠（≥ 9 h）与瘦素水平升高均相关[21]。这些数据提示，睡眠时间过短或过长均可能影响妊娠期体重管理。未来的研究应监测改善睡眠卫生的干预措施是否对心血管代谢指标有积极影响。优化孕前体重、避免孕期过度增重可能会降低发生睡眠障碍及不良妊娠结局的风险。

### 妊娠期高血压和子痫前期

妊娠期高血压的定义是既往血压正常的女性在妊娠期间首次诊断出血压＞ 140/90 mmHg 并反复出现。妊娠期高血压疾病显著增加孕产妇和围生儿患病风险；因此，需要及时诊断和治疗[108]。在一项对 161 名孕妇的研究中，控制包括 BMI 在内的协变量后，较长的睡眠潜伏期和入睡后清醒时间与较高的血压相关[27]。在一项对 1272 名女性进行的前瞻性队列研究中，Williams 和同事发现，妊娠早期的短（6 h）和长（9 h）睡眠时间与妊娠晚期的平均血压升高相关，在每晚睡眠＜ 5 h 的女性中观察到的先兆子痫的风险最高[51]。然而，一项使用体动记录仪包含 700 多名女性研究不支持睡眠不足（定义为＜ 7 h）与高血压之间的关联[104]。

对孕妇进行的纵向研究表明，睡眠质量差、睡眠片段化和睡眠时间短与较高的循环炎性细胞因子［白细胞介素（interleukin，IL）-6、IL-8 和肿瘤坏死因子］和 C 反应蛋白水平相关[109]。然而，由于相对较小的样本量和其他局限性，这些结果应谨慎解读。睡眠障碍影响非妊娠人群心血管疾病发病率的机制与先兆子痫的机制相似，有强有力的证据表明睡眠障碍导致氧化应激、炎症、交感神经系统激活、内皮功能障碍、血脂异常和肥胖[110]。

### 高血糖和妊娠期糖尿病

妊娠期间可随时检测到高血糖（1 h 口服葡萄糖耐量试验≥ 140 mg/dl）。越来越多的证据表明睡眠时间短与高血糖风险有关[104, 111]，但因果关系尚未确定。即使是轻度高血糖也与不良妊娠结局（即先兆子痫、胎儿生长受限）以及母亲和儿童未来发生 2 型糖尿病、肥胖和心血管疾病相关[5]。在对妊娠 20 周前的 1290 名女性进行的一项前瞻性队列研究中，校正年龄和种族后，每晚睡眠≤ 4 h 的女性发生妊娠期糖尿病的风险是每晚睡眠 9 h 的女性的 5 倍（95% CI，1.31 ～ 23.69）。然而，在对孕前 BMI 进行校正后，这一关联不显著[112]。据报道，睡眠时长与 1 h 血糖值呈显著负相关，睡眠时间每减少 1 h，血糖水平增加 4%。然而，妊娠期糖尿病的危险因素未得到控制[113]。此外，一项对 782 名孕妇进行的活动记录仪的前瞻性研究发现，睡眠不足（每晚 7 h）和睡眠中点过晚与妊娠期糖尿病风险增加 2 倍相关[104]。

最近的一项 meta 分析显示，妊娠早期和中期的极端睡眠时间与妊娠期糖尿病相关，但这种关联仅对长睡眠（≥ 9 h 或≥ 10 h）有意义[114]。另一项纳入另外 5 篇论文的 meta 分析 111 表明，睡眠不足使得妊娠期糖尿病增加 1.7 倍；客观研究的数据发现，每晚睡眠少于或等于 6.25 h 使妊娠期糖尿病风险增加 2.84 倍。此外，睡眠时间＞ 7 h 与妊娠期糖尿病无关，但长睡眠（例如＞ 9 h）与妊娠期糖尿病的相关性还未确定。

自我报告较长的午睡时间和严重的白天嗜睡与高葡萄糖激发试验值相关[115]。此外，一项纳入 4000 多名中国女性的大型研究证明，孕早期睡眠质量差可预测妊娠期糖尿病的发生[116]。因此，睡眠质量差也可能对血糖有调节作用，改善孕早期睡眠质量可能在降低妊娠期糖尿病风险方面具有临床效用。

## 不良妊娠结局

妊娠期睡眠时间短可被视为生理应激源，导致产程延长和剖宫产[38]。在一项对 131 名孕妇的前瞻性客观睡眠时间研究显示，与睡眠≥ 7 h 的未育妇女相比，每晚睡眠不足 6 h 的女性产程时间明显更长，剖宫产率（为控制婴儿出生体重）较高（4.5 倍）[117]。对 10 662 名孕妇的一项研究支持该观点，其结果表明妊娠最后 3 个月睡眠不足是紧急剖宫产的独立危险因素［校正后的比值比（aOR），1.57；95% CI，1.14 ～ 2.16］[118]。睡眠与产程时长或分娩方式之间的这些关系也得到了一项横断面研究的支持，该研究纳入了 457 名孕妇，在排除高血压、妊娠糖尿病或紧急剖宫产后，睡眠质量差和睡眠不足 8 h 与较长的产程和剖宫产相关[119]。据报道，睡眠差，即匹兹堡睡眠质量指数（Pittsburgh Sleep Quality Index，PSQI）评分＞ 5 分的女性产程时间较长且接受剖宫产的可能性高出 20%[120]。但另一项研究提示，剖宫产与压力而非睡眠质量相关[121]。白天的睡眠也很重要。在一项纳入 120 名女性的研究中，控制产妇年龄后，较长的日间睡眠时间与阴道分娩时较短的产程时间相关，但与剖宫产风险无关[122]。我们需要开展更多研究来调查白天午睡是否可以抵消与夜间睡眠不足带来的不良产科结局的风险。

这些不良结局的一个机制可能是分娩时疼痛感的增加。Beebe 及其同事报道[42]，在自然分娩的女性中，住院前一晚通过体动记录仪记录较短的睡眠时间与较大的疼痛感相关。此外，妊娠期间较高的疲劳或压力增加可能会增加剖宫产风险[121]。

## 母婴并发症

母亲的睡眠对胎儿的生长很重要，因为生长激素的分泌和子宫胎盘的血流量在睡眠期间达到顶峰[7, 98]。母亲睡眠不良的胎儿结局尚未得到充分研究，但大多数研究都集中于 SDB（见第 187 章）。关于睡眠时长的研究面临的一个挑战是睡眠不足的定义不一致，睡眠不足的定义范围为每晚不足 4 h 至不足 8 h，并且大多数研究使用的是自我报告的指标。在对 734 名孕妇进行的一项病例对照研究中，每天睡眠不足 8 h 的孕妇发生自然流产的风险增加，在妊娠早期为（OR，3.80；95% CI，1.01 ～ 14.3），妊娠中期为（OR，2.04；95% CI，1.24 ～ 3.37）[123]。

关于出生体重的研究结果不一。对 1000 多例单胎妊娠的出生体重数据的研究表明，母亲睡眠不足（每晚≤ 5 h）与出生体重或小于胎龄儿（small for gestational age，SGA）发生率之间不存在统计学差异[124]。同样，Howe 和同事发现[125]，在报告每晚睡眠少于 6 h 的女性所生的婴儿中，出生体重或百分位数与其他婴儿没有差异。然而，其他研究表明小于第 5 百分位数的 SGA 和低出生体重均与每晚睡眠不足 8 h 相关（OR 分别为 2.2 和 2.8）[126-127]。在一项纳入超过 3500 名女性的队列研究中，与睡眠 8 ～ 9 h 的女性相比，妊娠早期睡眠不足 7 h 的女性所生婴儿的出生身长较其他婴儿短 2.4 mm，出生体重减少 42.7 g。睡眠时间少于 7 h 的孕妇娩出低出生体重胎儿的风险增加 83%，SGA 的风险增加 56%[128]。同样，对 176 名巴西女性进行的一项研究发现，妊娠早期 3 个月的 24 h 睡眠时长及其整个孕期的变化与出生体重呈负相关，因此睡眠时长减少较多的女性所生婴儿的出生体重评分较低[129]。一项 meta 分析提示，目前尚不清楚短睡眠时间还是长睡眠时间会影响胎儿生长，因为 SGA 和大于胎龄儿的 aOR 分别为 1.3（95% CI，0.9 ～ 2.0）和 1.5（95% CI，0.7 ～ 2.8）[102]。然而，需要指出的是，meta 分析包括了横断面研究和纵向研究，所有研究都使用了睡眠时长的主观测量方法，并且没有考虑日间午睡、环境压力源或种族差异。

## 早产

一项大型前瞻性研究发现，睡眠不足（5 h）与早产风险增加相关［校正后的相对危险度（aRR），1.7；95% CI，1.1 ～ 2.8］，其中风险最高的是有医学指征的早产（aRR，2.4；95% CI，1.0 ～ 6.4）[124]。尽管研究很少，但有研究提示，与每晚睡眠 8 h 的女性相比，每晚睡眠超过 10 h 的女性有早产倾向（aOR，1.3；95% CI，0.9 ～ 1.9）[130]。总体而言，一项 meta 分析的数据提示，睡眠时间短与早产相关（aOR，1.4；95% CI，1.0 ～ 2.1）[102]。

睡眠质量也很重要。在一项对 166 名妇女进行的研究中，妊娠早期 PSQI 评分每增加 1 分，早产增加 25%[131]。同样，Blair 和他的同事们报告[132]说，睡眠质量差的非洲裔美国女性早产的风险是睡眠质量好的女性的 10.2 倍。IL-8 显著介导了这种关联。PSQI 每增加一个单位，早产的概率增加 1.4（95% CI，1.2 ～ 1.6）。此外，轮班工作或时差与较差的生育力和早期流产相关，这是通过生物钟基因表达的改变实现的[133]，这提示昼夜节律紊乱可能导致早产。

## 产妇睡眠与死产

新的研究提示，产妇睡眠情况可能影响死产。人们早就认识到妊娠体位对母体血流动力学有深远影响，在分娩和剖宫产时，孕妇常被置成左侧倾斜体位，以避免腔静脉受压。尽管如此，很少有人将这些做法推广到产房外。来自几个国家的数据表明，产妇自我报告的仰卧入睡体位是妊娠晚期（妊娠 28 周或更长时间）死产的重要危险因素。一项包括 5 项病例对照研究的患者数据分析表明，发生晚期死产的妇女中仰卧位睡眠的概率增加 2.6 倍[134]。仰卧位时，下腔静脉受压，导致血流量减少和心输出量减少[135]。一项家庭睡眠的队列研究显示妊娠 30 周前的睡眠姿势与死产无关[136]，这进一步提示妊娠晚期子宫重量较重增加了死产风险。孕妇仰卧位似乎可诱导胎儿静息[137]，这是在胎儿缺氧期间观察到的一种节约氧气的状态，是生物学合理性的进一步证据。此外，一项小型横断面研究提示，母亲仰卧位睡眠与低出生体重率增加五倍相关[138]，该理论在对 1760 名孕妇的大型数据中得到了证实，该研究发现母亲仰卧位睡眠使 SGA 结局增加 3 倍[139]。由于大多数孕妇至少有一段时间是仰卧位[140]，因此仰卧睡眠是一个潜在的可改变的危险因素，可预防多达 10% 的晚期死产[141]。

其他睡眠行为，如长时间睡眠、不受打扰的睡眠和夜间不醒也与晚期死产相关[142]，这就提出了一个问题，即长时间不受打扰的睡眠是否会增加晚期胎儿死亡的风险。目前缺乏孕妇在睡眠期间如何调节神经内分泌和自主系统通路的相关数据，这是一个值得研究的领域。

# 表观遗传学和胎儿结局

人们很早就知道子宫环境可通过遗传、表观遗传和环境因素对后代的长期健康发挥重要作用（Barker 假说[143]），但母亲睡眠对胎儿健康的影响仍是一个较新的领域。越来越多的证据表明，表观基因组特别容易受到产前环境因素的影响，而环境暴露可导致后代的长期表型改变[144]。很少有研究将母亲睡眠作为环境暴露因素研究，但越来越多的证据表明，睡眠剥夺后会发生表观遗传改变[145]，尤其是动物研究表明，暴露于睡眠片段化[146]和间歇性缺氧[147]的大鼠的后代发生肥胖和代谢功能障碍易感性的基础可能是表观遗传学改变。显然，母亲睡眠障碍的表观遗传学是未来研究的关键领域。将来，表观基因组的改变可以作为睡眠缺失的生物标志物或作为睡眠障碍的治疗靶点。

# 产妇的社会心理结局

无论导致妊娠期间睡眠不足的原因是什么，累积的睡眠不足都会影响精力、情绪、人际关系处理、注意力和记忆力。如前所述，睡眠不足甚至可能引发抑郁[38]。当使用自我报告评估睡眠时，怀孕期间睡眠质量差和时间不足与情绪和精神健康恶化相关。例如，一项基于 2800 余例孕妇的调查显示，抑郁症状与妊娠晚期失眠强相关，尤其是当睡眠时长小于 5 h 或大于 10 h、睡眠效率小于 75% 或睡眠潜伏期延长[53]。孕早期自我报告睡眠质量较差也可预测孕晚期的抑郁症状[148]。对近 1400 名女性进行的一项前瞻性研究表明，妊娠晚期睡眠较差和较短与产后 3 个月抑郁症状相关[148]。当用客观方法测量睡眠时，睡眠-情绪的关系比较复杂[149]。睡眠障碍可能是怀孕期间普遍存在的现象，女性对睡眠问题及其相关影响的认识，而不是睡眠障碍本身，在睡眠障碍如何影响孕妇心理健康和日间功能方面更为重要。

值得注意的是，分娩前和分娩本身通常与部分或全部的睡眠剥夺相关[150]，对于较脆弱的女性（如有双相障碍病史的女性），这段时间的急性睡眠剥夺可能会引发严重的精神疾病发作，如躁狂和产后精神病[52]。由于疲劳和思睡，尤其是在妊娠晚期，持续的睡眠不足也可影响孕妇高效工作的能力[29]。因此，工作上的缺勤率可能会增加，在工作场所和高速公路上发生事故的风险更高。因此，良好的睡眠对产妇的身体机能和精神健康至关重要。促进睡眠的早期干预可能改善母婴的健康结局。

### 临床要点

妊娠期相关睡眠障碍时常发生，越来越多的证据表明睡眠障碍与妊娠并发症之间存在关联。然而，临床睡眠评估并不是常规产前检查的一部分。睡眠障碍与妊娠并发症的关系、妊娠期睡眠障碍的诊断和管理、成本效益分析以及治疗妊娠期睡眠障碍的长期效益尚未得到充分研究。未来的研究需重点关注上述关联的生物学机制，并有针对性地监测睡眠干预对围产期结局的影响。

识别、管理和治疗睡眠障碍有利于改善母婴的近、远期健康结局。产科医生和睡眠专科医生应交流和分享他们临床评估和检测结果，努力为有风险的孕妇制定有效的管理计划。妊娠期睡眠障碍的临床管理应包含科学宣教，包括了解睡眠的重要性、非药物治疗方案作为一线治疗干预措施的价值，以及妊娠期睡眠障碍可能具有暂时性等方面。建议有睡眠障碍的女性在妊娠采取额外的预防措施，以保持母亲和胎儿的健康和幸福。

## 总结

妊娠期间的身体和激素变化可导致睡眠障碍，并使孕妇易于患上一过性睡眠障碍，如 RLS、GERD 或 SDB，或使原有的疾病恶化。这些疾病与母亲和胎儿的不良结局相关。尽管许多研究没有描述睡眠障碍和不良妊娠结局之间的相关性，但新的证据提示，在妊娠前和妊娠期间优化睡眠习惯和治疗睡眠障碍对于获得最佳妊娠结局至关重要。未来需要大型纵向研究探究睡眠障碍的患病率和前瞻性识别睡眠障碍发生的妊娠时间范围，研究睡眠障碍的严重程度与妊娠并发症之间的剂量-效应关系，并检验针对这些睡眠障碍的干预措施。最重要的是，未来需要经过验证的筛查工具以识别妊娠期特有的睡眠特征和睡眠障碍。

## 致谢

感谢 Dr. Francesca Facco 提供有关孕期睡眠障碍药物使用的有用信息。

### 参考文献和拓展阅读

请扫描书后二维码，获取参考文献和拓展阅读资源。

# 第 187 章 妊娠期睡眠呼吸障碍

*Francesca Facco, Judette Louis, Melissa P. Knauert, Bilgay Izci Balserak*

芦方颖 华子璇 译 李庆云 审校

**章节亮点**

- 由于妊娠相关的生理改变，妊娠期女性可能易患阻塞性睡眠呼吸暂停及其他睡眠相关呼吸障碍。事实上，睡眠呼吸障碍（sleep-disordered breathing，SDB）在妊娠期间十分常见，且常随着妊娠的进程加重。
- 此外，非妊娠期中常见的 SDB 相关疾病（如高血压和胰岛素抵抗性糖尿病），在妊娠期也均有相应的表现（如妊娠期高血压、子痫前期、妊娠期糖尿病）。
- 本章就 SDB 的以下几个方面进行综述，包括流行病学、生理基础、与不良妊娠结局之间的潜在关联，以及妊娠期筛查和治疗的特殊考虑。

## 妊娠期生理学与睡眠呼吸障碍

如第 186 章所述，由于与妊娠相关的激素、机械和循环变化，妊娠期伴随着一系列生理改变。临床医生在筛查妊娠期睡眠呼吸障碍（SDB）时应注意妊娠相关改变，其中有些为 SDB 危险因素，有些则具有保护作用。

### 妊娠期可能导致睡眠呼吸障碍的呼吸系统变化

在妊娠期内呼吸系统可能存在多种机制导致气道解剖学狭窄和（或）阻力增加。雌激素和孕激素水平的增加引起上气道毛细血管充血、高分泌及黏膜水肿[1-3]。这些变化从孕早期开始，在整个孕期逐渐加重，结果导致鼻咽、口咽和喉部口径减小，气流阻力增加，随孕期进展，Mallampati 评分增加[3-6]。

此外，妊娠性鼻炎是指在无呼吸道感染和明确过敏原的情况下妊娠期间出现的鼻塞[3]。鼻塞导致呼吸困难，并在分娩后的两周内消失。妊娠晚期高达 40% 的女性可能会出现这种情况[1, 3, 7]。鼻塞加重还可能导致鼻咽腔阻力增加，在吸气过程中产生更多的咽内压力[8]。吸气过程中的咽内压升高引起咽部气道狭窄，导致打鼾、吸气流量受限以及睡眠期呼吸受阻[9-10]。因此，与非妊娠的女性相比，孕妇更易发生打鼾，习惯性打鼾（≥ 3 次 / 周）的患病率在妊娠早期至晚期均增加[5, 11-12]。

女性颈部软组织区脂肪沉积增加也可能导致咽部狭窄，进而诱发鼾症和睡眠呼吸暂停[5, 9, 12-13]。孕期颈围大基线体重指数（body mass index，BMI）高的孕妇 SDB 症状更多[4-5, 14]。

此外，母体妊娠晚期血容量峰值较孕前增加 40% ～ 50%[15]。增加的血容量、组织间液和卧位睡眠导致体液转移，共同对上气道的通畅性产生不良影响[2-3, 15]。有证据表明，相对于口腔腔内空间，舌体肥大导致上气道阻塞，可能与妊娠期颈部和舌体液体潴留有关[6, 16]。然而，夜间体液转移尚存争议。一些研究表明，夜间体液从腿部向颈部的转移增加了咽部阻塞的易感性或严重程度[17]，而其他研究报道称，这种向头部的体液转移并不增加阻塞性呼吸暂停事件[18]。

胎儿不断增大导致胸部前后径和中外侧直径代偿性增加[19]，同时子宫抬高使膈肌上抬，导致气管缩短，功能残气量减少 20% ～ 25%，补呼气量减少 15% ～ 20%，残气容积减少 22%，而耗氧量增加 20%[2, 20]。导致正常潮气量呼吸时小气道闭合[4-5, 21]。在妊娠晚期，气道闭合导致通气灌注失衡和气体交换减少[22-24]，特别是在仰卧位时，由于重力、腹内压及睡眠期肌肉张力减弱，情况更为明显[2, 4, 21, 25]。

由于孕激素对妊娠女性呼吸的刺激作用，潮气量和每分通气量分别逐渐增加 40% 和 30% ～ 50%[2, 15, 19]。妊娠期通气驱动升高可能通过增加膈肌收缩力，使充血的上气道产生负压，从而诱发阻塞性呼吸事件[8]。此外，呼吸驱动增加及由此引发的呼吸性碱中毒，可能导致呼吸控制（环路增益）通路不稳定，增加入睡时和非快速眼动睡眠期中枢型呼吸暂停发生的可能性[2, 25-26]。然而，最近的一项研究表明，妊娠并不增加中枢型呼吸暂停的易感性[27]。

### 预防睡眠呼吸障碍的呼吸和循环系统保护性改变

呼吸和心血管系统的部分改变也可能降低阻塞性睡眠呼吸暂停和低通气事件的风险或严重程度。妊娠期循环孕酮水平升高可能通过增加睡眠期上气道扩张肌（颏舌肌）的活性和对化学刺激（二氧化碳）的敏感性，改善上气道阻塞[28]。妊娠相关的心率增加、每搏输出量增加和心输出量增加，以及外周血管张力降低，可能减轻呼吸暂停事件的影响[28]。此外，随着妊娠的进行，女性更趋向于减少仰卧位睡眠的时间[29-30]。这可能会降低睡眠期不良呼吸事件的发生率，因为仰卧位通常与不良睡眠呼吸事件发生增加相关[31]。然而，O'Brien 等[32]报道称，在妊娠中晚期，超过 80% 的女性会选择仰卧位睡眠。

## 妊娠期睡眠呼吸障碍的流行病学

SDB，以阻塞性睡眠呼吸暂停（obstructive sleep apnea，OSA）最常见，在社区中年人中的发生率为 2% ～ 25%，但特定人群的风险更高[33-34]。例如，肥胖者中 SDB 的发生率可能高达 40%，而极度肥胖者中可能高达 70% ～ 90%[35-37]。在育龄期女性中，流行病学研究表明 SDB 的患病率为 2% ～ 13%，但根据研究人群的不同，患病率可能会更高[37-38]，特别是在寻求治疗的人群中。例如，在 420 名因睡眠相关症状而接受多导睡眠监测（polysomnography，PSG）检查的绝经前女性中，30 岁以下的女性 70% 患有 SDB，而年龄大于 30 岁的女性中有 83% 患有 SDB。年龄较小组别的 SDB 较轻［平均呼吸暂停低通气指数（apnea-hypopnea index，AHI）为 15.5±22］，而年龄较大的组别较重（22.4±34.6）[39]。

妊娠期 SDB 很常见，并且随着妊娠的进程而加重[31, 40-42]。妊娠期频繁打鼾的特征已很清楚，研究一致表明 SDB 症状（包括打鼾），会随妊娠进程而增加[11, 43-44]。一般人群孕前或妊娠早期频繁打鼾的患病率为 7% ～ 11%[11, 43-44]。孕晚期打鼾的频率增加，患病率在 16% ～ 25%[11, 43-45]。基于多因素呼吸暂停预测指数的呼吸暂停症状评分的研究表明，从妊娠早期到分娩 SDB 症状显著增加；此外，增加的症状不仅限于打鼾，还包括喘息、窒息、呼吸困难和呼吸暂停事件[31]。在这项研究中，11.4% 的受试者呼吸暂停症状评分增加 2 个单位或更多，与症状明显增加一致；这些女性还伴有明显的主观嗜睡感增加[31]。

近期基于客观睡眠评估的流行病学数据提供了更好的妊娠期 SDB 患病率和发病率估计。Olivarez 等[46]对 100 名住院孕妇进行了睡眠研究，这些孕妇因各种产科和非产科并发症而住院，进行睡眠研究时的平均孕周为 32 周，研究表明 SDB 发病率为 20%（AHI ≥ 5），平均 AHI 为 12.2[46]。另一项研究在孕 21 周对 175 名肥胖孕妇进行了动态睡眠评估，SDB 患病率为 15.4%[47]。大多数病例属于轻度（AHI 在 5 ～ 14.9），中位 AHI 为 12.9。

部分研究通过动态评估来研究妊娠期间 SDB 的变化[12, 14, 48-50]。Pien 等[49]招募了 105 名受试者，其中 28% 为正常体重、24% 为超重，50% 为肥胖受试者。在孕早期（中位数为 12.1 周），10.5% 的女性患有 SDB。到了孕晚期（中位数为 33.6 周），有 26.7% 的女性患有 SDB。孕晚期患有 OSA 的女性多数肥胖（BMI ≥ 30）：在基线评估时，50 名肥胖女性中有 20 名（40.0%）孕晚期患 OSA，而 55 名正常体重或超重女性中有 8 名（14.5%）孕晚期患 OSA。Facco 等[48]对 128 名高危孕妇进行评估，她们至少存在以下一项危险因素：肥胖、慢性高血压、妊娠期糖尿病、既往子痫前期或双胎妊娠。在孕 6 ～ 20 周（平均 17 周）之间进行孕早期 SDB 评估，在孕 28 ～ 37 周（平均 33 周）之间进行孕晚期 SDB 评估。孕早期轻度、中度和重度 SDB 的患病率分别为 12%、6% 和 3%，在孕晚期分别增加至 35%、7% 和 5%。27% 的女性（34/128）在妊娠期 SDB 病情加重，20%（26/128）出现新发 SDB，6.25%（8/128）在孕早期有 SDB，且在晚孕期病情加重。在新发 SDB 中，大多数属于轻度[48]。

由于上述研究人群为高危人群，研究的可推广性有限。相比之下，迄今为止最大的客观评估妊娠期 SDB 的流行病学研究——Nulliparous Pregnancy Outcomes：Monitoring Mothers-to-Be（nuMoM2b）研究的睡眠呼吸障碍亚组研究，招募了一组存在人口和地理多样性的未分娩妇女。nuMoM2b SDB 亚组研究的参与者在两个时间点进行了为期一夜的家庭睡眠呼吸暂停监测，在孕 6 ～ 15 周监测孕早期情况，在孕 22 ～ 31 周监测孕中期情况[6]。共有 3700 余名女性参与了该研究，其中 3264 名在孕早期进行了有效的睡眠监测，2512 名在孕中期进行了有效的睡眠监测，2337 名在两个时间点都进行了有效的睡眠监测。孕早期有 3.5% 的女性患 SDB，孕中期增加至 8.2%，其中 5.2% 的参与者在孕中期出现新发 SDB。孕早期和孕中期 AHI 分布如图 187.1 所示。多数孕早期和孕中期 SDB 病例属于轻度（5 ≤ AHI ＜ 15）。在患有 SDB 的女性中，几乎所有的呼吸暂停事件都是阻塞性的[12]，这表明几乎所有被诊断为 SDB 的女性都患有 OSA。

妊娠期 SDB 的危险因素包括主诉打鼾、BMI 较高、年龄较大以及慢性高血压，以上这些因素在非妊娠期也都是常见的 SDB 危险因素[14, 48-49]。妊娠体重过度增加被认为是妊娠期新发 SDB 的危险因素，但目前缺乏流行病学数据支持。Facco 等[48]报道称，双胎妊娠增加妊娠期新发 SDB 风险。尽管该队列中

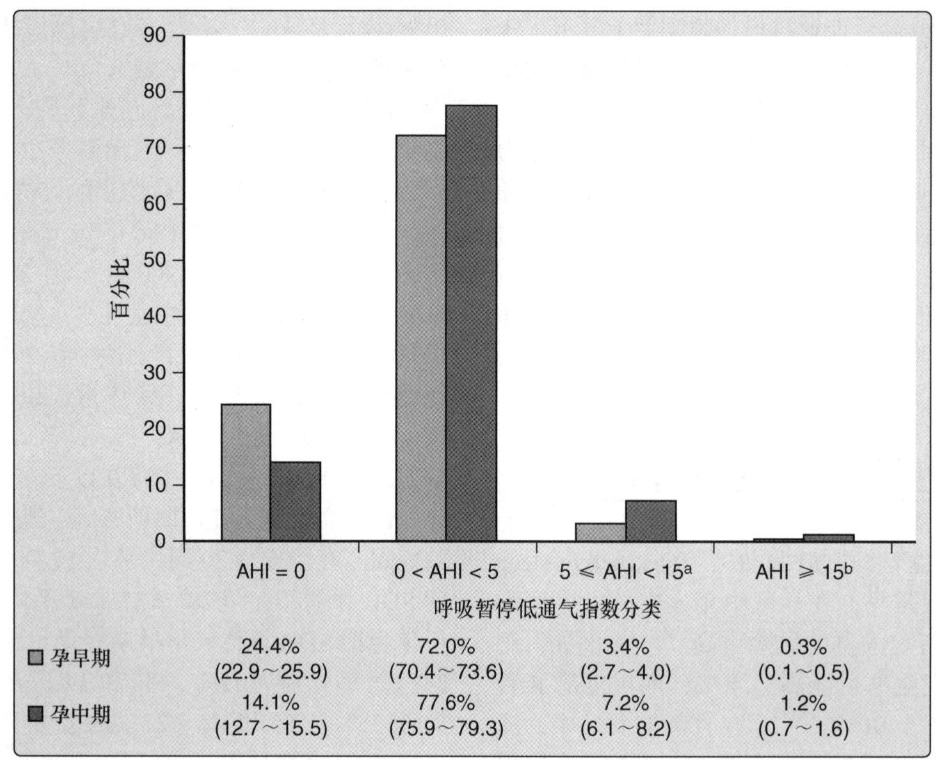


**图 187.1**　根据呼吸暂停低通气指数（AHI）划分孕早期和孕中期妊娠女性分布（点估计；95% 置信区间）。[a] 轻度睡眠呼吸障碍；[b] 中度或重度睡眠呼吸障碍。[From Facco FL，Parker CB，Reddy UM，et al. Association between sleep-disordered breathing and hypertensive disorders of pregnancy and gestational diabetes mellitus. Obstet Gynecol. 2017；129（1）：31-41.]

的双胎妊娠的孕妇体重增加更多，但整体队列中，体重增加在新发 SDB 组与非新发 SDB 组之间没有显著差异。同样，Pien 等[49]报道称，妊娠体重增加与孕晚期 SDB 无关，也无法预测孕晚期 SDB。nuMoM2b SDB 研究指出患有 SDB 的女性在孕早期体重增加率略增加；但值得注意的是，妊娠期 BMI，而不是妊娠体重增加，可预测 SDB 的发生率和新发 SDB[14]。与先前的研究一致，nuMoM2b SDB 研究发现频繁打鼾、慢性高血压、年龄较大和颈围较大均与妊娠期 SDB 风险增加相关。

## 睡眠呼吸障碍与不良妊娠结局

在研究 SDB 与妊娠结局的研究中，SDB 的定义存在相当大的异质性。在一些最大的队列研究中，SDB 定义基于主诉习惯性打鼾等症状。症状评估方法也各不相同，有些使用问诊，有些使用问卷调查。在纵向前瞻性研究和横断面研究中，使用了多种实验室和便携式 PSG 客观监测方法，其 SDB 诊断的 AHI 标准也各不相同。研究间的差异导致很难总结一致结论。

### 导致产妇不良结局的潜在机制

睡眠障碍导致产妇不良结局的潜在机制是多方面的[51-52]。对心血管、代谢和免疫系统孕期适应失调可能使女性容易发生妊娠并发症[52-53]。睡眠参数的改变，包括即使是微小的阻塞性呼吸事件，可能加重这些适应失调，并增加不良结局的风险。SDB 可引起氧化应激、自主神经功能失调、炎症，和能量消耗的激素调节的改变[54]。这些均与不良妊娠结局相关[55-56]。图 187.2 描述了 SDB 和妊娠并发症之间的可能机制。

SDB 间歇性低氧-复氧循环导致氧化应激，诱导促炎细胞因子生成，进一步加剧氧化应激、交感神经激活和内皮功能障碍，氧化应激在妊娠高血压疾病的发展中起着关键作用[56-57]。氧化应激增加还与妊娠期糖尿病和子痫前期的发生相关[58-60]。动物和人体研究表明，妊娠期间歇性低氧暴露导致胰岛 β 细胞增殖增加、胎儿胎盘循环缺氧、胎儿生长受限、高脂血症和后代表观遗传改变[61-64]。

SDB 相关的睡眠片段化可导致交感神经系统活性增加和下丘脑-垂体-肾上腺轴紊乱（例如，皮质醇觉醒反应减弱）[65-68]。不成比例的交感激活随后持续到白天，导致外周血管反应性升高和儿茶酚胺产生增加、压力敏感性减弱、胰岛素敏感性降低和肝葡萄糖释放改变[56，68-69]。上述 SDB 相关效应与子痫前期病程进展有关：内皮功能障碍、全身动脉血压升高和心输出量降低[70]。SDB 也与系统性炎症密切相关，

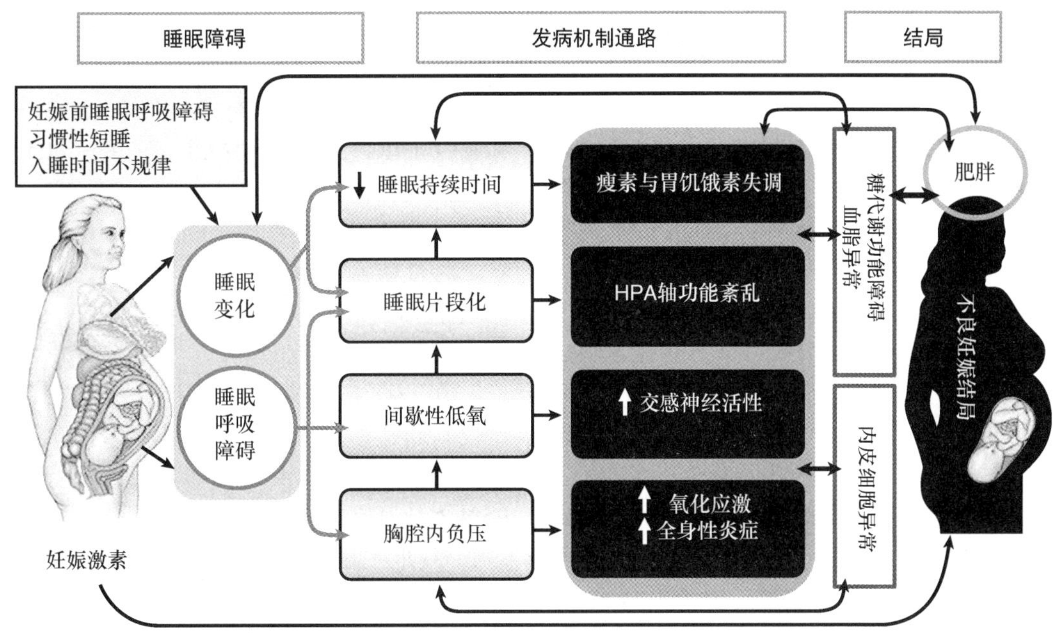


**图 187.2**　妊娠期睡眠障碍与不良妊娠结局之间潜在因果关系的示意图。HPA，下丘脑-垂体-肾上腺

包括 IL-6、IL-8、TNF-α、C- 反应蛋白水平和白细胞计数升高[56, 71-72]。孕早期炎症增加与不良结局特别是子痫前期、妊娠期糖尿病和早产相关[55, 73-75]。

慢波睡眠（N3）由于 SDB 而受到干扰，这也可能是不良妊娠结局的机制之一[76]。对健康受试者进行的试验研究表明，N3 期的睡眠干扰可能对胰岛素和葡萄糖代谢、交感-迷走平衡和皮质醇产生不利影响[76-78]。睡眠不足和间歇性低氧也会引起瘦素和胃饥饿素的变化，这些激素调节食欲、饱腹感和能量代谢[79-82]。有证据表明，瘦素和胃饥饿素的失调可能影响妊娠期糖尿病和子痫前期的病理生理学改变[83-84]。

## 妊娠高血压疾病

5% ～ 10% 的妊娠女性会并发高血压疾病，并且仍是围产期发病率和死亡率最高的直接原因之一[85]。根据临床特征，妊娠期高血压疾病可分为以下亚型：妊娠期高血压、子痫前期 / 子痫和慢性高血压并发子痫前期[86]。妊娠期高血压疾病的危险因素包括肥胖和高龄，这与 SDB 的一些危险因素重叠。这种重叠使得研究两种疾病之间的潜在相关性变得困难。然而，大量的证据表明 SDB 与妊娠相关高血压存在相关性，大多数研究表明，与 SDB 相关的妊娠期高血压和子痫的发生概率增加两倍[43, 47, 87-88]。在一项对 3306 名女性进行家庭睡眠呼吸暂停监测的大型前瞻性研究中，孕早期（aOR，1.94；95% CI，1.07 ～ 3.51）或孕中期（aOR，1.95；95% CI，1.18 ～ 3.23）患有睡眠呼吸暂停的女性发展为子痫前期风险增加[12]。另一些较小规模的流行病学和队列研究也观察到了这种相关性[87, 89]。然而，其他一些研究未能证实这一发现[49, 90-91]。

迄今为止，持续气道正压通气（continuous positive airway pressure，CPAP）治疗妊娠期高血压的研究受到样本量、使用时间和终点范围方面的限制[69, 92-94]。在最大的一项研究中，24 名重度子痫前期患者的心搏量和心输出量较正常对照组有所下降；受试者随机分为 CPAP 组和无治疗组进行为期 1 晚的治疗，CPAP 组的孕妇心输出量有所改善[69]。同一作者的另一项研究中，对 10 名子痫前期患者进行经鼻 CPAP 治疗，接受 PSG 和连续超声检查的患者的结果表明经鼻 CPAP 治疗可以增加胎儿活动[92]。最近，Poyares 等[94]进行了一项随机对照研究，将已患有高血压（接受治疗）且打鼾的孕妇分为标准护理组和经鼻 CPAP 组，分别在妊娠期内进行为期 8 周的治疗干预。对照组患者的血压逐渐升高，需使用 α- 甲基多巴胺进行治疗。相比之下，接受 CPAP 治疗的孕妇血压和抗高血压药物剂量均有所降低[94]。

## 妊娠期糖尿病

妊娠期糖尿病指妊娠期出现葡萄糖不耐受，是妊娠最常见的并发症之一，在美国 6% 孕妇受影响[95]。孕妇可以被分为孕前糖尿病（即在怀孕前患有糖尿病）或妊娠期糖尿病（即在妊娠期间新诊断的糖尿病）[85]。同妊娠期肥胖相似，妊娠期糖尿病的发病率近年来呈上升趋势[96]。妊娠期糖尿病已知并发症包括妊娠期高血压、早产、畸形、巨大儿、胎儿生长受限、死胎和围产期胎儿死亡[90]。

已有对 SDB 和妊娠期糖尿病之间的相关性和预测因素的研究。在一般人群中 SDB 与胰岛素抵抗 / 糖尿病的相关性已明确，且为双向作用。虽然尚未证明有因果关系，但 SDB 在糖尿病患者中普遍存在，并在糖尿病发病前就已存在[97]。此外，非妊娠人群中，应用 CPAP 治疗 SDB 改善血糖控制[97]。独立于其他危险因素，SDB 患者患 2 型糖尿病、高胰岛素血症和代谢综合征（见第 136 章）的风险增加。对 5 项观察性研究的系统综述（4 项通过问卷评估 SDB，1 项通过 PSG 评估）指出，妊娠期患有 SDB 的孕妇发展为妊娠期糖尿病的风险增加（aOR，1.86；95% CI，1.30 ～ 2.42）[91]。这在大型前瞻性 nuMoM2b SDB 研究中得以证实：孕早期和孕中期 SDB 与妊娠期糖尿病相关（孕早期 SDB：aOR，3.47；95% CI，1.95 ～ 6.19；孕中期 SDB：aOR，2.79；95% CI，1.63 ～ 4.77）[12]。且存在疾病严重程度相关性：一项纵向客观评估 SDB 的前瞻性研究显示，随着 SDB 严重程度的增加，妊娠期糖尿病的发病率也增加；在没有 SDB、轻度 SDB 和中度 / 重度 SDB 的妇女中，妊娠期糖尿病发病率分别为 25%、43% 和 63%[90]。

干预性研究显示睡眠呼吸暂停治疗在妊娠期糖尿病管理中的有效性有限，可能是因为患者依从性不佳所致[98]。在一项比较有无 CPAP 治疗 2 周的研究中，妊娠期糖尿病患者中有 15 位使用了 CPAP，其中只有 7 位每晚至少使用 4 h，且连续使用时间超过 70%[98]。

讨论上述研究的结论时需注意，并非所有研究都能阐明 SDB 与妊娠期糖尿病相关性独立于 BMI。此外，治疗相关影响的研究尚缺乏。

## 孕产妇危重事件

孕产妇危重事件是指如果不加干预，将导致孕产妇死亡的直接原因。孕产妇死亡率经过一段显著下降后，近年来发达国家的孕产妇死亡率持平或略增加[99]。

尽管大多数关于 SDB 和妊娠的研究样本量不足以检测危重事件，但最近已有利用大型数据集来研究 SDB 与孕产妇危重事件之间的关系。基于大型分娩相关住院出院数据库，纳入 55 781 965 个病例，结果显示 OSA 与住院期间死亡风险增加相关（aOR，5.28；95% CI，2.42 ～ 11.53），与肺栓塞风险增加相关（aOR，4.47；95% CI，2.25 ～ 8.88），与心肌病风险增加相关（aOR，9.01；95% CI，7.47 ～ 10.87）[87]。这些关联在肥胖的情况下仍然存在且关联更强。

在另一项研究中，使用围产中心数据库筛选了 2010 年至 2014 年在美国 95 家不同医院分娩后出院的 1 577 632 例产妇，其中 1963 名产妇（0.12%）被诊断为 OSA。在对多个协变量校正分析后，OSA 与心肌病（aOR，3.59；95% CI，2.31 ～ 5.58）、充血性心力衰竭（aOR，3.63；95% CI，2.33 ～ 5.66）、肺水肿（aOR，5.06；95% CI，2.29 ～ 11.1）以及孕产妇重症监护室入院（aOR，2.74；95% CI，2.36 ～ 3.18）相关。这些分析还考虑了肥胖、人口统计学特征和孕产妇慢性疾病等多个协变量[100]。

## 剖宫产

在一项大型队列研究中，患有鼾症的孕妇接受剖宫产可能性增加，包括选择性剖宫产（OR，2.25；95% CI，1.22 ～ 4.18）和紧急剖宫产（OR，1.68；95% CI，1.22 ～ 2.30）[101]。其他一些较小规模的观察性研究得出一致结论，包括基于症状和 PSG 的 SDB 诊断[45, 47, 88]。尽管目前尚不清楚 SDB 导致剖宫产率增加的具体原因，但推测可能与 SDB 常与肥胖、高血压和糖尿病等共病有关。这些疾病会增加妊娠并发症和分娩发动的发生率，进而导致剖宫产率增加。

## 胎儿和婴儿影响

迄今为止，关于 SDB 对胎儿的潜在影响的研究十分有限。SDB 对胎儿的影响可能包括直接影响，或通过 SDB 相关共病发挥间接影响。最初 SDB 对胎儿影响的报道来自个案研究，在这些报道中，患 SDB 的孕妇的胎儿出现生长受限和胎儿心率减慢[102]。然而，许多病例存在高血压疾病和糖尿病等共病，因此不能确定其相关性。近期研究旨在对其中关系进行详细探讨。

## 胎儿死亡

胎儿死亡是指任何孕周的胎儿在宫内死亡。孕周在 20 周及以上的胎儿死亡被称为死胎[85]。SDB 与死胎的关系的研究有限。已知的死胎危险因素与 SDB 危险因素重叠，包括高龄孕妇、非裔美国人、吸烟以及孕妇的糖尿病和高血压等疾病、肥胖、生长受限和既往不良妊娠结局[103]。一个大型围产期数据库表明控制了高血压和糖尿病后，睡眠呼吸暂停与死胎之间的关系不再存在[100]。尽管从生物学角度看存在这种关联，但还需要进一步的研究来确定 SDB 对死胎的影响。

## 流产

流产或自然流产是指在怀孕的前 3 个月内终止妊娠。自然流产的预计发生率为 12% ～ 24%。流产的危险因素包括高龄、吸烟史、高 BMI、既往流产史、高血压和糖尿病等。这些也是 SDB 的危险因素。SDB 与流产相关性的数据有限，多为理论探讨。一项回顾性研究对 147 名绝经前女性的连续门诊病历进行了回顾分析，受试者因睡眠问题就诊睡眠障碍门诊且至少有一次怀孕史，结果显示 SDB 与流产次数之间存在关联。在这项研究中，超重 / 肥胖的 SDB 受试者，尤其是中重度 SDB 女性流产次数更多[104]。

### 早产

妊娠不满 37 周的分娩称早产。尽管早产在活产中约占 10%，但它是导致大量新生儿的发病率和死亡率增加的重要原因[105]。早产可以分为自发性和医学指征性早产两种，如果早产是由产科干预引发的，通常是为了母体或胎儿的健康[85]。有关早产和 SDB 的数据并不一致。孕期 SDB 的大型横断面研究表明早产风险增加[87, 106]。然而，这些研究没有区分自发性和医学指征性早产。一项较小的回顾性研究注意到，患有 SDB 的孕妇中，伴子痫前期者的医学指征性早产增加[88]。在这项研究中，患有 SDB 的孕妇与正常体重对照组的早产率分别为 29.8% 与 12.3%（aOR，2.6；95% CI，1.02 ~ 6.6），大多数早产与子痫前期有关。后续研究发现 SDB 与早产和新生儿入住重症监护室之间存在相关性[107-109]。

### 胎心率异常

胎儿无应激试验起源于 1975 年，对胎儿进行胎心率的观察和记录，是观察胎儿健康的重要指标[85]。目前，它是产科中最常用的胎儿评估形式。在文献中，有少数研究试图评估胎儿对夜间低氧的反应，结果并不一致。在一项小型研究中，4 名打鼾的妇女的胎儿中有 3 名伴随着母体低氧出现胎心减速；胎心减速的类型未描述[110]。另一项样本量较大的前瞻性研究纳入 20 名 PSG 诊断的 SDB 孕妇中，前述发现未得到证实[46, 111]。在这些研究中，尽管存在氧饱和度下降的情况，但在 SDB 事件期间未观察到胎心减速。尚不清楚在母体呼吸暂停期间是否发生胎儿缺氧，进一步的研究还需要确定胎儿缺氧是否是与 SDB 相关的不良妊娠结局的主要因素。总之，胎心减速和 SDB 相关性的研究有限且尚无定论[112]。

### 生长发育异常

宫内生长受限（intrauterine growth restriction，IUGR）指胎儿在孕周内小于其预期体重，大多数研究使用小于第 10 百分位数作为切点[85]。关于 SDB 和 IUGR 的个体回顾性和观察性研究的结果不一致，有些研究未能显示出二者相关性。Chen 等[89] 使用台湾的两个数据库研究了 SDB 和低出生体重以及小于胎龄儿（small-for-gestational-age，SGA）的关联。在怀孕前一年被诊断 OSA 的孕妇，与同龄无 OSA 的孕妇相比，小于胎龄儿的概率增加了约 30%，低出生体重儿的概率增加了 76%。然而一项使用围产中心数据库的研究中，在控制了高血压和糖尿病之后，OSA 与生长受限之间的关系不再存在[100]。此外，最近的两个 meta 分析也未能证实 SDB 与出生体重或 SGA 的相关性[133-134]。然而，一项针对孕期中重度 SDB 的 meta 分析显示，其与胎儿生长受限的风险增加相关（OR，1.44；95% CI，1.22 ~ 1.71）[109]。

低出生体重（定义为出生体重小于 2500 g）是新生儿死亡的重要原因。早产和生长受限是导致低出生体重的两个潜在机制。无论病因如何，低出生体重与短期和长期发病率增加以及医疗费用增加相关[85]。汇总研究显示低出生体重与 SDB 相关（OR 1.39；95%CI，1.14 ~ 1.65）[91]。大多数研究未表明患和未患 SDB 的孕妇之婴儿出生体重存在差异[91]。而两项研究发现患有和未患有 SDB 的孕妇的新生儿出生体重的平均值存在统计学显著差异，患有 SDB 孕妇的新生儿比未患有 SDB 孕妇的新生儿轻 100 g。然而，从临床角度，这种差异的意义有待商榷[88, 115]。在一项多中心妊娠队列研究中，对 234 名孕妇进行了 SDB 的评估，评估基于自述症状［打鼾和（或）被目击的呼吸暂停，使用匹兹堡睡眠质量指数问卷进行评估］和在孕晚期进行家庭 PSG 监测。在这个队列中，SDB 与分娩 SGA 婴儿存在相关性（aOR，2.65；CI，1.15 ~ 6.10）[116]。

生长发育异常和 SDB 的研究大多集中在生长受限方面。然而，考虑 SDB 多与肥胖和糖尿病共病，SDB 可能与大于胎龄儿（large-for-gestational-age，LGA）也存在相关性。LGA 新生儿产伤、呼吸道疾病发病率及短期和长期发病率增加[85]。一项研究发现，在肥胖女性中，患 SDB 的 LGA 新生儿比单纯肥胖和正常体重对照组分别高出 17% 和 2.6%[88]。Bin 等研究发现，产前或与妊娠相关的 OSA［采用国际疾病分类第 10 版澳大利亚修订版（ICD-10-AM）诊断代码进行识别］与 LGA 新生儿的患病风险增加 27% 相关联[117]。

## 孕期睡眠呼吸障碍的筛查

妊娠 SDB 发病率高，且越来越多的证据表明妊娠期 OSA 患者容易出现妊娠并发症和多种不良妊娠结局，但在临床实践中 SDB 筛查仍不足[118-120]。临床医生指出，缺乏指南和有效的筛查工具是筛查和有效识别孕期 SDB 风险患者的关键障碍[121]。

与所有筛查一样，孕期 SDB 的筛查工具需要方便、经济，帮助临床医生识别高风险患者并进行进一步明确诊断的监测，而不会给患者带来不必要的检测负担。一些症状与孕期 SDB 表现相似。打鼾是医护人员在问诊时最有用的症状之一。在非妊娠患者中，习惯性打鼾与 PSG 有相关性[122-123]。频繁打鼾也被证实是预测孕妇 SDB 风险增加的因素之一[14, 48-49]。在一项使用 PSG 评估孕早期和孕晚期 SDB 的研究中，孕前体重和孕妇年龄是 SDB 风险的主要预测因子[124]。在一项对 3705 名初产妇进行的大型（$n = 3705$）前瞻性研究中，在孕早期和孕中期进行家庭 PSG 检查，打鼾与年龄和 BMI 相结合，预测 SDB 的发生[14]。这与先前的数据一致，表明年龄较大的女性和孕前 BMI 较高的女性更容易患 SDB[43]。

专为一般人群设计的 SDB 筛查工具在孕妇群体中的可靠性较低。一项综合 6 种 SDB 筛查工具的 meta 分析表明，Epworth 嗜睡量表（Epworth Sleepiness Scale，ESS）的性能较差，汇总敏感度为 0.44（95% CI，0.33 ～ 0.56；$I^2 = 32.8\%$），汇总特异性为 0.62（95% CI，0.48 ～ 0.75；$I^2 = 81.55\%$）[125]。该 meta 分析中，柏林问卷的汇总敏感度为 0.66（95% CI，0.45 ～ 0.83；$I^2 = 78.65\%$），汇总特异性为 0.62（95% CI, 0.48 ～ 0.75；$I^2 = 81.55\%$）。如果在孕早期（≤ 20 周孕周）和高危孕妇中进行筛查，敏感度下降（分别为 0.47 和 0.44）[125]。STOP-BANG（打鼾、疲劳、观察到的呼吸暂停、血压、体重指数、年龄、颈围、性别）问卷[126]在孕妇中研究较少，但一项研究显示其具有预测价值，尤其是在孕中期和孕晚期[125]。同一研究多变量分析结果显示，OSA 的预测因子随着孕周的增加而变化。在孕早期，孕前 BMI 是唯一的显著预测因子；在孕中期，“经常打鼾”是唯一的显著预测因子；而在孕晚期，体重增加和孕妇 BMI 均与 OSA 显著相关[125]。睡眠呼吸暂停症状评分与其他特征（年龄、BMI、他人报告的打鼾和呼吸暂停）结合，可提高预测孕妇 OSA 的敏感度和特异性[127]。

一些研究者提出孕期特异性 SDB 筛查工具。Facco 等[128]开发了一个由 4 种变量（频繁打鼾、慢性高血压、年龄和 BMI）组成的模型，其在孕早期预测 SDB 表现良好。最近，Izci-Balsarak 等[16]比较了几种筛查工具，包括多变量阻塞性睡眠呼吸暂停预测问卷的睡眠呼吸暂停症状评分[129]、阻塞性睡眠呼吸暂停低通气综合征评分[130]、ESS[131]、Facco 等提出的模型[128]以及一种新的 BMI、年龄和舌体肥大（BATE）模型。Facco 等提出的四变量模型和三变量的 BATE 模型的性能优于非妊娠期特定模型。尽管与 Facco 等提出的算法相比，BATE 算法的敏感度较低（76% ～ 79%），但其特异性较高（82% ～ 83% *vs*. 74%）[16]。同样，nuMoM2b 研究的研究者们探索了 SDB 的预测因子，并发现包括当前年龄、当前 BMI 和孕期频繁打鼾在内的逻辑回归模型可预测孕早期 SDB、孕中期 SDB 和孕中期新发 SDB，交叉验证的受试者工作特征曲线的曲线下面积分别为 0.870、0.838 和 0.809[14]。作者还提供了一个基于其模型的风险预测计算器，作为补充资料并可供下载[14]。总之，包括年龄和打鼾以及关键的人体测量指标（BMI、舌体大小）的妊娠特异性模型可在孕妇中进行有效的 SDB 筛查。

## 妊娠期睡眠呼吸障碍的诊断

目前指南尚无足够证据将对妊娠女性进行家庭或实验室 PSG 以诊断评估 SDB 作强推荐。因此，当怀疑孕期存在 SDB 时，应按照标准指南进行评估，即由睡眠专家进行睡眠相关病史、体格检查和睡眠测试[132-133]。睡眠测试可以通过实验室 PSG[134]或技术支持的家庭监测进行[47, 133]。越来越多的证据证实了家庭睡眠呼吸暂停症测试在孕妇群体中的有效性[135-136]。家庭测试等待时间短，患者便利性增加，成本较低，使其成为一种有吸引力的首选[133]。对于孕妇，家庭监测仪仍存在阴性预测值降低的问题。另外需要考虑的是可能需要重复监测或转为 PSG，以及在合并心血管、呼吸系统、精神或神经疾病的情况下需要进行 PSG 监测[133, 137]。

## 妊娠期睡眠呼吸障碍的治疗

### 已存在的睡眠呼吸障碍

已存在 SDB 的患者在妊娠期间应继续接受治疗。在孕妇群体中，CPAP 是安全有效的治疗方法[93-94]。大多数患者在孕中期压力预计需增加 1 ～ 3 $cmH_2O$[93-94]。大多数患者的 AHI 增加幅度相对较小[31]。自动调节模式使 CPAP 设置现在更容易监测，该模式在指定范围内调节压力并记录依从性和残余 AHI 数据。由于妊娠引起的鼻塞和体重变化，可能需要调整面罩的适配和加湿。

有效的口腔矫治器在孕早期可继续使用，但有研究表明自动调节 CPAP 在治疗孕妇 SDB 方面优于这类装置加上鼻贴的组合[138]。应监测孕期口腔矫治器的有效性，由于孕晚期 AHI 增加且需要增加正压通气支持，因此需要在孕晚期一开始即进行睡眠监测[93-94]。

在没有特殊情况下，建议所有孕妇患者采用体位疗法作为辅助治疗。因为大多数患者的 SDB 疾病均与体位有关，并且孕妇通常更倾向于非仰卧位的睡眠姿势[139]。产后，AHI 水平有望下降，可能恢复到孕前水平[140]。

已知存在 SDB 但未接受治疗的患者应尽快开始使用 PAP 治疗。对于这些患者，可下载数据的自动调节 CPAP（APAP）是合适的，随着孕程其可以实现及时治疗、跟踪和调整。不推荐使用口腔矫治器进行治疗，因为通常需要几周到几个月来适配、调整和测试该装置。

### 新诊断的睡眠呼吸障碍

与未接受治疗的已知存在 SDB 的患者一样，建议新诊断的 SDB 患者考虑尽快开始使用 PAP 设备进行治疗，大多数情况下应选用自动调节 CPAP。CPAP 治疗可改善睡眠和日间功能，减少交通事故发生[141]。

然而 CPAP 用于妊娠期 OSA 治疗的研究数据很少。在对子痫前期孕妇的小规模研究中，CPAP 可以改善心输出量[69]，增加胎儿活动[92]。在另一项研究中，对存在子痫前期风险的孕妇（$n = 12$）早期应用经鼻 CPAP 可以缓解与睡眠相关的呼吸障碍，但不足以预防不良妊娠结局[94]。在患有高血压和慢性鼾症的孕妇中（对照组 $n = 9$，治疗组 $n = 7$），怀孕前 8 周使用鼻 CPAP 结合标准产前护理与更好的血压控制改善妊娠结局[94]。最后，在一项小型随机对照试验中（$n = 36$，18/ 组），CPAP 治疗 2 周后，与对照组相比，受试组胰岛素分泌显著改善。CPAP 改善妊娠结局，包括降低早产率、剖宫产率及新生儿重症监护病房入院率[98]。

### 产后注意事项

最后，在照顾患有 SDB 的孕妇时，还需考虑与 SDB 相关的围术期并发症风险[87, 142-145]。应考虑尽量减少全身性阿片类药物使用的镇痛策略。使用阿片类药物时，应按单次剂量而非长期医嘱进行使用。对于接受全身性阿片类药物治疗的孕妇，应考虑监测母体氧饱和度，并在住院期间和出院后进行 CPAP 治疗。应考虑在分娩前咨询麻醉医师，以计划产时和产后的疼痛管理[141, 146-147]。

### 临床要点

- 妊娠期 SDB 的患病率和严重程度从孕早期到孕晚期逐渐增加。
- 尚未完全阐明妊娠期 SDB 的危险因素。习惯性打鼾、慢性高血压、孕妇体重指数≥ 25 ～ 30 kg/m$^2$ 和年龄较大是可能因素，可预测妊娠前 SDB 或妊娠期发生 SDB 的风险。
- 妊娠期 SDB 与不良妊娠结局的发生率增加相关，如妊娠期高血压、子痫前期和妊娠期糖尿病。然而，许多研究未阐明 SDB 与随后不良结局发展之间的时间关系。
- 已确诊并已接受治疗的 SDB 患者在妊娠期应继续接受治疗。
- 总体而言，对于孕前无 SDB 的患者，目前尚无足够的数据支持一种针对孕妇的常规筛查 SDB 的策略。

## 总结

妊娠 SDB 是一个持续发展的研究。SDB 的患病率和严重程度随着孕期的进展而增加，特别是在高风险孕妇（如肥胖妇女）中。另有数据表明，妊娠期 SDB 可能增加不良妊娠结局的发生率，如妊娠期高血压、子痫前期和妊娠期糖尿病。然而，许多研究未校正肥胖因素，其为 SDB 和不良妊娠结局的重要危险因素；也未明确定义 SDB 与随后不良妊娠结局发展之间的时间关系。

妊娠期筛查 SDB 的最佳方法尚未确定，但数据表明，针对一般人群的常用工具在妊娠女性中的应用相对受限。最近，几位研究者提出了更好的妊娠期特定工具。对于疑诊 SDB 的孕妇，应按照标准指南进行评估和治疗；然而，尚无足够的数据表明妊娠 SDB 的治疗能够改变妊娠结局。

### 参考文献和拓展阅读

请扫描书后二维码，获取参考文献和拓展阅读资源。

# 第 188 章 产后和早期育儿

Robyn Stremler，Katherine M. Sharkey
陈茜茜 译 李庆云 审校

章节亮点

- 产妇产后睡眠状态发生了显著改变，包括夜间睡眠时长缩短、睡眠效率降低、觉醒次数增加以及睡眠时间改变，这导致产妇在产后数月内出现日间嗜睡、疲劳和神经行为下降等问题。
- 产妇的睡眠质量受到婴儿护理需求和其他因素的影响，包括家中有无其他孩子、伴侣及家人的支持、焦虑抑郁症状、是否外出工作、婴儿喂养方式和婴儿睡眠位置等。
- 产后抑郁症与产妇主诉睡眠不足和婴儿睡眠问题有关，即使在文化背景不同、睡眠行为习惯差异较大的地区均存在这种相关性。
- 在产后早期，除外社会劣势地位家庭，维持产妇睡眠或预防婴儿睡眠问题的干预措施效果有限。但在婴儿出生后半年至一年内，减少夜间喂养和唤醒的干预措施可改善产妇的睡眠质量。

## 引言

产妇产后可能一直存在睡眠障碍和疲劳。然而，在产后几个月内进行睡眠研究是具有挑战性的。多导睡眠监测（polysomnography，PSG）可能被认为是具有侵入性的，而其他方法如活动检测或问卷调查可能增加抚养婴儿女性的负担。此外，由于预计产妇会出现睡眠障碍，产后睡眠和昼夜节律变化并未得到足够的关注，早期产后睡眠研究往往只包括产后并发症风险相对较低的产妇，样本量较少且多样性不足。

然而，产后期的睡眠和昼夜节律变化对母亲功能状态和母婴互动的影响引起广泛关注。产后睡眠受到多种生理、行为和社会因素的影响（见表 188.1），包括激素变化、母亲年龄、分娩方式、婴儿喂养方式、婴儿性格、返工问题、既往分娩经历、家中孩子的数量、产前抑郁和焦虑、伴侣或他人的夜间支持，以及婴儿逐渐形成更长时间连续睡眠的速度。

目前的干预措施对改善产妇产后早期的睡眠和疲劳效果有限。但一项研究表明，干预措施对睡眠中断风险较高（即基线睡眠较差且社会地位差）的产妇的睡眠改善效果更为显著[1]（见“改善产妇睡眠的干预措施”部分）。此外，多项研究表明，在产后半年至一年内减少婴儿夜间醒来的次数可以改善母亲睡眠质量。为了制定有效策略来帮助有严重睡眠障碍的产妇，还需要进一步研究，以了解是否存在某些亚组产妇更容易出现产后睡眠障碍，应针对睡眠和昼夜节律的哪些方面来降低风险，以及治疗是否改善了女性和婴儿的长期结局[2]。

## 产后睡眠

“产后期”在不同的背景下有不同的定义。例如，产后 42 天内孕产妇的死亡率最高，这促使美国妇产科学会和世界卫生组织建议在分娩后 3 周内进行产后复诊[3]。其他方面的产后恢复可以延续超过 6 周：例如分娩后的前 12 周通常被称为“第四产程”，对其他产后问题的监测可持续长达 1 年。关于睡眠障碍，大多数产妇认为产后期从分娩开始，直到婴儿形成可预测的昼夜睡眠模式为止[4]。产妇的睡眠质量在分娩后立即变差。在一项关于医院环境下产后睡眠的研究中，产妇在分娩后的前 48 h 内平均总睡眠时间仅有 9.7 h，其中母乳喂养的母亲有更长的睡眠时间，而环境因素（如医院噪声和共用房间）及分娩方式与睡眠时间无关[5]。分娩后的第一周，入睡时间和持续时间变化很大；与孕期相比，产妇通常夜间睡眠时间较短，但白天睡眠时间较长[6]。尽管存在显著的个体差异，一些女性睡眠时间明显缩短，而其他女性则保持总睡眠时间不变[7-8]。由于医疗干预分娩，大多数婴儿在早晨和中午出生，而非诱导阴道分娩和家庭分娩更有可能在清晨发生[9]。在夜间分娩与分娩后第一周出现情绪低落相关[10]（见“产后抑郁和睡眠障碍”部分）。

几项自我报告和活动记录研究表明，产妇在分娩

**表 188.1　产后典型的激素、睡眠和心理健康问题**

| |
|---|
| **激素** |
| - 怀孕后孕酮水平突然下降 |
| - 怀孕后雌激素水平突然下降 |
| - 哺乳期催乳素水平波动 |
| - 褪黑素分泌的振幅减小 |
| **睡眠模式和结构** |
| - 由于照顾和喂养婴儿而扰乱睡眠 |
| - 初产妇比经产妇更容易出现睡眠障碍 |
| - 倾向于在早晨睡得更晚 |
| - 慢波睡眠增加（德尔塔睡眠，即 N3 期睡眠） |
| **嗜睡和睡眠挑战** |
| - 日间嗜睡增加和神经行为障碍 |
| - 睡眠困难、不外出工作的新母亲日间小睡 |
| - 出现婴儿睡眠位置的问题 |
| **心理健康问题** |
| - 产后抑郁的风险 |
| - 双相障碍患者产后精神病发作的风险 |

后经历睡眠障碍，与孕晚期和产后后期月份相比，产后 4 周内产妇夜间觉醒次数更多[7-8, 11-13]。一些样本量相对较小的研究描述了产后期的睡眠结构。总体而言，与怀孕相比，产妇在产后 1 个月内的 N1 期和 N2 期睡眠减少，N3 期慢波睡眠显著增加[1, 11, 14-17]。这些睡眠模式的改变可能与催乳素介导的 N3 期增加[18]（见“母乳喂养与配方喂养”部分）或持续的睡眠不足有关。一项纵向多导睡眠监测研究发现，初产妇在围产期的睡眠效率显著高于经产妇，但在产后 1 个月，初产妇的睡眠障碍较经产妇严重[19]。一项活动记录研究还发现，与经产妇相比，初产妇在产后第 1 周和第 6 周的睡眠效率均较低，但在这项研究中，初产妇在怀孕期间也存在更严重的睡眠障碍[8]。

产后睡眠的巩固改善是一个渐进的过程，有研究证据表明，尽管产妇的睡眠效率最终会恢复到健康水平，但其睡眠质量并不能完全恢复到生育前的基线水平[19-20]。例如，一项研究显示，在产后 13 周内的任何时段，产妇和对照组的夜间总睡眠时间均没有显著差异，但产妇的睡眠在所有时间点都受到更多干扰且效率更低[20]。此外，该研究还显示产妇夜间卧床时间比未怀孕女性长，且小睡的睡眠时间几乎可以忽略不计，平均每周只有 0.4 次小睡，持续时间从 3 ～ 19 min 不等。正如预期的那样，产妇报告在大多数情况夜间醒来是为了照顾婴儿[21]。与孕期相比，在产后康复早期的产妇早晨最后一次醒来的时间有所延迟[22]，但到了产后 3 ～ 4 个月，报告的睡觉时间和起床时间均较早，可能是由于部分产妇在该时段已返回工作岗位[13]。不同地区的产假平均时间不同，例如，加拿大的产假为 12 个月，美国约为 10 周[23]。在不同产假长度的背景下，返工对产妇睡眠的影响尚未得到系统研究。

睡眠障碍在妊娠期间很普遍，并可能会影响分娩结果（详见第 186 章和第 187 章）。在怀孕前或怀孕期间出现的睡眠障碍也会影响产妇的健康。例如，睡眠呼吸障碍[24]和失眠[25-26]常常在分娩后持续存在，而不宁腿综合征通常会在分娩后消失[27]，但可能提示产后抑郁症[28]。此外，睡眠不足、延迟的睡眠时间和更严重的产后睡眠障碍均与产后体重滞留值超过 5 kg 相关[29-31]，使产妇患肥胖和其他慢性疾病的风险增加[32-33]。Herring 等研究了 159 名黑人和西班牙裔产妇的睡眠状况与产后体重增长变化后发现，产后 5 个月内睡眠时间少于 7 h 的产妇在产后 5 ～ 12 个月期间体重显著增加，而睡眠时间至少为 7 h 的产妇则没有这种情况[34]。改善产妇睡眠可能是减少产后肥胖的措施之一。

## 早产儿父母的睡眠

早产儿和（或）患病婴儿的母亲与健康足月儿的母亲面临不同的产后睡眠障碍，应激、焦虑、抑郁、既往的睡眠问题、分娩方式以及对分娩经历的感受等都会影响产妇产后睡眠质量[35-36]。一项关于早产儿母亲的活动测量研究显示，与剖宫产相比，顺产者分娩后第一周的夜间睡眠时间平均增加 2 h[37]。一项关于早产儿父母的研究发现，在早产儿住院期间，产妇报告的失眠症状比父亲更多；此外，母亲的失眠症状与出院时和出院 12 个月后早产儿的睡眠问题严重程度相关[38]。在分娩后 20 周内，早产儿母亲报告的睡眠障碍仍然多于足月儿的母亲，这一差异归因于早产儿的大脑成熟过程不同[39]。

## 婴儿父亲的睡眠

虽然对于婴儿父亲的睡眠研究还不够充分，但近年来该领域越来越受到关注[40]。目前有限的数据表明，在婴儿出生几周内，一些婴儿父亲的睡眠甚至比产妇更少，这与预期不一致[41-43]。此外，尽管产妇报告更多的疲劳[41]，但在产后 3 ～ 8 周内，婴儿父亲的日间嗜睡水平更高[43]。产后睡眠障碍似乎以与产妇类似的方式影响婴儿父亲的情绪：在一项涉及 711 对夫妇的研究中，产后 6 个月的匹兹堡睡眠质量指数（Pittsburgh Sleep Quality Index，PSQI）主观睡眠质量差与产后 1 个月的抑郁症状相关，而睡眠质量更差的父母在产后 6 个月和 12 个月表现出更多抑郁症状[44]。对社会趋势的研究显示，现代父亲在照顾年幼子女方面花费的时间比之前的几代都要多，这可能对母亲和婴儿都有益处[45]。一项纳入了 57 组母亲-父亲-婴儿的研究发现，在产后 3 个月时（白天和夜间）父亲给予更多的照顾时，在 6 个月时母婴的睡眠状况会更好[46]。

## 产后日间小睡

产妇可能会通过日间（白天）小睡来弥补夜间睡眠不足[47]。产妇在产后几周内白天小睡较后期更为频繁，对 24 h 总睡眠时间的贡献更大[8, 11-12, 41, 48]。尽管人们经常建议女性"宝宝睡觉时自己也要睡觉"，但对产后小睡行为的纵向研究表明，大多数产妇从产后 3 周开始就不再小睡，或者只偶尔短时间小睡[8, 49-50]。产后 3 个月时产妇小睡增加的因素包括对睡眠干扰的感知更强、夜间婴儿清醒时间更长、家中其他子女较少、在家外工作时间较少以及有伴侣在小睡期间照顾婴儿[47, 50]。

尽管有研究证据表明白天小睡会使产妇夜间睡眠时间缩短[21, 51-52]，但产后小睡、夜间睡眠和白天功能之间的相互作用尚未得到全面研究。例外的是，一项针对产后 3 ～ 6 个月产妇的研究评估了夜间睡眠对第二天小睡的影响以及打盹对随后夜间睡眠的影响，发现白天较长的小睡导致入睡时间延长和夜间清醒增加，但夜间睡眠状况并不能预测第二天的小睡情况[21]。为了探究产后小睡的最佳时间和持续时间，以及它对白天警觉性和认知功能的影响，还需要进一步研究。同时还要调查小睡可能产生的不利影响，如生物钟紊乱或失眠。

## 日间疲劳和母亲功能状态

日间疲劳，定义为主观感觉疲惫、疲劳和（或）精力丧失，对新生儿的父母来说是一种常见的经历[41]。生物学和心理社会因素都会使产妇感到疲劳。产后疲劳的报告与睡眠时间减少、血红蛋白和铁蛋白水平降低以及工作和家庭责任有关[53-54]。产后疲劳的可能原因包括孕期缺铁及分娩过程中失血引起的产后贫血、感染（如子宫内膜炎、尿路感染、乳腺炎）和甲状腺功能障碍[3]。此外，尽管疲劳和产后抑郁是不同的概念，但它们可能存在相关性[55]。因此，产后几个月内感到疲劳的妇女应接受相应的评估和治疗[56]。

长期睡眠不足和产后疲劳与产妇在白天精神运动警觉性任务（psychomotor vigilance task，PVT）上的较差表现相关[20]。除了睡眠时间不足和睡眠碎片化外，较晚的入睡时间[57]和抑郁情绪也与产妇 PVT 表现下降相关[12, 58-59]。产后睡眠减少还可能导致疲劳驾驶，潜在危及有幼儿的家庭[60-61]。例如，在一项对 72 名有 12 个月大或更小婴儿的父母（66 名女性，6 名男性）进行的匿名调查中，有 18.1% 的人报告每周至少有一次疲劳驾驶，8.3% 的人自婴儿出生以来曾在驾驶过程中睡着[61]。与该研究中没有发生交通事故的 52 名父母相比，发生事故的 20 名父母在睡眠时间、打鼾、夜间醒来次数或驾驶距离等方面没有差异。母亲的睡眠障碍还可能影响母婴间的复杂行为，例如影响母亲在自由游戏互动中对婴儿的敏感性[62]，或婴儿的睡前例行程序[63]。另有一项研究探讨了母亲的睡眠障碍或疲劳与母婴互动之间的关系，发现母亲日间小睡使促进婴儿认知发展相关的互动增加[64]。产妇在分娩后恢复到基线睡眠质量和日间功能水平的个体差异以及时间进程尚不清楚，需要进一步研究[2]。

## 激素变化和昼夜节律

在怀孕、分娩和产后早期女性体内激素显著变化。胎盘娩出降低了雌三醇和孕酮的水平，但同时增加了催产素和催乳素的水平[65]。产后孕酮及其衍生物 γ-氨基丁酸 A 型受体调节剂异孕酮的水平急剧下降，可能导致围产期焦虑及产后失眠[66]。激素分泌的昼夜节律也在围产期发生变化，例如，在怀孕期间，下丘脑-垂体-肾上腺（hypothalamic-pituitary-adrenal，HPA）轴的昼夜节律减弱，循环皮质醇水平增加至非怀孕状态下的 2 ～ 5 倍[67]，而较低的皮质醇水平与更多的主观和客观睡眠障碍有关[68]。虽然生长激素、催乳素、褪黑素和促甲状腺激素也有明显的昼夜分泌模式，但这些激素在产后期发生的昼夜节律改变及其与睡眠和日间嗜睡之间的相关性研究较少。

夜间照顾婴儿可能会导致产妇夜间光暴露增加，而户外活动有限导致其日光暴露减少，导致褪黑素的水平和分泌模式发生改变[69]。与未育女性相比，产妇在产后第 4 周和第 10 周的日间褪黑素分泌增加，昼夜节律幅度减小[70]。从孕晚期到产后 6 周，产妇暗光褪黑素初始释放时间的昼夜转变可长达 2.5 h[69]。昼夜节律包括褪黑素分泌模式的变化，可能会影响睡眠质量并引起日间疲劳。例如，一项小规模研究显示，从孕晚期到产后 6 周，褪黑素初始释放时间与就寝时间之间的相位角缩短，表明从生物学角度来看产妇产后夜晚"更早"就寝睡觉[69]；而另一项研究显示，较早的睡眠中点与产后 12 周时更可预测的疲劳模式和较少的压力、抑郁症状相关[71]。

关于产妇最常见的睡眠建议是"宝宝睡觉时也睡觉"，但这可能不利于昼夜节律的调整。寻找更快地帮助新生儿整夜睡眠的方法优于将母亲的睡眠与婴儿的睡眠同步。尽管婴儿的皮质醇、褪黑素和体温的内源性昼夜节律在出生后 8 ～ 18 周之间发展[72]，但婴儿的睡眠-清醒模式受到光照-黑暗暴露和母亲睡眠的影响，并且在出生后 3 周时就表现出昼夜节律[73]。婴儿白天光照暴露的增加与昼夜节律幅度的增加相关，这表明调节环境光可能有助于婴儿形成更稳定的睡眠模式[74]。

## 母乳喂养与配方喂养

高收入国家的初始母乳喂养率在 63% ～ 98%，中低收入国家的初始母乳喂养率在 89% ～ 99%。产后 6 个月时，在高收入国家中有 10% ～ 71% 的产妇进行母乳喂养，而在中低收入国家中，这一比例为 62% ～ 99%[75]。哺乳期妇女体内催乳素的基础水平较高，无论何时进行睡眠，每次哺乳事件开始时都会引起大量催乳素分泌，但催乳素分泌的脉冲幅度在夜间高于白天[76]。催乳素的基础水平和脉冲分泌幅度都会在产后约 3 个月内降低到孕前水平。Blyton 等[18]在家庭环境中对 31 名女性进行了便携式多导睡眠监测。在夜间尤其是后半夜，与未哺乳的产妇相比，哺乳的产妇浅睡眠（N1 期和 N2 期）和觉醒占比减少，而深睡眠（N3 期）占比增加。两组之间快速眼动（rapid eye movement，REM）睡眠或总睡眠时间没有差异。停止哺乳后的 24 h 内，催乳素水平会降低至健康成人的基础水平并恢复昼夜节律性的分泌模式[77]。

为了能够更好地满足和安抚婴儿并延长婴儿夜间睡眠时间，一些父母选择使用配方奶粉补充喂养[78]。一些研究探讨了婴儿喂养方式与父母睡眠之间的关系，发现不同喂养方式组的主观评价及客观测量的夜间睡眠情况均无差异[79]，另有研究发现选择母乳喂养[78]而不是配方喂养的父母夜间睡眠时间更长[41, 80]。添加配方奶来补充母乳喂养通常被认为可以延长婴儿夜间睡眠，但家长应该意识到目前的研究结果并不支持采用配方喂养可以改善睡眠。对于计划进行母乳喂养的女性来说，了解目前没有任何研究表明选择母乳喂养和配方喂养的父母之间存在睡眠质量差异可能是有帮助的。

哺乳期失眠药物治疗可能会引起人们的关注，因为药物可能通过母乳影响新生儿的生长发育[81]，同时还可能导致母亲不能在夜间响应婴儿醒来，进而引发安全问题。然而，一项纳入 124 名产妇的观察性研究显示，在产妇接受苯二氮䓬类药物治疗时，母乳喂养对婴儿几乎没有镇静作用，这表明在哺乳期间使用苯二氮䓬类药物并不是禁忌[82]。世界卫生组织认为，在哺乳期间偶尔使用苯二氮䓬类药物是可以接受的[83]。类似的，有小样本研究显示，产后 1 周内使用唑吡坦[84]和佐匹克隆[85]经母乳传递量很小。考虑到这些安眠药的半衰期较短，母乳喂养的婴儿对这些药物理论上有良好的耐受性，哺乳期妇女无需避免使用这些治疗失眠的药物[86]。常见的睡眠相关药物及其对新生儿潜在危害的评级，请参阅第 53 章

## 同床睡和同室睡

同床睡（也称为同睡）是指婴儿与照顾者一起睡在同一张床上。同室睡是指婴儿与父母或照顾者睡在同一房间且距离较近，但不共用一张床。同床睡与 6 个月以内婴儿的睡眠相关死亡有关，且存在明显的民族和种族差异。黑人母亲报告“曾经”同床睡更多，黑人婴儿因婴儿猝死综合征（sudden infant death syndrome，SIDS）和意外窒息死亡的风险也较白人或西班牙裔婴儿高[87-88]。因此，为了降低婴儿 SIDS 和意外窒息的风险，美国儿科学会和加拿大儿科学会推荐同室睡而不是同床睡[89]。虽然很少有研究探讨同床睡或同室睡与母亲的睡眠-清醒模式之间的关系，但同床睡在产后变得越来越普遍[87, 90-92]。在美国，经常同床睡的婴儿比例从 1993 年至 1994 年的 5.5%，上升到 1999 年至 2000 年的 12.8%[92]以及 2010 年的 13.5%[93]。

有人认为婴儿因神经系统不成熟和难以从睡眠中苏醒而面临 SIDS 的风险。早期的研究假设同床睡可能会降低 SIDS 的风险，因为同床睡的婴儿会因母亲的体温、声音、氧气和二氧化碳交换、气味、运动和触摸而更容易苏醒[90]。然而，同床睡婴儿 SIDS 或窒息的风险更大，可能直接与过热、枕头和床具过软以及接触吸烟、极度疲劳、醉酒或肥胖的成人有关[89, 94]。与同床睡相反，同室睡可能通过增加婴儿与父母在一起时的感官刺激（例如声音、光线、触觉）进而降低 SIDS 的风险[89]。

与婴儿同室睡和同床睡都会影响母亲的睡眠。与和婴儿分房睡的母亲相比，与婴儿同睡的母亲报告婴儿夜间醒来增加，并且睡眠质量自评和活动记录测量的睡眠质量降低[95-96]。与婴儿同床睡的母亲睡眠中断也增多。Mosko 等[91]将 20 对通常同睡和 15 对通常分房睡眠的母婴配对分别安排了一夜同床睡和隔夜分床睡眠。在这项多导睡眠监测研究中，同睡对产妇的 REM 睡眠没有影响，但增加了觉醒次数和浅睡眠（N1 期和 N2 期），轻微减少了深睡眠（N3 期）。通常与婴儿分房睡的产妇在被安排同睡的晚上主诉睡眠质量较低，这表明偶尔的同睡可能对自我报告的睡眠

质量产生更大的干扰，而经常的同睡则相对较小。鉴于同睡和同室睡对产妇睡眠的潜在影响，与父母讨论安全的婴儿睡眠习惯时，也应告知其对父母睡眠的可能影响。

## 改善产妇睡眠的干预措施

考虑到父母和婴儿的睡眠密切相关，新生儿父母的睡眠障碍是可预料的。因此，产后早期干预旨在预防严重的婴儿睡眠问题。随着婴儿的睡眠逐渐巩固并向更高比例的夜间睡眠转变，产后半年至一年通常会针对持续存在或显著干扰父母睡眠的婴儿睡眠问题进行干预。许多产后早期预防婴儿睡眠问题的干预措施通常关注婴儿的睡眠结局，而没有评估父母的睡眠结局[97-100]。这些干预措施通常为父母提供与婴儿睡眠相关的信息和策略，以限制不必要的睡眠关联的发展，提高婴儿自我调节能力，并促进昼夜节律调整。

两项旨在通过提供婴儿睡眠和安抚策略相关信息来预防早期睡眠问题的随机对照试验（randomized controlled trials，RCT）评估了父母的睡眠结局，但这两项干预措施都没有解决母亲的睡眠问题[101-102]。研究人员使用单一项目的评分量表评估睡眠质量和数量后，未发现这些干预措施对婴儿或母亲在产后早期的睡眠产生了任何影响。一项 RCT 在产后 6 周和 12 周的腕式睡眠监测中发现，产后早期的行为教育干预并不能增加母婴夜间睡眠和睡眠连续性[103]。另一项 RCT 招募了社会经济条件优越的及低收入的预产期准父母，旨在通过在产前提供改善睡眠卫生的干预来减少产后早期婴儿父母的夜间睡眠障碍[1]。社会经济条件优越组腕式睡眠监测没有发现干预组和非干预组间存在差异。低收入受试者中（基线睡眠较社会优势参与者更差），与对照组相比，干预组产妇在产后 3 个月时的夜间睡眠时间更长（7.1 h *vs.* 6.5 h），睡眠效率更高（80% *vs.* 75%），入睡后清醒时间更短（19% *vs.* 23%）。目前已发表的改善父母睡眠的干预研究很少支持在产前或产后早期普遍实施干预措施。社会弱势家庭可能会从有关婴儿和母亲睡眠的建议中获益最大，未来的干预措施应在易受影响的人群中进行。

有几项针对 6 个月或更大的婴儿的 RCT[104-109]旨在为父母提供有关婴儿睡眠的信息以减少夜间哺乳和觉醒的策略，但没有直接提供改善父母睡眠的策略。其中 4 项包括产妇睡眠结局的研究[104-105, 107, 109]发现，婴儿问题性睡眠行为减少，同时产妇使用 PSQI 自我报告的睡眠质量得到了改善。

美国妇产科医师学会最近在关于优化产后护理的委员会意见[110]中提到将“讨论疲劳和睡眠障碍的应对方案”作为产后护理的关键组成部分，但没有明确提供建议或干预指南，因此未来需要进一步设计和测试可改善母亲睡眠的干预措施。已有一些研究发现，产后护理包括睡眠和疲劳管理可能是有效的。例如，在澳大利亚，居住式早期育儿服务可帮助减少婴儿不安行为及母亲的睡眠中断、疲劳和焦虑。干预措施通常包括增加母亲的睡眠机会、个性化“喂养-游戏-睡眠”模式和婴儿安抚策略、心理教育以及医疗和精神支持。一项关于此类项目的研究发现，在干预 5 天后，母亲的情绪问题（如抑郁、焦虑、易怒）、失眠症状、疲劳、日间嗜睡以及客观测量的精神运动警觉性都有显著改善[59, 111]。未来需要进一步研究明确治疗机制和调节因素以优化护理。

已被证明对其他人群睡眠有益的策略，如基于正念的减压、瑜伽和太极拳，也可以在产妇产后进行治疗测试[112]。失眠认知行为疗法（cognitive-behavioral therapy for insomnia，CBT-I）可能是一种可行且有效的治疗方法，适用于临床确诊产后睡眠困难的女性。在一项关于 CBT-I 的开放探索性试验中，Swanson 等[113]治疗了 12 名同时患有产后抑郁症和失眠症的产妇。他们调整了 CBT-I 核心策略以适应婴儿护理，并增加有关促进婴儿睡眠和请求婴儿护理帮助的组成部分。参与者在日记中报告的睡眠效率、入睡潜伏期和总睡眠时间均有显著改善，同时抑郁症状也减少了。未来可以在更大的随机样本实验中对这种干预措施进行研究，并测试其作为预防策略的有效性。

提供产后护理（包括改善母亲或婴儿睡眠的方案）是非常复杂的，不仅取决于经过实证测试有效的干预措施的可实施性，而且更依赖于政策支持和资金资助以增加社区服务。此外，育儿假时间长短不同、医疗保健可及性的不同以及其他社会文化因素也存在差异（稍后讨论）。

## 社会文化因素以及民族和种族健康差异

已有国际跨文化研究描述了产后母婴的各种睡眠行为。这些文献强调了睡眠环境、婴儿护理实践以及二者被赋予的意义在不同文化之间存在显著差异。不同种族的研究数据表明，在许多社会中，睡眠被看作是一种社会行为形式[114]。在西方国家，让婴儿独自入睡是许多家庭的共同目标，而在许多其他文化群体中，夜间母婴密切接触是文化规范[115]。在马来西亚、巴西、泰国、日本、中东以及毛利人和太平洋岛民中都有同床睡的习俗[116-121]。在保留重要传统的同时，考虑到 SIDS 风险相关的新信息，目前已对具有文化意义的同床习俗进行调整。例如，在新西兰，毛利卫生工作者使用了一种浅浅的用芦苇编织的摇篮为婴儿在母亲的床上提供了一个安全的睡眠空间，这种摇篮被称为 wahakura（“waha” 表示携带和 “kura” 表示珍贵的小物体）。从 2006 年开始，wahakura 和名为 Pēpi-pod 的塑料版连同安全睡眠教育资料一起被分发给各个家庭，从 2009 年到 2015 年，新西兰的婴儿死亡率下降了 29%，且下降主要发生于毛利婴儿[122]。同床睡对西方和非西方文化中的母亲睡眠产生类似的影响。例如，最近在坦桑尼亚狩猎采集者哈扎人中进行的一项活动测量研究显示，在这个文化群体中，同床睡在配偶和母婴之外的家庭成员中也很常见，同床睡的人数较多与母亲的夜间睡眠受到更多干扰相关，但母乳喂养对母亲的睡眠质量没有实质性影响[123]。除了夜间同床睡外，婴儿的睡眠可能发生在其他地方，比如在芬兰和其他北欧国家实行的户外睡眠[124]，或者在非洲狩猎采集者文化中，婴儿在白天母亲工作时被抱在襁褓中睡觉[125-126]。

在非围产期[127]和妊娠期[128-129]，与白人为主的女性相比，少数族裔女性的睡眠健康在许多维度都较差。一些研究特别记录了不同族裔产妇的睡眠健康差距[1，130-131]。Lee 和 Gay 发现，与经济条件较好的主要为白人的女性相比，低收入的少数族裔女性在产后 1 个月和 3 个月睡眠更短且紊乱更明显[1]。类似的，Doering 等在针对低收入、主要为黑人女性进行的纵向研究中记录到，这些产妇产后第 4 周的平均夜间睡眠时间为 5.5±1.4 h，产后第 8 周为 5.4±1.4 h，其中 2/3 的产妇在这两个时间点的平均睡眠时间都少于 6 h[130]。在一项定性研究中，低收入黑人母亲睡眠较差主要由于担忧、焦虑以及工作和学业任务[132]。在美国，不论社会经济地位如何，黑人女性的孕产妇死亡率均是白人女性的 3 ～ 4 倍[133]。遗传和生物学差异并不能解释这种差异；相反，来自医疗保健提供者的系统性种族主义和偏见，主要为白人和黑人提供护理的医院之间存在的巨大差异，以及长期暴露于社会压力源和种族主义的生理后果均为促成因素[134]。鉴于孕产妇发病率和死亡率方面存在显著的不平等，以及睡眠健康状况不佳对母亲不良结局的可能影响，未来关于产后睡眠的工作应该考虑种族、族裔和种族主义暴露作为有效识别和治疗围产期睡眠问题的因素。

## 产后抑郁和睡眠障碍

高达 50% ～ 60% 的产妇会在分娩后 3 ～ 5 天内经历产后 “忧郁”。这种 “忧郁” 表现为过度和不可预测的哭泣、情绪不稳定和悲伤，而这本应是充满喜悦的时刻。这些症状通常会在产后的前两周内缓解，尽管 “忧郁” 通常被归因于激素迅速变化，但夜间清醒时间增加和睡眠质量差均与白天不良情绪密切相关，尤其是在分娩后 4 周内[12-13，78]。夜间分娩和孕晚期的睡眠紊乱史也与更高的产后忧郁发病率相关[10]。产后精神病是一种与产后早期失眠相关的急性精神病性发作[135-137]。有双相情感障碍病史的产妇有很大概率会出现由睡眠剥夺引起的产后精神病，需要密切监测其是否无法入睡或对睡眠需求减少[138]。

产后抑郁是最常见的分娩并发症，10% ～ 20% 的女性在分娩后 4 周至 12 个月内经历重度抑郁发作[139-140]。产后抑郁的诊断标准与其他时期经历的抑郁发作相同（见第 164 章），但也可能与产后期焦虑症状有很大的重叠，包括夜间宝宝睡觉时难以入睡和担心伤害宝宝的症状[139，141]。产后抑郁发展的机制包括激素和神经递质的变化、遗传因素、神经炎症、表观遗传改变以及围产期神经环路的变化[142]。许多环境和心理社会因素增加了产后抑郁的风险，包括社会支持不足、财务或婚姻压力、不良生活事件、婴儿-母亲互动不足以及分娩和产后婴儿护理困难。多项证据表明，这些压力通过改变表观遗传和下丘脑-垂体-肾上腺轴功能增加产后抑郁的风险[67，142]。睡眠不足和睡眠-清醒模式紊乱会影响其中的许多途径，并可能是导致产后情绪变化的基础。

研究发现，妊娠期睡眠不良与产后抑郁症状的发展有关[13，143-144]。Wolfson 等观察到，产后 2 ～ 4 周内出现抑郁症状的母亲在产前的睡眠模式与无抑郁症状的母亲有显著差异，包括起床时间较晚、午睡时间较长以及在孕晚期的总睡眠时间较长[13]。一项针对孕妇的前瞻性研究发现，自我报告的孕晚期睡眠紊乱可预测产后第 1 周的抑郁和焦虑评分，但是孕期睡眠活动记录与情绪无关[7]。在睡眠结构方面，一项针对 28 名妇女进行的多导睡眠监测研究显示，与无抑郁症状者相比，产后情绪不良的产妇（$n = 9$）在孕晚期和产后 1 个月的 REM 潜伏期较短，从孕晚期到产后 1 个月的总睡眠时间减少更显著，并且在产后 1 个月的睡眠效率较低[145]。研究还发现，孕期睡眠困难增加了产后抑郁症的风险，这一结果在包括中国[146]、希腊[147]和韩国[148]等多个文化背景中得到了证实。最后，孕期失眠与产后除抑郁症外的其他精神病症状，如焦虑[149]和创伤后应激症状[150]也相关。

产后早期自我报告的睡眠紊乱也预示着在产后晚期（产后 12 ～ 14 周）出现产后抑郁症，入睡潜伏期延长、日间功能障碍增加和主观睡眠质量降低与产后抑郁风险增加相关[151-152]。在一个产后情绪障碍高危群体中，McEvoy 等还发现产后早期使用睡眠药物预测了产后 3 个月的产后抑郁症发展[152]。睡眠时间缩短在产妇中普遍存在，睡眠紊乱程度而不是睡眠时间可能在围产期抑郁症状中起着重要作用[153]。例如，在一项多导睡眠监测研究中，夜间觉醒的频率而不是激素水平变化或总睡眠时间与产后 1 个月的负面情绪有关[145]。研究还显示，产妇产后睡眠障碍增加了婴儿父亲的抑郁风险[154]，这在那些产妇在夜间育儿时得到大量帮助的文化背景中也得到了证实[155]。认知行为疗法对改善睡眠和减轻产后抑郁症状已经在一项小型开放试验中得到证明[113]。

围产期的昼夜节律紊乱与产后抑郁症有关[156]。

一项小样本研究显示，孕晚期的昼夜节律相位较晚与产后第 2 周和第 6 周更严重的抑郁症状有关[69]。在一组高危产妇中，妊娠 33 周时暗光褪黑素初始释放时间和入睡时间之间的相位角较大与产后第 2 周的躁狂症状和第 6 周的强迫症状更严重有关，而孕期入睡时间晚于晚上 11 点 30 分预测了产后第 2 周的躁狂和抑郁症状[157]。基于昼夜节律的新型干预措施，如清醒疗法[158-159]、明亮光疗法[160-161]和时间疗法[162]，可有效减轻抑郁症状，值得进一步研究。

婴儿的睡眠模式对产妇睡眠和产后抑郁症的影响也是必须考虑的重要因素。在产后第 4 周和第 8 周出现重度抑郁症状的母亲更有可能报告在上一周每日睡眠不足 6 h，并在晚上 10 点到早上 6 点之间被婴儿唤醒 3 次及以上[163]。这些结果表明，婴儿的睡眠模式以及母亲的睡眠剥夺和中断在产后抑郁症的发生发展中起重要作用。在校正了已知的危险因素如抑郁病史后，6 ~ 12 个月龄婴儿的睡眠问题也与母亲严重的抑郁症状有关[164]。

这些研究中关于婴儿睡眠问题的报告是基于母亲的陈述而不是客观评估，因此抑郁的母亲可能会对婴儿的睡眠持更消极的看法，或更有可能报告睡眠问题。然而，在一项客观评估婴儿睡眠的研究中，婴儿 8 月龄时的睡眠变异性预测了母亲产后 15 个月时的抑郁症状[165]。此外，有证据表明，改善婴儿的睡眠问题可以降低母亲抑郁的发生率。Hiscock 等进行了两项随机对照试验，使用简单的行为干预措施来减少婴儿睡眠问题后，显著减少了母亲对婴儿睡眠问题的报告和母亲的抑郁症状[105-166]。针对培养健康婴儿睡眠模式的家长培训也被证明可以提高父母的能力和婚姻满意度，并缓解父母的压力[99]。

母亲产后抑郁可能会影响其子女的睡眠模式。例如，孕期抑郁的母亲报告她们 3 岁半的孩子睡眠时间较短，入睡潜伏期较长，夜间觉醒频率较高[167]。此外，这种影响可能是长期的。在控制儿童期抑郁和婴儿期睡眠问题、社会经济变量和产前抑郁这些变量的情况下，仍可以观察到母亲产后抑郁与其子女 16 岁时的夜间觉醒以及 18 岁时的睡眠困扰之间存在关联[168]。

**临床要点**

- 如果在怀孕期间出现了特定的睡眠障碍，比如不宁腿综合征、睡眠呼吸暂停或失眠，应在产后进行评估，以确认问题是否已经缓解。
- 对于那些报告出现过度嗜睡、疲劳或失眠的个体，医护人员应进行跟踪和评估，因为这可能增加产妇罹患疾病以及死亡的风险，同时对新生儿也可能造成危害。这些情况可能与可治疗的医疗问题（如贫血、感染、甲状腺功能障碍和产后抑郁症）有关。
- 在产后评估中，应纳入对睡眠障碍和抑郁症状的评估。应提供与产后优化睡眠相关的建议，同时考虑到不同文化下的睡眠习惯。
- 严重的产后睡眠障碍可能导致产妇体重增加，引发抑郁症状，并对母婴互动造成负面影响，进而对新生儿的健康和安全构成潜在风险。

## 总结

产后期是女性一生中睡眠受到严重干扰的时期。新生儿不可预测的睡眠模式和高强度的婴儿护理需求导致产妇的睡眠质量下降，昼夜节律也发生改变。产妇尝试通过改变睡眠时间表来弥补夜间的睡眠损失，包括更频繁的小睡和延迟早晨起床时间。然而，很多产妇在产后几个月内都会感到日间嗜睡和疲劳。社会经济地位较低的少数族裔女性，尤其是黑人产妇，产后睡眠障碍更为严重，围产期疾病患病率和死亡率更高，因此需要针对性的睡眠干预措施以及系统性改变来解决种族主义、偏见和医疗服务差异的问题。产后抑郁症影响 10% ~ 20% 的女性，那些报告有明显睡眠障碍和婴儿睡眠问题的产妇更容易出现抑郁症。医疗保健提供者应对产妇过度嗜睡、疲劳或睡眠不足进行评估，因为这会危害处于关键发育阶段婴儿的健康并增加产妇患产后抑郁症的风险。睡眠障碍和抑郁症的评估应该成为产后评估的常规一部分，并且医护人员应提供改善产后睡眠的建议。虽然只有少数研究调查了改善产后睡眠的可行性和疗效，但结果是有希望的。未来需要更多的研究关注如何改善新手父母的睡眠。

### 参考文献和拓展阅读

请扫描书后二维码，获取参考文献和拓展阅读资源。

# 睡眠与绝经

# 第 189 章

Fiona C. Baker，Massimiliano de Zambotti，Shadab Rahman，Hadine Joffe

王　毅　译　李庆云　审校

**章节亮点**

- 随着女性进入绝经期，睡眠障碍的发病率，特别是睡眠维持障碍逐渐升高。潮热是导致绝经期睡眠障碍增加的重要因素。
- 围绝经期的睡眠障碍存在种族差异，且对生活质量、生产力和医疗资源应用产生影响。
- 围绝经期女性抑郁患病率增加，其可能导致睡眠质量下降和（或）继发睡眠障碍。
- 认知行为疗法可改善（围）绝经期妇女失眠症，包括那些合并潮热的女性。对于潮热症状严重的女性，可进行激素或非激素治疗，如选择性 5- 羟色胺再摄取抑制剂，可有效减轻潮热，进而改善睡眠。
- 睡眠呼吸障碍（sleep-disordered breathing，SDB）的患病率在绝经后增加，这是因为绝经后体重增加、脂肪组织分布的变化、增龄和性激素水平下降等，这些变化都会对上呼吸道产生不利影响。首选的治疗方法是持续气道正压通气，并同时进行减重和锻炼。
- 随着女性进入绝经期，乳腺癌、关节炎、肌痛和甲状腺功能减退等疾病的患病率也在增加。这些疾病状态或相应治疗均会对睡眠产生不利影响。潮热等更年期症状可能会进一步加剧与这些疾病相关的睡眠障碍。

## 围绝经期

绝经（menopause）是女性由中年向非生育状态过渡的重要节点，停经满 12 个月后可确认为绝经。围绝经期起始的中位年龄为 47 岁，最后一次月经的中位年龄为 51.4 岁[1]，但可在 40 ～ 58 岁波动。多年来，绝经被认为仅是卵巢卵泡耗竭的结果（雌激素和孕激素的主要来源）。但如今绝经被认为是一个包含中枢神经系统和内分泌系统复杂互动变化的过渡过程，在月经完全停止前数年开始，之后持续数年[2]。

生殖衰老研讨工作组（Stages of Reproductive Aging Workshop，STRAW）制定了绝经发展的分期系统，描述绝经阶段的生殖衰老过程[3-4]（图 189.1）。绝经过渡期分为早期（月经周期时长变异增加）和晚期（连续闭经 ≥ 60 天）两个阶段[3]。围绝经期包括绝经过渡期和绝经后的第一年。血管舒缩症状（vasomotor syndrome，VMS）（潮热和夜间盗汗）在绝经过渡晚期更为突出。潮热是一种突然、短暂的中度至剧烈的热感，通常从上半身开始，以周围血管扩张和出汗增多为特征，为体温调节现象[5]。

绝经后期开始于最后一次月经 1 年后，分为持续 5 ～ 8 年的早期阶段，直至雌二醇和卵泡刺激素（follicle-stimulating hormone，FSH）水平稳定；晚期阶段，性激素变化有限[3]。在绝经后的前 2 年，FSH 水平持续上升，雌二醇可能很少分泌，最有可能出现血管舒缩症状。绝经后女性的血管舒缩症状持续存在[6]，可能贯穿绝经过渡期和绝经后的一段时间（中位数 7 ～ 10 年）[6-7]。

绝经是一种普遍的现象，但绝经过渡阶段的起始和持续时间以及相关症状存在很大的个体差异，难以预测。通常中年期被认为是 40 ～ 60 岁，但没有普遍意义上的中年女性定义[8]。除了绝经阶段和激素波动的复杂性之外，中年女性常面临其他挑战，包括照顾家庭的责任、职业需求增加、生活方式变化、体重增加和慢性健康问题等。这些情况均可能对绝经期女性的睡眠产生不利影响。

### 人工绝经

伴双侧卵巢切除的子宫切除术会引起绝经。双侧卵巢切除会导致卵巢激素分泌突然停止，从而导致雌二醇水平下降，使绝经症状出现的可能性增加。虽然子宫切除术保留卵巢和不保留双侧卵巢的女性出现血管舒缩症状的风险存在差异[9]，但大多数研究都将这两组女性统称为“人工绝经”组，并将其与自然绝经的女性进行比较。

月经初潮 → −5；末次月经(0) → −1 与 +1a 之间

| 分期 | −5 | −4 | −3b | −3a | −2 | −1 | +1 a | +1b | +1c | +2 |
|---|---|---|---|---|---|---|---|---|---|---|
| 术语 | 育龄期 | | | | 绝经过渡期 | | 绝经后期 | | | |
| | 早期 | 顶峰 | 晚期 | | 早期 | 晚期 | 早期 | | | 晚期 |
| | | | | | 围绝经期 | | | | | |
| 持续时间 | 可变 | | | | 可变 | 1～3年 | 2年（1+1） | | 3～6年 | 剩余生命 |
| **主要标准** | | | | | | | | | | |
| 月经周期 | 由可变到规律 | 规律 | 规律 | 行经期轻微变化 | 周期长度变化，临近周期变异≥7天 | 闭经间隔≥60天 | | | | |
| **支持标准** | | | | | | | | | | |
| 内分泌<br>FSH<br>AMH<br>抑制素B | | | <br><br>低<br>低 | <br>可变*<br>低<br>低 | <br>↑可变*<br>低<br>低 | <br>↑>25IU/L**<br>低<br>低 | <br>↑变异*<br>低<br>低 | | <br>稳定<br>非常低<br>非常低 | |
| 窦卵泡数 | | | 少 | 少 | 少 | 少 | 极少 | | 极少 | |
| **描述性特征** | | | | | | | | | | |
| 症状 | | | | | | 血管舒缩症状：有可能 | 血管舒缩症状：极有可能 | | | 泌尿生殖道萎缩症状增加 |

*经期2～5天出血↑=升高

** 基于目前国际垂体标准评估的预期水平

**图 189.1**　生殖衰老研究工作组关于女性绝经阶段的生殖衰老过程的描述。在无月经出血（闭经）12 个月后回顾性确认末次月经期（FMP），接下来的 5～8 年（+1a、b 和 c）内被视为绝经后早期，之后为绝经后晚期（+2）。在月经永久停止之前，女性在绝经过渡期持续时间各不相同。绝经过渡早期的特征是月经周期时长变异增加（连续周期长度的持续差异≥ 7 天）。绝经过渡期晚期的特征是连续闭经≥ 60 天，常常伴有卵泡刺激素（FSH）水平间歇性增加至> 25 IU/L。围绝经期包括绝经过渡期和绝经后 1 年。潮热和盗汗最可能发生在绝经过渡晚期和绝经后早期。（From Harlow SD，Gass M，Hall JE，et al.；STRAW + 10 Collaborative Group. Executive summary of the Stages of Reproductive Aging Workshop + 10：addressing the unfinished agenda of staging reproductive aging. Menopause，2012；19.）

## 围绝经期的睡眠模式

### 调查和自我报告的睡眠监测

人群调查显示，与绝经前相比，睡眠问题在围绝经期和绝经后期的中年妇女中更为常见[10-14]。间歇性觉醒是最常见的睡眠问题，也是最烦恼的症状之一[1, 15]。在多中心的全国妇女健康（Study of Women's Health Across the Nation，SWAN）研究中，围绝经期状态（与绝经前相比）与睡眠问题患病率升高相关，调整年龄和种族因素后二者仍显著相关[16-17]。纵向研究证实了横断面研究的结果，表明在围绝经期睡眠问题有所增加[1, 18-20]。SWAN 研究发现，随着妇女从绝经前期向围绝经早期过渡以及从围绝经期早期向晚期的过渡，睡眠障碍显著增加，特别是由于频繁觉醒而导致的睡眠障碍显著增加（见图 189.2）[21]。澳大利亚妇女健康纵向研究发现，在调整了包括精神健康评分和盗汗在内的多个混杂因素后，睡眠障碍与绝经状态相关，但与年龄无关[18]。

一些研究人员调查了在绝经过渡期妇女是否会出现不同的症状群或症状特征轨迹，包括睡眠问题。绝经前的睡眠状态可预测绝经后的睡眠质量：与基线时没有睡眠问题的女性相比，绝经前有中重度睡眠问题的女性在围绝经期出现睡眠问题的概率增加了近 2.5 倍[22]。SWAN 纵向研究[23]显示，在绝经过渡期每晚觉醒数次（每周至少 3 晚）有 4 种不同的轨迹，分别是低（37.9%）、中（28.4%）、增加（15.3%）和高（18.4%）发生率轨迹。绝经前每晚多次觉醒的患病率低（占女性的 53%）可预测绝经后的低患病率[23]。其他睡眠问题（入睡困难、早醒）以及频繁的血管舒缩症状，与绝经后持续存在的频繁夜间觉醒密切相关。

另有研究对 SWAN 队列在 16 年间收集的 58 种症状评分（包括情绪、睡眠、疼痛、潮热）应用了潜在类别法进行分析，发现了 6 个症状类别群，从大多数症状的中高度症状负担，到部分症状的轻中度症状负担，再到无症状[24]。在每种症状群中均表现出睡眠和疲劳症状，严重度不同，通常与血管舒缩症状并存。总体而言，尽管部分女性的症状有所好转或恶化，但大多数妇女在绝经前、围绝经期以及绝经后期均保持在同一类别中[24]。研究者认为症状群可能反映了共同的潜在机制[24]。需要指出的是，经济水平较差的女性出现中度 / 严重症状类别的概率增加了 4 倍多。

正如本章前文所述，绝经阶段与性激素水平的变化相对应。SWAN 追踪了激素变化与主诉睡眠障碍之间的关系。雌激素（雌二醇）下降和 FSH 水平上升均与围绝经期间频繁觉醒的概率增加有关[21]，且 FSH 变化的速度增加与睡眠质量较差有关[25]。澳大利亚墨尔本妇女前瞻性研究显示，雌二醇在绝经期间快速下降与更严重的睡眠问题有关[26]。

综上所述，横断面和纵向研究均证实随着女性进入绝经期，睡眠障碍有所增加；绝经的判断基于出血模式及性激素水平的变化。睡眠障碍与绝经特定因素如血管舒缩症状及其他因素有关，包括抑郁情绪、健康状况不佳、个人和工作压力，以及社会经济地位等（表 189.1）。人格特质（例如，神经质）亦与围绝经期间出现的失眠症状有关[27]。

## 睡眠与人工绝经

人工绝经（子宫切除术伴或不伴双侧卵巢切除）与睡眠障碍及其他绝经症状有关[1, 19, 28]。SWAN 队列的横断面分析显示，行双侧卵巢切除且未使用激素

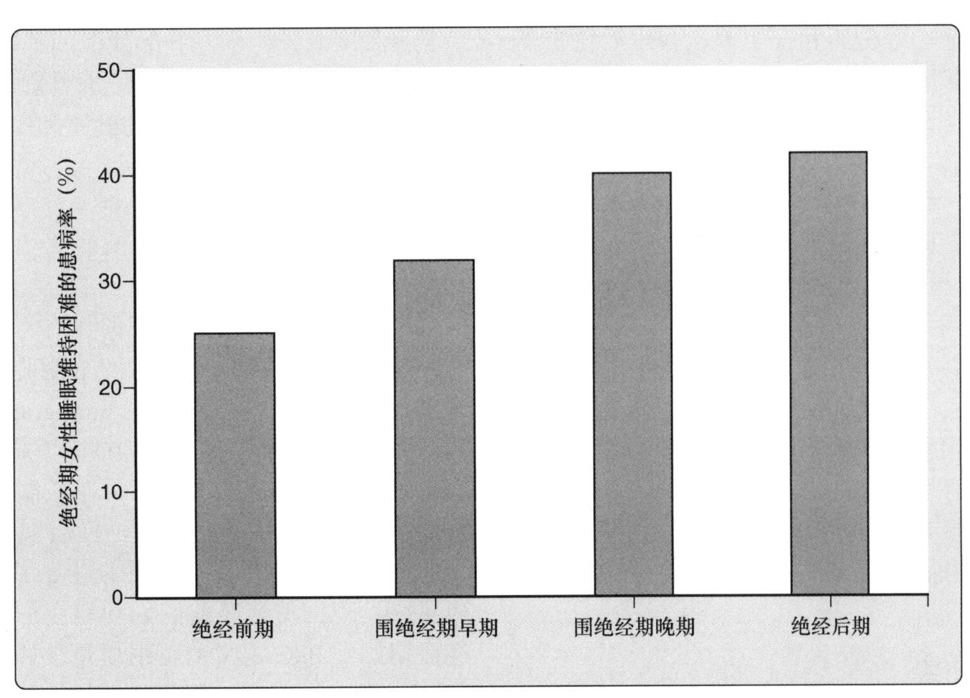


**图 189.2**　全国女性健康（SWAN）研究（$n = 3045$）报告说明了女性在经历绝经期阶段两周期就表现出每周至少发生 3 次以上睡眠维持困难。由绝经前期转向围绝经期早期女性比一直处于绝经前期的女性发生睡眠维持困难的可能性更大。同样，从围绝经期早期转向晚期转换的女性更可能发生睡眠维持困难发生的可能性大。（Data from Kravitz HM，Zhao X，Bromberger JT，et al. Sleep disturbance during the menopausal transition in a multi-ethnic community sample of women. Sleep. 2008；31：979-90.）

**表 189.1　围绝经期和绝经后睡眠紊乱相关因素**

| 绝经特异性因素 | 整体状况 | 睡眠障碍 | 心理健康状态 | 合并疾病 |
|---|---|---|---|---|
| 潮热和夜间多汗 | 个体生活压力 | 失眠 | 抑郁 | 慢性疼痛 |
| 雌激素水平↓ | 年龄相关因素 | 阻塞性睡眠呼吸暂停 | 焦虑 | 纤维肌痛 |
| FSH↑ | 生活方式因素（例如，摄入咖啡因） | 周期性肢体运动障碍 | | 肥胖 |
| 抑制素 -B↓ | 社会经济问题和工作相关因素（例如，工作压力） | 不宁腿综合征 | | 胃食管反流 |
| 睾酮↑ | | | | 癌症 |
| | | | | 甲状腺疾病 |
| | | | | 高血压 |

FSH，卵泡刺激素

Data from Joffe H，Massler A，Sharkey KM. Evaluation and management of sleep disturbance during the menopause transition. Semin Reprod Med. 2010；28：404-21 and Baker FC，Lampio L，Saaresranta T，Polo-Kantola P. Sleep and sleep disorders in the menopausal transition. Sleep Med Clin. 2018；13：443-56.

治疗的女性中睡眠障碍患病率最高，与年龄或手术后年数无关[16]。这种效应与血管舒缩症状有关。对另一项不同队列的回顾性分析显示，与自然绝经的女性相比，经历过人工绝经的女性出现失眠症状的可能性更大（OR，2.1；95% CI，1.06～4.3）[29]。接受双侧卵巢切除的女性比自然绝经的女性出现重度血管舒缩症状风险高[9]，进而对睡眠造成更大影响。睡眠紊乱和疲劳是常见的子宫切除术术后症状；且无论是否伴有卵巢切除，女性在子宫切除术后多年主诉睡眠问题的可能性仍比其他中年女性更大，这表明这部分女性更易出现睡眠障碍[30-31]。人工绝经后出现的睡眠障碍不仅仅是由于性激素水平的突然变化，还可能与绝经前心理健康状况更差，或术后比自然绝经的女性健康状况更差有关[19]。

对 SWAN 队列中人工绝经女性（卵巢切除术年龄为 51.2±4.0 岁）术前 5 年和术后 7 年的随访结果进行纵向分析，结果证实：部分女性在手术前已经存在睡眠问题，即存在睡眠维持障碍，其睡眠问题的不同轨迹很明显[32]。该研究确认了以下 4 种发生轨迹：手术前存在高（13.6%）、中等（33.0%）和低睡眠维持障碍发生率（33.5%），以及手术前发生率增加（19.9%）。因此，仅有 20% 的群体显示出睡眠维持障碍发生率增加的轨迹，这种增加在手术前最为明显。所有组别女性手术前的睡眠问题在术后均持续存在，甚至术后多年仍然存在[32]。频繁的血管舒缩症状和清晨早醒与术后的睡眠维持问题显著相关。

## 种族和民族因素

有证据表明种族和民族影响围绝经期睡眠障碍的程度。SWAN 的研究显示，入睡困难的患病率在日本裔中年妇女中最低（28.2%），在白人中年妇女中最高（40.3%）[33]。此外，纳入 24 项研究的 meta 分析显示，围绝经期、绝经后期和人工绝经的白人和亚洲女性患有睡眠障碍均较绝经前女性风险增加，但西班牙裔女性并非如此[34]。在针对绝经后期的 SWAN 参与者的睡眠日记和运动测量数据进行种族 / 民族差异分析发现，白人群体的睡眠时间最长，入睡后觉醒较少，而黑人和拉丁美洲人则相对较多。他们还报道了比在美国华人和日本人睡眠质量比黑人好[35]。这些关联的主要中介因素包括健康问题、压力、经济不佳和情绪。研究人员还利用纵向的 SWAN 数据集，探讨了从绝经前基线评估到 18 年后的绝经后评估期间发生变化的中介因素。与白人相比，健康问题增加是西班牙裔和黑人女性睡眠开始后觉醒程度差异的显著中介因素，而压力因素增加是导致西班牙裔或美国及日本裔女性睡眠持续时间差异的中介因素[35]。中年时期的健康和压力变化可能是预防绝经后期睡眠问题的目标，对少数族裔妇女尤其重要。

## 客观睡眠测量

尽管流行病学研究的证据强有力得表明，在围绝经期和绝经后早期，自我报告的睡眠困难增加，但客观的多导睡眠监测（polysomnography，PSG）研究结果却不尽相同。两项大型横断面队列研究（威斯康星睡眠队列研究和 SWAN）在控制了若干混杂因素后，没有发现围绝经期或绝经后期妇女中 PSG 定义的睡眠质量更差的证据。事实上，威斯康星睡眠队列研究发现，与绝经前的妇女相比，围绝经期和绝经后期妇女 PSG 定义的睡眠质量较好，慢波睡眠更多[36]。SWAN 发现，围绝经期妇女与绝经前妇女在 PSG 测量的睡眠效率和睡眠阶段方面没有差异；但与绝经前和围绝经早期的妇女相比，围绝经晚期和绝经后妇女在睡眠期间有更多的高频率 β 脑电图活动（皮质过度兴奋的标志）[37]。

研究发现中年时期 PSG 睡眠参数差异与性激素差异有关。绝经期性激素变化可能影响睡眠结构的理论依据来源于动物研究。这些研究表明，性激素，特别是孕酮和雌二醇，会影响睡眠-觉醒调节，但其确切机制仍不清楚[38]。SWAN 数据表明，在 5 ～ 7 年的观察时间里，FSH 较高的变化率与 SWS 睡眠比例较高及 TST 较长相关。同时，正如本章前述，FSH 的高变化率与主观睡眠质量更差相关。雌二醇的变化与任何 PSG 参数无关，但较低的雌二醇 / 睾酮比值（在睡眠研究前 3 ～ 6 个月采样）与睡眠开始后较少的觉醒有关[25]。针对绝经前和绝经早期妇女的横断面研究发现，较高的 FSH 水平与睡眠开始后较多的觉醒之间存在正相关，但与慢波睡眠等其他睡眠测量无关[39]。虽然这些数据在所发现的关系方向上不完全一致，但都支持生殖系统和睡眠-觉醒调节系统之间存在相互作用。

在一项纵向调查中，与绝经前 6 年的访视相比，处于围绝经期或绝经后期的女性，在校正血管舒缩症状、体重指数（body mass index，BMI）和情绪后，总睡眠时间变短，睡眠效率降低，觉醒次数更多[40]。这些睡眠变化由年龄增长而不是由 FSH 的增加所致[40]。相反，FSH 的增加与更多的慢波睡眠比例相关，但与慢波脑电活动无关，这可能反映了一种适应性变化，以对抗与年龄相关的睡眠片段化[40]。同样，Kalleinen 等的研究[41]表明，年龄对 PSG 记录的睡眠影响要大于绝经状态：虽然生育晚期女性（45 ～ 51 岁）和绝经后期女性的 PSG 检查结果相似，但其客观睡眠质量远不及年轻女性。SWAN 报告称，在对几个协变量进行调整后，从绝经前 / 围绝经期到绝经后的 12 年间，活动测量睡眠时间增加了 20 min，入睡后觉醒时间减少了 7.6 min[42]。严重的血管舒缩症状、绝经后期、单身、接受过一定的大学教育以及黑人种族 / 族裔均与入睡后更易觉醒增加有关。值得注意的是，女性作为一个群体，在基线时的睡眠时间较短（5.92±1.0 h）。这些数据表明，平均而言，从中年到老年阶段早期，女性的客观睡眠时间上略有延长，但睡眠模式的变化中存在年龄差异。

综上所述，客观数据表明睡眠微观结构存在细微差别，但绝经期和绝经后衰老在宏观结构上几乎没有一致的差异。影响客观睡眠测量结果的关键因素是存在干扰性绝经期症状（如血管舒缩症状），而不是绝经期本身。

### 绝经期的昼夜节律

关于生殖衰老的一个重要理论是，绝经是大脑和卵巢中多个调节器老化的结果，这些调节器控制并协调各种昼夜节律和其他节律（包括睡眠-觉醒节律）[2]。大量研究显示，雌激素对雌性哺乳动物的昼夜节律产生影响[38]。这些数据表明，昼夜节律对睡眠的控制可能会受到更年期的干扰，并且对女性的初步研究数据也表明昼夜节律系统发生了变化。例如，在恒定的常规条件下，相较于生育后期女性，绝经后女性的褪黑素高峰时间提前，且开始分泌时间较早，这可能是绝经激素变化的结果，但无法完全排除年龄的影响[43]。昼夜相位提前可能会导致绝经后女性睡眠破裂或清晨早醒。与其他人群类似，昼夜相位较晚的标志物与绝经期女性焦虑[44]和抑郁[45]发病率较高有关。

## 与潮热症状相关的睡眠障碍

### 自我报告的睡眠障碍

在围绝经期和绝经期，女性在潮热的频率上存在显著的个体差异，这种差异在女性之间和在同一女性身上都存在。这可能是因为下丘脑热调节活动和岛叶皮质高级活动存在个体差异[46]。有证据表明，下丘脑中 KNDy（kisspeptin、神经激肽 B 和镇痛肽）神经元对促性腺激素脉冲调节器的输入为围绝经期潮热症状的诱因[47]。潮热每次通常持续几分钟，但一些女性可能在白天和夜间频繁发作。潮热的发生频率差异很大，有些女性每天会出现 20 次或更多次潮热，有些女性每周只出现 1 次或 2 次。

SWAN 纵向研究结果显示，自我报告的频繁潮热（过去 2 周内 ≥ 6 天）持续时间的中位数为 7.4 年，症状持续时间的中位数为最后一次月经后的 4.5 年[6]，但不同亚群妇女的潮热发生时间和轨迹存在很大差异[48-50]。在 SWAN 研究中，绝经前或绝经早期首次报告潮热症状的女性以及黑人女性频繁潮热的持续时间最长[6]。绝经早期出现潮热的女性更容易患亚临床心血管疾病[51]。高龄、性激素水平变化、人工绝经、吸烟、肥胖、抑郁、焦虑和躯体敏感性增强等都增加了潮热症状出现的可能性[52]。潮热症状的患病率也因种族 / 族裔群体而异，在 SWAN 研究中，黑人女性最可能报告潮热症状，而华裔和日裔美国女性最少报告[52]。目前尚不清楚这些差异是否是由生活压力、饮食、文化因素或未知生物因素造成的[51]，但遗传变异起了一定的作用[54]。

自我报告的潮热症状与自我报告的睡眠质量和慢性失眠相关[1, 16-17, 55]。与没有潮热症状的女性相比，有频繁潮热症状的女性更容易报告频繁夜间觉醒[33, 56]，相反，每天减少至少 5 次潮热的治疗与临床上有意义的睡眠问题的减少有关[57]。

### 客观睡眠评估

尽管早期研究在探讨潮热与客观睡眠之间的关联时结果不一，但近期更强有力设计的研究明确显示了潮热与客观测量的睡眠质量差之间的明显关联[12]。一些研究中的不一致性可能与方法学上的差异有关。例如，一些研究将睡眠情况与次日早晨回忆的潮热频率和严重程度进行关联分析，这可能导致了潮热症状的低报告率。还有一些研究将睡眠情况与客观的潮热测量结果进行相关性分析（汗腺反应可导致胸骨皮肤电导增加，被认为是测量潮热频率的黄金标准方法）[58]，但在分析潮热和觉醒窗口的方式上存在差异。此外，大多数研究都是观察性横断面研究，没有区分日间和夜间的潮热。在一个基于促性腺激素释放激素激动剂（gonadotropin-releasing hormone agonist，GnRHa）治疗模拟绝经的绝经前年轻女性新发潮热对照模型中，夜间潮热与更多的觉醒次数、入睡后更长的清醒时间以及更长的 N1 期睡眠显著相关[59]。不管是通过早晨的自我报告的潮热，还是通过夜间皮肤电导生理变化测量获得的客观潮热数据，都得到一致的结果。这些实验数据证实了潮热与绝经期主观睡眠质量不佳相关。睡眠碎片化的程度可能与夜间潮热的次数呈正相关，而日间潮热则与客观或主观睡眠质量无关[59]。这一发现表明，潮热与睡眠紊乱关联的个体差异可能部分是因为夜间潮热的比例和次数存在差异。

在一项关于围绝经期女性的客观潮热和 PSG 睡眠的研究中，大多数潮热（69%）与觉醒相关[60]。此外，潮热相关的清醒时间在夜间客观总清醒时间中占比超过 25%，且潮热对睡眠的影响程度具有显著的个体差异性。潮热相关的清醒时间与自我报告估计的清醒时间相关[60]。尽管夜间潮热对觉醒有影响，但有潮热症状的女性在没有发生潮热的睡眠期也会增加觉醒时间和睡眠阶段的转换[61]，这表明睡眠片段化并不能完全通过夜间潮热事件来解释。

PSG 研究已经调查了潮热在不同睡眠阶段的分布。潮热更可能发生在非快速眼动（non-rapid eye movement，NREM）睡眠，而不是快速眼动（rapid eye movement，REM）睡眠，这可能是由于在这个阶段中热调节反应被抑制[60，62-63]。此外，潮热与 REM 睡眠中的觉醒相关的可能性也低于 NREM 睡眠[64]。最后，Bianchi 等[65]通过在绝经前女性中进行 GnRHa 给药诱导潮热，计算每个睡眠阶段所花的时间，发现潮热主要发生在 N1 期（19%）和觉醒阶段（51%），而 N2 期（12%）、N3 期（12%）和 REM 期（6%）的潮热发生率较低。

除传统 PSG 监测外，也有研究探讨了潮热对其他睡眠监测指标的影响。Campbell 等的研究[37]提示，睡眠期间的 β 波脑电活动与绝经状态相关，自我报告的潮热频率可以部分解释这种关系。潮热还与自主神经系统活动的变化有关[66-68]。重要的是，夜间潮热的生理和影响因潮热是否伴有睡眠紊乱而不同。与觉醒 / 唤醒相关的潮热会导致收缩压、舒张压以及心率突然短暂升高（约 20%）[64]。与此相反，收缩压下降（可能反映了散热反应）和心率略微增加与未受干扰的睡眠中出现的潮热相关，这在日间清醒时记录到的潮热中也很明显[69-70]。两种类型的潮热都会增加交感神经活动，但在伴随睡眠紊乱的潮热中更为显著[64]。

潮热与亚临床和临床心血管疾病的测量指标存在关联（例如内皮功能障碍、颈动脉内中膜厚度增加、高血压）[51，71-74]。这种情况可能是由于夜间多次潮热发作干扰了自主神经系统和心血管系统的平衡，进而影响了睡眠的恢复。

夜间潮热是中年期睡眠障碍的一个重要组成部分，但并不是所有与绝经相关的睡眠问题的女性都主诉潮热[12]。中年女性的睡眠可能受到睡眠呼吸障碍（sleep-disordered breathing，SDB）问题、情绪障碍或健康状况的影响。因此，评估导致中年女性睡眠障碍的其他原因至关重要，其中许多原因可能与潮热同时存在。

## 心理症状与绝经期的睡眠障碍

### 抑郁和焦虑

纵向研究显示，抑郁症状会在围绝经期增加[75]，少数女性会出现严重抑郁发作[76]。抑郁第一次发作很少发生在围绝经期[77-79]，绝大多数在此阶段经历抑郁的女性之前具有抑郁症病史，其疾病发作代表抑郁复发[76]。

绝经期女性的抑郁症状与血管舒缩症状密切相关[12，80-81]，但这种关联只针对夜间潮热，而非日间潮热[82]，这表明情绪并未受到日间烦恼的影响，而是受到夜间血管运动紊乱的影响。这种相关性与夜间潮热事件引起的睡眠障碍无关，后者也会导致抑郁症状[82]。在这一人群中，与抑郁症状相关的睡眠参数包括 NREM 觉醒增加、N1 期睡眠时间增加以及睡眠质量降低[82]。

尽管睡眠片段化会导致抑郁，但抑郁症对睡眠也有显著的负面影响（详见第 164 章），而在围绝经期同样如此。女性抑郁症患者在围绝经期和绝经后期报告的睡眠质量更差[83]，并且出现更多客观测量的睡眠障碍[84]。与发生潮热的非抑郁症女性相比，同时患有潮热和抑郁症的女性卧床时间更短，入睡潜伏期更长，总睡眠时间更短，睡眠效率更低，但没有更频繁地觉醒[84]。重度抑郁症女性患者在围绝经期和绝经后期还具有较高的夜间褪黑素水平，以及延迟的褪黑素分泌相位[36]。

少有研究探索围绝经期女性焦虑与睡眠障碍之间的关系，尚不清楚在围绝经期女性的焦虑症状或焦虑症是否会增加[85]。然而，中年女性较高的焦虑水平[86-87]和感知到的压力[16]与睡眠质量差的主诉相关，焦虑还与 PSG 测量的较长的入睡潜伏期和较低的睡眠效率相关[88]。

### 中年危机

经济压力是与较低社会经济地位相关的一种慢性压力，SWAN 研究参与者的经济压力与睡眠问题和较低睡眠效率独立相关；经济压力以及其他压力可能通过负面情绪和自主神经 / 内分泌失调等压力途径干扰睡眠[89]。中年女性面临多种压力，包括工作、家庭责任、人际关系等[90]，这些压力会影响睡眠质量。中年女性可能认为睡眠是一个低优先级事项，与育儿、职业、婚姻和照顾年迈父母等许多其他需求冲突[91]。相反，睡眠紊乱或睡眠质量差可能会影响女性应对生活压力的能力。有人提出，在围绝经期期间出现症状本身就是一种独特的压力，可能会加重原有的压力[90]。

## 睡眠障碍

### 失眠症

许多女性在围绝经期失眠症状会加重，约 25% 女性会出现严重的、持续的失眠症状，并且日间功能受到影响，从而被诊断为失眠症。根据大规模的横断面研究，26% 的围绝经期女性符合失眠的诊断标准，远高于绝经前（13%）和绝经后（14.4%）女性的失眠症患病率[55]。此外，31.8% 的围绝经期和绝经后期女性报告她们的失眠与绝经有关，其中主诉为难以维持睡眠。然而，入睡困难性失眠在绝经早期也较为常见[92]。

潮热是中年女性失眠患病率增加的主要因素[55, 93]，可能会促使易受影响的女性患上失眠症。对于那些失眠症女性患者，围绝经期的临近可能会加剧症状，潮热可能进一步引发睡眠障碍，并可能加重其失眠症状。虽然围绝经期失眠存在一些独特的诱因（例如，潮热[60]和激素环境改变[39]），但围绝经期失眠女性似乎也具有其他失眠人群的常见特征。例如，人格特征（如神经质）、生理性觉醒、抑郁症和焦虑症状已被证实与绝经期失眠相关[27, 93-95]。此外，失眠相关症状（如抑郁[96]）在围绝经期加重，可能成为失眠发作的诱因。

虽然在一般人群中，客观的睡眠改变并不总是伴随着睡眠的主诉，但在围绝经期失眠症女性患者中发现了客观存在的睡眠障碍。例如，围绝经期和绝经后期失眠妇女的 PSG 监测的睡眠改变是明显的，但是绝经前的失眠妇女则不明显[97]。PSG 结果显示，与对照组相比，在围绝经期出现失眠症的女性患者夜间清醒和唤醒次数增多，睡眠时间减少，睡眠效率降低，其中约有 50% 的失眠患者睡眠时间少于 6 h[93]。在患有绝经相关失眠症的女性中，自主神经和心血管特征在夜间会发生变化[95, 98-99]，但白天没有变化[94]。这些数据提示失眠和客观短睡眠时间短（被认为是该障碍最严重的表型）与炎症和心血管风险标志物相关[100-102]。这指出了需要针对失眠和绝经特异症状进行综合治疗的必要性。与失眠患者相比，没有失眠症但出现潮热的女性更有可能出现 PSG 睡眠时间的延长而不是缩短[21, 36, 65]。

### 睡眠呼吸障碍

围绝经期及绝经后期女性睡眠呼吸障碍（SDB）的发生风险增加[92, 103]，这与衰老以及与绝经相关的因素有关。在大约 6100 名妇女的队列中，与绝经前 / 过渡期的妇女相比，绝经后的妇女被诊断为阻塞性睡眠呼吸暂停（obstructive sleep apnea，OSA）概率高约 48%[92]。此外，在调整了年龄、BMI、吸烟状况和自我报告的高血压后，OSA 的发生风险与中年妇女自我报告的血管舒缩症状严重程度相关，在限制了 BMI $< 25$ kg/m$^2$ 的亚组中也得到了一致的结果[104]。在一项纵向 PSG 研究中，与绝经前的中年妇女相比，围绝经期和绝经后期妇女 SDB 的严重程度分别增加了 21% 和 31%[103]。在进入围绝经期的人群中，围绝经期每增加一年，呼吸暂停低通气指数（apnea-hypopnea index，AHI）增加 4%[103]。考虑到围绝经期女性心血管疾病的发生风险，OSA 与高血压和动脉硬化增加的相关性表明，OSA 可能会影响女性的心血管健康，这与年龄增长和围绝经期有关，而与生理变化无关[105]。这些结果强调了在中年妇女中识别和治疗 SDB 的重要性。

尽管男性和女性在临床表现上的性别差异可能导致女性患者诊断不足，但 SDB 患病率的性别差异已得到充分证明[106-108]。绝经一直被描述为 SDB 的危险因素[109]，可能表现为持续的上呼吸道部分阻塞，同时伴随着二氧化碳的增加[110]。在控制了影响 SDB 严重程度的重要混杂因素的大样本女性研究中，有强有力的证据支持更年期增加 SDB 风险的假设[111-113]。

Bixler 等[111]发现，在他们的样本中，睡眠呼吸暂停女性患者和男性患者的比例为 1∶3.3，如果考虑绝经后的女性，并根据年龄和 BMI 与男性匹配时，这个比例降低到 1∶1.44。对女性样本进行分析，即使在调整了年龄和 BMI 之后，不使用激素治疗（hormone therapy，HT）的绝经后妇女中轻度 SDB（定义为 AHI 0 ～ 15，以及自我报告中的中度或严重打鼾）和更严重的 SDB（AHI ≥ 15）的患病率比绝经前女性高。在另一项大型研究中，即使控制了 BMI、颈围和年龄的混杂影响，在 55 岁以上（推测处于绝经后期）和 45 岁以下（推测处于绝经前期）的女性中 SDB 的患病率分别为 47% 和 21%[112]。除了男女患病率不同外，男女还可能存在不同的重要疾病并发症。例如，在中老年人群中，基于 AHI 的 OSA 严重程度仅与女性的高血压和抑郁症状相关，而 OSA 严重程度仅与男性的糖尿病相关[114]。这些差异表明，可以根据性别进一步优化疾病管理计划。

Young 等[113]对参与威斯康星睡眠队列研究的 589 名中年女性进行了横断面和纵向的 PSG 数据分析。结果如图 189.3 所示。绝经后女性发生 SDB（AHI ≥ 5）的可能性比绝经前女性高 2.6 倍，发生更严重的 SDB（AHI ≥ 15）的可能性则高出 3.5 倍。与中年绝经前女性相比，围绝经期女性 SDB 的患病风险并未显著增加。然而，数据表明 SDB 的风险在绝经过程中增加。当按照自末次月经后的年数分层时，AHI ≥ 5 的风险呈显著线性趋势增加，即 AHI 随着绝经后持续时间的增加而增加，直到 5 年为止。即使在将已知的 SDB 危险因素（年龄、BMI、吸烟和饮酒）纳入分析，绝经状态仍然是独立的 SDB 危险因素。

绝经后 SDB 风险增加可能涉及多种因素。其中一个重要因素是体重增加或脂肪组织分布的改变，绝经后脂肪逐渐积累在身体上部[115]。美国国家健康和营养调查（National Health and Nutrition Examination Survey，NHANES）的全国代表性数据显示，接近 70% 处于围绝经期年龄段（40 ～ 59 岁）的女性超重或肥胖，而相对应的，20 ～ 39 岁的绝经前女性中这一比例约为 52%[116]。绝经后，腹部内脏脂肪相对于身体其他部位积聚更明显[117]，这在一定程度上可能与绝经相关的激素变化有关（**激素替代疗法**可降低内脏脂肪的积聚并能够降低血清脂质水平）[118-119]。超重[120]和内脏脂肪与 SDB 之间存在紧密联系，有些人认为内脏脂肪是导致 SDB 的主要原因之一[121]。孕酮和雌激素水平下降也可能是绝经后 SDB 发生率增加的原因之一[109]。孕酮可以增加通气驱动并影响上气道扩张肌肉[122]。Popovic 和 White[123]发现，在月经周期的黄体期（孕酮水平较高）中，青年女性的颏舌肌活动最高，而绝经后的女性则最低，但两组之间上气道阻力没有差异。合并**激素替代疗法**后，绝经后的女性的肌肉活动有所增加。雌二醇水平降低也与绝经后 OSA 风险增加有关[124]。孕酮对呼吸的刺激作用被认为是通过雌激素依赖受体介导的[125]；因此，这两种激素在绝经后下降可能会影响呼吸。

考虑到孕酮保护通气功能的证据，以及绝经与 SDB 风险增加具有相关性的流行病学证据，人们可能会期望 HT 在预防或治疗 SDB 方面会有效。事实

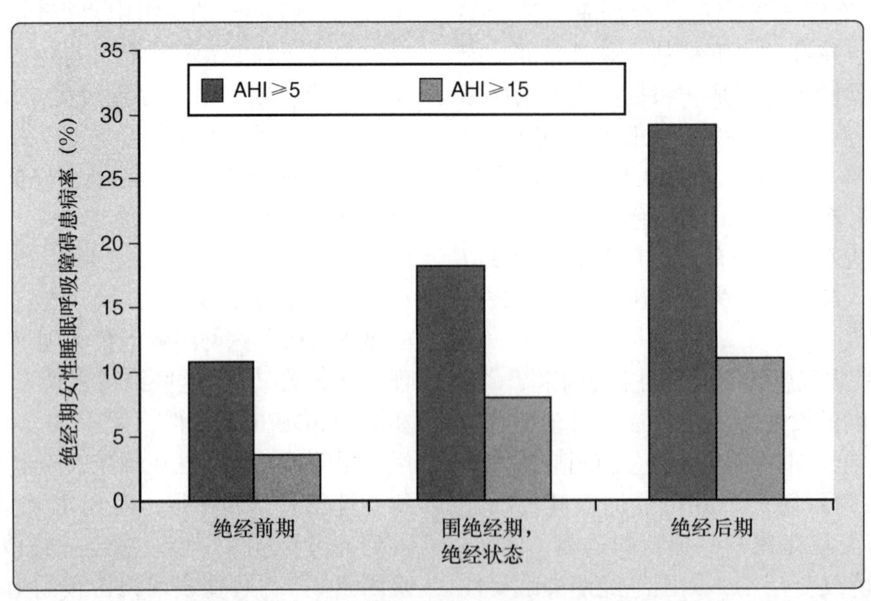


**图 189.3**　睡眠呼吸障碍患病率随绝经进程而增加，呼吸暂停低通气指数（AHI）界值分别为 5 事件 / 小时和 15 事件 / 小时。纳入人群为威斯康星睡眠队列研究中绝经前（$n$ = 498），绝经期（$n$ = 125）和绝经后（$n$ = 375）女性。（Data from Young T，Finn L，Austin D，Peterson A. Menopausal status and sleep-disordered breathing in the Wisconsin Sleep Cohort Study. Am J Respir Crit Care Med. 2003；167：1181-5.）

上，在流行病学研究中，HT 与绝经后妇女中的睡眠呼吸暂停较低的患病率有关[111, 113]。Sleep Heart Health Study[126]中，即使在控制了使用 HT 和不使用 HT 的妇女之间已知的健康使用者效应差异（如教育水平、体重、健康意识）之后，这种相关性也得到了证实。然而，在评估雌激素、孕酮或两者对绝经后妇女 SDB 影响的临床试验中，研究者得到了矛盾的结果[127]。尽管在一些研究中，给绝经后妇女补充外源性孕酮与改善夜间通气有关，但是呼吸暂停或低通气事件数量并没有显著变化[124, 128-129]。不同个体女性对 HT 的反应差异很大，因此如果这些激素影响 SDB，它们是通过一种特定机制来产生影响的，而这种机制不适用于所有 SDB 病例。考虑到使用 HT 可能带来的健康风险，持续正压通气仍然是围绝经期和绝经后女性 SDB 患者的首选治疗方法。此外，应该强烈考虑将减肥和锻炼（特别是减少脂肪堆积）作为任何绝经期或绝经后妇女 SDB 治疗计划的一部分。

### 不宁腿综合征和周期性肢体运动障碍

不宁腿综合征（restless legs syndrome，RLS）和周期性肢体运动障碍（periodic limb movement disorder，PLMD）的患病率随着年龄增加而增加，与男性相比，女性报告 RLS 症状的可能性要高 37%[130]。此外，女性比男性更有可能报告早发型 RLS（症状在 45 岁以下出现）。尽管 RLS 和 PLMD 与女性生殖生活事件（如怀孕，见第 186 章）存在强相关性，但 RLS 或 PLMD 与绝经期的激素变化之间的关联不太明确[92]。

根据调查数据，大多数女性 RLS 患者（69%）在绝经后回顾性地报告症状恶化[131]。然而，女性中 RLS 的患病率随着年龄的增长而增加[132]，这使得分析 RLS 与绝经之间的关系变得困难。在一项对瑞典女性的人群研究中，血管舒缩症状与 RLS 之间存在强相关性；然而，使用 HT 与 RLS 之间没有关系[132]。在绝经后的女性中 PLMD 的发病率较高[133]，并且与中年女性的客观睡眠质量差有关[86]。但是，目前的研究证据不支持 PLMD 与绝经期激素变化之间存在密切关联。在一组无症状的绝经后女性中，PLMD 发病率与雌二醇或 FSH 水平无关[133]。此外，短期雌激素治疗不会改变 PLMD 发病率或强度[133]。RLS 和 PLMD 在绝经后的患病率增加可能更多与衰老而非绝经期过渡有关。

## 绝经期的睡眠困扰管理

雌激素水平在围绝经期剧烈波动，最终下降至极低的水平。随着排卵的减少并最终停止，孕酮的分泌也会减少。因此，雌激素疗法（estrogen therapy，ET）通常与孕酮结合使用（合称激素治疗，HT），通常用于中老年妇女的长期治疗，以对抗激素缺乏，预防骨质疏松症、心脏病和阿尔茨海默病。然而，2003 年妇女健康计划（Women's Health Initiative）临床试验的结果显示，在平均 7 年的时间内使用常见的 HT 方案显著增加了乳腺癌、卒中、心脏病和血管性痴呆的风险[134]。

现在建议妇女避免长期进行 HT，并仅在围绝经期短时间内使用 HT 以缓解潮热症状，提高生活质量。因此，尽管有历史数据表明 ET 或 HT 对特定睡眠问题具有益处的，但激素治疗很少用作与潮热症状无关的睡眠障碍的一线治疗。在本节中，我们将介绍 HT 对绝经相关睡眠问题的影响，因为这些问题可能同时存在并使与潮热有关的睡眠障碍复杂化。

### 激素治疗与睡眠

多项研究表明，在没有睡眠主诉的中年妇女中，ET 无论是否联合孕酮，以及单独使用孕激素补充治疗（progestin therapy，PT），均可以改善主观的睡眠质量[136]，且在某种程度上，也可以改善 PSG 睡眠质量指标[15-16]。在几项针对无睡眠主诉的中年女性的小型研究中，一些研究的 PSG 结果显示 ET 或 PT 对睡眠碎片化产生了不一致的轻微改善，而其他研究则显示无益处或产生了负面有影响。关于 HT 对中年女性失眠症疗效的研究数量有限，有研究显示 HT 对主观的睡眠质量和客观的 PSG 结果均有改善作用[137-138]，而另一些研究则显示 HT 无效[139]。不同研究结果不一致结果的原因可能是治疗持续时间或围绝经期相关的治疗时间长短不同，甚至 HT 制剂的差异。无论雌激素是口服还是经皮给药，不同的 HT 制剂对睡眠质量的改善程度都优于安慰剂[136]。初步研究表明，与合成孕激素醋酸甲羟孕酮相比，天然黄体酮更有利于提高睡眠质量和特定的 PSG 参数[12]。造成这些潜在差异的原因之一是，与醋酸甲羟孕酮不同，微粒化孕酮代谢为强效的神经类固醇，如异孕酮和孕酮。这些神经类固醇与镇静催眠药物一样，会与脑中的 γ- 氨基丁酸（GABA）A 型受体相互作用，从而产生催眠作用[139]。在早晨服用天然孕酮可能会导致嗜睡[140]，尤其是在剂量较大时。因此，建议接受 HT 的妇女晚上服用孕酮。

ET 或 HT 改善睡眠的机制尚不清楚。动物模型表明，雌激素可能增加对睡眠的稳态驱动[141]，并减少下丘脑腹侧前视丘核中前列腺素的合成[142]，而孕激素的催眠效应是通过对 GABA 活性代谢产物的影响来介导的[143]。因为在合并夜间潮热的女性中观察到了 ET 对睡眠的最大益处，所以 ET 可能通过其对夜间潮热的有益影响间接改善睡眠[144]。

总之，ET 和 PT 单用或合用对中老年妇女的睡眠质量有积极影响，且与潮热无关。自我报告的睡眠问题的数据比 PSG 睡眠测量的数据更广泛且更有利，其中几项小型 PSG 研究报告的结果不一致。支持 HT 治疗中年妇女原发性睡眠障碍疗效的数据有限，因而不支持使用这些干预措施。孕酮可能也会产生潜在的不良镇静效果。因此，除非认为潮热是导致睡眠障碍的主要原因，通常不建议将 HT 用于治疗睡眠问题。

## 潮热相关睡眠障碍的激素治疗

潮热相关睡眠障碍可以通过多种方法进行治疗。ET 历来是标准的治疗方法。大量流行病学研究和几项随机临床试验表明，ET 和 HT 可以减少潮热，同时改善自我报告的睡眠质量，但效果强弱不一[12-13]。PSG 研究普遍证实了这些发现。在经常出现潮热的女性中，ET 可以减少夜间觉醒的次数和持续时间，增加快速眼动（rapid eye movement，REM）睡眠，并缩短入睡潜伏期[13]。然而，在几项针对仅有轻微或不频繁潮热的女性的小型研究中，ET 和 HT 对 PSG 测量的睡眠方面均无明显影响。最近的数据显示，一种结合了雌激素疗法与选择性雌激素受体调节剂（selective estrogen receptor modulator，SERM）的新疗法可有效改善潮热女性的睡眠质量，尤其是在使用较低剂量的 SERM 时[145]。总而言之，HT 可改善潮热相关睡眠障碍女性患者的主观睡眠质量。

## 激素戒断

停用激素时，通常是突然停药。虽然突然停用雌激素会导致明显的潮热[146-147]，但停用 HT 对睡眠的影响尚未明确。在停用 HT 的女性中，睡眠障碍是重新开始 HT 的一个重要预测因素[14]。

## 选择性 5- 羟色胺再摄取抑制剂、5- 羟色胺和去甲肾上腺素再摄取抑制剂以及加巴喷丁

非激素类的神经活性药物已成为乳腺癌患者和健康中年女性潮热症状的成熟治疗方法[149]。绝大多数参加这些潮热临床试验的妇女都合并失眠症状，因此可以研究这些干预措施对常与潮热共同出现的失眠症状的影响[150]。在最近的试验中，5- 羟色胺类抗抑郁药艾司西酞普兰（escitalopram）[151]、文拉法辛（venlafaxine）[152]和帕罗西汀（paroxetine）[153]均被证明在减少失眠症状和改善睡眠质量方面的效果优于安慰剂。尽管在某些研究中，这些药物对改善睡眠症状的效果较弱[150]，但考虑到在其他接受此类治疗的精神疾病患者中，这些药物可能会诱发或加剧睡眠问题，因此睡眠问题减少是出乎意料的[154]。与 5- 羟色胺相似，加巴喷丁和普瑞巴林也是用于治疗潮热的神经活性药物，也有证据表明它们对睡眠问题具有一定的改善作用[155]。

## 催眠药物

选择性 GABA 能药物（唑吡坦、艾司佐匹克隆）可改善潮热相关失眠女性患者的入睡问题[156-157]和睡眠维持问题[156-158]。随机对照试验显示唑吡坦 10 mg[158]和艾司佐匹克隆 3 mg[156]可改善失眠患者的睡眠质量差、入睡问题和睡眠维持问题，从而提高了生活质量。对于那些出现潮热症状的患者，艾司佐匹克隆还可以减少夜间潮热症状次数，但不能减少日间潮热次数[157]，这表明它可以帮助女性在潮热症状发作时维持睡眠，当药物浓度较高时，艾司佐匹克隆可能对潮热症状也有直接的治疗作用。唑吡坦可增强选择性 5- 羟色胺再摄取抑制剂（selective serotonin reuptake inhibitor，SSRI）/5- 羟色胺和去甲肾上腺素再摄取抑制剂（serotonin and norepinephrine reuptake inhibitor，SNRIs）对女性合并潮热的睡眠障碍的治疗效果，从而提高生活质量[159]。虽然这些选择性 GABA 能的治疗方法有效，但应谨慎使用，并尽量缩短中年女性的用药时间。与男性相比，女性更有可能在服药后次晨在外周血检测到唑吡坦，导致次日反应迟钝[160]。

## 认知行为疗法和替代疗法

评估失眠认知行为疗法（cognitive behavioral therapy for insomnia，CBT-I）对围绝经期潮热相关失眠疗效的随机试验显示，CBT-I 比行为对照干预更有疗效[16-162]，并且 CBT-I 对合并潮热症状女性的失眠症状的有益影响大于 ET、SSRI、SNRI、瑜伽或运动[150]。针对潮热症状的认知行为疗法也能改善乳腺癌幸存者的睡眠症状[163]。这些行为干预的疗效已通过在线和电话等方式得到证实，从而最大限度地提高了可及性[161，163]。尽管补充疗法和行为疗法可能会降低部分女性潮热症状的发生频率或严重程度[164-165]，但来自随机临床试验的数据并不支持大豆、黑升麻、ω-3、瑜伽或运动等疗法对潮热的疗效[166-168]。在分配到运动方案以治疗潮热症状的女性中，运动可以改善失眠症状[169]。

# 可能影响睡眠的临床疾病

随着年龄增长，女性围绝经期到来时，可能会出现一些影响睡眠的健康问题。癌症、神经系统疾病、

心血管或肺部疾病、糖尿病、甲状腺功能减退、胃食管反流病和肌肉骨骼疾病都与睡眠障碍有关[13]。睡眠不佳可能会增加罹患其中某些疾病的风险和（或）加重其严重程度。

## 癌症

睡眠紊乱是女性年龄增长后更容易患多种癌症的常见关联因素。正如第 153 章所述，确定与癌症相关的睡眠障碍的病因可能很复杂，因为多种因素可能导致睡眠问题。在一项对乳腺癌幸存者数据的 meta 分析中，女性特定因素（潮热、绝经）、其他疾病症状（疼痛、抑郁症状、疲劳）以及特征（种族）都与睡眠紊乱显著相关[170]。除外大多数癌症患者中影响睡眠的常见因素，接受乳腺癌治疗的妇女很可能会出现潮热[171]。潮热是导致乳腺癌幸存者失眠的常见诱发因素[172]，与睡眠效率较低、睡眠紊乱程度较高有关[173]。潮热是化疗引起的卵巢功能紊乱的结果，也会在辅助性抗雌激素治疗中出现。雌激素受体阳性肿瘤妇女接受他莫昔芬、芳香化酶抑制剂（如阿那曲唑、来曲唑、依美曲普）和 GnRHa（如去氧孕酮）等抗雌激素治疗，或接受双侧卵巢切除术，以防止内源性雌激素刺激残留肿瘤生长或微转移灶生长。超过 50% 的他莫昔芬使用者会经历潮热，且通常比自然绝经的潮热更频繁、更严重[174]。

对于有乳腺癌病史的女性，HT 并不适用于治疗潮热[175]，因此需使用其他疗法。SSRI/SNRI、可乐定、加巴喷丁和普瑞巴林可减少有乳腺癌病史的女性的潮热发作次数和严重程度[176]。对于同时伴有潮热相关睡眠障碍的乳腺癌女性患者，在服用 SSRI/SNRI 的同时服用唑吡坦等催眠药比单独服用 SSRI/SNRI 更能改善睡眠和生活质量[159]。在乳腺癌继发失眠的女性中，认知行为疗法（cognitive behavior therapy，CBT）也可以改善主观睡眠情况，维持情绪和生活质量，并且效果在一年内得以保持[177]。在乳腺癌幸存者中进行的一项随机对照试验中[163]，与等待名单对照组进行对比，以互联网为基础的 CBT 无论是否有治疗师支持，均在减轻潮热相关睡眠障碍方面表现出显著效果（效应量 ≥ 0.41）这表明即使是实用的、远程自我管理的 CBT 计划也是有效的。针灸、运动或褪黑素等其他干预措施也对缓解潮热和改善睡眠质量有一定的益处，但仍需进行更大规模的临床试验。

## 甲状腺功能失调

甲状腺疾病，尤其是甲状腺功能减退的发病率随着年龄的增长而增加，且女性的发病率远高于男性。对于生活在碘充足地区的中年女性，甲状腺功能受损［即促甲状腺激素（thyroid-stimulating hormone，TSH）值超出正常范围］的患病率为 9.6%[178]。其中大多数（6.2%）TSH 升高，表明存在临床或亚临床甲减。由于甲减通常表现为疲劳和乏力，而不是嗜睡，因此围绝经期和绝经后期女性的此类主诉应在 TSH 水平的基础上进行临床评估。与甲状腺功能正常的女性相比，甲状腺功能减退的女性更有可能患上 SDB，这表明甲状腺功能减退可能也是 SDB 的危险因素之一[179]。因此，应对患有甲状腺功能减退症的中老年妇女进行筛查，以了解是否存在 SDB 的临床体征和症状。

## 高血压

高血压的发病率随着绝经期的到来而急剧上升。这种现象的病因复杂且仍在研究中，但肥胖和睡眠呼吸障碍（SDB）这两个与高血压强相关的因素，在围绝经期和绝经后的女性中很常见[180-181]。在围绝经期和绝经后的女性中，SDB 与高血压、动脉硬化、代谢综合征和抑郁相关[105, 114]。NHANES Ⅲ记录了女性中高 BMI 与高血压之间的强相关性[180]。对于中年女性，当 BMI ＜ 25 kg/m$^2$ 时，高血压患病率约为 10%，但当 BMI ≥ 30 kg/m$^2$ 时，高血压患病率上升至 39%。对于 60 岁以上的女性，当 BMI ＜ 25 kg/m$^2$ 时，高血压的发生率为 52%，但当 BMI ≥ 30 kg/m$^2$ 时，则超过 72%。中年女性罹患高血压和 SDB 的风险增加是由于其肥胖风险增加，而非激素或绝经因素本身。SWAN 研究显示，在控制了若干混杂因素后，中年女性睡眠持续时间和睡眠效率与高血压无关[182]。

## 纤维肌痛综合征

睡眠障碍是纤维肌痛综合征的核心症状之一，女性发病率（3.4%）高于男性（0.5%），且在 50 岁以上的女性中更为常见[183]。有研究者推测性激素变化与纤维肌痛之间存在联系[184]，且有证据表明，至少对于部分女性来说，纤维肌痛症状出现于绝经开始后，此时雌二醇水平下降[185]。然而，雌激素替代治疗对患有纤维肌痛绝经后女性的疼痛阈值或耐受性并无显著影响，但其对睡眠障碍和抑郁症等症状的潜在益处尚未进行研究[186]。

## 神经退行性疾病

睡眠障碍可能是帕金森病或阿尔茨海默病等神经退行性疾病的早期症状（详见第 102 章和第 105 章）。与年龄匹配的男性相比，绝经后的女性更易患上这些疾病。绝经相关遗传因素和生物激素环境的变化可能发挥重要作用[187]。然而，尚需更多研究来探讨女性睡眠障碍、雌二醇水平下降和神经退行性疾病的发展之间可能存在的关联。

### 临床要点

与未绝经的女性相比，绝经期的中年女性更易出现睡眠障碍，其中间歇性觉醒是最常见且令人困扰的主诉。夜间潮热是中年女性睡眠障碍的重要组成部分之一，缓解潮热的激素和非激素疗法都与睡眠质量的改善有关。

睡眠呼吸障碍在绝经后的女性中更为常见，部分原因可能是脂肪重新分布引起腹部脂肪增加，以及性激素发生变化。绝经后女性出现疲劳或睡眠问题的报告，可能与高血压和超重有关，提示无论是否主诉日间嗜睡，都应在临床评估时考虑打鼾和睡眠呼吸障碍。

## 总结

绝经是正常衰老过程中的一个重要发展阶段，标志着从生育期向非生育期的过渡。绝经期的转变及相应激素环境的改变与睡眠问题的增加有关。睡眠问题的增加与血管舒缩症状（潮热和夜间出汗）密切相关，也可能与情绪症状、原发性睡眠障碍、慢性健康问题和中年压力等因素有关。失眠和疲劳是围绝经期女性最常见的主诉，包括那些未因绝经症状就医的女性。在围绝经期的几年内，上述睡眠障碍会影响到健康相关的生活质量、工作效率和医疗保健应用。临床试验表明，针对失眠的认知行为疗法对于患绝经期失眠（包括潮热的女性）的中年女性有效，是绝经相关睡眠障碍的激素和非激素药物治疗方法之外的替代选择。绝经后睡眠呼吸障碍的患病率增加，可能与脂肪沉积增加、向心性肥胖、激素变化和衰老有关。应对疑似睡眠呼吸障碍的女性进行评估和治疗，持续气道正压仍然是目前首选的治疗方法。

### 参考文献和拓展阅读

请扫描书后二维码，获取参考文献和拓展阅读资源。

# 老年人睡眠医学

# 第 22 篇



## 导论

## 第 190 章

*Cathy Alessi，Jennifer L. Martin，Constance H. Fung*
陈新贵　译　汪　凯　审校

睡眠问题在老年人中很常见，尤其是那些同时患有精神疾病和用药的老年人。针对老年人睡眠质量的研究发现睡眠质量较差的老年人服用药物更多、就诊更频繁、对健康的自我评价也更差，这表明老年人并发症的存在和睡眠质量差之间有很强的关系。有证据表明，睡眠障碍与这些老年人常见的危险因素（如药物治疗、并发症）的相关性可能更强，而不仅仅与衰老相关。然而，正如本书其他篇章所述，与年龄相关的睡眠变化（如 N3 睡眠减少、夜间觉醒增多）已经被报道；其中许多变化开始于成年早期，并在一生中不断进展，在中年时发生显著变化，在老年时达到相对稳定。对老年人睡眠问题的治疗必须以了解可能的影响因素为指导。在考虑药物治疗时，必须仔细权衡风险和获益。一般而言，只有在非药物治疗方法无效之后，才考虑采用药物治疗。然而，这并不意味着高龄本身就应该限制睡眠障碍的检测和治疗，因为解决老年人的这些问题可以显著改善健康和生活质量。

下面是本篇各章的简要概述。

### 第 191 章　老年人精神和医学共病以及药物效应

由于年龄的增长常伴随多种慢性疾病和多重用药，老年人的睡眠问题通常需要通过多层面和跨专业的方法来解决。抑郁、焦虑和丧亲之痛等精神卫生问题在老年人中普遍存在，并可能导致睡眠障碍。影响睡眠的身体疾病在老年人中也很常见，如慢性疼痛、心血管疾病、肺部疾病、慢性肾病、胃肠道疾病、内分泌和泌尿生殖系统疾病，睡眠障碍与这些问题之间往往存在双向关系。识别和管理老年人的睡眠问题通常需要系统的方法。总体而言，较高的疾病负担和较多的药物种类对老年人的睡眠数量和质量起着重要作用。在老年人中使用镇静催眠药和某些药物也值得关注，尤其对于那些身体虚弱的人，“治疗量”有时大于“有害量”（即治疗的风险可能超过潜在的获益）。减药［有意减少或停用药物，以改善健康和（或）降低药物不良反应风险的过程］是解决这种多重用药，从而改善老年人睡眠质量的重要方法。

### 第 192 章　老年人阻塞性睡眠呼吸暂停

老年人睡眠呼吸障碍的诊断和治疗存在欠缺。有证据表明，作为最常见的睡眠呼吸障碍类型之一的阻塞性睡眠呼吸暂停（obstructive sleep apnea，OSA），其患病率随年龄逐渐增加，至 70 岁左右趋于稳定。老年人 OSA 的临床表现的差异可能是对其认知不足的关键因素。OSA 患病率的性别差异似乎随着年龄的增长而消失，有证据表明绝经后女性 OSA 患病率显著上升。60 岁后，肥胖作为 OSA 危险因素的重要性也降低。与年轻患者相比，老年 OSA 患者更容易出现睡眠障碍、夜尿增多和认知障碍。一些生理机制可以解释老年人 OSA 和夜尿增多之间的关系。许多因素可能解释了老年 OSA 患者发生认知功能障碍的易感性。虽然 OSA 与中年人心血管疾病密切相关，但也有越来越多的证据表明，睡眠呼吸障碍会增加老年人心血管疾病和卒中的风险。

越来越多的证据表明，气道正压通气（positive airway pressure，PAP）治疗与老年 OSA 患者心血管发病率降低、认知功能障碍减少和全因死亡率降低相关。年龄本身似乎并不影响 PAP 的依从性；然而，老年人在治疗中出现中枢性睡眠呼吸暂停似乎更普遍。对于老年人，可考虑除了 PAP 以外的其他治疗方法，但上气道手术对老年人可能不是特别有效，且手术并发症发病率更高。关于体位疗法或其他方法在治疗老年人 OSA 方面的数据有限。

## 第 193 章　老年人失眠

失眠在老年人中很常见，是导致功能障碍的重要因素。不幸的是，失眠往往被认为是衰老不可避免的结果，这可能会导致医护人员无法识别、诊断和治疗失眠。与老年失眠发生相关的因素包括精神和医学并发症、药物和其他物质、共病睡眠障碍，以及与年龄相关的稳态和昼夜节律睡眠 / 觉醒调节的变化。失眠症状与老年人跌倒风险增加相关，而镇静催眠药物也会增加老年人跌倒和骨折的风险，因此影响了这一人群使用镇静催眠药物的总体风险。关于失眠对老年人认知功能的潜在影响，即失眠是否与认知损害相关的研究结果不一。

成人在使用镇静催眠药之前建议进行失眠的非药物治疗。失眠的认知行为疗法（cognitive behavioral therapy for insomnia，CBT-I）已被证明在老年人中是有效的，包括伴或不伴并发症的，以及那些有药物依赖的人。CBT-I 应该作为慢性失眠的一线治疗。现行指南建议老年人谨慎使用镇静催眠药。然而，尽管有证据表明催眠药物对老年人的益处较年轻人更低，但老年人使用催眠药物的比例最高，而且通常是慢性用药。

## 第 194 章　老年人昼夜节律

随着年龄的增长，昼夜节律最显著的变化之一是睡眠时间提前，即上床更早、起床更早。尽管动物研究发现昼夜节律的周期随着年龄的增长而缩短，但人类研究未发现年轻人和老年人之间的周期长度差异。许多生物过程的昼夜节律确实会随着年龄的增长而提前，包括皮质醇节律、褪黑素节律和核心体温节律。此外，昼夜节律促进睡眠的形式也发生了变化，老年人在习惯性睡眠期的后半段更容易受到睡眠中断的影响。光作为人体昼夜节律系统主要信号，其引起的反应也可能发生改变；一些昼夜节律的幅度下降，包括皮质醇、褪黑素和核心体温；此外，视交叉上核（suprachiasmatic nucleus，SCN）和前额叶皮质的表现和基因表达改变也被观察到。人类 SCN 中的细胞数量随着年龄的增长而减少，在阿尔茨海默病患者中变化更明显。昼夜节律的轻度改变可能是认知功能下降和潜在神经退行性疾病的早期迹象，并与死亡风险增加相关。活动记录仪常用于监测老年人的睡眠-觉醒节律，许多活动节律变量也与认知变化相关。

## 第 195 章　长期护理环境下的睡眠

睡眠障碍在长期护理机构（long-term care，LTC）的居民中是非常常见的且经常使其丧失能力，这类机构包括养老院、辅助型社区、痴呆护理病房和社区老年人之家等。睡眠障碍也增加社区老年人进入 LTC 的风险。LTC 居民的睡眠障碍与功能受损、功能随时间恢复减少、社交脱离、跌倒风险增加、虚弱、激越和死亡率增加相关。导致 LTC 居民睡眠障碍的因素包括高龄、环境因素（如噪声、光线、室温、室友）和夜间护理活动（如失禁护理）。缺乏身体活动、社交孤立、长时间躺在床上、白天长时间午睡以及白天过度嗜睡也很常见。大多数 LTC 居民存在多种慢性疾病、精神疾病和（或）接受可能扰乱睡眠的药物治疗。LTC 居民常见的睡眠障碍包括睡眠-觉醒节律紊乱、慢性失眠、OSA、不宁腿综合征等。由于一些 LTC 居民因记忆障碍而不能回忆起他们的睡眠问题，应向家庭成员和长期照料者寻求信息。LTC 居民可能难以获得多导睡眠监测数据，而且许多人有认知障碍，这可能使睡眠阶段评分复杂化。腕动记录仪已被用于 LTC 中痴呆患者的睡眠评估。失眠的药物治疗在 LTC 居民中常用，但有越来越多的证据表明其危害风险。非药物干预应作为这种情况下的一线治疗。有一些证据表明，在认知功能完整的 LTC 居民中可以使用 CBT-I。强光疗法可能对痴呆患者的睡眠障碍有益。建议每天早晨接受阳光照射（30 ～ 60 min），并在公共区域（如餐厅、活动区域）安装明亮的灯光，并在这些区域停留时间。社交活动、体育活动和锻炼也可能有益。几项针对 LTC 居民的研究表明，结合多种非药物疗法的干预措施可维持昼夜睡眠-觉醒节律，并改善睡眠。

### 参考文献和拓展阅读

请扫描书后二维码，获取参考文献和拓展阅读资源。

# 老年人精神和医学共病以及药物效应

第 191 章

*Steven R. Barczi*，*Mihai C. Teodorescu*
陈新贵 译 汪 凯 审校

章节亮点

- 老年期睡眠障碍和失眠普遍存在，病因通常是多因素的，对老年人的生活质量有显著的潜在影响。这一年龄段的失眠常与其他老年综合征和健康问题共存，因此分类上主要归为共病性失眠。由于这些临床问题跨越器官系统和学科边界，对传统的治疗方法提出了挑战。
- 因此，老年人睡眠困难的管理需要针对行为、医学和精神因素的多层面和跨专业的治疗方法，同时也需要解决并存的原发性睡眠障碍。

## 引言

### 流行病学和疾病分类学

在过去的十年里，美国 65 岁及以上的人口增加了 1/3，预计到 2060 年将增加近一倍，达到 9500 万[1]。这个群体的种族和民族更加多样化，65 岁以后仍在工作的比例更高。此外，随着医疗的进步，人们的寿命延长，同时多种慢性疾病（共病）和患者复杂性也在增加。多病共存尤其与高龄相关，因为多病共存的数量和人口比例与年龄密切相关[2]。个体疾病的具体患病率因年龄、性别和抽样人群（例如，社区为基础的和临床队列）而异。

老年综合征是一种与年龄相关的疾病，具有多因素病因，可导致老年人功能储备的丧失和生活质量的降低。它们可能表现为一个主要症状或症状群（例如活动能力差和跌倒），同时涉及几个不同的器官系统，并可对多方面干预产生应答。老年人的睡眠障碍和失眠符合典型的老年综合征特点，具有多种促发和缓解因素。事实上，高龄是睡眠结构改变的最佳预测因素之一[3]。老年综合征的患病率随着年龄的增长而增加，并且可以并存：虽然 60 ～ 69 岁年龄组中 20% 的病例没有发现任何老年综合征，但在 80 岁以上的病例中有 48% 同时存在 4 种以上的老年综合征[4]。

睡眠困难的患病率随着年龄和健康复杂性的增长而增加，并易受许多内源性和外源性因素的破坏性影响。这些睡眠变化似乎与心理社会和健康因素的相关性更强，而不是衰老本身[5-6]。在对 300 多名居住在社区的老年人（平均年龄 72 岁）进行 3 年随访的队列中，睡眠障碍与身体、环境和健康因素相关，而不是与年龄相关的睡眠变化相关[7]。一项随访长达 27 年的中老年人睡眠的纵向研究发现，睡眠效率随年龄的增长而显著下降（每 10 年下降 3.1%，从 50 岁前的 90% 下降到 60 ～ 80 岁的 80%，到 90 岁时下降到 72%）[3]。此外，女性睡眠效率比男性低 5%。研究发现，总体健康评分“很好”的人比总体健康评分“很差”的人睡眠效率更高。

### 多病共存与睡眠

健康问题对于睡眠主诉的影响似乎具有相加效应。2003 年睡眠与衰老调查（美国睡眠调查的一部分）报道，在 65 岁及以上无共病的人中 36% 有睡眠问题，存在 1 ～ 3 种共病的人中 52% 有睡眠障碍，存在 4 种或 4 种以上共病的人中 69% 有睡眠障碍[3]。此外，这些受访者自我感知的睡眠质量与他们的并发症数量呈负相关[5]。在纵向随访队列中，低睡眠效率组的并发症数量高于高睡眠效率组[3]。与低睡眠效率组相比，高睡眠效率组高血压、循环系统疾病、关节炎、呼吸系统疾病和反复抑郁发作的患病率较低。在一项纳入 42 116 名 50 岁及以上参与者的大型研究中，慢性疾病数量与睡眠障碍指数变量之间存在剂量依赖性关系[8]。在睡眠时间方面，在一项大型横断面研究中，睡眠时间短似乎与女性的多病共存有关，而睡眠时间短或长与男性的多病共存均无相关性[9]。

### 多重用药

与累积疾病负担密切相关的是多重用药。多重用药通常定义为服用 5 种以上的药物。它与并存的年龄相关疾病的数量有关。基于人群的调查报告，65 岁以上人群中有 89% ～ 94% 服用处方药，近 40% 服用 5 种以上药物，12% 服用 10 种以上药物[10-11]。

多重用药的后果包括药物不良反应、药物相互作用和药物级联效应。级联效应是指使用药物治疗其他药物的不良反应。药物负担指数（Drug Burden Index，DBI）工具可量化个体对抗胆碱能药物和镇静药物的暴露。DBI 暴露的患病率随着使用的药物数量的增加而逐渐增加，从服用 0 ～ 4 种慢性药物患者的 43% 上升到服用至少 12 种慢性药物患者的 95%（校正 OR，27.8；95% CI，26.7 ～ 29.0）[12]。一项研究分析了来自约 39 个阿尔茨海默病中心纳入的 37 000 多名参与者的统一数据集，结果表明服用 1 ～ 4 种额外药物者镇静催眠药的使用概率增加 9 倍，而服用 5 种或 5 种以上药物者镇静催眠药的使用概率增加近 14 倍[13]。

## 处方精简

由于肾功能、肝清除、生理储备、身体成分和细胞代谢的变化，老年人发生药物不良反应的风险高。在虚弱的老年人中，治疗需要的药量有时大于产生不良反应的药量[14]。处方精简是指有意减少或停药以改善患者健康或降低药物不良反应风险的过程。降低风险的药物精简（阿司匹林、他汀类药物、抗高血压药、双膦酸盐、钙和维生素 D）似乎比改善症状的药物（镇痛药、泻药、抗抑郁药、催眠药和抗焦虑药）更成功[14]。在一项纵向、前瞻性、非随机研究中，122 名受试者接受了 3 年的多重减药（> 3 种药物），结果显示 45% 的受试者夜间睡眠质量改善（55 名未减药受试者组该值为 7%），只有 4% 的受试者在停药后夜间睡眠质量持续恶化（未减药受试者组该值为 33%）[15]。

## 共病性失眠

在患有慢性病的老年人中，原发性失眠和继发性失眠这两个术语不能充分代表在确定病因时因果之间复杂的相互作用（图 191.1）。老年人睡眠困难可被定义为老年综合征，因为它们是由多种和相互依赖的易感、促发和维持因素引起的[16]。身体或精神状况可能作为诱发事件，产生不适症状和情绪困扰，这些症状可能导致交感神经张力增加、下丘脑-垂体-肾上腺激活，并最终募集神经系统来产生觉醒[10-11]。在急性情况下，病理生理变化（如低氧血症、代谢紊乱、发热或全身性炎症反应）也可导致谵妄，并伴有睡眠-觉醒模式的特征性改变[11]。心理因素如过度觉醒、压力反应、易感人格特征和适应不良等可持续影响晚年患病期间的睡眠质量[17]。在许多情况下，潜在的疾病及其治疗、睡眠卫生、药物和睡眠环境之间的相互作用是导致问题的原因。在大多数老年人失眠病例中，疾病与导致睡眠中断的神经生理、生化和激素后遗症之间的确切关系仍不确定。基于这些原因，建立明确的因果关系成为一项临床挑战。因此，“共病”一词被认为可以更充分地描述失眠。2005 年美国国立卫生研究院关于失眠的科学会议提出，当一种疾病与睡眠变化共存，但因果关系尚未得到证实时，应采用共病性失眠的诊断[10]。

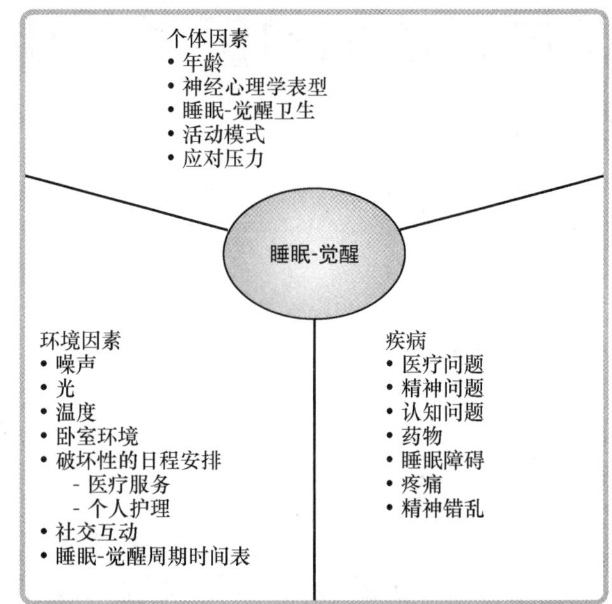


**图 191.1**　睡眠-觉醒症状状态被描述为由遗传和表型特征、共病、多重用药以及环境之间的动态相互作用（包括调节与干扰物和授时因子质量的伤害性相互作用）引起的综合征。该模型可以进一步确定易感、促发和维持因素，但它强调了在这些因素不断变化的相互作用的背景下，建立明确的、因果性的关系的能力有限

## 睡眠问题的综合评估——星形法

在治疗老年人群时，有效地解决多种并存问题是一个巨大的挑战。在识别和管理影响老年人睡眠的多种相互作用的医学、社会和精神健康因素时，需要系统性的方法。假如迅速确定最明显的致病因素，而忽略了其他促发因素，则可能导致诊断不完整和治疗计划效果不佳。威斯康星星形法（Wisconsin Star Method）是理解和解决老年医学复杂性的处理模式的一个例子[18]。老年人或人群之间的高度变异性使得这些挑战进一步复杂化，这些变异性是由多种因素引起的，从与年龄相关的生理异质性到一生中不同的社会心理体验。在这种情况下，根据同质人群中单一问题的研究制定的循证指南的效用是有限的。我们需

要将睡眠概念化为一个潜在相互作用的变量网络的一部分，这些变量之间的联系强弱不一，从非常弱（即可以忽略不计）到非常强（即直接因果或相互依赖）。一些因素本身可能不足以导致睡眠问题，但通过与其他因素的协同作用导致睡眠问题（例如，使用利尿剂导致夜尿，从而扰乱睡眠）。显然，这种方法的优点在于提出假设、对干预措施进行优先级排序以及将临床要点与循证指南相结合。

### 治疗

共病失眠的治疗正在不断发展。从历史上看，如果睡眠问题被归因于相关的身体或精神疾病，那么主要的焦点是优化潜在健康问题的治疗。这一理论强调纠正疾病中的神经化学、代谢和生理紊乱，以期改善睡眠。一系列对照试验的证据已经证明了认知行为疗法（cognitive behavioral therapy，CBT）在治疗各种不同疾病的失眠主诉方面的疗效。基于此，越来越倾向于将所有共病性失眠与原发性失眠进行相同的 CBT 治疗，并在必要时采用辅助催眠治疗[19]。一项研究证实 CBT 在治疗骨关节炎、冠状动脉疾病或肺部疾病的老年患者的共病性失眠中的有效性。92 名参与者（平均年龄 69 岁）被随机分配接受 CBT 组或压力管理和健康训练组（安慰剂组）。在自我报告的 10 项睡眠指标中，CBT 参与者有 8 项改善较大；慢性疾病的类型对这些结局无影响。这些结果对原发性和继发性失眠之间的二分法提出了挑战，并提示心理因素可能参与继发性失眠[20]。虽然我们需要更多数据来确定最有效的方法，但多层面干预似乎是最合理的，包括优化共病健康问题，以及使用 CBT 和（或）药物治疗失眠。

## 老年人的精神疾病与睡眠

精神健康问题在老年人群中普遍存在，并经常伴随睡眠相关的主诉，这也是许多精神疾病诊断标准的一部分。因此，要成为一项独立的诊断，失眠必须是一种明显的主诉，且比与精神障碍相关的主诉更为突出[21]。精神症状和躯体症状以及体力活动水平可显著且独立地增加门诊老年患者的失眠风险[22]。急性精神病患者表现出睡眠效率降低、睡眠潜伏期延长、夜间总睡眠减少和觉醒增加[23]。反过来，有睡眠障碍的人比那些没有睡眠障碍的人患有精神障碍和症状的比例更高[24-26]。在老年女性（65 岁以上）中，短睡眠时间组和长睡眠时间组的心理健康问题患病率增加（分别为 66% 和 26%）[27]。这种临床相关性可能在一定程度上反映了精神健康与躯体健康问题（包括一般健康状况、活动受限和慢性疾病）的高度重叠。

### 抑郁障碍

在普通老年人群和疾病人群中，抑郁症均与睡眠障碍相关[28]。初级保健机构中的失眠与抑郁症的相关性超过任何其他疾病[29]。在一项大型横断面研究中（超过 700 名受试者，平均年龄 80 岁），存在抑郁症状（老年抑郁量表评分＞ 5）的受试者中大约有 1/3 同时存在中重度入睡或睡眠维持困难，另外有近 1/3 同时存在轻度入睡或睡眠维持困难[30]。有抑郁病史的老年人睡眠质量受损，健康功能水平降低；在现患抑郁症的患者中，这些损害呈梯度下降趋势[31]。

在老年人中，睡眠主诉也预示着抑郁症的发生。在目前未患抑郁症的老年患者中，失眠是未来患抑郁症的强危险因素[32]。在一个老年队列中，基线和 1 年后的失眠使得发生抑郁的风险增加 8 倍[33]。在一项对社区老年人进行的 2 年纵向研究中，临床睡眠障碍［匹兹堡睡眠质量指数（Pittsburgh Sleep Quality Index，PSQI）＞ 5］被发现是抑郁症复发的一个强有力的预测因素（校正风险比接近 5）[34]。

抑郁症患者的客观和主观睡眠具有不同的含义，可能并不总是相互关联[35-36]。60% ～ 80% 的抑郁症患者存在入睡或睡眠维持困难，或者白天感到疲劳[37-38]。这些主观睡眠障碍可能持续至抑郁症状消失后[39]。不同性别发生率相当[40]。较严重的抑郁症状似乎与较差的主观睡眠质量和较多的主观日间嗜睡，以及客观测量的入睡清醒时间（wake after sleep onset，WASO）和觉醒超过 5 min 存在关联[41]。

老年抑郁症患者的客观睡眠改变包括入睡时间延长、睡眠效率下降、睡眠连续性差和早醒次数增多。此外，总睡眠时间减少，伴随 N1 和 N2 期睡眠相对增加和慢波睡眠（slow wave sleep，SWS）的相对减少；快速眼动（rapid eye movement，REM）潜伏期缩短，第一次 REM 期延长，REM 睡眠总量和 REM 睡眠密度增加[23, 42-43]。虽然抑郁症患者的这些睡眠改变模式已得到很好的描述，但目前尚无单一睡眠变量具有足够的特异性可将抑郁症与其他精神疾病区分开来[23]。此外，抑郁症患者的睡眠脑电图（electroencephalogram，EEG）纵向研究显示了状态和特质特征，这意味着其中一些特征可能会随着时间的推移发生变化[44]。这种区分可能在识别抑郁症高危人群、预测未来的抑郁症发作以及评估患者对药物和行为治疗的应答方面发挥作用。

### 双相情感障碍

近几十年来，患双相情感障碍的老年患者数量大幅增加，人们认为这是由于总体人口老龄化以及药物疗效的提高[45]。总体而言，与正常人群相比，双相谱系障碍患者在经历轻微和重大生活事件后均出现较明显的睡眠缺失和社会节律紊乱，从而导致生物节律紊乱和情感症状[46]。躁狂发作通常表现为较长时间的活动增加和睡眠减少。在多达 77% 的病例中，失眠可作为躁狂发作之前的首发症状[47]。虽然首次发作的躁狂症可发生于老年人，但应怀疑疾病或药物作用是促发因素。在晚年发病的躁狂患者中，许多人有抑郁症病史[48]。此外，睡眠不足可能引发躁狂发作，这强调了临床上监测睡眠变化和处理睡眠干扰因素以减少躁狂发作的必要性[47]。睡眠障碍似乎通过抑郁症状、认知损害和药物治疗不依从性间接预测自杀意念。睡眠质量差和认知损害增加抑郁症状，而抑郁症状又会进一步增加自杀意念[49]。

## 丧亲之痛

一项关于晚年丧偶的系统综述发现，丧偶与营养风险和非故意体重减轻之间有很强的相关性，并且有证据表明其与睡眠质量受损和饮酒增加有关[50]。悲伤程度最高通常发生在丧亲后 4 个月内，恢复期因丧亲压力或应对技巧而异，可延长至 2 ～ 3 年。在 38 名丧亲者中（事件发生 2 个月后），问卷和日记测量的睡眠质量与抑郁症状相关。睡眠时长与悲伤严重程度相关，而无睡眠指标与失去亲人的天数相关[51]。在一项对 170 名女性（平均年龄 66 岁）进行的横断面调查中，在丧亲事件后平均 26 个月进行评估，13% 的受试者报告了失眠。其他睡眠相关症状包括睡眠模式不规则、梦魇和睡眠过多[52]。

基线时每晚睡眠 6.5 ～ 9 h 可预测老年人在丧亲期间较好的社会功能、较好的情绪健康和较多的精力[53]。新近丧偶老年人的基线复杂哀伤评分与 18 个月随访时的睡眠困难显著相关[54]。一项研究纳入了 28 名丧偶的老年人（在丧偶事件发生后 4 个月或之后进行评估），多导睡眠监测数据显示受试者进入睡眠和 REM 睡眠的潜伏期轻度延长，睡眠时间和睡眠效率轻度降低。较高的悲伤程度往往与睡眠时间较少和晚上 8 点的警觉性降低有关[55]。总之，丧亲期间的睡眠问题可以预测当前和未来的抑郁症状，并提供一个潜在的治疗靶点。

## 焦虑障碍

老年人常见的焦虑障碍包括广泛性焦虑障碍（generalized anxiety disorder，GAD）和惊恐障碍。除了一些广场恐惧症的增加外，老年人的大多数焦虑症状都是生活早期出现的持续性障碍。许多老年人在面临慢性健康问题、功能受限或对安全及财务等问题的担忧时焦虑增加，这些问题以及治疗它们的药物可能导致神经化学变化和（或）肾上腺素能活动增加。研究结果也反映了这一点，即使是亚临床焦虑症状也与活动记录仪和睡眠日志测定的较高 WASO 水平相关[52]。

GAD 是一种总体过度觉醒的疾病，是在主诉失眠且被诊断为精神健康问题的患者中最常见的疾病[56]。睡眠障碍是 GAD 诊断的核心症状，约 2/3 的 GAD 患者有睡眠障碍[44]。在一个来自爱因斯坦衰老研究的横断面样本中（702 名参与者，平均年龄 80 岁），大约 30% 的焦虑受访者（Beck 焦虑量表评分＞ 11）存在中重度入睡或睡眠维持困难，约 50% 的焦虑受访者存在轻度入睡或睡眠维持困难[30]。客观观察到的结果包括觉醒次数增多、入睡时间延长、睡眠效率和睡眠时间减少，对于 2 期睡眠增多而 SWS 睡眠减少的结果的一致性较差[23, 57]。

约 80% 的老年 GAD 患者还患抑郁障碍，这使客观睡眠结果难以解读。然而，在老年女性人群中，即使在考虑了显著的抑郁症状后，焦虑症状仍与较差的睡眠效率和较长的入睡后清醒时间（即睡眠片段化）相关[58]。这些发现提示，未经治疗的焦虑症状可能是老年女性睡眠质量差的原因，即使在抑郁症状得到治疗后，睡眠质量差仍持续存在。

惊恐障碍也与睡眠障碍有关，包括入睡困难、睡眠紊乱和不安，以及夜间惊恐发作。近 1/4 的惊恐障碍患者报告睡眠时间严重减少（≤ 5 h）或增加（≥ 9 h）[59]。18% ～ 45% 的惊恐障碍患者至少每周发生夜间惊恐发作[60-61]。这些发作的症状严重程度和持续时间与日间惊恐发作相似，通常发生睡眠最初几小时内、从 2 期睡眠向 SWS 过渡时[62]。夜间惊恐发作患者失眠和抑郁的发生率高于无夜间发作的惊恐障碍患者[63-64]。睡眠惊恐发作时可能有与睡眠呼吸暂停、异态睡眠、胃食管反流病（gastroesophageal reflux disease，GERD）和创伤后应激障碍（posttraumatic stress disorder，PTSD）相似的临床病史，在对睡眠主诉进行询问时需注意。

在患有 PTSD 的老年人中，许多人的症状持续多年，至晚年仍存在。虽然年轻人和老年人的 PTSD 严重程度似乎相似，但老年人的再体验症状较少，高唤醒症状较多[65]。PTSD 患者的睡眠障碍发生率为 44% ～ 91%，包括失眠和梦魇[66]。PTSD 最明确的发现是反复觉醒和过度的肢体运动[67]。一项对 20 个多导睡眠监测研究进行的 meta 分析比较了 PTSD 患者和非 PTSD 患者的睡眠情况，结果显示 PTSD 患者的 N1 睡眠较多，慢波睡眠较少，REM 密度较高；

与年龄匹配的对照者相比，年龄较大的 PTSD 患者 SWS 睡眠和 REM 睡眠较少，距离创伤经历发生的时间可能是其混杂因素[68]。

在健康状况恶化、面临朋友 / 配偶死亡以及自身死亡的情况下，老年人也可能更容易出现症状恶化或新发症状。此外，以前的应对机制可能会受到身体的限制（例如，一名男子工作到疲劳，或者为了缓解紧张而跑步，但现在已经退休或有疼痛限制了他的运动能力）或认知的限制（例如，有执行功能障碍的人的定期抑制侵入性思维能力受损，从而影响有效的应对），这些情况随着年龄的增长而更有可能发生。

## 老年人的健康状况和睡眠

一种疾病可能有多种机制干扰睡眠，并且在急性和慢性状态下对睡眠结构的影响可能不同。疾病即时的生理紊乱或痛苦可短暂地扰乱睡眠。慢性疼痛、心血管疾病、肺部疾病、慢性肾病（chronic kidney disease，CKD）、胃肠道疾病以及内分泌和泌尿生殖系统疾病均与睡眠障碍相关。睡眠障碍可能加重这些疾病的症状，甚至影响疾病预后。

### 疼痛

疼痛的总患病率随着年龄的增长而增加，影响到 50% 以上的社区老年人和 80% 以上的养老院居民[69-70]。疼痛和睡眠之间的关系复杂。疼痛可影响睡眠，而睡眠差可增加感知到的疼痛强度[71]。在 55 ～ 84 岁的成人中，19% 报告疼痛每周至少有几晚影响他们的睡眠，12% 报告疼痛几乎导致夜间睡眠中断[5]。在慢性疼痛患者的转诊人群中，失眠的患病率在 50% ～ 70%[72]。在一项对患有慢性疼痛的老年患者进行的多导睡眠监测研究中，疼痛患者与对照组相比，卧床时间显著延长，入睡潜伏期延长、N2 睡眠潜伏期延长、睡眠效率变差、WASO 和觉醒次数增加；组间睡眠时间和每个睡眠期的长短没有差异。研究者还发现，患有慢性疼痛的老年人整夜的 δ 频率（0.5 ～ 1.99 Hz 和 2 ～ 4 Hz）强度较低，尤其是在最初的 6 h[73]。活动记录仪和睡眠日记数据也证实了上述发现，患有慢性疼痛的受试者在床上花费的时间明显更长，导致睡眠效率更低[74]。

### 关节炎

约有 5250 万成人被医师诊断为关节炎，2270 万人报告存在归因于关节炎的活动受限。随着人口老龄化，预计到 2030 年，美国约有 6700 万成人患关节炎[75]。有证据表明，多达 60% 的关节炎患者在夜间会有疼痛，关节炎和睡眠问题之间存在显著关联[75]。65 岁以上成人中患有膝关节炎的患者存在睡眠起始障碍（31%）和睡眠维持障碍（81%），并且倾向于早醒（51%）[76]。在约 600 名老年骨关节炎患者（平均年龄 78 岁）的样本中，睡眠不良的相关因素包括关节炎的严重程度、≥ 3 种并发症、抑郁情绪和不宁腿综合征；睡眠不良与疲劳显著相关[77]。

一项为期 1 年的纵向研究纳入患有膝关节炎的 288 名老年人（平均年龄为 67.9 岁）研究了睡眠障碍与疼痛、抑郁和功能残疾之间的关系。纵向分析使用基线睡眠障碍来预测疼痛、残疾和抑郁在 1 年中的变化[78]。横断面分析表明睡眠障碍与疼痛和抑郁显著相关，但与功能残疾无关。睡眠–疼痛之间的关系完全可以用抑郁症状来解释；抑郁与疼痛和睡眠问题显著且独立相关。此外，睡眠障碍加剧了疼痛对抑郁的影响。因此，在有显著睡眠问题和高于平均水平的疼痛的患者中，抑郁症状最严重。在为期 1 年的纵向分析中，睡眠问题可预测抑郁和残疾的增加，但不能预测疼痛。认知行为疗法证明了其在改善自我报告的睡眠指标方面的有效性[20]。在最近的一项调查中，至少 1/3 的受访者有临床上中至重度的疼痛和睡眠症状，这一显著程度足以使其中近一半人最终参加一项比较 3 种分组模式行为干预的随机试验[79]。

### 胃食管反流病

失眠常与 GERD 相关[80]。多达 70% ～ 90% 的 GERD 患者自诉有夜间症状和睡眠中断[81-82]。

据报道，50 岁以上人群日常反流症状的患病率为 10%[83]。一项纳入 14 000 多名受访者的调查报告表明老年人（约 62%）的胃灼热症状较年轻人（约 59%）更为普遍，且频繁出现症状（每周 2 次以上）的比例在老年人中也较高（约 31%）[84]。29% 的老年人存在睡眠障碍，而年轻人为 19%。睡眠紊乱和 GERD 之间的关系可能是双向的：睡眠障碍增加了反流的可能性，而反流发作常使患者难以入睡[85-86]。

当将 pH 和 EEG 觉醒的客观测量值与次日早晨患者回忆进行比较时，夜间胃酸反流患者可能低估了睡眠中断的程度[85]。对来自初级保健机构的 313 例患者中的 54 例（＞ 62 岁）进行了 24 h 食管 pH 监测，结果显示这一亚组中 20%（11/54）的患者存在酸暴露时间增加，仅 6 例（11%）同时存在胃酸反流的症状和客观征象[87]。一项试验性研究纳入了 16 名慢性失眠患者，发现 25% 的受试者存在 24 h pH 测验证实的隐性反流。积极的治疗使 3/4 的受试者的睡眠效率正常化[88]。

询问患者夜间咳嗽或喘息的病史对于反流的诊

断也很重要，因为并非所有夜间反流的患者都有典型的胸痛，但他们的睡眠仍可能受到干扰。已发表的证据表明，抑酸疗法可减轻夜间胃灼热症状，减轻与GERD 相关的睡眠障碍，并改善主观睡眠质量和第二天的工作表现[89]。最后，膈食管韧带和食管下括约肌之间的机械联系可能解释睡眠呼吸暂停和反流并存的现象[86，90]。

## 心脏疾病

心脏疾病和睡眠之间存在许多关系。夜间缺血、夜间心律失常和睡眠呼吸障碍都与潜在心脏病患者的睡眠改变有关。心肌缺血或梗死多发生在清晨至上午 10 时左右，归因于觉醒和直立状态伴随的儿茶酚胺激增。在一项对 3300 多例急性冠状动脉综合征（acute coronary syndrome，ACS）患者的回顾性分析中，26% 的人是发生在从睡眠中醒来时[91]；高龄和低左心室射血分数是夜间 ACS 的独立预测因素。在男性患者中，慢性入睡困难与冠状动脉疾病死亡风险增加相关[92]。一项研究纳入了 1200 多名初发心肌梗死（myocardial infarction，MI）的女性，其中一半报告在 MI 之前有新发或加重的睡眠障碍，各种族之间的情况相似。存在前驱睡眠障碍的女性年龄较大、体重较重、有认知障碍、有新出现或加重的焦虑以及异常疲劳[93]。

37% 的 ACS 患者在住院期间报告了中重度失眠，并且与家庭 PSG 测量的 WASO 增加 76 min 相关。虽然抑郁和失眠密切相关，但约 1/4 的失眠患者没有报告显著的抑郁症状[94]。

最后，冠状动脉旁路移植术与术后长达 2 年的长期睡眠障碍相关[95]。其机制尚不清楚，可能与隐匿性心力衰竭、继发性情绪问题或脑微血管缺血性改变有关。

心力衰竭是老年人主要的公共卫生问题。来自美国国立卫生研究院心肺血液研究所 Framingham 心脏研究的数据表明，在 65 岁以上的人群中，心力衰竭的发病率约为 10/1000[96]。随着平均寿命的增加，充血性心力衰竭（congestive heart failure，CHF）的发病率和患病率预计将继续上升。在一项对 223 例纽约心脏学会（New York Heart Association）心功能分级为Ⅱ～Ⅳ级的老年患者进行的横断面研究中，23% 的男性和 20% 的女性报告有睡眠维持困难，25% 的受试者每晚清醒 1 ～ 3 h[97]。在一项对 600 多名老年人（平均年龄 78 岁）进行的研究中，心肺症状（即呼吸困难和夜间心悸）和疼痛与睡眠障碍有显著的直接关联[98]。共病抑郁也被认为是加重充血性心力衰竭老年患者睡眠障碍的一个因素[99]。在一项多中心随机对照试验中，心力衰竭住院患者中 45% 的参与者报告睡眠不良（PSQI ≥ 5）[100]。睡眠质量的改善与运动能力的改善和抑郁症状的减轻相关，但与体重指数或静息心率的变化无关。

与 CHF 相关的典型睡眠维持障碍包括端坐呼吸、阵发性夜间呼吸困难、夜尿和睡眠呼吸紊乱。中枢性和阻塞性睡眠呼吸暂停在 CHF 人群中均常见。50% 以上的中重度充血性心力衰竭患者存在陈-施（Cheyne-Stokes）呼吸形式的周期性呼吸。这可能会导致睡眠片段化和白天嗜睡的增加[101-102]。

夜尿在稳定型 CHF 患者中很常见，且常较严重。一项横断面观察性研究纳入 173 例患者（平均年龄 60 岁；左心室射血分数为 32%）的稳定型慢性心力衰竭患者中，1/3 的患者每晚≥ 3 次排尿[103]。这一群体报告失眠症状的概率增加了近 7 倍。不同严重程度的夜尿患者的睡眠时间和效率、快动眼睡眠和 3 期睡眠以及身体功能均有所下降，WASO 比例、失眠症状、疲劳和嗜睡均有所增加。

## 慢性肺部疾病

2011 年，6.3%（1500 万）的 18 岁及以上成人报告患有慢性阻塞性肺病（chronic obstructive pulmonary disease，COPD）[75]。另外估计有 1500 万成人存在肺功能受损和 COPD 症状，但由于医生没有通过呼吸功能测定诊断出 COPD，因此他们不知道自己患有 COPD。80% ～ 90% 的确诊 COPD 病例发生在≥ 45 岁的人群[75]。COPD 会导致睡眠连续性差，以及日间嗜睡增加[104]。在一项关于中国 60 岁及以上患者（142 例）失眠相关因素的研究中，与性别和年龄匹配的对照组相比，COPD 患者的失眠频率为 47.2%，对照组为 25.7%[105]。对 183 例 COPD 患者进行的另一项研究表明，当前吸烟者和频繁悲伤 / 焦虑的患者发生失眠的风险更高（OR 分别为 2.13 和 3.57）；氧疗可降低失眠的风险（OR，0.35）[106]。

COPD 患者的睡眠变化包括睡眠期转换增加、总睡眠时间减少和觉醒次数增加[107]。与对照组相比，即使是轻中度 COPD 患者也存在睡眠效率降低、总睡眠时间缩短和夜间平均氧饱和度降低[108]。睡眠障碍常与夜间咳嗽、喘息、呼吸急促有关，这是由于睡眠中肺力学改变和气体交换不良所致。低氧血症在 COPD 患者快动眼睡眠期间常见，与觉醒增加和白天过度嗜睡相关。虽然氧疗可以纠正潜在的低氧血症，但似乎并不能改善睡眠质量[107]。吸入异丙托溴铵可能通过改善气流来改善睡眠质量和睡眠时间[109]。然而，使用长效支气管扩张剂（如福莫特罗）虽然总体有益，但可能导致失眠[110]。

在一项 25 000 份问卷中，超过 1800 名哮喘患者中失眠症状的患病率显著高于非哮喘患者（47% *vs.* 37%）[111]。在报告哮喘和鼻塞的亚组中，56% 有失眠症状。失眠风险随哮喘严重程度增加而增加，鼻塞（OR，1.50）、肥胖（OR，1.54）和吸烟（OR，1.71）增加了患病风险。70% 以上的哮喘患者可能出现导致夜间觉醒的夜间哮喘症状。其他报告的睡眠症状包括入睡困难、维持睡眠困难、早醒和白天嗜睡。哮喘控制与睡眠质量相关[112]。

## 糖尿病和内分泌疾病

在一项对 13 000 多名成人糖尿病患者进行的大型研究中，24% 报告有失眠[113]。在患有糖尿病的社区老年人中（年龄＞ 60 岁，$n$ ＝ 316），睡眠障碍患病率为 25%。睡眠障碍组的平均睡眠时间为 4.4 h，使用更多的非处方或处方睡眠药物[114]。糖尿病患者的睡眠可能受到高龄、肥胖、常见共病（如抑郁症、心血管疾病）的治疗和并发症的影响。糖尿病特异性并发症（如神经病变）可能直接影响睡眠，或导致不宁腿和夜间腿部痉挛。在参与 2005—2008 年美国国家健康与营养调查的近 10 000 名成人中，糖尿病与睡眠不足、频繁白天嗜睡、不宁腿症状、睡眠呼吸暂停和夜尿的概率增加相关[115]。所有这些结果均显示，随着糖尿病严重程度的增加，睡眠障碍的发生风险也随之增加。糖尿病病程与睡眠障碍的发生显著相关；自诊断后，睡眠障碍的风险每 10 年增加 20% ～ 30%。

越来越多的文献表明睡眠和血糖控制之间存在联系。30% 的糖尿病患者存在睡眠障碍，睡眠障碍的严重程度与高血糖的程度相关[116-117]。有趣的是，胰岛素抵抗的可能性随着睡眠问题的出现线性增加[118]。因此，研究发现高 Hba1c 与睡眠维持障碍和早醒相关[119]。在一项关于年轻人冠状动脉风险发展的辅助研究中，在 40 名糖尿病患者中，睡眠片段化增加 10% 与空腹血糖水平增加 9%、空腹胰岛素水平增加 30% 以及使用稳态模型评估（hemeostatic model assessment，HOMA）方法估计的胰岛素抵抗增加 43% 相关。失眠与空腹血糖水平升高 23%、空腹胰岛素水平升高 48% 和 HOMA 水平升高 82% 相关[120]。

1/3 的糖尿病患者有睡眠碎片化，夜尿、腿抽筋、腿痛和咳嗽等是其促发因素。同样，糖尿病患者的 RLS 和周期性睡眠肢体运动（periodic limb movements of sleep，PLMS）患病率均增加[121]。越来越多的流行病学和实验证据表明睡眠呼吸暂停与糖代谢紊乱有关；然而，因果关系仍有待确定[122]。

在 6000 名受试者（年龄＞ 65 岁）男性骨质疏松性骨折研究中，亚临床甲状腺功能减退和甲状腺功能正常男性之间的睡眠质量没有差异[123]。与甲状腺功能正常男性相比，亚临床甲状腺功能亢进男性的平均总睡眠时间较短，平均睡眠效率较低，平均 WASO 较高，睡眠潜伏期≥ 60 min 的风险增加。

## 肾和泌尿系统疾病

睡眠障碍在泌尿系统和肾病中很常见。良性前列腺增生和前列腺癌是中老年男性的典型疾病，随年龄增长而急剧增加。膀胱过度活动症的特征是尿急、尿频、夜尿，有时尿失禁。无论男性还是女性，它都随着年龄的增长而显著增加[124]。

夜尿症是老年人睡眠维持障碍的一个公认病因，常与睡眠质量差和白天疲劳增加相关[125]。根据对 1400 多名老年人的调查，它是自我报告的失眠（风险增加 75%）和睡眠质量降低（风险增加 71%）的独立预测因素[126]。在美国国家健康与营养调查（National Health and Nutrition Examination Survey）中，夜尿症（定义为每晚两次或两次以上的排尿）的患病率随着年龄的增长呈线性增加，从 20 ～ 34 岁男性的 8.2% 增加至≥ 75 岁男性的 55.8%。数据还显示，夜尿是死亡率增加的强预测因素，随着夜间排尿次数的增加，死亡风险呈剂量反应模式增加[127]。

夜尿症的严重程度随着年龄的增长而增加。尿失禁、复发性膀胱炎和糖尿病是任何程度夜尿的最强相关因素[128]。其他病因包括多尿、膀胱容量不足、睡眠呼吸暂停、睡前液体摄入过多、酒精、咖啡因、利尿剂和医学疾病（如高血压、充血性心力衰竭和前列腺疾病）。夜间多尿综合征的特征是夜间尿量不适当，夜间血浆抗利尿激素常检测不到，口渴加重，尤其是夜间[129]。24 h 尿量正常或仅中度增加。对于同时患有失眠和夜尿症的老年人，对失眠进行简短的行为治疗（指导减少卧床时间和制定规律的睡眠时间表）也可能改善自我报告的夜尿症[130]。

大约 40% 社区老年人报告有散发性或慢性尿失禁[131]，最常见的原因是膀胱过度活动综合征。尿失禁可导致一系列生理、心理和社会后果，从而损害患者的功能和生活质量，因此被认为是一种老年综合征。关于失禁对睡眠的影响，最好的研究是在养老院人群中进行的，多导睡眠监测和活动记录仪均显示夜间尿湿事件伴睡眠中断。有趣的是，51% 的夜尿发生在异常睡眠呼吸事件发生后 60 s 内[132]。在慢性尿失禁患者中，尿失禁与觉醒之间的关系不那么紧密[133]。

慢性肾病（chronic kidney disease，CKD）和终末期肾病在 60 岁以上稳步增加，在 75 岁以上患病率显著增加[134]。在一项对接受和未接受透析的 CKD 患者进行的纵向研究（长达 2 年）中，未接受透析的 CKD 患者存在独立于几个危险因素的睡眠中断[135]。CKD 患者的睡眠存在明显异常，包括总睡眠时间减少、WASO 导致的睡眠效率降低和总 REM 期睡眠减少[136]。在血液透析（hemodialysis，HD）患者中失眠的总体患病率在 45% ～ 86%[137]。透析患者睡眠障碍的严重程度远高于非透析的 CKD 患者。漏掉或缩短透析时间与更严重的睡眠障碍相关。

50% ～ 80% 的 HD 患者有睡眠-觉醒主诉，OSA（透析后改善）、RLS、PLMS、早期失眠和日间过度嗜睡的患病率较高[136, 138-139]。在 89 例平均年龄为 60 岁的 HD 患者中，睡眠质量与血红蛋白水平、血清白蛋白和抑郁相关。在一项纳入平均年龄为 65 岁的 HD 患者的研究中，通过多导睡眠监测和主观测量发现，促红细胞生成素治疗肾性贫血改善了睡眠质量，并减少了周期性肢体运动的数量[140]。超过 50% 的 HD 患者存在慢性疼痛，而这被认为与 HD 患者的失眠和抑郁显著相关[141]。

### 肿瘤

癌症是老年人的常见病。每年约有 150 万例新发癌症被诊断[75]。大约有 1/2 的男性和 1/3 的女性会在一生中被诊断出癌症。癌症患者睡眠问题的患病率很难确定，因为癌症类型和分期的差异很大。大型流行病学研究提示，睡眠问题非常常见（55% ～ 87% 的患者[142-143]），大约一半的患者在诊断前 6 个月至诊断后 18 个月期间发病[144]。在一项对 867 名新近诊断为乳腺癌、结直肠癌、肺癌或前列腺癌的老年人（46% 为女性）的研究中，近 1/4 的患者在确诊癌症后 1 年仍存在失眠。研究报告，随着时间的推移，疼痛、疲劳和失眠减少，但失访率较高[145]。

癌症患者可能存在基线的失眠或其他睡眠障碍病史，或者癌症本身、癌症的治疗或癌症诊断后的心理反应可能对睡眠产生影响[143]。一项关于不同化疗方案患者睡眠的 meta 分析发现，不同化疗方案患者的主观和客观睡眠质量均较差，夜间觉醒频繁。白天嗜睡在化疗期间增加，失眠症状在化疗前后常见。在复发性或转移性乳腺癌女性患者中，入睡困难、夜间觉醒、觉醒困难和白天嗜睡在化疗的不同时间点都存在问题[146]。

大多数研究报道了早期癌症患者的睡眠变化[144]。高达 44% 的住院癌症患者接受催眠治疗[147-148]。在一个包含约 2000 名癌症患者的大样本中，约 23% 患者服用催眠药物。催眠药物使用率较高的相关因素包括年龄较大、入睡较困难、过去 6 个月经历的压力性生活事件较多、焦虑程度较高、过去或目前存在心理问题、较多使用阿片类药物以及过去或目前接受化疗[149]。

## 老年人用药及其对睡眠的影响

处方药和非处方药（over-the-counter，OTC）的使用在老年人中很常见。已知许多 OTC 和处方药会影响睡眠-觉醒周期并产生共病性失眠（见第 53 章）。它们的不良影响多种多样，但可大致归类为引起嗜睡或白天嗜睡、激活或刺激大脑、通过间接机制干扰睡眠、可能直接加剧原发性睡眠障碍以及通过其他影响影响睡眠结构。不良反应以及药物-药物或药物-疾病相互作用更可能发生在老年人中。这些影响可以直接或间接地影响夜间睡眠的质量和数量。其中许多药物可在用药期间和戒断期间改变睡眠和觉醒模式。尤其重要的是，除非已经尝试了所有其他药物的调整，否则应避免使用安眠药或兴奋剂（使用药物治疗其他药物的睡眠相关不良反应）。

### 引起白天嗜睡的药物

嗜睡是药物的一种极其常见的不良反应，《医师用药手册》（Physician's Desk Reference）的不良反应索引中近 600 种药物可引起嗜睡[150]。白天过度嗜睡是老年人常见的睡眠主诉，老年人的基线倾向是白天的睡眠潜伏期缩短[151]。许多药物都有干扰乙酰胆碱或组胺的能力，这两种物质都可调节对觉醒产生的神经递质。已知这些抗胆碱能药物对老年人有促睡眠作用，产生负性认知、情感和生活质量结局[152]。抗组胺药的中枢神经系统穿透性似乎不同，并且与苯海拉明等 H1 拮抗剂结合后，产生镇静和认知损害的可能性比第三代抗组胺药大得多[153]。具有这些作用的一般药物包括抗组胺药、解痉药、抗精神病药、止吐药和抗帕金森病药物。值得注意的具体例子包括三环类抗抑郁药，如阿米替林、多塞平、丙咪嗪，以及西咪替丁、米氮平和奥昔布宁等。

药物也可以通过其他机制引起嗜睡。服用左旋多巴或多巴胺激动剂的患者，白天过度嗜睡和睡眠发作的发生率增加[154]。抗惊厥药（如加巴喷丁、拉莫三嗪、噻加宾和左乙拉西坦）常使老年人产生嗜睡。吗啡和其他阿片类镇痛药可导致日间嗜睡和警觉性降低，并扰乱夜间睡眠效率和睡眠结构。

### 激活中枢神经系统的药物

大量药物通过兴奋或激活中枢神经系统来干扰睡眠。如果这些药物在患者就寝前服用，或其持续半衰期延长至睡眠期，则可能影响睡眠质量。治疗感冒和流感的常见 OTC 产品含有假麻黄碱、麻黄碱或其他拟交感神经药物。用于治疗头痛的OTC镇痛药含有咖啡因。用于治疗慢性肺部疾病的药物，如吸入和口服β受体激动剂、皮质类固醇和茶碱，可导致睡眠中断。激活性抗抑郁药（如地昔帕明、安非他酮、文拉法辛、瑞波西汀）和大多数选择性5-羟色胺受体抑制剂（selective serotonin receptor inhibitors，SSRI）有时会对入睡和睡眠维持产生不利影响。据报道，失眠是SSRI的常见不良反应，舍曲林组、氟西汀组和帕罗西汀组的失眠发生率分别为16.4%、15%和14%[155]。服用SSRI后，虽然个体可能对主观睡眠质量的改善感到满意，但客观睡眠往往恶化[35]。哌甲酯、司来吉兰和莫达非尼等激活性药物常出现在老年药物清单中。需考虑仔细评估这些药物的剂量和给药次数，以避免干扰预期的睡眠时间。

### 通过加重其他疾病来影响睡眠的药物

药物有时会通过恶化潜在的医学或精神疾病来干扰睡眠。加重心力衰竭的药物（如非甾体抗炎药、钙通道阻滞剂或钠复合抗生素）有可能导致中枢性睡眠呼吸暂停、夜尿或其他睡眠问题。包括硝酸盐类药物和钙通道阻滞剂在内的药物可降低食管下括约肌张力，从而导致夜间胃食管反流。虽然阿米替林和其他抗胆碱能药物可能因为镇静作用有助于睡眠，但也可能导致意识错乱和尿潴留，从而导致谵妄或夜尿引起的觉醒。傍晚或晚上的利尿治疗可引起夜尿和睡眠破碎。抗精神病药可产生帕金森症状，并伴有对睡眠的不良影响。喹硫平引起这种不良反应的可能性最小。降糖药物如果产生夜间低血糖，可增加夜间觉醒。

### 可加重原发性睡眠障碍的药物

据报道，许多药物可加重原发性睡眠障碍。睡眠运动障碍（如RLS和PLMS）在服用多种抗抑郁药的情况下会恶化。在一项对274例连续服用抗抑郁药的患者和69例对照进行的研究中，服用SSRI或文拉法辛的患者睡眠周期性肢体运动指数超过20的OR值大于5，而安非他酮与对照相似[156]。三环类抗抑郁药和锂盐也与睡眠运动障碍的患病率升高相关。咖啡因、抗组胺药、酒精和苯二氮䓬戒断均可加重RLS。抗精神病药物治疗与较高的PLMS患病率相关。

根据一系列小样本研究和病例报告，阿片类镇痛药（尤其是缓释或长半衰期制剂）的使用与中枢性呼吸暂停增加、持续低氧血症和异常呼吸事件持续时间延长相关[157]。这些影响发生在公认的急性呼吸抑制效应的背景下。苯二氮䓬类药物可能通过提高觉醒阈值而加重睡眠呼吸障碍，但初步研究提示，一些催眠药（如曲唑酮）可能改善呼吸觉醒阈值低的患者的OSA[158]。

### 通过其他机制影响睡眠结构的药物

某些药物可能直接影响睡眠结构。β受体阻滞剂常用于患有高血压和心脏病的老年人。亲脂性较强的药物，如普萘洛尔和一些新一代的β受体阻滞剂，已被证明可抑制褪黑素，增加睡眠片段化，并增加某些人的噩梦[159]。其他药物（如锂剂、苯二氮䓬类药物、苯二氮䓬类受体激动剂和GABA-羟基丁酸）与非快速眼动异态睡眠障碍的恶化相关。已有证据表明，三环类抗抑郁药、单胺氧化酶抑制剂、文拉法辛和米氮平可诱发REM睡眠行为障碍，这是老年人非常特有的一种异态睡眠。

奥昔布宁是目前研究最多的抗胆碱能药物。在病例报告中，除了轻度镇静外，该药物还导致了夜惊。多导睡眠监测的变化包括REM睡眠时间减少约15%，REM睡眠潜伏期增加[160]。据报道，多奈哌齐的作用包括REM睡眠增加,REM睡眠慢波频率减少，1期睡眠减少，2期睡眠增加[161]。在健康的老年志愿者中，REM睡眠密度增加，REM睡眠潜伏期缩短，并发生噩梦[162]。加兰他敏在健康志愿者中观察到的变化包括REM睡眠潜伏期缩短、REM睡眠密度增加和SWS减少[163]。

## 老年人的物质滥用及其与睡眠的关系

滥用合法物质（酒精、尼古丁和咖啡因）和非法物质（兴奋剂、大麻、阿片类药物）都会扰乱睡眠。在患有精神疾病和健康问题共病的老年人中，有大量的物质滥用，进一步促进和复杂化了睡眠障碍，需要临床评估和治疗作为改善睡眠的潜在途径。在精神障碍患者中，成瘾性障碍（不包括尼古丁或咖啡因依赖）的终生患病率为29%，主要由酒精造成[164]。

### 酒精依赖

社区老年人群中酒精依赖的发生率为男性2%～3%，女性1%[165]。在老年临床队列中，这一比例更高（4%～23%），这可能是由于并发症增多[166]。睡眠中断和酒精依赖的作用可能是双向的，50%的酗酒者在酒精依赖发作前就报告了睡眠问题[167]。饮酒量和抑郁似乎可预测失眠的严重程度[168]，而睡眠问题可能增加老年人出现酒精问题的风险[169]。有酒精成瘾的老年人可能有其他与物质滥用相关的并发症，这些并发症可能进一步损害他们的睡眠，包括50%～70%依赖尼古丁，以及2%～14%依赖处方中的镇静剂、抗焦虑药和阿片类镇痛药[166]。

虽然急性摄入可能缩短睡眠潜伏期，但随后的睡眠质量较差，持续时间较短。酒精摄入后数小时内血液酒精水平下降时，觉醒增加，从而导致睡眠维持障碍[170]。乙酰胆碱、谷氨酸、GABA、去甲肾上腺素、多巴胺和腺苷等神经递质系统以及昼夜周期、体温、皮质醇的释放和生长激素的夜间释放均受到影响。酒精降低咽肌张力，降低觉醒阈值，增加呼吸暂停和呼吸暂停期间更严重的氧饱和度下降的风险。

长期饮酒导致受酒精影响的神经递质系统的长期改变。尽管睡眠障碍的主诉各不相同，但入睡困难被认为是与物质使用相关的最重要因素[169]。与有酒精依赖的年轻人和无酒精依赖的两个年龄组的人相比，55 岁以上的酒精依赖者的睡眠潜伏期更长，睡眠效率更低，δ 睡眠更少[171]。

有酒精依赖的老年人即使在持续戒酒后也可能仍然会睡眠中断，因为酒精依赖可能对大脑产生永久性影响[172]。多导睡眠监测评估表明，戒酒 3 ～ 6 周的酒精依赖者的睡眠比无酒精依赖的人差[173]，且变化持续至 2 年半[169, 174]。在戒酒期间，失眠和睡眠结构的变化是预测复饮的重要因素[171, 175]。此外，在 60 岁以上戒酒且有酒精依赖的男性中，75% 有睡眠呼吸障碍，而 40 ～ 59 岁的这一比例为 25%[176]。研究还观察到较高的 PLMS 发生率[177]。

### 咖啡因

美国 90% 的成人摄入咖啡因[178]。咖啡因摄入量与年龄之间似乎存在曲线关系，50 ～ 70 岁人群的摄入量最高，70 ～ 79 岁人群的摄入量居中[178]。在一项对 1528 名老年人进行的研究中，60 ～ 69 岁年龄组的参与者报告每周饮用 17.6 杯含咖啡因的咖啡，在随后的 20 年期间略有减少，至每周饮用 12.8 杯含咖啡因的咖啡[179]。由于脂肪组织占瘦体重的比例较大，以 mg/kg 总体重表示的咖啡因剂量可能导致老年人血浆和组织浓度高于年轻人。年龄和血浆咖啡因浓度显著预测较差的睡眠质量[180]。在控制多种因素后，服用含咖啡因药物的 67 岁以上成人报告的入睡困难显著增加[181]。血清咖啡因浓度较高的住院老年人报告的睡眠问题多于血清咖啡因浓度较低的老年人[180]。

### 烟草和尼古丁

在美国，烟草使用仍然是主要的可预防的死亡和疾病原因，每年约有 48 万人死于吸烟和二手烟暴露。烟草使用是一种多次复吸的慢性疾病，尤其是在老年人中。近 11% 的 65 岁及以上的人口吸烟[182]。在一项随访超过 25 年的近 500 名女性队列研究中，长期重度吸烟的受试者在平均年龄 65 岁时更有可能报告失眠（校正 OR，2.76）[183]。老年吸烟者比非吸烟者更难以入睡和维持睡眠。在所有年龄组中，吸烟者喝更多的咖啡因，也更容易抑郁[184]。在一项对近 5000 名中国老年人（年龄＞ 60 岁）的横断面研究中，尼古丁依赖与其他健康风险行为（如饮酒、不健康的饮食习惯、休闲活动不足和身体活动不足）的重叠与睡眠障碍风险正相关[185]。

## 特殊的情况

### 护理

老年照护者占所有照护者的 13%，而且更有可能照顾配偶，而后者往往患有痴呆症。照护者存在健康促进活动的障碍，包括时间不足、精力减少和为受照护者提供照顾产生的额外费用。多达 2/3 的老年照护者有某种形式的睡眠障碍[186]。照护者睡眠改变的易感因素包括年龄增加、女性和照顾者负担增加[187]。照护者负担包括照护者经历的身体、心理或情感、社会和经济问题。

在一项对居住在社区的阿尔茨海默病患者的配偶照护者开展的研究中，照护者客观上比非照护者的老年患者睡眠时间短，并且主观上报告了更多睡眠问题和睡眠不良导致的功能损害[188]。一些与较高的 WASO 相关的情况包括：照护者在紧急情况下不能让受照护者独处、每天提供较多的照护的时间，以及受照护者出现较多的与记忆相关的问题[189]。对于易感的照护者，在被受照护者的需求唤醒后可能很难再入睡，如排尿、给药、重新回到床上、定向或情绪安抚，尤其是当这些夜间互动持续时间长或引起情绪波动时。

睡眠不良的其他风险包括受照护者状态的波动、夜间需要保持警惕以保护受照护者，以及担心当前和未来发生的事件，从而引起反思性沉思[190]。照护者的情况类似于轮班工作人员，他们必须在晚上和白天保持警觉，通常时间不固定[186]。抑郁和高压力的情况（如照顾配偶或痴呆患者，或与受照顾者生活在一起）会增加睡眠问题的可能性[191]。这种情况使照护者面临长期部分睡眠剥夺的风险，这可能部分解释了为什么决定将患痴呆的配偶或家庭成员送入疗养院，其最主要因素之一是患者夜间睡眠质量差[192]。

#### 临床要点

- 睡眠问题通常与慢性健康问题以及与之相关的生活方式、睡眠卫生和疾病的药物治疗方案的变化并存。此外，这些健康问题很少单独存在，而是经常与精神疾病、神经系统疾病和原发性睡眠障碍并存。

- 鉴于睡眠干扰的多种途径，多层面管理方法是改善症状的最佳方法。这包括优化潜在的疾病和环境、调整可能影响睡眠的药物、使用认知行为方法以及基于现有证据采用合适的催眠疗法。
- 老年人通常处于特殊情况下（照料、住院、临终、酒精依赖后戒酒），这使他们特别容易受到偶发性睡眠障碍的影响。有必要提高对这些情况的意识和认知。
- 许多药物在用药期间和停药期间可改变睡眠和觉醒模式。避免使用安眠药或兴奋剂来治疗其他药物的睡眠相关不良反应尤其重要，除非已经考虑了所有其他的方法。
- 失眠是一个公共卫生问题，但用处方药物治疗睡眠问题可能会增加而非减少健康问题，这些药物对老年人的风险更高。临床医师需要考虑对患者进行常规的药物治疗方案评估。尤其是对于有认知障碍和不能独立生活的患者。具体的用药注意事项应根据患者的年龄、健康状况、居住情况和认知状况进行调整。

# 总结

随着医学领域的不断进步，人们的寿命越来越长，同时患有更多的身体疾病和精神疾病。疾病负担和用于治疗这些疾病的药物数量的增加对老年人的睡眠质量和数量起着重要作用。在处理老年患者的睡眠主诉时，医师必须认识到疾病影响睡眠的多维机制。同样重要的是，基于目前的证据，包括优化基础疾病、调整药物、使用认知行为方法和使用合适的催眠疗法的平衡管理方法（图 191.2）似乎是合理的。

## 参考文献和拓展阅读

请扫描书后二维码，获取参考文献和拓展阅读资源。

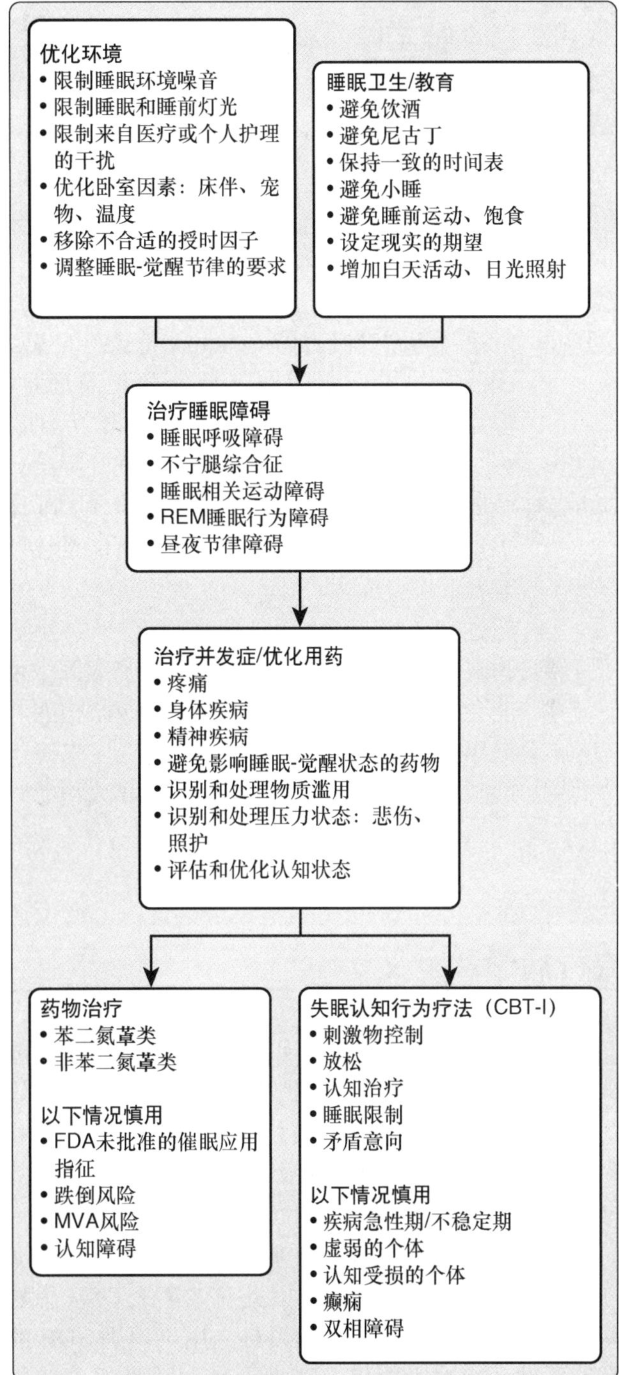


**图 191.2**　共病性失眠的干预措施。根据目前的概念和现有证据，多因素针对性干预似乎是最合适的。考虑所有潜在的诱发、促发和持续因素可以提高治疗的有效性。干预措施应考虑到潜在的不良后果。MVA，机动车事故

# 第 192 章　老年人阻塞性睡眠呼吸暂停

Sara Pasha

谢成娟　译　汪　凯　审校

章节亮点

- 阻塞性睡眠呼吸暂停（obstructive sleep apnea，OSA）的患病率随着年龄的增长而增加，但临床诊断的 OSA 患病率在中年达到高峰。老年人和年轻人在阻塞性睡眠呼吸障碍（sleep-disordered breathing，SDB）的临床表现、严重程度和表现上的差异可能是诊断差异的主要原因。
- 超过一半的老年人报道睡眠困难[1-5]。由于睡眠问题在老年人群中很常见，临床医生可能会忽略它们。然而，老年人的睡眠抱怨与健康抱怨、抑郁和死亡率相关[1-6]。未确诊的阻塞性睡眠呼吸暂停可能是老年人抱怨睡眠不足的原因之一。事实上，阻塞性睡眠呼吸暂停会导致睡眠障碍和死亡率增加，而且很可能是老年人睡眠抱怨和不良后果之间的主要联系。尽管如此，SDB 在老年人中仍未得到充分诊断和治疗。
- 越来越多的数据表明，持续使用气道正压通气可降低老年人心血管发病率、认知功能障碍和全因死亡率[7-9]。护理老年患者的临床医生应考虑有睡眠问题的老年人患有 SDB。本章的重点是老年 OSA 患者。关于中枢性睡眠呼吸暂停的讨论，见第 109 章和第 110 章。

## 流行病学和定义

虽然临床人群的研究发现临床显著的睡眠呼吸障碍（SDB）患病率在中年达到高峰，但基于人群的研究表明，SDB 随着年龄的增长而增加[10-11]。纵向和横断面研究也表明，睡眠呼吸暂停的患病率随着年龄的增长而增加[12-16]（表 192.1）。

对老年人阻塞性睡眠呼吸暂停（OSA）患病率的估计取决于对其的定义，因此对老年人 OSA 患病率的估计是一个不断变化的目标。用于识别 SDB 的呼吸事件（如呼吸暂停、呼吸不足和呼吸相关的觉醒）的定义和测量方法存在相当大的差异。此外，用于定义“睡眠呼吸暂停”阈值的呼吸事件也各不相同。呼吸暂停低通气指数（apnea-hypopnea index，AHI）通常只包括呼吸暂停和低呼吸。呼吸紊乱指数（respiratory disturbance index，RDI）可能包括其他事件，如呼吸努力相关的觉醒。最后，“正常”和“异常”之间的界限也有些不确定。在以人群为基础的研究中，大约 1/3 的 65 岁以上的老年人每小时睡眠有 5 个或更多的事件[17-18]，2/3 的人每小时睡眠有 10 个或更多的事件[18-19]。医疗保险和医疗补助服务中心是美国 65 岁以上老年人医疗保险的主要提供者，将阻塞性睡眠呼吸暂停定义为 AHI 为 15 或以上，或 AHI 为 5 或以上加上某些症状或状况（如高血压、卒中、嗜睡）[20]。然而，一些与 OSA 相关的体征和症状随着年龄的增长而增加，即使在没有 OSA 的情况下，这也可能影响诊断。

无论如何定义，阻塞性睡眠呼吸暂停的患病率从 18 岁逐渐增加到大约 70 岁，70 岁时它可能趋于平稳[21]。睡眠呼吸暂停在老年人中的诊断不足比在年轻人中更为常见，这在少数民族人群中可能尤其如此[21]。

随着对诊断标准[22]的修订和更加宽松，SDB 的诊断发展迅速，人们认识到单靠血氧测定可以预测重要的预后。例如，在一项对 100 名平均年龄为 62 岁的患者的研究中，Ohmura 及其同事报道说，通过出院前脉搏血氧饱和度测定（基于去氧饱和指数为 4%），SDB 与再入院和死亡的风险显著增加相关，独立于其他危险因素[23]。在一项对 OSA 患者和匹配对照组的研究中，血氧饱和度预测认知功能，但 AHI 不能预测[24]。在西班牙睡眠网络的研究中，血氧饱和度可以预测癌症风险，但 AHI 不能[25]。同样，血氧饱和度低于 90% 的时间可预测老年心血管疾病患者的 3 年死亡率。它还能预测自我报道的失眠症[26]。对于越来越受数据驱动的第三方付款人来说，诸如此类发现可能会再次改变诊断严重睡眠呼吸暂停的标准。

**表 192.1　年轻患者（＜ 60 岁）与老年患者阻塞性睡眠呼吸暂停（OSA）的差异**

| 危险因素 | 老年患者 | 年轻患者 |
|---|---|---|
| 性别 | 1∶1 | 2∶1 |
| 肥胖 | 不重要 | 非常重要 |
| **临床特点** | | |
| 目睹呼吸暂停 | 目睹呼吸暂停很少报道 | 目击呼吸暂停具有很强的预测性 |
| 打鼾 | 不经常报道 | 经常报道 |
| **发病率** | | |
| AHI ＞ 5 | 30% ～ 40% | 女性 9%，男性 24% |
| RDI ＞ 10 | 62% | 10% |
| 临床预后 | 死亡、心血管疾病、卒中、夜尿症、认知障碍、心房颤动 | 死亡、缺血性心脏病、高血压、脑血管疾病、抑郁症、代谢紊乱 |
| 治疗 | 可能需要降低 CPAP 压力，耐受性和依从性没有差异 | 可能需要更高的 CPAP 压力，耐受性和依从性没有差异 |

AHI，呼吸暂停低通气指数；CPAP，持续气道正压通气；RDI，呼吸紊乱指数

## 临床表现形式及呈现方式

关于 OSA 临床表现的研究多集中在中年人身上。临床人群的报道包括平均年龄约为 50 岁的人。随着更多关于老年人 SDB 的数据积累，OSA 的表型在年轻人和老年人中可能是不同的这一推测越来越清楚。

也许最引人注目的是 SDB 的性别相关危险因素随年龄的变化。来自威斯康星睡眠队列的前瞻性数据表明，大约 50 岁之后，男性性别不再是阻塞性睡眠呼吸暂停的重要危险因素[27]，该结果得到了其他研究的确认。造成这一现象的部分原因是，随着女性进入更年期（大约在 50 岁）[28-30]，阻塞性睡眠呼吸暂停的患病率显著上升。所以，一些研究人员报道，在老年人发病率中，男女比例为 1∶1[27]。

除了男性性别作为 OSA 危险因素的作用随着年龄的增长而减弱外，肥胖作为危险因素的重要性也有所降低。从大约 60 岁开始，肥胖不再是统计上显著的 SDB 危险因素[27, 29]。一些非常有趣的观察结果表明，肥胖随着年龄的增长而减少[31]。有数据表明，对于男性来说，肥胖是一个比性别更重要的危险因素，但对于女性来说，衰老，特别是达到更年期，是一个比性别更重要的危险因素[27-30, 32-33]。然而，在一项对 427 名社区老年人进行的为期 18 年的随访研究中，Ancoli-Israel 及其同事发现，RDI 的变化仅与体重指数（body mass index，BMI）的变化有关，与年龄无关[34]。他们指出，这一发现强调了老年人，特别是高血压患者控制体重的重要性。

Endeshaw 对近 100 名年龄在 62 ～ 91 岁的社区居民进行了一项研究，发现近 1/3（男女各占一半）的 AHI 指数为每小时睡眠 15 个或更多事件，而“传统”的危险因素，如打鼾、体重指数和颈围与该组 OSA 无显著相关性[35]。那些 AHI 大于 15 的人更有可能在早上感到休息不好，Epworth 嗜睡量表得分更高，夜尿症的频率也更高，这些发现证实了睡眠心脏健康研究的早期工作，该研究报道称，老年患者的呼吸暂停比年轻患者少得多[36]。

与年轻人相比，老年人的 OSA 研究倾向于报道“较轻”的疾病，AHIs 较低，血氧饱和度保存较好[12, 17, 29]。

总之，OSA 的“经典”临床表现在老年人中并不常见，这可能部分解释了该疾病在老年人中临床诊断率较低的原因[36]。

## 病理生理学

阻塞性睡眠呼吸暂停的病理生理在老年人和年轻人中可能是不同的。第 111 章概述了成人 OSA 的病理生理学。随着年龄的增长，组织弹性的丧失也可能导致气道塌陷。对于老年妇女来说，性激素水平的下降似乎是后口咽塌陷性增加的部分原因[37-38]。

## 临床表现

### 概述

大多数关于阻塞性睡眠呼吸暂停后果的研究都是

在中年人的临床样本中进行的。专门关注阻塞性睡眠呼吸暂停对老年人的影响的数据有限。长期以来，人们一直认为阻塞性睡眠呼吸暂停与年轻人死亡风险的增加有关，但早期研究表明，它与老年人死亡率的增加无关[39-40]。然而，一项来自西班牙睡眠的严谨研究表明，在对年龄、BMI、既往心血管疾病、吸烟、糖尿病、嗜睡、性别、血脂异常和（或）呼吸衰竭进行控制后，该网络清楚地显示，一组平均年龄为 71 岁的重度 OSA（AHI ≥ 30）患者的死亡风险比对照组增加了 2 倍。此外，在本队列中，持续气道正压通气（continuous positive airway pressure，CPAP）的使用可以降低全因死亡、心血管死亡、卒中和心力衰竭死亡的风险，但没有降低缺血性疾病死亡的风险。事实上，即使是那些 75 岁及以上的老年人，使用 CPAP 也可以降低心血管死亡的风险，并且作为连续变量，依从性与心血管死亡风险的降低有关[41]。严重睡眠呼吸暂停（AHI ≥ 30）的大型队列的纳入部分解释了本研究证明睡眠呼吸暂停和 CPAP 对死亡率影响的能力。并且作为一个连续变量，持续依从性与心血管死亡风险降低相关。纳入严重睡眠呼吸暂停（AHI ≥ 30）的大队列，这一队列部分证明了此研究能够证明睡眠呼吸暂停和 CPAP 对死亡率的影响。在一项关于阻塞性睡眠呼吸暂停与心血管疾病风险的前瞻性队列研究的综合征分析中，Wang 和他的同事证明了 OSA 严重程度和心血管结果之间的“剂量反应”关系，并计算出每增加 10 个单位的 AHI，心血管疾病的风险增加 17%[42]。老年人可能比年轻人更能忍受轻度的 SDB，过去证明 OSA 和老年患者不良结果之间的关联存在困难，是因为早期研究很少有中度到重度疾病的患者。

对于无法轻易证明 SDB 对老年人心血管结局的影响，也提出了其他合理的解释。例如 Lavie 和其团队推测，OSA 对老年人死亡率影响的降低是由于夜间缺氧-再氧循环引起的缺血预处理[43]。他们指出，在 SDB 患者中，缺血预处理与血管内皮生长因子水平升高、氧活性物质、热休克蛋白、腺苷和肿瘤坏死因子 -α 的产生增加有关[43]。

在老年人群中，SDB 最显著的表现是夜尿症、认知功能障碍和心脏病。

## 夜尿

夜尿症是一种令人困扰的衰老症状，它似乎与 SDB 的严重程度有关。由于患有严重 SDB 的老年人可能不会表现出 OSA 的典型症状，因此老年患者出现夜尿应增加对 OSA 的临床推测。事实上，在一项研究中，夜间排尿超过 3 次对严重 OSA 的阳性预测值和阴性预测值分别为 0.71 和 0.62[44]。

阻塞性睡眠呼吸暂停（OSA）患者夜尿症的一个假设机制是，呼吸阻塞导致的负胸内压导致右心房和右心室扩张。右侧心脏扩张导致心房利钠肽的释放，抑制抗利尿激素和醛固酮的分泌，通过其对肾小球滤过钠和水的影响而引起利尿[45]。另一个假定的机制与缺氧事件有关[46-47]。一些研究表明，使用 CPAP 可改善夜尿症患者的症状[48-50]。CPAP 相关的改善机制可能包括促进夜间抗利尿激素的正常升高，从而增加集合小管对钠和水的吸收，并产生更低体积、更浓缩的尿液[51]。在对 196 例平均年龄为 49 岁的患者资料的回顾性分析中，夜尿症的预测因素包括年龄增长和糖尿病。虽然夜尿的主诉在 OSA 患者和非 OSA 患者中发生的可能性相同，但夜尿频率与 OSA 患者的年龄、糖尿病和 SDB 严重程度显著相关。此外，接受 CPAP 治疗的 OSA 和夜尿症患者夜间排尿频率显著降低[52]。在一项对 21 名平均年龄为 65 岁的女性的研究中，研究人员报道表明，大多数夜尿症患者存在 OSA，夜尿症患者夜间尿稀释是 OSA 的敏感标志[53]。

## 认知障碍

认知功能受损，包括嗜睡、警觉性受损、执行功能恶化和痴呆，这些症状随着年龄的增长而增加。OSA 患者的神经心理学评估显示认知能力下降与衰老相似。例如，患有阻塞性睡眠呼吸暂停综合征的患者会出现困倦[54]，并表现出执行功能受损[55]、工作记忆受损[56]、警觉性受损[57]、注意力受损[58]。总的来说，SDB 与认知障碍之间的关系在中年患者中得到了最好的研究。由于与衰老有关的认知功能受损，阻塞性睡眠呼吸暂停对老年人认知功能的影响一直很难弄清楚。在一项针对 55 岁以上阻塞性睡眠呼吸暂停患者的小型研究中，Aloia 及其同事发现，SDB 的程度，尤其是氧饱和度，与言语回忆延迟和建构能力受损有关。3 个月后，接受 CPAP 治疗的受试者在注意力、精神运动速度、执行功能和非语言延迟回忆方面比不接受 CPAP 治疗的受试者有更大的改善[59]。尽管由于年龄和 SDB 的累积效应，老年人与 OSA 相关的认知障碍可能比年轻人更严重，但 Mathieu 及其同事并未在任何神经心理学变量中发现组别 × 年龄的交互作用；在一项匹配的老年和年轻的存在 / 不存在阻塞性睡眠呼吸暂停的患者的研究中，他们发现，在对照组和有阻塞性睡眠呼吸暂停的患者中，大多数任务的表现都随着年龄的增长而恶化，但没有复合效应的证据[60]。根据柏林问卷评分，OSA 高危人群（57% 为女性）的认知功能评分低于非高危人群，且风险在中年时期最为明显，70 岁后逐渐减弱[61]。

有证据表明，年龄和性别依赖关系也是如此。在一项针对 40 岁以上 OSA 患者的大型研究中，对一些潜在混杂因素进行适当调整后，诊断 OSA 的患者 5 年内发生痴呆的风险是年龄和性别匹配的非 OSA 患者的 1.70 倍。在这项研究中，年龄在 50 ～ 59 岁的男性患痴呆症的风险是对照组的 6 倍，而 70 岁以上的女性患痴呆症的风险是对照组的 3 倍。一项大型研究报道，在社区居住的老年妇女中，SDB 的严重程度与睡眠相关症状指标或睡眠相关生活质量无关，提示该群体可能对 OSA 对认知的不良影响具有抵抗力[62]。

除了年龄和性别对 OSA 患者痴呆易感性的差异外，遗传易感性也可能存在。来自威斯康星睡眠队列的数据表明，载脂蛋白 E ε 4 基因型（APOE4）阳性的人，SDB（AHI ≥ 15）的存在与在需要记忆和执行功能的认知测试中的较差表现相关。这种关联在患有 SDB 但 APOE4 基因型阴性的个体中并没有发现。初步研究提示认知正常人群的脑脊液和血液中阿尔茨海默病生物标志物与 SDB 存在关联[64-65]。这些早期数据表明，基因会影响 SDB 患者发生痴呆的倾向。

可能还有许多其他因素影响 OSA 患者认知功能障碍的易感性。例如，Alchantis 和他的同事提出，高智商可以防止 SDB 引起的认知能力下降，这可能是认知储备增加的结果[66]。

SDB 损害神经认知功能的机制尚不完全清楚。一些研究人员认为，睡眠不足是罪魁祸首[67]，另一些人则认为低氧血症是主要原因。低氧血症影响的功能很可能与睡眠不足影响的功能不同。正如 Sateia[68]所指出的：“一般智力功能和执行功能的紊乱与低氧血症的测量结果有很强的相关性。不出所料，警觉性、机警以及某种程度上的记忆力的改变似乎与睡眠中断的程度有更多的关联。”然而，在一项针对匹配的 OSA 患者的小型研究中，AHI 不能预测认知或与认知相关，但平均血氧饱和度与执行功能和获得长期记忆相关[24]。

Kim 和他的同事证明，在 500 多人（平均年龄 59±7.48 岁）中，中度至重度 OSA 是白质改变的独立危险因素，并对潜在机制进行了很好的讨论，包括在窒息事件中低氧血症和高碳酸血症，它们激活了脑循环中唤醒和化学反射介导的增加，以及氧化和炎症过程的激活[69]。

关于 CPAP 治疗对老年人认知影响的信息是有限的，关于 CPAP 治疗对老年人认知影响的数据更是如此。在一小列平均年龄为 56 岁的患者中，使用 CPAP15 天后能够使注意力、视觉空间学习和运动表现恢复正常，但在治疗 4 个月后没有观察到进一步的改善。CPAP 在评估执行功能和构建能力的测试中没有改善表现[70]。一项涉及 98 例睡眠呼吸暂停患者的 CPAP 治疗的随机、安慰剂对照交叉研究的 meta 分析显示，CPAP 治疗的大多数患者比安慰剂治疗的效果更好[71]。在一组有严重阻塞性睡眠呼吸暂停的中年人中，Zimmerman 和他的同事证明，每晚使用 CPAP 至少 6 h[72]的患者存在记忆恢复，而那些不坚持 CPAP 治疗的患者则没有改善。在呼吸暂停正压长期疗效研究（Apnea Positive Pressure Long-Term Efficacy Study，APPLES）中，CPAP 治疗，特别是对于严重 OSA 患者（AHI ＞ 30），可改善嗜睡，同时对执行功能和额叶功能也有轻微但短暂的改善。干预组患者平均年龄 52 岁[73]。

在对老年人坚持使用 CPAP 及其益处的回顾中，Weaver 和 Chasens 指出，一般来说，CPAP 能够使老年人表现出更高的警觉性，改善认知、记忆和执行功能的神经行为，减少睡眠中断[74]。这些研究人员还指出，老年人可能需要比年轻人更低的 CPAP 压力，并且耐受性良好，依从率相似。因此，尽管老年人群睡眠呼吸暂停的临床表现和影响存在差异，但 CPAP 治疗可能对有症状的患者耐受性良好且有益[75-76]。

就阿尔茨海默病而言，OSA 在患有该疾病的患者中的患病率高于未患有该疾病的患者，并且 SDB 被认为会导致阿尔茨海默病患者的认知功能障碍。一项随机、双盲、安慰剂对照的 CPAP 治疗 OSA 合并阿尔茨海默病患者的交叉试验表明，CPAP 治疗 3 周后认知能力显著改善[77]。除了改善认知能力外，CPAP 治疗还可能减少阿尔茨海默病患者和 OSA 患者的嗜睡[78]。

鉴于认知能力的改善可能取决于 CPAP 的依从性，性别、年龄、遗传和智力可能影响认知功能受损的易感性，并且大多数针对这一问题的研究没有包括老年 OSA 患者或客观测量的依从性，因此目前还不可能得出关于老年 OSA 患者认知功能障碍可逆性的确切结论。

## 心血管疾病

除了夜尿症和认知障碍外，SDB 还与心血管疾病密切相关，包括高血压、充血性心力衰竭、卒中、心律失常、缺血性事件和肺动脉高压；然而，对老年人进行的研究较少[79-83]。高血压、心房颤动和卒中是老年患者与 OSA 特别相关的并发症，因为它们在老年人群中患病率更高，且具有临床重要性。

### 高血压

包括前瞻性和 CPAP 假对照研究在内的多项研究证实了 SDB 导致高血压[84-90]。严重睡眠呼吸暂停

（AHI 为每小时 30 次或更多）是老年人（平均年龄 68.2 岁）[91] 发生高血压的独立危险因素。总的来说，CPAP 对 OSA 患者的血压影响不大，但对那些有明显高血压且坚持使用 CPAP 的患者最有效[84, 92-93]。

### 心房颤动（房颤）

房颤与衰老和 OSA 密切相关[79, 94]。睡眠心脏健康研究的研究人员发现，在对多个相关混杂因素进行对照后，重度 SDB 患者发生复杂心律失常的风险是无 SDB 患者的两倍或四倍[94]。在这项研究中，心房颤动是与 SDB 相关性最强的心律失常。Gami 和他的同事报道说，在 65 岁[95] 以下的受试者中肥胖和夜间血氧饱和度都是房颤发生的独立预测因素。然而，Ganga 和他的同事注意到，重叠综合征（OSA 合并慢性阻塞性肺病）的存在与老年患者新发房颤的显著增加相关，而不是单独存在 OSA 或慢性阻塞性肺病[96]。

在一项对房颤患者的小型回顾性研究中，其中的一些患者治疗或未治疗睡眠呼吸暂停，一些患者没有睡眠呼吸暂停，未经治疗的 OSA 患者复律后房颤的复发率高于没有睡眠呼吸暂停的患者[97]。此外，在 1 年随访评估中，睡眠呼吸暂停组使用 CPAP 治疗与房颤复发率较低相关。这项研究与老年患者的管理特别相关，因为研究人群的平均年龄约为 66 岁。一项对接受肺静脉隔离的患者的研究报道称，在 12 个月的随访期间，与 30 名未使用 CPAP 的患者相比，32 名患有 OSA 并使用 CPAP 的患者发生房性心动过速、使用抗心律失常药物和需要重复消融的可能性较小；无房颤患者的生存率分别为 71.9% 和 36.7%（$P = 0.01$）[98]。

与年轻人一样，SDB 与心肌损伤的微妙指标有关。在一项患者平均年龄为 62.5 岁的大型研究中，OSA 严重程度与高敏感性肌钙蛋白 T 和 N 端前 B 型利钠肽的测量相关。在所有类别中，高敏感性肌钙蛋白与死亡或心力衰竭的风险相关[99]。与未患 OSA 的对照组相比，老年 OSA 患者表现出心脏结构改变和左心室功能减弱[100]。在一项对 130 名年龄在 65 ～ 86 岁的患者的非随机、回顾性研究中，Nishihata 及其同事证明，在大约 3 个月的随访期间，未经治疗的睡眠呼吸暂停患者心血管死亡和因心血管疾病（包括心力衰竭）住院的可能性增加。此外，充分的 CPAP 治疗改善了该队列的心血管结局[101]。

## 卒中

卒中的风险随着年龄的增长而增加[102]。卒中的患病率与 OSA 相关，卒中的发生率与 OSA 的严重程度相关[103-104]。房颤是卒中的已知危险因素，如前所述，房颤与 SDB 相关。在一项对 1000 多名平均年龄约为 60 岁的患者进行的为期 6 年的随访研究中，Yaggi 及其同事发现，在控制了其他重要变量后，阻塞性睡眠呼吸暂停是卒中的一个危险因素。在这项研究中，治疗没有影响卒中或死亡的风险[105]。卒中患者存在阻塞性睡眠呼吸暂停与较长的住院和康复期有关[106]。在一项对急性脑缺血患者进行多导睡眠监测的研究中，Kepplinger 及其同事发现，OSA 与临床无症状的微血管脑组织改变［如白质变（白质高信号）和腔隙性梗死］有关[107]。

对包括 1203 例卒中或短暂性脑缺血发作（transient ischemic stroke，TIA）患者的 10 份报道的系统回顾发现，SDB 的严重程度与复发事件风险和全因死亡率之间存在剂量-反应关系。其中 3 项研究包括接受 CPAP 的患者信息；然而，数据过于有限，无法令人信服地证明 CPAP 可以改善卒中或 TIA 患者的预后[108]。

总之，OSA 与中年人群心血管疾病密切相关，越来越多的证据表明 SDB 增加了老年人群心血管疾病和卒中的风险。来源于中年人群的数据证明了其与高血压的关联。

## 其他影响

SDB 是一个具有系统性后果的系统性问题。除了已经提到的不良后果外，老年人的 OSA 还与多种潜在后果相关。

在中年男性中，阻塞性睡眠呼吸暂停与医疗费用增加有关，治疗后医疗费用减少。CPAP 是治疗中年人严重睡眠呼吸暂停的一种经济有效的方法[109]。在睡眠呼吸暂停人群中，老年患者的医疗保健支出大约是中年患者的两倍。在一项研究中，调整年龄、BMI 和 AHI 后，心血管疾病和精神活性药物的使用是老年 OSA 患者医疗费用的重要决定因素[110]。一项针对老年退伍军人的大型研究表明，只有 4.4%（很可能只代表“冰山一角”）的退伍军人被诊断为 OSA，但这些患者有更多的并发症，比那些没有被诊断为 OSA 的人有更高的医疗利用率[111]。在一项大型研究中，睡眠呼吸暂停也与肺炎风险增加有关[112]。

夜间低氧血症也与老年男性[113] 跌倒的风险增加有关，但矛盾的是，即使在性别、BMI、代谢值和高血压调整后，夜间低氧血症也与老年男性和女性保留的骨密度有关[114]。

性别会影响年轻人的 SDB，同时可能也会影响老年人的 SDB。例如，在 65 岁以上的女性中，SDB 与高血压、糖尿病史和低高密度脂蛋白胆固醇之间有显著的关系，但这些影响在老年男性中没有得到证实[115]。

# 老年人阻塞性睡眠呼吸暂停的治疗

## 持续气道正压通气（CPAP）

与年轻人一样，CPAP 是老年患者最常见的治疗方法。医疗保险和医疗补助服务中心根据 OSA 测试结果覆盖 CPAP 治疗，并要求在首个 90 天后付款时提供客观的使用记录。由于大多数关于 CPAP 效果的研究都是在临床（例如，中年人）人群中进行的，因此 CPAP 对老年人有益的证据尚不充分。

治疗突发性中枢性睡眠呼吸暂停（treatment-emergent central sleep apnea，TECSA），以前称为复杂睡眠呼吸暂停，似乎在老年人中比在年轻人中更普遍[116]。TECSA 的特征是在 CPAP 治疗期间出现中枢性呼吸暂停，OSA 患者的指数超过 5/ 小时，但在原始诊断研究中没有中枢性睡眠呼吸暂停[117-118]。在使用下颌前移矫治器（mandibular advancement devices，MADs）、颌面外科治疗 OSA 和气管切开术的治疗过程中也可以观察到[119-120]。在 90% 的病例中，TECSA 在 3 个月内自行消退[121-123]。在对 CPAP 耐药的各种 SDB 综合征的方便样本中，平均年龄 72 岁，远高于睡眠呼吸障碍患者临床人群的典型年龄。在该队列中，适应性换气似乎有效且耐受性良好的患者约占一半[124]。由于 TECSA 似乎在老年人中更为普遍，因此正式的实验室滴定可能对这一群体更为重要。有关 TECSA 的更详细讨论，请参见第 110 章。老年患者坚持 CPAP 治疗可能受到认知障碍、医疗和情绪障碍、夜尿症、缺乏支持性伴侣和手灵巧性受损等因素的影响。然而，年龄本身并不影响 CPAP 治疗的依从性[74，125-126]，行为干预可以提高老年人 CPAP 治疗的依从性[127]。老年 OSA 患者 CPAP 依从性差的主要预测因素是夜尿症、吸烟、缺乏症状缓解和诊断时年龄较大[128]。尽管 CPAP 实际上可能有助于夜尿症，但是患有夜尿症的老年男性仍然可能会发现 CPAP 特别受限，并且可能难以使用[125，128]。

尽管抑郁症状似乎预示着患有睡眠呼吸暂停的老年痴呆患者的依从性变差，但是有痴呆的 OSA 患者，包括阿尔茨海默病患者，已被证明可以耐受 CPAP[129]。

## 口腔器具

口腔器具对治疗打鼾和轻度至中度 OSA 有效[130-133]。虽然不如 CPAP 有效，但这些器具可改善 SDB、嗜睡、夜间血氧饱和度和血压。口腔矫正器有两种基本类型：

1. MADs，它拉动下颌骨（以及舌头）向前。

2. 舌头保持装置（tongue-retaining devices，TRD），它通过吸力附着在舌头上并将舌头向前拉。由于 TRD 未被美国食品药品监督管理局（Food and Drug Administration，FDA）批准用于治疗睡眠呼吸暂停，因此它们在临床实践中的应用要少得多。

关于使用口腔辅助器具的详细讨论见第 147 章。

口腔矫正器常见的不良反应包括口干、分泌唾液增多、牙齿酸痛、下颌肌肉或下颌关节不适。有时疼痛严重到患者不得不停止使用器械[133]。也有报道称，早上取下矫治器时，会发生咬合变化（例如，无法合上后牙）和前牙的过度接触，但这些变化通常在取下矫治器后就会消失。

口腔用具可以安装在假牙上，但这不是最理想的方式。对于无牙的人，可以尝试使用 TRD，但这些设备没有得到 FDA 的批准，以及这种方法的疗效尚不清楚。一项小型前瞻性研究表明，与口腔矫治器疗效相关的因素表明，年龄超过 55 岁可能与疗效下降有关[134]。

## 外科手术

与年轻人一样，对老年 OSA 患者而言，上呼吸道手术并不是特别有效的治疗方法，而且可能与老年人的高发病率有关[135]。然而，在肥胖背景下有明显 SDB 的年轻患者中，减肥手术，特别是腹腔镜下可调节胃绑带术，已被证明在解决或减少 70 岁以上人群的睡眠呼吸暂停方面具有良好的耐受性和有效性[136]。

## 药物治疗

目前已有几种药物用于治疗 SDB。总的来说，没有一种药物足够有效而可以被推荐用于一线治疗。抗抑郁药、鼻用类固醇、激素替代疗法（hormone replacement therapy，HRT）和莫达非尼都在年轻患者中进行过研究。

二十多年前，脯氨酰被证明对治疗呼吸暂停有一定的疗效，可能是因为它减少了呼吸暂停最严重的快速眼动（rapid eye movement，REM）睡眠[137]。选择性 5- 羟色胺再摄取抑制剂（selective serotonin reuptake inhibitors，SSRIs）在治疗睡眠呼吸暂停方面有一些早期的实验工作，但在人类身上的结果并不乐观[138]。SSRIs 可以抑制快速眼动睡眠，但效果不如三环类抗抑郁药。

鼻用类固醇已被证明在治疗阻塞性睡眠呼吸暂停方面有一定的疗效[139]。

在睡眠心脏健康研究中，接受激素替代疗法的女性患睡眠呼吸暂停的可能性较小，但总体生活方式和健康保健是得出激素替代疗法治疗阻塞性睡眠呼吸暂停疗效结论的重要混杂因素[140]。尽管雌激素是一种可考虑的选择，但由于随后公认的激素替代疗法并发症，必须与患者仔细讨论。

### 体位

长期以来，人们都知道仰卧位容易使睡眠者气道塌陷以及肺容量减少，加重阻塞性睡眠呼吸暂停；事实上，一些受影响的人只有在仰卧睡觉时才会出现阻塞性疾病[141-143]。男女上呼吸道大小随年龄的增长而减小，仰卧位上呼吸道塌陷性随年龄的增长而增加[143-144]。有证据表明，对体位性睡眠呼吸暂停患者使用体位治疗设备（可以减少仰卧位睡眠）。虽然老年人的数据有限，但体位疗法也可能是老年人的一种选择[145]。

## 驾驶与老年阻塞性睡眠呼吸暂停患者

未经治疗的阻塞性睡眠呼吸暂停综合征是驾驶员驾驶机动车碰撞的一个公认的危险因素（见第 114 章），推测也可能影响老年驾驶员。在对老年司机增加撞车风险的情况进行回顾时，Marshall 发现，有几种情况被认为与老年人撞车风险增加有关，包括酗酒和酒精依赖、心血管疾病、脑血管疾病、抑郁症、痴呆、糖尿病、癫痫、使用某些药物、肌肉骨骼疾病、精神分裂症、视力障碍，最后是阻塞性睡眠呼吸暂停综合征。他指出，这些状况可以作为驾车能力下降的潜在警告，但许多有这些健康状况的人仍被认为是安全的，可以继续开车[146]。

### 临床要点

- 老年人 OSA 的临床表现与中年人不同，因此当老年人出现 OSA 时，可能会被临床医生所忽视。
- 与年轻人相比，男性性别和肥胖在老年人中是不那么重要的危险因素。
- 睡眠呼吸暂停的症状随着年龄的增长而改变：OSA 的典型症状是呼吸暂停和嗜睡，而老年患者更有可能出现睡眠抱怨、夜尿症和认知功能障碍。
- 中度至重度 OSA 与心血管疾病发病率和死亡率以及认知功能障碍的风险增加有关，而 CPAP 治疗与风险降低有关。

## 总结

阻塞性睡眠呼吸暂停在老年人中普遍存在并可能致命，但由于临床表现不同于年轻人，因此可能被临床医生忽视。肥胖在老年阻塞性睡眠呼吸暂停患者中可能没有那么重要的作用，绝经后女性患阻塞性睡眠呼吸暂停的风险增加。老年人很少被报道有呼吸暂停、打鼾和疲劳的典型症状。由于 CPAP 的使用与老年人（以及年轻人）的发病率和死亡率降低有关，临床医生需要考虑有睡眠问题的老年患者发生 OSA 的可能性。

### 参考文献和拓展阅读

请扫描书后二维码，获取参考文献和拓展阅读资源。

# 老年人失眠

# 第 193 章

*Tamar Shochat，Sonia Ancoli-Israel*

谢成娟 译 汪 凯 审校

**章节亮点**

- 失眠是一种对睡眠不满意的主诉，其特征是难以开始和（或）维持睡眠及（或）过早醒来，导致严重的白天后果。慢性失眠症在大约 10% 的成人中存在。
- 与年龄相关的变化（潜在的与年龄相关的睡眠-觉醒调节生理变化，如昼夜节律和睡眠稳态）已经被确定。医学和精神疾病、药物或其他物质、社会心理问题和其他原发性睡眠障碍经常导致失眠症状。
- 适当评估和管理的关键因素包括考虑失眠的类型及评估睡眠模式，后者包括白天午睡、日间影响及并发症。应首先考虑行为治疗，必要时可加入较新的催眠药物。

## 引言

根据美国精神病学协会（American Psychiatric Association，APA）的诊断标准——《精神疾病诊断与统计手册》（第 5 版）（DSM-5），失眠是一种包括对睡眠质量和（或）数量不足、难以入睡、难以维持睡眠和（或）过早醒来的疾病，对白天的功能有负面影响，每周至少发生 3 次，持续至少 3 个月[1]。一般来说，失眠是一种持续数年的慢性疾病。在老年人群中，慢性失眠是常见的，经常共病，并因医学或精神疾病、多种药物和（或）其他睡眠障碍而加剧。越来越多的证据表明，失眠是导致随后的功能障碍[2]和发病[3]的潜在因素。然而，由于人们普遍认为失眠是衰老不可避免的结果，失眠常常被忽视、得不到诊断和治疗。因此，提高临床医生和老年人对识别和控制失眠的重要性的认识，对于改善这一人群的睡眠和健康是必不可少的。

## 流行病学和危险因素

估计的失眠症患病率必须在定义符合失眠症的标准和抽样人口的背景下考虑。根据 DSM-5 标准，在控制了社会人口统计学和并发症因素的情况下，挪威普通成人的患病率估计为 7.9%[4]。在对 13 500 名 47 ～ 69 岁的中老年人群进行的动脉粥样硬化风险研究中，入睡困难和维持睡眠困难的患病率分别为 22% 和 39%[5]。在中国广州的门诊中，入睡困难、维持障碍和过早醒来的患病率分别为 14%、16% 和 12%，其中 22% 报告有夜间失眠症状（nighttime insomnia symptoms，NIS）[6]。

人们普遍认为，失眠在女性中更为普遍，并且随着年龄的增长而加重。事实也是如此，基于人口的研究表明，在自我报告中，女性的睡眠质量比男性差，睡眠障碍比男性多[7-10]，并证实了女性失眠的患病率更高[4-6, 11-13]。但是，衰老与夜间睡眠质量差的症状增加有关，但与失眠的完全诊断无关[4-5, 11-13]。一些研究表明，与老年人相比，年轻人失眠的风险更高，尤其是女性[4, 8]。

年龄和性别的差异可能与测量方式的差异有关[7, 10]。在睡眠心脏健康研究（Sleep Heart Health Study，SHHS）的 5000 多名中老年成人的样本中，根据多导睡眠监测（polysomnography，PSG）记录，年龄越大与男性睡眠质量差显著相关，特别是慢波睡眠（slow wave sleep，SWS）减少，导致睡眠第 1 阶段和第 2 阶段增加；而在女性中，年龄增加与主观睡眠抱怨有关，特别是入睡困难[7]。根据多导睡眠监测（PSG），年龄越大，男性和女性的睡眠时间越短，睡眠效率越低，而且更容易醒来，但白天抱怨不安和困倦的人却越少。

此外，临床和精神并发症以及社会人口和生活方式等因素掩盖了年龄的风险[8, 14]。在社区动脉粥样硬化风险研究中，抑郁症和心脏病与夜间症状和非恢复性睡眠（nonrestorative sleep，NRS）的主诉有关[5]。其他相关因素包括医疗疾病、较低的社会经济地位和受教育程度，以及不健康的行为，如饮酒和吸烟。NHANES 的研究结果确定了 NIS 与非恢复性睡眠主诉的不同危险因素[11]。NIS 不仅与年龄增加、收入降低、教育水平和心血管疾病发生率增加有关，也与睡眠呼吸暂停、呼吸系统疾病、甲状腺疾病和癌症等原发性睡眠障碍以及炎症增加有关。

其他研究调查了老年人失眠的患病率和相关危险因素。在一份来自美国国家老龄化研究所老年人流行病学研究（Epidemiological Studies of the Elderly，EPESE）的超过 9000 名 65 岁及以上的参与者的样本中，超过 50% 的人报告了至少 1 种睡眠障碍的主诉，35% ～ 40% 的人报告了慢性入睡困难和（或）维持睡眠的障碍[15]。在一项针对 8 个欧洲国家 4000 多名养老院居民的研究中，失眠症状的患病率为 24%，其中德国的比例最高（30%），英国最低（13%）[16]。失眠随着年龄的增长而增加，在所有国家中，失眠与抑郁和镇静催眠药物的使用有关；在大多数国家与生活压力事件、疲劳和疼痛有关。

根据 2003 年国家睡眠基金会的调查，抑郁症、心脏病、身体疼痛和记忆问题是与老年人失眠相关的最常见的疾病[17]。在 2000 名 65 岁以上的韩国社区成人的样本中，29% 的人报告了 NIS，17% 的人也报告了存在日间功能障碍[13]。在所有失眠症状中，女性以及未受教育、独居、患有不宁腿综合征（restless legs syndrome，RLS）或抑郁症和（或）患有终生身体疾病史的人的患病率较高。年龄增加也与夜间症状增加有关，但与 NRS 的抱怨减少有关。这些发现进一步支持流行病学证据，表明大多数老年人睡眠障碍的主诉不是年龄本身的结果，而是由医学和精神疾病以及相关的健康负担共同造成的[18]。

老年人的失眠症常常不被医生发现[3]。在一项针对美国中西部老年人初级保健实践的研究中，69% 的患者承认至少患有 1 个睡眠问题，40% 的患者承认至少存在两个睡眠问题，45% 的患者承认有失眠症状，然而这些主诉在医疗图表中只有 19% 被报告[19]。这两个问题最能识别出那些睡眠质量差、有医疗和精神问题风险的人："你白天会感到极度困倦吗？" 和 "你入睡、保持睡眠或醒后再次入睡有困难吗？" 这两个问题很容易被医生纳入他们的标准病史。

## 临床结局

识别和治疗老年人失眠非常重要，因为长期睡眠不足会导致严重后果。研究评估了失眠对身体功能和表现的影响，以及失眠的健康后果和医疗费用。妇女健康倡议（Women's Health Initiative，WHI）对 9 万多名绝经后妇女的调查结果表明，1 ～ 3 年的偶发性和持续性失眠与身体和情感障碍的风险显著增加（2 ～ 6 倍）有关[2]。在对 EPESE 进行的 3 年随访中[15]，失眠的年发病率为 5%[20]。心脏病、卒中和糖尿病等慢性疾病患者的失眠发病率最高。近一半的失眠症患者在基线时出现了缓解，并且与健康状况的改善有关。同样，在 65 岁及以上的全科患者的代表性样本中，晚年失眠症的年发病率为 3.1%[14]。在这个样本中，情绪低落、身体健康状况不佳和身体活动少是失眠重要和独立的危险因素。

健康与退休研究的结果显示，报告的失眠症状数量与 2 年内跌倒风险之间存在剂量-反应关系，这与睡眠药物的使用无关[2]。相反，不管患者失眠症状有多少，在调整了年龄、走路速度和视力等因素后，医生推荐的睡眠药物增加了跌倒的风险[21]。事实上，最近的一项 meta 分析表明，即使是较新的失眠催眠药物，即所谓的 "Z 药物"，也会增加普通成人跌倒和骨折的风险[22]。在一项针对 34 000 多名养老院居民（基于最小数据集）的研究中，未经治疗或无反应性失眠（未使用催眠药物），会增加随后跌倒的风险[23]。

失眠症对老年人认知功能影响的研究结果并不一致。在一项对法国近 5000 名基线认知完好的老年人进行的 8 年纵向研究中，基于迷你精神状态检查（Mini-Mental State Examination，MMSE），白天过度嗜睡而不是失眠，预示着总体认知能力下降[24]。在英国[25]和美国[26]的纵向研究中，使用自我报告的睡眠测量和认知筛查工具也有类似的发现。在一项为期 2 年的前瞻性研究中，短睡眠时间（≤ 5 h）和失眠主诉与基线认知测试得分较低有关，但在 2 年的随访中没有[26]。另一项使用综合神经心理学测试的横断面研究发现，在控制了社会心理和医学问题的情况下，老年人过早醒来［但不包括开始和（或）维持睡眠的障碍］与较差的执行功能有关[28]。最后，在一项为期 3 年的纵向研究中，慢性失眠是老年男性认知能力下降的一个独立危险因素，但在老年女性中则不存在[29]，这表明失眠的认知能力下降可能与性别有关。另外，白天嗜睡而不是失眠可能是认知能力下降的潜在因素。

另外，在一项横断面分析骨质疏松性骨折（Study of Osteoporotic Fractures，SOF）的研究中，基于活动测量的 70% 或更低的睡眠效率、较长的睡眠潜伏期和睡眠开始后醒来时间增加，近 3000 名 70 岁及以上的老年妇女的认知能力下降与睡眠质量差有关[30]。同一研究小组指出，临床前认知能力下降预测基于活动图的睡眠障碍增加（即睡眠效率降低、睡眠潜伏期延长、睡眠开始后醒来时间增加），表明反向因果关系[31]。

失眠和睡眠质量差的不同定义以及不同的研究设计和不同的认知表现操作测量可以解释这些研究的不一致性。然而，对健康衰老的睡眠和认知文献的仔细研究得出的结论是，睡眠和认知之间的联系随着年龄的增长而减弱[32]。事实上，一项关于睡眠依赖性记忆巩固研究的 meta 分析只在年轻人身上发现了睡眠对认知的有益影响，而在老年人身上则没有发现[33]。

在前瞻性队列研究中，基于中老年人失眠后果的研究发现了额外的负面功能结果。因此，失眠、白天嗜睡和使用睡眠药物的症状都可以预测近 4000 名在基线时没有抑郁症状的老年人 4 年抑郁症状的发生率[34]。两项 meta 分析证实，与没有失眠症的成人相比，患有失眠症的成人患偶发性抑郁症的风险增加了两倍[35-36]。基于韩国基因组和流行病学研究（Korean Genome and Epidemiology Study，KoGES）样本的研究表明，持续失眠预示抑郁和自杀意念的风险增加，并降低了与健康相关的生活质量的身心指标[37-38]。同样，日本一个具有全国代表性的老年人样本中表明，入睡困难但没有其他失眠症状预示着抑郁症的发生[39]。

系统综述和 meta 分析发现，失眠可以预测全因痴呆事件[40]或阿尔茨海默病风险的增加，但不能预测血管性痴呆或全因痴呆[41]。其他 meta 分析发现，失眠症状（入睡困难除外）和睡眠时间短与高血压风险增加有关[42]。入睡困难、维持睡眠和非恢复性睡眠，但不是过早醒来，增加了发生心脑血管事件的风险[43]。在一项对超过 80 000 名基线时无心脏病的 WHI 绝经后妇女完全调整模型的纵向分析中，失眠与冠心病和心血管疾病（cardiovascular disease，CVD）发生率增加有关[44]。研究表明，失眠也与中老年人越来越多地使用昂贵的医疗服务有关[45]。

研究表明，睡眠障碍与死亡风险增加有关。因此，在一项对老年人进行了近 5 年跟踪调查的研究中，那些初始睡眠潜伏期超过 30 min 或睡眠效率低于 80% 的人，其死亡率几乎是常人的两倍[46]。在老年男性睡眠障碍的前瞻性结果（MrOs 睡眠研究）中，基线时非衰弱人、主观睡眠质量差、夜间清醒较多、夜间低氧血症加重与随访时发生虚弱或死亡的风险增加有关[47]。然而，最近的一项 meta 分析发现，来自 17 项研究的近 3700 万参与者平均随访 12 年，没有足够的证据表明死亡率与频繁（≥ 3 晚 / 周）、持续（≥ 1 个月）失眠之间存在关系[48]。作者认为，未来的研究应控制催眠药物的使用，这与独立于失眠的死亡率有关[49-50]。

总之，尽管越来越多的证据表明失眠对健康有严重的负面影响，但需要进一步的调查来阐明失眠与死亡率的关系。这种调查应采用较长的随访期；控制混杂因素，如睡眠时间、并发症、白天失眠的后果和催眠药物的使用；使用一致的标准来定义失眠症[48]。

## 病因学

导致晚年失眠的潜在因素包括与年龄相关的体内平衡和昼夜睡眠–觉醒调节的变化、精神和医学并发症、药物和其他物质以及原发性睡眠障碍。这些因素的证据将分别进行审查。

### 与年龄相关的睡眠调节变化

体内平衡和昼夜机制都随着年龄的增长而改变。高龄与 SWS 的显著减少有关，这表明体内平衡睡眠压力较弱[51]，浅睡眠增加。在一定条件下，老年人核心体温昼夜节律和习惯性清醒时间提前 1 h，核心体温昼夜节律幅度降低，表明促进睡眠的昼夜节律信号在清晨减弱[52-53]。在睡眠发作和傍晚时分的思睡报告中，觉醒的昼夜节律信号也减少了[54]。这些体内平衡和昼夜节律变化导致睡眠巩固减少、睡眠结构改变（睡眠较浅）、睡眠阶段提前，包括就寝时间和起床时间提前[53，55-57]。与年轻人的白天清醒和夜间睡眠巩固形成对比，这是由于体内平衡和昼夜节律机制造成的。

综上所述，睡眠的内稳态驱动以及清晨睡眠和傍晚清醒的昼夜节律信号强度的降低被认为是老年人睡眠巩固减少、睡眠阶段提前和清晨醒来的潜在因素。

### 医学和精神病学共病

众所周知，许多慢性疾病都会扰乱睡眠。这些疾病包括关节炎、心绞痛、充血性心力衰竭、冠状动脉疾病、慢性阻塞性肺病、终末期肾病、糖尿病、哮喘、卒中、胃食管反流障碍、痴呆 / 阿尔茨海默病、帕金森病、癌症和更年期。例如，在美国对 1500 名 50 岁及以上的老年人进行的一项代表性调查中，那些患有心脏病、肺病、抑郁症、肥胖症和身体疼痛的人更有可能报告睡眠困难[17]。在另一项研究中，由失眠严重程度指数衡量的较高的失眠严重程度与慢性医学疾病的数量呈剂量依赖关系，更明显的是，其与精神疾病的数量有关[58]。

如本章前几节所述，医学和精神病学并发症可能被认为是失眠的危险因素和后果，通常很难确定因果关系的方向。因此，共病性失眠被认为是描述失眠与其他并发症的合适术语，取代了早期的术语（继发性失眠）[59]。这种区别不仅对重新评估失眠和并发症之间的因果关系有重要意义，而且对考虑治疗策略也具有重要意义。治疗和管理不仅应关注并发症，而且应将失眠作为一个独特的实体。

## 药物和物质

已知与失眠相关的处方药物包括抗抑郁药，如选择性 5- 羟色胺再摄取抑制剂、5- 羟色胺和去甲肾上腺素再摄取抑制剂，以及针对医疗条件开具的药物，如支气管扩张剂、β 受体阻滞剂、皮质类固醇、减充血剂、中枢神经系统兴奋剂、胃肠道药物、心血管药物等[3]。尽管抗抑郁药广泛用于治疗失眠症，但对其疗效、耐受性和安全性的严格的纵向调查却非常缺乏[60]。

根据 NHANES 的数据，3% 的美国成人在调查前 1 个月使用了治疗失眠的常用药物，这一比例在 10 年期间呈上升趋势[61]。同时使用 1 种以上镇静剂的比例很高，55% 的人服用 1 种以上的镇静剂，10% 的人服用 3 种以上的镇静剂。使用药物治疗失眠症与年龄较大和寻求心理保健提供者帮助有关。

其他已知与老年人失眠有关的物质包括酒精、咖啡因和尼古丁。在超过 6000 名 50 岁及以上的成人的样本中，在控制了人口统计学和临床因素后，偶尔和频繁的酗酒与失眠风险增加有关，同时吸烟在一定程度上起到了中介作用[62]。然而，在法国对近 10 000 名 65 岁以上的成人进行的一项研究中，适度饮酒和摄入咖啡因可以降低女性出现失眠症状的风险，其显示出了一种保护作用[63]。此外，在一项评估老年人 4 个睡眠亚组的睡眠卫生模式的研究中（即，有或没有失眠，有或没有睡眠抱怨），在酒精、尼古丁和咖啡因的使用上，亚组之间没有差异，这表明与生活方式问题有关的睡眠卫生可能不是这个年龄组的有效治疗方法[64]。

## 共病性睡眠障碍

失眠与其他睡眠障碍同时发生。老年人常见的睡眠障碍包括睡眠呼吸障碍（sleep-disordered breathing，SDB）、周期性肢体运动障碍（periodic limb movement disorder，PLMD）和 RLS。下面讨论了这些障碍与失眠之间的关系。

### 睡眠呼吸障碍（SDB）

SDB 是一种睡眠时的呼吸功能障碍综合征。老年人中最常见的 SDB 之一是阻塞性睡眠呼吸暂停（obstructive sleep apnea，OSA），其特征是部分（低通气）到完全（呼吸暂停）气道塌陷，导致夜间反复发生呼吸暂停。这些呼吸事件降低血氧血红蛋白饱和度并在部分觉醒时终止。阻塞性睡眠呼吸暂停的典型症状包括白天过度嗜睡和严重打鼾。尽管不同研究的标准不同，但在 65 岁及以上的老年人中，呼吸紊乱指数（respiratory disturbance index，RDI）至少为 10 的老年人中，睡眠呼吸暂停的患病率随着年龄的增长而增加，高达 62%（男性为 70%，女性为 56%）[65]。

在最近一项针对韩国 60 岁及以上老年人的研究中，呼吸暂停低通气指数（apnea hypopnea index，AHI）至少为 15（男性 52.6，女性 26.3）的患病率为 36.5%[66]。尽管阻塞性睡眠呼吸暂停的发病率很高，但与年轻人相比，老年人的预后被认为是良性的，这表明在管理方面应考虑到疾病的严重程度、对功能的影响以及治疗干预的意义[67]。

据估计，大约一半的 SDB 患者还伴有失眠症[68]。这些疾病的共同发生在女性中更为常见，并且与单独患有 SDB 的患者相比，与较低的睡眠质量和较高的精神疾病发生率相关。在老年人中，失眠和 SDB 的共存比单独的任何一种睡眠障碍与更高的日间功能障碍相关，这提示了功能损伤的累加效应[69]。尽管这两种常见睡眠障碍之间的潜在关系尚不清楚，但已有研究表明，缺氧可能是老年心血管疾病患者 SDB 与失眠之间的中介因素[70]。

值得注意的是，SDB 可能在老年失眠患者中被掩盖。在 80 名 59 岁及以上的失眠症患者的样本中，他们最初接受了临床纳入筛查，发现传统的 SDB 症状呈阴性，随后的严格筛查发现 29% 的患者 AHI 超过 15[71]。近 50% 的人被发现患有隐匿性 SDB[72]。这些研究结果证实，仅靠临床访谈可能不足以识别老年人群中隐匿性 SDB，并强调了将表现出过度嗜睡和功能下降的失眠患者转诊进行诊断测试的重要性，尤其是在失眠治疗不能缓解症状的情况下[69]。

### 周期性肢体运动障碍（PLMD）和不宁腿综合征（RLS）

睡眠中的周期性肢体运动（periodic limb movement in sleep，PLMS）的特征是在睡眠中出现重复的群集发作的不自主的腿抽搐，从而经常导致短暂的从睡眠中醒来。在男性和女性中，特别是伴有觉醒时，PLMS 与失眠相关的睡眠紊乱的 PSG 指标有关[73-74]。当 PLM 指数（periodic limb movements index，PLMI）每小时睡眠中肢体运动次数大于 15 时，可考虑临床诊断 PLMD，但这应结合患者的睡眠主诉来解释。

尽管之前对近 19 000 名年龄在 15 ～ 100 岁的人的调查数据没有显示 PLMS 的患病率随着年龄的增长而增加[75]，但最近对 2000 多名中老年人的研究报告称，15 岁以上 PLMS 的患病率为 29%，老年人和男性的患病率更高，14% 的 PLMS 与觉醒有关[76]。PLMI 超过 15 的人有更高的睡眠倒睡、肥胖、糖尿病和高血压的发生率，而且 β 受体阻滞剂和镇静药物的使用也增加了。基于家庭 PSG 的社区妇女患病率很高，66% 的 PLMS 每小时至少发生 5 次事件，27% 的 PLMI 每小时至少发生 5 次事件并伴有唤醒[53]。对 2300 多名老年男性的 MrOS 研究发现，PLMI 至少为 15 的患病率为 61%[77]。

尽管患病率很高，但对老年人样本的长期随访显示，PLMS 的严重程度没有随着年龄的增长而变化[78]。然而，一项关于 PLMS 在老年人中的病理意义的研究表明，在老年男性中，有或没有觉醒的 PLMS 的频率增加与心房颤动和心血管疾病的发生率有关[79]，特别是在那些非高血压患者中[80]。PLMI 的增加也与无痴呆的老年男性的认知能力下降有关[81]。

RLS 是一种神经系统疾病，其特征是腿部感觉异常，并有一种不可抗拒的冲动来移动它们以减轻不适。RLS 的症状在傍晚和夜间加重，通常在患者处于放松或休息状态时，导致睡眠障碍。根据调查数据，RLS 的患病率随着年龄的增长而增加，即从青少年的 2.7% 增加到 80 岁及以上老年人的 8.2%[75]。PLMS 在 80% 的 RLS 病例中常见，但 PLMS 及相关睡眠障碍也可能在无 RLS 症状的情况下出现。这两种障碍在老年人中普遍存在，并与失眠有关[82]。有必要进行适当的识别和管理。两者均与老年男性心血管事件的发生有关，但其潜在的关联机制尚不清楚[77]。

PLMS 和 RLS 的药物治疗研究主要针对中老年人。这两种情况的治疗策略是相似的，对于有失眠和（或）白天嗜睡的症状个体，或其他与这种情况相关的白天功能障碍，应该考虑治疗策略。在美国，唯一被食品药品监督管理局批准用于治疗 RLS 的药物是多巴胺激动剂（普拉克索、罗匹尼罗和罗替哥汀）和 α-δ 2 配体（加巴喷丁那沙比尔）。其他药物通常超说明书使用，如左旋多巴-卡比多巴。然而，在老年人中，这些药物可能会增加白天的嗜睡；因此，建议进行监测和跟踪[83]。二线、超说明书治疗 PLMS 和 RLS 的药物包括镇静催眠药、抗惊厥药、阿片类药物和肾上腺素能药物[82]。

## 失眠症的评估与诊断

尽管失眠普遍存在，但在卫生保健系统中，人们对它的认识不足，而且往往治疗不足[19, 84]。基于美国睡眠医学会（American Acadey of Sleep Medicine，AASM）实践标准委员会的成人失眠症评估指南要求全面了解睡眠史[85]，并确定具体的睡眠主诉、睡眠-觉醒时间表、心理症状史（如抑郁或焦虑）、并发症（如医学或精神疾病）、正在服用的药物和其他物质，以及其他原发性睡眠障碍。

失眠症的评估不需要整夜的 PSG 监测，但共病睡眠障碍的症状和体征，特别是睡眠呼吸障碍，确实需要 PSG 诊断监测[69, 85]。根据 AASM 临床实践指南，体动监测可用于评估失眠或昼夜节律睡眠-觉醒障碍患者[86]。与睡眠记录相比，体动监测被认为是一种可靠的测量工具（但睡眠记录经常被用来补充体动监测），对于那些不太能够完成睡眠日记的人群，比如有认知障碍的老年人，活动记录仪特别有用。

## 失眠的治疗

药物性和非药物性治疗对晚年失眠的有效性已得到证实。下文将对其有效性的证据以及在老年人中使用的具体考虑因素进行综述。

### 非药物治疗

最近的临床实践指南建议，非药物治疗方法，特别是失眠认知行为疗法（cognitive-behavioral therapy for insomnia，CBT-I），应该在成人失眠患者开始药物治疗之前使用[87]。对老年人失眠进行研究的非药物治疗包括心理治疗、认知行为治疗和强光治疗（表 193.1）。2006 年 AASM 关于失眠的心理和行为治疗的实践参数发现[88]，CBT-I、刺激控制和放松训练是慢性失眠的推荐治疗方法，来自临床试验的证据级别很高，达到中等疗效水平的治疗包括睡眠限制疗法、多组分疗法（不含认知疗法）、生物反馈疗法和矛盾意图疗法。这些治疗已被发现对老年人和慢性催眠使用者有效。

CBT-I 已被证明对患有失眠症（有或无并发症）的老年人和有催眠依赖的人是成功的。例如，在一项为期 6 周和 6 个月随访的临床动态 PSG 试验中，将 CBT-I 与佐匹克隆和安慰剂在老年慢性失眠症患者中的应用进行了比较。与佐匹克隆组和安慰剂组相比，CBT-I 组在 6 周和 6 个月的随访中，清醒时间显著减少，睡眠效率和 SWS 均显著增加[89]。在一个患有睡眠维持性失眠症的老年人样本中，一个简短的（4 周）基于小组的 CBT-I 干预在治疗后和 3 个月的随访中显示出基于睡眠日记的睡眠测量的显著改善，包括睡眠发作后醒来减少、睡眠效率提高、睡眠时间减少[90]。在治疗后和 3 个月的随访中，根据失眠严重程度指数，46.5% 和 42.2% 的患者不再处于失眠的诊断范围内。在另一项关于晚年失眠症的研究中，比较了 CBT-I 与镇静催眠药物（替马西泮）以及两种治疗方法的效果，与安慰剂相比，3 种治疗方法的短期疗效都是积极的，联合治疗的疗效略有增加[91]。然而，在 2 年的随访中，只有在 CBT-I 组中，特别是在

表 193.1　晚期失眠症非药物治疗的简要说明

| 治疗 | 介绍 |
| --- | --- |
| 失眠的认知行为疗法 | 除了行为成分（通常是刺激控制、睡眠限制和睡眠卫生教育）之外，认知疗法还用于解决适应不良的观念，以及识别、处理和改进有关睡眠的态度，以诱导睡眠相关认知和相关行为和情感结果的积极变化 |
| 刺激控制 | 指导患者只有在思睡时才上床睡觉。如果约 20 min 后仍未入睡，患者将离开卧室，待有睡意时再回到床上。根据需要重复这一过程，直到患者入睡。患者起床时间是固定的，其余时间不允许小睡 |
| 放松训练 | 各种放松技巧，包括冥想、肌肉放松和生物反馈，以减少躯体和认知的唤醒 |
| 限制睡眠时间 | 在床上的时间限制在自我估计的总睡眠时间（使用睡眠日记）。睡眠效率（睡眠时间和躺在床上的时间之比）被评估，在监测睡眠效率的同时逐渐增加躺在床上的时间。患者其余时间不允许小睡 |
| 睡眠卫生教育 | 根据睡眠史，针对与睡眠不佳有关的无效习惯和行为，提供改善睡眠的明确指导（例如，建立稳定的睡眠-觉醒时间表和有助于睡眠的卧室环境、尽量减少打盹、避免在夜间使用抑制睡眠的物质和行为。包括咖啡因、尼古丁和酒精、大量进餐和摄入过多液体、忧虑的想法和观看时钟） |
| 强光疗法 | 让患者接受适时的强光照射，以调整睡眠时间 |

CBT-I 组中，实现了持续的长期获益，这表明单独使用 CBT-I 优于联合治疗。

研究人员研究了夜间强光照射对晚期睡眠-觉醒阶段障碍和以清晨早醒为特征的失眠的治疗作用，这两种情况在老年人中都很常见。然而，研究结果普遍不支持强光治疗作为治疗晚年失眠症的方法[92]。考虑到在这一人群中实施可行的替代药物治疗的重要性，进一步的研究有必要针对可能受益于强光疗法的特定失眠亚型。

## 药物治疗

目前的指南建议对老年失眠症患者谨慎使用药物[87]。已批准用于治疗失眠的药物包括传统的苯二氮䓬类药物（替马西泮、艾司唑仑、氟西泮、喹西泮、三唑仑）、新型选择性非苯二氮䓬类镇静“Z 类药物”［艾司佐匹克隆、扎来普隆、唑吡坦（各种配方可供选择）］、褪黑激素受体激动剂（拉美替龙）、低剂量多虑平和双食欲素受体拮抗剂（苏沃雷生、莱博雷生）。苏沃雷生，近年来被批准用于治疗失眠症。苏沃雷生被认为是治疗成人失眠症的潜在安全和有效的药物，但现在还没有进行专门针对有睡眠并发症的老年人的临床试验[93]。在老年失眠症患者中使用镇静剂应该包括利弊的讨论，考虑到每个患者潜在的药物-药物相互作用和不良事件。

尽管许多药物被“适应证外（超说明书）”用于治疗失眠，但由于有限的疗效数据和潜在的不良事件、药物-药物相互作用和其他危害，它们通常不被临床实践指南推荐[59]。

在超过 32 000 名年龄在 20 ～ 80 岁以上的非住院美国成人（NHANES）的代表性样本中，过去一个月常用失眠药物的比率为 3%，在 1999—2000 年至 2009—2010 年期间显著增加[61]。最常用的药物是“Z 类药物”和曲唑酮，同时使用两种或两种以上镇静剂的比例很高（55% 至少使用两种，10% 至少同时使用 4 种镇静剂）。在多变量调整后，服用镇静剂治疗失眠的可能性在老年人、求助心理健康医生的人和报告使用镇静剂的多种药物的人中最高。

虽然“Z 类药物”被认为比旧的苯二氮䓬类药物更安全、更有效[59]，在一项提交给美国食品药品监督管理局的数据 meta 分析中，评估了“Z 类药物”对成人客观（PSG）和主观睡眠潜伏期的影响，发现了微小但显著的改善，但这些改善与安慰剂效果相当，在年轻人、女性和较高药物剂量的人群中更为明显。鉴于老年人通常报告睡眠维持性失眠症的发生率更高，并且出现不良反应的风险更高，特别是在高剂量的情况下，这些镇静剂的真正安全性和有效性仍然值得怀疑。

催眠药物的使用在老年人中是最高的，也是使用时间最长的。有研究表明，与年轻人相比，这种药物的好处在老年人中要低一些[94-95]。老年人使用镇静催眠药的一般指南包括选择适当的药物（短效与长效），考虑失眠的类型（睡眠发作性失眠与睡眠维持性失眠），以低剂量开始并根据需要增加剂量，考虑药物-药物相互作用，监测不良反应（特别是白天嗜睡的残余影响、认知表现和跌倒的风险）[94]。重要的是要记住，使用镇静催眠药的不良后果可能超过其益处，特别是对那些有认知障碍的人。

总之，尽管一些证据已经证明了新型镇静催眠药物对老年失眠症患者的安全性和有效性，但结果的总体临床意义仍受到质疑，安全性仍然是一个问题。

## 临床要点

失眠在老年人中非常常见，并与医学和精神疾病、药物使用、昼夜节律和睡眠稳态变化以及其他原发性睡眠障碍共同发生。临床医生应该定期筛查睡眠问题，并对老年失眠患者进行适当的治疗。

# 总结

失眠症状在老年人中很常见，但在很大程度上没有得到充分认识和治疗。越来越多的证据表明，失眠的后果严重，需要对这一人群进行仔细的评估和适当的治疗。老年人应提供 CBT-I 作为一线治疗。对这一年龄组的失眠症进行适当的治疗是有效的，可以改善老年患者的整体身心健康、幸福感和生活质量。需要对选定的老年人样本进行进一步的研究，以了解失眠发展的机制及其相关的并发症和后果，并确定如何有效地治疗或预防这些情况。

## 参考文献和拓展阅读

请扫描书后二维码，获取参考文献和拓展阅读资源。

# 第 194 章 老年人昼夜节律

Jeanne F. Duffy
操瑞花 译 汪 凯 审校

章节亮点

- 昼夜节律计时系统调节人类生理和行为的许多方面，特别是睡眠的时间和结构。
- 虽然昼夜节律的一些方面不随正常老龄化而改变，但其他节律在人群水平上显示出与年龄相关的时间或幅度变化，而这些变化的原因和结局在很大程度上尚未明确。
- 有证据表明昼夜节律可能在神经退行性疾病如阿尔茨海默病中被破坏，但这些破坏是否是疾病的原因或后果仍有待阐明。

## 昼夜节律系统概述

昼夜节律系统调节人类生理学的许多方面，包括激素释放、心血管功能、新陈代谢和睡眠-觉醒倾向[1-3]。昼夜节律系统的总体目的是允许生物体预测和最佳响应环境的定期变化，包括阳光、食物供应、捕食者的存在和其他因素。有强有力的证据表明，通过使机体为这些规律性的变化做好准备，除了行为，一个完整的昼夜节律系统还确保了内部生化和生理过程的最佳时机，从而提供了适应性优势[4]。

我们现在了解到，近 24 h 的昼夜节律是由大多数细胞中存在的转录-翻译反馈环引起的[5]。下丘脑中的中央昼夜节律起搏器，即视交叉上核（suprachiasmatic nucleus，SCN），协调内部节律与外部世界[6-15]。这是从眼睛到 SCN 的直接路径（视网膜下丘脑束），其传输关于环境光-暗循环的信息[16-20]，使得昼夜节律系统可以与外部环境的昼夜节律系统同步，该过程称为揽引。SCN 然后通过激素和神经信号将该计时信息传输到细胞和组织。这种揽引过程是必要的，因为昼夜节律系统的周期长度或周期接近但不精确到 24 h[21]。虽然在人类和其他哺乳动物中的揽引主要通过暴露于光-暗循环而发生，但存在其他信号可以在较小程度上揽引或促成揽引[22]。个体被揽引的能力取决于他们的昼夜节律系统离 24 h 还有多远，以及夹带揽引的强度[23-24]。

## 昼夜节律还是周期?

尽管人类具有与其他哺乳动物相似的昼夜节律组织，但与大多数其他生物体不同，健康的成人通常在夜间具有长时间且稳定的睡眠阶段，并且在白天保持清醒的时间更长。这种节律性的睡眠-觉醒行为部分源于睡眠-觉醒倾向的昼夜节律。然而，节律性睡眠和相关行为（姿势从直立到仰卧的变化、活动水平降低、黑暗和睡眠本身）可影响许多其他生理功能，包括体温、激素水平、心血管功能和代谢。因此，当考虑生理节律变化时，了解这些变化是由于行为节律变化，或潜在的昼夜节律，还是两者的组合是很重要的。一个真正的昼夜节律将持续存在，即使行为和环境保持不变。因此，“恒定常规”方案被研究人员开发和使用[27]。

许多生理节律具有潜在的昼夜节律成分，但也受到行为的周期性变化的影响，称为“掩蔽”，并且掩蔽的量变化很大。例如，核心温度具有潜在的昼夜节律，但是该节律被活动水平、姿势和睡眠强烈地掩蔽[28]，而褪黑激素分泌的节律仅最小程度地受活动、姿势和睡眠的影响，但是受光暴露的强烈影响。仔细阅读文献是必要的，以理解在许多情况下，所谓的“昼夜节律”是指周期，或者昼夜节律下的某种变化（例如：年龄相关的变化），显示了一种被掩盖节律下的变化，其可能并不代表被掩盖节律的某种成分变化[28]。

用于评估中枢昼夜节律系统状态的当前方法需要在高度受控的条件下以规则的间隔进行多小时的测量。这使得进行研究具有挑战性，限制了可以进行的研究的类型，并且使几乎不可能对一些临床人群（诸如具有认知障碍的老年人）进行昼夜节律评估。目前有多项措施正在进行中，以开发单一的时间点昼夜节律生物标志物，包括使用转录组学、代谢组学、蛋白质组学和其他多变量标志物[30]，这可以极大地扩展我们理解昼夜节律系统如何随着年龄和年龄相关疾病而变化的能力。

## 生理和行为的昼夜节律调节

虽然 SCN 在近 50 年前被认为是哺乳动物昼夜节律系统的中央下丘脑起搏器[6, 15]，但最近我们已经了解到，身体几乎每个细胞都包含其自己的昼夜节律振荡器，其有助于多种生理和代谢活动的日常节律性，包括免疫、肾、肝、胰腺、内分泌、生殖、呼吸、代谢[1, 31]，事实上，在最近对 13 种不同人体组织的研究中，44% 的基因（近 7500 个）表现出日常表达节律[32]。当生物体或个体暴露于规律的 24 h 光照-黑暗、活动-休息和进食-禁食时间表时，细胞、组织和器官中的外周振荡器通常通过局部信号相互同步，内部同步由 SCN 的自主或内分泌信号协调，以保持与外部周期性环境的整体同步[33]。

最突出的节律行为之一是睡眠和清醒。在健康的成人中，睡眠-觉醒行为是统一的，而不是像大多数其他哺乳动物那样是多相的，我们在夜间保持统一的睡眠期和在白天保持长时间统一的觉醒期的能力是由睡眠-觉醒稳态过程和睡眠-觉醒倾向的昼夜节律之间的复杂相互作用引起的[34-35]。睡眠-觉醒倾向的昼夜节律的时间安排有点自相矛盾：最强的觉醒昼夜节律驱动发生在傍晚，在我们通常的就寝时间之前不久（所谓的“觉醒维持区”或“睡眠禁区”）[36-37]，而最强的睡眠驱动发生在清晨，在我们通常的觉醒时间之前不久[25-26]。这种昼夜节律的定时用于抵消我们整个清醒时间内睡眠压力的逐渐累积，使唤醒昼夜节律驱动在我们睡眠压力高的时候达到峰值，允许我们保持清醒大约 16 h。同样，睡眠的昼夜节律驱动力在我们通常的睡眠时段的后半程最大，当前一天的大部分睡眠压力已经消失时，我们可以保持睡眠 7 h 或更长时间。

## 昼夜节律失调与慢性病的关系

昼夜节律系统的急性破坏可能会在瞬间发生，这可能是比平常熬夜到更晚或旅行到另一时区所造成的，尽管这种破坏通常会在适应新的作息后几天内（或在回到原有作息后）得以恢复。复发性昼夜节律紊乱问题更大，但数百万人都经历过，原因为社会时差（在工作日和周末之间改变睡眠-觉醒、休息-活动和禁食-进食时间表）[39]或轮班工作。

近 10% 的美国工人上夜班，或工作时间不规律，或经历轮班制，共涉及 1000 万工人和近 300 万老年工人。在许多其他国家，轮班工作的比率都是类似的。这样的工作时间表会导致严重的昼夜节律紊乱，现在人们也普遍认识到，这些工作者中肥胖、血脂紊乱、葡萄糖耐量受损、2 型糖尿病和心血管疾病的发生率较高，这在很大程度上归因于他们的工作时间表[40-45]。现在有充分的证据表明，由于夜间工作或轮班工作，中枢和周围昼夜节律都会受到破坏[46-47]。事实上，夜班和轮班工作的年数与体重增加和 2 型糖尿病[48-50]、痴呆[51]、死亡[52-54]的发生呈正相关。

## 昼夜节律系统的年龄相关变化

随着年龄的增长，24 h 行为中最显著的变化之一是睡眠时间向更早的时间转移。人口研究表明，老年人（60 多岁及以上）比年轻人更早上床睡觉和醒来[55]。鉴于昼夜节律系统参与睡眠时间的调节，假设昼夜节律系统中与年龄相关的变化可能是睡眠时间变化的原因。已经进行了许多比较年轻人和老年人之间的昼夜节律系统的特征的研究，以调查哪些特性（如果有的话）是不同的。据报道，动物的昼夜节律系统的周期会随着年龄的增长而缩短，但使用强制去同步技术的仔细研究表明，在健康的有视力的人中，年轻人和老年人的周期没有差异，平均为 24.15 h（24 h 9 min），范围约为 1 h，从 23.5 h ～ 24.5 h[21, 56]。平均而言，女性的昼夜节律周期比男性短约 6 min。周期少于 24 h 的女性人数多于男性（35% *vs.* 14%），这可能使女性更容易出现早醒失眠症[57]。

虽然昼夜节律系统的周期似乎不随年龄的增长而变化，但有充分的证据表明，昼夜节律的时间确实随年龄的增长而变化。皮质醇、褪黑激素、核心体温的节律，中枢 SCN 输出的每一个标志物，都随着年龄的增长而提前[58-60]。这种转变不仅仅是随着年龄的增长而提前睡眠的结果，因为这些昼夜节律的时间和睡眠时间之间的相位关系也会改变[61-62]。对动物模型的研究表明，外周节律及其与 SCN 产生的中枢节律的关系也会随着年龄的增长而改变[63]。睡眠和基础昼夜系统的时间之间的相位关系的变化可能会导致衰老中的特定睡眠主诉；这可能解释了睡眠药物的使用随着年龄的增长而增加[64-65]。老年人比年轻人更有可能报告清晨醒来和难以维持睡眠[55]。这可能是由于睡眠稳态和睡眠昼夜调节的变化，以及两种睡眠调节系统之间的相互作用。使用强制去同步范式的研究已经证明在健康老龄化的情况下，昼夜睡眠-觉醒促进信号的形状似乎发生了变化，因此在昼夜节律周期内有一个较窄的窗口，在该窗口处输出强烈的睡眠-觉醒促进信号[61, 66]。这反过来又使老年人更容易在睡眠时段的后半程受到睡眠中断的影响[66]。睡眠-

觉醒倾向的昼夜节律的这种变化与睡眠–觉醒动态平衡的充分描述的变化相互作用[67]，由此随着年龄的增长，慢波睡眠和慢波活动减少，导致在后半夜醒来[68]，并且在白天很难入睡[66-67]。还有证据表明，在健康老年人中，夜间昼夜觉醒促进信号的强度降低[69]，这可能使整体睡眠时段相对于内部生物时间提前。

光是人类昼夜节律系统的主要信号，对光的反应也可以随着年龄的增长而改变。晶状体的典型变化会减少光输入并改变输入昼夜节律系统的光谱组成[70-71]，并且有证据表明，这种年龄相关的晶状体变化与睡眠中断增加有关[72-73]。检查光的相移影响的研究发现，尽管对强光的反应似乎不会随着年龄的增长而改变，但对室内光线水平的敏感性可能会随着年龄的增长而降低[74-77]。

除了昼夜节律时间的改变，年龄的增长也与一些昼夜节律幅度的降低有关，包括核心体温[60, 78]、褪黑激素[69, 79]、皮质醇[80]、外表[69, 81]，甚至 SCN[82] 和前额叶皮质中的基因表达。

尽管昼夜节律系统中许多与年龄相关的变化仍有待理解，但有证据表明，参与昼夜节律性的脑区的结构和功能显示出随年龄的变化。如前所述，晶状体中存在影响进入系统的光的量和波长的变化[70-71]，影响揽引。人类 SCN 中的细胞数量随着年龄的增长而减少[83-85]，与年龄匹配的无痴呆症的成人相比，阿尔茨海默病患者的 SCN 显示出更严重的变化[19, 86]。动物模型研究表明，剩余 SCN 神经元的特性也随着年龄的增长而改变，显示出电生理变化以及网络同步性的丧失[87]，因此 SCN 神经活动的幅度降低[88]。总之，中枢昼夜节律系统的这些变化可能会降低输出强度，并可能解释在老年人中观察到的许多中枢驱动节律的幅度降低。

## 昼夜节律系统与神经退行性疾病的相互作用

即使是健康的老年人也会经历昼夜节律的变化，而且这些变化通常不会被发现，除非它们伴有显著的睡眠障碍或日间功能障碍。然而，越来越多的流行病学研究证据表明，老年人的睡眠问题，包括可能暗示昼夜节律适度改变的计时改变，可能代表早期迹象的认知下降和神经退行性疾病的潜在发展，与死亡率增加有关[89-95]。事实上，基于动物研究的证据已经提出了睡眠和神经退化之间的双向关系[96-97]。这些发现可能与最近的发现相关：大脑的淋巴系统，假设负责从大脑在睡眠中消除代谢废物，包括淀粉样 β 蛋白[98-99]。昼夜节律变化相关的睡眠–认知衰退的关系不是很好理解，因为很少有研究试图衡量昼夜节律[90, 92-3]。似乎人工脑脊液 β 淀粉样蛋白有昼夜节律，但这是否由睡眠和清醒或昼夜节律直接影响仍然未知[99]。也有证据证明既往轮班工作和痴呆的可能性增加有关联[52]，但还需要进一步的研究来确定，这是否仅仅归咎于与轮班工作相关的睡眠中断，还是由昼夜节律紊乱所造成的独立因素造成。

尽管体动监测无法评估潜在内源性昼夜节律起搏器的功能，但体动监测静息–活动是最常报告的用于监测老年人睡眠–觉醒节律的测量方法，并且在昼夜节律生物标志物得到验证之前可能会一直如此[30]。许多研究已经从与认知变化相关的活动中提取变量，包括日间稳定性（静息–活动节律与 24 ～ 14 h 时钟时间同步的测量方法）、日内变异性（节律碎片的测量方法）、振幅以及活动的峰值或最低点[92-93, 100-102]。这些静息–活动变化是否与昼夜节律系统的变化有关仍有待确定。然而，对可能患有阿尔茨海默病的患者的两项研究发现，在老年痴呆症患者中，与对照组相比，阿尔茨海默病患者的核心体温和褪黑激素的昼夜节律（节律峰值的时间）延迟[103-105]，这表明可能存在睡眠–觉醒变化的昼夜节律变化。居住在社区的老年人难以入睡也与记忆问题有关[106]。因此，这两条证据表明，通过改变睡眠时间表现出来的昼夜节律的相位延迟破坏与认知能力下降有关[92, 107]。尽管并不总是清楚休息活动模式的变化是否真正代表昼夜节律的变化，但休息活动模式的延迟（与健康老龄化中观察到的休息活动提前相反）似乎先于老年人的认知能力下降。对于呈现昼夜节律睡眠–觉醒障碍的特征（尤其是相位延迟）的其他健康老年患者，可能需要仔细评估和监测他们的认知状态，因为睡眠–觉醒定时变化可能是神经退行性变化的早期指标。这也可能是设计用于增加昼夜节律系统的稳健性和改善睡眠质量的干预的机会[108]，以试图维持认知功能。纵向研究与仔细的临床观察，包括稳健的睡眠和昼夜节律的测量，将给予我们更深入的了解：昼夜节律和睡眠的变化如何与神经退行性变相关，以及睡眠和昼夜节律的干预如何可以防止或延迟神经退行性变化。

### 临床要点

- 昼夜节律是指在生理和行为上的近 24 h 的振荡，这是由中枢神经起搏器（SCN）协调的细胞自主神经过程引起。
- 人类的睡眠–觉醒行为受到两个调节过程的相互作用，即睡眠稳态过程和睡眠–觉醒倾向中的昼夜节律。

- 在白天规律地暴露于明亮的光下，在晚上规律地暴露于黑暗中，使昼夜节律系统同步，这对最佳功能至关重要。
- 昼夜节律和睡眠-觉醒行为时间进程的典型变化是生理性老龄化的早期转变，一些证据表明，在阿尔茨海默病和其他痴呆症中，昼夜节律和睡眠-觉醒行为存在时相延迟。

## 总结

昼夜节律系统协调我们内部生理和行为的许多方面，并确保我们的内部节律以及与我们的外部环境协调，以保持最佳健康。下丘脑中的内部昼夜节律起搏器与外部世界之间的揽引过程，以及中央起搏器将该同步传递到协调器官、组织和细胞中的外周节律，通常通过在白天定期暴露于光和在夜晚暴露于黑暗来实现。有证据表明中央起搏器的光输入发生了变化，也有证据表明起搏器及其网络特性随年龄发生了细胞变化。这可能是所观察到的由昼夜节律系统控制的节律的定时变化和幅度减小的原因。现在有越来越多的证据表明，昼夜节律系统的长期破坏可能导致许多慢性疾病的风险增加，并且节律定时的特定变化可能与特定的神经退行性疾病相关。需要更好地了解随着衰老发生的典型和异常变化，并测试维持昼夜健康的预防策略。

## 致谢

本章所依据的工作得到了下列项目的支持：国家老龄化研究所（National Institute on Aging，NIA）P01 AG09975 和 R01 AG044416。

### 参考文献和拓展阅读

请扫描书后二维码，获取参考文献和拓展阅读资源。

# 第 195 章 长期护理环境下的睡眠

Kathy Richards，Lichuan Ye，Liam Fry
操瑞花 译 汪 凯 审校

章节亮点

- 长期护理（long-term care，LTC）人群的睡眠障碍非常普遍，严重致残。管理是具有挑战性的，因为有许多相互关联的因素，如虚弱、痴呆、噪声、光线不足、身体活动不足、缺乏活动和多种药物。越来越多的证据表明，镇静催眠药和镇静抗精神病药与损害有关。总体而言，治疗应侧重于识别和治疗对生活质量产生负面影响的症状，如白天过度嗜睡或夜间睡眠不足和中断。
- 只要风险-获益模式是有利的，并发症的治疗和取消对睡眠有负面影响的药物应该是第一步。总的来说，非药物干预应该是长期群体睡眠障碍的一线治疗。虽然需要更多更严格的临床试验来确定最有效的非药物治疗，但现有证据支持多方面干预，包括环境改变（如增加强光照射）、参与个性化的身体和社会活动以及失眠认知行为疗法。
- 家庭、监管机构和专业人士的宣教是必要的，以支持非药物干预 LTC 人群睡眠障碍的代偿。需要对 LTC 人群中的睡眠障碍药物进行专门、严格的研究，以检查其有效性、安全性和耐受性。

## 引言

睡眠专家可能会被要求诊断和管理长期护理（LTC）群体的睡眠障碍。长期护理中心包括营利或非营利性的疗养院、辅助生活之家、痴呆症护理单位或社区之家。居民的日常护理由付费护理人员提供，通常是护士及其助手。多个相互关联的因素使得 LTC 人群中睡眠障碍的管理具有挑战性：环境因素，如居民彼此接近的噪声和光线不足；虚弱；痴呆；不动和跌倒；注重生活质量；最近的焦点，即取消处方药物，如镇静催眠药和镇静抗精神病药，并用非药物干预取代它们。这一章提供了睡眠障碍和 LTC 设置风险的概述，描述了配备 LTC 设置的老年居民的睡眠影响因素，回顾并解读了药理学和非药理学干预，提供了关键的临床信息，并推荐了未来的研究重点。

## 睡眠障碍的长期护理

### 睡眠障碍与 LTC 设置

睡眠障碍对社区老年人长期护理的设置有影响[1-2]。例如，通过腕动计测量的睡眠障碍，包括睡眠效率较低和入睡后觉醒更多，相应在 5 年随访时老年女性中显著增加了 LTC 设置[2]。在早期的一项研究中，失眠被发现是城市社区居住的老年男性中养老院安置和死亡率的最强预测因子[1]。睡眠紊乱会增加 LTC 安置的风险，因为它对身体、心理和社会功能产生负面影响。睡眠质量差和睡眠-觉醒模式紊乱与认知障碍有关[3-4]，这是养老院设置的重要预测因素[5]。睡眠不足会提高炎症水平，导致功能障碍和整体健康状况下降[6-7]。最近的研究还表明，不正常的睡眠可能是社区居住的老年人衰弱的一个明确的标志[8-9]，而衰弱已被定义为 LTC 设置的一个强有力的预测因素[10]。例如，白天过度嗜睡和长时间睡眠都会增加社交衰弱的风险[9]。此外，睡眠不佳可能是由药物引起的，也可能是其他共病的表现，如抑郁症，这会增加刻板化的风险。另一种解释是，老年人频繁的夜间醒来会增加照顾者的负担和压力，这促使 LTC 的设置[11]。临床医生应定期评估老年人的睡眠，监测护理人员的睡眠模式和负担，设定适当的干预措施，并监测对老年人及其护理人员都很重要的结果。需要研究确定干预措施是否可以降低 LTC 的设置。

### 长期护理的睡眠障碍

尽管老年人中普遍存在睡眠障碍相关问题，但在福利机构体系的老年人中，睡眠不佳更为常见且更为严重[12-13]。与非机构化老年人相比，通过体动记录仪测量，LTC 居民在夜间表现出更多的睡眠障碍，包括明显更多的睡眠碎片、较低的睡眠效率和较长的清醒时间[14]。LTC 中的睡眠障碍在各国都很普遍[15-17]。在 2013 年发表的一项研究中，根据匹兹堡睡眠质量指数（Pittsburgh Sleep Quality Index，PSQI）全球评分高于 5，西班牙 3 家疗养院的 334 名老年人中有 72.1% 被归类为睡眠不佳者，49.6% 的人服用催眠药物[18]。失眠被定义为难以入睡或保持睡眠、坐立不安、过早醒来或睡眠不安宁。失眠非常普遍，在以色列和 7 个欧洲国家的 57 家 LTC 机构的 4000 多名老年居民中，失眠率为 24%[15]。睡眠障碍也可能是持续性的[19-20]，因此具有持久的负面影响。

### 记忆障碍人群长期护理的睡眠障碍

大约 25% 的 LTC 居民被诊断患有阿尔茨海默病和相关痴呆症（Alzheimer disease and related dementia，ADRD）[21]，70% 的辅助生活设施群体有某种形式的认知障碍[22]。高达 70% 的早期痴呆症患者患有睡眠障碍[23]，包括睡眠效率降低、夜间频繁觉醒、白天小睡增加和白天过度嗜睡（excessive daytime sleepiness，EDS）[24]。这些睡眠障碍往往与认知能力下降的严重程度相关[24]。老年 LTC 居民的昼夜节律可能会被打乱，以至于他们可能在 24 h 内的任何时间都无法保持一个小时的睡眠[25]。患有 ADRD 的老年人的睡眠障碍与焦虑、激动、攻击性和脱抑制有关[26]。镇静催眠药物很常见，可能不适当地用于患有 ADRD 的 LTC 居民，特别是用于焦虑和激动时[27-29]。

### 长期护理的睡眠障碍转归

睡眠不足和睡眠质量差的不良健康后果已在一般健康、神经认知功能、心理健康、代谢、炎症、心血管健康、癌症、疼痛和死亡率方面得到证实[30-31]。特别是在老年人中，睡眠不足会导致身体功能受损，包括步行速度[32]，并增加认知能力下降和痴呆症的风险[33]。LTC 居民的睡眠障碍与功能受损[18]、功能恢复较少[34]、社交脱离[35]、跌倒风险增加[36]、衰弱[37]、躁动[38]和死亡率较高相关[39]。

## 影响长期护理的睡眠障碍因素

多种因素都可能导致 LTC 人群的睡眠障碍，例如随着年龄增长的睡眠结构变化、环境干扰因素（如夜间噪音和白天光线不足）、护理活动、脱离社交、缺乏体力活动、认知障碍、并发症和混合用药[40-41]。这些因素中的一些是相互关联的，它们与睡眠障碍的关系通常是双向的。以下章节描述了 LTC 居民中常见的睡眠干扰因素，为制定睡眠促进策略提供信息。

### 老龄化

睡眠结构和昼夜节律随着年龄的增长而变化，包括深度睡眠减少、睡眠效率降低、睡眠潜伏期增加、频繁觉醒和早醒[41]。这些与年龄相关的变化导致了在机构化老年人中常见的睡眠障碍。在 LTC 环境中进行的一项大型跨文化睡眠调查结果支持了这一发现，老龄化被确定为睡眠障碍的独立预测因素[15]。

### 环境和夜间护理活动的干扰

LTC 环境中的各种因素会干扰睡眠，例如噪音、照明、室温和室友。有限的白天明亮光线的暴露，明显促进了 LTC 居民的昼夜节律失调[42]。夜间护理活动也破坏了睡眠的维持。养老院居民的睡眠受到夜间噪声和失禁护理的严重干扰[43]。一项全国性调查显示，LTC 医疗保健提供者对睡眠的知识有限，普遍缺乏对睡眠干扰及其负面后果的认识[44]，可能会导致为方便 LTC 工作人员而进行的护理活动打断居民的睡眠。睡眠专家的一个重要作用是教育 LTC 工作人员了解 LTC 居民睡眠障碍对健康和生活质量的影响。

### 缺乏身体活动和社会活动

许多长期护理中心的居民在床上度过相当长的时间，白天在身体和社交方面都不活跃[45]。情绪困扰、孤独、孤立和搬迁到 LTC 场所通常会导致社会脱节[40]。身体活动不足和社会脱节会严重扰乱 LTC 居民的昼夜节律，导致睡眠紊乱和 EDS[45]。世界卫生组织的指南建议，65 岁及以上的成人每周应进行至少 150 min 的中等强度有氧体育活动，或至少 75 min 的剧烈强度有氧体育活动[46]。显然，大多数 LTC 居民不符合这些要求。最近的一项对 894 名认知完整的养老院居民的横断面研究支持睡眠和身体活动之间的双向关系。在这项研究中，根据世界卫生组织的建议，报告睡眠时间短（＜6 h）的人报告充足的体力活动的可能性显著降低，而报告长睡眠时间（＞9 h）和良好睡眠质量的人报告充足的体力活动的可能性显著增加[47]。

### 白天过度嗜睡和白天小睡

白天小睡和 EDS 很常见[25]。EDS 的特征是白天无法控制的睡眠冲动或入睡[48]。EDS 的患病率定义为艾普沃斯嗜睡量表[49]评分大于 10，在接受长期服务的 470 名老年人样本中 19.6% 在辅助生活社区、疗养院和社区[50]。然而，作者承认，该研究可能低估了 EDS，因为排除了严重认知障碍的人。早期的研究报告称，在 LTC 环境中 EDS 的患病率为

35% ～ 70%[45，51-52]，在社区中的患病率为 31%[53]。令人烦恼的症状（如失禁、抑郁和视力问题）的数量与 EDS 显著相关。针对特定症状的个体化干预可能会对 EDS 产生积极影响。

虽然老年人白天小睡 1 ～ 1.5 h 可以促进身体健康和认知健康，但过度小睡可能会改变睡眠-觉醒周期并导致夜间睡眠不佳。在最近对生活在澳大利亚 28 个 LTC 环境中的 192 名痴呆症患者进行的二次分析中，使用加速度计测量了 24 h 的睡眠和活动[54]。在白天，居民平均步数为 240 步，平均进行 1.8 h 的轻度体力活动，没有中度或剧烈的体力活动，小睡 1.3 h。晚上，他们躺下 8.4 h，平均睡眠时间为 6.8 h。虽然在睡眠和活动方面存在相当大的差异，但总的来说，这些澳大利亚 LTC 居民小睡较少，晚上躺在床上的次数较少，睡眠质量比以前其他研究报告的要好[25，45]。在早期对洛杉矶 4 家养老院的居民进行的研究中，492 名观察居民中有 69% 的人白天睡眠过度，定义为从上午 9 点起超过 15% 的时间睡觉[45]。除了午睡持续时间过长外，LTC 居民午睡行为的高日间至日间不稳定性可能与夜间皮质醇水平升高有关，这是下丘脑-垂体-肾上腺 -β 轴和昼夜节律失调的指标[55]。这些研究结果表明，减少卧床时间、减少午睡和更一致的午睡作为治疗该人群睡眠障碍的个体化行为方法具有潜在疗效。

## 内科和精神科疾病

老年人的睡眠主诉通常与其他并发症有关[56]。大多数 LTC 居民患有多种慢性内科和精神科疾病，这些疾病会扰乱睡眠，如痴呆、夜尿症、疼痛、关节炎、心血管疾病和慢性肺部疾病。超过一半的机构老年人经历抑郁症状，这与睡眠质量差和睡眠障碍密切相关[57-58]。

令人信服的证据表明，睡眠障碍和认知能力下降之间存在联系，这种关系可能是双向的[59-62]。尽管潜在 ADRD 导致的大脑病理变化可能导致睡眠障碍，但睡眠障碍可能导致 ADRD 的发展和更快的认知能力下降。最近的证据指向睡眠-觉醒障碍与阿尔茨海默病（Alzheimer disease，AD）发病机制的主要标志之间的联系：异常淀粉样蛋白 β 、tau 蛋白积聚和神经变性[63]。睡眠障碍的个体患 AD 的风险高 1.55 倍[64]。

几乎所有长期护理中心的居民都会服用多种药物来管理他们的医学和精神状况[65]，而这些药物中的许多药物会导致或加重睡眠障碍[66]。例如，利尿剂或拟交感神经药物在睡前服用时会严重扰乱睡眠。临床医生还应该评估非处方药和社交药物（如咖啡因、酒精和尼古丁）的使用及其对睡眠的影响。

# 长期护理中睡眠障碍的临床评估

LTC 人群睡眠障碍的临床评估应包括一个全局性的方法和个性化的计划。必须仔细检查睡眠障碍的特征和原因，并在治疗开始前确定诊断[67]。一些 LTC 居民无法回忆起他们的睡眠问题；因此，从所有可能的来源，包括本人、家庭成员和 LTC 照顾者获得详细的病史是至关重要的。在晚上和夜班持续护理特定居民的护理人员可以提供关于通常就寝时间、夜间轨迹以及居民夜间睡眠的质量和数量的信息，并且日间工作人员可以提供关于日间小睡和 EDS 的数据。

除了对睡眠时间、持续时间和规律性、白天小睡和睡眠障碍症状的常规询问外，睡眠专家还应特别检查幻觉、夜间躁动和徘徊以及睡眠发作等症状[68]。临床评估应考虑睡眠障碍的干扰因素，如夜尿、呼吸窘迫、疼痛、抑郁、光照、噪音、社交和身体活动减少以及药物使用。睡眠史的另一个重要元素是养老院工作人员将居民放在床上过夜并在早上让他们起床的大致时间。晚上在床上的时间通常是 12 h 或更长。其他重要的问题是尿失禁或其他护理活动的唤醒次数，以及居民是否有私人房间或有吵闹的室友或需要夜间尿失禁护理的室友。

使用睡眠日记和依赖自我报告的量表存在挑战，例如艾普沃斯嗜睡量表[49]和匹兹堡睡眠质量指数[69]。痴呆症特定问卷，例如睡眠障碍量表（Sleep Disorders Inventory，SDI）[70]可能有助于评估 ADRD 居民的睡眠。SDI 源自神经精神量表[71]，评估过去 2 周内睡眠障碍行为的严重程度、频率和护理者负担。SDI 与客观睡眠测量具有良好的相关性[70]。Mayo 睡眠问卷床伴 / 知情人版本是老年痴呆患者快速眼动睡眠行为障碍的有效筛查工具[72]。客观数据与护理者-报告的睡眠之间的差异要求进行更可靠的客观评估[73]。行为指标测试-不宁腿（Behavioral Indicators Test-Restless Legs，BIT-RL）是客观的痴呆特异性诊断工具的一个示例[74]。鉴于不宁腿综合征（restless leg syndrome，RLS）的感官性质，当前的诊断标准强调症状的自我报告，不适用于具有认知障碍的 LTC 居民[75]。此外，夜间激动可能是老年痴呆患者 RLS 的主要表现，这增加了诊断这些个体 RLS 的难度[76]。BIT-RL 包括对 8 个行为指标的 20 min 观察以及对 6 个临床指标的图表审查和访谈。BIT-RL 对 RLS[74] 具有良好的诊断准确性，可用于老年痴呆症患者的临床试验和实践[77-78]。

虽然多导睡眠监测（polysomnography，PSG）仍然是睡眠评估的标准，但在 LTC 居民中很难获得；许多 LTC 居民有由于弥漫性脑电图减慢，认知障碍和睡眠阶段评分可能很复杂[79]。在不同的环境中睡觉，如睡眠实验室，通常会使有记忆问题的老年人感到困惑和不安，患者的合作可能会有问题。家庭睡眠测试可能是一个有用的替代方案，但夜间混乱的居民可能会移除传感器，导致数据丢失。如果可能，护理人员或家庭成员应在住院实验室多导睡眠监测或家庭睡眠测试期间与 LTC 住院医生在一起，以安抚他们并帮助保持传感器的完整性。

体动监测仪提供了一致的客观数据，这些数据通常与患者报告的某些睡眠参数的睡眠日志不同[80]。2018 年美国睡眠医学会临床实践指南建议使用体动监测仪评估患有失眠症和昼夜节律睡眠–觉醒障碍的成人[81]。如果可靠，体动监测仪可用于患有痴呆症的 LTC 居民的睡眠评估。至少需要连续记录 72 h[81]，诊断不规则睡眠–觉醒节律障碍需要记录 7 ～ 14 d[82]。在患有肢体运动障碍、帕金森病和严重睡眠呼吸暂停的个体中，由于震颤或频繁的呼吸暂停，体动监测仪可能无法可靠地区分觉醒和睡眠。

## 长期护理人群常见的睡眠诊断

### 睡眠不规律——睡眠节律紊乱

不规则的睡眠–觉醒节律紊乱在 ADRD 中常见。人们通常会经历失眠或 EDS[82]。在 24 h 周期内的睡眠和觉醒事件是分散的，最长的睡眠时间通常不到 4 h。由于多次觉醒和夜间徘徊，跌倒可能是间接并发症。病因学是多因素的，并且可能涉及昼夜节律钟的解剖学或功能异常以及对环境干扰剂（诸如光和结构化的社交 / 身体活动）的暴露减少。

### 慢性失眠症

慢性失眠症可能在长期护理中心居民中普遍存在，但由于长期护理中心居民中认知障碍的自我报告限制，因此真正的患病率尚不清楚。共病精神疾病，特别是情绪和焦虑障碍，以及导致慢性疼痛、呼吸困难或不动的疾病与慢性失眠症的风险增加相关。如前所述，在 LTC 居民不能自我报告的情况下，临床医生可以通过采访 LTC 护理人员和家庭成员来获得观察到的睡眠史和观察到的次日转归。

### 阻塞性睡眠呼吸暂停

大约 60% 的 LTC 居民的呼吸暂停低通气指数（apnea-hypopnea index，AHI）在 5 以上，并且 40% 的 LTC 居民的 AHI 在 15 以上[83-85]。LTC 人群中阻塞性睡眠呼吸暂停（obstructive sleep apnea，OSA）的患病率可能高于一般人群，这可能部分反映了肥胖、随着年龄增长发生的呼吸功能变化以及在该人群中非常常见的极端身体活动不足[86-87]。呼吸功能丧失主要集中在与年龄相关的 3 种主要机制变化：胸壁顺应性降低、肺静态弹性回缩降低和呼吸肌强度降低，所有这些都可能导致老年人 OSA 的高患病率[87]。导致 LTC 居民 OSA 患病率的其他主要因素：共病健康状况的频率，如心血管疾病、脑血管疾病和糖尿病，这些疾病通常使老年人易患睡眠呼吸暂停；镇静药物的数量；患者高比例的神经退化。如前所述，LTC 居民对家庭睡眠测试的耐受性可能比实验室研究更好，如果有指征，随后进行自动调整气道正压通气。

#### 不宁腿综合征

老年人中不宁腿综合征（RLS）的报告患病率为 10% ～ 14%，使其成为最常见的运动和睡眠障碍相关疾病之一[88]。RLS 可能在居住在 LTC 的老年人中很常见，但患病率数据很少，因为可靠的 RLS 症状访谈在认知障碍患者中具有挑战性和不可靠性[75]。Richards 及其同事使用多种数据来源进行 RLS 诊断，包括多导睡眠监测与周期性腿部运动、护理人员访谈和病史（包括铁状态）、观察 RLS 相关行为和专家诊断共识。在 59 名患有夜间激越和痴呆的居家患者中使用这些综合诊断方法，结果表明 1/4 的患者患有 RLS，RLS 与夜间激越行为频率相关（$r = 0.31$；$P = 0.01$）[76]。在 393 名轻度 AD 患者中，Talarico 及其同事发现 RLS 患病率低得多，为 4.1%，但他们承认这可能是由于数据缺失以及患者和床伴均需回答 RLS 调查[89]。

在老年 LTC 居民中常见的多种因素涉及导致 RLS 的主要功能和代谢途径，并为 RLS 的表达增加提供支持：老龄化[88]、女性、缺铁和贫血[90-92]以及可能加重 RLS 症状的处方药物，如抗恶心药物（例如，丙氯拉嗪）、增加血清素的抗抑郁药（例如，氟西汀）、抗精神病药物（例如，氟哌啶醇）以及一些含有较老的抗组胺药的感冒和过敏药物（例如，苯海拉明）。此外，从行为的角度来看，并考虑到 RLS 患者的强迫性冲动，LTC 中常见的缺乏活动和长时间卧床会导致 RLS 症状[93-94]。

考虑到症状的性质和夜间表现，RLS 和老年痴呆症患者常见的老年综合征夜间躁动之间的关系是可预期的[76]。夜间躁动，也称为“日落”，是一种以游荡和攻击等行为为特征的夜间和夜间状态。2% ～ 66% 的 ADRD 患者有夜间躁动；它会使患者痛苦，加重护理人员的负担，而且管理成本高[95]。最近，抗精神病药物被用来管理夜间躁动，但其有效性并不令人信服，而且这些药物很少再使用，因为它们与跌倒、卒中和死亡有关。夜间激越行为和 RLS 症状的模式几乎相同。RLS 症状是昼夜节律的，仅在晚上和夜间早期发生或最为严重。

相位提前发生在伴 ADRD LTC 人群，因此他们的 RLS 症状可能会在冬季日落时出现。激越行为可能是对无法以其他方式传达的未满足需求的反应，不适和睡眠障碍与 RLS 相关，并始终被确定为与激越相关的未满足需求[93, 96]。因此，未经治疗的 RLS 可能表现为夜间激越，睡眠医学专家应将 RLS 视为夜间激越的可能潜在原因。Richards 及其同事最近验证了一种新的 RLS 诊断仪器 BIT-RL，适用于诊断痴呆患者的 RLS[74]。

## 长期护理的睡眠障碍管理

### 概述和管理目标

睡眠专家应该与居民（如果可能）、家庭成员和护理人员合作，为生活在 LTC 环境中的老年人的睡眠障碍设定治疗目标。一般来说，重点应该是识别和治疗令人烦恼的睡眠症状，如 EDS 或对老年人生活质量产生负面影响的夜间睡眠不足和中断。例如，RLS 引起的不适可能是夜间躁动和更严格的安全护理水平的原因。OSA 的治疗可能是由于其对白天认知、日常功能和生活质量的负面影响。完备的评估是至关重要的。治疗并发症或停用药物应是第一步。一般来说，非药物干预是治疗老年人的睡眠障碍首选，其优于药物治疗。

### 药物治疗

LTC 人群的失眠药物治疗非常普遍，美国食品药品监督管理局（Food and Drug Administration，FDA）批准的失眠药物的激增以及医疗保险 D 部分覆盖范围的变化[97]增加了开始药物治疗的决定的复杂性[98]。在一项对 2135 名疗养院居民的研究中，24% 的人被开具了催眠药和镇静剂[29]。越来越多的证据表明，催眠药的使用经常与损害有关，非药物干预应该是疗养院居民的一线治疗。对于那些非药物治疗失败，需要药物治疗的患者，缺乏针对这一特定人群的治疗指南。绝大多数 FDA 批准用于治疗失眠或非处方药的药物都在美国老年病学会 2019 年更新的 Beers 列表[99]中，因为潜在的风险超过了收益。对于失眠的治疗，包括在 Beers 列表中的可能不适当的药物包括所有苯二氮䓬类和非 α 苯二氮䓬类 γ-β 氨基丁酸 A（$GABA_A$）选择性激动剂药物（即，抗组胺药如多西拉敏和苯海拉明），以及抗精神病药（除了用于治疗精神分裂症或双相情感障碍）。未包括在 Beers 列表中的催眠剂包括褪黑激素 -β 受体激动剂（例如，雷美琼）和低剂量（即，< 6 mg）多塞平（但更高剂量的多塞平在 Beers 列表上）。关于抗抑郁药的超说明书使用，抗胆碱能抗抑郁药（例如，阿米替林）在 Beers 名单上，而低剂量曲唑酮不在。食欲素受体拮抗剂（例如，苏沃雷生）也不在 Beers 列表中，但这些是相对较新的药物，在最新的 Beers 列表中没有具体说明。

在 LTC 中使用抗精神病药物治疗睡眠障碍的做法已明显淘汰，因为在该人群中有越来越多的不良反应证据以及越来越大的监管压力。2006 年，医疗保险和医疗补助服务中心（Center for Medicare and Medicaid Services，CMS）要求所有医疗保险 D 部分计划在其处方集中包括 6 个受保护类别中的“所有或基本上所有”药物，其中两个是抗精神病药和抗抑郁药。几年后，由于 FDA 对痴呆患者使用的抗精神病药物发出警告［最初仅针对非典型抗精神病药物（2005），然后在 2008 年扩展到传统抗精神病药物］，CMS 开始通过 2012 年在 Nursing Home Compare 网站上发布的两项质量措施来遏制 LTC 中抗精神病药物的使用。同年晚些时候，CMS 宣布其意图是，从 2013 年 1 月开始，所有医疗保险 D 部分计划将开始为“所有 D 部分医学上公认的适应证”提供苯二氮䓬类药物[97]。不出所料，LTC 中苯二氮䓬类药物处方的后续稳定增长，而抗精神病药物的使用已大幅减少[97]。通过 2018—2019 年的最小数据集报告的数据显示，14.5% 的长期住院疗养院居民接受了抗精神病药物，20.4% 的居民接受了抗焦虑药 / 催眠药[100]。

传统的方法，鼓励使用较短的半衰期苯二氮䓬类药物（当决定在老年人使用这类药物时），虽然更具有安全性，可能会导致治疗效果不满意。Chen 及其同事对 6 家不同的老年人护理机构的 383 名患者进行的一项横断面研究发现，在 25% 定期使用苯二氮䓬类药物的患者中，那些处方长效苯二氮䓬类药物的夜间睡眠质量高于非使用者（AOR = 4.0）[101]。与长效常规苯二氮䓬类药物相比，短效苯二氮䓬类药物与夜间睡眠质量较低和白天小睡时间较长相关。该研究的作者指出，需要更多的研究来确定这种影响是否部分是由于较高风险的患者被处方了短期作用的药物[101]。

非苯二氮䓬类 $GABA_A$ 药物（“Z 药物”）已被发现具有显著的不良反应，限制了其在虚弱的老年人中的用途。这些不良反应包括认知障碍和跌倒，这两者都是 LTC 居民的重要问题。越来越多的证据表明耐受性差，最终导致老年患者接受唑吡坦、右佐匹克隆和扎来普隆治疗时的剂量限制。2007—2008 年对超过 15 000 名髋部骨折的疗养院住院患者进行的一项病例-交叉研究表明，在处方非苯二氮䓬类催眠药（特别是唑吡坦、右佐匹克隆或扎来普隆）的患者中，髋部骨折的 OR 增加 1.66，新使用者的 OR 上升至 2.20[102]。

远离抗精神病药、苯二氮䓬类药物和 Z 类药物导致抗抑郁药的超说明书使用增加，这些药物具有镇静等不良反应，如低剂量曲唑酮。鉴于缺乏关于这些药物是否有效的数据，这一举措的初衷是希望避免其他类别药物存在的潜在有害不良反应以及避免更高成本的新药物。

然而，最近一项针对低剂量曲唑酮和苯二氮䓬类药物的回顾性配对队列研究发现，跌倒相关损伤的风险无差异（低剂量曲唑酮为 5.7%，苯二氮䓬类为 6.0%，$P = 0.29$），这对曲唑酮更安全的信念提出了质疑。鉴于曲唑酮在 LTC 环境中的使用趋势增加，作者呼吁进行更多的研究[103]。

FDA 批准的其余失眠药物包括新型食欲素受体拮抗剂苏沃雷生（suvorexant）和选择性褪黑激素受体 MT1 和 MT2 激动剂雷美替胺（ramelteon）。关于这些药物在 LTC 人群和老年人群中的作用的已发表数据有限。一项在 LTC 人群中研究雷美替胺的安慰剂 - β 对照 4 期试验因样本量小而受到限制[104]。尽管苏沃雷生Ⅲ期试验确实旨在招募大量老年患者，但没有人患有认知障碍或处于 LTC，因此尚不清楚该结果是否可推广至该人群[105]。雷美替胺同样已证明对非卧床、社区居住的无痴呆老年患者具有合理的安全性和疗效。除了对 LTC 人群的研究不足之外，这些障碍还包括这些药物的巨大成本。虽然目前缺乏研究，但褪黑素激动剂可能为 LTC 人群提供一种更安全的失眠治疗选择。

通常建议对已确定的以睡眠障碍为表现之一的神经系统或精神疾病采用合适的、规范的药物治疗，只要风险-获益特征有利。例如，伴有明显失眠症状的抑郁症患者，在尝试非药物治疗方法后，通常应给予抗抑郁药试验。

同样，对于患有影响睡眠的运动障碍（如 RLS）的患者，RLS 的药物治疗试验可能会有所帮助。对于铁蛋白水平低于 75 ng/ml，考虑每天添加 325 mg 硫酸亚铁。RLS 的传统治疗，包括多巴胺激动剂和卡比多巴 / 左旋多巴，在 LTC 人群中通常耐受性不佳。耐受性不佳且无法识别和诊断 AD 患者的 RLS，被假设为 LTC 环境中 RLS 药物治疗不频繁的原因之一。正在进行的研究正在探索加巴喷丁 enacarbil 是否可以改善睡眠和减少患有 AD 和夜间躁动的 LTC 患者的躁动，以及是否具有可接受的安全性和耐受性[77]。

没有完整的不涉及加剧和（或）导致睡眠中断的针对 LTC 中急性、慢性睡眠障碍的药物治疗方案。由于多种药物的联合使用，长期护理人群特别脆弱。一项对 451 家养老院（30 702 名居民）进行的横断面研究发现，每位居民的平均用药数量为 7 种，21% 的居民服用 10 种或更多种药物[106]。失眠可能是药物的不良反应，若不被认为是不良反应，则可能导致处方级联，增加药物不良反应的风险。抗精神病药、抗组胺药、抗抑郁药、质子泵抑制剂和具有多巴胺阻断剂的止吐药是可以加剧睡眠障碍的药物之一。

最近的文献已经开始关注 LTC 设施中的取消处方，包括镇静剂 / 催眠药。一项对田纳西州 11 家 LTC 机构镇静剂 / 催眠药使用情况的多中心、前瞻性图表审查表明，顾问药剂师干预对减少镇静剂 / 催眠药的使用有显著影响[107]。一项关注养老院内减少抗精神病药和苯二氮䓬类药物（不特指催眠药）使用情况的系统性审查发现，尽管情绪反应和认知功能有所改善，但苯二氮䓬类药物减少后总体主观健康评分保持不变[108]。大部分研究都集中在取消处方干预是否会导致药物使用量持续减少，需要对此类策略的临床结局进行更多研究。

## 失眠症的非药物治疗

### 失眠认知行为疗法

失眠认知行为疗法（cognitive behavioral therapy for insomnia，CBT-I）非常有效，是许多人群治疗失眠症的标准实践[109-110]，但关于 CBT-I 在 LTC 人群中的有效性的数据很少，其中许多人有认知障碍。Dolu 和 Nahcivan 最近的一项研究在 52 名认知完整的居民中调查了由护士引导的 4 次每周 1 h 的动机访谈 CBT-I 课程与常规养老院护理相比的影响[111]。干预组的觉醒次数、总睡眠时间、睡眠后觉醒和睡眠效率显著改善，抑郁症状显著减少。虽然这项研究缺乏注意力控制条件，但在其他人群中进行的大量 CBT-I 研究的结果和强有力的证据表明，CBT-I 应该是 LTC 环境中失眠的常规处方，适用于那些有认知障碍的人。

### 强光疗法

室外光照不足、室内照明昏暗、通过晶状体的光传输减少以及活动能力降低导致生活在 LTC 的老年人的光剥夺[112]。强光疗法（bright light therapy，BLT）是一种长期治疗干预，用于治疗昼节律性睡眠-觉醒障碍。一些研究和综述支持 BLT 改善夜间睡眠，减少觉醒，改善白天觉醒，减少夜间躁动，并巩固老年痴呆症患者的休息-活动模式[68, 113-115]。然而，最近的 Cochrane 系统综述认为没有足够的证据证明其有效性，只有 10 项研究被认为具有足够的质量[116]。Cochrane 综述报告称，汇总数据[117-121]显示夜间觉醒的数量显著减少，并且仅包括纳入早晨明亮光线的研究[117, 121]，这导致了更大的效应量。van Maanan 小组在 2016 年进行的一项最新 meta 分析[122]报告了 BLT 对痴呆症睡眠障碍、睡眠障碍发作潜伏期、总睡眠时间、卧床时间和睡眠效率的显著益处。美国睡眠医学会实践指南[123]建议临床医生采用光疗治疗老年痴呆症患者的睡眠–觉醒节律紊乱。基于这些结果，我们建议临床医生考虑每天尝试 30 min 至 1 h 的早晨阳光照射，在居民白天经常使用的公共区域（如餐厅和活动区）安装明亮的白色灯，并建议居民在这些光线充足的公共区域花费时间。对于那些选择大部分时间待在房间里的居民，可以考虑进行晨间灯箱或定时明亮的白色晨间顶灯的暴露试验。需要精心设计的随机对照临床试验来提供关于强光功效的更好证据，并且更好地标准化治疗的量、光谱、时间、分布和持续时间。

### 社会活动

能够参与无论是工作、家庭还是休闲方面有价值的活动，都是个人个性的重要方面[124]。进行性记忆丧失限制了对以前喜欢的活动的参与，并导致个性丧失和抑郁。LTC 场所可能不会为居民，特别是那些有认知障碍的人，提供让他们参与周围世界的白天社交活动。最近的一项系统综述得出结论，有意义的活动可能有效改善痴呆症的行为和心理症状，并改善生活质量[124]。日间社会交往还有助于同步昼夜睡眠–觉醒节律，阻止人们白天过度睡眠，并改善抑郁症状。很少有研究测试增加白天社交活动对 LTC 居民睡眠的影响。Richards 小组在一个患有痴呆症的疗养院人群中，测试了由项目研究助理提供的增加个性化社交活动（每天 1 ～ 2 h）的干预措施。社交活动是根据居民的喜好和能力量身定制的，既有小组活动，也有一对一的活动。与常规护理对照组相比，社交活动组的白天小睡显著减少，并且在夜间睡眠效率较差的参与者群体中，夜间总睡眠时间显著增加[125]。在 Moyle 牵头的另一项临床试验中，患有痴呆症的居民每周 3 个下午与机器人海豹或机器人功能禁用的海豹互动 15 min，或进行常规护理。海豹干预对白天或夜间睡眠没有影响[126]，可能是因为干预剂量低或人类社会互动不足。

总之，个别一些研究通过增加白天的社会活动对 LTC 居民睡眠障碍产生了影响，但结果是混合的。一般来说，患有痴呆症的 LTC 居民很少参加有意义的活动，并且过度午睡。我们建议睡眠专家考虑在个人或团体环境中于下午晚些时候进行每天至少 1 h 的个性化的日间社交活动，以治疗睡眠–觉醒节律紊乱和慢性失眠。

### 体育活动和锻炼

许多 LTC 人群花相当长的时间在床上，身体不活动。有规律的身体活动可以帮助睡眠–觉醒节律同步和巩固夜间睡眠。此外，运动已被证明可以改善 LTC 人群中与睡眠障碍相关的几个问题，如抑郁症状和记忆力。各种运动干预对睡眠障碍的影响已经被过研究，大多数都有正向的结果。例如，对轮椅的依赖性是身体活动的障碍[127]。Chen 和同事在台湾进行了一项为期 6 个月的临床试验，对象是 10 家疗养院中认知功能完好的轮椅依赖人群。对照组的人继续他们的日常活动，而试验组的人接受由训练有素的教练领导的每周 3 次 40 min 的弹力带渐进阻力训练计划。与对照组相比，运动组的睡眠质量在 6 个月时显著改善，但在 3 个月时没有改善。这些发现表明，渐进式力量训练的长期训练效果，如增加力量和活动性，对改善这一人群的睡眠很重要。最近的一项研究支持了这一观点。Herrick 及其同事[128]分析了 LTC 人群急性阻力训练运动的效果。在 Richards 及其同事的二次分析中[125]，43 名睡眠障碍的参与者（年龄 81.5±8.1 岁，女性 26 人）在他们的房间进行了两次整夜多导睡眠监测以进行睡眠结构分析；一组在同一天进行阻力训练，另一组不进行任何阻力训练[128]。阻力训练包括胸部和腿部按压练习（3 组，8 次重复，80% 预测最多 1 次重复）。白天运动或非运动之间的夜间睡眠没有显著差异，表明阻力训练运动的有益效果是累积运动适应的结果，而不是对急性运动训练的反应。总之，我们建议在 LTC 中进行一项监督性增加体力活动和运动的睡眠障碍试验。一般来说，每日有氧运动如散步（每周共 150 min 中等强度或 75 min 剧烈强度）[46]和每周 3 次有监督的力量训练相结合可能是最有益的。

### 多因素干预

在几项研究中，以个性化、以人为中心的方法，将社交活动和身体活动结合，已被证明可以维持昼夜睡眠–觉醒节律并改善睡眠。Sullivan 确定了居住在 7 家疗养院的 171 名老年 LTC 居民的昼夜睡眠–觉醒节律维持的预测因素[129]。研究人员使用体动监测仪的活动自相关图制定了睡眠–觉醒节律维持的具体标准。然后，他们检查了每个参与者的自相关图，以确定是否保持了睡眠–觉醒节律。使用抑郁症、认知功能、身体和心理社会活动、催眠药物、睡眠呼吸暂停以及人口统计学特征的措施，应用逻辑回归的方法确定了维持昼夜睡眠-觉醒节律的最佳预测因子。体力活动（$P = 0.00$）和心理活动（$P = 0.00$）的持续时间预测了昼夜睡眠-觉醒节律的维持。Li 及其同事调查了为期 3 个月的以人为中心的痴呆症护理干预与常规护理控制条件对 LTC 居民睡眠的影响[130]。干预的核心是人文关怀模式，首先看到的是人，而不是他或她的痴呆症，并参与有意义的身体和社会活动。调整基线后，干预组（$n = 16$）与对照组（$n = 6$）相比，白天睡眠明显减少，夜间睡眠明显增加。在一项随机对照临床试验中，Richards 及其同事调查了 193 名养老院和辅助生活居民的身体阻力力量训练和步行（E 组）、个性化社交活动（SA 组）、E ＋ SA（ESA 组）与常规护理对照组相比对睡眠时间的影响。E 组参加了每周 3 天进行高强度的身体抵抗力训练，其中 2 天步行 45 min。SA 组接受每周 5 天每天 1 h 的社会活动。ESA 组接受 E 和 SA，对照组参加家庭提供的日常活动。在干预前和干预后通过 2 个晚上的 PSG 测量睡眠。ESA 组的总睡眠时间比对照组显著增加（调整后的平均值为 364.2 min *vs.* 328.9 min），睡眠效率和非快速眼动睡眠也是如此，但单独使用 S 或 E 都不会影响睡眠。运动和社交活动相结合也显著改善了 LTC 居民的日常功能[131]。

在 Alessi 及其同事的一项早期研究中，一项为期 18 周的体力活动计划［包括坐立重复和（或）转移和行走或轮椅推进］并未改善 LTC 人群的夜间和白天睡眠[132]。然而，当研究团队将体力活动与夜间环境调节相结合进行干预以减少 LTC 工作人员因失禁护理而导致的夜间觉醒时，干预组显示夜间睡眠增加，白天睡眠减少，这表明需要多组分方法来改善 LTC 环境中的睡眠[133]。在随后对 Alessi 及其同事数据的分析中，Martin 及其同事发现，与对照组相比，多组分干预组的休息-活动节律得到改善，活动阶段更长[134]。相反，Ouslander 及其同事[135]和 Alessi 及其同事[136]的研究显示，由于 17 天的多组分计划（包括低强度体力活动、噪音消除、光照和睡眠卫生），夜间睡眠变化极小或没有变化。

大多数研究支持多组分干预的有效性，包括白天明亮的光照；量身定制的、以人为本的社交活动；有氧运动和力量训练；睡眠卫生；减少失禁护理的夜间噪音和唤醒；减少白天过度打盹。我们建议在 LTC 环境中对睡眠障碍进行多组分干预。

## 持续气道正压通气及其他治疗阻塞性睡眠呼吸暂停的方法

睡眠呼吸暂停在 LTC 人群中普遍存在，会对夜间睡眠产生不利影响，并且经常导致白天打盹。然而，LTC 人群很少记录或治疗[137]，可能是因为提供者担心使用护理标准的治疗，即持续气道正压通气（continuous positive airway pressure，CPAP），可能使接近生命终点的人群感到不舒服或压力，并且因为治疗的健康和生活质量结果尚未在该人群中进行系统评价。据我们所知，没有研究试图系统地治疗 LTC 人群的睡眠呼吸暂停，但一些研究已经在社区环境中居住的认知功能下降的老年人中进行。例如，Ancoli Israel 及其同事在一项安慰剂对照的随机临床试验中，对患有轻度痴呆和中度至重度 OSA 的非住院老年人进行了 3 ～ 6 周的 CPAP 治疗与安慰剂 CPAP 治疗的比较[138]。他们发现患者依从性良好，睡眠结构和自我报告的嗜睡情况有所改善，一些认知结果指标也有显著改善。该研究与 LTC 人群尤其相关，因为它表明，即使采用 CPAP 短期治疗 OSA，也可以改善认知结果，这对于提高有认知障碍的老年人的生活质量非常重要[138]。在另一项研究中，Richards 及其同事[139]发现，与 1 年前未接受 CPAP 的老年人相比，接受 CPAP 治疗的轻度认知障碍老年人的精神运动 / 认知处理速度显著改善，控制基线组差异和主观整体改善的概率增加了 5 倍以上（$P = 0.12$），这是一种对个体很重要的生活质量结果[139]。在轻度 OSA 患者（$n = 17$）中，CPAP 治疗 1 年后精神运动 / 认知处理速度在统计学上显著改善[140]。

心血管和脑血管疾病在老年 LTC 居民中发病率高，最新研究强调了睡眠呼吸障碍与心血管和脑血管疾病之间复杂的相互关系[141]。心血管结构和功能受到 OSA 和与陈-施呼吸相关的中枢性睡眠呼吸暂停（central sleep apnea associated with Cheyne-Stokes respiratory，CSA-CSR）的不利影响。观察性研究一致表明，在已确诊冠心病或心力衰竭的患者中，未经治疗的中度至重度 OSA 与心血管发病率和死亡率增加有关。在睡眠呼吸暂停心血管终点（Sleep Apnea Cardiovascular Endpoints，SAVE）试验中[142]，坚持 CPAP 治疗的患者与常规治疗组相比，卒中风险显著降低，复合脑事件终点的风险也显著降低。坚持 CPAP 的益处支持临床医生与 LTC 居民（如果可能）及其家人讨论治疗倾向。此外，需要研究来解决除 CPAP 以外治疗的依从性和功效（例如，夜间吸氧、下颌前移器械、药物治疗、减重、运动）对 LTC 居民及其家庭重要的临床终点的影响。例如，力量训练和步行锻炼显著降低了老年 LTC 居民的 AHI，并且可能是一些无法使用 CPAP 的 LTC 居民的可行治疗替代方案。Richards 及其同事对研究数据进行的二次分析，与对照组相比，6 周高强度力量训练和步行锻炼的组合显著降低了 AHI［LTC 居民的校正平均基线 20.2（1.39）至干预后 16.7（0.96），其中许多人患有 ADRD］[87]。改善 AHI 的机制可能是增强了吸气肌力量。

应与居民（如有可能）及其家人共同做出长期护理中心 OSA 管理的决定。提供者的治疗建议应与潜在的临床和病理生理表型相关，并仔细考虑生活质量结局，例如周围环境影响居民参与的可能性、困惑和躁动、健康状况、白天嗜睡、健康情况以及认知和机体功能的保留。基于 AHI 的 LTC 居民分类不能为选择或纳入治疗性临床试验提供足够的指导。未来的研究应关注长期居住患者的依从性以及 OSA 治疗对睡眠、健康、认知、功能和生活质量的益处。

## 心理健康与辅助健康实践

对身心实践的研究，如冥想瑜伽[143]和渐进式放松练习[144]，已经在统计上显著改善了 LTC 居民的睡眠，但研究很少，并且积极的认知参与的要求限制了那些认知障碍的人的参与。有更多的证据表明补充和替代疗法对 LTC 居民的睡眠有积极影响，包括穴位按摩、按摩和饮食或中药补充剂，如褪黑激素和洋甘菊提取物[145-146]。其中，夜间使用褪黑素和睡前穴位按摩最有效果[146]。

膳食或草药补充剂在上市前不需要 FDA 批准，并且通常没有受到与药物相同的审查或监管。它们与药物的潜在相互作用尚不清楚，可能对长期治疗的患者构成风险[147-148]。褪黑素和缬草是两种研究最多的睡眠障碍补充剂，但高质量的研究仍然有限[147]。尚无关于老年人长期使用缬草的可靠文献[147]。褪黑素对睡眠的影响，无论是独立评估[149-151]还是作为多组分干预的一部分[117, 152]，都显示出混合的结果。褪黑素补充剂的效果取决于给药的剂量和时间。然而，褪黑素对老年人的最佳适用剂量仍不清楚。临床试验中褪黑素的剂量范围很广，0.1 ～ 50 mg/kg 不等[153]。最近的 meta 分析[154-155]支持褪黑素对睡眠的总体安全性和积极作用，包括痴呆患者。然而，老年人中的安全性问题，特别是在患者中规定褪黑素的作用持续时间延长的可能性，支持仔细监测日间镇静。最佳的证据支持使用尽可能低剂量的快代谢褪黑素，最大剂量为睡前 1 小时服用 1 mg 或 2 mg[153]。

几项研究表明，按摩改善了 LTC 居民的睡眠和整体健康状况，并可能增加家庭成员在居民护理中的参与度[156]。各种结局指标已显示按摩对老年人（包括患有 ADRD 的 LTC 居民）睡眠的积极影响[157-158]，包括多导睡眠监测[159]、体动监测仪[157]、睡眠日记[159]、护理观察[158]以及更少的镇静催眠药需求[160]，但效果并不总是一致的。例如，Cooke 及其同事[161]最近在澳大利亚进行了一项有趣的试点研究，探讨了由按摩治疗师每周两次在 25 名 18 ～ 65 岁的 LTC 居民中进行的进行为期 5 周的 45 min 按摩对日间嗜睡和其他生活质量指标的前测和后测影响。没有监测夜间睡眠。按摩显著提高了对当前健康和幸福的满意度，但并没有显著改善白天嗜睡或其他影响夜间睡眠质量的因素，如疼痛、抑郁或压力水平。这些负面影响可能与样本选择、按摩剂量或给药时间有关。然而，居民和家庭认为按摩有重要的好处，他们的要求导致在长期护理中心设施中继续实施按摩疗法[161]。这些结果强调了倡导家庭和居民以改善长期护理中心设施中的睡眠和其他健康结果的补充健康服务的重要性。

类似的，包括穴位按压随机对照试验在内的研究报告了 LTC 设置的积极睡眠结果[162-166]。例如，31 名 LTC 居民被随机分配进行持续 8 周的每周 3 次，每次 24 min 的特定穴位按压，而对照组（$n = 31$）在没有穴位的位置接受假按摩，持续时间和频率与试验组相同[166]。在基线时，两组中的老年人 PSQI 得分超过 11，表明睡眠质量差。与对照组相比，穴位按压组的睡眠明显更好（$t = 7.72$，$P < 0.001$），生活质量更好（$t = 2.69$，$P = 0.009$）。此外，穴位按压组中睡眠药物的使用显著减少。为了证明穴位按压对睡眠的益处并使方法标准化，还需要进行更多的安慰剂对照临床试验，这些试验需要严格的设计和更大的样本量（框 195.1）。

### 临床要点

多个相互关联的因素，如虚弱、活动少、跌倒和认知障碍，使管理 LTC 人群中睡眠障碍具有挑战性。治疗应侧重于识别和治疗令人困扰的睡眠症状，如 EDS 或对生活质量产生负面影响的夜间睡眠不足及中断。治疗并发症或停用加重睡眠障碍的药物始终是第一步。由于潜在的伤害，在 LTC 的老年人，相较于镇静-催眠药和镇静抗精神病药，更倾向于选择非药物多组分干预，如失眠认知行为疗法、增加白天的光照、体力活动治疗睡眠障碍。

## 总结

LTC 居民中的睡眠障碍非常普遍，而且严重致残，其中许多人身体虚弱，活动力下降。框 195.1 总结了影响因素、常见诊断、目标和治疗建议。一般来说，治疗应侧重于识别和治疗令人困扰的睡眠症状，

**框 195.1 长期护理人群的睡眠障碍：影响因素、常见诊断、目标和推荐管理的总结**

**影响因素**

- 高龄
- 多种慢性健康状况，如神经变性、夜尿、疼痛、心血管疾病
- 合并用药
- 夜间环境睡眠中断因素，如噪音、光线、嘈杂的室友、夜间失禁护理所致的觉醒、明亮的走廊灯、房门打开
- 缺乏白天明亮的光线、有意义的社会活动和生理活动的昼夜节律搅引
- 延长的卧床时间
- 过度的白天小睡，尤其是在下午和晚上
- 未经治疗的睡眠障碍，如睡眠呼吸暂停相关的呼吸障碍（包括阻塞性睡眠呼吸暂停）和不宁腿综合征

**常见诊断**

- 睡眠-觉醒节律紊乱
- 慢性失眠症
- 阻塞性睡眠呼吸暂停综合征
- 不宁腿综合征

**管理目标**

- 与居民（如果可能）、家庭成员和护理人员合作设定目标
- 专注识别和治疗令人困扰的睡眠症状或对生活质量产生负面影响的夜间睡眠不足及中断

**管理**

- 尽可能地消除影响夜间睡眠的环境因素
- 检查并考虑逐渐减少 / 停止对夜间睡眠产生负面影响或导致白天过度嗜睡的药物以及任何不必要的药物
- 优化治疗具有负面影响睡眠的症状（例如疼痛或夜尿症）的任何共病医学病症
- 只要风险-获益特征有利，就可为已确定的以睡眠障碍为表现之一的神经系统或精神疾病制定个性化和合法药物治疗
- 对于影响睡眠的运动障碍，如 RLS，可考虑口服铁剂并进行药物治疗试验
- 睡眠呼吸暂停的治疗
- 非药物多组分干预优于药物治疗
  - 对认知水平合适的人群进行失眠症的认知行为疗法
  - 每天至少 1 h 的强光暴露（阳光、顶灯或灯箱）
  - 在个人或团体环境中进行每天 1 ～ 2 h 的个人化的社会活动，最好在下午晚些时候和傍晚
  - 进行促进独立能力和参与体育活动，包括每日有氧运动，如散步，每周 3 次力量训练
  - 减少卧床时间，设定一个睡前程序，减少夜间噪音，限制中断睡眠的失禁护理，限制白天小睡
  - 为有认知参与能力的人进行身心促进练习，如冥想瑜伽、渐进式放松
  - 考虑褪黑素（睡前 1 h 1 ～ 2 mg）、指压和按摩

如 EDS 或对老年人生活质量产生负面影响的夜间睡眠不足及中断。例如，来自 RLS 的不适导致夜间躁动和更严格的安全护理水平，以及与不规则的睡眠-觉醒节律障碍相关的 EDS，其限制了参与先前喜欢的活动，需要治疗。完备的评估是至关重要的。治疗并发症或停用药物始终应是第一步。在 LTC 中，治疗老年人睡眠障碍非药物干预优于药物。需要更多和更严格的临床试验来确定最有效的非药物治疗。需要家庭、监管机构和专业人士的支持，以支持对 LTC 居民睡眠障碍的非药物干预的报销。需要对 LTC 人群的睡眠障碍药物进行专门的、严格的研究，以检查其对睡眠障碍和相关症状的有效性、安全性和耐受性。

## 参考文献和拓展阅读

请扫描书后二维码，获取参考文献和拓展阅读资源。

# 第 23 篇 方法学



# 第 196 章 导论：多导睡眠监测


*Max Hirshkowitz*

周　萌　译　李　涛　审校


**章节亮点**

- 多导睡眠监测（polysomnography，PSG）最初是作为一种实验室研究工具，用来描述睡眠过程的电生理学特点。随后基于多导睡眠监测特征对睡眠阶段进行划分。PSG 迅速发展成为医疗诊断工具，主要用于呼吸睡眠障碍的诊断和治疗。此外，PSG 在诊断嗜睡症、异态睡眠及夜间癫痫中发挥了重要作用。
- 信息化的 PSG 消除了对纸质示踪的需求，从而减少了对数据存储的需求，并且允许分析更复杂的信号。心肺测量指标也应用于实验室 PGS 中，用于评估睡眠呼吸障碍，目前已被应用于居家睡眠监测中。
- 体动监测（actigraphy）作为一种研究失眠和昼夜节律紊乱的方法，像 PSG 一样，已经被应用于临床。
- 随着微型传感器技术的进步、智能手机的普及以及价格亲民的可穿戴设备的出现，睡眠监测能够被对自我监测感兴趣的消费者所使用。这些设备有望推动对大规模人群睡眠情况的了解，并改善人群的睡眠健康。

多导睡眠监测（PSG）最初作为一种研究工具，为早期研究者揭示睡眠期间的脑部活动提供了客观的、可量化的数据。因此，PSG 为睡眠科学的研究打开了大门，并为新的发现提供了机会。PSG 的研究揭示了睡眠是由多个不同的过程所组成的。每个过程都有其独特的电生理学特征，并以有序的方式重复出现。然而，每次睡眠监测都会产生 6 ～ 8 h 的纸质追踪数据（700 ～ 1000 页纸）。研究人员迫切需要一个数据压缩方案。于是，睡眠分期产生了。通过对睡眠分期相关指标的掌握，研究人员能够描绘出睡眠在一晚上以及整个生命周期中的渐进性变化，以及在不同性别之间的差异。同时，睡眠过程中伴随的器官、组织、肌肉及腺体活动成为研究的热点领域。此外，许多实验室还研究了各种干预（例如，睡眠剥夺、药物和应激源）对睡眠的影响。

快速眼动（rapid eye movement，REM）睡眠的发现[1]为进一步研究睡眠提供了新的途径。由于梦境在 REM 睡眠阶段出现，因此引起了许多科研人员的兴趣。REM 睡眠被概念化为人类意识的不同状态（或者说，对于还原论思想家而言，被视为中枢神经系统组织的独特状态）。REM 睡眠的发现巩固了这一观念，即睡眠是由多个独特的阶段组成的，而不仅仅是不同过程之间的相互交织。因此，睡眠过程中发生的任何可测量的现象都成为比较 REM 睡眠阶段和非 REM 睡眠阶段的研究对象。具有讽刺意味的是，非快速眼动（non-repid eye movement，NREM）睡眠占据了睡眠时间的大部分，而 REM 睡眠仅占总睡眠时间的 20% ～ 25%。

睡眠研究逐渐被归入“心理生理学”范畴，并且每年关于睡眠研究的会议摘要也会在相关期刊上发表。这些研究包括神经生理学研究和临床研究。睡眠精神生理学会（Association for the Psychophysiological Study of Sleep，APSS）也因此成立了。进一步的动物试验揭示了 REM 睡眠中起源于脑桥的神经支配，经过外侧膝状体核到达枕叶区域（脑桥-膝状核-枕叶波）。而情绪障碍、失眠与 REM-NREM 睡眠模式的改变之间的潜在关联机制引起了许多关注。

基于电生理相关的测量，已发表了一本用于记录和评分人类睡眠的标准手册[2]。该手册获得了广泛的认可，并推动了睡眠领域的发展。PSG 明确地将睡眠划分为 REM 睡眠阶段和四个不同的 NREM 睡眠阶段（1、2、3、4 期）。睡眠最明显的特征是非 REM 睡眠和 REM 睡眠之间持续 90 ～ 100 min 的交替变化。REM 睡眠对睡眠剥夺表现出似乎独立且稳定的反应，这引起了神经生物学家、精神病学家和心理学家的兴趣，他们借此机会验证基于 REM 和非 REM 睡眠在身体和心理功能中的假设。

方法学的挑战促进了创新。对长时间记录的需求推动了睡眠研究记录设备的改进。对同时进行生理活动探索的渴望促进了传感器技术的进步。其他学科的分析技术也被应用，这使对更多、更细致的睡眠相关活动进行总结成为可能。

在 20 世纪 70 年代，PGS 逐渐发展成为一种用于诊断特定睡眠障碍的医疗工具。除了指南中所描述的脑电图、眼电图和下颌肌电图以外，还添加了记录气流、呼吸努力、氧合血红蛋白水平、心率及腿部运动的通道。随后的数十年里，睡眠呼吸障碍的发病率和患病率变得更加明显。阻塞性睡眠呼吸暂停综合征的诊断已经成为 PSG 的主要应用（用硅谷的说法，即 PSG 的“杀手级应用程序”）。即使在 50 年后的今天，多导睡眠监测依然主要应用于呼吸睡眠暂停的诊断和治疗。

随着 PSG 在临床应用中的发展，记录技术也取得了飞速的进步。随着数字化时代的到来，模拟放大器和纸质图表已经成为历史。信息化技术已经全面解决了 PSG 数据的存储问题（这在使用纸质多导睡眠监测时期曾是一个巨大的挑战）。数据存储逐渐从庞大的文件柜转变为小型化，并最终将被高密度磁盘驱动或云储存所完全取代。在从传统纸质化向信息化转变的过程中出现的质量、兼容性以及其他技术问题都将随着时间推移逐步解决[3]。最终，会被临床医学所采用，并持续不断地发展[4]。

在“大数据”工具出现之前，PSG 记录就产生了大量的数据。在早期，睡眠分期将 PSG 的总结数据减少至不到 1000 页，每页可以记录 30 s 的数据。这些数据可以用于对睡眠分期进行总结及计算各项指标。可以记录呼吸暂停发作和腿部运动的次数并计算其发生率。然而，数字化的 PSG 能够以每秒 1 ～ 1000 次的速度对每项生理指标进行记录，使数据量增加了多个数量级。

尽管数字化的 PSG 使基本的总结计算变得更加容易，然而这些数据的其他价值在很大程度上被忽视了。实际上，PSG 数据记录方式几乎没有发生什么大的变化。在很大程度上，计算机仅仅被视为具有自动总结功能的记录检索工具。除了在睡眠电生理前沿的研究，数字化的 PSG 的信号处理和计算能力远未得到充分的利用。计算机可以计算特定的波形（例如，睡眠纺锤波），并分析波形的模式（可使用傅里叶变换、周期振幅分析或复杂调解）。它还可以监测运动和呼吸事件，计算其发生的周期，并确定这些事件与中枢神经系统变化的关系。在最初，或者说至少在进入 21 世纪之前，可用的计算资源被认为无法实时完成这类分析。研究人员面临着存储和处理器速度的限制。然而，今天的无线（云）技术和价格低廉的大型存储设备提供了几乎没有限制的计算资源和存储空间。

PSG 在诊断呼吸睡眠障碍方面的成功最终暗示了其自身前途的不确定性。PSG 作为一种诊断程序用于确认和（或）确定疾病的严重程度。但由于这样一个主流的程序会受到各个阶层消费者的密切经济监督。PSG 这一昂贵的程序引起了监管机构的关注。居家睡眠心肺监测最终成为临床消费者的关注焦点，成为诊断睡眠呼吸暂停的替代选择。除非其他所有的治疗方案都失败，否则，第三方消费者已经舍弃了 PSG 在诊断睡眠障碍方面的应用。然而，由于 PSG 仍然是深入研究睡眠的最佳方法。在科学研究和临床药物试验中都仍然被使用。

PSG 仍然需要创新、提升，并重新认识其在理解睡眠基本过程中的地位。PSG 的创新进展已经停滞不前。其临床应用流程在过去三十多年里几乎没有改变。我们需要反思，是我们一开始就已经选择了所有需要的内容，还是我们变得自满了。尽管临床多导睡眠监测的呈现方式已经从纸张上的墨迹转变为屏幕上的像素，但其分析的内容几乎没有任何进展。考虑到我们可以实时无线监测地球轨道航天器中宇航员的脑活动、心脏、呼吸以及血红蛋白信号时，这种状况显得有些滑稽，在临床领域，我们仍然需要连线设备，坐在相邻的房间对睡眠记录并进行手动评分。

在这样一个独立的技术轨道上，体动记录仪作为一种成本更低的方法出现，用于评估长时间或大样本中的活动-静止模式。回溯到 Kleitman 基本休息-活动周期（basic rest-activity cycle，BRAC）[5] 理论，并将人类活动类比于笼中动物在跑笼运动，体动记录仪提供了关于睡眠-清醒模式和昼夜节律的信息。结合光传感器在细粒度分析中的应用，体动记录仪还提供了有关失眠、夜间觉醒和昼夜节律紊乱的潜在信息。通过整合其他传感器的使用（例如，脉搏、温度及皮肤电传导）有望改善体动记录仪和 PSG 衍生的睡眠度量之间的协调性。

正如常常发生的那样，医疗技术的进步催生了仿制品。近年来，人们对使用体动记录仪记录个人健身活动的兴趣开启了睡眠追踪的大门。可佩戴在手腕上的消费级体动记录仪迅速获得了市场渗透。通过上行技术将数据传输至云端进行储存、分析和检索，使设备价格可以被大众接受，这具有广阔的前景。一个消费级体动仪在任何一个夜晚所获得的数据量可能比所有研究用体动记录仪得到的数据都要多。目前在体动记录仪上所获得的理解和知识也因此可以应用到更广泛的范围。在体动记录仪研究领域，一个基本的共识是每个设备都需要验证。众所周知，这类设备的可靠性在不同设备之间存在很大差异（参见第 211 章）。尽管这种关于验证的共识是不可否认的，它代表了每项新技术在初期阶段的一个基本特点。第一批设备通常会表现出不稳定或边缘化的特征[6-8]。然而，无论是汽车、飞机、手表还是电话，随着不断的改进，最终产品的性能会得到提升并达到同质化的水平，直到一种革命性的新方法出现并重新开始这个过程。

慕尼黑的一个研究团队发起了一项大规模的人类睡眠项目。该项目利用体动监测仪收集、上传并分析用于描述大规模人群中睡眠-清醒模式的数据[9]。从长远来看，这些信息可以与纵向的教育、职业以及医疗数据结合，帮助我们更好地理解睡眠在人类幸福和健康中的作用。在公众领域，美国消费电子协会（Consumer Electronics Association，CTA）与美国国家标准学会（American National Standards Institute，ANSI）和美国国家睡眠基金会（National Sleep Foundation，NSF）合作制定了可穿戴设备和卧室睡眠追踪设备的标准化睡眠术语和性能评估标准[10-12]。这些发展推动了我们对不同睡眠类型、睡眠过多或过少对健康的影响以及假后返工时差的医疗成本等问题的理解。

传感器技术的不断进步势不可挡[13]。体温、心率、血压、血糖水平、皮肤电传导、心音、呼吸音、心率变异性、心肺耦合、脉搏分析等，都是可以被包含在内的合适研究对象。现今，大多数消费者级别的体动记录仪都配备了光电容积描记监测技术，因此心率及其相关特征已经被纳入睡眠估计算法中。此外，使用了静电带电条、房间内驻波模式和热传感器技术的床旁监测仪可以无创且不引人瞩目地监测呼吸、打鼾、运动和心律。另一个趋势是使用内嵌于睡眠支撑面（即床垫）的传感器。嵌入式传感器不仅可以监测睡眠表面的高压点和低压点，还能通过调整对床垫充气来优化睡眠舒适度。这些传感器还可以监测运动、呼吸和心跳。整合这些技术并找到所期望的或实际可行的应用成为当前的挑战。

这些消费设备未来是否会持续存在，或者只是一时兴起？回顾历史，在 1958—1960 年间，曾售出超过 1 亿个呼啦圈，而如今呼啦圈已非常罕见。如果健身自我监测持续存在，那么由此获得的数据无疑将对全球睡眠健康的认识做出重要贡献。就像卫星气象监测向气象学家提供了关于洋流、极地冰融和风暴追踪的信息一样，将大数据分析技术应用于消费者上传的体动记录仪数据中，能够期望得到许多有关睡眠问题的答案。这些答案反过来又会引发更多的问题。例如，季节变化、天气、夏令时改变以及纬度位置对人群睡眠的影响；人群中有多少人经历过睡眠紊乱，表现出不同的昼夜节律类型，显示出极端长或者短的睡眠周期。

除了上述问题，未来的研究道路为我们进一步了解睡眠健康和睡眠障碍提供了额外的可能性。集成式电子病历系统正在越来越多地被使用，并以飞跃的速度不断改进。在适当去识别化的情况下，将这些记录与上传的睡眠信息相结合，可能揭示睡眠与健康之间迄今为止未知的关联。要实现这一点，我们需要解决一些重要问题。这些挑战主要包括：①改进睡眠记录方式；②进行性能评估（和验证）；③确定有用的总结指标；④保护隐私的方式。前三个问题代表了技术上的挑战。而技术障碍是可以克服的，通常会在具有足够的时间、资金和持续的兴趣的情况下得到解决。这些改进应以循序渐进的方式进行，就像移动电话从一个笨重、庞大、不可靠的装置逐渐演变为如今人们几乎无法离开的口袋大小的通讯奇迹一样。

最后一道障碍——隐私问题，它涉及社会、政治和法律方面的问题。有一些重要问题需要回答。例如，可穿戴设备所产生的数据是否可以作为法律诉讼的证据？如果这些数据可能具有医学意义，是否有责任通知相关人员？能否将这些设备的信息收集并出售给商品供应商？能否在未经个人知情或同意的情况下获取个人睡眠相关的信息？目前，许多人（也许是大多数人）在卧室里都有一台能够收集睡眠相关信息的设备。比如，将智能手机放在床边作为闹钟使用的现象非常普遍。房间里的声音因此可以通过正确的软件访问。同样的，声控装置（如 Echo Dot）、无线音箱、平板电脑、笔记本电脑和较新的电视都可以通过 Wi-Fi 进行监听。随着 5G 的出现，几乎到处都可以使用 Wi-Fi。互联网基本上是不受监管的，因此隐私基本上不存在。任何床旁监测装置都能够记录并上传房间内的声音。通过代码可以监测打鼾声。更高级的程序可以识别房间里是否有多个人在睡觉，并且可以区分每个人的呼吸声。声音的模式可以进行分析。因此，例如，逐渐增强的声音级联，以典型的与睡眠相关的呼吸速率为节奏，突然终止，然后经过 10 ～ 60 s 的寂静，最后以喘息和（或）窒息的声音结束，很可能为阻塞性呼吸睡眠暂停发作。此类数据是否可以收集起来并出售给防打鼾设备制造商、邮购供应商、正压通气设备制造商、医疗团队或保险公司？随着 5G 即将普及，互联网隐私相关法律（不仅是用户协议）的需求变得更加迫切。

值得庆幸的是，使用自我监测的健身爱好者（以及健身研究人员）已经认识到睡眠对提高运动表现和日常心理状态的价值。对睡眠科学的认识从最初的科研实验室逐渐过渡到临床应用，目前正在向个人可穿戴设备或床旁设备的方向发展。在自我监测设备和患者健康记录之间的接口仍然有创新空间。充足的睡眠数量、质量和时间对于健康至关重要。研究人员、临床医生、患者和大众可能正站在改善睡眠健康的门槛上。

### 临床要点

- PSG 既是一种发现工具，也是目前最先进的睡眠障碍诊断技术。
- 在诊断明确的病例中，心肺通道可以用来确认睡眠呼吸障碍。
- 体动监测仪提供的静止-活动模式有助于解读睡眠-觉醒和昼夜节律模式。
- 目前流行的消费级别的自我监测健身设备对未来睡眠健康相关的研究具有重要意义，并可能推动相关研究的转化。

## 总结

多导睡眠监测（PSG）最初作为一种客观描述睡眠过程的研究工具。实验室的睡眠研究记录了大量的数据，根据睡眠分期和相关指标进行总结。睡眠的研究提供了与睡眠相关的生理功能的工具。PSG 在评估睡眠障碍方面的实用性很快显现出来，特别是在诊断呼吸睡眠暂停方面的应用。一段时间内，PSG 在睡眠呼吸暂停检测中占据主导地位。如今，睡眠呼吸暂停的诊断通常使用心肺家庭睡眠检测记录仪（cardiopulmonary home sleep testing recorders）。与此同时，体动记录仪在评估失眠和昼夜节律障碍方面开始流行起来。先进的传感器技术和分析技术使体动记录仪进入消费者市场，为健身爱好者提供自我监测服务。体动记录仪设备具有多种传感器，能够提供关于睡眠的信息，这一类设备有望在不同时间段内（例如，季节变化）、不同文化背景和大样本中提高我们对睡眠的理解。将睡眠与教育、职业和医疗数据关联到一起，很可能揭示睡眠对身心健康的重要性。

### 参考文献和拓展阅读

请扫描书后二维码，获取参考文献和拓展阅读资源。

# 第 197 章 睡眠分期评分

Sharon Keenan，Max Hirshkowitz
周 萌 译 李 涛 审校

章节亮点

- 脑电图（electroencephalogram，EEG）仍然是用来确定意识水平和判断睡眠分期的最客观指标。了解大脑活动的微小变化对于睡眠医学领域的研究具有至关重要的作用。
- 通过肉眼对脑电图模式的识别，并结合眼电图和肌电图的变化，仍然是确定睡眠分期的主要方法。这些分析结果常被用于为临床护理提供数据解析和建议。在临床团队中，技术人员和医疗人员之间的密切合作有助于实现这一目标。
- 睡眠分期评分和从数据中识别出新的模式仍然是当前研究的热门领域。利用更为先进的技术对 EEG 结果进行更复杂的分析有望拓展我们对中枢神经系统的理解。睡眠为生理学、病理生理学以及意识的研究提供了一个独特的窗口。
- 本章旨在回顾睡眠分期评分的基本知识。

## 历史

从行为学的角度来看，人类的睡眠特征包括静止和对环境的反应减少。这种状态与（可能是）有目的的活动形成对比，为划分人类可观察的生存状态，包括睡眠、清醒以及昏迷，提供了基础。此外，睡眠和清醒以一种可以预测的、有序的方式循环变化。有些节律是季节性的，有些是每天发生的（昼夜节律）、有些则是每天发生多次的（次昼夜节律）。除了这些基本节律外，睡眠周期还会对睡眠时间的减少做出反应。这些反应证明了睡眠-清醒周期存在自我调控，通过动态张力维持整个系统的平衡。一旦可以增强单纯观察的技术被开发出来，脑电图便可以解释一系列复杂的以某种形式聚集在一起的可以暗示多种睡眠过程的脑活动。

所有科学研究都始于观察和描述，然后根据最终的测量结果进行分类。因此，当美国学者 Loomis 及其同事[1]在 1937 年首次发表使用脑电图进行的研究时，他们面临着一个艰巨的任务，即设计出一个可以用来描述正常、健康的人类的睡眠模式的系统。因此，睡眠分期诞生了。在最初的研究中，从放置于头皮表面多个部位的电极得到的经过放大的电信号会以缠绕在缓慢旋转的圆柱上的纸张上的墨迹展示出来。一个大到 2.44 米（8 英尺）的“鼓形多导记录仪”能够进行整夜的睡眠记录。通过在眼睛附近放置电极，可以检测到眼睛的运动。然而，直到 16 年后，Aserinsky 公开了他在芝加哥大学的部分博士研究结果，才使快速眼动（rapid eye movement，REM）睡眠被大家认识到[2]。实际上，Aserinsky 将他观测到的眼部运动命名为“快速眼动（jerky eye movements）”，并在他的第一篇论文中将这一现象称为周期性眼动（periodic ocular motility）。

据报道，Aserinsky 最初的工作受到了相当多的质疑。这些质疑可能源于最初商业化的多导记录系统（如 Ofner、Beckman、Grass）存在的一些问题，例如极性电极、类似于汽车蓄电池的系统存在的充电问题、记录干扰的无规律性和难以预测性。也许是因为 Loomis 在睡眠中的眼动问题上始终保持沉默。又或者是因为 Aserinsky 只是一名学生。然而，最终 REM 睡眠的发现，尤其是 Dement 发现[3]其与梦境的相关性，改变了几十年来睡眠研究的方向。REM 睡眠占据了大部分关注的焦点，以至于其他睡眠分期都被简单地归为非快速眼动（non-rapid eye movement，NREM）睡眠，从而掩盖了其他睡眠研究领域（如神经内分泌学、生理学及医学）的重要发现（并可能阻碍了这些领域的进展）。然而，对 REM 睡眠的关注使眼电图记录在进行睡眠研究时变得至关重要。

与此同时，在法国里昂，Michel Jouvet 教授观察到猫在睡眠期间的姿势差异[4]。这些差异与睡眠状态和骨骼肌电活动的减少相一致。REM 睡眠（以及与之相关的梦境）发生时，下行 α 和 γ 运动神经元中出现显著的张力下降。这种神经元低张力引起了功能性麻痹，并迅速被认为是为了防止睡眠者实施梦境中的活动。这种与睡眠状态相关的肌电图改变成为如今被称为多导睡眠监测（polysomnography，PSG）程序的必要组成部分。

在临床 PSG 中，除了要记录脑电和眼动活动以及肌肉张力，还要评估呼吸、心脏功能以及四肢活动（将在其他章节和文献中详细讨论[5]）。然而，即使是最简单的 PSG，仅仅由脑电图（electroencephalogram，EEG）、眼电图（electrooculogram，EOG）和肌电图（electromyogram，EMG）组成，也能够提供睡眠分期和研究睡眠过程所需的基本信息。

## 电极放置及应用

为了记录 EEG、EOG 和 EMG，需要将电极放置于头皮和皮肤的表面。这些部位需要提前进行适当的清洁和准备，以确保电极与皮肤有良好的接触，并将电阻保持在 5000 Ω 以下。放置于头皮的电极可以使用胶固化剂或电极膏进行连接。面部的电极则使用双面粘性电极环和胶带进行固定。尽管多年来电极的标准放置位置有所改变，但用于标识位置的系统仍是美国脑电图学会的国际 10-20 系统。在这个系统中，双耳前凹之间的连线和鼻根至枕骨粗隆的连线在头顶的交叉点，用于标记头顶，称为 Cz 点。其他电极的位置可以通过测量头皮表面的经纬线的 10% 或 20% 的整数倍位置来确定。每个电极的具体位置都由指代对应脑区的字母表示（例如，C 表示中央叶，O 表示枕叶，F 表示额叶），并用数字来指定具体的点（例如，奇数表示左半球，偶数表示右半球，z 表示中线位置）。脑电图电极应精确定位，因此合适的测量技术是至关重要的。此外，为了正常发挥功能，脑电图放大器在 PSG 记录的开始和结束时都要进行校准。这种校准-再校准过程可以验证记录到的信号幅度变化能否准确反映了脑活动产生的震荡电压。

在由 Rechtschaffen 和 Kales 主持的特别委员会编写的手册中详细描述的标准技术，需要一个以对侧乳突电极为参考的单极中央叶头皮电极（C3-M2 或 C4-M1）。这种单通道脑电波记录与左右眼电图及颌下肌电图相结合，能够充分揭示大脑、眼睛及肌肉的活动，从而应用于睡眠分期[6]。随着 PSG 从一种心理生理学研究方法发展成为一种临床应用程序，为了改善波形的可视化以区分睡眠和清醒阶段，并检测中枢神经系统的激活，作为中央来源的脑电图的补充的枕部电极被添加到了脑电图的记录中[7-8]。

眼电图（EOG）用于反映存在于每只眼睛中的电偶极子运动的电信号。在眼球的角膜与视网膜之间存在电位差，在靠近视网膜侧为负电位，靠近角膜侧为正电位。放置于左右眼外眦附近的电极会受到靠近角膜处的强正电势的影响，因此，这些电极的记录反映了当正电荷靠近或远离电极时所产生的电位变化。每个电极都需要参考一个中性位置，通常选取耳后的乳突上方作为参考点。因此，当眼球水平或垂直运动时，由于角膜在电极之间的相对位置改变（假设每只眼睛的运动都出现在两个连续通道上），会在眼电图中产生不同相位的信号。这种双通道产生的数据结果能够很容易地将眼动信号与额叶的同相电活动区分开来。为了增强对眼球垂直运动的检测，可以将右侧电极放置在右眼角外侧上方 1 cm 处，左侧电极放置在左眼角外侧下方 1 cm 处。还可以将电极位置放置于左右眼角外侧下方 1 cm 处，并以额叶中央电极（Fpz）为参考电极。

我们利用眼电图来记录与清醒状态、嗜睡状态和 REM 睡眠相关的眼球活动。在数据收集的初期，记录清醒状态下的眼球运动。清醒及嗜睡状态下和 REM 睡眠时期的眼球运动存在着特征性差异。在整个研究过程中，眼球运动的模式会随着不同的时期和睡眠分期而发生变化。在大部分记录时间里，如果将眼电图通道的滤波器与脑电图设置相同的条件，那么眼电图能够反映出脑电活动。从临床的角度来看，我们更关注眼球运动是否存在，以便进行睡眠分期评分。我们通过要求患者向不同方向移动眼球进行眼球运动的校准。在研究过程中，我们寻找嗜睡状态下的慢速眼球转动，以及 REM 睡眠时期的快速眼球运动。

骨骼肌的活动水平通过下颌下肌电活动的一对电极进行追踪和记录。其中一个电极位于下颌骨的正中线处上方 1 cm 处，另一个电极位于其下方 2 cm、右（或左）侧 2 cm 处。此外，还需要在这两个电极的任意一个电极至少距离 0.5 cm 的地方放置一个备用电极。使用任意两个电极进行记录将产生一个双相导联的肌电图。为减少心电图的干扰，通常选择位于同一侧的两个电极进行记录。电极之间 0.5 cm 的物理间隔对于保持电极的完整性至关重要，如果电极之间发生接触，它们将合并成为一个记录位置。

美国睡眠医学会（American Academy of Sleep Medicine，AASM）在其权威的睡眠障碍中心发布了一份指导临床 PSG 应用的标准手册[7, 9]。AASM 标准为睡眠分期，中枢神经系统唤醒，呼吸，各种类型的运动以及心电活动的记录、评分及总结提出了建议。该手册将一系列技术操作指南集中到一起，极大地影响了临床实践，特别是在北美地区。然而，随着新的研究发现和技术的不断涌现，研究人员不应被这些临床指南所束缚。

根据AASM的规定，应从F4、C4及O2点处记录前额区、顶区及枕区的单相脑电图，对侧乳突（M1）作为头皮表面中央位置的参考点。在需要时，可以使用放置在F3、C3及O1位置的电极（以M2为参考点）记录额外的数据，并作为备用电极。在记录前额区和枕区脑电图时，AASM允许使用中线双相记录。然而，AASM的“常见问题”（frequently asked questions，FAQ）中指出，前额区双相电极不适合用于测量前额区脑电活动。FAQ还指出，脑电图的振幅可以通过C4-M1电极测量。关于眼电图，AASM手册推荐使用以乳突为参考点，E2和E1双通道的眼电图，但它同样批准了以额叶为参考点的替代方案。颌下肌电图作为双相电极记录，即其中一个肌电图电极作为另一个电极的参考电极。

## 数字记录要求

当PSG的信号首次以数字化方式呈现时，无论是来源于数字模拟还是数字放大电路，都需要考虑一系列新的因素。其中最重要的两个问题是振幅和时间分辨率的确定。在选择每比特（bit）电压和采样率时，可能更多的是受到计算机硬件的限制，而非概念上的考虑。令人出乎意料的是，直到AASM标准手册出版，数字化PSG的标准才被确立。

AASM标准手册明确规定了振幅以最小12 bit来表示，可提供4096个单位来展示一个2.5 V的稳定电流（稳压器的电流，IREG）压伏或其等值的结果。通过这种方式，可以检测到超过电噪音水平的最小信号。记录过程中的时间分辨率取决于采样频率，并最终允许精确的波形重建，提供足够的数据以克服频率混叠问题，适用于高通和低通数字滤波器设置。然而，这一种方式并不适用于所有情况：在信号获取过程中，需要一个最小的时间分辨率来满足这些随着不同的生物电信号变化的需要。

在数字PSG中，还涉及数据选择、显示分页以及校准等其他相关规定。记录通道必须是可选的，并且通道校准必须可供显示和记录。可视化数据应该提供用户可选择的时间框伸缩（从5 s到整夜的数据显示）。显示屏的分辨率至少为1600×1200像素。数字PSG应具备以下功能：能够以初始记录的形式、经过睡眠分期及睡眠相关事件的手动标记和分类后的形式查看数据。至少每秒一帧的记录视频应与PSG同步。

**表 197.1　数字多导睡眠监测的记录建议**

| 记录通道 | 采样频率（Hz）[a] | | 过滤器设置（Hz） | |
|---|---|---|---|---|
| | 理想 | 最小 | 低 *f* | 高 *f* |
| 中央EEG（C4-M1） | 500 | 200 | 0.3 | 35 |
| 枕部EEG（O4-M1或Cz-Oz） | 500 | 200 | 0.3 | 35 |
| 前额EEG（F4-M1） | 500 | 200 | 0.3 | 35 |
| 左侧EOG（E1-M2或E1-Fpz） | 500 | 200 | 0.3 | 35 |
| 右侧EOG（E2-M2或E2-Fpz） | 500 | 200 | 0.3 | 35 |
| 肌张力（颏下EMG） | 500 | 200 | 10 | 100 |
| EEG（二导联，修订的） | 500 | 200 | 1.0 | 15 |
| 鼻和口处的气流传感器 | 100 | 25 | 0.1 | 15 |
| 血氧仪（耳垂或手指） | 25 | 10 | 0.1 | 15 |
| 鼻压力 | 100 | 25 | 0.1 | 15 |
| 食管压 | 100 | 25 | 0.1 | 15 |
| 体位 | 1 | 1 | | |
| 呼吸努力 | | | | |
| 鼾声 | 500 | 200 | 10 | 100 |
| 胸部和腹部运动 | 100 | 25 | 0.1 | 15 |
| 肋间肌电图 | 500 | 200 | 10 | 100 |

E1，左眼；E2，右眼；ECG，心电图；EEG，脑电图；EMG，肌电图；EOG，眼电图；*f*，频率；Fpz，额叶极；M，乳突。

[a] 更高的采样率增加了文件存储需求，但提供了更高的时间分辨率。在真实度和实用性之间的取舍是一个有争议的问题。

## 脑电图带宽、波形及其他活动

### 带宽

区分脑电图活动的一种方法是将脑电图按照占主导的频率带宽进行分类。δ 波的活动包括了频率小于 4 Hz 的脑波。出现在低频段的与睡眠有关的 δ 波称为慢波（slow waves）。慢波具有高振幅（大于 75 mV）和低频率（0.5 ～ 2 Hz）的特征。θ 波由 5 ～ 7 Hz 的脑波组成，在中央部和颞部较为显著。α 波由在枕部较为显著的 8 ～ 13 Hz 的脑波组成，而 β 波则包括了更高频率的低振幅波（在临床上最高可达 25 Hz）。

### 波形

除了持续存在的主要在特定频带范围内振荡的背景脑电活动以外，脑电图还会呈现出一些明显的瞬时波形。这些瞬时波形包括颅顶区尖波（V 波）、K 复合波、睡眠梭形波和锯齿波。V 波是与背景脑电活动显著不同的波形，表现为尖锐的负向波（根据脑电图极性标准，“负向波”是指以基线为标准向上的波）。正如其名称所示，V 波在靠近中线或顶部区域（Cz）电极记录的脑电图中较为显著。

K 复合波起始类似于 V 波（一个尖锐的负向波之后立即伴随一个时限较长的正向波）。总体来说，K 复合波通常在中央和额部区域最为清晰，持续时间大于或等于 0.5 s。睡眠梭形波的持续时间通常为 0.5 s 或更长，频率为 12 ～ 14 Hz，由丘脑产生，并沿丘脑-皮质通路传递到大脑皮质。其名称来源于其类似于纺锤形的形状。锯齿波是 θ 波的一种变体，其每个波形中都包含一个 V 形波痕，使其呈锯齿状。

还存在其他非病理性的与睡眠相关的波形（例如，睡眠中良性癫痫样瞬时放电、感觉运动节律、中央 μ 节律以及睡眠期一过性枕部正尖波）。这些正常的变异并不总是出现在 PSG。

### 活动模式

睡眠脑电图还包括了无法通过睡眠分期模式或个体波形识别捕捉到的动态活动模式。这一循环交替模式（cyclic alternating pattern，CAP）包括了与静息期相间隔的突发波形（通常是高振幅、缓慢、尖锐或多形性波）[10]。该模式下的突发波形成分有时包括满足中枢神经系统觉醒评分标准的瞬时 α 波成分，因此可以指示睡眠紊乱。然而，在没有明显觉醒的情况下发生的 CAP 往往意味着更加微妙的睡眠不稳定。

## 睡眠分期规则和中枢神经系统觉醒

在 40 多年前，《人类睡眠分期的标准术语、技术和评分系统手册》中描述的技术规范为人类睡眠研究提供了统一的方法。这个标准化手册融合了随着时间推移逐渐发展起来的各个系统的元素，并提供了详尽的内容以实现广泛应用。然而，这本手册的巨大成功主要源于发展委员会中多个国家和多个学科的参与者所达成的共识。换言之，当委员会成员回到各自的实验室时，他们会采用这些技术并将其传授给正在接受培训的科学家和临床医生。

作为一种总结性技术，睡眠分期必然需要定义适用于总结的时间段。在标准手册中，推出了 20 s 和 30 s 为一时间段（帧）的选择。这种灵活性符合当时的技术水平，即普遍可获得的多导睡眠仪纸带移动速度。随着时间的推移，30 s 一帧的规则成为主流，因为它提供了足够的细节来观察波形（脑电图标准规定纸速至少为 10 mm/s，以确保能够辨别出各个脑电波形）。在 10 mm/s 的速度下，一帧可以放在标准的 30 cm 宽的扇形折叠多导睡眠监测纸的一页上。而一盒含有 1000 页纸张的多导睡眠监测纸能够记录一个完整的睡眠过程（如果背面也使用的话，可以记录两个）（框 197.1）。

### 睡眠分期规则

清醒期（W 期）与睡眠期显著不同的是，在受试者为闭眼且放松状态下，α 节律占据了每帧脑电图的 50% 以上（见图 197.1）。然而，模糊不清的 α 节律使清醒期到入睡过程的区分变得复杂。通过对比眼睛睁开与闭上时 α 节律的反应（α 节律的衰减），有助于在清醒期检测到背景 α 节律。

**框 197.1　睡眠分期评分的临床提示**

若目的是对整个睡眠分期进行评分，一个有用的方法是在开始将整个睡眠分期分为每 30 s 一帧之前就熟悉整个记录。第一步是回顾记录以辨别整体模式，例如，α 背景、K 复合波的形状、睡眠梭形波的呈现以及是否有慢波出现。每个人都有自己的“睡眠特征”，事先熟悉每项研究的数据会使评分更容易。评分者与睡眠记录“握手”，并提出一般性问题。例如，受试者是否是睡眠状态？是否具有明显的容易辨别的眼动？K 复合波的特征如何？呼吸是否规律？是否有腿部运动？是否存在任何心电图节律异常？简短的回顾为评分过程创造了背景。同样，在对某一帧做出决定之前，尤其是确定 REM 睡眠开始的确切时点，或睡眠开始的确切时点时，评分者通常需要再次回顾前面的数据。所有从事实验室睡眠分期评分的人都应该进行系统的评分者间一致性检查，以确保每个人以相似的方式对数据进行评分。

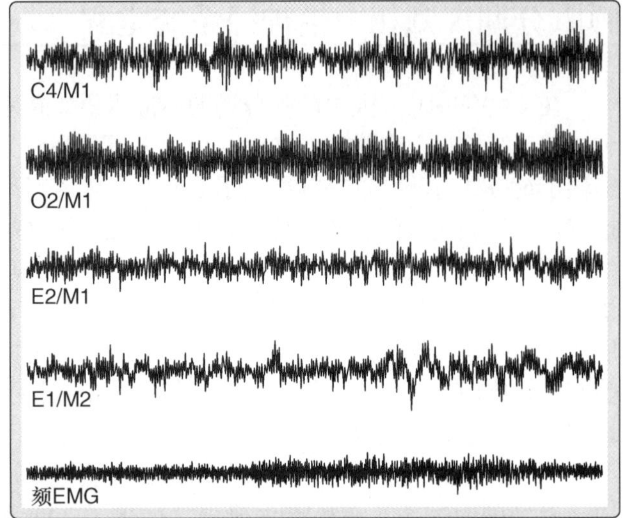


**图 197.1**　清醒期（W），闭眼状态。这张图展示了典型的清醒模式，EEG 和 EOG 中都出现 α 节律。α 活动在枕部通道上最为显著。下颏肌电图显示出与放松的清醒状态相关的正常肌肉张力。C4/M1，以左侧乳突为参考的右侧中央部 EEG；E2/M1，以左侧乳突为参考的左眼（外眦）部位 EEG；E1/M2，以右侧乳突为参考的左眼（外眦）部位 EEG；EEG，脑电图；EMG，肌电图；EOG，眼电图；O2/M1，以左侧乳突为参考的右侧枕部 EEG。（From Butkov N. Atlas of Clinical Polysomnography. 2nd ed. Synapse Media；2010.）

1 期通过排除法进行定义；换言之，它表现为低波幅混合频率的 EEG 信号，缺少睡眠梭形波和 K 复合波，慢波活动较少，缺乏快速眼球运动，并且 α 节律占每帧的 50% 以下（见图 197.2）。N1 期可能包含 V 波、背景活动减慢和缓慢眼球运动，但这些并不是判读 N1 期的必要条件。

2 期的特征包括睡眠梭形波和 K 复合波（见图 197.3），凸显在低波幅、混合频率的背景脑电信号中，同时慢波活动较少（占一帧的 20% 以下）。

慢波睡眠（3 期和 4 期）包含 δ 波（0.5 ～ 2 Hz）的脑电活动（通过中央部单极电极记录），其中，波幅大于 75 μV 的波占据了每帧的 20% 或以上（见图 197.4）。慢波的持续时间占到 20% ～ 50% 时，为 N3 期，而持续时间达到 50% 或以上时，为 N4 期。

REM 睡眠是指在低波幅混合频率的脑电活动中，出现眼球快速运动，并伴随低水平的下颌肌肌电图活动（见图 197.5）。若低波幅混合频率的脑电活动以及持续的低水平下颌肌肌电图活动（不伴快速眼球运动）出现在 REM 睡眠时期（伴快速眼球运动），同样可以被评为 REM 睡眠（前提是在每帧中 50% 的时间里未见到肌电波幅的增加）。在清晰可辨认的 REM 睡眠前后（连续）的时帧中，其脑电和肌电特征与 REM 睡眠时期相似，但缺乏快速眼动，这种情

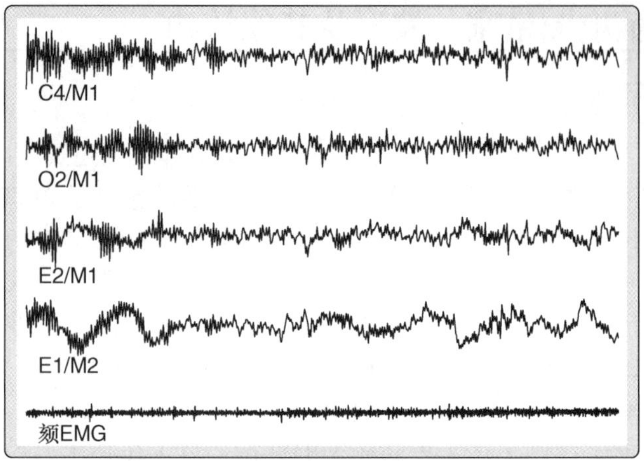


**图 197.2**　1 期睡眠（N1）。N1 的开始表现为 α 节律的消失，取而代之的是相对低波幅混合频率的脑电活动，其中存在显著的 5 ～ 7 Hz 的 θ 波。下颌 EMG 保持张力，在入睡时可能会稍微减弱。C4/M1，以左侧乳突为参考的右侧中央部 EEG；E2/M1，以左侧乳突为参考的左眼（外眦）部位 EEG；E1/M2，以右侧乳突为参考的左眼（外眦）部位 EEG；EEG，脑电图；EMG，肌电图；O2/M1，以左侧乳突为参考的右侧枕部 EEG。（From Butkov N. Atlas of Clinical Polysomnography. 2nd ed. Synapse Media；2010.）

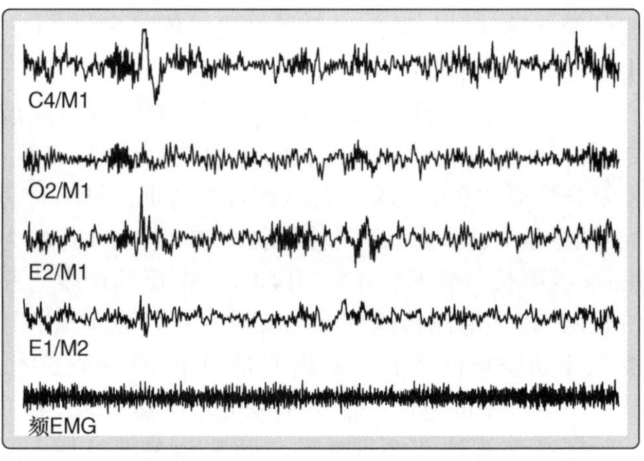


**图 197.3**　2 期睡眠（N2）。N2 期表现为在混合频率的脑电图背景下出现 K 复合波和（或）睡眠纺锤波。下颌 EMG 表现为正常的肌张力，如 NREM 睡眠时期一样。C4/M1，以左侧乳突为参考的右侧中央部 EEG；E2/M1，以左侧乳突为参考的左眼（外眦）部位 EEG；E1/M2，以右侧乳突为参考的左眼（外眦）部位 EEG；EEG，脑电图；EMG，肌电图；O2/M1，以左侧乳突为参考的右侧枕部 EEG。（From Butkov N. Atlas of Clinical Polysomnography. 2nd ed. Synapse Media；2010.）

况也可被评为 REM 睡眠，直到出现觉醒、肌电水平增加或出现 K 复合波 / 睡眠纺锤波。这些规则忽略了一些微小的转变，因为 REM 睡眠被视为一种持续显著区别于觉醒和 NREM 睡眠分期的中枢神经系统组织状态。

在 2007 年（最后一次更新在 2020 年 1 月），AASM

标准手册对睡眠分期标准进行了修订。所有的变更在表 197.2 中列出。变动的主要内容包括将每帧时长修改为 30 s；合并了 3 期和 4 期睡眠，并为前额部 EEG 的慢波活动规定了波幅标准；对术语进行了修订（R 表示 REM 睡眠、N1 表示 NREM 睡眠 1 期、N2 表示 NREM 睡眠 2 期、N3 表示 NREM 睡眠 3 期和 4 期、W 表睡清醒期）；以及简化了平滑规则。其中一些改变存在争议[11-16]。截至本文撰写时，最新版本于 2020 年 1 月发布。鉴于可能的进一步的更新，建议读者访问美国睡眠医学会网站（https://AASM.org）以确保使用的为最新版本的手册。

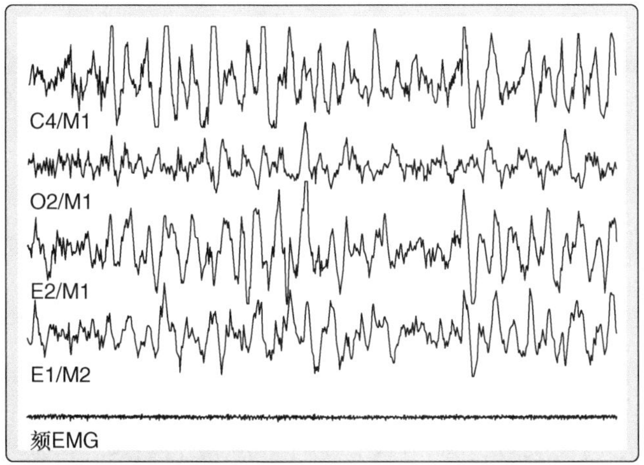


**图 197.4**　慢波睡眠（N3）在这张图中，高波幅的慢波占据了一帧的 50% 以上。根据 Rechtschaffen 和 Kales（R&K）标准，该帧为 4 期。根据修订过的美国睡眠医学会（AASM）标准，该帧为 N3 期。C4/M1，以左侧乳突为参考的右侧中央部 EEG；E2/M1，以左侧乳突为参考的左眼（外眦）部位 EEG；E1/M2，以右侧乳突为参考的左眼（外眦）部位 EEG；EEG，脑电图；EMG，肌电图；O2/M1，以左侧乳突为参考的右侧枕部 EEG。（From Butkov N. Atlas of Clinical Polysomnography. 2nd ed. Synapse Media；2010.）

## 中枢神经系统觉醒评分

睡眠分期无法准确地反映短暂的中枢神经系统

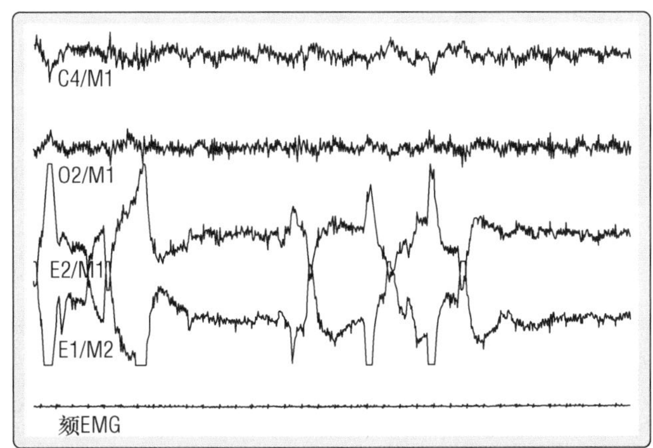


**图 197.5**　快速眼动（REM）睡眠。在 REM 睡眠期间，下颌肌张力降低至最低水平。REM 睡眠表现为存在快速眼球运动和相对低波幅混合频率 EEG 和低波幅的下颌 EMG。C4/M1，以左侧乳突为参考的右侧中央部 EEG；E2/M1，以左侧乳突为参考的左眼（外眦）部位 EEG；E1/M2，以右侧乳突为参考的左眼（外眦）部位 EEG；EEG，脑电图；EMG，肌电图；O2/M1，以左侧乳突为参考的右侧枕部 EEG。（From Butkov N. Atlas of Clinical Polysomnography. 2nd ed. Synapse Media；2010.）

**表 197.2　传统分期和 AASM 睡眠分期系统的比较**

| 参数 | R&K 分期标准 | AASM 分期标准 |
|---|---|---|
| 每帧时长 | 20 s 或 30 s，可选择的 | 30 s，强制的 |
| 分期命名 | 觉醒期、1 期、2 期、3 期、4 期、REM 睡眠、运动时间 | W 期、N1 期、N2 期、N3 期、R 期 |
| 清醒期 | EEG α 活动占比为 50% 或以上 | 同左 |
| 慢波睡眠 | 4 期为 EEG 慢波活动占比为 50% 或以上；3 期为 20% 或以上 | 同左，但 3 期和 4 期合并为 N3 期 |
| 2 期睡眠 | 睡眠纺锤波或 K 复合波；EEG 慢波活动占比 20% 以下 | 同左 |
| 1 期睡眠 | 低波幅混合频率活动；可能存在 V 波；可能存在慢速眼球运动；无睡眠纺锤波或 K 复合波；EEG α 活动占比为 50% 以下 | 同左 |
| REM 睡眠 | 低波幅混合频率 EEG 活动；非常低的颏下 EMG 活动；可能齿部 EEG 存在 θ 活动；至少一次明确的快速眼球运动 | 同左 |
| 运动时间 | 至少 50% 的时间段内，脑电图活动模糊到不能阅读的程度；先前的阶段划分为 1、2、3、4 期和 REM 睡眠期 | 时段划分被取消 |
| 平滑规则 | 当某一帧被划分为特定时期但附近帧缺乏独有的特征（例如，睡眠纺锤波、慢速眼球运动、或 CNS 觉醒），将会被评为 1 期，该时段的分类会被推广到周围其他帧（但仅限于 3 min 内）。这种平滑规则适用于 2 期睡眠和 REM 睡眠 | 同左，但没有 3 min 限制 |

AASM，美国睡眠医学会；CNS，中枢神经系统；EEG，脑电图；EMG，肌电图；REM，快速眼动

（central nervous system，CNS）觉醒，因为该过程需要将 30 s 内的 EEG、EOG 和 EMG 活动进行综合比较以得出结果。随着 PSG 技术在临床中的应用的增加，睡眠片段化需要得到重视。因此，AASM 开发了一套针对觉醒期的评分系统[8]。突然出现的 3 s（或更长时间）θ、α 或 β 波活动的增加（不包括睡眠纺锤波）被认为是 CNS 激活的生物标志。觉醒通常伴随着突然出现的枕部 EEG 的 α 波活动。为了确认觉醒期，在事件发生之前必须有至少 10 s 的睡眠。在 REM 睡眠分期，颏下 EMG 的活动必须增加至少 1 s（见图 197.6）。通过视觉检查确定觉醒需要至少持续 3 s 的检查（具体由工作组成员确定）。更短时的事件可能也具有临床意义。AASM 标准手册中支持这种评分方案，并将最初的 11 条规则简化为一句陈述和两句注释。

## 正常睡眠总结

夜间睡眠分期模式可以以图表的方式呈现（如图 197.7）。对于健康成人而言，R 期（REM 睡眠）占据整个睡眠时间的 20% ～ 25%，N2 期占 50%，N3 占 12.5% ～ 20%，N1 占据剩余部分（通常为整个睡眠时间的 10%）。通常情况下，在入睡过程中，清醒状态通常占床上时间的 5% ～ 10%。R 期一般要在入睡后约 90 ～ 120 min 后首次出现，并在之后的每 9 ～ 120 min 周期性出现。随着睡眠的进行，R 期每

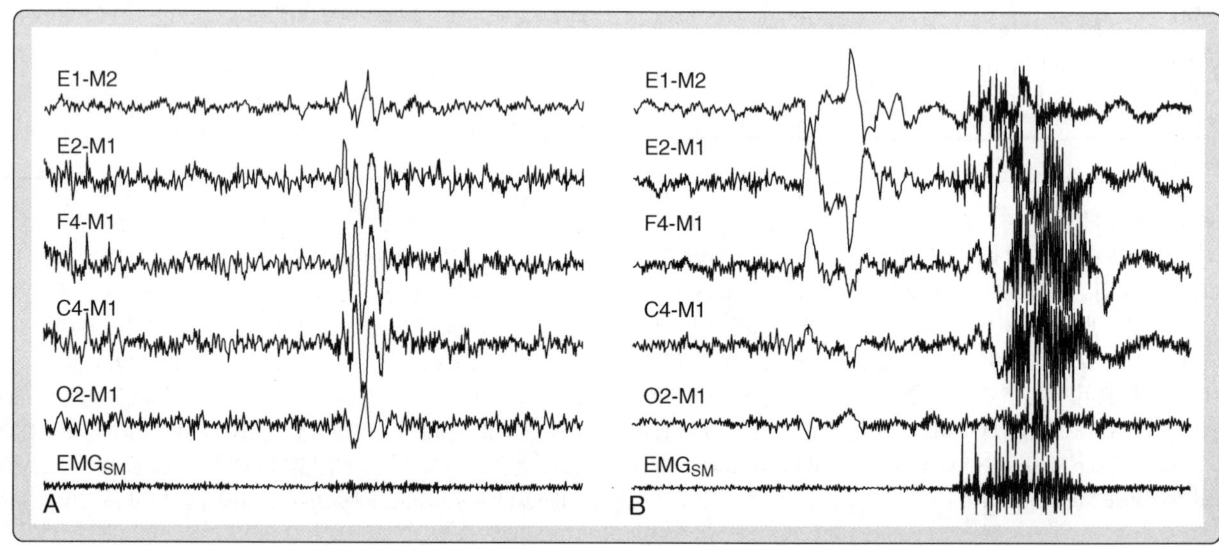


**图 197.6** 自 NREM（**A**）和 REM（**B**）期开始的觉醒。**A.** 该帧中央出现了一次阵发的高波幅慢波活动。与这一事件相关的电场分布的改变可以通过其他 EEG 通道观察到，同时伴有波幅（可预期的）降低。而肌电图通道几乎没有发生任何变化。听觉刺激引起的 K 复合波活动比较常见。**B.** EMG 通道和 E2-M1 通道几乎同时出现 EMG 活动的增加。随后在 EEG 和 EOG 通道出现简单概括性呈现的 EMG 伪迹。在改事件发生前，存在 REM 睡眠时期的证据：低波幅混合频率 EEG，快速眼球运动，以及非常轻微的 EMG 活动。在事件发生之后，EMG 通道显示肌张力增高，EEG 的低波幅背景活动加快。EEG 通道上继续出现 EMG 伪影。这些数据，尤其是在 O2-M1 通道上看到的 α 波活动的迸发，与从 REM 时期觉醒的转变是一致的。C4-M1，以左侧乳突为参考的右侧中央部 EEG；E2-M1，以左侧乳突为参考的左眼（外眦）部位 EEG；E1-M2，以右侧乳突为参考的左眼（外眦）部位 EEG；EEG，脑电图；EMG，肌电图；EMGSM，颏下肌电图；EOG，眼动电图；F4-M1，以左侧乳突为参考的右侧额叶 EEG；O2-M1，以左侧乳突为参考的右侧枕部 EEG。（来自 Max Hirshkowitz 博士）

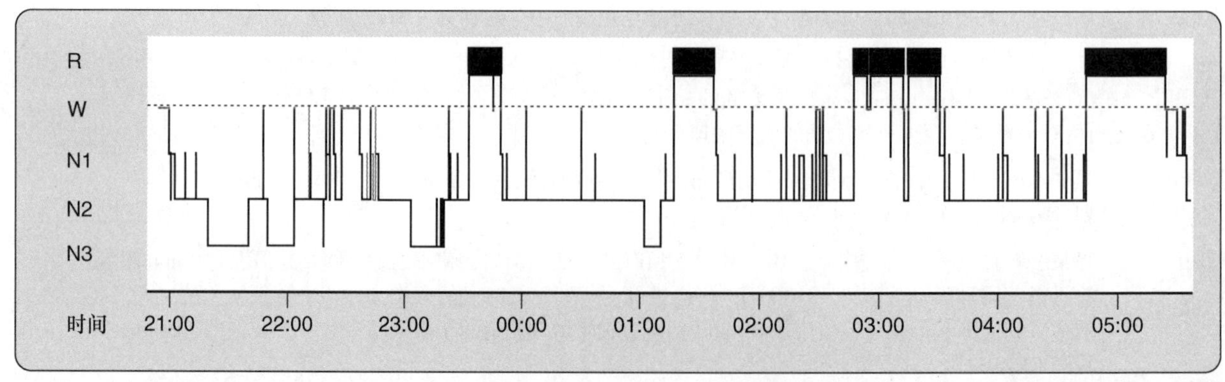


**图 197.7** 正常成人的睡眠分期图。N1、N2 及 N3 分别对应 NREM 睡眠 1 期、2 期及 3 期；R，REM 睡眠；W，清醒期

次出现的持续时间会逐渐延长。因此，在睡眠的前半段，REM 睡眠的占比要少于后半段。相比之下，慢波活动（N3 期）主要分布在整个夜间睡眠的前 1/3。与年龄相符的睡眠结构在男女之间显示出很大的相似性。然而，随着年龄的增长，女性相较于男人可能保留了稍多的 N3 期睡眠。睡眠可以通过多种参数进行量化总结，表 197.3 列出了常用参数的定义。

## 模棱两可的睡眠分期和睡眠质量

睡眠分期评分旨在对正常睡眠的 EEG、EOG 和 EMG 相关特征进行总结。通常情况下，正常睡眠呈现出特定睡眠时期在一段时间内的紧密聚集。相比之下，当患者经历睡眠剥夺，脑部损伤恢复，患有与睡眠、医学、神经或精神相关的睡眠紊乱或者摄入精神活性物质时，这种紧密的聚集往往会松动。特定睡眠时期的 EEG、EOG 或 EMG 活动特征在进入另一个时期时产生的进入、转位或迁移产生了难以根据通常评分规则进行分类的模糊时段。这种偏离正常睡眠过程的情况为潜在的睡眠功能紊乱提供定性证据。

也许最常见的模糊时段往往与药物治疗相关。γ-氨基丁酸 A 型和苯二氮䓬受体激动剂通常会增加脑电图中的纺锤波活动。这种药物引发的纺锤波通常呈现出更高的频率（16 ～ 18 Hz）和更长的持续时间，发生的频率也更加频繁（密度也更高），并且不仅可以出现在 N2 期，还可能出现在其他睡眠时期以及清

**表 197.3　睡眠分期和中枢神经觉醒评分常用参数**

| 参数 | 名称 | 解释 |
|---|---|---|
| **AASM 推荐参数** | | |
| 关灯时间 | L-out | 受试者允许自己入睡的时钟时间（hh：mm） |
| 开灯时间 | L-on | 受试者觉醒的时钟时间（hh：mm） |
| 总睡眠时间 | TST | N1、N2、N3 或 R 期的总时间 |
| 总记录时间 | TRT | 从 L-out 到 L-on 所经过的时间（以分钟计） |
| 睡眠潜伏期 | SLAT | 从 L-on 到第一次进入 N1、N2、N3 或 R 期所经过的时间（以分钟计） |
| REM 睡眠潜伏期 | RLAT | 从 SLAT 到第一次进入 R 期所经过的时间（以分钟计） |
| 入睡后清醒时间 | WASO | 从第一个睡眠周期到 L-on 中被标记为 W 期的时间 |
| 睡眠效率 | SEI | TST 占 TRT 的百分比 |
| 各期时间 | MW、M1、M2、M3、MR | W、N1、N2、N3 和 R 期各自占据的时间 |
| 各期睡眠百分比 | P1、P2、P3、PR | W、N1、N2、N3 和 R 期各自占 TST 的百分比 |
| 觉醒次数 | NArsls | CNS 觉醒的次数 |
| 觉醒指数 | CNS AI | TST 中每小时测得的 CNS 觉醒的次数 |
| **其他有用的参数** | | |
| 入睡潜伏期 | LTPS | 从 L-out 到第一个连续 10 分钟睡眠所经过的时间（以分钟计） |
| 明确睡眠潜伏期 | LUS | 从 L-out 到第一个 N2、N3 或 R，或三个（或更多）连续的 N1 期所经过的时间（以分钟计）<br>如果 N1 后是 N2、N3 或 R，LUS 则根据从 L-out 到第一个 N1 期进行计算 |
| 睡眠周期时间 | SPT | 从第一个到最后一个 N1、N2、N3 或 R 期所经过的时间 |
| REM 睡眠时相次数 | NREME | R 期出现的次数 |
| 觉醒次数 | NWake | W 期出现的次数 |
| 觉醒指数 | WI | 每小时 TST 中觉醒的次数 |
| 睡眠片段化指数 | SFI | 每小时 TST 中觉醒和 CNS 觉醒的次数 |
| 阶段转换次数 | NShifts | TRT 期间睡眠时相转换次数 |
| 阶段转换指数 | SSI | 每小时 TRT 期间睡眠时相转换次数 |
| 觉醒潜伏期 | LTA | 最后一次 W 期的持续时间（在 L-on 发生时期） |

CNS，中枢神经系统；N1，NREM 1 期；N2，NREM 2 期；N3，NREM 3 期；REM，快速眼动

醒状态中。

另一个常见的药物效应是血清素受体激动剂引起的眼动活动增强。在某些个体中，快速眼动发生在入睡时以及 N2、N3 期，这使对 REM 期睡眠进行评分变得具有挑战性。这种现象普遍存在，以至于许多睡眠专家将其称为 “Prozac eyes”（以氟西汀为代表的选择性血清素再摄取抑制剂的代名词）。

另一种由血清素受体激动剂引发的睡眠相关改变包括 REM 睡眠期间肌肉活动的增加。在某些情况下，这些药物会导致肌张力丧失，使患者可以尝试实现梦境中的行为，即所谓的医源性 REM 睡眠行为障碍（REM sleep behavior disorder，RBD）。在这些情形中，个体的 PSG 时段不符合典型的分期分类标准，类似的 REM 睡眠不确定性也可能出现在帕金森病、相关创伤后应激障碍和相关 RBD 患者中。

患有神经退行性疾病或脑损伤的患者可能表现为睡眠脑电图事件整体退化。这种效应包括睡眠纺锤波、K 复合波和慢波活动的减少。有时，在睡眠呼吸暂停、心力衰竭和代谢紊乱的患者中，也可以观察到这种效应。由此产生的睡眠脑电图几乎没有特征，很难按照通常的分期规则进行评分。相反，另一个截然不同的评分问题可能出现在由阻塞性呼吸暂停引起的严重碎片化睡眠的人群中，在这类人群中可以观察到入睡、气道坍塌、呼吸努力、觉醒和再次入睡的持续循环。因此，患者处于一种无法归于任何睡眠分期的过渡状态中。曾经有人提议将这种模式评为 “t 睡眠”。

在一些人中，大量的脑电图 α 活动充斥于持续进行的背景活动中。在标志为低波幅、混合频率活动的睡眠状态中，满足 CNS 觉醒标准的 α 波爆发可以作为中枢神经系统觉醒的评分依据（α 干扰）。然而，当慢波成为了主要背景脑电活动且 α 波与 δ 波重叠时，不会被评为觉醒。这种 α-δ 睡眠有时伴随着疼痛综合征，但似乎缺乏特异性。与疼痛综合征有关的另一个现象是 K 复合波爆发后的脑电图 α 波活动。许多睡眠专家认为这种 “K-α” 活动是 CAP 的一种变体。

## 计算机辅助评分和睡眠分期的未来方向

由于睡眠分期需要与每 30 s 为单位对 PSG 信号进行视觉上的评估，因此对长达 8 h 的记录进行评分需要消耗大量人力资源。此外，评分者之间的一致性也无法得到保证，评分者之间的一致性约为 80%，κ 值为 0.68 ～ 0.76[17]。因此，开发计算机辅助评分系统在意料之中。从历史上来看，自动化分期在早期还无法达到人工评分的准确度或可靠度。然而，机器学习算法能够从提供的数据中识别出模式，特别适用于 PSG 所获取的大规模数据。然而，最初尝试使用机器学习算法对 PSG 进行自动化分期也未达到人工评分的水平。神经网络作为一种特定类型的机器学习方法，通过 “神经元” 将输入内容转换为输出内容，并且在学习数据的过程中自动调节神经元强度。深度（多层）卷积和循环神经网络的应用将空间和时序关系融入数据分析中，已经显示出快速准确地对 PSG 进行分期的能力[18-20]。考虑到 PSG 信号存在个体间异质性和边缘情况，深度神经网络的使用可能仅能作为人工评分的辅助工具，而非替代方案。

除了简化 PSG 评分过程，计算机生成的参数能帮助我们从 PSG 中获取比传统睡眠分期、觉醒、衍生计算以及摘要指标更多的信息[21]。例如，比值比乘积（the odds ratio product）是一种用于量化睡眠深度的计算方法[22]。另一个例子是使用神经网络分期生成睡眠密度图，它在视觉上描绘了整晚睡眠分期的概率分布，而不是对每 30 s 时段进行单一的睡眠分期。因此新的计算方法能够增强临床和研究操作，帮助人们从睡眠期间的脑电图中得到新的见解，并改变我们对睡眠分期概念的认识[23]。

### 临床要点

- 睡眠分期和中枢神经系统觉醒评分为睡眠期间大脑活动过程提供了重要临床信息。最终，对于那些醒来时感到困倦、醒然后仍感到疲惫、入睡困难或难以维持睡眠的人，可以通过多导睡眠监测（PSG）来评估其睡眠完整性、数量和质量。
- 人类睡眠是一种大脑活动过程。一些病理生理条件如气道阻力增加或腿部运动会产生中枢神经系统的激活，从而破坏睡眠结构，使睡眠碎片化。各种睡眠障碍通常会改变睡眠模式和睡眠整体结构。
- 适当的治疗可以促进睡眠恢复正常。通过对分期和觉醒评分进行量化分析可以客观记录睡眠紊乱情况，并为睡眠紊乱提供严重性指数。
- 人工智能技术如深度神经网络睡眠分期以及其他计算机方法的进步，可以辅助人类对 PSG 的评分，并帮助人们从 PSG 中获得新的见解。

## 总结

PSG 涉及人们入睡时记录到的各种生物参数。了解一个人是否正在睡觉的最客观的方法就是观察其脑波活动（脑电图）。睡眠分期评分总结了脑电图、眼电图、肌电图的模式。对于睡眠中 N1、N2、N3 以及 R 期（以前分别称为 NREM 睡眠 1、2、3、4 期以及 REM 期）的分期，已经存在被广泛认可的确切的评分标准。评分标准主要取决于脑电图的频带活动（δ、θ、α 以及 β）、脑电图活动（V 波、睡眠纺锤波以及 K 复合波）、眼球运动（慢速和快速眼球运动）以及肌肉活动水平。N3 期以高波幅、慢波活动为特征。N2 期包含了睡眠纺锤波和 K 复合波。N1 期在低波幅混合频率的背景上，可能存在慢速眼球运动和 V 波。如果快速眼球运动伴随着低波幅混合频率的脑电图并且肌肉张力较低，则评为 REM 睡眠期。中枢神经系统的觉醒可以从睡眠中自发地发生，也可由病理生理过程或环境因素引起。睡眠分期和中枢神经系统觉醒的定量分析为某些睡眠障碍提供了证据支持，并可以量化衡量其严重程度。同样，这些指标可以客观衡量治疗性干预的结果。本章概括了用于评估人类睡眠期间脑部活动以及其受中枢神经系统觉醒干扰的记录、数字化处理和评分技术。

### 参考文献和拓展阅读

请扫描书后二维码，获取参考文献和拓展阅读资源。

# 第 198 章 中枢神经系统觉醒和循环交替模式*

Liborio Parrino，Carlotta Mutti，Nicoletta Azzi，Michela Canepari

周 萌 译 李 涛 审校

章节亮点

- 将传统的每 30 s 为一个周期的静态睡眠测量方法与基于循环交替模式（cyclic alternating pattern，CAP）评分标准的更加动态的睡眠解读进行比较。为了应用 CAP 解释的规则，脑电图（electroencephalogram，EEG）觉醒的概念已经得到了扩展，现在包括了以高波幅慢波为特征的 EEG 表现，这些特征反映了具有自主神经功能和肌肉活动的激活特性。
- 作为睡眠不稳定的标志，CAP 为更好地理解睡眠生理学、睡眠障碍的病理生理学以及药物和其他治疗方法的作用提供了额外的工具。
- 关于大脑 CAP 网络起源的脑地形图信息正在增多，可用于加速 CAP 量化的自动化分析也已经出现。

## 引言

根据 Merriam-Webster 词典中的解释，觉醒不仅仅是唤醒处于睡眠中的个体或物体的行为，该术语还涵盖了更多的意义。觉醒一词已被用于描述多种事物，从月球对潮汐的影响到性兴奋。本章将聚焦于中枢神经系统的觉醒，其在人类睡眠和觉醒过程中的作用，以及其测量方法。从头皮上记录到的波动点位（即脑电图）提供了一种非侵入性、连续动态的脑活动测量方法。此外，人类的睡眠和觉醒状态主要通过脑电图标记来进行区分。Berger[1-2] 在研究中发现，在睁眼清醒状态下，脑电图呈现出低波幅的快速脑电活动（β 节律），而在闭眼放松的清醒状态下，脑电图显示出更高波幅的较慢的活动（α 节律）。入睡时，α 波活动将消失，并在觉醒时再次出现。随后，Loomis 及其同事[3-4] 确定了一系列其他与睡眠相关的脑电图波形，包括慢波、睡眠纺锤波、锯齿状 θ 波以及 K 复合波。

## 觉醒系统的发现

在 1949 年，Mouzzi 和 Magoun 的研究[5] 发现刺激脑干网状结构后会立即引起脑电图活动的变化：

- 同步的高波幅放电消失，被低波幅的快速活动所取代。这种反应普遍存在，并且倾向于出现在大脑前部区域。
- 刺激中央延髓网状结构、脑桥和中脑腹侧部、下丘脑背侧及丘脑也会引发类似的反应。这些可兴奋的区域具有较低的兴奋阈值，且更容易对高频刺激产生反应。
- 产生这些反应需要背景脑电活动同步。在自发性嗜睡或轻度氯醛酸酯麻醉状态下，刺激网状结构的效果明显类似于 Berger α 波阻断或任何觉醒反应。
- 在“孤立脑”实验中，对自然刺激引起的网状反应与觉醒反应进行了比较，其中在自然放松状态下产生的脑电图同步或通过招募机制产生的脑电图同步看起来是相同的。
- 一种可能性是，这种升支脑干激活系统（ascending brainstem activating system，ABAS）中维持活动的背景可能解释了清醒状态下的脑电活动，而这种活动的减少，无论是自然发生的，还是由巴比妥类药物引起的，抑或是由实验性脑损伤或疾病引起的，可能与正常睡眠的发生、麻醉或引发病理性嗜睡有关。

最初，特定的神经结构（脑干网状结构）被认为是觉醒的主动控制单元。尽管这种想法具有创新性，Moruzzi 和 Magoun 的开创性观点倾向于认为睡眠过程是被动的：当 ABAS 处于激活状态时，我们保持清醒；而当 ABAS 活动减弱时，我们开始进入睡眠。

* 致敬 Mario Giovanni Terzano（1944—2020），他发现了循环交替模式。

随后的几年里，Moruzzi 对他的开关模型进行了修改，确认了脑干的其他区域，包括脑干球部区域，在触发睡眠事件中的作用。

## 睡眠中发生的中枢神经系统觉醒

Moruzzi 公式基本表明了脑电图觉醒表现为同步高波幅放电消失，被低波幅快速活动所取代。1992 年，美国睡眠障碍协会提出了脑电图觉醒这一概念[6]，而美国睡眠医学会（American Academy of Sleep Medicine，AASM）标准手册[7]中阐述并明确了这一定义（见图 198.1）。从本质上讲，在非快速眼动（non-rapid eye movement，NREM）睡眠期间，持续 3 ～ 15 s 的 α 波活动暴发被视为中枢神经系统觉醒的表现。在快眼动（rapid eye movement，REM）睡眠期间，出现这种类型的 α 波活动且伴随有颏下肌活动的增加，才能被视为觉醒。后一种规则考虑了在 REM 睡眠期间可能会自发产生 α 波活动，且这种改变不会对后续白天的警觉性产生明显影响。脑电图 α 波活动爆发持续 30 s 以上被视为清醒状态。最初的模式认为觉醒是睡眠中断的标志，代表了睡眠的有害特征。因此，人们最初在传统的睡眠分期程序中将觉醒排除在外。然而，多项研究都证明了自发觉醒是睡眠过程中的自然现象，且随着个体的逐渐成熟和衰老，自然觉醒也呈现出线性增加的趋势[8]。此外，觉醒的频段组成[9]及其在睡眠周期呈超昼夜节律的分布[10]揭示，在 REM 睡眠开关的生物调控之下，觉醒是生理性睡眠的一个组成部分[11]。基于这些指示，觉醒评分现在被认为是除了纺锤波和 K 复合波（K-complexes，KCs）之外睡眠分期的一个基本过程[6]。

## K 复合波和 δ 暴发的双重性质

KCs 反映了一种在两种相互矛盾的功能需求之间进行权衡的“双面神”机制：保证睡眠的连续性与保持对外界刺激的反应可能性[12]。除了立体脑电图证据外[13]，功能磁共振成像（functional magnetic resonance imaging，fMRI）对感觉区域的研究也支持了 KCs 的双重性质[14-15]，即使是自发的 KCs 也在其起始段上呈现出多感觉处理的痕迹[42]。根据 Jahnke 等[15]的观点，“KC 象征着觉醒及其随后的睡眠保护效应，一方面对周围环境信息进行基本处理和监测，另一方面保护睡眠的连续性及其恢复效应。”按照这一观点，在 KC 期间，大脑进行着低水平的认知处理，以评估外界或内部刺激的显著性或可能的威胁，从而决定“不醒来”，通过产生一个 KC 来抵消

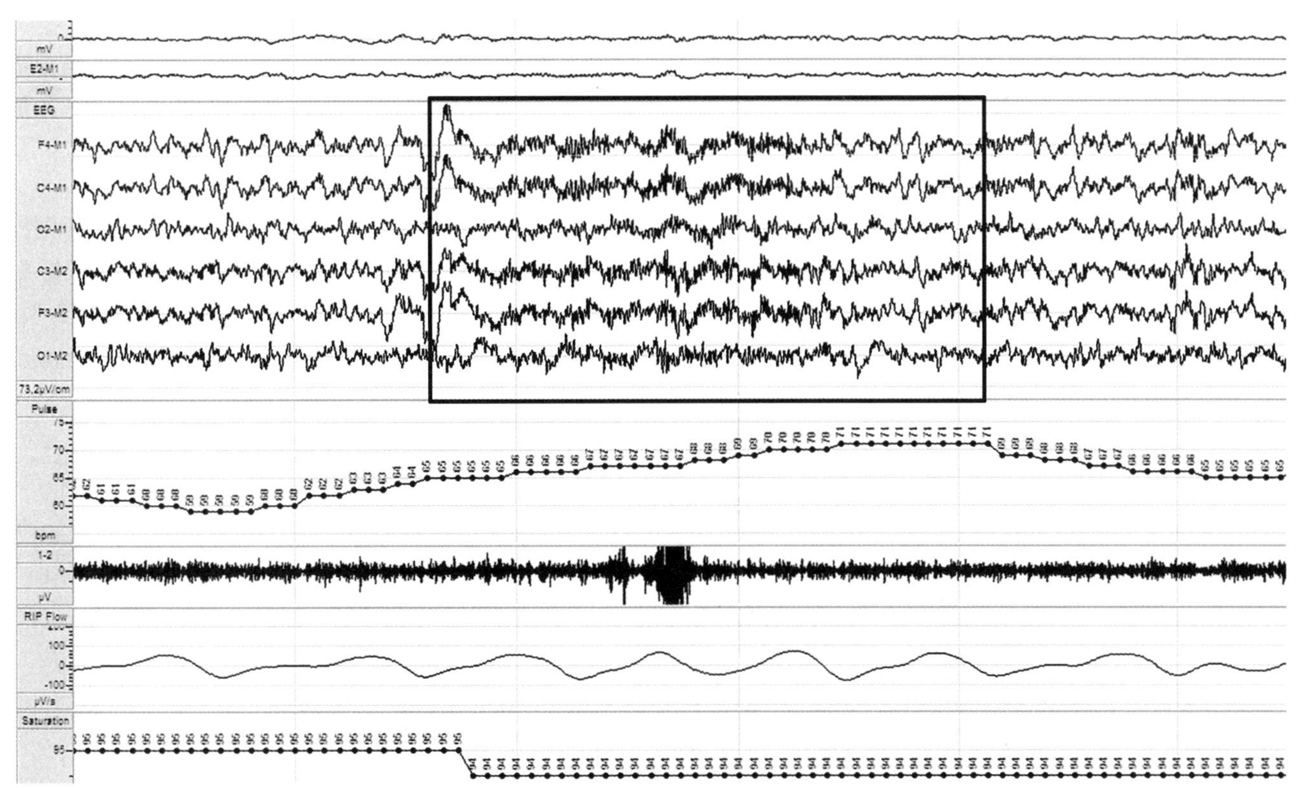


**图 198.1**　在睡眠 N1、N2、N3 或 REM 睡眠期，如果脑电图出现迸发的频率改变，包括 θ、α 和（或）频率大于 16 Hz（但非纺锤波），持续时间最少 3 s，而在此之前存在至少 10 s 的稳定睡眠过程，则评为觉醒。对于 REM 期觉醒的评分同样需要同时出现至少 1 s 的颏下肌电图活动的增加。需要注意的是，在 NREM 睡眠中，觉醒通常伴随着一个或多个 K 复合波。EMG，肌电图

该刺激的干扰效应[16]。通过对正常睡眠的人类进行的“怪球范式（oddball paradigm）”实验，KCs 在针对外部或内部刺激的睡眠特异性内源信息处理中的作用已经被提出[17]。动物[18]和人类[19]研究均表明，KC 的主要负相位反映了特定前额叶区域的超极化期（下行状态），从而抑制任何对非威胁性刺激的觉醒反应。与脑电图觉醒类似[20]，自发的或是诱导的 KCs 都会引起心率加快[21]和收缩压升高[22]。KCs 与自主神经激活明确关联，表明睡眠中的相位慢波是觉醒的一种基本形式[23]。具体而言，它们起着反应性自我平衡的作用，在睡眠干扰事件发生期间维持睡眠的连续性[24]。一个 KC 之后可以出现其他 KCs，此时 2 期睡眠趋于稳定；或在一个 KC 之后出现觉醒，这反映了向更浅的神经生理状态的回归。然而，在 NREM 睡眠中，大多数觉醒（87%）都跟随在一个 KC 或一个 δ 暴发之后，表明脑电图的同步和非同步状态可以在自然动态变化中共存。此外，心率与 KCs 和脑电图觉醒关联的双相模式（一个明显的加速后伴随着逐渐减速）表明 NREM 睡眠中存在微观结构的周期性变化[20]。

## 循环交替模式

循环交替模式（cyclic alternating pattern，CAP）是在警觉度降低的情况下（如睡眠、昏迷）出现的脑电图周期性活动，反映了肌肉、行为和自主功能的不稳定状态[25]。CAP 以一系列 CAP 循环组成的序列的形式呈现。每个 CAP 循环由时相 A（A 相）和后随的时相 B（B 相）组成。所有的 CAP 序列（由一系列 CAP 循环组成）都以 A 相开始，以 B 相结束（见图 198.2）。确定 CAP 序列需要至少两个连续的 CAP 循环[26]。

在 NREM 睡眠中，触发 A 相的相活动必须比 A 相开始前 2 s 和结束后 2 s 之间的背景电压高 1/3。考虑到约 90% 的 A 相之间间隔不到 60 s，CAP 的每个时相持续 2 ～ 60 s。超过 60 s 未出现 CAP 的情况被计为非 CAP。一个孤立的 A 相（即出现在其他 A 相之前或之后，但间隔时间大于 60 s）也被归为非 CAP。终止一个 CAP 序列的 A 相被视为非 CAP（见图 198.3）。CAP 的缺乏符合持续生理稳定状态的条件，被定义为非循环交替模式（non-cyclin alternating patter，non-CAP）[26]。CAP 序列和非 CAP 定义了睡眠的微观结构。

通过感觉输入可以操纵 CAP 和非 CAP。在 CAP 的两个脑电图时相中分别给予相同的唤醒刺激时，B 相将立即呈现出另一时相的形态，而在 A 相施加相应刺激时，则不会发生逆转。这种刻板的反应性在 CAP 的连续相中持续存在，且不会发生适应。

相反，在非 CAP 阶段给予相同刺激时，脑电图反应通常是短暂的、高度同步的（慢波），并逐渐产生适应性[27]。然而，在非 CAP 阶段给予强烈或持续的刺激时，会立即出现重复的 CAP 周期，其形态和反应行为与自发产生的 CAP 序列相同。这种诱导的 CAP 序列可能预示着睡眠深度的减轻，或作为非 CAP 完全恢复前的阻尼振荡存在。

### CAP 时相 A

A 相的活动可以分为 3 种亚型。这些亚型的分类基于整个 A 相期间高波幅慢波（脑电图同步）和低波幅快速节律（脑电图非同步）之间的比例。以下是对 3 种亚型的详细描述[28]（见图 198.4）：

- A1 亚型：主要表现为脑电图同步（高波幅慢波）活动。如果存在脑电图非同步（低波幅快波），其持续时间不超过整个 A 相的 20%。

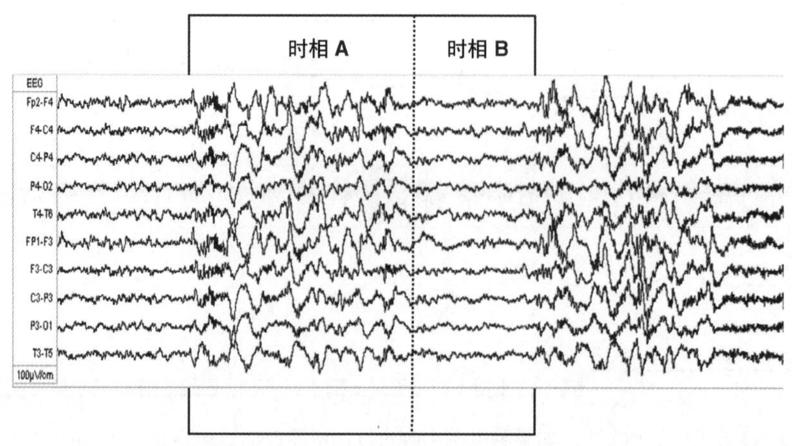


**图 198.2**　一个循环交替模式（CAP）序列。黑框指出了由一段时相 A（K 复合波簇）和一段时相 B（两段连续 A 相之间的间隔）组成的 CAP 循环。需要注意的是，CAP 是广泛存在的，涉及多个脑电图（EEG）通道，其中在前脑区域以高波幅波占优势

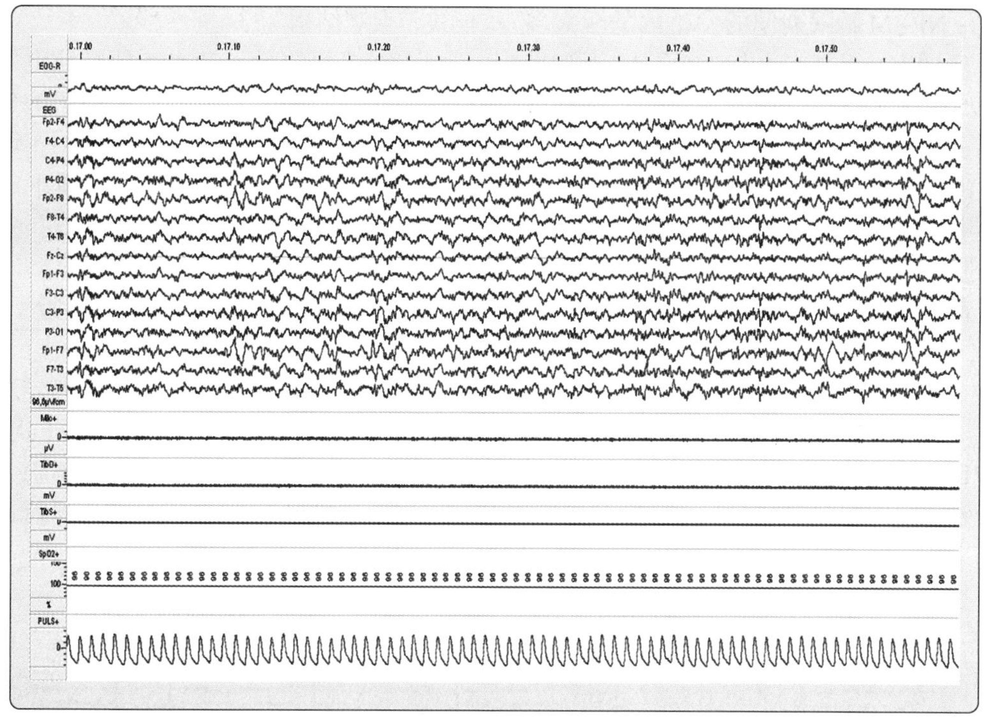

图 198.3　N3 期中的非循环交替模式（CAP）表现为持续的慢波序列，与 NREM 睡眠期间低于 1 Hz 的振荡对应。无觉醒或其他脑电图相位时间。需要注意脉搏和血氧饱和度应极度稳定且无肌肉抽动

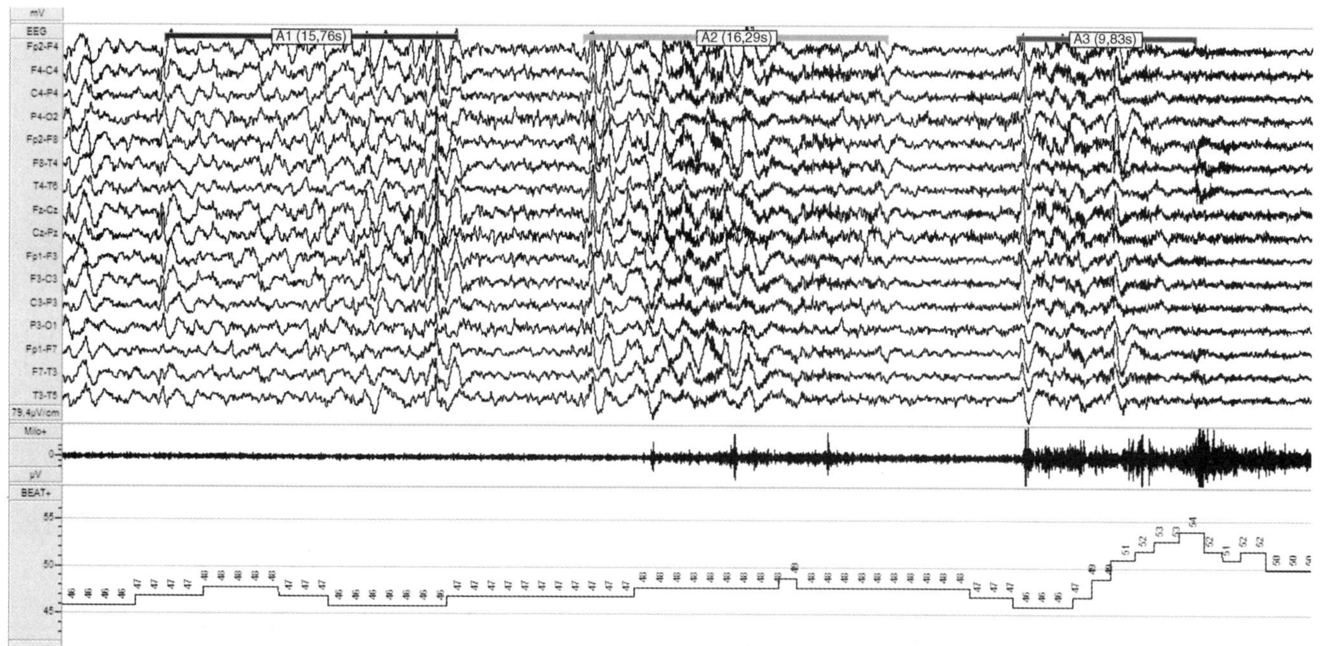


图 194.4　A 相的 3 个亚型由黑色直线标出。A1 亚型以高波幅低频率波为主，而 A2 亚型和 A3 亚型包含低电压快速 EEG 活动的增多（用虚线表示）。A3 亚型伴随着轻度肌电图（EMG）活动，且所有 3 个亚型都与短暂的心率加速有关

A1 亚型的标志包括 δ 暴发、KC 序列、一过性 V 波以及多相式暴发，且脑电图非同步不超过 20%。

- A2 亚型：脑电图活动表现为慢波和快波的混合，且脑电图非同步占据整个 A 相的 20% ～ 50%。A2 亚型的标志包括多相式暴发，且脑电图非同步占比介于 20% ～ 50%。
- A3 亚型：脑电图活动主要为快速、低波幅节律，且脑电图非同步持续时间占比超过 A 相的 50%。A3 亚型标志包括 K-α、脑电图觉醒以及多相式暴发，且脑电图非同步占比超过 50%。在 CAP 序列中存在运动伪迹也被归类于 A3 亚型[29]。

CAP 序列可以包含不同的 A 相亚型（见图 198.5

和图 198.6）。在 NREM 睡眠期间的发生的觉醒大多数都落在 CAP 序列中，且基本上与 A2 或 A3 亚型重叠。特别是，95% 的 A3 亚型和 62% 的 A2 亚型都满足 AASM 中对觉醒的定义[29]。觉醒与 A2 和 A3 亚型的广泛重叠由于其变化与年龄的相关性、与轻度 NREM 睡眠数量的正相关以及与深度 NREM 睡眠的负相关而得到进一步支持。

睡眠结构基于两种神经生理状态的周期性转换：NREM 和 REM 睡眠。NREM 睡眠由三个阶段（N1、N2、N3）组成，其中随着睡眠深度的增加，脑电图同步逐渐增强。相反，脑电图非同步是 REM 睡眠的主要特征。NREM 和 REM 睡眠的交替构成了睡眠周期，以及其在夜间的重复出现决定了经典的逐步睡眠模式（宏观结构）。

睡眠结构的另一基本特征是脑电图节律的动态不均衡。特别是，深度睡眠（N3）的建立和巩固是通过 CAP 中 A1 亚型的周期性脑电图不稳定实现的。相反，N3 睡眠的中止以及 REM 睡眠的开始主要与 CAP 中 A2 亚型和 A3 亚型有关。

## CAP 是睡眠的生理组成部分

CAP 系统主要被视为睡眠不稳定的标志，同时也被认为是 NREM 睡眠期间对抗干扰的缓冲系统。这两种观点都是正确的，但是“不稳定”更多地与 A2 和 A3 事件的动态性相关，而“缓冲系统”主要

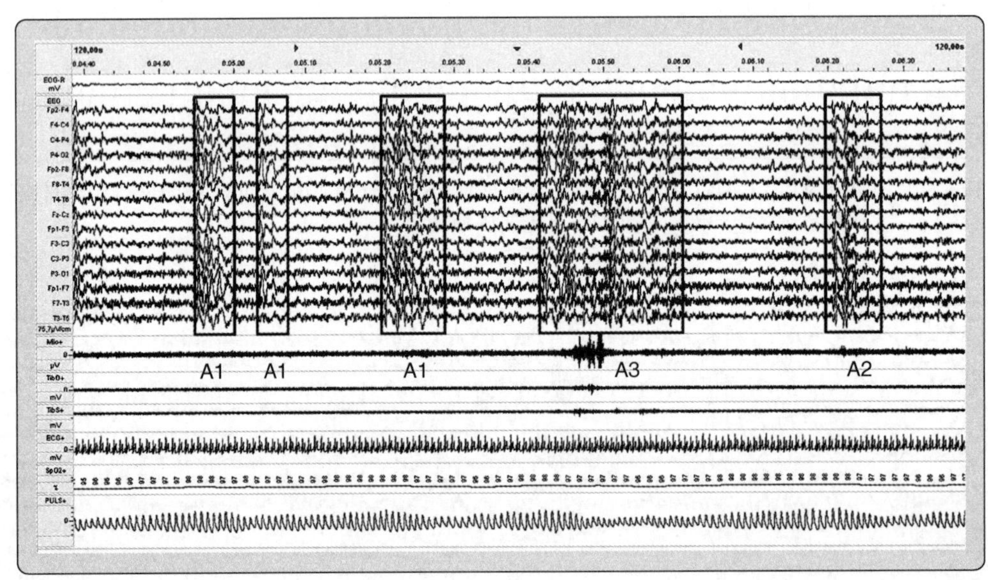


**图 198.5**　在一个常见的循环交替模式（CAP）中，可以对 A 相不同亚型进行打分。中间的 A3 相结合下颌肌电图（EMG）以及双侧腓肠肌肌张力的轻度增加。需要注意脉搏波波幅（底部图形）的增减以及脑电图（EEG）振荡的周期性和功能性能力（functional power）相一致

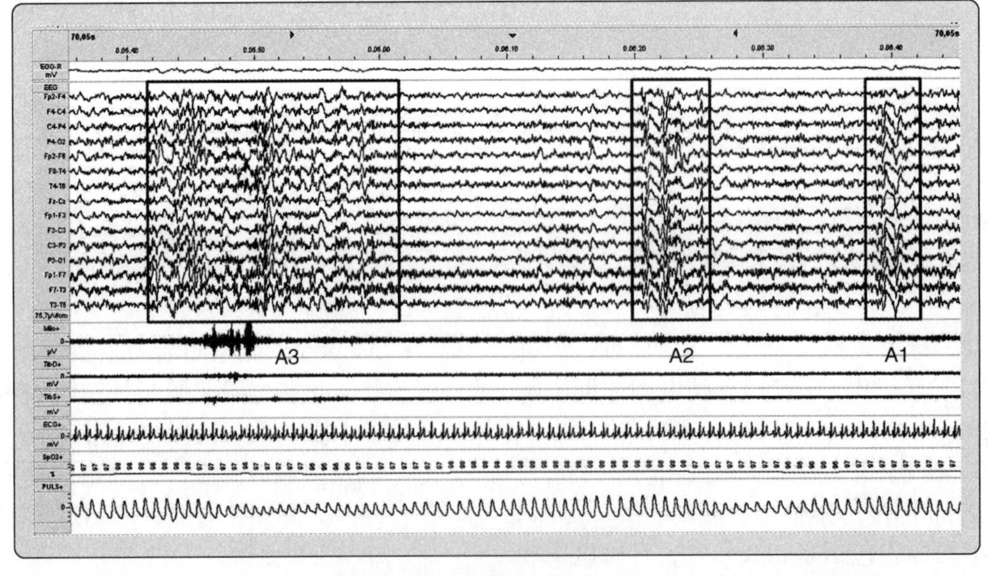


**图 198.6**　具有 3 三个明确定义的 A 相亚型的循环交替模式（CAP）序列标本

反映了 A1 事件的动态特征。由于睡眠循环在下降阶段具有双重的“促进睡眠”功能，而在上升阶段表现出“促进清醒或 REM”的效应，CAP 事件这种相反的双重特性反映了同样的交替性质[29]。如果我们将 CAP 系统的生物学作用考虑在内，“不稳定性标志”这一定义似乎更强调一种属于病理学而非生理学的特征。我们建议从“缓冲系统”这一角度来看待这个问题。通过这样做，我们可以将该系统看作一个短期稳态过程，其中慢波活动作为缓冲物，以保持睡眠的连续性。因此，CAP 系统，特别是通过 A1 亚型引发的，是一种天然的“慢波注射”，保护睡眠过程免受干扰[24]。

CAP 的核心假设是，我们必须考虑在夜间的特定时段，觉醒水平是不稳定的。不稳定性这一概念是所有复杂系统的一个基本问题，它支持了生物变异的动态性。在一定范围内，不稳定性确保了复杂系统的灵活性和自适应性。在正常睡眠过程中，CAP 伴随着睡眠阶段的转换，通过规律的波动来维持脑电图与自主功能的同步性。这意味着我们从外周传感器上观察到的现象（呼吸事件、心率变异、血压变化、肌阵挛）在脑电图上有一致且同步的表现，反之亦然（见图 198.7）。为了在长时间无意识状态（即睡眠）中保证生存，所有生物子系统之间的紧密相互作用是不可或缺的。从 CAP 的角度来看，对睡眠微结构的分析不仅限于发现单个事件（例如，孤立的觉醒），而是对生理状态转换模式的识别（无论是否存在 CAP 序列），其中涉及大脑活动、自主功能以及行为特征。换而言之，上层（大脑）的活动在下层（自主功能和肌肉活动参数）有所体现，反之亦然[30-31]。

## 睡眠弹性

弹性是指在面临周围环境的剧烈变化时，系统、企业或个体能够维持其核心目标和完整性的能力。在多重保护措施（例如梦境、昼夜节律、体内平衡调节能力、超昼夜过程、CAP、自主觉醒、重力、肌肉控制）的保护下，人体能够通过强大的算法来调节睡眠时大脑的自主性和生存能力[32]。

这种补偿性过程的失调会导致非恢复性睡眠。因此，在评估睡眠质量时，需要考虑多个多导睡眠监测（polysomnogram，PSG）指标。这些指标包括睡眠时长（通过整体睡眠时间和睡眠效率计算得出）、睡眠强度（体现在 N3 期）、睡眠连续性（受夜间清醒和觉醒的影响）以及睡眠稳定性（可能因 CAP 持续时间过长而受损）。CAP 作为 NREM 睡眠的主要保护机制之一，由于其 A 相的存在以及其灵活性，能够应对各种来源的干扰。在睡眠连续性受到威胁时，无论干扰源是什么，大脑都会全力应对这些干扰。夜间睡眠的最终结构反映了睡眠中的大脑在不断变化的环境中自我约束和功能适应性之间的动态平衡。

## CAP 率

在各种 CAP 参数中，CAP 率（CAP rate）在临床上应用是最为广泛的。CAP 率是用于衡量觉醒不稳定性的指标，通过计算总 CAP 时间占 NREM 睡眠时间的百分比得出。在正常睡眠人群中，CAP 率在个体内表现出较低的夜间变异性。CAP 率在发育过程中经历了复杂的变化（见图 198.8），在青春期达到峰值，成年后逐渐减小，然后在老年期再次增加[33]。当内部或外部因素干扰睡眠时，CAP 率会增加，并且其变化与睡眠质量的主观评价相关，即 CAP 率的增加与较差的睡眠质量呈正相关[34]。表 198.1 总结了 CAP 率高和低的常见情况。

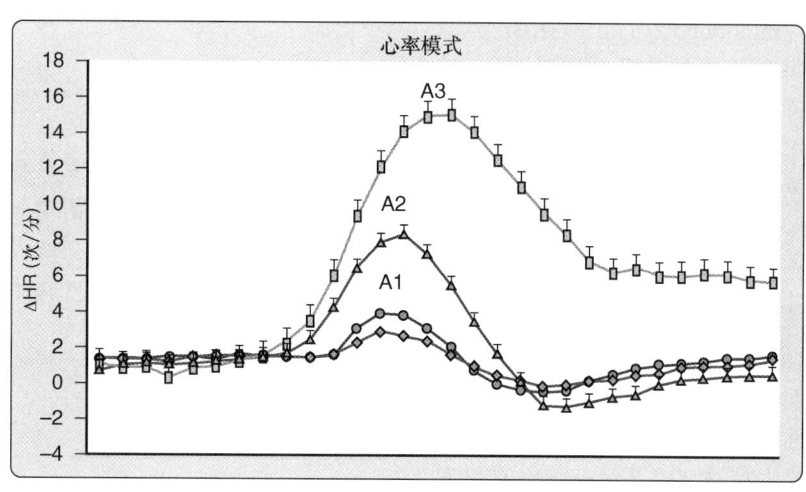


**图 198.7**　A 相的 3 种亚型对心率的分层影响。其差异仅涉及反应程度，因为它们都会导致心率增快。(Modified from Sforza et al.)

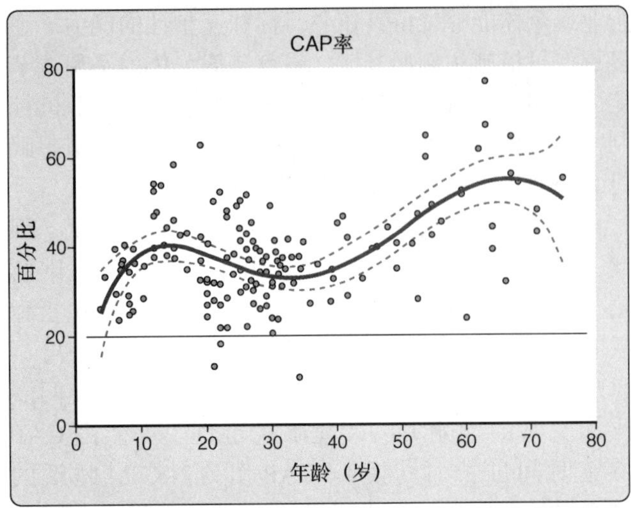


**图 198.8**　健康受试者中循环交替模式（CAP）率随年龄变化的分布。两个峰值对应于青春期和老年期，而低谷见于青年期。需要注意，几乎所有正常的 CAP 率值都高于 20%。患有嗜睡症和长期使用苯二氮䓬类药物的患者的 CAP 率水平通常低于该阈值

**表 198.1**

**睡眠中高 CAP 率的常见情况**

- 声波干扰
- 上气道阻力综合征
- 睡眠呼吸暂停综合征（见图 198.9）
- 失眠
- 周期性肢体运动障碍（见图 198.10）
- 磨牙症
- 特发性全面性癫痫
- 局灶性癫痫（额叶和颞叶）
- 睡眠相关过度运动性癫痫
- 心境障碍

**睡眠中低 CAP 率的常见情况**

- 发作性睡病
- 催眠药物的使用 / 滥用
- 良性癫痫伴棘波
- 注意缺陷多动障碍
- 脆性 X 综合征
- 阿斯伯格综合征
- REM 睡眠行为障碍
- 轻度认知损失和阿尔茨海默症导致的神经退行性病变
- 肌萎缩侧索硬化

CAP 自动识别的问题已经在多个研究中得到解决，并得到了有趣的结果，分类方法通常需要预先对睡眠宏观结构进行视觉评分。此外，它们从脑电图（EEG）信号提取频谱参数，在时间窗口上计算描述符，并应用机器学习算法将每个窗口的 CAP 分类为 A 相或非 A 相。Parma 大学睡眠障碍中心通过使用一个简单的 PC 系统，对每个 A 相的开始和结束进行手动标记（遵循 2 ～ 60 s 的时间范围，对 A1、A2 或 A3 亚型进行分类）。该算法能够自动计算已识别出的 A 相之间的间隔，避免了对 B 相的手动计算。如果两个连续的 A 相之间的间隔≤ 60 s，程序将此 A 相归于 CAP 序列中。如果间隔超过 60 s，此段将被归于非 CAP。对睡眠宏观结构进行评分后，A 相的识别过程需要额外约 30 min 的时间；这个过程会消耗财务资源。然而，CAP 评分能为对睡眠的知识提供额外的价值，并为许多睡眠相关的机制提供了有益的启示：①睡眠生理学；②觉醒及 EEG 激活模式；③睡眠微结构作为常规 PSG 变量以外的作用；④睡眠错觉的神经生理基础；⑤认知过程的睡眠标记；⑥催眠药物和 CPAP 的疗效；⑦睡眠期间癫痫现象、运动和呼吸时间以及行为模式的调节；⑧ EEG 激活和自主觉醒之间的联系；⑨睡眠质量的支柱：持续时间、强度、连续性和稳定性；⑩睡眠弹性。

## CAP 在药理学研究中的方法学潜力

在境遇性失眠的标准模型中，微观结构参数已经被用于比较不同催眠药物（劳拉西泮、三唑仑、唑吡坦、佐匹克隆）的效应。相比于宏观结构信息，CAP 分析可以用于区分催眠物质与安慰剂、非苯二氮䓬类化合物与苯二氮䓬类药物、佐匹克隆与唑吡坦的效应[35]。CAP 还可以用于研究唑吡坦连续用药（4 周）或间歇性给药的效果[35-36]。

在失眠患者中，CAP 对药物的敏感性特点可以用于新型促眠药物的效果评估。到目前为止，催眠药物的有效性主要体现在促进患者入睡、延长睡眠时间以及减少觉醒次数。目前所有的催眠药物，尤其是 γ- 氨基丁酸（gama-aminobutyric acid，GABA）家族的药物（苯二氮䓬类和苯二氮䓬受体激动剂），普遍具备这些特征。矛盾的是，这些药物的疗效都体现出平坦的无差别的治疗模式。此外，长期使用或滥用苯二氮䓬类药物会导致夜间觉醒次数增加以及觉醒反应和 CAP 率的严重降低[16, 37]，结果导致警觉水平无法得到调节。

目前，针对其他靶点进行研发的新型睡眠药物（褪黑素、食欲肽、血清素）需要一个新的文化框架，不能仅限于睡眠潜伏期和睡眠时间，还需要考虑睡眠质量及自主神经稳定性的问题。目前为止，这些指标在大多数药物临床试验中都被忽略了。AASM 在针对慢性失眠状态的药物治疗的临床实践指南中指出：

除了报告中测量结果的变异性外，慢性睡眠疗效的评估还存在一些待解决的关键问题。其中之一是主观数据与客观数据的相对重要性。另一个问题是睡眠质量的衡量（无论是主观还是客观的，例如睡眠微结构分析或相关生理参数）是否可能比睡眠潜伏期、总睡眠时间及入睡后清醒时间等指标更加中肯[38]。

## CAP 地形图

由于相关研究的数量较有限，CAP 的脑地形

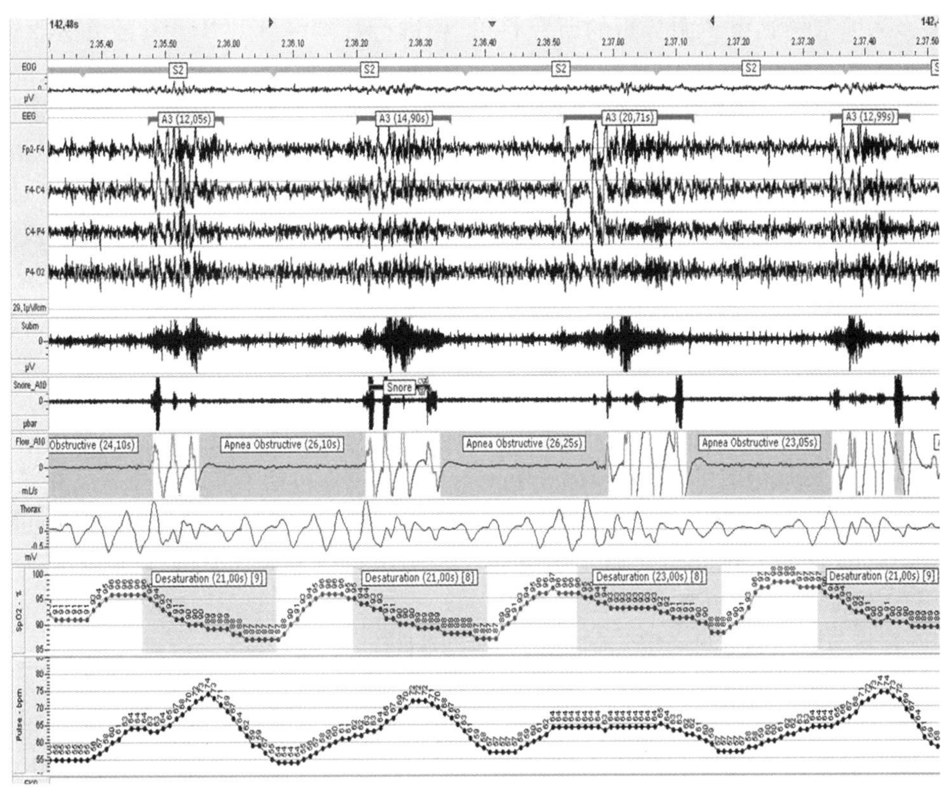

**图 198.9**　A3 相的循环交替模式（CAP）序列，可以在反复发生的阻塞性呼吸暂停结束时恢复呼吸运动。注意，肌肉和自主神经振荡会比正常非病理条件下更加明显

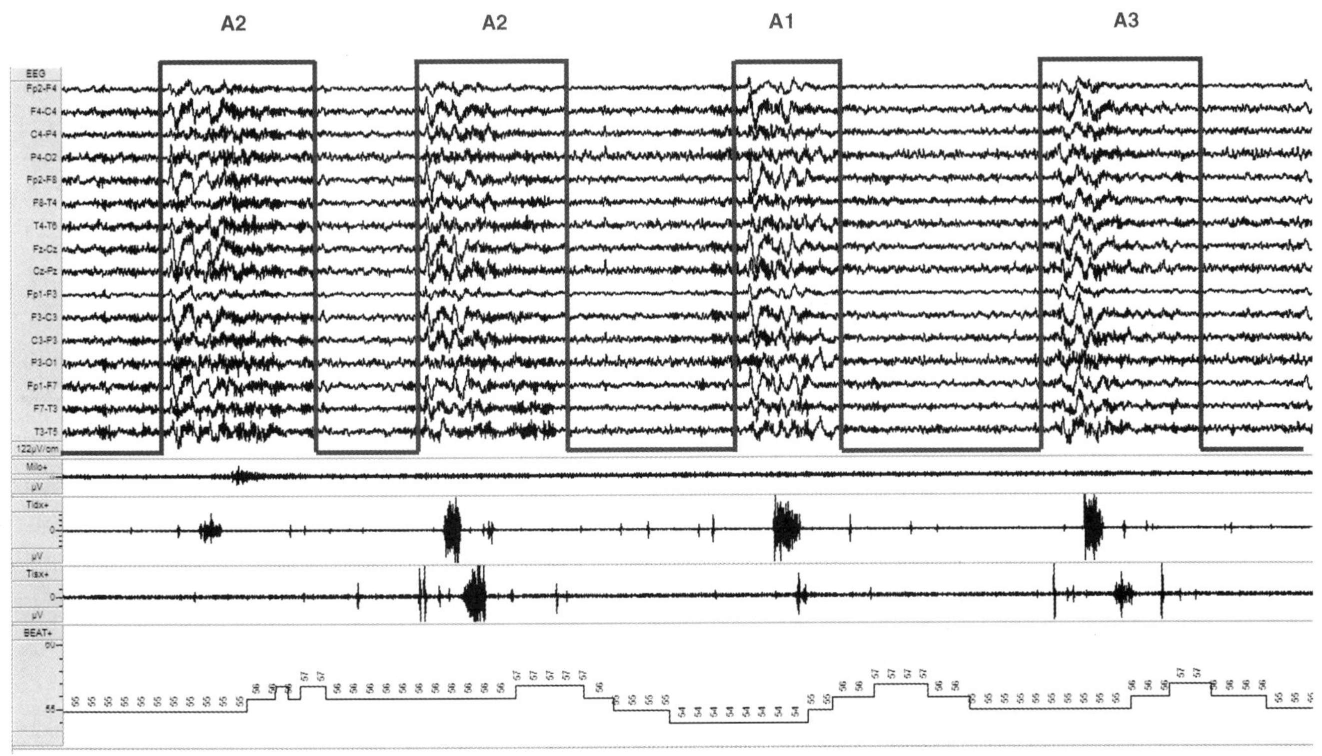


**图 198.10**　循环交替模式（CAP）序列与周期性肢体运动相结合。注意，NREM 睡眠期间的肌阵挛可与 A1 相有关，通常不被视为常规觉醒

图结构仍不完整。一项基于脑电图源分析的研究将CAP分布与不同的脑区联系在一起，其中包括额叶、中线区以及枕顶叶皮质[39]。具体而言，CAP的A1亚型在前脑区域显示出较高的波幅，而A2和A3亚型在顶枕叶区域占主导地位。

虽然CAP本质上是一种电生理现象，但它与血流动力学的显著变化相关，使我们可以通过代谢研究来间接分析人脑的动力学。一项近红外光谱研究揭示了前额叶皮质的血氧饱和度和容积在A相明显增加，而在A2相及A3相变化更为显著，随后在B相出现整体下降[40]。

最近发表的一项关于癫痫患者的EEG-fMRI分析表明，在双侧脑岛、中扣带回以及基底前脑中，血氧水平依赖（blood oxygen level dependent，BOLD）的变化与CAP-A相正相关[41]：①脑岛是处理刺激的关键多模态结构，并参与了大脑休息与警觉状态之间的切换；②扣带回参与了常见的睡眠脑电图元素的形成，如KC和V波；③基底前脑参与调控睡眠-觉醒控制所必需的乙酰胆碱能和GABA能神经环路。由于这3个脑区在睡眠-觉醒周期中的作用，除了阵发性放电的扩散以外，它们在睡眠型癫痫中的作用也值得关注。由于不同研究之间技术上的异质性，难以直接将研究结果进行比较，因此迫切需要统一的研究方法。然而，不断发展的研究技术为相关研究提供了前景，而癫痫，鉴于其与睡眠碎片化的相关性，可以将其作为一种"疾病模型"，以分析脑电图睡眠微结构与大脑解剖学改变之间的潜在关联。

## CAP的自动化分析

现有充分的证据表明，CAP评分所提供的信息比传统的睡眠测量更加准确。然而，这种方法对视觉分析的要求很高且需要耗费较多的时间。这可能限制了其广泛应用。换言之，只有存在可靠的自动化CAP识别检测系统，才能使其成为一种易于应用的工具。因此，实用且可靠的自动化CAP检测方法是可取的，到目前为止，已经有许多专门用于自动检测CAP序列的算法被提出，这些算法在敏感性和特异性方面存在差异。

机器学习作为人工智能领域的重要数学分支，能够从经验和数据中进行"学习"，在神经科学领域已经广泛用于临床工作或研究。大多数已经发表的机器学习方法都是从PSG数据中提取信号特征，然后运用自动分类器来进行CAP识别。绝大多数算法利用信号信息，如基于原始信号波幅或对信号进行小波变换分解得到的频带振幅阈值，从而对CAP-A相和B相进行基本区分[42-44]。其他方法通过计算不同EEG通道的似然同步（likelihood synchronization，LS），并将其作为CAP-A1相的检测指标。能够支持CAP检测的PSG特征包括为微分方差、Teager能量算子、Lempel-Ziv复杂度、Shannon熵以及对数能量熵[45-46]。通常情况下，主要的输出是对CAP-A相和B相的区分，只有少数方法尝试开发多类判别分类方法，以对CAP序列所有亚型进行区分。在这种情况下，支持向量机（support vector machines，SVMs）被认为是识别和区分所有CAP成分最可靠的方法[47-48]。考虑到机器学习方法可以通过应用大数据集获得更高的准确性，建立包括不同睡眠障碍以及各个年龄段的健康个体的睡眠记录的大型开源数据库可能是开发可靠的自动化CAP检测工具的最佳途径。

## 结论

数十年来，对CAP参数的评估主要是针对特定场景以及表现为CAP率增加的睡眠障碍（表198.1）[49-50]。而潜在的治疗方法在于将睡眠不稳定性恢复到生理水平。近期关于神经发育性和神经退行性疾病（在这些疾病中CAP率和A1相显著减少）的研究为CAP相关障碍的管理提供了新的见解（表198.1），这些疾病需要增加而不是减少不稳定睡眠的持续时间。这为未来的研究提供了更具启发性的方向。

### 临床要点

- AASM关于觉醒评分的定义和规则主要取决于睡眠中脑电图 α 波暴发。然而，睡眠中自主神经和（或）行为活动也可以与KCs和 δ 波暴发有关。
- 传统EEG觉醒的概念仅仅为觉醒的冰山一角，还包括了其他更加细微，但同样重要的激活事件，且通常发生在CAP阶段。
- 不稳定性这一概念是所有复杂系统的一个基本问题，并且支持了生物多样性的动态性。在一定范围内，不稳定性伴随着阶段转变，通过规律的波动来维持EEG和自主功能的同步。
- CAP是NREM睡眠不稳定性的脑电图标志。相反，非CAP代表了稳定的睡眠状态。
- CAP是保证对内源或外源性刺激进行灵活的适应性调整的"缓冲系统"。
- 觉醒反应是一个持续的调节现象，主要表现为CAP-A相亚型在EEG变异性谱中的变化。
- 脑电图分割可能是CAP自动化评分的有用工具。

# 总结

睡眠是一个具有自我调节特征的动态过程。在每个夜晚重复出现的睡眠过程中，NREM 睡眠不同阶段的有序交替以及其与 REM 睡眠的交替形成的连续的周期，显示出相当稳定的趋势和可预测的模式。这些限制塑造了睡眠的宏观结构发展。然而，短暂的脑电图变化可以与预期的睡眠发展相互作用，从而确保对内外部条件的适应。觉醒和 CAP 代表了睡眠期间警觉度的快速适应性调节。这些代偿性过程的失效可能会导致睡眠紊乱和非恢复性睡眠。本章详细介绍了 CAP 参数、CAP 在睡眠动态组织中的作用、CAP 的临床应用以及自动量化 CAP 的可用方法。

## 参考文献和拓展阅读

请扫描书后二维码，获取参考文献和拓展阅读资源。

# 第 199 章 神经监测技术

Beth A. Malow
周 萌 译 李 涛 审校

**章节亮点**

- 本章聚焦于视频-脑电图-多导睡眠仪在诊断夜间事件的方法和适应证。设计的方法和技术包括常规脑电图（EEG）、短时程连续视频-EEG 监测、长时程连续视频-EEG 监测以及动态监测。
- 脑电图可能显示具有癫痫发作的放电特征的节律或者表现为癫痫发作之外的发作间期癫痫样放电。然而，缺乏 EEG 改变并不能排除某些类型的癫痫，特别是起源于额叶的癫痫。
- 本章通过一些病例阐述了为何需要针对某一具体的临床情况选择专门的监测技术。

## 引言

在睡眠医学领域，夜间发作是常见的诊断难题，因为仅凭病史可能无法提供足够的信息来区分各种可能的诊断。标准多导睡眠监测（polysomnography，PSG）有助于确定夜间睡眠发作时的睡眠状态以及睡眠阶段，但由于其通常并不包括行为分析，并且只涵盖有限数量的脑电图（electroencephalography，EEG）通道，因此其诊断能力有限。这些局限在评估可疑的夜间癫痫发作时尤为明显，因为夜间癫痫发作的诊断标准除了 EEG 标准，还需要考虑行为运动表现[1]。行为和 EEG 分析对于诊断癫痫发作以及与异态睡眠的鉴别诊断是至关重要的。

由异态睡眠、神经系统疾病和精神疾病引起的夜间睡眠发作的行为和 EEG 表现可以通过标准 PSG 结合视频记录以及广泛 EEG（包括 12 个以上记录通道）进行更精确的描述[2]。本章聚焦于视频-脑电图-多导睡眠记录（video-EEG-PSG，V-EEG-PSG）在夜间发作事件诊断中的方法及适应证。具体技术和方法包括常规 EEG、短时程连续视频-脑电图监测（short-term continuous video-EEG monitoring，STM）、长时程连续视频-脑电图监测（long-term continuous video-EEG monitoring，LTM）以及动态监测。

## 方法

### 脑电图的技术层面

脑电图记录了放置于头皮不同位置的电极对之间的电位差。这些信号反映了大量神经元的同步突触后电位，并被放大和过滤以生成记录[3]。国际上通常采用“10-20”系统的电极放置方法，其中的“10-20”是指标准颅骨解剖标志点之间距离的 10% 和 20%[4-5]（见图 199.1）。在这个系统中，每个电极位置都用一个代表脑区域的字母以及一个代表脑部区域具体位置的数字来表示，其中奇数表示左半球，偶数表示右半球（例如，T3 表示左侧颞叶中部电极）。

每个记录通道的信号来自一对电极，多个电极对或导联组合形成一个完整的蒙太奇（*montages*，脑电图衍生或通道的合理、有序的排列）。蒙太奇可以来自于参考电极或双极电极。在参考电极蒙太奇中，每对电极中的一个都与一个常规电极相连接（例如，通道 1：Fp1-A1；通道 2：F7-A1；通道 3：T3-A1；通道 4：T5-A1；通道 5：O1-A1）。双极蒙太奇中没有常规电极。双极蒙太奇通常排列成链式，相邻导联中的电极相同（例如，通道 1：Fp1-F7；通道 2：F7-T3；通道 3：T3-T5；通道 4：T5-O1）。

在联合脑电图-多导睡眠监测的研究中，所选用的脑电图蒙太奇是基于临床指征和可用通道数量来决定的（见表 199.1）。除了美国睡眠医学会推荐的用于睡眠分期评分的通道外，本章还提供了其他适用于此类研究的记录通道。使用脑电图监测技术的医生和技术人员需要具备坚实的脑电图记录原则和解读知识。更多有关于脑电图方法学的信息可在标准脑电图教科书中找到[3]。

计算机化的数字脑电图-多导睡眠监测系统允许用户通过点击感兴趣的睡眠阶段或事件的方式，调出相应的脑电图-多导睡眠监测片段，从而呈现出评分和事件信息，便于对大量数据进行回顾。

记录可以通过多种显示设置进行查看。通过调

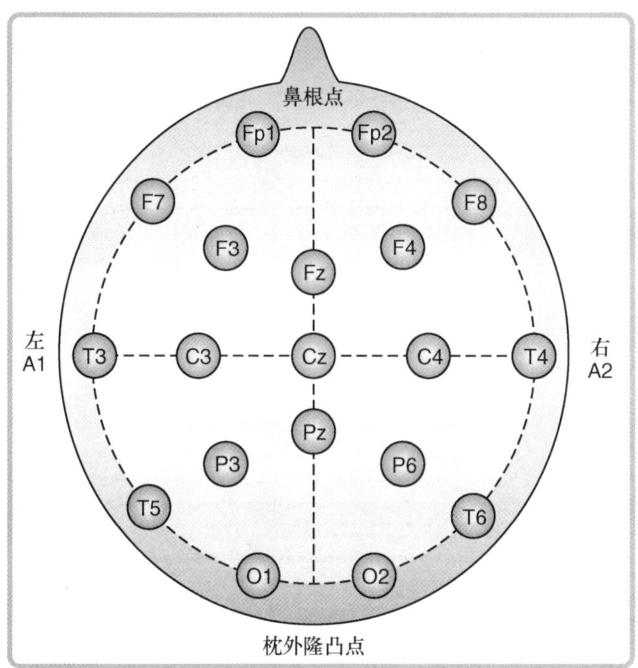


**图 199.1**　标准国际 10-20 电极放置：电极被放置于标准颅骨标志点之间距离的 10% 和 20% 的位置。（From Keenan SA. Polysomnographic technique：an overview. In：Chokroverty S，editor. Sleep disorders medicine. Boston：Butterworth-Heinemann；1994，p. 84.）

**表 199.1**　脑电图蒙太奇示例

| 可用通道的数目 | 蒙太奇 |
|---|---|
| 8 | F7-T3，T3-T5，T5-O1，F8-T4，T4-T6，T6-O2，F3-C3，F4-C4 |
| 10 | Fp1-F7，F7-T3，T3-T5，T5-O1，Fp2-F8，F8-T4，T4-T6，T6-O2，F3-C3，F4-C4 |
| 12 | Fp1-F7，F7-T3，T3-T5，T5-O1，Fp2-F8，F8-T4，T4-T6，T6-O2，F3-C3，C3-P3，F4-C4，C4-P4 |
| 14 | Fp1-F7，F7-T3，T3-T5，T5-O1，Fp2-F8，F8-T4，T4-T6，T6-O2，F3-C3，C3-P3，P3-O1，F4-C4，C4-P4，P4-O2 |
| 16 | Fp1-F7，F7-T3，T3-T5，T5-O1，Fp2-F8，F8-T4，T4-T6，T6-O2，Fp1-F3，F3-C3，C3-P3，P3-O1，Fp2-F4，F4-C4，C4-P4，P4-O2 |
| 18 | Fp1-F7，F7-T3，T3-T5，T5-O1，Fp2-F8，F8-T4，T4-T6，T6-O2，Fp1-F3，F3-C3，C3-P3，P3-O1，Fp2-F4，F4-C4，C4-P4，P4-O2，Fz-Cz，Cz-Pz |
| 24 | Fp1-F7，F7-T3，T3-T5，T5-O1，Fp2-F8，F8-T4，T4-T6，T6-O2，Fp1-F3，F3-C3，C3-P3，P3-O1，Fp2-F4，F4-C4，C4-P4，P4-O2，Fz-Cz，Cz-Pz，T1-T3，T3-C3，C3-Cz，Cz-C4，C4-T4，T4-T2 |

整滤波器、灵敏度和脑电图蒙太奇，可以描述感兴趣的事件，帮助区分异常情况与伪影或正常变异。例如，特定的脑电图蒙太奇可以更容易地识别和区分伪影与发作间期癫痫样放电（interictal epileptiform discharges，IEDs）。数字脑电图通过允许重新组装（在不同的脑电图蒙太奇中呈现数据，从而更好显示此类活动），改变影响时间分辨率的显示设置，并隔离特定的通道以供回顾，从而增强对 IEDs 的监测和回顾（见图 199.2）。例如，通过改变显示设置，可以更容易地区分与非快速眼动（non-rapid eye movement，NREM）睡眠中的觉醒障碍有关的同步化 δ 或 θ 波活动与尖波活动或癫痫发作障碍的发展性发作模式。

多个数字脑电图-多导睡眠监测系统与癫痫监测系统共享一个平台，允许通过多导睡眠监测研究得到的数据被 IED 监测程序进行分析。反过来，在癫痫监测单元进行的研究可以通过添加眼电图和肌电图来对在特定事件之间的睡眠阶段进行评分和分期。这种情况可以用于鉴别睡眠中很少发生的解离事件[7]与癫痫发作，癫痫发作可以发生在睡眠或清醒状态。

## 日间脑电图

日间脑电图通常用于寻找 IEDs，从而在许多临床环境中支持癫痫障碍的诊断[3]。除了上述提到的电极放置位置外，中央（Fz、Cz、Pz）和耳部（A1、A2）电极也被包括在内。过去使用的鼻咽电极由于不舒适且容易产生伪影，并且很少能够提供额外信息，因此目前不再推荐使用。常规使用的激活技术包括过度通气和间接光刺激，这些技术可以引起局部不对称或癫痫样活动。

虽然常规脑电图中并不一定能记录到癫痫发作，但可以观察到局灶性 IEDs 或广泛性棘慢波放电，从而有助于将癫痫综合征分类为部分性或广泛性。通过使用扩展的脑电图蒙太奇可以确定 IEDs 的位置，从而阐明癫痫综合征的性质和预后。例如，伴中央颞区棘波的儿童良性癫痫具有良好的预后（见图 199.3）。相反，一些颞叶 IEDs 可能对药物治疗无效，患者可能需要进行癫痫手术。

在白天对患者睡眠期间进行的研究有助于增加发现异常的机会，因为在许多患者中，IEDs 在瞌睡状态和 NREM 睡眠阶段更为常见。通常情况下，常规脑电图能够记录到 N2 期睡眠，而 N3 期睡眠和 REM 睡眠很少被记录到。当常规脑电图未显示出 IEDs，而临床表现高度提示癫痫发作时，睡眠剥夺脑电图可以提高发现癫痫样活动的可能，至少在睡眠期间更容易被记录到。数字化脑电图记录允许在多种脑电图

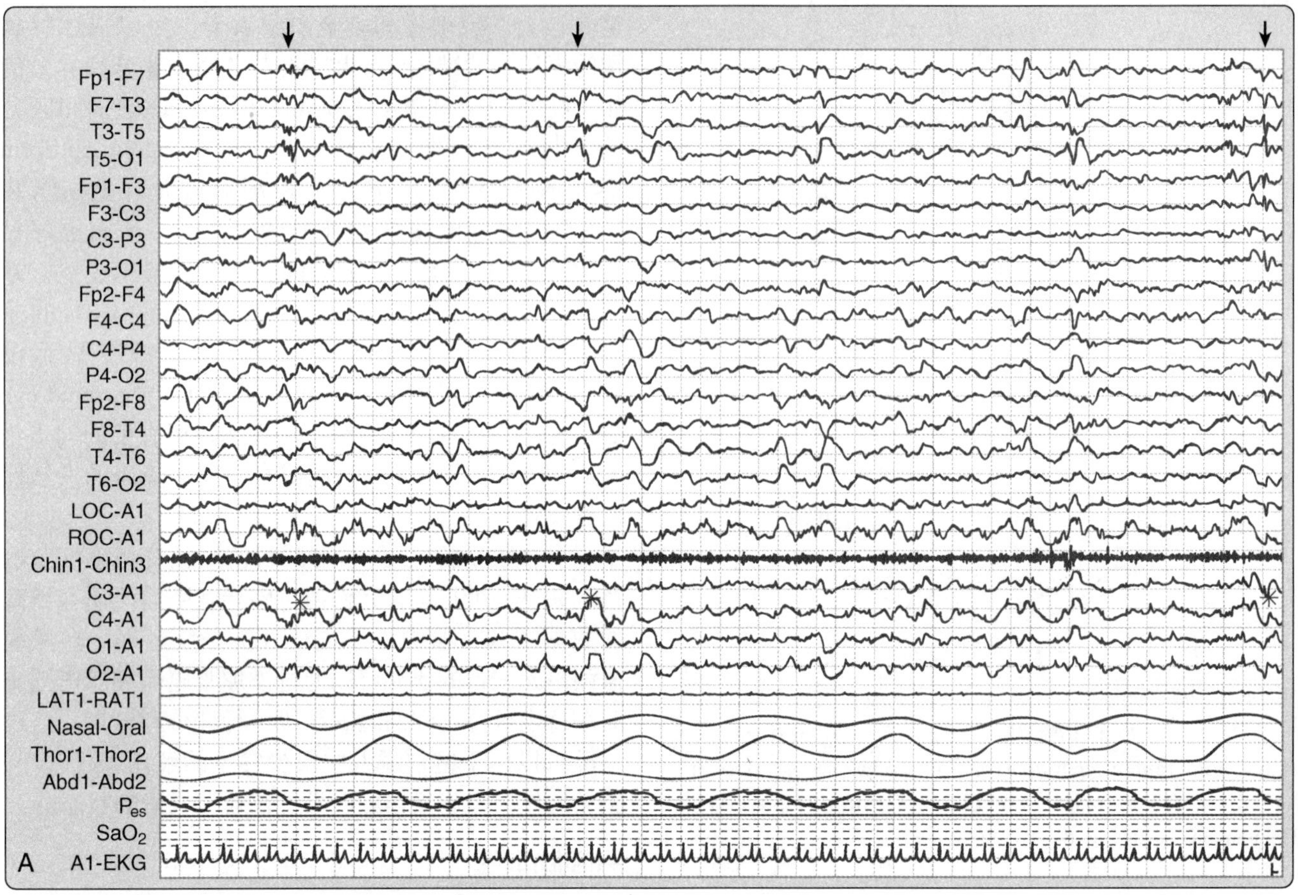

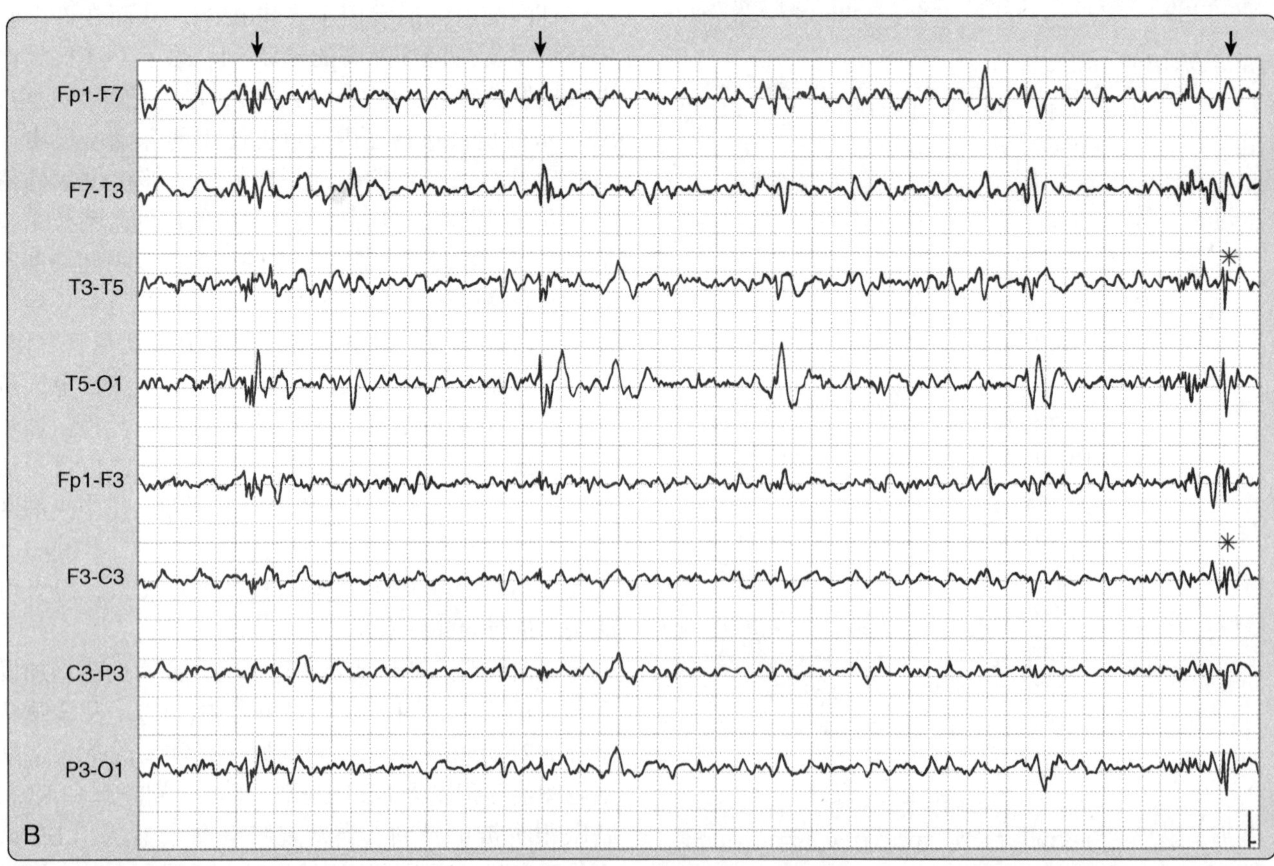


**图 199.2**　使用不同的蒙太奇增强 IEDs 的回顾。**A.** 在扩展 EEG 蒙太奇上，左颞部主导的 IEDs（箭头）在中央到耳部通常并不明显（星号）。**B.** 数字化 EEG 允许读者自行选择相关的左颞部和旁矢状面通道进行观察。箭头提示在 T3 和 F3 出现的反相 IEDs（星号），表明在这些电极具有最大的负性，这确定了癫痫发作区域的大致位置。两幅图都为 30 s 时段。校准符号（右下角）：100 μV

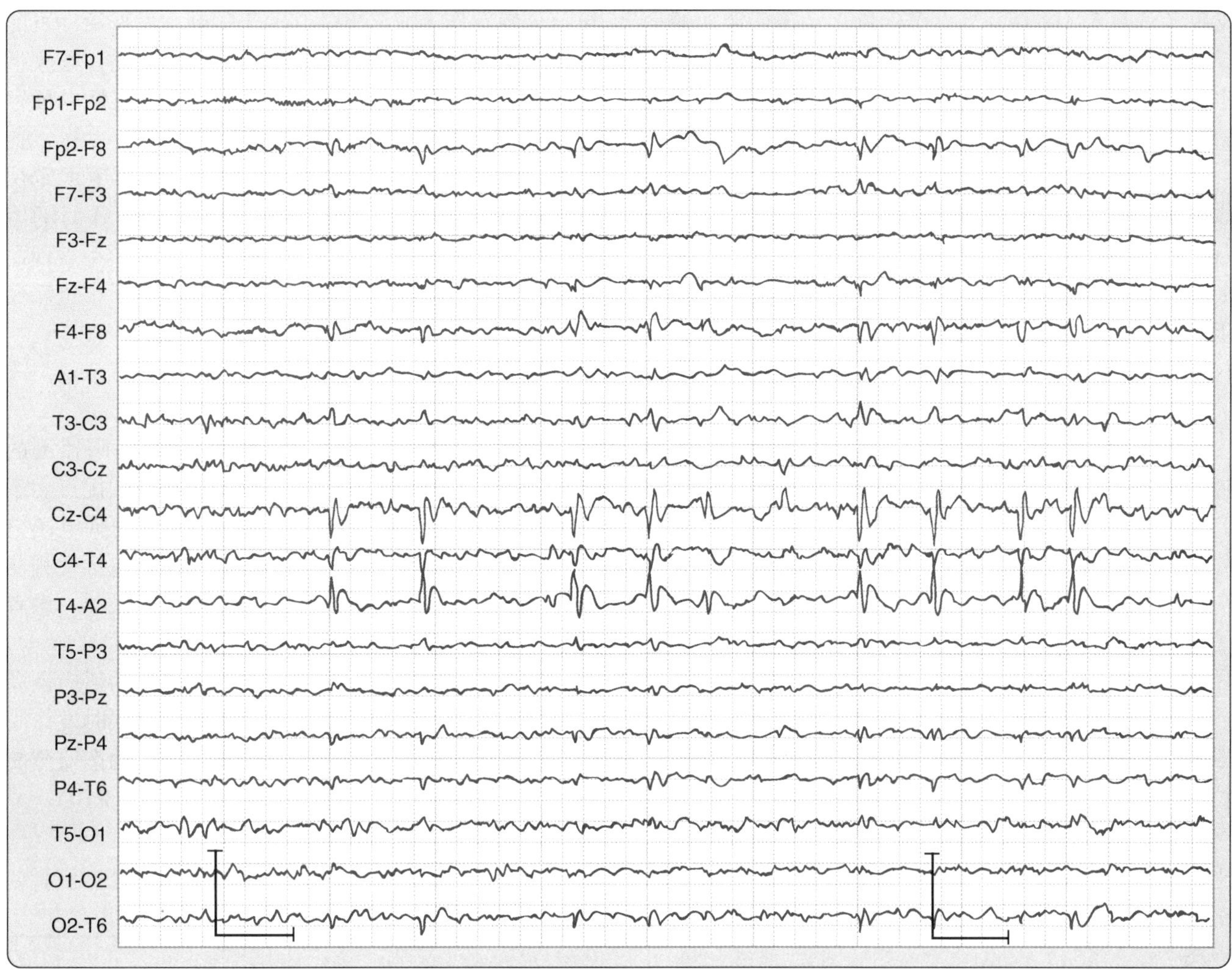


**图 199.3**　伴中央颞区棘波的儿童期良性癫痫以中央颞区主导的发作间期癫痫样放电示例。双极蒙太奇清晰地显示了 C4 和 T4 电极的负峰值。使用标准 PSG 及 EEG 无法进行此类定位。校准符号：500 μV，1 s。（From Malow BA. Sleep and epilepsy. Neurol Clin. 1996；14：774.）

蒙太奇和速度下查看脑电图片段，这有助于区分 IED 和伪影。

## 视频–脑电图–多导睡眠监测

当患者的病史信息不足以对与复杂运动和行为相关的夜间发作做出合理自信的诊断时，记录可疑的睡眠相关事件也许能够得到确切的诊断。视频-脑电图-多导睡眠监测联合了视频记录与扩展的脑电图蒙太奇和其他标准多导睡眠监测的生理监测，有助于描述睡眠期间异常行为和运动。对夜间复杂行为的患者进行诊断时，可能的考虑包括了癫痫发作、NREM 睡眠觉醒障碍、快速眼动睡眠期行为障碍（rapid eye movement sleep behavior disorder，RBD）、节律性运动障碍或精神障碍，例如惊恐障碍或分离障碍。与这些障碍相关的发作都具有特定的临床特征，详细讨论见第 106 章、第 115 ～ 120 章。通过回顾视频-脑电图-多导睡眠监测记录到的事件，对相关事件发生时运动和行为表现以及脑电图-多导睡眠监测特征进行描述，包括事件发生前所处的睡眠阶段、事件发生时间与睡眠开始时间的关系、事件发生时和两次事件发生之间的脑电图特征。同步的视频可以根据脑电图-多导睡眠监测记录进行逐帧回顾。建议使用红外摄像机对夜间活动进行记录。可以在患者房间中安装可移动摄像机，并显示特写及全身视图。双摄像头可在监测身体的同时集中于面部活动。在记录事件时，技术人员应与患者互动，以测试患者的意识水平和执行命令的能力。

夜间发作时所处的睡眠阶段以及其与入睡时间的关系为诊断提供了有用的信息。例如，NREM 睡眠觉醒障碍伴随的行为出现在 N3 期，有时候也可能出现在 N2 期，通常发生在睡眠周期的前 1/3（详见第 116 章），而与 RBD 相关的行为则出现在 REM 睡眠阶段，通常发生在睡眠周期的后 1/3（详见第 118 章）。癫痫发作在 NREM 睡眠阶段较 REM 睡眠阶段中更为常见（详见第 106 章）[9]。节律性运动障碍伴随的运动通常发生在睡眠-觉醒转换阶段，而解离性发作则出现在清醒状态。夜间惊恐发作发生于 NREM 睡眠阶段，通常在 N2 期到 N3 期转换阶段[10]。

若在诊断中考虑复杂部分性癫痫，脑电图蒙太奇应强调颞叶电极的放置（例如，F7、T1、T3、T5），对于伴中央颞区棘波的儿童期良性癫痫作，脑电图蒙太奇应该包括副矢状区域（例如，C3、C4）。具体使用的脑电图蒙太奇取决于可用的脑电图通道数量。表 199.1 中展示了 8、10、12、14、16、19 以及 24 通道的示例脑电图蒙太奇。

以下由 16 个电极按照从前至后链式排列形成的脑电图蒙太奇对可能发生癫痫发作的范围表现出卓越的覆盖效果：

- 左颞区：Fp1-F7，F7-T3，T3-T5，T5-O1
- 左旁矢状区：Fp1-F3，F3-C3，C3-P3，P3-O1
- 右旁矢状区：Fp2-F4，F4-C4，C4-P4，P4-O2
- 右颞区：Fp2-F8，F8-T4，T4-T6，T6-O2

这种脑电图蒙太奇能够对睡眠期间癫痫发作期和间期的活动进行评估。添加两个额外的颞前部电极，T1 和 T2，对于监测颞前部 IEDs 是非常有用的。在一项简化脑电图蒙太奇和标准 18 通道双极蒙太奇对比的研究中，使用 7 个和 8 个脑电图通道的蒙太奇相比于 4 通道脑电图记录，更容易区分癫痫发作和觉醒模式[11]。

### 短时程监测和长时程监测

当患者的病史提示存在日间频繁大发作或日间小憩期间发作时，短时程监测（short-term monitoring，STM）（一种视频-脑电图记录），通常于白天在脑电图或睡眠实验室进行 6 ～ 8 h 的记录，对于诊断可能有所帮助。然而，此类研究在评估严格意义上的夜间发作中的价值相对有限。如果将睡眠发作（即由于困倦而导致的反应性降低）被包括在日间发作的鉴别诊断内，那么 STM 是有用的。

遗憾的是，仅进行一次或两次夜间睡眠研究可能无法捕捉到和描述发作。长时程监测（long-term monitoring，LTM）是 STM 的一种延伸，允许长达数周的连续记录，主要用于已知或疑似癫痫发作的患者[12]。对于正在服用抗癫痫药物的患者，LTM 可能会在药物逐渐减少和停止的情况下进行；间歇性睡眠剥夺也经常被用于诱导发作。由于癫痫患者在停药期间会出现频繁发作或癫痫状态，LTM 一般在医院进行，通常是在专门的癫痫监测实验室中进行。

在临床事件发生时缺乏发作活动并不能排除癫痫，尤其是当临床事件发生时还具有意识（例如，简单部分性发作）或该事件起源于额叶。发作活动可能仅在颅内电极才能观察到，例如穿透脑实质、硬膜下带以及硬膜下网的深部电极[13]。这些侵入性电极存在感染和出血的风险，很少用于诊断夜间发作，通常仅适用于头皮记录结果不能确定，需要手术定位癫痫病灶的患者。如果没有记录到癫痫发作时的图像，基于病史和录像带上记录的发作时的典型表现而高度怀疑临床癫痫时，那么可以经验性给予抗癫痫药物治疗。

### 动态监测

动态监测结合了视频-脑电图-多导睡眠监测的延长记录时间和患者在家中记录的便利性的优点。多种商业产品允许患者将 12 个或更多通道的脑电图电极和一个记录设备带回家。记录设备有时包括视频监测。动态记录系统可能使用模拟或数字记录器。患者及其伴侣被指导记录活动日志以记录事件。

在夜间事件的鉴别诊断中，动态监测的适应证尚未确定。这种监测技术有希望用于评估睡眠时发作间期癫痫样活动。根据视频记录的精细度，动态监测能够识别一些癫痫发作、NREM 觉醒障碍、RBD、节律性运动障碍、惊恐障碍以及分离性障碍。

## 伪迹和误判

在对睡眠相关发作进行任何形式的记录时，伪迹都是普遍存在的，必须将其与发作间期和发作期癫痫样活动以及与异态睡眠相关的脑电活动区分开。尽管伪影可能会使脑电图更加模糊，使诊断变得更困难，但它们有时会产生积极的作用。例如，由头部或身体晃动产生的伪迹可能是节律性运动障碍的诊断依据，而节律性肌源性伪迹支持磨牙症的诊断（见图 199.4）。其他常见的伪迹包括由头部震颤、眼球运动和舌头运动（舌动伪迹）而引起的伪迹。这些伪迹呈现出的相关节律活动可能类似于发作时的脑电图模式。

误判在对记录到的事件进行解释时是很常见的；经验不足的解读者可能会错误地将伪迹认为是与癫痫发作或异态睡眠相关的脑电活动。当临床医生对脑电图-多导睡眠监测模式存在疑虑时，应当咨询经过专业训练的脑电图专家。除了伪迹外，许多其他正常的生理变异也可能被误认为是癫痫活动；这包括睡眠期一过性正相枕区尖样波（见图 199.4）；频发且尖锐的顶尖波，特别是在年轻患者中（见图 199.5）；锯齿波；睡眠时期良性癫痫样瞬时改变；门状棘波；以及困倦时的节律性颞区 θ 波[14]。

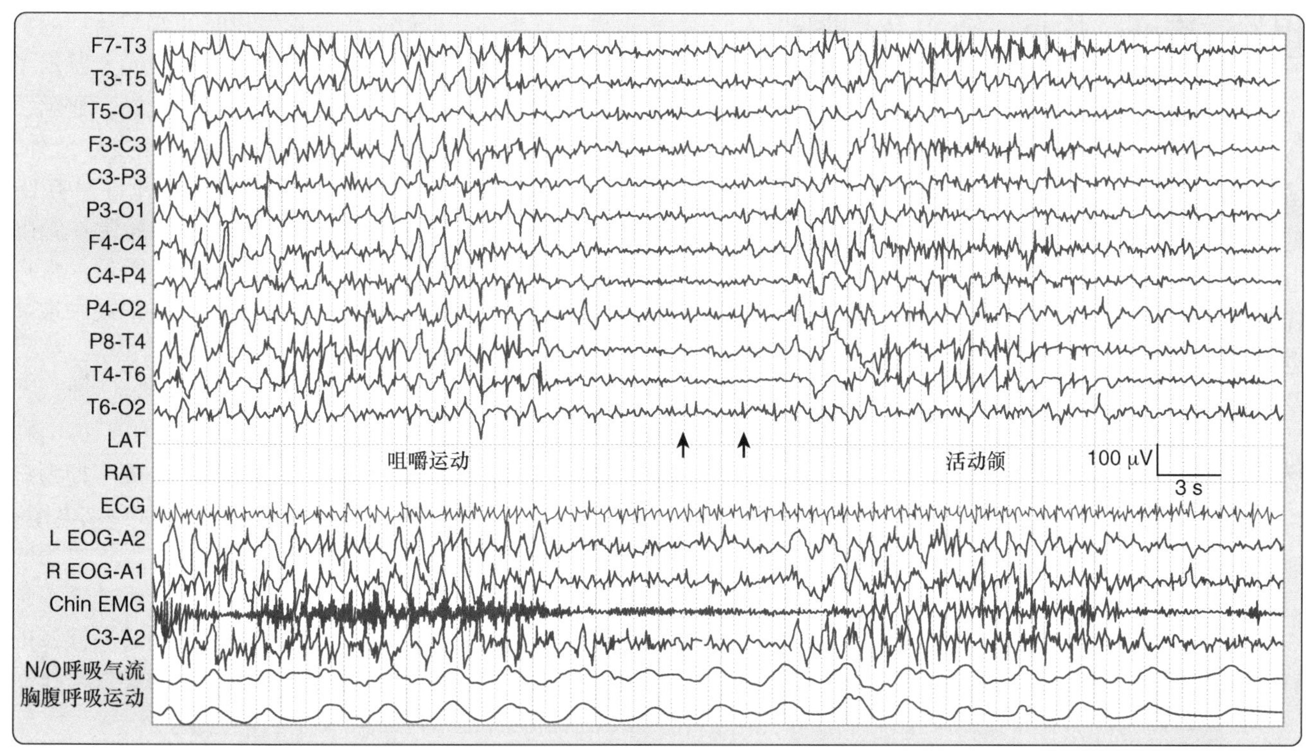


**图 199.4**　类似于发作间期癫痫样活动的伪迹。由磨牙产生的咀嚼运动在 EEG 通道中产生叠加肌源性伪迹的节律性活动，外观上类似于全面性棘慢波放电。箭头表示睡眠时后枕部尖锐的一过性放电，是 NREM 睡眠 1 期的正常表现，其外观轮廓尖锐，在标准（10 mm/s）多导睡眠监测纸中可能被误认为是病理性枕区尖波。ECG，心电图；EMG，肌电图；EOG，眼电图；LAT，左胫骨前肌；N/O，鼻-口；RAT，右胫骨前肌

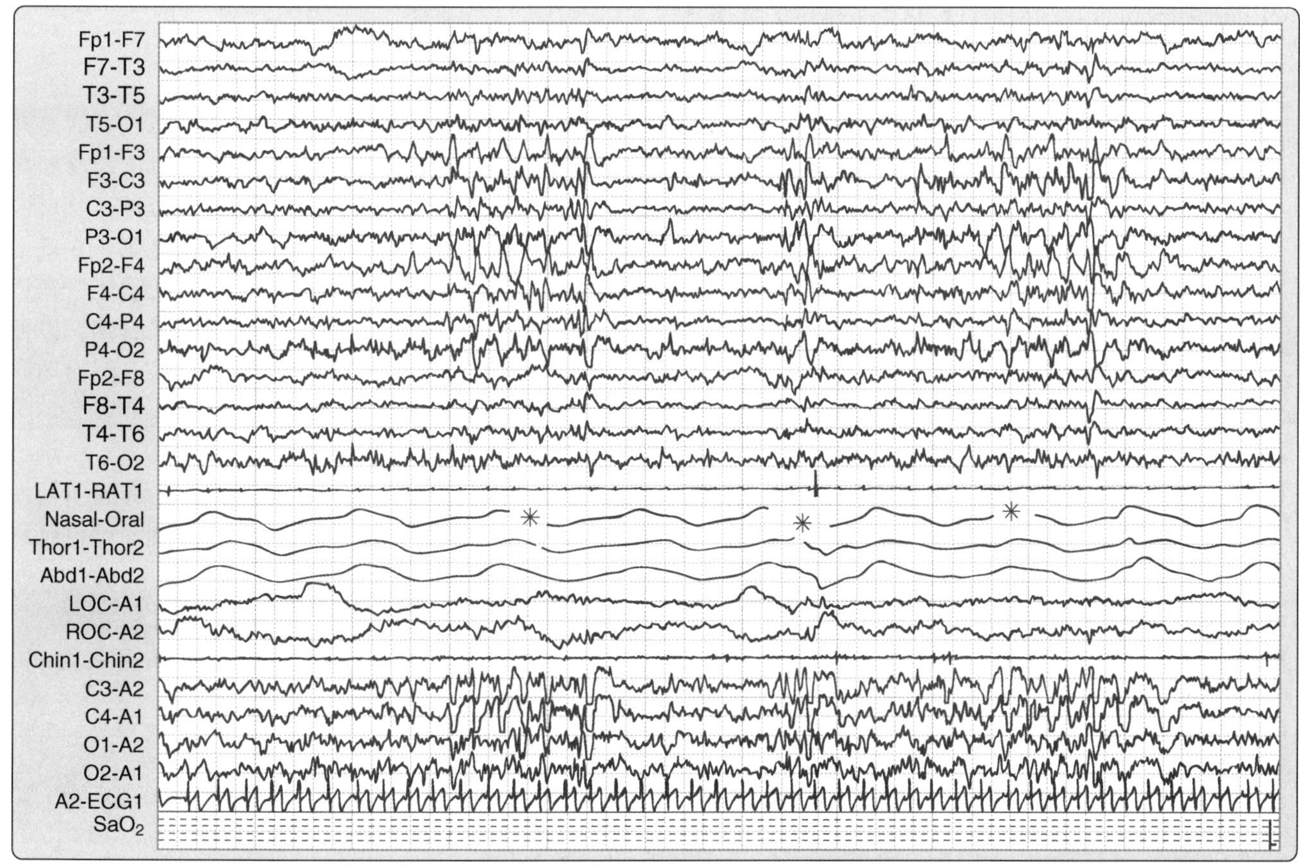


**图 199.5**　6 岁儿童的尖锐的顶尖波。尽管这些生理波与异常癫痫样活动相似，它们的形态和分布与病理性放电是不同的。参考图 199.3。每帧 30 s。校准符号（右下角）：100 μV。EEG，脑电图；LAT，左侧胫骨前肌；LOC，左眼电图；RAT：右侧胫骨前肌；ROC，右眼电图；$SaO_2$，血氧饱和度

## 相关适应证、优点、缺点及局限性

尽管视频–脑电图–多导睡眠监测和其他神经监测技术在诊断夜间事件时有所作用，因相比于标准多导睡眠监测的额外成本而需要有确切的适应证。不幸的是，目前不存在技术选择或结果解读的标准。此外，上文所描述的监测技术的可靠性和有效性尚未进行正式验证。同样，动态脑电图在监测异态睡眠中的作用也尚未明确定义。这里所概述的适应证、优点、缺点及局限性仅基于我个人的临床经验以及其他人的描述。

### 视频–脑电图–多导睡眠监测

视频–脑电图–多导睡眠监测的适应证包括可疑的睡眠相关癫痫发作、可疑的 NREM 觉醒障碍、RBD 以及可疑的解离性障碍。

#### 可疑的睡眠相关的癫痫发作

尽管一些癫痫发作可以根据病史（例如，可靠目击者观察到的全身强直阵挛性发作）进行诊断，大多数发作频繁且怀疑为复杂部分性癫痫发作最好通过视频–脑电图–多导睡眠监测来确认。监测尤其适用于具有抖动、踢腿、过度通气、头部摇晃、尖叫或从睡眠中的细微觉醒等特征的事件；这些事件可能提示复杂部分性癫痫发作[15]。详见框 199.1。

在疑似癫痫发作的情况下，视频–脑电图–多导睡眠监测相比于常规无视频记录的多导睡眠监测或脑电图的优势在于能够分析癫痫发作时的典型活动的特征，并结合发作期间的脑电图活动。图 199.6 展示了一次癫痫发作时的扩展脑电图蒙太奇的记录，显示了发作活动清晰的演变过程。除了记录癫痫发作之外，结合扩展脑电图蒙太奇的多导睡眠监测允许对 IEDs 进行整夜采样。与癫痫发作相关的 IEDs 通常在睡眠中更常见，尤其是 δ NREM 睡眠[16-17]。偶尔，常规日间 EEG 不能记录到的 IEDs 可以在整夜记录中被捕捉到。

**框 199.1　病例 1**

一位 34 岁的女性患者，早期有日间复杂部分性癫痫伴夜间发作的病史。她的丈夫报告称，她入睡后约 45 min 后经常出现坐起来表现出害怕的样子，呼吸急促，以空洞且瞪大的眼睛环顾四周，然后重新入睡。这些发作是典型的，持续时间小于 1 min。发作期间会对他的问题立即做出回应，醒来后不能回忆此次发作。

鉴别诊断包括分离性发作和癫痫发作。夜间惊恐障碍的可能性较低，因为患者对这些发作没有记忆。REM 睡眠行为障碍（RBD）有可能，但 RBD 在年轻女性中不常见，且通常不会导致典型的行为表现，并且很少在入睡后不久发作。

由于根据病史并不能确定诊断，且发作频繁出现，因此进行了视频–脑电图–多导睡眠监测检查。患者在 NREM 睡眠的各个阶段出现了多次典型发作。这些发作与起源于右侧颞叶的癫痫性放电相关，表现为频率逐渐增加节律性、波幅逐渐减小的 θ 活动。

她服用了卡马西平治疗复杂性部分性癫痫发作，发作得到了缓解。如果这位患者长期使用抗癫痫药物，并且发作频率较低（例如，每周一次），那么另一种方法是进行长期连续性视频–脑电图监测（LTM），并逐渐减少药物以促进癫痫发作。

#### 可疑的 NREM 觉醒障碍

疑似 NREM 睡眠觉醒障碍（例如，错乱性唤醒、梦游和夜惊）可以根据病史进行诊断。如果行为特征不典型或比较刻板、多次夜间发作、于成年期发病或发作对试验性药物治疗无效，应考虑视频–脑电图–多导睡眠监测。视频–脑电图–多导睡眠监测在诊断 NREM 觉醒障碍的优势包括：①结合视频对感兴趣的事件进行描述；②使用睡眠评分通道确定所涉及的睡眠阶段；③采用扩展脑电图蒙太奇排除癫痫发作时 EEG 活动特征。详见框 199.2。

视频–脑电图–多导睡眠监测可以从伴有同步 δ 活动的 δ NREM 睡眠（N3 期）中捕捉到错乱性唤醒、夜惊或梦游（见图 199.7）。另外，NREM 觉醒事件时期的视频–脑电图–多导睡眠监测可能表现为非同步 δ 或 θ 活动、同步 θ 活动、瞌睡模式或非反应性 α 活动。

#### 可疑的 REM 睡眠行为紊乱

尽管 RBD 的诊断可能基于病史，确定的诊断需要在 REM 睡眠时期在视频记录中捕捉到行为事件、异常肌肉张力或过多的肢体运动（详见第 118 章）。视频–脑电图–多导睡眠监测的优势在于联合了视频记录与睡眠分期，从而能够识别 REM 睡眠时期，以及一个扩展脑电图蒙太奇用于排除发作性脑电图活动。

#### 可疑的分离性障碍

分离性发作和其他的心因性事件在清醒期间发生，但患者可能看上去睡着了，并认为他 / 她自己睡

**框 199.2　病例 2**

一位 4 岁的女孩几乎每晚在入睡后约 1 h 出现大声尖叫。在发作期间，她的父母发现她焦虑不安，难以安抚。有时候，她会从床上下来，并在房间外徘徊。她对这些发作没有记忆。一位年长的兄弟也有过类似的发作。

由于病史强烈提示夜惊，因此无须进行视频–脑电图–多导睡眠监测的评估。如果存在任何不典型特征（例如，自动症或典型行为表现、多次夜间发作或成年后发作）或者该症状对治疗无反应，那么应该进行视频–脑电图–多导睡眠监测的检查。

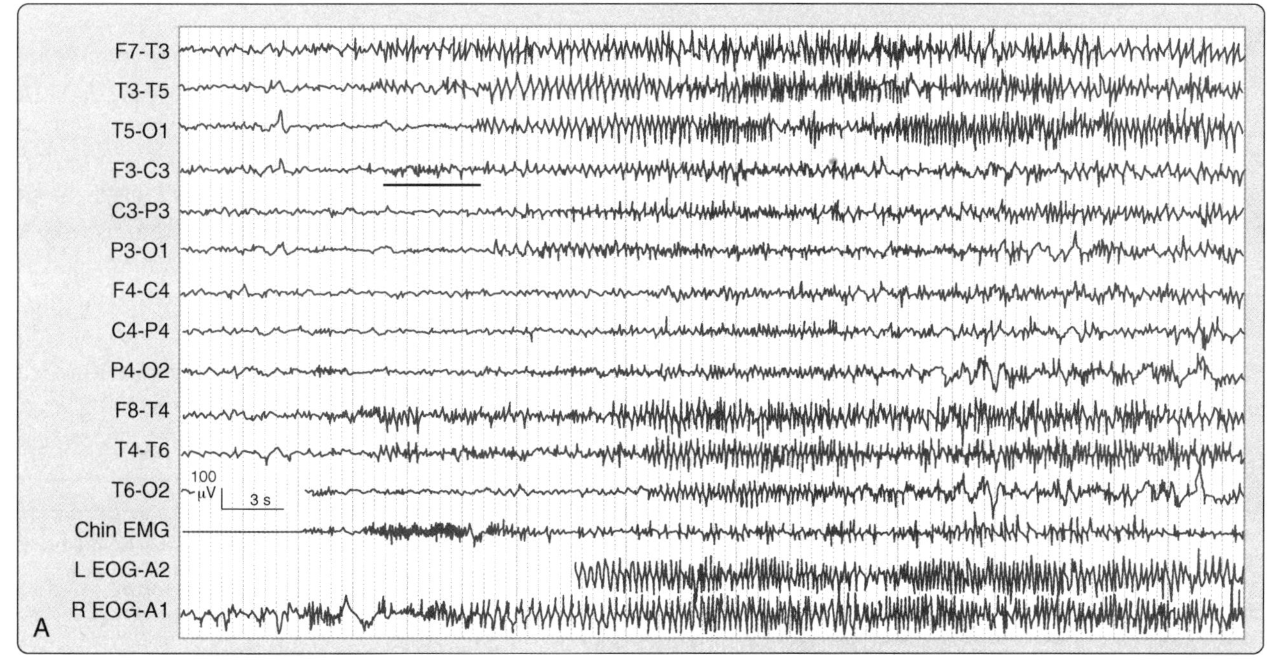


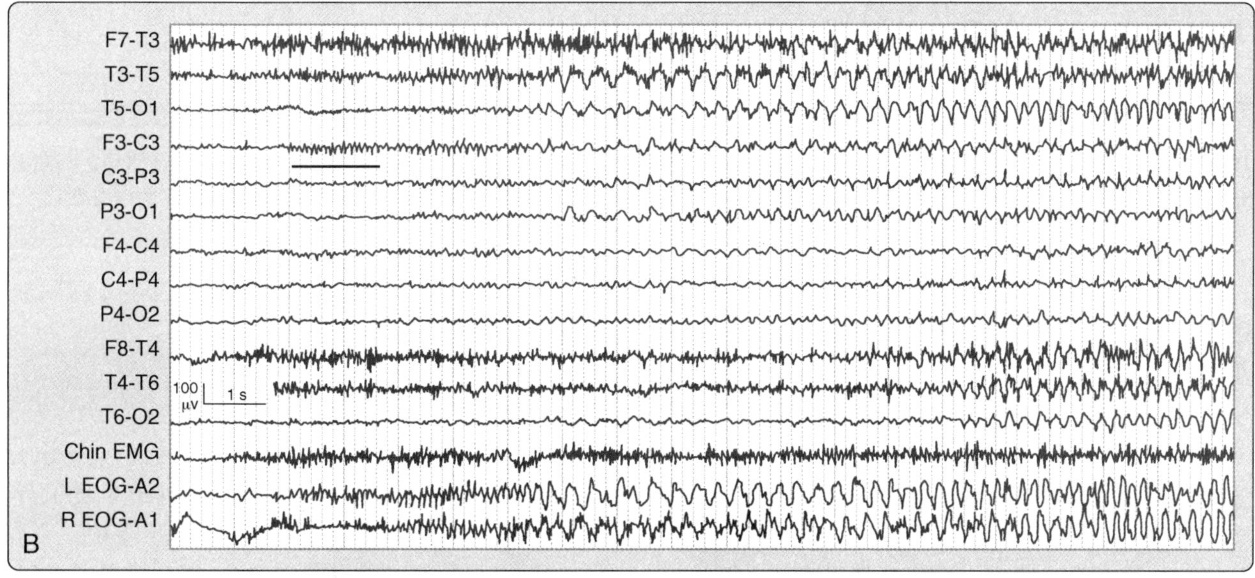


**图 199.6**　起始于 NREM 睡眠期间的部分癫痫发作。**A.** 以 10 mm/s 记录的多导睡眠监测。从临床角度来看，癫痫起始于一次突然的觉醒，紧接着的是头和眼睛转向左侧以及床单下手臂的运动。在脑电图（EEG）中，电压的初始降低之后是左侧大脑半球异常放电幅度的逐渐增加，并扩散到左半球。F3-C3 衍生的活动（下划线）显然是肌肉活动产生的伪影。然而，在 **B** 图中，以 30 mm/s 的速度，很明显，下划线部分是异常放电最初病灶表面的展现。在 16 ～ 21 通道记录的额外的多导睡眠监测没有显示。EMG，肌电图；EOG，眼电图。（Modified from Aldrich MS，Jahnke B. Diagnostic value of video-EEG polysomnography. Neurology 1991；41：1060-6.）

着了[7]。由于分离性发作的表现可以是非常古怪的，可以包括鞭打、尖叫或骑自行车样运动，仅仅基于病史，将其与癫痫发作或异态睡眠区分开来是基本不可能的。当怀疑夜间心因性发作时，视频-脑电图-多导睡眠监测有利于记录患者的行为，在发作前存在清醒时的脑电图背景活动，而发作时则没有。

视频-脑电图-多导睡眠监测在评估可疑的癫痫发作、异态睡眠以及分离性障碍时的主要缺点在于研究成本。为了放置一个广泛脑电图蒙太奇并在研究期间连续观察患者，需要额外的技术人员及时间。此外，为了评估行为和脑电图模式，医生必须回顾每个时期。

视频-脑电图-多导睡眠监测在诊断上也有局限性。在发作时的 EEG 记录可能不能显示出异常。因为癫痫发作可能缺少表面脑电图相关活动，因此表面异常 EEG 活动的缺乏并不能保证没有癫痫发作。此

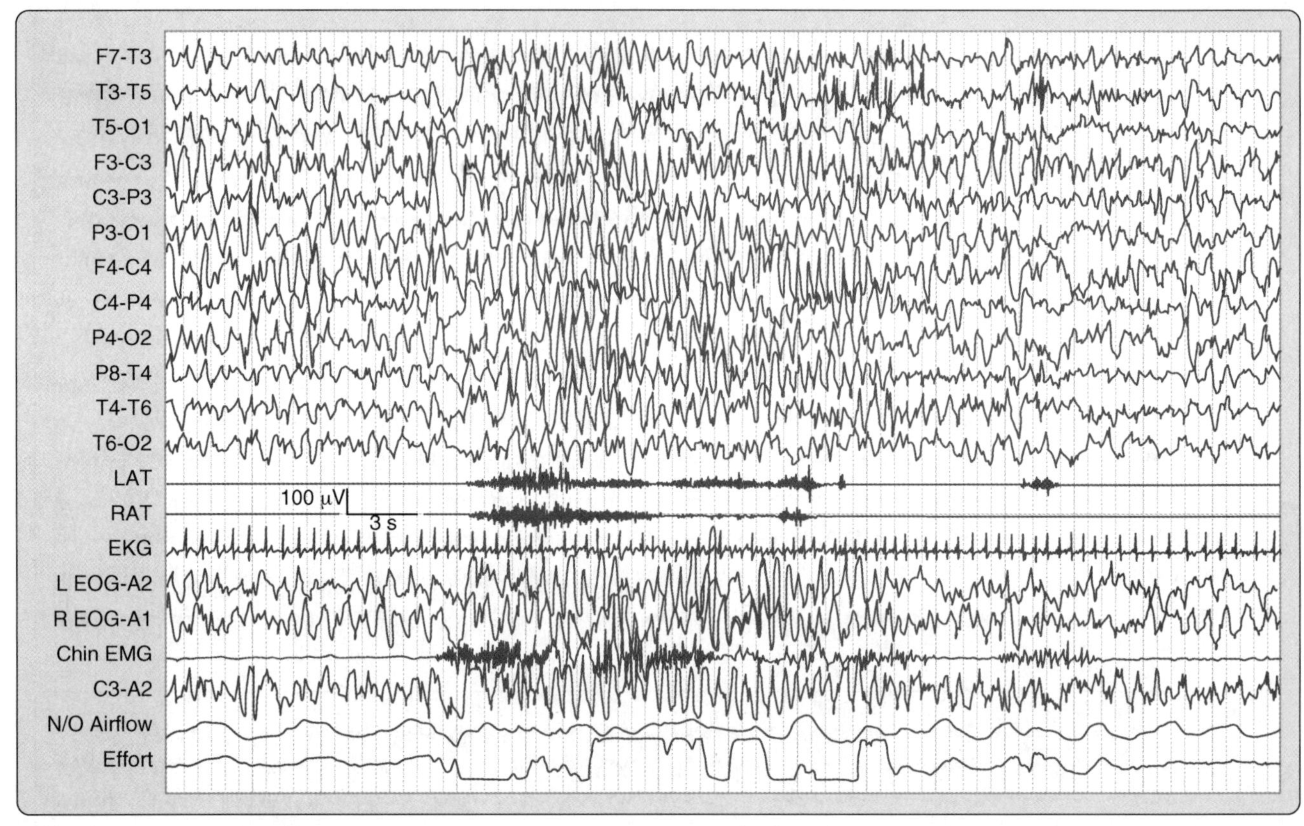


**图 199.7**　在患有非快速眼动觉醒障碍的儿童中，从 δ 波非快速眼动睡眠中觉醒的现象。注意出现的同步 δ 波活动，与左前胫肌和右前胫肌的肌电图活动及下巴肌电图的张力性增加有关。与癫痫发作的脑电图相比，δ 波活动的幅度或频率没有变化

外，很难区分异常脑电图癫痫模式（由频率和振幅变化的节律性活动组成）和 NREM 觉醒障碍时发生的同步 δ 或 θ 活动或弥散性 α 活动。异常脑电图模式中发展最好的部分可能是没有明显演变的节律性 δ 或 θ 波，癫痫可以是双侧发作，可以起源于 δ 型 NREM 睡眠阶段，肌肉或运动伪迹可能会模糊脑电图。通常会安排连续两晚的视频-脑电图-多导睡眠监测，如果在第一晚没有捕捉到任何事件，第二晚的记录也能用于研究。

## 日间脑电图

与视频-脑电图-多导睡眠监测、标准多导睡眠监测或任何其他的监测技术相比，日间脑电图的优点是记录时间短、成本低。然而，这些优势取决于事件发生。而缺点是，很难捕捉到发作，尤其是与睡眠相关的发作。当病史强烈提示癫痫发作时，常规脑电图显示出的癫痫发作活动能够成为癫痫的支持证据。然而，IEDs 并不等同于癫痫发作，在非癫痫患者中也可能出现，例如在伴中央颞区棘波的儿童良性癫痫患者的亲属中也会出现。相反，癫痫患者在脑电图记录中可能也没有 IEDs。此外，癫痫患者可能同时存在异态睡眠。因此，在缺乏能够令人信服的病史的情况下，不应该将异常间断癫痫样活动的发生专门用于诊断癫痫发作。

## 短时程监测和长时程监测

相比于常规脑电图，STM 和 LTM 的优点是在较长的记录时间及同时进行的视频检测中获取的额外信息。在绝大多数有睡眠相关发作史的患者中，视频-脑电图-多导睡眠监测优于 STM，因为记录是在睡眠期间进行的，因此增加了事件捕捉的概率。在日间和夜间混合发作的患者中，STM 有时是合适的。

在计划逐渐减少或停止服用抗癫痫药物的患者中，LTM 是一种替代方案。对于不频繁发作（例如，一周一次或更少）的患者来说，药物减量用于停止在控制癫痫发作是非常有用的。LTM 的缺点是住院费用高，需要专业的癫痫监测实验室。LTM 的局限性与多导睡眠监测相似，因为发作可能缺乏相关的脑电图活动，或者可能在许多天的监测中都没有发生。

## 动态监测

动态监测便于患者在家中进行记录，并且不需要技术人员进行持续监测。监测费用各不相同，但通常

比睡眠实验室监测要低。动态监测一个主要的缺点是在缺少技术人员的情况下监测的真实性。如果电极脱落、地线断裂或导电介质在研究过程中变干，都无法进行调整。此外，尽管一些系统具有扩展脑电图蒙太奇的能力，但因使用较少数量的通道，从而限制了可能提供的信息。

此外，与其他监测技术相比，患者不处于持续观察状态，也没有技术人员在场。因此，不能够与患者进行互动，而这对于评估意识水平是至关重要的。同样，在缺乏对行为和意识的评估的情况下，解释类似于异常放电的节律活动可能是困难的。在动态监测中添加同步视频记录可能有利于脑电图活动与临床事件的关联。

### 临床要点

临床医生应该考虑对疑似夜间癫痫发作和异态睡眠（例如 REM 睡眠行为障碍或 NREM 觉醒障碍）的患者进行视频-脑电图检查。视频可能与脑电图一样有助于记录癫痫发作时的刻板样行为。

## 总结

夜间发作的患者为睡眠专家和睡眠实验室提供了一个独特的诊断挑战。尽管标准多导睡眠监测为发作产生时所处的睡眠分期、发作与睡眠开始的关系提供了有价值的信息，这些发作的特征通过视频记录和扩展的脑电图得到加强（12 个以上通道，有时是 21 个以上通道）。在标准多导睡眠监测的基础上添加视频和扩展 EEG 对于夜间发作的精确诊断是至关重要的，包括癫痫发作、REM 睡眠行为障碍和觉醒障碍。视频部分提供了夜间发作时行为和运动表现的信息。根据临床情况，可以选择日间脑电图、动态脑电图、日间 STM、一晚或两晚多导睡眠监测或 LTM（多个日夜）。

### 参考文献和拓展阅读

请扫描书后二维码，获取参考文献和拓展阅读资源。

# 第 200 章 评估可疑睡眠相关呼吸障碍和心血管疾病的监测技术

Max Hirshkowitz，Meir Kryger
张小娜 徐 悠 译 毛洪京 审校

**章节亮点**

- 多导睡眠监测（polysomnography，PSG）由实验室研究工具演变而来，成为一种医学诊断程序，主要用于诊断和治疗睡眠相关呼吸障碍（sleep-related breathing disorders，SRBDs）。
- 评估 SRBDs 的方法主要包括气流测量、呼吸努力评估和血红蛋白氧饱和度记录。了解 SRBDs 和睡眠中断之间的关系也为患者护理提供了至关重要的信息。
- 对于预计大概率有睡眠呼吸暂停的患者，使用便携式设备可以实现对无并发症的睡眠呼吸障碍进行初步诊断（见第 205 章）。
- 虽然没有常规用于成人 SRBD 的诊断，但其他技术也可用于测量肺容量变化、胸膜压变化、血压变化、气流中的二氧化碳水平以及血液和大脑的氧合。
- 使用刚刚提到的新兴技术，临床医生可以描述睡眠呼吸暂停的生理表型，并可能由此产生靶向治疗。

## 引言

半个多世纪前，多导睡眠监测（PSG）开始作为一种研究睡眠的实验室研究技术。随着睡眠相关呼吸障碍（SRBDs）的发现，实验室 PSG 迅速成为诊断测试金标准的新角色[1-2]。对 SRBDs 的评估已变得如此全面，毫无疑问，当晚或任何特定夜晚进行的绝大多数睡眠研究都将起到这一作用。PSG 还用于评估 SRBDs 与其他疾病，如慢性阻塞性肺病、神经肌肉疾病和呼吸衰竭的共病情况，以帮助指导治疗[3]。最近，家庭睡眠监测（home sleep testing，HST）也证明了其在阻塞性睡眠呼吸暂停（obstructive sleep apnea，OSA）预测概率较高患者中的诊断作用。因此，HST 现在也被广泛用于诊断[4]。在某些临床情况下（例如，急性卒中），对怀疑患有睡眠呼吸障碍的患者进行任何一种测试都可能是不切实际的。在这种情况下，使用气道正压通气（positive airway pressure，PAP）设备的诊断模式可能会产生有用的临床数据，但这些数据可能不适用于保险范围[5]。随着电子系统和传感器的小型化，通常与智能手机设备连接的“消费”级产品（可穿戴设备或近距离设备，见第 206 章）可以捕获一些通常在睡眠研究中收集的数据[6]。新冠肺炎（COVID-19）大流行极大地改变了睡眠监测的方式和地点，进一步转向了家庭监测[7]。本章概述了最常用的记录技术及其在评估 SRBDs 方面的应用。

除了少数例外，PSG 和家庭监测设备使用类似技术来监测睡眠期间呼吸。本章概述了记录技术及其在评估 SRBDs 方面的应用。用于评估睡眠期间呼吸的记录技术测量（或估计）：气流、呼吸努力和（或）肺容量的变化。与异常呼吸相关的后果通常也被测量。这些症状包括：①血气变化，②血压变化，③心率变化，④睡眠障碍。

睡眠中的呼吸异常有几种不同的形式，并由各种潜在的病因引起。它有许多名称，包括睡眠呼吸暂停、睡眠呼吸暂停低通气综合征、睡眠呼吸障碍（sleep-disordered breathing，SBD）、SRBD、周期性呼吸、陈-施（Cheyne-Stokes）呼吸和低通气（框 200.1）。然而，到目前为止，阻塞形式是最常见的。关于 SRBD 相关病因、发病率和治疗的详细描述见本书其他部分。SRBD 的特殊病理生理事件包括呼吸暂停发作、低通气发作、呼吸努力相关觉醒（respiratory effort-related arousals，RERAs）、血红蛋白氧饱和度降低和鼾声觉醒。顾名思义，呼吸暂停是指呼吸停止，低通气是指浅呼吸。表面上看，不呼吸对机体健康不利，这似乎是显而易见的。睡眠呼吸暂停和疾病发病率是相互关联的；但是，因果关系可能会有所不同。代谢性疾病和心脏疾病可对睡眠相关呼吸产生下游效应。

几十年来，PSG 和 HST 定义睡眠呼吸暂停事件

**框 200.1　睡眠相关呼吸事件**

- **呼吸暂停**（apnea，A）：成人呼吸完全或接近完全停止 10 s 或以上。通常使用热敏传感器记录。
- **低氧事件**（oxyhemoglobin desaturation event，ODE）：血氧饱和度降低。通常，数值须≥ 3% 才能将其与持续的背景信号波动（电子噪声）区分开来。
- **低通气**（hypopnea，H）：通气减少（但不是停止）。要具有临床意义，低通气必须与低氧事件或 CNS 觉醒有关。
- **缺氧性低通气**（desaturating hypopnea，DH）：低通气伴血氧饱和度降低 4% 或以上（也称为"医保低通气"）。
- **呼吸努力相关觉醒**（RERA）：一种 CNS 觉醒终止阻塞型呼吸事件，不符合呼吸暂停或低通气的标准。
- **阻塞性呼吸暂停或低通气事件**（obstructive apnea or hypopnea，OA 或 OH）：由上呼吸道阻塞或上呼吸道通畅性降低引起的呼吸事件。
- **中枢性呼吸暂停或低通气事件**（central apnea or hypopnea episode，CA 或 CH）：由于缺乏或减少呼吸努力（即，CNS 呼吸控制中心对吸气肌的输出减少）而引起的呼吸事件。
- **混合性呼吸暂停或低通气事件**（mixed apnea or hypopnea episode，MA 或 MH）：既有阻塞型又有中枢性呼吸特征的呼吸事件。许多实验室将混合型事件归类为阻塞型事件。
- **周期性呼吸**（periodic breathing，PB）：一种有规律的重复模式，通气正常或增加与通气下降或停止交替进行。

CNS，中枢神经系统

的标准一直是一致的。停止呼吸 10 s 或更长时间构成呼吸暂停。之所以选择 10 s，是因为它近似于错过了两次呼吸。相比之下，低通气的定义即使在今天仍有争议。低通气本质上是"浅呼吸"的意思。定义低通气的困难有几个原因。第一个原因涉及测量技术，第二个原因是睡眠不足本质上不是病理生理的，第三个原因是几十年的使用中没有任何标准。

PSG 和 HST 气流监测技术主要依赖于替代和未校准测量（本章稍后将详细介绍）。此外，来自热敏电阻、热电偶、二氧化碳记录仪和鼻压力传感器的气流信号大小与潮气量的相关性很差。因此，基于流量信号减少百分比的低通气的操作定义使用任意截止值，关于这一点仍存在相当大的分歧。

清醒状态下，通常会出现短暂的低通气间隔，而不会造成伤害。例如，说话会伴随着低通气，除特殊情况外，说话不会对健康产生不良影响。"说到脸色发青"这句话可能是一种例外。然而，在睡眠中，低通气可能会引起显著的血氧饱和度降低或中枢神经系统（central nervous system，CNS）觉醒。因此，低通气的后果（不是低通气本身）代表了潜在的病理生理事件。因此，将睡眠低通气定义为异常的先决条件包括：①准确测量生理后果，②确定这些后果在什么时候达到显著水平，③证明它们在发病率中的作用。

遗憾的是，几十年来，测量和发病率测定仍未得到解决。在已发表的临床和研究文献中，出现了许多低通气的操作定义。据最新统计，笔者（MH）知道超过 15 种以上关于低通气的不同定义。对于气流百分比减少、氧合血红蛋白减少、包括或排除 CNS 觉醒作为定义的一部分的不同标准的出现，使问题变得非常复杂。在标准化定义标准的早期尝试中，美国睡眠医学会（American Academy of Sleep Medicine，AASM）成立了一个特别委员会。其工作成果，通常被称为"芝加哥标准"，被用于研究而非临床使用[8]。

随后，2002 年 4 月 1 日，医疗保险和医疗补助服务中心（Centers for Medicare and Medicaid Services，CMS）武断地将低通气定义为"持续时间至少 10 s 的异常呼吸事件，与基线相比，胸腹运动或气流至少减少 30%，并且血氧饱和度下降至少 4%"[9]。从低通气标准中消除 CNS 觉醒并要求 4% 的血氧饱和度下降，而不是 3%，减少了许多患者可评分的低通气发作次数[10-11]。从本质上讲，使用 CMS 标准降低了 SRBD 检测灵敏度并提高了诊断标准。

从表面上看，与呼吸和打鼾相关的觉醒显然是异常的，因为它们损害了睡眠的完整性。忽略这类事件的一些理由源于 CNS 觉醒监测的可靠性。然而，无论有意还是无意，一个主要的结果是，这些新标准为使用更便宜的家用监测设备诊断 SRBD 铺平了道路，这些设备很少记录脑电图（electroencephalography，EEG）测量。对于许多临床医生来说，忽视呼吸事件引起的睡眠中断似乎是如此荒谬的误导，以至于他们继续将引发觉醒的事件列成表格，但它们没有达到 4% 的去饱和度标准。RERAs 这个名称是从芝加哥标准中征用的，但它最初的标准完全不同。

5 年后，AASM 于 2007 年出版了《AASM 睡眠及相关事件判读手册：规则、术语和技术规范》[12]。这本 AASM 手册提供了两种不同的低通气定义，均不符合 CMS 标准。成员中心被要求采用和使用 AASM 标准来维持认证。一种定义要求血氧饱和度降低（3%），而另一种定义要求 CNS 觉醒事件终止。这些相互矛盾的规定和模棱两可将美国睡眠专家置于知识、临床和法律的两难境地。最后，在 2012 年，AASM 发布了一项规则澄清，最终在 2013 年，AASM 采用了 CMS 标准[13]作为低通气判读标准。

Mitterling 和他的同事们[14]使用不同的定义检验了判读结果，应用 2012 年判读标准（低通气需要 3% 去饱和度或因觉醒而终止）与仅基于低通气需 4% 去饱和度的判读相比，产生更高的呼吸暂停-低通气指数。研究人员选取了 100 名年龄从 19 ～ 77 岁的健康睡眠者作为样本。在一项涉及 2100 多名受试者的更大规模的研究中，Hirotsu 及其同事[15]评估了 1999 年、2007 年和 2012 年发表的 AASM 规则，即：①气流减少≥ 50% 与去氧饱和度≥ 3% 或觉醒有关，②气流减少≥ 30% 与去氧饱和度≥ 4% 有关，③气流减少大于和等于 30% 分别与去氧饱和度≥ 3% 和觉醒有关。他们发现，不同的标准显著改变了呼吸暂停-低通气指数中位数，改变了 SRBD 的患病率估计，并产生了糖尿病、代谢综合征和高血压的不同阈值[15]。

呼吸暂停和低通气事件进一步分类为阻塞型、中枢性呼吸或混合型，这取决于呼吸事件的某些部分或整个过程中是否有呼吸努力。除了有没有呼吸努力之外，努力程度的变化还可以提供有关气道阻力的信息。增加的努力导致 CNS 觉醒提供了关于病理生理学的见解。因此，呼吸努力是评估 SRBD 患者的关键指标。

SDB 的严重程度可以基于临床维度（例如，嗜睡）、事件频率（例如，每小时事件数量）或后果程度（例如，血氧饱和度降低的程度）。表 200.1 提供了对 SDB 的严重程度进行维度分类的示例。在确定 SRBD 严重程度描述方面缺乏普遍的共识；然而，通常使用两种方案。在第一种“自由”分级中，呼吸暂停低通气指数（apnea-hypopnea index，AHI）在 5 ～ 15 为轻度，15 ～ 30 为中度，大于 30 为重度。在第二种“保守”分级中，AHI 在 10 ～ 20 为轻度，20 ～ 50 为中度，大于 50 为重度[16]。

# 测量气流

## 总论

大多数临床技术使用定性替代测量来估计气流变化。完全定量的气流测定需要呼吸流速计或让患者睡在“身体箱”里。这些技术不适合常规的临床睡眠研究。半定量测量可使用校准感应体积描记仪；然而，大多数临床评估依赖于定性的口鼻温度和鼻压。这种方法提供了充足的数据，最大限度地减少了患者的不适，降低了成本，简化了数据采集。AASM 手册建议使用热传感器来识别呼吸暂停，使用鼻压传感器来检测低通气[12, 17]。然而，也可以通过检测环境空气和呼出空气之间的化学差异来定性测量气流（例如，二氧化碳描记图）。无论采用何种技术，定性测量呼吸活动都需要仔细分类。有时，患者的气道在吸气时可能完全闭塞，但在呼气时会释放出小气泡，这可以通过热敏电阻或二氧化碳（$CO_2$）分析仪检测到。这类事件被错误地归类为低通气甚至正常（呼吸畅通）。图 200.1 说明了这个问题。

## 热敏电阻和热电偶

呼出的空气通常比环境温度更高。核心体温使肺部的空气变暖，从而在空气进入和离开呼吸系统之间产生温差（在正常情况下）。因此，测量鼻孔和口腔前面的温度波动提供了一种简单的替代气流测量。可以使用几种不同的技术进行测量。

热敏电阻是一种热敏可变电阻，当连接在低电流但恒流电路中时，会产生电压变化。低电流可使热敏电阻自身发热的倾向降至最低。热敏电阻在最小化传感器尺寸和质量的同时，最大限度地扩大了传感面积。微小的温度变化可以产生大的电阻变化，而这些变化又可以通过桥式放大器进行转换。必须注意确保热敏电阻温度保持在体温以下（即，它不能停留在皮肤上）；否则，呼出的空气不会变暖，也不会发生电阻变化。在这种情况下，吸气活动和呼吸暂停是难以区分的。

热电偶也可以感知温度变化，但使用了不同的方法。不同的金属受热时膨胀速度不同。这种差异可以转换为可在多导生理记录仪上显示的电压变化。与热敏电阻一样，热电偶被放置在鼻孔和嘴巴前面的气流通道中，呼出气体会加热传感器并增加其阻力。转导信号反映呼出热空气和吸入冷空气之间的振荡，从而提供大致对应于呼吸气流的轨迹。

**表 200.1　按严重程度划分的阻塞性睡眠呼吸暂停综合征的临床 / 实验室特征**

| 维度 | 轻度 | 中度 | 重度 |
|---|---|---|---|
| 嗜睡或无意识睡眠发作 | 在不需要注意的活动中（如看电视） | 在需要一些注意的活动中（如商务会议） | 在需要积极注意的活动中（如驾驶） |
| PSG SRBD 事件：每晚次数 | 5 ～ 15 | 15 ～ 30 | > 30 |
| PSG/HST SRBD 事件和（或）氧合血红蛋白（$SaO_2$） | RDI 或 AHI 2 ～ 20 和（或）最低 $SaO_2$ > 85% | RDI 或 AHI 20 ～ 40 和（或）最低 $SaO_2$ 65% ～ 85% | RDI 或 AHI > 40 和（或）最低 $SaO_2$ < 65% |

AHI，呼吸暂停低通气指数；HST，家庭睡眠监测；PSG，多导睡眠监测；RDI，呼吸紊乱指数；$SaO_2$，动脉血氧饱和度；SRBD，睡眠相关呼吸障碍

**表 200.2　睡眠相关呼吸障碍与 ICD-10 编码**

| 诊断分组 | 障碍或诊断 | ICD-10 编码 [a] |
| --- | --- | --- |
| 阻塞性睡眠呼吸暂停（OSA）障碍 | OSA，成人 | G47.33 |
| | OSA，儿科 | G47.33 |
| 中枢性睡眠呼吸暂停综合征 | 中枢性睡眠呼吸暂停综合征伴陈-施呼吸（Cheyne-Stokes breathing，CSB） | G47.31，R06.3 |
| | 无 CSB 的医学障碍所致的中枢性睡眠呼吸暂停 | G47.37 |
| | Cheyne-Stokes 呼吸 | R06.3 |
| | 高海拔周期性呼吸所致的中枢性睡眠呼吸暂停 | G47.32 |
| | 药物或物质所致的中枢性睡眠呼吸暂停 | G47.39 |
| | 原发性中枢性睡眠呼吸暂停 | G47.31 |
| | 婴儿原发性中枢性睡眠呼吸暂停 | P28.3 |
| | 早产儿原发性中枢性睡眠呼吸暂停 | P28.4 |
| | 紧急治疗中枢性睡眠呼吸暂停 | G47.39 |
| 睡眠相关低通气障碍 | 肥胖低通气综合征 | E66.2 |
| | 先天性中枢性肺泡低通气综合征 | G47.35 |
| | 伴下丘脑功能障碍的迟发性中枢性肺泡低通气 | G47.36 |
| | 特发性中枢性肺泡低通气 | G47.34 |
| | 药物或物质所致睡眠相关肺泡低通气 | G47.36 |
| | 疾病所致睡眠相关肺泡低通气 | G47.36 |
| 睡眠相关低氧血症 | 睡眠相关低氧 | G47.36 |

[a] ICD-10，《国际疾病分类》，第 10 版（2020 年）。ICD-11 的分类，请参见第 69 章。

## 鼻气压

吸气时，气道压相对于大气压力为负。相反，呼气会略微增加气道压力。由此产生的鼻腔气道压力的变化可以提供对气流的替代评估。此外，这种压力信号与呼吸流速计记录的信号具有良好的相关性[18]。当患者通过鼻子呼吸时，鼻压信号也比鼻-口热成像术更敏感地检测细微的气流受限（图 200.2）[19]。吸气相气流信号出现平台期提示了气流受限。直流放大器提供最佳接口；然而，长时间恒定的交流电（即，非常慢的耦合信号）就足够了。相反，不推荐使用快速耦合，因为它可能会出现伪差（图 200.3）。

用于诊断 SRBD 的 HST 设备常规测量鼻气压、动脉血氧饱和度（$SaO_2$）和呼吸努力。然而，大多数 HST 设备不测量大脑活动，因此无法捕捉 RERAs。这一重大缺陷可能低估了 AHI，特别是在轻度病例中。Johnson 和他的同事[20]提出了一种事件测量方法，称为伴有呼吸恢复的气流受限 / 阻塞（flow limitation/obstruction with recovery breath，FLOW），使用鼻压鼾声来检测，而不需要脑电图。这些 FLOW 事件的最低定义是：①至少连续两次呼吸有阻塞的迹象；②随后的呼吸模式明显改变，幅度增加[20]。

## 呼出二氧化碳传感器（$CO_2$ 描记图）

呼出气体的 $CO_2$ 浓度比大气浓度高很多。因此，测量口鼻前部的 $CO_2$ 即可检测呼气。常用红外分析仪检测 $CO_2$ 浓度。由于呼出的 $CO_2$ 反映了生化变化，与热敏电阻、热电偶和鼻压记录检测到的物理变化相比，它具有几个优势。

在一些患者中，呼吸末 $CO_2$ 浓度提供了潮气末二氧化碳分压（$PCO_2$）升高的证据。由于 $CO_2$ 采样管会同时采集一些室内空气，使 $CO_2$ 测量值低于实际潮气末 $PCO_2$。

因此，升高的 $CO_2$ 表明实际 $PCO_2$ 甚至更高，从而提供了一种非侵入性技术（仅采样气流）来检测低通气。呼出二氧化碳曲线的形状也可以提供有用的信息。当患者的基础呼气 $CO_2$ 曲线显示一个清晰的平台期时，如果平台期消失（或曲线变小或呈圆拱形），则提示呼吸模式的变化，通常是呼气量下降。

在中枢性呼吸暂停中，设置在其最快响应时间

检测呼吸暂停的常见错误

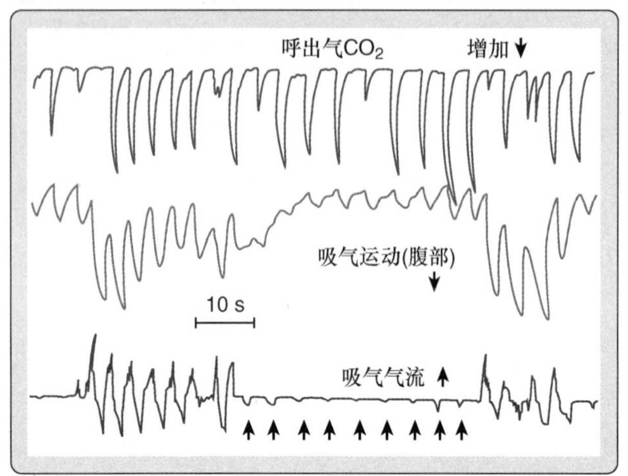


**图 200.1** 举例说明非侵入性气流检测的局限性。用二氧化碳（$CO_2$）分析仪和呼吸流速计同时记录空气流量。在阻塞型呼吸暂停事件期间，在没有吸气气流的情况下（在呼吸流速计记录中明显，在二氧化碳记录仪记录中不清楚），会出现呼气气流的周期变化（由呼吸流速计和二氧化碳分析仪记录）。如果没有来自呼吸流速计的信息，来自二氧化碳分析仪的记录将被解释为吸气和呼气气流不间断的证据。上部，用二氧化碳分析仪检测气流。中部，呼吸感应体积描记仪（respiratory inductance plethysmograph，RIP）（"呼吸描记"）。底部，用呼吸流速计测量气流。随着每一次呼吸暂停相关的呼气偏转被记录在呼吸流速计上（箭头，底部），RIP 基线出现连续移动。这种相关性表明，功能残气量不断降低，这是由于只有微弱呼气动作而没有吸气过程。如果只提供上两个通道的信号，这一明显的完全性吸气相阻塞可能被误判为通气不足或低通气。[From West P，Kryger MH. Sleep and respiration：terminology and methodology. Clin Chest Med. 1985；6（4）：691-712.]

的低容积导管系统可在 $CO_2$ 信号中显示心源性振荡。这些振荡是由心脏跳动引起的微弱容积变化造成的[21]。这些与心跳同步的振荡表示上气道通畅（图 200.4）。

二氧化碳描记图也可用于睡眠实验室，以滴定低通气综合征患者的无创通气[22]。在上气道阻塞的婴儿和儿童中，睡眠期间可能出现严重的低通气，但没有明显的呼吸暂停。测量呼出的 $CO_2$ 可提供低通气的证据，使用热敏电阻或热电偶则做不到[21]。

### 呼吸流速计

呼吸流速计准确定量地测量气流量。患者通常戴着面罩，过程可能会不舒服。在清醒的受试者中，呼吸流速计会改变呼吸；它会增加潮气量并降低呼吸频率。因此呼吸流速计很少用于常规 SRBD 诊断。然而，一些 PAP 机器包含内置呼吸流速计，其信号可用于在实验室滴定期间监测气流。

有几种类型的呼吸流速计可用。这些设备在测量技术方面有所不同：它们使用差分压力气流传感器、超声气流计或热线风速计。此处的讨论仅限于差分压力气流传感器，因为它们使用最广泛。在这种技术中，空气在通过圆筒时需要穿越一个阻力层使气流形成层流，阻力层的材料一般是以平衡排列的细管或网格。使用差分气压计测量该阻力层的气压差。当气流是层流时，气压差和流速之间存在线性相关关系。压力-气流的相关性受气体密度、黏度和温度变化影响。需要加热防止电阻元件出现水汽凝结；因此，也应在呼吸流速计充分预热后进行校准。对这些物理变化造成的偏差进行校正后，流量信号被整合以确定体积。

## 测量呼吸努力

测量呼吸努力提供了 SRBD 鉴别诊断（阻塞型与中枢性呼吸）所需的病因学信息和治疗计划。将呼吸暂停或低通气分类为阻塞型、混合型或中枢性呼吸（非阻塞型），这源于不同的呼吸努力和气流模式。检测和（或）测量呼吸努力的可用技术包括：①胸廓和腹部运动，②肌电图（EMG），③胸内压力变化，④床表面或床上的静电荷传感器检测到的运动，⑤卧室驻波模式检测运动，⑥数字录像记录。

### 胸腔和腹部运动

目前，测量呼吸努力最常用的 PSG 技术包括记录胸廓和腹部运动。正常呼吸时，主要的吸气肌引起胸腔扩张和膈肌下移。这些运动导致肺周围和肺内气压变为负压（相对于大气压）。环境空气和肺内的压力梯度将空气通过气道吸入肺泡。因此，肺容量的变化是肺旁结构，即胸廓和腹部容积变化量之和[23]。其他呼吸肌（例如，肋间肌、胸锁乳突肌）对胸廓结构有一定稳固作用。一些临床医生误以为腹部与胸廓运动分别代表了腹部和胸部呼吸肌肉的活动。实际上所有腹部和胸廓容量的变化（包括矛盾运动）都能够用呼吸机直接施加在胸廓上的力量变化来解释。胸廓和腹部的矛盾运动可能由多种原因引起，包括：①上气道阻塞（完全性或部分性），②膈肌肌力下降，③其他呼吸肌肌力下降。框 200.2 中描述了胸廓和腹部非同步运动的机制。尽管模式或其潜在机制不同，但胸廓和腹部运动反映了呼吸努力。

至少，单个未校准的腹部运动传感器可以检测呼吸努力。气流停止期间的呼吸努力通常表示气道阻塞。测量胸廓和腹部运动的常用方法有：①应变仪，②电感体积描记仪，③压电换能器。

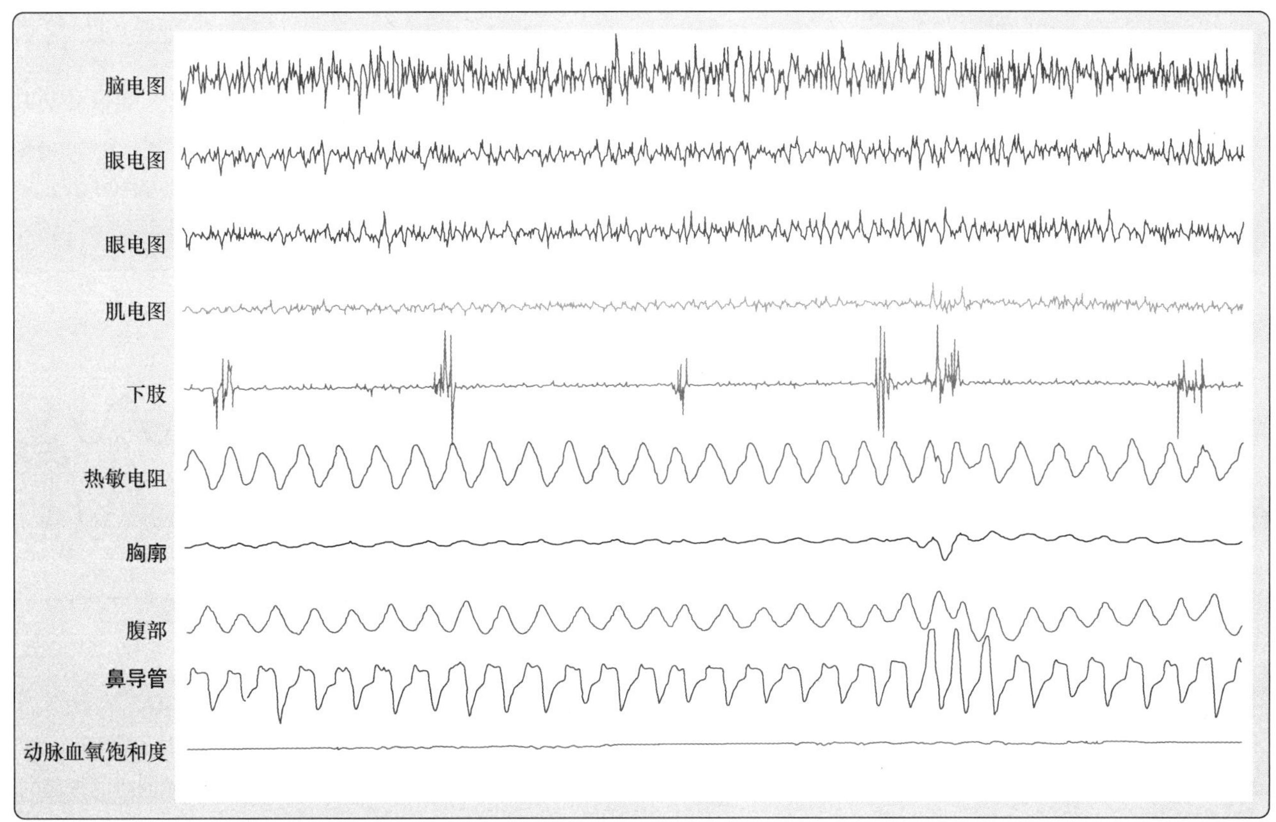


**图 200.2**　一段 120 s 的夜间多导睡眠监测，使用常规热敏电阻和用于记录压力的鼻管同时记录。热敏信号未见有呼吸事件迹象，胸腹感应体积描记信号几乎没有记录到细微的运动。但在鼻导管压力信号上很容易检测到一次低通气的结束和另一次低通气的开始。注意低通气阶段的压力曲线平台期（顶部被截断）。（Courtesy Dr. David Rappaport，Icahn School of Medicine，New York City.）

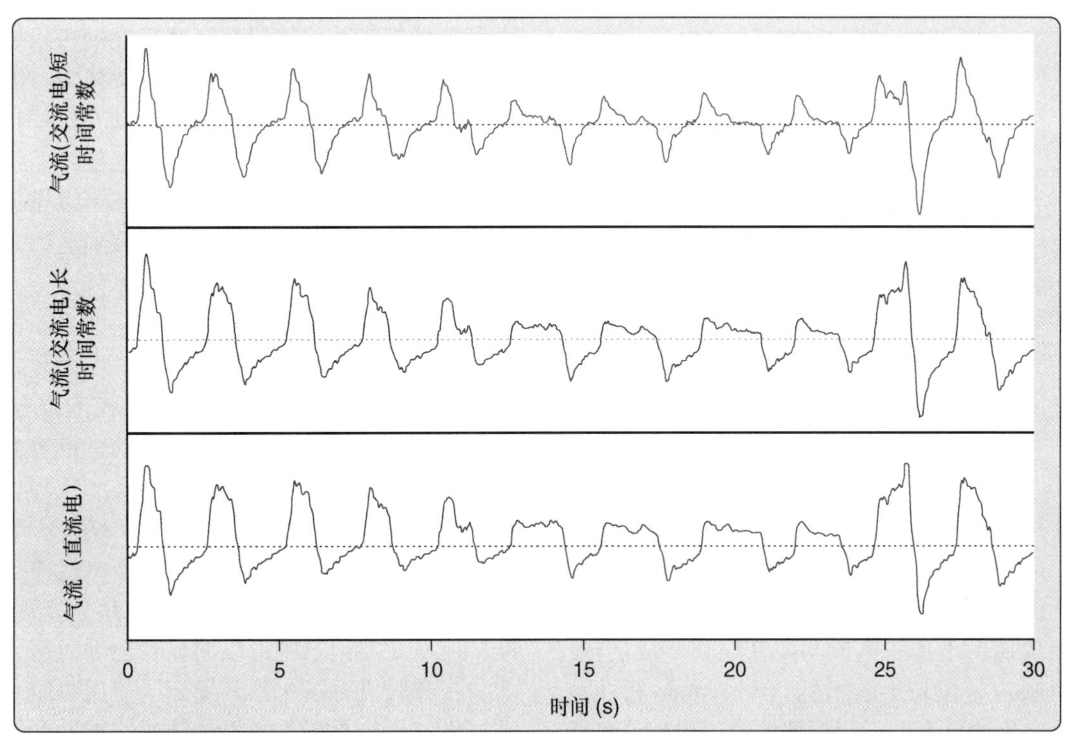


**图 200.3**　由鼻导管采集的压力信号通过 3 种不同放大器记录的气流受限事件。底部信号来自一个没有滤波的直流（direct current，DC）放大器。上部和中部两个信号分别来自时间常数为 1.6（上）和 5.3（中）的低频滤波的交流（AC）放大器。时间常数过短（上）会导致一段时间相对恒定的气流信号（气流受限平台）迅速降低到基线水平。采用较长的时间常数（中）有利于记录这种恒定气流信号

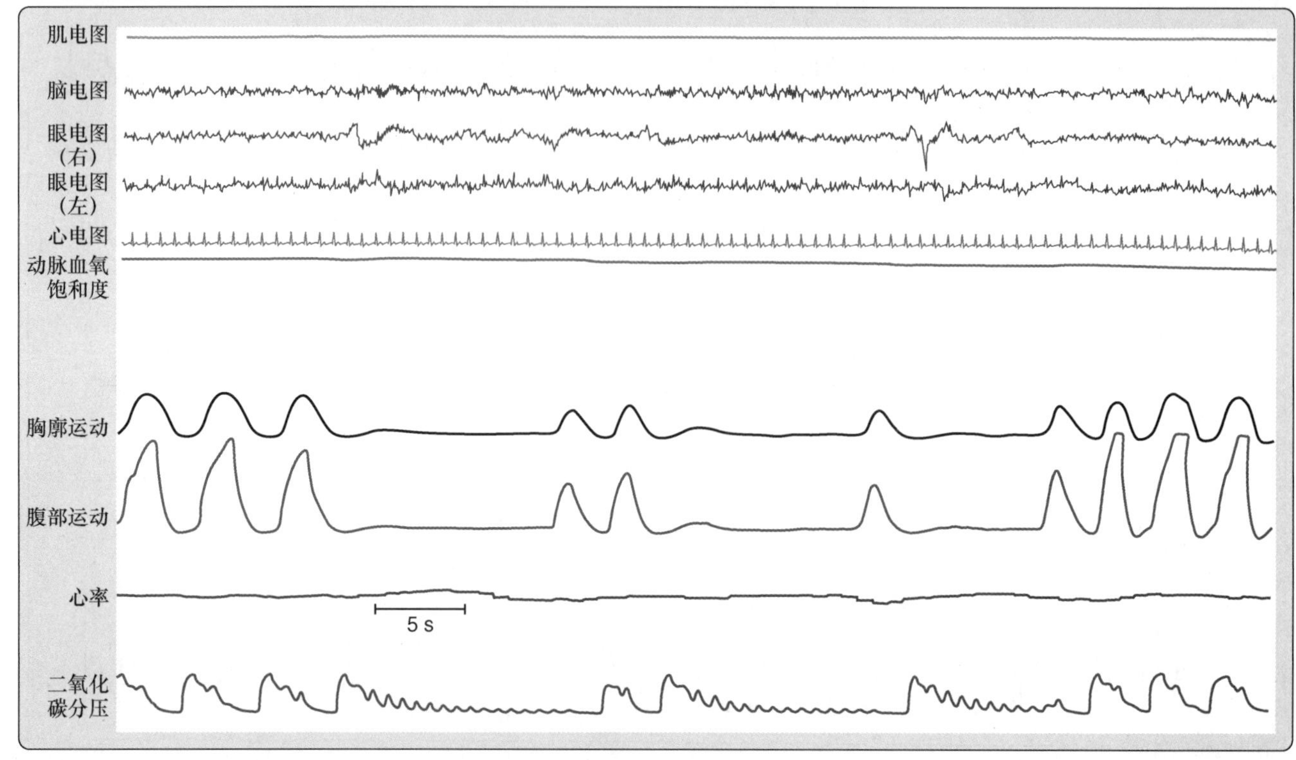


**图 200.4**　在本例中枢性呼吸暂停中，可以在记录的底部通道看到二氧化碳（$CO_2$）的心源性振荡。这些与心跳同步的振荡的存在，意味着上气道通畅

**框 200.2　胸廓和腹部矛盾运动的机制**

- **膈肌肌力丧失：**当膈肌停止收缩并变得松弛时，只能对周围压力改变做出反应，而不是产生压力变化。在这种情况下，当其他呼吸肌收缩使胸廓扩张，胸腔压力变为负压，将膈肌吸引入胸腔。最终结果是胸廓容积增大而腹部容积变小。
- **辅助呼吸肌肌力丧失：**当辅助肌肉张力消失时，胸廓，特别是上半部分，变得不稳定。当膈肌收缩时，吸气时的胸内负压将导致胸腔不稳定的部分被吸引入胸腔。
- **部分性上气道阻塞：**在上气道部分阻塞的情况下，膈肌必须产生非常强的负压才能发生吸气。膈肌的收缩将腹部向下推动同时产生一个强大的胸内负压。这个负压超过了巩固胸壁的支撑结构（辅助肌张力和胸廓硬度），导致胸腔不稳定的部分在吸气时向内凹陷。这一胸廓内陷现象多见于年龄很小，胸廓柔软的患者。

应变仪是填充有导电材料（可使电流通过）的密封弹性管。当长度一定时，电流和电阻也一定。拉伸应变仪会延长和缩小固定体积导体的横截面积。这种变形使电阻成比例增加。电流与应变仪长度成反比，因此成为反映应变仪长度的指标。Whetstone 桥式放大器将这种变化转换为电压，根据放置位置连续显示胸廓或腹部扩张。

电感体积描记仪通过检测电感的变化，以电子方式测量胸廓和腹部横截面积的变化。电感是电导体的一种特性，其特征是与导体中电流的变化相反。换能器放置在胸廓和腹部周围——生理上相当于导体。每个换能器都有一根绝缘金属线，在同一水平位被弯曲成正弦曲线的外形并且缝制在一条弹力布带上。

压电换能器通常用于检测运动。这些传感器放置在胸廓和腹部时，对长度的变化很敏感。挤压时，压电晶体会在其两侧产生电势。晶体可以排列，通常作为弹力带的一部分，以便可以检测到运动。

## 呼吸肌肌电图

记录 EMG 肋间肌活动是检测呼吸努力最古老的 PSG 的技术之一（图 200.5）。这些未经校准的记录是使用成对放置在右前胸肋间隙的标准表面电极进行的。获得最佳信号需要练习、耐心和技巧；信号容易被干扰，尤其易受心电图（ECG）伪差影响。如果记录得当，肋间 EMG 活动可以区分中枢性呼吸、阻塞型和混合型 SRBD 事件。此外，尽管信号未经过校准，但从此类记录中可以明显看出呼吸努力的级联增加。在呼吸机系统中已开发出了使用膈肌肌电图的先进技术；也就是说，神经调节通气辅助可能最终会迁移到诊断环境中。当怀疑膈肌活动减少时，例如在中枢性低通气综合征中，这将特别有帮助[24]。

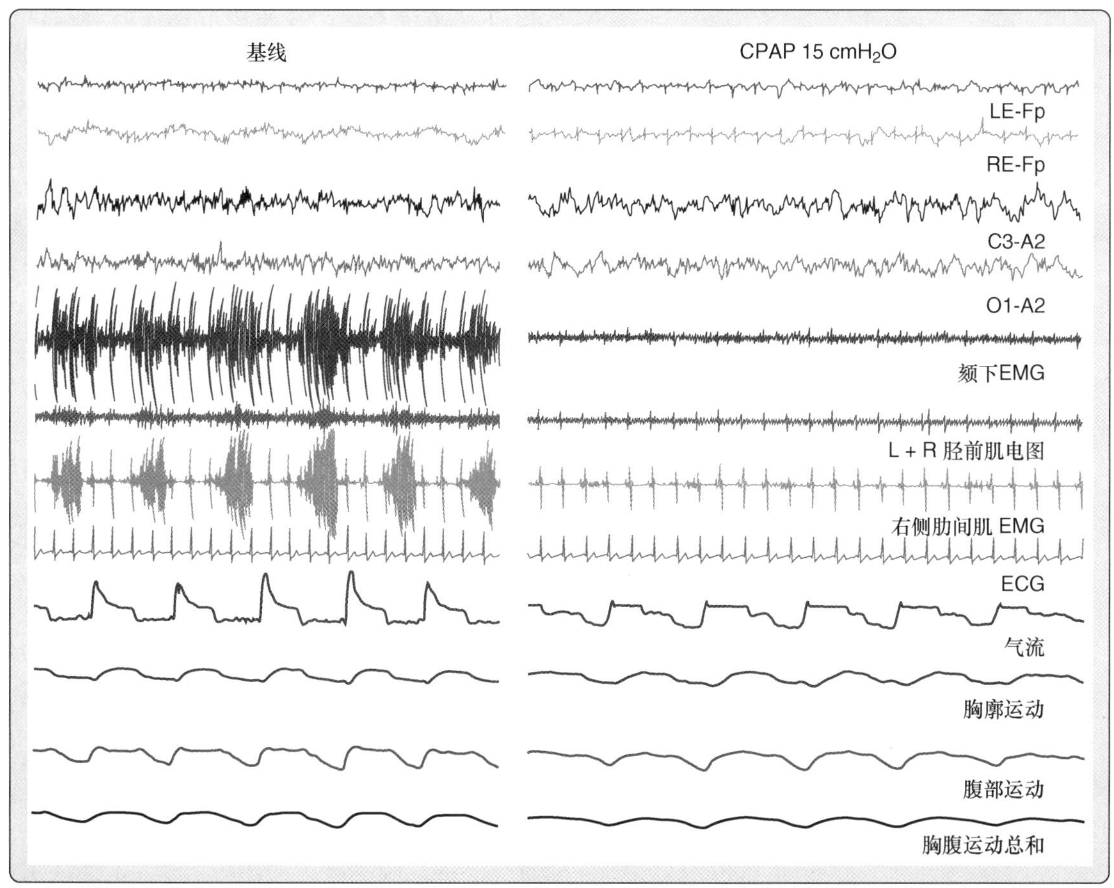


**图 200.5**　睡眠呼吸暂停的体表呼吸（右肋间）EMG。左，呼吸肌 EMG 显著增强。右，在经鼻持续气道正压通气（CPAP）下肌电信号减弱。A2，右乳突参考；ant，前部的；C3，左中央 EEG；ECG，心电图；EEG，脑电图；EMG，肌电图；LE-FP，左眼参考额极；L ＋ R，左右联动；O1，右枕叶 EEG；RE-FP，右眼参考额极。（Courtesy Dr. J. Catesby Ware，Eastern Virginia Medical School，Norfolk，Virginia.）

## 胸内压力变化

一些睡眠中心通过测量食道压力来反映吸气努力。在正常呼吸时，胸内压略低于大气压。胸内压波动表明呼吸努力。当气道阻力增加时，压力增加，因此可以非常准确地识别由阻塞引起的呼吸暂停和低通气事件。食管压力测量也可以高度肯定地证实中枢性呼吸暂停或低通气发作。此外，压力的增加也会改变心脏后负荷和前负荷[25]。尽管这些措施提供了优势，但根据我们的经验，多数接受全夜 PSG 的患者都难以耐受食管囊管。然而，薄层水尖式或导管尖压式压电换能器的耐受性较好。虽然这项技术也可以检测非常细微的呼吸事件，但重复多导睡眠监测可能比使用食管导管更可取[26]。近年来，胸骨上压力变化已被用作反映食管压力的替代指标。这种方法显示了对呼吸努力进行表征以对异常呼吸事件进行分类的前景[27]。

在患有上气道阻力综合征的患者中，典型的表现包括胸腔负压逐渐升高，直至出现一次 CNS 觉醒。这可能在没有低氧血症的情况下发生。有时伴随着觉醒可听到鼻息或噼啪声（图 200.6）。觉醒后，胸内压波动会暂时下降，直到下一次发作开始。这些事件通常循环发生，导致严重的睡眠中断。CNS 激活（EEG α 活动）有时达不到 3 s AASM 觉醒持续时间标准。然而，我们建立了 AASM 的 3 s 规则，以提高视觉判读自发（非激发）觉醒的判读可靠性[28-29]。脑电图变化，可使用数字分析测量，包括持续时间较短和（或）alpha 带宽功率增加的变化，被认为代表 CNS 觉醒。然而，这种变化很难在原始数据跟踪中直观地识别出来。

## 由静电荷和压力传感器检测运动

静电感应床技术已被用于评估睡眠障碍[30]。嵌入在薄床垫中的传感器对轻微的运动做出反应。床的输出非常灵敏，甚至能检测到心脏跳动并绘制出一份心冲击图。呼吸信号的波幅随体位改变而变化；然而，其他方面的输出是稳定的。

一种类似但更新的技术是将压电传感器嵌入到放置或合并在床上的条带中。放置方向垂直于睡眠者的

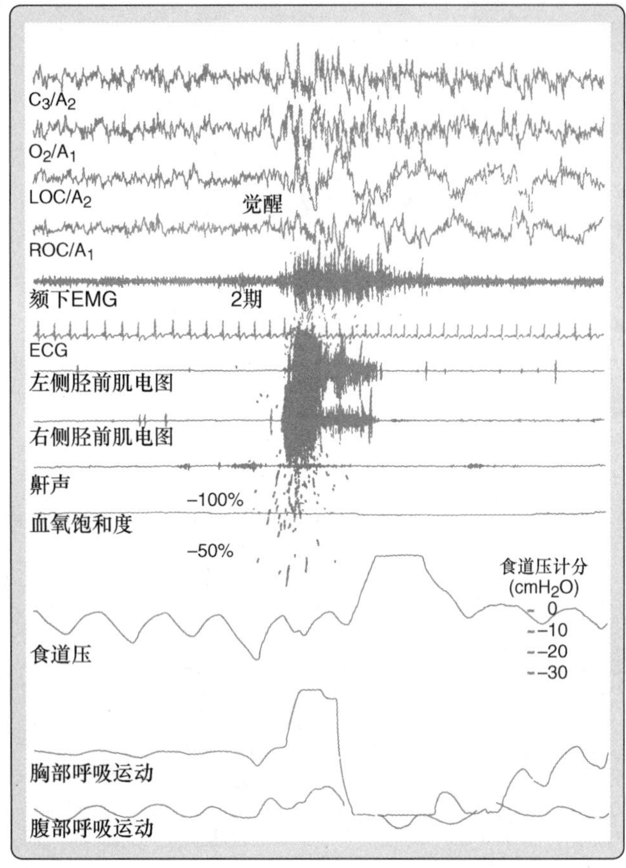


**图 200.6** 食管压力在上气道阻力综合征。食管压（Pes）波形在觉醒前出现最大值。C3/A2，左中央脑电图参照右乳突；ECG，心电图；EMG，肌电图；LOC，左外眦角；O2/A1，右侧枕叶脑电图参照左侧乳突；ROC，右外眦角。（From Butkov N. Atlas of Clinical Polysomnography. Synapse Media；1996：224.）

身体。该装置检测运动，从而识别呼吸努力。呼吸和心跳相关运动引起的压力变化都可以分析[31-32]。

## 波浪技术检测运动

一些系统使用微波、雷达和（或）卧室驻波模式的变化来进行运动检测。这些技术有时用于安全系统检测运动。在检测到入侵者时，输出的信号不是用来发出警报，而是可以提供房间里有人睡觉的数据。一种方法是将一束光束对准床表面，并分析返回的信号来评估睡眠者的上半身运动。在另一个系统中，使用激光辐射。微波和其他类似雷达的技术也可以应用。此外，一系列传感器可用于监测运动。将这些新兴技术应用于睡眠医学以评估 SRBD 和相关心血管功能是该领域持续发展的一个重要方面[33-35]。

## 多导睡眠监测同步数字录像

数字录像现在通常被纳入计算机化的 PSG 系统。尽管录像技术被广泛使用以评估异态睡眠和癫痫发作，它们可以帮助临床医生评估 SRBDs。当视频记录与 PSG 适当同步时，模糊和难以解释的踪迹往往变得明显。例如，如果在有声音的吸鼻动作、反复的下颌前伸、颈部拱起或张开的嘴巴出现闭合动作后出现氧再饱和，那么很容易将 $SaO_2$ 的小幅下降识别为严重的 SDB 事件。视频对儿童特别有帮助，因为他们的 PSG 记录可能难以解读（图 200.7）。没有其他可视信息的 $SaO_2$ 下降很可能被错过、忽略或作为信号伪差而被忽略。录像对那些在异常呼吸事件中表现出血氧饱和度降低的瘦人特别有用。此外，向患者展示睡眠研究视频可以非常有效地促进对问题的理解和对其严重性的认识。以这种方式使用视频是一些临床方案的一部分，旨在提高患者对 PAP 治疗的接受和使用。

## 测量肺容量变化

有几种方法可以估计潮气量。这些技术在半定量检测气流的同时还可以记录呼吸努力。当使用这些设备测量通气量时，校准是至关重要的。运动（校准后）、体位变化和记录设备移位都会影响测量的准确性。一些睡眠实验室使用应力计、电感体描仪、压电换能器和（或）阻抗呼吸描记仪来测量体积变化。其他方法包括磁力计、身体体积描记仪、带颈部密封的头罩、气压法和呼吸流速计；但这些方法在临床上很少用于诊断 SRBD。

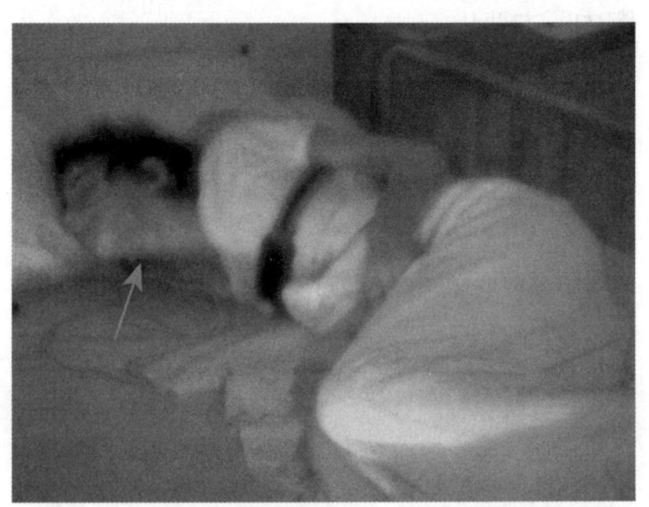

**图 200.7** 同步数字录像非常有帮助，就像这个例子中，一个患有下颌后缩的孩子睡觉时脖子弓起，下颌骨向前突（箭头）。这种睡姿导致上气道不封闭。传统的多导睡眠监测仪没有发现明显的睡眠呼吸问题。（From Banno K，Kryger MH. Use of polysomnography with synchronized digital video recording to diagnose pediatric sleep breathing disorders. CMAJ. 2005；173：28-30.）

### 应力计、电感体描仪和压电传感器

原则上，长度敏感装置可以定性地用于检测呼吸异常。如果校准得当，这些装置可以定量测量动态体积变化[36]。正常情况下，胸廓增大和腹壁同时出现；也就是说，它们是同相的。因此，对于给定的肺容积变化，可以量化胸腔容积和腹腔容积的变化。此外，对于任何给定的呼吸，同样可以确定胸腔和腹腔的相对贡献。

为了量化实际的体积变化，传感器必须根据独立的体积测量系统进行校准。在实践中，需要两种长度测量装置来测量肺容积的变化：一种用于胸廓，一种用于腹部。胸廓装置放置在腋窝水平，腹部装置放置在髂嵴上方。如果假设腹部和胸廓的分数贡献是恒定的，则可以通过校准对胸廓和腹部位移敏感的换能器来测量肺容积的变化。换能器校准后，胸廓和腹部运动幅度之和将代表容积变化。

遗憾的是，胸廓和腹部的相对贡献比例会随着睡眠中的姿势和肌肉张力而改变。还必须考虑移动相关的设备从其原始位置迁移和设备可变形性。这些因素会对校准精度和稳定性产生不利影响。尽管如此，经过校准的电感体描仪对于检测上气道阻力综合征事件似乎足够敏感[37]。

### 阻抗呼吸描记仪

阻抗定义了前面讨论过的导体的两种特性：电阻和电感。在物理术语中，当使用阻抗呼吸描记仪时，导体是胸腔。阻抗的测量方法是通过放置在胸腔活动度最大处的一对电极向胸腔施加一个微弱的电流。

跨胸阻抗变化反映了导电物质数量的变化：液体，包括组织间液、血液和淋巴液、组织，以及电极之间的非导电物质（空气）。导电和非导电物质对总阻抗的影响不同。肺容量增加可增大阻抗；胸腔液体量增大可减小阻抗。记录气体变化量和总阻抗变化量可以区分气体和液体对阻抗变化的贡献比例。如果在单通道中记录总阻抗，所测得的是气体和液体的总体变化量。

阻塞性呼吸暂停的阻抗变化十分复杂。在呼吸暂停期间，肺容量减少，而胸内负压很可能暂时将肺内循环血量增加。由于这些原因，可能无法精确测量呼吸容量和模式。尽管如此，曾有研究将频率适应性心脏起搏器用于筛检 OSA，它通过跨肺阻抗来检测呼吸[38]。

## 使用其他技术测量与睡眠相关呼吸

### 声音

大多数实验室使用麦克风录制声音作为视频录制的一部分；然而，很少有人使用这些信息来注意除了打鼾以外的任何事情。传感器技术和数字信号处理的进步使录音的使用范围更加广泛，甚至可以记录异常呼吸事件。例如，可以处理放置在胸骨切迹上的传感器的输出以检测振动（打鼾）并测量气管流动声音[39]。正在开发声呐（波浪技术，见上文）以使用智能手机评估呼吸[33]。

与标准临床 PSG 相比，非实验室和消费设备使用声音的范围要广得多。许多设备记录和分析声音以检测和量化打鼾。一些消费设备甚至声称可以作为 SRBD 患者的病例发现工具。但是，此类声明在被接受之前必须经过适当验证。要符合打鼾声的标准，信号必须在睡眠期间随着呼吸的节奏而振荡。该声音还必须与其他与睡眠相关的呼吸声（例如，喘息、喘鸣、呻吟、噼啪声或沉重的呼吸声）区分开来。一旦检测到打鼾，测量其强度就会面临更大的挑战。首先是校准，因为将检测到的声音水平转化为比较个体所需的指标非常困难。声音的音量会根据睡眠者的特征和外部因素而变化。睡眠姿势（仰卧、俯卧或侧卧）、声音特征、之前接触的环境因素（例如空气质量）、醉酒、药物使用和疲倦都会改变打鼾的强度（响度）。在判断响度时，还必须考虑传感器的位置及其相对于睡眠者的方向。此外，所有这些因素都可能在睡眠期间发生变化。尽管如此，未校准的音量信号可以提供基于声音模式的信息。假设声音在传感器的操作可变范围内（即，未达到顶峰或低于检测），存在几种模式，包括：①不存在，②间歇性，③相对稳定状态，④渐强渐弱，⑤渐强突然终止。这些模式表明不同的东西，但在应用于临床实践之前需要严格的验证。

### 聚偏氟乙烯薄膜传感器

热电偶、热敏电阻和应力计是相当古老的技术。最近，新材料，如聚偏氟乙烯薄膜（polyvinylidene fluoride film，PVFF），已被引入睡眠实验室。PVFF 将热能和机械能转化为可测量的电能。PVFF 具有压电（响应机械变化）和热电（响应热变化）特性。这些薄膜的输出可以用来测量气流[40]（压力和温度）、打鼾[41]（压力波形）以及由腹部和胸腔运动引起的长度变化[42-44]。

## 测量睡眠相关呼吸障碍的生理后果

SRBD 事件后果可能包括：(1) 血液和(或)组织气体变化，②血压变化，③心律变化，④睡眠障碍。以下部分描述了用于评估此类变化的测量技术。

### 血气变化

血液中氧气和 $CO_2$ 交换是呼吸的基础。可用于测量这些气体的测量技术包括：①脉搏测氧仪，②高分辨率脉搏测氧仪，③近红外光谱仪，④经皮评估。

#### 脉搏测氧仪

常规临床睡眠评估需要无创、连续和快速采样的措施来确定血氧浓度。因此，在所有情况下都排除了使用留置动脉导管直接测量血氧的可能性。然而，脉搏测氧仪可以很好地满足需求。因此，它是记录睡眠期间血红蛋白氧饱和度的标准技术。最初该技术旨在用于医疗用途，但由于小型化，该技术现在可供消费者使用。具有内存存储的多传感器系统可以将血氧测定与其他生理变量（例如，温度、血压、心电图、脑电图）结合起来。此类设备可以提供点（瞬时）或连续测量。在 COVID-19 大流行期间，公众对测氧仪的使用大大增加。遗憾的是，公众和医护人员并不总是了解此类仪器的复杂性和局限性[45-46]。特别是，脉搏测氧仪可能会高估缺氧黑人患者的血氧饱和度。在脉搏血氧饱和度（$SpO_2$）为 92% ～ 96% 的患者中，11.7% 的黑人患者和 3.6% 的白人患者发现 $SaO_2$ 低于 88%[47]。

脉搏测氧仪通常使用分光光电方式检测 $SaO_2$，它包括一个双波长发送器和一个接收器，分别放置在搏动性动脉血管床（通常是手指、耳垂、脚趾或鼻子）的两侧。或者，反射型脉搏测氧仪的光发送器和接收器都分布在同一侧面。射入到血管床的光可被散射、吸收和反射。接收器在特定光谱中检测到的光线强度取决于动脉脉搏变化的幅度、通过动脉血管床传输的波长以及动脉血红蛋白的氧饱和度（脱氧血液更蓝）。这些设备只对搏动性的组织敏感；因此，静脉血、结缔组织、皮肤色素和骨质在理论上不会妨碍 $SaO_2$ 的测定。然而，精确测量需要最小的脉冲幅度。血红蛋白生成障碍可能影响测量结果的真实性。

正确连接光发送器和接收器是确保测量精度的关键。如果传感器应用于手指，则手指的移动应最小化。手指明显弯曲会影响血流搏动的检测，并使结果无效。尽管所有脉搏测氧仪都基于相似的技术，但不同制造商的响应特性不同，甚至在特定制造商的产品线内也不同[48]。传感器放置和设备编程是获得最佳结果的关键技术因素。反射型测氧仪还必须与较弱的脉冲信号做斗争，因为反射回传感器的光要少得多。也不能过分强调反应性的差别和对感受器放置位置的影响（图 200.8），因为有些测氧仪对其他设备明显检测到的低氧事件似乎完全不敏感（图 200.9）。这样的设备会产生假阴性的 SRBD 测试结果。

对特定血氧计的回顾将不在本章的阐述范围；然而，关于①传感器定位、②仪器滤波和采样率以及③潜在缺陷的概述仍需重视。

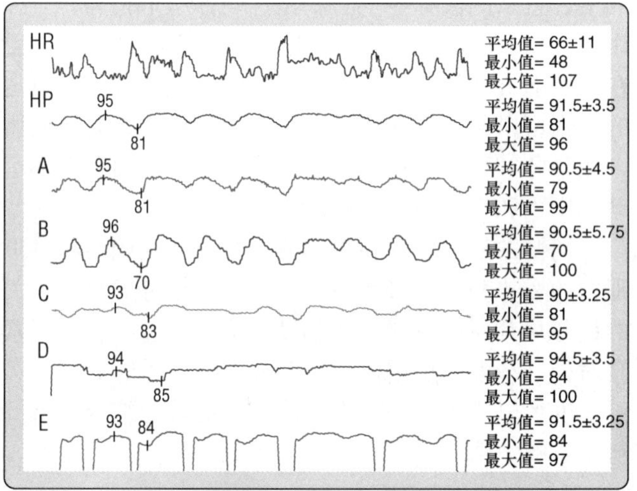


**图 200.8**　一名睡眠呼吸暂停患者的一段 5 min 心率（HR）和动脉血氧饱和度（$SaO_2$）变化。最高的两条轨迹是心率监护仪和惠普（HP）测氧仪；A ～ E 是五种不同脉搏测氧仪的轨迹。这六个血氧仪的显示刻度是相同的。信号波形上的数字代表在一次呼吸暂停事件中 $SaO_2$ 的瞬时峰值与瞬时谷值。右侧数据分别代表心率和 6 种测氧仪的均值、标准差、最小值和最大值。注意 C 和 D 无法记录到异常 $SaO_2$，E 出现过多伪差

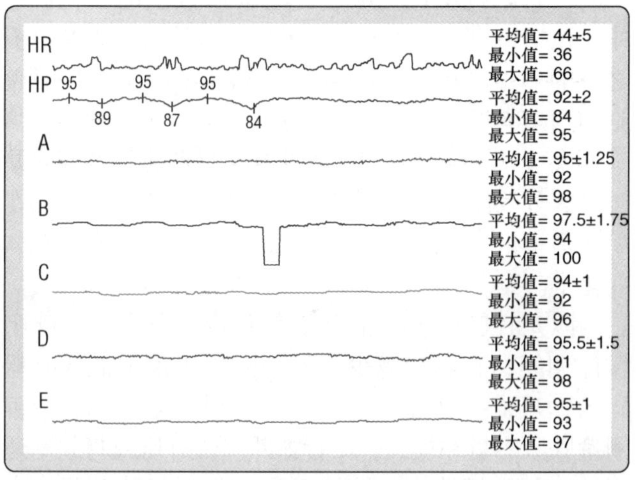


**图 200.9**　睡眠呼吸暂停和心动过缓患者 5 min 内的心率（HR）和动脉血氧饱和度（A ～ E 通道）。轨迹分别来自 6 种测氧仪，与图 200.8 一致。在本病例中，所有的脉搏测氧仪都完全遗漏了三次呼吸暂停发作。这位患者的低氧事件无法完全被脉搏测氧仪检出。HP，惠普（测氧仪）

### 传感器定位

根据我们的经验，成人首选的传感器位置是耳垂。如果组织灌注不足，可使用少量血管扩张剂［例如，壬酸香草酰胺和烟酸-辣椒碱软膏（Boehringer Ingelheim，Ridgefield，Connecticut）］。技术人员必须非常小心，避免血管扩张剂与眼部接触。与手指相比，选择耳垂可以减少循环延迟。这一优势对于充血性心力衰竭患者十分关键，因为这种做法能使呼吸事件与其随后的低氧事件紧密关联在一起。如果不能放置在耳垂，可将反射型脉搏测氧仪传感器固定在前额或者另一处灌注良好的表皮上。

### 仪器滤波和采样率

大多数脉搏测氧仪对信号进行滤波，一些滤波算法使用心率（heart rate，HR）。滤波程度与 HR 呈反比。因此，在心率非常低的时期，测氧仪可能无法检测到短暂的、轻度低氧血症。在 PSG 记录过程中，应尽量减少滤波，以减少遗漏的瞬时低氧事件。可以通过将测氧仪设置为最快响应、最高采样率或两者兼而有之来实现这一点。

### 潜在问题

当组织血流灌注不足时，脉搏测氧仪的性能会下降，如心力衰竭时可能发生的情况。脉搏测氧仪通常认为唯一有脉搏的组织是动脉；静脉和组织的搏动可能会导致不正确的读数。因为脉搏测氧仪使用双波长光线来检测 $SaO_2$，所以他们不能分辨出第三种或更多种类的血红蛋白。如重度吸烟者血中的碳氧血红蛋白水平可达到 10% ～ 20%，他们的 $SaO_2$ 可能会被高估[49]。若高铁血红蛋白含量升高，无论实际 SaO2 是否高于或低于 85%，测氧仪的读数都倾向于维持在 85% 水平[50]。由于光线必须穿透组织，皮肤色素沉着可能会降低测氧仪的性能，产生“探头脱落”或“低灌流”的错误报告，或可能导致低氧黑人患者错误的高测量值[47, 51]。一些指夹设备在佩戴整夜后可能会产生与压力相关的损伤。

### 高分辨率脉搏测氧仪

使用附加信号处理方法的高分辨率脉搏测氧仪（high-resolution pulse oximetry，HRPO）可以克服一些局限性。HRPO 可减少运动和低灌注伪差。它还可以提供灌注指数并测量血红蛋白、高铁血红蛋白和碳氧血红蛋白。这些设备可用于成人和儿童睡眠医学记录环境[52-55]。

### 近红外光谱

传统的脉搏测氧仪无法测量组织深处的 $SaO_2$，例如大脑或肌肉。近红外光谱（near-infrared Spectroscopy，NIRS）使用四种波长的近红外光（775 nm、810 nm、850 nm 和 910 nm）。这些波长可以安全且无创地穿透颅骨或组织[56]。NIRS 探头使用一个光源和三个检测反射光的传感器。该设备测量①含氧和脱氧血红蛋白（分别为 $O_2Hb$ 和 HHb）的浓度，②脑组织氧饱和度（$StO_2$），③总血红蛋白（tHb）浓度。脑血容量被认为等同于 tHb。由于脑循环会根据动脉氧分压（$PaO_2$）和动脉二氧化碳分压（$PaCO_2$）的变化进行自动调节，因此 NIRS 可能会揭示睡眠病理对脑氧合的影响。该技术已用于连续监测脑氧合（在重症监护病房和麻醉期间）、睡眠呼吸暂停以及成人和儿童的运动障碍[55-60]。在睡眠医学中，NIRS 目前主要用于研究环境。

### 经皮血气

经表皮测量动脉血氧分压的前提是氧气被输送至皮肤、局部氧气消耗以及存在皮肤扩散膜[61]。这种测量技术最常用于皮肤菲薄的新生儿。精确测量经皮氧分压（$tcPO_2$）需要尽量扩张真皮浅层的血管组织，将其加热到 43℃。但是，加热①使氧解离曲线向右移动，②增加皮肤角质层的氧气穿透阻力，③增加皮肤组织代谢率，以及④增加皮肤血流量。氧解离曲线的移动和代谢率的增加作用相互抵消，最终只有穿透性和血流量会影响 $tcPO_2$ 和 $PaO_2$ 的相关性。加热的一个重要优点是能使血流最大化，因此 $tcPO_2$ 不容易受组织血供的影响。

尽管如此，当血流状态未知时，$tcPO_2$ 可能会被误判。当血流和 $PaO_2$ 充足时，$tcPO_2$ 能反映 $PaO_2$。若血流受限而 $PaO_2$ 足够，$tcPO_2$ 随血流而变化。若 $SaO_2$ 和血流均受限，tcPO2 反映氧的输送。经皮测量的准确性也有赖于传感器的正确使用。为将 $tcPO_2$ 测量值精确地转换为 $PaO_2$ 值，需要每个受试者的校准曲线，这使得该技术对于常规临床实践使用而言过于费力。在大多数实验室中，测量 $tcPO_2$ 一般用于跟踪动脉血氧的相对变化状态。设备响应速度太慢，无法跟踪与短暂 SRBD 事件（$<$ 30 s）相关的快速血气变化，因为氧气在皮肤上扩散缓慢。经皮测量二氧化碳压力（$tcPCO_2$）的适用条件与 $PaO_2$ 相似。虽然经皮血气测量对新生儿和幼儿最有价值，但 tcPCO2 可用于评估成人低通气，尤其是神经肌肉疾病患者，如肌萎缩侧索硬化症[62-63]。

## 心血管测量

### 血压变化

临床实验室不定期记录与睡眠相关的血压。尽管如此，许多脉搏测氧仪也可以追踪脉压，脉压是发生在测氧仪传感器位置的搏动幅度指数。脉搏传导时间（pulse transit times，PTTs）可以间接估计血压[64]。PPT 表示从心跳（ECG 上的 R 波）到其传导至外周记录脉搏的时间间隔。胸内负压会引起血压下降，从而延长 PTT。阻塞型呼吸暂停期间，胸腔压的进行性增加会引起 PTT 振荡幅值进行性增加。中枢性呼吸暂停则没有这一表现。因此有人认为 PTT 可能提供吸气努力的机会主义估计，从而提供鉴别阻塞型和中枢性呼吸暂停的方法[65-66]。脉搏波数据也被认为是作为检测皮质觉醒的替代物[67]。

自动充气式袖囊带式血压计早已问世，但由于会干扰睡眠，因此在常规临床使用中存在问题。相比之下，小型指套系统对睡眠的干扰较小。在邻近手指间交替测量获取数据的设备可降低手指受伤的风险，并且一些系统会在上臂运动时进行自动流体静力学校正。然而，手指屈曲造成的运动伪差仍是一个问题。

### 外周动脉张力测量

光电体描仪检测与手指搏动血容量改变相关的光密度变化，并检测自主神经系统控制的血管收缩和血管舒张。交感神经张力会短暂升高，导致血管收缩，在异常呼吸事件结束时会出现觉醒[68-69]。该技术已与多个附加传感器结合到一个单元中。$SaO_2$ 是用脉搏测氧仪测量的。加速度计用于确定睡眠-觉醒状态。外周动脉张力测量（peripheral arterial tonometry，PAT）设备通过记录血管收缩并将该信息与血氧测定相结合，来间接检测呼吸暂停和低通气。睡眠阶段与 HR 血管张力变异性之间的关联用于检测状态。计算技术用于仿真多导睡眠监测的功能[70]。与 PSG 相比，AHIs 被强调或过度强调的频率足够高，因此建议当具有高预测概率的患者的 PAT 研究为阴性时，他 / 她最好在实验室再进行一次[70]。PAT 也被用于记录 OSA 患者中的内皮功能障碍[71]。

### 心肺耦合

心肺耦合使用单通道 ECG 记录来提取由呼吸调制的信号特征[72]。呼吸引起 HR 和 R 波振幅的微小变化。使用计算机化的频域分析，可以分离出代表呼吸引起的迷走神经窦压力 HR 变化的高频分量。可以提取低频分量以提供有关呼吸间隔的信息。通过检查这些数据的加权组合（增加的可变性和幅度变化的包络线），可以使用交叉功率谱来辨别具有呼吸暂停的时域周期（通常为 2 ～ 10 min）。一般来说，正常呼吸会负荷高频带宽，而 SRBD 事件会聚集在低频波谷中。低频窄带耦合识别中枢呼吸事件（化学反射激活），而广谱低频可能识别其他形式的 SDB。高频率与优质睡眠相关。自动心肺耦合分析已用于检测睡眠呼吸暂停[73-74]。有关心肺耦合的详细信息，请参见第 202 章。

### 循环时间

循环时间在心力衰竭时延长，可以通过呼吸事件判读结束和与这些事件相关的最低氧饱和度（用手指或耳部脉搏测氧仪测量）之间的时间来推断[74a]。

### 节奏异常

心律异常在睡眠呼吸障碍患者中很常见（参见第 145 章）。OSA 患者发生心房颤动的可能性是对照组的四倍；因此建议在睡眠期间监测心电图。心脏病学指南现在推荐在房颤患者中考虑呼吸暂停[75]。目前正在开发新的技术来检测 OSA 患者的房颤[76-78]。大多数实验室临床 PSG 包括至少一个 ECG 通道；然而，许多 HST 系统不记录心律。

## 睡眠障碍

觉醒和短暂的 CNS 觉醒提供了有关睡眠障碍和片段化的关键信息。觉醒和 CNS 觉醒的标准化判读源自脑电图活动，最好记录于枕部部位。根据标准化睡眠判读，在 N1、N2 阶段或快速眼动（rapid eye movement，REM）睡眠期间，任何持续时间超过 15 s 的脑电图 α 活动（7 ～ 13 Hz）爆发都被判为觉醒。在睡眠阶段 N3（有时被称为 α - δ 睡眠）中持续的混合脑电图 α 活动可能表明睡眠受到干扰；然而，这并不是由短暂的病理生理事件引起的。

短暂性 CNS 觉醒最常表现为脑电图 α 活动爆发。术语 EEG 频率转换或 α 侵入有时被用来描述这些事件。在（人工）视觉判读时，在 N1 或 N2 睡眠期间，持续 3 ～ 15 s 的 α 活动爆发被认为是一种觉醒。然而，在 REM 睡眠期间，α 活动可能是正常的背景 EEG 活动的一部分。因此，只有伴随肌张力增加的 α 节律出现才被认为代表着 CNS 觉醒。

CNS 觉醒代表了一个具有临床意义的睡眠参数，因为它引发（在干预研究中）疲倦、疲劳和嗜睡并与其相关（在横断面研究中）。作为 OSA 的一种病理生理学结果，觉醒被认为是由呼吸努力增加和伴随的自主神经系统交感神经激活增加，由气道阻力增加引起的。据推测，CNS 觉醒终止了 SRBD 事件，因为觉醒使呼吸恢复到自主控制。因此，气道可以扩张，呼吸可以恢复。然而，关于在没有 CNS 觉醒的阻塞性事件后恢复呼吸，以及在中枢事件终止时是否存在觉醒，存在一些争议。

## 家庭睡眠呼吸暂停监测

除了标准参与的 PSG 之外，HST 指南也已出版[79]。第 205 章提供了方法学细节。由于 HST 设备不如实验室 PSG 敏感，因此家庭测试可以确定但不能排除 SRBD。因此，只有临床高度怀疑 SRBD 的患者才应考虑进行 HST。许多医疗保险计划，包括由 CMS 管理的计划，都会报销 HST 诊断睡眠呼吸暂停。临床医生应该意识到，由于未纠正的技术故障（例如，电极脱离），HST 很容易丢失数据。无人值守的研究也容易受到患者干扰，使它们不适合大多数法医学测试。

为了在诊断和经济上取得成功，HST 需要适当的患者选择，适当的便携式记录仪应用，以及由合格的睡眠专家进行适当的研究解释。为确保良好的护理质量，在需要随访时必须提供实验室 PSG。需要实验室随访的情况包括：① HST 结果阴性的患者有较高的 SRBD 预测概率；②尽管进行了适当的治疗，但问题仍在继续；③患者症状或健康状况突然出现无法解释的变化。

## 其他考虑

### 测量上气道塌陷性

通过临界闭合压（Pcrit）测量上呼吸道塌陷性已被用于预测 PAP 治疗的成功。这种方法包括对睡眠中的患者进行夜间 PAP 操作，并且主要在研究实验室中进行。目前正在开发不需要此类操作的更简单的技术来获得气道塌陷指数[80-82]。

### 生理表型

PAP 疗法可能不是治疗 SDB 的唯一方法。在睡眠呼吸障碍中发挥作用的生理特征包括上气道塌陷、通气驱动、咽部对阻塞的代偿、觉醒阈值、觉醒强度[83-84]和缺氧负担[85]。将来，可能会针对特定特征量身定制特定疗法[81, 86]。基于患者特征的分类可能有助于个性化治疗[87]。提出了一种名为 PALM 的量表，其变量包括塌陷性（Pcrit）、觉醒阈值、环路增益和气道肌肉反应性。它对指导基于治疗的生理特征方面的效用还有待进一步研究[88]。这在第 129 章（表 200.3）中有更详细的介绍。

**表 200.3 OSA 的解剖及生理特征（技术详情）**

| 特征 | 如何测量的描述和例子 |
|---|---|
| 上呼吸道解剖异常 | 体检，影像学 |
| 咽部塌陷 | 通过以下方式估算：<br>• 使用 CPAP 点滴法[88]的被动临界闭合压（Pcrit）<br>• 使用诊断性多导睡眠监测在正常通气驱动（被动通气）下进行通气（通过较低的通气捕获更易塌陷的气道）[80]<br>• 替代临床指标：临床 CPAP 滴定研究显示，治疗性 CPAP 水平≤ 8.0 cm $H_2O$ 可预测轻度塌陷性咽解剖[89] |
| 咽肌代偿 | 呼吸驱动对上气道肌肉活动的影响（如胸膜压力波动，Δ $PCO_2$）估计为<br>• CPAP 点滴法期间颏舌肌 EMG 与会厌压力图的斜率[88]或<br>• 诊断性多导睡眠监测显示被动通气和被动通气（唤醒前的通气驱动）之间的通气差异[80] |
| 环路增益 | 通气控制反馈回路对通气变化的灵敏度由<br>• 机体增益（肺、血液和身体组织）<br>• 反馈时间（化学感受器检测到肺部二氧化碳变化所需的时间）<br>• 控制器增益（化学敏感性）使用 CPAP 点滴法[88]或诊断性多导睡眠监测的通气信号建模通过 Δ 通气 / Δ 干扰测量[90] |
| 觉醒阈值 | 脑电图觉醒发生前的通气驱动水平（例如，胸腔压力波动，Δ $PCO_2$）可以通过以下方式估算<br>• CPAP 引起的胸腔压力下降<br>• 诊断性 PSG 的通气驱动<br>• 替代临床指标：以下至少 2 项[91]<br>　• AHI ＜ 30（使用的呼吸不足定义可能包括没有氧合血红蛋白去饱和但与中枢神经系统觉醒相关的事件）<br>　• 呼吸不足的比例＞ 57%<br>　• $O_2$ 饱和最低值≥ 82.5% |

AHI，呼吸暂停低通气指数；CNS，中枢神经系统；$CO_2$，二氧化碳；CPAP，持续气道正压通气；OSA，阻塞性睡眠呼吸暂停；PSG，多导睡眠监测

### 临床要点

- 检测与睡眠相关呼吸事件并将其分类为阻塞型、中枢性呼吸或混合型，需要测量气流、呼吸努力和血红蛋白氧饱和度。
- 有关睡眠相关呼吸障碍事件的睡眠干扰影响的信息，为诊断睡眠呼吸障碍提供了更好的敏感性。
- 美国睡眠医学会制定的标准化指南旨在推进临床实践，并应限制科学探究。

## 总结

睡眠技术最常见的医学应用是诊断和治疗 SRBD。半个世纪以来，程序不断发展，有些程序最终在临床睡眠实验室中变得司空见惯。AASM 发布了指南，这些指南成为事实上的标准。SRBD 的标准临床评估包括测量气流、呼吸努力和氧合血红蛋白去饱和度。实验室评估还包括评估睡眠障碍的大脑活动。在本章中，我们描述了测量这些和其他相关生理活动的技术。还讨论了底层机制、优点和问题。

### 参考文献和拓展阅读

请扫描书后二维码，获取参考文献和拓展阅读资源。

# 睡眠远程医疗和远程气道正压通气依从性监测

# 第 201 章

*Amir Sharafkhaneh，Samuel T. Kuna*

张小娜　侯钦格　徐　悠　译　毛洪京　审校

**章节亮点**

- 远程医疗使临床护理更易获得。睡眠医疗服务具有得天独厚的优势，可以从远程医疗中受益。
- 技术的进步使医疗保健实体能够使用远程医疗，不仅可以提供远程医疗，还可以管理医疗保健的行政和教育部分。
- 同步远程医疗是远程实时提供医疗服务。它包括视频电话会议以评估患者、提供患者教育以及启动和管理各种疗法（例如，失眠的认知行为疗法）。
- 非同步远程医疗包括从患者远程收集的存储数据，供医生在以后的临床管理中审查。这种“存储并转发”的远程医疗的例子包括回顾和解释患者自我报告数据、家庭睡眠研究和无线传输气道正压数据。
- 使用远程医疗提供医疗服务是复杂的。成功的实施不仅取决于克服技术挑战，还取决于解决法律、隐私和付款人问题。
- COVID-19 大流行需要快速、大规模地实施虚拟医疗保健，因此大大提高了从业者和患者对远程医疗的接受程度，以降低病毒暴露的风险。

## 引言

传统上，医疗保健是通过患者和卫生保健提供者之间面对面的互动来提供的。从患者的角度来看，这种模式的局限性包括需要从工作中抽出时间，出行的不便和费用（通常到医疗机构的距离很远），以及医疗状况和精神健康问题限制了出行能力。在许多时候，不只存在一种情况。远程医疗通过使用新的、广泛可用的和迅速出现的电信技术克服了这些限制，使患者能够远程接受护理。患者可以选择在家中接受治疗，从而减少了对专门诊所空间的需求以及医疗机构的相关费用。另外，患者可以在最近的当地医疗诊所使用远程保健设备获得远程专科护理，而这些诊所本身并不提供所需的服务。使用当地医疗诊所使部分患者克服了无法在家中使用所需技术的障碍。此外，与前往提供所需专业服务的医疗中心相比，当地的医疗诊所可能会减少出行时间，提供更好的停车选择，并且障碍更少。从从业者的角度来看，远程医疗提供了远程工作的选择。此外，远程医疗对数字数据的依赖可以减少医生的时间，从而提高医生接诊患者数量。因此，远程医疗可以使患者方便地获得可能因依赖面对面交流而被显著延迟或阻止的护理。

## 远程医疗和远程保健的范围

远程医疗和远程保健这两个术语经常互换使用。远程医疗一词的范围较窄，表示由医疗保健提供者远程向患者提供医疗保健[1]。在本章中，我们将治疗睡眠障碍的远程医疗称为远程睡眠。远程保健是一个更广泛的术语，可以定义为随时随地联系卫生保健提供者并获得服务[2]。远程医疗涵盖多种服务，包括住院和门诊护理、人口健康、家庭保健、第二医疗意见、“医对医”咨询、团体 / 个人教育和咨询、团体 / 个人身体康复、团体 / 个人戒瘾咨询和护理、诊断解释服务和各种医疗服务的质量控制[3]。表 201.1 列出了远程保健和远程医疗中经常使用的术语。实时发生的远程医疗交互称为同步[1]。同步远程医疗最常用的方式是视频远程会议。非同步远程医疗发生时，从患者收集的数据被存储，然后由医生在以后的时间检索用于临床管理。这种存储转发形式的远程医疗的例子包括审查和解释患者报告的症状、问卷调查数据、家庭睡眠研究和无线传输气道正压通气（positive airway pressure，PAP）数据。第三种形式的远程医疗，称为家庭远程保健，包括从患者直接向医生传输电子数据。这种形式的远程保健的例子有：远程监测患者

**表 201.1 远程医疗和远程保健术语表**

| 术语 | 定义 |
| --- | --- |
| 远程医疗 | 远程提供临床服务 |
| 远程健康 | 提供临床和临床相关服务，包括远程培训和医学教育 |
| 移动健康 | 使用移动设备提供临床和保健服务 |
| 始发站点 | 患者接受临床服务的地点。它也称为分支站点、患者站点、远程站点和农村站点 |
| 远程站点 | 医疗保健提供者使用远程医疗技术提供医疗保健相关服务的地点。它也称为咨询站点和中心站点 |
| 远程推荐人 | 具有一定医疗保健背景并熟悉操作远程医疗设备的个人（如护士），可促进视频会面 |
| 同步服务 | 实时视频访问，在始发站点和远程站点之间以及患者和医疗保健提供者之间双向传输数据。 |
| 远程监控 | 患者使用移动医疗设备执行常规测试并将测试数据实时发送给医疗保健专业人员的一种门诊医疗保健类型。远程监控包括用于糖尿病患者的血糖仪和接受心脏护理患者的心脏或血压监测器等设备 |
| 非同步服务 | 收集数据后审查患者相关数据 |
| 存储转发 | 存储医疗保健相关数据，包括图像和诊断测试相关数据，并使用远程医疗技术转发数据，供医疗保健提供者稍后审查以进行临床管理 |
| 诊断设备 | 所有可以协助医疗保健提供者进行身体检查或诊断评估的设备。 |
| 推荐人（患者推荐人） | 经过远程医疗设备使用培训的具有临床背景的个人（例如，LPN、RN），必须在起始地点“呈现”患者，管理摄像机，并执行任何“操作”活动，以成功完成远程检查。在某些情况下，可能不需要 RN 或 LPN 等持证从业者，而非持证提供者（如支持人员）可以提供远程演示功能。对推荐人资格的要求（法律）因地点而异，应予以遵循 |

https://www.aaaai.org/Allergist-Resources/Telemedicine/glossar，访问日期：2021 年 9 月 2 日

的生命体征，技术人员在另一个地点实时监测睡眠记录时所记录的信号[4-7]。

虽然电话被广泛用于远程提供护理，但它们通常不被认为是远程保健的一种形式。与电话通话相比，通过视频电话会议进行的临床评估可能会促进更好的医患关系，从而更个性化地提供护理。视频电话会议还提供了进行有限身体检查的能力。然而，电话为患者提供了更大的可达性，并在无法进行视频电话会议时作为有用的备份。

## COVID-19 大流行对远程医疗的影响

COVID-19 大流行极大地促进了远程医疗服务的兴趣和发展。需要保持物理距离以减少病毒暴露风险，这增加了患者和从业者对远程医疗的接受程度。为应对大流行，卫生保健系统和医疗实践迅速实施了远程医疗，包括远程睡眠，为患者提供持续获得优质初级和专科护理的机会。

在许多中心，睡眠药物护理的提供很快转变为完全无接触的系统，该系统包含通过如下诊断测试和管理的患者初始表现。新患者的评估通过患者家中的临床视频电话会议进行。在适当的情况下，通过便携式监测装置进行家庭睡眠呼吸暂停测试（home sleep apnea tests，HSATs），这些监测装置大部分或完全是一次性的（关于 HSATs 的详细讨论，见第 205 章）。HSAT 可以通过邮件发送（和返回），描述 HSAT 设备正确应用的在线视频取代了面对面的指导会议。对于需要 PAP 治疗的患者，在家中开始自动调节持续 PAP（APAP）优于实验室持续气道正压通气（continuous positive airway pressure，CPAP）滴定。最近，软件可用于帮助选择 PAP 面罩接口，其使用从移动设备摄像头获得的面部扫描数据。因此，即使在保持社交距离时也能进行面罩试戴。然而，这种数字面罩适配工具的准确性仍然未知，并且目前临床应用受到限制。

由于减少对实验室滴定研究的依赖可能导致治疗效果的不确定性，因此在 COVID-19 大流行期间，一些提供者可能增加了与云平台的接触，以查看 PAP 生成的数据。此外，家庭脉搏测氧仪提供了另一种选择，以确保有效治疗睡眠呼吸障碍。与传统使用的美国食品和药品监督管理局（FDA）批准的脉搏测氧仪（见第 200 章）相比，卫生系统和耐用医疗设备公司拥有大量面向消费者市场的脉搏测氧仪。许多患者拥有并使用这类设备，这些设备通常使用不同的传感器定位（例如，嵌入戒指、手表），但精度未知。其他“智能”设备，如血压袖带和体重秤，以及用于数据分析和管理的相关移动应用程序，也可以远程获取客观数据。因此，在合适的患者中，远程医疗的能力，

特别是当与 HSATs、APAP 和患者拥有的“智能”设备相结合时，为在 COVID-19 大流行期间完全在家庭环境中评估和长期管理睡眠呼吸障碍提供了机会。

为促进这一转变，美国的医疗保险和医疗补助服务中心以及私人医疗保险公司增加了视频电话会议就诊的报销，使其与面对面就诊的报销水平相当。此外，一个州的医疗保健提供者如果使用远程医疗服务居住在另一个州的患者，则不再需要在两个州都拥有医疗执照。这些豁免在未来是否会被撤销尚不得而知。

尽管远程医疗无疑会在未来的医疗服务中发挥越来越重要的作用，但现场护理和实验室检测的可用性仍然至关重要。许多医疗服务无法使用远程医疗来执行，而且并非所有患者都适合远程医疗。例如，尽管视频电话会议评估比亲自到门诊就诊有很多优势，但一些患者将继续需要面对面的评估，因为他们的医疗问题很复杂，需要进行更全面的身体检查。

## 远程医疗在睡眠专科护理中的应用

随着人们对睡眠障碍患病率及其医学后果的认识不断增加，对睡眠服务的需求也大大增加[1]。对这些服务的需求并不局限于大多数睡眠专家执业的城市地区。生活在农村和服务不足地区的睡眠障碍患者也有需要，但他们获得专业护理的机会有限。睡眠医学特别适合通过远程医疗来接触这些患者群体。睡眠中心正在试验、实施和提供使用远程医疗技术的初始和后续护理（图 201.1）[8-9]。各种远程医疗管理模式是可能的，通常取决于实践设置、第三方付款人法规和与隐私相关的限制[10-11]。

病史在睡眠障碍患者评估中的重要性使睡眠医学特别适合视频电话会议。此外，用于诊断睡眠障碍的测试为数字格式，可以使用存储转发技术轻松传递。用于治疗睡眠呼吸暂停的设备的无线数据传输功能，提供了远程访问治疗使用和疗效的途径。远程保健在睡眠医学中的应用已经超越了远程医疗本身。远程医疗正在用于教育和培训，包括在一些睡眠医学知识匮乏、服务不足的国家建立睡眠中心[12-13]。

尽管远程医疗有望提供普遍的医疗服务，但仍存在许多问题。为了成功实施，远程医疗必须解决所需技术的可用性、人员培训以及法律、隐私和付款方问题。随着远程医疗的使用越来越广泛，未来会制定远程医疗标准以促进其实施。美国远程医疗协会指南推荐了远程医疗成功实施的技术要求[14]。这些指南包括带宽、分辨率、软件要求、诊断设备以及远程医疗使用的安全和隐私需求。此外，美国睡眠医学会发表了一篇关于远程医疗在睡眠服务中应用的意见书[2]。

## 临床视频电话会议

与线下就诊不同，视频电话会议就诊允许患者和医生在不同地点实时进行视听互动。发起点是患者接受医疗服务的地方，而远端是医生提供服务的地方。

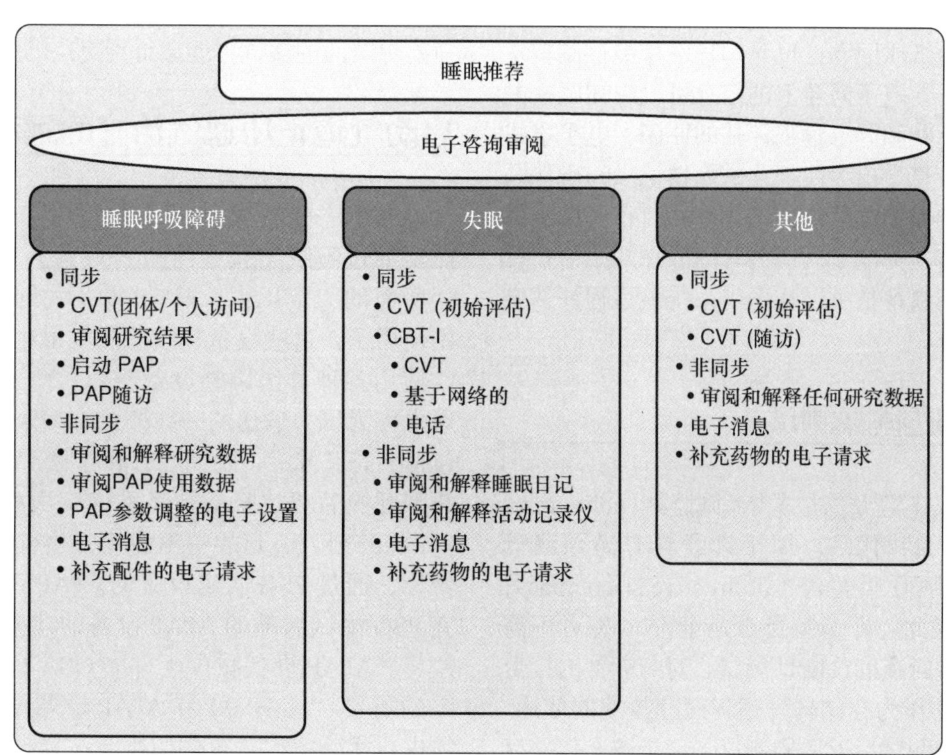


**图 201.1** 使用远程医疗可提供的睡眠服务频谱。CBT-I，失眠认知行为疗法；CVT，临床视频远程医疗；PAP，气道正压通气

发起点可以是患者的家中或其他医疗机构。视频电话会议软件可将医生连接到患者的计算机、笔记本电脑、iPhone 或 Android 手机。或者，可以使用远程医疗设备进行视频电话会议，该设备可将一个医疗机构中的患者和另一个医疗机构中的医生联系起来。如果发起点是医疗机构，医疗技术人员或卫生保健人员可以参与协助。远程显示器可以使患者和医生之间的沟通更清楚。使用远程医疗设备可以让无法在家使用远程医疗技术的患者能够享受远程医疗服务。远程显示器还具有获取生命体征和体格检查的功能。例如，医生可以通过与远程设备连接的听诊器等外部设备进行远程心肺听诊，耳、鼻、喉检查，评估身体检查的其他方面内容。

一些研究报告了患者对远程睡眠医疗（包括视频电话会议）来诊断和管理他们的睡眠呼吸暂停[15-17]的接受度和满意度。Parikh 及其同事报告称，PAP 的使用以及患者的满意度方面，线下就诊和视频电话会议就诊并没有差异[15]。在比较常规服务和远程睡眠医疗的一项研究中发现，在远程睡眠医疗模式下接受治疗的患者与直接面对面接受常规治疗的患者获益相当[18]。两个治疗组的 PAP 使用时间相似，对治疗结果同样满意。在 1 年的随访中，CPAP 的使用和残余呼吸暂停低通气指数（apnea-hypopnea index，AHI）在两组之间也相类似。然而，服务时间上两组存在显著差异，远程睡眠医疗组的时间要求较低[18]。

视频电话会议的临床评估可以通过就诊前使用网络平台完成电子问卷来实现。这些电子问卷代替了线下门诊时发放的纸质问卷，也是远程医疗中存储转发技术的一个例子。电子问卷上的信息可以告知医生关于患者的睡眠症状和寻求睡眠评估的原因。电子格式可以将收集的信息导出为模板化的病情记录，确保医生和临床站点的文档完整、标准化，并节省了医生将纸质问卷数据转换为电子病历的时间。在开始治疗后重复给予电子问卷评估可以让医生系统地远程评估患者对治疗的反应。

## 存储转发家庭睡眠测试

HSAT 现在被广泛认为是多导睡眠监测（polysomnography，PSG）的替代品，用于诊断具有高预测概率的阻塞性睡眠呼吸暂停（obstructive sleep apnea，OSA）患者。因此，许多接受 OSA 评估的患者不需要在睡眠中心进行夜间诊断性测试。对 HSAT 的接受极大地促进了它作为存储转发远程医疗技术的使用。患者在家中进行测试后返还监测仪，记录被上传并存储到计算机上，后续由睡眠技师进行评分，睡眠医学专家进行解释。

HSAT 的便携式监测仪可以有不同的发放途径。如果监测仪在患者所在的医疗诊所，则可以由培训过的技术人员在现场发放，并指导患者如何进行测试。患者可以将监测仪亲自归还到当地诊所，也可以采用可追踪的，支付邮费的方式将监测仪邮寄回当地诊所。然后监测记录将被上传到服务器，远程睡眠中心的工作人员可以访问该服务器进行判读和解释。或者，睡眠中心可以将 HSAT 监测仪直接邮寄到患者家中，并附上可追踪的、邮资已付的邮寄信息，以供监测仪寄回使用。插图说明和互联网视频可以帮助患者成功学习如何进行测试。此外，在测试之前，可以安排在家里或当地医疗机构与患者进行视频电话会议，以检查传感器应用并进一步指导使用。患者可以参加当地医疗诊所的小组视频电话会议来获得 HSAT 的使用指导，一个或多个地点的患者也可以加入同一个小组视频会议[19]。视频电话会议还可以关于睡眠呼吸暂停疾病、危害和治疗的益处进行患者教育。患者提出的疑问可以在这些互动会议中得到解答。

一旦睡眠专家完成对 HSAT 的判读和解释，就可以通过视频电话会议或电话联系患者，以告知测试结果并讨论管理方案。无论什么途径发放 HSAT 监测仪，测试均应根据美国睡眠医学会（American Academy of Sleep Medicine，AASM）制定的标准进行[20-22]。便携式监测设备正在逐渐普及，让患者可以在家自行应用呼吸和睡眠分期信号所需的传感器进行 PSG 监测。鉴于对家庭睡眠测试的接受度，未来一些更全面的测试可能会得到更广的应用。

## 启动气道正压通气治疗的远程医疗方案

PAP 是 OSA 最常见的推荐治疗方法。在过去，需要通过睡眠实验室内的 PSG 检查来确定 CPAP 治疗所需的固定压力。APAP 设备大约在 20 年前就开始使用了，这些设备持续监测气道中的气流和压力，以使用各种算法调整设备压力[19]。APAP 设备现在通常作为压力输送的一线模式。APAP 的相对禁忌证包括病态肥胖症、晚期心脏和呼吸系统疾病、中枢性睡眠呼吸暂停、晚期神经系统疾病和长期使用药物（如麻醉剂）引起的中枢性呼吸事件[19, 23]。研究报告称，通过 PSG 滴定设置的 CPAP 设备与未经实验室 PSG 测试启动的 APAP 设备的疗效和有效性没有差异。APAP 设备减少了许多 OSA 患者进行 PSG 滴定的需要[24]。HSAT 和 APAP 设备的使用使患者无须进行实验室内整夜的睡眠测试就可进行 OSA 的诊断和启动 PAP 治疗，这促进了远程医疗的开展。

传统的 PAP 治疗需要面对面进行，呼吸治疗师或睡眠技术专家为患者配置合适的面罩，并提供设备使用和维护的指导。这些指导可以通过视频电话会议远程传达给一个患者，或在不同站点的一群患者，只要这些患者连接到远程站点，同时参与临床会话[19]。具体方法可能取决于保险方面的限制和对保密性的担忧。在该虚拟 PAP 设置会话期间，参与者接受关于 OSA 的教育，并被指导如何操作和维护 PAP 设备。如果患者视频电话会议时在医疗机构，前期培训过的有经验的治疗师或技术人员可以为患者配置合适的面罩。

为了降低新冠肺炎疫情期间接触病毒的风险，实践正在探索是否可以将 PAP 设备邮寄给患者，以及在家与患者进行视频电话会议以提供所需的信息和指导。尽管使用带有多种尺寸软垫的面罩可能是可行的，但在没有供应商在场的情况下，配置面罩变得更具挑战性。需要进一步研究以确定这种方法是否会带来类似于面对面指导和佩戴面罩的 PAP 使用的效果。

## 气道正压通气治疗随访的远程医疗方案

存储转发远程医疗以远程监测 PAP 治疗的依从性和疗效是睡眠专家使用的一种常见的远程医疗形式[25]。许多 OSA 患者使用 PAP 治疗存在困难，因此密切跟踪 PAP 治疗患者是管理的关键[26-28]。尽管 PAP 治疗可以有效地将 AHI 降低到可接受的水平，但缺乏足够的使用时间将导致治疗无效。目前的 PAP 设备提供了客观评估治疗使用和疗效的数据。设备传感器可实时监测面罩使用时间、呼吸气流、打鼾和漏气情况。在传统的服务模式中，通过邮寄或亲自递送方式，睡眠技术人员会获得一张包含设备数据的存储卡，通过浏览数据，做出任何必要的调整。存储转发技术为远程获取 PAP 结果和随访服务提供了一种便利的方式。

当前许多 PAP 设备都有一个内置调制解调器（调制器-解调器），每天通过无线技术将 PAP 的使用和疗效数据传输到制造商的网站，医生可以在那里查看存储的结果。医生也可以在制造商的网站上修改 PAP 设备设置，然后将新的设置参数通过无线传输到患者的设备。这些结果和设置中的任何更改都可以通过电话或视频电话会议告知患者。一项使用通用分组无线服务（general packet radio service，GPRS）移动电话网络进行的远程 CPAP 滴定的试点研究（在患者家中）成功地进行了远程 CPAP 滴定[29]。

据报道，访问 PAP 数据的便捷性和易于获取有助于提高治疗使用率[30-32]。许多不同的策略可以用来向患者反馈有关 PAP 的结果，包括为患者提供基于网络的结果访问[33]、自动短信[34-35]、电话[36-37]和线下就诊[25, 38]。大多数研究报告称，与常规模式相比，这些干预措施使 PAP 的使用率有所提高。然而，这些研究不仅在提供的反馈类型上有所不同，而且在接触的频率和进行的时间长度上也有所不同。例如，一些研究通知了 PAP 使用良好的患者，而另一些研究则通知了使用 PAP 不足的患者。需要更多的研究来确定远程监测 PAP 结果的最有效方法。

接受 PAP 治疗的 OSA 成人被随机分为常规维护或每天可在网站上访问 PAP 使用情况的两组，结果发现在第一周后者比前者每天多大约 1 h 的 PAP 使用时间。与常规维护组相比，在 3 个月的随访中，后者 PAP 的使用持续时间更长[33]。Hwang 及其同事报告称，与常规维护相比，使用含或不含远程教育的自动短信，显著提高了 PAP 的使用率（图 201.2）[34]。在 PAP 治疗的最初 3 个月后继续收到短信的参与者显示 PAP 使用量高于常规维护组。然而，在治疗 3 个月后停止接收短信的参与者的 PAP 依从性下降到了常规维护组的水平。另一项研究是如果确定 PAP 依从性有问题，则通过电话联系参与者[36]，结果远程监测组 3 个月时的平均 PAP 依从率明显更高，但与常规维护组相比，睡眠技术人员在远程监测组花费的时间更长。据报道，带有激励性语音信息的自动电话呼叫也可以提高 PAP 的利用率[37]。其他使用各种反馈方法的 PAP 远程监测研究也报告了 PAP 利用率的改善[36, 39-40]。值得注意的是，使用远程睡眠医疗进行 PAP 随访中并没有显示出任何安全问题[41]。

## 失眠的远程医疗方案

失眠患者的评估和管理是远程医疗的另一个应用领域。一种流行的方法是在数字平台上提供行为睡眠医疗，无论是网站还是应用程序。对失眠患者的评估依赖于访谈、问卷调查和睡眠日记等获得的全面病史[42]。访谈可以通过视频电话会议进行，而不必亲自到访。患者可以在访谈前以纸质表格或电子表格的形式填写睡眠问卷和其他材料。纸质表格可以传真或邮寄给远程的提供者。一份结构良好的睡眠问卷可提供睡眠症状的全面描述，有助于诊断和治疗。另一个好处是，它通常阐述的是患者当下经历的症状，并可帮助他们在访谈中描述自己的症状。在视频电话会议中，可以解答患者的问题以及讨论治疗计划。

失眠的认知行为疗法（cognitive behavioral therapy for insomnia，CBT-I）可以通过视频电话会议或电话

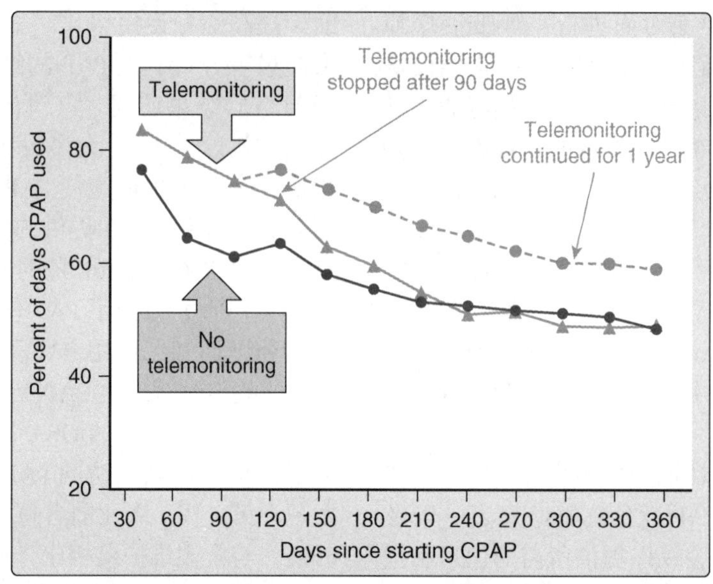


**图 201.2**　Impact of telemonitoring of continuous positive airway pressure（CPAP）use of adults with obstructive sleep apnea over the first year of treatment. Participants who received text messaging in the first 3 months had a greater percentage of days using CPAP than individuals who did not receive this feedback. Adherence of individuals in whom text messaging stopped after 3 months declined to that of the usual care group. Adherence of individuals in whom text messaging continued after 3 months had greater adherence than the usual care group over the entire year，although both groups show a gradual decline in adherence over time.［From Hwang Chang JW，Benjafield AV，et al. Effect of telemedicine education and telemonitoring on continuous positive airway pressure adherence. The Tele-OSA Randomized Trial. Am J Respir Crit Care Med. 2018；197（1）：117-26[34]］（受第三方版权限制，此处保留英文）

进行[43-45]。CBT-I 会话可以由基于网络或应用程序的程序来完成[46]。研究表明，由受训过的专业人员远程提供 CBT-I 对抑郁症和失眠都有效[45，47-48]。据报道，通过电话提供的 CBT-I 还可以改善围绝经期和绝经后妇女的失眠[49]。

近年来，基于互联网的 CBT-I 迅速发展，通过基于互联网或移动健康应用程序提供结构化的、自我管理的程序[50-51]。这些基于网络和应用程序的自管理程序不被视为远程医疗，因为它们不包括医疗保健人员的评估和管理。然而，根据最近的一项 meta 分析显示，它们似乎有轻度至中度的益处[52]，总体上适度可用[52-53]。在一项研究中，将个人自我管理的基于网络的 CBT-I 与医疗保健人员提供视频电话会议的方式进行了比较[54]，两种干预措施包含相同的内容，失眠严重程度的改善也相似。

## 远程睡眠管理的整体方案

远程睡眠医疗在如何提供医疗服务方面具有更大的灵活性。睡眠专科医生可以亲自选择使用远程睡眠及其他服务来提供医疗服务。然而，远程睡眠医疗的一个特别令人兴奋的方面是能够将远程医疗的组成部分结合成一个完整的临床路径，使一些患者无须前往睡眠中心即可获得临床服务（图 201.3）。睡眠医学最初是以实验室为基础提供诊疗的。患者在门诊进行评估，并在睡眠实验室进行测试。HSAT 和 APAP 导致了一种移动路径的发展，在这种路径中，不再需要 PSG 来诊断睡眠呼吸暂停并开始治疗。

然而，患者仍然现场接受评估。将视频电话会议添加到移动路径中消除了现场临床评估的必要性。在远程医疗路径中，可以通过视频电话会议或电话进行初步评估。便携式监护仪可以邮寄给患者进行家庭睡眠测试。PAP 设置可以由当地医疗设备公司进行操作，也可以通过视频电话会议进行。PAP 治疗患者的随访可以通过视频电话会议进行，并使用无线传输 PAP 结果。

这种综合方法可以开发一种中心式服务模式，睡眠中心可以为遥远地区的患者提供服务[51]（图 201.4）。在退伍军人健康管理局，一个发展完善的睡眠医学远程医疗中心-辐射模式得到了广泛应用。资深卫生管理局 Lugo 及其同事[55]将患有 OSA 的成年人随机分为两组：医疗机构服务与使用视频电话会议、HSAT 和无线 PAP 数据的远程监测的完全院外虚拟服务路径。经过 3 个月的 PAP 治疗后，两组的 PAP 依从性相似，远程医疗组的总费用和 OSA 相关费用更低。

总之，远程睡眠医疗为睡眠呼吸障碍和慢性失眠患者的诊断、治疗和随访管理提供了一个平台，它还可以用于治疗其他睡眠障碍，以减轻患者和医生的负担。

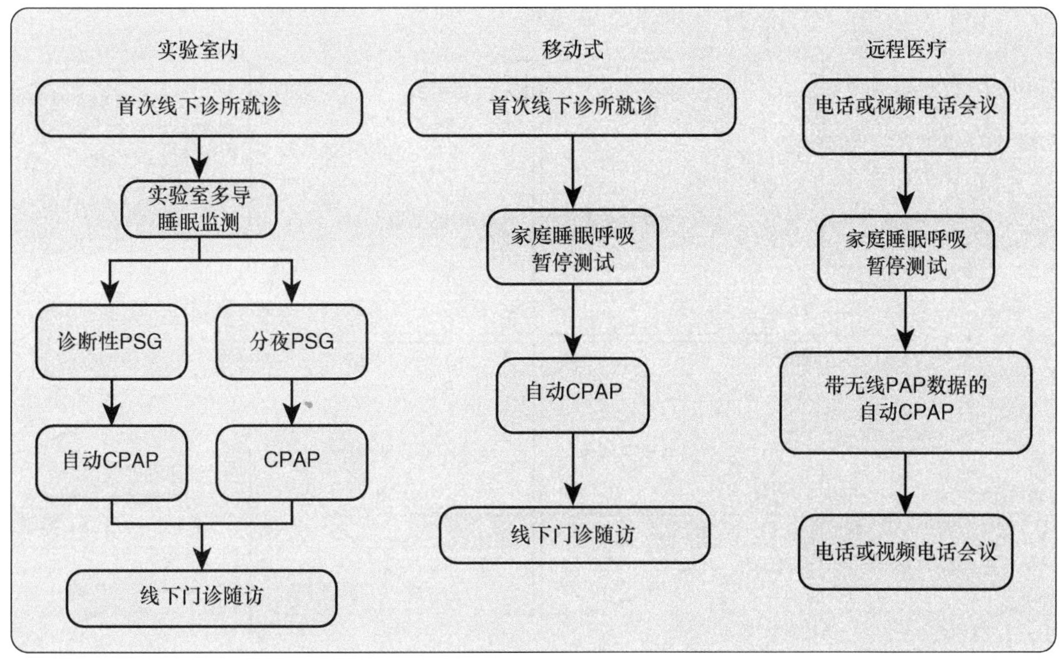


**图 201.3**　诊断和管理睡眠呼吸暂停患者的临床路径示例。传统的实验室路径包括亲自进行临床评估和多导睡眠监测检查。家庭睡眠呼吸暂停测试和自动调整 CPAP 设备的使用允许在没有 PSG 的情况下进行诊断和治疗的移动管理。视频电话会议的加入创造了一种远程医疗路径，患者不需要亲自出现在睡眠中心。PSG，多导睡眠监测；CPAP，持续气道正压通气

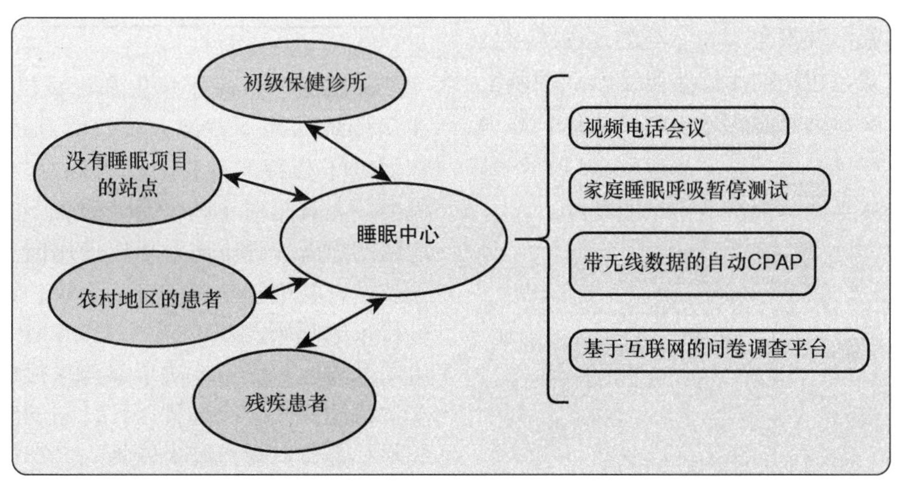


**图 201.4**　中心式远程医疗对睡眠障碍患者的诊断和管理方法。睡眠中心专家可以使用视频电话会议、存储转发远程医疗，为缺乏现成睡眠服务的各种患者群体提供服务。CPAP，持续气道正压通气

## 远程医疗的技术方面

启动远程睡眠医疗项目需要一个在医疗、技术、财务、法律和市场营销方面具有专业知识的团队（图 201.5）。应定义远程睡眠医疗团队每个成员的角色和期望。远程睡眠医疗团队可以评估睡眠中心目前的临床实践，远程睡眠可以带来的潜在好处，以及工作人员对远程睡眠的看法。团队成员应该了解远程医疗研究结果，这些研究结果可能应用于他们在这一快速发展的学科中的项目。此外，远程医疗团队应制订一项商业计划，其中包括远程医疗计费和编码以及项目收入[2]。建立远程医疗临床路径的流程图有助于明确定义该方案。远程医疗团队应确定并和参与站点建立商业协议，确保满足许可和认证要求，制订远程睡眠计划的政策和程序，并决定营销和沟通策略。可以确定医生带头人来负责远程睡眠医疗的临床方面，临床运营带头人应与医生带头人合作，共同设计和管理远程睡眠医疗项目。培训医生和医生扩展人员进行远程医疗是成功计划的一个特别重要的支柱。此外，强大的信息技术专业知识对于确保提供服务所需的硬件和

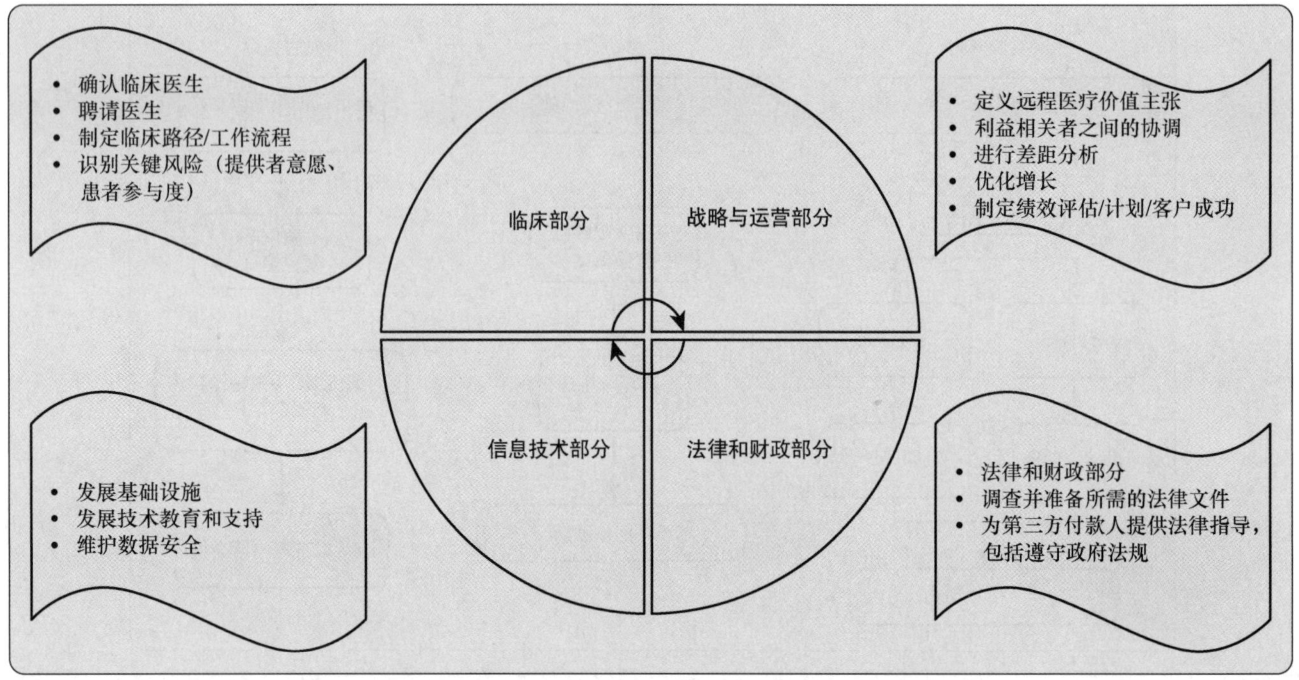


**图 201.5** 启动远程医疗计划时应考虑的各种组成部分和利益相关者

软件非常重要。此外，还需要合规人员的投入，以确保充分保护患者的隐私和安全。在参与的远程医疗站点实施远程医疗方案，包括但不限于确定站点的医生和工作人员，开发所需的基础设施，敲定协议，并提供培训。在远程医疗计划启动之前，可以进行规模有限的试点计划，以在全面实施之前发现问题。

### 临床要点

- 无论患者身在何处，远程医疗都能提高对睡眠服务的获取。
- 睡眠服务可以通过使用视频电话会议的同步远程医疗和非同步、存储转发远程医疗提供。
- 家庭睡眠测试和 PAP 数据的无线传输提供了数据的远程收集，因此可以很好得集成在远程医疗项目中。
- OSA 评估、诊断和 PAP 治疗随访可以通过远程医疗在许多患者中全面完成。
- 可以通过视频电话会议对慢性失眠患者进行评估并提供 CBT-I。

## 总结

睡眠医学依赖于病史和计算机支持技术的使用，在从传统的线下就诊方式过渡到远程医疗提供服务方面处于独特的地位。远程医疗增加了获得服务的机会，尤其是对于睡眠专业服务不方便或不易获得的地区的患者。睡眠医学可以使用同步和非同步远程医疗技术，其中包括视频电话会议、使用便携式监测仪进行家庭睡眠测试的技术以及 PAP 数据的无线传输。启动远程医疗服务取决于参与医疗机构的支持，以及多学科团队来解决远程医疗计划的医疗、技术、法律和隐私部分。新冠肺炎疫情大大加快了远程医疗的使用，以提供各种各样的医疗服务，包括睡眠医学提供的服务。这场大流行病很可能会刺激远程医疗的持续发展和改进，并在许多方面有助于医疗保健的转型。

### 参考文献和拓展阅读

请扫描书后二维码，获取参考文献和拓展阅读资源。

# 心肺耦合

# 第 202 章

*Robert Joseph Thomas*

侯钦格　胡霖霖　译　毛洪京　审校

**章节亮点**

- 心肺耦合（cardiopulmonary coupling，CPC）是一种使用心率变异性（heart rate variability，HRV）作为自主神经驱动和呼吸的测量来生成睡眠频谱图的技术。心电图（electrocardiogram，ECG）是一种方便的信号，从中提取 HRV 和以 R 波振幅波动测量的潮气量波动。通过这一分析，非快速眼动（non-rapid eye movement，NREM）睡眠表现出双峰性而非分级特征。
- 实验室多导睡眠监测和家庭睡眠呼吸暂停测试包括心电图或体积描记术。因此，可以提取 HRV 和呼吸信息。这允许在广泛的临床条件下计算 CPC。
- HRV 和呼吸的高频（0.1～0.4 Hz）耦合（high frequency coupling，HFC）和低频（0.1～0.01 Hz）耦合（low frequency coupling，LFC）分别是稳定和不稳定 NREM 睡眠的 CPC 生物标志物。
- LFC 的一个子集，即窄带增强 LFC，可识别持续的中枢性呼吸暂停和周期性呼吸。CPC 和血氧仪的整合可推导呼吸暂停低通气指数（derived apnea-hypopnea index，DAHI），该指数与多导睡眠监测推导的 AHI 密切相关。
- 可以根据 CPC 估计的睡眠状态来评估整个睡眠期的心率动力学，以提供潜在的心血管健康的独特信息。

## 引言

标准睡眠判读将睡眠分为快速眼动（rapid eye movement，REM）和非快速眼动（NREM）。NREM 被进一步划分为 N1、N2 和 N3。这些分类主要基于视觉识别的脑电图活动和波形。尽管这种分类早在成像和广泛可用的数字分析出现之前就已经发展起来，但 REM 睡眠的主要特征在现代神经生物学回路分析中得到了很好的支持。然而，在睡眠呼吸暂停和发作性睡病等疾病状态中常见的 REM 睡眠的进入和退出转换，无法明确量化。众所周知，N3 期具有理想的生物学关联，例如血压下降[1]。N3 的慢波特征也与脑脊液流动强耦合。神经慢波之后是血流动力学振荡，而血流动力学振荡又与脑脊液耦合[2]。然而，NREM 睡眠受到一个主要限制，即深度和恢复性的“慢波睡眠”（曾经是Ⅲ期和Ⅳ期，但现在是 N3 期）在生命周期中占据的睡眠比例逐渐减少，并且在 60 岁以后可能“正常缺失”。睡眠是一种复杂的综合振荡网络状态[3]。然而，N2 期的“生物价值”可能不能完全用常规判读或绝对 Δ 功率分布来解释。这些差异在 40～50 岁以上的人中尤为明显，他们的 N3 期占睡眠时间的比例不到 20%[4]。将＜ 1 Hz 慢振荡的网络动力学识别和描述为 NREM 睡眠[5]的基本潜在节律以及合并多位点局部睡眠过程[6-7]的概念，在很大程度上仍未纳入临床实践。

描述 NREM 睡眠有替代方法。研究最广泛的是循环交替模式（cyclic alternating pattern，CAP），其提出 NREM 睡眠有两种基本的表达模式：一种以相位活动为主，另一种相对缺乏相位活动[8-9]。在各种情况下，睡眠破碎性刺激会增加 CAP，而睡眠巩固性刺激会增加非 CAP。CAP 是 NREM 睡眠稳定性（或不稳定性）的一种观点，主要由低频耦合和网络振荡主导。类似 CAP 的现象并不局限于脑电图（electroencephalogram，EEG），例如，心率动力学密切遵循 CAP 状态[10-13]。

心率变异性（HRV）分析显示，NREM 期具有高迷走神经张力和强窦性心律失常[14-16]，这不仅限于 N3 期本身，而是与 δ 功率相关。睡眠呼吸暂停研究人员早就认识到，在 NREM 期睡眠中，稳定的呼吸周期会“来来去去”[17-18]。图 202.1 显示了 NREM 睡眠的这种“双峰性”，其来自同一个人，在同一睡眠小时内，处于同一体位。找到一个合适的术语来描述这些 NREM 睡眠模式很有挑战性，但一个建议

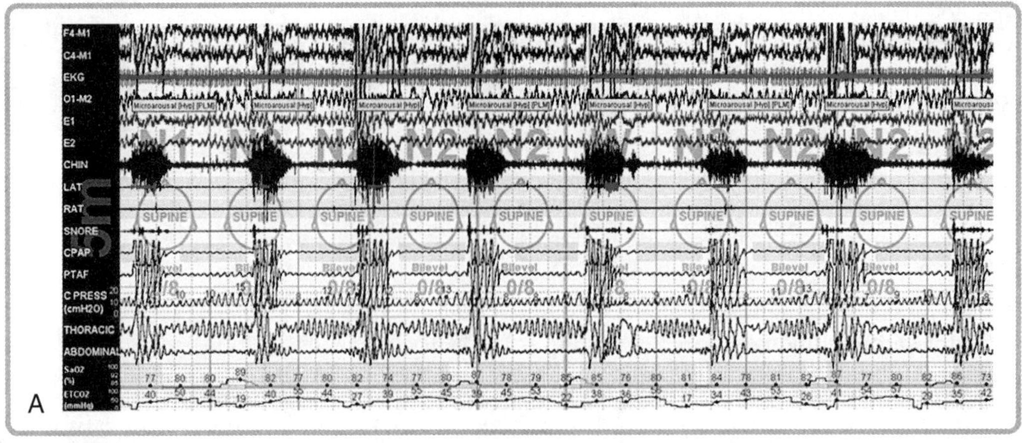

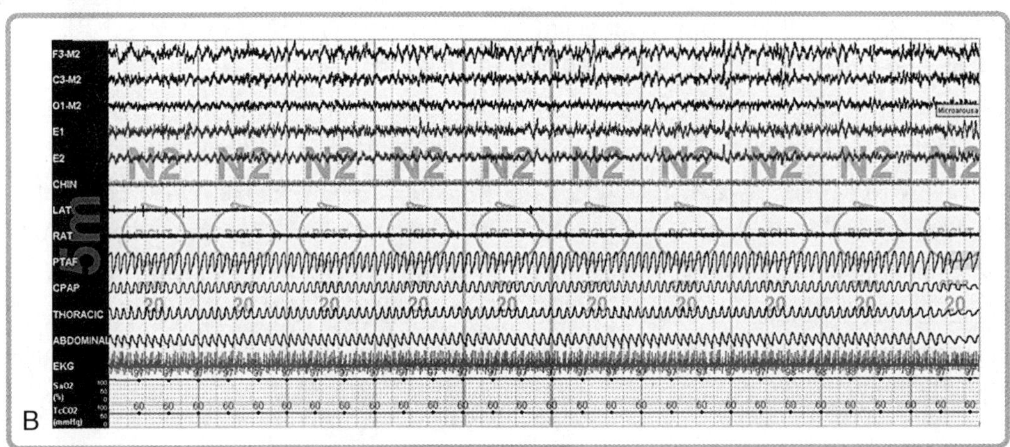

**图 202.1　A.** N2 期的 $NREM_{IE}$，压缩 5 min。睡眠呼吸暂停（在这种情况下，对正压通气的反应较差）很容易表现出 $NREM_{IE}$ 的特征。这张照片显示了 EEG、EMG（下颌）、呼吸（气流、CPAP 压力、胸部运动、腹部运动）和氧合的时间同步振荡。**B.** N2 期的 $NREM_{E}$，压缩 5 min。同一个人成功地进行了睡眠呼吸暂停治疗。呼吸稳定，缺乏相性 EEG 活动（非 CAP），以及明显的窦性心律失常（在这压缩图中不容易看到）。注意心电图 R 波振幅（箭头）的呼吸振幅调制明显，这是心肺分析技术的输入信号之一。CAP，循环交替模式；C PRESS，持续气道正压通气（CPAP）压力；ECG，心电图；EEG，脑电图；EMG，肌电图；$NREM_{E}$，NREM 睡眠"有效"；$NREM_{IE}$，NREM 睡眠"无效"；PTAF，压力传感器气流（见彩图）

是"有效"和"无效"的 NREM 睡眠（$NREM_{E}$ 和 $NREM_{IE}$）或简单的"稳定"和"不稳定"的 NREM 睡眠（$NREM_{S}$ 和 $NREM_{US}$）。由于状态不稳定通常出现在边界区域，并且在未受干扰的睡眠过程中偶尔出现，因此这种状态必然对于实现状态转换以及提供一个脱离机制以允许睡眠过程的循环具有重要作用。

耦合睡眠状态震荡的分析提供了一种从单个信号估计睡眠状态的方法。理论上，睡眠期间来自生理子系统的任何两个或多个信号都可以耦合，例如血压＋呼吸、HRV＋呼吸和 EEG＋HRV。如最初所述，心肺方法使用 HRV 和心电图（ECG）推导呼吸，后者是呼气过程中随着潮气量变化的 R 波振幅波动。由于 HRV 和呼吸信息被编码在不同的信号中，如心冲击描记图和光体积描记图，因此可以从各种信号源生成耦合信息。这种在不同信号流中对自主神经的和呼吸信息的编码可以实现"减少记录，但增强分析"，这一主题越来越多得用于分析可穿戴和近场设备的数据。

## 心肺耦合心电睡眠频谱图

心肺耦合（CPC）技术基于连续的 ECG 信号，并使用傅立叶变换分析两个信号特征：① HRV 和②呼吸引起的 R 波振幅波动[19]。这些信号往往有两种基本模式：高频部分是由于生理性窦性心律失常引起的呼吸间波动，低频部分反映了多次呼吸的循环变化。量化心脏和呼吸的相互作用包括计算这两个信号之间的交叉功率和相干性。

计算 CPC 的步骤如下：①使用自动节拍检测算法来检测节拍，将其分类为正常或异位，并确定 QRS 复合波的振幅变化。从这些振幅变化中，可以获得替代的 ECG 推导呼吸信号（ECG-derived respiratory signal，EDR）。②从 RR 间期时间序列中提取正常窦性（normal-to-normal sinus，NN）间期的时间序列和与这些 NN 间期相关的 EDR 时间序列。③使用包含 41 个数据点的滑动窗口平均滤波器，并剔除窗口平均值外 20% 的中央点，去除因错误或遗漏 R 波检测而产生的异常值。④然后对得到的 NN 间期序列及其相关的 EDR 进行 2 Hz 的三次样条重采样。⑤使用快速傅里叶变换对 1024 个样本（8.5 min）窗口内的三个重叠的 512 个样本子窗口进行这两个信号的交叉谱功率和相干性的计算。然后，将 1024 个样本的相干性窗口向前推进 256 个样本（2.1 min），并重复计算，直至整个 NN 间期 /EDR 序列被分析。对于每个 1024 个样本的窗口，使用相干性和交叉谱功率的乘积来计算低频（0.01 ～ 0.1 Hz）带中的相干交叉功率与高频（0.1 ～ 0.4 Hz）带中的相干交叉功率的比率。低频带中的功率优势往往与周期性睡眠行为有关，而高频带中的功率优势则与呼吸性窦性心律不齐和呼吸稳定及 EEG 稳定的睡眠有关。极低频（0 ～ 0.01 Hz）带中的功率优势与清醒期或 REM 睡眠期有关。因此，该技术生成了睡眠期间自主驱动与呼吸耦合的主要振荡频率的移动平均值（图 202.2）。可以使用各种输入源，如体积描记图，因为一旦提取了两个关键数据流，分析就是相同的。

这项技术的发现在很大程度上是偶然的。为检测呼吸暂停而开发的软件偶然检测到稳定和不稳定的 NREM 周期。值得注意的是，这些时期界限清晰，与常规的 NREM 分期没有很强的相关性，但与 CAP/ 非 CAP 的相关性更好[19]。睡眠频谱图分析表明，NREM 睡眠具有明显的双峰型结构，其特征分别是强烈的高频和低频 CPC 强度的明显交替和突变周期。大部分高频耦合（HFC）发生在 N2 阶段，尤其是被称为非 CAP 的脑电图形态，与稳定呼吸期、相性脑电瞬态缺乏、生理性血压下降以及睡眠呼吸暂停和纤维肌痛的减少有关[20-21]。HFC 标记稳定呼吸期，

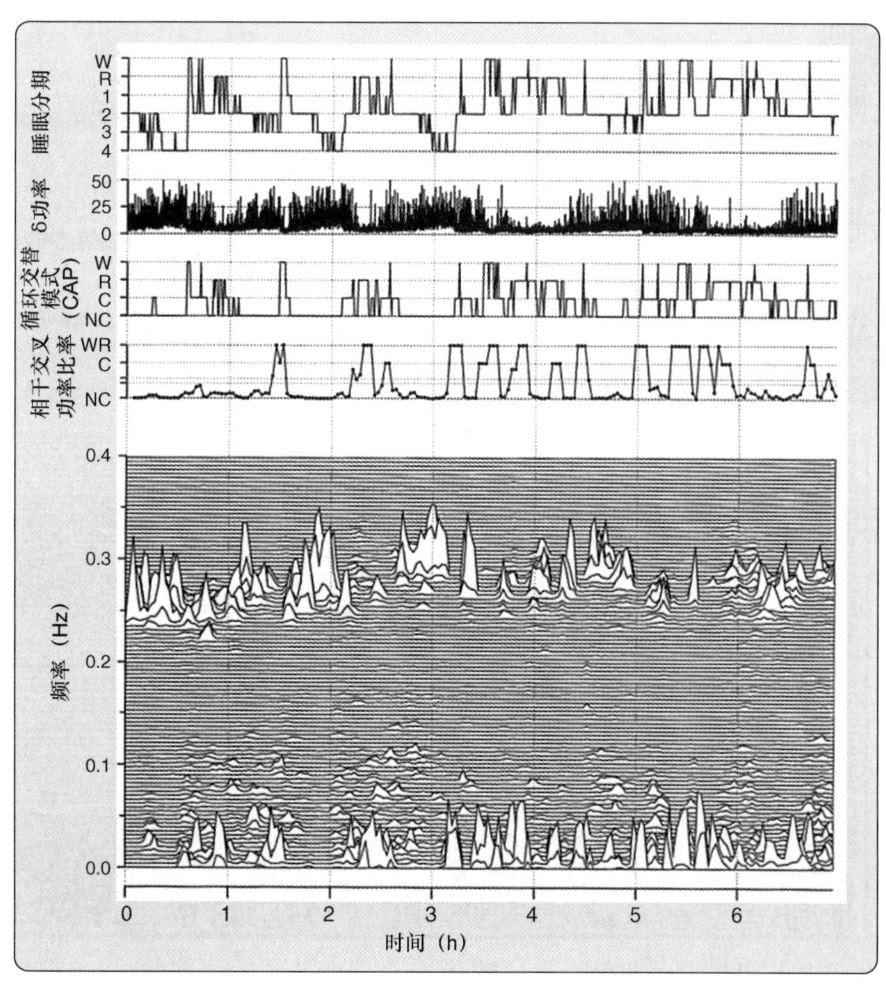


**图 202.2**　一名 22 岁健康女性的心肺耦合分析。上面四个面板从上到下依次展示了，在 30 s 一帧判读的常规睡眠分期，其次是 C4-A1 脑电图蒙太奇的每秒功率（μV2/Hz），基于脑电图的人工循环交替模式（CAP）判读，以及用于检测睡眠状态的低频（0.01 ～ 0.1 Hz）与高频（0.1 ～ 0.4 Hz）相干交叉功率（Lo/Hi ratio）的比率。下图显示了 7 h 睡眠的心肺耦合频谱图，其中每个频率的相干交叉功率的大小由峰值的高度指示。睡眠频谱图揭示了由两个不同频段的频谱峰值代表的高频和低频耦合状态之间的自发切换。整个晚上，与非 CAP 睡眠相关的功率增加和高频耦合周期持续出现。C，CAP；NC，非 CAP；R，REM 期睡眠；1，NREM N1 期；2，NREM N2 期；3，NREM N3 期；4，NREM N4 期；W，清醒期。在整个研究过程中，身体姿势都是仰卧

且当睡眠中出现血压下降时，仅在这些时期发生（图 202.3A 和 B）。

皮质慢波动力学可以影响自主神经功能和呼吸功能。在下游神经元件中记录了缓慢的振荡活动[22]，包括海马体、小脑、丘脑、基底神经节，甚至是蓝斑[23]。据报道，猫在睡眠剥夺后，皮质下结构如海马体、杏仁核、下丘脑、丘脑中央外侧核、隔膜、尾状核和黑质的慢波活动增加[24]。因此，皮质慢波活动可能直接影响"较低"大脑中心和网络的活动，似乎增强了一种最有利于产生持续高密度慢振荡的状态。例如，缓慢振荡使稳定呼吸期的概率增加，反过来又可以减少引起的呼吸传入刺激，从而提高不受干扰和持续的缓慢振荡密集期的可能性。

使用睡眠心脏健康研究数据集测试了 EEG δ 功率与 CPC 之间的关系，并证明慢波功率波动与高频 CPC 呈正相关，从而识别出可能具有与 N3 相似生理特征的 N2 期（图 202.4）[25]。关键发现如下：

1. 从表面脑电图测量的 δ 功率与 ECG 推导的 CPC 高频功率相关，进一步支持皮质脑电图电活动和脑干相关心肺功能之间的联系。

2. 与基于绝对 δ 功率的相关性相比，归一化 δ 功率提供了更好的相关性。

3. 在高频功率增加的开始与 δ 功率增加之间存在一致的滞后（中位数约 4 min）。

4. 与上半夜相比，下半夜的相关性有所降低，但仍然非常显著。

5. 年龄效应似乎很小，仅在 80 岁以上的年龄组中相关性降低。

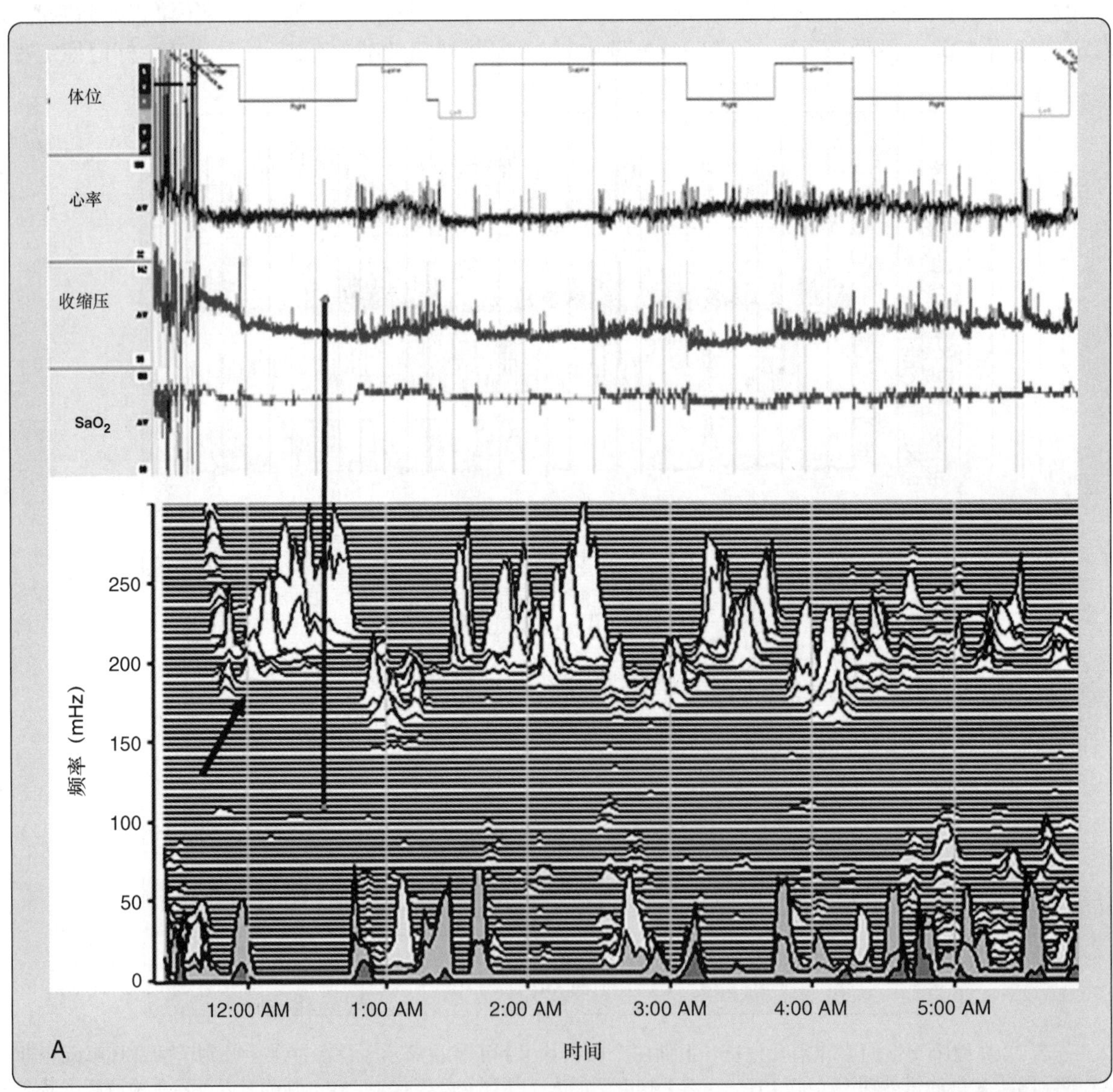


**图 202.3　A.** 血压下降和高频耦合。根据脉搏传导时间推导出的逐搏收缩压，显示睡眠期间血压下降与高频耦合期同时发生（垂直线）（箭头）。这一组合特征在夜间间歇性出现。半小时或一小时采样的标准动态血压无法捕捉到这种动态。**B.** 血压非下降或逆降和低频耦合，以及稳定呼吸和高频耦合周期。这一表现来自一名患有睡眠呼吸暂停的受试者。注意在低频耦合期间血压的升高（垂直线显示时间一致性）。还要注意在高频耦合期间稳定的氧合，反映稳定的呼吸（箭头）

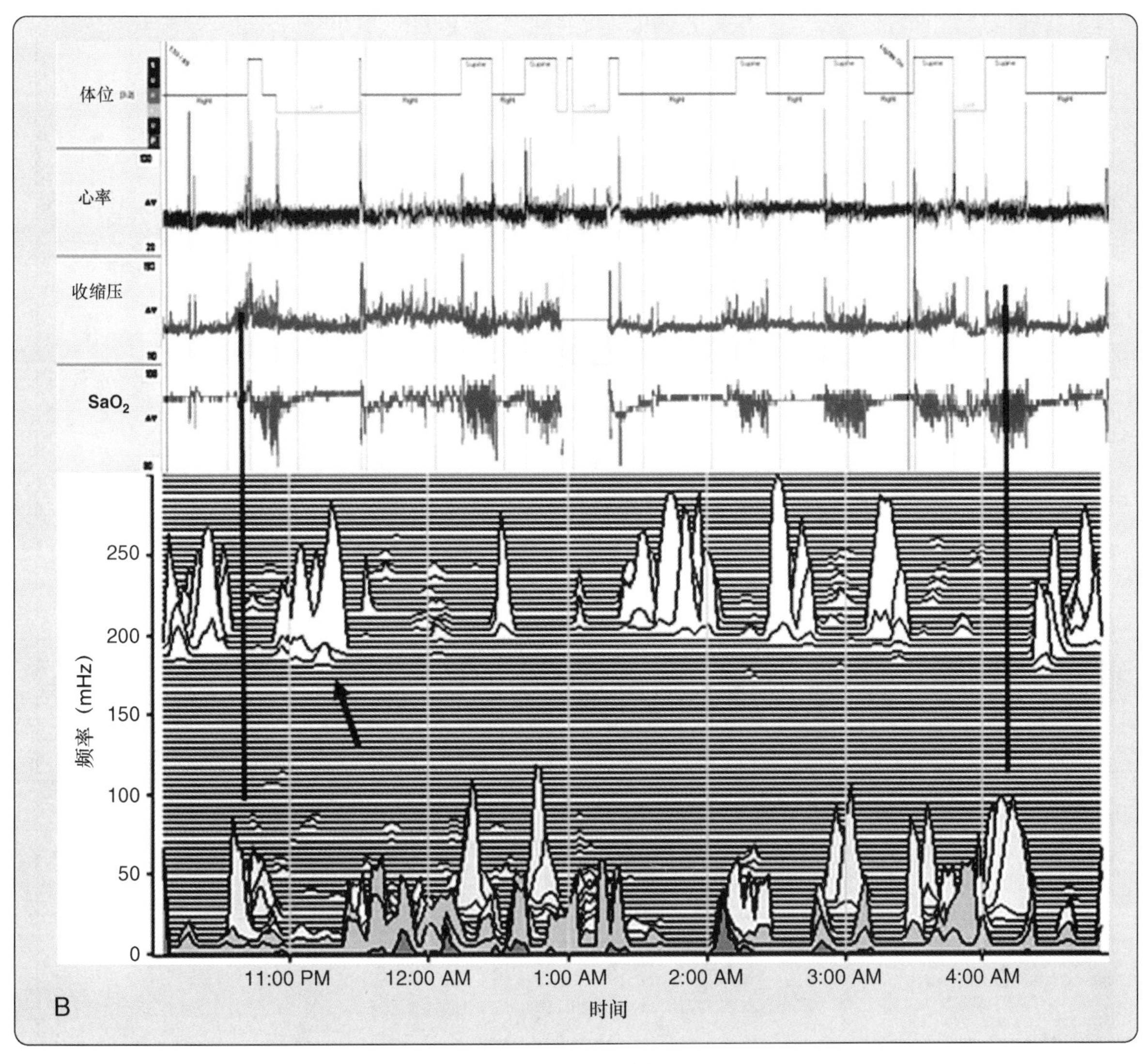


**图 202.3** （续）

6. 觉醒倾向于降低相关性的强度。

δ 功率和高频 CPC 之间的这种相关性与前者对自主神经和心肺活动的强烈“自上而下”调节一致。δ 功率与高频 HRV 功率波动呈正相关，δ 功率在夜间与时间相关的 HRV 功率变化相关。无论常规睡眠分期如何，高频 CPC 还与 NREM 睡眠中富含 < 1 Hz 慢振荡和睡眠中血压下降的时期相关[26]。因此，CPC 是一种在众多睡眠生理子系统中估计垂直整合睡眠状态的方法。HFC 在老年人中普遍存在（40% 或更高），并且在“睡眠心脏健康研究”（SHHS）队列中的非裔美国受试者中更为显著，而常规的慢波睡眠被认为在非裔美国人中减少[27]。

## 强呼吸道化学反射激活的检测

常规判读中枢性睡眠呼吸暂停和周期性呼吸存在局限性。在“中枢性”事件中，气道实际上可能是关闭的，而在其他典型的周期性呼吸中，也常常观察到气流受限的情况。无论是否伴有低觉醒阈值，阻塞性（上呼吸道塌陷或负压反应不良）和高环路增益这两种病理生理机制都可以共存[28-32]。高环路增益可以通过多种方法量化，包括标准多导睡眠监测（PSG）信号的数学分析[33-35]，以及评估 NREM 和 REM 睡眠呼吸暂停的优势[26]。常规判读中枢性呼吸暂停和周期性呼吸主要评估睡眠呼吸中的不稳定成分。通过计算单个或耦合信号的频谱离散度，可以进一步扩展呼吸不稳定性的分析。其逻辑在于，如果呼吸化学反射驱动了这种异常，那么节奏性的自相似振荡将占据主导地位。一般来说，NREM 睡眠期呼吸事件的自相似性是高环路增益的一个替代标志[36]。CPC 技术已被用于生成自相似性的频谱离散度指标，从而量化强烈的化学反射影响，而无需考虑包括气流受限在内的单个呼吸事件的精确形态，接下来将对此进行描述。

使用 CPC 技术对 PhysioNet 睡眠呼吸暂停数据库（http://www.physionet.org/physiobank/database/apnea-

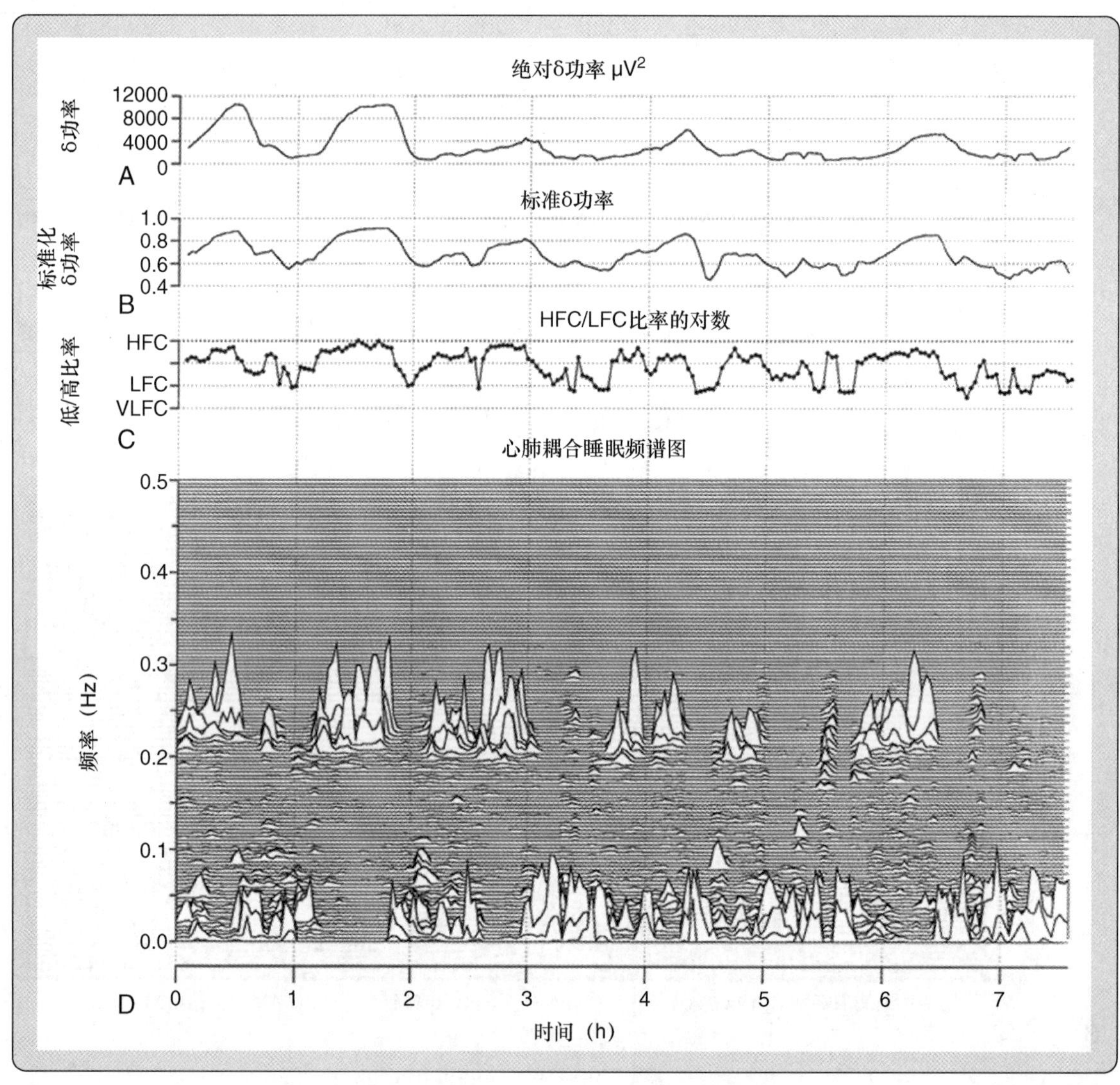


**图 202.4**　δ（EEG 0 ～ 4 Hz）功率和高频耦合功率的相关性。睡眠心脏健康研究数据库中代表性受试者的 δ 功率 0 ～ 4 Hz、心肺耦合及其相互关系。从顶部开始：（**A**）绝对 δ 功率 0 ～ 4 Hz（$\mu V_2$）。请注意，与后半夜相比，前半夜的绝对 δ 功率更高。（**B**）δ 功率（0 ～ 4 Hz）归一化为总 EEG 功率。注意，在夜晚的前半部分和后半部分的相对功率具有相对相等的最大幅度。（**C**）高频与低频心肺耦合比率的对数。注意 δ 功率波动与 CPC 比率之间的对应关系。（**D**）心肺耦合睡眠频谱图。该受试者的绝对和归一化 δ 功率与高频耦合之间的交叉相关分别为 r ＝ 0.61 和 0.75

ecg/）进行心肺耦合分析和高低频耦合（elevated low frequency coupling，e-LFC）亚型评估分析，显示低频耦合（LFC）区域的功率升高与判读的呼吸暂停 / 低通气期相吻合。最佳检测阈值要求最小低频功率高于 0.05 归一化单位，低高频比高于 30，以确定可能的呼吸暂停 / 低通气期，我们称之为 LFC 增强（e-LFC）。由于该数据库中的呼吸暂停和低通气是以 60 s 一帧进行判读的，并且每 2.1 min 进行一次 CPC 测量，因此在连续的 2.1 min 测量之间进行了 60 s 的线性插值。该数据库中的 70 条记录共包含 34 243 min，其中 13 062 min（38%）被评分为包含呼吸暂停 / 低通气发作。针对一系列 LFC 功率和低 / 高耦合比计算逐分钟呼吸暂停检测的敏感性和特异性。然后计算受试者工作特征曲线，并将给出呼吸暂停 / 低通气检测的最大联合灵敏度和特异性的阈值，将其选择为最佳阈值。因此，e-LFC 在这里被定义为低频 CPC 振荡的一个子集，其周期与 PhysioNet 睡眠呼吸暂停数据库中人工判读的呼吸暂停和低通气周期显著相关。该分析验证了低频 CPC 的分析可以估计睡眠呼吸暂停驱动的病理振荡。

来自 PhysioNet 睡眠呼吸暂停数据库的一些频谱图显示，在 e-LFC 区域存在接近恒定频率的频谱峰值时段，这让人想起心力衰竭患者 Cheyne-Stokes 呼吸中 HRV 的正弦振荡，其周期长度相对恒定。为了进一步探索这一现象，我们将该算法应用于 PhysioNet 充血性心力衰竭数据库（http://physionet.org/physiobank/database/chfdb/），期望数据库将提供具有中心周期性振荡的更长时间的发作。由于这些受试者的睡眠时间尚不清楚，因此将连续 6 h 的最低心率作为假定的睡眠时间。由于中枢性呼吸暂停的周期可能慢至 120 s 或更长，我们使用 0.006 ～ 0.1 Hz 的频带来定义窄频带 e-LFC（假定的中枢性睡眠呼吸暂停、周期性呼吸或复杂睡眠呼吸暂停）。

我们要求①该频带的最低功率为 0.3 个归一化单位，以及②在 5 个连续采样窗口（总计 17 min）内，每对连续测量的耦合频率保持在 0.0059 Hz 以内。不符合这些标准的 e-LFC 周期被定义为宽频带 e-LFC [假定的纯阻塞性睡眠呼吸暂停（obstructive sleep apnea，OSA）]。然后将 e-LFC 频带中的宽频带和窄频带耦合量表示为检测到的窗口相对于总睡眠时间的百分比。因此，窄频带 e-LFC 识别出具有单一主耦合频率的振荡周期，表明中枢性睡眠呼吸暂停或周期性呼吸。宽频带 e-LFC 识别出具有可变耦合频率的振荡周期，这表明了另一种机制，我们假定这是解剖性上呼吸道阻塞过程的主导作用。由于连续窄带 CPC 需要 17 min 才能达到检测阈值，我们估计，假设睡眠时间为 6 h，周期性呼吸周期长度约为 35 s，这将大致等于 5 次 / 小时的平均中枢性呼吸暂停指数[37]。这种生物标志物被称为 $LFC_{NB}$ 增强（e-$LFC_{NB}$）。e-$LFC_{NB}$ 的存在增加了突发中枢性睡眠呼吸暂停的风险，具有可遗传的特征[38]，并与高血压和卒中风险相关。图 202.5 显示了宽带和窄带耦合的独特频谱离散特征。

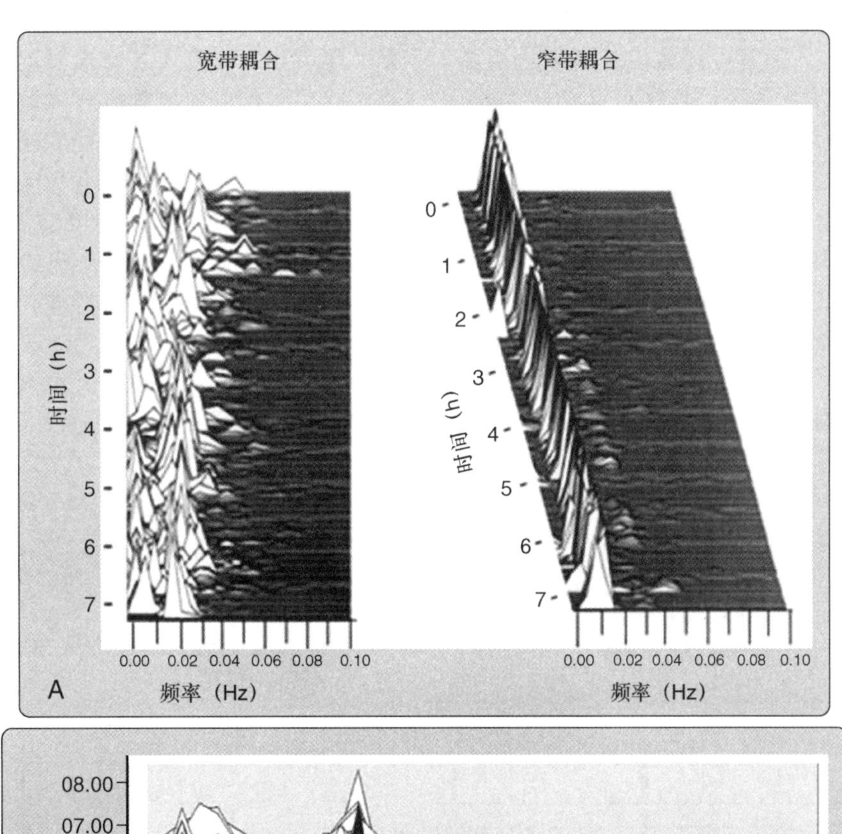


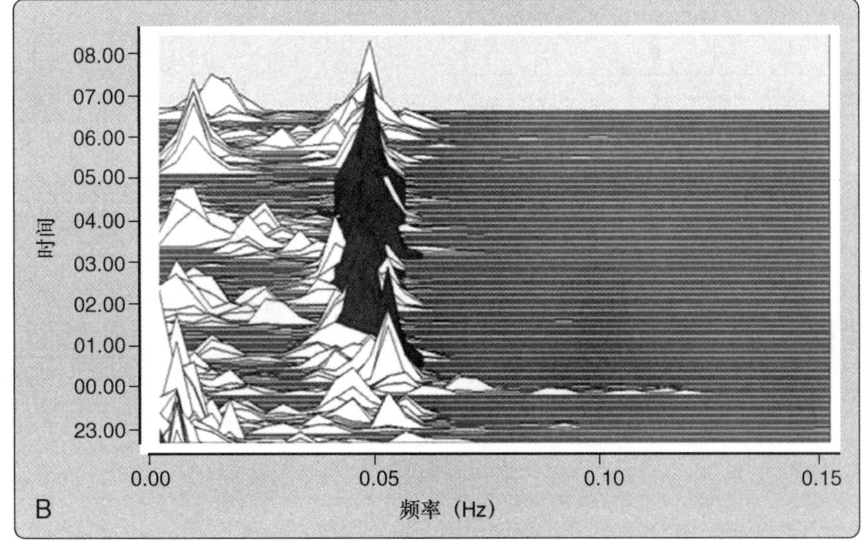


**图 202.5　A.** 宽带（左）和窄带（右）低频耦合。注意整个夜晚耦合频率的变化和紧密离散。这些差异在视觉上是可识别的，在数学上可以量化为 e-$LFC_{NB}$ 分析周期的百分比。**B.** 持续气道正压通气（continuous positive airway pressure，CPAP）治疗中 e-$LFC_{NB}$ 的动态检测。e-$LFC_{NB}$，窄带增强低频耦合

## 心肺耦合的动态评估

ECG 数据易于获取，这使 CPC 可以从连续的 ECG 信号源中计算出来。信号来源包括多导睡眠监测、用于心律失常检测的连续 ECG 监测、可穿戴设备、智能床垫[39]或来自脉搏血氧计设备的体积描记图。商业软件可从 MyCardio，LLC 和 Sleep Image 系统获得。第一个这样的设备被称为 M1，可以记录心电图、体位和躯干活动图（图 202.6）（www.sleepimage.com）。一套电池至少可以记录 5 晚，从而能够评估夜间变异性，并通过平均来最小化其影响。HFC、LFC、极低频耦合（very low frequency coupling，VLFC）以及窄带和宽带 e-LFC 中活动睡眠期的百分比是通过一个基于云的系统计算的。随着可穿戴设备的数量激增，任何连续的 ECG 都可以用于生成 ECG 频谱图，并且可以很容易地以智能手机应用程序格式进行分析。信号的昼夜稳定性较高，在连续 14 个晚上的记录中，HFC 的组内相关系数在 0.7 ～ 0.8[40]。在特定的睡眠状态或阶段和体位下，睡眠生理或病理是相对稳定的。然而，这些"组合"的比例与夜间的时间效应相互作用，从而提供夜间的平均值。

## 睡眠呼吸暂停的诊断

睡眠呼吸暂停引起的睡眠生理振荡发生在许多子系统中，包括脑电、心电、肌电（EMG）、呼吸、血氧和自主神经驱动。通过心电图诊断睡眠呼吸暂停是可能的，并且已经得到了扩展，使用 CPC 具有提高信噪比的潜力[41-42]。这个概念相对简单，使用宽带和窄带 e-LFC 以及这些状态下的睡眠比例来计算基于 CPC 的呼吸驱动振荡指数。进一步的步骤是整合血氧测量信号和使用手指脉搏体积描记图信号，作为输入，可以从单个信号 / 设备中提取 CPC 和氧合信息。宽带和窄带期间的氧饱和度被排除在外，以防止重复计数。该分析有望在不考虑血氧饱和度下降显示异常状态，这比目前的家庭睡眠呼吸暂停测试判读规则更具有潜在优势。这种分析已经成功进行，并且推导出的呼吸暂停低通气指数（AHI）与基于 PSG 的 AHI（使用美国睡眠医学会推荐的标准，即血氧饱和度下降 3% 和 / 或觉醒）相当，该指数于 2019 年获得美国食品药品监督管理局（FDA）的批准。使用来自呼吸暂停正

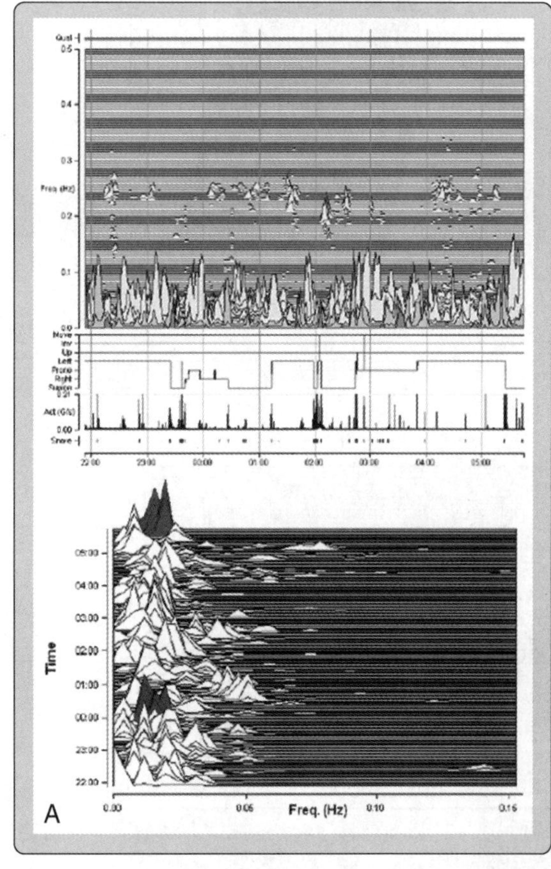


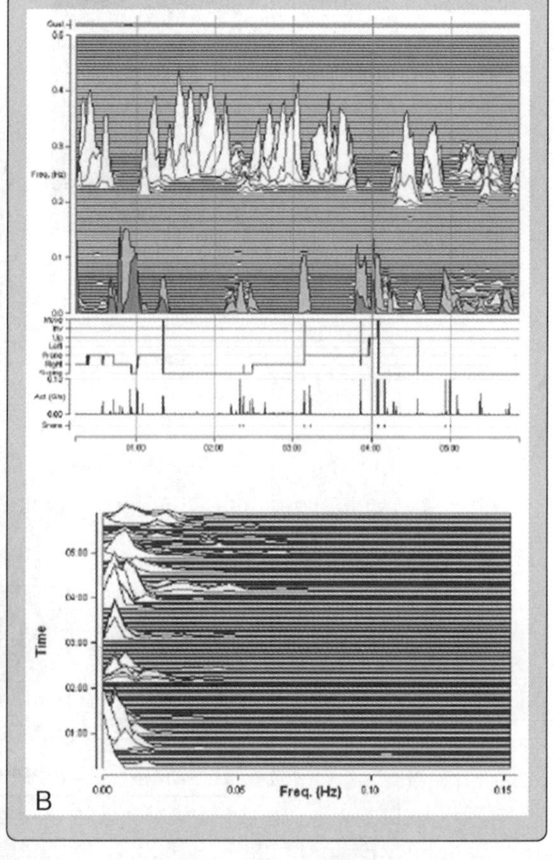


**图 202.6**　使用 M1 装置进行心肺耦合的动态跟踪。这两张快照都显示了体位和活动的瞬态；活动记录仪允许分析仅限于活动记录仪测定的睡眠期。还计算了活动碎片指数、睡眠效率和总睡眠时间。**A.** CPAP 失败。注意低频和高频耦合，低频耦合占主导地位，以及两个周期的 e-$LFC_{NB}$，表明治疗持续或突发 / 复杂睡眠呼吸暂停。**B.** CPAP 成功。注意高频耦合周期占主导地位。e-$LFC_{NB}$，窄带增强低频耦合

压长期疗效研究（Apnea Positive Pressure Long-Term Efficacy Study，APPLES）的基线数据，在 APPLES 研究中，通过 SleepImage 获得的成人 DAHI 和 3%AHI 的 Pearson 相关系数在 APPLES 研究为 0.972。Bland-Altman 分析显示，成人 DAHI 和 3%AHI 值之间的平均差异为−1.975（CI，−2.429 ～−1.521）[43]。该系统可以使用各种带有蓝牙连接的血氧仪，并连接到智能手机应用程序。图 202.7 显示了血氧仪体积描记图的分析示例。

## 儿科应用

CPC 可以成功地对来自儿童的数据进行分析，并提供诊断或病理生理学见解[44-46]。2019 年，FDA 批准将 CPC 分析与血氧测定相结合，作为 PSG 等效的 AHI，与在成人中的批准类似。根据 SleepImage 和 CHAT 研究中 3%AHI 获得的基线数据，ECG-CPC 推导的儿科 AHI 的 Pearson 系数为 0.8328[47]。Bland-Altman 分析显示，推导的儿科 AHI 值和 3% AHI 值之间的平均差异为－0.427（CI，－0.756 ～－0.098）。使用整个数据集的进一步分析和来自手指体积描记图信号的 CPC 分析显示出类似的结果。样本量为 805 个 PSG，分布如下：无呼吸暂停（AHI ＜ 1.0）、轻度（轻度呼吸暂停 1 ～ 5）、中度（5.0 ～ 10）和重度［超过 10/hr 睡眠：分别为 288（35.7%）、354（44.0%）、94（11.7%）和 69（8.6%）］。PSG 与体积描记 -CPC-AHI 的相关性为 0.94（Pearson 相关性）。受试者工作特征（receiver operating characteristic，ROC）曲线在所有 OSA 类别（轻度、中度、重度）中均显示出强烈的一致性，分别为 91.4%（95%CI，89.5 ～ 93.4）、96.7%（95%CI，95.4 ～ 97.9）、98.6%（95%CI，97.8 ～ 99.4）。

## 从心率分析看心肺耦合与自主神经健康

睡眠期间血压的重要性是公认的，并且已经在几种与睡眠相关的情况下进行了与睡眠有关的 HRV 分析[48-51]。心率本身是现成的，可以进行简单的分析，但研究相对较少。在对非呼吸暂停受试者睡眠实验室数据库的分析中，NREM 睡眠期间心率“下降”的情况出奇地罕见（13.5%）[52]。将心率曲线与 CPC 推导的睡眠状态平行排列表明，无论传统的 NREM 分期如何，心率“下降”通常发生在稳定的 NREM 睡眠（HFC）期间。心率曲线可能有几种形式的异常，包括总体上没有“下降”，睡眠期间增加，或者在稳定的 NREM 睡眠期间没有“下降”。后者可能是自主神经健康的生物标志物，值得进一步研究。图 202.8A 和 B 分别显示了在稳定的 NREM 睡眠 /HFC 期间心率下降和上升的例子；后

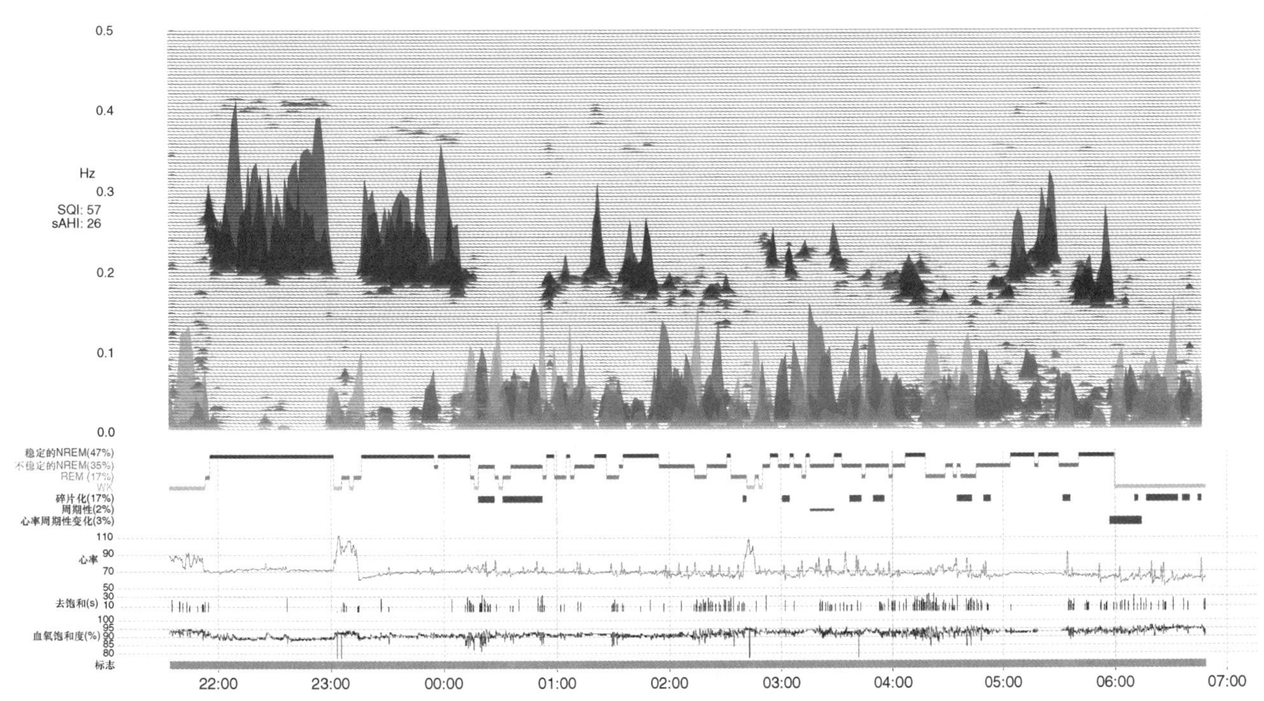


**图 202.7**　基于血氧饱和度的 CPC 和推导的 AHI。这是一个完全从血氧饱和度信号中推导出睡眠呼吸暂停诊断和睡眠质量评估的例子。该输出还提供心率信息、睡眠质量指数和氧降指数。心率在睡眠开始时下降，但随后没有进一步下降；它在快速眼动睡眠期间升高（估计，基于 CPC）。该患者的睡眠质量相对较好，呼吸暂停程度中等。AHI，呼吸暂停低通气指数；CPC，心肺耦合；SQI，睡眠质量指数

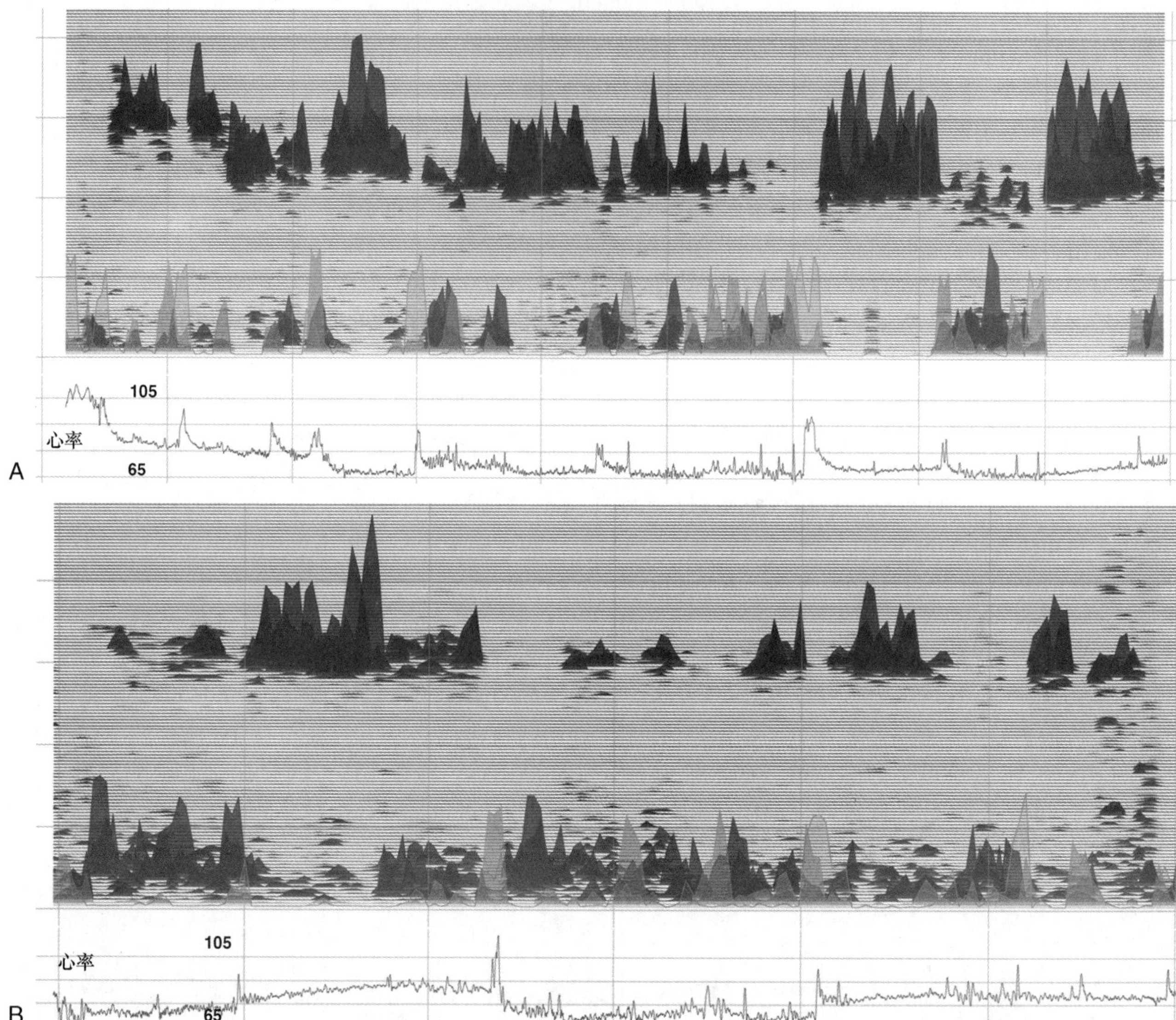


**图 202.8**　心率动力学和 CPC 推导的睡眠状态。**A.** 心率“下降”。注意整个晚上心率的普遍下降和高频耦合相关的下降。**B.** 心率“不下降”。注意心率在夜间不仅总体趋势没有下降，反而在稳定的 NREM 睡眠期间出现上升的异常模式

一种模式被认为是不正常的。这种模式的长期影响仍有待确定。

## 临床要点

心肺睡眠频谱图表明，NREM 睡眠是双峰的，来自多个睡眠子系统的信号（以及生理特征）具有一致性和可预测性。随着睡眠碎片化和巩固刺激使 HFC 和 LFC 的比例朝着可预测的方向移动，绝对值和比例都可以随着时间的推移进行跟踪，以衡量睡眠质量。使用窄带耦合生物标志物检测强呼吸化学反射激活，可以跟踪睡眠呼吸暂停管理中睡眠呼吸控制的动力学。CPC 与血氧仪相结合可以产生相当于 PSG 的 AHI。睡眠期间 CPC-窗口化的心率动力学可以提供一种自主神经健康的测量方法。

# 总结

绘制睡眠过程中的耦合振荡图为睡眠生理学和病理学提供了新的见解。内在的大脑振荡和由大脑外部影响（如呼吸控制）驱动的振荡都可以塑造这些信号，提供独特的读数。由于 ECG 或具有类似信息内容的信号容易获得，是可重复的信号，并且越来越多地可以通过移动技术获得，因此可以跟踪睡眠的长期动态特征。从生理学的角度来看，CPC 频谱图的读数强烈表明，NREM 睡眠具有自发切换的双峰特征或

模式。在一种模式中，理想的睡眠特征占主导地位，包括高 δ 功率并富含低于 1 Hz 的 NREM 睡眠缓慢振荡、高迷走神经张力 / 窦性心律失常、血压下降、高慢波功率和稳定呼吸。在另一种情况下，通常不太理想的特征占主导地位，如心率的周期性变化、血压不下降、潮气量波动（超过临床阈值时为睡眠呼吸暂停）、低于 1 Hz 的碎片化 NREM 缓慢振荡和较低的 δ 功率。这些特征可能反映了多个睡眠子系统的网络活动的综合输出。综合血氧仪可以提供 AHI，而且睡眠期间心率与 CPC 评估状态的分析可以提供关于自主神经健康的信息。

## 利益冲突

Thomas 博士是心电图频谱图心肺耦合软件的共同发明人，该软件由 Beth Istael Deaconess Medical Center 授权给 MyCardio，LLC。Thomas 博士通过标准的机构政策获得版税。

### 参考文献和拓展阅读

请扫描书后二维码，获取参考文献和拓展阅读资源。

# 第 203 章 脉搏波分析

Ludger Grote，Ding Zou

徐芳明 译 王育梅 审校

**章节亮点**

- 手指脉搏波数字信号可通过各种记录技术（如脉搏血氧饱和度、外周动脉张力的光学体积描记术）检测到。手指脉搏波的特征受皮肤交感神经活动和血流动力学变量（如每搏输出量、血压和中心动脉僵硬度）的调节。
- 越来越多的研究开始关注利用手指脉搏波信号中的信息单独或与其他生理信号相结合来检测自主神经激活、睡眠阶段和睡眠呼吸障碍。基于手指脉搏波信号分析的睡眠诊断设备已被临床程序纳入。美国睡眠医学会也已认可它们用于家庭睡眠监测（如外周动脉张力技术）。
- 除通过传统诊断设备获得信息外，还可以利用手指脉搏波信号评估心血管反应性的其他信息。如脉率变异性、血压、动脉僵硬度和血管老化迹象都可以从脉搏波波形中检测出来。一种新颖的方法可基于血氧计的光学体积描记信号得出的若干参数来评估整体心血管风险。最近，多项以人群为基础的横断面研究表明睡眠时的脉搏波的信息与心血管代谢疾病状态有关。并且临床相关的脉搏波驱动心血管参数的大型前瞻性研究正在进行中。

## 引言

在我们 24 h 一天的节律周期中大约有 1/3 的时间是在睡眠中度过的，充足的睡眠对身心健康至关重要。因此诊断与睡眠相关的功能障碍是临床关注的重点。最近的几项研究旨在简化和改进睡眠研究的方法。多导睡眠监测（polysomnography，PSG）是量化睡眠时间、区分睡眠阶段和评估睡眠片段的金标准。此外，呼吸和运动功能障碍也可在睡眠中进行测量。然而，技术要求高、所需技术操作能力强和高昂的费用限制了 PSG 在日常临床实践中的应用。因此，简化和改进睡眠诊断方法仍然需要大量的精力投入。更重要的是，从脉搏波分析中得出的其他睡眠维度（如自主神经活动和心血管反应性）对健康相关结果（如生活质量或生存率）而言，可能与 PSG 得出的变量同样重要[1]。

脉搏波信号可以在不同的血管部位获得，包括耳垂、四肢或任何其他合适的血管床。由于手指的光学体积描记术（photoplethysmography，PPG）目前已被用于睡眠诊断，因此我们主要集中在手指这一测量部位进行脉搏波分析。

## 手指血管床的生理结构

与其他肢体一样，手指皮肤血管床中也有丰富的动静脉吻合口，指甲床中的吻合口数量约为 500/cm$^2$。动静脉吻合处盘绕的血管壁厚、肌肉发达、神经密集，连接着真皮中的动静脉。来自指动脉的血液绕过乳头丛的高阻力动脉血管和毛细血管，直接流经真皮动静脉吻合处，然后返回深静脉丛。这一特点使得手指皮肤血流量变化很大，其范围可从 1 ～ 90 ml/（min · 100 ml）不等[2]。皮肤血管床占整个手指血流的大部分。

手指血管床神经高度密集。尽管局部因素会影响手指血流，但是手指皮肤血管床的微循环主要受全身血管收缩张力控制。温度变化时周围交感神经活动增加与手指脉搏波振幅（pulse wave amplitude，PWA）降低之间存在高度相关性[3]。环境温度升高、镇静剂和血管活性药物（如硝普钠）都会诱发血管扩张。交感神经兴奋（如压力、疼痛）、寒冷和血管活性药物（如去甲肾上腺素和麻黄碱）则会诱发血管收缩[4]。

睡眠期间与脉搏波分析相关的自主神经调节和心血管调节过程非常复杂，并与睡眠阶段有关，同时伴有区域性差异。与清醒时相比，非快速眼动（non-rapid eye movement，NREM）睡眠与交感神经活动减少和副交感神经活动增加有关。快速眼动（rapid eye movement，REM）睡眠在这方面与清醒时相似。与清醒时相比，通过微神经电图测量的外周血管平滑肌交感神经活动在 NREM 睡眠期间（第 4 阶段）减少约 50%，但是在 REM 睡眠期间则增加了一倍[5-6]。睡眠期间交感神经传导也可能存在区域差异。例如，在 REM 睡眠期的药理模型中，四肢骨骼肌血管收缩纤维的交感活性增加，同时脾、心脏、腰椎和肾的血管床输出量减少[7]。通过激光多普勒测量的皮肤血流量显示，与清醒时相比，睡眠时皮肤血流量明显增加，这可能是散热时血管舒张所致[8]。

安静时 NREM 睡眠期的特点是血流动力学基本稳定。然而，从睡眠中唤醒会产生显著变化；最明显的变化是心率加快，外周血管收缩，导致收缩压和舒张压明显升高[9]。从睡眠中唤醒后的自主神经系统随着时间的推移逐渐进入了稳定的模式。上述心血管反应的振幅与脑电图（electroencephalography，EEG）唤醒的程度和持续时间呈正相关。在某些情况下，可以观察到睡眠期间典型的自主神经激活，而皮质脑电图中没有激活模式，这就是所谓的自主神经唤醒。在本章中，我们将重点介绍睡眠时相的不同脉搏波分析方法，以评估自主神经唤醒、睡眠阶段、睡眠呼吸紊乱以及心血管的功能与风险。

## 手指脉搏波的评估方法

体积描记术是一种定量评估体积随时间变化的成熟方法，常用于人体呼吸和血流动力学功能的定量评估。目前有许多不同的无创体积描记技术，它们使用水、空气、应变仪、阻抗或 PPG 来量化外周脉搏波的体积变化。在研究手指微循环时，还使用了放射性核素清除、毛细血管镜和激光多普勒血流测量等额外方法。在睡眠医学中，PPG 和外周动脉张力（peripheral arterial tone，PAT）是最常用的评估手指脉搏波的方法。家庭睡眠诊断技术的最新发展已将这些技术融入其中。

### 基于水或空气的体积描记术

心血管系统相关研究的历史发展始于水或空气为基础的体积描记术。将手臂、手指或腿放在一个充满水或空气的密闭空间中。任何体积的搏动变化都会被记录在纸上或者被转换成手指信号，以量化静息状态下和受到某种刺激后的血流量和血管阻力。对于睡眠的相关评估，这种技术的可行性较低，因为它明显干扰睡眠并在身体运动时产生伪影。

### 应变仪体积描记术

用于体内血流评估的应变测量技术已经使用了几十年。将一个内置水银的硅胶应变仪放置在关注区域（如前臂、手指或腿部）的关节面上。利用静脉闭塞技术，可通过关节面的变化识别出腔室的搏动容积增加。校准后的信号可以精确测量以 ml/s 为单位的血流量。监测血压时，甚至可以计算出血管的阻力。使用应变仪或手指 PPG 时，脉搏波轮廓的特征相似，同时伴有高相关性（$r = 0.9$）[10]。应变测量技术已被广泛用于量化局部动脉输注或全身应用血管活性药物后的血管反应性。阻塞性睡眠呼吸暂停（obstructive sleep apnea，OSA）患者的血管和内皮功能障碍这一概念是由以下发现提出的：血压正常的患者对血管扩张剂的反应减弱或对血管收缩剂的反应增强。与对照组相比，患有 OSA 的高血压患者在使用静脉闭塞体积描技术时的血压更高[11-12]。

### 光学体积描记术

光学体积描记术（PPG）通过光传感器测量微血管床对红外光发射（波长约 940 nm）的吸收 / 反射。光的吸收 / 反射程度与汇集处的血容量变化直接相关，可以得出连续的脉搏波信号。脉搏波的搏动分量称为交流信号分量。此外，搏动波的基线可能会变化，这个分量被称为直流分量，反映了平均血容量和手指组织血容量[13]。这种直流分量可能会受到呼吸、自主神经激活和血管运动活动、Traube-Hering-Mayer 波、血容量不足和体温调节的影响。

脉搏波蕴含的信息可分为几个方面（表 203.1；图 203.1）。第一，收缩振幅与指间脉搏容积增加相关。振幅受心脏每搏输出量和皮肤交感神经激活程度（激活程度高意味着血流量减少和低振幅）的调节[3]。使用日间输注方案，从手指体积描记仪得出的 PWA 对 α - 受体激动剂去甲肾上腺素敏感，但对 $\beta_2$- 受体激动剂异丙肾上腺素不敏感[14]。第二，两个连续脉搏波的峰值间期被视为以心电图（electrocardiogram，ECG）为基础的 R-R 间期的替代测量值，可用于计算脉率（见下文）。第三，脉搏波的舒张点反映了压力波从心脏传到躯干 / 下肢小动脉的反射点再传回上肢所需的时间。这个时间间隔可以称之为脉搏传导时间（pulse propagation time，PPT），被认为是脉搏波速度和动脉僵硬度的替代标志[15-16]。PPT 缩短表示血管僵硬和动脉粥样硬化。增强指数（the augmentation index，AI）是以收缩期振幅和舒张期振幅的比值计算的，是反映中心动脉僵硬度的另一种方法。PPT 和手指 AI 都与沿桡动脉

**表 203.1　从数字脉搏波信号中得出的不同变量**

| 脉搏波参数 | 功能评估 | 因功能紊乱或疾病发生的改变 |
|---|---|---|
| 收缩期脉搏波振幅 | 指间脉搏容积，因皮肤交感神经激活（血管收缩）而降低，因血管扩张药物而升高，与每搏输出量和血压相关 | 睡眠唤醒、REM 睡眠、睡眠呼吸紊乱、高血压、动脉粥样硬化和代谢疾病 |
| 脉冲之间间隔 | 脉率和脉率变异性 | 心动过缓 / 心动过速、心律失常（如心房颤动）、缺血性心脏病、中枢 / 自主神经从睡眠中唤醒的标志物、压力感受性反射 |
| 脉搏波的收缩与舒张峰值之间的时间（如僵硬指数、脉搏传导时间） | 中央和外周血管壁顺应性和僵硬度 | 动脉粥样硬化、血管老化、高血压、糖尿病 |
| 心电图 R 波与外周脉搏波收缩峰值之间的时间（如脉搏传导时间） | 中枢动脉僵化的标志物，与血压、交感神经激活相关 | 中枢或自主神经唤醒、高血压 |
| 与呼吸有关的脉搏波直流分量基线偏移 | 呼吸努力和胸内负压变化、重复米勒 / 瓦尔萨尔瓦动作 | 阻塞性与中枢性睡眠呼吸暂停、打鼾 |
| 脉率在呼吸频段中所占比例 | 呼吸性窦性心律失常的程度 | 压力感受性反射敏感、自律神经病变、心血管老化、糖尿病、睡眠呼吸紊乱 |
| 瓦尔萨尔瓦动作前后的脉搏振幅比 | 左心室舒张末期压力升高 | 前负荷增加导致的心力衰竭 |
| 脉搏波衰减的下降斜率和上升斜率 | 血管功能退化 | 动脉粥样硬化、内皮细胞功能障碍 |
| 脉搏波振幅下降曲线下面积 | 血管功能退化、自主神经激活 | 心血管疾病 / 代谢性疾病 |

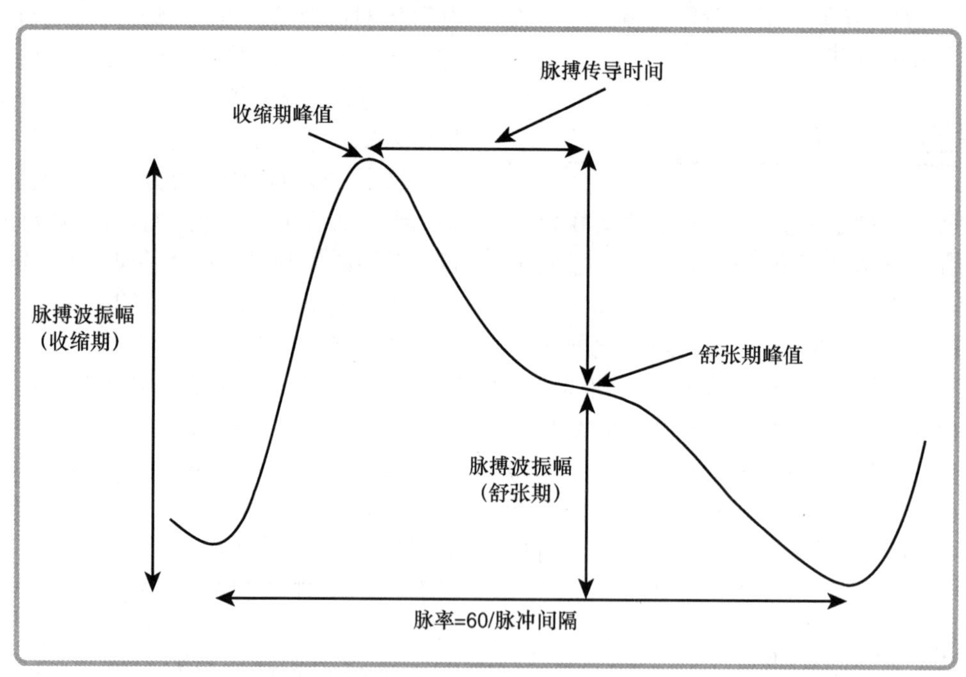


**图 203.1**　典型的光学体积描记信号及其特征参数

或主动脉计算的脉搏波速度的 AI 有很好的一致性，可用于评估心房僵硬度和心血管风险[15, 17-18]。在信号处理过程中，体积描记曲线的一阶导数和二阶导数被用来更精确地计算脉搏波参数[19]。此外，有一篇综述全面地总结了当前的光学体积描记术信号分析概念[20]。

已有研究对脉搏波的探头位置进行了评估。有人认为，耳部脉搏波可能更好地反映全身血流动力学的被动效果，而手指脉搏波可能反映局部血管运动波动，其中包括皮肤交感神经激活的神经机制[21]。这些研究都是在自主呼吸的清醒受试者身上进行的，脉搏波调查的部位可能会对睡眠记录时的结果产生不同的影响。事实上，一项关于声学诱导睡眠唤醒的无创标记的研究表明，手指 PPG 对唤醒反应比耳部

PPG 更敏感[22]。此外，手指部位最便于在睡眠记录时使用。

### 外周动脉张力技术

外周动脉张力（peripheral arterial tone，PAT）是一种利用加压光学探头监测搏动性动脉容积信号的新型技术[23]。该技术可与传统的 PPG 相媲美，不同之处在于 PAT 探头的特殊功能可提高信号质量。PAT 探头有一个由硬质外壳包围的顺应性弹性膜。与传统的手指体积描记测量相比，它使用了一个加压区域来覆盖手指远端的表面。该区域可防止诱发静脉血管反射性收缩[24]。气球状外膜会产生恒定的压力，导致动脉壁张力减轻，从而增加动脉壁的运动和动脉容积变化的大小。还能防止传感器区域手指运动时常见的逆行性静脉血液淤积。传输模式 PPG 用于测量与搏动性血容量变化相关的光密度变化。

### 脉搏传导时间

脉搏传导时间（pulse transit time，PTT）反映了动脉脉搏波从主动脉瓣水平传播到特定外周部位的时间间隔。PTT 通常是指从 ECG 中出现 R 波到手指 PPG 记录中出现收缩脉搏波的起点或中点之间的时间间隔。PTT 取决于动脉壁的僵硬程度，PTT 缩短与血管老化、动脉粥样硬化和血压升高有关。

最后，PPG、PAT 和 PTT 这三种方法对心律失常（如心房颤动或频繁期前收缩活动）患者的作用有限。心脏每搏输出量的高变化会造成收缩期 PWA 和脉搏轮廓的每搏变异性，有时会使脉搏波信号中蕴含的信息失效。而事实上，心律失常可以通过 PPG 检测出来。

## 手指脉搏波分析的临床应用

自 20 世纪 70 年代以来，睡眠相关呼吸紊乱患者在睡眠期间的周期性心血管自主神经变化已被记录在案。心率和动脉血压是研究与睡眠呼吸暂停事件相关的血流动力学自主变化的传统生理参数。最近，手指脉搏波信号与其他生物信号相结合用于检测自主神经唤醒、睡眠阶段、睡眠呼吸紊乱和心血管功能评估[25]（表 203.2）。通过这种简化的方法，可以对睡眠状态有更深入和新颖的认识。与其他目前正在发展的技术一样，这些方法很可能会与其他创新型技术一起在诊断方面占据一席之地。

### 自主神经唤醒 / 睡眠片段的识别

传统 EEG 唤醒被用于量化睡眠片段。然而，研究表明睡眠期间交感神经传导活动并不一定与明显的脑电图变化有关[26]。因此，一些人使用“自主神经唤醒”来表示与心脏激活（如心率和血压上升）相关的自主神经传导活动的变化。手指血管床神经密集，手指 PWA 下降与脑电图功率密度增加有关，这表明 PWA 衰减是睡眠期间大脑皮质活动变化的有效替代标记[27]。其他研究发现，在 NREM 睡眠期间，手指血管反应（如 PWA）对不同程度的唤醒刺激比其他自主神经标志（如心率、PTT 和脉搏波速度）更敏感[22]。因此，手指血管收缩（PWA 衰减）可能是检测睡眠期间自主神经激活事件的有效工具。通过 PAT 方法，自主神经唤醒事件被定义为至少 50% 的 PAT 衰减或至少 30% 的 PAT 衰减加上 10% 的脉率增加，这与 PSG 评分的 EEG 唤醒相关（$r^2 = 0.67$）[28]。移动式 PAT 设备中自主神经唤醒检测的修订标准是基于 PAT 衰减加脉搏增加，或者 PAT 衰减至少 40% 加通过活动信号检测到短距离移动[29]。PSG 的唤醒指数与 PAT 自主神经指数（使用体动监测去探测睡眠时间）之间的相关系数为 0.76。需要注意的是，周期性肢体运动等其他情况也会导致自主神经激活，但不会同时引起大脑皮质的唤醒。最近有人提出，对振幅和脉冲下波形面积进行综合分析可能有助于降低呼吸唤醒检测的失误率[30]。使用标准血氧仪对 PWA 进一步分析表明，睡眠 EEG 循环交替模式（cyclic alternating pattern，CAP）的 A 相（皮质唤醒标志）与呼吸暂停结束和恢复通气时 PWA 下降超过 30% 之间的一致性超过 90%[31]。

此外，还研究了 PAT 在儿童唤醒检测中的潜在作用。一般来说，儿童 EEG 唤醒与 PAT 衰减的交感神经激活有关[32-33]。然而，在这种情况下，PAT 信号虽然灵敏度高但特异性较低。事实上，根据 PAT 定义的自主神经激活有很大一部分发生在没有明显 EEG 变化的儿童身上。目前仍不清楚这些衰减是代表儿童自主交感神经系统激活的正常波动，还是反映了传统 EEG 评分未能检测到的细微睡眠干扰。据报道，在接受无创通气治疗的上气道阻塞的患儿中，血氧饱和度下降 4% 联合手指 PWA 衰减大于 30% 检测到的微觉醒与通过体动监测评估的运动和破碎化指数相关[34]。

### 睡眠阶段和清醒程度的分类

清醒状态和 NREM/REM 阶段在自主神经和血流动力学调节方面有所不同。这种差异可以通过 PWA 和衍生脉率信号的变化反映出来[35-36]。例如，与 NREM 睡眠相比，REM 睡眠的 PAT 振幅通常会减小[35]。随后一种基于 PAT 信号和体动监测的 REM 睡眠自动检

**表 203.2　睡眠诊断中夜间脉搏波分析的临床应用**

| 方法 | 脉冲波参数和附加信号 | 结果 |
|---|---|---|
| **睡眠分类和睡眠片段** | | |
| PAT | 收缩期 PAT 振幅和 PAT 脉率 | 成人自主神经唤醒分类与呼吸和非呼吸 EEG 唤醒高度相关，儿童则被高估 |
| PPG | 收缩期 PPG 振幅和脉率 | 与成人的 EEG 唤醒和循环交替模式（CAP）有很好的相关性 |
| PPG 与 ECG | PTT 和脉率 | 成人与 EEG 唤醒有很好的相关性，儿童则被高估 |
| PAT 与体动监测 | PAT 振幅和脉搏变化（分形信号分析）、体动监测 | 睡眠-觉醒检测、REM/NREM 分类、深睡眠和度睡眠分类 |
| PPG | PPG 信号（与呼吸有关的收缩振幅变化） | 通过 PPG 的呼吸形状和呼吸节律对睡眠唤醒进行分析 |
| **睡眠呼吸障碍的类型和程度** | | |
| PAT 与血氧饱和度 | 脉搏波振幅、脉率和血氧饱和度 | 在多项验证研究中，AHIPAT 和 AHIPSG 高度相关，AASM 认可的方法 |
| PPG 与鼻流量 | PPG 导出的呼吸强度 | 更好地区分阻塞性和中枢性 / 混合性睡眠呼吸暂停 |
| PAT 与血氧饱和度 | 脉搏波振幅、脉率和氧饱和度 | 检测潮式呼吸 |
| PPG | 脉搏波振幅、脉率和氧饱和度 | 检测潮式呼吸 |
| **心血管功能与风险** | | |
| PAT | 收缩期 PAT 振幅衰减 | 夜间衰减与诊室血压之间的关系 |
| PTT 与诊室血压测量 | 连续测量每搏血压 | 日间和睡眠时动脉内或示波法测量血压的关系 |
| PPG | 脉冲波增强指数或脉搏传导时间 | 与动脉粥样硬化、血管老化、心血管疾病和代谢疾病中的血管僵硬有关；对血管活性药物敏感 |
| PPG 与血氧饱和度 | 反映睡眠期间心血管、自主神经和呼吸功能的 PPG 和血氧监测参数 | 与传统的心血管风险预测矩阵（如 ESH/ESC、Framingham、EU SCORE）相关；识别动脉粥样硬化、血管老化、心血管和代谢疾病中的血管僵硬度；对心血管药物敏感 |

AASM，美国睡眠医学会；AHI，呼吸暂停低通气指数；ECG，心电图；ESC，欧洲心脏病学会；ESH，欧洲高血压学会；EU，欧洲；NREM，非快速眼动；PAT，外周动脉张力；PPG，光学体积描记；PSG，多导睡眠监测；PTT，脉搏传导时间；REM，快速眼动；SCORE，欧洲系统性冠脉风险评估

测算法应运而生[37-38]，利用 PAT 振幅和脉冲间期两个时间序列的特征来进一步分析 NREM 睡眠，并区分深睡眠和浅睡眠[39]。在一项多中心研究中，这些睡眠分期算法得到了进一步验证，并显示出中等程度的一致性[40]。在 38 名正常受试者和 189 名疑似 OSA 患者中，在检测睡眠深度和 REM 睡眠方面，PSG 和 PAT 的总体一致性分别为 89%±6% 和 89%±6%。OSA 严重程度不影响监测 OSA 的灵敏度和特异性，与 PSG 相比，PAT 的深睡眠阶段分类更突出[41]。

## 阻塞性睡眠呼吸暂停的识别

在反复阻塞性呼吸暂停和低通气的过程中，使用体积描记术显示出了典型的 PWA 衰减模式[14, 42]。通过 PAT 方法也可观察到类似的变化[23, 43]（图 203.2）。事实上，实验数据表明这种反应主要是由唤醒反应介导，其次才是由对上气道严重阻塞的反应介导[44]。此外，动脉内注入 α 受体阻断剂——酚妥拉明显示这种典型的呼吸暂停相关反应可以被阻断，这表明在呼吸暂停和随后的唤醒过程中，PAT 衰减与皮肤血管中的 α 受体交感神经活动之间存在密切联系[43]。

PAT 技术使用脉搏波衰减、氧饱和度、心率反应的模式识别，以及前面提到的识别唤醒和睡眠阶段的复合算法[45]。对普通人群和多个患者群体进行的相关验证研究的 meta 分析表明，这种基于脉搏波的技术与睡眠呼吸暂停活动的 PSG 衍生指数具有很高的一致性[46]。没有发现性别对 PAT 技术检测呼吸暂停的准确性有特定影响。不过，有报道称用脉搏波传导速度评估的动脉僵硬度增加会影响评估的准确性[47]。最近一项针对 PSG 的验证研究表明，手动编辑 PAT 记录中的睡眠阶段和呼吸事件可进一步提高两种方法之间的一致性[48]。

使用单通道血氧仪的类似方法也有发表，其是

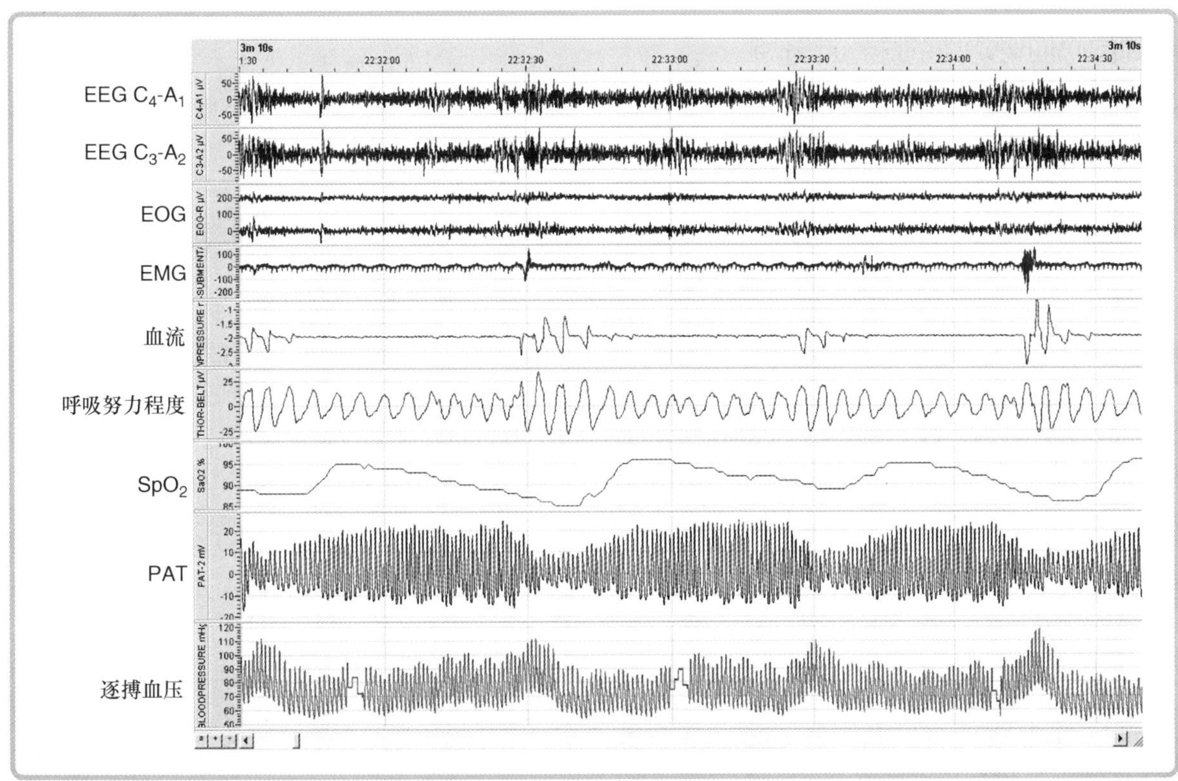


**图 203.2** 3 min 的记录显示了与阻塞性睡眠呼吸暂停和唤醒相关的外周动脉张力（PAT）信号的脉搏波振幅变化。呼吸暂停时，PAT 信号会随着呼吸强度的增加而波动。在中枢神经从睡眠中唤醒并随后恢复呼吸时，PAT 的收缩振幅会明显下降。BP，血压；EEG，脑电图；EMG，肌电图；EOG，眼电描记术；PAT，外周动脉张力；$SpO_2$，氧饱和度

将氧饱和度和 PPG 信号一起用于识别睡眠呼吸暂停[49]。PPG 信号可识别呼吸信号（力度和呼吸频率）以及睡眠和觉醒节律（见前面的描述）。阈值至少为 3% 的传统氧饱和度模式也用于检测呼吸事件。虽然出版物中对该算法的描述较少，但验证研究显示 PSG- 呼吸暂停低通气指数（apnea hypopnea index，AHI）与 PPG-AHI 之间的一致性很好：例如，AHI 临界值为 15 次 / 小时的受试者操作特征（ROC）曲线为 0.9[50]。由此至少可以认为，这项技术与传统的单通道血氧仪相比，有了显著的改进。在这一背景下，又出现了一种主成分分析技术，可从血氧饱和度衍生的 PPG 信号中检测呼吸用力程度[51]。

PAT 和 PPG 信号在睡眠呼吸障碍患者的随访中也得到了评估。PAT 技术被认为特别适用于气道正压、口腔装置和减轻体重等在后续治疗[52-54]。睡眠结构、剩余睡眠片段程度和缺氧负荷可在门诊环境中轻松量化。特别是在使用无创通气的患者中，PPG 信号检测唤醒的能力与 PSG 标准测量方法进行了对比验证。至少在 NREM 睡眠片段方面，两种方法之间的一致性很好[55]。在越来越多的患者使用家庭通气设备的情况下，建议将 PPG 技术用于简化的后续随访。

## 潮式呼吸与中枢性睡眠呼吸暂停

潮式呼吸（Cheyne-Stokes respiration，CSR）是一种包括呼吸幅度周期性振动和交感神经活动周期性波动的疾病。有趣的是，PAT 信号呈现为正弦曲线，与呼吸努力程度和血氧饱和度的下降对称模式一致。与睡眠时的 CSR 相比，清醒时 PAT 振幅的相对较低，最大衰减滞后于渐升呼吸阶段开始后的 3 ~ 8 s。在一项针对 10 名 CSR 共病心力衰竭患者的小型研究中，与 PSG 相比，CSR 识别的灵敏度在 73%（清醒）~ 91%（整个睡眠期），特异度为 70%（REM 睡眠）和 97%（清醒）[56]。这些初步的积极成果值得注意，但需要在更多的样本中重复。

另一种方法是从流量信号分析和利用 PPG 间接评估呼吸努力程度开始，试图改进呼吸暂停的分类。PPG 衍生的呼吸努力程度可将中枢性 / 混合性呼吸暂停与阻塞性呼吸暂停区分开来。在一项针对 66 名睡眠呼吸暂停患者的研究中，流量 /PPG 信号衍生比值和人工评分的中枢性呼吸暂停指数之间的相关系数为 0.95[57]。因此该技术似乎可用于使用有限通道设备对呼吸暂停类型进行分类。

## 睡眠期间的心血管功能的脉搏波分析

### 血压

有几种方法可利用基于 PPG 的手指脉搏容积曲线来逐次分析睡眠期间的收缩压和舒张压。Jan Peňáz 引入了电空血管减压技术，通过加压手指探头测量中心血压[58]。这种方法主要用于评估持续血压变化的研究（Finapress 或 Portapres 装置）。另一种方法是使用 PTT 连续评估血压。由于中心动脉僵硬度与血压相关，PTT 缩短是血压升高的标志。这一原理最近被引入到睡眠诊断设备中。PTT 曲线得出的血压值需要与办公室静息血压进行校准，以便持续监测与睡眠呼吸暂停和（或）睡眠唤醒相关的血压骤升。验证研究表明，PPT 得出的血压值与传统示波测量法和指动脉 PPG（Finometer）得出的血压值相比具有合理的一致性[59-61]。因为 PTT 法不会干扰睡眠，显然与示波法或 Peňáz 技术相比具有优势。另外，PTT 法得出的血压是在睡眠起始前校准的。后半夜的准确性可能会受到影响，在某些睡眠阶段（如 REM 睡眠）的临床实用性可能会受到限制[62]。最后，仅使用 PPG 技术的 PWA 还可用于计算睡眠时每搏跳动的收缩压[63]。结果显示 PPG 血压与 Portapres 得出的血压之间也有合理的一致性。

### 脉率变异性

心率变异性受损是已确诊的缺血性心脏病和心力衰竭患者心血管风险增加的标志。该方法基于对 ECG 信号的高分辨率采样来识别 RR 间期。PPG 信号可用作心率变异性的替代标志。已有大量研究分析了基于 ECG 的心率变异性和基于 PPG 的脉率变异性之间的准确性。这两种方法在静息状态和无干扰睡眠状态下得出的结果相似[64]，这为基于夜间 ECG 的分析（如呼吸性窦性心律失常[65]）提供了替代方法。值得注意的是 ECG 和 PPG 方法对睡眠呼吸暂停时的频率分析可能有所不同[66]。

### 血管僵硬

外周脉搏波信号包含与心血管功能和风险评估相关的导管动脉僵硬度的重要临床信息。研究表明，从手指脉搏波得出的增强指数（augmentation index，AI）在重复测量中具有良好的个体内一致性。手指血管光学体积的增强指数（PPG-AI），能反映血管床的硬化程度，与平均动脉血压和欧洲心脏评分的心血管风险分级之间存在剂量效应关系[17-18]。与健康成人相比，患有糖尿病、高脂血症或高血压的受试者的 PPG-AI 明显升高。这些受试者的平均 PPG-AI 从一般心血管风险等级上升到非常高的心血管风险等级[17]。在高血压患者中，研究表明 PPG 脉搏波中显示血管僵硬度的指标受年龄、血压、体重指数和心率的影响[67]。老年人和高血压未得到控制的患者血管老化指数增加。此外，有研究表明血管活性药物对血管僵硬度的改变可通过手指脉搏波的类似变化反映出来[14, 16, 68-69]。

最近一项针对疑似 OSA 患者的研究表明，与血压正常患者相比，通过 PPT 评估的高血压患者夜间血管僵硬度增加[70]。与其他睡眠阶段和清醒状态相比，N3 睡眠阶段的血管僵硬度最低。使用同样的技术发现，与清醒或慢波睡眠相比，慢性阻塞性肺病患者在 REM 睡眠期间的血管僵硬度明显升高[71]。此外，与 REM 睡眠相关的血管僵硬度与日间血压呈正相关，这表明与睡眠相关的血管机制可能对慢性阻塞性肺病患者的预后尤为重要。这两项研究都表明，在不影响睡眠质量的情况下，可以通过额外的传感器来研究睡眠阶段血管僵硬度的特定变化。

### 通过睡眠记录评估整体心血管风险

与睡眠相关的呼吸和心血管参数与心血管疾病的发病率和死亡率有关。例如，夜间血压或心率下降与全因死亡率增加独立相关[72-73]。冠状动脉疾病患者睡眠时心率变异的高频部分会减弱，而通过手指 PPG 测定的夜间动脉血管张力在原发性高血压患者中会升高[74-75]。与睡眠相关的缺氧，特别是睡眠呼吸暂停中的间歇性缺氧与心血管死亡率的增加有关[76-77]。因此，有充分的理由对睡眠期间的心脏、血管和呼吸反应性进行系统的综合分析，以此来衡量心血管风险。

在一项多中心研究中，使用匹配追寻算法从夜间手指血氧仪记录中得出了 PPG 信号的生理成分，用于心血管风险评估（表 203.3）[1, 78]。参数的选择基于其在反映心血管调节平衡方面的相关性和手指 PPG 信号的可行性。确定了反映心率变异性的变量。对反映外周血管反应性和僵硬度的变量也启动了类似的程序。为了量化独立于呼吸和唤醒事件的自主神经事件，PWA 衰减在 10% ～ 30% 的数据被纳入分析。PPT 被用作脉搏波速度和动脉僵硬度的替代测量指标。最后，夜间氧合的几种测量方法（恒定、对称和复发性缺氧）也被纳入分析。缺氧事件阈值为 2% 的血氧饱和度。利用脉率和心率的呼吸频段对偶发性缺氧的反应模式，计算了呼吸和心血管功能之间的相互作用。呼吸性窦性心律不齐被认为反映了迷走-心脏的神经活动，而这种模式的减少可能反映了心脏交感神经活动的增强。虽然这些变量之间的相互关系不

**表 203.3　手指光学体积描记信号得出的生理变量对心血管风险评估的临床意义**

| 参数 | 功能评估 | 参数反映的功能障碍 |
| --- | --- | --- |
| 缺氧变异性 | 反复缺氧和复氧 | 缺氧性心血管应激 |
| 脉搏波衰减 | 脉冲振幅衰减频率 | 微血管功能障碍，血管交感神经张力增强 |
| 脉率加速 | 窦房结水平的交感神经平衡、气压反射 | 并发心脏 / 血管 / 代谢疾病 |
| 周期性脉率变化 | 心肺耦合、气压反射敏感度 | 并发心脏 / 血管 / 代谢疾病 |
| 脉搏传导时间 | 血管壁顺应性 | 血管老化、高血压、动脉粥样硬化 |
| 饱和时间＜ 90% | 夜间缺氧负荷程度 | 严重呼吸系统疾病 |
| 夜间对称性失饱和度 | 出现中枢性呼吸暂停和潮式呼吸 | 严重心脏病或 CNS 疾病（如心力衰竭、卒中后遗症） |
| 心脏对夜间缺氧的反应 | 心率对间歇性缺氧的反应，化学感受性反射 | 影响自主神经反应的心脏或代谢疾病（如糖尿病） |

CNS，中枢神经系统

大，但多变量分析表明所有参数对心血管风险评估都有显著作用[1]。使用神经模糊系统生成心血管风险综合评分（范围 0 ～ 1）[78]。

在对这一新型算法进行的横断面验证研究中，所有患者都根据欧洲心脏病学会 / 欧洲高血压学会（European Society of Cardiology/European Society of Hypertension，ESC/ESH）的风险矩阵进行了分类[1]。基于夜间 PPG 信号的算法可识别心血管高风险患者（根据 ESC/ESH 矩阵得出的心血管疾病的高风险和极高风险）[79] 灵敏度和特异度分别为 74.5% 和 76.4%，ROC 曲线下面积为 0.80。AHI 和氧饱和度指数的值都低于 65%。目前的数据证明，与临床医学中使用的标准矩阵相比，基于 PPG 信号的算法能更好地估计心血管风险[79a]。基于 PPG 的心血管风险评估的相关临床实用性大型纵向流行病学研究正在进行中[80]。

还对伴或不伴客观睡眠质量不佳的失眠症患者以及匹配对照组的夜间脉搏波导致心血管的风险进行了研究[81]。睡眠期间的脉搏波分析表明，相比客观睡眠效率高但是有主观失眠的失眠患者，睡眠质量低的失眠症患者的脉率较高、血管僵硬度和总体心血管风险增加。这种基于血氧计的光学体积描记技术为研究失眠症患者睡眠期间的过度觉醒状态和自主神经激活提供了一种替代方法。

此外，还对 PAT 技术与心血管风险指标的关系进行了评估。夜间 PAT 衰减的幅度反映了普通人群日间血压的变化，与 PSG 的呼吸暂停测量结果无关[82]。这一发现意味着睡眠期间记录的血管或自主神经现象可作为心血管疾病（如高血压）的标志。研究人员用 PAT 计算出一家心脏病诊所的 186 名患者静息状态下的 AI[83]。虽然 PAT-AI 与心脏危险因素和冠状动脉疾病显著相关，但单一脉搏波变量在区分伴或不伴冠状动脉疾病的诊断能力有限（ROC 曲线下面积为 0.604），这表明可能需要对脉搏波信号进行多重信息处理以进行心血管风险的评估。

最近的一项研究扩展了人们对基于脉搏波的普通人群心血管代谢风险信息的了解。使用一种新颖的自动检测算法来评估脉搏波衰减的时间、振幅、时限和斜率[84]。一项来自 Hyp-noLaus 睡眠队列研究（$n$ = 2149，女性占比 51%，平均年龄 59 岁）的横断面分析表明调整混杂因素后，较低的 PWA 下降（与基线相比＞ 30%）指数、较长的 PWA 下降持续时间和较大的睡眠相关 PWA 下降曲线下面积与高血压、糖尿病和已知心血管事件的概率增加有关[85]。尽管与早期的研究相矛盾[82, 86-87]，但作者认为睡眠中 PWA 下降的特征似乎体现了血管反应性，可能是心脏代谢并发症的生物标志物。

### 睡眠期间脉搏波参数与治疗相关的变化

有人针对气道正压通气疗法对睡眠呼吸暂停患者脉搏波参数的作用进行了研究[87]。未经治疗的 OSA 与经过治疗的 OSA 相比，缺氧程度更高，PWA 轻微下降的频率（与基线相比下降 10% ～ 30%）更低。相反，持续气道正压通气疗法可显著提高 PWA 的下降指数，并具有降低脉搏波衍生的心血管总体风险指数的趋势。另一项干预研究对轻度至中度慢性阻塞性肺病患者进行了夜间吸氧和鼻腔高流量治疗[88]。呼吸稳定的同时，REM 睡眠期间的 PWA 下降（与基线相比≥ 30%）显著减少，这是鼻腔高流量治疗减轻交感神经负荷的标志。尽管氧合水平显著提高，但补充氧气后 PWA 仍保持不变。脉搏波分析为监测睡眠期间对心血管和自主神经功能的治疗效果提供了新的可能性。

### 临床要点

手指脉搏波可以很容易地从 PPG 中得出。可为睡眠阶段分类、自主神经激活识别以及阻塞性呼吸事件与中枢性呼吸事件的区分提供辅助信息。这些功能提高了门诊睡眠诊断设备的实用性。性能评估结果表明该系统与从 PSG 获取的常规信息具有良好的一致性。此外，应用先进的 PWA 还能获得有关心血管功能障碍和风险的宝贵信息。

## 总结

本章介绍了睡眠期间血流动力学和自主神经对脉搏波信号的影响。这些信息可用于更好地理解脉搏波变化与自主神经激活、EEG 检测的唤醒、睡眠阶段和睡眠相关呼吸紊乱之间的关联。本章回顾了手指 PWA 在睡眠医学和睡眠相关研究中的一些临床应用。讨论了使用手指脉搏波信号进行心血管功能评估的潜在用途。

技术进步正在将睡眠呼吸暂停诊断从实验室的 PSG 转向家庭睡眠监测。鉴于血氧仪技术的简便性、成本效益和临床接受度，通过改良血氧仪技术获得的脉搏波信号为现实提供了新的可能性，其可作为睡眠诊断程序中一个重要附加信息或替代参数。该领域的研究非常活跃，成果令人期待。

### 参考文献和拓展阅读

请扫描书后二维码，获取参考文献和拓展阅读资源。

# 睡眠相关运动的记录与评分

# 第 204 章

*Raffaele Ferri*，*Lourdes DelRosso*

王子健 译 王育梅 审校

章节亮点

- 评分规则的制定是一个需要临床医生和科研人员之间不断交流的动态过程。
- 在许多情况下，由于研究新证据纳入临床评分规则存在滞后性，导致了相同状况下的不同临床规则和研究规则的并存。
- 本章回顾了临床和科研记录技术以及最常见的睡眠相关运动的评分规则。其中包括睡眠和清醒期间的周期性肢体运动、快速眼动睡眠期肌电失弛缓以及睡眠磨牙症；并简要讨论了其他运动。

## 引言

睡眠记录和评分技术的建立和标准化既可反映又可促进临床睡眠医学及其研究的进步。评分规则的制定是一个需要临床实践和科研工作不断交流的动态过程。因此，临床评分规则最常用的标准参考是由美国睡眠医学会（American Association of Sleep Medicine，AASM）[1]出版的《睡眠及其相关事件判读手册》(Manual for the Scoring of Sleep and Associated Events)，该书会根据新的临床证据或技术定期进行审查和更新。

睡眠医学和科研工作的交流是十分密切的，但将新证据纳入临床评分规则的时间滞后性往往导致相同状况下的临床规则和研究规则并存的现象。本章概述了临床和科研记录技术以及睡眠相关运动的评分规则。涉及了最常见的运动，包括睡眠周期性腿部运动（periodic limb movements of sleep，PLMs）或清醒周期性肢体运动（periodic limb movements of wakefulness，PLMW）、快速眼动睡眠期肌电失弛缓（rapid eye movement sleep without atonia，RWA）、快速眼动睡眠行为障碍（rapid eye movement behavior disorder，RBD）和睡眠磨牙症（sleep-related bruxism，SB）。此外，还简要讨论了节律性运动障碍（rhythmic movement disorder，RMD）、不安性睡眠障碍（restless sleep disorder，RSD）、入睡期脊髓固有束肌阵挛（propriospinal myoclonus，PSM）、婴儿良性肌阵挛、过度片段性肌阵挛（excessive fragmentary myoclonus，EFM）、颈部肌阵挛和 PLMS 以外的腿部运动。从诊断和预后的角度来看，发现睡眠中的异常运动十分重要。

## 基本记录方法

### 肌电图检查

表面肌电图是记录睡眠期间大部分肌肉运动的“金标准”。肌电图（electromyogram，EMG）的结果是通过连接到差分放大器输入端的氯化银电极得到的双极导联获得的。通常建议电极间阻抗小于 5 kΩ[1-2]；在电极放置前做好皮肤准备（例如，用酒精垫清洁皮肤，有时还要剃掉多余的头发）。建议使用火棉胶黏附电极，因为它既不导电，又耐油耐汗，可黏附到头发上固定（而不是仅放在头皮上），并能够长期高质量记录。然而，火棉胶高度易燃并会产生烟雾，因此应使用合适的空气净化器、排烟器或通风系统。最后，长期记录需要导电膏来确保皮肤和电极之间的良好电接触。

EMG 信号由皮肤下的肌肉和电极下的脂肪组织产生，基本上记录了浅表肌肉的活动。肌肉大小和脂肪组织的数量显著影响表面 EMG 信号的幅度。正因如此，EMG 信号是半定量的，并且建议对肌电活动进行校准[2]。表面 EMG 电位的振幅还取决于记录电极之间的距离，并且根据前面提到的各种因素，其范围可以在小于 20 μV 到几毫伏。

EMG 信号是由多个运动单元产生的叠加运动单元动作电位，每个运动单元的典型重复频率为 7 ～ 20 Hz。表面 EMG 记录此活动的总和并产生一个广谱信号。图 204.1 显示了两个来自颏肌和胫骨前肌的 EMG（功率谱以 512 Hz 的采样率记录）；可以注意到功率谱的广泛范围和 50 Hz 陷波滤波的影响。

收集 EMG 信号频谱内容需要高采样率，至少为 200 Hz，500 Hz 是最理想的采样率[2-3]。通常应用带

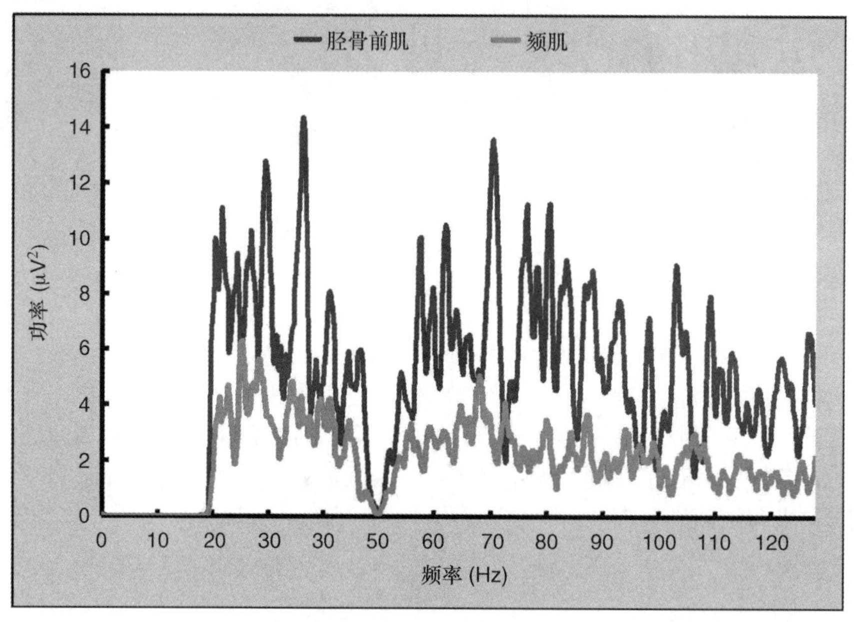


**图 204.1**　以 512 Hz 采样的颏肌和胫骨前肌的肌电（EMG）信号的平均功率谱

通滤波[2-3]，典型设置为 10 ～ 100 Hz，并使用 50 Hz 或 60 Hz 的陷波滤波器，具体取决于电源频率。

### 视频多导睡眠监测

推荐在多导睡眠监测途中，同时进行视频（和音频）记录来评估睡眠期间运动和行为，它提供了检查简单 / 复杂运动和发声行为及其相关电生理的可能性。视频多导睡眠监测（polysomnography，PSG）对于评估几种睡眠障碍的运动和行为是必不可少的，并可以对它们进行表征和区分[4-7]。例如，这种方法在区分异态睡眠与夜间癫痫发作[8]和觉醒期行为（精神疾病发作）起着关键作用。视频 PSG 还有助于观察儿童 RSD 夜间运动[9]。

不可忽略的是，视频 PSG 为临床和法律问题提供了在实验室中发生的所有行为的客观记录。

PSG 设备制造商可以推荐定焦摄像机，但更推荐遥控定向和变焦设备（平移变焦相机）。然而，一些现代高分辨率数字系统可以在图像内“变焦”。最后，为确保患者在黑暗中休息，需要补充红外光源并使用相应相机。

然而，这种方法的局限性是记录和审查 / 评分过程的成本很高。对视频 PSG 中复杂行为和身体运动的评估本质上是一个耗时且昂贵的过程。但适当的睡眠障碍量表有助于指导视频审查[7, 10-17]。自动视频分析也能帮助评估睡眠相关障碍，并且一些初步技术已经开始尝试[18]。

### 体动监测

美国食品药品监督管理局（Food and Drug Administration，FDA）批准了这项研究，并且接受临床的体动监测来描述动态环境中睡眠模式。不建议直接向消费者销售可在活动状态下穿戴的睡眠追踪器用于此目的。体动监测仪包含称为加速度计的运动传感器，常戴在手腕上。这些传感器收集了运动的幅度和速度，输出信号的幅度和持续时间取决于这些运动特征。该信号被适当放大、过滤并转化为数字以便存储在设备中，最常见的数据是单位时间的运动计数。单位时间的长度至关重要，可以固定为 1 min，也可以由用户选择（在单位时间的固定列表中选择）。

内存容量和单位时间长度决定了体动检测的最大时间。由于体动检测通常用于评估昼夜节律性睡眠–觉醒障碍[3]，这些设备必须能够可靠地持续记录至少 7 天。虽然 5 晚可能足以可靠地获得某些活动测量值，但对于儿童和青少年来说，要完全捕捉所有睡眠参数的个体差异，必须包括所有工作日和周末[19]。

数据基本上以三种不同的模式存储，即“高于阈值的时间”“过零”或“比例（或数字）积分”模式，并且一些体动监测仪允许用户选择偏好的模式。不同的研究为各种测量模式提供了支持，但迄今为止文献中还缺乏关于哪种测量模式最准确的结论性陈述。在记录阶段之后，通常会将数据下载到计算机上进行评分。每个系统都有特定的软件工具，它们通常使用 Cole 等[20]或 Sadeh 等[21]提出的算法。

体动检测不能用来分期睡眠，并且常会高估睡眠，因为当受试者清醒后仍躺着不动时，他们不会产生动作。在测量健康受试者的总睡眠时间（total sleep time，TST）时，体动检测与 PSG 表现出良好的一致性，但在睡眠障碍患者中，两者的一致性降低。第

211 章更详细地讨论了睡眠体动监测评价方法。

现已提出对脚部或腿部运动的体动监测[22-23]，并因为它可以在家庭环境中记录多个夜晚，因此它已被提议作为一种工具用来克服报道在 PLMS 患者中发生的相对较大的夜间受试者变异所引起的问题[24]。但只靠体动检测不能区分 PLMS 和清醒时的腿部运动，也无法检测到觉醒或其他相关事件（呼吸暂停）。

体动检测的技术方面很重要并能够影响结果，应谨慎应用先前公布的可靠体动检测的标准[2]。对体动监测用于测量 PLMS 的回顾性分析和 meta 分析[25]表明，在有关睡眠监测仪的类型、传感器在腿上的位置以及 PLMS 的统计方法方面，现有的少数几项研究具有显著的异质性。特别是在大多数设备中，可靠地结合来自四肢上的体动检测仪的数据的方面存在一个重要的限制。

因此，目前在诊断不宁腿综合征（restless legs syndrome，RLS）的过程中，体动监测不能替代多导睡眠监测[24]。目前 AASM 最新的体动检测临床实践指南建议不要使用睡眠监测代替肌电图进行诊断成人或儿童的 PLMS[26]。

#### 其他监测方法

一些生产商提出了用于记录睡眠期间肢体运动的压电传感器。这些传感器放置在脚踝或腿部周围，将运动、振动和张力转换为电信号。它们非常敏感，不能保证信号完全与肢体事件相对应。对于这些传感器的使用，目前还没有令人信服的验证研究，也不被任何指南推荐。它的唯一优点是不需要皮肤准备，但这点优势被它比氯化银电极更高的成本抵消。

在睡眠期间可以记录各种其他动作；其中特别重要的是诊断不同类型的睡眠呼吸暂停的动作，例如胸部和腹部运动。现已开始使用应变计和压电传感器，但最新可靠的皮带是基于电感传感器的，它允许估计这些解剖结构的体积变化。第 200 章详细介绍了评估疑似睡眠呼吸障碍的监测工具。

随着智能手机的发展，患者现在可以在他们的移动设备或家用红外相机中记录睡眠行为。一项研究显示了家庭摄像头评估睡眠姿势的潜在用途[27]。在临床上，家庭视频可以帮助睡眠专家识别特定的运动障碍或异态睡眠，但关于它们使用的文献很少[28]。

## 周期性肢体运动

PLMs 的第一个 PSG EMG 记录是由 Lugaresi 领导的小组于 1965 年在博洛尼亚进行的[29-30]。大约 20 年后，Coleman 在纸质记录中定义并手动测量了 PLMS 的持续时间、振幅、周期性和对称性[31]，创建了 1993 年由美国睡眠障碍协会（American Sleep Disorders Association，ASDA）制定的评分标准的基础[32]，该标准随后被使用了 20 多年。

目前，存在两组相似（但不完全相同）的 PLMS 和周期性 PLMW 评分规则。其中部分来自为自动检测 PSG 中的腿部运动而提出的算法[33]，包括一些数学定义的参数，例如阈值、间隔和振幅[33-34]。首先，在 2006 年，世界睡眠医学协会认可的国际不宁腿综合征研究组（International Restless Legs Syndrome Study Group endorsed by the World Association of Sleep Medicine，WASM/IRLSSG）[2]对评分规则进行了重大修订，后于 2007 年 AASM 采用了大部分规则[1, 35]。最后，WASM 于 2016 年[36]修改了规则，表 204.1 列出了两套规则之间的异同；本文中，建议、描述和定义参考了最新的 WASM 标准[36]。

### 记录方法

表面 EMG 电极的放置间隔应为 2 ～ 3 cm，或两极距离为胫骨前肌长度的 1/3，以较短者为准（图 204.2）。电极必须在肌肉上纵向放置并中心对称。临床研究的阻抗应为 10 kΩ 或更小，但科学研究需要设置为 5 kΩ 或更小。EMG 信号必须从右腿和左腿获得。强烈建议不要在一个通道中记录两个信号。为了进行研究，必须分别记录来自每条腿的信号。除胫骨前肌外，其他肌肉的活动记录仅推荐用于特定研究目的或特殊临床情况（例如，手臂不安）。采样率建议为 200 Hz 以上（临床设置）或 400 Hz 以上（研究设置）。滤波器设置应为 10 ～ 100 Hz；当用作科研时，建议设置为 10 ～ 200 Hz。

静息 EMG 基线振幅（即在松弛的肌肉中）应为 ±2 ～ 3 μV（峰间值 4 ～ 6 μV 或更低）。为了从松弛的胫前肌获得的非整流信号功率的不大于 ±5 μV（或峰间值 10 μV；5 μV 整流信号）（用于临床用途）和 ±3 μV（或 6 μV 峰间值；3 μV 整流信号），应在记录前进行校准。

### 评分规则

PLM 的评分步骤通常遵循以下顺序：

1. 通过 EMG 激活的幅度和持续时间来识别腿部运动。

2. 如果要计算单个 PLM 指数，需要结合双侧腿部运动。

3. 识别在睡眠呼吸障碍事件［例如，与呼吸相关的腿部运动（respiratory-related leg movements，RRLMs）］或觉醒时间附近发生的腿部运动。

**表 204.1　根据世界睡眠医学协会 / 国际不宁腿综合征研究组（WASM/IRLSSG）[2, 36] 和美国睡眠医学会（AASM）的指南对周期性腿部运动进行记录和评分**

| 特点 / 组成 | WASM/IRLSSG | AASM |
|---|---|---|
| **腿部运动记录** | | |
| 电极类型 | 表面电极 | 表面电极 |
| 电极定位 | 胫骨前肌<br>纵向、围绕中间对称放置，间隔 2 ～ 3 cm 或胫骨前肌长度的 1/3，以较短者为准 | 胫骨前肌<br>纵向、围绕中间对称放置，间隔 2 ～ 3 cm 或胫骨前肌长度的 1/3，以较短者为准 |
| 左、右腿联合记录 | 需要双边记录。强烈建议所有研究都使用双通道，每条腿一个通道，这是科研必需<br>尽管不提倡，但临床应用可将来自两条腿的电极合并到一个记录道中 | 应监测双腿是否有腿部运动。强烈建议为每条腿使用单独的通道<br>将两条腿的电极结合起来提供一个记录的通道可能足以满足某些临床应用，但这种方式可能会减少检测到的运动数量 |
| 采样率 | 临床研究≥ 200 Hz<br>科研≥ 400 Hz | ≥ 200 Hz，最好为 500 Hz |
| 滤波器 | 临床研究为 10 ～ 100 Hz<br>科研为 10 ～ 200 Hz | 10 ～ 100 Hz<br>应避免使用 60 Hz（陷波）滤波器 |
| 阻抗 | 临床研究≤ 10 kΩ<br>科研≤ 5 kΩ | ＜ 10 kΩ，＜ 5 kΩ 最佳 |
| **腿部运动的定义** | | |
| 开始 | EMG 增高至静息基线以上≥ 8 μV | EMG 增高至静息基线以上≥ 8 μV |
| 结束 | EMG 降低至静息基线以上＜ 2 μV，持续≥ 0.5 s | 肌电图下降至静息水平以上≤ 2 μV，持续≥ 0.5 s |
| 持续时间 | 开始和结束之间的时间，0.5 ～ 10 s | 开始和结束之间的时间，0.5 ～ 10 s |
| 基线 | 静息 EMG<br>肌肉松弛<br>信号绝对幅度，峰间值 4 ～ 6 μV 校准：<br>胫骨前肌持续松弛：<br>临床≤ 10 μV<br>科研≤ 6 μV<br>清醒时事件的特殊标准：<br>如果 EMG ＞ 6 ～ 10 μV，时间≥ 15 s，则新增加的基线定义为这段时间内的平均幅度 | 稳定的静息 EMG<br>肌肉松弛<br>信号绝对幅度，≤ 10 μV 峰间值 |
| **周期性腿部运动评分（PLMs）** | | |
| 运动间期（IMI） | 两个运动起点间隔：10 ～ 90 s | 两个运动起点间隔：5 ～ 90 s |
| 腿部运动次数 | ≥ 4（腿部活动持续时间小于 0.5 s 不考虑；腿部活动持续时间＞ 10 s 结束评分） | ≥ 4 |
| IMI ＞ 90 s | 结束评分 | 结束评分 |
| IMI ＜ 5 s | 不适用 | 不适用 |
| 清醒 | 所有的腿部运动统计 PLM。只有在睡眠时才会统计 PLMS | 只有睡眠时腿部运动统计 PLM |
| 双腿动作 | 前一个结束到开始＜ 0.5 s<br>≤ 4 次单侧腿部运动，时长 0.5 ～ 10 s<br>≤ 15 s 总持续时间 | 两个运动起点＜ 5 s |
| 呼吸相关的腿部运动（RRLMs） | 包含在 PLM 系列中，后又将其排除 | 被排除在 PLMs 系列之外 |
| RRLM 定义 | 发生在以下范围内的任何腿部运动：<br>呼吸事件结束前后 ±0.5 s 或呼吸事件结束前后的－ 2.0 s 至＋ 10.25 s | 发生在以下范围内的任何腿部运动：<br>呼吸暂停或呼吸不足、呼吸努力相关觉醒或睡眠呼吸障碍事件开始前 0.5 s 至结束后 0.5 s |

EMG，肌电图；PLMs，睡眠周期性腿部运动

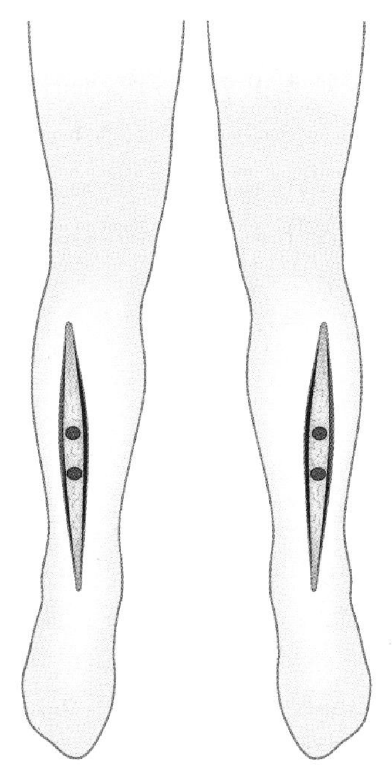

**图 204.2**　用于记录来自胫骨前肌的肌电图（EMG）信号的电极放置

4. 根据其余的腿部动作在一系列此类动作中的发生次数和动作之间的间隔来划分为周期性或非周期性（孤立或短间隔）。

评分过程从识别候选腿部 EMG 事件开始。它们的起始点被定义为肌电在静息基线上增加 8 μV 或更多，结束值为低于静息水平上 2 μV 并保持在低于该值至少 0.5 s。一个事件可以包含一个或多个低于结束值的时期，但每个时间持续不到 0.5 s。事件的持续时间是其开始和结束之间的时间；并必须至少为 0.5 s，且不超过 10 s。不符合这些标准的所有其他事件不作 PLM 计数，而作为 PLM 序列终止指标。

接下来，如果要计算单个 PLM 指数，而不是为每条腿计算一个单独的 PLM 指数，则合并双腿运动。所有持续 0.5 ～ 10 s 的单腿运动都可用来评估 PLM。如果两腿运动重叠或两腿运动相差在 0.5 s 内，则单腿运动组合成双腿运动。双腿动作最多包含四个单腿动作，最长组合持续时间为 15 s，且不包含任何超过 10 s 的单侧腿部动作。

AASM 规则将发生在睡眠呼吸障碍事件（RRLM）附近的腿部运动排除在 PLM 序列之外，这些腿部运动必须在计算 PLM 指数之前被识别和排除。对于 WASM/IRLSSG 规则[36]，现在可以首先通过不排除任何 RRLM 来确定 PLM 率，然后在不考虑 RRLM 的情况下计算 PLM 率。相同的标准允许使用两种替代规则来识别 RRLM：①呼吸暂停事件结束时与呼吸恢复相关的腿部运动，定义为呼吸事件结束前后 ±0.5 s 间隔内腿部运动的任何部分；②在呼吸事件结束前 2.0 s 至结束后 10.25 s 的间隔内有部分重叠。睡眠呼吸障碍事件包括呼吸暂停和呼吸不足以及呼吸努力相关觉醒。

在识别腿部运动并组合双侧腿部运动后，在剩余的腿部运动中，识别属于 PLM 序列的腿部运动。这一步关键参数是连续运动之间的间隔，从起始点到下一个起始点，即 10 ～ 90 s。如果一个腿部运动与下一个腿部运动之间的间隔大于 90 s，则任何可能的 PLM 系列都会以前一个腿部运动结束。如果间隔小于 10 s，则应停止该系列。

随后，周期序列被定义为一系列彼此间隔 10 ～ 90 s 的 4 个以上腿部运动。睡眠和觉醒期间的所有腿部运动都可以构成 PLM 系列的一部分，并且为了计算 PLMS 指数，仅计算睡眠期间的腿部运动。清醒期间的 PLM 计入 PLMW 指数。

当腿部运动间隔小于 0.5 s（即一个事件结束与另一个事件开始之间，无论哪个事件先发生）时，腿部运动都被认为与唤醒事件相关。

一旦对 PLMS 和 PLMW 进行评分，就可以获得几个汇总指标，表 204.2 列出了主要指标[36]。如果条件允许，还建议仅报告非快速眼动（NREM）睡眠期间的 PLMS 指数，仅报告 REM 睡眠期间的 PLMS 指数，PLMS 和 PLMW 的持续时间（分别针对 REM 和 NREM 睡眠），以及 PLMS 和 PLMW 的交互间隔（针对 REM 和 NREM 睡眠）。可选参数包括按睡眠阶段划分的 PLMS（包括持续时间和运动间隔）和孤立的腿部运动。

## 睡眠和清醒周期性腿部运动的高级测量

患有 RLS 或其他睡眠障碍的患者的睡眠 PSG 记录通常还包含大量不能归类为“周期性”的腿部运动[37-39]；此外，据报道，正常受试者在清醒期间的腿部活动是非周期性的[40]。为了更全面地分析混合的周期性和非周期性活动，建议将高级测量作为先前报告的评分方法提供的信息的重要整合[41]。特别是，建立了一项额外的衡量标准，即周期性指数，指

**表 204.2**　周期性肢体运动汇总参数

| 报告指标 | 定义 | 单位 |
|---|---|---|
| **PLMs 指数** | PLMs 数量除以记录腿部运动的睡眠小时数 | PLMs/h |
| **觉醒 PLMs 指数** | 与觉醒相关的 PLM 数量除以睡眠和觉醒记录腿部运动的时间 | PLMs/h |
| **PLMW 指数** | PLMW 数除以记录腿部运动中的觉醒时间 | PLMW/h |

示整个腿部运动活动的周期性程度[38]。该指数现在包含在报告最新 WASM/IRLSSG 标准的可选参数中[36]，量化在相同长度的另一个间隔之前和之后的 10 < i ≤ 90 s 的移动间隔占总间隔的比例（这相当于一系列四次腿部动作，所有动作的间隔均为 10 < i ≤ 90 s）。该指数的数值范围可以介于 0( 缺乏周期性，没有任何间隔的长度在 10 ～ 90 s）和 1（完全周期性，所有间隔的长度都在 10 ～ 90 s）[38]。

这种周期性与年龄显著相关，其曲线与腿部总活动量的曲线显著不同，这表明需要调整不同年龄的标准参考值[40，42-43]，特别是在老年人和儿童 / 青少年中，即使在临床上明显存在 RLS 的这些人也可以预期较低程度的周期性[44-45]。

PLMs 的另一个重要特征夜间的时间分布。在大多数 RLS 患者中，PLMs 计数在夜间逐渐减少[42，44]。

### 尚未解决的问题

尚未解决的问题涉及两套规则之间的差异。其中，一个主要问题是考虑 RRLMs。一项关于由先前 WASM/IRLSSG 规则确定的 RRLMs 的研究认为[46]，RRLM 可能代表包括 PLMs 在内的表型谱的一部分，并质疑是否需要将这些 RRLM 排除在 PLMs 分析之外。此外，一项进一步的研究[47]，同时也是第一个系统分析腿部运动与呼吸事件相关的分布的研究称，睡眠相关呼吸障碍患者的腿部运动在呼吸事件开始或中期时并未增加，但在事件结束时聚集的时间明显长于 AASM[1] 和 WASM/IRLSSG[2] 规则之前指定的时间。因此，当前的 WASM 标准[36] 表明本研究中发现的更宽的范围[47] 可以作为检测 RRLM 的有效替代方案。

此外，同一研究中使用两种不同方法的统计模型评估了 PLMs 间隔范围的上限[48]，并且两种方法都表明 PLMs 可能在 10 ～ 60 s 范围内重复，而不是 10 ～ 90 s 或 5 ～ 90 s。

总之，这些研究强调了继续评估和制定 PLMs 评分规则的必要性。

## 快速眼动睡眠期肌电失弛缓

RWA 是 RBD 的多导睡眠监测标志，RBD 是一种以做梦行为为特征的睡眠异常，在 REM 睡眠中，生理性张力缺失或大大减少（见第 118 章）。根据目前的国际睡眠障碍分类（ICSD-3）[3]，RBD 的诊断标准是出现 RWA，最新的 AASM 指南提供了 RWA 的定义[1]。

AASM 指南[1] 区分了快速眼动睡眠中过度的持续强直性肌肉活动和过度的短暂性时相性肌肉活动，并提供了评分规则来识别快速眼动阶段，以及基于快速眼动睡眠期间下巴和胫骨前肌肌电图的肌张力减退和（或）过度时相性活动。除了这些指南之外，目前研究方案中还使用了几种不同的记录设置和评分算法，包括视觉的和自动的。

### 记录方法

人们普遍认为，REM 睡眠期间的持续紧张肌肉活动评分是基于下颏肌电图[1，49-50]。迄今为止，对于评估 REM 睡眠期间的时相性肌肉活动的实践或建议尚未达成共识。已经使用了各种方法，例如仅记录下颏肌[51-55]，记录下颏肌与胫骨前肌[56-58]、肱桡肌[59-60]、肱二头肌[61-63]、指伸肌的不同组合[64-65]、指浅屈肌[49] 或桡侧腕屈肌[66]（图 204.3）。

巴塞罗那睡眠因斯布鲁克（Sleep Insbruck Barcelona，SINBAR）小组比较了 RBD 患者 13 种不同肌肉的定量肌电图分析，结果表明，时相性肌电图活动存在显著差异，具体取决于评估的肌肉，并且检测到单位时间内时相性活动最多的三块肌肉是颏肌、上肢指浅屈肌和下肢的指短伸肌[67]。这一观察结果的一个重要含义是，RWA 的量化以及随后确定的截止阈值 RBD

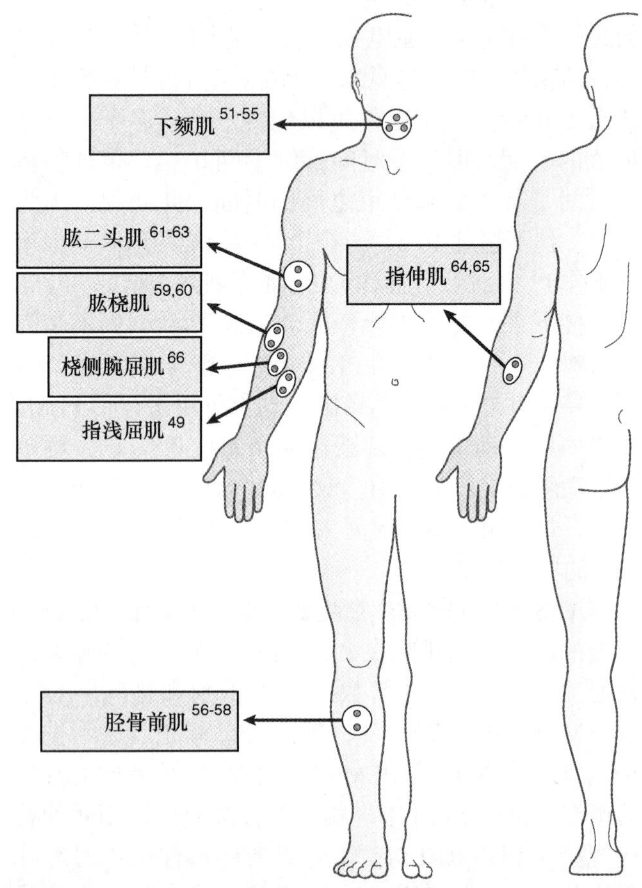


**图 204.3**　用于记录不同肌肉的肌电信号的电极位置，这些肌肉用于评估快速眼动睡眠期肌电失弛缓

的诊断可能会有所不同，具体取决于所使用的具体片段和 EMG 信号数量[49-50, 68]。

目前有几种不同的协议对 RWA 记录和评分：AASM 的建议[1]、SINBAR EMG 剪辑片段[67]、蒙特利尔研究小组的建议[50-51]和梅奥诊所（Mayo Clinic）的方法[58]。表 204.3 总结了这些内容。

## 评分规则

### 快速眼动睡眠期肌电失弛缓的视觉评分

自 1992 年 Lapierre 和 Montplaisir 首次引入 RWA 评分规则以来[51]，评分方法一直存在很大的差异，许多研究和临床小组定义了自己的评分规则，通常只有轻微的不同规则（见 Fulda 及同事的综述[69]）。主要的差异涉及识别肌电图激活的幅度标准和时相性肌电图爆发的持续时间。此外，除了对快速眼动睡眠中的强制和相性肌电活动进行评分和量化外，几组研究人员还定义并使用了量化“任何”快速眼动睡眠期间的肌电图活动的汇总措施[49]。通常，只有当强直活动占据超过半个单位时间才进行评分。同时，时相性活动的最长持续时间介于 5 ～ 10 s，具体取决于所使用的定义。因此，大多数计分方法似乎忽略了持续时间长于时相性活动的最大持续时间且短于单位时间一半的肌电图活动。因此引入“任何”肌电活动一词是为了考虑快速眼动睡眠期间任何长度的肌电活动。

**蒙特利尔研究小组评分规则和变化。**第一个正式的计分规则是由 Lapierre 和 Montplaisir 于 1992 年 5 月 1 日提出的[51]，他们建立了强直性和时相性肌电活动、强制肌电密度和相性肌电密度的量化。强直性肌电图被量化为下颏肌电图中强直性肌电图激活超过 50% 时间包含的 20 s 时期的百分比。时相性肌电图被量化为 0.1 ～ 5 s 幅度大于背景的四倍的肌电图突发的 2 s 小周期的百分比。这个有影响力的定义经过一些修改后继续使用；倒数第二次修改是在 2010 年报道的，在第一次研究中[50]，探讨了基于 RWA 评分诊断 RBD 的诊断阈值（请参阅下文）。在本研究中，应用以下规则：强制肌电图密度定义为紧张肌电激活且幅度至少为背景两倍或大于 10 μV 包含的 20 s 时期的百分比，时相性肌电图密度评分为振幅大于背景四倍且持续 0.1 ～ 10 s 的 EMG 爆发包含的 2 s

**表 204.3 快速眼动睡眠期肌电失弛缓（RWA）：监测和评分**

| 来源 | 肌电图位置 | 定义 | RWA 的量化 | 备注 |
|---|---|---|---|---|
| AASM | 下颏和四肢 | 过度持续活动：下颏肌电图；30 s 周期内 50% 时间的激活程度至少比无张力 REM 水平高 2 倍<br>过度时相性活动：下颏或四肢肌电图；10 个 3 s 小周期中的 5 个具有 0.1 ～ 5 s 的爆发，且至少比无张力 REM 水平高 2 倍<br>任何下颏肌活动：肌电图活动至少比无张力 REM 水平高 2 倍<br>任何肢体活动：0.1 ～ 5 s 的活动至少比无张力 REM 水平高 2 倍 | 符合 RWA 标准的 REM 周期百分比（RWA 指数） | 如果不存在无张力 REM，NREM 睡眠的最小振幅可以代替无张力 REM |
| SINBAR | 下颏肌指浅屈肌（上肢）<br>趾短伸肌（下肢） | 强直肌电图活动：下颏肌活动至少是背景幅度的 2 倍或超过 50% 的时间存在＞ 10 μV<br>时相性肌电图活动：活动持续时间为 0.1 ～ 5 s 并至少是背景幅度的 2 倍<br>任意肌电活动：活动任意持续时间，2 倍于背景振幅 | 30 s 周期（强制）的百分比；<br>3 s 小周期（时相性）的百分比；<br>2 秒小周期（任意） | 制定了规范的 RWA 值[49] |
| 蒙特利尔研究小组 | 下颏 | 强直肌电图：激活时间超过一个周期的 50%<br>时相性肌电图：爆发幅度大于背景振幅 4 倍，持续 0.1 ～ 5 s | 30 s 周期（强制）的百分比；<br>2 s 小周期（时相性）的百分比； | 与许多其他组一样，仅基于下颏肌电图[13, 51, 56, 61-64, 152-161]<br>已评估 RBD 诊断的临界值[50, 68] |
| 梅奥诊所 | 下颏肢体 | 时相性肌肉活动：0.1 ～ 14.9 s 内至少 4 倍于最低 REM 睡眠肌肉活动幅度<br>颏下强直性肌肉活动：至少 2 倍于最低 REM 睡眠肌肉活动幅度，持续≥ 15 s 或≥ 10 μV | 3 s 无伪影小周期的百分比（阶段）<br>30 s 无伪影周期的百分比（强制） | 评估的截止值：RBD 与帕金森病相关[58]<br>特发性/孤立性 RBD[71]，已建立标准 RWA 值[162] |

小周期的百分比。在 2014 年[70]，强直肌电图的评分规则调整为 30 s 的长度，并评估了 RBD 的诊断阈值。

AASM 评分规则。AASM 评分规则[1]现在建议在观察到**过度持续性活动**或**过度时相性活动**时对 RWA 进行计分。当下颏肌电图激活的周期至少 50% 的振幅大于无张力 REM 水平的两倍（或当不存在无张力 REM 时，大于 NREM 睡眠期间的最小振幅），则该周期具有**过度持续活动**。当至少 5 个小周期（基于将 30 s 时期划分为 10 个连续的 3 s 小周期）具有 0.1 ～ 5 s 的 EMG 爆发，每个时期的幅度大于下颏或肢体肌电图的 REM 无张力 REM 水平的两倍（或当不存在无张力 REM 时，大于 NREM 睡眠期间的最小振幅），则该时期具有**过度时相性活动**。当 EMG 活动幅度大于无张力 REM 两倍时（或当不存在无张力 REM 时，大于 NREM 睡眠期间的最小振幅），无论持续时间如何，则该周期具有**任意下颏 EMG 活动**。除了建议的评分（要求存在过度持续或过度时相性活动）之外，在一个周期中，当至少一半的 3 s 周期中包含任何下颏或任何肢体运动（如果 REM 睡眠期间没有肌张力丧失，则当 EMG 活动持续时间为 0.1 ～ 5.0 s，并且其强度至少是 REM 睡眠期肌张力丧失水平的两倍，或者是 NREM 睡眠期的最低幅度的两倍时，即可视为符合条件），则对此周期进行 RWA 评分是"可接受的"。

SINBAR 评分规则[49]。SINBAR 小组的评分方法量化了 REM 睡眠期间的强直、时相性和任意肌电激活，最近提出了标准值[49]。**强直 EMG 活动**定义为具有下颏肌电活动的 30 秒周期的百分比，其幅度至少是背景的两倍或周期内超过 50% 大于 10 μV。**时相性 EMG 活动**的评分为包含持续时间为 0.1 ～ 5 s 且幅度至少为背景 EMG 幅度两倍的 EMG 活动的 3 s 小周期的百分比。时相性肌电图爆发的结束是通过返回到背景肌电图水平 0.25 s 或更长时间来确定的。为了在强制活动存在的情况下对时相性活动进行评分，振幅必须至少是同一 3 s 小周期中确定的强制背景振幅的两倍，并且时相性爆发必须具有渐强和渐弱形态。"任意" EMG 激活的评分为包含任意时间的 EMG 活动且幅度大于背景幅度两倍的 2 s 小周期的百分比。

梅奥诊所评分规则[58]。当**时相性肌肉活动**满足振幅标准（至少大于最低 REM 睡眠背景四倍且持续时间持续在 0.1 ～ 14.9 s）时，直接评分，时相性爆发的结束定义为肌肉活动恢复到背景水平持续时间大于或等于 200 ms。产生的关键指标包括时相性肌肉活动爆发持续时间以及颏下肌和肢体肌肉的强直性、时相性和"任意"肌肉活动百分比[58, 71]。**强直下颏肌活动**使用 30 s 周期，并且可以通过至少是最低 REM 睡眠肌肉活动幅度的两倍且持续时间超过或等于 15 s 或达到 10 μV 的阈值。异常 REM 睡眠肌肉活动的百分比是通过将正评分的小周期（或强制时期）数量除以总的无伪影 REM 睡眠时间来计算的，所有 3 s 小周期都包含觉醒（自发、呼吸、或打鼾相关）被排除在分析之外。

## 快速眼动睡眠期肌电失弛缓的自动评分

目前，有几种自动评分算法可用于对 REM 睡眠[72-77]或通常睡眠[78]期间的 EMG 活动进行评分。值得注意的是，所有可用的算法都量化了 EMG 活动不同实体和测量值，这些实体和测量无法直接与视觉评分得出的结果相比较。本文讨论了在较大 RBD 患者组和对照受试者中评估的算法。

超阈值 REM 肌电活动度量（STREAM）[79]由 Burns 及其同事提出。它量化了 REM 睡眠期间 3 s 小周期的百分比，通过肌电图信号的方差来识别肌肉活动的增加，该信号必须高于 NREM 睡眠期间方差值的第 5 个百分位。根据 Lapierre 和 Montplaisir 的数据，STREAM 评分与视觉得分的强直和时相性活动时期的平均百分比之间的相关性为 0.87[51]。

无张力 REM 指数（REM atonia index，RAI）是迄今为止使用最广泛的 RWA 自动评分算法。它由 Ferri 及同事于 2008 年推出[75]，并于 2010 年进行了改进[76]，添加了降噪技术。RAI 基于对经过整流、带通（1 ～ 100 Hz）和陷波（50/60 Hz）滤波的颏下肌电信号的自动分析技术。对于每个 1 s 小周期，通过减去其周围 ±30 s 间隔内 EMG 信号的最小幅度来校正局部噪声水平的平均幅度[76]。由此产生的每个 1 s 小周期的平均幅度被分为 20 个不同的类别，如 1 μV 或以下、1 ～ 2 μV、2 ～ 3 μV，依此类推，直到 18 ～ 19 μV 的类别和最后大于 19 μV 的类别。

RAI 计算的平均振幅为 1 μV 或更小（1 s 小周期），相对于所有其他小周期的比例，平均振幅在 1 ～ 2 μV 的小周期除外，这些小周期被认为反映了失弛缓和 EMG 激活。RAI 可以变化，范围从 0 ～ 1［从完全丧失张力并且不存在平均振幅为 1 μV 或更小的小周期（RAI = 0）到所有小周期的振幅为 1 μV 的完全失张力或更少（RAI = 1）］。除了 RAI 之外，该算法还量化 REM 睡眠期间的运动次数，定义为平均幅度大于 2 μV 的连续 1 s 小周期的数量，这些周期还根据其持续时间分为 20 个不同类别（从 1 s 到超过 19 s）。

对原始算法[80]的评估与 Lapierre 和 Montplaisir[51]

提出的失张力和时相性密度视觉评分进行比较，结果显示出足够的一致性。四大组受试者——年轻对照受试者、老年对照受试者、特发性或孤立性 RBD（isolated RBD，iRBD）患者以及多系统萎缩（multiple system atrophy，MSA）患者中失张力 REM 睡眠指数和视觉评分障碍百分比平均相关性在 0.745 ～ 0.963。肌电图激活次数和视觉评分阶段密度在 0.628 ～ 0.915。这已通过噪声校正改进的 RAI 得到证实[70]。在大约 80 名 RBD 患者和 80 名健康对照受试者中，RAI 与视觉评分的强直度之间的相关性为 0.87。在另一项独立研究中也得到了类似的结果[68]。

RAI 已用于多项研究，这些研究采用了不同年龄组的健康对照受试者的较大样本[81]以及 RBD 患者[75-76，80，82-84]帕金森病[68，85-87]，或其他神经系统疾病[76，80，84，88]，并确定了 RBD 诊断的临界值[76]。

除了 SINBAR 方法之外[93]，Mayo 方法也独立实现了自动化应用[92]，该方法对突触核蛋白病和 RBD 表型转换为自动化失张力 REM 指数[58，71，89-91]显示出相似的诊断率和可比较的辨别力。

### 快速眼动睡眠中的运动分类

REM 睡眠中运动事件的分类是一个动态演变的领域。方法包括观察到的行为的简单清单[53]，按几个大类进行分类[61-62，88，94-96]，按多个维度对每个事件进行分类[13]，以及制定标准化评级量表[16]。

目前使用的唯一标准化评级工具是快速眼动睡眠行为障碍严重程度量表（REM Sleep Behavior Disorder Severity Scale，RBDSS）[16]。该量表由 Sixel-Döring 及其同事创建[16]，旨在对 REM 睡眠期间的运动事件提供易于使用的分类；根据视频 PSG，所有运动事件均按从 0（RWA，但没有可见运动）到 3（任何可能跌倒或观察到跌倒的轴向运动）的等级进行分类。运动事件评分是为每个患者和每晚观察到的最高评分。此外，发声分为不存在（0）或存在（1）。单晚和单个患者的 RBDSS 总得分是运动得分和发声得分的组合，通常完全停止后（周期）分隔。分数范围从 0.0（即 RWA，但没有可见的运动和发声）到 3.1（观察到的轴向运动，或者观察到跌倒或明显可能发生跌倒和发声）。此后，越来越多的研究使用了该量表[11，83，97-98]。

## 尚未解决的问题

由于应用的评分标准种类繁多，RWA 的评分变得复杂。目前尚不清楚这些变化对各自 RWA 测量值及其区分 RBD 患者和健康受试者的能力的影响程度（如果有的话）。对于 REM 睡眠期间强直肌电活动的评估，变化似乎微乎其微，因为大部分共识支持使用下颏肌电和周期量化。相比之下，对于时相性肌电，应用的评分规则明显存在相当大的差异，标准化的国际标准有利于该领域发展。

在所有情况下，通过应用前面描述的方法来量化无张力 REM 睡眠［视觉和（或）自动］，我们可以预期 RBD 和非 RBD 受试者在出现 RWA 方面存在很大的重叠[99-100]。需要更好地了解可能在这种重叠中发挥作用的其他因素的影响：REM 睡眠张力的夜间变异性[101-103]、受试者年龄[81]、记录的肌肉[49]。需要多少个夜晚来确认 RBD 中的 RWA，以及对于在单晚记录期间可能偶尔出现 RWA 的非 RBD 受试者需要多少个夜晚仍有待确定。此外，众所周知，失张力 REM 睡眠在一生中会以复杂的发展轨迹不断变化[81]；特别是，随着年龄的增长，REM 肌无力预计会下降，如果预设的临界值没有根据年龄进行调整，则更有可能检测到 RWA。最后，REM 睡眠持续时间对失弛缓测量的影响以及可靠估计所需的最低量尚不清楚。因此，RWA 在诊断 RBD 中的确切作用，即使非常关键，也必须得到明确的定义，并在仔细的临床判断下进行量化[104]。

# 睡眠磨牙症

睡眠磨牙症（sleep-related bruxism，SB）是指在睡眠中经常地或频繁地磨牙（见第 170 章）。根据 ICSD-3[3]，SB 的诊断标准是在睡眠中出现规律或频繁的磨牙声，以及与本报告一致的异常牙齿磨损、早晨短暂的颌骨肌肉疼痛、疲劳、颞部头痛或醒来时颌骨锁定。

有多种方法和协议可用于记录 SB 活动并对其进行评分，包括以下内容：

- 咀嚼肌肌电图（masticatory muscle EMG，mmEMG）的动态记录，其中夜间磨牙活动的识别和评分仅基于 mmEMG 信号[105-108]
- 动态记录 mmEMG 和心率，根据 mmEMG 和心率标准对夜间磨牙症活动进行识别和评分[109-111]
- 动态 PSG，额外记录 mmEMG，但没有视频音频记录，其中 SB 活动评分基于 PSG 识别的睡眠期间的 mmEMG[112]或 mmEMG 和心率[113]
- AASM 建议[1]：带视频音频记录的标准 PSG，包括下颏肌电图，仅可选记录 mmEMG，其中通过下颏肌电图或下颏肌和 mmEMG 活动识别 SB 活动，并通过睡眠期间的音频记录识别磨牙发作

- 研究诊断标准（research diagnostic criteria，RDC）[114-115]：标准PSG带有视频音频记录和mmEMG，根据睡眠期间的mmEMG和视频音频记录来识别SB活动并对其进行评分

这些方法之间的主要区别在于视频音频记录的可用性和（或）使用来区分SB活动和其他非特定的口面部运动。

无论是健康的睡眠者还是患有SB的受试者，在夜间睡眠时，口腔运动伴随着mmEMG的明显增加都是很常见的。其中许多运动可能是非特异性的并且与SB活动无关，但与用于定义SB活动的mmEMG活动模式无法区分。表204.4给出了一些非特定运动的示例。通常如随后详细介绍的，SB活动是通过高于指定阈值的EMG激活来识别的，这些EMG激活要么是一系列时相性、短暂的激活，要么是持续的强直激活，或者两者兼而有之，即混合发作。

A：不满足SB发作EMG标准的激活。

B：满足SB发作EMG标准的激活，但属于非特异性运动，如咳嗽或吞咽（见表204.4），如音频视频记录所识别。

C：满足EMG标准且确实是SB发作的激活。

咀嚼肌节律运动（rhythmic masticatory muscle activity，RMMA）是SB的一个子集，仅包含时相性和混合性发作（见下文）。在完整的mmEMG激活集（A＋B＋C或B＋C）中，“真正的”SB发作在健康受试者中仅占15%～30%，在SB患者中占55%～70%[115-117]。录音可以帮助识别伴有可听见磨牙声的SB发作，但只有不到30%的SB发作伴有磨牙噪音[115, 118-119]。因此，带有音频视频记录的mmEMG记录是评估SB活动的黄金标准，单独记录mmEMG时可能会导致错误分类。例如，在健康睡眠者中，将金标准（带mmEMG的视频PSG）识别的RMMA发作与使用遥感咬肌EMG设备记录的事件进行比较[120]。遥感设备正确识别了视频PSG识别的近99%的RMMA事件。然而，在遥感设备识别的所有事件中，77%是其他口腔事件，与SB无关。因此，阳性预测值（positive predictive value，PPV）仅为0.23，即遥测设备确定的事件确实是RRMA发作的概率仅为23%。当只考虑睡眠时间时，使用视频PSG提供的信息，PPV增加到0.52。

**表204.4　可能与睡眠磨牙症活动相混淆的口面部运动和声音示例**

| 运动 | 声音 |
| --- | --- |
| 吞咽 | 咳嗽 |
| 咳嗽 | 呼噜声 |
| 哈欠 | 打鼾 |
| 嘴唇和舌头运动 | 梦话 |
| 眨眼睛 | 牙齿轻拍 |
| 轻微的头部动作 | 颞下颌关节响 |
| 搓头或抓痒 | 咂嘴 |
| 吸唇 | 清喉咙 |

这些结果与另一项针对SB患者的研究结果一致[121]，在该研究中视频PSG在未使用和使用音频视频记录的情况下进行了两次评分。使用视频PSG后，33%的咬肌EMG激活中不满足RRMA的EMG标准。在满足RRMA EMG标准的EMG激活中，大约69%代表其他非磨牙症活动。如果只有咬肌肌电图活动可用于评分，将会有假阳性识别（PPV，0.31）。通过使用PSG记录提供的完整信息（音视频除外），RMMA事件的数量相对于视频PSG-RDC（PPV，0.81）仅被高估了23.8%，这是一个相当大的改进。然而，对于强制肌电图激活，非特异性肌电图活动的错误分类仍然很明显：在没有音频视频的情况下识别的事件中，只有41%确实是“真实的”RMMA事件（PPV，0.41）。

## 记录方法

放置在咀嚼肌上的表面肌电电极是评估SB活性的关键组成部分。不同的方案在咀嚼肌的选择和数量上有所不同，但大多数都包括咬肌。咬肌很容易通过咬牙时颧骨和下颌角之间的肌肉凸起来识别。其他咀嚼肌（例如颞肌）通常是可选的，但可能会提高SB活动识别的可靠性[122]。颞肌的电极定位通常为颧弓（颧骨）上方1～2 cm，眼眶外缘（眼睛所在的颅腔）后面以及1～2 cm。针对SB活动的记录提出了以下建议：

- ICSD-3建议[3]：虽然PSG对于SB的诊断并不是严格必要的，但当SB活动要被记录和评分时，最低要求是一次咬肌记录。强烈建议进行视频音频记录，将非特定动作排除在SB活动评分之外。为获得最佳的诊断特异性和敏感性，建议参考耳部、乳突部或颧骨的双侧咬肌和颞肌肌电记录。
- AASM评分标准[1]：AASM推荐是指实验室内PSG推荐参数[脑电图（electroencephalogram，EEG）、眼电图（electrooculogram，EOG）、心电图（electrocardiogram，ECG）、肌电图、呼吸、氧饱和度、体位]，其中包括下颏肌电图。SB评分规则仅针对下颏肌电图制定，是否添

加咬肌记录由临床医生决定。此外，音频信号还用于识别带有磨牙声的 SB 片段。

- RDC[115]：具有视频音频记录和双侧咬肌肌电图的标准 PSG 是根据 RDC 对 SB 活动评分的最低要求。建议添加颞肌记录，但不是强制的[123]。
- 动态记录：对于 SB 活动的动态记录和评分，没有普遍接受的建议。目前使用的记录设置范围从单个单侧 EMG 通道[108, 120]到带有附加 mmEMG 的动态 PSG[112-113]。

## 评分规则

### 根据研究诊断标准对睡眠磨牙症发作进行评分

根据 RDC（SB-RDC）[115]对 SB 活动进行评分涉及以下一般步骤：

1. 识别平均幅度高于预定义阈值的所有咬肌激活。

2. 根据所识别的 EMG 激活的持续时间将其分类为肌阵挛（小于 0.25 s）、时相性爆发（0.25 ～ 2 s）或强直性爆发（超过 2 s）。

3. 使用视频和音频记录来排除非（磨牙症）特定的口下颌活动。

4. 如果 3 个或更多时相性爆发的间隔小于 3 s，则将剩余的时相性爆发分类为属于时相性发作；其余的强直爆发被认为是强直发作。

5. 如果相隔少于 3 s，则将时相性和（或）强直发作合并为一个发作。

6. 将发作分类为时相性发作、强直发作（具有一次或多次强直发作的发作）或混合发作（具有强直发作和时相性发作的发作）。

7. 根据音频记录，描述 SB 事件是否存在可听见的磨牙声的特征。

这些评分标准已在研究中被广泛采用。唯一的主要变化涉及 mmEMG 阈值，该阈值最初是唤醒状态下最大自主咬紧牙关（maximal voluntary clenching，MVC）期间背景信号的 20%[115]，随后修改为 10% MVC[114, 123]。

SB 活动的描述性总结测量包括时相性、混合性、强直性和所有 SB 发作的次数（每晚总数或每小时次数）。此外，通常还会报告每小时爆发的次数以及伴有可听见磨牙声的 SB 发作的比例。

### 咀嚼肌节律运动

RMMA[118]的评分遵循 RDC 所描述的 SB 周期评分大纲，但有两个方面除外：

- 识别 mmEMG 激活的阈值是 10% MVC。
- RMMA 仅包括阶段性和混合性 SB 发作，如先前所定义。

因为只有 10% ～ 20% 的 SB-RDC 发作被归类为强直发作[115, 124-125]，RMMA 和 SB-RDC 之间会有很大的重叠，并且随着时间的推移，RMMA 和 SB-RDC 之间的区别已经变得模糊，如下所示：事实证明，现在越来越多的研究将强直发作纳入 RMMA 评分中[121, 126-127]。此外，在研究中，目前常是采用两倍于背景 EMG 的 mmEMG 阈值[121, 128]，正如 AASM 规则[1]。

RMMA 通常报告为每小时 RMMA 发作次数以及可听到磨牙声的 RMMA 发作百分比。

### 根据 AASM 标准对睡眠磨牙发作进行评分

AASM 根据下颏肌电图活动制定了磨牙症评分规则[1]。磨牙症根据以下标准进行评分：

1. 下颏肌电图升高至少是背景肌电图振幅的两倍。

2. a. 至少有规律地出现 3 次短暂、阶段性下颏肌电图活动升高（持续 0.25 ～ 2 s）。

b. 或者存在持续、强直的下颏肌电图活动升高（持续超过 2 s）。

3. 符合这些标准的下颌肌电图升高如果间隔小于 3 s，则算作一次发作。

值得注意的是，音频视频记录并不用于从磨牙症发作的评分中排除非特异性口面部运动。尽管如此，仍有一些人使用了录音，因为手册指出“磨牙症可以通过音频与多导睡眠监测相结合，通过每晚多导睡眠监测至少 2 次可听见的磨牙事件进行可靠评分”[1]。目前，AASM 手册没有提供有关磨牙症活动报告的信息。

### 现行国际睡眠障碍分类中描述的睡眠磨牙症发作

如前所述，根据 ICSD-3[3]，PSG 记录 SB 活动不是必要的诊断特征。然而，咬肌肌电图内的 3 种模式被描述为 SB 发作[3]：①频率为 1 Hz 的时相性活动，肌电图突发持续时间为 0.25 ～ 2 s，②持续强直活动超过 2 s，③混合模式。SB 发作在 3 s 或更长时间内没有肌肉活动后开始。建议进行音频视频记录，以识别磨牙声，并将 SB 与睡眠期间通常发生的其他口面部或咀嚼运动以及特定的运动障碍区分开来[3]。

### 动态记录中的睡眠磨牙症活动

目前，没有普遍接受或验证的标准可用于在无视频-音频记录的动态记录中对 SB 活动进行评分。因此，目前使用的评分标准差异很大。然而，许多人似乎受到为视频 PSG 制定的 RDC[115]或以下使用动态咬肌肌电图和心率的标准的启发[109]。

1. 咬肌 EMG 活动增加超过 10% MVC，持续 3 s 或更长时间。

2. 与其他事件间隔超过 5 s，否则事件将合并。

3. 与基线相比，伴随心率变化在 5 s 周期内超过 5%。

值得强调的一点是，这些标准几乎完全基于理论考虑，从未经过经验验证。研究中使用的评分标准和商业设备中使用的评分标准在识别 mmEMG 激活的幅度阈值；已识别的 mmEMG 激活的持续时间；已识别事件之间的间隔；以及事件的时相性、强直性或混合特征的指示方面有所不同[107，110-111，129-133]。

造成这种差异的部分原因是缺乏对动态 SB 评估的验证研究。来自移动设备的 mmEMG 信号已被证明与来自动态或实验室内 mmEMG 的 mmEMG 信号很好地一致。然而，验证动态 SB 评估的主要问题是缺乏视频音频记录，可能将许多 mmEMG 激活错误分类为 SB 发作。

### 研究诊断标准应用

目前，只有 RDC 可用于识别中度至重度 SB 患者[115]。在 Lavigne 及其同事的关键研究中[115]，使用前面详述的 RDC 评分标准，对 18 名睡眠健康者和 18 名中重度 SB 患者评估了 SB 活动的各种参数。通过考虑不同组合和截止值的敏感性和特异性，确定了以下标准：

A ＋（B1 / B2 / C / D）

A：每晚有磨牙声的睡眠磨牙症发作 2 次或 2 次以上

B1：＞ 30 次发作 / 晚

B2：＞ 4 次发作 / 小时

C：＞ 6 个爆发 / 发作

D：＞ 25 个爆发 / 小时

标准 A 与任何其他标准的组合的 PPV 在 93% ～ 100%，阴性预测值（negative predictive value，NPV）在 76% ～ 93%[115]。这些标准已经被广泛采用[114]；然而，随着时间的推移，最常用和推荐的标准组合是 A ＋（B2 或 D）[114，123]。

这些标准区分 SB 患者和健康睡眠者的能力已在 100 名诊断为 SB 的患者和 43 名健康睡眠者的更大样本中进行了评估[124]。两项研究中 SB 活动的记录和评分相同，但有两个关键差异：首先，尽管一般纳入和排除标准相同，但最初的研究纳入了 SB 患者，这些患者在前 6 个月内报告更频繁地出现夜间磨牙声（每周 5 次，而在随后的调查中每周至少 3 次）。此外，研究中采用的诊断标准是以下三项中的任何两项：（A）两次或以上每晚有磨牙声的睡眠磨牙症发作，（B2）超过 4 次发作 / 小时，（D）超过 25 次爆发 / 小时，即与最初的研究不同，标准（A）不再是强制性的。经过这些修改，100 名 SB 患者中只有 54 人符合 RDC 的 SB 标准，43 名健康睡眠者中有 9 人符合 RDC 标准。因此，RDC 的敏感性仅为 54%（PPV，86%），特异性为 79%（NPV，42%）。这些结果强调了在这一领域继续进行大规模和系统研究的必要性。

### 未解决的问题

目前 SB 录制中尚未解决的主要问题是无法进行视频音频录制的评分。如前所述，不排除非特异性口面部运动将大大高估 SB 活动。此外，诊断标准包括观察有磨牙声音的发作，这至少在没有录音的情况下也无法确认。

其他问题涉及诊断标准，该标准在应用变化时可能缺乏敏感性或特异性，以及 RMMA 评分不一致。

## 节律性运动障碍

RMD 的特点是典型的节律性身体运动，主要发生在睡眠期间或睡前困倦，可能涉及头部、颈部、躯干或四肢。RMD 评分标准基于其 PSG 特征[1]：频率为 0.5 ～ 2.0 Hz；至少四个单一动作的存在，需要形成一个有节奏的集；以及单个有节奏的动作的最小幅度是背景肌电活动的两倍。在健康的婴幼儿中，运动和行为经常是自限性的，被称为“良性睡眠节奏运动”，以区别于 RMD[132]；然而，尚未设立严格的数量门槛。节律性运动发作的持续时间可能有所不同，从几秒钟到几分钟不等，并且也可以在睡眠前或睡眠开始后的清醒状态下观察到。RMD 最常见的模式涉及头部（头部撞击或睡前摇头和头部滚动），但也可能涉及身体（身体摇摆）或偶尔涉及腿部（腿部滚动或腿部撞击）。临床诊断可基于记忆，有时可借助自制录像；然而，视频 PSG 在可疑的情况下是有用的，并可以定义运动的类型和位置。额外的脑电图和肌电图导联，特别是在肢体上，可能有助于将 RMD 与其他睡眠相关的重复性运动［例如，PLMS、交替下肢肌肉活动（alternating leg muscle activation，ALMA）］或运动癫痫区分开来。

## 脊髓固有性肌阵挛

入睡时的 PSM[133-134] 的特点是全身性和对称性的痉挛，发生在清醒-睡眠过渡时，从腹部、胸部或颈部的中轴肌开始，然后通过缓慢的本体脊髓多突触通路向头侧和尾侧扩散到其他肌节[135]。放松的清醒或困倦会促进 PSM，并受到精神激活和睡眠加深的抑制。在 PSM 中，没有移动的冲动；然而，当抽搐消失时，频繁重复（但不是周期性）的痉挛会阻止患者入睡和进入更深的睡眠阶段。PSM 尚未记录公认的定量 PSG 特征，其描述基本上是定性的。

## 婴儿良性睡眠肌阵挛

婴儿良性睡眠肌阵挛（benign sleep myoclonus of infancy，BSMI）的特征是在新生儿和婴儿睡眠期间出现反复的肌阵挛[3]。其诊断特征包括观察到累及四肢、躯干或全身的反复肌阵挛。这些运动只在睡眠中发生，当婴儿被唤醒时能突然停止。BSMI 发生在婴儿早期，通常是从出生到 6 个月大。

BSMI 缺乏标准化评分标准，但肌肉抽搐持续时间在 0.04 ～ 0.3 s，通常每秒发生 4 ～ 5 次抽搐[3, 136]。这些集群可能会不规则地重复 1 ～ 15 min，在极少数情况下会重复出现至 60 min。抽搐通常是双侧的，并且通常涉及大肌肉群。BSMI 是良性且相对罕见，但它已作为一种与睡眠相关的运动障碍纳入 ICSD-3，因为它经常与癫痫混淆[3]。

## 不安睡眠障碍

RSD 是最近发现的一种以儿童和青少年为特征的疾病。RSD 在临床上表现为频繁的夜间重新定位、涉及大肌肉群的身体运动以及非恢复性睡眠[137]。一项使用视频 PSG 的研究证实，患有 RSD 的儿童整晚都表现出频繁的大肢体动作（＞ 5 次 / 小时）。在 PSG 上，患有 RSD 的儿童也表现出 TST 减少和觉醒次数增加，类似于 RLS 儿童，但腿部活动指数没有增加[138]。对于有不安睡眠和白天损害的儿童，睡眠医生应该考虑通过应用最近引入的标准来审查视频 PSG，以评估夜间频繁的大运动或重新定位[139]。

## 其他

### 过度片段性肌阵挛

EFM[140-142] 的特征是小肌电激活，并不总是与手指、脚趾或嘴角的运动（抽搐）相对应，类似于发生在睡眠-觉醒转换或睡眠期间的生理性睡眠性肌阵挛或肌震颤。PSG 记录显示各种肌肉中反复出现且持续的、非常短暂（75 ～ 150 ms）的 EMG 爆发，以非同步和不对称的方式持续发生，没有聚集。对 EFM 进行 PSG 评分的标准如下：肌电图爆发持续时间通常为 150 ms 或更短，EFM 必须出现在至少 20 min 的 NREM 睡眠中，并且每分钟必须记录至少 5 个肌电图电位[1]。关于量化，有人建议将 EFM 速率量化为 150 ms 或更短的 EMG 电位数除以睡眠分钟数[142]。另外，Lins 及其同事提出了肌阵挛指数[143]；该指数定义为包含至少一个满足标准的碎片性肌阵挛潜力的 3 s 小周期数，对每个 30 s 周期进行计数，总数范围在 0 ～ 10。据报道睡眠障碍患者过度片段性肌阵挛平均指数为 39.5 次，该指数随年龄增长而增加，男性高于女性，并受睡眠呼吸障碍的影响[144]。在大量筛选良好的健康睡眠者样本中也证实了男性的优势[145]。然而，所有参与者均观察到一些碎片性肌阵挛，9% 的参与者甚至满足 EFM 标准，这表明 EFM 量化标准可能会受益于适当的统计修订。

### 颈部肌阵挛（睡眠期间）或与睡眠相关的头部抽搐

快速眼动睡眠期间的颈部肌阵挛（头部抽搐）已被描述[146]，通过在视频记录中验证的脑电图导联信号上存在特征性高振幅、短（“条纹状”）运动引起的伪影来识别，显示头部突然出现不同强度的肌阵挛抽搐。这似乎是常规 PSG 中的常见发现，超过 50% 的患者存在，但夜间发生频率较低（快速眼动睡眠中每小时 1±2.7 次事件），并有与年龄相关的下降。在 35% 的健康受试者中观察到颈部肌阵挛，频率各不相同[145]，表明它是一种生理现象。最近，颈部肌阵挛的“良性”性质受到了讨论，因为它似乎与约 80% 的病例中的觉醒有关，并且在相同比例的病例中发生在快速眼动睡眠中，而其持续时间平均为 0.5 s。由于这些原因，“睡眠相关的头抽搐”这个名称被提议作为颈部肌阵挛的替代品[147]。

### 睡眠期间的其他腿部运动

**交替下肢肌肉活动**（ALMA）表示睡眠期间发生的胫骨前肌激活（持续时间，100 ～ 500 ms）的快速交替（频率，0.5 ～ 3 Hz）模式，按至少 4 次交替激活的顺序激活[1]，持续时间 20 ～ 30 s。ALMA 可以发生在所有睡眠阶段，但在觉醒期间尤其常见[148-149]。目前尚不清楚 ALMA 是否是一个单独的疾病，还是属于广泛的 RLS 夜间运动。

**睡前足震颤**（hypnagogic foot tremor，HFT）[149-151] 是一种与 ALMA 类似的临床疾病，足部运动发生在清醒和睡眠之间或浅睡眠期间。PSG 记录显示一只脚或双脚重复出现短 EMG 电位，通常频率为 1 ～ 2 Hz（范围为 0.3 ～ 4 Hz），至少有 4 个序列[1]。EMG 事件的持续时间似乎比肌阵挛更长（超过 250 ms），通常持续不到 1 s，也可能会持续 10 s 或更长的序列[3]。

**高频腿部运动**（high-frequency leg movements，HFLM）一词是为类似于 ALMA 和 HFT 的现象而提出的[152]。它被定义为单侧（有时双侧）发生的 4 次以上短腿运动的序列，频率为 0.3 ～ 4 Hz。大多数 HFLM 是在清醒时观察到的，只有大约 1/3 发生在睡眠期间。到目前为止，还没有建立明确的标准来对这种现象进行评分。

ALMA、HFT 和 HFLM 是脚和腿的小或短 EMG 激活的类似现象：它们都发生在睡眠开始时，并与觉醒相关，通常连续发生。目前还不清楚这些现象是否真的是独立的实体，或者它们是否对同一条件构成了略有不同的定义；此外，尚未确定它们与 PLMS 和（或）RLS 的相关程度。也不清楚这些是否是简单的生理现象或具有任何病理生理学意义。支持第一种可能性的例子是：观察到在经过严格筛查的健康睡眠者中 33% 被发现存在 HFLM[145]。

### 临床要点

- 视频 PSG 是记录及对睡眠相关动作评分的黄金标准。
- 对于许多与睡眠相关的运动，存在不止一种标准或定义系统。因此，必须指定应用哪些评分规则。
- 随着新的研究证据的出现，评分规则会随着时间的推移而变化，以实施不同的指南。
- 当前的 ICSD-3 参考了 AASM 手册对睡眠相关运动的定义。

## 总结与未来发展方向

正如本章所述，各种临床、研究记录和评分技术定义、量化和（或）诊断与睡眠相关的运动。目前，计算机数字记录是睡眠医学和研究的标准。计算机化提供了许多优势，其中包括精确测量与睡眠相关的运动事件。许多用于视觉检测和测量睡眠中运动事件的标准是在睡眠医学的“纸时代”引入的，并继续作为当前规则的基础。随着功能强大的计算机的广泛使用，人们认为可能会出现数字标准。然而，如果没有特定的应用软件来执行此类任务，硬件将继续模仿以前的方法。软件开发和验证比预期慢。尽管如此，达成一致的录音和评分标准应该会促进发展。技术进步不会取代对患者的临床评估以及对新病症或已知病症变体的怀疑，但有助于其表征和评分的实用性。基于更多定量和数据驱动方式的新方法的应用进展缓慢，主要是因为全球睡眠医学进展的异质性。必要的程序和独立验证是实现变革的先决条件。然而，鉴于新方法的优势（例如客观性和精确性），它们有望逐渐增强并最终取代本章介绍的许多评分技术。

### 参考文献和拓展阅读

请扫描书后二维码，获取参考文献和拓展阅读资源。

# 睡眠相关呼吸疾病的家庭睡眠监测

# 第 205 章

*Thomas Penzel*

张思辰 译 王育梅 审校

章节亮点

- 家庭睡眠监测诊断睡眠呼吸障碍（sleep disordered breathing，SDB）是一种公认的诊断方法。诊断灵敏度和特异度均满足临床有效应用的标准。
- 根据所需指标建立家庭睡眠监测协议。监测通常包括呼吸努力程度、气流、血氧饱和度以及身体位置和活动度。视觉评分是一个必要的组成部分。临床症状评估与家庭睡眠监测应当结合使用，以达到较高的灵敏度和可信度。
- 新的发展目标是使用更少的指标来诊断SDB。不同系统实现这一目标的变量各不相同。如果可以使用带有智能传感器和智能信号分析的设备来诊断或管理SDB，可能会取得经济效益，目前此类方法正在研究中。

## 概述和背景

家庭睡眠监测是指用于诊断 SDB 的便携式监测设备。这个词是在过去十年中被引入的。2014 年，通过美国国家医学图书馆（National Library of Medicine，NLM）的 PubMed 数据库检索所有领域的“家庭睡眠监测”，共发现了 19 篇出版物，2021 年底搜索到 104 篇出版物。诊断 SDB 的参考方法是心肺多导睡眠监测（polysomnography，PSG）。家庭睡眠监测中使用的记录技术和评分标准就是源于这种模式。2015 年 7 月美国睡眠医学会（American Academy of Sleep Medicine，AASM）发布的《睡眠及其相关事件判读手册》(2.2 版）增加了“家庭睡眠呼吸监测规则”的章节。大量证据表明，在符合转诊的患者中，SDB 的家庭睡眠监测可以与睡眠实验室基于 PSG 记录[1-3]一样准确而可靠。虽然存在一定的局限性，但有足够的数据可以证明家庭睡眠监测在临床上的可用性[4]。一份研讨会共识报告提出了与会医学会（美国胸腔学会、美国睡眠医学会、美国胸科医师学会、欧洲呼吸学会）对使用该诊断流程的看法，并为进一步研究提供了方向[5]。美国医师学会的临床实践指南推荐便携式睡眠监测仪用于无严重并发症的阻塞性睡眠呼吸暂停（obstructive sleep apnea，OSA）患者的诊断，并指出当 PSG 不可用时其可作为实验室睡眠研究的替代方法[6]。在欧洲家庭睡眠监测被广泛用于诊断 SDB 已有几十年之久[7]。

家庭睡眠监测的指南和建议是具有部分证据基础的。然而，对用于证据评估的相关样本进行严格检查是至关重要的。对患者的临床验证在睡眠中心完成；因此，样本由睡眠中心的临床人群组成[8-9]。临床人群与普通人群的不同之处在于，这些患者曾因疑似睡眠障碍而被转诊至此进行评估。这种选择导致睡眠障碍，特别是睡眠呼吸暂停可能的高预测概率[1, 10]。与预测概率增加相关的因素包括各种体检方式和患者或其床伴的投诉报告，具体如下：

- 大声且不规则的打鼾
- 观察到或报告夜间呼吸停止
- 白天过度嗜睡
- 非特异性精神问题，如疲劳、表现不佳或认知损害
- 睡眠中的运动
- 晨起头晕、头痛、口干
- 性功能受损
- 肥胖
- 动脉高压和心律失常

其中一些体征和症状被纳入睡眠呼吸暂停筛查问卷。临床医生通常使用有效的问卷结合家庭睡眠监测来确认疑似诊断[11]。

在文献检索中发现，已发表的报告分为几个不同的类别。一些文章描述了新设备并将其与 PSG 进行了比较。尽管对现有设备的数据的描述很少，但它们确实存在并提供了评估的分类[4]。这些分类包括睡眠（S）、心血管（C）、血氧饱和度（O）、体位（P）、呼吸努力程度（E）和呼吸流量（R）——缩写 SCOPER。传感器和系统使用这些分类进行评估。然

而，大多数已发表的研究都集中在家庭睡眠监测在睡眠呼吸暂停诊断中的作用，一些文献报道集中于睡眠呼吸暂停患者的一般管理，而其他报道则侧重于家庭睡眠监测。以下内容是关于可用系统的简短技术概述，然后讨论关于家庭睡眠监测的需求和特别注意。

## 用 4 ～ 6 通道系统诊断睡眠呼吸障碍的家庭睡眠监测

诊断 SDB 的系统通常分为美国睡眠障碍协会（American Sleep Disorders Association，ASDA）标准实践指南中定义的 4 种分类[12]。

- Ⅰ级：有至少 7 个信号的心肺 PSG
- Ⅱ级：在家中心肺 PSG 至少有 7 个信号，无人值守
- Ⅲ级：无人值守的便携式睡眠呼吸暂停监测，至少有四个信号，包括气流、呼吸力度、氧饱和度、心电图（ECG）或心率 / 脉率
- Ⅳ级：无人值守的一个或两个信号记录，如活动记录仪或血氧仪

大多数用于家庭睡眠监测的诊断系统达到Ⅲ级设备状态并记录 4 到 6 个生理信号，但不记录脑电图（EEG）。由卫生技术评估机构委托进行的基于证据的家庭睡眠监测[3]表明过去诊断的可靠性有限。最近对当前使用的记录系统的研究显示了实质性的改进[9, 13]。如果系统具有全面严密的生理测量选择，良好的信号采集并使用优质的信号处理技术，假阳性诊断的数量会很低[1]。当把一般人群与临床人群抽样的研究进行比较时，一个高概率预先测验的重要性变得清晰明确起来。高概率预先测验减少了假阳性诊断的数量。尽管如此，整体检测特异性足够高可以得出结论——在某些情况下，可以建议对睡眠呼吸暂停的患者进行家庭睡眠监测[4, 6]：

1. 该系统只能由被经过认证的睡眠中心并且在此中心经过认证的睡眠科医生使用。本建议试图改进质量控制和质量保证。在进行家庭睡眠监测之前，应与患者面谈并对疾病进行评估。正如本章前面所解释的，这个过程增加了预测概率。

2. 当排除其他肺部、心血管、精神、神经或神经肌肉疾病、心力衰竭或其他睡眠障碍等并发症后，建议进行 OSA 的家庭睡眠测试。其他需要排除的睡眠障碍包括中枢性睡眠呼吸暂停、周期性肢体运动障碍、失眠、昼夜睡眠觉醒障碍和嗜睡症。

3. 一些家庭睡眠监测系统现在可以区分中枢性睡眠障碍和阻塞性睡眠呼吸暂停。

4. 诊断睡眠呼吸暂停的家庭睡眠监测需要记录口鼻气流（使用热敏电阻或鼻压力传感器）、呼吸努力程度（使用感应式体积描记仪）、血氧饱和度（在几个脉冲中具有很短的平均周期[3-6]）、脉搏或心率、体位。

5. 对记录的评估应结合与 PSG 相同的规则对呼吸事件进行视觉评分[14-15]（当然，如果没有 EEG，使用完全相同的规则是不可能的。为了克服这一限制，CMS 规则要求氧合血红蛋白饱和度下降 4%）。编辑记录的事件对于删除记录期间的产物是必要的。此外，视觉评分应由训练有素的人员执行。

6. 数字记录的技术条款和采样概率应该与循证建议中规定的心肺 PSG 保持一致[15]。

如今许多设备符合Ⅲ级设备标准。这些家庭睡眠监测设备包括用于记录血氧饱和度和脉率的脉搏血氧饱和度监测仪。许多系统记录反映鼻内压力的口鼻气流。很少有系统仍然使用热敏电阻进行流量记录。大多数设备使用压电传感器或呼吸感应描记仪记录呼吸力度。有些设备使用一条带子来记录胸腔运动，而其他设备使用两条带子（也用于记录腹部运动）。大多数系统通过记录体位来识别体位性呼吸暂停。很少有系统记录原始心电图，许多系统报告用其他方法得出心率。许多系统提供具体的选项来记录治疗中的睡眠呼吸暂停患者的信号。可选择记录持续气道正压通气（continuous positive airway pressure，CPAP）面罩压力，或作为其他气流信号的替代。信号将被分割成与设定的压力水平和与 CPAP 压力设置叠加观察到的呼吸流量读数相对应的 CPAP 压力读数。这可能取决于压力模式的选择（例如，双水平或固定模式）。这个选项是使用家庭睡眠监测随访治疗研究的一个重要特征。有些系统允许记录额外的肌电图（electromyogram，EMG）胫骨活动以检测腿部运动；但迄今为止，未对该选项的实用性进行系统研究。

家庭睡眠监测是否能可靠地诊断周期性肢体运动障碍仍是一个悬而未决的问题。同样，一些系统可以通过增加 EEG 通道来记录睡眠 EEG，但是没有系统研究评估这种选择对其他睡眠障碍，如失眠或嗜睡症的潜在附加诊断价值。尽管如此，许多系统已经通过基本信号设置以及评分和分析软件进行了临床应用的验证。大多数系统一般都表现出良好的性能，只存在一些小的差异。已发表的研究中没有出现对某一种系统的总体偏好。

## 用 1 ～ 3 通道系统诊断睡眠呼吸障碍的家庭睡眠监测

对诊断 SDB 的家庭睡眠监测的系统回顾表明 1 ～ 3 个通道（脉搏血氧饱和度监测、长期心电图、

体动监测和口鼻气流）的系统不适合常规诊断使用。具体来说，这些设备产生了太多的假阴性和假阳性结果，这与 Collop 及其同事的报道一致[1]，在最近的系统综述中提出使用新 SCOPER 标准[4]。因此不建议将这些设备用于 OSA 的明确诊断测试或排除 OSA 的存在。

然而，其中一些设备在严重睡眠呼吸暂停患者中的结果明显提示患有 SDB。因此使用这类经过验证的系统获得的高质量记录可用于增加心肺 PSG 执行前的预测概率，甚至在使用 4 ～ 6 通道睡眠呼吸暂停家庭睡眠监测之前。

目前在这类设备中出现了许多技术创新。主要的挑战是开发 1 ～ 3 通道设备，这些设备性能良好并可以诊断 SDBs。这些设备可以促进新患者群体的诊断并为只有基础睡眠医学知识的其他专业的临床医生提供工具。然而，在开始治疗睡眠呼吸障碍之前，应当有一位在 SDB 方面有扎实背景且对不同的治疗方案非常熟悉的医生[16]。

接下来介绍适用于 1 ～ 3 通道系统和 4 ～ 6 通道诊断设备的新技术。

## 家庭睡眠监测的新方法

目前正在探索使用不同的方法来开发诊断 SDB 的新技术。有些侧重于开发新的传感器用以检测评估夜间是否发生呼吸障碍。其他技术侧重于评估患者的心血管风险或睡眠的病理生理学。针对新冠肺炎疫情，将部分家庭睡眠监测设备重新设计为一次性使用设备，这些设备只被使用一次然后通过网络基础设施（远程医疗）传输录音，与患者的其他交流是通过视频会议完成。

### 呼吸的评估

一些新的传感器使用替代信号试图无创地获得呼吸努力程度，其中一些设备试图从直接的呼吸相关信号中获得呼吸测量。下面将讨论这些系统和概念。

第一种方法是记录鼻腔和口腔的呼吸气流。通常在进行这些记录的同时还会使用脉搏血氧仪来测定氧合血红蛋白饱和度。这些简单的筛查设备可对呼吸停止进行直接分析，甚至可以通过分析流量限制来区分阻塞性和中枢性呼吸事件。鼻孔阻塞、部分口腔呼吸、气管堵塞和各种伪影等问题给区分不同类型的呼吸暂停带来了逻辑方面的挑战。尽管如此，目前已经有了存在一些有局限性的很好的验证研究[17-18]。

一种方法是以不太明显的措施来检测呼吸努力程度的增加，从而尝试分析胸部的呼吸音[19]。其他系统中在喉咙处记录呼吸音，信号处理首先将心脏和运动信号与呼吸音以及鼾声分离。这种记录方式与血氧饱和度测量相结合，可对呼吸测量进行量化并对打鼾进行跟踪，用以检测呼吸停止情况[20-21]。

另一种方法是根据磁距测定记录正中矢状颌的运动[22]。在下巴和前额各放置一个磁传感器，以便连续测定颌骨的相对运动。通过这种设置，可以推导出呼吸和打鼾的情况。通过对这些信息的分析可以用来检测呼吸事件，进而诊断睡眠呼吸暂停[23]。通过进一步分析有可能估算出睡眠觉醒状况[24-25]。结合脉搏血氧仪和心血管参数，这种磁传感器-颌骨运动检测方便，有望应用于临床。

### 脉搏波分析（见第 203 章）

许多系统试图利用手指或其他外周部位的脉搏波。这些系统从脉搏波中提取参数用以评估心血管风险事件。压力波可以通过已经放置的测量血氧饱和度的光体积描记仪来检测。原则上，这可用于检测所有形式的呼吸事件[26]以及与睡眠呼吸暂停相关的心血管事件风险[27-28]。

外周动脉张力测量[29]可通过测量 SDB 发作时的血管内皮功能来评估心血管风险。终止睡眠呼吸暂停的交感神经激活事件（有时称为自主神经唤醒）伴随着脉搏振幅的减弱。这将降低激活率。如果同时对脉率进行分析，则可通过概率分析来区分慢波睡眠和快速眼动（rapid eye movement，REM）睡眠[30]。基于外周动脉测压法的 Watch-PAT 在中枢性睡眠呼吸暂停、OSA 以及重叠综合征［伴有慢性阻塞性肺病（chronic obstructive pulmonary disease，COPD）］中的应用已发表了多项验证研究，并取得了非常好的结果[28，31-32]。对这一方法进行的 meta 分析证实了该设备的诊断价值，但它没有按照建议使用近端传感器来记录呼吸的努力程度和流量[33]。

### 心电图和心率变异参数的评估

源自 ECG 的呼吸参数因其成本低和广泛应用性（如动态 ECG 软件包、起搏器 ECG 分析包），对于简单检测睡眠呼吸暂停非常有吸引力。单独使用 ECG 检测睡眠呼吸暂停不需要额外的电极或额外的硬件。呼吸信息完全来自分析软件。也可以使用以前记录的数据进行回顾性分析。睡眠呼吸暂停伴随着心率的周期性变化，这在很多年前就已经被描述过[34]。心率的周期性变化与交感神经张力随呼吸暂停事件的变化有关[35]。现代心率变异性分析可以得出令人满意的心率周期性变化[36-37]。此外，ECG 波的形态本身也受呼吸的调节。推导出呼吸的曲线，即 ECG 衍生的呼吸指标[38]与呼吸强度相关，因此可用于检测 SDB[39, 26]。通过结合 ECG 衍生呼吸指标和睡眠呼吸暂停相关心率变异性，可以检测睡眠呼吸暂停[40]。

### 心电图和血氧饱和度变异参数评估

许多设备都使用了前面提到的 ECG 分析技术，还尝试将这种方法与以前的技术联系在一起。在早期脉搏血氧仪被用于睡眠呼吸暂停的便携式诊断（成功率有限）。对于患有心律失常或其他肺部疾病（例如 COPD）的患者，仅依靠脉搏血氧仪诊断有很大的局限性。因此，将基于 ECG 的睡眠呼吸暂停分析与血氧饱和度测量相结合是一种非常有前景的方法[41]。早期的一项研究显示，同时测量血氧饱和度和脉率[42]可提高睡眠呼吸暂停的检测率。一项回顾性研究表明，结合 ECG 分析比单独使用脉搏血氧仪更有优势[43]。在该研究中，对同步 PSG 记录的心电图进行了评估。在这些结果的基础上，对结合心电图长期记录系统与血氧饱和度的组合进行了前瞻性测试，测试显示这种方法在睡眠呼吸暂停检测方面取得了非常令人信服的结果[41]。

## 睡眠中心的家庭睡眠监测管理

许多新的研究表明家庭睡眠监测在检测睡眠呼吸暂停方面具有很高的可靠性[18]。关于使用家庭监测的条件和限制中有许多尚未解决的研究问题需要澄清[1, 5]。重要的参数不再是技术上的限制，而往往是研究上的限制，包括选择和（或）纳入偏差。固有的筛查过程与睡眠呼吸暂停的特征性高预检概率相对应。因此禁止将便携式监测仪用作排除睡眠呼吸暂停的筛查工具，如职业司机和从事监督工作的人员（其症状和主诉尚未得到评估，可能与就业能力或其他问题冲突）。法律问题在这里也可能变得很重要。

世界各国对 SDB 的诊断和治疗方法不尽相同[44]。在一些国家，睡眠医学已经得到了很好的发展，并建立了重要的临床基础设施。在其他国家，经济负担是首要考虑因素[45-46]。在某种情况下，只能通过家庭睡眠监测这种非常基础简单的方式来诊断睡眠呼吸暂停[44]。仅限于家庭睡眠监测的一个潜在原因是合格专家和 PSG 床位的资金需求得不到满足，睡眠医学中心的可用性有限。在睡眠医学还是一门年轻学科的国家，情况就是如此。第二个原因则是经济方面的，即经济限制了有并发症的患者接受 PSG 检查。睡眠呼吸暂停且无并发症的患者只需进行家庭睡眠监测即可确诊。这适用于医疗资源充足、睡眠医学发达的国家。随着全科医生对睡眠障碍和 SDB 的认识不断提高，临床医生可以决定是对特定患者进行仅疑似睡眠呼吸暂停的评估，还是进行某些并发症或其他风险因素的评估。然后患者可转诊接受家庭睡眠监测或心肺 PSG。这种方法可以在诊断和后续治疗方面对患者进行经济而周到的管理[45]。在德国有关不同级别的睡眠医学服务包括不同水平的医学专业知识以及相应的不同级别的设备复杂性的争论仍在进行。家庭医生可能对 SDB 有一些基本的了解，有时也会进行简单的测试。数量有限的临床中心具备专业睡眠中心所需的临床专业知识、培训、研究和其他专有技术[46]。许多社区中心具备基本的睡眠医学知识，并使用 4 ～ 6 通道系统进行家庭睡眠监测。

另一个问题是健康经济和患者护理。关于睡眠呼吸暂停严重程度的量化阈值和基于证据的风险评估仍有待确定。我们没有证据表明多少次呼吸暂停、多少次低通气、呼吸暂停事件持续多长时间、多少次睡眠片段化或多大程度的缺氧会导致大量心血管风险并增加死亡率。鉴于对 CPAP 的治疗依从性有限，研究人员–临床医生对治疗跟踪研究的要求应该有多严格。伴随睡眠医学领域逐渐发展到可以通过家庭睡眠监测轻松进行诊断的阶段，人们开始需要新的临床证据和透明的医疗经济决策。它们是制定睡眠呼吸暂停管理策略的关键。

患者可以仅凭家庭睡眠呼吸暂停监测就可以在家中进行诊断甚至治疗。随着 COVID-19 的大流行，这种治疗方法在睡眠中心越来越受欢迎。大流行期间进行的调查显示，当需要亲自前往医生办公室或睡眠医学中心时，患者会犹豫是否要寻求医疗帮助[47]。家庭睡眠呼吸暂停监测设备可发放给患者，然后对返回记录进行解读并根据结果为患者开具和提供自动气道正压通气装置。利用远程医疗模式（如医疗云或安全视频会议）可以优化压力设置和治疗依从性的后续研究。一项家庭睡眠监测研究表明，4 周后的嗜睡程度和坚持使用 CPAP 的结果与基于睡眠实验室的诊断和治疗结果相似[48]。该研究的一个重要局限是随访时间较短[49]。SDB 是一种慢性疾病，伴随治疗时间的延长，在家中能够长期坚持使用 CPAP 治疗的人数可能会减少。因此需要进行更多的研究来探讨这类问题。

## 结论

临床 PSG 是诊断睡眠呼吸紊乱的参考标准。然而，基于文献证据表明，在某些条件下成人可以通过家庭睡眠监测来诊断 OSA。记录必须包括血氧饱和度、气流、呼吸努力程度、心率或脉率以及体位。SCOPER 参数以一种全面的定量方案概括了这些要求[4]。需要进行视觉评估，以避免对睡眠呼吸暂停严重程度的错误分类。目前还无法准确区分中枢性呼吸事件和阻塞性呼吸事件。如果是在受过睡眠医学培训人员的监督下进行且筛查充分，研究对象患有 SDB 的预测概率高，那家庭睡眠监测是可靠的。此外，患者不应患有其他严重的睡眠或并发症（如心力衰竭、卒中、糖尿病、阻塞性 / 限制性肺部疾病或严重心律失常）。

通道较少的家庭睡眠监测系统可以提示 SDB 的可能性，但目前在诊断方面还没有得到充分验证。技术进步有望改善这些系统。因此，在不久的将来通道数较少的系统可能提供对睡眠呼吸紊乱足够可靠的诊断。我们需要进行具有足够的样本量，并与参考标准进行比较的高质量的临床研究。

在技术进步的同时，还需要经济发展推动来诊断和治疗睡眠呼吸暂停患者。最近在家中对患者进行诊断甚至治疗的效果上似乎与睡眠实验室研究的效果相似。鉴于睡眠呼吸障碍的高发病率以及识别和治疗睡眠呼吸暂停患者的临床需求仍未得到满足，与睡眠实验室研究相比，经济实惠的家庭研究可能更可行。

### 临床要点

- 多年来家庭睡眠监测一直被用于全球 SDB 的实验室外诊断。
- 家庭睡眠监测与心肺 PSG 进行了全面比较。
- 家庭睡眠监测设备的灵敏度和特异度可以诊断出更多的 SDB 成年患者。
- 大多数家用睡眠监测设备都能监测气流、呼吸运动、血氧饱和度、脉率和体位。
- 使用信号较少的系统显示出良好的诊断结果，但大多数都需要进一步验证。

## 总结

家庭睡眠监测是在睡眠实验室和其他临床环境之外的一种经过充分验证诊断 SDB 的技术。有各种不同的设备可供选择。这些设备通常会记录呼吸流量、呼吸努力程度、血氧饱和度、脉率或心率以及体位和（或）身体活动。其中一些信号可能是间接记录和推导出来的。家庭睡眠监测诊断 SDB 的灵敏度和特异度已与 PSG 进行了验证，对于测试前 SDB 可能性较高的患者，两者显示出良好的一致性。需要进行视觉评估，以防止对睡眠呼吸暂停的严重程度进行错误分类。总之，现有的证据表明家庭睡眠监测应与 SDB 相关因素和症状的临床评估结合使用。如今家庭睡眠监测通常是评估睡眠呼吸暂停的首选。此外，家庭睡眠监测还提供了一种可提高治疗依从性的治疗跟踪研究方法。更简单的设备，例如可穿戴设备尝试进行家庭睡眠监测，但这些设备目前尚未被批准为医疗诊断设备。目前可以购买的设备准确性参差不齐；因此，医学界并不推荐使用。

## 致谢

多家公司为本章的研究工作提供了设备或其他支持。Itamar Medical（以色列，凯撒利亚）为 Watch-PAT 设备的研究提供了传感器 / 耗材。Neuwirth Medical（德国，美因河畔奥伯恩堡）为睡眠研究中心提供了设备。Cidelec（法国，卢瓦尔河畔圣让姆镇）为其用于喉压和声音记录的 Pneavox 系统的验证研究提供了资助。Nomics（比利时，列日）为 Brizzy 系统的验证研究提供了资助。Somnomedics（德国，兰德萨克）为睡眠研究中心提供了 Somnowatch 设备。Nox Medical（冰岛，雷克雅未克）为测试提供了设备和传感器。研究在柏林 Charite-Universitätsmedizin 跨学科睡眠医学中心进行。

### 参考文献和拓展阅读

请扫描书后二维码，获取参考文献和拓展阅读资源。

# 第 206 章　睡眠追踪：现状和 CTA/ANSI 性能标准

Max Hirshkowitz，Michael Paskow，Cathy A. Goldstein
张力戈　滕　腾　译　周新雨　审校

**章节亮点**

- 过去几年中出现了各种声称能够提供睡眠追踪功能的技术。这些设备（例如健身追踪器、智能手表）声称可以经常性地测量睡眠，并可能具有其他功能；它们可以分为可穿戴设备、近距离设备和独立移动应用程序。
- 消费者睡眠技术（consumer sleep technologies，CSTs）包括设备内的传感器（硬件）、相关的移动应用程序（app）以及基于云计算的数据管理系统。
- 传感器测量以下一个或多个变量：运动、心率、血氧饱和度、呼吸、体温和神经活动。根据设备的不同，算法声称可以区分睡眠和清醒状态，确定睡眠阶段，并识别其他睡眠变量，如呼吸暂停低通气指数（apnea-hypopnea index，AHI）。
- 一些 CSTs 向用户提供推荐或物理刺激反馈。
- CSTs 的临床应用受到标准、验证研究的缺乏以及缺乏食品药品监督管理局（Food and Drug Administration，FDA）的认可的限制。
- 消费技术协会（Consumer Technology Association，CTA）与美国国家标准学会（American National Standards Institute，ANSI）和国家睡眠基金会（National Sleep Foundation，NSF）合作创建了一个性能标准，用于评估可穿戴和卧室内的睡眠追踪器。
- 这个三部分的标准为开发者和消费者提供关于睡眠术语、方法论和性能评估的指导。
- 标准描述了两个级别的性能评估。第一个级别涉及区分睡眠和清醒状态，这是 CTA 认证的必要条件。第二个级别涉及区分睡眠亚型（阶段），是可选的。
- 明确了性能评估研究设计、所需指标、统计分析和报告要求。

## 引言

过去，定量睡眠评估主要在专门的实验室或医院睡眠诊所进行。然而，随着消费者睡眠技术（CSTs）的出现，现在数百万人可以使用消费者设备从而得以在家中追踪自身的睡眠[1-2]。COVID-19 大流行进一步加速了这一趋势[3]。本章将概述 CSTs 的现状，并深入探讨数据采集的技术方面。验证、整合和监管部分的内容改编、更新自 Goldstein 博士关于消费者技术在睡眠医学中当前和未来角色的论文[3a]。本章的另一部分将重点介绍 CSTs 的验证和标准的发展，解决建立可靠准确的睡眠评估措施的需求。

## 当前的消费者睡眠追踪系统

有几种分类方法可以帮助组织众多可用的消费者睡眠追踪器[4]。其中一种有用的方法是根据它们与用户的接近程度进行分类，即可穿戴设备或“近距离设备”。另一种方法将产品分为设备或独立的数字应用程序（应用），最常见的是加载到手机或其他移动设备上。这两种分类方法的背后是睡眠追踪器的目的。目的可能专注于睡眠本身（即睡眠与清醒、睡眠阶段和可推导的测量之间的区别）。另外，设备可能针对特定的与睡眠相关的活动，例如打鼾或心律失常。后一类设备处于消费市场和睡眠医学之间。当然，有些设备尝试同时实现这两个目的。

### 可穿戴设备

#### 手腕或者指环睡眠检测技术

到目前为止，佩戴在手腕上的可穿戴设备是最常见的。据最新统计，这些作者了解到有超过 40 种不同的佩戴在手腕上的设备已经或正在市场上销售给消费者。最初，手腕上的设备只记录运动情况；然而，当前一代设备具备多种传感器功能，有些设备还可以记录脉搏、心电图（electrocardiogram，ECG）、血压、体温和血氧饱和度。这些额外的数据可以实现更全面的睡眠追踪和分析[4]。

运动是通过使用压电传感器的三轴加速度计来检测的[5]。加速度计的发展、存储技术和电池容量的显著进步，使可以使用微机电传感器长时间收集数据[6]。

脉率是通过使用光学体积描记术（photoplethysmography，PPG）在手腕背侧或手指上测量的，该技术可以量化血液容积的变化[7-8]。PPG 数据可用于确定心率变异性（heart rate variability，HRV）和心律异常[7-9]。美国食品药品管理局（FDA）已经批准了一款在苹果手表上分析 PPG 信号以评估房颤的移动应用程序[10]。在某些睡眠追踪器中，通过分析 PPG 心率，可以间接计算呼吸率，基于心率和呼吸之间的耦合关系[11]。

血氧饱和度是使用 PPG 传感器进行测量的。传统上，这些传感器被应用于指尖，[12]但现在已经被整合到手腕背侧的商用设备带中[13]，或者在手指上的一个指环中[14]。此外，在起草本章时，我们还观察到通过佩戴 PPG 设备实现无袖血压监测，这些设备还提供睡眠指标[14a]。

此外，指环设备已经被用于测量体温[15]，有些设备可以产生振动刺激，用于失眠的睡眠再训练[16]，用于创伤后应激障碍（posttraumatic stress disorder，PTSD）的治疗[17]，或用于提示低氧血症和呼吸暂停。如果要全面了解加速度计和 PPG 传感器，以及其他传感器整合到可穿戴 CST 中的情况，例如监测温度、皮肤电导、呼吸和光线等，请参阅 de Zambotti 的综述[4]。

#### 干式电极脑电头带

头带利用了流动式脑电图（electroencephalogram，EEG）监测的进展，并应用脑波分析原理来确定睡眠和清醒状态。眼罩传感器可以记录运动、EEG 和眼球运动。最初于 2009 年推出的干式脑电图头带允许在家进行 EEG 记录[18]。这些头带现在已经在 CST 市场上，并且可以通过声音刺激识别慢波和增强[19]。一种较新的技术将 EEG 与眼电图、PPG 和加速度计传感器结合在一个眼罩中。

### 近距离设备

近距离设备包括专有的卧室监测器、床垫内或下方的传感器以及床头的智能手机应用程序。这些设备主要通过感知站立波中的扰动（类似于安全运动检测器的工作原理）或位于睡眠表面的传感器来检测运动。身体的运动可以进行数字分析，类似于可穿戴设备所使用的方法；然而，还可以检测到呼吸和脉搏等更微妙的运动。

放置在床头或床上的智能手机可以使用声音和运动来进行监测。一些智能手机应用程序涉及使用附件与主体接触，通过蓝牙或其他方案传输传感器数据，然后上传结果进行分析。智能手机的普及性、存储容量和可编程性使其成为非常受欢迎的睡眠追踪技术平台。有数十个应用程序可供下载。由于这些应用程序经常修订或迅速变得不可用或过时，因此很难评估智能手机的睡眠追踪应用程序。

#### 床旁设备

非接触式床边射频生物运动传感器（noncontact bedside radiofrequency biomotion sensors，NRBS）用于在不佩戴任何额外设备的情况下追踪睡眠[20-22]。这些设备放置在床边，使用超低功率的射频波（雷达），并假设在睡眠期间，大部分运动与呼吸努力有关[21]。

#### 床垫设备

床垫下的设备基于静电敏感床（static charge-sensitive-bed，SCSB），可以测量心脏收缩引起的体动（球心动）以及呼吸和身体运动[23]。最初的 SCSB 使用放置在床垫下的金属板[23]。现代的床垫下 CST（床边传感技术）设备使用薄而灵活的力传感器来测量球心动和相关的睡眠指标，同时还可以监测温度和湿度[24]。目前可用的可穿戴和近距离 CST 的全面指南超出了本章的范围。可穿戴设备和监测参数的类型可在表 206.1 中找到。CST 的快速演进可能会导致此内容发生变化。

### 手机应用程序

数百个独立的移动应用声称可以追踪睡眠或睡眠期间的呼吸，并且一些甚至提供指导或干预[25-26]。数据采集通常通过智能手机上下载该应用程序的原生传感器进行（例如，使用内置加速度计进行睡眠追踪，或通过麦克风进行打鼾追踪）。然而，一些应用通过用户输入或间接分析手机使用情况来获取数据[25-27]。针对睡眠追踪、闹钟、阻塞性睡眠呼吸暂停（obstructive sleep apnea，OSA）的诊断/治疗以及针对失眠的干预的应用程序受到消费者的广泛接受[25-26]。

移动应用程序准确估计睡眠和呼吸变量的能力仍不清楚。基于行为的应用程序干预已经证明在管理各种睡眠障碍方面具有用处。允许“面对面”会议（使用设备的摄像头）的移动应用程序可以实现失眠的远

**表 206.1** 消费者睡眠技术的类型和监测参数

| 类型 | 运动活动 | 心率 | 呼吸参数 | 脉氧 | 血压 | 温度 | 脑电 | 睡眠环境 |
|---|---|---|---|---|---|---|---|---|
| **可穿戴消费者睡眠检测技术** | | | | | | | | |
| 手腕设备 | ✓ | ✓ | ✓ | ✓ | ✓ | ✓ | | |
| 指环设备 | ✓ | ✓ | ✓ | ✓ | ✓ | ✓ | | |
| 头戴设备 | ✓ | ✓ | ✓ | ✓ | | | ✓ | |
| 眼罩 | ✓ | ✓ | ✓ | ✓ | | ✓ | ✓ | |
| **近距离消费者睡眠检测技术** | | | | | | | | |
| 非接触式床旁设备 | ✓ | | ✓ | | | | | ✓ |
| 床垫设备 | ✓ | ✓ | ✓ | | | | | ✓ |

程认知行为疗法，或者通过远程医疗管理 OSA 或其他睡眠状况（请参阅第 20 章）。

## 数据处理和管理

CST 传感器获取的数据通常会上传到基于云计算的服务器，然后使用算法区分睡眠和清醒状态，并经常对睡眠阶段进行分类（见图 206.1）。

与经过验证并使用已发表或对用户可访问的算法的临床活动计量仪不同（请参阅第 211 章）[28-30]，CST 的睡眠估计算法是“黑匣子”，因为它们未公开披露和专有。此外，在大多数情况下，CST 和相关算法的性能尚未得到严格的验证并在同行评审的文献中报告[31-34]。在睡眠分期算法中使用 PPG 中的 HRV 似乎很有前途[32, 35]。其他数学推导参数，如昼夜节律估计[34]和睡眠稳态模型，可以提高睡眠分期的准确性。

使用制造商特定的术语（带有或不带有相应的

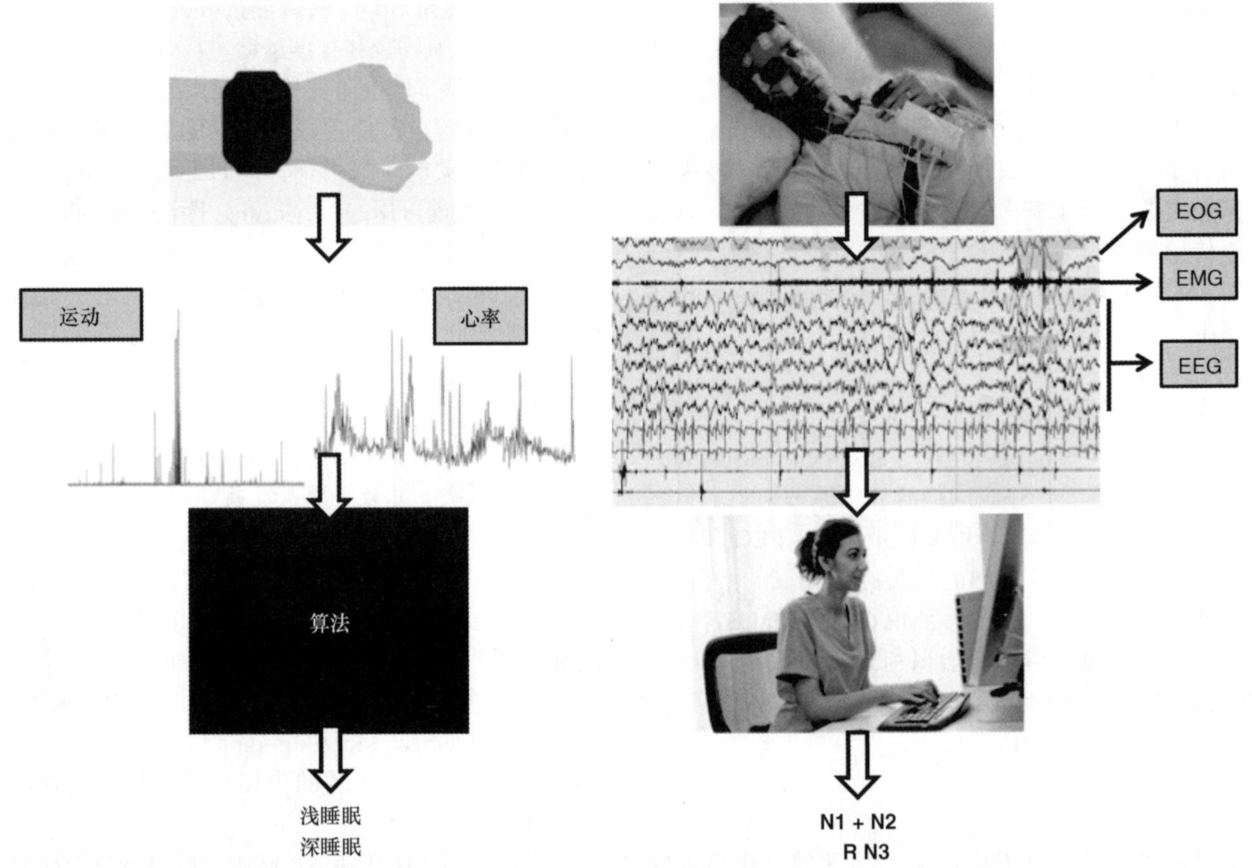


**图 206.1** 从数据采集到睡眠指标：消费者睡眠监测技术（CST）与多导睡眠监测技术（PSG）之间的比较。CST 和 PSG 用于测量不同的生理过程，并通过不同的方法分析，以不同的术语来预测睡眠阶段。CST，消费者睡眠监测技术；N1，非快速眼动睡眠阶段 1；N2，非快速眼动睡眠阶段 2；N3，非快速眼动睡眠阶段 3；PPG，指光电容积描记法；PSG，多导睡眠监测；R，快速眼动睡眠

已建立的临床等效物）来描述睡眠，并通过应用程序向用户展示数据分析摘要。通常会呈现以下内容：就寝时间、起床时间、总睡眠时间（total sleep time，TST），清醒时间、浅睡眠、深睡眠和快速眼动（REM）睡眠。睡眠质量可能被描述为“不安宁的睡眠”或“睡眠障碍”。值得注意的是，还有针对运动员或其他行业的特定 CST。

## 效度

评估设备准确评估睡眠能力时需要考虑许多问题[2]。这些问题包括设备的使用目的、目标人群、特定的品牌、型号、软件和固件版本、与睡眠追踪器进行比较的标准以及统计分析。已经发表了关于睡眠医学和研究验证的方法[36-37，37a]。因此，充分理由要求针对多导睡眠监测（polysomnography，PSG）进行验证，因为它提供了快速眼动（REM）和非快速眼动（non-rapid eye movement，NREM）睡眠状态的定义。然而，睡眠和清醒状态在脑电图（EEG）发明之前就存在，因此 PSG 可能不是唯一的验证方法。

消费者睡眠追踪器的验证并不意味着等效性，而是在某种程度上验证了一种测量方法是否可以用作另一种测量方法的替代。因此，基于活动计量和心率的睡眠追踪器不记录 REM 睡眠。然而，它可能会找到反映持续 REM 睡眠的模式，这种输出足够准确，可以在某些样本、特定情况和特定目的下用作 REM 睡眠的替代测量方法。

## 睡眠评分

睡眠研究协会（Sleep Research Society，SRS）描述了针对 PSG 的 CST 验证技术[36]。简而言之，通过在使用 CST 时同时记录 PSG 的方案来评估 CST 的性能。PSG 数据与 CST 进行时间同步（图 206.2）[38]。通过这种逐时分析，可以报告敏感性、特异性和准确度。值得注意的是，尽管被认为是黄金标准，但评分的 PSG 并不是绝对可靠的，因为评分者之间的一致性并不完美，注册多导睡眠技术人员（registered polysomnographic technologists，RPSGTs）之间的整体百分比一致性约为 80%[39-40]。

敏感性指的是 CST 正确评分为睡眠的 PSG 睡眠时段的比例，特异性指的是 CST 正确评分为清醒的 PSG 清醒时段的比例（图 206.2）。由于依赖运动来区分睡眠和清醒，特异性通常比敏感性低得多，因为非运动的清醒状态通常被错误地分类为睡眠。因此，与 PSG 相比，CST 经常高估总睡眠时间（TST）并低估清醒状态[36，38]，但并不总是如此[15，41-43]。准确度是指 CST 正确评分的 PSG 时段的比例。睡眠指标，如总睡眠时间（TST）和入睡后清醒时间（wake after sleep onset，WASO），在 CST 和 PSG 之间进行比较时，不应作为性能的唯一衡量指标，因为在睡眠效率

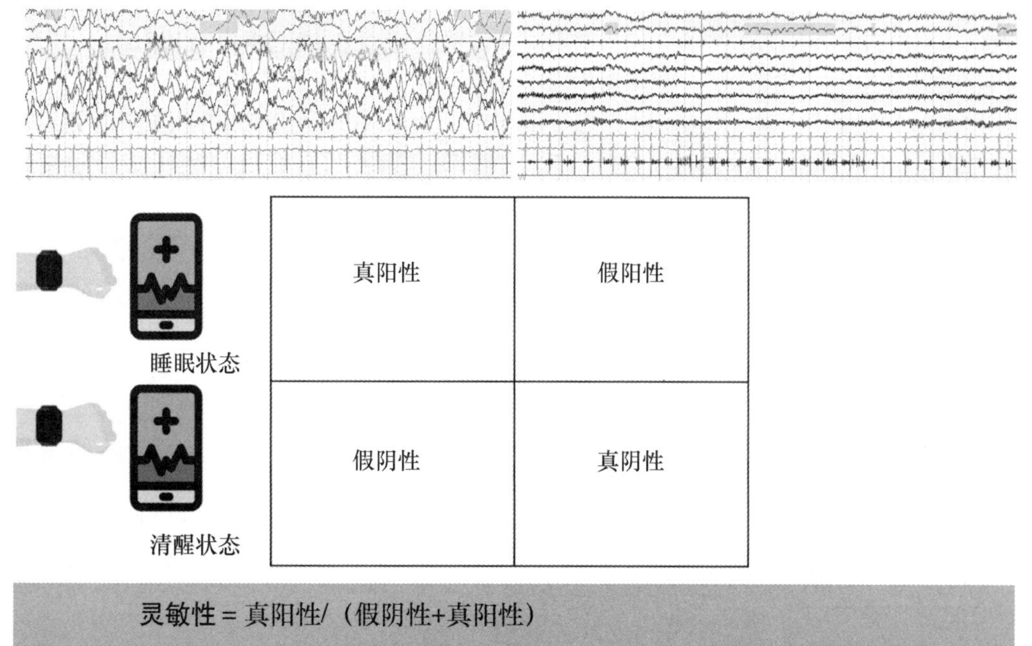


**图 206.2**　展示了消费者睡眠监测技术（CST）与多导睡眠监测技术（PSG）之间逐时比较的结果。在逐时比较中，CST 的性能指标可以通过传统的四乘四表格来概念化。通常，这种表格用于比较新技术与金标准在对疾病的预测能力。在 CST 的情况下，新测试是 CST，而金标准是由注册多导睡眠监测技术（RPSGT）的 PSG 评分。然而，这里的比较对象不是个体，而是 CST 和 PSG 同时记录期间的时间同步的时段，所关注的状态是睡眠状态（阳性）与清醒状态（阴性）的对比

高的人中，这些指标可能在统计上相似，但在睡眠质量差的人中可能存在差异。

特定 CST 的表现超出了本章的范围。关于与 PSG 比较手腕佩戴式（和戒指）CST 的验证研究的综述可参考 de Zambotti 的研究[38]。采用逐时比较的验证研究通常显示多传感器手腕佩戴式（和戒指）CST 的敏感性约为或超过 90%，但特异性范围较大（20% ～ 80%）[36, 38]。这与传统的活动测量学表现相似[44-46]，而将手腕佩戴式 CST 和活动测量学与 PSG 进行比较的研究显示差异很小[36]。

使用一种已不再销售的干式脑电图头带设备的验证研究报告了敏感性为 97.6%、特异性为 56.1%[47]和整体一致性约为 90%[48]。目前市场上销售的干式脑电图头带的性能尚未在同行评审的文献中报道。

床垫下的 CST 严重低估了 WASO 并高估了 TST[24]。相反，一种经过 FDA 认证的床垫下传感器的敏感性和特异性分别为 92.5% 和 80.4%[49]。

少数非接触式床头可穿戴设备的验证研究也显示，它们倾向于高估健康受试者[20, 22]以及患有睡眠呼吸障碍的人的总睡眠时间（TST）[21]。通过逐时比较，敏感性被引用为 87% ～ 88%，而特异性的范围更广，为 50% ～ 73%，尽管不同的设备、软件版本和患者群体使得直接比较变得困难[20-21]。独立的移动应用程序区分清醒和睡眠的能力也存在很大的变异性[31, 41, 50-51]。

#### 睡眠分期

CST 通常将睡眠报告为“浅睡眠”“深睡眠”和“快速动眼期（REM）睡眠”，暗示与 PSG 评分的 NREM1 ＋ NREM2（N1 ＋ N2）、NREM3（N3） 和 R 睡眠等效。CST 的睡眠分期基于不同睡眠阶段期间心率变异性（HRV）的已知变化。应谨慎对待 CST 的睡眠分期，尤其是因药物和心脏疾病的影响。逐时比较的一致性范围很广，从 N1 ＋ N2 的 60% ～ 80%，N3 的 40% ～ 70%，以及从手腕佩戴式（或戒指）CST 得出的 R 睡眠的 30% ～ 70%[15, 52-54]。

相比之下，一种目前市场上销售的干式脑电图头带以 70% 的敏感性和 90% 的特异性预测 N3 睡眠；其他睡眠阶段没有报告[19]；然而，一种已不再销售的干式脑电图头带对于睡眠分期的整体一致性约为 75%[48]。

很少有研究将近距离 CST 的睡眠分期与 PSG 进行比较。一项非接触式床边近距离 CST 显示与 PSG 分期为 N1、N2、N3 和 R 睡眠的一致性分别为 60%、65% ～ 68%、52% ～ 61% 和 62%[20]。床下传感器显示与 PSG 分期的睡眠一致性较差[24]。独立的移动应用程序显示出应用程序量化的睡眠阶段与 PSG 之间的一致性较差[26]。

根据设计，验证方案对人在床上的时间上进行了人为设置。因此，对于 CST 所引用的性能可能无法转化为设备在实际使用中的表现。因此，报告的睡眠指标的准确性取决于正确识别受试者在床上尝试入睡的时间以及算法正确区分睡眠和清醒的能力。此外，设备位置和技术故障可能会影响 CST 在家庭环境中的性能[55]。此外，CST 设计用于收集长时间的睡眠信息，但验证研究通常仅限于 1 晚；因此，可靠性仍不清楚。同样，由于比较研究通常在夜间进行，CST 估计白天小睡期间的睡眠能力[53, 56]，以及在轮班工作或患有昼夜节律睡眠-觉醒障碍（circadian rhythm sleep-wake disorder，CRSWDs）的个体中的白天睡眠能力尚不明确。CST 在患有中枢过度嗜睡症[53-54]、失眠[57]和睡眠呼吸障碍的患者中表现似乎有所降低[41, 58-60]。其他患者因素，如药物、饮酒、并发症和年龄[4]，都可能影响 CST 在实际生活中的准确性。

### 呼吸参数

手腕和手指佩戴的 CST 已经开启了测量和报告血氧值的能力，但准确性仍不清楚。经 FDA 认证的手腕设备的血氧值已经得到验证，[61]但这是否可以扩展到几个 CST 中的 PPG 尚不清楚。

使用 PPG 的可穿戴 CST 还可以报告呼吸频率（respiratory rate，RR），但准确性尚未定义。当一个面向运动员的手腕 CST 将估计的 RR 与 PSG 期间的呼吸感应容积描记术进行比较时，发现有 1.8% 的偏差和 6.7% 的精度误差[62]。

由于一些可穿戴 CST 测量血氧和心率，衍生的呼吸指标表明它们可能很快报告阻塞性睡眠呼吸暂停低通气指数（AHIs），但目前尚无验证研究。使用每小时 15 个的 AHI 阈值，床垫下的 CST 能够识别 OSA，敏感性范围从 72% ～ 89%，特异性范围从 70% ～ 91%[63-65]。使用相同的 AHI 阈值，非接触式床边近距离的 CST 适当地分类 OSA。其敏感性为 90%，特异性为 92%[66]。

许多移动应用程序声称使用智能手机麦克风检测打鼾声，准确性差异很大[26]。使用每小时 15 个事件的 AHI 截止值，一个移动应用程序在检测 OSA 方面表现出 70% 的敏感性和 94% 的特异性，与实验室 PSG 相比，另一个应用程序在家庭测试方面报告 92% 的准确性[67-68]。

## 与临床睡眠医疗整合

随着可穿戴 CST 的改进和验证，一些可能很可能被整合到临床中。CST 的即时临床应用是作为活动度测量的替代方法。第三版《国际睡眠障碍分类》（ICSD-3）已经推荐在几种障碍和测试场景中将活动度测量作为诊断评估的一部分：在睡眠-觉醒节律睡眠障碍中观察睡眠时间模式，确保在进行 PSG 和多次睡眠潜伏期测试（multiple sleep latency testing，MSLT）之前获得足够的睡眠时间，记录某些特定原因的过度嗜睡症患者 24 h 的睡眠时间长于 660 min，并识别睡眠不足综合征中的慢性、反复的睡眠限制。[69]

通过对现有同行评审的文献进行系统综述后，美国睡眠医学会（American Academy of Sleep Medicine，AASM）的一个工作组确认了上述活动度测量的用途，并确定了活动度测量估计失眠症的睡眠参数，在家庭睡眠呼吸暂停测试中作为综合设备的睡眠时间近似值以及评估失眠症、睡眠-觉醒节律睡眠障碍和睡眠不足综合征治疗反应的能力[70]。工作组的建议是基于已有研究的工作，该研究表明，对于某些睡眠参数，活动度测量提供的客观数据通常与患者报告的睡眠日志不同。因此，具有与被认为可接受临床使用的设定基准相匹配或超过的准确性的 CST 将具有各种已经确定的应用。

## 新的应用

CST 具有独特的特点，例如被患者广泛接受；成本较低；由患者拥有，而不是由医疗系统拥有；长期和连续的使用模式；易于充电；无线和近实时数据传输；与其他应用程序和健康技术整合的能力。这些特点赋予了超越活动度测量所提到的用例的可能性。此外，尚未在临床中使用的近距离设备可以为临床睡眠评估提供新颖而有价值的数据，例如家庭睡眠环境的信息（照明、环境温度、空气质量和声音），并且在真正被动使用的情况下，可以改善对睡眠跟踪和后续干预的依从性。

### 数据驱动的昼夜节律预测

虽然活动度测量（见第 211 章）通常用于识别疑似 CRSWD 中的睡眠和清醒期，以便可以可视化睡眠-清醒时间的异常模式，但对于持续数天到数周的 24 h 运动信号的数学建模可以量化休息-活动节律的昼夜节律特性。传统上，cosinor 分析已应用于活动度测量，以估计休息-活动节律的高峰相位、中值、周期和振幅；然而，这种分析方法不适用于随时间变化的模式，而使用非参数、数据驱动方法的研究领域的发展可能会揭示更准确的捕捉昼夜节律性的技术[71-72]。然而，这些技术尚未纳入临床使用。经过适当的验证，这样的模型可能非常适合用于分析 CST 数据以估计昼夜节律相位[72a]。

### 睡眠时间中的无正压通气时间

持续正压通气（continuous positive airway pressure，CPAP）是睡眠医学中治疗最常见的障碍——阻塞性睡眠呼吸暂停（OSA）的一线疗法。使用 CPAP 治疗 OSA 预计可以缓解由于睡眠呼吸障碍引起的症状，如睡眠中断和白天过度嗜睡，并减轻心血管风险，但随机对照试验返回了负面结果[73-74]。空气压力治疗的有效性降低的一个明显原因是患者对 CPAP 的依从性降低，这可以通过 CPAP 生成的使用数据轻松跟踪。然而，Thomas 和 Bianchi 提出，应该不仅考虑使用绝对小时数来衡量 CPAP 的有效性，还应考虑 OSA 被治疗和未被治疗的总睡眠时间的比例，或称为“无正压通气时间（off-PAP sleep time）”[75]。off-PAP 睡眠时间的量化是 CST 的一个潜在应用，可以更精确地证明使用 CPAP 治疗 OSA 的真正好处。

### 干预

通过 CST 设备对睡眠数据进行持续、长期的监测，并在面向患者的移动应用程序中管理这些数据，还提供了实施应用程序交付的行为性睡眠干预的机会。这些干预措施具有以下特点：①个性化，因为它们是根据患者的睡眠数据进行推导的；②动态性，因为干预措施可以根据患者的睡眠模式变化而变化；③实时性，因为移动应用程序可以在睡眠变化发生时立即提供干预措施。已经有一项随机对照试验证明了一个整合可穿戴式 CST 和智能手机应用程序的睡眠延长计划的益处[76]。此外，数字化的失眠认知行为疗法（cognitive-behavioral theraphy for insomnia，CBT-I）移动应用程序可以利用可穿戴 CST 得出的睡眠参数来指导治疗[77-78]。

### 预测

重要的是，从 CST 中得出的数据模式可能在睡眠障碍之外具有精准医学应用，因为其他疾病与睡眠变化相关。例如，对 249 名 Fitbit 用户的数据分析显示，将升高的静息心率和增加的睡眠时长纳入预测模型显著改善了流感样疾病的预测能力[79]。随后，在 COVID-19 大流行的背景下，结合自我报告症状（通过移动应用获取）和消费者可穿戴传感器数据（包括睡眠），可以更好地区分 SARS-CoV-2 感染的确诊情况，优于仅仅依靠症状[80]。

关于理解睡眠与慢性疾病之间的关系，人们已经充分认识到睡眠时长与各种疾病风险之间存在 U 型关系[81]，新兴证据也表明睡眠时间和质量的稳定对健康至关重要[82]。因此，CST 也有望成为进一步改善人群睡眠健康的工具。

通过 CST 获取的血压和脉搏血氧饱和度读数，也可能在个体水平上具有预测能力，包括心力衰竭或慢性阻塞性肺疾病的恶化情况。

### 与其他健康数字产品整合

使用可穿戴 CST 追踪睡眠的个人很可能还会利用这些设备提供的其他功能，例如活动追踪和心律失常识别[83]。患者还可以同时使用其他面向消费者的产品来量化额外的健康指标；例如，移动应用程序提供了连续的机会来追踪热量摄入、饮酒量、锻炼、月经周期和情绪[84-86]。此外，患者可能还拥有体重秤、血压袖带、脉搏血氧仪或其他具有无线连接功能的智能设备[84-86]。一些迷你化的指环设备还能够追踪血氧饱和度、指尖温度、血压，并记录单导联心电图。

由于睡眠影响众多健康状况，将睡眠数据与其他健康参数在门诊环境中监测，可能会揭示重要的关系，指导新干预措施的开发。此外，可穿戴技术的新功能，如智能手表的跌倒检测和通过助听器进行身体和社交活动追踪，预计将吸引社会中的老年人。因此，睡眠领域有充足的机会了解睡眠在整个生命周期中对健康和疾病的作用。

### 远程医疗

无论是用于前述的新应用还是替代传统的活动测量法，CST 都可以无缝地融入远程医疗计划中。患者拥有 CST，而不是医生，可以在虚拟睡眠医学就诊之前跟踪睡眠模式。因此，与患者在就医点进行的回顾性睡眠参数估计不同，一个被认为可用于临床的 CST 将允许睡眠医生在第一次就诊之前或期间查看数周的睡眠模式，而无须面对面的交流。这些附加信息可以在初次接触时为医疗决策提供参考。由于临床级别的活动测量设备不太可能在初次就诊之前提供给患者，这种工作流程可能会缩短对许多非睡眠呼吸障碍病症的诊断时间，而这些病症需要长期的睡眠监测以满足诊断标准[87]。

CST 可以协助在远程医疗就诊之间进行监测和干预。正如之前讨论的那样，CST 已经与 CBT-I 移动应用程序结合使用[77-78]，成功地整合到了睡眠延长方案中[76]。使用 CST 与行为疗法相结合的创新方法非常适合通过远程医疗提供的护理，并且可以在行为睡眠医学提供者的访问受限时使用。与正式的行为疗法无关，在就诊之间使用 CST 进行睡眠跟踪可以让患者看到睡眠改善情况，激励继续进行行为改变，并遵守 CPAP 或其他疗法。相反，CST 衍生的睡眠参数恶化，特别是当伴随着主观症状的恶化时，可能表明需要改变治疗方法（例如调整 CPAP 设置）。

此外，CST 通过长期获取客观和主观的患者生成数据，可以在异步存储和转发的远程医疗系统中利用，以加快对疑似睡眠障碍的评估和治疗，当地没有睡眠专家可用时。睡眠专家可以查看一系列的电子健康记录信息（人口统计学数据、并发症、药物）和 CST 产生的患者生成数据（客观跟踪的睡眠参数、呼吸信息、自我报告的数字问卷，甚至来自智能手机摄像头的口咽影像）。基于这些信息，可以向初级医生提供有关评估和治疗的建议。

## 监管和指南

这里讨论的设备属于“健康”产品的范畴，没有 FDA 的认可；因此，AASM 建议不要使用 CST 来诊断或治疗睡眠障碍[88]。然而，诊断工具和健康产品之间的区分可能变得越来越困难，特别是现在许多手腕式和手指式 CST 都提供了血氧饱和度读数以及心电图（例如，苹果手表、circul +）。

为了应对快速发展的健康技术所带来的新的监管挑战，FDA 制订了一个数字健康创新行动计划，其中包括软件预认证（Pre-cert）试点计划，以对软件作为医疗器械（SaMD）进行监管。FDA 将 SaMD 定义为“用于一个或多个医疗目的而设计的软件，可以在不作为硬件医疗设备的一部分的情况下完成这些目的”[89]。

除了与传统的医疗平台（例如，增强放射科医师解读的软件程序）一起使用外，SaMD 还可以在商业“现成”平台上运行。因此，如果 CST 制造商追求 FDA 的认可，SaMD 预认证计划将为其提供批准的途径。SaMD 预认证计划计划为软件和数字健康技术制造商提供预认证的称号，以展示其具有优质和组织卓越的文化。预认证的制造商将被允许在经过简化的审查后以加快的方式将 SaMD 推向市场。持续的监测将确定批准的 SaMD 的实际安全性、有效性和性能。被选中参加 SaMD 预认证试点计划的九家公司包括 CST 的开发者（例如 Fitbit），因此这个计划对于将 CST 整合到睡眠实践中具有未来的意义[89]。

## 标准

目前，对于评估与睡眠相关的 CSTs 没有任何标准。消费技术协会（CTA）与美国国家标准学会（ANSI）和国家睡眠基金会（NSF）合作，制定了术语、方法论和设备性能评估的标准。由此产生的文件可以在 https://webstore.ansi.org/sdo/CTA 上公开获取[90-92]。

正如前面所述，许多发表的论文提供了与 PSG 进行比较的睡眠追踪器的验证试验结果。其中许多论文标题中使用了验证一词。在此不公平地对它们进行符合 ANSI/CTA 要求的审查，因为许多研究在该标准出现之前就已存在。其他睡眠追踪器验证试验涉及目前已发布的建议未涵盖的设备功能（例如与睡眠相关的呼吸）。尽管如此，本章中审查的 ANSI/CTA 标准可以为读者在对报告的结果进行批判性评估时提供指导。

这项工作关注睡眠本身而不是与睡眠相关的呼吸。呼吸和鼾声的其他项目即将完成。本章未涵盖评估鼾声的性能标准。当这些标准最终确定时，预计将在 CTA 和 ANSI 的网站上发布（https://webstore.ansi.org/sdo/CTA）。

本章节详细描述的性能标准为建立统一的评估尺度，将内容分为三个部分。第一部分涵盖可穿戴睡眠监测设备的定义和特性，旨在设立标准术语。第二部分为开发者提供指导，涉及现有的方法和测量标准。第三部分建立了用于睡眠跟踪消费技术设备和应用的性能标准和测试协议。最后一部分旨在为开发人员、消费者以及任何测试睡眠追踪设备的第三方提供相关信息。

几个总体原则为标准的制定提供了指导。首要原则是避免歧义。从一开始就明确了使用精确术语的必要性。许多术语已经有了既定的定义，这些定义应当保持不变。其他现有术语定义不清，使用不当，或者已经有多重定义，因此我们决定尽量避免使用这些术语。最后，在某些情况下，现有术语无法满足需求，于是我们创造了新的术语和定义。

另一个指导原则是鼓励创新，而不是压制创造力。尽管现代科学的人类睡眠研究已有近一个世纪的进展，但仍可能存在尚未被想到的适当方法、技术、生物传感器、数字分析和/或方法。我们必须为这些可能的创新敞开大门。因此，第二部分（方法论）可能并不详尽，其他方法也是可能的。标准的这一部分旨在为开发者提供有关当前用于评估睡眠的方法的信息。

## 第一部分：定义

### 术语分类

根据这个标准，术语可以分为六个可能的类别：（A）描述睡眠时段阶段性环境的术语，（B）描述清醒和睡眠的基本特征的术语，（C）描述基本睡眠-清醒测量和阶段性环境关系的术语，（D）AASM 标准手册中定义的术语，（E）为避免与 AASM 标准手册中现有的多项睡眠图命名法产生歧义而创建的替代术语[93]，以及（F）描述昼夜节律方面的术语。

类别 A 包括描述睡眠时段阶段性环境的术语。这些是与睡眠者的意图和环境中的位置相关的通用术语。与 PSG 不同，“上床时间”不一定代表个体的睡眠意图。在睡眠实验室中，技术人员控制睡灯和起床灯，它们代表睡眠研究的时间周围环境。在现实世界中，床上的传感器可以准确确定一个人在床上的时间，但许多人在床上度过了大量的时间，并没有睡觉的意图（例如阅读、看电视、使用智能手机）。了解一个人打算睡觉的开始和结束时间，类似于实验室环境中的上床时间，是推导出睡眠效率和入睡后清醒时间等参数的关键指标。

类别 B 包括描述一旦有睡眠意图就发生的睡眠-清醒事件的术语。睡眠之前是一段清醒期。一旦开始睡眠，就可能发生觉醒。一个人可能会经历被睡眠环绕的非常短暂的清醒时段。一些 B 类参数具有通用和实验室定义；然而，诸如清醒等术语并不总是需要 PSG 验证（例如，“我想我们可以一致认为我在打字时是清醒的”）。

类别 C 的参数描述了初始和最终睡眠发生与整个睡眠时段的关系。一旦确定了初始和最终的睡眠时段，可以根据这些测量值与阶段性环境的关系计算出几个重要的指标。这些指标包括入睡潜伏期、清醒潜伏期和睡眠效率。

类别 D 的术语是由 AASM 手册定义的，用于对睡眠和相关事件进行评分的睡眠医学术语、规则和技术规范[1-2]。这些术语基于从正常人体中得出的 PSG（EEG、眼电图和肌电图）相关性。基本上，这些术语指定了睡眠阶段、觉醒和它们的总结参数。

类别 E 的参数提供了替代术语，建议在没有使用 PSG（类别 D 中提供）时避免使用现有的 PSG 术语而产生歧义。梦境睡眠是一种替代术语，用于描述与快速眼动（REM）睡眠相关的假定基础过程，但不是基于 PSG 标准。在梦境睡眠期间，中枢神经系统和精神活动发生在一个功能性瘫痪的身体中。指标可能包括（但不限于）做梦；增加的心率变异性；增加的脉冲容积变异性；增加的血压变异性（但基础速率低于清醒时）；快速眼动；中耳肌肉活动；自主神经不规则；睡眠相关勃起；子宫收缩；肌肉无力到功能性瘫痪的水平（但是，在指尖、面部肌肉和眼睑上可能会有轻微抽搐）；失去体温调节；记忆编码；增加的脑血流量。核心睡眠包含大部分的睡眠时间。与中脑活动相关的活动表现出来，睡眠者更容易从核心睡眠的较轻部分醒来，而不是从核心睡眠的深度睡眠部分醒来。核心睡眠包括深度睡眠。深度睡眠被假定在身体恢复、生长、肌肉修复和脑排毒方面发挥作用。深度睡眠也与慢波 EEG 活动、自主神经稳定性和对环境刺激的高唤醒阈值相关。不安宁睡眠由与大量运动活动、反复短暂的醒来和（或）觉醒相关的睡眠时段组成。关于不安宁程度的确切标准尚未确定。如果睡眠追踪器报告了不安宁睡眠，必须由制造商明确定义使用的标准。

类别 F 包括用于描述超过 7 天的睡眠-清醒周期的术语。这种命名法是借鉴自昼夜节律研究，并与当前的科学用语相符。

## 基本参数和衍生参数

标准中定义的每个睡眠参数都可以被视为基本参数或衍生参数。基本参数直接从自我声明、观察或生物测量中量化，例如个体开始尝试入睡的时间（TATS）和初始入睡时间（initial sleep onset time，ISOT）。这些值不能从其他测量中推导出来。相比之下，衍生术语是从基本测量中计算出来的（例如，入睡潜伏期是从 TATS 到 ISOT 的时间）。对于每个术语（测量），标准定义了一般含义、指标（如何进行测量）、计算公式（用于衍生参数）以及在睡眠研究和（或）睡眠医学中使用的替代定义（如果有的话）。表 206.2 显示了标准中定义的基本和衍生术语。

**表 206.2　标准中定义的每个分组中的基本和衍生术语**

| 术语分类 | 基本术语 | 衍生术语 | |
|---|---|---|---|
| A | 描述睡眠过程的时间环境的一般术语 | 个人开始试图入睡的时间（TATS）：<br>TATS 开始时间<br>TATS 结束时间<br>在床上的时间（time in bed，TIB）：<br>TIB 开始时间<br>TIB 结束时间 | TATS 持续时间<br>TIB 持续时间 |
| B | 描述觉醒和睡眠特征的一般术语 | 觉醒<br>熟睡<br>从睡眠中觉醒<br>短暂的觉醒<br>短暂的睡眠（打盹） | 总睡眠持续时间（total sleep period duration，TSPD）<br>总睡眠时间（total sleep time，TST）<br>睡眠维持 %<br>总觉醒持续时间<br>初始睡眠醒后的持续时间<br>觉醒次数<br>短暂觉醒次数<br>每小时唤醒率<br>打瞌睡次数 |
| C | 来源于觉醒、睡眠的基本特征的术语，因为它们与睡眠事件及其周围有关 | 初始睡眠开始时间<br>最后觉醒时间 | 进入睡眠潜伏期<br>唤醒潜伏期<br>睡眠效率 |
| D | 描述基于 PSG 的睡眠过程的特定术语 | 快速眼动时相睡眠<br>N1、N2、N3 时期<br>中枢神经系统唤醒 | 中枢神经系统唤醒次数<br>中枢神经系统每小时唤醒率<br>以下各项的持续时间、（TST）百分比和从睡眠开始的潜伏期：<br>快动眼睡眠时相<br>N1、N2、N3 |
| E | 将睡眠细分为不同过程的替代术语 | 做梦睡眠<br>核心睡眠<br>安稳睡眠<br>不安睡眠 | 以下各项的睡眠持续时间占总睡眠时间的百分比：<br>做梦睡眠<br>核心睡眠<br>安稳睡眠<br>不安睡眠 |
| F | 用于描述超过 7 天的睡眠觉醒周期的术语 | 节律幅度<br>节律周期长度<br>节律时相 | 活动期相对于休眠期的持续时间 |

## 第二部分：方法论

该标准的第二个文件描述了研究人类睡眠所使用的方法。测量方法被分类为直接（D）、推断（间接）（I）和标准多导睡眠监测（S）。考虑的方法包括自我报告、观察、房间和（或）床上的传感器、PSG、活动测量、自主神经系统测量、体温监测和内分泌方法。自主神经系统技术包括监测心率、呼吸、血压、皮肤电活动、脉搏体积和脉搏传输时间。对于标准第一部分中定义的每个参数，对于考虑的每种方法，测量方法分类都有指定。例如，从睡眠中醒来可以直接使用观察或房间或床上的传感器来确定（假设他们离开床并不是在梦游）。这样的醒来可以通过活动计量或自主神经系统测量来推断，或者使用标准 PSG 记录来确定。相比之下，REM 睡眠根据 PSG 记录的标准来定义。

## 第三部分：性能标准

第三部分详细介绍了两个级别的性能标准评估。第一个级别涉及睡眠与清醒的区分，是必需的。第二个级别涉及使用新创建的命名法来分类睡眠阶段、睡眠亚型，或者两者的组合。评估第二个性能标准是可选的，但建议进行。特定设备可以符合第一个级别或两个级别，由制造商选择。然而，每个评估标准都有特定的报告要求。

### 级别Ⅰ：基本的睡眠–清醒测量（强制性）

为了符合性能评估标准，必须评估以下参数：①入睡时间和起床时间或 TATS（入睡时间和起床时间的缩写）的开始和结束时间，②清醒和睡眠的分钟数，以及③从睡眠中醒来的次数。为了实现这一目标，睡眠追踪器必须首先将每个时段分类为睡眠或清醒。作为性能评估的一部分，需要四个统计量来评估睡眠与清醒的区分：整体准确率、敏感性、特异性和 Cohen kappa 系数。准确率（accuracy，ACC）是正确分类的睡眠时段和正确分类的清醒时段的总和除以测试的总时段数。准确率本身不足以满足性能评估标准，因为它可能具有误导性，夜间收集的数据很可能被睡眠而不是清醒所主导。因此，还必须报告敏感性（真阳性率）和特异性（1- 假阳性率）。为了推断的目的，Cohen kappa 系数评估设备间的一致性，并考虑到偶然一致性。

### 级别Ⅱ：基本的睡眠–清醒测量（选择性）

为了满足级别Ⅱ的性能标准，必须对设备进行评估，以确定其在区分清醒和其他睡眠亚型方面的表现如何。其他可能的睡眠亚型如下所示：

a. REM 睡眠、浅睡眠（包括 N1 和 N2 睡眠）以及 N3 睡眠，或者

b. REM 睡眠和（包括 N1 和 N2 睡眠）以及深度睡眠，或者

c. REM 睡眠（核心减去深度睡眠）以及深度睡眠，或者

d. REM 睡眠（不包括深睡眠的核心睡眠）以及 N3 睡眠，或者

e. 梦境睡眠（包括 N1 和 N2 睡眠）以及 N3 睡眠，或者

f. 梦境睡眠（包括 N1 和 N2 睡眠）以及深度睡眠，或者

g. 梦境睡眠（不包括深睡眠的核心睡眠）以及深度睡眠，或者

h. 梦境睡眠（不包括深睡眠的核心睡眠）以及 N3 睡眠。

每个测试记录被分为 30 s 的块（时段）。然后，必须将每个时段分类为清醒、REM 睡眠、浅睡眠或 N3 睡眠（模式 a）或其他模式（b-h）之一。表 206.3 显示了一个示例的四向比较。

尽管四向比较可以使用各种统计量，但根据性能标准的这一部分进行测试的设备必须报告根据以下公式计算的准确率［即表 206.3 中对角元素之和除以比

**表 206.3　睡眠分期测试样本四向对照表 [a]**

| | | 测试设备（tested device，TD） | | | |
|---|---|---|---|---|---|
| | | 觉醒 | 快动眼睡眠 | 浅睡眠 | N3 睡眠 |
| 标准（S） | 觉醒 | $M_{00}$ | $M_{01}$ | $M_{02}$ | $M_{03}$ |
| | 快动眼睡眠 | $M_{10}$ | $M_{11}$ | $M_{12}$ | $M_{13}$ |
| | 浅睡眠 | $M_{20}$ | $M_{21}$ | $M_{22}$ | $M_{23}$ |
| | N3 睡眠 | $M_{30}$ | $M_{31}$ | $M_{32}$ | $M_{33}$ |

[a] 第一步是列出被测试设备（TD）与其比较的标准设备（S）之间逐个时期的匹配。例如，在表中，$M_{13}$ 表示标准设备 S 评分为快速眼动睡眠（REM），而测试设备 TD 评分为非快速眼动睡眠阶段 3（N3）的总期数。

较的总时段数（M）]：ACC $=\frac{1}{M}\sum_{c=0}^{3}$ Mcc，Mcc 是对应于类 c 的对角线上的值。

### 样本性能评估

必须包括至少 32 名受试者（鼓励使用更大的样本）。需要满足以下分布要求：男女比例 1∶1，年轻成人（18 ～ 25 岁）、成人（26 ～ 64 岁）和老年人（65 岁及以上）中的每个年龄组至少有 8 名受试者。主要评估样本中使用的受试者应该健康，并且没有接受治疗或未经治疗的睡眠、医学、神经或精神障碍。每晚的总睡眠时间必须为 420 min 或更长。鼓励进行多夜记录，但不是必需的。评估应该在私密、黑暗、声音隔离的睡眠实验室或特别装备的卧室中进行。测试房间应该有双向对讲设备，并允许在完全黑暗的环境中进行视频记录。

### 性能评估报告

性能评估报告必须包括有关睡眠追踪器的以下详细信息：型号、更新 / 修订号（如果适用）、固件版本号（如果适用）、测试期间睡眠追踪器的位置和（或）位置（例如，床头、嵌入式在床垫中、无线连接到受试者的颈部），以及用于受试者选择的纳入 / 排除标准。必须对测试样本进行描述，包括受试者数量、性别、年龄和健康状况。必须详细描述使用的设备、测试环境、数据采样率和统计分析方法。

## 总结

消费者睡眠技术被广泛应用，包括可穿戴设备、近距离设备和移动应用程序，这些应用程序没有外部传感器。来自消费者睡眠追踪器的纵向睡眠估计可能对临床睡眠医学和研究有用。此外，包括多个传感器的新功能、长期使用模式、从睡眠环境中收集数据以及与其他追踪健康指标的设备和应用程序进行接口的能力，为了解睡眠障碍和睡眠在健康和疾病中的作用提供了广阔的机会。与消费者睡眠追踪器相关的应用程序非常适合提供行为干预，并有潜力提供更个性化的治疗。局限性包括在数据获取和分析方面缺乏透明度以及性能验证的最低要求。直到最近，没有性能评估标准存在。

CTA 与 ANSI 和 NSF 合作创建了术语、方法论和设备性能评估的标准。这个衍生标准考虑了（A）描述睡眠周期时间特征的指标，（B）描述清醒和睡眠基本特征的术语，（C）关于基本睡眠-清醒指标和时间特征的关系的参数，（D）在睡眠医学中使用的术语，先前在 AASM 标准化手册中定义，（E）描述不同潜在睡眠亚型的替代术语，以及（F）主要用于昼夜节律研究的指标。本章描述了 CTA/ANSI/NSF 认证指标，性能评估研究设计，统计分析和可穿戴设备、床上整合设备和卧室睡眠追踪设备的报告要求。

### 临床要点

极少数消费者睡眠技术已经在患有睡眠病理的患者中进行了严格评估。临床医生应该意识到，带有血氧仪的设备可能容易报告错误的高值，尤其是在皮肤色素较深的患者中。此时，不应仅基于消费者设备而进行重要的临床干预。

### 参考文献和拓展阅读

请扫描书后二维码，获取参考文献和拓展阅读资源。

# 困倦与疲劳评估

# 第 207 章

*Amir Sharafkhaneh*，*Max Hirshkowitz*

张力戈　滕　腾　译　周新雨　审校

**章节亮点**

- 评估困倦和疲劳对临床医生来说是一项困难的任务。在某种程度上，困倦和疲劳是主观感觉。然而，临床评估必须考虑生理性的睡眠压力以及困倦和疲劳的行为后果。
- 描述了用于评估内省性、生理性和显性困倦的方法。
- 对困倦和疲劳的一般概念进行了综述。
- 我们讨论了在监管、法律或裁决领域评估困倦和疲劳时涉及的一些实际问题。

## 引言

困倦是一种感觉。就像饥饿和口渴一样，困倦作为一种生理驱动自然而然地出现，向个体的行为系统传递关于假定的生物需求的信息。在大多数人中，困倦通常发生在夜间、长时间清醒后（睡眠剥夺）或跨越多个时区时。然而，困倦也可能源于医学、神经学或精神障碍。许多药物会引起困倦，要么通过刺激诱导睡眠的机制，要么通过抑制唤醒促进脑区。

困倦代表了两个不同神经系统的复合输出，一个促进清醒，另一个产生睡眠。因此，困倦反映了具有相反功能的系统之间的动态平衡。当增加的生理驱动力开始压倒警觉系统抵御这种驱动力的能力时，困倦变得过度并可能无法抗拒。然而，处于这种状态的个体可能无法准确感知自己的困倦程度，并且没有意识到睡眠开始是不可避免的。

当困倦和疲劳过度时，可能会带来严重的潜在危险。由此产生的危险不仅影响困倦的个体，还可能影响到个人的家人、同事和周围社会。在执行危险任务（例如驾驶）时严重困倦构成了一种潜在的危及生命的状态。当困倦超过个体维持警觉的能力时，它会导致反应减慢、反应失误，可能还会过渡到睡眠状态。这种程度的困倦构成危险的困倦状态。

疲劳既是一种感觉，也是导致行为障碍的因素。疲劳有多种形式，包括但不限于肌肉、身体和精神疲劳。受疲劳困扰的人通常感到缺乏能量和（或）动力。这种感觉与孤立的困倦（即想睡觉）有所不同；然而，疲劳和困倦经常同时发生。从医学上讲，疲劳是一种非特异性症状，有许多潜在的原因。我们通常通过表现失误来具体化疲劳。我们使用指标来表征和评估人类的疲劳，例如反应速度减慢、未能做出反应（失误）、整体表现下降、表现错误以及与疲劳相关的近失误或实际事故。在困倦和疲劳评估中，任务时间是一个关键参数。从任务开始到表现下降的潜伏期有助于衡量疲劳的严重程度[1-2]。

从肌肉生理的角度来看，疲劳被认为是由于重复的劳累或过度刺激（或活动）后细胞、组织或器官反应降低而产生的虚弱（或疲劳）。通常，经过休息后，功能会恢复。压力促进疲劳。在非病理性的精神疲劳中，困倦通常是主要的压力因素。许多形式的疲劳包括身体和精神两个组成部分。因此，可以理解为什么疲劳和困倦经常被等同起来。

图 207.1 展示了一名健康且充分休息的个体在一周内警觉性和疲劳的正常模式。图中显示了随着一周的进展，困倦和疲劳程度的变化。警戒阈值表示性能可能出现失误的风险增加的一个点。虽然警戒阈值的高度因人而异，但每个人都有一个极限。尽管实际极限通常未知，应该保持警惕。每条曲线底部显示了昼夜周期以供参考。从图中可以看出，一个健康且充分休息的夜间睡眠者在一周内应始终保持在警戒阈值以下。

图 207.2 展示了完全或严重睡眠剥夺的夜晚引起的疲劳预期模式。图中显示了疲劳水平与警戒阈值的关系。图中个体在第 4 天经历了严重的睡眠剥夺。值得注意的是，一些恢复是由于昼夜节律因素的影响，但警觉性并没有完全恢复。此外，当随后的一天接近晚上时，个体已经接近或超过了警戒阈值。此外，恢复需要几天时间才能达到基线水平。尽管不同个体对睡眠不足的影响有一定程度的差异，但这个模型提供了指导。超过警戒阈值必须对所进行的活动的背景进行考虑，以及该活动对自己和他人的潜在危险。疲劳的商业航空飞行员比办公室工作者更具危险性。这与

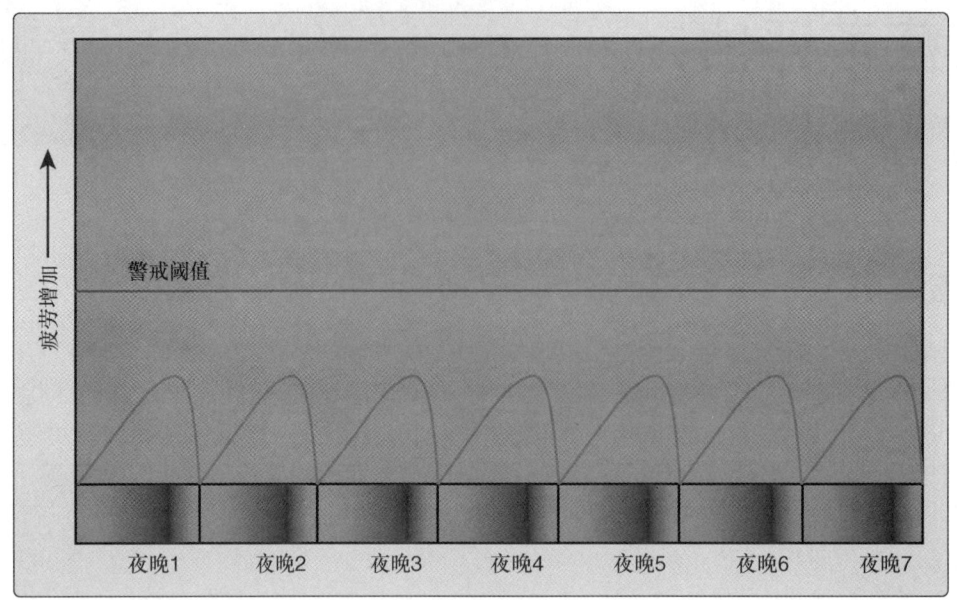


**图 207.1**　显示了一个健康、休息充足的个体在一周时间内的警觉和疲劳的正常模式。水色线条代表困倦水平。警戒阈值表示一个点，在不同个体间会有所不同，超过该点存在着性能失败的风险增加。每条曲线底部显示了白天和夜晚的循环。在没有睡眠剥夺的情况下，一个健康的个体在整个周内应该始终保持在警戒阈值以下

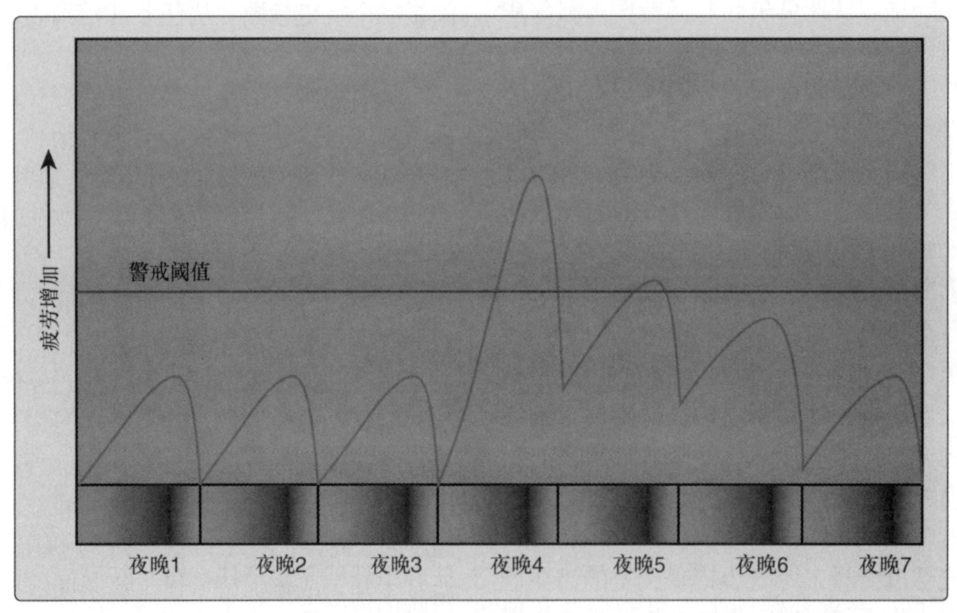


**图 207.2**　显示了在第 4 个晚上完全睡眠剥夺后的警觉和疲劳模式。水色线条代表困倦水平。警戒阈值表示一个点，在不同个体间会有所不同，超过该点存在着性能失败的风险增加。每条曲线底部显示了白天和夜晚的循环。尽管在生物夜晚的睡眠剥夺时期，性能受损最严重，但恢复到基准水平需要几天时间

慢性睡眠剥夺形成对比，慢性睡眠剥夺可能会长期导致疲劳。慢性睡眠剥夺非常常见，会导致健康状况下降、生产力下降和生活质量受损。

图 207.3 展示了连续 3 个夜晚的部分睡眠剥夺引起的疲劳模式。部分睡眠剥夺是指个体睡眠时间少于建议的睡眠时长。例如，由于 COVID-19 大流行，全球许多大城市的医疗保健工作者在几个夜晚甚至更长时间内都遭受了与工作相关的睡眠剥夺。这些个体报告了疲劳等其他症状[3]。

本章重点关注临床评估。因此，三个测试问题值得特别关注。第一个问题涉及与自我报告有关的问题；第二个问题涉及需要进行基于规范的调整测试；第三个问题涉及是否在特定情况下使用特定的测试方法是合适的。

在标准的临床实践中，患者通常寻求帮助。他们有问题、症状或障碍。在临床接触中，患者提供信

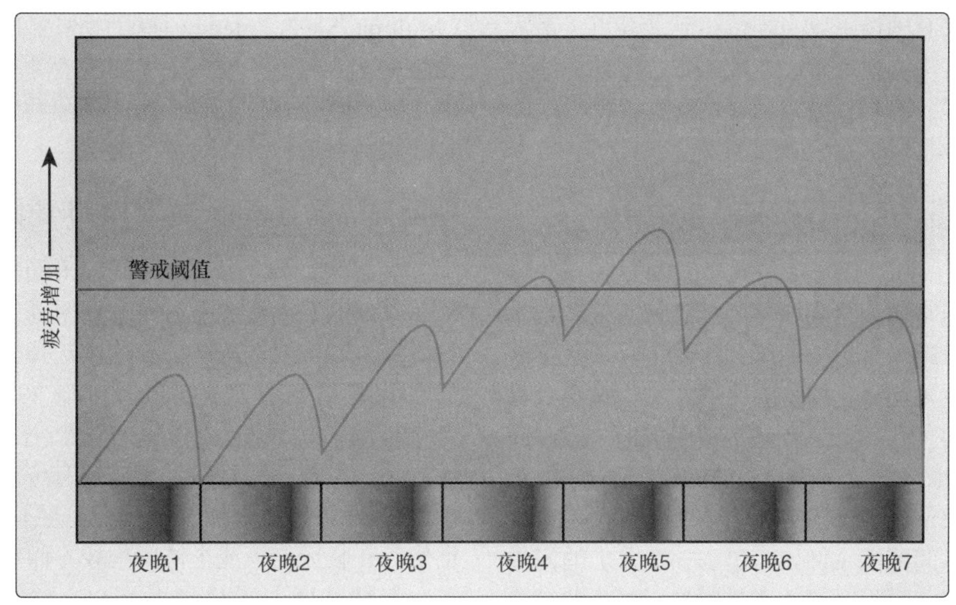


**图 207.3**　显示了在连续 3 个晚上部分睡眠剥夺后的警觉和疲劳模式。水色线条代表困倦水平。警戒阈值表示一个点，在不同个体间会有所不同，超过该点存在着性能失败的风险增加。每条曲线底部显示了白天和夜晚的循环。在慢性睡眠限制期间，性能损害逐渐加剧

息以维护或改善健康。与此形成鲜明对比的是，当一个人需要进行监管目的的评估时，情况会发生极大变化。一些人坚持地将自己的症状最小化，而另一些人则倾向于夸大其词。一级和（或）二级收益可能会修改症状的自我披露（例如，否认瞌睡来避免失去机动车驾驶执照）。困倦本身可能会削弱一个人对困倦的自我意识，使评估变得更加困难。

评估困倦和疲劳是一项挑战，因为缺乏客观的定量指标来提供指导。为了监管或补偿目的而进行的评估，往往因每种情况的需求特性、个人的意图或两者兼而有之而变得更加复杂。在“适合工作”评估中，接受测试的人通常对结果有一定的利益关系。希望重返工作岗位可能会导致他们淡化或否认困倦、嗜睡和/或疲劳的程度。这种情况在事故或错误发生后进行评估时尤为明显。相反，寻求补偿的个人可能会夸大他们的问题。在这些情况下，自我报告的信息可能存在偏差。此外，任何需要合作以获得有效结果的测试都需要仔细审查。例如，性能测试通常要求“尽最大努力”。然而，寻求补偿的人可能在测试中故意不尽全力，以显得更为受损。同样地，想在睡眠倾向测试中表现得不那么受损的意图也可以通过策略性手段实现。例如，午睡测试中测量的睡眠倾向要求个体“放松并让自己入睡”。如果个人的意图是通过保持清醒来证明自己不困倦，那么这样的指示很容易被忽视。

有用的临床测量通常需要标准化，以便与正常值进行比较。不幸的是，许多困倦度量和在某种程度上疲劳度量可以可靠地检测个体在实验前后的变化，但不能检测个体之间的差异。因此，尽管某个测量可以提供出色的指标来评估变化，但它可能无法确定您办公室的患者是否困倦。

第三个测量问题涉及度量的验证。常用术语“白天过度困倦”强调了这一点。大多数瞌睡度量的正常值依赖于白天收集的数据。然而，当临床需要进行夜间评估时（例如在轮班工人中），可验证的工具选择有限。换句话说，在凌晨 4 点，一个人必须多么困倦才能被认为是异常的？或者被认为是过度的？或者被认为是危险的？虽然这三个问题的答案在中午可能不会有差异，但在凌晨 4 点它们很可能会有所不同。

Carskadon 和 Dement 提出了一个有用的概念化方法来描述困倦。他们将困倦分为三个维度：内省性、生理性和表现性。内省性困倦（在不受个人动机影响的情况下）源于个体对其内部状态的自我报告评估。生理性困倦指的是潜在的生物睡眠驱动力，通过一个人入睡的速度来衡量。表现性困倦包括困倦的行为表现、自愿保持清醒的能力下降，以及在心理运动或认知任务上的表现缺陷。理论上，当睡眠驱动力压倒维持清醒的系统时，就会出现表现性困倦。

Carskadon-Dement 模型为理解困倦度量之间的差异提供了一个组织框架。如果困倦是一个可测量的核心现象，而不是多个睡眠和警觉机制的综合输出，那么我们可能会期望度量之间的等效性。然而，不同的困倦测试通常会产生不同的结果，因为它们指示了不同（尽管相关）的现象。最好的一致性通常出现在困倦-清醒谱的极端位置。也就是说，当所有困倦维度

处于最低点（没有困倦）或当困倦达到最高点（最大困倦）时，所有的测量通常会达成一致。因此，通常情况下，将生理、表现和内省困倦度量互换使用是不合逻辑的；这也忽略了它们之间的重要差异。

## 内省和自我报告的困倦和疲劳

内省困倦通常使用自我填写问卷进行测量。在本节中，我们将介绍最常用的临床和研究工具。其中一些问卷要求被试预测自己的行为（例如，你有多大可能性在什么时间打瞌睡）或者评估他们最近一段时间内的感受（例如，过去一个月）。相比之下，其他工具则进行瞬时评估，并询问个体当前的感受。一般来说，评估较长时间范围（例如，过去一个月）的问卷在临床上更有用，而瞬时评估工具则具有更高的精确度，并对警觉度的波动更敏感。这使得它们更适用于研究生物钟振荡、与疾病相关的嗜睡以及药物引起的困倦变化。

最终，内省困倦依赖于自我报告。在某种程度上，自我报告构成了了解他人感受的唯一途径。然而，自我披露的信息受到个体识别内部状态的能力、记忆、倾向于淡化或夸大自己的经历以及任何潜在偏见的影响。

### Epworth 嗜睡量表

Epworth 嗜睡量表（Epworth Sleepiness Scale，ESS）是评估困倦程度最广泛使用的临床工具。这个专门的、经过验证的、包含 8 个项目的纸笔测试工具是由澳大利亚墨尔本 Epworth 医院的 Murray Johns 开发的[4]。ESS 通过询问个体在不同情况下对“打瞌睡”的预期来评估瞌睡概率，瞌睡概率被分为无（0）、轻微（1）、中度（2）和高度（3），具体情况如表 207.1 所示。

ESS 的流行部分源于其简单、简洁和验证性[5-6]。研究发现，对照组的平均得分为 7.6，睡眠呼吸暂停症患者的平均得分为 14.3。治疗后，睡眠呼吸暂停症患者的得分下降至 7.4。在另一项研究中，从等候门诊诊所（如皮肤科、听力学和眼科诊所）的 942 名患者和参加健康博览会或社区健康讲座的 1120 名健康人群中收集了标准值。这两组的平均 ESS 总分分别为 8.1 和 5.2[7]。根据这项研究和我们诊所的后续工作，我们将 ESS 得分分为 0 ～ 8 为正常，9 ～ 12 为轻度，13 ～ 16 为中度，高于 16（高于正常值的两倍）为严重。

ESS 与其他测试不同之处在于，受访者不被问及他们的感受，而是被要求对自己的行为做出概率判断。因此，ESS 要求个体评估自己的睡眠驱动力；这可能有助于解释为什么 ESS 与多重睡眠潜伏期测试（Multiple Sleep Latency Test，MSLT）结果（睡眠驱动力的客观指标）之间存在（虽然弱）相关性。ESS 的主要缺点是在仅经过短时间间隔后重新进行测试时其效用值存疑。

### 斯坦福嗜睡量表和卡罗林斯卡嗜睡量表

多年来，斯坦福嗜睡量表（Stanford Sleepiness Scale，SSS）一直被用作内省性困倦度的标准测量工具。SSS 要求被试从 7 个陈述中选择 1 个来描述他们的自我评估当前状态（选择如表 207.2 所示）。SSS 是一种瞬时评估量表，可以检测到白天困倦度的波动。其优点包括简洁、易于施测和可重复施测。实验性的睡眠剥夺会增加 SSS 得分；然而，缺乏规范数据使其在临床决策或个体间比较方面难以使用。

卡罗林斯卡嗜睡量表与 SSS 类似，由一个 9 级的量表组成，范围从 1（“非常清醒”）到 9（“非常困倦，保持清醒或抵抗入睡需要巨大努力”）。7 分或以上的得分被视为病态。KSS 在药物试验、飞行员、油井工人、火车司机和职业驾驶员中越来越受欢迎用于评估困倦度。其简洁性、与脑电图和行为参数的验证[8]，以及其已经证实的对嗜睡度的敏感性使 KSS

**表 207.1　艾普沃斯（Epworth）嗜睡量表**

| 编号 | 量表说明 |
|---|---|
| 1 | 静坐阅读 |
| 2 | 看电视 |
| 3 | 在公共场所（例如剧院、会议室）静坐不动 |
| 4 | 作为乘客在车内一小时不休息 |
| 5 | 条件允许时，躺下午睡 |
| 6 | 坐下和别人聊天 |
| 7 | 午饭后不喝酒静坐 |
| 8 | 在车流中坐在车内几分钟 |

**表 207.2　斯坦福嗜睡量表项目**

| 编号 | 量表说明 |
|---|---|
| 1 | 感觉精力充沛、警觉、清醒 |
| 2 | 高度工作状态，但没有达到巅峰，能够集中注意力 |
| 3 | 放松、清醒，但没有完全警觉，能够回应 |
| 4 | 有点迷糊，没有达到巅峰状态，感到失望 |
| 5 | 感到迷糊，开始失去保持清醒的兴趣，变慢了 |
| 6 | 困倦，更愿意躺下，努力保持清醒，有点头晕 |
| 7 | 几乎进入幻想状态，很快就要入睡了，无法再保持清醒的奋斗 |

与 SSS 处于同等地位。

## 嗜睡–清醒能力和疲劳测试

嗜睡–清醒能力和疲劳测试（Sleepiness-Wakefulness Inability and Fatigue Test，SWIFT）[1-2] 是一份 12 项自我评估问卷，针对正常受试者、睡眠呼吸障碍患者和嗜睡症患者进行了验证，与 ESS 进行了验证[9]。该测试询问个体保持清醒的问题有多大，或者他们在疲劳、疲倦或缺乏能量方面有多大问题（完全没有、有一点、相当多、非常多）。6 个项目关注困倦（通常在白天、驾驶时、停在红绿灯时、工作或执行任务时、阅读时、社交场合中）和 6 个项目关注疲劳（通常在白天、驾驶时、工作或执行任务时、阅读或学习时、社交场合中以及执行非紧急任务时）。一项验证研究发现其内部一致性良好（0.87）、再测试可靠性高（0.82）和标准组区分（对比对照组和睡眠障碍患者）[9]。SWIFT 显示出巨大的潜力，但临床使用将从建立规范值和进一步验证中受益。

## 图像嗜睡度量表

Maldonado[10] 等开发了一种非语言嗜睡度量表，即图像嗜睡度量表，用于测试年幼的儿童和受教育程度低的成人。他们让受试者排列 7 个描绘嗜睡的卡通脸。排名被转换为近似线性，并且删除了两个卡通脸。结果得到的五张图片被不同的受试者重新排名以验证最终的顺序。最后，验证测试表明，在正常成人、睡眠呼吸暂停患者、轮班工人和学童的混合中，与 KSS 和 SSS 存在显著相关性。这种量表是否会受到欢迎还有待观察。

## 基于观察和访谈的白天嗜睡度量表

基于观察和访谈的白天嗜睡度量表（Observation and Interview-Based Diurnal Sleepiness Inventory，OIDSI）是由医疗保健提供者进行评估的三项问卷调查[11]。每个问题都有一个 7 点利克特量表。总分范围从 0 ～ 24。该工具评估了在活跃情境和被动情境中的嗜睡程度，并估计了平均总睡眠时间。活跃情境的得分较高，其中 0 表示“完全没有”，24 分为“非常频繁”。被动情境的得分为 0 ～ 6。平均睡眠时间的得分为 0（少于 1 h 的睡眠）到 6（6 h 或更多的睡眠）。这个工具在老年人中已经得到了很好的验证，并且易于使用[12]。此工具还在研究中应用于患有嗜睡症和特发性嗜睡症[13] 的患者，但尚未广泛使用。

## 情绪状态评估量表

虽然情绪状态评估量表（Profile of Mood States，POMS）主要是设计用于评估情绪，但它经常被用于睡眠研究中[14]。最初，POMS 旨在包括一个维度来评估困倦度；然而，“困倦”被证明是非独立的，因此被消除了。“困倦”项目在疲劳、困惑和活力（负面）因素上得分较高。在某种程度上，困倦也出现在抑郁和愤怒等维度上。困惑维度在严重困倦时更高，而活力维度似乎对部分睡眠剥夺更敏感[15]。因此，早期的心理测量学家发现困倦度是一个综合指标，这种测量困难至今仍然存在，因为一些研究人员无视其复合性，而将困倦度视为一个单一因素。

## 疲劳评估量表

疲劳评估量表（Fatigue Assessment Scale，FAS）是一种易于实施和实用的自评问卷，已在多种疾病中得到验证（表 207.3）[16]。尽管大多数其他疲劳评估量表是在患病人群中开发的，但 FAS 是在一般工作人口样本中开发的。FAS 包括 10 个疲劳项目，平均分配在身体和精神疲劳之间。每个项目的评分范围为 1（从不）到 5（总是）。因此，得分可以从 10 到最高 50 分，得分越高表示疲劳越严重[17]。FAS 具有良好的可靠性和有效性，没有性别偏见，是单一维度的。FAS 既可用作基线测量，也可用作随访测量。

# 生理性困倦

## 多重睡眠潜伏期测试

我们所指的“嗜睡感”可以被概念化为生理驱动力的产生。因此，一个人入睡的速度可以用来表示驱动力的强度。这种嗜睡感和入睡之间的关系为多重睡眠潜伏期测试[18] 提供了基础。MSLT 在一天中提供了多次小睡眠机会，并以平均睡眠潜伏期指数化生理性睡眠驱动力。当有机会睡觉时，睡眠剥夺会加快入睡（减少睡眠潜伏期）。在一系列巧妙的研究中，通过 MSLT 睡眠潜伏期很好地表征了年龄增加、完全睡眠剥夺、部分睡眠剥夺和过度嗜睡症等疾病引起的睡眠驱动力增加[19-21]。关于体内平衡影响和困倦感的数据直接来源于 MSLT 研究[22]。昼夜节律的影响也表现为午后测试会话的 MSLT 潜伏期缩短。

### *方法*

MSLT 提供了一种广泛使用的技术，可以科学地评估生理性睡眠驱动力。在传统形式下，MSLT 包括在大约早晨醒来后 2 h 开始的 2 h 间隔的一系列小睡眠机会（4 ～ 6 次）[23]。为了了解前一晚的睡眠数量和质量，患者在测试前一晚进行了受监测的实验室多导睡眠监测检查。了解过去一个月的睡眠习惯、作

表 207.3　疲劳评估量表[52]

| 问题 | | 评分 | | | | |
|---|---|---|---|---|---|---|
| | | 从不（1） | 有时（2） | 定期（3） | 经常（4） | 总是（5） |
| 1 | 我被疲倦所困扰 | | | | | |
| 2 | 我很快就累了 | | | | | |
| 3 | 我白天做不了太多事情 | | | | | |
| 4 | 我有足够的精力应付日常生活 | | | | | |
| 5 | 我在身体上经常感到很累 | | | | | |
| 6 | 我一开始做事情就感觉有问题 | | | | | |
| 7 | 我无法清晰思考 | | | | | |
| 8 | 我不想做任何事情 | | | | | |
| 9 | 我在精神上感到疲惫 | | | | | |
| 10 | 当我做某件事情时我能很好集中注意力 | | | | | |

From Shahid A，Wilkinson K，Marcu S，Shapiro CM. Fatigue Assessment Scale（FAS）. In：Shahid A，Wilkinson K，Marcu S，Shapiro CM，eds. STOP，THAT and One Hundred Other Sleep Scales. New York：Springer New York；2012：161-62.

息时间和药物使用情况的详细历史记录是必要的（在测试前至少 2 周获得睡眠日记，最好还包括活动量记录）。临床 MSLT 不应在药物戒断期间［特别是从兴奋剂或抑制快速眼动（rapid eye movement，REM）睡眠的药物中戒断］，镇静药物药效仍然存在时或在一夜深度睡眠紊乱后进行。

进行 MSLT 的人被告知"允许自己入睡"或"不要抵抗入睡"。受试者在标准化条件下进行测试，穿着平时的衣服，并且在小睡眠测试之间不能在床上停留。同样，受试者在小睡眠机会之前不应进行剧烈活动，因为这可能会改变测试结果[24]。

获得可靠的结果在很大程度上取决于使用标准化的测试条件和技术[25]。在测试期间，睡眠室必须保持黑暗和安静。使用脑电图（electroencephalogram，EEG；中央和枕部）、眼电图（electrooculogram，EOG；左眼和右眼）和肌电图（electromyogram，EMG；下颌肌）记录来识别入睡和区分睡眠阶段。MSLT 的指南还要求在已知存在睡眠呼吸障碍的患者中使用家庭正压通气（positive airway pressure，PAP）设置和面罩，或者使用替代设备（例如口腔器械）治疗阻塞性睡眠呼吸暂停（框 207.1）。

进行 MSLT 有两种方案：一种用于研究，另一种用于临床评估。研究方案通过在明确的入睡发生时将人们唤醒来最大限度地减少睡眠积累。为了符合明确的睡眠标准，必须出现以下情况之一：①连续三个 30 s 的 N1 睡眠阶段，②一个 30 s 的 N2、N3 或 R（rapid eye movement，REM）睡眠阶段。相比之下，临床 MSLT 方案在入睡后继续进行 15 min（由任何睡眠阶段的单个 30 s 时段定义）。

**框 207.1　多次睡眠潜伏期测试蒙太奇记录：生理活动记录**

左侧或者右侧前额脑电（F3 或 F4）
左侧或者右侧中枢脑电（C3 或 C4）
左侧或者右侧枕部脑电（O1 或 O2）
左侧水平或斜向眼电图
右侧水平或斜向眼电图
垂直眼电图
颏下（颏）肌电图
心电图

临床 MSLT 不仅旨在评估睡眠驱动力，还可以检测异常增加的 REM 睡眠倾向。增加的 REM 睡眠倾向是特征性的，表明患有嗜睡症，因此额外的睡眠时间提供了诊断信息。短的入睡潜伏期和在两个或更多的 MSLT 小睡中出现 REM 睡眠（或者如果在前一晚的多导睡眠监测中检测到入睡快速眼动，则在一个 MSLT 小睡中出现 REM 睡眠）可以客观确认嗜睡症的诊断；然而，在嗜睡症Ⅰ型（伴有睡病发作）与嗜睡症Ⅱ型的患者中，测试重测可靠性要优于后者。表 207.4 显示了患有嗜睡症的患者与对照组的 MSLT 结果对比。

在研究和临床版本中，如果没有入睡发生，测试会在 20 min 后终止。睡眠潜伏期被定义为从测试开始到第一个被评分为睡眠的 30 s 时段经过的时间。正常成年对照组的睡眠潜伏期范围为 10 ～ 20 min。历史上，临床医生将 MSLT 的平均睡眠潜伏期定义为 5 min 或更短的病理性嗜睡，但当前的诊断指南将病

表 207.4 多次睡眠潜伏期测试结果

| 参数 | 发作性睡病患者 | 对照组 |
|---|---|---|
| $n$（男 / 女） | 57（33/24） | 17（6/11） |
| 年龄岁数（标准差） | 43.3（12.3） | 33.4（9.9） |
| 睡眠百分比 | 99.0 | 63.5 |
| 平均睡眠潜伏期（标准差） | 3.0（2.7） | 13.4（4.0） |
| 最小值 | 0.6 | 4.8 |
| 最大值 | 14.1 | 20 |
| 快速眼动睡眠评分 | 3.5 | 0 |

理性过度日间嗜睡分为 8 min。有关 MSLT 结果的临床解释的更多信息可以在第 68 章中找到。

### 实用性

MSLT 可以客观地记录[26]治疗反应和患者的剩余生理性睡眠驱动力[25]，而不受其治疗后自我报告困倦程度的影响。MSLT 对生理性困倦的敏感性使其特别适用于检测患有未诊断的共病睡眠障碍、治疗无效、治疗方案依从性差或同时服用催眠药物的患者的持续困倦。

作为一种展示个人潜在嗜睡程度的技术，MSLT 具有直接、客观、定量的优势。一般认为，在正常情况下，非嗜睡的个体无法让自己入睡。相比之下，嗜睡的人（如果不是非常嗜睡）有可能保持清醒。因此，假阳性测试（即 MSLT 显示嗜睡，而实际上个体并不嗜睡）在理论上是最小的，除非存在共病的昼夜节律睡眠-清醒障碍（例如，倒班工作障碍）。多导睡眠监测应用于记录前一晚的睡眠质量和数量。如果有明显的睡眠中断或扰乱，应重新安排 MSLT。药物筛查有助于排除药物引起的困倦。多年来，MSLT 一直是评估困倦程度的标准技术，因为它提供了一个特定的数值标准来描述病理性困倦。

### 临床标准实行

2005 年，美国睡眠医学会（American Academy of Sleep Medicine，AASM）发布了有关 MSLT 临床应用的修订临床实践参数[27]。临床标准、指南和选择是基于全面的循证医学评价和专家共识的系统协议得出的[28]。结论可以总结如下。

- 被用作对疑似患有嗜睡症的患者进行临床评估的一部分。
- 对于疑似患有特发性过度嗜睡症的患者进行临床评估可能有所帮助。
- 不适用于常规评估阻塞性睡眠呼吸暂停症。
- 不适用于对接受正压通气治疗的睡眠呼吸暂停症患者进行常规复诊评估。
- 不适用于常规评估失眠症、昼夜节律紊乱或与医学、精神或神经疾病相关的睡眠障碍（除了嗜睡症和特发性过度嗜睡症）。

2021 年对 2005 年指南的最新更新没有改变 MSLT 使用的适应证，但提供了有关患者准备（包括 PAP 或其他阻塞性睡眠呼吸暂停治疗使用、药物和物质问题以及测试前的睡眠）、测试安排和条件以及适当文档记录的指导[27a]。

## 其他生理性困倦的评估

### 瞳孔监测

瞳孔的稳定性和大小受到光线暴露和个体的神经系统兴奋水平的影响。在黑暗的房间里，瞳孔扩张以通过扩大孔径来改善视力，并允许更多的光线进入眼睛。然而，如果人开始入睡，副交感神经激活会收缩瞳孔直径。困倦还会引发瞳孔大小的不稳定，并改变对闪光的反应中瞳孔收缩的幅度和速度。这些变化反映了与睡眠和清醒相关的自主神经系统平衡的改变。

几位研究人员使用瞳孔测量法来衡量睡眠倾向并评估嗜睡症[25]。先进的数学技术使用频谱 F 检验在被试间提供了对比睡意和警觉度的区分[29]。虽然瞳孔监测似乎是客观测量睡眠驱力的一种有吸引力的方法，但仍存在一些障碍阻碍其临床应用。首先，它不是一个容易掌握的程序。其次，比较一个患者与另一个患者并为睡意指定一个临床数值阈值仍然困难。最后，目前尚无正常数据可用。

### 脑电图

定量数字脑电图分析似乎是评估中枢神经系统兴奋水平的一种明显方法。在本质上，MSLT 使用脑电图记录（结合眼电图和肌电图记录）来量化睡眠开始，从而推断出睡眠驱力。因此，合理地期望细微的脑电波形模式（微观结构）能够表征生理性困倦。在入睡前，α 频率减小，振幅增加。此外，长期以来人们认为脑电图的 δ 波活动可能是睡意的指标，因为它在实验性睡眠剥夺中增加[30]。疲劳相关的差异，特别是 α 和 θ 脑电波段的差异，已被报道[31]。一些研究人员认为，解读脑电图的关键不在于检查静息脑电图的频谱内容，而在于脑电图对感觉输入的反应性。如果困倦改变了神经反应性，持续的任务相关脑电图变化或事件相关电位的变化可能更好地指示生理性困倦。

一些最近遵循这种方法的研究聚焦于瞌睡驾驶。

"B-Alert X10"系统检查在前额、中央、顶部和枕部头皮位置记录的脑电图功率谱密度[32]。作者重复了先前的发现，并发现了与疲劳有关的被试脑电图指标。

虽然这些方法有望进行被试内比较，但正常数据限制了它们的临床应用。由于被试间变异度高，难以比较个体之间的结果。最后，技术没有标准化，许多使用申报为商业机密的专有算法。

### 显性困倦

显性困倦包括可观察到的迹象和可测量的行为，表明一个人要么感到困倦或即将入睡；要么正在入睡的过程中；要么已经入睡。可观察到的迹象包括打哈欠、上睑下垂和头部晃动。有趣的是，连续观察实际上可能比当前的脑电图测量更敏感。几位研究者发现，脑电图测量对任务相关的性能下降的预测性不如显示上睑下垂和闭合的视频记录[33]。然而，表现性困倦的迹象并不特定于困倦；例如，上睑下垂可能是神经源性的（如动眼神经麻痹）或肌病性的（如重症肌无力），头部晃动可能意味着第三脑室内的囊肿。相比之下，脑电图-眼电图-肌电图多导睡眠监测记录可以客观地确定一个人在受控测试期间是否入睡或已经入睡。这为清醒维持测试（maintenance of wakefulness，MWT）提供了基础。

## 清醒维持测试

进行清醒维持测试（MWT）的程序与进行 MSLT 的程序类似[27-28]。最显著的区别是，你让被试试图保持清醒，而不是告诉他们不要抵抗睡眠。通过这种方式，MWT 用于评估一个人的能力，即如其名所示，维持清醒。在很大程度上，MWT 评估了疲劳程度与潜在清醒系统功能之间的关系。如果清醒系统失效，困倦就会显现出来。这种实验室情况类似于在一个非刺激性环境中一个人保持被动静止时不经意间入睡的情况。MWT 衡量了不适当和非自愿地陷入睡眠的潜在威胁；也就是说，危险的困倦。潜在地识别危险的困倦已经引起了监管机构的关注。随着对困倦和公共安全的关注不断增加，评估困倦的需求也在增加。事实上，联邦航空管理局认可 MWT 作为一种确定非商业飞行员在治疗睡眠呼吸暂停后是否可以获得执照的手段[34]。货车公司和高风险流程公司的安全官员也开始效仿，特别是在事故的责任和经济成本不断增加的情况下。然而，MSLT 和 MWT 与自我报告的困倦程度的相关性不高[35-36]。在不抵抗睡眠驱动（如在 MSLT 上）时入睡的患者，在 MWT 测试期间接受指令可能能够保持清醒。

### 方法

在 MWT 中，被试的唯一任务是保持清醒。被试坐在一个昏暗但没有完全黑暗的房间里。穿着常服并坐在床上放置一个支撑枕头，被试不被允许阅读、看电视或进行其他活动。在测试期间，记录脑电图（EEG）、眼电图（EOG）和肌电图（EMG）。与 MSLT 类似，测试会话以 2 h 为间隔进行安排，大约在前一晚睡眠后醒来约 2 h 后开始。测试会话在明确入睡发生时终止（无论是连续 3 个 30 s 的 N1 阶段还是单个 30 s 的 N2、N3 或 REM 睡眠阶段）。

每个测试会话的入睡潜伏期，无论是否明确确定了入睡，都是通过第一个睡眠阶段来确定的。跨测试的平均入睡潜伏期提供了主要指标。记录还可以评估微睡（3 ～ 10 s 的持续时间）的发生情况。如预期的那样，对比 MWT 和 MSLT 的研究发现，当被试被指示保持清醒时，平均入睡潜伏期更长，而当被告知不要抵抗入睡时，入睡潜伏期较短。与 MSLT 不同，不需要进行前一晚的睡眠研究，因为如果被试成功保持清醒，他们前一晚的睡眠情况就无关紧要了。然而，一个重要因素涉及兴奋剂的使用。因此，在 MWT（和 MSLT）测试当天限制咖啡因摄入。可能还需要尿液分析和（或）血液化学检查。

在很多年里，MWT 缺乏标准化。研究人员和临床医生采用了不同的协议。MWT 的测试会话持续时间从 20 ～ 60 min 不等，较长的测试试图避免天花板效应。临床 MWT 解释的另一个问题源于缺乏基准数据。然而，当一组睡眠障碍中心收集的数据建立了预期值范围时，这种情况发生了改变[37]。研究表明，MWT 在评估患有嗜睡症和与睡眠相关的呼吸障碍的患者的治疗结果方面具有临床实用性。此外，MWT 测量可以检测到接受治疗的患者在持续的 MSLT 指数化睡眠驱动中的改善，因此 MWT 可以扩展 MSLT 的敏感性范围。然而，在临床实践中，MWT 的使用要比 MSLT 更少见。

### 标准实施参数

美国睡眠医学会（AASM）制定了 MWT 临床实践参数。学会基于证据的文献综述和专家共识（当数据不足时）制定了标准[27-28]。2021 年的更新主要提供了关于在测试前（但不是测试期间）遵守 PAP 和非 PAP 治疗的指导。还提出了有关文档记录的建议[27a]。MWT 测试适用于评估那些无法保持警觉性的个人或公共安全隐患的人。另一个适应证包括确定嗜睡症或特发性过度嗜睡症患者的药物治疗反应。临床医生应当注意，尽管在 MWT 上迅速入睡在逻辑上似乎是危险嗜睡的一个强有力指标，但几乎没有直接证据将 MWT 的入睡潜伏期与现实世界的事故联系起来。因此，临床评估必须将 MWT 的结果与体征症状、病史和治疗依从性相结合。

具体的建议包括进行 4 次 40 min 的测试。根据基准数据的统计分析，平均入睡潜伏期小于 8 min 是异常的。8～40 分（最大值）之间的得分具有不确定的意义。假定正常的志愿者被试的平均入睡潜伏期为 30.4 min。在所有 4 次测试会话中都能保持清醒状态的 40 min（即 95% 置信区间的上限）为正常警觉性提供了最有力的证据。然而，临床判断至关重要，因为即使完全正常的数值也不能保证安全。

#### 警觉性测试

在警觉性测试中，反应减慢和失误也为嗜睡、注意力不集中或两者的后果提供了证据[39]。因此，各种需要简单的心理运动反应（即，信号检测反应时间任务）的测试可以评估睡眠驱动的表现。我们将这种评估称为“警觉性测试”，因为它们评估一个人保持警觉的能力。通常（但并不总是），这些测试试图模拟在雷达屏幕上寻找信号或在地平线上寻找船只等单调乏味的情境[40]。当面对一项无刺激性任务时，警觉性的丧失对于患有睡眠和觉醒障碍的患者尤为重要。任务的单调性理论上揭示了潜在的嗜睡状况。

警觉性测试可以测量警觉水平、注意力或两者兼而有之。与 MWT 一样，绩效不能超过能力或最大努力。虽然一个人可以有意表现不佳，但反过来的情况不太可能发生。然而，区分警觉和注意力可能会使测试解释变得困难。注意力缺陷的非嗜睡个体可能会混淆测试结果。幸运的是，嗜睡和注意力不集中经常同时存在；因此，长时间、由实验者控制的单调任务对于睡眠不足、睡眠中断和生理节律变化非常敏感。被称为 Walter Reed 实验（以进行实验的机构命名）的具有里程碑意义的研究记录了睡眠剥夺对绩效的影响[41]。这些开创性的研究证实，增加先前清醒时间的持续时间和任务时间会引发反应减慢和失误（相关优秀综述，请参阅 Dinges 的工作[42]）。

目前，在多种警觉性测试中验证度最高且被广泛使用的是心理运动警觉性测试（psychomotor vigilance test，PVT）[43-44]。PVT 是一种视觉信号检测测试，大约持续 10 min，可以通过计算机或手持式显示和响应单元进行。记录对视觉目标刺激的反应延迟。反应减慢和失误与 SSS 和 MSLT 相关，这些结果提供了收敛效度。此外，已经报道了 PVT 结果适用于各种受试者群体，包括正常对照组、睡眠剥夺志愿者和患有重大睡眠障碍的患者。该测试为实验设计前后的受试者提供了极为敏感的内部测量指标。

另一种在睡眠研究中流行的警惕性测试是牛津睡眠阻力测试（Oxford Sleep Resistance，OSLER）[45-46]。测试范例模仿 MWT，但使用视觉信号检测任务，而不是 EEG-EEG-EMG 监测。该测试使用 4 次 40 min 的测试，在此期间提供视觉目标信号。受试者被要求对每个信号作出反应，只需按下一个简单的按钮。一个测试阶段在 40 min 后或在明显的反应失效后（这被认为是未能保持清醒）终止。OSLER 已经根据 MWT 测试结果进行了验证，但目前还没有支持临床阈值评分的具体规范数据。

### 姿势平衡性测试

睡眠不足的人很难保持平衡。清醒时间过长也会影响平衡[47]。每天不同时刻也有影响[48]。研究表明，姿势平衡指标可以提供一种评估明显嗜睡的技术。精神活性药物也可能对平衡产生不利影响。一种方法是记录个体双脚并拢、交叉臂于胸前站在力平台上时的压力变化。被试的注视方向在一个固定点上。身体的压力中心在 1000 个样本 / 秒的采样率下进行采样 30 s。一些研究在 2 h 间隔内进行试验，但协议尚未标准化。这种方法是否可以改进为临床工具仍有待观察，但它显示出了潜力[49]。需要标准化的评估协议、优化的数据处理、规范数据以及与其他嗜睡和睡眠驱动的测量结果进行验证。

## 实际问题与结论

在临床医生评估一个人的困倦和疲劳之前，应该考虑几个问题。这些问题包括确定以下目标，（a）困倦和（或）疲劳的存在，（b）困倦的缺乏，或（c）困倦和（或）疲劳的变化。测试是为了临床评估、研究还是法律目的而进行？受试者是否对结果有自身利益（即是否存在主要或次要的利益）？随着睡眠专家在涉及事故和残疾索赔的法律事务中提供专业意见的频率增加，专家小组经常对适应工作能力或残疾裁决发表意见。在这种情况下，客观测试至关重要。此外，正常的测试结果并不能保证适应工作能力。表 207.5 显示了本章所描述的一些测试的特点。理想情况下，应对生理、明显和内省的困倦进行评估。一般来说，如果一个人声称自己昏昏欲睡，并且目标是证明困倦，MSLT 可能是最好的确证测试。如果一个人声称自己不昏昏欲睡，并且目标是证明自己能够保持清醒（比如担心驾驶能力），MWT 具有一定的优势[50-51]。同样，临床上可以依靠主观疲劳测试，但在法律和残疾案件中需要客观的表现度量。

**表 207.5　困倦评估的测试比较**

| 困倦评估类型 | 测试项目名 | 是否可获得规范性数据? | 是否由假装困倦的可能? | 是否有假装清醒的可能? |
|---|---|---|---|---|
| 内省性困倦 | Epworth 嗜睡量表 | 是 | 是 | 是 |
| | 斯坦福嗜睡量表 | 否 | 是 | 是 |
| | 嗜睡-清醒能力和疲劳测试 | 否 | 是 | 是 |
| | 图像嗜睡度量表 | 否 | 是 | 是 |
| | 情绪状态评估量表 | 是 | 是 | 是 |
| | 观察和基于访谈的白天嗜睡度量表 | 否 | 是 | 是 |
| 生理性困倦 | 多重睡眠潜伏期测试[a] | 是 | 否 | 是[b] |
| | 瞳孔监测 | 否 | 否 | 不确定 |
| | 脑电图 | 否 | 否 | 不确定 |
| 显性困倦 | 觉醒维持测试[a] | 是 | 是[c] | 否 |
| | 警觉性测试 | 否 | 是[d] | 否 |
| | 姿势平衡测试 | 否 | 是 | 否 |

[a] 美国睡眠医学学会实践参数中描述的标准方法：测试每天包括 4 ～ 6 次，间隔为 2 h。有时，测试会安排得更为紧凑（例如针对儿童）；然而，作者并不推荐这种做法。

[b] 如果受试者并非极度困倦，努力保持清醒可能会影响测试结果。

[c] 如果受试者生理上感到困倦，但没有尝试保持清醒，则可能会显得极度困倦。

[d] 有意不参与或不回应任务可能会让人看起来很困倦。

长期以来，自我报告的测量结合 MSLT 在临床目的中一直是确定困倦的必要条件。然而，有时在涉及严重困倦的情况下，MWT 可以在治疗后显示改善的警觉性，而 MSLT 则几乎没有变化。这些人继续表现出病理性的困倦，但在短暂的测试间隔中并不被其所压倒。这种变化模式与表现或行为之间的关系需要进一步研究。

过度困倦所带来的危险正变得越来越明显。国家睡眠障碍研究委员会列出了大量与睡眠相关的工业和交通事故。早在很久以前，克莱特曼（Kleitman）[53]提出困倦是由于血液或脑脊液中催眠毒素的积累所致，然而，对这些物质的临床测试尚未开发或验证。尽管如此，搜索工作仍在继续。因此，临床医生可以使用本章描述的一种或多种评估技术来测量睡眠的潜在生理驱动力、该驱动力的主观内化后果以及困倦的行为表现。

## 临床要点

- 在临床环境中测量困倦和疲劳并不是一件简单的事情；然而，MSLT 和 MWT 可以评估生理和显性嗜睡。
- 临床实践标准推荐使用 MSLT 评估嗜睡和特发性嗜睡症。
- MWT 适用于在安全问题上测试一个人保持清醒的能力。
- 困倦测试必须始终在更大的患者背景下进行评估。

## 总结

过度困倦和疲劳是睡眠医学中的核心问题。在临床实践中，评估通常涉及自我报告，但也有客观的测量方法可用。一个概念框架涉及困倦的三个方面：①内省性，②生理性和③显性。标准临床实践中使用的指征和技术包括艾普沃斯嗜睡量表（内省性）、多重睡眠潜伏期测试（生理性）和警觉性维持测试（显性）。其他评估程序各有优缺点。对疲劳进行评估的测试也可能在临床上有益处。

## 参考文献和拓展阅读

请扫描书后二维码，获取参考文献和拓展阅读资源。

# 失眠的评估

# 第 208 章

*Michael L. Perlis*，*Ivan Vargas*，*Michael A. Grandner*，*Celyne Bastien*，*Donn Posner*，*Arthur J. Spielman* [a]

张力戈 滕 腾 译 周新雨 审校

**章节亮点**

- 评估失眠的核心任务是确定个体是否有失眠症状，并且这些症状的严重程度、频率和持续时间是否需要治疗。尽管存在标准化的标准，但本章对这些问题进行了评述。
- 提供了一种算法来评估失眠（即“决策治疗”公式）。虽然这种方法包含了许多传统的失眠诊断标准，但它更具包容性，适用于一般治疗的对象以及特定认知行为疗法失眠的对象。
- 提供了一种基于模型的评估方法。推荐了一些有用的工具，并强调了对前瞻性评估睡眠连续性的必要性。还强调了主观与客观测量的相对价值的问题。
- 本章以整合的方式通过一个案例示例（案例概念化）结尾。

## 引言

评估和治疗失眠可能具有挑战性。失眠可以表现为早期症状，其他疾病或状况的后果，或独立的睡眠障碍。此外，失眠有多种类型和亚型，并且在个体之间的临床过程变化很大。本章的目标是既提供如何评估失眠的入门指南（即提供如何应对这些和其他失眠评估中的挑战的指导），又提供常用于研究和临床环境中的各种评估工具的参考指南。

第一部分介绍了检测和量化睡眠连续性障碍的方法，包括与失眠的严重程度、频率和持续时间的诊断标准相关的问题，以及患者是否报告相应的日间功能障碍。下一部分回顾了标准化的评估策略，主要集中在回顾性和前瞻性工具上，如问卷和日常睡眠日记。然后概述了临床医生在评估期间应考虑的其他症状，涉及其他睡眠、精神和（或）疾病。这里的重点是如何使用广泛的评估策略来确定可能会使治疗复杂化或需要推迟治疗的个体情况和（或）并发症。作为这种决定的一部分，提供了一个决策治疗算法。最后，我们将回顾 3 个关于失眠症状病因和病理生理学的基础理论模型，并提供一个案例示例。

需要注意的是，评估的方式取决于其主要目的。研究人员和临床医生有不同的目标。此外，临床医生可能会根据他们的培训、专业学科和首选的治疗方式来调整评估方法。在这里，我们重点关注临床评估，目的是将失眠认知行为疗法（cognitive behaviour treatment for insomnia，CBT-I）[b] 作为失眠的首选治疗方法[1]。

## 评估目标

在评估失眠时，目标范围广泛。这些包括：

- 检测入睡和（或）维持睡眠困难的问题
- 量化失眠的疾病严重程度、频率和持续时间
- 评估其他睡眠障碍的症状
- 记录医学和（或）精神疾病的共病情况

此外，评估过程应包括对患者失眠的临床过程进行回顾（起病年龄、症状随时间的变化和之前的治疗）。最终，这些评估可确定是否需要治疗、何种治疗最佳以及其他可能会使治疗复杂化的因素。此外，持续的评估，至少在 CBT-I 的情况下，有助于指导治疗和确定是否有治疗反应。

广义上说，失眠评估策略可以分为以下几类：非结构化临床访谈、回顾性评估工具［综合或单一障碍

[a] 我们对 Arthur 的逝世深感悲痛，但很荣幸被邀请代替他撰写本章。虽然这样说可能显得轻描淡写，但他的工作过去是、现在仍然是我们追随的指引之光，照亮了各种失眠问题。

[b] 缩写“CBT-I”用于强调这种治疗形式与用于抑郁症（CBT-D）、焦虑症（CBT-A）、疼痛管理（CBT-P）等的认知行为疗法有所不同。

筛查工具和（或）疾病严重程度测量］，以及前瞻性评估工具（睡眠连续性的日常测量[c]）。关于最后一个，睡眠连续性的日常测量可以通过睡眠日志（纸质、在线、应用程序或智能扬声器技术）和（或）可穿戴或床边技术［最常用的是手腕佩戴的运动检测器和（或）心电图（electrocardiogram，ECG）传感器］来完成。

## 睡眠连续性障碍的检测和量化

在理想的情况下，患者会主动与医生分享他们的睡眠情况，或者在他们的年度体检中被问到“你的睡眠怎么样？”更重要的是，在理想的情况下，患者自发的报告或对问题的积极回应会引起进一步的评估。可惜的是，这并不是实际情况，尤其是对于失眠而言。有入睡和（或）保持睡眠问题的人往往不寻求治疗，而当他们确实寻求治疗时，通常是在问题持续多年甚至几十年后才这样做[2-6]。初级保健和非睡眠专科医生往往不会询问睡眠障碍[6-7]，但它与新发病或未诊断的疾病有关[8-10]。这种“不问不告诉”的现象中的“不告诉”部分是因为失眠患者通常不认为这个问题值得医疗关注（即可自我管理）[5]。而“不问”的部分可能与忙碌的初级保健医生缺乏充分的睡眠医学培训[11-12]和（或）了解可用工具[13-14]的教育有关。因此，目前一般是由患者主动寻求专科护理，并由睡眠医学和（或）行为睡眠医学专家发起正式询问。

### 临床询问

睡眠医学和（或）行为睡眠医学专家最初的询问可能仅仅是确认个体的睡眠问题确实是失眠（与入睡或保持睡眠困难有关），以及这些问题是否与功能障碍有关。前者可以通过确定睡眠连续性障碍的频率和慢性程度是否符合《诊断与统计手册（第 5 版）》（Diagnostic Statistical Manual，fifth edition，DSM-5）[15]和（或）《睡眠障碍国际分类（第 3 版）》（International Classification of Sleep Disorders，third edition，ICSD-3）[16]的失眠障碍诊断标准［即失眠在每周 3 次以上，持续至少 3 个月（图 208.1）］来实现。后者可以通过确定患者在睡眠连续性障碍中是否出现以下一种或多种情况来实现：白天嗜睡、疲劳、情绪紊乱、工作表现下降以及新出现或加重的医学或精神症状。

尽管已制定诊断标准，但还存在两个应用问题和两个概念 / 经验问题。应用问题是，两个诊断系统都没有定量的严重程度标准，并且都要求睡眠连续性障碍与白天功能障碍相关。概念 / 经验问题涉及诊断频率和慢性程度的具体标准。接下来将对这些问题进行讨论。

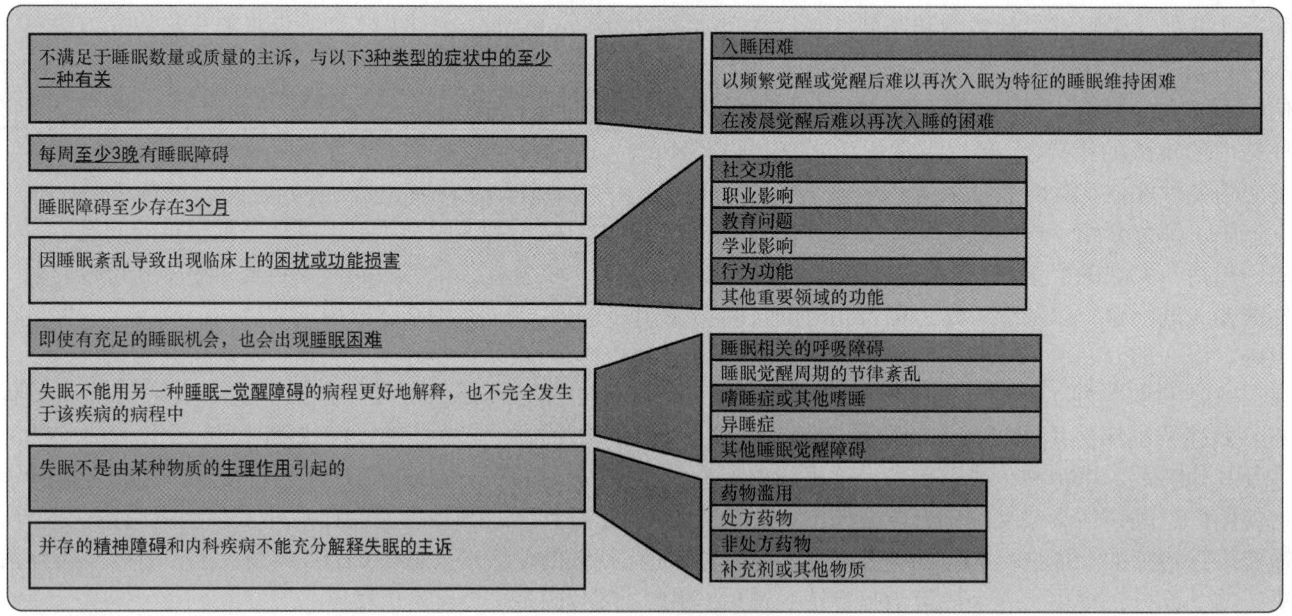


**图 208.1**　《诊断与统计手册》（DSM）和《睡眠障碍国际分类》（ICSD）对失眠的定义

[c] 睡眠连续性是指一组表示“睡眠表现”的变量。与“睡眠结构”或“睡眠微结构”不同，它是一个类别术语，用于描述在睡眠期间发生的睡眠的潜伏期、持续时间和效率的变量。这些变量包括入睡潜伏期（SL）、觉醒次数（NWAK）、入睡后觉醒时间（WASO）、清晨早醒（EMA）、总睡眠时间（TST）和睡眠效率（SE%）。当一个或多个这些变量出现病理性问题时，这可能被称为睡眠连续性障碍。此外，使用这一类别术语可以达到一种特定性水平，不会受到“失眠”这一通俗术语的多种含义和内涵的影响。

### 严重程度

如前所述，无论是 DSM 还是 ICSD，都没有针对失眠的定量严重程度标准。临床医生需要根据自己的判断来确定何种程度的失眠“严重到足以进行治疗”。尽管临床研究人员倾向于使用 30 min 的阈值［即入睡潜伏期（sleep latency，SL）、入睡后醒来时间（wake after sleep onset，WASO）和（或）早晨早醒（morning awakening，EMA）持续时间≥ 30 min］[17-18]，但这仍然需要临床判断，判断低于 30 min 的问题是否严重到需要治疗。一种方法是完全放弃定量标准（将问题定义为“患者认为是问题”）。另一种方法是，在发生轻微的睡眠连续性障碍（例如，持续时间在 15 ～ 30 min）时开始治疗，特别是当入睡和保持睡眠都存在问题时。

### 日间功能障碍

长期以来，失眠只有在导致日间功能障碍时才被诊断为一种障碍。这个定义标准实际上是睡眠需求的一种替代测量。也就是说，在不知道个体需求是多少的情况下，如果他们的日间功能受损，可以推断他们的需求没有得到满足，因为睡眠质量不好（即清醒时间过长，暗示睡眠时间太少）。当考虑到睡眠连续性障碍和日间功能障碍时，预期这些现象会同时上升和下降。也就是说，当睡眠连续性障碍严重时，日间功能障碍也会严重，而当睡眠连续性障碍较轻时，日间功能障碍也会较轻（即这两个测量值将一致）。然而，这两个测量值可能不一致。这种不一致可能代表了两种临床现象，涉及鉴别诊断问题和是否需要治疗的决策。

一个表现出高睡眠连续性障碍和低日间功能障碍的人可能被认为是具有低睡眠能力、较大睡眠机会和低睡眠需求（即短睡眠者或“失眠症候群”[19-20]）。这样的个体可能仍然会寻求并从治疗中受益，以改善睡眠效率，无论他们是否表现出日间功能障碍。这是因为对于某些人来说，仅仅是在夜间躺着醒着无法入睡的经历本身就是令人不悦的。在这种情况下，治疗可能最好集中在睡眠限制或睡眠压缩上（即减少睡眠能力和睡眠机会之间的差距）。然而，与失眠障碍不同的是，一旦匹配成功，就没有必要增加更多的睡眠，因为患者现在睡眠效率高，睡眠需求得到满足。

相比之下，另一个人可能表现出低睡眠连续性障碍和高日间功能障碍。这样的人可能患有除失眠症外的其他睡眠障碍，或者患有其他影响日间功能的医学或精神障碍。然而，这种情况也可以被认为是具有合理的睡眠能力和（或）与该睡眠能力相匹配的睡眠机会，但同时也具有较高的睡眠需求（即潜在的睡眠时间不足）。具有这种特征的个体可能被归类为“假性失眠症”或“失眠认同问题”[21]。无论他们的分类如何及睡眠连续性障碍的严重程度如何，这样的人可能也会从治疗中受益（以获得更多的睡眠，从而更满足睡眠需求）。在这种情况下，治疗可能最好集中在系统性睡眠延长方面的睡眠限制上。

### 失眠频率

根据失眠障碍的标准，每周需要出现 3 次或更多次失眠。虽然这一标准长期以来一直是研究诊断标准的一部分，但直到最近才被纳入临床定义的失眠标准（即 DSM-5 和 ICSD-3）。失眠的间歇性特征和由此产生的诊断频率标准可能源于睡眠调节的恒定过程。也就是说，如果连续几个晚上积累了睡眠债务，合理推测在一段时间后会有足够的睡眠压力产生一个平均（或良好）的夜间睡眠。这个具体的命题已经在两个场合进行了评估[22-23]。研究发现，失眠确实是以间隔的方式发生的，大约每 3 个失眠夜晚就会有一个好于平均水平（或良好）的夜间睡眠。因此，根据专家意见的共识所得出的结论似乎是有据可依的，这些数据涉及“失眠的节律”。请注意，有关失眠症状每晚之间变异性的研究有很多，使用的方法学也非常不同，得出的结论也不同[24-28]。

### 慢性失眠

为了区分正常睡眠、急性失眠和慢性失眠，需要设定标准。多年来，标准差异很大，从基于专家共识的 2 周到 6 个月不等。目前标准（≥ 3 个月）的理由并没有被 DSM 或 ICSD 编码的制定者详细说明。最终，慢性问题可能完全无关紧要，因为大多数患者在失眠持续数月或数年后才寻求治疗。

### 共病

值得注意的是，DSM 和 ICD 中关于失眠障碍的最新定义仍然提到了可能与共病相关的排除标准。也就是说，多次提到如果失眠可以更好地解释为另一种睡眠障碍或其他医疗或心理健康障碍，则失眠障碍不是一个合适的诊断（并且，由此推广，不应该是治疗的重点）。可以推测，在这些情况下，失眠应该被看作是共病障碍的症状，并且治疗所谓的“原发性障碍”很可能会消除失眠。虽然这对于急性失眠可能是正确的，但一旦成为慢性失眠，失眠很可能会受到破坏睡眠调节的生理、行为和认知水平的因素的维持。正如本章后面将概述的那样，即使最初是由共病障碍引起的，仅仅针对共病障碍也往往不能解决这些破坏睡眠调节的问题。因此，假设失眠似乎与其他障碍共同变化，并且"更好地解释"为该障碍的假设，在失眠障碍的情况下往往是错误的。不直接针对破坏睡眠调节的问题往往会导致失眠难以改变，可能干扰共病障碍的治疗，并增加复发的可能性。

## 标准化评估

除了一般的临床调查外，许多临床医生还使用回顾性和前瞻性的工具对患者的主要问题进行进一步的分析。

### 回顾性问卷

一些最常用的回顾性工具（单一时间点失眠问卷）包括失眠严重程度指数（Insomnia Severity Index，ISI）[29-30]、匹兹堡睡眠质量指数（Pittsburgh Sleep Quality Index，PSQI）[31-32] 和雅典失眠量表（Athens Insomnia Scale，AIS）[33-34]。这些工具（以及其他常用于临床分析的工具）列在表 208.1 中。

在这 4 个工具中，最知名、经过验证和常用的是 ISI。这个 7 项工具可以评估失眠的发生率和严重程度，包括入睡失眠、中途醒来失眠和早醒失眠，以及失眠对睡眠满意度、生活质量损害、与睡眠相关的担忧和日间功能干扰的影响。该工具的总分可用于定义"无明显失眠"（得分 0 ～ 7）、"亚临床失眠"（得分 8 ～ 14）、"临床失眠，中度严重"（得分 15 ～ 21）和"临床失眠，重度"（得分 22 ～ 28）。此外，ISI 还可以按照一种方式进行评分，以允许对睡眠连续性干扰和日间功能损害进行单独评估。这种多分数的方法已在几项研究中进行评估[35-36]。一种方法是使用两因子评分（以及总分）；即，使用 1 ～ 3 项来定义连续性干扰的严重程度，使用 4 ～ 7 项来量化失眠的日间影响。以这种方式收集数据可以帮助临床医生评估失眠严重程度与日间功能之间的关系。尽管预期两个因子的得分是一致的（即，严重程度高和日间抱怨高，严重程度低和日间抱怨低），但不一致的得分（即，严重程度低和日间抱怨高，严重程度高和日间抱怨低）可能表明（如前所述）需要采用不同的治疗方法［即，需要对睡眠限制处方和（或）睡眠时间调整进行不同的管理］。最后，当作为重复测量使用时，ISI 可以用于量化随时间的变化和（或）治疗反应［通常以（50% 变化）或由 Morin 和同事验证的方式（分数变化为 8 分或低于总分 10 分）］[37]。

### 前瞻性工具

至于前瞻性测量（对睡眠连续性的每日采样），可以使用自我报告测量（每日日记）和（或）客观测量［动态睡眠记录仪和（或）基于心电图的仪器，使用推理算法来评估每个时间段内的清醒和睡眠，并根据传统的摘要参数总结这些数据］。两种方法都提供每日测量，可以对其进行平均，以创建每周的睡眠连续性概况[38]。典型的摘要变量如表 208.2 所示。注意：只有睡眠日记对于 CBT-I 治疗是必需的。

**睡眠日记。**通过睡眠日记进行每日睡眠连续性采样是随机对照试验（randomized controlled trials，RCTs）和 CBT-I 的临床实践的标准。可以通过各种平台（如

**表 208.1　睡眠和失眠的标准化评估工具**

| 名称 | 项目数 | 失眠初期 | 失眠中期 | 失眠晚期 | 频率评估 | 严重度评估 | 日间障碍评估 | 慢性病评估 | PMID |
|---|---|---|---|---|---|---|---|---|---|
| ISI | 7 | 是 | 是 | 是 | 否 | 是 | 是 | 否 | 11438246 |
| PSQI | 18 | 是 | 是 | 否 | 是 | 是 | 是 | 否 | 2748771 |
| AIS | 8 | 是 | 是 | 是 | 否 | 是 | 是 | 否 | 11033374 |
| WHIIS | 5 | 是 | 是 | 是 | 否 | 是 | 否 | 否 | 15673630 |
| BIQ | 33 | 是 | 是 | 是 | 是 | 是 | 是 | 是 | 3351539 |
| ISQ | 13 | 是 | 是 | 是 | 否 | 是 | 是 | 否 | 19317380 |
| IES | 9 | 是 | 是 | 是 | 是 | 是 | 是 | 否 | 23171440 |
| LSEQ | 10 | 是 | 是 | 否 | 否 | 是 | 是 | 否 | 26096 |
| PROMIS | 8 | 是 | 是 | 否 | 否 | 是 | 是 | 否 | 22250775 |
| SCI | 8 | 是 | 是 | 否 | 否 | 是 | 是 | 是 | 22250775 |
| ISA | 21 | 是 | 是 | 否 | 否 | 否 | 是 | 否 | 28240944 |
| SATED | 5 | 否 | 否 | 否 | 否 | 是 | 是 | 否 | 31899656 |

AIS，阿森斯失眠量表；BIQ，简易失眠问卷；IES 老年人失眠量表；ISA，失眠症状评估；ISI，失眠严重程度指数；ISQ，失眠症状问卷；LSEQ，利兹睡眠评价问卷；PROMIS，PROMIS 睡眠障碍指数，简表；PSQI，匹兹堡睡眠质量指数；SATED，满意度、警觉性、时间、效率和持续时间问卷；SCI，睡眠状况指示器；WHIIS，女性健康失眠倡议量表

**表 208.2　传统睡眠连续性变量**

| 名称 | 变量名 | 测量单位 | 计算 | 测量内容 |
|---|---|---|---|---|
| TTB | 睡觉时间 | 时间（几点几分） | 根据报道 | 上床睡觉时间 |
| SL | 睡眠潜伏期 | min | 根据报道 | 一旦开始尝试入睡的时间 |
| NWAK | 觉醒次数 | 次数 | 根据报道 | 记得觉醒的次数 |
| WASO | 睡醒后清醒时间 | min | 根据报道 | 记得在夜间清醒的总时间 |
| TFA | 入睡前最后的清醒时间 | 时间（几点几分） | 根据报道 | 最后一次被唤醒的时间 |
| TOB | 起床时间 | 时间（几点几分） | 根据报道 | 起床开始工作的时间 |
| EMA | 上午清醒时间 | min | TOB-TFA | 从最后醒来到下床的时间间隔 |
| TIB | 在床睡觉时间 | min | TOB-TTB | 睡眠机会窗口的总时间 |
| TST | 总共睡眠时间 | min | TIB-SL-WASO-EMA | 使用标准定义计算的总睡眠时间 |
| SE% | 睡眠效率 | 百分比（0～100%） | （TST/TIB）*100 | 睡眠时间与睡眠机会窗的比值 |

纸笔工具、在线日记或专用智能手机应用程序）使用标准化问题（如建议的共识睡眠日记[38]）来完成这种评估。图 208.2 提供了共识日记的副本。

尽管使用实验室或实践标准睡眠日记的传统已经存在很长时间，但在不同场合采用共同的语言（一组标准问题）来评估入睡时间、夜间清醒时间、总睡眠时间等，有助于确保在一个场所获得的值与其他场所的值是可比较的。这对于研究尤为重要，但随着患者护理越来越基于证据，并受到机构或第三方支付者对结果的审查，这对于临床实践将变得越来越重要。

就平台（睡眠日记的实施方法 / 收集睡眠连续性

**睡眠日记共识-核心部分**

姓名：________________

| | 示例 | | | | | | | |
|---|---|---|---|---|---|---|---|---|
| 日期 | 4/5/11 | | | | | | | |
| 1. 你什么时候上床睡觉 | 10:15 p.m | | | | | | | |
| 2. 你什么时候试图睡觉 | 11:30 p.m | | | | | | | |
| 3. 你花多久能睡着? | 55 min | | | | | | | |
| 4. 不算最后一次你醒了多少次 | 3次 | | | | | | | |
| 5. 总的来说，这些觉醒持续了多长时间? | 1 h 10 min | | | | | | | |
| 6. 你最后一次觉醒是什么时候? | 6:35 a.m | | | | | | | |
| 7. 你是什么时候起床的? | 7:20 a.m | | | | | | | |
| 8. 你的睡眠质量怎样呢? | ☐非常差<br>☐差<br>☐一般<br>☐良好<br>☐非常好 | ☐非常差<br>☐差<br>☐一般<br>☐良好<br>☐非常好 | ☐非常差<br>☐差<br>☐一般<br>☐良好<br>☐非常好 | ☐非常差<br>☐差<br>☐一般<br>☐良好<br>☐非常好 | ☐非常差<br>☐差<br>☐一般<br>☐良好<br>☐非常好 | ☐非常差<br>☐差<br>☐一般<br>☐良好<br>☐非常好 | ☐非常差<br>☐差<br>☐一般<br>☐良好<br>☐非常好 | ☐非常差<br>☐差<br>☐一般<br>☐良好<br>☐非常好 |
| 9. 备注（如果有的话） | 感冒 | | | | | | | |

**图 208.2**　睡眠日记共识

数据）而言，数字格式的明显优势是获得的数据带有时间戳；可以从任何计算机访问；可随时进行审查；可以进行操作以生成表格和图表，以表示随时间变化的趋势；可以“导入”到报告、进展报告或其他电子医疗记录中。此外，数字化获取的睡眠连续性测量结果可作为基于算法的评估和干预的数据来源。目前，在线睡眠日记主要以纸质形式提供，即一系列使用页面格式的问题。尽管问题与纸质日记相同，但回答格式通常不同。回答格式包括下拉菜单选择、单选按钮选择、滑块、旋钮等，而不是“填空”布局。这些格式不仅用于标准化回答，还可以减少回答所需的时间和（或）增加受试者参与和遵守数据捕获过程。睡眠日记也可以以图示形式进行实施（例如，块状日记，其中睡眠时段表示为一系列小时块，并指示受访者在何时睡觉时“着色”）。图 208.3 展示了这种类型的日记格式的示例。

“区块睡眠日记”的主要优势在于它们允许解析醒来的时间模式（与 WASO 和 EMA 的总结值相比）。这些数据可以提供有关每个醒来时段的持续时间、发生在钟表时间上和（或）相对于入睡和醒来时间的信息。“区块睡眠日记”的主要缺点是数据必须从视觉表示转换为数值数据，并且数值数据的精度通常仅限于 15 ～ 30 min 的增量。当以数字方式获取块状睡眠日记时，这两个限制可以最小化或消除。此外，图示方法可能比标准问卷格式更快捷和更具吸引力。目前尚未进行研究以确定两种格式的相对“受欢迎程度”或可接受性，也没有研究确定哪种格式能够更好地提高遵守性。

无论是哪种类型的日记和（或）管理平台，都存在“需要多少前瞻性抽样才能充分描述患者的睡眠连续性”的问题？从统计学的角度来看，抽样通常假设服从正态或代表性分布，需要 35 个或更多的数据点（中心极限定理）。从临床角度来看，这样长时间的评估间隔是不可行的，也不太可能被大多数患者接受。尽管存在这些问题，但通常建议进行 2 周或更长时间的睡眠日记（如果没有活动记录的数据）[39-41]。CBT-I 的背景下，进行 1 周的睡眠日记可能会导致睡眠限制处方过高或过低（即，估计基于一个异常糟糕或良好的一周睡眠）。

*活动记录法*。虽然这种方法在临床研究 RCT 或 CBT-I 实践中并不常见，但它也允许对睡眠连续性进行日常抽样。该方法的根源可以追溯到基础科学研究，其中无法进行自我报告测量，并且脑电图（electroencephalogram，EEG）测量要么不可能，要么不可行[42]。在基本应用中，通过检测运动和静止来推断动物何时醒着或睡着：在清醒状态下，运动量很大，在睡眠期间，运动只会零星发生。活动记录法通过检测四肢的运动来推断睡眠状态，通常在手腕处测量。美国食品药品监督管理局（Food and Drug Administration，FDA）已批准用于研究的活动记录仪，临床应用由一个探测器组成，装在类似手表的外壳中，还包含时钟、电源、转换器、微处理器和存储芯片。探测器通常是一个小型压电加速度计，当在桡骨到尺骨轴线或手腕的屈伸过程中发生运动时，会产生电压。换句话说，大多数活动记录仪对两个平面的运动敏感，例如挥手（x 轴）或运球（y 轴）。许多传感器还可以检测 z 轴上的运动，例如出拳，但除非设备具有三轴配置，否则对这种形式的运动不太敏感。然后，产生的电压从模拟信号转换为数字值，通常以每秒约 30 次的速率进行转换（范围为 10 ～ 32 Hz）。这些值按照字节度量（0 ～ 255 计数）在线上固定时间间隔内进行累加，并存储 / 分组到内置存储芯片

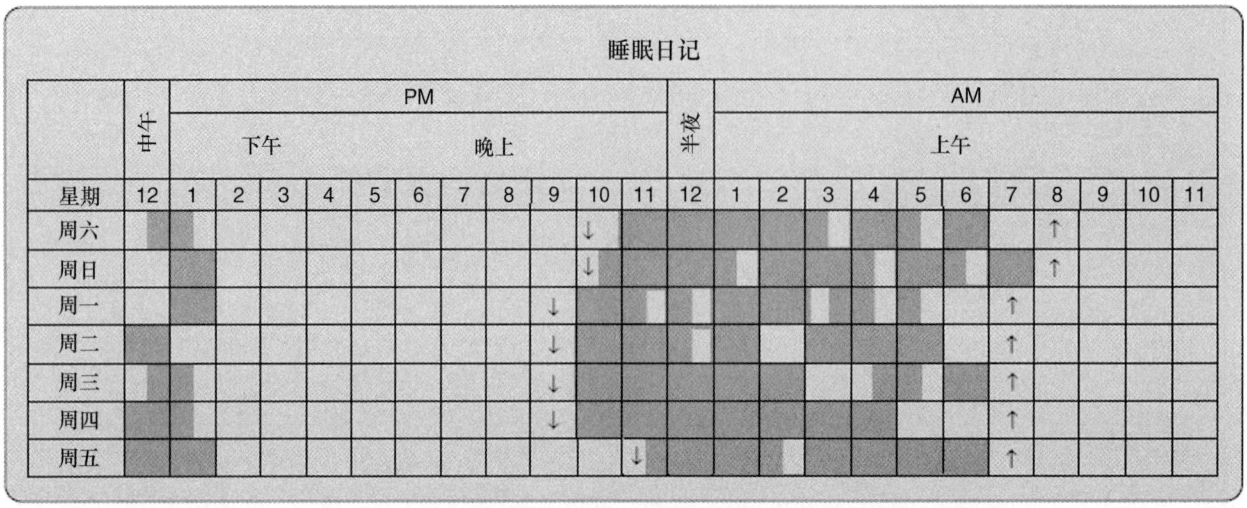

**睡眠日记**

| | 中午 | PM | | | | | | | | | | | 半夜 | AM | | | | | | | | | | |
|---|---|---|---|---|---|---|---|---|---|---|---|---|---|---|---|---|---|---|---|---|---|---|---|---|
| | | 下午 | | | | | 晚上 | | | | | | | 上午 | | | | | | | | | | |
| 星期 | 12 | 1 | 2 | 3 | 4 | 5 | 6 | 7 | 8 | 9 | 10 | 11 | 12 | 1 | 2 | 3 | 4 | 5 | 6 | 7 | 8 | 9 | 10 | 11 |
| 周六 | | | | | | | | | | | ↓ | | | | | | | | | | ↑ | | | |
| 周日 | | | | | | | | | | | ↓ | | | | | | | | | | ↑ | | | |
| 周一 | | | | | | | | | | ↓ | | | | | | | | | | ↑ | | | | |
| 周二 | | | | | | | | | | ↓ | | | | | | | | | | ↑ | | | | |
| 周三 | | | | | | | | | | ↓ | | | | | | | | | | ↑ | | | | |
| 周四 | | | | | | | | | | ↓ | | | | | | | | | | ↑ | | | | |
| 周五 | | | | | | | | | | | | ↓ | | | | | | | | ↑ | | | | |

**图 208.3**　睡眠日记填色图

中。这些分组中的数据可以通过将累加计数存储为用户指定时段的多个分组的总和来进一步压缩。时段长度范围从 15 s 到 15 min 不等。目前，可以获取长达 90 天或更长时间的数据。

整个测量时间间隔（例如 90 天）的时段数据可以传输到计算机进行处理，也可以通过蓝牙传输到智能手机应用程序或基于云的程序。评分算法应用于时段数据，这些数据通常按照时钟时间进行排列。为了进行睡眠评分，通常每个时段的持续时间不超过 2 min，评估该时段是否代表睡眠或清醒状态。这种判断是根据几种程序之一进行的，每种程序都使用阈值方法。阈值方法可以在振幅或时间域中进行评估。振幅评估的一个例子是，当时段的总电压值大于某个预定值时，将该时段判断为清醒状态。时间域评估的一个例子（对于保留个别分组数据的仪器）是，当总时段时间中有一定比例的电压大于某个预定值时，将该时段判断为清醒状态。注意：在许多设备中，状态判断的阈值可以由研究人员或临床医生进行调整，以适应个别案例的需要（例如，对于行动不便的患者，可能会增加活动记录仪的灵敏度）。最后，在计算睡眠连续性参数（按天）之前，大多数经过验证的活动记录仪形式会应用平滑规则，以提高状态评估的可靠性。最常用的规则是 Webster 和（或）Cole 规则。此类规则的一个例子是：“如果清醒时间为 10 ～ 14 min，则将睡眠的前 3 min 重新编码为清醒[43-45]”。图 208.4 显示了几个行业标准的手腕活动记录仪设备示例；提供了一周的活动数据示例和相关软件提供的睡眠参数数据表示例。

活动记录仪的主要价值在于它可以实现以下功能：①在 24 小时内以精确的时间间隔（通常为 30、60 或 120 s 的时段）持续评估睡眠和清醒状态，以及在长达 90 天的时间间隔内进行评估；②测量白天的活动水平。这些评估只需要个体佩戴设备即可。一些设备还包括事件标记，允许患者按下按钮指示他们上

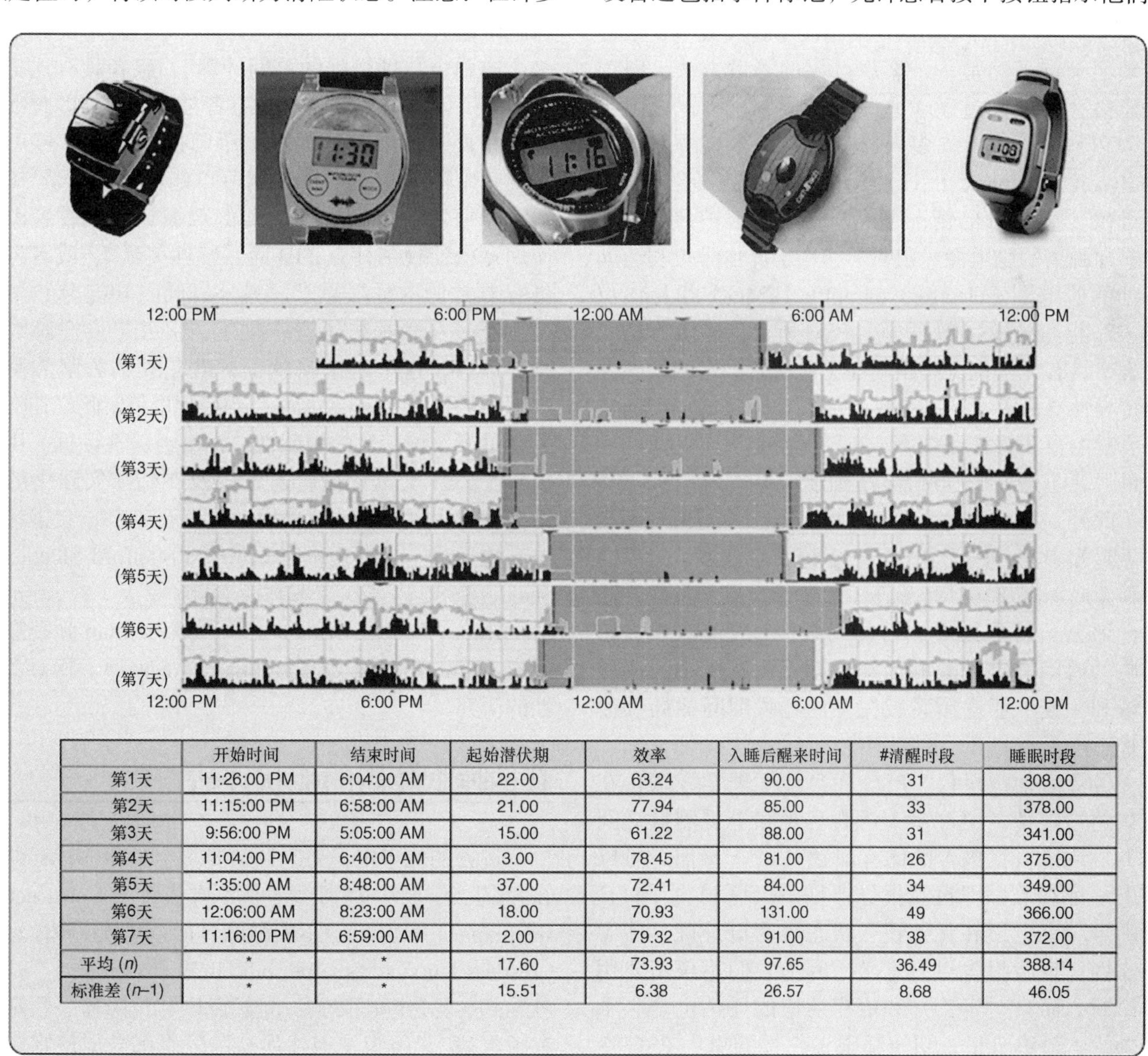


| | 开始时间 | 结束时间 | 起始潜伏期 | 效率 | 入睡后醒来时间 | #清醒时段 | 睡眠时段 |
|---|---|---|---|---|---|---|---|
| 第1天 | 11:26:00 PM | 6:04:00 AM | 22.00 | 63.24 | 90.00 | 31 | 308.00 |
| 第2天 | 11:15:00 PM | 6:58:00 AM | 21.00 | 77.94 | 85.00 | 33 | 378.00 |
| 第3天 | 9:56:00 PM | 5:05:00 AM | 15.00 | 61.22 | 88.00 | 31 | 341.00 |
| 第4天 | 11:04:00 PM | 6:40:00 AM | 3.00 | 78.45 | 81.00 | 26 | 375.00 |
| 第5天 | 1:35:00 AM | 8:48:00 AM | 37.00 | 72.41 | 84.00 | 34 | 349.00 |
| 第6天 | 12:06:00 AM | 8:23:00 AM | 18.00 | 70.93 | 131.00 | 49 | 366.00 |
| 第7天 | 11:16:00 PM | 6:59:00 AM | 2.00 | 79.32 | 91.00 | 38 | 372.00 |
| 平均 (*n*) | * | * | 17.60 | 73.93 | 97.65 | 36.49 | 388.14 |
| 标准差 (*n*–1) | * | * | 15.51 | 6.38 | 26.57 | 8.68 | 46.05 |

**图 208.4**　手表和活动数据点图

床或下床的时间，以及他们打算入睡和开始一天的时间。使用这样的标记可能会稍微增加受试者的负担，但很可能会提供更好的睡眠持续时间（SL）和（或）电子动量活动（EMA）评估。一些活动记录仪还配备了光传感器，可以进行 24 h 光照测量。这类数据可能有助于确定：（1）光照的量和时间如何影响或可以被调整以改善睡眠连续性障碍；（2）患者是否遵循刺激控制的指导。

总之，活动记录仪可以以一种最大程度减少不遵守研究措施并几乎消除数据缺失问题的方式，获取每日的睡眠连续性数据（以及白天活动和潜在的光照度测量）。

**有效性**。什么构成了睡眠的有效测量是一个复杂的问题。如果将睡眠定义为“一种伴随感知脱离的行为静止的可逆状态”，那么活动记录仪本质上是不完整的，因为它只涉及了定义睡眠的两个维度中的一个（行为静止而不是感知脱离）[46]。此外，感知参与可能会在没有运动活动的情况下持续发生，因此活动记录仪虽然是一种客观可靠的测量方法，但很可能会存在偏向过度识别睡眠的问题。因此，出于这个和其他担忧，许多人通过将其与多导睡眠监测（polysomnography，PSG）测量进行比较来验证活动记录仪。在 PSG 的情况下，两个维度都被评估［用于感知脱离的脑电图（EEG）和用于评估卧位和运动活动的肌电图（electromyography，EMG）和身体位置跟踪器］。虽然毫无疑问，PSG 所允许的多方法测量策略具有无与伦比的精确性（对状态确定的敏感性和特异性更高），但是 EEG 对清醒和睡眠的分期通常与瞬时的自我报告评估不一致，无论是对于健康的正常睡眠者还是失眠症患者都是如此。

此外，有人认为基于 PSG 的 EEG 可能相对不敏感于感知参与，因为它在 β - γ 频率的方法学焦点缺失和（或）缺乏拓扑特异性（仅基于中央和枕部导联进行评分）以及 EEG 本身的局限性［仅能解析大脑皮质的时间和空间总和活动，即无法解析小的皮质区域和（或）亚皮质区域在全局睡眠期间的局部清醒状态］。

尽管活动记录仪、PSG 和其他生理学方法存在潜在的局限性，但许多人认为客观和主观测量之间的不一致是自我报告的固有问题[47-51]。然而，可以提出一种观点，即自我报告评估不仅更相关，而且在确定“有意识和无意识”状态方面更准确。除了准确性，自我报告更有意义，因为它们不仅需要用于诊断，而且对于治疗和治疗反应的评估也是必不可少的。最终分析，对于睡眠连续性的重大 PSG 变化，如果没有自我报告的睡眠潜伏期、清醒期、早醒期和（或）总睡眠时间的改善，那么它对于临床的实用性［临床相关性和（或）对患者的重要性］有多大呢？

**嗜睡评估**。普遍认为，失眠患者经历疲劳而不是思睡（“失眠患者疲惫但神经紧张”）。尽管这个观点的真实性可能会有争议，但毫无疑问，失眠认知行为疗法（CBT-I）的治疗会引起短暂的思睡作为副作用。因此，在治疗过程中，监测思睡度对于确定这种医源性效应是否①超过 CBT-I 通常发生的情况和（或）②异常持久是至关重要的。通过艾普沃斯嗜睡量表（Epworth Sleepiness Scale，ESS）进行评估时[52-53]，失眠患者通常在入组时表现出较低的量表分数（0 ～ 5），而在睡眠限制期间量表分数显著增加（治疗的前 2 ～ 4 周为 10 ～ 15）[54]。这种出现的症状需要医生和患者制订一个短期管理计划。当量表分数超过 15［和（或）翻倍以上］时，这可能表明规定睡眠时间（prescribed time in bed，PTIB）在睡眠限制疗法中可能已经“过量”（根据基线数据中一个或两个特别糟糕的星期计算），患者具有比正常更高的反常失眠程度，或者患者具有非常高的睡眠需求。相反，如果没有观察到嗜睡度的增加，这可能表明睡眠限制疗法的 TIB 组分可能已经“欠量”（根据一个或两个特别好的星期的数据计算，或者由于使用宽松的规则计算 TIB 而系统性欠量），或者患者具有非常低的睡眠需求。另外，低的 ESS 分数可能表明患者尽管报告了遵守规定，但并未遵守睡眠限制。最后，这个讨论暗示了 ESS 是评估失眠障碍中嗜睡度的选择工具。然而，实际上并非如此；在失眠的背景下，该工具的敏感性并没有经验性证据。由于 ESS 在 RCT 文献中的普遍性以及在临床实践中的可用性和使用率，它已被采用。也许在未来，会进行有关其他工具［如斯坦福嗜睡量表（Stanford Sleepiness Scale，SSS）[55-56]、卡罗林斯卡嗜睡量表（Karolinska Sleepiness Scale，KSS）[57-58] 或 Spielman 睡眠需求问卷（Sleep Need Questionnaire，SNQ）］相对实用性的研究[59]。

## 其他睡眠障碍的症状评估

过去的几年中，失眠评估要求至少评估核心的内在睡眠障碍［例如，阻塞性睡眠呼吸暂停（obstructive sleep apnea，OSA）、不安腿综合征 / 周期性肢体运动（restless leg syndrome/periodic limb movements，RLS/PLMs）、轮班睡眠障碍、延迟睡眠相位障碍、嗜睡症和睡眠病］，因为发现任何这些障碍都会促使临床医生考虑失眠为继发性，并制订主要睡眠障碍的治疗计划。虽然目前的分类（DSM-5 和 ICSD-3）[15-16] 不再区分原发和继发性失眠，且治疗指南现在指出，慢性失眠无论伴随哪些其他障碍都应受到有针对性的治疗[1]，但仍然有必要调查睡眠障碍症状。

入职进行广泛的评估的价值在于，它可以让临床医生了解其他睡眠障碍的存在是否会使失眠治疗计划变得更加复杂，或者哪些问题需要在失眠治疗之前、同时或之后进行进一步评估或治疗。虽然许多人选择通过临床询问来排除非失眠性睡眠障碍的同时发生，但各种睡眠障碍筛查工具可以在这方面提供帮助。这些工具包括全面和广泛的测验，如联盟睡眠问卷（Alliance Sleep Questionnaire，ASQ）[60]、杜克睡眠障碍结构化访谈（Duke Structured Interview for Sleep Disorders，DSI）[61-62] 和 DSM-5 睡眠障碍修订版结构化临床访谈（Structured Clinical Interview for DSM-5 Sleep Disorders-Revised，SCISD-R）[63]，以及至少 8 种简短的“纸笔”工具。Klingman 等于 2015 年[13] 发表了对这些简短筛查工具的综述。在那时，全球睡眠评估问卷（Global Sleep Assessment Questionnaire，GSAQ）[64] 被推荐为最易于使用、简短和全面的筛查工具（包括 11 个自我报告问题的 4 种睡眠障碍）。自那篇文章发表以来，Klingman 等人[14] 还引入了一种正在开发中的筛查工具，该工具评估 13 种睡眠障碍和 4 种功能结果，共 25 个问题：睡眠障碍症状检查表（Sleep Disorders Symptom Check List，SDS-CL-25）。所有这些工具都在表 208.3 中进行了介绍。

### 临床病史

虽然行为学和医学专家倾向于关注失眠在评估时的表现（例如，在过去 1 ～ 3 个月内），但临床病史提供了有用的信息。该障碍可能是特发性的、反复发作的，或者已经存在很长时间，可能需要更多的治疗或者可能会治疗无效。也许更有用的是，通过获取详细的病史，临床医师将拥有个性化治疗计划所需的数据。临床病史还将告知临床医师可能存在的医学、神经和精神共病情况，这可能会使治疗变得更加复杂。约有 50% 的初级保健患者报告慢性失眠[67-69]，失眠与特定医学和精神障碍的一致性率（保守估计）在 30% ～ 80%[41, 67]。虽然医学症状清单通常是“内部制定”的，但存在一些经过验证的工具来评估治疗不良反应，包括系统评估治疗新出现事件（Systematic Assessment For Treatment-Emergent Events，SAFTEE）[71-76]。最后，行为睡眠医学提供者通常会在入院时和治疗过程中经常监测抑郁和焦虑症状学。这种做法是可取的，因为与医学障碍一样，它可以进一步建立关于失眠的所有可能诱因和持续因素的叙述（即解释 3P 或 4P 模型），并使临床医师对可能需要与失眠治疗同时进行的共病症敏感。有许多用于测量抑郁和焦虑的工具。通常使用 PHQ-9[77-78] 和 GAD-7[79]，因为它们易于使用、简洁，并具有良好的心理测量性质。

**表 208.3　睡眠诊断筛查工具**

| 名称 | PMID |
|---|---|
| **一般睡眠障碍** | |
| 奥克兰睡眠问卷（ASQ） | 21625658 |
| 北欧基础睡眠问卷（BNSQ） | 10607192 |
| 全球睡眠评估问卷（GSAQ） | 14592227 |
| 霍兰德睡眠障碍问卷（HSDQ） | 22924964 |
| 国家睡眠基金会健康指数 | 28709508 |
| 睡眠 -50 问卷 | 16190812 |
| 睡眠障碍问卷（SDQ） | 8036370 |
| 睡眠障碍症状检查表（SDS-CL） | |
| 睡眠症状清单（SSCL） | 18374743 |

## 一种评估算法

尽管传统上使用评估过程来确定患者是否符合诊断标准（即失眠障碍；图 208.1），并从中确定患者是否适合治疗，但是（至少对于 CBT-I）可以通过更算法化的方式完成[80]。图 208.5 提供了一个“决策治疗”公式，考虑了患者是否①表现出一些被认为会持续失眠的行为或心理因素；②表现出需要治疗的入睡或维持睡眠困难；③有入睡或早醒问题，且不是主要由于昼夜节律紊乱引起的；④失眠不能完全解释为一种不稳定的疾病；和（或）⑤有可能严重干扰或恶化 CBT-I 的进行的情况。这些考虑下面将具体解释，涉及 CBT-I。

算法中的第一个考虑因素可能是最具决定性的：患者是否表现出一些被认为会持续失眠的不适应行为或心理因素？如果是，那么行为治疗是适合的，并且剩下的问题是：是否有任何禁忌或使治疗复杂化的因素？关于 CBT-I，与睡眠限制疗法（sleep restriction therapy，SRT）和刺激控制疗法（stimulus control therapy，SCT）直接相关的三个因素是：①睡眠机会［入睡时间（time in bed，TIB）与睡眠能力［总睡眠时间（sleep ability，TST）］之间的不匹配[81-82]；②在清醒时仍然待在床上和（或）在卧室内从事非睡眠行为的行为倾向[83-86]；和（或）③存在条件性觉醒的证据[87-89]。

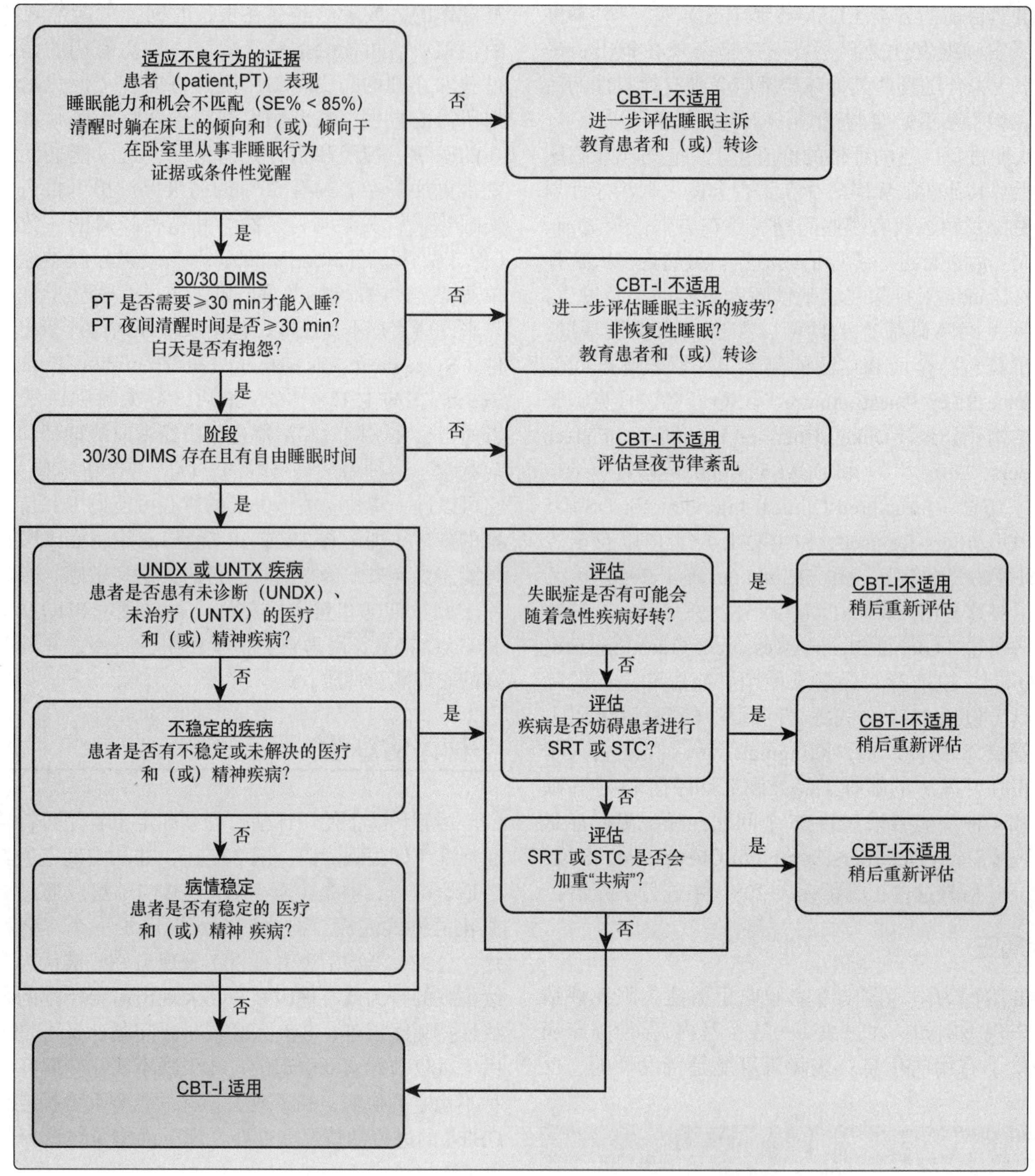


图 208.5 决策算法。CBT-I，失眠认知行为疗法；SRT，睡眠限制疗法；SCT，刺激控制疗法。[ Adapted from Smith MT，Perlis ML. Who is a candidate for cognitive-behavioral therapy for insomnia? Health Psychol. 2006；25（1）15-9. ]

睡眠机会和睡眠能力之间的不匹配通常以 SE%（TST/TIB*100）来评估[82, 92]。尽管没有规定 SE% 必须有多低才能保证治疗（即不匹配程度应该有多大），但下调 TIB 进一步的规则可以作为一个"经验法则"，即＜85% 的 SE 表明需要进行 SRT[82, 92]。其他适应证包括患者报告参与其他形式的睡眠延长（例如，在睡眠不好的夜晚后：睡懒觉、打盹或早睡）。大于 85% 的 SE 可能仅需要 SCT 或专注于与睡眠相关的担忧或不切实际期望的睡眠教育即可处理。

在床上清醒时仍然待在床上或在卧室内从事非睡眠行为的行为倾向可以通过一个简单的问题来评估：当你在夜间清醒时，你会做什么？患者的回答包括"待在床上休息，试图入睡，等待入睡"或者在卧室内阅读、看电视（或其他基于屏幕的娱乐活动）、工作等，尤其是在床上，都表明缺乏刺激控制的证据，并且提供了需要进行 SCT 的证据。注意：睡眠延长［定期提前上床和（或）延迟起床时间］可能导致时相转移，因此患者的主要问题可能还涉及昼夜节律紊乱的组成部分。

尽管传统的行为学往往不关注“卧室内的非睡眠行为”的内容，但事实上，失眠患者常常表现出与睡眠不相容的担忧状态，担心失眠或失眠的后果[93-96]。由于这些认知现象代表了 CBT-I 的直接或间接目标，可以认为算法确定是否需要进行 CBT-I 的一部分应该包括对睡眠功能障碍信念和（或）对睡眠丧失后果的灾难性思维的评估。在相关方面（除了与睡眠相关的担忧之外），失眠患者还表现出一种被称为睡眠努力的现象[97-100]。这包括任何以使自己入睡为目的的心理或行为活动。这可能包括仪式化的行为和使用看似良好的自助策略（例如思维停止、想象、放松等）。这里的观点是，“努力尝试”（付出努力）在定义上与行为和感知的脱离是不相容的。尽管各种已发表的治疗方案[92, 97-100]在是否应特别评估和（或）针对治疗担忧和睡眠努力方面存在差异，但有一些自我报告工具可以评估这些领域，包括《睡眠焦虑和关注问卷》（Anxiety and Preoccupation about Sleep Questionnaire，APSQ）[108]、《睡眠功能障碍信念问卷》（Dysfunctional Beliefs about Sleep Questionnaire，DBAS）[92]和《格拉斯哥睡眠量表》（Glasgow Sleep Questionnaire，GSES）[96]。

患者表达“上床后变得更加清醒、紧张、焦虑或沮丧”时，这可能是条件性唤醒现象的证据。可以通过让患者描述他们的晚间常规和（或）在旅行时的睡眠情况（即在新环境中的睡眠情况）来进一步评估这一现象。在前一种情况下，当被要求描述一天的最后一个小时时，失眠患者通常报告在沙发上感到困倦或入睡，然后在走进卧室时突然清醒。患者可能将清醒归因于走得太快，参与睡前活动，或者仅仅是“错过了时机”。然而，据认为，“走进卧室时变得清醒”是经典条件性唤醒 / 清醒的表现，即与睡眠相关的刺激（就寝时间、卧室、床等）已成为生理唤醒 / 清醒反应的条件刺激（conditioned stimuli，CS）[97]。在后一种情况下，当被要求描述在新环境中的睡眠情况时，失眠患者可能报告他们的睡眠有了很大改善。这被认为是因为新的睡眠环境相对缺乏正常的条件刺激。对于这一现象，最有力的证据是反向的首夜效应[97]。注意：尽管如此，这一现象可能比想象中不可靠，因为条件性唤醒可能不仅限于个人的卧室，还可能延伸到上床、就寝等行为。因此，患者在新环境中的睡眠质量可能与在家中一样糟糕。

第二个考虑因素是“失眠是否严重到需要治疗的程度？”这个问题通常是根据大多数 RCT 中使用的标准定量规则来评估的，“30 min 规则”[在每周 3 次或更多次夜间，入睡困难、睡眠中断和（或）清醒时间≥ 30 min]。该算法的这个方面与第一个方面重叠，因为只有在这些阈值下，睡眠效率可能会低于 85%。具体排除的是非恢复性睡眠的主诉（在没有睡眠启动或维持障碍的情况下，白天的后遗症）。尽管这样的主诉无疑很重要（并且在 ICSD-3 和 DSM-5 之前的大多数或所有分类学中都是失眠的定义特征），但几乎没有证据支持失眠治疗对于这种具体主诉的有效性。最后，该算法没有为治疗规定症状持续时间标准。尽管临床结果研究通常规定持续时间标准（通常符合当前的诊断标准），但无论疾病持续时间如何，失眠症状和不适应性行为 / 条件性唤醒的存在可能足以启动治疗。在失眠亚急性的情况下，治疗可能不需要“全面的 CBT-I”。这样的干预可能被视为预防性的。

第三个考虑因素涉及评估失眠是否是心理生理性的[16, 109-113]，而不是生物钟性的。这意味着，入睡困难和晚期失眠问题实际上可能是生物节律紊乱[即，睡眠相位延迟障碍（delayed sleep phase disorder，DSPD）或睡眠相位提前障碍（advanced sleep phase disorder，ASPD）][16, 114]。在 DSPD 的情况下（两者中较常见的一种）[16, 40, 114-116]，这些人经常报告极度的入睡困难（例如，需要几个小时才能入睡），但一旦入睡后，再没有进一步的睡眠问题。此外，患有 DSPD 的人在随意安排的作息时间表（例如周末）上报告正常的恢复性睡眠。在 ASPD 的情况下，这些人经常报告异常早的上床时间（上床时间）与 EMA 相关。例如，上床时间在晚上 9 点或之前，EMA 在凌晨 1 点到 5 点之间。除了这些考虑因素外，患有 ASPD 的人报告正常的恢复性睡眠。

在这两种情况下，应进行进一步的生物钟紊乱评估，因为可能需要其他旨在调整生物钟相位的治疗（参见第 43 章）。尽管 DSPD 和 ASPD 构成失眠的真正鉴别诊断（因此是任何失眠评估的核心方面），但应注意到许多慢性失眠患者可能存在某种程度的生物钟紊乱，因此可能需要将生物钟治疗与 CBT-I 结合使用。在这种情况下，一线辅助治疗可能是光疗。

第四个考虑因素涉及隐匿或不稳定的医学或精神疾病、共病的慢性医学和（或）精神疾病。在隐匿或不稳定疾病的情况下，评估这些问题可能超出了许多专注于行为睡眠医学的专业人士的实践范围。在考虑到这一点的前提下，可以使用医学症状清单、焦虑和（或）抑郁筛查工具来促使临床医生要求进行正式的心理 / 精神评估。在这种情况下，如果怀疑失眠可能会随着急性 / 不稳定疾病的缓解而解决，或者一旦解决了这些问题，失眠治疗将更容易管理，那么失眠的治疗可能会被推迟。如果是这种情况，应告知患者避免采取不适应的补偿策略，并应重新评估以确定在治疗共病的医学或精神障碍后症状是否持续存在。在慢性病或精神疾病的情况下，如果这些障碍正在得到管理并且稳定，那么关键问题是“是否有关于共病障碍的任何因素会干扰或加重 CBT-I 的进行？”虽然在需要调整标准 CBT-I 的必要性上应该保守，但“干扰”可以通过使用与患者状态更兼容的替代形式的 CBT-I 来管理。例如，如果患者行动不便或行动受限，可以选择继续治疗，但使用“反控制”指导[117-118]而不是通常的刺激控制指导。“加重”（CBT-I 可能会加重一个或多个共病疾病）是一个更严重的考虑因素，但可能比许多人想象的要少。一方面，人们担心睡眠剥夺可能会触发某些情况，如睡眠障碍、躁狂发作和（或）癫痫，而这些患者有易感性或被诊断出这些问题。对此的反驳是：①睡眠限制并不等同于睡眠剥夺，而后者是已知的这些不良事件的危险因素（注意：睡眠限制通常导致失眠 1 ～ 2 h，而睡眠剥夺导致失眠 4 ～ 8 h）；②如果共病障碍由于持续治疗而稳定，即使是睡眠剥夺也不一定会在这种情况下触发不良事件；③ CBT-I 是一种短期干预（通常为 4 ～ 8 周），因此易受影响的时间窗口很短。如果对 CBT-I 中潜在失眠风险感到担忧，可以选择不进行 CBT-I，只进行刺激控制、认知疗法和睡眠卫生的 CBT-I，或者使用一种被称为睡眠压缩的改良形式的睡眠限制。

无论是不稳定的还是稳定的医学或精神疾病，临床医生都需要注意避免过时的观念，即失眠只是其他疾病的症状，而在这些情况下针对失眠的有针对性治疗既不必要，也很可能在未首先解决原发疾病的情况下失败。这两个观点都不一定正确。事实上，现在有大量证据表明，①在治疗其他疾病后，失眠通常持续存在[119-122]，②在共病情况下治疗失眠可以像治疗非并发失眠一样有效[64]。此外，新出现的证据表明，失眠的治疗可能增强共病障碍的管理效果，可能导致更好的预后[124]。也许更相关的考虑是共病疾病的严重程度以及患者能否专注于并遵守 CBT-I 的各种治疗组成部分。

## 评估的概念模型

自 1990 年代以来，关于失眠的病因和病理生理学的理论观点大量增加，包括动物和人类模型。这些模型中有 8 个在本卷的附属章节中进行了回顾（第 91 章）。尽管所有模型都挑战我们对失眠病因和病理生理学的思考更广泛和更深入，但两个基础模型（以及睡眠-清醒调节的两个过程模型）仍然是指导评估和治疗的概念框架。话虽如此，在该章节中回顾的动物模型之一（Kayser/Belfer 果蝇模型）是基于 Spielman 的 3P 模型，它表明了其原则的普适性和行为干预逆转甚至基因异常的潜力。接下来，对 3P/4P、刺激控制和 Borbely 的双程序模型进行简要回顾。

### 3P 模型

3P 模型[81-82]，也称为 Spielman 模型、三因素模型或行为模型，为“睡眠机会和睡眠能力之间的不匹配”提供了理论基础。也就是说，睡眠延长被认为是介导从急性失眠到慢性失眠的主要因素，并且不断延续失眠。自 1987 年最初提出 3P 模型以来，该领域的许多人认为第三个 P（持续性因素）不仅是睡眠延长。其他因素包括明确的条件作用、与睡眠相关的担忧 / 灾难化、睡眠努力、与睡眠相关的注意偏向和昼夜节律紊乱（如前所述）。4P 模型[119]则着重于经典条件作用的额外持续因素（即条件觉醒、条件激活或条件清醒）。在这种情况下，被认为是在参与了不适应性行为并且睡眠相关线索与清醒生理学的反复配对之后开始发挥作用的。有趣的是，在接受 4 ～ 8 次治疗后，治疗反应者在治疗停止后的 3 ～ 24 个月内，通过增加总睡眠时间（total sleep time，TST）来证明，第四个 P（条件作用）可能会得到解决[120-122]。观察到的 TST 增加可能是由于条件觉醒的消退需要时间。另外，患者可能需要时间来放松对睡眠努力的依赖，或者重新建立对睡眠可预测性（睡眠自我效能）的信任。尽管存在所有这些可能性，但也有可能患者在接受认知行为疗法后运用所学知识，通过系统的睡眠延长进行自我实验，从而逐渐增加总睡眠时间（TST）。

### 刺激控制模型

刺激控制模型（stimulus-control model, SCM）[83-87]为“清醒时候倾向于待在床上和（或）在卧室从事非睡眠行为”的重要性提供了理论基础。在 SCM 的最初构想中，主要关注的是睡眠环境中的非睡眠行为，这些行为被视为削弱了睡眠相关线索与期望的睡眠结果之间的关联。这构成了“刺激失控”，并且这个问题被视为一种工具性现象（一种可以通过指导进行修改并通过获得期望的结果进行强化的行为问题）。在 SCM 的最初构想中，卧室内清醒并不被认为特别独特；它只是许多可能的非睡眠行为之一。尽管如此，对于这个问题有一个特定的指导：“如果你发现自己无法入睡，起床去另一个房间。”显然，这个指导旨在防止睡眠相关刺激与清醒的生理和体验相结合，并促进睡眠相关刺激与睡眠的生理和体验相结合。以这种方式构思，SCM 也与经典条件作用的观点相符，并且治疗中包括对引发清醒的反条件作用。

最后，虽然不是 SCM 的明确部分，但与 Borbely

的双程序模型密切相关的是[126]，在床上清醒并试图入睡特别有问题，因为可能会发生微睡，这可能会干扰睡眠稳态。因此，在床上清醒通常被视为连续清醒，但没有连续清醒的任何好处。这种情况可能有助于解释"清醒时离开卧室"的刺激控制指导的智慧。这种操作不仅可以防止床和卧室与清醒相结合，而且还可以禁止微睡并使睡眠稳态发挥最佳作用。

### Borbely 的双程序模型

Borbely 的双程序模型[126]指出，睡眠的时机、持续时间和深度由两个程序控制，这两个程序可能是对齐的或不对齐的，并且可能相互作用：程序 C（昼夜节律调节）和程序 S（内在稳态调节）。有关该模型的完整解释，请参见本书第 38 章。两程序模型对失眠症的相关性在于，睡眠连续性紊乱可能发生在两个系统的失调（或非最佳功能）情况下。也就是说，在生物钟偏好睡眠阶段之前或之后，或者没有足够的内在稳态预备就开始或继续睡眠会导致睡眠连续性［和（或）睡眠结构］紊乱。在这种情况下，评估必然考虑这些领域内的异常；治疗通常以这些术语解释，并且治疗本身（至少在 CBT-I 方面）被认为通过系统操纵这些因素来发挥其治疗效果。最后，我们建议双程序模型（和两个系统的潜在相互作用）可能有助于获得 SCT 的遵从性。也就是说，我们长期以来一直认为，在睡眠期间完全清醒（当一个人没有生物学上准备好清醒时）不仅可以防止微睡，还可能与更大的内在稳态预备有关。也就是说，在白天，1 h 的清醒为半小时的睡眠做好准备；在睡眠期间，可能是半小时的清醒为 1 h 的睡眠做好准备。分享这样的信息（作为轶事）被认为可以帮助患者遵守刺激控制指导，以此方式："如果你离开卧室，这将为更好的睡眠提供双倍的准备。"虽然被用作临床真理，但现在有初步证据表明，过程 S 的确会根据一天中的时间而变化（夜间清醒的 60 min 间隔比白天清醒的 60 min 间隔在随后的睡眠期间产生更多的动力）[72]。

## 概念化案例

正如本章初步提出的，评估的目的是确定患者是否患有失眠，失眠是否需要治疗（是否严重和频繁，是否慢性），以及治疗是否可能受到其他因素的影响［不稳定或稳定的医学和（或）精神卫生共病］。评估还有助于确定是否有治疗反应（如果没有，可能的原因是什么）。暂时不考虑关于治疗反应的持续评估问题，评估过程的第一步是收集数据，通常在入职面谈期间进行。数据来源包括患者的人口统计信息；患者对其睡眠问题和临床史的总结；审核转诊文件和（或）患者上次体检的摘要；有关医学和精神诊断、治疗的电子病历（electronic medical record，EMR）数据；以及先前睡眠评估的摘要结果［包括多导睡眠监测（PSG）报告］和标准化回顾性测量的获取［例如，睡眠障碍症状检查表（SDS-CL-25）、ISI、ESS、医学和药物表格、医学症状清单、PHQ-9 和 GAD-7］。将这些信息综合起来，用于概念化案例。虽然有许多方法可以实现这一点（甚至有更多方法可以编写评估报告），其中一种方法是根据之前提出的算法描述案例。请参见表 208.4 和表 208.5。表 208.4 提供了临床概况信息。表 208.5 说明了如何使用临床概况数据来评估是否适用于 CTB-I。

### 案例

一位 57 岁的白种女性（身高 1.67 m，体重 81.65 kg；BMI 为 29），担任初中教师已有 30 年。在过去的 25 年中，她曾多次因压力而患上急性失眠；在过去的 5 年中，失眠变成了慢性失眠。她的丈夫因伤残而无法工作已有 6 年。夫妻之间存在一些婚姻问题。她有一个正在上大学的女儿和一个高中二年级的儿子。患者报告说，"两个孩子都很好"。临床数据见表 208.4 和表 208.5。

表中的患者概况包括：①存在不适应性行为的证据（SE% 低于 85%，在清醒时候待在床上并从事非睡眠行为，有睡眠相关的担忧和努力）；②失眠的严重程度 / 频率足够大，需要进行治疗（WASO 和 EMA 在每周＞ 3 个晚上超过 30 min）；③几乎没有循环节律紊乱症状的证据。患者在 SDS-CL-25 上表现出一些阻塞性睡眠呼吸暂停症的迹象（BMI 为 29，口干，频繁的无法解释的醒来）。此外，患者还有几种正在接受治疗的疾病（抑郁症、潮热和头痛）。对这些疾病的有效治疗并没有解决失眠问题。因此，可以合理地得出结论，失眠已经演变成了一种值得重点治疗的共病症。如果 CBT-I 是首选治疗方法，下一步是让患者开始进行前瞻性睡眠评估期。按照 CBT-I 的标准做法，这将包括 1 ～ 3 周的前瞻性睡眠连续性采样，使用睡眠日记和（理想情况下）每周一次的 ESS 评估。这个评估（CBT-I 的基线）可能还包括每周一次的单一障碍 OSA 测量（例如 STOP-BANG、柏林问卷或 MAPI）以及在睡眠日记中增加 OSA 问题（至少包括一个关于打鼾的问题）。综合这些数据可能会建议继续或延迟治疗。如果选择继续进行 CBT-I，这可能需要临床医生制订过度嗜睡管理计划。如果选择延迟治疗，这可能需要临床医生安排或转诊进行额外的测试，可以是在家中进行［家庭睡眠测试（home sleep test，HST）］或在实验室进行［多导睡眠监测（PSG）］。

**表 208.4 临床资料**

| 评估 | 临床信息（来自临床访谈、问卷、用药表、病史表等） |
| --- | --- |
| 人口统计学 | 57 岁白人女性；中学教师（首班＋）；结婚了；两个孩子，一个在家里；失能丈夫 |
| 失眠概要 | 连续 25 年，近 5 年加重 |
| 睡觉前后时间 | 工作日晚上 9 点半到 10 点睡觉，早上 6 点起床；周末上午 7 点到 8 点起床 |
| 睡眠潜伏期 | 经典睡眠潜伏期一般 10 ～ 20 min |
| 入睡后觉醒 | 一次睡眠后一般有 20 ～ 120 min 觉醒 |
| 夜间-晨间清醒 | 每周 3 ～ 4 晚；早上 20 ～ 60 min 保持清醒 |
| 估计总睡眠时间 | 一般 5.5 ～ 6 h；周末偶尔 8 ～ 8.5 h |
| 在床时间 | 8.5 ～ 10 h |
| 估计睡眠效率 | 55% ～ 75% |
| 日间事件 | 疲劳、易怒、焦虑增加、注意力不集中；开车时偶尔会犯困 |
| 夜间焦虑 | 回顾工作日；对经济和婚姻的担忧，失眠对白天功能和长期健康的影响 |
| 睡眠习惯（卧室） | 手表时钟；躺在床上看书；试图“清空她的头脑”；很少下床；丈夫鼾声；卧室晨光 |
| 睡眠习惯（白天） | 下午 3 点前喝 2 ～ 3 杯咖啡；没有锻炼；晚餐时一杯酒；晚上 6 ～ 7 点后不吃饭；否认午睡，但在沙发上打瞌睡 |
| 医疗问题 | 高血压；围绝经期（每周 2 ～ 3 夜轻度至中度潮热）；头痛 |
| 健康行为问题 | 经 PCP 诊断为抑郁症；且不在治疗中 |
| 睡眠药物 | 大多数晚上交替使用 5 mg 唑吡坦和 3 mg 褪黑素 |
| 其他药物 | 氯沙坦 50 mg（血压）；西酞普兰 20 mg；黑升麻（OTC 用于治疗潮热）；布洛芬（头痛） |
| 失眠严重指数 | 18 分（0 ～ 28）；15 分以上在临床上认为是严重的，一部分人的阈值是 10 分 |
| Epworth 嗜睡量表 | 10 分（0 ～ 24）；10 分以上在临床上认为是严重的，需要临床判断确定治疗方案 |
| 患者健康问卷 -9 | 8 分（0 ～ 27）；10 分以上在临床上认为是严重的，需要临床判断确定治疗方案 |
| 一般焦虑疾病 -7 | 7 分（0 ～ 21）；10 分以上在临床上认为是严重的，需要临床判断确定治疗方案 |
| 晨型-夜型问卷 | 55 分（16 ～ 86）；16 ～ 41 分为“夜猫子”，59 ～ 86 分为“百灵鸟”，42 ～ 58 介于两者之间 |
| 睡眠障碍症状检查表 -25 | 失眠测试阳性，白天过度嗜睡，早晨口干 |

### 临床要点

归根结底，对于任何临床问题的评估只有在提供指导干预所需的相关要点时才有用。这对于失眠障碍的评估和诊断也是如此。Art Spielman 的行为模型提供了这样的指南。引用 Spielman 博士的话：“增加失眠风险的因素和触发发作的因素通常与确立后维持障碍的因素不同。即使易感因素无法轻易改变，触发因素也无法明确确定，通过解决持续因素仍然可以获得显著的缓解。”尽管可能的易感和触发因素可能仅仅解释了短暂的急性失眠发作，但一旦失眠变得慢性化，几乎可以肯定是持续因素在维持它。不能低估的是，如果存在削弱的睡眠驱动力、昼夜节律紊乱、条件性觉醒、注意偏向和对睡眠的担忧等持续因素，它们将需要评估。这为临床医生提供了明确的指导干预策略，可以实现强大而健康的睡眠调节，并促进良好的睡眠连续性。这是成立的，无论是否存在其他共病障碍。此外，通过良好的睡眠，患者的应对能力可能得到增强，这对于其他共病症的治疗结果可能会产生有益的影响。

## 总结

如前所述，如何进行评估取决于评估的目的，而评估的方式将根据临床医生的首选治疗模式以及他们的培训和专业领域不同而大不相同。最终，在失眠的背景下进行评估和治疗是辩证的：“评估就是治疗，治疗就是评估”。评估是治疗，因为通过睡眠日记的自我监测（尤其是在基线期间），患者通常会发现他们的失眠频率和（或）严重程度与他们在回顾性问卷中回忆和报告的不同。当患者说：“谢谢你让我完成

**表 208.5　失眠的认知行为疗法适应性评估**

| 评判 | 是 / 否 | 细节 | 3P/4P 因素 |
|---|---|---|---|
| **不良行为** | | | |
| 睡眠延长 | 是 | 患者卧床时间最长达 10 h；TIB 与 TST 不匹配；（SE ≈ 72%） | 持续存在 |
| 节律紊乱 | 是 | 上床时间（time to bed，TTB）和起床时间（time out of bed，TOB）变化很大 | 持续存在 |
| 条件性唤醒 | 是 | 患者在沙发上打瞌睡，但进入卧室时醒来 | 持续存在 |
| 睡眠努力 | 是 | 患者“努力”排空思想，在 TTB 放松 | 持续存在 |
| 认知唤醒 | 是 | 患者担心短期和长期睡眠不足；看手表；做安全行为（例如，晚些时候不喝咖啡因，不运动）。 | 持续存在 |
| 糟糕的睡眠习惯 | 是 | 夜间酒精；缺乏身体活动；注意：不好的睡眠习惯也可能被认为是造成失眠的倾向，但不是慢性失眠的直接原因 | 持续存在 |
| **医疗健康问题** | 是 | 高血压；准更年期；潮热；这些问题可能作为促发因素（促发或持续因素）存在，具体取决于急性和慢性失眠的发病时间。它们不是治疗（CBT-I）禁忌证。短期内，这些共病的严重程度可能会恶化，但从长期来看，成功的 CBT-I 可能会减轻这些共病诊断的严重程度 | 持续存在？<br>近期患病？ |
| **药物** | 是 | 氯沙坦、西酞普兰、黑升麻、布洛芬许多抗高血压和抗抑郁药可致失眠；黑升麻会引起头痛；布洛芬会引起胃部不适。<br>这些药物的使用可能是促发因素（促发或持续因素），具体取决于急性和慢性失眠的发病时间 | 持续存在？<br>近期服用？ |
| **诊断问题** | | | |
| 是否严重到需要治疗？ | 是 | WASO 和 EMA ≥ 30 min 或每周＞ 3 次，持续 3 个月以上 | N/A |
| 节律障碍 | 否 | | N/A |
| 患者可能患有未确诊的疾病的嘛？ | 可能 | 患者有一定程度的嗜睡，表明有内在睡眠诊断；可能存在 OSA 的患者报告早上口干。可能需要进一步测试，患者的重度抑郁（MDD）可能需要进一步评估。 | 持续存在？<br>近期患病？ |
| 如果未确诊的疾病得到解决，失眠会缓解吗？ | 否 | 如果患者有 OSA（或其他内在睡眠诊断），这可能会导致 WASO、EMA 和嗜睡，但不能完全解释患者夜间长时间清醒的原因。此外，睡眠机会和能力之间的不匹配和不适应行为的发生清楚地提示失眠治疗是必要的。 | 持续存在？ |
| 这种疾病会妨碍失眠治疗（CBT-I）吗？ | 否 | 如果存在，OSA 并不会影响失眠的治疗，但可能会导致日间嗜睡的恶化。这可能需要额外的临床管理 | N/A |
| 失眠治疗会使 OSA 或抑郁症恶化吗？ | 可能 | OSA：如前所述，失眠治疗可能会加重 EDS。失眠治疗也有可能减弱终止呼吸暂停事件的觉醒反应。现有数据表明，如果存在 OSA，则在轻至中度范围内。有些人可能选择延迟治疗，直到可以进行睡眠检查。有些人可能选择在等待睡眠检查的同时开始治疗<br>MDD：有相当数量的研究表明，CBT-I 至少不会加剧抑郁症，而且不治疗失眠实际上会干扰抑郁症的治疗结果 | N/A |

睡眠日记，我已经因为完成它们而感觉好多了”时，他们通常直接解决了这个问题。这并不是说患者本身就好了，而是他们对疾病的严重程度和频率的看法是基于数据而不是记忆启发式［如显著性、主要性和（或）近期性］。这本身就具有治疗作用。治疗是评估，因为治疗反应决定了如何继续治疗（这尤其适用于 SRT 的调节方面）。治疗也是评估，因为它经常揭示隐藏的问题。

总之，失眠可能是少数几种情况之一，其中初始评估是全面的，治疗之前的评估持续了一段时间，并且评估在治疗期间持续进行。在我们看来，这代表了一种最好的基于证据的治疗形式，即评估持续进行，根据系统收集的数据不断调整疗法。

## 参考文献和拓展阅读

请扫描书后二维码，获取参考文献和拓展阅读资源。

# 第 209 章　睡眠和公共卫生的调查抽样方法

*Kristen L. Knutson*

张力戈　滕　腾　译　周新雨　审校

**章节亮点**

- 由于睡眠对各种健康结果具有普遍影响，因此对人群进行睡眠评估于公共卫生具有重要意义。虽然客观测量睡眠是理想的，但在某些情况下需要自我报告的信息（例如调查和民意测验）。
- 存在许多调查工具用于评估睡眠的各个方面，包括睡眠质量、睡眠干扰、嗜睡、多维睡眠健康和睡眠障碍。其中许多工具经过良好验证，可以成为人口研究中有用的工具。
- 设计研究或审查已发表的工作必须考虑所基于的样本。在一个样本中得到的结果可能不适用于其他群体（即可能不具有普遍性）。同样，睡眠调查工具可能是在特定亚组中开发和验证的，可能在其他群体中表现不佳。

## 引言

睡眠不足与许多健康问题相关。影响范围从表现不佳和记忆困难到心理健康和情绪障碍。还有报道心血管和代谢的损害。事实上，美国医学研究所（Institute of Medicine，IOM）最近的一份报告指出，睡眠不足和（或）睡眠障碍的人更不具生产力，医疗资源利用增加，发生事故的可能性也增加[1]。所有这些后果都构成了重要的公共卫生问题。IOM 在其《健康人 2020》（Healthy People 2020）的 24 个目标之一中进一步认识到这一点：“增加获得充足睡眠的成人比例[2]。”考虑到良好睡眠对健康的广泛影响，我们需要在人群研究中测量睡眠，以评估睡眠对公共卫生的贡献，并且需要尽可能准确地测量睡眠。

尽管客观的睡眠评估［例如多导睡眠监测、家庭睡眠测试和（或）活动测量］更可取，但有时需要主观评估。因此，对现有调查工具的回顾将提供识别适当工具的指导。

健康的睡眠是多维的。它包括适当的睡眠时间、睡眠质量和恢复性睡眠。睡眠障碍的存在和治疗也与评估睡眠健康相关。最后，由于睡眠在一定程度上受到昼夜节律系统的控制，对生物钟类型或睡眠时间的评估可能与理解睡眠健康相关。本章回顾了设计用于评估睡眠健康各个领域的调查工具。当然，除了这里描述的工具外，还有许多其他睡眠调查工具和问卷。有关睡眠调查工具的更多内容，请参阅 Moul[3] 和同事的研究工作以及 Spruyt 和 Gozal[4] 的著作。

## 调查工具

调查通常是指对特定人群的观察性研究，涉及使用问卷收集数据。调查可以是定量或定性的，这里只讨论定量工具。选择调查工具应该由研究目标和研究问题驱动。此外，应考虑工具已经被验证和测试的程度。要考虑的重要的有效性和可靠性特征包括以下内容：

- 构造效度：评估工具测量其所声称的内容的程度。
- 收敛效度：评估预期应该相关的构念是否实际上相关。
- 测试-重测信度：衡量在构念保持不变的一段时间内得分的一致性程度。
- 内部一致性（或内部信度）：多项测量工具中各项回答之间的一致性程度。克龙巴赫 α 统计量通常用于评估内部一致性（数值越高表示内部一致性越好）。

有几种经过验证的调查工具可用于评估睡眠的一个或多个维度。使用问卷或调查的一个主要优点当然是它的成本低廉且易于实施。这使得可以从更多的个体中收集信息，尤其是与多导睡眠监测和运动监测相比。然而，也需要注意一些限制。

首先，自我报告容易出现测量误差，这对于对生理过程而非主观体验（例如，觉醒次数、呼吸暂停与睡眠满意度）感兴趣的情况来说尤为明显。例如，在一个美国中年人的样本中，自我报告的睡眠时长与运动监测估计的睡眠时长之间的相关性为 0.47，这仅表示中等程度的关联[5]。

其次，这些工具通常是在特定样本中开发和验证的（例如，来自美国的英语为母语的白人成人），在其他文化或语言中可能效果不佳。如果可能，研究人员应在他们感兴趣的人群中测试工具的有效性。尽管如此，在更大规模的研究中，特别是在更客观的测量不可行的情况下，调查工具可以是估计睡眠特征的有用工具。

调查问题和工具已被用于估计睡眠时长、睡眠质量、睡眠健康、生物钟类型和睡眠障碍。每个类别中的特定工具将在后面进行描述。表 209.1 ～表 209.3 总结了本章讨论的工具。

## 睡眠时长的自我报告

许多观察性研究评估了“习惯性睡眠时长”，但用于估计睡眠时长的问题各不相同。首先，有些问题询问每晚的睡眠时长，而其他问题询问每 24 小时的睡眠时长。这种区别对于有午睡习惯的人群或那些没

**表 209.1　评估睡眠的调查工具概述**

| 领域 | 工具 | 项目数量 | 参考期 | 评分和判读 |
| --- | --- | --- | --- | --- |
| 睡眠质量 | 匹兹堡睡眠质量指数 | 19 项 | 1 个月 | 对 7 个组成部分的评分进行汇总，以提供总体评分。分数越高即睡眠质量越差 |
| 睡眠障碍 | PROMIS 睡眠障碍 | 全表 27 项<br>简表 8 项 | 7 天 | PROMIS 评分涉及基于美国人群的 T 评分转化；分数越高即干扰或损害越严重 |
| 睡眠相关损害 | PROMIS 睡眠相关损害 | 全表：16 项<br>简表：8 项 | 7 天 | 同上 |
| 困倦 | Epworth 嗜睡量表 | 8 项 | 近期 | 汇总答案，分数越高表示越思睡 |
| 睡眠健康 | RU-SATED | 5 项 | 不确定 | 汇总得分，更高得分意味着更好的睡眠 |
| | 睡眠健康指数 | 14 项 | 7 天 | 算法评分可以从国家睡眠基金会获得，更高得分意味着更好的睡眠 |
| 节律偏好类型 | 晨型 / 夜型问卷 | 19 项 | 不确定 | 汇总结果，更高的值意味更偏向夜间型 |
| | 慕尼黑昼夜节律问卷 | 24 项 | 不确定 | 其中一个分数是计算空闲日睡眠的中位时间 |
| | μ 型慕尼黑问卷 | 6 项 | 不确定 | 同上 |

**表 209.2　睡眠障碍的筛查工具**

| 领域 | 工具 | 项目数量 | 参考期 | 评分和判读 |
| --- | --- | --- | --- | --- |
| 阻塞性呼吸暂停（obstructive sleep apnea，OSA） | 柏林问卷 | 12 项 | 不确定 | 一共三个组成部分，第二部分或者第三部分是阳性结果意味着有较高可能性患有 OSA |
| | STOP-BANG 问卷 | 8 项 | 不确定 | 前四项中有两项回答“是”意味着较高可能性患有 OSA；后四项中回答“是”越多意味着症状越严重 |
| 失眠 | 失眠严重程度指数 | 7 项 | 2 周 | 分数汇总后越高意味着失眠越严重 |
| | 失眠症状问卷 | 13 项 | 1 个月 | 失眠障碍的存在是基于报告持续至少 4 周的频繁症状并伴有至少一次日间事件 |

**表 209.3　儿童问卷**

| 工具 | 项目数量 | 参考期 | 评分和判读 |
| --- | --- | --- | --- |
| 儿童 PROMIS 睡眠障碍 | 15 项 | 7 天 | PROMIS 评分涉及基于美国人群的 T 评分转化；分数越高即干扰或损害越严重 |
| 儿童 PROMIS 睡眠相关损害 | 13 项 | 7 天 | 同上 |
| 儿童睡眠障碍量表 | 26 项 | 6 个月 | 得分汇总；分数越高越严重 |
| 儿童睡眠习惯量表 | 45 项 | 经典近一周 | 全部得分和 8 项得分 |

有单一的集中睡眠时段或非典型的睡眠-清醒日常的人群（例如，轮班工人）尤其重要。因此，对这些人群的研究应包括一个询问每 24 h 睡眠的问题或一个单独的询问白天睡眠周期的问题。其次，第二个考虑因素是睡眠时长可能在工作、非工作或上学日之间变化[6]。关于休息日和非休息日睡眠时长的单独问题将有助于评估这种变异性。

最后一个重要问题是如何询问睡眠时长。一种选择是简单地询问被调查者睡眠多长时间，例如："工作日晚上你睡几个小时？"这种类型的问题要求被调查者估计他们的睡眠时间。这种方法假设个体能够准确地猜测他们的睡眠时间。估计的准确性也会受到个体的睡眠规律一致性的影响；也就是说，它是否有很大的变化或者相对规律。另一种选择是询问上床和起床时间。通常的上床和起床时间可能需要较少的估计和计算，从而减轻被调查者的认知负担。然后，面试者可以计算这个时间间隔的持续时间。当然，这种方法的局限性在于，床上的时间并不等同于实际的睡眠时间，如果有人的睡眠质量较差，这种方法可能会高估他们的睡眠时长。

有趣的是，一项回顾性研究调查了自我报告的睡眠时长与死亡风险之间的关联，发现只有当问题要求被调查者估计睡眠时长时，才观察到睡眠时长和死亡率之间的 U 型关联[7]，而使用上床和起床时间间隔的研究没有观察到 U 型关联。这表明人们对不同类型的问题的回答可能存在一些偏差，作者建议，对于基于时长的问题可能存在一种规范答案，而基于时间的问题则不存在这种规范答案。因此，计划使用自我报告睡眠时长问题的研究者在决定问题措辞时应考虑这些不同的问题。不幸的是，对于如何最好收集自我报告的睡眠时长，睡眠研究者之间没有达成共识。

## 睡眠质量 / 睡眠干扰 / 与睡眠相关的损害

### 匹兹堡睡眠质量指数

匹兹堡睡眠质量指数（Pittsburgh Sleep Quality Index，PSQI）是一种用于测量主观睡眠质量的常用的调查工具。它要求受访者考虑过去一个月的睡眠情况，并回答 19 个问题，计算出 7 个组成分数，然后将它们加总成为一个总分。这 7 个组成分数的范围是 0 ～ 3，总分的范围是 0 ～ 21；得分越高表示睡眠质量越差。这 7 个组成分数分别是主观睡眠质量、入睡延迟、睡眠时长、习惯性睡眠效率、睡眠干扰、使用睡眠药物和白天功能障碍。问卷还包括一个关于是否有床伴以及床伴是否告诉受访者自己打鼾、睡觉时呼吸间歇、腿部抽动或抽搐，或者在睡眠期间出现迷失或困惑的问题。这些问题不包括在总分中，但可能暗示着存在阻塞性睡眠呼吸暂停或不安腿综合征等睡眠障碍的存在。

PSQI 最初通过比较健康人群、睡眠障碍患者和抑郁症患者之间的组分和总分来进行验证。组分得分和个别项目均表现出较高的内部一致性（克龙巴赫 α 值均为 0.83）[8]。对 PSQI 的被试内可靠性进行了研究，共有 91 名被试在平均相隔 28 天的两个时间点上完成了 PSQI。总分的皮尔逊相关系数为 0.85，组分得分的相关系数在 0.65 ～ 0.84[8]。另一项研究在 76 名失眠患者中进行了 2 天到数周的测试-重测可靠性研究，发现全球评分的相关系数为 0.87[9]。在第三项研究中，610 名美国中年成人在大约 1 年的时间内完成了两次 PSQI 问卷[10]。PSQI 得分的皮尔逊（Pearson）相关系数为 0.68。经上述数据验证可知，PSQI 是一种可行性较高的问卷，可用于估计主观睡眠质量。

PSQI 最初是用英文编写的，然而，它已经被翻译成至少 16 种语言：阿拉伯语[11]、中文[12, 24]、法语[13]、希腊语[14]、希伯来语[15]、意大利语[16]、日语、[17]韩语[18]、波斯语[19]、葡萄牙语（巴西）[20]、西班牙语（哥伦比亚）[21]、西班牙语（墨西哥）[22]、西班牙语（西班牙）[23]、泰语[25]、乌尔都语[26]和塞尔维亚语[27]。

### 患者报告的结果测量信息系统

患者报告结果（patient-reported outcomes，PRO）对于从患者角度评估幸福感和改进 PRO 的评估非常重要。患者报告结果测量信息系统（Patient-Reported Outcomes Measurement Information System，PROMIS）是通过美国国立卫生研究院的一项倡议开发的，旨在提供各种与健康相关的工具[28]。PROMIS 工具包括两个关注睡眠的项目，具体而言是，睡眠障碍（sleep disturbances，SD）和与睡眠相关功能受损（sleep-related impairment，SRI）。

SD 和 SRI PROMIS 工具上的问题要求被调查者在过去 7 天内评价睡眠的各个方面。因此，这些问题避免了要求他们计算数量或报告时间，也不评估任何特定睡眠障碍的症状[29-30]。完整的 SD 工具有 27 个项目，完整的 SRI 工具有 16 个项目。这些工具可以通过计算机自适应测试（computerized adaptive testing，CAT）进行管理，该测试根据提供的回答进行调整；因此，根据睡眠障碍或功能受损的严重程度，该工具对每个人都是独一无二的。在使用 CAT 时，可以自动计分，并将得分转换为与美国普通人口相对应的 T 分数[28]。两个工具显示的得分越高，表示睡眠障碍越大或与睡眠相关的功能受损越严重。

SD 和 SRI PROMIS 工具是由一组专家使用严格的方法学开发的，他们开发了大量的问题，并使用各种已建立的技术来减少项目数量并进行有效性测试[29]。通过与其他睡眠问卷（PSQI、ESS）的得分之间的相关性，支持了 SD 或 SRI 得分的收敛效度[29]。通过比较具有睡眠障碍的群体与没有睡眠障碍的群体之间的得分，评估并支持了建构效度，且前者的 SRI 和 SD 得分较高[29]。

每个工具还经过了 8 项固定版本的测试[30]。这些简化版与完整工具之间的相关性非常高（> 0.95），表明简化版是有效的。通过将这些得分与 PSQI 和 ESS 进行比较，检验了完整的 8 项工具的收敛效度，并且这些工具之间的高相关性表明 PROMIS 工具具有收敛效度[30]。8 项版本的建构效度也通过比较报告了睡眠障碍和未报告睡眠障碍的人之间的得分进行了测试，由于睡眠障碍群体的得分较高，PROMIS 工具似乎也具有建构效度[30]。SD 量表的 6 项版本还在老年样本（年龄> 65 岁）中进行了验证，内部一致性很高（克龙巴赫 α ＝ 0.86）；PROMIS SD 得分与其他健康指标（如抑郁、压力和生活质量）显著相关[31]。

PROMIS 睡眠障碍工具的翻译版本有荷兰-弗拉芒语[32]和葡萄牙语（巴西）[33]。

## Epworth 嗜睡量表

Epworth 嗜睡量表（Epworth Sleepiness Scale，ESS）通过 8 个问题衡量白天困倦的一般程度。每个问题要求被调查者根据一个四级量表（从“没有可能性”到“很可能”）表示他们在特定情况下入睡的可能性。该工具适用于成人群体。得分范围从 0 ～ 24，得分越高表示困倦程度越大[34]。ESS 已经在各种研究中使用，从医学实习生[35]的白天困倦到多发性硬化症患者的白天困倦[36]。有趣的是，它还是一项研究中的主要结果指标，该研究考察了吹吹管对中度阻塞性睡眠呼吸暂停患者的影响[37]。

ESS 已经进行了验证测试。例如，在 87 名医学生中进行了 ESS 的测试-重测可靠性分析，间隔为 5 个月，Pearson 相关系数为 0.82[38]。在一项针对 600 多名美国中年成人的研究中，ESS 得分在约 1 年之间收集的 Pearson 相关系数为 0.76。需要注意的是，这些问题描述的情况可能并不适用于所有社区。例如，一个问题询问“开车时，在交通中停留几分钟时”有入睡的可能性。显然，生活在没有交通，甚至没有汽车的社区的人将无法回答此问题。因此，尽管这个问卷被广泛使用，但它并不适用于每个研究地点。

ESS 已经被翻译成至少 19 种语言：阿拉伯语[39]、中文[40-41]、克罗地亚语[42]、德语[43]、希腊语[44]、伊朗语[45]、意大利语[46]、日语[47]、韩语[48]、挪威语[49]、葡萄牙语（巴西）[50]、塞尔维亚语[51]、西班牙语（哥伦比亚）[52]、西班牙语（墨西哥）[53]、西班牙语（秘鲁）[54]、西班牙语（西班牙）[55-56]、泰语[57]、土耳其语[58]和乌尔都语[59]。

## 睡眠健康工具

如前所述，睡眠健康是多维的，不仅仅是缺乏睡眠障碍。睡眠健康可以包括睡眠质量、睡眠时间、睡眠干扰以及睡眠后的恢复感（以及其他可能的维度）。至少有两种工具被设计用于包含多个睡眠维度：RU SATED 和睡眠健康指数（Sleep Health Index，SHI）。

### SATED 量表

Daniel Buysse[60]认为，评估睡眠健康的重要性在于包括多个睡眠维度。他最初提出了 SATED 量表，该量表评估了睡眠健康的 5 个关键维度：对睡眠的满意度（S）；清醒度（A）；睡眠时间安排（T）；睡眠效率（E）；睡眠时长（D）[60]。他为每个领域提出了一个问题，有 3 个可能的回答选项：很少 / 从不，有时，通常 / 总是。回答被加总，得分范围从 0（睡眠健康差）到 10（睡眠健康好）。后来，这个量表被改为“RU-SATED”，以将睡眠的规律性添加到构建中。最近的一项验证研究报告显示，克龙巴赫 α 为 0.64，平均项目间相关性为 0.22[61]，这表明有中等的内部一致性。RU-SATED 得分与自评的睡眠以及失眠严重指数显著相关，这是收敛效度的证据[61]。

### 睡眠健康指数

睡眠健康指数（SHI）是由美国国家睡眠基金会（National Sleep Foundation，NSF）的一个工作组开发的。NSF 成立了一个由睡眠和调查专家组成的工作组，最初确定了 7 个不同的领域，并制定了相应的问题。在 2014 年（$n$ ＝ 1253）和 2015 年（$n$ ＝ 1250）[62]，通过随机抽样的电话访谈对全国代表性成人进行了一项包含 28 个问题的调查。这些调查数据被合并，通过因子分析确定了最终的 14 个问题，从而创建了 SHI。因子分析还揭示出这些问题可以分为 3 个独立的领域，即睡眠质量、睡眠时间和睡眠紊乱。因此，尽管工作组最初确定了 7 个领域，但事后的因子分析只揭示出 3 个领域。每个领域内的问题被组合成子指标，然后再将子指标组合成总体的 SHI，得分范围从 0 ～ 100（较高的分数反映较好的睡眠健康）。

SHI 的验证包括内部一致性测试和构建效度。克

龙巴赫 α 指数显示了高水平的内部一致性，为 0.75，而对于 3 个子指标，克龙巴赫 α 指数分别为 0.63（睡眠紊乱和睡眠时间）和 0.77（睡眠质量）[62]。通过评估 SHI 与理论上应与睡眠健康相关的测量指标之间的相关性，可以支持 SHI 的构建效度。构建效度得到支持，因为 SHI 与主观整体健康（$r = 0.38$）、压力（$r = -0.37$）和生活满意度（$r = 0.36$）之间存在显著相关性。

## 昼夜节律偏好和生理节律型

睡眠主要受昼夜节律的调节；因此，昼夜节律偏好和生理节律型是可以通过问卷调查来估计的重要概念。昼夜节律偏好通常指一个人“感觉最好”或偏好在某个特定时间进行某些活动的时间。生理节律型是表示昼夜节律相位的术语，它大致上是一个人内部时钟设定的时间。衡量昼夜节律相位的暗光褪黑素释放（dim light melatonin onset，DLMO）是一个金标准的测量方法，它确定褪黑激素水平开始上升的时间。具有较晚生理节律型的个体的褪黑激素水平会在一天中较晚的时间上升。当然，在实验室外的大规模研究中，测量 DLMO 是具有挑战性的。在本节中，我们讨论两种工具：晨型 / 夜型问卷（Morning/Evening questionnaire，MEQ）和慕尼黑昼夜节律问卷（Munich Chronotype Questionnaire，MCTQ）。这个概念旨在代表内源性昼夜节律，假设生理节律较晚的个体也会有较晚的昼夜节律偏好。

### 晨型 / 夜型问卷

晨型 / 夜型问卷是为了估计昼夜节律偏好而开发的（有时也被称为“晨鸟夜猫”问卷）[63]。这个包含 19 个项目的问卷询问受访者关于他们更喜欢在一天的哪个时间起床、睡觉、锻炼或工作，以及他们在起床后或晚上的感觉如何。得分范围从 16 ～ 86，较低的得分表示更偏向晚上（即更喜欢晚上或“夜猫”）。得分也可以分为以下几个类别：明确的晨型（70 ～ 86 分）、适度的晨型（59 ～ 69 分）、无特定类型（42 ～ 58 分）、适度的夜型（31 ～ 41 分）和明确的夜型（16 ～ 30 分）。在最初的验证论文中[63]，作者将问卷与 48 名年龄在 18 ～ 32 岁的参与者连续 3 周每天测量的口腔温度数值进行了比较。他们发现，在问卷中被识别为“早期型”的个体具有更早的口腔温度峰值，这表明该问卷捕捉到了内源性昼夜节律的一种测量。最近的一项研究在一个由 566 名中年工人（无轮班工作）[64]组成的样本中验证了 MEQ。他们观察到比原始的年轻队列中更少的极端夜型，并提出了替代的分数切点：晨型（65 ～ 86 分），无特定类型（53 ～ 64 分），夜型（16 ～ 52 分）。他们没有改变问题或评分方法。在这个中年样本中，根据睡眠日记，夜型人群更晚上床和起床，支持了这一构念的有效性。与完整的 MEQ 相比，从原始 MEQ 中仅包含 5 个项目的简化版本已经开发并验证[65]。MEQ 已经被翻译成阿拉伯语（简化版本）[66]、中文[67]、日语[68]、韩语[69]、波兰语（简化版本）[70]、德语（简化版本）[71]、葡萄牙语（巴西）[72]和土耳其语[73]。

### 慕尼黑昼夜节律问卷

MCTQ 是根据实际行为评估昼夜节律的工具，并区分工作 / 上学日和休息日[6, 74]。MCTQ 大约包含 24 个项目（不包括人口统计学问题），要求受访者报告他们通常的起床时间、就寝时间、下午的“低谷”时间、对闹钟的依赖程度以及工作日和休息日分别的入睡延迟和午睡情况。MCTQ 还询问与光线和光照暴露相关的问题。计算 MCTQ 得分的一种方法是计算休息日睡眠的中点（midpoint of sleep，MSF），它是在休息日入睡时间（就寝时间＋入睡时间）和起床时间之间的中点。通常还会根据工作日的睡眠债务进行修正（MSFsc），因为这种债务会导致周末的睡眠延长[74]。

在开发 MCTQ 的初步试点研究中，研究人员收集了 5 周的睡眠日记，发现睡眠时间与 MCTQ 上报的时间强相关，这支持了这些问题的有效性[6]。通过一项大规模的互联网调查，对 2481 名荷兰成人进行了 MCTQ 的收敛效度检验，他们同时完成了 MCTQ 和 MEQ 问卷调查，MEQ 得分和 MSF 之间高度相关[75]。到目前为止，MCTQ 已经被翻译成韩语[76]和日语[77]。

MEQ 和 MCTQ 之间的区别在于，MCTQ 关注的是实际行为，而 MEQ 则询问的是个人的偏好行为，但这两种测量方法存在相关性。在外部要求不允许人们按照自己的偏好时间入睡和起床的情况下，这种区别可能尤为重要，这可能导致睡眠不足。睡眠的时间和个体的昼夜节律可能与健康结果相关，与睡眠持续时间和质量独立[78-79]。

最近，MCTQ 的简化版本已被开发并测试，该版本只包含 6 个基本问题[80]。这个缩短版被称为 μMCTQ，它询问受访者在过去 3 个月内是否进行了任何轮班工作或夜班工作，并询问受访者通常每周工作的天数。其他 4 个问题分别询问工作日和休息日的就寝时间和起床时间。验证测试表明，该简化版具有良好的测试-重测信度，并与从完整仪器计算的 MSF 以及一些活动测量和褪黑激素的相位标记相关良好[80]。因此，这个较短的版本将更容易进行管理，并提供对昼夜节律的有效估计。

## 睡眠障碍筛选工具

在某些情况下，有必要估计或确定某人患有睡眠障碍的可能性。这些工具本身并不能做出诊断，但它们可以帮助进行筛查和病例发现。因为睡眠呼吸暂停和失眠症在人群中的患病率较高，所以对评估这些障碍的调查工具要进行简要描述。当然，临床上还有其他筛查工具可供使用，不仅包括这两种睡眠障碍（例如，睡眠障碍问卷[81]）。

### 阻塞性睡眠呼吸暂停

这里讨论了两个旨在估计患有阻塞性睡眠呼吸暂停（obstructive sleep apnea，OSA）可能性的问卷：柏林问卷（Berlin Questionnaire，BQ）和 STOP-BANG 问卷。

柏林问卷（BQ）用于估计患有阻塞性睡眠呼吸暂停（OSA）的风险，被广泛使用[82]。BQ 包括 12 个项目，检查 3 个组成部分：①持续的打鼾症状，②持续的白天症状，③高血压或肥胖。如果存在这 3 个组成部分中的任意两个，就定义为患有睡眠呼吸暂停的高风险。如果受访者满足以下 3 个条件中的两个，就被认为有持续的打鼾症状：①每周打鼾 3 次或更多次，②打鼾声比说话声音大或非常大，③每周经历 3 次或更多次呼吸暂停。如果受访者满足以下 3 个条件中的两个，就被认为有持续的白天嗜睡症状：①每周睡醒后感到疲倦 3 次或更多次，②每周在清醒时间感到疲倦 3 次或更多次，③曾在驾车时打盹。

该工具的初始验证是在 744 名初级保健设置的患者中进行的；其中 279 人（37.5%）被确定为高风险的 OSA 患者。对于那些进行了睡眠测试的子集（$n=100$），BQ 风险组与呼吸干扰指数（respiratory disturbance index，RDI）显著相关。使用每小时超过 5 次事件作为 RDI 的截断点，BQ 的敏感性为 0.86，特异性为 0.77[82]。另外两项研究检查了 BQ 在疑似患有睡眠呼吸暂停的患者样本中的表现，并未观察到足够的敏感性和特异性[83-84]。当 BQ 与 ESS[83]结合使用时，其预测准确性得到了提高。因此，在已经怀疑患有 OSA 的人群中，BQ 似乎不是一个有效的筛查工具。BQ 已经被翻译成 6 种语言：阿拉伯语[85]、希腊语[86]、波斯语[87]、葡萄牙语（葡萄牙）[88]、塞尔维亚语[89]和泰语[90]。

STOP-BANG 问卷有 8 个是 / 否问题，对应于首字母缩写：S（打鼾）＝您是否大声打鼾？；T（疲倦）＝您白天经常感到疲倦、疲劳或困倦吗？；O（观察到）＝有人观察到您在睡眠中停止呼吸或窒息 / 喘息吗？；P（压力）＝您是否患有高血压或正在接受治疗？；B（BMI）＝身体质量指数是否超过 35 kg/m$^2$？；A（年龄）＝您是否 50 岁或以上？；N（颈部）＝您的衬衫领围是否大于 40 cm（16 英寸）？ G（性别）＝您是男性吗？

对于在 STOP 部分回答“是”两个或更多问题的人，被认为有患有 OSA 的风险。在 BANG 部分回答“是”的次数越多，表示患有中度至重度阻塞性睡眠呼吸暂停的可能性越大。该工具最初是为了在术前外科诊所中使用[91]；然而，在肥胖者样本中，STOP-BANG 得分为 4 时对于识别严重 OSA 具有较高的敏感性（88%），而得分为 6 时具有更高的特异性（85.2%）[92]。

一项研究比较了 BQ、STOP-BANG 和仅 STOP 问题在睡眠诊所样本中的表现。参与者是因患有睡眠障碍而被转诊的个体，因此这不是一个基于社区的样本。研究发现，STOP-BANG 的敏感性最高（97.6%），但特异性最低（12.7%），而 BQ 的敏感性良好（87%），特异性适中（33%），但比 STOP（13%）和 STOP-BANG（12.7%）要好[93]。将问卷组合在一起并没有改善它们的表现。STOP-BANG 问卷已被翻译成阿拉伯语[94]、马来语[95]、中文[96]、克罗地亚语（仅 STOP 部分）[42]、丹麦语[97]、波斯语[98]、葡萄牙语（巴西）[99]、葡萄牙语（葡萄牙）[100]、塞尔维亚语[101]、泰语[102]和乌尔都语[103]。

### 失眠

有几种工具可以评估失眠症状或失眠的严重程度。在本章中，我们讨论了两种：失眠严重指数和失眠症状问卷。有关与失眠相关的工具的更多审查，请参阅 Moul 等的研究[3]。

失眠严重指数是一种用于失眠筛查的 7 项问卷。它也被用作评估治疗效果的结果测量[104]。受访者需要在过去两周内对症状的严重程度、入睡困难、睡眠难以维持和过早醒来等问题进行评分。他们还需要指出对当前睡眠模式的满意程度，睡眠问题对日常功能的干扰程度，他们认为自己的睡眠问题在他人中的可察觉程度以及他们对睡眠问题的担忧程度。所有这些问题的回答都在一个五分 Likert 量表上，回答被总结为最终得分，对应 4 个分类：无临床意义的失眠、亚临界失眠、临床失眠（中度）和临床失眠（重度）。该工具已经证明在人群中检测失眠病例具有合理的可靠性和有效性，并且在患者样本中对治疗效果敏感[105]。失眠严重指数已被翻译成阿拉伯语[106]、中文[107]、德语[108]、印地语[109]、意大利语[110]、韩语[102]和波斯语[111-112]。

失眠症状问卷有 13 个项目，根据临床标准评估失眠症状。该问卷内容效度很高，因为这些问题是基于广泛接受的标准（包括 DSM-4）而得出的[113]。其中 3 个问题用于确定睡眠症状的存在、频率和持续时间，而 8 个问题用于确定睡眠问题的日间后果。如果症状频繁发生，持续时间超过 4 周，并且至少有一种日间后果，被调查者则会被认为患有失眠障碍。该工具的内部一致性也很高（克龙巴赫 α 值为＝0.89）。该工具具有良好的特异性（＞90%），这意味着该工具很可能正确识别出没有失眠的人[113]。目前我们还没有找到已经发表的失眠症状问卷的翻译版本。

### 儿童睡眠问卷

先前描述的大多数调查工具都是为成人群体开发和验证的。唯一的例外是 PROMIS SD 和 SRI 工具的儿童版本[114]。这些工具以类似的方式开发。它们从先前经过内容验证的问题库中选择项目，然后经过心理测量评估和分析，生成最终的工具[114]。儿童 SD 工具包括 15 个项目，SRI 工具包括 13 个项目。对于 5～17 岁的儿童，有家长代理版本，对于 8～17 岁的儿童，有儿童自我报告版本。这些工具使用 7 天回顾期和基于频率的回答（即从不、几乎不、有时、几乎总是或总是）。还有包含仅 4 个或 8 个项目的较短固定项目版本可供使用。通过将 PROMIS 得分与其他健康和疲劳测量指标进行比较，检查和支持了构造效度[114]。

还有几种儿童睡眠问卷，它们的验证程度不同。Spruyt 和 Gozal 发表了一篇关于这些工具的综述[4]。其中一个被开发和验证良好的问卷是儿童睡眠障碍量表（Sleep Disturbance Scale for Children，SDSC）[115]。这个包含 26 个项目的工具是为了通过询问过去 6 个月内的睡眠障碍和行为来识别儿童的睡眠障碍。每个回答都有一个 1～5 的量表，最终得分是总和；得分越高表示症状越严重。它在一组健康儿童和一组被转诊到睡眠诊所的儿童中进行了测试。内部一致性是可接受的（克龙巴赫 α 值为 0.79），并且得分在两组之间存在显著差异，表明该工具可以区分健康儿童和临床群体[115]。SDSC 工具已经被翻译成葡萄牙语（巴西）[116]、波斯语[117]、中文[118]和法语[119]。

另一个儿童问卷是儿童睡眠习惯问卷，旨在识别学龄儿童中基于行为和医学的睡眠问题[120]。这个包含 45 个项目的问卷由父母或监护人填写，可以得出总分和 8 个子量表分数。子量表包括就寝抵抗、睡眠时长、夜间睡眠障碍、睡眠呼吸障碍、夜间醒来、白天嗜睡和入睡延迟。心理测量分析表明具有合理的内部一致性和测试-重测信度[120]。儿童睡眠习惯问卷已经被翻译成希伯来语[121]、德语[122]、荷兰语[123]、葡萄牙语（巴西）[124]、波斯语[125]和西班牙语[126]。

## 抽样和调查方法

研究人员和临床医生在评估已发表的文献或设计新研究时应仔细注意抽样方法。除了人口普查外，大多数研究只包括一个旨在代表研究目标人群的样本，也就是研究问题的焦点群体。必须仔细考虑样本大小、拒绝率和获取研究样本的方法。这些因素将决定结果是否具有普适性。此外，许多研究并不针对整个人口，而是针对特定的子群体（例如，年龄超过 65 岁的成人；患有高血压的人），因此可能无法推广到其他人群，包括普通大众。需要考虑的因素包括样本的人口统计学特征，如性别、年龄、种族/族裔和社会经济地位，以及其他可能限制普适性的情况，包括健康状况或药物使用等纳入标准。抽样方法也可能影响样本对人群的普适性。理想情况下，参与者应从人口名单中随机选择；然而，当无法获得完整的人口名单时，使用这种方法通常很困难。随机抽样是估计患病率的最佳方法，因为它避免了选择偏差。此外，即使选择了一组随机个体并邀请其参与，也不是每个人都会同意；因此，低响应率可能会影响样本的代表性。志愿者样本常用于研究，但由于志愿者不是随机选择的，他们参与研究的意愿或可用性可能会影响或偏倚样本的代表性。抽样误差不一定会否定这些研究的任何发现，但解释应该考虑到这一点。设计新的研究应该注意抽样策略并制定详细的招募计划。

当通过采访收集信息时，例如在民意调查中，需要考虑其他因素。设计民意调查或调查时应包括以下附加方法：确保问题格式和回答与所测量的概念相匹配，并在主要研究之前对仪器和程序进行预测试。之前描述的大多数调查都测试了结构效度，以确定调查是否达到了这个目标。所有采访者不仅应受过仪器和程序的仔细培训，还应受过主题的培训。对睡眠健康的理解将提高采访者管理与睡眠相关的调查工具的能力。最后，透明度是设计和进行良好的民意调查的关键方面[127]。公开调查中使用的所有方法将有助于更好地评估和复制。美国公共舆论研究协会提供了更多详细信息和指导[127]。

## 临床要点

- 当客观测量不可行时，有几种经过验证的调查工具可用于评估睡眠的多个方面。
- 对于有兴趣使用调查工具评估睡眠的临床医生或研究人员，可以从评估睡眠质量、睡眠干扰或多维睡眠健康或筛查睡眠障碍的工具中进行选择。
- 应考虑自我报告评估的局限性以及样本的来源方式。然而，调查仍然可以是更好理解睡眠和健康的有用工具。

# 总结

健康的睡眠对整体健康和幸福感至关重要。因此，在基于人群的研究、小规模研究和临床中评估睡眠是很重要的。尽管客观的睡眠测量通常更受青睐，但特殊情况下是不可行的或不充分的。存在一些经过验证的工具，旨在评估睡眠的各个方面。本章描述了这类工具的样本。

## 参考文献和拓展阅读

请扫描书后二维码，获取参考文献和拓展阅读资源。

# 第 210 章 昼夜节律紊乱的临床评估技术

Kathryn J. Reid，Phyllis C. Zee
张明月 译 邓佳慧 审校

**章节亮点**

- 昼夜时相的评估是国际睡眠障碍分类标准中用于诊断昼夜节律睡眠-觉醒障碍（circadian rhythm sleep-wake disorders，CRSWDs）的一个关键特征。
- 对于昼夜节律睡眠-觉醒障碍的临床评估，建议使用睡眠日志或手腕体动监测评估睡眠-觉醒活动至少 7 天，最好是 14 天以上。
- 测量 7 ～ 14 天的光照模式和强度（使用手腕体动监测或类似设备）有助于精确实施光照寻找和光照回避干预的策略。
- 褪黑素开始分泌的时间是昼夜节律内源性阶段的一个有用的标志，有助于确定昼夜节律的治疗时间。

## 引言

睡眠-觉醒周期是最显著的昼夜节律之一，每天的睡眠-觉醒模式在生理水平上受到稳态和节律[1]之间相互作用的影响，在行为上受到日常活动（如工作或学习）的影响。人体生物钟和外部环境之间的联系紊乱是大多数昼夜节律睡眠-觉醒障碍（CRSWDs）的根源（见第 43 章）。因此，除了详细的临床睡眠病史外，大多数昼夜节律睡眠-觉醒障碍（CRSWDs）的诊断还需要监测睡眠-觉醒周期或评估睡眠日志和（或）体动监测（结合睡眠记录）。还建议通过暗光褪黑素释放试验（dim light melatonin onset，DLMO）等技术来确定延迟的、提前的或正常的昼夜节律时相，以帮助选择基于昼夜节律的治疗时机。

在临床中，对人体生物钟的准确评估是困难的。因为能够在人体内测量的许多下游生物钟信号（休息活动、核心体温）受到我们日常活动（如明暗暴露、进食和体力活动）的影响。这些外部影响通常被称为授时因子。因此，为了测量昼夜节律，已经开发了复杂的方案来限制这些外部授时因子的影响——包括强迫去同步化方案、恒定常规方案或超短睡眠-唤醒方案[2-4]。但是这些方案在临床中的实用性有限。

有几个关键术语被用来描述昼夜节律系统。它们包括时相、波幅、周期（tau）和校准（entrainment），它们的定义如下：

- 时相：周期中基准点（例如，峰值）相对于固定事件（例如，夜间开始）的时间。
- 波幅：昼夜节律的波峰和波谷之间的差异。
- 周期（tau）：时相参考点之间的时间间隔（例如，峰值到峰值）。
- 校准：用来描述内部昼夜节律的同步或对齐的一个术语，包括从时相和周期，到外部时间的提示，如自然暗光周期。

光是昼夜节律系统最强的授时因子或诱导剂。昼夜节律系统在不同的时间对光的响应可以用相位响应曲线（phase response curve，PRC）来量化。人体中光的相位响应曲线（PRC）表明，在核心体温最低值（core body temperature minimum，CBTm）之前的光暴露会导致相位延迟，而核心温度最低值（CBTm）之后的光会导致相位提前[5-6]。

昼夜节律紊乱不仅与昼夜节律睡眠-觉醒障碍（CRSWDs）有关，还与其他如医疗条件、情绪障碍、认知功能和总体幸福感有关[7]。现在有越来越多的证据表明，中枢和外周昼夜节律的紊乱可能是某些疾病的先兆或后果。鉴于适当的昼夜节律对健康的重要性，对于昼夜节律（以及影响昼夜节律的因素）的临床研究已经从睡眠医学扩展到广泛的临床专业，例如，心理学、精神病学、神经病学、肺病学、皮肤病学、产科学、肿瘤学和心脏病学。这里描述的技术可以应用于几乎任何需要评估昼夜节律或更准确地说是昼夜节律受环境影响的人群。本章分为以下几个主要部分：

- 问卷
- 睡眠日志 / 日记
- 体动监测

- 光暴露
- 褪黑素
- 体温

这里描述的各种技术（表 210.1 进行了总结）都可以单独使用，但建议结合使用这些技术来全面评估昼夜节律，并更好地了解各种昼夜节律结果指标之间的相互作用关系。

## 问卷

除了详细的临床病史外，标准化的时型量表还可以帮助评估昼夜节律睡眠-觉醒障碍（CRSWDs）。第三版国际睡眠障碍分类（International Classification of Sleep Disorders，third edition，ICSD-3）建议使用量表来帮助诊断提前和延迟睡眠-觉醒障碍（delayed sleep-wake phase disorders，DSWPDs）[8]。在这些量表中，患有延迟睡眠-觉醒障碍（DSWPDs）的人通常是晚间 / 晚期类型[9-10]，而患有提前睡眠-觉醒障碍（advance sleep-wake phase disorder，ASWPD）的人通常是清晨 / 早期类型[11]。然而，请注意，在这些量表中，清晨型或晚间型的得分并不意味着一个人患有昼夜节律睡眠-觉醒障碍（CRSWDs）。两个最常用的时型量表是清晨型-夜晚型量表（Moring-Eveningness Questionnaire，MEQ）[12]和慕尼黑时型量表（Munich Chronotype Questionnaire，MCTQ），后者有两个版本。一个是传统的版本，另一个是专门为倒班工人设计的版本（MCTQShift）[13-14]。清晨型-夜晚型量表（MEQ）和慕尼黑时型量表（MCTQ）都已被证明与健康个体[15-17]的核心体温（core body temperature，CBT）和褪黑素水平相关，但这些关系并不清楚。

清晨型-夜晚型量表（MEQ）有一个短版本和一个长版本，通过一系列偏好或日常活动（包括睡眠）有关的问题来估计时间型。清晨型-夜晚型量表（MEQ）在临床环境中的一个局限性是，患者通常“更喜欢”在更常规的时间睡觉或醒来，因此结果有时可能具有误导性。正因为如此，指导患者如何恰当地填写问卷是很重要的。除了核心体温（CBT）和褪黑激素以及早晚偏好之间的既定关系外，还有数据表明，清晨型-夜晚型量表（MEQ）中早起类型的人在起床时的灵活性低于晚起类型[18]。使用清晨型-夜晚型量表（MEQ）来区分具有或不具有正常昼夜节律（暗光褪黑素释放 DLMO 的中间时序）的极端早晚类型的研究表明：那些具有正常昼夜节律的人体内平衡睡眠动力的建立和打破方面发生了变化[19]。

与清晨型-夜晚型量表（MEQ）不同的是，慕尼黑时型量表（MCTQ）包括与日常睡眠-觉醒活动有关的问题，包括工作 / 上学日和空闲日（不工作或不上学），上床睡觉时间、入睡时长以及有无闹钟的问题。慕尼黑时型量表（MCTQ）使用这些信息根据休息日的睡眠起始和睡眠结束的中点时间来估计时间型，并根据工作日积累的睡眠债务来调整更长的休息日睡眠时间。慕尼黑时型量表（MCTQ）的类型因年龄和性别而异。社会时间差，即工作日和休息日的睡眠中点的差异，可以通过慕尼黑时型量表（MCTQ）来确定，并与身体质量指数及其他健康结果相关[20-22]。

还开发了用于评估以延迟睡眠-觉醒相障碍（DSWPD）[23]和睡眠觉醒障碍（shift work disorder，SWD）[24-25]为主要特征的问卷。这些问卷试图区分那些只是晚间型的人和患有延迟睡眠-觉醒相障碍（DSWPD）的人，以及那些可能有睡眠觉醒障碍（SWD）轮班工人和没有睡眠觉醒障碍（SWD）的轮班工人。尽管这些问卷已被报道用于研究，但它们在临床中可能也是有用的。

## 睡眠日志 / 日记

ICSD-3 诊断标准要求使用至少 7 天，最好是 14 天或更长时间的睡眠日志来诊断大多数昼夜节律睡眠-觉醒障碍（CRSWDs），包括延迟睡眠-觉醒障碍（DSWPD）、提前睡眠-觉醒相障碍（ASWPD）、非 24 h 睡眠-觉醒节律障碍（最少 14 天）、无规律性昼夜节律相关睡眠障碍和睡眠觉醒障碍（SWD）[8]（更多细节见第 43 章）。至少，睡眠日志应该包括日期，上床和下床的时间，入睡和醒来的时间，一周中的哪一天，以及那天是工作、学习还是休息。其他有帮助的信息包括有意和无意打盹的报告、服药时间以及酒精或咖啡因的摄入。鉴于光照对昼夜节律系统的重要性，因此每天开始和结束使用发光电子产品以及暴露在室外光线下的时间[26-27]，这些信息也是有用的。如果这些活动影响睡眠觉醒，除了报告工作或上学时间外，记录工作时间（对 SWD 尤其重要）或上学时间也很重要。

除了已报道的睡眠时间测量，如睡眠开始和结束时间，还可以根据睡眠日志计算其他变量，如睡眠中点（睡眠开始和睡眠结束之间的中间时间）或社交时间差。睡眠中点将睡眠开始和结束的时间整合为一个变量，而社交时间差则量化了工作或学校限制解除后空闲日睡眠时间的变化。更晚的睡眠中点和更大的社交时差都被证明与身体和（或）心理健康的不良结果有关[28-31]。

尽管有很多不同的睡眠日志，但美国睡眠医学会的网站上提供了一个两周睡眠记录的例子[32]。

**表 210.1　用于昼夜节律临床评估的技术和变量总结**

| 技术 | 常用派生变量 |
|---|---|
| **问卷** | |
| 昼夜节律偏好（MEQ） | 清晨、夜间或中间型 |
| 慕尼黑时型量表（MCTQ） | 社交时差，时间型 |
| 轮班工作障碍（SWD） | 轮班工作障碍筛选工具 |
| 延迟性睡眠–觉醒期障碍（DSWPD） | 延迟性睡眠–觉醒期障碍筛选工具 |
| **日志** | |
| 睡眠日志 | 睡眠时间（睡眠开始时间、偏移时间和中点）<br>睡眠持续时间<br>小睡（次数、持续时间）<br>入睡后清醒时间<br>睡眠潜伏期<br>服药次数、尼古丁、咖啡因、使用发光设备、工作时间 |
| 食物日志 | 膳食和饮料的时间安排以及含量（苏打水、咖啡因、酒精） |
| **体动监测** | |
| 睡眠–觉醒参数 | 睡眠时间（睡眠开始时间、偏移时间和中点）<br>睡眠持续时间<br>睡眠效率<br>睡眠片段<br>睡眠回合（次数和持续时间） |
| 昼夜节律测量 | 振幅<br>相位 |
| 非参数测量 | M10（起始时间和活动水平）<br>L5（起始时间与活动水平）<br>日间稳定性（interdaily stability，IS）<br>日内变异性（intradaily variability，IV）<br>相对振幅（relative amplitude，RA） |
| 睡眠规律指数（SRI） | 睡眠规律指数 |
| 睡眠期间运动不活跃（LIDS） | 睡眠超节奏 |
| 活动 | 活动次数 |
| **光暴露** | |
| 光测量 | 阈值以上时间（time above threshold，TAT）<br>平均光计时（mean light timing，mLiT） |
| 光照调查问卷 | 室外或室内光照的时间和持续时间 |
| **褪黑素** | |
| 唾液或血浆<br>● 睡眠开始前 5 ～ 6 h 到睡眠开始<br>● 采样 14 ～ 24 h | 暗光褪黑素释放试验（DLMO）<br>DLMO<br>振幅<br>褪黑素补偿 |
| **尿液**[a] | **量** |
| ● 24 h 尿液采集 | 相位估计（曲线拟合） |
| ● 晨起空虚 | 睡眠中 aMT6s 浓度的估计 |
| ● 睡眠时间和晨起空虚 | aMT6s 睡眠时的浓度 |
| ● 就寝前的空虚感和早晨的空虚感之间的差异 | 量的估计 |

[a] 应测量肌酐水平，并记录每个空隙的尿量。

## 体动监测

睡眠日志虽然有用，但更推荐使用体动监测测量每日休息-活动节律，来作为 DSWPD、ASWPD 和不规则睡眠-觉醒节律障碍的 ICSD-3 诊断标准的一部分。尽管这不是必需的，但是也是非 24 小时睡眠-觉醒相障碍[8]诊断的一项要求。评估建议至少进行 7 天，但最好是 14 天或更长时间。美国睡眠医学会和行为睡眠医学会发布了实践指南，概述了成人和儿童 CRSWDs[33-34]使用体动监测的建议。成人与儿童体动监测的临床和计费各不相同。

体动监测的一个好处是，当个人进行日常活动时，能够评估其在家多天的休息-活动节律。体动监测记录与每日睡眠日志相结合使临床医生或研究人员能够获得更全面的睡眠-觉醒行为的图片。图 210.1 提供了一个 7 天活动记录（活动和光线）的例子，记录了一个睡眠-觉醒延迟阶段的个体。在这段记录中值得注意的是，这个人的就寝时间在凌晨 2 点到 7 点，起床时间在下午 3 点到 5 点，这暗示着他 DSWPD，由于白天睡觉，整个夜间的光照水平相对较高，一直持续到睡眠期。这种类型的光照模式可能会使睡眠-觉醒时间的延迟持续下去。

体动监测提供各种睡眠和觉醒参数，例如睡眠持续时间、睡眠时间；同时提供睡眠连续性测量，如睡眠效率、睡眠开始后的觉醒和睡眠碎片指数。此外，还可以计算其他指标，如睡眠中点和社交时差（见上文）。

已经公布了用体动监测对休息 / 睡眠时间进行“评分”的标准化程序[35-37]。市场上有多种体动监测设备和分析算法，然而，建议选择一种具有分析软件和评分算法的设备，这些软件和算法已根据多导睡眠监测[38]进行了验证。同时建议尽可能选择一种能测量光暴露的设备。许多确定睡眠-觉醒的算法已经根据多导睡眠监测确定的睡眠进行了验证；然而，这些验证研究大多是在传统的夜间睡眠条件下进行的。虽然一些报告中包含了有关收集和处理轮班工作障碍或帕金森病活动数据的最佳设置的信息，但是通过这些

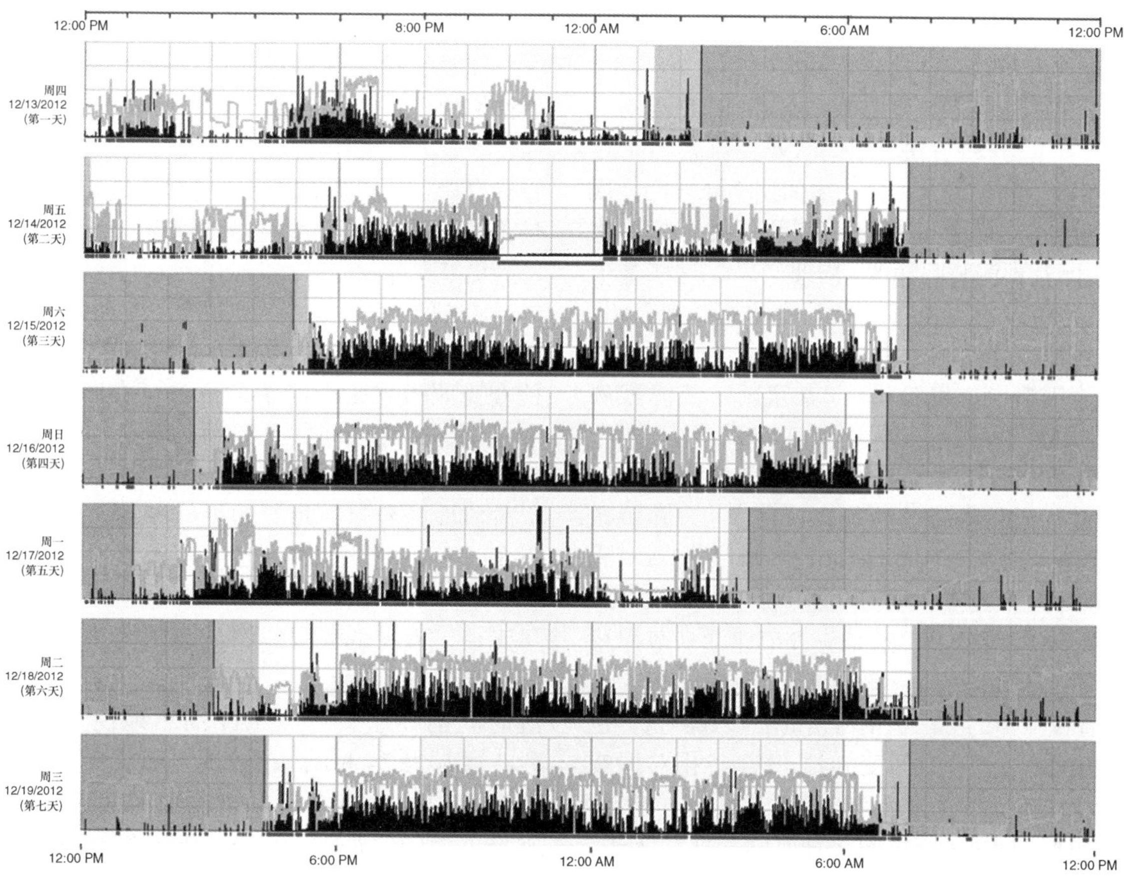


**图 210.1**　腕关节体动监测记录睡眠-觉醒延迟期患者的活动和光照水平。这里提供的数据是每天下午 12 点到半夜 12 点之间连续 7 天记录手腕活动和光线的数据。黑条表示活动水平，黄线表示以勒克斯为单位的光照水平（对于该设备，勒克斯水平是根据红色、绿色和蓝色光的记录估计的，为了简单起见，仅显示勒克斯水平），蓝条表示根据睡眠日志记录在床上尝试睡眠的时间（休息期）。一些休息时间开始和结束时的较亮条由设备的睡眠-唤醒算法确定，指示入睡前或醒来后试图入睡的休息时间。光照和活动水平分别设置为 1000 勒克斯和 1000 勒克斯，以便在设备的读取软件中进行可视化（见彩图）

疾病验证上述算法的研究较少[35, 39]。尽管大多数睡眠算法自动确定睡眠间隔，但也有一些算法允许用户基于各种技术来确定被认为是休息的时间（或在床上试图睡觉的时间），包括睡眠日志或事件标记，以指示个体是何时上床或下床的[35, 37]。例如，在图 210.1 中，根据患者每日睡眠日志中提供的信息，可以指示患者在阅读分析软件中表示上下床时间的“蓝条”的开始和结束的位置。图 210.5 中示例动作图中的休息间隔，是佩戴者放置在休息间隔开始和结束处的事件标记（蓝色小三角形）以及附带的睡眠日志信息设置的。然而，需要注意的是，并非所有患者都能准确报告睡眠时间，并且有时在活动水平中看到的内容与睡眠日志或标记中报告的内容之间可能存在不一致[36-37]。

除了确认睡眠-觉醒周期的相位外，体动监测还可以帮助记录睡眠-觉醒的碎片化模式，例如在不规则睡眠-觉醒节律紊乱中观察到的模式。这种疾病的特点是在 24 h 内出现多次睡眠，没有明显的昼夜节律模式[8]。体动监测的另一个好处是，它能够捕捉整个 24 h 内的活动，而不仅仅是在“睡眠”期间。这些信息可用于帮助确定治疗干预的潜在途径，如打盹或白天活动水平低。增加活动水平已被证明可以改善睡眠，并有助于增加休息-活动节奏的幅度[40-41]。

已经发表了几种量化昼夜节律或其他休息活动节律的方法[42-48]。这些方法分为三大类：报告传统昼夜节律的参数，如振幅、相位、中间期（mesor）、顶相（acrophase）[48]、稳定性和可变性；报告碎片化指数[44]；以及预测睡眠深度 / 周期[49-50]。这些基于活动进行测量的方法太多了，无法在这里详细介绍。值得注意的是，这些测量许多与认知能力下降、心脏代谢危险因素、心境障碍[51]甚至阿尔茨海默病有关[44, 46-47, 52-57]。

昼夜节律分析通常基于传统的余弦模型[48]（但最近有报道称有稍微修改的版本[55-56, 58]），并包括振幅等的测量，振幅被用作活动节律强度的测量；或活动水平的平均值测量；顶相，即一天中活动高峰的时间；以及伪 F- 统计量，这是昼夜节律活动节律稳健性的度量，较高的值表示较强的节律性[48, 59]。另一种量化昼夜节律的方法包括所谓的非参数测量，包括日间稳定性（IS）、日间变异性（IV）、相对振幅（RA），以及 24 h[46-47]内活动量最大的 10 h（M10）或活动量最低的 5 h（L5）的时钟时间和活动水平。低活动期和高活动期（分别为 5 和 10）的持续时间有时因研究而异，但计算方法相似[60]。IS 是衡量休息活动模式每天变化的指标，可能表明休息活动和明暗循环之间存在“松散耦合”[47]。IV 是衡量休息-活动节奏断裂的指标，高 IV 可能表示白天打盹和（或）夜间觉醒。RA 是根据 M10 和 L5[47]的活性水平计算的——低 RA 是低 M10 活性和高 L5 活性的指标。许多研究报告了这些措施，Gonçalves 及其同事[61]提供了这些研究的详细摘要。Blume 及其同事[42]为计算这些变量而创建的 R 代码包是免费的。

睡眠-觉醒活动的规律性也可以通过睡眠规律性指数（sleep regularity index，SRI）等指标来表征。SRI 量化了睡眠周期的日常规律。这项措施的一个好处是，它包含了 24 小时内的所有睡眠事件，并已被证明与大学生的 DSWPD 和学习成绩有关[45, 62-63]。

## 光暴露

鉴于光照模式可能对生物钟产生重大影响，将习惯性日常光照作为 CRSWD 的一个促成因素进行测量也可能是有用的[10, 64]。幸运的是，许多手腕体动监测设备也会记录手腕处的光照水平，尽管这并不等同于到达眼睛 / 大脑的光照，但它可能是一个足够的替代品，不需要患者佩戴额外的设备[65]。光暴露模式的评估有助于指导寻光和避光行为治疗的个性化策略[10]。

如果无法客观测量光照，那么在睡眠日志上提供详细的光照史、问卷调查或光照报告就足够了。例如，一个人每天在户外待多少时间、他们的办公室是否有窗户、他们睡觉时开着电视还是开着夜灯、睡前是否使用手持电子设备有关的问题，可以深入了解光暴露史[66-67]。

图 210.1、图 210.2 和图 210.5 提供了两种不同手腕体动监测设备的手腕日常曝光测量示例。目视检查光照模式是最简单的方法，在图 210.1 所示的个体中，睡眠期间的光照相对较高，午夜的光照水平也较高。在这种情况下，光照可能会导致睡眠-觉醒阶段的延迟。每天的光照模式也可以通过几种方式进行量化，以便在个人或患者群体之间进行比较。这里列出的技术只是几个例子，并不意味着详尽无遗。常见的光暴露指标包括简单的测量，如阈值以上时间（TAT）[68-69]或更复杂的预测睡眠-觉醒时间的模型[70-71]。TAT 简单地说是在指定时间段（通常为 24 h）内超过预定阈值所花费的平均总分钟数。尽管检查较低的阈值也可能有用，但通常报道的阈值是 1000 lux。TAT 的阈值和计算的时间窗口（即 24 h、睡眠期或活动期）通常可以在阅读软件的设置中更改。另一项指标，平均光照时间（MLiT），已被证明与体重指数、情绪和主观睡眠质量有关[10, 68-69]。MLiT 是一种衡量数天内曝光时间和强度的指标，计算超过设定阈值的所有 2 min 光

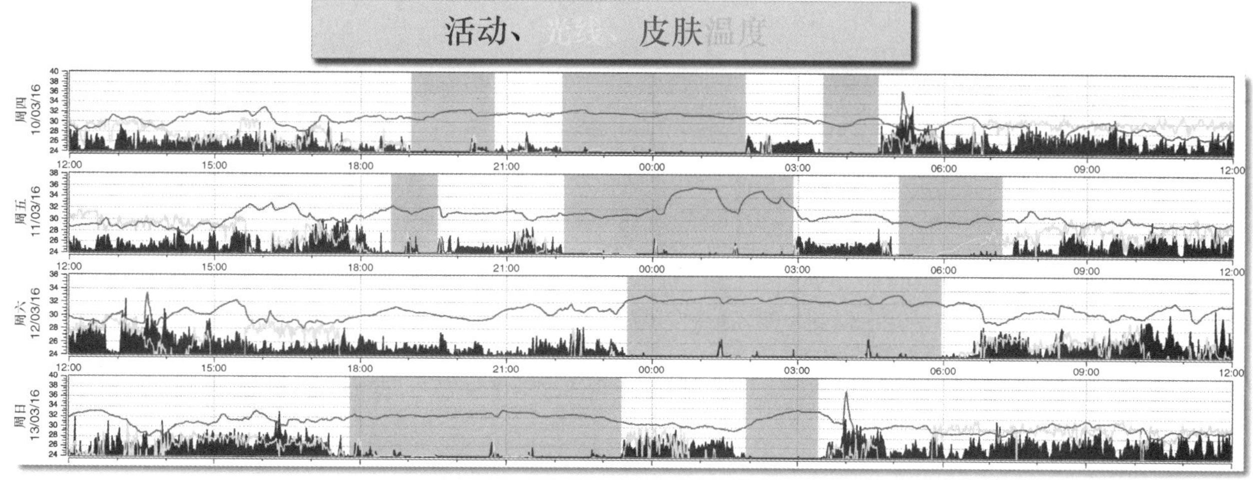


**图 210.2** 利用光线和皮肤温度进行手腕体动监测。这里提供的数据来自四个连续的 24 h 周期，包括单个个体的活动（深蓝色条）、光线（黄色线）和皮肤温度（橙色线）。蓝色阴影区域被归类为睡眠，绿色阴影区域因活动增加而被归类为静息清醒。在这个例子中，24 h 内有多个睡眠时间，主要睡眠时间最早出现在下午 6 点，最晚出现在晚上 11 点 30 分（见彩图）

数据仓的平均时间。尽管全天的光照很重要，但科研人员对夜间光照（light at night，LAN）的研究相当感兴趣，因为许多研究报告称，夜间光照增加和健康状况不良有关[72-73]。LAN 可以根据感兴趣的特定窗口（即日出至日落、睡眠期间、晚上 9 点至早上 6 点等）进行计算。睡眠期间的光照会导致睡眠障碍，并与儿童和成人的健康状况不良有关[67, 73]。前面描述的几个非参数指标也可以应用于光级数据；然而，关于这方面的公开报道还很有限。

## 褪黑素

褪黑素昼夜节律的变化是生物钟的有力标志[74-75]。临床上，ICSD-3 建议对 24 h 内采样的暗光褪黑素释放（DLMO）或尿液 6- 磺酰氧基褪黑素进行评估，以确认几种 CRSWDs 的昼夜节律[8]。

褪黑素是一种通过多突触途径从松果体合成和释放的激素，包括通过视交叉上核的交感神经支配、节前神经元和来自颈上神经节的节后纤维[76-77]。评估褪黑素节律时需要考虑的一个关键因素是，光照和一些药物（β 受体阻滞剂和非甾体抗炎药）[78-79]，这些会抑制褪黑素的产生。另一个考虑因素是，一些疾病会改变褪黑素的代谢和排泄，影响血液中的循环水平，也影响尿液中褪黑素主要代谢产物 6- 磺酰氧基褪黑素的水平[80-82]。除了选择合适的褪黑素测定外[83]，还应考虑找到一个可以进行该测定的实验室。

DLMO 可以在昏暗的光线条件下通过连续的血浆或唾液采样来确定[75]。由于采集的侵入性，褪黑素的连续血浆采样通常仅用于研究，很少用于临床。在实验室环境中收集样本的一个好处是能够控制样本的时间、光照水平、膳食和活动水平。相比之下，褪黑素的唾液采样可以在实验室或家中相对容易地进行。几项研究报告了在家中成功对唾液褪黑素进行评估，以确定 DSWPD、ASWPD 和非 24 h 睡眠-觉醒节律障碍的 DLMO[11, 84-85]。目前已经建立了在家评估唾液 DLMO 的标准化方案，并根据 DSWPD 的受控实验室样本采集进行了验证[84]。为了在家中准确检测唾液 DLMO，患者需要仔细遵循系列样本采集的说明。通常情况下，在习惯性就寝前 5 ～ 6 h，每隔 30 min 采集一次样本。在此期间，患者被要求保持在低于 20 勒克斯的昏暗光线下，并在每次采样前 10 ～ 15 min 避免进食或饮水。图 210.3 提供了在家唾液褪黑素收集试剂盒中的关键成分摘要和示例说明。

在患有 ASWPD 和 DSWPD 的健康成人中，DLMO 通常发生在习惯性睡眠开始或就寝前 2 ～ 3 h[9, 11, 74, 86]。因此，建议在习惯性睡眠 / 就寝前 5 ～ 6 h 开始收集样本。然而，在非 24 h 睡眠-觉醒节律紊乱的患者中，DLMO 的时间不太可预测；因此，建议采集更长时间的样本，甚至长达 24 h。即使延长了采样时间，如果患者不遵守前面提到的严格采集说明，也可能无法检测到褪黑素水平的升高，因此无法确定 DLMO。一系列病例概述了在非 24 h 睡眠-觉醒节律紊乱患者中测量 DLMO 的困难，提供了几个测量成功的例子，但也提供了其他失败的例子，即使非常严格了，DLMO 也有可能被遗漏或无法被检测到[85]。

唾液中的 DLMO 可以通过几种方式计算，所有计算都需要褪黑素水平上升到特定阈值以上。最简单的方法是第一个样品超过并保持在 3 或 4 pg/ml 以

家庭唾液褪黑素评估

**家庭唾液褪黑素采集工具包**
- 详细的采集说明、样本记录、采集管、试管标签，运输盒和包装材料、冰袋。
- 可选项目包括深色眼镜，防水记号笔，若亲自送回还可选用冷却箱。

**说明：**
- 在采样期间保持微弱的光线条件(< 20 lux)
  - 可使用烛光、电视光、小型侧台灯置于房间另一侧，或佩戴浅色/蓝光阻挡眼镜。
- 每隔30～60 min采样一次（采样时间和持续时间可变化）
  - 对于生物钟规律的人，建议在平均入睡时间前5～6 h开始采样，直到入睡时间（或略微超过平时的入睡时间）。
  - 考虑提供具体时间：从__开始采集唾液样本，直到_____，每次唾液样本应按_____分钟间隔采集。
- 在每次采样前15～20 min保持坐姿：禁止饮食。
- 将棉签放入嘴中，避免用手指或其他污染物接触，并在舌下滚动，直到棉签被唾液浸透，然后放回管中，或者也可以直接将唾液轻轻吐入试管中。
- 在试管和样本记录表上标明采集时间。
- 立即将试管冷藏，并保持冷藏/冷冻状态，直到准备好寄送为止。

**图 210.3**　家庭唾液褪黑素评估。家庭唾液褪黑素收集试剂盒中的成分概述和关键说明。试剂盒中包括的试管数量将根据采样频率和持续时间（6 ～ 24 h 以上）而变化，建议包括一些备用试管。有一些专门设计用于唾液采集的试管，其中含有棉签，但只要提供了最小体积的清洁样本（体积将取决于所用的分析），就不需要这样做，但建议使用几毫升。

上[75, 87-88]。另一种方法是褪黑素水平超过 3 个基线日间样本的平均值并保持两个标准时间差。这种方法的一个问题是，如果没有进行足够的采样[89]，有时很难确定一致的基线水平。一些研究人员通过使用两个标准差加上 3 个最高值的 15% 的方法对此进行调整[90]。图 210.4 提供了我们小组在家中收集的昏暗光线下唾液褪黑素水平的示例。这些示例中的 DLMO 由阴影线的交点标记，并由穿过 4 pg/ml 的第一个样品表示。一些组会在样本之间进行插值，以估计阈值跨越的“确切”时间，但根据所使用的采样率，应谨慎进行插值，并且不建议采样率超过 30 min。

尽管评估 DLMO 有助于确认 DSWPD 患者的延迟期，但澳大利亚一个小组的报告表明，在一项针对 182 名临床诊断为 DSWPD 的参与者的研究中，43% 的人没有表现出昼夜节律失调，因为他们在所需就寝时间前有唾液 DLMO[91]。葡萄牙最近对 162 名临床 DSWPD 患者进行的一项研究报告了类似的发现，59% 的患者没有出现昼夜节律失调，但这项研究使用了与第一项不同的昼夜节律失调定义[92]。

不幸的是，尽管 DLMO 的评估被认为是确定内部昼夜节律的金标准，但它对患者和临床医生来说都是昂贵、繁重和难以获得的，因此尚未在临床实践中广泛采用。

尿液 6- 磺酰氧基褪黑素（6-sulphatoxymelatonin，aMT6s）的尿液采集在有多天评估的情况下是有用的，尽管在确定昼夜节律方面不那么实用，但作为振幅的测量是有益的。ICSD-3 建议在间隔 2 ～ 4 周的至少两个时间点测量 aMT6s 水平的昼夜节律，以证实非 24 h 睡眠−觉醒节律紊乱中的非集中节律。此外，这项技术可用于检查那些无法收集唾液或血浆样本的人的昼夜节律功能，例如幼儿或有认知缺陷的成人 / 儿童[93-95]。这种方法的一个局限性是，尿液样本通常不能根据命令进行生产，因此样本的计时精度可能较低。一种方法是收集 24 h 内产生的所有尿液（24 h 尿液收集），或者在一天中的关键时间收集样本，以估计 aMT6 的 24 h 分布。对于 24 h 的尿液取样，个体需要在收集当天醒来时排空膀胱并丢弃。然后在接下来的 24 h 内，每个空隙都收集在一个单独的容器中，容器上标有时间和日期；最后一个样本是第二天醒来时的样本。一种更简单的方法是从起床后的一个“早晨”样本[96]中计算 aMT6 的“夜间”水平。还建议测定尿肌酐水平并记录空隙体积，以根据排泄率根据需要调整值[97-99]。

## 体温

经过几天（至少 24 h）测量的 CBT 已被用于评估人类生物钟[9, 74]，然而，由于患者负担、成本、可获得性以及活动和饮食的影响，CBT 在临床环境中的持续使用受到限制。CBT 测量通常是通过吞咽在通过消化道时能传输温度信息的胶囊或通过连接到记录设备的直肠热敏电阻进行的[9, 100]。CBT 测量的一个好处是，可以相对快速地获得昼夜节律的时间估计，而不像 DLMO 的评估那样，从实验室获得结果可能需要 5 ～ 10 天。用 CBT 估计昼夜节律时间最常用的测量方法是 CBTm 的时间，在正常携带的个体

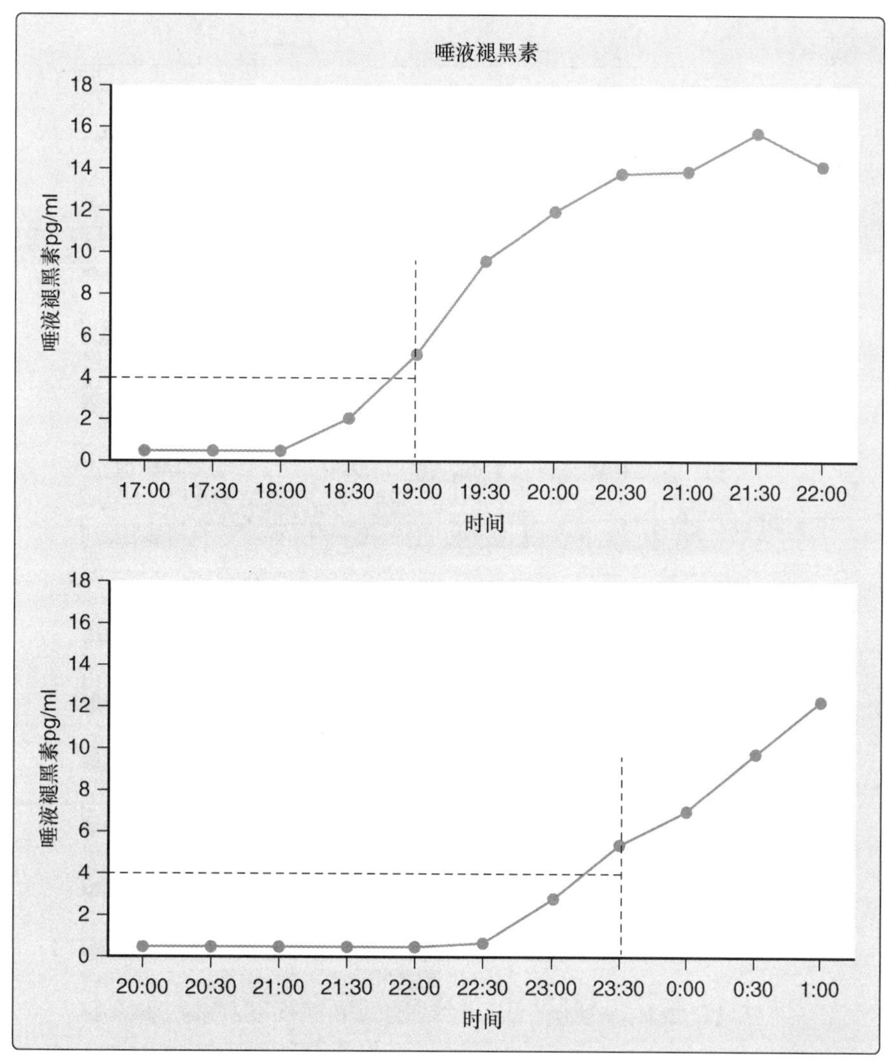


**图 210.4**　唾液褪黑素水平表明暗光褪黑素释放（DLMO）。该图中的数据代表了早期（上图）DLMO 患者和晚期 DLMO 患者（下图）DLMO 的患者在家中评估的唾液褪黑素水平。DLMO 由代表样品时间的垂直虚线指示，唾液褪黑素水平交叉并保持在 4 pg/ml 的阈值以上。直接低于和高于阈值的采样点之间的时间的线性插值也可以用于估计精确的 DLMO 时钟时间

中，CBTm 通常发生在习惯性觉醒时间前 2 ～ 3 h（图 210.5）[9, 86]。睡眠通常在 CBT 节律的下降部分是最佳的，并且 CBT 节律和褪黑素节律之间存在相反的关系，因此当 CBT 最低时，褪黑素较高[101]。

几种商用设备也可以测量皮肤温度[102]。由于皮肤电导在体温调节中的作用，皮肤温度在 24 h 内与 CBT 有很大的不同。皮肤温度也受到环境温度、位置和覆盖设备的显著影响，这使得它对昼夜节律时钟的测量不如 CBTm 准确。图 210.2 提供了一个测量活动、光线和体温的设备记录的示例。

## 非临床试验

除了前面描述的临床方法外，睡眠和昼夜节律研究人员还采用了各种更有效的技术。这些技术有助于完善我们对潜在的昼夜节律和睡眠-觉醒机制的理解，并控制许多可以影响昼夜节律的外部因素，如活动水平、睡眠-觉醒、明暗和快速进食周期。这些方法包括但不限于恒定程序（稍后描述）、强制去同步和超短睡眠-唤醒协议。

恒定程序是指基于实验室的要求，保持几个因素不变，以限制它们对昼夜节律测量的影响，包括姿势、活动、温度、明暗、禁食和睡眠-觉醒[2]。通常情况下，受试者在实验室中停留至少两整天。在开始实验室常规训练之前的一周，受试者被要求保持有规律 / 习惯的睡眠-觉醒时间表。在实验室的第一个晚上，受试者被要求在黑暗中睡至少 8 h（有时更长），以消除先前形成的稳态睡眠压力。在醒来时，将受试者置于恒定条件下至少一个昼夜节律周期，通常在 28 ～ 40 h。在此期间，他们被要求在床上保持直立和清醒，房间保持恒定的温度和光照水平（通常低于 20 lux），热量摄入在这段时间内均匀分布，每 2 h

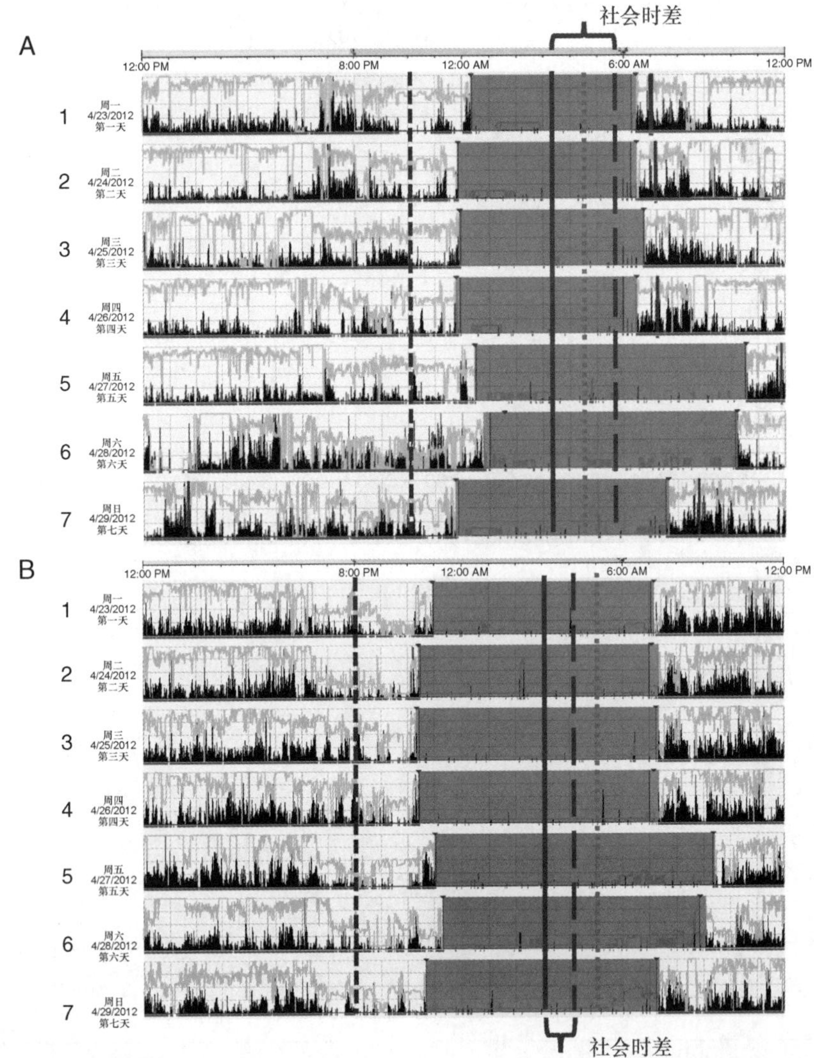


**图 210.5**　工作日和周末平均睡眠中点的动作图示例，以及暗光褪黑素释放（DLMO）和核心体温最低值（CBTm）的临床估计。这里提供的数据是每天中午 12 点到第二天中午 12 点之间连续 7 天记录手腕活动和光线的数据。黑条表示活动水平，黄线表示以勒克斯为单位的光照水平，蓝色阴影表示根据睡眠日志和佩戴者使用设备上的"标记"按钮来放置的时间标记（蓝色小三角形）的试图入睡的卧床时间（休息期）。面板 A 动作图示例，在每周 / 工作日睡眠中点（紫色实线）和周末 / 空闲日睡眠中点之间有大约 2 h 的差异（紫色虚线）。面板 B 动作图示例，在每周 / 工作日睡眠中点（紫色实线）和周末 / 空闲日睡眠中点之间有 1 h 差（紫色虚线）。在这两个面板上，对社会时差程度的估计由紫色椭圆表示。两个面板均包括平均 DLMO（深蓝色虚线）和 CBTm（橙色虚线）的临床估计值。估计的时间基于平均睡眠-觉醒时间，并来源于先前报道的 DLMO 与睡眠发作之间的关系（平均而言，DLMO 比习惯性睡眠发作早 2 ～ 3 h）以及 CBTm 与觉醒时间之间的关系（平均而言，CBTm 比习惯性觉醒时间早 2 ～ 3 h）（见彩图）

吃一顿等热量的小餐（约 250 cal）。在这些恒定的受控条件下，可以定期收集各种生物样本（血液、唾液、尿液、皮肤、肌肉或脂肪细胞）、生理和神经行为测量，以评估昼夜节律的相位和幅度。常见的测量方法包括褪黑素、皮质醇、基因表达、CBT、血压、心率、警觉性、认知功能和情绪的系列样本，以及几乎可以测量任何生理功能。

## 挑战与未来

准确测量昼夜节律在日常生活中可能是一项挑战，许多测量的"节律"确实反映了昼夜节律。但是由于其他行为输入对昼夜节律的"掩蔽"效应，如身体活动、明暗周期和用餐时间，因此，在解释任何测量结果时，应控制或至少考虑这些因素。因此，尽管在实验室环境中测量昼夜节律可能成本或时间过高，但它可能会产生最准确的结果。患者在家中遵守指示的情况也各不相同，对一些人来说可能是负担。另一个考虑因素是，对于 DLMO 的测量和在某些情况下的体动监测，患者需要自行承担这些评估的费用，因为在许多国家，这些检查不在医疗保险范围内。尽管本节中提到的每一个因素都应该考虑在内，但它们并没有减少测量睡眠-觉醒的昼夜节律和褪黑素等其他节律对诊断和治疗的潜在益处。

世界各地的几个小组正在致力于改进和开发新的昼夜节律评估方法，这些方法将在临床环境中发挥作用。例如，有研究人员和临床医生团队正在开发使用组学和机器学习方法的方法，从少数血液样本中确定昼夜节律，在某些情况下，从单个血液样本中[104-106]。然而，到目前为止，这些方法在很大程度上仅限于在实验室中用于健康成人，因此这些方法在患者群体中得到验证之前，它们在临床上的使用尚不清楚。

随着可穿戴技术的发展，可以佩戴在身体各个部位（包括手指、手腕或胸部）的设备的开发激增，与这些设备一起出现的还有集成活动、光线、体温、心率和其他生理参数信息的算法[49, 109]，以预测睡眠不足并估计昼夜节律[110]。有几个小组就如何验证和解释这些类型的设备和算法的发现提供了指导[38, 110]。

另一种有希望帮助理解各种疾病昼夜节律紊乱的病理生理学的技术是瞳孔对光脉冲的反应。这项技术已被用于确定显示瞳孔光反射变化的参数，并能够区分那些相对于所需就寝时间具有延迟的褪黑素昼夜节律的 DSWPDs 患者或那些没有的患者[112]。尽管这项工作是初步的，需要复制，但这项技术有望作为 DSWPDs 患者的辅助评估，并可能用于其他昼夜节律紊乱的疾病[113]。

## 临床要点

- 除了详细的临床病史外，建议对昼夜节律的时间和幅度进行评估，以建立 CRSWDs 的准确诊断，并为其管理提供指导和准确性。
- 评估褪黑素或 CBT 等昼夜节律的时间可能有助于区分 DSWPDs 和非 24 h 睡眠-觉醒节律障碍的诊断，因为一些非 24 h 睡-觉醒节律紊乱的患者显示出睡眠-觉醒时间延迟的时期。
- 减少其他外部输入对昼夜节律的影响，特别是光照和某些药物，对于准确测量昼夜节律至关重要。
- 在评估昼夜节律时，如 DLMO，我们建议同时收集睡眠-觉醒时间［睡眠日志和（或）活动描记图］的测量值。

## 总结

有几种经过验证的技术可用于评估 CRSWDs 诊断和管理的临床环境中的昼夜节律。关于何时以及如何使用这些技术的指导在 ICSD-3，美国睡眠医学会实践参数，以及行为睡眠医学会的指南中提供[8, 34, 114]。问卷和睡眠日志是大多数临床医生 / 研究人员随时可以使用的工具，尽管建议使用体动监测，但使用它可能更具挑战性。评估褪黑素水平等技术需要在严格的条件下（光照水平、样本数量和时间）进行收集，而获得快速测定的资源和成本可能是一个限制因素。因此，遗憾的是，临床上并不经常使用褪黑激素昼夜节律的评估。为了以一种重要的方式推动昼夜节律医学领域的发展，开发可获得、可靠和成本效益高的技术来评估家庭或诊所的昼夜节律是很重要的。世界各地的许多科学家和临床医生都致力于实现这一目标，昼夜节律医学和昼夜节律评估的未来，无论是在实验室研究还是在临床环境中，都在向前发展。

## 致谢

R01 HL140580 和 P01 AG011412 以及西北大学范伯格医学院昼夜节律与睡眠医学中心为这项工作提供了支持。

## 参考文献和拓展阅读

请扫描书后二维码，获取参考文献和拓展阅读资源。

# 第 211 章 体动监测法及其技术上的问题

Katie L. Stone，Vicki Li

李银娇 译 邓佳慧 审校

章节亮点

- 腕动计（wrist actigraphy）在睡眠评估方面具有多导睡眠监测（polysomnography，PSG）所不具备的一些优点。它更方便、更便宜、更少侵入性，而且能够在更自然的睡眠环境中收集数据。它也非常适合连续收集几天甚至几星期的 24 h 不间断的数据。这为睡眠、活动模式以及昼夜节律提供了更具代表性的特征。体动监测（actigraphy）被证明是一种可靠且有效的检测正常人群睡眠的方法，然而，在检测特定睡眠障碍上，它存在一定局限性。
- 消费者可穿戴设备（与研究级体动监测仪相比）能够在大样本中获得活动和其他 24 h 特征。然而，进一步验证睡眠及昼夜节律数据的准确性是至关重要的。
- 体动监测是对失眠、昼夜节律紊乱以及过度嗜睡进行常规评估的一种有用的辅助手段。它对诊断睡眠中的周期性肢体运动和（或）不宁腿综合征有潜在的帮助。体动监测也适用于特殊人群，如儿童或患有痴呆症的老年人，他们可能无法耐受多导睡眠监测。
- 体动监测广泛应用于科研，并越来越多地用于临床环境。多项队列研究已使用体动监测来研究睡眠、昼夜活动模式与健康结局之间的关系。体动监测也用于评估随机试验中的治疗效果。

## 引言

多导睡眠监测（PSG）是目前是评估睡眠的“金标准”。它至少包括脑电图（electroencephalogram，EEG）、眼电图（electrooculogram，EOG）以及颏下肌电图（electromyogram，EMG）。根据患者的睡眠主诉，可以添加其他生理指标的监测（如呼吸、心率、胫骨肌肉运动、血氧测定）。因此，PSG 能够收集详细和全面的睡眠信息。此外，根据睡眠分期［从 N1 到 N3 的非快速眼动睡眠期（non-rapid eye movement，NREM）、快速眼动睡眠期（rapid eye movement，REM）］、总睡眠时间、总清醒时间、入睡潜伏期以及 REM 与 NREM 所占时间百分比，可以对 EEG、EOG 及 EMG 记录进行评分。

这些信息对于某些类型的评估至关重要。然而，记录过程可能会干扰受试者的睡眠，而且 PSG 研究的记录与评分都很昂贵。此外，PSG 通常提供主要睡眠时期 6 ～ 10 h 的数据，因此无法获得白天（清醒时）或小睡行为的 PSG 信息。在某些情况下，关键参数是受试者是处于清醒还是睡眠状态，而对睡眠分期或其他生理活动的了解则不是特别有意义。

相比之下，体动监测比 PSG 便宜得多，并能够提供 24 h 的活动记录，从而可以对清醒和睡眠进行评分。体动监测仪（actigraphy）记录运动；传统上，当评估睡眠时，体动监测仪放置在手腕上。不过，有时也会记录来自腿部、腰部或身体其他位置的活动。这些设备通常提供原始的加速度数据、逐个时间段的活动计数以及估计的夜间平均睡眠-觉醒变量（例如，睡眠时长）；并且大多数已经被 PSG 证实。许多设备与软件捆绑在一些，允许使用交互式电脑界面逐时间段地显示和编辑数据。软件可以进行数据处理以生成睡眠-觉醒变量，在某些情况下，还可以创建昼夜休息-活动节律变量。一些研究人员更喜欢将他们自己的算法应用到原始或逐个时段的数据，或使用共享程序（例如“R”编程语言中的函数），以生成睡眠与昼夜休息-活动节律变量。大多数设备除了用于评估夜间睡眠变量外，还可用于评估白天的活动变量。然而，普遍认为，在腰部或臀部放置设备是评估身体活动的首选，这样可以更准确地采集质心加速度[1]。此外，研究表明，设备放置位置与收集方法不同，身体活动的估计值也随之不同[1]。

在过去的 10 年中，许多消费者穿戴式设备通常使用专有的算法，声称有能力评估睡眠。尽管这些设备起初在研究环境中没有得到充分利用，因为算法的有效性缺乏透明度，但越来越多的研究人员与工业界建立了伙伴关系，允许加强对原始数据的访问，以更好地满足科研界的需求。消费者设备也倾向于在产品设计上更有吸引力，日常使用更加舒适，以及在其他的消费者喜爱的功能（例如，心率与能量消耗追踪，通过智能手机应用程序查看日常数据）方面也具有优势。

本章回顾了体动监测的主要临床与科研应用，提供了成功进行体动监测研究的建议，并指出了其使用的限制。

## 背景和方法学

睡眠期间，很少有运动发生，而清醒时，运动会周期性增加，这正是腕部活动技术所基于的事实。活动监测器已经有很多年的历史了[2]，研究用的体动监测仪通常只有手表那么大，并收集数字化数据。随着微处理器和小型化的出现，当代的体动监测仪包括一个动作监测器（通常是一个压电式加速度计）和一个有足够内存的电池，能够长时间记录。目前大部分的体动监测仪都配备有三轴加速度计，它在 3 个正交方向上连续收集以电压的形式捕获的同步振动，并在临床医生或研究者指定的预定的时间段内积累这些电压数据（例如，15 s 或 30 s，或 1 min）。信号数字化方法的 3 个例子是：高于阈值的时间（time above threshold，TAT）、过零模式（zero crossing mode，ZCM）以及数字积分模式（digital integration mode，DIM）（图 211.1）[3]。TAT 方法计算运动信号高于给定阈值的每个时段的时间量。然而，在这种方法中，信号的振幅与运动的加速度均未被反映。ZCM 方法计算每个时段电压超过零的次数。同样的，这种方法也没有考虑到振幅和加速度。并且，高频率的伪迹有可能被视作运动。另外，DIM 以较高的采样率对加速度计输出信号进行采样，然后在每个时段计算曲线下面积。这一结果反映了信号的振幅和加速度，但不反映信号的持续时间或者频率。在比较 3 种方法的研究中，DIM 是识别运动幅度的最佳方法，TAT 次之，ZCM 再次之[4]。有些体动监测仪使用一种以上的方法，从而减少了每种方法单独的缺陷。

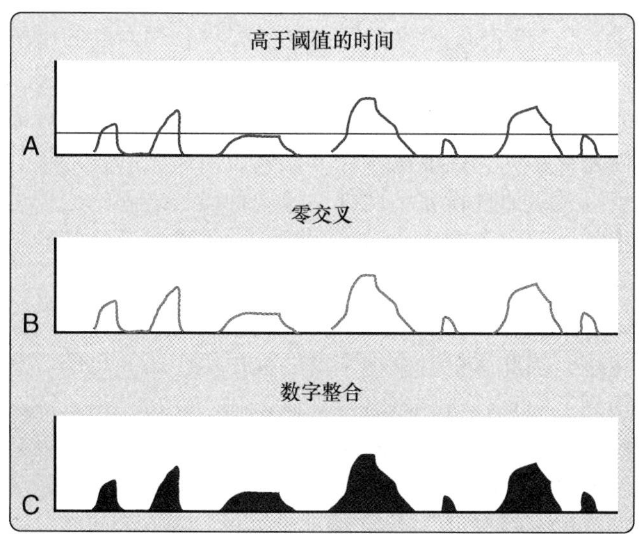


**图 211.1**　体动监测中推导活动计数的三种方法：高于阈值的时间法（**A**）得出了每个时段中活动高于某个定义的阈值的时间量（用细横线表示）。过零模式（**B**）记算动作达到零的次数（由实心基线表示）。数字积分模式（**C**）计算曲线下面积，用黑色阴影表示。（From Ancoli-Israel S，Cole R，Alessi CA，et al. The role of actigraphy in the study of sleep and circadian rhythms. Sleep. 2003；26：342-92.）

一旦数据被数字化，计算机算法会自动对清醒和睡眠进行评分，并且向使用者提供汇总统计的数据。这些计算机算法通常展现以下信息：总睡眠时间、睡眠时间百分比（睡眠效率）、总清醒时间、清醒时间百分比、唤醒次数、唤醒间隔时间以及入睡潜伏期[3, 5]。研究级的体动监测设备使用各种各样的评分算法，许多算法支持从两个及以上的常见算法进行选择（例如 Cole-Kripke[6] 或 Sadeh[5] 方法），或支持在某些情况下使用由使用者提供的自定义的方法。近些年，一些基于神经网络与决策树的新型的对睡眠与清醒评分的方法也已经显现[7]。

体动监测设备唯一需要被患者取下的情况是洗澡或游泳期间。目前大多数的体动监测设备是防水的，所以并不需要在洗澡时取下。因此，获得数天、数周，甚至数月的几乎连续 24 h 的记录是可能的。

一些体动监测仪会记录额外的参数，比如，环境光线、皮肤温度、心率以及声音。这些特点提高了体动监测仪在家庭环境下应用于昼夜节律的临床及探索性研究的能力。这些数据将会帮助确定与睡眠分期相关的睡眠时间（比如 REM 睡眠时长）。许多体动监测仪提供了事件按钮，当佩戴者关灯打算睡觉时就可以按下按钮［和（或）标记其他突出事件］。特定的体动监测仪可能包含软件来评估睡眠-觉醒参数、日间活动强度以及能量消耗指数。

近些年，许多消费者设备及智能手机已经开始为感兴趣的使用者提供关于他们睡眠特征的评估，比如夜间睡眠时长、觉醒，甚至不同睡眠阶段所花的时间。许多这类产品是轻巧可佩带的设备，它们通常被戴在手腕或放置在衣服口袋里，但是有时会提供项链、戒指或回形针的形式。它们包括了加速度计和（或）其他传感器，这些传感器可以监测心率、皮肤温度或其他生理参数，并且通常通过蓝牙或类似的软件接口于智能手机应用程序。使用者可以通过智能手机应用程序来查看包括日间活动与夜间睡眠结构在内的总结报告。

尽管这些设备很有吸引力，因为它们通常很轻，价格便宜，并提供了用户友好的睡眠特征报告，但它们在研究或临床应用中很重要的局限性。特别是，设备生产商经常使用专有算法评估睡眠-觉醒参数，使人不清楚最终的结果是如何获得的。并且，标准化的性能评价协议最近才建立（见 207 章）；因此，对某一设备的可靠性与有效性的研究要么缺乏，要么无法与其他设备相比较。消费者设备的一个重要的研究限制是无法获得原始（即逐个时段）数据，而许多睡眠研究者需要这些数据来进行更加复杂的分析。对于一些设备来说，需要定期取下来充电，这给需要连续长期数据收集协议带来了阻碍。然而，此类设备的广泛应用与受欢迎度，激发了人们对其潜在科研用途的兴趣。

## 体动监测用于评估睡眠的可靠性

研究已经考察了体动监测相较于 PSG 在区分睡眠与清醒方面的可靠性。体动监测评估的睡眠时间差异很大，这取决于设备、使用的评分软件、环境和研究的特定人群。大多数研究都认为，只要正确使用，那么体动监测仪对于许多人来说是可靠的。不过，每个体动监测仪都需要自身的性能研究。此外，从一个群体得到的结果可能无法推广到其他群体。大多数研究表明，在正常样本中，通过体动监测评估的总睡眠时间与 PSG 数据有很好的相关性；一致性通常高于 0.80[3, 6, 8]。在婴幼儿与儿童中，一致性在 0.90 ～ 0.95[9-10] 波动。在睡眠紊乱样本中准确度要低一些。例如，在一家睡眠障碍诊所取样的患者中，一致性在 0.78 ～ 0.88[11-12] 波动。体动监测仪已经与患有痴呆的疗养院居民睡眠和清醒的 EEG 进行了比较[13]。与总睡眠时间的相关性，在平均活动（即每分钟记录的平均活动）是 0.91，而在最大活动（即每分钟记录的最大活动）是 0.81。考虑到在这种环境中获得 EEG 记录的问题，体动监测为这些患者提供了一个足够准确且可行的替代 PSG 的方法。总的来说，逐时期与 PSG 相比，体动监测的研究倾向于显示出检测睡眠相对较高的敏感性，但是识别清醒的特异性较差。因此，在评估总睡眠时间方面，总体上趋于一致，但是确定睡眠效率和入睡后唤醒时则不够准确[8]。

在社区居住的老年人中，大多数研究将体动监测得出的总睡眠时间与 PSG 进行比较，往往显示出稍差的表现。对参加骨质疏松骨折研究（the Study of Osteoporotic Fractures）的 68 名社区居住的老年妇女（平均年龄为 82 岁）进行的一项多中心研究考察了对总睡眠时间评估的可靠性。体动监测数据收集的所有 3 种模式——ZCM、TAT 以及 DIM——都与无人看管的家庭 EEG 记录进行了比较。结果表明，基于 DIM 模式的估计与 EEG 活动的相关性是最高的；可靠性系数（$r$）为 0.76[14]。一项类似的研究比较了作为男性骨质疏松骨折（the Osteoporotic Fractures in Men，MrOS）睡眠研究（$n = 889$）一部分的体动监测与脑电图。在老年男性中，与 ZCM 及 TAT 模式相比，基于 DIM 模式评分的体动监测的总睡眠时间比基于 EEG 的总睡眠时间相关性更高。然而，即使是基于 DIM 评分，相关性也是比较低（Pearson 相关系数为 0.61）[15]。此外，在这批老年男性队列中，体动监测系统地高估了总睡眠时间，平均每晚约高出 13 min。某些亚组中的相关性更低，如服用抗抑郁药的受试者和患有严重的睡眠呼吸暂停的受试者（呼吸暂停-低通气指数为 30 或更高）。在另一项纳入 181 个青少年样本的类似方法的研究中，TAT 模式在与 EEG 活动的一致性而言表现最好，但是相关性不大（$r = 0.41$）。然而，进一步的分析显示，女孩的一致性比男孩好（$r$ 分别为 0.66 和 0.31），没有睡眠呼吸紊乱的人群的一致性也更好（0.55）[16]。在体动监测用于睡眠评估的可靠性上，这些发现强调了把特定人群存在差异的可能性考虑在内的重要性。

直到最近，还很少有不同体动监测仪之间的正面比较。因此，无法得出哪种收集与评分方法更符合 PSG 结果的结论。一项研究将两种常见的体动监测仪的研究模型进行了相互比较，并与整夜 PSG 之间进行了比较。样本包含了 115 个男孩和女孩的记录[17]。与 PSG 相比，每种设备都具有相当高的敏感性（检测睡眠），但是特异性相对较差（检测清醒）。研究者们也注意到，相比于 PSG，体动监测仪的可靠性差异很大，这取决于评分模式、所研究的特定年龄组以及敏感性设置。此外，这两种设备之间的比较也很差，突出表明在比较不同研究、人群以及设备的结果时需要谨慎。

消费者可穿戴的设备价格较低，而且可以广泛使用，因此有机会获得丰富的数据用于研究目的。意识到这一点，美国联合专业睡眠协会（the Associated Professional Sleep Societies，APSS）在其 2018 年年度会议上举办了一个关于聚焦睡眠和昼夜节律生物标志的可穿戴技术的研讨会[18]。该小组指出，现有的研究是不一致的，而且方法上普遍设计得很差。他们建议为这些技术制定一个最佳实践标准。2019 年，美国国家标准协会（the American National Standards Institute）与消费者技术协会（the Consumer Technology Association）和国家睡眠基金会（the National Sleep Foundation）一起发布了这样一个执行标准[19]。

一些研究已经独立探索了消费级设备相较于研究级的加速度计（体动监测仪）或 PSG 用于睡眠评估的可靠性。一项针对健康的年轻成人的研究比较了 7 个消费级监测器和两个研究级设备对总睡眠时间的评估。一致性通常高于 0.80[20]。另一项纳入 44 名正常成人的研究将一种受欢迎的消费级活动追踪器与研究级体动监测和 PSG 进行比较；相较于 PSG，面向消费者的设备就准确性而言与体动监测表现相似，并且在识别 REM 睡眠上也显示出可接受的准确性，不过在识别 N3 期睡眠上准确性较差[21]。对睡眠分期（REM 和 NREM）进行分类的最佳结果通常是在结合多种特征时实现的。例如，一项研究使用活动和心率，并从一种流行的消费设备的信号中计算出“时钟代理（clock proxy）”，还应用了几种不同的对 REM 和 NREM 睡眠分类的方法[22]。当使用上所有特征时，与同时进行的 PSG 相比，其识别清醒状态、REM 以及 NREM 睡眠的准确度大约是 72%。这一领域的技术正在迅速发展，未来几年可能会有许多新的发展。

## 连续 24 h 体动监测的优势

腕动计可以连续记录较长的一段时间，因此可以研究发生在夜间与日间的行为。当评估以失眠为主诉的患者的睡眠时，夜间及日间信息的收集尤其重要。它可以经济地识别睡眠困难的模式。在主诉失眠的患者中，体动监测仪容易地识别了混乱的睡眠-觉醒时间表。它也有助于帮助确定在患者家庭环境中记录到的数夜的睡眠质量以及夜间的质量变异度。与睡眠日记相比，体动监测得到的数据是连续且客观的，而不是离散的、自我报告的。

腕动计对于研究那些在实验室使用传统 PSG 生物传感器的导线的睡眠困难的患者（如失眠者、儿童及痴呆的老年人）尤其有价值。使用体动监测，患者可以在自然环境中入睡。在患有痴呆的老年人中，传统的记录过程已被证明会干扰其睡眠。此外，这类患者的 EEG 常常无法区分清醒和睡眠[23]。而体动监测则避免了上述问题，它能够以一种简单且不受干扰的方式记录睡眠-觉醒活动。

长时间收集数据的另一个优势是能够检查睡眠或活动周期的昼夜节律，尤其是在研究有睡眠-觉醒时间表紊乱的患者中（如时差、轮班工作、提前或延迟的睡眠时相）。目前大多数的商业体动监测仪能够进行昼夜节律分析，例如扩展余弦模型[24]、生成参数如中值（节律的平均值）、振幅（节律的峰值）以及峰值时相（节律的峰值时间）。理想情况下，需要 5 ～ 7 d 的数据收集才能使这些分析做到最准确。目前已经开发了一些人类昼夜休息-活动节律分析的适应性和替代性的方法，其使用参数与非参数方法[24-26]。

研究人员还利用连续数天或数周收集到的睡眠和活动的体动监测数据来确定夜间睡眠对第二天的功能或症状（如情绪、认知、疲劳或疼痛）的影响。这种类型的分析被称作生态学瞬时评估，它对于研究可能被前一夜的睡眠所影响的瞬时条件时很有用。例如，在对 73 名老年人的研究中，连续收集了 7 天的体动监测数据，同时还对情绪、认知及疲劳进行了日常评估。在这项研究中，某一特定晚上的睡眠质量的客观测量预测了第二天的疲劳和困倦，但是无法预测情绪或自我感知的思维能力[27]。

另一个使用体动监测得到的连续 24 h 活动模式的新方法是等时分析，即允许对一天 24 h 的各种类型的活动重新分类的效果进行建模。例如，在一项针对 3000 多名参加附属于“妇女健康倡议（the Women's Health Initiative）”的“客观身体活动和心血管健康（the Objective Physical Activity and Cardiovascular Health，OPACH）”研究的老年妇女进行的研究中，研究者们将花费在不同类型的日间活动的时间重新分配到睡眠，然后对其产生的心血管代谢结局进行了横断面效应建模[28]。研究结果取决于活动类型，并且随着或短或长的睡眠时间而变化。然而，在那些短睡眠时间者，将 91 min 久坐时间重新分配到睡眠与更低的 BMI 和腰围相关。

一些体动监测设备可以同时记录光照，这在确定“关灯时间”以及观察何时朝阳送来第一抹晨光时都是非常有用的。在研究提前或延迟的睡眠时相时，测量光照也是有用的，因为其能够帮助确定光照量与持续时间。例如，一些使用活动监测器并同时记录光照的研究发现，正常的老年人每天只暴露在 58 min 的强光下[29]，家庭居住的阿尔茨海默症患者是 30 min[30]，而疗养院居民只有 1.7 min[31]。24 h 以上的活动与光线信号也可以一起用于相位分析，用于评估两种信号间同步化的程度，潜在地反映了昼夜节律的变化[32]。总的来说，这些数据有助于目前对这些人群发生的睡眠变化的理解，并可协助制订治疗计划。

## 腕动计在睡眠障碍中的应用

美国睡眠医学会（the American Academy of Sleep Medicine，AASM）发布并更新了关于体动监测用于临床睡眠障碍评估的推荐[33-34]。2007 年，AASM 任命的委员会成员基于已发表的证据得出结论，体动监测对于检测正常健康成人群体以及怀疑有某些睡眠障碍的群体的睡眠是可靠且有效的。这些睡眠障碍包括睡眠时相前移综合征、睡眠时相延迟综合征、轮班工作障碍[33]。此外，在患有阻塞性睡眠呼吸暂停的患者中评估总睡眠时间时，如果无法获得 PSG，那么体动监测可能有用[33]。在失眠患者中，推荐使用体动监测来描述昼夜节律与睡眠-觉醒模式[33]。2018 年更新的一篇综述指出，体动监测在评估失眠、昼夜节律睡眠觉醒障碍以及中枢性嗜睡障碍（在多次睡眠潜伏期测试之前）的成人和儿童时，提供了与睡眠日志不同的有用的信息[34]。在怀疑有睡眠不足障碍的成人，以及在家庭监测睡眠呼吸障碍时，使用体动监测也是被认可的。实践推荐也明确指出体动监测在特殊人群（比如儿童或老年群体中）很有用，他们对 PSG 耐受性可能降低。

## 失眠

有一些研究已使用体动监测技术评估失眠患者的睡眠。在一个大样本的失眠患者的研究中，发现分别由体动监测和 PSG 测量得到的总睡眠时间和睡眠碎片化的数据存在高度一致性[35]。而入睡潜伏期的估计则很不可靠。这项研究还指出，跨研究间体动监测设备和评分方法缺乏标准化。因此，这项特别的研究发现并不足以支持体动监测用于评估失眠患者的睡眠的全面推荐。在一项基于结构化访谈的研究中，纳入了 21 名被诊断为失眠的年轻成人，体动监测与 PSG 在入睡潜伏期（0.77）与总睡眠时间（0.87）的评估上具有较高的相关性；在入睡后觉醒（0.45）与睡眠效率（0.56）上具有一定程度的一致性。而在所有的睡眠参数中，体动监测与睡眠日记得出的结果的一致性都是比较低的[36]。另一项研究报告道，体动监测倾向于低估总睡眠时间、睡眠效率以及入睡潜伏期，而睡眠日记则会高估入睡潜伏期。然而，当两者均与 PSG 相比较时，体动监测仪比睡眠日记更加准确[37]。在 2018 年更新的 AASM 关于使用体动监测仪评估睡眠障碍的推荐中，对失眠成人的研究进行了 meta 分析并得出以下结论：临床上体动监测与睡眠日记提供的总睡眠时间、入睡潜伏期以及睡眠效率的估计值彼此之间存在明显差异。不过，也指出体动监测与睡眠日记在评估失眠症状与治疗反应方面都可能被证明是有用的[34]。

尽管体动监测不能确定失眠的病因学，但是它可以帮助评估病情的表现和严重程度。在失眠患者中，体动监测最难确定的是检测睡眠-觉醒转换以及识别超短的睡眠-觉醒周期。然而，对于并存昼夜节律紊乱的失眠患者，体动监测能可靠地检测到睡眠时相的改变。

## 睡眠呼吸暂停

体动监测不能确定是否存在呼吸异常。不过，一些研究测试了腕动计用于识别睡眠呼吸暂停患者。一项研究对患有与未患有睡眠呼吸暂停的个体进了比较，并发现罹患组的运动与碎片化指数更高[38]。睡眠的活动测量也被证明可以成功将睡眠呼吸暂停患者与失眠症患者和对照组区分开来[10]。

总的来说，研究的结论是，体动监测可能能够识别引起短暂觉醒和（或）患唤起的障碍。然而，其中原因尚未知[3]。体动监测在睡眠呼吸暂停中的潜在价值是与心肺记录或其他用于家庭环境的睡眠检测设备相结合，它们不包含对睡眠或觉醒的测量。在这些设备中，加入体动监测仪可以确定所有的呼吸事件是否在睡眠中实际发生过。美国睡眠医学会的实践标准委员会（The Standards of Practice Committee of the American Academy of Sleep Medicine）得出结论，在无法施行 PSG 的情况下，体动监测可用于评估睡眠呼吸暂停患者的总睡眠时间[33]。然而，目前没有足够的证据表明，整合了体动监测记录的家庭睡眠呼吸暂停检测设备要比那些没有体动监测的设备在检测睡眠呼吸暂停的严重程度上有更好的表现[34]。

## 周期性肢体运动障碍

周期性肢体运动障碍（periodic limb movements sleep，PLMS）是根据 PSG 记录到的来自胫骨前肌的 EMG 记录来检测的。因为腿部的运动是 PLMS 的主要特征，因此，能够测量运动的体动监测在这方面具有显而易见的应用。一项研究发现，胫骨前肌 EMG 与体动监测在记录每小时睡眠的腿部运动次数上可靠性很高[39]。另一项研究将评估 PLMS 时体动监测仪不同的放置位置与 PSG 进行了比较，发现将设备放置在大脚趾跟部有很好的有效性[40]。PLMS 的强度和严重程度每夜之间变化很大，因此体动监测可能提供一个优势，即可以很容易地记录多个夜晚。AASM 在广泛取证后得出结论，鉴于研究不多，而且样本量较小，因此，在评估 PLMD 的过程中，使用体动监测的支持度不高[34]。因此需要更多的研究与更大的样本量。

## 治疗效果

体动监测尤其适用于研究治疗效果，因为它可以在较长的时间内以较低的成本且容易地识别变化。此外，对睡眠的单次测量（这常常是 PSG 的全部可行方法）可能无法准确反映习惯性行为。体动监测已被用于监测药物与行为治疗[41-42]。类似的，它可以被应用到治疗开始后的随访评估以及用来评估在治疗阶段中睡眠的改变。

### 昼夜节律

体动监测仪可以研究数天的睡眠-觉醒模式，因此它非常适合研究昼夜节律。活动是反映 PSG 睡眠时相变化的有效标志，而且与内源性昼夜节律时相密切相关[3]。体动监测已被用于许多人群昼夜节律的研究，例如癌症患者[43]、患有痴呆症的老年人[44]、青少年[45]、轮班工作者[46]以及机组人员[47]。

有多种方法可用于分析活动的昼夜节律参数[24-26, 48]。然而，缺乏在不同人群间比较一种方法与其他方法的研究，也没有一种标准的方法。

### 特殊人群

在儿童群体中使用体动监测正变得越来越普及，尤其是评估儿童行为、精神或神经系统问题。体动监测已成功应用于描述婴儿的睡眠[49]与发育差异[50]。一项研究使用腕动计来研究对 50 个婴儿睡眠模式的治疗效果，这些婴儿的父母抱怨他们的孩子存在睡眠障碍[51]。客观的体动记录与父母的口头报告进行了比较。体动记录显示，通过行为治疗，睡眠百分比增加，而夜间觉醒的次数减少。在对每个连续的夜晚进行数据检测后，确定了大多数变化发生在干预的第一个夜晚。此外，在睡眠质量方面，父母的主观报告明显不同于客观的体动监测，他们报告的夜间觉醒次数较少。客观测量允许评估睡眠期间的活动，否则仅凭单独观察会丢失这些信息。

体动监测被用来评估患有睡眠呼吸障碍的儿童的睡眠与觉醒。一项研究使用不同的活动阈值，对睡眠与觉醒体动监测的评估与逐个时期的 PSG 数据进行了比较。总的来说，发现检测睡眠的预测值与灵敏度非常高（所有参数都高于 90%），但是对于觉醒的预测值与灵敏度要低得多[52]。尽管体动监测在量化儿童睡眠与觉醒方面有很多优势，但是在检测觉醒上可能不太可靠。需要对特定的设备以及在特定儿童群体的使用进行验证性研究。

在年龄谱的另一端，体动监测已用于研究老年群体的睡眠-觉醒模式。老年人特别容易因昼夜节律变化、睡眠呼吸紊乱、PLMS、疾病和药物使用而产生睡眠主诉[53]。尽管对这些主诉的评估和处理可以在实验室完成，但是老年人往往比较固执，他们需要留在家里照顾配偶，或者只是觉得在自己的床上睡眠更为舒服。在许多针对老年人的大型研究中，体动监测是获得客观睡眠测量的唯一可行的选择。尽管许多研究倾向于依赖睡眠时长的自我报告，但这在老年人群体中可能并不准确，尤其是在认知能力差和有功能障碍的老年人中[54]。

许多研究使用体动监测表明，疗养院居民的睡眠是非常碎片化的，大多数的患者在一天 24 h 内，从未睡足一个小时，也没有醒足一个小时[55]。在这些情况下，体动监测表明，光照治疗的试验巩固了睡眠，但是没有减轻这一群体躁动的程度及普遍性[56]。

一些针对老年人的大型流行病学研究采用了体动监测法来测量睡眠。在此类研究中，多个临床诊所的技术标准化是至关重要的。在一项针对参加多中心骨质疏松性骨折研究的老年妇女的研究中，当专家打分员与第二名评分员都遵循标准化的评分程序时，两者的评分结果非常一致[57]。下一节会对此详述。

## 流行病学研究

可以说，体动监测研究睡眠与觉醒的一个主要优势是，它为研究大样本的睡眠打开了大门。从方法上讲，其不仅使这种研究变得可行（通过减少费用），而且还通过减少对参与者的实验要求而减轻了人员耗费。Ancoli-Israel 和 Kripke，以及他们的同事帮助开创了使用体动监测在老年人（$n = 426$）和中年人（$n = 355$）的大样本中研究觉醒与睡眠模式的方法[58-59]。结合其他的传感器，体动监测被用于评估睡眠呼吸暂停以及 PLMD 的患病率。如果这些志愿者被要求在实验室睡觉，他们中的许多人可能不太愿意参加。

随后的研究采用了体动监测确定的睡眠测量。在多中心骨质疏松性骨折的研究中，对大约 3000 名老年妇女进行了体动监测。在另一项多中心研究——中老年男性睡眠障碍结局（MrOS 睡眠研究）中，收集了 3000 多名受试者的体动监测数据。在这些群体中使用体动监测可以帮助识别糟糕的睡眠与增加的跌倒风险[60]、较差的认知功能[61]、不佳的身体表现以及功能受限的关系[62]。鹿特丹研究（the Rotterdam Study）收集了近 1000 名老年男性和女性的体动监测记录，已经证实了体动监测得到的睡眠时长和碎片化与肥胖风险[63]和血清胆固醇水平[64]之间的关系。体动监测也被应用于获得中年早期（38 ～ 50 岁）男性和女性的睡眠特征的客观测量。年轻成人的冠状动脉风险发展（The Coronary Artery Risk Development in Young Adults）研究[65]检查了来自参加英国生物数据库的超过十万名英国成年居民的数据[66]。在后一项的研究中，研究者分析了昼夜休息-活动节律的全基因组关联研究，并且探讨了联系昼夜节律与情绪障碍之间的潜在机制。一些研究者也正重新利用队列获得的 24 h 的活动测量，来对日间活动与能量消耗进行分类，以探索夜间睡眠。例如，OPACH 研究是大型妇女健康倡议（the Women's Health Initiative）的附属项目，该项目已使用这种方法来检查腰戴式加速度计的数据，来研究体动和睡眠对心血管代谢结局的影响[28]。

## 操作技巧

传统上，体动监测仪被放置在非优势手的手腕上。然而，两组研究人员已经表明，任意一只手腕都可以放置，他们发现，尽管两只手的活动水平不同，但从两只手收集到的数据与 PSG 的一致性基本相当[9]。在婴儿的研究中，体动监测仪也会被放置在腿上[67]。

大多数的体动监测仪都有类似于塑料表带的带子。对于那些可能对这些带子敏感的人，或对长时间佩戴感到不适的人，也可以定制毛圈布或自粘织物（尼龙搭扣）制成的带子。这在一些针对老年人的研究中特别有帮助，因为关节炎会使人难以取下表带。为了阻止患者取下表带，两条尼龙搭扣方向相反，一条从右往左打开，另一条从左往右。

理想情况下，应当要求佩带体动监测仪的患者保持睡眠日志或日记。他们应该记下来一些信息包括每日上下床的时间、任何不寻常的活动或者设备被取下的次数（比如洗澡或游泳时）。这些信息有助于编辑与分析数据，特别是可以帮助设定睡眠时段窗口，这对于评估夜间睡眠变量，如总睡眠时间是至关重要的。然而，一些研究已经证明了在日记缺如的情况下来设置睡眠时段窗口的方法。一项包含 3700 名老年人（60 ～ 82 岁）的研究使用一种启发式算法（heuristic algorithm）来确定睡眠时段。使用这种方法，在有或没有睡眠日记的情况下，得出的睡眠时段差异很小[68]。这种方法可能特别适用于没有收集睡眠日记的大型队列研究，比如英国生物数据库（the UK Biobank）。

当数据积累超过几周时，谨慎的做法是每周下载数据，以尽量减少数据丢失。对于那些必须替换电池的装置，在初始化设备时应当检查电池电量，并在数据下载时再次检查。低于原始电池电压 90% 的电池应被丢弃，因为它们很可能失效。电池寿命不一而足，但通常可能持续到 30 d。保持一份电池日志可能是有帮助的，其包括的信息有电池编号、活动监测起始日期、数据下载日期、电池使用总天数以及开始与结束的电池电量。

当体动监测仪被用于大型样本，同时有多名检查者进行指导和下载数据时，强烈建议制定标准化的协议，并将集中培训和认证纳入整个数据质量保障计划。

对于同时记录光照的设备，光传感器不被受试者的衣袖所覆盖非常重要。衣袖可以塞到体动监测仪下面或者被夹子固定住，以确保它不挡住光传感器。另一个重要的考虑因素是，由于手腕的角度不同于眼睛的角度，光传感器的勒克斯（lux，照明单位）读数可能不同于环境照明。有些设备除了内部的传感器外，还有外部的光传感器，可以夹在衣领上，可想而知，它能提供更加准确的读数。单独的光传感器通过戴在眼睛水平或作为挂件挂在脖子上，也可以避免这个问题[69]。所有的体动与光监测器都应该定期检查，来确定是否需要校准。

一些患者皮肤敏感，可以每天取下腕带几分钟以避免压疮。取下设备的时间、更换的时间以及被取下的几分钟受试者是否是清醒的，所有这些都需要在日志中标明。在数据编辑过程中需要这些信息。

## 体动监测数据的编辑

有不同的软件包可以对休息-活动数据进行评分并推断睡眠-觉醒状态。数据在电脑屏幕上进行编辑，并同时使用每日睡眠日志。只有当研究人员确定受试者是醒着的（例如，在洗澡），才应当将设备被取下的时间间隔手动改为清醒状态；否则，这些数据点应被标记为缺失数据。比如在特别剧烈的运动前取下设备，由于缺乏运动被评为睡眠状态，这时可以手动改为清醒状态。如果睡眠日志上没有提供关于设备被移除期间的活动信息，那么该段时间应被评为缺失数据。

随着体动监测的广泛应用，特别在研究环境中，一些研究者在使用这些设备时，没有使用睡眠日记和评分程序。尽管睡眠-觉醒阶段的一些错误分类是可能的，但许多较新的设备有离腕监测以及睡眠起始和睡眠偏移自动监测，这改善了对睡眠的总体估计。

图 211.2 展示了两个体动监测仪输出的例子。

## 局限性

体动监测数据评分人员需要意识到这些设备的局限性[3]。与 PSG 相比，在健康的正常受试者中，体动监测相当有效和可靠。它最擅长于评估总睡眠时间。随着睡眠变得越紊乱，体动监测记录变得越不准确。一般来说，体动监测可能高估睡眠而低估觉醒，尤其是在白天。

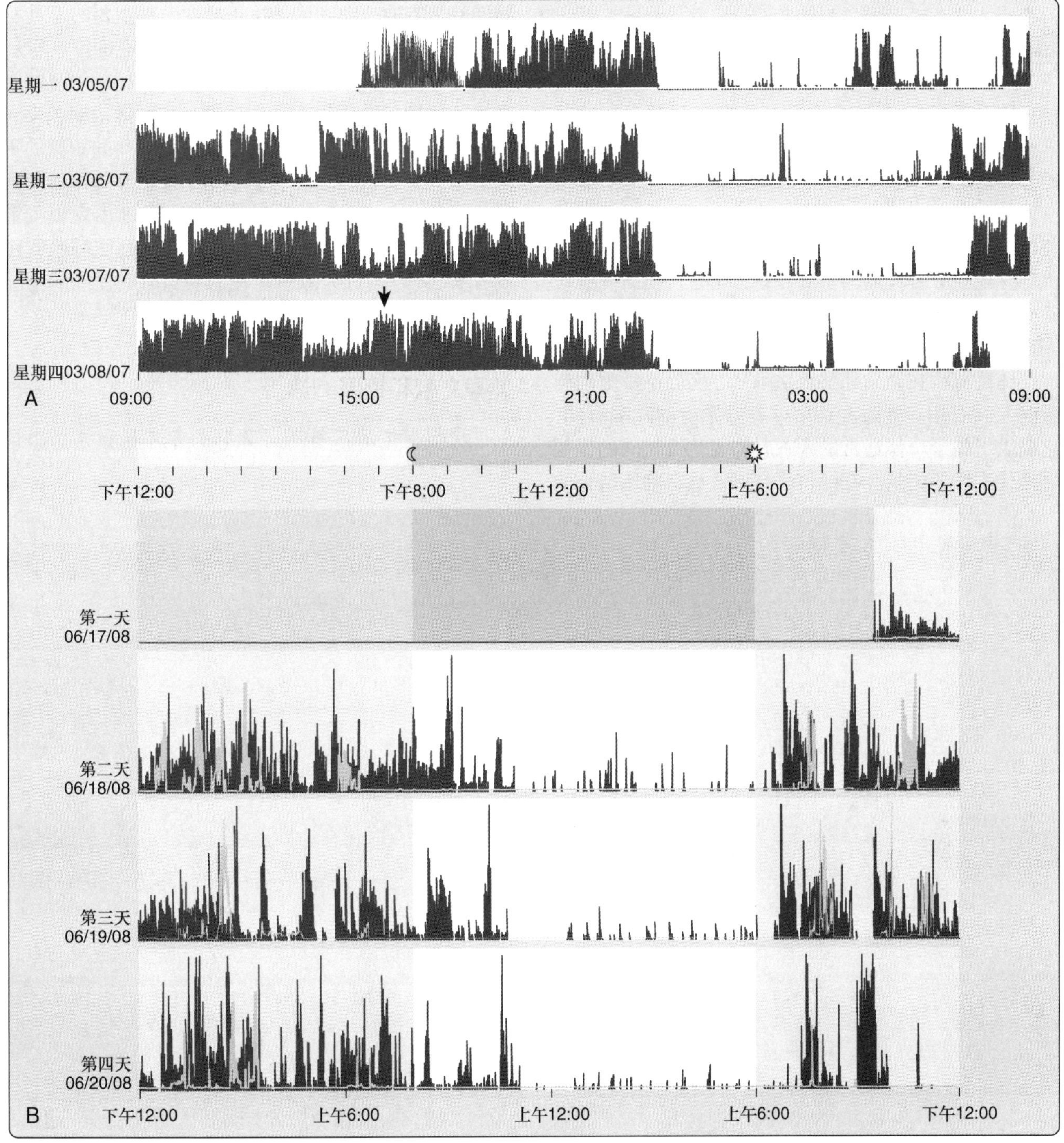


**图 211.2**　**A**，Octagonal SleepWatch 体动监测仪四天未评分的输出记录。**B**，Actiwatch 四天未评分的输出记录。（**A**，Courtesy Ambulatory Monitoring，Inc.，Ardsley，New York. **B**，Courtesy of Philips RS North America LLC." All rights reserved.）

## 临床要点

- 体动监测在确定正常人群的睡眠参数方面，与 PSG 有良好的一致性，但它在识别睡眠障碍时通常不太可靠。
- 体动监测是评估失眠症、昼夜节律障碍以及过度嗜睡的一个有用的辅助手段。
- 体动监测可以帮助评估特殊人群（包括儿童及患有痴呆症的老年人）的睡眠。
- 体动监测正成为一种在大规模流行病学研究中调查睡眠及睡眠障碍的有价值的工具，并且越来越成为临床试验的一种辅助结局。

## 总结

腕动计相对于 PSG 有几个重要的优势。①它可以在自然环境中记录睡眠。②它能够记录夜间和白天的身体活动。③它能连续长时间段记录。④它具有成本效益。尽管腕动计不能替代 EEG 或 PSG，但在某些情况下研究级别的体动监测在收集数据时有明显的优势。现在有各样的消费级设备，但是，与研究级设备相比，目前它们在评估睡眠的可靠性方面还未被很好地证实。

体动监测在评估那些无法耐受在实验室睡眠的患者时尤其有用。通过允许个体遵守平时的睡眠时间，它提供了关于个体通常的睡眠时间与持续时间的一幅更具代表性的图景。在随访研究以及检查临床结果的睡眠效率方面，体动监测也正成为一种重要的工具。

体动监测在评估睡眠障碍上有一定价值。较新的评分算法已经提高了对失眠症重要指标的测量的准确性，特别是觉醒与睡眠的识别、睡眠潜伏期、夜间觉醒以及总睡眠时间。体动监测在检测夜间短暂的觉醒上远优于睡眠日志。它也能用于评估和临床诊断昼夜节律紊乱。它检测运动的能力有望用于鉴定以频繁运动为特征的睡眠障碍，例如 PLMS、睡眠呼吸暂停或者 REM 睡眠行为障碍。在需要长时间监测的情况下，体动监测是一种特别有用的工具。

### 参考文献和拓展阅读

请扫描书后二维码，获取参考文献和拓展阅读资源。

# 成像

Eric A. Nofzinger
王之琳 译 师 乐 审校

第 212 章

**章节亮点**

- 脑成像方法的应用为睡眠医学提供了机遇。
- 本章回顾了与睡眠相关的独特因素。这些因素在开发用于研究睡眠和睡眠障碍的脑成像范式时，应该被纳入考虑范畴。
- 本章对 FDG-PET 进行详细介绍，并将其作为范例以介绍如何将更通用的脑成像范式应用于睡眠医学研究。

## 引言

本章回顾了研究睡眠的影像方法。由于这是睡眠医学的教科书，因此本章重点关注研究睡眠过程的应用方法。在对睡眠和睡眠障碍的具体应用进行简单概述后，本章将对氟脱氧葡萄糖-正电子发射断层扫描（fluorodeoxyglucose-positive emission tomography，FDG-PET）方法进行更深入的介绍。FDG-PET 已经广泛应用于睡眠和睡眠障碍的功能性神经影像学检查[1-5]。本章是一篇概述，而不是关于睡眠和睡眠障碍的影像结果或每种现有影像工具的详细说明指南的综述。对于这些详细信息，读者可以查阅与之相关的更全面的教科书，即《睡眠和睡眠障碍神经影像学》[6]。

## 历史背景

多种因素定义了睡眠神经影像学领域。第一，自上世纪 50 年代以来，基础科学研究对整体清醒状态、非快动眼睡眠和快动眼睡眠的神经学基础有了更广泛的认识。第二，睡眠在人类行为中发挥基础作用，并参与稳态、昼夜节律、情绪和认知功能之间的相互作用。第三，睡眠医学的临床领域改进并定义了人类睡眠破坏机制以及治疗方法。第四，认知神经科学揭示了特定行为和认知过程的脑区独特性，比如运动行为、感觉过程、思维和情绪。第五，结构和功能层面［如磁共振成像（magnetic resonance imaging，MRI）、正电子发射体层成像（positive emission tomography，PET）和功能磁共振成像（functional magnetic resonance imaging，fMRI）］的重要人类脑“成像”技术的革新，使在脑区层面验证与人类行为、健康和病理学相关的假设成为可能[6-9]。

## 以“睡眠”作为成像对象

对于通过功能性神经影像学进行的研究而言，睡眠具有的独特地位。现在，睡眠可以被理解为是一种大脑的表现形式。具体而言，睡眠是离散神经网络相互作用的结果，是我们通过使用脑电图（electroencephalography，EEG）观察到的整体意识状态：清醒期、非快速眼动（non-rapid eye movement，NREM）和快速眼动（rapid eye movement，REM）睡眠。重要的是，对睡眠的研究使我们意识到大脑的整体功能并不是静态的，而是在 24 h 周期内以一种有节奏且高度规律的方式演变。在神经影像学研究的任何其他领域，大脑功能的时间域都没有如此重要的意义。我们现在了解到，拍摄图像的“内容”和“时间”同样重要。清醒期与睡眠期的大脑功能成像会产生截然不同的结果[10-11]。在睡眠中，如果研究 NREM[11] 或 REM 睡眠[12-13]，甚至在这些更大的状态下，如果关注 NREM 睡眠或 REM 睡眠的某些离散方面，如慢波、纺锤波或快速眼动，大脑活动将在全局和局部上有所不同。即使在清醒状态下，一天之中的脑功能也会发生显著变化，从早到晚或者随着警觉程度或睡眠剥夺的不同程度而变化。

## 成像工具

在过去的 50 年里，神经影像学领域取得了显著进步。计算机断层扫描（computed tomography，CT）的出现使活人的大脑结构可视化。CT 扫描主要能够清晰显示骨骼结构，但对内部脑结构的定义能力较弱。CT 扫描的局限性包括个人暴露于电离辐射以及检测脑组织差异的能力有限。磁共振成像的发展能够探测脑组织中更细微的变化，并且使受试者免于暴露于辐射。结构成像在睡眠和睡眠障碍中的应用，主要是通过 MR 手段来确定与病理生理学或特定睡眠障碍的后果相关的大脑结构改变。

通过能描述神经“功能”6 的各个方面的脑成像方法的进步，我们对睡眠和睡眠障碍的机制和后果有了更深入的了解。这些统称为功能性神经成像（表 212.1）。这些技术包括 PET、fMRI、单光子发射计算机断层扫描（single photon emission computed tomography，SPECT）、经颅超声、脑磁图（magnetoencephalography，MEG）、低分辨率脑电磁断层扫描（low-resolution brain electromagnetic tomography，LORETA）、弥散张量成像（diffusion tensor imaging，DTI）[14]，用以评估大脑白质束的位置、方向和各向异性，以及诸如联合脑电图和功能磁共振成的联合方法。在以上每一种方法中，都有关于大脑正在做什么（例如，神经元活动）和测量过程（例如，血流或新陈代谢的变化）之间的假设关联。在大多数情况下，这些工具是为了研究清醒状态的脑功能而开发的，测量所依据的假设适用于清醒状态的脑活动。通常认为，脑活动及其测量在清醒、NREM 和 REM 睡眠阶段之间是等效的。然而，这一假设并未得到严格验证。尽管早期的功能性脑成像研究侧重于跨总体行为状态的离散脑区的脑活动，但最近的研究应用了先进的成像分析工具，在这些研究中，可以分析不同行为状态或不同人群之间脑区之间的关系（功能连接性）[15-18]。

## 影像学在睡眠和睡眠障碍研究中的应用

### 觉醒与睡眠期的神经影像学

神经影像学在睡眠及其障碍研究中最早的应用集中在清醒期、NREM 期和 REM 期睡眠[10-13, 19]的大脑整体状态上。在这些技术手段投入应用之前，对这些总体行为状态及其机制的了解大多来自临床前工作。基础科学方法使用现有的神经科学工具来评估电生理学和睡眠的细胞和分子机制。一般认为，睡眠-觉醒功能可以由离散全局电生理信号来定义，这些信号可以区分各种神经进程状态，例如清醒期、NREM 期和 REM 期睡眠。因此，睡眠期间的早期功能性脑成像工作在某种程度上具有探索性和描述性，定义了这些意识状态下区域脑活动的大规模变化。这些早期发现从所涉及的协调神经网络的角度彻底改变了我们对人类睡眠的总体理解。尽管临床前工作重点侧重于定义脑干和下丘脑水平睡眠调节的开关上，但人类睡眠神经影像学的发现引起了人们对更高水平中枢神经系统的投入或参与的关注，这些中枢神经系统的投入或参与可能在整体睡眠功能中发挥基础性作用。最近的分析集中在更高分辨率的时间事件上，例如每个个体状态的相位和非相位方面，并证实临床前科学预测的大脑神经变化。

### 睡眠不足与昼夜节律失调的神经影像学

人类睡眠行为学研究定义了人类睡眠不足与表现之间的许多关系。大量证据定义了稳态和昼夜节律对睡眠的影响以及这些领域中的紊乱。即使在其他健康个体中，睡眠不足也会导致警觉性、认知和表现发生可预测的变化。功能性神经影像学的广泛应用有助于明确由体内平衡或昼夜节律过程的扰动引起的区域性脑功能的改变。它还有助于明确这些大脑变化与这些紊乱的行为后果之间的关系[15-16, 20-22]。

### 睡眠与记忆

研究阐明了睡眠在大脑可塑性中的作用。这涉及神经系统在一生中改变其结构和功能以适应环境

**表 212.1　睡眠的功能性神经影像学方法**

| | MEG | fMRI | $^{15}$O-$H_2O$ PET | $^{18}$F-FDG-PET | $^{99m}$Tc-ECD SPECT | 受体成像 |
|---|---|---|---|---|---|---|
| 测量方法 | 电活动 | 血流 | 血流 | 代谢 | 血流或代谢 | 5- 羟色胺、多巴胺、乙酰胆碱、氨基丁酸 |
| 空间分辨率 | 10 mm | ＜ cm | cm | cm | cm | cm |
| 时间分辨率 | ms | s | min | 10 ～ 20 min | min | 20 ～ 90 min |
| 是否在扫描仪中睡眠? | 是 | 是 | 是 | 否 | 否 | 清醒 |
| 其他 | 难以入睡，费用昂贵 | 噪声，应用于睡眠的技术难题 | 可能需要重复测量 | 长半衰期限制重复测量 | 单夜多次重复 | 昂贵，耗费人力 |

多样性的能力。大脑可塑性包括突触可塑性、神经发生和功能代偿可塑性等概念，这些概念在基础和认知神经科学中不断革新，但此前尚未被应用于睡眠研究。这一研究领域提出了一些令人兴奋的假说，即睡眠对记忆过程和大脑可塑性有重要作用。近几十年来，涵盖大部分神经科学的大量工作为支持睡眠在目前已知的睡眠依赖性的记忆过程中的作用提供了大量证据。这个过程包括记忆编码、记忆巩固、大脑可塑性和记忆再巩固。现已从功能性脑成像研究中获得大量证据，支持睡眠关键功能的新兴模型[17-18，23-24]。

## 睡眠障碍的神经影像学

睡眠医学领域的发展建立在对睡眠生理学、昼夜节律生理和睡眠障碍病理生理学知识的不断了解之上。科学进步以及人们对社会中睡眠障碍高发现象的进一步认知，增加了人们对增强睡眠障碍诊断和治疗的工具的兴趣。睡眠障碍的神经影像学与这一不断进步的医学领域[6，8-9]的发展并行。脑成像方法提供了一个新领域的知识，用以了解超出标准 EEG 睡眠评估检测范围的离散睡眠障碍的神经生物学。事实上，在某些情况下，例如原发性失眠，已经证实脑成像研究在确定病理的方面比传统的睡眠脑电图[25-28]更敏感，但关于一致性发现仍然存在疑问。脑成像研究在阻塞性睡眠呼吸暂停综合征领域高速发展。正在进行的脑磁共振研究用以描述大脑离散区域的体积变化，这些变化可能在疾病的发病机制中发挥作用或作为阻塞性睡眠呼吸暂停的表现形式。磁共振研究也被广泛用于确定患有这些疾病并伴有呼吸阻塞的患者的上呼吸道的解剖学异常。功能性脑成像研究证明了与中枢神经系统通气控制相关的机制和睡眠呼吸暂停对神经功能的不利影响，并且持续气道正压通气[30-31]治疗可逆转这些影响。脑成像对不宁腿综合征 / 周期性肢体运动障碍的研究通过多巴胺系统中的 PET 配体集中在多巴胺能系统上，而功能性脑成像研究则重点关注参与运动行为[32-34]的脑区。在过去几十年中，我们对发作性睡病的神经生物学的理解实现了重大突破[35-37]，并且结构和功能神经影像学方法都已应用于该疾病的研究[38-40]。睡眠神经影像学领域有望在未来用于临床研究睡眠医学，这不仅是了解病理生理学的研究工具，而且在临床上也可用于诊断、预测和监测治疗效果。未来的临床应用将取决于我们对个体疾病的理解的进步以及成像方法的技术改进，这将使它们具有成本效益，并可广泛用于未来的睡眠医学。

## FDG-PET 方法用于研究睡眠期间脑功能

一种评估人类前脑在睡眠期间激活的方法使用［$^{18}$F］2- 氟 -2- 脱氧 -D- 葡萄糖（$^{18}$F-FDG）放射性示踪剂[2-5，41]和局部脑葡萄糖利用的 PET 测量[1，10]。与其他功能性脑成像技术相比（如 fMRI），这种方法的优势在于可以对睡眠进行更自然的研究，因为受试者不用在扫描设备中睡觉。这提高了成功完成研究的比率。这种方法的主要缺点是时间分辨率降低，需要评估整体睡眠状态（例如，REM 或 NREM），而不是评估睡眠状态内的事件（例如，睡眠纺锤波或快速眼球运动）。

$^{18}$F-FDG-PET 是目前研究人脑局部代谢最准确的侵入性方法。关于对大脑活动进行 $^{18}$F-FDG-PET 扫描的指南已经制定完成[42]。$^{18}$F-FDG 是一种葡萄糖类似物，其中 fluor-18（半衰期 109.8 min）取代了葡萄糖分子中第二个位置的羟基基团。$^{18}$F-FDG 通常用于测量体内组织的葡萄糖消耗。$^{18}$F-FDG 通过葡萄糖转运体进入组织，然后可被己糖激酶磷酸化为 $^{18}$F-FDG-6- 磷酸，或从组织转运回血液中。$^{18}$F-FDG-6- 磷酸不能通过糖酵解和磷酸戊糖途径转运出组织或进一步代谢。在大多数组织中 $^{18}$F-FDG-6- 磷酸的去磷酸化是缓慢的，因为葡萄糖 -6P- 磷酸酶的活性非常低；因此，通常认为磷酸化的 $^{18}$F-FDG 被困在细胞内。正是这种被“困”在细胞中直到放射性衰变的特征，使这种方法在研究睡眠状态下脑功能的成像方法[1]中独树一帜。实际上，受试者在将放射性示踪剂注射 / 输送和摄取到脑细胞这一过程中，可以在卧室环境中舒适且不受干扰地睡觉。大约 20 min 后，当示踪剂的血浆水平由于正常的脑循环而下降时，留在大脑中的放射性示踪剂被困于细胞之中，并注射后几分钟内活跃。届时，研究受试者可以从他们的卧室转移到 PET 扫描仪上进行成像。生成的 PET 图像反映了放射性示踪剂注射时的大脑活动，并且相对不受扫描后 20 min 和之后发生的任何行为的调制。使用 $^{14}$C- 脱氧葡萄糖[2]测量大鼠大脑中葡萄糖区域性代谢率的放射自显影方法已经修订，即改用 PET 和 $^{18}$F-FDG 以适用于人体研究[3-4，41]。

### 受试者选择

病史采集和体格检查以及受试者准备，都应遵循核医学中既定的指南[42]。

### 用于记录睡眠和注射放射性示踪剂的房间

受试者房间应进行声音减弱处理，并通过墙洞技术在受试者卧室附近的房间内监测静脉注射

（intravenous，IV）设备和多导睡眠监测，从而避免人为的睡眠中断。受试者的床应当舒适，且床到墙洞的距离应该尽量短，从而减少放射性核素给药的 IV 管长度；同时又需要足够长，从而不过度限制受试者在睡眠期间的活动。

### 脑电图睡眠程序

所有研究夜晚都要监测脑电图（electroencephalography，EEG）睡眠。由于适应对 EEG 睡眠的影响，第一晚通常不用于进一步分析。因此，这一夜用于筛查原发性睡眠障碍，包括睡眠呼吸暂停和周期性肢体运动，这些障碍可能对无论睡眠质量还是脑葡萄糖代谢都产生独立于兴趣因素之外的独立影响。在不注射 $^{18}$F-FDG 的夜晚，受试者将 IV 管贴在①一只手臂的肘前区域和②另一只手臂的肘前区域或前臂上，以适应在注射之夜用于推注放射性核素和采集静脉血样的静脉留置针。在注射之夜，受试者在一个肘前静脉和另一只手臂的静脉中整夜以保持静脉开放（keep-vein-open，KVO）输注速率输注生理盐水。适应夜的睡眠图谱由单个 EEG 通道（C4/A1-A2）、参考 A1-A2 的双侧眼电图（electrooculograms，EOG）、双极颏下肌电图（electromyogram，EMG）、口鼻热敏电阻、肋骨和腹部运动传感器、单导联心电图、指尖血氧测定和胫骨前肌肌电图组成。根据研究兴趣的重点，可以使用备用 EEG 图谱。传统上，睡眠研究的第二晚应当受到监测，且不受 PET 研究相关的注射干扰，以收集基线 EEG 睡眠测量值。此基线图谱（第二晚）由单个脑电图通道（C4/A1-A2）、两个参考 A1-A2 的 EOG 通道（右眼和左眼）和颏下肌肌电图组成。在夜间 PET 评估和清醒 PET 扫描期间，应用扩展的 EEG 图谱（F3、F4、C4、P3、P4、O1、O2、T3、T4，分别参考 A1-A2）以允许比较特定区域脑电图谱和源自 PET 的区域性脑葡萄糖代谢率（regional cerebral metabolic rate for glucose，rCMRglu）。在脑电图（EEG）睡眠评估期间，根据睡眠评估前 7 天完成的每日睡眠-觉醒日记，以患者平时的就寝时间和起床时间来确定就寝时间和起床时间，以尽量减少对睡眠实验室环境的影响。

### 正电子发射体层成像范例

理想条件下，考虑到 $^{18}$F-FDG 摄取和代谢动力学，$^{18}$F-FDG 的注射应该发生在 20 ～ 30 min 行为状态的最初 7 ～ 10 min。因此，这种方法的时间分辨率最适合评估整体行为状态，例如清醒期、NREM 期和 REM 期睡眠，而不是评估状态之间的转换或状态内的离散电生理事件，例如纺锤波活动或 K 复合波。对至少两种行为状态的评估允许在不同状态下的区域脑代谢差异之间进行统计对比。选择 PET 扫描时间是为了最大化大脑 3 种主要脑激活状态之间的差异：清醒期、REM 期睡眠和 NREM 期睡眠。根据研究的重点，可以对扫描时间进行进一步改进。例如，一天内可以进行多次清醒扫描，效果可能会因昼夜节律和内环境稳态因素而异。如果意图显示与最大警觉性相关的影响，则可以选择最大警觉性，此前已证明它会在一个人习惯性清醒时间后 2 ～ 4 h 出现。REM 睡眠 PET 扫描的时间可能会根据所感兴趣的 REM 周期在整个晚上发生变化，需要注意的是第一个 REM 周期通常是夜间最短的时间，最后一个 REM 周期可能会在夜晚结束时被清醒期终止。NREM 睡眠 PET 扫描的时间可以根据研究所需的慢波睡眠的活动程度来选择，在第一个 NREM 周期达到峰值并在连续的 NREM 周期中减少。所有扫描的顺序应随机化，从而使顺序对 PET 测量的影响最小化。清醒扫描应始终在未受干扰的睡眠后进行，以排除睡眠剥夺对清醒 PET 测量的影响，因为在睡眠相关 PET 扫描需要在夜晚发生大约 90 min 的部分睡眠剥夺。出于同样的原因，应该在任何与睡眠相关的扫描之间插入一个恢复夜。对更广泛的部分睡眠剥夺（前 3 h 睡眠和连续 2 晚睡眠仅限于受试者通常睡眠时间的前 4 h）的研究表明，无论是 NREM 还是 REM 的睡眠剥夺，在第二个恢复夜出现的恢复效果微乎其微（如果有的话）。

### 清醒对照 $^{18}$F-FDG rCMRglu 范例

该研究条件包括 20 min 的脑电图（扩展图谱），在经过一夜的脑电图睡眠研究后，在用于睡眠研究的同一个卧室里，仰卧、闭眼、张耳，经过 15 min 的适应期，监测注射 4 mCi $^{18}$F-FDG 后清醒状态。一天中的时间由研究的目的决定。根据 Phillips[43] 和 Schmidt[5] 及其同事的方法，从注射后时间（T）＝ 45 min 开始，每隔 8 min 评估 6 个静脉样本的放射性，以确定绝对葡萄糖代谢。

## REM 睡眠 $^{18}$F-FDG rCMRglu 范例

对于所有睡眠研究，受试者睡在卧室中舒适的床上，最大限度地提高睡眠质量，并允许从隔壁房间通过墙洞技术进行 IV 监测。在 EEG 睡眠评估期间，在感兴趣的 REM 期第一次快速眼球运动开始后，通过留置导管 IV 4 mCi $^{18}$F-FDG。20 min 后，受试者被唤醒并移步至 PET 扫描仪进行 30 min 的发射扫描，然后允许他们返回卧室睡觉。根据 Phillips 及其同事[43]

和 Schmidt[5] 及其同事的方法，从注射后时间（T = 45 min）开始，每隔 8 min 评估 6 个静脉样本的放射性，以确定绝对葡萄糖代谢。

## NREM 睡眠 $^{18}$F-FDG rCMRglu 范例

这种情况由所感兴趣的 NREM 期间的 20 min NREM 睡眠组成。在研究夜晚，在感兴趣的 20 min NREM 期起始，通过留置导管静脉注射 4 mCi $^{18}$F-FDG。20 min 后，受试者被唤醒并移步至 PET 扫描仪进行 30 min 的发射扫描，然后被允许返回卧室睡觉。根据 Phillips[43] 及其同事和 Schmidt[5] 及其同事的方法，从注射后时间（T = 45 min）开始，每隔 8 min 评估 6 个静脉样本的放射性，以确定绝对葡萄糖代谢。在我们的研究中，我们使用自睡眠开始 20 min 后起算的 20 min 时段，以最大限度地提高 delta 睡眠的潜力，并通过对我们实验室曾经研究过的受试者进行自动 delta 计数和睡眠脑电图的手动评分的逐分钟检查，最大限度地减少觉醒或提前进入 REM 睡眠的可能性。

所有 PET 扫描都在 $^{18}$F-FDG 注射后 60 min 开始，由 6 次 5 min 的发射扫描组成（总发射时间为 30 min，然后是 10 min 的透射扫描，用于衰减的定量校正）。我们为每个受试者量身订制了一个热塑性头部固定器（标有用于重新定位的激光引导），以最大限度地减少头部移动。使用 4 mCi $^{18}$F-FDG 剂量，而非 10 mCi 的常规临床剂量（例如，用于脑肿瘤），以及使用棒源的电子窗口来拒绝头部活动，允许获得 $^{18}$F-FDG 注射后而非注射前的传输扫描。

$^{18}$F-FDG 从血浆到组织的摄取率在静脉注射后的 12 min 内最高可达 70% ～ 80%，并在 25 min 时接近完成。PET 在清醒时注射 $^{18}$F-FDG 所显示的 rCMRglu 图案将反映静息、清醒状态下的大脑活动。对于随后摄取期是 NREM 睡眠的、长于 12 min 的快速眼动期，这是一个 $^{18}$F-FDG 摄取低的时期，注射后这段时间内获得的 rCMRglu 图案将几乎完全反映 REM 睡眠期间的大脑活动。

## 正电子发射体层成像仪

根据既定指南，应该使用最先进的专用 PET 扫描仪、图像采集、图像处理和绝对葡萄糖代谢定量分析。我们实验室的研究使用了几种不同的扫描仪，由于成像技术的改进，已经随着时间的推移而更新。早期研究使用了 2-D 模式的 ECAT 951 Rr31 扫描仪。后来的研究使用了 3-D 模式的 ECAT HRq 扫描仪。与 ECAT 951Rr31 相比，ECAT HRq 扫描仪具有诸多优点：①体积空间分辨率提高了 2.4 倍（4 mm 横轴分辨率和＜ 4 mm 轴向分辨率；0.07 ml 体积分辨率）；② 2-D 和 3-D 模式的轴向视野增加 50%，从而能够覆盖整个大脑，包括与睡眠状态的产生有关的脑干结构；③在 0.6 mCi/ml 时的峰值有效计数率增加了 3 倍；④在低活性浓度下 2-D 灵敏度增加了 2 倍；⑤在低活性浓度下 3-D 灵敏度提高 50%；⑥最大数据采集率增加 2 倍；⑦噪声低、成像时间短、高活性单点源性透射扫描；⑧由于专用集成电路的使用增加而提高了可靠性；⑨软件版本 7.0，包括集成的 3-D 采集和扩展的分析功能。最近的更新是对 Siemens Biograph mCT Flow PET/CT 的更新。该 PET/CT 扫描仪提供 21.6 cm 的轴向扫描覆盖范围（TrueV 选项），其固有面内的空间分辨率约为 4.2 mm 半峰全宽。CT 子系统是一个 64- 薄层螺旋扫描仪，可用于获取诊断质量 CT 或低剂量扫描，目的是对 PET 发射数据进行衰减校正。该装置配备了西门子的 FlowMotion 技术，支持连续床移动采集、HeartView CT 以及用于重建相位匹配 PET 和 CT 图像的心脏和呼吸门控硬件、SAFIRE 迭代 CT 重建以及用于计算大脑衰减校正的 SMART NeuroAC 成像。

### 头部固定器

为每个受试者制作了一个单独模制的热塑性头部支架（标有激光引导，用于重新定位），以最大限度地减少头部移动，并允许头部定位以进行扫描。

### 磁共振成像

受试者在进行 PET 检查之前接受磁共振（magnetic resonance，MR）扫描。受试者被定位于标准头部线圈中，并获得简短的侦察矢状 T1 加权图像。获取标准轴向 T1 加权（TE = 18，TR = 400，NEX = 1，切片厚度= 3 mm）交错图像。成像时间估计为 10 min。

### $^{18}$F-FDG 合成

$^{18}$F-FDG 是根据 Hamacher[44] 及其同事描述的方法合成的。

### 图像处理

MR 数据通过电子网络传输到 PET 设备，并使用自动图像配准（automated image registration，AIR）软件[45]。在 SparcStation 上与 PET 数据（$^{18}$F-FDG 注射后 T = 60 ～ 90 min 的 PET 数据相加）进行配准。AIR 最小化了配准的两个图像之间比率的逐个体素方差。配准的 MR 可用作独立的解剖图，目的是选择被用于 PET 数据分析的感兴趣区域（regions of interest，ROI）。所有 PET 图像均使用标准商业软件重建为 63 个全宽半最大分辨率约为 4 ～ 5 mm 的横轴切片（中心到中心＝ 2.4 mm）。在 6 次 5 min 的 PET 发射扫描共同配准后，将它们相加。然后，如前所述，AIR 将这个非常高计数的图像集配准以用于受试者的体积 MR 研究（见前文）。工作人员审查这些数据以确保充分配准（错误＜ 1 像素）。

此时会发生两种平行类型的数据处理。一种类型涉及在 MRI 上绘制不同的 ROI。然后将这些单独的 ROI 以及全脑切片感兴趣区域 ROI 置于共同注册的 PET 数据集上，以产生相对（ROI 计数 / 全脑计数）和绝对（在根据每个单独扫描的绝对葡萄糖代谢计算构建 PET 图像后）rCMRglu 值并用于以后的统计处理。第二种处理采用统计参数处理（statistical parametric processing，SPM）[46-47]。在我们的 SPM 应用中，MR 数据在 AIR[45] 的扩展模式下通过线性仿射变换转换为标准图集 MR 数据集（由 Friston 博士提供）。然后，类似的，通过使用与受试者 MR 相同的转换方程，将共同配准的 PET 数据转换为标准 Talairach 空间。因此，该技术依赖于 MRI 中高密度的解剖信息以进行坐标转换，而非 PET 图像。转换后，PET 数据通过典型的 SPM 方法进行处理，使用协方差分析（analysis of covariance，ANCOVA）来控制全局变化，并使用事后 t 检验来检测重要状态相关性变化的区域。规范化的高斯 z 分数输出了显著差异像素及其 Talairach 图集坐标（参见 Talairach 和 Tournoux[48]）。绝对区域脑代谢率（rCMRglu）的计算遵循 Schmidt 及其同事[5] 完成的指南：使用 3K 模型，并使用经 Phillips 及其同事验证的改良单次扫描和 6 次血样方法[43]。

## 成像范例的选择

一些设计特征对于构建睡眠期间的功能成像研究范例很重要：

- 应该在尽可能保持睡眠完整性的前提下进行功能性神经解剖学研究。除了 $^{18}$F-FDG-PET 外，认知激活研究中普遍使用的功能性成像方法（血流、fMRI）需要固定头部，因为图像是在认知激活时获取的。这限制了自然睡眠，因为大多数受试者在这种非自然环境中难以入睡。相比之下，$^{18}$F-FDG-PET 方法使用墙洞技术进行监测，可以让受试者在私密的卧室中不受干扰地睡觉。脑电图睡眠研究证实，睡眠完整性受 FDG-PET 方法的操作流程的影响最小。
- 成像程序的时间分辨率应该接近要研究的整体睡眠状态的时间。在我们的研究中，$^{18}$F-FDG 摄取期的时间分辨率（前 7 ～ 10 min 最大，在 20 min 时接近完全）与 NREM 的平均持续时间（20 min）和 REM 睡眠的平均持续时间（第一个约 14 min）相当。考虑到与 NREM 睡眠相关的低代谢率，REM 睡眠后新陈代谢对区域测量的贡献被认为是最小的。
- 该范例应当将功能性神经解剖学的区域性和整体性测量的评估考虑在内。最近的报道为睡眠期间定量区域性脑葡萄糖代谢提供了模型。第一篇，由 Phillips[43] 及其同事证实了一种简化方法，该方法通过单次扫描方法以及在注射后 45 min 和 90 min 之间获取 6 个均匀分布的血液样本来计算 rCMRglu。在这些时候，动脉和静脉样本之间的血浆放射性非常匹配，从而能够对静脉血进行采样。第二篇，由 Schmidt[5] 及其同事提供，回顾了该领域的近期发展，并为使用 $^{18}$F-FDG 和 PET 对脑葡萄糖代谢进行标准评估提供了指南。在这些指南中，发射扫描的采集应在注射后 60 ～ 120 min 内进行，使组织中的前体池与动脉血浆能够达到最大平衡，但又足够短以最大限度地减少与 $^{18}$F-FDG 去磷酸化有关的产物损失。在这个窗口内，他们推荐了一个三室模型，使大脑代谢率不会因含有 k4 而被高估。因此，在目前的设计中，用于确定区域性和整体性葡萄糖代谢的扫描和血液采样都可以明显晚于睡眠期间的摄取期发生，从而使睡眠完整性不受影响。
- 对一个受试者进行功能性神经解剖学的多重评估应该是可能的，以便于进行整体大脑状态之间的对比，并允许重复比较用于纵向研究设计。在每次 PET 扫描时使用的低剂量 $^{18}$F-FDG（4 mCi），以便能够在清醒期、REM 期和 NREM 期的不同时间点对受试者进行重复评估。然而，必须进行多次重复测量的研究将在 $^{18}$F-FDG 中受限，因为受试者可能会受到放射性暴露的限制。
- 该范例应控制成像过程压力对因变量的潜在影响。目前的范式通过多种方式最大限度地减少了功能成像评估压力的影响。首先，受试者有 2 个夜晚的时间来适应睡眠期间 IV 附件的限制。其次，在 PET 扫描之前进行 MR 扫描有助于使受试者适应扫描程序。随机化研究条件（清醒、NREM 和 REM 睡眠）的顺序控制扫描的顺序效应。

- 该设计应允许筛查可能对功能成像结果测量产生独立影响的原发性睡眠障碍。在目前的设计中，与睡眠呼吸暂停综合征或周期性肢体运动障碍等睡眠障碍相关的影响是通过在筛查之夜测试这些障碍并将患有这些疾病的受试者排除在进一步研究之外来控制的。

## 替代及支持协议

使用 $^{18}$F-FDG 范式评估睡眠功能性脑成像的替代方法包括使用 PET 或 fMRI 方法评估局部脑血流。这些方法有望提高大脑活动评估的时间分辨率。这些方法使用的主要限制是必须在大脑激活时进行大脑成像，在这种情况下就是睡眠期间。目前，这要求受试者将头部固定在成像设备内的头部固定器中睡觉。一般来说，受试者很难做到这一点。例如，在一项使用血流分析的睡眠研究[12]中，因为在扫描仪中无法头部固定地睡眠，77% 的受试者（完成率为 23%）无法进行研究或提取到可用数据。同样，在一项使用 PET 血流方法进行的次要睡眠脑功能成像研究中，最初筛选参与的 18 名受试者中只有 6 名（33%）[49]完成了足够的研究以用于数据分析。在每一项研究中，受试者在 PET 扫描的前一晚都被剥夺了睡眠，从而最大限度地提高他们在扫描仪中入睡的机会。已知睡眠剥夺会显著影响 EEG 睡眠测量，这表明除了与睡眠状态相关的影响之外，后续 PET 研究还将测量与睡眠剥夺相关的影响。fMRI 机器产生的巨大物理噪音对 fMRI 在睡眠研究中的应用存在额外限制，因为在不安静的环境入睡对受试者来说可能有困难。相比之下，在 $^{18}$F-FDG 模式中，摄取期间受试者可以睡在隔音病房舒适的床上，并且可以在注射放射性核素后 60 ～ 120 min 醒来，并进行扫描。在我们的试点研究（生理盐水或放射性核素）的 24 次快速眼动睡眠相关静脉注射中，在随后的 20 min 内，扫描前的平均清醒时间小于 6 s，这表明当前的技术对睡眠完整性的影响最小（如果有的话）。最后，在静脉注射生理盐水或 $^{18}$F-FDG 期间，进行的抑郁症受试者和对照受试者之间的基线脑电图睡眠对比，结果显示脑电图改变与文献中报道的相当，这表明静脉注射程序不会显著改变导致脑电图睡眠失调的大脑程序。

睡眠及其障碍相关的脑成像领域在阐明睡眠及其障碍的基本机制和功能方面具有重大前景。由于这一知识库是从科学和临床睡眠医学的多个趋势和学科演变而来的，因此预计这每一个领域的新进展都将引领脑成像和睡眠研究的后续进展。随着脑成像技术的进步，这些方法最终可能会用于生成关于治疗机制的新信息，并对临床睡眠医学中的治疗反应和无反应结局进行识别和预测。随着样本量的增加，这些研究的结果有望提高我们基于区域脑功能而非脑电图标准针对疾病个体进行亚型分类的能力。预计未来睡眠脑成像研究将发展成对整晚大脑功能的更动态理解。不仅可以通过脑电图睡眠分期来描述个体的睡眠，还可以根据整夜区域大脑功能的演变对个体的睡眠进行分类，这是一种显示整夜睡眠中不同脑区是如何相互影响的视觉电影。该工具在未来研究和临床中的应用有望彻底改变我们对睡眠及其在所有人类行为中的重要性的理解。

### 临床要点

- 大脑成像方法为了解整个清醒和睡眠状态下的脑功能提供了机会。
- 鉴于大脑功能在 24 h 睡眠–觉醒周期中的可靠变化，睡眠研究领域强调了考虑时间域对任何功能性脑成像研究的重要性。
- 脑成像方法可用于睡眠障碍研究，以了解病理生理学和治疗机制。
- 大脑成像研究可用于阐明睡眠在记忆、认知和人类表现中的作用，以及它们如何在医学障碍和整个生命周期中受扰。

## 总结

脑成像研究有助于阐明睡眠及其障碍的一些基本机制和功能。由于这一知识库是从科学和临床睡眠医学的多个趋势和学科演变而来的，因此预计这每一个领域的新进展都将引领脑成像和睡眠研究的后续进展。

## 参考文献和拓展阅读

请扫描书后二维码，获取参考文献和拓展阅读资源。

# 第 213 章 COVID-19 与睡眠

Meir Kryger，Cathy A. Goldstein
陈春霖　张苗玉　译　师　乐　审校

章节亮点

- COVID-19 大流行导致了未感染的护理人员和公众群体中的睡眠障碍和疾病的增加，比如失眠、梦魇和类创伤后应激障碍（posttraumatic stress disorder，PTSD）综合征。
- 缓解 COVID-19 扩散的限制措施增加了时间使用的灵活性，以及更晚、更长、时间更连续的睡眠。
- COVID-19 感染会影响呼吸系统、神经系统和循环系统，从而对睡眠产生后续的影响。
- 肥胖和与阻塞性睡眠呼吸暂停相关的代谢并发症被认为是严重感染 COVID-19 患者的危险因素。
- 对于公众以及患有睡眠障碍的人群，关于 COVID-19 大流行对睡眠的长期影响的知识正在不断发展。
- 随着远程医疗的采用和对家庭测试的日益重视，COVID-19 对全世界的睡眠医学实践产生了巨大影响。其中一些变化可能是永久性的。

## 引言

2019 年 12 月，世界第一次遇到了新型冠状病毒——严重急性呼吸系统综合征冠状病毒 2 型（SARS-CoV-2）。这种病毒的感染称为 COVID-19。到 2021 年年中，COVID-19 大流行几乎波及全球，接连不断的感染浪潮对国家的健康、经济和政治系统产生了不可估量的影响。感染率的反复上升和下降受到病毒特性（毒力、传播性、变种的出现、医疗危险因素）、缓解措施（戴口罩、社交距离、封锁、接种疫苗）和其他因素（不愿接种疫苗疫苗、政治体系和社会经济学）的影响。截止 2022 年初，全世界约 500 万人死于 COVID-19。

最初，医学界重点关注的是严重的呼吸道感染，这通常会导致呼吸衰竭和死亡。很快发现其他器官系统受累[1]，并且经常出现长期后遗症。在一些感染 COVID-19 后的患者[2]中，呼吸急促、疲劳和脑“雾”是常见的持续症状。有时有持续症状的人将自己描述为“慢性患者”，这种情况在医学文献通常被称为“COVID-19 后综合征”或“长 COVID-19”。为了诊治 COVID-19 后患者[3]，诊所应需而建。在第一批报道的病例出现将近一年后，第一批疫苗已获准使用。

大流行使睡眠医学实践发生了改变——远程医疗在世界多地迅速普及，并更加依赖于中心外测试和远程监测，以保护患者和护理人员[4]。大流行影响了人们的心理健康[5]。与大流行有关的焦虑和压力对未被感染的人群的睡眠产生了深刻影响。然而，远程工作和学习让许多人睡眠时间更长，且更有规律。大量的睡眠研究都重点关注大流行的影响[6]。此外，许多感染康复的患者有遗留的慢性睡眠障碍。患有已知的睡眠障碍［例如阻塞性睡眠呼吸暂停（obstructive sleep apnea，OSA）］感染 SARS-CoV-2 时有发生并发症的风险。

在本章中，我们回顾了关于 COVID-19 和睡眠的已知内容。研究正在快速进行，以进一步阐明许多未解答或未充分解答的问题。

## 未感染人群的睡眠

### 睡眠障碍

与大流行相关的焦虑、压力、生活的变化（例如，疾病、就业、食物、安全、教育、封锁）和夜间电子设备的使用增加[6a]使全世界对睡眠问题感兴趣[7]和报告睡眠问题的人群急剧增加[8-11]。据报道，在普通人群中，催眠药物的使用有所增加[8, 11]。

梦魇（带有负面内容）的报道则更加频繁，尤其是在女性、年轻人那些有焦虑和抑郁症状的人群中[12]。强制性封锁导致睡眠质量受到严重影响，尤其是对女性、受教育程度低的个体以及那些有经济困难的人[13-15]。在普通人群中，催眠药物的使用有所增加[8, 16]。随着一波又一波的大流行，睡眠障碍持续存在，并且有更多证据表明，女性、高龄、受教育程度低、社会经济地位低和夜间过度使用智能手机预示着出现失眠症状的风险更高[17]。具有感染 COVID-19 的高危因素、与感染 COVID-19 的高危人群同住以及有亲人 / 朋友感染 COVID-19 是睡眠质量差的危险因素[10，17]。COVID-19 大流行期间的睡眠障碍与多种阴性症状有关，如抑郁、焦虑、精神病、穷思竭虑和躯体症状[17a，b]。睡眠不佳和精神健康问题在晚睡型群体中普遍存在[17c]。

睡眠问题在各个年龄段均存在，除成人外，儿童[18-19]和大学生[20]也会受到影响。注意缺陷与多动障碍儿童在 COVID-19 社会隔离期间非常容易受到睡眠障碍的影响，并且出现与睡眠问题有关的心理症状[20a，b]。

有记录显示体育锻炼对睡眠症状有积极的影响[21]。此外，保持有规律的日间小憩是稳定生物节律、睡眠模式和缓解精神障碍的有效方法[22]。幸运的是，解除疫情封锁限制后，睡眠障碍有所减少（图 213.1）[23]。

## 医护人员

不出所料，医护人员的睡眠，尤其是那些在医院工作的人，受到了大流行的负面影响，许多人出现了创伤后应激障碍症状[24-38，38a，38b]。正在为这一人群开发在线失眠认知行为疗法（cognitive-behavioral therapy for insomnia，CBT-I）项目[39]。

似乎不规律的睡眠模式[40]和轮班工作（这两种在卫生保健职业中普遍存在）[41]与 COVID-19 感染风险增加有关。这些睡眠问题在普通人群和医护人员中的长期结果尚不清楚，但令人担忧。

## 睡眠改善

由于疫情的缘故，个体在突然和广泛的心理压力的背景下，睡眠障碍预计会增加。然而，社交隔离、远程工作和学习的应用增加为许多人的日程安排提供了更大的灵活性，睡眠也因此有所改善。例如，在一个大学生群体中，工作日的睡眠时间从 7.9±1.0 h 增加到 8.4±1.1 h[42]。通过睡眠时间和持续时间的标准偏差衡量，在居家令后，睡眠不规律也显著减少[42]。此外，工作日和周末睡眠时间之间的差值（社交时差）也有所减少[42]。这些改善伴随着整体睡眠时间的延迟，因此居家令也许赋予人们根据个人昼夜节律偏好睡觉的机会[42]。在非大学人群中也经常观察到类似的现象，甚至通过客观的动态监测得到证实[43-48，48a]。然而，尽管睡眠持续时间和连贯性有所增加，但睡眠的质量往往会降低[17c，43，45-46]。无论如何，大流行揭示了基于自我选择的睡眠时间变化，如此大规模的现象在之前从未发现过[49]。

在对隔离的不同反应方面，大流行前的睡眠情况可能发挥了作用，比如患有慢性失眠的个体在疫情封锁期间的睡眠质量有所改善，而 20% 的大流行前睡眠质量好的人报告有睡眠质量下降[50]。有趣的是，之前接受过线上失眠认知行为疗法的人似乎对 COVID-19 封锁相关的睡眠障碍的发展具有相对抵抗力[50a]。

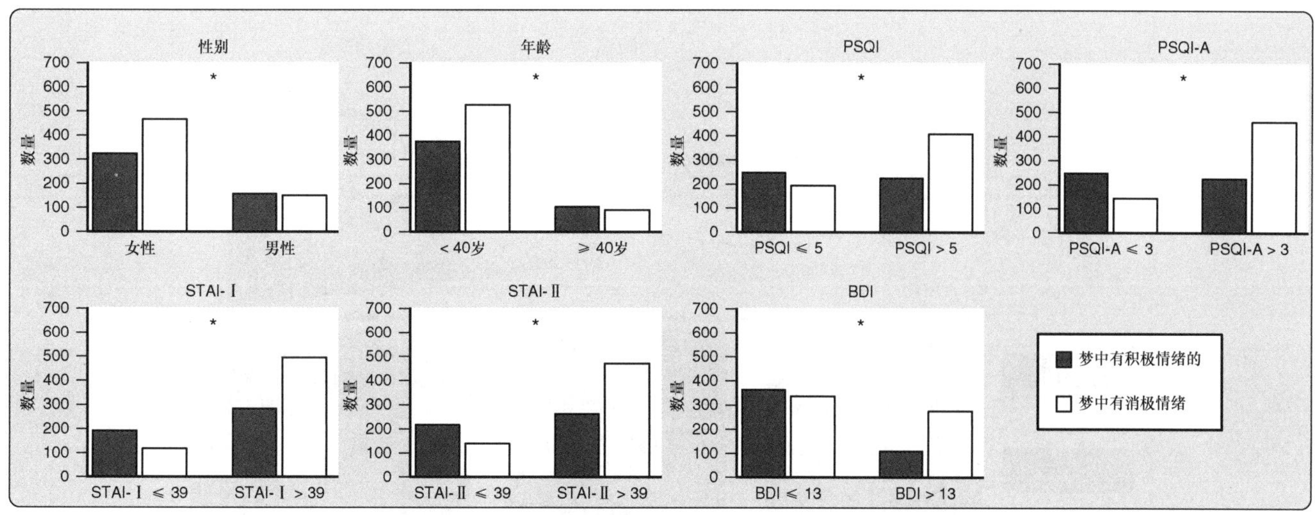


**图 213.1**　在意大利封锁期间，在梦中报告积极（黑色条）或消极（白色条）情绪的受试者人数。梦魇（带有负面内容）更常见，尤其是在女性、年轻人以及有焦虑和抑郁症状的人群中。星号表示显著的卡方检验（$P < 0.05$）。匹兹堡睡眠质量指数（PSQI）总分＞ 5 提示主观感知的睡眠质量差。PSQI-A 用于评估 PTSD 中常见的夜间行为。PSQI 得分≥ 4 提示 PTSD。状态-特征焦虑量表（STAI-Ⅰ和 STAI-Ⅱ）用于评估焦虑症状。总分≥ 40 提示有严重的焦虑水平。Beck 抑郁量表 -Ⅱ（BDI-Ⅱ；分数＞ 13 表示存在抑郁症。（Adapted from Gorgoni M，Scarpelli S，Alfonsi V，et al. Pandemic dreams：quantitative and qualitative features of the oneiric activity during the lockdown due to COVID-19 in Italy. Sleep Med. 2021；81：20-32.）

一些患有特定睡眠障碍的人在大流行期间经历了与日常生活变化相关的症状改善。例如，患有中枢性嗜睡障碍的人睡得更多，而睡意更少。甚至 54% 的 1 型发作性睡病患者报告称猝倒症有所减少[50b]。此外，在疫情封锁赋予睡眠时间灵活性的背景下，报告了两例延迟性睡眠–觉醒时相障碍的治愈案例[50c]。

鉴于新冠肺炎疫情期间睡眠时间变异性每增加 40 min，其发病风险增加 1.2 倍，因此大流行期间睡眠一致性的增加可能具有重要意义[40]。

# 疫苗

一些疫苗从大流行的早期就开始研制，其中一部分基于传统平台，而还有一部分基于新的 mRNA 技术。截止 2021 年底，已开发或正在开发疫苗类型（最初均获准用于紧急情况）如下：灭活病毒、蛋白质亚基、mRNA 以及重组病毒载体[51]。在全球范围内供应疫苗依然存在重大挑战[52]。接种疫苗时的睡眠持续时间可能会影响疫苗的疗效[53]。疫苗接种的不良反应通常是暂时的，并且不会危及生命；有些人抱怨接种疫苗导致睡眠质量下降[54-55]。不幸的是，在首批疫苗获准用于紧急情况时，已有数百万人被感染。例如，2020 年 12 月 11 日，Pfizer-BioNTech 被批准在美国使用的当天，全球范围内已有 12 920 死亡和 712 356 例新感染病例！此外，尤其是随着更多可传播变体的出现，还会发生疫苗突破性感染[55a]。SARS-CoV-2 的感染与这种破坏性效应有关。

# COVID-19 感染的病理生理学

## 呼吸系统感染

吸入携带 SARS-CoV-2 的飞沫或气溶胶后，可能会通过血管紧张素转换酶Ⅱ（angiotensin-converting enzyme Ⅱ，ACE2）受体导致肺炎和急性呼吸窘迫综合征（acute respiratory distress syndrome，ARDS）[56]。感染可以通过 ACE2 受体进一步传播到心脏、肝、肾、神经系统、血管内皮、免疫系统等各个器官以及血细胞。此后可能会出现细胞因子风暴，并伴有大量促炎细胞因子的释放[56]。

SARS-CoV-2（COVID-19）感染的表现从无症状到非典型肺炎，再到过度炎症状态，再到呼吸衰竭和 ARDS（图 213.2），许多患者还患有静脉血栓栓塞（venous thromboembolic，VTE）和肺栓塞（pulmonary embolism，PE）[57]。中性粒细胞的激活似乎在 COVID-19 感染的严重程度和预后中发挥重要作用（图 213.3）[58]。

风险最大的是老年男性、黑人、亚洲人和少数民族的个体，以及罹患肥胖、高血压和糖尿病的人[59-61]。最初，大约 5% 的感染患者需要进入医院重症监护病房（intensive care unit，ICU）。在大流行的第一年，随着治疗手段的发展，感染患者的死亡率逐渐下降。重症监护病房的患者有与严重疾病相关的睡眠问题[62]（见第 158 章），病情因严重的焦虑和缺乏家庭成员的情感支持而恶化，因为家庭成员们通常无法探访患者。

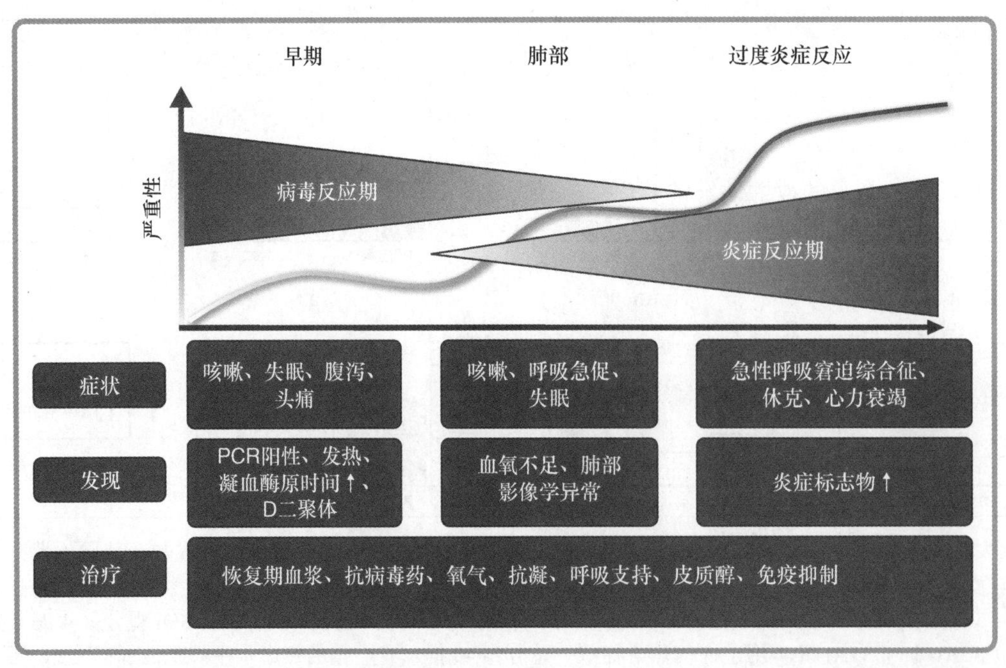


**图 213.2**　在 COVID-19 的感染阶段，许多患者被感染但完全没有症状。在一些患者中，疾病通过几个重叠的阶段以多变的过程进展，并伴随着症状、实验室检查结果和治疗要求的变化

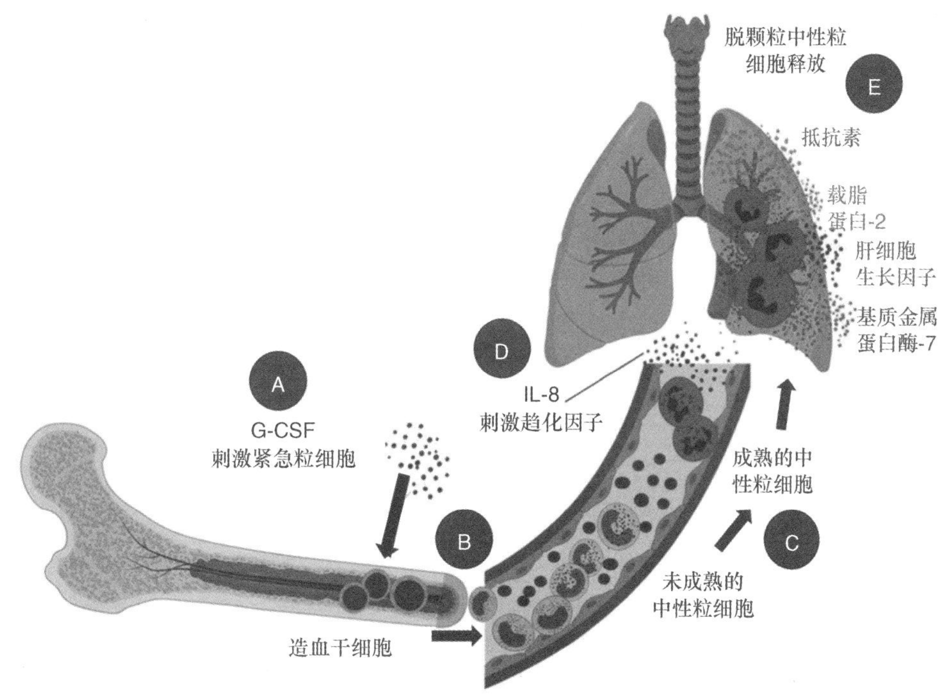


**图 213.3**　感染 SARS-CoV-2 后，中性粒细胞的发育和激活导致 COVID-19 症状向着重症发展。骨髓中的紧急粒细胞生成（**A**）由粒细胞集落刺激因子（granulocyte colony-stimulating factor，G-CSF）驱动，刺激中性粒细胞快速发育和流出（**B**）形成未成熟的中性粒细胞进入血液循环，然后分化成成熟的中性粒细胞（**C**），它们被趋化因子 IL-8（CXCL8）吸引到肺（**D**），可能也到达神经系统。当被激活时，这些中性粒细胞脱颗粒（**E**），释放抵抗素、载脂蛋白 -2、HGF 和 MMP-8。因此，因此，中性粒细胞的激活导致损害，可能导致严重的新冠肺炎和临床失代偿。[ Adapted from Meizlish ML，Pine AB，Bishai JD，et al. A neutrophil activation signature predicts critical illness and mortality in COVID-19. Blood Adv. 2021；5（5）：1164-1177. ]

## 长期呼吸系统后遗症

在急性发作期间住院和非住院患者中，长期后遗症很常见，约占总数的 1/3[63-64]。伴有呼吸道症状的 COVID-19“慢性患者”有与急性感染时急性肺损伤的程度相称的肺功能受损。炎症、纤维化和肺泡修复的生物标志物可能是 COVID-19 后呼吸综合征的生物学驱动因素[65]。一半以上的 COVID-19 肺部感染康复的住院患者出院后仍有长达 6 个月的放射学异常[66-67]。肺弥散功能降低和呼吸急促（由异常修正医学研究委员会记录呼吸困难量表）在出院后 6 个月内也很常见，这种异常在住院期间的重病患者身上尤其明显[66，68]。一年后，许多患者仍有持续的呼吸道症状[68a]。

上呼吸道症状很常见[69]，有些症状（例如声音嘶哑和吞咽困难[70]）可能会持续存在。由于持续的上呼吸道或肺部的解剖学变化，COVID-19 后患者（尤其是那些在 ICU 接受气管插管、气管切开术或高流量氧气治疗的患者）可能会有持续的呼吸道症状[71]。大量其他症状（例如脱发、嗅觉缺失感、心悸）出现在较低比例的康复患者中。

因此，对这些患者进行随访很重要[72]。患者在休息和运动时可能会呼吸困难，在睡眠期间可能会出现低氧血症和呼吸障碍。在一项研究中，1/3 的 COVID-19 后有睡眠问题的患者患有 OSA[73]。尽管建议这些患者在步行期间进行血氧测定，以确定是否需要氧疗[57]，但我们相信评估睡眠期间的氧合作用也会有所帮助。对于有睡眠呼吸障碍症状的患者，可能需要进行多导睡眠监测或家庭睡眠监测。有些患者可能会在急性感染后数月仍有症状和生理异常。

## COVID-19 的神经系统影响

SARS-CoV-2 感染期间和之后的神经系统后遗症并不少见，范围从轻度（例如，嗅觉丧失、味觉障碍和头痛）至重度（例如卒中和脑病）[74]。绝大多数严重感染新冠肺炎的患者都有神经和（或）精神症状，通常先于呼吸道症状[1，75-76]。当呼吸系统出现异常时，一般与更频繁的神经系统症状有关[75]。

SARS-CoV-2 对神经系统的直接影响，针对 SARS-CoV-2 的免疫应答以及由此产生的促炎和高凝状态，以及一般危重疾病的后果，可能是导致 COVID-19 患者的神经系统结局的基础[77]。嗅黏膜可能是 SARS-CoV-2 进入中枢神经系统（central nervous system，CNS）的初始途径（图 213.4）[78]。最具有说服力的证据是一项对 COVID-19 患者的尸检研究，该研究在嗅觉黏膜

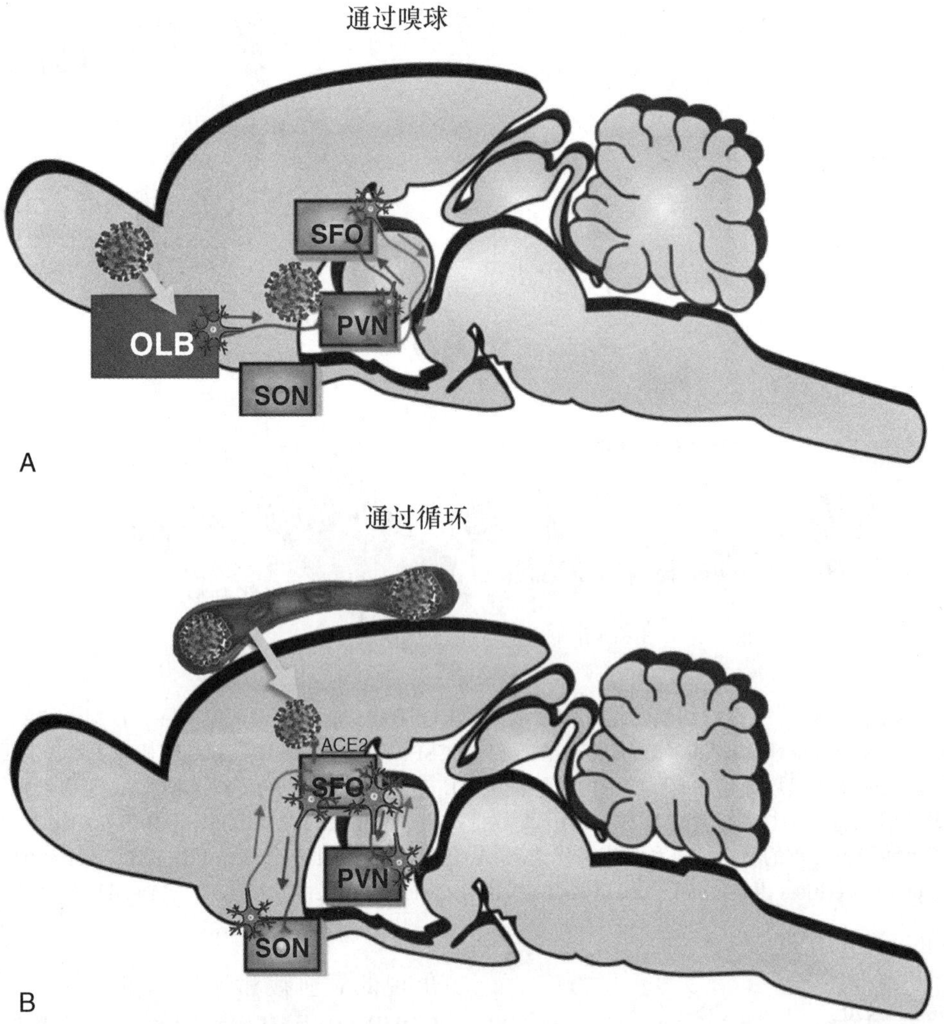


**图 213.4**　大脑中可能的 SARS-CoV-2 入侵途径。SARS-CoV-2 可能通过嗅觉神经（**A**）或循环（**B**）进入中枢神经系统（箭头）。（**A**）病毒由嗅觉感觉神经元的轴突携带到 OLB 中并去向 PVN。SARS-CoV-2 由 PVN 中的 ACE2 和蛋白酶介导转运至细胞质。随后，病毒 RNA 在细胞内被病毒蛋白复制、转录和翻译。病毒蛋白和 RNA 组装成新的病毒粒子，释放到神经元膜中。（**B**）SARS-CoV-2 从血液移动到脑室周围器官的细胞外液。这种病毒可以通过 ACE2 进入 SFO 神经元。ACE2，血管紧张素转换酶 2；OLB，嗅球；PVN，下丘脑室旁核；SARS-CoV-2，严重急性呼吸系统综合征冠状病毒 2 型；SFO，穹窿下器官；SON，下丘脑视上核。［Adapted from de Melo IS，Sabino-Silva R，Cunha TM，et al. Hydroelectrolytic disorder in COVID-19 patients：Evidence supporting the involvement of subfornical organ and paraventricular nucleus of the hypothalamus（published online ahead of print，2021 Feb 10）. Neurosci Biobehav Rev. 2021；124：216-223.］

和中枢神经系统区域中发现了病毒颗粒和 RNA，这些中枢区域接受来自嗅道的投射，这提示有轴突转移[79]。此外，与在嗅觉黏膜无投射连接的中枢神经系统区域也发现了 SARS-CoV-2，因此病毒可能穿过血脑屏障或中枢神经系统上皮细胞而感染中枢神经系统[79]。在发现 SARS-CoV-2 RNA 的中枢神经系统组织中，观察到由小胶质细胞介导的炎症反应[79]。在大脑尸检的急性梗死区域中的内皮细胞中，也发现了 SARS-CoV-2 的免疫反应性增加，这证明了 COVID-19 对中枢神经系统直接影响的各种可能的机制[79]。值得注意的是，脑干中 SARS-CoV-2 证据可能揭示了中枢介导的对新冠肺炎严重呼吸功能障碍的贡献[79]。

尽管 ACE2 受体是 SARS-CoV-2 的对接受体，并且有证据表明 ACE2 受体存在于人类中枢神经系统的神经元和神经胶质细胞中，但 ACE2 在介导 COVID-19 的神经系统效应中的确切作用尚不清楚[77]。SARS-CoV-2 侵入中枢神经系统的实际证据基于一小部分的患者样本，需要重复验证。

神经系统除了可能受到直接感染，还可能受到 COVID-19 的全身效应的破坏。例如，促炎细胞因子被认为在儿童多系统炎症综合征（multisystem inflammatory syndrome，MIS-C）[80]中发挥作用，并且高凝状态可能导致血栓形成和心源性卒中[77]。感染后免疫介导过程可能会导致感染后的神经系统后遗症[77]。相反，COVID-19 感染会对已经患有神经系统疾病的患者产生有害影响（图 213.4）[81]。

急性感染会导致多种神经系统结局。轻微的非特异性症状如肌痛、头痛和头晕很常见[1]，在一些队列中，近 90% 的患者存在嗅觉丧失和味觉障碍[82]。特别值得关注的是，COVID-19 患者报告了更严重的神经系统表现。脑病经常被观察到[83-84]，很可能是多因素引起的，与新冠肺炎不同，一般来说是由危重疾病引起的。卒中（主要是缺血性）是 COVID-19 患者[85-86]的一个复杂因素，与出院时死亡率增加和更严重的残疾有关[86]。在 COVID-19 患者中观察到的高凝、促炎状态可能导致血栓形成，或者当伴有心脏异常时，导致心源性卒中[87]。脑实质内出血的报道较少，通常发生在缺血性卒中的出血转化或使用抗凝剂的情况下[88]。

尽管吉兰–巴雷综合征（Guillain-Barre syndrome，GBS）通常是由传染源引起的，并且有许多严重急性呼吸系统综合征 SARS-CoV-2 感染病例被报道为 GBS 的潜在原因[89]，但更大规模的流行病学研究尚未揭示大流行病期间预计会出现的 GBS 病例激增[90]。因此，尚不能确定二者之间明确的联系。其他确定的周围神经系统并发症包括肌病和与 COVID-19[91]相关的局灶性和多灶性神经病。

COVID-19 的罕见但严重的神经系统并发症包括脑膜脑炎，既有带有 SARS-CoV-2 的脑脊液的存在，也有没有其存在的情况，但在这些情况下测试的准确性仍然存在疑问[74]；此外，还有危及生命的急性弥漫性脑脊髓炎和急性出血坏死性脑病。

## 长期神经系统结局

为了解严重 COVID-19 感染的幸存者是否存在认知障碍、精神疾病和（或）身体残疾，必须对他们进行随访[81]。据报道，大约 3/4 的患者神经系统症状得到了完全缓解[75]；然而，残余疲劳、睡眠障碍和认知障碍却很常见[66-67]。随着时间的推移，有望获得对 COVID-19 感染相关的慢性神经系统后遗症的更进一步理解。在入院 4 个月后出现持续症状的 38% 的患者中，神经心理学测试已经证实了认知障碍[67]。有报道称，有感染后姿势性直立性心动过速综合征（postural orthostatic tachycardia syndrome，POTS）[92]出现的情况，且首批报道的病例证实了感染后 3 个月内出现 POTS 的 3 名个体。尽管病理生理机制尚不清楚，但疑似存在慢性炎症或自身免疫反应的作用。

值得注意的是，在从 COVID-19 康复后，对一小部分患者进行的多导睡眠监测显示 36% 的人快速眼动（rapid eye movement，REM）期睡眠时没有张力减低。当前或病前缺乏睡眠期间复杂行为并且未使用已知在研究时能够提高 REM 期肌电图张力的药物，这提示 COVID-19 可能会影响维持 REM 期睡眠张力减低的神经通路[73]。

精神症状通常会持续很长时间，尽管患者已经康复，超过 1/3 从急性 COVID-19 感染中康复的患者在诊断后 50 天出现了创伤后应激障碍、焦虑或抑郁[93]。在出院 4 个月后，分别有 31%、21% 和 14% 的患者在医院焦虑和抑郁量表的焦虑分量表、Beck 抑郁量表和创伤后应激障碍检查表中出现异常评分[67]。尽管一些数据与慢性炎症相关，但这些持续的症状是否能够代表感染对中枢神经系统的直接影响或对疾病急性应激源的反应尚不清楚[94]。

一项针对大流行起源地的大型研究可能会提供对 COVID 后症状流行率的最深入见解[66]。在武汉的一个队列中，COVID-19 后 6 个月的幸存者中最常见的持续症状是疲劳或肌肉无力（63%）、睡眠困难（26%）以及焦虑或抑郁（23%）[66]。总的来说，COVID-19 的神经和精神结局可能是感染 SARS-CoV-2 期间和之后导致的睡眠中断的基础。

## 心血管系统

新型冠状病毒通过 ACE2 受体[56]进入体内后，可以对心血管系统产生影响，包括直接对心脏造成损伤、增加免疫血栓形成过程、应激性心肌病以及与呼吸衰竭和 COVID 引发的细胞因子风暴相关的肺动脉高压[95-96]。可能涉及的机制包括炎症细胞浸润，可能会影响心脏功能；促炎性细胞因子（单核细胞趋化蛋白 -1、白细胞介素 -1β、白细胞介素 -6、肿瘤坏死因子 -α）可能导致心肌坏死；内皮损伤；严重缺氧；ARDS 引起的肺动脉高压[97]。一些数据开始提示免疫血栓形成过程（主要是微血管）可能是损害心脏的关键驱动机制[97a]。

已有血栓栓塞并发症的报道，包括肺栓塞（PE）、脑静脉血栓形成和卒中[96]。在耶鲁大学的 COVID-19 心血管登记处的数据中[98]，约 40% 因 COVID-19 住院的患者存在既往心血管疾病，例如冠状动脉疾病、心力衰竭和房颤。23% 的入院患者发生了严重不良心血管事件（例如，心肌梗死、卒中、急性失代偿性心力衰竭或心源性休克）[98]。新发的心力衰竭发生在 1/4 的 COVID-19 住院患者中，其中 1/3 曾被收入重症监护病房[95]。此类患者的死亡率很高[96]。

## 长期心血管结局

在病前没有心力衰竭的 COVID 幸存者中，心血管并发症的发生可能较晚，伴有心肌炎样变化（通过心脏磁共振成像显示），或与慢性炎症有关[99-100]。由病毒后自身免疫应答引起的持续性心肌炎症可能导致不完全恢复，并伴有残余心功能不全和左心室重塑[99]。因此，COVID-19 幸存者可能有发生持续性残余心肌损伤和心力衰竭的风险。呼吸急促（休息和活动时）、疲劳和慢性咳嗽等症状很常见。持续性高血压和持续性心率升高也已有报道。[96]睡眠呼吸障碍是慢性心力衰竭患者的预期结果（图 213.5）。

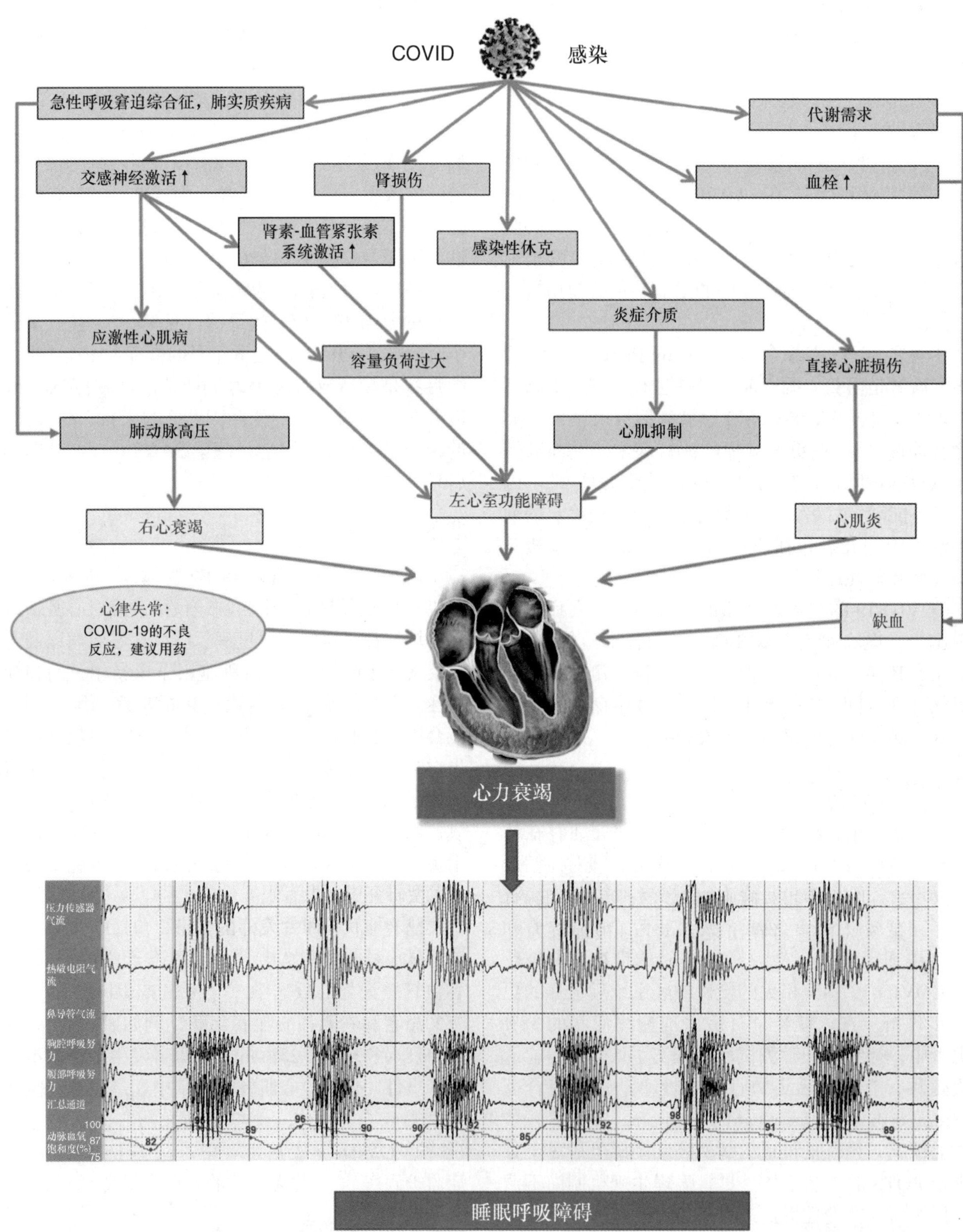


**图 213.5**　SARS-CoV-2 对心血管系统的影响。COVID-19 可通过多种机制影响心血管系统，导致急性和慢性心力衰竭。慢性心力衰竭会反过来导致睡眠呼吸障碍。［Adapted from Bader F，Manla Y，Atallah B，Starling RC. Heart failure and COVID-19. Heart Fail Rev. 2021；26（1）：1-10.］

## COVID-19 相关的睡眠症状和睡眠障碍的表型特征

一般来说，睡眠障碍在感染 COVID-19 的个体中很常见，综合患病率估计为 35% ～ 75%[11, 101, 101a]，并且可能会出现慢性睡眠问题，与以往的大流行一样[102]。在一项对 646 名 COVID-19 患者的调查中，超过 1/3 的人有睡眠障碍，睡眠障碍中位数持续的时间是 7 天（四分位数间距为 4.0 ～ 15.0）[75]。在需要住院和无需住院的患者之间，在睡眠障碍方面没有显著的统计学差异[75]。尽管大多数调查都评估了睡眠障碍的整体水平，例如，匹兹堡睡眠质量指数（Pittsburgh Sleep Quality，PSQI）[11, 101]，但也会出现特定的睡眠障碍。

### 新发失眠

伴随 COVID-19 感染的急性心理困扰可能会诱发失眠[103]。大约 1/3 的严重感染患者在出院后 6 个月内被发现患有神经或精神障碍[104]。在不同类型的 COVID-19 患者人群中，失眠的发病率很高。门诊和住院的大量确诊 COVID-19 患者中，超过一半报告有失眠，并表示焦虑、呼吸道症状、疼痛和发烧会扰乱他们的睡眠[75]。当失眠的失眠严重程度指数（insomnia severity index，ISI）评分大于 7 时，对 3 项研究中 584 名患者的 meta 分析预估失眠患病率约为 30%[101]。患者睡眠评价 COVID-19 主要使用主观工具（问卷调查、访谈）；在 4 名接受腕关节活动描记术记录的住院患者中，与那些病程较轻的患者相比，呼吸系统症状最严重并需要延长入住重症监护室的患者，客观睡眠效率较低，睡眠碎片更高[62]。

由于 COVID 康复后，心理困扰和精神病发病率可能会持续存在[105, 93]，失眠的风险也会持续存在，26% 的患者在随访中报告睡眠障碍[66]，并且根据 ISI 评分，超过 50% 的患者在出院后 4 个月被确定为失眠[67]。与有其他呼吸系统疾病的患者相比，出院后 6 个月，失眠在受严重感染患者中更为常见[104]。

### 其他非睡眠障碍性呼吸睡眠障碍

也有昼夜颠倒（12%）和嗜睡（17%）与 COVID-19 伴发的报道，但关于如何做出这些诊断的具体细节尚不明确[75]。此外，还观察到 1 例与 COVID-19 同步发作的不宁腿综合征，并且随其康复而消退[106]。

### 新发睡眠呼吸障碍

如前所述，感染过 COVID-19 的患者可能有残留的呼吸道病变，这可能导致慢性 V/Q 比异常，从而导致低氧血症。根据作者（Meir Kryger）的一项经验，那些白天出现低氧血症的患者可能会出现睡眠障碍。

此外，有 COVID-19 后患者在出院后不久被首次诊断为 OSA（见下文），并且在出院后 4 ～ 6 周，在 67 名从 ARDS 中康复并接受 PSG 监测的 COVID-19 患者中，有 49 名被发现患有中至重度的 OSA。另一项调查显示，出院后诊断为 OSA 的患者在感染 SARS-CoV-2 时患有 ARDS 的概率比其他患者高 6 倍[106a, 106b]。我们已经观察到 OSA 在体重显著增加的患者中发生，这在大流行期间很常见[107]。声音嘶哑似乎在一些 COVID-19 后患者中很常见[69]，这可能代表着易发展为 OSA 的上呼吸道病变。

### 阻塞性睡眠呼吸暂停

心血管疾病、糖尿病、高血压、慢性肺病、慢性肾病等并发症以及烟草的使用与 COVID-19 疾病更严重的表现和死亡率的增加有关[108-113]。因此 OSA 和 COVID-19 之间的潜在关系引起了广泛关注，患有 COVID-19 的 OSA 患者似乎有更高的发病率和死亡率[114-125, 125a-d]。

以下是与 COVID-19 和 OSA 患者的严重结局相关的潜在机制。因为 ACE2 是 SARS-CoV-2 的入侵受体，OSA 导致的 ACE 表达增加和肾素-血管紧张素系统失调可能会促进 SARS-CoV-2 的感染[119-120]。此外，OSA（和肥胖-低通气综合征，如果存在的情况下）可能会加重 COVID-19 继发性肺炎的低氧血症，并且 OSA 的促炎状态和肥胖可能会加剧细胞因子风暴[121]。

美国黑人特别容易感染 COVID-19，因为他们通常具有已知是 COVID-19 危险因素的既往代谢负担（例如肥胖、高血压和糖尿病），而且大约一半患有代谢负担的人有患阻塞性睡眠呼吸暂停的风险。在一个大型研究中，患有阻塞性睡眠呼吸暂停的患者在一个大型、种族和社会经济多样化的医疗系统中，与接受护理的对照组相比，感染 COVID-19 的风险增加了 8 倍[124]。

此外，OSA 与住院风险增加有关[123-124, 125a, b]，并且在一项对 COVID-19 住院患者的大规模调查中，患病率分别为 12%[118] 和 20%[116]。在感染 SARS-CoV-2[114, 124-25, 125e] 的 OSA 患者中，发现有重症监护需求、机械通气需求和死亡的风险的增加。但是，研究结果存在差异[125f]，并且在控制体重指数（body mass index，BMI）、高血压、糖尿病和慢性肺病的情况下，OSA 对 COVID-19 相关结局的影响会减弱[114, 125c]。

矛盾的是，在糖尿病人群中，尽管对年龄、性别、并发症和药物进行了控制，但“治疗”的 OSA 在入院第 7 天与死亡率增加有关[118]。然而，如何识别“治疗过的 OSA”的个体并没有详细说明，可以参考治疗要求的、自我报告的治疗应用或 OSA 的客观确认治疗［通过气道正压（positive airway pressure，PAP）评估生成的依从性数据］。因此，治疗后 OSA 与死亡之间的关系是否反映了 OSA 的损害、OSA 的治疗或未测量的混杂因素仍不清楚。在具有诊断性睡眠研究数据的个体中，呼吸暂停低通气指数、脉搏血氧饱和度（$SpO_2$）测得的最低氧饱和度、平均 $SpO_2$ 和低于 88% 的时间 $SpO_2$ 似乎与机械通气需求、血管升压药或死亡无关[116]。OSA 和 COVID-19 结局之间的关系依然是一个活跃的研究领域。

#### 治疗注意事项

对于那些感染了 COVID-19 的、患有轻度至中度 OSA 的门诊患者，在活跃的感染阶段不考虑使用 PAP[127]。尤其是咳嗽可能会干扰患者使用 PAP 的能力。脉搏血氧仪被广泛用于监测 $SpO_2$ 水平；然而，此类设备的有效性和准确性可能存疑，尤其是在深肤色人群中[128-129]。已知 OSA 和 COVID-19 的非住院患者可能需要修改 PAP 环路以尽量减少病毒散布[130]。此外，无创通气可能会掩盖临床状态的恶化[131]。已知 OSA 患者从 COVID-19 感染中恢复 1 个月后，需要增加自动调节 CPAP 压力。这表明 COVID-19 影响了上呼吸道而不仅仅是肺部[132]。

### 其他先前存在的睡眠障碍的作用

此外，独立于睡眠呼吸障碍的睡眠中断被认为是 COVID-19 结果的潜在因素。睡眠剥夺和与严重 COVID-19 感染相关的相同促炎细胞因子（白介素 6 和肿瘤坏死因子 -α）的增加有关[133]。睡眠剥夺会增加病毒的易感性，降低皮质类固醇的抗炎作用，并在试验动物模型中增加败血症挑战时的死亡率，因此可能与 COVID-19 感染后的结果恶化有关[120，133]。此外，动物的睡眠剥夺会诱发肺部炎症，这可能与 COVID-19 的发病机制尤其相关[133]。

尽管已有理论机制，但有关其他睡眠障碍和 COVID-19 风险或结局的可用数据很少。COVID-19 的感染概率增加与睡眠的变异性增加（OR，1.21；95% CI，1.08 ～ 1.35）[40]和轮班工作制度（OR，1.81；95% CI，1.04 ～ 3.18）有关，不论职业[41]，这表明昼夜节律紊乱可能是一个危险因素。在一组 COVID-19 住院患者中，11% 有失眠，4% 有不宁腿综合征或周期性肢体运动障碍，但这些诊断和结局之间没有显著的关系[116]。

## 睡眠医学实践的变化

当大流行开始保护患者和工作人员时，睡眠医学的实践发生了巨大变化[4，134-136，136a，b]。许多诊所完全关闭，而其他诊所则继续营业，但完全转变成家庭睡眠测试和远程医疗[136a，b，137]。电话或基于视频的交流方式被使用。许多患者在完成交流时遇到了困难，他们无法掌握或无法使用计算机或智能手机。随着大流行的缓解，诊所增加了门诊就诊和实验室评估，但适当提高了安全措施[138]。在诊所进行测试或面对面接触之前，通常需要 COVID-19 的阴性测试结果。很可能远程医疗在疫情高峰期被证明对许多患者有效后，在一定程度上会继续使用，因为对许多患者来说非常方便。

许多耐用医疗设备公司停止了面对面的教育和面罩适配。远程监测睡眠呼吸机的依从性和疗效，并通过内置调节模块进行调整的方式得到广泛应用。甚至还推出了基于网络的面罩适配系统。

一些在疫情高峰期采用的远程医疗方面的措施很可能在疫情结束后继续存在[139]。

## 可穿戴远程睡眠技术的应用

面向消费者的可穿戴设备无处不在，可以跟踪活动、心脏和睡眠指标，为在大规模的门诊环境中识别 COVID-19 的预测因素提供了机会[140-143]。在 32 名新冠肺炎感染患者中，26 名患者的可穿戴获得性静息心率（resting heart rate，RHR）、活动和睡眠发生了变化，这些异常出现在 85% 的患者症状项目出现之前或开始时[144]。在 2754 名 SARS-CoV-2 病毒感染者中，结合了 Fitbit 测量的 RHR、呼吸频率和心率变异性（heart rate variability，HRV）的模型，以 0.77±0.018 的曲线下面积（area under the curve，AUC）预测了患病情况[145]。当研究人员将可穿戴传感器数据添加到自我报告症状中时，在有症状个体中区分 COVID-19 阳性和阴性病例的能力显著改善（AUC，0.71；IQR，0.63 ～ 0.79 *vs*. AUC，0.80；IQR，0.73 ～ 0.86）[146]。DETECT[147] 和 TemPredict[148] 提供了更多有关可穿戴技术在公共卫生中作用的信息。

## 未来

如前所述，许多 COVID-19 康复患者都有慢性症状[67，105]。睡眠问题在这个群体中十分常见[149]。这些患者的长期预后尚不清楚（图 213.6）。虽然大流行正在消退，并且全世界都正在接种第一批 COVID-19 疫苗，但与新出现的病毒变体相关的大量不确定性在现在和将来依然存在。随着变体的出现，每日病例数和死亡数也发生了变化（图 213.7）[150-151]。即使大流行结束后，世界各地可能会有许多患者出现与大流

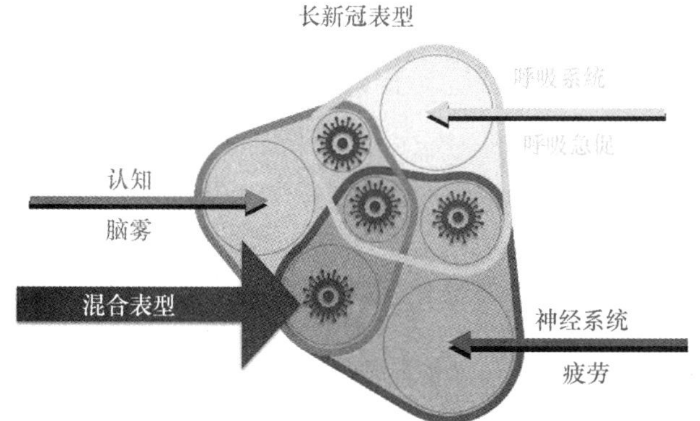


**图 213.6** 长 COVID 临床表型的表型。有些患者的症状主要是一种症状：脑雾、呼吸急促或疲劳。许多患者还有混合表型或叠加症状。每个圆圈的大小与患者数量成正比。[ Adapted from Writing Committee for the COMEBAC Study Group，Morin L，Savale L，et al. Four-month clinical status of a cohort of patients after hospitalization for COVID-19. JAMA. 2021；325（15）：1525-1534. ]

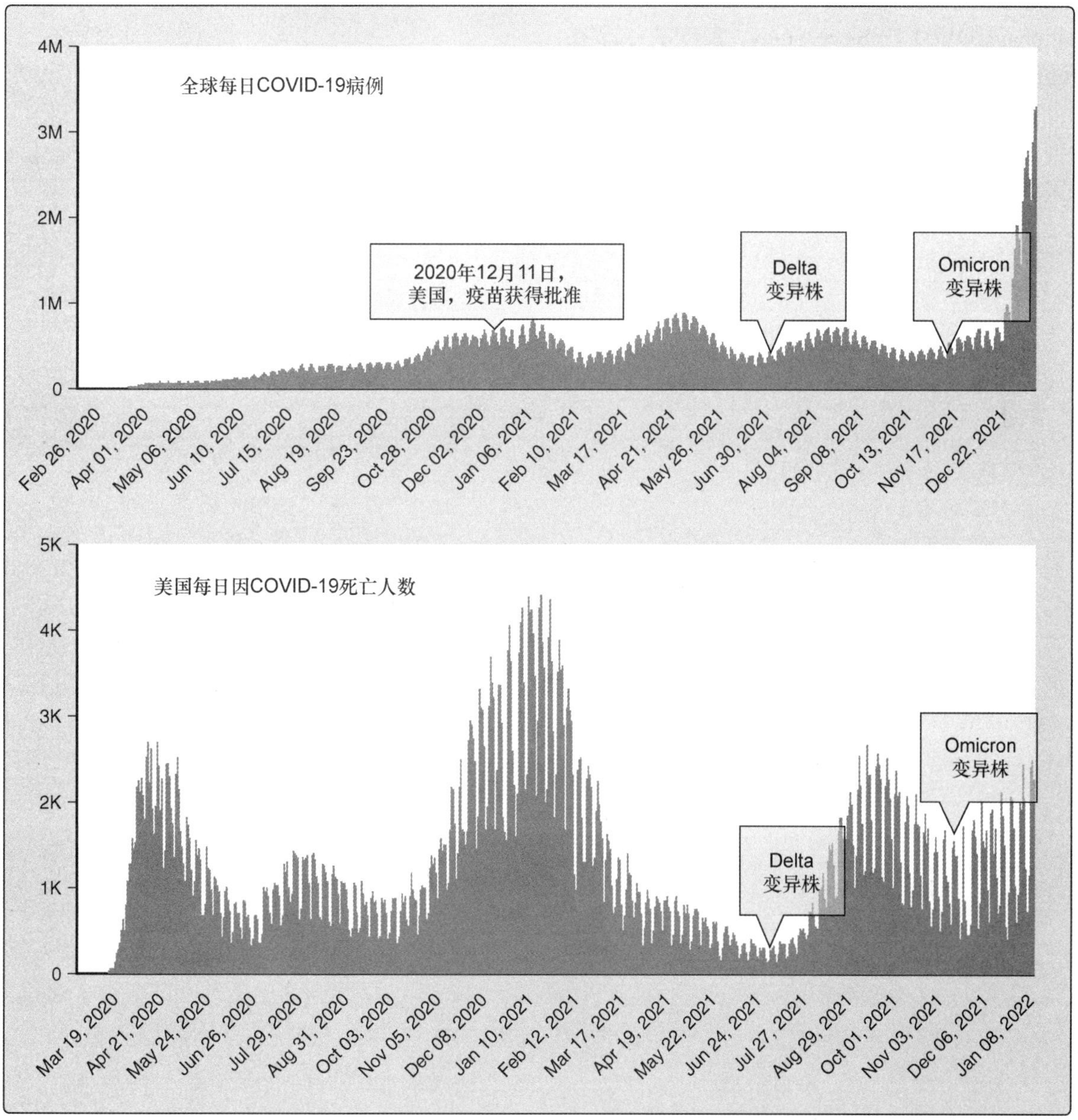

**图 213.7** 疫苗接种对 COVID 大流行的影响。第一种疫苗于 2020 年 12 月 11 日在美国获得批准。全球病例和死亡人数有所减少，但在 2021 年夏季，由于变异体的出现，感染人数有所增加。（https://www.worldometers.info/coronavirus/）

行相关的睡眠问题。睡眠医学在大流行期间迅速做出反应，以优化患者的护理。所学到的知识将是有帮助的，一些临床程序将继续使用。更重要的是，当面对未来的大流行时，该领域将能够迅速转变方向。

## 总结

睡眠与 COVID-19 之间的关系是多方面的。大流行本身和社会隔离对部分人有负面影响［与压力、焦虑和（或）抑郁有关的失眠］，但对其他人似乎有益（延长睡眠时间并且能够按照昼夜节律偏好入睡）。COVID-19 感染似乎能够直接影响睡眠，导致急性和慢性失眠、睡眠呼吸紊乱和快速眼球运动（rapid eye movement，REM）的运动控制失调，并通过疾病的心理压力间接影响睡眠。国际 COVID-19 睡眠研究（International COVID-19 Sleep Study，ICOSS）旨在通过一致的标准提高我们对 COVID-19 在睡眠和昼夜节律各个方面的影响的理解，并且可能会澄清本章中遗留的许多问题[152]。睡眠医学的实践不仅在这场世界性的灾难中幸存下来，而且能够蓬勃发展，并通过远程医疗、远程测试和监测的快速应用服务于我们的患者，并且促进其他科学技术方案的进步。在这个空前的时期，我们吸取的经验可能会在未来数年促进领域内创新并为之提供信息。

### 临床要点

许多因 COVID-19 感染住院的患者可能会出现长期的医疗和（或）心理后遗症，这也许会影响他们的睡眠。所有这些患者都应该被随访。未经住院治疗而康复的患者可能仍有长期后遗症。甚至从未感染的患者也可能出现与大流行和封锁措施的心理影响有关的睡眠障碍。关于患者长期结局仍然存在许多的未知数。这次大流行最终会如何发展（是否会持续多波、成为一种地方性疾病或季节性疾病、消失）是最大的未知数。

### 参考文献和拓展阅读

请扫描书后二维码，获取参考文献和拓展阅读资源。